血液净化学

BLOOD PURIFICATION 4th Edition

第4版

主　编　王质刚

副主编　郑法雷　史振伟

北京科学技术出版社

图书在版编目（CIP）数据

血液净化学 / 王质刚主编 . — 4 版 . — 北京：北京科学技术出版社，2016.9（2023.1 重印）

ISBN 978-7-5304-8554-5

Ⅰ. ①血… Ⅱ. ①王… Ⅲ. ①血液透析 Ⅳ. ①R459.5

中国版本图书馆CIP数据核字（2016）第206583号

责任编辑： 李金莉　张晓雪　刘瑞敏
责任校对： 贾　荣
责任印制： 李　茗
封面设计： 异一设计
出 版 人： 曾庆宇
出版发行： 北京科学技术出版社
社　　址： 北京西直门南大街 16 号
邮政编码： 100035
电　　话： 0086-10-66135495（总编室）
0086-10-66113227（发行部）
网　　址： www.bkydw.cn
印　　刷： 北京捷迅佳彩印刷有限公司
开　　本： 889 mm × 1194 mm　1/16
字　　数： 3756 千字
印　　张： 118.75
版　　次： 1992 年 12 月第 1 版　2003 年 9 月第 2 版　2010 年 10 月第 3 版　2016 年 9 月第 4 版
印　　次： 2023 年 1 月第 13 次印刷
ISBN 978-7-5304-8554-5

定　价：480.00 元

SUMMARY

内容提要

《血液净化学》全面地介绍了血液净化的基本理论和与时俱进的现代理念；概述了血液净化的基本设备和新的进展；全面地阐明了血液净化的新技术、新方法、新模式；重点描述了血液净化相关的临床问题，包括透析治疗引起的急、慢性并发症，以及引起这些并发症的新机制、新理论。

为了跟上该领域的快速发展，本版增添“体外循环疗法(extracorporeal treatment，ECT)”，内容涵盖传统的体外循环，即心肺分流术(cardiopulmonary bypass，CPB)，以及血液净化(blood purification)和体外循环器官支持(extracorporeal organ support，ECOS)的新技术，顺理成章地浮现出“体外循环生命支持系统(extracorporeal life support system ，ECLS)”的新概念。如针对多器官功能衰竭(MOF)和脓毒症开展的配对血浆滤过吸附(coupled plasma filtration adsorption，CPFA)、血浆滤过吸附透析(plasma filtration adsorption dialysis，PFAD)，以及体外膜式氧合法(extracorporeal membrane oxygenator， ECMO)在心肺衰竭中的应用，被视为 ECLS 中重要的技术支持。

近年连续肾脏替代疗法(continuous renal replacement therapy，CRRT)技术不断革新，在抢救危急、重症患者中发挥重要作用，但也存在不足，将有可能被新的组合技术——杂合肾脏替代疗法(hybrid renal replacement therapy，HRRT)所替代。本书还论述了人工肝(MARS、Prometheus)在肝衰竭中的应用。近年来，吸附、透析、滤过相结合的新技术，在 MOF、脓毒症以及风湿免疫性疾病中发挥重要作用。对于上述新视点和新技术本书都做了专题论述。

本版还增添一章，论述“生物人工肾”，内容包括干细胞移植、器官克隆、肾脏组织工程和异种肾移植。

另外，本书也介绍了尿毒症毒素的新发现和新认识，从而为防治透析治疗引起的慢性并发症提供理论依据和新的治疗方法。

SUMMARY OF MAIN CONTENTS

Blood Purification, attempts to provide readers with an overview of blood purification ranging from basic principles to recent state - of - the - art theories in the field. The book largely focuses on new techniques, new methods, and new modalities that have developed since the second edition. In particular clinically - related topics, including acute and chronic complications of hemodialysis, have undergone significant revision in this new edition to reflect new mechanisms and theories.

In order to keep up with the rapid progress in the field, the idea of extracorporeal treatment (ECT), which covers the traditional cardiopulmonary bypass (CPB), continuous blood purification (CPB), as well as newly defined extracorporeal organ support (ECOS), is elaborately introduced in this new edition. The development of ECOS underlies the new concept of an Extracorporeal Life Support System (ECLS). This new concept includes treatment modalities such as coupled plasma filtration adsorption (CPFA) and plasma filtration adsorption dialysis (PFAD) for the treatment of multi - organ failure and sepsis and the extracorporeal membrane oxygenator (ECMO) for heart and pulmonary failure.

Continuous renal replacement therapy (CRRT) has achieved tremendous progress in dealing with critically - ill patients in recent years, but still has shortcomings that need to be corrected. Hybrid renal replacement therapy (HRRT), a promising new modality that may replace CRRT in the near future. The new edition also reviews in detail the application of an artificial liver - molecular adsorbent recirculating system MARS, and Prometheus). New combined modalities using adsorption, dialysis, and hemofiltration in multi - organ failure, sepsis, and immunological diseases like rheumatoid arthritis are reviewed.

The new edition is also added a chapter, this paper discusses the biological artificial kidney, including stem cell transplant, organ cloning, kidney tissue engineering, heterogeneous and kideny transplantation.

In addition, the new edition of *Blood Purification* also introduces recent research into uremic toxins and the possibilities this research holds for new directions in therapy.

EDITOR LIST

编委名单

主　　编　王质刚

副 主 编　郑法雷　史振伟

主编助理　庄守纲　季大玺　尹良红

编　　委　（以姓氏笔画为序）

丁小强	上海复旦大学附属中山医院肾脏科	教授、博士生导师
于仲元	北京大学人民医院肾内科	教授、博士生导师
王　莉	四川省医学科学院，四川省人民医院	教授、博士
王　梅	北京大学人民医院肾内科	教授、博士生导师
王力宁	中国医科大学附属第一医院肾内科	教授、博士生导师
王质刚	首都医科大学附属北京友谊医院肾内科	教授、博士生导师
王笑云	南京医科大学第一附属医院肾脏科	教授、博士生导师
尹良红	暨南大学附属第一医院 肾内科	主任医师、教授、博士生导师
甘建和	苏州大学附属第一医院感染科	教授、博士生导师
叶朝阳	上海第二军医大学附属长征医院肾脏科	教授、博士
史振伟	煤炭总医院肾内科	副教授、硕士生导师
付　平	四川大学华西医院肾内科	教授、博士生导师
吕维敏	浙江省医疗器械研究所医用水处理与检测中心	教授级高级工程师
庄守纲	上海同济大学附属东方医院肾内科	教授、博士生导师
刘必成	东南大学附属中大医院	教授、博士生导师
刘伏友	湖南医科大学附属第二医院肾内科	教授、博士生导师
刘惠兰	首都医科大学附属复兴医院肾内科	教授
刘璠娜	暨南大学附属第一医院肾内科	副主任医师、硕士生导师
孙世澜	华中科技大学同济医院	教授、博士生导师
孙雪峰	中国人民解放军总医院、全军肾脏病研究所	教授、博士
严海东	上海东方医院肾内科	教授、博士生导师
李清刚	中国人民解放军总医院肾内科	副主任医师、博士

邹和群	南方医科大学第三附属医院肾内科	教授、博士生导师
邹贵勉	中国人民解放军第181医院(全军肾移植与透析治疗中心)	副主任医师、博士
宋　伟	首都医科大学附属北京友谊医院肾内科	工程师
张　凌	中日友好医院肾内科	主任医师、硕士生导师
陈　楠	上海第二医科大学附属瑞金医院肾脏科	教授、博士生导师
范敏华	北京大学附属第三医院肾内科	教授
季大玺	南京军区南京总医院肾脏科	教授、博士生导师
季曙明	南京军区南京总医院肾脏科	教授、博士
周亦伦	首都友谊医院附属朝阳医院肾内科	副主任医师、博士
郑法雷	北京协和医院肾内科	教授、博士生导师
孟建中	济南军区总医院血液净化中心	教授、博士
赵　丽	中日友好医院肾内科	教授
袁伟杰	上海市第一人民医院肾脏科	教授、博士生导师
贾　强	首都医科大学附属宣武医院肾内科	教授
顾汉卿	天津市泌尿外科研究所	教授、博士生导师
郭维方	中日友好医院肾内科	教授
谌贻璞	首都医科大学附属安贞医院肾内科	教授、博士生导师
彭佑铭	湖南医科大学附属第二医院肾内科	教授、博士生导师
薛　骏	上海复旦大学附属华山医院附属肾脏科	副教授

主编及副主编简介

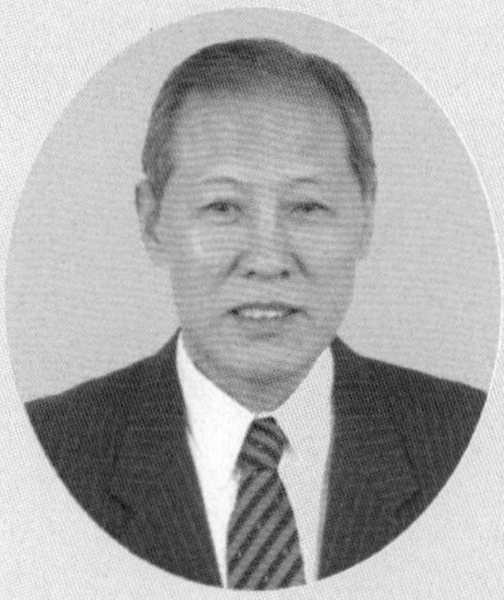

王质刚　1964年毕业，从事普通内科、肾移植术后管理、肾小球疾病以及血液净化临床、科研、教学工作50余年。曾任北京友谊医院肾内科主任，现任首都医科大学教授、博士生导师，北京友谊医院学科建设专家组成员、药物评审伦理委员会委员，享受国务院特殊津贴。社会兼职有中国医院协会血液净化中心管理分会副主任委员、全国医用体外循环设备标准化技术委员会副主任委员、国家食品药品监督管理总局医疗器械技术审评专家；《中国血液净化》杂志副主编、《国际移植与血液净化》杂志副主编。在国内率先开展多项血液净化技术，并多次获得相关科研成果奖，主编的《血液净化学》获北京市科技专著三等奖。发表论文120多篇，主编著作11部，副主编3部，参编8部。

郑法雷　1970年毕业于中国协和医科大学，从医40余年。北京协和医院内科教授、博士生导师。1979年后从事肾脏病的临床与研究，重点为慢性肾衰竭病理生理、肾间质纤维化机制与防治，以及药物肾毒性等方面的研究。1985年9月后在比利时安特卫普大学肾脏病-高血压科做访问学者。近30年来已发表医学论文260余篇，主编医学专著3部，并参与26部专著的编写。曾获1998年国家科技进步二等奖，2008年中华医学奖二等奖。现任中华医学会肾脏病分会常务理事、中华医院管理学会血液净化分会副理事长、《中国血液净化》杂志副主编、《中国中西医结合肾病杂志》副主编。历任北京市肾病学会主任委员(2000.1－2007.12)；《国际老年肾脏病和泌尿科杂志(英文)》《中华内科杂志》《中华老年医学杂志》《中华肾脏病杂志》《中国糖尿病杂志》《中国实用内科杂志》《肾脏病与透析肾移植杂志》等杂志编委。

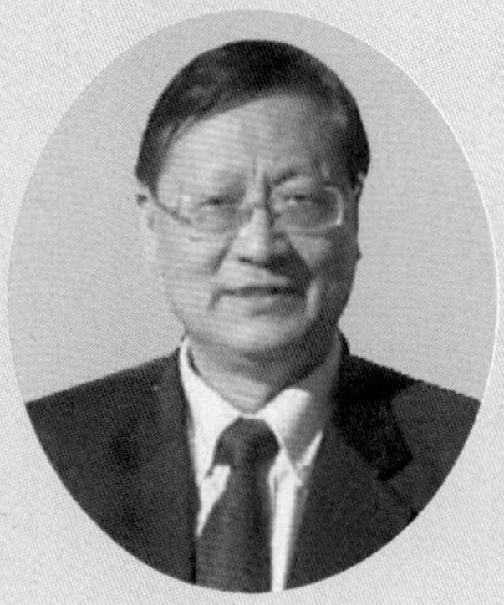

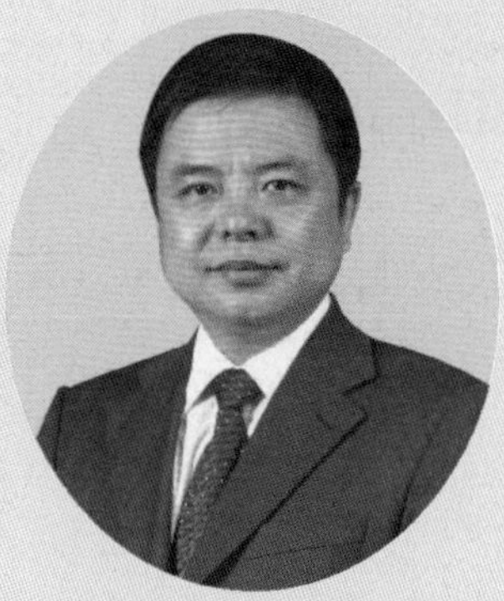

史振伟　医学博士，主任医师，煤炭总医院肾内科主任、硕士研究生导师，国家食品药品监督管理总局体外循环技术委员会副主任委员、国家食品药品监督管理总局审评中心专家委员会特聘专家、中国非公立医疗机构协会肾病透析专业分会委员、中国医院管理学会血液净化中心管理分会委员、中国医院管理学会血液净化中心管理分会血管通路学组委员、北京医师协会血管通路专业委员会常务委员、北京生物医学工程学会委员、北京市生物医学工程学会血管通路学组委员；《生物医学工程与临床杂志》《中国组织工程研究与临床康复杂志》等杂志编委。在SCI收录期刊、核心期刊发表论文20余篇，主编、参编《血液净化学(第3版)》《透析与肾移植手册》《血液净化模式及其临床应用》《肾脏病药物治疗学》《血液/浆吸附》《肾病饮食调养100招》等著作6部。

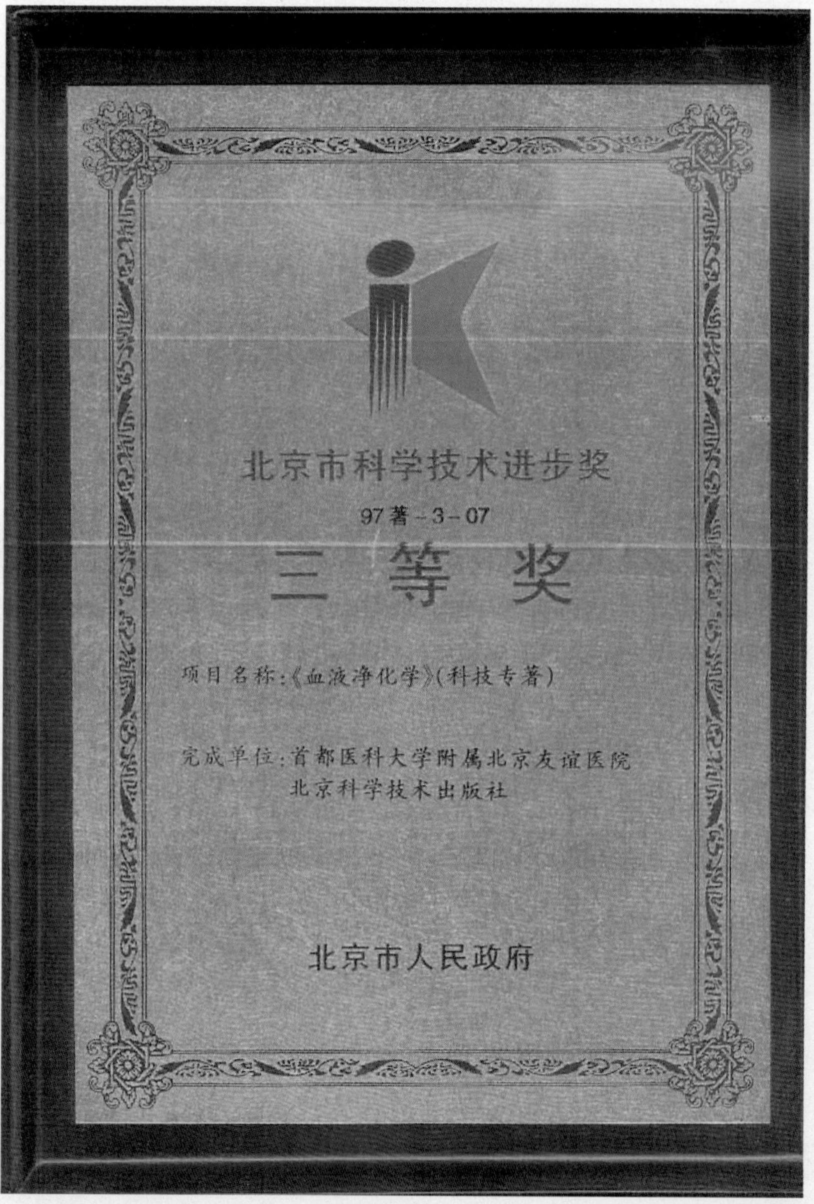

《血液净化学》荣获北京市科学技术进步奖三等奖

第4版前言

拙著《血液净化学》出版多年,再版已多次,非常感谢广大读者对本书的热爱。随着科技的进步,本书内容与当前知识水平差距越显增大。目前我想全面提升、改进本书,但在学识、精力、时间上均不允许,我想会后继有人的,而且相信一定会超过本书现有水平。

随着"再生医学"的发展,当前干细胞移植、器官克隆和组织工程发展迅速,动物实验取得显著成绩,距临床全面应用近在咫尺,鉴于很多年轻肾脏病医生对"再生医学"比较陌生,本人组织部分年轻学者撰写一章"生物人工肾",内容包括干细胞移植、器官克隆和组织工程,分别阐述各自历史、现状和发展前景。因为作者年轻,学识不深,多望老专家不吝赐教。

由于法规和道德的限制,同种肾移植肾脏来源短缺,严重影响临床需要。异种肾移植,想法很好,也有初步成功的动物实验,很有发展前景,现在面临的主要困难是异种肾移植肾脏来源的优选、免疫耐受的调控等技术问题,相信在不久的将来,这些问题就会得到解决,让我们热切期待。

王质刚

2016年4月于北京

The *Blood Purification* has been in print and again for many years. We thank the readers for their appreciation of this book. With ongoing scientific and technical advances, there is an increasing gap between the contents in this book and current knowledge. My knowledge, energy and time are limited; it is impossible for me to fully upgrade and improve this book at this time. I believe that this work must be carried out by next generation of scholars.

With the development of regenerative medicine, significant advances have been made in the fields of stem cell transplantation, organ cloning and tissue engineering. Thus, their clinical applications may not be far away. Since many young nephrologists are not yet familiar with regenerative medicine, I asked some up-and-coming young scholars to write a new chapter about the "Bioartificialkidney", which includes history, current status and perspective from the stem cell transplantation, organ cloning, and tissue engineering.

Because of regulatory and ethical issues, there are not enough human kidneys for transplantation. It is a good idea to introduce xenogeneic transplantation, which has been successfully achieved in animal studies. Although there are still difficulties in the selection of xenografts and regulation of immune tolerance, it is believed that these issues will be resolved before long, and we look forward to their clinical application in the near future.

FORWARD

第3版序言

As blood purification professionals, it is our goal to do the very best job we can to make dialysis treatments as effective as possible in terms of patient survival and rehabilitation. I am happy to see that my Chinese colleagues have chosen a right direction. In my last few visits to China, I am so excited to find that blood purification technology has been widely applied and is developing at tremendous speed in China, especially in the past ten years.

I am very pleased to be invited to write a forward for this book. After reading the abstract and contents of this book, I realized that Professor. Zhigang Wang and his colleagues were to be highly commended for undertaking the demanding task of compiling new and much needed information in the area of blood purification. Dr. Yang Luo, a visiting scholar from China told me that the former two editions of this book had been regarded as one of the most important reference books in most of dialysis centers in China. This invaluable book is highly recommended to trainees and practitioners in nephrology, and to anyone involved in critical care wishing a comprehension of relevant areas of nephrology. By providing this wonderful instruction in blood purification theory and pragmatic working guidance, I believe that Prefessor. Zhigang Wang and his colleagues have ultimately served, and admirably so, the needs of the readers who want to get a panoramic view of blood purification.

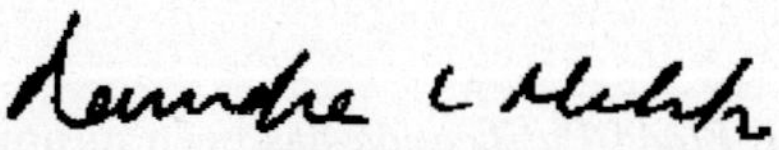

Ravindra L. Mehta, M.D., F.A.C.P

Chairman of Acute kidney Injury committee of International Society of Nephrology, Professor of Medicine in the Division of Nephrology, Director of Clinical Nephrology and Dialysis Programs, UCSD Medical Center and an Associate Director of the GCRC.

序言译文

对于从事血液净化工作者而言，我们的目标就是尽一切努力提高透析治疗水平，最终达到延长患者生命和提高患者生存质量的目的。我非常高兴地看到，我的中国同道们已经选择了一条十分正确的道路。在既往10年我对中国的访问过程中，我看到血液净化技术在中国得到广泛应用并且发展迅猛。

我非常荣幸为此书作序。通过研读本书内容提要和目录，我了解到王质刚教授和他的同事们在本版中加入了近年来血液净化领域众多亟待了解的新信息。据在我中心研修的罗洋博士介绍，该书前两版已经成为中国大多数透析中心必备的重要参考书之一。本书不仅适合于肾脏科医生阅读，同时也可作为重症监护中心（ICU）专业人员了解肾脏领域相关知识的参考书籍。通过对血液净化理论与实践的全面阐述，我相信王质刚教授及其同道们一定能为广大读者提供一部血液净化领域中全新的专业书籍。

Prof. Ravindra L. Mehta 教授简介

Ravindra L. Mehta 博士，现任国际肾脏病协会急性肾损伤分会主席，目前就职于加利福尼亚大学圣地亚哥分校 Hillcrest 医疗中心，任该中心肾脏病科主任。Mehta 教授在肾脏病替代治疗领域的学术地位享誉世界，在国际著名杂志上发表论文300余篇，并且担任 New England Journal of Medicine、JAMA、Lancet、JASN、KI 等著名医学刊物的审稿人。其主持执行的 PICARD（program to improve care in acute renal disease）研究堪称近年来急性肾损伤领域内里程碑式的新看点。同时，他还作为主要制定者参与了急性肾损伤的 RIFLE 和 AKIN 定义的制定。在其积极组织和倡导下，圣地亚哥 CRRT 血液净化研讨会已经形成规模，成为每年国际肾脏病和重症监护领域交流研究成果、互通有无的重要平台。同时，Mehta 教授还十分热心中国的肾脏病事业发展，在2008年四川汶川地震发生后，Mehta 教授曾亲自赴地震灾区指导急性肾损伤的相关治疗，受到我国同道的一致称赞。

第3版前言

天地移转,时光飞逝,时代在前进,科学与技术必须与时俱进才能生存。近年血液净化领域飞速进展实在令人惊叹,血液透析(hemodialysis)-血液净化(blood purification)-体外循环疗法(extracorporeal treatment)不仅是名词的变更,更是理论和实践的演变与延伸。从肾脏部分替代到血液净化,再跨越到运用体外循环技术净化、调节并启动机体内在调控机制,支持器官功能、维持生命确实是一个理念、技术的飞跃。很显然,不论从技术或功能视角,传统血液净化已经不能完全包揽血液净化的新理论、新技术、新内容以及新功能,体外循环疗法(包括一切利用体外循环达到治疗、支持器官功能的技术和方法)最能囊括其全貌,应该说它是非生物人工器官发展的完善版。

从此理念出发,本书作者博览群书,精雕细刻,铸就新篇。参加第3版编写的作者基本是我国新一代中青年肾脏病领域的专家,他(她)们有踏实的临床经验,有扎实的理论基础,为本书注入了新鲜血液,增加了本书的普及性、新颖性、可读性,在此我非常感谢所有参编作者所做出的努力。本书应视为大家共同创造的成果,是我们对社会和学术界做出的新贡献。

王质刚

2010年3月1日于北京

第2版前言

《血液净化学》第1版已出版10年，得到了广大读者的厚爱，在当时的历史条件下对我国血液净化事业发展起到一定的推动作用。10年来国内外在本领域进展迅速，涉及的深度和广度令人惊叹。随着我国经济快速发展，综合国力显著提高，科学技术也得到蓬勃的进展，作为肾脏病专业的一个分支——血液净化的发展日新月异。据2000年中华医学会统计，全国有肾病专科864个，从事肾病专业人员13 246名，我国有血液透析机4 967台，依靠透析存活的患者约41 755人，其中生存时间最长的已经20年。我国大医院的透析设备、治疗技术和患者生活质量已经接近或达到国外水平。但是国内不同地区发展水平不一，80%的医院和透析专业人员需要提高。学习的快速途径是通过文献和书籍获取。但是国内尚缺乏一本反映国外最新进展、与时俱进的专业著作。热心的读者、广大的同事多次建议再版《血液净化学》。

由于个人的经验和学识有限，为了真实全面地反映本领域国内外的最新进展，故此次编写《血液净化学》第2版聘请了国内有经验的老专家，并邀请了工作在第一线、具有丰富实践经验的中青年专家。

《血液净化学》第2版共22章，字数近170万，是一本内容全面的血液净化专业参考书籍，并可作为研读本专业的研究生和青年医师的教科书。本书内容既有血液净化理论，又有血液净化的基本技术和方法。全书既能体现出血液净化的传统性、系统性、全面性，又能窥见其历史雏形，反映出血液净化的发展历程并描绘出现代新进展。

本书能够再版，要感谢广大热心读者的支持，更要感谢参与本书撰写的各位作者。希望本书的面世能够惠及社会。

王质刚

2003年6月于北京

第1版序言

随着人口的增长,按人口比例发病的终末期肾病发病率也在逐年增加,救治这种危重患者的主要手段是肾脏替代,血液净化疗法是肾脏替代的基础。近几年来这一事业已受到国内医学界的密切关注,血液净化医疗技术和设备在我国已开始高速提高和更新。

自从1988年举行全国第一届血液净化会议并成立了中国生物学工程学会人工肾学术委员会以后,在卫生部前部长钱信忠博士的不断支持下,在北京友谊医院王质刚主任的辛勤努力下,今年5月又成立了北京血液净化学组。北京不论在血液净化专业人才的培养方面还是血液净化设备更新的速度方面均占全国之首。王质刚主任多年来在这一专业技术的基础理论研究及临床实践方面积累了丰富经验,他勤奋努力,终于完成了这一著作,这将给我国年轻一代从事这一专业的同道们带来许多信息,进一步促进我国血液净化事业的发展。

谢　桐

1990年于上海

第1版前言

近10年来我国血液透析事业发展迅速，截至1989年底，据不完全统计，我国约有305家医院可以做血液透析，其中包括少数区、县级医院。根据同期登记材料，全国已有人工肾机器762台，其中70%～80%从国外进口，目前仍以每年10%左右的速度递增。

全国依赖血液透析存活的患者约19 325例，患者存活率和生活质量比以往有明显提高，有的已恢复正常工作。然而我国终末期肾病发病率为95～100人/100万人，等待透析的患者有10万人，故而血液透析有很大的发展潜力。

现代科学技术迅猛发展也促进了医学的飞跃，在血液透析的基础上当今已派生出多种血液净化技术，近年来在国内已相继出现了血液滤过、血液透析滤过、血浆置换和免疫吸附等高、难、新的血液净化方法。

我国血液净化专业队伍也在逐渐形成和发展。1988年在深圳由谢桐教授主持召开了第一次全国血液净化会议，并成立了中国生物医学工程学会人工肾专业委员会，至1989年从事血液净化的医、护、技人员已近千人。尽管我国血液净化技术和专业队伍发展较快，但应该看到，我国血液净化整体水平与国外相比仍存在着一定的差距，医院间的技术水平与发展速度也很不平衡。

当今血液净化技术早已超出血液透析的范畴，治疗指征也不仅是尿毒症，血液净化已成为一门多学科的边缘学科，它可以治疗肾病、血液病、风湿病、免疫性疾病和神经系统疾病等多种跨科别的疾病。有些过去认为是难治之症，通过血液净化技术可以得到神奇的疗效，已引起很多学者和临床工作者的关注和兴趣。遗憾的是，国内这方面专业书籍甚少，广大临床工作者急需一些全面介绍血液净化疗法的参考书，为此，我们编写了这本《血液净化学》。

北京友谊医院是全国首先开展血液透析的单位之一，并较早地从国外引进先进设备，率先在国内开展多项血液净化新技术，形成和建立了独特的治疗常规和管理制度。作者结合自己多年的临床经验和在国外的考察体会，并参阅国外文献编成此书。本书第一部分主要论述血液净化原理、设备和新技术；第二部分介绍血液净化治疗的并发症。书中既推荐了国外最新技术，又介绍了我们自己的临床应用经验。本书中首次采用了国家技术监督局新批准的“血液透析和血液滤过”及“血液透析装置”名词规范术语。为便于读者查找，书后附有部分专业术语中英文对照。由于作者水平有限、时间仓促，难免有不当之处，恳请同道不吝赐教，以求共勉。

在本书编写过程中，承蒙国内有关专家热情支持和诚挚帮助，谢桐教授为本书作序，马腾骧教授对本书重要部分提出宝贵意见，顾汉卿研究员为本书有关章节作过增补和修改，在此表示衷心的谢意。此外，龚安明、卢令格为本书编写部分章节，张韶力为本书整理材料，在此一并致谢。

王质刚

1990年12月于北京

CONTENTS

目　录

第一章 血液净化疗法的发展历史和现状

王质刚

血液净化(blood purification)一词近年来已被多数学者所接受,因为它全面概括了现有的各种血液净化技术。根据我国《血液透析名词术语》中的解释,把患者血液引出体外并通过一种净化装置,除去其中某些致病物质,净化血液,达到治疗疾病的目的,这个过程即为血液净化。根据这个定义,血液净化应该包括:血液透析、血液滤过、血液透析滤过、血液灌流、血浆置换和免疫吸附等。腹膜透析虽然没有体外循环,仅以腹水交换达到净化血液的目的,但从广义上讲,也应包括在血液净化疗法之内。很明显,血液净化疗法是在血液透析基础上发展而来。血液透析雏形发展至今已有近百年的历史,而其他疗法的出现仅20年左右。漫长的血液透析发展史,主要是透析膜和透析器的演变史。下面主要回顾血液透析发展史。

历史学家称最早的透析是在古罗马皇帝的浴池,在那里四周用大理石铸造,池水沸腾充满蒸汽,那些患尿毒症的人们在浴池里通过出汗和蒸汽浴使体内的毒素和水分清除到池水中。在人们寻求有效的透析方法的过程中发现,无数的尿毒症患者由于毒素和水分逐渐地在体内堆积,而导致死亡。通常他们会静悄悄地死在家里,有人称之为"dropsy"(水肿而死)。从1850年开始,人们寻求清除毒素和水分的研究有了一定进展。1854年,苏格兰化学家Thomas Graham首先提出"透析"(dialysis)这个概念。Dia-具有通向对面的意思,-lysis具有分离的意思。Thomas Graham利用牛的膀胱膜作为过滤溶质的膜。在以后的漫长时间里,科学家们遍寻可以作为半透膜使用的能够过滤水分和毒素、同时又不容易破坏的材料。1912年,美国Johns Hopkins医学院John Abel及其同事第一次对活体动物进行弥散(diffusion)实验,第二年展示出他们用火棉胶(colloding)制成的管状透析器,并首次命名为人工肾脏(artificial kidney)。将这个透析器放在生理盐水中,用水蛭素作为抗凝剂,对兔进行了2小时的血液透析,取得了满意的开端,从而开创了血液透析事业。1920年Love和1923年Necheles等用腹膜加工制成透析膜,对切除双侧肾脏的犬进行透析,使尿毒症症状改善。1925年德国Haas利用火棉胶制成1.2 m长的火棉胶管,总面积为1.5～2.1 m^2,用纯化水蛭素抗凝,先用犬做实验,取得成功。有了可利用的半透膜之后,科学家们开始着手制造透析机。在Abel等实验成功的鼓舞下,美国和欧洲各国也相继开展了透析的研究,尤其是在第一次世界大战之后,很多由战伤导致的急性肾功能衰竭患者需要透析治疗,促进了人工肾的研制步伐。又于1926年给第一例年轻尿毒症患者做透析治疗,虽然没有取得治疗效果,但在人体进行了首次实践,为今后发展打下了良好的基础。之后,Haas又对两例患者进行透析治疗,取得了一定的治疗效果。

当时的另一发明是用一种玻璃纸(赛璐玢,cellophane)制成透析膜。1937年Thalheimer用玻璃纸作为透析膜,用生理盐水作为透析液,用肝素抗凝,对双肾切除的犬进行了3～5小时的透析治疗,排出尿素200～700 mg,推动了血液透析事业的发展。现代透析机之父被公认为是荷兰Groningen大学的年轻医生William Kolff。1943年为了得到制造透析器必需的材料,他冒着生命危险伪造文书,之后制造了第一个现代转鼓式人工肾。在其后的10年里,这个技术一直被作为全球的临床标准。Kolff的透析机非常简陋,他应用的是一个巨大的木条制成的旋转的鼓膜,缠绕了30～40 m醋酸纤维素膜,然后放到一个巨大的透析液缸里。从1943年3月至1944年7月,Kolff共治疗了15例尿毒症患者,仅存活1例,该例系由药物引起的急性肾功能衰竭,做了一次透析后,尿素氮下降,尿量增多。事后Kolff认为这例患者不是由透析挽救生命的,而是因为排除了磺胺结晶,解除了肾小管梗阻,才使肾功能恢复。1945 年 9 月 Kolff 治疗 1 例急性胆囊炎伴急性肾功能衰竭的昏迷患者,经透析 11.5 小时后,神志改善,1 周后开始利尿,患者康复出院,这是历史上第一例由人工肾成功救活的急性肾衰竭患者。

在第二次世界大战期间,加拿大的 Murray 和 Delmore 及 Jhomas 研制成功第一台蟠管(coil)型人工肾,并在 1946 年用于临床治疗肾衰竭患者;1947 年 MacNeill 和 1948 年 Skeggs 先后报告了平流型透析器。在两块橡皮垫之间放两张玻璃纸,血液在玻璃纸之间流过,而透析液在玻璃纸与橡皮垫之间与血液逆向流动(橡皮垫有沟纹);同年瑞典 Alwall 制成固定式管型透析器;1953 年 Engelberg 制成改良型蟠管透析器;1955 年 Kolff 进一步制成双蟠管型人工肾,采用两条平衡的赛璐玢管,透析面积为 1.8 m^2,尿素清除率 140 ml/min,并有明显的超滤作用。这种人工肾用于临床治疗急性肾衰竭和药物中毒,并由美国 Travenol 公司批量生产;1960 年挪威人 Kiil 在平流型透析器基础上制成平板型透析器,即所谓 Kiil 型平板透析器,是在三块聚丙烯平板之间放四层赛璐玢膜。这种人工肾阻力少,不需要血泵,膜一次性使用,消毒方便,价格低廉,从而促进了人工肾的发展与普及,一直沿用至 20 世纪 70 年代。20 年之后,瑞典学者将 Kiil 型透析器改良为小型多层平板型透析器,又称积层型透析器。1967 年 Lipps 把醋酸纤维拉成直径200 μm的空心纤维,把 8 000 ~ 10 000根纤维装在一个硬壳内,这就是空心纤维透析器(hollow fiber)。它的体积小,具有透析效率高、除水能力强等优点,一时风靡世界,现有 200 多种类型,大有一统天下之势。

战争使透析治疗在 20 世纪 50 年代有了很大的发展。当时,在朝鲜战争中战士的医疗问题使美国官员大伤脑筋。很多士兵在身体主要器官受伤后常继发肾衰竭,85% 的人因此而致死,而战争的总体死亡率只有 5%。为了解决这个问题,当局要求在前线使用 30 分钟的透析治疗。结果证明透析治疗大大降低了死亡率,这进一步证明了新型透析机的治疗效果。透析治疗继而在和平年代得到了广泛使用。

20 世纪 60 年代,华盛顿的 Georgetown 大学医院的 George Schreiner 医生开始为肾衰竭患者提供长期的透析治疗。进行血液透析的一大障碍是没有适当的抗凝剂,1918 年 Howell 等发现肝素,但因制剂不纯,使用受限制,而且当时水蛭素副作用也很大,直到 30 年代才完成肝素的提纯。当初因为没有解决血管通道问题,Kolff 治疗慢性肾功能衰竭无一例成功,他几乎失望地认为慢性肾衰竭不宜做透析治疗。1949 年瑞典人 Alwall 做透析动物实验,把兔的颈动脉和颈静脉用硅化玻璃管做成外分流,血液分流量 1 L/h,每隔 4 ~6 小时注射 1 次肝素,但 1 周后就发生凝血,仍不能解决慢性透析问题,之后还有一些学者用髂静脉、下腔静脉等,都未能建立永久性血管通道。1960 年美国学者 Quinton、Dillard 和 Sinbner 等提出了动静脉外分流,用两根聚四氟乙烯(Teflon)分别插入桡动脉和头静脉,非透析时两个管子连接,透析时分开,分别连接体外循环的动、静脉管道。这是血液透析史上的突破性进展,标志着慢性透析成为现实。他们于 1960 年 3 月接收第一位慢性透析患者,并使用动静脉外分流做维持性透析,创造了依靠人工肾存活 11 ~18 年的纪录。但是外分流有出血、凝血和感染的缺点。1966 年 Brescia 用手术方法建立了动静脉内瘘,这是透析史上重要的里程碑。此后,不但开始了门诊慢性透析,还建立了家庭透析,并且患者可以自行穿刺。

1964 年,透析液中醋酸盐替代碳酸氢盐,有效地防止了透析液的沉淀。同年发明了浓缩透析液的配比稀释系统,以后又出现了血液与透析液的监视系统,使人工肾日臻完善。目前人工肾的完整概念除含透析器外,还应包括透析液自动配比系统、血液和透析液监视系统。由于电子技术的发展,以上系统均可用电脑控制,从而达到简便、安全、可靠和准确的程度。与此同时,有些学者研制小型化人工肾,其优点是体积小、重量轻、便于携带,可供出差、旅游时使用。1975 年日本江良等利用 TM-101 和 REDY 透析液吸附再循环装置,制成 40 cm×35 cm×15 cm、9.2 kg 重的携带型人工肾。同年 Kolff 研制穿着型人工肾,透析器和活性炭穿在身上,20 L 的透析液箱放在身旁,工作时连在一起透析,不透析时可以断开。1978 年日本阿岸三制成一种夹克式人工肾,透析液、血泵、吸附剂和透析器均放在夹克衫内穿在身上,总重量 4.5 kg,可以连续工作。但小型人工肾发展受到抗凝剂、能源和代谢物排泄或再生问题的限制。不过,相信将来总有一天会有一种小型、高效、能植入体内的人工肾问世。

我国从 20 世纪 50 年代开始研制透析机,天津、北京、上海生产的机器在 60 年代用于临床,为我国早期血液透析的开展做出贡献。1957 年上海夏其昌医师在我国首次报告 Skegg Leonard 型人工肾的临床试用。1958 年天津马腾骧教授用法国 Kolff 人工肾治疗急性肾衰竭。不久,北京于惠元教授用英国 Lucus 型人工肾治疗慢性肾衰竭,为我国开展急、慢性肾衰竭血液透析治疗揭开了序幕。十年“文化大革命”之后,上海医疗器械厂继 TX-23、TX-24 之后,又推出 TX-25,上海医疗器械研究所研制出 ST-21 和 ST-22,ST-22 具有单纯超滤性能,故可以做序贯透析,这是我国自行研制透析机的一大进展。但至此,国产机器均未解决透析液的配比稀释系统问题。浙江在Ⅱ、Ⅲ型透析机基础上,又研制出浙江Ⅳ型(N 型人工肾),具有单纯超滤、序贯透析特点,可做醋酸盐和碳酸氢盐透析,有自动水压定容配比系统,还附带一些监视系统以及可发出视听信号的安全报警装置。这是我国自行研制的最现代化透析机的雏形,为我国血液净化事业的发展、加速透析普及和透析装置国产化做出重要贡献。广州医疗器械研究所 1987 年研制出我国第一台 LX-1 血液滤过机,同年用于临床,推动了我国血液滤过的进展。近年随着国民经济的发展,科技水平的提高,由四川山外山科技有限公司、广州暨华医疗器械有限公司、北京戴博瑞克技术发展有限公司先后生产出血液透析机、连续性肾脏替代设备,其外观、功能、稳定性不亚于国外同类产品,不但在国内销售,也销往国外,为中国人争光。

1958 年天津首先研制一种管状透析器,20 世纪 70 年代开始生产平板型透析器,70 年代末和 80 年代初空心纤维透析器进入国内,首先在上海开始试制少量黏胶空心纤维透析器。1985 年从日本和联邦德国引进生产技术,使我国透析器生产得到迅速发展。膜材料包括醋酸纤维、铜氨纤维等。特别是 90 年代以来,国内已生产出多种膜材料的系列产品,如血仿膜、聚砜膜,可供成人和儿童使用,而且还生产出血液滤过器和血浆分离器,标志着我国透析器生产达到一个新的水平。早期我国有 4 个生产透析器的厂家,上海医诊厂、宁波医疗用品厂、亚太企业公司宁波医疗机械厂和江苏张家港第二医疗器械厂,当时为我国血液净化事业做出了重要贡献。当前我国有两个全部从国外进口的透析器生产线,自己配方、抽丝、切割、装壳,制造出品质无异于进口的透析器,每年生产出几百万只透析器,有的已经销往国外。

我国早期血液透析使用蒸馏水和软化水,但长期应用软化水会导致很多并发症。1978 年浙江研制出电渗析装置,处理水质优于软化水。后来电渗析装置又附加活性炭和紫外线杀菌装置,使水质进一步提高。20 世纪 80 年代以来,我国多家医院先后引进反渗水处理系统,使透析用水进一步净化。现在我国生产水处理设备的厂家多个,具备水处理系统的全套配件,根据需要可加双级膜。特别令人鼓舞的是我国已经研制出水处理系统全套热消毒的设备,使水质达到透析用水的国际先进标准,为开展慢性透析、提高透析患者的生活质量提供了良好的国产设备。

透析设备的不断发展和完善,也促进了血液净化方法的开展。我国大多数医院除做血液透析外,还可以做血液滤过、血液透析滤过、血液灌流、血浆置换、免疫吸附、CVVH、CVVHDF 等,目前,我国血液净化水平正在向国际先进行列靠近。

据中国医院管理协会 2008 年年底统计,中国大陆地区 27 个省和地区共有102 863例慢性透析患者(包括血液透析和腹膜透析),患病率 79. 1/100 万人口,年患病率 52. 9%。ESRD 病因中肾小球肾炎为 45%、糖尿病为 19%、高血压为 13%、多囊肾为 2%、其他为 20%。

血液净化的发展也造就和培养了一批专业队伍,我国现在从事这项工作的医护人员 13 000 多人,分别属于泌尿外科、内科、ICU 或自成一体的血液透析或血液净化中心。有些透析单位还进行了血液净化基础理论、应用技术以及透析导致机体代谢异常的实验研究,这些工作必将推动我国血液净化事业的快速发展。血液净化专业组织也在发展和日趋完善,1988 年在深圳召开了第一届全国性血液净化会议,并成立了中国透析移植协会(CDTA),中国生物医学工程学会也组建了人工器官分科学会人工肾专业组。2003 年于仲元教授组建中国医院管理学(协)会血液净化管理分会。中华医学会肾脏病分会每年组织一次专题血液净化会议,参加人数逐年增加。现在全国多数省市建立了血液净化专业组织,每年均召开全国或省市级血液净化专业会议。1990 年创办了《透析与人工器官》专业刊物,1992 年创刊《肾脏病与透析肾移植杂志》,2002 年出版《中国血液净化》杂志,这是我国肾脏替代疗法发展史上的里程碑,深信在未来 10 年,我国血液净化事业将会出现一个新的发展高潮。

第二章

血液透析的基本原理

王质刚　顾汉卿

第一节　生物肾与人工肾

王质刚

一、肾脏功能

人体有两个肾脏，正常成年人肾脏大小约12 cm×6 cm×3 cm，重量为120～150 g，每个肾约有100万个肾单位。肾单位包括肾小球和肾小管，肾小球由一团毛细血管丛和球囊组成。两侧肾脏血管丛总滤过面积为1.5 m^2。肾小球毛细血管壁有三层：毛细血管内皮层、基膜层和外层。基膜是滤过膜的主要屏障，孔径7.5～10 nm(0.0075～0.01 μm)，小分子物质及菊粉（相对分子质量5 200）可以自由通过该层。肾小管起始于肾小球囊，总长约112 km，分为近曲小管、髓袢和远曲小管，最后连接于集合管，开口于肾盂，汇集于肾盂。

肾小球主要有滤过作用，滤过率125 ml/min，24小时约为180 L。肾小管主要有重吸收功能，将滤液中大部分水、电解质、葡萄糖以及其他小分子物质吸收入血液，每天排出尿量仅约2.0 L。

肾脏的主要功能如下：

1. 排泄功能　排除体内蛋白质代谢终末产物，尿素是主要成分，每天排出约30g，其次有氨基酸、尿酸、肌酐、肌酸和氨等。排出物中有些属于小分子范畴（如相对分子质量尿素60，肌酐113，尿酸168）。还有些蛋白质代谢产物相对分子质量为350～5 000，称中分子物质。据认为，中分子物质是引起尿毒症症状的主要毒性物质。正常肾脏滤过的大分子物质是很少的，如每天尿中蛋白质含量不超过150 mg，主要是小分子蛋白。

2. 调节体液平衡　肾小球每天滤出尿液180 L，80%在近曲小管被重吸收，重吸收率在近曲小管受尿液渗透压影响，在远曲小管则受抗利尿激素调节，从而保持机体体液平衡。

3. 调节电解质平衡　大量电解质随尿液进入肾小管，而钠、钾、钙、镁、碳酸氢盐、氯和无机盐等大部分被重吸收，吸收率受神经、内分泌和体液调节。

4. 调节酸碱平衡　人体血液保持pH为7.35～7.45，肾脏起重要调节作用，主要通过：①回吸收$NaHCO_3$，排出氢离子，以维持体内缓冲体系；②排泄氢离子，酸化尿中磷酸盐等缓冲碱，排出可滴定酸；③生成氨，与强酸基结合成铵盐而排出，并保留钠等。

5. *分泌生物活性物质* 肾脏也是内分泌器官，近球旁细胞分泌肾素，对血压有重要调节作用。肾脏产生红细胞生成素(erythropoietin，EPO)刺激骨髓加速红细胞生成。维生素 D_3 在肝内羟化为 25-(OH)D_3，在肾脏内再羟化成 1,25-$(OH)_2D_3$，才具有调节钙磷代谢作用。肾脏还分泌前列腺素，具有扩张血管，增加肾脏血流量的作用。其次，肾脏对促胃液素、胰岛素和甲状旁腺激素的灭活都有影响。

二、人工肾功能

任何一种人工器官都不能完全达到生物本来器官的功能，仅部分替代其作用，人工肾脏也是如此。尽管人工肾是人工脏器中发展最早和目前比较成熟的人工器官，但也只是起到排泄部分代谢产物和水分以及调节电解质和酸碱平衡的作用，所以机体完全丧失肾功能后，依靠血液透析是不能达到正常人的生存质量的，但由于生物工程技术的进展，现可以人工合成或用基因重组手段制造出人体所需要的生命物质(如EPO、活性维生素等)，能够补偿上述缺陷。血液滤过在理论上比血液透析较接近人体肾脏的生理功能，它通过对流转运来排出废物和水分(超滤)，同时还要输入体内一些成分近似于细胞外液的液体，这两点近似于人体肾脏肾小球的滤过和肾小管的重吸收功能，而且对中分子物质的清除率明显高于血液透析，在临床上也给患者带来某些益处。但是血液滤过临床应用仅有十几年的历史，长期应用存在哪些缺点，尚需进一步证实，可以肯定血液滤过不会完全取代常规血液透析。近年来，人们在血液透析和血液滤过的理论和技术结合基础上，发展的一些短时高效血液净化方法，同样也不能取代常规血液透析，但是血液透析滤过(HDF)近来发展迅速，高通量透析有压倒常规透析的趋势。人工肾今后将从两个方面发展：透析器重要的功能部分是透析膜，故研制一些生物相容性更好、能选择性清除或吸附某些毒素以及具有抗凝特性的透析膜是非常必要的；透析器的设计工艺也不断得到改进，使血液和透析液合理的配置，发挥最大的清除功效。据信，这在不久的将来会成为现实。在机器方面，随着电子技术的发展，血液及透析液的监视装置不断更新换代，更趋于准确、安全和自动化、智能化，生物反馈功能恐怕是人工肾最终的发展方向。

第二节 人工肾原理和生物物理学

顾汉卿

人工肾作为治疗终末期肾病的一种方法，其基本技术概念是将患者的血液引出体外，通过利用不同技术原理制作的装置——血流透析器、血流滤过器、血液灌流器，完成对血液中溶质与水的传递，再将净化后的血液回输人体，达到治疗的目的，即通过人工肾的生物物理机制来完成对血液中应清除的代谢废物、毒物、致病因子以及水、电解质的传递和清除，达到内环境的平衡。

一、人工肾质量传递的基本原理

不同的人工肾装置如透析器、滤过器、灌流器，它们的主要传质过程的原理是不同的。有的装置具两种特性，如：超滤型的透析器就可以同时具有透析(弥散)与滤过(对流)功能，有一些材料，如聚丙烯腈膜制成的透析器对一些特定的溶质，如 β_2-微球蛋白还有一定的吸附功能。

(一)弥散与透析

溶质溶于溶剂形成溶液是一个溶质均匀分散到溶剂中的过程。只要溶质在溶剂中浓度分布不均一，即存在浓度梯度，溶质分子与溶剂分子的热运动就会使溶质分子在溶剂中分散趋于均匀。这种分子热运动产生的物质迁移现象(即传质)称为弥散(diffusion)。这种溶质趋于均一的弥散现象的运动规律，遵循物理学上 Fick 定律：

$$J_i = D_iA \times (\Delta C_i/\Delta x)_{\Delta x} \to 0 = D_iA\mathrm{d}C_i/\mathrm{d}x \quad (2\text{-}2\text{-}1)$$

Fick 定律描述了在某距离(dx)内，溶质 i 的弥散通量 J_i 与弥散面积 A 及浓度梯度 C_i 成正比；J_i 的方向与浓度梯度方向相反，即溶质的传递方向由高浓度向低浓度方向迁移。D 为溶质 i 的扩散系数，单位为 cm^2/s，在一定温度下，溶质与溶剂有特定扩散参数。溶质的这种弥散现象，不仅在均相，即均匀的溶剂中存在，在不同的相间，即使用一个半透膜(能通透溶质 i 和溶剂的膜)将溶质分隔成两部分，溶质也能跨膜从高浓度侧向低浓度侧弥散。这样一个跨膜弥散过程称为透析过程。血液透析就是基于这样一个原理发展起来的。溶质的跨膜弥散遵循质量守恒与 Fick 定律。在溶剂中溶质弥散进行传质，溶质受到的传质阻力是溶剂造成的。扩散系数从某种意义上反映了这种特性。跨膜弥散，即透析过程溶质从 A 区(血液)经过半透膜到达 B 区(透析液)，溶质要克服 A 区溶剂、半透膜以及 B 区溶剂的三层传质的阻力方能从 A 区到达 B 区。血液透析时溶质在透析器空心纤维内传质示意简图见图 2-2-1。

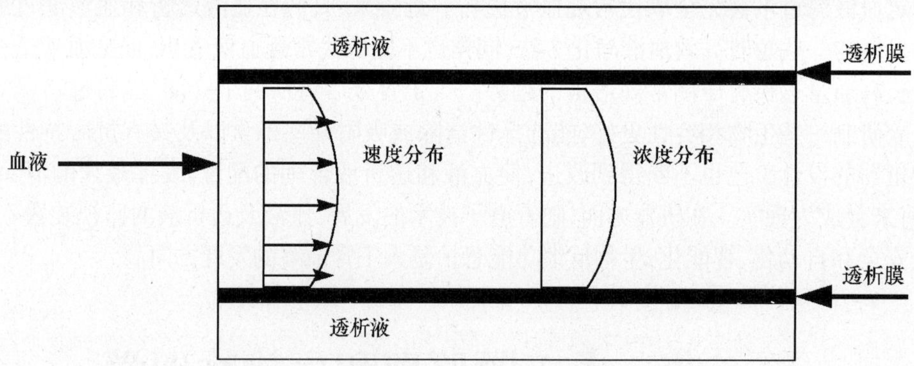

图 2-2-1 透析器中速度分布与浓度分布

由图 2-2-1 可见血液在空心纤维内流动，透析液在空心纤维外流动。当溶质由血液一侧跨膜向透析液一侧传递，将受到“血液侧”、“半透膜”、“透析液侧”三层阻力。总传质阻力为这三部分阻力之和，即：

$$1/K = 1/K_B + 1/K_M + 1/K_D \quad (2\text{-}2\text{-}2)$$

式中 $1/K$——总传质阻力；

$1/K_B$——血液侧传质阻力；

$1/K_M$——半透膜传质阻力；

$1/K_D$——透析液侧传质阻力。

血液透析过程中，血液从动脉引出，为防止血栓的形成和影响血液其他的生理指标，血液的流率一般处在低速阶段，实验测定它在空心纤维内流动的雷诺数(Re)很小，表明血液处在层流状态。大量的实验结果表明血液侧溶质的传质阻力大于其他两项阻力之和。习惯上将半透膜与透析液侧传质阻力合并在一起写成：

$$1/K_W = 1/K_M + 1/K_D \quad (2\text{-}2\text{-}3)$$

$1/K_W$ 称为壁传质阻力。这样

$$1/K = 1/K_B + 1/K_W \quad (2\text{-}2\text{-}4)$$

(2-2-2)~(2-2-4)式中 K—— 溶质 i 的总传质系数；

K_B、K_M、K_D、K_W—— 分别表示血液侧、半透膜、透析液侧及壁的传质系数。

在传质理论中传质系数 K 可以采用实测，也可以用相似论或因次分析进行计算，若用无因次数群修伍德数(Sh)表示：

$$Sh = Kh/D_B \quad (2\text{-}2\text{-}5)$$

$$Sh_B = K_B h/D_B \tag{2-2-6}$$

$$Sh_W = K_W h/D_B \tag{2-2-7}$$

由于透析膜表面附近的传质为溶质分子弥散,根据 Fick 定律与式(2-2-1),可得:

$$J = -D_B A d_c/d_y \mid_{y=\pm h/2} = K(C_B - C_D) \tag{2-2-8}$$

因此,如能求出血液一侧溶质的浓度分布后,可以从理论上求得总传质系数作为透析器参数。为了从理论上进行求解上述弥散方程,要做许多合理的假定,如:血液看作是牛顿型流体,又由于空心纤维较细,流率较低,认为血液在空心纤维的流动达到了充分发展的一维层流流动。在这些假定基础上确定边界条件,经过一系列复杂的运算,可以求解得到传质系数的理论值。实验证明这个理论值和实验测定的值非常接近,证明上述理论的正确性。

对于临床工作者来讲,要求能完全了解和进行上述理论计算是很困难。但是有必要从这些计算结果中来寻找一些指导我们临床工作的理论依据。上述计算结果可以证明以下一些问题。

(1)透析过程的溶质传质阻力主要在血液一侧。因此,增加血液流率,改进血液侧流动状态,有助于降低血液侧的传质阻力,即可以在不改变透析器的情况下,提高透析效率,缩短透析时间。使用高通量透析器,由于血流速率高,则更利于缩短透析时间,从而达到治疗的目的与效果。

(2)半透膜的传质阻力与膜的厚度呈正相关。降低透析器空心纤维的厚度,有利于提高透析效率和缩短透析时间。

(3)血液中溶质 i 的浓度与透析液中溶质 i 的浓度相差越大,即浓度梯度越大,则越有利于提高透析效率,缩短透析时间。

(4)膜面积影响透析效率,相同条件下膜面积越大则透析效率高,透析时间可以缩短。

(5)透析液由于流率较血液流率高,因此,流出透析器的透析液中应清除的溶质的浓度较低,直接废弃从经济上讲不十分合理。上述理论分析认为少于 10% ~15% 的透析液返回透析器透析液入口和新鲜透析液合并后使用,不影响血液侧溶质的传递速率,但可节省相当数量的透析液。

(二)对流与滤过

弥散传质是溶质与溶剂的分子热运动的结果,对流(convection)涉及的是在外力作用下溶质、溶剂或整个溶液传质过程。它的传质推动力并非是浓度差,而是力学强度的差别,如压力差。因此,它涉及的是运动着的流体与界面之间的质量传递(传质)的问题。对流可以在单相内发生,如一杯水中加入一勺糖,用小勺加快搅动很快使糖均匀分布在整杯水中。对流的传质过程比弥散快得多;对流也可在二相或多相间发生。如用一个滤过膜将血液和滤过液分开,膜两侧有一定的压力差,血液中的水分在负压吸引下由血流侧对流至滤过液侧,血液中一定分子量的溶质也随着水分的传递从血液进入滤过液。这样一个跨膜对流传质的过程称为滤过。血液滤过就是基于这个原理发展起来的。溶质的跨膜对流传质,同样遵循物理学中质量守恒定律。溶质的对流传质速率与传质面积与传质推动力成正比。

$$J_C = K_C \cdot A \cdot dp/dx \tag{2-2-9}$$

式中 J_C——对流传质速率,A 为面积;

dp/dx——表示在 X 点处膜两侧的压力梯度;

K_C——对流传质系数。

同样可以利用对流扩散方程,设定一些类同血液透析的合理的假设。建立边界条件,求解对流扩散方程,从理论上推导出对流传质系数。实验测量的结果证明,理论上推导的结果与实测值是很接近的。从这些结果中我们可以总结出以下一些要点。

(1)血液滤过的溶质传质速率与膜两侧的压力差呈正相关,关键是要合理地选择血液滤过过程中压力差的控制,使之与人的生理状态相适应。

(2)从对流传质系数的影响因素分析中可了解,血液滤过器的性能是影响血液滤过溶质传质速率的关键,其中包括以下一些参数:面积、孔径、孔隙率、孔结构、截留最大分子量、膜表面荷电性等。前四个指标对血液滤过溶质传质速率的影响是显而易见的。面积大、传质速率大;相同面积下孔径大、孔隙率高传质速率也会加大。结构的影响复杂一些，孔长度，孔的规整度不仅会影响传质速率，而且与截留分子量的大小直接相关。膜的表面荷电性对血液滤过速率影响较大。主要原因是血液中的许多蛋白质的分子尺寸大于滤过膜的孔径，经过一段时间的血液滤过，在滤过膜的表面就会形成所谓次级膜。这种现象称为膜的极化。极化现象除了和孔的大小、结构有关外，主要与膜的荷电性有关，负电荷膜与蛋白作用较小，不易产生极化。次级膜的形式，明显地提高了膜的对流传质的阻力，对流传质速率明显下降。

(3)影响对流传质速率除了膜结构外，血液的血细胞比容，血脂的含量均对它有一定的影响。同时随血液中液体的滤除，血浆蛋白浓度升高，胶体渗透压也随之上升，这也会导致对流传质速率的下降。

(4)不同的补液方式对对流传质速率也有影响，前稀释方式的对流传质速率明显地高于后稀释方式，但由于溶质浓度低，小分子物质总清除率仍低于后稀释。此外，前稀释的膜极化现象也较轻。

(5)血液滤过中的溶质对流传质是溶质随着水的滤过而同时进行，膜两侧溶质的浓度基本相等，因此它对小分子物质的传质相对血液透析而言速率较低，而对中分子物质的传质速率相对较高。

(6)血液滤过过程一般极少有弥散传质现象发生。而血液透过过程中除了有弥散传质外也有对流传质的发生。

(三)吸附与灌流

由于材料的分子化学结构和极化作用，许多材料表面带有不同基团，在正负电性的作用下或在分子间力的作用下，许多物质可以被材料表面所吸附(absorption)。如：一些膜材料表面的疏水基团可以选择性地吸附蛋白质、药物及有害物质(如β_2-微球蛋白、内毒素、补体等)。若将材料制成具有孔道结构，有丰富的大孔、中孔及微孔，大孔及中孔主要是溶质的通道，大量的微孔具有一定的孔径和孔容，形成相当大的比表面。这种具有微孔结构的球形吸附剂，一般采用微囊进行包膜。血液中的溶质直接与其接触到达吸附剂表面，经弥散通过微囊膜进入吸附剂的大、中孔道，最后才进入微孔，在静电作用或范德瓦耳斯力作用下被吸附。若吸附剂表面固定有抗原、抗体，则利用生物亲和力也能将血液中的相应的抗体、抗原吸附。血液和吸附剂直接接触，溶质分子通过生物亲和力、静电作用力和范德瓦耳斯力被吸附剂吸附的过程称为血液(浆)吸附，其技术方式为血液灌流。血液灌流中溶质分子通过对流、弥散及吸附过程，被吸附剂表面吸附。由于吸附剂内部的比表面非常大，故而传质阻力多集中在吸附剂的表层。要提高吸附效率应当注意以下问题。

(1)根据要清除吸附的溶质的化学结构与生物特性来选择合适的吸附剂。如水溶性溶质宜选用活性炭类吸附剂，脂溶性溶质宜选用树脂类吸附剂，大分子类的溶质宜选用亲和型吸附剂。

(2)要根据清除吸附溶质的分子尺寸大小来选择吸附剂适宜的孔径、孔径分布、孔隙率及比表面。并非对所有的溶质的吸附都强调高比表面。吸附较大相对分子质量的吸附材料并不要强调过高的比表面，因为比表面太大的吸附剂孔径小了，反倒不易吸附分子量较大的溶质，因此首先要强调适宜的孔径及其分布。

(3)凡是固定了生物活性物质，依靠生物亲和力进行吸附血液中溶质的吸附剂，要注意它的生物活性物质的洗脱和自动脱落问题。因为它们脱落进入人体后，不少物质会造成生物学危害，应引起我们的重视。

(4)吸附剂的微粒脱落问题也要引起我们广泛的重视，因为这些脱落的微粒会带来一系列生物学危害。对吸附剂要采用微囊技术，对其表面进行微囊化，以防止吸附剂微粒脱落并提高吸附剂的生物相容性。

二、透析器的评价参数

选择一个适宜的透析器用于血液透析治疗是非常重要的。因此，有必要选择一些参数作为公认的技术参数，并以此来评价透析器的性能。为此，国际标准化组织(the International Organization for Standardzation)制定了国际标准 ISO 08637:1989《血液透析器、血液滤过器和血液浓缩器》，标准中对透析器提出了许多重要的评价参数。

1. 膜面积　指空心纤维与透析液接触部分的有效面积，以“m^2”表示。

2. 跨膜压(TMP)　指施加于透析器半透膜两侧的液体静压。

$$\text{TMP} = (P_{\text{Bi}} + P_{\text{Bo}})/2 - (P_{\text{Di}} + P_{\text{Do}})/2 \tag{2-2-10}$$

式中 P_{Di}、P_{Do}——分别为血液透析器透析液入口与出口侧压力；

P_{Bi}、P_{Bo}——分别为血液透析器血液入口与出口侧血压。

3. *透析液室容量* 给定跨膜压下，充满血液透析器的透析液室所需的透析液容量。

4. *血室容量* 在给定跨膜压下，充满血液透析器的血液通路部分所需血液的容量。

5. *流体阻力* 给定流率下，血液透析器血液与透析液入口与出口之间的压力降 P，用“mmHg”①表示。

6. *清除率* 每分钟透析器清除某溶质量，折合成血液的体积数，以“ml/min”表示：

$$清除率 = (C_{\text{Bi}} - C_{\text{Bo}})/C_{\text{Bi}} \times Q_{\text{B}} \tag{2-2-11}$$

式中 C_{Bi}——血液中某溶质进入透析器浓度（mmol/L）；

C_{Bo}——血液中某溶质流出透析器浓度（mmol/L）；

Q_{B}——1 分钟血液流量（ml/min）。

上述计算没有考虑到超滤问题，若超滤量较大时应按下式计算：

$$K = \left(\frac{C_{\text{Bi}} - C_{\text{Bo}}}{C_{\text{Bi}}}\right)Q_{\text{Bi}} + \frac{C_{\text{Bo}}}{C_{\text{Bi}}}Q_{\text{F}} \tag{2-2-12}$$

式中 C_{Bi}——透析器入口血液溶液浓度（mg/dl）；

C_{Bo}——透析器出口血液溶液浓度（mg/dl）；

Q_{Bi}——透析器入口端的血液流率（ml/min）；

Q_{F}——超滤率（ml/min）。

注：取样时间和方法，平稳透析 60 分钟，固定工作状态下血流量和透析液流量（通常设置超滤率 0 或者 10ml/min），同时从透析器动静脉端抽血，检测溶质浓度。

7. *超滤率（UFR）* 指透析器在单位时间（h），单位压力梯度（1 mmHg）下从血液侧超滤至透析液侧流体的体积。

$$\text{UFR} = V_{\text{F}}/\text{TMP} \times t \tag{2-2-13}$$

式中 UFR——表示滤过率（ml/mmHg×h）；

t——透析时间（h）；

TMP——跨膜压（mmHg）；

V_{F}——超滤量（ml）。

8. *残余血量* 清洗透析器血室后不能回收的残血量，以“ml”表示。

三、人工肾治疗过程的生物物理学

人工肾治疗过程中患者体内溶质的清除情况可以作为判断透析治疗效果的依据。因此患者体内的溶质动力学模型受到重视。目前广泛采用的多为药代动力学中常采用的房室模型来作为溶质动力学模型。下面以尿素为例来介绍单室与双室模型。

（一）尿素单室动力学模型

1. *体积不变的单室模型* 假设人体的全部体液构成一个单室，尿素均匀分布于其中，同时假设其体积在透析前后保持不变，均为 V，由蛋白质分解代谢产生的尿素氮（G）也是恒定的，则体内尿素累积速度〔$V(\mathrm{d}C/\mathrm{d}t)$〕为：

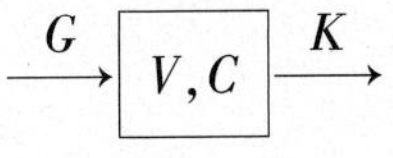

$$V(\mathrm{d}C/\mathrm{d}t) = G - (K_{\text{D}} + K_{\text{R}})/C \tag{2-2-14}$$

① 1 mmHg = 0.133 kPa

$$G = (C_{02} - C_{t1})/Q \times V_t + V \times C_{urea}/Q \quad (2\text{-}2\text{-}15)$$

$$D = InC_0(V_D + \text{增加的体积})/C_t \times V_D \quad (2\text{-}2\text{-}16)$$

式中 G——尿素生成率；

K_D——透析器的清除率；

K_R——肾脏的清除率；

C——血液尿素浓度；

C_0——透析前血液尿素浓度；

C_{02}——第二次透析前血液尿素浓度；

C_{t1}——第一次透析后血液尿素浓度；

V_t——第一次透析后体液体积〔干体重(kg) ×1 000×0. 58〕；

Q——透析间期时间(min)；

V——透析间期总尿量(ml)；

C_{urea}——透析期间全部尿中平均尿素浓度(mg/ml)。

若患者无残余肾功能，则 $V \times C_{urea} Q = K_R = 0$

2. 体积改变的单室模型　实际上 V 在透析前后是不同的，体积 V_i 随着体重的增加逐渐至透析前的 V_0。在透析过程中，V 随着超滤而减少，减小的速率等于超滤率 UFR。因此：

$$d(VC)/dt = G - (K_D + K_R)C \quad (2\text{-}2\text{-}17)$$

透析过程中

$$dV/dt = -UFR$$

$$V_t = V_0 - UFR \times t \quad (2\text{-}2\text{-}18)$$

透析间期

$$dV/dt = a \quad (2\text{-}2\text{-}19)$$

$$V_0 = V_t + aQ \quad (2\text{-}2\text{-}20)$$

(二)尿素双室动力学模型

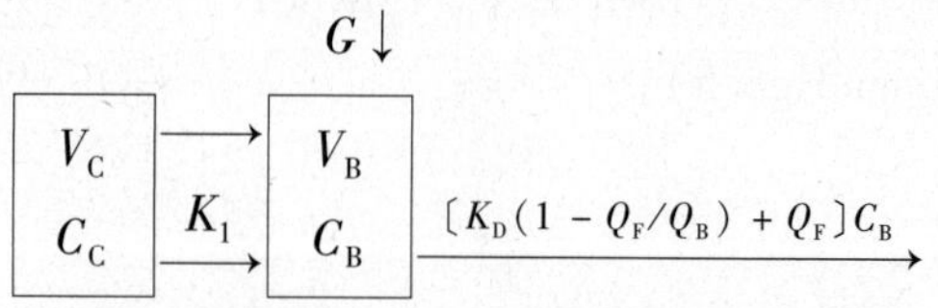

单室模型对于小分子物质计算有较高的精度。双室模型将全部体液分为细胞外液和细胞内液两室，细胞外液包括血液和组织间液。尿素在这两室间的分布不平衡，实际测量发现在许多情况下，如高流量透析时明显表现出双室特征。因此，为更精确评价尿素从患者体内清除的情况，采用双室模型，根据质量守恒原则可得到：

$$V_1 dC_1/dt = G - (C_1 - C_2)K_C - C_1 \times K_D \quad (2\text{-}2\text{-}21)$$

$$V_2 dC_2/dt = (C_1 - C_2)K_C \quad (2\text{-}2\text{-}22)$$

$$D = InC_D \times V_t/C_t \times V_D \quad (2\text{-}2\text{-}23)$$

式中 V_1、V_2、C_1、C_2——分别代表第1室、第2室的尿素分布容积及浓度，$V_1:V_2=2:3$；

K_C——两室间传质系数(包括了再循环效应)；

K_D——透析器的尿素清除率，可用透析60分钟时所测的尿素浓度(C_{60})按下式计算：

$$K_D = Q_B(C_i - C_0)/C_1 \quad (2\text{-}2\text{-}24)$$

式中 C_i、C_0——透析前后尿素浓度；

V_t——透析前尿素分布容积；

V_D——透析后尿素分布容积；

K_C、V_t、V_D、G 均可通过复杂的微分方程求解算出。

采用尿素动力学模型，可分别计算如下参数：血液透析中尿素清除量(R)、尿素生成率(Q)、透析剂量(D)、透析中尿素分布容积(V)。利用这些参数可以作为计算与判断透析治疗效果的数据。

（三）充分透析的评估模型

尿素动力学模型的计算结果主要用于评估透析治疗是否符合充分透析的要求。同时充分透析的评估模型也为血液透析治疗方案提供依据。一般采用以下一些方法。

1. *尿素清除指数（Kt/V）* Gotch 和 Sargent 将 Kt/V 作为判断透析充分性的指数，也称为 G-S 指数。K 为透析器的尿素清除率（ml/min）；t 为每次透析时间（min）；V 为尿素的分布体积（L）。Kt 是指在某一定透析时间内透析器对尿素的清除量。设某透析患者无残余肾功能，透析器 BUN 清除率（K）为 150 ml/min（9L/h），t 为 4 小时，$Kt=9\times4=36$（L），若体重为 70 kg，$V=70\times0.57=40$（L），则 $Kt/V=36/40=0.9$。本计算方法未考虑超滤及尿素生成素的影响，同时也未考虑由于动静脉瘘和心肺再循环均可使尿素清除率下降造成透析效率降低的因素。

Kt/V 计算方法有一些不足和缺陷，主要表现在：①利用尿素单室模型计算，而尿素在体内分布不是均匀的，细胞内外、不同组织间分布均存在差异；②忽略了透析后 BUN 浓度反跳，Kt/V 值过高估计体内尿素的清除量；③Kt/V 值的注意重点在透析器的清除率，没考虑患者的情况；④不同计算方法可比性差。

2. *蛋白质分解率* 血液透析患者蛋白质摄入量宜大于 1.1 g/（kg · d），这样，标准化蛋白质分解率（$nPCR_n$）应大于 1.1 g/（kg · d），若 $nPCR_n<0.8$ g/（kg · d）提示营养不良，一般透析不充分的概率高。应用 Kt/V 值判断透析充分性必须结合 $nPCR_n$ 共同考虑。PCR_n 及 $nPCR_n$ 计算公式如下：

$$PCR_n=9.35G+0.29V_t \tag{2-2-25}$$

$$nPCR_n=PCR_n/V_t\div0.58 \tag{2-2-26}$$

$$G=(C_{02}-C_t)\cdot V_t/Q+V\cdot C_{urea}/Q \tag{2-2-27}$$

式中 G——尿素净生成率（mg/d）；

V_t——干体重；

C_{02} 及 C_t——分别为第二次透析前及第一次透析后 BUN 浓度；

Q——透析间期时间（min）；

V——透析间期尿量（ml）；

C_{urea}——透析间期全部尿中平均 BUN 浓度（mg/dl）。

3. *平均时间尿素浓度* 这是美国 NCDS 建议采用的评价指标。平均时间尿素浓度（TAC_{urea}）作为透析效果的指标，由于它不依赖于患者的体重、透析方案、残余肾功能、房室模型的容积变化及其可变因素，因此它适合于所有的患者。由于尿毒症的症状与血液中 BUN 均值有相当的关系，因此美国 NCDS 建议采用 TAC_{urea} 作为评定透析充分的指标，其计算公式：

$$TAC_{urea}=[(C_{01}+C_t)\times T+(C_t+C_{02})\times Q]/2(T_t+Q) \tag{2-2-28}$$

式中 T 及 Q——分别为每次透析时间及透析间期时间；

C_{01}、C_t 及 C_{02} 分别为第一次透析前、透析后及第二次透析前的血液中 BUN 浓度。

NDCS 经过大量统计提出，TAC_{urea} 低于 50 mg/dl 者 1 年后的病死率、心血管及胃肠道并发症均明显低于 TAC_{urea} 高于 50 mg/dl 者。因此认为 TAC_{urea} 低于 50 mg/dl 者为透析充分，TAC_{urea} 高于 50 mg/dl 者为透析不充分。实际上 TAC_{urea} 反映了患者尿素的平均状态，也是一个反映患者营养情况的参数。TAC_{urea} 评价透析效果的缺陷是不能直接用来调整透析方案，也不能判断与说明透析患者的蛋白质摄入量与透析效果究竟哪一项存在问题，仅依据 TAC_{urea} 不能判断采用改变透析时间还是改变透析器的清除率来达到透析充分的目标。

4. *透析充分数据的综合分析* 由上述陈述不难发现，Kt/V、$nPCR_n$、TAC_{urea} 是相互关联的三个评价透析效果的判据，TAC_{urea} 是评价透析疗效的参数，与透析充分与否有良好的相关性，较 Kt/V 采用一些回顾性的参数更为可靠，它包括两个主要的参数：尿素的清除量和增加量。Kt/V 是患者的实际透析量，对透析方案的判定及患者透析效果和营养的评价具有重要的价值。NCDS 将 PCR_n 作为第二个预测透析患者并发症最有价值的指标，因为评价实际透析效果时，无论是 TAC_{urea}，还是 Kt/V，都必须考虑 PCR_n。所以，宜采用三个参数综合判断和设定方案。近年不少文献报道采用 β_2-MG 和中分子清除率来评价充分透析及远期疗效，这些都是很有价值的意见，对于减少并发症，提高生存质量有重要意义。

第三章

血液透析器与透析膜进展

史振伟　顾汉卿　王质刚

第一节　透析膜及其进展

史振伟　顾汉卿

血液透析是通过弥散、对流、超滤、吸附等机制清除体内有害物质，维持水电解质平衡。在透析过程中，人体血液和透析液通过透析膜进行物质交换。透析膜的理化特性决定着透析效果，透析膜的生物相容性直接关系患者的透析质量、生活质量与生存率。

早期的透析膜一般是基于纤维素的膜。铜仿膜曾是早期应用最广泛的膜，它有制造价格便宜和膜壁极薄的优点。但它易激活补体、中性粒细胞超氧化物及细胞因子（如白细胞介素-1、肿瘤坏死因子等），引起炎症反应，从而导致透析相关的不良反应，甚至导致与长期透析相关的恶病质。而且纤维素膜对β_2-微球蛋白（β_2-microglobulin，β_2-MG）等中大分子毒素清除不足、透析相关的淀粉样变是使用这类透析器患者常见的问题[1-2]。

透析膜发展的第二阶段是改性纤维素膜，即在纤维素主链上连接不同的取代基团，如醋酸纤维素膜。这类膜引起的炎症反应较轻，并能制造出更大的膜孔径，尤其是三醋酸纤维素膜，然而其血液相容性仍有待改进。随后出现了合成膜，这些高分子材料能够被拉伸成具有不同孔径的膜，具有较大的截留相对分子质量范围，既能制成能够有效清除β_2-MG等大分子的高通量膜，也可制成低通量膜。并且合成膜具有更优异的生物相容性，很少激活炎性介质[3]。

一、透析膜的分类

（一）根据透析膜的材料分类

1. 未修饰的纤维素膜　将天然纤维溶解、再生后制成的纤维素膜，具有亲水性高、通透性好，但生物相容性差,对中大分子毒素清除能力低(如铜仿膜、双醋酸纤维素膜)的特点。

2. 改良或再生纤维素膜　在纤维素主链上连接不同的取代基团,属纤维素膜衍生物,其特点是对小分子物质和磷的清除率强,为高效透析膜材料,然而血液相容性仍有待提高(如血仿膜、三醋酸纤维素膜)。

3. 合成膜　多为非对称型疏水性膜,具有较大的截留相对分子质量范围,超滤系数较高,生物相容性较好,能够被拉伸成具有不同孔径的膜(如聚砜膜、聚醚砜膜)。

(二)根据超滤系数分类

1. 高通量透析膜　高通量透析膜平均孔径为2.9 nm,最大直径为3.5 nm,由含疏水性基团的材料与不同亲水性成分组成,具有高弥散和超滤能力。一般认为高通量透析器超滤系数大于等于20 ml/(mmHg·h),尿素清除率185～192 ml/min,肌酐清除率172～180 ml/min,维生素 B_{12} 清除率118～135 ml/min,β_2-MG 筛选系数大于0.65[4]。

2. 低通量透析膜　平均孔径为1.3 nm,最大直径为2.5 nm,亲水性高,清除小分子毒素能力强。一般超滤系数为4.2～8.0 ml/(mmHg·h),尿素清除率180～190 ml/min,肌酐清除率160～172 ml/min,维生素 B_{12} 清除率60～80 ml/min,几乎不清除 β_2-MG[5]。

二、理想透析膜的标准

透析膜作为一种人工制备的膜,它的表面不同于人体血管内皮细胞,且与血液直接接触,不可避免地会引起机体的反应,如血小板、白细胞、补体的激活,细胞因子的释放等。因此,理想的透析膜应具有以下几个特点[6]。

(1)溶质清除率高,包括中分子溶质。

(2)不允许相对分子质量超过 35×10^3 的物质通过(如血流中的蛋白质和透析液中的细菌、病毒等)。

(3)有适宜的超滤渗水性(超滤性)。

(4)有足够的湿态强度和耐压性。

(5)有良好的生物相容性。

(6)对人体安全无害(无毒性、无抗原性、无致热原)。

(7)能耐蒸汽消毒或消毒液浸泡,灭菌处理后,膜的性能不能改变。

三、透析膜的评价标准

(一)清除率和超滤系数

透析膜的主要功能是清除尿毒症的毒素,与此相关的两个重要指标就是清除率和超滤系数。清除率是指透过透析膜的纯溶质。常用小分子物质,如尿素、肌酐;中分子物质,如维生素 B_{12}、β_2-MG 作为评价透析器清除率的指标。溶质通过透析膜主要是由分子大小决定的,小分子物质借助于弥散很容易通过透析膜,中分子物质则主要是通过对流因素部分通过透析膜[7]。弥散作用取决于浓度梯度,而对流作用则取决于膜孔的大小。因此,透析膜的膜面积、孔隙率和孔的大小决定了对小分子溶质的清除能力,而膜孔的大小则决定了透析膜对水和中高分子溶质的通透性。对于小分子物质,各种透析膜的清除率相近,均能较好地清除。血仿膜由于表面带有正电荷,对于磷的清除效果有明显优势。而对于在尿毒症症状中起主要作用的中大分子,如 β_2-MG、甲状旁腺激素,合成膜则明显优于纤维素膜,铜仿膜则几乎不能清除 β_2-MG。合成膜由于具有较薄的膜厚度、多孔性及孔径大,减少了对弥散及对流传递的阻力,对 β_2-MG、甲状旁腺素清除率高。且由于合成膜的不对称性、疏水性等特性使其对 β_2-MG、甲状旁腺素吸附能力加强。同时合成膜表面无羟基,生物相容性较高,活化补体和白细胞的作用明显减弱,也较少刺激 β_2-MG 的合成和释放。

(二)防污染

理想的透析膜不仅要对需要清除的尿毒症溶质有良好的清除率,还必须降低对透析液中污染物的通透性。细菌的炎性产物部分可穿越透析膜进入血液,导致白细胞活化。有破膜发生时,出现炎症反应的概率更高。且细菌产物更易穿透小孔径的纤维素膜,大孔径的合成膜具有吸附作用,细菌产物反而不易穿透。使用超纯透析液可以避免透析液污染,聚砜膜和聚胺膜等合成膜还可制成滤菌器,滤除污染透析液中诱导细胞因子产生的物质。虽然使用超纯透析液可以避免透析液污染,但使用合成膜透析器能提供进一步的保护,合成膜可以吸附大分子物质如白蛋白、免疫球蛋白、C3a、白细胞介素-1(interleukin-1,IL-1)、白细胞介素6-(interleukin-6,IL-6)及肿瘤坏死因子(tumor necrosis factor,TNF)等。

由于透析膜的研究目的是将尿毒症的毒素清除,同时尽量减少白蛋白的丢失。因此,近年来的研究重点[8]都放在如何增加高通量透析膜孔径的同时优化其分子截留值,尽量清除小分子的蛋白。高通量透析膜的高弥散和超滤能力,对中分子溶质的清除率为普通透析膜的 2~3 倍,超滤率为普通透析膜3~10倍,为目前临床常用的透析膜。超通量透析膜能有效地清除低分子质量蛋白,超通量膜也被称作为蛋白漏出膜,在中分子尿毒症毒素超滤出的同时,血浆中的白蛋白也通过透析膜丢失。该膜对小分子蛋白和小的蛋白结合溶质有较好的清除作用,但是对白蛋白的丢失量较高。由于超高通量透析膜的孔径较大,细胞产物能从透析液而进入血液,因此,建议使用超纯透析液。

(三)生物相容性

透析膜作为直接与血液相接触的医用材料,其生物相容性的重要性不言而喻。生物相容性在过去专指生物膜对白细胞和补体系统的活化作用,活化能力强则称为"生物不相容",反之则称为"生物相容"。而现在生物相容性泛指血液与生物膜接触后的一切不良反应,主要是针对补体系统和白细胞活化作用,包括血栓形成、毒性、过敏或炎症反应、血细胞破坏作用、激活补体、对血小板和内皮细胞功能的影响。

透析膜尽管经过几十年的发展,但毕竟是一种人工材料,不可避免地会发生一些并发症。与血液透析膜生物相容性的并发症主要有:过敏反应、补体激活、氧化应激、低氧血症、凝血纤溶异常、免疫功能低下、脂质代谢紊乱、透析性骨病、营养不良及对残余肾功能的影响[9]。这些并发症的发生都与透析膜的补体激活有一定联系。血液通过透析器时要与透析膜进行大面积的接触,进一步激活血小板、补体和凝血系统,活化白细胞,引起炎症反应。补体激活产生的 C3a 片段、C5a 片段可使患者产生过敏反应,临床上出现平滑肌收缩、胸痛、呼吸急促,又称"首次使用综合征"。C3a 片段与嗜中性粒细胞表面的受体结合,而导致嗜中性粒细胞聚集,被肺毛细血管捕捉,从而出现白细胞暂时性减少和白细胞功能低下的现象。同时由于肺毛细血管被白细胞栓塞,使动脉血氧分压下降。同时单核细胞活化释放组胺,使血管通透性增加、皮肤瘙痒及发生肺水肿。另外,补体系统激活还可引起患者血流动力学方面的变化,如透析低血压、阵发性高血压等。所有这些变化都与补体激活后体液与细胞的变化有关[10]。

由于铜仿膜等未修饰的纤维素膜的表面带有较多的羟基和多糖,结构与细菌产生的内毒素类似,C3b片段极易沉积于该膜的表面,形成旁路激活 C3 转化酶,最终形成膜攻击性复合物。其次,外周血单核细胞直接接触纤维素膜,产生不依赖补体的细胞激活,可诱导 IL-1 和 TNF 的产生,并由 IL-1 和 TNF 诱导外周血单核细胞产生 IL-8。另外,铜仿膜还具有上调外周血单核细胞表面脂多糖受体的作用,可以提高单核细胞接受脂多糖刺激而产生和释放 TNF 等的能力。最后,由于铜仿膜对中分子的清除率低,因子 D 的血浆浓度可升高,因而可增加通过交替途径的补体因子激活[11]。

由于以上几点,导致铜仿膜的生物相容性较差。而血仿膜等改良的纤维素膜在铜仿膜等未修饰的纤维素膜基础上进行了一些处理,由二乙胺基乙基取代游离的羟基,使其可以吸附血浆中 60% 的 H 因子,从而降低对补体的激活作用,提高生物相容性。聚砜膜等合成膜使用其他基群代替了羟基群,使膜有利于与 H 因子结合,并阻止 B 因子的吸附,抑制补体的激活,同时合成膜疏水性增加,超滤系数大,可大量吸附补体的活化产物,限制补体的放大激活;另外,部分合成膜可吸附清除大量的因子 D,因子 D 与合成膜的结合使其失去活性,减少补体通过交替途径的激活,减少或抑制细胞因子的产生。

综上所述,合成膜可吸附脂多糖等内毒素,减少致热原反应,也可以减少炎症因子的激活,具有较好的生物相容性。

(四)透析相关性疾病

有研究指出透析相关性疾病是导致透析患者死亡率增加的重要原因。透析相关性疾病主要表现为心血管疾病、β_2-MG 相关淀粉样变、感染和营养不良。通过前面的探讨,高通量合成膜生物相容性更高、孔径大,能有效清除中分子物质及血磷等小分子,其不对称性及疏水作用使其吸附能力较强,能够吸附诱导产生细胞因子的致热原等[12]。同时由于其较高的生物相容性,可减弱对补体和白细胞的激活,刺激β_2-MG 的合成和释放减少,从而防止透析相关性淀粉样变性的发生及延缓病情的进展,防止继发性甲状旁腺功能亢进及肾性骨病的发生率,从而降低相关的心血管疾病的发生率及死亡率。

四、透析膜生物相容性的改进

透析膜的生物相容性是指人体血液与透析膜接触时所产生的血 - 膜反应,常表现为补体激活、细胞因子释放、血细胞的活化以及其他方面的变化。过敏反应、凝血与纤溶异常等为透析膜生物相容性相关并发症。因此,国内外研究将 IL-1 、IL-6、C 反应蛋白(C-reactive protein,CRP)、肿瘤坏死因子 α(tumor necrosis factor α,TNF-α)、β_2-MG 等作为评价生物相容性的指标[13]。为改善和增加透析膜的生物相容性,近年的研究主要从以下几个方面改进。

(一)表面亲水性的提高

表面的亲水性及自由能与血液成分的吸附、变性等有密切联系,提高透析膜表面的亲水性,可获得良好的抗血栓性能。Teo 等[14]将引发剂、丙烯酸单体和聚砜混合,制备出具有良好湿润性和表面亲水性的透析膜,此类膜能吸附较多的纤维连接蛋白,支持肾小管上皮细胞融合成单层,阻止肌酐和菊酚从顶层扩散到基底层,可满足生物人工肾的需求。

(二)膜表面引入生物活性物质

在外源性材料表面固化某些对抗血液与表面相互作用的物质可改善其血液相容性。利用合成的共聚物修饰纤维素膜内层,使维生素 E 包被于膜的表面制成维生素 E 修饰的透析膜,透析过程中不脱落并在原位与血中自由基、维生素 C 等进行氧化还原反应,使其具有较好的生物相容性和抗氧化作用[15]。有研究显示,长期应用维生素 E 包被的纤维素膜透析的患者主动脉钙化指数明显下降[16],将多黏菌素 B 共价结合在聚丙烯强化的氯乙胺甲苯乙烯纤维上,制成含多黏菌素 B 的聚苯乙烯纤维透析器,可以减少患者血浆内皮素-1 水平。用其治疗败血症休克,可减少可溶性 P-选择素、血小板第 4 因子等,降低血小板活化[17]。

(三)膜表面伪饰

透析膜作为一种人工制备的膜,它的表面不同于人体血管内皮细胞,与血液相接触不可避免地会引起机体的反应,因此,许多学者尝试在外源材料表面覆盖内皮细胞膜的物质来改善生物相容性(如白蛋白钝化法),以降低血小板的黏附和聚集。国外研究发现,用戊二醛胶将白蛋白固定于硫化硅橡胶、聚酯和聚丙烯表面,可明显降低血小板的聚集[6]。

(四)表面微观不均匀性的调节

通过不同高分子链段间的嵌段和接枝、共混等途径来获得(如聚丙烯腈 - 丙烯磺酸盐共聚物、聚乙烯 - 乙烯醇共聚物以及聚醚 - 聚碳酸酯共聚物),通过嵌段共聚形成高分子合金。Mahlicli 等[18]采用相转化法将脲酶接枝在醋酸纤维素膜上,可改善膜的尿素转运速率且降低蛋白吸附能力。Radhakumary 等[19]以硝酸铈铵作为引发剂,将壳聚糖(chitosan,CS)与乙烯醋酸酯接枝共聚制备了与血液相容的、无细胞毒性的、可生物降解的改性 CS-g-PVAc 膜。

五、常用透析膜的特性

血液净化用膜的研究一直受到世界各国的重视。从20世纪20年代火棉胶膜的问世起，透析膜经历了近百年的发展历程。目前已研究和开发的用于制备血液净化用高分子膜的材质多达几十种，主要分为天然高分子膜材料（未修饰的纤维素膜及纤维素膜的改良衍生物）、合成高分子膜材料（聚砜、聚醚砜、聚酰胺、聚丙烯腈等石油基材料）这两大类。

（一）天然高分子膜材料

天然高分子膜材料主要是纤维素及其衍生物。纤维素是最丰富的天然高分子材料，自然界通过光合作用每年可产生几千亿吨的纤维素、木质素及其他抽取物。纤维素分子链上有大量反应性强的羟基，通过化学反应可以制备很多性能优异的化学物质[20]。纤维素及纤维素衍生物由于原料易得、价格低廉，而其湿态机械强度和尿素等溶质的透过率能满足人工肾临床的初步要求，特别是随着纺丝技术提高，膜厚已由原先16 μm降至6 μm，而湿态强度仍能满足临床要求。这类透析膜存在的问题主要是血液相容性较差、膜孔径调节范围窄，以及超滤能力和对中分子物质的透过性能较差。由于纤维素膜无法排除β_2-MG等尿毒性物质，长期使用纤维素类透析膜进行血液透析易使其在体内慢性蓄积，进而产生透析相关性淀粉样变等并发症。随后，膜孔径更大的透析膜开发得以迅速发展。其中具有代表性的三醋酸纤维素中空纤维透析膜能有效去除β_2-MG及其他中、低分子有害物质。该中空纤维透析膜的内径为200 μm，壁厚为15 μm，具有较高的超滤速率，血液相容性也有所改善。

1. *硝化纤维素* 硝化纤维素是纤维素通过其分子中的羟基与硝酸进行酯化反应而生成的纤维素硝酸酯。改变不同的硝化度，则可以制备具有不同特性的硝化纤维素。虽然现在临床上已不再使用硝化纤维素的透析膜了，但是在人工肾透析膜的发展历史上，它具有不可磨灭的历史功绩。1943年，Kolff首次用于临床的透析器就是采用含氮11%的硝化纤维制成的赛璐玢膜。1965年以前，人工肾临床使用的都是这种膜孔200~500 nm的赛璐玢膜。由于它表面富含自由羟基可引起补体激活，生物相容性较差，且对尿素、肌酐的透析也不充分，之后被铜仿膜及醋酸纤维膜所替代。

2. *铜氨纤维素* 铜氨纤维素制成透析膜又称铜玢膜，或铜仿膜。铜氨纤维素的发现可追溯到1857年，Schweizer首先发现木棉可以溶于铜氨溶液。以后很长时间人们把它忘却了，直到1890年Pepaissis注意到了Schweizer的发现。经过努力他用木棉的铜氨溶液抽成丝，制造出了人造纤维。1898年德国Glanzstoff公司改进这项技术，实现了工业化生产。铜氨纤维素的平板膜和管式膜是20世纪60年代联邦德国ENKa-Glanzstoff公司最早研制出来的。文献中最早明确记载铜氨纤维在人工肾中应用是在1966年，当时德国的Holtzenbein开发了盘管型透析器。1975年日本旭化成株式会社生产了空心纤维的铜氨纤维素透析器。

用铜氨盐法制备的铜氨纤维膜，由于具有较高的聚合度，可以制成湿态强度高的超薄膜。同时，膜的微观结构具有很高的膨润性，其表面结构规整，因此这种超薄膜能很好地符合人工肾的要求，并能以恰当的比例透过血液中代谢废物、离子和水分。产品问世不久，很快得到医务工作者的认可，并在临床得到推广。早期开发的铜仿膜较厚，膜厚15~20 μm，后来临床使用的膜厚一般为10~13 μm，膜孔径平均30 nm，超滤脱水量为3.5 ml/(mmHg·h·m^2)左右。近年来在制膜过程中进一步定向拉伸以降低膜厚，临床应用的铜氨纤维膜厚已降到6~9 μm，如膜厚由11 μm降低到8 μm，发现膜孔加大，超滤量可提高到4.1 ml/(mmHg·h·m^2)，中分子代谢物的清除率亦得到提高。

铜氨纤维膜临床使用的问题主要有两个：一是它对中分子尿毒素的透过性能较差，通过减小膜厚可望解决这个问题；二是此种膜可通过旁路系统激活补体C3、C5，进而造成白细胞暂时性下降、血中氧分压下降、过敏综合征等临床症状。补体激活一方面作用于中性粒细胞，同时也激活单核细胞，使其释放IL-1。IL-1刺激免疫细胞释放β_2-MG，这也是患者长期使用铜氨纤维素透析器导致体内β_2-MG显著升高的原因之一。因此，铜氨纤维素空心纤维的生物相容性有待提高。曾有报道提示，若采用聚氨酯涂覆及聚丙烯腈处理的铜氨纤维膜表面，则可改善其生物相容性。

3. 醋酸纤维素　它是纤维素的醋酸酯。若改变醋酸纤维素的酯化度，控制成膜条件及进行后处理，则可以制备具有不同孔径、厚度的醋酸纤维空心纤维膜。世界上第一种空心纤维透析器是于1965年由美国Cordis-Dow公司用醋酸纤维素来制备的。

醋酸纤维素制备空心纤维的方法主要有两种。一种是美国Cordis-Dow公司的生产方法。它在醋酸纤维中加入与醋酸纤维混溶性好的增塑剂环丁砜，在熔融状态下纺丝，随后用碱液进行皂化处理。在脱醋酸的工序中，增塑剂被溶解出来，膜形成微孔，具有透析性能。这种方法，由于环丁砜和醋酸纤维互溶性优良，增塑剂的存在影响醋酸纤维的结晶。由于醋酸纤维的结晶度小进而影响其机械强度。Cordis-Dow公司制成一种不经皂化的醋酸纤维空心纤维透析器，不仅透水性优越，强度亦有提高。另一种方法是日本帝人株式会社采用的方法，它的基本技术思路是醋酸纤维素中加入一种与其互溶性不好的增塑剂，如聚醚。同样采用熔纺和皂化处理。但是，由于聚醚和醋酸纤维互溶性不好，仅滞留在醋酸纤维分子的非晶区，聚醚存在不影响醋酸纤维晶区的结晶速度，成膜后结晶依然能迅速进行，强度得到提高。而非晶区由于增塑剂的作用膨润性加大，皂化工序中膜形成微孔而使膜具有优良的透过性。

醋酸纤维透析膜由于采用熔纺工艺，所以尺寸稳定、膜面光滑。同时它还具有可以用加热的方法来灭菌消毒的优点。根据纤维素膜表面游离羟基被乙酰基置换数量的不同，可制成二醋酸纤维素膜和三醋酸纤维素膜。三醋酸纤维素膜由于具有更薄的膜厚度以及更高的疏水性以避免过度膨胀，故而具有更好的透析性能。临床使用醋酸纤维透析器的问题，大体上与铜氨纤维透析器相仿。为改善其生物相容性，研究者曾尝试将磷酰胆碱、磷脂基团、两性离子聚合物等大分子物质固定在膜表面，可改变膜的表面结构和亲水性，降低蛋白质吸附和血小板黏附性能。

（二）合成高分子膜材料

纤维素透析膜由于能激活补体，导致一系列生理生化反应及临床并发症的问题，人们期望制备具有更好的血液相容性的透析膜。此外，人工肾用的透析膜材料还必须同时满足对尿素等溶质的渗透性和湿态强度这两方面的要求。综合考虑上述因素，就膜材料的结构而言，溶质的渗透性主要由亲水性基团、亲水非结晶区造成的空穴提供，而膜的湿态强度与疏水基团及疏水结晶区的存在密切相关。从血液相容性的提高来说亦希望透析膜具有两相分离的结构。因此，合成高分子膜材料，包括嵌段、共聚物膜材料的研究非常广泛。对现有膜材料的改性也是提高膜性能的有效手段[21]。

1. 聚甲基丙烯酸甲酯膜　由于聚甲基丙烯酸甲酯(PMMA)具有良好的机械强度，无明显毒副作用，很早就应用于骨与关节等生物医疗领域。1970年丹沢宏在研究反渗透膜时发现在适当的溶剂中将全同立构的PMMA和无规或间同立构的PMMA混合，可形成一种固态络合物。这种溶液加热可以形成溶胶，冷却时形成凝胶。他发现改变两类聚合物的比例浓度，溶胶－凝胶转换温度、水处理温度等条件可以制备具有不同渗透特性的渗透膜。在这些工作基础上，日本东丽株式会社从1973年开始开发PMMA空心纤维透析膜的工作。他们将两种PMMA溶于二甲基亚砜(DMSO)中，而后加热到110℃，在溶胶状态下进行纺丝，冷却后溶胶恢复为凝胶状态，然后再浸渍在水中。由于DMSO与水可以无限比例混溶，凝胶中溶剂DMSO逐渐被水所置换，形成孔穴，得到透析性能良好的PMMA空心纤维。一般这类透析膜的渗水性能太高，不适宜血液透析，后来又发展了和纤维素共混的PMMA透析器。日本学者太田和夫成功地将它们用于临床，这是在世界上第一个用于临床的合成高分子材料的空心纤维透析器。由于PMMA膜具有带负电荷的疏水性结构，故可在其表面吸附清除β_2-MG等大部分的中分子毒素，降低透析相关并发症的发生率。PMMA膜还具有良好的生物相容性，对补体的激活作用轻微，可能与其能够吸附清除启动补体替代激活途径的因子D有关。

2. 聚丙烯腈及其共聚物膜　由于聚丙烯腈(PAN)与单体丙烯腈的互不相容性，使PAN易于提纯。这个特点有利于它用于体外循环和血液净化。PAN是少数已临床使用的合成高分子膜之一。同再生纤维素膜相比，PAN膜对中分子溶质的去除能力强，超滤速率是前者的几倍，同时有优良的耐菌、耐有机溶剂等特性。Hospal公司生产的平板型透析器AN69应用了PAN与甲基丙烯磺酸钠共聚成膜，它具有高亲水性、良好的生物相容性，并且对相对分子质量较低的碱性蛋白有特异吸附能力。但由于膜表面带有强的负电荷，可刺激激肽释放酶－激肽系统导致缓激肽蓄积。血管紧张素转化酶抑制剂（ACEI）可抑制激肽酶Ⅱ生成，而后者可抑制缓激肽活性，故服用ACEI的患者应用该透析器透析时易增加低血压发生风险。日本Asahi医学公司首先将PAN膜中空纤维化，并用于血液透析和血液透析滤过。该中空纤维膜为不对称膜，内径为200 μm、壁厚为50 μm。虽然PAN膜在血液净化应用上获得了成功，但仍存在诸如膜脆、机械强度差、不耐高温消毒等缺陷，制膜科学工作者正进一步对之进行改进。如日本东丽公司采用相对分子质量为2×10^5的PAN制备中空纤维膜，机械强度有明显的提高，可耐受反复冲洗，从而提高膜组件的使用寿命。

聚丙烯腈－丙烯磺酸盐共聚物是由丙烯腈与丙烯磺酸钠共聚而成。共聚物的大分子内部既有亲水性链段（聚丙烯磺酸链盐），又有疏水性链段（PAN），前者提供了尿素的溶质通透性，后者提供了湿态强度。同时，由于分子链局部上带有负电荷，可防止血小板的黏附与变形，改善膜的血液相容性，调节亲疏水单体比例以及制膜条件，可以制备具有不同孔径的透析膜。这种膜的特点是对中分子溶质通过性高，膜表面不激活补体，生物相容性好。用于临床的聚丙烯腈透析器大多数是平膜制成的积层式平板型透析器。最著名的是法国Rhone-Poulenc公司用丙烯腈与甲基丙烯磺酸钠制成的平板型RP-6透析器，因其中分子溶质清除率高及良好的血液相容性而受到临床医生的欢迎。美国Mosanto公司曾将聚丙烯腈共聚膜制成空心纤维，临床使用中发现由于脱水量太大而停止推广。日本旭化成株式会社制成内径为200 μm，壁厚为50 μm的空心纤维透析器，对相对分子质量为50 000物质的截留率达95%。

3\. *聚碳酸酯膜* 聚碳酸酯（PC）膜的研究主要是双酚A型聚碳酸酯，目的是将芳香族聚碳酸酯优异的机械性能，与溶质及水的良好渗透性结合起来，这种思路体现在合成聚碳酸酯－聚醚嵌段共聚物（PCAC），以寻求亲水性和疏水性的平衡。PCAC膜是用聚醚（聚乙二醇）、双酚A和光气制备的嵌段共聚物。亲水性的聚醚链段和疏水性的碳酸酯链段相互嵌段的结构，可提供足够高的湿态强度和优异的渗透性能，对尿素、维生素B_{12}和水的透过率均高于再生纤维素膜。这类膜不仅从干态到湿态性能不发生变化，而且可以热溶密封，耐高渗透压力，对中分子毒素也有较好的清除效果，可用γ射线消毒，可用于血液透析、血液过滤和序贯超滤－血液透析过程。尽管聚碳酸酯有上述种种优点，1980年以前只有Bard制备的聚碳酸酯达到了临床应用的水平。此后Gambro公司生产了PCAC膜Gambrane，它对β_2-MG的清除能力优于PMMA膜，且生物相容性及血液相容性良好。据报道，在聚碳酸酯膜上涂覆丙烯酸的聚合物或含前列腺素的丙烯酸聚合物有利于血浆的快速分离。

4\. *聚乙烯醇及其共聚物膜* 聚乙烯醇（PVA）通常由聚醋酸乙烯醇制备，产品因相对分子质量及残留的乙酰基团的含量不同而不同。由于PVA是水溶性聚合物，故具有良好的渗透性能，但是分子结构中大量的活性羟基可能引起血－膜反应，生物相容性欠佳。因此，含PVA透析膜的制备通常要进行适当的交联或交联前先共聚。共聚采用的单体有丙烯酸甲酯、甲基丙烯酸甲酯、丙烯腈、乙烯等。最成功的是由日本公司开发的乙烯－乙烯醇共聚物（EVAL）膜。该膜是由乙烯和醋酸乙烯共聚，然后通过酯交换脱醋酸而制得，有致密的外层和多孔的内层，孔径为10～70 nm。由于聚乙烯链段和聚乙烯醇链段的亲疏水性不同，前者疏水而后者亲水，结晶形态亦不同，因此，调节EVAL分子中聚乙烯和聚乙烯醇的比例以便控制醋酸乙烯酯的不同水解度，能制备出具有不同渗透性能的膜材，被应用于血液透析、血浆交换和双重过滤。用该膜制成的血液透析器对中等分子如β_2-MG有很强的去除能力。该膜表面光滑，与血液接触时几乎不吸附血浆蛋白。Matsumoto等[22]将EVAL膜与三醋酸纤维素膜对比研究，发现用EVAL膜治疗2个月后血浆氧化蛋白产物降低，但换用三醋酸纤维素膜后升高。另一组实验中应用EVAL膜透析2周，检测透析后髓过氧化物酶水平较透析前迅速下降。证明EVAL膜可抑制氧化应激反应的发生，从而降低心血管并发症导致的死亡风险。特别指出的是这种材料具有良好的血液相容性。日本可乐丽公司用乙烯基含量33%的EVAL共聚物溶解在DMSO中，在3 ℃下进行湿法纺丝制造出空心纤维。内径275 μm，膜厚32 μm，膜孔较大，这种材料做成的空心纤维透析器KF-101在临床应用效果良好，它对中等分子溶质的渗透性是铜仿膜的1.5～2倍，脱水效果亦不错，尤其可贵的是用这种透析器进行血液透析，患者可以不用或少用肝素，从而可避免患者进行血液透析治疗过程中由于长期使用肝素而致的骨质疏松、凝血功能障碍等疾病。该透析膜的缺点是：随着中、小分子毒素被显著地清除，每个透析周期还会有约 7 g 白蛋白流失，导致低蛋白血症加重。故此后日本研发的第二代高性能透析膜（HPM）将白蛋白清除量限定至每个透析周期小于 3 g[23]。相关的产品还有聚乙烯醇－聚乙二醇共混膜等。

5. 聚酰胺膜　聚酰胺（PA）即通常所说的尼龙（Nylon）。聚酰胺类聚合物分子主链上都含有酰胺基团，该类聚合物可由二元酸和二元胺缩聚而得，也可由内酰胺自聚制备。尼龙最先发展为最重要的合成纤维，之后再发展为重要的工程塑料，产量居于首位，约占工程塑料的 1/3。PA 分子由两部分组成：酰胺部分—NH—CO—具有极性，能与水分子形成氢键，为亲水基团；另一部分为—(CH_2)—，亚甲基链的存在赋予了 PA 疏水的性质。其亲水性的大小与其分子中的这两种基团相关。聚酰胺类材料及其制备成的膜材料亲水、耐碱、不耐酸，在酮、酚、醚及高相对分子质量的醇中不易被侵蚀。PA 膜内表面有致密层，中层为海绵状支承层，外层为指状物构造层，是非对称的三层结构，可以制备成不同孔径大小的膜。

PA 类材料具有高强度、高熔点，对化学试剂（除强酸外）稳定。它具有溶解性、吸水及染色性差的特点，本身无臭、无味、无毒，不会霉烂，可溶解于浓硫酸、甲酸和酚类中。PA 类材料对氯高度敏感，最高允许浓度为 0.1 mg/L，因此在膜应用中要注意对氯的预处理。尼龙是结晶性聚合物，酰胺基团之间存在牢固的氢键，因而具有良好的力学性能。尼龙有吸湿性，随着吸水量的增加，它的屈伸强度下降，伸长率增大。PA 膜的中空纤维内容易形成血栓，抗凝剂需要量较大。临床中使用的聚酰胺膜血液透析器主要是瑞典金宝公司生产的。

6. 聚砜膜　PS 在合成高分子膜材料的研究通常指双酚 A 型聚砜，于 1983 年由德国学者 Streicher 和 Schneider 发现，作为血液透析和血液滤过的膜材料，最早由 Amicon 公司进行研制。PS 膜为具有非对称性结构的中空纤维膜，是一种机械性能优良的膜品种，它具有膜薄（$<40\ \mu m$）、内层孔隙率高、孔型规则且无致密外层的特点，因而有较好的溶质传输性能。PS 可制成三层结构的膜：锭状孔的内表层、圆形孔的外皮层和枝形孔的中间层。PS 膜能够通过改变膜的结构以满足低通量透析、高通量透析、在线透析滤过等多种透析模式下对溶质及水传输能力的需求。与纤维素膜和 PMMA 膜等透析器相比，长期使用 PS 膜进行血液透析不会导致生化参数的改变，血液相容性较好而不产生补体激活。其化学特性和微结构可有效阻止透析液中内毒素的反超。由于它的机械强度与化学稳定性高，故可简便地进行蒸汽消毒，宜复用，使用寿命长。

PS 膜自问世后使用量稳步增长，现已占据了透析器用膜的主导地位。目前生产用于血液透析的 PS 膜主要包括德国 Frensenus 公司的高通量（如 F60）、低通量（如 F6）系列透析器，以及德国 Braun 公司的高通量（如 HIPS18）、低通量（如 LOPS18）系列透析器。

7. 聚醚砜膜　聚醚砜（PES）又称聚苯醚砜或聚芳醚砜，是于 1972 年由英国 ICI 公司研发出的一种综合性能优良的聚合物膜材料。与 PS 相比，PES 分子结构中只有—SO_2—、醚键和苯环骨架，没有—C—C—链，也不含有刚性极大的联苯结构，分子结构简单，但强度更高、化学成分更稳定，具有更好的耐压力、耐热、耐老化、耐腐蚀等特性。PES 可在 180～200℃环境下长期使用，在 180℃使用寿命可达 20 年，高温下抗蠕变性能极好，可经多次蒸汽消毒。除了浓硫酸、浓硝酸、强极性溶剂外，不受一般化学试剂侵蚀，如遇一般酸、油脂、脂肪烃、醇类等稳定。PES 与 PS 一样耐紫外线性能较差，在 268 nm 左右有很强的紫外吸收峰。PES 透析膜有很多性能与 PS 膜类似[24]，其最大的优势是由于结构中不含异丙基团，因此 PS 在与强氧化剂接触时，会产生甲基自由基（—CH_3），对人体有很大影响；PES 中—O—键代替了—C—$(CH_3)_2$，不会产生自由基。自由基对膜的长期重复利用有重大影响。此外，PES 膜采用了活力表面处理技术，通过调节膜疏水性和膜微孔附近电荷，使膜的内表面对血液中蛋白产生一定程度的排斥作用，防止蛋白堵塞微孔，并且通过添加"空间沙"及调整中空纤维膜空间结构，使膜与膜直接保持一定的间隙，增加透析膜与透析液的接触面积和接触时间，进一步提高透析效果。由于 PS 和 PES 膜疏水性强，制作中空纤维膜透析膜中使用的都不是单纯的 PS 和 PES 材料，一般是共混聚乙烯吡咯烷酮（PVP），以提高膜的亲水性，降低蛋白污染，提高膜材料的血液相容性。另外，在 PES 中引入磺酸根基团［SO_3^-］可制得磺化聚醚砜(SPES),可改善材料的亲水性,提高抗凝血性能。

8. 高截留相对分子质量透析膜 随着透析机安全性与透析膜生物相容性的不断改进,终末期肾病患者的并发症与病死率也在下降,血液透析患者的病死率仍然很高,其中心血管疾病是首要死因。常规的血液透析治疗不能有效清除中分子毒素及蛋白结合毒素,越来越多的证据表明这些成分在尿毒症患者的心血管疾病发生发展过程中发挥了重要作用[25]。因此,需要增大透析膜的通量以清除更多的中分子毒素及蛋白结合毒素。高通量透析膜的出现,使对尿毒症毒素的清除有所增加,然而仍不能完整复制肾脏的毒素清除功能。健康的肾脏,肾小球最大滤过相对分子质量接近 65×10^3,目前的高通量透析膜的截留相对分子质量一般在 $(10\sim20)\times10^3$,对于相对分子质量更大的中分子毒素(如炎性细胞因子)及蛋白结合毒素的清除仍非常有限,而这些毒素的滞留可引起一系列不良生物学效应,包括免疫应答功能受损、慢性炎症状态以及内皮细胞损伤。因此,有效截留相对分子质量接近天然肾小球(65×10^3)的高截留相对分子质量(HCO)透析膜受到关注。尽管 HCO 透析膜还缺乏具体定义,一般其孔径值为 0.008~0.010 μm,是一般高通量透析膜(0.003~0.006 μm)的 2~3 倍,是血浆滤过膜的 1/20。孔径的增大使 HCO 膜在体外的截留相对分子质量达 100×10^3,在血液中为 $(50\sim60)\times10^3$。目前市场上的 HCO 膜材料主要有聚醚砜/聚乙烯吡咯烷酮、聚苯乙烯、纤维素膜等[26],应用最广泛的是瑞典金宝公司 2007 年发布的 CHO1100 膜,其膜孔径为 8 nm,超滤系数 33 ml/(mmHg·h·m^2),筛选系数:β_2-MG 1.0,肌红蛋白 0.9,白蛋白 0.1[27]。HCO 膜通透性的提高并没有影响膜材料原有的良好血液相容性,内毒素反渗也没有增加[28]。HCO 膜起初主要用于清除急性脓毒症患者体内的炎性细胞因子,现在临床还将其用于骨髓瘤肾病和横纹肌溶解综合征。研究显示 HCO 膜透析联合有效的化学疗法能使骨髓瘤肾病患者血清单克隆游离轻链浓度持续降低,带来更好的肾功能恢复[29]。在横纹肌溶解综合征患者中,快速升高的肌红蛋白是导致肾损伤的原因,虽然普通高通量透析膜可清除一定量的肌红蛋白,但 Naka 等[30]研究表明 HCO 膜对肌红蛋白的清除是普通高通量膜的 5 倍。理论上,用 HCO 膜更充分地清除中分子毒素及蛋白结合毒素,能够使长期透析患者获益,但这能否改善患者的临床结局还需进一步证实。HCO 透析患者白蛋白丢失增加,患者对这种蛋白丢失的耐受力将成为 HCO 膜透析能否成为一种安全的长期肾脏替代治疗的决定性因素。

六、新型透析膜研究进展

(一)无膜透析

利用微流控原理,无须血膜接触,将易混的血液与透析液以平行流动方式进行直接接触,依靠弥散机制完成对流转运,混合液体在远处的某一点再生理性分离。Leonard 等[31]已检测了血液和蛋白质在模式系统中的行为,获得了满意的结果,目前该项研究仍在进行中。

(二)纳米孔硅基膜

肾小球滤过屏障由内皮细胞、基底膜和足细胞组成,基底膜由Ⅳ型胶原蛋白、硫酸乙酰肝素蛋白聚糖和层连蛋白等多种蛋白组成,足细胞裂空隔膜为滤过屏障的关键性因素,其主要成分为 Nephrin,对溶质的通过有限制。研究者利用肾小球滤过屏障的结构和功能特点,研制出三维结构与肾小球裂孔膜相近的纳米孔硅基膜,筛选系数高,白蛋白的滤出较低。由于蛋白谱的多样性,其最佳孔径有待进一步研究[32]。

(三)甲壳素膜

甲壳素是自然界生物合成量仅次于纤维素的天然高分子,具有抗凝血性、生物降解性、细胞亲和性和成膜性等许多独特的性质,可利用其制成人工透析膜。此种透析膜能耐受高温消毒,具有较高的机械强度,对溶质(如尿素、维生素 B_{12})均有较好的通透性,对大肠埃希菌、金黄色葡萄球菌具有较好的抗菌效果。此外,甲壳素膜无细胞毒作用,地球上含量丰富,成本低廉,可望在人工肾中应用[33-34]。

(四)混合基质膜

将聚乙烯基类的聚合物或共聚物、纤维素及其脂类加入 PES 膜材料中,制成的中空纤维膜有很好的生物相容性、清除率和超滤系数等。Sang 等[35]利用磷脂聚合物与醋酸纤维素共混作为膜材料，与单纯醋酸纤维膜相比，共混膜不仅具有较好的亲水性和渗透性，而且表现出较好的抑制蛋白吸附能力。

（五）生物基聚乳酸微孔膜

聚乳酸是一种具有良好生物相容性的绿色生物基材料，宁波材料所功能膜课题组根据聚乳酸体系的成膜热力学及动力学原理，精确调控相转化工艺及原位聚合接枝肝素，得到了一系列壁厚 40～100 μm，内径 200～450 μm 的聚乳酸基中空纤维膜，并制备成血液透析膜组件。其超滤系数达到 42 ml/(mmHg·h)，对中分子物质溶菌酶的清除率达到33%，对大分子蛋白（牛血清白蛋白）的截留率达到95%以上。聚乳酸天然的生物相容性使其和人体血管表面性质更加相近，应用过程不会发生凝血现象[36]。聚乳酸来源于玉米秸秆、稻草等，可减少对石油基材料的依赖。此外，聚乳酸可生物降解，有利于一次性透析器用品的用后处理，减少环境污染，是目前一种规模最大的生物基地碳材料[37]。

（六）氧化铝膜

氧化铝膜拥有均匀、可控性和结构良好的纳米级的孔，且孔垂直于膜平面。该膜具有高孔隙度，高的热稳定性和耐化学性以及更好的机械性。实验测得氧化铝膜较传统高通量透析膜超滤系数增加 1 倍以上，对中分子溶质菊酚的筛选系数增加 21% 以上，且没有清蛋白的丢失，能有效地代替目前的透析膜[38]。

（七）聚偏二氟乙烯膜

Guo 等[39]研究发现聚偏二氟乙烯抗污染、抗辐射，化学性能稳定，将其制成膜并使其亲水化后，得到的聚偏二氟乙烯表面光滑，蛋白吸附量低，引起溶血少，抗凝性好且细胞毒性低，生物相容性优异。制成 30 μm 壁厚的滤器时，尿素和溶菌酶的清除率分别为 90% 和 75%，β_2-MG 清除率可达 82%，而牛血清白蛋白的拦截率可达到 90% 以上，是一种良好的新型透析膜材料。

（八）生物活性膜

1. 生物人工肾　传统血液净化技术仅仅代替了肾脏的滤过功能，而不能完成重吸收、内分泌、代谢等多种功能。随着干细胞移植和组织工程学的兴起，人们设想用特定的细胞和生物合成膜构建既有肾小球滤过功能，又有肾小管重吸收功能的生物人工肾，完成肾脏滤过、重吸收、内分泌和自身调节的全部功能替代已逐步成为可能[40]。

生物人工肾由生物人工肾小球与生物人工肾小管组成，可应用于体外治疗或植入体内，借鉴肾移植的原理将生物人工肾植入动－静脉环路中，经肾小球滤过的液体进入肾小管的内腔，与内腔表面种植的肾小管细胞接触，肾小管细胞重吸收或分泌的物质进入血液循环，发挥转运、代谢、内分泌功能，而经肾小球滤过又经肾小管内腔出口流出的废液则与受体自身的尿液收集、排泄系统连接而排出体外。纳米孔硅基膜使生物人工肾成为临床实用、又能植入人体而长久地发挥肾脏的全部功能。

（1）生物人工肾小球在多种细胞外基质的支持下，将具有活性的内皮细胞种植在透析膜的内腔上，使移植的细胞逃避宿主的排异，改善血液相容性。应用基因转染技术，将抗凝因子转染到内皮细胞，以减少中空纤维的血栓形成，避免超滤率的下降，同时能合成、分泌多种肾源性物质，较目前应用的血液透析有不可比拟的优势。

（2）生物人工肾小管（bioartificialrenaltubuleassistdevice，RAD）是基于细胞疗法在肾病领域应用提出的概念，以生物相容性较好的中空纤维膜为支架，将体外分离培养的具有干细胞特性的人肾小管上皮细胞种植在中空纤维腔内。在细胞培养基质和细胞外基质的支持下，上皮细胞在中空纤维内腔的表面黏附生长并形成单层，或在中空纤维载体的管外空间高密度生长，从而发挥肾小管上皮内分泌、重吸收等作用。自 1997 年 Humes 首次用犬肾近曲小管细胞株构建 RAD 以来，RAD 已经历体外功能测定、整体动物实验过程。到目前为止，国外 RAD 已经完成由美国食品药品管理局（U. S. Food and Drug Administration，FDA）批准的Ⅰ、Ⅱ期临床试验，并取得了一定的成果。有学者报道，应用 RAD 产生活性维生素 D_3 可以最大限度地减缓肾性骨营养障碍，还能改善分解代谢，防止透析相关性淀粉样改变。应旭旻等[41]研究发现应用人肾近曲小管上皮细胞株（HK2）构建的 RAD 能显著增加 β_2-MG 的清除率，机制可能与 Megalin

的内吞作用相关。黄大伟等[42]以层连蛋白0.74 mg/ml包被的AV400滤器为载体,将转染人*Nanog*基因的血管内皮细胞与肾小管上皮细胞混合构建了既有血管内皮细胞抗凝又有肾小管上皮细胞重吸收功能的新型生物人工肾小管。Ni等[43]为了改善PS膜生物反应器的生物相容性,对膜表面采用3,4-二羟基-L-苯胺和细胞间质涂覆2次,以提高肾小管细胞的分化能力。

2. TiO_2纳米管 透析膜采用阳极氧化法制备出结构和几何尺寸可控的TiO_2纳米管薄膜,此膜管径均匀、薄膜厚度150 μm左右,纳米管形貌参数可控。纳米管底部经HF气体腐蚀,获得两端通透的TiO_2纳米管阵列薄膜,这种垂直排列的管状阵列具有较高的孔密度($>1\ 010/cm^2$),能模仿细胞外基质的微环境。在纳米管阵列薄膜、PES、混合纤维素以及再生纤维素表面种植人肾近曲小管上皮细胞和人脐静脉血管内皮细胞,成功制备具有生理功能的生物膜材料,实现人工肾单元的功能复合,具有滤过、重吸收、内分泌及免疫等功能[44]。有学者采用3-(4,5-二甲基噻唑-2)-2,5-二苯基四氮唑溴盐[3-(4,5-dimethylthiazol-2-yl)-2,5-diphenyltetrazolium bromide,MTT]方法对比研究了4种薄膜材料黏附细胞的活性,结果证实TiO_2纳米管阵列薄膜最有利于细胞的黏附及增殖,且细胞活性最高,PES膜的效果次之,再生纤维素薄膜最不适合细胞的增殖及黏附,该纳米管阵列膜具有作为便携式或可移植且多功能复合的生物人工肾透析膜的潜力[45-46]。

透析膜发展至今已有了长足的进步,但目前的肾替代治疗仍是不完全的,也是非生理性的。对膜体进行改进,使其性能接近或达到生物膜的水平,利用微流控和纳米技术研制微型化、功能复合的人工肾,进一步提供更完全的肾替代治疗,提高慢性肾病患者的生活质量,减少并发症,提高生存率,是今后的发展方向。

参考文献

1. Locatelli F, Manzoni C, Di Filippo S. The importance of convective transport. Kidney Int,2002,61(80):S115-S120.
2. Falkenhagen D, Bosch T, Brown GS, et al. A clinical study on different cellulosic dialysis membranes. Nephrol Dial Transplant,1987,2(6):537-545.
3. Woffindin C, Hoenich NA. Blood-membrane interactions during haemodialysis with cellulose and synthetic membranes. Biomaterials,1988,9(1):53-57.
4. 唐丽萍,庞学丰,赖申昌,等.不同透析方式对患者透析充分性影响的研究.北京:全国中西医结合发展战略研讨会,2011:162-163.
5. 王质刚. 血液净化学. 3版. 北京:北京科学技术出版社, 2010:247-289.
6. 邵嘉慧,Andrew Z.复用处理对聚砜血液透析器膜传质和表面电性的影响.透析与人工器官,2006,17(3):1-5.
7. 王艺萍,胡军,刘秀荣.不同透析液钙浓度对维持性血液透析患者心率变异性的影响.中国血液净化,2010,9(11):604-607.
8. Ward RA. Protein-Leaking Membranes for Hemodialysis: A New Class of Membranes in Search of an Application. J Am See Nephrol,2006,16:2421-2430.
9. 徐筱琪,钱家麒.高通量透析膜蛋白质通透性的研究.中华肾脏病杂志,2005,21(9): 548-551.
10. Takashi H, Yasuhiko I, Kazuhiko I. Preparation and performance of protein-adsorption-resistant asymmetric porous membrane composed of polysulfone/phospholipid polymer blend. Biomaterials,2001,22(3):243-251.
11. Germin Petrovic D. Comparison of biocompatibility of hemophane, cellulose diacetate and acrilonitile membranes in hemodialysis. Acta Med Croatica,2004, 58(1):31-36.
12. Yamashita AC, Tomisawa N. Membrane materials for blood purification in critical care. Contrib Nephrol,2010,166:112-118.
13. 黄宇清,李建明.血液透析膜的生物相容性.中国组织工程研究与临床康复,2008,12 (49):9739-9742.
14. Teo JC, Ng RR, Ng CP, et al. Surface characteristics of acrylic modified polysulfone membranes improves renal proximaltubule cell adhesion and spreading. Acta Biomaterialia,2011,7(5):2060-2069.

15. Piroddi M, Pilolli F, Aritomi M, et al. Vitamamin E as a functional and biocompatibility modifier of synthetic hemodialyzermembranes: an overview of the literature on vitamin Emodifiedhemodialyzer membranes. Am J Nephrol, 2012, 35(6): 559-572.
16. Girndt M, Lengler S, Kaul H, et al. Prospective crossover trial of the influence of vitamin E-coated dialyzer membraneson T-cell activation and cytokine induction. Am J Kidney Dis, 2000, 35(1): 95-104.
17. Nakamura T, UshiyamaC, Suzuki S, et al. PolymyxinB-immobilizedfiber reduces increased plasma endothelin-1 concentrationsin hemodialysis patients with sepsis. Ren Fail, 2000, 22(2): 225-234.
18. Mahlicli FY, Altinkaya SA. The effects of urease immobilizationon the transport characteristics and protein adsorption capacityof cellulose acetate based hemodialysis membranes. Journal of Materials Science-Materials in Medicine, 2009, 20(10): 2167-2179.
19. Radhakumary C, Nair PD, Nair CPR, et al. Chitosan-graftpoly(vinyl acetate) for hemodialysis applications. Journal of Applied Polymer Science, 2012, 125(3): 2022-2033.
20. 罗详林. 高分子材料工程//杨鸣,唐志玉,中国材料工程大典:第7卷. 北京:化学工业出版社,2006:362.
21. Zhao CS, Liu XD, Nomizu M, et al. Blood compatible aspects of DNA-modified polysulfone membrane-protein adsorption and platelet adhesion. Biomaterials, 2003, 24(21): 3747-3755.
22. Matsumoto Y, Mukai M, Arihara K. Ethylene-vinyl alcohol copolymer dialyzer membrane reduces protein oxidation in hemodialysis patients. Renal Failure, 2011, 33(4): 382-387.
23. Saito A, Kawanishi H, Yamashita AC, et al. Definition of high-performance membranes-from the clinical point of view. Contrib Nephrol, 2011, 173: 1-10.
24. Zhao CS, Liu T, Lu ZP, et al. An evaluation of a polyethersulfonehighflux hemodialysis membrane in vitro and in vivo. Journal of Materials Science-Materials in Medicine, 2008, 19(2): 745-751.
25. Vanholder R, Baurmeister U, Brunet PA, et al. A bench to bedsideview of uremic toxins. J Am Soc Nephrol, 2008, 19(5): 863-870.
26. Haase M, Bellomo R, Morgera S, et al. High cut-off point membranes in septic acute renal failure: a systematic review. Int J Artif Organs, 2007, 30(12): 1031-1041.
27. Gondouin B, Hutchison CA. High cut-off dialysis membranes: current uses and future potential. Adv Chronic Kidney Dis, 2011, 18(3): 180-187.
28. Naka T, Haase M, Bellomo R. "Super high-flux" or "high cut-off" hemofiltration and hemodialysis. Contrib Nephrol, 2010, 166(166): 181-189.
29. Hutchison CA, Bradwell AR, Cook M, et al. Treatment of acute renalfailure secondary to multiple myeloma with chemotherapy and extendedhigh cut-off hemodialysis. Clin J Am Soc Nephrol, 2009, 4(4): 745-754.
30. Naka T, Jones D, Baldwin I, et al. Myoglobin clearance by super high-flux hemofiltration in a case of severe rhabdomyolysis: a casereport. Crit Care, 2005, 9(2): R90-R95.
31. Leonard EF, Cortell S, Vitale NG. Membraneless dialysis-isitpossible? Contrib Nephrol, 2005, 1(49): 343-353.
32. 朱冬冬. 透析膜材料的应用进展. 中国血液净化, 2014, 13(4): 325-328.
33. 魏静,万玉芹,王鸿博. 甲壳素纳米晶须/聚乳酸复合纤维膜的制备及其抗菌性能研究. 华工新型材料, 2013, 4(5): 43-45.
34. 施晓文,李晓霞,杜予民. 甲壳素基新材料研究进展. 高分子学报, 2011, 1(1): 1-9.
35. Sang HY, Junji W, Yasuhiko I, et al. Novel cellulose acetatemembrane blended with phospholipid polymer for hemocompatiblefiltration system. J Membr Sci, 2002, 2(10): 411-421.
36. 高爱林,刘富,薛立新. 生物基聚乳酸微孔膜的制备及透析性能. 膜科学与技术, 2013, 33(4): 28-34.
37. 陈国强,陈学思,徐军,等. 发展环境友好型生物基材料. 新材料产业, 2010, 3: 54-62.
38. Attaluri, Anil Chandra. Evaluation of nanoporous alumina membranes for hemodialysis application. ASAIO Journal May/June, 2009, 55(3): 217-223.
39. Guo Jianhui. Research on Polyvinylidene Fluoride Hollow Fiber hemodialyzers. Advanced Materials Research, 2011, 301-303: 67-72.
40. 黄扬扬. 生物人工肾的研究进展. 中国冶金工业医学, 2005, 22(4): 397-399.
41. 应旭旻,蔡龙,马季林,等. 生物人工肾小管对 β_2-微球蛋白重吸收功能的研究. 中国中西医结合肾病, 2011, 12(3): 205-207.

42. 黄大伟,傅博,陈香美,等. 细胞混合种植法构建人工肾小管的初步研究. 中国药物与临床,2008,8(3):165-167.

43. Ni M, Teo JCM, Ibrahim MS bin, et al. Characterization of membrane materials and membrane coatings for bioreactor units of bioartificial kidneys. Bio Materials, 2011, 32(6):1465-1476.

44. 朱文,柳慧琼,刘喜,等. 一种具有生理功能的透析膜材料及其制备方法. 中华人民共和国国家知识产权局,CN1 023667 13A 2012.

45. 李继伟,朱文,刘剑峰,等. TiO_2 纳米管生物膜的血液相容性及重吸收功能. 科技通报, 2012,57(36):3538-3544.

46. 朱文,李继伟,刘剑峰,等. 新型 TiO_2 纳米管透析膜与传统透析膜对细胞生长状态的影响. 科技导报,2013,31(18): 15-21.

第二节 透析器分类与功能

王质刚

透析器、透析液配比装置、血液管路和透析液监控装置总称为血液透析装置,即人工肾。透析器是人工肾中最重要的组成部分,它由透析膜和支撑结构组成。透析器种类繁多,根据膜的支撑构造、膜的形状及相互配置关系,基本上可分为三大类。

一、透析器种类及其特点

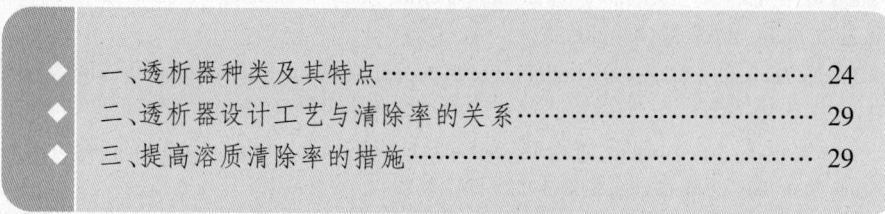

透析器种类
- 平板型(plate)
  - 标准平板(Kiil)型
  - 基层平板(parallel plate)型
- 蟠管型(coil)
- 空心纤维型(hollow fiber)

(一)平板型透析器

由透析膜和支撑板相隔而重叠组成。挪威学者(Kiil)改良了 Skeggs-Leonards 型人工肾,Scribner 等又加以发展。Kiil 型人工肾是基础,此型结构特点是血液和透析液逐层分开,血液流入两膜之间,透析液流入膜与分隔板之间,但与血流方向相反。透析膜的形状有信封形、手风琴形,以后又发展为体积小、层数从标准 Kiil 型的 2 层增加到 30~40 层的积层型,见图 3-2-1。

优点:①膜内部血流阻力小;②破膜率比蟠管型低;③溶液清除率和超滤能力比蟠管型高;④透析器内残留血量少。

缺点:与空心纤维透析器比较,压力耐受性差,预充量多,破膜率高,清除率和超滤率低。

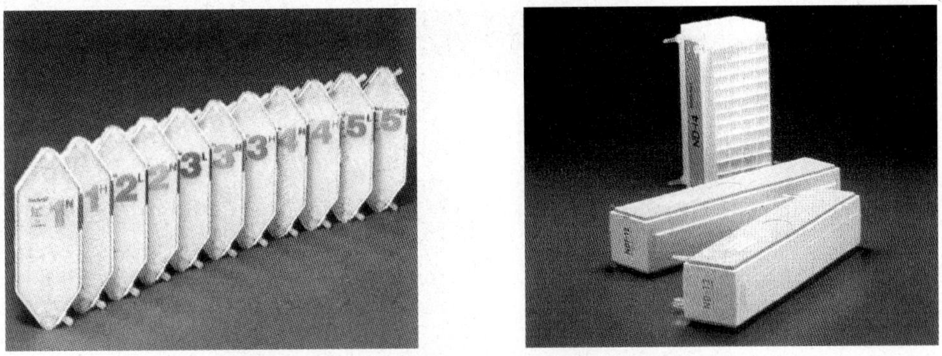

图 3-2-1　积层型透析器

(二)蟠管型透析器

像口袋状的透析膜与合成树脂网一起卷成圆桶状，血液从口袋一端进入，从另一端流出。将此透析器浸泡于 5 L 容量的槽中，透析液以 500 ml/min 速度从槽底喷入，不断从槽上部溢出，同时排出多余的液体，见图 3-2-2。

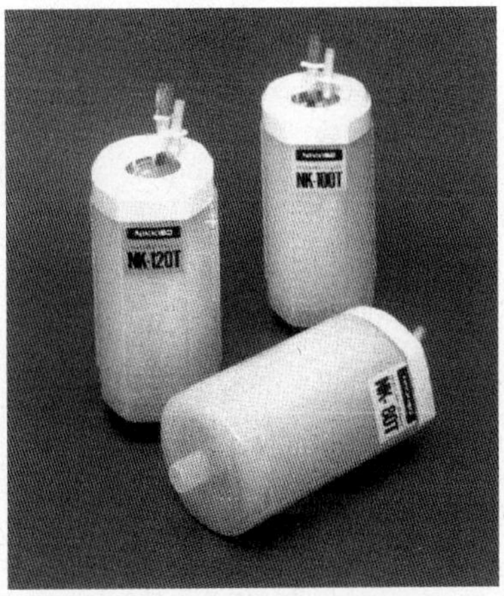

图 3-2-2　蟠管型透析器

优点：①价格低廉；②血液阻力小。

缺点：①预充量多，体外循环血量多；②容易破膜、漏血；③只能用正压型透析机，需用血泵；④残余血量多；⑤与空心纤维型透析器相比，清除率低。

(三)空心纤维型透析器

纤维直径 200～300 μm，壁厚 5～50 μm，纤维素膜薄，而合成膜厚，由 8 000～10 000 根左右的空心纤维捆扎而成。血流由纤维中心通过，纤维周围则与透析液接触。透析膜与透析液接触面积大，故清除率高，见图 3-2-3。

优点：①容积小，体外循环量小，耐压力强，破损率低；②清除率和超滤率高；③残余血量少；④复用操作方便，复用次数多。

缺点：①纤维内容易凝血；②空气进入纤维内不易排出，故影响透析效率。

常用标准平板型和中空纤维型透析器膜材料和工作参数见表 3-2-1。

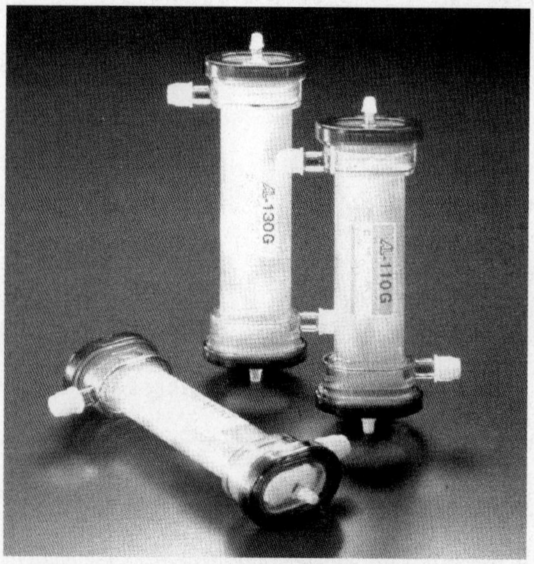

图 3-2-3 空心纤维型透析器

表 3-2-1 标准透析器主要参数(体外试验)

类型	透析器名称	公司或厂家	面积(m^2)	膜材料	膜厚度(μm)	溶质清除率(ml/min)				UFR[ml/(mmHg·h)]
						尿素	肌酐	磷	维生素 B_{12}	
平板	Lundia 400	Gambro	0.7	铜仿	8.0	149	120	103	32.2	4.4
平板	Lundia 600	Gambro	1.0	铜仿	8.0	171	145	131	42.9	5.3
中空	100HG	Cobe	0.2	血仿	6.5	73	56	50	14.9	2.1
中空	200HG	Cobe	0.7	铜仿	11.0	145	114	94	24.3	2.6
中空	F4	Fresenius	0.7	聚砜	40	143	115	76	24.3	8.36
中空	FB70U	Nissbocorp	0.7	三醋酸纤维素	15	168	149	143	82	4.5
中空	HT 80	Baxter	0.8	血仿	8.0	157	131	120	33.5	3.8
中空	Focus 90	NMC	0.9	铜仿	8.0	159	132	114	28.6	3.8
中空	400HG	Cobe	0.9	血仿	0.5	161	137	127	39.1	6.8
中空	Alwall-12	Gambro	1.2	铜仿	8.0	169	143	127	36.3	5.0
中空	Disscap60E	Hospal	1.2	铜仿	9.5	176	153	139	45.7	6.9
中空	CA 130	Baxter	1.3	醋酸纤维素	15	169	144	120	60.4	9.7
中空	F6	Fresenius	1.3	聚砜	40	170	150	117	40.2	7.5
中空	BL 643LF	Bellco	1.4	聚砜	40	164	145	116	52.8	8.0
中空	EDG15/32	Althin	1.5	EVAL	32	137	110	87	33.1	9.8
中空	ClransSE15	Terumo	1.5	铜氨	26	171	154	148	84.9	21.5

注:EVAL—聚乙烯乙烯醇。

(四)高流量透析器

随着准确容量控制的超滤型人工肾的出现和透析膜的发展,近年国内外出现了高流量透析器(high flux dialyzer,HFD),它具备高渗透性和高超滤能力,明显提高了透析效率和减少了治疗时间。通常超滤率是标准透析器的2~3倍或更多,对维生素 B_{12}(相对分子质量1 355)的清除率相当于标准透析尿素(相对分子质量60)的清除率,对β_2-微球蛋白(β_2-MG,相对分子质量11 800)的透析下降率达到35%~60%。有空心纤维型和积层型两种,需要配合用容量控制准确的人工肾机。如加以改进,还可以做透析滤过(HDF),特别适合于治疗尿毒症并发急性肺水肿、高度水肿等症。HFD 采用高分子合成膜,生物相容性明显改善,与去铁胺(铁、铝螯合剂)配合使用可以治疗铁、铝蓄积引起的骨病,已引起学者们的注意。但高流量透析仍不能满意地解决高磷血症。经验证明,患者可以较好地耐受高流量透析并减少透析时间。表 3-2-2~表 3-2-6 介绍几种 HFD 的参数。

表 3-2-2 费森尤斯系列高通量透析器的主要参数(体外试验)

主要参数	F40S/F40	F50S/ F50	F60S/ F60	F70S/ F70	F80S/ F80	Hd F100S
UFR〔ml/(mmHg·h)〕	20	30	40	50	55	60
Q_B =200ml/min						
清除率(ml/min)						
尿素	165	178	185	190	192	195
肌酐	140	160	172	177	180	190
磷	138	158	170	174	177	185
维生素 B_{12}	80	100	118	127	135	160
菊粉	54	75	88	98	110	127
Q_B =300ml/min						
清除率(ml/min)						
尿素	200	225	242	245	248	271
肌酐	165	195	215	220	225	252
磷	158	190	210	216	220	240
维生素 B_{12}	86	112	134	145	156	190
菊粉	58	83	97	109	120	145
有效面积(m^2)	0.7	1.0	1.3	1.6	1.8	2.4
壁厚(μm)	40					
内径(μm)	200					
预冲容积(ml)	42	63	82	98	110	138
膜材料	费森尤斯聚砜膜[R]					
外壳材料	聚碳酸酯					
填充物	聚氨酯					
消毒方法	蒸汽灭菌					

表 3-2-3 Nipro-ELISIO™-H 高通量透析器的主要参数(体外试验)

主要参数		EL-110H	EL-130H	EL-150H	EL-170H	EL-190H	EL-210H
清除率(ml/min)							
尿素	Q_B =200 ml/min	193	196	198	198	199	200
	Q_B =300 ml/min	257	272	278	285	288	291
	Q_B =400 ml/min	298	316	326	337	345	348
肌酐		184	191	196	197	198	199
		233	250	259	268	273	275
		261	280	296	306	314	326
磷		171	178	184	188	192	195
		213	230	241	254	258	265
		246	265	275	292	305	314
维生素 B_1		128	140	150	157	164	166
		148	165	180	190	200	206
		161	181	194	211	222	228
菊粉		86	96	102	110	119	124
		94	102	112	121	132	145
		96	109	118	129	139	151
肌红蛋白		63	74	84	91	101	104
		68	80	90	98	107	111
		76	84	94	107	113	122
UFR〔ml/(mmHg·h)〕		59	64	67	74	76	82

表 3-2-4 Bellco-BLS 系列高通量透析器的主要参数(体外试验)

试验条件	Q_D =500 ml/min Q_B =300 ml/min Q_F =10 ml/min				Q_D =500 ml/min Q_B =300 ml/min Q_F =100 ml/min			
UFR〔ml/(mmHg·h)〕	51	61	68	80	51	61	68	80
清除率(ml/min)								
尿素	241	246	250	255	241	246	250	255
肌酐	216	223	227	234	216	223	227	234
磷	205	213	218	226	205	213	218	226
维生素 B_{12}	160	166	170	177	160	166	170	177
有效面积(m^2)	1.20	1.40	1.60	1.90	1.20	1.40	1.60	1.90
纤维壁厚(μm)	30							
纤维内径(μm)	200							
预冲容积(ml)	73	85	94	109	73	85	94	109
膜材料	改良纤维素							
外壳材料	DIAPES 具有三层结构							
填充物								
消毒方法	γ 射线灭菌							
长度(mm)	305							

表 3-2-5 金宝系列高通量透析器的主要参数(体外试验)

型号	Polyflux S 高通量一次性透析器		
	Polyflux14S	Polyflux17S	Polyflux21S
膜面积(m^2)	1.4	1.7	2.1
膜材料	Polyamix™,聚酰胺+聚砜+聚乙烯吡咯啉酮		
体外超滤系数〔ml/(mmHg·h)〕	62	71	83
纤维内容量(ml)	102	121	152
清除率(ml/min)(HDF 模式下:血流速 200 ml/min 透析液流速 500 ml/min 超滤率 60 ml/min)			
尿素	193	196	198
肌酐	184	189	194
磷酸盐	182	187	193
维生素 B_{12}	148	157	168
菊粉	125	134	146
消毒方式	蒸汽灭菌		

表 3-2-6 朗生 LSL 系列血液滤过器的主要参数(体外试验)

型号规格		LST100	LST120	LST140	LST160
有效膜面积(m^2)		1.0	1.2	1.4	1.6
内径(μm)		210			
血室容量(ml)		≤78	≤90	≤102	≤113
	测试条件	Q_B =200ml/min	Q_D =500ml/min	TMP=100 mmHg	
清除率(ml/min)	尿素	170	177	182	190
	肌酐	160	165	170	175
超滤系数〔ml/(mmHg·h)〕		20	30	40	45
灭菌方法		EO 或 γ 射线灭菌,一次性使用			

(五)透析器的特殊作用

临床上透析器除了用于透析治疗外,尚有其他用途,逐年应用广泛,特别在感染性疾病方面。随着治疗种类增多,应用范围扩大,这些方面的研究工作迅速开展。主要应用于以下几个方面。

(1)因为透析液可以调节温度至35~42℃,所以临床上适用于有些急需升温或降温的患者。现在对于脓毒症性多器官功能衰竭患者多用连续床旁血液净化,用低温置换液不但能有效降温,还可以减缓体内炎症过程,下调炎症介质的释放,有利于疾病缓解。

(2)严重肺水肿,无论非容量负荷性或容量负荷性,均可以单纯超滤,UFR至少大于4ml/(mmHg·h),但需防止低血容量性休克。

(3)近年滤器纤维孔径逐渐增大,如超高流量滤过器(super high flow haemofilters),分子截留量为10×10^5。这些滤器与吸附装置组合(如CPFA、MARS)用于治疗脓毒症和肝衰竭等。

(4)由肝硬化、肝肾综合征等引起的大量腹水,可引出体外经过透析器浓缩后再回输入腹腔或静脉,通常安全,无须体内肝素化,患者容易接受。

二、透析器设计工艺与清除率的关系

透析器基本有两大功能,即溶质清除率和对水的超滤率,减少透析膜的厚度或增加膜孔径可明显增加超滤率。溶质清除率除了受透析膜的厚度和孔径的影响外,还与透析器的物理性质以及透析器的工艺设计有密切关系,涉及很多几何与物理原理,精明的制造商正在为此而努力。

透析器阻力与溶质清除率有密切的关系,溶质通过透析膜弥散的阻力(R_O)受以下三种阻力的影响:

$$R_O = R_B + R_M + R_D$$

式中 R_B——血液侧弥散阻力;

R_M——透析膜阻力;

R_D——透析液侧弥散阻力。

如果提高血液流速、降低膜厚度、提高透析液侧流速、增加纤维间均匀灌注,可以降低血液侧、透析膜以及透析液侧阻力,减少滞留层厚度,提高溶质清除率。

三、提高溶质清除率的措施

(一)降低血液侧滞留层阻力

血流减慢或血细胞比容增高,血液黏滞度增大,中心部血流缓慢,容易导致凝血,增加滞留层阻力,从而降低清除率,从以下几个方面可降低滞留层阻力。

1. *增加血液流速* 有助于降低血液侧的传质阻力,可以在不改变透析膜溶质转运系数(K_0A)的情况下,提高透析效率,缩短透析时间,更有利于提高透析效率。透析器尿素清除率的决定因素之一是血流速度,在透析中通常实际血流速度比设置的要低,尤其是在血流速度设定较高时更突显血流量不足,这将导致尿素的清除率下降,这种作用可在瘘的血流充足时减轻。

2. *改进血液侧流体状态* 一些体外实验提示,与稳定的血流量透析相比,搏动式血流透析(pulsatile flow hemod-ialysis)可以提高超滤量和溶质清除。一种新的搏动式血流泵和传统的滚动泵相比,超滤量在搏动的血流时显著升高,甚至在停止超滤作用,10分钟后尿素清除仍较高。天冬酰苯丙氨酸甲酯和维生素B_{12}在搏动血流时清除率也升高。Runge等[1]认为,搏动血流(pulsatile flow)通过更高的流体能量、避免分子隧道现象和膜的分层机制比稳定血流透析更有效清除溶质。另一项研究发现搏动血流透析用于连续平板透析器以增加中分子清除。测定相对分子质量范围变动从342(蔗糖)、540(蜜三糖)到1 355(维生素B_{12}),检测铜玢膜对蔗糖、蜜三糖和维生素B_{12}的清除率,比较非搏动血流和搏动血流时的清除率,发现搏动血流比稳定血流有更好的清除效果。然而,当溶质相对分子质量增加,液体层阻力变得不重要，转运率主要依靠膜的特性。

3. *降低血液侧滞留层阻力* 通过如下办法可以降低血液侧滞留层的阻力，但是又受某些条件所制约。

(1)缩短空心纤维长度，增加空心纤维数目，但受体外循环量的限制，因为体外循环量增大将降低体内有效血容量，会引起低血压。

(2)改进透析器端部结构，保证血流均匀灌注，提高清除率。如 FX-class 透析器的端盖改进，血流由端盖侧面螺旋状进入，有助于血液匀速流动，均匀充满纤维顶端。聚丙烯外壳的两端有凸缘状结构，确保透析液均匀包围每个纤维，使透析液与血液均匀、充分接触，提高清除率。

(二)降低透析液侧滞留层阻力

增加透析液流速可以减少透析侧阻力，提高溶质清除率，但是增加透析液流速可以产生隧道现象(channeling phenomenon)，即当透析液流量 >600 ml/min，在纤维远侧液流速高，纤维内侧液流速低，结果透析液流速高的部位正是血流速低的部位，使透析液在中空心纤维较密的局部液流不均匀和产生涡流，引起血流量和透析液流量不匹配，从而降低膜两侧浓度梯度，减少清除率。

Huang 研究对透析器的不同部位的溶质清除，将透析器分成多个同心圆，分别测量各同心圆的尿素氮和肌酐的清除率，发现透析器外环的溶质清除显著高于内环，若增加 Q_D，所有的同心圆溶质清除都明显增加。Poh 等应用 MRI 观察中空纤维透析器透析液分布的流动时发现，透析液侧的液流分布由于外周切面隧道现象存在而不均匀。在这些研究的基础上，对透析器进行了改进，以减少隧道现象，增加溶质的清除。Ronco 等[2]研究了 Optiflux200NR 透析器，对照组为标准 F80A 透析器，应用螺旋 CT 扫描体外血液室和透析液室(注入造影剂)。然后用两种不同透析器对 6 名透析患者的研究结果，与标准 F80A 透析器相比，Optiflux200 NR 透析器可减轻血液和透析液的不匹配，减少隧道现象，显著增加尿素清除。同时，Ronco 证实纺丝型纤维可以使透析液分布更合理，从而避免隧道现象。

(三)改变透析器的工艺

1. *膜的厚度、面积、孔径* 溶质的清除与透析膜厚度呈反相关，与面积呈正相关。一项对新型聚砜膜透析器的研究显示，血流量、透析液流量和膜面积是影响尿素、肌酐和磷清除的独立而显著的因素，但 β_2-MG 的清除增加只与膜面积相关。新的设计可改善透析液分布和降低小分子溶质弥散阻力，但 β_2-MG 的降低主要受益于纤维几何形状和孔径分布。

2. *扩大纤维内径* 透析器内径从 200 μm 增至 250 ~ 260 μm，阻力下降，则减少强迫超滤，但易导致凝血；如减小透析器内径由 200 μm 至 175 μm，则提高纤维内血流速，加大超滤与反超，提高中分子清除。肾小球滤过膜截留相对分子质量60 000，合成膜截留相对分子质量35 000 ~ 40 000。膜孔穴率和分布均一性非常重要，保证筛选系数稳定，如 β_2-MG 可达 0.6。

3. *中空纤维的几何形状* 改变空心纤维的几何形状，一种办法是在纤维中间加线捆扎，形成纺锤样，使透析液分布均匀，尿素、肌酐清除率增加 15% ~20%，菊粉增加 30%。另一种方法是将空心纤维制成波纹状，增加与透析液接触空间，提高溶质弥散率。

Ronco 等[3]选择三种类型共 18 个中空纤维透析器，面积 1.3 m^2，其中 A 型(PAN65DX)为标准透析器；B 型(PAN65SF)纤维间断用丝线外部捆扎；C 型(FB130)呈波纹状结构。用染料注入透析液内做体外试验，用螺旋 CT 扫描观察透析器连续成像动态变化；同时用每种透析器做体内试验，随机了解各组患者透析尿素清除情况。每 30、150 分钟测定血液和透析液的尿素氮，肉眼和光密度测量(densitometrical)分析显示，在 C 型透析器内液体流量分布最均匀，在 A 型透析器内流量分布最不均匀，B 型透析器内流量分布居中。B 型和 C 型透析器尿素清除率比 A 型明显增加($P<0.001$)，其中 C 型透析器尿素清除率最大。作者认为，使用丝线捆扎纤维或纤维波纹状结构可以使透析液流量分布均匀，改善小分子物质的清除率。这种作用可能是由于减少了透析液隧道现象导致的血液和透析液流量分布相匹配的结果。

(四)透析液流量对溶质清除的影响

目前对透析液流量的研究主要集中在对小分子溶质的清除，很少涉及对大分子溶质的清除。大多数研究认为,提高透析液流量可降低总的面积相关转运阻力,提高 KoA,增加小分子溶质的清除。其机制从理论上来讲有两种可能,透析液侧边界层变薄和透析液的再分布均匀。但当透析液流速大于 600 ml/min 时容易发生隧道现象,又抵消了流量带来的优点。

(五)血流量与透析液流量的匹配对清除率的影响

最近的一些研究表明,KoA 受血液流量和透析液流量的影响,Leypoldt 等做了有关透析液流量对透析影响的一系列研究。在一个体外研究测定了 22 种不同种类的中空纤维透析器的体外 KoA,每种用4 ~5个透析器,总共 107 个,在 37℃、血流量(Q_B)和透析液流量(Q_D)逆向流动条件下,应用标准碳酸氢盐透析液。在血流和透析液的入口和出口测量尿素浓度计算清除率,当 Q_D 从(504 ±6)增加到(819 ±8) ml/min,尿素 KoA 平均增加(14 ±7)% ,$P < 0.001$。这些数据显示通常 Q_D 从 500 ml/min 增加到 800 ml/min,提高了中空纤维透析器的转运系数,比预期的 KoA 常数更大,显示提高透析液流量可增加透析器 KoA。

有作者根据血液和透析液的尿素和肌酐平均水平计算 KoA。实验设计包括三种血液和透析液流速组合:Q_B300 ml/min 和 Q_D500 ml/min;Q_B450 ml/min 和 Q_D500 ml/min;Q_B450 ml/min 和 Q_D800 ml/min。结果尿素和肌酐 KoA 与 Q_B 无关,但在透析液流量从 500 至 800 ml/min 时 KoA 升高。Meyer 等研究通过提高透析器 KoA 和透析液流量来增加与蛋白结合溶质的清除。在一个容器包含待测试的溶质和大约 4 g/dl白蛋白的人工血浆,和一个标准的临床透析液转运系统中,比较酚磺酞(PR)、尿素和肌酐的清除率,血浆流量(Qp)为 200 ml/min,Q_D 不固定。Q_D 从(286 ±6) ml/min 增加到(734 ±9) ml/min 时 PR 清除率从(11 ±2) ml/min 增加到(23 ±2) ml/min,PR 的 KoA 从 238 ml/min 增加到 640 ml/min。这个研究提示透析液流量的增加可提高蛋白结合溶质的清除,但是这项研究是提高透析液流量与换用 KoA 更高的透析器同时进行的, 没有单独评估透析液流量改变对蛋白结合溶质的影响。这些研究提示透析液流量改变对蛋白结合溶质的影响,提示透析效益可从更高的透析液流量中获得,另外的一些临床研究也支持这些体外实验结果。Hauk 等研究了高透析液流量对 23 名维持性血液透析患者透析充分性的影响,Q_D 分别为 300 ml/min、500 ml/min 和 800 ml/min 至少 3 周,其他透析处方不变(透析时间,血流量)。完成透析剂量后,应用单室〔Kt/V(sp)〕和双室〔Kt/V(dp)〕模型,每次透析至少测量 3 次(共测量 218 次)。结果显示,Q_D 从 300 ml/min 到 500 ml/min,Kt/V(sp)和 Kt/V(dp)值分别提高(11.7 ±8.7)% 和(9.9 ±5.1)% ,从 500 ml/min 到 800 ml/min Kt/V 都显著增加。没有达到透析充分性〔以 Kt/V(sp)≥1.2〕的比例从 56%(300 ml/min)下降到 30%(500 ml/min), 在 800 ml/min 时进一步下降到 13% 。

(六)增加内滤过

为了提高溶质清除效率,Mineshima 等[4]引入临床应用几种能加强内滤过(internal filtration)的透析器。内滤过可以提高溶质的对流传递,还增加弥散作用。内滤过受血流量(Q_B)和透析液流量(Q_D)、Hct、血浆蛋白以及透析器的有效长度、纤维内径、空心纤维密度的影响。已明确这些参数对最大内滤过流量、尿素、维生素 B_{12}、肌红蛋白清除率有影响。如纤维内径变小、有效长度增加、纤维密度加大,将使内滤过增加。用三醋酸纤维素透析器研究,体外试验观察肌红蛋白清除率,也表明有相同的现象,如用纤维内径 150 μm,肌红蛋白清除率为 72 ml/min,大于纤维直径 200 μm 的清除率(53.7 ml/min)。然而提高透析器内滤过应该保证患者安全,避免溶血和内毒素从透析液进入血液。

Ronco 等提出用一种高流量透析器增加中分子对流而不需要置换液。试验用纤维内径 175 μm 聚砜膜透析器,与纤维内径 200 μm 聚砜膜透析器对比,进行体外试验,同时检测内滤过和反超率。用一种非弥散性^{99m}Tc 核素标记的分子注入体外循环中,用 γ 射线照相技术沿纤维长度检查各段的变化,同时测定血液室和透析液室的压力。在净超滤 0 时,维持血液室和透析液室容量恒定,同时测定不同分子量物质体内清除率。结果当血流量 300 ml/min 时,内滤过/反超率从 23.1 ml/min 增加到 48.2 ml/min,使体内维生素 B_{12}和菊粉清除率都增加 30% ,尿素、肌酐和磷清除率没有任何变化。作者认为高流量透析器减少纤维内径可以明显增加血液室阻力,反过来,将增加内滤过和反超,已证明在临床透析对中分子的实际效果。而实际上,对小分子物质(如尿素和肌酐)无影响,对大分子的清除(维生素 B_{12}和菊粉)明显增加。

（七）增加膜吸附功能

各种感染或非炎症性因素刺激机体产生大量的炎症介质和细胞因子，这些因子对血管张力和通透性产生明显的影响，引起微循环紊乱，血管内皮细胞损伤，最终导致机体对炎症介质反应失控出现多脏器功能衰竭。有报道连续血液净化可以清除炎症介质，其机制主要是通过对流和吸附，所以工程技术人员努力开发膜的吸附功能[5-7]。

由于材料的分子化学结构和极化作用，许多材料表面带有不同基团，在正负电荷的作用下或在分子间力的作用下，许多物质可以被材料表面所吸附。一些特殊的透析膜具有良好的吸附功能，如 PAN、PMMA和 PS 膜比铜仿膜更容易吸附血浆蛋白，不对称的疏水性 PS 膜比对称的疏水性 PS 膜吸附更多的 β_2-MG。AN69 有很强的吸附能力，在治疗 SIRS 时，TNF 可以以四聚体形式存在（相对分子质量54 000），只能依靠吸附清除，并对 β_2-MG 也有很好的吸附清除作用。一些透析膜还对细菌、内毒素有吸附作用。临床上吸附主要应用于急重症的抢救以及自身免疫疾病的治疗。为了提高溶质的清除效率，从而改善透析质量，研究者们从弥散、对流和吸附方面进行了各种尝试。

1. 膜疏水性和电荷　体内体外试验表明，PAN、PMMA 和 PS 膜比铜仿膜更容易吸附血浆蛋白，是因为合成膜有较高的疏水性和多孔性。膜的疏水性越强吸附蛋白越多，膜的疏水性又取决于膜材料基团与水的相互作用，如羟基、氨基和羧基依靠氢键与水结合。Clark 认为，膜局部带电基团与吸附功能有直接关系，如带负电荷的 PAN 膜表面可以与蛋白局部的正电荷基团结合。试验证明高通透性膜与蛋白之间静电的相互作用和膜的疏水性是影响血浆蛋白吸附的重要因素。

2. 膜的多孔性及对称性　Clark 等发现，AN69 膜不仅在膜表面吸附 β_2-微球蛋白（β_2-MG），其微孔结构可以吸附更多的 β_2-MG，因为膜孔面积远远大于膜表面积，而小分子蛋白主要在孔中吸附。Ronco 等用对称的疏水性 PS 膜与不对称疏水膜进行研究，发现 β_2-MG 总清除量相当，但是不对称疏水膜吸附 β_2-MG 占总量 90%，而对称疏水膜吸附 β_2-MG 占总量 5%，表明不对称疏水膜吸附性强。

3. 膜对内毒素的吸附　Polyflux 膜是采用纳米技术精心研制的疏水-亲水区域结构，保证了该膜的优良品质。Polyflux 有三层膜材料，包括聚酰胺（polyamid）、聚芳香醚砜和聚乙烯-吡咯烷酮（PVP）组成的混合物，聚酰胺存在疏水位点，能阻滞内毒素。

参考文献

1. Runge TM, Briceno JC, Sheller ME, et al. Hemodialysis: evidence of enhanced molecular clearance and ultrafiltration volume by using pulsatile flow. Int J Artif Organs, 1993, 16(9): 645-652.
2. Ronco C, Brendolan A, Crepaldi C, et al. Dialysate flow distribution in hollow fiber hemodialyzers with different dialysate pathway configurations, Int J Artif Organs, 2000, 23(9): 601-609.
3. Ronco C, Brendolan A, Lupi A, et al. Effects of a reduced inner diameter of hollow fibers in hemodialyzers. Kidney Int, 2000, 58(2): 809-817.
4. Mineshima M, Ishimori I, Ishida K, et al. Effects of internal filtration on the solute removal efficiency of a dialyzer. ASAIO J, 2000, 46(4): 456-460.
5. Ozdural AR, Piskin E. Dialysis of middle molecules at pulsatile flow. J Dial, 1979, 3(1): 89-96.
6. Mandolfo S, Malberti F, Imbasciati E, et al. Impact of blood and dialysate flow and surface on performance of new polysulfone hemodialysis dialyzers. Int J Artif Organs, 2003, 26(2): 113-120.
7. Leypoldt JK, Cheung AK, Agodoa LY, et al. Hemodialyzer mass transferarea coefficients for urea increase at high dialysate flow rates. The Hemodialysis (HEMO) Study. Kidney Int JT-Kidney international, 1997, 51(6): 2013-2017.

第三节　透析器的功能进展

王质刚

一、多黏菌素 B 修饰的透析膜

已知多黏菌素 B 可以吸附内毒素和中和它的毒性，据此用多黏菌素 B 与被聚丙烯强化的氯乙酰胺甲基聚苯乙烯纤维以共价键结合，制成含多黏菌素 B 的聚苯乙烯纤维透析器(PMX-F)。多黏菌素 B 含亲脂基团，与细胞膜的磷脂相互作用后，使细胞膜完整性丧失，代谢产物溢出，使细胞死亡。Uriu 等[1]报道用 PMX-F 直接吸附 24 例 Gram 阴性杆菌脓毒症休克，治疗后内毒素水平下降，休克状态改善。

Nemoto 等[2]前瞻性、开放和随机研究 PMX-F 治疗败血症患者随访 28 天或出院为终点研究对存活率的影响。共 98 例患者由于感染符合全身炎症反应综合征的四条诊断标准，根据急性生理和慢性健康估测评分(APACHE Ⅱ评分)分为 3 组。结果：用 MPX-F 治疗后存活率比对照组显著提高，APACHE Ⅱ评分少于 20 分用 MPX-F 治疗后存活率提高(19% *vs.* 65%)，预后改善；严重的病例(APACHE Ⅱ 20～30 分)，用 MPX-F 治疗后对提高存活率也有效(11% *vs.* 40%)；但是 APACHE Ⅱ大于 30 分患者存活率没有改善。

Nakamura 等[3]指出，用 MPX-F 治疗脓毒症休克，可以减少患者血浆 ET-1 水平，降低血小板活化因子，减少可溶性 P 选择素、血小板第 4 因子和 β 血栓球蛋白。

二、维生素 E 修饰的透析膜

Yawata 等[4]发现血液透析患者红细胞中维生素 E 显著降低。在细胞膜上氧自由基可以激发多聚不饱和脂肪酸的降解，产生短链的醛，如 MDA。红细胞内 MDA 提高了红细胞的僵硬度，降低了变形能力，使其对血液透析相关损伤因素更敏感。血液透析中应用抗氧化剂维生素 E，可以看到红细胞中的 MDA 水平下降，减少了血液透析中的溶血，并且提高 Hct 水平。内源性抗氧化剂维生素 E 能改善应用铁剂患者可能出现的副作用，如用 EPO 治疗患者的红细胞中内源性维生素 E 耗竭，因此需给予外源性维生素 E，可缓解铁剂和 EPO 治疗引起的氧化应激状态，并逐步恢复红细胞中维生素 E 水平。维生素 E 可延迟脂质过氧化，减少 EPO 的用量。Cristol 等观察 12 例接受 EPO 治疗患者，在容许的范围内停用 EPO 4 周，期间 Hct 降至 23% 以下。重新应用 EPO 并给予维生素 E 口服〔15 mg/(kg · d)〕，结果发现同组患者用同剂量 EPO 治疗，并用维生素 E 时 Hb 在 2 周时显著升高，单用 EPO 时 Hb 在 8 周时才显著升高，这一结果可解释维生素 E 可防止氧化应激溶血作用。维生素 E 有抗氧化应激效应，使维生素 E 通过油醇键与含烯酸聚合物及氟树脂聚合物的共聚体组合并与透析膜结合，构成维生素 E 修饰的透析器。长期用维生素 E 包被的纤维素膜透析，发现患者的主动脉钙化指数明显下降。维生素 E 包被膜透析后血清中 AGEs 水平下降，表明 AGEs 对 β_2-MG 的蛋白修饰作用将有所下降，可能改善淀粉样变性的发生与发展。维生素 E 包被膜透析后，血浆中维生素 E 水平上升，可能是在透析膜原位进行抗氧化，减少血浆中抗氧化物质的消耗，而不是膜上维生素 E 释放的结果。

Mune 等[5]用维生素 E 修饰的透析器进行 2 年的透析临床观察,50 名稳定透析患者随机分为两组,一组用传统透析膜,一组用维生素 E 修饰膜,检测透析前后血清 LDL-MDA、ox-LDL、主动脉钙化指数(ACI)。结果发现,使用维生素 E 修饰膜组透析后血中 LDL-MDA 和 ox-LDL 显著降低,对照组无变化,血脂和血浆维生素 E 浓度两组无显著差别。虽然两组基础的 ACI 水平基本相同,但经过 2 年透析治疗,用维生素 E 修饰膜组可显著降低 ACI 上升百分率,说明维生素 E 修饰膜可以通过降低氧化应激预防血液透析患者动脉粥样硬化。维生素 E 修饰膜还可以通过改变其等电点来影响透析清除 β_2-MG,从而降低血浆中 β_2-MG 水平[6-8]。

参考文献

1. Uriu K, Osajima A, Hiroshige K,et al. Endotoxin removal by direct hemoperfusion with an adsorbent column using polymyxin B-immobilized fiber ameliorates systemic circulatory disturbance in patients with septic shock. Am J Kidney Dis,2002,39(5):937-947.
2. Nemoto H, Nakamoto H, Okada H, et al. Newly developed immobilized polymyxin B fibers improve the survival of patients with sepsis. Blood Purif, 2001,19(4):361-368.
3. Nakamura T, Ushiyama C, Suzuki S, et al. Polymyxin b-immobilized fiber reduces increased plasma endothelin-1 concentrations in hemodialysis patients with sepsis. Ren Fail, 2000,22(2):225-234.
4. Yawata Y, Jacob H. Abnormal red cell metabolism in patients with chronic uremia: Nature of the defect and its persistence despite adequate hemodialysis. Blood Purif, 1975, 45: 231.
5. Mune M, Yukawa S, Kishino M, et al. Effect of vitamin E on lipid metabolism and atherosclerosis in ESRD patient. Kidney int, 1999, 56(Suppl 71): S126.
6. Ameer GA, Grovender EA, Ploegh H,et al. A novel immunoadsorption device for removing beta2-microglobulin from whole blood. Kidney Int, 2001, 59(4):1544-1550.
7. Lonnemann G, Schindler R. Ultrafiltration using the polysulfone membrane to reduce the cytokine-inducingactivity of contaminated dialysate. Clinical Nephrology, 1994, 42(Suppl 1): S37-S43.
8. Nakamura T, Ebihara I, Shoji H, et al. Treatment with polymyxin B-immobilized fiber reduces platelet activation in septic shock patients: decrease in plasma levels of soluble P-selectin, platelet factor 4 and beta-thrombo globulin. Inflamm Res,1999, 48(4):171-175.

第四节 透析器的复用

王质刚

一、透析器复用的意义及评价

(一)透析器复用的理由与优点

自从有了小型透析器(小平板型、空心纤维型)后也随之开始复用,其最大优点是节约医疗资源,减少对环境的污染,到目前为止也未有权威性结论是否复用,总是各执一词。根据部分文献报道和我们自己的经验,有限复用次数的缺点完全可以通过复用规范化克服,笔者的意见是高通量透析器的复用是有益的。目前公认复用透析器有如下优点。

1. 完全消除“首次使用综合征” 首次使用新透析器往往由于消毒剂(如环氧乙烷)或膜材料本身、封装剂、残留物等引起机体过敏反应。Robson 等报道,使用复用透析器减少“首次使用综合征”以及相关过敏反应。

2. 改善透析器的生物相容性 第一次使用透析器后膜内表面附着一层蛋白膜,可以减少下一次透析时引起的血膜反应,减轻补体激活、中性粒细胞脱颗粒、淋巴细胞活化、β_2-微球蛋白产生和细胞因子的释放。需注意用强酸或强碱处理透析器可以清除这层蛋白膜,消除了这种保护作用,如果改用中性液体清洗就可以保护这层蛋白膜。

3. 降低透析费用 如果每个透析器复用 5 次,则单透析器一项可以节约 1/5 费用。

4. 有利于环保 可以大量的减少医用垃圾,有利于环保。

5. 安全性 如果严格遵守复用规则,未见热原反应或感染增加。

6. 其他 Fleming 等报道,有限度的复用透析器对肌酐、尿素和磷的清除与新透析器无差异,特别是高通量透析器。Pollak 等研究认为,复用透析器和新透析器清除 β_2-微球蛋白无区别,长期观察复用透析器并不增加死亡率。

(二)对透析器复用缺点的评价

复用透析器一直存在争议,也出现一些与上述相反的报道。

1. 微生物学的影响 水质污染或复用不规范,可引起细菌、内毒素的污染,对机体产生不利的影响。

2. 化学物质影响 反复消毒,或有消毒剂残留,对人体有害。

3. 流行病学考虑 消毒隔离不严格,有可能导致某些传染病(如肝炎)和流行病的传播。

4. 透析器性能的影响 有作者报道,消毒剂可破坏膜的结构,膜表面覆盖有大量的蛋白质和其他物质影响膜的通透性。

张明等[1]报道,A 组用新透析器,B 组用次氯酸钠加甲醛复用透析器,C 组单用甲醛复用透析器。采用体外模拟 CRRT,分别观察连续静脉-静脉血液滤过(CVVH)、连续静脉-静脉透析(CVVHD)、连续静脉-静脉血液透析滤过(CVVHDF),同时测定肌酐、尿素、维生素 B_{12} 和菊粉的清除率。结果三种 CRRT 对小分子物质清除率无差异,对中、大分子物质(维生素 B_{12} 和菊粉)清除率比较,在 CVVH 和 CVVHDF 模式下,C 组比 A 组有显著下降($P<0.05$);CVVHD 方式三组透析器没有差异。作者认为,行 CRRT 时,加用次氯酸钠复用透析器可以保证中、大分子物质清除率不变。

二、透析器复用操作规范

透析器复用方法、复用质量监控至关重要,应该制定透析器复用处理规范。2003 年卫生部组织专家多次讨论透析器复用规范,并在 2005 年指令中华医学会发布〔卫医发(2005 －330 号)〕,“卫生部关于印发《血液透析器复用操作规范》的通知”,这是一部有权威性的法律文件,成为全国血液透析透析器复用的指导规范。见附录四之附件 7。

注意:推荐使用复用机,有国产和进口两种,功能和价格均不同,见图 3-4-1。

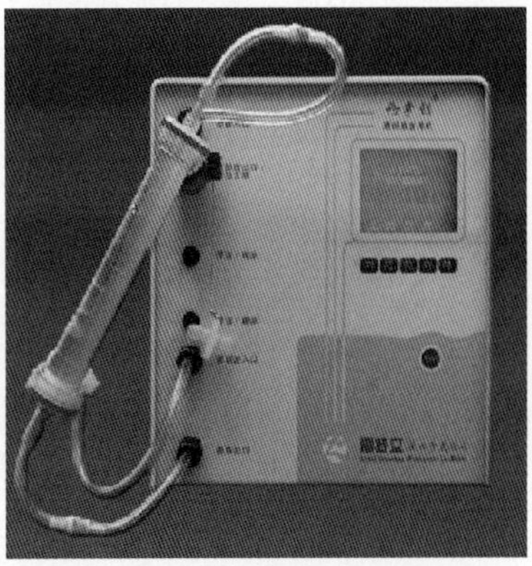

图 3-4-1 国产复用机外观

参 考 文 献

1. 张明，丁峰，顾勇，等. 滤器复用方式对溶质清除率的影响. 肾脏病与透析肾移植杂志，2002，11(2)：138-141.

第五节 透析器的功能评价

王质刚

目前世界各国主要流行的是空心纤维型透析器，空心纤维型又按其膜的通透性分为低通量透析器、高通量透析器、血液滤过器和血浆分离器，现仅就透析器进行临床评价，可参考以下标准。

1. 透析膜材料 目前透析器膜材料主要是纤维素及其改良型，如再生纤维素、铜仿、血仿等。纤维素类透析膜具有超滤率低、生物相容性差等缺点。近年出现许多高分子合成材料，如聚砜(PS)、聚丙烯腈膜(PAN)、聚甲基丙烯酸甲酯(PMMA)、聚乙烯乙烯醇(EVAL)等。高分子合成膜具有超滤性能好、生物相容性好等优点，临床应用越来越多。

2. 膜的亲水性 透析膜的亲水性取决于膜材料化学基团与水的相互作用，如纤维素膜、聚乙烯乙烯醇膜亲水性强；而聚甲基丙烯酸甲酯、聚酰胺亲水性低。通常讲，膜亲水性越低，黏附蛋白量越多；由于膜亲水性不同，膜对湿度反应也不同，如铜仿膜遇湿厚度增加，合成膜遇湿厚度一般无变化。

3. 膜吸附性 合成膜比天然纤维素膜有明显的吸附性，在透析过程中可以吸附血液中的蛋白质，如小分子蛋白(β_2-微球蛋白)和某些治疗药物(如红细胞生成素)，因此具有双重的生物学意义和临床作用。

4. 消毒方式 目前透析器消毒方式主要有三种，环氧乙烷(ETO)、γ 射线和高压蒸汽(湿法或干法)。高压蒸汽消毒对人体危害小，但有些聚合膜不能耐受高压蒸汽，故 ETO 仍是广泛应用的消毒剂。透析器封装体(芳香族聚氨酯)在 γ-射线消毒后可释放出亚甲二苯胺(MDA)，有致癌作用，但临床尚无报道，如用脂肪族聚氨酯则不产生 MDA。

5. 清除率 清除率和超滤率是透析器的两个主要功能，也是评价透析器质量的关键指标。常用小分子(相对分子质量<300)物质，如尿素、肌酐；中分子(相对分子质量 300～5 000)物质，如维生素 B_{12}；小分子蛋白(8 000～25 000)，如 β_2-微球蛋白(相对分子质量 11 800)作为评价透析器清除率的指标。如一般低通量透析器，尿素清除率 180～190 ml/min，肌酐清除率 160～172 ml/min，维生素 B_{12} 清除率 60～80 ml/min，几乎不清除 β_2-微球蛋白。高通量透析器，尿素清除率 185～192 ml/min，肌酐清除率 172～180 ml/min，维生素 B_{12} 清除率 118～135 ml/min，β_2-微球蛋白透析后下降率为 40%～60%。

6. 超滤率 低通量透析器超滤率(UFR)为 4.2～8.0 ml/(mmHg·h)，高通量滤过器 UFR 为 20～60 ml/(mmHg·h)。

7. 生物相容性 透析膜与血液反应主要后果是激活补体，补体活化后释放过敏毒素(C3a，C5a)，可导致平滑肌收缩，血管通透性增加，肥大细胞释放组胺，产生过敏反应；形成膜攻击物 C5b-9，沉着在 RBC 表面上，使 RBC 溶解；刺激单核细胞、粒细胞释放细胞因子和二十烷酸；中性粒细胞活化，脱颗粒和释放颗粒细胞酶，产生氧自由基，花生四烯酸(LTB4)和血小板活化因子(PAC)。近年来透析膜生物不相容性对透析患者的危害越来越受到重视，增加血/膜生物相容性是改善透析质量减少透析并发症的重要措施。

透析膜的生物相容性是表明透析器质量的重要指标，通常合成膜优于纤维素膜。临床判断相容性的指标是检查透析 15 分钟后白细胞、血小板计数，血氧分压，补体 C3a、C5a 水平，从而可以判断血/膜生物相容性。

8. 顺应性(complaince) 关于空心纤维内顺应性，即血室扩张性不宜过大，以免增加体外循环血容量。

9. *血流阻力* 空心纤维型透析器，膜内阻力大于平板型，通常为 <20 mmHg（血流量 200 ml/min），如果阻力过大将增加动脉压。

10. *破膜率* 透析膜应有适度的抗压能力，通常可耐受 500 mmHg 压力，在透析中很少超过此压力，故不应该有破膜。临床所遇到的破膜多是由于在复用过程中压力过大损伤膜，或因用氢氧化钠净化剂腐蚀透析膜，特别是纤维素膜。

11. *残余血量* 透析结束用 200 ml 盐水回血后，透析器内残余血量越少越好，通常不超过 1.0 ml。

12. *预充容量* 透析器内预充容量要适中，通常成人透析器容量为 60 ~ 80 ml。容量小影响透析效率；容量过大，增加体外循环血量，容易引起低血压。

13. *重复使用率* 目前对透析器的复用仍有争论，各有其优缺点。透析器复用的优点：可以改善生物相容性，防止增塑剂和消毒剂进入体内出现首次使用综合征和过敏反应，减少浪费，节约物品；透析器复用的缺点：复用次数增加影响中分子及大分子物质的清除率，透析器容量减少，超滤率下降，增加热原反应和感染并发症，增加破膜率。

临床工作中关键是保证透析器的复用质量，按正规程序冲洗和净化透析器，严格消毒。评价复用透析器质量的重要指标是清除率和超滤率，两者与透析器容量下降有相关性，故通常认为复用透析器的容量下降 15%，超滤率下降 25% 应该丢弃。

14. *抗凝性* 如果膜与肝素或其他抗凝物质相结合可以减少透析中肝素的用量，防止长期透析与肝素相关的并发症。目前尚无不用肝素的透析膜，聚乙烯乙烯醇膜可以减少肝素的用量，或适用于无肝素透析。

15. *质量价格比* 有较好的清除率和超滤率，有满意的重复使用性，价格低于同类产品。

第四章

血液透析机结构与功能

宋 伟 王质刚

血液透析机主要功能是保障患者在透析治疗过程中血液的体外循环与治疗安全；透析机负责连续供给透析器合格的透析液，监测并保障透析液浓度、温度和流量的稳定，保障治疗安全；透析机能精确控制患者的脱水量。

20 世纪 70 ~ 80 年代奠定了现代血液透析机的体外循环、透析液供给和脱水控制方式的基础。21 世纪随着技术进步，血液透析机逐步向智能化发展，可依据透析治疗需要对治疗参数进行程序化控制，并可根据透析机监测的治疗数据反馈调整治疗参数，其安全、有效、可靠、操作便捷等方面有了显著进步。

第一节 血液透析机基本结构

宋 伟

血液透析机主要由体外循环通路、透析液供给与脱水（超滤）通路、计算机控制与监测电路组成，是用于临床治疗的复杂机电一体化设备。

一、血液透析机的基本构件——血路循环部分

将患者的血液从体内引出，经过体外循环管路、透析器，返回患者体内。透析机血泵提供血液体外循环动力，监测装置保障血液体外循环的安全性（图 4-1-1）。

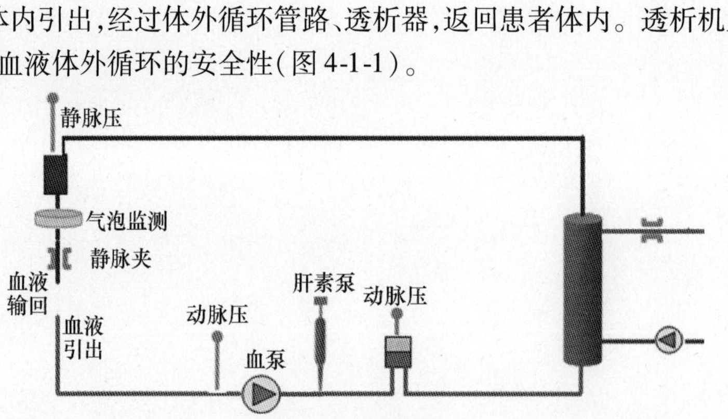

图 4-1-1 血液透析机血液循环构件

(一)血泵

血泵是血液体外循环的重要设施,为各种血液管路提供稳定的血流量,一般采用滚轴泵。在电机的带动下,通过滚压轮的挤压驱动血液流动。

(二)肝素泵

肝素泵是以操作者要求的速率连续向血液管路中注入肝素等抗凝物质,多采用微量注射泵,注入端都在血泵后的血液管路,使体外循环管路内的血液不发生凝固。

(三)压力监测

血液在循环管路中流动会产生一定压力。主要监测静脉压、动脉压(血泵前、血泵后)。压力相对恒定表示血流稳定。当体外血液循环管路中血流的阻力出现变化时,如血流不通畅、透析器凝血、血路管路弯折、通路中接口脱落等引起血液管路压力变化。压力传感器监测压力变化,当监测值超出许可范围时会立即发出报警,并采取相应措施。

(四)气泡监测和静脉夹

利用超声波原理,将发生器和接收器分别安置在静脉壶或血液管路两侧,当有气泡通过时,接收到的超声波强度发生变化,监测电路发出警示,血泵停止并将静脉夹夹住,阻止气泡进入患者体内。

血泵、肝素泵、静脉压传感器、气泡监测器、静脉夹是透析机体外循环部分的基础组成构件。现代透析机增加了血泵前压力传感器(动脉压,监测引血压力),血泵后压力传感器(动脉压,监测透析器前压力),静脉夹附近安装了血液识别器可辨别是血液还是置换用液体等,上述器件可有效提高透析机的安全性和自动化水平。

二、血液透析机的基本构件——水路部分

透析机按比例将水和浓缩 A、B 原液混合,产生透析液,并加温到接近体温,按一定压力、流速进入透析器,与患者血液在透析器内发生弥散、对流等物理作用,并以设定的速率除去患者体内多余的水分。当透析液的各种参数发生变化时发出报警,并采取相应保护措施(图 4-1-2)。

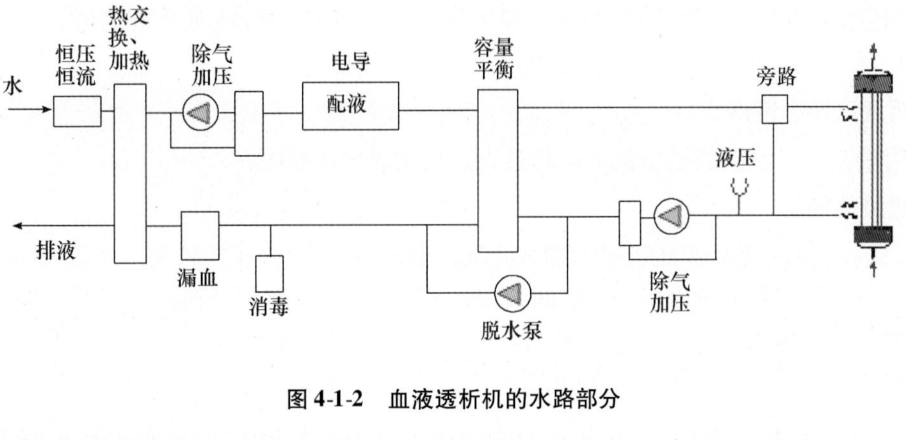

图 4-1-2　血液透析机的水路部分

(一)加热器与温度传感器

用电加热器将进水加热到适合的温度,温度传感器控制加热器的工作可保持透析液温度基本恒定在设定的范围内,一般在 34 ~ 39 ℃。

(二)除气装置

主要作用是除去水中溶解的气体。水或透析液进入除气装置后在负压作用下使气体迅速膨胀形成较大气泡而上浮,气体从水中分离,从顶端出口排出,加热可使气体更容易从水中逸出(图 4-1-3)。除气是为了防止透析液中的气体过多引起超滤误差,防止气体附着在透析膜表面,减少有效交换面积。

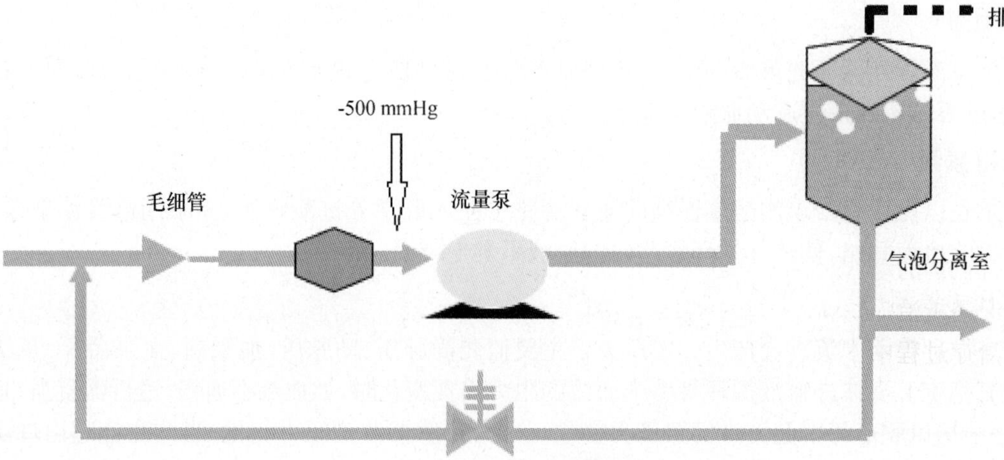

图 4-1-3 除气装置原理图

(三)透析液配制装置

按一定比例将浓缩 A 液、浓缩 B 液和水进行混合,获得符合治疗需要的透析液,在一定范围内调节浓缩 A、B 液和水的混合比例可改变透析液的离子浓度。

(四)电导率监测

通过监测透析液电导率,间接监测透析液总的离子浓度,溶液中的离子浓度与电导率成正比关系。当电导率超出规定范围时发生报警,自动采取相应的保护措施。

(五)流量与容量控制

早期的透析机一般采用流量计反馈控制流量泵的转速来调节透析液的流量。现代透析机多采用平衡腔装置保持液体出入平衡,同时控制透析液的流量。透析液的流量 = 平衡腔的容积 × 单位时间的变换次数。透析液的流量一般控制在 300 ~ 800 ml/min。

(六)旁路阀

旁路阀是透析机的重要安全装置,当透析机监测到不合格的透析液时会自动停止透析液流过透析器,将不合格的透析液经旁路阀直接排出,保障患者透析安全。

(七)透析液液压力传感器

监测透析液液压的变化,当透析液液压超过设定范围时发出报警。

(八)超滤量的控制

早期透析机一般用控制跨膜压(TMP)的方式来控制超滤量,脱水误差较大。现代透析机多采用容量型精确控制透析液的容量,保障进出容量控制装置的新、旧透析液容量平衡。超滤泵并联在容量控制装置的出液端,精确控制脱水量。

(九)漏血监测

监测透析器是否破膜。漏血监测采用光电传感器,安装在透析器下游,正常情况下,流出透析器的透析液是无色透明的,当透析器发生破膜时,血液中的血细胞进入透析液,透析液的颜色变红,光电管接收到的光信号因透析液中存在血细胞阻挡而改变,透析机发出报警,同时血泵停止。

(十)消毒清洗系统

保障透析液通路的清洁,杀灭管路内的微生物。一般采用化学消毒或热消毒。

三、透析机的计算机控制与监测电路原理

早期的透析机采用分立电子元件及继电器对透析机进行控制,控制功能简单,监测参数少、精度低,透

析机功能简单。随着微电子技术的迅猛发展，现代透析机均采用计算机技术及数字电路技术，数据总线结构，主控电路包括多个微处理器(CPU)，大容量的储存芯片，可储存大量数据及信息，执行多种控制程序，添加附加功能方便，并可实现对透析机的集中管理及信息采集。执行器件如电机、电磁阀等采用低压直流供电(24 V)，大量的监测用传感器，提高了透析机的安全性，并可提供故障信息，方便了透析机的维护。

计算机控制监测系统是透析机的指挥核心，计算机接受操作人员通过操作按键输入的指令，执行软件控制程序，控制执行机构如电磁阀、电机、加热器的动作。或根据接收来自水路、血路上各传感器的信号调整执行机构的动作，同时显示运行数据。

为确保透析治疗的安全，现代透析机多采用两套或以上计算机系统分别负责控制功能与监测功能，并在透析治疗过程中不断复核两套系统所测得的运行参数，如果都正确无误，系统才正常，否则发出报警(图 4-1-4)。

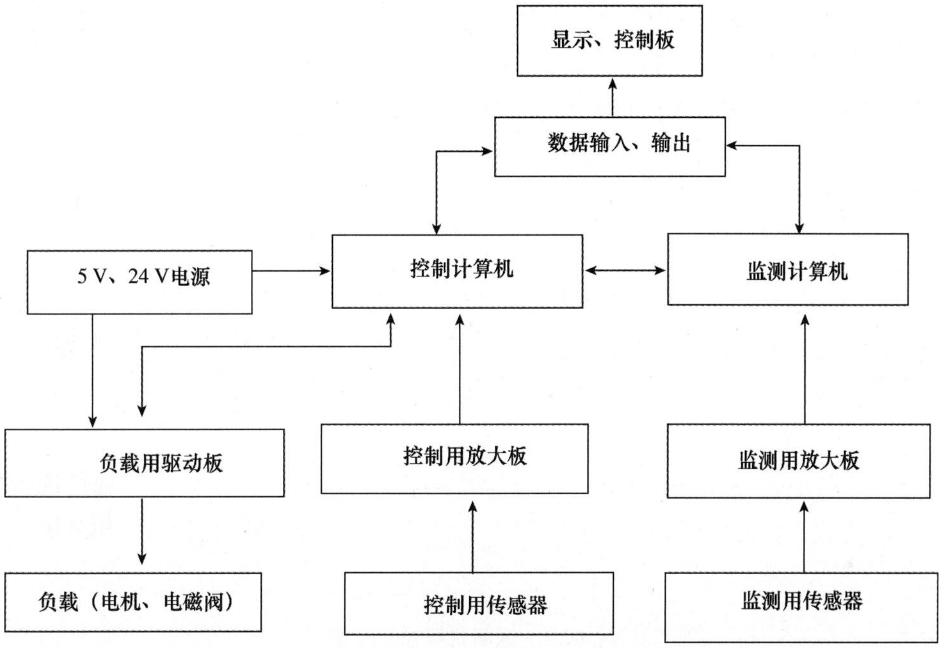

图 4-1-4　透析机电路及控制原理图

第二节　透析液供给装置

宋　伟

透析机负责连续供给透析器合格的透析液，并监测、保障透析液浓度、温度和流量的稳定，保障治疗安全。

一、透析液的制备

透析液是由浓缩液和透析用水在透析过程中由透析机的配比装置自动按一定比例混合而成，并立即用于透析。透析机的透析液配制装置按一定比例(由泵速控制)将浓缩A液、浓缩B液、水混合配制成透析液。各种型号透析机的配液方法不同，混合比例不同，使用的浓缩A液、浓缩B液浓度也不同，但其配制出的透析液都应符合临床治疗要求，各种离子浓度应在规定的范围内。现在各透析机制造商生产的透析机，其配液装置的混合比例都可以在规定的范围内进行调整，以适用不同配方的浓缩液。

例如，某型透析机的配液装置如图4-2-1，B液为8.4%碳酸氢钠溶液，浓缩A液、浓缩B液、水混合比为1∶1.225∶32.775。32.775份水在前驱动泵的推动下进入混液室，与B液泵送入的1.225份浓缩B液混合，形成34份水+B的混合液，B液电导电极测得电导率并显示，如有反馈系统，计算机用测得值与设定值比较，如有误差，自动调整B泵补偿，自动补偿范围一般控制在3%。同理，34份水+B的混合液进入下一混液室并与1份浓缩A液混合形成35份透析液。

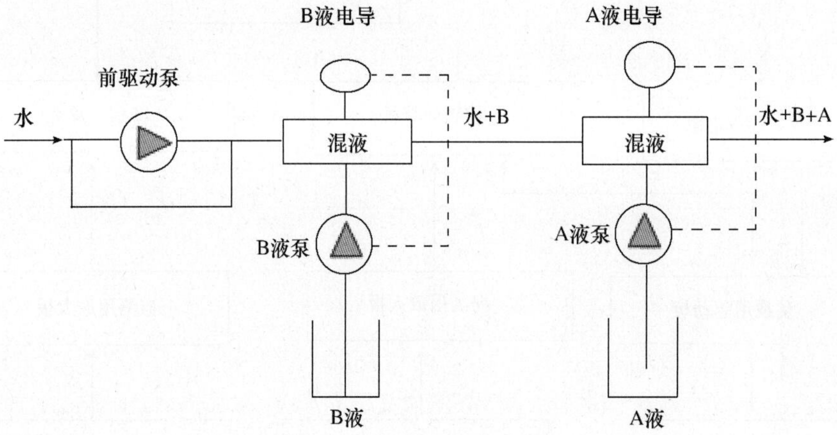

图4-2-1 透析机配液原理图

现代透析机多使用容量泵吸入浓缩液，如陶瓷柱塞泵的活塞由精密陶瓷制作，由步进电机驱动，耐磨而排量精确可调，可以准确地控制混合比例。步进电机驱动活塞杆，可以从浓缩液吸入口抽吸浓缩液，由浓缩液出口排除并与透析用水混合，按比例配制成要求的透析液。为保证部件正常的工作，水不断地从水入口进入，从出口排除，具有润滑和密封的作用(图4-2-2)。

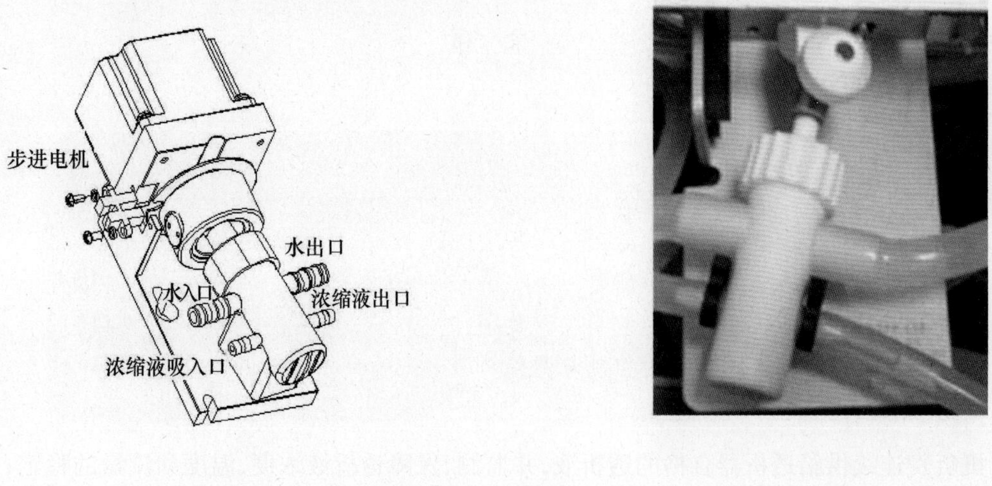

图4-2-2 容量泵

二、透析液浓度的监测

一般通过对透析液的电导率的监测来获得透析液的浓度。透析机的混液方式不同,电导率的监测方法也不同。电导率代表了被测物体的导电能力,透析液的电导率代表了透析液的导电能力,它间接反映了透析液中导电离子的总量。温度变化可以改变同一浓度透析液的电导率。随着温度的升高电导率也随之升高。为了消除这一影响,透析机电导率的测量均设有温度补偿机制。

电导为电阻的倒数。

$$G = 1/R, G = I/V \quad \text{单位为} S(\text{西门子}) \tag{4-2-1}$$

式中 G——电导;

R——电阻;

I——电流;

V——电压。

电导和导体的截面积成正比,与其长度成反比,比例系数称为电导率(S/cm)。

$$G = (\mathrm{K})A/L \tag{4-2-2}$$

式中 K——电导率;

A——导体的截面积(cm^2);

L——导体的长度(cm);

透析液电导率的单位是“mS/cm”。

有些透析机透析液浓度显示钠离子浓度,单位是 mmol/L 或 mEq/L,它们与电导率是不同的单位,透析机测到电导率后,根据公式计算将其显示转换成毫摩尔浓度或毫当量浓度,在浓缩 A、B 原液各离子浓度不变时,随着混合比例的变化,透析液电导率与毫摩尔浓度或毫当量浓度呈函数关系。

传统电导率测量的金属电极容易结垢,影响电导率测量的准确性,应定期清洗。有些透析机采用非金属电极检测的方法来减少或提示电导率测量电极的结垢。如果采用非接触测量方法可确保透析液电导率测量的准确性。

三、透析液浓度的调整

根据透析个体化治疗的需要,透析液混合比例可在规定范围内进行调整,调整浓缩 A 液的吸入量将改变透析液中浓缩 A 液所含离子浓度与 pH,调整浓缩 B 液的吸入量可改变透析液中碳酸氢根离子、钠离子浓度及 pH。

各品牌透析机配液装置的原理、控制和显示方法不同,调整方法存在差异,应按透析机使用说明书的要求步骤进行调整,调整后将透析液送检,如果离子浓度及 pH 与理想浓度存在较大差距时,应重新调整。

浓缩 A 液为酸性,浓缩 B 液为弱碱性。增加浓缩 A 液的吸入或减少浓缩 B 液的吸入,透析液 pH 趋向降低,反之升高。当透析液 pH 大于 7.4 时,透析液易析出结晶,阻塞滤器、磨损泵头,应及时酸洗。

以费森尤斯 4008 系列透析机为例:设定钠离子浓度 138 mmol/L,其中浓缩 A 液提供 103 mmol/L 钠离子,浓缩 B 液提供 35 mmol/L 钠离子。如果碳酸氢盐增加 3 mmol/L(等于浓缩 B 液泵多吸 3 mmol/L 碳酸氢盐,B 液提供 38 mmol/L 钠离子),则浓缩 A 液泵将自动少吸 3 mmol/L 钠离子(等于浓缩 A 液提供 100 mmol/L),这样设定的钠离子浓度值便可保持不变,即 100 + 38 = 138 mmol/L,电导率只有微小变化。如提高设定钠离子浓度到 145mmol/L,浓缩 B 液泵保持不变,浓缩 A 液泵将多吸 7 mmol/L 钠离子,即 110 + 35 = 145 mmol/L,电导率显示有明显增加,透析液中浓缩 A 液所含其他钾离子、钙离子等也相应提高,pH 降低(图 4-2-3,4-2-4)。

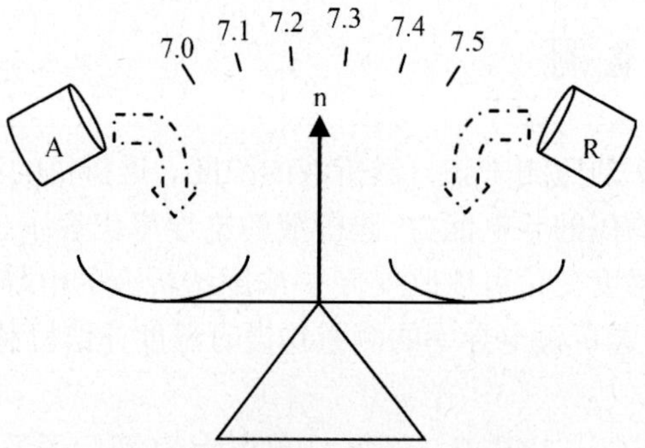

图 4-2-3 透析液 pH 调整原理图

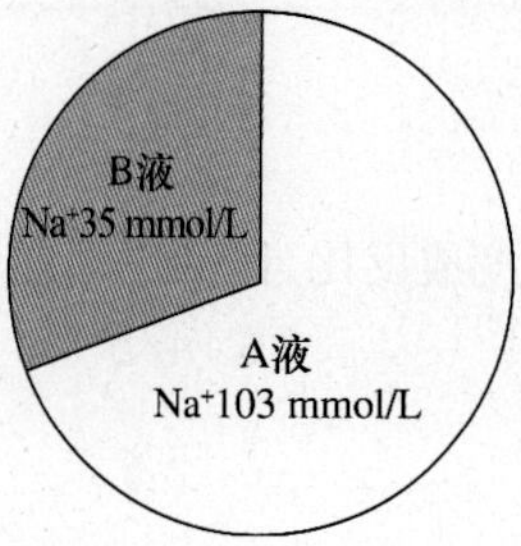

图 4-2-4 透析液中浓缩 A、B 液提供的 Na^+ 量

四、透析液温度的控制与调整

透析用水进入透析机后，经减压装置进入热交换器，获取排除废透析液的热能后进入加热器或加热水箱，电加热器对水进行加热。一般用 3 支热敏电阻探头，一支控制加热器的工作，一支显示透析液的温度，另一支作为监视透析液温度及补偿电导率值。

五、透析液流量的控制与调整

早期透析机一般采用流量传感器直接测量透析液的流量，并反馈控制流量泵调整透析液流量。有容量平衡装置的透析机多采用间接方式控制测量，如控制平衡腔转换次数（平衡腔的容积一定，如 50ml × 10 次/min = 500 ml/min），还有用针型阀手动调节流量（图 4-2-5）。透析液流量的测量单位为“ml/min”，一般在 300 ~ 800 ml/min，连续或间断可调，其误差小于 10%。

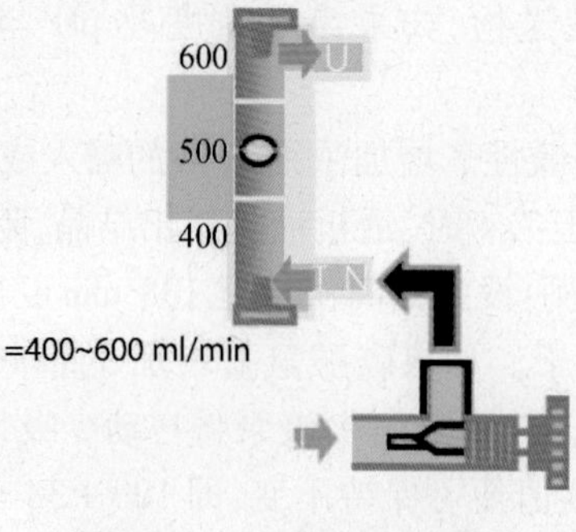

图 4-2-5 针型阀调节流量

第三节　透析机的超滤(脱水)控制方式

宋　伟

精确控制患者在透析治疗过程的脱水量是透析机的主要作用,超滤是透析过程中移除患者多余水分的重要手段。

一、跨膜压控制脱水方式

早期较多的透析设备机型依靠跨膜压来控制超滤量,在跨膜压的作用下,血液中的水分跨过透析膜到达透析液侧,随透析液排出。

透析机的跨膜压(TMP)显示值 = 静脉压 - 透析液压 + 修正值

超滤量 = 超滤率 × 跨膜压 × 透析时间

由于影响跨膜压的因素较多,在透析过程中静脉压、超滤系数等因素又是变量,直接影响超滤量。透析机的跨膜压控制脱水方式与容量控制脱水方式相比有精度低、不易控制等缺陷,现在透析机制造商基本放弃了跨膜压控制脱水方式。

二、容量平衡超滤控制脱水方式

容量平衡超滤控制脱水系统是平衡腔精确控制进入与排除平衡腔的透析液,使其容量相等,在其回路上并联超滤(脱水)泵精确控制脱水量,系统内为密闭结构。例如,500 ml/min 透析液在水路密闭系统内流出平衡装置进入透析器,假定脱水泵不工作,在平衡装置的控制下流出透析器的透析废液也是 500 ml/min,透析器血液侧不丢失水分,当脱水泵按设定工作进行脱水时,如 10 ml/mim,流出透析器的透析废液为 510 ml/min,每分钟血液侧有 10 ml 的水分经透析膜被精确地排出(图 4-3-1)。

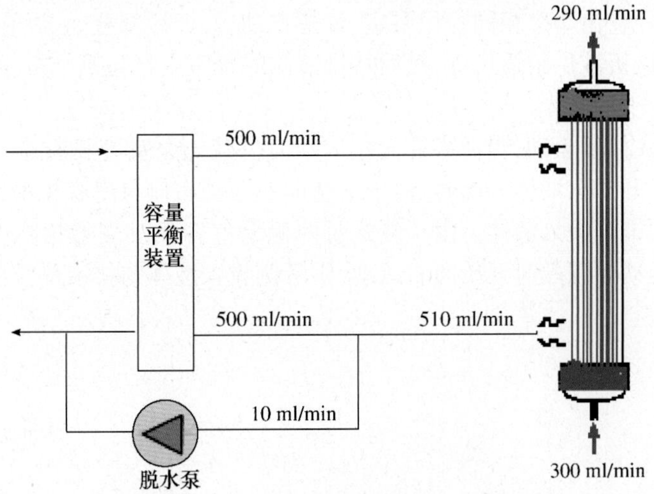

图 4-3-1　平衡腔容量控制及超滤原理图

(一)平衡腔控制组件

平衡腔组件是一个密闭系统,保证透析液进、出平衡腔的容量相等。它是由 2 个固定容量腔体和 8 个电磁阀组成,每个固定腔体中都有一片可移动的胶体膜片分隔,将腔体分隔为两个独立的可变容积腔室。两个固定容量腔体交替工作,完成透析液的输送。

费森尤斯透析机是使用平衡腔控制脱水组件的经典代表。如费森尤斯 4008 系列透析机,单个平衡腔容量为 30ml,当 35、32 电磁阀打开,36、31 电磁阀关闭,新鲜透析液由 35 电磁阀进入 A 平衡腔,驱动胶体膜片向右侧移动,将 A 腔内的废透析液由 32 电磁阀排出平衡腔,至 A 腔内的废透析液全部排出,A 平衡腔进入与排出等量的新、废透析液。同时 B 腔 38、33 电磁阀打开,37、34 电磁阀关闭,废透析液经 38 电磁阀进入 B 平衡腔,驱动胶体膜片向左侧移动,将 B 腔内的新鲜透析液由 33 电磁阀排出平衡腔,至 B 腔内的新鲜透析液全部排出,B 平衡腔进入与排出等量的废、新透析液。此时,B 平衡腔内的胶体膜片到达平衡腔的墙壁时废液侧压力增大,流量泵的力矩相应增大,进而导致流量泵驱动电流增大,机器在电路上截取此电流增加脉冲控制平衡腔的切换,立即转换成 A 平衡腔电磁阀 35、32 关闭,电磁阀 31、36 打开,B 平衡腔电磁阀 37、34 打开,电磁阀 38、33 关闭状态,继而进入下一个周期。在两个周期的转换期间,每当腔充盈、膜片紧贴腔壁时所有阀关闭 150 ms。通过测定电流脉冲的频率,在已知平衡腔容积的条件下,即可计算出流量,因此流量信号实际是流量泵的电流脉冲信号(图 4-3-2)。超滤泵的作用是滤出患者体内多余水分。4008 系列的超滤泵为固定容量的膜式泵,单个冲程量为 1 ml,超滤量决定了超滤泵的运动次数。

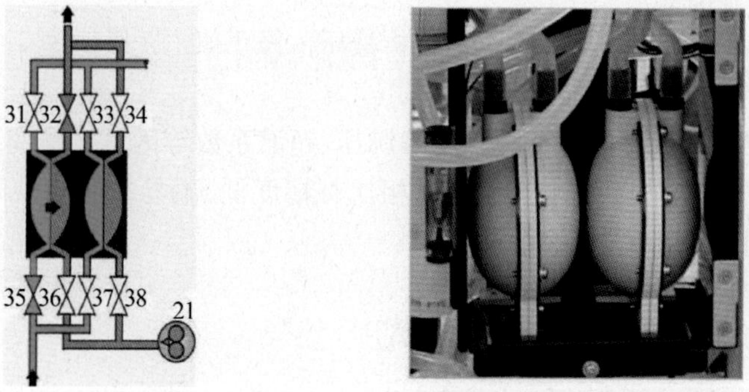

图 4-3-2 平衡腔组件

(二)复式泵控制组件

复式泵控制脱水组件拥有 2 个相同容积泵室和 1 个活塞体的柱塞泵,可以做到两个泵室出、入液体量相同。它有自主的动力系统,用活塞代替了隔膜,不依赖电磁阀。日机装系列透析机是使用复式泵控制脱水组件的经典代表。它由 2 个相同容积泵室、步进电机、1 个活塞柱、4 个单向阀组成。从复式泵供液侧的泵室中将新鲜的透析液供给透析机,然后从排液侧的泵室中将与供给量相同量的废透析液从透析机中排出。

步进电机驱动活塞柱往复运动,当活塞柱向左运动时供液侧泵室容积减小,供液侧泵室下边单向阀被关闭、上边单向阀被推开排出液体。同时,由于活塞向左运动右侧泵室容积增大,排液侧泵室上边单向阀被关闭、下边单向阀被推开吸入液体。由于复式泵两侧泵室容积改变量相同,液体的排出量与吸入量也相同,当活塞柱向左运动到顶端时开始向右运动,供液侧吸入液体与排液侧排出液体相同(图 4-3-3)。

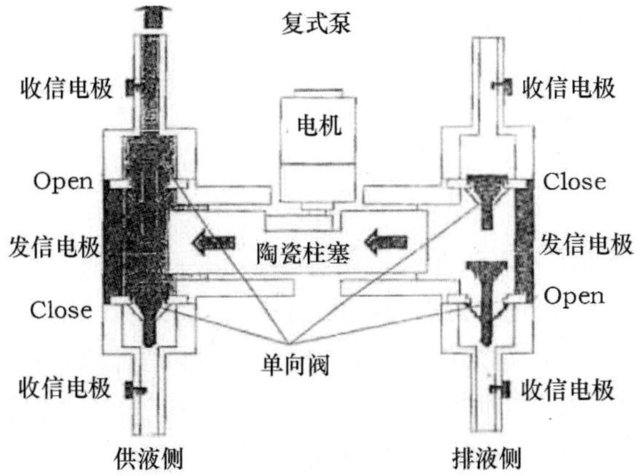

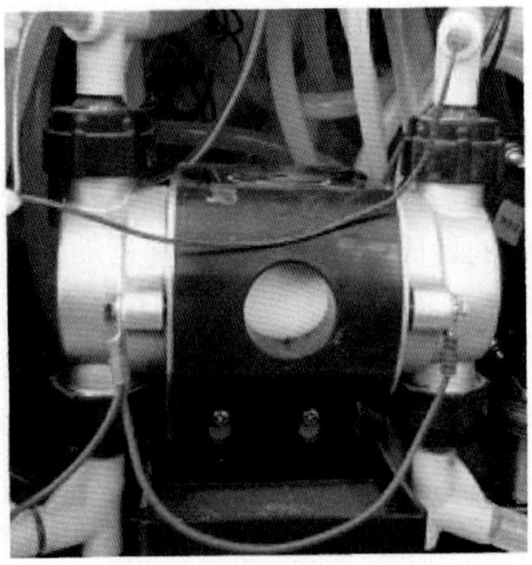

图 4-3-3　复式泵控制组件

三、流量差控制脱水方式

精确地测量流入与流出透析器液体的流量，从而计算出超滤率，并与设计的超滤率比较，再调节透析机流量输入泵与流量输出泵的流量，通过流量差，实现对超滤量的控制。

脱水量 =（流出透析器液体流速 - 流入透析器液体流速）× 透析时间

电磁感应流量计：根据法拉第电磁感应定律，透析液流经电磁线圈通道会产生微弱的感应电流，并与流速成正比，应用法拉第定律测量液体流速（图 4-3-4）。当液体垂直于磁力线穿过电磁场，通过切割磁力线的机械运动将机械动能转化为电能，可在垂直于磁场和液体流向的方向上产生电压，微弱的电压经过放大电路放大，送入控制计算机，从而实现不断测量、计算、反馈和控制超滤量的功能。

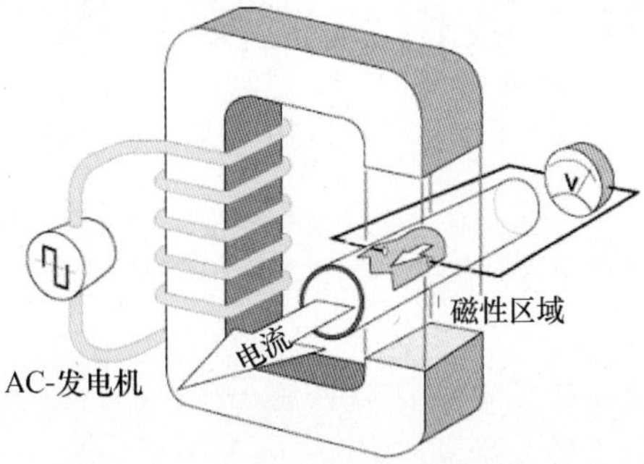

图 4-3-4　法拉第定律测量液体流速

金宝公司生产的 AK 系列透析机采用了电磁方式测量流量，用 2 个电磁流量传感器组成 1 个 UF cell 模块。CH1 通道流量传感参与控制 P1 泵的流速，CH2 通道流量传感参与控制 P2 泵的流速，其差值即是实际超滤率。机器通过比较实际超滤率与设定超滤率来调整 P2 泵的速度使两者保持一致，同时每分钟都会计算剩余治疗时间和超滤量并调整超滤率。为确保精确地测量、控制流量，在透析治疗过程中，透析机还会对 CH2 每隔 30 分钟以 CH1 为参考校准一次，保障其脱水的准确（图 4-3-5）。

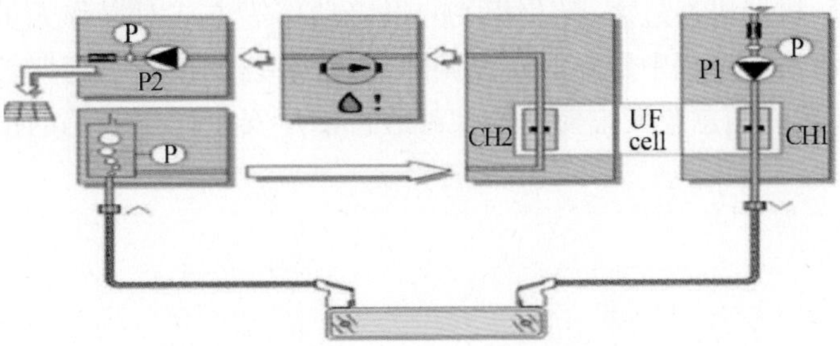

图 4-3-5　UF cell 工作原理图

贝尔克 Formula 系列透析机的超滤控制系统是根据科里奥利力原理设计的差分质量流量计。流体在旋转的管道内流动时会对管壁产生一个力，将管道的圆周运动切割下一段圆弧使管道在圆弧内反复旋转，即将单向旋转运动变成双向振动，能够使管道受到科里奥利力的作用。科氏力与流体质量、流体运动速度以及旋转体系的角速度相关。由于管道振动时受到外加电磁场驱动有着固定的频率，因而流体在管道中受到的科氏力仅与其质量和运动速度有关。

贝尔克 Formula 系列差分质量流量计工作原理如图 4-3-6 所示。在两根 U 形管中，新鲜液从管道 1（红色）进入透析器，废液从透析器进入管道 2（紫色），新鲜透析液与废液的流向相反。受到线圈产生的磁场驱动，两根 U 形管进行固定频率的振动。当流体从一端流向另一端时，U 形管内的科氏力使管中点前后两半段产生方向相反的扭曲，进而产生相位差。测出扭曲量即偏转角的大小，通过两个传感器分别记录进出端的相对位移振动，即可得知质量流量，通过处理实现不间断的超滤量计算。

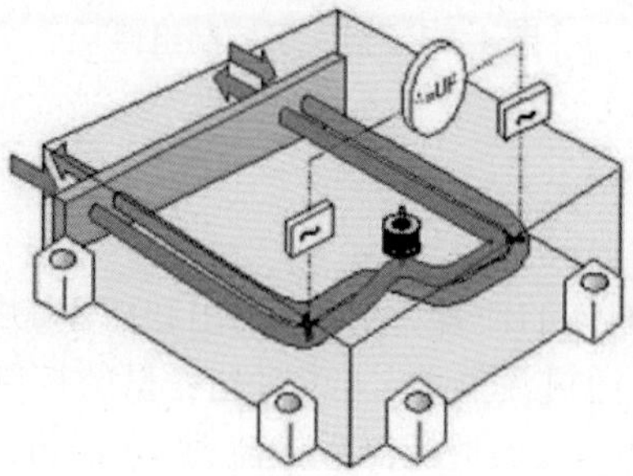

图 4-3-6 Formula 系列差分质量流量计工作原理图

第四节 透析机监测与报警装置

宋 伟

透析机通过压力、温度、电导、超声波、光电、电磁、微动开关、浮子等传感器，将探测到的物理量变化转变成电信号，通过计算机显示或控制执行器件电磁阀、电机、报警器等动作。其中体外循环监测参数有：血流速、动脉压、静脉压、气泡等。透析液侧监测参数有：流量、温度、压力、电导率、漏血、跨膜压（计算值）、超滤量等。

报警是透析机在透析工作过程中对患者安全的重要保护措施，当监测的重要治疗参数超出许可范围或透析机发生异常、故障，机器可通过声、光及相关的报警动作等方式对操作人员做出警示，并执行相应的保护措施。报警是透析治疗过程中重要的安全保障，报警装置应按要求定期校准其精度，发现问题及时处理，不得废除报警装置或随意改变报警参数。对透析治疗安全产生影响的报警为红色，必须由操作人员处理。

一、体外循环回路的主要监测

（一）动脉压、静脉压监测

采用压力传感器监测血液体外循环管路各点的压力是否处于正常状态，主要观察压力值的相对变化。血液管路内的压力值取决于血液流速和血液通路各处的阻力，指示精度 ±10 mmHg，设定的相对报警范围，一般在中点值 ±60 mmHg。部分品牌透析机有血泵前动脉压（血泵前血液管路内压力）、血泵后动脉压（血泵后血液管路内压力）、静脉压（血液管路静脉陷气壶内压力）3 个压力监测点，提高了血液体外循环的安全性。当患者动脉引出血量不足、管路接头脱落、管路弯折、管路透析器发生凝血时都可能导致管路内压力值发生相对变化，使透析机发生报警，同时血泵停止，等待处理。

（二）静脉气泡监测与静脉管路夹

采用超声波传感器用于防止气泡随静脉管路的血液回流进入患者体内。超声波的发射、接收器安装在静脉陷气壶或静脉管路两侧，当静脉陷气壶内液面降低或静脉管路内有气泡通过时，接收到的超声波会发生改变，透析机发出报警，静脉管路夹关闭，血泵停转，等待操作人员处理，以免气泡进入体内。血液流速为 200 ml/min 时，气泡大于等于 0.05 ml，发出报警。现代透析机在气泡大于 0.003 ml 时就能发出报警，有效地提高了安全性（图 4-4-1）。

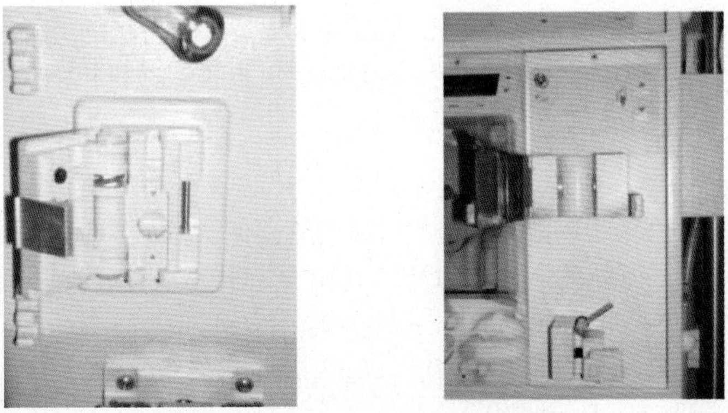

图 4-4-1 静脉气泡监测与静脉管路夹

（三）血液流速

血液体外循环流速是用血泵转速换算而来的，目前使用的透析机没用实际测量血液流速的装置，显示值在血流量不足时与实际值存在较大误差（图 4-4-2）。当血泵门打开时停止泵，防止操作人员的手和血液管路卷入。滚动轴压得过紧会破坏血细胞，产生溶血，过松会造成血液反流，降低实际血流量。由于血流量的测定是由血泵的转速来计算的，因此应定期对血泵进行校正，以确保安全。

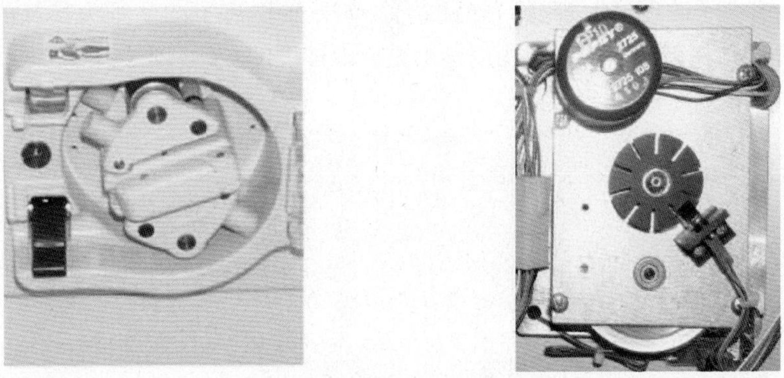

图 4-4-2 血泵与血泵流速监测

(四)肝素泵

肝素泵多采用微量注射泵,是丝杠、丝母结构,为推力泵(图4-4-3)。具有提前停止、快速注入功能及过载保护功能。当注入通路被阻断或注入结束而透析装置还继续工作时,将由超负荷检测器发出报警。由于肝素泵的丝杠、丝母结构对推进距离能精确控制,而对注射器的内径无法精确测量,因此当更换注射器品牌、型号时,需按使用注射器的规格重新设定参数,否则将导致注入量误差。

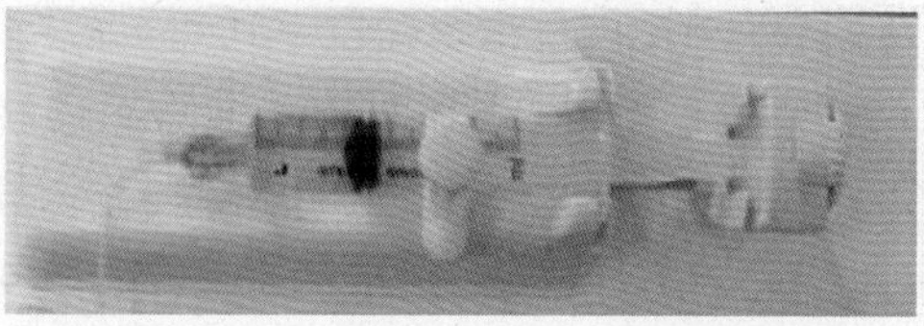

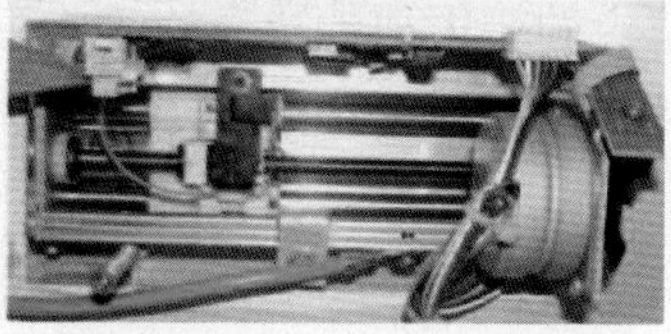

图4-4-3 肝素泵

二、透析液通路的主要监测与控制

(一)透析液温度监测与控制

一般用3支热敏电阻探头:一支控制加热器的工作,一支显示透析液的温度,另一支作为监视透析液温度。控制探头安装在加热器出口处,计算机将探测温度与设定温度比对,控制可控硅的导通角来控制加热器获得的电功率,以保持透析液恒温。显示、监视探头安装在透析机的透析液出口前,对透析液的温度变化进行实时显示与监视,当透析液温度发生异常时发出报警。透析机的绝对报警温度下限一般为34 ℃,上限为39 ℃。一般控制精度±0.5 ℃以内。

(二)透析液压力监测

一般将压力传感器安装在透析废液进入透析机后的管路间,用以监测透析器透析液出口端的液压。测到的压力与静脉压经计算可显示为跨膜压(TMP)(TMP=静脉压-透析液压+修正值)。

$$\text{标准 TMP} = (Ap + Bp)/2 - (Dp0 + Dp1)/2 \tag{4-4-1}$$

$$\text{实际应用:TMP} = Bp - Dp1 + \text{修正值} \tag{4-4-2}$$

式中 Ap——透析器血流进口压力(动脉压);

Bp——透析器血流出口压力(静脉压);

$Dp0$——透析器透析液入口压力;

$Dp1$——透析器透析液出口压力(透析液压)。

(三)透析液电导率监测

透析液是含有多种离子的混合溶液,它的电导率是由多种离子相互作用决定的。在透析液的离子范围内,离子浓度增加电导率升高。由于配方不同,透析液的电导率也存在差异。目前透析机对透析液只有电导率监测,并没有离子浓度(钠、钾、钙)检测装置,如显示钠离子浓度则为换算值。常用电导电极、温度传感器(温度补偿),一般有两组以上用以监测透析液浓度的变化(图4-4-4)。

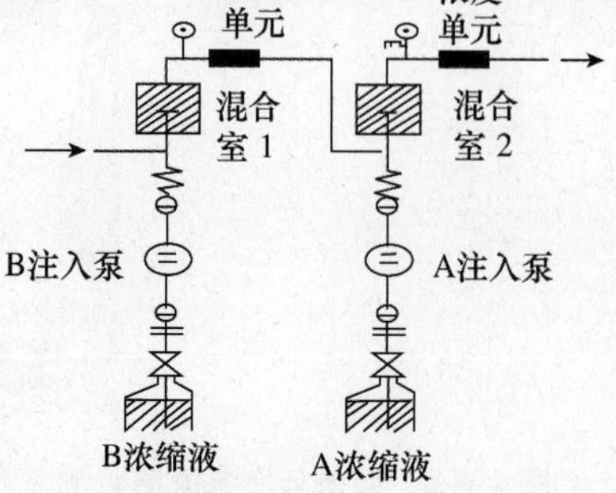

图4-4-4 透析液的配制与浓度监测原理图

由于传统的金属电导率传感器易受污染，产生显示偏差，现在部分透析机制造厂商采用非接触电感型电导率传感器、双电导率传感器、软件设计改进等方法，提高电导率传感器的抗污染能力并在污染发生后及时报警，可有效降低监测、显示误差的风险。

电感型电导率传感器采用电磁感应原理对电导率进行测量，液体的电导率在一定范围内与感应电压/激磁电压成正比关系，激磁电压保持不变，电导率与感应电压成正比。电感型电导率传感器不直接与被测液体接触，因此，不存在电极极化与电极被污染的问题，这种传感器已在透析机中使用。

贝朗(B/BRAUN)透析机装有3组电导率传感器；第一组监测水与浓缩B液混合液的电导率，第二、三组同时监测透析液(水+B+A)的电导率。制造中使第二、三组电导率传感器的电极距离与面积不同而电极常数相同(电导池电极常数=电极间距离/电极的面积)。无污染时透析液流进两组电极，电导率监测值相同。当二、三组电导率传感器同时被污染时，电导率传感器电极距离同时减小，此时两组电导率传感器电极常数发生不同改变，两组电导率传感器对同一透析液的电导率监测值显示不同，当显示值的差大于0.3mS/cm时透析机发出报警。透析机同时监测浓缩A、B液吸入泵的转速，当转速与理论值偏差在±5%以上时发出报警(图4-4-5)。

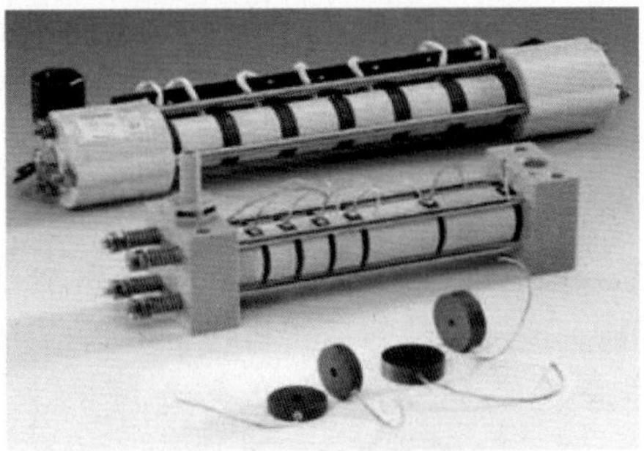

图4-4-5 电导率监测传感器

(四)漏血监测

采用安装在废透析液回路上的光电传感器，检测废透析液中是否有血细胞，可间接监测透析器是否发生破膜。当透析器发生破膜漏血时，废透析液中因血细胞的存在，颜色变红，阻挡绿光的传递，光感受器接收信号下降，通过计算机发出报警。现代透析机的漏血传感器多采用发射双色光(绿、红)，用以判断是血细胞还是污染物，可减少误报警的发生(图4-4-6)。

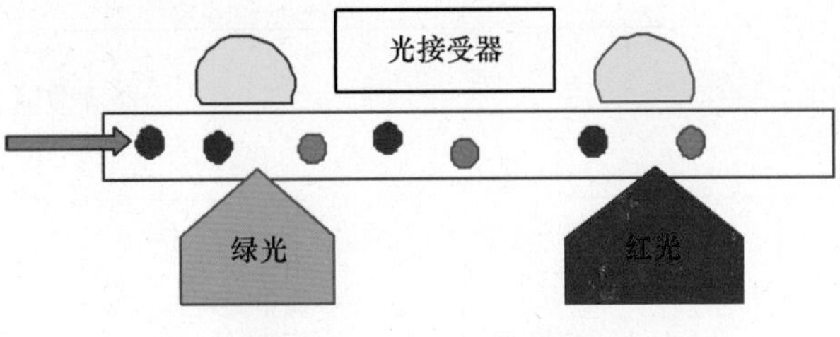

图4-4-6 漏血监测原理图

(五)脱水监测

多为间接监测脱水泵的工作情况。采用超滤泵电机的转数与理论脱水转数相比对，监测脱水泵脱水量所用时间与理论时间比对等方法。一般超滤泵精度为±1%。

三、透析机的自检功能

透析机自检是透析治疗前对透析机本身各系统工作情况、性能、安全性的监测，是保证透析治疗安全的重要措施。透析机开机后，计算机对其自身进行自检，包括硬件、软件、电源、显示功能等，发现问题显示并报警，自检通过后，等待操作人员选择进入透析准备状态。进入透析准备状态后，透析机配制透析液并自检血液通路和透析液通路的工作情况，发现异常显示并报警。主要包括血泵、动脉压、静脉压、空气监测器、静脉夹、容量平衡装置、跨膜压极限、漏血监测器、旁路、透析液压传感器、水路密闭性、水路泄漏、内毒素滤器、超滤功能、电导率、温度等检测。各品牌透析机结构不同，自检项目、方法存在差异。

以某型透析机检测管路泄漏为例，水路各泵停止，脱水泵工作，密闭系统内形成负压，透析液压传感器测量，负压到 -100 mmHg 时，脱水泵停止工作，系统内保持负压，20 秒内如压力升高超过 20 mmHg，说明管路有泄漏，透析机发出报警。

四、透析机常用的报警装置

报警装置应按要求定期校准其精度，发现问题及时处理，不得废除报警装置或随意改变报警参数。对透析治疗安全产生影响的报警为红色，必须由操作人员处理。临床治疗过程中 90% 以上的报警是治疗参数超出许可范围发生的报警，如患者体位改变引发的静脉压报警，透析机故障引发的报警不到 10%。报警发生后应首先判断报警原因，如是透析机故障引发的报警，原则上必须分离患者。

操作不当透析机报警。操作顺序错误或操作不到位，如透析机消毒未完成，要进入透析准备状态，透析机将提示必须进行强制水洗，以保证清除透析机内的消毒液。

透析治疗参数变化透析机报警。透析治疗过程中，监测的透析治疗参数发生改变并超出准许范围，发出报警，需要操作人员注意或干预。透析机故障透析机报警。当透析机水路或电路控制系统发生故障时，发出报警，需要对透析机进行维修。

（一）透析机发生报警的处理原则

当发生报警时应按消音键，观察报警内容及患者情况，查找报警原因，判断是因治疗参数改变或操作不当引发的报警，还是透析机故障引发的报警。如是治疗参数改变或操作不当引发的报警，应在正确处理后再复位或继续透析治疗，原因不明时，不得进入透析治疗状态；如是透析机故障引发的报警，原则上必须分离患者（图 4-4-7）。

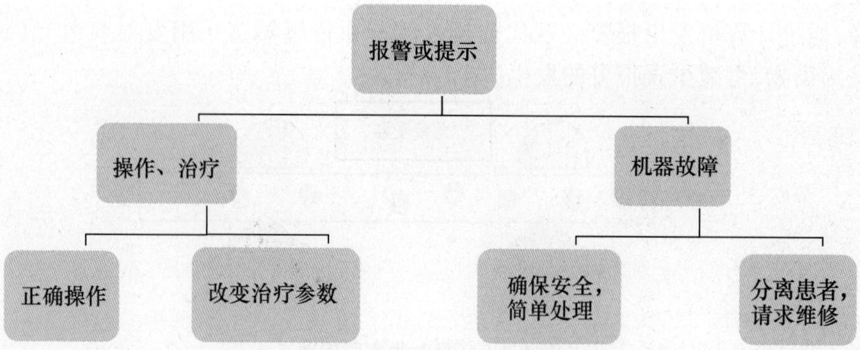

图 4-4-7　透析机报警的处理原则

（二）透析机发生供水中断报警及原因

供水中断或机器恒压恒流装置故障时发出此报警，报警发生同时透析机水路部分停止工作，但应打开机器进水电磁阀。当有几台透析机同时发生此报警时，应考虑水处理机或供水发生故障。单台透析机发出此报警，应先检查单台管路供水的水流、水压情况，如正常，可检查进水电磁阀、压力开关、浮子开关、调压阀等（图 4-4-8，4-4-9）。

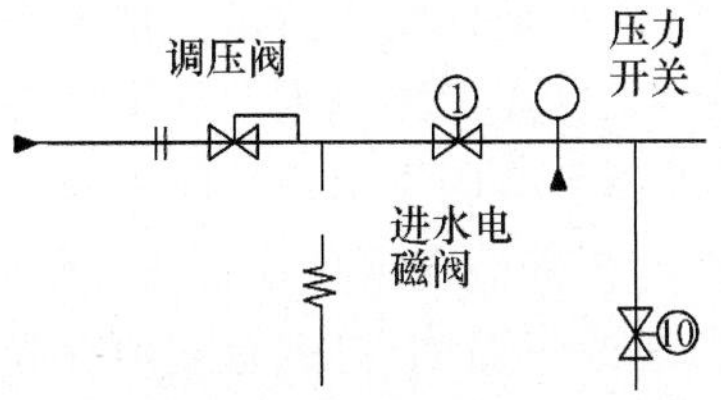

图 4-4-8　直供式恒流、恒压装置原理

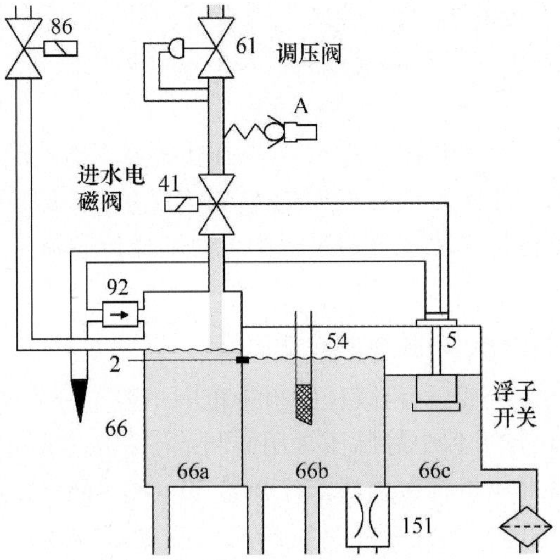

图 4-4-9　水箱式供水装置原理图

(三)透析液温度报警及原因

当发生温度报警时,透析机将进入旁路状态。造成温度报警的原因有进水温度异常、透析液流量不稳定、加热器损坏、温度传感器工作点漂移或损坏、控制电路故障。在透析治疗过程中,有时虽然未发生透析液温度报警,但显示温度与实际透析液温度相差大于 0.5 ℃时,就应对温度传感器及显示装置进行重新校准。

(1)报警温度高常见原因有进水温度过高、温度传感器故障、加热控制电路故障。此报警较少发生。

(2)报警温度低常见原因有加热器、温度传感器、加热控制电路故障,空烧保护器跳开,脱气泵不工作,排气阀故障大量排水,透析液不流动等。当进水温度过低时也可发生此报警。

(3)间隔发生温度高、低报警常见原因有控制电路、温度传感器(用于控制)故障,透析液流量不稳定。

(四)电导率报警及原因

当发生电导率报警时,透析机进入旁路状态。当电导率报警发生时,应首先检查浓缩 A、B 液量是否足够,浓缩 A、B 液吸液管连接是否牢固,吸液管路内是否有气泡,浓缩 A、B 液的配制或原液型号是否正确,发现问题进行相应处理。

(1)报警电导率高常见原因有原液接错、浓缩液泵注入设定错误、浓缩液供给存在压力(集中供给浓缩液)、透析液流量因故障减少。

(2)报警电导率低常见原因有原液接错、浓缩液泵注入设定错误、浓缩液量不足、吸液管连接不良、吸液管路漏气、浓缩液注入泵或控制电路故障、水路故障等。

(3)电导率测量显示误差,此故障对透析治疗有潜在危险性。当透析液的实际浓度与理想浓度存在较大差异时,透析机未发生报警,或显示偏差出现后,人为调整浓缩液的吸入量,使显示浓度值正常,此时不合格的透析液将通过透析器给患者带来不适或严重后果。常见原因有：电导率传感器或温度补偿传感器结垢、传感器连接件接触不良、传感器工作点漂移。可按规定校准电导率传感器和显示值，当浓缩液泵吸入量控制值与常用值存在较大差异或患者有因透析液浓度引起的不适症状时，应将透析机处于旁路状态，用电导率表测量透析液电导率或取透析液做电解质检查，发现问题停止治疗，检修透析机。为避免测量误差，有些透析机设有监测对比电极或改进监测方法，有效地提高透析治疗的安全性。

（五）漏血报警及处理

当发生漏血报警时，透析机进入旁路状态，血泵停止工作。报警发生后应首先观察透析器是否破膜，如透析器破膜透析液侧可见血细胞，这时应按操作规定更换透析器；如未发现漏血，经两个人确认后可按透析治疗键继续透析治疗；如报警继续存在，确认为误报警，判断可能是空气进入漏血传感器引起时，应检查透析液连接口是否密封，透析器发生凝血或脱气泵效率降低也可发生此报警。漏血误报警解除困难时原则上应分离患者停止透析。

漏血误报警常见原因有：漏血报警传感器被污染、漏血传感器工作点漂移、漏血传感器进入较多空气。

一般处理漏血误报警可采用化学方法（次氯酸钠）或人工清洁漏血传感器污染后，按透析机说明书重新校准漏血传感器。新型透析机一般在自检过程中可对漏血传感器进行自校准，校准无效时应考虑漏血传感器损坏或电路故障。

（六）动脉压、静脉压、透析液压、跨膜压的报警窗口

透析机的动脉压、静脉压、透析液压、跨膜压的报警范围一般可分为两种：一种为绝对报警范围，即机器事先设定报警范围，如透析治疗过程中静脉压常用监测范围 20～450 mmHg，超出此范围透析机可发出报警；另一种为相对报警范围，即透析机在透析治疗开始 30～60 秒后，以监测到的压力值作为中心点，上下自动扩大一定范围的窗口，如透析治疗开始后透析机监测到基本稳定的静脉压是 100 mmHg，30 秒后相对报警下限将自动定位于 50 mmHg，上限将自动定位于 150 mmHg，静脉压可在 50～150 范围内波动，透析机不发出报警，如静脉压超出此范围，透析机可发出静脉压高或静脉压低报警（图 4-4-10）。若在透析治疗过程中进行对动脉压、静脉压、透析液压、跨膜压等有影响的操作，如改变血泵速度、调整超滤率或相关报警发生后重新进入透析治疗状态时，透析机的报警窗口会重复上述过程。

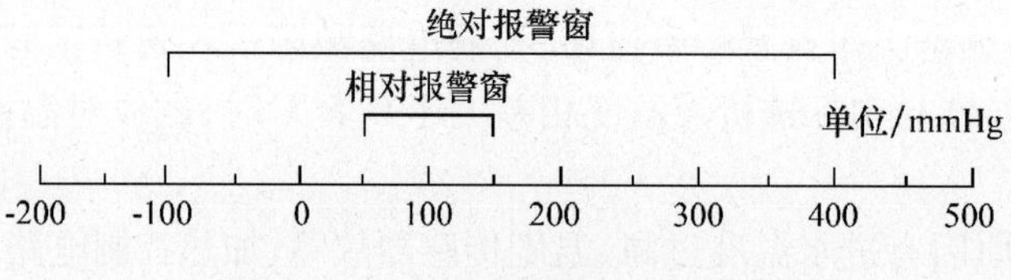

图 4-4-10　静脉压报警窗口示意图

（七）透析液压和跨膜压报警及原因

当发生透析液压或跨膜压报警时，透析机进入旁路状态，血泵停止工作。透析治疗时，在跨膜压的作用下，水可通过透析膜从血液侧到达对侧。由公式(4-4-7)可以看出，透析液压受静脉压、脱水速度、透析器的超滤率等因素影响，而透析器的实际超滤率又受血流量、血液黏稠度、渗透压等因素影响。

$$\mathrm{TMP} \approx Bp - Dp1 \tag{4-4-3}$$

$$V = \mathrm{UFR} \times \mathrm{TMP} \times h \tag{4-4-4}$$

$$\mathrm{TMP} = V/(\mathrm{UFR} \times h) \quad \text{（由公式 4-4-4 导出）} \tag{4-4-5}$$

$$Bp - Dp1 = V/(\mathrm{UFR} \times h) \quad \text{（公式 4-4-3 = 公式 4-4-5）} \tag{4-4-6}$$

$$Dp1 = Bp - V/(\mathrm{UFR} \times h) \tag{4-4-7}$$

式中　Bp——静脉压；

*D*p1——透析液压；

V——脱水量；

UFR——透析器的超滤率；

h——透析治疗时间。

透析机在准备状态（液体置换）时，报警范围在绝对报警范围，当透析液压值或跨膜压值超出绝对报警范围时发生报警。透析机进入透析治疗状态 30～60 秒后，以稳定的透析液压或跨膜压作为中心点，报警范围自动缩小到相对报警范围，当透析液压值或跨膜压值超过相对报警范围时发生报警。当重新进入透析治疗状态，血流量再设定，脱水速度再设定，有些报警发生后，报警范围扩大到绝对报警范围，透析治疗 30～60 秒后，再次以稳定的透析液压或跨膜压作为中点，报警范围自动缩小到相对报警范围（图 4-4-11）。透析治疗开始后跨膜压绝对报警下限一般设在 20 mmHg。

透析液压值高报警常见原因有静脉压升高、透析机水路故障（常见透析机排液受阻）、液压传感器故障。

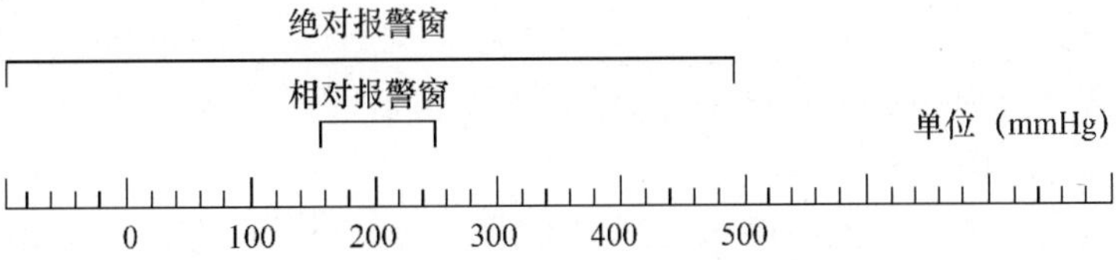

图 4-4-11　跨膜压报警范围示意图

报警透析液压值低常见原因有静脉压降低、透析器的超滤率低、脱水速度快、血液黏稠度增加、透析器发生凝血时、透析机水路故障（常见透析器进液管受阻）、液压传感器故障。

报警跨膜压值高常见原因有静脉压升高或引起透析液压降低的原因（如上述）。

报警跨膜压值低常见原因有静脉压降低、血液侧补液时、透析机水路故障，以及引起透析液压升高的原因。当跨膜压低于 20 mmHg 时有发生反超滤的趋势。

相对于水，透析器血液侧与透析液侧阻力较小，血液侧压力与透析液侧压力相互影响（图 4-4-12）。因此，当跨膜压或透析液压报警时应判断是透析治疗所致，还是透析机故障引起。简单判断方法是将透析机进入旁路状态，从透析器上取下透析液接头（红、蓝），放入盛有水的容器内，然后透析机进入透析状态，如不报警说明透析机水路基本正常，证明报警与透析血路有关；如果仍然报警，则说明透析机存在水路故障。

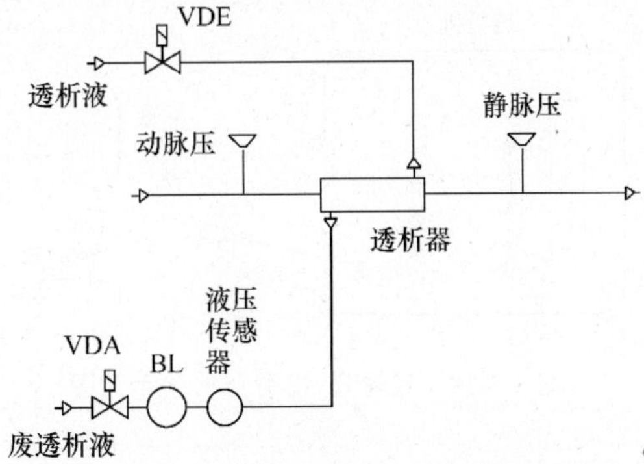

图 4-4-12　透析液压测量及相关因素示意图

（八）静脉压、动脉压报警

当发生静脉压或动脉压报警时，透析机进入旁路状态，血泵停止工作，静脉管路夹关闭。透析机在准备状态（液体置换）时，报警范围在绝对报警范围，当静脉压值或动脉压值超出绝对报警范围时发生报警。透析机进入透析治疗状态 30～60 秒后，以稳定的静脉压值或动脉压值作为中心点，报警范围自动缩小到相对报警范围，当静脉压值或动脉压值超过相对范围时发生报警。当重新进入透析治疗状态、血流量再设定、有些报警发生后，报警范围扩大到绝对报警范围，透析治疗 30～60 秒后，再次以稳定的静脉压值或动脉压值作为中心点，报警范围自动缩小到相对报警范围（图 4-4-13）。透析治疗状态静脉压的绝对报警下限为 20 mmHg。

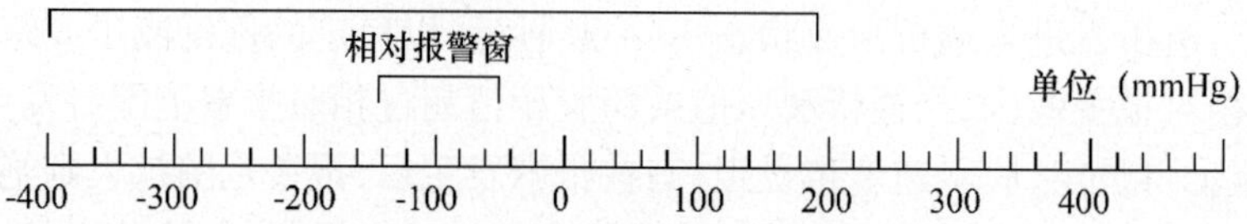

图 4-4-13　动脉压报警范围示意

静脉压或动脉压报警发生后，应查找报警原因并做相应处理，再进入透析治疗状态。因报警中心点再次设定，在短时间内再次发生报警时，应优先考虑透析器或管路有凝血趋势，当静脉压值大于 300 mmHg时要特别注意。

报警静脉压值升高常见原因有静脉侧血液回流受阻、静脉壶以下发生凝血、管路弯曲、患者体位变化、静脉压传感器故障或工作点漂移。

报警静脉压值降低常见原因有血泵停止、静脉端严重漏血、动脉端血液引出困难、实际血流量降低、动脉壶或透析器发生凝血、临时补充液体，以及静脉压测量连接管未接、管夹子未打开或保护罩进液体阻塞，静脉压传感器故障或工作点漂移。

报警动脉压值升高（测压口在泵前）常见原因有血泵停止、患者体位改变、临时补充液体、透析器或管路有凝血趋势、动脉压传感器故障或工作点漂移。

报警动脉压值降低常见原因有动脉端血液引出困难、实际血流量降低、血泵转速过快、动脉压传感器故障或工作点漂移。

怀疑动脉压、静脉压传感器故障或工作点漂移时可用以下方法进行检验（图 4-4-14）。夹紧动脉压或静脉压测量接管，分开与透析机动脉压或静脉压测量接口的连接，测量接口对空气开放，这时动脉压值或静脉压值显示应为（0 ±3）mmHg，如不为 0 说明压力传感器故障或工作点漂移，用三通管路连接透析机动脉压或静脉压测量接口、标准压力表、注射器，用注射器加压，透析机的动脉压或静脉压显示应与标准压力表显示对应，否则说明压力传感器故障或工作点漂移。当压力传感器故障时应及时更换，工作点漂移时应按说明书重新校准。

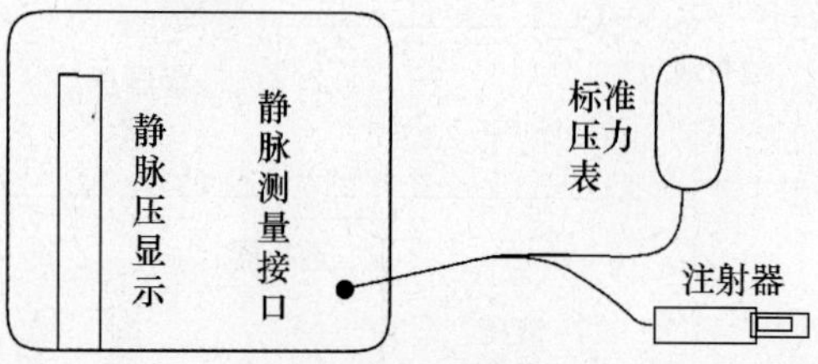

图 4-4-14　动脉压、静脉压检验示意图

（九）空气监测报警

气泡监测器：当静脉管路内出现小于 0.05 ml 气泡时，应发出报警。液面监测器：当静脉壶内液面低于监测器下端时，应发出报警。当发生空气报警时，透析机进入旁路状态，血泵停止工作，静脉管路夹关闭。报警发生后先检查静脉壶内的血液平面或静脉管路内是否有气泡，如静脉壶液面下降或静脉管路内有气泡应查找其产生原因并做相应处理，再进入透析治疗状态。体外循环血液管路血泵前管路微漏、接头不严、透析器排气不充分是空气报警的主要原因。

空气监测误报警的主要原因有血液管路与报警传感器接触不良，如血液管路、静脉壶直径细等（可用清水或乙醇擦拭传感器表面），以及传感器工作点漂移或损坏。

（十）脱水（超滤）误差

脱水误差是因透析机的原因造成时，透析机一般不报警；有脱水泵或平衡装置监测系统的透析机能发出脱水泵或平衡装置异常报警，报警时透析机进入旁路状态。影响脱水准确的原因较多，主要有体重秤（计）引起的计量误差，透析治疗脱水计算设定误差，患者透析治疗摄入量误差，透析治疗血液管路盐水预冲量、回水量及补液量引起的误差，计量单位不同（脱水设定是升，患者体重是千克）产生误差等，以上均不属于机器控制误差。此处仅指透析机平衡装置和脱水泵故障引起的误差。透析机脱水误差是由脱水泵产生误差和平衡装置产生误差叠加而成。例如，某型透析机脱水泵精度为 ±1%，当脱水速率为 1 000 ml/h时，产生 ±10 ml/h 误差。平衡装置精度 ±1‰，当透析液流速 500 ml/min 时，每小时 30 L 透析液产生 ±30 ml/h误差。透析机的脱水误差 = 脱水泵误差 + 平衡装置误差 =（±10 ml/h）+（±30 ml/h）= ±40 ml/h，该型透析机的准许误差为 ±40 ml/h。

因多种因素可产生的脱水误差及误差的叠加，若透析治疗结束后，患者的实际脱水量与设定脱水量差值小于 ±0.3 kg 时，可忽略不计。当差值大于 ±0.3 kg 时应注意观察下次透析治疗该机的脱水误差，同样的误差时应测量、校准透析机的脱水。当差值大于 ±0.5 kg 时应查找原因，怀疑是透析机故障引起的误差时需测量透析机的脱水。

对有平衡装置的透析机可用电子秤检验透析机脱水的准确性（图 4-4-15）。将透析机准备好，调整进入模拟透析状态，把透析液接头放入盛水容器内，容器放在电子秤上（精度 1 g），电子秤置零，透析机设定除水量（1 000 ml）、脱水速度（1 000 ml/h），进入治疗状态，观察电子秤显示值与透析机记录脱水量的情况，如差值在 ±40 ml/h，说明透析机脱水误差在准许范围内，反之透析机存在不平衡状态或脱水系统存在故障。平衡装置本身或其系统水路部分出现泄漏、故障都可引起透析机脱水误差。有些透析机设计时为防止反超滤的发生，设定了最小超滤量（50～100 ml/h），当透析机设定脱水速度为 0 时，会有 50～100 ml/min 的脱水。

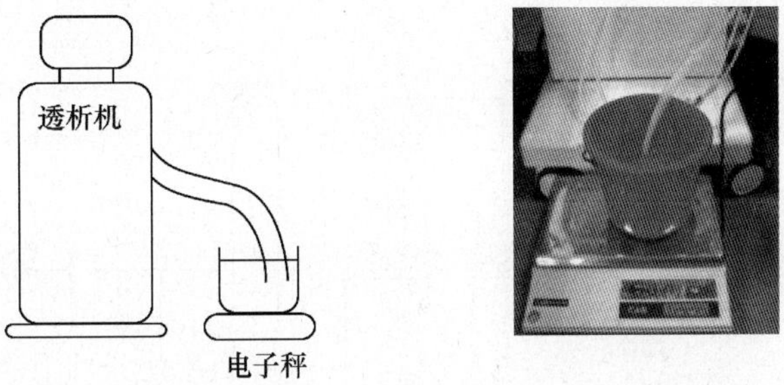

图 4-4-15 电子秤检测透析机脱水精度示意图

（十一）透析机信息提示

透析机在工作过程中可对某些操作或工作情况发出通报信息提示，一般为黄色，此类提示内容不会对透析患者的安全构成严重威胁。

完成信息提示：脱水完成，肝素注入完成。

未设定提示：如肝素泵未设定，脱水未设定，透析机在旁路状态。

限量提示：如脱水速度超过血流量的 30%，内毒素滤器使用时间（次数）接近限度。

未按步骤进行操作：如透析机未准备完成，将透析液接头拿起。

第五节 透析机水路清洗、消毒装置

宋 伟

为保证透析机水路的清洁，防止沉淀物对透析机性能的影响，透析治疗结束后，透析机须进行清洗、酸洗、消毒。使用化学消毒剂或加热杀灭细菌等微生物，降低透析机水路的微生物污染。透析治疗过程中血液内少量脂类、蛋白质等物质可透过透析膜，沉淀在透析机的废透析液回路中，阻塞管路，使用次氯酸钠等化学消毒剂或加热能有效清除此类污染。使用含碳酸氢钠透析液透析治疗时，透析液易析出碳酸盐结晶，当透析液的pH大于7.35时碳酸盐结晶加速，使用酸性清洗剂如乙酸、柠檬酸等能有效清除碱性碳酸盐（碳酸钙）的结晶沉淀。

一、透析机常用的清洗、消毒装置

以某型透析机为例（图4-5-1），进入消毒或酸洗程序后，透析机进水电磁阀关闭，消毒液或酸洗液电磁阀打开，脱水泵启动，消毒液或酸洗液被吸入透析机，达到一定量后，消毒液或酸洗液电磁阀关闭、脱水泵停止、循环电磁阀打开、排液电磁阀关闭、透析机启动，被稀释的消毒液或酸洗液在透析机内循环，各处电磁阀相继打开、关闭，使消毒液或酸洗液到达透析机水路各处，完成消毒或酸洗。

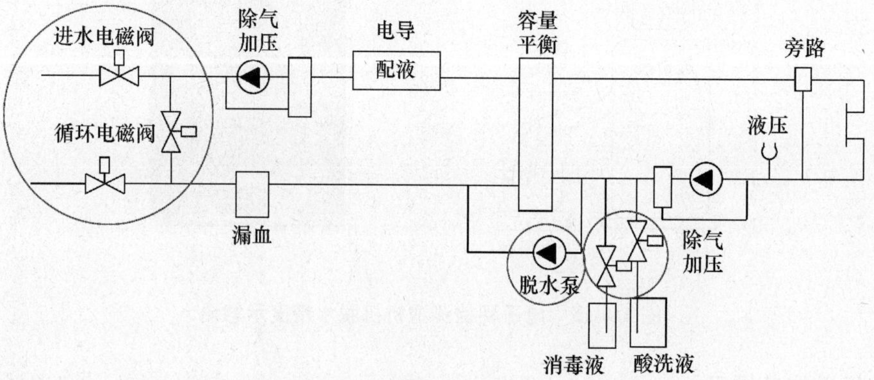

图4-5-1 透析机消毒、酸洗原理图

二、透析机常用的清洗、消毒方式

（一）热消毒

将透析机水温加热到85～95 ℃，在透析机水路内循环，并保持10分钟以上，能有效杀灭微生物，清除脂类、蛋白质等有机沉淀物。由于热消毒没有化学残留，对患者和环境无不良影响，所以安全性被普遍认可，已被广泛应用。但单纯热消毒不能除去碳酸盐结垢。

(二)化学消毒、酸洗

透析机按比例吸入化学消毒剂或酸洗剂,在透析机水路内达到规定浓度,清除沉淀物,杀灭微生物。常用消毒剂有如下几种。①次氯酸钠消毒液对脂类、蛋白质有较好的清除作用,消毒效果一般,消毒原液浓度为有效氯5%以上,透析机稀释浓度为有效氯含量在1 000 mg/L。②过氧乙酸有较好的消毒能力,对蛋白质清除和酸洗能力一般,消毒原液浓度为4%,透析机稀释浓度为2‰。③冰醋酸有较好的酸洗作用,能清除碱性碳酸盐沉淀,无消毒作用,酸洗原液浓度30%,透析机稀释浓度0.5%。④透析机专用清洗、消毒剂是一种复合消毒剂,能同时对透析机进行消毒和酸洗。无论使用何种酸洗、消毒液,其稀释后浓度都要达到标准要求,在透析机水洗结束后,其残留量应低于安全标准,以保障患者的安全。

(三)热化学消毒

在透析机进行热消毒的同时,吸入化学药剂。目前主要使用柠檬酸,透析机稀释浓度一般在0.8%~1%,柠檬酸溶液在常温下为弱酸,加温后酸性增强,是较好的酸洗剂,同时高温可杀灭微生物,被广泛应用。

现代透析机都可按要求设定酸洗、消毒、清洗程序,透析机进入程序后自动完成酸洗、消毒、清洗等全过程。常用消毒清洗程序为:水洗(15 分钟)→热化学消毒(20 分钟)→水洗(20 分钟或15 分钟)→消毒(20 分钟)→水洗(20 分钟)→酸洗(20 分钟)→水洗(30 分钟)。

第六节　透析机血液透析滤过装置

宋　伟

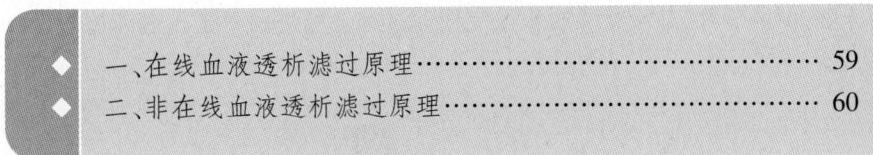

透析机的血液透析滤过功能可采用在线血液透析滤过(on-line HF/HDF)与非在线血液透析滤过(off-line HF/HDF)两种方法完成。在线血液透析滤过的滤过补液是由透析液的一部分经内毒素滤器过滤细菌和内毒素而生成的,而非在线血液透析滤过则需要外置袋装滤过补液。

一、在线血液透析滤过原理

配制好的透析液流出平衡装置后经第一支内毒素滤器过滤(如600 ml/min)到达第二支内毒素滤器,部分透析液经过滤过(如60 ml/min)生成滤过补液,在补液泵的控制下输入血液侧,部分(540 ml/min)通过滤器到达透析器的膜外,当血液滤过(HF)时旁路阀打开透析液旁路(540 ml/min),在脱水泵和平衡装置的共同作用下血液侧的水分(80 ml/min,其中滤过补液60 ml/min,患者脱水20 ml/min)经透析器膜到达膜外,废透析液(620 ml/min)部分回到平衡装置(600 ml/min),部分经超滤泵排出(20 ml/min)。由平衡装置完成滤过补液的进出平衡(图4-6-1)。

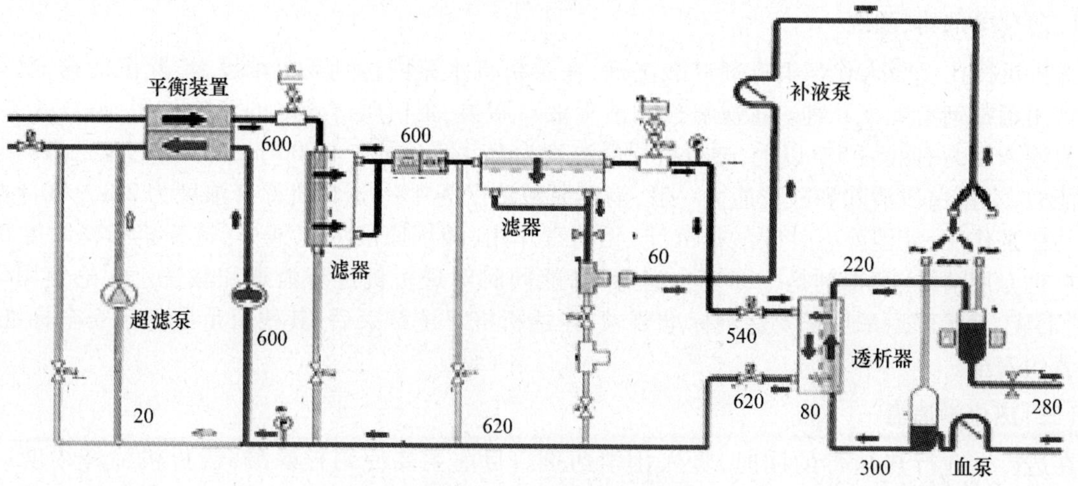

图 4-6-1 在线血液透析滤过原理图

二、非在线血液透析滤过原理

透析液侧:配制好的透析液出平衡装置到达透析器的膜外(500 ml/min),在脱水泵的作用下血液侧的水分(80 ml/min,其中滤过补液 60 ml/min,患者脱水 20 ml/min)经透析器膜到达膜外,废透析液(580 ml/min)部分回到平衡装置(500 ml/min),部分经超滤泵排出(80 ml/min)。血液侧:在补液泵的作用下(60 ml/min)滤过补液经透析器后补充到血液内(280 ml/min)进入人体,经体内循环,在血泵的作用下血液经动脉引出(300 ml/min),经过透析器,血液中的水分(80 ml/min)经透析膜到达膜外,血液流出透析器后(220 ml/min)与滤过补液混合进入人体完成循环。电子秤监测补液量的准确性,计算机控制补液泵和脱水泵的速度,由电子秤、补液泵和脱水泵完成滤过补液的进出平衡。血液滤过(HF)时透析液停止供给(图 4-6-2)。

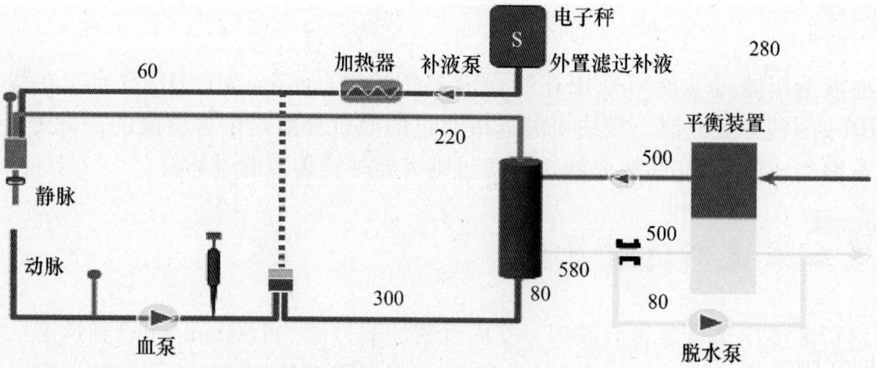

图 4-6-2 非在线血液透析滤过原理图

第七节　透析机附加功能

宋　伟

血液透析机的治疗模式:血液透析(HD)、血液滤过(HF)、血液透析滤过(HDF),在这些治疗模式外,还有许多附加功能,旨在增加特殊功能,提高安全性,或实施人性化服务。

浓度模式:使用设定模式,在单位时间内按设定改变透析液的离子浓度。

单纯高钠治疗:在透析机的配液系统增加氯化钠注入装置,高钠注入泵按设定值将适量10%氯化钠溶液注入透析液中,可在透析液原有的钠离子基础上增加0~40 mmol/L钠离子(日系透析机)。

超滤模式:使用设定模式,在单位时间内按设定改变超滤量,累计完成总超滤量。

机载血压测量:定时自动测量血压,并可根据血压变化反馈调整透析机能影响血压的相关治疗参数(如透析液的离子浓度或超滤率)。

血容量测量:用光电法或超声法测定血细胞比容的变化,计算出相对血容量的变化,并可根据血容量变化反馈调整透析机的超滤率,防止患者因血容量变化过快引发的相应症状。

清除率监测:用直接或间接方法测量废透析液尿素氮含量或等同物质排出量,计算出透析剂量,以评估透析效果或反馈透析机调整治疗参数已达到相应的治疗效果。

血液温度测量:测量血液进、出体外循环的温度变化,监测患者透析中能量变化。

个体化透析:根据患者的个人情况,选用不同的治疗方法。

一、浓度程序控制和单纯高钠透析液

(一)浓度程序控制

在计算机的控制下,浓缩A、B液吸入装置按设定程序在单位时间内改变浓缩A液、浓缩B液的吸入量,使浓缩A液、浓缩B液与水的混合比发生变化,透析液的离子浓度、pH也相应地发生改变,电导率显示也随之变化。如要提高透析液的钠离子浓度,可提高A液的吸入量,但A液所含其他离子如钾、钙等也同时按比例提高,pH降低(欧美国家生产透析机多用此法提高钠离子浓度,一般最高可使透析液的钠离子浓度提高到150 mmol/L)。必要时可检验透析液的离子浓度、pH,以观察调整效果。浓度程序有固定模式或由操作人员根据透析治疗需要自行设定。

以某型透析机的浓度程序为例(图4-7-1),浓缩B液吸入量不变,只对浓缩A液进行浓度程序控制。设定中点值14 mS/cm,每次改变量2%(控制A泵吸入量,使A泵吸入量改变2%),浓度每30分钟改变一次。

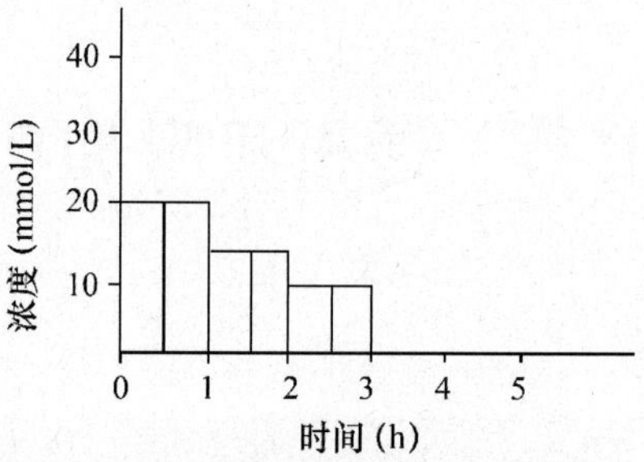

图 4-7-1　浓度程序控制示意图

（二）单纯高钠透析液（日系透析机）

在透析机的配液系统中加装一套吸液装置，可吸入氯化钠溶液，使透析液的钠离子浓度提高，计算机可按设定程序控制钠离子的吸入量。以某型透析机为例（图 4-7-2），透析液的基准钠离子浓度是 140 mmol/L，计算机控制吸液装置吸入一定量 10% 氯化钠溶液，在第一个小时内使透析液的钠离子浓度增加 20 mmol/L，实际值达到 160 mmol/L，第二个小时内透析液的钠离子浓度增加 15mmol/L，实际值达 155 mmol/L，第三个小时内透析液的钠离子浓度增加 10 mmol/L，实际值达 150 mmol/L，第四个小时内透析液的钠离子浓度不增加，实际值为 140 mmol/L。此法可单独提高透析液的钠离子和氯离子浓度，一般最高可使透析液的钠离子浓度提高到 180 mmol/L。

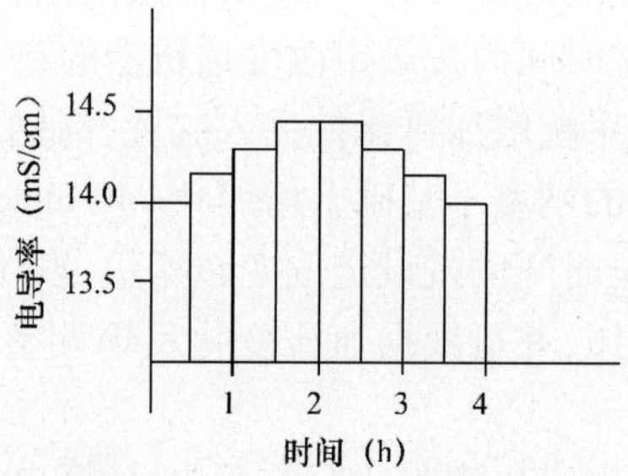

图 4-7-2　单纯高钠浓度程序控制示意

二、脱水（超滤）程序控制

在计算机的控制下，脱水装置按设定程序在单位时间内改变超滤量，使超滤率产生变化。操作人员设定脱水量、治疗时间和脱水程序，透析机可计算出超滤率并按程序执行脱水。脱水程序有固定模式或由操作人员根据透析治疗需要自行设定。

以某型透析机为例（图 4-7-3），患者透析治疗时间 4 小时（240 分钟），脱水量 4 000 ml，平均超滤率 1 000 ml/h。超滤程序设定，将治疗时间 4 小时分为 10 等份，每份 24 分钟，平均超滤率为 100%，初始超滤率定为 125%（1 250 ml/h），超滤率按 5% 递减，结束时超滤率递减到 80%（747 ml/h），4 小时按递减方式完成 4 000ml 的脱水量。

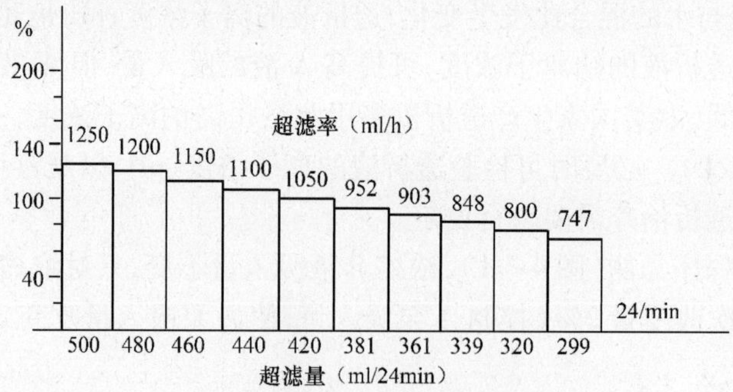

图 4-7-3　脱水程序控制示意图

三、血容量监测

目前，血容量监测（BVM）方式有多种，如光学式、超声方式、电导率测量式、密度式。现透析机多采用超声测量方式。

在透析治疗过程中，血浆容量因超滤和毛细血管再充盈而发生变化，而血管内血液的蛋白质质量（血红素、血浆蛋白）是恒定的，当超滤率大于再充盈时，血液被浓缩，血细胞比容发生变化，而超声波传递速度受传递介质密度及温度的影响，当温度一定时，利用超声波穿过体外循环的动脉血，监测超声波传播速度的变化可间接反映血液中血细胞比容的变化。血容量监测装置可以精确连续不断地测量透析管路内动脉血的比容变化，计算机根据患者血细胞比容的变化，推算出患者相对血容量变化。相对血容量是指当前血容量与透析初期血容量之比。根据所计算的相对血容量，透析机可按操作人员设定的容量参数自动反馈调节超滤率（超滤速度与时间），以减少透析过程中出现低血容量导致的不良反应（图 4-7-4）。

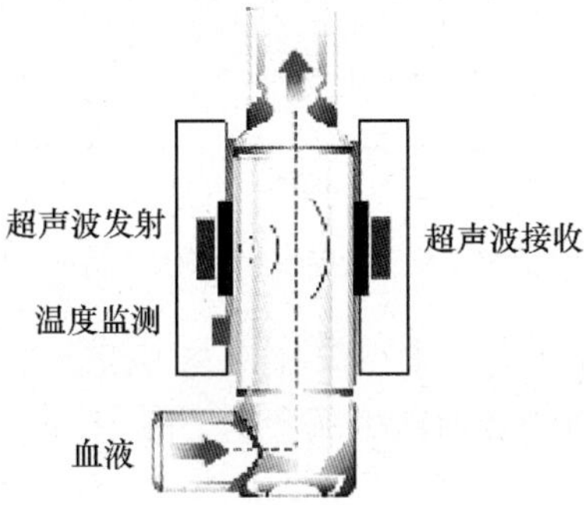

图 4-7-4 超声方式监测血容量原理

四、清除率监测

对透析充分性评价常用的简单指标是尿素清除指数（Kt/V）。通常是通过检测透析前、后血液中尿素氮的值计算而得。有些透析机装有尿素氮监测系统，对清除率进行监测，并可反馈调节透析治疗参数，达到理想的透析指标。

1. 生化测量法　尿素换能器是由铵电极和涂覆尿素酶的贴膜构成，将尿素换能器串联在透析液的排放管路中，尿素酶将透析液中尿素分解成氨与二氧化碳，氨通过尿素膜形成铵离子，通过尿素换能器中铵离子电极测量，即可实时反映透析液中尿素浓度的变化。这种测量法直接准确，但是造价较高，为一次性使用。

2. 电导率模拟法　钠离子在透析液电解质中占绝大部分比例，钠离子浓度也决定了透析液的电导率。虽然钠离子小并带正电荷，而不同于中性较大分子尿素，但两者在体内、外跨膜弥散特性却表现出有相当的可比性，利用钠离子跨膜弥散特性的描述，可了解尿素跨膜弥散性，并计算尿素清除率。透析机内利用两个相互独立的带温度补偿电导率传感器对进出透析器的透析液进行周期性电导率测量，测量电导率的变化，计算得出对应的尿素清除率。透析治疗开始，透析液电导率稳定后可进入测量程序，测量开始透析液被旁路（约 20 秒）清除率为 0，透析机根据稳定的电导率值控制改变浓缩液吸入量，使电导率值产生一个钠离子脉冲（±17.5%），含高或低钠离子浓度的透析液进入透析器经透析膜与血液进行弥散作用，使流出透析器的透析液钠离子浓度降低或升高。第二个电导率传感器测量其电导率，计算机比较两个电导率差值与其他参数算出清除率，测量完成后电导率恢复到正常稳定值，并准备下一次测量（图 4-7-5，4-7-6）。

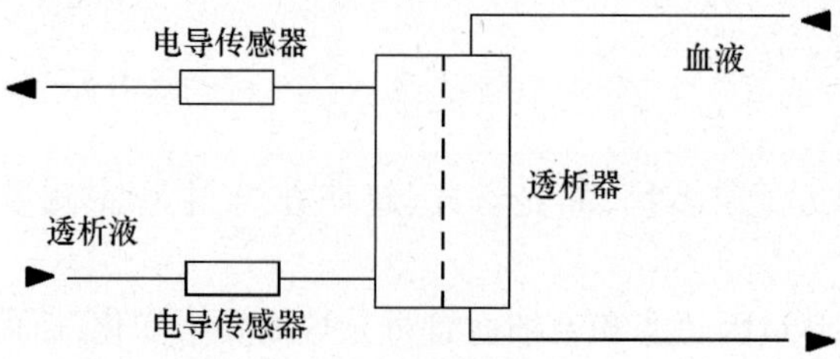

图 4-7-5 电导率监测清除率原理

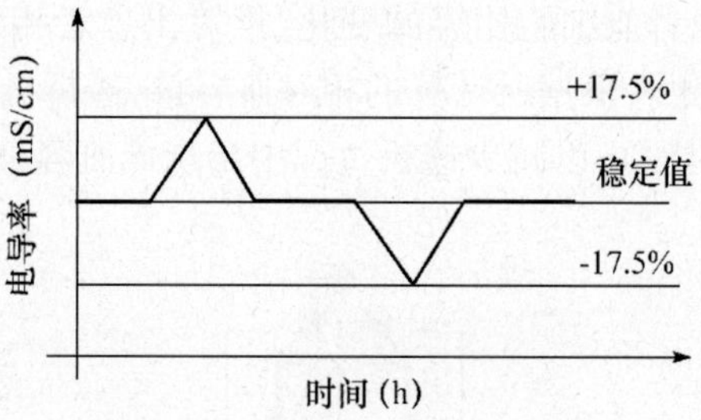

图 4-7-6 电导率(钠离子)脉冲

3. 尿素监测 研究表明,透析液侧的尿素下降比率与血液侧的尿素下降比率趋势相同。通过紫外线监测排出透析液中尿素的下降率可计算血液中尿素的下降率。

五、血液温度监测与控制

在透析治疗中从患者体内进入体外循环的动脉血温度由患者的体温决定,血液经过透析器与透析膜外的透析液有紧密的热接触并进行热量交换。由于透析液的流量明显大于血液流量,流出透析器的血液温度就是流入透析器的透析液温度,透析液的温度决定了流回患者体内静脉血的温度。将患者的动、静脉管路穿过血液温度监测(BTM)模块,取得动、静脉血液温度的近似值,经参数修正弥补因血液管路造成的血液温度下降,计算机控制透析机的加热器调节透析液的温度(35 ~ 38 ℃)。血液温度监测系统可测量输入患者体内的热量,并按操作人员的要求控制热能或直接控制患者体温,减少患者并发症的发生,达到生理化透析治疗的目的(图 4-7-7)。

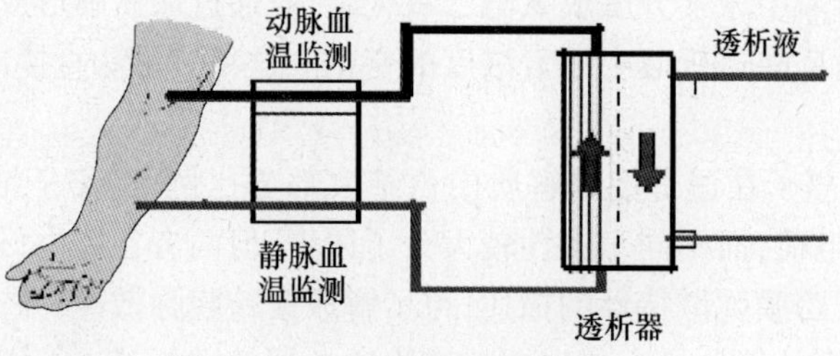

图 4-7-7 血液温度监测原理

1. 热能平衡控制 在控制功能启动后,血液温度监测静脉血液温度,计算出的静脉血液温度热能,并按操作人员设定的热能流速调整透析液的温度,直到静脉血达到所需温度,每隔一段时间血液温度监测实际平均能量流是否与设定值存在偏差,发现偏差及时反馈控制,调整透析液的温度,在短期内补偿偏差。

2. 体温控制　患者的体温近似等同于动脉血的温度，血液温度监测动脉血温度，并排除再循环等因素的影响，按操作人员设定的体温调整测量透析液的温度，反馈控制加热器，直到动脉血达到所需温度。血液温度只在一定范围内(35～38 ℃)或有条件对体温进行控制，不会强制抵抗人体自身的温度调节系统。

3. 测量通路再循环　通过透析液温度暂时脉冲变化产生温度的追加量(2.5 分钟，2.5 ℃)，温度变化经透析器被传递到血液侧，当静脉血液温度到达最大值时，被血液温度静脉温度传感器记录下来，经体内循环(瘘管再循环和心肺再循环)后，降低的血液温度脉冲经动脉血到达动脉温度传感器并被记录。动脉血液温度脉冲高度与静脉血液温度脉冲高度之比反映再循环的情况。当比值大于 20% 时，存在瘘管再循环的可能性非常高。

六、个体化透析参数

随着微电子技术的发展，透析机内或机外存储器可储存大量患者个人透析治疗参数和信息，主要包括透析液浓度处方、超滤程序、血液流速、透析液温度、肝素泵速、报警点及范围，操作人员可方便读取透析机上的治疗参数，控制透析机进行个体化透析治疗。同时可将透析治疗过程的监测信息，如动脉压、静脉压、跨膜压、透析液压、电导率、透析液温度、报警等情况进行记录和储存，以获取患者透析治疗的数据资料，亦可将操作人员操作透析机按键的情况、时间记录在储存器内以便查找。

第八节　透析机的发展前景

王质刚

一、家庭血液透析临床进展

(一)家庭血液透析

家庭血液透析(home hemodialysis，HHD)是患者自己在家里装置血液透析机及相关水处理设备，自行进行连接血管通路并进行操作的一种透析治疗方式。20 世纪 60 年代，HHD 开始在国外出现，并在 20 世纪 70 年代得到广泛应用。近年多项研究发现，HHD 与其他透析方式相比有诸多优点，如成本低、患者易接受以及设备智能化，尤其是其临床优势明显，患者预后好、并发症少、生存率高等。

采用 HHD 方式必须与医院连锁，HHD 前患者及家属需要接受医院培训，以掌握 HHD 相关知识和操作技巧，严格按照医护人员的指导操作。HHD 与常规血液透析(CHD)相比有明显不同，它可以根据患者的工作时间和生活规律来安排透析，对工作、生活影响更小，使患者更易回归社会，且更接近人的生理状况，使患者内环境更加平稳，生活质量明显提高。

笔者在 20 世纪 70 年代去瑞典访问，曾参观一例 HHD 患者，医院一位护士领我们去这位透析患者家。护士介绍说，设备是医院帮助建立和调试，家属由医院培训，初始时由护士协助，以后由护士和工程师定期随访。家属反映基本没有问题。

HHD 处方常有以下几种。①每日短时透析(SDHD):6 次/周,每次 2 小时。SDHD 在 1968 年由 DePalma[9]提出,其优势是可以减少脱水量,增加血流动力学稳定性,降低血浆毒素峰值,减少毒素水平波动。②夜间 HHD(NHD):5 ~6 次/周,每次 6 ~8 小时。NHD 在 1996 年由 Uidall 等[10]提出,通过延长透析时间,提高生活质量,对工作、生活影响较小。

(二)家庭血液透析的临床优势

1. *改善睡眠障碍* 终末期肾病患者长期透析容易发生睡眠障碍、疲劳或疲倦及不宁腿综合征。近年研究发现,HHD 较 CHD 能有效改善睡眠障碍。kjellstrand 等[11]发现 NHD 对清除上呼吸道分泌物更有效,睡眠期间可预防上呼吸道阻塞,同时研究还发现终末期肾病患者从 CHD 转成 NHD 后伴随咽横截面积增加。

2. *控制血压* 血压升高与容量和(或)压力超负荷有关。多项研究表明,SDHD、NHD 都能改善终末期肾病患者的血压。Honaken 等[12]研究表明 NHD 较 CHD 能使收缩压与舒张压改善更明显。

3. *改善贫血* 充分血液透析可以改善贫血,增加促红细胞生成素(EPO)的敏感性,而且明显改善造血干细胞(HPC)增殖。

4. *防治心血管结构和功能紊乱* 终末期肾病患者容量和压力超负荷通常同时存在,可造成左心室直径扩大和(或)左心室壁增厚。与 CHD 相比,NHD 可明显降低心脏重量。研究发现,主动脉顺应性降低和血管钙化亦是终末期肾病患者心血管事件的独立危险因素。

5. *改善钙、磷代谢* 虽然透析对甲状旁腺激素水平治疗的结果仍存在争议,但越来越多的证据表明,在普通人群和终末期肾病患者中,高血磷可增加心血管疾病的发生率和病死率。CHD 清除血磷的效果不理想,且清除血磷的主要决定因素是透析时间,其次是透析频率。SDHD 已证实可显著降低血磷水平(主要取决于透析时间)。NHD 也被证实可使血磷水平恢复正常。由 CHD 转成 NHD 后,患者血磷由(2.10 ±0.20)mmol/L 下降至(1.20 ±0.10)mmol/L($P<0.05$),血甲状旁腺激素由(49.00 ±5.40)pmol/L 下降至(20.60 ±6.20)pmol/L($P<0.05$)。近期研究亦表明 NHD 较 CHD 能够降低血磷水平,改善钙、磷代谢,并纠正继发性甲状旁腺功能亢进。

6. *降低病死率* 研究表明透析治疗的时间和频率与病死率之间存在关联。Carolyn 等[13]比较了透析结果和应用模式,获得的治疗时间与 Kt/V 的数据显示,延长治疗时间和提高效率(以高 Kt/V 作为测量标准)两者之间既独立又协同降低病死率。

(三)家庭血液透析的流行情况

近几年来,美国等国家的医疗器械厂商陆续开发上市多款适合肾衰竭患者在自己家里自行操作使用的小型血液透析机。其共同特点是具有体积较小、移动方便、操作简便、便于老年患者操作等优点。现举几个国外最近上市的小型家用透析机例子及其性能介绍,供国内医疗器械行业开发人员参考。

1. PureFlow 由美国 NXStage 医疗器械公司开发,体积仅有(15×15×15)in^3〔(38.1×38.1×38.1)cm^3〕①,重量为 70 ~90 lb②(31.75 ~40.82kg)(分几种不同规格)。由于机器底座安装有 4 只万向滑轮,故移动时非常轻盈。该机使用生产商所提供的袋装透析剂,并使用符合美国环保局规定的纯水作为辅助试剂用品。

2. Fresenius Medical Care 这是德国费森尤斯医疗器械公司在美国市场推出的一款家用透析机新产品。该透析机体积仅为(52×21×25)in^3〔(132.08×53.34×63.5)cm^3〕,重量为 160 lb(72.57 kg)。它采用单针管式常规血液透析方法,配套试剂采用符合欧盟或美国标准的产品。机身上有彩色触摸显示屏,适合患者在家里进行自我血液透析操作。

3. Dialog Plus 由德国布劳恩医疗器械公司开发,已在欧洲和美国上市。其体积为(66×20×25)in^3〔(167.64×50.8×63.5)cm^3〕,重量为 187 lb(84.82 kg)。其特点是:拥有一个可旋转平面监视仪。这样患

① 1 in =2.54 cm;

② 1 lb =0.45 kg。

者无论在什么位置都能清楚地观察到监视仪上的血液透析情况。机器自动设定操作程序，一旦血液透析过程结束，机器会自动关闭电源，从而避免发生无效透析操作。该机器所需配套试剂为尿激酶、小苏打、透析剂与肝素等。

香港自2008年开展HHD以来，已经开始了多项NHD项目，台湾肾脏病协会将HHD作为2008年会议的主题。血液透析中心患者发生院内交叉感染概率大大增加，对于近年中国内地出现的多起透析致丙型肝炎传播病例，HHD不失为一种好的解决方法。由于HHD较传统透析有明显优势，它将成为一个有发展前景的新透析模式。

2012年7月报道江苏南通有一例尿毒症患者血液透析已经20年。后13年自己在家自行透析，成为中国家庭血液透析第一人(图4-8-1)。他在医院透析期间自学血液透析理论和操作，2000年因为经济因素，他被迫尝试在家中做血液透析。因为掌握了大量的血液透析理论和实践知识，他在家庭透析过程中没有发生任何问题。实践证明，在家中做血液透析是切实可行的。正式的血液透析机只是自动化程度高，加上一些监测。这些靠人工也能做到。家庭每次只需几十元，这既解决了尿毒症患者经济困难，又可减少患者去医院的次数。尽管如此，在中国全面开展家庭血液透析，面对的主要困难是不能与医院连锁、设备购买与安装有一定困难、广大患者专业知识水平低、接受医院培训困难、家庭环境较差等。

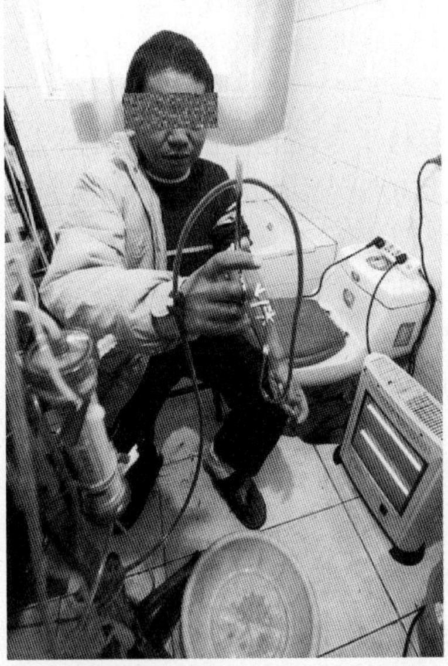

图4-8-1　患者在简陋的卫生间里做血液透析

二、在线生物反馈功能

血液透析的目的就是替代患者丧失功能的肾脏，有效清除毒素和多余水分，纠正电解质、酸碱失衡，同时避免透析并发症的发生。为此各家公司已纷纷开发了相关技术。如FRESENIUS的体温监测(BTM)/容量监测(BVM)/血压监测(BPM)/尿素清除率(OCM)系统，百特的尿素监测(HEMAVISION/UREA)和血压监测(MONITOR/BPM)，GAMBRO的血压检测(DQM200/BPM)，HOSPAL的超滤监测(HEMASCAN/DIASCAN)。另外还有公司提供独立的监测设备，如ULTRASONIC和CRITELINE的超滤监控设备。这些技术主要可以帮助确定透析清除率，避免无效再循环对透析清除率的影响，通过测量相对血容量的变化、血压变化，甚至血氧饱和度，帮助患者平稳地达到干体重。

由于医疗费用方面的限制以及操作人员对新技术的掌握程度等一些制约因素，目前此类技术没有得到广泛应用。

不过笔者认为目前的技术并不是真正意义的生物反馈功能。马洁葵等[14]提出，近年来出现的一种新型相对血容量(RBV)的监测装置,它不但能动态监测血容量的变化,而且能根据血容量变化自动控制超滤率。其超滤率(UFR)模式为,开始透析时的UFR为平均UFR的两倍,以后呈向下斜行的直线;当RBV下降到所设定最低RBV(RBV_{min})的一半时,超滤率开始自动减慢,当RBV等于RBV_{min}时超滤停止。如果再充盈率大于超滤率时,RBV会上升,超滤率又会自动上调,使组织间隙的水分充分超滤出来。故能自动根据再充盈率的变化,自动调节超滤率,预测和防止透析中低血压反应。本研究中发现BVM组的症状性低血压发生率和护理干预次数与其他3种透析模式相比均有显著差异。

笔者设想,随着科学技术的发展,在可以实现自动检测血压的前提下,机体接受血压下降的信号后可发出调节维持血压的信号,如增加透析液钠离子浓度、减少超滤率、降低体温,当血压恢稳定后各种参数恢复常态。

三、个体化透析设计

血液透析虽然使用方式、方法、时间基本相同,但个体之间还存有差异,如透析时间、透析模式、干体重、超滤率(量)、钠离子浓度等。如果患者外出旅行,到一个新的透析中心,患者必须告诉对方自己的病情特点,如果说不太清楚会有麻烦,那么如果每位患者自己携带一份透析卡(处方),将带来极大的方便。此外,通过更多的在线监测功能,能够发现患者个体存在对于透析治疗的个体差异,这也就越需要透析处方的个体化。

个体化的实现由原来的手工调节趋于自动化。自动化目前主要通过患者处方卡实施,如BAXTER公司(MERIDIAN)、GAMBRO公司(PHONIX)、B-BRAUN公司(DIALOG)。新的可根据在线监测数据实时调整透析参数的透析机软件已出现,但安全性尚待验证。

建立治疗数据库,针对每个患者的情况进行个体化治疗。今后血液透析机的发展一定是向网络化、自动化、智能化、个体化、生理反馈、模块化发展。构成的数据传输系统,其使用S频段,也称工业自由频段(industrial scientific medical, ISM),具有良好的移动性、抗干扰性和保密性。

四、携带式透析机

美国加州大学洛杉矶分校一位教授研制出一种可穿戴式人工肾(其实也是肾透析机的一种)。据介绍,该机采用一只9 V微型电池驱动,血液过滤器每周只需更换一次。但患者必须每天在机内添加透析剂和肝素之类的抗凝血剂。该机器的最大优点是,患者可将其背在背上,故可自由活动。可穿戴式人工肾一旦通过有关部门的审定后上市,将为全球各地的慢性肾衰竭患者带来福音。

英国伦敦大学开发出一种便携式血液透析机,其重量仅有2 lb(0.91 kg),患者外出旅行或办事时可随身携带,并可随时进行血液透析。由欧盟多个成员国科技界与工业界参与组成的欧洲NEPHRON研发团队利用前期所开发拥有自主知识产权的科技成果,成功研制开发出一款可穿戴式人工肾透析装置。犹如一个$(40\times20\times4)cm^3$体积的小书包,可方便地挎在身上进行7天24小时连续不断的肾透析。其工作原理如同传统的肾透析设备,在保证患者血压处于安全水平的前提下,抽取患者血液通过过滤装置排除废弃毒素。与传统的肾透析设备比较,其体积缩小近百倍,主要优势如下。①便携式更轻巧,免去患者往返医院透析中心的烦恼,不影响正常的工作与生活。②类似于自然肾脏平稳和均匀地排除身体毒素,功能大大优于传统的间歇式肾透析,在原有基础上可提高患者的生命预期10~16年,还可防止许多患者常常遭遇的“透析后综合征”。③医疗费用成本更低廉,每年每位患者可节省至少110 000~150 000元的医疗费用。④患者可随时监控肾功能数据,从而改进生活方式,并通过无线连接同专业医生保持互动。目前,NEPHRON研发团队正在对便携式肾透析装置进行严格的临床实验。

参考文献

1. 王质刚. 血液净化学. 3 版. 北京:北京科学技术出版社,2010.
2. 王质刚. 透析与肾移植实用手册. 北京:北京科学技术出版社,2007.
3. 日机装(NIKKISO). 透析装置使用说明书,技术手册.
4. 费森尤斯(FRESENIUS). 血液透析设备操作说明书,技术手册.
5. 贝朗(B/BRAUN). 血液透析机使用说明书,技术手册.
6. 尼普洛(NIPRO). 血液透析装置使用说明书.
7. 东丽(TORAY). 血液透析机使用手册.
8. 应滋栋,张飞鸿,赵丽萍. 不同类型血液透析机的超滤系统原理及其应用. 中国医学装备,2014,11(3):54-56.
9. DePalme M, Pecker EA, Gofdorl A, et al. A new compact automatic home hemodialysis system. Trnns Am Soc Artif Intern, 1968, 14:152-159.
10. Uldall R, Ouwendyk M, Franeoeur R, et al. Slow nocturfla Ⅰ home hemodialysis at the Wellesley Hospital. Adv Ben Replace Ther, 1996, 3:133-136.
11. Kjellstrand CM, Buoneristiani U, Ting G, et al. Short daily hemodialysis: survival in 415 patients treated for 1006 patient-years. Nephrol Dial Transplant, 2008, 23:3283-3289.
12. Honaken EO, Rauta VM. What happencd in Finland to increase home hemodialysis? Hemodial Int, 2008, 12 (suppl 1): S11-S15.
13. Carolyn L, Janine K, David W, et al. Quality of life and alternatenightly naetmal home hemndialysis. Hemodial Int, 2010, 14: 29-38.
14. 马洁葵,刘绮文. 3 种不同透析模式对血液透析中低血压反应的预防作用. 天津护理,2005,13(4):4.

第五章

血液透析用水处理和透析液

王质刚　陈仙明　吕维敏

第一节　血液透析用水处理的意义和方法

王质刚

一、重视水处理质量问题导致的事故与灾难

血液透析是维持肾衰竭患者生命的有效手段,透析治疗需用大量的水。血液透析用水处理设备广泛应用于医疗卫生行业,特别是血液透析中心。水处理设备是将原水经过专用系统处理,为血液透析提供稳定可靠的高质量的水质,如果设备达不到标准要求,将给患者带来急性、慢性并发症,影响透析质量。

透析膜在一定范围内对透析液中的有机物和无机物不具备选择性,因此透析液中所含的有害物质进入体内,不但影响透析液电解质浓度,还会对血液透析设备造成损坏,更严重的是有害物质会通过透析膜扩散进入患者体内,导致败血症、热原反应、硬水综合征、慢性贫血、神经系统损害、透析性骨病以及透析性脑病等各种近期或远期并发症的出现。

回顾血液透析的历史,国内外发生多次因透析水质不合格导致的重大透析事故和灾难,轻者引起各种急、慢性透析反应,有的可遗留不可恢复的并发症;重者导致个体或群体死亡事件。近年由于卫生法规的建立与健全,卫生部门对透析水质有特殊的要求,形成企业或国家标准。各省市也相继成立了监管透析质量(包括水质)的社会学术组织和卫生行政机构,定期对透析用水质量进行检查,并对不合格的单位限期整改,大大提高了透析患者的安全性。

二、血液透析用水处理目的和设备进展

健康的肾脏直接从体内接收多余的水分和代谢废物,并通过尿液将其排出体外,水的摄入和排尿维持了身体的水平衡。出于对人体安全的考虑,饮用水要经过一定的处理,才能提供给人们。饮用水在进入血液之前要经过肠道屏障作用,但对于透析患者来说,水与血液的接触只是通过一种半透膜来实现,半

透膜对通过它的物质没有选择。与口服摄入水相比(每周约 14 L),血液透析患者暴露于大量的透析液当中(每周 300 ~400 L)。因此,作为透析用水纯度的要求非常高,如果水内含有害物质,很容易通过透析膜进入患者的血液中,即使是较低浓度的有害元素,长期蓄积也会导致慢性中毒。

为了保证透析患者的安全,要对水进行处理,这个程序经历了漫长的、不断改进与提升的过程。水处理设备就是根据去除水源中有害和多余的物质成分而组成一个系统装置,在这个系统中,每个部分之间相互联系并且相互提供保护。

Bernard JM[1]等将水处理发展分为三期,第一期(1960 ~ 1970)为开拓期(pioneering),此期主要是建立水处理程序,以便确保透析患者的存活率。这时使用的水处理设备主要排除水中胶体颗粒、铝、镁、氯和毒素,旨在防止硬水综合征和热原反应。第二期(1970 ~ 1980)显示有些物质(如硫酸铝、氯胺)加到城市水中可以控制水的浊度和生物学污染。这个过程对水处理系统进行了改进,包括反渗透膜和去离子装置(混合床),进一步提高水的纯度。第三期(1980 ~ 1990)新的透析技术的出现,如碳酸氢盐透析、高渗透膜、超滤控制等需要水进一步纯化以保证生物学指标和减少内毒素的污染。此期提出一个新的血液相容性问题,随着细胞因子理论的研究,要求使用超纯水和超纯透析液。此后 20 年理论研究和技术进展主要表现在水处理系统的精细改革以及超纯透析液的临床应用[2]。

我国从 20 世纪五六十年代开始进行维持性血液透析,基本用软化水透析,少数单位借助有利条件运用蒸馏水透析,这样的水处理只能达到去除胶体、钙、镁等有害物质,防止产生“硬水综合征”。当然也就谈不上透析质量和长期存活。到 70 年代,发现加入到自来水中用来降低水浑浊的硫酸铝和杀灭水中细菌的活性氯能引发一些透析并发症,如“透析痴呆”和溶血。因此,水处理系统被改进,加入了活性炭过滤器,用来去除活性氯和氯胺。80 年代,为进一步提高水质,应用电渗析技术、阴阳离子交换装置,能更有效地去除各种离子。与此同时国外带有逆渗透膜的水处理装置引进国内,一时间国内的透析中心纷纷安装反渗装置。

人们认识到,提高水质纯度可以降低炎症反应、减少 CVD 并发症、增加 EPO 敏感性,所以纷纷追求透析液纯度,继而出现了双膜反渗装置,水输送管路循环和无死腔,入透析机前透析液路加内毒素滤器等做法,由此产生一个诱人的名词“超纯透析液”很吸引国人。国外近年开始采用全系统热水消毒,获得非常好的生物学效果。可喜的是我国已经自行研制出全系统热水消毒设备,取得预期效果。

近年我国医疗行政部门和学术组织非常重视透析质量和设备的安全运行,2005 年国家食品药品监督管理局颁布《血液透析和相关治疗用水》行业标准(见附录五)。各地纷纷成立质量检查中心,制定了透析相关的规章制度和质量标准,并对所在地区透析中心进行定期检查。对于透析用水的生物学指标规定,细菌数 <100 CFU/ml,内毒素 <2 EU/ml,有些大的透析中心水质已经优于这个指标。

三、水中超标物质的种类和对机体的影响

水中超标物质的种类包括微生物、无机盐和不溶性颗粒。

(一)微生物

水中的微生物主要是细菌及其释放和降解产物(内毒素),偶尔也有真菌、病毒和酵母等[3]。

1. 细菌　在水和透析液中常见的细菌是革兰阴性菌和非结核性分枝杆菌,它们特别适应水中的生存。由于这类细菌能形成一种叫生物膜(biofilm)的物质,使它能够附着在物体的表面,很难被清除。特别是反渗膜、输送水管道、储水箱等地方,同时生物膜能够保护细菌对抗消毒剂对它们杀灭,而且不断释放内毒素。革兰阴性菌在透析用水和透析液中存在,当有合适的 pH、营养和温度时,它们能很快地繁殖。如果透析膜出现破坏,细菌就可以进入患者的血液中,引起毒血症。如果透析膜不破,细菌的产物和细胞膜的成分也可以通过透析器膜孔进入血液,引起患者的致热反应,使患者出现发热、寒战、低血压、恶心等症状,严重的导致患者死亡[4]。

细菌可以被很多种方法杀死,包括加热和化学杀菌,它们也可以被水处理的一些系统过滤掉。

2. 内毒素 内毒素是 G^- 细菌细胞壁的成分，称为脂多糖（LPS），包括脂质 A、肽聚糖（peptidoglycans）、胞壁酰肽（muramyl peptides），还有 G^+ 细菌的外毒素等。当细菌分解，内毒素便被释放出来。因为内毒素能引起透析患者的发热反应，所以它们又被称为致热原，由此而引起患者的反应称热原反应。透析患者长期与含有内毒素的水接触可引发慢性并发症，如免疫功能下降、淀粉样病变、动脉粥样硬化、血管疾病、分解代谢亢进等，同时也引起透析患者机体对促红细胞生成素的抵抗。

因为内毒素不是一种活体，不可能被杀死，也很难被清除（图 5-1-1），所以通常情况下保持水中细菌的低浓度，可以避免内毒素的积累。同时保证水和透析液系统处于流动状态。在水处理系统中去除内毒素的单元是活性炭、反渗膜和超滤膜、内毒素过滤器。

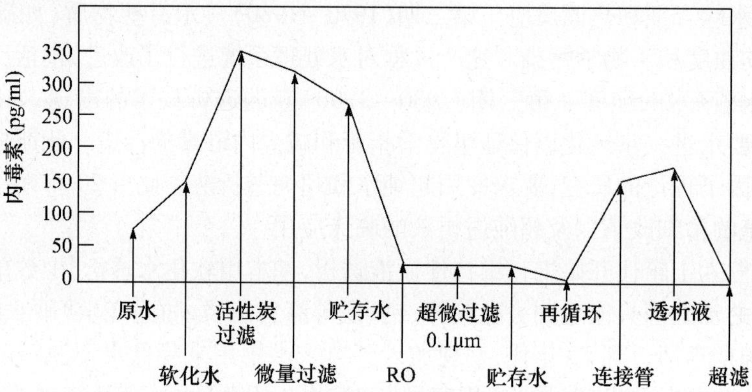

图 5-1-1 水处理系统各段内毒素水平

3. 病毒 病毒体积较大，一般不能通过完整的透析膜，但如果透析膜破损，将增加病毒进入血液机会。病毒可被很多化学消毒剂杀灭。

（二）化学物质

1. 残余氯 残余氯是指水中含氯化合物与游离氯总和，含氯化合物如一氯胺（NH_2Cl）、二氯胺（$NHCl_2$）等，是氯与存在水中的氨化合反应而生成。

$$Cl_2 + H_2O \longleftrightarrow HOCl + HCl$$

$$HOCl + NH_3 \longleftrightarrow NH_2Cl + H_2O$$

$$HOCl + NH_2Cl \longleftrightarrow NHCl_2 + H_2O$$

$$HOCl + NHCl_2 \longleftrightarrow NCl_3 + H_2O$$

以上氯与氨的反应主要受水中 pH 和氯与氮质量比的控制。游离氯是指水溶性分子氯、次氯酸或次氯酸根或它们的混合物，它们相对比例取决于水中 pH 和温度。有效氯指氯化剂所含的氯中可起氧化作用的比例。Cl_2 含有两个氯原子，在起氧化作用时夺取的电子数为 2e，其有效系数可以认为等于 $2e/2Cl^- = 1$。无论测定水氯浓度、NaClO 浓度、有效氯、水中残余氯含量，实际都是测定溶液中起氧化作用的氯含量。有效氯被用来进行饮用水的消毒，杀死水中的细菌和病毒、真菌。活性氯和氨反应生成活性氯胺，它具有氧化性（与氧发生反应破坏细胞壁），如果患者与高浓度活性氯胺接触，可发生溶血（红细胞破裂）导致急性贫血。

氯胺能够以弥散方式通过透析膜，所以要求透析用水中活性氯胺不能超过 0.1 mg/L，游离活性氯不能超过 0.5 mg/L，活性氯胺的测定方法比较复杂，可通过测定游离活性氯含量来间接监测活性氯胺的水平。

2. 可溶性无机盐 如果原水中某些无机盐含量过高，或由于水处理某些元件功能失效，会导致最终 RO 水或透析液中含有某些离子增高和存在微量元素，这些成分异常会引起一系列相关病变和并发症。

（1）无机离子。包括钠、钾、钙、镁。钠离子增高引起头痛、口渴、高血压、肺水肿、精神错乱、心动过速、抽搐、昏迷。钾离子增高引起心脏传导阻滞。如果水中钙镁离子浓度过高，可引发“硬水综合征”，典型的症状有恶心、呕吐、发热感、血压高、头痛、神经错乱、癫痫、记忆丧失和记忆障碍。

(2)微量元素。包括铝、铜、锌、镉、砷、汞、铅、银、铁、硒、铬、硅和钡等。

铝:水中铝的产生是由于自来水中加入硫酸铝,产生絮状沉淀使浑浊水澄清。另外铝还来源于水加热系统中的铝电极,透析管道系统中的铝泵等。除此之外,通过胃肠道进入体内的食物、饮水、药物中的铝也可以部分进入血液。当血清中铝含量超过 500 μg/L 时,可引起急性铝中毒。持续含量在 100 ~ 200 μg/L,可引起慢性铝中毒。产生的并发症有铝脑病,铝相关骨病,抵抗红细胞生成素的小细胞低色素性贫血等。

铜:铜是组成血红蛋白的基本微量元素,也是与造血有关酶的组成成分,参与氧化磷酸化作用、单胺的降解、黑色素合成、维生素 C 代谢。铜中毒是由于透析水经过的管道中有铜离子的释放或在自来水中加入硫酸铜用于去除藻类。当浓度在 400 ~ 500 μg/L 时,红细胞与游离铜接触可发生急性溶血,引起发热、严重贫血、肝损伤,死亡率增加。

锌:锌是将近 70 种酶的基本成分,在透析患者的血浆中,含量为 630 ~ 1 020 μg/L,引起透析水锌污染的来源与电镀的水箱和水管中锌的释放有关。如果血浆中锌含量大于 7 000 μg/L,可引起发热、恶心、呕吐和严重贫血。现代水处理设备由于应用离子交换和反渗设备,保证患者的正常锌含量在 800 ~ 1 200 μg/L。发生低血浆锌的现象是由于透析引起锌的丢失或是口服硫酸亚铁影响肠道对锌的吸收。锌缺乏的主要症状是智力障碍、精神抑郁症、视觉障碍、伤口不能愈合、嗅觉减退、厌食,血浆睾酮水平低,性功能缺乏。

镉:是一种由于环境污染而普遍存在于人体内的微量元素。严重镉中毒可导致骨软化,透析患者慢性镉积累可引起顽固性贫血。

砷:慢性砷中毒可引起皮肤色素沉着、肝脏问题和神经系统的危害。一般情况下,在透析液中的砷浓度低于最低值。由于它与血清蛋白结合,所以容易蓄积。

汞:慢性汞中毒可以产生神经系统、肾脏疾病和口腔炎等问题,以及震颤、失眠和语言障碍等并发症。

铅:铅中毒有皮肤和胃肠的表现(急性腹痛、顽固性便秘),也有神经系统的表现(纹状肌麻痹)和红细胞的损伤,其典型表现是红细胞膜上的嗜酸性斑点。铅对透析用水的污染根据城市所处的地理位置不同而异。由于铅和蛋白结合,所以血液滤过透析不能去除铅。

银:银对透析用水的污染与整体的微量元素有关,没有临床报道。

铁:高浓度的铁可以在许多地下水中以碳酸盐和硫酸盐的形式存在。铁在透析水中不能引起急性的并发症。但是,如果长时间与高浓度铁接触可引起含铁血黄素沉积症、贫血和骨病。

硒:硒是基本的微量元素,存在于谷胱甘肽过氧化酶内。这种酶能防止蛋白质、碳水化合物及脂类被氧化的危险。硒缺乏时可发生充血性心肌病、贫血、免疫功能改变、骨骼肌病变和增加心血管系统的发病率。在透析患者中发现,低硒的情况下,硒的水平和蛋白分解代谢速度成正比。因为硒与蛋白结合,透析不能去除硒。

铬:铬是人体需要的基本微量元素,但当它们以六价形式存在时有特殊毒性,可以使皮肤、鼻溃烂。

硅:硅是地球表面普遍存在的第二大元素,是位于线粒体中的基本微量元素。在透析患者血浆内可发现高浓度硅,可引起肾脏、骨骼和乳腺的疾病及贫血。

钡:钡污染透析用水常常伴有其他微量元素的增加,没有临床反应的报道。

(3)其他物质。如硝基盐、亚硝基盐、亚硝胺、硫酸盐、氟化物。

硝基盐、亚硝基盐、亚硝胺:因为有机肥料的大量使用,污染了地下水。高浓度的硝基盐可诱发正铁血红蛋白血症,引起发绀和血压下降。正铁血红蛋白的产生决定于大肠的微生物将硝酸盐转化为亚硝酸盐,亚硝酸盐被吸收引起血红蛋白直接氧化为无功能的正铁血红蛋白。它的另一个潜在危害是致癌性。

硫酸盐:硫酸盐可诱发恶心、呕吐和代谢性酸中毒。

氟化物:氟的相对分子质量只有 19,可以很容易由透析液进入血液。城市自来水中通常包含有 53 μmol/L左右的氟。配制透析液的水中氟含量不能超过 11 μmol/L,血液透析患者血清中氟含量不能超过 1.3 μmol/L,透析患者的氟中毒与自来水中氟浓度过高有关。氟具有氧化性,可以直接干扰多种细胞代谢过程。也可以与有机物结合产生特殊的毒性。因为它是带负电荷离子,可以与阳离子有很强的结合力，降低钙、镁在血清中的含量。高氟的临床并发症开始是恶心、呕吐和心脏兴奋增强，随后发生迟缓性心律失常和手足抽搐。如果氟与钙结合可以干扰血液凝固，有出血点和使受伤部位增加出血危险性，如果不及时处理可能引起死亡。长期低水平的氟中毒可造成骨软化和骨质疏松。

气体：包括氧气、氨、硫化氢、氮和氯等。

（三）不溶性颗粒和纤维

水中含有大量的不溶性颗粒、纤维和胶体，像沙子和泥土等。在水处理过程中要通过过滤器去除，防止损坏设备和反渗膜。透析用水中污染物质和相应临床症状见表 5-1-1。

表 5-1-1　水中的污染物质和临床症状

污染物	急性中毒反应	慢性中毒反应
铝	神经方面症状	透析痴呆、骨软化、骨发育不全、心肌功能失常、贫血
芳香烃		致癌
砷		皮肤色素沉着、肝脏和神经系统损害
镉		贫血
钙	硬水综合征：恶心、血压高、头痛、发热感、神经错乱、癫痫、记忆丧失、定位障碍	虚弱、进行性嗜睡、出汗
氯胺	溶血、正铁血红蛋白血症	呕吐、血压下降、死亡
活性氯	氧化应激、形成氯胺	致癌，同氯胺
铜	溶血、发热	胃肠不适、顽固性血压下降、肝脏损害
氟化物	头痛、恶心、心律不齐、手足抽搐、出血点、换气困难、心脏兴奋、高血钾、高血钙、酸中毒	骨软化、骨质疏松
福尔马林	溶血	
过氧化氢	溶血	
次氯酸盐	溶血	
铅	急腹痛、顽固性便秘、呕吐、神经系统紊乱	神经系统紊乱、贫血
镁	硬水综合征、心律失常	皮肤烧灼感
硝酸盐	溶血、正铁血红蛋白血症	
亚硝酸盐		致癌
过氧乙酸	溶血	
钾	高血钾：缓慢性心律失常 低血钾：快速性心律失常	
硅		骨和乳腺疾病、贫血
钠	高钠：口渴、高血压、细胞内脱水（恶心、呕吐、定向力消失、昏迷） 低钠：血压下降、细胞水肿（脑水肿、溶血）	高血压
硫酸盐	恶心、呕吐	
锌	溶血	贫血、精神抑郁、智力障碍、厌食、性功能减退

参 考 文 献

1. Bernard JM, Charles MM. Water treatment for contemporary hemodialysis//Winchester JF. Replacement of renal function by dialysis. 4th ed. Dorderchet: Kluwer academic publishers, 1996:231-255.
2. Lonnemann G, Koch KM. Efficacy of ultra-pure dialysate in the therapy and prevention of haemodialysis-associated amyloidosis. Nephrol Dial Transplant, 2001, 16(Suppl 4):17-22.

3. Canaud B, Bosc JY, Leray H, et al. Microbiologic purity of dialysate: rationale and technical aspects. Blood Purif, 2000,18(3):200-213.
4. Vaslaki L, Karatson A, Voros P, et al. Can sterile and pyrogen-free on-line substitution fluid be routinely delivered? A multicentric study on the microbiological safety of on-line haemodiafiltration. Nephrol Dial Transplant, 2000,15 (Suppl 1):74-78.

第二节　透析用水及处理设备

陈仙明　吕维敏

一、保证透析用水质量的重要性

血液透析是维持肾衰竭患者生命的有效手段，随着国家对于医疗技术投入的加大，血液透析技术也得到了大力的发展，目前从省、市到县、区医院都迅速开展该项治疗服务。透析治疗需用大量的水，患者常规每周接触水 300～400 L。由于透析膜对透析液中的有毒物质不具备选择性，透析水中所含的有害物质，不但影响透析液电解质浓度，对血液透析设备造成损坏，更严重的是有害物质会通过透析膜扩散进入患者体内，造成透析患者发生急性和慢性并发症，因此透析用水的水质直接关系到血液透析的疗效。透析用水中污染物浓度过高将引起各种常见不良反应[1]，见表 5-2-1。

表 5-2-1　透析水污染物引起患者的不良反应

污染物体	毒副作用	最低影响浓度(mg/L)
醋酸	恶心、呕吐、低血压、心肌抑制	—
铝	透析性脑病、贫血、肾性骨病	0.06
钙/镁	硬水综合征、恶心、呕吐、肌无力、高血压、低血压	88(Ca)
氯胺	溶血、贫血、变性血红素血症	0.25
铜	恶心、畏寒、头痛、肝脏异常、溶血	0.49
氟	软骨病、骨质疏松、其他骨病	1.0
硝酸盐	变性血红素血症、低血压、恶心	21(N 计)
钠	高血压、肺积水、呕吐、头痛、心率加速、呼吸困难、昏迷、死亡	300
硫酸盐	恶心、呕吐、代谢性酸中毒	200
锌	贫血、恶心、呕吐、发热	0.2
微生物	致热原反应、发热、畏寒、恶心、低血压、感染、败血症	—

水处理设备作为血液净化系统的一个重要组成部分，越来越被重视，透析用水质量的重要性也逐渐被医疗界广泛认可，已经有大量的临床证据表明透析液的质量对患者生存率和生存质量的影响。人们正通过各种手段来提高透析用水的纯度，提升透析用水质量已成为提高透析治疗质量的重要手段之一。虽

然目前大家多认识了水处理设备和水质对于透析的重要性,但是在过去相当长的一段时间内各医疗机构只重视患者治疗本身,而忽略了透析用水水质、水处理设备质量和设备操作维护,导致了部分水处理设备由于设计、使用和维护不当对患者造成了严重的不良后果,主要表现为发生水质相关透析事故和抽样水质的不合格。

(一)水处理引发的事故统计

以美国为首的西方国家在血液透析治疗方面走在了世界的前列,但仍然出现了大量由于水处理设备本身故障、操作维护不当等原因所导致的透析过程中的重大责任事件。根据近年来对科技文献、各国FDA通报与媒体报道的不完全统计[1-5],1988年美国费城氯胺事件导致44名患者住院,其中10人送到急救室,幸而无人死亡。事故原因是反渗透装置扩容3倍而活性炭罐未作相应增加。1989年美国纽约州某透析中心水处理系统中的超滤设备的叠氮化钠保养液未清洗彻底,导致9名患者在透析过程中出现血压过低、视觉模糊、腹痛、头痛等症状。1996年荷兰小岛Curacao因反渗透机故障导致15名透析患者因铝过高而死亡。同年巴西Caruaru,出现因供水系统消毒不良导致蓝绿菌滋生并释放内毒素,后经透析液进入血液引发急性肝衰竭而死亡。1998年8月我国香港地区某医院洗肾中心因水处理例行消毒作业交班疏忽,未确认残余消毒液浓度而进行透析,造成3名患者因消毒剂中毒而死亡。2001年澳洲雪梨某透析中心人员因不熟悉纯水供水回路,误接未经处理含高浓度氯胺的水源,导致6名患者因接触氯胺而中毒。

虽然我国大陆地区还未出现关于水处理设备故障和处理不当引起透析事故的公开报道,但这并不表示我国的水处理设备和操作人员均处于良好的状态。比如某大城市透析中心突发透析人群溶血性贫血,查明为活性炭罐失效而致,我们应引以为戒,加快水处理设备质量控制和操作规范方面的培训,杜绝类似事件的发生。

(二)水质抽检不合格率

虽然各国制定了各自的血液透析用水水质标准,但主要从参考美国AAMI的标准,从理化指标和微生物指标两大方面对水质进行规范。随着相关研究的开展,透析用水的各指标,特别是微生物指标越来越得到透析医生的重视。为此,美国、加拿大及欧洲进行了多中心联合研究,评估透析用水的微生物指标。参照美国AAMI规定,透析用水细菌不超过200 CFU/ml、内毒素浓度不超过2 EU/ml,实际统计得到35.3%的水样细菌超标,44%的水样内毒素超标。

我国透析用水质量的现状同样不容乐观,国内相关机构也对医院透析中心水处理设备及水质进行了调查。2003年湖南省疾病预防控制中心对该省14个市(州)99家医院的血液透析室采集血液透析用水,对钙、氯化物、氟化物、锌、钠等22个理化指标及致热原和细菌总数进行了检验,结果显示血液透析用水卫生质量完全合格的只有31家,占32%[6]。2008年浙江温州地区血液净化质量控制中心对温州地区17家透析中心水处理的维护情况及透析用水、透析液的配制和监测等情况进行初步调查,结果显示水处理系统设计和安装存在严重问题和安全隐患有4家(占23.5%),其中1家反渗水的贮水桶底部无排水口,存在消毒液残留的危险性,2家反渗水管路无循环回路,存在死腔,1家采用医院中央供应反渗水,却无法进行总机器和管道的消毒。现场检测透析用水,结果显示不合格的9家,占全部抽查的52.94%[7]。

目前水设备普遍采用以反渗透处理工艺为核心的水处理技术,大部分水中的有害离子能够得到很好的去除,因此目前造成透析用水不合格的主要是微生物指标。过去的几十年中,各国专家大大低估了透析用水细菌污染在长期血液透析患者慢性炎症疾病中的作用。透析用水微生物污染是一个需要密切关注的问题,采用目前的检测技术所发现的水质污染很可能只是实际污染状况的冰山一角[8]。

二、水处理设备的进展

在过去的几十年里,各项医疗事故直接或间接地促进了水处理设备的技术改良,而科技创新带动的处理工艺变革也提升了产水的指标。水处理工艺和设备的控制主要经历了以下几个阶段[9]。

第一阶段，人们逐渐认识到钙、镁离子的超标将导致患者的“硬水综合征”，此阶段的设备在原先简单、粗超过滤的基础上，特别强调了软化程序对于钙、镁离子的去除效果，对应的水处理设备总体工艺相对简单，主要包括各种精度的过滤装置和树脂软化罐或去阴阳离子床，此时设备还未形成独立的控制系统，只需要采用简单的接触器控制就能实现基本功能。

第二阶段，随着世界各地水源受污染程度的加剧和各种消毒液特别是氯、氯胺等可能导致患者不良影响的物质的加入，水质要求开始向纯化水方面发展，处理工艺在保证软化的同时，强调了活性炭吸附有机毒素的功能，并开始采用反渗透膜作为主要除盐、除菌的技术组件。在控制功能上，为了保护反渗透中高压泵等装置的可靠运行，开始采用了以继电器、接触器及集成电路为核心的控制单元，初步实现了设备的自动控制功能。

第三阶段，随着临床关于各种污染物质对透析影响研究的深入，人们开始认识到微生物污染的严重危害，此时设备形成了以反渗透为核心，结合预处理、精处理和后处理、消毒为一体的综合性水处理设备。同时提出了超纯透析用水的概念，部分设备采用了二级反渗透或反渗透联合电去离子等更加先进的处理技术，在完善各类化学消毒的基础上，出现了热消毒、臭氧消毒等新型杀菌消毒技术。控制部分实现了以PLC和触摸屏为核心的控制单位，结合电导率、水位、压力等传感器，实现了故障报警及切换、远程控制、恒压供水、自动消毒等一系列高科技动作，大大方便了用户的操作，图5-2-1显示水处理系统基本组成单元。

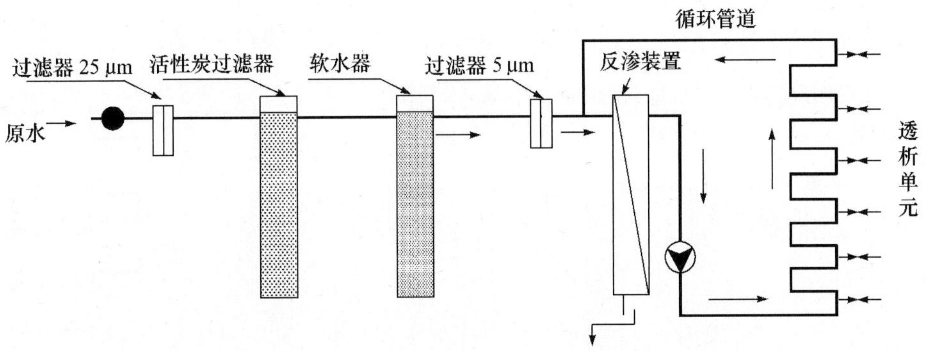

图5-2-1 基本水处理系统构成单元

三、透析用水的分类及组成元件

水处理设备均由多个子处理程序组成，任何单独的水处理组件多不可能持续提供理想的符合要求的纯水，只有许多处理单元的有机结合，才能实现这一目标。因此水处理厂家和用户需要根据每个单独处理单元的性能和当地原水的情况，选择一个最佳的水处理系统单元组合。由于血液透析用的水处理是一个复杂和持续的过程，其中任何一个小的缺陷都会影响最终的水质。目前根据处理程序和工艺的复杂程度和产水的质量可将透析用水分为纯化水和超纯水。

(一)纯化水

原水在符合国家饮用水源标准的前提下，可以通过前处理系统和单级反渗透装置的处理，制备出可用来进行常规血液透析的水。根据原水的污染程度和额定产水量，前处理选择不同规格的过滤器、软水器、活性炭过滤器(图5-2-1)。

(二)超纯水

超纯水的化学污染物和微生物指标较纯化水要严格限制，需达到静脉注射用水的标准。对于生产超纯水的水处理系统，其组合要相对复杂，目前常用的有以下两种方式。

1. 前处理+二级反渗透系统　前处理是一系列过滤器、软水器和活性炭过滤器。部分设备将第二级反渗透装置的浓缩水再循环与软水混合后进入第一级反渗透装置进行浓缩水的复用，反渗膜一般为醋酸纤维膜或复合膜，制备的水经过存储后，其出口必须通过 0.1 μm 的过滤膜再过滤，以使微生物指标达到要求，超纯水一般通过一个封闭循环管道送到透析机中（图 5-2-2）。

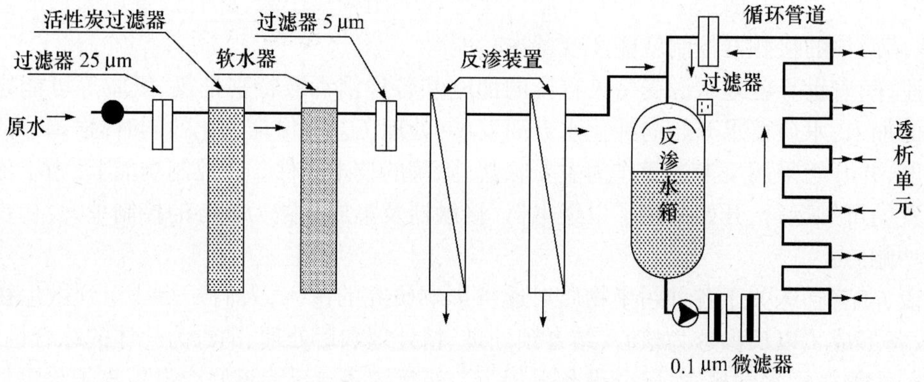

图 5-2-2 超纯水处理系统构成图

2. 前处理＋反渗透装置＋电去离子装置（EDI/CDI）＋超滤器或微滤器（0.22 μm 或 0.1 μm 的膜） 前处理与前面一样，反渗膜采用合成膜或复合膜，反渗透装置的回收率在 50% ~60%，以降低膜堵塞的速度。超滤器有螺旋型合成膜或中空纤维型。采用此方法制备的水具有很高的电阻率，各项离子基本被去除，但需要对后面的超滤膜特别维护，以防止微生物污染产生生物膜（图 5-2-3）。

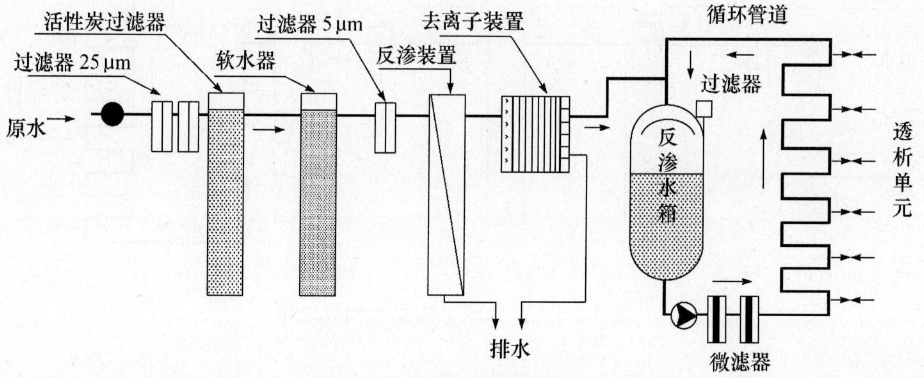

图 5-2-3 超纯水系统构成图

四、水处理设备的组成

水处理设备的发展经历了由简单到复杂的过程，虽然许多单位已经采用了双级反渗装置或单级反渗透联合精除盐技术作为主要的处理工艺，但不管是单反渗膜还是双反渗膜或其他复杂工艺，透析用水的基本处理工艺相似。水处理系统按照功能结构主要分为预处理部分、精处理部分、后处理部分和消毒部分。每个部分又由很多具体的处理单元组成，主要处理单元的基本功能见表 5-2-2。

表 5-2-2 水处理各组成部分对物质的清除情况

物质	过滤器	活性炭	软水器	离子交换器	RO 装置
铝				×	×
砷				×	×
钡				×	×
镉				×	×
钙			×	×	×

续表

物质	过滤器	活性炭	软水器	离子交换器	RO 装置
氯胺		×			(×)
活性氯		×			(×)
铬				×	×
铜				×	×
氯化物				×	×
铅				×	×
镁			×	×	×
汞				×	×
硝酸盐				×	×
钾				×	×
硒				×	×
银				×	×
钠				×	×
硫酸盐				×	×
锌				×	×
病毒		×			×
有机物		×			×
内毒素					×
细菌					×
微粒	×				×

注:×有效果;(×)效果不明确。

预处理部分包括不同规格的过滤器,活性炭过滤器,软水器。去除水中的大颗粒、活性氯、氯胺、有机物、臭味、染料、钙和镁离子等有害物质。减轻对下游水处理设备的运行压力,延长反渗膜的使用寿命。

精处理部分包括 1 ~2 个反渗透装置或去离子装置,该部分是设备的主要除盐、除细菌及内毒素的工艺过程,通过处理后使水得到完全纯化,达到超纯透析用水要求。

后处理部分根据供水模式不同可分为直接供水和间接供水两类。直接供水模式是直接将反渗透处理后的水输送到用水点,对应直接供水模式的设备后处理主要指输送管路(图 5-2-4A);间接供水模式是将反渗透处理的纯水经过纯水箱存储后,再输送到使用点,对于间接供水模式的设备后处理主要包括纯水箱、在线杀菌装置和内毒素过滤装置及输送管路(图 5-2-4B)。这两种供水方式各有优缺点,可根据自己医院的具体情况选取合适的种类,就目前而言,多数医院喜欢直接供水模式。直接供水是指反渗机出来的反渗水直接通过管路供给透析机使用,其优点是减少了反渗水输送中的二次污染,保证水质优良。缺点是反渗水没有储存箱,停水时影响透析治疗。直供式水处理机产水量是按照透析机用水量的一倍设计。间接供水模式是指反渗水后面安装储水箱和水泵,用以保证停水时有充足的反渗水进行治疗,缺点是因为有储水箱,导致反渗水循环不畅,易发生二次污染。间接供水模式要求选择水处理机产水量按照透析机最大用水量设计。

消毒部分主要针对设备运行一段时间后,通过装置的运行减少设备各组件及输送管道中的细菌和内毒素含量,保证设备稳定产水达到卫生学要求。消毒应该根据防止微生物繁殖为原则,而不是微生物繁殖后进行杀灭为目的。

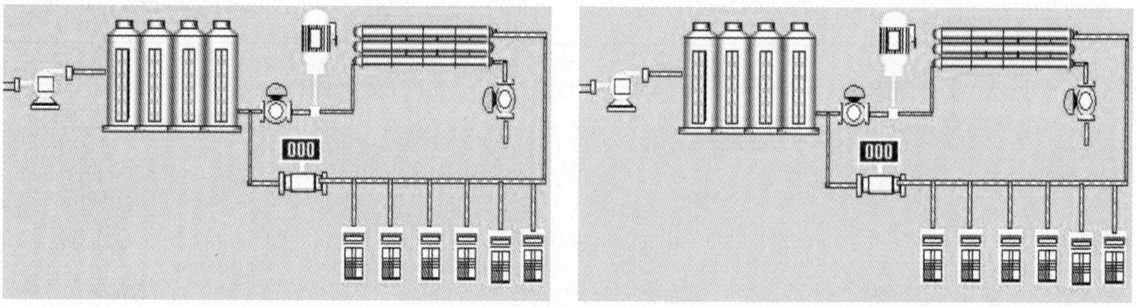

A. 直接供水模式　　　　B. 间接供水模式

图 5-2-4　两种供水模式

（一）过滤器

1. 普通过滤器　普通过滤器的作用是将水中的颗粒性物质阻挡在多孔介质或膜的外面。根据要阻挡的水中颗粒性物质的大小不同而分成不同的规格（图 5-2-5）。当水流经过滤器时，大于相应规格的颗粒便被阻挡。根据过滤放置的位置不同过滤器分为以下几种类型。

（1）沉淀式过滤器（也称多介质过滤器）。是一种床式过滤器，内部填充各种粗细的砂粒，可去除 5～500 μm 的微粒，一般作为水处理的第一级，去除原水中的泥、沙等大颗粒。该类型过滤需要配套反向冲洗阀，可采用手动控制或自动控制的多路阀，定期反冲洗床体内部的污染物，保证其过滤效果。

（2）精密过滤器（也称保安过滤器）。一般采用不锈钢或塑料外壳内装过滤芯的方式，可去除 1～5 μm的颗粒，通常安放在前处理和反渗透装置之间，去除较小的污染物质（如树脂颗粒、活性炭颗粒、胶体物质等），起到保护反渗透装置免受颗粒物质的破坏。此类过滤芯价格便宜，一旦污染后一般采用定期更换的方式进行。

（3）超精密过滤器。是一种规格在 0.1～0.45 μm 的膜，采用不锈钢外壳内嵌折叠式膜组成，一般被放置在纯水输出部分，能够过滤二次污染后可能产生的细菌或管道脱落的微小颗粒，污染后可以定期更换或取出后清洗，以保证过滤效果。

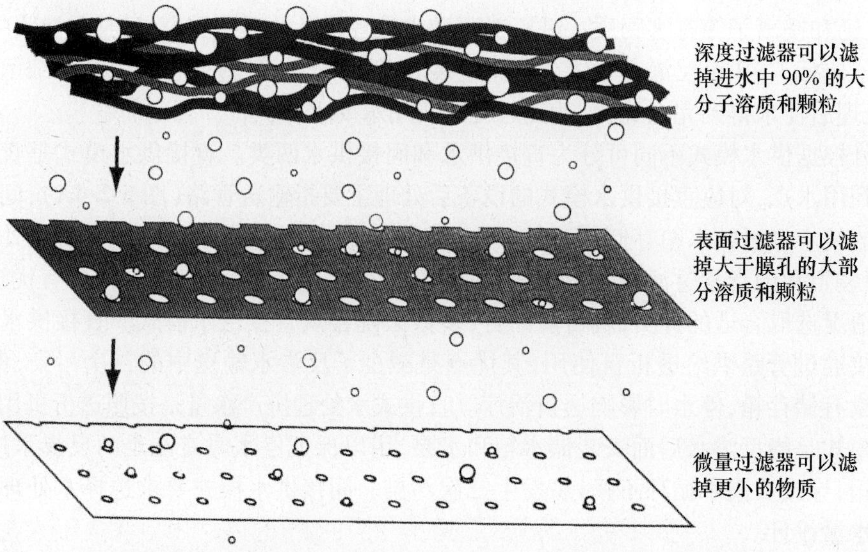

图 5-2-5　不同类型和孔径的过滤器过滤大小不同的颗粒和溶质

一般过滤器采用不透明的外壳，以防止内部藻类的生长，并在滤器前后安装压力表，在正常条件下监视过滤器前后的压力变化来确定其堵塞污染程度，如压力差明显增大就应及时更换过滤器，防止流量下降。另外，由于过滤器的多孔结构，加上有机物和胶体在过滤器上的沉积，容易造成大量细菌繁殖，因此，过滤器一定要定期更换或清洗,保证其始终处于最好状态。

2. 超滤器(内毒素过滤器)　在水处理系统中超滤器是仅次于反渗透装置的性能最好的膜过滤器(图 5-2-6),是间接供水模式中制备超纯水不可缺少的部件,能去除比普通膜过滤器更小的物质,是去除内毒素、有机物和不带电污染物性价比最好的方法之一。此外超滤器也可安装在透析器前,去除透析液中的细菌和内毒素。

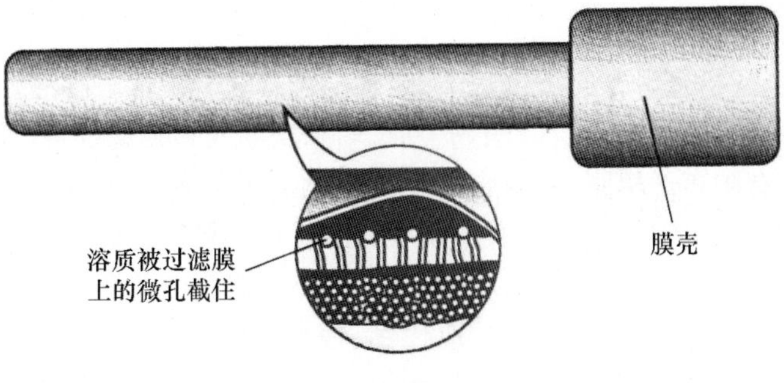

图 5-2-6　超滤器的结构

(二)活性炭过滤器

活性炭过滤器是水处理系统前处理的一个重要组成部分(图 5-2-7)。活性炭的微孔结构可以提供非常大的表面积,吸附水中的可溶性有机物、活性氯和氯胺、致热原、色素等。

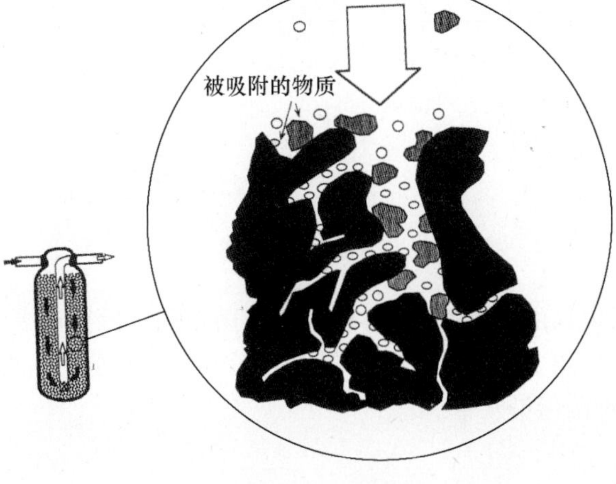

图 5-2-7　活性炭滤器

活性炭的吸附能力因使用炭种类不同而有所区别,其吸附效果与炭的容量、颗粒的大小、炭的自然特性和活化程度有关。活性炭过滤器的综合性能取决于过滤器的结构、进水流量、水中活性氯和氯胺的含量,关键是水与炭接触的时间即空床接触时间。空床接触时间 EBCT(min)是一种间接的测量液体与颗粒接触时间的方法[10],是指液体流经罐体所对应容量的空罐所需要的时间,当液体(如水)流经颗粒(如活性炭)所在的罐时,液体与颗粒之间的接触时间,通过以下公式计算:

$$EBCT = V/Q \qquad (5\text{-}2\text{-}1)$$

式中　V——罐中的颗粒体积(m^3);

Q——流经罐的液体流量(m^3/min)。

活性炭的吸附容量饱和后,会有活性氯和氯胺溢出,定期测定下游水中活性氯浓度是监视活性炭吸附效果的最简单方法。经常测定自来水中的活性氯含量,有助于了解本地不同时期自来水活性氯含量的变化。测定活性氯含量必须在水处理系统正常工作状态下或水流量较大时进行,以免造成错误的判断。当自来水中含活性氯量增高、活性炭使用较长年限或患者出现难以释放的贫血加重、疼痛和乏力等症状时，应加强滤过水中含活性氯量的测定。

活性炭过滤装置需要配套安装手动控制或自动控制的多路阀，当净化水中活性氯含量超过标准，需加强活性炭过滤器的冲洗，定期反冲能冲掉吸附的细菌。一些大型透析单位可考虑采用双级活性炭过滤器的方法，来提高其吸附效果。活性炭可能释放出微粒子，在其下游一定要安装保安过滤器，避免微粒子对反渗膜的破坏。

（三）软水器

水的软化是为了防止透析患者在透析过程中，因水中含有高于正常浓度的钙、镁离子而发生“硬水综合征”。同时也为了防止在下游设备中有碳酸钙生成，堵塞反渗膜和其他设备。软水器（图5-2-8）本质上是一种离子交换器，包含有阳离子树脂，在树脂的表面有钠离子包裹。钠离子与水中的钙、镁离子交换，而达到去除水中的镁、钙等二价阳离子的目的。软水器的软化效果是由进水总硬度、进水流量、树脂的质量和再生频率来衡量。当树脂上的所有钠离子被交换掉以后，树脂上的钙、镁离子将达到饱和，需要及时再生，再生要用饱和的氯化钠盐水，钠离子再次取代钙、镁离子包裹在树脂上。再生要在未透析时进行，并且要有旁路排出废水。

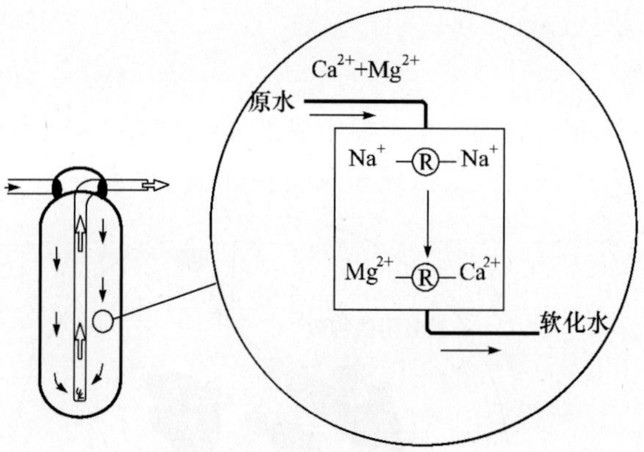

图5-2-8 软水器

软水器中的树脂将降低内部的水流速度，容易引起细菌繁殖。因此经常进行反冲再生，可以降低细菌的繁殖速度和颗粒物质在树脂上的积累。定期用高浓度次氯酸钠或过氧乙酸冲洗软水器，在不降低树脂性能的前提下，可以降低细菌污染水平。

（四）反渗透装置

反渗透（RO）进行水的纯化是基于分子筛和离子排斥的原理（图5-2-9），反渗膜是一种半透膜，可去除溶解性无机物及细菌、内毒素、病毒、颗粒等有害物质，可以去除90% ~95%的双价离子和95% ~99%的单价离子，而水分子可自由通过膜而纯化。

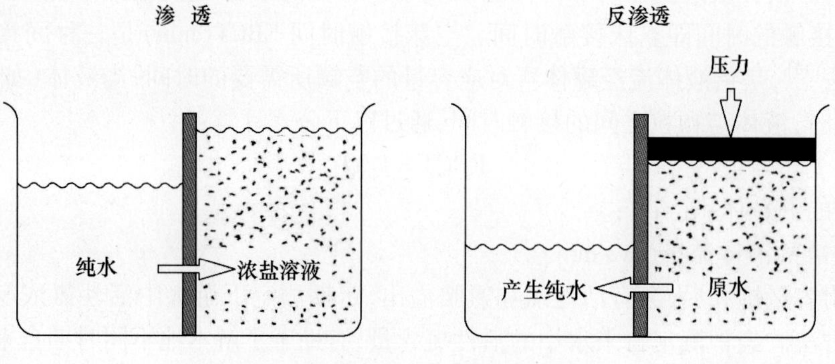

图5-2-9 渗透和反渗透原理图

渗透是指两种不同浓度的液体被半透膜分开，低浓度液体中的溶剂向高浓度一侧移动，促使这种移动的力量叫渗透压。当我们在高浓度溶液一侧施加外力超过渗透压时，溶剂就反向从高浓度一侧移向低浓度一侧，这个过程称为反渗透。水处理系统的反渗透装置就是根据这一原理设计的，使用高压泵施加压力迫使水通过反渗膜。水进入反渗透装置以后，在经过反渗膜时被分成两部分。透过反渗膜的水叫反渗水（纯水），另外一部分不通过反渗膜而被排斥掉，称为排斥水（浓缩水），其中被排掉部分含有 90% ~ 99% 的无机物和有机物。

自 1960 年发明反渗膜以来，最初的结构是平板型，后来发展为聚丙烯塑料包绕的螺旋型反渗膜，最后发展为中空纤维型反渗膜。到了 1990 年，中空纤维反渗膜被淘汰，重新使用螺旋反渗膜（图 5-2-10）。反渗膜被包裹在坚硬的聚丙烯外桶内，这种设计容易清洗，不利于细菌滋生。

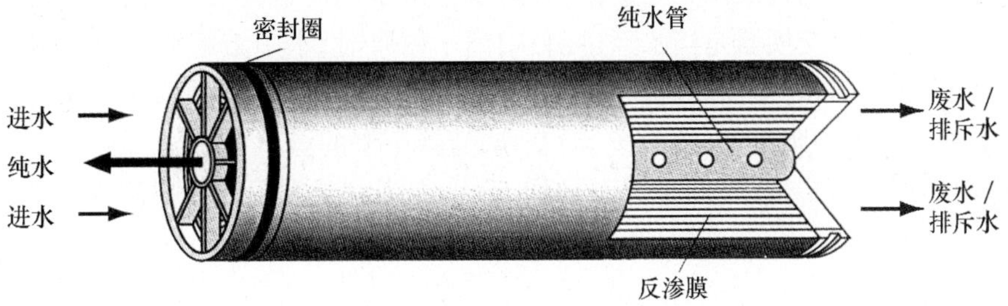

图 5-2-10　反渗膜结构图

目前，反渗膜如以其膜材料化学组成来分，主要有纤维素膜和非纤维素膜两大类。如按膜材料的物理结构来分，大致可分为非对称膜和复合膜等。在纤维素类膜中最广泛使用的是醋酸纤维素膜（简称 CA 膜），该膜总厚度约为 100 μm，全表皮层的厚度约为 0. 25 μm，表皮层中布满微孔，孔径 0. 000 5 ~ 0. 001 μm，故可以滤除极细的粒子，而多孔支撑层中的孔径很大，约有 0. 1 μm，该种不对称结构的膜又称为非对称膜。在反渗透操作中，醋酸纤维素膜只有表皮层与高压原水接触才能达到预期的脱盐效果，绝不能倒置。

非纤维素类膜以芳香聚酰胺为主要品种，其他还有聚砜酰胺膜、聚四氟乙烯接枝膜、聚乙烯亚胺膜等。近年来发展起来的聚酰胺复合膜，是由一层聚酯无纺织物作支持层，由于聚酯无纺织物非常不规则并且太疏松，不适合作为盐屏障层的底层，因而将微孔工程塑料聚砜浇铸在无纺织物表面上。聚砜层表面的孔控制在大约 0. 015 μm。屏障层采用高交联度的芳香聚酰胺，厚度大约在 0. 2 μm。高交联度芳香聚酰胺由苯三酰氯和苯二胺聚合而成。由于这种膜是由三层不同材料复合而成故称为复合膜。

反渗膜的性能由不同的因素所决定，同时这些因素也将决定产水的质量，只有将这些因素均控制在很好的范围内，反渗膜才能发挥出最佳性能。

1. 温度　大部分膜要求有一个合适的温度范围（25 ~ 28℃），一般温度升高，膜的出水量增大，温度降低，出水量减少。当温度高于 38℃ 可立刻引起膜的破坏，同时危及透析患者的安全。

2. 总固体溶质（TDS）　进水总溶质的浓度将影响到反渗透压，导致需要施加更大的压力，降低纯水/排斥水的百分比和改变各种溶质的百分比，TDS 可通过测定电导度来计算。

3. 不溶性颗粒　悬浮在水中的颗粒能够堵塞反渗膜，必须在前处理中去除。

4. 碳酸钙　硬水中形成的碳酸钙可附着在反渗膜的表面形成水垢，可通过前处理的软水器清除或用柠檬酸清洗。

5. 活性氯　有些反渗膜能够抵抗饮用水超标准（1 ppm）的活性氯，但对另外一些膜这个浓度是危险的，在短时间内反渗膜可抵抗 5 ppm 的活性氯。

6. 细菌　所有反渗膜都可能被细菌污染，如果膜有破损，细菌可以进入纯水中。反渗透装置应提供对膜的清洗、消毒功能，同时有监测系统，防止在透析当中进行误消毒。

7. 水压　只有选择适合水处理工作范围的压力后，反渗透装置才能很好地工作。反渗透装置能抵抗 14. 3 ~ 32. 14 kg/cm^2（1 401. 4 ~ 3 149. 72 kPa）的压力，当压力范围在 10. 7 ~ 14. 3 kg/cm^2（1 048. 6 ~ 1 401. 4 kPa）时，系统工作状态最好。

反渗透装置一般可通过连续监控纯水和排斥水的电导度和产水量来监视其性能，一般新装反渗透的脱盐率在90%以上，使用时间越长，脱盐率越低，直至不符合要求进行更换。长期使用后反渗膜由于堵塞或水垢的形成，出水的纯度可能受影响，这也与进水纯度有关，恰当的前处理和定期的冲洗是保证反渗水纯度的关键。反渗膜对于去除水中的污染物质是非常有效的，但要保证膜的完整性和框架的紧密性。膜的效果在很大程度上决定于膜材料，也和水中化学物质及细菌的相互作用有关。如果水中的离子浓度很高，反渗膜的整体效果可能受影响。在这种情况下，有必要在其下游安装去离子装置，但要防止去离子装置上的微生物污染。

（五）离子交换装置

离子交换装置的功能是通过阴阳离子交换，去除水中溶解的离子类无机物，可分为固态离子交换器和电去离子技术。固态离子交换器是当水经过阴、阳离子树脂时，水中溶解的离子与树脂上的离子进行交换。阳离子树脂带有硫酸基，上面的氢离子与水中阳离子（钠、钙、镁、铝等离子）交换。阴离子树脂带有氨基，上面的氢氧根与水中阴离子（氯离子等）交换，置换下来的氢离子和氢氧根结合生成水。

离子交换器的结构分为二重床（两个分开的床，分别为阴离子和阳离子串联在一起）和混合床（阴、阳离子混合在一个床内）。能生产高质量和高电阻率的水（大于1 MΩ/cm）。可以通过有温度补偿的在线电阻率表来连续监视其性能。

当离子交换器中的树脂达到饱和后，一定要进行再生，防止结合上的阳离子和阴离子释放出来。因为阴、阳离子交换的不平衡，使下游水质变酸。再生可有计划地自动进行或当电阻率小于1 MΩ/cm时手动再生。再生是反离子交换过程，分为颗粒的反冲过滤、阳离子树脂再生（强酸）、阴离子树脂再生（强碱）三部分。离子交换器有可能堵塞和引起细菌繁殖，应该特别注意。

电去离子技术（EDI）又称填充床电渗析或连续去离子装置（CDI），其除盐率高达99%以上，如果在EDI前使用反渗透设备对水进行初步除盐，再经EDI除盐就可以生产出电阻率高达15 MΩ/cm以上的超纯水。该技术本质是结合了电渗析与离子交换两项技术各自的特点而发展起来的一项新技术，与普通电渗析相比由于淡水室中填充了离子交换树脂，大大提高了膜间导电性，显著增强了由溶液到膜面的离子迁移，改变了膜面浓度滞留层中的离子贫乏现象，提高了极限电流密度（图5-2-11）；与普通离子交换相比，由于膜间高电势梯度，迫使水解离为 H^+ 和 OH^-，H^+ 和 OH^- 一方面参与负载电流的传导，另一方面又对树脂起到就地再生作用，因此EDI不需要对树脂进行再生，可以省掉离子交换所必需的酸碱贮罐。电去离子技术具有如下优点。

（1）离子交换树脂用量极少，仅为普通离子交换器法的5%左右。

（2）无须再生，降低了劳动强度。

（3）节省了酸碱和大量清洁水，减少了环境污染。

（4）自动化程度高，易维护。

（5）单一系统连续运转，不需备用系统。

（六）紫外线杀菌装置

紫外线杀菌装置主要应用于间接供水模式中，实现纯水箱内部和输送管路的实时辐射杀菌功能。紫外线的产生是一种电离过程，当紫外线强度达到一定程度并辐射一定时间后能够杀灭多种细菌。微生物对紫外线的耐受性在水中比在空气中高。紫外线杀菌的效果决定于紫外灯的能量和每种细菌的耐受性。紫外灯的结构和水通过紫外灯的流速影响紫外线的穿透性，而水中矿物质、有机物、胶体的浓度和灯上的水垢对紫外线的穿透性也有一定影响。紫外灯的紫外线强度主要由电压、水温和工作时间决定。紫外光源由水银灯提供（冷蒸气水银），外面有石英保护套，可耐受高温。

低压汞灯发射的波长在254 nm的紫外线对杀灭细菌最有效，要确保30 mW · s/cm的放射剂量。有效辐射量的范围内紫外线杀菌效果很好，但杀菌的同时增加了水中的内毒素，因此一般在其后面安装内毒素过滤器，以保证出水的内毒素指标稳定达到标准要求。

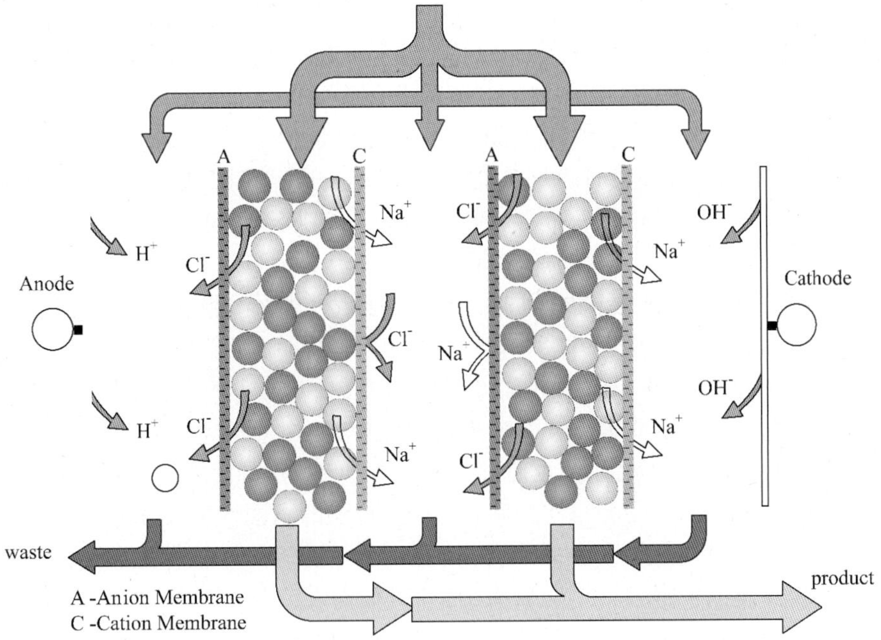

图 5-2-11　电去离子技术原理示意图

(七)消毒装置

水处理系统的消毒方式主要分为化学消毒、臭氧消毒和热消毒三种方式[11]。不管采用哪种方式都要在相关的有效浓度或温度的情况下，达到足够的接触时间才能实现有效的消毒效果，待消毒完成后需要对部分不能及时分解的有害物进行充分的冲洗，在重新用于透析前应该进行残留浓度的监测。

1. *化学消毒*　大部分使用在透析设备上的化学消毒剂都是由一些有很好杀菌记录的化学物质衍生而成，已经在医院里被常规使用。在消毒剂的选择上不仅要考虑通常的杀菌能力，而且还应考虑到一些特殊因素，如接触时间、毒性物残留、操作问题、生物相容性、稳定性、材料兼容性等。要根据这些参数最终确定使用于水处理系统的消毒剂。最佳的消毒剂不但能够消毒而且有除垢和清洗的效果。

化学消毒法是目前我国透析中心最常用的水处理系统消毒方法。将消毒剂配制成合适的浓度，通过循环泵使消毒剂循环到整个系统。化学消毒的优点是如果操作正确，浓度配制准确，那么消毒效果是非常优秀的，而且它不受系统本身的限制，可以自己动手搭建简易的消毒设备回路，可以对目前几乎所有的水处理进行消毒。目前经常使用的消毒剂主要有福尔马林、过氧乙酸、次氯酸钠和一些专用消毒剂。

福尔马林的消毒效果是不错的，只要按照其使用说明书中配制正确的浓度，采用正确的循环方式，便可以达到理想的消毒效果。但是，福尔马林也有致命的弱点，就是对人的危害很明显，所以操作时人员要特别小心，避免福尔马林的挥发，而且消毒后要冲洗很长的时间且仍需做残余浓度测试，否则对患者是很危险的。福尔马林还有一个缺点就是如果水处理系统已经产生了生物膜，那么福尔马林凝固蛋白的特性会使这些生物膜凝固，不但不能清除生物膜，而且使以后更难清除。另外福尔马林对环境的影响是巨大的，所以现在国内外越来越少使用福尔马林作为消毒剂。

过氧乙酸是目前常用消毒剂，它有较好的消毒效果，安全性也比福尔马林高。但使用中应该注意最终的 pH，pH 过低，消毒效果虽然更好，但对于反渗机的一些材料会有较大的腐蚀性，严重降低反渗机的寿命或使其失效。另外过氧乙酸的稳定性很差，应该当时稀释当时使用，避免消毒液失效。过氧乙酸对系统都有一定的腐蚀性，使用中要注意浓度。次氯酸钠不建议用于反渗膜的消毒，但是作为反渗水箱和送水管道的消毒效果还是不错的，特别是对于生物膜的清除有一定的作用。目前一些厂家提供了专业的消毒产品，其特点是安全性高，对设备的腐蚀性很低，不会降低水处理的稳定性和使用寿命，对操作人员和环境也没有危害，因为可以自然降解成无害的水和醋酸。消毒效果也很出色，而且稳定性高。

消毒过后保留在设备中的残留消毒剂可能对患者和操作者产生危害。残余物的量根据消毒剂的使用条件、材料的特殊成分和设备冲洗的方法的不同而有变化。因此，将残留物分析和定量是非常重要的，这样可以避免对患者的潜在健康危害。另外，在设备更换消毒剂的过程中工作人员完全暴露在消毒剂溶液下，因此，工作人员在操作杀菌剂过程中对其健康的潜在危害有一个评估，要有恰当的预防措施。无论用哪种消毒剂，都要考虑是否有相应的检测手段，并且在操作过程中对消毒液进行检测。检测包括两个指标，有效浓度和残余浓度，即在消毒时确定系统内各个部位的消毒剂浓度是否达到了有效浓度，在消毒结束后，要确定消毒剂是否已经冲洗干净，残余浓度是否已经在安全范围内。如果没有检测手段或检测结果，那么我们很难确定最终消毒结果的有效性和安全性。

2. *臭氧消毒* 臭氧在有效的浓度和时间内可以有效地杀灭细菌和降解内毒素。它是通过空气氧产生，然后被注入系统的水中。浓度 0.2～0.5 mg/L 接触 10 分钟可以完全杀死细菌、孢子和病毒。如果要清除内毒素则需要更高的浓度和更长的接触时间。消毒时需要对水中的臭氧浓度进行监控，同时要检测周围空气中的臭氧浓度，只有小于 0.1 ppm 时才符合标准要求。

臭氧为强氧化剂，可损坏多种物品，浓度越高对物品损害越重，可使铜片出现绿色锈斑，特别是使橡胶老化、颜色变暗、弹性降低，以致变脆、断裂，臭氧对一些材料的腐蚀性很大，加快了设备的老化，使用上要注意。适合臭氧消毒的管道包括 PVC（低浓度）、PVBF 和不锈钢。鉴于臭氧的强氧化性而对反渗膜产生损伤，不推荐作为反渗膜的消毒方式。臭氧易于生产（仅需要空气和臭氧发生器）而且不需要长时间冲洗，所以可以非常方便地对水箱和供水管路消毒，但是要考虑对气囊中橡胶的腐蚀。

3. *热消毒* 为了避免使用化学物质产生的问题，可以应用一些物理方法对水处理系统进行消毒。热消毒是一种新兴的杀菌技术，目标是完全取代化学物质杀菌，避免出现残留问题的发生，有助于降低对环境污染的影响。热消毒水处理系统分为两种，一种是只能对后面的供水管路热消毒，而且管路也必须由耐热的 PVDF、PEX 或不锈钢管等材料制成。而真正意义的热消毒应该是能够对反渗机和供水管路全部进行热消毒，可喜的是目前我国已经研制出全系统热消毒的水处理设备，生物学指标可以达到超纯水标准。

热消毒功能往往是水处理系统自身配置的，操作较简单，因此可以频繁地操作。另外，热消毒只是对水进行加热，没有化学药剂，不存在残留问题，安全性高，对患者和操作人员没有伤害。热消毒系统一般是在反渗机上设置一个可以自动控制的水加温系统，在消毒时，加温系统自动将水加热到 85～90℃，同时将热水循环至整个水处理系统，达到消毒的作用。应该注意的是能够进行热消毒的水处理系统与普通水处理系统是不一样的，主要是反渗膜的连接材料、管路、阀门等需要加热的部位要使用特殊材料，装配要求也更严格一些。虽然热消毒有这些优点，但是也要注意，热消毒系统的效果决定于加热的温度和加热的速率，一旦温度和加热速率没有达到消毒的要求，其消毒效果就会大打折扣。另外，热消毒系统虽然不消耗化学消毒剂，每次消毒成本不高，但是一次性采购成本却很高，可是长期计算成本还是低于化学消毒，如果发生水处理相关事件就不是经济的问题，因此目前国内有的大医院已经开始使用，而且有逐步发展的趋势。

（八）输送管道系统

水处理系统生产出的纯水，经过（或不经过）水箱后由管道系统输送到透析机旁，供透析机使用。管道系统的设计、安装一定要非常严格，防止细菌和内毒素的污染。在设计上要求是一个密闭循环系统，尽量减少旁路引起的水滞留，如果管道上有阀门，应安装在侧支上，且侧支长度不能超过循环管道。为了防止细菌附着在管壁上，可选择内径细一些的管道，以保证高流速。要选择没有接头、裂纹、内壁光滑的管材，内壁没有焊接裂纹的不锈钢管是理想的材料，但它价格高，安装工艺复杂，没有得到广泛使用。目前高级 PVC 由于其价格低，安装方便，成为普遍使用的管道材料。

（九）储水箱

水箱在水处理系统中提供水的贮存和缓冲作用，可以在血液透析治疗的同时提供配液、冲洗和复用等多功能用水，同时为设备发生故障后报警提供停机缓冲时间，采用反渗透与水箱联动的制水方式，使反渗透设备部分时间处于停机状态，大大降低了电能的消耗。由于水箱中的水处于相对停滞状态，特别适合细菌的生长。因此,目前部分技术较强的水处理厂家普遍推出了直接供水模式,而对于一些中小医院,由于条件限制仍然大量采用水箱作为缓冲装置。

水箱一定要特殊设计,与水的输送管路一体化,桶壁要光滑,不要有死角。一般纯水箱采用不锈钢材料,底部应设计成圆锥形或碗形,箱体最低点安装排液口。内部应安装喷淋系统,可以减少微生物污染的概率,同时如果需要与大气相通时,需配备 0.45 μm 的疏水性空气过滤器。不建议采用与大气相通的观察管,使用溢流管时应安装防污染装置。

(十)电气控制

水处理设备由许多处理单元组成,水处理控制部分随着处理工艺的发展而发展,具体见表 5-2-3[12]。大部分单元需要泵提供压力,同时设备需要对于电导率、压力、液位等参数进行监测,经过控制器运算后,通过对泵、电磁阀等各类执行器件的控制,实现管道恒压,水箱联动,泵高低压保护等功能。由于设备通过输送管路连接血液透析机,进而与患者存在间接电气相连,因此水处理设备被列为医用电子设备,所有的项目需要符合国家相关电气安全标准。

表 5-2-3 控制系统自动化程度发展表

阶段	第一	第二	第三	第四	第五
操作方式	面板按钮	薄膜开关	触摸屏	终端监控	远程遥控
控制电路	简单电路	集成电路	集成电路 + PLC	PC + PLC	PC + PLC + Internet
数据处理	机械显示	显示 + 简单处理	显示 + CPU 运算		显示 + 远程通讯 + CPU 运算

(十一)材料要求

由于透析用水的特殊性要求,需要与水接触的部件,不能与水产生有害的物理或化学变化,相关的材料特别是与纯水直接接触的材料需要满足《生活饮用水输配水设备及防护材料的安全性评价标准》GB/T 17219 的要求。此外水处理设备中的部件材料应与加入的化学物质(含消毒剂、清洗剂等)不得发生化学或者物理反应。部分消毒清洗液与管路材料的兼容性见表 5-2-4[13]。

表 5-2-4 管路材料与消毒剂的兼容性比对表

材料	含氯消毒剂	过氧乙酸	甲醛	热水	臭氧
聚氯乙烯(PVC)	√	√	√	—	—
氯化聚氯乙烯(CPVC)	√	√	√	√	√
聚偏氟乙烯(PVDF)	√	√	√	√	√
交联聚乙烯(PEX)	√	√	√	√	
不锈钢(SS)	—	√	√	√	√
聚丙烯(PP)	√	√	√	√	—
聚乙烯(PE)	√	√	√	—	—
丙烯腈-丁二烯-苯乙烯共聚物(ABS)	—	√	—	—	—
聚四氟乙烯(PTFE)	√	√	√	√	√

注:"√"表示适用的项目;"—"表示不适用的项目。

(十二)安装要求

水处理设备的安装定位应该保证操作者的操作容易性,并减少输送管路的长度,降低复杂性。设备中的关键部件、阀门、采样口以及水流向等信息应该进行明显标记,主机架安装牢固,总体布局合理,外观结构紧凑,各部件连接处光滑平整、严密。电气线路应与水路分开布置,采取有效措施防止液体进入电气线路。电器接插件应接触良好,操作盘、柜、机、泵等操作部件应有安全措施防止意外复位。操作控制面板的安装应以便于操作及降低误操作率为原则,各监测仪表朝向应便于用户观察?水处理设备装卸反渗膜的一侧，应留有足够的空间，以满足换膜、检修的要求。水处理设备安装于室内，避免阳光直射，不能安置在多尘、高温、振动的地方。确保具备足够的空间以方便水处理设备的操作、部件的检修及水质的取样。

五、水处理设备的维护

良好的水源和高质量的水处理设备是提供高质量透析用水的基本保障，但是就算是世界上最好的设备，如果不进行定期的良好维护，也会出现各种污染状况，导致水质不稳定，甚至超过标准的范围。因此良好的流线式循环设计及恰到好处的水处理单元组合是获得高质量透析用水的前提，而定期维护和监测水处理系统是确保稳定制备合格纯水，并将其安全地输送到透析机中的必要条件。水处理系统的日常维护包括日常监测[13]、消毒清洗和更换器件。

（一）日常监测

水处理系统的每个组成部分都有其特定的去除某种污染物的功能，监测它们的工作情况，能及时发现处理工艺的问题，并能确定维护周期和项目，间接保证了整个水处理系统的正常制水及水质稳定，各个需要监测的项目见表5-2-5。

表5-2-5 水处理各单元的监测

监测对象	监测项目	监测周期(参考)	结果指示(参考)
沉淀式过滤器	压力差	每天	压力差小于××
	冲洗周期、时间设置	每天(开机)	时钟设置××时刻
滤芯式过滤器	压力差	每天	压力差小于××
软化器	出水硬度	每天(关机)	硬度小于××
软化器盐箱	未溶解的盐厚度	每天(关机)	余盐厚度高于××
炭吸附床	出水游离氯或总氯	每班患者开始前	游离氯或总氯小于××
反渗透装置	产水电导率(TDS/电阻率)，脱盐率	制造商推荐周期(持续监测)	脱盐率大于××，电导率小于××
	产水、浓水流量，监测回收率	每天(持续监测)	产水流量大于××，回收率在××%～××%
去离子装置	产水电阻率	持续	电阻率大于 ××
内毒素过滤器	压力差	每天	压力差小于××
水箱	细菌及内毒素	每周检测，直到符合标准要求	细菌小于×× 内毒素小于××
输送管道	细菌及内毒素	每周检测，直到符合标准要求、每月	细菌小于×× 内毒素小于××
紫外线装置	输出能量	每月	输出能量大于××
臭氧消毒装置	臭氧浓度及接触时间	每次消毒时	臭氧浓度大于××，接触时间大于××
热水消毒装置	热水温度及接触时间	每次消毒时	温度大于××，接触时间大于××

为了保证纯水的连续性和可靠性，对于水处理系统的工作状态有一个严格的监控，其中微生物污染情况的检测是非常必要的。我们必须建立对水质监控的程序和有效的治理手段。通常情况下，要求每个月检测1次水处理系统的细菌和内毒素含量。如果超过干预浓度，应每周检测1次，并且立即对水处理系统进行消毒，直到检测结果符合标准要求。另外，在安装新水处理系统时，就应该先对系统做一次完整的消毒。实际上，我们强调的是有计划的预防性消毒要好于在微生物超标时对细菌和生物膜的清除。取样口要选择合适的地方，既易于取样又能代表水处理的污染情况。在水处理一些组件，如树脂和活性炭后，细菌浓度较高，一定要严格检测。在循环水的进出口，当水处理停止使用一段时间，水路不正常的情况下，测定的频率要加大。根据检测结果绘图，便于使用者对污染情况的了解和指导消毒的进行。测定包括细菌和内毒素，细菌进行培养，内毒素使用LAL方法检测。

为了能够更好地实现维护的目的，制造商或用户应该根据具体的工艺制作监测表格，此表格需要对单元的功能、监测对象、验证方法及一旦超标后应采取的措施加以详细说明，这样将有利于一线的维护人员及时发现问题，解决问题。如软化器的维护项目见表5-2-6。

表5-2-6 软化器日常维护项目

软化器	通过将钠离子替代钙、镁离子，保护反渗透膜的水垢
1	每天关机前在不同的采样口取样，测试硬度，结果必须小于规定硬度
2	每天检验盐箱中是否有一半以上存盐，如果不够，增加盐量，如果盐太少，硬度可能增加
3	每天检查再生时钟是否与当前时间相符合。不正确的设置可能导致自动再生，并关闭反渗透装置
4	如果硬度超标或时间出错，应该通知负责人员或技术人员

(二)清洗消毒

与工业领域的水处理设备状况不同，血液透析用水处理系统每天夜间都会处于停运状态，如果膜元件及供水管路中的水超过一定的时间不流动，则会造成细菌、内毒素的沉积和滋生。合格的水处理系统可以暂时除去水中绝大部分化学物质和微生物，但是在水处理系统中却无法杜绝微生物污染，细菌可以在反渗膜上生长繁殖，并可以逐渐穿透反渗膜进入纯水系统。另外，反渗膜后面的供水系统也会受到细菌的侵入而形成二次污染，比如储水罐，阀门等。一旦细菌进入纯水系统部分，就会很快繁殖起来，因为纯水部分特别适合细菌生长，即使安装紫外线杀菌灯，也不能完全杀灭所有细菌。目前无论多么先进的水处理系统，都无法杜绝生物污染而不需做消毒维护。细菌繁殖以后，如果较长时间得不到杀灭，就会在反渗膜和反渗水输送管路内部形成生物膜，一旦形成生物膜，系统就会进入严重的污染状态。生物膜是一种很难清除的污染物，它包含了大量死亡的细菌和内毒素，导致透析用水质量急剧下降。

鉴于水处理设备上述特殊的应用环境，消毒对于降低水处理系统的细菌污染是必要的，可根据水处理系统的各部分组成的不同和各部位细菌污染的程度采取不同的消毒方法。

消毒的方法可采取定期对反渗膜、电去离子装置、超滤器后续输送管路进行化学消毒、臭氧或热消毒，具体的消毒方式的选择要根据设备的材料特性和制造商的要求，避免出现危险和对设备的损害。消毒的周期、消毒剂浓度、消毒时间可根据消毒剂的性质、设备的污染情况决定。

(三)更换器件

水处理设备中的部分工艺由于采用的是膜材料，长期使用和受化学物质的影响，降低了清除水中污染物的能力。当清洗、反冲和再生还恢复不了它们的功能时，就要对它们进行更换，以确保合格的水质。此外像过滤器、软水器、活性炭和离子交换器等由于这些材料有多孔结构，适合细菌附着和透过，加之内部有机物的存在为细菌生长提供了养料，是微生物理想的繁殖场所，一旦细菌大量扎根在这些材料中后，很难被冲洗掉或被消毒剂杀灭。当严重污染发生后，单纯的消毒不能确保安全使用时，只有定期更换才能保证纯水的长期安全生产。一般预处理中的各类滤芯式过滤器需要在3~6个月内进行更换，而反渗透等则根据产水量情况，一般3~5年更换一次。

六、透析用水质量标准

早期对透析用水的要求局限于使用软化水，以用于防止硬水综合征。后来随着水处理设备的发展，开始使用反渗透和离子交换装置，防止透析性铝中毒。现在提倡透析中使用超纯水，因为人们逐渐认识到血液透析作为一种长期的肾脏替代治疗方法，患者生存期限变得越来越长(10年以上)，随之带来的一些问题，对透析用水的要求更高。如在长期透析的患者中，由于β_2-微球蛋白淀粉样变引发的骨病，和其他的长期透析并发症的增加；此外，血液透析引发的生物不相容性，作为一个潜在的危险因素正在增长，水的污染促进炎性介质的释放，导致微炎症(inflamation)反应[14]；现代透析技术对透析液的要求很高，也增加了使用污染透析液的危险和危害。其中，碳酸氢盐透析液的大量使用为细菌提供了生长条件，而采取在线生产置换液的方式，对透析用水和透析液中的微生物要求更加严格。

现在，根据我们的技术和对透析条件的要求已经非常明确，只有高纯度透析用水才是我们透析的最终需求。为了能够规范用水，各国均制定了相关的国家或行业标准，主要包括美国 AAMI、加拿大 Z364.2.2、欧洲药典、国际标准 ISO13959 和我国的医药行业标准 YY0572 等[13、15-18]，分析各国透析用水的标准不难发现，除了欧洲药典用总重金属指标替代单项重金属测试外，其他各个标准的化学污染物指标和微生物指标基本相同，具体见透析用水的微生物标准（表 5-2-7）和透析用水的化学污染物标准（表 5-2-8）。

表 5-2-7 血液透析用水的微生物指标

标准类别	细菌（CFU/ml）	内毒素（EU/ml）
美国 AAMI	200	2
加拿大 Z364.2.2	100	2
欧洲药典	100	0.25
中国标准 YY0572	100	1
国际标准 ISO13959	100	0.25

表 5-2-8 透析用水中化学污染物标准

物质浓度（mg/L）	美国 AAMI	加拿大 Z364.2.2	欧洲药典	中国标准 YY0572	国际标准 ISO13959
铝	0.01	0.01	0.01	0.01	0.01
氯胺	0.01	0.01	—	0.10	—
游离氯	0.5	—	—	0.5	—
总氯	—	—	0.1	—	0.1
氯化物	—	—	50	—	—
氟化物	0.2	0.2	0.2	0.2	0.2
铅	0.005	0.005	—	0.005	0.005
硝酸盐（氮计）	2	2	2	2	2
硫酸盐	100	100	50	100	100
锌	0.1	0.1	0.1	0.1	0.1
钙	2	2	2	2	2
镁	4	4	2	4	4
钾	8	8	2	8	8
钠	70	70	50	70	70
氨	—	—	0.2	—	—
锑	0.006	0.006	—	—	0.006
砷	0.005	0.005	—	0.005	0.005
钡	0.1	0.1	—	0.1	—
铍	0.000 4	0.000 4	—	—	0.000 4
镉	0.001	0.001	—	0.001	0.001
铬	0.014	0.014	—	0.014	0.014
铜	0.1	0.1	—	0.1	—
汞	0.000 2	0.000 2	0.001	0.000 2	0.000 2
硒	0.09	0.09	—	0.09	0.09
银	0.005	0.005	—	0.005	0.005
铊	0.002	0.002	—	—	0.002
锡	—	—	—	0.1	—
总重金属	—	—	0.1	—	—
总有机碳	—	0.5	—	—	—

七、水处理设备标准

随着血液透析治疗技术的广泛应用，各国相关主管部门和团体组织相继制定了相关的水处理设备标准，来规范该类设备，以降低相关事故的发生，保证水质稳定达到透析要求。具有代表性的国家和组织主要是美国、欧洲、加拿大和国际标准化组织（ISO）。

早在1981年，美国ANSI/AAMI联合制定的《血液透析系统》（RD5:1981）标准中，对水处理设备要求进行了详细的论述。在1996年度的改版工作中，AAMI肾脏病与消毒技术委员会决定将《血液透析系统》标准拆分为透析用浓缩液、透析用水处理设备和透析设备三大部分，从而制定了《透析浓缩液》（RD61:2000），《血液透析用水处理设备》（RD62:2001）和《血液透析系统》（RD5:2003）三部标准，虽然这三部标准在规范厂家设备的同时，也试图用于规范医疗机构的工作，但由于其起草初衷的不同，导致在指导用户方面存在一定不足。为此2004年AAMI特意编制了一部集水质、设备及操作规范为一体的专门用于指导医疗机构相关治疗用的《血液透析液》（RD52:2004），随着家庭透析病例的增加，2007年又对RD52进行了增补，增加了专门针对家庭透析的Amendment 1-Annex C用于规范日益增加的家庭或急诊透析治疗，目前关于水处理设备标准AAMI RD 62已经升级到了2006版。

虽然欧洲部分国家参考美国的AAMI标准，但欧洲也制定出了应用于血液透析方面的相关规范——最佳血液透析实践指南（EBPG），指南中专门就水处理设备的相关要求和维护原则做出了详细的规定。1986年加拿大肾透析附属委员会负责起草了关于水处理设备的标准——《血液透析的水处理设备和水质要求》，并提交体外循环技术委员会和健康医疗技术战略指导委员会讨论后开始实施。目前该标准已修订至2003版（CSA Z364:2003），成为体外循环技术CSA系列标准之一。

随着各国对于血液透析用水处理设备规范的迫切需求，国际标准化委员会（ISO）于2006年开始着手水处理设备相关国际标准的起草工作，并于2008年2～7月在23个成员国内进行了意见征求，最终于2009年4月正式发布ISO26722《血液透析及相关治疗用水处理设备》标准，至此诞生了第一个关于血液透析用的水处理设备国际标准。

随着水处理设备行业的发展，国内水处理厂家、医疗机构用户和监管部门对于水处理设备行业标准的需求越来越迫切，因此我国食品药品监督管理局发布了食药监械函〔2009〕第7号文《关于印发2009年制修订医疗器械行业标准项目计划的通知》，文中第A2009022-Q-gz项要求制定血液透析用水处理设备行业标准，并委托全国医用体外循环设备标准化技术委员会（SAC/TC 158）具体负责起草和制定血液透析及相关治疗用水处理设备行业标准。目前标准已经经过了技术委员会讨论通过，上报国家标准化管理委员会审查过程中。标准制定工作已经进入尾声，如果不节外生枝，在不久的将来在全国范围内逐步实施。虽然标准在制定过程中已经进行了广泛的意见征求和验证，但由于我国各地原水水质差异较大，城市和农村医疗机构对于设备的重视程度不一，各地对于新标准的实施过程肯定会产生一些问题，但是作为国内的第一个同类标准，必将为企业生产、医疗机构使用和主管部门监管提供非常大的指导作用。

参考文献

1. 游志清，徐永堂. 从AAMI2005谈血液透析用液规范，血液净化医学杂志，2006，11(1):45-61.
2. Bernard JM, Charles MM. Water treatment for contemporary hemodialysis//Winchester JF. Replacement of renal function by dialysis. 4th ed. Dorderchet: Kluwer academic publishers, 1996:231-255.
3. Lonnemann G, Koch KM. Efficacy of ultra-pure dialysate in the therapy and prevention of haemodialysis-associated amyloidosis. Nephrol Dial Transplant, 2001, 16(Suppl 4):17-22.
4. Canaud B, Bosc JY, Leray H, et al. Microbiologic purity of dialysate: rationale and technical aspects. Blood Purif, 2000, 18

(3):200-213.
5. Vaslaki L, Karatson A, Voros P, et al. Can sterile and pyrogen-free on-line substitution fluid be routinely delivered? A multicentric study on the microbiological safety of on-line haemodiafiltration. Nephrol Dial Transplant, 2000,15 (Suppl 1):74-78.
6. 吴传业,黄涛,等. 湖南省医院血液透析用水卫生质量及影响因素. 环境与健康杂志,2004, 21(3):147-149.
7. 王绿萍,陈天新,郭静洁,等. 温州地区17家血液透析中心透析液质量控制的调查. 浙江临床医学,2008, 10(7):1001.
8. Lonnemann G. When good water goes bad: how it happens, clinical consequences and possible solutions. Blood Purif ,2004 ,22 (1):124-129.
9. Richard A. WARD. Worldwide water standards for hemodialysis. Hemodialysis International, 2007, 11:18-25.
10. Association for the Advancement of Medical Instrumentation. Water Treatment Equipment for Hemodialysis Applications, ANSI/AAMI RD62:2001. Arlington, VA: Association for the Advancement of Medical Instrumentation,2001.
11. 刘学军. 浅谈水处理系统的消毒. 中国血液净化,2007,6(7):398-400.
12. 沈志东. 工程部血液透析用水处理技术的新进展. 中国血液净化,2005,4(8):410-415.
13. Association for the Advancement of Medical Instrumentation. Dialysate for hemodialysis, ANSI/AAMI RD52:2001. Arlington, VA: Association for the Advancement of Medical Instrumentation,2004.
14. Richard A. WARD. Ultrapure dialysate. Semin Dial, 2004, 17:489-497.
15. International Organization for Standardization. Water for Haemodialysis and Related Therapies, ISO 13959:2002(E). Geneva: International Organization for Standardization,2009.
16. European Pharmacopoeia Commission. European Pharmacopoiea. 5th ed. Monograph 2005:1167, Haemodialysis Solution, Concentrated, Water for Diluting. Strasbourg:European Pharmacopoeia Commission, 2005.
17. Canadian Standards Association. Water Treatment Equipment and Water Quality Requirements for Hemodialysis,Z364. 2. 2-03. Toronto, ON: Canadian Standards Association,2003.
18. 全国医用体外循环设备标准化技术委员会. YY0572-2005 血液透析和相关治疗用水. 北京:中国标准出版社,2005.

第三节 透析液成分及临床意义

王质刚

在血液透析过程中,为了达到血液净化和电解质酸碱平衡目的,透析液的作用极为关键,不单是透析液的化学成分很重要,其物理和微生物特性也同样重要。当血液与透析液接触时,产生双向弥散过程,即膜两侧溶质在浓度梯度的作用下作双向运动,使膜两侧的溶质浓度趋向平衡,因为透析液中的电解质浓度接近于正常人体生理浓度,而碱基高于血浆浓度,最终结果膜两侧电解质浓度达到生理性平衡,碱基进入血液纠正了酸性血液,血液中多余的水分在压力的作用下,由膜内移向膜外。与此同时,血液中高浓度的尿毒症毒素经过膜弥散或对流进入无毒素的透析液中,最终达到膜两侧溶质浓度平衡,清除了尿毒症毒素,纠正电解质紊乱和酸碱失衡状态。

一、透析液成分及临床意义

20世纪80年代开始,随着碳酸氢盐透析液的普及,床旁个体化配制透析液的透析机投放市场。透析液已成为一种真正的“药物”,因此,应采用药物学标准制备,使其达到高质量和标准化的要求。现代透析机不但可保证处理水和浓缩液的准确配比,还可持续监测最后成分的稳定性[1]。

多年来，通过长期的临床实践，透析液处方也不断地改进与更新，如最初透析液钠浓度 132 ~ 135 mmol/L，为了增加透析液渗透压加入 0.2% 的葡萄糖，但结果发现透析中患者低血压发生率增多，也难以纠正低钠血症。至于葡萄糖的坏处已被公认。结果透析液钠浓度为 138 ~ 140 mmol/L 和无糖新的透析液处方被广泛接受；透析液第二个变化是醋酸盐换成碳酸氢盐。当初不能解决碳酸钙沉淀问题而选用醋酸盐，后来发现醋酸盐害处多，先分为 A、B 液输入，在机内变为混合液（A、B 液与水）进入透析器解决了沉淀的问题；随着长年透析患者甲状旁腺功能亢进病例增多，近年应该说透析液变化最大的是钙离子浓度变化，最初为 1.75 mmol/L，现在基本为 1.5 mmol/L，根据临床需要也可选用 1.25 mmol/L。临床需要的变化，目前已有一些新的商业配方出现，表 5-3-1 所列为透析液各种成分的浓度范围。每个中心常根据透析机装置和临床的需要，用一种透析液配方作为标准，也可为了满足不同患者的各种病情需求，使用几种透析液配方。

表 5-3-1　透析液各种成分的浓度范围

碳酸氢钠透析液成分	浓度范围
钠[Na^+]（mmol/L）	135 ~ 144
钾[K^+]（mmol/L）	0 ~ 3
钙[Ca^{2+}]（mmol/L）	1.25 ~ 1.75
镁[Mg^{2+}]（mmol/L）	0.25 ~ 0.75
氯[Cl^-]（mmol/L）	98 ~ 112
碳酸氢盐[HCO_3^-]（mmol/L）	20 ~ 35
pH	7.2 ~ 7.35
渗透压[mOsm/（kg · H_2O）]	285 ~ 295

（一）钠

钠是决定细胞外液的主要阳离子，维持晶体渗透压的主要成分，很容易通过透析膜，故而透析液中钠浓度，对血液透析患者血压稳定性起着重要作用[2]。事实上，超滤液中的钠浓度低于血浆中的钠浓度，这是因为 Donnan 效应，钠是阳离子，在血浆中要结合带负电荷的蛋白质，只有游离部分能通过透析膜。因此，相对于血浆，超滤液为低钠，这在单纯超滤时可以证实。

1. 透析液钠浓度的演变　20 世纪 70 年代，为纠正高血压，透析液钠浓度常低于血浆钠，使钠弥散丢失。当使用低钠透析液（Na^+130 mmol/L）时，患者无口渴感，透析间期体重增加不多，但是负钠平衡可刺激肾素分泌，反而升高血压；另外，低钠透析液产生的负钠平衡，可导致血钠浓度和血浆渗透压的降低，使得液体从细胞外液转移进入细胞内，使有效血容量减少，而细胞内容量过多。这些渗透压的改变，以及随后发生的液体转移，是发生透析失衡、痉挛和低血压的主要原因[3]。

随后几年中，随着透析患者低血压的增多以及透析机可调钠技术的出现，低钠透析液不再被接受，转而提高透析钠浓度以增加临床耐受性，当透析液钠从 130 mmol/L 增加至 136 mmol/L，发现肌肉痉挛明显减少。有人比较了使用透析液 Na^+ 为 132.5 mmol/L 的患者，和同一组患者使用 Na^+ 为 145 mmol/L 的结果，较高 Na^+ 组感觉较好，较少组主诉头痛、恶心和呕吐。此外，当使用较高透析液钠浓度治疗患者时，达到适当干体重时，更容易控制高血压，提高患者心血管稳定性[4]。

透析治疗的目的之一是通过弥散和对流来清除透析间期蓄积于体内的盐和水。当使用低钠透析时，弥散最重要，但被认为是非生理性的，负钠平衡可使细胞外液脱水，而细胞内液含水过多，导致严重的副作用。当透析液钠与血浆钠相近时，弥散将变得不重要，甚至停止。在这种情况下，水和钠的清除仅仅通过对流来实现，应仔细评价超滤和反超滤。事实上，由于 Donnan 效应，这种情况下的超滤为低钠，而超滤液中的钠浓度与透析液中相同。通过使用更符合生理性的透析液钠浓度，维持稳定的渗透压，可防止细胞内外液脱水不均匀，纠正细胞内水肿，可达到比低钠透析液时更低的干体重[5]。

2. 可调钠透析　为了解决高钠透析液导致的口渴，高血压等问题。一些作者提出可调钠透析，即从治疗开始到结束时,透析液钠浓度呈现从高到低或从低到高再到低的动态变化,保持透析中血钠高水平,有利于细胞内水分向细胞外转移,维持血容量稳定[6]。可调钠的方法有三种:

(1)上升型。透析液钠浓度呈上升型曲线,对透析后半期的血容量维持有一定作用,能明显减少肌肉痉挛的发生,但透析后血钠值较高,患者口渴明显。

(2)下降型。透析液钠浓度呈下降型曲线,可呈线性下降、阶梯样下降、脉冲样下降三种形式,是临床上最常用的方法,能明显维持透析期间的血容量,对透析失衡症状也有一定的作用。

(3)间断型。用较低钠浓度(130~135 mmol/L)的透析液,在透析过程中,每间隔0.5~1小时用高钠浓度(145~150 mmol/L)透析液,造成细胞内外液洗涤的效果(溶质抽吸作用),有利于清除细胞内的毒素。

第一和第二种方法都需要结合超滤模式同时进行,如先高钠高超滤,后低钠低超滤。所以,不管应用哪一种方法,原则上都不会增加患者的钠负荷,这更有利于稳定心血管功能[7]。

3. *血液透析滤过* 血液透析滤过(HDF)是1978年提出的透析技术,透析中使用高通透膜,使溶质弥散(透析)和对流(超滤)同时进行,使用此技术时,应联合使用透析液和置换液,以达到最终的电解质和酸碱平衡。弥散是通过溶质化学浓度梯度来进行,而对流则是通过压力梯度来转运溶质的。超滤量远远超过了需达到干体重的液体量,应注入等量的置换液。

HDF时,钠通过弥散排出、对流清除和置换液中钠的输入后,最终的钠平衡极为复杂,这时,不仅要考虑透析液钠浓度,置换液的钠含量对钠平衡和最终血浆钠的影响很大,而且在这种情况下,因水钠失衡的副作用概率增大。当置换液速度为49~66 ml/min,置换液钠含量为140~145 mmol/L时,钠的平均梯度为9.5 mmol/L,此梯度高于透析中所观察到的数值。对于弥散来说,此梯度可平衡输注置换液引起的钠潴留,以及产生的低钠超滤液(Donnan效应会因高超滤而增加)。

由于钠在心血管血流动力学方面起着重要作用,应通过准确的钠平衡来避免副作用。在此平衡中应评估的因素包括:钠的摄取、透析间期体重变化、透析时间和全身水含量。最近引入了计算机控制的钠模型,这些模型可通过计算透析液的钠浓度,以调整适应个体需要的钠转运,在透析结束时达到目标钠浓度。比如最近发明的生物反馈系统(BM),使用电导度测量替代钠的测量。在透析开始时,BM要求输入一些数据,如治疗时间、透析前体重、拟丢失体重和透析结束时预计的有效电导度。可在透析中实时监测透析器出口和入口处透析液电导度,推算出血钠浓度,根据当前血钠浓度和目标血钠值,将透析液钠浓度调整到最佳。对一些透析前钠浓度不同的患者,如≤130 mmol/L或≥140 mmol/L,BM可根据透析前血钠自动调整,使透析后血浆钠在生理范围之内。这些模型的临床应用提高了心血管稳定性,降低了与透析中钠水清除不充分相关的副作用。

(二)钾

高钾血症是急性和慢性肾衰竭经常发生的最危险并发症,钾在透析间期容易蓄积。为达到足够的清除钾,透析液钾浓度应明显低于血浆钾浓度,常维持于1.5~2.5 mmol/L,此浓度足以在整个透析治疗过程中产生弥散梯度。与钠不同的是,正常人血钾浓度为3.5~5.5 mmol/L,即使超滤2 L水,排钾仅为10 mmol,可以忽略超滤的排钾作用。

高血钾的影响因素除饮食摄入外,还有组织坏死,高分解状态,严重酸中毒等,主要是造成了细胞内钾的转移,受酸碱平衡的影响很大,如代谢性酸中毒可使钾从细胞内转移至细胞外,导致细胞内钾降低,因此,透析液中碳酸氢盐的浓度,代谢性酸中毒纠正的程度,均是透析中钾平衡的重要影响因素。在这些情况下,细胞的极化可受影响,细胞内/外液钾浓度比例是影响心脏节律和收缩力的因素之一,可改变透析过程中心血管的耐受性,诱发心律失常。

急性肾衰竭时,一些其他因素可干扰钾平衡,透析液钾浓度应该个体化。在急性肾衰竭的少尿期,通常使用较低的透析液钾浓度。伴有内出血和广泛组织挤压、血肿的创伤患者,红细胞中释放的钾可产生严重的高钾血症,这些患者的透析液应含少量或不含钾。相反,当进行每日透析时,对于钾摄入很差,通过呕吐腹泻或大量利尿丢失钾的患者,建议使用钾含量为4 mmol/L的透析液,以防止危险的低钾血症。

对于饮食规律的慢性透析患者,每日钾的摄入通常为60~80 mmol,一周3次的血液透析,当透析液钾含量为1.5~2.0mmol/L时,可以达到钾平衡。但是对于厌食、呕吐腹泻的患者,透析液钾需要依据临床情况来设定。正在接受地高辛正性肌力药物治疗的透析患者,当钾清除过多或过快时,很容易发生心律失常。对于这些患者,应使用相对高钾透析液来替代常规使用的透析液。

Redaelli假设,当透析液钾含量不够时,透析中钾的清除过快,可使得代谢性酸中毒纠正不充分。血清钾的快速下降,可使细胞超极化,从而干扰H^+从细胞中转出和细胞摄取HCO_3^-。在这种情况下,透析膜两侧的HCO_3^-梯度迅速下降,表现为细胞外碱中毒和细胞内持续性酸中毒。同样,细胞的超极化可使进入细胞内的钙离子增加,导致不良的后果。理论上,血液透析介导的钾代谢改变,可干预钙磷代谢和酸碱调节,促进动脉粥样硬化,增加骨营养不良的危险。

所以,应对每位患者进行透析液钾浓度是否"足够"的准确评估。为达到准确的钾平衡,应综合考虑患者的饮食摄入、透析方式、治疗的持续时间和频率、代谢状态和并发症。

(三)钙

透析液钙浓度对维持机体钙的动态平衡极为重要,且可避免患者体内钙代谢紊乱而导致的副作用。

1. 血钙的组分　正常人血浆钙包括结合钙(非扩散钙),占40%~45%,与血浆蛋白结合;离子钙占50%,有重要生理活性;络合钙占5%~10%,结合形式可以是枸橼酸钙、磷酸钙、碳酸钙等。其中离子钙和络合钙统称为可扩散钙,可以自由通过透析膜,结合钙和可扩散钙的比例取决于血浆pH及血浆白蛋白。酸中毒时,血浆pH每降低0.1,离子钙增加0.2 mg/dl。低蛋白血症时,需要矫正血钙值,见下列公式:

血钙矫正值(mg/dl)=血清测定钙值(mg/dl)-血清白蛋白(g/dl)+4

尿毒症患者表现为低钙血症,甲状旁腺功能亢进症时,血钙水平升高或正常。但由于酸中毒和低蛋白血症,尿毒症患者的可弥散钙高于正常人,有人报道占总血浆钙的57.6%~64.3%。这对于血浆总钙浓度接近正常的患者来说,可用于透析交换的钙总量增多,相当于平均浓度为6.5mg/dl(1.6 mmol/L)。考虑到轻度低钙血症,平均透析液钙浓度为1.5 mmol/L时,通常可提供透析中接近于零的轻度正平衡,钙浓度为1.62 mmol/L时,可提供650 mg/次的正钙或负钙平衡。

2. 硬水综合征　当水处理系统失控时,处理的水中钙、镁离子增高,导致透析液钙水平升高,可达14.4 mg/dl(3.6 mmol/L)。在这种情况下,常发生恶心、呕吐、高血压、出汗和进行性昏睡、无力的急性综合征。这一群症状通常被称为"硬水综合征",见第九章。

软化、去离子和反渗水处理装置正常工作可避免此现象。目前,此综合征几乎消失了。透析液中最终钙浓度仅决定于纯水与含钙的浓缩液的混合。

3. 透析液钙浓度的演变　在血液透析早期,低钙血症与甲状旁腺功能亢进症是主要问题。活性维生素D_3尚未问世,为了解决透析患者肠道钙吸收不良和抑制甲状旁腺激素分泌,必须设法提高血钙,采取的措施为:①相对高的透析液钙浓度,即明显超过血中离子钙浓度(典型的为1.65~1.75 mmol/L),这样就等同于透析过程中静脉钙输注;②大剂量口服钙,一般用碳酸钙。20世纪70年代开始采用活性维生素D_3解决肠道钙吸收不良,透析液的钙浓度仍维持在较高水平(1.65~1.75 mmol/L)。80年代发现,碳酸钙合并使用活性维生素D_3,又采用相对高的透析液钙浓度进行透析,结果引起频繁而且是严重的高钙血症,不得不降低碳酸钙的用量,结果使磷的控制不充分,透析患者钙磷乘积增高现象普遍。

最近数据表明,透析患者中冠状动脉钙化大大加速,其原因之一是口服大剂量钙剂。一些研究在80年代也探讨了将透析液钙浓度降至更符合生理的水平(1.25 mmol/L),甚至对某些病例更降至生理水平之下(1 mmol/L或<0.6 mmol/L)。这些措施已被证明是有效的,患者很少发生高钙血症,而且提高了对大剂量碳酸钙治疗的耐受性。

4. 合理的钙平衡　大部分患者为维持足够的钙代谢,需正钙平衡,因此,在整个透析治疗过程中,应在透析液钙和血中离子钙之间建立足够的浓度梯度。研究证明,当使用钙浓度为1.5 mmol/L的透析液时,可产生负钙平衡,导致钙从骨骼中流失。将透析液中钙浓度增加至1.75 mmol/L时,可防止掌骨骨密度的降低，而进一步增加至2.0 mmol/L时，导致骨软化透析患者总钙负荷增加。

Chen认为钙平衡与年龄有关，所有人用一种钙浓度的透析液肯定不合适，对20岁以下者用中/高钙浓度透析液有助于维持正钙平衡。35岁以上透析患者以零或负钙平衡为主，若用高钙浓度透析液就可能增加钙负荷，以中/低钙浓度为宜，透析患者只有在保持负钙平衡情况下，才能安全使用活性维生素D和碳酸钙治疗继发甲状旁腺功能亢进。

5. 个体化的钙浓度　合适的透析液钙浓度为1.25~1.75 mmol/L。钙浓度应依据每位患者的钙平衡情况、PTH和血钙水平、服用含钙的磷结合剂的总量来调整，以避免危险的高钙血症和软组织钙化。常用的几种透析液钙浓度：高钙透析液大于7 mg/dl(1.75 mmol/L)；中等钙透析液6 mg/dl(1.5 mmol/L)；低钙透析液小于5 mg/dl(1.25 mmol/L)。

对于接受口服补钙、含钙的磷结合剂和活性维生素D的患者，其透析液钙浓度降为1.05~1.35 mmol/L，仍可维持满意的钙离子水平，并能控制骨营养不良。

在使用不含钙的磷结合剂时，有必要将透析液钙浓度提高，我们应记住，将透析液的钙降低是为了补救因服用磷结合剂而引起的高钙负荷，如果停止使用这种磷结合剂，而采用氢氧化铝或Renagel，并用相对较低的钙浓度的透析液时，就会造成负钙平衡及甲状旁腺功能亢进趋势增加。预防这些患者发展成甲状旁腺功能亢进可选用的方法包括：增加透析液钙的浓度、口服钙补充剂或用较大剂量的能增高血钙的维生素D代谢产物。

上述的各种情况要求至少具备两种不同的钙浓度透析液供选择之用，一般建议：①患者服用碳酸钙或醋酸钙作为磷结合剂，应使用中等偏低钙浓度，如钙浓度为1.25~1.5 mmol/L的透析液，并对PTH进行仔细观察，或者开始使用偏高钙浓度，钙为1.65~1.75 mmol/L的透析液，如发生高钙血症则将透析液钙降至1.25~ 1.35 mmol/L。应记住，这种方法可能会增加冠状动脉与软组织钙化的危险性；②患者不服用磷结合剂，或用不含钙的磷结合剂，应采用偏高的钙浓度，如钙浓度为1.65~1.75 mmol/L的透析液进行透析(具有持续性高钙血症倾向的一些患者除外，例如那些患无动力骨病的患者)，或者用钙浓度为1.25~1.5 mmol/L的透析液进行透析，并口服钙补充剂；③对于以大剂量维生素D治疗的患者，无动力骨病的患者，或因其他原因而导致高钙血症的患者，可用低钙透析液进行透析；④对于严重低钙血症患者，20岁以下负钙平衡的透析患者，可选用高钙透析液进行透析。

6. HDF中的钙平衡　在HDF过程中，透析液钙浓度应适应患者个体化的要求。已有证据表明，置换液中钙含量会影响最终的钙平衡，所以应正确评估所有因素。对流(滤过)治疗中，含乳酸盐的置换液中亦含有钙，若在置换液中使用碳酸氢盐作为缓冲剂，则不能同时加入钙，常使用无钙置换液。对于这些患者，透析液钙含量常需增加，以超过对流作用的丢失。然而，最近出现了同时含钙和碳酸氢盐的置换液，含钙的酸性溶液和含碳酸氢盐的基础溶液在使用前才混合，可保持液体足够的稳定性。

总之，透析液钙浓度不能对所有患者标准化，对大多数患者来说，平均钙浓度在1.25~1.75 mmol/L之间，足以避免透析中的负钙平衡。当患者使用血液透析滤过技术、治疗中采用高超滤率、接受口服钙剂、含钙的磷结合剂和维生素D_3治疗时，应进行特殊的调整，准确选择透析液中足够的钙浓度。

(四)镁

镁是一种细胞内阳离子，主要存在于骨组织中。因此，血浆镁水平(0.6~ 1.0 mmol/L)仅部分反映了体内总镁水平的变化，血浆中一部分镁与蛋白结合，仅有70%可经弥散通过透析膜。透析液镁含量的重要性在临床透析中研究较少，其作用尚在评估中。

食用低蛋白饮食的尿毒症患者其镁摄入减少，但因为经尿排泄减少，血镁水平轻度升高。胃肠道吸收亦是影响血浆镁水平的主要因素，在尿毒症患者中变化较大，所以血浆镁水平最终可能是降低、升高或正常。因此，透析液镁含量可明显影响透析患者的离子平衡。许多商业透析液镁浓度为0.25~0.75 mmol/L。值得注意的是，透析患者常使用含镁药物(静脉输入、螯合剂、灌肠、泻药)，使得最终的血浆镁离子水平轻度升高。血浆镁浓度的增加可以延缓透析患者动脉钙化的进展，并部分抑制透析当中PTH分泌，但是，这种效果只有在急性高血镁时能够获益。长期增加血清镁浓度对于临床PTH的抑制不显著，然而高血镁可引起透析患者的一些临床并发症，如发生骨软化，肾性骨营养不良，瘙痒症，改变神经传导速度等。对于服用氢氧化镁或碳酸镁作为磷结合剂的患者使用低镁透析液可以防止镁积累。使用低镁透析液在透析中可发生与血压无关的痉挛，如果将透析液镁转换到0.75 mmol/L症状可立刻缓解。

为避免使用含铝的磷结合剂，最近开始使用含氢氧化镁或碳酸镁的药物。对于接受这种治疗的患者，推荐使用低镁浓度透析液。为避免明显的高镁血症，也可考虑使用无镁透析液或低镁浓度的透析液（0.2～0.35 mmol/L）。在血液透析滤过中，通常置换液中不含镁，以避免钙和镁盐的沉积，在这种情况下，应调整透析液浓度。总之，透析液的镁水平也应根据患者的临床需求个体化调整。

（五）氯

大部分透析液中的氯浓度为98～112 mmol/L。因钠、钾、钙、镁常以氯化物形式存在于浓缩液中，透析液中的氯浓度决定于总阴离子电荷，应相应于阳离子电荷的电化学关系。调整钠浓度时，氯浓度也随之变化，由于氯离子浓度过高不利于纠正酸中毒，因此，必要时透析液钠离子的增加可用少量醋酸钠或碳酸氢盐代替。可由以下公式得到氯的浓度：

$$[Cl^-]=[Na^+]+[K^+]+[Ca^{2+}]+[Mg^{2+}]-[\text{醋酸}+\text{碳酸氢盐}]$$

（六）锌

锌缺乏常引起味觉障碍、食欲下降、性功能减退、免疫功能低下等症状。发现慢性透析常有低锌血症，特别是儿童透析患者补充锌是非常重要的。常规透析液中不含锌，于文慧等[8]报道，在透析液中加入锌使其浓度为400 μg/L，对15例透析患者（平均年龄44.6岁）进行试验，正常对照组血清锌（16.35±1.9）μmol/L，患者透析前血清锌（13.66±1.56）μmol/L，透析后血清锌（17.08±1.56）μmol/L，与治疗前比较有显著性差异（$P<0.05$）。连续治疗8周，未发现任何副作用，临床相关症状也有改善。

（七）缓冲剂

纠正尿毒症患者的代谢性酸中毒是透析的基本目标之一。血液透析不能清除大量的游离氢离子（H^+），但是可以被血浆中的碳酸根迅速缓冲，身体中其他缓冲剂在血浆中浓度极低。通过透析完全纠正代谢性酸中毒所需的缓冲剂剂量，至少应等于患者在透析间期所产生酸的总量。临床透析中，通过含醋酸盐和碳酸氢盐的透析液来达到碱的跨膜转运。透析液和血液间的化学梯度是使透析液中的缓冲剂发生弥散的动力。

1.缓冲剂的历史演变 1943年Kolff首先使用碳酸氢盐作为缓冲剂进行血液透析，但是发现加入钙和镁后，很快与碳酸氢根发生反应，产生碳酸钙和碳酸镁结晶沉淀，不但影响电解质浓度，对透析机也有损害。60年代开始使用醋酸盐作为透析液中的缓冲碱，醋酸可以经过肝脏转换成碳酸氢盐，该溶液具有化学稳定性，且避免了微生物污染。很快，醋酸盐透析液广泛用于常规透析中，低廉的价格、在体内等摩尔转换为碳酸氢盐、溶液中的抑菌作用，使得醋酸盐成为透析治疗纠正酸碱紊乱的首选物，在全世界使用了20多年，醋酸盐透析液使得透析简单易行，促进了血液透析技术的发展。

20世纪80年代，由于高效透析技术的出现，使得醋酸盐透析液的缺点明显起来，如大量醋酸盐进入体内，来不及在肝脏代谢，导致阴离子间隙升高，碳酸氢盐水平下降。从此，重新开始使用碳酸透析液，并改革透析液制备、混合和输送技术，使用比例泵将含碳酸氢盐和钙、镁的浓缩液分隔在两个容器中，解决了碳酸钙和碳酸镁结晶沉淀问题。此举提高了患者的临床耐受性，更生理性地纠正尿毒症酸中毒，目前碳酸氢盐透析几乎完全替代了醋酸盐透析。

80年代后期发现液体碳酸氢盐浓缩液容易被细菌污染，最近有报道使用碳酸氢盐干粉筒来替代液体碳酸氢盐可以避免细菌污染。

2.透析液的缓冲盐浓度 血流量和透析液流量、透析器类型和面积、透析液中缓冲碱浓度和超滤率等多种因素均可影响酸碱平衡及透析患者酸中毒的纠正。在碳酸氢盐透析中，透析液的碳酸氢盐浓度多为30～35 mmol/L，为维持溶液的化学稳定性，可在透析液中加入一定量的醋酸，这些醋酸在很小范围内，作用于碱平衡。碳酸氢盐透析时，透析液/血浆的浓度梯度可避免碳酸氢盐的丢失，并决定于将转运

入血中的碳酸氢盐总量。当弥散是溶质转运的主要方式时,透析液中的碳酸氢盐浓度可轻度高于拟达到的血浆浓度。当使用高超滤率时,将产生高超滤量,应使透析液中碳酸氢盐水平较高,以补偿通过对流丢失的碳酸氢盐。

碳酸氢盐透析治疗2周以上患者的对照研究证明,当透析液碳酸氢盐水平超过35 mmol/L时,存在着透析后碱中毒的风险。急性碱中毒可导致低氧血症,出现恶心、呕吐、昏睡等症状,也有类似软组织钙沉积的慢性作用,有人建议随着透析时间的延长,逐步降低透析液中的碳酸氢盐浓度。

3. 无醋酸盐透析液　在碳酸氢盐透析液的配制中,为调整适当的pH,防止钙镁沉淀,常需在透析液中加入2.5~10 mmol/L的醋酸盐。这些小剂量的醋酸盐与透析中许多并发症有关,醋酸本身也能够刺激机体释放多种炎性细胞因子,如IL-1、TNF、PGE_2等,这些因子的释放在许多透析并发症的病理生理方面有重要作用,醋酸还可以影响透析患者的磷代谢,是慢性高磷血症的原因之一。因此,人们期待着无醋酸透析液的大量应用。

常用的无醋酸透析液方法有:

(1)高张CO_2透析液。使用时需要一个密闭的透析液系统和CO_2的持续输入,以及CO_2分压监测技术,临床开展有一定难度,对呼吸功能差的患者,有引起CO_2中毒的危险。

(2)高氯性透析液。透析开始以高浓度的氯离子(110~145 mmol/L),HCO_3^-和CO_2浓度正常,使细胞内的磷离子得以较多清除,随后再调高透析液中HCO_3^-浓度达35~40 mmol/L,使整个透析过程得到足够的碱基,很好的纠正酸中毒。技术上需要4个密闭式容器分别以不同浓度梯度的两种浓缩液同时进行。

(3)甘氨酰甘氨酸。用甘氨酰甘氨酸作为碳酸氢盐透析液的稳定剂,能明显阻止钙、镁沉淀,使pH稳定,并且甘氨酸是尿毒症患者缺少的氨基酸,有利于保护细胞和残余肾功能,但因价格昂贵使其不能广泛使用。

(4)复合型氨基酸。国内有学者利用多种氨基酸调低碳酸透析液的pH,也能阻止钙、镁沉淀。其产品已广泛应用于我国多个透析单位,发现在纠正低氧血症,改善细胞免疫功能方面优于含醋酸盐的碳酸氢盐透析液。

(八)葡萄糖

在透析治疗的开始阶段,葡萄糖用于透析溶液中,以提高渗透压,将液体从血液中超出。早期透析治疗常使用的浓度为2~5 g/L。随着血液透析机器的进展,可通过调整跨膜压来达到超滤,因此,从这一点来说,透析溶液中的葡萄糖已无作用。透析液中葡萄糖的重要性还在于治疗中引起高血糖,从而预防从血中快速清除尿素而致的失衡综合征。含2.7 g/L葡萄糖的透析液,可以减少透析中渗透压下降的50%。此点在小儿透析中更为明显,透析后尿素浓度的反跳可被快速葡萄糖代谢所补偿。现代透析液不用糖,已有报道,使用无糖透析液,每次透析葡萄糖的丢失为(30±9) g,使用含糖2 g/dl透析液治疗的患者,则为正平衡(15.8±12) g/次。

含糖透析液优点是,能更好地达到酸碱平衡。缺乏葡萄糖时,三羧酸循环减慢,许多中间产物蓄积,致使其血液中水平增加,结果使具有潜在缓冲作用的有机阴离子排出增加,血液的缓冲效应轻度受损;糖尿病患者使用含糖透析液能避免透析中低血糖反应,但是与无糖透析液相比,含糖透析液比较容易被细菌污染,增加长期透析患者的糖负荷,可能导致患者血脂代谢异常等弊端,目前含糖透析液已被淘汰。

二、透析液质量要求

在广泛应用高通透膜透析器之前,透析液的质量未得到重视,随着致热原反应的报道和长期透析副作用机制的探讨,人们意识到透析液质量的重要性。另一方面也看到,国际上应用超纯透析液后使临床获益诸多,醒悟到提高透析液纯度的重要意义。一些新的分析技术也发现自来水和透析液中的污染在增加,因此要求血液透析的水处理设备改进和提升清除所有不同类型的污染源的能力,如双重滤过膜以及在水入机之前加载内毒素滤器，以制备适用于透析的超纯水，最好达到注射用水标准。

透析液质量应从化学、物理和微生物特性方面进行检测和规定。浓缩液的选择、透析机器消毒及最后透析液中微生物的控制，均是制备“纯”透析液的重要环节。

（一）透析液的化学和微生物污染

水处理功能欠缺或维护不规范，可成为透析液的污染源。透析液中的微量元素对接受慢性血液透析的患者也存在着潜在的危险，其中铝可导致透析相关脑病、骨软化和对 EPO 抵抗性贫血，而引起了越来越多的关注。早期认为，铝的污染来自于未充分处理的透析用水，如今，透析液中铝的存在常常是来源于浓缩透析液的干粉。与口服摄入的水相比，血液透析患者暴露于更大量的透析液中（大于 300 升/周），因此，即便是很小剂量的微量元素，亦可导致长期蓄积中毒，应密切监测血清中微量元素水平。

如上所述，用于水处理的所有系统，因细菌感染、系统故障或系统老化，均可成为透析液污染的潜在来源。一般情况下，不管处理的水质量有多好，在最终透析液中都可发现相当剂量的化学和微生物污染。要考虑到透析患者的一些临床症状与不同的系统故障有关，这些症状会明显影响患者对治疗的耐受性。

除了水处理系统以外，透析液的污染还依赖于一些其他因素：如贮存容器、管路、透析机和重复使用的透析器均可能是细菌污染的部位。水的滞留、管路布置不合理及消毒不够，均可导致透析液的严重污染。污染亦可能因为浓缩液的质量和超过保存期限而致，但酸性浓缩液因其 pH 和渗透压而使细菌不容易生长，而碳酸氢盐浓缩液则极易细菌繁殖。一些作者报道，在商品化的碳酸氢盐液体中存在污染的细菌和细菌代谢产物。这些来自于革兰阴性细菌的污染物可以不同浓度存在于最终透析液中，其中包括完整的脂多糖（相对分子质量 10^4 ~ 10^6）和相对分子质量为 2 000 ~ 4 000 的鲎试验（LAL）阳性片段，以及 LAL 阴性的肽聚糖。亦可激活单核细胞，产生 IL-1。很小量的 IL-1（1 ~ 2 ng/kg）即可在人体内产生致热原反应。目前已证实，透析液中内毒素浓度（0.1 ~ 200 ng/ml）与致热原反应有关。关于内毒素是否可通过透析膜的问题，尚有争议。膜结构对内毒素的吸附和捕获，可导致内毒素与人单核细胞伪足可能接触，在这种情况下，即便血液中检测不到内毒素，亦可使单核细胞释放 IL-1。报道显示，通过反超滤和反弥散，不同的片段亦可通过透析膜，后一机制常常见于较薄的醋酸纤维素膜，而第一个机制常见于孔径大的合成膜，因其具备吸附能力。合成膜具有潴留内毒素和内毒素片段的显著能力，这一特性已用于将过滤器置于透析器前的透析液管路上，以减少透析液中内毒素含量。这些滤器，已证明有效减少透析液污染，获得一种“超纯透析液”的效果。目前一些公司提供一种特殊设计的系统，包括合成膜过滤器和无死腔管路以保证透析液完全灭菌，运送透析液的管路没有水滞留，这种系统可在透析治疗中提供高纯度的透析液。

刘惠兰等[9]对北京 18 家医院的透析用水和透析液的微生物学进行了调查，结果反渗透水细菌培养计数不超标（<200 CFU/ml），透析液入口细菌计数不超标（<2 000 CFU/ml），浓缩 A 液细菌计数合格，但浓缩 B 液细菌严重超标。内毒素检查结果，透析液内毒素水平 88.9% 达标（<0.5 EU/ml），浓缩 A 液内毒素水平全部合格，浓缩 B 液内毒素水平 27.8% 超标。以上结果表明北京市透析用水基本合乎美国 AAMI 执行标准，透析液也基本达标，应该注意浓缩 B 液微生物学部分超标，表明 B 液容易生长细菌。

已有商业的无热原、无细菌的浓缩透析液，用密封袋保存，可直接与机器的比例泵系统相连接，不会与空气接触，没有任何细菌污染的机会。此装置尽管费用昂贵，但确实可提高透析液质量。

（二）超纯透析液

临床研究证实，超纯透析液可使透析患者获益，包括减少炎症反应，降低氧化应激、提高 β_2-MG 的清除率，增加对流传质对中分子物质的清除，减少 CVD、透析相关骨病，降低并发症，提高生存质量和延长存活期[10]。上述诸多弊端与透析用水和透析液的不纯有关，因此近年透析水和透析液细菌/内毒素纯度备受关注。据北京市透析质量监控中心 2008 年提供的资料，透析用水内毒素 <2 EU/ml 达到 97%。当前明确提出超纯透析液（ultrapure dialysate）概念，并得到广泛地临床应用与验证。据美国国家标准 ANS/AMMI RD52:2004 报道，透析液内生物学标准见表 5-3-2。

表 5-3-2 透析液内毒素标准

	细菌数(CFU/ml)	内毒素(EU/ml)
常规透析液	<200	<2.0
常规透析液 干预水平	<50	<1.0
超纯透析液	<0.1	<0.03

细菌可以产生一些生物活性物质,如活的 G^+ 细菌释放的外毒素、G^- 细菌溶解产生脂多糖(LPS)、肽聚糖(peptidoglycans)和胞壁酰二肽(muramylpeptides)等。细菌所产生的生物活性物质能够通过透析膜进入血液,可致机体各种急、慢性反应和并发症。提高水质的第一步是减少水源污染,避免水处理系统的细菌滋生,使用双级反渗膜、安置内毒素滤器、水系统定期消毒(化学、热)、在透析器前连接内毒素滤器均是行之有效的方法。此外,透析膜种类及其透析模式对血浆内毒素水平也是有影响的。特别是最近流行的 on-line 血液滤过和透析滤过更容易得到无热原的超纯透析液和置换液。

内毒素是通过反转运途径跨透析膜进入血液中,反转运是内毒素从透析液侧到血液侧的弥散和对流运动的总和(反转运 = 反弥散 + 反滤过)。反弥散是由于透析液侧和血液侧的物质存在浓度梯度,使透析液中的物质转运到血液中;反滤过由于透析液侧和血液侧间存在压力梯度,使透析液物质进入血液的运动。

高通透性透析膜更易导致反滤过,研究表明,长期使用高通透性透析膜患者血浆抗内毒素抗体水平高于低通透性膜透析患者。当使用污染的透析液时,用放射性标记的 LPS 能穿透高通透膜和低通透膜,体内细胞因子 IL-1β 释放增多,而用灭菌透析液以后,细胞因子释放显著减少。无论使用透析膜的生物相容性如何,在使用灭菌透析液后 IL-6 释放都显著减少。

一旦发生内毒素血症,可引起一系列的病理生理改变,如,①发热反应:内毒素直接作用于下丘脑体温调节中枢,或作用于白细胞使之释放内源性致热原;②促使血管活性物质如缓激肽、组胺、5-羟色胺、血管紧张素等释放,使血压下降,导致微循环障碍;③引起白细胞和血小板减少,激活凝血、纤溶系统,产生出血倾向,弥散性血管内凝血;④经 C3 旁路或经典途径激活补体;⑤直接或间接损害肝脏,引起糖代谢紊乱及酶谱、蛋白代谢的改变;⑥激活巨噬细胞、单核细胞及内皮细胞活性,增加释放白三烯、前列腺素等。

内毒素进入体内引起的即刻临床表现有致热原反应、低血压、肌肉痉挛、头痛等。而长期内毒素血症可导致微炎症、加速动脉粥样硬化、增加细胞因子释放、加强氧化应激、增强对 EPO 抵抗、发生 β_2-MG 相关骨病、分解代谢加速、营养不良以及免疫缺陷等。

近年关于超纯透析液的临床报道越来越多,首先超纯透析液可以减少慢性炎症。Arizono[11] 观察 23 例透析患者,原发病 14 例为慢性肾小球肾炎,5 例糖尿病肾病,3 例多囊肾,1 例原因不明,透析疗程(4.4 ±6.1)年。将透析液内毒素(ET)水平从 70EU/L 降到 1.0EU/L,其他条件不变。观察 hs-CRP、β_2-MG、EPO 剂量和血清白蛋白,每 6 个月复查上述参数,共随访 1 年。结果中位数 hs-CRP 从 0.16 mg/dl 下降到 0.07 mg/dl,β_2-MG 从 33.1 mg/dl 下降到 28.4 mg/dl,白蛋白从 3.67 g/dl 上升到 3.90 g/dl,都有明显的统计学意义。Hb 从 10 g/dl 上升到 11 g/dl,但 EPO 剂量无变化。结果表明,超纯透析液可以降低炎症反应。卢永申等[12]应用透析液过滤器制备超纯透析液,检查 16 例维持性血液透析患者治疗前和治疗 6 个月后血浆 CRP。结果观察组应用超纯透析液治疗 6 个月后血浆 CRP 水平降低(9.3 ±0.6) mg/L,与治疗前相比有明显差异。Guth[13] 用超纯置换液做 on-line HDF,超纯置换液可以避免内毒素和其他热原物质或细菌产物的污染。患者先用袋装置换液做 HDF,然后换用 on-line HDF。用高容量交换时,不仅增加对流传质,也能降低免疫活性细胞的活化,降低 TNF、IL-6 水平。

超纯透析液可以降低氧化应激反应,Izuhara 报道[14],超纯透析液可以减少氧化应激的羰基产物戊糖素(pentosidine),它来源于碳水化合物和脂类非酶生化产物。作者检查超纯透析液组透析前后患者血浆戊糖素水平。结果超纯透析液组戊糖素下降〔3 个月后,(1.55 ±0.61) nmol/ml 到(1.38 ±0.52) nmol/ml,$P<0.0001$;6 个月后,戊糖素水平为(1.31 ±0.50) nmol/ml,$P<0.0001$〕。此外发现,血浆甘油三酯水平

下降〔3 个月后,(150 ±116) mg/dl 到(119 ±75) mg/dl,$P<0.01$;6 个月后,(124 ±79) mg/dl,$P<0.01$〕。Ryuichi 等报道[15]16 例透析患者,使用聚砜膜透析器。由常规透析液(ET 含量 0.055 ~0.066 EU/ml)转换到超纯透析液(ET <0.001 EU/ml),观察患者 6 个月,然后再转换为常规透析液。检测血浆 β_2-MG、戊糖素、CRP 和 IL-6。结果用超纯透析液后,β_2-MG〔(30.1 ±1.4) *vs.* (27.1 ±1.4) mg/ml,$P<0.05$〕、戊糖素〔(1 535.8 ±107.5) *vs.* (1 267.6 ±102.6) nmol/L,$P<0.01$〕、CRP(0.28 ±0.99 *vs.* 0.14 ±0.05,$P<0.05$)和 IL-6〔(9.4 ±2.7) pg/ml *vs.* (3.5 ±0.8) pg/ml,$P<0.01$〕都明显下降。

内毒素对循环系统的影响比较明显,可促进血管活性物质的释放,使末梢血管扩张,使通透性增加,静脉回流减少,心排血量降低,从而导致休克。Lederer 等[16]观察 60 例透析患者,38 例用常规透析液,22 例用超纯透析液。研究终点为血管造影证实的脑血管病、心血管病或外周血管事件,每 3 个月检测一次 CRP。超纯透析液组 87% CRP 水平正常,但 CRP 水平升高者比 CRP 正常组有更多的心血管事件,表明超纯透析液可以预防或减少慢性微炎症,降低心血管事件发生率。加速动脉粥样硬化造成的心血管并发症是透析患者的主要死亡原因,近来的资料倾向证明,动脉粥样硬化是由炎症机制介导的。几个体外研究和临床观察支持这个观点,即单核细胞激活继而产生细胞因子导致血管内皮损伤,进而发生动脉粥样硬化。临床研究证明,透析患者心血管病死率与血浆高 CRP 水平有关。是否超纯透析液能减少炎症和心血管的死亡率还需要进一步前瞻性随机研究[17]。

超纯透析液增加患者对 EPO 的敏感性,Hsu[18]报道,超纯透析液可以改善铁的利用,增加对 EPO 的敏感性。作者将 34 例慢性透析患者随机分为两组,一组用常规透析液,另一组用超纯透析液,先观察 6 个月,然后交叉再观察 6 个月。结果超纯透析液组,CRP 明显下降〔(7.01 ±5.095) mg/dl 到(4.461 ±3.754) mg/dl〕,EPO 剂量减少〔(12 500 ±7 060) U/月到(10 440 ±7 050) U/月,$P<0.05$〕,铁蛋白明显较少〔(422 ±183) mcg/L 到(272 ±162) mcg/L,$P<0.05$〕;而常规透析组上述参数没有变化。Go I 等[19]观察 61 例透析患者用超纯透析液 2 年,研究贫血和红细胞寿命的变化,后者用红细胞肌酸浓度评估。结果:对比使用超纯透析液前后 Hb〔(9.1 ±0.2) g/dl *vs.* (10.2 ±0.1) g/dl〕,红细胞计数〔(309.9 ±7.2) $\times10^4$/μl *vs.* (349.7 ±5.6) $\times10^4$/μl〕,Hct〔(28.8 ±0.6)%,*vs.* (32.6 ±0.3)%〕都有统计学意义。网织红细胞增加表明超纯透析液加强造血,使用超纯透析液后评估红细胞内肌酸水平,提示红细胞寿命延长。

细胞因子可以干扰正常红细胞生成,Canaud 等[16]发现,IL-6、TNF-α、末梢血单核细胞(PBMCs)与 EPO 剂量明显相关。回顾分析 399 例用超纯透析液的患者,需要低剂量的 EPO。这些资料与临床描述的用 CRP 作为 EPO 抵抗的最好指标是完全一致的。近来的前瞻性研究,对比可能污染的透析液和超纯透析液对 EPO 的反应,表明低污染的透析液可以使单核细胞活化,引起血清 IL-6 升高,还提示用超纯透析液对 EPO 反应更好。在无铁缺乏、甲状旁腺功能亢进、铝超负荷或其他并存疾病时,EPO 抵抗可能与有污染透析液引起的明显细胞因子活化有关。

污染的透析液可以导致单核细胞激活,继而促进组织炎症反应,渐进性 β_2-MG 相关淀粉样变。由于 β_2-MG 易沉积滑膜、肌腱、关节周围、长骨的干骺端和椎间盘,导致关节痛、肩周炎和骨囊肿,常发生病理骨折和腕管综合征,透析时间大于 8 年,40 岁以上患者更多见。Canaud 等[16]对超纯透析液与轻度污染的透析液相比,可以减少腕管综合征发生,对 187 例用铜仿膜透析的患者平均随访 6 年发病率分别为 3% 和 23%。一篇回顾性研究提示改善水及透析液的质量,经常使用合成膜透析器,可以降低透析相关淀粉样变的发病率。Lonnemann 认为[20],超纯透析液减少细胞因子的释放,弱化炎症反应,上调环氧化酶和金属蛋白酶,减少 β_2-MG 淀粉样物质在组织和骨的沉积,降低 β_2-MG 相关骨病。

近来对透析患者的研究表明,白蛋白生成和血清白蛋白水平与几种炎症标志物(如 CRP、IL-6 和其他急性时相蛋白)呈负相关。促炎症细胞因子通过降低白蛋白合成、降低食欲、增加肌肉蛋白分解代谢来促进营养不良[16]。Schiffl 报道[21],48 例透析患者分为使用常规透析液和使用超纯透析液,随访 1 年。治疗前两组有可比性。结果 1 年后超纯透析液组,IL-6〔(19 ±3) pg/ml 到(13 ±3) pg/ml〕和 CRP〔(1.0 ±0.4) mg/dl到(0.5 ±0.2) mg/dl〕明显下降,干体重、前臂中点肌围、血清蛋白、PCR 均增加;对照组没有变化,提示超纯透析液可以改善患者营养状态。闭闵等[22]观察 66 例维持性血液透析患者,其中

40 例患者依靠输血来改善贫血,26 例使用 EPO 和铁剂治疗,改用超纯水透析 8 个月。检测改用前、后的 CRP、血清白蛋白、Hb、HCT、BUN、Scr、iPTH、nPCR、干体重和上臂肌围。结果 CRP 水平显著下降($P<0.01$),ALB、Hb、HCT、干体重、上臂肌围均显著升高($P<0.05$),nPCR 显著升高($P<0.01$),表明超纯水能显著改善维持性血液透析患者营养状况及贫血。

超纯透析液对免疫系统的影响有,可以减少细胞因子释放、T 细胞活化,改善免疫缺陷,改善低免疫功能(皮肤移植物存活时间延长,感染易感性增加,高肿瘤发病率,皮肤迟发变态反应试验阴性)状态。Akrum 等[23]检测 28 例慢性透析患者血浆内毒素、IL-6、TNF-α、C3a、β_2-MG、CRP、AP50 和 CH50,以及在改用超纯水治疗 5 周、4 个月后重复上述参数。15 人完成这个方案,结果血浆内毒素、IL-6、C3a 水平下降,AP50 检测不到,CH50 无变化,TNF-α、β_2-MG 不受超纯透析液影响。作者认为无内毒素的超纯透析液可以降低末梢血单核细胞的活性,减少炎症介质的产生。

超纯透析液还可延缓残余肾功能损害。内毒素使补体活化,产生 C3a、C5a,诱导活化单核细胞,释放细胞因子 IL-1、IL-6、TNF 和 TGF-β,刺激系膜细胞增殖,基质合成增多。同时促进系膜细胞释放活性氧、弹性蛋白酶,在脂多糖的介导下,引起肾脏损伤。补体活化,形成膜攻击物(C5b-9),也损伤残余肾功能。Schiffl 等[24]选择 30 例开始进行血液透析的患者随机分为超纯透析液组和常规透析液组,观察1 年,半年评价一次 Scr、CRP、IL-6 水平以及水负荷状态、低血压次数。尽管患者年龄、性别、基础肾功能、治疗剂量、高血压、降压药方面没有统计学意义,但是透析液轻度污染可以引起 CRP、IL-6 显著升高,残余肾功能明显丢失。多元回归显示,透析液的生物学质量对残余肾功能有重要的影响。

(三)透析液的物理特性

透析液暴露于物理因素如压力和温度之中,最终的温度和压力控制也很重要。

1. 温度控制　透析液的温度应准确调节,并在血液透析过程中维持在特定范围,以保证患者的舒适和中枢体温平衡。在透析器入口处,透析液的温度通常维持在 36.5～38℃。为达到这一目标,透析机内有热交换器和温度监测器。透析液温度较高可导致患者发热、呼吸加快、心动过速、恶心、呕吐、低血压等症状,还有在高温监测失灵时发生严重溶血的报道。温度较低可导致患者的冷感、寒战和低体温。

Maggiore 提出,低温透析液可改善患者心血管稳定性,其机制是增加血管张力和去甲肾上腺素水平,使血液透析过程中对脱水的耐受性提高。但温度过低可因患者不适、寒战和低氧血症而不能接受。

2. 排除气体　气体在水中的溶解度依赖于温度和气体/水交界处的气体压力。当加热透析液时,可产生气泡,如除气和排气障碍可使透析液内气泡增多。此外,当超滤控制系统为了增加超滤量,使透析液腔为负压时,进一步产生气泡。气泡可以跨膜进入血行,可明显减小透析膜的有效面积,从而降低透析效率,甚至弥散过程终止,溶质的转运立即减少。当使用高血流量和细针穿刺时,可因加大负压而在血室内形成微气泡,增加血液管路静脉壶对气泡的捕获,导致血液形成泡沫,这些泡沫进入透析器,同样产生上述后果。

为减少和避免透析液腔内气泡形成,透析机需要配置排除气体的装置,通常使用通气活瓣,在温度和负压室突然改变时使用。为了避免透析液中的气泡影响透析器效率,透析器设计为血液和透析液反向流动,将透析液入口置于底端,出口置于透析器顶端,便于气泡从废透析液中逸出。

(四)在线透析液的制备

最近几年在线透析设备的出现,体现高科技在血液净化领域中的应用,有可信赖的安全性,操作简单,节约资源,节省劳力,是值得推荐的一门技术,但由于国情不同,至今某些国家还不允许应用,但也有的国家已开始接受,如日本。在线制备高纯度的透析液和置换液的前提是必须使用纯净水。这种设备使用两个内毒素滤器,第一个内毒素滤器流出来的液体作为透析液,而第二个内毒素滤器流出来的液体可作为置换液,所以临床用于高通量血液透析、血液透析滤过和血液滤过。为制造符合上述要求的超净水,可采取下列方法:①高效率的水处理设备,如反渗透装置和去离子装置串联,或双重反渗透装置串联;②根据当地水质和季节变化特点,设计有针对性的处理系统。如对于氯胺含量高的地区采用双重活性炭罐吸附,对水质硬度大的城市采用双重软化装置等;③透析水输送系统必须无死腔,保证持续循环,管路采用符合要求的材料制作(如优质不锈钢、PVDF 等);④定期自动消毒水处理设备;⑤如使用储水器时,应加装微滤器和紫外线消毒装置;⑥减少其他污染途径,尤其是碳酸氢盐配比部分,高质量的碳酸氢盐干粉要优于溶液。

为保证水质量,对机器的维护是非常必要的,其中最关键是监测两个内毒素吸附器。一般来说吸附器的效率取决于以下几个因素:①膜的特性和质量,有报道即使是同一种膜材料也因不同厂家和批号而具有不同的吸附能力;②使用的条件,包括使用的时间长短;③透析液内毒素含量。目前临床上以聚砜膜和聚酰胺膜最为常用。高质量的吸附器可经受含高浓度内毒素的液体灌流达 7 天以上仍保持效率。在常规临床应用条件下,应根据生产厂家的推荐、透析用水的质量、使用时间的长短、日常消毒维护情况等决定替换时间间隔,一般以 2 ~3 个月为宜,或 200 ~300 治疗小时后。

为保证在线制备的液体的安全性,关键还在于维护设备的正常运转,为此技术工程人员要定期检修、维护、检测水处理各元件的功能状态,并要进行定期的消毒,当然用热水消毒更好。此外,还要定期更换内毒素滤器,定期对终端液体进行生物学化验。

(五)生物反馈的个体化

现代血液透析机可完全精确地控制透析液组成、温度、流量和压力。可依据患者需求和医生处方,安排个体化透析治疗。这种方法可更好地纠正代谢性酸中毒、电解质失衡及其所致的临床症状。透析过程的准确评价和监测表明,在透析开始时、透析过程中,临床条件都有可能改变,从而肯定影响患者的每次治疗结果。因此,含有计算机程序的新型透析辅助设施问世,透析前输入相关的数据,随着治疗过程的监测而改变参数,透析终点时达到舒适的最佳效果。在这种情况下,治疗的整个过程中透析液的钠、钾和碳酸氢盐均可调整,电脑控制透析机在治疗过程中调整这些参数的改变,使治疗中缓冲盐和电解质交换达到最佳效果,避免短暂而危险的失衡。比如,通过调整碳酸氢盐浓度,可避免急性透析后碱中毒;程序化的钾浓度,可维持血浆和透析液之间的恒定梯度;可调钠透析则能减轻渗透压改变,从而降低因脱水所致的低血压发生频率。

所有这些都是依据以前的临床观察和患者的病情而事先设计的,因此所指示的是患者的静止状况,不能与治疗中患者的真实情况相同。一种新的生物感应器正在研究中,它可以通过在线监测流出透析液的组成,推算透析患者的生化改变并给予治疗参数上适当的调整。患者的化学和物理信号可被记录下来,并作为循环输出端的触发信号,从而改变透析处方和透析液的组成。这是一个根据实际要求和患者需求而提高透析有效性和耐受性的未来方向。

废弃透析液的成分可提供一些有关透析治疗有效性的即时信息。在线测定尿素浓度可评价患者的透析充分性。一种在线尿素监测仪(BIOSTAT 1000®, BAXTER,USA)已在临床应用,可定时测定*Kt/V*、PCR 和溶质清除,当预定值与透析处方的预期值不一致时,可改变治疗参数。

透析液是目前终末期肾病个体化治疗的一个重要方面,我们应认为透析液是一种药物,其成分和质量都应满足患者的不同临床要求,以保证最有效的透析方式和完全个体化的治疗。利用废透析液作为生物反馈的信息来源,从而改变透析治疗参数,对血液透析未来发展极为重要。

参考文献

1. Ronco C, Fabris A, Feriani M. Hemodialysis fluid compositione//Winchester JF. Replacement of renal function by dialysis. 4 th ed. Dorderchet: Kluwer academic publishers, 1996:256-276.
2. Petitclere T, Jacobs C. Dialysis sodium concentration: What is optimal and can it be individualized? Nephrol Dial Transplants, 1995, 10:596-602.
3. Akl AI, Sobh MA, Enab YM, et al. Artificial intelligence: a new approach for prescription and monitoring of hemodialysis therapy. Am J Kidney Dis, 2001, 38(6): 1277-1283.
4. Sherman RA. Modifying the dialysis prescription to reduce intradialytic hypotension. Am J Kidney Dis, 2001,38(Suppl 4):

S18-S25.

5. Schindler R, Eichert F, Lepenies J, et al. Blood components influence cytokine induction by bacterial substances. Blood Purif, 2001,19(4): 380-387.
6. Hernandez Herrera G, Martin Malo A, Rodriguez M, et al. Assessment of the length of each hemodialysis session by on-line dialysate urea monitoring. Nephron, 2001, 89(1): 37-42.
7. Movilli E, Camerini C, Viola BF, et al. Blood volume changes during three different profiles of dialysate sodium variation with similar intradialytic sodium balances in chronic hemodialysis patients. Am J Kidney Dis, 1997,1:58-63.
8. 于文慧,胡月华,马腾骧,等.血液透析患者应用含锌透析液的探讨.中华肾脏病杂志,1995,11(5):281-282.
9. 刘惠兰,李国刚,张晓洁,等.透析用水机透析液中内毒素污染状况的分析.中华内科杂志,1999,38(12):808-809.
10. Ingrid Ledebo. Ultrapure dialysis fluid-direct and indirect benefits in dialysis therapy. Blood Purif,2004,22(Suppl 2):20-25.
11. Arizono K, Nomura K, Motoyama T,et al. Use of ultrapure dialysate in reduction of chronic inflammation during hemodialysis. Blood Purif, 2004,22 (Suppl 2):26-29.
12. 卢永申,阮励冰,赵显国.应用超纯透析液降低血液透析患者血浆C反应蛋白水平.中国血液净化,2004,3(7):7-10.
13. Guth HJ, Gruska S, Kraatz G. on-line production of ultrapure substitution fluid reduces TNF-alpha- and IL-6 release in patients on hemodiafiltration therapy. Int J Artif Organs, 2003,26(3):181-187.
14. Izuhara Y, Miyata T, Saito K,et al. Ultrapure dialysate decreases plasma pentosidine, a marker of "carbonyl stress". Am J Kidney Dis, 2004, 43(6):1024-1029.
15. Ryuichi Furuya,Hiromichi,Kumagai,et al. Ultrapure dialysate reduces plasma levels of β_2-Microglobulin and pentosidine in hemodialysis patients. Blood Purif, 2005,23(4):311-316.
16. Lederer SR, Schiffl H. Ultrapure dialysis fluid lowers the cardiovascular morbidity in patients on maintenance hemodialysis by reducing continuous microinflammation. Nephron. 2002,91(3):452-455.
17. Bernard Canaud, Katja Martin, Marion Morena. Monitoring the microbial purity of the treated water and dialysate. Saudi J Kidney Dis Transpl, 2001,12(3):325-326.
18. Hsu PY, Lin CL, Yu CC,et al. Ultrapure dialysate improves iron utilization and erythropoietin response in chronic hemodialysis patients — a prospective cross-over study. J Nephrol,2004,17(5): 693-700.
19. Go I, Takemoto Y, Tsuchida K, et al. The effect of ultrapure dialysate on improving renal anemia. Osaka City Med J, 2007, 53(1):17-23.
20. Lonnemann G, Koch KM. Beta(2)-microglobulin amyloidosis: effects of ultrapure dialysate and type of dialyzer membrane. J Am Soc Nephrol, 2002,13 (Suppl 1):S72-S77.
21. Schiffl H, Lang SM, Stratakis D,et al. Effects of ultrapure dialysis fluid on nutritional status and inflammatory parameters. Nephrol Dial Transplant, 2001,16(9):1863-1869.
22. 闭闵,李家燕,肖华秀,等.超纯水对维持性血液透析患者营养不良及贫血的影响.广西医学,2004,26(9):1267-1270.
23. Akrum R, Frohlich M, Gerritsen AF,et al. Ultrapure water for dialysate contributes to a lower activation state of peripheral blood mononuclear cells. Kidney Int,1999,55(3):1158-1171.
24. Schiffl H, Lang SM, Fischer R. Ultrapure dialysis fluid slows loss of residual renal function in new dialysis patients. Nephrol Dial Transplant,2002,17(10):1814-1818.

第六章

血液净化抗凝技术

史振伟　许　焱　孙雪峰

第一节　生理性止血与凝血

史振伟　许　焱　孙雪峰

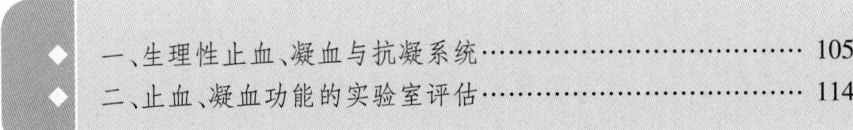

止血、凝血及纤溶机制及其相关疾病是一门边缘学科，涉及临床医学、基础医学、分子生物学、生物化学、药理学、免疫学及其他领域[1]。在生理条件下，机体的凝血系统、抗凝血和纤维蛋白降解系统相互制约，处于动态平衡状态，以维持正常的血液循环。因此，即使血管局部有轻微损伤，既不会出血不止，也不会因止血过度而发生广泛的血栓栓塞。在病理情况下，任何一个系统的功能发生了异常，都可导致出血或血栓形成。临床上，由于止血、凝血和纤溶机制的亢进或降低，可分别引起血栓、出血性现象。

尿毒症患者不仅存在出血倾向，亦存在严重的高凝状态，是血栓栓塞性疾病的高危人群。而凝血功能障碍是肾小球疾病发病机制中的重要环节之一，也是病变持续性发展和肾功能进行性恶化的重要原因，更是维持体外循环通畅的必要环节[2]。

血液净化治疗得以持续，须依赖体外循环的通畅。曾有针对连续性肾脏替代治疗(continuous renal replacement therapy，CRRT)的统计发现，体外循环凝血导致治疗被迫暂停的时间可占到治疗总时间的8%～28%[3]。这不仅使治疗方案无法得到有效实施，还会增加患者失血的概率，加重身心负担，因此，合理的抗凝治疗是必不可少的。抗凝目的是减少由于血液与滤器及管路表面等异物接触而引发凝血机制的启动，以及体外循环中气血交界面发生凝血的概率，进而维持体外循环的通畅，以及维持透析(滤)器的有效滤过功能、预防因体外循环引起凝血活化而诱发的血栓或血栓栓塞性疾病。抗凝技术可减少体外循环引起凝血活化而导致的补体和细胞因子激活，减轻炎症反应；抗凝技术可提高体外循环的生物相容性。

随着血液净化技术的不断发展，尿毒症患者长期存活已成为现实，但维持性血液透析患者出血与血栓栓塞性并发症及死亡率仍然很高，对有关影响因素的研究一直是热点问题。因此肾内科医师有必要对止血与凝血系统进行深入的了解和认知。

一、生理性止血、凝血与抗凝系统

(一)生理性止血主要机制

人体是一个非常复杂和精密的有机体，血管损伤后，凝血过程启动，使局部形成止血栓堵塞伤口，阻止出血，维持循环系统的完整性和封闭性；但是机体为将凝血过程限制于受损血管局部，抗凝系统同时开始发挥作用，两者相互制约；当止血栓完成使命后，机体会启动纤溶系统溶解血栓从而使血管再通，但是为了限制纤溶亢进，抗纤溶系统也会随之启动。参与生理性止血的因素众多且相互关联、影响，可形成复杂的网络体系[4]。

正常止血与凝血机制有赖于血管壁、血小板、凝血因子、抗凝因子、纤溶系统、血液流变学的完整性以及它们之间的生理性调节和平衡。

1. *血管壁的止血机制* 完整的血管壁对防止出血起着重要的作用，当血管壁的结构发生缺陷或受到损伤时便会引起凝血或血栓形成。

（1）血管壁的结构。正常小血管的管壁是由内膜层、内皮细胞、基底膜、中膜层、弹性纤维、平滑肌、胶原和外膜层结缔组织构成（表6-1-1），以维持血管的舒缩性、通透性和脆性等功能，并维持血液在血管内正常地流动。

表6-1-1 微循环血管的结构与调控

名称	厚度（μm）	内径（μm）	血管壁结构	调控	
				神经	体液
小动脉	5～6	20～25	丰富的平滑肌、弹性纤维、胶原	+ + +	+
微循环血管					
微动脉	3～4	18～20	中等量平滑肌，少量弹性纤维、胶原	+ +	+
中间微动脉	2	12～25	少量平滑肌，其他同微动脉	+	+ +
前毛细血管	2	10～12	疏松平滑肌，其他同真毛细血管	−	+ + +
真毛细血管	1	8～10	单层内皮细胞	−	+
微静脉	1	20～30	疏松平滑肌、内皮细胞、胶原	−	+
动静脉短路	4～5	25～35	同微动脉		
小静脉	5～6	30～50	少量平滑肌，其他同微动脉	+	+

（2）血管壁的止血作用。血管受损或受刺激后，含平滑肌多的血管如小动脉、微动脉等首先由自主神经发生反射性收缩，使血流减慢或受阻，有利于凝血启动，内皮细胞（endothelium cell，EC）合成和释放的血管性血友病因子（von willebrand factor，vWF）参与血小板的黏附和聚集，被活化的血小板释放血栓烷 A_2（thromboxane A_2，TXA_2）、5-羟色胺（5-hydroxytry ptamine，5-HT），以及内皮细胞产生的内皮素-1（endothelin-1，ET-1）、血管紧张素（angiotensin，AGT）等血管活性物质加强血管收缩，使受损血管创口更加缩小。与此同时，因子Ⅻ（factorⅫ，FⅫ）的激活和组织因子（tissue factor，TF）的释放分别启动内源性和外源性凝血系统最终生成凝血酶（thrombin）、纤维蛋白（fibrin，Fb）以加强止血作用，若纤溶活性降低使已形成的血块不易溶解起巩固止血作用。此外，血管壁的止血作用还表现为内皮细胞产生的前列环素酶使花生四烯酸（arachidonic acid，AA）代谢产生的前列环素（prostacyclin，PGI_2）、内皮衍生松弛因子（endothelium-derived relaxing factor，EDRF）等抑制血小板聚集和扩张血管内皮细胞表面的凝血酶－凝血酶调节蛋白复合物（thrombin-thrombomodulin，T-TM），使蛋白C（protein C，PC）转变为活化蛋白C（activated protein C，APC），后者灭活FⅧa、FVa和促进纤维蛋白溶解。内皮细胞表面的抗凝血酶（Antithrombin，AT）和类肝素物质如硫酸乙酰肝素等可灭活多种活化的凝血因子（凝血酶FⅩa、FⅨa、FⅪa、FⅧa）等组织因子途径抑制物（tissue factor pathway inhibitor，TFPI），也可灭活FⅦa/TF复合物和FⅩa等，这些都参与了血管壁损伤后的止血作用，如图6-1-1所示[5]。

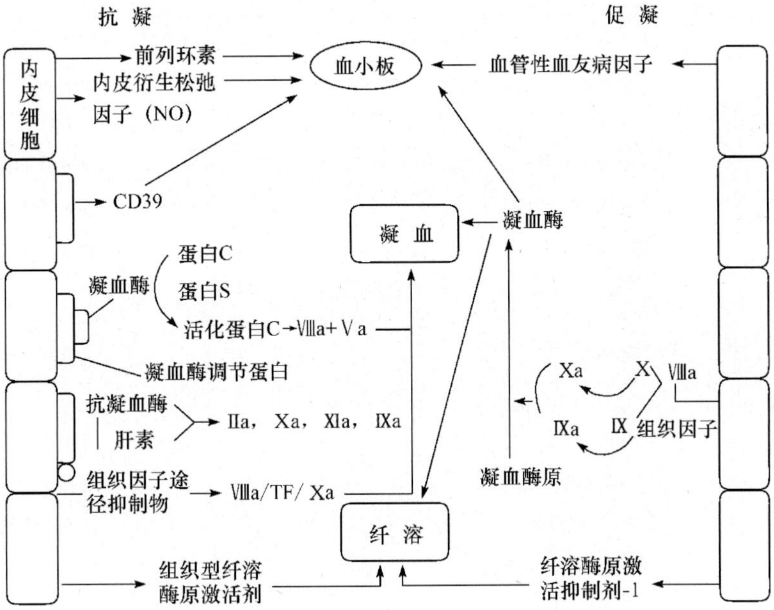

图 6-1-1 血管壁的止血作用

2. 血小板的止血机制 血小板不仅在正常止血过程中非常重要，在某些病理过程中也起重要作用。

（1）血小板的结构。正常血小板由血小板膜（糖蛋白、磷脂）、血小板颗粒（致密体颗粒、α-颗粒和溶酶体）、血小板管道（开放管道、致密管道系统）和血小板骨架蛋白（肌动蛋白、微管蛋白）等构成。血小板是最小的血细胞，无细胞核，呈双凸圆盘形，当血小板与异物表面接触或受到刺激时，形态可变为不规则。正常人血小板数量为（100～300）$\times 10^9$/L，活体内血小板寿命 7～14 天，但是只有在最初 2 天具有生理活性。血小板具有黏附、聚集、释放、收缩和吸附等功能。如表 6-1-2 所示。

表 6-1-2 血小板的结构

血小板结构	组成成分	相对分子质量（$\times 10^3$）	特性或功能
膜糖蛋白（GP）			
GP Ⅰb（CD42C）/Ⅸ（CD42a）Ⅴ	GP Ⅰb_4，ⅠB_β，Ⅸ，Ⅴ	GP Ⅰb 165，$Ⅸ_{22}$，$Ⅴ_{82}$	是vWF受体，参与膜骨架连接和黏附
GP Ⅱb（CD41a）/Ⅲa（CD61）	GP Ⅱb/Ⅲa	GP Ⅱb 147/Ⅲa105	是Fg受体，参与血小板聚集、黏附反应
膜磷脂			
甘油磷脂	磷脂酰胆碱（PC） 磷脂酰乙醇胺（PE） 磷脂酰肌醇（PI） 磷脂酰丝氨酸（PS）		静息血小板，主要分布于膜的外侧；活化血小板，由内侧转向外侧，可能成为血小板第 3 因子，为凝血提供催化表面
鞘磷脂			
血小板颗粒			
致密体颗粒（δ）	ADP、ATP、Ca^{2+}、5-HT、抗纤溶酶等		活化血小板释放，促使血小板聚集；提供血小板活化能量；参与血小板活化
α-颗粒	β-血小板球蛋白（β-TG）	35.8	参与血小板栓的形成
	血小板第 4 因子（PF4）	350	中和肝素

续表

血小板结构	组成成分	相对分子质量 $\times 10^3$	特性或功能
α-颗粒	血小板源性生长因子(PDGF)	30	促进成纤维细胞生长和粥样斑块形成
	血小板反应蛋白(TSP)	450	促进血小板、红细胞聚集
	凝血因子、抗凝因子		参与凝血、抗凝血作用
溶酶体(γ)	组织蛋白酶(D、E、O 等)、酸性水解酶		是血小板的消化器,水解蛋白质
血小板骨架蛋白			
微管蛋白	二聚体	110	组成微管系统,维持血小板形态
微丝			
	肌动蛋白	42	组成微丝,收缩作用
	肌动蛋白结合蛋白	25	使肌动蛋白微丝交联成束
	α-辅肌动蛋白	100	在膜上联接肌动蛋白微丝
	肌球蛋白(肌凝蛋白)		
膜下细丝			参与血小板变形、伸展和形成伪足
血小板特殊膜系统			
开放管道系统(OCS)	与血小板质膜		与血小板外联通,释放反应中血小板颗粒内容物排出通道
致密管道系统(DTS)			与血小板外不联通,且参与血小板内 Ca^{2+} 运转

(2)血小板的止血作用。当血管受损或受刺激时血小板膜糖蛋白(glycoprotein,GP)Ⅰb-Ⅸ-Ⅴ复合体(GPⅠb-Ⅸ-Ⅴ)经配体 vWF 的介导黏附于暴露的血管内皮细胞下,即血小板黏附反应;经配体纤维蛋白原(fibrinogen,Fg)的介导发生聚集,即血小板聚集反应,此为血小板第一聚集相,呈可逆反应。同时,来自红细胞的腺苷二磷酸(adenosine diphosphate, ADP)和已形成的起始凝血酶(thrombin)可使血小板发生释放,即血小板释放反应(platelet release reaction)。血小板内致密体颗粒(dense granule, DG)释放 ADP、腺苷三磷酸(ATP)、5-HT、抗纤溶酶(antiplasmin, AP),α-颗粒(α-granule)释放血小板第 4 因子(platelet factor 4, PF4)、β-血小板球蛋白(β-TG)、P-选择素、血小板源性生长因子(PDGF)、凝血酶敏感蛋白、纤维蛋白原、vWF 和 FV 等活性物质可加速血小板聚集反应,形成不可逆的第二聚集相。此时,血小板膜的磷脂酰丝氨酸(PS)由血小板质膜内侧转向质膜外侧,可能成为血小板第 3 因子,为凝血反应提供催化表面,加速凝血酶原酶和凝血酶的形成,即促凝活性功能。活化的血小板释出的 TXA_2、5-HT 可收缩血管,血小板收缩蛋白,即肌动蛋白(actin)和肌球蛋白(myosin)等的抛锚作用,使血小板伸出伪足,可使凝血块中的纤维蛋白网发生收缩,网眼中的血清外溢,促使凝血块更为坚固、止血更加完善,即血小板血块收缩功能。

其具体步骤如下。

1)血小板黏着于非血小板表面称为黏附。当血管内皮损伤后,内皮下胶原暴露,血浆中的 vWF 与之结合,vWF 随即发生变构,变构的 vWF 再与血小板膜糖蛋白(GP)结合,使随血流快速流动的血小板在此处"锚定"。vWF 是暴露的胶原与血小板之间的"桥梁"。

2)血小板之间的相互黏着称为聚集。血小板被活化后,其膜糖蛋白 GPIIb/IIIa 被激活,在 Ca^{2+} 参与下,纤维蛋白原或 vWF 为血小板"牵线搭桥",使血小板聚集成团。血小板聚集的生理性激活剂主要有 ADP、肾上腺素、胶原、凝血酶等,病理性致聚剂可以是细菌、免疫复合物、药物等;血小板的强诱导剂包括凝血酶、胶原、血小板活化因子,弱诱导剂为 ADP、肾上腺素。血小板聚集抑制物包括前列环素、一氧化氮。正常情况下,血管内皮产生的前列环素、一氧化氮与血小板产生的 TXA_2 保持动态平衡,当血管局部受损产生前列环素、一氧化氮减少时，血小板易于聚集。

3）血小板被活化后可释放多种活性物质，如贮存在其致密体内的ADP、ATP、5-HT以及 Ca^{2+}，上述物质可进一步促进血小板活化；贮存在 α-颗粒中的vWF等与血小板黏附有关，血小板第4因子、血小板源生长因子与细胞生长有关，另外还有多种活性物质（纤维蛋白原、凝血因子Ⅴ和Ⅺ、蛋白S等）与凝血纤溶调节相关；活化的血小板还即时合成、释放 TXA_2，该物质具有强烈的缩血管作用，可进一步刺激血小板聚集。

4）血小板被激活后，胞质内 Ca^{2+} 水平上升，其内的收缩蛋白系统活跃，引起血小板收缩，从而可引起血小板发生变形，并使已经形成的血块回缩。

5）活化的血小板可以吸附血浆中的凝血因子Ⅰ、Ⅴ、Ⅺ、Ⅷ等，并促进凝血因子的活化，加速纤维蛋白沉积。活化的血小板膜表面具备凝血因子FⅧa和FⅤa的结合位点，为凝血途径提供磷脂表面。血小板释放的活性物质可以促进纤溶，同时血凝块中的活化血小板释放纤溶酶原激活物抑制物1（PAI-1）和 α_2-抗纤溶酶（α_2-AP），抑制过度纤溶。血小板可以维持血管的完整性，当血小板下降至 $50\times10^9/L$ 时，毛细血管脆性增高。

3. *血液凝固机制* 血液由流动的液体状态转为不流动的凝胶状态称为血液凝固。血液凝固是生理性止血功能的重要组成部分[6]。

（1）凝血因子的特性。目前体内已知的促凝物至少有16种，包括凝血因子Ⅰ、Ⅱ、Ⅲ、Ⅳ、Ⅴ、Ⅶ、Ⅷ、Ⅸ、Ⅹ、Ⅺ、Ⅻ、ⅩⅢ、前激肽释放酶、高分子量激肽原、血小板第3因子等。其中，FⅠ是纤维蛋白原、FⅡ是凝血酶原、FⅢ是组织因子、FⅣ是 Ca^{2+}、FⅫ是接触因子；FⅡ、FⅦ、FⅨ、FⅩ、FⅪ、FⅫ、FⅩⅢ和前激肽释放酶是丝氨酸蛋白酶；除FⅢ存在于一些组织细胞中不与血液直接接触外，其他因子均存在于新鲜血浆中。大多数凝血因子都是在肝脏合成的，其中，FⅡ、FⅦ、FⅨ、FⅩ的合成需要维生素K参与。维生素K依赖凝血因子均是在 Ca^{2+} 参与下，通过与血小板膜磷脂结合而参与凝血的，当肝脏病变或维生素K缺乏时可以出现凝血因子缺乏。许多凝血因子平时是以无活性的蛋白酶原形式存在于血液中，必须经激活后形成或显露活性才具有酶的活性，如FⅡ被激活成为FⅡa。12个经典的凝血因子中，FⅥ已经被废除，以及激肽系统的2个因子，即前激肽释放酶原（prekallikrein，PK）和高分子量激肽原（high molecular weight kininogen，HMWK），除FⅣ Ca^{2+} 为金属离子外，其他均为蛋白质；除组织因子（tissue factor，TF）外，其他均存在于血浆中[7]，见表6-1-3。

表6-1-3 凝血因子的特点

因子	同义名	合成部位	相对分子质量（$\times10^4$）	氨基酸数	基因长度（kb）	基因在染色体定位	血浆浓度（mg/L）	半减期（h）	功能
Ⅰ	纤维蛋白原	肝	34	2 964	50	4q31	2 000～4 000	90	最终底物
Ⅱ	凝血酶原	肝	7.2	579	21	11p11～q12	150～200	48～96	蛋白酶原
Ⅲ	组织因子	多种细胞	4.5	265	12.4	1p21～22			辅因子
Ⅴ	易变因子	肝、血小板	33	2 196	>80	1q23	5～10	12～15	辅因子
Ⅶ	稳定因子	肝	5	406	12.8	13q34	0.5～2	6～8	蛋白酶原
Ⅷ	抗血友病球蛋白	肝	33	2 332	186	Xq28	0.1	8～12	辅因子
Ⅸ	Christmas因子	肝	5.6	415	34	Xq26.3～27.1	5	12～24	蛋白酶原
Ⅹ	Stuart-Prower因子	肝	5.9	448	25	13q34	6～8	48～72	蛋白酶原
Ⅺ	血浆凝血活酶前质	肝	16	1 214	23	4q35	4～6	48～84	蛋白酶原
Ⅻ	Hageman因子	肝	8	596	12	5q33～ter	30	48～52	蛋白酶原
ⅩⅢ	纤维蛋白稳定因子	肝	32	2 744	>160(a)	6p24～25(a)	29	72～120	转谷氨酰
				28(b)	1q31～32.1(b)				
PK	前激肽释放酶原	肝	8.5,8.8	619	9.8	4q35	1.5～5	35	蛋白酶原
HMWK	高分子量激肽原	肝	12	626	2.7	3q26～ter	7	144	辅因子

(2)外源性凝血途径。当组织和血管损伤后释放出组织因子与FⅦ或激活的FⅦa形成复合物TF-FⅦa,该复合物可激活FⅩ和FⅨ。现认为病理性高凝时,首先启动外源性凝血途径。一旦组织因子进入血液便可明显地促进凝血反应过程。

(3)内源性凝血途径。当血管壁损伤时,内皮下组织成分(胶原等)暴露,FⅫ被胶原等激活为FⅫa;少量FⅫa与HMWK结合使前激肽释放酶原(PK)转变为激肽释放酶,后者与HMWK可迅速反馈激活FⅫ。激活的因子FⅫa再激活FⅪ,FⅪa与Ca^{2+}再激活FⅨ。FⅨa与Ca^{2+}、FⅧa(被凝血酶激活)、PF3(磷脂酰丝氨酸)共同形成复合物,该复合物激活FⅩ为FⅩa。现认为起始凝血酶可直接激活FⅪ,使FⅪ转变为FⅪa。

(4)凝血共同途径。激活的FⅩa与PF3、Ca^{2+}、FⅤa(被凝血酶激活)形成复合物,即凝血酶原酶。凝血酶原酶使凝血酶原转变为凝血酶。凝血酶使纤维蛋白原转变为可溶性纤维蛋白单体;凝血酶激活FⅩⅢ,FⅩⅢa使可溶性纤维蛋白单体发生分子交联形成稳定的不溶性纤维蛋白,此时血液凝固。

4. 抗凝血机制 正常抗凝血机制是由细胞和体液两方面组成。抗凝血因子是调节血液凝固机制的重要成分[8]。

(1)抗凝血因子的特性。抗凝血因子主要由下列成分组成。①抗凝血酶(antithrombin,AT)和肝素辅因子-Ⅱ(heparin cofactor-Ⅱ,Hc-Ⅱ)。②蛋白C系统包括蛋白C(protein C, PC)、蛋白S(protein S, PS)、凝血酶调节蛋白(thrombomodulin, TM)、活化蛋白C抑制物(activated protein C inhibitor, APCI)、蛋白Z(protein Z, PZ)。③组织因子途径抑制物(tissue factor pathway inhibitor, TFPI)。④其他:α_2-巨球蛋白(α_2-macroglobulin,α_2-M)、α_1-抗胰蛋白酶(α_1-antitrypsin,α_1-AT)、活化补体-1抑制物等,见表6-1-4。

表6-1-4 抗凝血因子特点

名称	相对分子质量($\times10^3$)	血浆浓度(mg/L)	半减期	合成部位	功能	基因定位	外显子数	基因长度(kb)	mRNA长度(kb)
蛋白C	62	4	8~10小时	肝	蛋白酶原	2q13~14	8	12	1.8
蛋白S	69	20~25	42小时	肝	辅因子	3	15	80	3.5
抗凝血酶	58	125	61~72小时	肝、内皮细胞	蛋白酶抑制物	2q31~31.1	9	85	1.4
组织因子途径抑制物	42	0.01~0.15	1~2分钟	肝、内皮细胞	蛋白酶抑制物	22q11	5	16	2.3
肝素辅因子-Ⅱ	65		33~90小时	肝、内皮细胞	蛋白酶抑制物	22q11	5	16	2.3
α_2-巨球蛋白	725	2000~3000		肝	蛋白酶抑制物	12p12~13	36	48	1.5
活化补体-1抑制物	104	170		肝	辅因子	11q11~13.1	8	17	1.2
蛋白Z	620	1.8~3.9	60小时	肝	辅因子	13q34	9	14	1.6

(2)细胞抗凝作用及体液抗凝作用。体内单核－吞噬细胞系统和肝细胞等对进入血流的促凝物质和被激活的凝血(抗凝血)因子进行吞噬清除或摄取灭活,使它们失去活性以维持血液的相对稳定性。体液抗凝作用的机制,如图6-1-2所示。

(3)抗凝血酶的抗凝作用。由肝和内皮细胞合成的抗凝血酶(AT),在肝素(Heparin)的介导下形成抗凝血酶－肝素复合物,灭活凝血酶FⅡa、FⅨa、FⅩa、FⅪa和FⅫa等丝氨酸凝血蛋白酶,这种抗凝作用占体内总抗凝血作用的50%~67%;由肝合成的肝素辅因子-Ⅱ,主要灭活凝血酶,其次灭活FⅩa。

(4)蛋白C系统。蛋白C、蛋白S和蛋白Z是一组由肝细胞合成的依赖维生素K的抗凝蛋白,在凝血酶和表达于内皮细胞表面的凝血酶调节蛋白(thrombomodulin, TM)复合物(T-TM)的作用下,蛋白C转变为活化蛋白C(APC),APC在蛋白S协同作用下灭活FⅤa、FⅧa,并增强纤溶活性,但APC也受活化蛋白C抑制物(APCI)的抑制。蛋白Z与蛋白Z依赖的蛋白酶抑制物(protein Z dependent protase inhibitor, ZPI)结合,进一步与FⅤa形成FⅤa-ZPI-PZ复合物从而灭活FⅩa。

(5)组织因子途径抑制物。由内皮细胞和肝合成,分为组织因子途径抑制物-1和组织因子途径抑制物-2两种。前者有抑制TF-FⅦa复合物和FⅩa的作用,后者有抑制其他丝氨酸蛋白酶(如纤溶酶等)和

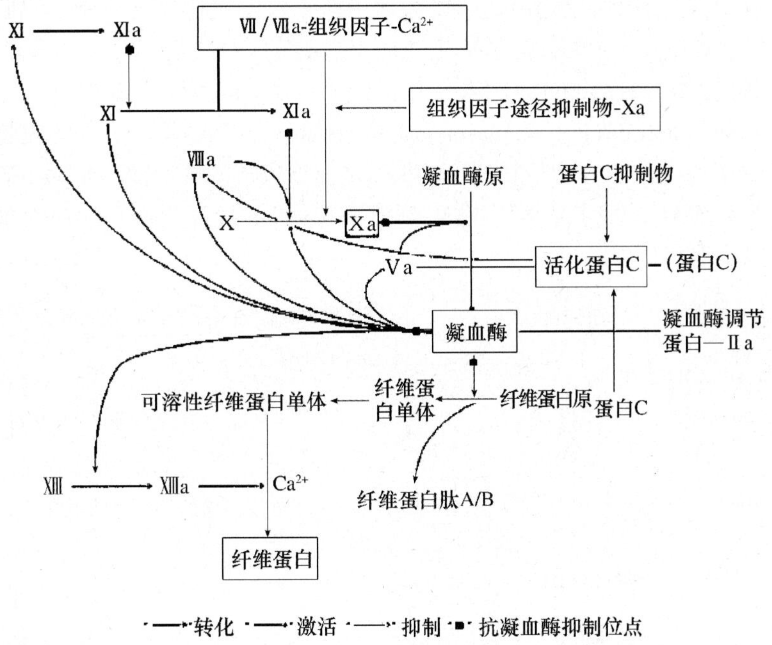

图 6-1-2 凝血和抗凝血机制

胰蛋白酶等的作用。

(6)其他抗凝蛋白。如 α_2-巨球蛋白、α_1-抗胰蛋白酶等作用较弱,确切的临床意义尚不完全清楚。

5. 纤维蛋白溶解机制 体内的血栓或体外的凝血块可以被溶解,这是由纤维蛋白溶解系统来实现的,它在生理和病理过程中都有重要意义[9]。

(1)纤溶因子的特性。纤溶系统主要由下列成分组成。①纤溶酶原激活剂(plasminogen activator, PA)包括组织型纤溶酶原激活剂(tissue type plasminogen activator, t-PA)和尿激酶型纤溶酶原激活剂(u-rokinase type plasminogen activator, u-PA)。②纤溶酶原(plasminogen, PLG)和纤溶酶(plasmin, PL)。③纤溶抑制剂(fibrinolytic inhibitor, FI)包括纤溶酶原激活抑制剂-1(plasminogen activator inhibitor-1, PAI-1)、α_2-抗纤溶酶(α_2-antiplasmin, α-AP)和凝血酶激活的纤溶抑制剂(thrombin activable fibrinolysis inhibitor, TAFI)。④纤维蛋白(原)降解产物,如纤维蛋白原降解产物和D-二聚体等。见表 6-1-5。

表 6-1-5 纤溶系统组成成分

因子	相对分质子量($\times 10^3$)	氨基酸	血浆浓度(mg/L)	半减期	染色体	功能	mRNA 长度(kb)	基因长度(kb)	外显子数
纤溶酶原	92	791	200	2.2 天	6q26~27	蛋白酶原	52.5	2.9	19
组织型纤溶酶原激活剂	68	530	0.005	4 分钟	8p12~p11	蛋白酶	32.7	2.7	14
尿激酶型纤溶酶原激活剂	54	411	0.002	7 分钟	10q24	蛋白酶原	6.4	2.4	11
纤溶酶原激活抑制剂-1	52	379	0.01	8 分钟	7q22.1	抑制剂	12.2	2.4/3.2	9
纤溶酶原激活抑制剂-2	46/70	393	<0.005	–	18q22.1	抑制剂	16.5	1.9	8
FⅫa	80	596	30	2~3 天	5q33~ter	蛋白酶原	12	2.6	14
前激肽释放酶原	88	619	40	–	4q34~4q35	蛋白酶原	22	2.4	15
高分子量激肽原	110	626	70	5 天	3q27	辅因子	27	3.2	11
α_2-抗纤溶酶	70	452	70	3 天	17p13	抑制物	–	2.2	10
凝血酶激活的纤溶抑制剂	60	410	5	10 分钟	13q14、11	蛋白酶原、抑制剂	48	1.8	11

(2)纤溶因子的溶血栓作用。纤溶因子的溶血栓作用包括三条途径[10]。①外激活途径:由血管内皮

细胞合成和释放的组织型纤溶酶原激活剂(t-PA),肾小球和内皮细胞合成和释放的尿激酶型纤溶酶原激活剂(u-PA)。②内激活途径:内源凝血系统生成的 FⅫa 激肽释放酶(K)和凝血酶。③外源性激活途径:指外源性药物如链激酶(streptokinase, SK)、尿激酶(urokinase, UK)、葡萄球菌激酶(staphylokinase, SaK)和重组 t-PA(recombinant tissue type plasminogen activator, rt-PA)等。上述三条途径都能使单链纤溶酶原(PLG)的 Arg(560) -Val(561)肽链断裂,使 PLG 转变为双链的纤溶酶。但是 t-PA 和 u-PA 又都可被纤溶酶原激活抑制剂-1(PAI-1)或 PAI-2 所灭活;纤溶酶可被 α_2-抗纤溶酶(α_2-AP)和凝血酶激活的纤溶抑制剂(TAFI)所抑制(图 6-1-3)。

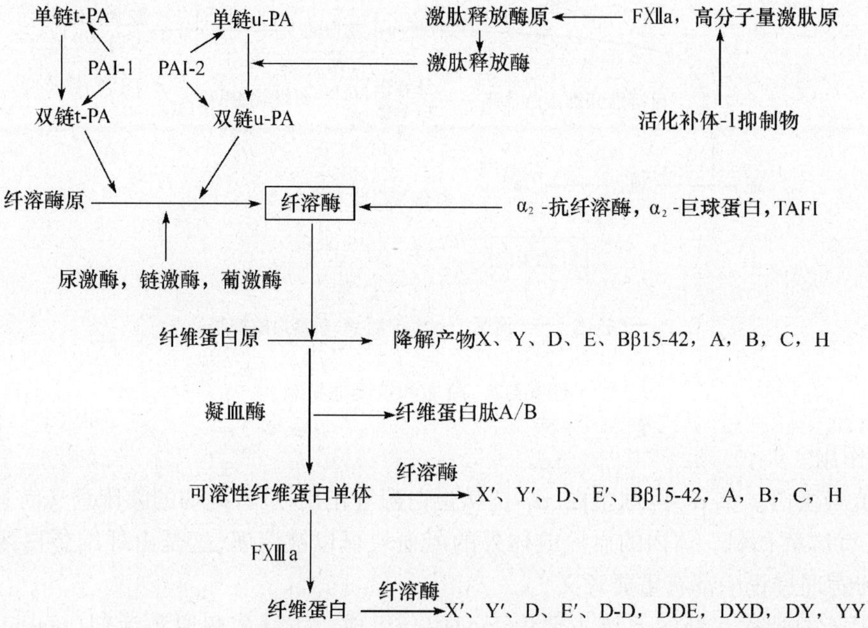

图 6-1-3 纤溶系统激活图

(3)纤溶降解产物。纤溶酶是一种活性极强的广谱丝氨酸蛋白酶。它作用于纤维蛋白原(Fg),使 Fg 降解成多种碎片(X、Y、D、E、Bβ 142)和多种极附属物(A 、B、C、H);纤溶酶还可降解未经 FⅩⅢa 交联的可溶性纤维蛋白单体复合物(sFMC),使 sFMC 也产生多种碎片(X′、Y′、D′、E′、Bβ15-42)和多种极附属物(A、B、C、H);纤溶酶还可降解结合于凝血块上的纤维蛋白(Fb),使其产生多种碎片 X′、Y′、D′、E′、D-二聚体等多种复合物。纤维蛋白原降解产物和纤维蛋白降解产物总称为纤维蛋白(原)降解产物。

此外,纤溶酶还可降解多种凝血因子(FⅧ、Ⅸ、Ⅹ、Ⅺ、Ⅻ、ⅩⅢ等),降解的 X(X′)、Y(Y′)、D(D′)、E(E′)等碎片具有较强的抗血小板聚集和抗凝血作用(图 6-1-3)[11]。

6. *血液流变学可以影响血小板的形态、功能及代谢* 正常情况下血管内红细胞位于血流轴心,血小板位于血管壁附近,其长轴与血流方向平行并伴旋转,血流切变力在轴心最小,在血管壁处最高,血小板聚集的速度和程度取决于所受切变力的大小和作用时间,聚集速度与切变力大小呈正相关,聚集程度在切变力增高的初始阶段与切变力呈正相关,当增高到一定程度时聚集程度反而开始下降。切变力诱导血小板聚集与化学致聚剂诱导聚集的机制不同,口服阿司匹林虽然可以阻断环氧化酶从而抑制血小板聚集,但它不能阻止切变力诱导的聚集。另外,切变力还可以影响血小板的黏附与释放功能。肝素可以增强血小板对切变力诱导的聚集反应,选用的肝素相对分子质量越大、血流切变力越高,肝素这种促血小板聚集的不良反应越明显。

7. *其他*

(1)红细胞也可以通过数量、变形性等物理作用影响血小板向管壁输送的速度与频率,并影响血小板间的碰撞,还可以通过释放或摄取 ADP 来调节血小板的黏附和聚集作用。

(2)有两种特殊的血流状态可以诱导血小板聚集和黏附:一种是在血管狭窄或静脉瓣后方形成的涡

流区，一种是血流垂直地朝向管壁某一点流动发生的驻点流。

（3）在应用驻点流技术观察糖尿病患者的血小板功能时发现血小板黏附和聚集反应明显升高。

（二）生理性凝血的过程

当血管壁出现破损时，生理性止血可分为三个步骤，即血管收缩、一期止血、二期止血。

1. *血管收缩* 血管损伤后神经反射、局部血管平滑肌收缩、局部黏附的血小板释放缩血管物质，从而使血管收缩。

2. *血小板止血栓形成* 血管损伤后内皮下胶原暴露，血小板黏附其上并被活化，组织因子等启动凝血过程，生成凝血酶。凝血酶也是血小板激活物，它可使血小板进一步活化在损伤局部聚集、黏附，形成血小板止血栓堵塞伤口，称为一期止血。

3. *血液凝固* 实际是一系列凝血因子参与的瀑布式酶促反应的级联放大。血管损伤内皮下胶原暴露、局部释放组织因子，启动凝血系统，凝血因子按一定顺序先后激活，生成凝血酶（FⅡa），最终将可溶性纤维蛋白原转变为不溶性纤维蛋白，此期称为二期凝血。凝血过程也可分为三个基本步骤，即凝血酶原酶复合物形成、凝血酶原激活、纤维蛋白生成。

（1）凝血酶原酶复合物形成。既往根据体外实验结果，将复合物的形成分为内源性凝血途径和外源性凝血途径，组织因子暴露激发的外源性凝血途径是启动生理性凝血的关键环节。①内源性凝血途径参与的凝血因子全部来源于血液，通常是由于血液接触带有负电荷的异物表面而被激活，启动凝血因子为FⅫ（接触因子）。②外源性凝血途径又称为组织因子途径，此途径的启动因子是来源于血液之外的组织因子。内源性和外源性凝血途径共同生成FⅩa，FⅩa与FⅤa在FⅣ（Ca^{2+}）的参与下，在磷脂表面形成FⅩa-FⅤa-Ca^{2+}-磷脂复合物，即凝血酶原酶复合物。但是内、外源途径最终都走向FⅩa的生成，后续以共同途径，且对多种临床现象观察均表明，在体内的内、外源凝血途径相互作用，并非独立完成任务，因此目前不再将凝血过程分为内、外源途径，而认为正常止血是通过FⅦa-TF复合物和FⅨa-FⅧa复合物的生成最终止血。FⅦ可以被FⅦa、FⅨa、FⅩa、FⅡa激活，目前推断FⅦ是凝血的关键启动蛋白，但是FⅦ内在活性表达必须依赖TF的存在，FⅦa-TF复合物形成后方能激活下游凝血因子FⅩ、FⅪ启动凝血过程，TFPI是这一过程的主要调节蛋白。生理性止血栓以及后述的体内病理性血栓形成主要通过FⅦa-TF复合物途径起作用，因此该途径又称为自身血栓途径。而FⅨa-FⅧa途径在体内是静止的，FⅫ、PK、HMWK是一组接触激活蛋白，由于它们在接触人工表面或阴离子表面时被激活，在体内这一过程实际是上述接触蛋白在内皮细胞、血小板表面被活化，活化血小板可以直接结合FⅪ而不需要FⅫ参与。HMWK是细胞膜上的关键蛋白，可以通过特定区域与PK或FⅪ结合。当患者存在接触系统缺陷时只表现为部分凝血活酶时间（APTT）延长，而不会表现出血，推测这些凝血因子与纤维蛋白凝块生成关系不大，而主要参与维持体内抗凝血酶活性纤溶和产生炎症等。

（2）凝血酶原激活。凝血酶原在前述凝血酶原酶复合物作用下被激活生成凝血酶，凝血酶既可以对凝血瀑布反应形成正反馈加强凝血，又可以与血管内皮细胞膜上的TM结合激活蛋白C抗凝系统抑制凝血，还可以使红细胞内的ATP降解为ADP。凝血酶本身和其诱导产生的ADP均可以活化血小板。抗凝血酶可以与凝血酶结合将其灭活，肝素可以大大加强这一过程。

（3）纤维蛋白生成。凝血过程的最终结果是纤维蛋白生成。凝血酶将可溶性纤维蛋白原水解为不溶性纤维蛋白单体，另外，还可以激活FⅩⅢ为FⅩⅢa，在Ca^{2+}参与下使纤维蛋白单体交联为纤维蛋白多聚体凝块，加固止血栓。

（三）生理性凝血与病理性血栓形成

18世纪病理学家Virchow提出凝血因子、血流变化、血管内皮功能构成了一种三角关系的平衡。当血液组成异常、血液流变学或内皮功能异常等因素单独或同时存在时即会促进凝血和血栓形成，例如，血管内皮损伤、抗凝血酶缺乏、蛋白C系统缺陷、纤溶系统异常等。止血反应与血管损伤的形式无直接相关性，无论是穿透性损伤还是血管壁或是血液的病理性改变所触发的过程都是相同的，也就是说生理性凝血与病理性血栓形成的本质并无明显区别，其实质都是凝血酶的最终生成，仅有的区别在于引起两者的原因不同。

首先可以将血栓病分为是遗传性和获得性,后者根据血栓发生部位又可以分为如下几种。①动脉血栓,如动脉粥样硬化、糖尿病。动脉系统内为高速血流,高速血流中运动的凝血因子很难停留,而血小板具有在高速血流中黏附于损伤内皮处的能力,血小板活化、黏附、吸附凝血因子,最终形成血栓,因此动脉血栓十分依赖血小板的作用。②静脉血栓,如深静脉血栓、肺栓塞。静脉内血流缓慢,血栓形成对血小板的依赖程度低,静脉系统的血栓防治主要以抗凝为主。③动静脉血栓,如一些系统性疾病继发血栓。④小动脉或微血管血栓,如血栓性微血管病、弥散性血管内凝血(DIC)等。⑤心脏内血栓,如瓣膜病、房颤等。心脏内血流冲刷力介于动脉系统和静脉系统之间,血栓形成对血小板的依赖程度也介于两者之间,防治血栓也应以抗血小板与抗凝治疗并重。其次根据血栓发生的机制还可以分为自身血栓和接触性血栓。①自身血栓包括生理性血栓和前述各种病理性血栓,其发生均始于内皮损伤后组织因子释放,形成 TF- FⅦa 复合物后启动凝血途径。②接触性血栓主要是血液与体外异物接触形成的血栓,例如,体外循环血液与管路接触形成的血栓,当血液与异物接触后 FⅫ被激活,启动下游凝血因子最终形成凝血酶,由于 FⅫ几乎不参与自身血栓形成,因此 FⅫ缺乏不会影响生理性凝血过程,并无出血倾向。活化凝血时间(ACT)试验是把血液放入装有白陶土或硅藻土的试管中,观察血液凝固时间。由于白陶土或硅藻土均属异物而会诱发接触性凝血,因此该试验本质是反映机体接触性血栓途径是否正常。故当一种药物能够延长 ACT,也就可以预防接触性血栓的发生。病理性血栓的转归包括血栓溶解、血栓机化再通、血栓钙化、血栓脱落形成栓塞。

二、止血、凝血功能的实验室评估[12-13]

(一)血小板评估

血小板数量的正常值多标定为(100~300)×10^9/L,不同实验室参考值会略有出入。血小板功能试验主要包括聚集、代谢、释放和血块收缩功能试验。

1. 出血时间(bleeding time, BT)　BT 是皮肤毛细血管被刺伤后出血到自然停止的时间,其可反映血小板通过 vWF 与内皮下组织黏附以及聚集和释放反应是否正常。参考值2.5~9.5 分钟,大于10 分钟为延长。BT 延长能反映血小板的数量、功能异常,当血小板数量小于 50×10^9/L 时,BT 延长,在应用阿司匹林等抗血小板药物时即使血小板计数正常,但 BT 也延长;而 BT 缩短可提示血小板活化。另外 BT 延长也能反映 vWF 的异常。

2. 血小板聚集试验(platelet aggregation test, PAgT)　在体外抗凝全血或在富含血小板的血浆中加入不同致聚剂,如 ADP、胶原、花生四烯酸(arachidonic acid ,AA)、肾上腺素和瑞斯特霉素等,通过透光度聚集检测法检测聚集功能。不同致聚剂诱导的最大聚集率参考:ADP 53% ~87%(11.2μmol/L);胶原 47% ~73%(20 mg/L);AA 56% ~82%(20 mg/L);瑞斯特霉素60% ~78%(1.5 g/L)。在进行血小板聚集功能检测时,如检测血小板聚集功能是否亢进,宜选用低浓度 ADP(2~3 μmol/L);如检测血小板聚集功能缺陷时,宜选用高浓度 ADP(10~20 μmol/L),只有多种致聚剂均证实血小板聚集减低或不聚集时才能确定血小板聚集功能缺陷;在服用阿司匹林时,致聚剂应选择 AA;在服用氯吡格雷时,致聚剂宜选择 ADP;溶血、黄疸、血脂过高可能影响聚集率检测结果。

3. 血小板 AA 代谢试验　血小板活化后,在 AA 代谢中合成和释放的血栓烷 A_2,可自发转变为无活性的血栓烷 B_2。ELISA 法检测血浆中血栓烷 B_2 28.2~124.4 ng/L。

4. 血小板释放功能试验　血小板活化后胞质内致密颗粒中的 ATP、ADP、Ca^{2+}、5-HT 等,α-颗粒中的 β-血小板球蛋白、P-选择素等释放入血,其含量可反映血小板释放功能。ELISA 法检测血浆 β-血小板球蛋白参考值 19.4~31.2 μg/L;血浆 P-选择素 3.4~8.9 ng/L。

5. 血块回缩率检测　在体外,单位体积血液在一定时间内凝固后所析出的血清量,可反映血小板收缩功能,参考值48% ~64%。

6. 血小板膜糖蛋白(glycoprotein, GP)检测　血小板膜糖蛋白分为质膜 GP 和颗粒膜 GP 两类,可应用流式细胞技术进行检测。项目包括参与黏附功能的 GPⅠb/Ⅸ/Ⅴ复合物(CD42)、参与血小板聚集的 GPⅡb/Ⅲa(CD41/CD61)检测、血小板活化标志物 P-选择素(CD62P)和 CD63 的检测。静止血小板膜 GP 阳性百分率参考值,质膜 GPⅠb、GPⅡb、GPⅢa、GPⅨ为 95% ~99%;颗粒膜 GP CD62P <2%,CD63 <2%。GP 检测是判断血小板病和活化水平的直接指标。在血栓病或血栓前状态时,循环血小板 CD62P 和 CD63 表达会增加。CD62P 是反映血小板活化的客观、敏感指标。

7. 血小板自身抗体检测　在一些自身免疫性疾病、药物或免疫反应时,机体可产生抗血小板抗体,抑制血小板生成或破坏已生成的血小板。抗血小板抗体包括特异性自身抗体,血小板相关免疫球蛋白(platelet associated immunoglobulin, PAIg),药物相关性自身抗体(应用肝素可引起免疫性血小板减少,血清中可以查到药物相关性自身抗体),抗同种血小板抗体等。检测方法包括 ELISA 或单克隆抗体血小板抗原固定试验(monoclonal antibody immobilization of platelet antigens, MAIPA),参考值为阴性。PAIg 特异性较低,检测特异性血小板抗体更有意义,其中 MAIPA 是经典方法。

在检测血小板时,标本采集后最好在 4 小时内完成检测。除非是为了观察药物疗效或者检测抗栓与溶栓治疗效果,否则检测前 7 ~10 天停用抗血小板药物,血小板显著减少者不适宜检测血小板功能。

(二)血管内皮细胞功能检测

血管内皮细胞合成和释放 vWF、PGI_2 和 TM 等多种调节凝血和抗栓的生物分子。内皮细胞功能缺陷时,vWF 的含量和质量均会降低,血小板黏附和 FⅧ稳定性会出现问题;当血管内皮损伤时,vWF 和 TM 含量会明显上升、PGI_2 代谢产物会减低。检测内皮细胞功能的试验包括如下几种。

1. 血浆 vWF 检测　应用乳胶颗粒浊度免疫分析(LPTIA)法测定 vWF 抗原含量,正常值平均 79% ~117%,其中 O 型血型 41.4% ~125.9%;A、B、AB 型血型 61.3% ~157.8%。vWF 还是一种急性时相反应蛋白,在血管炎、类风湿病、恶性肿瘤、大手术等应激后,血浆 vWF 抗原常常增加。除此之外还有血浆 vWF 活性检测以及多种 vWF 功能分析。

2. 血浆 PGI_2 代谢产物　血浆 6-keto-PGF1α 参考值为 16.6 ~39.2 ng/L;血浆 DM-6-keto-PGF1α 参考值为 10.9 ~43.3 ng/L。

3. 血浆 TM 检测　应用放射免疫法测定 TM 抗原含量,参考值 20 ~50 μg/L。需要注意 PGI_2 代谢产物的降低不仅发生在血管内皮损伤时,还与一种 PGI_2 稳定因子有关。

(三)凝血试验

1. 凝血时间(clotting time, CT)和全血活化凝血时间(activated clotting time, ACT)　CT 是指血液离开血管后体外凝固的时间,反映传统而言的内源性凝血途径、目前所指的接触性凝血途径是否正常,正常参考值:玻璃试管法 5 ~10 分钟;塑料试管法 10 ~19 分钟;硅管法 15 ~32 分钟。ACT 值多用于体外循环抗凝监测,是追踪血凝时间的一种经济客观且有效快速的方法,并可以帮助确定肝素抗凝和(或)鱼精蛋白拮抗剂量。监测方法有手工和自动仪两种,前者一般取 1 ~2 ml 全血,加入温浴至 37 ℃的直径 1 cm 的玻璃试管内,将试管颠倒 3 次后继续 37 ℃温浴静置 60 秒,此后每 5 秒将试管倾斜 45°一次,直至第一个血凝块出现后停止计时,即测得 ACT;后者取 2 ml 全血加入硅藻土试管内混匀,37 ℃温浴,在试管内有一磁棒,将试管放于磁力探测井内旋转,当出现血凝时开始计时。ACT 正常值 70 ~130 秒。在心外科手术建立体外循环时多数要求 ACT 值大于 400 ~480 秒;也有说法在监测肝素抗凝时 ACT 值维持用药前的 1.5 ~2.5 倍。体外循环后 ACT 延长,见于残余肝素效应、血小板数量和功能损伤、难溶性纤维蛋白形成等,但是 ACT 对于这些可能原因是没有鉴别作用的。为判断是否为肝素的作用,可监测肝素浓度或血栓弹力图;血液中抗凝血酶 - 凝血酶比例的差别是导致肝素个体差异的主要原因,当抗凝血酶减少时可导致肝素抗凝效果降低,从而使 ACT 缩短;低温可使 ACT 明显延长。同样,ACT 反映传统而言的内源性凝血途径、目前所指的接触性凝血途径是否正常。

2. 血浆凝血酶原时间(prothrombin time, PT)　将 Ca^{2+} 和组织凝血活酶加入被检测的血浆中,血浆发生凝固的时间称为 PT,主要用于检测传统而言的外源性凝血途径。PT 参考值一般为 11 ~13 秒,与对照血浆相比延长3秒以上有意义;凝血酶原时间比值(prothrombin time ratio, PTR)即为受检血浆PT与对照血浆PT的比值,参考值0.86~1.15;国际标准化比值(international normalized ratio, INR):$INR = PTR^{ISI}$,ISI为国际灵敏度指数(international sensitivity index, ISI)。ISI由生产组织凝血活酶的厂家提供,ISI值越小则组织凝血活酶的灵敏度越高。INR参考值为0.9~1.3。凝血因子Ⅰ、Ⅱ、Ⅴ、Ⅶ、Ⅹ缺乏时PT延长;严重肝病、维生素K缺乏、纤溶亢进、DIC、某些抗生素、化疗药、溶栓药及病理性抗凝物增多均可使PT延长;肾病综合征、口服抗凝药或肝素抗凝时可使PT延长,并且可以根据PT延长幅度调整剂量、监测疗效;而高凝状态、血栓前或血栓病时、多发性骨髓瘤时PT缩短。

3. 活化部分凝血活酶时间(activated partial thromboplastin time, APTT) 将Ca^{2+}、接触因子和磷脂加入受试血浆中,血浆发生凝固的时间称为APTT,主要用于检测传统意义的内源性凝血途径。正常参考值为26~36秒(仪器法),与对照血浆比较延长10秒以上有意义。APTT延长可见于凝血因子Ⅻ、Ⅺ、Ⅸ、Ⅷ、Ⅹ、Ⅴ、Ⅱ、前激肽释放酶原、高分子量激肽原和纤维蛋白缺乏或其抑制物增多;APTT缩短见于血栓前状态或血栓病,但是当受试标本中的血小板去除不彻底或标本采集不当时,也会干扰结果使APTT缩短。由于APTT对肝素非常敏感,多用于普通肝素抗凝的检测,但是不用于低分子量肝素抗凝的检测。

4. 血浆纤维蛋白原定量(fibrinogen, FIB) 应用凝血酶法,在受试血浆中加入凝血酶,使血浆中FIB转为纤维蛋白,通过血浆凝固速率计算血浆FIB的浓度。正常参考值2.0~4.0 g/L。FIB升高见于感染或非感染性炎症状态、血栓病及血栓前状态、应激状态、老年人和妊娠状态等;FIB降低见于炎性肝病、DIC、原发性纤溶亢进等。

5. 血浆凝血活化分子标志物检测 凝血酶原转化为凝血酶的同时,还会释放三个肽段,即F1、F2、F1+2,三者统称F1+2,它可以直接反映凝血酶原酶活性,也是凝血酶生成的标志物;随后凝血酶再使纤维蛋白原α裂解,释放纤维蛋白肽A(fibrin peptide A, FPA)和纤维蛋白单体(FM),F1+2和FPA的出现间接反映凝血酶形成和活性,是高凝状态的早期分子标志物。ELISA法正常参考值如下。血浆F1+2:0.48~0.87 nmol/L;血浆FPA:男性不吸烟者1.22~2.44 μg/L,女性不吸烟者1.18~3.26 μg/L。F1+2和FPA均可用于DIC的早期诊断或血栓病的诊断,同时在肾病综合征、尿毒症等疾病时FPA也可升高。

(四)抗凝血试验

1. 凝血酶时间(thrombin time, TT) 即在受试血浆中加入"标准化"凝血酶溶液,血浆凝固所需的时间称为TT。正常参考值为16~18秒,较对照血浆延长3秒以上有意义。TT延长多见于血液中纤维蛋白(原)降解产物FDP增多、肝素或类肝素物质增多、纤维蛋白原降低或异常时。若在TT延长的受试血浆中加入甲苯胺蓝中和肝素之后再测定TT,如TT纠正,则表明血浆中含有肝素或类肝素物质;如TT不纠正,表明受检血浆中存在其他抗凝血酶物质(如FDP)或纤维蛋白原缺乏。此为TT纠正试验,也称为游离肝素时间测定。

2. 血浆抗凝血酶(antithrombin, AT) AT作为肝素辅因子可与凝血酶结合形成凝血酶-抗凝血酶复合物(TAT),从而灭活凝血酶。AT检测包括活性检测和AT抗原检测,正常参考值:发色底物法检测AT活性为80%~120%;免疫分析法检测AT抗原含量为0.19~0.31 g/L。AT减少可见于先天性缺乏或获得性缺陷,如肝素治疗、血栓前状态或血栓病、肾病综合征、肝病合成障碍、DIC等;AT增高可见于口服抗凝药治疗、血友病、白血病等。

3. 血浆凝血酶-抗凝血酶复合物(TAT) TAT升高表明凝血酶大量生成、AT大量消耗、血液呈高凝状态,多见于血栓前状态或血栓病、肝功能异常、败血症、先兆子痫、白血病等。检测方法为ELISA法,正常参考值为1.05~1.85 μg/L。

4. 血浆蛋白C和蛋白S 蛋白C和蛋白S均属于蛋白C抗凝系统,蛋白S为蛋白C的辅因子,血浆中60%的蛋白S与C4b补体结合蛋白结合,40%游离,但只有游离蛋白S才具备辅因子功能。蛋白C和蛋白S检测均包括活性和含量的检测,前者应用发色底物法或凝固法,后者常用ELISA法。正常参考值:蛋白C活性70%~140%;蛋白C含量70%~140%(免疫火箭电泳法);蛋白S活性65%~140%(凝固法);游离蛋白S含量70%~140%,总蛋白S 70%~140%。除先天蛋白C或蛋白S缺陷外,在口服抗凝药、维生素 K 缺乏、肝病、DIC 时可有获得性缺陷；蛋白 C 和蛋白 S 增多可见于肾病综合征、糖尿病。

5. 活化蛋白 C 抵抗（APCR）试验　在正常人血浆中加入 APC，由于 APC 灭活 FVa 和 FⅧa，可使 APTT 明显延长，如果加入 APC 后 APTT 不延长则称为 APCR。APCR 现象主要是由于 FVa 和 FⅧa 结构异常不能被 APC 灭活、存在 APC 抗体或抑制物、蛋白 S 缺乏。

6. 肝素定量检测　可用于某些病理状态下体内肝素样抗凝物增多时的检测，也可用于肝素抗凝治疗时的监测。测定方法有鱼精蛋白滴定法、荧光底物分析法等。鱼精蛋白滴定法的基本原理是一定量的鱼精蛋白可以中和一定量的肝素，即 1 mg 鱼精蛋白中和 100 U 肝素，含不同浓度鱼精蛋白的试管加入肝素血样本，通过观察出现血凝块判定肝素浓度，准确性较差。荧光底物分析法是将受试血浆样本加入含 AT 的正常血浆中，再加入凝血酶原标准液，形成 AT - 肝素 - 凝血酶原复合物和剩余凝血酶原，则剩余凝血酶原的量与样本肝素含量成反比，再加入纤维蛋白原样物质，剩余凝血酶原会将其裂解形成荧光样物质，分析其荧光强度，与标准曲线比较即得肝素浓度，这种方法比较准确，但操作复杂，价格昂贵。由于肝素效价、肝素与 AT 亲和力、个体差异等因素的影响，肝素浓度不能反映肝素抗凝效果，特别是 AT 缺乏患者，但对指导体外循环后肝素拮抗时判断中和效果和肝素反跳，估计鱼精蛋白用量有重要意义。正常参考值：普通肝素（UFH）0.005 ~ 0.1 U/ml；低分子量肝素（LMWH）0。在检测肝素抗凝治疗时 UFH 含量以 0.2 ~ 0.4 U/ml 为宜；而评价 LMWH 的抗凝强度则需应用抗 FⅩa 试验，研究表明急性冠脉综合征抗凝治疗有效的范围以 0.5 ~ 1.5 U/ml 为宜。

（五）纤维蛋白溶解功能试验

1. 血浆纤维蛋白（原）降解产物　纤溶酶降解纤维蛋白（原）生成的不同分子量的肽段统称为纤维蛋白或纤维蛋白原降解产物（fibrin or fibrinogen degradation products，FDP）。检测方法有定性或半定量的乳胶凝集试验（latex agglutination test，LAT）；定量分析的胶乳颗粒浊度免疫分析（latex particle turbidimetric immunoassay，LPTIA），正常参考值 FDP < 5 mg/L（LAT）或 0 ~ 3.2 mg/L（LPTIA）。FDP > 10 mg/L 有临床意义。FDP 对于 DIC 诊断的灵敏性和特异性可高达 95%，DIC 时 FDP 常大于 20 mg/L；在血栓病时、原发性纤溶亢进和溶栓治疗时 FDP 可大于 40 mg/L；在肝肾疾病、恶性肿瘤时 FDP 可能轻度升高。标本采集后如不及时送检可能导致假阳性结果。

2. 血浆 D-二聚体检测　纤溶酶降解胶联纤维蛋白生成的特异性降解产物称为 D-二聚体，它是体内活动性血栓形成和继发性纤溶亢进的标志物，并且它可用于鉴别原发与继发性纤溶亢进，前者不形成血栓，纤溶酶降解纤维蛋白原单体（FDP），故仅有 FDP 升高，D-二聚体一般不升高；后者先有微血栓形成，纤溶酶降解纤维蛋白，故 FDP 和 D-二聚体均升高。检测方法有定性或半定量的 LAT 法，正常参考值为阴性；定量分析的 LPTIA 法或 ELISA 法，正常参考值小于 0.5 mg/L。D-二聚体升高对诊断深静脉血栓形成或肺栓塞有高敏感性和低特异性的特点，而 D-二聚体不升高对于排除上述疾病有很高（>95%）的预测价值。当溶栓治疗或应用肝素时可能造成 D-二聚体假阳性的结果。

3. 血浆纤溶酶原（plasminogen，PLG）及纤溶酶抑制物　PLG 的检测方法包括应用发色底物法检测活性，正常参考值 75% ~ 140%；应用 ELISA 法检测含量 0.16 ~ 0.28 g/L。当血栓前状态或血栓病时、糖尿病或恶性肿瘤时，PLG 可增高；当原发或继发性纤溶症导致 PLG 消耗、肝脏合成减少或先天 PLG 缺乏时，PLG 会降低；有时 PLG 数量虽然正常但活性降低的现象也会出现。

PLG 被激活生成纤溶酶，后者与 α_2-抗纤溶酶（α_2-antiplasmin，α_2-AP）结合生成复合物（plasmin α_2-antiplasmin complex，PAP）将纤溶酶灭活；凝血酶激活纤溶抑制物（thrombin activable fibrinolysis inhibiter，TAFI）可以抑制纤溶酶原与纤维蛋白结合减少纤溶酶形成。α_2-AP、PAP、TAFI 可间接反映纤溶酶活性。检测方法包括：活性检测应用发色底物法，正常参考值 α_2-AP 活性 80% ~ 120%；含量检测应用 ELISA 法，正常参考值 α_2-AP 0.06 ~ 0.1 g/L，PAP 120 ~ 700 μg/L，TAFI 120 ~ 700 μg/L。血浆 α_2-AP 含量通常较为恒定，若其降低可较灵敏地反映纤溶亢进，若 PAP 升高则更为灵敏和特异。

4. 血浆组织型纤溶酶原激活物（t-PA）及纤溶酶原激活物抑制物-1（PAI-1）检测　在生理性止血或病理性血栓形成过程中纤维蛋白形成后，t-PA 使纤溶酶原活化降解纤维蛋白，PAI-1 又很快将 t-PA 灭活以防纤溶过度，当t-PA生成增加或PAI-1减少时出血风险增加，当t-PA生成减少或PAI-1增加时则血液高凝。对于t-PA和PAI-1活性检测使用发色底物法，正常参考值t-PA活性0.3～0.6 U/ml，PAI-1活性0.1～1.0 U/ml；含量检测应用ELISA或聚丙烯酰胺凝胶电泳法，正常参考值t-PA含量1～12 μg/L，PAI-1含量小于1 U/ml。需要注意的是，PAI-1释放有明显昼夜节律性，早晨最高、下午最低，t-PA和PAI-1均应在上午8～10点检测为宜（采血前至少休息20分钟，以减少t-PA的释放）；血浆PAI-1还属于急性时相蛋白，在急性感染或非感染炎症时、应激时可有暂时升高；肝功能异常对PAI-1清除会减少。

（六）血液黏度检测

血液黏度分为全血黏度和血浆黏度，是血液流动时所受切应力与切变率的比值，是血液流变学最重要、最基本的参数。全血被视为非牛顿流体，血浆被视为牛顿流体，测定前者黏度使用旋转式黏度计，测定后者使用毛细管黏度计。全血黏度升高多见于冠心病、糖尿病、高血压、血细胞增多、纤维蛋白原增多等，减低多与各种贫血有关；血浆黏度升高多与各种血浆蛋白异常增高有关，如浆细胞病、冷球蛋白血症、高脂血症、糖尿病等。

（七）血液黏滞弹性试验

血液黏滞弹性试验如血栓弹力图（thrombelastogram，TEG）和声凝分析（sonoclot analysis），主要检查血小板与凝血系统的相互作用，从凝血过程最初启动到发展、回缩和溶解的整个过程。

1. TEG　1984年Harter发明了TEG方法[14-15]。这一方法能提供从血凝块开始形成到出现纤溶的连续的、定量的信息，可用以总体评价止血功能。它是用血栓弹力仪将血液凝固直至纤溶过程的黏弹性变化全程描述绘制出特殊的图形，再对图形的相关参数进行分析。基本方法是将全血放在37 ℃温浴的旋转的测试杯中，测试杯上有活塞，测试杯边水平振荡，边以4°45′的角度和每9秒1周的速度转动，当纤维蛋白与血小板相互作用，在试管壁和活塞之间产生机械力，这种血液黏滞力通过可扭转金属丝传导、量化并放大，经主机分析打印成图。TEG参数：反应时间（R），即受试血样开始检测到第一块纤维蛋白凝块（振幅达2 mm）形成所需时间，当凝血因子缺乏和（或）抗凝剂存在而延长，高凝状态时缩短，正常参考值10～15分钟；凝血时间（K），从反应时间（R）结束到血凝块达到振幅为20 mm强度时所需的时间，反映血凝块形成的速率，正常参考值6～12分钟；α角是从血凝块形成点至描记图最大曲线弧度做切线与水平线的夹角，与K值意义相同，两者反映纤维蛋白原水平和部分血小板功能；血栓最大弹力度也即最大振幅（MA），反映血凝块最大强度或硬度，主要取决于血小板的数量和功能以及纤维蛋白原浓度。由于激活剂不同又分为凝血酶通道（MAthrombin）和F试剂通道（MAfibrin）。凝血酶通道能激活血小板和纤维蛋白原，F试剂通道只能激活纤维蛋白原，不受血小板影响，正常参考值50～60 mm；CL30是MA后30分钟振幅占MA的百分比，反映纤溶活性；综合凝血指数（CI），反映血液标本在各种条件下的凝血综合态，可以在第一时间判断低凝或高凝状态，正常参考值在－3～3之间，大于3为高凝，小于－3为低凝；F为从MA回到零点的时间，测量血栓溶解的指标，正常应大于300分钟。

TEG可用于一些不明原因出血检测的总体筛查。TEG结合血小板计数和纤维蛋白原浓度测定能解释大部分凝血功能障碍，但是正常的TEG试验结果并不能除外止血过程的缺陷。当TEG参数异常时，可进一步通过各种止血试验明确病因。TEG可用于肝脏移植术后凝血功能监测和指导抗纤溶药物治疗。TEG可用于心外科术中及术后指导肝素抗凝治疗及鱼精蛋白中和剂量和效果，还可帮助判断术后出血的原因：如应用肝素酶中和后R值明显小于非肝素酶中和的R值且ACT未恢复到术前水平则说明肝素中和不完全，需要增加鱼精蛋白剂量；如果MA较术前明显降低，且血小板数量明显下降，提示应输注血小板；如果R值明显延长，同时α角降低、K值增大，说明凝血因子缺乏，应补充新鲜血浆；如果CL30明显降低，提示纤溶亢进，应给予抗纤溶治疗。TEG可用于评估慢性肾病（CKD）患者的凝血状态，TEG检查可证实CKD患者CI水平显著升高且CKD是CI升高的独立危险因素，此类患者存在高凝状态。指导血液透析患者肝素抗凝剂量，R值对于判断肝素效果最为敏感和特异，透析后管路动脉端R值延长说明透析结束后患者体内仍有肝素作用，K值延长说明肝素抑制凝血酶活性从而阻止纤维蛋白凝块形成，MA值缩短提示大剂量肝素影响血小板的数量和功能。

2. *声凝分析* 声凝分析是监测血栓形成的仪器，同 TEG 的机制相似，可估计全血凝血功能，但比血栓弹力图简单轻便。基本方法为用一个垂直振荡的活塞悬吊在全血中，振荡电极可以发出振幅低于 1 μm、频率低于 200 Hz 的次声波，测量时血标本保温在 37 ℃，当血凝发生时血液黏滞度产生变化，分析仪通过探头尖部感受到血凝对振荡电极低频振荡波的机械阻抗变化，转化为图表形式输出，产生有特征的图形。血栓开始形成的时间(T1)相当于 TEG 的 R，通常为 80～130 秒。凝血斜率为 15～30 单位，相当于 TEG 的 α 斜率。声凝对血小板活性相当敏感，声凝分析图形的上升支有一个切迹，由血凝块回缩造成，由于血栓回缩为血小板诱发的纤维蛋白收缩所致，可以定性监测血小板功能。当血小板减少或功能异常，凝血开始时间延长，升支切迹消失，收缩峰下降，升支斜率降低等。声凝同 TEG 参数有很好的相关性，对许多凝血功能紊乱可以提供足够的筛选，但不能提供具体凝血因子的异常，对纤维蛋白的溶解诊断较 TEG 困难。

(八)血型

ABO 血型系统对血小板及凝血因子也存在一定影响，有报道[16-17] O 型血患者较 A、B、AB 血型者的 vWF、FⅧ减少，血小板功能也低于 A、B、AB 血型，并且 O 型血患者 APTT 更长。

参考文献

1. Li J. The present situation and expectation on thrombosis and hemostasis study in China. Thrombosis and Hemostasis, 2001, 7(1): 3-4.

2. 王质刚. 血液净化学. 3 版. 北京:北京科学技术出版社, 2010:247-289.

3. Ontia G, Herrerag M, Kindgen-Millesh D, et al. The Dose Response Multicentre International Collaborative Initiative. Acute Kidney Injury, 2007, 156: 434-443.

4. 王鸿利. 实验诊断学. 北京:人民卫生出版社, 2005:125-132.

5. 彭黎明, 邓承祺. 现代血栓与止血的实验室检测及其应用. 北京:人民卫生出版社, 2004:1-39.

6. 李家增, 王鸿利, 贺石林. 现代出血病学. 上海:上海科学技术文献出版社, 2004:12-56.

7. 王振义, 李家增, 阮长耿, 等. 血栓与止血基础理论与临床. 上海:上海科学技术出版社, 2004:3-175.

8. 王鸿利, 王学锋. 血栓病临床新技术. 北京:人民军医出版社, 2003:1-67.

9. Lyonel G, Israels, Esther D. Mechanisms inhematology. 3rd edition. Canada Core Health Service Inc, 2002:319-348.

10. Hoffman R, Benz EJ Jr, Shattil DJ, et al. Hematology: Basic Principles and Practice. 3rd edition. New York: Churchill Livingstone, 2000:1741-1745.

11. Bikfalvi A, Bicknell R. Recent advances in angiogenesis, anti-angiogenesis and vascular targeting. Trends Pharmacol Sci, 2002, 23(12):576-582.

12. 尚红, 王兰兰. 实验诊断学. 3 版. 北京:人民卫生出版社, 2015:12-60.

13. 王质刚. 血液净化学. 3 版. 北京:北京科学技术出版社, 2010:93-116.

14. 王仕刚, 倪虹, 龚庆成. 用血栓弹力图评价体外循环中凝血功能的改变. 中华胸心血管外科杂志, 2003, 19(5): 272-274.

15. 杨松涛, 吴虹, 高晓云, 等. 应用血栓弹力图评价血液透析患者肝素剂量. 北京大学学报(医学版), 2013, 45(4): 625-629.

16. Souto JC, Almasy L, Muniz Diaz E, et al. Functional effects of the ABO locus polymorphism on plasma levels of von Willebrand factor, factor Ⅷ, and activated partial thromboplastin time. Arterioscler Thromb Vasc Biol, 2002, 20(8):2024-2028.

17. Feuring M, Harenberg J, Peiter A, et al. Impact of ABO blood groups on tirofiban mediated inhibition of platelet function. Platelets, 2005, 16(7):430-434.

第二节 尿毒症患者出凝血状态的特征

史振伟 许 焱

一、尿毒症患者凝血状态特征

尿毒症患者容易并发心脑血管疾病，有50%以上患者死于心肌梗死、脑卒中等动脉粥样硬化并发症，是尿毒症患者最主要的死亡原因。研究表明，尿毒症患者之所以容易并发心脑血管疾病，重要的原因就在于患者凝血功能发生异常变化，凝血机制出现紊乱[1]。尿毒症患者出凝血状态主要特征表现为高凝状态，甚至可能发生血栓栓塞性并发症，同时也可能出现明显的出血倾向。这一状态主要是由于血管内皮损伤、血液成分改变(血小板活化或功能异常、严重贫血)、凝血－抗凝系统或纤溶－抗纤溶系统功能异常所致[2]。这些变化既可以来源于原有的肾脏疾病，也可以来源于尿毒症本身，还可以由于血液净化治疗对上述系统的影响。另外，这些患者的并发症，如营养不良、微炎症状态、感染等均会对凝血纤溶系统造成影响[3]。

二、尿毒症患者血液高凝状态及其发生机制

越来越多的证据表明[4-5]，尿毒症患者血液高凝状态的产生可能与肾衰竭状态时的多种病理因素有关，如肾血流量减少、血液淤滞、组织缺血缺氧、血小板激活、血管内皮细胞损伤等。血液透析患者在实施透析治疗过程中，凝血因子被活化，主要通过内源性凝血途径被激活，同时由于组织因子的暴露而启动的外源性凝血途径也起一定的促进作用。透析过程中较大的血流动力学改变及血液与透析膜的接触激活补体，又可加重患者凝血纤溶系统功能紊乱的程度。

(一)尿毒症、血液透析患者凝血系统功能异常

慢性肾脏病患者是血栓栓塞性疾病的高危人群，并且危险程度随肾功能降低而增加。在一项对19 071例慢性肾脏病患者随访11.8年的研究中，血栓栓塞性疾病的发病率为2.17%；每1 000例患者年中血栓栓塞疾病患者数，肾功能正常(GFR≥90 ml/min)为1.5，肾功能轻度异常(GFR 60～59 ml/min)为1.9，肾功能中度异常(GFR 15～29 ml/min)为4.5；血栓栓塞疾病的危险度，与肾功能正常人群比较，肾功能轻度异常患者为其1.28倍，肾功能中度异常患者为其2.09倍[6]。临床研究发现[7-8]，尿毒症患者血浆凝血酶原片段1＋2、凝血酶/抗凝血酶Ⅲ复合物、纤维蛋白肽A、D-二聚体、纤溶酶/α抗纤溶酶复合物、纤溶酶原激活物抑制因子-1(PAI-1)以及β_2血小板球蛋白、血小板第4因子、血小板膜糖蛋白－140水平增加，说明尿毒症患者存在凝血活性亢进、继发性纤溶活性相对不足以及血小板活化，处于血液高凝状态，易于形成血栓。并且以糖尿病肾病、系统性红斑狼疮、血管炎等合并血管病变作为原发疾病的尿毒症患者凝血活性进一步增强，血液高凝状态进一步加重，血栓栓塞性疾病的发病危险进一步升高[9-10]。

血液透析可造成患者血管活性物质，如一氧化氮、肾上腺素、去甲肾上腺素水平的改变，以及电解质

紊乱，如低血钾、高血钾、低血钙、高血钙和整个透析过程中常常伴随的低氧血症，这些因素均可使患者透析前即存在的血管内皮细胞受损，血小板活化，凝血、纤溶系统紊乱进一步恶化[11-12]。同时，在血液透析中由于体外循环以及肝素的使用，其导致血小板的高聚集性、肝素辅助因子的减少以及凝血因子的增加，这些因素均可导致血液透析患者处于血栓形成的好发状态[13]。

临床观察发现尿毒症患者的凝血因子浓度及活性均会增强，包括FⅤ、FⅦ、FⅧ、FⅩ、FⅪ等多个凝血因子的浓度均较健康对照者明显升高，这与患者血液的高凝状态，以及深静脉血栓、脑梗死等血栓栓塞性疾病具有一定关系[14]。此外，维持性血液透析患者的血浆凝血酶－抗凝血酶复合物（TAT）、纤维蛋白肽A（FPA）升高、血栓前体蛋白（TpP）升高。TAT是人体内凝血和抗凝血相互作用维持生理平衡的产物，是凝血酶早期形成的分子标志物。它对疑似血栓诊断具有敏感性，但是不能鉴别血栓的种类。FPA是凝血酶作用于纤维蛋白原的早期产物，是反映凝血酶形成的敏感指标。这些指标的升高均提示患者高凝状态的持续存在。

方峻等[15]观察了30例血液透析的尿毒症患者透析前后凝血因子Ⅶ的水平并与79例健康者进行对照，结果显示尿毒症患者体内FⅦ水平、活化因子Ⅶ（FⅦa）、因子Ⅶ活性（FⅦC）、因子Ⅶ抗原（FⅦAg）水平均相对于健康对照者显著增高，其中FⅦ为人体内启动外源性凝血途径的关键因子。尿毒症患者血浆FⅦ活性增高，激活增多，生成亦增多，FⅦ异常可能是导致此类患者高凝状态、心血管性并发症及心血管源性死亡的重要原因。

蔡小燕等[16]观察了50例尿毒症患者及80例健康者，研究结果显示，尿毒症患者血浆FⅤC、FⅦC、FⅧC、FⅩC、FⅪC均明显高于健康对照者，提示尿毒症患者存在多个凝血因子活性水平增高，凝血因子活性水平增高可能是尿毒症患者高凝状态存在、易患血栓性疾病的一个重要危险因素。

杨国刚等[17]对54例尿毒症血液透析患者进行研究，分别于透析日及透析后清晨空腹采集静脉血5 ml，枸橼酸钠抗凝，测定透析前后FⅤC、FⅦC、FⅧC、FⅩC、FⅪC及凝血酶原时间（PT）、纤维蛋白原（FIB）、部分凝血酶原时间（APTT）、凝血酶时间（TT）、D-二聚体（DD）、血小板（PLT）等指标。相关资料对照分析结果表明，尿毒症患者在透析前后FⅦC、FⅧC、FⅩC、FⅪC均明显高于健康对照者，差异具有统计学意义；透析后FⅪC与透析前相比差异无统计学意义，但是FⅦC、FⅧC、FⅩC3个因子的活性明显增强，说明透析过程不仅未能改善患者存在的高凝状态，反而进一步加重了患者形成血栓的倾向（表6-2-1）。

表6-2-1　尿毒症患者透析前后凝血因子的变化（$\bar{x} \pm SD$）

组别	n	FVC	FⅦC	FⅧC	FⅩC	FⅪC
对照组	68	98.4 ±38.2	105.6 ±18.7	86.7 ±25.3	100.8 ±29.4	102.2 ±19.3
透析前	54	108.6 ±27.4	143.6 ±21.7$^{\triangle}$	138.4 ±38.6$^{\triangle}$	121.3 ±20.1$^{\triangle}$	146.5 ±25.8$^{\triangle}$
透析后	54	104.4 ±28.9	162.7 ±26.8$^{\triangle**}$	152.3 ±31.2$^{\triangle*}$	136.9 ±25.6$^{\triangle**}$	138.5 ±28.4$^{\triangle}$

注：与透析前比较：$^{*}P<0.05$，$^{**}P<0.01$；与对照组比较：$^{\triangle}P<0.01$

Malyszko等[18]分别对24例维持性血液透析患者和23例持续性非卧床腹膜透析（CAPD）患者进行研究，分别测定患者透析前后血小板的聚集度、组织因子、组织因子抑制物；内皮细胞损伤的指标，包括血浆凝血酶调节蛋白（TM）、血管性血友病因子（vWF）；凝血酶－抗凝血酶Ⅲ复合物（TAT）、因子Ⅶ和Ⅹ的活性、脂蛋白〔Lp（a）〕、纤连蛋白、纤维结合蛋白、前凝血酶原片段1＋2、纤溶酶－抗纤溶酶复合物（PAP）、优球蛋白凝块溶解时间（ECLT）等指标。结果显示，腹膜透析患者和血液透析患者血小板聚集性明显增加，且腹膜透析高于血液透析；腹膜透析患者血浆因子Ⅶ和Ⅹ活性明显增强，而血液透析患者血浆因子Ⅶ的活性增加；血液透析和腹膜透析患者组织因子和组织因子抑制物活性都增强；血管内皮细胞损伤的指标TM、vWF均升高；血栓形成的指标TAT、前凝血酶原片断1＋2等均升高，并且腹膜透析明显高于血液透析；腹膜透析和血液透析患者纤溶系统指标PAP均明显升高，但是腹膜透析要低于血液透析患者。结果证实在腹膜透析和血液透析患者中存在明显的高凝状态，且腹膜透析患者重于血液透析患者和粥样动脉硬化的高危人群。因此,血液透析治疗过程中,采取必要措施预防出血及栓塞性并发症的发生。

(二)纤溶活性异常

张莉等[19]对 52 例血液透析患者进行了研究,于透析前及透析结束时分别静脉取血 2.7 ml,以 109 mmol/L枸橼酸钠 1.9 ml 抗凝,以 3 000 r/min 离心 15 分钟分离血浆。测定患者透析前后血浆凝血酶调节蛋白(TM)、血管性血友病因子(vWF)、凝血酶-抗凝血酶Ⅲ复合物(TAT)、纤溶酶-抗纤溶酶复合物(PAP)等指标。结果显示,血浆 TM、vWF、TAT、PAP 水平均较透析前明显升高($P<0.01$)(表 6-2-2),使患者透析前即存在的血管内皮细胞受损,血小板活化凝血、纤溶系统的紊乱进一步恶化。

表 6-2-2 尿毒症血液透析患者透析前后各指标变化比较($\bar{x} \pm SD$)

时间	n	TM(μg/L)	VWF(%)	TAT(μg/L)	PAP(μg/L)
透析前	52	78.2 ±45.1	205.7 ±54.2	16.8 ±4.7	146.3 ±87.9
透析后	52	90.5 ±56.2 *	276.9 ±72.6 *	25.3 ±13.6 *	177.4 ±107.4 *

注:与透析前比较:* $P<0.01$

Bonomini 等[20]比较了 15 例尿毒症血液透析患者与 15 例健康对照者血浆,观察结果提示,尿毒症患者血浆 PAP 及 D-二聚体水平升高、α_2-纤维蛋白溶酶水平降低,说明尿毒症患者存在纤维蛋白溶解系统的激活。

Sagripanti 等[21]研究发现血液透析患者前凝血酶原片段 1+2 水平升高,表明在活体中凝血酶原向凝血酶的转换增加。Kario 等[22]发现透析患者前凝血酶原片段 1+2 水平升高并伴有因子Ⅶ的活性增加,结果表明透析患者血液存在高凝状态。

(三)血小板活性异常

Sirolli 等[23]对比观察了 6 例尿毒症患者和 11 例健康对照者,结果提示尿毒症患者循环血中 CD62P⁺ 血小板水平远高于健康对照者,且行血液透析后 CD62P⁺ 血小板水平进一步升高。其中,CD62P⁺ 为血小板活化依赖表面膜蛋白,存在于血小板 α-颗粒,是血小板活化的灵敏标志物之一。

血管内皮是调控血小板活化、凝血-抗凝、纤溶-抗纤溶平衡的重要环节,其损伤是造成高凝状态以及继发纤溶亢进、血小板功能受损的重要原因之一。血管内皮损伤后,内皮下胶原暴露、组织因子释放启动凝血途径生成凝血酶,此二者均为血小板活化的强诱导剂;此外,血液净化治疗中血流的高切变速度、血液与透析器和管路的接触、红细胞受损释放 ADP,均可以造成血小板异常活化。vWF 是血管内皮细胞和骨髓巨噬细胞合成的大分子糖蛋白,为血小板黏附于受损内皮提供桥梁作用,它的升高提示血管内皮的损伤。

有学者观察[24-25]显示,维持性血液透析患者透析前后血小板溶酶体颗粒膜蛋白(CD63)、凝血酶敏感蛋白(TSP)较健康者升高,提示血小板的活化,透析并未改善这种情况。活化的血小板发生黏附、聚集,从而有升高血栓形成的概率。一些临床观察显示,尿毒症或维持性血液透析患者的 P-选择素(又称 CD62P)水平较健康者升高,且会随透析进程而不断上升。由于 P-选择素是血小板活化及血管内皮细胞活化的经典标志物,因此 P-选择素显著升高是导致患者高凝的原因之一。

(四)磷脂酰丝氨酸与尿毒症高凝状态

近年来有研究证实[26],血小板、红细胞膜表面所表达的磷脂酰丝氨酸(PS)参与了凝血的过程,并与尿毒症患者血液高凝、血栓形成有直接关系。PS 位于健康细胞膜的胞质侧,当细胞激活后 PS 可迅速翻转至细胞膜外表面,这种细胞膜外表面的表达被认为在凋亡细胞的移除以及凝血途径启动过程中起关键作用。FⅤa 经与 PS 结合后可改变构象,增强凝血级联反应。血小板在生理性止血或病理性血栓形成过程中在其表面表达 PS,FⅤa 与 PS 外翻的血小板结合进而促进 Ca^{2+} 依赖的 FⅩ的活化,从而导致凝血酶原复合物的形成,胞膜外侧暴露的 PS 也为凝血酶原复合物的装配提供了磷脂表面,最终促使凝血和血栓形成。FⅧ同样可以与血小板表面表达的 PS 结合,促进血管内凝血。PS 的结合配体包括膜联蛋白 V 和乳黏素,二者可与凝血因子竞争 PS 的结合位点,具有有效的抗凝作用。有研究证实,尿毒症患者血小板及红细胞 PS 外翻增多,这种情况与尿毒症血液高凝状态及血栓形成相关。

Bonomini 等[27]应用异硫氰酸荧光素标记的膜联蛋白Ⅴ作为探针对比观察 15 例尿毒症患者与 15 例健康者血小板,结果显示,在静息及受激情况下,尿毒症患者膜联蛋白Ⅴ阳性血小板较健康者明显增加,说明尿毒症患者血小板 PS 外翻增多,且尿毒症患者血小板促凝性质增强。上述均与尿毒症患者血液高凝状态及血栓事件相关。实验同时证实尿毒症患者血小板膜 PS 的重新分布亦与 Caspase 活化相关。通过实验还证实尿毒症患者血浆凝血酶生成标志物(纤维蛋白溶解片段 F1、2,TAT)水平升高,并伴随着 PAP、D-二聚体水平升高即尿毒症患者同时存在纤维蛋白溶解系统的激活,这共同提示尿毒症患者进行性的血液凝结风险的增加。同时,尿毒症患者红细胞膜联蛋白Ⅴ阳性 PS 暴露增加,并与上述凝血酶生成标志物具有显著相关性,说明尿毒症患者红细胞可在体内促进凝血酶生成。而 PS 阳性红细胞与 PAP、D-二聚体血浆水平的直接相关性、与尿毒症患者血栓形成事件的正相关性。这些结果均为尿毒症患者红细胞膜外侧 PS 的表达具有病理性的促凝作用从而导致尿毒症患者血液高凝状态并牵涉血栓形成疾病发病率的显著增加。

三、尿毒症患者出血倾向

尿毒症维持性血液透析患者临床常见皮肤黏膜有出血倾向,表现为瘀斑或紫斑、鼻出血、牙龈出血、消化道出血、手术及外伤创面大量失血等,亦可发生心包积血及颅内出血等严重并发症。尿毒症出血倾向与疾病本身严重程度及病程有关[28],通常肾功能损害愈严重或病程愈长者,其出血倾向也愈明显,但不同患者其出血阈值个体差异较大。临床试验中以出血时间(BT)延长最为突出,且与出血症状一致,血肌酐(Scr)>600 μmol/L 者绝大多数 BT 显著延长。

(一)血液透析患者的出血倾向的成因

1. *尿毒症代谢产物及毒素潴留* 研究发现尿毒症患者可透析毒素与异常出血有关。小分子物质(相对分子质量<500)如胍基琥珀酸、酚或酚酸、尿素等均可干扰血小板聚集,抑制血小板第 3 因子(PF3)释放;多肽类中分子物质(相对分子质量 500~3 000),特别是甲状旁腺激素,可抑制血小板释放花生四烯酸和 5-羟色胺,并刺激内皮细胞大量合成前列环素(PGI_2),从而影响血小板黏附和聚集功能。虽然血液透析可改善血小板功能及缩短 BT,但很难达到完全纠正并使之恢复正常。最近研究发现[29],内皮源性松弛因子/一氧化氮(EDRF/NO)是尿毒症出血倾向的重要病理介质,实验性肾衰竭大鼠予 NO 合成酶抑制剂 NG-单甲基-L-精氨酸可使 BT 完全恢复正常,此作用又可被大剂量 L-精氨酸(NO 合成前体)所拮抗。

2. *血小板功能障碍* 尿毒症患者均有血小板黏附和聚集功能降低。正常血小板黏附和聚集反应主要依赖于血管内皮细胞产生的 vWF 和血小板膜受体糖蛋白(GPⅠb、GPⅡb/Ⅲa)。尿毒症时可能存在 vWF 多聚体功能缺陷,使其在 GPIb 与内皮下胶原架桥结合、接触黏附障碍,或在血流切变率较高的情况下,vWF 与 GPⅡb/Ⅲa 结合异常,从而使血小板伸展黏附及聚集过程中与纤维蛋白原结合发生障碍。血小板内在缺陷也是重要因素,研究发现尿毒症患者前列腺素代谢异常,血小板内血栓烷 A_2(TXA_2)合成减少,而血管内皮细胞合成 PGI_2 却明显增加;尿毒症时,血小板膜磷脂可被修饰,致使 PF3 活性降低,致密体中 5-羟色胺和腺苷二磷酸(ADP)等生物活性物质含量下降,腺苷三磷酸(ATP)/ADP 比值和钙浓度增加,血小板活化时 ATP 和 TXA_2 释放减少等。尿毒症时常有血小板数轻度降低,可能与尿毒症毒素抑制巨核细胞生成以及继发于慢性抗原刺激发生脾功能亢进有关,但很少低于 50×10^9/L,故远不及血小板质的异常重要[30]。

3. *慢性贫血* 尿毒症慢性贫血引起的血液流变学异常与出血倾向的关系近年受到重视[31],临床发现 BT 延长与红细胞压积(Hct)呈高度负相关。当 Hct 相对正常(>30%)时,血流中央为红细胞,血小板则在血流边缘内皮细胞表面形成一桶状薄覆盖层,此种形式最有利于内皮损伤时血小板迅速黏附、聚集形成血小板栓。当尿毒症贫血 Hct<25% 时,血小板在血流中被分散,失去上述特征,启动止血所需的血小板与内皮细胞间相互作用大大削弱,且红细胞亦为血小板聚集过程中 ADP 的重要来源,因而血小板止血功能显著降低。

4. 其他　尿毒症患者容易发生维生素 K 依赖性凝血因子缺乏,部分患者合并有Ⅷ因子减少或存在Ⅷ因子获得性抑制物。此外,一些常用药物,如β-内酰胺类抗生素,特别是含甲硫四唑侧链的第三代头孢菌素头孢孟多、头孢哌酮等,以及阿司匹林、地西泮、氯氮䓬(利眠宁)、苯海拉明等,对尿毒症患者血小板功能障碍有促进和加重作用。

(二)血小板异常是尿毒症患者出血倾向的主要原因

近年来有研究显示,虽然导致慢性肾衰竭患者出血的原因是多方面的,包括血管损伤、凝血及纤溶功能异常,而血小板功能异常是尿毒症患者出血倾向的主要原因。首先,是由于血小板和血管壁相互作用缺陷,这一缺陷可以用测定全血和富含血小板血浆的血小板的凝集性来评估。其次,是血小板损伤,它包括血小板本身因素和外在因素两方面。①血小板本身因素中最重要的是血小板膜糖蛋白表达、α-颗粒释放 ADP 和 5-羟色胺的异常。多个观察发现慢性肾衰竭未透析和已透析患者的 P-选择素水平呈现降低,慢性肾衰竭患者血小板膜糖蛋白 CD41、CD61、CD42b 明显减少,可能是由于此类患者同时存在血小板的低反应性,血小板的数量可以正常或轻度降低,但无论是其黏附、释放、聚集、收缩和吸附功能均受损。一些研究提示不断的透析可进一步加重血小板低敏感性,但是另一些研究显示由于血液净化治疗去除了体内蓄积的尿毒症毒素,解除了对血小板功能的抑制。其他血小板自身因素还包括前列腺素代谢异常、vWF 异常、血小板产生 TXA_2 降低等。②血小板外在因素主要包括尿毒症毒素蓄积、一氧化氮产生增加、贫血、骨髓抑制等。若将尿毒症血浆与正常血浆混合后,正常血小板会出现功能异常,导致这种异常的毒素种类很多,如肌酐、尿素氮、胍类物质等。尿素氮能阻止尿素循环中的各种酶,形成大量尿素、L-精氨酸和胍基酸,L-精氨酸诱导一氧化氮的生成,进而降低 TXA_2 和 ADP 生成,而胍基酸等可阻止 ADP 诱导的血小板聚集,最终导致血小板黏附和聚集功能降低。贫血可以进一步减少血小板聚集诱导剂 TXA_2 和 ADP 的来源。另外,慢性肾衰竭患者体内的毒素蓄积,可使血小板膜的抗原性发生改变,促使自身抗体产生,导致血小板破坏。因此,血小板数量和功能的异常是导致慢性肾衰竭患者出血并发症的主要原因。

Kozek-Langenecker 等[32]研究发现,与正常人群相比,血液透析患者血小板膜上纤维蛋白原结合位点表达减少,推测纤维蛋白原片段可以竞争结合一定数量的纤维蛋白原受体,阻断纤维蛋白原和血小板的结合,进而抑制血小板的聚集。Himmelfarb 等[33]研究表明,血液透析患者与腹膜透析患者相比血中循环网状血小板明显增加,血小板循环加速。血小板活性和循环网状血小板的增加可导致尿毒症患者大量血小板的功能异常。

综上所述,尿毒症及血液透析患者在临床上表现为出血和血栓栓塞两种倾向。随着透析时间的延长,血液凝血、纤溶系统的紊乱不断加重,使透析患者既面临出血和缺血性疾病的威胁,同时也成为动脉粥样硬化的高危人群。因此,在血液透析治疗过程中,采取必要措施预防出血及栓塞性并发症的发生至关重要。

参考文献

1. Benigni A, Boccardo P, Galbusera M, et al. Reversible activation defect of the platelet glycolprotein GPⅡb/Ⅱa complex in patients with uremiaefect of the platelet glycoprotein GPⅡb-Ⅱa complex in patients with uremia. Am J Kidney, 1993, 22(5): 668-674.
2. Vaziri ND, Pahl MV, Crum A, et al. Effect of uremia on structure and function of immune system. J Ren Nutr, 2012, 22(1): 149-156.
3. 王质刚. 血液净化学. 3 版. 北京:北京科学技术出版社, 2010:247-289.

4. Murray PT, Reddy BV, Grossman EJ, et al. A prospective comparison of three argatroban treatment regimens during hemodialysis in end-stage renal disease. Kidney Int, 2004, 66(6): 2446-2453.

5. Ashita Tolwani, Keith M. Regional citrate anticoagulation for continuous renal replacement therapy: the better alternative? AJKD, 2012, 59(6): 745-747.

6. Wattanakit K, Cushman M, Stehman-Breen C, et al. Chronic kidney disease increases risk for venous thromboembolism. J Am Soc Nephrol, 2008, 19(1): 135-140.

7. 杨松涛,吴虹,高晓云,等.应用血栓弹力图评价血液透析患者肝素剂量.北京大学学报(医学版),2013,45(4):625-629.

8. Souto JC, Almasy L, Muniz Diaz E, et al. Functional effects of the ABO locus poly-morphism on plasma levels of von Willebrand factor, factor Ⅷ, and activated partial thromboplastin time. Arterioscler Thromb Vasc Biol, 2002, 20(8): 2024-2028.

9. Feuring M, Harenberg J, Peiter A, et al. Impact of ABO blood groups on tirofiban mediated inhibition of platelet function. Platelets, 2005, 16(7): 430-434.

10. 汪年松,周继生,张晓光,等. 维持性血液透析高血压患者血小板活化功能的研究. 中国血液净化,2007,6(1): 14-16.

11. 顾青,邱丽君,周少春,等. 尿毒症患者血栓前状态的探讨. 血栓与止血学,2008,14(1): 12-17.

12. 王莉. 透析患者出血性疾病的诊断与治疗. 实用医院临床杂志,2008,5(4): 31-33.

13. 王现涛,苏强,李浪. 比伐卢定在心血管介入治疗中应用的研究进展. 中华老年心脑血管病杂志,2014,16(6): 655-657.

14. 郭志伯,刘建会,周芳,等. 尿毒症患者透析治疗前后凝血功能检测指标评价. 国际检验医学杂志, 2013,34(15): 852-853.

15. 方峻,夏凌辉,魏文宁,等. 尿毒症患者凝血因子Ⅶ水平及其影响因素. 中国实验血液学杂志,2004,12(6): 730-732.

16. 蔡小燕,潘学谊,黄华,等. 尿毒症患者血浆凝血因子的变化及其临床意义. 血栓与止血学,2006,12(2): 70-72.

17. 杨国刚. 尿毒症血液透析患者凝血功能的改变. 吉林医药学院学报, 2009, 30(4): 105-197.

18. Malyszo J, Malyszko JS, Mysliwiec M, et al. Comparison of hemostatic disturbance on between patients on CAPD and patients on hemodialysis. Perit Dial Int, 2001, 21(2): 158-165.

19. 张莉,王辉,胡式泓. 血液透析对尿毒症患者凝血及纤溶系统的影响. 中国误诊学杂志,2007,7(4): 683-684.

20. Bonomini M, Sirolli V, Mcrciaro G, et al. Red blood cells may contribute to hypercoagulability in uraemia via enhanced surface exposure of phosphattidylserine. Nephrol Dial Transplant, 2005, 20(2): 361-366.

21. Sagripanti A, Cozza V, Baicchi U, et al. Increased thrombin generation in patients with chronic renal failure. Int J Clin Lab Res, 1997, 27(1): 72-75.

22. Kario K, Matsuo T, Yamada T, et al. Factor Ⅶ hyperactivity in chronic dialysis patients. Thromb Res, 1992, 67(1): 105-109.

23. Sirolli V, Strizzi L, DiStante S, et al. Platelet activation and platelet-erythrocyte aggregates in end-stage renal disease on hemodialysis. Thromb Haemost, 2001, 86(3): 834-839.

24. 刘宁,黄雯,姜立萍,等. 老年维持性血液透析患者内皮细胞损伤和外源性凝血机制的变化. 实用医学杂志,2009, 25(3): 380-382.

25. 陆玮,邱丽君,温剑萍,等. 维持性血液透析患者血栓前状态标志物变化及临床意义. 放射免疫学杂志,2007,20(2): 176-179.

26. 王秦,解汝娟,高春艳. 磷脂酰丝氨酸及其结合配体与尿毒症血液高凝状态的相关性. 中华临床医师杂志(电子版), 2012,6(16): 4825-4827.

27. Bonomini M, Dottori S, Amoroso L, et al. Increased platelet phosphatidylserine exposure and caspase activation in chronic uremia. J Throml Haemost, 2004, 2(8): 1275-1281.

28. 冯学毛. 尿毒症患者凝血功能变化与机体微炎症状态的关系. 中国实用医药,2013,8(12): 1-3.

29. Eberst ME, Berkowzrz LR. Hemostasis in renal disease: Pathophysiology and management. Am J Med, 1994, 96(2): 168-179.

30. Remuzzi G, Pusineri F. ACE inhibition prevents renal failure and death in uninephrectomized MWF/Ztm rats. Kidney Int, 1998, 33(Suppl24): 513-517.

31. Holzer H, Manguc K, Pogglitsch H, et al. The effects of haemodialysis on cerebral blood flow. Proc EDTA, 1981, 18: 126-132.

32. Kozek-Langenecker SA, Masaki T, Mohammad H, et al. Fibrinogen fragments and platelet dysfunction in uremia. Kidney Int, 1999, 56(1): 299-305.

33. Himmelfarb J, Holbrook D, McMonagle E, et al. Increased reticulated platelets in dialysis patients. Kidney Int, 1997, 51(3): 834-839.

第三节 血液净化抗凝剂种类及临床特点

史振伟 许 焱

抗凝治疗是提高血液透析生物相容性,保证血液透析顺利进行的重要环节。抗凝剂的种类包括如下几种。[1] ①抑制凝血因子合成药物:香豆素类(华法林)、茚二酮类(双苯茚二酮);②增强凝血抑制因子活性药物:肝素、低分子量肝素、磺达肝癸钠以及类肝素(藻酸三酯、戊聚糖多硫酸酯);③抑制凝血因子活性药物:合成的蛋白酶抑制药(甲磺酸奈莫司他、阿加曲班)、抗凝血酶药物(水蛭素)、抗凝血因子Ⅹa药物(利伐沙班)以及抗凝血因子Ⅸa药物;④凝血抑制因子制剂:抗凝血酶Ⅲ、蛋白C、血栓调节蛋白、肝素辅助因子Ⅱ、组织因子途径抑制因子等制剂;⑤抗血小板药物。

常用的抗凝药物包括三大类[2-3],即抗凝药物、抗血小板药物和溶栓药物。抗凝药物又包括静脉抗凝药物和口服抗凝药物。

一、静脉抗凝药物种类及作用机制

1. 肝素(heparin)[4-6] 又名普通肝素,在1916年被发现,1934年被应用于临床观察,作为一个经典的抗凝剂被沿用至今。它是一种带负电荷的氨基葡聚糖硫酸酯,商品用药的原料主要来源于猪肠或牛肺,由于前者较后者具有更强的抗FⅩa活性,因此市售肝素多来源于猪肠黏膜。肝素是一种包含不同长度多肽链的混合物,相对分子质量在3 000~30 000之间,其中只有1/3存在抗凝活性成分,另外2/3并不产生抗凝作用。目前我国多数地区应用的肝素仍为125 U/mg,有些产品已经可以达到180~200 U/mg。肝素需要通过抗凝血酶发挥抗凝作用,属于间接凝血酶抑制剂。

(1)肝素在体内的代谢。肝素口服不吸收,静脉注射后80%与血浆蛋白结合,并很快进入组织,因此肝素的血浆浓度和疗效存在明显个体差异。正常人肝素的半衰期随剂量增加而延长,若给予患者每次100、200、400的肝素静脉注射,则半衰期分别为50、96、150分钟,若使用剂量加大,不同患者间半衰期的差异可达10倍左右;另外半衰期的长短还与使用的持续时间相关,时间越长,半衰期越可能延长;肝素的半衰期还与检测方法相关,例如针对透析患者的观察发现聚凝胺中和法测定肝素的半衰期延长,但应用凝血酶时间法和抗FXa法,均未得到相同结论。肝素的半衰期除与药物本身特性相关外还与血小板第4因子(PF4)相关,活化血小板所产生的PF4可以与肝素结合,抑制肝素在活化血小板表面的抗凝活性。

(2)肝素的主要清除方式。肝素的清除方式为与血管内皮结合,被储存和代谢为低分子量肝素、部分经肝脏网状内皮系统代谢、部分以原形经肾脏排泄,不能被透析清除。

(3)肝素的主要药理作用。①肝素可拮抗FⅡa和FXa,两者都依赖肝素中的戊糖结构与抗凝血酶结合才能实现。肝素与抗凝血酶结合,再与FⅡa结合形成三联体,加速抗凝血酶对已生成的FⅡa的灭活,只有肝素的分子链多于18个糖单元时,才能够实现前述三联体的形成;不过肝素只要与抗凝血酶结合就可以发挥抑制FⅩa的功能,而无须直接结合FⅩa。上述作用最终抑制了纤维蛋白凝块的生成,但是肝素不能对已经和纤维蛋白结合的凝血酶起作用。②肝素可以强化蛋白C抑制物的活性,增强蛋白C抗凝系统的作用。③肝素还可以使体内组织因子途径抑制物的浓度升高,后者可以阻碍FⅦa-TF复合物启动凝血。④肝素通过多途径增加纤溶酶原激活物的合成、释放,还可以抑制 PAI-1 活性,以及激活纤溶系统的 FⅫa 途径启动 u-PA,从而达到促进纤溶的目的。⑤肝素带有强的负电荷,可以修复内皮细胞表面的负电荷屏障,并使内皮细胞释放类肝素物质,达到保护内皮作用,从而起到抗凝效果。肝素的其他药理作用包括抗炎、抗补体、抗动脉粥样硬化、调控生长因子、抗肿瘤等。肝素使用的禁忌证:绝对禁忌证包括各种部位的活动性出血、未控制的高血压、动脉瘤或主动脉夹层等;相对禁忌证包括各种出血倾向、血小板数量或功能缺陷、有创操作前后或围手术期、外伤后、伴有出血倾向的恶性肿瘤、可能合并出血倾向的浆膜腔积液等。

(4)肝素的不良反应。

1)出血:肝素导致的出血包括重度出血和轻度出血。重度出血是指需要接受输血治疗或是致死性的出血,如颅内出血或腹腔脏器出血等。通常这种重度出血的患者还存在其他导致出血的因素,如血小板数量或功能异常、有创操作或手术,因此除应用肝素之外,同时应用其他抗凝或抗血小板药物,例如,应用肝素体外循环抗凝前口服阿司匹林可使出血风险增加 2.5 倍以上。还有一些药物值得注意,如一些头孢类抗生素、青霉素、万古霉素、甲巯咪唑、丙基氧嘧啶等可能增加肝素的抗凝作用,而硝酸甘油等药物可能减低其抗凝作用。

2)肝素诱导血小板减少症(HIT):HIT 是由肝素类药物导致的血小板减少,如果合并血栓形成,则称为肝素诱导血小板减少症和血栓形成(HITT)。HIT 多发生于应用肝素后 5 ~ 10 天,血小板下降基础值的 50% 以上或降至 10 万/μl 以下,一般在停药后 1 周以内缓解则更支持 HIT 诊断。市售由牛肺提取的肝素制剂比由猪肠黏膜提取的肝素更易发生 HIT。HIT 的原因是由于体内产生了抗 PF4-肝素复合物的抗体,抗体类型主要为 IgG 型。HIT 分为Ⅰ型和Ⅱ型,Ⅰ型常见,主要发生在初次接触肝素后 1 ~ 3 天,属非免疫介导反应,通常反应轻微;Ⅱ型多发生在肝素治疗后 5 ~ 7 天,为自身免疫反应,表现为血小板降低合并血栓形成,发生机制是由于肝素可以通过直接诱导或增强 ADP 的作用两种途径使血小板活化,血小板活化是导致 HIT 的核心环节,活化的血小板与肝素结合形成肝素-PF4 复合物,使 PF4 构象改变,诱导抗体产生。关于 HIT 的实验室检查包括肝素诱导血小板聚集试验、ELISA 法检测 H-PF4 抗体等。维持性血液透析患者在透析中需接受抗凝治疗,其最常用抗凝药物仍然为普通肝素或低分子量肝素,这一人群中 H-PF4 抗体的阳性率显著高于普通人群,且由于此类患者易合并内皮损伤,因此更容易发生 HITT。当此类患者应用肝素后 3 ~ 15 天可出现血小板计数下降,特别是再次接触肝素后血小板较基础水平下降超过 50%,甚至可出现透析器或静脉捕气室血栓者,应高度警惕 HIT 或 HITT。尿毒症患者发生 HIT 后,其血管通路闭塞风险及心血管病死率、全因死亡率等均高于对照者。HIT 发生后应避免再应用肝素或低分子量肝素,可以改用阿加曲班、达那肝素、重组水蛭素等。磺达肝癸钠不会诱导血小板减少,但是该药应用于体外循环抗凝的经验不多,亟待检验。由于 HIT 很少发生出血,因此并不提倡输注血小板,且该治疗可能会增加血栓栓塞的风险。

3)骨质疏松:发生率较低,肝素应用时间越长,发生骨质疏松概率越高,但目前作用机制尚不清楚,可能与肝素增加破骨细胞活性、抑制成骨细胞活性、增强胶原酶活性使骨吸收活跃等因素有关。患者容易出现病理性骨折,如椎体压缩性骨折等。

4)其他:如超敏反应、脂代谢紊乱、脱发、骨关节病、低醛固酮血症等,妊娠期妇女可能引起早产或死胎。

(5)肝素应用监测。通常通过监测 APTT 控制肝素的用量。患者对肝素治疗存在异质性,只有通过监测才能控制合理的剂量。通常将 APTT 维持在正常的 1.5 ~ 2.5 倍。另外,还可以直接监测体内肝素浓度,但是由于药物的异质性、用药个体的差异、温度等环境因素的影响,监测肝素浓度的意义较差,可操作性也不高。但对于指导肝素拮抗有重要意义,特别是抗凝血酶缺乏患者,可以通过监测肝素浓度了解体内肝素水平,在需要拮抗肝素时判断中和效果和肝素反跳,估计鱼精蛋白用量。测定方法有鱼精蛋白滴定法、荧光底物分析法等。前者操作简单粗糙;后者相对准确,但操作复杂、价格昂贵,其结果不受其他抗凝剂、纤维蛋白原、抗凝血酶和温度的影响。需要强调的是,肝素浓度不能反映肝素抗凝效果。

(6)肝素药物过量的拮抗。

1)肝素是一种强有机酸,在生理 pH 下带有较强的负电荷,其特异性拮抗剂为强碱性的硫酸鱼精蛋白。该药是从鱼类的生殖细胞中提取的蛋白类物质,相对分子质量为 8 000,静脉用药半衰期为 30 ~ 60 分钟。鱼精蛋白较肝素有更高的亲脂性和更大的分布容积。鱼精蛋白通过与肝素形成复合物,使后者不能再与抗凝血酶结合而失去抗凝作用,鱼精蛋白 - 肝素复合物则被肝脏或网状内皮系统从循环中清除。由于鱼精蛋白可以对抗 FⅤ和 FⅩ,从而减少凝血酶原激活,因此鱼精蛋白也具备一定的抗凝作用。应用鱼精蛋白中和肝素比例为 1∶1 或 5∶4,如在体外循环结束后应用鱼精蛋白中和肝素,则所需中和的肝素剂量应按投药总量的 1/2 计算,然后测定 ACT 值或 APTT。由于鱼精蛋白为异种蛋白,因此少部分患者会产生鱼精蛋白抗体而引发过敏反应,虽然少见但有时是非常严重的,特别是输精管切除和既往曾接触过鱼精蛋白者,过敏反应发生率会增加。鱼精蛋白过量可导致低血压,未与肝素结合的鱼精蛋白可表现其抗凝作用,另外应用鱼精蛋白后可出现短暂的血小板数量下降,个别患者下降率可高达 90%,持续几分钟至 1 小时。

2)聚凝胺(Hexadimethrene, Polybrene)、重组血小板第 4 因子(rPF4)、肝素酶等均是肝素拮抗剂,其中重组血小板第 4 因子为人工合成。除肝素酶正在研究外,其他药物均已完成动物实验和人体实验,未来上述药物有望替代不良反应较多的鱼精蛋白。

(7)肝素在血液净化治疗中的应用。一般首剂量 0.3 ~ 0.5 mg/kg,追加 5 ~ 10 mg/h 持续肝素泵静脉泵入,透析结束前 30 ~ 60 分钟停止追加。

(8)肝素应用注意事项。

1)KDIGO 的 AKI 指南(2012)的抗凝推荐:对于罹患肝素诱导血小板缺乏(HIT)患者,应停用所有肝素,推荐 RRT 期间使用凝血酶直接抑制剂(阿加曲班)或Ⅹa 因子抑制剂(达那肝素或磺达肝癸钠),而不应使用其他抗凝措施(1A)。

2)肝素耐药(heparin resistance):常规肝素抗凝剂量,不能达到满意的体外循环抗凝效果,需追加另外剂量的肝素才能达到预期效果,视为肝素耐药。先天性抗凝血酶功能低下、肝脏疾病、左房黏液瘤、肿瘤或慢性营养缺乏状态等可引起肝素耐药。

3)肝素反跳(heparin rebound):鱼精蛋白的半衰期较肝素短,肝素 - 鱼精蛋白复合物可以分离,从而显现鱼精蛋白自身抗凝作用。另外,储留在组织或内皮细胞中的肝素也可以重新释放入血,导致血液内重新出现肝素,若为后者可再追加小剂量鱼精蛋白拮抗。

2. 低分子量肝素(low molecular weight heparin,LMWH)[7-9] 1976 年发现的低分子量肝素也属于间接凝血酶抑制剂[10]。它是经由物理过滤、化学解聚或酶法对普通肝素进行降解得来的,低分子量肝素的要求是产品至少满足两个最基本的特性:①平均分子量在 8 000 以下,小于 8 000 的级分不少于 60%;②每1 mg 的抗Ⅹa 因子效价不得少于 70 国际单位,抗Ⅹa 因子与抗Ⅱa 因子活性比不小于 1.5。通常低分子量肝素的相对分子质量 1 000 ~ 10 000,平均相对分子质量 3 000 ~ 6 000,含 4 ~ 40 个糖基。低分子量肝素同样也是含有不同长度多肽链的混合物。普通肝素抗 FⅡa 活性和抗 FⅩa 活性相当,但是通常低分子量肝素抗 FⅩa 活性/抗 FⅡa 活性的比值为(2 ~ 4)∶1,甚至更大。不同品种的低分子量肝素,由于生产工艺的不同,其分子量分布、生物活性、抗 Xa/抗Ⅱ活性比、硫酸化程度和末端结构等方面存在差异,常见如达肝素钠和汀肝素钠相对分子质量大于 8 000 的组分明显高于其他几个品种。

(1)低分子量肝素的半衰期。低分子量肝素注射后血浆浓度高,生物利用度高,半衰期较普通肝素长 2 ~4 倍,其半衰期也呈剂量依赖性。由于药物经肾脏清除,当肾衰竭时药物半衰期延长,不同的低分子量肝素存在较大的药代动力学差异。

(2)低分子量肝素的药理作用。

1)多数市售低分子量肝素仍然包含一些多于 18 个糖基的肝素分子,此类分子既可以拮抗 FⅡa,又可以拮抗 FⅩa;由于肝素只要与抗凝血酶结合而无须与 FⅩa 结合就可以发挥抑制 FⅩa 的作用,因此这种作用对于肝素的分子量没有最低限制的要求,只要具备戊糖结构即可,所以低分子量肝素有更强大的抑制 FⅩa 作用。由于低分子量肝素与 PF4 的亲和力弱，不能被 PF4 中和，所以它可以灭活已经与血小板结合的 FⅩa。基于上述原因，低分子量肝素在体内的抗栓作用大于抗凝作用。

2）低分子量肝素通过促进 TFPI 释放的途径起到抗凝作用，TFPI 抑制了 TF、FⅦa-TF 途径、FⅩa。

3）低分子量肝素被血管内皮吸收后，促使 t-PA 释放，还可以抑制 FⅡa 和 ADP 介导的血小板活化，但其抗血小板作用较普通肝素弱。

4）低分子量肝素还可能抑制 PAI 的浓度，从而促进纤溶；药物本身还可能降低纤维蛋白原水平；上述原因导致低分子量肝素可能产生迟发抗血栓作用。

5）其他药理作用，如抗炎、调节细胞增殖、纠正脂代谢紊乱、抗氧自由基等。低分子量肝素使用的禁忌证：活动性出血或出血倾向、外伤后或围手术期及有创操作前后、未控制的高血压、动脉瘤或主动脉夹层、血小板数量或功能缺陷、伴有出血倾向的恶性肿瘤、可能合并出血倾向的浆膜腔积液、过敏等。

（3）低分子量肝素的不良反应。出血是最常见的不良反应，但较普通肝素明显减轻，尤其是与其他抗血小板药物或抗凝药物合用时要警惕；诱导血小板减低的不良反应较普通肝素明显减低，但是肝素诱导的血小板减少症与低分子量肝素间存在交叉反应，可高达 90%，因此当出现该情况时不宜换用低分子量肝素。长期应用低分子量肝素也可能导致骨质疏松甚至是病理性骨折。

（4）低分子量肝素应用监测。低分子量肝素基本不会引起 APTT 的延长，且其导致的出血风险较小，若日常采用固定剂量的低分子量肝素治疗，则不强调监测。在必要时可以测定血浆抗 FⅩa 活性。预防血栓形成时低分子量肝素抗 FⅩa 活性的剂量为 200～300 U/L，抑制血栓增大时，低分子量肝素抗 FⅩa 活性的剂量为 400～700 U/L；体外循环抗凝时，保持抗 FⅩa 活性的低分子量肝素的剂量为 500～1000 U/L；对于有出血倾向患者，保持抗 FⅩa 活性的低分子量肝素的剂量为 200～400 U/L。

（5）药物过量的拮抗。目前为止除硫酸鱼精蛋白外尚无更好的拮抗剂，由于低分子量肝素的半衰期明显长于鱼精蛋白，静脉注射后者仅可以起到暂时拮抗的作用，可以采取多次给予硫酸鱼精蛋白的方法，1 U 鱼精蛋白中和 16 个抗 FⅩa 单位的低分子量肝素，但不能完全中和低分子量肝素的抗 FⅩa 活性，且鱼精蛋白过量也会导致出血，因此拮抗剂量较难把握，一般低分子量肝素与鱼精蛋白的剂量比值为（2～4）：1。

（6）低分子量肝素在血液净化治疗中的应用剂量[11-12]。一般 60～80 U/kg 静脉注射。非连续肾脏替代疗法患者无须追加剂量，连续肾脏替代疗法患者可每 4～6 小时追加 30～40 U/kg，随着治疗时间的延长，追加的剂量应逐渐减少。

（7）血液净化体外循环抗凝用法用量与监测。

1）维持性血液透析患者。①HD 或 HF≤4 小时，治疗开始时静脉注射 5 000 U。②HD 或 HF＞4 小时，初始给予 30～40 U/kg 静脉注射，继以 10～15 U/(kg·h) 静脉注射。③MHD 患者长期应用本品时，几乎无须调整上述剂量，因而也无须频繁检测抗 FⅩa 浓度。上述剂量通常使低分子量肝素的抗 FⅩa 活性维持在 0.5～1.0 U/ml 范围内。

2）急性肾衰竭患者。①高危出血风险的患者，治疗初始 5～10 U/kg 静注，继以 4～5 U/(kg·h) 静注。②急诊血液透析的患者，因为治疗间歇较短，应密切监测抗 F-Ⅹa 浓度，使其保持在 0.2～0.4 U/ml。每次血液透析开始时从血管通路动脉端给予单一剂量。③无出血风险的患者，可根据体重给予初始剂量：体重＜50 kg，0.3 ml；50～69 kg，0.4 ml；体重≥70 kg，0.6 ml。④低危出血风险的患者，用量可用推荐剂量的一半，若血液透析时间超过 4 小时，可再给予小剂量那屈肝素钙，随后血液透析所用剂量依具体情况进行调整。每次血液透析开始时从血管通路动脉端给予单一剂量：推荐剂量为 100 U/kg。对于有高度出血倾向的患者，应减量至双侧血管通路给予 50 U/kg 或单侧血管通路给予 75 U/kg。上述剂量药物的作用时间一般为 4 小时。当出现纤维蛋白环时，应再给予 50～100 U/kg。

3. 达那肝素钠（Danaparoid Sodium）[13-14] 为氨基葡聚糖的混合物，包括 83% 硫酸乙酰肝素，12% 硫酸皮肤素和 4% 硫酸软骨素，相对分子质量 5 500。

（1）半衰期。该药物半衰期较长，在正常人可达约 25 小时，慢性肾损伤患者可达约 30 小时，且无特效拮抗剂。达那肝素钠皮下注射后，4～5 小时可达到抗 FⅩa 的峰值，其抗 FⅩa 和抗 FⅡa 的消除 $t_{1/2}$分别为 25 小时和 7 小时。达那肝素钠结合抗凝血酶（肝素辅助因子Ⅰ）和肝素辅助因子Ⅱ，但对血小板和 PF4 的亲和性低。它对 FⅩa 的选择性甚至比低分子量肝素更强，其抗 FⅩa 效价与抗 FⅡa 效价比值为（22～28）：1。该药物诱导 HIT 抗体的发生率低。

（2）主要适应证。主要被用于肝素诱导血小板减少症患者的抗凝治疗，但是在发生急性Ⅱ型 HIT 时，使用本药前建议测试交叉反应。

4. 间接 FⅩa 抑制剂——磺达肝癸钠[15] 间接Ⅹ因子抑制剂目前可用的有磺达肝癸钠（Fondaparinux），2002 年被美国 FDA 批准上市，相对分子质量 1 728，为选择性 FⅩa 抑制剂，也属于间接 FⅩa 抑制剂，不会影响凝血酶活性。磺达肝癸钠可以特异而快速地与血浆中抗凝血酶结合，使后者构象改变，提高后者对 FⅩa 的亲和力（约提升 340 倍）。当抗凝血酶与 FⅩa 结合后，磺达肝癸钠就可以脱身继续与其他抗凝血酶结合。

（1）磺达肝癸钠的半衰期。该药物半衰期约 17 小时，在肾功能正常患者多次给药未发现蓄积，由于缺乏用药经验及循证医学证据[16]，磺达肝癸钠在肾衰竭患者的药代动力学还未完全清楚。国外对于急性冠脉综合征合并肾衰竭患者的临床观察显示，在 2～3 期慢性肾衰竭患者应用磺达肝癸钠后出血风险并未高于肾功能正常者，但是由于磺达肝癸钠是经肾排泄，因此肾衰竭患者应慎用，高通量透析/滤器可清除一部分药物。磺达肝癸钠为全人工合成，每批次产品性能稳定，并减少了病原微生物污染和原料不足的潜在风险。

（2）磺达肝癸钠的特点。出血或出血倾向是该药最主要的不良反应，但是它不会引起 HIT 的发生。磺达肝癸钠对于 PT、APTT 和 TT 几乎没有影响，只能通过监测血浆抗 FⅩa 活性来调整用量。

（3）磺达肝癸钠在血液净化治疗中的应用[17]。从理论上讲，血液净化体外循环管路及滤器中凝血的发生的机制之一是由于前述接触性血栓途径被启动，因此有观点认为如磺达肝癸钠这样的高选择性间接 FⅩa 抑制剂由于其不具备抗 FⅡa 的能力，不能使 ACT 延长，因此根本不具备抗接触性血栓的能力，用于体外循环抗凝效果不佳，但是在实际的临床工作中已有一些实践经验说明当磺达肝癸钠用于血液净化抗凝时（包括 HD、HDF、CRRT）可以得到良好的效果，且出血风险小，患者耐受性好，由于该药不会诱发 HIT，因此特别适用于 HIT 患者。根据国外文献以及煤炭总医院血液净化中心用药经验认为，该药物应用体外循环抗凝可以试用多种剂量，包括透析起始时一次性给予 2.5 mg 磺达肝癸钠。或透析起始时按照前次透后千克体重一次性给予 0.03～0.05 mg/kg 磺达肝癸钠。根据静脉捕气室凝血程度以及抗Ⅹa 活性监测调整药物剂量，若透析结束后监测抗Ⅹa 活性超过 0.4 U/ml 时可将下一次磺达肝癸钠减量，每次剂量调整跨度为 0.01 mg/kg。不过到目前为止，该药用于尿毒症透析人群仍然缺乏大样本量数据支持，且其应用于体外循环抗凝的机制也亟待进一步研究。

（4）其他间接 FⅩ抑制剂[18]。包括艾卓肝素（Idraparinux）、生物素化的艾卓肝素（Idrabiotaparinux）以及 SR123781A 等。艾卓肝素是磺达肝素超甲基化衍生物，由于它半衰期过长，出血风险不易控制，已终止研究。后两者尚在Ⅱ～Ⅲ期临床试验中。生物素化的艾卓肝素与艾卓肝素有相似的药代和药动学特征，每周也仅需要皮下注射一次，但生物素化的艾卓肝素有特异性拮抗剂 Avidin。

SR123781A 是人工合成的正十六烷糖，包含能够与抗凝血酶特异性结合的戊糖片段以及能够与凝血酶特异结合的硫酸化四糖结构，可同时灭活 FⅩa 和凝血酶。皮下注射给药，生物利用度很高，Ⅱ期临床试验已结束。

M118 是另外一种合成 FⅩa 抑制剂，由普通肝素经肝素酶降解获得的产物，平均相对分子质量约 6 500，抗 FⅩa：抗 FⅡa 比值约 1.4。该药物皮下注射生物利用度约 70%，半衰期 2～3 小时。其抗凝活性可以通过静脉注射鱼精蛋白中和，可以通过 APTT 监测抗凝强度。目前该药物的Ⅲ期临床试验正处于组织中。

Semuloparin 是一种超级低分子量肝素，平均相对分子质量为 2 000～3 000。它是由普通肝素降解获得，具有较高的灭活 FⅩa 的能力、较低的灭活 FⅡa 的能力。该药物通过皮下注射给药，生物利用度达

98%,主要通过肾脏排泄,半衰期16~20小时。该药物已经完成了Ⅲ期临床研究。

5. 直接FⅩa抑制剂——奥米沙班 该类药物大部分为口服药物,只有奥米沙班(Otamixaban)为静脉制剂,是FⅩa的非竞争性抑制剂,静脉给药后半衰期2~3小时,其代谢产物和原形药经粪便及尿液排出。在针对计划行介入性疗法的非ST段抬高急性冠脉综合征患者使用奥米沙班的Ⅲ期临床试验(TAO试验)中观察到了与其Ⅱ期临床试验相反的结果,即将奥米沙班与普通肝素+依替巴肽对比,新型药物不能预防缺血事件,反而会增加出血的风险。由于这一试验结果,该药物已经被迫停产。

6. 阿加曲班(Argatroban) 为直接凝血酶抑制剂。阿加曲班是人工合成的左旋精氨酸衍生物,相对分子质量526.66。阿加曲班在体内的代谢,静脉注射后半衰期各家报道不一,范围为15~50分钟,停药后1~2小时APTT可恢复正常,主要经肝细胞色素P_{450}酶代谢清除,而不经肾脏排泄,肝功能异常时,半衰期可延长2~3倍,而肾衰竭患者应用则无须减量。高通量透析膜可将其清除[19]。

(1)阿加曲班的药理作用。它是一种高选择性可逆的直接凝血酶抑制剂,它不需要抗凝血酶就可直接与凝血酶活性位点结合并抑制其作用,从而达到抗凝目的。阿加曲班能同时抑制游离的及与血凝块相连的凝血酶。它不会引起HIT,是该类患者抗凝的优选替代方案[20]。

(2)阿加曲班的不良反应。主要包括出血性脑梗死、出血或出血倾向、休克或过敏性休克等。用药禁忌:出血与出血倾向、血小板减少、重症高血压、正在使用其他抗凝或抗血小板药物、严重肝功能障碍。

(3)用药监测。建议使APTT延长时间在正常范围的2倍以内,另外PT、TT均会延长,FIB可以降低。药物过量时没有针对性拮抗剂。高通量膜透析器可将其透析清除。

(4)阿加曲班在血液净化治疗中的应用[21]。血液净化治疗中主要用于抗凝血酶缺乏、HIT、出血倾向的患者。KDIGO的AKI指南(2012)的抗凝推荐,对于没有严重肝衰竭的HIT患者,建议RRT期间使用阿加曲班而非其他凝血酶或Xa因子抑制剂(2C)。推荐首剂量250 μg/kg,追加1~2 μg/(kg·min),滤器前泵入,治疗结束前30分钟停止追加。针对阿加曲班在肾脏替代治疗中的荟萃分析得出结论,阿加曲班组与对照组在出血发生率、全因死亡率方面差异无统计学意义。在HIT患者中的应用阿加曲班可以明显降低血栓发生率,在RRT治疗中管路凝血发生率明显降低。阿加曲班在RRT治疗中在体内和体外均有良好抗凝效果。Murray等[22]比较了常规透析患者应用三种不同剂量阿加曲班抗凝:A组一次性给予250 μg/kg阿加曲班,若2小时后ACT<140%基础值,则允许再追加250 μg/kg一次;B组首剂给予阿加曲班250 μg/kg,继之以2 μg/(kg·min)持续输注;C组在透析前4小时开始以2 μg/(kg·min)速度持续输注阿加曲班。结果显示:在透析结束后60分钟检测三组患者的ACT由基线值(131±14)秒分别升高到(153±24)秒、(200±30)秒、(197±33)秒,三组均无血栓形成,无出血,未合并其他严重不良事件,在生命体征监测及实验室指标方面差异均无统计学意义。但是由于阿加曲班价格较高,临床普及度较低。

7. 枸橼酸钠(Sodium Citrate) 枸橼酸钠(又称柠檬酸钠)化学名称为2-羟基丙烷-1,2,3-三羧酸钠二水合物,相对分子质量294.1。枸橼酸钠在体内的代谢过程尚不十分明确,已知它可以在肝脏、骨骼肌和肾脏皮质等部位进入三羧酸循环并完全氧化代谢产生碳酸氢盐,停止输入枸橼酸盐0.5小时后,机体即可将枸橼酸完全代谢[23]。

(1)枸橼酸钠药理作用。在凝血途径中,维生素K依赖凝血因子均需要通过Ca^{2+}与血小板膜磷脂结合而发挥作用,还可促进凝血酶和不溶性纤维蛋白聚合体的形成,以及激活血小板的释放反应等,因此Ca^{2+}是关键性凝血因子之一。枸橼酸能与血液中的Ca^{2+}螯合成难以解离的可溶性复合物枸橼酸钙,从而破坏凝血过程,起到抗凝效果,而这一作用可通过向体循环补充钙剂来逆转。

(2)枸橼酸钠的不良反应。

1)低钙血症:枸橼酸钠作为体外抗凝剂时,若输注速度与钙剂补充速率相匹配且患者肝功正常时,不会产生不良反应;但是当输注速度过快或剂量过大时,枸橼酸盐不能及时氧化可导致低钙血症,临床表现为感觉异常,如口周及颜面的麻木感,严重的可出现手足抽搐,同时心血管系统表现为心电图Q-T间期延长,严重时表现为低血压及心脏抑制。

2)代谢性碱中毒:因1 mmol枸橼酸能够产生3 mmol的HCO_3^-,因此应用不当可能导致代谢性碱中毒;另外,枸橼酸钠抗凝还可能导致高钠血症,或因钙剂补充不匹配而出现高钙血症。因此在使用枸橼酸钠的过程中要监测游离钙水平及血气分析。

(3)枸橼酸钠在血液净化治疗中的应用。目前局部枸橼酸抗凝主要推荐应用于行CRRT治疗或有高危出血风险或重症患者[24]。KDIGO的AKI指南(2012)的抗凝推荐如下。①对于没有出血高危或凝血功能障碍且未接受有效全身抗凝治疗的患者,建议对于间断RRT的抗凝,推荐使用普通肝素或低分子量肝素,而非其他抗凝措施(1C);对于CRRT的抗凝,如果患者没有枸橼酸抗凝禁忌证,建议局部枸橼酸抗凝而非肝素(2B);对于具有枸橼酸抗凝禁忌证的患者CRRT期间的抗凝,建议普通肝素或低分子量肝素,而非其他抗凝措施(2C)。②对于高危出血风险患者,如果未使用抗凝治疗,推荐CRRT期间采取以下抗凝措施:对于没有枸橼酸禁忌证的患者,建议CRRT期间使用局部枸橼酸抗凝,而不应使用其他抗凝措施(2C);对于有高危出血风险的患者,建议CRRT期间避免使用局部肝素化(2C)[25]。

英国ICS-ICU的RRT指南推荐:危重患者尤其在有增加出血风险时,应采用局部枸橼酸钠抗凝。与肝素相比,枸橼酸钠抗凝能显著延长滤器使用寿命,降低出血发生率(C级)。在挤压综合征诊治方案的中国专家共识中也提到该类患者进行CRRT治疗时,推荐应用枸橼酸钠局部抗凝[26]。具体抗凝方案如下。①在体外循环管路滤器前持续从动脉端输注4%枸橼酸钠溶液,起始剂量100~200 ml/h(多为170~180 ml/h),控制滤器后游离钙离子浓度0.25~0.35 mmol/L,一般调节滤器后ACT在200~250秒;在管路静脉端补充氯化钙生理盐水0.056 mmol/L(10%氯化钙80 ml加入到1 000 ml生理盐水中)40 ml/h,控制管路动脉端(滤器前)游离钙离子浓度1.0~1.35 mmol/L。②枸橼酸钠自管路动脉端持续泵入,ACD-A初始泵速为血流速度(BFR)的2.0%~2.5%,泵速(ml/h)=(1.2~1.5)×BFR(ml/min);10%葡萄糖酸钙自管路静脉端持续输注,泵速8.8~11.0 ml/h(为ACD-A泵速的6.1%),保持滤器后管路中游离钙离子浓度0.20~0.40 mmol/L,外周静脉或动脉游离钙离子浓度1.00~1.20 mmol/L。置换液应使用无钙或低钙配方,并以前稀释方式补充。若治疗过程中血泵停止数分钟以上,必须停止枸橼酸钠和钙剂泵入,以防过量枸橼酸钠和钙离子进入患者体内。若因病情需要停止血滤,应在重新开始血滤时按照停止前的速度设置ACD-A及钙剂泵速。

8. *重组水蛭素及其类似物* 重组水蛭素及其类似物是一种直接凝血酶抑制剂,主要包括来匹卢定(Lepirudin)、地西卢定(Desirudin)、比伐卢定(Bivalirudin)等。水蛭素[27]是从医用水蛭的唾液腺中提取的氨基酸多肽,来匹卢定和地西卢定为重组水蛭素,它们的氨基酸序列略有差异,但作用机制与药代动力学几乎一致,静脉给药与皮下给药的半衰期分别为60分钟和120分钟,主要经肾脏清除,在肾衰竭患者的药物半衰期可超过35小时,肌酐清除率<60 ml/min时应减量,肾衰竭患者应禁用。

(1)重组水蛭素的药物特点。①重组水蛭素可以与凝血酶按1:1的比例发生不可逆的结合。②此类药物不会诱发导致血小板降低,特别是来匹卢定已被正式批准用于HIT患者。③此类药物是一种直接凝血酶抑制剂,可以明显延长ACT,因此其对于预防接触性血栓具有良好效果。用药过程中主要依赖APTT监测抗凝效果,应控制APTT延长正常范围的1.5~2.5倍以内。④高达74%的患者接受静脉应用水蛭素后体内会出现抗水蛭素抗体,并可进一步延长药物半衰期;其中应用来匹卢定的患者中约40%会产生水蛭素抗体,这其中的少部分患者的药物半衰期延长,有蓄积现象;还有一部分人在再次接触水蛭素时可能会出现超敏反应。比伐卢定是人工合成的水蛭素类似物,静脉用药半衰期为25分钟。该药是人工合成的,不具有免疫原性,尚未发现诱发体内抗体产生。比伐卢定也是通过与凝血酶形成1:1的复合物而抑制后者,但是凝血酶可水解比伐卢定多肽顺序中的脯氨酸-精氨酸键使比伐卢定失活。因此,比伐卢定与重组水蛭素不同,这种抑制是短暂可逆的。

(2)重组水蛭素的优势。比伐卢定较肝素的另一优势就是对血栓中的凝血酶或循环中的凝血酶的抑制能力几乎相同[28],而血栓中的凝血酶对肝素的拮抗作用比循环中的凝血酶强20倍;另外,比伐卢定不受激活血小板的影响,而肝素可被已激活的血小板释放的血小板第4因子(PTF4)或其他物质中和。体内比伐卢定仅有20%经肾脏清除,因此在肾衰竭或接受血液净化的患者应用该药具有一定的前景[29],特别是预防血管通路血栓、体外循环抗凝等方面。水蛭素及其类似物不能够被血液透析清除,但是可以被血液滤过或血浆置换清除。

9. 其他直接凝血酶抑制剂

(1)Flovagatran Sodium 是一种新型直接凝血酶抑制剂,为全人工合成,能够与凝血酶可逆结合,半衰期短,经肾外途径清除。在其临床试验中,使用 Flovagatran 后,患者的 TT 达到给药前的 4~6 倍,停药后 TT 迅速下降,而 APTT 变化不显著。该药品针对血液透析患者的Ⅱ期临床试验已完成,Ⅲ期临床试验正在组织中。目前临床试验结果表明,它可呈剂量依赖性地抑制体外循环管路凝血,在 25 mg/h 及以上剂量时均未见凝血发生,在停止静脉滴注本品后,其血药浓度会迅速降低,体外循环中 Flovagatran 的浓度较患者体内高,且有 5% 的药品被透析膜清除。该药具有良好的可控性、安全性和耐受性。

(2)培莫西卢定(Pegmusirudin)是水蛭素的化学衍生物,该药半衰期长,主要经肾脏清除,肾衰竭患者半衰期会进一步延长;但是其Ⅱ期临床试验也包含 MHD 患者,在透析前一次性给药可防止体外循环凝血,还可预防透析后血管通路血栓形成。

10. TF-FⅦa 抑制物　目前尚未正式上市,包括替法可近(Tifacogin)、重症线虫抗凝肽(NAPc2)、活性位点被阻断的因子Ⅶa(FⅦaⅠ)。其中,替法可近为组织因子途径抑制物的重组形式,该药物的半衰期仅数分钟,因此需要持续静脉点滴,主要通过肝脏清除,目前正处于Ⅲ期临床试验中。NAPc2 可结合与 FⅩa 的非催化部位结合形成 NAPc2/FⅩa 复合物,该复合物能够抑制 TF 与 FⅦa 的结合,从而抑制凝血系统瀑布的起始。该药物尚处在研发状态。FⅦaⅠ是基因重组后活性位点被不可逆地阻断的 FⅦa,注射到人体后可与血浆中生理性的 FⅦa 竞争性结合组织因子,减少 TF-FⅦa 复合物的生成,抑制凝血途径[30]。

11. FⅤa 及 FⅧa 抑制剂　目前尚未上市,FⅤa 及 FⅧa 是凝血系统中两个重要的辅因子,可以显著加速凝血酶的生成。①Recomodulin 为重组的凝血酶调节蛋白类似物,它与凝血酶结合后变为活性形式,可以激活蛋白 C,而蛋白 C 系统是 FⅤa 及 FⅧa 主要抑制物。②TB-402 为 IgG4 单克隆抗体,具有抑制 FⅧa 活性的作用,其半衰期长达 3 周,其一次静脉注射可使 APTT 延长维持 4 个星期。目前正准备进行Ⅲ期临床试验。③ART-123 也是在研究的重组的活化蛋白 C 和血栓调节蛋白细胞外结构域的重组类似物。

12. FⅨa 抑制剂　目前未上市,Pegnivacogin 能够直接与 FⅨ或 FⅨa 高亲和力结合,既能直接抑制 FⅨa活性,还可以阻止 TF-Ⅶa 复合物对 FⅨ的活化。Pegnivacogin 有特异性拮抗剂 Anivamersen,这是该药物的一大优势。

二、口服抗凝药物种类及作用机制

1. 华法林(Warfarin)[31]　华法林是一种合成的双香豆素类衍生物,香豆素类抗凝药可以干扰维生素 K 依赖性凝血因子的合成,又称为维生素 K 拮抗剂。此类药物与肝素不同,其在体外并无抗凝作用。

(1)华法林在体内代谢。口服胃肠道吸收迅速而完全,生物利用度高达 100%。吸收后与血浆蛋白结合率达 98%~99%,能透过胎盘,母乳中含量极少。主要储积在肺、肝、脾和肾中。华法林由肝脏代谢,代谢产物由肾脏排泄。食物可影响吸收。

(2)华法林的半衰期。半衰期随血药浓度增加而延长,且药物代谢速率存在个体差异,消旋华法林的半衰期为 15~50 小时,R-华法林为 35~45 小时,S-华法林为 23~33 小时,R-华法林的代谢产物仍然有抗凝作用,但是较母体弱。由于药物的抗栓作用与血药浓度并不平行,因此不必做药物浓度监测。

(3)华法林的药理作用。华法林属香豆素类口服抗凝血药,它可抑制肝线粒体内维生素 K 环氧还原酶,使环氧代谢产物不能转换为氢醌,从而阻碍维生素 K 的再生。肝脏只能合成因子Ⅱ、Ⅶ、Ⅸ和Ⅹ的无活性前体蛋白,没有氢醌的辅助,这些前体蛋白不能转化为有功能的凝血因子。由于体内已合成的凝血酶原和凝血因子相对耗竭后才能发挥抗凝血作用,故起效较慢,在服药后 2~7 天显现;停药后凝血酶原和上述凝血因子的合成需要一定时间,因此作用持久,血浆 FⅦ水平首先下降,其次为 FⅨ,继之 FⅩ,最后为 FⅡ,停药后凝血因子恢复的顺序也同前述。由于蛋白 C、蛋白 S 羧基化也依赖维生素 K 参与,因此华法林对二者也有抑制作用,且蛋白 C 下降仅次于 FⅦ,故在口服华法林初期有短暂的高凝状态,不推荐起始冲击剂量。加大给药剂量不能对抗凝起效时间产生影响,但是会延迟停药后凝血功能的恢复。该药对已形成的凝血酶原和凝血因子没有拮抗作用,所以体外无效。

(4)华法林的不良反应

1)出血:发生率 9% ~10%,各种程度、各种部位的出血均有可能,许多出血表现的背后往往是由于隐藏着潜在的病灶。轻度出血症状或 PT 延长,可将药物减量或停服数次药物;中重度出血或 PT 延长需要立即停药并使用维生素 K_1 拮抗,必要时输注血浆、凝血酶原复合物等;若既有出血,又不能停用华法林,则采用凝血因子替代治疗,而不要使用维生素 K_1。年龄、体重、人种、食物、合用药物等均会影响华法林在体内的代谢、抗凝效果以及出血风险等。

2)坏疽:偶有致死性坏疽、血管炎等不良反应,多见于女性或家族性蛋白 C 缺乏症患者。可发生在服药后 2 ~10 天,表现脂肪部位的疼痛,皮肤、软组织、肌肉的缺血性梗死。服药过程中出现上述情况在排除其他致病因素后可考虑为香豆素诱发的坏疽,应立即停药,注射维生素 K_1 及肝素抗凝。

3)消化道反应、肝酶或胆红素升高、肾病等。

(5)药物相互作用。Wells 等严格分析了关于华法林与药物及食物之间相互作用的报告。他把这种相互作用分为高度可能、可能及可疑三类。有证据表明在接受研究的 81 种食物和药物中有 39 种与华法林存在相互作用;17 种可增强华法林的抗凝效应;10 种可抑制华法林的抗凝效应;12 种则对华法林的抗凝效应没有任何影响。①食物对华法林的影响主要取决于对维生素 K 的摄入和吸收,如维生素 K 含量丰富的绿色蔬菜。②某些药物可通过抑制维生素 K 依赖性凝血因子而影响华法林的药代动力学,如多种广谱抗生素抑制肠道菌群,使体内维生素 K 含量下降,增强抗凝效果。③同服抗血小板药物,增加出血风险。④保泰松、吲哚美辛、阿司匹林、水合氯醛、胺碘酮、氯丙嗪等药物与血浆蛋白结合力强,可将结合于血浆蛋白的香豆素类药物置换出来,使后者游离浓度升高,抗凝作用增强。⑤水杨酸盐、甲硝唑、西咪替丁等可抑制肝药酶,减少华法林代谢,增强抗凝效果。⑥巴比妥类、苯妥英钠、卡马西平、利福平等诱导肝药酶,加速华法林的代谢,抗凝作用减弱。⑦口服避孕药物可促进凝血,减弱华法林的作用。⑧某些药物可减少华法林的吸收或干扰其清除而影响华法林的药代动力学。例如,考来烯胺可抑制华法林的吸收,减弱其抗凝作用。某些药物也可通过选择性或非选择性途径抑制华法林的清除从而增强其药效。⑨肝衰竭使维生素 K 依赖的凝血因子合成障碍,同用华法林时可增加出血风险。⑩高代谢状态,如甲状腺功能亢进,可增加凝血因子的代谢,增强华法林的疗效。且有报道甲亢治疗药物丙基硫脲嘧啶和甲硫氧嘧啶等硫脲嘧啶类药物,可产生低凝血酶原血症,机制尚不清楚,两者合用时华法林应减量。⑪华法林与皮质类固醇:据报道,皮质类固醇可减弱华法林的抗凝血作用,两者合用能诱发胃溃疡出血,应尽量避免合用。

(6)华法林的用药监测。PT 是用来监测口服抗凝治疗的最常用试验,PT 可反映 3 种维生素 K 依赖因子Ⅱ、Ⅶ、Ⅹ的减少,由于Ⅶ因子的半衰期最短,因此,在华法林开始治疗的最初几天,PT 值主要反映了Ⅶ因子的减少,随后由于Ⅹ因子和Ⅱ因子的减少,致使 PT 延长。华法林治疗的安全性和有效性主要依赖于监测国际标准化凝血酶原比值(INR)是否保持在治疗范围内。INR 是通过把各地测量的凝血活酶的 PT 比率转换成 INR,用于实验报告的标准化。1982 年被采用的 INR 校正公式计算方法如下:

$$\mathrm{INR}=\left(\frac{\mathrm{PT_{test}}}{\mathrm{PT_{normal}}}\right)^{\mathrm{ISI}}\text{或者 }\log\mathrm{INR}=\mathrm{ISI}\cdot\log\left(\frac{\mathrm{PT_{test}}}{\mathrm{PT_{normal}}}\right)$$

ISI 值表示各地实验室监测 PT 所用的凝血活酶的国际敏感指数。它反映了凝血活酶对维生素 K 依赖的凝血因子减少的敏感程度,凝血活酶越敏感,ISI 值越小。大部分试剂制造商都提供凝血活酶的 ISI 值。华法林治疗早期 INR 是不可靠的,尤其是从不同的实验室获得的结果更无可比性,即便如此 INR 仍然比未经转换的 PT 比值可靠,故在华法林治疗的起始阶段和维持阶段仍推荐应用 INR。且 INR 在凝血因子生成障碍的肝脏疾病患者仍然是较为可靠的指标。采血管中用于抗凝的枸橼酸浓度也可以影响 INR,采血量不足时,由于枸橼酸相对过量,可使 PT 值假性延长。通常高枸橼酸浓度(≥3.8%)导致高 INR,使用含有 3.2% 枸橼酸的血液采集管能在一定程度上解决这个问题。

(7)华法林导致高出血倾向时的调控。有研究指出亚洲人群相对于欧美人群,华法林治疗的安全窗更窄,将 INR 控制在 1.8~2.5 时血栓和出血发生率最低。有文献推荐中国人群华法林的初始剂量为 3 mg,大于 75 岁的老年人和有出血倾向的高危患者,应从 2~2.5 mg 开始,每天 1 次口服,目标 INR 可以维持在 1.6~2.5。用药前常规测定 INR,第 3 天也必须测定 INR,如果此时 INR 在 1.5 以下,可增加 0.5 mg/d;如果 INR 在 1.5 以上,可暂时不变,7 天后再查 INR;如果 INR 与基础水平比较变化不大,可增加 1 mg/d。用药第 1 周至少查 3 次 INR,1 周后改为每周 1 次,直到第 4 周。INR 达到目标值并稳定后(连续 2 次在治疗的目标范围),每 4 周查 1 次 INR。如遇 INR 过高或过低,或由于某种原因改变了华法林的剂量,应根据 INR 和剂量调整情况确定下次观察 INR 的时间,并查找变化原因。

(8)华法林的剂量调整。华法林剂量调整应依据 INR,每次增减的量为 0.5~1 mg/d。近年来随着药物基因组学的发展,华法林药物代谢的基因效应在个体化治疗方面越来越被重视。例如,携带细胞色素 P_{450} *CYP2C9* *2 和 *CYP2C9* *3 亚型等位基因的患者华法林起效及维持剂量均小于未携带者,携带这两种突变基因的个体分别使酶的活性下降 30% 和 80%;代谢维生素 E 活性的细胞色素 P_{450}酶 *CYP4F2* 的基因多态性、多耐药基因的多态性以及其他多种基因的多态性均会影响华法林的药效学和药代学。在用药前检测个体所携带的基因亚型,基于基因组学及其他影响因素构建抗凝药物基因剂量方程对于准确、个体化的应用抗凝药物有着重大意义。

(9)华法林过量的拮抗[32]。INR 大小与出血的危险性密切相关。当 INR 大于 4 时,出血危险性增加;当 INR 大于 5 时,出血危险性明显增加。有三种方法能降低已经升高的 INR 值:①第一种方法是停用华法林;②第二种方法是给予维生素 K_1;③第三种最快最有效的方法是输注新鲜血浆或者浓缩的凝血酶原制剂。由于临床试验没有这三种方法的比较效果,选择哪种方法很大程度上依赖于临床判断。维生素 K_1 能通过静脉注射、口服、皮下注射三种方式给药。静脉注射发挥作用快,但也可能产生过敏反应,且与剂量无关,因此静脉用药时应缓慢推注,5~10 mg 不短于 30 分钟;皮下注射起效时间和持续时间延长,且效果难以掌控;而口服给药安全有效。口服维生素 K_1 1.0~2.5 mg 比单独停用华法林能更快地使 INR 在 24 小时内降至 5 以内。在一项华法林治疗的前瞻性研究中,控制患者 INR 在 4~10 之间,停用华法林并给予口服维生素 K_1 1 mg,24 小时后 95% 患者 INR 降低,其中 85% 患者 INR 小于 4,35% 患者 INR 小于 1.9,无一例表现出再用华法林时的抵抗作用。试验证明 INR 在 4~10 之间,可口服维生素 K_1 1.0~2.5 mg;当 INR 大于 10 时则需要更大剂量(5 mg)维生素 K_1。大剂量维生素 K_1(10 mg)虽然可以有效降低 INR,但是它可能会使 INR 过度降低并引起华法林抵抗达 1 周以上,是因为聚集在肝脏的维生素 K_1 可以通过旁路而被维生素 K 环氧化物还原酶所还原。

(10)INR 的目标值[33]:INR 异常升高后一方面积极寻找原因,一方面调整华法林用药。①目标值 < 实际 INR < 5.0,无出血也无急诊有创操作或手术时,可减停药 1 次或数次,监测 INR 恢复目标值后减量应用。②5.0 < INR < 9.0,出血风险较小时,暂停华法林 1~2 次,监测 INR 恢复目标值后,重新减量口服;如出血风险大,停用华法林配合口服维生素 K_1,监测 INR 恢复目标值后,重新减量应用华法林。③INR > 9.0,无出血,可口服较大剂量维生素 $K_1$3~5 mg,24~48 小时内 INR 可降低,如 INR 下降不理想可重复口服维生素 K_1;如 INR > 20 或需要快速逆转 INR 或严重出血时,则静脉注射维生素 K_1 10 mg,适当补充新鲜血浆或凝血酶原浓缩物,维生素 K_1 静注可每 12 小时重复一次,监测 INR 恢复正常水平。

(11)华法林与维持性血液透析(MHD)。MHD 患者若因某种原因需要持续口服香豆素类抗凝药,则在血液透析时是否口服抗凝剂就可以替代常规静脉抗凝药物呢?曾有小型临床观察指出,单一口服香豆素类抗凝药物即使能够使 INR 维持在 2~3 也是不够的,在透析时至少需要应用较小剂量的肝素或低分子量肝素。

2. 新型口服抗凝药(NOACs) NOACs 多以单一凝血因子作为治疗靶点,具有起效迅速、抗凝效果切实可控、出血风险相对少等优势。目前这些药物对于肾衰竭或 MHD 人群的用药经验及参考数据十分匮乏。此类药物在应用于房颤、卒中、深静脉血栓、脑梗死治疗的临床观察中也入选了许多轻中度慢性肾脏病(CKD)的患者,但是预先都予减量用药。由于这些药物或多或少经肾脏排泄,因此用药过程中需严密监测肾功能进展，尤其是主要经肾脏排泄的达比加群酯。上述临床观察中评估患者的 Ccr 大多数是基于 Cockroft 公式计算得出的。目前尚无晚期 CKD（Ccr < 30 ml/min）患者应用 NOACs 的治疗预后资料，关于透析或接近透析患者（GFR < 15 ml/min）应用该类药物的证据资料更是匮乏，既无临床试验也无案例报道，因此尚无任何一种 NOACs 被批准用于透析患者。对于房颤患者应用华法林和 NOACs 防治卒中和系统性栓塞的荟萃分析显示，小剂量 NOACs 与华法林相比，在预防和治疗卒中及系统性栓塞等疾病时其效果相似，大剂量 NOACs 效果则优于华法林；大剂量 NOACs 可使大出血风险下降 14%，颅内出血下降 52%，但消化道出血风险增加[34]。

（1）NOACs 的缺点[35]。NOACs 的两大缺点：一是缺乏特异性监测指标；二是缺乏特异性拮抗剂。临床上，APTT 可以提供凝血酶抑制剂的定性监测，PT 可以提供对 FⅩa 抑制剂的定性监测。有关特异性拮抗剂方面，少数研究表明凝血酶原酶复合物或活化Ⅶ因子可中和 NOACs 的抗凝作用，但证据尚不确切，且凝血酶原酶复合物浓缩物并不能逆转达比加群的抗凝作用。

（2）NOACs 的不良反应。它与其他抗凝剂、抗血小板药物、非甾体抗炎药联合应用可增加出血风险，有资料显示 NOACs 与抗血小板药物联用时出血风险增加至少 60%。当发生危及生命的大出血时，给予大剂量新鲜冰冻血浆或重组活化Ⅶ因子也许是个有效的选择[36]。

3. *新型维生素 K 拮抗剂* 替卡法林（Tecarfarin）是由 Axys 在 20 世纪 90 年代开发的华法林类似物，该药可以被酯水解酶分解而失活，因此无须肝细胞色素 P_{450} 酶代谢，这样就避免了像华法林那样复杂的药物相互作用，同时也无须监测 PT 和 INR。该药的另一个优势是具有“解药”——维生素 K。目前该药物已处于Ⅲ期临床试验阶段[37]。

4. *直接 FⅩa 抑制剂* 可与 FⅩa 活性部位直接结合，抑制 FⅩa 从而抑制凝血共同途径。

（1）依多沙班（Edoxaban）。为高选择性Ⅹa 因子抑制剂，其对Ⅹa 因子的选择性较凝血酶高 10000 倍。该药口服生物利用度 62%，吸收快，达峰时间 1 ~ 2 小时，半衰期 8 ~ 10 小时，蛋白结合率 50%，50% 经肾脏清除。由于该药物缺乏在肾功能损害人群应用的统计数据支持，因此有学者建议减量应用，但是建议严重肝损伤患者慎用[38]。

（2）贝曲沙班（Betrixaban）。同样为口服直接Ⅹa 因子抑制剂，口服后达峰时间为 3 ~ 4 小时，半衰期约为 19 小时，主要经胆道排泄，约 17% 经肾脏排泄。它是目前唯一肾脏排泄最少的Ⅹa 因子抑制剂，可用于严重肾功能损害的患者。贝曲沙班分别以膝关节置换术患者静脉血栓预防以及房颤患者卒中事件预防为目标的Ⅱ期剂量探索试验 EXPERT、EXPLORE 均已结束，而Ⅲ期临床试验仍在进行中[39]。

（3）利伐沙班（Rivaroxaban）。高选择性的与 FⅩa 结合，口服生物利用度 80%，蛋白结合率 93%，达峰浓度时间 2 ~ 4 小时，半衰期 7 ~ 11 小时，33% 经肾脏清除，67% 在肝脏经 CYP3A4 代谢为无活性形式后经粪便清除。它可以竞争性地抑制游离、结合的 FⅩa 以及凝血酶原的活性，对 FⅩa 的抑制呈现剂量依赖性，可延长凝血酶原时间和凝血活酶时间，但临床常规使用时无须监测凝血参数。正在使用 CYP3A4 和 P-蛋白糖抑制剂或诱导剂的患者，以及 Child-Pugh B 级或 C 级的肝衰竭患者，由于血药浓度和抗凝效果存在不可控的因素，因此不建议使用利伐沙班。虽然美国 FDA 批准利伐沙班可用于肌酐清除率为 15 ~ 29 ml/min的肾衰竭患者，但此时用药导致的出血风险增加，因此有些学者[40]不建议肌酐清除率为 25 ~ 30 ml/min 的患者使用本药。由于该药的蛋白结合率高，因此不能被透析清除。

（4）阿哌沙班（Apixaban）。口服后生物利用度 60%，蛋白结合率 87%，达峰浓度时间 3 ~ 4 小时，半衰期 8 ~ 15 小时，主要经肝脏代谢，25% 经肾脏清除，其余经消化道清除，因此轻中度肾衰竭患者可应用阿哌沙班，但是 Child-Pugh A 级或 B 级肝功能损害患者即丙氨酸氨基转移酶和天冬氨酸氨基转移酶升高 2 倍以上者慎用，重度肝损害或伴有出血倾向者不宜应用。食物不影响药物的吸收，因此抗凝效果可以预测[41]。该药蛋白结合率高，血液透析难以清除。目前尚无特异性拮抗剂，可以试用重组Ⅹ因子逆转其抗凝作用。

（5）TAK-442。为口服直接Ⅹa 因子抑制剂，半衰期为 9 ~ 13 小时，其以膝关节置换术及急性冠脉综合征（ACS）患者为目标人群的Ⅱ期剂量探索试验已经结束，Ⅲ期临床试验仍在进行中。

5. 直接凝血酶抑制剂

(1)希美加群(Ximelagatran)。1997 年上市,全人工合成,口服后可被迅速代谢为美拉加群而发挥抗凝作用,它可同时抑制游离或结合的凝血酶,药物交叉反应少,但因该药物有较高的肝、心血管毒性,临床已经较少使用。

(2)达比加群酯(dabigatran etexilate)。2008 年首次上市,2013 年被中国批准用于房颤、卒中或全身性栓塞的预防。该药为前体药,口服后经由血浆和肝脏酯酶水解为活性药物达比加群,口服后生物利用度56%,蛋白结合率35%,服药后达峰浓度时间 1 ~3 小时,半衰期 8(单次给药后) ~17 小时(多次给药后),80% 药物以原形经肾脏清除,因此用药前必须明确肾功能。它可以抑制游离的凝血酶、抑制与纤维蛋白结合的凝血酶、抑制凝血酶诱导的血小板聚集,达比加群可以从纤维蛋白 - 凝血酶结合物上解离下来,因而其抗凝作用可逆。欧洲心脏病学会指南对达比加群酯的临床用药监测进行了阐述,APTT 可提供定性监测,如果在服药后 12 ~24 小时也即药物谷浓度期,APTT 仍然超过正常上限 2 倍,则表明出血风险增加。有研究显示当血药浓度 <50 ng/ml 时,APTT 可以正常或接近正常,此时药物的抗凝作用降至最低,此时可以安全手术。较为重要的不良反应包括死亡、严重出血、急性肾衰竭、卒中、肝衰竭等。达比加群酯引起出血的主要影响因素有年龄 >80 岁、中重度肾损害、较大的药物剂量。达比加群酯致血栓栓塞与主要出血事件较华法林显著为多,且与肾功能密切相关,内生肌酐清除率(Ccr)30 ~50 ml/min 患者是 Ccr 超过 80 ml/min 患者达比加群酯谷浓度的 2.29 倍,Ccr 50 ~80 ml/min 患者是 Ccr 超过80 ml/min患者达比加群酯谷浓度的 1.47 倍,还有研究显示达比加群酯的暴露量在轻度肾损害(50 ml/min <Ccr <80 ml/min)、中度肾损害(30 ml/min <Ccr <50 ml/min)、重度肾损害(Ccr <30 ml/min)的受试者分别是肾功能正常(Ccr >80 ml/min)受试者的 1.5 倍、3.2 倍、6.3 倍;上述各肾功能损害组达比加群酯最大血药浓度是肾功能正常组患者的 1.1 倍、1.7 倍、2.1 倍。

综上所述,轻中度肾损害患者应减量用药,对于终末期肾病或 MHD 患者不推荐使用。达比加群酯较少与其他药物发生相互作用,但 P-蛋白糖诱导剂如利福平可降低其抗凝效果,P-蛋白糖转运抑制剂如酮康唑、胺碘酮、维拉帕米、奎尼丁可增加其血药浓度,尤其酮康唑等是较强的 P-蛋白糖抑制剂。另外该药物的血浆浓度和出血风险也与基因多态性有关。该药物目前无特异性拮抗剂,血液透析可在 2 ~3 小时内清除 60% 达比加群酯,可作为药物过量的急救手段之一。

三、抗血小板药物种类及作用机制

(一)血栓烷 A_2 抑制剂——阿司匹林

阿司匹林又称乙酰水杨酸(Acidum Acetylsalicylicum),为非甾体抗炎药,20 世纪 60 年代发现其有抑制血小板功能。近年来作为抗血小板药被广泛用于心脑血管病的防治。

1. 阿司匹林的药代动力学 阿司匹林口服吸收迅速,达峰时间 2 ~3 小时,50% ~90% 与血浆蛋白结合,10% 以游离形态经肾脏排泄,药物在体内迅速水解为水杨酸和乙酸盐。阿司匹林可使血小板环氧酶活性部位发生不可逆的乙酰化,从而抑制环过氧化物的形成,使血小板 TXA_2 和 PGI_2 的合成减少,300 ~600 mg 的药物剂量对环氧化酶的抑制作用可达 24 小时。

2. 阿司匹林的药理作用 该药物可抑制血小板膜酶(乙酰化)而减弱血小板功能。阿司匹林可抑制血小板聚集和释放,是否影响血小板黏附尚有争议。由于存在于血小板 α 颗粒中的血小板促生长因子与花生四烯酸的代谢无关,所以阿司匹林对其无抑制作用。口服 300 mg 阿司匹林可抑制 90% 循环血小板环氧酶活性,使血小板不生成 TXA_2,继而阻断血小板二相聚集及血小板平滑肌收缩,这种作用随血小板的新生而消失。阿司匹林还可抑制内皮细胞合成 PGI_2,使内皮抗栓功能减弱,80 ~300 mg阿司匹林抑制 TXA_2 合成的作用持续时间明显长于抑制内皮细胞合成 PGI_2 的时间,因此小剂量阿司匹林对 TXA_2 的影响远大于对 PGI_2 的影响。由于血小板半衰期为 7 ~9 天,故外科手术前至少 1 周停止口服阿司匹林,以允许有正常环氧酶的新血小板进入血循环。

3. 阿司匹林与多种药物有相互作用　该药物可减弱β受体阻滞剂和ACEI类药物的降压效果，干扰袢利尿剂如呋塞米的效果，这可能与抑制前列腺素合成有关。阿司匹林与华法林有抗凝叠加作用。另外，阿司匹林可能会导致低血糖，甚至引起低血糖昏迷，因其可抑制前列腺素合成和促进胰岛素释放，还能置换与血浆蛋白结合的磺酰脲类口服降血糖药。

（二）磷酸二酯酶抑制剂

磷酸二酯酶抑制剂主要包括双嘧达莫（Dipyridamol）、西洛他唑（Cilostazol）。双嘧达莫主要作为香豆素类抗凝药的辅助以及作为不耐受阿司匹林患者的替代药物，双嘧达莫可与其他抗血小板或抗凝药物联合应用。双嘧达莫通过抑制血小板磷酸二酯酶活性，使cAMP分解减少，以及抑制TXA_2而使血小板功能受抑，另外它还能直接刺激内皮细胞释放PGI_2。除此之外，该药物可通过抑制内皮细胞磷酸二酯酶而起到扩张血管作用，特别是扩张冠状动脉。药物过量可以引起外周血管扩张的症状，如颜面潮红、荨麻疹等，并可能出现低血压。冠心病患者不宜静脉应用该药物。

西洛他唑通过抑制血小板和血管平滑肌的磷酸二酯酶活性，抑制多种促聚剂诱发的血小板聚集，同时扩张血管。它主要用于改善慢性动脉闭塞引起的下肢缺血症状。

（三）腺苷二磷酸抑制剂

腺苷二磷酸抑制剂主要包括噻氯匹定（Ticlopidin）、氯吡格雷（Clopidogrel）。噻氯匹定口服后达峰时间1～3小时，半衰期12～22小时，日用药剂量越大达到血药浓度稳态的时间越快，停药后4～8天作用消失。

1. 腺苷二磷酸抑制剂的主要药理作用　腺苷二磷酸抑制剂是抑制ADP诱导的血小板聚集，因药物在体内需转化成活性代谢产物起效，所以该药物的血药峰浓度与其最大效应间有24～48小时的延迟。腺苷二磷酸抑制剂可阻断纤维蛋白原与血小板膜受体的结合，阻断ADP诱发的Ⅰ期和Ⅱ期血小板聚集，但是不同于阿司匹林的是它不抑制PGI_2生成；其还可抑制肝脏合成纤维蛋白原从而降低血液黏滞度，并可抑制白细胞活化的功能。服药患者需急诊手术时应检查出血时间和血小板功能，必要时输注血小板，择期手术则需在停药后7～10天进行。

2. 氯吡格雷　氯吡格雷的抗血小板活性较高，且不良反应较少（特别是骨髓抑制和其他血液学毒性），现已基本替代噻氯匹定。该药物为前体药，口服后经肝脏转化为具有活性的代谢产物，活性代谢产物达峰时间约1小时，半衰期（7.7±2.3）小时，每日口服75 mg。氯吡格雷3～7天血药浓度达稳态，停药后3～5天作用消失。其主要药理作用是选择性抑制ADP与血小板膜受体结合及其诱发的血小板聚集。氯吡格雷的总体耐受性与阿司匹林相当，严重出血事件发生率阿司匹林为1.6%，氯吡格雷为1.4%；胃肠道出血发生率阿司匹林为2.7%，氯吡格雷为2.0%；颅内出血发生率阿司匹林为0.5%，氯吡格雷为0.4%。氯吡格雷需经过肝细胞色素P_{450}酶*CYP3A4*代谢，因此它与多种药物均有相互作用，在与非甾体抗炎药及其他抗凝或抗血小板药物合用时可能增加出血风险。

（四）血小板糖蛋白Ⅱb/Ⅲa受体阻滞剂

此类药物可阻断血小板GPⅡb/Ⅲa受体，从而抑制纤维蛋白原、血管性血友病因子等与之结合，使各种致聚剂无法诱导发生血小板聚集，被认为是目前最强的抗血小板聚集药物。静脉制剂包括阿昔单抗（Abciximab）、替罗非班（Tirofiban）、埃替巴肽（Eptifibatide integrelin）；口服的包括希雷非班（Sibrafiban）等数种药物。目前我国批准上市应用的只有盐酸替罗非班，它是一种非肽类的血小板GPⅡb/Ⅲa受体可逆性拮抗剂，因而可以阻断血小板的交联、聚集。在0.01～25 μg/ml浓度范围内，替罗非班与血浆蛋白结合率不高，药物半衰期1.4～1.8小时。替罗非班主要从尿路及胆道排出，肾脏清除率占血浆清除率的39%～69%。轻中度肝衰竭不影响替罗非班的清除；然而在肾衰竭时，血浆肌酐清除率<30 ml/min的患者以及需要维持性血液透析的患者，替罗非班的血浆清除率明显降低，但是血液透析可有效清除该药物[42]。

（五）血栓烷A_2合成酶抑制剂

奥扎格雷（Ozagrel）为高效、选择性血栓素合成酶抑制剂，通过抑制TXA_2的产生及促进PGI_2的生成而改善两者间的平衡失调，具有抗血小板聚集和扩张血管作用。单次静脉注射奥扎格雷，在血中消失较快，连续静脉输注时，2 小时内血药浓度达到稳态，半衰期最长为 1.93 小时，血药浓度可测到停药后 3 小时，停药 24 小时后，几乎全部药物经尿液排出体外。奥扎格雷主要用于改善脑循环。

（六）前列腺素 H_2 受体阻滞剂

该类药物包括前列环素、塞曲司特等。前列环素可通过增加血小板中的 cAMP 抑制血小板聚集，前列环素可抑制 ADP、胶原、花生四烯酸等诱导的血小板聚集和释放，且具有解聚作用，为已发现抗凝药中最强者，但是它对传统描述的内源性凝血系统和纤维蛋白形成没有作用。

前列环素用于血液净化时的抗凝疗法：在透析开始前 10～15 分钟给予输注前列环素 4 ng/(kg·min)，在随后的透析过程中，持续输注前列环素(6 ±0.6)ng/(kg·min)。虽然前列环素在血液净化时可取得满意的抗凝效果，但由于价格昂贵、溶解后性质不稳定、不良反应发生率高等原因，限制了它的临床使用价值，在用药过程中约 80% 患者出现低血压，甚至休克、面部潮红、恶心、头痛和腹痛等不良反应，不过停药后可很快消失。

（七）5-羟色胺受体阻滞剂

该类药物主要是已经上市的沙格雷酯(Sarpogrelate)。沙格雷酯与 5-HT 受体结合，选择性拮抗5-HT，抑制血小板聚集，特别是由 5-HT 介导的血小板聚集作用。沙格雷酯还可抑制由 5-HT 引起的血管平滑肌收缩，另外，可抑制伴随血小板聚集引起的血管平滑肌收缩。健康人单次口服 100 mg 沙格雷酯 1 小时后，其最大血药浓度为 0.54 μg/ml，最大效应时间为 0.9 小时，半衰期为 0.69 小时，24 小时内药物代谢产物尿液及粪便的排泄率分别为 44.5% 及 4.2%。沙格雷酯主要用于改善慢性动脉闭塞症引起的缺血症状。

（八）其他新型抗血小板药物

Vorapaxar 是一种新型抗血小板药物[43]，目前处于Ⅲ期临床研究阶段。该药物为蛋白酶激活受体 1 拮抗剂，可抑制凝血酶受体激活肽诱导的血小板聚集，但不影响 ADP、TXA_2、胶原介导的血小板聚集，可能在不影响凝血酶生成纤维蛋白能力的条件下产生抗血小板作用。Vorapaxar 不会延长 PT、APTT。

参考文献

1. 张之南，郝玉书，赵永强，等. 血液病学. 2 版. 北京：人民卫生出版社，2014：110-180.
2. 李晓燕，许琳，谈红. 抗凝与溶栓. 北京：科学技术文献出版社，2011：220-238.
3. 希恩·C. 斯威曼. 马丁代尔药物大典. 李大魁，金有豫，汤光，等译. 北京：化学工业出版社，2009：907-926.
4. 曹磊，谭颖，吕继成，等. 肝素诱导的血小板减少症. 中国血液净化，2009，8(3)：163-166.
5. 马培奇. 抗凝血药物现状及其研发动态. 上海医药，2009，30(8)：379-380.
6. 杨芳菊，任汝仙，李雅琴. 抗凝血药治疗的药学监护. 中国药业，2013，22(17)：1-3.
7. 黄海彬，卢晓霞，邱倩倩，等. 心血管疾病临床抗栓治疗的新进展. 海南医学，2012，23(24)：125-132.
8. Alemida L, Faleao A, Vazda Silva M, et al. Effect of nebicapone on the pharmacokineties and pharmaeodynamies of warfarin in healthy subjects. Eur J Clin Phannacol, 2008, 64(10): 961-966.
9. 刘英明，杨晔. 新型抗凝药物的研究进展. 临床心血管病杂志，2012，28(7)：489-491.
10. 刘章，姬胜利，王凤山. 低分子量肝素的药理作用和临床应用研究进展. 药物生物技术，2014，21(6)：573-578.
11. Ouseph R, Ward RA. Anticoagulation for intermittent hemodialysis. Semin Dial, 2000, 13(3): 181-187.
12. Suranyi M, Chow JS. Review: Anticoagulation for haemodialysis. Nephrology, 2010, 15(4): 386-392.
13. Johansson S, Cullberg M, Eriksson UG, et al. Single dose pharmaeoleinetics, pharmaeo dynamies and safety of AZD0837, a novel oral direct thrombin inhibitor, in young healthy male subjects. Int J Clin Pharmacol Ther, 2012, 49(4): 258-267.
14. 张石革，金有豫. 抗凝血药的进展与作用多靶点象单靶点的转化"血栓治疗药学监护学术研讨会". 中国医院用药评价与分析，2013，13(6)：481-486.
15. Speeckaert MM, Devreese KM, Vanholder RC, et al. Fondaparinux as an alternative to vitamin K antagonists in haemodialysis patients. Nephrol Dial Transplant,2013,28(12):3090-3095.
16. Mahieu E, Claes K, Jacquemin M, et al. Anticoagulation with fondaparinux for hemodia- filtration in patients with heparin-induced thrombocytopenia: dose-finding study and safety evaluation. Artif Organs,2013, 37(5):482-487.
17. Brown P, Jay R, Fox A, et al. Chronic fondaparinux use in a hemodialysis patient with heparin-induced thrombocytopenia type II and extracorporeal circuit thrombosis — a case report and review of the literature. Hemodial Int,2013,17(3):444-449.
18. Kalicki RM, Aregger F, Alberio L, et al. Use of the pentasaccharide fondaparinux as an anti-coagulant during haemodialysis. Thromb Haemost,2007,98(6):1200-1207.
19. 曹芳芳，张海涛，冯雪，等. 阿加曲班在肾脏替代治疗中应用的荟萃分析. 中国医学科学院学报，2013，35(6)：667-671.
20. 杨旭，田密，李德天. 阿加曲班在血液净化治疗中的应用. 实用药物与临床，2014，17(6)：684-687.
21. 常晋，崔建军，范琪玮，等. 阿加曲班对儿童血液透析抗凝疗效和安全性的观察. 中国中西医结合肾病杂志，2011，12(11)：1010-1011.
22. Murray PT, Reddy BV, Grossman EJ, et al. A prospective comparison of three argatroban treatment regimens during hemodialysis in end-stage renal disease. Kidney Int,2004, 66(6): 2446-2453.
23. Ashita Tolwani, Keith M. Regional citrate anticoagulation for continuous renal replacement therapy: the better alternative? AJKD,2012,59(6):745-747.
24. 马晓红，陈静，叶朝阳，等. 高危出血患者血液透析中应用30%枸橼酸钠的观察与护理. 上海护理，2005，5(3)：12-13.
25. Evenepoel P, Maes B, Vanwalleghem J, et al. Regional citrate anticoagulation for hemodialysis using a conventional calcium containing dialysate. Am J Kidney Dis, 2002,39(2): 315-319.
26. Chuang P, Parikh C, Reilly RF. A ease review: anticoagulation in hemodialysis patients with heparin induced thrombocytopenia. Am J NephroI, 2001, 21(3): 226-231.
27. 王现涛，苏强，李浪. 比伐卢定在心血管介入治疗中应用的研究进展. 中华老年心脑血管病杂志，2014，16(6)：655-657.
28. Fischer KG. Hirudin in renal insufficiency. Semin Thromb Hemost , 2002, 28(5): 467-471.
29. Willey ML, Denus S, Spinier SA. Removal of lepirudin, a recombinant hirudin, by hemodialysis, hemofiltration, or plasmapheresis. Pharmaeotherapy, 2002, 22(4): 492-498.
30. 李雪航. TF/FⅦa 抑制剂的研究现状. 广东医学院学报，2014，32(5)：691-693.
31. 吴岩峰，丁红，刘庆萍，等. 基因指导下的抗凝治疗. 中国卒中杂志，2014，9(4)：303-308.
32. Agarwal S, Hachamovitch R, Menon V. Current trial-associated outcomes with warfarin in prevention of stroke in patients with nonvalvular atrial fibrillation: a Meta analysis. Arch Intern Med,2012,172(8):623-631.
33. 刘树红，朱爱武，高顺元. 不同抗凝强度华法林对非瓣膜病心房颤动预防脑栓塞的对比研究. 实用心脑肺血管病杂志，2012，20(2)：277-278.
34. 刘德平. 2014年美国心脏协会年会抗凝治疗领域新进展. 中国心血管杂志，2014，19(6)：404-406.
35. 张石革. 直接凝血酶抑制剂的研究进展与临床应用评价. 中国医院用药评价与分析，2013，13(7)：586-590.
36. 化冰. 心房颤动抗凝治疗进展. 心血管病学进展，2014，35(6)：660-664.
37. 梁峰，胡大一，沈珠军，等. 欧洲心脏节律协会关于非瓣膜病房颤患者新型口服抗凝剂使用的临床实践指南摘译. 中华临床医师杂志(电子版)，2014，8(8)：1570-1577.
38. 刘泽清，刘冬. 凝血因子Xa直接抑制剂的研究现状及应用. 中国医药科学，2014，4(7)：35-58.
39. 石建平，张学强，赵梦华. 新型口服抗凝药物预防房颤血栓栓塞的研究进展. 心血管康复医学杂志，2014，23(3)：352-355.
40. 张运剑，王晓芳. 新型口服抗凝药物的安全性. 药物不良反应杂志，2014，16(1)：30-34.
41. 刘维潮. 达比加群临床疗效与安全性评价. 心血管病学进展，2014，35(5)：581-586.
42. Goto S, Yamaguchi T, Ikeda Y, et al. Safety and exploratory efficacy of the novel thrombin receptor (PAR-1) antagonist SCH530348 for non-ST-segment elevation acute coronary syndrome. J Atheroscler Thromb,2010,17(2):156-164.
43. Siller-Matula JM, Krumphuber J, Jilma B. Pharmacokinetic, pharmacodynamic and clinical profile of novel antiplatelet drugs targeting vascular disease. Br J Pharmacol,2010,159(3):502-517.

第四节 血液透析抗凝方案的选择与制定

史振伟 许 焱

血液透析中的抗凝措施一般是防止在透析回路管和透析膜上发生血液凝固。由于抗凝技术的不断改进,因此对于这领域研究显得非常重要[1]。我们知道,对于透析中的抗凝措施,无论医师还是护士责任都是非常重大的。处方医师经常需要决定使用何种抗凝药物以及其用量。当扎针处持续渗出液体超过 10 分钟时,护士则应该知道这有可能是抗凝药物使用过多的现象;而如果检测到液体流速过慢则表明抗凝措施不充分;另外,如果患者出现水肿或者静脉压上升则表明有可能形成血栓。正常情况下,安全而有效的抗凝措施不仅能够降低治疗的风险同时也能提高效率。因此,在透析过程中应该重视对抗凝问题理解。

一、血液透析前患者的出凝血风险评估

(一)透析前患者出凝血风险评估内容

1. 现病史与既往病史　有无血液系统疾病史;有无遗传性或家族性出血性疾病史;有无其他影响凝血系统的重要合并症,如肝脏疾病;有无可能增加出血风险的合并症,如未控制的高血压可能促进颅内出血发生、女性子宫肌瘤病史导致月经量过多、消化道出血、恶性肿瘤病史、严重的创伤、围手术期等;有无抗凝药物或抗血小板药物用药史。

2. 高凝及血栓栓塞的风险　糖尿病、系统性红斑狼疮、系统性血管炎等伴有血管内皮损伤的患者,有更高的发生血栓栓塞性疾病的风险;在体液丢失或有效循环血量不足的情况下,过快超滤可增加血栓栓塞的风险;感染或非感染性炎症状态激活凝血系统导致高凝;长期卧床会增加深静脉血栓、肠系膜上动脉血栓、肺动脉栓塞等疾病的风险;既往有心、脑、血管等血栓栓塞性疾病病史;先天性抗凝血酶缺乏或合并大量蛋白尿致抗凝血酶从尿液中丢失过多。

3. 体格检查　例如,有无明显的或在体外循环抗凝后进行性加重的皮肤瘀斑瘀点,监测血压有无未控制的严重高血压,眼底检查有无活动性眼底出血,腹部检查有无脾脏增大可能会伴有血液系统疾病或脾功能亢进导致血小板降低,必要时肛门指诊有无痔或直肠肿瘤导致下消化道出血等。

4. 实验室检查　包括血小板计数、PT、PT-INR、APTT、纤维蛋白原、D-二聚体、大便隐血,若有条件可行血小板功能检测、凝血纤溶等指标的检查。在将使用普通肝素或低分子量肝素的患者建议检查抗凝血酶活性,如果抗凝血酶活性≥50%则可常规使用;如果抗凝血酶活性<50%,则普通肝素或低分子量肝素抗凝效果不佳,需要适当补充抗凝血酶或新鲜血浆以改善效果。建议对患者进行肝功能检查、血气分析检查,若肝功能异常不宜使用阿加曲班或枸橼酸钠;在有呼吸功能障碍或代谢性碱中毒者不宜使用枸橼酸钠。建议对拟行枸橼酸钠抗凝治疗的患者行血钠检查,高钠血症患者不宜使用。

(二)出血风险及凝血状态评估

1. 出血风险评估　根据 Swartz 等[2]分级:极高危为透析间期有活动性出血;高危为活动性出血停止不到 3 天,透析前 3 天做过外科手术或经中心静脉临时插管等急性血液透析;中危为活动性出血停止 3~

7 天，外科手术创伤后 3 ~ 7 天；低危为活动性出血或外科手术创伤超过 7 天（表 6-4-1）。

表 6-4-1　血液透析患者出血倾向风险评估

危险度	出血倾向	可选抗凝方案
极高危	动性出血	无抗凝
高危	活动性出血停止或手术、创伤后 <3 天	无抗凝、枸橼酸钠、阿加曲班、局部体外肝素抗凝
中危	活动性出血停止或手术、创伤后 3 ~ 7 天	
低危	活动性出血停止或手术、创伤后 >7 天	普通肝素

2. 体外循环和体内凝血状态评估　检测血液净化管路动脉端血液凝血指标可以反映体内的凝血活性，检测静脉端血液凝血指标可反映滤器凝血活性[3]。应常规检查血小板数量、血浆抗凝血酶Ⅲ活性、血浆部分活化凝血酶原时间、凝血酶原时间、国际标准化比值、D-二聚体、纤维蛋白原定量，以及评估脂代谢和骨代谢的异常程度。有条件的医院推荐实施血小板功能、血浆前凝血酶片段 1 + 2、凝血酶 – 抗凝血酶Ⅲ复合物和纤维蛋白肽 A 的检测。

（1）理想的抗凝剂应具备的条件。理想抗凝剂应该具备的特点[4]：①确切的抗凝作用；②不影响血小板功能；③较短的半衰期，血液净化结束后能被迅速代谢而失活；④对脂质代谢无影响；⑤有确切的疗效拮抗剂；⑥来源充足、价格低廉。

（2）血浆抗凝血酶Ⅲ活性检测。有条件的医院应常规检测患者血浆抗凝血酶Ⅲ活性，以明确是否可以使用普通肝素或低分子量肝素。如果患者血浆抗凝血酶Ⅲ活性≥50%，则可常规应用普通肝素或低分子量肝素；如果患者血浆抗凝血酶Ⅲ活性 <50%，则应适当补充抗凝血酶Ⅲ制剂或新鲜血浆，使患者血浆抗凝血酶Ⅲ活性≥50% 后再使用普通肝素或低分子量肝素，否则达不到充分抗凝效果[4]。

（3）特殊人群的抗凝问题。合并明显出血性疾病的患者不宜选择普通肝素或低分子量肝素，合并弥散性血管内溶血（DIC）或 DIC 倾向的患者，即使存在出血性疾病，也不宜选择无肝素透析。合并明显肝功能障碍者，不宜选择阿加曲班或枸橼酸钠。合并呼吸功能障碍者，不宜选择枸橼酸钠。合并代谢性碱中毒、高钠血症的患者，也不宜选择枸橼酸钠。存在血小板生成障碍或功能障碍的患者，不宜使用抗血小板药物，而血小板进行性减少、伴血小板活化或凝血功能亢进的患者，则应加强抗血小板治疗。

二、血液透析抗凝方案的选择原则

（一）“谨慎、周全、个体化”原则

由于血液透析患者的年龄、性别、生活方式、原发疾病以及合并症各有不同，患者间血液凝血状态、出血倾向危险度差异较大，因此抗凝药物的选择与使用、抗凝方案的制定应在充分了解病史、实验室检查等临床评估的基础上，对患者凝血功能充分检测与监测下实施个体化治疗。而对于某个已经进入规律血液透析患者而言，常规的每次血液透析过程，其凝血状态差别不大，因此一旦确定患者的抗凝药物种类和剂量后，则无须每次血液透析过程都监测凝血状态，仅需要定期每 1 ~ 3 个月评估一次[5]。

（二）“重点关注”原则

血液透析过程中，抗凝剂的应用会给有出血倾向的患者带来风险，同样一些有严重合并症的患者也是抗凝疗法的危险人群，应该对这些人群进行“重点关注”[6]。

（1）对于血液高凝或存在 DIC 风险的危重患者，无肝素透析可能会加重凝血活化，使原有合并症或并发症加重。因此对此类患者应谨慎使用。

（2）对于抗凝血酶Ⅲ缺乏、抗凝血酶Ⅲ活性 <50% 的患者，无论普通肝素还是低分子量肝素其抗凝作用都将明显降低。因此，临床上对于合并大量蛋白尿的患者，如果应用常规剂量或适当增加剂量后仍不能得到满意抗凝效果时，则应检测血浆抗凝血酶Ⅲ活性，提高抗凝效率。

三、血液透析抗凝方案的选择与制定

(一)无抗凝剂血液透析

无抗凝血液透析已广泛应用,在透析前用2 000 ml生理盐水或肝素化生理盐水冲洗透析器和管道,使用时弃去肝素化盐水。透析中冲洗液的选择:复方氯化钠溶液3 000 ml,或可用血滤商品置换液[7]。血流量250~300 ml/min以上。在透析过程中将100~150 ml/15 min洗液输入透析器前动脉端,同时夹住管路的动脉近端。完成本技术需注意:①血流量≥250~300 ml/min且无低血压;②透析器能承受300 mmHg以上跨膜压,或用高通量透析器,若达450~750 mmHg的跨膜压,每次脱水可达2~4 kg;③透析护理须仔细;④不在透析器前输入血液和肠外营养液,因其易形成血栓[8]。

(二)普通肝素抗凝血液透析

临床无出血倾向或出血性疾病、无肝素诱导血小板减少症、血浆抗凝血酶活性≥50%、无明显脂代谢或骨代谢异常、APTT、PT、PT-INR、D-二聚体正常或升高的患者,推荐选择普通肝素作为抗凝剂。普通肝素抗凝治疗的具体实施方案:一般首剂量0.3~0.5 mg/kg,追加5~10 mg/h,间歇性或持续性静脉注射,血液透析结束前30~60分钟停止追加。

(三)低分子量肝素抗凝血液透析

临床无出血倾向或出血性疾病、无肝素诱导血小板减少症、血浆抗凝血酶活性≥50%、有明显脂代谢或骨代谢异常、APTT、PT、PT-INR、D-二聚体轻度延长具有潜在出血风险的患者,推荐选择低分子量肝素作为抗凝剂。

低分子量肝素抗凝治疗具体实施方案:一般给予60~80 U/kg静脉注射。常规患者日常各种血液净化治疗过程中无须追加剂量,CRRT患者可每4~6小时给予30~40 U/kg静脉注射,治疗时间越长,给予追加的剂量应逐渐减少。不同的低分子量肝素半衰期有所不同,抗Ⅹa与抗Ⅱa效价比值也有所不同,因此作用时间与抗凝效果也略有不同。目前临床应用的低分子量肝素剂量均在4 000~6 000 U,其保留抗栓作用而抗凝作用较弱,呈现明显的抗栓及抗凝作用分离的现象[9]。

用于中危、高危出血倾向患者的用药方案:透析时间≤4小时,如血细胞比容(Hct)≤30%,则剂量为60 U/kg;如Hct>30%,则剂量为80 U/kg;透析前一次静脉注射,无须追加剂量。透析时间>5小时,则上述总剂量的2/3透析前使用,1/3剂量在透析2.5小时后应用[10]。

不良反应:不能完全避免出血并发症,此时使用鱼精蛋白中和低分子量肝素时需注意,鱼精蛋白仅能中和具有16~18个糖链以上的肝素,仅能拮抗低分子量肝素制剂中的大分子量肝素的抗凝血酶作用,而不能拮抗低分子量肝素的抗凝血因子Ⅹ活性作用。所以鱼精蛋白不能按1:1的剂量中和低分子量肝素制剂。低分子量肝素也可引起血小板减少症(HIT),偶见变态反应的发生。

无论普通肝素还是低分子量肝素均需通过体内抗凝血酶的存在而发挥作用,抗凝血酶活性<50%的患者,上述两种抗凝剂的作用均会降低,抗凝效果不满意时应考虑检测抗凝血酶活性。由于低分子量肝素是相对分子质量1 000~10 000的混合物,滤器前给药将使部分分子量较小的成分经滤器清除(特别是使用高通量滤器的情况下),而使其变成普通肝素,且与抗凝血酶结合而发挥抗凝作用的低分子量肝素并不能从滤器清除,滤器前给药不能达到单纯体外抗凝作用的效果,因此低分子量肝素应直接静脉注入患者体内,而不宜从肝素泵追加剂量[11]。APTT不能反映低分子量肝素的有效抗凝作用,APTT延长提示低分子量肝素应用剂量偏大,患者有出血风险,此时应适当减量。

(四)枸橼酸钠

存在明确活动性出血性疾病或明显出血倾向的患者,APTT、PT和PT-INR明显延长的患者,合并肝素诱导血小板减少症患者,抗凝血酶活性<50%的患者,可以选择枸橼酸钠或阿加曲班作为抗凝剂[12-14]。

枸橼酸钠抗凝治疗具体实施方案如下。①在体外循环管路滤器前持续从动脉端输注4%枸橼酸钠溶液,起始剂量100~200ml/h(多在170~180 ml/h),控制滤器后游离钙离子浓度0.25~0.35 mmol/L,一般调节滤器后ACT在200~250秒;在管路静脉端补充氯化钙生理盐水0.056 mmol/L(10%氯化钙80 ml加入1 000 ml生理盐水中)40 ml/h,控制管路动脉端(滤器前)游离钙离子浓度1.0~1.35 mmol/L。② 4%枸橼酸钠自管路动脉端持续泵入,ACD-A初始泵速为血流速度(BFR)的2.0%~2.5%,泵速(ml/h)=(1.2~1.5)×BFR(ml/min);10%葡萄糖酸钙自管路静脉端持续输注,泵速8.8~11.0 ml/h(为ACD-A泵速的6.1%),保持滤器后管路中游离钙离子浓度0.20~0.40 mmol/L,外周静脉或动脉游离钙离子浓度1.00~1.20 mmol/L[15]。

枸橼酸钠抗凝治疗时,只有滤器中游离钙离子浓度降至0.35 mmol/L以下才具有抗凝作用,并且血流量会影响枸橼酸钠的有效剂量,应予以考虑。枸橼酸盐体外抗凝和局部体外肝素抗凝法均可用于存在出血倾向的患者,有观点认为二者的滤器使用寿命和疗效相当,但枸橼酸盐抗凝法有更少的出血并发症[16]。有研究将枸橼酸钠与普通肝素抗凝法进行对比,结果提示前者较后者可明显延长滤器使用寿命[17]。

(五)阿加曲班

阿加曲班为人工合成的高度选择性凝血酶抑制剂,能特异性、可逆性地与凝血酶活性部位结合,不仅对循环中凝血酶,而且对与纤维蛋白结合的凝血酶均具有抑制作用,因此,具有良好的抗纤维蛋白形成和抗血小板积聚作用。在美国,阿加曲班在肝素诱导的HIT中用于预防血栓形成。阿加曲班对凝血酶的抑制具有高度选择性,对凝血因子X和纤溶酶的抑制作用很小,不会引起出血时间的延长;主要在肝脏代谢,25%从肾脏排出,但肾功能不全不影响其代谢,半衰期约为20分钟。抗凝作用不依赖于抗凝血酶Ⅲ,适用于先天性或后天性抗凝血酶Ⅲ缺乏的血液透析患者,也适用于应用肝素诱发HIT的血液透析患者。因半衰期较短选择合适剂量由血液净化管路动脉端输入,可达到单纯体外抗凝的效果,但需要更精细地调整剂量。

一般而言对于抗凝血酶缺乏、HIT或合并出血性疾病、明显出血倾向的患者,阿加曲班首剂剂量0.1 mg/kg,追加剂量0.05 mg/kg,基本上是安全和有效的。阿加曲班监测指标为APTT,其血中浓度与APTT呈直线关系[18]。对于高危出血倾向患者,文献报道另外的临床使用方案,一般首剂剂量250 μg/kg,追加剂量2 μg/(kg·min),持续滤器前给药;阿加曲班也可在CRRT中使用,CRRT患者给予1~2 μg/(kg·min),持续滤器前给药。血液净化治疗结束前20~30分钟停止追加,监测APTT,调整剂量[19]。

阿加曲班特异地与凝血酶活性部位结合,阻断凝血酶作用,且阿加曲班半衰期短,因此合适剂量的阿加曲班可达到体外循环抗凝的效果,而在回输到患者体内后因血液循环的稀释和快速的代谢而失活,因此对机体内的凝血状态影响小,发生出血风险小。但是合并严重肝功能障碍的患者,阿加曲班的半衰期延长,不能达到利用其快速代谢的特点取得单纯体外抗凝的目的,此时不宜选用该药作为抗凝剂。

(六)萘莫司他抗凝法

萘莫司他最早是由日本合成的丝氨酸蛋白酶抑制剂,可阻断血液凝固多个环节,抑制补体激活,生物半衰期是8分钟。首先用萘莫司他50 mg溶于500 ml生理盐水输入体外循环,速度为0.5 mg/(kg·h)。萘莫司他局部抗凝作用可使循环的使用寿命延长。在日本常作为HD和CRRT的抗凝剂[8]。

(七)重组水蛭素抗凝法

重组水蛭素是水蛭素的重组形式,在1928年肝素问世前,就发现其提炼物可用于实验性血液循环中。与阿加曲班相似,在Ⅱ型HIT中的治疗价值尤其值得关注。重组水蛭素是一种特异的凝血酶抑制剂,它能与血浆中游离的纤维蛋白结合的凝血酶结合,以防止血栓形成。Fischer等[20]开展了随机临床试验,对20例慢性肾衰竭患者在血液透析过程中使用重组水蛭素行抗凝治疗,剂量梯度为0.02 mg/kg、0.04 mg/kg、0.06 mg/kg和0.08 mg/kg,直接注入透析的动脉通路中。结果仅在低剂量组中有1例患者出现凝血现象,其余组均未见出血。40%患者会产生抗重组水蛭素的抗体,延长其在循环中的存在[21]。

抗凝效果可用 APTT 监测。要逆转其抗凝作用较难，最好是输入新鲜冰冻血浆。

（八）抑肽酶抗凝法

抑肽酶是一种广谱的蛋白酶抑制剂，可抑制纤维蛋白溶酶和纤维蛋白溶酶原的激活因子，阻止纤维蛋白溶酶原的活化。有学者[22]对 1 例尿毒症伴血尿、血便的结肠癌根治术患者在每次 HD 开放血流后即予生理盐水 100 ml + 抑肽酶 1 112 U（4 支）静脉输注，患者顺利渡过了 2 个多月的高危出血期。

（九）吸附法及特殊材料膜透析器的应用

血仿膜肝素吸附法是利用正负电荷相吸的原理，使膜内带正电荷的二乙氨基乙基簇接触带负电荷的肝素溶液时，在血仿膜透析器内膜面形成有抗凝作用的肝素界面，从而达到局部良好的抗凝血效果。将某些具有抗凝作用的物质固化在透析膜材料上可抑制血液凝固，提高生物相容性，减少肝素用量，并可行无肝素化透析。聚乙烯 - 乙烯醇共聚物膜是由乙烯和醋酸乙烯共聚，而后通过酯交换脱醋酸而制得。肝素聚合在聚丙烯腈 - 聚乙烯亚胺膜上显示了良好的效果，并可减少透析期间的过敏反应[23]。

（十）局部体外肝素抗凝

局部体外肝素抗凝[24-25]即肝素 + 鱼精蛋白具体实施方案，又称体外肝素化法。操作方法如下。透析前常规用生理盐水 2 000 ml 预冲透析器，用 250 ml 肝素生理盐水（内含肝素 15 mg）闭路循环 15 分钟，开始透析时不给肝素首剂量肝素，动脉端输注肝素，每小时肝素量（mg）$=0.003\times Q_B\times 60$（$Q_B$ 为血泵的每分钟血流量），鱼精蛋白静脉端输入，肝素与鱼精蛋白的比例为 1∶1 或 4∶5，在透析开始时自透析器前动脉端管路持续泵入普通肝素，同时自透析器后静脉端管路持续泵入鱼精蛋白拮抗肝素，治疗结束前 1 小时停止普通肝素泵入、结束前 30 分钟停止鱼精蛋白泵入。采用局部体外肝素抗凝法应保持透析器内有较高的肝素浓度，同时在静脉端应用鱼精蛋白拮抗使肝素抗凝作用局限于体外循环部分，减少肝素对全身凝血系统的影响。Fealy 等[24]比较了体外肝素抗凝法和枸橼酸抗凝法在 CRRT 治疗中的应用，二者在抗凝充分性和安全性方面差异均无统计学意义。有研究[26]在中高危出血倾向的 MHD 患者 HD 治疗中，比较局部体外肝素抗凝法与无抗凝及达肝素钠抗凝的有效性及安全性，结果发现透析充分性、透析器凝血程度和体内凝血指标，体外肝素抗凝法与低分子量肝素相当，安全性优于无抗凝 HD。在使用局部体外肝素抗凝法时，尤其需要关注肝素与鱼精蛋白的剂量配比是否合理、鱼精蛋白过敏反应，以及肝素反跳导致的迟发出血。本方法操作复杂，鱼精蛋白用量不易预测，鱼精蛋白还可引起心律失常、血压下降、急性肺动脉高压等严重不良反应，现已少用。

四、血液透析抗凝并发症及其处理

（一）抗凝不足引起的并发症[27]

主要包括透析器和管路凝血、透析过程中或结束后发生血栓栓塞性疾病[26]。

1. 常见原因

（1）因患者存在出血倾向而没有应用抗凝剂。

（2）透析过程中抗凝剂剂量不足。

（3）患者先天性或因大量蛋白尿引起的抗凝血酶Ⅲ不足或缺乏，而选择普通肝素或低分子量肝素作为抗凝药物。

2. 处理

（1）对于合并出血或出血高危风险的患者，有条件的医院应尽可能选择枸橼酸钠或阿加曲班作为抗凝药物。采用无抗凝剂时应加强滤器和管路的监测，加强生理盐水的冲洗。

（2）推荐血液净化实施前对患者的凝血状态充分评估，并监测血液净化治疗过程中的凝血状态变化，确立个体化的抗凝治疗方案。

（3）有条件的医院应在血液净化治疗前检测患者血浆抗凝血酶Ⅲ的活性，当患者血浆抗凝血酶Ⅲ <

50%时,应补充血浆抗凝血酶Ⅲ制剂或新鲜血浆后,再给予普通肝素或低分子量肝素,或选择枸橼酸钠或阿加曲班作为抗凝药物。

(4)发生滤器凝血后应及时更换滤器,出现血栓栓塞性并发症的患者应给予适当的抗凝、促纤溶治疗。

(二)出血

主要原因是由于抗凝剂选择不合理以及抗凝剂剂量过大。对于发生出血的患者,应重新评估患者的凝血状态,停止或减少抗凝药物剂量,重新选择抗凝药物及其剂量,并针对不同的出血原因给予相应处理。

(三)抗凝剂本身的药物不良反应

1. *肝素诱发的血小板减少症(HIT)* 因使用肝素类制剂而诱发的血小板减少、并合并血栓形成或原有血栓加重的一种病理生理现象。HIT 发病多在应用肝素类制剂开始后的 1 个月内,发病率 0 ~ 1.2%;其中应用低分子量肝素发生 HIT 的危险较低。

(1)诊断。应用肝素类制剂治疗后 5 ~10 日内血小板下降 50.0% 以上或降至 10 万/μl 以下,合并血栓、栓塞性疾病(深静脉最常见)以及 HIT 抗体阳性可以临床诊断 HIT。停用肝素 5 ~7 日后,血小板计数可恢复至正常则更支持诊断。

(2)治疗。停用肝素类制剂,并给予抗血小板、抗凝或促纤溶治疗,预防血栓形成。发生 HIT 后,一般禁止再使用肝素类制剂,在 HIT 发生后 100 天内,再次应用普通肝素或低分子量肝素可诱发伴有全身过敏反应的急发性 HIT。

2. *长期使用普通肝素和低分子量肝素常见不良反应* 有高脂血症、骨质脱钙,此外合并尿毒症性心包炎患者有加重心脏压塞的危险,但相对普通肝素而言,低分子量肝素发生风险较低。

3. *枸橼酸钠主要不良反应* 主要为低钙或高钙血症、高钠血症和代谢性碱中毒。治疗过程中应密切监测游离钙离子浓度、调整枸橼酸钠和氯化钙的输入速度,以及采用无钙、无碱、无钠的前稀释液有助于减少不良反应的发生。合并严重高钠血症和代谢性碱中毒的患者,应改变抗凝方式,并调整透析液和置换液的成分,给予积极纠正。

综上所述,目前我国血液透析抗凝治疗方案多为经验性,缺乏标准化治疗方案。普通肝素是目前临床上血液透析中最常用的抗凝剂,由于其有出血倾向、血小板减少、脂质代谢异常等不良反应,限制了对有高危出血倾向患者的应用。以上其他方法在有出血倾向患者的血液透析抗凝中各有其临床应用价值,但也有一定的局限性和并发症。对于原发性或继发性抗凝血酶Ⅲ缺乏、抗凝血酶Ⅲ活性<50%的患者,低分子量肝素的抗凝作用将明显降低。此时,推荐选择阿加曲班作为血液透析的抗凝药物。尽管低分子量肝素诱发 HIT 的发生风险低,但对于临床诊断或可疑肝素诱发的 HIT 患者,须禁止再次应用肝素和低分子量肝素。阿加曲班主要在肝脏代谢,因此合并肝功能不全的血液透析患者不宜选择阿加曲班作为抗凝药物,因为此时阿加曲班半衰期明显延长而丧失其优点。枸橼酸钠主要不良反应为低钙或高钙血症、高钠血症和代谢性碱中毒,并且由于明显降低了透析器和管路中血浆钙离子浓度,是否会对血液中单个核细胞的钙信号传导产生影响,而影响炎症反应状态,目前尚不清楚。由于使用特殊材料膜透析器仍存在某些缺陷,临床上尚不宜作为常规抗凝方法。对于有出血倾向的血液透析患者,如何做到既能充分透析,又不加重或诱发出血,还需要肾内科、血液净化工作者不断寻找新的更理想的抗凝方法。总之,由于血液透析患者的年龄、性别、生活方式、原发疾病以及合并症的不同,血液透析患者抗凝药物使用应在凝血监测下实施个体化治疗。开展血液透析抗凝治疗的标准化研究显得尤为重要。

参考文献

1. Tolwani AJ, Wille KM. Anticoagulation for continuous renal replacement therapy. Semin Dial, 2009, 22(2): 141-145.

2. Swartz RD, Port FK. Preventing hemorrhage in high risk hemodialysis: Regional *vs*. low dose heparin. Kidney Int, 1979, 16(5): 513-518.

3. 王质刚. 血液净化学. 3 版. 北京:北京科学技术出版社, 2009:117-189.

4. 孙雪峰. 如何选择血液透析的抗凝治疗方案. 中国血液净化,2008,7(6): 335.

5. Furuhashi M, Ura N, Hasegawa K, et al. Sonoclot coagulation analysis: new bedside monitor ing for deter mination of the appropriate heparin dose during haemodialysis. Nephrol Dial Transplant, 2002,17(8):1457-1462.

6. 张莉,孙雪峰,张冬,等. 不同抗凝剂对血液透析过程凝血状态的影响. 中华肾脏病杂志, 2009, 25(5):335-340.

7. 季大玺. 连续性血液净化. 南京:东南大学出版社, 2004: 85-95.

8. 王笑云. 出血倾向患者血液透析治疗的抗凝技术选择. 中国实用内科杂志, 2008, 28(5): 339-343.

9. 王质刚. 血液净化学. 3 版. 北京: 北京科学技术出版社,2009: 94-180.

10. Davenport A. Review article: Low-molecular-weight heparin as an alternative anticoagulant to unfractionated heparin for routine outpatient haemodialysis treatment. Nephrology (Carlton), 2009,14(5): 455-461.

11. Nagge J, Crowther M, Hirsh J. Is impaired renal function a contraindication to the use of low-molecular-weight heparin. Arch Intern Med, 2002, 162(22):2605-2609.

12. Wu MY, Hsu YH, Bai CH, et al. Regional citrate versus heparin anticoagulation for continuous renal replacement therapy: a meta-analysis of randomized controlled trials. Am J Kidney Dis,2012,59(6):810-818.

13. Tovey L, Dickie H, Gangi S, et al. Beyond the randomized clinical trial: Citrate for continuous renal replacement therapy in clinical practice. Nephron Clin Pract,2013,124(1-2):119-123.

14. Kalb R, Kram R, Morgera S, et al. Regional citrate anticoagulation for high volume continuous venovenous hemodialysis in surgical patients with high bleeding risk. Ther Apher Dial,2013,17(2):202-212.

15. 马晓红, 陈静, 叶朝阳,等. 高危出血患者血液透析中应用 30% 枸橼酸钠的观察与护理. 上海护理, 2005, 5(3): 12-13.

16. Evenepoel P, Maes B, Vanwalleghem J, et al. Regional citrate anticoagulation for hemodialysis using a conventional calcium containing dialysate. Am J Kidney Dis, 2002,39(2): 315-319.

17. Chuang P, Parikh C, Reilly RF. A ease review: anticoagulation in hemodialysis patients with heparin induced thrombocytopenia. Am J Nephrol, 2001, 21(3): 226-231.

18. Adams RL, Bird IU. Review article: Coagulation cascade and therapeutics update: relevance to nephrology. Part 1: Overview of coagulation, thrombophilias and history of anticoagulants. Nephrology (Carlton), 2009, 14(5): 462-470.

19. McKeage K, Plosker GL. Argatroban. Drugs,2001,61(4):515-522.

20. Fischer KG. Hirudin in renal insufficiency. Semin Thromb Hemost , 2002, 28(5): 467-471.

21. Willey ML, Denus S, Spinier SA. Removal of lepirudin, a recombinant hirudin, by hemodialysis, hemofiltration, or plasmapheresis. Pharmaeotherapy, 2002, 22(4): 492-498.

22. 高荷玲,谢艳,王建华. 抑肽酶在高危出血患者血液透析中的应用. 中国血液净化,2005,4(4):207-208.

23. Lavaud S,Paris B, Maheut H, et al. Assessment of the heparin binding AN69 ST hemodialysis membrane: Ⅱ Clinical studies without heparin ad ministration. Asaio J, 2005, 51(4): 348-352.

24. Fealy N, Baldwin I, Johnstone M, et al. A pilot randomized controlled crossover study comparing regional heparinization to regional citrate anticoagulation for continuous venovenous hemofiltration. Int J Artif Organs,2007,30(4):301-307.

25. 谢华, 林洪丽, 陈淑妮,等. 局部体外肝素、无肝素及低分子量肝素抗凝在有出血倾向的血液透析中的对比研究. 大连医科大学学报,2011, 33(1): 46-50.

26. 樊桂娟. 局部肝素抗凝在高危出血倾向患者行血液透析中的应用及护理. 临床护理杂志, 2006, 5(6): 13-15.

27. 孙雪峰. 血液透析过程中抗凝治疗的并发症. 中国血液净化,2007, 6(8): 444-445.

第五节 血液净化抗凝治疗中应注意的问题

孙雪峰

一、个体化抗凝与定期评估

由于血液透析患者的年龄、性别、生活方式、原发疾病以及合并症的不同,患者间血液凝血状态差异较大,因此抗凝药物的使用应在凝血监测下实施个体化治疗。而对于某个患者来说,每次血液透析过程的凝血状态差异不大,因此一旦确定患者的抗凝药物种类和剂量,则无须每次血液透析过程都监测凝血状态,仅需要定期(1～3个月)评估。

二、抗凝剂应用过程中的注意事项[1-3]

(1)无肝素透析不能阻断血液透析过程中的凝血活化,对于血液高凝或存在DIC风险的患者,有加重DIC发生和血栓栓塞性疾病的风险,不推荐广泛应用。

(2)无论肝素还是低分子量肝素都需要体内抗凝血酶Ⅲ的存在才能发挥抗凝作用。各种原因(特别是存在大量蛋白尿、抗凝血酶Ⅲ从尿液中丢失)导致抗凝血酶Ⅲ缺乏、抗凝血酶Ⅲ活性<50%的患者,肝素和低分子量肝素的抗凝作用将明显降低。因此,临床上对于合并大量蛋白尿的患者,如果应用常规剂量的普通肝素或低分子量肝素不能获得满意的抗凝效果,且适当增加剂量后仍不能得到满意抗凝效果时,不要一味地增加剂量,而应急诊检测血浆抗凝酶Ⅲ活性以明确原因。

(3)凝血反应为瀑布效应,凝血一旦启动将产生逐级放大效应,因此在血液进入透析管路和滤器时充分阻断凝血反应最为重要。静脉注射低分子量肝素,药物作用高峰时间为20～30分钟,因此选择低分子量肝素作为抗凝剂,推荐在血液净化治疗开始前20～30分钟静脉注射,以达到在血液进入透析管路和滤器时充分阻断凝血反应的效果。

(4)低分子量肝素是普通肝素经酶解产生的相对分子质量3 000～12 000的混合物,滤器前给药将使部分分子量较低的成分经滤器清除(特别是使用高通量滤器的情况下),而使其变成普通肝素。并且,与抗凝血酶Ⅲ结合而发挥抗凝作用的低分子量肝素并不能从滤器清除,滤器前给药不能达到单纯体外抗凝作用的效果,因此低分子量肝素应直接静脉注入患者体内,而不宜从肝素泵追加剂量。

(5)使用鱼精蛋白拮抗肝素或低分子量肝素过量时应注意如下几点。①虽然鱼精蛋白的半衰期短于肝素,理论上鱼精蛋白与肝素剂量比为1.3∶1时才能达到完全拮抗,但是血液净化过程中滤器膜的吸附和滤过作用可部分清除肝素,而长时间血液净化治疗时肝素也会部分被体内代谢。因此,使用鱼精蛋白拮抗肝素的剂量不能按照血液净化治疗过程中使用的肝素总剂量1∶1计算。理论上应检测患者血液肝素浓度进行计算,一般临床上可按照血液净化治疗最后1小时内肝素的使用剂量1∶1计算。②鱼精蛋白仅能与具有16～18个糖链以上的肝素结合,不能中和小分子量肝素的抗凝血因子Xa的作用,仅能中和低分子量肝素制剂成分中普通肝素的抗凝血酶作用和较大分子量肝素的抗凝血因子Xa的作用。鱼精蛋白可完全中和低分子量肝素制剂引起的凝血时间延长作用,却只能中和25%～50%的抗凝血因子

Xa 作用，因此应用鱼精蛋白拮抗低分子量肝素引起的出血时，低分子量肝素与鱼精蛋白的剂量比值为(2～4)∶1。

(6)血浆部分活化凝血酶原时间(APTT)不能反映低分子量肝素的有效抗凝作用，APTT 延长提示低分子量肝素应用剂量偏大，患者有出血风险，此时应适当减量。激活全血凝固时间(ACT)可用于普通肝素的监测和指导选择剂量，但并不适用于低分子量肝素。

(7)枸橼酸钠抗凝治疗时，只有滤器中游离钙离子的浓度降至0.35 mmol/L 以下才具有抗凝作用，因此给予的枸橼酸钠剂量应充分，否则达不到抗凝作用。并且，血流量影响枸橼酸钠的有效剂量，应给予相应调整。

(8)阿加曲班可特异地与凝血酶活性部位结合，阻断凝血酶作用，并且阿加曲班半衰期较短，因此选择合适剂量的阿加曲班可达到滤器和管路的充分抗凝。而阿加曲班回输到患者体内后因血液循环的稀释和快速的代谢而失活，因此不影响血液透析过程中机体的凝血状态，发生出血的风险较小。但是，合并严重肝功能障碍的患者，阿加曲班的半衰期延长，不能达到利用其快速代谢的特点取得单纯体外抗凝的目的。因此，合并严重肝功能障碍的出血患者不宜应用阿加曲班作为抗凝药物。

(9)肝素生理盐水预冲时吸附到滤器膜上的肝素也可以重新入血，影响患者的体内凝血状态。因此，肝素生理盐水的浓度不宜过大，且预冲、保留灌注后应给予生理盐水冲洗。

参考文献

1. 孙雪峰. 如何选择血液透析的抗凝治疗方案. 中国血液净化，2008，7(6)：335-337.
2. 孙雪峰. 持续性肾脏替代治疗的抗凝方案的确立和存在的问题. 中国血液净化，2008，7(9)：501-503.
3. 孙雪峰. 血液透析过程中抗凝治疗的并发症. 中国血液净化，2007，6(8)：444-445.

第七章 血液透析的血管通路

史振伟　叶朝阳　王质刚

第一节　概　论

史振伟　叶朝阳

一、血液透析血管通路的历史演进

1854年，苏格兰化学家Thomas Graham(1805—1869)利用牛的膀胱膜作为过滤分子的膜，第一次提出了透析的概念，被称为现代透析之父。历史学家称最早应用透析的是在古罗马皇帝的浴池。在那里四周用大理石铸造，池水沸腾充满蒸汽，那些患尿毒症的人们在浴池里通过出汗和蒸汽浴使体内的毒素和水分清除到池水中。在人们寻求有效的透析方法的过程中，由于毒素和水分在体内逐渐堆积，无数的尿毒症患者死亡了。从1850年开始，人们寻求清除毒素和水分的研究有了一定进展。直到1854年，苏格兰化学家Thomas Graham发现涂有鸡蛋清的羊皮纸允许晶体物质透过并弥散到血中，他利用牛的膀胱膜作为过滤分子的膜。他第一次提出晶体物质通过半透膜弥散并开创了渗透学说[1]。

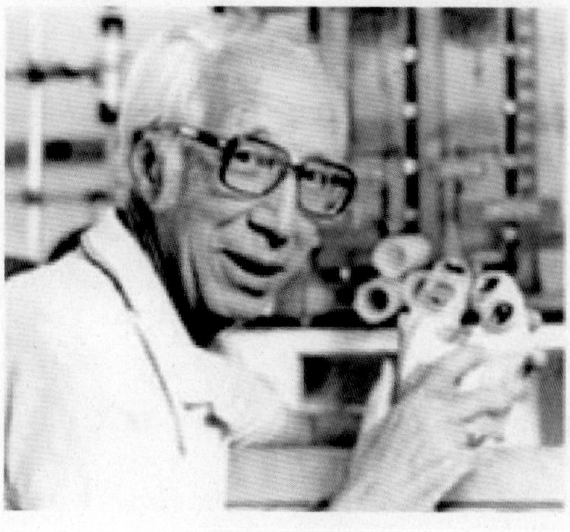

图7-1-1　现代透析机之父 William Kolff

1943年，荷兰Groningen大学的年轻医生William Kolff制造了第一个现代鼓膜透析机(图7-1-1)。在其后的10年里，这个技术一直被作为全球的临床标准。Kolff的透析机非常简陋，他应用的是一个巨大的木条制成旋转的鼓膜，缠绕了30～40 m醋酸纤维素膜，然后放到一个巨大的透析液缸里[2]。

20世纪60年代，华盛顿的Georgetown大学医院的George Schreiner医生开始为肾衰竭患者提供长期的透析治疗。另一方面,战争也使透析治疗在20世纪50年代有了很大的发展。当时,美国当局参加了朝鲜战争,战士的医疗问题使美国官员大伤脑筋。很多士兵在身体主要器官受伤后常继发肾衰竭,85%的人因此而致死,而战争的总体死亡率只有5%。为解决这个问题,美国当局要求在前线使用30分钟的透析治疗。结果证明透析治疗大大降低了死亡率。George Schreiner医生的战地诊室成为第一个为慢性肾衰竭患者提供中心透析的地方。他的动静脉分流装置可使血液持续流出体外循环往复,使长时间透析成为可能[3]。

1960年3月9日Quinton、Scribner及Dilland等第一次用两根Teflon管插入一位叫Clyde Shields的透析患者手臂的相邻动静脉血管上,并在体外连接起来,这可以反复使用。在透析间期,由于导管内有血流持续通过,很大程度上防止了凝血。这一手术的成功,使慢性肾衰竭患者能够较长期地进行间断血液透析,开创了血液透析治疗的新时代,是血管通路发展史上的第一个里程碑。这种血管通路称为动静脉外瘘,也称Quinton-Scribner旁路(arterio-venous shunt)(图7-1-2)[4]。

起初使用的Teflon导管材料较硬,当患者手臂活动时经常会刺激血管内膜,造成血管损伤,容易引起血栓形成。Quinton与厂商合作生产出了柔软的硅胶管,用硅胶管将两根插入动静脉血管内的Teflon管在体外连接起来,使患者手臂活动自如,同时可增加外瘘管的稳定性。1961年该种外瘘应用于临床。同时,Quinton等也对外瘘管的形状进行了改进,在皮下部分的导管镶嵌硅胶翼,便于缝合固定瘘管。硅胶是一种新的生物相容性好的聚合物,柔韧而富有弹性,硅胶的使用使外瘘寿命延长了5~10倍,很多患者得以进行长期维持性血液透析。

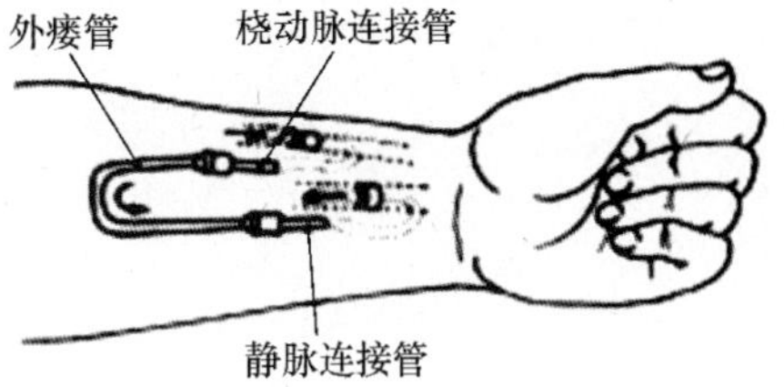

图7-1-2 动静脉外瘘示意图

尽管对外瘘管进行了种种改进,但其平均使用寿命仅能达到6~12个月。其相关并发症如感染、血栓形成及出血等的发生率仍很高。同时由于血管的结扎,肢端缺血也常常发生。但不可否认的是,在动静脉内瘘出现前的数年甚至此后的20年里,Quinton-Scribner旁路为血液透析血管通路的发展做出了杰出贡献。

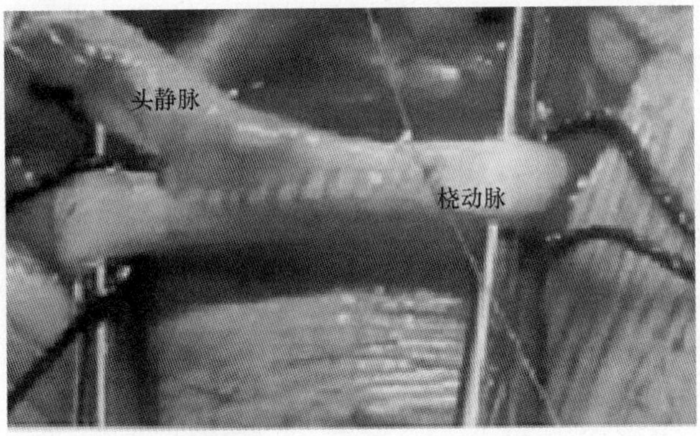

图7-1-3 标准自体动静脉内瘘

尽管动静脉外瘘使慢性肾衰竭患者的维持性透析治疗成为可能,但其严重的并发症是难以克服的。James Cimino曾在纽约Bellevue血库工作,在采血技术方面,Cimino积累了一定经验,并将这些经验应用于血液透析中。1962年,他与Michael Brescia描述了一种动静脉穿刺技术,用17号穿刺针穿刺静脉后,在其近心端肢体捆扎血压计袖套,从而获得了较大的血流量。由此,Cimino想到了内瘘管的概念,他与其同事外科医生Kenneth Appel将患者前臂头静脉与桡动脉吻合,建立了第一例动静脉内瘘(图7-1-3)。此后,在Brescia、Aboody及Hurwick等医生的帮助下,此技术日趋完善。1966年Brescia和Cimino等报道了桡动脉-头静脉内瘘在13例慢性肾功能不全透析患者中的应用,在术后第2天,他们借助于止血带使头静脉扩张并开始了透析治疗。他们还发现,随着时间的延长,头静脉越来越扩张,管壁越来越厚,透析穿刺时变得更加容易。他们的研究成果发表于1966年的新英格兰医学杂志上[5]。该技术的出现使血液透析治疗揭开了新的篇章,是血管通路发展史上的第二个里程碑。这种内瘘称为动静脉内瘘(arterio-venous fistula,AVF)或Brescia-Cimino血管瘘。

尽管动静脉内瘘是最理想的维持性血管通路,但并不是每个患者都能够实行内瘘成形术。对于浅表动静脉病变或损伤严重，甚至缺如的患者，动静脉血管之间搭桥成了血管通路发展过程中一个新的研究课题。1970 年，Girardet 等利用大隐静脉成功进行了移植血管内瘘成形术，并对第一批患者进行了观察，认为人体大隐静脉可以作为移植血管建立动静脉内瘘。但相关研究发现，大隐静脉移植内瘘在耐受重复穿刺方面效果较差，且易出现早期堵塞。1976 年 Rosenberg 等首先将牛颈动脉经无花果酶处理，去除肌肉及弹力层，剩余的胶原血管放入二醛基淀粉溶液中去抗原处理固定，然后建立移植血管内瘘。随后许多研究发现，尽管该种内瘘手术操作简单，穿刺后止血良好，但长期通畅率低，生物相容性差进而限制它的临床应用。Mindich 等曾利用人脐带静脉经处理后制作移植材料，但均由于相容性差、取材困难等原因限制了其使用。

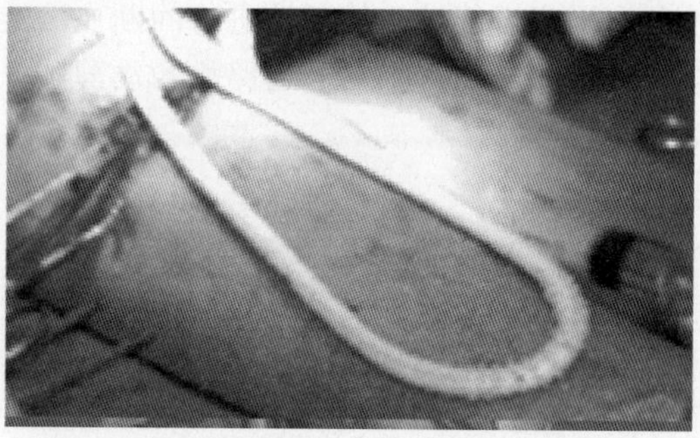

图 7-1-4　TPFE 人工血管内瘘

1973 年人们开发了聚四氟乙烯（PTFE）材料移植血管。PTFE 最初是用于动脉重建（如主动脉等）的动脉连接物，如果将 PTFE 血管连接于上肢动脉和静脉之间，则可以建立一种透析所需的长期血管通路（图 7-1-4）。1978 年，Campbell 等报道了聚四氟乙烯（PTFE）人工血管在临床中的应用[6]。PTFE 在加热状态下膨胀，可成为有微细网眼的、规则的多孔性结构，亦称为膨体 PTFE（e-PTFE）。电镜下可见此种血管由大量结节和纤维构成，这样的结构可使组织长入血管壁内，以增加其稳定性。PTFE 血管具有其他血管材料不可比拟的优点，如取材容易、生物相容性好、容易穿刺、对感染与血栓均有一定的抵抗。这种技术对于缺乏静脉创建自身动静脉内瘘患者来说，的确是一个很好的选择。通常在建立血管瘘管后 2 ~ 4 周就可以进行穿刺；从 20 世纪 70 年代至 80 年代，PTFE 移植物的使用越来越广泛，在美国，PTFE 似乎已替代自身血管，成为目前应用最广泛的人工血管。但是，PTFE 搭桥在移植物与静脉吻合部位很容易发生血栓，这成了限制移植物血管使用的最主要因素，故其平均使用期限只有 2 ~ 3 年[7]。近 5 年来，国外学者研究在移植血管的静脉吻合部位手术时，在吻合口外表面加用药物乳胶，如紫杉醇乳胶可以抑制血管静脉吻合口内膜增生，延长移植内瘘的通畅率。有研究表明[8]，上肢 PTFE 血管瘘的 1 年和 2 年累积通畅率分别为 59% ~90% 和 47% ~85%，而下肢 PTFE 血管瘘的 1 年和 2 年累积通畅率分别为 41% ~68% 和 26% ~43%。

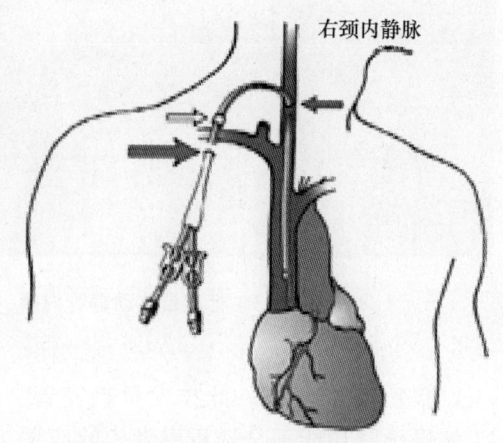

图 7-1-5　右颈内静脉带 cuff 号管示意图

1953 年，Seldinger 等采用一种通过导丝经皮插入导管的方法，成功地为 1 例患者进行了动脉造影，这种插管方法称为 Seldinger 技术并一直沿用至今。1961 年，肝病医生 Stanley Shaldon 采用 Seldinger 技术将导管插入股动脉及股静脉进行血液透析治疗，透析后将导管拔除，这为中心静脉导管在血液透析中的应用开了先河，此种导管后来统称为 Shaldon 导管。1963 年，Uldall 利用 Seldinger 技术完成了锁骨下静脉插管技术，因此锁骨下静脉导管也被称为 Uldall 导管，但当时并不是为了血液透析。至 1969 年 Erben 等首次利用 Uldall 导管进行了血液透析[9]。20 世纪 70 年代锁骨下静脉插管技术越来越多地应用于临床，临床研究发现锁骨下静脉插管的感染率低于股静脉插管，而且患者可以带管回家，不需要长时间住院。但是锁骨下静脉插管在技术上有一定难度，要求操作者具有丰富的实践经验，而且并发症也相对较多，如血气胸、损伤动脉后止血困难等。新近的研究还认为锁骨下静脉导管发生中心静脉狭窄的比例明显高于颈内静脉导管，这些缺点明显限制了锁骨下静脉的广泛使用。颈内静脉插管在 1965 年开始应用于临床[10]，由于此方法简便易行,插管后血流量充分,可以紧急解决患者急诊透析通路,至今仍是公认的深静脉插管首选方法(图 7-1-5)。

20 世纪 80 年代初期,有人利用带涤纶套的硅胶透析导管作为永久性血管通路。20 世纪 80 年代末,半永久性皮下隧道带涤纶套的留置导管被用作血液透析通路,近年来,这种导管在大多数透析中心正发挥越来越重要的作用。起初的置管部位是颈内静脉及锁骨下静脉,但后来发现锁骨下静脉置管后可引起静脉狭窄与血栓形成明显增加,因此,颈内静脉是目前首选的插管部位。带涤纶套的中心静脉导管可明显延长导管使用寿命,但其平均使用寿命仅为 2 ~ 3 年,因此又被称为半永久导管,新的标准名称为带涤纶套的隧道导管。许多医院以这种方式作为患者短期或长期透析血管通路,其比例占到 10% ~15%。但大量使用后,也发现它们存在许多缺点,如血流量不足、反复感染和中心静脉狭窄等。为减少这些并发症,目前对长期导管进行了改进,例如,近几年开发了有抗凝物质或抗感染药物涂层的导管,改变导管顶端开口设计使导管流量增加,再循环率明显降低。目前还认识到顶端带侧孔的导管容易产生血栓,改用无顶端侧孔导管可以延长导管的使用寿命。

自体动静脉内瘘或移植血管内瘘在透析时都需血管穿刺,不可避免地引起疼痛或损伤。20 世纪 80 年代研制出一种新型的血管通路,称 Hemasite 及 Bentley Dia TAP 通路,该通路把移植血管内瘘与动静脉外瘘的特点结合起来,不用穿刺皮肤,又称纽扣形无针移植物血管通路(NNAVG)。NNAVG 呈倒“T”圆柱形,其横枝与 PTFE 移植血管搭桥连接,纵枝穿出皮肤,用来连接透析管路,不透析时用硅胶帽封闭。由于 Dia TAP 装置连接头暴露于皮肤外,局部及全身感染的发生率高,有时用抗生素难以控制而必须拆除装置。另外,血栓形成也很常见。据观察,该装置平均使用寿命 1 年为 60%,4 年为 20%[11]。而且使用 1 年后 PTFE 血管与该装置的连接处常产生损伤,由此可引起严重出血。由于该装置的并发症严重且费用昂贵,Dia TAP 血管通路未能得到普及。

二、血液透析血管通路的类型

根据患者病情的需要和血液净化方式的不同,将血管通路分为紧急透析(临时性)血管通路和维持性(永久性)血管通路(表 7-1-1)。前者主要采用静脉置管法,后者主要指动静脉内瘘。外瘘可以作为临时性通路,也可以作为永久性血管通路(表 7-1-1)。

表 7-1-1 血管通路的类型

临时性血管通路	永久性血管通路
直接动静脉穿刺	动静脉外瘘
中心静脉留置导管	动静脉内瘘
动静脉外瘘	移植血管内瘘
	长期中心静脉导管

三、理想血管通路的一般标准

随着维持性血液透析患者的数量日益增多,血液透析血管通路的建立不仅是开始血液透析的一个外科步骤,而且更重要的是血管通路是尿毒症患者的生命线,它的质量将直接影响患者透析充分性、生活质量和医疗费用。美国国立卫生研究院(NIH)估计,每年因血管通路建立和相关并发症住院的费用高达 9. 39 亿美元。因此,如何建立和维持功能良好的理想的血管通路是肾脏科医师面临的主要挑战之一。一个理想的血管通路[12-13]应该具备以下条件。

(一)血流量充分

保证透析时有足够的血流量是各种血管通路的基本要求。根据人种、年龄、体重及透析方案等因素的不同，透析时血流量会略有差异。对成年患者总体上要求临时性中心静脉插管透析时血流量应不低于200 ml/min；永久性血管通路至少达到 250 ml/min。大多数自体动静脉内瘘的自然流量为 800～1 200 ml/min，移植血管内瘘为 800～1 600 ml/min，对心脏功能无明显影响。由于患者个体差异及病情的不同，内瘘分流量与高输出量心力衰竭的关系尚需进一步研究。

（二）安全

建立血管通路要求术中及术后具有足够的安全性，严重并发症发生率低。因此动静脉外瘘已废用，直接动静脉穿刺及锁骨下静脉插管等应减少。

（三）手术成功率高

选择手术方式应坚持从一般到特殊的原则，另外，还应努力提高术者操作技巧，提高手术成功率。不论建立何种血管通路，都要注意保护血管。不浪费尿毒症患者的自身血管，动静脉外瘘被淘汰的重要原因之一就是对血管的完全破坏，减少动静脉直接穿刺及锁骨下静脉插管也是同样道理。另外，初次建立内瘘时应在肢体远端进行，以便日后内瘘出现问题后进行修补。

（四）足够的血管穿刺部位

主要指动静脉内瘘而言，建立内瘘时必须考虑日后的穿刺问题，能够顺利进行穿刺透析是内瘘手术的唯一目的。不但要有足够的穿刺部位，而且还要保证反复穿刺时轮换穿刺部位，以防动脉瘤、血栓形成以及感染的发生，并有利于降低透析时的重复循环率。

（五）快捷

对于因急性中毒、急性充血性心力衰竭、急性高钾血症等需紧急透析而无血管通路的患者，为抢救生命必须迅速建立血管通路。在这些情况下，临时性中心静脉插管甚至直接动静脉穿刺是最佳选择。

（六）长期通畅率高

对于永久性血管通路，要求有较高的长期通畅率。这就要求此类通路具有较低的血栓形成、非血栓性狭窄以及感染等的发生率。即使是临时性血管通路，也应保证其有足够长的使用寿命以等待患者脱离透析或永久性血管通路能够使用。

（七）尽量不限制患者活动

透析治疗的最终目的在于提高患者生活质量，建立的血管通路要尽量不影响患者日常活动，以利于患者的心理、生理康复以及回归社会。

参考文献

1. Cameron JS. The science of dialysis：osmosis，diffusion and semipermeable membranes// History of the treatment of renal failure by dialysis. NewYork：Oxford University，2002：25-26.
2. 王质刚. 血液净化学. 3 版. 北京：北京科学技术出版社，2009：17-19.
3. 王玉柱. 血液净化血管通路进展. 中国血液净化，2003，2(8)：407-410.
4. 宋逢春，于宋周. 血液净化外科学. 武汉：湖北科学技术出版社，1990：103-104.
5. Boger MP. A brief historical development of vascular access for hemodialysis. J Vasc Nurs，1990，8(4)：13-16.
6. Butt KM，Friedman EA. Evolution of vascular access. Artif Organs，1986，10(4)：285-297.
7. Scott JD，Cull DL，Kalbaugh CA，et al. The mid-thigh loop arteriovenous graft：patient selection，technique，and results. Am surg，2006，72(9)：825-828.
8. Englesbe MJ，AJ-Holou WN，Moyer AT，et al. Single centre review of femoral arteriovenous grafts for hemodialysis. World J

Surg, 2006, 30(2):171-175.

9. Kapoian T. Sherman RA. A brief history of vascular access for hemodialysis: an unfinished story. Semin Nephrol, 1997, 17(3): 239-245.

10. Kornner K. Vascular access in the 21st century. J Nephrol, 2002, 15(6): S28-32.

11. Weiswasser JM, Kellicut D, Arora S, et al. Strategies of arteriovenous dialysis access. Semin Vasc Surg, 2004, 17(1): 10-18.

12. Silva MB Jr, Hobson RW. Pappas PJ, et al. A strategy for increasing use of autogenous hemodialysis access procedures: impact of preoperative noninvasive evaluation. J Vasc Surg, 1998, 27(2): 302-307.

13. Parker T 3rd, Hakim R, Nissenson AR, et al. Dialysis at a crossroads: 50 years later. Clin J Am Soc Nephrol, 2011, 6(2): 457-461.

第二节　血液净化自体动静脉内瘘及人工血管的一般问题

史振伟

动静脉内瘘(arteriovenous fistula, AVF)和动静脉移植物内瘘(arteriovenous graft, AVG)是长期血液透析最常使用的血管通路类型。AVF 是在自体动脉和静脉之间建立吻合，使得血液直接从动脉流向静脉。经典的动静脉内瘘是在上肢腕部桡动脉与头静脉之间进行吻合，又被称为 Brescia-Cimino 内瘘[1]。可以进行内瘘吻合的部位还包括鼻烟窝、前臂、肘部、上臂。AVG 与 AVF 类似，只是连接自体动静脉之间的血管是人工血管，最常用的材质是聚四氟乙烯(polytetrafluoroethylene, PTFE)。通常情况下自体动静脉内瘘手术后，动静脉血管都会扩张，高压高速血流引起相关静脉的动脉化，可使未来内瘘使用时更容易穿刺，减少撕裂伤和渗血。AVF 成熟期需要 6~8 周，而 AVG 较 AVF 可以更早使用，一般在术后 1~3 周内即可使用[2-3]。

AVF 具有感染发生率低、通畅率高等优点，但对于许多老年人、血管条件差、内瘘成熟率差的患者，AVG 适合作为最初血管通路的选择，且经过长时间使用后 AVG 流出道静脉会发生明显扩张，此时扩张的静脉又可以直接连接相邻动脉，实现 AVG 向 AVF 的转换。

一、动静脉内瘘应用的临床目标

由美国国家肾脏基金会(NKF)制定的肾脏病疗效与品质方案(Kidney Disease Outcomes Quality Initiative,K/DOQI)和内瘘优先组织所(Fistula First Intiative)制定的指南[4-5],推荐动静脉内瘘的临床结果目标是:血管通路管理列入血液透析质检的标准,要求维持性透析患者内瘘使用率至少68%,长期导管使用率<小于0%,长期导管要求使用3个月以上;前臂直型血管搭桥失败率小于15%,前臂袢型血管搭桥失败率小于10%,上臂血管搭桥失败率小于5%,长期导管透析流量小于300 ml/min的导管小于5%。对于瘘管的并发症:内瘘血栓小于0.25/患者年,内瘘在使用期感染发生率小于1%,内瘘寿命大于3年;移植血管血栓发生率小于0.5/患者年,移植血管在使用期感染发生率小于10%,移植血管寿命大于2年,PTA术后寿率大于4个月。导管相关感染3个月小于10%,1年小于50%,插管的所有累积并发症(气胸、血胸、纵隔血肿和局部大血肿)小于1%;自体内瘘PTA术后6个月通畅率大于50%(术后残余狭窄小于30%);外科手术修复后1年通畅率大于50%;搭桥血管内瘘手术修复术后90%或PTA术后85%至少能够血液净化1次[6]。

鉴于以上标准的要求,从临床角度看,应在开始血液透析之前或早期将慢性肾脏病患者转诊至肾内科,以便于有更多的时间来创建动静脉血管通路。因此,建议患有进展期CKD(CKD 4期,eGFR 20~25 ml/min)且选择血液透析作为其肾脏替代治疗的患者应就诊于肾内科以评估并安排手术[7-8]。如果评估结果显示上肢动脉和静脉的解剖适合于AVF,则应尽快实施以便提供足够的瘘成熟时间和可能需要的进一步干预治疗,确保透析开始时通路条件已经就绪。有文献表明早期建立血管通路(≥4个月)较晚期建立(HD前1个月内)尿毒症患者有更低的死亡率和脓毒症发生率[9]。因为当患者在CKD病程的终末期才转来接受透析时,通常要进行中心静脉置管,及早转诊可以有效地避免这种风险。对于需要紧急透析的患者有文献报道提倡“急诊腹膜透析”作为初始治疗方法,可以使患者稳定下来而不必接受中心静脉置管。笔者认为,要增加AVF或AVG的关键因素之一是肾内科透析室医护团队中有一名训练有素的可以施行内瘘手术的专科医生。

在过去的10年里,Hugh研究[10]结果表明,在维持性血液透析患者中,日本的自体内瘘使用仍然达到90%以上,移植血管使用为7%,而美国自体内瘘使用可达到47%,移植血管使用为28%,长期导管使用为25%,较之前的研究结果有显著提高。欧洲国家的自体内瘘使用率大多数在70%~85%,许多欧洲国家和加拿大,导管使用增加2~3倍,长期导管使用最多的国家是加拿大(39%),最少的是日本(2%)。这一结果导致原来倡导的“内瘘优先(fistula first)”的原则修改成为“内瘘首选,导管最后(fistula first and catheter last)”[11]。

二、目标血管的保护

慢性肾衰竭准备透析的或必须透析的患者,由于其病史较长,体质较差,加之浅静脉长期输注药物,自身存在凝血、纤溶异常等原因,常常会造成静脉闭塞。因此,在平时常规治疗时,应尽量注意保护患者双臂表浅静脉和中心静脉,尤其是前臂的头静脉、前臂正中静脉、肘正中静脉等(图7-2-1)。对于肾脏病患的静脉保护,美国肾脏护理协会提出了“静脉保护计划”以“保护静脉,禁止静脉注射、静脉抽血”为宗旨。该计划明确提出应尽量减少静脉穿刺,若无法避免输液穿刺,可以尽量选择手背静脉或副头静脉,并双臂交替进行。锁骨下静脉的插管由于有中心静脉狭窄的风险,除非绝对不要,经外围静脉置入中心静脉导管(PICC)或营养导管也应避免穿刺。桡动脉和肱动脉是动静脉内瘘的主要来源动脉,尽可能地保留内瘘手术使用,因此尿毒症患者心脏和其他经皮血管内介入手术均应避开这两条动脉。由于心脏起搏器使用的电极会引起中心静脉的狭窄,长期应用后会增加感染的风险,故对此类患者应该评估使用心脏外膜及皮下电极的可能性。保留一侧上肢静脉以备做内瘘时使用,应避免使用这侧头静脉长期输液。

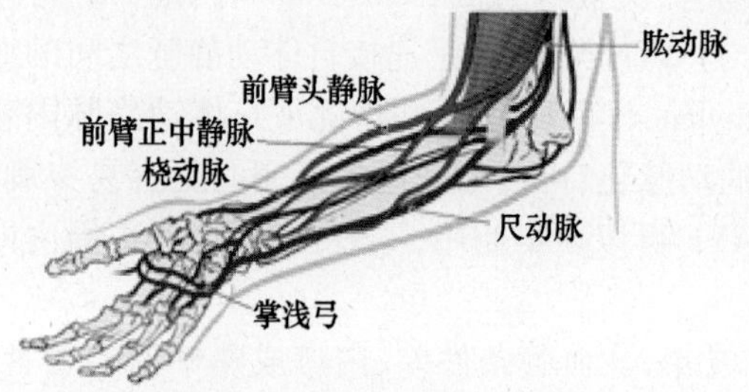

图7-2-1 前臂目标血管示意图

三、动静脉内瘘目标血管的术前评估

建立血管通路前及时教育和鼓励患者保护好双侧前臂静脉非常重要，反复的静脉穿刺或置管容易导致静脉损伤和瘢痕形成，通路建立后，这些瘢痕将阻碍静脉的协调扩张和动脉化，产生湍流，易导致通路狭窄。因此，在建立血管通路前，应根据患者病史、物理检查及影像学检查对患者的各系统状况和血管条件进行详细评价。

（一）病史

完整的病史评价是必备的，需要询问患者是否有中心静脉插管史、起搏器安装史、严重充血性心力衰竭史、外周血管穿刺史、血管通路史、瓣膜病或假体植入史、上臂、颈部、胸部手术或外伤史、糖尿病史和抗凝治疗史或凝血疾病史，以及影响患者生存的致病因素、是否考虑肾移植和优势手等方面，这些因素的存在可能与中心静脉狭窄、造瘘血管床的损害、通路相关感染率、瘘管使用的准确评价、通路部位的选择、瘘管血流通畅、患者的生活质量以及心排血量和血流动力学的变化有密切关系。心脏的射血分数低于55%时，应谨慎施行动静脉内瘘手术。对有广泛的血管损害及多次穿刺的手臂静脉尿毒症患者，可能首次内瘘成形手术会有困难，但是全面的评估、熟练的手术技巧结合新式的手术技巧和手段，通常仍然可以在上臂建立动静脉内瘘。

（二）物理检查

主要是对拟建立血管通路的动脉和静脉系统进行详细检查，应该评价腋动脉、肱动脉、桡动脉、尺动脉的搏动，并予以记录；测定双臂血压，如双臂血压差值小于10 mmHg属于正常，10～20 mmHg为临界，大于20 mmHg为异常，需要从各方面查找原因。重要的检查还包括外周血管搏动征、Allen试验（表7-2-1）和双侧上肢血压的测定，精确地检查包括静脉走行、上臂粗细、是否水肿和中心静脉或外周静脉插管史。如果拟行内瘘手术一侧肢体和胸壁存在水肿、静脉曲张、肢体大小不一、回流静脉内目前或既往有起搏器（图7-2-2）、多次内瘘手术史、目前或既往有锁骨下静脉插管史、目前或既往有锁骨下静脉插管史等情况，容易造成内瘘血流量不足或早期失功，因此，在造瘘前应进行静脉造影检查。

表7-2-1　Allen试验（掌弓代偿试验）

步骤	内容
1	患者面对医生，伸出手臂，掌心向上
2	医生用双拇指同时按压患者手腕处的桡动脉和尺动脉
3	在压紧血管的同时让患者反复握拳，使手掌呈现苍白色
4	当患者手掌呈现苍白时，松开尺动脉的压迫，观察患者的手掌与手指是否变回粉红色。然后松开所有压迫
5	对桡动脉重复步骤2～4
结果判读	当放松对动脉的压迫后，原来苍白的手掌会变回粉红色，表示动脉通常，反映血流量充足。如尺动脉释放后，手掌苍白持续大于等于5秒，表示试验阳性，尺动脉供血不足。同理，桡动脉释放后，手掌苍白持续大于等于5秒，表示试验阳性，桡动脉功能不全

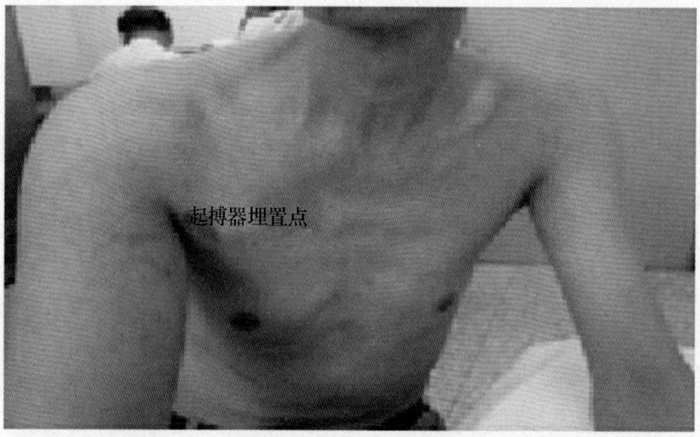

图 7-2-2 右锁骨下静脉起搏器致患侧上肢水肿

(三)影像学检查

术前对手臂进行影像学检查,对动静脉评估有助于选择最合适的静脉,可创建血管通路的最佳位置,保证内瘘的手术及术后的成熟。术前超声检查可以测量肱动脉、桡动脉及其周边静脉的血流速度和血管直径,但是对中心静脉显示不佳。

对于成功的内瘘手术中,目标动脉和目标静脉的术前影像学检查其最小内径的标准目前还没有定论。欧洲透析指南建议,术前桡动脉、头静脉直径均应大于 2 mm[12]。Korten 等[13]研究贵要静脉或肱静脉直径 >3 mm 者,内瘘成熟时间明显短于静脉直径 <3 mm 者,并且在剔除有症状和(或)B 超提示有显著动脉狭窄以及双上肢压差 >15 mmHg 的患者,术前肱动脉流速 <70 cm/s 相比流速 >70 cm/s 者不易成熟。Feldman 等[14]研究认为桡动脉、头静脉直径在 3 mm 时,内瘘成熟率较高。相似的文献[15-17]研究结果显示头静脉直径 <2 mm,桡动脉直径 <2. 9 mm 时内瘘易发生早期失功。Malovrh[18]报道显示桡动脉直径 <1. 5 mm,3 个月的成熟率只有 36%,而在桡动脉直径 >1. 5 mm 的人群中成熟率可达 83%。但笔者认为较小的可用血管直径可以降低到 1. 5 mm,手术依然可以成功,但此时可能对手术医生的吻合技术提出更高的要求,更重要的是看动静脉吻合后,静脉能否扩张,血流量是否增加。

超声检查时,可以检查静脉扩张度,如阻断静脉近心端,静脉内径扩张增加 50%,这条静脉将会是一条良好的静脉。动脉的扩张效果可以从动脉脉冲曲线获得,正常情况下,由于周边阻力高,动脉脉冲曲线通常表现为三相波。超声检查时,嘱患者握拳 2 分钟,然后松开握拳,此时的充血反应通常会使动脉扩张,动脉脉冲曲线会由三相波转变成两相波。

如果拟造瘘侧肢体和胸壁存在水肿、静脉曲张、肢体大小不一、回流静脉内目前或既往有起搏器、多次内瘘手术史、目前或既往有锁骨下静脉插管史、目前或既往有锁骨下静脉插管史等情况,容易造成内瘘血流量不足或早期失功,因此,在造瘘前应进行静脉造影检查。静脉造影对动脉血管分布的检查并无帮助,对于目标动脉搏动减弱或消失,双臂动脉血压相差≥20 mmHg 的患者可以进行动脉造影。造影剂使用非离子性、低渗透压造影剂,总量≤30 ml,以免造成肾脏损伤,静脉造影造影剂无须稀释。Taal 等[19]在留置颈内静脉透析导管前静脉造影显示,42% 患者存在临床不能检出的狭窄或静脉成角,既往有过带涤纶套颈静脉置管患者的静脉异常是没有相关病史的 2 倍以上,分别达 65% 和 30%,提示建立血管通路前进行静脉评价有助于减少通路相关并发症的发生。Miller 等[20]随访自体动静脉内瘘(AVF)105 例和动静脉移植物内瘘(AVG)228 例,发现 53% AVF 建立后不能使用,18% AVG 术后 1 个月失功,提示术前动静脉评价对于保证通路通畅功能非常重要。Robbin 等[21]通过超声检查评价上肢动静脉后发现,31% 患者改变了评价前拟定的造瘘方式,15% 拟做 AVG 的患者评价后适合建立 AVF,结果进一步证实术前造瘘血管的影像学评价非常重要。

四、动静脉内瘘制作的时机选择

当肾功能不全发展到终末期肾衰竭时,大多数患者准备进入维持性血液透析阶段。由于新建立的自体动静脉内瘘需要至少 1 个月成熟时间,最好 3 ~4 个月以上。即使是移植性内瘘也需要 3 ~6 周成熟。因此,肾科医师在患者进入血液透析前应有足够的时间了解患者的血管条件、心肺情况和全身各器官功能状况,以便为患者确定建立血管通路最佳时机。建立血管通路的最佳时机目前还缺乏统一意见,2006 年 K/DOQI 推荐[8],当患者肌酐清除率(Ccr)小于 25 ml/min、Scr 大于 352 mmol/L 或预计 1 年内需要透析时,就应该考虑给这些患者建立自体动静脉内瘘。首次内瘘失败,还可考虑再次造瘘、选择移植性内瘘或深静脉长期双腔导管留置术。患者就诊过晚是及时建立合理血管通路的严重障碍,与血管通路失败相关的并发症、住院率和费用增加密切相关,因此多数医生认为应在准备透析前至少 3 ~4 个月建立血管通路。

国内透析患者建立血管通路时间普遍偏晚,很多患者 Scr 大于 700 μmol/L 以上甚至透析开始在插管建立临时血管通路透析的同时根据患者血管条件建立合适的长期血管通路。笔者的经验是当患者 Ccr 小于 15 ml/min、Scr 大于 600 μmol/L 或预计 6 个月需要透析时,就应建议患者建立长期血管通路,对于糖尿病肾病或伴其他系统明显症状者,建立血管通路的时间应提前。2014 年,中国血管通路专家共识[22]详细介绍了我国的临床推荐,首先当 GFR 小于 30 ml/(min · 1. 73 m^2)(CKD 4 期,MDRD 公式)患者应接受各种肾脏替代治疗方式(包括肾移植)的宣教,以便及时确定合理的治疗安排,必要时建立永久性透析通路。其次如果患者选择血液透析作为肾脏替代治疗方式,当预计 6 个月内需进入血液净化治疗,或者 GFR 小于 15 ml/(min · 1. 73m^2)、Scr 大于 528 μmol/L(糖尿病患者 GFR 小于 25 ml/(min · 1. 73m^2)、Scr 大于 352 μmol/L,建议将患者转诊至血管通路医师接受相关评估,首选建立自体动静脉内瘘。若患者需建立 AVG 则推迟到需要接受透析治疗前 3 ~6 周。如果尿毒症症状明显,支持治疗难以控制者应尽早实施 AVF 手术,残余肾功能可不作为必需的界定指标。

对于接受腹膜透析的患者不建议制作备用动静脉内瘘。对于预期接受肾移植的患者,因仅接受短期血液净化,无须制作长期动静脉内瘘,可以短期使用带 cuff 的静脉导管作为血管通路。

五、动静脉内瘘制作的部位选择

动静脉内瘘的选择和建立取决于患者动静脉的位置、条件及其连接。根据 K/DOQI 指南[8]的要求,慢性透析患者建立动静脉瘘管的优先次序是:AVF 优先,其次是 AVG,最后选隧道长期导管。肢体选择的顺序是非优势侧桡动脉 - 头静脉内瘘是经典的永久性通路,95% 尿毒症患者以此作为透析通路。总之,建立血管通路总的原则是:先非优势侧后优势侧;先远端后近端;先上肢后下肢,再躯干;先原位吻合后转位吻合,再移植血管吻合(图 7-2-3)。当前臂血管耗竭时,可选择前臂 AVG 或上臂任意类型的血管通路。当上述内瘘因血管因素无法建立时,可以考虑建立 AVG 或长期留置导管。

建议先行前臂 AVG,有助于增加上臂静脉口径提高后续建立上臂 AVF 的成功率,并在建立上臂 AVF 或者使用长期导管前多提供 1 ~3 年的血液净化通路。

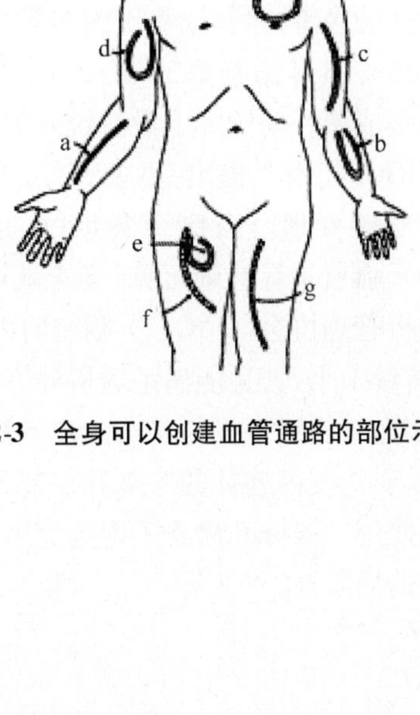

图 7-2-3　全身可以创建血管通路的部位示意图

通常上肢 AVF 有 11 处吻合的位置：解剖学上合谷部位（第一掌骨和第二掌骨交接远心端 0.8～1.0 cm）内瘘是桡动脉与头静脉内瘘最远端的吻合部位。鼻烟窝内瘘创建于拇长伸肌腱与拇短伸肌腱之间。桡动脉与头静脉位置靠近，易于吻合，内瘘建成后，前臂头静脉扩张范围广；是上肢较远端的内瘘，一旦闭塞可改为前臂内瘘，增加了制作内瘘的部位；离心脏相对较远，对心脏功能影响小。前臂首选是非惯用手臂上创建的经典桡动脉－头静脉，Brescia-Cimino 内瘘。如无法创建此内瘘时，应考虑前臂其他部位创建内瘘，如表 7-2-2 所示，贵要静脉－尺动脉、桡动脉－贵要静脉转位、肱动脉－贵要静脉转位、肱动脉－头静脉转位、肘部自体内瘘（肱动脉－头静脉、肱动脉－肘正中静脉、肱动脉－贵要静脉）。

表 7-2-2 上肢可以创建动静脉内瘘的部位

名称	部位描述
合谷部位内瘘	桡动脉浅支与头静脉吻合
鼻烟窝内瘘	桡动脉浅支与头静脉吻合，远端最常用的部位
腕部内瘘	桡动脉与头静脉吻合，经典 Brescia-Cimino 内瘘
前臂内瘘	桡动脉与前臂正中静脉吻合
尺动脉内瘘	尺动脉与贵要静脉吻合，此术式不常见
肘部高位内瘘	肱动脉与肘部头静脉、肘正中静脉吻合
贵要静脉转位内瘘	前臂贵要静脉与腕部桡动脉吻合
贵要静脉环形转位内瘘	前臂贵要静脉与肱动脉环形连接吻合
头静脉环形转位内瘘	前臂头静脉与肱动脉环形连接吻合
上臂贵要静脉内瘘	上臂贵要静脉与肱动脉吻合
上臂头静脉内瘘	上臂头静脉与肱动脉吻合

由于下肢动静脉内瘘并发症的发生率较高，长期通畅率低，预后较差，因此临床很少使用。若上肢内瘘血管耗竭时，可以选择下肢内瘘。可能吻合部位包括股浅动脉与股静脉、大隐静脉与腘动脉、大隐静脉与足背动脉或胫后动脉等。

六、动静脉内瘘的手术与成熟

维持性血液净化患者最常用的血管通路是前臂 AVF。其中最常用部位为腕部（桡动脉－头静脉）初始的 AVF 以及肘部（肱动脉－头静脉）初始的 AVF。有研究[23]表明肘部 AVF 的并发症发生率为 71%，腕部为 62.5%。如果无法建立上述血管通路，可使用尺动脉－贵要静脉或肱动脉－贵要静脉内瘘成形术。但是在高龄、动脉硬化、肥胖、静脉狭窄、化疗后血管耗竭、继发性甲状旁腺功能亢进伴血管钙化、糖尿病血管病变的患者，自体动静脉内瘘常难以建立，此时可行移植血管术。据文献报道[23]移植血管内瘘 2 年通畅率 85%，3 年通畅率 30%。

关于内瘘成熟目前国际上没有统一的标准，主要根据物理评估和透析时血流量及透析次数来评估。2006 版 K/DOQI 指南[8]提出：要求所有的内瘘必须成熟才能使用，减少穿刺渗漏形成血肿的风险，以便达到处方的血流要求。当瘘管满足“6 原则”特性时（血流量 >600 ml/min，直径 >0.6 cm，皮下深度 <0.6 cm），血管边界清晰可见，瘘管就可以使用，但指南建议制定 AVF 成熟标准并未经临床检验确定。美国透析管理协会（DAC）[24]制定的内瘘成熟标准为内瘘可耐受每次透析穿刺 2 针，每周透析 2～3 次或更多，持续 1 个月，且能满足透析处方血流量及时间。Dixon[25]提出内瘘完全成熟标准为成熟期不小于 6 周、内瘘血管直径至少为 6 mm、皮下深度小于 6 mm、内瘘边界清晰，必须够在整个透析过程中 3～5 小时，可以承受 2 支内瘘针的穿刺并保证 350～450 ml/min 的血液净化流量，且可以用于每周 2～3 次长期反复穿刺使用。该标准涵盖了内瘘使用后的穿刺情况和血流量要求，但需要穿刺后才能判定内瘘的成熟存在一定的局限性。

新内瘘首次穿刺时机与内瘘成熟及使用寿命密切相关。随着对内瘘的进一步研究与认识，目前大多学者[26]认为适当延长术后内瘘首次穿刺的时间，可减少内瘘失功的概率。2006 版 K/DOQI 指南提出内瘘使用时间至少为术后 1 个月，最好 6～8 周以后。2010 年卫生部颁布的血液净化标准操作规程（SOP）描述内瘘成熟至少需要 4 周，建议最好等待 8～12 周后再开始穿刺。有学者用多普勒超声评估内瘘成熟时间，认为 AVF 术后成熟时间为 6～8 周，首次穿刺使用应于 6～12 周内进行。关于内瘘成熟及首次穿刺时间国际上尚无统一的标准，各个国家和地区不尽相同，存在争议。在日本，内瘘首次穿刺时间在术后 1 个月之内的为 74%，欧洲为 50%，美国仅为 2%，日本和意大利的 AVF 首次穿刺中位时间是 28 天，英国和美国分别是 96 天和 98 天[27-28]。AVF 术后静脉明显扩张并最终决定内瘘的功能。静脉扩张在术后即刻至数周内发生。Wong 等[15]研究表明成熟的前臂 AVF 静脉平均管腔直径可于术后第 1 天增加 56%，12 周增加至 123%。与对侧肢体相比，AVF 侧静脉管腔直径于术后 1 周时增加 86%，12 周时增加 179%。总体术后最大血流量可增加 40%～60%。大多数前臂 AVF 术后 4 周内可达最大血流量。一项单中心小样本研究表明大多数 AVF 在 4 周内可以进行血液净化，如超过此时间血流量仍未达到目标，则应进一步评估 AVF 情况。笔者经验认为一般内瘘术后 6 周左右即可成熟，达到内瘘穿刺使用的要求。

七、动静脉内瘘初始穿刺技术

良好的血液通路是保证终末期肾脏病患者顺利进行血液净化的关键，给患者进行动静脉穿刺时，时常发生在穿刺针刚进血管就会迅速有小血肿形成的情况，给患者心理造成压力，若血肿增大还会对内瘘造成影响。进行内瘘的初次穿刺时，护理人员要从穿刺技术到内瘘护理等多方面进行研究和改进。

（一）穿刺前的检查

首先应确保内瘘血管成熟，观察内瘘血管走向，触摸感受所穿刺血管管壁的厚薄、弹性、深浅；通畅的内瘘触诊时有较明显的震颤及搏动，听诊时能听到动脉分流产生的粗糙吹风样血管杂音。然后观察内瘘有无红、肿、热、痛等炎症感染表现。过早的使用易导致血管纤维化、管腔狭窄、使用寿命缩短。

（二）初次穿刺时间的选择

初次穿刺如有可能，首次穿刺应安排在非透析日，这样可以排除使用肝素相关的潜在并发症。如无法在非透析日穿刺，可以安排在 1 周 3 次透析中的第 2 次进行。这样可以有效避免因为严重水钠潴留或间隔 2 天长时间的生化异常等并发症降到最低。

（三）湿针穿刺技术

为确保初次穿刺位置的正确，穿刺针应用生理盐水冲洗，确认穿刺针排空空气。湿针穿刺可以防止血液喷溢的风险，向血管内充注生理盐水时，即使发生渗漏，生理盐水也不会对周围组织产生危害。干针穿刺时需要将管帽打开，用血液排空空气，此操作就会导致血液喷溢，波及周围的医护人员或患者。

（四）穿刺针的选择

在动静脉内瘘使用的最初阶段，利用视诊和触诊，依据血管内径来确定穿刺针的规格。现将带有防护帽的穿刺针放置于穿刺点的上方，然后在绑上和松开止血带的情况下，分别比较穿刺针与目标静脉的粗细。若绑上止血带穿刺针比静脉粗，那么该型号的穿刺针就太大了，这种针穿刺就会发生渗漏。因此建议初次使用小号穿刺针（17 G 或 16 G），以降低对内瘘的刺激与损伤。使用 3～5 次后再选用较粗的穿刺针。一般情况下。17 G 穿刺针所提供的血流速度不超过 250 ml/min，16 G 穿刺针提供的血流速度不超过 350 ml/min。

（五）针穿角度及针尖斜面方向的选择

根据患者的情况选择进针角度，皮下脂肪厚、血管深，进针角度宜大，为 45°～55°，皮下脂肪薄瘦的患者血管浅，进针角度宜小，为 10°～20°。2006 年 NKF-K/DOQI 指南推荐[8]以 25°穿刺，穿刺方式是斜面向上，然后将针翻转 180°，斜面向下缓慢进针，达到需要的深度，将针翻转 180°固定。但是有研究认为，穿刺时采用针头斜面向下穿刺比斜面向上穿刺更能降低内瘘血管并发症的发生，并延长血管使用寿命。还有学者认为，采用动静脉穿刺为针尖斜面向下与皮肤呈20°～25°向心方向穿刺不仅对近斜面(皮肤侧)血管壁是一种顺应且与血管下壁有一定距离，对血管壁损伤小，而血管下壁又有丰富肌肉、组织、骨骼等托垫，血管不易扩张，狭窄、闭塞发生率也相应减少。血管穿刺点愈合后血管内壁光滑，不易导致血小板聚集及血栓形成，减少动静脉内瘘狭窄及闭塞的发生。

(六)穿刺点选择

内瘘穿刺点选择应距离吻合口大于5 cm，否则易产生血肿，引起内瘘闭塞。王波等[29]采用多普勒超声仪对透析患者首次内瘘穿刺部位定位，据血流图谱选择血流丰富的最远端进行穿刺。多普勒超声检查在术前血管评估、动静脉内瘘的成熟和术后并发症的早期监测中都发挥重要作用。静脉回路选择应优先选择内瘘以外的血管作为回路，若必须在一条血管上穿刺时，两针间距尽可能大于8 cm。

单针穿刺法是在动静脉内瘘动脉端穿刺，选择其他肢体或留置的导管作为静脉回路。可以避免因动静脉2个穿刺点按压，使2个穿刺点之间的血管内压剧增，导致新瘘血管裂伤、皮下血肿和内瘘早期失功。动静脉内瘘使用初期，使用单针穿刺法更有利于保护内瘘，延长使用寿命。

(七)选择合适的动静脉针穿刺方向

采用向心性穿刺动脉端，穿刺点在内瘘血管壁处产生的小活瓣膜与血流方向一致，在每次透析结束拔针时，血流会自动将小活瓣膜与血管吻合，易于压迫止血，减少皮下血肿的发生。有研究[30]采用向心、离心交替穿刺的方法，能使整条动脉化的静脉血管均匀扩张，在动静脉内瘘的逐步成熟中受用均等，减少血管的再循环，从而有效减少动静脉内瘘并发症的发生，不影响透析效果，还可以避免由于定向穿刺容易出现的针眼渗血现象。对于离心动脉穿刺失败后改用向心穿刺，应避免在原来肿胀的部位进针以减少发生血肿的概率。同时，该方法可增加内瘘血管的使用面积及范围，改善因血管短细而穿刺点局限的问题，减缓动脉瘤的形成。

血液净化动静脉内瘘首次穿刺的治疗方式见表7-2-3。

表7-2-3 血液净化动静脉内瘘首次穿刺的治疗方式

步骤	项目描述
1	将血管通路一侧手臂，内瘘近心端绑上止血带
2	依据所在中心的规定流程消毒血管通路每一个穿刺点
3	将装有8 ml生理盐水的10 ml注射器与穿刺针连接，但先不排气
4	拿住穿刺针侧翼，排空空气，关上管夹，取下保护帽，立即穿刺
5	穿刺角度为25°，小心穿刺内瘘，见到回血，压低穿刺针的斜度与皮肤平行，慢慢插入内瘘管腔
6	确认穿刺针在血管内，松开止血带，并依各中心的流程将穿刺针用胶带固定。若看到回血，用注射器吸出1～5 ml
7	用生理盐水冲洗穿刺针，再将管夹关上。注射器必须抽吸无阻力。检测渗漏的情况，若生理盐水或血液渗漏至皮下组织，患者会立即感到疼痛
8	第2针重复上述步骤1～7

八、人工血管的手术部位选择

移植动静脉内瘘的建立，为无法直接建立自体动静脉内瘘的尿毒症患者提供了理想的透析通路，这项技术在国内外已普遍开展。目前将移植血管材料分为生物性和非生物性。生物性血管材料主要有自体大隐静脉、尸体血管、同种异体血管及异种血管等。除自体大隐静脉外，其他生物性血管均需经物理或化学处理后去除抗原及消毒后方可使用，程序复杂，代价较高。自体大隐静脉血管壁薄、口径小、可用段少、血管瘤及瘤样扩张发生率高，不适合袢式造瘘。非生物性材料主要为人工血管材料聚氯乙烯(PTFE)。它具有组织生物相容性好、通畅率高、血流量大和容易穿刺等优点。多数患者术后2周后即可进行血液净化治疗，是非生物性材料的理想选择。

合成和生物材质的选择目前主要依据外科医生的喜好和经验而定。下肢人工血管感染风险高。从通畅率和使用时间上看,短的人工血管和长的人工血管未见明显差别。锥形人工血管、外支撑环血管或弹性人工血管的结果不优于标准的人工血管。较新的肝素涂层 PTFE 人工血管临床并不具有长期的优势。

人工血管放置可分为袢式、直桥式或"C"字形。选择何种方式需考虑动脉直径、穿刺距离及再次行修复手术的操作便捷程度。前臂如桡动脉过细则不适合行直桥式人工血管动静脉瘘。在相同范围的手术中,袢式可行穿刺的距离最长,"C"字形介于袢式及直桥式两者之间。袢式的动静脉吻合口如在同一部位,尤其是以深静脉作为静脉流出道,在再次修复手术中显露吻合口时无疑增加了手术难度。因此,可适当错开动脉及静脉吻合口位置,采用"C"字形放置人工血管。植入最常用的位置:前臂肱动脉 – 贵要静脉或正中静脉或肱静脉 AVG(图 7-2-4),上臂肱动脉或腋动脉 – 贵要静脉或腋静脉 AVG,下肢股浅动脉或股总动脉 – 大隐静脉或股浅静脉或股总静脉 AVG,胸壁锁骨下动脉 – 同侧或对侧锁骨下静脉 AVG。而其他少见的手术包括腋动脉 – 腋静脉 AVG,肱动脉 – 颈静脉 AVG,股动脉 – 对侧股静脉耻骨上 AVG,股动脉 – 心房 AVG。如何选择手术部位与患者本身血管特点及预期透析时间有关,通常是先做非惯用手远端人工血管,这种方法可以保留上臂,以便将来放置自体动静脉内瘘,其缺点是远端人工血管发生血栓的风险较高。较少使用的人工血管内瘘手术部位是腋动脉至上臂头静脉、颈内静脉;胸壁腋动脉至腋静脉人工血管,锁骨下动脉至锁骨下静脉人工血管则是另外一种选择。手术部位的选择及人工血管的使用取决于患者本身血管条件和手术医生的经验和手术技巧。

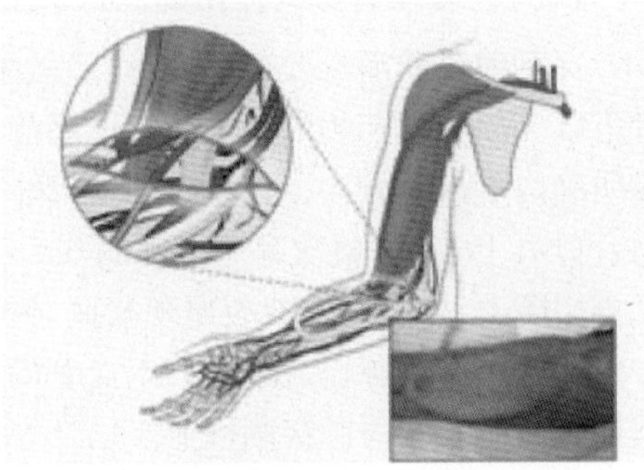

图 7-2-4　标准人工血管内瘘示意图

九、人工血管的手术与成熟

手术部位遵循由远及近的原则,先前臂后上臂,先上肢后下肢,也可以选择胸壁或躯干部位。笔者的经验认为任意部位均可行 AVG 手术,术前评估的基本原则是保证动脉血流充足,静脉回流至心脏通畅。手术可在全身麻醉、区域神经阻滞或局部麻醉下进行。主要步骤如下:充分暴露相关动静脉,皮下隧道放置人工血管,隧道的直径应与人工血管的直径相匹配,皮下人工血管安放应浅表化,通常先做静脉吻合,静脉、动脉斜面吻合,不建议术中常规使用肝素。

术后护理与自体动静脉内瘘相同,患侧肢体要抬高,定期评估内瘘血管的搏动、震颤及血管杂音。人工血管术后手臂的运动无助于人工血管内瘘的成熟。

人工血管植入后至少 2 周不可以穿刺,其成熟状况由血管走形路径是否清晰可见,患肢肿胀是否消失来判定。人工血管与皮下隧道的黏合至少需要 2 ~ 3 周。对于患侧手臂持续肿胀,对肢体抬高没有反应的患者,应给与影像学检查以评估中心静脉的通畅情况。

最近的研究与市场提供了一种可以提早使用的人工血管,可以避免中心静脉置管的风险。这种材料的名称是聚氨酯人工血管、聚碳酸酯人工血管,其具有多层结构、可以自我密封,与传统的 PTFE 材料相当,允许提前使用。但也应该注意,患侧手臂肿胀消退,血管清晰可辨。

十、自体动静脉内瘘和人工血管临床应用的一般性问题

内瘘成形术后宣教的主要内容包括:告知患者保持伤口敷料清洁、干燥;避免在术侧肢体测血压、输液、抽血等操作;告知患者穿宽松袖口的衣服,抬高术侧肢体,以促进静脉血回流,减轻肢体水肿;嘱患者睡眠时不能向术侧卧位,以免压迫肢体影响血循环;要求患者每天早晚测血压,血压不能过高也不能过

低。教会患者每天触摸内瘘的搏动，如果有异样立即去医院。

(一) 动静脉内瘘及人工血管穿刺的时机

自体动静脉内瘘的穿刺时机如前所述(详见内瘘成熟部分)。人工血管内瘘术后一般2~4周肿胀消退，过早使用易使人工血管压缩、吻合口狭窄、出血、感染及形成血栓。因此，一般选择术后4周穿刺人工血管为宜。

(二) 内瘘血管穿刺使用的注意事项

穿刺前皮肤消毒要彻底，对疼痛敏感的患者可以在穿刺前30分钟在皮肤涂上麻醉药膏。大多数患者可以无须麻醉药物的辅助。自体动静脉内瘘穿刺注意事项详见内瘘首次使用部分。穿刺人工血管时应明确内瘘血流方向，"U"形人工血管内瘘穿刺时动脉和静脉穿刺点均在人工血管上，动脉穿刺点距离吻合口大于3 cm，每次穿刺点间隔0.5~1 cm，避免定点穿刺，应选阶梯式不定点穿刺，是因为人工血管无再生能力，以防纤维断裂出现漏血、狭窄、感染。"J"形血管穿刺时在人工血管上穿刺做动脉引血，穿刺方向最好是与动脉血流进入人工血管的方向相同，为减少血液再循环和延长内瘘使用寿命，一般在四肢其他表浅静脉做静脉穿刺回血。

(三) 穿刺方法

穿刺前摸清血管的走行、深浅并确定血管的静脉端和动脉端。严格皮肤消毒，针尖斜面向上，以40°~45°进针，刺入皮肤有钝感时即触及人工血管，进入人工血管后有落空感，见回血后减小穿刺针角度继续向血管内推进至针身全部送入，然后将穿刺针旋转180°使针尖斜面向下，固定穿刺针。此穿刺法能够产生一种皮瓣效应，拔针后发挥类似瓣膜的功能，压迫后易止血。

(四) 拔针及止血的处理

拔针时确认针尖斜面向下，用无菌棉球轻压穿刺点，拔出针后加压，用指压10~15分钟，不能在拔针过程中加压，防止穿刺针尖斜面切割血管。手指压迫时间不宜过长，力度适中，以能触摸到近心端人工血管震颤为宜。不使用弹性绷带止血，避免血流阻断时间过长造成血栓形成而闭塞。

(五) 流入和流出穿刺针倒置的风险

大部分前臂人工血管的动脉流出端在尺侧，静脉流入端在桡侧穿刺；除非医护人员确知血流方向与常规相反，否则很可能发生穿刺针反向的问题。穿刺针反向可导致血液再循环大幅上升，超过20%，因而造成透析充分性下降。因此，对于首次人工血管透析患者穿刺前应仔细检查，用手指短暂压迫堵塞血管内瘘，触摸手指两侧，即可得知血流方向。

(六) 穿刺部位渗漏的预防及处理

穿刺发生渗漏并发症可以发生在透析前、透析中或透析后，穿刺针拔出的过程中。因此，应密切观察渗漏的征象。对渗漏做出快速处理，把对血管通路的损害减少到最小。

(1) 如在注入肝素后发生渗漏，必须小心使穿刺针的路径凝血，而非瘘管。此时可以将穿刺针留置原处，另外再行穿刺建立体外循环。原穿刺处立即冰敷，有助于减少疼痛和渗漏，降低出血的风险。

(2) 当穿刺针已经在静脉腔中，要避免将穿刺针抬高、不正确的翻转穿刺针。

(3) 若内瘘血管渗漏，最好停用内瘘至少1周。若症状缓解不理想，下一次的穿刺点应选在渗漏点的下游处。若患者仍留有一条中心静脉导管，内瘘血管只穿刺一次，而返回的血液可以经由导管返回，以后透析时，两针都在内瘘血管。

(4) 正确拔出穿刺针，避免透析后渗漏，在拔出穿刺针之前，先将纱布敷料放置在穿刺处，但是先不用加压。然后安全拔除穿刺针，再加压止血。

(5) 在发生穿刺伤害时，要立即报告肾内科医生，让内瘘静止不动，密切观察是必要的措施。

(七) 透析后的出血

透析后拔除穿刺针，压迫针孔止血，通常用手指按压即可，但要注意力度，按压过紧会阻断血流，造成内瘘闭塞,按压过松会导致局部血肿形成。加压至少持续 10 分钟以上,敷料应在完全止血后方可去除。透析后流血时间过长可能有以下原因,流出道有潜在狭窄,导致通路内的压力上升;患者病程中使用抗凝剂如华法林等;或者是透析过程中肝素的使用剂量额外地增加。

十一、自体动静脉内瘘与人工血管的物理检查

物理检查是以触诊、视诊、听诊作为基本检查手段的检查方法。物理检查中常用的概念包括流入段、流出段和中心静脉段。流入段包括供血动脉、吻合口、吻合口近心端 2 cm 处的静脉瘘体:从吻合口近心端 2 cm 的静脉至近心端 8 ~ 10 cm 的静脉;流出段:从瘘体至回流静脉与锁骨下静脉连接处(第 1 肋水平)的静脉;中心静脉段:第 1 肋水平至右心房的静脉。多项研究已经证实,对于大多数动静脉内瘘而言,物理检查能够准确检测出局部狭窄的病灶并加以定位。物理检查不仅对人工血管或自体动静脉内瘘的术后监测有很大的帮助,而且在血管通路功能不良的评价也有明确的作用。

(一)望诊

望诊主要观察以下方面。①观察内瘘瘘体段及流出段血管直径、走行,是否存在较多侧支、有无可供穿刺的血管;是否存在血管的局部扩张、瘤样扩张或者局部血管迂曲、塌陷;局部是否存在皮肤红肿、破溃、硬结等感染表现。②观察内瘘侧肢体的甲床、手指、掌背部颜色,有无苍白、肿胀、静脉曲张等表现,判断血运是否良好。③注意肩颈、胸壁、颜面部是否存在浅表血管扩张,有无颜面部肿胀。正常内瘘表现为血管走行自然平直,粗细均匀,有长段可供穿刺的血管,无迂曲、塌陷,无假性动脉瘤形成;皮肤无红肿、破溃、硬结等;手部血运良好,无静脉曲张、搏动、逆流;肩颈、胸壁部血管无曲张。

(二)触诊

(1)应用手指指腹依次触摸流入段、瘘体段与流出段,感觉血管的粗细、张力,搏动的强弱,震颤的强度及范围等。判断血管张力是否正常,是否存在局部搏动增强或“水冲脉”,有无局部血管塌陷、变细;动脉吻合口及瘘体段是否存在震颤以及有无震颤减弱或局部增强;了解有无皮温增高或上肢肿胀。通常情况下自体动静脉内瘘属于“软脉搏”,轻微压迫即可以压扁,如果流出道狭窄,搏动会明显增强,甚至表现为水冲脉。通常在内瘘穿刺拔针压迫可见到内瘘血管搏动极强。搏动过弱,或称为扁平通路,表示流入道狭窄,此时透析血流量明显不足。动静脉内瘘的震颤是用手指检查时,可有一种“嗡嗡嗡”的触动感觉,这种感觉可以是连续的也可以是不连续的。正常情况下震颤是连续的,它的评价应该从吻合口到胸壁肩膀前方的头静脉弓。当有内瘘狭窄时,震颤就会变得不连续,在狭窄处的下游会立即感觉到收缩期的震颤。

(2)对比双手的皮温、握力、活动度是否相同。内瘘功能良好的表现是吻合口及瘘体段可触及明显震颤向近心端逐渐减弱;血管张力不高,可压陷,无局部搏动增强或减弱;内瘘侧上肢无肿胀;双手皮温、握力、活动度相同。

(三)听诊

主要通过辨别内瘘处杂音性质以及杂音分期来评价内瘘的情况。听诊时要注意杂音的音调、分期和连续性。使用听诊器依次听诊流入段、瘘体段及流出段,正常的内瘘杂音是收缩期与舒张期并存的双期、低调、持续的杂音。杂音强度以吻合口最强,向近心端逐渐减弱。

(四)搏动增强试验

主要用于判断内瘘流入段血管功能。搏动增强试验是用手指完全压闭内瘘静脉段吻合口近端,观察压闭处远端搏动是否增强。正常表现为远心端搏动明显增强,提示供血动脉血流量充足,动脉及吻合口无明显狭窄,内瘘血管分支的存在。

(五)举臂试验

举臂试验是评估瘘体段、流出段、中心静脉段血管狭窄的检查方法。举臂试验是指患者取卧位,举起

内瘘侧上肢，与身体约呈 90°，观察瘘体段及流出段血管塌陷情况。正常表现为随着内瘘侧上肢的抬高，内瘘瘘体段及流出段血管塌陷，反映了内瘘瘘体段、流出段以及中心静脉段回流通畅。如内瘘饱满不塌陷，则表示内瘘不正常，表示流出道下游狭窄。

十二、动静脉内瘘的基础与临床研究

在我国以及世界范围内，由于高血压、糖尿病等慢性疾病的高发以及人口老龄化等问题，慢性肾衰竭尿毒症患者日益增多。血液净化是目前我国大多数尿毒症患者首选的肾脏替代治疗方式。要进行血液净化必须要有一条持久可靠的血管通路，K/DOQI 指南以及其他众多研究指南中都推荐自体动静脉内瘘是优先选择的血管通路。通常在一个透析中心，AVF 在所有血管通路中所占的比率应该在 65% 以上。AVF 具有很多优点，但是至今内瘘失功仍然是导致血液透析患者住院率及死亡率升高的重要原因，同时也给患者带来了极大的精神压力，另外 AVF 失功也极大地加重了患者以及国家的医疗经济负担。导致 AVF 失功的原因多种多样，如年龄、是否合并糖尿病等一般因素，内瘘相关血管管径、反复穿刺等内瘘局部因素，另外还包括炎症因素、凝血纤溶异常、矿物质代谢异常及继发性甲状旁腺功能亢进症等多种原因，其中内瘘相关血管内膜异常增生继之狭窄、血栓形成是重要原因之一，肾病专家对内瘘的临床基础研究方兴未艾，希望为尿毒症患者的生命线带来更多的受益。

（一）失功自体动静脉内瘘血管的病理改变

动静脉内瘘成形术后 AVF 成熟的过程中，内瘘静脉血管会发生两个重要变化：血管壁增厚和管腔扩张。如果内瘘静脉血管出现内膜异常增生，血管异常重建，就很可能会出现管腔狭窄，继而血栓形成，甚至内瘘失功。

内瘘失功分为早期失功（内瘘成熟障碍）和晚期失功，较早期的研究主要集中在后者。许多研究结果提示晚期内瘘失功的主要原因是 AVF 狭窄，而导致狭窄的重要机制是内瘘相关血管内膜异常增生，许多细胞因子及效应蛋白参与了这一过程[31-32]。研究发现由血管内膜增生导致的内瘘狭窄同样也是早期内瘘失功的重要原因之一。Prabir Roy-Chaudhury 等在对失功内瘘相关静脉多年的观察中发现，内瘘狭窄患者的静脉呈偏心性管腔狭窄，静脉内膜－中膜区域增生明显，增生组织中的细胞以肌纤维母细胞为主，仅可见少量具有收缩能力的平滑肌细胞。笔者分析肌纤维母细胞在 AVF 狭窄的过程中扮演了重要角色，对上述靶点进行干预有可能解决内瘘血管内膜增生以及 AVF 狭窄的问题[33-34]。另有个案报道，患者于术后 8 天出现 AVF 失功，病理分析提示，相关静脉内膜增生是 AVF 狭窄继而血栓形成的原因，并且这一病理变化是内瘘相关静脉对血流动力学改变应答的结果[35]。近年有学者制作的猪动静脉内瘘模型中同样也发现早期内瘘狭窄与血管内膜及中膜增生相关，而其中主要细胞成分亦为肌纤维母细胞[36]。因此无论早期失功还是晚期失功，各种原因导致的内瘘瘘口或相关血管内膜及中膜增生、狭窄继而血栓形成都可能是主要机制。

到目前为止，内膜增生的主要细胞成分在不同的研究中会观察到不同的结果，在前述国外研究结果中发现内膜增生组织的细胞成分主要为肌纤维母细胞，然而在华参、叶朝阳等学者制作的 AVF 大鼠模型中，观察到近吻合口静脉端内膜明显增厚，增生组织中有大量平滑肌细胞和胶原沉积，作者认为存在于血管中膜的平滑肌细胞表型改变后向内膜迁移，并且出现异常增殖，最终导致内膜增厚和管腔狭窄，平滑肌细胞在内膜增生、血管壁重构的过程中处于核心位置[37]。华参等研究结果与前述国外研究观察的现象不尽相同，其原因所在目前尚不清楚，这在学术界是一个有争议的问题。

除相关静脉外，内瘘术后相关动脉会有怎样变化呢？曾有一个多中心的观察研究发现 AVF 流入动脉狭窄发生的比例高达 1/3[38]。Castier 等应用转基因鼠进行颈内静脉颈总动脉端侧吻合，模拟人动静脉内瘘。与我们常用的术式不同，作者是将颈总动脉切断后与完整的颈静脉进行端侧吻合，这样做的优点在于可以不改变原有的动脉压力，并且可以使动静脉内膜病变快速出现。研究者在术后 1 周即发现吻合口处动脉壁增厚（正常 4 倍），术后 2～3 周时，颈总动脉内膜增厚是术前的 6～10 倍。内膜增厚是吻合口颈总动脉狭窄的原因,在颈总动脉与静脉连接的开口处相对的静脉壁也可以观察到内膜增生、血栓形成,这可能与局部血流动力学变化,形成湍流等有关,组织学以及免疫组化检查发现大量肌动蛋白 α 阳性的平滑肌细胞,还存在少量膜攻击复合物 -1 + 巨噬细胞[39]。上述研究说明内瘘相关动脉、静脉均可出现内膜增生进而导致内瘘狭窄,对于 AVF 相关动静脉增生的内膜中表现为不同类型的细胞增殖的原因,目前尚无定论,可能与动静脉的固有差异(解剖学及分子生物学)以及所承受的不同血流动力学特点(如对血管壁的剪切力)有关。

如前所述,在 AVF 术后,相关血管可以出现内膜增生,那么这种变化仅仅出现于术后呢?在 Lee 等研究中对 12 例尿毒症患者动静脉瘘术术前瘘口附近的相关静脉进行了病理及免疫组化等检查,结果发现均有不同程度的血管内膜增生,增生内膜中的主要成分仍为肌纤维母细胞及少量具有收缩能力的平滑肌细胞,作者认为术前即存在的内膜增生很可能也是日后内瘘狭窄的原因之一,并可能预测内瘘失功[40]。

到目前为止,新生内膜细胞到底是起源于中膜平滑肌细胞,还是来源于外膜肌纤维母细胞在学术上是一个有争议的问题,但无论异常增生内膜的细胞成分是什么,它们都存在于细胞外基质(ECM)中。ECM 具有支撑、连接细胞的作用,还在细胞增殖、分化、迁移及功能发挥等方面起作用。Chih-Yang Chan 等观察了鼠 AVF 正常成熟过程中血管壁的变化,结果发现血管的重建伴有胶原蛋白Ⅰ、Ⅲ的降解,Ⅰ/Ⅲ型胶原蛋白比例的增加,这种 ECM 对血流动力学变化所做出的适应性改变与基质金属蛋白酶 2、9(MMP-2、9)的上调及组织型特异性金属蛋白酶抑制物-4(TIMP-4)的下调有关[41]。而在前述华参等学者行的鼠 AVF 狭窄模型的相关研究中发现术后 14 天内膜明显增生、组织中有胶原沉积,术后 28 天管腔明显狭窄,术后 14、28 天近吻合口静脉内见弹力层不连续,息肉样增生组织中有较多胶原纤维成分沉积[37]。因此无论是在 AVF 相关血管内膜适应性增生还是异常增生的过程中,细胞外基质成分同样也是参与者。

AVF 血管内膜的增生既可能是由于尿毒症本身或其他合并疾病导致的,也可能是由于 AVF 血流动力学变化影响相关血管内膜的结果。Langer 等制作尿毒症鼠 AVF 模型,与肾功能正常鼠 AVF 模型相比,肾衰竭鼠内瘘血管内膜增生更加明显,增生内膜中的细胞以肌纤维母细胞为主,内瘘静脉出现严重钙化,且内瘘相关动静脉扩张受损或延迟,这说明尿毒症本身就可以导致内瘘血管内膜增生进而狭窄[42]。

综上所述,内膜增生既可发生在内瘘术后早期也可发生在晚期;它既可发生在内瘘相关静脉也可发生在动脉;既可发生在内瘘术前也可发生在术后;既可由术后血流动力学变化等因素导致又可与尿毒症本身有关,它在内瘘失功的过程中贯穿始终,很可能是导致内瘘狭窄、血栓形成甚至失功的最重要机制。

(二)自体动静脉内瘘血管内膜增生的分子生物学机制

由于 AVF 相关血管内膜增生在内瘘狭窄、血栓形成的发生发展过程中起重要作用,因此它的分子生物学发生机制始终是学者们关注的热点。

细胞间唯一能直接进行物质和信息交换的通道是缝隙连接(GJ),它由相邻两个细胞各提供一个连接子两两对接而成,每个连接子由 6 个连接蛋白(Cx)构成。GJ 参与多种生物活动:心脏及血管平滑肌的协同收缩、细胞生长调控、信号转导等,尤其它广泛分布于心血管系统,在血管内膜增生、血管张力调节以及重构等方面均可能扮演重要角色[43]。GJ 的种类很多,目前认为在血管分布的种类主要为 Cx37、Cx43、Cx40 和 Cx45。GJ 在心脑血管系统的研究已经较为深入,早在 1995 年国外学者对有关动脉粥样硬化的研究中就发现在动脉粥样硬化早期、内膜增厚期及早期斑块中 Cx43 的荧光斑点数目增多,GJ 通道直径变小,随病情进展,荧光斑点直径增大,数目减少,这说明 GJ 重构与血管病理改变有关[44]。GJ 在血液净化自体动静脉内瘘方面的研究较少,Chang 等制作了鼠动静脉脉内瘘模型,观察分析了内瘘成熟过程中相关静脉 GJ 的变化。研究结果显示,自体静脉内膜的 Cx40 及 Cx43 的 GJ 点数和总区域数较动脉为低,Cx37 几乎检测不到。在观察 AVF 相关静脉内膜时发现,处于高流量低压力条件下的相关静脉内膜 Cx40、Cx43、Cx37 的 GJ 点数及总区域数均增加,而处于高压力低流量的静脉内膜的 Cx37 的 GJ 点数和总区域数明显增加,但 Cx40 和 Cx43 的变化则不明显。作者认为上述 GJ 的变化可能是静脉对于不同血流动力学改变的生理适应或者是一种病理生理变化。Cx43 还被证明与白细胞浸润继之发生的内膜增生有关,这可能是 AVF 血管内膜增生的分子生物学基础之一[45]。

ECM 及相关细胞因子的产生异常是 AVF 血管内膜增生过程中重要的两个影响因素,不管是内膜形成中的细胞迁移还是血管重塑都需要有控制地降解 ECM,基质金属蛋白酶家族(MMPs)是与基质降解有关的重要酶系,被认为是细胞迁移和重塑的必要因素,MMPs 被激活后可被组织型金属蛋白酶抑制因子(TIMP)抑制,TIMP 能防止 MMPs 对基质的过度降解。MMPs 是许多上游调控因子的效应蛋白。近年有数据提示低氧诱导因子-1α(HIF-1α)可能与血管狭窄具有相关性,这主要是通过激活或增加其下游效应因子来实现的,如血管生长因子(VEGF)、巨噬细胞移动抑制因子、MMP-2、MMP-9 及 TIMP 等。Misra 等制作鼠 AVF 相关静脉狭窄模型,在动静脉瘘术后第 7 天静脉内皮表达 HIF-1α、VEGF、MMP-2、MMP-9、TIMP 增强,在第 14 天 HIF-1α 和 TIMP 的表达显著增强,至术后 28 天即出现 AVF 相关静脉狭窄,表现为管壁和内膜异常增厚。但 Misra 等在另一研究中描述在人体自体动静脉内瘘狭窄标本中仅见到相关静脉前 MMP-9 的表达增强。上述研究的标本取自不同物种,因此无法确定两个研究结果是否具有可比性[46-47],此外,AVF 内膜异常增生是否为各种原因导致的上述效应蛋白表达及作用失衡的结果还需深入论证。

另外,Juncos 等制作了血红素加氧酶-1 基因敲除鼠的动静脉内瘘模型,结果显示基因敲除鼠的动静脉瘘开通率降低、血管内膜增生及管壁增厚的情况高于对照组,其 MMP-2、MMP-9 及纤溶酶原激活物抑制物-1(PAI-1)、单核细胞趋化因子-1(MCP-1)的表达较对照组也明显增高,因此考虑血红素加氧酶-1 缺乏诱导 MMP-2、MMP-9、PAI-1、MCP-1 增加可能与血管内膜异常增生、管壁增厚有关[48]。近期的一些研究还显示 MMP-9 通过降解 N-钙黏蛋白,从而导致β连环蛋白表达增加并出现与β连环蛋白信号途径相关的平滑肌细胞增殖,那么 AVF 相关静脉内膜增生是否也与该信号途径有关呢?Nath 等研究证实在动静脉内瘘鼠模型中,瘘相关的血管内膜增殖的平滑肌细胞有β连环蛋白及 *c-Myc* 癌基因的表达,β连环蛋白这种有丝分裂信号分子很可能参与了 AVF 相关血管的内膜增生,但是在 Nath 研究中没有发现β连环蛋白与 MMP-9 的变化之间具有相关性[49],其原因还需进一步探讨。

炎症可能是 AVF 内膜异常增生的原因之一,MCP-1 是多年来被大家公认的炎症介质。Juncos 等近期针对鼠 AVF 模型的研究发现 MCP-1 mRNA 以及 MCP-1 水平增加,同时伴有转化因子 NF-κB 和 AP-1 的增高,并且在大鼠 AVF 相关血管内皮、增生的平滑肌细胞、浸润的白细胞均可以发现 MCP-1 的表达。在遗传性 MCP-1 缺乏的小鼠模型,动静脉内瘘 6 周的开通率升高、静脉壁厚度降低、管腔增大,作者认为MCP-1极为可能参与了 AVF 相关血管内膜的增生,是导致内瘘失功的重要分子生物学基础之一[50]。

一氧化氮(NO)具有血管舒张作用,Croatt 等制作动静脉内瘘鼠模型,并对其中部分模型应用 N-硝基-L-精氨酸甲酯盐酸盐这种非特异性 NO 合酶抑制剂,此后观察到 AVF 相关血管内膜增生明显,促炎基因表达增强,AVF 内血流减少。由于在尿毒症时非对称二甲基含量增加,它是一种内源性 NO 合酶抑制剂,根据鼠模型得出的结果,AVF 内膜增生进而狭窄是否与此机制相关,这还需深入论证[51]。

在 Jin 等[52]制作犬 AVF 模型中,观察到术后相关动静脉内膜均有增生,管壁增厚,以静脉更为明显,在增生的内膜及中膜可以检测到糜蛋白酶及转化生长因子-β(TGF-β)阳性的肥大细胞聚集,在抑制糜蛋白酶表达后,随之出现血管紧张素Ⅱ(AngⅡ)、血管紧张素受体(AT)以及 TGF-β 的表达下降,内膜增生也明显减轻。肥大细胞类糜蛋白酶是肥大细胞中一种重要的炎症介质,它被认为是 AngⅠ向 AngⅡ转化及 TGF-β 激活过程中的重要酶物质。Jin 等认为肥大细胞类糜蛋白酶在血管内膜增生中扮演重要角色,抑制糜酶可能可以作为 AVF 相关血管内膜增生的治疗靶点之一。

如前述慢性肾脏病(CKD)可以加重血管内膜的增生,增生的内膜中可见血管平滑肌细胞(VSMC),有学者认为这是 VSMC 向内膜迁移的结果,而骨桥蛋白可以刺激这种迁移的发生,从而促进内膜增生,而骨形态发生蛋白-7 则可以刺激 VSMC 的分化。CKD 患者有较高的血清骨桥蛋白浓度,Kokubo 等[53]在制作鼠动静脉内瘘模型前,应用骨形态发生蛋白-7 进行干预,可以消除 CKD 对 AVF 内膜增生的影响。

在自体动静脉内瘘成熟的过程中,会由于静脉不适当的血流动力学变化而导致内膜增生,Chen 等研究提示这种增生可能与机械敏感性瞬时感受器电位通道(TRVP),尤其是 TRVP-1 相关,该通道由于对辣椒素敏感,因此又称为辣椒素受体。TRP 超家族成员对钙离子具有高通透性,可以在细胞分化、增殖、死亡等过程中发挥重要作用。Chen 等[54]证实在内膜增生、狭窄的 AVF 血管内皮 TRVP-1 上调,在阻断该通道后,血管重构情况显著缓解,作者认为 TRVP-1 在 AVF 内膜增生、血管重建过程中有至关重要的作用,阻断该通道是改善内瘘血管重构、延长内瘘生命的有效治疗手段。

综上所述,AVF 相关血管内膜增生是导致内瘘狭窄、血栓形成及闭塞的重要原因之一,深入探讨其发生机制,发现新的治疗靶点是肾内科医生今后临床和基础相结合的科学研究的方向之一。针对这些分子生物学机制进行相应治疗可能是未来解决 AVF 失功的新的重要途径。

参 考 文 献

1. Hirth RA, Turenne MN, Woods JD, et al. Predictors of type of vascular access in hemodialysis patients. JAMA,1996,276(16):1303-1308.
2. Weyde W, Letachowicz W, Kusztal M, et al. Outcome of Autogenous Fistular Construction in Hemodialyzed Patients Over 75 Years of Age. Blood Purif, 2006, 24(2):190-195.
3. Schwab S, Besarab A, Beathard G, et al. NKF-K/DOQI clinical practice guide lines for vascular access. Am J Kidney Dis, 1997,30: S150-S190.
4. Dixon BS, Novak L, Fangman J. Hemodialysis Vascular access survival: upper-arm native arteriovenous fistula. Am J Kidney Dis, 2002, 39(1): 92-101.
5. Dember LM, Kaufman JS, Beck GJ, et al. Design of the Dialysis Access consortium (DAC) Clopidogrel Prevention of Early Av Fistula Thrombosis Trial. Clin Trials, 2005, 2(5): 413-422.
6. Borzumati M, De Gregorio F, Funaro L, et al. Experience in the surveillance of arteriove nous fistula in verbania, Italy. G Ital Nefrol, 2007, 24(4): 327-332.
7. Schwab S, Besarab A, Beathard G, et al. NKF-K/DOQI clinical practice Guidelines for Vascular Access,2000. Am J Kidney Dis,2001,37(Suppl 1): s137-s181.
8. National Kidney Foundation. K/DOQI practice guidelines and clinical praetice recommend ation, 2006 updates. AJKD, 2006, 48: s1-s322.
9. Oliver MJ, Rothwell DM, Fung K, et al. Late Creation of Vasculax Access for Hemodialysis and Increased risk of sepsis. J Am Soc Nephrol, 2004, 15(7): 1936-1942.
10. Hugh C, Lindsay Z, Douglas S, et al. Recovery time, quality of life, and mortality in hemodialysis patients: the Dialysis Outcomes and Practice Patterns Study (DOPPS). American journal of kidney diseases : the official journal of the National Kidney Foundation. 2014, 64(1): 86-94.
11. Parker T 3rd, Hakim R, Nissenson AR, et al. Dialysis at a crossroads: 50 years later. Clin J Am Soc Nephrol, 2011, 6(2): 457-461.
12. Huijbregts HJ Bots ML, Mou FL, et al. Hospital specific aspects predominantly determine primary failure of hemodialysis arteriovenous fistulas. J Vasc Surg, 2007, 45(5): 962-967.
13. Korten E, Toonder IM, Schrama YC, et al. Dialysis fistulae patency and preoperative diameter ultrasound measurements. Eur J Vasc Endovasc Surg, 2007,33(4):467-471.
14. Feldman HI, Joffe M, Rosas SE, et al. Predictors of successful arteriovenous fistula maturation. Am J Kidney Dis,2003,42(5):1000-1012.
15. Wong V, Word R, Taylor J, et al. Factors associated with early failure of arteriovenous fistula for hemodialysis access. European Journal of Vascular and Endovascular Surgery, 1996, 12(2): 207-213.
16. Reilly D, Wood R, Bell P. Prospective study of dialysis fistulas: Problem patients and their treatment. Br J Surg, 1982,69 (19):549-553.
17. Tellis V, Veith FJ, Attai-Lari A, et al. Internal arteriovenous fistulae in a hemodialysis transplant program. Trans Am Soc Artif Int Org, 1969,15:293-297.
18. Malovrh M. Non-invasive evaluation of vessels by duplex sonography prior to construction of arteriovenous flstulas for hemodial-

ysis. Nephrol Dial Transplant, 1998,13(1):125-129.
19. Taal MW, Chesterton LJ, MeIntyre CW. Venography at insertion of tunnelled internal jugular vein dialysis catheters reveals significant occult stenosis. Nephrol Dial Transplant,2004,19(6):1542-1545.
20. Miller PE, Tolwani A, Luscy CP, et al. Predictors of adequacy of arteriovenous fistulas in hemodialysis patients. Kidney Int, 1999, 56(1): 275-280.
21. Robbin ML, Chamberlain NE, Lockhart ME,et al. Hemodialysis arteriovenous fistula maturity: US evaluation. Radiology, 2002, 225(1):59-64.
22. 中国医院协会血液净化中心管理分会血液净化通路学组. 中国血液净化用血管通路专家共识, 2014. 中国血液净化, 2014, 13(8): 549-558.
23. Harder F, Tondelli P, Haenel AF. Hemodialysis-the arteriovenous fistula, distal to the wrist joint. CHIRURG, 1977, 48(11): 719-741.
24. Arif A, Roy-Chaudhury P, Beathard GA, et al. Early Arteriovenous Fistula Failure:A Logical Proposal for when and How to Intervene. Clin J Am Soc Nephrol, 2006, 1(2): 332-339.
25. Dixon BS. Why don't fistulas mature? Kidney Int, 2006, 70(8): 1413-1422.
26. 田浩,郁正亚. 透析用自体动静脉内瘘成熟的研究进展. 中国血液净化, 2009, 8(6): 339-341.
27. Khavanin Zadeh M, Gholipour F, Naderpour Z, et al. Relationship between Vessel Diameter and Time to Maturation of Arteriovenous Fistula for Hemodialysis Access. In J Nephrol, 2012, doi:10. 1155/2012/942950.
28. Nascular Access Work Group. Clinical practice guidelines for vascular access. Am J Kidney Dis, 2006, 48(Suppl 1): 176-247.
29. 王波,向晶. 多普勒超声仪对透析患者首次内瘘穿刺部位定位的研究. 护理研究, 2006, 20(5C):1333-1334.
30. 廖茂蕾. 动静脉内瘘穿刺技术进展. 中国血液净化,2013,12(1):56-57.
31. Stracke S, Konner K, Kostlin I, et al. Increased expression of TGF-beta1 and IGF-I in inflame-matory stenotic lesions of hemodialysis fistulas. Kidney Int, 2002, 61(3):1011-1019.
32. Weiss MF, Scivittaro V, Anderson JM. Oxidative stress and increased expression of growth factors in lesions of failed hemodialysis access. Am J Kidney Dis, 2001, 37(5):970-980.
33. Prabir Roy-Chaudhury, Lois Arend, Jianhua Zhang, et al. Neointimal Hyperplasia in Early Arteriovenous Fistula Failure. American Journal of Kidney Diseases, 2007,50(5):782-790.
34. Roy-Chaudhury, Wang Y, Krishnamoorthy M, et al. Cellular phenotypes in human stenotic lesions from haemodialysis vascular access. Nephrol Dial Transplant, 2009 ,24(9):2786-2791.
35. Stolic R, Mitrovic S, Stolic D, et al. Early pathohistological changes in dysfunction of arteriovenous fistula for hemodialysis. Vojnosanit Preql, 2010, 67(1):65-68.
36. Wang Y, Krishnamoorthy, Banerjee R, et al. Venous stenosis in a pig arteriovenous fistula model-anatomy, mechanisms and cellular phenotypes. Nephrol Dial Transplant, 2008, 23(2):525-533.
37. 华参,叶朝阳,董哲毅. 大鼠自体内瘘模型制备及内瘘狭窄的实验研究. 中国血液净化, 2009, 8(6): 322-325.
38. Asif A, Gadalean FN, Merrill D, et al. Inflow stenosis in arteriovenous fistulas and grafts: A multicenter, prospective study. Kidney Int , 2005, 67(5): 1986-1992.
39. Castier Y, Lehoux S, Hu Y, et al. Characterization of neointima lesions associated with arteriovenous fistulas in a mouse model. Kidney Int, 2006, 70(2):315-320.
40. Lee T, Chauhan V, Krishnamoorthy M, et al. Severe venous neointimal hyperplasia prior to dialysis access surgery. Nephrol Dial Transplant, 2011,26(7):2264-2270.
41. Chan CY, Chen YS, Ma MC, et al. Remodeling of experimental arteriovenous fistula with increase matrix metalloproteinase expression in rats. J Vasc Surq, 2007, 45(4):804-811.
42. Langer S, Kokozidou M, Heiss C, et al. Chronic kidney disease aggravates arteriovenous fistula damage in rats. Kidney int, 2010, 78(12):1312-1321.
43. Isakson BE, Duling BR. Heterocellular contact at the myoendothelial junction influences gap junction organization. Circ Res, 2005, 97(1): 44-51.
44. Blackburn JP, Peters NS, Yeh HI, et al. Upregulation of connexin43 Gap Junctions during Early Stages of Human Coronary Atherosclerosis. Arterioscler Thromb Vasc Biol, 1995, 15(8): 1219-1228.

45. Chang CJ, Wu LS, Hsu LA, et al. Differential endothelial gap junction expression in venous vessel exposed to different hemodynamics. J Histochem Cytochem, 2010, 58(12): 1083-1092.
46. Misra S, Shergill U, Yang B, et al. Increased expression of HIF-1alpha, VEGF-A and its receptors, MMP-2, TIMP-1, and ADAMTS-1 at the venous stenosis of arteriovenous fistula in a mouse model with renal insufficiency. J Vasc Interv Radiol, 2010, 21(8):1255-1261.
47. Misra S, Fu AA, Rajan DK, et al. Exprssion of hypoxia inducible factor-1 alpha, macrophage migration inhibition factor, matrix metalloproteinase -2 and -9, and their inhibitors in hemodialysis grafts and arteriovenous fistulas. J Vasc Interv Radiol, 2008, 19(2Pt1): 252-259.
48. Juncos JP, Tracz MJ, Croatt AJ, et al. Genetic deficiency of heme oxygenase-1 impairs functionality and form of an arteriovenous fistula in the mouse. Kidney Int, 2008, 74(1):47-51.
49. Nath KA, Grande JP, Kang L, et al. β-Catenin is markedly induced in a murine model of an arteriovenous fistula: the effect of metalloproteinase nhibition. Am J Physiol Renal Physiol, 2010, 299(6): F1270-1277.
50. Juncos JP, Grande JP, Kang L, et al. MCP-1 contributes to arteriovenous fistula failure. J Am Soc Nephrol, 2011, 22(1): 43-48.
51. Croatt AJ, Grande JP, Hernandez MC, et al. Characterization of a model of an arteriovenous fistula in the rat: the effect of L-NAME. Am J Pathol, 2010, 176(5):2530-2541.
52. Jin D, Ueda H, Takai S, et al. Effect of chymase inhibition on the arteriovenous fistula stenosis in dog. J Am Soc Nephrol, 2005, 16(4): 1024-1034.
53. Kokubo T, Ishikawa N, Uchida H, et al. CKD accelerates development of neointimal hyperplasia in arteriovenous fistulas. J Am Soc Nephrol, 2009, 20(6): 1236-1245.
54. Chen YS, Lu MJ, Huang HS, et al. Mechanosensitive transient receptor potential vanilloid type 1 channels contribute to vascular remodeling of rat fistula veins. J Vasc Surg, 2010, 52(5): 1310-1320.

第三节 动静脉内瘘血管通路的建立及并发症防治

史振伟

血液净化是现代肾脏替代治疗的主要手段之一。目前全世界有近百万终末期肾病患者依赖血液净化生存。这种治疗建立在体外血液循环的基础上,功能良好的血管通路是血液净化顺利进行的前提,其功能状态直接影响终末期肾病患者的病死率、住院时间及医疗费用。仅在美国,用于维持可靠、充分的血管通路的费用每年估计超过 10 亿美元[1]。随着患者年龄的增长以及糖尿病肾病在终末期肾病中比例不断上升,血管条件差使得自体动静脉内瘘的成功和使用面临很大的挑战。本节将对有关各种动静脉内瘘血管通路的成功建立及影响因素、适应证以及对这些通路的评价等问题进行讨论。

一、理想动静脉内瘘血管通路的标准与建立时机

理想的动静脉内瘘血管通路应该具备以下的基本特征：①容易重复建立体外血液循环并保证血流量充分；②在透析结束时血流量可以较快速并安全地逐渐减少到零；③能长期的使用，不必经常手术干预；④没有明显的并发症；⑤可防止感染。无疑，迄今仅有自体动静脉内瘘最接近这一标准，其不仅是青中年透析患者理想的血管通路，有研究表明[2-3]，对于75岁以上的血液透析患者自体动静脉内瘘仍然是最合适的方式。同时有研究发现在动静脉内瘘失败的患者再次行自体动静脉内瘘较行人工血管内瘘有较少的失败率、死亡率及并发症。Wasse 等[4]对1 563例透析患者的横断面观察显示，早期应用自体动静脉内瘘与患者更好的健康状况和生活质量相关，然而这种相关正是由自体动静脉内瘘本身及其本身健康状况共同作用的结果。

患者1年内需要血液净化治疗或肌酐清除率小于25 ml/min、Scr大于352 mmol/L时，就应当建立自体动静脉内瘘。在建立内瘘之前，应当根据肾脏病专家的意见，制定终末期肾病患者最合适的治疗方案，包括血液净化、腹膜透析、肾移植等。新建立的自体动静脉内瘘成熟时间最少2～4周，最好2～3个月后再开始使用[5]。移植物建立动静脉内瘘应当在开始血液净化前3～6周置入。新建立的移植物动静脉内瘘至少在14天以后方可穿刺，以利于移植血管与皮下隧道黏附以及血肿消退。如果移植血管肢体水肿尚未消退，试图穿刺将可能导致血肿形成及移植血管撕裂[6]。

二、自体动静脉内瘘常见手术方式

（一）动静脉内瘘目标血管选择

（1）腕部桡动脉－头静脉（首选）、桡动脉－贵要静脉、尺动脉－贵要静脉、尺动脉－头静脉。此外，还可以采用鼻烟窝内瘘。

（2）肘部肱动脉－贵要静脉、肱动脉－头静脉、肱动脉－肘正中静脉。

（3）其他部位内瘘如踝部内瘘、大腿部内瘘、腋静脉内瘘等，很少采用。

（二）内瘘吻合术式

（1）端侧吻合法上述多种术式均可采用，如图7-3-1所示。

（2）端端吻合法仅仅适用于远端肢体动静脉内瘘。

（3）侧侧吻合法适用于动脉和静脉相距较近者。

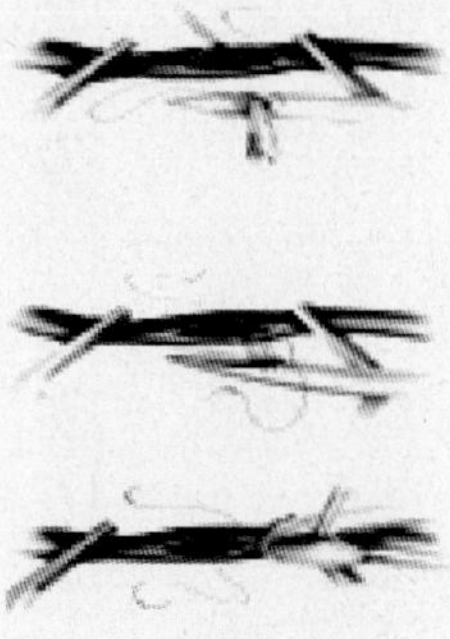

图7-3-1　端侧连续外翻缝合示意图

（三）内瘘吻合方法

（1）缝合法。可以采用连续缝合或间断缝合，端端吻合一般采用间断缝合，侧侧吻合一般采用连续缝合，也可以采用间断缝合，但一般一面采用连续缝合，另一面采用间断缝合。

（2）钛轮钉法。动静脉口径相差比较小的患者很适合钛轮钉法，如果口径相差比较大，则不适合。一般采用直径为2.5～3 mm的钛轮钉，吻合后瘘管成熟相对较快，且可以保持瘘口较大的血流量。钛轮钉的直径太大容易造成患者心力衰竭。

三、动静脉内瘘手术吻合要点

20世纪70年代显微外科技术开始应用于制作动静脉内瘘，进一步提高了内瘘的吻合质量，减少了并发症，确保了手术成功率。目前常用的吻合方法包括间断缝合、连续缝合、套入式缝合、钛轮钉缝合和

梯形对称二等分叶缝合。笔者的经验认为间断缝合手术操作方便,通畅率高,对18岁以下患者和端端吻合者适用,可以防止吻合口狭窄。连续缝合可有效限制吻合口过度扩张,避免出现前臂静脉怒张,适用于端侧或侧侧吻合如图7-3-2所示。连续锁边缝合内瘘,可以减少吻合口漏血,避免了静脉壁褶皱,适用于动脉粥样硬化及动静脉口径差异大、静脉血管纤细等血管条件差的患者。套入式缝合有两种方法:一种是直接套入法,将动脉外膜剥离2~3 mm后,直接插入静脉管腔,等边3针固定;另一种是2针套接法,将静脉纵行切开约3 mm,动脉端直接套入2针固定。两种方法皆减少了缝合针数,对血管损伤轻,且吻合口厚度相应增加,降低了动脉瘤的发生率。但两种方法在固定血管时对显微外科技术要求较高,不易在基层医院推广。梯形对称二等分叶缝合法,是在血管吻合口壁0°和180°各减去一个等腰三角形,使管壁呈对称梯形分叶。该方法的优势在于血管分叶后,吻合时可提拉管壁,有利于进针及吻合口管壁外翻,内膜平整对合,提高通畅率。上述各种吻合方法为动静脉造瘘提供了多种选择,各有利弊,对血管的要求和显微外科技术的要求也不尽相同,所以吻合血管时,医生应结合患者和自身因素,选择合适方法。

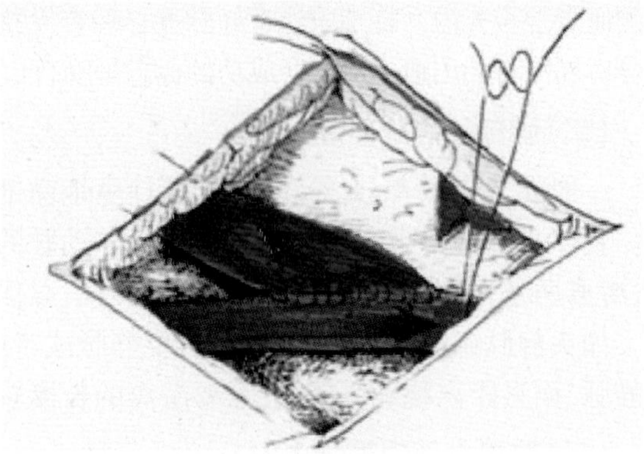

图7-3-2　动静脉血管端侧连续外翻缝合效果图

四、动静脉内瘘的部位和手术方法

动静脉内瘘的手术部位选择应该根据患者自身血管条件决定。对于长期需要透析治疗的患者,应尽量选择在远心端建立动静脉内瘘。目前维持性血液净化患者最常用的血管通路是前臂动静脉内瘘,其中最常用部位为腕部(桡动脉-头静脉)初始的动静脉内瘘以及肘部(肱动脉-头静脉)初始的动静脉内瘘。有研究[7]发现,肘部动静脉内瘘的并发症发生率为71%,腕部为62.5%。如果无法建立上述血管通路,可使用尺动脉-贵要静脉或肱动脉-贵要静脉内瘘成形术。但是在高龄、动脉硬化、肥胖、静脉狭窄、化疗后血管耗竭、继发性甲状旁腺功能亢进伴血管钙化、糖尿病血管病变者,自体动静脉内瘘常难以建立,此时可行移植血管术。据文献报道[7],移植动静脉内瘘2年通畅率为85%,3年通畅率为30%。常用动静脉内瘘的部位分述如下。

(一)鼻烟窝自体动静脉内瘘

以左手鼻烟窝自体动静脉内瘘术为例。患者取平卧位,术侧肢体外展90°。常规应用碘酊进行皮肤消毒,乙醇脱碘。消毒范围从肘上5 cm至左掌指尖末梢。铺无菌巾,以小巾分别包裹手掌及肘上部分。

用1%利多卡因,术区局部浸润麻醉。切口选择在鼻烟窝,取垂直头静脉之横切口长1.5~2.0 cm。依据患者皮肤厚薄程度施力切开皮肤,注意避免刀切过深而伤及静脉。以血管钳钝性分离皮下组织(注意头静脉与浅表神经的鉴别,静脉颜色常呈淡粉色,较软,弹性好,以血管钳挑起后可见血流通过;神经则呈灰白色,较韧),寻及头静脉后以细皮条牵拉两端,分别向其远心端、近心端游离,剥离周围软组织,结扎细小的分支,通常需将头静脉游离出2~3 cm的长度。

再沿桡侧拇短伸肌腱外缘寻找桡动脉。可先触摸到动脉搏动后依此位置寻找。动脉位置较深,应依次分离其上软组织,对可能影响其血供的筋膜应以离断。寻找或游离桡动脉过程中注意避免损伤其伴行静脉,以免出血。寻及桡动脉后如同前述,游离其近心端、远心端,游离长度为2~3 cm,结扎其分支。

寻找到目标动静脉并游离完毕后。以软皮条牵拉头静脉,应注意将近心端剥离干净,以免影响静脉回流,同时要避免损伤静脉壁。然后牵拉并固定动静脉,血管夹阻断动静脉血流。

应用角针分别刺破动静脉相对两壁后,以显微剪相对、纵行切开动静脉壁0.8~1.2 cm,充分暴露血管切口。以肝素盐水冲洗近心端血管腔,检查头静脉通畅程度。如头静脉通畅,则可以进行血管端侧吻合。首先缝合吻合口近角部位，由顶点开始行“降落伞样”连续外翻缝合。开始第一针要紧贴头静脉纵切口端点由其外壁进针，再由桡动脉外壁进针，遵循“里外－外里－外里－里外”的进针顺序，可有效地防止该处吻合口外膜内翻、渗漏。此后每针从桡动脉内壁进，头静脉内壁出，针距约0.1 cm，最后2针回合缝线结扎。

动静脉吻合好后依次放开头静脉近心端，桡动脉远心端、近心端，恢复血流供应。检查吻合口是否通畅，静脉侧血管是否充盈。特别应注意静脉近心端有无狭窄，尽量将可能影响静脉回流的不利因素消除。同时注意吻合口周围有无出血点。吻合成功的标志是吻合口附近可触及震颤，听诊有吹风样或枪击样杂音。

（二）腕部动静脉内瘘

一般在老年患者、血管条件差、预计鼻烟窝部位效果不佳时可于此部位手术。首选为桡动脉与头静脉。具体步骤同鼻烟窝部手术。要注意桡动脉的走行与鼻烟窝不同，该部位桡动脉往往移行于头静脉内侧，游离两条血管时要注意理顺其位置关系，以保证其远心端与近心端走行顺畅为原则。

如头静脉条件差，可考虑选用贵要静脉或者前臂正中静脉。通常情况下这两条静脉管腔内径要小于头静脉，而且距离桡动脉较远，需要游离的长度较长，必要时可做端侧吻合。

（三）前臂中部动静脉内瘘

以桡动脉－头静脉吻合为例。头静脉及桡动脉走行情况因人而异，变化较大，故术前应充分评估，定好位置。此处头静脉基本延续鼻烟窝部头静脉的走行，但应注意分支较多。桡动脉走行于肱桡肌之下，位置有时变异较大。

（四）肱动脉－上臂静脉内瘘

以肱动脉－头静脉吻合为例。肱动脉位置较深，解剖结构复杂，故术中应操作轻柔避免血管损伤及分支的暴力离断。术后要彻底止血。

（五）贵要静脉移位－肱动脉内瘘

贵要静脉多数起于手背尺侧缘，然后沿前臂尺侧皮下上行，在肘窝下方转向前面。接收肘正中静脉后，经肱二头肌内侧沟上行至臂中部，穿深静脉汇入肱静脉。在肱二头肌肌腱的内侧（肘窝向上2 cm臂内侧），腋动脉在背阔肌下缘易名为肱动脉。在臂部伴正中神经行于肱二头肌内侧沟，肱动脉上端居于正中神经内侧，经正中神经的后方转到其外侧，再经肱二头肌腱膜深面至肘窝，在桡骨颈高度分为桡动脉和尺动脉。肱动脉在肘窝位置表浅，能清楚地摸到搏动。如患者头静脉条件不好，如狭窄、闭塞，或者多次行内瘘成形术导致头静脉耗竭，可选择条件较好的贵要静脉移位与肱动脉吻合。手术通过皮下隧道将游离的贵要静脉移行至肱动脉处行端侧吻合，具体手术过程如下。

（1）术前充分了解血管状况，定位并标记肱动脉及贵要静脉的走行，明确贵要静脉游离的长度及隧道的路径。

（2）患者取平卧位，一般仍采用局部麻醉，但切口较其他内瘘术式要长，故也可选择臂丛麻醉。

（3）沿贵要静脉走行纵行切开皮肤，切口长度依据所要取用的贵要静脉长度决定。也可采用间断切口，以避免切口过大。切口过程中注意避免刀切过深而伤及静脉。以血管钳钝性分离皮下组织。寻找到贵要静脉后，以细皮条牵拉，分别向其远心端、近心端游离，剥离周围软组织，结扎细小的分支，通常须将贵要静脉游离出10～15 cm的长度，将其远端离断。以肝素生理盐水冲洗管腔，备用。

（4）再于肘部肱动脉处切开皮肤3～4 cm，以血管钳钝性分离皮下组织。寻找到肱动脉，以软皮条牵拉两端，分别向两端游离。寻找或游离肱动脉过程中注意避免损伤其伴行静脉。

（5）用血管钳做U形皮下隧道，将贵要静脉的游离端由此穿过，从动脉切口处穿出。

（6）修剪贵要静脉游离端，将肱动脉两端皮条拉紧，血管夹阻断其血流。于肱动脉侧面切口，切口长5～6mm，以7－0无损伤缝线行端侧吻合。

（7）动脉与静脉吻合好后依次开放贵要静脉近心端、远心端，以及肱动脉远心端、近心端的皮条，恢复血流供应。检查吻合口是否通畅，静脉侧血管是否充盈。特别应注意静脉近心端有无狭窄，同时注意吻合口周围有无出血点。吻合成功的标志是吻合口附近可触及震颤，听诊有吹风样或枪击样杂音。缝合皮肤，无菌敷料包扎。

1966 年传统 Breacia-Cimino 瘘诞生，后又称为标准内瘘。手术部位在腕横纹近侧 2 ~ 3 cm 处。将桡动脉和头静脉于皮下吻合，建立动静脉内瘘。因其血管解剖表浅，手术操作简单，被认为是永久性血管通路的基本模型。目前全球 95% 的尿毒症患者使用桡动脉 - 头静脉内瘘进行血液净化。

1977 年，Harder 等[8]首次将标准内瘘的部位改进为手鼻烟窝部，即鼻烟窝内瘘。我们的临床工作表明鼻烟窝内瘘有以下优点：①桡动脉与头静脉在鼻烟窝部位置靠近，易于吻合；②内瘘位于上肢最远端，增加了血管穿刺长度，即使内瘘闭塞，也可增加重建内瘘的手术部位；③不易发生盗血综合征和肿胀手综合征，动脉瘤发生率低；④手术部位离心脏较远，对心脏功能影响较小；⑤破坏血管少，保持了桡动脉的连续性；⑥手术切口顺皮纹方向，不影响美观。鼻烟窝内瘘的缺点包括：①鼻烟窝区桡动脉位置较深，分离解剖时，一旦破裂出血，不易止血，且容易损伤伴行静脉；②部分患者头静脉在鼻烟窝处主干口径较细，不利于内瘘的充分扩张。总之，桡动脉 - 头静脉内瘘的手术应结合患者自身血管条件、心功能情况和术前超声检查，选择最佳造瘘部位，尽量满足透析流量要求，同时减少并发症。

术前血管检查不具备建立桡动脉 - 头静脉内瘘条件的患者，如头静脉细小、分支过多或无主干，压迫桡动脉证实手部严重供血不足或血管有外伤史，均可采取其他自体动静脉内瘘代替[9]。最常见的上臂内瘘有尺动脉 - 贵要静脉内瘘、肱动脉 - 头静脉内瘘。贵要静脉平时穿刺较少，保护完好，在桡侧内瘘失败后，可选择此部位与尺动脉重建或转位手术重建。注意术前仔细检查手的供血情况，避免出现双侧动脉闭塞引起手缺血，甚至坏疽。卢燕雯等[10]对肱动脉 - 头静脉内瘘的生存率及并发症分析比较，认为此方法使用寿命长、并发症少，但应控制吻合口口径，防止过大引起心脏前负荷增加。

笔者的经验认为，贵要静脉转位与桡动脉、肱动脉转位吻合效果良好，适用于头静脉、桡动脉病变再利用困难的患者；在腕部制作首次内瘘是第一考虑，第二选择是前臂转位血管内瘘，第三选择是肘窝内瘘和上臂内瘘，以保证近心端主干血管的完整性和尽可能长的穿刺目标血管。下肢动静脉内瘘的制作常应用位置表浅、内径较粗的大隐静脉与腘动脉、胫后动脉或足背动脉吻合[11]。下肢动静脉内瘘较上肢操作复杂、创伤大，一般不作为首选的手术方法。

五、移植血管手术相关问题

(一)移植血管材料

移植血管材料包括生物性材料和合成材料。生物性血管包括自体血管和异体血管两类。自体血管移植通常选用弹性较好、内径 >4.0 mm 的大隐静脉，与上肢肱动脉 - 头静脉或肱动脉 - 贵要静脉成 U 形袢式吻合。自体大隐静脉移植具有无抗原性、植入后组织反应小、感染率低、自发破裂及严重异物反应少等优点，但血管口径受限，成熟时间与自体动静脉内瘘相似，需要 4 ~ 6 周方可稳定使用，长期通畅率低。异体血管移植选材有牛颈动脉和尸体动脉，因局部糜烂、感染和假性动脉瘤发生率高，目前已很少应用。尸体动脉一般取自无传染病、恶性肿瘤及严重动脉粥样硬化的新鲜尸体血管，经洗涤、脱水、固定后可用于移植血管造瘘。尸体动脉取材不受口径限制，价格低廉，但是组织排斥反应和感染的发生率高。

同种异体尸体动脉具有管壁厚、弹性好、支架作用强、组织相容性好、早年来源容易、价格低廉等优点。其处理方法有化学法(酒精乙醚法)和物理法(冷冻辐射法)两种，经物理法处理的血管还有保存时间长、携带方便等特点。但选择人尸体动脉做移植材料其长度和管径受一定限制，特别是做袢式血管移植时，常需要两条人尸体动脉，长期通畅率及穿刺使用时间均不如人工血管，血管瘤发生率也较高。

(1)人工血管(E-PTFE)具有生物相容性好、长期通畅率高、血流量大、口径和长度可任选、能反复穿刺及使用时间长等优点，缺点是价格昂贵、手术难度高及术后易发生血清性水肿(图 7-3-3)。

(2)同种异体血管与自体大隐静脉、异体尸体静脉、胎盘脐静脉具有共同的缺点，血管壁薄易塌陷，因穿刺部内膜增生硬化而致的弥漫性狭窄发生率高，长期通畅率低。自体大隐静脉移植手术复杂，破坏

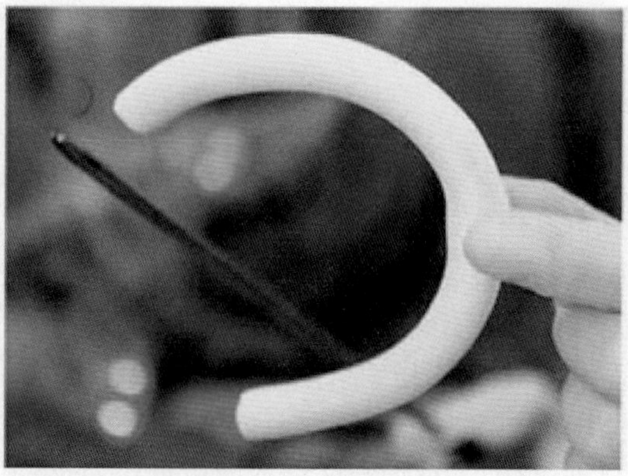

图 7-3-3 PTFE 人工血管

了大隐静脉的连续性,临床上多用来做短距离移植血管搭桥。

(3)异种血管如牛颈动脉。

目前常用的合成材料是聚四氟乙烯人工血管。该材料具有较高的负电荷,不易发生腔内凝血,与人体组织相容性好,对人体无副作用,并能成为人体组织的一部分。聚四氟乙烯人工血管是体内保持持久强度的血管代用品,具有不易发生扭曲狭窄、塌陷及假性动脉瘤等优点。在过去的10年,美国血液透析人群中PTFE透析通路占73%,但大多数患者为老年人,自身血管硬化明显,手术时操作难度较高,且材料价格昂贵。因此,手术适应证的选择尤其重要[12]。PTFE移植后最常见的并发症是感染和血栓形成。Zibari等[13]研究证明,聚四氟乙烯人工血管搭桥术后感染率为26%,国内报道为5%～20%[14]。一般认为早期血栓多与手术操作有关,而晚期血栓多与穿刺不当和患者自身血液状态改变有关。

(二)移植血管内瘘术式

(1)直桥式(J形)吻合。动静脉距离远或远端静脉纤细,可采用该术式,移植血管两端与动静脉通常做端侧吻合或端端吻合,但应根据所选血管的血供情况而定。移植的血管可供长期透析穿刺使用,移植血管材料可选用人尸体动静脉、人工血管。

(2)袢式(U形)吻合。在前臂、上臂或大腿处移植血管通过U形皮下隧道,将其两端分别与所选的动静脉端侧或端端吻合,透析穿刺选在移植血管袢上进行,如图7-3-4所示。主要选用人工血管和人尸体动脉做移植血管材料。

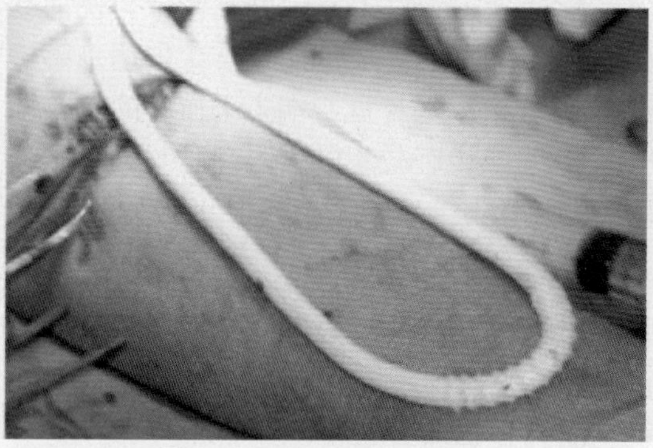

图 7-3-4 人工血管袢式吻合

(3)插式吻合。是指原直接动静脉内瘘(DAVF)或移植血管动静脉内瘘(GAVF)上的某一部分因血栓形成、狭窄、堵塞、感染及动脉瘤形成做节段性切除后,选用相应长度的移植血管在两个断端间插入搭桥,可选用自体大隐静脉、同种异体大隐静脉、人尸体动静脉及人工血管。

(4)跨越式吻合。利用适当长度的移植血管跨越原动静脉内瘘病变部位在其两端正常血管部分之间搭桥。

六、人工血管动静脉内瘘手术的技术环节

(一)血管移植部位的选择

首选选择非惯用侧上肢前臂,然后依次为惯用侧上肢前臂、非惯用侧上肢臂、惯用侧上肢上臂、下肢大腿,最后选特殊部位如颈部、胸壁等。

(二)麻醉方法的选择

根据手术部位可选用臂丛阻滞麻醉、局部浸润麻醉、硬膜外麻醉(主要用于下肢血管移植)和全身麻醉等,前两种方法临床较为常用,后者主要适用于儿童和手术不配合的患者。

（三）切口设计与选择

根据血管移植术式和拟做吻合的动、静脉位置选择皮肤切口，通常可做一个或多个切口。切口的形状和长度则应根据动、静脉的走行，皮下隧道的位置及形状来选择。以前臂袢式U形人工血管移植为例，可选择肘窝下或上2 cm处做横切口，长度以能暴露肱动脉和静脉（如肘正中静脉、头静脉、贵要静脉或肱静脉）为准。作为血管吻合的皮肤切口，应根据移植血管长度，在前臂远端做1个或2个小切口，以便移植血管经皮下隧道置入。选择2个切口可使U形移植血管底部宽大，防止移植血管转弯时形成锐角。

（四）手术器械准备

药品及手术器械：2%利多卡因30 ml，肝素12 500 U，生理盐水250 ml，罂粟碱40 mg；手术刀柄及刀片、巾钳、持针钳、血管钳、眼科剪、线剪、静脉拉钩、显微器械（显微镊、显微剪、显微持针钳各1把）、7－0无损伤缝线、止血纱布等。

（五）目标血管的游离和暴露

钝性分离皮下组织，分别暴露和游离一段2～3 cm准备做吻合的动脉和静脉。分离血管操作应轻柔、仔细，不应过度牵拉，以防止血管痉挛；切勿损伤血管内膜及血管周围的神经，尽量避免不必要的组织损伤；结扎并切断血管吻合口附近的小血管分支，有利于移植内瘘的成熟。

（六）冲洗血管腔

将游离好的动脉和静脉用血管钳分别阻断其血流，如为端侧吻合，在血管壁上做一纵形切口，长度与移植血管直径相当。端端吻合则将吻合血管远端结扎切断，以肝素生理盐水反复冲洗动脉和静脉管腔，起到清除残留血液和血凝块、扩张血管及保证血管组织湿润等作用。动、静脉吻合口比例为1∶1.5。

（七）移植血管的处理

人工血管自包装盒取出后不需要做任何处理即可直接使用。对于经化学法处理的同袢异体血管，将移植血管从75%乙醇中取出，浸泡于生理盐水中约10分钟，并冲洗干净。物理法处理的血管由包装袋里取出同样放入生理盐水中（15～20分钟），待变软后由玻璃棒上轻轻取下。如移植材料为静脉，应做注水试验，以确定瓣膜方向及其分支位置，一一结扎所有分支。移植血管时要确认瓣膜方向，应由远心端流向近心端，绝对不能倒置，否则会引起血流受阻而导致手术失败。选用自体血管移植时，应先做移植血管取出术，将所需长度的自体血管取出后浸入生理盐水中备用（多选择静脉），其后处理与同种异体静脉处理方法相同。

（八）皮下隧道

用专用皮下隧道器制作袢式U形或直桥式J形、弧形、C形皮下隧道，深浅要适中，过深不易穿刺，过浅可发生感染或局部皮肤坏死。移植血管穿过隧道时应避免扭曲、成角和受压。

（九）吻合血管

移植血管与自体动脉、静脉做端侧吻合时，可将移植血管剪成斜面，以增加吻合口长度，防止术后狭窄。吻合血管可选用6－0～7－0双针无损伤缝线缝合。血管缝合方式如下。

1. *单纯间断缝合法* 该法简单，止血充分，不易造成吻合口狭窄，用于血管的端端吻合，也可用于端侧吻合时血管前臂的缝合。

2. *单纯连续缝合法* 其优点是缝合速度快、吻合口漏血少，可预防吻合口扩张，血流量较恒定，适合血管吻合口直径在5 mm以上的血管吻合，端端、端侧、侧侧吻合均可使用。

3. *水平褥式间断缝合和水平褥式连接缝合法* 该方法具有血管壁外翻充分、内膜对合良好、血液不接触缝合材料等优点。但缝合难度较大，易形成吻合口狭窄，适用于较大的血管吻合。

4. *钛轮钉吻合法* 钛轮钉直径有3.0 mm、4.0 mm、5.0 mm等多种规格。该法操作简单、外翻式对合好、吻合口恒定，仅适用于生物材料移植血管与自体动、静脉端端吻合。

(十)开放血流

一般先开放动脉端,待移植血管内空气由静脉端吻合口针眼排尽后再开放静脉血流,对吻合口漏血或针眼渗血者可先采用干纱布或热盐水纱布压迫数分钟,通常可以止血。如有喷射状出血或经压迫止血无效时再做必要的修补。笔者经验认为应间断缝合皮下组织后,再行皮肤的缝合。缝合皮肤不宜过紧,以免压迫血管。人工血管动静脉内瘘手术图解见图 7-3-5。

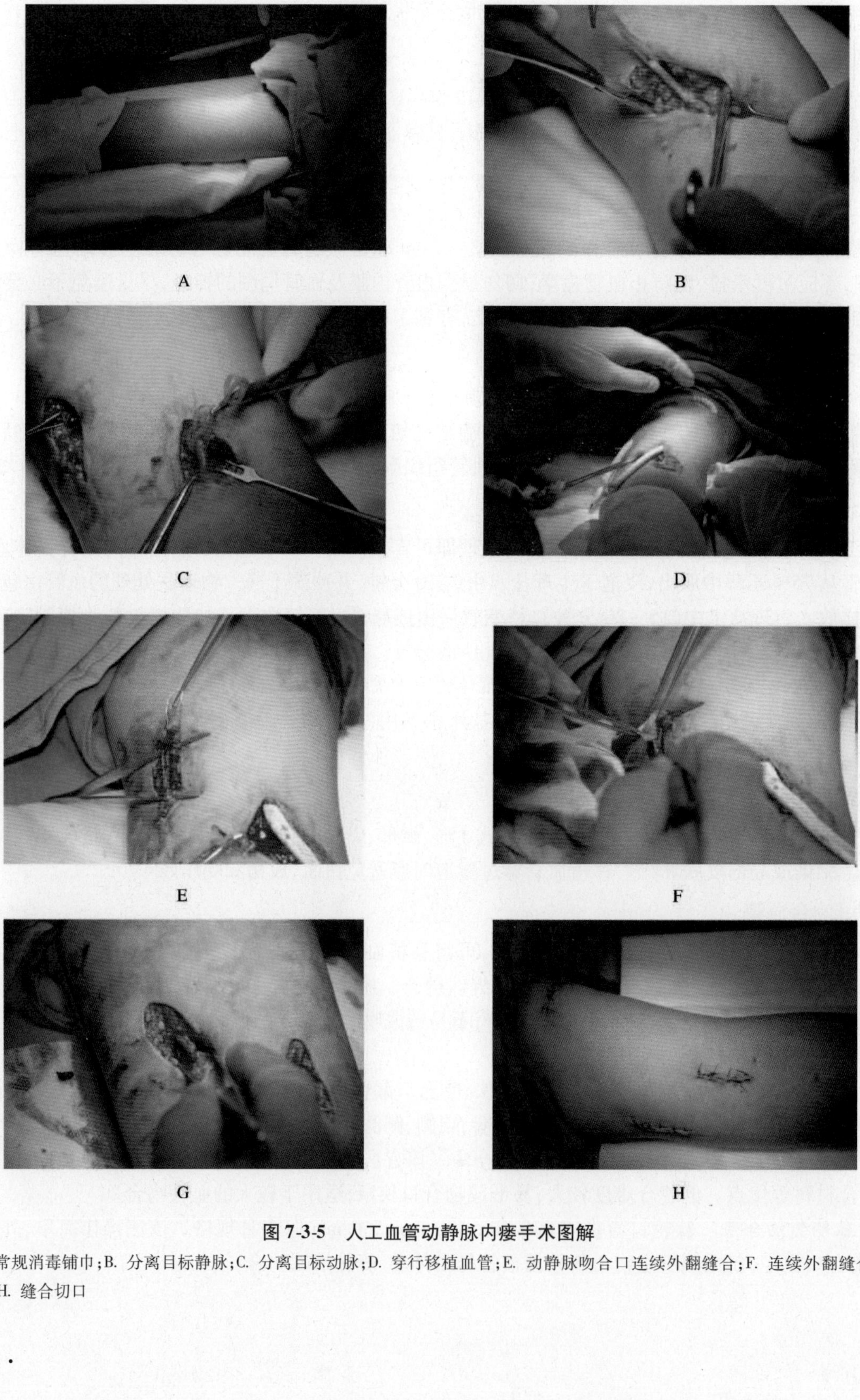

A B C D E F G H

图 7-3-5 人工血管动静脉内瘘手术图解

A. 常规消毒铺巾;B. 分离目标静脉;C. 分离目标动脉;D. 穿行移植血管;E. 动静脉吻合口连续外翻缝合;F. 连续外翻缝合;G. 开放血流;H. 缝合切口

七、动静脉内瘘手术的技术环节及术后注意事项

(一)动静脉内瘘手术的技术环节

1. 患者体位的选择 常规为仰卧位,要注意床位高度略高于手术操作台,保证术侧肢体自然伸展,避免长时间的制动使术侧肢体血供不足,从而影响内瘘的通畅。

2. 目标血管选择 静脉血管选择较粗、分支较少和弹性较好的血管。若两侧血管条件相似,则选用非惯用手(图7-3-5)。

3. 手术切口选择 手术切口应从动脉搏动最明显处开始,向远端切开分离,因为此处动脉浅,易分离。手术过程中的操作切忌粗暴,尽量清理动、静脉血管游离端邻近的小分支及周围组织,以免牵扯致吻合口成角,影响血流量。应双重结扎静脉的小分支,保证内瘘有充足的血流量。而动脉两侧的伴行静脉尽量保留,同时避免血管周围神经的损伤。游离动脉时注意避免损伤其伴行静脉,如有损伤,应仔细查找出血点,行止血处置。

4. 血管分离 游离血管长度一般以3~4 cm为宜。过短会使血管间牵拉张力过大,使管壁弹性减小,局部狭窄,甚至撕裂;过长则易折叠成角,易形成血栓,最终导致内瘘失败。剥离静脉外膜时禁忌剥除过多,以免造成静脉壁菲薄,吻合口漏血。尽量减少创面渗血,以免形成血肿压迫吻合口。

5. 血管内皮处理 当切开动脉发现动脉内膜分层或有硬化,要松开血管钳观察有无喷血,注意将硬化的内膜剥除。

6. 血管吻合 吻合时,头静脉不能扭曲,手术要熟练,操作要轻柔,减少损伤及机械刺激。吻合过程中,应尽量剥离吻合口边缘的血管外膜,并将血管内皮对合整齐,勿使外膜卷入吻合口内,防止吻合口狭窄,吻合最好一次成功。

7. 血管保护 术中经常用肝素盐水冲洗血管,防止血栓形成及血管痉挛。开放吻合口血流时先开放静脉端,再开放动脉端。如有动脉痉挛,可予罂粟碱或利多卡因局部喷洒解痉。

8. 皮肤缝合 缝合皮肤前观察有无活动性出血、血管张力、血管走行,适当松解邻近组织,提起皮肤轻轻对合观察是否严重压迫吻合血管,适当修剪,注意避免缝皮针损伤吻合口的血管。

(二)术后注意事项

自体动静脉内瘘术后一般不需用抗凝药和抗血栓药,也不用抗菌药物,多数患者术后10天左右拆线。糖尿病患者需根据切口愈合情况,可适当延长拆线时间。人工血管动静脉内瘘术后常规静脉推注或静脉滴注有效抗生素3~5天。对有高凝状态的患者,可使用低分子量肝素3 000~5 000 U皮下注射或加0.9%氯化钠溶液100 ml静脉滴注,每天1次,连续3天。根据凝血功能改善情况,可调整为隔日1次,直至控制高凝状态,或采用口服华法林、肠溶阿司匹林抗凝治疗1~2周。如高凝状态仍未纠正,抗凝治疗可延续至1~2个月。抬高术侧肢体,避免受压迫。一般4~8周在血清性水肿完全消退后开始穿刺使用。

八、动静脉内瘘术后护理与成熟

(一)动脉内瘘术后护理

1. 普通护理

(1)动静脉内瘘术后因患者静脉压力升高,淋巴回流受阻,手部及前臂可有不同程度的肿胀,所以术后24小时内术侧手部应适当抬高、制动,以促进静脉回流,减轻肿胀。

(2)患者术侧肢体所在环境温度应适宜,同时应避免热敷及冷敷,以免血管痉挛。

2. 动静脉内瘘通畅护理

(1)术后第1天是观察动静脉内瘘通畅情况的重要时期,对于有高凝倾向及血栓形成的患者须与医

生取得联系并及时处理。

(2)让患者和家属触摸血管的震颤情况(如静脉侧扪及震颤,听到血管杂音,表示瘘管通畅,否则应怀疑血栓形成),加强患者自身对动静脉内瘘通畅情况的监护能力。

(3)避免在术侧肢体测血压、穿刺及压迫。

(4)尽量避免定点穿刺,以免形成假性动脉瘤及血栓,导致感染。

(5)透析穿刺后压迫止血的压力要适当,以免出血及血栓形成,阻塞内瘘。

3. 功能锻炼护理　术侧前臂功能锻炼有助于预防内瘘发育不良,同时促进其成熟。

(1)术后24小时患者可进行握拳的轻微训练,在拆线后可使用香蕉握力器进行锻炼,每天坚持至少4次,每次持续10分钟。

(2)术后2周可以用止血带压住内瘘侧的上臂且手握拳或挤压橡皮握力器30~60秒,然后放松,5~10次/日。在内瘘处采用红外线进行照射,每次照射1小时,同时进行加热,促进血液循环。

(二)动脉内瘘的成熟

关于内瘘成熟目前国际上没有统一的标准,主要根据物理评估和透析时血流量及透析次数来评估。2006版K/DOQI指南[15]提出,要求所有的内瘘必须成熟才能使用,减少穿刺渗漏形成血肿的风险,以便达到处方的血流要求。当瘘管满足"6原则"特性时(血流量>600 ml/min,直径>0.6 cm,皮下深度<0.6 cm),血管边界清晰可见,瘘管就可以使用,但指南建议制定的动静脉内瘘成熟标准并未经临床检验确定。美国透析管理协会(DAC)[16]制定的内瘘成熟标准为内瘘能耐受每次透析穿刺2针,每周透析2~3次或更多,持续1个月,且能满足透析处方血流量及时间。Dixon等[17]提出内瘘完全成熟标准为成熟期不小于6周、血流量大于400~500 ml/min、内瘘血管直径至少为6 mm、皮下深度小于6 mm、内瘘边界清晰,必须够在整个透析过程中(3~5小时),可以承受2支内瘘针的穿刺并保证350~450 ml/min的血液净化流量,且可以用于每周2~3次长期反复穿刺使用。该标准涵盖了内瘘使用后的穿刺情况和血流量要求,但需要穿刺后才能判定内瘘的成熟是否存在一定的局限性。

新内瘘首次穿刺时机与内瘘的成熟及使用寿命密切相关。随着对内瘘的进一步研究与认识,目前大多学者[18]认为,适当延长术后内瘘首次穿刺的时间,可减少内瘘失功的概率。2006版K/DOQI指南提出内瘘使用时间至少为术后1个月,最好6~8周以后。2010年卫生部颁布的SOP描述内瘘成熟至少需要4周,建议最好等待8~12周后再开始穿刺。有学者用彩色多普勒超声评估内瘘成熟时间,认为动静脉内瘘术后成熟时间为6~8周,首次穿刺使用应于6~12周内进行。关于内瘘成熟及首次穿刺时间国际上尚无统一的标准,各个国家和地区不尽相同,存在争议。在日本,内瘘首次穿刺时间在术后1个月之内的为74%,欧洲为50%,美国仅为2%,日本和意大利的动静脉内瘘首次穿刺中位时间是28天,英国和美国分别是96和98天。

九、动静脉内瘘手术的并发症及防治

(一)出血

1. 术后早期轻微渗血　可给予局部换药、适度压迫(以不阻塞血流引起闭塞为宜);如仍出血不止或出血量较大,应拆线,找到出血部位,进行缝扎;如吻合口缝合严密,无确切出血点,多处弥漫性出血,可采用吸收性明胶海绵或止血纱条等医用生物蛋白胶局部填塞。上臂血管管径粗,血流量大,管腔内压力也高,较之前臂更易出血。为改善患者凝血功能,应尽量避免手术当天行血液净化治疗。

2. 晚期出血

(1)内瘘的过早使用。一般内瘘成熟需4周以上,过早使用因静脉壁较薄,即使穿刺针的位置和穿刺方法正确,也容易发生出血。原则上应待内瘘完全成熟后再开始使用。

(2)穿刺方法不当。反复穿刺同一部位,甚至同一针眼,进针角度小,特别是皮下脂肪薄的患者都容易引起出血。应注意经常更换穿刺点,穿刺时调整进针角度,刺入皮肤后可在皮下潜行0.5 cm左右,成角度斜刺入静脉腔。如遇穿刺失败,应立即压迫止血,止血后选择其他部位重新穿刺。

(3)穿刺针脱出。透析过程中如穿刺针脱出,应立即停止血泵运转,及时压迫止血。透析时对有躁动或配合不好的患者应加强监护,对穿刺针及透析管路一定要固定好。

(4)拔穿刺针后压迫止血不充分。透析结束后一般须压迫止血30分钟左右。凝血功能差的患者,须延长压迫止血时间。

(5)迟发性出血。多见于动脉瘤形成及感染,急诊处理应对出血点进行压迫并适时进行手术干预。

(6)其他。应用肝素剂量过大,一般延长压迫止血时间即可,必要时要用鱼精蛋白中和;动脉瘤破裂,此时出血很凶险,应立即用力压迫止血,并立即进行手术修补。

(二)血栓

血栓形成是内瘘闭塞、内瘘失功的常见原因,常发生在血管狭窄处,应告知患者对血管进行自我监测和护理。

1. *动静脉内瘘早期血栓形成* 多发生在术后短期内,主要与内瘘吻合口扭曲、成角、压迫、血压过低、脱水或高凝状态等因素有关。在手术操作过程中应尽量避免血栓形成因素,术后嘱患者严密监测内瘘血管杂音及震颤,超声检查有助于及时发现内瘘血栓。早期药物溶栓或手术切开取栓往往有效,若溶栓或取栓失败,则应考虑重新建立动静脉内瘘。

2. *动静脉内瘘晚期血栓形成* 常在血管内膜增生、血管狭窄的基础上,合并低血压、血液高凝等血流动力学变化,继而血栓形成。慢性肾衰竭患者机体处于炎症因子轻度升高的微炎症状态下,微炎症介质可损伤血管内皮细胞,影响血管内膜修复,导致血管内膜增生,诱导血栓形成。

3. *血栓的部位及血管类型与预后相关* 当桡动脉-头静脉血管吻合口或肱动脉-头静脉血管吻合口形成血栓时,在血栓部位可重新手术,且应尽可能在血栓尚未机化前行取栓术。侵入性的血管内溶栓术已被越来越多地采用,即在X线下将导管插入血栓部位灌注溶栓剂,如链激酶或重组组织纤维蛋白溶酶原激活物。其他方法有用带气囊的导管取栓或经皮腔内血管成形术(PTA),但手术成功率及远期预后都不理想。

4. *新发血栓的治疗方法* 瘘管失功早期表现为血流量下降,患者如能早期发现瘘管新发血栓堵塞,应鼓励立即就诊。彩色多普勒超声检查是初步判定血栓形成的有效手段,为选择手法按摩法使内瘘血管再通提供依据[19]。

(1)适应证。动静脉内瘘急性闭塞,应在6小时内就诊。手摸闭塞血管血管搏动消失,听诊无杂音。彩色多普勒超声检查,表明吻合口血栓形成。

(2)手法按摩法。双手拇指依次置于内瘘静脉段血栓近心端,余手指托在患肢下,双手拇指横向相对在血栓局部加压按摩,以患者感觉到轻到中度疼痛为宜,每次按摩持续10~15秒,按摩间歇进行,直至内瘘再通,血管震颤恢复,听诊内瘘杂音恢复或出现鸥鸣音。

(3)后续处理。内瘘再通后,即刻给予低分子量肝素5 000 U,皮下注射;尿激酶25万U加入0.9%氯化钠注射液稀释至50 ml,缓慢微量泵静脉推注,时间为3~4小时,连用3天。

(4)疗效判断。①有效治疗后行血管彩色多普勒超声检查确定血栓溶解消失,内瘘杂音增强,透析中血流量超过200 ml/min,能至少完成一次正常透析;②无效为内瘘无杂音。

(5)手法按摩内瘘再通的治疗注意事项:①按摩治疗时间要早,以发病6小时内为佳,此时血栓较软,基本位于吻合口处。②宜短时间、间断加压按摩。③最好选择横向剪切应力,可充分去除和微小化血栓,离解血栓和血管的粘连,并可以有效预防血管内膜的机械损伤。④血管再通后,最好立即使患者全身肝素化,以防血栓再次形成,同时应用尿激酶25万U溶解可能脱落的微小血栓,防止肺栓塞的发生。二者联合应用发挥了较好的抗凝和溶栓协同作用。手法按摩内瘘再通后联合低分子量肝素和小剂量尿激酶治疗无一例出现胸闷憋气、呼吸困难等肺栓塞及出血的症状。

5. *预防* 应避免吻合口静脉与动脉成角,避免术中对血管内膜的损伤以及防止感染等。红细胞分布宽度变异系数(RDW)是表示循环红细胞大小变异性的指标,偏高表示红细胞大小不匀。RDW不仅是急、慢性心力衰竭患者死亡率的独立危险因素，而且是诊断和预测心血管及血栓性疾病的经济、易得、常规的检查指标。RDW 高于 14.9%，在预测中心静脉血栓形成方面，敏感度达 85%，特异性达 73%。红细胞变形、聚集及黏附血管内皮细胞的能力影响血流动力学变化，进而影响血栓形成。高 RDW 提示红细胞不均一，易于黏附、聚集，促进血栓形成。此外，炎症指标，如高敏 CRP、中性粒细胞及白细胞计数等，与首次动静脉内瘘失败有关。而 RDW 与炎症因子 IL-6、CRP、红细胞沉降率等呈正相关。因此，RDW 亦可作为炎症因子的指标来预测内瘘血栓形成的风险。

（三）感染

血管通路感染是血液净化患者最常见的并发症之一，其中移植血管内瘘的感染率为 0.45～2.86/1 000患者日；自体动静脉内瘘菌血症的发生率最低，为 0.19～1.84/1 000 患者日。

1. 动静脉内瘘感染的影响因素

（1）全身因素。贫血、低蛋白血症、营养情况较差、免疫力低下，合并多种疾病如糖尿病、丙型肝炎，血液黏滞度增加，血液高凝状态，外周血管动脉粥样硬化，有菌血症病史，鼻腔携带金黄色葡萄球菌等。

（2）动静脉内瘘所在部位和留置时间。清洁度相对较差的股部动静脉内瘘更易发生感染，同时感染率会随动静脉内瘘保留时间的延长而逐步增加。

（3）皮肤未经严格消毒、皮肤定植菌的存在及动静脉内瘘的反复穿刺也是造成感染的重要因素。

2. 自体动静脉内瘘感染和移植动静脉内瘘感染临床表现　主要表现为内瘘局部疼痛、压痛、充血、肿胀、血性或脓性分泌物渗出、皮肤溃烂等。但缺乏上述典型症状的患者并不能完全排除隐匿性感染的可能，尤其当患者出现无法解释的脓毒血症、白细胞升高和不明原因发热时，更应引起注意。

（1）局部表现。表浅皮肤炎症、蜂窝织炎或脓肿形成，局部可表现为红、肿、热、痛，可有脓性或血性渗出液（图 7-3-6）。侵犯血管壁时可致血管破溃出血。炎症也易导致血栓形成，引起血管闭塞。

（2）全身表现。毒血症和菌血症，常表现为透析后一过性发热，血培养阴性；而败血症常表现为透析结束前发热，之后持续高热，伴有寒战和大汗，全身状况恶化，血白细胞升高，血培养阳性。

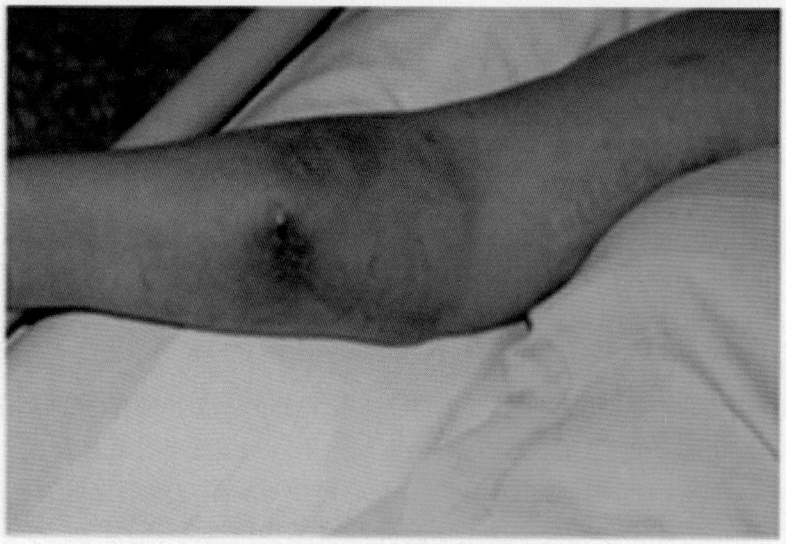

图 7-3-6　动静脉内瘘感染局部表现

3. 动静脉内瘘感染的治疗

（1）自动静脉内瘘感染。对于自体动静脉内瘘感染应当按亚急性细菌性心内膜炎治疗，使用抗生素 6 周。如果有脓栓形成，则应当放弃内瘘[20]。

（2）移植动静脉内瘘感染。①对于没有累及移植物的皮肤表层感染，通常抗生素治疗就可以奏效；②局部感染，除使用敏感抗生素外，需切除感染段移植物；③广泛感染的动静脉移植物应当全部切除，并使用抗生素治疗，如图 7-3-7 所示。

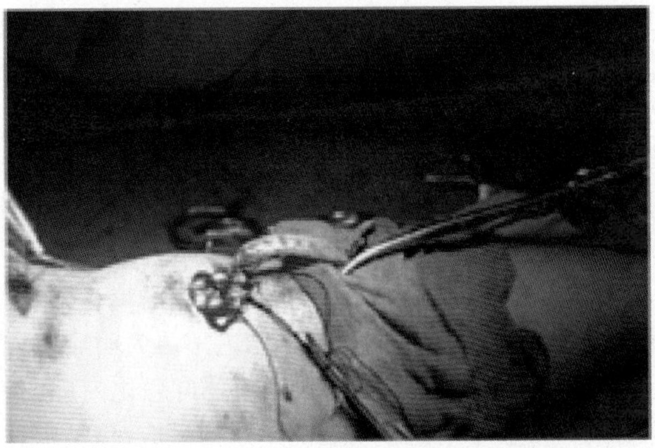

图 7-3-7　切除感染的动静脉内瘘血管

(3)抗生素的选择。抗生素选择应该基于病原体培养的结果。但在开始治疗尚无细菌培养结果时，应当使用广谱抗生素[21]。笔者的经验认为一旦移植血管出现外露，感染则很难控制，建议将其尽快摘除。吻合口附近出明显感染时，应将感染区域内的移植血管摘除干净，不留任何异物，以防术后吻合口大出血。

(4)预防。严格执行无菌操作，穿刺时皮肤消毒要严格，尽量不重复使用穿刺针，保持内瘘周围皮肤清洁等。

(四)盗血综合征

1. 盗血综合征的定义　盗血综合征是指动静脉内瘘成形术后动脉血液向血流压力较低的静脉系统分流过多，导致肢体末端血供不足，出现苍白、麻木、发凉、疼痛、坏死等一系列缺血的表现。常见于患者本身存在血管循环障碍，如全身性动脉硬化及糖尿病患者。盗血综合征发生率较低，约 1% 的动静脉内瘘患者可出现此并发症。

2. 盗血综合征的临床表现　瘘口的动脉远端往往有低灌注，其发生率为 1.6% ~20%，全身性动脉硬化及糖尿病患者更易发生，术后患者常感手部发冷或无力，较重者感手部疼痛及麻木，检查时发现手背水肿或发绀。术中对动静脉进行仔细的吻合可降低盗血综合征的发生率，瘘口的血流量与动脉端血流量和瘘口长度有关，一般将吻合口口径控制在 5 mm，但应仔细操作以免血流量会低于 200 ml/min，应在术中及术后用彩色多普勒超声测定。当术前存在动脉损伤时也易发生盗血综合征，血管造影常显示有血管狭窄。轻度的盗血在术后 1 个月左右可自行改善，较重者应重新手术以减少瘘口血流量，桡动脉 - 头静脉吻合口发生盗血的概率较低，因为有尺动脉形成掌弓改善手部血供。

对于有高危因素的人群(糖尿病、老人、在同侧肢体多次进行内瘘成形术者)，手术后 24 小时内应当严密监测肢体的缺血情况：①患者的自觉症状，包括肢体发冷、麻木、针刺样感觉、运动障碍(非手术疼痛引起)；②客观的检查，包括皮肤温度、感觉功能检查、运动功能检查、远端动脉搏动，与对侧比较；③告诉患者如果有发冷、不能运动、感觉异常应当立即报告医生。

3. 处理

(1)缺血症状较轻者。不需立即手术治疗，可嘱患者进行适当的手腕部运动如攥握力器等，并注意手部保暖，观察数周，如症状缓解则无须进一步治疗。

(2)缺血症状较重者(感觉减退、缺血性疼痛)。此时须行手术治疗，以免组织坏死。

(3)手术治疗。如彩色多普勒超声检查发现桡动脉吻合口近心端与远心端血流方向相反，提示存在尺动脉盗血，可将吻合口远端桡动脉结扎；动静脉内瘘为侧侧吻合者，可将远端静脉结扎，形成功能性端侧吻合。如以上方法仍难以改善缺血症状，应考虑弃用此内瘘，可将吻合口近心端静脉结扎、截断。

(五)血管狭窄

血管非血栓性狭窄是导致血管通路失功的最常见因素，主要表现为内瘘血流量不足，最终可导致动静脉内瘘血栓形成和闭塞。狭窄易发生于吻合口，尤其在静脉端数厘米内或反复穿刺部位，与手术操作不当或局部纤维增生有关。自体动静脉内瘘成形术后，回流静脉即刻暴露在高血流量和高压力下，此后短期和长期的病理生理反应是非常复杂的。形态上最明显的变化是管腔扩张和管壁增厚（静脉动脉化）。因此，静脉一旦暴露在动脉循环的环境下，将发生复杂的病理生理变化：一部分是适应性反应，静脉重构动脉化，参与内瘘的成熟；另一部分是过度反应，导致内膜异常持续增生，导致内瘘狭窄。

内膜增生的致病因素包括上游和下游的级联事件。上游事件主要是引起内皮和平滑肌的损伤的因素，继而触发细胞、细胞因子和介质的复杂相互作用，导致新内膜的增生，主要包括动静脉吻合口的血流动力学的改变、血管通路建立时的外科损伤（对自体动静脉内瘘更为明显）、PTFE 人工血管（可吸引巨噬细胞释放细胞因子）、透析穿刺针对血管通路的损伤、尿毒症（可恶化内皮细胞功能、加速静脉新内膜增生）等。下游事件其实是人体对内皮和平滑肌损伤后的一系列反应，包括氧化应激反应、炎症反应、内皮功能紊乱等，致使平滑肌细胞从基底膜向内膜迁移，最终导致内膜增生。

血管狭窄的治疗方法如下。

1. *全身用药* 美国国立卫生研究院的数据显示，与安慰剂组相比，使用双嘧达莫（潘生丁）或阿司匹林的 1 年血管通路通畅率为 28%，而安慰剂组为 23%。然而尽管长期应用阿司匹林可在移植后 4～6 周防止人工血管血栓形成，但不能阻止远端吻合口新内膜增生的进展。西罗莫司可抑制 T 淋巴细胞的活化，可能对新内膜的增生有抑制作用。舒尼替尼是一种口服的多靶点受体部位的酪氨酸激酶抑制剂。目前已经确认的能够有效抑制新内膜增生的酪氨酸激酶包括血小板生长因子受体（PDGF-R）、血管内皮细胞生长因子受体（VEGF-R）、类 FMs 酪氨酸激酶-3（FLT-3）。Santonja 等将舒尼替尼用于治疗新西兰兔的角膜血管增生，结果显示其能明显抑制血管内皮细胞、平滑肌细胞增生和迁移，有望成为防止血管内瘘狭窄的新药。

2. *血管周围药物的使用* 血管周围药物可以在手术中放置，也可在术后通过浅表的局部注射来反复给药。目前应用较多的是免疫抑制剂西罗莫司和抗肿瘤药紫杉醇，两者均可抑制平滑肌细胞增生和迁移，进而起到防治再狭窄的作用。紫杉醇可干扰 α、β-微管蛋白与微管之间的动态平衡而作用于细胞的有丝分裂（M 期），使纺锤体失去功能，阻断细胞的有丝分裂，抑制平滑肌细胞增生。但无论西罗莫司还是紫杉醇在抑制平滑肌细胞增殖的同时，也会影响内皮细胞愈合而导致血管内皮化延迟，从而激活血小板、活化凝血酶，导致术后支架内血栓发生率增高，术后患者需全身强化抗血小板治疗，但又会增加出血的发生率。

3. *蛋白酶抑制剂治疗* Denan 等发现肥大细胞可分泌一种糜蛋白酶样丝氨酸蛋白水解酶，其参与血管紧张素Ⅰ向血管紧张素Ⅱ的转换并且可激活 TGF-β_1。在犬静脉增厚部位以及颈动脉刺破部位丝氨酸蛋白水解酶活性明显增强，抑制丝氨酸蛋白水解酶表达后内膜增生明显减少。因此，在移植内瘘狭窄的犬模型应用 NK3201（丝氨酸蛋白水解酶抑制剂），术后观察血管内皮增生明显受到抑制。

4. *基因治疗* Hiltunen 等在内瘘狭窄行血管成形术的动物模型中，以腺病毒颗粒为载体将血管内皮细胞生长因子 C（VEGF-C）编码至血管损伤的位置，引发 NO 和前列腺素的释放，可减少新生内膜的增生。早期生长反应 1（early growth response-1，Egr-1）为机械敏感性转录因子，可激发胰岛素样生长因子-Ⅰ受体（IGF-ⅠR）转录，导致移植后血管重塑。Egr-1 在正常血管内不表达，但当急性血管损伤或血管紧张素Ⅱ增加时，Egr-1 表达增加。Wu 等将小鼠平滑肌细胞 Egr-1 敲除，则机械刺激后 IGF-ⅠR 表达不升高，血管平滑肌细胞增生降低 47%，内膜增生面积减少 50%。

5. *近距离放射治疗* Lin 等用远红外线照射人的脐静脉内皮细胞，发现可激活血红素加氧酶-1（HO-1）mRNA 及启动子，另外远红外线照射也可抑制肿瘤坏死因子-α（TNF-α）、白细胞介素-8（IL-8）等，证实通过抑制炎症因子在保持血流量和血管通路通畅率方面发挥重要作用。临床上，通过对血液净化患者进行远红外线照射 1 年后发现，与对照组相比表现出动静脉内瘘低失功率（12.5% *vs.* 30.1%）；通路血流量增多；血管通路通畅率提高（85.9% *vs.* 67.6%）。另外，利用 γ 射线放射治疗，通过影响组织的自我更新，抑制细胞分裂和局部细胞因子的释放，也可抑制内膜增生。

6. 介入治疗　Woo 通过对 118 例血液净化内瘘失功患者进行经皮腔内血管成形术干预治疗，结果显示该方法延长了内瘘的通畅时间。Hatakeyama 等观察 50 例使用镍钛合金（sMART）支架植入治疗内瘘狭窄的血液净化患者，观察 3、6、12 个月后显示，与未使用 sMART 支架的患者相比，两者无明显差异，且使用 sMART 支架短时间内可发生再次狭窄。因此，经皮腔内血管成形术和植入血管支架具有创伤小、见效快、手术成功率高等优点，但因为术后再次狭窄率高，远期效果并不理想。

当确诊存在狭窄时可用 PTFE 血管绕过狭窄部位进行吻合，或用血管扩张术进行治疗，并可反复扩张，但该方法再狭窄的发生率较高，常常最终需行外科手术，如图 7-3-8 所示。血管狭窄还可以采用经皮腔内血管成形术，该方法可以使 30% ~40% 的患者瘘管保持通畅 90 天，尽管该手术可以重复几次，有些弹性狭窄还可以植入支架，但由于再狭窄发生率高，况且价格比较贵，国内大多直接采用外科手术修复。

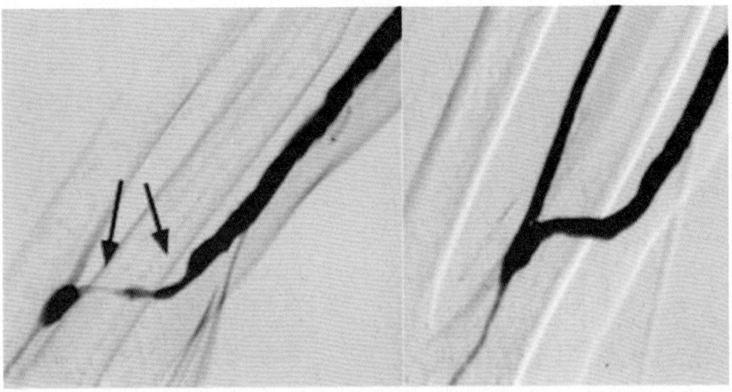

图 7-3-8　动静脉内瘘瘘口部位狭窄

（六）动脉瘤

动脉瘤是动静脉内瘘使用中的并发症之一，按瘤壁结构分为真性动脉瘤和假性动脉瘤。

1. 动脉瘤的定义　真性动脉瘤指内瘘吻合部的静脉侧或动脉化静脉在内瘘手术后数月或数年发生扩张，伴有搏动，瘤壁含血管壁全层，如图 7-3-9 所示。假性动脉瘤指内瘘由于穿刺出血，在血管周围形成血肿，与内瘘血管相通，伴有搏动，瘤壁是血肿机化后形成的纤维壁。动脉瘤有可能继发感染、瘤内血栓、压迫神经、破裂出血等，如不及时处理轻则导致内瘘功能丧失，重则危及生命。

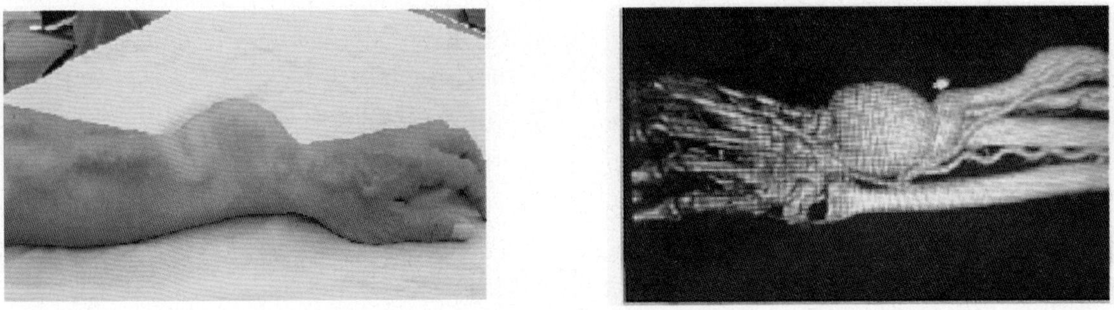

图 7-3-9　动静脉内瘘真性动脉瘤

2. 动脉瘤的分类及其形成机制　真性动脉瘤按发生部位分为吻合口动脉瘤、穿刺部位动脉瘤、非穿刺部位的静脉流出道动脉瘤、静脉流出道全程动脉瘤，发生部位不同形成机制也不同。吻合口部位多由于血流动力学原因导致静脉侧内膜增生出现狭窄，狭窄远心端压力增大易出现动脉瘤；穿刺区域动脉瘤主要与定点穿刺、区域穿刺所致血管重塑有关；非穿刺部位的静脉流出道动脉瘤多与解剖结构有关，如静脉汇入点成角、存在环形僵硬的静脉瓣等形成狭窄，狭窄远心端部位容易瘤样扩张，当同时合并内瘘流量高（如上臂内瘘）时，内瘘压力大，更易形成狭窄远心端动脉瘤；整个静脉流出道全程瘤样扩张可能与中心静脉狭窄、内瘘高流量、免疫抑制剂应用等有关。其他可能影响动脉瘤的因素包括高血压、鼻烟窝内瘘、吻合时过多剥离血管外、内瘘未成熟过早使用、穿刺技术不良、透析后止血方式不当等。

在瘘口及穿刺部位易形成假性动脉瘤，可用 PTFE 血管做旁路搭桥手术，发生假性动脉瘤的概率在 PTFE 血管为 10%，自身血管为 2%，在假性动脉瘤部位易发生感染，静脉端易发生血管扩张。

3. *治疗方法*

(1)对于瘤体直径小于 3 cm 或无破裂风险者可严密观察，避免穿刺，配戴护腕。

(2)对于瘤体直径大于 3 cm 或具有破裂风险的动脉瘤可结合发生部位及患者自身血管条件选择处理方法。对于吻合口部位的血管瘤推荐外科手术重建；对于穿刺部位血管瘤建议手术包括切除瘤的部分血管壁并在狭窄部位补片、切除瘤后与邻近静脉吻合、切除瘤后间插人工血管或自体血管(图 7-3-10，7-3-11)。

(3)非穿刺部位的静脉流出道多与解剖原因(如静脉瓣、静脉穿刺史等)、高血压及内瘘流量高有关。如合并瘤后狭窄，可首选 PTA，弹性回缩时行支架植入；再狭窄时应行外科手术治疗。

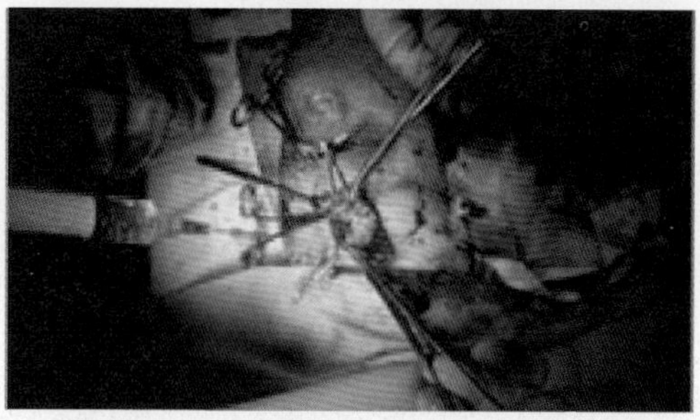

图 7-3-10 动静脉内瘘真性动脉瘤切除

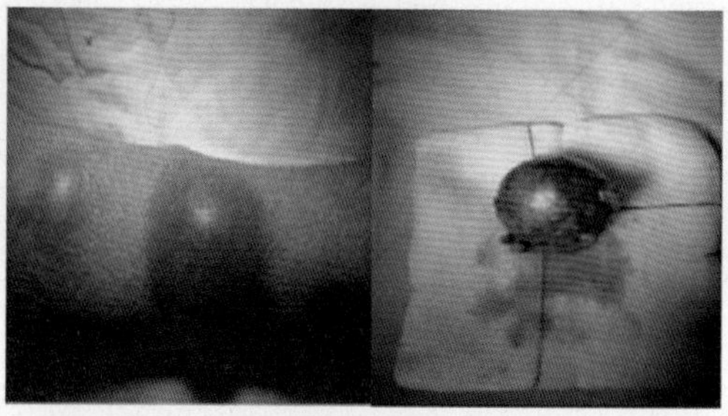

图 7-3-11 动静脉内瘘假性动脉瘤并切除

(七)肿胀手综合征

肿胀手综合征是指动静脉内瘘术后发生的持续手部及上肢肿胀，是动静脉内瘘术后少见的并发症，在桡动脉和头静脉吻合的内瘘中发生率约为 1.6%。临床上主要表现为手部或上肢肿胀、静脉迂曲(图 7-3-12)、疼痛，甚至可出现冻伤样表现。动静脉内瘘造成了动静脉间的“短路”，使上肢的血流量增加至正常人的 10 倍以上，当回流静脉绝对或相对狭窄时，致上肢远端静脉压力升高，发生肿胀手综合征。

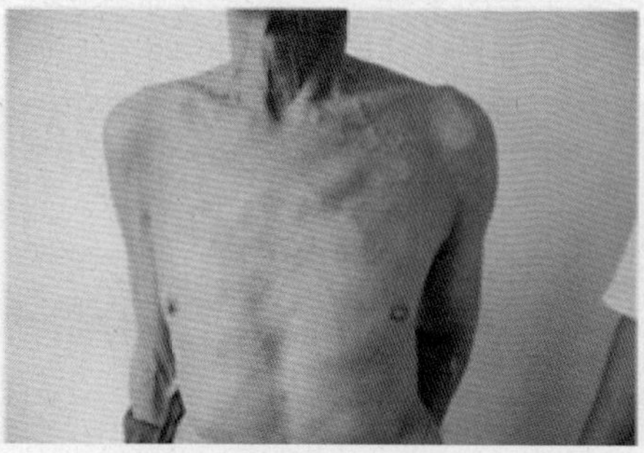

图 7-3-12 动静脉内瘘所致中心静脉狭窄胸壁静脉曲张

按回流静脉病变部位的不同将病因分为中心静脉和上肢浅静脉病变。国内有文献报道[22]，51 例肿胀手综合征患者中，中心静脉病变占 70%，而浅静脉病变仅占 30%，可能是因为中心静脉侧支循环多于上肢浅静脉，故中心静脉的狭窄、梗阻更易形成肿胀手。

1. *中心静脉狭窄、梗阻的主要原因*

(1)中心静脉损伤。中心静脉损伤包括中心静脉置管、起搏器及除颤器导丝植入，这是最为常见的原因。

(2)中心静脉受压。中心静脉受压是因为大血管的弯曲和(或)扩张所致，上纵隔内结构拥挤，而静脉管壁薄、血流慢容易被压迫。

(3)动静脉内瘘的高血流量。有学者[23]回顾性分析了 57 例发生中心静脉狭窄的血液透析患者，其中 6 例无中心静脉置管史，可能的原因是内瘘处的高血流量导致静脉瓣及静脉弯曲处长期受动脉血流压力冲击致静脉瓣增生、狭窄，测量其中 4 例患者的内瘘口血流流量范围在 1440 ~ 2900 ml/min(平均 2347 ml/min)，远高于正常的 600 ~ 1200 ml/min，造瘘位置越靠近中心静脉血流量越高，更易形成中心静脉狭窄。

(4)慢性疾病损伤血管。尿毒症易导致氧化应激，使内皮素-1 表达增加致血管内皮增生、血管平滑肌收缩；糖尿病可致血管平滑肌细胞增殖，使血管狭窄、梗阻。有学者[24]观察 206 例头静脉 - 桡动脉内瘘术后发生内瘘通路狭窄或血栓的患者，其中发生狭窄和血栓的常见部位分别是吻合口及附近(占

74%)、流出道静脉(占25%)、中心静脉(占1%)。浅静脉狭窄常见于内瘘口附近,血管的直接损伤是主要原因。浅静脉狭窄闭塞导致肿胀手综合征的情况较中心静脉少,多数浅静脉仅发生闭塞、形成静脉血栓而不会形成肿胀手综合征,可能与侧支循环的建立程度相关。

2. 临床常用的辅助诊断方式　辅助检查包括超声、CT血管造影、DSA血管造影等,各有优缺点。超声检查简单无创,而且能够测量血流流速,但是影像效果欠佳,且受操作者的水平影响较大。静脉造影是首选的诊断方法。张宏涛等[25]观察了10例肿胀手综合征患者,应用64排螺旋CT血管成像技术并将图像进行三维重建,将重建所得狭窄血管的直径与邻近正常血管直径相比,将狭窄程度进行分级:小于50%为轻度,50%～70%为中度,超过70%为重度。

3. 保守治疗　保守治疗包括摇握拳、抬高患肢、多磺酸粘多糖乳膏(喜疗妥)外敷,可改善肿胀症状。

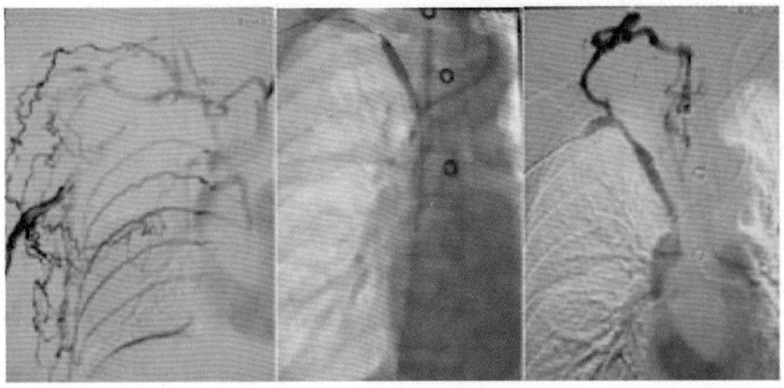

图7-3-13　经皮血管腔内支架植入术治疗中心静脉狭窄

4. 手术治疗　手术治疗包括腔内治疗及开放手术治疗两类,根据病因及患者意愿进行选择。腔内治疗有经皮腔内血管成形术及经皮血管腔内支架植入术(图7-3-13),短期效果尚可但容易复发。Bakken等[26]回顾性分析了发生中心静脉狭窄的血液透析患者分别应用经皮腔内血管成形术及经皮血管腔内支架植入术的治疗效果,认为两者相差不大且没有明显增加血液透析通路的使用寿命。开放手术包括狭窄部位补片成形术、移植血管间置术,较腔内治疗有较高的通畅率,但创伤大,也有一定的复发概率;根据情况还可选择结扎内瘘、缩小内瘘直径等治疗方法。

5. 预防　回流静脉的狭窄、梗阻是导致肿胀手综合征的关键因素,故需血液透析患者特别注意回流静脉的保护,尽量避免不必要的中心静脉插管。造瘘手术时应注意瘘口大小、静脉分支结扎、减少损伤。术后可行适当保健运动,规范透析治疗改善内环境,积极治疗引起血管内膜增生的原发病,可适当应用他汀类药物、远红外照射治疗防治血管内膜增生。

(八)高输出量心力衰竭

由于动静脉内瘘血液分流,可引起回心血量增加,舒张末期容量扩大,每搏量增加。一个成熟的内瘘自然血流量可达600～1200 ml/min,当内瘘流量过高时,如上臂内瘘和大腿部位内瘘血流量超过1500 ml/min时,较易引起心力衰竭,前臂内瘘发生心力衰竭比较少见(图7-3-14)。临床认为,血管内瘘吻合口直径的大小和潜在器质性心脏疾病是决定充血性心力衰竭是否发生的两个重要因素。

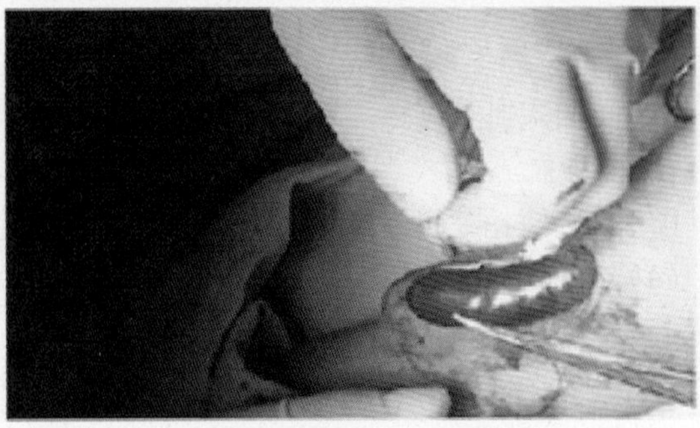

图7-3-14　动静脉内瘘过度扩张致高输出量心力衰竭

1. 高流量内瘘的定义　当内瘘血流量(Qa)≥1500 ml/min或内瘘血流量(CO)与心排血量的比值≥20%时,此内瘘为高流量内瘘。

2. 吻合口内径　在手术设计中吻合口大小的控制原则是内瘘血流量既能满足维持性血液透析需求,又不明显影响到心脏功能。功能良好的内瘘自然血流量应为800～1200 ml/min,可在心脏功能代偿能力范围内。内瘘吻合口大小控制标准的掌握,较多学者认为前臂自体内瘘吻合口直径控制在8～12 mm、移植物内瘘控制在5～7 mm最适合。但是有学者担心,如果移植内瘘也采用该标准则吻合口狭窄、堵塞的发生率将会明显增高,因为其内膜过度增生的发生速度显著高于自体血管内瘘,故在手术设计时就有意识地增大静脉吻合口直径,动脉吻合口直径多在 5 ~ 7 mm 即可。选择较大动脉(如腋动脉、股动脉等)与静脉系统制作移植内瘘时,心脏的排血量可以增加 10% ~50%,如上臂腋动脉与腋静脉或贵要静脉的袢式人工血管移植,血管吻合口距离心脏较近,可因为回心血流量的剧增而加重心脏负担。此时如果通过移植内瘘的自然血流量低于 1600 ml/min,通常多数患者心脏可以代偿,当高于这个标准时发生充血性心力衰竭的概率则明显增大。

3. 潜在器质性心脏病　对已经存在冠心病、心律失常、高血压性心脏病、心肌炎等器质性心脏疾病、高容量负荷及高龄患者,动静脉内瘘的建立则有可能引起心力衰竭的发生。但临床上并不多见,潜在的心脏疾病是充血性心力衰竭发生的决定性因素,多数尿毒症患者心力衰竭的发生往往与其心脏疾病本身及过多的液体负荷相关。

4. 处理　当患者反复发生心力衰竭时,首先应排除和纠正内瘘分流以外的原因,如患者是否达到干体重状态及是否存在顽固性高血压、严重营养不良和贫血、明显缺血、器质性心脏疾病引起的心律失常等,不要将内瘘分流作为首要因素来考虑,真正由内瘘分流导致的心力衰竭临床上少见。在除外其他原因后可作如下处理及治疗。

(1)移植内瘘缩窄术。其包括手术缩小和固定直径环状物套入术,前者在瘤样扩张并发症处理章节中已详细描述;后者是将一个固定直径的金属环或其他材料环,如聚四氟乙烯等,套在移植内瘘流入道,以减少回心血量,如图 7-3-15 所示。但这两种方法将内瘘直径缩小到什么范围,即能控制心力衰竭的发生,又不影响透析使用,目前没有统一标准,难以掌握。血管缩窄过小存在内瘘狭窄、血栓形成的可能性,测量内瘘血流量对手术有明显的指导意义。

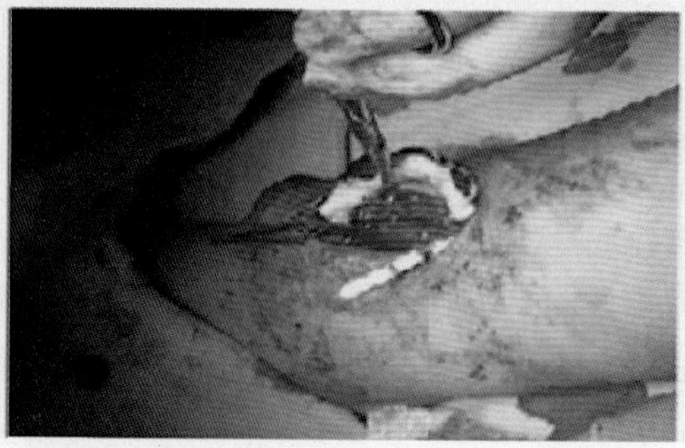

图 7-3-15　环阻法治疗高输出量心力衰竭(环阻材料为人工血管)

(2)间插式血管移植。移植一段小口径锥形人工血管(3 ~ 5 mm)或其他材料小口径血管,以缩小内瘘直径,减少血流量。

(3)直接结扎关闭内瘘。对于心力衰竭难以控制可考虑内瘘结扎术。

(4)建立无分流透析通路。在结扎内瘘术后实施,包括肢体动脉浅置术(如桡动脉、肱动脉、股动脉浅置等)、隧道式长期导管深静脉留置术、皮下埋置导管装置(如 Dialock Port 和 Life Port 系统等)、腹膜透析。

(5)预防措施。对存在潜在器质性心脏疾病的患者,手术前应准确评估心功能,纠正或明显改善影响心功能的不利因素。在手术设计 AVG 时应尽量远离心脏,选择腋动脉、股动脉以外的血管,掌握控制适合的血管吻合口直径。

总之,减少内瘘流量的方法包括缩窄内瘘流出道(环阻法、折叠缩窄法和插入较细移植物血管)和建立旁路减流、结扎内瘘等。对于那些 Qa≥1500 ml/min,Qa/CO≥20% 暂无心脏负荷过大相关症状患者应常规每 3 个月行 1 次胸部 X 线检查及心脏彩色多普勒超声评估左心室参数(如左心室舒张末直径、左心室容积和射血分数),如果患者心胸比、左心室容积、心排血量进行性增加,应采取干预措施。一旦发生,可采用内瘘包扎压迫,必要时采取外科手术缩小瘘口。

（九）血清性水肿

血清性水肿主要发生于人工血管移植，上肢袢式移植的发生率可高达95%以上，国外报道的发生率为15%～32%。在使用相同材料情况下存在如此大的差别，可能与人种有关。血清性水肿多发生在术后1～3天，一般持续3～6周常可自行消肿。

1. 血清性水肿的形成原因

（1）人工血管材质及纤维列排列方向、顺序、密度。经动物实验证实，当血液流经人工血管时，血清可以由血管壁网眼渗出。

（2）人工血管内压力增加。

（3）严重贫血、低蛋白血症、凝血功能异常引起的血黏度降低。

随着人工血管制造技术的改进和质量的不断提高，如美国戈尔公司生产的延伸型和血管壁加强型膨体聚四氟乙烯人工血管等，血清性水肿持续时间逐渐缩短。

2. 处理　一般无须特殊处理，在术后尽量抬高术侧肢体有利于水肿的消退；对消退缓慢的患者，可采用红外线照射，每天2～3次，每次20～30分钟。手术1周后在非透析日可做热敷及硫酸镁湿敷。2周拆线后，做手部握拳及肘关节屈曲运动有助于肿胀的消退，必要时输注人体白蛋白提高血浆胶体渗透压。术后1周内血液透析肝素化可加重血清性水肿，此时透析可应尽量采用无肝素或低分子量肝素透析，在肿胀期间避免穿刺。但对于长时间不消肿的患者，可以延长成熟期，在术后3个月才考虑使用。美国2006年最新血管通路指南中指出，人工血管内瘘在手术后15天待与周围组织粘连后再开始用于透析穿刺，国内还没有术后15天投入使用的报道。对于6个月以上仍有明显水肿的病例，可能存在近心端深静脉狭窄或栓塞导致血液回流障碍情况，可进行血管超声或造影检查明确诊断。这种情况多与深静脉导管留置史相关，故在术前对近心端血管的评估极为重要。

（十）其他

1. 动静脉内瘘定点穿刺所致内瘘破裂　患者定点穿刺部位皮肤及内瘘破损，应阻断内瘘血流后一期缝合止血，待炎症及局部水肿消退后二期修复同侧内瘘或对侧肢体重建内瘘，如图7-3-16所示。

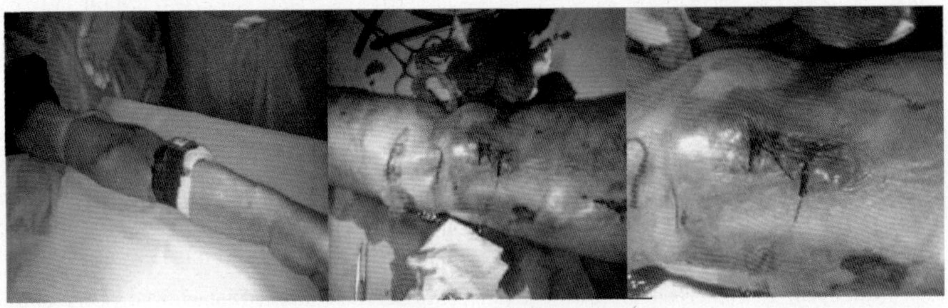

图7-3-16　动静脉内瘘定点穿刺所致内瘘破裂

2. 动静脉内瘘穿刺所致肱动脉损伤　动静脉内瘘穿刺所致肱动脉损伤血肿形成，造影后所见如图7-3-17所示。明确诊断后可行血管腔内覆膜支架植入术，或行切开手术。

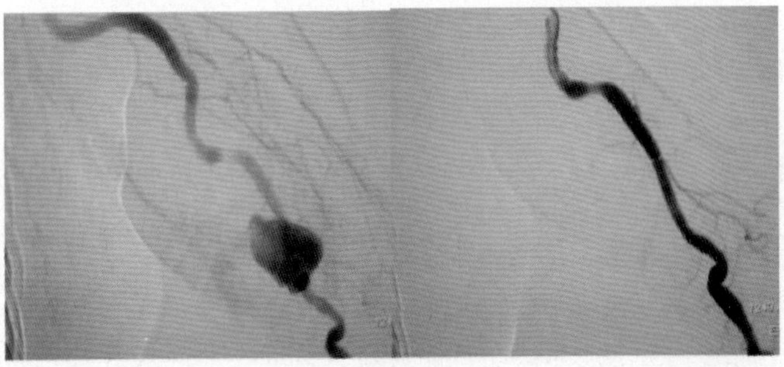

图7-3-17　动静脉内瘘穿刺致肱动脉损伤血肿形成（血管腔内覆膜支架治疗）

参考文献

1. Vassalotti JA, Falk A, Teodorescu V, et al. The multidisciplinary approach to hemodialysis vascular access at the Mount Sinai Hospital. Mt Sinai J, 2004, 71(2)94-102.
2. Hirth RA, Turenne MN, Woods JD, et al. Predictors in type of vascular access in hemodialysis patients. JAMA, 1996, 276(16): 1303-1308.
3. Weyde W, Letachowicz W, Kustal M, et al. Outcome of Autogenous Fistula Construction in Hemodialyzed Patients Over 75 Years of Age. Blood Purif, 2006, 24(2): 190-195.
4. Wasse H, Kutner N, Zhang R, et al. Association of Initial Hemodialysis Vascular Access with Patients - Reported Health Status and Quality of Life. Clin J Am Soc Nephrol, 2007, 2(4): 708-714.
5. 中国医院协会血液净化中心管理分会血液净化通路学组. 中国血液透析用血管通路专家共识. 中国血液净化, 2014, 13(8): 549-558.
6. Salahi H, Fazelzadeh A, Mehdizadeh A, et al. Complications of arteriovenous fistula in dialysis patients. Transplant Proc, 2006, 38(5): 1261-1264.
7. 王笑云. 要重视透析血管通路创建维护和并发症的防治. 中国血液净化, 2007, 6(7)349-351.
8. Harder F, Tondelli P, Haenel AF. Hemodialysis-the arteriovenous fistula, distal to the wrist joint. Chirurg, 1977, 48(11): 719-741.
9. Windus DW. Permanent vascular access: a nephrologist's view. AM J Kidney Dis, 1993, 21(5): 457-471.
10. 卢燕雯, 张健, 丁峰, 等. 肱动脉-头臂静脉内瘘——慢性肾功能衰竭成功的次选血管通路. 上海医学, 2002, 25(5) 275-278.
11. 陆石, 田军, 韩国锋, 等. 前臂血管转位建立自体动静脉内瘘的临床研究. 中国血液净化, 2003, 2(10): 543-549.
12. Hakim R, Himmelfarb J. Hemodialysis access failure: a call to action. Kidney Int, 1998, 54(4): 1029-1040.
13. Zibari GB, Rohr MS, Landreneau MD, et al. Complications from permanent hemodialysis vascular access. Surgery, 1988, 104(4): 681-686.
14. 庄永青, 童静, 彭保. 人工血管移植动-静脉造瘘术的临床应用. 中国修复重建外科杂志, 2000, 14(1): 1-3.
15. National kidney Foundation. K/DOQI clinical practice guidelines and clinical practice recommendations. 2006 updates. AJKD, 2006, 33(5): 487-488.
16. Asif A, Rcy-chaudhury P, Beathard GA, et al. Early arteriovenous fistula failurea logical proposal for when and how to intervene. Clin J Am Soc Nephrol, 2006, 1(2): 332-339.
17. Dixon BS. Why don't fistulas mature? Kidney Int, 2006, 70(8): 1413-1422.
18. 田浩, 郁正亚. 透析用自体动静脉内瘘成熟的研究进展. 中国血液净化, 2009, 8(6): 339-341.
19. Khavanin Zadeh M, Gholipour F, Naderpour Z, et al. Relationship between Vessel Diameter and Time to Maturation of Arteriovenous Fistula for Hemodialysis Access. Int J Nephrol, doi: 10.1155/2012/942950.
20. Vascular Access Work Group. Clinical practice guidelines for vascular access. Am J Kidney Dis, 2006, 48(Suppl 1): s176-247.
21. 陈文, 陈裕盛, 黄茂芹, 等. 动静脉内瘘并发肿胀手综合征三例. 中华肾脏病杂志, 1997, 4(13): 228.
22. 施娅雪, 张皓, 张纪蔚, 等. 血液透析患者肿胀手综合征的诊治. 中国血液净化, 2012, 11(3): 136-139.
23. Oguzkurt L, Tercan F, Yildirim S, et al. Central venous stenosis in hemodialysis patients without a previous history of catheter placement. Eur J Radio, 2005, 55(2): 237-242.
24. Turnnel-Rodrigues L, Pengloan J, Baudin S, et al. Treatment of stenosis and thrombosis in hemodialysis fistulas and grafts by interventional radiology. Nephrol Dial Transplant, 2000, 15(12): 2029-2036.
25. 张宏涛, 赵显国. CT血管成像在诊断和评价维持性血液透析患者肿胀手综合症中的应用. 医药论坛杂志, 2012, 33(4): 6-8.
26. Bakken AM, Protack CD, Saad WE, et al. Long-term outcomes of primary angioplasty and primary stenting of central venous stenosis in hemodialysis patients. J Vasc Surg, 2007, 45(4): 776-783.

第四节　血液净化静脉导管通路概论

史振伟

随着社会科学技术发展与健康水平的提高，人类的寿命不断延长，65 岁以上老年人越来越多，糖尿病肾病导致的肾衰竭患者不断增加；社会医疗保障水平的提高也使得尿毒症透析患者的生存时间不断延长，这类人群的透析血管通路面临的问题也成为当今透析治疗的重要问题之一。

中央静脉留置导管作为血液净化的血管通路在临床上的应用非常普遍，经皮下隧道穿刺中心静脉留置涤纶套导管在一部分患者中已作为永久性通路使用。在 10 余年的应用中受到广泛的欢迎。各个透析中心不断总结丰富经验，改进的新导管也不断涌现，目前市场上有多种不同设计类型的涤纶套导管。

导管在静脉中留置会存在血栓、流量不足、感染和患者生活不适等问题。由于透析血泵的抽吸负压，经常使得静脉壁吸附在导管顶端，影响血流量，尤其是在导管开口有血栓形成或导管外纤维蛋白鞘形成时[1]。导管开口部位的空隙很小，透析血流量的要求使得导管开口的血液流速增大，进一步增加静脉壁的贴附作用，影响透析过程的完成。

为了保证导管留置时间长、透析血流量充足等，临床可以从以下 4 个方面考虑问题：①将导管顶端放入右心房，使导管开孔不会顶在静脉壁上，此时只有导管的一端开口可能贴在心房壁上；②留置导管时将动脉端放置在导管的弯曲内面，可避免动脉口贴附静脉壁；③使用大口径导管，使导管开口不容易被小血栓或小的纤维蛋白鞘堵塞；④采用导管动脉端壁四周均有开孔的导管，使得透析过程的血液可以从多个开口进出，至少可保证有一些开口不会贴附静脉壁[2]。

使用静脉导管的患者病情往往较使用动静脉内瘘的患者重，患者感染发生率高，死亡率也会较高。目前尚不清楚这些伴随风险是否在反映：①置管患者属于特殊的一类危重症尿毒症患者；②相当多的危险因素会发生在这些动静脉内瘘失功的患者；③由于导管使用本身性质决定。有文献报道导管患者的半年存活率为 60%，1 年存活率为 40%[3]。导管标定的血流速度应在 400 ml/min 以上，但通常血流速度在 300 ml/min 以下，导致体形较大的患者使用静脉导管受到限制，这是因为导管的使用会降低尿素的清除率，影响透析的充分性。因此，解决中心静脉留置导管的这些问题一直是透析学界和医疗材料专家努力研究的课题。

一、导管的种类与设计

（一）导管的种类

目前国际上使用的涤纶套隧道导管大致分为以下四类，它们在设计上各有其优缺点。

1. 顶端阶梯式（staggered tip）双腔涤纶套导管　包括 Quinton Permcath、Mahurkar、Opti-flow、Lifejet、

Dura-Flow、Uldall 等品牌的导管。国内绝大多数单位使用美国泰科公司的 Quinton permcath 导管。

2. 分叉式(split tip)双腔涤纶套导管　包括 Hemosplit、Carbothane、AshSplit、Cannon 等导管。前两种顶端分裂式是预制好的,后两种在使用时临时撕开动静脉顶端。目前国内一些单位开始使用巴德公司的 Hemosplit 导管。

3. 单腔涤纶套双导管(Two singlelumen catheters)　主要有 Tesio、Tandem-Cath、Canaud、Bio-Flex 等品牌。Tesio 和 Tandem-Cath 导管涤纶套是固定在导管中间或略偏一端部位,而 Bio-Flex 等导管的涤纶套是可移动式的涤纶套夹,可以更好地适应涤纶套位置的摆放。有些导管的涤纶套被改为金属索环。

4. 对称开口的导管　即 Palindrome 导管,其动静脉两端任何一端都可以作为动脉引血或静脉端回血,再循环率低,不影响透析效果。

目前有些透析导管或袖套镀上抗菌药物或肝素,以达到抑制细菌生长或防止血栓形成的目的。但是目前尚无大型研究证实使用此类导管可以改善预后的报道。

(二)临时导管的设计

1. 导管材料　不同公司的导管采用不同的塑料聚酯材料,质地和硬度差别较大。聚氨酯和聚乙烯材料是最常用的两种化合物。这些硬导管容易插入,且在体温环境下变软,因而减少了血管创伤。

2. 导管管腔设计　大多数使用双腔导管,无须再做周围静脉穿刺。单腔导管价格便宜,可减少再循环和因负压造成的流量不佳。为了减少再循环,导管尖端设计动静脉两个腔开口之间的最小距离应达 2 cm。

(三)长期导管的设计

1. 导管材料　主要是硅胶、聚氨酯,或是聚矽氧烷生物材料,这些材料可以保证导管在体内外有一定硬度,在体内比较柔软,既容易插入血管,又不易损伤血管内膜,生物相容性好,减少血栓的形成。

2. 导管管腔设计　涤纶套导管管腔的设计有 4 种:管腔截面半圆形(D 形)、伴一小圆形(C 形)、大小同心圆形和双圆形。根据患者不同身高的需要,导管长度有 28、36、45、60 cm 等多种,而导管顶端距离涤纶套的位置长度分别是 15、19、25、40 cm 不等。个别导管长度甚至达到 100 cm,适用于经下腔静脉途径留置插管。

外源性材料进入血液可导致血小板黏附并聚集于其表面,形成纤维蛋白鞘和凝血块,从而激活凝血机制。其中导管的材料和硬度是两个重要因素。导管僵硬或表面不规则可促使血栓形成,僵硬的导管还可导致血管内皮损伤。目前认为最佳的导管材料是聚氨酯和聚矽氧烷生物材料。聚氨酯具有热塑性,在体温下变软。聚矽氧烷具有热固性,常温下是柔软的。目前最常用的是涤纶套双腔导管通常是不透 X 线或者是导管外表带有不透 X 线的线条。

二、导管植入的静脉选择

在深静脉置管前,手术医生应很好地掌握“谨慎、周全、个体化”原则。另外,还应依据患者自身条件,很好地了解和掌握以下静脉选择的原则。

(一)避免使用锁骨下静脉

对于最终需要维持性血液透析或当前需反复血液透析者,尽量不采用锁骨下静脉作为血管通路。锁骨下静脉留置导管者,其血栓和(或)狭窄的发生率很高,可导致同侧上肢水肿。因此,锁骨下静脉插管可丧失此后同侧上肢制作永久性动静脉内瘘或移植血管的可能性[4]。

(二)危重患者置管

患者的呼吸困难程度是影响颈内静脉和锁骨下静脉插管的重要因素。若患者不能平卧并坚持完成插管,那么坐位或半坐位插管的难度更高。此外,明显呼吸困难时,穿刺吸入空气的概率明显增加;若发生气胸并发症,很容易造成呼吸衰竭。因此,对有轻度呼吸困难的患者,应在术前让患者保持仰卧位一段时间,观察患者能否耐受。如果在穿刺过程中患者出现呼吸困难症状或烦躁,最好放弃,改用经股静脉插管。

（三）多次置管病史患者的再置管

以往曾重复多次穿刺的血管，血栓形成的概率较大，最好选用其他血管。如有超声引导，则可了解静脉走行，确定是否有血栓形成或解剖位置异常。如已知或怀疑有静脉狭窄，且只能在该静脉置管，则应该造影后或在 X 线透视下行静脉穿刺插管。否则，置管导丝、扩张管或留置导管可能导致静脉穿孔，引起致命性出血。

（四）急性肾衰竭患者的置管选择

对于急性肾衰竭的患者，在行静脉穿刺置管前，应当确定患者当次治疗是否需要长期透析，避免多次穿刺插管，保留将来制作长期通路的血管。如果需要多次透析，首选颈内静脉留置导管；留置股静脉导管尽量不超过 14 天，最好 7 天内拔除；避免使用锁骨下静脉留置导管，以减少静脉血栓的发生率。如果认为患者的肾功能在这段时间里不能恢复，预期应用超过 4 周，则要考虑采用带涤纶套皮下隧道留置导管。

（五）高凝患者的置管

如果患者接受抗凝治疗或有高凝状态，留置导管时必须特别注意，最好让有经验的医生穿刺插管，有条件应采用超声引导下穿刺，以减少试探穿刺次数及穿入动脉引起并发症的可能性。

（六）避免在感染附近部位穿刺，以免感染扩散

（七）颈内静脉穿刺部位的选择

颈内静脉穿刺时通常采用右侧，而少用左侧。右颈内静脉与上腔静脉呈直线相连，易于置管；且由于留置的导管很少贴壁，可保持良好的血流量。

（八）中毒患者的置管

中毒患者往往是卧床或不能配合，因此可考虑采用股静脉插管，以减少严重并发症的发生率。此外，也不需要做 X 线检查就可以立即开始净化治疗。

临时性静脉导管目标静脉一般有 3 条，即颈内静脉、锁骨下静脉和股静脉，个别采用颈外静脉（表 7-4-1）。由于颈外静脉走行变异比较多，又要经过锁骨下静脉，一般不用于穿刺留置临时血液透析导管，可用于输液留置导管。颈内静脉为首选，尽量不选择锁骨下静脉；无法使用或者病情不允许穿刺颈内静脉时才选择股静脉；如果今后需要在同侧肢体制作动静脉内瘘，则不用锁骨下静脉。

表 7-4-1　临时性静脉导管的静脉选择

静脉名称	选择的条件
右颈内静脉	重病、长期卧床且体重指数（BMI）超过 28 kg/m^2
	主动脉瘤修复术后
	门诊患者，无须活动限制的患者
股静脉	重病、长期卧床且体重指数（BMI）低于 24 kg/m^2
	现有或计划近期做气管切开的患者
	计划需要建立长期血液净化血管通路的患者
	需要急诊透析，超声检查未找到其他血管通路的患者
左颈内静脉	右颈内静脉和股静脉置管有禁忌的患者
锁骨下静脉	颈内静脉及股静脉置管有禁忌证；优先选择右侧

长期静脉导管要保证充足的血流量，留置导管静脉的选择更为重要，NKF-K/DOQI 指南建议首选右颈内静脉。右侧颈内静脉、上腔静脉到右心房基本保持一直线，导管经右颈内静脉插入后不易打折、异位，导管内血流阻力小。近年来，国内外许多文献报道[5]，采用右颈内静脉插入者大约占 80%，左颈内静脉插入者约占 20%。因为担心锁骨下静脉狭窄，故较少采用锁骨下静脉插管。左颈内静脉插入的导管由于有 2 个近乎 90°的弯道，经验少的医生经常不能将导管放置到位，或是导管长度不够，使得导管顶端

容易顶在上腔静脉壁上,导致功能不佳。而经右侧锁骨下静脉或右颈外静脉入路的导管容易到达上腔静脉根部或右心房,所以采用右侧锁骨下静脉入路穿刺,导管进入的静脉部位是在锁骨下静脉和颈内静脉汇合处,对锁骨下静脉损伤轻微,摩擦点少,效果与右侧颈内静脉相似。另外,有些患者由于以前插管造成的上腔静脉狭窄或其他原因而必须穿刺其他静脉才能留置导管。笔者认为经股静脉长期静脉导管插管效果也可行,皮下隧道可以是直的,尾部指向股前(下肢,顺股静脉远心方向),也可以是弯的指向头部,出口在右下腹腹股沟韧带的上方,关键技术环节是导管长度的选择,如能保证导管尖端在下腔静脉,则导管功能也会满足患者长期血液透析的要求。

三、植入静脉导管尖端的位置

(一)长期静脉导管尖端的位置

长期静脉导管尖端的最终位置应放在上腔静脉根部,也有部分学者建议放在右心房。但是,由于患者体位变化和心脏的跳动影响及患者随年龄和病程发展身高变短等因素,临床实践证明导管顶端位置在上腔静脉与右心房交界部位比较好。长期静脉导管尖端在右心房时,会发生一些虽少见但可能很严重的并发症,如心律失常、心脏穿孔或心房血栓。绝大部分并发症是由于使用了非聚矽氧烷材料的导管引起。另外,必须认识到导管会发生潜在移位也是很重要的。最近的研究表明,48 小时内大多数患者卧位与立位 X 线显示胸片导管位置可离开心房相差数厘米之多[6]。2014 中国血管通路专家共识认为"颈部留置长期静脉导管的尖端应该在右心房中上部,下腔静脉留置长期静脉导管的尖端应该在下腔静脉甚至右心房内[7]。颈部留置长期静脉导管的位置可以根据术前 X 线胸片右心房上部位置与前肋骨或前肋间隙的相对应位置来确认,大多数位于第 3 前肋骨或第 3、4 前肋间隙水平,或者在血管造影指导下确定。"学者认为上腔静脉导管顶端到达上腔静脉与右心房交界处效果较好,如图 7-4-1 所示。

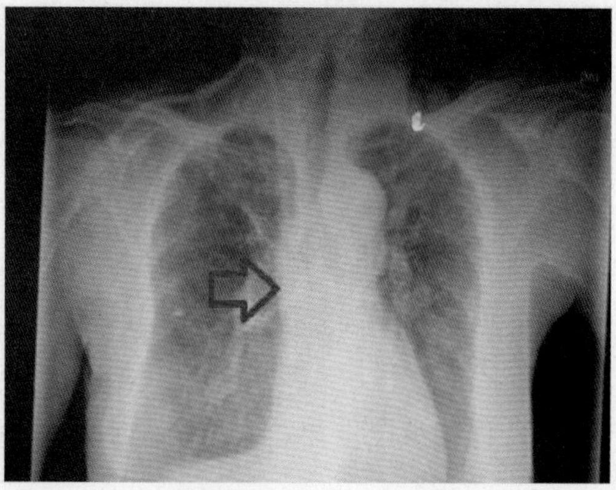

图 7-4-1 导管尖端位置(上腔静脉与右心房交界)

(二)长期静脉导管尖端定位的方法

如果在数字减影血管造影(DSA)或透视直观下置管可以准确定位,但临床实际操作比较困难,而且费用较高。体表定位法也比较可靠和准确,静脉导管顶端应达患者胸骨柄下缘,最好术前为患者摄正位胸片,以明确右心房和上腔静脉根部与前肋间隙的位置关系,以帮助手术置管定位。

(三)临时静脉导管尖端的位置

经颈部中心静脉穿刺留置临时静脉导管的顶端位置应该在上腔静脉的中下 1/3 交界以下,或者位于上腔静脉与右心房汇合部之前约 2 cm 处。由于临时导管质地比较硬,导管顶端通常比较尖,人体头颈部处于不断运动中,尤其从立位改变为卧位时,可使导管深入 2 ~ 3 cm,更加容易进入心房,所以不主张临时导管顶端位置太深靠近心房入口处,如进入太深,心房硬质导管会引发一些虽少见但可能很严重的并发症,如心律失常、心脏穿孔或心房血栓。

(四)临时静脉导管尖端定位的方法

在临床工作中,人体的一些重要体表标志可以帮助我们判断导管的进入深度,根据测量穿刺点与体表标志的距离,再比较核对导管的长度,可以较好地估算导管进入的深度。通过确定人体的一些重要体表标志,如胸锁关节上缘是颈内静脉和锁骨下静脉的汇合处,右胸锁关节上缘至胸骨柄和胸骨体连接处,一般就是上腔静脉走行的体表投影,再通过了解人体中心静脉各个节段的宽度(直径),可以比较好地判定导管需要进入的深度。

四、静脉导管的流量及再循环

2008 年 DOPPS Ⅲ研究报告的结果显示，在英国和加拿大使用长期涤纶套导管作为血液透析通路者达 30% 以上[8]。国内于 20 世纪 90 年代后期开始皮下隧道留置涤纶套导管的临床应用。由于老年患者的不断增加，糖尿病患者的发病率上升，长期静脉导管的使用也在不断增加。特别是国内，由于医保和手术技术的限制，人工血管搭桥内瘘的推广应用不够多，而长期静脉导管有一定的优越性，因此使用的比例也在逐渐增加，部分单位已经达到 10% 以上。

(一)通畅率

留置导管使用寿命评价指标可分为初级通畅率、次级通畅率。前者是指累积的自发通畅率，后者是指干预措施后导管累积通畅率。当用导管半寿期来评价其使用寿命时，由于导管的使用目的不同而使导管的存留率有明显差异。许多研究表明，用于血液透析长久通路的导管在 12 个月时其次级通畅率差别较大。最近有报道导管次级通畅率 1 年为 98%、2 年后为 96%、5 年后为 93%[9]。这些差异很难只用导管特性不同来解释。感染和功能丧失是导致导管拔出的两种最常见的原因。似乎对于导管的管理也与造成这种差异有关。多中心研究表明，颈部插管较锁骨下静脉插管的使用期更长一些。

(二)导管的血流量

血流量要达到 250 ~ 300 ml/min 才能保证充分透析，高效透析的血流量要达到 400 ~ 450 ml/min。为了提高血流速度而使用过高的负压会增加导管腔破裂及导管头吸附血管壁的危险。除导管的材料外，导管的长度、内径及远端孔的几何形状将决定导管的内部阻力。一项调查研究对目前市场上 3 种不同类型的导管进行了比较，其中包括带侧孔及远端孔的 Vascath 双腔导管、带远端孔的 Permcath 双腔导管及带远端孔和侧孔的单腔双泵 Tesio 导管。所有导管均经颈静脉或锁骨下静脉插入，检测其血液通路通畅情况，以血流量达到 350 ml/min 或 350 ml/min 以上的患者百分比作为指标；对照组选用动静脉内瘘患者，其内瘘管血流量均达到 350 ml/min 或以上，通路的可靠性近 100%。研究结果表明，所有类型导管的效率均较动静脉内瘘低，Vascath 导管尤为低，其平均流量为(320 ±62) ml/min，Tesio 管为(396 ±45) ml/min，Permcath 管为(384 ±28) ml/min；三者的再循环率相似。假设把可靠性的指标定在 300 ml/min，则 3 种导管的可靠性是相似的。在另外一组研究中，绝大多数患者的 Tesio 导管血流量均可达到 375 ml/min 以上。

(三)再循环

再循环使透析的充分性受到限制。要减少或停止再循环，必须在两条远端不同的静脉中插入两根不同的导管，显然这种方法并不适合于每天操作。目前常用的导管其流出的动脉孔距流入的静脉孔数厘米，可减少再循环血流量。股静脉导管的再循环血量较锁骨下静脉导管高，特别是较短的股静脉导管，其再循环率可达到 10%，这可能与导管没有插到下腔静脉有关。最近有研究表明，Twincath 双腔导管在透析血流量达 300 ml/min 时，再循环率平均为 8.5%；血流量 375 ml/min 时，再循环率平均为 11%。这进一步说明当透析血流量达到 300 ml/min 以上时，其所显示的血流量可能较实际通过的血流量要高。临床上常见到由于动脉端血流量低而将导管动静脉两端反接的现象，即血液从静脉端流入导管，透析后从动脉端流回体内。有几项研究表明这种方法可增加再循环血流量，导致治疗效率下降。虽然临床实践中反接几次(有时 1 ~2 次)后，重新正接即可恢复较理想的血流量，但应该尽量减少反接次数。其根本的问题是解决动脉端不畅通的原因，如可采用尿激酶溶栓治疗等。

为了减少长期留置导管的再循环率，最近几年又研究开发了一种新型导管，叫 Palin drome 导管。导管顶端为动静脉对称性 Z 形开口，开口大，导管动脉和静脉顶端的近心端约 2 cm 处有一个菱形的激光制作的窗口，保证导管两端的充足血液量；而且在动静脉端反接时减少了再循环。根据对比导管的研究报道，原来远端梯形开口的 Permcath 导管动静脉端反接的再循环率最高达 31%，部分导管反接无法抽出血液，顶端分叉的导管再循环率最高可达到 16%；而新型 Palindrome 导管反接的再循环率最高只有 2%。

根据2006年NKF-K/DOQI指南的要求，再循环率不应超过5%，才能保证透析的充分性[10]。

五、静脉导管换管技术

新进入血液净化患者、维持血液净化患者但永久血管通路出现并发症时，常使用不带cuff的中心静脉导管。在临床实践中因各种原因导致原导管无法正常使用，或虽能使用但存在潜在风险时，需要更换为新的导管。

（一）静脉导管更换的适应证

（1）导管相关感染、导管相关菌血症经充分抗感染治疗无效者。

（2）导管功能不良、导管扭曲、位置不适当；导管内血栓形成，经过尿激酶导管内溶栓后仍不通畅或需要反复溶栓者。

（3）导管的体外部分破损，导致漏血、漏气。

（4）一旦发生导管涤纶套脱出，不论是部分脱出还是完全脱出，必须更换新的导管，因为已失去其固定作用，不能阻止细菌的入侵。

（二）静脉导管更换的相对禁忌证

（1）手术部位的皮肤或软组织存在破损、感染、血肿、肿瘤而影响手术操作。

（2）广泛腔静脉系统血栓形成。

（3）患者有严重出血倾向或存在严重凝血功能障碍。

（4）患者存在颈内静脉解剖变异或严重狭窄甚至缺如。

（5）患者不能配合。

（三）临时静脉导管原位更换

（1）严格消毒后铺巾，可以不用局部麻醉。充分暴露置管部位。

（2）抽出封管肝素，10 ml注射器轻推生理盐水入导管，观察确认导管通畅。

（3）将导丝沿原导管动脉端或静脉端置入管腔，拔除原导管，留置导丝，将新的导管沿导丝置入中心静脉。

（4）调整导管位置，10 ml注射器接导管动静脉端试抽吸导管引血情况，确认畅通后，肝素封管，缝合固定，无菌敷料包扎。

（四）长期静脉导管原位更换

（1）严格消毒后铺巾，充分暴露置管部位。

（2）抽出封管肝素，10 ml注射器轻推生理盐水入导管，观察确认导管通畅。

（3）将导丝沿原导管动脉端或静脉端置入管腔，拔除原导管，留置导丝。

（4）体表标记好导管的出口位置；用1%利多卡因局部麻醉出口处与导丝出口处，分别切开1 cm左右的皮肤切口，分离皮下组织。

（5）用隧道针引入带cuff导管至皮下隧道，调整cuff的位置于离出口2~3 cm处的皮下；沿导丝用扩张器扩张皮肤及皮下组织后，沿导丝置入带芯的撕脱鞘；拔出导丝及撕脱鞘芯，同时立即以指腹堵住撕脱鞘口以避免血液流出或空气进入血管。

（6）沿撕脱鞘腔置入长期导管，向两侧撕开撕脱鞘至导管全部进入。

（7）注射器分别反复抽吸、推注留置导管的动静脉端，确定两端血流通畅，并调整导管的位置。

（8）肝素生理盐水封管，关闭夹子，拧上肝素帽；缝合切口，缝合固定留置导管于皮肤上，无菌敷料包扎。

（五）长期静脉导管的更换

（1）局部消毒、铺巾后对出口至涤纶套区域进行浸润性局部麻醉；在涤纶套上方1 cm处切开皮肤，分离涤纶套并牵出至出口外。

(2)打开静脉端肝素帽,消毒管口处,放入导丝,拔除原导管,留置导丝。

(3)(原隧道换管)沿导丝插入新的导管;调整涤纶套的位置并固定,分别应用肝素盐水抽吸动静脉端,确定管腔畅通后用肝素盐水封管;夹闭导管夹,盖上肝素帽,缝合并固定导管。

(4)(新隧道换管)体表标记好新导管的出口位置;用1%利多卡因局部麻醉原穿刺点处,切开皮肤切口长约1 cm,分离皮下组织,暴露导丝,将皮下隧道与体外段导丝从此处引出。

(5)在穿刺点切口与新出口间局部麻醉,分离皮下组织,用隧道针引入带 cuff 的新导管至皮下隧道,调整 cuff 的位置于离出口 2 ~ 3 cm 处的皮下;沿导丝置入带芯的撕脱鞘;拔出导丝及撕脱鞘芯,同时立即以指腹堵住撕脱鞘口以避免血液流出或空气进入血管。

(6)沿撕脱鞘腔置入长期导管,向两侧撕开撕脱鞘至导管全部进入。

(7)注射器分别反复抽吸、推注留置导管的动静脉端,确定两端血流通畅,并调整导管的位置。

(8)肝素生理盐水封管,关闭夹子,拧上肝素帽;缝合切口,缝合固定留置导管于皮肤上,无菌敷料包扎。

(六)隧道导管更换的注意事项

(1)长期静脉导管更换时,宜选用同型号的导管进行更换时,笔者的经验认为可以不使用撕脱鞘管直接将新导管沿隧道植入(split tip 导管可能存在一定难度)。

(2)选用非同型导管进行更换时,由于新导管和原有隧道贴合不够紧密,术后存在较大出血风险,术者在术中要注意彻底止血,防止出血。

(3)在进行导管更换中,建议对患者进行心电监护。

(4)建议术后应用抗生素预防感染。

(5)建议术后拍胸片确认导管尖端位置。

六、导管封管液种类与选择

中心静脉置管是血液净化患者的重要通路之一,据 Slobbe 等[12]研究报道,美国血液净化患者中约25%患者使用长期留置导管作为透析通路。长期留置导管存在两大问题,即导管血栓形成及感染。血栓形成是长期留置导管常见的并发症,主要与导管使用时间久、导管受压扭曲、肝素封管处理不当及封管间隔有关,反复导管血栓形成可导致导管功能不良、缩短导管使用寿命、增加患者的经济负担,因此需对长期透析导管恰当的定期封管,减少血栓及感染的发生率,导管封管液的选择和封管时机显得异常重要。

(一)肝素盐水封管液

肝素盐水是最常用的中心静脉置管封管液。普通肝素在体内主要与抗凝血酶Ⅲ结合,增强凝血因子Ⅱ、Ⅳ、Ⅹ、Ⅺ、Ⅻ的抑制作用,从而灭活凝血酶、凝血因子Ⅹa、Ⅺa、Ⅻa 等。健康人肝素半衰期为 37 分钟,尿毒症患者会延长至 60 ~ 90 分钟,过量后可用鱼精蛋白拮抗,通过监测活化部分凝血活酶时间(APTT)等调整剂量,肝素盐水作为封管液其对无出血倾向的患者是最常用的方法。目前肝素盐水作为封管液,其浓度没有统一的指南标准,可有低浓度(1 000 U/ml)肝素盐水和高浓度(5 000 ~ 10 000 U/ml)肝素盐水。为延长中心静脉置管时间,降低堵管率,目前国内外专家及“2014 中国血液净化血管通路专家共识”推荐采用10 mg/ml的普通肝素盐水封管(1 000 U/ml 肝素封管),普通肝素 1 支 100 mg/2ml 等于 12 500 U。临床上护士稀释肝素方便;1ml 肝素原液用生理盐水稀释至 5ml 就是 10 mg/ml,等于 1 250 U/ml,当明确有导管闭塞或血栓形成时,考虑使用高浓度肝素盐水(5 000 U/ml 或肝素原液)封管,有出血倾向的患者建议使用低浓度肝素盐水封管。

Thomson 等[13]做的一项随机单盲对照研究,分为低浓度肝素(1 000 U/ml)组(13 例临时中心静脉置管的透析患者)和高浓度肝素(5 000 U/ml)组(15 例临时中心静脉置管的透析患者),透析结束封管后 10 分钟,低浓度肝素组患者 APTT 升高 22.2%,高浓度肝素组患者 APTT 升高 373.7%,患者处于不凝血状态,在导管感染率、血栓形成率及导管使用寿命上,两组无明显差异。血液净化后给予 2 ml 肝素

(5 000 U/ml),封管后 10 分钟,所有患者国际标准化凝血酶原时间比值(INR)大于 3.75(血液呈不凝状态),可持续到封管后 130 分钟。与 1 000 U/ml 的肝素盐水封管相比,5 000 U/ml 肝素盐水不仅封管后 10 分钟 APTT 明显升高,下次透析前 APTT 也明显升高[14]。金骊珠等[15]的研究中将 60 例带 cuff 中心静脉置管的维持性血液净化患者随机分为 3 组(每组 20 例)。A 组为肝素原液封管(6 250 U/ml),B 组为中浓度肝素盐水(4 088 U/ml),C 组为低浓度肝素盐水(3 125 U/ml)。结果显示,A 组在封管后 2、4 小时凝血酶原时间(PT)、APTT、INR 均较基础值显著延长。B 组患者封管 2 小时后仅 PT、APTT 显著超过基础值,4 小时后恢复至基础水平。C 组患者封管后 PT、APTT 和 INR 与基础值比较,差异均无统计学意义。观察 1 个月,C 组患者出血事件发生率显著低于 A 和 B 组,3 组间血栓发生率、感染率、导管拔出率均无显著差异,结果显示低浓度肝素盐水在带 cuff 中心静脉置管封管的不良反应较少,可用于大多数患者。有高凝倾向的患者更适合采用中浓度肝素盐水封管[16]。为减少出血事件,应尽量避免肝素原液封管。笔者认为 1 000 U/ml 的肝素盐水是合适的中心静脉导管封管液,对患者全身凝血状态无显著影响。

(二)枸橼酸钠封管液

枸橼酸钠通过螯合血中 Ca^{2+},抑制 Ca^{2+} 依赖的凝血途径,从而达到抗凝的目的。少量进入血液的枸橼酸钠经肝脏进入三羧酸循环代谢,迅速分解失活,对患者凝血功能不造成影响,不会产生全身抗凝作用,不会导致出血并发症。但高浓度枸橼酸钠大量进入血液会导致严重的低钙血症,诱发心律失常甚至出现心搏骤停,因此,美国 FDA 禁止 46.7% 枸橼酸钠用于透析导管封管[17]。研究发现高浓度的枸橼酸钠还具抗菌特性,可溶解细菌细胞及凝块,阻止生物膜形成[18]。体外实验发现,枸橼酸钠浓度超过 2% 即可抗菌,抑制导管金黄色葡萄球菌及凝血酶阴性葡萄球菌的生物膜形成,但对已形成的生物膜无作用,其抗菌机制可能是通过螯合钙、镁离子,影响原核细胞分裂,破坏细胞壁完整性[19]。

Bevilacqua 等[20]在一项回顾性研究中,对 65 例常规血液净化患者使用的 92 根带 cuff 中心静脉置管进行为期 2 年的研究,每次透析结束时,先用生理盐水冲管后,前 1 年用肝素盐水(1 500 U/ml)进行封管,后 1 年用 46.7% 枸橼酸钠溶液封管,结果显示两组因导管血栓引起的导管失功率无明显差别,两组导管相关性感染率及住院率比较,46.7% 枸橼酸封管液组明显少于肝素封管液组,两组因导管感染或血栓引起的住院时间对比,46.7% 枸橼酸封管液组明显短于肝素封管液组,两组导管寿命比较,46.7% 枸橼酸封管液组长于肝素封管液组。

多中心、随机、双盲对照的 CITRATE 研究[21],与 5 000 U/ml 肝素封管比较,30% 枸橼酸封管显著延长导管使用时间,减少导管相关感染和菌血症以及出血事件。但是,体外研究发现浓度超 12% 的枸橼酸能明显促进以白蛋白为主的蛋白质凝集;体内研究也证实 46.7% 和 20% 的枸橼酸封管后可见导管内蛋白质凝集,而 10% 和 4% 的枸橼酸封管后导管内没有发现蛋白质凝集;43% 枸橼酸封管具有诱发肺栓塞的风险[22]。

(三)重组人组织型纤溶酶原激活剂(rt-PA)封管液

rt-PA 是一种可激活纤溶酶原转化为纤溶酶的糖蛋白,其纤维蛋白亲和性高,在循环系统中只有与其纤维蛋白结合后才表现出活性,激活后可诱导纤溶酶原转化为纤溶酶,溶解血块,但对整个凝血系统各组分的系统性作用轻微,因而不会出现出血倾向,因此该药物是美国 FDA 批准的血栓溶解药物,也是常用透析封管液的选择之一。McGill 等[23]对 10 例无肝素透析的患者进行 rt-PA 封管,分别在封管前、封管后 15 分钟及 30 分钟检测尿纤维蛋白(FDP)、纤维蛋白原、D-二聚体及优球蛋白血块溶解时间(ECLT),结果显示 rt-PA 封管后,FDP、纤维蛋白原及 D-二聚体与基线相比无明显变化,ECLT 在封管 15 分钟后较基线明显下降(217 ±64 *vs*. 132 ±75)分钟,但 30 分钟后恢复正常,透析血流量变化无统计学差异,未发生出血事件。新英格兰杂志报道了另一项研究者类似的研究[24],试验组 110 例患者每周 1 次 rt-PA(每管 1 mg)封管、2 次肝素(5 000 U/ml)封管,对照组 115 例每周 3 次肝素(5 000 U/ml)封管,经 6 个月的治疗与随访,试验组只有 22 例导管不畅(占 20%),对照组有 40 例导管不畅(占 34.8%);此外,试验组仅 5 例(占 4.5%)发生感染,而对照组则有 15 例(占 13%)感染。

rt-PA 封管有助于减少导管血栓形成和导管相关菌血症的发生,并且不发生严重的出血事件,已经成为国外导管血栓的标准治疗方案。荟萃分析显示 rt-PA 封管可以减少 47% 导管失功,减少 32% 导管相关菌血症发生率,减少 42% 导管血栓形成[25]。多中心、前瞻性、双盲、随机对照研究结果[26]显示,与每周 3

次 5 000 U/ml 肝素封管比较，每周中间 1 次 1mg rt-PA 封管，其余 2 次 5 000 U/ml 肝素封管，导管失功率减少 14.8%，导管失功风险减少 91%；导管相关菌血症发生率减少 8.5%，发生风险降低 23%；而出血事件等不良反应无明显差别。

虽然 rt-PA 成本费用高，但考虑到发生导管失功或导管相关性感染及其带来的住院费用，对于可疑导管失功、血栓或导管相关感染的患者，间断性的给予 rt-PA 封管为临床提供了一种很好的选择。

（四）10% NaCl 封管液

10% NaCl 不具有抗凝作用，封管后有导致蛋白质凝集、增加血栓栓塞性疾病的风险，其有效性也尚未得到公认。有学者进行了单中心随机对照研究[27]，将 72 例留置临时中心静脉置管的血液净化患者均分为两组，分别用 3 125 U/ml 肝素盐水和 10% NaCl 溶液进行封管，对患者 APTT、导管血栓发生率、导管使用寿命进行了对比。结果显示，肝素组在透析后 30 分钟及透析前 APTT 值高于 10% NaCl 组，10% NaCl 组对患者的凝血功能没有影响；肝素组导管血栓发生率低于 10% NaCl 组，但两组导管使用寿命无明显差别，10% NaCl 溶液可以作为有出血风险患者的一种血液净化用中心静脉置管封管液进行尝试。

（五）高浓度乙醇封管液

高浓度乙醇（>30%）可致蛋白变性而具广泛杀菌作用，且在长期的使用过程中未出现细菌抵抗，因此是一种新型的具杀菌活性的封管方法。一项体外实验[28]显示，长期暴露于高浓度乙醇的硅胶或聚氨酯导管的超微结构及机械性能未发生明显变化，用 30% 乙醇/4% 枸橼酸钠封管，观察 72 小时后，无葡萄球菌、铜绿假单胞菌及大肠埃希菌生物膜形成。有关于中心静脉留置导管感染荟萃分析显示[29]，25% ~70% 乙醇封管较单纯肝素封管导管相关感染发生率下降 81%，导管重置率下降 72%，但可能会导致血栓形成的风险增加。

Heng 等[30]将 49 例多中心血液净化患者留置的中心静脉置管随机分为肝素组（共 24 例每周 3 次 5 000 U/ml肝素封管液）和 70% 乙醇组（共 25 例每周 1 次 70% 乙醇 3 ml 封管，2 次 5 000 U /ml 肝素封管），观察导管生存率及相关感染率，结果显示，2 组导管生存率和导管相关感染率无显著差异，虽然 70% 乙醇组有降低的趋势，但差异无统计学意义。

乙醇封管方法目前尚存在不足，特别是浓度及适用人群方面，因此尚需进一步大样本随机对照研究来证实其安全性及预防导管相关感染的有效性。

（六）复方封管液

复方封管液由 7.0% 枸橼酸钠、0.15% 亚甲蓝、0.15% 对羟苯甲酸甲酯及 0.015% 对羟苯甲基丙酯组成。对其抗凝剂抗感染特性的研究仍在进行中。Dennis 等[31]进行的多中心、前瞻性、随机对照研究，将留置带 cuff 中心静脉置管的血液净化患者分为 206 例肝素组（5 000 U/ml 封管液）和 201 例复方制剂组，随访研究 6 个月，结果显示，复方制剂组在导管相关感染率、导管感染导致的失功及死亡率远低于肝素组，且患者无细菌耐药性。

七、尿激酶封管液与预防性溶栓

尿激酶作用于内源性纤维蛋白溶解系统，促进纤溶酶原转化为纤溶酶，降解纤维蛋白，同时抗血小板凝集，防止血栓形成，尿激酶是一种溶栓剂，抑制生物膜形成作用不大。主要用于导管流量不佳（功能不良）时使用，血管通路的 K/DOQI 指南强调了其作用，国内尿激酶使用方便，且价格较 rt-PA 便宜，在临床使用较多。许多文献[32-34]描述了尿激酶几种不同的封管方法，浓度分别为 1 万 ~5 万 U/ml，溶栓保留时间为 30 分钟；或者封管后每隔 5 分钟推注 3 ml 尿激酶溶液，维持 0.5 小时；反复导管流量不良，需考虑较多或较大血栓或纤维蛋白鞘形成，推荐采用持续尿激酶导管内滴注溶栓，每天至少维持 6 小时以上。国内也有较多文献报道尿激酶封管或溶栓的效果，有学者采用 2 万 U/ml 的尿激酶封管，24 小时后对导管进行回抽，导管再通成功率为 88.2%。笔者的经验认为，可采用 5 万 ~25 万 U 尿激酶加生理盐水 3 ~5 ml，导管内保留 20 ~30 分钟，依据导管再通情况重复 2 次，对短期内反复血流不畅者，可采用持续尿激酶导管内滴注，每次持续 6 小时以上，连续 3 ~5 天。虽然国内的研究多为单中心非随机对照研究，但国内专家认为切实有效可行，每月尿激酶封管 1 ~ 2 次可提高导管通畅率。

需要指出的是长期静脉导管血栓完全堵塞后使用尿激酶无效，必须保持导管口可以溢出尿激酶溶液，而通常溶栓的效果就是导管开口处或开口附近的新鲜血栓，保持开口处的血流通畅，有纤维蛋白鞘形成的导管使用尿激酶并不能消化或溶解纤维蛋白鞘，而是溶解纤维蛋白鞘覆盖于导管开口处的伴存小血栓。一项包含 5 个随机对照研究的系统评价[35]比较了尿激酶 - 肝素封管和肝素原液封管在预防导管相关感染方面的差异，尿激酶 - 肝素封管法在导管相关性菌血症（CRB）发生情况的相对危险度（*RR*）为 0.77（95% *CI*，0.60 ~ 0.98，*P* = 0.01），尿激酶封管可降低 CRB 的发生率，但此文献中收入的尿激酶随机试验较少。尿激酶封管的最佳剂量、预防 CRB 的有效性及不良反应尚需进一步验证。

良好的血管通路是保证血液净化顺利进行和充分透析的关键，而隧道导管已经成为透析患者血管通路重要的组成形式。新进的研究表明生物膜形成可以导致导管感染和导管周围纤维蛋白鞘的形成，是隧道导管失功的重要原因之一。抗凝封管的目的就是减少导管生物膜及纤维蛋白鞘的形成，减少管腔内血栓的形成，提高导管通畅率。肝素封管一直被临床广泛使用，但是相应的隧道导管内血栓发生率为 4 ~ 5.5/1 000 导管日，失功率为 1.8 ~ 3.6/1 000 导管日。溶栓剂封管临床应用不仅可以来减少 CRB，而且可以预防血栓形成，改善导管的通畅性。一项随机对照研究[36]的结果表明 CRB 溶栓剂封管可以增加导管的通畅率，降低静脉压，而单纯肝素封管的病例中 20% 患者需要溶栓药物的干预，CRB 的发生率分别为 4.5% 和 13%，两组在出血并发症方面无明显差异。由此可见，如何应用不同的封管液和封管方法是临床医生选择的结果，目的决定方法，笔者的经验认为正确选择预防性尿激酶封管的使用剂量和使用频率可以使患者受益，应该提倡合理使用。

八、抗生素封管液与导管相关感染的预防

导管相关感染是血液净化患者最主要和最常见的并发症之一。临床研究表明[37]，隧道导管插入后 6 个月 CRB 的发生率高达 48% 以上。临床对 CRB 进行全身抗感染治疗的同时，选用抗生素与肝素混合液封管可达到降低隧道导管感染率、延长隧道导管使用寿命的目的，但是对于长期预防性使用抗生素封管的不利影响一直有争议，如药物的毒性、细菌的耐药性以及药物对机体的整体损害等。

隧道导管是患者血行感染的根源之一，细菌往往在导管内生长旺盛并定植在导管上，不易被杀死，单纯经静脉或口服广谱或敏感抗生素很难达到理想的治疗效果，预防或治疗性抗生素封管就成了临床经常采用的治疗手段，尤其是对于那些因种种原因不愿拔管而要求保守治疗的患者。但是新近的研究表明[38]，对使用隧道导管进行血液透析的患者进行定期的导管内血培养，发现细菌的导管内定植反复发生，从隧道导管接口和导管腔内均可培养出革兰阴性或阳性菌，定殖发生后的 7 ~ 32 天可以出现明显发热、寒战等症状，并且可以从外周采血培养出相同的微生物。这一观察结果表明当检测导管管腔内血培养阳性时，导管内已经发生了微生物的定殖，如果未作任何干预，将进一步发展成导管相关血行感染。因此，定期进行隧道导管内血液微生物培养是决定是否进行预防性抗生素封管的前提条件，一旦无症状情况下导管内血培养阳性，笔者主张即刻进行预防性抗生素封管的阶段性治疗，否则不宜进行长期的预防性抗生素封管。加强透析导管规范化无菌操作是预防导管感染的重要环节，而对于已经出现的隧道导管相关血行感染，如果患者血流动力学稳定，出口或隧道无感染证据，开始全身应用抗生素 48 小时内退热，除外耐药金黄色葡萄球菌和铜绿假单胞菌（原称绿脓杆菌）感染外，沿导丝于同一隧道内以一根新导管替换感染导管是一种实用选择。

对血液净化时突发寒战、高热，高度怀疑 CRB 的患者，一般行血培养后开始经验性抗菌治疗（广谱抗生素如头孢他啶等，或对葡萄球菌特效的万古霉素），包括全身用药和抗生素封管，此后根据药敏结果静脉应用敏感抗生素及封管。近年来，有专家[39]认为在透析间期使用抗生素联合抗凝剂的混合液预防性封管，可使导管内抗生素浓度维持在有效浓度的 100 倍以上，持续时间长久，能有效杀灭定植菌、消除生物膜。

国外学者的一项荟萃分析[40]评价了抗生素封管降低 CRB 的有效性，分析了 7 项研究，共涉及 624 例患者 819 例导管（448 例隧道式，371 例非隧道式），试验组选用的抗生素有庆大霉素、头孢噻肟、米诺环素及头孢唑林/庆大霉素混合溶液，对照组选用肝素（其中 6 组肝素浓度为 5 000 U/ml，1 组肝素浓度为1 000 U/ml），结果

显示抗生素封管能使 CRB 下降 56% ~68%,总感染率较肝素组低 7.72 倍,在后续随访过程中,未出现明显的抗生素耐药、不良事件,导管栓塞率也未增加,但该荟萃分析也存在局限,其随访时间较短(大多数研究病例没有超过 6 个月,最长随访期仅 1 年),而长期导管使用通常数年,不足以得出关于抗生素耐药性的确定结论。

庆大霉素是隧道导管封管中较为常用的抗生素,在一项肝素(5 000 U/ml)(对照组)与庆大霉素 + 肝素(5mg/ml + 5 000 U/ml)(试验组)配伍的随机对照研究中[40],试验组与对照组 CRB 发病率分别为 0.3/1 000导管日和 4/1 000 导管日,试验组血红蛋白浓度较高(10.1 ±0.14 *vs*. 9.2 ±0.17)g/dl,红细胞生成素需要量较少[(9000 ±734)U/w *vs*. (10790 ±615)U/w],但两组的 *Kt/V* 与 Qa 无明显差异。Pavanipur 等[41]发现,庆大霉素也可使非隧道导管 CRB 发生率从 4.6/1 000 导管日下降为 1.5/1 000 导管日,降低导管感染死亡率,但考虑庆大霉素的肾毒性、耳毒性,一般推荐使用最低浓度 5 mg/ml 封管,但不可避免庆大霉素可通过导管渗透入血,故长期使用须监测其毒性。对 100 例非隧道式临时导管患者进行随机试验研究[43],试验组给予氯唑西林(100 mg/ml) + 肝素(1 000 U/ml),对照组单纯肝素(1 000 U/ml)封管,随访观察发现,CRB 发病率分别为 0.5/1 000 导管日和 7.8/1 000 导管日。对经皮隧道式涤纶套导管分别使用头孢噻肟(10 mg/ml) + 肝素(5 000 U/ml)封管及单纯肝素(5 000 U/ml)封管,随访 180 天,头孢噻肟 + 肝素组无感染率为 100%,对照组为 56%。也有学者[43]使用万古霉素(25 mg/ml) + 庆大霉素(40 mg/ml) + 肝素(1 000 U/ml)封管,随访观察 12 个月,CRB 发病率为 0.65/1 000 导管日,而单纯肝素封管组(1 000 U/ml)CRB 发病率明显增高(4.88/1 000 导管日)。抗生素与抗凝剂配伍封管液存在一些问题,主要是配伍禁忌,特别是抗生素在肝素中的溶解度较低,易形成沉淀,增加导管阻塞风险。国内也有文献报道[44]庆大霉素联合肝素作为封管液稳定性的观察研究,发现两者配伍是否沉淀与两者浓度相关,肝素 45 mg/ml 和庆大霉素 4 mg/ml 的混合液澄清无沉淀,抗菌效果无影响,可作为临床封管液。

参考文献

1. 陈建国,牟利军,陈宜方,等. 带 cuff 深静脉双腔导管在老年血液净化患者中的应用. 浙江临床医学,2008,10(10):1356-1357.
2. Seliem W, Abdelhady G, Elnady G. Amikacin-heparin lock for prevention of catheter-related bloodstream infection in neonates with extended umbilical venous catheters use: a randomized controlled trial. Joumal of Neonatal-Perinatal Medicine,2010, 3(1):33-41.
3. 王质刚. 中心静脉留置导管在血液净化中的应用. 肾脏病与透析肾移植杂志,2002,11(4): 350-351.
4. Kundu S. Central venous disease in hemodialysis patients: prevalence, etiology and treatment. J Vasc Access,2010,11(1):1-7.
5. 叶朝阳,付文成,戎殳,等. 长期深静脉留置双腔导管血液净化的临床应用. 肾脏病与透析肾移植杂志,2004,13(3):231-234.
6. Levit RD, Cohen RM, Kwak A, et al. Asymptomatic central venous stenosis in hemodialysis patients. Radiology, 2006, 238(3): 1051-1056.
7. 中国医院协会血液净化中心管理分会血液净化通路学组. 中国血液透析用血管通路专家共识. 中国血液净化,2014,13(8): 549-558.
8. Hayashi R,Huang E,Nissenson AR. Vascular access for hemodialysis. Nature Clin Practice Nephro,2006,2(9):504-513.
9. 叶朝阳,林日勇. 血液透析血管通路的研究与应用进展. 中国血液净化, 2009, 8(7):356-358.
10. National Kidney Foundation. K/DOQI clinical practice guidelines for vascular access,2006. Am J Kidney Dis,2007,37(Suppl 1):s137-s181.
11. 叶朝阳. 血液净化血管通路技术与临床应用. 2 版. 上海:复旦大学出版社,2010:49-59.
12. Slobbe L, Door duijn JK, Lugtenburg PJ, et al. Prevention of catheter related bacteremia with a daily ethanol lock in patients with tunnelled catheters: a randomized, placebo-controlled trial. PloS One, 2010,5(5):108-140.
13. Thomson PC, Morris ST, Mactier RA. The effect of heparinized catheter lock solutions on systemic anticoagulation in hemodialysis patients. Clin Nephrol, 2011, 75(3): 212-217.
14. Karaaslan H, Peyronnet P, Benevent D, et al. Risk of heparin lock-related bleeding when using indwelling venous catheter in

haemodialysis. Nephrol Dial Transplant, 2001, 16(10):2072-2074.

15. 金骊珠,崔天蕾,阿勇,等.不同浓度肝素封管液在带 cuff 的深静脉留置导管中的应用研究.重庆医学, 2011,40(3): 276-278.

16. Holley JL, Bailey S. Catheter lock heparin concentration effects on tissue plasminogen activator use in tunneled cuffed catheters. Hemodial Int, 2007,11(1): 96-98.

17. Shanks RM, Sargent JL, Martinez RM, et al. Catheter lock solutions influence staphylococcal biofilm formation on abiotic surfaces. Nephrol Dial Transplant,2006, 21(8): 2247-2255.

18. 崔琳琳,叶朝阳. 中心静脉长期留置导管常用封管液及封管方法. 中国血液净化, 2005, 14(1): 5-9.

19. Jaffer Y, Selby NM, Taal MW, et al. A meta-analysis of hemodialysis catheter locking solutions in the prevention of catheterrelated infection. Am J Kidney Dis, 2008, 51(2): 233-241.

20. Bevilacqua JL, Gomes JG, Santos VF, et al. Comparison of trisodium citrate and heparin as catheter-locking solution in hemodialysis patients, J Bras Nefrol, 2011, 33(1): 86-92.

21. Yon CK, Low CL. Sodium citrate 4% versus heparin as a lock sol ution in hemodialysis patients with central venous catheters. Am J Health Syst Pharm. 2013, 70(2): 131-136.

22. Grudzinski L, Quinan P, Kwoks, et al. Sodium citrate 4% locking solution for central venous dialysis catheters—an effective, more cost-efficient alternative to heparin. Nephrol Dial Transplant, 2007, 22(2): 471-476.

23. McGill RL, Spero JA, Sysak JC, et al. Tissue plasminogen activator as a hemodialysis catheter locking solution. Hemodial Int. 2008, 12(3): 348-351.

24. Braden J, Manns, Nairne Scott-Douglas, et al. An economic evaluation of rt-PA locking solution in dialysis catheters. J Am Soc Nephrol, 2014, 25(12):10.

25. Hemmegarn BR, Moist LM, Lok CE, et al. Prevention of dialysis catheter malfunction with recombinant tissue plasminogen activator. N Engl J Med, 2011, 27: 364(4): 303-312.

26. Haire WD, Atkinson JB, Stephens LC, et al. Urokinase versus recombinant tissue plasminogen activator in thrombosed central venous catheters: a double-blinded randomized trial. Thromb Haemost, 1994,72(4): 543-547.

27. Chen FK, Li JJ, Song Y, et al. Concentrated sodium chloride catheter lock solution— a new effective alternative method for hemodialysis patients with high bleeding risk. Ren Fail, 2014, 36(1): 17-22.

28. Teresa A, Takla, Sheryl A, et al. Effectiveness of a 30% ethanol/4% trisodium citrate locking solution in preventing biofilm formation by organisms causing haemodialysis catheter-related infections. J Antimicrob Chemother, 2008, 62(5): 1024-1026.

29. Maiefski M, Rupp ME, Hermsen ED, et al. Ethanol Lock Technique: Review of the Literature. Infect Control Hosp Epidemiol, 2009, 30(11): 1096-1108.

30. Heng AE, Abdelkader MH, Diaconjta M, et al. Impact of short term use of interdialytic 60% ethanol lock solution on tunnelled silicone catheter dysfunction. Clini Nephrol, 2011,75(6):534-541.

31. Maki DG, Ash SR, Winger RK. A novel antimicrobial and antithrombotic lock solution for hemodialysis catheters: a multi-center, controlled, randomized trial. Crit Care Med, 2011, 39(4): 613-620.

32. 孙雪峰.血液透析中心静脉导管如何合理抗凝. 中国血液净化, 2015,(14)1: 13-17.

32. 薛志强, 曾石养. 尿激酶 24 小时停留封管溶栓治疗对颈内静脉留置双腔透析导管内血栓形成的疗效研究. 中国血液净化, 2010, 9(5): 265-268.

33. 金茹,黄蔷薇,黄素清. 定期小剂量尿激酶联合肝素封管对长期留置导管透析功能的影响. 海峡药学, 2012, 24(7): 182-183.

34. Donati G, Coli L, Cianciolo G, et al. Thrombosis of tunneled-cuffed hemodialysis catheters: treatment with high-dose urokinase lock therapy. Artif Organs, 2012,36(1): 21-28.

35. Seddon PA, Hrinya MK, Gaynord MA, et al. Effectiveness of low dose urokinase on dialysis catheter thrombolysis. ASAIO J, 1998,44(5):M559-561.

36. Moran J, Sun S, Khababa I, et al. A randomized trial comparing gentamicin/citrate and heparin locks for central venous catheters in maintenance hemodialvsis patients. Am J Kidney Dis, 2012, 59(1): 102-107.

37. Moore CL, Besarab A, Ajluni M,et al. Comparative effectiveness of two catheter locking solutions to reduce catheter-related bloodstream infection in hemodialysis patients. Clin J Am Soc Nephrol, 2014, 9(7): 1232-1239.

38. Dogra GK, Herson H, Hutchison B, et al. Prevention of tunneled hemodialvsis catheter-related infections using catheter-re-

stricted filling with gentamicin and citrate: a randomized controlled study. J Am Soc Nephrol, 2002,13(8): 2133-2139.
39. Mclntyre CW, Hulme LJ, Taal M, et al. Locking of tunneled hemodialysis catheters with gentamicin and heparin. Kidney International, 2004,66(2): 801-805.
40. Chow KM, Poon YL, Larm MP, et al. Antibiotic lock solutions for the prevention of catheter-related bacteraemia in hemodialysis patients. Hong Kong Med J, 2010,16(4): 269-274.
41. Pavanipur M, Pakfetrat M, Roozbeh J. Cloxacillin as an Antibiotic Lock Solution for Prevention of Catheter-Associated Infection. Iran J Kidney Dis, 2011, 5(5): 328-331.
42. Mortazavi M, A1saeidi S, Sobhani R, et al. Successful prevention of tunneled central catheter infection by antibiotic lock therapy using cefotaxime. J Res Med Sci, 2011,16(3): 303-309.
43. AI-Hwiesh AK, Abdul-Rahman IS. Successful prevention of tunneled central catheter infection by antibiotic lock therapy using vancomycin and gentamycin. Saudi J Kidney Dis Transpl, 2007, 18(2): 239-247.
44. 欧阳凌霞,陈江华,何强,等. 庆大霉素联合肝素作为透析导管封管液稳定性的观察. 中国中西医结合肾病杂志, 2006, 7(11): 646-648.

第五节 临时性中心静脉导管留置术及并发症

史振伟

临时性血管通路包括动静脉直接穿刺、动静脉外瘘及临时性中心静脉插管。主要用于血液净化治疗急性肾衰竭、慢性肾衰竭内瘘成熟前、急性心力衰竭、高血钾及中毒、慢性肾衰竭动静脉内瘘因各种原因无法使用而需手术重建或修补者以及腹膜透析患者需要进行暂时血液透析者[1]。

动静脉直接穿刺的动脉血管常选用桡动脉、足背动脉及股动脉;静脉常选用前臂正中静脉、头静脉、股静脉、足背静脉等。其优点是穿刺简单、迅速,血流量也较充足,但并发症较多,如穿刺时疼痛、损伤血管、出血或血肿及反复穿刺困难等,如图 7-5-1 所示。对于日后需要做动静脉内瘘的患者,直接穿刺法可导致血管损伤,使内瘘制作困难。因此,该法已较少采用。除非是无中心静脉插管条件或仅需 1 ~2 次透析的患者。

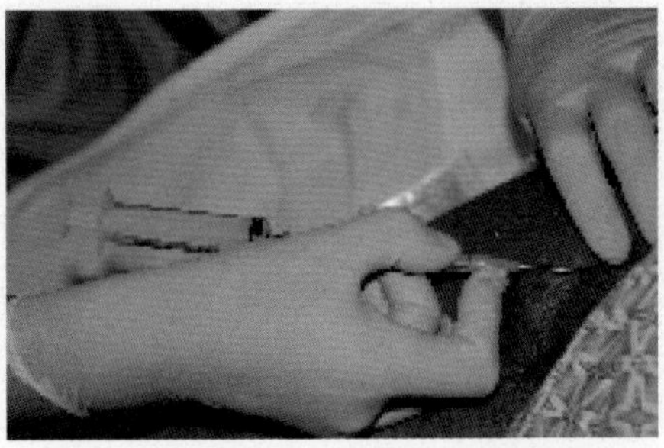

图 7-5-1 股动脉直接穿刺

目前应用最多的临时性血管通路是临时性中心静脉插管，用于血液透析的导管大多为单针双腔，由聚氨基甲酸酯、聚四氟乙烯、聚乙烯或硅胶等材料制成，质地光滑、柔软，导管不透X线，通过摄片可了解导管位置。插管部位主要有颈内静脉、股静脉及锁骨下静脉[2-3]，三种临时经皮深静脉穿刺插管方法优缺点比较见表7-5-1。

表7-5-1　三种临时经皮深静脉穿刺插管方法优缺点比较

股静脉	锁骨下静脉	颈内静脉
容易插管	需要很高的技术和经验	比锁骨下静脉插管容易
并发症少，而且轻	可能发生危及生命的并发症，如血、气胸	并发症发生率较低，较少危及生命
一般72小时拔除，否则感染率很高	可保留3～4周	可保留3～4周
在心力衰竭、呼吸困难者不能平卧时采用	需要头后倾体位	需要头后倾体位
置管后，患者常卧床，不方便行走	患者可以自由活动，可做门诊透析	头颈部运动可受限，用弯头导管可以改善
可以获得较好血流，常与大腿位置有明显关系	可获得很好血流	可以获得很好血流
缺少长期保留导管的临床观察经验（通常很短就拔管），血栓发生率和不畅率很高	锁骨下静脉血栓和狭窄发生率高	狭窄发生率很低，血栓发生率同锁骨下

一、临时性中心静脉导管留置术的术前评估

临时性中心静脉导管留置术术前及时教育和鼓励患者保护好双侧股静脉、颈内静脉非常重要，反复地静脉穿刺或置管容易导致静脉损伤和瘢痕形成，易导致深静脉的狭窄。因此，在建立血管通路前，根据患者病史、物理检查甚至影像学检查对患者的各系统状况和血管条件进行详细评价非常必要[4]。

（一）病史的评估

需要询问患者是否有中心静脉插管史、起搏器安装史、严重充血性心力衰竭史、外周血管穿刺史、瓣膜病或假体植入史，是否有上臂、颈部、胸部手术或外伤史、糖尿病史、抗凝治疗史或凝血疾病史，是否考虑肾移植等，这些因素可能与中心静脉狭窄及患者的生活质量有关。对广泛的血管损害及多次穿刺深静脉的尿毒症患者，建立临时性血管通路手术时会有困难，但是通过全面的评估，配合熟练的穿刺技术通常仍然可以建立深静脉临时性的血管通路。

（二）物理检查

主要是对拟穿刺的颈部或腹股沟股静脉进行详细检查，包括静脉走行、是否存在肢体及颜面水肿、双侧颈内静脉是否对称等。目前或既往有过锁骨下静脉插管容易造成再次穿刺的不顺利，因此，在穿刺前应进行静脉物理检查。

（三）影像学检查

术前对深静脉进行影像学检查，为患者穿刺目标血管评估提供必要的影像学依据，有助于选择最合适的静脉。如果拟置导管侧肢体和胸壁存在水肿、静脉曲张，肢体大小不一、回流静脉内目前或既往有起搏器、目前或既往有过锁骨下静脉插管等情况，在置管前应进行静脉造影检查。有研究表明[5-6]，在留置颈内静脉导管前行静脉造影显示，42%患者存在临床不能检测出的狭窄或静脉成角，既往有过带涤纶套的颈静脉置管患者的静脉异常是没有相关病史的2倍以上，提示建立血管通路前进行仔细的静脉评估有助于减少通路相关并发症的发生。

二、临时性中心静脉导管留置术的适应证

(一)初次透析或无长期血管通路的透析患者

初次透析患者无动静脉内瘘、长期透析患者内瘘功能不好、需要急诊透析或短期内需要透析者,或当维持性血液透析患者透析过程中不能从其动静脉内瘘获得充足的血流量时,需要建立临时血管通路,这是临床上最常见原因之一。

(二)感染

原留置导管感染者,需要留置新导管作为血液透析通路。一般会考虑在新的部位重新留置临时性血管通路,以防止发生再感染或感染的播散,直到患者感染得到控制。

(三)急性肾衰竭

急性肾衰竭患者通常需要留置临时性血管通路。如果患者仅需要几次血液透析,那么可采用股静脉留置导管,否则最好采用颈内静脉留置导管。如果患者透析需要3~4周或更长,建议采用皮下隧道带涤纶套的静脉导管。急性肾衰竭患者尽量避免使用锁骨下静脉留置导管,以便减少静脉血栓的发生率。

(四)中毒抢救

在一些误服大剂量药物或毒物的中毒者,需要血液透析(或血液灌流)排除毒物或药物时,这类患者通常需要留置临时性血管通路,以便可以立即开始血液透析或血液灌流。

(五)血浆置换

吉兰-巴雷综合征、重症肌无力、肺出血-肾炎综合征、血栓性血小板减少性紫癜、系统性红斑狼疮等患者需要清除自身抗体,而行血浆置换治疗时,通常需要建立临时性血管通路。

(六)其他

移植血管内瘘和带涤纶套隧道导管血流量不足时也需要重新放置临时性导管。另外,腹膜透析患者由于腹部外科情况如漏液、感染或疝气而必须停止腹膜透析,需要临时性血液透析时也需要放置临时性导管[7]。

三、颈内静脉入路穿刺中心静脉导管留置术

(一)部位选择

右侧颈内静脉较粗且与头臂静脉、上腔静脉几乎成一直线,插管较易成功,故临床首选右颈内静脉穿刺。从理论上讲颈内静脉各段均可穿刺,如图7-5-2,但其上段与颈总动脉、颈内动脉距离较近,且有部分重叠,尤其颈动脉窦位于该段,故不宜穿刺。下段位置较深,穿刺有一定难度,但人体体表标志清楚,其位置在胸锁三角凹陷处。中段位置较表浅,其位置在胸锁三角顶点,见图7-5-3,操作视野暴露充分,穿刺时可避开一些重要的毗邻器官,操作较安全,实际操作中大多选此段穿刺,颈内静脉常用的三个穿刺点:①高位穿刺点,颈外静脉和胸锁乳突肌外缘交点;②中位穿刺点,胸锁三角顶点或甲状软骨下缘水平向与胸锁乳突肌内缘交点;③低位穿刺点,在胸锁三角凹陷内。

(二)体位

一般取仰卧位,肩部垫枕,头后仰15°并偏向对侧,操作者站于患者头端或穿刺静脉的对侧。

(三)进针技术

在选定的进针处,针头对准胸部乳头方向向后、向下、向外侧方向进针,针与体表呈30°~45°,在局部麻醉下缓慢进针,防止穿透静脉后壁。要求边进针边抽吸,有落空感并有回血表示已进入颈内静脉内,再向下进针安全幅度较大。进针插管深度应考虑到个体的身长及体形。另一种定位方法是针头朝向同侧

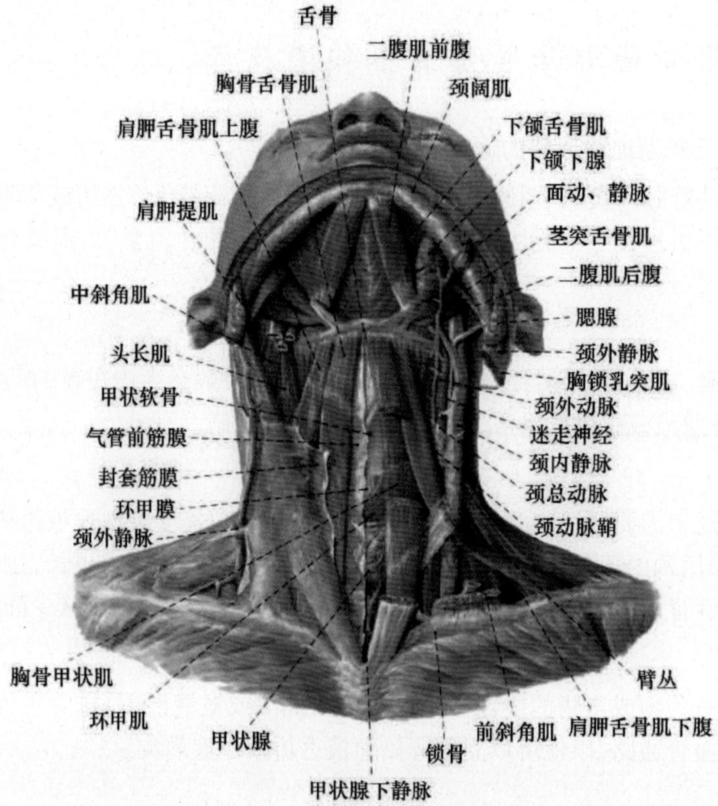

图 7-5-2　颈内静脉解剖

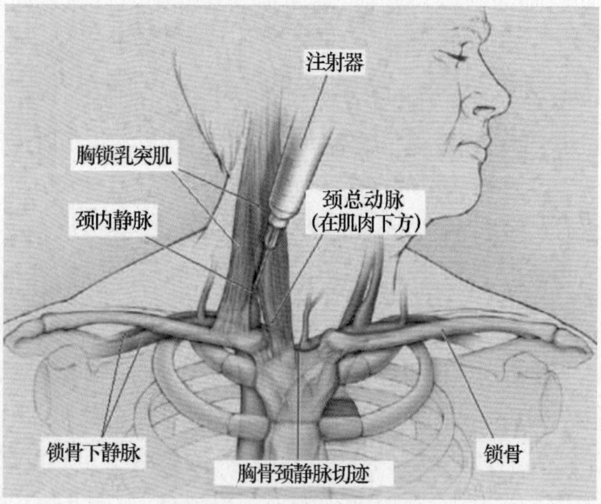

图 7-5-3　颈内静脉穿刺

乳头方向，针与体表呈 35°～40°，向后、向下、向外侧方向，边进针边抽吸，进入颈内静脉时常有突破感，如进针较深可边退针边抽吸，一旦有回血即确定位置。具体操作步骤如下。

(1)患者仰卧、去枕，在两侧肩胛骨之间垫枕，头后仰 15°～30°并转向穿刺对侧，目的是使颈内静脉达到最大充盈。

(2)取胸锁乳突肌胸骨头和锁骨头与锁骨围成的三角形顶点作为穿刺点(中位穿刺点)。

(3)穿刺针与体表呈 45°，针尖向下、向后、稍向外，指向同侧乳头，沿胸锁乳突肌锁骨头内缘，在颈总动脉搏动处稍外侧，缓慢进针，以不超过锁骨为度。若已进入静脉可见暗红色血回流入注射器内，此时放低针尾呈 30°，再向前推进少许，手压固定。换针筒时令患者暂时屏气，以免穿刺针移位和空气进入静脉形成气栓。

(4)经针孔插入导丝(弯曲软头),若有抵抗,不可强行推进;推进 20 cm 以上,后拔出穿刺针。

(5)顺导丝轻缓插入血管扩张器,扩张皮下组织后退出,将导管顺导丝插入颈内静脉,拔出导丝,夹住导管末端。

(6)导管动静脉侧应能顺利抽出回血,然后缝合固定。

(四)穿刺注意事项

(1)颈内静脉是上腔静脉系的主要分支之一,离心脏较近,当右心房舒张时管腔压力较低,故穿刺插管时要防止空气进入形成气栓。

(2)穿刺针进入方向不可过于偏外,因静脉角处有淋巴导管(右侧)或胸导管(左侧)进入,以免损伤。

(3)穿刺针不可向后过深,以免损伤静脉后外侧的胸膜顶造成气胸。

(4)选右侧颈内静脉进行操作比左侧颈内静脉安全幅度大,且易于成功,因右侧颈内静脉与右头臂静脉、上腔静脉几乎呈垂直位,插管插入颈内静脉后继续向下垂直推进也无失误的可能。

(5)5% ~10% 的患者存在解剖差异[8],有些患者颈内静脉较细或位置较靠外,穿刺时应注意,探查几次没有成功后应改变位置,或超声引导穿刺。

四、锁骨下静脉上入路穿刺中心静脉导管留置术

(一)部位选择

穿刺点选在胸锁乳突肌锁骨头的外侧缘与锁骨上缘相交角的尖部向外 0.5 ~1.0 cm 处(图 7-5-4)。从解剖角度讲,以右侧锁骨下静脉穿刺为宜。

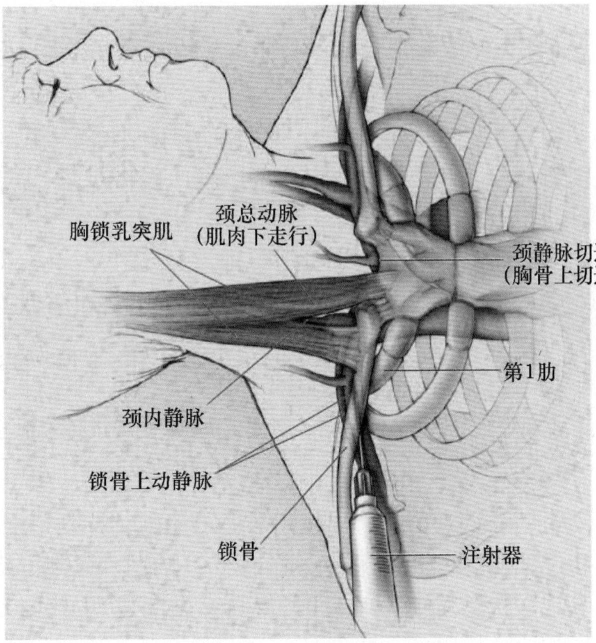

图 7-5-4 锁骨下静脉穿刺

(二)体位

一般情况下患者取仰卧位,肩部垫枕,头后仰 15°并偏向对侧。穿刺侧肩部略上提外展,锁骨突出并使锁骨与第 1 肋骨之间的间隙扩大,静脉充盈,以利于穿刺。大出血、休克患者应采用头低脚高位,心功能不全者可采用半卧位。

（三）穿刺注意事项

（1）针尖应指向胸锁关节方向，进针的深度通常为2.5～4.0 cm，应根据患者体形而定。操作者要边进针边抽吸，见回血后再稍插入少许即可。

（2）穿刺方向始终朝向胸锁关节，不可指向后下方，以免损伤胸膜及肺。

（3）锁骨下静脉离心脏较近，当右心房舒张时，其压力较低，操作与输液时要严防空气进入静脉发生气栓。

五、锁骨下静脉下入路穿刺中心静脉导管留置术

（一）部位选择

在锁骨下方、锁骨中点内侧1～2 cm处为穿刺点（相当于锁骨内、中1/3交点的稍外侧），也有在锁骨下静脉上入路穿刺点向下做垂线与锁骨下缘相交，其交点处作为穿刺点，多选择右侧。

（二）体位

一般采取仰卧位，肩部垫枕，头后垂位并偏向对侧，也可将床尾抬高，以利于穿刺时血液向针内回流，避免空气进入静脉发生气栓。穿刺侧的上肢外展45°，后伸30°，以向后牵拉锁骨。据解剖所见，锁骨下静脉上入路易损伤胸膜，而锁骨下静脉下入路一般不易损伤胸膜，操作方便，易穿刺，故锁骨下静脉下入路较锁骨下静脉上入路安全，临床上大多采用锁骨下静脉下入路。

（三）具体操作步骤（以上入路为例）

（1）患者仰卧、去枕，在两侧肩胛骨之间垫枕，头后仰15°～30°并转向穿刺对侧，目的是使颈内静脉达到最大充盈。

（2）穿刺点为胸锁乳突肌锁骨头外缘与锁骨上缘夹角的顶点或其后0.5 cm，相当于颈内静脉与锁骨下静脉汇合点。

（3）针尖指向胸锁关节，进针角度与冠状面呈5°，与横断面呈40°，穿刺深度为2.0～3.0 cm；若已进入静脉可见暗红色血回流入注射器内，此时放低针尾呈30°，再向前推进少许，手压固定。换针筒时令患者暂时屏气，以免穿刺针移位和空气进入静脉形成气栓。

（4）经针孔插入导丝（弯曲软头），若有抵抗，不可强行推进；推进10 cm以上，后拔出穿刺针。

（5）顺导丝轻缓插入血管扩张器，扩张皮下组织后退出，将导管顺导丝插入颈内静脉，拔出导丝，夹住导管末端。

（6）导管动静脉侧应能顺利抽出回血，然后缝合固定。

（7）常规立即拍摄X线，确定导管位置，管中不应残留空气，以免出现气栓、血胸、气胸等创伤性并发症。

（四）穿刺注意事项

（1）锁骨下静脉与锁骨下面所形成的角度平均为38°，提示穿刺时针刺角度应为35°～40°，针头与胸壁皮肤的交角以贴近皮肤不超过15°为宜，依此角度，则针尖正对锁骨下静脉与颈内静脉交界处（相当于胸锁关节的体表投影），可以获取较大范围的穿刺目标，提高穿刺的成功率，避免并发症。导管欲达上腔静脉，在左侧需插入15 cm，右侧则插入12 cm。

（2）针尖不可过度向上向后，以免伤及胸膜。

（3）锁骨下静脉与颈内静脉相汇合处恰为针尖所对，继续进针的安全幅度不如锁骨下静脉上入路大，故不可大幅度进针；注意防止空气进入。

六、股静脉入路穿刺中心静脉留置导管术

(一)部位选择

穿刺点选在髂前上棘与耻骨结节连线的中、内 1/3 段交界点下方 2 ~ 3 cm 处,股动脉搏动处的内侧 0.5 ~ 1.0 cm。股静脉解剖图如图 7-5-5 所示。

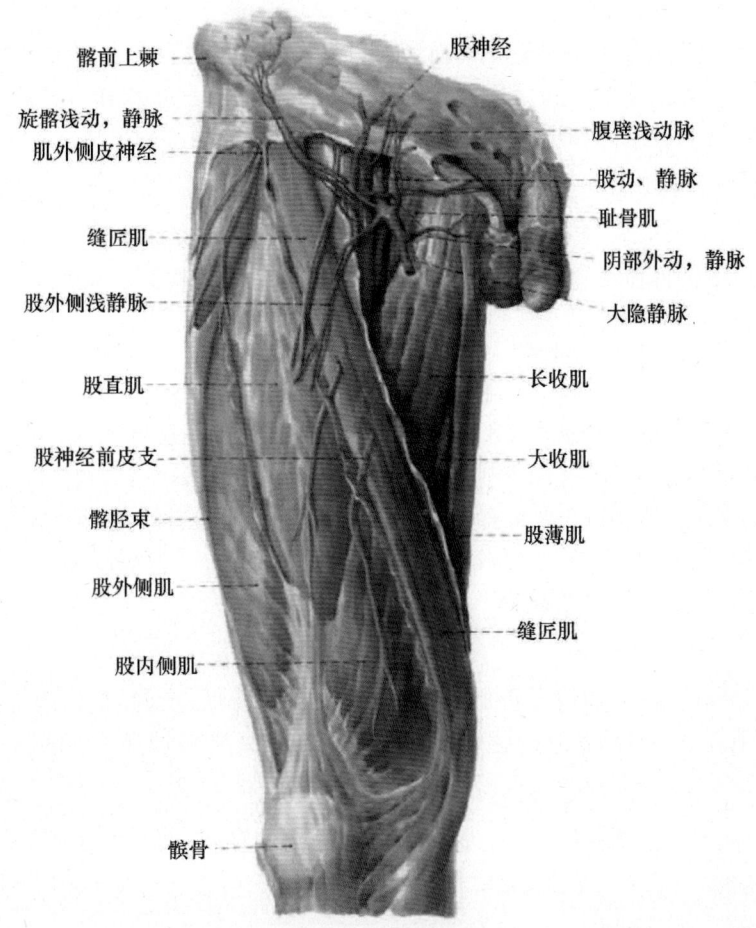

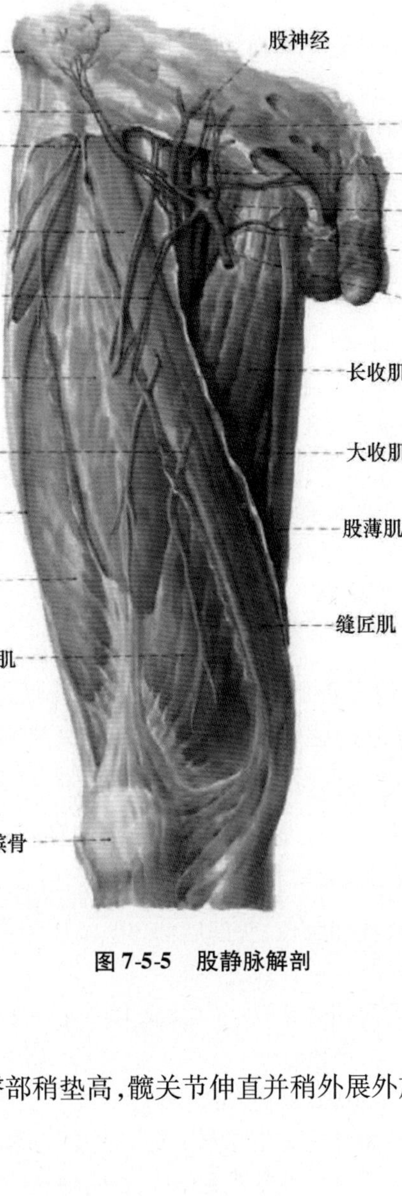

图 7-5-5　股静脉解剖

(二)体位

患者取仰卧位,膝关节微屈,臀部稍垫高,髋关节伸直并稍外展外旋。

(三)具体穿刺步骤

(1)腹股沟处备皮。

(2)患者仰卧、臀部垫高、大腿外旋外展、膝关节稍屈曲。

(3)消毒、铺巾、局部麻醉。

(4)穿刺点位于腹股沟韧带下方 2.0 ~ 3.0 cm,股动脉内侧 0.5 ~ 1.0 cm。

(5)穿刺针与皮肤呈 30° ~ 50°,边进针边抽吸,有暗红色回血即达股静脉。

(6)经针孔插入导丝(弯曲软头),若有抵抗,不可强行推进;推进 10 cm 以上,拔出穿刺针。

(7)顺导丝轻缓插入血管扩张器,扩张皮下组织后退出,将导管顺导丝插入颈内静脉,拔出导丝,夹住导管末端。

(8)导管动静脉侧应能顺利抽出回血,然后缝合固定。

（四）穿刺注意事项

（1）股静脉导管短于 20 cm，易出现低流率、高再循环，成人插入 24.0～30.0 cm 导管较合适。

（2）缺乏操作经验者常发生的问题是误穿邻近动脉。

（3）若不慎穿入动脉，原则上 24 小时内不用肝素。一旦误入动脉可采用股动脉插管作为出血路，完成一次透析，但结束拔出后需充分压迫止血。

（4）导丝的长度应大于导管的长度，若插入太多致体外部分短于导管，则可能掉进血管内。

（5）导管中不应残留空气，以免气栓。

（6）透析结束时用生理盐水冲净导管中的血液，再根据导管容量（1.2～1.3 ml）在导管动静脉端注入 1∶1 稀释的肝素盐水，盖紧肝素帽。待下次透析时吸出导管内的肝素盐水和可能的血凝块，禁止向静脉内推注，以免引起感染和肺栓塞。如透析 3 次/周，在非透析日无须再注射肝素。

（五）股静脉穿刺置管的缺点

患者下地活动受限、易污染。若发生髂外静脉炎可影响移植肾的吻合[9-10]。因为留置时间较短，感染并发症多见，因此对于慢性血液透析者不是过渡性血管通路最佳选择。

七、颈外静脉入路穿刺中心静脉导管留置术

颈外静脉是颈部最粗大的浅静脉，收纳耳部、枕部、颈前区浅层的静脉回流。位于颈部的颈外侧区，沿胸锁乳突肌表面垂直下行，在锁骨上缘中点上方 2～2.5 cm 处穿深筋膜，约 2/3 的人入锁骨下静脉，1/3 的人入颈内静脉[11-12]。该静脉末段虽有一对静脉瓣，但不能阻止血液逆流。颈外静脉位置表浅而固定，周围没有重要结构，但是其汇入处变异较多，并且有一定的角度，穿刺置管成功率低，因而颈外静脉的穿刺置管不如颈内静脉和锁骨下静脉普及。

（一）部位选择

根据患者两侧颈外静脉的充盈度及静脉走向，选择血管较清晰，走向较直，静脉窦较少一侧为手术侧，轻压锁骨上窝胸锁乳突肌外缘颈外静脉处，使颈外静脉充盈。切口选择颈外静脉中下段。

（二）体位

患者去枕平卧位或肩部垫薄枕仰卧位，头部后仰 30°并偏向穿刺对侧，术者站在患者头顶位。

（三）具体操作步骤

（1）患者去枕平卧位或肩部垫薄枕仰卧位，头部后仰 30°。

（2）消毒、铺巾、局部麻醉。

（3）在切口处皮肤顺静脉走行方向切开 2.0～3.0 cm，以 2% 利多卡因行局部浸润麻醉，嘱患者持续呼气后屏气，以充分显示颈外静脉。

（4）逐层切开皮肤，钝性分离皮下组织，暴露颈外静脉。

（5）两根 4 号丝线分别环套颈外静脉远心端、近心端，结扎远心端颈外静脉。

（6）切开颈外静脉，引入导引钢丝，导入扩张器扩张静脉，并明确导丝的方向，确认导丝进入上腔静脉。

（7）顺导丝轻缓插入血管扩张器，扩张皮下组织后退出，将导管顺导丝插入颈外静脉，拔出导丝，夹住导管末端。

（8）导管动静脉侧应能顺利抽出回血，然后缝合固定。

（四）手术注意事项

操作关键环节在于导丝能否顺利通过颈外静脉和锁骨下静脉汇合处，在行颈外静脉切开导丝置入时，如果在锁骨下静脉交角处有阻力，下面的措施有助于提高成功率。

（1）将患侧上肢内旋、抬高并加压肩部，同时将静脉及导丝推向外侧。

（2）旋转导丝使导丝进出 1～2 cm。

（3）稍退导丝旋转扩张导管并向下推送。

八、临时性中心静脉导管留置术的并发症及其防治

常见的临时性中心静脉导管留置术相关的并发症有心律失常、气胸、血胸、穿刺部位出血、血肿、邻近动脉损伤、空气栓塞、纵隔积血、喉返神经麻痹、心房穿孔等。手术即刻并发症的发生率除与术者的熟练程度有关外，还与是否使用影像系统引导有关。在没有影像系统协助时，即使由非常熟练的外科医生操作，并发症的发生率仍高达5.9%。许多的研究[13-14]均证实，采用超声引导，插管相关并发症大大降低。引起上述并发症的主要原因是患者中心静脉的先天变异或后天异常。

因此，在深静脉穿刺置管结束后，要认真检查导管固定是否牢靠，局部有无渗血、血肿，尤其对穿刺经过欠顺利者。在使用抗凝剂后，更易发生出血，故应随时观察局部血肿情况。同时，应检查管路是否通畅，血流量是否满意。随时注意观察导管相关各种并发症的发生[15-16]。

（一）手术相关即刻并发症及其防治

手术相关即刻并发症的发生主要与置管部位、置管技术以及置管者操作技术的熟练程度相关。

1. *穿刺部位出血*　穿刺部位出血是最常见的即刻并发症。多由于反复穿刺造成静脉损伤较重或损伤了穿刺路径上的动脉血管造成。局部应用云南白药或凝血酶，或静脉注射巴曲酶（立止血）等药物并于局部加压包扎，常可使出血停止。如在透析过程中出血，可适当减少肝素用量，采用体外肝素化或无肝素透析；如透析结束后仍出血不止，可经静脉注射适量鱼精蛋白以中和肝素的作用。但是局部压迫止血仍是最简便、有效的办法。

股静脉穿孔可致腹膜后出血，要注意观察出血的临床和实验室证据，及时处理。颈内静脉置管可出现因误穿动脉而导致的不能控制的严重出血，一旦出现误穿颈动脉，并将导管置入颈动脉，要视损伤部位和医院技术水平采取覆膜支架修复术封堵破口或外科手术进行颈动脉修补，切勿随意拔管，如图7-5-6所示。锁骨下静脉置管时误伤动脉导致的出血，很难直接压迫止血，并可致血胸，需要外科医师行紧急探查术以修补损伤血管。

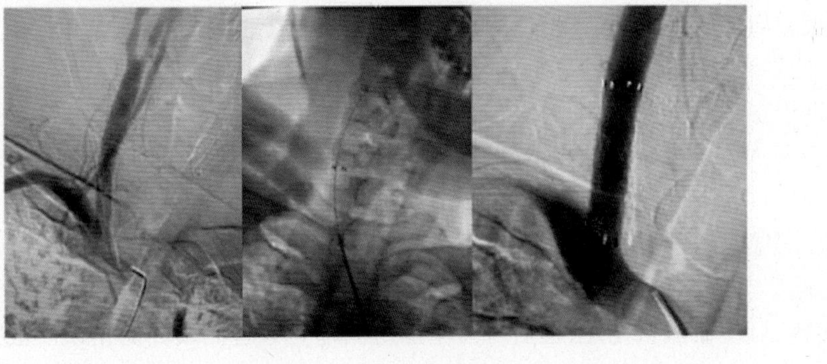

图7-5-6　覆膜支架修复术

2. *局部血肿形成*　局部血肿形式也是较常见的并发症。多由于穿刺时静脉严重损伤、相邻动脉损伤或误入动脉造成。一旦血肿形成，尤其是出血量较多时，应拔管，同时用力压迫穿刺部位30分钟以上，直至出血停止，之后局部加压包扎。并需严密观察血肿是否继续增大，避免血肿压迫局部重要器官造成其他严重后果。

腹膜后血肿是临时深静脉穿刺较为特殊的并发症，也是与操作有关的最有隐蔽性与危险性的严重并发症。如果穿刺插管在腹股沟韧带上方，很可能发生此并发症。此并发症的最初临床怀疑点是无法解释的血红蛋白下降、心动过速或低血压，这些表现应当引起操作者警觉，必须进行超声检查以明确诊断。与腹膜后血肿有关的其他危险因素包括凝血功能障碍或血小板减少症。在放置深静脉导管时，凡有这些问题的患者都应给予关注。如果认为已发生腹膜后血肿，应慎重考虑延缓透析至少24小时。如果患者必须透析，应当避免用肝素或其他抗凝剂，以防止进一步出血，在透析过程应严密观察患者的情况。

为避免手术相关并发症的出现，在插管时要做到选好穿刺点，进针时要掌握好方向和深度，动作要轻

柔,遇有阻力时不可用力推进,边进针边观察,当有回血时要仔细观察血液的颜色、回血压力以及有无波动感,观察患者的生命体征有无变化。如为颈内静脉或锁骨下静脉插管,术后应观察患者是否有胸闷、憋气、胸痛等症状,听诊局部是否有血管杂音,胸部是否饱满、叩诊呈鼓音、呼吸音消失等,必要时做胸部X线检查。一旦出现并发症。应及时请相关专业医师会诊协助处理。

3. 穿刺失败 如果几次试穿刺都不能找到穿刺静脉或不能留置静脉,可有以下几种选择。

(1)如果没有采用超声显像引导,此时可以考虑采用超声引导定位。如前所述,超声定位可帮助操作者确认所穿静脉是否开放,或静脉走行是否有解剖异常[17-18]。

(2)在做颈内静脉或锁骨下静脉穿刺时,在没有胸部X线检查确认排除气胸或血胸时,最好不要做对侧颈内静脉或锁骨下静脉穿刺。如果不做检查,万一存在气胸或血胸,可能会造成潜在致命性双侧气胸的危险。

4. 心律失常 在锁骨下静脉或颈内静脉置管术中,插入的导丝或导管可能直接刺激心内膜,压迫颈动脉窦,均可导致心律失常。但在临床上,心律失常多为一过性的,极少数需要抗心律失常药物或复律治疗。

5. 空气栓塞 颈内静脉和锁骨下静脉导管容易发生空气栓塞,操作时应格外谨慎。应避免穿刺针针头的接头开放于空气中,可用手指按住接头或插入导丝。放入导管后也要防止导管开放于空气中,此时应嘱患者不要深呼吸,或把导管夹子夹上,最好在导管内保留肝素盐水,或者立即接上透析管路进行透析,因为放置导管后固定缝合需要一些时间,特别是操作不熟练的医生,尤应注意这一点。

如果患者突发低血压、发绀、咳嗽等急性缺氧症状,应怀疑空气栓塞。

空气栓塞的紧急处理:①夹住导管,阻止空气继续进入;②取头低脚高左侧卧位,使空气停留在右心房而不进入肺部;③吸氧或高压氧或100%氧气治疗可加速空气中氮气吸收入血液和周围组织;④对症处理,如升血压、镇静止痉等。

6. 喉部血肿和喉返神经损伤 这是颈内静脉穿刺少见的并发症,但是这种并发症很危险,可能危及患者的生命。由于在透析中加肝素抗凝,这类并发症往往在血液透析开始后才缓慢出现。如果患者出现喉部血肿,必须立即请五官科和普外科会诊,清除血肿,必要时行气管内插管或气管切开,以保持呼吸道通畅或改善呼吸。如果已用过肝素,可以用鱼精蛋白中和肝素作用。个别患者,由于麻醉剂注射量较大或解剖变异,可能导致麻醉剂对喉返神经产生影响,出现短暂的声音嘶哑或发音困难,应注意密切观察。此种情况多发生于穿刺位置太靠内侧者。

7. 中心静脉或心房穿孔 血管穿孔常因多次试探穿刺或将导丝或导管强行推进引起;心房损伤多因导管置入过深所致。应尽量选用柔软、长度适中的导管;导丝和导管出入时,动作应轻柔,避免导管尖摩擦血管壁和心房壁;导管脱出后不能盲目推进,应在导丝引导下送回导管,成功率可达90%~95%[18]。

8. 血流量不足 常见的原因包括导管位置不正确、导管打折。适当变动导管位置,或将导管的“动静脉”头反向连接,可使血流量充足,但后者可增加再循环。导管插入方向错误一般发生在原有机械损伤或解剖部位异常患者。插入方向错误时可在导丝的引导下重新置管,或在超声引导下置管。

9. 再循环 由于中心静脉导管的动、静脉端处于同一条静脉内,因此必然存在再循环。再循环量的大小取决于两个因素,一是导管尖端的部位,二是患者的中心静脉循环状态。当导管处于较细的静脉内时,再循环则会增加。有报道描述在血流量为300 ml/min时,BUN溶质重复循环率在锁骨下静脉插管小于5%,而在股静脉插管为12%~22%。Little的观察结果[19]是股静脉插管再循环率为13.1%,而颈内静脉只有0.4%。很显然,导管尖端越靠近心脏大血管,重复循环率会越小。因此,血液透析患者的中心静脉插管应尽可能选择颈内静脉。

10. 气胸 气胸是中心静脉插管最重要的并发症之一,锁骨下静脉插管后气胸的发生率为1%~12.4%。也有学者报道[20],在一组312例患者的460次留置导管穿刺过程中,未见气胸发生。如果发生气胸,通常需要放置闭式引流瓶。所以,在中央静脉穿刺插管之后都应当做胸部X线检查。

11. 血胸 当锁骨下动脉偶尔被损伤时,可发生血胸。如果患者有凝血功能障碍,可能发生大出血,尿毒症患者因血小板功能异常也可能加重这种并发症。一旦发生这种严重并发症,最好的处理办法是在患侧放置一根大口径的胸腔闭式引流管。必须注意引流导管的位置要低于胸腔,口径要够粗,以确保血胸的充分引流。同时,要做好心胸外科手术的准备。如果出血不止或出血量大,必须开胸止血。如果患者存在凝血功能障碍,必须马上予以纠正,可以输注新鲜冻干血浆或新鲜血液,必要时可根据患者需要输入凝血因子。当然,由于尿毒症患者少尿或无尿,要防止补液过多,因为此时很容易造成心力衰竭和肺水肿。如果患者血小板功能异常,可用精氨酸加压素以抵抗出血倾向,同时,维持患者血细胞压积在30%以上,可以改善伤口部位的血液凝固性[21]。

12. 导管位置不良 放置深静脉导管后做胸部X线检查的理由之一就是检查留置导管的位置。有时导管尖部并非朝向心脏右心房的方向,而是朝向颈部方向。如果出现这种情况,最好拔除导管重新再插。如果第二次情况相同,就应该采用超声引导穿刺,并检查静脉内有无血栓形成。如果留置导管放到了对侧锁骨下静脉,如图7-5-7所示,可以采用介入放射方法进行调整。

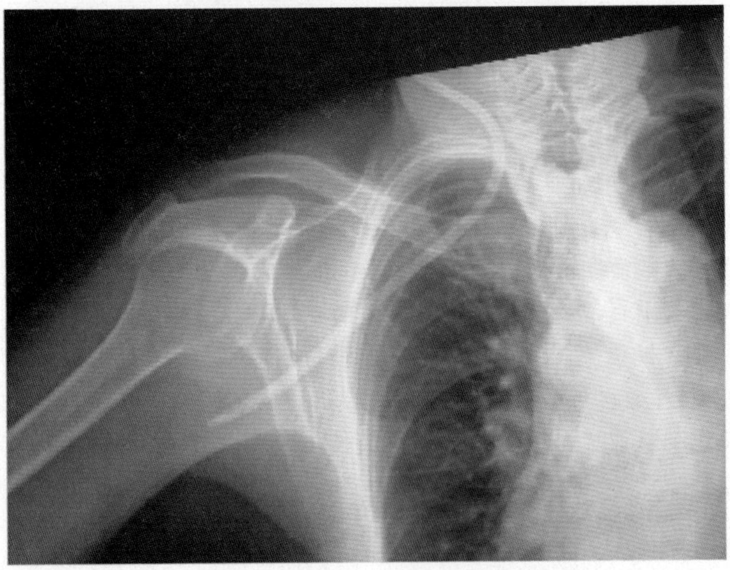

图7-5-7 颈内静脉临时导管异位同侧锁骨下静脉

13. 插管脱出 由于患者的活动多,造成固定导管的缝线断裂是插管脱出的主要原因。为防止插管脱出,患者应适当限制活动,每天换药、封管以及透析时要注意观察缝线是否断裂,插管位置是否正常,一旦缝线断裂应及时重新缝合固定好插管。采用双线或四线缝合,可降低固定线断裂的可能性[22]。当发生脱管时,首先判断插管是否还在血管内,如果插管前端仍在血管内,插管脱出不多,插管口处又无局部感染的情况,可于严格消毒后重新固定。尽快过渡到永久通路。如果插管前端已完全脱出血管外,应拔管并压迫穿刺点,以防止出血及局部血肿形成。

14. 其他 插管过程中可出现心脏压塞、邻近组织损伤、穿刺导丝存留等并发症,如图7-5-8所示,发生率与医生的穿刺经验有关。

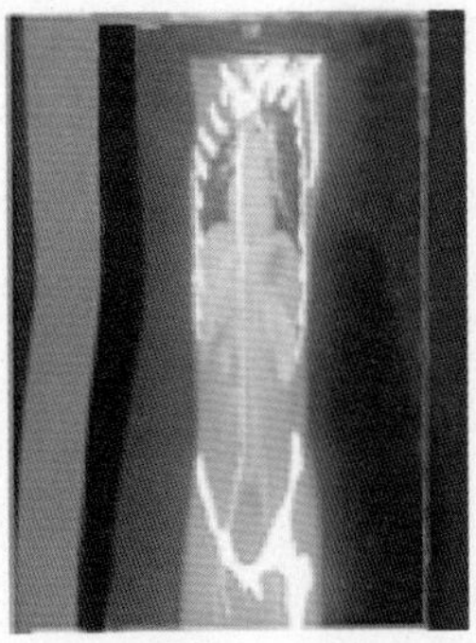

图7-5-8 股静脉穿刺导丝存留

(二)手术相关远期并发症及其防治

1. 中心静脉狭窄和血栓形成 中心静脉狭窄是中心静脉置管的严重并发症,锁骨下静脉置管时发生率最高,达50%以上,见图7-5-9。血栓形成和血管狭窄影响同侧上肢自身动静脉内瘘的建立。可采取抗凝、链激酶或尿激酶溶栓治疗,必要时拔管,但需注意血栓脱落引起的肺栓塞。血管狭窄可用球囊扩张术治疗,也有报道用血管腔内形成术、血管腔内植入弹性支架进行治疗,远期疗效尚待进一步观察。

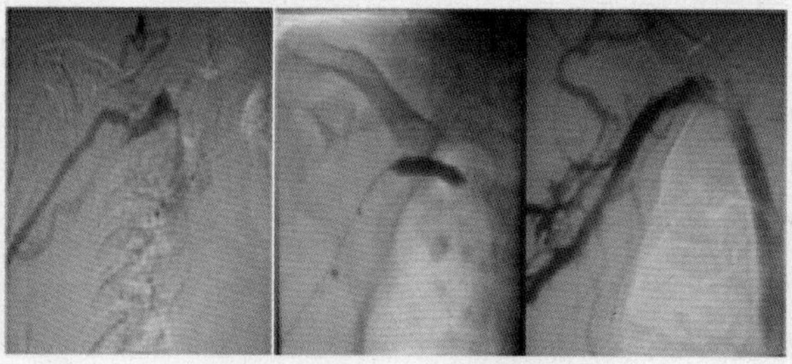

图7-5-9 血液透析中心静脉狭窄

2. 感染 感染是临时性血管通路最常见的并发症之一。微生物主要来自皮肤,经管道进入,也可由注射液、管道连接处污染或败血症带来。致病菌主要是革兰阳性菌,尤其是金黄色葡萄球菌和表皮葡萄球菌,医院内感染常为耐药菌[23]。

(1)导管感染常用的预防措施。①置管前用严格消毒皮肤;②采用带(涤纶套)cuff的硅管(需较长期留置者);③采用涂有抗生素的导管;④每次更换敷料时在导管出口处涂搽抗菌软膏;⑤用干纱布作为敷料;⑥对非硅胶管应限制留置时间(<2周);⑦导管使用中严格遵循无菌操作原则。

(2)导管感染的处理措施。①出口感染:抗生素治疗1~2周,若感染持续存在则拔管。②隧道感染:则应拔管,抗生素治疗1~2周,必要时感染区切开引流。③导管相关的菌血症:则应拔管,抗生素治疗2~3周,若疗效差,应考虑化脓性血栓性静脉炎或转移性感染。④硅胶管感染:抗生素治疗3~4周;除非临床症状快速好转者可不拔管(即12~24小时内发热及白细胞增高得以控制),其余均应考虑拔管。⑤化脓性中心静脉炎:应拔除导管,应用敏感抗生素治疗4~6周,全身抗凝,对新近形成的血栓给予溶栓治疗。

3. 导管功能障碍 导管使用较长时间可出现功能障碍。常见原因和相应的处理措施如下。

(1)导管内血栓。较常见,可用尿激酶5 000 U/ml注入管腔,成功率可达90%~95%,但不能强力推注。

(2)导管表面纤维蛋白鞘。为潜在的感染灶,若导管功能障碍,须行导管静脉造影以明确阻塞部位。可以应用尿激酶5 000 U/h管腔内注入溶栓治疗。

(3)管壁血栓发生率较低,也是潜在的感染灶,需抗凝并直接注入溶栓剂,必要时手术去除血栓,甚至拔管。

4. 血栓形成 一般情况下,插管后早期出现的血流量不足通常是由于导管尖端位置或血管壁与导管侧孔相贴造成的,而后期多是由于血栓形成引起的。血栓形成是中心静脉导管的常见问题,也是导管失功的原因之一[24]。与透析导管相关的血栓形成可分为导管内血栓及导管外血栓。

(1)管腔内血栓。多是由于透析间期导管内注入肝素不足、肝素流失或血液返流入导管腔内所致。对管腔内血栓,用尿激酶溶栓可取得满意疗效。方法是先用空针用力抽尽管腔内残留的肝素盐水后,接装有与管腔容量等量的尿激酶溶液的针管(15 000 U/ml),用力抽吸,缓慢放手,如有阻力不可向管腔内推注,如此反复10~20次,使尿激酶缓慢进入管腔,保留15~30分钟,可将管腔内血栓溶解,然后用肝素原液封管。如溶栓失败应拔管或更换插管。如血栓形成时间比较长,则不易溶栓治疗,应考虑拔管或更换插管。采用肝素原液封管,通常可保留24~48小时,既可显著减少乃至避免管腔内血栓形成,又可减少对导管的操作频率,减少感染的概率。

(2)导管尖部血栓。是由于透析间期用肝素封管时,肝素从导管侧孔流失而不能保留在尖部,此常引起尖部微小血栓形成。尿激酶溶栓治疗经常能解决此问题,为防止该类血栓的形成,在每次透析开始及结束时,用生理盐水用力向导管内推注,以冲洗导管尖端的微小血栓。

(3)静脉内血栓。静脉内长时间留置导管可引起静脉内血栓形成,其发生率各家报道不一。有学者观察了101例中心静脉置管患者的发生率只有2%,而有学者的报道则高达63.5%[25]。对静脉内血栓,尿激酶溶栓的疗效肯定。方法是于血栓形成部位远端的静脉建立输液通路后,以20 000 U/h的速度滴入或微量泵泵入尿激酶,持续4~6小时,重复应用3~5天,并配合皮下注射低分子量肝素或口服抗凝药物治疗。如经1周溶栓治疗后症状仍无好转,应拔管,并继续抗凝治疗。溶栓治疗适用于新鲜血栓,如果血栓形成时间比较长,则不易采用溶栓治疗。

(4)附壁血栓。是指与血管壁或心房壁紧密粘连的血栓,是由于导管尖端对血管壁或心房壁的反复损伤造成的。这种血栓开始时可能不会引起血流量的变化,因此不易被发现。当导管血流量不足而行血管造影检查时,经常会发现附壁血栓形成,这种情况下应拔除导管并给予3个月的抗凝治疗。有些较大的附壁血栓在拔除导管时易脱落引起血栓栓塞,应引起高度重视。目前尚无很好的预防措施,一旦出现,应立即给予溶栓治疗。

5. 纤维蛋白鞘　导管作为一种异物留置在血管内,当血液流过时,纤维蛋白必然逐渐沉积在导管周围,从而形成一层包裹在导管周围的袖套样纤维蛋白鞘。这种并发症的发生率极高,Hryszko等[26]通过尸解发现,55例插管患者的纤维蛋白鞘发生率为100%。由此引起的导管失功发生率为13%~57%。主要原因是该纤维蛋白鞘充当了单项阀门作用,在血泵抽吸作用下,被吸附于动脉孔处而影响了血液的引出。对于临时性中心静脉而言,一旦导管失功,可以通过导丝更换新导管。

6. 穿孔　进行性血管糜烂可引起后期血管穿孔,尤其在长期置管后或使用硬质导管时。导管位置不当或导管尖端移位到上腔静脉近端都可增加穿孔的危险性。后期血管穿孔亦可引起血胸、心脏压塞等,常是致死性的,且易延误诊断。

参考文献

1. 王质刚. 血液净化学. 3版. 北京:北京科学技术出版社,2010:117-134.
2. 叶有新. 血液透析血管径路的建立与维护新进展. 北京: 军事医学科学出版社, 2014:114.
3. 叶朝阳,付文成,戎殳,等. 长期深静脉留置双腔导管血液透析的临床应用. 肾脏病与透析肾移植杂志,2004,13(3):231-234.
4. 王质刚. 中心静脉留置导管在血液净化中的应用. 肾脏病与透析肾移植杂志,2002,11(4):350-351.
5. Asif A, Salman L, Carrillo RG, et al. Patency rates for angioplastyin the treatment of pacemaker-induced central venous stenosis in hemodialysis patients: results of a multi-center study . Semin Dial,2009, 22(6):671-676.
6. 张凡,王涛,程悦,等. 临时中心静脉插管所致的血液透析并发症. 中国动脉硬化杂志, 2011, 19(4):357-360.
7. Lok CE. Avoiding trouble down the line: the management and prevention of hemodialysis catheter-related infections. Adv Chronic Kidney Dis, 2006, 13(3):225-244.
8. 崔功浩,魏欣甫,陶建华,等. 颈内静脉穿刺置管的解剖学基础及临床应用. 中国临床解剖学杂志,1994,12(1):36-37.
9. 中国医院协会血液净化中心管理分会血液净化通路学组. 中国血液透析用血管通路专家共识. 中国血液净化,2014,13(8):549-558.
10. NKF-K/DOQI血管通路的临床指南. 慢性肾脏病及透析的临床实践指南. 2版. 王海燕,王梅,译. 北京:人民卫生出版社, 2003:8-500.
11. 郭亚丽, 于颖, 李艳博. 颈外静脉穿刺的临床应用及效果观察. 吉林医学, 2008, 29 (8):671-672.
12. 汪鸿文. 颈外静脉穿刺置管的应用解剖. 中国临床解剖学杂志, 2002, 20(3):188-190.
13. 高荷玲,谢艳,王建华,等. 285例次颈内静脉留置双腔导管及其在血液净化中的应用体会. 中国血液净化,2005,4(2):108-109.
14. 侯西彬,杨涛,张丽红,等. 血液透析患者左侧颈内静脉永久性中心静脉导管早期应用分析. 天津医药,2012,40(10):1047-1048.
15. 刘晓渭,李冬梅,倪晓慧,等. 长期静脉插管维持血液透析4年1例. 中国现代医学杂志,2001,11(3):10-11.
16. 叶朝阳. 血液透析血管通路//王质刚. 血液净化学. 3版. 北京:北京科学技术出版社,2009:105-107.
17. Muhm M. Ultrasound guided central venous access. BMJ, 2002, 35(7377):1373-1374.

18. 邵春燕. 超声引导锁骨下静脉穿刺置管术的应用. 临床超声医学杂志,2008,10(12):852.
19. Little MA, Conlon PJ, Walshe JJ. Access recirculation in temporary hemodialysis catheter as measured by the saline dilution technique. Am J Kidney Dis, 2000, 36(6):1135-1139.
20. Bambauer R, Latza R. Complications in large-bore catheters for extracorporeal detoxification methods. Artif Organs, 2004, 28(7):629-633.
21. O'Grady NP, Alexander M, Dellinger EP, et al. Guidelines for the prevention of intravascular catheter-related infections. Centers for Disease Control and Prevention. MMWR Recomm Rep, 2002, 51(RR-10):1-29.
22. 季大玺. 中心静脉留置导管与血液净化血管通路. 肾脏病与透析肾移植杂志,2002,11(4):347-348.
23. Lok CE. Avoiding trouble down the line: the management and prevention of hemodialysis catheter-related infections. Adv Chronic Kidney Dis, 2006, 13(3):225-244.
24. Bevc S, Pecovnik-Balon B, Ekart R, et al. Non-insertion-related complications of central venous catheterization-temporary vascular access for hemodialysis. Ren Fail, 2007, 29(1): 91-95.
25. 黄晓光,李荣山. 中心静脉双腔管纯肝素封管法在血液透析中的应用. 临床医药实践,2008,17(7):506-508.
26. Hryszko T, Brzosko S, Mazerska M, et al. Risk factors of nontunneled noncuffed hemodialysis catheter malfunction. A prospective study. Nephron Clin Pract, 2004, 96(2):43-47.

第六节 带 cuff 隧道导管留置术及其并发症

史振伟

透析患者接受中心静脉导管手术后可以立刻进行透析治疗,导管不需要成熟时间并且几乎每个患者均可以采用,这是自体动静脉内瘘和移植内瘘无法做到的。我国临床现状是大部分患者实际上一开始均采用导管透析治疗[1]。由于中心静脉导管的便捷性、安全性相对较高,临床使用带 cuff 隧道导管透析患者最近几年呈上升趋势,K/DOQI 临床实践指南建议应用导管透析的患者人数应低于 10%,尽管指南建议提高透析用自体动静脉内瘘的使用比例,但在美国采用导管透析的比例却没有降低[2]。需要特别指出的是在过去内瘘使用率高的国家,如澳大利亚和加拿大,近几年导管的使用率也有了明显的上升。对导管使用率上升的原因分析发现:首先是大多数慢性肾脏病患者到肾脏病专科就诊时间较晚,失去了在透析前建立血管通路的最佳时机[3],即使早期到肾脏病专科就诊,往往也不愿意建立血管通路或拖延建立;其次是因为患者血管条件欠佳,手术后内瘘成熟时间延长和成熟不良[4];再次是由于内瘘失功比例明显上升,这是中心静脉导管使用率增加的另一重要原因。因此,越来越多的透析患者需要有方便、快捷的血管途径维持治疗的持续性。

先前的研究[5]显示,应用导管透析的患者感染率高、导管血流量较低、透析不充分、资源耗费、生活质量下降等。导管血栓形成和感染是中心静脉导管使用中存在的两个最主要的问题。血栓造成的导管功能不良的治疗措施包括导管内滴注溶栓药、通过导丝更换导管、置入新的导管等。一旦有纤维蛋白鞘形成,血管成形术可以提高导管通畅率和透析充分性。导管相关感染可以造成严重并发症,甚至死亡,应早期发现并及时进行干预,随机对照研究[6]结果发现,应用抗生素涂层导管能够降低导管相关的血行感染和导管的拔除率,局部抗生素应用可能也有相似的效果。

综上所述,规范带 cuff 的隧道导管的使用、降低目前导管的高使用率、科学合理解决隧道导管相关并发症成为肾内科医生日益关注的课题。

一、带 cuff 隧道导管临床选择的循证实践

在长期血液透析患者中,使用自体动静脉内瘘者生存期最长,感染率最低且最不易形成血栓,因此被推荐作为有条件患者的首选血管通路。于 2000 年制订及 2006 年补充更新的 K/DQQI 推荐在终末期肾脏病需接受血液透析的患者中,至少 50% 的患者应主要依赖自体动静脉内瘘作为血管通路,而最终这个比例应达到 65%。K/DOQI 进一步建议透析用静脉隧道导管不宜作为长期血管通路应用,而这部分患者的比例应控制在 10% 下。

尽管建议如此,带 cuff 隧道导管的使用仍逐渐增加。2006 年,美国 82% 的患者进入透析时首先是应用导管作为血管通路。2005 年这一群体的数量比 1996 年增长了 35%[7]。在临床实践中,血液透析患者使用带 cuff 隧道导管存在巨大风险,但是它还能够如此普及,笔者结合临床实践来分析这一现象。

(一)带 cuff 隧道导管的风险

带 cuff 隧道导管目前常应用于患者合并有严重并发症,如充血性心力衰竭、严重的周围血管病变等需要立即透析而动静脉内瘘尚未成熟时的过渡期,也用于那些年龄过大、血管条件差、生存期短或者建立其他血管通路均失败的患者。但实际上,已经发现使用带 cuff 隧道导管的患者比应用动静脉内瘘者死亡率增加了3 倍,透析患者比健康人死于败血症的风险要高 100 倍,而其中应用带 cuff 隧道导管的患者因感染或其他原因而死亡的比例又是最高的。在带 cuff 隧道导管的应用过程中,22% 的患者即使拔除或更换导管也会并发骨髓炎、败血症性关节炎、心内膜炎并最终导致死亡[8,9]。带 cuff 隧道导管同时还可导致生活质量下降、透析不充分、中心静脉狭窄等最终导致错失动静脉内瘘手术的最佳时机[10]。同时这些并发症使得每年应用带 cuff 隧道导管的患者重建通路的比例高达 52% ~90%[11]。

(二)带 cuff 隧道导管盛行的原因

既然带 cuff 隧道导管有如此多的不利因素,但是其临床选择依然广泛,究其原因有以下几点。

(1)建立动静脉内瘘存在一定程度的难度,而带 cuff 隧道导管置入相对比较简单易行。事实上大部分的患者是能够成功建立动静脉内瘘的。

(2)动静脉内瘘的使用需要先预留出透析前动静脉内瘘成熟的时间,在内瘘不成熟或内瘘失败的情况下还需要有影像学及外科的干预技术。而如今终末期肾衰竭的患者在统计学构成上有所变化,合并糖尿病及 75 岁以上患者比例的显著增加使带 cuff 隧道导管的应用更为广泛。据统计[12],女性、肥胖、周围血管病变、超过 65 岁以及透析机构的选择等因素均与带 cuff 隧道导管的使用率增高有独立相关性。

(3)肾脏科医师对血管通路的认知和选择缺乏系统学习。2001 年的质量调查报告显示,作为透析患者诊疗协作群体的一线人员,肾脏科医师起到的作用远远不够。若能给予足够的教育培训,医师们在遇到诸如年老、肥胖、糖尿病以及内瘘手术曾失败的患者时可能会更多地考虑避免带 cuff 隧道导管而选择动静脉内瘘方式。

(4)医疗卫生保障部门未能充分发挥作用。很多患者因就诊不及时导致发病时必须立即血液透析,这样只能选择临时中心静脉置管或带 cuff 隧道导管作为血管通路[13]。而有时即使患者能够及时就诊,往往也因为就诊程序问题或等待内瘘成熟时间过长导致动静脉内瘘不能及时应用。有研究显示在多个部门的协同下,新入透析的患者能够及时创建并使用内瘘的比例可以从原来的 33% 提高到 69%[14]。

(三)患者的选择推动带 cuff 隧道导管的临床应用

笔者的临床实践认为,导管使用的时间越长,建立动静脉内瘘的意愿和成功率就越低。有对照研究发现,动静脉内瘘组有 77% 的患者愿意向病友推荐该方法,而在带 cuff 隧道导管组,这一比例仅为 62%。并且动静脉内瘘组只有 11% 的患者希望建立其他途径的血管通路,而带 cuff 隧道导管组有 32% 的患者有此意愿。但研究同样也显示动静脉内瘘组只有 86% 的患者认为自己的血管通路便于使用,而带 cuff 隧

道导管组这一比例为97%，显著高于动静脉内瘘。动静脉内瘘组中12%～22%的患者为疼痛、出血、局部瘀斑和(或)内瘘外观所困扰。而研究对象中有9%的患者拒绝行动静脉内瘘手术。特别当有手术失败的先例时，患者更倾向于拒绝建立或重建动静脉内瘘。有报道[15]在初始透析时应用带cuff隧道导管的患者中，67%的患者导管保留时间长达90天。还有报道显示，使用带cuff隧道导管透析的患者内瘘手术失败率明显增加。这些报道更加强调了应充分重视对患者在进入透析前及透析后关于血液透析通路知识的宣教，从而保证内瘘的及时建立和使用。

（四）面对患者的拒绝医生的循证实践

(1)患者对血管通路的建立有自主权，在术前应告知已为临床所证实的带cuff隧道导管作为长期血液透析通路的弊端：①死亡风险增加2～3倍；②并发严重感染的风险增加5～10倍；③骨髓炎、败血症性关节炎、心内膜炎或硬脑膜外脓肿等发病率增加，治疗这些并发症大部分需要外科手术而且不易痊愈；④带cuff隧道导管并非"长期"血液透析导管，需要经常更换；⑤透析不充分导致病情恶化；⑥总住院时间明显增加；⑦首个透析年的死亡率显著增加。

(2)肾脏科医师在与患者讨论建立血管通路的方案前，应充分认识到以上临床依据的重要性并且应坚持。对有条件行动静脉内瘘的患者长期应用带cuff隧道导管的风险巨大。如果在患者初始透析时因各种原因必须暂时选用带cuff隧道导管时，医师应告知患者及家属这只是临时性的，长期透析仍宜选择动静脉内瘘方式。

(3)美国肾病资料库关于透析发病率和死亡率的研究中显示，当患者和(或)其经治医师充分了解血管通路知识时，该患者更倾向于选择动静脉内瘘方式[16]。笔者的经验认为医师应尊重患者的自主选择权，但实际上，医生的态度和对血管通路技术的掌握程度决定了医生的倾向，有时医生并未将带cuff隧道导管的利弊向患者转达清楚。而如果患者不能对这两种方式有足够的了解，患者将无法做出真正意义上的自主选择。很多选择带cuff隧道导管的患者并不完全理解带cuff隧道导管可能带来的临床后果。

(4)患者的自主选择权允许患者拒绝某些治疗或允许其在几种不同的治疗方式中做出选择，但不是允许其选择一种显著有害的治疗方法[17]。

(5)医患沟通应建立在医师努力使患者受益的医学伦理基础上，对患者采用任何弊大于利的治疗措施都是有悖于常理的[18]。只要患者自愿，哪怕治疗弊大于利，医师也应满足其要求，这种说法等于否认了希波克拉底誓言中体现的医学专业的权威性。而同意有条件行动静脉内瘘的患者在明知带cuff隧道导管的危害却仍选择该方式的要求是对肾脏科医师权威的否认以及医学伦理的违背，使医师成为患者做出自我毁灭性决定的共犯。

(6)临床医生应该要学会对"坏疗法"说"不"。所谓的坏疗法包括对患者有害的(应用带cuff隧道导管长期血液透析的危害明显增加)和得不偿失的(带cuff隧道导管亦是如此)治疗方法。当现有的技术中有较好的选择时，临床医生可以断定其他的选择是"坏疗法"，由此可见带cuff隧道导管应被划分为后者。因此，当患者有条件行动静脉内瘘时，在其本人及家属已充分了解了动静脉内瘘及带cuff隧道导管的利弊的前提下，医师有权拒绝使用带cuff隧道导管作为长期血液透析通路[19]。一些新入透析时使用带cuff隧道导管的患者会认为"为什么不可以继续用下去呢？感觉还不错啊。"对这部分患者，肾脏科医师可以采用相应的对策，最终目的是使这些希望长期使用带cuff隧道导管的患者转而同意接受动静脉内瘘方式。

典型病例，一名75岁的女性患者，牛某，慢性肾小球肾炎并发终末期肾衰竭，开始不接受透析更不接受动静脉内瘘手术，因为患者有心肌梗死病史，心脏功能太差，由于反复心力衰竭，勉强同意使用带cuff隧道导管开始透析。在透析前后的住院期间，尽管心脏功能好转，但一直拒绝动静脉内瘘手术，原因是心内科医师认为她的心脏功能太差，不宜接受该手术。然而目前该患者并无心功能不全的相关症状，在与患者就透析通路的反复多次沟通过程中，肾脏科医师发现心内科医师的意见起关键作用。随后，肾内科医生与患者的心内科医师进行了沟通，并对该患者的心功能重新进行了评估。心内科医师惊讶地发现，经过透析治疗，患者的心功能比想象的要好得多，在该患者被告知可以接受动静脉内瘘后，她不再抗拒手术。在进入透析6个月后，患者顺利拔除了带cuff隧道导管，转而应用动静脉内瘘。

该病例说明了解患者拒绝动静脉内瘘的原因及在原因背后的顾虑是非常重要的。我科医师在患者要求继续使用带 cuff 隧道导管不愿行动静脉内瘘手术时,一方面暂时同意其选择,另一方面坚持不懈地劝说患者改为对其预后最为有利的动静脉内瘘,最终达成目的。

二、带 cuff 隧道导管留置术的适应证

(1)自体动静脉内瘘尚处于成熟期,而需等待 4 周以上;或者拟行自体动静脉手术,因病情需要尽快开始血液透析的患者。

(2)半年到 1 年内即可行肾移植的过渡期的患者。

(3)对于部分生命期有限的尿毒症患者,尤其是晚期肿瘤合并尿毒症患者。

(4)不能建立动静脉内瘘且不能进行肾移植的患者。

(5)患有严重的动脉血管病的患者,特别是老年患者。

(6)低血压而不能维持动静脉内瘘血流量者。

(7)反复心力衰竭发作、制作动静脉内瘘可能加重或诱发心力衰竭的患者。

三、带 cuff 隧道导管留置术的一般原则

(一)部位选择

穿刺医师必须具有熟练掌握无隧道无涤纶套导管穿刺插管的技术,方可进行带隧道带涤纶套导管置入操作。带隧道带涤纶套导管放置中心静脉的顺序,原则上依次是右颈内静脉、右颈外静脉、左颈内静脉、左颈外静脉、股静脉或锁骨下静脉。注意颈外静脉走行变异较大,术前应进行超声判断。左侧留置导管更易发生导管功能不良和中心静脉狭窄。

(二)隧道导管选择的一般原则[20]

带 cuff 隧道导管留置时,应根据患者的身高和体形选择导管的长度,右侧颈部置管选择导管长度为 36 ~ 40 cm,左侧颈部置管选择导管长度为 40 ~ 45 cm,股静脉置管应当选择长度在 45 cm 以上的导管。颈部留置导管的尖端应该在上腔静脉与右心房连接处,下腔静脉留置长期导管尖端应该在下腔静脉。颈部导管尖端留置位置可以根据术前 X 线胸片心脏右心房上部位置与前肋骨或前肋间隙的相对应位置确认,大多数位于第 3 前肋骨或第 3、4 前肋间隙水平,或者在血管造影指导下确定。导管尖端确定后再根据导管的长度确定导管出口位置,导管 cuff 距离出口 2 ~ 3 cm 为宜。导管隧道必须保持较大弧度以防止导管打折。

四、带 cuff 隧道导管留置术

隧道导管穿刺的部位、方法与临时导管相同。插管可以在手术室、放射介入室或透析操作室中进行,无菌操作最重要。可用静脉切开插管法或经皮穿刺插管法。采用静脉切开法时,静脉必须是可游离的,静脉切开后插入导管。经皮穿刺法则是利用 Seldinger 技术,通过引导钢丝将导管插入,必须使用两种不同的扩张器,小扩张器与临时性留置导管穿刺相同。大的扩张器带有撕脱型外套,留置导管通过撕脱型外套送入血管,在送入导管的同时,撕开外套管并拉出。此法的优点是可允许重复使用该部位。超声进行颈内静脉定位大大增加了首次插管的成功率。两种方法中,皮下隧道是使用隧道针打通的,带有轻微弧形的隧道可以减少扭折的发生。

(一)颈内静脉带 cuff 隧道导管植入术

1. 部位选择　右侧颈内静脉较粗且与头臂静脉、上腔静脉几乎成一直线,插管较易成功,故临床首选右颈内静脉穿刺。颈内静脉常用的三个穿刺点:①高位穿刺点,颈外静脉和胸锁乳突肌外缘交点;②中位穿刺点,胸锁三角顶点或甲状软骨下缘水平向与胸锁乳突肌内缘交点;③低位穿刺点,在胸锁三角凹陷内。

2. 体位　患者多取仰卧位,肩部垫枕头后仰 15°并偏向对侧,操作者站于患者头端或穿刺静脉的对侧。

3. 进针技术　在选定的进针处,针头对准胸部乳头方向向后、向下、向外侧方进针,穿刺针与体表呈

30°～45°,在局部麻醉下缓慢进针,防止穿透静脉后壁。要求边进针边抽吸,有落空感并有回血表示已进入颈内静脉内,再向下进针安全幅度较大。进针插管深度应考虑到个体的身长及体形。另一种定位方法是针朝向同侧乳头方向,穿刺针与35°～40°,向后、向下、向外侧方向,边进针边抽吸进入颈内静脉时常有突破感,如进针较深可边退针边抽吸,一旦有回血即确定位置。具体操作步骤如下(图7-6-1)。

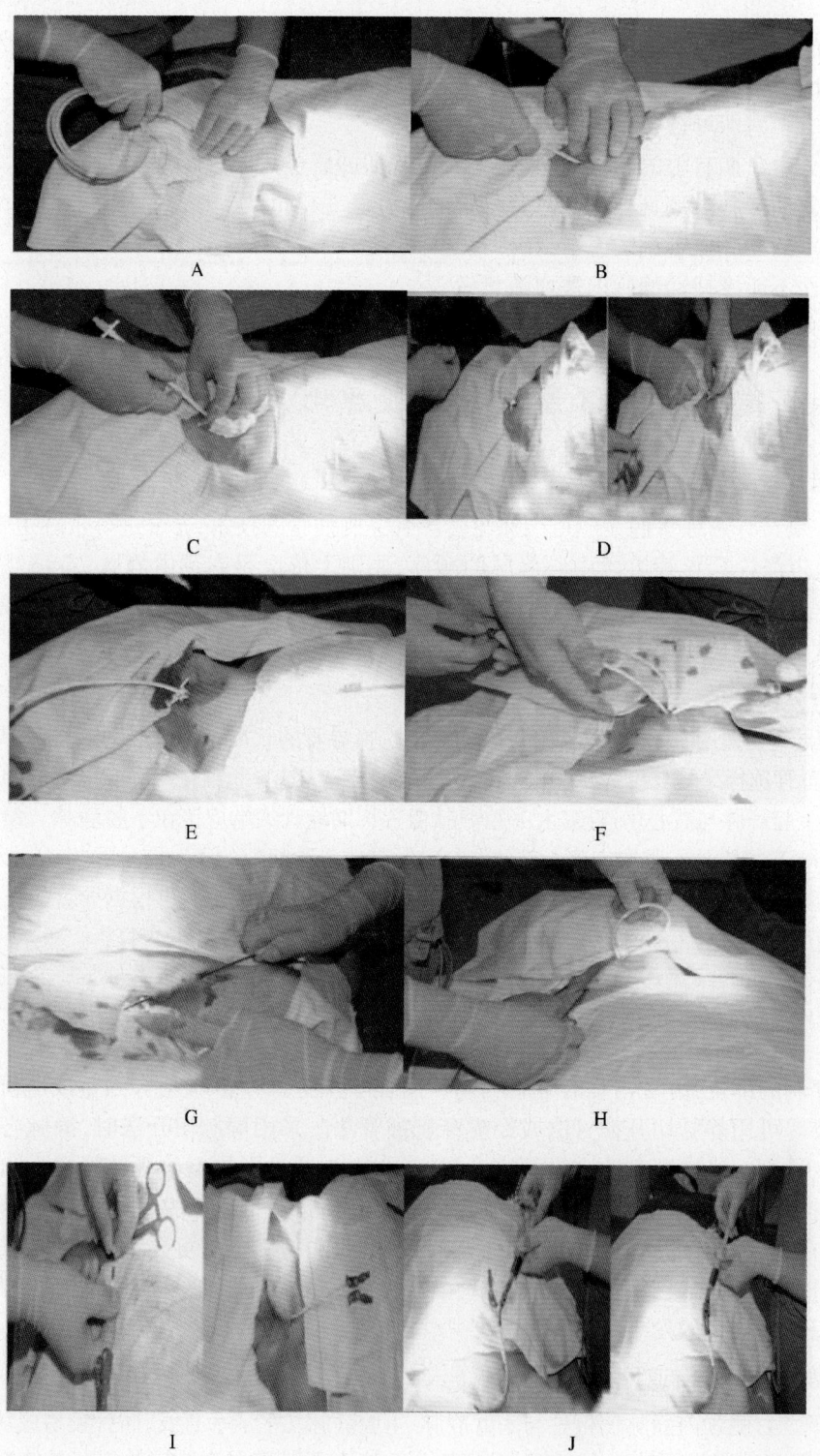

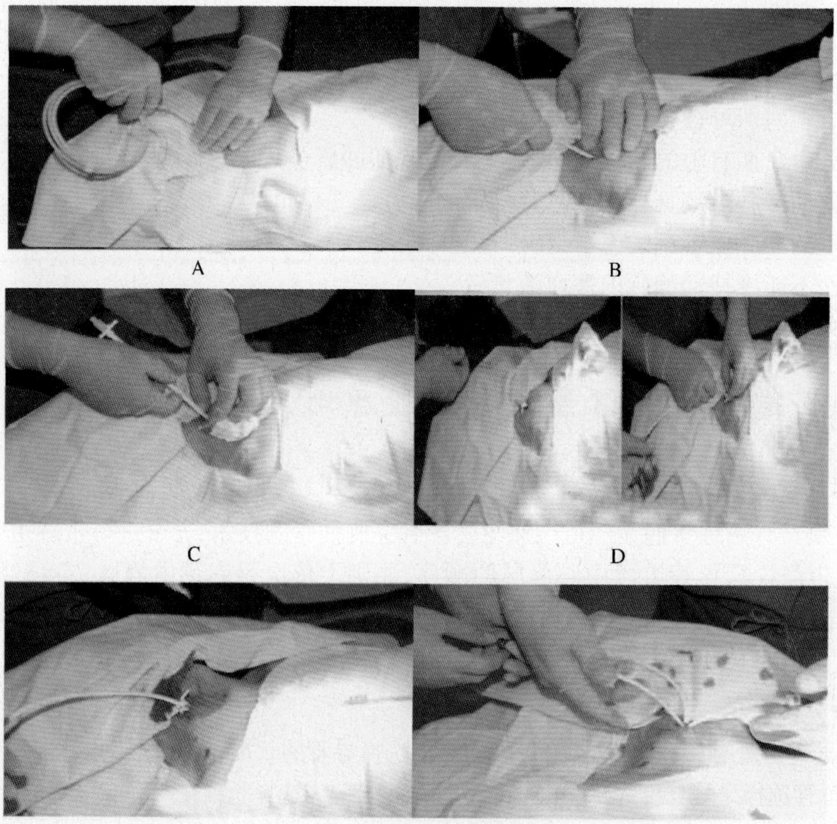

A B C D E F G H I J

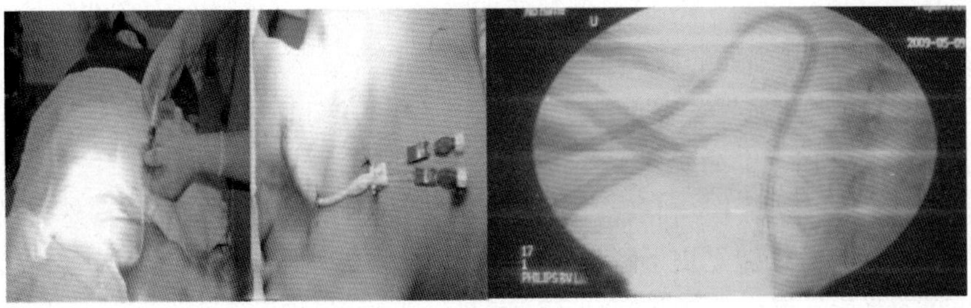

K　　　　　　　　　　　　L

图 7-6-1　分体式带 cuff 隧道导管逆向置管手术图解

A. 导丝置入;B. 扩张器扩皮;C. 置入撕脱鞘管;D. 拔出导丝和撕脱鞘管的针芯;E. 置入带 cuff 导管;F. 拔出撕脱鞘管;G. 用隧道器制作导管皮下隧道;H. 隧道导管穿行隧道;I. 分体式导管对接前后;J. 隧道导管 cuff 位置及流量调试;K. 隧道导管术后切口缝合,导管固定;L. 置管术后,导管位置的确认

(1)患者仰卧、去枕,在两侧肩胛骨之间垫枕,头后仰 15°~30°并转向穿刺对侧,目的是使颈内静脉达到最大充盈。

(2)取胸锁乳突肌胸骨头和锁骨头与锁骨围成的三角形顶点作为穿刺点(中位穿刺点)。

(3)穿刺针与体表呈45°,针尖向下、向后、稍向外,指向同侧乳头,沿胸锁乳突肌锁骨头内缘,在颈总动脉搏动处稍外侧,缓慢进针,以不超过锁骨为度。若已进入静脉可见暗红色血回流入注射器内,此时放低针尾呈30°,再向前推进少许,手压固定。换针筒时令患者暂时屏气,以免穿刺针移位和空气进入静脉形成气栓。

(4)经针孔插入导丝(弯曲软头),若有抵抗,不可强行推进;顺畅推进 20 cm 以上,后拔出穿刺针,沿导丝内外侧切开皮肤,长约 1 cm。

(5)顺导丝轻缓插入血管扩张器,扩张皮下组织后退出,将撕脱鞘管导管顺导丝插入颈内静脉,拔出导丝及鞘管针芯,用拇指堵住鞘管末端,防止出血或空气进入,然后将带 cuff 隧道导管沿鞘管植入颈内静脉。

(6)设计皮下隧道走向,应用1%利多卡因麻醉,在同侧锁骨下缘预计的导管外出口切开皮肤,长约 1.0 cm,用隧道针在两个切口处建立皮下隧道,并用隧道扩张器扩展。然后用隧道针牵引带 cuff 隧道导管进入隧道内,并将 cuff 固定在距离外出口 2~3 cm 处。

(7)带 cuff 隧道导管动静脉侧应能顺利抽出回血,并用适量肝素盐水封管,然后缝合切口,固定导管于胸壁。

4. 注意事项

(1)颈内静脉是上腔静脉系的主要分支之一,离心脏较近,当右心房舒张时管腔压力较低,故穿刺插管时要防止空气进入形成气栓。

(2)穿刺针进入方向不可过于偏外,因静脉角处有淋巴导管(右侧)或胸导管(左侧)进入,以免损伤。

(3)穿刺针不可向后过深,以免损伤静脉后外侧的胸膜顶造成气胸。

(4)选右侧颈内静脉比左侧颈内静脉安全幅度大,且易于成功,因右侧颈内静脉与右头臂静脉、上腔静脉几乎呈垂直位,插管插入颈内静脉后继续向下垂直推进也无失误的可能。

(5)有 5%~10%的患者存在解剖差异,有些患者颈内静脉较细或位置较靠外,穿刺时应注意,探查几次没有成功后应改变位置,或超声引导穿刺[21]。

(二)颈外静脉带 cuff 隧道导管植入术

1. 具体操作步骤

(1)患者仰卧、去枕,在两侧肩胛骨之间垫枕,头后仰 15°~30°,并转向穿刺对侧,目的是充分暴露颈外静脉。

(2)先压迫胸锁乳突肌后缘中点以下部分,使颈外静脉上段充分充盈,然后迅速放弃压迫,注意观察颈后三角内的血液充盈方向,既可得知颈外静脉下段行程,向下内充盈的为Ⅰ、Ⅱ型,向下外充盈的为Ⅲ型[21]。

(3)切口选择颈外静脉中下段,常规消毒铺巾,在切口处皮肤顺静脉走行方向切开 1.0~2.0 cm,以 2%利多卡因行局部浸润麻醉,嘱患者持续呼气后屏气,以充分显示颈外静脉。

(4)逐层切开皮肤,钝性分离皮下组织,暴露颈外静脉,两根4号丝线分别环套颈外静脉远心端、近心端,结扎远心端颈外静脉,切开颈外静脉。

(5)引入导引钢丝,导入扩张器扩张静脉,并明确导丝的方向,确认导丝进入上腔静脉后,再导入撕脱鞘管,拔出导丝、管芯,将鞘管手撕脱并置入带cuff隧道导管。

(6)设计皮下隧道走向,应用1%利多卡因麻醉,在同侧锁骨下缘预计的导管外出口切开皮肤,长约1.0 cm,用隧道针在两个切口处建立皮下隧道,并用隧道扩张器扩展。然后用隧道针牵引带cuff隧道导管进入隧道内,并将cuff固定在距离外出口2~3 cm处。

(7)带cuff隧道导管动静脉侧应能顺利抽出回血,并用适量肝素盐水封管,然后缝合切口,固定导管于胸壁。

2. 注意事项

(1)颈外静脉走行表浅、体表投影清楚、无重要结构伴行,辨识较为容易,对操作者无特殊要求,无误穿动脉、胸膜及损伤神经的可能。并且由于中心静脉为负压,故颈外静脉穿切开出血较少、止血容易,即使出血也不会挤压气管而造成严重后果。对不能平卧的危重患者,可以半卧位或坐位切开,特别是心力衰竭、肺水肿等危重患者,因其颈外静脉怒张,使辨识及手术切开更为容易,头部的可活动性又为导丝通过与锁骨下静脉交角创造了条件[22-23]。

(2)直视下颈外静脉切开置管成功率较高,其关键环节在于导丝能否顺利通过颈外静脉和锁骨下静脉汇合处,在行颈外静脉切开导丝置入时如果在锁骨下静脉交角处有阻力,笔者建议采取如下手法可以取得较高的成功率:①将患者患侧上肢内旋、抬高并加压肩部并将静脉及导丝推向外侧;②旋转导丝使导丝进出1~2 cm;③稍退导丝旋转扩张导管并向下推送。

五、带cuff隧道导管应用的注意事项

带cuff隧道导管留置术前的严格评估、留置手术过程中及长期应用中严格按照相关程序进行操作,能够提高隧道导管的成功率、安全性,延长导管的使用寿命。

(一)加强对目标血管的评估

在术前应该对颈部血管例行常规彩色多普勒超声检查,特别曾经有过颈内静脉临时置管而且时间较长者,必须例行检查。这样可以避免患者由于存在附壁血栓或者静脉狭窄,而导致难以置管或者置管失败。

(二)导管穿刺部位的选择

在手术时,常用的目标血管包括颈内静脉、股静脉、锁骨下静脉。这些血管较为粗大,能够提高手术成功率。颈内静脉是导管穿刺的最佳部位,该位置距离心脏较近,有利于降低血栓的发生概率。若颈内静脉受损较为严重,可选择于其他部位进行穿刺。目前,临床关于股静脉置管安全性的讨论较多,早期有学者认为股静脉置管的感染率及导管血栓形成率高,适用于短期置管治疗。然而,笔者对股静脉的路径改良后,临床观察表明股静脉带cuff隧道与颈内静脉带cuff隧道导管在安全性和感染并发症方面,两者差异无统计学意义。

(三)穿刺期间加强心电图监测

加强对患者心电图的观察,若出现心律失常等现象,应暂停静脉穿刺。置管过程中导丝插入不宜过深,尽量避免因导丝置入过深所致的心律失常。

(四)选择合适材质的导管

导管材质是影响置管时间的重要因素之一。行颈静脉血管穿刺期间,应尽量选择材质较软的导管进行穿刺,不仅可减少对血管壁损伤,还可降低穿刺部位感染的发生概率。有研究[24]指出,取材质较软的导管进行穿刺,能够有效避免因导管材质过硬引起的损伤血管壁、穿刺部位渗血等症状,可保证血液透析治疗的顺利进行。

六、带 cuff 隧道导管留置术的并发症及防治

带 cuff 隧道导管留置术的相关并发症主要包括血栓、感染和功能障碍，这决定了导管的使用寿命。导管相关感染是临床导管拔除的首位原因。临床应用带 cuff 隧道导管的主要并发症分为即刻并发症和远期并发症。即刻并发症和临时性中心静脉置管相同，主要有出血、误穿动脉、心律失常等。本节重点阐述带 cuff 隧道导管的远期并发症，现分析如下。

（一）血栓栓塞性并发症

1. 血管内血栓　血管内血栓存在着血栓形成和演变过程，血栓形成早期，质地软而小，与血管或导管结合不紧密，外力容易使之分离；继之血栓逐渐扩大，与血管结合相对紧密，此时分离相对困难。另一方面，由于血栓中纤溶酶和蛋白分解酶等作用，血栓形成后又可部分溶解、软化，继而收缩、变小，在人体血管内由于同时存在血栓的机化过程，数日后，使得绝大多数血栓与血管紧密结合而难以分离。

2. 导管内血栓　导管内血栓不存在血栓机化机制，随着时间的推移，导管内血栓部分溶解软化，纤维蛋白收缩变小，就会与导管自然分离或结合松弛，此时再加压抽吸，血栓就很容易被从导管中吸出，导管再通，如图 7-6-2 所示，从而避免了拔管和重新置管，延长了导管的使用时间，减少了患者的经济损失和再次插管伤害及并发症[24-25]。

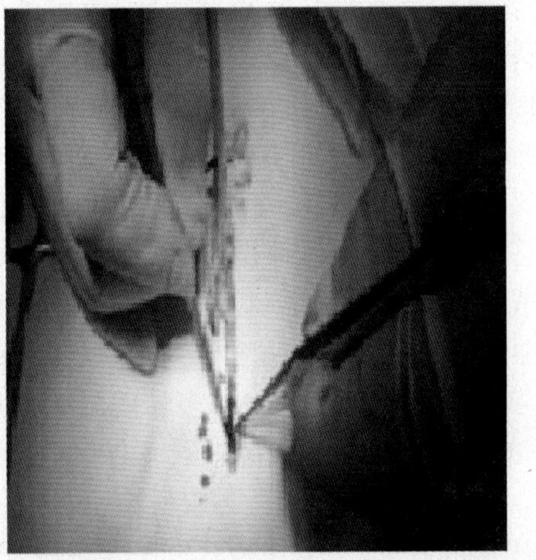

图 7-6-2　隧道导管腔内血栓形成

3. 血管内血栓的防治　血管内血栓存在着血栓形成和演变过程，后期血栓逐渐扩大，与血管结合相对紧密，此时分离相对困难且容易形成中心静脉的闭塞。中心静脉闭塞性疾病包括中心静脉狭窄及闭塞，是血液净化通路相关的严重并发症，在血液透析患者中的发生率可达到 25% ~ 40%[26]。缓慢发生的中心静脉闭塞通常没有明显的临床症状，多在病变同侧上肢建立功能良好的动静脉内瘘后出现肢体肿胀、胸壁静脉曲张等，或因为导管功能不良行造影检查时发现，故其知晓率和发病率可能被低估[27]。其临床表现除了患者肢体肿胀以外还包括患侧远端肢体皮肤的色素沉着、内瘘静脉曲张、瘤样扩张以及颈部、胸壁或颜面部肿胀，透析时静脉压升高，几乎所有患者均可见侧支循环形成。经皮腔内血管成形术伴或不伴支架植入是 K/DOQI 指南推荐的治疗方法（详见中心静脉狭窄治疗篇）。

4. 导管内血栓的防治　导管内血栓预防重于治疗，肝素封管，每月定期使用尿激酶封管，能够降低血栓的发生概率[28-30]。具体预防措施：①颈内静脉的穿刺点选择中下段为宜，导管隧道的走行保持圆滑，没有成角及入口处导管打折；②下机封管时，盐水反复冲洗导管，然后用肝素封管，防止导管内滞留血液形成血栓；③肝素封管时应根据导管容置而推到位，要正压封管；④近期导管内有部分血栓形成而血流不畅者，可以用 10 万 U 尿激酶代肝素封管。对于不能及时再通者，也不要立即拔管，可试用上述方法再通，

重复用药后仍有好转可能。

(二)透析导管相关性感染

不同血液透析中心的血管通路感染发生率略有不同,但总体研究表明[31-32],临时导管的感染发生率最高,约为6.3次/1 000导管日;其次是带袖套隧道导管,感染发生率为0.7~6.5次/1 000导管日,也有报道为3.33~15.5/1 000患者日;移植血管内瘘的感染发生率为0.45~2.86/1000患者日;自体动静脉内瘘的感染发生率最低,为0.19~1.84/1000患者日[33]。

老年患者较多、患者营养状况较差、并发症多、糖尿病肾病患者本身并发各种感染机会多、导管相关开放式操作多、无菌操作不严格等因素,会大大增加导管感染的概率。除此之外,导管内血栓形成、导管功能不良也是导致导管感染的重要诱发因素,导管内的残血或血栓是细菌的良好培养基,导管内环境又与体循环内的环境迥异,在导管内没有体循环血液中的白细胞、单核巨噬细胞以及免疫球蛋白等防御因子的保护,一旦无菌操作不严格,细菌定殖,且容易生长繁殖,从而引起感染发生。因此,每次血液透析治疗结束后应盐水冲净导管,以减少导管内血栓的发生,这对降低感染的发生很重要。黄雨琴[34]指出,导管相关性感染的发生率高达15%以上,且随着置管时间的延长,导管相关性感染的发生率也会随之提高。国内报道指出,血液透析导管相关性感染的发生率≥11%。因此,当患者出现导管相关性感染症状时,应及时进行实验室检查,透析过程中患者一旦出现高热、寒战等症状,应立即给予导管动静脉端以及外周血培养,使用广谱抗生素静脉滴注以及抗生素/肝素封管,1周后根据血培结果选用窄谱抗生素治疗2周,如果患者出现持续高热、中枢神经系统症状或者低血压、霉菌感染等并发症,应该给予拔管。田梅等[35]指出拔管能够提高导管相关性感染的治愈率。

血液透析患者导管相关感染的主要发病机制是导管腔内细菌生物膜的形成及微生物定植。细菌生物膜是由物体表面集聚生长的细菌群落和自身产生的细胞外基质聚合构成的细菌团块,细菌被包埋在这个立体结构内[36]。细菌生物膜又分为底、体、尾3个部分,生物膜的底部是细菌获取能量和氧气的多个孔道结构,细菌多聚集在此生长[37]。生物膜的体部是大量细胞外多糖形成的主体结构,而生物膜的尾部结构有许多分散的细菌体,能从留置体内的医疗器材表面上的生物膜菌落中不断脱落,并经体循环引起急性或者慢性感染。生物膜中的有机体已经被证明对于大多数抗生素的敏感性较血管内的浮游细菌下降了10~1 000倍[38],其机制主要包括生物膜中细胞外多糖的阻抗作用,降低了抗生素的渗透速度和渗透浓度,使生物膜内部的抗生素浓度远低于最低抑菌浓度。某些细菌生物膜表面的蛋白质分子还可与抗生素吸附、结合,使抗生素无法进入生物膜内部[39-40]。此外,由于目前抗生素多数是在细菌分裂和蛋白质能量代谢环节产生作用,而生物膜形成后,细菌生长和繁殖速度将显著减慢,影响抗生素的作用效果[41]。

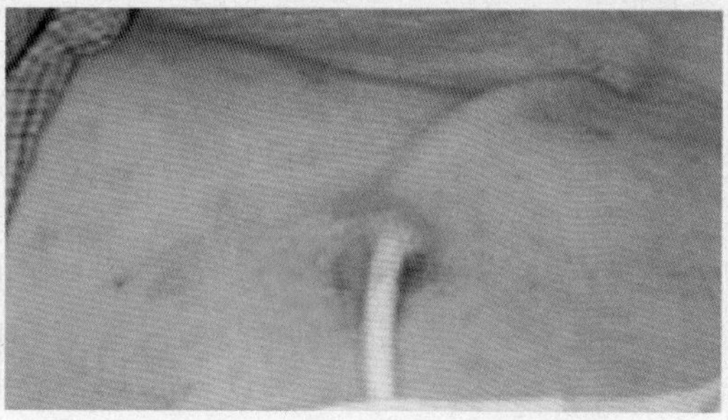

图7-6-3 隧道导管出口感染

导管相关性感染包括导管出口感染、皮下隧道感染、导管腔内感染和导管相关败血症。导管内细菌定殖是导管相关性感染的前提,也被称为隐匿性感染。

1. *导管出口感染* 主要表现为导管出口处皮肤有脓性分泌物、红肿、硬结或压痛,分泌物培养阳性,如图7-6-3所示。导管出口感染一般无全身症状。多数情况下局部感染经局部用药或口服抗生素即可控制,而不需要拔管。

2. *皮下隧道感染感染* 灶沿导管出口延伸或者隧道表皮破损导致细菌侵入皮下隧道,导致沿导管隧道的触痛、红斑和硬结,伴或不伴有血行感染及脓性分泌物培养阳性。治疗上均应在局部治疗基础上使用敏感抗生素,至于是否拔管还是一个有争议的问题。一般报道隧道感染拔管的多。

3. *导管相关败血症* 临床主要表现为透析过程中或透析期间出现畏寒、发热,置管局部皮肤红肿或有脓性分泌物,实验室检查血常规白细胞计数和中性粒细胞比率明显上升,此外还可能出现感染性心内膜炎、骨髓炎等导管相关性感染并发症。但是临床上也有一些老年、免疫力低下的血液透析患者常常起病隐匿，临床表现不明显，没有高热、寒战，因此经常容易被误诊，直至发生严重迁移性感染并发症。导管相关败血症的诊断标准为导管尖端培养和外周血培养具有相同的细菌；导管内抽血培养的菌落计数超过外周血培养的菌落计数3倍以上。导管相关性感染的诊治流程如图7-6-4所示。

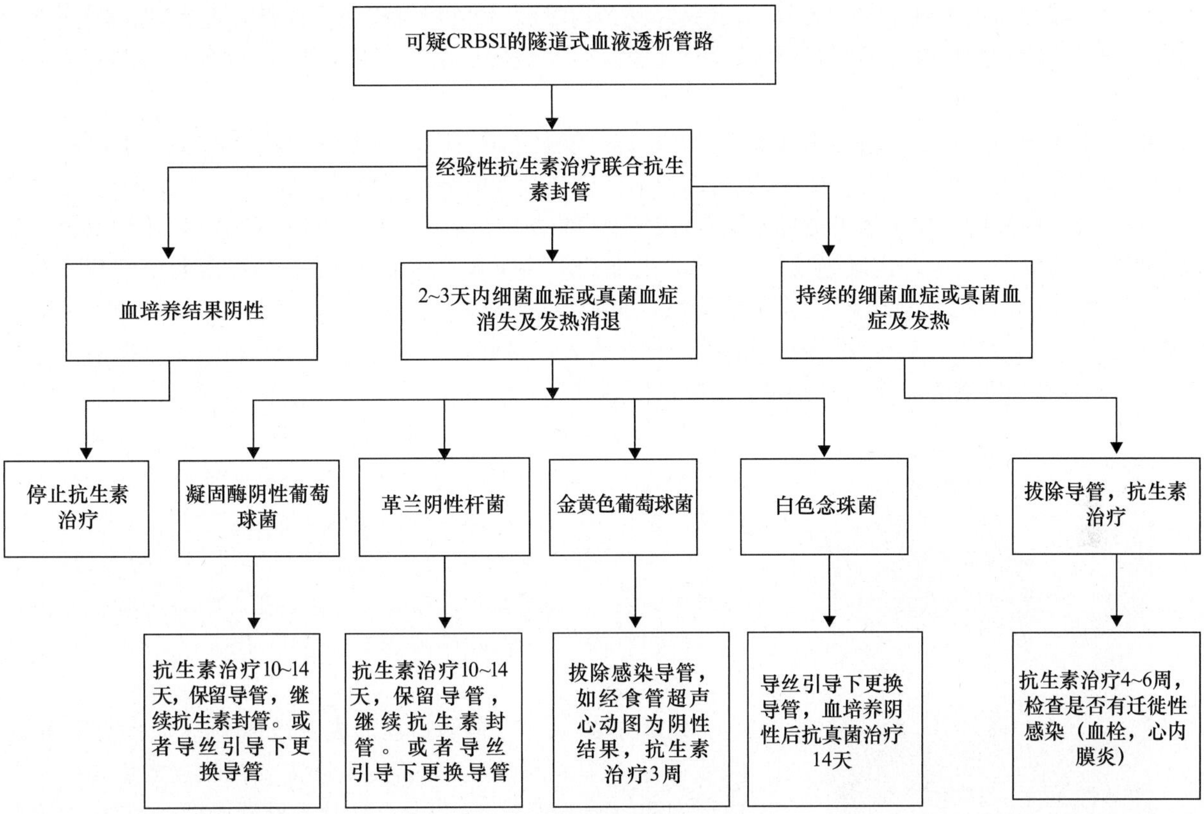

图7-6-4 导管相关感染诊治流程

（三）导管功能不良

2006年NKF-K/DOQI指南认为透析时血流量低于300 ml/min，或动脉负压大于250 mmHg时血流量才能达到300 ml/min，即为导管功能不良。而欧洲达到充分透析时其导管血流量往往低于300 ml/min。2014年我国血管通路专家共识认为血流量低于200 ml/min即为导管功能不良[42]。导管功能不良分为早期和晚期导管功能不良。早期（置管2周内）导管功能不良主要与机械因素有关，如导管位置异常、导管打折、导管固定太紧、导管完整性破坏等。晚期（置管2周以上）导管功能不良的可能原因为导管血栓形成、管周纤维蛋白鞘形成、导管所在的中心静脉病变（狭窄或闭塞）等[43]。

1. *导管位置异常* 导管位置异常是早期导管功能不良的常见原因，据报道发生率为5.7%[44]。其发生原因与导丝置入位置不恰当有关，此外与血管走形及解剖有关，如左侧颈内静脉至上腔静脉的走行呈"乙"形弯曲，有可能导致导管反折至对侧静脉或在局部打折，如图7-6-5所示。股静脉置管皮下隧道的建立也容易使导管扭曲打折。某些患者由于存在中心静脉狭窄以及侧支循环开放，可导致导管进入开放侧支，如奇静脉。亦有左侧颈内静脉置管术后数月因功能不良调整管路位置时致管路反折入对侧颈内静脉等。上述情况均可通过胸部

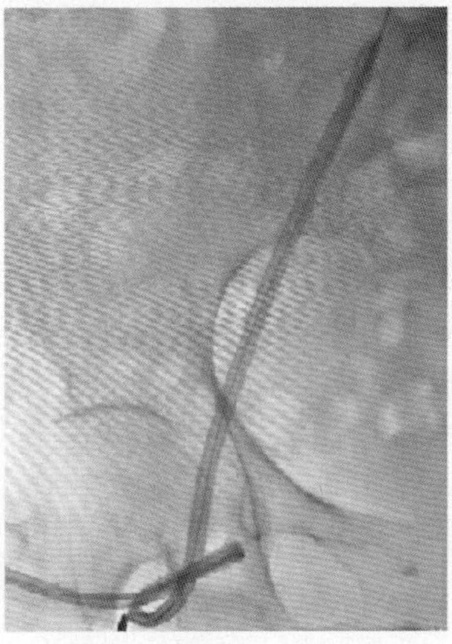

图7-6-5 下肢隧道导管位置异常

X线检查明确诊断。

处理方法:①术前根据患者身高与插管部位选择合适长度的导管;②置管过程中应注意导管静脉入口处皮肤切口要足够大,包括皮肤全层和皮下组织,使导管通过皮肤及皮下组织时无明显阻力;③建立隧道时要注意与中心静脉的角度不宜过小,以免导致导管打折;④术后应行胸部X线检查了解导管位置;有条件者应在X线实时引导下进行置管,尤其是左侧颈内静脉、颈外静脉以及既往曾有置管史的部位;⑤当出现导管尖端位置异常时,可利用长导丝等介入器械在X线实时引导下反复调整,使导管尖端置于正确位置。

2. 导管内血栓　导管内血栓发生率为2%~3%[45]。当用注射器抽吸及注入生理盐水均受阻,表明导管完全堵塞。若可注入但无法抽吸,则为部分堵塞或导管外周纤维蛋白鞘形成。

经导管腔内注射溶栓药物仍是目前最有效且安全的治疗方法:①当导管部分堵塞时,用注射器抽出原有的肝素封管液,向管腔内缓慢推注3~5ml生理盐水冲净管腔内血液,然后用尿激酶生理盐水溶液(5 000~10 000 U/ml)按管腔容量封管,保留30分钟后抽吸导管,必要时重复以上步骤2~3次;②导管完全堵塞,应用上述方法时,直接将尿激酶溶液自然吸入。尽管有上述溶栓方法可采用,但实际有效果并不理想,尤其是当导管完全堵塞时,因此,预防血栓形成更为重要。

3. 中心静脉血栓　中心静脉血栓发生率为2%~46%[46],其中锁骨下静脉血栓发生率最高。中心静脉血栓患者表现为导管功能不良,还可伴肢体及颈部肿胀疼痛、胸壁静脉迂曲扩张等,如图7-6-6所示。值得注意的是,血栓很容易引起感染,继发感染时可伴发热、胸壁及上肢皮温、颜色改变。中心静脉血栓的诊断需依赖影像学检查,数字减影血管造影(DSA)是诊断中心静脉血栓的金标准。

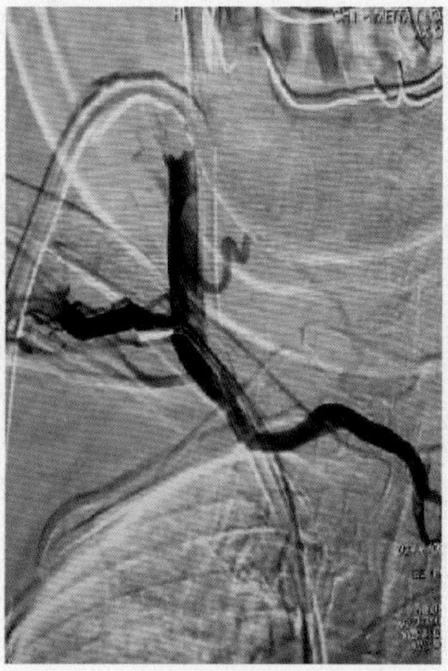

图7-6-6　上腔静脉血栓形成血管闭塞

处理方法:①中心静脉血栓形成后,如果临床症状明显,应拔除导管,症状往往可以缓解,若无效则需要行经皮血管球囊扩张成形术和(或)支架置入;②中心静脉血栓形成后,如果没有症状或者症状轻微,可考虑继续留置导管,同时给予适当的全身抗凝以防止血栓继续增大,也可试用经微导管引导进行局部溶栓治疗,溶栓治疗前行诊断性造影以了解血栓大小、位置等,置入多孔输注导管输注溶栓药物。12小时后再行造影检查,效果欠佳时可重复溶栓治疗,但总溶栓治疗时间不超过48小时,以减少全身出血风险。

(四)纤维蛋白鞘

纤维蛋白鞘可以导致血栓形成,血栓形成是导管晚期功能不良的常见原因之一,发生率为42%~100%[47]。

纤维蛋白鞘是包裹于中心静脉导管表面,由细胞成分和非细胞成分组成的膜状物。它起始于导管与静脉壁的接触点,并与静脉壁紧密相连,即使导管拔出也不易被移除。据报道[48-49],在首次置管发生管路功能障碍的患者中,由纤维蛋白鞘引起的在置管1周约占1.3%,平均跟踪调查98天后约占75%。纤维蛋白鞘在置管24小时后,在导管和静脉壁接触点开始形成,然后沿管壁延伸,达到管壁全长需要5~7天的时间[50-51]。纤维蛋白鞘可以导致血栓形成、管路功能障碍、继发感染、导管拔除及拔除后肺栓塞等一系列并发症,是危害导管功能、造成管管路失功的最主要原因路。

目前国内外对纤维蛋白鞘的形成机制还没有定论,但普遍认为与导管血栓形成有关。血栓形成有3个必要因素,即血管内皮损伤、血流瘀滞及机体高凝状态。研究证实[52-54],导管插入造成的直接内皮损伤,导管留置对静脉壁的压迫,导管随呼吸、心跳及机体活动对静脉壁造成的慢性摩擦,均会导致血管内皮损伤。导管插入占据血管管腔,会造成局部血流瘀滞。血液透析患者特殊的血流动力学比正常人更易形成血栓[55]。透析患者的血小板表面膜蛋白异常表达，更易被激活。同时透析患者血浆也存在异常，如高纤维蛋白血症、抗凝血因子Ⅲ的水平降低、高半胱氨酸血症等，均造成机体的高凝状态[56]。这是透析患者导管相关纤维蛋白鞘形成的物质基础。

导管相关纤维蛋白鞘的形成可能是静脉壁对导管成分和相关血栓的一种生物学反应，静脉壁中的平滑肌细胞和内皮细胞在此过程中起决定性作用，而不单纯是非细胞成分的沉积和血栓形成[57]。插管造成的血管壁损伤，启动血栓形成。插管后血流动力学的改变及导管和静脉壁之间的血液淤滞均加速了血栓的形成。血栓机化的同时损伤处静脉壁的平滑肌细胞增殖、迁移，内皮细胞沿表面爬行覆盖，最终形成纤维蛋白鞘。

综上所述，纤维蛋白鞘是在血栓桥的基础上，逐渐转化为表面附有内皮细胞的细胞 - 胶原蛋白组织。虽然形成初期纤维蛋白成分存在，但是成熟的鞘不含纤维蛋白。纤维蛋白鞘的形成过程是机体对于异物的一种保护性反应，是机体自身调整修复的过程。

临床表现为透析血流量不足、引血困难，但盐水推注常无明显阻力，经过旋转管路等调整不能改善。长时间的纤维蛋白鞘可以引起感染、血栓，严重者纤维蛋白鞘脱落后可形成致命性肺栓塞。

DSA是目前国际上普遍使用和认同的诊断纤维蛋白鞘的方法。①经导管造影：经导管动脉端注入造影剂 10 ml，可见造影剂不能迅速散开充满血管腔，而是沿管周逆流；②导管回撤造影：将中心静脉导管回撤5 ~ 15 cm，从导管动脉端或静脉端注入造影剂 10 ml，可见造影剂呈线样下行，而非充盈整个血管腔。

处理方法如下。①导管内尿激酶或组织型纤溶酶原激活物（t-PA）输注：方法同血栓形成的治疗，尿激酶或 t-PA 持续从管腔输注可溶解薄弱部分的纤维鞘壁及继发附壁血栓，一定程度上改善透析血流量[58]；②原位更换较长的导管使新的管路末端超过原中心静脉导管的末端以摆脱纤维鞘；③隧道缩短法：将导管内送，使管路末端超过原中心静脉导管的末端以摆脱纤维鞘；④经股静脉撕脱[59]：经皮股静脉穿刺，X 线引导下将撕脱套圈套住中心静脉置管周围的纤维鞘撕脱；⑤导管内撕脱[60]：X 线引导下撕脱套圈，从管路静脉端进入，出管路末端后反复收紧放松，使纤维鞘脱落；⑥球囊扩张纤维鞘后原位更换导管：沿导管静脉端插入导丝，撤除原导管并保留导丝，应用球囊扩张纤维鞘后置入新导管；⑦从纤维鞘外置入新导管：从原导管穿刺点的上方或下方重新穿刺静脉，置入新的导管。

（五）导管破损或脱落

导管长期使用的磨损以及医护人员的锐器都可能导致皮外段导管发生破损（图 7-6-7，7-6-8，7-6-9），此时需更换导管或相应配件。

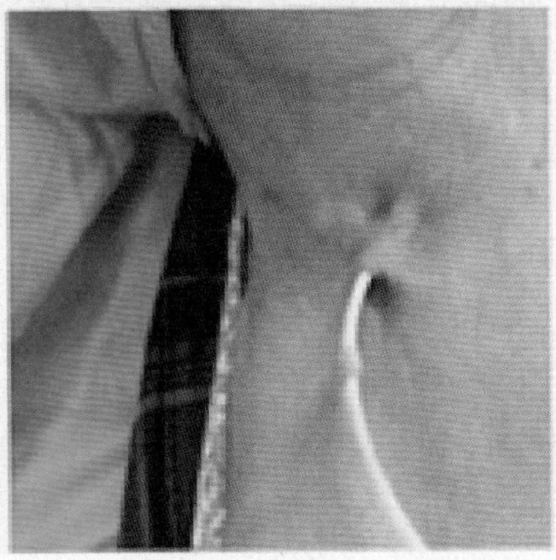

图 7-6-7 隧道导管脱出

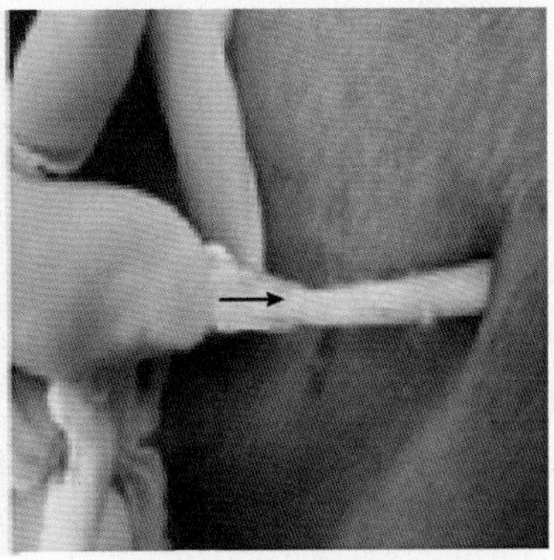

图 7-6-8　隧道导管破损

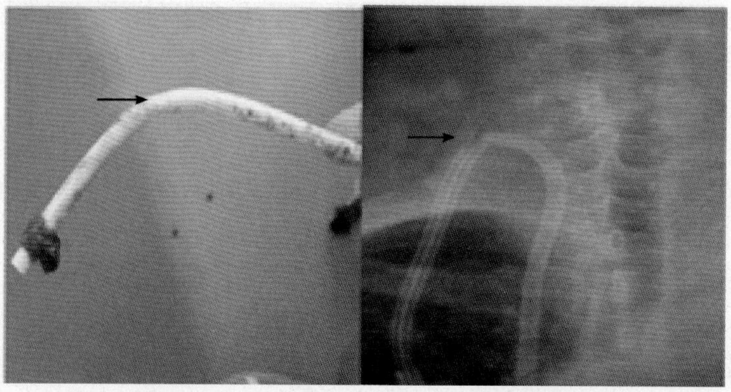

图 7-6-9 隧道导管管壁塌陷,导管功能不良

(六)中心静脉狭窄

近年来,中心静脉置管在血液透析患者中的使用呈增加趋势,中心静脉狭窄是其严重的迟发并发症。据报道,经导管透析的患者中心静脉狭窄 - 阻塞(CVS)的发生率为 25% ~40%。CVS 不仅可引起狭窄血管远端血液回流障碍,导致上肢、头颈及胸部水肿,还会严重影响患侧的血管通路功能和寿命。其临床表现包括中心静脉压逐渐升高、透析血流量进行性下降、动静脉内瘘静脉高压等,但上述表现均缺乏诊断特异性。由于中心静脉位置深度不易探及,尤其当有侧支循环代偿时,CVS 可无明显症状而被忽视。

1. CVS 发生的危险因素 中心静脉置管包括无隧道无涤纶套导管和带隧道带涤纶套导管的中心静脉置管,以及经外周静脉插管至中心静脉等。文献显示,发生 CVS 的血液透析患者中约 95% 有中心静脉置管史,而在无中心静脉置管史的血液透析患者中,只有 13.6% 发生了 CVS。Naroienejad 等[61]研究报道,100 例无隧道无涤纶套双腔插管的患者进行多普勒超声检查,CVS 的发生率为 18%。一项针对 42 例锁骨下静脉狭窄的中心静脉置管患者前瞻性研究提示[62],反复置管、导管留置时间过长、使用次数多、合并感染是 CVS 的危险因素。此外,置管的位置对 CVS 的发生亦有一定的影响,锁骨下静脉置管的 CVS 发生率较颈内静脉置管增加了 3 倍[63]。而左侧颈内静脉经头臂静脉汇入上腔静脉的夹角较右侧大,路径更扭曲,且左侧颈内静脉较右侧细,上述解剖因素导致左侧置管更易发生 CVS[64-65]。有文献报道[66],中心静脉置管的直径、材质对 CVS 的发生也有影响。除了中心静脉置管,起搏器及心脏除颤装置也可能导致中心静脉置管[67]。

中心静脉受压是导致 CVS 发生的重要解剖因素,头臂静脉位于胸骨和主动脉弓及其分叉之间,部分头臂静脉横跨于头臂动脉之前,易受扩张动脉的挤压导致局部狭窄[68]。锁骨下静脉从腋窝穿越胸廓进入胸部时,可受到周围骨骼、肌肉、肌腱、韧带等组织的压迫而导致狭窄,造成胸廓出口综合征[69]。特发性的 CVS 可能与血液透析通路的高血流量相关。此外,纵隔炎性纤维化、放射治疗等也会导致 CVS 的发生。

2. CVS 的可能发病机制

(1)导管对血管壁产生机械性损伤,尤其在呼吸、头部移动以及体位改变时导管持续移动,损伤内皮细胞,触发炎性反应和氧化应激,最终导致过氧化物酶的释放以及凝血酶级联反应的激活,促进内皮和纤维肌性增生[70]。

(2)中心静脉置管和上肢血管通路血流量增加后血流剪切力的改变、血流速度增加及血流紊乱、涡流形成,导致内皮细胞功能障碍、血小板聚集沉积、内膜增生及纤维化。血流动力学的改变是无置管史血液透析患者发生 CVS 的主要原因之一[71]。

(3)中心静脉置管相关感染可能加重血管壁炎症反应进而发生 CVS[72]。一项针对 54 例长期血液透析患者的研究发现[73],拔管 6 个月后有导管感染史患者的 CVS 发生率约为 75%,无导管感染史者的 CVS 发生率仅为 28%。

(4)中心静脉置管材质的生物学不相容性。引起静脉损伤和炎症反应。Tatapudi 等[74]报道 22 例中心静脉置管患者使用硅胶材质导管,仅 2 例发生 CVS,与聚四氟乙烯以及聚氨酯材质的导管相比,硅胶材质的导管有着更低的锁骨下静脉狭窄的发生率。

(5)左侧中心静脉成角、外源性压迫等解剖因素以及尿毒症患者本身机体内环境紊乱等因素,也参与和促进 CVS 的发生、发展。

3. CVS 的临床表现 中心静脉通常指上腔静脉及其主要属支的大静脉,包括双侧头臂静脉、锁骨下静脉和颈内静脉。由于胸壁、颈部及纵隔大量侧支的代偿,部分 CVS 无症状或者症状不明显,仅表现为轻度上肢水肿,胸部少量侧支静脉开放,一旦狭窄大于 50% 并引起远心端血液回流障碍,则中心静脉压会进行性升高、透析血流量进行性降低,产生一系列静脉高压的症状,而这些症状的出现又缺乏诊断特异性。

静脉高压可导致的肢体和颜面部症状:肢体肿痛,手部和前臂色素沉着、溃疡,上肢功能障碍;胸壁、肩胛部位大量静脉侧支扩张;若是头臂静脉或上腔静脉病变,则肿胀可同时累及颜面部和胸壁,如图 7-6-10 所示。静脉高压导致的血管通路症状:通路血管扭曲,瘤样扩张,透析阻力增加,流量下降。静脉高压和上肢肿胀会增加血管通路穿刺的难度、使穿刺点出血时间延长,同时狭窄部位容易形成静脉血栓,影响血管通路的功能和使用寿命[75]。

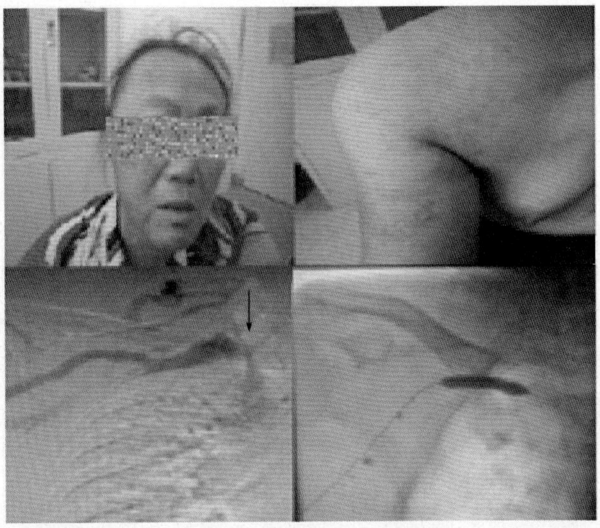

图 7-6-10 中心静脉狭窄临床、造影及经皮血管腔内支架植入术治疗

4. CVS 的影像学检查 CVS 影像学检查主要包括数字减影血管造影(DSA)、彩色多普勒超声(CDU)、CT 血管成像以及磁共振成像(MRI)。由于骨性结构的遮挡和肺部声影,CDU 无法清晰显示头臂静脉、上腔静脉、颈内静脉和锁骨下静脉的下段,而且随着 CVS 程度的加重 CDU 敏感性下降,CDU 适用于血管通路的初始成像和随访监测。CT 血管成像对于中心静脉的显示优于超声,可以进行三维高空间分辨率的成像,明确病变血管的同时评估狭窄血管周围的解剖结构,与 DSA 有很好的相关性[76]。而 MRI 分辨率不如 CT 血管成像,有流动相关伪影,对患者的配合程度和体内装置有选择性[77]。

(1)DSA。DSA 是目前血管通路检查的金标准,它将计算机与常规血管造影结合,转变为数字血管造影图像。X 线穿透人体后,经过不同衰减形成 X 线影像,经影像增强器转换为视频影像。再用电子摄像机将其转变为电子信号,经计算机作模/数转换及减影处理,只留下清晰的血管造影图像。其检查方法有两种。一种是动脉 DSA(IADSA),即将对造影剂注入动脉内,造影剂经体循环到肺循环,使中心静脉显影。另一种是静脉 DSA(IVDSA),即经静脉直接注入造影剂。

笔者建议对于 X 线摄片及血管超声检查结果阴性的患者,可进行 DSA,以进一步提供血管管腔及导管的影像学数据。DSA 为有创性检查,需借助额外的静脉置管注射造影剂,且造影剂需要量大,应用受到局限。近年来,有学者对此技术进行了改进[78],提出可使用导管内造影技术,即从中心静脉置管注射造影剂，运用 DSA 技术进行显影。当导管尚通畅时，这种技术可用于判断导管弯折等导管机械性障碍及导管头端位置，并有助于管周纤维蛋白鞘的诊断。然而，当管腔阻塞后，这种导管内造影技术则无法开展。此外，尽管造影剂逆向充盈预示着周围静脉血栓的存在，但是大多数情况下难以显示周围静脉系统的血栓形成，而且患者通常需要住院才能完成 DSA，影响了此项检查的应用[79]。

(2)CDU。CDU 已经被用于血液透析通路的初始成像，具有无创、简便、经济等优点，此外，有学者报道超声可用于检测管周纤维蛋白鞘[80]。其工作原理为发射固定频率的脉冲式或连续式超声波，接收已经发生变化的回波，提取并显示差额。CDU 用于血管通路的评价，原理是在二维声像图上对血流区域进行采样、信号处理、彩色编码来显示血流方向和状态。因此，除了对血管及斑块进行形态学评价外，它还可以对血流动力学进行监测。Labropoulos 等[81]认为，CDU 检测中心静脉狭窄程度超过 50% 的最佳标准是狭窄前后静脉峰值速度比为 2.5，以压力梯度大于 3 mmHg 作为基准测试时，CDU 与静脉造影的总体一致性达到了 90%，在检测有显著临床表现的静脉狭窄中敏感性较高。但 CDU 的敏感性可能会随着狭窄程度的降低而下降。Baxter 等[82]使用 CDU 和静脉造影对比检测腋静脉和锁骨下静脉的梗阻，敏感性和特异性达到了 100%，如果把静脉狭窄计入，敏感性降至 89%。CDU 可以用于选择需要进行介入治疗的患者，并且对介入后的治疗效果进行随访，检测再狭窄、血栓形成和回流的发生。

研究发现[83]，大约 50% 的血液透析通路狭窄会被 CDU 检查遗漏。在中心静脉区域，30% 患者的锁骨下静脉不能被探测到，因为中心静脉（尤其是头臂静脉及近 1/3 段锁骨下静脉）位于胸骨、锁骨后方，CDU 不易清晰显示。同时骨骼和肺部的声影会对头臂静脉、上腔静脉、颈内静脉和锁骨下静脉下段产生干扰，因此，CDU 无法准确评估以上血管或检查导管头端位置。而且 CDU 不能提供进一步干预治疗所必需的完整的血管走行影像。因而，此项检查仅适用于临床最初步的筛查和介入治疗后的随访。

(3)CT 血管成像。CT 血管成像技术因其操作方便、经济有效、无创等优点，已广泛用于脑部、肺部、肾脏、骨盆和四肢的血管疾病的检查[84]。CT 血管成像技术作为一项常用的诊断中心静脉狭窄的手段，其有效性已得到广泛的认可。根据设备将其分为单层螺旋 CT(SSCT)和多层螺旋 CT(MSCT)；根据造影方法分为 CT 静脉造影(CTV)和 CT 血管造影(CTA)。CTV 是将造影剂直接引入目标静脉，受血管选择性的影响。而 CTA 是将造影剂从远离目标结构的部位注入，通过肺循环后进入全身，然后完成靶目标的 CT 血管成像，不受血管选择性的影响。

CT 血管成像技术的优缺点在检测中心静脉狭窄中，CT 血管成像具有以下优点：①准确性高，其成像结果与 DSA 具有高度相关性；②可以提供三维立体数据，提供不同的视图并可以克服血管重叠的问题；③除了能显示腔内病变外，还可以显示腔外压迫病变，如头臂静脉受压综合征[85]；④对于闭塞的病变，通过 CT 血管成像可以了解闭塞两端病变的特点，有利于手术再通路径的选择。对于血液透析患者中心静脉狭窄或闭塞，术前利用 CT 血管造影，可以了解病变位置、范围和程度，对介入治疗穿刺入路的选择，球囊或支架的选择有很好的指导价值[86]；⑤与 CDU 相比，CT 血管成像能很好地显示彩超难以显示的上腔静脉、头臂静脉、锁骨下静脉等深静脉，既往研究显示[87]，CT 血管成像技术在该段的准确性为 98.4%。因此，CT 血管成像技术比 CDU 更有优势。

需要注意的是，行 CTA 时患者需暴露在 X 线的照射下，而且应用含碘造影剂有引发过敏反应的可能，造影剂毒性对血液透析患者肾功能的保护有不利影响。

(4)MRI。MRI 已经成为一项无创的检测 CVS 的方法，具有无创、无辐射、不使用碘造影剂等优点，并被血液透析患者广泛接受[88]。最近，三维磁共振血管成像(MRA)通过并行采集技术已经实现了更快更好的高空间分辨率成像，以诊断血管通路并发症。目前临床主要采用动态增强磁共振血管造影(DCE MRA)来评估中心静脉狭窄。DCE MRA 是利用静脉内注射的顺磁性造影剂来显著缩短血液的 T_1 值，提高血流信号，并采用快速梯度回波序列进行屏气扫描，可有效地抑制血管周围组织的信号。DCE MRA 对于血流速度相对较慢的血管显示能力明显较好，且不受血管走行方向的影响，提高了空间分辨率，缩短了扫描时间，不易受血流伪影的影响。据报道，与传统血管造影相比，钆增强的 MRA 评估 CVS 具有极高的敏感性和特异性[89-91]。在推荐剂量范围内，静脉内使用含钆造影剂相对碘造影剂安全，无尿的急性肾衰竭的发生率也比碘造影剂低[92]。钆增强的 MRA 曾经被建议作为 DSA 无定论时的一项补充手段。但近期,硬、软件的发展极大地促进了 MRA 的运用,用钆增强的 MRA 评价大、中型血管的前景广阔[93]。

5. CVS 的治疗　CVS 的治疗原则在于既要缓解症状,又要最大限度地维持血管通路的功能和长期通畅。目前 CVS 的治疗方法主要包括药物治疗、手术治疗、腔内介入治疗和替代治疗等。对于无症状或症状轻微的 CVS,可采取抬高患肢、消肿、保护内皮细胞完整等药物治疗,如合并静脉血栓形成,应联合抗凝治疗。若患者出现明显的上肢、颜面部和胸部水肿等静脉高压症状,如图 7-6-10 所示,或出现血液透析通路功能障碍,则需要积极的外科干预[94]。一旦患者血管通路耗竭,则需要采用腹膜透析或肾移植等其他替代治疗。

CVS 患者同侧上肢血管通路关闭,重建对侧上肢血管通路是最为简单、有效的缓解静脉高压的手术方案,但是很多 CVS 患者同侧的血管通路是仅存的唯一通路,因此需要解剖外旁路手术达到治疗目的,如锁骨下静脉同侧 - 对侧颈内静脉旁路术、锁骨下静脉 - 对侧锁骨下静脉旁路术、腋静脉 - 股静脉旁路术和腋静脉 - 右心房旁路术等。尽管不同的手术旁路术 1 年期通畅率高达 80% ~90%,但是开放式手术创伤大,操作步骤复杂,很多透析患者自身状况差,难以耐受麻醉和手术,术后并发症发生率高。另一方面,吻合口内膜增生和旁路血管远期通畅性仍有待进一步随访观察[95]。

1984 年 Glanz 等[96]率先采用经皮腔内血管成形术治疗 CVS,随着介入器材和技术的进步,血管腔内治疗因其创伤小、安全性好、技术成功率高成为 CVS 的首选治疗方案。目前的一系列研究证明[97],介入治疗狭窄的成功率达 70% ~90%,介入治疗完全闭塞的成功率达 50%。介入治疗入路选择根据病变的程度和性质而定。单纯中心静脉造影,可经一侧肢体浅静脉进行,初步明确病变范围和程度,以及病变区域侧支形成情况,若需进一步腔内介入治疗可经同侧上肢通路静脉、颈内静脉、锁骨下静脉入路,必要时可采用经股静脉的双向联合入路;对于长段或者完全闭塞的病灶,需要长鞘和支撑力强的导引导丝或导管配合手术。术前需用 2 000 ~3 000 U 的普通肝素进行全身肝素化,术后复查造影以明确狭窄病变的改善程度、静脉回流速度和侧支循环消失情况。术中多采用低顺应性球囊,球囊直径选择应由小至大,直经大小为 8 ~14 mm,压力一般为 10 ~30 atm[10. 1325 ~30. 3975) $\times 10^5$ Pa]①,每次充气扩张时间为 2 ~3 分钟,渐进进行。经皮腔内血管成形术成功的标准为残余狭窄率小于 30%。有学者认为[98],中心静脉完全闭塞的病灶局部内膜增生、周围纤维化严重、导丝通过困难、传统内膜下开通技术失效,是导致治疗失败的主要原因之一。Anil 等[99]报道选用 Outback LTD Re-entry 导管开通右头臂静脉完全闭塞成功率较高。

由于经皮腔内血管成形术术后内膜增生和静脉周围纤维化,管腔弹性或非弹性回缩,导致静脉再狭窄,因此单纯经皮腔内血管成形术远期效果不甚理想,往往需要多次干预。Bakken 等[100]报道单纯经皮腔内血管成形术术后 3、6、12 个月的首次通畅率分别为 58%、45%、29%,首次辅助通畅率为分别为 76%、62%、53%。而国内报道 CVS 单纯经皮腔内血管成形术术后 3、6、12 个月的首次通畅率分别为 (88. 9 ±10. 5)%、(64. 8 ±10. 5)%、(48. 6 ±18. 7)%。近来有文献报道,使用高压球囊及切割球囊进行经皮腔内血管成形术取得了较好的中、远期通畅率。

经皮腔内血管成形术同期是否需要植入支架防止再狭窄。文献报道支架植入的 1 年首次通畅率 49% ~71%,优于单纯经皮腔内血管成形术;而 2 年首次通畅率、辅助首次通畅率均不理想。Ozyer 等[102]的研究显示,支架用于初始治疗的首次通畅率远低于单纯经皮腔内血管成形术,究其原因,与金属裸支架刺激内膜增生导致再狭窄的发生有关。尽管目前尚缺乏单纯经皮腔内血管成形术与支架植入通畅率的大样本随机对照研究,但是临床实践中仍应"谨慎"选择支架植入术。目前我院掌握的放置支架的指征为:①经皮腔内血管成形术术后弹性回缩,残余狭窄大于 30%,侧支循环未消失;②经皮腔内血管成形术造成的静脉撕裂;③经皮腔内血管成形术术后反复发生的再狭窄。目前临床上多选用自膨式支架,包括 Wallstent 支架和镍钛合金支架,而后者有更好的弹性和径向支撑力,同时避免支架的短缩,血栓形成概率低,可以取得更为长期的通畅率[102-103]。

---

① 1 atm = 1. 01325 $\times 10^5$ Pa

血管汇合处应充分考虑支架的性能和长度，无法扩张的狭窄部位不宜植入支架。另外，呼吸、心跳等因素可能导致中心静脉尤其是上腔静脉、头臂静脉放置支架时弹跳现象明显，术中需要精准定位。近年来移植物支架亦已用于CVS的治疗。Kundu等[104]对14例CVS血液透析患者植入PTFE覆膜支架，3、6、12个月的初级通畅率达100%。另一项针对25例中心静脉闭塞的血液透析患者的回顾性研究中[105]，移植物支架1年的首次通畅率、辅助首次通畅率、二次通畅率分别29%、85%和94%。该类支架隔绝病变段内膜，减少术后再狭窄的发生，但是支架两端的内膜增生情况仍需进一步观察；另一方面，选择移植物支架需要充分考虑分支覆盖情况、是否影响对侧中心静脉的回流等问题。

6. CVS介入治疗的并发症　CVS介入治疗严重并发症包括支架移位脱落、迟发型上腔静脉穿孔、心脏压塞，甚至死亡等。由于血液透析患者多合并内科疾病，围手术期应该重视心肺功能的评估。CVS患者接受经皮腔内血管成形术时多有不同程度的胸部疼痛以及一过性心动过速、血压升高等，此时需要严密观察。对于无症状的CVS患者，即便狭窄程度大于50%，腔内介入治疗仍旧可能加速狭窄进程并扩大受损范围，导致内膜损伤加重和内膜增生，由此需要严格掌握腔内治疗的适应证。

7. CVS总体治疗策略　CVS应以预防为主，明确CVS病因至关重要，对于无症状或轻症患者可予保守治疗，出现明显静脉高压的临床症状的患者需要进一步干预，目前仍以腔内介入治疗为首选方案，短段狭窄、闭塞病变的成功率高，围手术期并发症少，而术后再狭窄仍是影响血管腔内治疗长期疗效的关键问题。临床实践中需要建立一整套完整的随访监测体系，而且需要不断研发和应用新材料、新技术，如射频导引导丝、切割球囊、涂药球囊和涂药支架等。

（七）医源性血管损伤

医源性血管损伤是指由于手术或医疗操作过程中意外发生的血管损伤，除常规手术引起的血管损伤外，介入诊断、治疗导致的医源性血管损伤的机会随之增多。中心静脉置管（CVC）在血液透析中的应用日益广泛，与CVC相关的医源性血管损伤也在不断增加[106]。

1. CVC相关医源性血管损伤的类型

（1）穿刺部位或穿刺引起的严重的腹膜后巨大血肿或颈部血肿，需要紧急抢救处理。

（2）穿刺部位或穿刺引起的出血，如胸膜腔出血、纵隔出血。

（3）中心静脉导管误入颈动脉、纵隔或者右心房穿孔引起心脏压塞，需要请相关科室进行抢救治疗。

（4）CVC引起的中心静脉血栓，可用血管成形术和（或）应用纤维蛋白溶解药物治疗。

（5）CVC引起的中心静脉狭窄，其原因可能是导管反复刺激血管导致内膜损伤。导管感染后也可引发血管平滑肌细胞增生、内膜增生[107]。

2. CVC相关医源性血管损伤的预防和治疗　CVC作为血液透析患者的“生命线”，对血管的操作及损伤无时不在。为了预防和减少血管损伤临床应遵循以下原则。

（1）建立经皮穿刺中心静脉留置导管的技术规范，严格按照规范进行操作。

（2）建立该项技术的准入制度和医师资格认证，有关医师必须经过专门培训并取得资格证书。

（3）选择合适的导管材质及长度，尽量选择顶端柔软的导管，以减少对血管内膜的刺激。

（4）选择深静脉穿刺。对于穿刺静脉的选择，大多数患者优先选择右颈内静脉置管，尽量不要在内瘘侧肢体或计划制作内瘘肢体侧留置锁骨下静脉导管口。

（5）在颈部或锁骨下置管前应先进行胸部X线检查，以确认心脏及脊柱有无变异。如果患者是右位心脏，需要进一步行血管造影检查，明确有无血管变异及畸形。

（6）置管前，要认真了解患者病史，评估患者的心脏风险，能否平卧位或头低脚高位配合中心静脉穿刺；既往是否有CVC史，穿刺部位，置管次数和有无感染史，以往手术是否顺利。

（7）在置管时，有条件的单位使用超声引导，在介入下进行插管。即使做不到超声引导，也应该进行超声检查。

（8）置管时动作宜轻柔，送入导丝不可过深，否则可能发生气胸、血胸，严重者可能导致上腔静脉破裂。

(9)在颈部或锁骨下置管后或者第一次透析前,应进行胸部X线检查,明确导管位置,排除并发症。

(10)颈部静脉无隧道无涤纶套导管使用原则上不得超过4周,如果预计需要留置4周以上,应当采用带隧道带涤纶套导管;股静脉无隧道无涤纶套导管原则上不超过1周,长期卧床患者可以延长至2~4周。

(11)严格无菌操作,尽量减少导管相关感染的发生,减少新导管的置入。当导管内有血栓形成时,及时进行溶栓治疗。

(12)如果患者只能使用导管进行透析时,不要轻易地放弃右侧颈内静脉置管,也不要轻易放弃各种路径的上腔静脉内留置导管。

(13)定期监测CVC的功能。当血流量小于200 ml/min,或血泵流量小于200 ml/min时,动脉压小于250 mmHg或者静脉压大于250 mmHg时,无法充分透析,确定为导管功能不良。避免多次或者多部位反复置管。

(八)其他并发症

锁骨下静脉插管的患者可能会产生淋巴管漏。术后使用肝素可能会引发隧道出血,建议术后当天不进行血液透析。导管插入过深刺激上腔静脉根部或者心房可导致心律失常,严重时会导致死亡,故导管置入不宜过深,如出现影响血流及心律失常的情况,需及时调整导管位置。

综上所述,长期CVC作为重要的血液透析通路之一,严格按照置管常规和护理常规进行操作是减少导管功能不良出现的关键。一旦出现功能不良应结合临床表现及影像学检查判断导管功能不良原因,并及时处理,以延长导管寿命,确保患者透析顺利进行,提高患者生活质量及生存率。

参考文献

1. Bradbury BD, Fissell RB, Albert JM, et al. Predictors of early mortality among incident US hemodialysis patients in the Dialysis Outcomes and Practice Patterns Study(DOPPS). Clin J Am Soc Nephrol, 2007, 2(1):89-99.
2. Spergel LM. Has the Fistula First Breakthrough initiative caused an increase in catheter prevalence. Semin Dial, 2008, 21(6):550-552.
3. Dember LM, Beck GJ, Allon M, et al. Effect of clopidogrel on early failure of arteriovenous fistulas for hemodialysis: a randomized controlled trial. JAMA, 2008, 299(18):2164-2171.
4. Biuckians A, Scott EC, Meier GH, et al. The natural history of autologous fistulas as first-time dialysis access in the K/DOQI era. J Vasc Surg, 2008, 47(2):415-421.
5. Yahav D, Rozen-Zvi B, Gafter-Gvili A, et al. Antimicrobial lock solutions for the prevention of infections associated with intravascular catheters in patients undergoing hemodialysis systematic review and meta-analysis of randomized, controlled trials. Clin Infect Dis, 2008, 47(1):83-93.
6. United States Renal Data System(USRDS) 2007 Annual ReportAtlas of Chronic Kidney Disease and End-Stage Renal Disease in the United States. National Institutes of Health, National Institutes of Diabetes and Digestive and KidneyDiseases, Bethesda MD, 2007.
7. Marr KA, Sexton DJ, Conlon PJ, et al. Catheter-related bacteremia and outcome of attempted catheter salvage in patients undergoing hemodialysis. Ann Intern Med, 1997, 127(4): 275-277.
8. Tanriover B, Carlton D, Saddekni S, et al. Bacteremia associated with tunneled dialysis catheters: comparison of two treatment strategies. Kidney Int, 2000, 57(5):2151-2155.
9. Lok CE. Fistula First Initiative: advantages and pitfalls. Clin J Am Soc Nephrol, 2007, 2(5): 1043-1053.
10. Lacson E Jr, Lazarus JM, Himmelfarb J, et al. Balancing Fistula First with catheters last. Am J Kidney Dis, 2007, 50: 379-395.
11. Allon M, Daugirdas J, Depner TA, et al. Effect of change in vascular access on patient mortality in hemodialysis patients. Am J

Kidney Dis,2006,47(3): 469-477.
12. Sands JJ. Increasing AV fistulas: revising a time-tested solution. Semin Dial, 2000, 13(6): 351-353.
13. Allon M,Bailey R,Ballard R,et al. A multidisciplinary approach to hemodialysis access: prospective evaluation. Kidney Int, 1998, 53(2): 473-479.
14. Lee T, Barker J, Allon M. Tunneled catheters in hemodialysis patients: reasons and subsequent outcomes. Am J Kidney Dis, 2005, 46(3): 501-508.
15. Stehman-Breen CO, Sherrad DJ, Gillen D, et al. Determinants of type and timing of initial permanent hemodialysis vascular access. Kidney Int, 2000, 57(2): 639-645.
16. Blackhall LJ. Must we always use CPR? N Engl J Med, 1987, 317: 1281-1585.
17. Brett AS, McCullough LB. When patients request specific interventions: Defining the limits of the physician' s obligation. N Engl J Med, 1986, 315(21): 1347-1351.
18. Youngberg BJ. The Risk Manager's Desk Reference. 2 nd ed. Sudbury MA: Jones and Bartlett Publishers, 1998: 389.
19. 中国医院协会血液净化中心管理分会血液净化通路学组. 中国血液透析用血管通路专家共识. 中国血液净化,2014, 13(8): 549-558.
20. 汪鸿文. 颈外静脉穿刺置管的应用解剖. 中国临床解剖学杂志, 2002, 20(3): 188-190.
21. Yevzlin AS, Chan MR, Wolff MR . Percutaneous, non-surgical placement of tunneled, cuffed, external jugular hemodialysis catheters: a case report. J Vasc Access, 2007,8(2): 126-128.
22. Shandalos I, Amvrosiadis D , Filippidis A , et al. Insertion of long-term tunneled cuffed hemodialysis catheters via the external jugular vein by using a simple, safe and reliable surgical technique. J Vasc Access, 2007, 8 (1):12-16.
23. 叶朝阳,付文成,戎殳,等. 长期深静脉留置双腔导管血液透析的临床应用. 肾脏病与透析肾移植杂志,2004,13(3): 231-234.
24. 丁秋珠,张巧根,吴竹兰. 长期留置双腔导管在血液透析中的应用及护理. 现代医药卫生, 2011,27(8):1162-1163.
25. 王黎萍,沈建明,李骏峰,等. 手术取栓治疗颈内静脉留置涤纶套导管内血栓的评价. 西部医学,2011,23(5):893-895.
26. 许明媛, 赵宇亮, 付平. 血液透析导管相关中心静脉狭窄诊断研究的新进展. 中华临床医师杂志, 2014, 8(12): 2343-2349.
27. Rocklin MA,Dwight CA,Callen LJ,et al. Comparison ofcuffed tunneled hemodialysis catheter survival. Am J Kidney Dis, 2001,37(3): 557-563.
28. 游天禄,张继源,汪操会,等. 股静脉双腔导管内血栓形成的介入处理. 四川医学, 2009, 30(9):1483.
29. 薛志强,曾石养. 尿激酶24小时停留封管溶栓治疗对颈内静脉留置双腔透析导管内血栓形成的疗效研究. 中国血液净化,2010,9(5):265-268.
30. Kundu S. Central venous disease in hemodialysis patients: prevalence, etiology and treatment. J Vasc Access, 2010,11(1):1-7.
31. Raad I, Hanna H, Maki D. Intravascular catheter-relatedinfections: advances in diagnosis, prevention, and management. Lancet Infect Dis,2007,7(10): 645-657.
32. Akoh JA. Vascular access infections: epidemiology, diagnosis, and management. Curr Infect Dis Rep, 2011, 13(4): 324-332.
33. Oliveira C,Nasr A,Brindle M,et al. Ethanol locks to prevent catheter-related bloodstream infections in parenteral nutrition: a meta-analysis. Pediatrics,2012,129(2):318-329.
34. 黄雨琴. 血液透析长期留置双腔导管的并发症及护理. 中国医药指南,2010,8(13): 290-292.
35. 田梅,刘永. 长期颈内静脉留置导管在维持性血液透析中的应用及观察. 遵义医学院学报, 2010,33(3): 241-242.
36. Costerton JW, Stewart PS, Greenberg EP. Bacterial biofilmsa common cause of persistent infections. Science, 1999,284 (5418):1318-1322.
37. Donlan RM, Costerton JW. Biofilms: survival mechanisms of clinically relevant micro organisms. Clin Microbiol Rev, 2002,15 (2):167-193.
38. Sanders J, Pithie A, Ganly P, et al. A prospective double-blind randomized trial comparing intraluminal ethanol with heparinized saline for the prevention of catheter-associated bloodstream infection in immunosuppressed haematologypatients patients. J Antimicrob Chemother, 2008, 62(4): 809-815.
39. Walters MC 3 rd, Roe F, Bugnicourt A, et al. Contributions of antibiotic penetration, oxygen limitation, and low metabolic activity to tolerance of Pseudomonas aeruginosa biofilms to ciprofloxacin and tobramycin. Antimicrob Agents Chemother, 2003,

47: 317-323.

40. Xavier JB, Foster KR. Cooperation and conflict in microbial biofilms. Proc Natl Acad Sci USA, 2007, 104(3): 876-881.
41. Vascular Access Work Group. National Kidney Foundation K/DOQI clinical practice guidelines for vascular accesss. Am J Kidney Dis,2006,48(Suppl 1):s248-s723.
42. 王玉柱. 血液净化通路. 北京:人民军医出版社,2008:62-76.
43. Heberlein W. Principles of tunneled cuffed catheter placement. Tech Vasc Interv Radiol,2011,14(4):192-197.
44. Chen CY,Liu CC,Sun WZ. Evidence-Based Review on Catheter-Related Thrombosis of the Implantable Venous Access Device. Tzu Chi Medical journal,2007,19(4):207-219.
45. Kroger K, Grütter R, Rudofsky G, et al. Follow-up after Port-a-Cath-induced thrombosis. J clin Oncol, 2002, 20(10): 2605-2606.
46. Deicher SR,Fesen MR,Kiproff PM,et al. Safty and efficacy of alteplase for restoring function in occluded central venous catheters: results of the cardiovascular thrombolytic to open occluded lines trial. J Clin Oncol,2002,20(1):317-324.
47. Wong JK, Sadler DJ, McCarthy M, et al. Analysis of early failure of tunneled hemodialysis catheters. AJR Am J Roentgenol, 2002,179(2):357-363.
48. Alomari AI, Falk A. The natural history of tunneled hemodialysis catheters removed or exchanged: a single-institution experience. J Vasc Interv Radiol, 2007,18(2):227-235.
49. Hoshal VL Jr, Ause RG, Hoskins PA. Fibrin sleeve formationon indwelling subclavian central venous catheters. Arch Surg, 1971,102(4):353-358.
50. Xiang DZ, Verbeken EK, Van Lommel AT, et al. Composition and formation of the sleeve enveloping a central venous catheter. J Vasc Surg, 1998, 28(2): 260-261.
51. Borow M, Crowley JG. Prevention of thrombosis of central venous catheters. J Cardio vasc Surg, 1986,27(5):571-574.
52. Passaro ME, Steiger E, Curtas S, et al. Long-term Silasticcatheters and chest pain. JPEN J ParenterEnteral Nutr,1994,18(3):240-242.
53. Ellis L, Vogel SB, Copeland EM 3rd. Central venous catheter vascular erosions. Diagnosis and clinical course. Ann Surg, 1989,209(4):475-478.
54. Thomas D. Venous thrombogenesis. Br Med Bull, 1994,50(4):803-812.
55. Sigel B, Swami V, Can A, et al. Intimal hyper plasiaproducing thrombus organization in an experimental venous thrombosis model. J Vasc Surg, 1994,19(2):350-360.
56. Sloand JA, Sloand EM. Studies on platele tmembrane glycoproteins and platelet function during hemodialysis. J Am Soc Nephrol, 1997,8(5):799-803.
57. Xiang DZ, Verbeken EK, Van Lommel AT, et al. Intimal hyperplasia after long-term venous catheterization. Eur Surg Res, 2000,32(4):236-245.
58. Faintuch S,Salazar GM. Malfunction of dialysis catheters:management of fibrin sheath and related problems. Tech Vase Interv Radiol,2008,11(3):195-200.
59. Reddy AS,Lang EV,Cutts J. Fibrin sheath removal from central venous catheters: an internal snare manoeuvre. Nephrol Dial Transplant,2007,22(6):1762-1765.
60. Janne d'Othée B, Tham JC, Sheiman RG. Restoration of patency in failing tunneled hemodialysis cathetersA comparison of catheter exchange,exchange and balloon disruption of the fibrin sheath,and femoral stripping. J Vasc Interv Radiol,2006,17(6):1011-1015.
61. Naroienejad M,Saedi D,Rezvani A. Prevalence of central vein stenosis following catheterization in patients with end-stage renal disease. Saudi J Kidney Dis Transpl,2010,21(5): 975-978.
62. Hernández D, Díaz F,Rufino M, et al. Subclavian vascular access stenosis in dialysis patients: natural history and risk factors. J Am soc Nephrol, 1998,9(8):1507-1510.
63. Mickley V. Central vein obstruction in vascular access. Eur J Vasc Endovasc Surg, 2006, 32(4): 439-444.
64. Salik E, Daftary A, Tal MG. Three-dimensional anatomy of the left central veins: implications for dialysis catheter placement. J Vasc Interv Radiol, 2007, 18(3):361-364.
65. Lobato EB, sulek CA, Moody RL, et al. Cross-sectional area of the right and left internal jugular veins. J Cardiothorac Vasc Anesth, 1999, 13(2): 136-138.

66. Agarwarl AK, Patel BM, Haddad NJ. Central Vein Stenosis: A nephrologist's Perspective. Semin Dial, 2007, 20(1): 53-62.
67. Drew DA, Meyer KB, Wejner DE. Transvenous cardiac device wires and vascular access in hemodialysis patients. Am J Kidney Dis, 2011,58(3):494-496.
68. Itkin M, Kraus MI, Trerotola SO. Extrinsic compression of the left innominate vein in hemodialysis patients. J Vasc Inter Radiol, 2004,15(1 Pt 1): 51-56.
69. Illig KA. Management of central vein stenoses and occlusions: the critical importance of the costoclavicular junction. Semin Vasc Surg, 2011, 24(2): 113-118.
70. Weiss MF, Scivittaro V, Anderson JM. Oxidative stress and increased expression of growth factors in lesions of failed hemodialysis access. Am J Kidney Dis, 2001,37(5): 970-980.
71. Glanz S, Gordon DH, Lipkowitz GS, et al. Axillary and subclavian vein stenosis: percutaneous angioplasty. Radiology, 1988, 168(2): 371-373.
72. Levent O, Fahri T, Sedat Y, et al. Central venous stenosis in harmodialysis patients without a previous history of catheter placement. Eur J Radiol, 2005,55(2): 237-242.
73. Agarwal AK. Central vein stenosis. Am J Kidney Dis, 2013, 61(6): 1001-1015.
74. Tatapudi VS, Spinowitz N, Goldfarb DS. Symptomatic central venous stenosis in a hemodialysis patient leading to loss of arteriovenous access: a case report and literature review. Nephron Extra, 2014,4(1):50-54.
75. 李惠，翟仁友. 血液透析患者中心静脉狭窄的介入治疗. 国际医学放射学杂志，2012，5：50-53.
76. Pikwer A, Acosta S, Kölbel T, et al. Endovascular intervention for central venous cannulation in patients with vascular occlusion after previous catheterization. J Vasc Access, 2010, 11(4): 323-328.
77. Teichgräber UK, Gebauer B, Benter T, et al. Central venous access catheters: radiological management of complications. Cardiovasc Intervent Radiol, 2003, 26(4):321-333.
78. Tan PL, Gibson M. Central venous catheters: the role of radiology. Clin Radiol, 2006, 61(1): 13-22.
79. Dumars MC, Thompson WE, Bluth EI, et al. Management of suspected hemodialysis graft dysfunction: usefulness of diagnosticus. Radiology, 2002, 222(1): 103-107.
80. Faintuch S, Salazar GM. Malfunction of dialysis catheters: management of fibrin sheath and related problems. Tech Vasc Interv Radiol, 2008, 11(3): 195-200.
81. Labropoulos N, Borge M, Pierce K, et al. Criteria for defining significant central vein stenosis with duplex ultrasound. J Vasc Surg, 2007, 46(1): 101-107.
82. Baxter GM, Kincaid W, Jeffrey RF, et al. Comparison of colour Doppler ultrasound with venography in the diagnosis of axillary and subclavian vein thrombosis. Br J Radiol, 1991, 64(765): 777-781.
83. Doelman C, Duijm LE, Liem YS, et al. Stenosis detection in failing hemodialysis access fistulas and grafts: comparison of color Doppler ultrasonography, contrast-enhanced magnetic resonance angiographyand digital subtraction angiography. J Vasc Surg, 2005, 42(4):739-746.
84. 李惠民，刘士远，于红，等. 血液透析中血管通路的 CT 造影. 中国医学计算机成像杂志，2005，11(5)：350-354.
85. Kapur S, Paik E, Rezaei A, et al. Where there is blood, there is away: unusual collateral vessels in superior and inferior vena cava obstruction. Radiographics, 2010, 30(1): 67-78.
86. Eren S, Karaman A, Okur A. The superior vena cava syndromecaused by malignant disease. Imaging with multi-detector row CT. Eur J Radiol, 2006, 59(1): 93-103.
87. 孟小茜，董伟华，叶朝阳，等. CT 静脉造影在血透患者中心静脉狭窄或闭塞介入治疗中的价值. 介入放射学杂志，2012，21(6)：465-468.
88. Froger CL, Duijm LE, Liem YS, et al. Stenosis detection with MR angiography and digital subtraction angiography in dysfunctional hemodialysis access fistulas and grafts. Radiology, 2005, 234(1):284-291.
89. Nael K, Laub G, Finn JP. Three-dimensional contrast-enhanced MR angiography of the thoraco-abdominal vessels. Magn Reson Imaging Clin N Am, 2005, 13(2): 359-380.
90. Tanju S, Sancak T, Düşünceli E, et al. Direct contrast-enhanced 3D MR venography evaluation of upper extremity deep venous system. Diagn Interv Radiol, 2006, 12(2): 74-79.
91. Oxtoby JW, Widjaja E, Gibson KM, et al. 3D gadolinium-enhanced MRI venography: evaluation of central chest veins and im-

pact onpatient management. Clin Radiol, 2001, 56(11): 887-894.

92. Sam AD 2nd, Morasch MD, Collins J, et al. Safety of gadolinium contrast angiography in patients with chronic renal insufficiency. J Vasc Surg, 2003, 38(2): 313-318.
93. Kim CY, Mirza RA, Bryant JA, et al. Central veins of the chest: evaluation with time-resolved MR angiography. Radiology, 2008,247(2): 558-566.
94. Debourdeau P, Kassab Chahmi D, Le Gal G, et al. 2008 SOR guidelines for the prevention and treatment of thrombosis associated with central venous catheters in patients with cancerreport from the working group. Ann Oncol, 2009, 20(9): 1459-1471.
95. Anaya-Ayala JE, Bellows PH, Ismail N, et al. Surgical management of hemodialysis-related central vellous occlusive disease: a treatment algorithm. Ann Vasc surg, 2011, 25(1): 108-119.
96. Glanz s, Gordon D, Butt KM, et al. Dialysis access fistulas: treatment of stenosis by transluminal angioplasty. Radiology, 1984, 152(3): 637-642.
97. Sanjoy K. Central venous obstruction management. Semin Intervent Radiol, 2009,26(2): 115-121.
98. Shi YX, Ye M, Liang H, et al. Endovascular treatment of central venous stenosis and obstruction in hemodialysis patients. Clin Med J, 2013, 126(3): 426-430.
99. Anil G, Taneja M. Revascularization of an occluded brackocephalic vein using Outback-LTD re-entry catheter. J Vasc Surg, 2010, 52(4): 1038-1040.
100. Bakken AM, Protack CD, Saad WE, et al. Long-term outcomes of primary angioplasty and primary stenting of central venous stenosis in hemodialysis patients. J Vasc Surg, 2007, 45(4): 776-783.
101. Ozyer U, Harman A, Yildirim E, et al. Long-term results of angioplasty and stent placement for treatment of central venous obstruction in 126 hemodialysis patients: a 10-year single-center experience. AJR AmJ Roentgend, 2009, 193(6): 1672-1679.
102. Rajan DK, saluja JS. Use of nitinol stents following recannalization of central venous occlusions in hemodialysis patients. Cardiovasc Intervent Radiol, 2007,30(4): 662-667.
103. Khalid I, Omari M, Khalid TJ, et al. Pericardial tamponade after superior vena cava stent: are nitinol stents Safe? Asian Cardiovasc Thorac Ann, 2010,18(3):294-296.
104. Kundu S, MOdabber M, You JM, et al. Use of PTFE stent grafts for hemodialysis-related central venous occlusions: intermediate-term results. Cardiovasc Intervent Radiol, 2011, 34(5): 949-957.
105. Anaya-Ayala JE, Smolock CJ, Colvard BD, et al. Efficacy of covered stent placement for central venous occlusive disease in hemodialysis patients. J Vasc Surg, 2011, 54(3): 754-759.
106. 邱喜雄,周汝明,夏军,等. 医源性血管损伤的动脉造影与超声诊断及介入治疗. 海南医学, 2010,21(24): 20-22.
107. 叶有新. 血液透析血管径路的建立与维护新进展. 北京: 军事医学科学出版社, 2014:114.

第七节　血液透析血管通路的监测与临床评价

史振伟

血液透析血管通路是维持血液透析患者的生命线,其中自体动静脉内瘘是有效方法之一。但是由于血液透析患者多为年老体弱者,血管条件较差,且动静脉内瘘存留时间长,更容易造成多种多样的并发症,从而影响血液透析的效果。血液透析患者需要一个功能完好的血管通路,要求其在没有通路再循环情况下,提供 300 ~ 400 ml/min 甚至更大的血流量。透析剂量是透析患者生存率的一个主要决定因素,血管通路功能衰竭将会影响透析剂量。

多数学者推荐[1]在内瘘建立以后,对动静脉内瘘进行定期全程监测,发现异常者应早期干预,以减少失败率,增加血管通路的使用寿命。许多试验测定已经被用于检测血管通路狭窄及血栓形成的危险因素,其中大多数试验测定依赖于评估通路内血流动力学,即流量、压力和阻力,通路再循环是流量不足的间接反映。不同的试验测定有不同的用途。在检测动静脉瘘的损伤时,检测方案的选择要依赖于血管解剖学特征和损伤部位流体压力的特征。

美国 1993—1994 年的患者资料显示[2],将近 2/3 的血管狭窄纠正手术是在血管通路功能衰竭后进行的,原因几乎都是血栓形成。NKF-K/DOQI[3]已经制定了保持瘘管通畅率的时间要求,旨在血栓形成以前发现血管通路功能不全,并将之作为通路管理的一个主要目标。保护血管通路的功能需要依靠多学科持续质量改进(CQI)。改善血管通路的管理,强化监测与临床管理,对于改善血液透析患者的生活质量以及多方面的预后具有重大意义。

一、血管通路监测与评价的主要内容

血管通路相关的并发症是慢性透析患者入院治疗的主要原因之一。我院的数据表明,因血管通路相关的并发症而住院治疗的时间占终末期肾病(ESRD)患者总住院天数的 56.5%。通过定期监测发现,永久性血管通路的最主要问题是狭窄和血流量不足,两者都是通路血栓形成的主要因素。通路所在的肢体水肿是静脉流出道狭窄导致静脉高压力的一个临床表现[4]。

(一)动静脉内瘘血流量

若动静脉内瘘血流量不足,就不能满足血液透析对血流量的要求,会引起通路再循环,降低血液透析的有效性。对于自体动静脉瘘,因流量不足引起的通路再循环可通过连续监测尿素下降率(URR)、*Kt/V*(透析充分性的一项指标),以及寻找透析不充分的征象来发现。静脉流出道阻力增高提示静脉穿刺远端发生狭窄[5]。在动静脉移植血管,如果血流量过低而引起 URR、*Kt/V* 或再循环百分比等测量数据异常时,即是移植通路功能衰竭的征象。血管通路内压力升高提示静脉端狭窄,而流入量不充分则通常是动脉狭窄的结果。

(二)动静脉内瘘管腔狭窄

85% 以上动静脉移植血管的血栓形成与引起血流动力学明显改变的管腔内狭窄有关[6]。血管内膜的肌纤维性增生引起的狭窄常常发生在静脉吻合处数厘米之内,现在还没有办法防止这一进程。

(三)肿胀手综合征

手和上臂水肿是因为该区域引流静脉压增高的缘故,而静脉压升高的原因是动静脉内瘘管腔狭窄形成,且没有形成侧支循环。一般来说、血管通路所在前臂的周径增加(2 ~ 3 cm)是正常的,当通路位于肘关节的上方时,即使通路功能完好,流入量的增加也会导致引流静脉压升高[7]。前臂周径明显增加提示静脉输出口狭窄引起静脉压升高。在动静脉移植血管,狭窄特征性地出现在静脉吻合口 2 ~ 3 cm 以内。

(四)血栓形成

血管通路狭窄后由于血流量降低,85% 的患者会最终形成血栓。选择药物溶栓还是外科手术来恢复血管通路必须考虑以下几点:①治疗必须在血栓形成后 48 小时内进行,否则血栓难以再通;②排除血液凝块后,行瘘管造影检测,明确是否有剩余性管腔狭窄,进一步评估血管通路再通的可能性;③剩余性管腔狭窄可通过气囊血管成形术或手术纠正。

监测血管通路,防止狭窄形成的主要预防方法是在损伤引起透析流量不足和血栓形成之前就发现损伤的存在,并做相应处理。然而,即使患者血管通路内血流量大于 1000 ml/min,也要避免对通路穿刺点用太大的压力,以免发生凝血。对具有高凝倾向及透析后迟发性低血压者尤应注意,应教会他们如何避免透析后在穿刺针头位置用力过大、压迫时间过长,每天要多次检查通路的开放性。

二、血管通路功能异常的临床评价

透析中心医生应重视透析中和透析后患者内瘘穿刺部位的止血问题,并建立规范的血管通路物理检查程序。血管通路的物理检查异常往往可明确提示血管通路功能衰竭。

(一)透析相关的血管通路出凝血异常

经常性凝血(定义为每月发作 1 次以上)、止血困难(发生在拔针后 20 分钟以内,常常是由于通路内压力过高所致)都提示可能存在血管通路狭窄。然而,这些现象和透析不充分的征象(URR 和 *Kt/V* 减少)一样,通常是血管通路功能衰竭的晚期表现。

应了解患者是否留置过中心静脉导管或安装有经静脉的心脏起搏器,因为这些有引起静脉狭窄的可能性。中心静脉狭窄是使用导管较严重的并发症,据报道,其可发生于 20% ~50% 的进行锁骨下静脉导管植入术的患者。与锁骨下静脉导管植入相比,颈内静脉置管后狭窄的发生率要低一些。导管相关性感染可使狭窄率增加 3 倍。通路建成后狭窄形成时,同侧肢体水肿的发展是缓慢的,但却是进行性的。连续地测量手臂的周径可发现中心静脉狭窄,其渐进性的增加是需要行超声或血管造影术检查的指征。

拔除透析针后出血时间的延长(>20 分钟)是血管通路出凝血异常的主要表现。如果患者没有使用治疗剂量华法林时,出血时间延长则提示通路内压力增高。若患者正在接受华法林的治疗,则提示其抗凝作用已经开始。提示血管通路(动静脉内瘘)功能异常的临床征象见表 7-7-1。

表 7-7-1 提示血管通路(动静脉内瘘)功能异常的临床征象

自体动静脉内瘘	移植血管血管通路
肢体肿胀	肢体肿胀
内瘘搏动增强	移植血管搏动
震颤减弱或消失	再循环增加
透析时内瘘血管塌陷	假性动脉瘤迅速增大
动脉瘤迅速增大	穿刺点出血时间延长
透析性充分下降	

(二)物理检查的必要性

血管通路应每月进行一次物理检查,特别是在没有其他监测手段的情况下。动静脉移植血管的动脉段、体部和静脉段可触及震颤,这预示血管通路内流量在 450 ml/min 以上。移植血管震颤消失或转为搏动,则提示高流量湍流丧失。移植血管另一个低流量的征象是间断的水冲脉。功能完好的移植血管,正常情况下血管杂音的振幅和音调从动脉吻合口到静脉吻合口直到进入中心静脉应该是递减的,某一位点音调升高提示有狭窄。在腋静脉或锁骨下静脉区域通过听杂音可以发现静脉输出口狭窄。当流量超过 1000 ml/min 时,杂音可放射至胸腔。通路部位收缩期间断、粗糙、高调的杂音往往提示狭窄形成,与正常通路所听到的连续性、柔软、低调的杂音不同。

三、血管通路超声评价的主要内容

彩色多普勒超声因其方便、价格低廉、无创及其诊断技术的运用可很好地检测动静脉内瘘创建初期的成熟度、动静脉内瘘功能正常与否以及对动静脉内瘘所产生的各种并发症做出正确的诊断,而服务于临床。近年来国外学者的研究[8]均证实在评价自体动静脉内瘘的建立成功与否、监测透析效果、发现动静脉内瘘并发症的原因方面,彩色多普勒超声检查简便易行,能及时准确地指导临床治疗。

血管通路的评估内容包括动脉流入道、动静脉内瘘及静脉流出道的通畅性,测量动脉流入道距离瘘口2 cm处、瘘口处、静脉流出道各节段及狭窄处内径、收缩期峰值血流速度(PSV),计算PSV比值(PSV瘘口处/PSV动脉流入道或PSV静脉流出道可疑狭窄处/PSV相邻静脉段)及直径狭窄率;检测动静脉内瘘并发症,如狭窄、血栓闭塞、盗血、静脉瘤样扩张、血肿及动脉瘤等。

(一)动静脉内瘘低流量性并发症及其主要影像学特征

动静脉内瘘低流量性并发症包括血栓、斑块、内膜增生、吻合口狭窄、静脉侧支分流等致动静脉内瘘失功的情况。这些并发症的声像图特征如下。

1. *血栓形成* 二维超声表现为血管腔内出现强回声光团或低回声光团,形态多不规则,彩色多普勒血流成像(CDFI)表现血流充盈缺失。

2. *内瘘狭窄* 二维超声表现为瘘口内出现较大范围强回声或低回声光带,管腔狭窄,CDFI表现为瘘口五彩镶嵌血流,血流变细,部分血流中断。

3. *动静脉瘤样扩张及假性动脉瘤静脉瘤样扩张* 二维超声表现为静脉端明显扩张。动脉瘤样扩张表现为瘘口上、下方血管梭状或囊状扩张,血流呈现湍流。

4. *盗血综合征* 血管狭窄部分出现五彩镶嵌血流,吻合口近端及远端的血流均流向瘘口,透析时内瘘通过掌弓支流向手部的血流。

(二)动静脉内瘘血流量的监测

有研究者称,通过监测动静脉内瘘血流量来预测通路功能障碍,在自体动静脉瘘和人工血管造瘘方面差异内有统计学意义。超声稀释法是透析时监测血流量的常用方法,虽然多普勒超声技术无法精确测量动静脉内瘘血流量,但有学者研究称此法与超声稀释法有很好的相关性($r=0.83$)[9]。对于内瘘建立初期,彩色多普勒超声可动态观察内瘘有无影像学方面的异常,同时对尚未进行透析的内瘘进行血流量测定,以帮助辨别内瘘成熟与否及有无可能导致内瘘失败的不利因素。选择在上臂肱动脉进行血流量测定,而不选用供血的桡动脉,是因为在透析时,很大部分血流量是通过远侧桡动脉经由掌弓支供血的,选择桡动脉测量则可能低估透析时的血流量。有学者研究表明,在供血肱动脉监测血流量[10-11],与透析血流量相关性很好。动静脉内瘘血流量的正常值标准尚有争议,有研究者称须大于500 ml/min,也有研究者称以大于300 ml/min为宜。既往研究显示[12-13],内瘘血流量大于500 ml/min,多数正常;内瘘血流量为300~500 ml/min,要对内瘘行多普勒超声检测,以排除有无狭窄或血栓等并发症。应对内瘘血流量小于300 ml/min的透析患者进行重点检测,以明确是否存在内瘘狭窄或血栓等并发症,以便尽早指导临床干预,减少内瘘失功的发生。

(三)动静脉内瘘失功的原因监测

动静脉内瘘低流量能致血栓形成,血流量越低,发生血栓的可能性越大。有文献报道[14],狭窄和血栓并发症导致的内瘘低流量与正常血流量比较,差异具有统计学意义。供血动脉内膜的病变导致斑块形成,动脉、内瘘吻合口、引流静脉任一部位血栓的形成都易导致动静脉内瘘失功。供血动脉的多发斑块或合并血栓形成导致动静脉内瘘失功多数来自糖尿病患者。有文献报道[15],年龄、糖尿病、透后持续低血压状态及高载脂蛋白(A)血症为血管通路血栓的独立危险因素,年龄越大内瘘失功的发生率越高。有研究显示[16]、低血压、体重控制不良、血液透析时间是患者发生动静脉内瘘闭塞的危险因素。对于术后早期未使用的内瘘检测(手术部分可能无法检测),可以测定分析供血动脉流速曲线,如低流量、高速高阻两相波等间接指标评估内瘘血栓的存在。对临床出现异常或风险因素高的成熟内瘘检测,灰阶超声结合彩色血流的充盈缺损对内瘘血管腔内异常回声团块性质(血栓或斑块)、内膜局部增生造成的狭窄或闭塞部位、静脉侧支分流易于判断。狭窄程度的评定,传统方法是血管横断面狭窄处内径除以狭窄周围相对正常管径的百分比,此方法往往由于狭窄部位周围血管的瘤样扩张或扭曲走形而难于评估。借助彩色血流及脉冲多普勒技术对内瘘供血动脉、吻合口处呈现的高速高阻型流速曲线，狭窄处出现的明亮五彩血流，静脉近吻合口端的静脉化流速曲线，可提示重度狭窄，完全闭塞时静脉则无彩色血流充盈。因此，对于中老年糖尿病患者的术前造瘘血管条件评估以及术后动静脉内瘘的监测应引起重视。彩超通过自身的检测技术可对动静脉内瘘手术前供血动脉、引流静脉的内径、血管腔内的情况做出评估。动静脉内瘘手术初期动静脉内瘘血管腔内的回声、彩色血流信号的充盈状况、多普勒技术对供血动脉的流速曲线形态等可迅速且准确地研判动静脉内瘘的好坏。血栓形成的原因有多种：①部分患者血管条件差，营养状况差，血管弹性降低，血管内膜损伤，吻合口狭窄，内瘘血流量不足等；②单次透析反复穿刺造成穿刺部位皮下血肿，血管壁损伤，血栓附着管壁堵塞血管；③透析时超滤过多过快致血流量减少，吻合口血量也随之减少，且老年病患者由于动脉钙化透析时经常发生低血压，内瘘血流量过少也易导致栓塞；④过度脱水导致血液浓缩，血液黏滞度增大，也易导致管腔狭窄；⑤透析后压迫止血力量过大，加压时间过长也可引起管腔狭窄与栓塞。

（四）动静脉内瘘的动脉瘤形成及静脉瘤样扩张的监测与评估

动静脉内瘘的动脉瘤分为真性动脉瘤和假性动脉瘤。动脉瘤可发生于动静脉内瘘动脉段和静脉段。随着动静脉内瘘的多次应用、多次穿刺及压迫不当、抗凝药物的使用等，动脉瘤发生率会显著升高[17]。动静脉内瘘形成后，动脉管径增宽，动脉管壁压力也相应增大，根据 La-place 定律，动脉瘤渐渐自然形成。假性动脉瘤形成的主要原因考虑多为穿刺透析结束后压迫不当所致。静脉的瘤样扩张依程度不同可分局部扩张和全程扩张。局部瘤样扩张可见于静脉反复穿刺处，扩张的静脉常见附壁血栓及斑块的形成。高速动脉血流对静脉产生长期过大压力以及多处穿刺使静脉的组织结构不堪重负，是导致局部薄弱环节瘤样扩张的原因所在。多次穿刺易损伤静脉的组织结构，引起穿刺点内膜的增生增厚，进而导致静脉血管狭窄、血栓及斑块形成。全程静脉瘤样扩张常见于供血动脉来源于肱动脉的动静脉内瘘，由于肱动脉的管径较粗，动静脉内瘘建立后对引流静脉（头静脉）管壁产生的压力过大，进而导致部分患者上臂头静脉全程扩张。全程静脉瘤样扩张导致头静脉的回心血流量明显增大，患者的心功能可能受到影响。因此，对静脉瘤样扩张应加以重视。发生在静脉的假性瘤体则与穿刺部位血管壁破溃直接相关，利用二维超声及彩色多普勒技术对动静脉内瘘中发生的瘤样病变检查可明确瘤体的性质、范围、有无活动腔以及活动腔大小等，为临床医生处置该问题提供了丰富准确的影像信息。

（五）动静脉内瘘中“盗血”现象的监测与评估

动静脉内瘘中盗血现象多发生在端侧吻合的动静脉内瘘中，引流静脉通过吻合口除吸收来自供血动脉近心端的血液外，由于静脉阻力低，还可通过供血动脉远心端“窃取”通过掌弓支流向手部的血液，从而影响手部的血液充分灌注。运用彩色多普勒超声和频谱多普勒技术可发现引流静脉通过吻合口吸收来自其近心端及远心端的两个不同方向的动脉血流，即可证明“盗血”现象的发生。有报道称[18]，75%～90%的患者内瘘建立后发生过盗血现象。但多数患者无明显临床症状。对一些老年女性及合并其他疾病（糖尿病、血管疾病）的患者，易出现临床缺血性症状，而转变为盗血综合征。对于临床表现出窃血症状的患者，如手部静息痛、麻木（透析时加重）等，彩超的及时检查确诊可为临床医生处置提供帮助。

四、血管通路闭塞风险的监测方法

血流量是血管通路开放或血栓形成的最好预示，这一参数的测量需要投入大量的时间和精力。目前使用的所有方法都是通过直接或间接地检测血管通路流量来评估瘘管情况。迄今为止，大多用于判断通路狭窄的有效临床技术仍是测定再循环、低血流量时透析器后静脉壶压力和无流量（静态）条件下瘘管内压力（PLA）的方法。

（一）再循环

血液透析过程中若存在再循环，将影响血液透析的充分性，血液透析是否充分是影响血液透析患者生存质量和预后的重要因素。血液透析时，血液经动静脉内瘘流入透析器，净化后返回机体，在此过程中有可能发生两种再循环，即通路再循环和心肺再循环，它们均导致透析效率的下降，影响对透析充分性的正确估计。通路再循环是由动静脉内瘘作为血管通路透析时，部分流出透析器已经净化的血液在动静脉内瘘中两个穿刺针之间逆向流动，在数秒内再次直接流入透析器，稀释进入透析器的血液溶质浓度，导致透析不充分，被清除的溶质数量下降[19-20]。

通路再循环测定方法有多种：①非尿素稀释的方法；②双针尿素的方法；③取外周静脉血的3针尿素方法。以上三种监测方法均以尿素作为内源性溶质标志物，第一种测定方法能提供更好的准确性和避免心肺再循环，但由于需要特殊设备，限制了临床应用，第三种方法测定再循环，往往过高地估计再循环，而且静脉穿刺增加患者痛苦，故临床应用较少。

使用外周静脉血作为样本计算再循环，这实际上对通路再循环量估计过高，因为血尿素氮（BUN，是最常用的评估指标）在这个部位的值超过动脉血尿素氮值，这是由于心肺再循环及瘘管再循环使外周静脉中BUN明显高于动脉血之故。另外，在用尿素稀释法测量再循环量时，在无瘘管患者测定的值，由于心肺再循环及尿素本身对测定值的影响，可高达10%或更高。心力衰竭患者再循环的值高达25%～40%。测量通路再循环的关键在于从通路的动脉和静脉分别得到两个血样的同时，采集能够代表流入通路的血液样本。动脉穿刺能够得到正确的测量结果，但常规应用并不实际。将血泵的流量骤然减至120 ml/min后刚好10秒时采外周血样本，用这个方法可准确测量通路再循环。在这个方案里，计时是决定性的因素，几乎所有的病例，血流量降至150 ml/min时通路再循环可忽略不计，在这10秒时间内充足的血液流入动脉管路来消除动脉采样处的无效腔。

在通路血流量低于通常的处方流量（即血泵流量为300～500 ml/min）、瘘管的开放难以维持的情况下，再循环对于检测移植血管功能衰竭不像对原位内瘘那么有价值。移植血管通路血流量低于700 ml/min时就已处于血栓形成的危险中，但当血流量超过透析处方血流量（350～500 ml/min），其危险性通常不能用测量再循环的办法来评估。动静脉移植血管出现再循环是应该全面检查该移植血管的一个紧急指标，因为流量在300～500 ml/min时血栓形成的危险性非常高。

（二）动态压力的测量

静脉壶压力（P_{DC}）被广泛用于筛查有无显著静脉狭窄。然而，P_{DC}对静脉针孔部位阻塞非常敏感，在推荐的血流量（200 ml/min）状态下测量出的静脉压，仍然比通路内实际的压力高出4倍。在同样的血流状态下，血细胞比容在20%～36%的变化，使动态压产生5～15 mmHg的变化。这项技术的充分应用需要进行连续性的测量，并且应在通路第一次使用时确定基线值。动态压力的测量应在每次透析开始后2～5分钟内进行，静脉穿刺针必须在静脉腔内。压力阈值必须是3次连续透析治疗中的平均数。这项技术对狭窄发展趋势的分析比单一的评估更重要。P_{DC}的逐步升高提示有静脉吻合口的狭窄，但不能用此法测知静脉穿刺针近侧端位置的通路损伤。

（三）通路内静压

如果是应用通路内压力（P_{IA}），而不是P_{DC}来筛查患者有无通路异常，那么压力测量法的灵敏度和特异性将得到提高。P_{IA}的测量去除了流量和穿刺针头被部分阻塞的影响，由于系统血压对P_{IA}的影响，使用P_{IA}与系统血压的比值，而不是单独应用P_{IA}，会使P_{IA}测量的应用价值更加提升。P_{IA}/MAP（平均动脉压）的测量优于静脉压，更有利于证实多聚四氟乙烯（PTFE）移植血管内压力的升高和静脉输出口狭窄性损伤的存在。最初所描述的直接用传感器和记录器系统来测量P_{IA}不够精确，目前测量P_{IA}的技术已经属于正规有效的透析设备之一，不是单一的传感器。当没有血流经过时，外部传感器和输液壶传感器两者的压力差等于瘘管与静脉传感器间的高度差（ΔH）。检测通路内压力比（${}_{EQ}P_{IA}$/MAP）的简易技术应是在血泵关闭时测量的P_{DC}和ΔH来决定的等容通路内压力（${}_{EQ}P_{IA}$）。血泵停止后，夹住静脉壶上游，30～40秒后，P_{OC}值稳定下来，并可以读取。如果传感器相当标准的话，这一"静"压能够正确地反映P_{IA}。

测量ΔH后，可以计算偏移的压力ΔP_H。ΔP_H可以用来进行连续的P_{IA}（${}_{EQ}P_{IA}$ = 静态 $P_{DC}+\Delta P_H$）测量。对输出口管腔已狭窄50%的动静脉移植血管，${}_{EQ}P_{IA}$/MAP比值超过0.5对诊断有相当的特异性。如果患者坐位或半卧位，压力偏移的平均值与患者透析靠椅扶手和静脉壶之间的高度差有直接的关系，在实际应用中可使用这一平均值,而不必去测量每个患者的偏移值。移植血管内瘘的动脉端及静脉端和自体血管内瘘的动脉端及静脉端$_{EQ}P_{IA}$/MAP 正常值分别是 0.35 ~ 0.74,0.15 ~ 0.49 和 0.13 ~ 0.41,0.08 ~ 0.34;超过上述数值为异常。通常是通路建立 1 个月之内测量 P_{IA},以便确定基线值为以后判断狭窄提供比较。

(四)血流量的测定

NKF-K/DOQI 建议每月运用超声稀释法、电导稀释法、多普勒等技术测定通路内血流量,测定应当在透析开始后 1.5 小时进行;同时每次透析测定 3 个值,取平均值。如果通路内血流量低于 600 ml/min,应当进行血管造影;如果血流量低于 1000 ml/min,并且每月下降超过 25%,也应进行当血管造影。因为动静脉移植血管流量小于 800 ml/min 与并发血栓形成的高危险性相关,所以血流量的测定是监测血管通路的首选方法。目前使用的是几种"直接"测量通路血流量的方法,通路血流量和再循环测量与测量压力一样,将成为常规方法,这些装置将被组合入透析设备系统。

(五)通路血流量直接测量法

透析中直接测量通路血流量的新方法大多数使用稀释法原理,血流量 Q(ml/min)用以下公式测量:$Q=M/S$,这里 M(mg)是指示剂注射的量,S(min · mg/ml)是通过传感器观察到的时间 - 浓度曲线下的面积。通路血流量可以用动脉导管上单一的传感器来计算,但这种方法需要在该传感器的上方注射标准剂量的指示剂,等量指示剂被注入静脉管路。用超声稀释法测量血流速率的方法精确而又易于应用。然而,能够检测出传导性、血红蛋白和热能变化的方法更为可行,信号也不必一定是进入血管通路的生理盐水。一种方法是突然增加透析器的超滤率从而增加了从上游血管通路进入通路血液的血细胞比容;另一种办法是改变透析液的温度,冷却从上游血管通路进入通路的血液;再有一种方法是将浓集的生理盐水注射入血管通路的上游。这几种方法原理是相同的,上游血路干扰的程度,可以在下游血路根据血泵和通路血流量的比值检测出来。Tonelli 等[21]用 HD01 型超声稀释监测仪前瞻性观察了 303 例使用自体动静脉内瘘的血液透析患者,为期 30 个月,依据加拿大实践指南在血流量低于 500 ml/min 或比基线值下降 20% 时进行造影检查并行血管成形术,流量监控发现初次狭窄和再次狭窄的敏感性分别为 71% 和 67%。最近国外几组前瞻性的研究证实对通路实行再循环或流量监控,对经造影证实的狭窄进行经皮腔内血管成形术,能降低血栓发生,减少通路相关的并发症和住院率,延长血管通路使用寿命。

五、评估血管通路的影像学方法

NKF-K/DOQI 指南推荐动静脉内瘘作为首选血液透析血管通路,中心静脉(指上腔静脉及其主要分支,包括颈内静脉、锁骨下静脉、头臂静脉等)导管具有置管过程相对简单,透析时无须皮肤穿刺,可即时使用,短期内血流动力学改变较小等优势,在需急诊透析、血管条件不良无法构建其他长期血管通路以及内瘘尚未成熟或成熟障碍的患者中应用较为广泛。动静脉内瘘及中心静脉导管的功能检测及功能不良的诊断主要依靠临床表现和影像学检查。数字减影血管造影(DSA)是目前评估血管通路的金标准;彩色多普勒超声(CDU)已经被广泛应用于检测血管通路功能并被推荐作为一项初步检测技术;CT 血管成像和 MRI 技术的发展也为诊断提供了新方法。现代成像技术对于血管通路功能障碍的诊断和评估常常具有决定性的作用,并且能为下一步的治疗提供有用的信息。同时,大量新的试验研究也为血管通路的维护和修复提供了新的启示。

(一)数字减影血管造影

DSA 是目前评估血管通路的金标准,它将计算机与常规血管造影结合,转变为数字血管造影图像。X 线穿透人体后,经过不同衰减形成 X 线影像,经影像增强器转换为视频影像。再用电子摄像机将其转变为电子信号,经计算机做模/数转换及减影处理,只留下清晰的血管造影图像。其检查方法有两种,一种是动脉 DSA(IADSA),即将造影剂注入动脉内,造影剂经体循环到肺循环,使中心静脉显影。另一种是静脉 DSA(IVDSA),即经静脉直接注入造影剂。

笔者建议对于 X 线摄片及血管超声检查结果阴性的患者，可进行 DSA 检查，以进一步提供血管管腔及导管的影像学数据。DSA 为有创性检查，需要借助额外的静脉置管注射造影剂，且造影剂需要量大，应用受到局限。近年来，有学者对此技术进行了改进[22]，提出可使用导管内造影技术，即从中心静脉置管注射造影剂，运用 DSA 技术进行显影。当导管尚通畅时，这种技术可用于判断导管弯折等导管机械性障碍及导管头端位置，并有助于管周纤维鞘的诊断。然而，当管腔阻塞后，这种导管内造影技术则无法开展。此外，尽管造影剂逆向充盈预示着周围静脉血栓的存在，但是大多数情况下难以显示周围静脉系统的血栓形成，而且患者通常需要住院才能完成 DSA，影响了此项检查的应用[23]。

（二）彩色多普勒超声

CDU 已经被用于血液透析通路的初始成像，具有无创、简便、经济等优点，此外，有学者报道超声可用于检测管周纤维鞘[24]。其工作原理为发射固定频率的脉冲式或连续式超声，接收已经发生变化的回波，提取并显示差值。CDU 用于血管通路的评价，原理是在二维超声声像图上对血流区域进行采样、信号处理、彩色编码来显示血流方向和状态。因此，除了对血管及斑块进行形态学评价外，它还可以对血流动力学进行监测。Labropoulos 等[25]认为，CDU 检测中心静脉狭窄程度超过 50% 的最佳标准是狭窄前后静脉峰值速度比为 2.5，以压力梯度超过 3 mmHg（1 mmHg = 0.133 kPa）作为基准测试时，CDU 与静脉造影的总体一致性达到了 90%，在检测有显著临床表现的静脉狭窄中敏感性较高。但 CDU 的敏感性可能会随着狭窄程度的降低而下降。Baxter 等[26]使用 CDU 和静脉造影对比检测腋静脉和锁骨下静脉的梗阻，敏感性和特异性达到了 100%，如果把静脉狭窄计入，敏感性降至 89%。CDU 可以用于选择需要进行介入治疗的患者，并且对介入后的治疗效果进行随访，检测再狭窄、血栓形成和回流的发生。

研究发现[27]，大约 50% 的血液透析通路狭窄会被 CDU 检查遗漏。在中心静脉区域，30% 患者的锁骨下静脉不能被探测到，因为中心静脉（尤其是头臂静脉及近 1/3 段锁骨下静脉）位于胸骨、锁骨后方，CDU 不易清晰显示。同时骨骼和肺的声影会对头臂静脉、上腔静脉、颈内静脉和锁骨下静脉下段产生干扰，因此，CDU 无法准确评估以上血管或检查导管头端位置。而且 CDU 不能提供进一步干预治疗所必需的完整的血管走行影像。因而，此项检查仅适用于临床最初步的筛查和介入治疗后的随访。

（三）CT 血管成像

CT 血管成像技术因其操作方便、经济有效、无创等优点，已广泛用于脑部、肺部、肾脏、骨盆和四肢的血管疾病的检查[28]。CT 血管成像技术作为一项常用的诊断中心静脉狭窄的手段，其有效性已得到广泛的认可。现有的研究根据设备分为单层螺旋 CT（SSCT）和多层螺旋 CT（MSCT）。

CT 血管造影（CTA）主要原理是在外周静脉高速注入造影剂，经时间延迟至靶血管内造影剂充盈达高峰期，螺旋扫描对其进行快速连续的容积数据采集，然在工作站作后期处理，完成二维及三维图像的重组。应用最广泛的三维成像技术是 VR 和 MIP。VR 技术适合于三维立体地显示血管，尤其是在显示前臂动、静脉血管时，可以同时显示局部的骨骼和软组织，恰当地应用显示阈值和透明度，对观察部位采用不同的伪彩色后，能够更形象地显示出类似解剖结构的内瘘，更容易找到内瘘的位置和狭窄部位，但不能准确评估内瘘血管内部情况。而 MIP 可以更清晰地显示血管狭窄程度及内部结构，但仅能显示流入动脉、吻合口及流出静脉，不能显示周围其他组织结构作为对比背景。因此，我们可用 VR 技术对内瘘血管进行观察，必要时可加用 MIP 技术以进一步观察显示血管狭窄程度及内部情况。

CT 血管成像技术可分为直接 CT 静脉造影（CTV）和 CTA。CTV 是将造影剂直接引入目标静脉，因受血管选择性的影响，CTV 的观察范围相对局限，仅限于进针点以后的流出道，对该段流出道静脉的狭窄和闭塞的显示非常好，血管对比度很高，而且造影剂用量少，对锁骨下静脉和腋静脉的侧支循环的显示优于 CTA。静脉回流困难并造成肿胀手者或内瘘处无或仅有微弱血管搏动者，是直接 CTV 的首要适应证。

CTA 是指造影剂从远离目标结构的部位注入，通过肺循环后进入全身，然后完成靶目标的 CT 血管成像。自体动静脉内瘘是将动脉与邻近表浅静脉人工造瘘，将动脉血引入静脉。这种循环通路具有动脉效果，适合做 CTA 显示动静脉内瘘的吻合口及其流道、流出道的全景造影成像，不受血管选择性的影响，只要内瘘血流量不是很小，就可以获得良好造影效果。因此，CTA 的主要适应证是内瘘处触及明显的连续性血流搏动患者。

CT 血管成像技术在检测中心静脉狭窄中具有以下优点。①准确性高,其成像结果与 DSA 具有高度相关性。②可以提供三维立体数据,提供不同的视图并可以克服血管重叠的问题。③除了能显示腔内病变外,还可以显示腔外压迫病变,如头臂静脉受压综合征[29]。④对于闭塞的病变,通过 CT 血管成像可以了解闭塞两端病变的特点,有利于手术再通路径的选择。对于血液透析患者中心静脉狭窄或闭塞,术前利用 CT 血管造影,可以了解病变位置、范围和程度,对介入治疗穿刺入路的选择,球囊或支架的选择有很好的指导价值[30]。⑤与多普勒超声相比,CT 血管成像能很好地显示彩超难以显示的上腔静脉、头臂静脉、锁骨下静脉等深静脉,既往研究显示[31],CT 血管成像技术在该段的准确性为 98.4%。因此,CT 血管成像比彩超更有优势。

需要注意的是,行 CTA 时患者需暴露在 X 线的照射下,而且应用含碘造影剂有引发过敏反应的可能,造影剂毒性对血液透析患者残肾功能的保护有不利影响。

(四)磁共振

磁共振(MRI)已经成为一项无创的检测中心静脉狭窄或梗阻的方法,具有无创、无辐射、不使用碘造影剂等优点,并被血液透析患者广泛接受[32]。最近,三维磁共振血管成像(MRA)通过并行采集技术已经实现了更快更好的高空间分辨率成像,以诊断血管通路并发症。目前临床主要采用动态增强磁共振血管造影(DCE MRA)来评估中心静脉狭窄。DCE MRA 是利用静脉内注射的顺磁性造影剂来显著缩短血液的 T_1 值,提高血流信号,并采用快速梯度回波序列进行屏气扫描,可有效地抑制血管周围组织的信号。DCE MRA 对于血流速度相对较慢的血管显示能力明显较好,且不受血管走行方向的影响,提高了空间分辨率,缩短了扫描时间,不易受血流伪影的影响。据报道,与传统血管造影相比,钆增强的 MRA 评估中心静脉狭窄和梗阻具有极高的敏感性和特异性[33-35]。在推荐剂量范围内静脉内使用含钆造影剂相对碘造影剂安全,无尿的急性肾衰竭的发生率也比碘造影剂低[36]。钆增强的 MRA 曾经被建议作为 DSA 无定论时的一项补充手段。近年来,硬软件的发展极大地促进了 MRA 的运用,用三维钆增强 MRA 评价大、中型血管前景广阔[37]。

(五)血液透析用的血管通路应选择何种检查更合适

CPU 是目前临床应用较多的影像学检测方法,具有无创、简便、经济等优点,但是其准确性很大程度上依赖于检查者的经验与水平,外周血管检查后的变异性较大,有时不能提供给临床医生准确的数值,而对于深部血管如颈内静脉下部、锁骨下静脉、上腔静脉根本无法用探头探及,而且 CPU 无法提供完整的血管走行影像,因此仅适合筛查。

DSA 是目前血管检查的金标准,但是其有创伤性,需要患者住院,且费用高,很多患者难以接受。与 DSA 相比,CTA 检查显示了较多的优越性和可行性。从非内瘘肢体注射造影剂的 CTA 不干扰内瘘所在肢体的血液循环,具有相对生理性,可以有效评价内瘘及其相关供血动脉和引流静脉(动脉化的静脉),以及相关的其他血管,前提是该通路有明显血流存在。

参考文献

1. 梅长林,付文成. 血管通路的评价、选择及并发症防治. 临床内科杂志,2004,21(1):724-727.
2. 王质刚. 中心静脉留置导管在血液净化中的应用. 肾脏病与透析肾移植杂志,2002,11(4):350-351.
3. National Kidney Foundation. K/DOQI clinical practice Guidelines for Vascular Access,2006. Am J Kidney Dis,2007,37(Suppl 1):s137-s181.
4. Tonelli M, James M, Wiebe N, et al. Ultrasound monitoring to detect access stenosis in hemodialysis patients:a systematic review. Am J Kidney Dis, 2008, 51(4):630-640.
5. 叶朝阳. 血液透析血管通路技术与临床应用. 上海:复旦大学出版社,2010:49-59.

6. 李惠民，肖湘生，叶朝阳，等. CO_2 血管造影在血液透析血管通路功能评价中的初步应用. 中国中西医结合肾病杂志，2005，6(9)：520-522.

7. Hodges T，Fillinger M，Zwolak R. Longitudinal comparision of dialysis access methods：risk facts for failure. J Vasc Surg，1997，26(6)：1009-1015.

8. 程荣，黎静，纪莉，等. 彩色多普勒超声在动静脉内瘘血液透析通路中的临床应用. 中华超声影像学杂志，2011，20(8)：679-683.

9. Sands J，Glidden D，Miranda C. Hemodialysis access flow measurement. Comparison of ultrasound dilution and duplex ultrasonograply. ASAIO J，1996，42(5)：M899M901.

10. 高海港，苏光明，祝莉，等. 超声对血液透析动静脉内瘘常规监测中的应用价值. 医学影像学杂志，2010，20(4)：592-595.

11. Besarab A，Sherman R. The relationship of recirculation to access blood flow. Am J Kidney Dis，1997，29(2)：223-229.

12. Besarab A，Lubowski T，Frinak S，et al. Detecting vascular access dysfunction. ASAIO J，1997，43(5)：M539-M543.

13. Bay WH，Henry ML，Lazarus JM，et al. Predicting hemodialysis access failure with color flow Doppler ultrasound dilution and duplex ultrasonography. Am J Nephrol，1998，18(4)：296-304.

14. 丁嘉祥，张东亮，代文迪，等. 自体动静脉内瘘血栓形成的危险因素分析. 首都医科大学学报，2010，31(1)：113-116.

15. 傅建群，江峡. 彩色多普勒超声监测自体动静脉内瘘并发症致低血流量的应用价值. 黑龙江医学，2012，36(7)：481-483.

16. Lok CE，Allon M，Moist L，et al. Risk equation determining unsuccessful cannuiation events and failure to maturation in arteriovenous fistulas(REDUCE FTM Ⅰ). J Am Soc Nephrol，2006，17(11)：3204-3212.

17. Miller PE，Tolwani A，Luscy CP，et al. Predictors of adequacy of arteriovenous fistulas in hemodialysis patients. Kidney Int，1999，56(1)：275-280.

18. 刘明辉，周启昌，刘启明，等. 彩色多普勒超声引导压迫治疗假性动脉瘤. 中华超声影像学杂志，2005，14(5)：393-394.

19. Kirschbaum B. Recirculation measures with urea and mannitol during hemodialysis. Artif Organs，1994，18(8)：547-551.

20. Sherman RA，Kapoian T. Recirculation，urea disequilibrium，and dialysis efficiency：peripheral arteriovenous versus central venovenous vascular access. Am J Kidney Dis，1997，21(2)：479-489.

21. Tonelli M，Jindal K，Hirsch D，et al. Screening for subclinical stenosis in native vessel arterio venous fistulae. J Am Soc Nephrol，2001，12(8)：1729-1733.

22. Tan PL，Gibson M. Central venous catheters：the role of radiology. Clin Radiol，2006，61(1)：13-22.

23. Dumars MC，Thompson WE，Bluth EI，et al. Management of suspected hemodialysis graft dysfunction：usefulness of diagnosticus. Radiology，2002，222(1)：103-107.

24. Faintuch S，Salazar GM. Malfunction of dialysis catheters：management of fibrin sheath and related problems. Tech Vasc Interv Radiol，2008，11(3)：195-200.

25. Labropoulos N，Borge M，Pierce K，et al. Criteria for definingsignificant central vein stenosis with duplex ultrasound. J Vasc Surg. 2007，46(1)：101-107.

26. Baxter GM，Kincaid W，Jeffrey RF，et al. Comparison of colourDoppler ultrasound with venography in the diagnosis of axillary andsubclavian vein thrombosis. Br J Radiol，1991，64(765)：777-781.

27. Doelman C，Duijm LE，Liem YS，et al. Stenosis detection in failing hemodialysis access fistulas and grafts：comparison of color Doppler ultrasonography，contrast-enhanced magnetic resonance angiographyand digital subtraction angiography. J Vasc Surg，2005，42(4)：739-746.

28. 李惠民，刘士远，于红，等. 血液透析中血管通路的 CT 造影. 中国医学计算机成像杂志，2005，11(5)：350-354.

29. Kapur S，Paik E，Rezaei A，et al. Where there is blood，there is away：unusual collateral vessels in superior and inferior vena cava obstruction. Radiographics，2010，30(1)：67-78.

30. Eren S，Karaman A，Okur A. The superior vena cava syndromecaused by malignant disease. Imaging with multi-detector row CT. Eur J Radiol，2006，59(1)：93-103.

31. 孟小茜，董伟华，叶朝阳，等. CT 静脉造影在血透患者中心静脉狭窄或闭塞介入治疗中的价值. 介入放射学杂志，2012，21(6)：465-468.

32. Froger CL，Duijm LE，Liem YS，et al. Stenosis detection with MR angiography and digital subtraction angiography in dysfunctional hemodialysis access fistulas and grafts. Radiology，2005，234(1)：284-291.

33. Nael K, Laub G, Finn JP. Three-dimensional contrast-enhanced MR angiography of the thoraco-abdominal vessels. Magn Reson Imaging Clin N Am, 2005, 13(2): 359-380.

34. Tanju S, Sancak T, Düşünceli E, et al. Direct contrast-enhanced 3D MR venography evaluation of upper extremity deep venous system. Diagn Interv Radiol, 2006, 12(2): 74-79.

35. Oxtoby JW, Widjaja E, Gibson KM, et al. 3D gadolinium-enhanced MRI venography: evaluation of central chest veins and impact onpatient management. Clin Radiol, 2001, 56(11): 887-894.

36. Sam AD 2nd, Morasch MD, Collins J, et al. Safety of gadolinium contrast angiography in patients with chronic renal insufficiency. JVasc Surg, 2003, 38(2): 313-318.

37. Kim CY, Mirza RA, Bryant JA, et al. Central veins of the chest: evaluation with time-resolved MR angiography. Radiology, 2008, 247(2): 558-566.

第八节 血管通路与心功能的关系

王质刚

血液透析患者动静脉内瘘具有满意的血流量(Qb),对充分透析至关重要,但是血流量过高又可导致心排血量(CO)增加,甚至导致充血性心力衰竭。前文业已述及,可以采用无创方法来测定动静脉内瘘的血流量。活动以及透析过程中动静脉内瘘血流量的变化对心功能有什么影响,也是人们关注的问题。

一、动静脉内瘘血流量对心功能的影响

影响透析患者心功能的因素有很多,常见的因素包括高血压、贫血、有效血容量和血管通路的血流量等,某些患者过高的动静脉内瘘血流量可以直接导致心力衰竭,上臂动静脉内瘘由于动脉口径大、血流量大、压力高,有报道动静脉内瘘血流量可以达到2000 ml/min以上,最容易引起高动力性心力衰竭。有学者报道,血液透析患者正常的动静脉内瘘血流量为(1 086±505)ml/min。Ori 等[1]前瞻性研究了慢性透析患者动静脉内瘘血流量对心功能和血管活性物质的影响,在做动静脉内瘘手术前和动静脉内瘘成熟后2周,用超声心动图检查心脏血流动力学参数,同时测定心房肽(ANP)、血浆肾素活性(PRA)、醛固酮。血流动力学参数变化见表7-8-1,表中数据表明,除了心脏指数在临界水平,其他各项指标在动静脉内瘘手术前后均发生显著变化。

其他影响心功能参数的指标(如血压、心率、体重和Hb)无变化。ANP增加(83.7±17.0)%,PRA下降(41.2±10.0)%,醛固酮无变化。该组患者均没有发生高排性心力衰竭,表明至少动静脉内瘘成熟早期,仅发生轻度容量负荷,但被末梢血管阻力下降所抵消,后者是由于动脉受牵张、ANP分泌增多使血管阻力下降。

表 7-8-1 动静脉内瘘手术前后血流动力学参数变化($\bar{x} \pm SD$)

血流动力学参数	术前	术后	变化	P 值
SV(ml)	76.6 ±5.1	92.7 ±6.6	21.9 ±53	<0.01
EF(%)	62.3 ±3.8	69.4 ±2.9	10.6 ±4.5	<0.02
SF(%)	34 ±3	40 ±3	15.8 ±6.3	<0.01
CO(L/min)	5.75 ±0.51	6.86 ±0.47	19.0 ±6.9	<0.02
CI[L/(min·m^2)]	3.62 ±0.27	4.16 ±0.22	18.3 ±7.1	0.051
SVR(dyn·s/cm^5)	1730 ±21.0	1320 ±100	-23.5 ±7.1	<0.01
LVEDD(mm)	50.8 ±1.6	52.8 ±1.4	10.5 ±4.8	<0.05

注:SV—每搏容量;EF—射血分数;SF—小轴缩短率;CO—心排血量;CI—心脏指数;SVR—外周血管阻力;LVEDD—左室舒张末直径。

二、运动时动静脉内瘘血流量对心功能的影响

有研究称,休息和运动(蹬车)时阻断动静脉内瘘后,右房压(RAP)、肺楔压(PWP)、收缩压、舒张压变化与动静脉内瘘开放时差异无统计学意义。但休息组心排血量、心率和每搏量下降明显(差异具有统计学意义),运动组仅心排血量下降明显(差异);运动组心排血量和心率比休息组轻度升高,差异无统计学意义。休息组 CI 增加值(4.7 ±1.8)L/(min·m^2)低于运动组(5.0 ±1.6)L/(min·m^2),但差异无统计学意义。休息组心房压和肺楔压增加不大于运动组,提示运动没有引起心功能的变化。说明尽管存在动静脉分流,轻、中度运动对有心脏储备功能的患者,没有特别显著的影响。

三、透析中超滤对动静脉内瘘血流量和心功能的影响

Pandeya 等[2]观察了动静脉内瘘血流量和心排血量的关系,同时评价透析中血容量的变化(BVA)对血流量和心排血量的影响。采用超声稀释法,在透析中不超滤(平均体重变化减少 0.4%)和在明显超滤情况下(平均体重变化减少 7.3%)测量了 18 例患者(5 例移植血管内瘘、13 例动静脉内瘘)的血流量和心排血量,用血细胞压积计算 BVA。透析前后记录超滤量和平均动脉压,其中 5 例动静脉内瘘患者,用指压内瘘 1 分钟测定心排血量,结果见表 7-8-2。

表 7-8-2 透析中动静脉内瘘血流量、心排血量变化与超滤的关系($\bar{x} \pm SD$)

参数	基础值	透析中测定值	P 值
透析不超滤			
CO(L/min)	7.0 ±2.3	7.0 ±2.2	>0.05
Qb(L/min)	1.5 ±0.7	1.5 ±0.7	>0.05
Qb/CO(%)	21.2 ±6.4	21.2 ±6.5	>0.05
MAP(mmHg)	95 ±17	93 ±15	>0.05
Vuf/L	—	0.3 ±0.2	
透析中超滤			
CO(L/min)	6.8 ±1.8	5.6 ±2.0	<0.001
Qb(L/min)	1.5 ±0.6	1.4 ±0.6	>0.05
Qb/CO(%)	21.4 ±6.5	24.5 ±5.7	<0.005
MAP(mmHg)	94 ±13	91 ±14	>0.05

结果表明，透析不超滤时，心排血量、血流量和 Qb/CO 与透析前比较无变化；但是在透析超滤时，血流量与心排血量有明显的相关性，当体重减少 7.3% 时，MAP 下降（3.0 ± 1.0）mmHg，CO 下降（1.2 ± 0.6）L/min，则 Qb 仅下降 5.8%，差异无须计学意义，Qb/CO 增加 3.2%，Pandeya 等认为这是由于超滤使血容量减少、心排血量明显下降之故。

四、透析中血泵控制内瘘血流量对心功能的影响

透析中血泵控制内瘘穿刺动脉端血流量通常为 150 ~ 350 ml/min，在一定限度内高血流量可以提高透析效率，但是透析中动静脉内瘘高血流量与心功能的关系倍受关注。Alfurayh 等[3]用超声心动图评价了透析中动静脉内瘘血流量对左室功能的影响，10 例稳定慢性透析患者，平均年龄 28 岁，透析龄 32 个月。随机选择 3 种血流量，分别为 250、350、450 ml/min，在透析前、透析中和透析结束前 15 分钟用超声波测定患者心率、平均动脉压、射血分数、小轴缩短率、心排血量、射血前期/射血时间。结果在透析开始、透析中期和透析结束这些参数差异无统计学意义，表明透析中血流量增加到 450 ml/min，对慢性透析患者左室功能无负面影响，显示心血管功能稳定。Ronco 等[4]对比观察了休息和分别以血泵控制内瘘血流量（300、400 和 500 ml/min）在透析不超滤情况下对心血管功能的影响，结果发现，平均动脉压、心率、外周血管总阻力、心排血量差异无统计学意义，提示动静脉内瘘血流量增加，没有明显改变血流动力学状态。上述参数来自对国外患者的观察，国内大多数患者体重小于 70 kg，除了个别体重较大的患者，或早期采用的高血流量透析患者，一般不采用 350 ml/min 以上的血流透析，因此，血泵控制内瘘血流量影响心功能较小。

五、动静脉内瘘血流量与高排性心力衰竭的关系

动静脉内瘘诱发心力衰竭主要见于上臂内瘘或上臂人工血管搭桥，有时也可以见于前臂内瘘条件好、头静脉粗大的患者。随着内瘘的逐渐成熟，一方面由于回心血流量明显增加，同时伴发血压的升高，造成心脏前负荷、后负荷明显增加，从而诱发心力衰竭。动静脉内瘘高血流量导致致命性高排性心力衰竭是少见的，Anderson 等[5]复习 9 例由于前臂动静脉内瘘引发高排性心力衰竭，同时报告 6 例新病例。动静脉内瘘血流量 0.6 ~2.9 L/min，平均 1.5 L/min，暂时阻断动静脉内瘘后，心排血量下降 0.3 ~1.1 L/min，平均 2.9 L/min。手术结扎 14 例动静脉内瘘后，13 例患者心力衰竭显著改善。尽管血管通路血流量不是导致心力衰竭的常见原因，但是有些瘘血流量过大将是引起心力衰竭的一个重要原因，部分患者需要通过手术结扎内瘘或缩窄瘘口减少动静脉内瘘血流量才能改善心力衰竭。

总之，动静脉内瘘血流量通常为（1 086 ± 505）ml/min，内瘘成熟后，有轻度容量负荷，心脏基础状态正常，内瘘不影响心功能，但心脏有基础病变时，血流量对心功能有影响；活动增加动静脉内瘘对血流动力学的影响，使心排血量增加，但不引起心功能不全；透析中不超滤，心排血量、血流量、Qb/CO 无变化，当由于超滤使血容量下降，超过心血管自身调节能力，或有心脏病史者，才出现心排血量、血流量的变化；通常血流量超过 2 500 ml/min，容易出现心功能不全，但还决定于心脏储备功能、基础状态等，一旦证明心功能下降与动静脉内瘘有关，应该手术矫正内瘘孔径。

参考文献

1. Ori Y, Korzets A, Katz M, et al. Haemodialysis arteriovenous access—a prospective haemodynamic evaluation. Nephrol Dial Transplant, 1996, 11(Suppl 1):94-105.

2. Pandeya S, Lindsay RM. The relationship between cardiac output and access flow during hemodialysis. ASAIO J, 1999, 45(3):

135-138.

3. Alfurayh O, Galal O, Sobh M, et al. The effect of extracorporeal high blood flow rate on left ventricular functon during hemodialysis—an echocardigraphic study. Clin Cardiol, 1993, 16(11): 791-799.
4. Ronco C, Feriani M, Chiaramonte S, et al. Impact of high blood flow on vascular stability in haemodialysis. Nephrol Dial Transplant, 1990, 5(Suppl 1): 109-114.
5. Anderson CB, Codd JR, Graff RA, et al. Cardiac failure and upper extremity arteiovenous dialysis fistulas. Case reports and a review of the literature. Arch Intern Med, 1976, 136(3): 292-297.

第八章 血液透析指征和透析剂量

孙世澜　曾红兵

慢性肾衰竭是各种慢性肾脏疾病的终末阶段，即首先需确定患者罹患慢性肾脏疾病，在此基础上出现肾功能的显著减退及双肾体积的缩小。需要接受透析治疗的患者，多处于慢性肾脏疾病（CKD）的第五期（K/DOQI 分期）或是以往所说的尿毒症期，有严重的氮质血症、代谢性酸中毒、钙磷代谢紊乱的状态，以致出现器官的并发症。单纯依靠内科保守治疗难以达相应的目的，患者常死于多种并发症。

慢性肾衰竭的发生率估计在 100～360 人/100 万人，但在不同的地区发生率有所不同，中国、欧洲、美国分别为 100 人/100 万人、170 人/100 万人、360 人/100 万人。原发性肾脏疾病所引起者似乎有所下降，但继发原因所产生尿毒症，随人口的老年化因素、高血压和糖尿病患者发生率的增加而增多，估计发生率仍有升高的趋势[1]。

接受透析的患者人数在发达国家比我国多很多，随着我国一些情况的改变：①血液净化已开展数十年，累积存活的病例不断增加；②人们对尿毒症的认识进一步提高，从不治之症到通过接受透析可维持生命；③国家的医疗保障的能力和投入在不断增加；④相关学科的渗透，使透析设备不断进步，技术的提高和完善等等，在今后接受透析的人数将会有大幅度的增加。

第一节　血液透析指征

孙世澜　曾红兵

慢性肾衰竭，是指“血液中有代谢毒素”，是一种临床综合征，不管患者排出的尿量是否下降，患者体内都会潴留各种溶质即尿毒症毒素，其中最多的毒素是蛋白质代谢产物。潴留的毒素几乎对机体每一器官都会有影响，甚至导致患者死亡。这些本应由肾脏排除的毒性物质，已可成功地由透析治疗来排除。

一、尿毒症

常规关注下列指标，以决定是否需要进行血液透析治疗[2-3]。

(一)内生肌酐清除率下降

当内生肌酐清除率(creatinine clearance,CrCl)降至10 ml/min时,即会出现尿毒症综合征。在估计患者是否需要接受透析治疗时,是基于内生肌酐清除率而不是血浆肌酐浓度。由于血浆肌酐浓度常受多方面因素影响,如在血肌酐值相同的青年男性(265 μmol/L)与瘦弱或老年人(265 μmol/L),尽管他们血肌酐值并无差异,但其CrCl降低的程度是不一致的,青年男性肾小球滤过率(GFR)是35 ml/min、衰弱或老年人GFR为16 ml/min。对肾功能不可逆的患者而言,其CrCl可经血浆肌酐浓度进行计算(Cockcroft-Gault公式):

$$CrCl = (140 - 年龄) \times 体重(kg)/72 \times 血肌酐(mg/dl) \quad (8\text{-}1\text{-}1)$$

对妇女、截瘫和四肢瘫痪者,内生肌酐清除率的实际值分别为上述的0.85、0.8和0.6。

(二)尿毒症综合征

①下肢乃至全身水肿,间或有胸水、腹水;②血压高;③疲倦、精神萎靡不振;④口中有尿臭味;⑤食欲下降、恶心、呕吐、腹泻;⑥皮肤瘙痒、萎黄;⑦消瘦;⑧记忆力减退、失眠。

(三)高钾血症

高钾血症不仅是透析指征而且也是急诊透析的指征。血液透析能迅速、有效地降低血钾浓度,腹膜透析效果慢于血液透析,常在血钾浓度被纠正12~24小时后,再选用腹膜透析;尿毒症患者,严重高钾血症在安排紧急透析的间歇中,应行内科降低血钾的处理;严重心动过缓者可先行起搏(体外或体内临时起搏)再行透析治疗。

(四)代谢性酸中毒

代谢性酸中毒者,尤其在给碳酸氢钠将有发生容量负荷过重危险的情况下,透析治疗更合适。

(五)体液负荷过重

体液负荷过重且对利尿剂治疗无效。

综上所述,透析指征可归为:

(1)症状性指标。即存在尿毒症综合征。

(2)临床检验指标。①尿毒性贫血,血红蛋白<60 g/L;②血肌酐(Scr)≥530~884 μmol/L(6~8 mg/dl);③血尿素氮(BUN)≥30 mmol/L(80 mg/dl),④血清钾≥6.5 mmol/L;⑤CrCl<10 ml/min;⑥HCO_3^- <6.8 mmol/L(15% Vol)。

(3)体征性指标。①体液负荷过重导致的肺水肿、脑水肿、高血压;②尿毒症所致的神经、精神系统病变;③尿毒症心包炎。

上述指标不应平均对待,有的指标异常是可择期透析,但不需要急诊透析。只有在高钾血症、体液负荷过重(脑、肺水肿)、尿毒症脑病者,才需急诊透析。

对于急诊透析,常选择血液透析和缓慢持续滤过治疗。1991年日本厚生省科学研究院,将患者的临床症状、肾功能、日常生活障碍程度进行评分。

(4)临床症状为30评分点。①体液潴留(全身性水肿、高度的低蛋白血症、肺水肿);②体液成分异常(严重的电解质-酸碱平衡失调);③消化系统症状(恶心、呕吐、食欲不振、腹泻等);④循环系统症状(肺水肿、水潴留性高血压);⑤中枢神经系统症状(中枢、末梢神经障碍、精神障碍);⑥血液系统异常(明显贫血症状、出血倾向);⑦视力障碍(尿毒症性视网膜病、糖尿病性视网膜病)。具备上述任3项或以上者,评定为30分;2项者为20分;1项者为10分。

(5)肾功能为30评分点。①Scr 8 mg/dl(712 μmol/L)或Ccr 10 ml/min,评定30分;②Scr 5~8 mg/dl(445~712 μmol/L)或Ccr 10~20 ml/min,评定20分;③Scr 3~5 mg/dl(267~445 μmol/L)或Ccr 20~30 ml/min,评定10分。

(6)日常生活障碍的程度为30分。①因尿毒症不能起床者为30分;②日常生活显著受限者20分;③工作、上学、家务劳动有困难者10分。

此外10岁以下的儿童、65岁以上的老人、全身性血管并发症者加10分。经上述评定在60分者应接受透析治疗。上述标准显示,80分以下即开始透析的患者能获得良好的社会回归。

决定透析时机是比较困难的(除外必须要透析者)。除上述指标外,应参考患者的意愿,医师的判断,通过一些微妙的临床征象如营养状况(食欲、恶心、呕吐、难以解释的体重下降、营养状况不良),神经系统症状(嗜睡、注意力减退、周围神经病变、睡眠-觉醒周期改变、不安腿综合征),皮肤病变(瘙痒)等综合考虑。

二、急性肾衰竭

急性肾衰竭是一大类病因各异的疾病,内外科病因不同的患者预后迥异。鉴于急性肾衰竭是器官衰竭中少数能痊愈的疾病之一,透析指征相对较宽,少尿在2天或Scr在400 μmol/L即可行透析治疗;甚至有很多学者主张早期透析和预防透析治疗,即在急性肾衰竭并发症出现之前行透析治疗;故急性肾衰竭只要诊断明确,开展透析治疗的时机不拘泥于所谓的透析指征,以最大限度地争取人、肾均存活。

三、中毒和药物逾量

现常用血液净化的方法抢救中毒和药物逾量,根椐不同的毒物和药物可采用血液透析、腹膜透析、血液灌流和血浆置换。下列之一的情况被认为是透析治疗的指征。

(1)相对分子质量相对小、水溶性、蛋白结合率低、危及生命的毒物或药物,保守治疗无效,临床症状进行性恶化。

(2)严重的中毒出现生命体征异常。

(3)血药浓度已达到致死剂量。

(4)或因中毒严重,或患有慢性疾病,药物正常排泄障碍。

(5)药物代谢后产生毒性更大的物质或发生延迟性中毒的物质。

(6)可能致死的药物存留在消化道而继续被吸收。

(7)昏迷时间较长者。

(8)中毒者原患有慢性支气管炎、肺气肿加重了昏迷的危险。

四、其他

很多内外科治疗方式不能涉及或治疗难以奏效者,可采用血液净化的方式治疗;为血液净化赋予了新的指征:

(1)溶血。其游离血红蛋白>80 mg/dl,间或有肾衰竭。

(2)代谢紊乱。高钙血症、高尿酸血症、代谢性碱中毒、乳酸性酸中毒、高渗性昏迷等病理生理状态,虽然并不是尿毒症所致,仍然可通过血液净化的手段予以纠正。

(3)严重的水负荷过重。肾病综合征、肾功能正常的糖尿病肾病伴随高度水肿、顽固性心力衰竭、肝硬化腹水回输。

(4)肝衰竭。肝性脑病、高胆红素血症。

参考文献

1. 王质刚主编.血液净化学.2版.北京:北京科学技术出版社,2003.

2. 孙世澜. 肾衰竭的血液净化疗法. 北京:人民军医出版社,2001:105-132.
3. 戎殳,梅长林. 血液透析充分性. 见:孙世澜主编. 血液净化理论与实践. 北京:人民军医出版社. 2008:90-99.

第二节 血液透析禁忌证

孙世澜 曾红兵

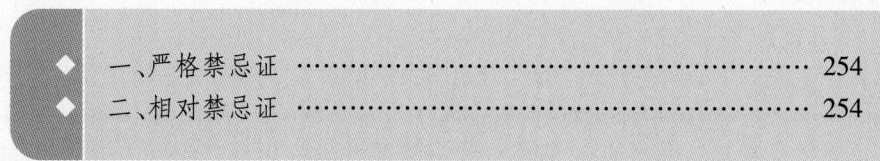

近年来由于血液净化方法学的进展,医护技术水平的提高,从方法学的角度而言绝对不能接受透析治疗的情况不多。以往认为血管条件差者,不宜进行血液透析,但随着深静脉长期留置导管的应用,自体或异体血管的移植,人工血管的应用,使得因此原因而不能接受血液透析者大大减少。对于因出血而禁忌者,随着无肝素透析的开展、低分子量肝素的问世、体外枸橼酸盐抗凝的应用,使得部分需血液透析而有出血倾向者,获得了治疗的机会。

严重心肌病变导致的心力衰竭和血流动力学不稳定的状态,因血液净化方法学的进展,可以采用血液滤过或床旁 CRRT 系列来完成。呼吸衰竭者,一直被认为是血液透析的禁忌,因血液透析开始的前 30 分钟,血膜反应可诱发血氧降低,加剧患者低氧血症;现可在透析连接管路上加一个氧合器,使得因呼吸衰竭而需接受血液净化者有了接受治疗的希望。综上种种来看,血液透析者的方法学禁忌的情况明显减少。但在下列情况下的部分患者仍不宜行血液净化治疗(禁忌证)[1]。

一、严格禁忌证

(1)婴幼儿(可采用腹膜透析)。
(2)患晚期肿瘤等系统性疾病导致的全身衰竭。
(3)严重的缺血性心脏病。
(4)升压药不能纠正的严重休克。
(5)不能配合治疗的相应人群。
由于技术和设备的进展,有些禁忌证已经变成相对禁忌证。

二、相对禁忌证

(1)心肌病变导致的肺水肿或心衰。
(2)严重感染伴有休克。
(3)非容量依赖性高血压,收缩压 >200 mmHg。

参考文献

1. 刘平,杨石红. 慢性血液透析治疗方案与透析的充分性//王海燕. 肾脏病学. 2 版. 北京:人民卫生出版社. 1997:1481-1487.

第三节　血液透析剂量

孙世澜　曾红兵

对急性肾损伤(acute kidney injury,AKI)和慢性肾衰竭透析剂量不完全相同。

一、急性透析策略

发生 AKI 患者的状态是完全不同的,透析的对策亦不尽一样,仅以 70 kg 的成人为例的说明透析剂量。

第一、二次透析,通过透析减少血中有关溶质的量是应该被限制的,尤其在透析前血尿素氮的水平高于 46.4 mmol/L(130 mg/dl)时,尿素氮下降率不应超过 40%,因此血流量(泵速)大约是体重的 3 倍,透析持续的时间为 2 小时;第二次透析前如 BUN < 35.7 mmol/L(100 mg/dl),透析时间为 3 小时。对于 AKI 初期透析的策略,主要是通过调整血流量的大小和透析持续的时间,以免血中溶质下降过快发生失衡综合征。

除第一、二次血液透析之外,血液透析的时间为 4 小时,血流量 350 ml/min,透析器的 KoA 是 500 ~ 800,透析液流量 500 ml/min,透析温度 35 ~ 36℃,超滤量 2.2 L/4h。

二、慢性透析策略

小分子毒素、中分子毒素、尿素的清除率及其代谢产生率之间达到相应的平衡。常用的测量指标有尿素氮下降率(urear reduction rare, URR),单室 Kt/V (singl-pool Kt/V) 和平衡 Kt/V(equilibrate Kt/V)表示。DOQI 证实,大量的交叉试验表明,如 spKt/V < 1.2 死亡率增加,根椐当前美国透析充分性的标准 spKt/V > 1.2,URR 保持在 65% 或 70%。

(一)无残余肾功能状态

每周透析 3 次,血液尿素氮水平应减少到最初值的 40% ~50%。如果患者摄入蛋白质 > 1.2 g/(kg · d),透析后尿素氮应减少至最初值的 30% ~40%。如血浆尿素氮清除率可达血流量的 70%,总体流量为体重的 60%,可用下列公式计算血流量:

$$B \times T = 14 \times W \tag{8-3-1}$$

式中　B——血流量(ml/min);

T——时间(h);

W——患者体重(kg)。

以此公式可求出无残余肾功能,不同干体重和不同透析时间的患者血流量。每周透析 2 次,蛋白质摄入 1.2g/(kg · d)的患者,透析后尿素氮减少至透析前的 20%,可用下列公式计算:

$$B \times T = 26 \times W \tag{8-3-2}$$

其血流量见表 8-3-1。

表 8-3-1 肾功能与血流量时间关系

体重(kg)	血流量(ml/min)		
	$T=5$ 小时	$T=4$ 小时	$T=3$ 小时
有残余肾功能者			
90	250	320 *	420 *
70	200	250	330 *
50		180	230
无残余肾功能者			
90	330 *	390 *	
70	260	300	360 *
50	190	220	260

注:T—时间;* 需高流量透析器。

由此可见,无残余肾功能,达到充分透析较困难,需高血流量或较长透析时间。

(二)有残余肾功能

根据残余肾功能而减少透析总剂量,但应定期(1~3 个月)重新评价一次。有残余肾功能可接受较高的透析后/透析前尿素氮比值(表 8-3-2)。

表 8-3-2 透析后/前 BUN 目标百分率

透析方案	残余尿素清除率(ml/min)	体重(kg)		
		90	70	50
每周 3 次	0	42%	42%	42%
	1.0	46%	48%	50%
	2.0	50%	54%	60%
	3.0	55%	62%	—
	4.0	62%	30%	—
每周 2 次	0	20%	20%	20%
	1.0	24%	25%	28%
	2.0	28%	31%	38%
	3.0	34%	40%	52%
	4.0	40%	50%	—

欲达到其标准可用下列公式计算:

每周 3 次 $$B\times T=14\times W\ [W-(10\times R)] \quad (8\text{-}3\text{-}3)$$

每周 2 次 $$B\times T=26\times W\ [W-(10\times R)] \quad (8\text{-}3\text{-}4)$$

式中 R——残余尿素清除率(ml/min)。

三、选择透析量

依表 8-3-2,选定透析方法。如根据公式(8-3-3)、(8-3-4)计算结果与透析后/透析前的尿素氮比值有误差,原因可能是:①选用标准或高效透析器因其对血流量要求高,透析器的血尿素清除率可能低于预测值;②患者体内的总液体量与估计量有异(约占体重 60%);③人为或血泵校定误差,血路中实际血流量与估计可能有差异;④瘘管再循环,二次透析使有效血流量减少;⑤透析后取血标本不适当或实验室误差。如透析后/透析前比值明显高于表 8-3-2 应延长透析时间或提高血流量(或选用高效透析器)直至达到确定值，如反复调整，仍不能满意，应改变透析方案。

参 考 文 献

1. Jindal K, Chan CT, Dezel C, et al. Hemodialysis adequacy in adults. J Ame Soc Nephrol, 2006, 17:S1-S27.
2. Daugirdas JT, Ross EA, Nissenson AR. Acute hemodialysis prescription. In: Daugirdas JT, Blake PG, Ing TS. ed. Handbook of Dialysis. 3rd. A wolters Kluwer Co, 2001. 102-121.

第四节 血液透析充分性的重要性

孙世澜 曾红兵

临床上有关充分透析的概念，指该治疗方法可常规施行且费用合理；患者生活质量佳，维持透析治疗带来的不便程度降至最小；近期及远期并发症的发生率及死亡率最低。虽然透析是一种替代治疗，但仅仅是部分的替代，即替代肾脏的排泌功能。透析的替代有两个不争的事实：其一，是间歇的治疗过程，即便是天天实施透析治疗，由于没有肾功能或是残存的肾功能很少，其透析不能像肾脏持续的排泄毒素，总有代谢产物潴留；其二，患者原肾的功能没有或很低，CANUSA 研究报告（针对腹膜透析的研究）的结论是，没有残存肾功能的情况很难达到充分透析的目的。

因此，医师应在不可能达到充分透析的事实上，尽量地做到比较充分透析。是否充分透析，患者的结果如生活质量、住院率、生存率、死亡率是不同的。

1992 年日本 42 341 例血液透析患者的统计资料显示，患者总体死亡率随尿素清除指数（*Kt/V*）下降而上升（图 8-4-1），美国肾脏病资料登记处（USRDS）对 1986 ~ 1996 年资料的分析表明，*Kt/V* 大小与死亡率成反比关系，表明血液透析充分与否直接关系到患者的生存。

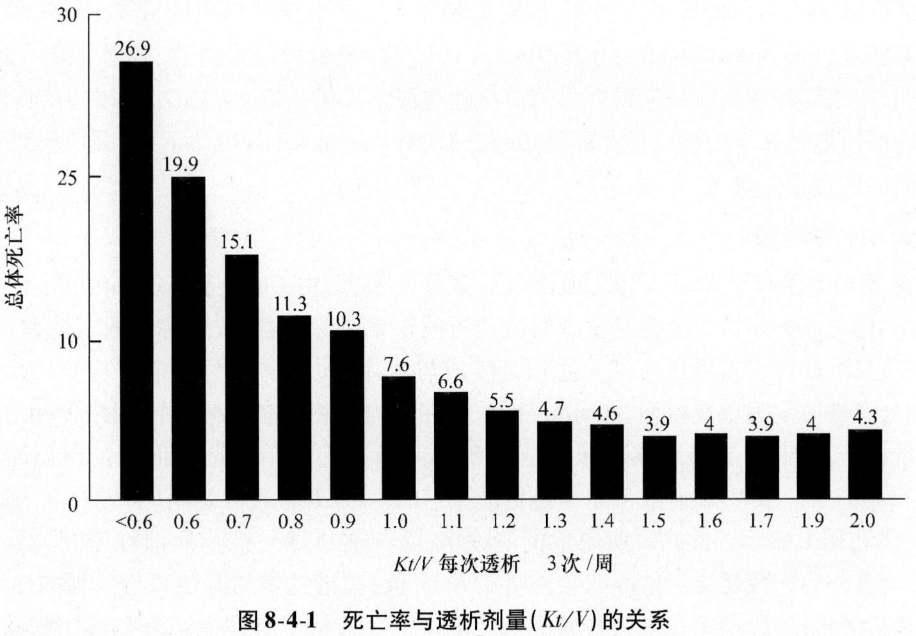

图 8-4-1 死亡率与透析剂量（*Kt/V*）的关系

第五节　血液透析充分性的评估标准

孙世澜　曾红兵

以往认为:①无营养不良,体力恢复,无不适感觉,有生活、工作能力;②未出现水、电解质和酸碱失衡的明显改变;③透析前 BUN 保持小于 28 mmol/L(78.4 mg/dl),1 周最后 1 次透析结束时降至透析前的 40%,全周平均 BUN 在蛋白摄取量至少 1g/(kg · d)时,应接近 19.6 mmol/L(7.0 mg/dl);④血压正常(使用或不使用降压药);⑤未出现尿毒症性周围神经病变、中枢神经系统紊乱;⑥未出现严重的钙磷代谢障碍等表明是充分透析状态。这些标准无疑在指导临床实践中起到一定的作用,但缺乏量化性。

前瞻性研究透析充分性标准始于 20 世纪 80 年代初期,美国透析协作研究组(The National Cooperative Dialysis Study,NCDS)一项前瞻性、随机研究表明,对血液透析充分性有重要影响的主要参数是:①血尿素浓度变化,小分子溶质清除指标;②中分子物质清除情况。由于中分子物质的清除率与透析时间有重要相关性,故大分子、难以弥散的溶质清除主要取决于透析时间和膜面积。

一、小分子毒素清除测定方法

随血液净化学的发展,在力求改善患者长期存活上进行了不少研究,常以 TAC_{urea}、Kt/V、PCR、SRI 等量化指标来评价患者充分透析的状况。

血液尿素清除率测定,NCDS 资料表明,尿素可较好地反映小分子物质的清除。在其清除率方面,以时间平均尿素浓度(time average concentr for urea,TAC_{urea})用于量化尿素清除,代替了周中透析前尿素测定。临床表明,终末期肾病患者长期毒素作用更可能与尿素 TAC_{urea} 有关,TAC_{urea} 影响着患者患病率、住院率、死亡率。此外,能较好反映预后指标的是蛋白分解率(protein catabolis rate, PCR),相当于透析患者处于稳定状态时的饮食蛋白摄入。

(一)尿素动力学模型

1. 一室尿素动力学模型 Kt/V　作为血液透析充分性指标,由 Gotch 和 Sargent 分析了 NCDS 的大量资料后提出的,称之 G-S 指数。因为是反映每次透析的尿素清除分数,故也称为尿素清除指数。Kt/V 是基于质量守恒定律,即任何物质在体内的蓄积是生成与清除(包括透析与残余肾功能)之差。在这个模型中,尿素的分布被假定为单室模型,即 spKt/V;尿素在体内蓄积时各间隔之间的浓度相等,且清除时各间隔的清除量相当,其中 K 为透析器的尿素清除率(L/min),它是单位透析面积的溶质转运系数(mass fransfer area coefficient, KoA)和血液流速与透析液流速的函数,T 为透析时间(分钟),V 为尿素的分布容积(体重 ×0.58),用 L 表示。此式说明尿素的清除率,除与透析器对该物质清除率有关外,尚与透析的时间成正比,与分布容积成反比。欲改变某种物质 Kt/V 值,关键是增加 K 值即透析器的性能、面积、透析的血流量和透析液流量,以及 T 值即透析时间。Kt 是指 1 次透析中有多少毫升血液中的尿素被清除,将此值用尿素的分布容积 V 去除所得的分数,就等于在 1 次透析中相当于多大部分总体水中的尿素被清除,故可看成是透析的治疗量。

确定 Kt/V 值的方法有两种，其一是透析器的清除率×透析时间/尿素分布容积；其二是根据透析前后的尿素氮浓度，即患者的实际透析量计算，两种结果应基本一样。如希望目标 $Kt/V \geq 1.3 \sim 1.4$，$R \leq 0.30 \sim 0.32$，可计算出每周所需透析的时间（T），根据血液透析患者个体差异和影响因素来制定个体化、充分透析的方案。一次血液透析 BUN 的清除量定为 R，其 R 值应为：

$$R(\%) = \frac{\text{透析后 BUN}}{\text{透析前 BUN}} \times 100\%$$

R 值低说明透析清除 BUN 多，透析效果好。尿素下降率（urea reduction rate，URR）与 R 值密切相关，BUN 清除越多，R 值就越低，URR 则相应高，即 URR = 1 − R（%）。Kt/V 比值可根据 R 和 UF/W（每次透析的超滤量与透析后干重的比）计算，方法有 3 种：

$$Kt/V = 2.2 - 2.3 \times (R - 0.03 - UF/W) \quad (8\text{-}5\text{-}1)$$

$$Kt/V = -In(R - 0.03 - 0.75 \times UF/W) \quad (8\text{-}5\text{-}2)$$

$$Kt/V = -In(R - 0.03) + (4 - 3.5 \times R) \times UF/W \quad (8\text{-}5\text{-}3)$$

上述方法各有其优缺点，在临床回顾性研究时，可按下式计算：

$$Kt/V = 1.18 \times [-In(R)] \quad (8\text{-}5\text{-}4)$$

式中 In——自然对数。

Kt/V 的不足之处为没有考虑残余肾功能，在患者存有一定残余肾功能时，Kt/V 的修正值（DT），就应等于透析器对 BUN 的清除率与残余肾功能对 BUN 清除（Kru）的总和：

每周透析 3 次：
$$DT = Kt/V + (5.5 \times \text{Kru}/\text{V}) \quad (8\text{-}5\text{-}5)$$

每周透析 2 次：
$$DT = Kt/V + (9.5 \times \text{Kru}/\text{V}) \quad (8\text{-}5\text{-}6)$$

$$\text{Kru}(\text{ml/min}) = V(\text{ml})/Q(\text{min}) \times [\text{Cu}/(\text{Ct} + \text{C}_{02}) \div 2] \quad (8\text{-}5\text{-}7)$$

式中 V——透析间期总尿量（ml）；

Q——透析间期时数（min）；

Cu——Q 间期尿中平均尿素氮浓度（mmol/L）；

Ct 及 C_{02}——分别为第一次透析后和第二次透析前的 BUN 值（mmol/L）。

Teschan 曾观测到肾小球滤过率（GFR）为正常的 10% 时，患者仅出现轻度的尿毒症，其认为，透析的最低清除率应为 10ml/min 或每周 140 小时。Laird 将 160 例透析患者按 Kt/V 分 10 组，观察透析中死亡或住院率与 Kt/V 值的关系。Kt/V 在 0.4～0.8 时；失败率为 57%，Kt/V 值在 0.9～1.9 时失败率为 13%；在短期内行透析治疗者，Kt/V 值在 0.8，是可被接受的最低的治疗剂量，对于长期透析患者则需 Kt/V 值 >1.2～1.4。除美国透析研究协作组（NCDS）外，尚无 A 级证据表明增加血液透析剂量可降低患者死亡率或患病率，而将 Kt/V 降至 1.2 以下可能也并不会明显危害临床预后。但目前尚无权威的随机试验证实上述假设，因此 NCDS 仍然推荐 Kt/V 的目标值应大于 1.2。

尿素动力学模型主要用于制定慢性血液透析个体化治疗方案、检查透析量的不足、考虑残余肾功能及允许计算标准蛋白代谢率（nPCR）等优点，但因其计算公式复杂，需要计算机和软件的协助，并且动力学参数 K、t、V 难以精确测定，故在很大程度上限制了该法的广泛运用。为了避免应用计算机来测定 Kt/V，目前已有一系列相对简单的公式来计算 Kt/V。在所有这些公式中，由 Daugirdas 提供的公式较为精确而得到广泛使用，其公式如下：

$$Kt/V = -ln(R - 0.008t) + (4 - 3.5R) \times UF/W \quad (8\text{-}5\text{-}8)$$

式中 ln——自然对数；

t——透析时间（小时）；

$0.008t$——透析过程中尿素生成量对 Kt/V 的影响；

UF——超滤量（L）；

W——透析后体重（kg）。

Daugirdas 公式的优点：是 Kt/V 的最好替代公式，亦考虑超滤量的影响。其缺点：不能提供调整透析方案的参数，不能计算 nPCR，不能用来评估儿童患者。

2. *二室尿素动力学模型*(dpKt/V) 一室尿素动力学模型视机体为溶质均匀分布的单一室，同时还忽略了透析中尿素产生量、体液容量变化及溶质室间转运系数等变量因素。它的主要缺点，忽视了尿素在机体内分布的不均一性，即细胞内外和不同组织中分布存在差异；忽视了透析后溶质的反跳，因此使计算结果过高地估计了实际清除量。dpKt/V 则可克服上述缺点。

$$\text{dp}Kt/V = -ln[R_2 - (0.08 \times t)] + [4 - (3.5 \times R_2)] \times UF/W \qquad (8\text{-}5\text{-}9)$$

式中 R_2——透析后30分钟BUN/透析前BUN；

t——透析时间(小时)；

UF——超滤量(L)；

W——透析后体重(kg)。

(二)尿素下降率(URR)

尿素下降率是指单次透析清除尿素的分数。

$$\text{URR}(\%) = 100(1 - \text{透析后尿素}/\text{透析前尿素}) \qquad (8\text{-}5\text{-}10)$$

美国肾脏病基金会透析充分性临床指导纲要(NKF-DOQI)推荐值(URR)>70%。1987年，Jindal等首先发现了URR与Kt/V之间存在着良好的线性关系($r=0.97$)。此后，多位学者均证实二者之间存在密切关系，并推导出各种由URR直接计算Kt/V的简便公式。其优点是与Kt/V显著相关，是最简单的评价血液透析充分性方法。但是，不容忽视的是URR推导的Kt/V均存在一定的区间限制，究其原因是Kt/V与URR之间并非严格的直线关系，在允许区间以外；由URR推算Kt/V的误差相当大，并且URR未考虑超滤、残余肾功能和蛋白分解代谢率对透析剂量测定的影响，不提供调整透析方案的参数。超滤可清除尿素，但不影响血浆尿素浓度，导致针对每一个URR，其对应的Kt/V并非是一个特定的值，而是一个较宽的范围，这完全由于超滤的变化所致。目前主张将URR与Kt/V结合判断。

(三)时间平均尿素浓度

时间平均尿素浓度(TAC_{urea})是透析治疗时尿素波动曲线下面积除以时间，反映尿素生成与清除间的平衡。根据Laird公式计算：

$$TAC_{urea} = [t_a(C_1 + C_2) + I_a(C_3 + C_2)] / 2(t_a + I_a) \qquad (8\text{-}5\text{-}11)$$

式中 t_a——血液透析时间(小时)；

I_a——血液透析间隔时间(小时)；

C_1——透析前血尿素浓度(mg/dl)；

C_2——透析后血尿素浓度(mg/dl)；

C_3——下次透析前血尿素浓度(mg/dl)。

美国透析研究协作组(NCDS)将165例患者随机分成4组，第一组每次透析时间4.5~5小时，用调节血流与透析液流量及透析器面积等方法维持TAC_{urea}在17.85 mmol/L；第二组透析时间与第一组相同，但TAC_{urea}在35.7 mmol/L；第三组采用短时透析，透析时间2.5~3.5小时，TAC_{urea}17.85 mmol/L以下；第四组亦为短时透析，但TAC_{urea}为35.7 mmol/L。在治疗52周后，仍在门诊接受透析的患者第一组为86%，第二组为46%，第三组为69%，第四组为31%。若以TAC_{urea}的高低分组，TAC_{urea}高者，44%的患者至少有1次严重的心血管并发症；而TAC_{urea}低者，仅有11%。此时，在TAC_{urea}高组胃肠道并发症及输血量多，感觉与运动神经传导速度延长。绝大部分透析不充分发生在第二组和第四组患者，而且许多患者死于感染和心血管并发症。

但是TAC_{urea}是反映尿毒症患者毒素的水平参数，以它来评价透析效果既不能直接调整透析方案，亦不能表明是患者蛋白质摄入量的问题或是实际透析效果问题。较多作者的意见是TAC_{urea}可作为评价透析充分与否的指标，但TAC_{urea}反映透析尿素清除量与患者蛋白质代谢的综合情况，不能说明是透析剂量不足或是蛋白质摄入过多，不能据此指导修改透析方案。

(四)蛋白分解代谢率

蛋白质分解代谢率(protein catabolis rate, PCR)既反映营养状态，结合Kt/V后又可判断透析充分性，用理想体重（$BW \times 0.58$）校正而得 nPCR〔g/(kg·d)〕，能较准确地反映营养状态。

PCR 的测定可以通过以下两种方法计算。

(1)通过测定透析后和下次透析前的尿素氮水平来计算:透析间期增加的比例就是测得 PCR 和尿素的分布容积。当 PCR 用体重来表达,可以去掉 V,PCR 可从透析间期尿素氮的变化率来计算,详见以下公式。

$$PCR = 5\,420\ G/V + 0.17 \qquad (8\text{-}5\text{-}12)$$

$$G/V = \beta(C_3 - C_2)/t_i \qquad (8\text{-}5\text{-}13)$$

$$PCR = 5\,420\beta(C_3 - C_2)/t_i + 0.17 \qquad (8\text{-}5\text{-}14)$$

式中 PCR——蛋白质分解代谢率以体重来表示〔g/(kg·d)〕;

G——尿素生成率(mg/min);

V——尿素分布容积(ml);

t_i——透析间隔时间(分钟);

β——等于 2.8,转换因子(如果 BUN 以 mmol/L 计);

C_2——透析后的尿素氮浓度;

C_3——下次透析前的浓度(mmol/L)。

此公式较复杂,计算亦不方便,故有学者推出:

$$PCR = 2.03\ C + 0.16 \qquad (8\text{-}5\text{-}15)$$

式中 C——透析前 BUN 浓度 - 透析后 BUN 浓度。

(2)根据尿素动力学计算。PCR 是每日蛋白质代谢或终末产物的总和,以 g/d 表示,可用尿素氮生成率(urea nitrogen generation)来计算。由于尿素为蛋白质最主要的代谢产物,因此,在蛋白质代谢率和尿素氮生成率之间有相关性。

$$\text{尿素氮生成率(GU)} = \text{肾脏清除之尿素 Kru(ml/min)} \times \text{BUN(mg/min)} \qquad (8\text{-}5\text{-}16)$$

$$PCR = 9.35(GU) + 11\ g/d \qquad (8\text{-}5\text{-}17)$$

对于尿毒症者而言,当患者适当限制蛋白,同时有适量热能给予,则患者可以呈正氮平衡或氮平衡为 0。

举例:中等体形患者,体重 60kg,每天摄入蛋白质 48g(按 0.8g/kg),热量为 8 368 ~ 9 204.8 kJ。如果 BUN 为 89 mg/dl(31.8 mmd/L),肌酐 7.4 mg/dl(654.2 μmol/L),尿尿素氮 250 mg/dl,尿肌酐 40 mg/dl,24 小时尿量 2 320 ml(24 小时 = 1 440 分钟)。

$$Kru = \frac{\text{尿素氮(mg/ml)}}{\text{BUN(mg/ml)}} \times \text{尿量(ml)/时间} \qquad (8\text{-}5\text{-}18)$$

换入以上数值

则
$$Kru = \frac{2.5\ mg/ml}{0.89\ mg/ml} \times 2\,320\ ml/1440\ min$$

$$Kru = 4.5\ ml/min$$

$$GU = Kru \times BUN = 4.5\ ml/min \times 0.89\ mg/ml = 4\ mg/min \qquad (8\text{-}5\text{-}19)$$

$$PCR = 9.35(GU) + 11\ g = 9.35 \times 4 + 11\ g = 48\ g/d \qquad (8\text{-}5\text{-}20)$$

对维持性透析者,在不考虑维持性透析者有残余肾功能的情况下,尿素氮的生成率与 PCR 几乎成正比,上述公式可简为 GU = BUN,即尿素生成率 = 血中尿素氮。因此,测定机体内的尿素分布也就是测量蛋白质的净分解量,一般整体蛋白质的分解代谢率高于净蛋白质代谢量,因为蛋白质分解所产生的内源性氨基酸可重新合成新的蛋白质。蛋白质分解代谢率(PCR)由尿素的分布所决定(净 PCR),在营养状态稳定并维持稳定的氮平衡时,净蛋白质的分解代谢率等于蛋白质的摄入量。以体重为标准,即每千克体重含多少克蛋白质,体重在此情况下主要是指体内肌肉的分布;因为肌肉是储存氨基酸的主要场所,而脂肪无蛋白质合成和代谢的能力,透析后和下次透析前间隔期尿素氮的变化主要由 PCR 决定。

运用上述公式必须做到:①nPCR 测量准确;②不考虑残余肾功能和透析间期的体重变化;③患者一般状态稳定,蛋白质进出平衡。如果蛋白质不平衡,则其蛋白摄入量不等于 PCR。如患者不能进食,蛋白摄入量为零,PCR 则与其不等;同样如果患者有分解代谢性亢进疾病,尿素分布超过蛋白摄入量所计算的数值,当患者恢复后又处于一个稳定状态时,PCR 将会减少。有鉴于此,TAC_{urea}必须与蛋白分解代谢率(PCR)结合考虑。透析前血尿素水平低往往是蛋白质摄入不足的表现,死亡率反而增高。因此,在计算TAC_{urea}时标准化蛋白分解代谢率(nPCR)应大于等于 0.8 g/(kg·d), TAC_{urea} < 17.9 mmol/L (50 mg/dl)是透析充分的指标。

更为实用的是可将 PCR 与 *Kt/V* 一并分解计算,根据 NCDS 的研究报告,PCR 与 TAC_{urea}是血液透析患者患病率的重要决定因素;在 PCR > 1 g/(kg·d)和 TAC_{urea}约为 17.85 mmol/L(50 mg/dl)时,患病率最小;如 PCR < 0.8 g/(kg·d),则提示患者营养不良,患病率将随之增加;有证据显示营养不良是影响透析患者存活最重要的因素。因此,PCR 对患者健康有密切关系,如果蛋白质摄取充分,即 PCR 能保持在 1 g/(kg·d)以上的话,在透析充分的情况下,其平均寿命较长。

Lindsay 等通过提高或降低慢性血液透析患者的 *Kt/V* 值,使变化幅度均大于等于 0.2,研究证实 nPCR 随 *Kt/V* 的改变而改变,两者存在明显的线性关系(r = 0.73,P < 0.001);当 *Kt/V* 不足时,即使人为增加患者饮食中的蛋白质,患者食欲仍差,nPCR 仍低下。为了进一步说明问题,Lindsay 等把多次检测 nPCR 均低于 1.0 g/(kg·d)的慢性血液透析患者随机分成实验组和对照组,控制实验组的 *Kt/V* 由(0.82 ± 0.19)增至(1.32 ± 0.21)(P = 0.002),增加幅度≥0.3,而保持对照组 *Kt/V* 基本不变,3 个月后实验组的 nPCR 由原来的(0.81 ± 0.08)升至(1.02 ± 1.05)(P = 0.005),而对照组 nPCR 由原来的(0.87 ± 0.14)降至(0.86 ± 0.087)(P > 0.05)。该研究再次验证在血液透析患者中,nPCR 变化依赖于*Kt/V*的变化,并认为 *Kt/V* 的增加将更为有效地清除体内毒素,从而改善食欲,提高饮食蛋白质的摄入和 nPCR,减少并发症,降低死亡率,并提高患者的生存质量。

国内有作者通过应用 TAC_{urea}和 *Kt/V* 并结合 PCR 对 69 例处于营养不良状态下透析患者进行评估,透析充分组 TAC_{urea}低于透析不充分组(P < 0.01)。TAC_{urea} < 17.85 mmol/L(50 mg/dl),一般情况良好,86.8% 的患者透析充分;TAC_{urea} > 19.6 mmol/L(55 mg/dl)者,康复状态仅占 6.4%,康复状态差和死亡的分别占 79.2% 和 78.7%。总之,在判断透析充分性时必须 nPCR、*Kt/V* 和 TAC_{urea}三者结合起来考虑。当 *Kt/V* 固定时,TAC_{urea}随 nPCR 的增加而增加。当 nPCR 固定时,*Kt/V* 增加而 TAC_{urea}减少,表明透析充分性。

(五)溶质清除指数(solute removal index, SRI)

URR 反映的是溶质下降百分率,不是实际溶质清除量。TAC_{urea}既反映患者透析的效率,又反映患者的营养状态,但不能据此修正透析方案。*Kt/V* 不是实际测定而是通过数学模型推导出的透析剂量,基本上可以反映单次透析效率,但或因不够精确、或因计算复杂、或因不能真实地反映溶质的清除情况, 使其实际应用受到限制。特别是近年来由于高效短时血液透析方法的出现,透析后溶质,尤其是小分子物质出现血浆浓度反跳现象,使一室数学模型失去准确性。keshsvish 根据二室尿素动力学模型提出溶质清除指数 (solute removal index,SRI) 作为透析剂量的指标。根据透析前体内溶质含量 + 透析间期溶质生成量 = 透析后体内溶质含量 + 透析清除量的原则:

$$V_1 \cdot C_1 + G \cdot td = V_2 \cdot C_{2e} + R \tag{8-5-21}$$

式中 C_1——透析前血尿素溶质;

V_1——透析前尿素分布容积;

V_2——透析后尿素分布容积;

C_{2e}——反跳后的浓度;

$G \cdot td$——透析间期溶质生成量;

R——透析清除溶质的量。

测定 SPI 必须知道以下参数:溶质清除量(R)、分布容积(V_1)以及透析前溶质浓度(C_1)。R 的测定可留取所有透析液或部分透出液(其计算方法:在透析机的透析液流出路中引出一个分支,从透析开始到结束不间断匀速接其废液于桶中,约 3000 ml 或更多, 测定废液中 BUN 浓度)。V_1测定稍复杂,需测定 C_{2e}即透析后平衡状态时溶质浓度,由于 $V_2 = V_1 - $Vuf(Vuf 为超滤量),上述公式可改写为:

$$V_1 \cdot C_1 + G \cdot td = (V_1 - \mathrm{Vuf}) \cdot C_{2e} + R \quad (8\text{-}5\text{-}22)$$

$$V_1 = (R - G \cdot td - \mathrm{Vuf} \cdot C_{2e}) / (C_1 - C_{2e}) \quad (8\text{-}5\text{-}23)$$

由于V_2在一段时间内变化不会很大，因而可间隔6～12个月计算1次，而V_1则随患者的状态而变化，亦可简单地用测定的V_2（相当于干体重）加上增加的体重部分来估计，公式中R、C_1、C_{2e}、Vuf均为测定所得，G则以R推算而得，如果在周中测定，则$G = R/2880$，由于$G \cdot td$相对R而言要小得多，因此，这种估算不会导致很大误差。SRI应该是溶质清除量（$R - G \times td$）与透析前体内溶质（$V_1 \cdot C_1$）含量之比，可写为：

$$\mathrm{SRI}(\%) = (R - G \times td) \times 100\% / (V_1 \cdot C_1) \quad (8\text{-}5\text{-}24)$$

式中 R——溶质清除量；

G——溶质生成率，即周中R/2 880；

td——透析时间（分钟）；

V_1——透析前溶质分布容积；

C_1——透析前血浆溶质浓度（mmol/L）。

$$R = C_3 \times (5 \times td + \mathrm{UF} \times 0.01) \quad (8\text{-}5\text{-}25)$$

式中 C_3——废透析液溶质测定值（g/dl）；

UF——透析中超滤量（ml）。

$$V_1 = (R - G \times td - \mathrm{UF} \times C_{2e}) / (C_1 - C_{2e}) \quad (8\text{-}5\text{-}26)$$

式中 C_{2e}——透析后1小时血浆溶质平均浓度（mmol/L）。

SRI是通过二室尿素动力学模型求出的参数，表示从透析中总尿素排除量中减去了透析过程中尿素生成量，同时又排除了溶质反跳的因素影响，所以SRI值是表明透析中真正的溶质净排除量，它不受透析方式和透析效率等多种因素的影响，能准确地反映透析中溶质排除量，可以直接指导透析方案的制定。SRI特别适合对标准透析与高效透析以及不同净化方式（如HD、HDF、HF等）之间透析效率进行比较。如SRI达70%，表明透析充分，说明透析后体内溶质含量减少70%，留下30%。

此外，SPI还可以反映患者的营养状态，SPI的大小与营养摄入有关；在稳定状态时，清除量等于生成量，即体内尿素生成量，反映营养摄入和透析清除间的平衡。如果体内尿素含量增高，表明两者不平衡，与营养摄入的氮含量相比，透析清除量偏低，导致体内尿素聚集。

（六）氨甲酰血红蛋白（CarHb）

氨甲酰血红蛋白是尿素分解代谢中通过非酶修饰的产物，即尿素在体内可分解形成铵与氰酸盐，后者的活性形式异氰酸可使血红蛋白α、β链末端缬氨酸残基氨甲酰化，形成氨甲酰血红蛋白（carbamylation hemoglobin，CarHb）。CarHb经酸性水解释放氨甲酰缬氨酸，并在酸性条件下转化为缬氨酸乙内酰脲。CarHb反映数周前尿素水平的参数，可较好反映体内尿素的蓄积情况，而非尿素氮的峰值。CarHb的水平作为尿毒症透析患者充分性的指征。Abdelwhab对三组患者（尿毒症透析组、保守治疗组和正常对照组）研究的结果显示，三组CarHb的值分别为（129.470±23.50）、（88.09±9.41）和（30.795 0±1.939 5）μg CV/g Hb。在血液透析患者，CarHb与Kt/V指数和神经病变有很好的相关性（前者$P<0.001$，后者$P=0.004$）。Stim等提出若CarHb在100 μg CV/gHb以上，则可认为患者透析效果良好，故认为血液透析患者血中CarHb含量可作为评价尿毒症程度和透析充分性的指标，但需要结合nPCR考虑。当$Kt/V>1.1$时，nPCR<1.0g/(kg·d)者的CarHb明显高于nPCR≥1.0 g/(kg·d)者，提示当蛋白摄入不足时，CarHb在评价血液透析充分性方面可能优于Kt/V。

CarHb与尿素动力学模型比较，有以下优点：①采血少，CarHb不受血液透析的影响，仅需在透前取血样本，而计算Kt/V至少需3份血样本；②当蛋白质摄入不足时，CarHb仍可作为评价血液透析充分性的指标。不足之处是：①检测CarHb方法较复杂，一般单位不能开展；②CarHb与尿素动力学模型一样，反映的是小分子溶质的指标，不能反映中分子物质的清除情况；③CarHb还受输血的影响，应加以注意。

（七）联机动态尿素清除率监测

在透析机中安装联机清除率监测器（OCM），可在透析的同时进行Kt/V计算，既方便临床监测，又可随时调整透析参数。目前认为联机测定的 Kt/V 与 Daugirdas 经验公式计算法结果非常接近，表明其测定结果较为可靠。

（八）排废透析液尿素清除量测定

可避免透析后尿素反跳，透析液尿素清除量的测定具有一定优势。该法可以通过 Kt/V 和 SRI 两个尿素动力学参数来监测血液透析效果。

二、中、大分子毒素清除的测定方法

在70年代，发现腹膜透析患者虽然血尿素和肌酐浓度较血液透析患者高，但较少发生尿毒症神经病变，故学者们提出腹膜可以更有效地清除相对分子质量比尿素大的物质。这个观点被应用于"平方米-小时"假说中，该假说将透析效能与每周透析小时数和透析膜面积联系起来。研究者设计了一个"透析指数"，即某种溶质计算的清除量与维持机体正常功能所需要的最少清除量的比值。以测定运动神经传导速度、脑电图、血细胞比容并联合患者活动和饮食等情况的评价来反映透析充分性。

β_2-微球蛋白（β_2-MG）下降率，其相对分子质量为11 800，对流清除大于弥散清除，β_2-MG 下降率测定反映中、大分子物质的清除效率。用低通量透析器，β_2-MG 下降率几乎为零，而用高通量透析器 β_2-MG 下降率为30%～60%。

$$\beta_2\text{-MG 下降率}(\%) = (\text{Pre}\beta_2\text{-MG} - \text{Post}\beta_2\text{-MG}) / \text{Pre}\beta_2\text{-MG} \quad (8\text{-}5\text{-}27)$$

β_2-MG 周清除分数为据人体 β_2-MG 内生速率及溶质在体液的转运系数、透析器溶质清除率、周透析时，经数学模型处理计算，β_2-MG 周清除分数应大于40%，并以此作为中分子物质透析充分标准，公式如下：

周清除分数

$$(R) = 1 - \sum i = ViCi(\text{te}) - G \times 60 \times 24 \times 7 \quad (8\text{-}5\text{-}28)$$

$$\sum i = ViCi(0) \times 100\% \quad (8\text{-}5\text{-}29)$$

式中 $\sum$——总和；

Vi——血液容积量（ml/kg）；

$Ci(0)$——周第1次透析开始的浓度（mg/dl）；

$Ci(\text{te})$——下一次同时刻的相应浓度（mg/dl）；

G——β_2-MG 内生速率；

$G = (69 \pm 32)$ ng/min。

三、干体重的评估

清除透析间期的容量负荷是透析治疗的主要目的之一。确定水分的清除标准是干体重或目标体重，其定义是患者可以耐受的最低体重，透析结束时无低血压。临床上干体重的确定依据患者的水肿状态、心脏大小、肺淤血的症状和体征，以及透析间期的体重增量综合确定。干体重评估方法包括以下几种。

（一）放射学评估

透析后心胸比低于0.5，则表明患者基本达到干体重。

（二）超声评估

计算下腔静脉直径与体表面积之比（VCD），反映中心静脉压，达干体重时 VCD 在8～15 mm/m^2，VCD 高于11.5 mm/m^2 表明容量负荷过多，VCD 低于8 mm/m^2 表明容量负荷过低。

（三）总体水（TBW）检测

放射性核素法最为精确，但方法复杂，临床较难常规开展。皮皱测量或用体重×0.58方法简单，但不够准确。生物电阻法使用不同频率测定人体电阻率，然后计算出 TBW 和细胞外液量，方法简单，其准确性需进一步研究。

第六节 透析充分性的其他问题

孙世澜 曾红兵

一、特殊患者的血液透析充分性问题

(一)每周行两次透析的患者

此类患者通常透析不够充分,除非仍有较高的残余肾功能(GFR≥5 ml/min)。由于残余肾功能随时间延长而逐渐降低,故要求在患者进入透析前及进入透析后必须定期检测残余肾功能。一旦发现残余肾功能显著减少,则改为每周3次透析。

(二)每日短时血液透析患者

一室尿素动力学模型会过高估计低频率血液透析的透析充分性,同样也会过低估计每日短时血液透析的透析充分性。由于尿素等溶质透析清除较快而在体内各室间弥散较慢,短时透析反跳率高,故每日短时血液透析患者的透析充分性应通过二室尿素动力学模型来判定。

(三)糖尿病患者

有研究发现随 *Kt/V* 增加糖尿病透析患者的死亡风险下降,但尚未得到大样本研究结果的证实,迄今对此类患者尚无最小透析剂量可推荐标准。

二、血液透析充分性的标准

Held 等进行了大样本($n=2\ 311$)的多中心协作研究,发现 *Kt/V* 每提高 0.1,死亡危险性下降 7%。多数学者推荐在常规血液透析治疗中为保证充分透析应使 *Kt/V* 至少达到 1.2。当 *Kt/V* 大于 1.3 时,死亡率是否再会减低,尚无定论。

血液透析的 HEMO 研究和腹膜透析的 ADEMEX 研究提示,除用 *Kt/V* 衡量透析充分性外,评价透析充分性的状况还应包括:①患者无尿毒症症状和液体过度负荷(<3%体重),自我感觉良好;②血压稳定(<140/90 mmHg);③营养状态良好,血清白蛋白≥40 g/L;④透析前血钾<6.0 mmol/L,血 HCO_3^- ≥22 mmol/L,肾性骨病无或较轻;⑤血红蛋白>110 g/L,血细胞比容>33%;⑥周围神经传导速度和脑电图正常。

透析充分性的问题,说到底就是一个医疗质量的问题。为了确保医疗护理质量,近来有关专家呼吁:在多学科合作的情况下,联合不同专业的专家处理复杂情况,将会使制定的医疗和护理规范发生改变。为了确保透析中心对所有患者均采用相同的操作指南,必须明确认定负责医疗护理质量的个人或医疗团队。多学科综合小组/透析计划应该通过持续质量控制(continuous quality improvement)来评估其采用的操作规范。

随着透析患者的增加,将会影响医生提供优质护理的能力。虽然管理透析患者非常复杂,而且涉及非常多的可变因素,但很多个体化的理化参数(例如:对代谢性骨病或贫血的管理,对细胞外液体量的控制等）仍然可以规范化。虽然尚无研究指出制定这些操作规范有助于提高临床预后，但却能够优化终末期肾脏病患者的护理流程。将透析护理的参数进行规范化将有助于节约临床医生的时间，使其将更多精力用于个体化治疗方面。

目前监测透析充分性所使用的标准 *Kt/V* 和 nPCR 虽易于测定，但存在很多缺点。对二室尿素动力学、透析液实时监测及不同透析频率充分性的评价，仍是目前亟待进一步研究的问题。进入 21 世纪，随着血液透析治疗技术广泛深入地开展，透析质量及其对预后的影响应引起重视，如何按照既定标准为患者提供充分透析是今后主要的研究方向和关注焦点。

第九章

血液透析及相关急性反应

王质刚

肾衰竭患者欲求生存，迟早要接受肾脏替代疗法，血液净化是主要手段，即使做肾移植，手术前后往往也需要血液透析来保驾。另一方面，近年来人们对慢性肾衰竭的发病机制有了进一步认识，所以从临床角度如何延缓终末肾衰竭的到来已是临床医生的研究课题，从而引出慢性肾功能不全的非透析疗法。

第一节　延缓肾脏替代前肾衰竭的进展

王质刚

非透析疗法的主要原则：①减轻残存肾单位的溶质负荷，防止过度超滤（hyperfiltration）；②去除可逆性加重因素；③防治并发症的出现；④制定合适的活动量。

一、减少残存肾单位的溶质负荷

肾病最终结果是有功能肾单位减少，使残存的肾单位负荷加重，导致肾小球过度滤过，加重肾单位的损害，使有功能肾单位进一步减少。要防止肾单位的过度超滤，必须注意以下两点。

1. 减少蛋白质摄入量　蛋白质不但可以升高体内氮质含量，还可以增加肾小球的滤过量。很多报告证实，低蛋白饮食可以延缓肾功能损害的进展，改善临床症状。

2. 减少盐摄入量　多尿期常有肾小管钠的重吸收减少，必须注意过于严格限盐而导致低钠血症。如进入少尿和无尿期，可发生水钠潴留，加重高血压或水肿。因而，盐的摄取必须根据肾衰的进展程度和尿钠排泄多少来增减，而这个安全阈值是非常狭窄的。肾衰患者的高血压，90%以上是水钠依赖型，仅5%为肾素依赖型。

二、去除可逆性加重因素

1. 高血压　高血压是加重肾单位负荷的重要因素，从而加速肾小球的破坏。使用水钠依赖型高血压袢利尿剂常可奏效，也可用血管扩张剂、β受体阻滞剂、钙通道阻滞剂和血管紧张素转换酶抑制剂等。

2. 心功能衰竭　充血性心衰时心搏出量减少，肾灌流量下降而使肾衰加重。如果心功能改善，增加有效循环血量，使肾灌注增加，有利肾功能的改善。

3. 低钠、脱水 肾衰患者可因恶心、呕吐和进食减少而致有效血循环量减少，导致肾小球滤过量下降，加重肾功能损害。

4. 高度水肿、腹水 水进入组织和腹腔使有效血容量减少，肾小球滤过率下降。大量腹水压迫肾静脉也可使肾功能进一步损害，加重水潴留。

5. 其他 全身性感染，特别是泌尿系感染、泌尿道梗阻（结石或肿瘤）、肾毒性药物等均是加重肾衰的可逆因素或可以直接导致肾衰。

三、防治并发症

1. 高钾血症 当肌酐清除率小于 20 ml/min 时，常有血清电解质紊乱，特别是高钾血症。血钾大于 7 mmol/L即有生命危险。治疗方法首先是限制钾的摄入，也可用葡萄糖胰岛素和钾交换树脂〔如聚苯乙烯磺酸钙（kalimate）或聚苯乙烯磺酸钠（kayexalate）〕吸附钾，口服、灌肠均可。

2. 高磷血症 通过膳食的调节减少磷的摄入，可以减轻肾小球的过度滤过。

3. 低钙血症 增加钙的摄入量，更重要的是应用活性维生素 D_3。

4. 酸中毒 酸中毒对全身系统及代谢均产生不利的影响，应积极纠正。

5. 高尿酸血症 肾衰竭可使尿酸蓄积，对这种继发性高尿酸血症除限制含嘌呤食品的摄入外，还可应用适量的别嘌醇。

6. 严重贫血 肌酐清除率小于 25 ml/min 时可出现贫血，使病情加重。如血红蛋白低于 60 g/L，并有临床症状，可考虑少量输血，要注意发生高血钾。如输入浓缩红细胞更好。目前提倡注射 EPO，没有证据表明会增加肾脏损害。

7. 低蛋白血症 血浆蛋白明显低下会加重水肿，引致心衰或加重肾衰竭。可输注必需氨基酸或根据肾脏情况适当输入血浆或白蛋白。

四、制定活动量标准

过度运动或疲劳会加重残余肾功能的负荷，应根据肾功能和全身情况进行适当的休息和活动，过早的卧床休息也是不适宜的。日本厚生省对慢性肾炎的生活指导标准，见表 9-1-1。

表 9-1-1 慢性肾炎活动量评分[1]

分数	GFR（ml/min）	分数	舒张压（mmHg）	分数	尿蛋白 定性	尿蛋白 定量（mg/dl）	分数	尿淀渣（RBC 个/视野）
1	>90	1	<90	0.5	（1）~（±）	<30	0.5	1 个/2~3 视野
2	60~90	2	90~100	1	（+）~（+ +）	>30~>300	1	<20 个/视野
4	30~60	3	101~120	2	>（+ + +）	>300	2	>20 个视野
6	15~30	4	>120					
8	<5							

注：1 mmHg = 0.133 322 kPa。

根据上表分数制定活动量标准，见表 9-1-2。

表 9-1-2 活动量及计分[2]

分级	活动量	分数
Ⅰ	日常工作	<3
Ⅱ	轻工作	3.5~50
Ⅲ	家务轻工作	5.5~8.0
Ⅳ	生活自理	8.5~12
Ⅴ	卧床为主	12.5~16

参考文献

1. 平沢由平. 透析療法マニェアル. 东京:株式会社日本メデイカセニヌー,1989.
2. 太田和夫. 透析療法とその周边知识. 东京:南江堂,1980.

第二节 血液透析诱导疗法

王质刚

用非透析疗法无法维持肾衰患者生命时,即可考虑透析疗法,所涉及的问题是慢性肾衰的透析标准和如何过渡到规律性透析,这个过程称诱导期。

一、诱导透析前准备

开始透析之前必须先了解病情,如患者年龄、性别及患者对透析是否害怕和担心,还包括患者对自己病情的了解以及对透析治疗的信心等。要询问患者症状(如饮食情况、呼吸困难与否等),了解有无水肿、肺水肿、腹水、心包积液、视力障碍、运动障碍、感觉异常及意识和精神异常等,还应知道有无伴随症状,如冠心病、肝病等。透析前还要了解或采集各种化验检查数据,如尿素氮、肌酐、钾、钠、钙、磷,胸部X线片及血气分析等。根据对患者的全面了解(病史、症状、体征及各种实验室材料)综合分析,制定出诱导透析方案。

二、诱导透析方法

诱导透析目的是最大限度地减少渗透压梯度对血流动力学的影响和导致水的异常分布,这是导致诱导期患者死亡的重要原因。现以尿素氮的变化为例,说明透析过程血浆渗透压的变化,见图9-2-1。从图中可看出尿素氮的梯度变化,透析前BUN 200 mg/dl(71.4 mmol/L),第一次透析后BUN变为100 mg/dl(35.7 mmol/L);第二次透析前为160 mg/dl(57.1 mmol/L),透析后为80 mg/dl(28.6 mmol/L);第三次透析前为120 mg/dl(42.8 mmol/L),透析后60 mg/dl(21.4 mmol/L);第四次透析前为80 mg/dl(28.6 mmol/L),透析后为40 mg/dl(14.3 mmol/L)。可以看出每次透析后BUN下降50%,但每次透析BUN清除值有很大差别,即第一次清除BUN为100 mg/dl(35.7 mmol/L),第二次80 mg/dl(28.6 mmol/L),第三次60 mg/dl(21.4 mmol/L),第四次40 mg/dl(14.3 mmol/L),说明清除量取决于透析前血浆水平,即决定于浓度差。BUN 200 mg/dl(71.4 mmol/L),实际上相当于每100 ml有428.6 mg尿素(200 mg×60/28),故1 L中含有4 286 mg。因尿素不是电解质,故1 mmol尿素产生1mOsm渗透压,因此,4 286/60 = 71.4 mmol,即BUN从200 mg/dl(71.4 mmol/L)减少至100 mg/dl(35.7 mmol/L),使血浆渗透压减少71.4×1/2,即35.7 mOsm/(kg · H_2O)。BUN从80 mg/dl (28.6 mmol/L)减至40 mg/dl

(14.3 mmol/L)时,渗透压减少 14.3 mOsm/(kg·H_2O)。

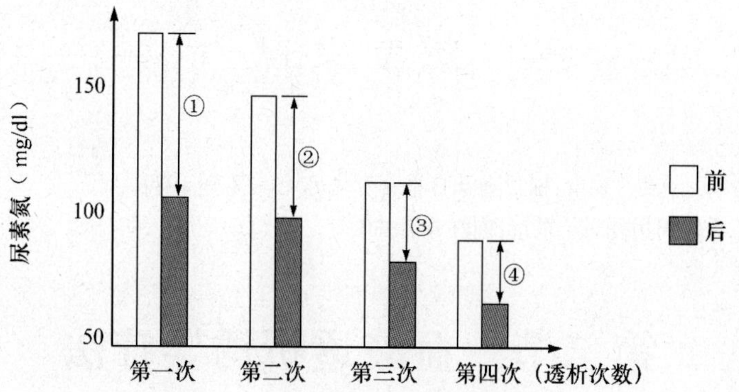

图 9-2-1 诱导透析中渗透压的变化

上面仅举出尿素减少引起的渗透压变化,同样,尿酸、肌酐也减少,pH 和其他电解质也有变化。此外,体内不存在醋酸盐,而在透析中大量醋酸盐流入体内,也会影响渗透压的变化。

在透析中由于排除溶质引起血浆渗透压明显下降,而细胞内液、脑脊液,甚至包括组织间液渗透压下降缓慢,形成血浆与其他体液之间的渗透梯度,导致体液重新分布,水进入细胞内液、颅内、肺间质等,临床上可出现恶心、呕吐、头痛、血压增高、抽搐、昏迷等所谓"失衡综合征"即急性脑水肿或急性肺水肿等症状,因此诱导透析非常重要。诱导主要目的是通过降低透析效率,增加透析频率,使血浆渗透压缓慢下降,使机体内环境有个平衡适应过程,减少副反应,使患者容易接受。诱导应包括以下措施[1-2]。

(一)使用小面积低效率透析器

使用面积为 0.7~0.8 m^2 的积层型或空心纤维型透析器,血流量 100~150 ml/min,也可适当减少透析液流量。早年使用再循环式(如 ST-70)透析装置,失衡综合征发生率明显降低。

(二)多次短时透析

首次透析治疗时间要根据患者血浆生化指标(如 BUN)和血浆渗透压决定,还应考虑患者年龄和心血管功能状况。如血浆 BUN 大于 120 mg/dl(42.8 mmol/L)、血浆渗透压大于 350 mOsm/(kg·H_2O)时,最好首次透析 2 个小时,如超过 3 个小时就有产生失衡的可能性。第 2 天再透析 3 个小时比较稳妥。另外,透析后血浆渗透压下降 30 mOsm/(kg·H_2O)以内比较安全,如大于 30 mOsm/(kg·H_2O)就有可能发生失衡反应,通过几次频而短的诱导透析逐渐过渡到规律性透析。

(三)增加血浆渗透压

透析中主要由于 BUN 等溶质的排除导致血浆渗透压下降,如果同时输入一些对人体无害的渗透性物质,即可以补偿由于 BUN 下降所造成的渗透梯度变化。早年有的学者采取静脉输入甘露醇或甘油的方法。甘露醇相对分子质量 182,主要分布在细胞外液,不进入细胞内。20% 甘露醇 100 ml 含有 20 g,可以产生 110 mOsm 的渗透压,如用 300 ml,相当于 330 mOsm,即 10 L 的细胞外液可提高渗透压30 mOsm。如果第一次透析后患者血液渗透压下降 40 mOsm/(kg·H_2O),则由于输入甘露醇可提高渗透压 30 mOsm/(kg·H_2O),结果患者渗透压仅下降 10 mOsm/(kg·H_2O),患者完全可以耐受,更不会发生失衡症状。长期注入甘露醇可以进一步损害残余肾功能。此外,由于甘露醇代谢慢,在下次透析中被清除,可能促进失衡症状的发生。比较简单而对机体无害的物质是高张氯化钠溶液(见第十章第三节:高-低钠序贯血液透析)。

(四)选择适当的血液净化方法

对氮质血症显著和病情严重的患者,或心血管功能不稳定的老年患者,接受血液透析难以耐受者,可以考虑用血液滤过或腹膜透析作为过渡,病情稳定后再转为血液透析。血液滤过和腹膜透析很少产生失衡综合征,对心血管功能影响较小。

参考文献

1. 平沢由平. 透析療法マニュァル. 东京:株式会社日本メデイカセニヌ一,1989.
2. 太田和夫. 透析療法とその周边知识. 东京:南江堂,1980.

第三节 血液透析准备

王质刚

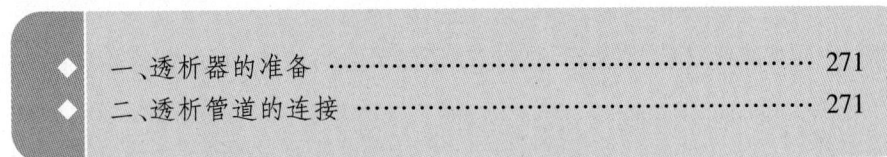

血液透析前最主要的设备准备是透析器和血液管道的连接,如果有错误,不但影响到透析效果,而且往往是产生透析事故的重要原因。

一、透析器的准备

目前标准平板(Kill)型透析器已经不用,蟠管(coil)型透析器也基本上被淘汰,因此仅以空心纤维型透析器为例,说明如何准备和连接。

使用新透析器前首先要检查包装是否破裂,透析器本身有无破损。此外,使用新型透析器前要详细阅读说明书,了解消毒方法、膜材料、预充血量、超滤率、最大耐受压力、小分子和中分子物质清除率、残余血量以及重复使用的标示等。

二、透析管道的连接

首先把透析器和血液管道连接好,并安装在透析机上,不管用何种透析器,使其一端(有的透析器表明动、静脉端)与动脉管道相连,另一端与静脉管道相连。透析液管道分别与透析器的透析液室出入口相连,使透析液与血液流动方向相反。然后把动脉侧泵管段嵌在血泵上,将静脉捕气室固定好,透析器静脉端朝上,测压管分别与相应接口连接。先用500 ml生理盐水预充,排除空气。必要时用止血钳轻轻敲打透析器侧壁或上端,或间断夹住静脉管道,使透析器内压升高,有助于排除气体。最后用肝素盐水(100 ml含4 mg肝素)200 ml注满透析器和管道,准备与患者瘘管连接。复用透析器准备同第三章所述。

管路连接好后,进行内瘘血管穿刺,一般选用15~17号不锈钢针或聚四氟乙烯套管针。前者患者疼痛明显,局部活动受限;后者柔软,固定方便,局部活动也不受限。一般先穿刺动脉端,如果血管条件差,也可先穿刺静脉端,穿入后注满肝素盐水夹住,再穿刺动脉端。动脉穿刺应与血流方向相反并与皮肤成30°角进针,静脉穿刺顺血流方向进行,两点距离至少大于10 cm。穿刺完毕,分别与动、静脉管道连接。患者进入透析状态后,护士重新检查,核对各项治疗参数是否正确并做记录。

第四节 血液透析中的监护和管理

王质刚

透析治疗过程中要求绝对安全,不能给患者带来任何风险与危害,为此应足够重视透析中患者和透析装置的监护和管理。

一、血液管道监视系统的管理

(一)静脉压上升的常见原因

(1)静脉穿刺针部位堵塞,有血栓形成或针尖抵触血管壁,还有针尖脱出血管进入肌层。

(2)血流速度加快。

(3)静脉管道弯曲、扭曲或受压。

(4)静脉端除气室中有血块。

(5)血压突然升高。

(6)透析液侧压力降低。

(二)静脉压下降常见原因

(1)血压下降。

(2)血流速度减慢。

(3)突然大出血。

(4)透析液侧压力增高。

(5)动脉穿刺针位置不良,血流量不足。

(6)动脉管道扭曲、受压。

(7)动脉穿刺针脱出或血液管道脱节。

(8)透析器内凝血。

(9)输入过量的生理盐水,血流阻力下降。

(三)动脉压上升常见原因(测压点位于血泵后)

(1)静脉穿刺点阻塞。

(2)静脉管道受阻,血流不畅。

(3)透析器内凝血。

(四)动脉压下降常见原因

(1)血流量不足或速度减慢。

(2)血泵和泵管配合不紧,使血液回流。

(3)如压力测量点在血泵前,负压值变大(压力下降),说明动脉端血流量不足。

(五)静脉端除气室内气泡监测系统报警的常见原因

(1)动脉穿刺针位置不良,血流量不足,使空气进入管道。

(2)血液管道的回路不密闭。

(3)从动脉输液端和肝素输入口有空气进入。

二、透析液监视系统的管理

1. *透析浓度* 一般超过设定电导值变化(3% ~5%)就会发生报警。常见原因如下。

(1)电导度测试系统失灵。

(2)浓度配比系统故障,如浓度液泵管老化变形、比例泵活塞泄漏、流量不能稳定控制、混合不均匀等。

(3)透析用水不符合标准。

(4)浓透析液成分不正确。

(5)透析液的除气系统不能正常工作,使透析液中含有较多的气泡。

2. *透析液温度控制装置* 透析液温度可变范围在35 ~40℃,其温度控制系统由温度传感器和加热器开关控制电路组成,加热器根据传感器送来的信号,不断开闭,保证温度与设定值相差 ±1℃,如控制失灵,有异常温度产生,应立即请技术人员检修。

3. *漏血检测器* 可以检查出透析时透析器是否破膜,当有血液渗入到透析废液管道时,就会产生漏血报警,但下列情况也会出现假报警。

(1)气泡进入透析液。

(2)透析液混浊。

(3)漏血检测器被污染。

4. *透析液负压报警常见原因*

(1)透析液管道因沉淀、异物进入等原因而发生阻塞。

(2)透析液用水压力不足。

(3)透析液管道中进入气体。

(4)透析液侧压力传感器损坏。

(5)透析液管道中间有泄漏。

5. *透析液流量* 一般的设定范围为400 ~500 ml/min。一般透析机均带有一套流量控制系统,流量不稳定会降低透析效率,影响脱水的准确性。发现故障后应立即请技术人员进行流量校准。常见流量不稳定的原因如下。

(1)透析液管道受阻。

(2)透析液管道有气体进入。

(3)透析液流量计损害。

(4)入水压力不稳定。

三、透析器残血量的测定[1-2]

为了减少患者血液损失量,每次透析结束时应尽量把体外循环的血液还输入体内,为此特别要减少透析器中残留血量。残留血量的测定也是评价透析器质量的指标之一,同时也是对护士回血技术的检验。

1. 残血量测定方法

(1)采集用于冲洗透析器的盐水,计算残血量。

(2)测定透析器使用前后容积的变化来计算残血量。

(3)用核素方法测定。

(4)根据空心纤维阻塞根数和容积计算残血量。

(5)通过使用前后透析器阻力变化来计算残血量。

方法(2)~(5)操作复杂,不甚实用,现介绍方法(1)。

1)透析结束前准备500 ml肝素盐水(含12 mg肝素)。

2)拔出血液管道,动脉端常规回血,然后拔出静脉端,即刻将血液管道动静脉端同时放入肝素盐水瓶中,转动血泵循环3分钟。

3)摇晃肝素盐水瓶,使其充分混匀,取出50 ml放在一个大试管中,以2 000 r/min离心5分钟。

4)离心后去掉上层液,取含有红细胞的下层液5 ml,再加5 ml生理盐水混匀。

5)将1 ml红细胞悬液再离心,条件同上。

6)取出1 ml测定血细胞比容。

7)同时测定患者血细胞比容。

用下列公式求出残血量:

$$残血量(ml)=\frac{回收液血细胞比容\times 10}{患者血细胞比容}$$

2. 减少残血量的方法

(1)用液体回血。透析完毕,通常用盐水100~200 ml回血,量少不能充分驱血回到体内,量多增加患者血容量。如恐进入体内钠多,可用5%葡萄糖回血。

(2)用空气回血。用空气把血驱回体内,优点是进入体内液体少。缺点是回血不干净和有空气进入体内的危险。

(3)用液体-空气回血。先用200 ml盐水回血,之后进入空气,当空气至静脉穿刺点30 cm处时夹住管道并同时关泵。此法回血干净,但也要注意防止空气进入体内。

四、血液透析结束时的处理

在透析结束前半小时可停止注入肝素,并再检查一次患者血压、脉搏及机器上各种显示参数是否正常。拔管前要按医嘱留血液标本。操作者应戴手套,常规消毒操作,关闭血泵,拔掉动脉穿刺针并与回血盐水瓶相连,然后徐徐开动血泵(通常100 ml/min),用盐水将管道和透析器内血液驱回到患者体内。在回血过程中,用止血钳轻轻敲打透析器,或用止血钳在静脉管道上夹几次,使透析器内压增高,利用喷力把残血喷出,但要注意阻断时间不要过长,以免破膜。回完血拔出静脉穿针,应立刻局部压迫止血5~10分钟,用力要适中,不能完全阻断血流,又不使其出血。压迫部位应在距穿刺针尖前方0.5~1.0 cm处,此处正是血管穿刺点,这样才能有效地止血。

五、机器消毒

机器消毒实际指输送透析液的管道内消毒,因为管道内常有细菌或真菌生长,一有机会就可能进入血液循环引起感染,所以应该保持透析液管道内尽可能清洁干净。根据人工肾机装置不同,目前有两种消毒方法,一是热消毒,二是化学药物消毒。有的人工肾机具有两种消毒功能。

1. 热消毒　透析结束后,开动加热电钮,使透析水加热到85~95℃,然后在透析液管道内循环消毒,之后逐渐冷却。

2. 化学消毒　透析结束后,用RO水冲洗20分钟,然后机器吸入1%~3%次氯酸钠或3%福尔马林,保留20分钟,再用RO水冲洗30分钟。下次使用前应检测无消毒剂时方可应用。

参考文献

1. 平沢由平. 透析療法マニェァル. 东京:株式会社日本メデイカセニヌー,1989.
2. 太田和夫. 透析療法とその周边知识. 东京:南江堂,1980.

第五节　血液透析中技术故障及处理

王质刚

血液透析过程中人体血液实际是处于体外循环状态,患者和机器随时都有可能发生意外,所以要求操作人员要遵守操作规程,定期检查并记录人工肾各种监视装置所显示的参数,始终密切观察患者情况,一旦仪器报警或发生其他异常,要立刻查清原因,采取紧急措施,要千方百计保证患者生命安全,使损失降到最低限度。

一、透析液异常

包括透析液浓度、成分和温度异常,透析液浓度异常指稀释度异常,而成分无变化;透析液成分异常指正常透析液中有异常成分;温度异常指透析液温度过高或过低。

(一)透析液浓度异常

水处理系统或人工肾机透析液配比系统故障可引起透析液浓度异常或各种成分比例异常(即出现低钠或高钠血症、低钾或高钾血症、高钙和高镁血症等)。最严重的是高钾血症和低钠血症,其结果可引起患者心脏骤停、抽搐、昏迷而死亡。

1. 低钠血症　由于低钠引起血浆渗透压下降,当血浆渗透压低于120 mOsm/(kg · H_2O)时会发生急性溶血,此时血液管道内血浆立刻变成葡萄酒颜色,患者感到头痛、恶心、呕吐、胸闷、呼吸困难、血压降低、心率加快。确认发生溶血后应立即停止透析,检查溶血原因。如为低钠引起,马上更换正常透析液恢复透析。同时估计和检查溶血程度,检查血钾水平,但不必等待生化结果,应立刻采取必要的措施,如输注生理盐水或高钠盐水,输新鲜血等。也可增加血流量和TMP,加速溶质交换和除水速度,纠正高血钾和预防心衰。

2. 高钠血症　透析液异常也可导致高钠血症。高钠血症引起血浆渗透压增高,使细胞内和组织水分向血管内移动，造成细胞内脱水，出现头痛、恶心、呕吐、干渴、痉挛等症状，严重者可导致昏迷甚至死亡。高钠血症使血循环容量增多，也可引起肺水肿和心力衰竭。

3. 高钾血症和低钾血症　慢性透析患者高血钾常见，特别透析间隔长而患者进食含高钾的饮食更易发生。使用单针透析或再循环透析装置容易产生高血钾。发生溶血或输入大量陈旧血液也易使血钾升高。一般透析液钾浓度为2.0～3.0 mmol/L，高于此值特别是在少尿者，也容易发生血钾升高。除非患者有严重高血钾，否则不用无钾透析液，因为透析后患者血钾低，可产生无力感，尤其服用洋地黄患者易发生洋地黄中毒。频繁呕吐、腹泻、进食少，可出现低血钾。无论高血钾或低血钾，都可出现心电图异常。一般来说，高血钾使心肌受抑制，患者心前区不适，心率减慢，血压下降，四肢麻木。心电图表现为心率慢，QRS 波增宽，P 波变小，T 波高耸，也可有室性期间收缩，房室传导阻滞，室性心动过速或室颤。低血钾患者常无明显不适感，有时心率快。心电图常有窦性心动过速，房性期前收缩或心房纤颤等。血钾异常时应调整透析液血钾浓度继续透析。

4. 高钙血症和高镁血症　用未经处理的硬水配制透析液容易产生高血钙、高血镁。用 RO 水配制透析液，可使钙、镁浓度达到预定的含量。硬水综合征是慢性透析中（既往无反渗装置）常发生的并发症，是由高血钙、高血镁所致。硬水综合征可发生于透析开始后 1 小时或整个透析过程中，表现为恶心、呕吐、痉挛、全身烧灼感、血压升高。也有报告有嗜睡、肌无力和头痛等症状。发生硬水综合征时应该停止透析，改换正常透析液重新透析。透析液钙浓度不宜超过 1.75 mmol/L。软水装置和 RO 系统应定期再生和检查，经常检测软化水中钙浓度可以防止硬水综合征的发生。透析患者发生单纯高镁血症少见，或不足以引起症状，除非患者服含高镁的药物。

（二）透析液成分异常

用自来水稀释浓透析液，或管道材料释出某些成分，使透析液中含有对机体有害的成分，在透析中进入人体，久之，就造成中毒或器官损害。如铝、铜等重金属离子进入体内，可导致透析脑病和溶血等损害。另外，自来水中存在消毒剂（如氯胺）进入人体可引起溶血。

（三）透析液温度异常

透析液温度以调节到 37～38℃为宜，有时由于热敏电阻和加热器异常而使液温失常。患者有发冷或发热感觉，尤其高温透析对机体危害极大，将在下文叙述。

二、空气栓塞[1-2]

空气进入体内引起血管栓塞称为空气栓塞。空气栓塞常引起致命性危险，是严重的透析事故。

（一）空气栓塞的原因

在透析过程中空气进入人体内的途径如下。

（1）忘记用盐水预充透析管道，而把管道与静脉瘘管直接相连接。

（2）血液管道连接不良，尤其当用负压超滤时，在血泵前部管道内呈负压，气体也可以从穿刺针、管道连接部（由于连接不严）进入体内。

（3）回血操作失误，当用空气回血时应密切注意静脉管道空气，一旦回血完毕立刻夹紧止血钳，阻断管路，同时关泵，防止空气进入体内。

（4）冷的透析用水可能含有大量溶解的空气，给透析用水加温，空气会释出而通过透析膜进入血液内。如进入的空气量超过设备的脱气能力，或由于脱气设备失灵，则可发生空气栓塞。

（二）空气栓塞的表现

据报告，5 ml 空气进入体内可引起死亡，但也不是绝对的，还决定于空气进入体内的速度和到达部位。如少量空气缓慢进入体内，不致引起症状；如果空气进入动脉，容易栓塞脑血管和冠状动脉，均有致命危险。空气栓塞的症状决定于患者当时体位和阻塞部位，如患者坐位或头高位，气体进入上肢静脉，经过腋静脉、锁骨下静脉和颈静脉进入头部静脉系统。如阻塞小静脉则引起脑细胞坏死和相应体征。如果阻塞颅内重要区域的静脉，患者会大声喊叫、抽搐、昏迷，甚至死亡。当患者左侧卧位时，空气进入右心房和右心室，在此形成气泡而影响心脏排血功能。如果患者右侧卧位气体可达肺毛细血管床，造成急性肺动脉高压，部分气体通过肺到达左心室和大循环系统，可引起动脉栓塞，产生心律失常及神经系统异常。这些患者有急性呼吸困难、咳嗽、胸部发紧、气喘和发绀，严重者昏迷或死亡。

（三）空气栓塞的处理

当空气进入体内时，立刻夹住静脉管道，使患者处于头低左侧卧位，也可左侧卧位，抬高床的下肢端。保持这个体位会使空气进入右心房的顶端并积存在此，而不进入肺动脉和肺。当血液到达右心室时，不断有少量空气中氧溶解到血液中，不致产生栓塞症状。当进入右心室空气量较多时，影响到心脏排血，而且在心前区听到气泡形成的冲刷声，应考虑行右心室穿刺抽气。发生空气栓塞时禁忌心脏按压，避免空气进入肺血管床和左心室。应给患者吸纯氧，有条件者把病情严重者放在高压氧舱内加压给氧。其他措施有静注地塞米松减少脑水肿，注入肝素和小分子右旋糖酐改善微循环。

（四）空气栓塞的预防

空气栓塞是威胁生命的并发症，治疗是困难的，预后差，所以预防是非常重要的。透析管道连接要牢固，尤其血泵的动脉侧。用静脉管道输液较安全。最好不要在动脉侧补液，如必须的话，一定严密观察。如用空气回血，一定要严谨操作，必须精神集中，及时夹住静脉管道和关闭血泵。现代人工肾在静脉端有空气检测装置，一旦有空气马上报警，同时夹住管道和停止血泵。

三、高温透析

透析液温度监视系统中恒温器失灵可以引起透析液高温。高温可以造成急性溶血和高血钾。透析液温度超过51℃，可立刻发生严重的溶血，患者可死于高血钾。如果液温在47～50℃，溶血可延迟48小时发生。为预防透析液高温，需要装有高温监视器，以防止温度超过42℃。

发生溶血后立刻停止透析，体外循环中血液不应还输给患者。预防高血钾，严重者应更换人工肾重新透析。

四、透析器破膜漏血

空心纤维透析器不容易破膜，若不是出厂问题或运输和存放损坏，高温和干燥一般很少破膜，除非跨膜压超限或者重复使用次数过多。人工肾都备有漏血检测装置，一般漏血后仪器发生警报，但也有装置出现不报警或假报警情况，所以还要具体分析。也可用一种特制试纸浸蘸透析液，观察颜色变化。或者在透析器出口处取少许透析液离心，看是否有红细胞沉淀。发现破膜时应更换透析器，一般小量漏血可以把透析器内血液还给患者，因为即使破膜，此时在膜内还存在正压，有的人工肾（如Gambro）膜外能保持6.65 kPa（50 mmHg）负压，以致透析液不会进入膜内。但是严重破膜漏血，宁可废弃血液而不应还输患者，如出血多或休克，应该及时输血。

为防止透析中透析器破膜，要做好透析前的检查准备工作。在透析中跨膜压调整适当，不超过膜的承受限度。复用透析器，使用前要做压力试验，因为有些净化剂，如氢氧化钠、次氯酸钠对膜有较强腐蚀性。有时透析开始时忘记放开静脉管道上血管钳，使膜内压增高而造成破膜。在透析过程中忘记加肝素或用量不足造成凝血，或静脉回血不畅，或管道弯曲、压迫等都可造成膜内压增加，导致破膜。

五、凝血

患者高凝状态，肝素量不足，静脉回血不畅，血流缓慢或血压降低等容易造成透析中凝血。管道内血液呈高凝状态时,静脉压升高,如超过事先限定的范围则会自动报警。另外血液在管内分层、捕气室外壳变硬、液面上有泡沫说明要凝血,立刻增加肝素量或找出引起凝血的原因,并加以排除。

六、电源中断

在透析中电源突然中断,要用手摇血泵,以免凝血,同时寻找断电原因。如暂时不能通电,可回血结束透析;如短时可通电,不必忙于回血。一般配有电脑的人工肾机15分钟内电脑程序不消失。

七、水源中断

在透析中可能发生意外的水源中断,使正常透析不能进行下去。常见原因有驱水泵故障、输水管道断裂或水源不足等。此时机器产生电导度报警,有的机器(如贝朗HD-Secura)可在屏幕上直接显示水源不足。护士应立刻把透析改为旁路或进行超滤除水程序。技术员应马上寻找故障原因,如在1~2小时不能解除,应中止透析。

参考文献

1. 平沢由平. 透析療法マニュァル. 东京:株式会社日本メデイカセニヌー,1989.
2. 太田和夫. 透析療法とその周边知识. 东京:南江堂,1980.

第六节 血液透析相关急性反应

王质刚

一、恶心、呕吐

在透析中恶心、呕吐比较多见,为10%~15%。恶心、呕吐不是一个独立的并发症,它由很多因素所致,但有时找不到原因。恶心、呕吐常是低血压的早期症状,失衡综合征(DS)也先出现恶心、呕吐。此外,还常由热原反应、高血压、心衰、硬水综合征、酸碱度的急剧变化、对醋酸盐不耐受、透析水质不纯、胃肠疾病及某些药物等引起。恶心、呕吐往往也是脑出血、蛛网膜下腔出血的先兆症状。有时患者出现不明原因的恶心、呕吐,但呕吐后症状完全消失。如持续存在,应寻找病因采取治疗措施或对症处理。

二、头痛

在透析中头痛比恶心、呕吐少见，发生率为 5%，但大多数原因不明确。常见原因可能为高血压、神经性头痛、硬水综合征等。有偏头痛史者，在透析中头痛症状可能出现或加重。DS 反应和醋酸盐的作用等可加重头痛。也有可能由脑出血、蛛网膜下腔出血所致。头痛的处理是尽量寻找病因，采取相应对策，如无明显原因可以口服或静注止痛药。作者遇到一位有偏头痛的患者，平时很少发作，即使发作也较轻，但在醋酸盐透析时，每次均产生难以忍受的剧烈头痛，使用哌替啶也只能暂时减轻，曾口服麦角咖啡因和使用低温透析（目的是使末梢血管收缩）均未奏效。用高钠透析使血浆渗透压梯度变小，也未见功效。改用碳酸盐透析后头痛完全缓解，估计可能与醋酸盐扩张血管作用有关。

三、热原反应

在透析当中或结束后发热，原因有感染、热原反应、输血反应、高温透析，还有不明原因的发热。感染所致发热见第十八章，本节重点介绍热原反应。

在透析水处理系统中可以生长细菌，特别是革兰阴性杆菌及产生的内毒素，在热原反应的患者血液中可以发现内毒素水平升高。在复用的透析器和管道中残留血迹或消毒不充分均可使细菌生长。在理论上内毒素相对分子质量较大（$1\times10^4\sim1\times10^6$）不能通过透析膜，但有时内毒素碎片通过失去完整性的透析膜可以进入体内，从而引起热原反应。慢性透析患者血清中可发现内毒素抗体滴度增高。临床热原反应发生率变化较大（0.1% ~2.7%），通常发生在透析后 1 小时，主要症状有寒战（93.1%），发热（17%），肌痛（4%），恶心、呕吐（4%），痉挛（3%）和低血压（16%）等。有作者报告新透析器（3.3%）和复用透析器（2.5%）热原反应无明显差异。

对热原反应主要采取对症治疗和应用抗过敏药物，可用地塞米松（患者无感染存在）、抗组胺药。如寒战不能控制，静脉注射哌替啶是有效的措施。发热通常症状在几小时内自然消失，24 小时内完全恢复。如患者高热严重，或症状持续 24 小时以上，应做血培养，不必等结果就应给予抗生素治疗。

应采取各种措施防止热原反应的发生，现在国内有些透析中心热原反应发生率已降低至 1% 以下，少数单位透析几千次透析未发生一次热原反应。在水处理系统中应加灭菌消毒设备，如活性炭吸附、RO 膜滤过以及在水处理系统中安装紫外线消毒灯等。另外，水处理系统一般每 3 个月消毒一次，夏天消毒间隔适当缩短，如发现细菌数目增多要随时消毒，冬天消毒间隔适当延长。可用 4% 福尔马林消毒水处理系统和 RO 膜，6 ~12 小时后用净水冲洗，直到测试福尔马林阴性方可使用。我国复用透析器较多，但并未因此增加热原反应发生率，所以关键还在水处理系统的防护。今后随着设备的改进，特别是热水消毒系统问世，热原反应将进一步下降。

四、肌肉痉挛

在透析中肌肉痉挛也常见，发生率 20% ~25%，特别容易发生于除水较多和老年患者，多出现在透析的中后期，也有延迟出现和透析结束几小时后再发。通常发生在快速超滤，或者患者容量超滤过度低于干体重时。以下肢多发，也可在腹部。症状为肌肉痉挛性疼痛，一般持续 10 分钟，患者焦虑难忍，肌电图显示活动增强，对诊断透析中肌痉挛很有用。

产生肌肉痉挛的原因还不十分清楚，多发生在超滤率大于毛细血管再充盈率的相关低血容量时，由于临床上扩容后痉挛缓解而支持这个观点，因透析容量减少而血管收缩引起肌肉血流减少是合理的解释。Piergies 等[1] 提示肾素 - 血管紧张素系统激活对透析中骨骼肌痉挛不起作用，它的激活通常不增加患者痉挛频率，ACEI 类药物也不减少痉挛的频率和强度。研究发现，透析中交感神经系统对容量变化局部反应敏感的患者容易发生痉挛，因为已证明常发生痉挛比不常发生痉挛的患者平卧位去甲肾上腺素水平倾向比率较大[2]，这个观点与在短时透析快速超滤时常发生痉挛的患者所见一致。Wiegmann 等[3]提示，组织缺氧是透析相关痉挛的一个原因，这个理论符合在尿毒症和透析中暂时性碱中毒伴有血红蛋白对氧亲和力升高和因此减少组织氧输送。然而痉挛的特点通常不是明显的缺血，用对抗药物但并未改变组织氧的输送就可以缓解疼痛，使这个理论缺少可靠性。观察显示补充肉碱(carnitine)可使肌肉痉挛发生率减少，使人认为肌肉痉挛可能是肉碱缺乏。然而肉碱缺乏可以造成肌病而不是痉挛，此时可以产生肉碱相关的痉挛，通常在活动时发生而不是休息时。

发生痉挛时首先降低超滤速度，通常输入生理盐水 100 ~ 200 ml 或注入 10% 氯化钠 10 ~ 20 ml 或用高张糖使症状缓解。对经常发生痉挛者要考虑是否调整干体重。有作者报告，每次透析前口服硫酸奎宁 325 mg 或维生素 E 可以防止透析中下肢痉挛的发生率和严重程度，也未发现其他副反应。据报道，磷酸氯喹也可以减少透析中痉挛发生率。同样发现硝苯地平也可以减轻透析引发的痉挛。研究提示，纠正尿毒症的肉碱缺乏有益于尿毒症相关的肌肉 - 骨骼症状。此外，提高透析液钠浓度(Na^+ 140 mmol/L)也可减少痉挛发生率。痉挛的发生与血液净化方法也有关系，碳酸盐透析、序贯透析和血液滤过均可减少痉挛的发生。

五、硬水综合征

水的硬度是指溶解在水中的盐类物质的含量，即钙盐与镁盐含量的多少。含量多的硬度大，反之则小。硬水是指水中含有重碳酸钙、重碳酸镁、硫酸钙和硫酸镁等盐类物质而形成的硬度。由于自然水含钙、镁盐较多，不宜直接作为透析用水。水处理系统的主要功能是去除水中钙、镁盐，其中树脂罐通过钠与钙、镁交换清除水中钙、镁盐类。反渗(RO)膜虽然主要作用不是为除钙，但它是截留离子的重要构件，可因透析用水未经软化，或因软化器过饱和而失效，或软化器控制监视部件故障，或 RO 膜破裂，而引起透析用水中含钙、镁过高，大量的钙离子进入体内引起透析患者系列特有症状，称为“硬水综合征”。

硬水综合征可发生于透析开始后 1 小时，主要表现有恶心、呕吐、发热，血压增高且加大超滤率也不易控制。也可出现头痛、嗜睡、红眼、呼吸困难、肌无力或感觉异常或皮肤烧灼感等症状，甚至抽搐、昏迷，严重者可致死。上述症状发生后，应立即检查透析用水质量和测定血钙、血镁，并立即停止血液透析，改用低钙、低镁透析液重新透析至血钙、血镁浓度正常及症状缓解。硬水综合征是可逆的，24 小时内可自行消退。预防措施是不能用普通的自来水直接配制透析液，经处理的软化水要定期做钙、镁测定，软化达不到要求时应再生后使用。

六、瘙痒症

尿毒症透析前瘙痒发生率约 13%，而维持透析患者至少 50% 感觉瘙痒。瘙痒的流行似乎与透析时间相关，这个发现推测是透析本身导致瘙痒或者透析不充分，使引起瘙痒的机制变得更多样。连续观察透析瘙痒的患者显示，在透析治疗中和透析完成当天更常见，两天未透析后的夜间瘙痒达高峰。Hernando P 等[4]报道，25% 患者瘙痒发生在透析中或结束不久，另有 40% 患者在透析中瘙痒最严重。这些观察与透析后尿毒症状态改善观点相一致，提示瘙痒物质的堆积是尿毒症瘙痒的主要病因。

推测瘙痒的机制，单一或者复合的。很明显，从瘙痒的多样性可能存在个体差异，应该进一步研究个体因素，而尿毒症患者预防引起通常人群瘙痒的多种因素是无效的。研究表明皮肤干燥或干燥病可视为尿毒症瘙痒的可能病因。干燥病是皮肤表皮角质层变得缺水，由于皮肤很干，最浅表层功能缺欠，搔抓掉这浅表层可减轻瘙痒。维持性透析患者甲状旁腺次全切除后 2 ~ 7 天严重瘙痒消失，提示 PTH 或钙磷代谢紊乱可能与瘙痒有关。有几个证据表明 PTH 对尿毒症瘙痒的发生密切相关，尿毒症瘙痒患者血浆 PTH 水平明显高于无瘙痒者，因此降低 PTH 水平有可能控制高磷血症或用活性炭血液灌流可缓解瘙痒。

组胺在尿毒症瘙痒病因中可能起主要作用，慢性肾衰竭患者组胺水平很高，由于组胺和它的代谢物通常由尿排出，则高浓度组胺可能是肾衰竭滞留的后果，因此有些研究提示，透析伴有瘙痒患者血浆组胺水平明显高于未透析者。已知肥大细胞和单核细胞是产生组胺的主要来源，有作者[5]研究了尿毒症时细胞与瘙痒的相关性，发现维持性透析患者肥大细胞数目升高，发现瘙痒患者多处皮肤有广泛的裂纹和脱颗粒的肥大细胞。所以高血浆组胺水平可能是肥大细胞和嗜碱性粒细胞脱颗粒的结果。以上观察说明肥大细胞活化、组胺释放的成分可能导致尿毒症瘙痒。

由于透析瘙痒是多因素的，所以有多种治疗方式。有些患者透析足以缓解瘙痒，而有些患者是透析开始出现瘙痒，甚至因透析而恶化，有的由于更改透析处方而减轻瘙痒。继发性甲状旁腺功能亢进而伴有瘙痒的患者，甲状旁腺次全切除是成功的，但不是在所有此类病例都是有效的。人工源的紫外线照射治疗尿毒症瘙痒是有效的。药物治疗不都是有效的，亲水性复合物（局部润滑药）可以湿化皮肤，形成一种封闭的薄膜，减轻皮肤脱水。尽管组胺是主要瘙痒介质，但抗组胺药物不总是有效的。辣椒辣素（capsaicin）由于能局部、暂时缓解类风湿关节炎和骨关节炎的疼痛和神经痛，在透析伴有瘙痒的患者局部应用是安全有效的。De Marchi 等[6]发现，EPO 可使尿毒症患者血浆组胺水平下降，如果在瘙痒初期使用会显著地改善症状。

七、低氧血症

（一）临床特点

间歇透析（IHD）患者体内酸碱内环境变化显著且复杂，在透析间期逐渐积累的非挥发性酸导致代偿性换气过度，而在透析中，潴留酸的清除，pH 升高、减轻了高换气状态，仅在当透析后酸负荷逐渐加重又恢复酸中毒。在透析中酸碱变化受体内外因素影响，涉及氧和二氧化碳水平的变化。透析中低氧血症程度和持续时间变化很大，有的低氧血症发生很早且持续时间较短，有的晚发和发作时间延长，后者与组织纤溶酶原活化因子释放增多有关。通常低氧血症是无害的，但当预有肺部疾病、呼吸失代偿，或者存在缺血性心脏和心功能不全时情况是严重的。

（二）低氧血症原因

透析中产生低氧血症主要与透析液碱基和透析膜相关，多数研究表明，醋酸盐透析低氧血症比碳酸氢盐透析或单纯超滤严重得多。PAN 膜和铜仿膜有不同的预充液，尽管白细胞和补体活化，仅接触透析膜也不引起低氧血症，但醋酸盐透析 15 分钟后两种膜有明显的低氧血症，但在碳酸氢盐透析时低氧血症较轻。

已证实，醋酸盐透析很快出现低氧血症，其理由：①醋酸盐代谢是一个耗氧过程；②透析中超滤，血容量减少，心排血量下降，组织灌注不足，产生低氧血症。魏崇一等[7]报道，用醋酸盐透析导致低氧血症，1 小时达高峰，以后逐渐回升，5 小时接近正常。而改用碳酸氢盐透析不出现低氧血症。作者认为，透析中 CO_2 不断从透析液丢失，导致持久性低碳酸盐血症，$PaCO_2$ 下降，呼吸中枢受到抑制，使呼吸变慢、变浅，肺泡通气量减少，出现低氧血症。王质刚等[8]分别用醋酸盐（AD）和碳酸氢盐（BD）透析对比观察对血气的影响。BD 透析前后 PaO_2 无变化〔(94.37 ± 17.7) mmHg *vs.* (92.44 ± 19.7) mmHg，$P > 0.05$〕，而 AD 透析后 PaO_2 变化有显著性差异〔(85.68 ± 17.6) mmHg *vs.* (73.35 ± 14.4) mmHg，$P < 0.001$〕。BD 临床副反应明显低于 AD，但两组患者均无缺氧的临床表现。

透析相关低氧血症与透析膜激活补体密切相关，因此活化补体不同的透析膜可潜在和不同程度引起中性粒细胞减少，造成轻重不同的低氧血症。Ross 等[9]用核素铟（indium）标志白细胞，发现用醋酸盐和碳酸氢盐透析肺白细胞积聚是相似的，然而仅用醋酸盐透析时才出现低氧血症。对于肺白细胞积聚机制的解释包括：①补体依赖的白细胞活化和黏附分子表达，使纤维蛋白、血小板、白细胞形成微血栓，进入肺循环，影响肺的换气功能；②肌纤蛋白聚合作用（actin polymerization）增加白细胞稳定性和将其滞留在肺毛细血管床上；③由于加强内皮细胞的相互作用，形成血小板-白细胞微颗粒。

透析膜活化补体释放多种生物活性因子，如 IL-1、TNF-α、IL-8，促使降脂素(NP) 不断地在肺毛细胞血管内聚集、黏附。该过程由内皮细胞表面的 E-选择素和 D-选择素以及 NP 表面 L-选择素在其中起作用。其次 NP 与血管内皮细胞黏附，内皮细胞表面分泌的 IL-8，可刺激 NP 使其变形，并快速诱导 B-整合素 CD11、CD18 黏附分子的表达，与内皮细胞黏附分子(ICAM1、ICAM2)结合，进一步增加黏附。IL-8 还可使 NP 脱颗粒，释放白三烯 B_4(LTB_4)、氧自由基及溶酶体酶，引起肺毛细血管通透性增加，通气功能下降，气体弥散阻力上升，继之出现低氧血症。

参考文献

1. Piergies AA, Atkinson AJ, Hulber GL, et al. Activation of rennin-angiotensin system does not cause skeletal muscle cramps during hemodialysis. Int Journal Clin Phrmacol Ther Toxicol, 1990, 28: 405-415.
2. Kaplan B, Wang T, Rammohan M, et al. Response to head-up tilt in cramping and noncramping hemodialysis patients. Int J Clin Pharmacol Ther Toxicol, 1992, 30: 173-181.
3. Wiemann TB, Mac Dougall ML, Diederich DA. Dialysis leucopenia, hypoxemia and anaphylatoxin formation: effect of membrane, bath and citrate anticoagulation. Am J Kidney Dis. 1988, 11: 418-425.
4. Hernando P, Caramelo C, Lopez GD, et al. Muscle cramps: a cause of elevated creatine kinase leves in hemodialysis pstients (see comments). Nephron 1990, 55: 231-239.
5. Dimkovic N, Djukanovic L, Radmilovic A, et al. Uremic pruritus and skin mast cell. Nephron, 1992, 61: 5-11.
6. De Marchi S, Cecchin E, Villalta D, et al. Relief of pruritus and decreases in plasma hismine concentrations during erythropoietin therapy in patients with uremia (see comments). N Engl J Med, 1992, 326: 969-972.
7. 魏崇一，石建华，张震，等. 血液透析时低氧血症. 新乡医学院学报，1993，10(2)：112-113.
8. 王质刚，谭政秋，张元，等. 碳酸氢盐透析的临床应用. 中华外科杂志，1984，22(2)：13-14.
9. Ross EA, Tashkin D, Chenoweth D, et al. Pulmonary leukosequestration without hypoxemia during hemodialysis. Int J Artif Organs, 1987, 10: 367-375.

第七节 透析患者的实验室检查

王质刚

慢性肾衰患者由于代谢紊乱和肾排泄功能障碍，可发生多种生化异常以及由此导致的并发症。血液透析治疗可以部分地纠正这种异常。此外，透析本身还可以影响体内的电解质变化，所以透析患者常规或临时性做有关实验室检查，可以判断透析效果，检查结果可以提示尿毒症并发症的恢复情况，当然也是治疗某些急症(如高血钾等)的客观证据。

一、患者取血方法

首次透析患者要做全面生化、血液学、放射学和其他辅助检查。慢性透析患者每月做一次血液生化，

3~6个月做一次胸部X线、心电图及骨的检查。有些化验根据临床需要可以临时加做。

在透析前和后从动脉端取血，血钾要立刻检查或分离血清保存。取血方法可用20 ml注射器插入动脉管道取血点，吸取两倍所用血液量，垂直静止注射器15~30分钟，则血细胞下沉，上清为血浆，将血细胞还回管道内，留取血清部分送检。在透析结束前20分钟，再用此法取血送检。

二、实验室检查

(一)血液学检查

首次透析前要检查血常规、血型、血小板、出凝血时间、血细胞比容，必要时还要检查血小板和淋巴细胞计数。有关凝血方面的检查包括凝血酶原时间、全血或部分凝血活酶时间，必要时检查血小板黏附、积聚功能，以及血小板第3因子。凝血障碍通过透析治疗大多数可以恢复正常。

(二)生化检查

1. *尿素氮(BUN)*　BUN是蛋白质代谢产物，肾衰时BUN值升高。尿素相对分子质量为60，可以自由通过细胞膜并均匀地分布在体内。BUN是衡量透析效果的一个指标，一般每次透析可以下降2/3以上，因此患者血浆BUN水平可以接近正常。

2. *肌酐(Cr)*　肌酐是肌酸代谢产物，98%的肌酸存在骨骼肌内，一般尿中不出现，而肌酐是肌酸代谢最终产物，由尿中排泄。体内一天总肌酸的2%转为肌酐。肌酐值不受饮食影响，几乎不在肾外途径排泄，而且主要通过肾小球滤过，所以血中肌酐值能正确地反映肾小球的滤过功能。观察肾衰患者肾功能变化时检查血中尿素、肌酐二者比值(BUN/Cr)很重要。一般饮食正常人比值为10左右，而肾衰时大于10，肌酐相对分子质量(113)比尿素大，透析后下降60%左右。

肾功能正常时肌酐值稳定，但BUN受多种因素影响：①饮食当中蛋白质含量；②异化作用亢进；③使用类固醇类药物；④消化道出血等。此外，肌酐值还与肌肉量和活动度有关，一般小儿患者肌酐较低，成年男性较高，从事体力劳动的透析患者肌酐值更高。

3. *尿酸*　尿酸也反映体内氮质代谢情况，但因尿酸占非蛋白氮的1/10，所以在判断肾功能上的重要性不如BUN。正常人血中尿酸2~4 mg/dl(119~238 μmol/L)，男性稍高。尿酸为核酸代谢最终产物。核酸有两种，即核糖核酸和脱氧核糖核酸，前者存在细胞质内，后者存在细胞核内。核酸分解产生嘌呤和戊糖，嘌呤进一步代谢生成尿酸。体内尿酸除来源于核酸分解外，还有饮食摄取(外源性)和体内合成(内源性)。尿酸70%~75%由肾排泄，其余由肠道排出。肾功能下降时，肠道排出增多，如GFR为10 ml/min时，50%~90%尿酸由肠道排泄。外源性尿酸随饮食成分而定，每天能进入体内500 mg左右。内源性尿酸每天产生300~500 mg，体内总尿素量约为1.2 g，一天内要交换60%。

尿酸增高还可见于痛风病，由于核酸代谢异常和超过肾脏排泄能力，血中尿酸增高，要与肾衰引起的继发性高尿酸血症相鉴别。尿酸相对分子质量168，清除率比尿素低，一次透析可清除300~600 mg，约为每天产生和摄入总量的1/2，但因肾外排泄较多，故可达平衡状态。因为血中尿酸比BUN低且肾外排泄较多，因此尿酸不宜作为判断透析充分与否的标准，但有报告，高尿酸血症可引起心包炎，故透析患者也需维持血中低尿酸水平。

4. *电解质检查*　尿毒症患者常有钠、钾潴留，引起高钠、高钾血症，但血钙常减少。透析患者电解质水平除与透析液浓度有关外，还与饮食有关。慢性透析患者也可有低钾血症，一般每月检查1次血清电解质，对了解病情非常必要，特别是知晓钙、磷代谢的情况，以便早期发现并采取预防措施。

5. *血浆蛋白*　慢性透析患者由于透析中存在蛋白丢失和摄取减少，故常有负氮平衡，所以定期检查血浆蛋白对了解患者营养状态和透析效果很有帮助。

(三)酶学检查

1. *天冬氨酸氨基转移酶(AST)和丙氨酸氨基转移酶(ALT)*　两者均有促进氨基酸和α-酮酸间的氨

基转换作用，故称转氨酶。这些酶除存在于肝脏外，也存在于心肌，GOT、GPT 升高说明可能有肝炎、心肌炎或心肌梗死，但其他原因也可以引起两酶的增高，如淤血性肝肿大、药物引起的肝损害等。尿毒症本身也可 GPT 轻度升高。红细胞内也有 GOT 和 GPT，故严重溶血时其值也增高。所以对 GOT 和 GPT 升高要结合临床情况综合判断，不能仅用肝炎来解释（详见第十八章）。

2. 碱性磷酸酶（AKP） AKP 主要分而在骨髓、小肠黏膜、肝、胆管、肾小管等。血中 AKP 主要来自上述脏器，而成骨细胞、小肠黏膜和肝产生最多。此酶在肝脏随胆汁排泄至十二指肠，因此骨细胞 AKP 过多或胆管梗阻时血中 AKP 值增高。已知 AKP 有 7 种同工酶。AKP-1 升高说明肝疾病，尤其胆道阻塞；AKP-2 来自肝脏，但意义不清；AKP-3 来自骨骼，升高说明成骨亢进；AKP-4 来自胎盘，妊娠时升高；AKP-5 来自小肠；AKP-6 为 AKP-2 的变型。

透析患者 AKP 升高主要是由于甲状旁腺功能亢进，但也可由于肝功能障碍，必须加以鉴别。甲状旁腺功能亢进时以骨吸收为主，另一方面骨生成也亢进，故 AKP 升高。使用活性维生素 D_3，则血清钙水平升高，从而抑制甲状旁腺分泌，AKP 下降。

（四）X 线检查

慢性透析患者可以产生骨的并发症，而 X 线检查简单无创伤，并且具有较为敏感的优点。透析骨病多发生在扁骨，如骨盆骨及指骨。通常 6 个月做 1 次骨 X 线检查可以发现某些骨病变，以便采取预防和治疗措施。胸部 X 线检查心脏大小（CTR）是很有用的。CTR 值大于 50% 说明血压高或透析不充分。

（五）其他辅助检查

1. 骨密度检查 对骨病诊断比 X 线敏感。它是用核素照射骨骼，由于射线对不同密度的骨穿透性不一样，可通过对比来了解骨的矿物质的含量。本法只能测定骨含矿物质总量的多少，无法单独测定钙含量。骨闪烁扫描是用 ^{99}Tc 多磷酸盐进行骨扫描，可以测定透析患者骨的改变以及观察对治疗的反应。Lagard 观察透析患者 90% 骨闪烁扫描异常，而 X 线仅 10% 异常。

2. 肌电图检查 透析由于对中分子物质清除率低，所以慢性透析患者多有中分子物质堆积。而末梢神经是中分子物质易损害的部位，所以末梢神经病变发生率高，而且往往没有临床症状，常规检查不能发现。肌电图是诊断亚临床末梢神经炎非常敏感的方法，肌电图主要特点是神经传导速度减慢。中分子物质堆积说明透析不充分，所以肌电图检查可以作为判断透析充分与否的敏感指标。

3. 心电图（ECG） 慢性透析患者多伴有左室肥厚或冠状动脉供血不足，心电图可以明确诊断。心电图可以发现和证实在透析中或间期心律不齐的类型。此外，ECG 也可以显示电解质的变化，如高钾、低钾和低钙等。通常每 3 个月检查一次，如必要时临时急查。

4. 超声心电图 超声心电图可以观察患者心脏房室肥厚与否、各瓣膜情况、心包积液情况以及心功能状态等，可常规或需要时做该项检查。

5. B 超 B 超可以观察肾脏大小变化。绝大多数慢性肾衰患者双肾萎缩，皮髓质结构不清。但随着透析时间延长，部分患者肾脏可增大，此即所谓“获得性肾囊肿”，其癌变率较高。故至少每年做 1 次肾脏 B 超可以早期发现肾囊肿或其癌变，必要时可以 CT 检查。

6. 脑电图（EEG） 透析失衡综合征可以引起脑电图的变化。透析治疗后由于 BUN 和 Cr 的下降及电解质变化，脑电图也可改善。此外，铝中毒引起的透析性脑病，EEG 也有明显的异常。

第十章

血液透析疗法的其他技术

王质刚

第一节 超滤和序贯血液透析

王质刚

一、超滤术语

超滤(ultrafiltration, UF)是指排除尿毒症患者体内多余的水分,这是透析疗法的主要功能之一。UF有两种形式:一是在透析同时伴有超滤(或称透析超滤);二是超滤和透析分开进行,称为"单纯超滤"(isolated ultrafiltratio, IUF),也称"限外滤过"(extracorporeal ultrafitration, ECUF)。如果在一次治疗中透析和超滤分开进行(不论其顺序先后或时间长短),称为序贯透析(sequential dialyses, SD)。透析超滤常常引起低血压,近年来人们非常重视IUF,在机制方面进行了深入研究,不但提出了理论依据,而且确立了它的临床应用价值。其实IUF的历史源远流长,1928年出现第一个血液超滤器,把犬血引出来,利用自身血压作动力使血液通过超滤器,取得超滤液。1952~1954年,Lunderquist和Alwall等第一次对一个严重水肿的患者做了IUF,直到1972年IUF才广泛应用于治疗慢性肾衰竭患者。

二、单纯超滤和序贯透析的实施方法

(一)单纯超滤

超滤必须通过压力(膜内正压、膜外负压或二者之差即TMP)来实现,因此可以用任何透析机完成单纯超滤。

现代透析机都设有定容定时超滤装置,在超滤过程中不流透析液,处于旁路(bypass)状态,即透析液

不通过透析器，通过 TMP 完成超滤。还有些透析机仅有 TMP 超滤装置，根据患者除水量、透析器超滤系数及透析时间计算出 TMP。如设定除水 2 000 ml，透析器超滤率 4 ml/(mmHg · h)，则：

$$TMP = \frac{UFV}{UFR \times T} = \frac{2\,000}{4 \times 2} = 250\ \text{mmHg} \tag{10-1-1}$$

式中 UFV——除水量(ml)；

UFR——超滤率〔ml/(mmHg · h)〕；

T——时间(小时)。

根据公式计算出的 TMP 值与实际情况有些差异，这是因为透析器超滤系数都是实验室数值，而不是体内实测值，后者还与患者血细胞比容、血浆蛋白质含量等有关。另外，计算出的 TMP 还要减去静脉压才是真正需设定的透析负压值。

(二)序贯透析(SD)

序贯透析是一种治疗方式，是由弥散透析和单纯超滤两个程序组成，对于超滤和透析的顺序和时间比例没有固定模式，一般短时间单纯超滤，旨在除水，然后透析旨在清除溶质，具体编排完全可以根据临床需要。现代透析机备有不同的序贯透析治疗程序，操作者可以自由选择。

三、超滤原理

当半透膜两侧存在浓度差时，溶质和水就会移动，直到膜两侧浓度平衡为止。这个浓度梯度可以用溶质的 mg/dl 表示或者用 mOsm/(kg · H_2O)表示。水的压力有两种表示方式：渗透压和静水压。超滤除水即是依靠这两个压力完成的，其中静水压是起主要作用的压力。与超滤有关的因素可用下列公式表示：

$$J_f = \frac{O_f}{A} = Lp(\Delta P + \Delta\pi) \tag{10-1-2}$$

$$\text{每单位膜面积的 UFR} = (\text{膜对水渗透性}) \times (\text{静水压} + \text{渗透压}) \tag{10-1-3}$$

式中 J_f——每单位膜面积通过水的流量〔ml/(min · cm^2)〕；

Lp——膜对水的渗透性〔每单位膜面积、每单位压力梯度的水流量，ml/(min · cm^2 · mmHg)〕；

O_f——超滤率(ml/min)；

A——膜面积(m^2)；

ΔP——从血液到透析液的超滤压(mmHg)；

$\Delta\pi$——胶体渗透压〔mOsm/(kg · H_2O)〕。

公式中突出了静水压和胶体渗透压，因为不论腹膜透析或者血液透析都需要压力才能使水从血液中排出。值得注意的是，如果用等张透析液，则血浆蛋白产生的胶体渗透压有利于水从透析液到血液中，$\Delta\pi$ 造成 J_f 负值，但是有 TMP 存在时就可以完全克服血浆胶体压。有些有尿毒症患者，在透析中不需要除水，即使不施加透析负压也可以造成超滤，这是由患者静脉压造成的“强迫超滤”，是临床所不希望的，往往导致低血压反应。精确的定容除水透析机可以克服强迫超滤。有 TMP 控制除水的透析机也可以克服这个缺点，即将 TMP 拨到相当于静脉压的正值，用膜外正压低消膜内正压，以克服强迫超滤，但常常也会产生小的误差。

Bergstrom 等令人信服地证明，患者对 IUF 比对透析中快速超滤耐受性好，几乎不产生副反应，推测 IUF 容易除水可能与血浆渗透压变化小有关，实际渗透压如何改变才可能影响除水还不清楚。透析中超滤伴有细胞外液渗透压很快下降，是尿素和其他小分子物质的丢失所致。因为代偿性变化，水进入细胞内，再加上水从透析中排掉，使有效血循环量减少，可能导致低血压。IUF 时在理论上细胞内液不增加，血浆渗透压也稳定,上述解释有待进一步证实。

另一种解释是血压与血管反应性有关。当 IUF 为 300 ml/min 时,心率不增加,心排血量下降,血压稳定,可能由于末梢血管阻力增加所致。而透析中超滤,心率和心排血量增加,末梢血管扩张和血压下降,这就是末梢血管对两种不同超滤方式的不同反应。

Chen 等注意到,用不同的超滤方式血容量的再分布也不同。他们对同一组患者用两种超滤方式,以相同的 UFR 排除等量水,发现当 UFR 为 10 ml/min 时,IUF 舒张末期心脏容量(EDV)与总血容量(TBV)比值增高,心排血量不变,说明中央血容量改变可能是静脉收缩的结果。而透析中超滤,心排血量显示下降,EDV/TBV 比值减少,说明末梢血容量不适当重新分布可能是静脉舒张的结果。在透析中血浆渗透压迅速下降,可以降低血管收缩反应,可能是由于动脉壁对钠浓度下降造成的血管反应性损伤。透析中血浆儿茶酚胺水平不增加,使血管不能代偿性收缩。醋酸盐也是一种血管扩张剂,在透析中可导致低血压。酸碱变化也可以影响血管的反应性。最后,由于透析的原因,血钠、钾、钙、镁和其他离子的变化,也有可能影响到血管张力的调节。而在 IUF 时血浆渗透压稳定,儿茶酚胺水平升高,没有醋酸盐进入血液中,血浆中电解质浓度没有大幅度变化,因此 IUF 中血压稳定可能是多种因素影响的结果。

四、单纯超滤的评价

(一)血流动力学稳定

Bergstrom 等对比观察了醋酸盐透析、IUF 和再循环式透析的血流动力学变化,见表 10-1-1。

表 10-1-1 不同方式超滤的血流动力学等参数比较

参数	透析	IUF	再循环透析
脉搏变化(次/分)	增加(8~15)	不变	增加(17)
血压变化(kPa)	下降(<12/8)	不变	不明显
体重变化(kg)	下降(1.92)	下降(>1.92)	下降(3.0)
血容量变化(%)	下降(9.4)	下降(>5.4)	下降(2.0)
渗透压变化(mOsm/L)	下降(24)	不变	下降(7)
尿素变化(mmol/L)	下降(12.5)	不变	下降

可以看出,在透析时渗透压下降明显,干扰了心血管的调节功能;而在 IUF 时渗透压稳定,患者对超滤引起血容量减少有较好的调节功能。作者还观察到,在 IUF 时,每搏量及总输出量减少,末梢血管总阻力(TPVR)增加,使血压稳定。而透析中心率和每搏量增加,TPVR 下降,使血压降低。

Wehle[1] 用有创的方法对比观察常规透析和 IUF 的血流动力学参数。从前臂静脉插管至肺动脉,测量平均肺动脉压(MPAP)、肺楔压(PWP)和中心静脉压(CVP)。用热稀释法测定心排血量,计算出心脏指数(CI)和每搏指数(SI)。用下列公式计算出左或右室每搏工作指数(LSWI 或 RSWI):

$$\mathrm{LSWI}=\frac{1.36\times(\mathrm{MAP}-\mathrm{PWP})}{100}\times \mathrm{SI} \tag{10-1-4}$$

$$\mathrm{RSWI}=\frac{1.36\times(\mathrm{MAP}-\mathrm{PWP})}{100}\times \mathrm{SI} \tag{10-1-5}$$

肺血管总阻力(PVR)及总血管阻力(TVR):

$$\mathrm{PVR}=\frac{\mathrm{MAP}-\mathrm{PWP}}{\mathrm{CO}} \tag{10-1-6}$$

$$TVR = \frac{MAP - CVP}{CO} \tag{10-1-7}$$

IUF 的血流动力学变化见表 10-1-2。从表中可以出，CI、SI、LSWI、RSWI、MAP 和 PWP 延长和下降。在前 30 分钟由于平均除水(1 100 ±231) ml，MAP 无明显变化，TPVR 明显增加；45 分钟到超滤结束，平均除水(2 175 ±703) ml，MAP 下降，而 TVR 增加。但在透析中(不超滤)CI 增加，到 180 分钟时与对照组无异常。而 SI、LSWI、RSWI、PWP 和 CVP 有明显下降，TVR 下降。在透析中超滤，则 CI、SI、LSWI、RSWI、CVP、MPAP 和 PWP 进行性和明显下降，说明超滤使血容量下降，但 PVR 和 TVR 仍然稳定。

表 10-1-2 IUF 的血流动力学变化($\bar{x} \pm SD$)

参数	对照	时间(分钟)									
		15	30	45	60	90	120	150	180	210	240
CI[1/(min·m²)]	4.3 ±1.0	3.4 ±0.8	2.9 ±0.8	2.4 ±0.9	2.5 ±0.9	2.5 ±0.8	3.3 ±1.1	3.5 ±0.9	3.6 ±0.9	3.9 ±1.0	4.1 ±1.2
HR(次/分)	71 ±12	68 ±15*	69 ±13*	69 ±14*	73 ±17*	76 ±21*	76 ±19*	79 ±19	81 ±17	85 ±18	83 ±20
SI(ml/m²)	60 ±9	49 ±10	42 ±11	36 ±10	35 ±14	36 ±13	45 ±13	45 ±13	47 ±12	47 ±13	47 ±15
MAP(mmHg)	100 ±19	96 ±21*	85 ±21*	72 ±31	72 ±28	69 ±21	73 ±9	75 ±12	75 ±12	75 ±11	74 ±14
PWP(mmHg)	14 ±5	11 ±5	8 ±5	7 ±4	7 ±4	7 ±5	7 ±4	7 ±4	7 ±5	8 ±5	8 ±5
MPAP(mmHg)	22.1 ±7	17 ±6	15 ±5	15.1 ±5	14 ±5	14 ±6	16 ±5	17.1 ±6*	18 ±5*	18.2 ±5*	18.2 ±5*
CAP(mmHg)	8.4 ±4	7.7 ±4.4*	6.9 ±3.9*	6.9 ±3.9*	6.7 ±3.9*	5.7 ±3.8	5.8 ±3.4	5.6 ±3.9	6.0 ±3.9	6.6 ±3.5*	6.3 ±3.9
PVR(mmHg)	12 ±6	11 ±6	1.4 ±0.7*	2.2 ±0.9	2.1 ±1.0	1.9 ±1.3*	1.5 ±1.0*	1.5 ±0.6*	1.7 ±0.9*	1.5 ±0.6*	1.4 ±0.6*
LSWI(g/m²)	71 ±15	57 ±20	51 ±23	34 ±27	34 ±24	31 ±14	42 ±14	42 ±15	43 ±15	42 ±17	42 ±14
RSWI(g/m²)	9.6 ±3.4	6.4 ±2.9	4.9 ±2.3	4.1 ±2.1	4.1 ±3.2	4.0 ±2.4	6 ±2.5	7.1 ±3.0	7.7 ±2.5	7.5 ±2.8	7.5 ±3.4
UF(ml)	0	959 ±242	1 100 ±231	1 456 ±275	1 795 ±471	2 175 ±703	0	0	0	0	0

注：* 与对照组有显著性差异；1 mmHg = 0.133 kPa(引自 Kidney Inter，1980，17:801)。

(二)单纯超滤时溶质的变化

临床应用 IUF 目的只是为在短时间除掉多量的水，所以通常每次除水仅 1 000 ~ 3 000 ml。前文已谈到超滤液渗透压与血浆相似，所以通过 IUR 达到清除溶质的目的是不够的，特别对尿素、肌酐等溶质，但对血钠的清除还是足够的。排除 1 000 ml 超滤液，如血浆尿素氮 35.7 mmol/L(100 mg/dl)、血钠 140 mmol/L，则排除尿素 357 mg，清除钠 400 mmol。

(三)单纯超滤时酸碱变化

Locatelli[2] 证实 IUF 1 ~ 2 小时除水 1 ~ 3L 时血清 HCO_3^- 轻度下降(平均 2 mmol/L)，主要在前 45 分钟。超滤开始 15 分钟，血浆 pH 轻度降低，是由于 HCO_3^- 下降之故。然后 pH 回升到透析前水平，但此时 PCO_2 明显下降，说明是对代谢性酸中毒的呼吸代偿，同时伴有轻度 PO_2 下降。用负压得到的超滤液 pH 和 HCO_3^- 浓度都高于血浆，说明由于 Gibbs-Donnan 效应，血浆 HCO_3^- 进入超滤液增多。超滤液 PCO_2 降低，是由于 CO_2 进入空气中，这也是超滤液比血浆偏碱的原因之一。然而，在用正压或与空气隔绝取得的超滤液中，PCO_2 与血浆相近。

(四)单纯超滤与血液学变化

Moreno-Villoslada 等[3] 研究了 10 位慢性透析患者用负压超滤 1 小时后的血液学变化(透析器面积 1.86 m^2，超滤速度 25 ~ 35 ml/min)。在超滤前或后没有发现血浆纤维蛋白原、血红蛋白、结合珠蛋白有差异。血浆 FDP 总量低于 10 μg/ml，超滤后没有变化。

(五)单纯超滤与血液滤过(HF)的区别

IUF 每次除水 1 000 ~3 000 ml,溶质清除很少,血浆渗透压几乎没有变化。IUF 不输入置换液,仅解决水潴留。HF 每次除水 20L,需要输入置换液 20L 左右,起到溶质交换的作用,又可消除足够的溶质量负荷(与一次血液透析相近),血浆渗透压轻度变化〔友谊医院的资料为 -(2.39 ±8.25) mOsm/(kg · H_2O)〕。HF 是一种用于临床的较好的血液净化方法。

(六)单纯超滤副反应

过量和快速的 IUF 也可引起低血压、恶心、呕吐和肌肉痉挛等。TMP 过高可导致破膜。有报道,加强超滤可反跳性导致高钾血症,这可能与红细胞破坏,急剧刺激肾上腺素能 α 受体或细胞内钾进入细胞外间隙有关。故加强 IUF 时应监测血钾或心电图,最好在 IUF 后马上透析。

五、单纯超滤的临床应用

(一)防止透析中低血压

有些尿毒症患者水负荷过多,但用透析超滤常导致低血压,可以采 IUF 和透析交替的方法。通常 IUF 和透析孰先孰后无明显区别,但后透析容易产生低血压,因此还是先透析为好。

(二)排除尿毒症患者间隙液体

伴有明显腹水、胸水和心包积液的患者常规透析难以排除这些部位的液体,用低渗透析反而使这些腔隙中液体增多,用高张透析或用 IUF 有助于上述液体进入血液循环,然后从透析器排掉。值得注意的是,IUF 会减少透析排除溶质的时间,上述积液有些就是由于透析时间不够造成的,所以在 IUF 的同时还要做到充分透析,才有助于积液的消除。

(三)序贯透析(SD)

有些患者对透析超滤不大耐受,即使未达到干体重也容易在透析中出现低血压反应,对此可以采用序贯透析。但须注意,这类患者不是对所有序贯超滤方式都能耐受,必须寻找一个适于该患者的序贯模式。还需提醒的是单纯超滤时间过长会减少溶质清除。

(四)抗利尿剂性水肿

如慢性心力衰竭、肝硬化或肾病综合征,对利尿剂不敏感,可以用 IUF 除水。对于血浆蛋白明显低下者,要注意治疗后失衡症状,后者甚至会造成急性肺水肿和心力衰竭。

参考文献

1. Wehle B. Influence of dialysis composition on cardiovascular function in isovolumic hemodialysis. Pro EDTA, 1981, 18: 153-163.
2. Locatelli F. Long-term hemodialysis treatment with sodium removal by convection. Pro EDTA, 1981, 18: 146-154.
3. Moreno-Villoslada I, Quiroz E, Munoz C, et al. Use of ultrafiltration on the analysis of low molecular weight complexing molecules. Analysis of iminodiacetic acid at constant ionic strength. Anal Chem, 2001, 73(22): 5468-5471.

第二节　碳酸氢盐血液透析

王质刚

一、概述

尿毒症患者存在代谢性酸中毒，血液透析目的之一是用透析液中的缓冲碱纠正酸中毒，体内纠酸的主要缓冲碱是碳酸氢盐。血液透析最初使用的缓冲碱就是碳酸氢盐，但发现碳酸氢钠与钙、镁生成碳酸钙(镁)，产生沉淀，使透析不能进行。1964 年 Mion 用醋酸盐取代碳酸氢盐(HCO_3^-)，并解决了浓缩液的配制和稀释系统的问题，因此无钙、镁沉淀出现，简化了操作方法，推动了透析疗法的发展。后来发现醋酸盐透析(Ac-HD)不总是适合每位患者，特别是老年人和心血管功能不稳定者。近年来随着高流量透析及大面积透析器的使用，对醋酸盐不耐受者增多。Graefe 等证实，用碳酸氢盐透析(Bi-HD)可减少透析副反应，增加心血管稳定性。之后进一步研究证实，大多数透析反应与醋酸盐有关。随着透析人群年龄增长，短时血液净化疗法的临床应用以及设备的改进，透析技术的提高，Bi-HD 的应用又逐渐增多起来，所以有必要深入认识和重新评价两种缓冲液对人体的影响以及临床应用的优劣。

二、透析中醋酸盐和碳酸氢盐的动态平衡

常规 Ac-HD 中，血中 HCO_3^- 按着浓度梯度通过透析膜进入透析液，同样，透析液中醋酸盐通过透析膜进入人体内并经过肝脏代谢生成 HCO_3^-。很明显，在 Ac-HD 中，血液中 HCO_3^- 浓度取决于醋酸盐转运率、代谢率与 HCO_3^- 从透析液中丢失率之间的平衡。已证实，在 Ac-HD 中，醋酸盐从透析液中转运速度接近于机体醋酸盐最大氧化代谢速度，因此当醋酸盐转运速度超过其代谢速度或醋酸盐代谢轻度异常时，将导致醋酸盐在体内蓄积。高醋酸盐血症时，醋酸盐可出现一些药物副反应，导致心血管等方面一些症状，这种高醋酸盐低 HCO_3^- 血症造成的临床症状称为“醋酸盐不耐受综合征”。在血中 HCO_3^- 既不补充也不丢失的情况下，以 Ac-HD 时醋酸盐代谢所提供的量来确定醋酸盐代谢个体化指数，有助于了解患者醋酸盐的耐受性。此指数对每位患者有其特异性，但主要与醋酸盐代谢能力有关。Ac-HD 中醋酸盐代谢率(即 HCO_3^- 生成率)需维持血浆 HCO_3^- 浓度 20 mmol 左右，而血浆浓度又取决于其从透析液中丢失的量，即醋酸盐代谢和 HCO_3^- 生成率越高，则血中 HCO_3^- 浓度越高，而从透析液中丢失也越多。因此，血中 HCO_3^- 的浓度变化将自动调节 HCO_3^- 的丢失量，以便与 HCO_3^- 的生成速度相适应。如果使用大面积透析器，则有可能妨碍充分纠正酸中毒。当醋酸盐负荷超过患者代谢能力时，HCO_3^- 大量丢失可加重酸中毒。

三、缓冲碱对血气的影响

(一)缓冲碱对酸碱平衡的影响

Ac-HD 时,醋酸盐是 HCO_3^- 的来源,故血中 HCO_3^- 浓度取决于 HCO_3^- 生成率和消除率。如用标准透析器(1.0 m^2),透析液醋酸盐浓度为 35 mmol/L,透析≥10 小时,在透析开始 15 ~30 分钟,HCO_3^- 清除率大于生成率,血中 HCO_3^- 浓度轻度下降。以后醋酸盐代谢生成 HCO_3^-,血中 HCO_3^- 浓度缓慢上升,6 ~10 小时达到正常范围。由于透析过程中总 HCO_3^- 清除量少于再生量,所以患者净得 HCO_3^- 较多,可以纠正透析间期的代谢性酸中毒。随着高流量透析的临床应用,发现 Ac-HD(醋酸盐浓度 35 ~38 mmol/L)患者的酸碱参数并不正常。透析开始 30 分钟,血中 HCO_3^- 和 pH 稍下降,以后逐渐上升,并保持到透析结束后 1 ~2 小时,其浓度接近或稍低于正常值。透析间期由于体内酸性代谢产物蓄积,血中 HCO_3^- 和 pH 逐渐下降,至下次透析前患者均存在代谢性酸中毒。Nissenson(1989)发现 Ac-HD(醋酸盐 35 mmol/L)持续 4 ~6 个月,透析前血 HCO_3^- 平均为(19.8 ±0.5) mmol/L,提示纠正酸中毒不充分。Gotch(1982)发现长期 Ac-HD 改为 Bi-HD 后,累积 H^+ 呈负平衡〔每周负(175 ±45) mmol〕,说明长期 Ac-HD 可致体内缓冲碱缺乏和 H^+ 蓄积。Ahamad(1980)指出不能企图用增加醋酸盐浓度纠正代谢性酸中毒,因为透析前患者血中 HCO_3^- 浓度越高,则透析过程中 HCO_3^- 丢失量也越多,即使醋酸盐浓度提高到 50 mmol/L,也难使透析后血中 HCO_3^- 升至 28 mmol/L 以上,而且副作用增多。但也有不同的报道,如 Bjoeldager(1981)用醋酸盐 35 ~40 mmol/L,即可使透析前 HCO_3^- 接近于正常。

HCO_3^- 是细胞外液本来存在的缓冲剂,当 Bi-HD 时,HCO_3^- 进入体内,不需代谢直接增加血细胞外液中 HCO_3^- 浓度。Gotch(1982)报道透析液中 HCO_3^- 36 mmol/L,透析器面积 1.3 ~1.8 m^2,每周透析 3 次,则患者每周从透析液中得 HCO_3^-(618 ±77) mmol,大大超过每周代谢生成的 H^+ 量(420 ~520 mmol)。因此 Bi-HD 纠正代谢性酸中毒效果比 Ac-HD 充分,并且有可能把透析前血中 HCO_3^- 浓度提高到正常范围。在 Bi-HD 早期,不会因 HCO_3^- 丢失引起酸中毒加重,通常一次 Bi-HD 透析后血中 HCO_3^- 升高 3 ~10 mmol/L,随着 Bi-HD 的次数增加,透析前血 HCO_3^- 及一次透析后血中 HCO_3^- 升高幅度逐渐上升,这是由于体内缓冲碱缺乏得到了补充,用于补充的碱量逐渐减少,透析中进入的 HCO_3^- 有可能更多的增加血 HCO_3^- 浓度。为了防止代谢性碱中毒,当患者体内缺乏的缓冲碱得到了补充后,应减少透析液 HCO_3^- 浓度。随血中 HCO_3^- 浓度升高,pH 也增加,但一次 Bi-HD 后 pH 的增加幅度与透析前患者血中 HCO_3^- 浓度呈负相关。Ahamad(1980)用 HCO_3^- 40 mmol/L 的 Bi-HD,每周 3 次,可维持透析前血中 HCO_3^- 浓度在 25 mmol/L 水平,透析结束时血 HCO_3^- 和 pH 分别为 29 ~32 mmol/L 和(7.52 ±0.02),患者无碱中毒症状。保持正常酸碱状态,可增加骨碳酸盐含量,减缓肾性骨病的发生,也有利于儿童生长。

由于透析中代谢性酸中毒得到纠正,血中 HCO_3^- 浓度上升,通气减少,$PaCO_2$ 相应升高。但在 Ac-HD 时,大量 CO_2(以 CO_2 气体形式或 HCO_3^- 形式)从血液弥散和进入透析液中而丢失,因此透析中 $PaCO_2$ 保持不变或轻度下降。而 Bi-HD 时,CO_2 丢失较少,在透析过程中 $PaCO_2$ 不变或轻度上升。

(二)缓冲碱对血氧的影响

透析可使血 $PaCO_2$ 下降,产生低氧血症。Ac-HD 中 PaO_2 常常下降 5 ~10 mmHg,而 Bi-HD 时 PaO_2 下降较少。近年来很多学者对透析低氧血症机制进行了研究,认为与下列因素有关。

1. 肺栓塞　Brischel(1975)认为,透析患者低氧血症与体外循环中形成微血栓导致肺微血管栓塞有关。但静脉血经过微孔滤器滤过后并不能防止低氧血症,因此这一假说没有被证实。

2. 过度纠正酸中毒(碱血症)改变了氧的运输通气　血液透析过程中 pH 上升,由于碱血症抑制呼吸,并使 Hb-O_2 亲和力增大,Hb-O_2 解离曲线左移,理论上可导致低氧血症。但透析引起的低氧血症和血液 pH 升高在发生时间上可以不一致,与 Ac-HD 相比,尽管 Bi-HD 过程中 pH 上升较多,碱血症明显,但

通气和 PaO_2 改变较轻，甚至正常。另外，透析引起的低氧血症亦可发生在血液 pH 无变化患者，因此碱血症不能圆满解释透析引起的低氧血症。

3. 醋酸盐代谢　醋酸盐在体内代谢，降低呼吸商（RQ），导致通气低下。据认为，透析患者通气低下与醋酸盐在体内代谢有关。醋酸盐在体内代谢过程中增加耗氧量（VO_2），减少 CO_2 生成量（VCO_2）。由于 $RQ = VCO_2/VO_2$，因此 RQ 降低，出现通气低下和低氧血症，但有的观察不支持这个观点。Heyman（1988）在透析后 24 小时给患者静点醋酸盐（4 mmol/ml），发现通气、血气、呼吸方式及有关代谢参数并无明显变化。在持续静点 1.5 小时过程中 VO_2 保持恒定，VCO_2 仅稍降低。醋酸盐透析患者体内生成的 CO_2，30% 从透析液中丢失，因此体内生成总量应等于肺 CO_2 排出量和透析液丢失量之和。计算结果发现，透析前和透析过程中患者 CO_2 生成量是恒定的。由于 VCO_2 保持不变，CO_2 经透析液丢失 30%，RQ 也应减少 30%，这与 Ac-HD 患者实际测得的 RQ 相等。因此，Ac-HD 患者的通气低下与从透析液中丢失的 CO_2 是相称的，结果血 PaO_2 保持不变。Romaldin（1982，1984）证明给醋酸盐透析液通 CO_2，使 PCO_2 与血中浓度相同，患者 RQ 不再下降。提高透析液 PCO_2，应该不影响醋酸盐代谢，因此，如果醋酸盐代谢对低氧血症有重要作用的话，则 RQ 不应该降低。

4. 醋酸盐对呼吸中枢的直接作用　Nisenson（1979）提出通气低下是醋酸盐对呼吸中枢直接作用的结果。但 Heyman（1988）在透析间期给患者静点醋酸盐，没有发现通气和呼吸方式有任何变化。

5. 补体激活的肺泡-动脉氧分压差（$AaDO_2$）增大　Kaplow（1968）首次报道透析开始 2～5 分钟末梢血白细胞数明显下降。Craddoclk（1977）指出这种暂时性粒细胞减少是由于补体激活导致白细胞停留在肺毛细血管床的缘故。还发现透析后不久 $AaDO_2$ 增大，PaO_2 下降，这些变化是同时发生的。因此，认为白细胞在肺内潴留和低氧血症存在因果关系。以后一些报道进一步支持这一观点，发现这种现象与膜的生物相容性有重要关系。透析膜激活补体，使粒细胞凝聚并黏附在肺血管床，毒性氧自由基生成，活化的粒细胞释放溶酶体酶和血管活性介质，导致肺部炎症反应和支气管痉挛，对血管内皮细胞产生损伤作用。

6. CO_2 弥散　醋酸盐透析时 CO_2 从血液向透析液弥散，导致血 $PaCO_2$ 降低和通气低下，Sherlock（1977）、Dumler（1979）等认为透析过程中血中 CO_2 向透析液中弥散，导致血 $PaCO_2$ 降低、通气低下和低氧血症，同时还证明如能防止血中 CO_2 进入透析液，即可预防低氧血症的出现。

以上观察提示，生物相容性差，激活补体引起的低氧血症出现在透析开始后早期（15～30 分钟）持续时间短，PaO_2 轻度下降；而由醋酸盐透析引起的肺泡通气低下所导致的低氧血症，出现在透析中晚期，持续时间较长，与醋酸盐透析中 CO_2 丢失有关。目前资料认为，透析引起的低氧血症主要由上述两种原因引起，但在不同病例和由于膜的生物相容性各异，两种机制有所侧重。

透析中的低氧血症对肺功能低下的患者（占全部透析患者的 10%～15%）有重要临床意义。透析前血 PaO_2 低于 80mmHg，若应用生物相容性差的膜和 Ac-HD，则 PaO_2 下降 25%，氧饱和度明显下降。对危重患者、老年患者进行透析治疗时一定要考虑这一点。

四、缓冲碱对血流动力学的影响

Ac-HD 低血压发生率高，但用 Bi-HD 可明显改善。研究证实，醋酸盐对末梢血管有扩张作用，使四肢血流量增多，末梢血管阻力下降，而 Bi-HD 四肢血流量和末梢血管阻力无明显变化。但关于醋酸盐对心肌的抑制作用却有不同的报道。Kirkendol 等（1977）给犬快速输入大量醋酸钠，发现心肌收缩性降低，从而证实醋酸盐对心肌有抑制作用。然而 Liang 等（1978）证明当给犬慢速输入醋酸钠，并逐渐增加剂量时，心排血量也增加。Aizawa 等（1977）对比评价了 Ac-HD 和 Bi-HD 对慢性透析患者心功能的影响，注意到 Ac-HD 左室射血前期与射血时间比值（PEP/ET）增加，表明醋酸盐对心肌明显抑制，但碳酸氢盐对心肌抑制作用较轻。Bekhett 等（1981）报道，对 Ac-HD 中心脏收缩间期的测定证明左室功能受抑制。然而 Chen 等（1979）认为在超滤透析中，收缩间期不是反映左室功能真正的指标，因为此时心脏前负荷和后负荷同时变化。他们还证实，尽管在 Ac-HD 中 PaO_2 下降，但左室功能也有改善。

Mekhett 等(1983)注意到弥散透析(不超滤)后有正性肌力作用,还发现,不论是 Ac-HD 或 Bi-HD(尽管透析中血 pH 和 HCO_3^- 明显升高),均出现正性肌力变化。而且,在同一组患者使用大面积透析器(已证实透析中血醋酸盐明显升高)和 Ac-HD,没有发现心肌收缩力减弱,尽管 HCO_3^-、PaO_2、$PaCO_2$ 比 Bi-HD 明显下降,但射血相指数有改善。作者观察了透析前后的超声心电图参数变化,见表 10-2-1。

表 10-2-1 透析前后超声心动图参数对比($\bar{x}\pm SD$)

参 数	Bi-HD(面积 1.0 m^2)		Ac-HD(面积 1.0 m^2)		Ac-HD(面积 2.5 m^2)	
	前	后	前	后	前	后
心率(次分)	77.0 ±2.8	81.0 ±2.8^b	80.0 ±2.2	85.0 ±2.2^b	82.0 ±3.8	93.0 ±2.8^d
D_d(cm)	5.1 ±0.2	5.1 ±0.2^b	5.0 ±0.2	5.1 ±0.2^b	5.3 ±0.1	5.3 ±0.1^b
D_s(cm)	3.2 ±0.2	2.8 ±0.2^b	3.2 ±0.2	2.9 ±0.2^b	3.3 ±0.1	3.0 ±0.1^b
LVET(ms)	422.0 ±4.0	419.0 ±5.0^d	418.0 ±5.0	415.0 ±4.0^b	414.0 ±13.0	408.0 ±13.0^b
F_s(%)	36.9 ±3.0	45.0 ±3.0^d	35.8 ±3.0	42.3 ±2.0^c	36.4 ±2.0	43.4 ±1.0^c
VSF(周径/秒)	0.88 ±0.07	1.07 ±0.07^d	0.88 ±0.07	1.02 ±0.05^c	0.88 ±0.07	1.06 ±0.05^c

注:D_d—左室舒张末内径;D_s—左室收缩末内径;LVET—左室射血时间;F_s—左室小轴缩短率;VCF—左室周径向心缩短率;^{b} 无显著性差异;$^c P<0.05$;$^d P<0.01$。

结果证明,透析中左室前、后负荷没有改变,但可发生急性正性肌力变化。作者的研究不支持透析中醋酸盐对心功能有直接抑制作用。然而,Mastrangelo 等[1]同样用超声心电图测定 Ac-HD 和 Bi-HD 前后心搏出量、收缩末期内径、舒张末期内径、射血分数、末梢血管阻力,发现 Ac-HD 对心功能有抑制作用,而没有证实 Bi-HD 有这种作用。

Velez 等[2]针对醋酸盐对心肌影响的矛盾报道做了进一步研究。作者选择两组患者(Ⅰ组自主神经功能检查正常,Ⅱ组自主神经功能检查异常),分别选用透析液 Na^+ 140 mmol/L 和 130 mmol/L 交替作 Ac-HD 和 Bi-HD。结果,用 Na^+ 140 mmol/L 时,两种缓冲剂透析患者 MAP、心排血量(CO)和透析后直立试验(阳性表现为血压下降、恶心、呕吐、胸痛等)没有显著性差异。尽管Ⅱ组患者血压偏低,但两种透析试验结果没有区别。当用 Na^+ 130 mmol/L 时,Ⅰ组用两种缓冲剂透析 MAP 没有差异;Ⅱ组 Ac-HD,MAP 有下降,但与 Bi-HD 比较无差异。Ⅰ组患者 Ac-HD 直立试验血压下降,但与 Bi-HD 比较没有差异;Ⅱ组在 Ac-HD 时,75% 患者直立试验阳性,而 Bi-HD 25% 患者直立时血压下降。两组患者透析后 CO 均下降,与 Na^+ 浓度和缓冲剂无关。结果表明:当 Na^+ 为 140 mmol/L 时,Bi-HD 和 Ac-HD 血流动力学稳定性没有差异;当 Na^+ 为 130 mmol/L 时,似乎 Bi-HD 对直立后症状改善比 Ac-HD 好些。因此,在评价醋酸盐和碳酸氢盐透析对心血管功能的影响时,应该考虑透析液钠浓度以及患者自主神经功能状态,至少上述结果提示,自主神经功能失调患者在低钠透析时血流动力学的异常在高钠透析时可以得到补偿。

五、缓冲碱对代谢的影响

Scheppach 等[3]研究了 Ac-HD 和 Bi-HD 对游离脂肪酸(FFA)、甘油、β-羟丁酸、葡萄糖、甘油三酯和胆固醇代谢的影响。透析 4 小时后血中总 FFA 明显升高[Ac-HD 从(1.70 ±0.141) mmol/L 升到(2.941 ±0.881) mmol/L, Bi-HD 从(0.985 ±0.059) mmol/L 升到(2.026 ±0.255) mmol/L,$P<0.005$],各种脂肪酸均明显升高,但两种缓冲剂对总 FFA 和每种脂肪酸的影响没有显著性差异。透析后平均血清甘油三酯也升高[Ac-HD 从(0.065 ± 0.012) mmol/L 升高到(0.107 ± 0.033) mmol/L, Bi-HD 从(0.059 ±0.012) mmol/L 升高到(0.081 ±0.014) mmol/L],但两种方法的甘油三酯值升高没有显著性差异。尽管β-羟丁酸透析后升高[Ac-HD 从(0.251 ±0.077) mmol/L 升高到(0.655 ±0.163) mmol/L,Bi-HD 从(0.258 ±0.080) mmol/L 升高到(0.488 ±0.142) mmol/L],但与缓冲剂无关。已有证据表明,醋酸盐可以抑制 FFA 从脂肪组织中释放,有效醋酸盐血浓度在 1 mmol/L 以下,因此远远低于透析中所达到的醋

酸盐浓度。尽管在透析中静脉血醋酸盐浓度高达 30 mmol/L,但 Ac-HD 和 Bi-HD 治疗后血中 FFA 并无显著性差异。这不能除外碳酸氢盐透析液中含有的 3 mmol/L 醋酸盐有抗脂肪分解作用,然而这种作用也未因醋酸盐透析液中含有 32 mmol/L 的醋酸盐而增加。作者为了进一步证实临床上醋酸盐是否有抗脂肪分解作用,观察了 11 例慢性透析患者,在透析前照常进食,用两种缓冲剂透析,FFA 均升高。然后对 3 例透析前禁食 12 小时的患者测试进食后释放的胰岛素的抗脂肪分解作用(可能还有醋酸盐的作用),结果没有证明两种透析方法对脂肪分解的影响存在差异,况且,有 2 例在 Ac-HD 中 FFA 浓度高于 Bi-HD。Messa 等[4]指出,要想证明醋酸盐抗脂肪分解作用(即 Ac-HD 中 FFA 浓度增加低于 Bi-HD),尚需增加更多的病例,而且每个病例都显示醋酸盐有抗脂肪分解作用才能有统计学意义。Scheppach 认为慢性透析中醋酸盐抗脂肪分解作用是不可能的,这与 Messa 的观点(在 Ac-HD 中 FFA 增高程度比 Bi-HD 低)是不一致的。透析中 FFA 增高与下列因素有关:醋酸盐可以抑制 FFA 的释放过程,而肝素作用于脂蛋白酶(LPL)使其活化,促进 FFA 从脂蛋白释放明显增加。FFA 升高易导致冠心病,因此选择具有抗脂肪分解作用的透析方案对患者是有益的。但作者的研究没有证实 Ac-HD 对 FFA 的释放比 Bi-HD 更好。

在透析中甘油可能穿透透析膜进入透析液。甘油是血清中一种未结合的小分子物质,而 FFA 与白蛋白结合,因此不能通过弥散进入透析液。β-羟丁酸是 FFA 在肝内的分解产物,尽管在透析后增加两倍,但对两种缓冲剂没有显示出差异性。肝内酮体生成不仅仅取决于 FFA 的浓度,也取决于其他因素。此外,也要考虑到β-羟丁酸从透析液中的丢失。在 Ac-HD 中,甘油三酯下降〔从(2.5 ±0.3) mmol/L 降到(2.36 ±0.29) mmol/L〕,而在 Bi-HD 中,甘油三酯也下降〔从(2.7 ±0.32) mmol/L 降到(2.19 ±0.33) mmol/L〕,但透析前后均没有显著性差异,也未证实不同缓冲剂影响有何不同。两种方法透析后血清胆固醇没有变化,也说明与缓冲剂无关。透析中血糖变化为从 2.22 mmol/L 到 16.22 mmol/L,可用以估计饮食对 FFA 浓度的影响,发现 FFA 与血糖呈负相关,与两种透析方法无关。

六、碳酸氢盐透析方法

醋酸盐透析基本被淘汰,而碳酸氢盐透析需用专门透析设备,其关键之处是 A 液和 B 液的配比系统。碳酸氢盐透析液由两部分组成,A 液是不含有缓冲剂的电解质部分,B 液是碳酸氢钠溶液。必须注意,B 液要现用现溶,不宜长期保存,而在使用过程中要密闭,以免 CO_2 逸出。A 液与 B 液一定要按厂家或专用机要求的比例混合,一般不能一个处方多机使用,如日机装 DCB-01 人工肾专用处方是 4 份水稀释 A 液与 1 份 1.26% 碳酸氢钠混合。混合液电解质浓度(mmol/L)如下:Na^+ 135、K^+ 2.5、Ca^{2+} 1.75、Mg^{2+} 0.75、Cl^- 106.5、HCO_3^- 30、CH_3COO^- 6.0,渗透压 282.5 mOsm/(kg · H_2O)。德国 B-Braan HD-Secura 人工肾专用处方见表 10-2-2。具体配比为 1 L 浓缩 A 液 +34 L RO 水 +2.1 L 5% 碳酸氢钠。

表 10-2-2 A 液及混合液电解质浓度(mmol/L)

Na^+	K^+	Ca^{2+}	Mg^{2+}	Cl^-	CH_3COO^-	HCO_3^-	mOsm/(kg · H_2O)
(A 液/A 液与 5% $NaHCO_3$ 混合液)							
107.4/135	2.12/2.05	1.95/1.85	1.06/1.0	112.4/109	2.23/ 2.1	0/31.6	227/282.5

为保证 A 与 B 液混合后不沉淀,最重要的是混合液保持在 pH 7.35 ~7.45。如 pH <7.4,PCO_2 增高,纠正酸中毒不充分;pH >7.5,容易形成钙盐沉淀,阻塞管道,使透析液浓度异常。为此,A 液与 B 液混合,既要考虑电解质浓度在要求范围内,也要求 pH 在适当范围内,必要时用适量醋酸盐或冰醋酸调节 pH。此外,最好每次透析后用枸橼酸冲洗管道(酸洗),之后用 RO 水冲洗以清除少许沉淀物。

七、碳酸氢盐透析的临床应用

随着老年透析患者逐渐增多,高效短时血液净化方法的临床应用,Bi-HD 使用越来越多,Bi-HD 主要应用指征如下。

(1)醋酸盐透析不耐受综合征。

(2)透析中容易发生低血压的患者,特别是伴有自主神经功能障碍患者。

(3)严重的心肺疾患,特别是伴有低氧血症者。

(4)肝功能损害者。

(5)老年患者,特别是伴有心血管功能不稳定者。

(6)严重代谢性酸中毒。

(7)低碳酸盐血症。

笔者(1981)报道了碳酸氢盐透析的临床应用,表明 Bi-HD 时各种副反应明显减少,透析后乏力感减轻、食欲增加。笔者遇到 1 例 Ac-HD 胃痛者,行 Bi-HD 后胃痛消失;1 例 Ac-HD 剧烈头痛,行 Bi-HD 时显著减轻。更明显的是 Bi-HD 后血压基本稳定。Bi-HD 主要副反应见图 10-2-1。

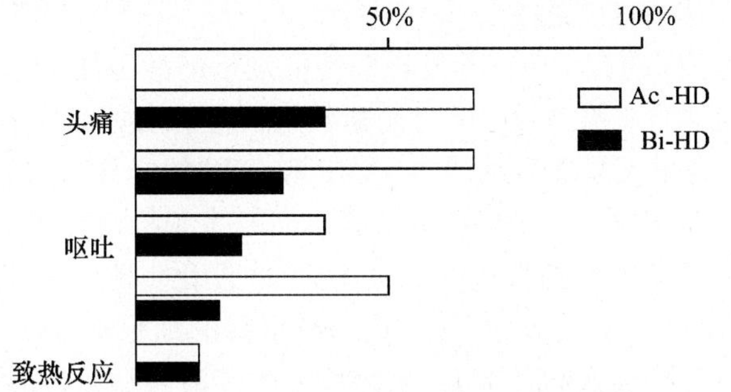

图 10-2-1　Ac-HD 与 Bi-HD 临床副反应

八、碳酸氢盐透析液的不足与改进

高浓度碳酸氢钠液因其易分解性使溶液处于非常不稳定的状态,它易受各种条件,如环境温度、贮存时间、容器的密闭性等影响,不断放出 CO_2 气体,最终导致碳酸氢钠浓度逐渐降低。因此,盛碳酸氢钠液的容器必须密闭,并处于室温阴凉处贮存。容器上需注明制备日期和有效期限,开封已超过 12 小时的碳酸氢钠液不宜再使用。使用前应测定密闭容器中的碳酸氢钠液的稳定性,包括其各项浓度指标及 pH。由于碳酸氢钠的不稳定性,碳酸氢钠最好以固体形式储运,使用前在透析中心制成溶液。如以液体方式运输,应尽量避免溶液猛烈搅拌或振荡,否则会释放出大量 CO_2,使透析液浓度发生较大变动。含碳酸氢钠的 B 液 pH 宜在 7.35 ~7.45 范围内比较合适。小于 7.3 易引起 PCO_2 升高;大于 7.5 易引起 $CaCO_3$ 沉淀;pH 在 7.4 左右也只能在短时间内保持稳定。在 pH 偏高的情况下,一般通过加入一定量的醋酸来调节 pH。如果使用完全不含醋酸盐的纯碳酸氢钠浓缩液,由于碱性太强(7.8 或更高),两种浓缩液(A、B液)混合后立即生成不溶性碳酸盐沉淀,透析液也随之变混浊。因此,含 HCO_3^- 的透析液中需要有一定浓度的醋酸盐(2 ~10 mmol/L)来调节透析液 pH。

配制碳酸氢钠透析液的用水既不能用未经净化的水,也不能用软化水,只能采用反渗水或除去一切盐类的水。净化水中剩余酸性成分(硅酸盐、氯化物、CO_2)对碳酸氢盐浓缩液的 pH 产生相反的作用,导致透析液中 PCO_2 升高,甚至超过 100 mmHg。根据碳酸氢盐透析液的基本要求,透析液中 PCO_2 应在大致生理范围内(35 ~50 mmHg)波动,超出生理范围将对患者产生不良影响。因此,必须定期检查水的净化设备功能是否正常,以免水的 pH 和透析液的 PCO_2 有较大的波动。同时需注意配制透析液时水温是否正常,通常碳酸氢钠在水温 40℃时溶解较好,挥发性较少受影响。

为了降低透析液 pH, 防止钙、镁沉淀,碳酸氢盐透析液(BHD)中均含 2 ~9 mmol/L 的醋酸,实践表明尽管是小剂量的醋酸也与透析相关的许多并发症密切相关。贾利宁等[5]将 BHD 中的醋酸用枸橼酸代替, 配制成一种新的枸橼酸碳酸氢盐血液透析液, 用于维持性血液透析的患者, 观察其对外周血细胞因子和一氧化氮合成酶(NOS)的影响, 以期为透析的各种并发症提供防治措施。作者对 30 例维持性血液透析的患者采取自身前后对照研究，前4周行醋酸碳酸氢盐透析液透析（对照组），后4周行枸橼酸碳酸氢盐透析液透析（实验组）。观察透析前后单核细胞数量的变化，透析前、后及第4周透析后，测定外周血 IL-1β、TNF-α 及总一氧化氮合成酶（TNOS）和诱导型一氧化氮合成酶（iNOS）的吸光度，分别计算 TNOS 和 iNOS 的活力。结果透析后实验组单核细胞数明显下降，透析前两组 TNF-α、IL-1β、TNOS 和 iNOS 水平没有差异，透析后及第4周透析后，对照组增高均较实验组明显，作者认为枸橼酸碳酸氢盐血液透析液能减少透析过程中单核细胞和内皮细胞功能的活化。

目前研究认为，现在使用 BHD 比无醋酸透析液更能刺激单核细胞生成 IL-1、IL-6、TNF。Pizzarelli 等[6]研究发现透析期间随着血中醋酸浓度的增高启动了细胞因子的释放，而炎性细胞因子与透析患者的心血管疾病、营养不良、贫血等并发症的发生、发展密切相关。枸橼酸盐是一种生理性的酸液，肾衰竭患者很快将其代谢为碳酸氢盐，可作为透析液的碱基，代谢过程中不伴有磷的细胞内转移和 ATP 的消耗，所以可以用枸橼酸盐代替 BHD 中的醋酸盐。

Amore 等将内皮细胞用不同的透析液培养发现即使低剂量醋酸也能诱导 iNOS 基因转录增加，而无醋酸透析液明显抑制内皮细胞的增殖指数，认为无醋酸透析液有更好生物相容性和有效下调引起透析血管病纤维化和钙化过程。还发现醋酸通过诱导 cAMP 和 TNF 的释放引起 NOS 的激活，而 NO 引起平滑肌松弛和血管舒张导致临床的“醋酸不耐受现象”。本研究发现枸橼酸碳酸氢盐透析液能抑制透析过程中 TNOS 和 iNOS 的激活，因而 NO 的合成减少。而 iNOS 催化生成 NO 过程伴随着氧自由基的释放，同时 NO 既是生物体内的信息分子和效应分子，也是一种重要的细胞毒分子，高浓度 NO 在发挥非特异免疫防御的同时也会对局部组织造成免疫损伤，所以枸橼酸碳酸氢盐透析液更符合生理要求，有良好的生物相容性，可减少透析急、慢性并发症的发生，提高透析质量。

2001 年张昭馥等[7]也报道，使用醋酸盐（AHD）、常规碳酸氢盐（BHD）、无醋酸碳酸氢盐（AFHD）血液透析的近期疗效。结果发现三种透析液清除低分子毒素、纠正电解质酸碱失衡没有差异；但改善低氧血症、免疫功能改善（CD11、$CD4^+$、$CD8^+$、$CD4^+/CD8^+$ 变化）及心肌协调性、降低 TNF 及减少临床不良反应，AFHD 组优于 BHD 组。

参考文献

1. Mastrangelo F. Benefits of bicarbonate dialysis. Kidney Int, 1985,28(Suppl 7):S188.
2. Velez RI. Acetate and bicarbinite hemodialysis in patients with and without autonomic dyfunction. Kidney Int, 1984,26(1):59-66.
3. Scheppach W. Effects of acetate during regular hemodialysis. Clin Nephrol, 1988,29(1):19-24.
4. Messa P, Mioni G, Maio GD, et al. Derangement of acid-base balance in uremia and under hemodialysis. J Nephrol. 2001,14(Suppl 4):S12-S21.
5. 贾利宁，杨阳，桂保松. 枸橼酸碳酸氢盐血液透析液对外周细胞因子和 NOS 的影响. 陕西医学杂志，2009，38(3)：303-305.
6. Pizzarelli F, Cerrai T, Ferro G, et al. on-line hemodiafiltration without acetate. G Ital Nefrol, 2004,21(Suppl 30):S97-S101.
7. 张昭馥，董葆，于黎力. 国产无醋酸碳酸氢盐血液透析的临床观察. 北京医学，2001，23(6)：346-350.

第三节　高－低钠序贯血液透析

王质刚

血液透析的一个主要功能是超滤除水，但有时虽然除水和体重下降，但细胞内和组织间水分增多，因此导致一些并发症，如失衡综合征、肺水肿、低血压等。高－低钠序贯透析是利用暂时性高钠血症，增加血浆晶体渗透压，吸引更多的水分从细胞内、组织间液进入血循环，防止透析中低血压和水分进入腔隙和细胞内的有效措施。

一、体内水的分布和转移

体液是由水和溶于其中的电解质、低分子有机物化合物以及蛋白质所组成，广泛分布于组织、细胞内外，动物的新陈代谢是在体液环境中进行的，它是机体的内环境。体液由细胞膜分为细胞内液和细胞外液。细胞内液占总体液的2/3，约占体重的40%，是细胞进行生命活动的基质。细胞外液占总体液的1/3，约占体重的20%，是细胞进行生命活动必须依赖的外环境或称机体的内环境。细胞外液可由毛细血管壁进一步划分为细胞间液和位于血管内的血浆，细胞间液约占体重的15%，血浆约占5%，血浆是血液循环的基质。另外有一小部分细胞外液称为跨细胞液(transcellular fluid)，占体重1% ~2%。跨细胞液又称第三间隙液(third space fluid)，是指由上皮细胞分泌至体内某些腔隙(第三间隙)的液体，如消化液、脑脊液和胸腔、腹腔、滑膜腔和眼内的液体等。

液体{细胞内液：占体重40%，占总液体60%
　　　细胞外液：占总体重20%，其中血浆占体重的5%，组织间液占体重15%

组织间液包括淋巴液、脑脊液、跨细胞液(trauscellular flnid)少量。

体液的含量和分布受年龄、性别、脂肪多少等因素的影响，因而存在个体差异。婴幼儿的生理特性决定其具有体液总量大、细胞外液比例高、体内外水的交换率高、对水代谢的调节与代偿能力较弱的特点。老年人体液总量减少，以细胞内液减少为主。机体肌肉组织含水量高(75% ~80%)，脂肪组织含水量低(10% ~30%)，故肥胖者体液量较少。另外，在疾病状态下(如心力衰竭、肝硬化、尿毒症等)不但体液分布异常，而且也影响毛细血管再充盈率。

人体每天除与外界交换水分外(表10-3-1)，体内各部分体液也不断相互交换(图10-3-1)。在毛细血管内外静水压、胶体压的综合作用下实现水分的流动和交换，最终水分在毛细血管动脉端移向血管外，在静脉端水分移向血管内，形成水分的血管内外的不断循环。一般在休息状态下，血液循环全身一周约需1分钟，运动时可缩短为10秒钟。

表 10-3-1 正常人每天水的摄入与排出量(ml)

摄入量		排出量	
饮水	1 000 ~ 1 300	尿量	1 000 ~ 1 500
食物水	700 ~ 900	皮肤蒸发	500
代谢水	300	呼吸蒸发	300
		粪便	150
合计	2 000 ~ 2 500	合计	2 000 ~ 2 500

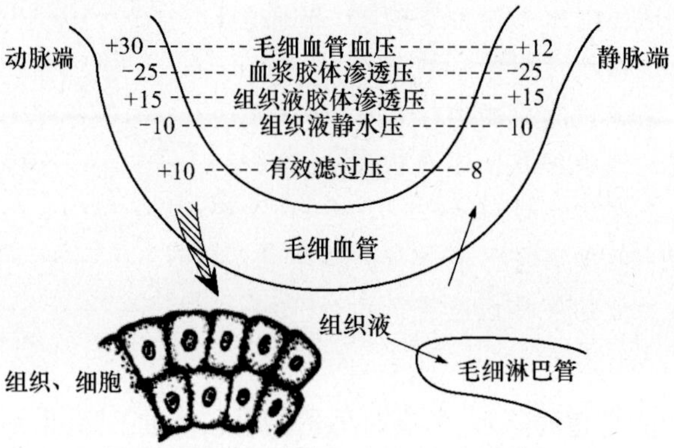

图 10-3-1 毛细血管内外水的移动

(一)血浆和细胞间液之间水的交换

体液中的水分在不同体液腔隙之间的移动取决于两种压力,即静水压和渗透压。正常血浆渗透压范围为 280 ~ 310 mOsm/L,在此范围内为等渗,低于 280 mOsm/L 为低渗,高于 310 mOsm/L 为高渗。由血浆蛋白质产生的胶体渗透压虽然仅占血浆渗透压的 1/200,但对血管内外液体交换及血容量维持恒定具有重要意义。

血浆与细胞间液由毛细血管壁相隔,除大分子蛋白质外,水、小分子有机物和无机物可自由通过毛细血管壁进行交换。决定血浆与细胞间液间水分交换的因素为:①毛细血管血压(毛细血管内流体静水压);②细胞间液胶体渗透压;③血浆胶体渗透压;④细胞间液流体静水压。前两者促使体液进入组织间隙(有利于血浆超滤液滤过使生成细胞间液);后两者促使体液进入毛细血管内(有利于重吸收使细胞间液回流进入毛细血管静脉端)。任何原因使有效滤过压过高致细胞间液生成过多且超过淋巴回流量,或淋巴回流受阻,可导致血液与细胞间液之间体液交换失平衡。这是局部和全身性水肿发生的基本机制。在生理状态下,血管内外水的运动是根据 Starling 公式进行的。

$$Q_f = K_f[(P_{mv} - P_{pmv}) - \delta(\pi_{mv} - \pi_{pmv})] \qquad (10\text{-}3\text{-}1)$$

式中 Q_f——通过毛细血管内外的液体;

K_f——通过毛细血管壁的能力;

P_{mv}——毛细血管内静水压;

P_{pmv}——毛细血管周围组织静水压;

δ——反射系数;

π_{mv}——毛细血管内的胶体压;

π_{pmv}——毛细血管周围胶体压。

水分在毛细血管和组织间的移动取决于毛细血管动静脉端的有效滤过压(EFP):

$$\text{EFP} = (\text{毛细血管内压} + \text{组织胶体压}) - (\text{血液胶体压} + \text{组织静水压}) \qquad (10\text{-}3\text{-}2)$$

实际上,

$$\text{动脉端(A)EFP} = (30 + 15) - (25 + 10) = 10(\text{mmHg}) \qquad (10\text{-}3\text{-}3)$$

$$静脉端(V)EFP = (12+15) - (25+10) = -8(mmHg) \qquad (10\text{-}3\text{-}4)$$

最终结果，在A端水从毛细血管进入组织，在V端水从组织进入毛细血管，后者称为毛细血管再充盈。正常时毛细血管再充盈率(CRR)为0.25 ml/(kg·min)。如体重60 kg，则每小时毛细血管再充盈量为900 ml。

(二)细胞间液和细胞内液之间水的交换

细胞膜也可被视为一种特殊的半透膜，细胞膜对蛋白质不能通过，但对水和葡萄糖、氨基酸、尿素、尿酸、肌酐、O_2、CO_2等小分子物质能自由通过；对其他物质，包括 Na^+、K^+、Mg^{2+}、Ca^{2+}等离子，须选择性地经某种转运方式在细胞内外进行交换。例如，细胞膜上有"钠泵"(sodium pump)，即 Na^+-K^+-ATP 酶，在消耗 ATP 条件下，该酶把 Na^+泵出细胞外，同时把 K^+泵入细胞内，以维持细胞内外 Na^+、K^+的浓度差。由于无机离子的晶体渗透压远远大于蛋白质所产生的胶体压，故决定细胞间液和细胞内液水转移的主要动力是无机离子所产生的晶体渗透压，如 Na^+对细胞外、K^+对细胞内晶体渗透压起主要作用。血浆 Na^+浓度过高或过低，可明显影响细胞外晶体渗透压，从而影响细胞内外水的流向。当细胞内外液的渗透压一致时，水的交换将处于一种动态平衡。细胞膜功能异常，如果使 Na^+在细胞内潴留，可引起细胞与细胞器肿胀和细胞损伤。水的这种交换作用，可以改变细胞内外液体系中组分的浓度梯度，特别是对无机盐类，从而影响到有关代谢反应的进行。

细胞内、外液电解质含量的差异显著。细胞外液的阳离子以 Na^+为主，阴离子以 Cl^-和 HCO_3^- 为主；细胞内液的阳离子以 K^+为主，阴离子以 HPO_4^{2-} 和蛋白质为主。细胞内、外液的电解质总量不等，以细胞内液为多。由于细胞内液中蛋白质阴离子和二价离子的含量较多，其产生的渗透压相对一价离子为小，因此细胞内、外液的渗透压基本相等。血浆和细胞间液的电解质组成与含量非常接近，仅蛋白质含量有较大差别。

二、渗透压对水平衡的影响

渗透压是维持内环境稳定的重要因素。物理学渗透压(osmotic pressure)是指溶液中电解质及非电解质类溶质微粒通过半透膜对水的吸引力，其大小是由溶液中溶质颗粒总数决定的，与溶液中溶质种类和颗粒大小无关。血浆渗透压(plasma osmotic pressure)的概念，包括血浆晶体渗透压和血浆胶体渗透压的总和。血浆晶体渗透压(plasma crystal osmotic pressure)由血浆中晶体物质所形成，如 Na^+、Cl^-、葡萄糖、尿素等，其中 Na^+和 Cl^-占80%；血浆晶体渗透压调节细胞内外水平衡，维持红细胞正常形态。血浆胶体渗透压(plasma colloid osmotic pressure，COP)由血浆中蛋白质形成，调节血管内外水平衡，维持血容量。血浆蛋白质含量为60~80 g/L，细胞间液蛋白质含量则极低，仅为0.5~3.5 g/L。这种差别是由毛细血管壁的通透性决定的，对维持血容量恒定、保证血液与组织间液之间水分的正常交换具有重要生理意义。由于白蛋白相对分子质量较小(约为69 000)，数目较多(白蛋白>球蛋白>纤维蛋白原)，因此成为决定血浆 COP 的主要因素。白蛋白是所有可溶性蛋白中唯一不能穿透毛细血管壁的蛋白。血浆 COP 的75%~80%靠白蛋白维持，约为1.3 mOsm/L，相当于3.3 kPa或25 mmHg。

细胞膜是体内的一种半透膜，它将细胞内液和细胞外液隔开，水在细胞内外的流通，就要受到电解质所产生的晶体渗透压的影响，故晶体渗透压对维持细胞内外水分的相对平衡起着重要作用。毛细血管壁也是体内的一种半透膜，但它与细胞膜不同。毛细血管壁可以让低相对分子质量物质如水、葡萄糖、尿素、氨基酸及各种离子自由透过，而不允许高分子蛋白质通过。所以，晶体渗透压对维持血液与组织间液之间的水盐平衡不起作用。如果由于某种原因造成血浆中蛋白质减少时，COP就会降低，血浆中的水通过毛细血管壁进入组织间液增加，致使血容量降低而组织液增多，这是形成水肿的原因之一。在血液透析过程中血浆胶体压变化较小(由于血液浓缩)，但血浆晶体渗透压可以变化，故可以人为改变晶体渗透压有目的地导引水的移动。

三、高钠血液透析的目的

(一)提高毛细血管再充盈率(CRR)

由于肾衰竭患者水潴留和毒性物质的作用,末梢微循环功能障碍,因此影响毛细血管 CRR。在透析中除水超过干体重可使有效血液循环量减少而导致血压下降,但是如果超滤率(UFR)大于 CRR 也会产生上述结果。影响 CRR 的因素很多,如下列公式所示:

$$V_{(t)}=1/(+K\pi_{a(t)})\{1+K\pi_a(0)V(0)-f_0[(1+K\pi_{a(t)})f_0+K\Delta(f-f_0)+K(P_c+P_t)]dt\} \quad (10\text{-}3\text{-}5)$$

从上式可以看出:①公式显示 t 时间内的容量变化及其影响因素;②影响血容量的主要因素是 f_0(除水率)和变化;③在透析中血浆蛋白浓度基本不变,胶体渗透压稳定,所以水的移动主要取决于晶体渗透压的变化;④透析中渗透压下降决定于 K 值(水和溶质通过毛细血管的移动比率)。

实际上,在透析中 BUN 丢失最多,因而可以认为 BUN 是造成渗透压下降和影响 CRR 的主要因素。如果在透析中提高钠浓度,则可以补偿由于 BUN 丢失所造成的渗透压下降,从而提高 CRR。

(二)保持血浆渗透压稳定性

血浆渗透压大幅度下降可以引起失衡综合征和其他症状。Rodrigo 报告用高糖〔717 mg/dl(39.79 mmol/L)〕透析,血浆渗透压下降5.2 mOsm/(kg·H_2O),用甘露醇(1 g/L)下降4.3 mOsm/(kg·H_2O),二者联合应用仅下降1.7 mOsm/(kg·H_2O),失衡综合征从原来的67%下降到10%。作者进一步观察,透析中由于清除 BUN,渗透压下降 15 mOsm/(kg·H_2O),用高糖〔4 mOsm/(kg·H_2O)〕和甘露醇〔10 mOsm/(kg·H_2O)〕即可提高 14 mOsm/(kg·H_2O),故二者可补偿由于 BUN 下降导致的渗透压下降。如果用低糖〔200 mg/dl(11.1 mmol/L)〕和正常钠透析就不能补偿由于 BUN 清除导致的渗透压下降。

(三)增加细胞内除水量

实践证实,高渗透析时,血浆渗透压稳定,而在透析中血浆钠下降,说明有细胞内液向细胞外移动。而在低渗透析时,血浆渗透压下降,而血浆钠升高,说明有细胞外液向细胞内移动。用不同钠浓度透析,体液分布也不一样,见表 10-3-2。

表 10-3-2 不同透析液钠浓度引起体液变化($\bar{x}\pm SD$)

D_{Na^+}	140 mmol/L	160 mmol/L	P 值
干体重(kg)	53.7±3.6	52.2±4.3	NS
ΔBW(kg)	2.5±0.88	3.4±0.6	<0.05
剩余血浆量(ml/kg)	63.0±1.96	52.7±0.2	NS
ΔPV(ml)	850±366	468±261	<0.05
ΔPV/ΔBW(%/kg)	9.9±5.1	5.0±2.7	<0.05

表中显示 D_{Na^+}160 mmol/L 比 D_{Na^+}140 mmol/L 透析时体重下降多($P<0.05$),但血浆容量(PV)变小($P<0.05$),说明高钠透析增加了细胞内液的丢失。Stone 用低钠(132 mmol/L)和高钠(144.5 mmol/L)透析观察了体液分布情况。D_{Na^+}132 mmol/L 组透析后,细胞内液(ICW)增加(1.5±1.0)%,总体水(TBW)下降(4.8±0.4)%,细胞外液(ECW)下降(14.6±2.0)%,PV 下降(2.1±2.0)%。而 D_{Na^+}144.5 mmol/L 组透析后,ICW 减少(3.7±1.2)%,ECW 减少(3.8±0.2)%,TBW 下降(4.0±0.3)%,PV 下降(12.9±5.1)%,同样说明,低钠透析细胞内液增多,而高钠透析细胞内液减少。

(四)增加溶质清除率

要想增加溶质清除率,必须增加溶质从末梢组织的转移和清除速度,为此要做到增加组织微循环血流量,增加溶质穿过细胞膜和毛细血管壁的能力,最后溶质才能达到透析器排出体外。据文献报道,慢性透析患者都有细胞内水肿和微循环障碍。由于细胞内和间质中水分增多，细胞内溶质浓度降低，组织血流减少，而溶质清除率也降低，故消除细胞内水肿是提高溶质清除率的重要条件。提高透析液钠浓度，可以提高血浆渗透压（钠主要存在细胞外液中），从而增加水的排除和伴随溶质的消除，Sakai 认为高渗透析可以增加 5% 的溶质清除率，作者认为这是弥散和对流两种作用的结果，也有人称其为“溶剂的抽吸作用”。如果在透析中交替使用高钠和低钠透析液，则可相应地使水进入细胞内，然后从细胞内抽吸出来，也带走部分溶质，这样重复交替起到“细胞清洗”作用。

四、高渗透性物质的选择

用以提高血浆渗透压的物质很多，如葡萄糖、尿素、果糖、甘露醇、甘油和氯化钠等。0.45% 葡萄糖可以提高 2 ~ 3 mOsm/（kg · H_2O）渗透压，但葡萄糖浓度太高〔11.1 ~ 27.75 mmol/L（200 ~ 500 mg/dl）〕可致高血糖、高渗性昏迷。另外，也可反射性引起低血糖，长期用高糖还可引起高血脂。还发现高糖透析液不能防止水向细胞内移运。1 g/dl 甘露醇可以提高渗透压 8.5 ~ 10 mOsm/（kg · H_2O），甘露醇半衰期为 3 天，可在肝内蓄积，使肾功能进一步损害。血中甘露醇浓度高，从透析器中排出，容易造成渗透压大幅度下降，导致失衡综合征，故不宜长期使用。尿素、果糖和甘油很少有效或对机体有毒性作用，故少用或不用。具有较大渗透性和方便、无毒的渗透溶质是 Na^+。1 mmol/L Na^+ 与 4.28 mmol/L（12 mg/dl） BUN 产生的渗透性相当，所以在透析中调节 D_{Na^+} 浓度就可以控制血浆渗透压。又因 Na^+ 可以自由通过透析膜，所以不会因钠潴留导致高血压和肺水肿。

细胞内外水的变化是由渗透压驱动的，细胞膜上的钠泵使钠不能随意通过细胞膜，所以细胞内外钠浓度的变化将维持细胞内外渗透压差，这个压力梯度迫使水移动，使细胞内外渗透压趋于平衡，Man 研究了透析当中 H_2O 的变化，用低 Na^+ 透析 6 小时，Na^+ 清除率（C_{Na^+}）为 8.4 ml/min，H_2O 清除率（C_{H_2O}）为 9.6 ml/min；而高钠透析 6 小时，C_{Na^+} 为 8.6 ml/min；H_2O 清除率为 25.9 ml/min（图 10-3-2）。

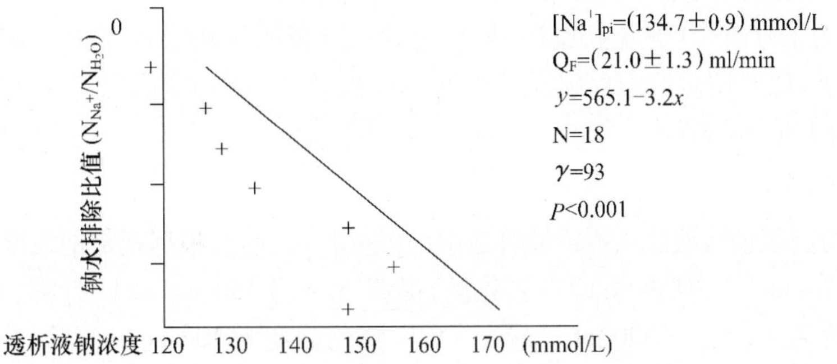

图 10-3-2　钠水排出值（N_{Na^+}/ N_{H_2O}）与 D Na^+ 的关系

N_{Na^+}/N_{H_2O} = 100，相当于 N_{Na^+} 145 mmol/L

N_{Na^+}/N_{H_2O} = 70，相当于 N_{Na^+} 150 mmol/L

说明增加 D_{Na^+} 浓度，使细胞内水向细胞外移动，达到新的间隙渗透压平衡，因而增加无钠水的排出。另外，调整 N_{Na^+}/N_{H_2O} 的比值可以达到预定的 UFR。

五、高 – 低钠序贯血液透析疗法

（一）高钠透析专用机

绝大多数人工肾机可以通过改变透析液与水的配比关系来提高或降低透析液浓度，即电导率，但高浓度或高电导率绝不等于高钠，因为高浓度是各离子浓度均升高。笔者早期以 Gambro AK-10 人工肾机为例，调节电导率观察电导率与 Na^+、K^+ 浓度的关系，见表10-3-3。可见若提高电导率，K^+、Na^+ 浓度均增加，当 Na^+ 达到148 mmol/L时，K^+ 已升到3.5 mmol/L，容易引起高血钾。

表10-3-3 电导率与离子浓度的变化

离子浓度	电导率（mS/cm）							
	14.0	14.5	14.75	15.0	14.0	14.5	14.75	15
K^+（mmol/L）	2.0*	2.2	2.3	2.4	3.0**	3.1	3.3	3.5
Na^+（mmol/L）	135	141	146	148	135	143	145	148

注：*原液中 K^+ 为2.0 mmol/L；**原液中 K^+ 为3.0 mmol/L。

必须指出，不能将高浓度（电导）与高钠混淆，否则会酿成事故。目前仅有日本两家公司（Nipro、Nikkison）人工肾备有单独吸钠装置，即在透析液管道上装有一个旁路，吸入10%氯化钠，可以控制透析液中 Na^+ 浓度，从而达到高－低钠序贯透析的目的。由于仅升高透析液钠浓度，并无上线限制，其 Na^+ 浓度由临床医师掌握。现代一些欧洲先进透析机多有4～6个钠曲线模型供临床选用。这些机器仅能提高透析液浓度（电导），而不能单独提高钠浓度，意思是当钠浓度提高时其他电解质水平同样升高，首当其害的是 K^+ 浓度，所以这类机器都设定一个电导度上限，如表10-3-4所示。

表10-3-4 透析液钠、钾离子随电导度的变化

	电导（mS/cm）	钠（mmol/L）	钾（mmol/L）
公司1原处方	14.1	135	2.0
电导度上限	15.4	148	2.25
公司2原处方	14.4	140	2.0
电导度上限	15.4	154	2.37

电导率与电解质的相关变化规律受到原处方以及稀释方式与倍数不同而异。相同的是由于电导提升 K^+ 也随之增加，为治疗安全（避免高血钾）所以电导提升高度受到限制，实际 Na^+ 最高153 mmol/L有时达不到临床的要求，此时还是选用单独提升浓度的肾机为佳。还应提醒，有的机器屏幕上显示的 Na^+ 值读数是换算值，而不是实测值。

（二）微型泵注入法

用一个输液泵将高张钠溶液注入透析液管道中（在透析器之前），根据预定钠浓度计算出输入速度。如原透析液含 Na^+ 135 mmol/L，欲输入10%氯化钠，提高 Na^+ 为150 mmol/L，计算方法如下：150－135＝15（mmol/L），换算为7.5 mmol/（500 ml·min）。10%氯化钠变为100 mg/ml，除以58.5（NaCl相对分子质量），即为1.71 mmol/ml，7.5/1.71＝3.89 ml/min。每分钟输入10%氯化钠3.89 ml，可使 D_{Na^+} 由135 mmol/L提高到150 mmol/L。这种方式没有自动监护设备，临床应用时必须加强人工监护。

六、钠浓度的选择

Locatelli证实，低钠透析时，Na^+ 通过“弥散”作用被清除到透析膜外。若 D_{Na^+} 与 P_{Na^+}（血浆钠）浓度相等，则膜两侧 Na^+ 梯度为零，此时是通过“对流”排除钠和水，从而保证在透析过程中患者生理钠浓度不变，此即所谓“等渗透析”。生理性钠浓度的计算是血钠实测值加上血浆蛋白的胶体渗透压。如果实测血钠140 mmol/L，加上7%总蛋白胶体渗透压值，则为147.95 mmol/L，可取 D_{Na^+} 147.95 mmol/L。作者用两种钠浓度（D_{Na^+} 142 mmol/L和 D_{Na^+} 148 mmol/L）分别观察两组患者28和18个月。结果：①组（D_{Na^+} 142 mmol/L）在透析中血压明显下降；②组（D_{Na^+} 148 mmol/L）血压没有变化；②组在透析中除水量和透析间期体重高于①组；①组在透析中痉挛发生率及补入盐水量都高于②组；②组心胸比、ECG没有明显变化。作者认为生理钠浓度有利于矫正慢性水潴留，容易达到干体重。临床实际应用中有时钠浓度需要高于生理性钠浓度,此谓药理性钠浓度。

七、高-低钠序贯血液透析的应用[1-4]

(一)预防透析中低血压反应

对醋酸盐透析不耐受和有自主神经功能紊乱的患者采用高钠透析可取得非常满意的效果。通常可选用 D_{Na^+}145 ~160 mmol/L 透析 3 ~5 小时,然后用正常钠浓度透析 1 ~1.5 小时,可防止钠潴留。另外,在高钠时增加除水量,在正常钠浓度时除水量减少到最低程度,才可以保持血压持续稳定。笔者(1983)报告用高钠透析液预防透析中低血压,使用 D_{Na^+}140 ~155 mmol/L,透析 4.5 小时,然后用 D_{Na^+}135 mmol/L 继续透析 1.5 小时。透析中血清钠最高 145 mmol/L,最高渗透压(311 ±6.5) mOsm/(kg · H_2O),透析结束时血清钠(139 ±1.9) mmol/L,渗透压(294.1 ±2.2)mOsm/(kg · H_2O),仅平均下降 5.7 mOsm/(kg · H_2O),血压稳定在 14.6/9.3 kPa(110/70 mmHg)以上。

血液透析中应用钠曲线模型旨在找到一个适合患者的血浆钠浓度,达到对脱水的最大耐受程度,使机体在透析过程中保持相对的血容量稳定,同时又不导致体内钠潴留,减少透析后的相关并发症。Sadowski 等[1]取初始钠浓度 148 mmol/L 和终末钠浓度 138 mmol/L,在透析过程中应用阶梯式和线性两种钠浓度变化模型。结果应用钠模型组患者透析中肌肉痉挛、头痛、恶心、透析中低血压、透析后乏力感、头晕均低于对照组,也没有发现高钠引起的相关副反应(血压增加、血钠升高、口渴)等。最后作者指出,阶梯型钠模型适于预防透析中头痛和改善低血压,线性钠模型适于减少透析中肌肉痉挛。

对于高度水肿的患者施行阶梯性超滤无疑是一种好的方法,Meers 等[2]指出,阶梯超滤和阶梯钠浓度模型联合应用更优于单纯阶梯性超滤的方法。采用基础透析液钠浓度为 137 mmol/L,一种方法是阶梯式超滤,另一种方式是阶梯式超滤联合阶梯式钠浓度模型(初始钠浓度为 150 mmol/L),结果表明后者低血压的发生率明显低于前者。作者指出,联合应用的优点是改善毛细血管再充盈率,保持血浆渗透压稳定和缓慢地下降(下降幅度也低)。Keuchel 等对 13 例患者采用电脑模拟三种超滤方式:①常规超滤和透析液钠浓度 138 mmol/L;②阶梯式超滤;③阶梯式超滤与阶梯式钠浓度模型(初始钠浓度 150 mmol/L)联合。结果③组透析后细胞内液减少,而其他组细胞内液增加。de Vries[3]对 15 例患者研究了:①恒定钠浓度(140 mmol/L);②阶梯钠浓度模型(148 ~140 mmol/L);③钠梯度和梯度超滤联合三种治疗方式对毛细血管再充盈率、血容量、细胞内液和细胞外液的影响。结果在①组常规透析血容量降低明显,细胞内液和细胞外液下降量均少于②组和③组;而②组和③组有明显的跨细胞水分进入细胞外液,因此临床不出现低血压和肌肉痉挛。

由于病情不一样,患者对钠浓度的反应也有区别,故应建立个体化的钠浓度模型才能有效地防止血流动力学的不稳定性。减少透析中低血压的发生率,可以保护心血管功能,改善生活质量,提高存活率。Leunissen 等[4]认为,首先应确立准确的干体重,可以通过超声波的方法或者测定生物电阻抗的方法;其次最后应用生理性钠浓度,因为太高的钠浓度容易引起干渴和透析间期体重增加过多;应该根据不同的患者透析中血浆容量的变化规律运用个体化钠模型。结果证明,只有根据患者的具体病情选用钠浓度,才能获得最佳的血流动力学效果,而发生很少的副反应。

(二)预防失衡综合征

Poct 观察 9 例(包括 5 例首次)透析患者,Q_D1 000 ml/min、Q_B250 ml/min,治疗 4 小时,作为试验组。同时还选择 8 例作为对照组。试验组 D_{Na^+}(149.3 ±6.0)mmol/L。对照组 D_{Na^+}(133.1 ±2.6)mmol/L,两组患者透析前 BUN、肌酐、血清钠及渗透压没有差异性,透析后血清钠和渗透压有显著性差异($P <$ 0.001),而 BUN、肌酐没有差异。试验组无一人发生失衡综合征,而对照组 69.2% 发生失衡综合征。试验组仅 22.2% 有脑电图异常,对照组 83.3% 脑电图异常。笔者(1984)报告 13 例(包括 1 例急性肾衰竭)首次透析患者用高钠(D_{Na^+}145 ~158 mmol/L)治疗 5 小时,然后用 D_{Na^+}135 mmol/L 透析 1 小时。Q_D500 ml/min,Q_B200 ~250 ml/min。13 例患者透析前血清钠 115 ~144 mmol/L〔平均(133.6 ±7.3) mmol/L〕,血浆渗透压

285～363 mOsm/(kg·H_2O)L〔平均(331.9±25.9) mOs/(kg·H_2O)〕。前5小时血清钠132.3～145.2 mmol/L〔平均(138.5±4.7) mmol/L〕,血浆渗透压277.3～333.4 mOsm/(kg·H_2O)〔平均(315.6±15.7) mOsm/(kg·H_2O)〕。透析结束时血钠130～145 mmol/L〔平均(137.6±4.4) mmol/L〕,血浆渗透压286～319 mOsm/(kg·H_2O)〔平均(305.6±10.0) mOsm/(kg·H_2O〕。透析后BUN下降率(28.3%～82.2%)〔平均(60.3±16.8)%〕,肌酐下降率23%～74.3%〔平均(44.2±16.8)%〕,除水率500～3 500 ml〔平均(2 080.8±16.8) ml〕。发生失衡综合征4人,占30.7%,该4例透析前血浆渗透压352～363 mOsm/(kg·H_2O)〔平均(358±4.97) mOsm/(kg·H_2O)〕。通常透析后血浆渗透压下降30 mOsm/(kg·H_2O)以下不发生失衡综合征,本组平均透析后血浆渗透压下降(26.3±28.3) mOsm/(kg·H_2O),而失衡4例下降(58.5±25.7) mOsm/(kg·H_2O),未失衡9例仅下降(14.7±17.1) mOsm/(kg·H_2O),说明高钠透析对预防失衡综合征是有效的,但是透析前血浆渗透压超过350 mOsm/(kg·H_2O)者,还是通过常规诱导透析较安全。

(三)细胞清洗透析(cell-wash dialysis,CWD)

方法是先用D_{Na^+}180～200 mmol/L透析45～60分钟,然后用D_{Na^+}130～140 mmol/L透析45～60分钟,反复几次。Meada用CWD治疗13例慢性肾衰竭,其中4例为糖尿病肾病。结果:①干体重比普通透析明显减少;②透析后无力感消失;③透析中血压稳定;④食欲增加;⑤微循环改善;⑥Hb增加;⑦糖尿病患者血糖下降,糖利用率增加;⑧BUN、肌酐水平比普通透析呈有意义地下降。

八、高-低钠序贯血液透析的评价

优点:①消除了透析后疲乏感;②食欲增加;③增加皮肤光泽感;④改善活动和工作能力;⑤减少透析中低血压发生率;⑥透析中"失衡"症状消失;⑦减少透析中不适症状;⑧有利于消除细胞内和组织间水肿,容易达到干体重;⑨增加溶质清除率。

缺点:①增加口渴感;②在透析期间体重增加快;③警惕钠潴留,以免发生高血压和肺水肿。

参考文献

1. Sadowski RH, Allred EN, Jabs K. Sodium modeling amelioretes intradialytic and interdialytic symptoms in young hemodialysis. J AM SOC Nephrol, 1993, 4(5):1192-1198.
2. Meers C, Toffelmire EB, McMurray M. Reducing complications during hemodialysis using gradient ultrafiltration with gradient soudium dialsate. ANNA J, 1999, 26(5):495-550.
3. de Vries PM, Kouw PM, Olthof CG, et al. The influnce of dialysate sodium and variable ultrafiltration on fluid balance during hemodialysis. ASAIO, 1990, 36(4):821-824.
4. Leunissen KM, Kooman JP, van Kuijk W, et al. Preventing hemodynamic instability in patients at risk for imtra-dialytic hypotensin. Nephrol Dial Transplant, 1996, 11(Suppl 2):S11-S15.

第四节　低温血液透析

王质刚

一、低温透析方法、优点和机制

早已发现透析液温度和环境温度影响透析中低血压的发生率，但低温本身几乎不引起不适症状。为了证明温度对心血管功能的影响，Kishimoto[1]对比研究低温（34℃）和正常温度（37℃）对一组透析患者心血管功能的影响。透析患者 BUN 100.6 mg/dl(35.9 mmol/L)，Scr 1 343.7 μmol/L(15.2 mg/dl)，心率78.7 次/分，平均动脉压（MAP）12.1 kPa(90.7 mmHg)。开始 20 分钟做正常温度透析（NHD），继之做 60 分钟低温透析（LHD），两种方法除温度外，其他条件相同。每 10 分钟测定 1 次脉搏（HR）、每搏量（SV）、心排血量（CO）、平均血压（MBP），末梢血管阻力（TPR）、血浆正肾水平（NE）、体温（BT）和透析液温度（DT）。用碳酸氢盐透析液，Na^+ 140 mmol/L、K^+ 2.5 mmol/L、Ca^{2+} 1.75 mmol/L、Mg^{2+} 0.75 mmol/L、Cl^- 110 mmol/L、醋酸根 9 mmol/L、HCO_3^- 30 mmol/L。每位患者用正常和低温透析，前 20 分钟的参数作为对照。结果不论是 LHD 或 NHD，前 20 分钟体温波动小于 0.2℃，但此后 NHD 组呈有意义地上升，LHD 组无明显变化。两种温度对血流动力学影响：NHD 时 MBP 下降 10%，而在 LHD 中 MBP 上升 5%，HR 在 NHD 和 LHD 时均增加，但在 LHD 时增加幅度小；SV 在两者都明显下降，没有差异性；CO 在 LHD 时下降 15%，在 NHD 时无变化；在 LHD 和 NHD 时 NE 均显著升高，但两者没有差异。

作者进一步观察室温对体温的影响，LHD 时，室温 14℃，当血流量（Q_B）120 ml/min 时透析器出口温度差为 -4.1℃；当 Q_B 180 ml/min 时，出口温度差 -1.4℃。而 NHD 时，室温 14℃，相应血流量透析器出口血液温差为 -2.2℃和 -0.5℃；室温 25℃，相应血流量的血液温差为 0 和 0.4℃。温度对溶质清除率没有影响，NHD 尿素氮清除率（132 ± 13）ml/min，LHD 为（130 ± 11）ml/min，NHD 肌酐清除率（114 ± 10）ml/min，LHD 为（113 ±9.0）ml/min，两者没有差异。从本组资料可以看出，NHD 时，BT 轻度变化而不是显著增加，血压轻度而不是显著下降，但 CO 下降，而无 TPR 变化。相反，LHD 时，尽管 CO 下降，BT 和 MBP 均无变化，但是 TPR 明显增加。

Bazzato 等研究了单通道醋酸盐温透析（W-SPA）和冷透析（C-SPA）；单通道碳酸氢盐温透析（W-SPB）和冷透析（C-SPB）；再循环醋酸盐温透析（W-RA）和冷透析（C-RA）；再循环碳酸氢盐温透析（W-RB）、冷透析（C-RB）的血流动力学变化，结果见表 10-4-1。

表 10-4-1　不同透析方式的温、冷透析参数变化（$\bar{x} \pm SD$）

参数	SPA		SPB		RB		RA	
	开始	结束	开始	结束	开始	结束	开始	结束
W-HD：MAP	82 ±8	62 ±8	83 ±9	65 ±6	82 ±9	80 ±7	84 ±8	77 ±8
CI	4.8 ±0.6	3.3 ±0.3	4.7 ±0.5	3.6 ±0.6	4.6 ±0.6	3.8 ±0.4	4.8 ±0.7	3.7 ±0.4
SI	58 ±5	40 ±4	55 ±6	42 ±0.6	57 ±3	45 ±4	59 ±4	44 ±7
TPR	1 371 ±98	1 506 ±112	1 411 ±118	1 443 ±121	1 407 ±98	1 682 ±121	1 392 ±112	1 663 ±121

续表

参数	SPA		SPB		RB		RA	
	开始	结束	开始	结束	开始	结束	开始	结束
HR	83 ±6	82 +7	85 ±7	85 +6	81 ±7	84 ±7	81 ±5	84 ±6
PAP	15.8 ±1.8	13.7 ±1.3						
PCWP	8.7 ±1.6	6.2 ±1.7						
C-HD：MAP	81 ±9	76 ±7	82 ±7	77 ±7	81 ±7	81 ±7	82 ±2	78 ±7
CI	4.6 ±0.7	3.6 ±0.4	4.8 ±0.6	3.8 ±0.6	4.8 ±0.6	3.7 ±0.4	4.6 ±0.8	3.6 ±0.4
SI	57 ±4	4.2 ±4.5	58 ±5	46 ±4	58 ±5	44 ±3	57 ±6	43 ±4
TPR	1 046 ±125	1 702 ±146	1 365 ±107	1 619 ±106	1 349 ±104	1 750 ±113	1 427 ±118	1 732 ±119
HR	81 ±7	86 ±5	83 ±5	83 ±8	83 ±5	83 ±7	82 ±7	83 ±6
PAP	15.6 ±2.4	14.1 ±1.6						
PCWP	8.5 ±2.2	6.6 ±1.6						

注：W-HD—温透析；C-HD—冷透析；CI—心脏指数；SI—心搏指数；TPR—末梢血管阻力；HR—心率；PAP—肺动脉压；PCWP—肺毛细血管楔压。

表中数据表明，单通道醋酸透析（SPA），无论 W-HD 或 C-HD 第 1 小时 MAP 下降，在治疗结束时，W-HD 患者 MAP 保持在低水平，而 C-HD 恢复到正常水平。两种温度透析 CI 均下降，TPR 在 C-HD 比 W-HD 增加明显。两种透析 HR 无差异。单通道碳酸氢盐透析（SPB）在 W-HD 时 MAP 显著下降，但 C-HD 不变。两种温度透析 CI 无差异，HR 无变化。TPR 在 C-HD 比 W-HD 明显增加。再循环碳酸氢盐透析（RB），两种温度透析 MAP、CI、SI、TPR、HR 均无变化，显示心血管功能稳定。再循环醋酸透析（RA），两种温度透析心血管功能稳定，MAP、CI、SI、TPR、HR 无差异。

Maggior 等首次证实冷透析以后心血管功能改善，以后很多学者对其机制进行了研究。在低温透析早期，温度直接影响末梢血管肌肉的收缩性，之后，低温又影响全身神经系统的反应能力。在自主神经正常的患者，末梢血管对低温的收缩反应是很敏感的。据报告，温度下降 2℃（由 37℃ 到 35℃），TPR 可增加 5 倍，这是由于释放的血管活性物质导致血管收缩性增强。

林爱武等[2]研究发现，低温透析防止低血压不完全决定于血容量的变化。为此作者观察常温组和低温组（35.5℃）在相对血容量（RBV）下降程度相似的情况下，低温透析能减少低血压的发生率，并使患者耐受更多的超滤量。公认血液透析中体温升高，但是本组研究结果表明，低温组在透析中容易带走更多的热量，因此其体温上升速度低于常温组。也就是说，在透析后期常温组与低温组 RBV 没有差异，但是两组体温不同，即低温组在透析过程中丢失热量较多，减少透析中体温升高，所以能超滤更多的水分而不出现低血压。作者还认为可能与低温透析提高心肌收缩力、提高上臂血管阻力，使心率下降，改善静脉血管反应性有关。

低温透析的效果关键在于透析中能量转换，王梅等[3]对 18 例患者进行了低温透析（36℃）和标准温度透析（37℃），观察患者血压、血容量（BVM）、温度监测（BTM）、心率、动静脉温度及体外能量传递（KJ）等指标。两种透析液温度治疗前体温无差别，透析后低温透析与标准温度透析相比，体温降低（$P<0.01$），动脉管路血温度无明显差别（$P>0.05$），静脉管路血温度明显降低（$P<0.001$）；低温透析与标准温度透析相比，血液透析过程中的 MAP 升高（$P<0.05$），透析结束时的收缩压、舒张压、MAP 也明显增高（$P<0.05$）。低温透析过程中 MAP 比透析前略升高，标准温度透析过程中 MAP 比透析前略有降低，但无统计学差异（$P>0.05$）；低温透析能量传递及能量传递率明显增加（$P<0.01$）。

结果显示，两种温度透析液透析前体温无差别，透析后标准温度透析比低温透析体温升高，说明透析过程中患者体温进行了调节。两种温度透析液透析过程中均有热量丢失，尽管标准温度透析热量丢失少一些，透析后瘘的静脉端血温度均低于体温和透析液温度，说明虽然体温对透析液温度进行了补偿，但也不及丢失的多。研究表明，在透析前 MAP 无差别的情况下，低温透析比标准温度透析中 MAP 升高，透析结束时收缩压、舒张压、MAP也明显升高，心率低于标准温度透析，说明低温透析提供了更好的血流动力学稳定性。关于透析液温度对血流动力学稳定性的影响机制，认为与皮肤血液循环的状态改变有关。机体温度是影响皮肤血流的重要因素，除此外，还受血容量的调节。透析过程中随着超滤脱水，血容量下降，此时通过压力反射调节皮肤血管收缩，但机体温度的升高，将导致皮肤血管舒张，外周阻力下降，因而拮抗了低血容量引起的血管收缩反应，故标准温度透析时低血压症状发生率高。低温透析中，血管对低血容量反应敏感，外周血管阻力及静脉紧张性高，故低血压症状发生率低。在低温透析中，由于能量丢失较多，机体温度相对稳定。

对单纯超滤、低温透析（35.5℃）、标准温度透析（37.5℃）血流动力学稳定性的研究发现，上述三种条件下能量传递、能量传递率、平均动脉压呈递减趋势，前臂血管阻力及静脉血管紧张性逐渐降低，而机体温度逐渐升高；当设置与单纯超滤有相同的能量丢失进行血液透析时，其与单纯超滤条件下血管反应性及机体温度的差别消失，说明透析过程中能量传递是影响机体温度及血管反应性变化的重要因素。

van der Sande 等[4]对14例透析中有低血压者，在周中透析时设定核心温度（CT）下降0.5℃或保持基线不变（恒温透析），用热平衡透析（透析中或者没有增加或减少）作对照。记录中枢血容量（CBV）、血压、皮肤温度、心率变化。结果在热平衡透析中CT增加，在恒温透析CT稳定不变，低温透析时CT降低；在恒温透析和低温透析时皮肤温度明显下降，但热平衡透析时皮温没有变化；与低温透析相比，恒温透析和热平衡透析收缩压降低，而CBV在低温透析时增加。低温、恒温及热平衡透析LF/HF没有差异。作者认为，低温透析可以改善透析中低血压，可能是维持CBV不变或增加，而控制CT既平衡了血流动力学的稳定性，又拮抗了寒冷不适的潜在危害。

研究表明，在低温透析中血管化学物质增多，也是保证血压稳定的重要因素。袁移安等[5]选取长期规律透析患者中容易发生低血压或者血压偏低者16例，分别采用常温透析（37℃）和低温透析（35.5℃）交叉透析，各4次。自身前后对照，每次透析观察血压、心率、相对血容量（RBV）以及体温的变化，并且在透析末平卧采静脉血检查血管紧张素Ⅱ、肾上腺素和皮质醇的变化。结果与常温透析比较，低温透析组低血压发生率低，低血压出现的时间晚，发生低血压时相对血容量（RBV）低［（0.82±0.09）*vs.*（0.73±0.11），$P<0.05$］。低温透析组透析后血管紧张素Ⅱ、肾上腺素和皮质醇均比常温透析组升高（$P<0.05$）。

众所周知，冷透析液对血压的影响是通过提高血浆儿茶酚胺水平，使血管收缩和末梢血管阻力增加。作者认为，低温透析时，由于是透析液与血液之间的温度直接交换，机体的温度下降很快，机体为了维持体温，通过体温调节中枢，产热加快，散热降低，外周血管收缩，使血压上升。由于低温，机体的热平衡被破坏，诱发应激反应，其结果是使血管紧张素、肾上腺素、去甲肾上腺素、糖皮质激素、胰高血糖素、胰岛素等应急激素分泌增加，这些激素的分泌或者释放的增加，使机体血管收缩，体液回心增加，使血压升高，心率上升。

患者基础体温影响透析患者血压已被证实，据两篇文献报道，分别显示15%和75%透析患者透析前体温低于正常。Fine 等[6]指出，冷透析液对血压的影响取决于透析前患者的基础体温。作者测量128例透析患者体温，分为体温低于36℃组和大于36.5℃组，每组分别用37℃和35℃透析液连续透析10次。出现低血压症状并伴有收缩压低于100 mmHg，或血压下降25%（基础血压低于90～100 mmHg者），或收缩压下降50 mmHg定为症状性低血压。结果128例患者中，29例（23%）发生症状性低血压。透析液温度37℃透析1 662次，症状性低血压发生率为11.2%；35℃时透析893次，症状性低血压发生率5.5%。低体温患者在透析液37℃透析时，低血压发生概率增加（15.9%），而在透析液35℃透析时低血压发生率仅为3.4%，有显著性差异，但两组患者超滤容量、年龄、性别、透析时间、血细胞比容、血肌酐和尿素水平、血清白蛋白、糖尿病患病率均无差异。

如果体温增高可使皮肤血管扩张，干扰了由于血容量减少后心血管的调节功能。至于患者基础体温偏高，冷透析对血压的调节差的原因尚不清楚，但可能低体温和无体温异常患者的交感神经张力有差异。因此只有低于正常体温的患者用冷透析液透析才有血流动力学效应，而基础体温高者用冷透析不会得到有益的心血管效应。

患者基础自主神经功能状态对低温的反应是不同的，吴闽程[7]对23例低温(33.1～35℃)透析(LHD)患者进行无创血流动力学监测，并与30例常温透析(NHD)对比。血液循环动力学(CD)检查，根据综合反射系数(SEC)又分成A类(交感神经张力占优势，SEC>0.463 s)与B类(自主神经功能低下，SEC降低<0.463 s)进行对比。CD检查项目：综合反射系数(SEC)，交感神经反馈系数(SFC)，迷走神经反馈系数(VFC)；心血管系统参数：平均动脉压(MAP)、收缩期平均动脉压(SMP)、脉动流输运常数(PTC)、系统输运常数(STC)、心肌负变力系数(MNC)、心肌耗氧量(MVO)、心肌缺血阈值(MIT)、射血分数(EF)、左室舒张末期压(LDP)、左室舒张末期容量(LDV)、系统总阻抗(SSR)、心排血量(CO)等。

结果显示，心血管功能变化，A类、B类患者对低温的反应是不同的，A类收缩期平均动脉压(SMP)较常温组升高12%($P<0.05$)，平均动脉压(MAP)上升7%，而B类患者这种变化不明显，低温状态中各组均未发生低血压；B类患者心脏处于高负荷代偿不良状态，常温、低温组心功能均无改善，脉动流输运常数(PTC)、系统输运常数(STC)、心肌负变力系数(MNC)及心肌耗氧量(MVO)显著升高，心肌缺血阈值(MIT)、心肌变力系数(MIC)及射血分数呈明显低值，提示心肌缺血受损严重，约50%这类患者对温度变化不敏感。相反，A类在LHD中PTC、STC值逐渐降低(提示周围血管、小动脉终端阻抗升高)，改NHD后上述值又回升至正常，与常温组比较有显著差异($P<0.01$)；同时心负荷及MVO也增加，但心肌顺应性较好(左室舒张末期压降低16%)，透析后心血管功能有不同程度的改善(射血压力、左室机械效率、MIT、LDV/LDP、MIC/MNC比值上升，心率减慢)。结果提示LHD时自主神经功能正常者有血管收缩反应及心功能改善，而自主神经紊乱者对低温无反应，而反应不定者可能与透析不充分、对温度变化不敏感或检测误差有关。

LHD改善心血管功能已为一些学者所证实，发现自主神经功能正常的患者，其末梢血管对低温的收缩反应很敏感，温度由37℃降到35℃，患者的总外周血管阻力(TPR)可增加5倍，且可能通过早期释放血管活性物质直接作用于末梢血管，之后又影响全身神经系统的反应能力。还有学者认为冷刺激可反射性引起血管壁肾上腺素能α受体兴奋，α受体与交感介质结合可引起周围血管收缩，升高血压。

自主神经系统可通过对不同血管管径的调控实现血管阻力、血液分配和回心血量的调节，因此分清自主神经功能状态，对分析不同温度透析中的血流动力学变化，正确判断LHD对心血管功能的影响是有意义的。SEC与SFC正是判断自主神经功能有临床价值的指标之一。SEC综合了物理反射和生理反射两个因素对动脉血流动的影响，监测中该值降低表明血管运动中枢调节功能差，血管反射舒缩功能减退。当自主神经功能紊乱时，SEC与SFC参数均明显降低(B组患者就属于这种类型)。尿毒症患者常有自主神经功能不全，表现为颈动脉和主动脉压力感受器或传入神经反射弧有缺陷，长期HD患者50%发生自主神经功能紊乱，此为症状性低血压的原因之一。A组11例患者末梢血管对低温呈收缩反应(PTC与STC渐降低)，虽也存在心肌缺血损伤的影响，但SEC值明显升高，血管舒缩调节功能代偿加强，心功能有不同程度地改善，说明机体对温度的变化与自主神经功能状态密切相关。

低温透析对细胞因子也有影响，据研究，低温透析可以降低白细胞介素、肿瘤坏死因子、EDRF/NO，增加TPR，促进静脉回流，保证超滤除水顺利和血压稳定。增加心脏收缩性，增加CO。低温还可引起冷加压反应和儿茶酚胺增加。胡岗等[8]将26例透析中低血压患者分为常温(37℃)透析组和低温(35℃)透析组，观察透析前后细胞因子的变化。4小时透析后，低温组IL-1β、IL-6和TNF-α低于常温透析组($P<0.05$)。表明低温透析可以降低炎症反应，改善心血管系统的稳定性，有益于保持HD时的血流动力学稳定。

当然透析当中产生的症状性低血压与很多因素有关，醋酸盐的影响、体液减少、渗透压变化及补体激活等。Enia等观察了透析液温度对透析中白细胞减少的影响。作者把透析液温度从38℃降到20.5℃，则白细胞下降从(82±6)%减为(32±19)%，有显著性差异，说明降低温度可以改善生物相容性。作者进一步指出，如把温度降到20℃，几乎可以完全防止白细胞减少。事实上，有些症状在常温透析中出现，而在低温透析中没有发生。实验证实，NHD和LHD交替进行治疗，除体温外，其他条件相同，在LHD中却无失衡症状和补体活化表现。

发现低温透析对左室心功能有影响，张兰等[9]报道低温可以改善左心室功能。选取充分透析6个月以上，近1个月有反复透析中低血压发作史的患者20例，随机分为A组与B组，透析温度分别设定为37℃和35℃。所有患者每次透析前、透析结束时和透析结束后30分钟接受超声心动图检查，连续监测血压等血流动力学指标。每两周两组患者交换治疗模式一次，共观察8周。结果低温透析阶段比常温透析阶段平均动脉压显著升高($P<0.001$)，心率显著降低($P<0.001$)；低温透析后症状性低血压和无症状性低血压发生率均低于常温组($P<0.001$)；低温透析后左室短轴缩短分数(SF)和射血分数(EF)均显著高于常温透析后($P<0.001$)；低温透析时节段性室壁运动异常(RWMA)发生率明显少于常温透析时($P<0.001$)，透析后RWMA恢复比例亦高于常温透析时($P<0.001$)。结果表明，低温透析可明显改善透析中低血压患者左心室功能，减少透析中RWMA和透析中低血压的发生。

RWMA是心肌缺血最早出现的特征性指标和特异性改变，本组观察到RWMA的变化，有力地证明了透析患者心肌缺血现象的存在。在一过性心肌缺血后，即使灌注得以恢复，LVF受损也将持续一段时间，反复发生的心肌缺血产生的积累效应终将导致心肌冬眠，继而引起慢性缺血性心脏病，导致心功能不全，也是导致维持性血液透析患者心功能受损的重要因素。EF和SF是反映LVF较为直观的指标，本文发现低温透析后EF和SF均显著高于常温透析后，并推测低温透析可能会增加左心室收缩力。

二、低温透析的临床应用

很显然，低温透析明确的适应证是透析中易发症状性低血压以及心血管功能不稳定的患者。笔者认为，炎症和高热患者、存在显著性生物不相容性以及危重患者皆可应用低温透析。Yagi N等[10]提出，低体温可以降低ICU患者的病死率，而肾脏替代(CRRT)治疗过程可以降低患者体温。为证实CRRT对体温的影响，作者选择接受CRRT治疗的ICU患者72例进行回顾性研究，排除住院时体温≤35.5℃、伴有甲状腺功能低下或采取其他形式的体外循环(如人工膜肺)治疗的患者。然后作者又对ICU中27例急性肾衰竭患者行前瞻性研究，均用连续静脉－静脉血液透析(CVVHD)和连续动脉-静脉血液透析(CAVHD)治疗，血流量(Q_B)100～200 ml/min，透析液流量(Q_D)开始500 ml/h，以后逐渐增加至1 500 ml/h，改变Q_D流速后，至少5分钟测一次体外循环温度。结果72例回顾性研究表明，CRRT患者动脉出来血液与静脉进入血液温度有明显的差异，36例次发生低血压，其中CVVHD发生率为46.3%，CAVHD为25%；在前瞻性研究中，当逐步改变Q_B和Q_D时，循环静脉端温度变化规律为Q_B增加，动静脉温度差取决于Q_D的变化；同样，当Q_B固定时，静脉端的温度变化直接与Q_D有关，还随着热量转换为能量并随之丢失。用室温的透析液，CRRT也可以明显降低患者体温。

注意到以往的研究，在连续床旁血液滤过时，当液体置换率达到1 400 ml/h，低体温发生率增加，随之伴有平均动脉压(MAP)、末梢血管阻力和肺血管阻力增加及氧消耗下降。本组研究表明，当用低温透析和缓慢血流量时热能总是在丢失，Q_B和Q_D对热量丢失有重要影响，其中Q_D作用更大。作者的研究证明，用CRRT治疗可以达到低体温的目的，CVVHD比CAVHD更明显。由于体温下降，基础代谢率和氧消耗降低。低体温还可导致心率加快，心排血量、全身血管阻力以及血压增加，血流动力学稳定，因此有利于低血压患者，降低死亡率。Van Kuijk等指出，冷透析使静脉张力增加，改善静脉反应性。此外，冷透析还能增加心室收缩。Turney(1990)等指出，冷透析本身有利于细胞因子和其他炎症介质的排除。本组研究发现，接受CRRT治疗的患者大多数是多器官功能衰竭和系统性炎症反应综合征，观察到冷透析可以排除心肌抑制因子，导致血流动力学改善，表明CRRT适合治疗血流动力学不稳定的危重患者。

感染中毒性患者，无疑高温对机体是一种损害，增加肌体代谢和氧耗，影响细胞功能，甚至破坏一些酶的活性。在消灭体内微生物和排除毒素之前把体温降下来对机体是有益的。药物降温有弊端，冰袋物理降温有局限性，可以肯定用冷透析(如果疾病需要行CRRT的话)是非常理想的降温措施，可以收到难得的生物效应。

关于低温透析的不足之处，首先是患者的耐受性，一般透析液温度设定为35.5℃患者是可以耐受的，如定为35℃时，多数患者会有发冷、甚至寒战的感觉。从理论上讲，低温透析可能会影响溶质清除率，因为低温影响分子运动，特别是小分子物质的弥散。但对尿素动力学的研究表明，低温透析既未影响尿素的清除，亦未影响透析后尿素的再生成，推测可能因为血流的改变主要在皮肤，而且增高的MAP水平实际帮助了维持肌肉血流[3]。Yagi等[10]也证实，低温(35℃)后，可提高尿素清除率和Kt/V值($P<0.0001$)。期待今后用更科学的方法验证温度对清除率的影响。有时低温并未改善透析中低血压的发生，可能原因包括：患者的基础体温、环境温度、低温是否到位、低温时间是否太短以及病情本身和患者自生反应性等。此时不妨采用低温加高钠或附加药物(左旋卡尼汀、管通等)配合调节，甚至包括改换透析模式。

参考文献

1. Kishmoto T. Cardiovascular stability in low temperature dialysis. Kidney Int,1986,15(6):329-335.
2. 林爱武，严玉澄，钱家麒. 低温透析对改善患者透析过程低血压发生的观察. 中国血液净化杂志,2003,2(6):301-305.
3. 王梅，刘敏，范文延，等. 透析液温度对血流动力学稳定性及能量平衡的影响. 医师进修杂志,2002,25(8):17-20.
4. van der Sande FM, Wystrychowski G, Kooman JP, et al. Control of core temperature and blood pressure stability during hemodialysis. Clin J Am Soc Nephrol,2009,4(1):93-98.
5. 袁移安，李向东. 低温透析避免低血压发生的机制. 医学新知杂志, 2008,18(1):33-36.
6. Fine A, Penner B. The protective effect of cool dialysate is dependent on patients'predialysis temperature. Am J of Kidney Dis, 1996,28(2):262-270.
7. 吴闽程. 低温透析状态血流动力学变化的观察. 浙江中西医结合杂志,2002,12(2):82-83.
8. 胡岗，刘连升. 低温血液透析状态下患者血容量变化的临床意义. 浙江实用医学,2006, 11(4):241-244.
9. 张兰，程明，俞琦，等. 低温透析对透析中低血压患者左心室功能的影响. 中国血液净化,2008,7(10):538-542.
10. Yagi N, Leblanc M, Sakai K, et al. Cooling effect of continuous renal replacement thrapy in critically Ⅲ patients. Am J of Kidney Dis,1998,32(6):1023-1030.

第五节 无肝素血液透析

王质刚

一、无肝素透析的提出

为了使体外循环血液不凝固，血液透析中使用肝素是无奈之举。众所周知，长期应用肝素对血脂代谢、骨骼生长均有不良的影响。短期使用肝素最危险之处是导致出血并发症，特别是对于有出血风险的患者。尽管有体外肝素化方案、边缘肝素化、低分子量肝素以及枸橼酸盐抗凝，但是对于有活动出血的患者或脑出血，应用任何抗凝剂都是危险的。近年来虽然抗凝剂种类增加，肝素方案、剂量经过改进，但在急性肾衰竭仍有26%出血并发症。抗凝透析膜的研制恐怕是一种理想的途径，但目前尚无一种令人满意的制品，近年来有的作者试图用高血流量和周期盐水冲洗透析器对一些高危出血患者施行不用肝素的透析，取得一些效果，人们称这种方法为无肝素透析，国内临床应用也较多。

Caruana 等做了透析抗凝疗法的对比研究，采用四种方案：①间歇肝素法（总肝素量 4 000 ~ 5 000 IU）；②无肝素法；③间歇盐水冲洗法（每 30 分钟输入盐水 200 ml）；④持续盐水输注法（每小时 4 000 ml）。血流量250 ~ 300 ml/min，分别用四种方法并以自身作对照。结果尿素氮、肌酐清除率及除水量没有变化。四种方案均未发生严重凝血，间歇盐水输注和持续盐水输注分别有一次和两次中度凝血。此后，作者又对 29 例有出血风险的患者做了 100 次无肝素和无盐水输注的透析，结果严重凝血占 7%，中度凝血 20%，但其中 17 次有促凝因素，如低血压、血流不畅和输血等，但经过分析未找出与某单一因素有肯定关系。

二、无肝素透析方法和临床应用

无肝素透析的常用方法：先测定患者初始凝血指标，借以决定盐水冲洗的间隔时间。如试管凝血时间 5 ~ 8 分钟，可每隔 15 分钟冲洗盐水 200 ml（冲洗时夹住血液管道动脉端以阻断血流，使盐水快速通过透析器），若凝血时间为 8 ~ 15 分钟，可以 20 ~ 30 分钟冲洗盐水 1 次。无肝素透析要求高血流量，通常血流量 250 ~ 300 ml/min。在治疗过程中记录盐水输入总量，最后需要透析超滤出来，以免水潴留而发生肺水肿。无肝素透析最好使用容量控制超滤透析机，以便准确控制超滤量。有明显水肿、肺水肿及心衰患者慎用此种方法，因快速进入体内多量液体和高血流量对心脏无疑是一种潜在的危险。另外，在透析中超滤太快使血液浓缩，血流量不足，血压降低和输血均是促凝因素，需注意防范。

发现施行无肝素透析之前，对透析器进行预处理，特别是 EVA 膜（乙烯醇聚合物）效果更好。方法是透析前用生理盐水预冲透析器和管路后，使用含肝素 25 000 U/L 的生理盐水 1L 闭式循环吸附 30 分钟，泵速 500 ml/min，超滤率 1 000 ml/30 min，随后用生理盐水 500 ml 冲洗吸附剩余的肝素，防止肝素进入体内，随后开始透析，即所谓“吸附法无肝素透析”。盐水冲洗操作繁杂，输入体内大量液体易诱发肺水肿，选用既可以防止凝血，又尽量少用冲洗盐水的无肝素方法，引起护理人员的重视。李桂凤等[1]对比三种无肝素透析方法，分别不用盐水冲洗和不同时间的盐水冲洗方法进行对比。选择具有活动性出血或高危出血倾向的血液透析患者 40 例。A 方法：无肝素透析过程中不用生理盐水冲洗；B 方法：无肝素透析过程中每隔 1 小时用生理盐水 100 ml 冲洗透析器及管路；C 方法：无肝素透析过程中每隔 30 分钟用生理盐水 100 ml 冲洗透析器及管路，冲洗的盐水总量计算在超滤总量中。透析液流量 500 ml/min，血流量220 ~ 250 ml/min、透析时间 4 小时，结果见表 10-5-1。

表 10-5-1 患者按不同回水方法完成透析情况比较

方法	例数	透析完成例数	百分比(%)
A 方法	40	20	50. 0
B 方法	40	32	80. 0
C 方法	40	34	85. 0

吸附式无肝素透析目前在临床上已被广泛应用于伴有高危出血倾向的透析患者，其优点在于无继发性出血现象，但易发生凝血，需要定时用盐水冲洗透析器和管路，但各家对冲洗盐水的频率不尽相同，有些医院主张每 15 分钟或 30 分钟冲洗，我们在临床实践中发现过于频繁的冲水使超率量（UF）明显增加，血液浓缩，也可以导致透析器及管路凝血加重，同时盐水冲洗量的增加也会增加危重患者的心脏负担。本组结果 B 方法与 C 方法明显优于 A 方法，但后两组没有差异，但要考虑 C 方法多用盐水之弊。

王淑芬等[2]报道吸附法无肝素透析，与常规无肝素透析一样，只是在透析中不用盐水间断冲洗，但在透析前用肝素盐水（生理盐水 1 000 ml + 肝素 200 mg）预冲透析器和血液管路并闭式循环 20 分钟，再用生理盐水 500 ml 冲洗体外循环系统即可应用。作者对 24 例慢性肾衰伴活动性出血患者行 100 次吸附法无肝素透析，血流量 200～250 ml/min，结果仅有 10% 透析器有部分凝血，无 1 例出血加重者或因出血停止透析，溶质清除率与普通透析也无差异。对有活动出血和水负荷多的患者，首选无肝素不输盐水的方法是明智的。

徐帮琴等[3]对比浓肝素（100 ml 含 12 500 IU 肝素）和淡肝素（500 ml 含 25 mg 肝素）冲洗法，预冲完毕后分别用浓或淡肝素盐水密闭体外循环运行 10～20 分钟，保留 10 分钟。血流量以 250～300 ml/min 为宜，每透析 30 分钟定时用 100 ml 生理盐水洗透析器，透析 3～4 小时完成。结果浓肝素盐水体外循环管路、透析膜每次冲洗未见凝血堵塞，透析后无凝血，患者透析后无出血现象，查凝血时间正常，血尿素氮、肌酐明显下降，透析器无明显血栓堵塞，透析后效果满意；淡肝素盐水冲洗体外循环管路，透析器在后半透程每次冲洗纤维不太清晰，透析后部分凝血，患者透析后无出血，出凝血时间正常，但丢失血液较浓肝素盐水循环冲管法多（纤维中空有 5～10 根堵塞），冲洗操作次数多，超滤量加大，透析后效果稍差，所以浓肝素循环冲管透析法比淡肝素冲管透析法较为临床适用。本研究不足之处没有提供试验前两组患者的基础凝血状态，因此缺乏可比性，试验结果可信度受到质疑。

但刘婉莹等[4]少用肝素、不用盐水冲洗也达到满意的效果。方法是将透析器、血路管连接形成（闭合）循环通路，灌注 0.9% 无菌生理盐水 500 ml + 肝素 20 mg，排净管路与透析器内空气，同时将透析液区接在透析器旁路上，以 350 ml/min 血流量，预充 15～20 分钟，定时开放血路管旁路，完毕后用 0.9% 无菌生理盐水冲洗血管路与透析器动静脉端，以达到排净（闭合）管路与透析器内的肝素盐水，灌注无菌生理盐水 200～300 ml，避免含肝素的生理盐水进入患者体内。对照组每小时用生理盐水冲洗血路管、透析器，改进组不用生理盐水冲血路管、透析器。结果改进组 35 例，在血液透析过程中未用生理盐水，无 1 例凝血发生，与对照组相比差异无显著性（$P>0.05$），出血症状逐渐转好，平稳过渡到普通血液透析。

由于输注盐水所带来的不利，有些学者提出无肝素不输盐水的透析，也未发生严重的凝血现象，透析器容量平均减少 18%。作者强调高血流量（300 ml/min）是防止凝血的关键。

有作者提出间断盐水冲洗的无肝素透析液容易造成透析器堵塞，严重发生体外循环凝血，张竞葳等[5]提出采用了 5% 的白蛋白溶液预冲法，取得了比较满意的效果。作者采用白蛋白涂布法行无肝素血液透析 56 例次，方法是先将血路用 0.04% 肝素盐水（500 ml 生理盐水含肝素 20 mg）排尽空气，再用 5% 的白蛋白溶液（20% 的白蛋白 50 ml 稀释为 250 ml 白蛋白盐水溶液）密闭循环。血泵转速 100～150 ml/min，20 分钟后开始行常规无肝素血液透析；另 20 例采用常规无肝素透析。结果与对照组比较，实验组管路的凝血情况和透析器的堵塞程度都优于常规的无肝素血液透析法，并且低血压发生的概率也明显降低。作者认为，采用 5% 白蛋白溶液预冲管路并减小预冲血泵流速（100～150 ml/min），使透析膜与白蛋白溶液充分接触并提前激活Ⅻ因子生成Ⅻa，启动凝血级联反应，使纤维蛋白原转变为纤维蛋白，成网筛状紧紧附着在透析膜的表面，形成一层由白蛋白构成的“蛋白层”，进而减少了体内血液激活这一反应机会，从而减少了透析过程中血液发生凝血的可能性。

朱秋霞[6]对 14 例患者进行不输盐水的无肝素透析。用 0.02% 肝素盐水（500 ml 等渗盐水加 100 mg 肝素）密闭循环 15～20 分钟。血液流速 250～300 分钟，透析液流速 500 ml/min，透析 4 小时，过程不加肝素。结果 14 例 23 次不输注盐水的无肝素透析，22 次顺利完成，无透析器内凝血，过程顺利。

袁金忠等[7]评价无肝素血液透析对尿素清除率的影响。收集 500 例次用标准肝素和 500 例次无肝素的血液透析资料，计算 Kt/V、透析效率（QE）的计算公式为：

$$QE = 实际\ Kt/V \div 理论\ Kt/V$$

对比两者的差异。结果提示标准肝素透析和无肝素透析理论上的 Kt/V 值之比、实测的 Kt/V 值之比及透析效率之比分别为：(1.73 ±0.28) *vs.* (1.64 ±0.34)，$P>0.05$；(1.41 ±0.30) *vs.* (1.34 ±0.36)，$P>0.05$；(0.80 ±0.13) *vs.* (0.78 ±0.18)，$P>0.05$。表明血流速率提高后的无肝素透析并不显著降低溶质的实际清除率，不需要延长单次血液透析治疗的时间。

评价顺利地完成无肝素透析的标准是用最少的盐水冲洗，透析器基本无凝血现象，为此要满足如下条件：首先透析器的选择，最好选择抗凝性能和生物相容性良好的透析膜；选择高通量透析器便于加强超滤，排除进入体内的大量生理盐水；尽量加大血流量，至少 >250 ml/min 以上，为此要求血液通道(内瘘或中心静脉留置导管)顺畅，保证较好的血流量。

单纯生理盐水冲洗法是应用最早、最广泛的一种方法，透析前用肝素盐水预充血路和透析器，接管时丢弃肝素盐水。根据情况，透析过程中每 15～30 分钟用生理盐水 150～200 ml 快速冲洗透析器和管路(夹住动脉端)；不用盐水冲洗要根据患者的基础凝血状态，严密监测下施行；至于清蛋白涂布透析器用少量或不用盐水冲洗法可以试用。

成功地完成无肝素透析还要考虑患者因素，如患者是否配合、水负荷状态、心脏功能、血压是否正常等；此外，一定要考虑患者的出血情况和初始凝血状态，如有出血倾向和渗血可以用低分子量肝素，如脑出血一定不能用肝素；患者的基础凝血状态是重要的参考指标，如试管法凝血时间 >30 分钟，或 ACT 延长 1.5 倍可以放心地不用肝素，也不必用盐水冲洗。

此外，透析过程中避免输血、输高张盐、高渗糖，以免促进凝血；超滤除水不宜过多，以免血液浓缩；尽量不复用或少复用透析器。

参考文献

1. 李桂凤，程叙扬，于重燕. 吸附法无肝素透析联合盐水冲洗法在血液透析中的应用. 现代护理，2007，13(22)：2073-2074.
2. 王淑芬，李冀军，杜娟，等. 吸附法无肝素透析的临床应用体会. 中国危重病急救医学，1997，9(5)：274-276.
3. 徐帮琴，王胜利，马素珍. 无肝素透析的临床应用价值. 淮海医药，2009，27(1)：72-73.
4. 刘婉莹，徐虹，杜烨辉. 改进无肝素血液透析的临床体会. 中国血液净化，2008，7(1)：51.
5. 张竞葳，梁少媚，钟志慧，等. 白蛋白涂布法应用于无肝素血液透析. 现代医药卫生，2006，22(20)：31756.
6. 朱秋霞. 不输盐水、无肝素的血液透析. 南京部队医药，1998，5：27-28.
7. 袁金忠，熊理，龙春娇. 无肝素血液透析对透析效率的影响. 中国中西医结合肾病杂志，2007，8(8)：469-472.

第六节　单针血液透析

王质刚

1972 年 Kopp 等认为慢性透析血管通道是个重要问题，有的患者经过多次穿刺插管或经多次做瘘手术已无血管可寻。有的患者尽管有永久性血管通道，但是条件不好，穿刺困难，给护士工作带来麻烦，给患者也带来痛苦。用单针透析可减少一半穿刺机会，无疑对血液通道也是重要的保护措施。单针透析的临床应用原则在 1964 年确立，但几年后才开始应用，然而一直没有推广，直到 1978 年在欧洲慢性透析中才占 42.3%。限制应用的原因有技术问题，也由于其透析效果仍比常规双针透析差。近年由于导管的发展和设备的改进(单泵单夹和双泵)，单针透析得到进一步发展。

一、单针透析设备

（一）单针透析针具

使用单针透析时，对急性透析患者普遍采用股静脉或锁骨下静脉或颈内静脉穿刺插管法，对慢性透析患者也只穿刺一针，然后接上一个Y形套管。有的末端有Y形接头，可分别连接动、静脉管道。

（二）单针透析机

单针透析机透析时血液流出和流入两个时相连续交替进行，使血液在体外循环中间断流动，每个时相的持续时间和转换频率是受压力和时间或两者同时控制。机器可以为单泵夹具或双泵夹具式。

1. 单针泵夹具系统　最初单针泵是由压力－时间控制，这种水力驱动循环（不用电控制）如图10-6-1。

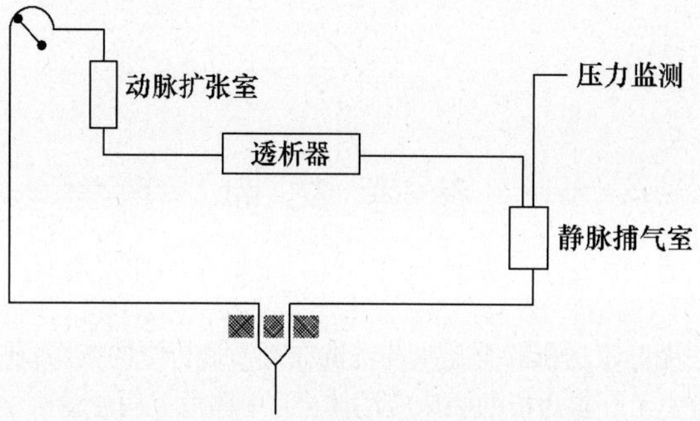

图 10-6-1　压力-时间控制的单针透析系统

工作时首先动脉夹开放，血泵连续转动，血液进入体外循环，此时静脉夹关闭。压力在循环中上升，当达到设定的最大压力时，静脉夹开放，血液从体外循环中回到体内。静脉开放时间由一个时间开关控制，当达到预定设定的时间时，夹子关闭，下一个循环重新开始。动、静脉夹关闭时间可根据患者具体情况事先设定好。图10-6-2示压力-压力控制的水力驱动循环单针泵系统。血泵间断转动，仅用一个静脉压表。在动脉相时，血液从患者体内引出，静脉夹是关闭的，而体外循环中压力是上升的。当达到事先设定的最大压力时，血泵停转，血液在压力驱动下返回患者体内，当压力降到设定的低限时，又开始下一个循环。最近又开发一些新的单针泵系统、用往复抽吸系统取代常用的血泵。

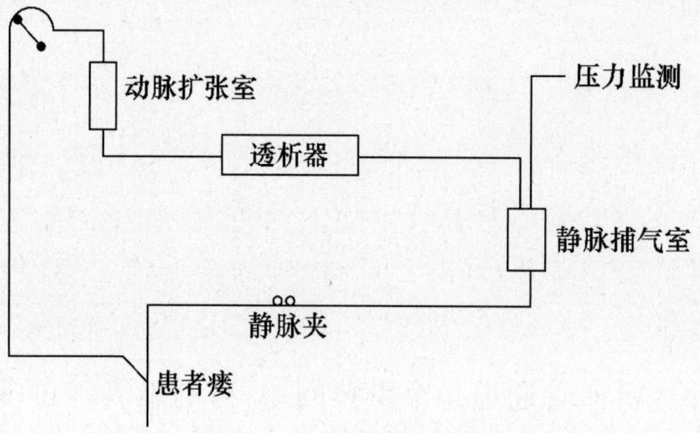

图 10-6-2　压力-压力控制的单针透析系统

2. 双泵单针系统　在这个系统中，夹具被一个蠕动泵所取代并受控于压力，见图10-6-3。在动脉相时，动脉泵将血液从体内抽出来并送进体外循环，由于静脉泵是停转的（相当于夹子的作用），在体外循环中压力上升，直达设定的上限，动脉泵停转，静脉泵转动把血液驱回体内。此时压力降低到预定下限时，下一个循环又重新开始。两个泵压力限度差决定每一周期体外循环血容量。

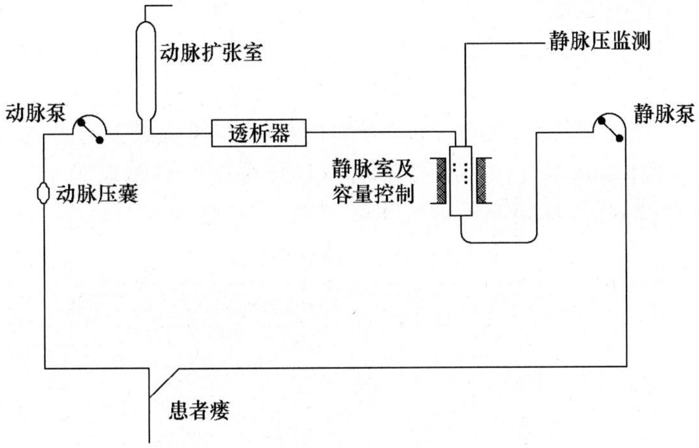

图 10-6-3　压力-压力双泵控制的单针透析系统

最近的改良型见图 10-6-4，可以监视静脉泵以下的体外循环，第二个静脉滴室需要附加一个间断性线路夹，以防止在抽血相时滴室内液平面下降。

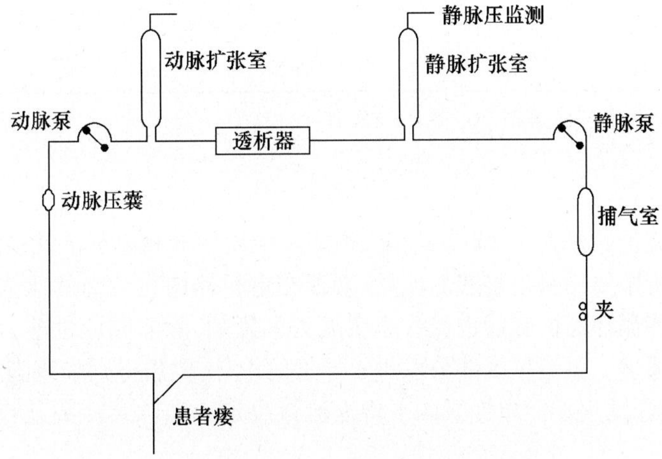

图 10-6-4　改良型压力-压力双泵控制的单针透析系统

二、单针透析的临床特点

(一)管道内血液再循环

早已认识到引出来的非净化血液与进入体内的净化血液部分混合是单针透析的一个缺点。其实，在双针透析时，两个穿刺点距离较近也存在再循环的问题。单针透析造成再循环主要有四个因素：①瘘本身的问题：如瘘的流量低于透析器出口血流量。更常见的是使用单针透析患者瘘本身就存在问题，加剧了透析不充分，此时应进一步解决血管通道问题；②导管或针存在死腔：死腔容量变异很大，这取决于每搏容量和每周期泵出的容量；③体外循环的顺应性：由于压力变化，可使管道扩张(抽血时)或收缩(回血时)，这种收缩与扩张造成体外循环的死腔。用长管道测定单针系统血流量时也可造成顺应性大，因此测量值往往偏高。其实在单针系统中也需要一定的顺应性，这是通过一个动脉膨胀室来达到的；④抽吸和回血转换频率的影响。

再循环量(R)可以用公式计算：

$$R=\frac{(C_P-C_A)}{(C_P-C_V)} \tag{10-6-1}$$

式中 C_P——末梢血的溶质浓度；

C_A——动脉血的溶质浓度；

C_V——静脉管道血(透析器后)溶质浓度。

在理论上可以适用计算任何溶质浓度，但常用的仍是尿素和肌酐。有些作者测量的再循环量(表10-6-1)表明，老的单针泵再循环率高达17%～22%，而双泵再循环血量仅为9%～17%。单腔中心静脉导管再循环率显著高于动静脉瘘，反映两种方法死腔不同，用双腔导管时再循环率降低到3%～5%。

表10-6-1 再循环量

作者	单针系统类型	血管通道	次数	再循环率(%)
Keshavish 等(1959)	SP	SLN	3	17～19
Ogden(1960)	SP	SLN	20	19～22
Vanholder 等(1961)	DP	SLN	7	16～17
Hoenich 等(1962)	DP	SLN	5	9～10
Vanholder 等(1963)	DP	SLN	7	12～15
Vanholder 等(1964)	DP	SLN	76	14
Vanholder 等(1963)	DP	SC	7	14～25
Ogden and Cohwn(1965)	SP	DLN	42	4.7
Vanholder 等(1961)	DP	DLN	7	3.2

注：SP—单泵单针；DP—双泵单针；SLN—单腔；SC—锁骨下插管；DLN—双腔针。

(二)血流量

通常的单针透析血流量最好大于200 ml/min，但实际上用导管和单泵单针系统获得这种理想的流量是不可能的。在单针透析中要想获得足够的流量，必须在透析器内有较高的压力，因此也将导致过度超滤。由血泵驱动进入体外循环的血容量也受管道中压力的影响，除非顺应性非常好。另外，每周期血容量太少也导致再循环量增多。血流量也部分取决于导管的设计，要想得到临床满意的血流量则需要更高的回流压力，但因此又使超滤失控。单针泵的平均血流量决定于动脉泵转数、转动时间和每分钟循环周期数，用下式表示：

$$Q_B = n\frac{t_A}{60}Q_A\text{(动脉相)} \tag{10-6-2}$$

$$Q_B = n\frac{t_V}{60}Q_V\text{(静脉相)} \tag{10-6-3}$$

$$n = \frac{60}{t_A + t_V} \tag{10-6-4}$$

式中 Q_B——平均血流量；

Q_A、Q_V——动脉血流量、静脉血流量；

t_A、t_V——动脉和静脉泵转动时间；

n——每分钟循环周期数。

患者瘘的血流量充足才能获得较好的平均血流量，因为在动脉相和静脉相时血流量最高值必须是平均血流量的两倍，因为每个循环周期一半时间血泵是停转的。

(三)细胞损伤

在血液透析中血细胞可以受到机械损伤，在单针透析中更严重，这是由于血液在导管或针内产生较大的潮流(tidal flow)和剪切力作用，血泵也是一个损伤原因，细胞破坏的结果是溶血。Veitch 等研究了体外循环中影响溶血的因素，但 Hiderson 等没有发现单针透析和双针透析两者溶血指标存在差异。有的作者发现[1]，由于体外循环的剪切力作用使血小板凝集，但证据还不充分。

（四）单针透析中溶质清除

由公式计算的透析器内清除率没有因再循环而下降，然而，由于再循环，血液中溶质浓度高于进入透析器前血中浓度。因此，测定清除率时必须矫正这个差，见下式：

$$K_R = \frac{K(1-R)}{[1-R-K/Q_B]} \tag{10-6-5}$$

交换上述公式可获得清除率的百分率（%）：

$$\text{清除率下降\%} = [1-K_R/K]\times 100\% \tag{10-6-6}$$

图 10-6-5 表明 K_R 和 R 的关系。由于再循环，透析中低相对分子质量物质清除下降，但下降百分率不如再循环下降程度重要。然而用高效透析器时，再循环对透析器清除率的影响比中分子清除率低更重要。

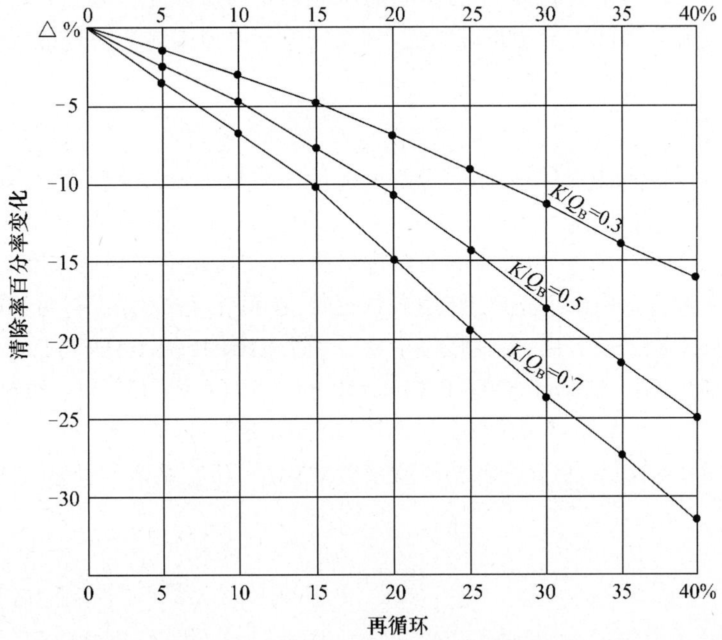

图 10-6-5　再循环对溶质清除率的影响

由于再循环降低了透析器的溶质有效清除率，增加透析时间可能是重要的。如果每周透析 3 次，若 $Kt/V=1$，对尿素的清除是充分的。如果有再循环，上式变为：$KRt/V=1$。

再循环率与延长治疗时间的关系见表 10-6-2。从表中可看出，再循环率 15%、$K/K_B=0.5$ 时，则透析时间需增加 8.83% 才可达到双针的透析效果。对高效透析（$K/K_B=0.7$），减少再循环率是非常重要的。

Lorrnoy 等用常规双针透析（TND），压力-时间单针透析（P-T，SND）和压力-压力单泵单针透析（P-P，SND）对比研究了对溶质的清除情况，见表 10-6-3。

表 10-6-2　再循环与透析时间的关系

	再循环（%）	增加透析时间（分钟）	原透析时间（分钟）		
			180	240	300
			增加时间（分钟）		
$K/Q_B=0.5$	5	2.63	4.73	6.31	7.89
	7.5	4.05	7.31	9.74	12.18
	10	5.56	10.01	13.34	16.68
	15	8.83	15.89	21.19	26.49
$K/Q_B=0.7$	5	3.69	6.64	8.86	11.49
	7.5	5.68	10.22	13.63	17.04
	10	7.78	14.00	18.67	30.00
	15	12.36	22.25	29.66	37.08

表 10-6-3 三种透析方式溶质清除率比较($\bar{x} \pm SD$)

透析方式	尿毒(ml/min)	肌酐(ml/min)
SND(T-T)	80 ±6.75	60 ±6.62
SND(P-T)	80 ±8.36	60 ±4.66
SND(P-P)	110 ±5.88	80 ±4.77 *

注:* $P<0.05$。

结果表明:TND 与 SND(P-T)清除率除肌酐和钾外没有统计学差异;TND 与 SND(P-P)清除率除钾外没有统计学差异,单针透析仅钾有差异。每种方法在透析前各种溶质参数也没有差异。单针透析时小分子物质的清除率基本是受水力学控制,而中分子物质取决于膜的渗透性和透析器面积。Hilderson 等指出在单针系统中产生的潮流对清除中分子是有利的,可能是由于血流周期性通过透析器而顺应透析器通道的弯曲和收缩性。

(五)单针透析除水

用双泵单针透析可以控制超滤量,因为通过改变血液室内压力可以调节平均跨膜压,两者有恒定关系,从而可以控制超滤率,适合使用高渗透性透析器。必须注意,在使用双泵单针透析时,膜内常产生负压导致反超,为此要确保血液出口压力大于透析液进口压力,使反超降到最低限度。另一方面,用单泵单针透析时,在动脉相,血液管道内出现正压,转换静脉相时,在膜外又产生负压,两个压力作用将导致强迫超滤。Loenoy 等用三种不同透析方法,低血压发生率分别为 TND 16%、SND(P-T) 29%、SND(P-P) 8%。透析中输入盐水量分别为 TND 550 ml、SND(P-T) 1 150 ml、SND(P-P) 151 ml。结果还表明,TND 和 SND(P-P)对超滤统计学有显著性差异($P<0.001$);TND 与 SND(P-T)也存在差异($P<0.05$),两种单针透析相比有显著性差异($P<0.001$)。关于透析器超滤系数的使用,超滤系数与超滤率和平均超滤压呈线性关系,如下式:

$$\mathrm{UFC} = \frac{Q_f}{P_{nett}} \tag{10-6-7}$$

根据定义,P_{nett}由下式求出:

$$P_{nett} = \frac{(P_{B\,in} + P_{B\,out})}{2} - \frac{(P_{D\,in} + P_{D\,out})}{2} \tag{10-6-8}$$

式中 $P_{B\,in}$、$P_{B\,out}$——分别代表血液进、出透析器口压力;

$P_{D\,in}$、$P_{D\,out}$——分别代表透析液进、出透析器口压力。

实际上,全部压力都不是实测的,假如血液侧压力下降,透析液侧变化很小,则 P_{nett}近似两个常规测的压力($P_{B\,out}$和 $P_{D\,out}$)的算术和。当使用双泵单针透析时,血液侧压力下降很小的假设是不成立的。因此当考虑 P_{nett}时,可能大大了低估了真正的压力,除非加上矫正因素,即测量的两个压力算术和。矫正因子用下列公式求出:

$$矫正因子 = \frac{\Delta P_{B\,min} + \Delta P_{B\,max}}{4} \tag{10-6-9}$$

式中 $\Delta P_{B\,min}$和 $\Delta P_{B\,max}$——血液侧最小和最大的压力下降值。

这种矫正对非顺应性设备是非常有用的。

三、单针透析的临床应用

1. 单泵夹具式单针透析操作程序 透析准备及穿刺与双针透析相同,只是穿入一针,在内瘘部位或用留置导管(均有 Y 形接头)。内瘘穿刺通常是针尖逆向血流方向以便获得较充足的流量,但增加再循环量。如果血流足够也可顺血流方向穿刺,可以减少再循环量。穿刺完后首先连接动脉血管道(此时 Y

形管静脉侧管夹住),开动血泵,当血液充满体外循环时,停血泵,连接静脉血液管道(开放静脉夹),开动血泵,注意此时仅是体外循环(无血液进出体内),以便驱动气体到动脉壶内。然后选择单针透析程序,设定静脉压上限(通常 6.6 ~ 39.9 kPa)和 TMP,并把血泵调到适当速度进入透析状态。结束时先停血泵单针透析程序,拔出动脉管道(并夹住 Y 形管动脉侧管),用盐水驱血进入体内。以下步骤同常规透析。

2. 双泵单针透析操作程序　穿刺方法同单泵单针操作,需注意第二个泵管(单针泵管)不放入泵槽内,并调节动脉壶液平面在下 1/3 处,连接患者血液通道,开动血泵(第一个泵),确认无误后再停血泵,放好单针泵管,并调好两个泵的速度。通常单针泵速(250 ~ 300 ml/min)大于血泵速(200 ~ 250 ml/min)。双泵单针透析机可用定容超滤,所以设好超滤量和透析时间即进入透析状态。结束时,停止两个水泵,拿下单针泵管,去掉双泵透析程序,用血泵回血,步骤同上。

3. 单针透析指征　在有些情况下可用单针透析,如急性肾衰竭、急性药物中毒等。又如内瘘成熟不好,静脉扩张很短,不足以插入两根针时。对儿童也有较好的耐受性。有些慢性透析患者,可做瘘的血管条件差,为保护血管通道,也可长期应用单针透析。双泵单针系统的临床应用,提高了透析效率,也可做到控制超滤,受到临床工作者的欢迎。有报告用双泵单针系统做序贯透析、单纯超滤、血液滤过、血液透析滤过、血浆灌流等。但是使用这种设备需要熟练的技术,因为比常规透析困难和复杂。另一方面设备还需要进一步改良,从而增加准确性和安全性。

4. 单针透析长远效果　令人惊奇的是,单针透析患者存活率与欧洲 EDTA 常规透析资料对比,显示较好的结果,见表 10-6-4。住院率也不比常规透析增加。一组 20 例单针透析患者,52 周内 82% 未住院。有的作者认为[2-3],双泵单针透析有较好的血流动力学耐受性,由于可以控制超滤和因为再循环的缘故,小分子物质浓度变化缓慢,失衡综合征发生率低,可能这些与患者存活率有一定关系。

表 10-6-4　两种透析方法患者存活率对比(%)

来　源	1 年	2 年	3 年	5 年	10 年
单针透析					
Because 等(1981)	90	86	77	67	—
Vanholder 等(1964)	94	82	76	64	43
常规透析					
EDTA(1980)	87	78	69	54	37
EDTA(1983)	89	80	71	—	—
EDTA(1984)	90	77	69	58	—

参 考 文 献

1. Lange G. Single-needle acess. Dial Transplant, 1983,12(3):160-167.
2. Wright MJ, Lindley EJ, Swales, et al. Consistent timing of the post-dialysis blood sample is necessary to prevent undertreatment in single needle dialysis. Nephrol Dial Transplant, 2000,15(4):554-555.
3. Buturovic JB, Calic M, Ponikvar RR, et al. Chronic single needle predilutional haemofiltration in a pre-school child. EDTNA ERCA J. 1996 ,22(4):22-23.

第七节 血液透析中的营养疗法

王质刚

一、维持性透析患者的营养状态

尽管ESRD患者经过透析后病情有很大改善，但很多研究表明这些患者存在消耗状态或营养不良，通常消耗程度可能仅是轻度或中度。Rrchards研究了37例透析患者的营养状态，测量理想体重和实际体重的百分率、三角肌皮肤褶厚度、血清白蛋白、转铁蛋白和淋巴细胞总数等，均发现异常。Wolfson等评价了13例透析患者，与60例正常人对照，前者三角肌皮肤皱褶、体重、血清转铁蛋白下降，其中8例血清转铁蛋白和血清白蛋白在正常值两个标准差之下。导致透析患者营养不良的因素很多，主要是饮食不好，特别是摄入蛋白质量少，其次可能是透析增加患者消耗，以及透析中氨基酸和蛋白质丢失。另外，肾外疾病，如胃肠道疾病也会加重营养不良。有研究指出，慢性透析患者的热量摄取仅是正常人的75%～80%，然而关于这些患者的能量需要几乎没有任何实验资料。据研究，这些患者热量的需要可能与正常人相当或高于正常人。

Slomowitz等对透析患者的能量摄取进行了研究，结果说明透析患者消耗状态或营养不良的主要原因是饮食减少、低热量。他们特别指出蛋白质摄取是非常重要的，每天至少1.1 g/kg以上。作者的资料说明，热量为105 kJ/(d·kg)〔25 kcal/(d·kg)〕[①]，常伴有体重下降、负氮平衡和血浆氨基酸低水平；而热量为147 kJ/(d·kg)〔35 kcal/(d·kg)〕，则体重增加，中性氮平衡，血浆氨基酸水平很少异常；若热量为188 kJ/(d·kg)〔45 kcal/(d·kg)〕，则患者肥胖、体重增加，出现正氮平衡，血中氨基酸水平增加。研究表明，热量摄取、体重变化、上臂中点周径及上臂中点面积、脂肪厚度、氮平衡和血中氨基酸水平等直接反映营养状态。结果证明，透析患者热量为134～159 kJ/(d·kg)〔32～38 kcal/(d·kg)〕，可获得氮的中性平衡，这相当于正常轻体力活动者所需热量。

二、血液透析中营养补给途径

(一)透析中体外循环滴注法

有些慢性透析患者单纯依靠胃肠摄取营养难以达到足够的热量需要，有的学者寻找肠外途径来弥补这一缺陷，但又不能采用常规静脉滴注方法。Olshant等建议在透析时从体外循环中输入营养液，实践证明这个方法是有效可行的。作者对10例慢性透析患者进行透析中肠外营养法(IDPN)，具体方案为8.5%晶体氨基酸(不包含电解质)500 ml，50%葡萄糖(糖尿病肾病)或70%葡萄糖(非糖尿病肾病)250 ml和20%脂肪250 ml，总量1 000 ml。用一输液泵从血液管道静脉室内输入，在4小时内注完，连续用2个月。在IDPN治疗前，10例患者体重均低于理想值，但2个月IDPN后，8人体重平均增加2.32 kg(0.91～4.09 kg)，食欲也得到改善。IDPN治疗后血清白蛋白呈有意义地增加，没有1例在透析后产生

① 1 cal＝4.1858518 J。

症状性高血糖。Wolfson 等观察 8 例稳定透析患者,在透析中输入 39.5 g 氨基酸、200 g 葡萄糖,测定透析液中氨基酸含量,证实输入的 90% 氨基酸仍在患者体内。作者的结论是,在透析中使用 IDPN 对患者是有益的。

(二)透析中从透析液补给法

连续性动静脉血液透析(CAVHD)最初用于治疗严重的急性肾衰竭,因这类患者心血管功能不稳定,难以耐受标准透析,CAVHD 时透析液流量 16.6 ml/min,血流量 50 ~ 181 ml/min,则在透析液内低相对分子质量物质与透析器内血中浓度平衡,因而透析器出口尿素和肌酐浓度与入口血中浓度相同,则清除率相当于透析液流速(ml/min)。不仅血液中溶质与透析液平衡,透析液中溶质也与血液平衡,所以在透析液中的葡萄糖通过透析膜进入血中,直到透析液浓度与进口血液浓度相等为止,这即是营养透析的基础,即在 CAVHD 时通过低流量透析液提供营养液。做 CAVHD 3 ~ 5 小时,将 50% 的葡萄糖和 0.4% 氨基酸加到标准醋酸盐透析液中,调整透析液流量为 20 ~ 30 ml/min,血流量 200 ml/min,则75% ~87% 葡萄糖和 76% ~83% 氨基酸从透析液补充到患者体内,即患者每小时得到葡萄糖 49 g。

Roberts 等于常规透析中,在透析器之后又连接一个营养透析器,配制成三种营养透析液,分别在4 小时内通过透析补给,患者获得的葡萄糖为透析液中糖总量减去废液中的糖总量。三种透析液葡萄糖浓度分别为 2.6%、13%、14.4%。分别从透析液中得到糖 37.5 g(糖转运率 85%)、39.2 g(糖转运率 87%)、70.1 g(糖转运率 97%)。实践表明,在透析液中补给营养成分优于静脉途径补给,营养液容易配制,价格低廉,比较安全,也减少患者受穿刺之苦。

李冀军等[1]提出平衡型氨基酸透析液透析可以改善患者营养状态、较少炎症反应。在常规碳酸氢盐透析液中加入 8 种必需氨基酸和组氨酸、精氨酸,使其与血浆氨基酸水平相当。选择维持性透析患者,采用自身交叉对照设计,患者先应用碳酸氢盐透析液治疗 1 个月,再使用平衡氨基酸透析液透析治疗 1 个月。透析频率 2 ~ 3 次/周,4 小时/次,血流量 180 ~ 220 ml/min,透析液流量 500 ml/min,两阶段透析治疗中均应用低通量透析器,面积 1.6 m^2。两种透析液治疗前及治疗 1 个月后,分别检测血浆氨基酸谱、TP、ALB、前蛋白、转铁蛋白、β_2-MG、CRP、尿素氮、肌酐、尿酸、血糖及电解质、CO_2CP,计算 Kt/V 值,并记录患者在治疗观察期间的不良反应。同时 10 名健康成人血浆氨基酸谱作为对照组。结果经平衡型氨基酸透析液透析治疗 1 个月后,除血浆苯丙氨酸含量仍显著高于健康人外($P < 0.05$),其余 15 种氨基酸(苏氨酸、缬氨酸、蛋氨酸、异亮氨酸、亮氨酸、赖氨酸、谷氨酸、甘氨酸、丙氨酸、胱氨酸、酪氨酸、组氨酸、精氨酸、脯氨酸、总氨基酸)含量均恢复到与健康人相仿的水平。应用两种透析液透析治疗 1 个月后血浆 TP、ALB、球蛋白、转铁蛋白等较前无明显变化,但氨基酸透析液治疗后 β_2-MG 和 CRP 则较应用前有明显的降低($P < 0.01$ 和 $P < 0.05$)。两组肾功能指标和电解质改变及 Kt/V 没有差异。

利用平衡氨基酸透析液共血液透析治疗 274 例次,透析期间出现不良反应共 10 例次(占 3.6%):包括低血压、出汗、小腿痉挛、呕吐,不良反应多与血液透析期间脱水过多或超滤过快有关,与对照组没有差异。

研究表明慢性肾功能不全时存在明显的氨基酸代谢紊乱,主要表现为血浆大部分必需氨基酸降低,特别是缬氨酸、亮氨酸、异亮氨酸和精氨酸,以及非必需氨基酸水平的升高。常规碳酸盐透析液治疗后,血浆游离氨基酸显著丢失是大家的共识,而且增加氨基酸摄入后,氨基酸代谢多数可以趋于正常,说明氨基酸的异常与营养因素有关,而非仅仅是为尿毒症所致。因此,研究一种既能使透析膜内外氨基酸种类及其浓度基本相似的透析液,以减少氨基酸丢失,又能通过提高或减少某些氨基酸浓度,以达到纠正氨基酸代谢紊乱的目的,可能成为一种新的营养治疗策略。

研究表明,血液透析治疗本身就能引起蛋白质的分解增加,一次血液透析治疗有 5 ~ 8 g 的游离氨基酸从透析液中丢失,氨基酸丢失的量及种类与血浆浓度和相对分子质量大小有关。研究表明,一次碳酸氢盐透析液透析后,血浆苏氨酸、缬氨酸、蛋氨酸、亮氨酸、丙氨酸、酪氨酸、组氨酸、精氨酸、脯氨酸、丝氨酸及总氨基酸水平都较透析前有显著的降低。作者设计一种透析液氨基酸基本系数与血浆相似,基本浓度与透析膜内外平衡,还考虑到患者代谢特点而增减某些氨基酸含量,达到初步血浆与透析液平衡型氨基酸透析液配方，经1个月的连续平衡氨基酸透析液治疗后，患者血浆游离氨基酸含量得到不同程度的改善。

维持性血液透析患者中慢性微炎症很常见，最近的资料显示，约2/3以上的维持性血液透析患者CRP高于正常水平，处于炎症或微炎症状态，除了与透析膜的生物相容性有关外，还与透析液的微生物指标、透析器不同消毒方式导致残留物的作用以及患者体内内环境的代谢状态有关。微炎症状态和尿毒症性营养不良常同时存在，且互为因果。因此改善维持性血液透析患者氨基酸代谢紊乱，减少透析过程中氨基酸的丢失，进而纠正部分患者存在的营养不良状态，成为设计平衡型氨基酸透析液的初衷。研究中发现，血浆CRP（$P<0.05$）和β_2-MG（$P<0.01$）与应用平衡型氨基酸透析液前相比均显著下降。作者认为，C反应蛋白及β_2-MG均是临床上反映患者微炎症状态的敏感指标。目前还很难对下调炎症给定一个确切的原因，推测在透析液配制方法和使用相同的透析器的情况下，患者体内的炎症反应明显减轻可能与患者的代谢状态的改善及某些氨基酸成分的改变有关。在反映机体营养代谢的血浆蛋白指标中，总蛋白、转铁蛋白有一定程度的升高，白蛋白和前白蛋白与应用前持平，血液营养学指标没有见到显著的变化可能与观察时间较短有关。

参考文献

1. 李冀军，陈凤锟，王建红，等. 平衡型氨基酸透析液血液透析治疗临床应用观察. 中国血液净化，2008，7(4)：179-183.

第八节 REDY吸附型透析

王质刚

REDY吸附型透析（REDY sorbent dialysis，RSD）不同于标准透析，透析液通过透析器后（废液）进入一吸附筒再生，仅用5.5 L透析液，并循环使用即可完成一次透析。RSD的优点如下：①可根据患者病情选用透析液处方；②对尿素清除率稍低，不易发生失衡症状；③可以吸附透析液中内毒素，故热原反应发生率很低；④可以准确地控制出水量；⑤搬动方便，可以在床旁或在ICU抢救重危患者；⑥不需水处理系统、透析液供给装置及其他附属设备。

一、REDY吸附型透析装置及工作原理

（一）透析液循环

RSD装置示意见图10-8-1，新透析液以200～250 ml/min速度进入透析器，从透析器出来的废液再进入吸附筒，废液中的代谢产物，如尿素、肌酐和磷等被吸附或与Na^+、H^+、HCO_3^-和醋酸离子交换。吸附筒排出K^+、Ca^{2+}、Mg^{2+}，其中部分由Na^+取代。再输入含有K^+、Ca^{2+}和Mg^{2+}的溶液，即完成透析液再生。再生的透析液与新透析液稍有不同，但仍在生理限度之内。随着透析进行，由于再生透析液返回到透析液槽内，也改变了新透析液的成分，因此还要随时调整透析液的成分。

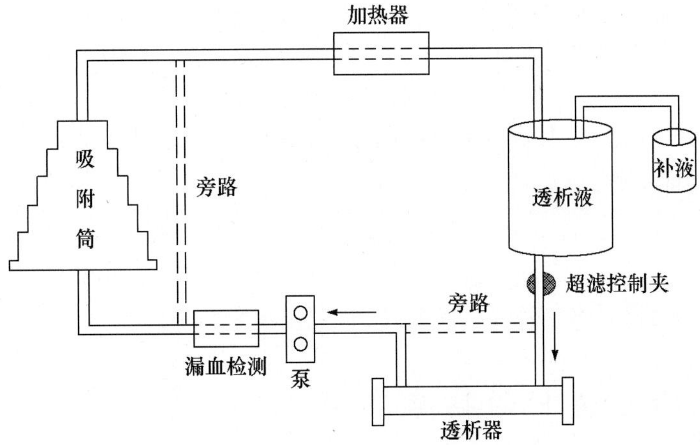

图 10-8-1 REDY 吸附型透析装置示意图

(二)超滤控制

驱动透析液的泵位于透析器之后,所以可以产生膜外负压,调节超滤控制夹可以改变超滤压力,从而控制除水量。超滤液与废透析液混在一起进入吸附筒并被再生。在透析液槽内增加的容量即是超滤量,并且可以测量出来,反过来可矫正 TMP 以调整超滤率。

(三)吸附筒

吸附筒由五层组成,见图 10-8-2。第一层:为净化层,含有活性炭,可除去颗粒物质、氧化物和重金属;第二层:含尿素酶,可以把尿素转换成 NH_3 和 HCO_3^-,反应如下:

$$CO(NH_2)_2 + H_2O \xrightarrow{\text{尿素酶}} 2NH_3 + CO_2 \quad (10\text{-}8\text{-}1)$$

$$CO_2 + H_2O \longleftrightarrow H_2CO_3 \longleftrightarrow H^+ + HCO_3 \quad (10\text{-}8\text{-}2)$$

$$NH_3 + H^+ \longleftrightarrow NH_4^+ \quad (10\text{-}8\text{-}3)$$

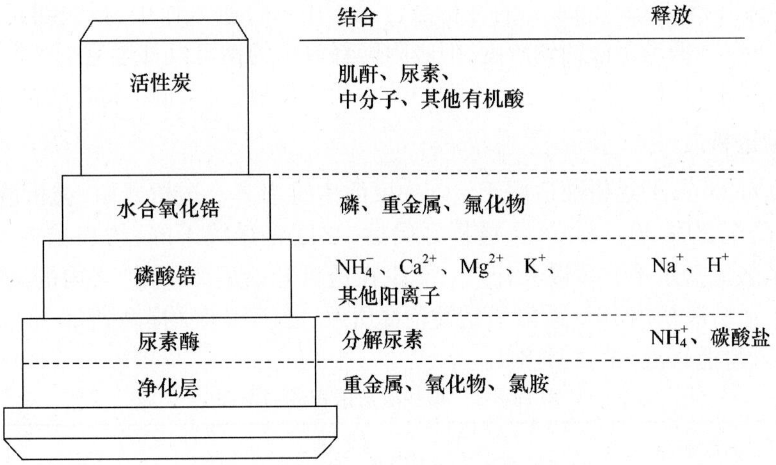

图 10-8-2 吸附筒组成及作用

第三层:含磷酸锆,可吸附第二层反应后释放的阳离子,如 NH_4^+、K^+、Ca^{2+} 和 Mg^{2+},并与 Na^+、H^+、交换;第四层:含水合氧化锆,可吸附阴离子,如 PO_4^{3-}、氟化物,并与醋酸离子交换。有些重金属离子,如铝离子也在此被吸附;第五层:含有活性炭,可吸附肌酐、尿酸和其他有机产物。

透析液再生过程中吸附 Ca^{2+}、Mg^{2+}、K^+ 而释放 Na^+,所以在治疗中要不断输入含钙和镁的溶液。新的 5.5 L 透析液中含 Ca^{2+} 100 mmol,当通过吸附筒后,钙与磷酸锆中的钠交换,则再生液中钙浓度等于零,而钠浓度升高,镁浓度也同样。通常在透析过程中持续注入醋酸钙和醋酸镁,一般前者 32 g,后者

13 g，溶于225 ml 水中，以0.42 ml/min 速度注入。通常新透析液中含 Na^+ 105～115 mmol/L，如治疗前患者血钠正常，则透析4小时血钠可升高至145～160 mmol/L，这是由于 NH_4^+ 与 Na^+ 交换和 Ca^{2+}、Mg^{2+} 等离子与磷酸锆中 Na^+ 交换所致。一般，患者开始透析时血钠丢失，以后又重新从透析液获得。另外，为了防止透析中 Na^+ 水平突然变化，还需要在透析槽内添加适量的水或浓透析液。

（四）关于酸碱平衡的纠正

透析液中含醋酸根30～35 mmol/L，为达到酸碱平衡，还要补充100 mmol/L，在透析中由于输入醋酸钙和醋酸镁，可获250～300 mmol/L 醋酸根。另外，从公式(10-8-1)和(10-8-2)可知，尿素分解产生 CO_2，后者与水反应生成碳酸氢盐，又等于补充碳酸氢盐，足以纠正酸中毒。

二、REDY 吸附型透析的临床应用

（一）醋酸盐透析液

醋酸盐透析要根据透析前患者血钠水平来选择透析液钠浓度，见表10-8-1。

表10-8-1　根据血钠水平配制的透析液钠浓度和电导

患者血钠水平(mmol/L)	浓缩液量(ml)	配制透析液	
		浓度(mmol/L)	电导(ms)
130～135	190～215	145～165	13.5～15.2
135～145	135～150	105～115	10.1～10.9
145～150	110～120	85～90	8.4～8.8

透析前血钠正常者，配制的透析液钠浓度以110～115 mmol/L 为宜，因为在透析过程中，透析液钠浓度不断增加。对透析前有轻度高血钠者，应配制的透析液钠浓度为85～90 mmol/L。在透析中，由于 Na^+ 的弥散和超滤作用，血中 Na^+ 进入透析液中，加上吸附筒中 Na^+ 的释放，很快使透析液钠浓度升高。为矫正轻度低血钠，应配制145～165 mmol/L 的透析液。透析中 Na^+ 进入血中，很快纠正患者低血钠。尽管低钠浓度的超滤液可以降低透析液的钠浓度，但吸附筒释放出的钠可以补偿透析液钠的下降。根据预定的电导值，机器本身可以自动调节加入透析液槽中的水或浓缩液量，尽量维持理想的透析钠浓度。

（二）碳酸氢盐透析液

含碳酸氢盐60 mmol/L 的透析液适用于治疗中度酸中毒患者。透析开始，透析液通过吸附筒，15分钟时碳酸氢盐将下降至20～30 mmol/L。透析开始后，浓度将继续下降，约在透析30分钟时达到5～10 mmol/L，此后，碳酸氢盐水平将缓慢上升[1]。至少在透析开始后20分钟之内的透析液碳酸氢盐水平下降，可能由于加入透析液槽内10 g 碳酸氢钠被稀释所致，之后其水平提高到20 mmol/L，故应根据酸碱失衡情况配制碳酸氢盐透析液，见表10-8-2。

表10-8-2　碳酸氢盐透析液的配制

患者酸碱中毒程度	欲达到血清碳酸氢盐(mmol/L)	透析液			开始透析液电导(ms)	输入离子
		碳酸氢钠(mmol/L)	氯化钠(mmol/L)	葡萄糖(g/L)		
严重酸中毒	>10	100	40	8	11.4	醋酸盐
中度酸中毒	4～9	60	60	8	10.5	醋酸盐
轻度酸中毒或正常	2～4	20	120	8	14.0	醋酸盐
轻度碱中毒	-4～0	0	120	8	12.7	醋酸盐
严重碱中毒	<-4	0	120	8	12.7	氯化物

治疗酸碱代谢正常或轻度酸中毒的患者，开始透析液碳酸氢盐浓度应为20 mmol/L，对严重酸中毒

患者可用 100 mmol/L。治疗碱中毒或严重碱中毒时，应用无碳酸氢盐透析液，同时输入氯化钠代替醋酸盐。值得注意的是，开始透析后透析液中碳酸氢盐水平明显下降，此后，碳酸氢盐将接近于血浆水平，这是通过透析膜平衡的结果。另外，治疗的结果应使血清 pH 正常，不应单纯观察血浆碳酸氢盐值，慢性呼吸性碱中毒患者，如果达到正常的血浆碳酸氢盐水平，将会导致严重的碱中毒。

（三）单纯超滤

用 RSD 也可以做单纯超滤，治疗急性肺水肿或严重水潴留患者。

（四）药物过量或中毒的治疗

药物过量或中毒的药物必须是可透析性的、可被 RSD 吸附的物质，见表 10-8-3。当治疗非尿毒症患者时，应额外在透析液中加入醋酸钠或碳酸氢盐，用以补偿在吸附筒中碳酸氢盐再生的缺乏和排出的碳酸氢盐[2]。低相对分子质量含羟基和氨基的化合物，如甲基乙醇和乙烯乙二醇均可能被透析排出，但不能被 REDY 吸附筒充分吸附，此时应使用单通道标准透析。REDY 机器也可用于单通道透析，此时吸附筒应呈旁路状态，每隔 30～60 分钟在透析液槽内加入新鲜透析液。

表 10-8-3　用 REDY 吸附筒可吸附的物质

阿司匹林	氟化物
铝	铅
三氧化二砷	甲基水杨酸盐
樟脑	磷酸盐
去铁胺	钾
去铁胺-铝	

参考文献

1. Llach F, Gardner PW, George CR, et al. Aluminum kinetics using bicarbonate dialysate with the sorbent system. Kidney Int, 1993 ,43(4):899-902.

2. Van de Vyver FL, Visser WJ, Haese PC, et al. Risk of aluminium intoxication in long-term acetate Redy dialysis. Nephrol Dial Transplant, 1989;4(6):555.

第十一章

血液净化技术进展

毛慧娟　王笑云　王质刚　王力宁　严海东　李清刚　薛　骏　邹和群　范秋灵

第一节　短时高效血液净化概述

毛慧娟　王笑云

短时透析是指在高效透析的前提下，透析时间缩短为每次3小时甚至少到2.5小时，每周小于9小时，以利于尿毒症患者社会复归，也有利于透析中心提高工作效率。回顾历史的演变，慢性规律性血液透析发展中的一个重要特征就是治疗时间的不断缩短。20世纪60年代标准透析的治疗时间是每次7~10小时，每周3~4次；到20世纪70年代随着透析技术的发展，缩短至每次4~5小时；20世纪80年代短时透析问世，将透析时间减至每次3小时或更短。在缩短透析时间的同时，必须增加透析器面积或改进透析膜性能，增加透析器的溶质清除率，才能很好地维持患者的透析充分性和健康状况。可以说，短时透析的问世、发展是透析技术进步的产物和标志之一，也是现代快节奏生活方式的要求。20世纪80年代美国广泛开展了短时透析技术，1989年有关患者长期存活率的调查结果发现，美国规律血液透析患者的长期存活率明显低于采用标准透析的欧洲、日本，因此透析界认为透析时间的缩短至少部分影响患者的预后，短时透析一度进入低谷。20世纪90年代以后，对短时透析又有新的评估。1987年，我国南京医科大学一附院王笑云等首先在国内开展了高通量透析（ higly flux dialysis），北京、广州也先后开展了这一技术。

一、短时血液净化的历史由来

（一）20世纪70年代4小时治疗方案的建立

三方面因素促进了血液透析时间的缩短：第一是经济方面的因素，缩短治疗时间意味着减少每次治疗的人力消耗，降低透析成本；第二个因素是技术上的可行性；第三个是医疗上/科学上的合理性。理论方面的支持来自20世纪70年代“中分子”理论家们提出的观点,即治疗时间和透析膜表面积对决定透析充分性具有同等的作用。早期的短时透析方案常常是使用大面积透析器或同时使用多个透析器的方法来增加膜的面积;另一方面的支持是新型膜材料的问世,硫酸聚丙烯腈($PAN\text{-}SO_3$)对中分子溶质具有更高的通透性,因此即使是小面积的$PAN\text{-}SO_3$透析器也可使透析时间从10小时缩短至5小时,尽管患者透析前尿素氮可增加50%左右,但患者的临床状况没有恶化,因此认为与$PAN\text{-}SO_3$膜对中分子溶质的有效清除有关。当时影响$PAN\text{-}SO_3$膜得以广泛应用的障碍是因为该膜对水通透性非常高,超滤系数达到22~27 ml/(h·mmHg·m^2),是铜仿膜的10倍,因此需要有安全的超滤控制设备才能使用。同时,一些研究者把透析器对小分子溶质的清除作为研究的重点。Gotch等1973年发表了尿素动力学分析结果,认为使用高效透析器缩短治疗时间的方案不仅受到中分子物质如维生素B_{12}清除不足的限制,还受到尿素氮等小分子清除不足的制约,而尿素氮的生成率是蛋白质代谢的定量指标。20世纪60年代广泛使用的Kiil大平板型透析器(1.0 m^2),在血流量200 ml/min的情况下尿素清除率是95 ml/min,治疗时间需要每周20~36小时。20世纪70年代早期,透析器技术快速发展,新型积层平板型、Coil蟠管型及空心纤维透析器尿素清除率一般能达到120~180 ml/min,因此允许治疗时间缩短至Kiil型透析器的1/2 。Cambi等把透析患者的治疗时间缩短至10.5~12小时/周,应用新型Coil蟠管型和积层平板型透析器,血流量达350 ml/min以上,1975年报道了他们3年成功治疗的经验。

20世纪70年代中后期人们对小分子、中分子尿毒症毒素的重要性仍存在争议,但对缩短透析时间逐步达成了共识。到20世纪70年代末期,尿素清除率超过150 ml/min的空心纤维和积层平板型纤维透析器得以普遍应用,欧洲、美国把每次透析4~5小时的治疗列为标准方案。

(二)20世纪80年代透析时间的进一步缩短

对短时透析方案的发展具有重要意义的研究是美国NCDS(“I” he National Cooperative Dialysis Study, NCDS)研究。NCDS 1983年公布结果认为尿素氮浓度是死亡率的预测指标,Gotch和Sarget的尿素动力学方程,作为一个数学模型可用于治疗方式的选择。1985年,Gotch和Sargent得出结论,尿素清除指数$Kt/V=1$,蛋白质分解代谢率PCR = 1.0 g/(d·kg)是充分透析的目标。从这个指标可以看出,只要透析器尿素清除率K能相应增加,即使缩短透析时间也能保持Kt/V的达标。这种策略为美国RKDP(The Regional Kindey Disease Promgram, RKDP)所采纳,他们使用高清除率的醋酸纤维素膜进行每次3小时以下的透析,并获得成功,大大推广了这种短时“高效透析”的理念和应用。到20世纪80年代中后期,许多厂家可以提供高效透析器,但当时的推广存在一定问题。伴随着透析器对水通透性的增加,有必要使用容量超滤系统;高效透析带来的醋酸盐不耐受更加突出,必须换用碳酸氢盐作为透析液碱基;同时高效透析器本身较传统透析器价高,这些都无疑增加了透析成本。但透析器厂家的反映是使用高效透析器可以缩短治疗时间,增加透析中心每日透析患者的数量,从而减少了每次透析的成本。Held研究了资金与透析时间的关系,发现透析中心实行透析时间缩短的程度与资金投入下降的程度相关联。在营利性医院,治疗时间缩短很重要,可以说是市场经济的压力、Kt/V尿素模型的广泛认同,大大促进了美国20世纪80年代透析时间的快速缩短。

(三)我国短时透析发展史

20世纪80年代中后期,正是美国兴起短时透析之时,我国也在南京、广州、北京等地开展了短时血液净化技术,以后国内各大城市逐步推广应用。

二、短时高效血液净化的相关因素

透析效率包括溶质清除率和水的超滤率。对溶质清除率的评价根据NCDS提出的以尿素氮作为衡量透析充分性的指标——尿素氮动力学模型,用公式Kt/V作为判断透析充分性的指标。从这个公式很容易看出透析对尿素的清除与透析器清除率及透析时间呈正相关。提高透析器清除率成为短时透析的核心。影响尿素清除率的主要因素如下。

(一)血流量(Q_B)及血路再循环

研究发现 Q_B 达到 400 ml/min 甚至更高是增加小分子清除率的安全、有效的方法。在目前使用的透析器溶质转运系数(KoA)为 400 ~ 900 ml/min,血流量至少可以提高到 600 ml/min,溶质的清除仍有增加。内瘘及移植血管的血流量用超声可以检测,有证据表明透析中聚四氟乙烯(PTFE)移植血管的血流量通常控制在 400 ml/min 左右。曾有人担心较高的血流量可增加透析中的症状或导致“盗血现象”,但临床实践和左室功能研究均未证实 Q_B 超过 400 ml/min 会有什么不良后果。高血流产生剪切力的增加可能会导致血管通路的狭窄及血栓的形成,但许多研究并未证实,事实上高血流情况下透析管路、透析器中血栓形成的概率是下降的。

要使血流量达到 400 ~ 600 ml/min,需要使用 15 号内瘘针穿刺,而且静脉压可达到 200 mmHg 以上,如果没有容量控制超滤系统这无疑是个大问题。同时因为泵前负压的增大而影响管道的充分扩张,引起实际血流量与设定血流量的不一致。Q_B 400 ml/min 时动脉负压的范围是 200 ~ 250 mmHg,机器上显示的血流量可以比实际高出 10% ~15%;设定血流量为 600 ml/min,则误差率可高达 30%,这种误差可导致对机体实际清除率的过高估计。

高血流量带来血路再循环的增加,常规血液透析内瘘血流再循环率为 5% ~ 10%,高通量透析时有 20% ~30% 患者血液再循环率≥15%;即使把再循环因素考虑进去,尿素的清除率仍随血流量的增加而明显提高,但是如果血管通路有狭窄,在高血流量的情况下再循环率进一步增加,这样可严重影响治疗的充分性。

(二)透析液流量(Q_D)

增加透析液流量同样可以提高清除率,但透析液流量的增加必然会增加透析的成本,而且 Q_D 增加获得的清除率增加的幅度不及 Q_B 增加明显。Q_B 从 200 ml/min 提高到 400 ml/min,清除率增加 35 %,而 Q_D 从 500 ml/min 提高到 1000 ml/min,清除率仅增加 6%。

(三)透析器面积

在短时透析中,清除率不仅依靠增加血流量和透析液流量,增加透析器面积也可达到此目的。在 Q_B300 ml/min、Q_D500 ml/min 不变的情况下,如果要使尿素清除率从 200 ml/min 提高至 250 ml/min,增加透析器面积使 KoA 值从 450 ml/min 提高至 800 ml/min 也可达到此目标。透析器面积从 1.0 m^2 提高到 2.0 m^2,清除率可增加 15%,使用大面积透析器可以最大地增加小分子毒素的弥散转运。Q_B、Q_D、KoA 三者的关系,见图 11-1-1。

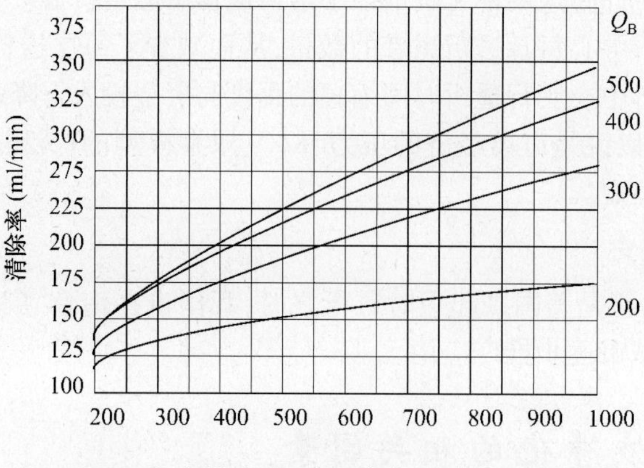

A:KoA Q_D = 500(ml/min)

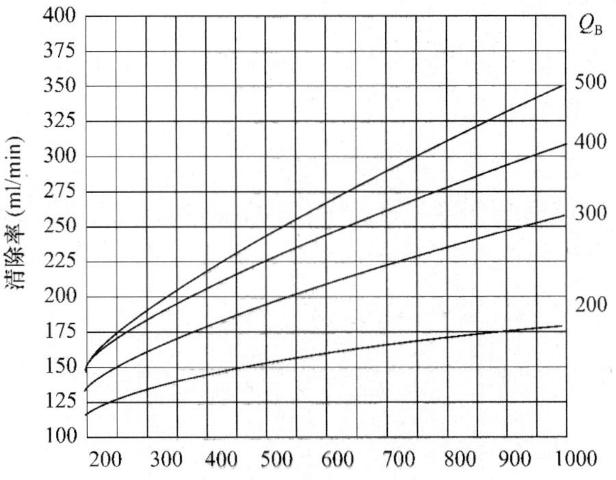

B：KoA Q_D = 750（ml/min）

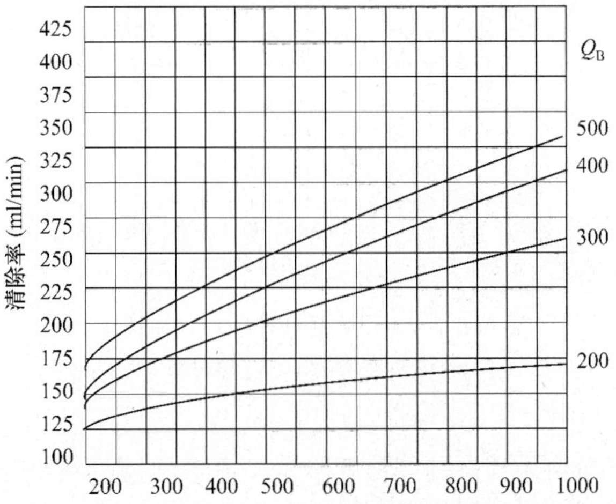

C：KoA Q_D = 1 000（ml/min）

图 11-1-1　Q_B、Q_D、KoA 三者的关系

（四）透析时间

根据 Kt/V 公式，透析时间（t）明显影响 Kt 的乘积。短时透析即使减少几分钟对透析效果的影响也很大。当 Q_B 较大时，透析时间和血流量对清除等量的物质呈明显的线性关系。用高效透析，Q_B 从500 ml/min 减到 400 ml/min（下降 20%），清除相同溶质需要增加时间 10%。用常规透析，Q_B 从 250 ml/min 减到 200 ml/min，同样下降 20%，但所需增加透析时间为 20%。时间与血流量的关系，见图 11-1-2。

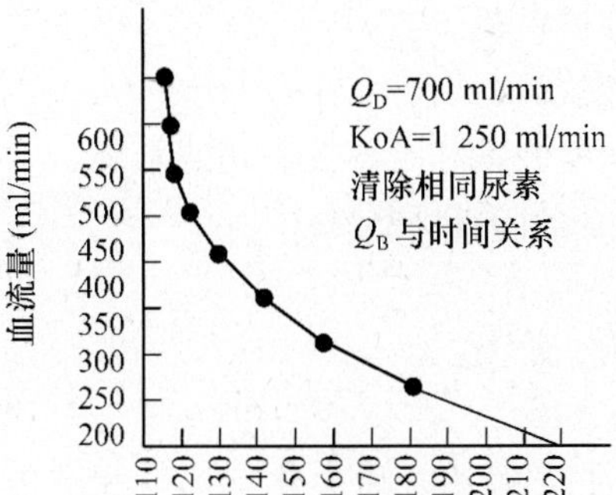

图 11-1-2　时间与血流量的关系

(五)血液成分对清除率的影响

血液中红细胞数量和血细胞比容可影响清除率。血液中红细胞增多，干扰溶质的弥散运动；另外红细胞内外溶质浓度比对清除率也有影响。

(六)溶质分布容量(*V*)

尿素分布容量的平均值为体重的58%，但就个体而言有所区别。如果患者很胖，可以低到体重的45%；如果很瘦且肌肉丰满，可达到体重的65%。溶质分布容量(*V*)、透析时间(*t*)及透析器清除率(*K*)三者间的关系，见图11-1-3。

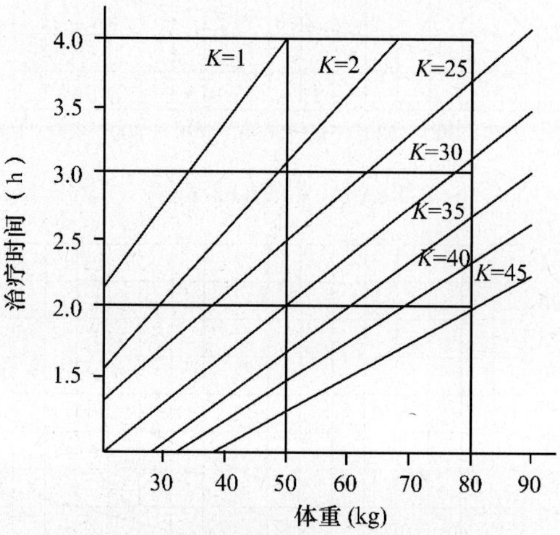

图11-1-3 溶质容量分布(*V*)与时间(*t*)及透析器清除率(*K*)的关系

(七)超滤

在超滤中，溶液中所含部分溶质和溶剂等浓度转运。超滤(对流)对小分子和高通透性溶质的清除率是小的，对流清除中分子物质不受溶质浓度和相对分子质量大小(在一定范围内)的影响。此外，对中分子溶质的清除还取决于膜筛系数、膜孔径等因素的影响。

三、短时高效血液净化的技术条件

短时透析成功的标准是在较短时间内清除足够的溶质(小分子、中分子)和水分，使内环境稳定，并达到干体重，患者耐受性良好，为此要做到以下几个方面。

(1)溶质清除通过弥散(透析)和对流(超滤)相结合，必须使用高通透性、大面积透析器或滤过器。

(2)高血流量(300 ml/min)和高透析液流率(可达800 ml/min)。

(3)使用具有可调钠装置的血液透析机。

(4)透析液用碳酸氢盐取代醋酸盐。

(5)透析机具有一高效精确的超滤装置和定容控制超滤系统。

(6)透析处方个体化、量化，正确评价透析充分性。

四、短时高效血液净化方法

短时高效血液净化技术风行一时，尽管治疗后生化指标与标准透析没有明显的差异，但是长期透析治疗患者生存质量和存活期不如标准透析，现在保留下来仅剩几种方式，本文从历史的角度介绍其发展过程，孰优孰劣需进一步评价，依读者的习惯与喜好来选择。

1. 血液透析滤过(hemndiafiltration,HF)

2. 高通量透析(high flux dialysis)

3. 生物滤过(biofiltration)

4. 高容量血液滤过(high volume hemofiltration)

5. 高效血液透析(high-efficiency hemodialysis)

6. 超短时血液透析滤过(ultrashort hemorliafiltration, UHDF)　在血液透析的基础上,Wizemann 等[1]提出 UHDF 方法,设定 Q_B 为 400 ml/min, Q_D 为 500 ml/min,每次置换液体 9 L,每周治疗 6 小时(2 小时×3 次,或 3 小时×2 次),透析液钠浓度 142 mmol/L,置换液钠浓度 140 mmol/L。结果对尿素清除率相当于 4 小时 HF,连续治疗 6 个月,生化指标没有恶化,也没有发生肾性骨病和末梢神经炎,贫血也未见加重。

7. 高流量血液透析滤过(high flux hemodiafillration, HFHDF)　Alberfin 等[2]报道 HFHDF,使用透析器面积 1.25 ~2.1 m^2,Q_B 为(630 ±14) ml/min, Q_D 为(1 008 ±13) ml/min,超滤率为(146 ±18) ml/min,透析液钠浓度 140 mmol/L,每周治疗 6 小时(2 小时 ×3 次)。结果 HFHDF 对中分子的清除率几乎 3 倍于标准透析,患者有较好的耐受性。

8. 高张血液透析滤过(hypertonic hemadiafiltration,HHDF)　Basile 等[3]报道,选择 12 例患者行连续性 HHDF(23.7 ±4.2)个月,Q_B 为 400 ml/min, Q_D 为 500 ml/min,透析液钠浓度 135 mmol/ L,置换液钠浓度(180 ~220) mmol/L,每周治疗 9 小时(3 小时 ×3 次),HHDF 治疗 4 个月的临床及生化指标与标准透析相比,除血钠外,干体重和除水量没有差异,而尿素氮、肌酐、钙、磷、钾、血压均无统计学差异。此外,患者感觉良好,有较好的耐受性和心血管稳定性。作者认为可以作为长期治疗尿毒症的一种方法。

五、短时高效血液净化中的临床问题

(一)充分性

众所周知减少透析时间必须增加透析器的溶质清除率。在 20 世纪 80 年代使用尿素动力学模型时,最基本的检测指标是小分子尤其是尿素氮的清除率。短时透析的标准是保持 *Kt/V* 不变,那么对于短时透析这种模型是否合适?最小的安全 *Kt/V* 是多少?

NCDS 所使用的数学模型实际上即是基于 *Kt/V* 的计算方法,假定尿素分布于单室腔内,分布容积约等于体水容量,而且整个分布空间的浓度变化存在瞬时的平衡。而实际上尿素至少分布于两个体腔内(细胞内和细胞外),两者间存在细胞膜屏障。血液透析治疗中的单室模型不能反映尿素的实际分布,因此导致溶质的透析清除率和溶质的跨细胞膜弥散率的差异较大。也就是说,如果尿素通过透析器缓慢地从细胞外室内清除,而尿素从细胞内向细胞外的跨膜转移相对较快,那么尿素的分布可看作是单室模型。然而,透析时间越短,透析效率越高,尿素从细胞内向细胞外的跨膜转移相对较慢,尿素的分布越不符合单室模型,因此对于短时透析应该用双室动力模型来评估透析的充分性。应用血浆尿素氮浓度的变化,单室模型过高估计了尿素的清除,而且透析时间越短,误差程度越大。如 5 小时透析过高估计为 5 %,则 2.5 小时透析可达 12%。此外,对于相对分子质量大、弥散少的溶质,双室现象更加突出。短时透析时尿素清除与大分子溶质清除之间的关系也发生变化。也就是说,5 小时透析中一定程度的尿素浓度的变化意味着一定程度的中分子的清除,而在短时透析中,同样程度的尿素变化,则意味着另一较低水平的中分子的清除。缓慢长时透析中 *Kt/V* 与快速高效透析中同样的 *Kt/V* 却具有不尽相同的意义。

许多作者推荐应用双室模型[4-6],但最大的障碍是难以确定溶质的腔室间转移速度这一生理参数。又有人提出在短时透析中应当提高 *Kt/V* 和尿素下降比值的目标值,可把 *Kt/V* 目标值定为 1.2。Gotch 和 Sargent 1985 年认为 *Kt/V* 1.0 代表了达到最小可能导致死亡率的透析剂量,但对他们数据重新分析后发现 *Kt/V* 达 1.2 以上时,发病率和死亡率可明显改善,并且认为最佳透析剂量应使 *Kt/V* 达 1.4 以上。目前,在美国普遍认为 *Kt/V* 达 1.2 是最小充分性指标。

以 Kt/V 为 1.2 来确定最短治疗时间,如患者进行 3 小时透析需要尿素清除率达 276 ml/min。若进行 2.5 小时透析,则尿素清除率要求达 336 ml/min,才能保证 Kt/V 达 1.2, 那么实际透析器的尿素清除率能达到这些要求吗? 测定整个废透析液中尿素浓度来确定实际尿素清除率比厂家提供的尿素清除率更加符合实际,更加准确。已证实目前常用于短时透析中的高效/高通量透析器的实际尿素清除率均未超过 300 ml/min,大面积的高效透析器尿素清除率一般可达 240 ~250 ml/min。因此,即使使用最好的透析器,最高的血流量和透析液流量,良好功能的血管通路,对一个体重 70 kg 的患者要获得 Kt/V 为 1.2 的透析剂量,所需治疗时间至少为 3 小时。以目前的设备,治疗 2.5 小时是不充分的,然而一般治疗实践中采用 3 小时的方案仍然是达不到充分性要求的,这是因为透析处方中的 K 往往是参考厂家提供的数据,而这个数据来自于体外使用含尿素的溶液测定而来,未考虑到患者贫血程度、血浆蛋白浓度、凝血机制障碍,以及透析中凝血、再循环等因素,因此比实际清除率明显高。此外,实际工作中,促红素的应用使患者血细胞比容升高,透析启动时血流量缓慢和提前终止治疗等情况,都可使患者实际获得的透析剂量与处方剂量存在差异。当然,残余肾功能可弥补透析的不充分,1 ~2 ml/min 的肾小球滤过率相当于尿素清除率 20 ~40 ml/min,然而一旦残余肾功能消失,则短时透析带来的透析不充分问题就更加突出。我们目前使用较广的透析器实际尿素清除率往往小于 200 ml/min,因此,对体重 52 kg 以下的患者进行 3 小时的透析可获得目标 Kt/V 值,而对于体重 70 kg 患者,透析时间少于 4 小时是达不到充分透析的。

(二)透析失衡反应

透析失衡反应(DDS)临床表现为透析中或透析后不久出现恶心、呕吐、头痛、乏力、烦躁、血压升高甚至出现惊厥、昏迷等症状。Kennedy 认为它的发生与透析中快速明显的尿素氮下降有关,易发生于透析前尿素氮水平高及诱导透析中,对其发生机制尚存在争议。但血浆中小分子代谢产物快速清除无疑是与 DDS 相关的,因此短时透析的一个并发症就是失衡反应,尤其易发生于儿童。目前在进行短时透析的患者中 DDS 的发生率并不很高,与充分诱导有关。短时高效透析并未引起明显的非生理变化而导致透析症状,还可能与透析技术的改进,包括容量控制性超滤、高钠透析液、碳酸氢盐碱基的应用有关。

(三)血压问题

低血压是最常出现的问题,也是短时血液净化失败的原因。在透析过程中,超过血浆容量的血浆水必须加以清除,随着透析时间的缩短,超滤率必将相应增加,若超过血浆毛细血管的再充盈率,就会带来低血压的发作和血管外容量不能完全控制的双重问题,因此短时透析患者的水、盐控制更为重要。

大多数透析高血压患者体外容量扩张是其主要原因,短时透析存在高血压不易控制的潜在问题,大多数研究结果认为短时透析增加了高血压的发生率。在早期对短时和长时血液透析的比较研究中,发现两者对预后的最主要区别在于短时透析不易控制血压(30% *vs.* 60%)。Keshavial 等报道标准透析组高血压发生率为 9%,短时高效碳酸氢盐透析组为 17%,短时高效醋酸盐透析组为 24%。Raja 等报道短时高效透析组抗高血压药物的使用率分别为 54% 和 65%,高于长时透析组。Kraner 等在采用短时方案 8 年后因心血管不耐受原因而放弃此种方案,他们得出结论:大多数患者短时高效肾替代治疗往往能获得快速的体液清除,但如果有心血管的异常,尤其是左室肥大或冠心病时,则应该放弃这种方法。法国 Tassin 标准血液透析方案是使用 1.0 m^2 的中空纤维型铜仿膜透析器,每次透析 8 小时,每周透析时间 24 小时,结果全部患者血压控制非常满意。治疗 6 个月,445 名患者中仅有 7 人需要继续使用降血压的药物,这个人群的 10 年生存率达到 55%,高于其他任何方案,其原因至少部分归于良好的容量控制,长时间缓慢脱水使血压得以控制。短时透析中血压控制不良、时间短是主要原因,此外与高钠透析液的使用也有关。而使用高钠透析液往往是为了避免短时超滤发生低血压。

(四)磷酸盐的清除

单纯依赖常规透析清除磷酸盐是不够的,采用新型高通量透析仍然不能充分排出磷酸盐。在高流量透析的第 1 个小时,血清磷酸盐有明显下降,但以后又上升,至透析结束后 4 小时血清磷酸盐的浓度与透析前相似。比较聚砜膜(PS)与铜仿膜(CU)对磷酸盐的清除效果,发现透析中磷酸盐浓度的变化、透析后浓度的反弹及总的清除量两种透析方式没有明显的差异。短时透析不能解决甚至不能改善磷酸盐的不平衡问题。

(五)死亡率

短时透析最大的问题是怀疑其与透析患者存活率下降有关。NCDS 研究结果表明短时治疗与发病率的升高有关,但未证实与死亡率的相关性。欧洲透析移植协会(The European Dialysis and Transplant Association, EDTA)1981 年的报道指出短时透析患者死亡率增加 2 倍,1989 年美国透析患者的死亡率的报道令人震惊,许多人认为这至少部分是与短时透析不充分有关。透析时间仅是透析处方的一部分,并不是透析剂量的唯一决定因素。Held 等的研究发现治疗时间的缩短导致死亡率的明显升高,是缩短治疗时间本身(如增加高血压的发生)引起死亡率升高还是因为缩短治疗时间引起透析剂量不充分导致死亡率升高,目前还尚难确定,但可以肯定的是盲目追求缩短透析时间已带来了许多临床不良后果。

六、评价

短时高效透析给患者带来了方便,节省了治疗时间,带来更大的社会和经济价值,同时因为使用了生物相容性好的透析膜、碳酸氢盐透析液、准确控制超滤系统,而提高了透析效果,改善生存质量。但就目前的设备条件来看,短时透析(3 小时或更少)仅适用于低体重、有相当的残余肾功能、低血路再循环的患者。对于当前大多数常用透析器(包括高效/高通量透析器)3 小时内进行充分透析是不大可能的,短时高效透析的优越性要依靠透析的充分性来体现。

参考文献

1. Wizemann V. Uitrashort hemodiafiltration: Efficiency and hemodynamic tolerance. Clin Hephrol, 1983, 19(1):24-27.
2. Albertini BV. Performance characteristics of high flux hemodifiltration. Proc EDTA, 1984, 21:447-452.
3. Basile C. Long-term experience with hypertonic hemodiafiltration. Proc EDTA, 1985, 22:303-307.
4. Barth R. H. Pros and cons of short, high efficiency, and high flux dialysis//Winchester JF ed. Replacement of renal function by dialysis. 4th ed. Dordrecht: Kluwer Academic Publishers, 1996:418-423.
5. Raymond V, Luciano A, Pedrini. All high-flux membranes are equal but some high-flux membranes are less equal than others. Nephrol Dial Transplant, 2008, 23: 1481-1483.
6. Alfred K, Cheung, Michael V, Rocco G, et al. Serum β_2 Microglobulin Levels Predict Mortality in Dialysis Patients: Results of the HEMO Study. J Am Soc Nephrol, 2006, 17: 546-555.

第二节 高通量透析

毛慧娟 王笑云

一、定义

“高通量”可理解为高血流量或高溶质通量或高超滤量，因此很容易产生误解。实际上高通量是指透析膜对水和溶质通透性高。历史上最早用于描述 PAN-SO_3(AN69)膜的特性。以后出现的其他高通透性的合成膜 PAN、PMMA、PS、CA 等都有共同的物理化学性质：对水和大分子溶质均具有高通透性；膜表面是疏水性的，对蛋白质有吸附性能；在生物环境下不起化学反应（生物相容性）。这些膜起初用于血滤，后来发展到用于弥散和对流相结合的高通量血液透析中。根据膜的材料是否是纤维膜来划分高通量透析是不恰当的，因为有些纤维膜如三醋酸纤维膜具有疏水性合成膜的特征，应归入高通量膜，而某些合成膜也可以通透性较低。

由高通透性膜制成的透析器往往面积较大，在较高血流量和透析液流量的情况下尿素廓清率可以达到 200 ml/min。因此，Collins 指出，高通量透析器也是高效透析器[1]。所谓高通量透析最广为大家接受，也是从临床角度出发的定义，使用具有以下特征透析器的透析：疏水性膜制成、尿素的透析器溶质转运系数(KoA)高，超滤系数 >20 ml/(h · mmHg · m^2)。美国疾病控制中心(CDC)认为高通量透析即是所用膜的超滤系数 >20 ml/(h · mmHg · m^2)的透析，这个定义特异性高。透析时间长短不应该作为定义的标准，高通量透析不是短时透析的同义词。常用高通量透析器的特点见表 11-2-1。

表 11-2-1 几种常用高通量透析透析器的特点

透析器	型号	类型	材料	面积(m^2)	预定量(ml)	Kuf〔ml/(h · mmHg)〕	清除率			
							BF = 200 ml		BF = 300 ml	
							BUN	维生素 B_{12}	BUN	维生素 B_{12}
Asahi	PAN-200P	HF	聚丙烯腈	1.4	85	44.0	170	103	200	110
							174	115	225	140
	PAN-250P	HF	聚丙烯腈	1.8	120	54.0	185	105	230	122
							190	125	260	150
Fresenius	F-50	HF	聚砜	0.9	60	30.0	193	135	265	165
Fresenius	F-60	HF	聚砜	1.2	75	40.0	—	—	—	—
Fresenius	F-70	HF	聚砜	1.5	95	50.0	—	—	—	—
Fresenius	F-80	HF	聚砜	1.9	120	60.0	196	144	272	172
Hospal	Biospa 1-3 000 s	plate	聚丙烯腈	1.2	130	50.0	171	74	208	84

注：HF—空心纤维型；plate—平板型；BF—血流量。

二、高通量透析器的优势

从衡量透析充分与否的指标——尿素动力学模型公式 *Kt/V* 可以看出透析对尿素的清除与透析器尿素清除率(*K*)及透析时间(*t*)成正比。提高透析器清除率,即使缩短透析时间也能达到同样的充分透析。高通透性透析器的出现给高通量透析创造了条件。高通量透析器除能节省透析时间外,更重要的是其与循环细胞和蛋白相互作用较少(生物相容性)及其清除大分子溶质能力较强的特性。

(一)高通量膜的生物相容性好

不同的膜与激素、细胞成分的相互作用以及对代谢的影响是不一样的。血液和膜的接触可引起补体的激活,粒细胞的减少、粒细胞激活、脱颗粒释放氧自由基,继而粒细胞功能下降;淋巴细胞功能改变、血小板活化、凝血系统激活。所有观察不同膜-血接触后反应变化的研究,都证实纤维素膜较高通量膜 PMMA、AN69 等明显活跃,即所谓"生物不相容"。1983 年 Henderson 提出白细胞介素(IL)假说,认为透析中的症状如低血压、发热及分解代谢与循环中的单核细胞受到刺激释放 IL-1、IL-6、TNF 有关。这些刺激因素包括:与膜的接触、补体激活产物的作用,暴露于有内毒素污染的透析液或以上的共同作用。然而有些研究未观察到透析过程中与膜相关的刺激效果,可能与反应的迟发特性有关。血-膜的接触引起 IL-mRNA 转录的增加,但 IL 的合成和释放需要第二信使如内毒素的参与。有些报告认为铜仿膜较高通量膜更易刺激 IL 的产生,而有些研究得不出这样的结论,这可能是因为虽然铜仿膜直接或由补体介导激活单核细胞的作用较高通量膜强,但是因其对透析液中污染物的通透性较差,第二信使的暴露不足,因而 IL 的释放相对较少。

血液透析中的急性分解代谢也与透析膜的生物不相容性有关。Gutierrez 等观察到在假透析实验中,铜仿膜可引起大腿肌肉中氨基酸的释放,而生物相容性膜则无此作用,因此设想 IL、TNF 的产生也许可引起肌肉蛋白分解代谢的增加。然而,Lim 等用输注放射性标记亮氨酸的方法来观察铜仿膜透析中蛋白质的转化,却没有发现透析中蛋白质的降解。血液透析的净分解代谢,仅仅是因为蛋白质合成减少,同时有氨基酸的丢失所致。中性粒细胞释放的蛋白溶解酶可能也参与了分解代谢。

有研究观察到纤维素膜透析过程中患者血浆中 β_2-MG 浓度升高,而应用高通透性膜透析则明显下降,因而认为纤维素膜有刺激产生可溶性 β_2-MG 的倾向,但有研究在矫正容量变化引起的浓度变化后,并未发现 β_2-MG 的异常。体外实验已证实单核细胞在链球菌、脂多糖、TNF、IL 的刺激下可增加 β_2-MG 的合成,但暴露于铜仿膜却未有变化。此外用标记的 β_2-MG 研究其在体内的动力学,结果发现透析患者较非尿毒症患者 β_2-MG 的合成增多,但对于使用纤维素膜或高通透性膜的患者,β_2-MG 的合成并无差异。因此可认为膜的生物相容性并不影响 β_2-MG 的合成率或血浆水平。

有人研究了高通量膜、纤维素膜对透析中症状的影响。发现用两种膜透析,低血压、恶心、呕吐、头痛、皮肤瘙痒的发生率均无明显差异。当然也有相反的结论,但是认为生物不相容性与透析中症状相关的研究未进行很好的超滤控制和透析液钠含量的控制,因而影响了结论的可信性。目前尚无足够证据说明膜的生物不相容性与透析反应相关。

体内不断有补体的激活固然不好,但对其长期的后果并无统一的认识。动物和人体实验都证实纤维膜透析中 C3a、C5a、血栓烷都可介导肺动脉高压。缺血性肾衰竭大鼠暴露于铜仿膜或补体激活因子转换酶,可延迟肾功能的恢复。这一发现对指导患者的透析治疗非常有意义。有临床研究证实急性肾衰竭患者应用生物相容性膜透析较应用纤维膜透析死亡率低,肾功能恢复快。透析中偶尔发生的过敏反应也认为与补体活化有关。粒细胞的反复脱颗粒、巨噬细胞功能丧失、淋巴细胞功能受损,这些都导致尿毒症患者的免疫缺陷反复感染。为数不多的一些比较高通量透析与传统透析的研究认为应用生物相容性膜可减少感染的风险。

(二)高通量透析减少炎症反应

高通量透析膜生物相容性的改善以及高通量透析中所用透析水质的提高,均减少了机体的免疫反应和急性炎症反应,急性期反应性蛋白合成减少。同时,也减少了氧化应激反应。Hornberger 等发现纤维素膜透析较高通量透析患者因感染而住院的月住院率增高 2 倍。同样,Levin 等比较 438 名使用纤维素膜透析和 548 名高通量透析患者的预后,发现所有病因的死亡风险前者高于后者,而且高通量组死于感染的患者尤其少。Schindler 等对 18 名规律透析患者采用自身交叉对照研究,分别应用低通量纤维素膜,低通量合成膜,高通量合成膜各 8 周,比较这三个阶段 C-反应蛋白,全血 IL-1Ra 水平,发现高通量合成膜透析较低通量纤维素膜透析,以上两指标均明显降低。

(三)保护残余肾功能

有研究比较两组新导入血液透析的患者各 50 人,分别使用高通量的聚砜膜透析器和低通量的醋酸纤维膜透析器,观察 22~24 个月后两组患者自身尿素清除率的变化,发现前组明显高于后组,有统计学差异。另有研究也比较这两种膜对患者尿量和肌酐清除率的影响,结果提示到 12 个月时高通量组患者的尿量、肌酐清除率均较低通量组高,有统计学意义。

(四)减少心血管性病变

高通量透析膜因其生物相容性的提高,减少血-膜反应,降低氧化应激反应,减少了体内蛋白,如晚期糖基化产物(AGE_S)的氧化修饰作用,继而较少了对低密度脂蛋白,β_2-MG 等的修饰作用,降低了其病理学意义,较少发生心血管病变。Makita 等的研究观察到高通量透析较低通量透析可降低糖尿病或非糖尿病患者血清中低相对分子质量糖基化终末产物(AGEs,相对分子质量<12 000)的水平。在终末期肾病,尤其是糖尿病肾病基础的患者血浆中 AGE_S 明显升高,与动脉粥样硬化、增殖性并发症密切相关。清除 AGE_S 对减少患者心血管病变的发生率,改善预后很有意义。传统血液透析对 AGE_S 的血清浓度没有影响,但是高通透性的 AN69、PS 膜却可引起透析中 AGE_S 的浓度下降 48%~61%,并且有研究发现高通量透析所清除的 AGE_S 相对分子质量<12 000,大于 12 000 的 AGE_S 未被清除。

(五)延迟透析相关淀粉样变性

高通透性合成膜较纤维膜对大分子物质,尤其是相对分子质量在 10 000~12 000 的溶质有明显升高的通透性。与传统纤维膜透析器血液透析相比,高通量透析装置对维生素 B_{12}(1 355)的清除增加 2 倍。对胰岛素(5 200)的清除增加 1 倍。铜仿膜不能清除的 β_2-MG(11 800),高通量膜的清除却可达 30~50 ml/min。这种对中、大分子的高效通透性是临床应用高通量透析器的优势所在。

关于中分子毒素在尿毒症中的意义尚存在争议,但对 β_2-MG 的病理致病性已很明确,AGE_S 所修饰的 β_2-MG 在淀粉样沉积引发的炎症反应中起重要作用。循环中持续高水平的 β_2-MG,是导致透析相关性淀粉样变性(DRA)的主要原因,直接影响长期维持性透析患者的生活质量和存活率。一般患者透析 10 年以上,则 DRA 的发生率即有明显增高,而且发生 DRA 的患者常常是持续铜仿膜透析 15 年以上。肾移植后,β_2-MG 水平虽能下降,关节症状虽能减轻,但骨骼病变不能逆转。许多研究表明,使用铜仿膜、血仿膜、醋酸纤维膜普通透析器的血液透析患者血液透析前 β_2-MG 血浆内水平明显高于使用高通量透析膜的血液透析患者,而且从传统血液透析转为高通量血液透析后,血浆 β_2-MG 显著下降。著名的 HEMO 研究提示,使用高通量透析器,能降低淀粉样变性、腕管综合征、肾性骨病、症状性透析相关关节病变的风险,高通量透析对 β_2-MG 的平均 Kt/V 达到 0.6~0.8,大大高于低通量透析的 0~0.2,透析前血清 β_2-MG 水平的下降可预测患者死亡率的下降。这种高通量透析的保护作用可能在于其通过吸附或滤过作用增加了对血浆中 β_2-MG 的清除,使其浓度持续降低。高通透性膜对 β_2-MG 的良好清除除了与膜的通透性及对流作用有关外,还与膜对这种球蛋白的吸附能力有关。Zingraff 等使用标记的 β_2-MG 进行 β_2-MG 动力学实验,证实了高通量膜较普通透析器对其吸附能力强。

β_2-MG 的合成在尿毒症患者中为(4~8) mg/kg,而高通量透析每次清除的 β_2-MG 不超过 200 mg,因此即使是使用高通量透析,仍然会有 β_2-MG 的积聚,依然不能完全预防 DRA 的发生,但有临床报道会延迟 DRA 的发生或降低 DRA 的发病率。从长期效果来看,高通量透析血浆 β_2-MG 的水平是传统血液透析的 30%~40%。因此在不能常规采用更为有效的治疗方法的情况下(如选择性吸附柱),从预防 DRA 的角度，高通量透析在持续透析 10 年以上的患者中应列为首选透析方式。

(六)改善营养

1978 年 Berlyne 等提出既然像 β_2-MG 这样大的溶质都可经高通量膜清除，那么是否会带来许多重要的蛋白质丢失的问题。但事实证明这种担心是多余的，白蛋白的筛系数非常低(0.001 ~0.003)，预计每升超滤液中仅含 40 ~120 mg 的白蛋白。有研究观察使用不同材料的高通量透析膜透析 3 小时，蛋白的丢失仅为 0 ~0.3 g。新型的 Polyflux 高通量透析膜，跨膜压(TMP)每增加 100 mmHg，白蛋白的丢失仅增加 0.6 g。然而如果高通量透析器复用次数增多，透析液中丢失的蛋白量会明显增加，如 Graeber 等报道聚砜膜首次使用蛋白丢失为 1.3 mg/dl。若用次氯酸、甲醛消毒复用至第 24 次时，蛋白的丢失会增加到 20 mg/dl 或每次治疗 8 g。

关于高通量透析对血清白蛋白水平的影响，有研究发现当低通量透析膜换成高通量透析膜后，患者的血清白蛋白水平逐步升高，8 周后达到明显统计学意义。法国透析营养研究小组的研究结果也显示高通量透析组较低通量组，患者前白蛋白水平明显高。瘦素是相对分子质量 16 000 的血浆蛋白，由脂肪细胞产生，是与下丘脑控制食欲和能量消耗关系密切的一种蛋白质，在血液透析患者中普遍增高，细胞因子的升高可导致瘦素产生的增加，高水平瘦素可致营养不良和厌食。有研究证实，高通量透析能降低血浆瘦素浓度，平均约为 30%，明显优于纤维膜，推测有助于改善患者的营养状况。另有研究，比较规律血液透析患者分别使用低通量聚砜膜透析器 F6HPS，高通量聚砜膜透析器 F60S，超高通量聚砜膜透析器 F500S 以及超高通量醋酸纤维膜 Tricea 150G 各 12 周，观察到瘦素下降率 F6HPS < Tricea 150G < F60S < F500S，血浆瘦素水平以 F6HPS 最高。

(七)对脂质代谢的影响

终末期肾衰竭患者常伴有脂质代谢的异常，高甘油三酯血症、低高密度脂蛋白血症与冠心病的发生具有相关性。许多研究都证实高通量透析能使血浆甘油三酯水平下降，而纤维膜透析则无此作用，长期的临床观察研究也证实高通量透析对改善尿毒症患者的脂质组成非常有意义。高通量透析后游离脂肪酸和脂酶活性提高，提示高通量透析降低甘油三酯的机制是因为清除了中分子脂蛋白脂酶的抑制剂。有研究观察了将改良纤维素膜(低通量)换成 Polyflux S 高通量膜后，患者血清低密度脂蛋白(LDL)降低，高密度脂蛋白(HDL)升高，LDL/HDL 也下降。也有研究观察到将低通量聚砜膜换成高通量醋酸纤维膜或高通量聚砜膜后，患者血清甘油三酯(TG)，氧化型低密度脂蛋白(ox-LDL)，脂蛋白残粒胆固醇(RLP-C)均有不同程度的下降，甚至在某些指标下降的幅度上超过他汀类降脂药物的功效，而且高通量聚砜膜更优于高通量醋酸纤维膜。高通量透析膜对脂质组成的改善作用有益于减少透析患者心血管事件的发生率。

(八)对血浆同型半胱氨酸的影响

高同型半胱氨酸血症作为心血管病的独立危险因素对肾衰竭患者的预后有重要影响。虽然表明高通量透析过程中血浆同型半胱氨酸水平显著的下降(可达 40% 以上)，但每次透析前的水平却变化不大。普通透析患者高同型半胱氨酸血症很少能为补充叶酸所纠正，但如果在进行高通量透析的同时予以补充叶酸的治疗，则能显著降低血浆同型半胱氨酸的水平。

(九)对贫血程度和治疗反应的影响

对高通量透析纠正贫血的作用及机制存在争议。有些研究发现高通量透析可使患者 Hct 上升，认为其机制与清除尿毒症红细胞抑制物及引起溶血的细胞外因子有关。但也有一些研究认为在保证透析充分性的前提下，高通量透析与传统透析对贫血程度及对促红素治疗反应的影响无明显差异。

(十)降低住院率、并发症和死亡率

高通量透析对小分子毒素清除率高，同时对中分子的清除明显优于常规透析，有助于改善脂代谢紊乱、周围神经病变、肾性贫血及某些突出的临床症状如皮肤瘙痒、食欲差等。回顾性分析 715 名血液透析 5 年以上的患者的预后，结果发现高通量透析组的死亡率较低通量透析组明显低(21/1 000 *vs.* 36/1 000

透析年)。从 1997 年 Koda 的研究[2],到 2005 年 Chauveau 的研究,有多项研究比较了低通量透析和高通量透析的死亡相对风险。如果设前者死亡风险(RR)为 1,则后者的 RR 分别为 0.61~0.92 不等。Woods 等[3]的研究显示,非糖尿病患者 5 年存活率,高通量组为 92%,而低通量组为 69%,也存在显著差异。Chauveau 的研究结果也显示高通量透析患者的累积生存率明显高于低通量透析患者。因此高通量透析可提高患者的长期生存率。

(十一)其他

有一些研究认为高通量透析能清除一些未知的大分子毒素,从而较铜仿膜能改善尿毒症患者的外周神经病变。但也有一些研究未能证明不同种类膜对尿毒症神经精神病变的不同作用。其他已知的高通量透析更能有效清除的溶质有草酸盐、甲状旁腺素及其 C、N 片段、肌球蛋白、卟啉等。Horl 等在尿毒症血清中分离出一些对粒细胞功能有抑制作用的蛋白质:粒细胞抑制蛋白 GIP(相对分子质量 28 000)、脱颗粒抑制蛋白 DIP(相对分子质量 14 000),这些蛋白质都能经高通透膜清除,而不能为纤维膜清除。此外,高通量的 AN69 膜也已成功地应用于肝病的治疗,清除暴发性肝衰竭患者体内的一些分子毒物以改善脑病症状。

高通量透析器除了对大分子有较高的通透性外,其疏水性膜尚能吸附相当量的蛋白质,如 PMMA 膜 (20~30) mg/m^2,PAN 膜 49 mg/m^2,PA 膜(20~80) mg/m^2。吸附的蛋白包括纤维蛋白原、IgG、清蛋白,因此可能会影响一些复合物的总的清除。一些研究发现,AN69 膜、PS 膜、PMMA 膜清除的 β_2-MG 中分别有 60%~65%、17%~37%、100% 是经吸附作用减少的。吸附的蛋白可能会提高膜的生物相容性,对 IL-1、补体成分 D、C3a、C5a 的吸附可进一步减少膜-细胞的相互作用及补体的激活。当然,膜的吸附清除作用对某些治疗用药(如促红素、万古霉素等)来说是不利的。

三、高通量透析的要求和条件

(1)使用高通量的透析器,溶质弥散和对流转运相结合。

(2)必经使用碳酸氢盐透析液,同时注意透析液的微生物管理,需要有高质量的透析液,最好使用超纯透析液。

(3)必须有可调钠装置,采用可变动钠或高钠透析方式。

(4)必须有透析液流量调节装置,使透析液流量能达到 800~1 000 ml/min。

(5)透析机具有高效、精确的超滤装置和定容控制超滤性能。

四、高通量透析的处方

(一)正确估计治疗剂量

评价方法仍用 Kt/V(对非糖尿病患者要求达 1.2,对糖尿病患者要求达 1.4),TAC_{urea}(要求 <55 mg/dl),PCR〔要求 >1.0 g/(kg·d)〕。

(二)一般处方

(1)高通量透析器。

(2)血流量≥300 ml/min。

(3)透析液流量 800~10 000 ml/min。

(4)碳酸氢盐透析液,其中 Na^+ 140 mmol/L。

(5)治疗时间一般每周 6~9 小时,每次 3 小时。

五、高通量透析中的药物清除

高通量膜的通透性对透析患者用药剂量的影响很大,但对特定药物在高通量透析中的药代动力学研究资料却很少，目前了解比较多的是万古霉素和去铁胺。万古霉素相对分子质量 1 486，几乎不经纤维膜清除，其在无尿患者体内的半衰期为 3～7 天，因此对普遍透析患者的推荐剂量是 500～1 000 mg/(5～7)d。然而，如果患者进行高通量透析，则万古霉素可经 AN69 膜或 PS 膜清除，一周给药一次的方案可使其血药浓度低于治疗所需的浓度。另有一些研究发现万古霉素组织分布广，腔室间转移慢，透析后浓度反弹大，因此认为不需在透析后追加剂量。但单一剂量后的一周测血药浓度为 4～10 μg/ml，达不到链球菌的有效抑制浓度 15 μg/ml。因此建议首剂 20 mg/kg，以后每次高通量透析后追加 500 mg 的方案，这样可使透析前维持较稳定的血浆浓度 10～20 μg/ml，并可持续 3 周以上。

去铁胺相对分子质量 657，用于螯合铁和铝等三价离子。去铁胺常用于结合原本与组织或蛋白结合的铝，再经透析清除。使用 PS 膜可以比纤维膜增加 2～4 倍的去铁胺-铝复合物的清除，有利于治疗透析相关的铝中毒脑病和骨病。已证实 AN69 膜较纤维膜对造影剂、N-乙酰普鲁卡因胺的清除增加 1.5～3 倍。一些传统上认为不经血液透析清除的药物在进行高通量透析时也许情况会不同，这一点需要加以重视。今后需要大量研究高通量透析条件下药物的药代动力学，以指导用药。

六、高通量透析主要存在的问题

（一）反超滤和致热原反应

透析器的高通透性引起人们的担心，提出透析液中的污染物是否会进入血液的问题（反超滤）。高通量透析存在双向性强迫超滤，在透析器的血液出口/透析液入口处，血流侧的压力最低，而透析液侧的压力最高。因此从透析液侧到血流侧存在静水压梯度，若这个梯度增大超过透析器出口处血浆胶体压（20～30 mmHg），则出现反超滤现象，超滤系数越大，越容易出现反超滤。反超滤形成示意图见图 11-2-1。

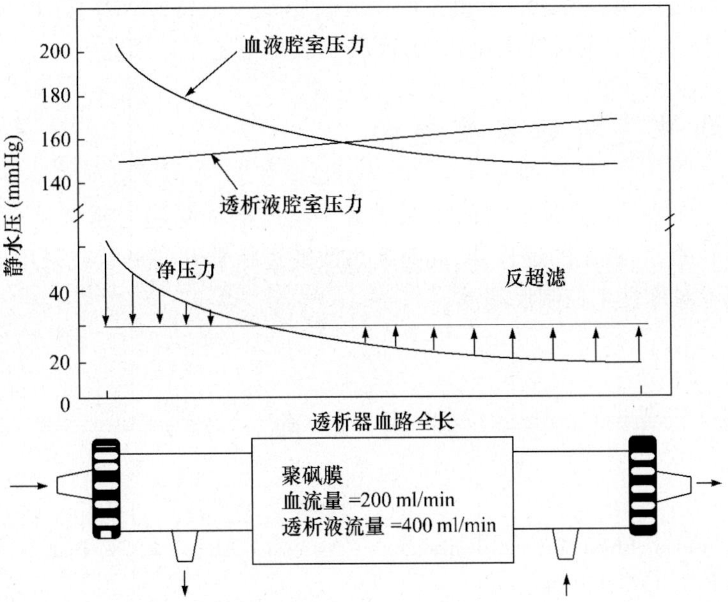

图 11-2-1　反超滤形成示意图

Leypoldt 等发现在血流量相对低的条件下，某些高通量聚砜膜透析器长轴的后 2/3 都存在 7～9 ml/min的反超滤。若透析器对相对分子质量 10 000～15 000 的溶质都具有高通透性，那么透析液中某些细菌污染产物可进入血循环产生严重后果。大肠埃希菌内毒素产生致热原反应的剂量为 1～4 ng/kg，血液中内毒素浓度达到 50 pg/ml 即可刺激单核细胞产生细胞因子。一般透析中心透析液中污染的内毒素浓度常大于 1 ng/ml，因此反超滤潜在危险很大。有研究发现使用 PAN 膜进行长期高通量透析的患者，其循环中持续存在低水平的内毒素和慢性 TNF-α 的升高。而透析过程中内毒素水平、TNF-α 水平会有进一步的明显升高，提示透析液中存在内毒素的污染，而且已经进入血流产生机体反应。

美国CDC曾经就致热原反应作过问卷调查，发现采用高通量透析的中心比采用普遍透析的中心，致热原反应发生率要高1.4倍。Powell等使用污染有较多细菌和内毒素的透析液分别进行高通量和普通透析，结果循环中IL-1β和TNF-α均无升高。Gordon等前瞻性地观察了26 877名患者分别进行普通透析、高效透析和高通量透析的情况，观察时间12个月，透析液中细菌、内毒素含量分别为19 000 CFU/ml和380 pg/ml，结果，致热原反应总发生率为0.7/1 000次治疗，三种模式致热原反应并无差异。

高通量透析中细菌内毒素可以经反超滤入血，但体内实验对其发生率和临床意义并未得出一致的结果。尽管这样，对透析用水和透析液质量的控制，使其细菌浓度分别低于200 CFU/ml和2 000 CFU/ml，以及在进行高通量透析时透析液内毒素至少小于2 EU/ml十分重要。因此，建议使用超纯透析液进行高通量透析。

（二）高敏反应

有一些报告在使用AN69膜的患者中出现高度过敏样反应，有的非常严重甚至是致命的，反应与所谓的“首用综合征”非常相似。常发生于透析开始后的数分钟内。如果患者正在使用血管紧张素转换酶抑制剂（ACEI），则这种反应更为多见，也更为严重。在一些病例如果能早期采取一些预防反超滤的措施，则反应就会消失，提示可能是透析液中的细菌产物转移至血液导致该反应的发生，但是没有直接的证据。另一些病例继续使用ACEI，但换用其他高通透膜，也未发生该反应。因此提示AN69膜激活缓激肽系统可能与此反应有关。体内、外实验都证实血液与AN69膜的接触可引起缓激肽快速、大量的释放，而其他合成膜如PS膜或铜仿膜则无此作用，事实上1990年以前使用AN69膜却很少有这种过敏样反应。已有大量研究证实这种过敏样反应是膜特异性的（AN69膜）。在应用ACEI的患者中应慎用AN69膜。

（三）价格高

影响高通量透析广泛长期应用的一个重要原因是价格高。通常，AN69膜、PS膜等高通量透析器的价格是普通纤维膜的3～4倍。而且在美国市场，高通量膜是不主张复用的。

七、慢性维持性透析的发展趋向

慢性透析的发展方向将是在合适的时间内对小分子溶质的清除能力越来越高，Kt/V达到甚至超过1.5，应用生物相容性好的、高通量的透析器，同时通过改变透析器几何形状或采用on-line无菌透析液或利用膜对水通透性的不对称性来控制反超滤。

参考文献

1. Collins AJ. Clinical application of high efficiency hemodialysis // Nissension AR, Fine RN. Dialysis Therapy. 2nd ed. Philadelphia: Hanley & Belfus INC, 1993:139-143.

2. Koda Y, Nishi S, Miyazaki S, et al. Switch from conventional to high-flux membrane reduces the risk of carpal tunnel syndrome and mortality of hemodialysis patients. Kidney Int, 1997,52(4):1096-1101.

3. Woods HF, Nandakumar M. Improved outcome for hemodialysis patients treated with high-flux membranes. Nephrol Dial Transplant, 2000,15 (Suppl 1): 36-42.

第三节　高效血液透析

毛慧娟　王笑云

自20世纪70年代中期，随着透析膜技术的发展，透析时间不断缩短。至1985年使用1.2～1.5m^2铜仿膜透析器的平均透析时间已降为4小时。透析膜面积的增大和溶质廓清能力的提高，使短时透析成为可能。20世纪80年代中期，美国明尼阿波利斯的地区肾脏病计划（RKDP）小组着手进行应用大面积、高溶质清除率透析器、缩短治疗时间30%的透析方案的临床评价研究。这项评估的透析方案包括使用Na^+为142 mmol/L的碳酸氢盐透析液，平均治疗时间2.75～3小时/次，每周3次，应用高效透析器使Kt/V达到1.2～1.4。从1985年8月到1986年1月有450名透析患者从标准醋酸盐透析4小时改为上述高效透析方案，经过7年治疗1 000多名患者的观察，高效透析的临床应用获得了成功，存活率高于美国肾脏数据系统（USRDS）的结果。临床技术的改进包括充分的透析处方、高质量的透析器复用技术以及碳酸氢盐透析液系统的微生物管理。

一、高效血液透析定义

透析中所谓的“高效”是一个相对的概念，主要是指透析器对小分子溶质的廓清能力。20多年前，一个尿素廓清率达到150 ml/min的空心纤维透析器即可认为是高效透析器，而如今对尿素的KoA＞450 ml/min，廓清率（K）＞200 ml/min才称之为高效透析器。当然也有作者把单位体重或单位尿素分布容积的尿素廓清率作为定义的指标，即$K/Wt>3$ ml/(min·kg)，$K/V>5.2$ ml/(min·kg)。更为实际的定义是美国疾病控制中心（CDC）所规定的超滤系数（10～19）ml/(h·mmHg)的透析器。这个定义是按照透析是否需要容量超滤系统来划分的。在目前的透析器市场，大多数尿素廓清率达200 ml/min的纤维素膜多归入高效透析器，而对水同样具有高通透性的合成膜透析器则一般称为高通量透析器。当然，如果合成膜透析器的超滤系数达不到20 ml/(h·mmHg)，则应归入CDC所定义的高效透析器范畴。几种常用高效透析器及特点见表11-3-1。

表11-3-1　几种常用高效透析器的特点

透析器	型号	类型	材料	面积(m^2)	预定量(ml)	Kuf〔ml/(h·mmHg)〕	清除率 BF=200 ml BUN	清除率 BF=200 ml 维生素B_{12}	清除率 BF=300 ml BUN	清除率 BF=300 ml 维生素B_{12}
CDMedical	Duo-flux	HF	醋酸纤维素	1.4	85	15.0	171	88	220	NA
Fresenius	F-8	HF	聚砜	1.9	120	7.6	185	65	235	70

续表

透析器	型号	类型	材料	面积(m^2)	预定量(ml)	Kuf〔ml/(h·mmHg)〕	清除率			
							BF=200 ml		BF=300 ml	
							BUN	维生素 B_{12}	BUN	维生素 B_{12}
Gambro	GF-160-M	HF	纤维素	1.8	140	6.9	182	67	231	73
	GF-180-M	HF	纤维素	1.8	140	8.9	186	79	235	86
	6H	plate	纤维素	0.9	110/145	12.0	171	79	NA	NA
Toray	Bi-2.0	HF	PMMA	2.0	160	14.0	192	120	NA	NA
Travenal	CA-210	HF	醋酸纤维素	2.1	135	10.1	192	77	266	87
	CA-271	HF	醋酸纤维素	1.7	110	9.1	189	70	249	72

注:HF—空心纤维型;plate—平板型;BF—血流量;PMMA—聚甲基丙烯酸甲酯;NA—尚未知。

二、患者的选择

选择患者是否适合行高效血液透析非常重要,常规工作首先是看其血管通路能否达到(350~450) ml/min的血流量。在使用碳酸氢盐透析液的条件下,患者的其他临床情况都不是高效透析的禁忌证。唯一例外的是如果患者一次治疗需清除体液超过(5~6) kg,那么治疗时间不能少于3小时。保持血流动力学稳定所需的治疗时间应在3.5小时以上。理想的透析间期体重增加不宜大于3 kg,这样才能保证患者较好地耐受超滤脱水而不发生低血压。如果能符合上述要求,高效透析发生症状性和无症状性低血压的几率是标准4小时醋酸盐透析的1/3~1/2,此外,治疗中发生恶心、呕吐的概率减少至小于1%。

三、高效血液透析处方

目前尚无统一的透析处方。一般血流量250~500 ml/min,透析液流量500~1 000 ml/min,高效透析器面积1.7~5.0 m^2,透析时间需根据 *Kt/V* 来确定,一味缩短透析时间可能会致尿毒症不能充分控制,而影响患者长期生存。

已有研究确定了目标 *Kt/V* 在非糖尿病患者为1.2~1.4,糖尿病患者为1.4~1.6,1周3次。当 *Kt/V* 不能达标时,死亡的相对危险明显增加。因此最小所需达到的 *Kt/V* 在这两组人群中分别为1.2,1.4。*Kt/V* 中的 *K* 是由透析厂家提供的体外尿素在水溶液中的廓清率,*V* 可以用身高/体重/年龄/性别矫正的图表来确定尿素在体液中的分布容积。开始的透析处方是按体外数据制订的,以便选择恰当的透析器、血流量和治疗时间。透析是否充分需经体内实践来证实,在周中(1周中第二次透析)透析的前后检测血尿素氮(BUN)的水平,用 Keshavial 的单室尿素模型来评价透析充分性。如果实际 *Kt/V* 未达到上述标准,需考虑可能存在血管通路再循环、透析器实际清除能力与体外实验数据差异较大、尿素氮在细胞内外腔室间的转移速度慢等因素。

血管通路的再循环情况可以用单室再循环公式计算。

再循环率=(外周血 BUN-动脉血 BUN)/(外周血 BUN-静脉血 BUN)×100%

若再循环率超过15%,需考虑是否存在动脉或静脉通路的狭窄或心排血量下降所致的低血流量问题。

透析器实际廓清率的评价可以用以下公式计算:

廓清率=(动脉血 BUN-静脉血 BUN)/动脉血 BUN×血流量

一般实际全血廓清率较厂家提供的水溶液中的廓清率低7%~13%,如果两者间的差异过大,说明透析器清除能力差可能是透析不充分的主要原因。透析器廓清能力差可能存在透析器中凝血问题,可调整肝素用量以解决;此外也可能由于透析液在透析液腔室中流量分布不均匀所致,用有色的液体灌注透析液腔可以鉴别。对透析器功能的检测在复用透析器时尤为重要。

第三个可能导致透析不充分的原因是尿素动力模型表现为双室效应。尿素从细胞内向细胞外转移的速度明显落后于尿素从细胞外向体外清除的速度,在这种情况下,透析后 45 分钟尿素氮的反弹可大于 14%。若反弹水平大于 20%,必须延长治疗时间,否则以透析后即刻 BUN 水平计算的 *Kt/V* 会过高估计透析的充分性。连续监测 1 个月 1 周中透析前后的 BUN 水平有助于制定合理的透析处方。

四、营养状况

影响透析患者长期生存的因素尚包括患者的营养状况,低蛋白血症会明显影响死亡率。有研究发现当透析模式从传统血液透析转变为高效透析时,即使保持 *Kt/V*、蛋白分解率(PCR)不变,氮质包括氨基氮的丢失可明显增加,从而引起血清清蛋白水平的下降。因此,有必要对长期行高效透析的患者进行血清清蛋白的监测。若血清清蛋白连续 3 个月低于 3.5 g/dl,则需进行积极的营养治疗。若清蛋白水平仍然低,首先要重新评价透析处方,提高目标 *Kt/V* 值。在糖尿病和非糖尿病患者 *Kt/V* 应达到 1.6 和 1.4。若饮食治疗,加强透析 1 ~2 个月后仍未使清蛋白水平上升,可采取透析中甚至透析间期的高营养治疗。

有研究发现患者体内的叶酸、吡哆醛-5′-磷酸可经高效血液透析大量清除,在 CT-190G 或 F-20 透析器,血流量(371 ±40) ml/min,透析液流量 500 ml/min 情况下,清除率分别为(134.7 ±22.2) ml/min 和(54.4 ±38.2) ml/min,提示对长期高效透析的患者应常规补充水溶性维生素,以减少高同型半胱氨酸血症、心血管病变的发生[1-4]。

五、生存情况

RKDP 研究关于生存率的数据显示一些危险因素如年龄、糖尿病、并发心脑血管病都是高效透析患者预后不良的指标。在矫正这些因素的影响后发现,治疗指数也是影响预后的一个重要因素。*Kt/V* = 1.0 ~1.2 组较非糖尿病 *Kt/V* >1.2 组、糖尿病 *Kt/V*≥1.4 组的生存率明显降低,提示进行更高标准的治疗可以提高生存率。在这些情况下,如透析器实际廓清率变化较大、各种并发症的治疗过程中,更应提高治疗指数。较高的透析剂量可以通过有规律的每日透析来完成,以避免透析日程安排得很晚,同时也减少了透析的复杂性。新近,有研究观察了 26 名规律血液透析患者改成每日高效透析(SDHD)后的并发症情况, 观察时间为 36 个月。患者每周透析 6 次,每次 1.5 ~2 小时,血流量、透析液流量分别是 350 ml/min 和 800 ml/min,使用高效透析器。结果这组患者每人年住院次数为 0.27 次,每人年住院天数为 1.24 天。其结论是每日高效透析患者并发症和死亡率均很低,而且血管通路并发症也不突出。

六、技术要求

1. 水处理系统要求　水源须经过软化、活性炭滤过、反渗处理等程序,如果其中铝、硝酸盐及其他污染物浓度较高,尚须在反渗处理后经去离子处理。水输送管道应有回流管形成闭环运行,避免管道死角滋生细菌。同时在反渗装置或净化水进入透析机前应接受紫外线照射,以杀灭或抑制细菌或病毒。以上措施可保证透析液水中细菌菌落数 <50 CFU/ml,内毒素达到超纯标准(0.03 EU/ml)。

2. 碳酸氢盐透析液的组成及微生物控制　应用于高效透析的透析液一般组成包括 Na^+ 142 mmol/L、K^+ 0 ~ 3 mmol/L、醋酸 2.5 ~ 4.5 mmol/L、碳酸氢盐 35 mmol/L、Mg^{2+} 0.5 mmol/L、Ca^{2+} 1.25 ~ 1.75 mmol/L、葡萄糖 0 ~200 mg/dl(0 ~11.1 mmol/L)。透析液由干粉和反渗-紫外线处理水临时配比制成,现配现用,贮存于经消毒、冲洗、干燥处理的透析液贮存罐中,以保证透析液中菌落 <200 CFU/ml。同时也应该注意透析废水排出管道的微生物控制,包括杜绝管道死腔,避免管道不通畅,使用 PVC 管,定期消毒等措施,以避免逆流污染透析机。如果不能很好地控制碳酸氢盐透析液中微生物的生长,则可能导

致高效透析中的致热原反应。

七、高效透析的临床观察

许多研究都认为高效血液透析在小分子毒素(如尿素、肌酐、尿酸、磷酸盐)和维生素 B_{12} 的清除以及改善临床症状、生化改变、神经系统改变等方面与常规透析无明显差异。但对中分子毒素的清除报道不一[5-7]。

比较传统血液透析(CHD,CA110 透析器,血流量 200 ml/min)与高效透析(HED,CA110 透析器,血流量400 ml/min;TAF175 透析器,血流量300 ml/min)对大分子溶质(以中性葡聚糖为标准)的清除,发现葡聚糖廓清率 TAF175 高于 CA110 透析器,对大分子溶质的清除与使用的透析器明显相关;而使用 CA110 透析器,血流量从200 ml/min 增加至400 ml/min,仅增加对小分子尿素的廓清率,因此为增加大分子的清除必须换用大面积的高效的透析器。

有人比较了 CHD(1.1 m^2 铜仿膜,血流量 300 ml/min)与 HED(1.6 m^2 铜仿膜,血流量 450 ~ 500 ml/min)对高血压的控制情况。结果发现服用降高血压药物的比例(56% *vs.* 38%),对收缩压、舒张压的控制比例(44% *vs.* 62%;56% *vs.* 77%),两组比较无统计学差异,因此认为 CHD 和 HED 对高血压的控制具有同等的作用[8]。

研究发现将规律进行传统血液透析的患者转为碳酸氢盐高效透析 6 个月后,虽然生化指标无明显改变,但患者的生活质量分数明显提高,提示高效透析方式本身对患者生活质量的改善有重要影响。尚有报道对一些药物如卡马西平、万古霉素中毒的抢救,应用高效透析可获得与血液灌流相似的疗效。

八、并发症

最常见的并发症是低血压、呕吐、抽搐及发热,个别出现失衡综合征。需根据实际 *Kt/V* 调整透析处方,以防透析不充分。

参考文献

1. Kuchle C, Fricke H, Held E, et al. High-flux hemodialysis postpones clinical manifestation of dialysis-related amyloidosis. Am J Nephrol, 1996,16(6):484-488.
2. Goldberg IJ, Kaufman AM, Lavarias VA, et al. High flux dialysis membranes improve plasma lipoprotein profiles in patients with end-stage renal disease. Nephrol Dial Transplant, 1996,11 (Suppl 2):S104-S107.
3. Lasseur C, Parrot F, Delmas Y, et al. Impact of high-flux/high-efficiency dialysis on folate and homocysteine metabolism. J Nephrol, 2001,14(1):32-35.
4. Leypoldt JK, Cheung AK. Removal of high-molecular-weight solutes during high-efficiencyand high-flux haemodialysis. Nephrol Dial Transplant,1996, 11(2):329-335.
5. Schuerer DJ, Brophy PD, Maxvold NJ, et al. High-efficiency dialysis for carbamazepine overdose. J Toxicol Clin Toxicol, 2000, 38(3):321-323.
6. Bunchman TE, Valentini RP, Gardner J, et al. Treatment of vancomycin overdose using high-efficiency dialysis membranes. Pediatr Nephrol, 1999, 13(9):773-774.
7. Kirschbaum B. The decline in serum albumin after conversion to high flux, high efficiency dialysis. Artif Organs, 1994,18 (10):729-735.
8. Manuel C, Martins C, Rosilene Motta, et al. High-efficiency short daily haemodialysis—morbidity and mortality rate in a long-term study. Dial Transplant, 2006, 21: 2232-2238.

第四节　血液滤过

毛慧娟　王笑云

一、血液滤过的发展史

血液滤过(hemofiltration)是在超滤技术基础上发展起来的。Brull 和 Geiger 首次用 Collidium 膜对动物进行了超滤实验,他们观察到滤液中氯化物、葡萄糖、非蛋白氮等物质的浓度与血浆中的浓度是相同的。1947 年 Malinow 和 Korzon 将超滤技术应用于尿毒症动物,他们的实验利用纤维素管在跨膜压(TMP)为 500 mmHg 时达到(15 ~20) ml/min 的超滤率,同时予补充林格液维持容量平衡。因为是利用动静脉压力差作为血液流动的驱动力,因此他们的实验被称为第一个"自然性动静脉血液滤过"。1963 年 Alwall 利用膜滤过器进行临床超滤治疗高度水肿的患者,之后有许多动物和人体的实验报道了单纯超滤移除过多体液的经验。1967 年 Bluemle 和 Henderson 开创了血液滤过治疗的新时代。他们利用高通透性的滤过膜达到清除水分和溶质的血液净化目的,同时补充置换液以防机体脱水,从而将血液滤过技术应用于慢性肾衰竭的肾替代治疗。Bluemle 和 Henderson 补充置换液的方法是在滤器前输注,称为前稀释,而同时代的德国研究小组则主张在滤器后输注(后稀释)以减少置换液用量近 50%。1976 年 Bergstrom 等证实了单纯超滤对心血管系统的稳定性,1979 年 Henderson 等首次报道了无菌置换液的制备方法。

二、血液滤过的原理及相关理论

血滤的溶质清除是模拟肾小球的滤过作用,以对流转运的方式得以清除。在滤过膜孔径范围内的所有溶质均以相同的速度跨过滤器,溶质滤过的量与跨膜压及溶质在血浆中的浓度有关。水分和重要物质的补充可以在超滤步骤前或后进行。表 11-4-1 列出了一个典型滤器与一对人肾不同滤过参数的比较,可见虽然滤器的面积可以接近于肾小球的膜面积,但由于血流量的限制(仅为肾血流量的 1/6 ~1/3),单纯依靠动脉血压不能在短时间内滤出足够的液体,因此在动脉端加用血泵造成较大的血压差才能获得与肾小球可比的滤过率。

表 11-4-1 典型滤器与人肾不同滤过参数

参数	血滤器	人肾
膜面积(m^2)	0.5~1.5	1.5
纤维/毛细血管数	4 000~12 000	5×10^6
跨膜压(mmHg)	200~500	50
最大血流量(ml/min)	200~400	1 200
滤过分数	0.35~0.50	0.2

超滤中，以 Q_F 代表容量超滤率(ml/min)，A 代表膜的面积，则：

$$\text{单位面积内滤液通过的流量 } J_F(\text{ml/min/m}^2)=Q_F/A \quad (11\text{-}4\text{-}1)$$

$$\text{溶质的重量超滤率 } M(\text{mg/ml})=C_F\times Q_F \quad (11\text{-}4\text{-}2)$$

其中：C_F 是滤液中的浓度，C_F 与血浆水中的浓度(Cwb)的关系可用筛系数(SC)表示，$SC=C_F/Cwb$。若SC=1，表示溶质能无限制滤过；若SC=0，则表示溶质完全不能滤过。因此溶质的单位面积的重量滤过率：

$$J_S[\text{ml/(min}\cdot\text{m}^2)]=M/A=C_F\times Q_F/A=\text{Cwb}\times\text{So}\times Q_F/A=J_F\times\text{Cwb}\times\text{SC} \quad (11\text{-}4\text{-}3)$$

血液滤过中溶质的滤过率主要受膜对水的通透性、跨膜压、血流量、膜的几何形状及血浆蛋白浓度的影响。此外血浆蛋白组成、Hct、温度也可影响滤过率。在较低的跨膜压范围内(400~500 mmHg)，超滤率与TMP呈线性关系，但当TMP>500 mmHg后，滤过率则不受TMP的影响，仅与血流量、膜的几何形状和血浆蛋白浓度有关。血流速度快，膜的内径小，血浆蛋白浓度低，超滤量则高。溶质随血浆水的转移而清除，因此血滤中尤其是后稀释方式下要考虑溶质在血浆水、血浆蛋白、Hct三者间的腔室关系。溶质的全血清除率C(ml/min)等于溶质的重量清除率 M 与溶质在全血中的初始浓度(C_B)的比值，即 $C=M/C_B$。设溶质在血浆水和红细胞中的分布比例为K，若溶质等量分布于血浆水和红细胞中，则K=1；若溶质完全分布于血浆水中，则K=0。从筛系数与全血清除率的关系研究中可以得出这样的结论：筛系数越大，全血清除率受溶质分布的影响越大；对那些在大多数滤过膜中筛系数接近于1的溶质(如尿素氮、肌酐)，前稀释比后稀释清除效率更高。

三、血液滤过装置

(一)血液滤过器

理想的血液滤过膜是非对称的空心纤维膜，包括支持层和滤过层，前者保持膜的机械稳定性，后者保证其良好的通透性。血液滤过膜须具备以下特点：①生物相容性好，无毒性；②高滤过率；③截流相对分子质量通常小于60 000，完全截留血清蛋白；④理化性质稳定。许多高分子聚合材料可制成血液滤过器，常见血液滤过膜见表11-4-2。

表 11-4-2 常见血液滤过膜

材料		产品名
中文名	英文名	
纤维素	Cellulose	Enka
醋酸纤维 A	Cellulose Acetate (A)	Cordis DOW Sartorius Daicel
聚丙烯腈	Polyacrylonitrite (PAN)	Rhone-Poulence, Asahi
聚酰胺	Polyamide (PA)	Gambro
聚甲基丙烯酸甲酯	Polymethylmethacylate (PMMA)	Toray
聚砜	Polysulfone (PS)	Amicon
聚碳酸酯	Polycarbonate (PC)	Gambro

(二)血液滤过机

血液滤过机与血液透析机的最大区别在于前者设有体液平衡装置。超滤液与置换液间的不平衡可快速导致危及生命的容量性循环衰竭，因此连续监测以保持体液平衡至关重要。通常血液滤过机有重量平衡装置,保证血液滤过中液体的出入平衡。现在临床上使用的新型电脑控制的血滤机,它具有流水式配制输入系统(on-line),自动生成置换液,省去了置换液配制、包装、运输等环节,可减少污染、预防铝中毒和实现碳酸氢盐血液滤过。同时操作简单、安全,其工作流程见图 11-4-1。

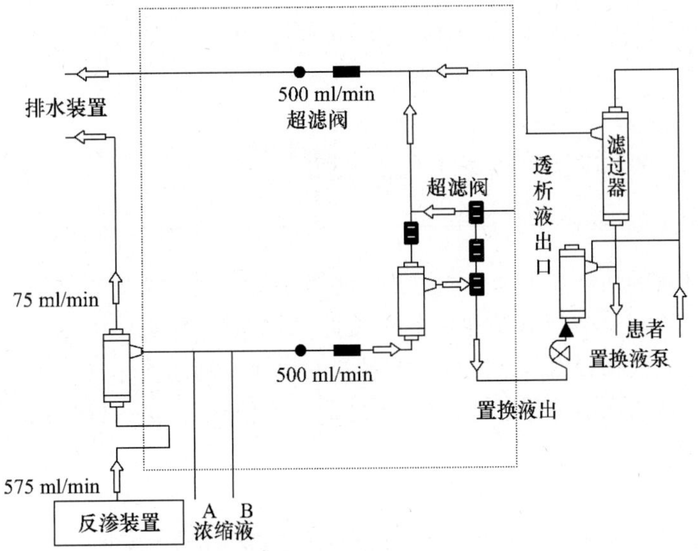

图 11-4-1 自动血液滤过机的工作流程图

(三)置换液

血液滤过时由于大量血浆中的溶质和水被滤出,故必须补充相应量的与正常细胞外液组成相似的置换液,一般每次治疗需 18 ~ 40 L,其成分可因人因地而不完全相同,常用配方见表 11-4-3。超滤液中尽管会有一定量的多种营养物质如氨基酸的丢失,置换液中一般是不补充的。但许多研究主张在置换液中应加入一定量的葡萄糖以保持细胞外液中渗透压的稳定。置换液因直接入血,因此必须保证无菌、无致热原。保证置换液质量是提高血滤疗效、减少并发症、改善患者长期预后的重要环节。目前国内市售置换液多含乳酸盐,国外已有含碳酸氢盐袋装的置换液,不过用前是分割的,使用时合二为一。on-line 碳酸氢盐置换液方便、安全,其中碱基为 34 mmol/L 的碳酸氢盐及 3 mmol/L 的醋酸根。

血液滤过清除溶质主要依赖于置换液的量,后稀释血滤一次治疗滤液量不能少于 30 L,每周 60 ~ 90 L。为达到 $Kt/V > 1.0$ 的标准,超滤量应为体重的 58%。临床研究发现,置换液量为体重的 45% ~ 50% 是合适的,尽管血液滤过尿素廓清率较低,但可因使用生物相容性好的高通透性的血滤器,高效清除大分子尿毒物质而代偿。此外,还可以根据尿素动力学模型计算每周置换液量(L):

$$\text{每周置换液量(L)} = \text{每日蛋白摄入量(g)} \times 0.12 \times 7 \div 0.7\,(\text{g/L}) \tag{11-4-4}$$

式中 0.12——每克蛋白代谢产生尿素氮的克数;

7——每周天数;

0.7——滤液中的平均尿素氮浓度。

计算出的每周置换液量分 2 ~ 3 次血滤给予。Baldamus 等提出一个预测小分子物质如尿素氮清除效果的公式:

$$V_{1/2} = 0.47 \times BW - 3.03 \tag{11-4-5}$$

式中 $V_{1/2}$——使血清浓度下降 50% 所需滤液的量;

BW——体重。

当然患者如果有一定残余肾功能,则所需置换液可相应减少。因为 1 ml 置换液相当于 1 ml 肾小球滤过液的尿素清除率,假如患者残余肾功能为 5 ml/min,则一天清除率为 7.2 L,即可减少置换液量 7.2 L。目前 on-line 的血滤系统一次治疗最多可产生 99 L 置换液或每小时 27 L 置换液。

表 11-4-3 血液滤过置换液常用配方

置换液	Na^+	K^+	Cl^-	Ca^{2+}	Mg^{2+}	乳酸	醋酸	葡萄糖(g/L)	渗透压〔mOsm/(kg·H_2O)〕
	(mmol/L)								
Henderson	140	4.0	101	1.75	0.75	44.5		1.5	
Quellhorst	143	2.0	117	1.87	0.75	33.75			
Screicher	140		111	2.00	1.00		35.0		
Gambro Ⅰ	140	1.0	100.75	1.62	0.75	45.00		1.5	300
Gambro Ⅱ	135	2.0	108.5	1.87	0.75	33.75		1.5	290
Gambro Ⅲ	135		106.5	1.87	0.47	33.75		1.5	286

对前稀释血滤滤液量的估计尚无统一的方法。近年有人对评价血液滤过充分性选择何种指标更合适做了研究。结果发现 *Kt/V* 与 nPCR 有很好的相关性,同时前稀释总滤液量/干体重的比值与 nPCR 也有同等的相关性。当每次前稀释血滤治疗的总滤液量与干体重的比值达到 1.3 以上时,患者表现出良好的血液净化效果。因此认为用前稀释总滤液量/干体重的比值这个指标可以更加方便地制定充分的治疗剂量。

四、血液滤过的方法

血管通路的建立同血液透析,一般要求血流量 >250 ml/min。置换液可在滤器前或后输入。前稀释法血液在进入滤器前即稀释,血流阻力小,可减少肝素用量,血流量要求相对低,滤过量稳定,不易在膜上形成蛋白覆盖层,但清除率相对低,所需置换液量大,价格高。后稀释法提高了血滤的清除率,减少了置换液用量,降低了成本,但血流阻力大,抗凝要求高,肝素用量大,而且滤器内易形成蛋白覆盖层,导致滤过率的逐步下降。后稀释时,超滤率应低于血流量 30%,在行高容量血液滤过时可以同时进行前稀释与后稀释,不过前稀释率要小于后稀释率。

五、血液滤过的血流动力学特点

血液滤过是模拟生物肾的工作原理,其最大的特点为血流动力学稳定,适于治疗心血管功能不稳定的患者。与血液透析比较,血液滤过血流动力学的优点:①治疗过程中血压稳定,对一些肾素依赖性高血压患者长期应用血液滤过可以使血压下降或恢复正常;②末梢血管总阻力增加;③血浆去甲肾上腺素水平增加;④脉搏稳定;⑤心排血量(CO)下降。Baldamas 等研究了血液滤过中血流动力学的变化,见表 11-4-4。

表 11-4-4 UF、HF、Ac-HD 和 Bi-HD 血流动力学对比($\bar{x} \pm SD$)

血液滤过	MAP		HR		TPR		PNA	
	前	后	前	后	前	后	前	后
UF	94 ±17	87 ±15	73 ±12	69 ±6	1.8 ±0.5**	2.3 ±0.6	351 ±88**	548 ±125
HF	92 ±13	89 ±18	74 ±10	74 ±11	1.7 ±0.4**	2.3 ±0.5	370 ±94**	452 ±173
Ac-HD	94 ±17**	73 ±17	74 ±11**	99 ±18	1.8 ±0.5	1.5 ±0.2	384 ±136	371 ±158
Bi-HD	88 ±17*	79 ±12	70 ±11**	84 ±12	1.93 ±0.6	2.1 ±0.9	315 ±154	319 ±139

注:* $P<0.05$;** $P<0.01$;UF—超滤;HF—血液滤过;Ac-HD—醋酸盐透析;Bi-HD—碳酸氢盐透析;MPA—平均动脉压(mmHg)(1 mmHg = 0.333 22 kPa);HR—心率(次/分);TPR—末梢血管总阻力〔dyn/(s·cm^5·m^2)〕;PNA—去甲肾上腺素(ng/L)。

从表 11-4-4 看出,UF 和 HF 血流动力学没有显著性差异,而 UF 或 HF 与 Ac-HD 或 Bi-HD 有显著性差异,显示 HF 或 UF 时 MPA 和 HR 稳定,而 TPR 和 PNA 增加。

HF不但能明显改善治疗中低血压反应，对慢性透析患者抗药性高血压也有效。Jahn等观察了12例抗药性和非容量依赖性高血压患者，分别用HF和HD治疗6个月，结果HD治疗的患者尽管服降压药和体重下降，血压仍然高；而HF组患者虽然停用降压药，血压明显下降。作者注意到，4例HF患者血压下降后改用HD，很快血压又上升。发现HF似乎可以把非容量依赖性高血压转变为容量性高血压，然后通过排出体液使血压正常。仅在长期HF的患者右房压（RPA）和肺楔压（PWP）才下降，而HD治疗两种压力参数均不下降。长期HD和HF治疗心脏指数无变化。6个月后HF患者心功能曲线改善，而同期HD患者无变化。HF治疗后系统血管阻力（SVR）下降甚至达到正常，而HD则不能。

对血管活性物质的观察表明，单次HF后，血浆肾素活性（PRA）和血浆醛固酮（PA）明显下降，HD治疗时仅PA下降，而PRA和血管升压素增加，但没有统计学意义。HF6个月后，PRA、PA和多巴胺β-羟化酶（Dβ-H）均下降；而6个月HD后，PRA、PA、Dβ-H没有变化。然而在HD和HF时，AVP变异较大，尚不能肯定AVP与血压变化的相关性。

多数作者认为，HF改善慢性透析患者高血压主要通过矫正水钠负荷来实现[1-3]，但上述结果提示，本组高血压不是由容量决定的，因为在同一组患者，用HD尽管容量减少，但血压没有正常，而用HF排除等量液体，血压变为正常。单次HD和HF，SVR都下降，可能与醋酸盐扩张血管作用有关，但长期HF患者的SVR和PWP稳定和正常，故血压可能与SVR下降有关。值得注意的是，在增加同等容量时，HF患者的RAP和PWP升高幅度小于HD患者。所以HF在增加血管系统顺应性时常常影响低压系统。最后作者认为，长期HF对患者血流动力学的影响是SVR下降、低压系统顺应性增加、血压调节和左室功能改善。

六、血液滤过对代谢的影响

（一）对电解质的影响

与血液透析不一样，血滤中电解质的平衡主要依赖于置换液的量和组成。Fuchs等发现血滤中水平衡和电解质平衡之间关系紧密。如每次治疗净超滤2 L，则钠离子大约丢失300 mmol。负向液体平衡越多，丢失的钠越多。为控制钠的丢失，就必须根据不同的脱水量调整置换液中的钠浓度。当置换液钠浓度分别为135 mmol/L、140 mmol/L时，每次血滤可丢失钠分别为605 mmol、480 mmol；同样，增加置换液钾的浓度可减少钾的丢失，通常每次血滤平均丢失钾64 mmol。由于终末期肾衰竭患者多有镁的潴留，故血滤时镁平衡为负；当置换液镁浓度分别为0.75 mmol/L、1.0 mmol/L时，通常每次血滤丢失镁为（7.19±2.58）mmol和（5.34±2.03）mmol；血滤对钙平衡的影响与置换液中钙浓度、液体平衡及甲状旁腺激素水平有关，当一次治疗净移除体液3.9 kg时，置换液中钙离子浓度达到1.9 mmol/L才能保证钙离子的平衡。如果体液清除超过或少于3.9 kg，不相应调整置换液中钙离子浓度，就会导致钙离子的失平衡。通常每次治疗丢失钙24 mg；每次负液平衡的血滤可清除磷酸盐（272.4±80.32）mmol，主要发生在治疗的前2小时。在大量清除体液时必须考虑到这种电解质平衡的问题。

（二）对酸碱平衡的影响

与所用置换液中的碱基种类及患者的肝功能、肺交换通气功能有关。纠正酸中毒的效果以碳酸氢盐碱基为最好。采用乳酸盐碱基，血滤开始后的60分钟内酸中毒会加重，此后pH才逐步上升。现已少用醋酸盐碱基。若患者有糖尿病、肝功能不全、低血压、呼吸衰竭、年老等临床情况，应选择碳酸氢盐碱基置换液。

（三）对脂类代谢的影响

有研究发现血滤可降低血甘油三酯，对胆固醇浓度无明显影响[4]。据认为是血滤清除脂蛋白酶抑制因子所致。此外尚发现血滤患者α脂蛋白水平低于血液透析或腹膜透析[5]。

（四）对糖代谢的影响

血滤对中、小分子的良好清除使血液中的中分子如甲基胍、胍基琥珀酸等影响葡萄糖正常利用的物质减少。此外胰高血糖素、生长素、甲状旁腺激素这些拮抗胰岛素作用的激素能经血滤有效清除，从而较血液透析更能改善糖耐量的异常。

（五）对血浆激素水平的影响

早就发现超滤液中未与蛋白结合的激素与血浆水平相同。Mattaei 等研究了 HF 开始、结束时血浆和超滤液某些激素水平的变化，见表 11-4-5。

表 11-4-5 HF 开始至结束血浆和超滤液中激素水平（$\bar{x}\pm SD$）

激素	睾酮	DHEA	皮质醇	胃泌素	GIP	胰岛素	HGH	PRL	TSH
相对分子质量	288	288	362	2 300	4 500	5 400	21 000	22 000	28 000
正常值	2.6～4.6 ng/ml	3.17～7.2 ng/ml	5～23.3 ng/ml	15～40 pg/ml	237～315 pg/ml	≤6 μU/ml	≤5 ng/ml	5～10 ng/ml	≤10 μU/ml
血浆：									
HF 前	3.22±0.71	2.53±0.79	9.9±0.9	74.8±19.6	2 292±352	11.4±2.3	4.0±1.3	57.4±35	4.8±1.0
HF 后	3.00±0.05	3.68±1.05	10.2±1.9	79.4±27.6	3 840±1 266	30.0±9.7	1.3±0.5	92.2±52	5.3±0.7
超滤液：									
HF 前	0.28±0.05	0.49±0.28	—	46.8±13.8	424±84	10.4±4.3	—	—	—
HF 后	0.22±0.02	0.29±0.13	—	45.4±18.2	1 484±354	31.2±10.8	—	—	—
总排出量	2.6～4.6（μg）	5.8～9.8（μg）	—	0.51～1.1（μg）	14.73（μg）	0.26～0.5（μU）	—	—	—

注：PRL（prolactin）—催乳素。

在超滤液中可以发现小肽类激素：胃抑肽（GIP）、胃泌素和胰岛素。然而与蛋白结合的激素睾酮、皮质醇、脱氢表雄甾酮（DHEA）和多肽类激素，如生长素（HGH）、垂体促甲状腺素（TSH），在滤液中也有少量或几乎测不出来。血浆中有活性的甾体激素则不能由 HF 排除，而肾衰患者这类激素水平是低的，不受 HF 的影响。据报道，尿毒症患者小肽类激素水平增高，可通过 HF 清除，然而排出量是低的，不影响血浆水平。如非糖尿病患者每天内源性胰岛素产生 40U，但每次 HF 仅清除 0.5U，没有生理意义。在滤液中可发现多肽类激素，然而生长激素的下降应归咎于葡萄糖的摄入和 HF 从始至终对患者的刺激。Schneider 等报道 HF 中 TSH 下降，Schaefer 报道 HF 可以清除 iPTH，但是 HF 治疗 1 年未发现患者甲状旁腺功能低下和对骨代谢产生明显的影响。HF 对激素的影响总结如下：①小肽类激素及其代谢产物、类甾体激素代谢产物可通过 HF 清除；②肽类激素的排出量与每天生成量相比是很小的；③没有发现 HF 治疗的患者有任何激素的缺乏；④血浆激素水平变化不至于影响患者正常的生理活动。

（六）对甲状腺素及骨病的影响

肾性骨病是慢性透析患者的重要并发症，但 HF 对骨病的影响报道尚不多。低钙和高磷是导致继发性甲状旁腺功能亢进的主要原因。每次 HF 排出磷（0.85±021）g，与常规透析相近。因此，如饮食不改变〔蛋白质 1.0g/（d·kg）〕，很难想象长期 HF 者可以停止服用磷结合剂。然而决定排磷的全部因素还不清楚，据信血磷浓度仍起重要作用。

Schneider 等的研究结果引起人们对 HF 可能导致继发性甲状旁腺功能亢进的注意。因为：①没有使用足够的置换液来补充从超滤液中丢失的钙，而置换液恰恰是 Ca^{2+} 平衡的重要来源；②假如使用的置换液 Ca^{2+} 浓度与透析液（1.5～1.75 mmol/L）相同，如低于此值将必然导致继发性甲状旁腺功能亢进。HF 治疗后 PTH 减少，说明由于使用高渗透性滤过膜，PTH 可以从超滤液中丢失。

Schul 等对 8 例高磷血症患者行 HF 2 年，甚至每次置换 25L，也未使血磷降低。高磷血症可以表现 1,25-$(OH)_2D_3$ 缺乏，但是作者对 HF 治疗的高磷血症未像理论上那样明显刺激甲状旁腺。通过监测 AKP 和 PTH 中得到证实，骨活检的形态测量也显示 HF 仅有轻度继发性甲状旁腺功能亢进，可能是由于

HF 中清除 PTH 及其碎片和 HF 中正钙平衡的结果。似乎对继发性甲状旁腺功能亢进,HF 比 HD 容易控制,骨代谢减慢似乎 HF 比 HD 出现得早。

(七)对低相对分子质量蛋白的影响

肾小球对低相对分子质量蛋白的滤出取决于相对分子质量(通常小于 65 000)、分子结构及所带电荷,这些物质被近端肾小管再吸收并在肾小管细胞内降解。肾衰患者这些低相对分子质量蛋白血浆水平升高,包括 β_2-微球蛋白(β_2-MG)、溶菌酶(LZ)、α_1-糖蛋白(α_1-GP)、视结合蛋白(RBP)、α_1-抗胰蛋白酶(α_1-AT)、前白蛋白(PA)、白蛋白(ALb)和转铁蛋白(TF)。几种低相对分子质量蛋白筛选系数见表11-4-6。

表 11-4-6 几种低相对分子质量蛋白筛选系数($\bar{x} \pm SD$)

物质	相对分子质量	HF 1 小时	HF 2 小时	HF# 1 小时	HF 4 小时
β_2-MG	11 800	0.61 ±0.11	0.59 ±0.06	0.58 ±0.03	0.48 ±0.03 *
LZ	15 000	0.42 ±0.01	0.40 ±0.02	0.55 ±0.05	0.49 ±0.02
RBP	21 000	0.07 ±0.02	0.06 ±0.01	0.04 ±0.01	0.03 ±0.01
α_1-GP	44 000	0.06 ±0.01	0.05 ±0.01	0.02 ±0.01	0.01 ±0.01
α_1-AT	54 000	0.04 ±0.01	0.02 ±0.01	0.01 ±0.01	0.01 ±0.01
PA	54 980	0.02 ±0.01	0.02 ±0.01	0.01 ±0.01	0.01 ±0.01
Alb	66 500	0.03 ±0.01	0.02 ±0.01	0.01 ±0.01	0.01 ±0.01
TF	76 000	0.05 ±0.01	0.03 ±0.01	0.01 ±0.01	0.01 ±0.01

注:SC—滤液溶质浓度/血浆溶质浓度;* $P<0.05$;HF—Highflux 滤器;HF#—Duoflux 滤器。

如表 11-4-6 所示,High flux 滤器和 Duoflux 滤器对 β_2-MG、LZ 的 SC 均大于 0.4,但短期(3 个月)HF 血浆浓度未见明显下降,这可能是由于每次 HF 仅超滤 2 ~ 3L 液体及体内其他腔隙的 β_2-MG 和 LZ 弥散到血液中的缘故。用 High flux 滤器,HF 4 ~ 6 小时,β_2-MG 的 SC 不变;而用 Duoflux 滤器,β_2-MG 的 SC 有明显的下降($P<0.05$),可能在膜表面上形成蛋白凝胶,影响 SC。用 High flux 滤器治疗 6 个月,使 β_2-MG、LZ 血浆浓度明显下降,但高相对分子质量蛋白浓度却无变化。

已有报道,肾衰竭患者血浆低相对分子质量蛋白、肽和蛋白类激素(PTH、刺激黑色素细胞激素、胰岛素和高血糖素)蓄积和浓度增高(有的可高 2 ~ 10 倍),因此导致贫血、胃病、肌病、淀粉样变、神经病变和蛋白、脂肪、糖水化合物代谢紊乱。因此降低这些物质的血浆水平对患者是有益的。对长期 HF 患者的临床、生化和神经学研究表明,HF 可以改善患者症状,至少用 High flux 滤器做 HF6 个月无明显副作用,营养状态也未恶化。

七、血液滤过的临床应用

(一)适应证

1974 年开始将血液滤过治疗用于终末期慢性肾衰竭的治疗。已有长期血滤治疗超过 20 年的报告,但是现在不主张这样做,而采用 HDF。据欧洲透析和移植协会(EDTA)的统计资料,20 世纪 80 年代早期,规律血液滤过治疗的患者人数不及人工肾治疗患者总数的 10%。造成这种状况主要有两个原因:一是血滤因使用滤器和置换液,价格较血液透析高;二是血滤治疗中积累的许多经验如控制性超滤、碳酸氢盐碱基都已用在血液透析技术中;长期 HF 对小分子物质清除率低,还可能丢失部分重要生命物质。但是存在器质性心脏病使心血管功能不稳定、周围神经病变、糖尿病、老年人都可选择血滤治疗。其他适应证尚包括对呋塞米和强心药抵抗的心力衰竭、肺水肿、多种外源性中毒、肝昏迷、多器官功能衰竭等。

(二)肾素依赖性高血压

血液滤过的一个突出临床优点是血流动力学稳定。在清除同量液体的条件下,血液滤过时外周动脉血管阻力不变或轻度增高,静脉紧张度升高,心肌收缩能力不受抑制,因此心血管系统对体液移除的反应上,血液滤过较传统血液透析更加符合生理性。也有研究证实血滤时血浆中儿茶酚胺的水平保持稳定,而血液透析时则有相当程度的下降。有一个更加能说明血液滤过较血液透析血管功能稳定性好的对照研究,将60个慢性透析患者随机分成两组,30人按A-B-A,另30人按B-A-B(A:血液透析,B:血滤)的顺序进行治疗,每种方式持续3个月。治疗前平均动脉压水平及平均每次脱水量两组均无统计学差异。结果发现血液滤过时血压稳定明显高于血液透析,血液滤过中低血压的发生率是血液透析的1/10。尽管血液滤过清除较多体液,但细胞外容量减少的程度血液滤过较血液透析轻,这可能是由于血液滤过中细胞内有更多的液体转移至细胞外间隙。Rouby、Sausse等证实了这种“再充盈”现象。

无论是容量依赖性高血压还是肾素依赖性高血压,血液滤过都能较好地控制。对于前者,血液滤过较血液透析能清除更多液体而不发生循环衰竭,同时低血压发作频率的大为减少,使盐水输注量大大减少,更加有利于血压的控制。非容量依赖的或对降压药物有抵抗的高血压,对血液滤过治疗可能会有良好反应。一项研究发现13名顽固性高血压患者从血液透析方式转为血滤方式后,血压得以正常,其中10名血滤前肾素活性高的患者经8个月的血滤治疗有9人血压变为正常。Henderson等也观察到相似的结果。

(三)透析中低血压反应

血液透析中发生低血压的原因很多,常有心肌病、自主神经功能紊乱、糖尿病、年老及对醋酸盐不耐受等,改用HF后均有明显改善。

(四)非容量负荷性心力衰竭

慢性透析患者发生心衰常见有三种原因,其中水潴留导致肺水肿最常见,透析除水或单纯超滤都有较好的效果;其次主要为高血压导致的心力衰竭(不伴或仅有轻度水潴留),这种情况如果超滤除水会使心力衰竭加重,积极控制血压会使心力衰竭缓解;主要由心肌病变导致的心力衰竭或已发生“心泵”衰竭,此时应用弥散透析会引起心力衰竭加重而导致死亡,应该毫不迟疑地选用HF或床旁血液滤过,在HF中缓慢除水,保持血浆渗透压稳定,清除毒素,包括细胞因子、炎症介质和心肌抑制因子,恢复心肌对药物的敏感性,有望缓解心衰。

(五)糖尿病肾病

糖尿病肾病所致慢性肾衰竭患者的预后随着透析技术的不断优化虽有所改善,但因为常伴有肾外并发症如心肌梗死、坏疽等,使得总体预后仍不及非糖尿病所致的患者。一项研究调查了不同治疗方法[血液滤过、间歇性血液透析(HD)、间歇性腹膜透析(IPD)、持续性不卧床腹膜透析(CAPD)]对1型糖尿病所致肾功能不全394人发病率和死亡率的影响,接近90%的糖尿病肾病肾衰竭患者在开始肾替代治疗前即存在高血压,肾替代治疗5年后血液滤过治疗和CAPD仅35%的患者存在高血压或需要降压治疗,而HD、IPD的这个比例则高达62%和76%,说明高血压的控制情况因治疗方法不同而有所差异,血液滤过治疗对这组人群血压的控制优于HD和IPD。肾替代治疗前这组人群中有12%～25%的患者存在增殖性糖尿病视网膜病变,治疗5年后该病的发病率在所有治疗组虽均有上升,但上升的程度血液滤过组、CAPD组明显低于血液透析组。肝素的应用虽可能与视网膜病变的进展有关,但血液滤过组与血液透析组发病率的差异是不能用肝素来解释的,而且血压控制较差或血压波动较大的方法(HD、IPD)其视网膜病变的进展也较快。因此不同治疗方法对血压的控制程度以及血压的波动程度可能是影响视网膜病变发生的主要原因。对该组人群死亡率的调查发现,患者2年存活率肾移植明显高于其他治疗,血液滤过高于CAPD、HD、IPD。5年生存率血液滤过和肾移植为76%～78%,而其他治疗为58%～69%。因此,从高血压、视网膜病变的控制情况以及患者长期存活情况看,血液滤过治疗较血液透析治疗更加适合糖尿病肾病肾衰竭治疗。

(六)血液滤过和淀粉样变性

淀粉样变性是长期血液透析的严重并发症,表现为关节痛、肌痛、腕管综合征等。由于很少有患者长期进行单一的血液滤过治疗，而且“透析淀粉样变性”往往在人工肾治疗后 6～8 年后才出现症状和体征，因此较难断定血液滤过对该并发症的益处。有一项研究对持续 3 年以上血液透析(260 名)或血液滤过(155 名)的患者进行问卷调查，询问他们是否有关节痛症状，若有则描述关节痛的程度和分布情况。治疗 6 年后发现关节痛患者的比例明显增高，但血液滤过组增高程度不及血液透析组[6]。透析相关淀粉样变性的主要成分是 β_2-MG，虽然有研究发现血液滤过较血液透析能更加有效地清除 β_2-MG，前稀释血滤过程中血浆水 β_2-MG 的浓度可下降 73%，但血液滤过结束后有 85% 的反弹。因此，每次血液滤过前的血 β_2-MG 仍然很高，血液滤过患者仍会发生腕管综合征。为了弄清是血液滤过本身还是置换液引起血 β_2-MG 的升高，有研究用自动配制输入系统(on-line)生成的置换液来代替商品置换液，经过 3 个月的观察，发现血 β_2-MG 水平明显下降，而且换用商品置换液后又上升，推测传统置换液中较高水平的内毒素是引起持续炎症的重要因素，持续炎症可导致 β_2-MG 的形成和淀粉样沉积。

(七)其他

血液滤过对末梢神经病变、顽固性瘙痒、高磷血症、高脂血症、精神病、黄疸、难治性水肿以及腔隙(腹腔、胸腔、心包等)积液等均有一定疗效。

八、血液滤过的并发症

(一)技术并发症

液体平衡失误、置换液成分错误、温度异常、置换液被污染、破膜漏血、凝血、管道滑脱等。

(二)医疗并发症

低血容量性休克、发热反应和败血症、内毒素性休克、铝中毒(置换液未用反渗水配制，铝含量过高)、耗损综合征(氨基酸、激素的丢失)等。

参考文献

1. Leypoldt JK, Cheung AK. Removal of high-molecular-weight solutes during high-efficiency and high-flux haemodialysis. Nephrol Dial Transplant, 1996, 11(2):329-335.
2. Leblanc M, Pichette V, Geadah D, et al. Folic acid and pyridoxal-5′-phosphate losses during high-efficiency hemodialysis in patients without hydrosoluble vitamin supplementation. J Ren Nutr, 2000,10(4):196-201.
3. Velasquez MT, von Albertini B, Lew SQ, et al. Equal levels of blood pressure control in ESRD patients receiving high-efficiency hemodialysis and conventional hemodialysis. Am J Kidney Dis, 1998,31(4):618-623.
4. Locatelli F, Di Filippo S, Manzoni C. Removal of small and middle molecules by convective techniques. Nephrol Dial Transplant, 2000,15 (Suppl 2):S37-S44.
5. Santoro A, Mancini E, Zucchelli P. The impact of haemofiltration on the systemic cardiovascular response. Nephrol Dial Transplant,2000,15 (Suppl 2):S49-S54.
6. Bolasco P, Altieri P, Sorba G, et al. Adequacy in pre-dilution haemofiltration: *Kt/V* or infusion volume? The Sardinian Collaborative Study Group on Haemofiltration on-line. Nephrol Dial Transplant, 2000,15 (Suppl 2):S60-S64.

第五节 血液透析滤过及其变革型

王质刚

根据现代医学认识，小分子物质已不是尿毒症的主要毒素，而中分子物质的发现和临床证据越来越受到人们的重视。小分子毒素主要通过“弥散”（血液透析）清除，而中分子毒素主要通过“对流”（血液滤过）清除。血液透析滤过（HDF）的出现成功地将弥散和对流结合起来，高效地清除小分子和中分子物质，受到临床专家的青睐，临床应用越来越广泛，有人说将来有可能取代常规血液透析也不过分。标准血液透析滤过（SHDF）是血液透析和血液滤过同时进行，即弥散中有对流。血液透析滤过技术近30年进展明显，首先改变置换液流量的高流量血液透析滤过（HFHDF）、提高置换液钠浓度的高张血液透析滤过（HTHDF）以及配对透析滤过（PFD）。后来置换液由袋装转换为联机在线（on-line）制备，补液入口有前稀释或后稀释，但各有其优缺点，顺势出现中间稀释（MD-HDF）和混合稀释（Mixed-HDF）血液透析滤过。新技术发展的宗旨是增加HDF的安全性和有效性，下面将各项HDF技术模式做一简单介绍。

一、血液透析滤过

（一）血液透析滤过（HDF）的发展史

1978年Leber等[1]首先提出综合HD和HF的优点，即通过弥散高效清除小分子物质和通过对流高效清除中分子物质，这一技术称血液透析滤过（hemodiafiltration，HDF），Bosch等[2]首先用于临床，并得到短时高效的治疗效果。标准血液透析滤过（SHDF）方法并不难，需要有高流量透析器或滤过器，容量控制的血液透析机（除水范围≥4 500ml/h）和输送置换液的配置（图11-5-1）。

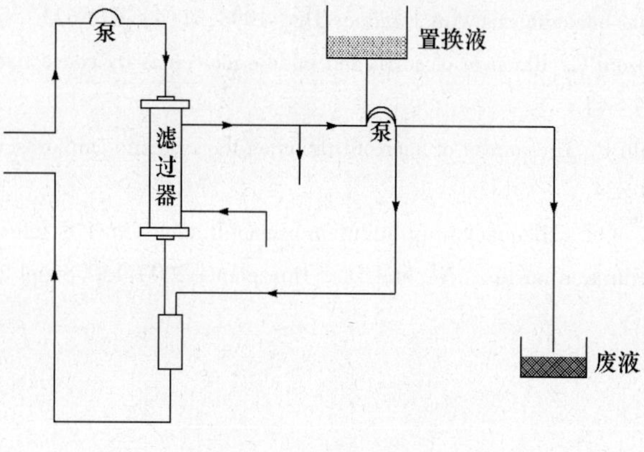

图11-5-1 HDF流程图

现在已有多功能专用机，如德国（Fresenius）生产的4008S、4008H机型，瑞典（Gambro）生产的AK200 Utra S机型等。为了提高效率，减少治疗时间，需要血流量（Q_B）250～300 ml/min，透析液流量（Q_D）500 ml/min，治疗时间3小时，置换液量至少10 000 ml。可用通常的透析液处方，置换液电解质含量与细胞外液相似。

Leber（1978）等[1]观察HDF对溶质的清除情况，发现尿素、肌酐、尿酸、磷酸盐、菊粉和酚在HF时清除率基本相似，而在HDF时呈不同程度的升高，清除率增加的原因与溶质相对分子质量（尿素增加最多）有关。此外，还与透析液流量也有关，如Q_D=800～900 ml/min时，菊粉（5 200）清除率（88±12）ml/min，而当单纯超滤时（Q_D=0），则清除率为（58±6）ml/min。对中分子物质清除率依次为HDF＞HF＞HD。Wizemann等[3]做90分钟超短时HDF，Q_B=400 ml/min，Q_D=500 ml/min，置换液9 L，其结果与4小时HD进行了对比，表明尿素清除率是HD的2倍，肌酐清除率次于HD但优于HF。在超短时HDF中，每小时除水量为HD的2.5倍，但未发生低血压。超短时HDF第1小时心脏每搏容量正常，外周血管阻力轻度增高，血浆去甲肾上腺素水平明显增加，血管升压素升高，以上变化使超短时HDF治疗中血流动力学稳定。

综合弥散和对流作用，可增加对大相对分子质量物质的清除率。同样，要增加血流量和透析液流量，可使治疗时间进一步缩短而没有副反应。用碳酸氢盐取代醋酸盐透析增加了患者的耐受性，有利于达到高效短时治疗。Alberini等使用高流量血液透析滤过（HFHDF），Q_B=（630±14）ml/min，Q_D=（1 000±22）ml/min，使用高超滤系数大面积滤过器，UFR（146±18）ml/min，治疗时间2小时（每周6小时），对溶质的清除率几乎3倍于普通透析。作者认为提高溶质清除率的主要原因是增加了血液运转溶质速度。由于提高透析液流量，从而增加了膜内外溶质浓度梯度，有利加速溶质弥散过程。患者之所以能耐受如此短时和高效的治疗，与碳酸氢盐作为缓冲液和溶质对流传质有重要关系。

增加置换液钠浓度也可以提高清除率，Basile等[4]推荐高张血液透析滤过（HTHDF），方法是Q_B400 ml/min，Q_D530 ml/min，UFR 60 ml/min，置换液Na^+ 220 mmol/L、Cl^- 120 mmol/L、HCO_3^- 100 mmol/L，标准醋酸盐透析液，每周治疗9小时。结果表明HTHDF对尿素、肌酐、尿酸、磷和中分子代表物（菊粉，5 200）清除率均高于普通透析，而且对菊粉的清除率显示出显著性差异（$P<0.001$），说明HTHDF对中分子物质清除有很好的效果。Combi等（1981）指出，HTHDF治疗时心血管功能稳定。为了评价长期HTHDF的治疗效果，Basite等（1985）报道12位患者近两年的HTHDF治疗经验，作者认为优点如下：

（1）患者一般情况好转，反应敏捷，困倦感、肌肉强度、精神和神经状态改善。

（2）改善对透析耐受性和提高心血管功能稳定性，如HD头痛症状发生率18.4%，症状性低血压13.2%，而HTHDF仅分别为5.6%和3.0%，主要是因为增加了血浆渗透性，提高了毛细血管再充盈率。

（3）尽管治疗时间减少30%，但生化检查结果满意，开始血钠仅轻度升高，以后降至正常范围。

（4）血压稳定。由于口渴感和饮食增加，治疗间期体重增加快，但在治疗中很容易达到干体重。

（二）血液透析滤过溶质清除原理及其影响因素

HDF清除溶质有三种方式：对流、弥散及吸附，以前两者为主。弥散主要清除小分子溶质，清除率主要决定膜两侧浓度差。此外还受三个因素制约：①透析器膜孔径和面积，溶质弥散率随膜面积加大而增加；②血流量的变化，其中小分子溶质清除率受影响更明显，当血流量增加至500～600 ml/min时，小分子溶质清除率仍逐步增加，但中大分子溶质的清除率在血流量超过200～250 ml/min后不再增加；③透析液流量变化，从500 ml/min增加到800 ml/min，小分子溶质的清除率逐步增加，但中大分子溶质清除率无明显变化[5]。

HDF中对流是清除中大分子物质最主要的方式，而对流清除率主要取决于跨膜压，超滤系数反映膜对溶液的通透性，两者呈正相关。在跨膜压（TMP）一定范围时（高通量膜为200～300 mmHg），超滤率与TMP呈线性关系。超滤系数则主要取决于膜的特性（孔径大小及几何构型）。临床HDF中实际超滤系数值较体外测定值要低，主要是因为血液中蛋白在透析膜表面沉积形成蛋白膜导致膜通透性下降所致。此外，血液浓缩导致胶体渗透压上升，进一步影响超滤率。因此，当血液浓缩一定程度时，TMP与超滤率就不存在线性关系，为了达到同样的超滤率，可能需要提高 TMP，并且到达某一平台后，TMP 即使再增加超滤率也无明显变化。

HDF 时置换液前稀释可使滤器中血液处于良好的流变学及流体压状态，有利于提高置换液交换量。在这种模式下，进入透析器内的液体流量增加及血液稀释，可使滤器保持较好的通透性，有利于提高对流（中分子）清除率，但同时存在血液稀释作用，又会降低小分子清除率。此外，血液稀释程度主要取决于置换液流量与血流量的比例，其比例越小，血液稀释程度越低；比例越大，血液稀释程度越高[6-7]，当比例增加至一定程度后，稀释的正面作用可能完全抵消置换液流量增加所带来的效益，清除率不再增加，因此若尽量增加血液流量至允许范围内，降低血液稀释的负面作用，则可以保持合理而最佳的溶质清除率。也有作者主张，在超滤率小于血流量 30% 的情况下，使用后稀释有助于提高溶质清除率，也节省置换液用量。

高分子合成膜都有吸附作用，但不同的膜材料其吸附能力有别，就其治疗作用（吸附细胞因子、炎症介质）而言这种吸附作用是不足的，但对蛋白质的吸附降低溶质清除率、对药物吸附削弱疗效是不可忽视的。

二、联机血液透析滤过

（一）联机血液透析滤过（on-line HDF）条件及其管理

标准的 HDF 用袋装置换液，缺点多，如储藏、运输不方便，含乳酸盐碱基（现有的含碳酸氢盐袋装置换液）、每次用量固定而小、价格相对高、生物学指标相对差等，使其应用越来越少。联机 HDF 技术一出现就受到临床的欢迎，但是唯一担心的是置换液受污染，使其广泛应用受到一定限制，甚至目前还有的国家法律规定不能使用联机 HDF。关于联机 HDF 的优点很多（见下述），只要加强管理透析液污染问题就不必担忧。

联机血液透析滤过的关键是超纯透析液和置换液的制备。需要一套完整的水处理系统，双极 RO 膜不是必备（双极膜更好），但水质要达标。机内要必备两个内毒素过滤器，是提高透析液纯度的关键配件，见图 11-5-2。

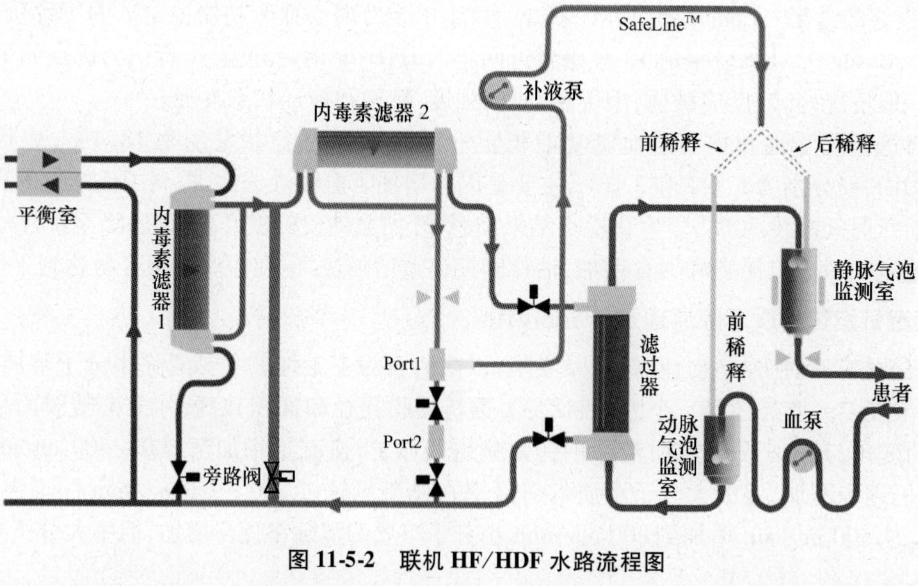

图 11-5-2 联机 HF/HDF 水路流程图

进入机内的透析液首先经过内毒素滤器 1，然后经过跨膜超滤（一级纯液）进入内毒素滤器 2，从中空纤维一端（不跨膜）流出来的液体成为透析液进入透析器，而跨膜的液体（二级纯液）成为置换液分别进入前稀释或后稀释入口。

联机 HDF 已经受住了一定的时间考验，Pizzarelli 等[8]报道了他们 6 年的临床实践，在总共 4 284 次联机 HDF 治疗中，共输注了 102 900 L 置换液，未观察到有明显临床表现的致热原反应。采用高灵敏的膜滤过培养技术，未发现置换液中细菌或其他微生物生长。内毒素鲎试验（LAL）均小于0.01EU/ml。联机HDF产生的透析液对单核细胞的刺激作用和市售的袋装置换液相似，长期治疗后患者血浆细胞因子水平和单核细胞细胞因子产生能力也与标准HDF患者无明显差异。上述事实和最近Vaslaki等的研究[9]均证实联机HDF治疗的安全性甚至要优于标准HDF，因置换液即制即用的特点保证细菌无足够的时间进行生长繁殖。

施行联机HDF设备管理非常重要。水质的管理通常包括两方面，一是透析用水的质量控制，二是置换液的质量控制。联机HDF透析液需达到超纯水（UPW）程度，细菌数 $<10^{-6}$ CFU/ml，内毒素含量 $<$ 0.03 EU/ml。水处理通常需采用二级反渗装置，一级要求使水质达标，二级使水质进一步纯化，同时保证在一级出现故障后系统能继续运行。反渗装置是保证水质的根本性环节，水处理后，输送过程避免污染也是非常重要的环节。水路循环设计中也必须保证水的持续流动，避免死腔存在。此外，还必须定期对水处理系统及循环水路进行化学消毒或热消毒，定期进行水质检测，微生物学评估（包括内毒素测定及细菌培养）必须每月检测一次，化学剂残留检测、游离氯应每日监测一次，硝酸盐含量应每月检测一次。全面化学检测包括各种微量元素含量应每12个月一次，使水质达到国际公认的安全标准[10,11]。

经反渗装置处理后的水到达透析机与透析液混合后，还需进一步净化处理，要通过两个内毒素滤器后才能成为直接输入血液的置换液。内毒素过滤器截留能力取决于滤器的类型、使用时间、消毒条件及透析液中细菌、内毒素含量。内毒素滤器要定期维护与更换，一般来说内毒素过滤器的效率取决于以下几个因素，膜的特性和质量，有文献报道即使是同一种材料也因不同厂家和批号而具有不同的滤过能力[12]。使用的条件，包括透析用水前期处理质量、滤器使用的时间、透析液内毒素含量都要达到规范。目前临床上以聚砜膜和聚酰胺膜最为常用，高质量的过滤器可经受含高浓度内毒素的液体灌流达7天以上仍保持效率[13]。在常规临床应用条件下，应根据生产厂家的推荐、透析用水的质量、使用时间的长短、日常消毒维护情况等决定替换时间间隔。一般以使用2～3个月，或300～900治疗小时更换1个为宜。坚持严格的管理制度和监测规范，任何开展联机HDF的医疗单位均应制订严格的操作和设备维护规章制度，重点是保证水处理设备的正常工作及防止HDF机内再污染和细菌增生。应强调定期监测水质和置换液的微生物学质量，保证透析A、B浓缩液的质量，达到国家医药行业的标准。由于取样、培养基和培养方法等方面均有一定的特殊性，微生物学检测应由有经验的专业人员进行，必要时可进行高敏感的单核细胞激活试验[14]。任何异常的临床反应（如寒战、发热、败血症等）应立即引起高度重视，并对整个设备进行全面的仔细检查。

（二）联机血液透析滤过的临床评价

HDF是目前清除溶质最好的透析方式，特别是对中大分子溶质的清除，但它的使用能否降低一些中大分子毒素相关的透析并发症，如透析相关淀粉样变、肾性骨病等，进而降低患者患病率，提高生存率及改善生活质量，还尚需大量的循证医学来证实，下面仅就HDF相关问题进行评价。

1. *对小分子物质的清除能力* 自美国全国透析协作研究（NCDS）结果发表以来，对小分子物质（以尿素为代表）的清除能力成为评价透析效率最重要的指标。一系列研究均显示，联机HDF对小分子毒素的清除能力优于血液透析或标准HDF。Pizzarelli等[8]报道，患者应用联机HDF治疗6年，二室模型（epKt/V）为 1.23 ± 0.16，显著高于常规血液透析的 Kt/V 值（1.06 ± 0.14）。Maduell等[15]报道，当患者从传统HDF改为联机HDF后，由于后者可输注更多的置换液，epKt/V 从 1.35 ± 0.2 进一步升至 1.52 ± 0.2。Ahrenholz等[16]的研究证实，在体内和体外研究中，均发现前稀释模式小分子物质清除率减少约10%，而后稀释模式清除率则基本维持或轻度增加5%～8%。

2. *对中、大分子物质的清除能力* 联机HDF的优越性主要体现在对中、大分子物质的清除上，研究显示，该技术是对中、大分子毒素同时清除效率最高的方式。Pizzarelli等[8]的研究显示，联机HDF组患者透析前 β_2-MG为（22.4 ± 5.1）mg/L，明显低于血液透析组的（27.9 ± 9.3）mg/L。Canaud[11]也发现，一次联机HDF治疗 β_2-MG减少率可达（78 ± 2）%，因而认为可减少 β_2-MG相关淀粉样变等并发症的发生率。据估计，尿毒症患者 β_2-MG产生率为1 500 mg/w左右，高通量透析的清除率为426 mg/w，CAPD

为240 mg/w，而Lornoy等采用后稀释模式联机HDF（置换液输注速率为100 ml/min）对β_2-MG清除率可高达932mg/w，接近患者1周β_2-MG的产生率。联机HDF由于对流清除能力更大，能更有效地清除大中分子毒素，如瘦素、糖基化终末产物（AGEs）和终末氧化蛋白产物（AOPP）等[17-18]，从而减少尿毒症患者心血管性疾患的发生率，但目前尚缺乏该方面的系统研究证据。

3. 对细胞因子的清除能力　维持血液透析大大改善了终末期尿毒症患者的预后，但随着存活期的延长，许多慢性并发症如心脑血管事件、免疫力低下等逐渐出现，严重影响患者生活质量。目前认为上述并发症与患者血浆中的细胞因子增加有关[19-20]，如何清除炎症介质及细胞因子，预防维持透析患者的慢性并发症是血液净化领域的一个热点问题，但各家研究结果并不一致。细胞因子是一类相对分子质量10 000～45 000的多肽，包括IL-1β、TNF-α、IL-6、IL-8、TGF-β_1等。Kellnm等[21]发现CVVH组血浆中TNF-α下降，超滤液中并未发现TNF-α，而超滤液中有较高浓度的IL-6。作者指出，由于TNF-α相对分子质量大，三聚体不能通过透析膜而被膜吸附。丁峰等[22-23]对维持血液透析患者行高通量CVVH治疗，证实大部分细胞因子被对流清除。细胞因子的清除主要是通过对流和吸附机制，且与透析膜和透析液流量相关，联机HDF对细胞因子的清除及其机制尚有待进一步研究证实。

4. 对酸碱平衡的调节　标准的HDF治疗使用的置换液以乳酸盐作为碱基，而联机HDF使用的置换液则以更符合生理要求的碳酸氢盐为碱基。联机HDF治疗开始后，血清碳酸氢盐水平以指数态势迅速上升，在3～4小时内达到平台期，接近透析液的碳酸氢盐水平。联机HDF治疗6～9个月后，患者的透析前和透析后血清碳酸氢盐水平进一步上升，此时常需减少透析液碳酸氢盐水平，以防止代谢性碱中毒[11]。Ahrenholz等[24]报道，标准HDF治疗时输注了大量含乳酸盐的置换液，对酸碱平衡的纠正延迟和效果欠佳，治疗后血pH和碳酸氢根水平偏低，处于轻度酸中毒状态，治疗中往往需要加用碳酸氢盐，一般情况下每2 000 ml乳酸盐置换液需要加5%碳酸氢钠100～200 ml，可以改善这种酸中毒的状态，达到纠正酸中毒的目的，而联机HDF没有这样的情况出现。总之，只要维持适当水平的透析液碳酸氢盐浓度，患者透析后血清碳酸氢盐水平可维持在合适的范围内（轻度的代谢性碱中毒）。

5. 对钙磷代谢的调节　血钙水平取决于透析液钙浓度以及同时使用的含钙磷螯合剂、活性维生素D的使用情况。Malberti等[25]发现影响联机HDF过程中钙离子转运以及血清游离钙变化的主要因素是透析液钙浓度与透析前血清游离钙浓度梯度。与标准HDF不同，超滤对联机HDF钙动力学无明显影响。有学者报道[16]，透析液流量800 ml/min和血流量300 ml/min时，前稀释和后稀释模式联机HDF对磷的清除率分别为152 ml/min和179 ml/min。Canaud等[11]也发现每次联机HDF治疗磷减少率为53%左右。作者观察180例次联机HDF，患者血磷平均减少率(67.48±6.67)%（应用F80血滤器，透析液流量600 ml/min，治疗时间4小时）。

6. 对微量元素水平的调节　如果水处理设备运行正常、维护良好，特别是反渗膜，联机HDF的透析液和置换液微量元素（如Al、As、Cd、Cr、Cu、Hg、Pb、Se、Zn）和阴离子水平（F^-、NO_2^-、NO_3^-、PO_4^{3-}、SO_4^{2-}）均在国际标准范围内。Bonforte等报道，联机HDF患者血浆微量元素含量和血液透析患者相似，治疗12～30个月后，血浆Al、Cd、Cr、Se、Zn水平保持稳定，而Cu、Pb水平有显著下降并趋向正常。

7. 对骨代谢的影响　联机HDF对骨代谢影响的研究较少，Kucharska等[26]报道腹膜透析患者PTH水平明显低于血液透析患者，提示腹膜透析清除PTH的效率可能高于血液透析。龚德华等[27]报道了同样的结果，还发现高通透性透析能有效降低血磷，升高血钙，长期治疗可以改善骨代谢。高通透性透析器可以有效地清除PTH，王成等[28]的研究表明在Kt/V无显著性差异的前提下，血液透析滤过有较高的PTH清除率，而血液透析对PTH的清除较差。PTH相对分子质量为9 000，此种物质血的浓度偏低，浓度梯度较小，通过扩散的清除效果较低，所以血液透析清除效果较差，而HDF可以通过对流来清除。作者曾观察比较了联机HDF与血液透析对骨代谢指标的影响，结果发现治疗18个月后，两组在骨特异性碱性磷酸酶和iPTH血浆水平有显著性差异，提示联机HDF对骨代谢的效果优于普通血液透析。

8. 对血流动力学的影响　联机HDF血流动力学稳定性要优于常规透析，故适用于心血管系统功能欠稳定的高危和老年尿毒症患者。Pizzarelli等[8]证实在超滤率相似情况下，联机HDF症状性低血压的发生率明显低于血液透析患者(分别为9.7%和15.1%,$P=0.03$),所需用的生理盐水和高张液体量也大大低于常规透析组。HDF治疗血流动力学稳定的机制[29-30]可能有以下几方面:①HDF有利于保持细胞外液的高渗状态,促使组织间液和细胞内液较易回流,有利于血管再灌注和维持外周血管阻力;②相对低温的置换液,使外周血管收缩;③含钠浓度相对高的置换液直接回输入静脉回路中;④抑制血管活性物质被对流清除;⑤生物相容性较佳,导致血管活性物质释放较少,同时心脏射血分数常保持不变。联机HDF有利于控制高血压,Maduell等[15]发现,从标准HDF转为联机HDF后,患者平均动脉压下降,需接受抗高血压药物治疗的患者比例降低。作者对24例难治性高血压患者进行联机HDF治疗,治疗前血压收缩压是(191.16±42.25) mmHg,舒张压为(110.24±27.43) mmHg,治疗12周后,收缩压和舒张压分别是(144.12±10.52) mmHg、(87.24±11.09) mmHg,$P<0.01$。应用抗高血压药物的种类和患者比例明显下降,提示联机HDF有利于血压的稳定控制。

9.对肾性贫血的影响　联机HDF可升高血红蛋白,减少EPO的需要量,从而有利于节约治疗的总费用。Maduell等[16]发现从标准HDF改为联机HDF 4个月后,血细胞比容和血红蛋白分别从32.2%和10.6 g/L升至34.0%和11.4 g/L,而EPO的剂量则从3 861 U/w降至3 232 U/w($P<0.05$),而铁代谢指标如铁蛋白、转铁蛋白饱和度无明显变化,最近Grillo等[31]的研究也证实了上述发现。作者进一步发现联机HDF对于未接受EPO治疗的尿毒症患者也有升高血细胞比容的作用。对于联机HDF改善贫血的机制尚不清楚,推测可能和透析剂量提高,超净水使用减少机体炎症反应以及对中、大分子毒素清除率提高等多因素有关。

10.对透析患者营养状态的影响　由于联机HDF治疗时往往采用较高的超滤率和高通透性的血滤器,有人推测每次治疗时可能有相当数量的蛋白质丢失,从而引起营养不良。Ahrenholz等[32]报道3小时高通量血液透析治疗丢失的蛋白质数量小于500 mg,丢失量随跨膜压的升高而增加,治疗前后血浆白蛋白水平无明显变化。Maduell等[15]的研究显示联机HDF治疗1个月后血清白蛋白水平有轻微的下降,但未达到统计学意义,但随后即恢复正常。患者治疗期间食欲改善,nPCR保持稳定,而透析后干体重有持续缓慢的增长,治疗9个月后显著高于治疗前。因此认为联机HDF对尿毒症患者营养状态改善有一定的作用。

三、配对血液透析滤过

常规血液透析通过弥散作用主要清除小分子物质(SMS),血液滤过通过对流原理能有效地清除中分子物质(MMS),而血液透析滤过(HDF)是通过弥散和对流两种机制综合作用,对SMS和MMS的清除作用优于上述单一方法。

1987年Ghezzi等[33]报道配对透析滤过(paired filtration-dialysis, PFD),王质刚等[34]于1992年在国内首次应用PFD这一技术,PFD流程图见11-5-3。

Zuchelli指出,弥散和对流在同一个膜内进行,事实上弥散降低了对流所清除的溶质浓度,故总清除量低于两种方式分别进行清除总量之和。此外,高超滤率必将导致蛋白沉积在膜表面形成次级膜,从而降低溶质清除率和水超滤率。PFD是将弥散和对流分开进行,即用一个滤器和一个透析器串联。Zuchelli证实,滤过器和透析器连接顺序不影响溶质清除效果。Biasioli等[35]对比几种血液净化技术,包括碳酸氢盐透析(BHD)、无醋酸生物滤过(AFB)、透析滤过(HDF)和PFD等对患者动脉粥样硬化和抗氧化活性等三种不同参数进行研究。观察指标包括:①动脉粥样硬化指数(AI):丙二醛(MDA)、同型半胱氨酸(Hcy)、半胱氨酸(Cys);②抗氧化活性指数(AOAI):包括5种红细胞(E)指数:E-GSH(还原型谷胱甘肽)、GPx(谷胱甘肽过氧化物酶)、CAT(胆碱乙酰基转移酶)、SOD(过氧化物歧化酶)、GR(谷胱甘肽还原酶);③防御指数(DI):是从AOAI(U/gHb)、AI指数(mmol/L)诱导而来。这些参数从20例对照和51例慢性透析患者获得,治疗方式包括BHD组35人,AFB组5人,HDF组7人,PFD组4人,在观察开始、期间和每周第一次透析取样化验,治疗组进入试验前至少常规透析12个月。结果患者透析前与后的AI水

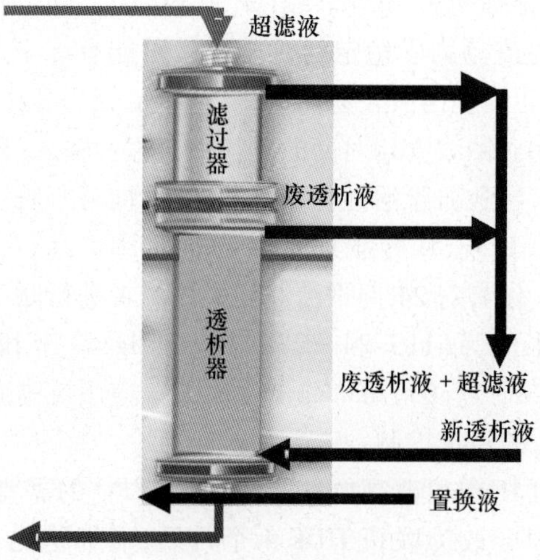

图 11-5-3 配对透析滤过器流程图

平高于对照组(透析前 AI 541,透析后 AI 331,对照组 AI 205);AOAI 低于对照组,平均值分别为透析前 1122、透析后 1582 和对照组 2424;全部 PFD 患者在透析结束有最好的参数,接近于 AI, AOAI 和 DI(DI = AOAI - AI)的正常值。

Eiselt 等[36]使用对流与弥散的透析滤过原理,由高流量聚砜膜和血仿膜组成的模式(PFD),评价 8 例稳定透析患者用 PFD 对 β_2-MG 排出能力。在 210 分钟的透析中血浆 β_2-MG 明显下降($P<0.001$),在超滤液中 β_2-MG 平均浓度(13.4 ± 1.6) mg/L,仅从对流清除 β_2-MG 总量为(139.9 ± 12.6) mg/L,表明 PFD 能高效清除 β_2-MG,是一项对流与弥散混合的净化技术,伴有很低的反超率,不需要大量的置换液。De Palo 等[37]观察 5 例儿童,年龄(14.1 ±1.5)岁,平均体重(31.5 ±5.8) kg,透析龄(32 ±20)个月。用 PFD 模式治疗 6 个月,一个是聚砜膜血滤器,面积 0.4 m^2,一个是铜仿膜透析器,面积 0.8 m^2,透析器在血滤器之后,在两个滤器之间进行补液,速度为(1540 ± 150) ml/h,透析液流量 500 ml/min,血流量(230 ± 10) ml/min,滤器的超滤率(UF)2 400 ml/h,评价治疗前后生化参数,以及 β_2-MG、*Kt/V*、营养参数,并进行统计学分析。结果 6 个月后观察小分子物质没有明显的差别,每次透析尿素下降率 76%,磷下降率 63%(血液滤过仅下降 25%)。同时尿素 60 分钟清除率(178 ±10) ml/min,透析效率与营养摄取是恰当的,*Kt/V* 1.66 ±0.2,nPCR 1.65 ±0.2,蛋白摄取(2.2 ±0.5) g/(kg · d),热量平衡(71.2 ±15) kcal/(kg · d),蛋白平衡(0.53 ±0.4) g/(kg · d),氮平衡(85.8 ±74) mg/(kg · d)。作者认为通过对流清除中分子物质有很好的效率,β_2-MG 下降率 53%。儿童对 PFD 有很好的临床耐受性,透析中没有明显的不适感,头痛占 8%,低血压 6%,抽筋和呕吐不足 2%,也没有发生技术问题。作者认为儿童用 PFD 对小分子与中分子物质的清除与成人一样有较好的下降率,较好的耐受性,缩短每次透析时间。

1992 年王质刚等[34]报道 PFD 方法,并与标准的血液滤过(HDF)进行对比。作者选择病情稳定的慢性透析患者进行了临床观察,2 例为慢性肾小球肾炎、1 例为多囊肾患者(男 2、女 1),年龄为 26 ~53 岁,透析时间 18 ~34 个月,平均(27.3 ±8.3)个月。自行设计 PFD 系统,使用 Fresenous 2008D 肾机,将 F60 滤过器(德国,聚砜膜)与 FB-150T 透析器(日本,醋酸纤维素膜)串联(滤过器在前),使滤过器的超滤液流入透析器的透析液流出道,按透析滤过程序操作,在透析器后补液(图 11-5-3)。

置换液输入量 = (7 370 ±170) ml(总除水量) - (2 710 ±780) ml(净除水量) = (4 660 ±720) ml

超滤率(41.40 ±1.0) ml/min,治疗时间 180 分钟,每周 3 次。

常规 HDF 置换液输入量 = (12 840 ±360) ml - (2 820 ±270) ml = (10 040 ±310) ml

超滤率(72.56 ±2.24) ml/min,其余条件同上。

每次治疗开始和结束时从动脉端取血,检查血浆 BUN、Scr、Na^+、K^+、Ca^{2+}、P^{3-}、血气和血细胞比容(Hct)。治疗 1 小时即刻分别从滤过器入口、透析器入口和透析器出口取血检测 BUN(C_1、C_2、C_3)和 Hct

(Hct_1、Hct_2、Hct_3),用公式计算 1 小时 BUN 即刻清除率,计算公式为:

$$Cl = Q_{Bi} \times C_{Bi} - Q_{Bo} \times C_{Bo}/C_{Bi}$$

式中 Q_{Bi}——进口流量;

Q_{Bo}——出口流量。

Q_{Bo}需用 Hct 矫正。计算出治疗前后 BUN、Scr 和 P^{3-}下降率。评价两种方法治疗前后血中β_2-微球蛋白(β_2-MG)和中分子物质(MMS)浓度。治疗后血中β_2-MG 浓度用体重变化来矫正[38]。对比了两种方法的 TAC(尿素)、Kt/V 和中分子透析指数(DI)。

结果 PFD 治疗 1 小时 BUN 即刻清除率为(207.08 ±34.61) ml/min,而 HDF 则为(207.03 ±16.86) ml/min,二者差异不显著($P>0.05$)。两种方法治疗后 BUN、Scr 和 P^{3-}下降率均无差异,见表 11-5-1。PFD 治疗后血β_2-MG 平均下降 6.58%,标准 HDF 治疗后血中β_2-MG 平均下降 3.40%,但二者差异不显著($P>0.05$)。FDF 治疗后 MMS 下降(17.83 ±16.05)%,而标准 HDF 治疗后下降(19.37 ±15.24)%,二者差异不显著($P>0.05$)。两种方法的 TAC(尿素)和 Kt/V 没有显著性差异,尽管 DI 比普通透析高 1 倍,但两种方法无显著性差异。

表 11-5-1 PFD 和 HDF 治疗后 BUN、Scr 和 P^{3-}下降率($\bar{x} \pm SD$)

组别	n	BUN(%)	Scr(%)	P^{3-}(%)
PFD	9	54.64 ±7.35	49.21 ±11.13	49.85 ±8.64
HDF	9	61.33 ±8.63	52.92 ±12.01	50.70 ±6.47
P 值		>0.05	>0.05	>0.05

为了证实 PFD 时溶质清除效果,本文直接与标准 HDF 对比,Q_B、Q_D 和治疗时间相同,唯有 PFD 治疗时补液量为(4 600 ±720) ml,总除水量为(7 370 ±170) ml,而标准 HDF 补液量为(10 040 ±310) ml,总除水量为(12 840 ±360)ml,分别减少 54.2% 和 42.6%。PFD 的设计使弥散和对流分开进行,避免了相互干扰,因此提高了治疗效果和减少了置换液用量。此外,PFD 的超滤率(41.44 ±1.01) ml/min,而标准 HDF 超滤率为(72.56 ±2.24) ml/min,超滤率降低了 42.6%,从而减少了蛋白在膜表面的沉着,可以保持稳定的清除率和超滤率。本文仅证实 PFD 在补液量减少 54.2%、总除水量减少 42.6% 的情况下,溶质清除率的短期效果与标准 HDF 相比没有差异,说明 PDF 净化效果优于 HDF,至于两种方法的长期效果有待进一步观察。

四、中间稀释法血液透析滤过

常规 on-line-HDF 最常见的形式是用标准高通量透析器或血滤器,取代血浆水的超滤液是通过置换液输入血行,分为前稀释和后稀释,或者前/后混合稀释。置换液可以是袋装无菌液体,或者在线或联机(on-line)使透析液通过内毒素滤器或卫生学处理再生。这些制备模式有内在的局限性,如前稀释由于降低膜两侧浓度梯度,减少小分子清除率,后稀释超滤水量通常限制在血流量的 25%。为了从尿毒症患者血液中多清除中分子物质,几个研究评价了包括高流量 HDF、血液回路上有两个滤器(配对 HDF)的透析模式,虽然这些模式达到了某些治疗目的,但增加了复杂性和治疗费用,限制了临床应用。为弥补这个不足,期望研究一个单独技术设计兼顾成本-效益,能有效地清除小分子毒素(URR、Kt/V,用于评价透析充分性)和中分子物质,Krieter 等[39]提出中间稀释(mid-dilution)的 HDF(MD-HDF)技术,设计一种独特的中空纤维束滤器,即 OLD-pur™ MD190 透析滤器,见图 11-5-4。

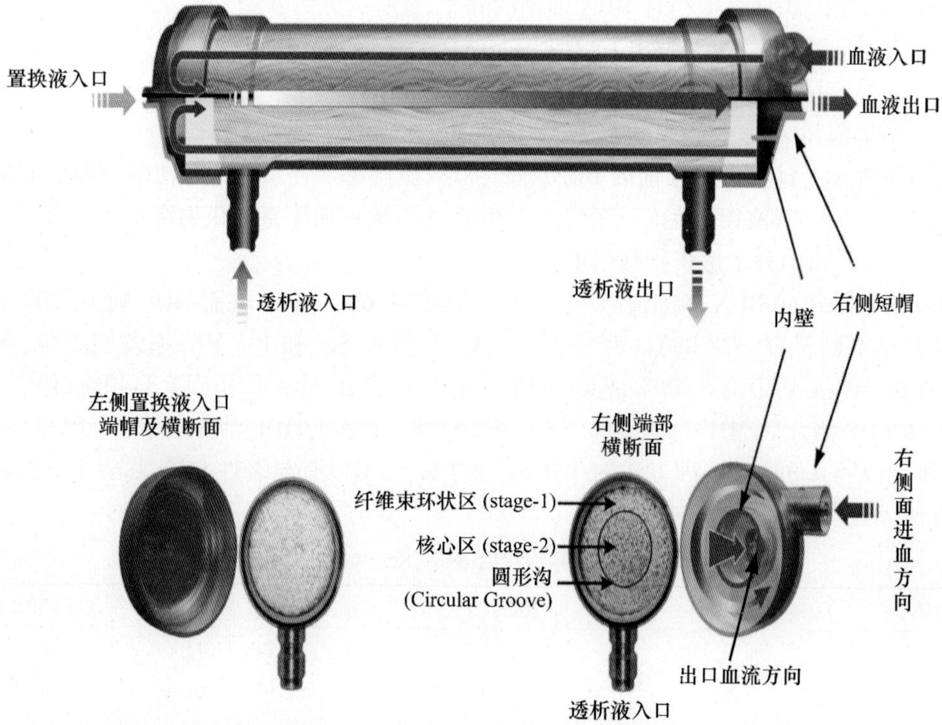

图 11-5-4 OLD-pur™ MD190 滤过器设计图

滤器右端有特制的血液出入两口端帽，血流通过纤维束环状区(stage-1)进入，在左端与置换液混合，与血流逆向通过空心纤维束的核心区(stage-2)

滤器外形类似中空纤维型滤过器，包括圆筒形纤维束，装入一个聚氨酯外壳，形成一个纤维束管。滤器一侧端部有血液入和出两个口，还有一个内壁形成一个循环沟槽，将血液分成两个分离的但实际是连续通路，即横断面外圈为环状纤维通路(stage-1)，内圈为核心纤维通路(stage-2)。进入滤器的血液限制在环状束区，通过 stage-1 的中空纤维，与置换液结合后的血液进入核心部(stage-2)的中空纤维，直接从血液出口(与进口在同一侧)流出并进入人体循环。血液和置换液混合后，新鲜的透析液从进置换液端的侧面进入滤器，分布在环状束纤维周围进行物质弥散，然后废透析液在另一侧相应的位置流出。

体外研究为评价 MD-HDF 滤器的性能，用同样膜面积和超滤系数的聚醚砜 HF800 滤器与 OLD-pur™ MD190 滤器作对照。体外试验用血流量 400 ml/min 牛血〔Hct(32 ±3)%〕，Q_D = 800 ml/min，Q_S = 100 和 200 ml/min。结果表明，用 OLD-pur™ MD190 滤器，Q_S = 100 ml/min，MD-HDF 模式，尿素和 β_2-MG 清除率分别为(309.2 ± 5.5)和(44.4 ± 15.2) ml/min；而 Q_S = 200 ml/min 模式时，二者清除率分别为(321.6 ±4.1)和(204.9 ±4.1) ml/min，见表 12-5-2。

表 11-5-2 OLD-pur™ MD190 体外实验参数(Q_B 400 ml/min，Q_D =500 ml/min)($\bar{x} \pm SD$)

实验设计	对照透析器(聚醚砜)			OLD-pur™ MD 190	
模式	血液透析	后稀释血液透析滤过		中间稀释血液透析滤过	
实验参数	Q_S =0	Q_S =60	Q_S =100	Q_S =100	Q_S =200
	Q_D =500 ml/min	Q_D =500 ml/min	Q_D =800 ml/min	Q_D =800 ml/min	Q_D =800 ml/min
尿素清除率(ml/min)	278.6 ±17.2	310.8 ±10.2	323.6 ±11.2	309.2 ±5.5	321.6 ±4.1
β_2-MG 清除率(ml/min)	94.0 ±7.6	123.0 ±6.5	158.0 ±10.3	144.4 ±15.2	204.9 ±4.1
白蛋白清除率(ml/min)			0.54 ±0.09		0.81 ±0.36
白蛋白丢失量(g/4h)			4.5		6.8

溶质下降率与体内试验一致，见表 11-5-3。

表 11-5-3　OLD-pur™ MD190 体内实验参数($\bar{x}\pm SD$)

溶质	溶质清除率(ml/min)	溶质(RR)
尿素	324.6±10.9	75.0±5.5
肌酐	272.0±17.1	68.8±5.4
β_2-MG	207.9±29.3	83.6±4.7

注:MD-HDF 模式:Q_B=400 ml/min, Q_S=200 ml/min, Q_D=800 ml/min。

体内试验,Q_B=400 ml/min,Q_D=800 ml/min;治疗时间平均 205 分钟(180~240 分钟);平均净超滤率 2.2 L(1.0~3.3 L);Q_S=200 ml/min,平均总液体交换量 43.2 L(38~50 L)。结果所有 on-line MD-HDF 治疗都能很好地耐受,没有任何副作用。溶质清除率同表 11-5-2,尿素、肌酐、β_2-MG 清除率分别为(324.6±10.9)、(272.0±17.1)和(207.9±29.3) ml/min。此外,测量尿素、肌酐、β_2-MG,溶质下降率(RRs)分别为(75.0±5.5)%,(68.8±5.4)%和(83.6±4.7)%。治疗的充分性评估,体内试验 MD190 滤器 spKt/V 1.64±0.24。结果证明 OLD-pur™ MD190 滤器明显地优于常规滤器,MD-HDF 是结合前稀释和后稀释元素的 HDF,比标准 HDF 后稀释时达到更高的置换液流速,而这个值正是 MD-HDF 的正常工作参数,但却比标准后稀释的 HDF 中分子物质清除更有效。最后作者认为,MD-HDF 设计独特,有效性优于标准高通量透析和标准 on-line 后稀释 HDF 模式。它可以达到高速置换液交换率,更多地排除 β_2-MG。虽然有一个平行流动的透析液和前稀释设计,但可以更多地排除尿素和其他高度弥散特性的毒素,这种优化的 HDF 提供的成本可以与标准 HDF 相比,堪称一种新的优化设计的肾脏替代方式。

五、混合稀释法血液透析滤过

为了克服前稀释和后稀释的不足,寻找一种新的、更有效的 HDF 模式,设计了混合稀释 HDF(Mixed-HDF),它是通过 TMP 反馈控制超滤率(QUF),主要目的是改善 HDF 技术的有效性和安全性,同时降低标准 HDF 模式的不足和减少补液方式带来的风险。Mixed-HDF 的基本要点是优化对流传质,血流量固定的情况下,在最高滤过分数(FF)下能产生最有效的溶质对流转运。由于标准 HDF 存在的不足以及患者毛细血管再充盈率的个体差异,期望优化对流传质有时达不到。在任何血流量的情况下,TMP 与 FF 都是指数相关性,曲线斜度与透析器水的通透性是函数关系。超过某一 TMP 水平,系统变得不稳定,如突然达到危险的压力峰值,这可能由于血流量或血液黏滞性变化、静脉压或技术原因而致。如没有 TMP 反馈系统这些事件都是难以预防或抵御的,而反馈系统能自动确保持续超滤和最大的 FF,从而保持 TMP 在安全范围内。

带有 TMP 反馈控制的 Mixed-HDF 的原理及构型[40]:Mixed-HDF 模式可以用改良的 4008H on-line 设备完成。有两个泵分别执行前稀释和后稀释,用 TMP 控制反馈系统自动转换补液位置和调整输液速度,见图 11-5-5。血滤器的血液和透析液腔内平均 TMP 压力梯度是由内置软件收集分析来自放置在透析器血液和透析液进口和出口的压力换能器的信息在线通过公式计算而得。

试验结果显示,Mixed-HDF 的优点显然体现在用 TMP 反馈控制用高补液率时,根据预设的治疗参数允许 TMP 自动调节,在最大 FF 时自动调节前/后稀释输液速度而不减少总补液量,而且兼顾流体状态、透析器内压、水的渗透性,以及治疗中发生的变化及相互影响。在这种情况下优化了对流传质最高膜电势,比单纯后稀释和 MD-HDF 得到更高的 β_2-MG 清除率,同时降低蛋白丢失和减少透析器内流体压增高的风险,有助于治疗期间保护膜的渗透性,有利于增加累计的溶质排除。

Pedrini[41]等用标准的 HDF 对比评价 Mixed-HDF。在三种稀释模式中,作者用聚砜膜滤器,面积 1.8m^2,Q_B400 ml/min,Q_D700 ml/min,补液速度 120 ml/min(前稀释或后稀释),(60+60) ml/min(Mixed-HDF)。结果表明,尿素和肌酐清除率及 eKt/V 值,后稀释明显高于前稀释。而 Mixed-HDF 尿素、肌酐的清除效果不如后稀释,但对于磷和 β_2-MG 高于后稀释。随着治疗时间延长 60、120 和 180 分钟,后稀释模式的超滤系数、β_2-MG 筛选系数下降。由于 TMP 增加,滤过分数也增加,溶质清除率提高 45%,这仅见于后稀释 HDF。Mixed-HDF 能更好地保留水和溶质膜的转运特性,保证了比后稀释 HDF 安全的操作条件,达到相同的小分子和中分子物质的清除效果。根据试验中的溶质清除率、滤过分数、TMP 的相互关系、优化前/后稀释的最佳比例和总输入量,可以避免血液浓缩和压力梯度引起的风险。

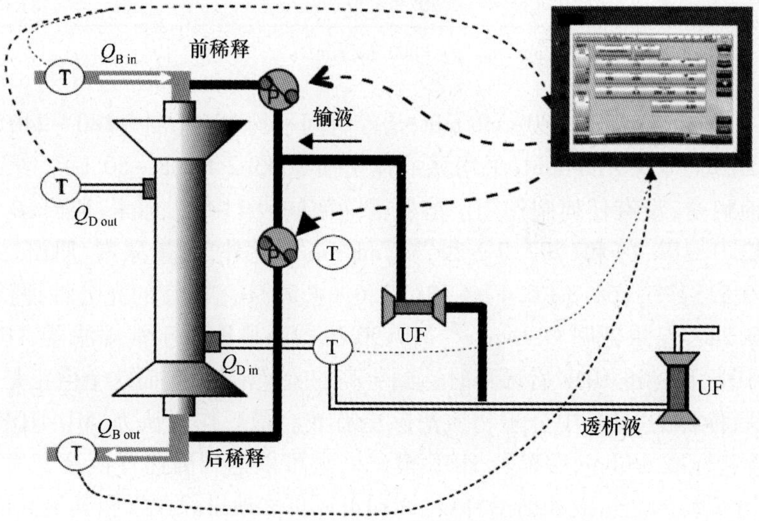

图 11-5-5 on-line 混合稀释 HDF 模式图示

Q_B—血流量;Q_D—透析液流量;UF—超滤

由于标准的 HDF 无论是前稀释或后稀释都存在弊端,而新的联机 Mixed-HDF 和 MD-HDF 模式有良好的流变学和水力学状态,因此比标准的 HDF 更有效。Feliciani 等[42]前瞻性、随机评价两种新的 Mixed-HDF 和 MD-HDF 模式的临床结果和技术特点,旨在增加 HDF 稀释方式的安全性、有效性。选择 10 例稳定透析患者〔平均年龄(64.7±8.2)岁〕,随机序贯分别参加 MD-HDF 和 Mixed-HDF,两组操作条件相同,测试排除尿素、磷和 β_2-MG 的有效性。结果提示 Mixed-HDF 更安全、有效的流量和压力导致较好地保护膜透水压和溶质的渗透性,见表 11-5-4。结果显示,Mixed-HDF 明显地优于 MD-HDF,中分子 β_2-MG 的清除率高,并有显著性差异。磷清除率高,但两者没有显著性差异。Mixed-HDF 有很高的流体压以确保每次在滤过器血室内的治疗时间,特别在后稀释期。作者认为 Mixed-HDF 在最好的操作条件下是最有效的技术,而 MD-HDF 在滤器内形成高压力,有损膜的渗透性,限制总补液速度,导致溶质排除下降。

表 11-5-4 Mixed HDF 和 MD-HDF 治疗前后溶质参数比较

	Mixed HDF (n = 10)	Mid-dilution HDF (n = 10)	*P* 值
尿素 (mg/dl)			
开始	145.1 ± 21.7	141.7 ± 18.0	NS
结束	27.4 ± 6.9	28.4 ± 8.9	NS
磷 (mg/dl)			
开始	4.4 ± 1.1	4.5 ± 1.4	NS
结束	2.0 ± 0.6	2.0 ± 0.6	NS
β_2-MG(mg/L)			
开始	22.7 ± 6.1	20.8 ± 4.6	0.046
结束	5.9 ± 1.7	7.4 ± 2.5	0.011
红细胞比积 (%)			
开始	34.5 ± 1.8	34.8 ± 1.8	NO
结束	38.4 ± 2.6	39.0 ± 2.9	NO
总蛋白 (g/dl)			
开始	6.3 ± 0.6	6.3 ± 0.6	NS
结束	6.7 ± 0.6	6.7 ± 0.7	NS

参考文献

1. Leber HW, Wizemann V, Goubeaud G, et al. Simultaneous hemofiltration /hemodialysis: an effective alternative to hemofiltration and conventional hemodialysis in the treatment of uremic patients. Clin Nephrol, 1978,9(3):115-121.
2. Bosch JP, Geronemus R, Glabman S, et al. High flux hemofiltration. Artif Organs, 1978,2(4):339-342.
3. Wizemann V, Kramer W, Knopp G, et al. Ultrashort hemodiafiltration: efficiency and hemodynamic tolerance. Clin Nephrol, 1983,19(1):24-30.
4. Basile C, Di Maggio A, Manente G. Solute kinetics in hypertonic hemodiafiltration and standard hemodialysis. Am J Kidney Dis, 1986,7(6):483-489.
5. Hauk M,Kuhlmann MK, Riegel W, et al. In vivo effects of dialysate flow rate on *Kt/V* in maintenance hemodialysis patients. Am J Kidney Dis,2000,35:105-111.
6. 龚德华,季大玺,谢红浪,等. 连续性肾脏替代治疗剂量对溶质清除率的影响. 中华内科杂志,2001,40(3):183-185.
7. Brunet S,Leblanc M,Geadah D, et al. Diffusive and convective solute clearances during continuous renal replacement therapy at various dialysate and ultrafiltration flow rates. Am J Kidney Dis,1999,34:486-494.
8. Pizzarelli F,Cerrai T,Dattolo P, et al. Convective treatment with on-line production of replacement fluid:a clinical experience lasting 6 years. Nephrol Dial Transplant,1998,13:363-370.
9. Vaslaki RL,Weber C,Mitteregger R, et al. No difference in cytokine in duction between patients on on-line hemodiafiltration and low-flu hemodialysis. Nephrol Dial Transplant,1999,14:A163-A170.
10. Canaud B,Bosc JY,Leray H, et al. Microbiological purity of dialysate for on-line substitution fluid preparation. Nephrol Dial Transplant, 2000, 15(Suppl 2):21.
11. Canaud B,Bosc JY,Leray H, et al. Microbiologic purity of dialysate: rationale and technical aspects. Blood Purif,2000,18(3):200-207.
12. Bommer J,Becker KP,Urbaschek R. Potential transfer of endotoxin across high-flux polysulfone membranes. J Am Soc Nephrol, 1996,7:883-890.
13. Capelli G,Tetta C,Cornia F, et al. Removal of limulus reactivity and cytokine-in ducing capacity from bicarbonate dialysis fluids by ultrafiltration. Nephrol Dial Transplant,1993,8:1133-1139.
14. Krautzig S,Linnenweber S,Schindler R, et al. New indicators to evaluate bacteriological quality of the dialysis fluid and the associated inflammatory response in ESRD patients. Nephrol Dial Transplant,1996,11(Suppl 2):S87-S95.
15. Maduell F,Pozo C,Garcia H, et al. Change from conventional hemodilfiltration to on-line hemodiafiltration. Nephrol Dial Transplant,1999,14:1202-1210.
16. Ahrenholz P,Winkler RE,Ramlow W, et al. on-line hemodiafiltration with pre-and postdilution:a comparison of efficacy. Int J Artif Organs,1997,20:81-88.
17. Vlassara H. Serum advanced glycosylation end products:a new class of uremic toxins? Blood purif,1994,12:54-61.
18. Witko-Sarsat V,Friedlander M, Capeillere-Blandin C, et al. Advanced oxidation protein products as a novel marker of oxidative stress in uremia. Kidney Int, 1996,49:1304-1312.
19. 周江华,李铭新,吴永贵,等. 维持性血液透析患者血浆转化生长因子 β 水平及其临床意义. 肾脏病与透析移植杂志, 2000,9(6):523-528.
20. Anderson J,Briefel G,Jones JM, et al. Effect of acetate dialtsate on transforming growth factor-β_1, interleukin,and β_2-microteobulin plasma levels. Kidney Int, 1991,40:1100-1108.
21. Kellum JA,Johnson JP,Kramer D, et al. Diffusive *vs.* convective therapy: effect on mediators of inflammation in patients with severe systemic inflammatory response syndrome. Crit Care Med,1998,26:1995-2004.
22. 丁峰,林善锬,杨海春. 不同透析技术对血浆细胞因子的影响. 中华肾脏病杂志,1998,14(6):385-390.
23. 丁峰,Peter Ahrenholz,Joerg Vienken,等. 联机血液滤过透析和无醋酸盐生物滤过的前瞻性交叉研究. 中华肾脏病杂志, 2001,17(6):388-393.
24. Ahrenholz P,Winkler RE, Ramlow W, et al. on-line hemodiafiltration with pre-and postdilution:impact on the acid-base sta-

tus. Int J Artif Organs,1998, 21:321-327.

25. Malberti F,Corradi B,Tetta C, et al. Calcium balance and serum ionized calcium fluctuations in on-line haemodiafiltration in relation to ultrafiltration rate and dialysate calcium concentration. Nephrol Dial Transplant, 1994, 9:1759-1765.
26. Kucharska E,Stompor T,Salowica W, et al. Renal osteodystrophy in dialysis patients as estimated by three point bone densitometry. Prezg Lek,2000,57:334-340.
27. 龚德华,季大玺,陈惠萍,等. 高通透量维持性血液透析患者甲状旁腺素水平和骨代谢的变化. 肾脏病与透析移植杂志, 2001,10:317-319.
28. 王成,娄探奇, 唐骅,等. 常用血液净化方法对维持性血液透析患者血清甲状旁腺素的清除效果. 中华急诊医学杂志, 2005,14(1):61-66.
29. Takenaka T, Tsuchiya Y, Suzuki H. High-performance hemodiafiltration and blood pressure substitution fluid. Nephrol Dial Transplant,1998, 13(Suppl 5): S29-S35.
30. Arese M,Cristol JP,Bosc JY, et al. Removal of constitutive and inducible nitric oxidesynthase-active compounds in a modified hemodiafiltration with on-line production of substitution fluid:the contribution of convection and diffusion. Int J Artif Organs,1996,19:704-712.
31. Grillo P,Bonforte G,Surian M. Impact of on-line HDF on renal anaemia 35th EDTA-ERA Conference data,1999.
32. Ahrenholz P,Mahiout A, Borst S, et al. Albumin loss with high flux dialysis membranes is neligible. Nephrol Dial Transplant, 1998,13:A185-A191.
33. Ghezzi PM, Sanz-Moreno C, Gervasio R, et al. Technical requirements for rapid high-efficiency therapy in uremic patients. Paired filtration-dialysis (PFD) with a two-chamber technique. ASAIO Trans, 1987,33(3):546-550.
34. 王质刚,郝继英,马清,等. 配对血液滤过透析的评价. 肾脏病与透析肾移植, 1992, 1(1):71-73.
35. Biasioli S, Schiavon R, Petrosino L, et al. Do different dialytic techniques have different atherosclerotic and antioxidant activities? ASAIO J,2001,47(5):516-521.
36. Eiselt J, Racek J, Opatrný K Jr, et al. Beta-2-microglobulin kinetics during paired filtration dialysis. Acta Med Croatica, 1998,52(2):99-102.
37. De Palo T, Bellantuono R, Colella V, et al. Clinical evaluation of the Paired Filtration Dialysis in children. G Ital Nefrol, 2004,21(Suppl 30):S157-S160.
38. Bergstrom WJ. β_2-MG before and after hemodialysis(HD). Kidney, 1988,33(3):760.
39. Krieter DH, Collins G, James Summerton J. Mid-dilution on-line haemodiafiltration in a standard dialyser configuration. Nephrology Dialysis Transplantation, 2005, 20(1):155-160.
40. Pedrini LA, Zerbi S. Mixed-dilution hemodiafiltration. Contrib Nephrol,2007,158:123-130.
41. Pedrini LA, De Cristofaro V, Pagliari B, et al. Mixed predilution and postdilution online hemodiafiltration compared with the traditional infusion modes. Kidney Int, 2000,58(5):2155-2165.
42. Feliciani A, Riva MA, Zerbi S, et al. New strategies in haemodiafiltration (HDF): prospective comparative analysis between on-line mixed HDF and mid-dilution HDF. Nephrology Dialysis Transplantation, 2007, 22(6):1672-1679.

第六节 推拉式血液透析滤过

王质刚

推拉式血液透析滤过(push/pull hemodiafiltration, PPHDF)是一种不需要置换液的连续性血液透析滤过,在常规 HDF 的基础上,于设备上增加一些特殊功能部件,通过反超滤而将无热原的透析液推入血液,从而替代常规补液装置,以达到实行 HDF 的治疗目的。

一、推拉式血液透析滤过原理

推拉式血液透析滤过的基本原理是超滤和反超滤相结合,通过超滤将血液中多余的水分排到透析液中,体内的溶质不仅通过弥散而且也通过对流被清除到体外,达到排毒和排水的作用;在反超滤时,经过净化处理的无毒和无热原透析液通过透析膜进入血液内,以补充超滤除去的液体(称置换液),同时可以矫正血液酸碱和电解质的紊乱。

二、推拉式血液透析滤过设备

推拉式血液透析滤过主要由四部分组成,即容量超滤控制器、推拉式机械装置、血液滤过器和透析液的净化装置,见图 11-6-1。

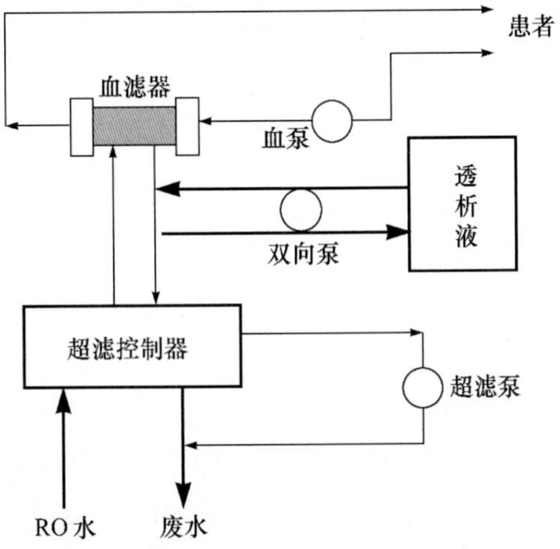

图 11-6-1 推拉式血液透析滤过流程图

(一)容量控制超滤器

Push/pull HDF 是在用高通量膜血滤器 HDF 中,滤过和反滤过交替/反复进行,有一个压力控制推拉(pressure-controlled push/pull,PC P/P)系统,见图 11-6-2。当血液通过血液滤过器时,在 PC P/P 系统驱动下经过约 25 次反复稀释和浓缩,其功能类似 on-line HDF 的前稀释模式[1]。

在推拉式血液透析滤过时,超滤量与反超滤量的差值即是净脱水量,必须严格控制。通过容量超滤系统可以精确地调节每循环周期中超滤量和反超滤量。在治疗中为了按设定的速度脱水,通过控制器可使透析液稳定的流过血滤器(500 ml/min),同时控制透析液的流出速度,使透析液供给量和流出量相等。如果透析液以 500 ml/min 匀速从血滤器流出,通过容量超滤控制器和旁路超滤泵的调节,则总超滤量将为透析液流量与预设净出水量之和;同时透析液流到血滤器膜外室时,反超量等于透析液泵入量与设定超滤量之差。推拉式血液透析滤过通过容量超滤控制器就可以把透析液从流出道送入旁路中。

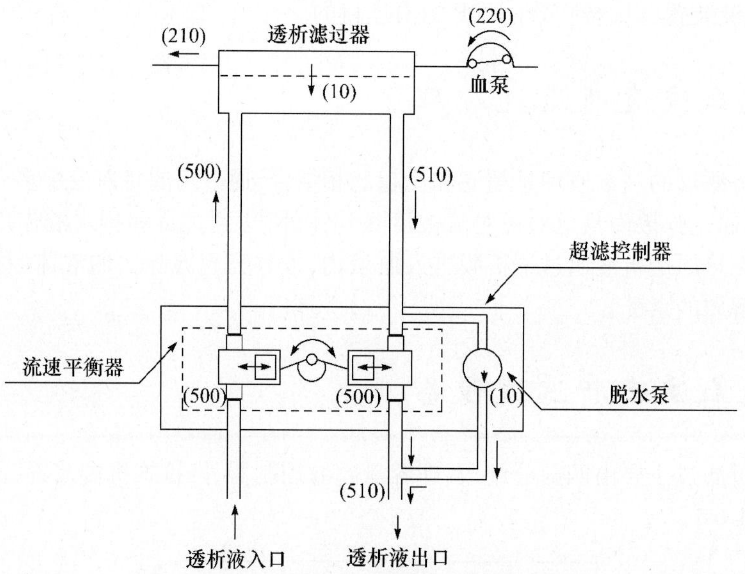

图 11-6-2 容量超滤控制器的模式图

控制器使透析液从血滤器流出速度等于进入速度与泵超滤速度之和，故通过调节该泵速度可以达到液体超滤的预设值。图中括号数据为流速（ml/min）

（二）推拉式机械装置

推拉式机械装置通过空气压力驱动活塞阀来完成透析液的流入和流出程序，其始动力来自透析液装置的压力监测器。随着周而复始的推拉，每循环周期超滤和反超滤交替进行，从透析器流出的血流量也随着减少或增加，因此静脉壶的液平面也相应地随之上下波动。推拉式机械装置是完成推拉式血液透析滤过重要部件，Tsuruta[2]发明一种新式推拉式血液透析滤过装置（Andoh 机器），该装置箱内有一个双向活塞阀，受血液和透析液压力作用下双向活动，每次可驱动 16.7ml 容量，如图 11-6-3（A、B）。

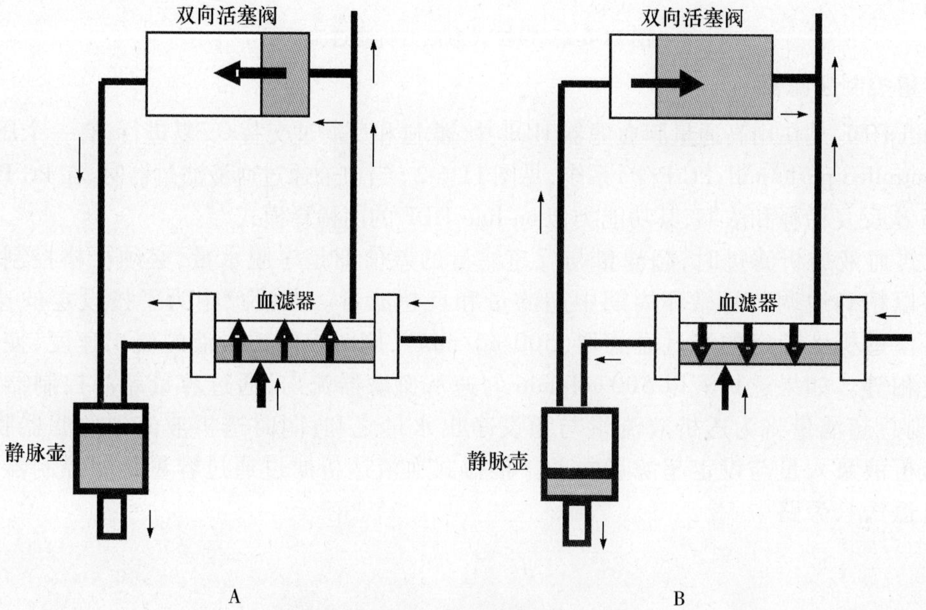

图 11-6-3 推拉式机械装置工作原理

A. 超滤时相；B. 反超滤时相

当图 A 活塞阀向左侧移动时，把透析液从透析器抽出进入活塞箱内，同时将空气排入静脉壶（超滤时相）；当图 B 活塞阀向右移动时，透析液和空气运动方向正好相反（反超滤时相）。在推拉式 HDF 中，进入滤器的血流量是在变化的，在使用新的双向活塞血滤方式后，可通过将空气推入和拉出静脉壶而使血流量达到稳定。Andoh 机器超滤时间为 10 秒，反超滤时间为 1 ~2 秒，血液通过滤器需 40 秒，所以当血液通过滤器时，已被浓缩或稀释了 4 倍，因此 Andoh 机器的推拉式在功能上相当于血滤的前稀释过程。

Shinzato 等[3]更新了推拉式 HDF 设备，无论在超滤或反超滤过程中，都可将 TMP 自动稳定在安全范围内的最大允许值，这种推拉式的超滤和反超滤过程具有最大允许的 TMP。因此使用此种新型机器，超滤和反超滤时间可分别缩短为 0.8 秒和 0.7 秒，因此在 4 小时的 HDF 中机体体液置换量将超过 120 L。

（三）血液滤过器

必须使用高通量的、能承受高压力的血滤器，因为在超滤和反超滤时膜均需承受正反两个方向的较高压力，特别在反超滤时，空心纤维处于透析液的正压侧也不会塌陷。通常使用高分子合成材料，如聚丙烯腈膜（PAN）、聚砜膜（PS）和聚酰胺膜（polyamid）等。

（四）透析液净化装置

透析液净化装置是推拉式血液透析滤过的安全保证，从净化的透析液制备的置换液必须是静脉用药标准，必须是无菌和无热原，相当于 on-line 制备的静脉用液标准。净化装置的前一部分与通常水处理一样（必须带有逆渗透系统）。从超滤控制器出来的净化水还需经过能清除内毒素的滤器，才可以进入血滤器，这种水再经过反超滤入血。目前为得到超纯净化水，在水处理装置中都安装两个 RO 系统。水处理系统需要定期消毒，内毒素滤器也需经常更换。

三、推拉式血液透析滤过临床应用

因为推拉式血液透析滤过是通过弥散（diffusion）和对流传质（convective transport）联合清除毒素，因此对排除中分子毒素、β_2-微球蛋白（β_2-MG）较常规透析方法有优势。近来有些作者用来治疗 β_2-微球蛋白相关淀粉样变。在血液透析基础上附加对流传质作用可以增加 β_2-MG 的排除，表明血液透析滤过（HDF）对排除 β_2-MG 有效。其实血液滤过（HF）和 PPHDF 比普通透析清除 β_2-MG 更有效。Shinzato 报道[4]，一组患者血液透析治疗前血浆 β_2-MG 水平无差异，而经过 HF 和 PPHDF 后血浆 β_2-MG 明显下降，因此作者指出，对现有透析治疗后患者血浆 β_2-MG 水平增高，可以选择血液透析滤过或 PPHDF。Shinzato 等[5]最近对推拉式血液透析滤过有了新的认识，在 4 小时的治疗中体液置换容量超过 120L，这种大容量置换是由于在滤器内增加滤过率，缘由膜血液侧表面不能形成蛋白凝胶。推拉血液透析滤过治疗时间较短以致反超滤在膜表面形成蛋白凝胶之前就已经完成。由于在推拉式血液透析滤过中滤过与反滤过时间比血液通过滤过器的时间如此之短，在血液流出滤过器之前它就被浓缩和稀释了几十次（约 25 次），因此推拉式血液透析滤过功能类似于前稀释血液滤过。推拉式血液透析滤过对于 β_2-MG 的下降率大于高流量聚砜膜血液透析，二者溶质下降率差异是由于改善了血液滤过模式，仅仅通过对流就排除更多的 β_2-MG。PPHDF 治疗的患者不安腿综合征、应激性、失眠症、瘙痒等症状在治疗后都减轻，表明这些症状都是尿毒症毒性物质 β_2-MG 导致的。

Niwa 等报道[6]，用压力控制 PPHDF 选择治疗普通透析治疗无效的关节痛、瘙痒、过敏、失眠症和不安腿综合征患者，PPHDF 治疗的中期症状改善，同时使用 EPO 剂量减少，皮肤颜色改善。用 PPHDF 每次治疗蛋白丢失量比常规 HDF 减少，发现 PPHDF 和常规 HDF 对泌乳刺激素（prolactin）的清除没有差异，但 PPHDF 对肌红蛋白和 β_2-MG 的清除明显比常规 HDF 高。

Maeda 报道[7]常规血液透析（HD）常引起肩关节痛，与用高通量大孔径合成膜行 Push/pull HDF 两周进行对比。两者 *Kt/V* 值没有差异，然而用 Push/pull HDF 时患者血浆 β_2-MG 下降明显大于 HD。这种现象可用 Push/pull HDF 时比 HD 有更大的对流来解释（30 L *vs.* 3 L）。这组患者行 HD 时肩关节痛没有缓解，而用 Push/pull HDF 时肩关节症状显著减轻，两种方法的区别仅是对大分子物质的排除效率不同而已，作者认为患者肩关节痛的改善应归于 Push/pull HDF 能排除一种未知的大分子物质，该物质可导致这种症状。鉴于 HD 和 Push/pull HDF 都可以排除 β_2-MG，故认为造成肩关节痛的物质相对分子质量可能大于 β_2-MG。

Nakai 等[8]根据日本透析治疗协会截至 1998 年登记注册的 1 196 例血液净化患者，分析了各种血液净化方法治疗到 1999 年末发生透析相关淀粉样变的治疗作用。本试验以临床恶化、无变化和减轻作为评价各种血液净化方法的有效性。用治疗危险性评价各种血液净化方法的安全性，治疗危险性越低，治疗有效性越高。结果显示，常规透析膜普通透析治疗危险性定为 1，则用高渗透性膜普通透析治疗危险性为 0. 489，常规 HDF 治疗危险性为 0. 117，联机 HDF 治疗危险性为 0. 013，PPHDF 治疗危险性为 0. 017，用普通透析加 β_2-MG 吸附柱治疗危险性为 0. 054，这些结果表明，血液滤过和透析同时加吸附柱治疗对治疗透析相关淀粉样变是有效的。

另据报道，2008 年 Lee K 等[9]描述一种新的透析模式，脉冲式推拉血液透析（pulse push/pull hemodialysis，PPPHD），可以增加溶质对流清除。血液和透析液通过一个搏动的泵进行循环，这种搏动的流体状态是 180°逆向，这造成血液到透析液压力梯度，使压力振动在正压与负压之间，还可形成连续超滤和反超滤。从溶质清除率、白蛋白丢失和总蛋白水平，比较新的 PPPHD 与常规高流量透析（CHFHD）的差异。用含有溶解尿毒症毒素标记分子的人血浆作为血液代用品，研究尿素氮、肌酐、维生素 B_{12} 和菊糖的清除率。发现 PPPHD 比 CHFHD 对小分子物质多清除 3% ~14%，维生素 B_{12} 多清除 47% ~48%，菊糖多清除 38% ~49%，两种方法白蛋白丢失没有差异。作者认为，PPPHD 提供一种简单、直接增加尿毒症毒素排除的方法，是通过增加总超滤量而不需要置换液。

参考文献

1. Miwa M, Shinzato T. Push/pull hemodiafiltration: technical aspects and clinical effectiveness. Artif Organs, 1999, 23(12): 1123-1126.
2. Tsuruta K, Kurahara I, Kaku T, et al. A simpal method for clinical application of push/pull hemodiafiltration // Maeda K, Shinzato T. Effective hemodiafiltration: New Methods. Basel, Karger, Contrib Nephrol, 1994, 108: 71-78.
3. Shinzato T, Fujisawa K, Nakai S, et al. Newly developed economical and efficient push/pull hemodiafiltration. Maeda K, hinzatoT(eds). Effective hemodiafiltration: New Methods. Basel, Karger, Contrib Nephrol, 1994, 108: 79-86.
4. Shinzato T, Kobaykawa H, Maeda K. Comparison of various treatment modes in terms of beta2-microglobulin removal: hemodialysis, hemofiltration, and puss/pull HDF. Artif Organs, 1989, 13(1): 66-72.
5. Shinzato T, Maeda K. Push/pull hemodiafiltration. Contrib Nephrol, 2007, 158: 169-176.
6. Niwa M, Shinzato T. Push/pull hemodiafiltration: technical aspects and clinical effectiveness. Artf Organs, 1999, 23(12): 1123-1130.
7. Maeda K, Kobayakawa H, Fujita Y, et al. Effectiveness of push/pull hemodiafiltration using large-pore membrane for shoulder joint pain in long-term dialysis patients. Artif Organs, 1990, 14(5): 321-327.
8. Nakai S, Iseki K, Tabei K, et al. Outcome of hemodiafiltration based on japanese dialysis patients registry. Am J Kidney Dia, 2001, 38(4Suppl 1): S212-S217.
9. Lee K, Lee SR, Mun CH, et al. Pulse push/pull hemodialysis: in vitro study on new dialysis modality with higher convective efficiency. Artif Organs, 2008, 32(5): 406-411.

第七节　长时间透析模式

王质刚

最初由于透析设备落后，透析效率低下，每次透析时间超过 8 小时以上（8×3 小时/周），但仍然得不到长期存活及较好的生活质量。中空纤维透析器的出现，随之将每次透析时间缩短至 4～5 小时（每周 3 次），后来相继出现短时或高效短时的透析模式。10 多年的临床实践证明，经这样的透析时间（包括短时高效透析）患者的生活质量和并发症并未令人满意。尽管著名的血液透析研究（HEMO 研究）显示提高透析剂量未能改善 CHD 患者的生存率，血液透析患者的年死亡率仍然高达 15%～20%，证实了这种传统透析方式存在局限性。但是大量的、无可争议的事实表明，长时间（包括多频率）透析会带来诸多好处。先后在欧洲及加拿大出现了长时间透析，主要包括三种模式：白天每次长时间透析（long session dialysis，LSD）、短时每日透析（daily hemodialysis，DHD）和长时夜间透析（nocturnal hemodialysis，NHD）。

值得庆幸的是，我国个别大医院已经开始尝试长时间透析模式，一种形式是每次白天透析 8 小时，每周 3 次；另一种形式是每晚透析 7.5 小时（晚上 10:30～早上 6:00），每周做 3 次，已经显示初步临床效果，后者可以不影响正常上班。实践表明，长时间透析的优点毋庸置疑，目前国内夜间透析只能在医院施行，随着透析设备改进，患者达到一定知识和专业水平，有良好的医院与家庭联系渠道和巡视护理制度，在我国开展家庭白日透析或夜间透析是可以期待的。

一、延长每次透析时间

从 1968 年 5 月 1 日至 1996 年 6 月 1 日，在法国 Tassin 透析治疗 876 人，115 人已经透析超过 15 年，其中 14 人超过 25 年，共 5560 患者月[1]。透析时间 8 小时，每周 3 次，用铜仿膜透析器，30% 为碳酸氢盐透析液，透析液流量 500 ml/min，血流量 220 ml/min，75% 使用动静脉内瘘。患者可以自由进食，不限制蛋白质和热量的摄取，仅少量限盐。经常服用钙、活性维生素 D，如果血磷高口服氢氧化铝。1968 年停止输血，1989 年停用 EPO，但仅有 17% 患者仍用 EPO。开始透析时患者体重逐渐降低，直至近乎低血压，通过超滤和限盐达到干体重。这组患者的最大特点是高透析剂量，平均 Kt/V(1.85±0.41)，中分子清除指数（DI）(1.51±0.45)；充分地摄取热量和蛋白质，PCR(1.41±0.32) g/d，血浆白蛋白为(41.6±4.8)g/L；平均 Hct (29.6±6.9)%。由于轻度限盐和透析中缓慢超滤使血压得到满意的控制，在 8 小时透析时间内，通过缓慢超滤可以降低细胞外容量，达到干体重，透析间期体重平均增加(1.6±0.4) kg。透析前平均动脉压（MAP）(98.2±8.1) mmHg，90% 患者开始透析时口服一种或几种降压药，透析 3 个月后仅少于 5% 的患者服降压药，大多数患者都能很好地控制血压而不用服降压药。

该组人群生存期半数超过 14 年，男性稍短，开始透析老年者死亡率高。死亡率还取决于原发病、并发心血管疾病等相关因素。慢性肾小球肾炎存活最长，其次是间质性肾炎和多囊肾，最差的是糖尿病。308 例患者开始透析时有心血管疾病，存活期明显短于 568 例无心血管疾病者，死亡率低于美国 2～3 成。

本组心血管病死因、不明原因的突然死亡最常见(占38%),心血管病死亡率为19.9人/(1000患者年),而法国其他中心因心血管死亡率为43.6人/(1000患者年)。其他死亡因素包括感染19%、肿瘤10%等。而透析相关因素中,透析前MAP是最有用的预测指标。透析前MAP每增加1 mmHg,死亡危险因素增加3.9%。死亡的逆相关因素中,与血清白蛋白浓度、Babb's指数密切相关。相反,本组患者*Kt/V*、TAC_{urea}、PCR似乎与死亡率关系不密切。本组患者平均住院次数1.07/患者年,平均住院时间10.6天/年。作者认为,透析时间长度对临床有特殊的意义,溶质通过缓慢跨细胞转移,增加尿素及大于尿素的各种相对分子质量物质的清除率。长时透析可以减少透析中低血压等事件发生概率,近似于生理性变化,也减少透析中技术性意外。长时透析使患者营养状态改善,达到干体重,尤其是瘦体重增加,Hct提高。

Charra等[2]指出,长时间透析(每次8小时,每周3次)在Tassin一直沿用了30年,从发病率和死亡率的角度考证,其透析质量一直是非常好的,主要是心血管病因死亡率显著低于短时间透析,可能是由于动脉收缩压在未用降压药物情况下的良好控制和透析中低血压的发生率低。低超滤率,结合低盐饮食、适中的透析间期体重增长,使得细胞外液量趋向于正常水平,血压正常。长时间透析为小分子甚至中分子溶质清除提供了较好的透析剂量,应用了较少的药物却有着好的营养状态,贫血纠正良好,血磷和血钾控制良好。所谓最佳透析需要几个条件,每个都是必需的,时间是一个中心因素,保证了治疗的安全性。当短时间透析难以获得满意效果时,长时间透析不失为一种可靠的选择。

多数作者认为严格控制血压是患者长期存活的关键因素,Liuk等[3]对比研究长时透析(8小时,每周3次)患者血压控制比短时透析(每周4小时,每周3次)好,作者试图研究前者是否比后者细胞外液下降更满意,对26例长时透析的非糖尿病患者在透析2天间期监测卧床血压,22例为短时透析组,两组透析疗程相匹比,19例健康者作对照。透析24小时后体液完全平衡,用超声波测下腔静脉判断液体状态,用超声心动图测量心脏直径、心搏指数,抽血检测电解质和血管活性物质。短时透析患者73%用降压药,而长时透析患者无1人用药,然而长时透析患者血压明显低于短时透析者〔115±21)/(67±11) mmHg *vs*. (143±26)/(81±16) mmHg,$P<0.05$〕。下腔静脉指数、左室直径指数、心房肽和心脏指数两组没有明显差异。然而长时透析组末梢血管总阻力明显低于短时透析组和正常对照组。长时透析组和短时透析组与对照组相比,左室质量增加。结果表明,长时透析组血压控制良好,似乎主要是由于低末梢血管阻力,不完全是低容量状态。但Katzarski等[4]指出,良好的血压控制归因于适当的液体状态,作者评价了Tassin透析中心血压正常的长时间透析(8小时)患者(TN组)的液体和血压状态,应用生物阻抗测量细胞外液(ECV),超声测量下腔静脉直径(IVCD),在线监测血容量(BV),并与血压正常的短时间透析(3~5小时)组(SN组)和瑞典透析中心高血压短时间透析(3~5小时)组(SH组)比较。在SN组患者中通过设定中位ECV(体重的百分比)标化ECV (ECVn),重新计算个人数值和结合各组不同性别的患者结果。结果不论是否为高血压,TN组和SH组具有相同*Kt/V*的患者中,TN组患者具有更高的透析剂量。与TN组和SN组的患者相比,SH组的患者具有更高的ECVn和IVCD。ECVn和IVCD在TN组和SN组患者透析前和透析后无显著差异,但是在8人TN亚组ECVn低于SH组和SN组,是由于伴有高体重指数的肥胖。另外,在14人TN亚组中,ECVn比绝大多数SN组ECVn高,也高于SH组的中位ECVn,这三组的体重指数无差别,但是TN亚组的血压正常。SN组的BV的下降较TN组明显,也许是因为SN组的超滤率大,但是SH组的BV下降小于SN组,也许因为过多的液体负荷使BV从外周组织容易再充盈。作者认为,如果适当控制透析后ECV的水平,可以不依赖每次(session)透析时间和剂量来达到正常的血压,但是短时(short session)与长时(long session)透析的患者相比(后者超滤率低、BV变化小、透析中症状少),短时透析更难达到良好的血压控制。而Tassin中具有较高ECVn的亚组患者说明过度液体负荷的患者也可以血压达标,因为足够长的透析时间可以使一种或多种导致高血压的血管活性物质更充分地清除。

Charra[5]指出,长时透析能良好地控制血压,对存活率有重要的影响,经Cox模型分析,表明开始透析时年龄和透析前MAP是与存活期相关的两个重要因素($P<0.001$),透析前MAP较低组(<98 mmHg)生存率高于MAP较高组($P=0.003$),两组因心血管病死亡率有明显差异〔12.7/(1 000患者年) *vs*. 28.1/(1 000患者年),$P<0.001$〕。长时间透析重要的特点是它通过平稳地超滤达到干体重,

而实现不用降压药的情况下很好地控制血压，从而降低心血管疾病的发生率。Chazot[6]对 91 例患者透析，透析方案：8 小时，每周 3 次，平均 Kt/V 1.83 ±0.44，Hct(30.9 ±6.0)%，透析间期为(35 ±8.4)小时。监测透析前卧床血压(ABPM)，白天收缩压(119.4 ±19.9) mmHg，舒张压(70.6 ±12.9) mmHg，MAP (87.6 ±13.9) mmHg，这些结果明显低于透析治疗前。MAP 与治疗时间成逆相关，但是与透析间期体重增加无关。白天透析患者血压高于夜间透析患者，夜间收缩压/白天收缩压 =0.97，夜间舒张压/白天舒张压 =0.92，均高于对照组(分别为 0.87 和 0.83)，表明夜间血压下降。我们发现，52.1% 患者既往夜间血压异常者，长时透析后 MAP 能下降 5% 以下。研究证实，透析患者透析间期血压增高通过长时透析而不用降压药可以接近正常水平，主要是达到干体重，但也不排除其他机制。

Jean 等[7]观察了(每天 8 小时，每周 3 次)透析的溶质反跳。据既往的研究，透析后尿素反弹(PDUR)发生在 30 ~90 分钟内，导致进行 3 ~5 小时透析后 Kt/V 值即可被高估了 15% ~40%。本研究的目的在于评价 PDUR 对 8 小时缓慢透析 URR、Kt/V 和 nPCR 的影响。研究选择了 18 例患者，男性 13 例，女性 5 例，平均年龄(62.5 ±11.7)岁，接受透析治疗的时间为 3 ~265 个月。原发肾脏疾病是：3 例 DN，2 例多囊肾，3 例间质性肾炎，2 例肾硬化，3 例慢性肾小球肾炎，5 例原因不明。残肾功能可以忽略不计。透析模式是应用面积为 1 ~1.8 m^2 的纤维素膜透析器每周透析 3 次，每次 8 小时。血流量为 220 ml/min，透析液流量为 500 ml/min，缓冲液为醋酸盐或碳酸氢盐。透析前、透析开始后即刻、5、10、20、30、40、60、90 和 120 分钟及下次透析前测定一系列尿素浓度。低流量法来评价通路再循环，二代 Daugirdas 公式计算 Kt/V，Watson 公式计算体水总量。预计的尿素生成(MG)和透析后尿素测定值(总 PDUR)之差为净 PDUR(n-PDUR)。结果 n-PDUR 通常在(58 ±25)(30 ~90)分钟后趋于稳定，它的平均值是在低流量透析后 30 分钟尿素值(3.9 ±2) mmol/L 的占(17 ±10)%。由于透析后尿素值很低，所以与短时间透析相比表明 n-PDUR 是非常重要的。忽略 n-PDUR 将导致高估 URR 4%〔(79 ±7)% *vs.* (76 ±8)%，$P<0.001$〕，高估 Kt/V 12%〔(1.9 ±0.4) *vs.* (1.7 ±0.38)〕，高估 nPCR 4%〔(1.1 ±0.3) *vs.* (1.05 ±0.3)〕。n-PDUR 与透析后尿素值呈负相关($r=0.45$，$P=0.05$)，与 URR 呈正相关($r=0.31$，$P=0.01$)，与 Kt/V 呈正相关($r=0.33$，$P=0.05$)，但与 K、尿素分布容积无关。平均总再循环、超滤率、透析前尿素水平和尿素清除率与 n-PDUR 无相关性。作者发现长时间缓慢透析在透析后平均 1 小时有一个明显的 PDUR，但它与 3 ~5 小时的短时间透析相比，影响不大，尤其是在较低的 Kt/V 和 URR 值时，可以用低流量、长时间、高效来解释，这只能从长时间缓慢透析的特点上找答案。

Innes 等[8]认为长时间、缓慢透析(每次 8 小时，每周 3 次)与良好的生存率和较低的心血管病死亡率有关。研究患者的生存率应用登记数据与其他系列发表的、缺乏个体特点的对照材料进行比较。作者通过回顾性研究，将使用长时间、缓慢透析的 Tassin 中心和另一个使用传统透析中心(Nottingham)患者的生存率进行比较。方法是所有 1980 年后开始透析的患者作为研究对象(Tassin 452 人，Nottingham 282 人)。使用 life-table 精确计算生存曲线，时序检验(log rank test) 用来比较数据。对患者进行以下分组：标准肾脏病组和非标准肾脏病组，糖尿病组和非糖尿病组，有心血管疾病史组和无心血管疾病史组。并依据年龄和并发症进行危险因素的分层。结果 Tassin 总体生存率与 Nottingham 比较具有显著优势，在以下亚组中两个中心的差异也具有显著性：标准肾脏病组($P<0.001$)、非糖尿病组($P<0.001$)、有心血管疾病史组($P=0.007$)、无心血管疾病史组($P<0.001$)。两个中心的生存率在非标准肾脏病组和糖尿病组差异无显著性，在低危组和中危组差异有显著性($P<0.001$)，而在高危组差异无显著性。最后作者认为，长时间、缓慢透析总体生存率高，这种优势不仅体现在有利于预测的疾病分类上，也体现在重病、中度危险和有心脏病史的患者。

Charra 等[9]总结了 Tassin 透析 35 年经验，有非常稳定的发病率和患病率，有相对好的存活率，主要是由于比常规透析患者较低的心血管病死亡率，依次是因为有很好的控制血压，包括不服降压药而血压稳定，透析中低血压发生率低。控制血压主要是严格控制细胞外液容量(干体重)，当然也包括其他因素，如血磷控制。长时间透析另一个优点是可以清除更多的小分子和中分子毒素，使患者得到一个很好的营养状态、纠正贫血等，完全有可能通过长时间透析或增加透析频率纠正肾脏衰竭导致的代谢异常。

二、每天血液透析

Kjellstand[10]报道,1967~1998年全世界接受每天血液透析(daily hemodialysis, DHD)模式的患者有170例,其中有的存活已15年,生活质量满意。作者提出每天血液透析的指征为:病情严重,特别伴有心血管疾病,对每周3次透析的快速超滤不耐受;另一个是社交方面考虑,尽管每天透析看起来比常规每周3次透析打扰了正常生活规律,但很显然,短时透析不像长时透析那样占一整天。此外,每天透析不存在透析后乏力感,因此患者能工作和透析后立刻充满精力地活动。每天透析不仅使高体重患者达到充分透析,对正常体重患者每周 Kt/V 可达6或7。

Pierratos[11]报道每天短时血液透析,方法是每周透析6或7天,每次90~120分钟,用高血流量和高透析液流量,其优点是比每周透析3次方案(总透析时间相同)有较好的溶质清除率。用计算机模拟显示,每周透析7次,每次100分钟(总700分钟/周),比常规每周3次,每次4小时(总720分钟/周)多提供相当于5%的肾脏尿素清除率,维生素 B_{12} 清除率增加12%。Traeger等[12]报道4例标准透析患者(每次4~5小时,每周3次)转变为每天透析(每次2~2.5小时,每周6次)观察1年,两组患者每周透析时间相同。结果每天透析患者血压和左室质量指数明显下降($P<0.01$),平均时间尿素浓度明显下降($P<0.005$),Kt/V 指数增加($P<0.05$),干体重提高,表明热量摄取增加〔从(33±3.2) kcal/(kg·d)增至(40.8±6.35) kcal/(kg·d),$P<0.05$〕,矫正蛋白分解率(nPCR)明显增加($P<0.0038$)。每天透析还有潜在的优点,如降低尿毒症患者血浆毒素的峰值,减少血浆毒素水平的波动,使透析治疗更具有生理性。其次每天透析超滤缓慢,有较好的血流动力学稳定性。大多数患者使用自身动静脉瘘,每天穿刺不仅未产生问题,而且血管通道栓塞问题发生率减少。用经皮中心静脉插入双腔导管作为血管通道似乎也没有问题。回顾性研究表明,每天透析血管通道问题为2 864患者月,优于常规透析血管通道问题606患者月,即血管通道问题前者0.05患者年,后者0.3患者年。Ting等报道,用牛静脉或Teflon制作移植动静脉瘘,行每天透析38患者月。

Martins Castro[13]指出,常规透析HD(CHD)患病率和死亡率高是我们不能接受的,作者选择26例患者纳入研究,其中16例男性,患者的平均年龄为(35.6±14.7)岁。应用每天透析(DHD)模式治疗了平均(33.6±18.5)个月(6~57个月)。在接受新模式治疗前,应用CHD的时间平均为(25.5±31.9)个月(1~159个月)。23例患者(88.5%)以自体动静脉内瘘作为血管通路。DHD的方案为每周透析6次,每次1.5~2小时,应用高通量聚砜膜透析器(1.8 m^2),血流量和透析液流量分别为350和800 ml/min。结果观察期间患者的生存率为100%,而在改用DHD模式12、24、36和48个月后,血管通路的生存率分别为100%、89%、89%和80%。每72.7患者年有3次血管通路失败(0.04次/患者年)。在连续应用DHD治疗36个月的15例患者中,其血管通路在12、24、36和48个月时的生存率分别为100%、93%、93%和84%。在这部分患者,住院率为每患者年0.27次,住院时间为1.24天/患者年。经过长期研究,可见DHD的患者患病率和死亡率是非常低的。而且发现血管通路的失败在应用此模式后也不再是一个重要问题。由此可见,我们认为DHD对维持性血液透析患者来讲是一项有效的肾脏替代治疗措施。

每天透析生活质量明显提高,Buoncristiani[14]报道,每天透析使患者尿毒症状态、透析相关症状、性功能、生理功能、精神活动、社会复归率明显改善,提高对透析耐受性,高血压、头疼、痉挛、透析后疲乏等症状减少或消失,精力和体力充沛,有较好的生活质量。这种改善甚至出现在观察早期 Kt/V 尚低的时候。所有参加每天透析研究的患者血压都得到控制,MAP从(105±20.4) mmHg下降到(95.2±15.4) mmHg,69%透析患者减少降压药物治疗,28%药物不变,只有1人需要增加药物。Ting[15]报道,由常规血液透析转到每天透析的患者,50%患者需减少降压药物,心脏肥厚减轻。Buoncristiani回顾性研究50例患者由常规透析转到短时每天透析1年,发现Hct从26.9%增加到31.2%,EPO剂量由92.9 U/(kg·w)减少到53.4 U/(kg·w)。Ting前瞻性短时间研究证实,常规透析转到短时每天透析EPO剂量减少30%。但也有相反的报道,没有观察到短时每天透析可能减少EPO剂量,但是需要进一步前瞻性研究。还发现每天透析患者食欲增加，体重增加，血清白蛋白增加，早期营养参数改善，但尚需要更详细的研究。

Suri 等[16]研究了每日/每夜 HD 模式的剂量和充分性，包括短时间白天 HD($n=11$)和长时间夜间 HD($n=12$)，均用这些参数与传统的每周 3 次透析($n=22$)进行了比较。用尿素下降率、单室尿素动力学模型[sp*Kt/V*]、Daugirdas 公式计算平衡 *Kt/V*[e*Kt/V*]、Gotch 标准 *Kt/V*(std*Kt/V*)。结果在整个研究期间，每夜 HD 模式平均单次透析的 sp*Kt/V* 与传统 HD 相近，分别为 1.64 和 1.73，而每日透析的患者单次透析的 sp*Kt/V* 显著降低，为 0.93。两种每天透析模式的每周平均 sp*Kt/V* 则较基线都增高了(夜间 HD 为 9.08，白天透析为 5.55)，与传统透析比较，它们也是增高的。每周的 e*Kt/V*、std*Kt/V* 和氮表观值的标准化蛋白当量提示了类似趋势。3 种不同的透析充分性模式的研究表明，与传统透析相比，每天透析使每周的透析剂量增加了，而与基线水平的比较则由于所用评价模式不同则增加值有所不同。随访 10 个月，比较传统透析和每天透析计算的剂量 - 效率单位 std*Kt/V*，则每天透析所需时间是(257 ± 26)分钟，而传统透析是(306 ± 17)分钟，每天透析每 std*Kt/V* 单位可节省几乎 1 小时的时间。上述结果表明两种每天透析方案在改善每周尿素清除(用 sp*Kt/V*、std*Kt/V* 和 e*Kt/V* 计算的)上都较传统的 HD 模式更加有效。

Gotch 等[17]认为将 DHD 和 NHD 与传统透析于临床预后方面作比较，可以恰当地确定透析剂量。DHD、NHD 和传统透析(CHD)的溶质清除率，具有较大范围的重叠，以下面四种溶质为例：尿素、无机磷(Ip)、β_2-MG 和钠/水。观察到如下情况：①患者主诉食欲改善、蛋白摄入量增加与动态计算的蛋白代谢率不符；②建立的无机磷质量模型显示传统透析对磷的清除是不够的，而 SDHD 过度依赖透析剂量对磷的清除也是不够的；③SDHD 对于 β_2-MG 的清除与 LNHD 相等，反映出所使用的透析膜的不同；④透析前液体负荷的减少预示一周应该透析几次才合适，并且可能是增加透析频率后得到的最大益处；⑤标准的 *Kt/V*〔stdK(t)/V〕提供了测量透析剂量的统一方法，以上溶质的清除也应该包括透析处方之内。

营养不良是血液透析患者的一个常见问题，也是影响患病率和死亡率的重要因素。更加频繁的透析已经显示了可以改善透析患者的营养状况。Spanner 等[18]报道，将接受每日/每夜透析的患者，无论是短时每天血液透析(DHD)($n=11$)还是长时夜间透析(NHD)($n=12$)，与 22 名接受传统每周 3 次透析(CHD)的对照组患者的营养状况进行了比较。测量很多代表营养状况的生化指标，包括氮表现率蛋白相当量(nPNA)、血清白蛋白、血清前白蛋白、饮食中钙的摄入量、血脂和水溶性维生素水平。结果 nPNA 在两种每天血液透析的患者中均增加，在 CHD 组中保持不变，维持着最低值〔1 ~ 1.1 g/(kg · d)〕。DHD 透析患者在 3、12、18 个月中血清白蛋白水平显著增加。NHD 透析患者的血清白蛋白水平在第 9 个月显著下降，而对照组的血清白蛋白水平在研究中保持稳定。在 DHD 透析的患者中血清前白蛋白平均为 0.04 g/dl，在研究中 NHD 透析的患者中血清前白蛋白水平有所下降。半数夜间透析患者的维生素 C 水平低于参考值。经过数月的日间透析后，患者的臂肌面积增加，相对体重维持在 100% ~ 110%，而采 NHD 透析的患者的相对体重显著下降。在 DHD、NHD 和 CHD 三组中，瘦体重、脂肪含量和体重指数无显著差别。结论显示氮表现率蛋白相当量(nPNA)、血清白蛋白水平和臂肌面积增加，提示 DHD 的患者营养状况更好。

高磷血症几乎在终末期肾病患者中很广泛，并且与高死亡率、心血管病死亡率、血管钙化相关，解决高磷血症成为改善肾衰竭患者生存质量的决定性问题。Kooienga[19]研究发现传统的每周 3 次透析(CHD)排磷不充分，而 NHD 和 DHD 的每周磷清除率比 CHD 的 2 倍还多，并且有较低的血磷浓度。尽管 DHD 每日摄入的蛋白和磷增加，磷结合剂需要量和血清磷浓度却平稳地降低，显然这种作用取决于治疗次数和时间。

三、夜间透析

Pierratos 等[20]提出一种新的肾脏替代疗法，即夜间透析(nocturnal hemodialysis，NHD)每周做 6 ~ 7 次，每次在家睡眠中持续透析 8 ~ 10 小时，使用小面积 PS 膜透析器(F40，0.7 m^2)，透析液流量 100 ml/min，血流量 200 ~ 300 ml/min，肝素抗凝，平均(1 100 ± 300) U/h。颈内静脉留置导管作为血管通道。作者连续观察3年,共做170患者月,并发症很少见,主要是血管通道问题和夜间意外导管脱落。每小时超滤率400 ml是可以耐受的,一夜排除液体4L,对任何患者都是足够的。患者没有因为超滤过多而产生的痉挛等一些症状,很少发生透析失衡综合征。夜间透析的主要优点是血流动力学稳定,透析中低血压很少见,通过减少降压药剂量,或增加目标体重可以避免。大多数患者开始夜间透析时都服降压药,随访9例患者,血压控制满意,常规透析时服降压药患者数为(2.67±1.12)人,夜间透析头6个月,减少到(1.78±1.20)人,夜间透析12个月后,人数减到(1.67±1.17)人。另11人随访6个月,10人转换夜间透析前用降压药,但转换为夜间透析后仅5人在每次透析时服药,一直维持到随访终点或退出观察。有1人暂时转到常规透析,口服降压药剂量明显增加,又转到夜间透析后血压恢复如初。患者高血压改善,至少部分是由于细胞外液容量减少。

截至1998年作者共观察24例患者,包括3例糖尿病在家夜间透析。结果3人肾移植、1人退出,1例糖尿病死于心梗,19人经夜间透析4~50个月,年龄30~60岁。统计430患者月,19人中,5人透析液流量100 ml/min,11人为200 ml/min,3人为300 ml/min,Kt/V大约为1。发现每周透析磷排除2倍于常规透析,允许高磷饮食摄入。16/19人需要在透析液中加磷酸盐,浓度达(1.65±0.87) mg/dl,以避免低磷血症。由于透析液钙浓度(1.63±0.1) mmol/L,患者不用口服钙剂。每周排除β_2-MG 4倍于常规透析。患者感觉良好,尿毒症症状消失,生活质量明显提高。夜间透析前和后睡眠对比研究表明,透析不影响睡眠,相反改善以前存在的睡眠性呼吸暂停。心理试验同样表明认知功能明显改善。血压控制极好,3/19患者需要小剂量β受体阻滞剂,这主要是通过降低细胞外液容量达到的,患者有极好的耐受。患者食欲增加,其中有的体重增加7 kg,总血清氨基酸(必需和非需)比常规透析明显增加,转到夜间透析1年后血浆白蛋白水平正常。由于常规透析(CHD)中氨基酸丢失少,预计在每天透析(DHD)中氨基酸丢失多。用体内氮生化分析测定总体氮水平未证明有变化。每天透析或夜间透析可以恢复工作。夜间透析总透析时间长到2倍于Tassin透析方案,每周有很高的溶质清除率。

Chan等[21]连续研究了18例患者,他们从传统透析(每次4小时,每周3次)转向夜间透析(每次8小时,每周6次),分别在转换前和转换后1个月、2个月进行了随访,患者的年龄为(41±2)岁。在2个月后,每次的透析剂量(Kt/V)从1.24±0.06增加到了2.04±0.08($P=0.02$),症状性低血压发生增加,多数患者需停用降压药。尽管如此,夜间透析降低了24小时平均动脉压〔2个月后从(102±3) mmHg降到(90±2) mmHg,$P=0.01$〕、外周血管阻力〔从(1 967±235) dyn·s/cm^5降到(1 499±191) dyn·s/cm^5,$P<0.01$〕和血浆去甲肾上腺素〔从(2.66±0.4) nmol降至(1.96±0.2) nmol,$P=0.04$〕。传统透析期间不能释出的内皮源性血管舒张效应〔(-2.7±1.8)%〕在经历了2个月的夜间透析后恢复了〔(+8.0±1.0)%,$P=0.001$〕。夜间透析对体重和心搏出量没有影响。增强透析后使这些不良心血管事件标志物迅速逆转,可望改善透析患者这一高危人群的预后。作者推测夜间透析短期效果的这些理由包括:①可以降低动态血压;②可以导致外周血管舒张;③降低血浆去甲肾上腺素浓度;④改善动脉对压力的反应性。

Walsh等[22]通过随机对照实验(RCT)评价NHD与CHD两种方式对左心室质量(LVM)(通过磁共振影像学测量心脏)的影响。患者随机分成NHD或者CHD组,进行6个月的透析研究。对所有的患者进行全面临床评估,包括收集基础的和透析6个月时的生化和核磁影像学数据。两组患者均每两周监测一次血压,达到预设定的血压管理方案,即透析后BP<130/80 mmHg的目标。主要的结果是在基础和6个月后测定的心脏死亡标志参数发生变化。与超声心动图相比,核磁检查具有高敏感性和可重复性,需要的样本量和检查时间更少。次要的结果包括血压控制、贫血、矿物质代谢、健康相关的生活质量和费用。本实验是首个在NHD患者使用RCT评估健康结果的研究,NHD对左心室质量的影响代表了一个临床的重要预后指标,它进一步说明了NHD潜在的益处,可指导将来的临床终点研究。

Yuen等[23]想要明确接受NHD患者冠脉钙化的自然进程,分析影响钙化的危险因素和钙化进程之间的关系。共选择38例接受NHD治疗的终末期肾病患者,包括对照组。在研究起点和终点〔平均接受治疗(16±1)个月〕各进行冠脉钙化评分(CACS),其他的变量指标包括年龄、透析剂量、Framingham风险预测、磷酸盐结合剂和维生素 D 的剂量，以及血清钙、磷、甲状旁腺素的浓度。研究对象按照起点的 CACS 分数分组（轻微钙化：CACS≤10；显著钙化：CACS>10）。24 名患者的起点 CACS≤10，1 年 NHD 治疗后这些患者的冠脉钙化没有显著变化〔(0.7±0.5)~(0.6±3)，$P=0.1$〕。14 名患者的起点 CACS 较高(1874±696)，1 年后升高未超过 9%〔(2 038±740)，$P=0.1$〕，血磷和钙磷乘积明显下降，钙剂、抗高血压药物以及磷结合剂用量均显著减少。本研究首次阐明 NHD 患者 CACS 分数持续进展，但速度减慢，尚需要进一步分析 NHD 对心血管钙化生理过程的影响。

夜间血液透析（8 小时，每周 6 次）是一种比常规血液透析（4 小时，每周 3 次）更强效的治疗模式，可以降低血压和恢复对充血与硝酸盐的血管扩张反应。Chan 等[24]观察 10 名接受常规血液透析伴有高血压的终末期肾病患者〔年龄平均(42±2)岁〕，在转换为 NHD 之前以及 NHD 2 个月之后，用回归斜线相关的相对危险度间距反映了每一个患者心率对压力反射的敏感性，用心搏出量/脉压来估计总的动脉顺应性。结果透析剂量（Kt/V）从 1.2±0.05 升高到 2.1±0.1，$P<0.05$，尽管停用或减少抗高血压药物（从每人服用2.9种降压药降至每人 0.1 种），NHD 可降低收缩压〔从(143±4) mmHg 降至(120±6) mmHg，$P=0.001$〕、压力反射敏感性〔从(4.76±1.1) ms/mmHg 降至(6.91±1.1) ms/mm Hg，$P=0.04$〕和总动脉顺应性〔从(0.98±0.13) ml/mmHg 降至(1.43±0.2) ml/mmHg，$P=0.02$〕，都在转为 NHD 以后升高。压力反射敏感性的升高与每搏量/脉压的升高有相关性（$r=0.845$，$P=0.002$）。这些结果与 NHD 通过加大传入中枢的压力感受器对脉搏压力的感受性来增加压力反射敏感性的概念是一致的。更为普遍接受的风险预测指出，增强对循环的压力反射调节和血管的顺应性，可以解释降低 NHD 的终末期肾病患者的心血管意外。

NHD 增加血管对 NO、低血压和外周阻力的反应性。Chan 等[25]评估 NHD 对运动时间和能力的影响，选 13 个 ESRD 患者和 14 个健康正常受试者，年龄、体重指数（通过蹬车试验）相匹配。结果 CHD（每次 4 小时，每周 3 次）转换为 NHD（每次 6~8 小时，每周 5~6 次）前 2 个月和转换后 3~6 个月进行运动练习。运动时间逐渐增加〔(617±50)秒(CHD) *vs.* (634±47)秒(NHD 2 个月后) *vs.* (682±55)秒(NHD 3~6 个月后)，$P=0.03$〕，运动能力也逐渐增加。结论是 NHD 改善尿毒症患者运动时间和能力，表明进一步加强尿毒症患者的管理，增加体力活动，或许可以导致更有效的氧气输送或改善肌肉代谢，可以提高 ESRD 患者生活质量。

Alloatti 等[26]评价了长时间夜间透析（LND）患者的生存率和社会复归。选择 LND 治疗时间大于 6 个月的 13 例患者作为研究对象，其中男性 12 例，女性 1 例，平均年龄为(52±13)岁，透析时间为(21.8±23.8)个月，其中 9 例接受了进一步的代谢评估。使用血仿膜透析器（1~1.4 m^2），碳酸氢盐缓冲液，血流量为 200~250 ml/min，透析液流量为 300~500 ml/min，每周 3 次，每次 8 小时。对每例患者均评估了其传统血液透析期间和 LND 期间的 Kt/V、PCR、透析后体重、血清白蛋白、总蛋白、血红蛋白、Ca^{2+}、磷酸盐、全段 PTH、生物阻抗法测定的体水、血压和所用药物（包括降压药、磷结合剂、EPO、维生素 D 和安眠药）情况。

结果 LND 患者死亡率是低的〔1/(247 患者月)〕。LND 治疗(19±8.1)个月后，透析后患者体重从(68.5±9.6) kg 增加到(70.8 ±10.7) kg($P≤0.01$)，血红蛋白浓度从(10.8±2.2) g/dl 增加到(11.8±1.8) g/dl($P≤0.05$)；磷酸盐从(5.6±2.0) mg/dl 下降到(4.4 ±1.3) mg/dl($P<0.01$)，收缩压从(152±15) mmHg 下降到(143±19) mmHg($P≤0.05$)。磷酸盐并未表现出透析过程中的逐渐下降，而是仅在透析后有中等程度的下降。透析后尿素反弹率 23.4%。作者认为，LND 易于运作，显示出较好的全面效果，结合其他透析方法，使得尿毒症患者的个体化治疗更加易于实现。

夜间透析对溶质的清除非常满意[27-28]，血浆尿素水平逐渐下降，透析前和后尿素水平有较小的波动，透析后无尿素反跳。每次夜间透析尿素排除量大约是一次常规透析的一半，而两种方法每周总尿素排除量相似〔(1 856±413) mmol/w *vs.* (1 636±301) mmol/w，$P=0.03$〕。常规透析每次（从收集透析液计算）Kt/V 1.26±0.29，高于夜间透析 0.99±0.29，但很明显夜间透析每周 Kt/V 值应该乘 2。尽管常规透析肌酐排除量是高的，但与夜间透析相比，两种方法每周肌酐排除量无差异〔(63.75±31.78) mmol/w *vs*.（60.04±44.16）mmol/w，$P=0.62$〕。每次夜间透析β_2-MG排除量2倍于常规透析，因此每周β_2-MG排除量4倍于常规透析〔（52.12±10.6）mmol/w *vs*.（12.14±2.09）mmol/w，$P<0.0001$〕。每次夜间透析磷酸盐排除量类似于每次常规透析排除量，每周磷酸盐排除量大约2倍于常规透析排除量〔（150±47）mmol/w *vs*.（82±22）mmol/w，$P=0.0006$〕，透析前血清磷酸盐水平相当于正常人水平。全部患者夜间透析1～4周后停用作为磷的结合剂碳酸钙，1个月后，10/12人透析后血磷值偏低，其中8人透析后血磷间歇性低于0.6mmol/L，2人需要在透析液中补充磷酸盐。Mucsi[29]报道，接受每周3次常规血液透析（CHD）的患者转到每周6次夜间透析（NHD），短期研究，测定透析中和透析后血清和透析液磷酸盐浓度，收集全部透析液计算溶质排除量。尽管透析前CHD和NHD两组患者血清磷酸盐水平近似〔（1.7±0.6）mmol/L *vs*.（1.5±0.8）mmol/L〕，但CHD透析后磷酸盐明显降低。用透析液测量排除的磷酸盐，CHD和NHD分别为（25.3±5.5）mmol/次 *vs*.（26.9±9.8）mmol/次，没有显著性差异。另一方面，累积每周磷酸盐排除量NHD明显高于CHD〔分别为（161.6±59.0）mmol/w *vs*.（75.8±22.5）mmol/w，$P<0.01$〕。长期研究，每月测定CHD患者磷酸盐水平连续5个月，转到NHD后再连续测定5个月，在NHD时，血清磷酸盐下降〔开始（2.1±0.5）mmol/L，5个月后，（1.3±0.2）mmol/L〕。与此同时，饮食中磷酸盐摄取增加50%。NHD第4个月时，无一人口服磷酸盐结合剂。结论认为NHD比CHD能更有效地控制血清磷酸盐水平，使患者停用磷酸盐结合剂，而自由进食。夜间透析1年后Hb水平仍然稳定〔透析前Hb（101.27±10.19）g/L *vs*. 透析后Hb（11.06±17.52）g/L，$P>0.05$〕，然而夜间透析前，EPO剂量（11 083±9 040）U/w，一年后剂量为（9 200±9 295）U/w，EPO剂量无明显变化。

在透析患者中，钙与磷酸盐乘积升高是产生血管钙化和心血管疾病的独立危险因素。与CHD相比，更符合生理透析作用的NHD产生的生物化学优点，包括良好地调控血浆磷酸盐水平。高钙浓度透析中的益处同样在夜间透析中也有报道，可以防止钙的丢失和继发性甲状旁腺功能亢进。但也注意到，高钙透析液可促使血清钙浓度增高，钙磷乘积增高而导致血管疾病。Toussaint等[30]采取的NHD方案（每次8～9小时，每周6次），选择11例患者，平均年龄在49.3岁，接受NHD至少12个月，平均34.3个月。开始时用低流量夜间透析（LF-NHD）和含钙1.5 mmol/L的透析液浓度，经过一段时间后（平均是18.7个月），转变为高流量夜间透析（HF-NHD）。对比了CHD基线、转到LF-NHD后和高流量夜间透析期间测定的透析前的血清白蛋白、全段甲状旁腺激素、磷、校正后的总钙以及钙和磷乘积。作者记录了NHD模式中所有患者的骨矿物质密度（BMD）。骨密度扫描仪在CHD为基线和开始NHD早期完成检查。保存了骨密度恶化记录后，由于使用高流量透析器，透析液的钙浓度同时提升为1.75 mmol/L。分析BMD所有的参数后，发现从最初的12个月到24个月时下降。当增加透析液钙浓度时，中位数T和Z计分也随之增加。与CHD比较，LF-NHD透析前平均磷水平明显降低（1.51 mmol/L *vs*. 1.77 mmol/L，$P=0.014$），而在HF-NHD中，磷更加减少（1.33 mmol/L，与CHD相比，$P=0.001$）。在CHD改为LF-NHD后，使用透析液钙浓度为1.5 mmol/L时，透析前钙水平减少（2.58 mmol/L *vs*. 2.47 mmol/L，$P=0.018$）。CHD平均钙磷乘积是4.56，明显高于LF-HD（3.74）和HF-HD（3.28），$P=0.001$，尽管后者是高钙透析液。作者认为，为防止骨量减少，需要升高钙浓度，但长时间使用较高浓度的钙容易增加心血管病死亡率。NHD最佳的钙浓度仍为未知，但较好地控制磷，尽管Ca浓度增加，也能减少钙磷乘积，因此可以减少血管钙化的危险。

夜间透析后很多患者食欲增加，有些患者体重增加5.5 kg，12个月后全部患者都增加（1.0±3.0）kg，其中3例患者前几个月内目标体重降低而达到容量平衡，血压得到控制。夜间透析前血浆白蛋白水平正常〔（41.2±26.0）g/L〕，夜间透析后仍然无变化。蛋白摄取增加，前6个月从（59±18）g/d到（86±13）g/d，热量无明显增加。Wiggins等[31]分别测定10名NHD患者和10名年龄、性别配比的CHD患者体内的11种血清蛋白〔总蛋白、白蛋白、碱性磷酸（酯）酶、γ-谷氨酰基转移酶、丙氨酸转氨酶、淀粉酶、转铁蛋白、补体C3、C4、游离甲状腺素和CRP〕，同时记录超滤率（UFR）。结果显示NHD患者透析中蛋白下降幅度分别为：总蛋白（0.63%）、白蛋白（2.40%）、碱性磷酸（酯）酶（1.84%）、淀粉酶（8.82%）、补体C3（2.73%）和CRP（8.19%）。初步研究表明，血清蛋白降低幅度小，但是仍然接近正常人夜间卧位血清蛋白生理性降低幅度。相反,CHD 透析中起床后所有的蛋白均反应血管内的容量收缩和血液黏稠度。NHD 患者 UFR 明显低于 CHD〔(234.52 ±20.90) ml/h *vs.* (435.38 ±38.44) ml/h, $P<0.001$〕。作者由此得出结论,NHD 有利于不耐受高 UFR 的患者,因为缓慢清除水,最小限度地干扰正常的卧位血容量分布机制,一定程度上保持了血清蛋白浓度正常的生理学反应。

据报道,夜间透析大多数患者体力增加,感觉良好。以前存在的症状,如瘙痒、恶心,透析后疲乏症状减轻或消失,食欲增加,饮食不受限制,少数男性患者性功能增加。转到夜间透析前,12 人中 2 人退休,2 人伤残;余下 8 人,3 人无工作,2 人全天工作,3 人工作半天。转到夜间透析后,6 人全天工作,1 人继续半天工作,1 人正在寻找工作。功能性肉碱缺乏症〔以异常的肉碱酰基(AC)与游离肉碱(FC)比率(AC/FC)为标志物〕在终末期肾病患者中很常见,它可引起明显的临床危害,包括贫血、心肌病和肌无力。已有报道夜间血液透析(NHD)(每次 8 小时,每周 5 ~6 次)能逆转严重的尿毒症肉碱标记物。相反,增加血液透析的剂量,也有可能引起血浆中营养物质缺乏。Hothi 等[32]为探讨 NHD 时血浆自由肉碱水平和肉碱代谢中的作用,选择 9 名 ESRD 患者〔年龄(47 ±3)岁〕。常规血液透析时,进行常规生化、血流动力学和肉碱代谢过程的分析作为基础值,转变成 NHD 透析观察 2 个月。FC 和总的肉碱水平由比色法测定。总碱和 FC 浓度之差,以酰基肉毒碱水平表示,使用配对 t 检验来确定统计学显著性。结果转变为 NHD 后,所有患者的尿素清除率均显著增加。血浆 FC 水平〔从(26.54 ±2.99) mmol/L 降至(15.6 ±2.34) mmol/L,$P<000.1$〕,血浆酰基肉毒碱水平同样也减少〔从(13.22 ±1.34) mmol/L 至(6.24 ±1.20) mmol/L,$P<0.001$〕,AC/FC 比率从 0.51 ±0.03 降至 0.39 ±0.03,$P<0.005$)(正常 <0.25)。作者认为 NHD 可改善 AC/FC 比率,但需要进一步地研究这种代谢的改变在临床上产生的长期影响,并评价这种影响是否会持续存在。

夜间透析并发症少见,主要是导管相关并发症,186 个患者月放置 2 个导管(一个管使用 8.4 患者月),6 个因导管凝血、4 个因出口感染、6 个因菌血症和 6 个因技术问题而换管。2 人发生胃肠出血,1 人 12 次肠出血,1 例截瘫患者结肠溃疡出血,2 例由于抗凝副反应转到常规透析不用肝素。

作者认为夜间透析的优点包括:①对心血管功能不稳定患者提供血流动力学稳定性;②缓慢地调节患者的体重而没有血管内有效容量减少的症状;③良好地控制血压;④增加中分子的清除;⑤每天透析,减少毒素水平的波动,更具有生理性;⑥允许自由进食和饮水;⑦夜间透析具有短时白天透析和白天长时间透析(每次 8 小时,每周 3 次)的共同优点。Pierratos A 比较了白天短时透析和夜间透析的优缺点,见表 11-7-1。

表 11-7-1 白天短时透析与夜间透析的比较

指标	白天短时每天透析	夜间透析
睡眠	不干扰睡眠	干扰睡眠但可以接受,能纠正睡眠呼吸暂停
疲乏综合征	可能性小	可能性大,但未证实
血管通道	可以用末梢血管	需用中心静脉留置导管
磷酸盐排除	优于常规透析,部分患者需口服磷结合剂	完全纠正高磷血症,可进高磷饮食,多数患者需在透析液中加磷酸盐
β_2-MG 排除	比常规透析多排除 10% ~15%	对 β_2-MG 的排除为常规透析的 4 倍
透析陪护	有些患者需要	不需要
大体重患者透析效果	改善优于常规透析	增加透析液流量效果极好
时间/效率	每天透析时间少,比常规透析增加工作时间	白天自由,恢复职业工作
血压控制	控制血压,50% 患者减少降压药	几乎控制所有患者血压而不用降压药
血流动力学稳定性	优于常规透析	极好,因为延长时间、缓慢透析
对遥控监护的需要	不需要	需要,但不必要

四、对长时间透析质量的评价

决定透析质量的因素很多,但在诸多因素中最重要的仍是时间或由频率体现的时间效应。总结起来长时间透析的优点主要体现在以下几方面。

(一)改善生活质量

Buoncristiani 等[33]利用各种调查表详细分析 DHD 所有的指标,发现尿毒症状态、透析相关症状、性功能、生理功能、精神活力、社会复归率明显改善,高血压、头痛、痉挛、透析后疲乏等症状减少或消失,精力和体力充沛,提高了生活质量,但没有提供统计学参数。

Heidenheim 等比较 23 名 DHD 患者(其中 11 人为 DHD,12 人为 NHD)和 22 名采用传统 CHD 患者的生活质量。每位患者完成三套生活质量评估表:肾脏疾病专用问卷(评价透析症状,尿毒症症状、心理应激、参与社会工作和休闲活动的能力)、SF-36 健康调查量表评价生存质量、全球健康效用指数量表(global health utilities index,GHUI)。总体来说,DHD 患者头痛、低血压、头晕眼花等透析中不适症状减少,高血压易于控制、透析间期体重增长少。比起传统透析,患者更倾向于继续 DHD 治疗,时间-效益评估显示采用传统透析的患者与每天透析的患者相比花费了更多的时间来换取"理想"健康[34]。2008 年发表的一篇关于 DHD 患者生活质量的荟萃分析显示无论采用哪种评分量表,DHD 患者的生活质量均高于 CHD 患者[35]。

(二)控制血压和改善心功能

Woods 等[36]报道,从 CHD 改为 DHD,不用抗高血压药的患者比例从每年 54% 升至每年 75%,机制还不清楚,但可以肯定与细胞外液容量减少有关。Fagugli 等进行的一项自身对照前瞻性研究,将 12 名 CHD 超过 6 个月的患者转为 DHD,在转为 DHD 之前和 6 个月后分别进行 24 小时动态血压监测,发现 DHD 阶段患者降压药用量更小,血压呈现下降趋势,收缩压从[(148.0 ± 19.2) mmHg 降至(128.0 ± 11.6) mmHg($P<0.01$)],舒张压从[(73.0 ± 5.4) mmHg 降至(67.0 ± 8.3) mmHg($P=0.01$)]。该研究还通过电阻抗的方法研究了细胞外液的变化,发现 DHD 阶段的细胞外液容量较 CHD 阶段下降[(52.7 ± 11.4)% *vs.* (47.6 ± 7.5)%,$P=0.02$],DHD 透析间期的体水增长量少于 CHD 组[(2.65 ± 0.6) kg *vs.* (1.42 ± 0.5) kg,$P<0.01$],其变化与血压变化平行,两个阶段患者使用的透析器、血流速和每周透析时间相同(均为每周 12 小时)。Chan CT 等人进行的自身对照研究发现,当 18 名 ESRD 患者从 CHD 转为 NHD 2 个月后,24 小时平均动脉压由[(102 ± 3) mmHg 降低至(90 ± 2) mmHg($P=0.01$)],绝大多数患者不需继续服用降压药物。该研究还观察到由 CHD 转为 NHD 后,去甲肾上腺素水平下降[(2.66 ± 0.4) nmol *vs.* (1.96 ± 0.2) nmol,$P=0.04$],总的外周血管阻力由(1 499 ± 191) dyn · s/cm^{5}下降到(967 ± 235) dyn · s/cm^5($P<0.01$),与血压变化一致。以 B 超检测上臂动脉的直径及变化,发现内皮依赖的血管舒张效应在 CHD 阶段无法引出,进行 NHD 2 个月后恢复至(8.0 ± 1.0)%($P=0.001$),肱动脉对于硝酸甘油的舒张反应也得到改善,由 CHD 的(6.9 ± 2.8)% 增加到(15.7 ± 1.6)%($P<0.05$)[37]。该研究组针对同一队列研究对象进行的另一项研究发现,在 CHD 转为 NHD 2 个月后,压力感受器敏感性(baroreceptor sensitivity,BRS) 从(5.60 ± 0.88)ms/mmHg 增加到(8.48 ± 1.60)ms/mmHg($P<0.05$),压力感受器反射指数(baroreflex index, BEI)从(0.33 ± 0.03)增加到(0.42 ± 0.03)($P=0.01$),血管顺应性(每搏量/脉压差)的改变与 BRS 改变一致($r=0.63$,$P=0.004$),但未发现与 BEI 有关($r=0.05$,$P=0.95$)[38]。Ting 等报告,CHD 改为 DHD 后,50% 患者减少降压药物,心脏肥厚减轻。目前在多伦多哈勃河宗教医院进行 NHD 的 35 个患者中,只有 6 个患者使用少量β受体阻滞剂(阿替洛尔 25 mg/d)来控制血压。Buonerristiani 等和 Traeger 等报道患者心脏扩大有明显改善,4 例 CHD 患者改为 DHD 后,观察时间 1 年,每周透析时间相同,结果发现左室心肌重量指数明显下降($P<0.01$)。Pierratos 等认为 DHD 及 NHD 血流动力学稳定,透析中低血压发生率低,且 NHD 透析时间及卧床休息时间较长,更有利于血流动力学稳定。一些观察性的研究显示 DHD 和 NHD 可以使逆转左室重塑,亚伯达肾脏疾病网络(Alberta Kidney Disease Network)随机对照研究发现 NHD 对于逆转左室重塑有积极作用,该研究将 52 名 ESRD 患者随机分为 NHD 组和 CHD 组,以核磁共振评价左室质量变化,NHD 组较 CHD 组左室质量平均减少15.3 g($P<0.05$)[39]。

(三)改善贫血

Buoncristiani 等[40]报道,DHD 患者的 EPO 剂量从(93 ±43)U/kg 下降至(53 ±44)U/kg($P=0.002$)。Woods 等[41]进行多中心研究,发现不用 EPO 的患者,血细胞比容也有明显的提高(27.9%上升至29.7%,$P=0.002$),转为 DHD 后,EPO 用量从每周 8 000 U 下降为 4 000 U,但无统计学差异。Pierratos 等研究发现,NHD 初期 EPO 剂量没有明显减少,当静脉补充铁剂后,EPO 剂量下降 34%,不用 EPO 的患者从 7% 增加到 40%,NHD 1 年后 Hb 水平稳定〔NHD 前 Hb(101.27 ±10.19) g/L *vs.* NHD 后(110. 06 ±17.52) g/L,$P>0.05$〕,而 NHD 前,EPO 剂量(11 083 ±9 040) U/w,1 年后剂量为(9 200 ±9 295) U/w。大部分文献报道,DHD 患者 EPO 用量平均下降 41%。

Chan 等对比研究了 NHD 和 CHD 对内皮细胞(EPCs)和造血祖细胞(HPCs)的影响,发现 NHD 患者 EPCs 的数目和功能接近正常,而 CHD 患者则明显减少。研究还发现 EPCs 的数目和功能与透析前的尿素氮水平、左室质量以及收缩压呈负相关[42]。研究发现 NHD 对于小分子物质的清除优于 CHD,spKt/V 从进行 CHD 的(1.24 ±0.06)增加到行 NHD 的(2.04 ±0.08)($P=0.02$)。因此通过 DHD 增加对尿素氮的清除,增加造血干细胞的基因表达,产生更多的红细胞,可能是 DHD 改善贫血的原因之一。

(四)营养状态改善

Buoncristiani[40]报道,经过 6 个月 DHD 的患者,血清白蛋白从 39 g 增加到 44g/L($P=0.001$)。Pierratos 等[43]观察 24 例 NHD 患者,时间 6 个月,用总氮和钾来评估营养状态,发现 75% 的患者总氮水平升高,建议增加摄入量以弥补从透析液中丢失的氨基酸,大部分患者为正氮平衡。

伦敦研究比较 DHD 和传统 CHD 对营养状态的影响,23 名 DHD 患者(其中 DHD 患者 11 人,NHD 患者 12 人)和 22 名传统 CHD 患者(对照组)进行比较,发现标准蛋白分解率 (nPNA)在 DHD 患者中增加,在对照组中保持不变,分组分析发现进行 DHD 患者在 3、12、18 个月中平均血清白蛋白水平显著增加。NHD 患者血清白蛋白水平在第 9 个月显著下降,而对照组的血清白蛋白水平在研究期间保持稳定。在 DHD 患者中血清前白蛋白平均为 0.04 g/dl,在研究中 NHD 患者血清前白蛋白水平有所下降。半数 NHD 患者的维生素 C 水平低于参考值。经过数月的 DHD 治疗后,患者上臂肌群面积增加,干体重增长 0 ~10%,而采用 NHD 治疗后患者的体重显著下降。在基线水平 DHD、NHD 和对照组之间,干体重、脂肪含量和体重指数无显著差别。该研究提示 DHD 可以改善维持性血液透析患者的营养状况[44]。

(五)改善睡眠情况

Hanly 等对 14 名接受传统 CHD 的患者进行多导联睡眠监测,然后将上述患者的透析方式转为 NHD (每次 8 小时,每周 6 次,血流速为 100 ml/min,使用膜面积为 0.7 m^2 的聚砜膜透析器),6 ~15 个月后进行复查,14 名患者分别在一个接受 NHD 的晚上和另一个不接受 NHD 的晚上行多导联睡眠监测。研究发现与接受传统 CHD 相比,NHD 患者在睡眠中发生呼吸暂停和低通气的频率明显下降〔(25 ±25)次/小时至(8 ±8)次/小时,$P=0.03$〕,在其中7 名被诊断为睡眠呼吸暂停的患者中该现象更为明显〔(46 ±19)次/小时降至(9 ±9)次/小时,$P=0.006$〕,而且睡眠中最低氧饱和度也从(89.2 ±1.8)%升至(94.1 ±1.6)%($P=0.005$),血碳酸氢根浓度从(23.2 ±1.8) mmol /L 升高至(27.8 ±0.8) mmol /L($P<0.001$),在未行 NHD 的夜间做的多导联睡眠监测结果显示:虽然睡眠呼吸暂停低通气指数较行 NHD 时改善程度小,但仍优于传统 CHD($P<0.05$)。该研究提示 NHD 可以改善维持性血液透析患者的睡眠情况,机制可能与改善机体内环境,提高血液中的二氧化碳分压有关[45]。

(六)磷酸盐的控制对肾性骨病的影响

NHD 磷酸盐清除量类似每次常规血液透析,每周磷酸盐清除量是常规血液透析的 2 倍,(150 ±47)mmol/L *vs.*(82 ±22) mmol/L,$P=0.000\ 6$。Uldall 和 Ouwendyk 报道,22 例透析前血清磷酸盐水平正常者,NHD 1 ~4周后,停用碳酸钙,1 个月后,10/12 例透析后血清磷酸盐水平偏低,其中 8 例透析后低于

0.6 mmol/L,2 例需要在透析液中补充磷酸盐。长期研究发现,NHD 比常规血液透析能更有效地控制血清磷酸盐水平,使患者停用磷酸盐结合剂,而进高磷食物。75%的患者需在透析液中加磷或补充磷酸盐,防止低磷血症。

DHD 为了维持钙的平衡和抑制 PTH,磷结合剂中含钙量不能满足需要,必须应用高钙透析液(1.5~1.75 mmol/L),用双倍剂量 X 线吸收测量(DEXA)技术测定骨密度发现,调整透析液钙浓度是有效的[46],理想透析液的钙浓度和钙的作用还需要进一步研究。NHD 明显减少磷酸钙乘积,从而使转移性钙化灶被溶解。

Ayus 等对 26 名 DHD 患者(每次 3 小时,每周 6 次)和 51 名 CHD 患者(每次 4 小时,每周 3 次)进行了为期 12 个月的前瞻性随访,两组患者使用的透析器、血流速和透析液流速相同,而且在年龄、性别、种族、终末期肾病的病因构成、血管通路的构成等方面无显著性差异,DHD 组患者的基线血磷水平高于 CHD 组(6.3 mg/dl *vs.* 5.0 mg/dl, $P=0.0006$),钙磷乘积也高于 CHD 组(52.5 mg^2/dl^2 *vs.* 44.8 mg^2/dl^2, $P=0.04$)。随访至 12 个月时发现 DHD 组患者血磷水平明显低于 CHD 组患者(4.20 mg/dl *vs.* 5.02 mg/dl, $P=0.0001$)。DHD 组血磷水平较基线水平明显下降(6.26 mg/dl 降至 4.20 mg/dl),CHD 组血磷水平较基线水平无明显变化,而且同时观察到在 DHD 组患者中需服用磷结合剂的人数从 77% 下降至 40%($P=0.01$),在 CHD 组未观察到上述变化(76% *vs.* 77%, $P=0.94$),在研究期间由 nPCR 推测的蛋白摄入量没有变化。血磷水平、钙磷乘积和甲状旁腺激素水平三项达标率 DHD 组高于 CHD 组(46% *vs.* 15%, $P=0.046$)。从 DHD 组和 CHD 组中各随机选出 5 名患者进行血磷清除量的测定(两组透析前血磷 4.1 *vs.* 4.5 mg/dl, $P=0.75$),DHD 组每周平均血磷清除量高于 CHD 组〔(2 452 ± 720) mg/w *vs.* (1 572 ± 366) mg/w, $P=0.04$〕[47]。Weinreich 的研究结果与 Ayus 相似,该研究比较了 8 名 DHD 患者(每次2.5~3 小时,每周 6 次)和 19 名 CHD 患者(每次 4 小时,每周 3 次),经过 12 个月的随访发现 DHD 组的血磷水平和钙磷乘积较 CHD 组好[47]。由于血磷的清除与透析治疗的时间关系密切,上述几项研究中 DHD 组每周透析时间与 CHD 组不等,因此两者对于血磷清除效果的影响受到透析时间的干扰,且上述研究观察对象数量少,无随机设计,结果相互矛盾,因此 DHD 对于血磷清除的影响必须依靠设计严格的 RCT 试验进一步证实。

Pierratos 认为 NHD 对肾性骨病的影响尚无结论,控制血清磷酸盐水平有助于防治继发性甲状旁腺功能亢进,因此维持高钙水平抑制 PTH 是没有危险的。高磷的清除易导致低血磷可能引起骨软化,透析时间延长增加肝素用量长期对骨病的影响还不清楚。

五、对长时间透析值得商榷的问题

关于长时间透析,Levin[48]提出应该讨论三个问题:①透析长时间好还是短时间好?②每例患者都需要长时间透析吗?③透析时间影响透析剂量的计算吗?

(一)长时间透析好吗

Held 等[49]引证 Collins 用 Cox 模型提示,死亡率与透析时间呈负相关,接受每次平均透析时间 <3.5 小时患者相对死亡危险率为 1.17~2.18,而每次透析时间 >3.5 小时患者死亡危险率为 1.0。作者认为,透析时间是构成透析充分性的因素之一,是决定患者死亡率的一个重要原因。Levin 指出,使用高效透析器、长时间透析能更有效地清除大分子物质,血清 β_2-MG 水平比常规透析有明显改善。Buoncristiani 报道,短时每天透析糖基化终末产物(AGEs)清除率增加,可能这些高分子物质在长时夜间透析能提供更好的清除率。每天透析需要超滤量少,所以血流动力学稳定,长时透析高血压能得到极好地控制。但有些作者认为透析时间不是绝对因素,Gotch 和 Uehlinger 观察他们自己的材料,死亡率是继 Tassin 之后居第二位,但他们的患者平均每次治疗时间是 2.5 小时,这说明时间可能不是重要的因素。Collins 等[50]将每次透析时间缩短,但 Kt/V 保持不变,观察发现缩短透析时间,第 1 年和第 4 年累计存活率改善,与美国同期常规透析时间、年龄匹配的透析人群存活率比较无差异,因此表明缩短透析时间而保持透析效率(每周

Kt/V）稳定对透析人群健康无损害。值得注意的是，每天透析可能带来长时间接触肝素和透析生物相容性引起的危害。

（二）是否每个人都需要长时透析

法国 Tassin 透析患者效果为什么如此好，真正原因还不清楚，但已明确与某些因素有关，如高 *Kt/V* 值、充分超滤、血压控制好、不用降压药、医生精心管理。然而整夜透析或每天 7～8 小时透析，每周 3 次，损伤了他们的生活质量。另外，Tassin 组患者年轻，高血压和糖尿病比例较少，他们在透析间期体重增长少，接受低盐饮食，但极好的存活率应归因于极好地控制血压，而血压水平和预后的关系在美国的材料很难得到证明。美国 USRDS 或 NMC 的研究都没有显示透析时间对存活率的影响，因为他们的患者接受了充分的透析剂量，很少患者像 Tassin 方案透析时间是 7～8 小时，这是很难于解释的，这对在美国决定哪些患者必须采取长时透析是很有利的。Levin 认为不是所有的患者都需要长时间透析，Gotch 报道，平均每次透析 2.5 小时的患者存活率也很好，长时透析仅适于血管通道很差、心血管功能不稳定、经常发生低血压危象的患者。

（三）时间影响透析剂量的计算

透析时间对计算透析剂量的影响取决于透析效率和透析后尿素的反跳。一小组人群用高清除率（高 *Kt/V* 值）透析，尿素反跳是明显的，所以用平衡（e*Kt/V*）值评价和对比透析剂量是可靠的。

Charra 指出，用 *Kt/V* 表明的透析剂量，其值都在增加，因为透析器工艺改进可使不同的毒素在短的透析时间内排出体外，因而透析时间在不断减少。Tassin 近来应用小样本的高剂量、短时透析经验表明，在短期内显示存活率没有差异，但是影响对血压的控制和营养参数。以上提示，透析剂量和时间的作用是不可能分开的。Schulman[51] 指出，由 *Kt/V* 表明的透析剂量增加，应用碳酸氢盐透析液和生物相容性良好的透析膜，使死亡率降低。有趣的是，由于提高血流量和透析液流量，用高清除率（K）的透析器，*Kt/V* 增加，使每次透析时间长度增加不多，因而对"时间"作为决定存活率的因素目前产生不同的认识。Charra 等指出，延长透析时间可以改善中分子清除率，使容量负荷和高血压控制满意，多变量统计分析表明，很高透析剂量（高 *Kt/V* 值）也未影响存活率，然而中分子清除率显示有明显的作用。Port 等指出，目前的观察不能证明透析剂量和时间的因果关系，所以透析剂量和时间的重要性是不可分割的。

（四）长时间透析还有几个值得关注的问题

长时间透析表面的不足之处是增加治疗费用，消耗患者更多的时间，或者对精神带来负担。长时间透析对肾性骨病的影响还没有结论，控制血浆磷酸盐水平有助防止继发性甲状旁腺功能亢进，因此维持高钙水平抑制 PTH 是有益的；但是 NHD 对高磷的清除可导致患者血磷降低，可能引起软骨病；转到 NHD 前已有高 PTH 水平的患者，由于透析充分和血磷控制较好，容易导致骨对 PTH 抵抗下降，易发生骨纤维化。长时间透析增加肝素量对骨病影响还不清楚；长期透析接触生物膜时间拉长，以及透析本身引起的微炎症状态、氧化应激等因素长期对机体免疫、心血管系统的影响尚无循证医学资料可证实。根据我国国情不可能全面实行长时间透析，但笔者认为对于一些特殊病情，如严重高磷血症、不能纠正的炎症状态、难以控制的高血压或不耐受超滤的水潴留以及由此引起的高血压和心力衰竭等，短时应用长时间透析模式是可取的。

参 考 文 献

1. Laurent G, Charra B. The results of an 8h thrice weekly heamodialysis schedule. Nephril Dial Transplant, 1998, 13 (Suppl 6): S125-S131.
2. Charra B. From adequate to optimal dialysis long 3 ×8 hr dialysis: a reasonable compromise. Nefrologia, 2005, 25 (Suppl 2): 19-24.
3. Liuk AJ, Charra B. Blood pressure control and hemodynamic changes in patients on long time dialysis treatment. Blood Purif,

1998,16(4): 197-203.
4. Katzarski KS, Charra B, Luik AJ, et al. Fluid state and blood pressure control in patients treated with long and short hemodialysis. Nephrol Dial Transplant,1999,14(2):369-375.
5. Charra B, Laurent G, Chazot C, et al. Hemodialysis trend in time,1989 to 1998, independent of dose and outcome. Am J Kidney Dis, 1998,32(6 Suppl 4):S63-S70.
6. Chazot C,Charra B,Laurent G, et al. Interdialysis blood pressure control by long haemodialysis sessions. Nephrol Dial Transplant,1995,10:831-836.
7. Jean G, Chazot C, Charra B, et al. Is post-dialysis urea rebound significant with long slow hemodialysis? Blood Purif, 1998,16(4):187-196.
8. Innes A, Charra B, Burden RP, et al. The effect of long, slow haemodialysis on patient survival. Nephrol Dial Transplant, 1999, 14(4):919-922.
9. Charra B, Chazot C, Jean G, et al. Long 3 ×8 hr dialysis: a three-decade summary. J Nephrol, 2003, 16(Suppl 7):S64-S69.
10. Kjellstand CM,Ing T. Daily Hemodialysis History and revival of a superior Dialysis Method. ASAIO,1998,42(4):273-275.
11. Pierratos A. Daily Hemodialysis;Why the Renewed Interest? American Journal of Kidney Diseases,1998,32(6) (Suppl 6): S76-S82.
12. Traeger J,Sibai-Galland R, Delawari E, et al. Daily versus standard hemodialysis: one year experience. Artif Organs,1998, 22(7):558-563.
13. Martins Castro MC, Luders C, Elias RM, et al. High-efficiency short daily haemodialysis—morbidity and mortality rate in a long-term study. Nephrol Dial Transplant,2006,21(8):2232-2238.
14. Buoncristiani U,Cairo G,Giombini L, et al. Dramatic improvement of clinical-metabolic parameters and quality of life with daily dialysis. Inter J Artif Organs,1989,12:133-139.
15. Ting G,Freitas T,Saum N, et al. Early metabolic hemodialysis clinical and life quality changes with daily hemodialysis. Perit Dial Int, 1998,18(Suppl 1):S78-S82.
16. Suri R, Depner TA, Blake PG, et al. Adequacy of quotidian hemodialysis. Am J Kidney Dis,2003,42(1)(Suppl):42-48.
17. Gotch FA, Levin NW. Daily dialysis: the long and the short of it. Blood Purif, 2003,21(4-5):271-281.
18. Spanner E, Suri R, Heidenheim AP, et al. The impact of quotidian hemodialysis on nutrition. Am J Kidney Dis, 2003,42(1)(Suppl):30-35.
19. Kooienga L. Phosphorus balance with daily dialysis. Semin Dial,2007,20(4):342-345.
20. Pierratos A, Ouwendyk M, Francoeur R, et al. Nocturnal hemodialysis: Three-year experience. J Am Soc Nephrol,1998,9(5):859-868.
21. Chan CT, Harvey PJ, Picton P, et al. Short-term blood pressure, noradrenergic, and vascular effects of nocturnal home hemodialysis. Hypertension,2003,42(5):925-931.
22. Walsh M, Manns BJ, Klarenbach S, et al. The effects of nocturnal hemodialysis compared to conventional hemodialysis on change in left ventricular mass: rationale and study design of a randomized controlled pilot study. BMC Nephrol,2006, 22(7): 12.
23. Yuen D, Pierratos A, Richardson RM, et al. The natural history of coronary calcification progression in a cohort of nocturnal haemodialysis patients. Nephrol Dial Transplant, 2006,21(5):1407-1412.
24. Chan CT, Jain V, Picton P, et al. Nocturnal hemodialysis increases arterial baroreflex sensitivity and compliance and normalizes blood pressure of hypertensive patients with end-stage renal disease. Kidney Int,2005,68(1):338-344.
25. Chan CT, Notarius CF, Merlocco AC, et al. Improvement in exercise duration and capacity after conversion to nocturnal home haemodialysis. Nephrol Dial Transplant,2007,22(11):3285-3291.
26. Alloatti S, Molino A, Manes M, et al. Long nocturnal dialysis. Blood Purif,2002,20(6):525-530.
27. Ouwendyk M,Pierratos A,Francoeue R. Slow nocturnal home hemodialysis (SNHHD)-one year later. J CANNT,1996,6(2): 26-32.
28. Uldall R. Slow nocturnal home hemodialysis at the wellesley Hospital. Adv Ren Replace Ther, 1996, 3(2):133-136.
29. Mucsi I,Hercz G,Uldall R, et al. Control of serum phosphate without any phosphate binders in patients treated with nocyurnal hemodialysis. Kidney Int, 1998,53(5):1399-1404.
30. Toussaint N, Boddington J, Simmonds R, et al. Calcium phosphate metabolism and bone mineral density with nocturnal hemo-

dialysis. Hemodial Int,2006,10(3):280-286.
31. Wiggins KJ, Somerville CA, Knight R, et al. Intradialytic serum protein concentrations differ between nightly nocturnal and conventional hemodialysis. Nephrology (Carlton), 2005,10(4):325-329.
32. Hothi DK, Geary DF, Fisher L, et al. Short-term effects of nocturnal haemodialysis on carnitine metabolism. Nephrol Dial Transplant, 2006, 21(9):2637-2641.
33. Buoncristiani U,Cairo G,Giombini L, et al. Dramatic improvement of clinical metabolic parameters and quality of life with daily dialysis. Int Artif Organs, 1989,12:133-138.
34. Heidenheim AP, Muirhead N, Moist L, et al. Patient quality of life on quotidian hemodialysis. Am J Kidney Dis, 2003, 42(1)(Suppl):36-41.
35. Puñal J, Lema LV, Sanhez-Guisande D, et al. Clinical effectiveness and quality of life of conventional haemodialysis versus short daily haemodialysis: a systematic review. Nephrol Dial Transplant, 2008, 23(8):2634-2646.
36. Woods JD,Prot FK,Orzols, et al. Clinical and biochemical correlates of starting daily hemodialysis. Kidney Int,1999,55:2467-2472.
37. Chan CT, Harvey PJ, Picton P, et al. Short-term blood pressure, noradrenergic, and vascular effects of nocturnal home hemodialysis. Hypertension, 2003, 42(5):925-931.
38. Chan CT, Shen XS, Picton P, et al. Nocturnal home hemodialysis improves baroreflex effectiveness index of end-stage renal disease patients. J Hypertens, 2008, 26: 1795-1800.
39. Culleton BF, Walsh M, Klarenbach SW, et al. Effect of frequent nocturnal hemodialysis vs conventional hemodialysis on left ventricular mass and quality of life: A randomized controlled trial. JAMA, 2007, 298:1291-1299.
40. Buoncristiani U. Fifteen yeas of clinical experience with daily hemodialysis. Nephrol Dial Transplant,1998,13(Suppl 6):148-154.
41. Woods JD,Prot FK,Orzols, et al. Clinical and biochemical correlates of starting daily hemodialysis. Kidney Int,1999,55:2467-2472.
42. Chan CT, Li SH, Verma S. Nocturnal hemodialysis is associated with restoration of impaired endothelial progenitor cell biology in end-stage renal disease. Am J Physiol Renal Physiol, 2005, 289:F679-F684.
43. Pierratos A,Ouwendyk M,Rassi M. Total body nitrogen increases on nocturnal hemodialysis. J Am Soc Nephrol,1999,10:299A-304A.
44. Spanner E, Suri R, Heidenheim AP, et al. The impact of quotidian hemodialysis on nutrition. Am J Kidney Dis, 2003, 42(1)(Suppl):30-35.
45. Hanly PJ, Pierratos A. Improvement of sleep apnea in patients with chronic renal failure who undergo nocturnal hemodialysis. N Engl J Med, 2001, 344(2):102-107.
46. Pierratos A. Nocturnal home hemodialysis:an update on an 5 yeas experience. Nephrol Dial Transplant,1999,14:2835-2843.
47. Ayus JC, Achinger SG, Mizani MR, et al. Phosphorus balance and mineral metabolism with 3 h daily hemodialysis. Kidney International, 2007, 71(4):336-342.
48. Levin NW. Time on dialysis. American Journal of Kidney Diseases, 1998,32(Suppl 6):S83-S87.
49. Held PJ, Levin NW, Bovbjierg RR, et al. Mortality and during of hemodialysis treatment. JAMA,1991,265(7):871-876.
50. Collins A, Kjellstrand CM. Shortening of the hemodialysis procedure and mortality in "healthy" dialysis patients. ASAIO Trans, 1990,36(3):145-150.
51. Schulman G. A consensus report on dose of dialysis: Quantity and time. Am J Kidney Dis,1998,32(6)(Suppl 4):S86-S92.

第八节 生物滤过

王质刚

Santoro[1]指出,生物滤过(biofiltration, BHF)是一种透析滤过模式,因为透析液中不含醋酸盐,故也称无醋酸盐生物滤过(acetate-free biofiltration, AFB),具有很好的生物相容性、容易纠正酸碱失衡、改善营养状态,血流动力学稳定,特别适于心血管功能不稳定患者。几个研究证明 BHF 避免传统醋酸盐对血管张力和降低心肌收缩性的影响。在应用 BHF 时很容易调节透析液中钾浓度，因此对于透析前高钾容易发生心律失常的患者是非常好的。

Galli 等[2]报道，BHF 是一种透析滤过治疗技术，透析液中没有缓冲剂，后稀释输入碳酸氢盐。实行 BHF 需要配有自动控制系统的透析机以使输入率与超滤率相匹配。滤过器通常采用聚丙烯腈中空纤维透析器。输入的碳酸氢盐是 145 mmol/L 的碳酸氢钠溶液，输注速度为每次治疗 8 ~ 10 L，以保证毒素充分地通过对流清除，同时补充在 BHF 过程中从体内的碳酸氢盐向透析液的丢失。在 BHF 过程中，碳酸氢盐的转换率是透析器侧弥散和对流清除与静脉回路中输注之间平衡的结果。当达到碳酸氢盐输入率等于丢失率的稳态时，再增加碳酸氢盐的输入量，血浆碳酸氢盐浓度就上升，但可以通过减少输入液的碳酸氢盐浓度和(或)降低输注速度来避免发生轻度的碱中毒。虽然在治疗过程中输入了较大量的钠，且透析液中由于没有缓冲液故钠浓度很高，但在 BHF 和碳酸氢盐透析之间比较，透析后血浆钠和氯水平并没有不同。这实质上是由于对流作用对阴离子(氯化物)清除和通过弥散清除钠的结果。同样，钙的对流丢失也相当显著，因此需要透析液更高的钙浓度以避免透析中钙的负平衡。BHF 技术通常采用聚丙烯腈膜，此膜与其他材料相比将有较少的内毒素碎片跨膜进入血液。在 BHF 中输入无缓冲剂的透析液和无热原的碳酸氢盐，可以被视为一项高生物相容性的透析技术。

Agazia 等[3]研究了 BHF 中碳酸氢盐动力学变化。在 BHF 中，HCO_3^- 清除率缓慢下降〔从(181 ± 31) ml/min 降到(156 ± 12) ml/min〕，平均清除率为(164 ± 17) ml/min。在 BHF 开始，由于 HCO_3^- 分布占体重 60%，可计算出体内总 HCO_3^- 清除率为(831.9 ± 51) ml/min。根据 Fick 法则算出 HCO_3^- 每小时排出平均值：h_1 为(233.6 ± 42.8) mmol，h_2 为(216.7 ± 33.5) mmol，h_3 为(224.1 ± 33.5) mmol。而在相同时间内每小时输入 HCO_3^- 100 mmol。BHF 后两小时测定总 HCO_3^- 为(988 ± 89) mmol。在 BHF 结束时排出的总 HCO_3^- 为(674 ± 109) mmol，因此仅剩余 158 mmol。在 BHF 中和结束后 2 小时 HCO_3^- 再生量分别为(601 ± 67) mmol 和(830 ± 27) mmol，患者每天净获碱(66.7 ± 16) mmol。BHF 具有弥散和对流双重溶质转运作用，有可能 HCO_3^- 的丢失比醋酸盐代谢生成的快，但估计 HCO_3^- 在体内间隙分布没有变化。作者认为，在 BHF 中，由于高超滤率和使用高效透析器，HCO_3^- 排出将增多，但总 HCO_3^- 生成足以代偿 HCO_3^- 的丢失，而且还要输入 HCO_3^- 300 mmol。在 BHF 结束后 2 小时，血中 HCO_3^- 水平达到最高值，但没有碱中毒危险。因为这个碱基还将中和透析间期生成的 H^+。由于 BHF 能有效地纠正代谢性酸中毒，所以对预防骨病是非常有益的。Agazia 等[4]观察 5 例患者从醋酸盐透析(AHD)转为生物滤过(BHF)，开始 BHF 前观察 AHD 前酸碱平衡状态连续 6 个月。转为 BHF 后，透析开始 0、30、60、120、180 分钟和结束透析 1、2、3 小时抽血化验(A 期)；同样程序重复 3 个月(B 期)；重复 12 个月(C 期)。分析资料，在 BHF 头 2 个月醋酸透析的酸中毒很快矫正，但是 BHF 后酸碱平衡偏碱，如果合并呼吸性碱中毒则会带来危险。BHF 1 年后，PCO_2 很少下降，pH 变化趋缓，未发现 BHF 后碱中毒反跳。

吴镛基等[5]研究无醋酸盐生物滤过(BHF)过程中碳酸氢盐血流动力学的变化。选取 18 例尿毒症患者在 BHF 过程中进行血气分析动态观察并测定透出液中碳酸氢盐的含量。BHF 治疗每周 2 次，每次透析 180 ~ 210 分钟，病情稳定。均使用日机装 DBB-22B 型血液透析机和 Fresenius F60 聚砜膜血滤器($1.25\ m^2$)，透析时血流量和透析液流量分别为 250 ml/min 和 500 ml/min。透析液配方(mmol/L)：钠 139、钾 2、钙 1.76、镁 0.5、氯 145.5，无醋酸盐等碱基成分，采用后稀释法从静脉端滴入 1.5% 碳酸氢钠液。

结果：①经过透析器后即刻，血浆碳酸氢盐浓度从(20.74 ± 2.81) mmol/L 降至(11.26 ± 3.22) mmol/L，二氧化碳分压从 5.2 kPa 降至 3.0 kPa，而血浆 pH 无明显变化，见表 11-8-1；②随着透析时间的延长，血浆碳酸氢盐浓度明显增加，当血浆碳酸氢盐浓度达正常水平时，碳酸氢盐从透析器丢失明显增加；③20 ml/min、25 ml/min 和 30 ml/min 三种不同的碳酸氢盐灌注速度，均能使患者在透析 2 小时后血浆碳酸氢盐浓度达正常水平，见表 11-8-2。

表 11-8-1 透析器前后血浆碳酸氢盐浓度的变化($\bar{x} \pm SD$)

	pH	HCO_3^-(mmol/L)	$PaCO_2$(kPa)
动脉端	7.30±0.05	20.74±2.81	5.2±0.03
静脉端	7.29±0.04	11.26±3.22	3.0±0.02

表 11-8-2 不同碳酸氢盐灌注速度对血浆碳酸氢盐浓度的影响($n=18$,$\bar{x} \pm SD$)

灌注率(ml/min)	血浆碳酸氢盐浓度(mmol/L)			
	0 小时	1 小时	2 小时	3 小时
20	20.31±1.83	21.18±1.94	23.42±1.18	24.34±1.89
25	19.87±1.52	22.38±1.82	25.17±1.66	25.92±1.48
30	20.12±2.14	23.75±2.28	26.14±2.25	26.76±1.95

本研究结果表明,在 BHF 过程中用 1.5% 碳酸氢钠作为回补液,其灌注率越快,酸中毒被纠正也越快,但是当血浆碳酸氢盐纠正到正常浓度时,碳酸氢盐从透析器丢失明显增加,血浆碳酸氢盐浓度将维持在一个相对稳定的高水平,不致因补碱过多而造成碱中毒,这也说明患者体内的酸碱平衡在发挥自我调节作用。我们体会作为一个稳定的血液透析患者,透析开始时血浆碳酸氢盐浓度在 20 mmol/L 左右,在 BHF 过程中,用 1.5% 碳酸氢钠以 25 ml/min 速度滴注,2 小时后酸中毒一般都能得到有效的纠正。当然,对于严重代谢性酸中毒或体重超过 70 kg 的患者,透析开始时应提高碳酸氢盐的灌注速度,同时监测血气分析,1 小时后再按上述推荐的方法应用。作者认为,碳酸氢盐的灌注速度决定了最终血浆碳酸氢盐浓度,但不会因补碱过多而造成碱中毒。

Zucchelli 等[6]定量地评价了 BHF 对溶质的清除,尽管治疗时间减少 1 小时,对小分子物质(尿素、肌酐、尿酸)的清除率相当于常规 HD。用 TAC_{urea}(时间平均尿素浓度)和 Kt/V 值来判断 BHF 对尿素清除率,也是相似的。BHF 治疗 1 年患者的生化参数也未比常规 HD 恶化,钙、磷酸盐、AKP 和 PTH 与常规 HD 相比无显著性差异。BHF 中低血压发生率明显减少,BHF 治疗 1 年几个超声心动图参数与治疗前相比没有明显变化。BHF 治疗(6 和 12 个月)后体重和蛋白分解率有增加($P<0.05$ 和 $P<0.01$),但是蛋白摄取量和热量需求量也增加,但无统计学意义。BHF 的 Kt/V 为 0.96±0.1,而常规 HD 的 Kt/V 为(0.90±0.06);TAC_{urea}两种方法有显著性差异。王质刚等[7]于 1990 年国内首次报道临床应用生物滤过,无论溶质的清除和酸碱紊乱的纠正都优于长透析。

Galli 等[2]指出,与传统透析相比,BHF 不仅对小分子的清除是充分的,而且对较大分子的清除也更加好,如 β_2-MG。短期 BHF 研究显示其特点是心血管功能稳定性增加,改善了透析症状和患者的主观感觉。酸碱失衡纠正更佳,营养指标如血清白蛋白上升,取得这些良好结果的原因尚不十分明确。大量针对 BHF 作用的多中心研究论文已经发表,它们的结果相似,但这些研究多数不是随机研究,采用的是回顾性资料对比,仅见一项前瞻性交叉研究,是在糖尿病透析患者中比较碳酸氢盐透析和 BHF。作者在结论中指出,在 6 个月的观察期内,BHF 可以更好地控制某些异常代谢因素,改善治疗的耐受性和患者的生活质量。然而,这些正面效应是否会改善长期预后尚不清楚。况且,有关 BHF 与传统透析之间的比较没有一个可以完全排除透析膜对临床结果的影响。因此,需要大量前瞻性试验长期观察来澄清 BHF 所带来的益处是来自技术本身还是来自所用的膜材料。在这样的研究中,其他相关因素如再住院率和生活质量(这些在过去的研究中被忽略了)也应当被包括在内,来切实评价这一疗法的效价关系。

丁峰等[8]通过前瞻性、随机、交叉试验比较联机血液透析滤过(联机 HDF)和无醋酸盐血液滤过(AFB)治疗尿毒症的疗效。选取 12 例维持性血液透析患者分别采用联机 HDF(包括前稀释和后稀释)和 AFB 治疗,每 12 周交叉治疗。结果两种治疗方法均满意,研究期间两组血钠、总钙和离子钙、氯、碳酸氢盐、尿素均无明显差异,联机 HDF 后血钾有轻度上升;各组血磷、β_2-MG 均较透析前有下降趋势;AFB 组透析后血钾较联机 HDF 组稍低,而碳酸氢盐水平略高。动脉血气检测显示,透析中 AFB 组 PO_2 下降

幅度和 PCO_2 上升幅度均低于联机 HDF 组。与 AFB 组相比，联机 HDF 可达到较高的一室和二室 Kt/V 值，较高的尿素氮和 β_2-MG 清除率，较少的透析间期症状。AFB 组患者透析前平均动脉压低于联机 HDF 组。各组骨代谢指标无明显差异，血铝水平下降到透析前 1/3 水平。前 8 周均发现血浆白蛋白水平下降，随后略有回升，但在研究末期仍低于初始水平。作者认为联机 HDF 和 AFB 均是当今最佳的血液净化疗法之一，联机 HDF 有较高的大、中、小相对分子质量毒素清除率，较少的透析前期症状，AFB 对血气和血流动力学影响较小。

Verzetti 等[9]报道，分析比较标准碳酸氢盐血液透析（BHD）和无醋酸盐生物滤过法（AFB）对 41 例稳定的糖尿病血液透析患者的治疗作用，这些患者在研究前接受透析治疗的平均时间是(25 ±22)个月。研究对象为 24 例 2 型糖尿病患者和 17 例 1 型糖尿病患者，所有患者均需要胰岛素治疗，用两种方法随机交叉研究 6 个月，共随访 1 年。分析患者的透析中症状、透析间期症状和营养状态。同一患者应用两种技术重复测定进行方差多变量分析。结果 AFB 显著降低了透析中和透析间期症状（P 值分别为 0.003、0.001）。心血管虚脱降低了 43%，其他透析症状也有相似的降低趋势(35%)。患者由传统 HD 转向 AFB 时，透析中不适症状降低了 28%，舒适感增加了 39%。AFB 的酸碱状态控制得更好（$P=0.01$），在治疗开始和治疗过程中均是如此。尚观察到在 AFB 和 BHD 之间 Kt/V 有轻度的统计学差异〔(1.48 ±0.29) *vs.* (1.38 ±0.30)〕。而钠平衡、营养状态、热量 - 蛋白摄入、nPCR 、血糖和胰岛素需用量之间没有显著性差异。在 AFB 治疗期间较之 BHD 住院率和死亡率明显降低。作者认为，AFB 使机体代谢的某些方面控制得更加良好，降低了透析中和透析间期症状，改善了患者的生活质量。AFB 是否可以改善患者的长期预后尚需进一步的研究来证实。

Shiohira 等[10]报道，一位老年男性伴有心律失常患者，接受透析滤过（HDF）17 年，因反复心衰和心房纤颤不能接受普通透析（碳酸氢盐透析液和少量醋酸盐），提高透析液钠浓度和改变 HDF 的模式都无效。开始应用 AFB 后在治疗中急性低血压和心律失常明显改善。提高了患者的生活质量，SF-36 评分提高。有报道，醋酸盐可以诱导释放细胞因子和血管舒张物质，而 AFB 可以有效地预防透析中急性低血压和心律失常，改善生活质量，包括精神状态。

Giannattasio 等[11]指出，透析后溶质反跳是间歇性透析（IHD）的主要缺点，但其病理生理过程仍然不清楚。作者评价长时透析（long session）、生物滤过（BHF）对尿素、磷、钾反跳的影响。评估两组透析前和透析后 180 分钟的尿毒症患者的溶质反跳，Ⅰ组对比标准透析与高效 BHF 4 小时溶质清除效果；Ⅱ组对比 3 小时与 5 小时 BHF 的溶质清除，保持总效率相似。结果Ⅰ组 Kt/V 分别为〔(1.49 ±0.20) *vs.* (1.22 ±0.15)，$P<0.0001$〕，两组透析后尿素反跳率分别是 +45% *vs.* +29%；磷反跳率分别是 +79% *vs.* +52%，钾没有反跳；Ⅱ组，3 小时与 5 小时 BHF 保持相似的溶质清除〔Kt/V(1.28 ±0.09) *vs.* 1.31，$P=0.09$〕，但尿素与磷反跳率明显增加（尿素分别为 +32% *vs.* +19%，磷分别为 +63% *vs.* +36%），钾没有反跳。尿素与磷反跳率高估计与每小时溶质排除率高有关，相反，钾不受清除率的影响。

Zucchelli 等[6]用 BHF 观察一组对醋酸盐不耐受患者的临床效果，9 例患者对醋酸盐透析（AHD）反应：乏力 7 人、恶心 6 人、头痛 4 人、呕吐 3 人和显著低血压 5 人。而 AFB 无 1 人发生低血压，6 人无任何症状，仅乏力 1 人、恶心 1 人和呕吐 1 人。两组透析治疗前后血气变化，表 11-8-3。

表 11-8-3 BHF 和 HD 治疗前后血气变化($\bar{x}\pm SD$)

	pH		$PaCO_2$(mmHg)		PaO_2(mmHg)		HCO_3(mmol/L)	
	前	后	前	后	前	后	前	后
AHD	7.37 ±7.51	7.33 ±7.50	37.2 ±3.4	31.9 ±3.8	87.1 ±8.2	78.2 ±7.1	24.3 ±2.8	20.4 ±2.1
BHF	7.35 ±7.46	7.41 ±7.53	38.6 ±2.3	33.0 ±2.3	82.0 ±8.2	80.4 ±11.3	23.17 ±2.5	23.5 ±1.9

注：1 mmHg = 0.133 322 kPa。

另外发现，透析后血浆醋酸盐水平，在醋酸盐耐受组为(2.7 ±1.0) mmol/L，醋酸盐不耐受组为(6.3 ±1.6) mmol/L，醋酸盐不耐受患者做 BHF 后降为(3.4 ±1.9) mmol/L。动物实验证实，体内 HCO_3^-

的间隙分布比醋酸盐小，因此在 BHF 中可能由于 HCO_3^- 提高了血管充盈率，使血管功能稳定，AHD 中 PaO_2 下降而 BHF 中 PaO_2 稳定。透析后乏力症状应归咎于组织缺氧，而吸氧后症状可以改善。BHF 中 PaO_2 降低幅度比常规 AHD 小，对防止低氧血症也有益处。对醋酸盐不耐受患者做 BHF 后，血中醋酸水平下降到可以耐受程度，说明 BHF 可以改善醋酸盐代谢，也可能是 HCO_3^- 丢失减少的缘故。

Higuchi 等[12]报道 BHF 对细胞因子的影响，作者测定了长期行 BHF 透析治疗模式的患者外周血单核细胞（PBMC）IL-1β 和 IL-1 受体拮抗剂（IL-1Ra）的产生情况。5 例接受 BHF 治疗的稳定患者转向碳酸氢盐透析（BHD）2 周，应用的都是 AN69 透析器。用 ELISA 法测定两种疗法的最后一次透析前、透析后 IL-1β 和 IL-1Ra 的生成量。不论 BHF 还是 BHD 透析前、透析后未活化的 PBMC 的细胞因子生成量均无显著差异，但是 BHF 治疗时 IL-1Ra/IL-1β 生成量之比显著高于 BHD，提示 BHF 也许较 BHD 对 PBMC 产生细胞因子有更有益的影响。

参考文献

1. Santoro A, Guarnieri F, Ferramosca E, et al. Acetate-free biofiltration. Contrib Nephrol,2007,158:138-152.
2. Galli G, Panzetta. Acetate free biofiltration (AFB): from theory to clinical results. G Clin Nephrol, 1998,50(1):28-37.
3. Agazia B, Lombini C, Guarda L, et al. Bicarbonate kinetics during biofiltration. Kidney Int, 1988(Suppl),24:S120-S122.
4. Agazia B, Lombini C, Guarda L, et al. Acid-base balance during biofiltration. Int J Artif Organs,1986,9 (Suppl 3):93-96.
5. 吴镛基，张金元，田军，等. 无醋酸盐生物滤过中碳酸氢盐血流动力学的动态观察. 肾病透析移植杂志，1997,6(2):146-150.
6. Zucchelli P, Santoro A, Fusaroli M, et al. Biofiltration in uremia. Kidney Int,1988(Suppl),24:S141-S144.
7. 王质刚. 生物滤过. 透析与人工器官，1990,1(2):9-10.
8. 丁峰，Peter A，Joerg V，等. 联机血液透析滤过和无醋酸盐生物滤过的前瞻性交叉研究. 中华肾脏病杂志，2001,17(6): 388-394.
9. Verzetti G, Navino C, Bolzani R, et al. Acetate-free biofiltration versus bicarbonate haemodialysis in the treatment of patients with diabetic nephropathy: a cross-over multicentric study. Nephrol Dial Transplant,1998,13(4):955-961.
10. Shiohira S, Kikuchi K, Yoshida T, et al. A case report of the effect of acetate-free biofiltration on arrhythmia in a hemodialysis patient. Ther Apher Dial, 2007,11(2):155-158.
11. Giannattasio P, Minutolo R, Bellizzi V, et al. Effects of efficiency and length of acetate-free biofiltration session on postdialysis solute rebound. Am J Kidney Dis,2006,47(6):1045-1054.
12. Higuchi T, Kuno T, Takahashi S, et al. Chronic effects of long-term acetate-free biofiltration on the production of interleukin-1beta and interleukin-1 receptor antagonist by peripheral blood mononuclear cells. Am J Nephrol, 1997, 17(5):428-434.

第九节　生物人工肾

李清刚　王笑云　毛慧娟

肾脏是第一个用人工装置替代其功能的实质器官，也是第一个被成功移植的器官。虽然目前的肾替代治疗已明显改善了肾衰竭患者的预后,但它仅仅模拟代替了肾脏的滤过功能,而不能完全替代肾脏的内分泌、代谢、自身调节等多种功能,因而终末期肾衰竭的慢性透析患者仍然存在大量的医疗、社会和经济问题,仍然不能解决许多慢性并发症,比如贫血、钙磷代谢紊乱、肾性骨病和心血管并发症等,急性肾衰竭(ARF)尤其合并多器官功能衰竭(MOSF)患者仍然存在较高的死亡率(80% ~100%)。随着生物医学技术的发展,细胞治疗和组织工程学兴起,组织工程即应用培养的细胞与相应材料组合成具有生物活性的器官代替患病失功器官的生理功能。这已在生物人工胰脏得到有效的发展,在糖尿病状态可以分泌、调节胰岛素;生物人工肝可以应用于终末期肝病患者进行移植前的替代治疗。人们设想用特定的细胞和生物合成膜,运用组织工程技术构建一个既具有肾小球滤过功能又有肾小管重吸收功能的装置,完成肾脏滤过、重吸收、内分泌、代谢和自身调节等全部功能肾即生物人工肾(bioartificial kidney, BAK)替代已逐步成为可能,并且设想可植入到患者体内,成为全能肾脏供体器官,完成肾脏的全部功能替代。细胞治疗是基于各种细胞能够在体外培养,并能发挥特殊不同的生物学作用而发展起来的一种治疗方式。

成功地应用有滤过功能的肾小球和有重吸收功能的肾小管装置组成的人工肾可以替代肾脏的滤过、内分泌和调节功能,以替代失去功能的肾脏。很显然,应用组织工程技术可以实现生产生物人工肾。生物人工肾是由生物人工血滤器和生物人工肾小管辅助装置(renal tubule assistance device,RAD)两部分组成的,前者使用人工生物膜包裹具有活性的内皮细胞,以使移植的细胞逃避宿主的排异,通过转基因技术,并能合成分泌多种肾源性物质;后者肾小管具有再生、分裂、分化、重吸收和分泌功能。因此生物人工肾应具有类似于正常肾脏的分泌、重吸收、内分泌和代谢的多种功能。

目前生物人工肾小管(RAD)装置已试用于临床,结果令人鼓舞,生物人工肾小球的研究虽不成熟,但已有初步构想。

一、生物人工肾小球(生物人工血滤器)

内皮细胞在体外培养后种植于聚砜膜的中空纤维上,可制成生物人工血滤器(图 11-9-1)。多种细胞外基质成分能够调节内皮细胞的分型和基因表达,对分化内皮细胞的形态和功能有重要影响。细胞外基质成分包括胶原蛋白Ⅰ、胶原蛋白Ⅳ、层黏蛋白和纤连蛋白,它们可能影响内皮细胞黏附生长和分化。重要的是马-达犬肾细胞系(MDCK)产生的细胞外基质成分能够促进内皮细胞形成多孔结构,从而作为对流转运通道或转运微孔,以通过内皮单层细胞,这对保持水的高通透性以及肾小球毛细血管对溶质的滤筛特性是很重要的。

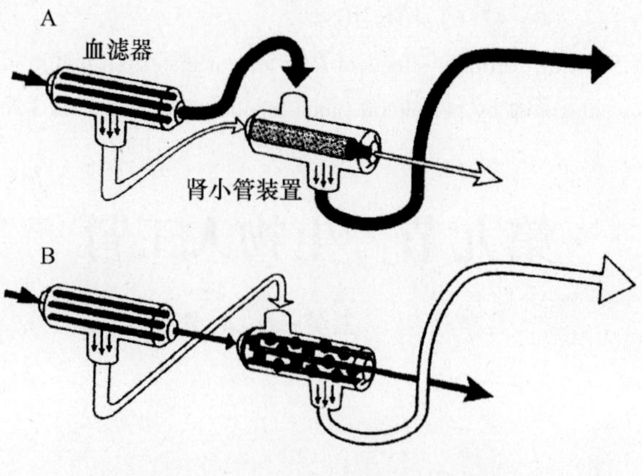

图 11-9-1 生物人工血滤器模式图

A. 融合细胞生长在支架内的中空纤维内

B. 微珠包裹的细胞密集置放于支架的中空纤维管外空间

其中黑色代表血液,白色表示超滤液

传统的血液透析或血液滤过技术通过弥散或对流的原理清除水和溶质来替代肾小球的滤过功能，但存在使用抗凝剂引起出血的缺点；蛋白质沉积于膜上或膜内血栓形成带来滤过率的下降；大量的超滤同时需要补充大量的置换液也是一个问题，影响发挥长时间的替代作用。植入式人工肾小球则无上述弊端，能发挥长时、持续的替代作用。它模拟肾小球滤过功能是基于对流的原理，将自身不同组织来源的内皮细胞种植于血滤器透析膜的内表面，血液与自身内皮细胞直接接触，改善了滤器的生物相容性，使用更长久。

利用转基因技术将抗凝因子转染到内皮细胞，可望减少中空纤维的血栓形成。早已发现水蛭素是抑制血栓形成的强而特异性抑制剂，利用含水蛭素基因的腺病毒载体感染的内皮细胞种植于聚砜膜上，转染的细胞可分泌高浓度抑制血栓活性的水蛭素，以解决透析过程中纤维内凝血问题，控制这些转染细胞表达分泌适宜的浓度可以防止体内出血。应用基因转染的方法使植入的内皮细胞表达抗凝因子，解决了中空纤维内的凝血问题，同时避免了超滤率的下降。

选择促进内皮细胞黏附和生长的细胞外基质（ECM）对于发挥植入细胞的功能非常重要，已知胶原Ⅳ、层粘连蛋白（laminin）和纤连素都会影响内皮细胞的黏附、生长和分化，但研究表明 MDCK 细胞（一种永生化的肾上皮细胞株）产生的 ECM 更为有效，它可促进内皮细胞膜上小孔的形成，这些开放的小孔成为内皮细胞参与对流转运的通道，影响单层内皮细胞的通透性和筛系数。植入式生物肾小球的滤过率需要从机体的容量因素和排尿频率的耐受性来考虑，一般将滤过率设置为 2 ~ 4 ml/min 比较合适，既能满足清除尿毒素的作用，同时从膀胱容量 500 ~ 750 ml 来讲，受体也能耐受排尿的频率。

生物人工血滤器采用对流原理，在去除尿毒素方面有几个优点：①因其模仿了肾小球的毒素清除过程，对大分子溶质清除率高；②在一定相对分子质量范围内能以相同的速率清除所有的溶质；③大量的水转运还可携带着更多的溶质排出体外，可见生物人工血滤器较目前应用的血液透析有不可比拟的优点。

生物人工肾小球和后面介绍的生物人工肾小管可以以串联的方式结合起来组成完整的生物人工肾应用于体外或植入体内。生物肾植入体内的方式取决于生物肾小球与生物肾小管的最终组合方式。衬有内皮细胞的中空纤维可以像肾移植一样接入髂动、静脉环路中，肾小球滤过的液体直接进入肾小管的内腔与内腔表面种植的近端肾小管细胞相接触，肾小管细胞重吸收或分泌的物质进入血液循环中，发挥转运、代谢、内分泌功能，而经肾小球滤过又经肾小管内腔出口流出的废液则与受体自身的尿液收集和排泄系统相连而排出体外。

二、生物人工肾小管

虽然最终的目标是构建生物肾，但达到此目标需分步进行，目前已完成体外生物人工肾小管装置（RAD）的，并应用于急性肾衰竭和多器官功能衰竭的实验研究和临床研究。

（一）RAD 构建的方法

1. *培养肾小管上皮祖细胞* 分离和体外培养具有干细胞（能自我更新，有正常分化成细胞的能力）特性的肾小管上皮细胞。从成年肾分离培养肾小管祖细胞已有成功的报道，有资料表明肾小管近端细胞在严重肾中毒或缺血性损伤中，可恢复活力并能再生为有分化功能的上皮细胞。猪肾小管上皮细胞因其具有与近端肾小管细胞相似的特性，被经常用来检测上皮细胞的转运功能。另外因猪肾解剖和生理功能与人类相似并且来源容易，所以被常用来构建 RAD。

2. *选择细胞附着支架* 可应用非降解的带孔中空纤维膜（无免疫保护、异种排斥，但水和溶质通透性好）作为支架以附着活细胞。根据附着细胞的分布，形成两种形式的 RAD：一种在中空纤维内以单层细胞融合生长，另一种细胞生长于微珠载体上，分布于中空纤维载体的管外空间，可允许细胞高密度生长。两者都附加微载体于悬浮液中，与近端小管段相似。

有学者采用高流量中空纤维滤器（其膜面积为 97 cm^2 或 0.4 m^2）用作肾小管细胞支架，猪肾小管细胞种植于中空纤维管腔内，将其预先用合成的细胞外基质蛋白处理。亦有在中空纤维内腔表面以一种多细胞黏附剂 pronectin-L 处理，细胞种植密度为 3×10^7/ml，黏附的细胞在支架内扩展作为一个生物反应系统以产生融合细胞，有报道有 1.5×10^9 个细胞（$3.5\times10^5/cm^2$）。

在一个成年肾有 10^6 个肾单位，近端小管上皮细胞为 5×10^9，而 0.4 m^2、97 cm^2 RAD 分别有 1.4×10^9 和 5 000 个上皮细胞。RAD 在实验过程中一直保持活性，24 小时细胞丢失数少于 1×10^5。对所有的 RAD 系统，在实验前进行菊粉清除率测定，并以此作为接近细胞融合的标准。对于 97 cm^2 和 0.4 m^2 肾小管辅助装置菊粉漏出率分别小于 5% 或 10% 才可认为细胞接近融合。

应用适当的合成膜和生物基质分子，可以对培养细胞实现免疫学保护。生长在中空纤维的细胞可得到免疫保护，是因为膜孔径不能通过相对分子质量大于 150×10^3 的成分，免疫蛋白或免疫成分分子不能穿过中空纤维，因而不会发生排斥细胞，这已在大动物的体外研究中得到证实。

3. RAD 的构建步骤　选择不同表面积、具有生物相容性的中空纤维膜制成的高通量血滤器作为肾小管细胞的支架，将成年哺乳动物（犬、猪、人）的肾近曲小管细胞（PTC）以 3×10^7/ml 的密度分次灌入滤器内腔，每隔 30 分钟将滤器转动 90°后静置于 37℃、5% CO_2 孵箱中，以促进细胞的均匀贴壁。在细胞植入前已预先在膜的内表面包被细胞外基质蛋白 laminin，同时细胞灌注系统的灌注速度控制在 4 ~ 5 ml/min，并保持膜内腔的静水压略高于外腔。每 2 ~ 3 天更换细胞培养液以保证充分的营养，7 ~ 10 天后细胞即可铺满滤器的内表面。以 C^{14} 标记的菊粉溶液通过内腔后浓度的保持率作为评判小管细胞是否铺满滤器内腔的标准，若细胞生长融合贴附于整个滤器的内腔面，则菊粉浓度能保持 95% 以上，否则可下降至 60% 以下。

（二）RAD 的体外功能检测

一般在细胞植入培养后 14 天进行，检测前需证实菊粉的渗漏率小于 5%，否则构建未成功。有研究将构建成功后不同时间的 RAD 剖开，进行 HE 染色光镜观察或透射电镜观察，均能发现近曲小管细胞生长于生物膜上，并可持续 6 个月之久。可根据培养液中乳酸的产量来间接推测 RAD 中的细胞数量。已检测到 RAD 对水的重吸收，在滤器外腔（ECS）中加血清蛋白提高渗透压，则水的重吸收率提高，滤器内腔出口的收集液与内腔入口灌注液（TF/P）的菊粉浓度比亦随之提高，钠离子是等渗重吸收，因此 TF/P 的钠浓度不变。但如果在 ECS 中加入 Na^+-K^+-ATP 酶的抑制剂哇巴因（0.5 mmol/L），则钠的重吸收明显减少。PTC 具有重吸收碳酸氢根、葡萄糖的作用，在 RAD 灌注液中保持一定浓度的碳酸氢根和葡萄糖浓度，可检测到 TF/P（HCO_3^-、葡萄糖）小于 1，在灌注液中加入碳酸酐酶抑制剂乙酰唑胺（100 μmol/L）和葡萄糖转运抑制剂根皮苷（2.5 ~ 7.5 mmol/L），则 HCO_3^-、葡萄糖的重吸收率较基础值明显下降，去除抑制剂后，重吸收率能恢复。PTC 尚有分泌对氨基马尿酸（PAH）的作用。在 RAD 外腔灌注液中加入 10 mg/ml 的 PAH，则在内腔出口收集液中可检测到从外腔分泌至内腔的 PAH，在 ECS 中同时加入丙磺舒（5 mmol/L），则 PAH 的分泌率明显下降。谷氨酰胺能为 PTC 重吸收、降解、再合成，RAD 内腔液中谷氨酰胺浓度的下降能被 γ-谷氨酰转肽酶抑制剂 acivicin 所抑制。将 RAD 灌注液的 pH 从 7.5 逐步降到 6.9，则 RAD 中氨的生成逐步增多。RAD 内腔灌注液中加入 25-$(OH)D_3$，出口液中可检测到灌注液中不存在的 1,25-$(OH)_2D_3$。在 RAD 单纤维中，在肾小球滤过后的 50% ~60% 水和溶质被近端小管重吸收，肾小管对水的重吸收，依赖于晶体和胶体渗透压。加入白蛋白于毛细管外管腔后，水重吸收增加。晶体渗透压促进水转运，渗透梯度的形成是由活化 Na^+ 转运维持的，其能量由 Na^+-K^+-ATP 酶提供，会随加入特殊的 Na^+-K^+-ATP 酶抑制剂哇巴因而抑制。

其他的转运活性也可在 RAD 观察到，包括：HCO_3^- 的转运，可因应用乙酰唑胺而降低。碳酸酐酶抑制剂激活糖转运，其可以被哇巴因抑制；苯丙氨酸羟化酶分泌可在应用丙磺舒时消失。还有一些代谢功能如 RAD 腔内谷胱甘肽的裂解和部分氨基酸的吸收，也可由 γ-谷氨酰转肽酶抑制剂阿西维辛所抑制，而在灌注液 pH 下降时合成氨增加；并可观察到维生素 D 的活性转变，以 RAD 处理的尿毒症动物 1,25-$(OH)_2D_3$ 水平与正常无差异，可由甲状旁腺素上调或磷酸盐下调，达到精细调节。另外，磷和 K^+ 也可由 RAD 调节至正常水平。

（三）RAD 的整体动物实验

2002 年 Humes 等[1]对犬行双肾切除制作尿毒症模型，而后行传统 CVVH 治疗，1 小时后接上植有人肾 PTC 的 RAD，整个治疗时间为 24 小时。血液以 80 ml/min 的流速从 RAD 的外腔经过后回体，第一个滤器的滤液以 14 ml/min 的速度进入 RAD 的内腔与 PTC 接触，最终以 7 ml/min 弃去。结果 RAD 中的 PTC 在尿毒症环境中能保持贴壁性和生物活性，RAD 内腔出口液中 PTC 的丢失率不超过 1%。RAD 能完成氨的分泌、谷氨酰胺的代谢及 1,25-$(OH)_2D_3$ 的产生等功能。治疗 1 小时平均动脉压（MAP）、外周血管阻力下降，接上 RAD 后 MAP、外周血管阻力继续下降，但治疗 2 小时后 MAP 及外周血管阻力均持续上升达基础水平，心排血量在整个治疗中无明显变化。近期 Fissell 等对双肾切除的犬腹腔注射磷酸脂多糖（LPS）造成急性肾衰竭合并感染性休克模型，然后进行 CVVH + RAD（猪 PTC）的治疗。结果在整个治疗期血 IL-10 水平高于假 RAD 组，血流动力学指标、生存时间明显优于假 RAD 组。以上动物实验表明 RAD 通过发挥多种生物功能，对尿毒症或合并脓毒血症的治疗均有显著益处。犬双侧肾切除的尿毒症模型、血浆平均尿素氮（BUN）及肌酐（Cr）水平分别为 24.27 mmol/L 和 583 μmol/L，进行血滤和 RAD，经血滤器的血流速度为 80 ml/min，超滤率为 5 ~ 7 ml/min，犬每天进行 7 ~ 9 小时治疗，持续 3 天，或连续 24 小时进行治疗 1 天，发现 BUN 水平明显降低，RAD 内的细胞一直保持活性。

有研究发现，急性肾衰竭犬应用 RAD 能够在尿毒症状态下保持生存活力，与体外一样具有 RAD 的转运、代谢和内分泌功能。这表明 RAD 具有重要的区分转运功能，可以提高肾脏的代谢和内分泌功能，从而使 RAD 提高肾替代治疗效果，并能降低肾衰竭患者的患病率和病死率。

（四）RAD 的临床研究

1. *临床应用依据* 由于近端小管上皮细胞来源于中胚层细胞，与骨髓前体细胞相近，保持了免疫细胞的多种特性，包括抗原递呈和产生活性细胞因子，如 IL-12、IL-6 等，参与调节肾脏生物学反应。肾脏不但具有分泌功能，而且还提供转运、自我平衡、代谢和内分泌功能。肾的转运功能不仅能保持水钠稳定，还可维持代谢底物氨基酸和糖的代谢平衡。肾脏也作为重要的代谢器官，合成谷胱甘肽和合成酶，提供糖转运和氨生成能力，而这些功能主要由肾小管上皮细胞完成。肾小管丧失这些代谢、合成和内分泌功能，可导致肾间质成分炎症反应，从而提高病死率。通过回顾性研究发现，脓毒症、多器官功能损伤和脓毒症休克可发展为急性肾小管坏死（ATN），尽管有血液滤过或血液透析能改善尿毒症症状以及保持水电解质平衡，ATN 死亡率仍大于 50%，研究发现人工肾没有代谢、合成和内分泌功能是其主要原因。一些研究证实，维生素 D_3 在调节免疫系统方面有重要作用，谷胱甘肽丢失可使活性维生素 D_3 缺乏，导致免疫反应低下，对感染缺乏免疫保护反应，容易招致感染。

对终末期肾病进行 RAD 治疗，目前尚无实验数据直接判定其临床效果。但有学者报道，应用 RAD 产生活性维生素 D_3 可以最大限度地减缓肾性骨营养不良的发生，RAD 还能分解代谢 β_2-MG，防治 β_2-MG 相关性淀粉样改变。肾功能恶化导致一系列并发症，动脉粥样硬化是加速终末期肾病患者患病率和死亡率的一个主要疾病。最近的研究表明，氧自由基诱导的脂蛋白氧化对粥样硬化的形成起重要作用，而肾小管上皮细胞在保持抗氧化应激中起拮抗作用。应用 RAD 进行替代治疗，对改善终末期肾病患者的动脉粥样硬化有良好作用。

2. *临床应用试验* 经美国 FDA 批准，自 2004 年 8 月 Humes 等[2]完成了 RAD 对 10 例 ARF 合并 MOSF 患者治疗的 Ⅰ/Ⅱ 期临床研究。他们在传统血滤的基础上串联了一个种植有 10^9 个人肾近曲小管细胞的血滤器（即 RAD），观察治疗后急性生理参数和血清细胞因子的变化。完成 RAD 治疗的 8 例患者，治疗前预期死亡率为 80% ~95%，治疗后有 6 例获得人、肾存活。同时研究证实 24 小时的治疗中肾小管细胞能保持细胞活性，发挥多种代谢、内分泌功能。治疗中患者心血管功能稳定，从细胞因子的变化可以发现随着患者病因、病期、生理状态、免疫状态的不同，细胞因子呈现不同的变化趋势，而这种变化的不一致性反映出肾小管细胞治疗具有适应机体病理改变发挥强大的免疫调节功能的作用。该研究的结果令人鼓舞，Ⅲ期临床研究将进一步评价 RAD 治疗的有效性。经美国 FDA 批准，2005 年有 10 个研究中心参加的随机对照临床Ⅱ期试验，共有 58 名 ARF 合并 MODS 患者（RAD 组 40 名，对照组 18 名），结果发现RAD治疗组患者28天死亡率从61%降为34%。国内外研究都显示出RAD有巨大的应用前景，为肾衰竭治疗开创了一种崭新的治疗手段，完善了真正生物意义上的全肾替代治疗，可望改善危重ARF的预后，提高慢性透析患者的透析质量，减少慢性并发症。

（五）中国研究现状

南京医科大学第一附属医院王笑云等[3]于2000年成功研究构建生物人工肾小管，用肾近曲小管细胞构建RAD并作生物活性测定、功能测定。结果证明：①人肾近曲小管细胞（PTC）原代培养成功，细胞形态（透射电镜见细胞质中细胞器丰富，顶端有微绒毛）、免疫组化（细胞角蛋白18阳性）、酶化学染色（PTC细胞刷状缘上碱性磷酸酶阳性）均证实具近曲肾小管细胞特征；②RAD体外构建成功且具特异性重吸收功能：对葡萄糖、钠有选择性重吸收功能；对肌酐几乎不重吸收；对8种氨基酸有重吸收作用。以上体外实验的结果证实构建的RAD具有重吸收、代谢、内分泌等活性，是具有生物活性的装置。

北京友谊医院李清刚等[4]于2001年应用密度梯度离心法分离犬骨髓间充质干细胞，建立诱导分化内皮细胞的方法及条件。密度梯度离心法分离犬骨髓间充质干细胞后，在体外经血管内皮细胞生长因子（vascular endothelial growth factor，VEGF）、内皮生长因子（endothelial growth factor，EGF）等诱导后，分化形成内皮样细胞。结果表明，光镜下细胞单层融合生长，呈铺路石样形态，单个核位于中央。电镜下可见到Weibel-Palade小体，在细胞胞浆vWF染色阳性。骨髓间质干细胞在体外可诱导分化成内皮细胞。

李清刚等[5]于2003年外分离犬骨髓间充质干细胞，经诱导分化形成内皮细胞，构建生物人工血滤器，观察内皮细胞生长特点，并对急性肾衰竭犬进行体外滤过实验。结果中空纤维滤器内灌注细胞浓度1.2×10^7/ml，内皮细胞的活性为95%，经培养10天后，平铺在中空纤维滤器内表面，经体外透析4小时后，治疗组、对照组血清BUN（μmol/L）分别为（88.4±6.1）、（141.5±6.2），差异具有统计学意义（$P<0.05$）。总蛋白与白蛋白的差异有统计学意义（$P<0.01$），实验组平均滤过液/血清总蛋白、平均滤过液/血清白蛋白分别是（0.040±0.008）、（0.003 4±0.000 7），有选择性滤过功能。初步证实生物人工血滤器可以体外构建，并有一定的选择滤过功能。

王笑云等[6]于2004年观察了RAD治疗ARF并MODS/MOF的疗效，成功构建ARF合并MODS/MOF猪模型；观察到RAD治疗ARF并MODS/MOF能够改善平均动脉压（MAP），提高血清IL-10水平，降低血清TNF-α水平，明显延长生存期。RAD组的平均生存时间为（110.25±18.69）小时，明显长于CVVH组（92.49±17.52）小时、未治疗组（74.96±23.00）小时和假RAD组（81.20±11.76）小时（$P<0.05$），前者的平均生存期比后三者分别延长16.2%、47.1%、35.8%。

刘伦志等[7]构建生物人工肾小管装置（RAD），观察其对急性肾衰竭并多器官功能障碍综合征（ARF-MODS）猪炎症过程的影响。采用猪肾近曲小管细胞，以滤器AV-400S作支撑，构建RAD。用双肾肾动脉钳闭法加盲肠结扎法制作ARF-MODS猪模型，随机分为连续性血液滤过（CVVH）治疗组（$n=6$）和CVVH+RAD治疗组（$n=6$），观察其生存时间，并分别于治疗开始时、治疗12小时和治疗24小时等时间点取血标本检测血清IL-6、TNF-α、IL-10浓度。实验结果显示：①抽样检测RAD，其菊粉复原率为0.965±0.027，显微镜下显示肾小管上皮细胞基本覆盖了空心纤维内壁；②CVVH+RAD组与CVVH组生存时间分别为（36.82±10.78）小时、（28.46±9.82）小时，前者明显长于后者（$P<0.05$）；③CVVH+RAD组与CVVH组治疗24小时时血清IL-10浓度较同组治疗前升高（$P<0.05$），其上升幅度前者显著高于后者（$P<0.05$）；二组治疗24小时时血清IL-6、TNF-α浓度较同组治疗前均有下降（$P<0.05$），但二组间比较无显著差异。作者认为，CVVH+RAD治疗ARF-MODS疗效优于单纯CVVH治疗，CVVH+RAD可提升抗炎因子IL-10平，改善致炎-抗炎因子间的平衡，这可能是RAD治疗ARF-MODS的有效机制之一。

三、生物人工肾的临床应用

生物人工血滤器和RAD的发展使可携带或植入型生物人工肾成为可能，生物肾植入人体内的位点取决于生物血滤器和RAD的结构体积，生物血滤器借助髂动静脉血流动力作为动—静脉的循环动力，基本与肾移植相同。从血滤器超滤的超滤液进入 RAD,小管上皮细胞可以保持活性,因为代谢底物和低相对分子质量的生长因子可以从血滤器到达肾小管细胞起到营养作用,而且由于免疫成分细胞不能通过中空纤维膜,培养在中空纤维的肾小管细胞可受到免疫保护,因此,不会发生排斥移植细胞。滤液部分重吸收后剩余的排泄液作为尿液,通过与输尿管相连的导管,经膀胱排出体外。

有研究发现超滤率至少达到 10 ml/min 才能通过 RAD 维持人体水、电解质平衡。另外,生物肾小管的其他段,如亨利袢在正常体内可协助肾小管执行更精细的自身平衡,包括尿的浓缩和吸收,但在生物人工肾并不存在,因为生物人工肾近端小管可吸收大部分滤过液,这在替代终末期肾病患者肾小管功能以保持水、电解质平衡方面非常重要。

为了弥补生物人工肾的不足,通过基因重组工程,由特定的细胞治疗进行表达适宜剂量的激素是一个成功的策略。将这些包裹细胞种植于体内表达选择性生物分子,如胰岛素、促红细胞生成素等。通过特异性细胞在体内合成分泌促红细胞生成素,较单纯应用促红细胞生成素注射治疗肾性贫血更有效。但有学者指出尽管这种策略是成功的,但应用仍然受限,因很多疾病并非由于单纯一种蛋白的缺失,而是由于一系列细胞产物的复合作用的结果,对此方面仍需进一步研究。

在 21 世纪,最有可能带来革命性医疗变革的三项新技术。

(1)细胞治疗。移植细胞合成并提供由于各种临床疾病而致缺乏或破坏的内源性生物物质。

(2)组织工程。通过细胞、生物材料与合成的聚合物制成功能性的生物人工肾以替代肾脏的分泌和调节功能就是应用的组织工程技术。

(3)基因治疗。对未来治疗有决定性作用。是将特异基因转染到活细胞,表达缺失或新基因产物,从而发挥生物学功能。通过转基因工程在局部合成水蛭素以保持在非生物材料中血液相容性是基因技术应用的范例。

肾脏是第一个可用人工装置替代治疗的器官,也是第一个移植成功的器官,可以完全相信,肾脏或许也是第一个应用组织工程能被完全代替功能的器官。

参考文献

1. Humes HD, Fissell WH, Weitzel WF, et al. Americian Journal of Kidney Disease, 2002, 39(5):1078-1087.
2. Humes HD, Weitzel WF, Bartlett RH, et al. Initial clinical results of the bioartificial kidney containing human cells in ICU patients with acute renal failure. Kidney Int, 2004, 1578-1588.
3. 王笑云,王恒进,应旭旻,等. 生物人工肾小管对多器官功能衰竭细胞因子及存活时间的影响. 中华肾脏病杂志,2004,8:286-289.
4. 李清刚,张育,王质刚,等. 体外诱导骨髓 CD34$^+$ 细胞生成血管内皮细胞的方法. 临床和实验医学杂志, 2002;1(3):172-174.
5. 李清刚,徐秀红,王质刚,等. 犬骨髓间充质干细胞定向分化为内皮细胞的研究. 生物医学工程杂志,2007,6:1348-1351.
6. 应旭旻,王笑云,王恒进,等. 生物人工肾小管体外构建及对氨基酸、钠离子、肌酐转运功能的研究. 中华肾脏病杂志,2004,20:118-121.
7. 刘伦志,宁建平,卜凡,等. 人工肾小管构建及其对 ARF-MODS 猪血清 IL-6、TNF-α、IL-10 的影响. 中国血液净化,2009,8(1):46-50.

第十节 血浆净化技术

王力宁 邹和群 范秋灵 严海东

肌萎缩侧索硬化(amyotrophic lateral sclerosis,ALS)是一种少见而难治性的疾病,国外罕见有治疗成功病例的报道。我院肾科团队基于国内外血浆净化技术的发展,以及应用血浆吸附(plasma adsorption,PA)技术治疗重症炎症及风湿免疫性疾病的基础,创新性利用血浆吸附方法治疗肌萎缩侧索硬化,旨在通过清除体内炎症介质和改善免疫异常等机制暂时改善患者症状,延缓病情迅速进展,延长患者生命。

一、肌萎缩侧索硬化发病机制

肌萎缩侧索硬化,又称"渐冻人",是一种成年发病、逐渐进展性、致死性的运动神经元疾病。发病率为1.5/10万,患病率为4~6/10万,大多数为散发性(90%~95%),5%~20%为家族性(图11-10-1)。

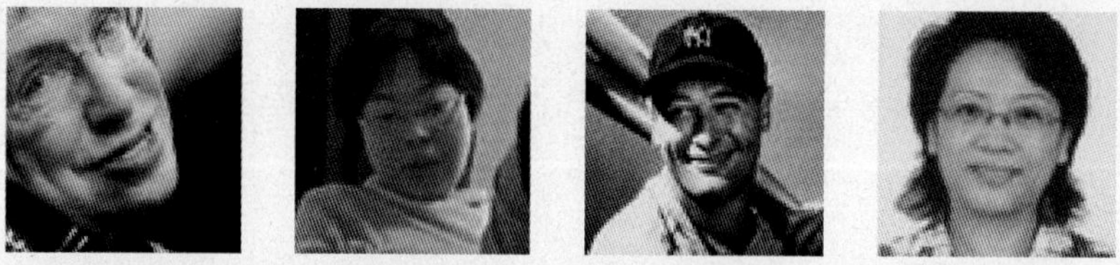

斯蒂芬·威廉·霍金　吕元芳　卢·格里克　崔丽英

图11-10-1 国内外渐冻人典型病例

本病由于上、下运动神经元变性导致球部、四肢、躯干、胸部及腹部肌肉逐渐无力和萎缩。本病隐匿起病,平均发病年龄55岁,累及上运动神经元时表现为无力、痉挛、腱反射亢进、巴宾斯基征(50%出现),累及下运动神经元则表现为无力、肌萎缩和肌肉震颤,吞咽困难和构音障碍可由上运动神经元或下运动神经元或两者皆损害引起。散发性肌萎缩侧索硬化从发病起平均存活时间为3.5年,5年生存率为28%,10年后10%存活。其中50%的患者平均存活时间为2.5年,球部起病者平均存活时间约为2.2年,很少超过5年。本病多因呼吸衰竭而死亡。本病诊断依据包括:①下运动神经元体征(包括肌电图有表现但在临床上未累及的肌肉);②上运动神经元体征;③症状和体征在6个月内呈进展性;④通过影像、电生理或病理等检查排除导致上、下运动神经元受累的其他疾病[1]。

本病发病机制尚未完全明了,但近期研究提示本病至少有部分病例其发病机制与炎症和自身免疫损害有关。近年来在肌萎缩侧索硬化发病机理中占主导地位的几种学说包括:兴奋氨基酸毒性学说、氧化中毒学说、自身免疫学说、细胞因子学说、神经自噬或神经毒学说[2-6]。兴奋氨基酸毒性学说认为肌萎缩侧索硬化患者高亲和谷氨酸转运障碍,由于转运障碍导致细胞外谷氨酸清除不能,使兴奋毒性增高,造成细胞损害,目前只在少数肌萎缩侧索硬化患者证实存在这种发病机制[2]。氧化中毒学说认为本病患者组织细胞代谢过程中产生许多自由基，造成广泛的蛋白、DNA 和脂质氧化，损伤生物膜脂类物质、核酸而毒害神经元细胞，研究发现约 20% 家族性肌萎缩侧索硬化患者超氧化物歧化酶（SOD）基因突变，即 21 号染色体上的 *Cu/Zn SOD1* 基因突变[3]。支持自身免疫学说的研究结果包括，7% 左右的患者中存在神经节苷脂抗体，少数患者血液中出现 L 型电压依赖的钙通道 α_1 亚单位 IgG 抗体，部分研究提示免疫抑制剂有一定疗效[4]。细胞因子学说认为本病患者存在细胞因子异常，提示炎症反应参与本病发病机制[5]。神经自噬或神经毒学说认为本病患者存在神经细胞自噬现象或神经毒作用[6]。

目前，针对本病国内外并无有效的治疗方法，现有措施主要基于上述兴奋氨基酸毒性学说和氧化中毒学说。针对兴奋氨基酸毒性学说的药物主要包括谷氨酸抑制剂和谷氨酸代谢调节剂，药理作用是抑制谷氨酸的兴奋毒性。现有谷氨酸抑制剂药物名“力如太”（Ruluzole，也有译为“利鲁唑”）是第一个成功延长肌萎缩侧索硬化患者生命的抗兴奋毒性药物，其通过突触前抑制谷氨酸释放和突触后干扰兴奋性氨基酸的效能，阻断谷氨酸兴奋毒性[1]。该药也是目前唯一通过美国 FDA 认定确实对肌萎缩侧索硬化有效的药物。目前使用的谷氨酸代谢调节剂主要是支链氨基酸，支链氨基酸可以激活谷氨酸脱氢酶，调节谷氨酸代谢及谷氨酸盐传递，对维持肌力及行走能力有一定的效果。如前所述，兴奋氨基酸毒性学说只是少数肌萎缩侧索硬化患者的发病机制，因此这些治疗措施只对少数患者有效。针对氧化中毒学说的治疗药物包括维生素（E 和 C）、乙酰半胱氨酸、依达拉奉等，其中乙酰半胱氨酸是一种自由基清除剂，是细胞内主要的抗氧离子系统谷胱甘酞的前体。尽管国际上对现有针对肌萎缩侧索硬化的免疫抑制剂治疗方法尚不肯定，但近期研究结果为散发型肌萎缩侧索硬化的发病机制提供了越来越多的自身免疫证据，因此不能以既往免疫抑制剂治疗肌萎缩侧索硬化的效果而否定免疫学异常在部分甚至多数肌萎缩侧索硬化患者发病机制中的重要作用。1999 年 Panzara 等[7]认为神经系统中 T 淋巴细胞活化的神经胶质细胞及受损脊髓中的运动神经元是导致肌萎缩侧索硬化的主要原因。2011 年 Zinman 等[8]提出活化的神经胶质细胞介导的神经炎症反应普遍存在于肌萎缩侧索硬化患者，从而导致选择性运动神经元的死亡。本团队未发表的资料显示，42 例肌萎缩侧索硬化患者中分别或同时存在超氧化物歧化酶水平下降、肌酸激酶和乳酸脱氢酶水平增高、细胞因子如白细胞介素（IL）-6 水平增高，部分患者存在自身抗体。这些研究结果提示免疫机制及炎症调节功能障碍是肌萎缩侧索硬化可能的主要发病机制之一。

二、治疗原理

对肌萎缩侧索硬化发病机制的最新研究结果显示炎症和免疫异常在本病患者发病机制中具有重要作用，特别是氧化中毒损伤和细胞因子异常参与本病发病机制，以及本团队既往应用血浆净化技术有效、安全地治疗多种炎症和自身免疫性疾病的经验体会，是本研究采用血浆净化技术尝试治疗药物治疗无效的肌萎缩侧索硬化患者的基本出发点。

血浆净化技术是在分离血浆的基础上，进一步利用各种方法清除血浆中的致病物质，是血液净化的一类新技术，早已不局限于传统的非选择性单一血浆交换技术，已经发展成为针对不同致病物质的选择性滤过清除或吸附清除的技术，治疗范围也已扩大至各个系统的百余种疾病，其主要治疗目的是清除患者体内的致病物质，特别是炎症因子、毒性物质及免疫损伤因子[9]。应用血浆净化技术治疗多种炎症及风湿免疫性疾病的方法在国内外均已有大量报道。其治疗炎症及风湿免疫性疾病最大的优势为快速、有效清除体内致病成分，中断体内“炎症瀑布”及“免疫风暴”，迅速控制病情。与药物联合应用可增强药物疗效，减少副作用，同时延缓复发。近期研究结果还显示，血浆净化治疗能对免疫系统起到调节作用，恢复细胞免疫功能及网状内皮细胞吞噬功能[10]。

血浆净化技术主要包括：①血浆置换，又可分为单重血浆置换（PE）、连续单重血浆置换（CPE）等；②双重滤过血浆净化（DFPP）；③冷滤过法；④热滤过法；⑤肝素诱导 LDL 沉淀法（HELP）；⑥血浆吸附，又可分为双重血浆吸附（DPA）和连续血浆吸附（CPA）。

虽然传统单重血浆置换的技术和设备简单，但需要大量新鲜血浆，同时单次治疗量有限，并且增加血源性传播疾病的风险，因此临床应用受到很大限制，尤其是在当前血制品供应异常紧张的情况下更是如此。双重滤过血浆净化及血浆吸附等新型血浆净化技术则能够克服上述问题，同时相对特异性地清除致病物质，在系统性炎症疾病和风湿免疫性疾病治疗中的应用日益广泛[11]。

血浆吸附技术治疗原理是先通过血浆分离器分离血浆，再进入吸附器吸附、清除血浆中某些特定物质，吸附后血浆与血液有形成分一起回输体内，依据吸附剂与被吸附物质的作用原理可分为生物亲和吸附（包括抗原抗体结合型、补体结合型、Fc 结合型）和物理化学亲和吸附（包括静电结合型、疏水结合型）。由于血浆吸附选择性地清除血浆中致病因子而保留白蛋白成分，可以减少传统单重血浆置换由于输入大量血浆导致病原体感染及过敏反应的风险。血浆吸附相对于全血吸附（血液灌流）的优点在于吸附剂不与血中有形成分接触，不会对血细胞产生破坏。同时，血浆吸附干扰因素小，吸附致病物质更高效，是吸附技术未来的发展方向[12]。

血浆净化技术治疗疾病的机制主要包括三个方面：①清除血浆中的致病物质，包括自身抗体、免疫复合物、炎症因子，以及与蛋白结合的毒物与药物等，进而减轻上述致病因子对组织器官的损害；②在直接清除血管内堆积的病理性蛋白的同时，可降低血黏度、改善微循环；③研究表明，血浆净化技术还具有免疫调节作用。综合欧美血液净化和风湿病临床指南，以及国内外医疗保险适用范围，血浆净化技术的主要适应证包括重症风湿病（特别是药物治疗无效或有禁忌者）、血管炎、移植物排斥、重度血液不合型妊娠、其他系统（神经、皮肤、肾脏、消化、血液系统等）自身免疫性疾病、肝脏疾病（重症肝炎、急性肝衰竭、肝昏迷）等[12]。

我院近年应用血浆净化技术成功治疗了国际上已有报道的多种炎症或免疫性疾病如重症肌无力、吉兰－巴雷综合征、多发性硬化、慢性炎性脱髓鞘性多发性神经根神经病、多种血管炎、重症药疹、剥脱性大疱、重症狼疮、重症皮肌炎、重症类风湿关节炎、药物中毒、重症肝炎、术后肝功能不全、丙型病毒性肝炎、重症胰腺炎、肾移植排斥、妊娠脂肪肝、局灶节段性肾小球硬化、原发性巨球蛋白血症、多发性骨髓瘤、血栓性血小板减少性紫癜、溶血尿毒症综合征，并尝试治疗了国际上鲜有报道的与炎症和自身免疫有关的疾病如扩张型心肌病、特发性肺纤维化、硬化性胆管炎、自身免疫性肝炎。特别是治疗扩张型心肌病、特发性肺纤维化获得显著疗效，这些经验、体会为本研究探讨血浆净化治疗肌萎缩侧索硬化奠定了一定的基础。

三、治疗方案

行血浆吸附治疗每周治疗 1 次，连续 3 次。治疗结束后均给予神经营养等综合治疗方案。我院采用血浆吸附治疗肌萎缩侧索硬化的初步结果已在第 9 届国际血浆净化学会年会及第 35 届日本血浆净化学会年会上进行讲演。

（一）建立血管通路

选择双腔（或三腔）静脉导管行深静脉置管建立循环血路。

（二）吸附前准备

1. *治疗剂量* 单次吸附治疗的剂量为 1.5～2 倍血浆容量，治疗持续时间为 2 小时。患者血浆容量可以按照下述公式进行计算和估计：根据患者的性别、血细胞比容和体重计算，血浆容量＝（1－血细胞比容）×［b＋（c×体重）］。其中：血浆容量的单位为 ml，体重的单位为 kg。b 值男性为 1530，女性为 864；c 值男性为 41，女性为 47.2。

2. *抗凝* 采用全身肝素化方法，首次肝素剂量为 0.5～1 mg/kg，追加肝素剂量 10～20 mg/h，吸附结束前半小时停止追加肝素。因个体差异，故肝素剂量应视患者的凝血状态个体化调整。

3. *血浆吸附*

（1）血流量从 50～80 ml/min 逐步增加到 100～150 ml/min。分离的血浆以 30～50 ml/min 的流速流经吸附器吸附后回输血体内。

（2）密切观察各种滤器情况、血浆颜色，注意有无溶血、破膜发生，如有溶血、破膜时停止免疫吸附治疗，更换滤器。

（3）密切观察患者生命体征，遇低血压和过敏反应行相应处理。密切观察其他不良反应，及时依照相关预案处理。

4. 吸附后处理

（1）吸附结束时采用生理盐水回血法回血。

（2）必要时使用鱼精蛋白中和肝素。

四、疗效评价

（一）评价指标

治疗前对患者进行详细病史询问、系统体格检查、实验室检查、影像学检查。其中包括进行脑部和脊髓磁共振检查，并行椎体束三维重建，确立肌萎缩脊髓侧索硬化诊断；对重要器官功能特别是心肺功能进行评价，排除不适合血液净化治疗的病情和疾病，特别是肺功能严重减低、缺血性心脏病、未能控制的心律失常、严重精神性疾病、急性传染病、严重器官功能衰竭等。治疗前后对肌萎缩侧索硬化症状、体征及实验室检查指标进行评估比较。患者及医生分别填写美国肌萎缩侧索硬化 FRS-R 功能评分量表，评价临床疗效。肌萎缩侧索硬化 FRS-R 功能评分量表由 12 项组成：①语言；②流涎；③吞咽；④书写；⑤切割食物、使用餐具；⑥穿衣及卫生自理；⑦在床上翻身及整理被褥；⑧行走；⑨爬楼梯；⑩呼吸困难；⑪端坐呼吸；⑫呼吸不足。每个项目评分从 0 分到 4 分，评分总和从 0 分（严重受损）到 48 分（正常）。同时进行炎症指标及免疫学监测，监测指标包括超氧化物歧化酶、肌酸激酶、乳酸脱氢酶、IL-6、IL-10。血浆吸附治疗前、第 1 次治疗后、第 3 次治疗后、出院后 2 周，以及以后每 3 个月进行随访时进行实验室检查和临床疗效评价。

（二）疗效分析

笔者团队近年收治 42 例肌萎缩侧索硬化患者，在已完成实验室检测和效果评价的 28 例患者中，14 例肌力获得 1 级或 1 级以上改善（其中 5 例患者肌力恢复至 5 级，3 例治疗前不能站立的患者治疗后借助拐杖可以行走）；8 例患者流涎症状改善；8 例患者翻身功能改善；3 例治疗前吞咽困难的患者吞咽功能显著改善；7 例患者治疗后呼吸功能显著改善；5 例治疗前构音困难的患者治疗后言语明显变清晰；4 例患者治疗后书写能力明显改善。依照肌萎缩侧索硬化 FRS-R 功能评分量表，28 例患者治疗前评分为（20.54±8.03）分，治疗后评分为（21.74±9.01）分，治疗前后比较差异具有统计学意义（$P<0.01$）。治疗后血液中 IL-6、肌酸激酶、乳酸脱氢酶水平较治疗前显著降低，治疗前减低的抗氧化物质超氧化物歧化酶水平显著增高，具有免疫调节作用的 IL-10 统计学增加，差异均有统计学意义（表 11-10-1）。

表 11-10-1 治疗前后部分实验室指标变化（$\bar{x}\pm SD$）

时间	例数	肌酸肌酶（U/L）	乳酸脱氢酶（U/L）	超氧化物歧化酶（U/ml）	IL-6/（pg/ml）	IL-10/（pg/ml）
治疗前	29	356.68±250.30	181.36±33.74	143.08±19.16	253.32±547.72	46.34±75.31
治疗后	28	168.86±113.50$^{\Delta}$	152.07±32.65$^{\Delta}$	155.10±21.87*	22.62±25.35*	138.06±185.88*

注：治疗前后比较，$^{\Delta}P<0.01$；$^{*}P<0.05$。

笔者报道，患者，男，63 岁，病程 24 个月。治疗前肌萎缩侧索硬化疾病评分为 26 分，上肢不能抬举，行走、使用餐具、穿衣、翻身、书写困难，对其进行了 3 次免疫吸附及双重血浆置换治疗，每次治疗 2 小时，每周治疗 1 次。治疗后 1 个月，疾病评分为 35 分，症状显著改善，手臂可以举起，能独立行走、使用餐具、穿衣、翻身，书写困难明显改善。反映炎症和损伤的指标如肌酸激酶、肌酸激酶同工酶、肌红蛋白、IL-6 水平治疗前增高，分别为 765 U/L、27 U/L、118.2 ng/ml、719.53 pg/ml，而在治疗后分别下降为 230 U/L、18 U/L、0、4.05 pg/ml。具有免疫调节作用的 IL-10 水平由治疗前 3.97 pg/ml 增高到治疗后的 593.75 pg/ml。

五、总结

血浆吸附治疗肌萎缩侧索硬化目前尚属于摸索阶段，对于肌萎缩侧索硬化患者而言，任何安全性好、可以缓解症状或延缓病情发展的治疗都将为患者带来福音。本研究初步证实血浆吸附技术能显著改善本病症状，同时通过实验室检查观察到炎症指标和免疫调节指标有显著改善，包括治疗后血液中IL-6、肌酸激酶、乳酸脱氢酶水平较治疗前显著降低，治疗前减低的抗氧化物质超氧化物歧化酶水平显著增高，具有免疫调节作用的IL-10显著增加，提示血浆吸附治疗能改善本病患者炎症状态，提高患者体内抗氧化能力，并具有免疫调节作用，这一方面提示了血浆吸附治疗本病的可能机制，另一方面也为进一步研究本病发病机制提供了一些线索。

本团队近年来积极开展血浆净化技术治疗多种重症炎症及风湿免疫性疾病合并多器官损害，初步体会到血浆净化技术的巨大前景，同时也深切体会到血浆净化治疗中要特别注意防范低血压、过敏反应、溶血等可能危及生命的情况发生。血浆净化技术必须由从事血液净化专业且经过相关技术培训的医生、护士来进行，治疗过程中须注意治疗指征、时机、剂量和疗程等方面的问题，特别要注意标准化操作规程（SOP），并掌握血浆净化各种并发症的防治，从而安全有效的应用血浆净化治疗技术。

参考文献

1. Miller RG, Mitchell JD, Lyon M, et al. Riluzole for amyotrophic lateral sclerosis(ALS)/motor neuron disease (MND). Cochrane Database Syst Rev, 2007, 24(1): CDOO 1447-CDOO 1449.
2. Boillée S, Yamanaka K, Lobsiger CS, et al. Onset and progression in inherited ALS determined by motor neurons and microglia. Science,2006, 312(5778): 1389-1392 .
3. Drechsel DA, Estévez AG, Barbeito L,et al. Nitric oxide-mediated oxidative damage and the progressive demise of motor neurons in ALS. Neurotoxicity Research, 2012, 22(4): 251-264.
4. Sheean RK, Weston RH, Perera ND, et al. Effect of thymic stimulation of CD4$^+$ T cell expansion on disease onset and progression in mutant SOD1 mice. J Neuroinflammation, doi:10. 1186/5 12974-015-0254-3.
5. Vlam L, Stam M, de Jager W, et al. Cytokine profiles in multifocal motor neuropathy and progressive muscular atrophy. J Neuroimmunol, doi:10. 1016/j. jneuroim. 2015. 06. 008. Epub 2015 Jun 20.
6. Chen S, Zhang X, Song L, et al. Autophagy dysregulation in amyotrophic lateral sclerosis. Brain Pathol, 2012, 22 (1): 110-116.
7. Panzara MA, Gussoni E, Begovich AB, et al. T cell receptor BV gene rearrangements in the spinal cords and cerebrospinal fluid of patients with amyotrophic lateral sclerosis. Neurobiol Dis, 1999, 6(5):392-405.
8. Zinman L, Cudkowicz M. Emerging targets and treatments in amyotrophic lateral sclerosis. Lancet Neurol, 2011, 10(5): 481-490.
9. Winters JL, American Society for Apheresis. American Society for Apheresis guidelines on the use of apheresis in clinical practice: practical, concise, evidence-based recommendations for the apheresis practitioner. J Clin Apher, 2014, 29(4):191-193.
10. Yokoyama H, Wada T, Furuichi K. Immunomodulation effects and clinical evidence of apheresis in renal diseases. Ther Apher Dial, 2003, 7(6):513-519.
11. 刘新宇，王晓红，李宾，等. 血浆净化治疗在风湿免疫性疾病中的应用. 中国血液净化，2012，11(12)：646-649.
12. 邹和群，刘新宇. 加强血浆净化技术临床推广应用研究. 中华临床医师杂志(电子版)，2015，17：3165-3167.

第十一节　蛋白 A 免疫吸附

王质刚

一、蛋白 A 的发现与进展

早在 1940 年，Vevwey 发现在某些金黄色葡萄球菌壁中含有一种物质，在双向扩散试验中能与正常人血清蛋白形成沉淀。1959 年，丹麦科学家 Klaus Jensen 在研究葡萄球菌的抗原结构时，在大多数新分离的葡萄球菌菌株上发现了一种细胞壁结构，并将其命名为抗原 A。后来科学家分离了该抗原，并证明它是一种蛋白质，为与 A 多糖相区别，将其命名为葡萄球菌蛋白 A，简称 SPA（protein A of the staphylococcus bacterium，SPA）或蛋白 A（protein A）。

1978 年，国外有研究者将加热灭活并固定于微孔过滤器的金黄色葡萄球菌用于癌症的治疗，显示出一定的疗效[1]，这可能是世界上最早利用蛋白 A 结合抗体吸附性治疗相关疾病的报道。Uhlén 等[2]在 1984 年阐明了蛋白 A 的全基因序列。2003 年，Yang 等[3]应用表面张力探针证明每个蛋白 A 分子可结合两个 IgG 分子。蛋白 A（配体，ligand）通过交联或偶联的方式牢固结合或固定在某些高分子化合物（载体，carrier material）上制成免疫吸附剂，将吸附剂装入特制的容器里，可制成蛋白 A 免疫吸附柱。由于它具有高度选择性和特异性，能清除循环中致病性抗体和封闭因子，调节机体的免疫状态，对缓解一些活动期的免疫性疾病有良好的疗效。

二、蛋白 A 的分子结构、理化性质和提纯

葡萄球菌蛋白 A 存在于大多数（>90%）金黄色葡萄球菌中，但不同的菌株含量差别很大，主要存在于血浆凝固酶阳性菌株，而不存在于阴性菌株中，SPA 位于菌体表面，与细胞壁的肽聚糖呈共价结合。蛋白 A 的基因编码序列由 1 464 个碱基组成，共编码 488 个氨基酸，包括亮氨酸、缬氨酸、脯氨酸、丙氨酸、苏氨酸、甘氨酸、丝氨酸、谷丙氨酸、天冬氨酸及赖氨酸等 7～10 种氨基酸，相对分子质量 42 000，等电点 5.1。由于不含有胱氨酸和半胱氨酸，所以无二硫键，仅含少量或几乎不含碳水化合物，其相对分子质量因提取方法不同而异。蛋白 A 氨基末端有 4 个高度同源的 Fc 段结合区，每个区有 60 个左右氨基酸，氨基酸末端有一个活性部分可与人类和其他哺乳动物血清中免疫球蛋白（IgG）分子 Fc 段结合，具有高度的亲和力（图 11-11-1）；SPA 与不同免疫球蛋白及亚组分

的结合能力不同，其对 IgG 为95%，其亚组分结合率分别为 IgG_1 100%、IgG_2 100%、IgG_3 35%、IgG_4 100%及 IgM 51%、IgA 14%、IgE 7%。

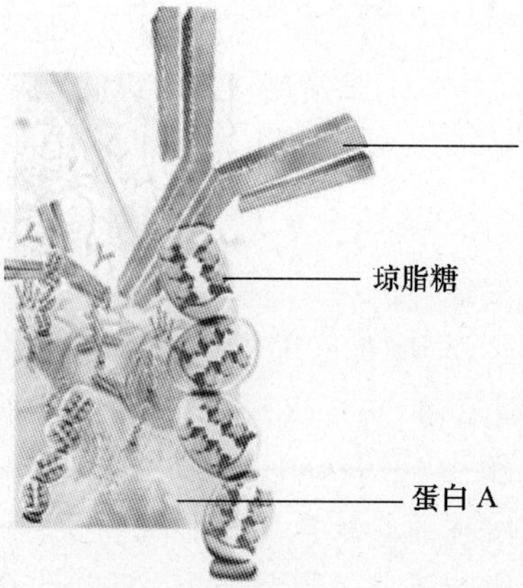

图 11-11-1 Immunosorba 吸附示意图

蛋白 A 非常稳定，能耐受4 mol/L 尿素、6 mol/L 盐酸胍、硫氰盐酸、pH 2.5 或煮沸等极端条件，等电点 pH 5.1。整个蛋白 A 分子包含六个结构域（图 11-11-2）：E、D、A、B、C 和 X（从氨基端至羧基端），其中，E、D、A、B、C 这五个结构域均具备结合 IgG 的能力，但以 B 结构域结合 IgG 的能力最强，E、D、A、B、C 这五个结构域的氨基酸序列具有高度同源性[4]（图 11-11-3）。X 结构域的作用是将蛋白 A 嵌合入金黄色葡萄球菌细胞壁。每个结合 IgG 的结构域均包含 3 个 α 螺旋（helix）结构[4]（图 11-11-4），其中，helix Ⅰ 识别并结合 IgG 的 Fc 段[5]，helix Ⅱ 与 helix Ⅲ 识别并结合 IgG 的 Fab 段[6]。

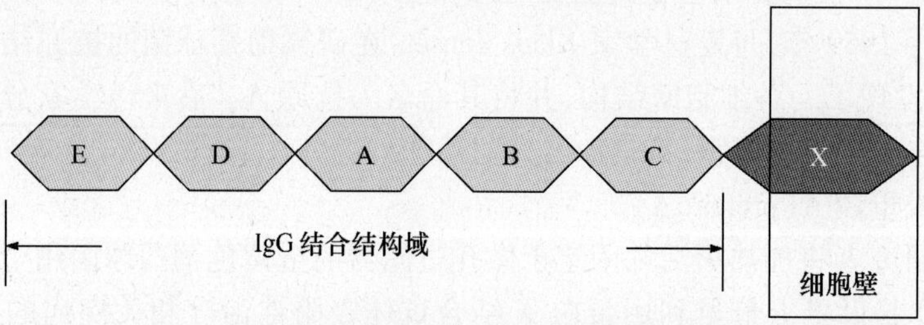

图 11-11-2 天然蛋白 A 分子结构示意图

人们饶有兴趣地发现蛋白 A 与 IgG 结合，可被 4 mol/L 尿素、4 mol/L 硫氰酸盐、酸液（pH2.5）或 6 mol/L鸟嘌呤酸盐等分离，因此可以循环反复使用，这就为人类提供了应用价值。蛋白 A 与免疫球蛋白的结合具有特异性强、敏感性高、可逆性好的特点。SPA 的羧基段为非免疫球蛋白结合区，可以交联至各种支架结构上，能耐受温度、pH 变化和变性剂的作用而不脱失。

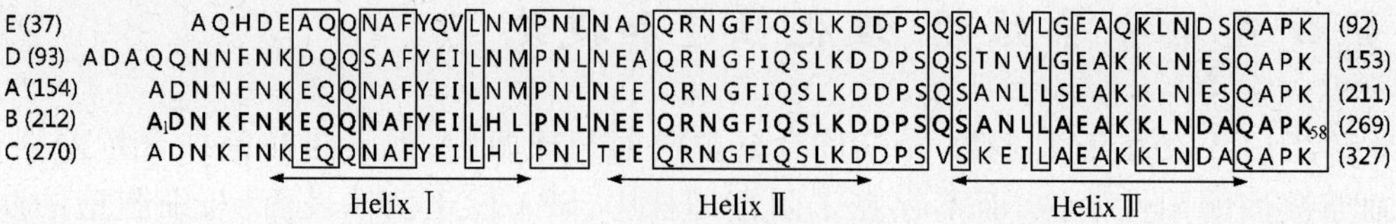

图 11-11-3 E、D、A、B 和 C 结构域的同源性比较

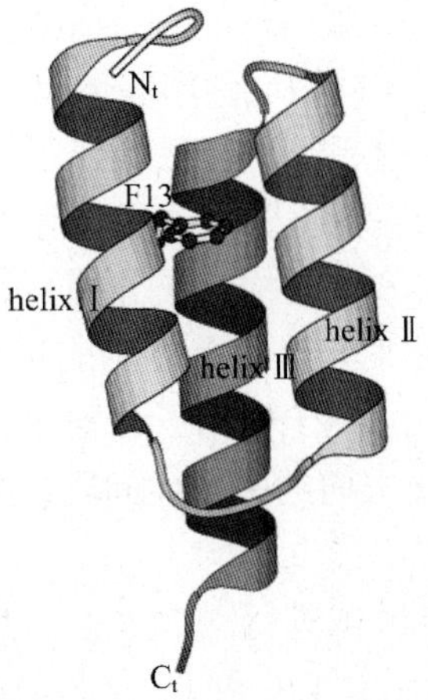

图 11-11-4 单个 IgG 结合结构域的结构

蛋白 A 的主要来源包括葡萄球菌壁提纯和基因重组两种。葡萄球菌壁提纯 SPA 步骤包括 SPA 的提取、纯化与鉴定。提取的方法很多,包括煮沸法、溶菌酶法、葡萄球菌溶素法、超声波法以及三氯醋酸法等。提取 SPA 后可通过离子交换层析或亲和层析法进行纯化,纯化后的蛋白用聚丙烯酰胺凝胶电泳测定,只出现一条沉淀带为纯品,以亲和层析法提纯的蛋白纯度高。Immunosorba(蛋白 A 琼脂糖凝胶过滤柱)和 Prosorba(蛋白 A 硅土凝胶过滤柱)是临床最常用的两种 SPA 吸附柱,均获得了美国食品和药品监督管理局(FDA)的认证,广泛应用于临床治疗免疫相关性疾病。

三、基因工程重组蛋白 A

(一)基因工程重组蛋白 A 的特点及应用前景

与天然蛋白 A 的来源不同,基因工程重组蛋白 A 是通过将蛋白 A 基因人工植入宿主细胞,并经基因表达而获得。由于蛋白 A 在抗体纯化、医学诊断及临床治疗等领域的应用越来越广泛,天然提取的蛋白 A 已越来越难以满足发展的需求。20 世纪 80 年代以来,随着基因工程技术的不断发展和成熟,人们开始研究和生产基因工程重组蛋白 A。

由于天然提取的蛋白 A 存在以下一些主要缺陷:①金黄色葡萄球菌是致病菌,大规模培养的风险较大;②由于蛋白 A 在该菌体的含量较低(细胞壁蛋白成分的 6.7%),难以满足大规模生产的需要;③由于蛋白 A 嵌合于细胞壁中,提取工艺复杂且成本不菲。而基因工程重组蛋白 A 具有以下优点:①基因工程蛋白 A 一般由大肠埃希菌菌株产生,产量较高且提取纯化方法较为简便,成本相对较低;②利用基因工程技术还可对蛋白 A 进行分子改造,如将几个 IgG 结合力最强的 B 结构域串联到一起,即可获得抗体吸附性能更优越的重组蛋白 A。因此,基因工程蛋白 A 在应用于临床吸附治疗时可以增强吸附效果,减少吸附次数和缩短疗程,对减轻患者痛苦和经济负担具有重要意义,显示出更优越的应用前景。

(二)基因工程蛋白 A 的研究进展与热点

国外从 20 世纪 80 年代开始利用基因工程技术克隆和表达重组蛋白 A,主要表达系统是大肠埃希菌[7-8]。也有研究者使用枯草杆菌表达系统,表达水平可达到 1g/L,但在该系统中蛋白 A 基因必须整合入宿主的基因组才能稳定存在[9-10]。在国内[11],研究人员克隆表达了含 5 个 IgG 结合结构域的重组蛋白 A,另一个研究小组证明了他们获得的重组蛋白 A 比天然蛋白 A 具有更好的 IgG 吸附性能[12]。

与此同时,在分析蛋白 A 序列、结构和功能关系的基础上,通过基因克隆和重组技术进行分子改造,以获取功能更强、稳定性更好或依设计意图而发生功能改变的重组蛋白,也是基因工程蛋白 A 研究的热点之一。除 X 结构域外,蛋白 A 包含 5 个具有 IgG 吸附能力的结构域,每个 IgG 结合结构域均具有独立的 IgG 识别与结合位点[13],其中 B 结构域的抗体吸附能力很可能是最强的。并且蛋白 A 所有结构域的折叠相互独立,彼此之间没有相互影响[14]。蛋白 A 的这些结构特点为研究者提供了对其进行分子改造的切入点和思路,即构建一个包含若干个 B 结构域的串联体,其抗体吸附活性将远比天然蛋白 A 高。日本的研究者合成 B 结构域的编码序列,通过平端连接法构建了分别包含 2 个和 4 个 B 结构域的串联体,并在大肠埃希菌中获得了高效表达,研究结果还显示这些串联体可以和 IgG 形成共沉淀,并具有和天然蛋白 A 相似的二级结构[10]。瑞典的研究人员则构建了分别含有 2 个、5 个和 10 个 B 结构域的串联体,并且发现,含有 5 个和 10 个 B 结构域的串联体在所使用的表达系统中并不稳定,B 结构域显示出比 E 结构域更强的抗体吸附能力[15]。在该研究中,由于使用了识别序列为非回文结构的限制性内切酶 Acc Ⅰ,解决了串联体克隆设计中串联单体的连接方向的一致性问题,国内的研究者用相同的思路构建了含有 3 个 B 结构域的串联体,产物纯度在 90% 以上[16]。

另外,将蛋白 A 与其他蛋白或其功能区域进行融合表达,以获取功能更全的重组蛋白(嵌合体),也是基因工程蛋白 A 的研究方向之一。如将蛋白 A 和蛋白 G(来源于链球菌)或蛋白 L(来源于消化链球菌)融合表达,综合利用它们对不同种属、不同类型的免疫球蛋白的结合特性,可以扩大重组蛋白的抗体结合谱,提高结合能力。Eliasson 等[15,17]构建了由蛋白 A 与蛋白 G 的抗体结合功能区连接而成的嵌合体重组蛋白,该嵌合体保留了这两种蛋白的抗体结合的特点,表现出“多才多艺”的本领。Henrik 等构建的嵌合体蛋白——Protein LA,由蛋白 L 的 4 个 κ 轻链结合区和蛋白 A 的 4 个 IgG Fc 段结合区接连而成,可以结合人类的 5 类免疫球蛋白(IgG、IgA、IgM、IgD 和 IgE)以及大部分哺乳动物的 IgG,并且结合能力均高于单独的蛋白 L 或蛋白 A,显示出抗体结合的广谱性和高效性。

(三)基因工程蛋白 A 的产业化生产

一直以来,蛋白 A 主要被应用于科研领域的抗体分离和纯化,其应用范围和需求量均较小。但随着蛋白 A 应用于临床吸附治疗的深入研究与广泛开展,对蛋白 A 的需求量、性能和质量控制均提出了更高的要求。尽管目前还没有蛋白 A 大规模生产的文献及相关报道,但与天然蛋白 A 相比,由于制备的简便性和性能的优越性,部分研究机构和生物科技公司正在尝试产业化生产基因工程蛋白 A,以满足其临床应用的需求。

四、蛋白 A 免疫吸附柱

将蛋白 A 按一定比例和密度固定在载体上制得吸附剂,将其装入设计的聚碳酸酯外壳中,即可制成蛋白 A 免疫吸附柱(immunosorba)。人们利用蛋白 A 可以吸附血浆中致病性抗体、封闭因子的作用,进而在临床上治疗某些疾病。瑞典 Gambro 公司生产出蛋白 A 免疫吸附柱(图 11-11-5),为蛋白 A 和琼脂球混合而成,含琼脂量 62.5 ml,柱预充量 72.5 ml,蛋白 A 结合能力为 20 mg IgG/ml 琼脂,外壳由丙烯酸酯包成 50 mm×40 mm 圆柱形。此外,还为此种治疗生产了一种免疫吸附治疗连续冲洗监视系统(CITEM-10)(图 11-11-6),由预制电脑程序控制。

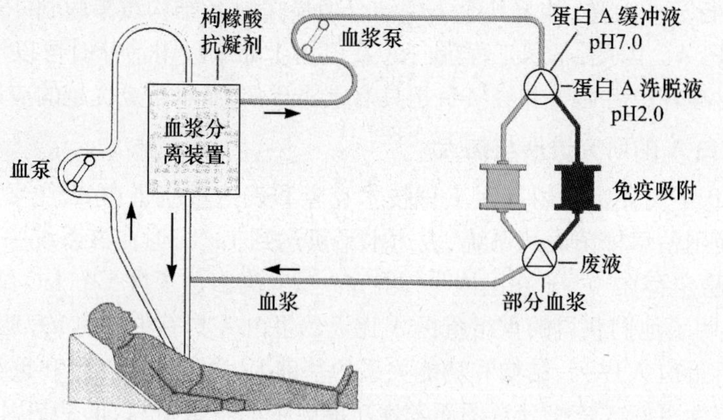

图 11-11-5 蛋白 A 免疫吸附柱

虽然国内已有两家厂家生产了蛋白 A 免疫吸附柱,但是缺乏相应的设备,常用 CRRT 机替代,缺乏自动程序控制系统,增加了操作的复杂性和不安全性。

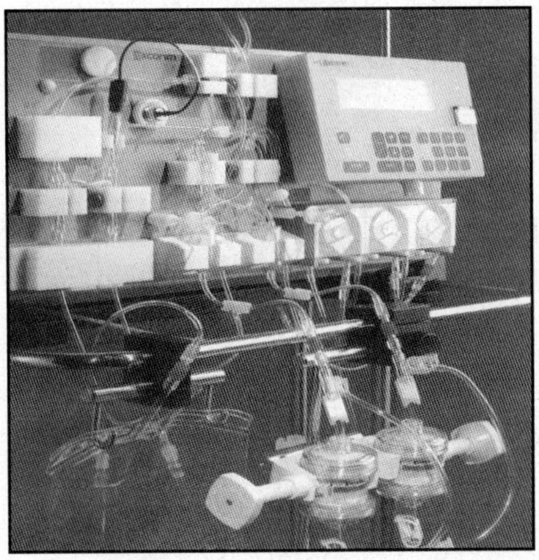

图 11-11-6 免疫吸附监视系统(CITEM-10)

五、蛋白 A 免疫吸附柱的临床操作和注意事项

由于 SPA 能特异性地吸附人体免疫球蛋白,特别是 IgG,将 SPA 偶联到载体上制成蛋白 A 吸附柱,通过体外循环的方法,将血浆分离后经过该特异性吸附柱时,免疫球蛋白即可被吸附清除。

免疫吸附前蛋白 A 吸附柱和血浆分离器需用肝素生理盐水进行冲洗。建立体外循环后将全血(血流量 100 ~ 120 ml/min)引入血浆分离器(用膜式或离心式),分离后的细胞成分随即回输患者体内,而血浆以 30 ~ 40 ml/min 的速度进入吸附柱。CITEM-10 系统上有两个吸附柱,治疗开始,血浆进入第一个吸附柱,血浆中抗体(IgG)被吸附并结合在蛋白 A 上。与此同步,第二个柱自动冲洗出保存液(具有防腐消毒作用),冲洗液自动进入废液袋中。此后,两个吸附柱总是在交换工作,一个在吸附,直到饱和,另一个在解吸附,10 分钟自动交换程序。即第一个柱吸附抗体饱和后,第二个柱也冲洗完毕,周而复始地工作,直到完成预计的总血浆循环量(通常一个疗程循环血浆 9 000 ml)。从吸附柱上冲洗抗体的方法是用酸液泵和缓冲液泵自动混合两种液体(酸液和缓冲剂,预先配制好),形成一个 pH 梯度(2.2 ~ 7.0)的液体进入饱和柱,蛋白 A 上的抗体遇酸液后脱落,随即被缓冲液冲走,进入吸附袋内并弃掉。抗体不断被冲掉,以致完全冲洗净,柱内 pH 恢复到 7.0 时,被吸附过的血浆(不含抗体的血浆或再生血浆)进入血浆袋内,然后与血球混合通过泵输回患者体内,这样循环下去,一直到疗程结束。整个治疗过程均由电脑控制,并随时检测柱的吸附和冲洗情况,确保患者安全。

国内常用单柱吸附系统,手工操作,通常吸附 10 分钟后吸附柱达到饱和,这时需用生理盐水回血,再使用柠檬酸洗脱液(pH = 2.2)冲洗吸附柱,然后用磷酸缓冲液(pH = 7.0)冲洗使吸附柱恢复吸附能力,再开始下一循环。因为没有自动监控设备,在免疫吸附过程中要密切观察病情,常规心电监护,监测生命体征。每一个吸附循环结束,需用 pH 试纸测定洗脱和缓冲的 pH,如达不到 2.2 或 7.0 时要加大洗脱液和缓冲液量。吸附前后需检测患者肾功能、电解质和免疫球蛋白的变化情况。单柱吸附系统操作较为繁杂,但由于蛋白 A 吸附柱价格昂贵,这样能为患者节约成本,也能到达治疗目标。

六、蛋白 A 免疫吸附临床使用指征

蛋白 A 免疫吸附在临床上应用治疗免疫介导性疾病已有 20 余年历史,近年来该技术治疗的疾病谱得到了很大的扩展,其中在风湿病、肾脏病、神经系统疾病、血液病等疾病治疗上都得到了广泛的应用。

(一)肾脏疾病

1. 肾病综合征　患者如存在以下免疫因素可作为选择蛋白A免疫吸附治疗的指征:抗基底膜抗体阳性、ANA和抗DNA抗体阳性、ANCA阳性、循环免疫复合物阳性以及补体C3肾炎因子阳性。

2. 局灶节段性肾小球硬化　目前尚有较多争议。

3. 脂蛋白肾病等

(二)风湿病

1. 系统性红斑狼疮和狼疮性肾炎(LN)　通常认为对细胞毒药物治疗无效的LN患者是使用蛋白A免疫吸附的指征,但目前尚无研究证明哪一阶段行免疫吸附疗效最佳。

2. 类风湿关节炎

3. 系统性血管炎

4. 抗磷脂抗体综合征

5. 混合性结缔组织病等

(三)神经系统疾病

1. 重症肌无力

2. 吉兰-巴雷综合征(Guillain-Barre Syndrome,GBS)等

(四)血液系统疾病

1. 特发性血小板减少性紫癜(idiopathic thrombocytopenic purpura,ITP)

2. 血栓性微血管病(HUS-TTP)

3. 血友病等

(五)肾移植

1. ABO血型不合受者的肾移植

2. 高致敏(高PRA血症)受者的肾移植

3. 肾移植后排斥

(六)其他指征

1. 心血管疾病　扩张型心肌病等。

2. 天疱疮等

七、蛋白A免疫吸附临床应用

(一)肾脏疾病中的应用

蛋白A免疫吸附(protein A immuoabsorption, PAIA)在肾脏疾病中的应用很广泛,如治疗各种新月体性肾炎、局灶节段性肾小球硬化、肾移植围手术期等。

1. 抗肾小球基底膜(GBM)抗体病　抗肾小球基底膜抗体(anti-glomerular basement membrane,抗-GBM)病是由抗-GBM抗体介导的,主要累及肾、肺的自身免疫性疾病,临床表现多为急进性肾炎合并肺出血(goodpasture syndrome),或仅表现为急进性肾炎,预后差,患者常常迅速进入终末期肾病(ESRD)或死于肺出血。既往运用血浆置换清除循环中抗-GBM抗体以及大剂量甲基泼尼松龙联合环磷酰胺静脉冲击疗法,可提高临床缓解率,改善了部分患者的预后,但ESRD的发生率并没有明显降低。而部分患者因血糖升高、重度感染、骨质疏松、白细胞低下等原因无法耐受大剂量糖皮质激素及环磷酰胺的冲击治疗,严重影响了患者的预后。

1985年Bygren等[18]首先报告应用免疫吸附(PAIA)成功治疗了1例血浆置换治疗无效的Goodpasture综合征,此后陆续个案报告PAIA治疗抗-GBM疾病,但疗效不一。国内胡伟新等[19-20]对4例Goodpasture 综合征患者和 1 例仅有肾损害的抗肾小球基底膜抗体病患者，采用蛋白 A 免疫吸附联合糖皮质激素及免疫抑制剂治疗，1 个疗程共 10 次，再生血浆 30 ~ 60 L，结果发现葡萄球菌 A 蛋白免疫吸附能有效降低血清抗-GBM 抗体水平，迅速缓解肺出血，但改善肾功能的疗效受肾脏损害程度的影响。滕杰等[21]报道了 2 例抗-GBM 肾炎患者，临床均表现为急进性肾炎，不伴肺出血，肾活检显示肾小球新月体比例为 50% ~ 63.6%，单次 PAIA 治疗后抗-GMB 抗体较治疗前下降，但差异无统计学意义（$P=0.079$），多次吸附后肾功能可显著改善，肺部间质性炎症有明显好转。

PAIA 能快速、显著降低抗-GBM 肾炎患者循环中的自身抗体，改善肾功能和肺部出血，使患者迅速达到临床缓解，安全性好。但是唯有在疾病早期、器官功能的损害尚处于可逆阶段时就及时清除致病介质，才能取得良好的治疗效果。因而对于确诊的患者，应抓紧时机，在第一时间施行免疫吸附治疗，以达到事半功倍的效果。研究者们提示 PAIA 治疗的剂量应该因人而异，以体内致病介质的下降作为评判标准。此外，由于体内致病介质的重新分布及不断生成，在免疫吸附治疗的初期会出现“抗体反跳现象”，因而在吸附治疗的初期，应该缩短每次治疗的间歇时间，力求迅速彻底地清除致病介质。但最有效的应是配合免疫抑制治疗，必要时冲击治疗，才可彻底、有效地免除抗体反跳导致的疾病加重。

2. 脂蛋白肾病　脂蛋白肾病（lipoprotein glomerulopathy，LPG）是由于载脂蛋白 apoE 基因缺陷引起的继发性肾脏疾病，以肾小球内脂蛋白栓子形成及 apoE 水平显著升高为特征，发病年龄 4 ~ 69 岁，男女之比为 2∶1。自 1987 年日本学者 Saito 首次报道以来，国内累计报道已超过 20 例。已有研究证实激素、免疫抑制剂、降脂、抗凝等常规肾炎治疗方法对该病无效。虽然有报道认为降脂药物可使该病缓解，但仅限于个案观察。

张欣等[22]对 13 例 LPG 患者使用 PAIA 治疗，以期通过降低血浆中的 apoE 及相关致病因子，达到清除肾小球等组织中的脂蛋白栓子从而达到使疾病缓解的目的。研究中每次免疫吸附治疗做 10 个循环，每 10 次治疗为 1 个疗程。每个疗程的再生血浆总量达 30 L。每个疗程可使尿蛋白从（4.01 ± 3.09）g/24h 明显降低至（1.21 ± 0.97）g/24h；伴随 apoE 明显下降〔从（9.79 ± 5.04）mg/dl 到（6.20 ± 2.22）mg/dl〕；重复肾活检显示肾小球毛细血管袢内的脂蛋白栓子几乎完全消失，部分患者的蛋白尿在 1 年内复发，再次给予 PAIA 治疗仍然有效。同一研究中心的占锦峰等[23]对 17 例 LPG 患者治疗后随访 28 ~ 67 个月不等，发现 PAIA 治疗组的患者尿蛋白改善较非吸附组明显，且血肌酐上升速度较非吸附组缓慢，吸附组血肌酐上升 50% 的中位时间为 67 个月，非吸附组为 6 个月。

目前对 LPG 的免疫吸附治疗尚缺乏大样本长期的对照研究，从现有的研究资料看，PAIA 治疗能显著改善 LPG 患者症状，使尿蛋白减少，肾功能改善，有保护肾功能、延缓疾病进展和改善患者预后的作用。由于肾脏会出现与疾病本身进展相关的慢性化病变，如肾小球节段硬化、肾小管萎缩、基底膜增厚等改变，因此在蛋白 A 免疫治疗的同时，研究者认为联合延缓肾脏慢性化病变进展的措施也非常重要。PAIA 在清除致病因素的同时，还能使降低的 CD4/CD8 比值恢复正常，起到调节机体免疫功能的作用。

3. 局灶节段性硬化性肾小球肾炎　一种“蛋白尿因子”（proteinuric factor）或“通透因子”（permeability factor，PF）在离体肾灌注模型中证实可增加肾小球基底膜的通透性，在反复发作的蛋白尿和移植肾复发的局灶节段性肾小球硬化（FSGS）中起重要作用。有研究称 PF 是一种相对分子质量为 50 000 的蛋白质，对热和蛋白酶敏感，能被葡萄球菌蛋白 A 吸附。但也有研究发现蛋白 A 吸附后的洗脱液并不能使离体的肾小球基底膜通透性增高，因此 PAIA 减少蛋白尿的机制仍不明了。

许多研究证实蛋白 A 免疫吸附能减少 FSGS 患者的蛋白尿。Haas 曾采用 PAIA 治疗 4 例和用抗 IgG 抗体吸附柱治疗 1 例 FSGS 患者，其中有 2 例蛋白尿减少 50%。Dantal 等[24]用 PAIA 治疗 8 例肾移植术后复发的 FSGS 患者，蛋白尿平均下降了 82%，但是 2 个月后大多数患者蛋白尿又回复至基线水平。Oriconi 等用蛋白 A 吸附治疗激素和免疫抑制剂治疗无效的 7 例 FSGS 患者，每例患者在 4 周中吸附 10 次，治疗前 PF 水平升高的 6 例患者治疗后 PF 降至正常，3 例临床缓解，提示 PAIA 清除 PF 可能是治疗 FSGS 的机制之一。由于 FSGS 患者多在 PAIA 治疗后 1 ~ 2 个月复发，Belson[25]对 1 例移植肾后立即复发的 FSGS 患儿追踪 6 年，每 3 ~ 4 周采用 PAIA 联合 CTX 冲击，使其原来的大量蛋白尿（尿蛋白/肌酐 17.7

g/g)维持在非肾病综合征水平(1.15 ±0.9) g/g,延缓了患儿 GFR 的下降,提示 PAIA 可以改善 FSGS 的长期预后。

为观察 PAIA 是否能减少其他类型的肾病综合征的蛋白尿,Esnault[26]等对4例膜性肾病、1例糖尿病肾病、2例 IgA 肾病和2例淀粉样变的患者进行了3~5次 PAIA,没有同时联合免疫抑制治疗。治疗结束时所有患者的平均蛋白尿从(12.64 ±5.49) g/24h 降至(3.35 ±2.2) g/24 h,如同移植后复发的 FSGS 一样,几乎所有患者的蛋白尿在1个月内回复到基线水平,结果显示 PAIA 不仅能减少 FSGS 患者的蛋白尿,还能够治疗其他原发或继发性肾病综合征,作者认为可能与蛋白 A 能移除某种影响血流动力学的因子有关,但还有待进一步研究证实。

4. 肾移植围手术期的应用 在等待肾移植的患者中20% ~30% 由于输血、预防接种、妊娠、曾接受过移植、细菌病毒导致交叉感染等原因,体内会产生群体反应性抗体(panel reactive antibodies, PRA)。PRA 是人体内形成的循环抗体,包括 HLA、IgG、IgM 抗体及非 HLA 抗体。国际联合器官移植分享网络(UNOS)对影响移植肾长期存活的多个因素进行分析,认为 PRA 的重要性仅次于供受体亲缘关系,并与不同移植中心技术水平以及供体的死亡原因密切相关。术前 PRA 血浆水平愈高,术后超急、严重急性排斥反应危险性越大。因此对 PRA 阳性患者术前降低其循环内抗体水平是肾移植成功的关键之一。

目前针对 PRA 阳性患者采用的干预手段包括术前静脉注射大剂量丙种球蛋白、小剂量生物制剂诱导治疗、免疫抑制剂、血浆置换及免疫吸附等,其中蛋白 A 免疫吸附是一种选择性较强的去除致敏抗体的方法。目前有两种方案,一种是一次性强化 PAIA 治疗,使患者短期内达到交叉配型阴性, PAIA 后48小时内接受移植;另一种是多次围手术期 PAIA 治疗,创造一个交叉配型阴性、低水平 PRA 的"窗口"期,并在此期间进行移植。如果移植后早期1~3个月患者平稳度过,即使 PRA 回升,对其远期存活也无明显影响[27]。

维也纳一研究中心[28]对1999~2003年间40例等待尸体肾移植的高危患者(PRA 水平中位数77%,重复肾移植38例)接受围移植期 PAIA(1次移植前 PAIA 和移植后系列 PAIA)联合抗淋巴细胞抗体治疗。9例补体依赖的细胞毒交叉配型(complement-dependent cytotoxicity crossmatch, CDCXM)阳性的患者在单次肾移植前 PAIA 治疗后转阴,31例患者在移植前 CDCXM 阴性。经过3年追踪这两组的移植物存活率没有差异(78% *vs.* 71%, $P=0.6$);移植1年和追踪末期中位数血肌酐水平也无统计学和临床显著性差异〔108.7 μmol/L(1.23 mg/dl)〕;CDCXM 阳性肌酐〔138.8 μmol/L(1.57 mg/dl)〕与 CDCXM 阴性肌酐对比无差异, $P=0.07$;中位数时间32个月,肌酐 105.2 μmol/L(1.19 mg/dl) *vs.* 144.1 μmol/L(1.63 mg/dl)也无差异, $P=0.06$;而且移植肾活检两组间显示细胞性排斥率(11% *vs.* 20%)或 C4d 阳性移植物失功能率(33% *vs.* 32%)相似。作者认为围手术期 PAIA 能提高 CDCXM 阳性患者的尸体肾移植成活率。来自同一研究组的 Haas 等[29]对20例重复肾移植的患者采用了类似的围手术期 PAIA 治疗,结果同样令人鼓舞。另一中心的 Hickstein 等[30]对6例 PRA >30% 或既往肾移植术后6个月中发生急性排斥而接受再次移植的高危患者在术前接受 PAIA 治疗, 血浆吸附量平均约为4 600 ml,术后根据体内抗体水平继续少量 PAIA 治疗,PRA 水平由治疗前平均65% 降低为30%,其中5例患者未出现血管性排斥反应的临床表现。这些结果都提示围手术期 PAIA 联合其他治疗如抗淋巴细胞抗体治疗是预防再移植患者早期移植失败的有效手段。

PAIA 治疗不仅能为高敏的移植等候者创造良好的移植机会、减少术后急性排斥反应的发生,它还能改善移植术后发生急性排斥患者的预后。黎磊石等[31]对6例发生急性同种异体肾移植体液排斥反应(acute humoral renal allograft rejection)的患者采用 PAIA 联合 FK506 和 MMF 治疗。平均 PAIA 治疗(6.3 ±1.03)次,联合 FK506〔0.14 ~0.16 mg/(kg · d)〕和 MMF (1.5 g/d),所有患者的肾功能都在平均(14 ±2.9)天内得到恢复。PRA 从 PAIA 前的(50.2 ±6.1)% 显著下降至(8.3 ±2.9)%,随访结束时(18.8 ±5.46)个月移植物存活率达 100%,肾功能维持稳定〔平均血肌酐 106 ±19.44 μmol/L(1.2 ±0.22)mg/dl〕。其中4例患者进行了重复移植肾活检,均提示 C4d 阳性的急性体液排斥(acute humoral rejection, AHR)得到缓解。Böhmig 等[32]对10例肾移植术后被诊断为急性体液性排斥反应的患者进行了随机对照研究，5 例采用 PAIA 治疗，另 5 例采用 FK506 等药物保守治疗，除了 1 例患者发生了与 PAIA 无关的死亡外，所有 PAIA 治疗的患者都对治疗反应良好，而对照组无 1 例患者脱离透析，即使采用挽救性的 PAIA 治疗也无效。尽管例数很少，但试验结果仍提示 PAIA 能逆转严重的急性体液介导的排斥反应。

国内也有关于 PRA 阳性患者采用国产蛋白 A 吸附柱术前 PAIA 治疗的研究。刘文渊等[33]采用国产的蛋白 A 吸附柱（中科院生物所提供）对 16 例肾移植术前 PRA >50% 的患者，为预防肾移植超急性排斥反应进行了 PAIA。治疗频率每周 1 次，再生血浆 3 000 ~ 4 500 ml，部分患者在手术前接受 1 次强化治疗，再生血浆 7 500 ml。所有患者治疗后 PRA 降至 10% 以下，血清各种免疫球蛋白和补体均出现显著下降。术后未发生超急性排斥反应，观察 6 ~ 12 个月经过良好。孙琳琳等[34]对 10 例 PRA >50% 患者采用国产的蛋白 A 免疫吸附柱行 PAIA 治疗，所有患者治疗后血清 IgG、IgA 和 IgM 均较治疗前显著降低，8 例 PRA 转阴，1 例 <30%，有 1 例仍为 100%。但总体来说，PAIA 治疗有效，通过清除体内致敏抗体可使大部分患者获得移植的机会。

（二）风湿性疾病中的应用

1. 风湿性关节炎　类风湿关节炎（rheumatoid arthritis，RA）是最常见的关节炎性疾病，发病率 1% ~ 2%。该病以对称性侵蚀性关节滑膜炎为特征，可导致进行性关节破坏，甚至严重残疾。活动性 RA 患者体内可检测到循环免疫复合物（circulating immune complexes，CIC）和类风湿因子（rheumatoid factors，RF），但这些因子在其发病机制中的作用尚未完全明了。研究发现 CIC 可进入患者的网状内皮系统，激活补体使疾病进展。因为上述发病机制的存在，人们曾采用血浆置换治疗该病，但效果不佳。20 世纪 80 年代，葡萄球菌蛋白 A 免疫吸附治疗因其更好的选择性而用于替代血浆置换治疗。由于其对免疫球蛋白，特别是对 IgG3、IgM（如 RF）、IgA 和 CIC 的强大选择性吸附作用，能够降低患者体内的自身抗体和 CIC，而这些因子已被研究证实可能参与 RA 的慢性化过程，特别与关节外的损伤相关[35-36]。

目前关于 PAIA 治疗 RA 的研究主要有 2 个开放研究、1 个随机对照研究和 1 个较近期发表的调查研究。最初发表于 1994 年的研究[37]包括了 11 名严重的难治性 RA，所有患者都使用过甲氨蝶呤（Methotrexate，MTX），平均对 4. 8 个缓解疾病的抗风湿性药物（disease-modifying antirheumatic drugs，DMARD）耐药。结果显示 9 名患者在 PAIA 治疗 13 周达到 20% Paulus（Paulus 为有效标准）疗效标准。在 24 周，6 名患者达到 20% Paulus 疗效标准（4 名 50%，2 名 20%）。而在 1999 年发表的另一试验结果[38]中，15 名严重难治性 RA 患者除 1 名患者外均已接受过 MTX 治疗，平均对 3. 5 个 DMARD 药物耐药。结果显示 10 名患者（60%）在 PAIA 治疗 20 周时达到 20% Paulus 疗效标准（9 名 50%，而 1 名 20%），7 名患者在 PAIA治疗 24 周时有改善（Paulus 20%）。

基于上述令人振奋的结果，Felson 等[39]随后进行了一个随机对照双盲的Ⅲ期临床研究，包括了 91 例对 DMRAD 药物抵抗（包括 MTX）的难治性 RA 患者，其中 47 例每周采用 PAIA（Prosorba 吸附柱）治疗共 12 周，44 例采用对照的模拟治疗程序。治疗过程中不使用任何 DMARD 药物，最后追加了 8 周的延续治疗。研究结束时共有 33 例 Prosorba 柱吸附治疗组患者和 31 例对照组患者进行了以美国风湿病学会（American College of Rheumatology，ACR）20 为标准的疗效评价。Prosorba 组和对照组的疗效分别为 33. 3% 和 9. 3%（$P=0.006$）。最常见的副作用是疲乏、关节的短时疼痛和低血压，但是组间没有统计学差异。Prosorba 组还有 1 例患者出现了皮肤血管炎。

上述研究结果显示的良好疗效导致 FDA 批准了蛋白 A 免疫吸附用于治疗严重的活动性 RA 患者，包括对抗-TNF-α 治疗有禁忌的严重活动性 RA 患者。之后 Roth[40]等在难治的严重活动性 RA 患者中进行了非对照的前瞻性观察，91 例 RA 患者接受 PAIA 治疗，每周 1 次，共 12 周，结果显示 ACR 20 和 ACR 50 分别是 54% 和 18%，大多数患者在第 8 周和第 12 周起效。值得注意的是，这项研究中半数起效的患者仍持续使用 DMARDs，包括甲氨蝶呤、来氟米特或生物制剂如依那西普（Etanercept）。另有 6 例患者出现了皮肤血管炎，导致必须停止免疫吸附治疗，这种少见的并发症可能与患者体内出现了葡萄球菌 A 蛋白抗体有关[41-42]。

2. ANCA 相关性血管炎　ANCA 相关性血管炎（ANCA associated vasculitis，AAV）是成人最常见的原

发性小血管炎,主要指韦格纳肉芽肿病、显微镜下多血管炎和坏死性新月体性肾炎。该病多累及肺、肾,且病情进展迅速,甚至危及生命。如能及时诊治,可控制病情进展,甚至逆转病情。目前认为血清 ANCA 具有直接致病性,其滴度升高与疾病活动、复发关系密切,因此通过清除循环中 ANCA 以控制血管炎病变活动已成为临床治疗 AAV 的手段之一。

许多临床对照研究已证明血浆置换(plasma exchange, PE)能有效治疗 AAV,尤其对伴有严重肾损害的病例,PE 可显著改善肾功能,文献报道将近 60% 的患者得以摆脱透析。PAIA 与 PE 相比,具有选择性强、效率高、避免疾病血行传播等优点,目前用于治疗 AVV 已显示出良好的效果。国内梅结卉等[43]对 6 例 AAV(主要表现为肾功能损害,无活动性肺出血)应用 PAIA 治疗,首次治疗后血清 ANCA 水平下降幅度达 50%,3 次吸附后下降约 80%,PAIA 结束时平均 MPO-ANCA 水平由治疗前(541.02 ±367.34) RU/ml 下降至(54.34 ±38.46) RU/ml,证实 PAIA 可以在短期内快速降低 ANCA 滴度。结果也显示如果患者没有同时接受免疫抑制剂治疗,血清 ANCA 水平可能存在反跳现象。作者建议 PAIA 治疗同时使用霉酚酸酯(MMF)联合治疗来减少疾病的反跳现象。但治疗中出现了 2 例疱疹病毒感染和 1 例严重的肺部感染,后者最终导致死亡。结合 PAIA 治疗后患者出现明显的血清免疫球蛋白降低,提示 PAIA 后体液免疫功能低下可能是感染机会增加的主要原因。作者认为对于老年患者,尤其是伴有肾功能不全或其他脏器功能减退的患者,PAIA 的剂量及后续免疫抑制剂(包括 MMF)的剂量均不应过大,以免感染。Matic 等[44]也报道 PAIA 治疗 3 例 c-ANCA 阳性的 Wegener 肉芽肿,在抗体完全清除后,2 例获得临床缓解,1 例透析患者肾外症状缓解,提示 PAIA 对于有严重肾脏损害,特别是需要透析的 AAV 患者具有改善肾功能的效果,对于血肌酐轻度升高、活动病变明显的患者进行 PAIA 治疗则有可能完全恢复肾功能。

总之,PAIA 治疗可以迅速降低 AAV 患者的血清 ANCA 水平,并能较快改善肾功能和控制血管炎活动性,但应防止 PAIA 及后续免疫抑制治疗带来的感染并发症。

3. *系统性红斑狼疮和狼疮性肾炎* 系统性红斑狼疮(systemic lupus erythematodes, SLE)是多发于年轻女性的一种自身免疫性疾病,其特征为淋巴细胞的病理性活化、多种自身抗体的产生、循环免疫复合物生成及补体系统的激活。流行病学调查显示,SLE 发生率(20 ~50)/10 万人口,死亡率超过健康人群的 3 倍。SLE 常累及全身多个脏器,导致狼疮性肾炎、狼疮性脑病等危重症,死因常为多器官功能衰竭和免疫抑制剂的严重不良反应。SLE 治疗的关键是清除血浆中大量自身抗体,以迅速控制狼疮活动,获得临床缓解。但患者常伴明显低蛋白血症、感染、水肿、心功能不全,往往难以耐受大剂量甲基泼尼松龙及间断 CTX 冲击治疗。PAIA 能有效地清除患者体内的自身抗体和循环免疫复合物,为 SLE 的治疗提供了一条相对高效、安全的途径。

曾建英[45]等对 7 例重症狼疮的患者采用国产蛋白 A 免疫吸附柱治疗,隔日 1 次,5 ~12 次为 1 个疗程,同时联合激素和免疫抑制剂。7 例共行 PAIA 治疗 65 例次,血浆吸附总量为 1 300 ~1 900 L,平均每人(9.5 ±2.4)次。患者经单次 PAIA 治疗后,血中 ANA、IgG 及循环免疫复合物(CIC)降低,与吸附治疗前相比差异有显著性($P<0.05$),且治疗后 3 周后仍持续降低。7 例中 5 例患者 ANA 及 ds-DNA 转阴,转阴率为 70%,6 例完全缓解,1 例部分缓解。Braun 报道[46]用 PAIA 治疗 10 例常规免疫抑制剂治疗无效的狼疮性肾炎(lupus nephritis, LN)患者,其中 7 例在 3 周内缓解,循环免疫复合物和自身抗体浓度显著下降,尿蛋白显著改善,由(7.6 ±5) g/d 降至(2.7 ±2.5) g/d($P<0.05$),血肌酐也明显下降。

许多研究证实了 PAIA 的疗效,但目前还没有研究能说明在疾病的哪个阶段开始较好,或 PAIA 的频度和剂量如何。有作者认为,对于细胞毒药物治疗无效的重症狼疮是蛋白 A 免疫吸附的指征,而且血浆吸附总量和治疗频度要大,治疗效果越好。并且建议在免疫吸附治疗后再用免疫抑制剂和细胞毒药物,并预防性静脉注射免疫球蛋白(0.2 ~0.3 g/kg)以利于最大限度地清除循环免疫复合物和自身抗体,防治疾病反跳和复发。

(三)神经系统疾病中的应用

1. *重症肌无力* 重症肌无力(myasthenia gravis, MG)是一种神经肌肉接头受损的疾病,每年的发病率(1 ~2)/10 万人,而患病率可高达 20 ~50/10 万人。80% ~90% 的患者血液中可检测到抗乙酰胆碱受体

(nicotinic acetylcholine receptors, AChR)抗体,多为 IgG 型,约 20% 患者体内还可检出抗横纹肌抗体以及其他功能蛋白的抗体。自身抗体和局部补体沉积导致神经突触后的烟酰胺乙酰胆碱受体(AChR)数目减少,从而损伤神经肌肉接头冲动的传导,引起肌无力等症状。除了自身抗体和补体的参与外,细胞因子、激肽、黏附因子等也参与了 MG 的发病。MG 可累及全身所有的肌肉,大多数严重病例需要机械通气辅助呼吸。

除了胸腺切除和抗胆碱酯酶药物治疗,免疫抑制治疗和血浆置换/免疫吸附在过去 30 年让 MG 患者的预后有了明显改善。免疫抑制剂如糖皮质激素、硫唑嘌呤、环孢素在大部分患者中普遍应用,但起效慢,在危重患者中使用的长期效果还不理想,激素类药物在显效之前甚至会使症状加重。研究者发现血浆置换、免疫吸附等治疗联合使用静脉注射免疫球蛋白疗效迅速而明显。

PAIA 治疗重症肌无力患者,与 PE 相比,前者对 IgG、抗 AChR 抗体的清除效果更好,不良反应更少,尤其对于有多器官受累的老年患者,其严重并发症的发生更少[47]。因可移除部分直接阻抑 AChR 的抗体,PAIA 对部分 MG 患者临床症状的改善可在 24 小时内见效,但更常见的情况是治疗 2 天后显效,因为 PAIA 移除了非直接作用的抗体或因子,例如介导突触后膜溶解的补体等。对 72 例危重 MG 患者的研究发现,PAIA 单用或联合血浆置换比单用血浆置换能更快改善症状,缩短住院时间,而耐受性也更好。

Shibamoto 等用 PAIA 治疗 5 例重症肌无力患者,每次治疗清除 2 000 ~2 500 ml 血浆,可清除 45% 抗 AChR 抗体,未发现严重不良反应。Grob 等[48]用 PAIA 治疗了 14 例重症肌无力患者,43% 的患者疗效极好,43% 的患者疗效好,其余 14% 患者疗效一般,治疗 4 次后抗 AChR 抗体仅为治疗的前的 23%。Kurkus 等采用蛋白 A 免疫吸附治疗 2 例 MG 患者,这 2 例患者对免疫抑制剂和血浆置换治疗反应欠佳,神经系统症状恶化,在研究中接受每周 3 ~4 次的免疫吸附治疗,共治疗 235 次,血清抗 AChR 抗体在每次治疗后下降 60% ~68%,2 个患者病情稳定。这一结果提示 PAIA 是挽救难治性重症肌无力患者生命的重要手段。Schneidewind 等[49]对 4 例曾数次接受 PAIA 的患者追踪 8 年,发现 PAIA 不仅可以降低抗 AChR 和抗 SM 抗体水平,还有持续的免疫调节作用,包括对炎症蛋白和 T、B 淋巴细胞亚型的调节作用,使接受治疗的患者预后比未接受该治疗的患者更好。但这仅是对小样本病例的观察,还有待于进一步大样本前瞻性的研究证实。

国内王明军等[50]采用 PAIA 治疗了 12 例 MG 患者,其治疗总有效率为 91.7%,与采用传统治疗的对照组(有效率 75%)相比有统计学差异,证实其比单纯药物治疗更有效。赵重波等[51]对 19 例 MG 患者采用 PAIA,所有入选患者均完成 2 次免疫吸附治疗,第 2 次治疗后的 IgG、IgA、IgM 浓度明显下降($P<0.000\ 1$)。Osser man 分级、改良美国 MG 基金会(MGFA)评分、MG 日常生活量表(ADL)和徒手肌力量表(MMT)均明显改善($P<0.000\ 1$)。MG 特异性乙酰胆碱受体(AChR)抗体阳性的患者 2 次治疗后抗体滴度明显下降,治疗后外周血调节性 T 细胞百分比明显上升。部分患者有轻度不良反应,但总体耐受性良好,各项安全性临床评定指标在治疗前后的变化均无统计学意义。结果表明,PAIA 可以迅速改善全身型 MG 患者的病情。刘俊峰等[52]选择 25 例晚发型重症肌无力患者,口服泼尼松 0.6 ~0.8 mg/kg 基础治疗,疗程 14 天。其中 10 例接受 PAIA 治疗,每例接受 2 次,共循环血浆容量 5 000 ~6 000 ml;另 15 例接受丙种球蛋白〔0.4 g/(kg·d)〕静脉注射治疗 5 天。观察两组治疗前后血浆中特异性标志物肌联蛋白抗体(Titin-ab)、抗乙酰胆碱受体抗体(AChR-ab)、突触前膜抗体(PremR-ab)的变化,同时测定治疗前后定量重症肌无力(QMG)评分。结果两组自身抗体(Titin-ab、AChR-ab、PremR-ab)均下降,但是 PAIA 组优于丙种球蛋白组,尤其 Titin-ab〔(54.7 ±3.5%) *vs.* (19.9 ±3.1)%,$P<0.05$〕更明显。PAIA 组 QMG 下降幅度明显大于丙种球蛋白组(70% *vs.* 40%,$P<0.05$)。呼吸机使用人数(1/10 *vs.* 6/15)、平均住院天数〔(13.5 ±0.5) *vs.* (16.0 ±0.5)〕和临床症状缓解时间〔(5.38 ±0.42) *vs.* (8.4 ±1.54)〕,PAIA 组均优于丙种球蛋白组。

2. 吉兰-巴雷综合征　吉兰-巴雷综合征(Guillain-Barre syndrome, GBS),也称为急性炎症性脱髓鞘性多发性神经病,是一种免疫介导的周围神经和神经根急性特发性脱髓鞘病变,是造成急性肢体瘫痪的常见疾病之一。GBS 可能与循环免疫复合物有关,抗神经节苷脂抗体也是重要的致病因子。临床表现为快速起病的四肢肌肉迟缓性轻瘫,对感觉神经元相对影响较少。GBS 是自限性疾病,即使不给予任何药物治疗,大部分患者在病程 2 ~3 周也开始逐渐恢复,而危重病例在第 4 周时肌力最差,累及胸部神经时可导致呼吸衰竭而死亡。血浆置换是治疗 GBS 最重要的手段之一,它可改善危重患者的临床症状。

研究显示 PAIA 治疗同样可清除抗神经节苷脂抗体和纤维蛋白原,起到改善患者症状的作用,与 PE 相当。Jimenez 等采用 PAIA 治疗 10 例 GBS 患者,8 例有效;Ruiz JC 等[53]对两例 GBS 采用 PAIA 也效果显著。

(四)在血液系统疾病中的应用

1.特发性血小板减少性紫癜 特发性血小板减少性紫癜(idiopathic thrombocytopenic purpura, ITP)是由抗血小板表面膜糖蛋白抗体介导的自身免疫性疾病。80%以上的患者采用糖皮质激素或脾切除治疗可以获得永久的缓解,但该病的缓解率在老年患者中不高。Snyder 等[54]对 72 例皮质类固醇和脾切除无效的 ITP 患者采用了 PAIA 治疗,患者治疗前血小板均少于 50×10^9/L,每次 PAIA 吸附 1 000 ~2 000 ml 血浆,2 ~3 周内平均进行 6 次治疗。治疗后 18 例患者的血小板迅速增高至大于 100×10^9/L,16 例患者的血小板在 50×10^9 ~ 100×10^9/L。研究者同时联合了小剂量皮质类固醇治疗,减少了 PAIA 副作用的发生率和严重程度。基于前期研究证实了 PAIA 治疗 ITP 的疗效,FDA 批准了蛋白 A 免疫吸附柱(Prosorba)用以治疗传统治疗无效的 ITP 患者[55],而实际上,其他类型的蛋白 A 吸附柱目前也用于难治性 ITP 的治疗中。Rostok 中心[56]报告了 1 例恶性进展性的 ITP 患者(治疗前血小板计数 $<10\times10^9$/L),该患者联合静脉丙种免疫球蛋白、细胞毒药物等治疗,采用每周 2 次体外 PAIA 成功治疗,缓解期超过 2 年,目前该患者的血小板计数 $>10\times10^9$/L。

总的来说,PAIA 在 ITP 治疗中的地位尚未明了,但是对于一些传统治疗无效的患者,采用 PAIA 是一个值得尝试的治疗方式。

2.血栓性血小板减少性紫癜 血栓性血小板减少性紫癜(thrombotic thrombocytopenic purpura, TTP)和溶血尿毒症综合征(hemolytic uremic syndrome, HUS)同属于血栓性微血管病(thrombotic microagiopathy, TMA),共同的病理变化为内皮细胞损害、微血管内血栓形成,因此不少学者将之视为同一疾病的两种不同表现,也称 TTP-HUS。vWF 是凝血因子 VⅢ的组成部分,可在内皮细胞、巨噬细胞中形成,通过二硫键形成多聚体,vWF 裂解蛋白酶(ADAMTS-13)可调节 vWF 的黏附功能,阻止其聚集;当 ADAMTS-13 活性缺乏时,血液中将出现异常巨大的多聚 vWF,激活并使之贴壁于受损内皮处,从而导致血小板血栓形成。TTP 患者金属蛋白酶 ADAMTS-13 活性常大大降低,甚至接近零,从而导致微血管栓塞、血小板聚集。基于上述 TTP 的发病机制,研究[57]发现这类患者免疫吸附治疗的效果不如血浆置换,但是某些体内存在针对内皮细胞的自身抗体,蛋白 A 吸附治疗的效果好于血浆置换。

3.血友病 血友病(hemophilia)是一种 X 染色体连锁隐性遗传性疾病,由于编码凝血因子的基因异常导致凝血因子生成障碍。以阳性家族史、幼年发病、自发性或轻度外伤后出血不止、血肿形成及关节出血为特征,通常女性携带异常基因,男性发病,包括血友病 A(凝血因子Ⅷ缺乏)、血友病 B(凝血因子Ⅸ缺乏)及遗传性因子Ⅺ缺乏症。血友病的人群发病率为(5 ~10)/10 万,婴儿发生率为 1/5 000。

长久以来血友病的治疗以输注冰冻血浆、人重组凝血因子Ⅷ等替代治疗为主,凝血抑制因子的产生是替代治疗的主要指征,累及 10% ~35% 的血友病 A 及 3% ~5% 的血友病 B 患者。而没有血友病的人群中约 1/1 000 000 人年可能出现Ⅷ因子的抗体而发展成获得性血友病。这些患者可能出现不同于先天性血友病患者的严重而威胁生命的大出血。当体内出现低滴度的抑制因子时可以采用输注相对高浓度的浓缩凝血因子解决,但该方法对于高滴度的患者(>10BU/ml, Bethesda Unit, BU)不适宜。研究发现凝血抑制因子主要为免疫球蛋白 IgG,以 IgG_4 和 IgG_2 为主,由于蛋白 A 主要吸附 IgG 亚型 1、2 和 4,因而适合采用 PAIA 清除该抗体[58],FDA 也已批准 PAIA 用于治疗体内产生凝血抑制因子的血友病患者。研究显示通过 PAIA 清除抑制因子联合细胞毒药物 CTX 治疗对大多数病例可以长期抑制相应的 B 细胞克隆产生新抗体。

Nilsson[59]最早于 1981 年报道对 1 例严重出血的血友病患者采用 PAIA 清除凝血因子抗体,治疗后抗体滴度和 IgG 总量均较前下降 80%，临床症状明显好转。此后，Jansen[60]又报道了 PAIA 治疗 10 例血友病的观察，显示免疫吸附几乎能完全清除抗体或将抗体滴度降低至可用浓缩凝血因子中和的范围，可控制活动性出血的发生，控制进行性的出血。Freiburghaus 等[61]用 PAIA 治疗了 10 例血友病患者，其中 5 例为手术前的预防性治疗，每次治疗 1～6 个循环，共治疗 19 次，结果显示 PAIA 治疗后Ⅷ因子抗体滴度显著下降甚至检测不到，并能维持 5～9 天，临床症状改善，原有的出血停止，而手术期间和术后无大出血。虽然目前还没有关于 PAIA 治疗血友病的随机对照研究，但从目前的许多临床报告来看 PAIA 治疗血友病患者的近期和长期预后良好，能有效清除凝血因子抗体，控制活动性出血的发生，并能诱导患者产生免疫耐受。Zeitler 等[62]对 35 例抗体滴度高的血友病患者采用改良的 Bonn-Malmo 方案（modified Bonn-Malmo Protocol，MBMP）方案治疗，该治疗方案联合了免疫吸附、浓缩Ⅷ因子、静脉注射免疫球蛋白（IVIG）和免疫抑制剂治疗，结果显示抑制因子水平在 1 或 2 次 PAIA 治疗后 3 天左右降至可测定浓度以下，约 12 天患者可停止输注浓缩Ⅷ因子，14 天完成整个疗程，随访 7 个月至 7 年，其对肿瘤患者的完全缓解率高达 97%。

最近对部分血友病治疗中心的调查[63]显示，分别有 10% 和 9% 的医生将免疫吸附作为一线和二线治疗选择。大多数医生认为威胁生命的大出血（70%）、急诊手术（56%）和需要超高剂量的凝血因子止血（54%）是免疫吸附治疗的指征，免疫抑制剂治疗失败和治疗前存在高滴度的抗体时也可以考虑免疫吸附。大多数的医生会联合免疫抑制剂如糖皮质激素（86%）、环磷酰胺（72%）、静脉用丙种球蛋白（61%）和浓缩Ⅷ因子（44%）联合治疗。

4. *多发性骨髓瘤* 多发性骨髓瘤（multiple myeloma，MM）是浆细胞异常增生的恶性肿瘤，骨髓内有异常浆细胞（骨髓瘤细胞）的增殖，引起骨骼破坏（溶骨性改变），血清或尿的蛋白电泳出现单株峰（M 蛋白），正常的多克隆免疫球蛋白合成受抑制，尿内出现本周蛋白，最后导致贫血和肾功能损害。罗乐宣等[64]报道用蛋白 A 免疫吸附疗法治疗 1 例多发性骨髓瘤（MM）合并肾衰竭，效果满意。患者男，72 岁，因全身乏力、食欲不振 3 个月，少尿 2 周入院。体检轻度贫血貌、双肺散在湿啰音，余未见异常。实验室检查：Hb 86 g/L，WBC 6.8×10^9/L，PLT 46×10^9/L，ESR 160 mm/h。尿 pH 5.5，蛋白（++），糖（+），24 小时尿蛋白 1.32g，BUN 43 mol/L，Scr 1 140 μmol/L，血浆总蛋白 90 g/L，白蛋白 29g/L，Ca^{2+} 2.79 mmol/L，IgG 25.37 g/L，IgA 1.61 g/L，IgM 1.67 g/L，血浆蛋白电泳：A：0.45，α_1：0.03，α_2：0.07，β：0.15，γ：0.31，尿本周蛋白（+）。骨髓象示浆细胞 >0.30，X 线颅骨及股骨片示散在大小不等的类圆形透亮区。诊断多发性骨髓瘤（MM）伴肾衰竭。

使用瑞典 CITEM-10 免疫吸附机，吸附柱由蛋白 A 琼脂糖凝胶制成。首先开始血液透析，2～3 次/周，4 小时/次。后续 IA 治疗，每次处理血浆量 6 000 ml。PAIA 后测检测免疫球蛋白示 IgG 4.43 g/L、IgA 0.51 g/L、IgM 0.31 g/L，下降率分别为 82.5%、68.3% 和 81.4%。PAIA 后患者病情明显好转，第 6 天尿量明显增多，遂暂停透析，配合化疗后，尿量及肾功能逐渐恢复正常，血生化指标稳定。

5. *溶血性尿毒症综合征* 溶血性尿毒症综合征（hemolytic uremic syndrome，HUS）于 1955 年由 Gasser首次报道，是以微血管溶血性贫血、血小板减少及急性肾衰竭为特征的一种综合征。HUS 属于微血管性疾病，其发病与感染、药物、免疫缺陷、遗传等诸多因素有关，成人死亡率高，存活者多进入终末期肾病。通常根据有无腹泻将本病分为典型性 HUS（D-HUS）和非典型性 HUS（D-HUS）。典型性 HUS 多有血样便、水样便、腹痛等消化道前驱症状，但约 20% 患者并无上述症状；非典型性 HUS 无血样腹泻，多与血管病变有关。

文献报道，血浆置换治疗使 HUS 的病死率从超过 90% 下降至 10%～30%，但血浆置换不是对所有 HUS 患者都有效。对既往临床研究的荟萃分析[65]显示，PAIA 对肿瘤/化疗相关的、常规血浆置换无效的和骨髓移植后的 TTP/HUS 都有良好效果。

德国 Borghardt 等[66]报道肿瘤相关性 HUS（c-HUS），常出现在腺癌和某些化疗药物如长春新碱、丝裂霉素、环孢素、阿糖胞苷、顺铂、奥沙利铂等治疗后，又称为"化疗相关 HUS"。其他药物如避孕药、可卡因、噻氯匹定等也可引起 HUS。通常用激素、抗血小板制剂和血浆置换治疗无效，输血会加剧病情。其发病机制是肾血管内皮细胞受损，有些药物或其代谢产物可以直接损伤内皮细胞，继而体内产生抗内皮细胞自身抗体，导致血栓性微血管疾病。有证据表明，与血小板聚集功能紊乱密切相关的血栓性血小板减少性紫癜(TTP)和c-HUS都是免疫介导的，血浆中存在血小板相关的IgG和循环免疫复合物IgG-CIC，而PAIA能有效地清除IgG和IgG-CIC。研究[67]报道30例c-HUS患者用PAIA治疗，每周作3次血浆吸附，每次吸附3个血浆容量(1个血浆容量为体重的5%)。随访后可评价的患者29例，其中23例治疗后CIC下降，补体恢复正常，LDH下降，表明溶血停止；血红蛋白、血小板、红细胞迅速上升，肾功能稳定或好转。6例患者在完成疗程前死于肿瘤恶化或c-HUS并发症。

(五)扩张型心肌病

扩张型心肌病(dilated cardiomyopathy, DCM)是一种以左心室或双侧心室扩张及收缩功能障碍为特征的心脏病，临床表现为心力衰竭、心律失常、血栓栓塞及猝死。其年发病率为(5~8)/10万人，国外报道DCM的5年生存率约76.0%，国内的资料显示仅为65.3%。因其发病机制仍未明了，目前对DCM的治疗仍然维持在改善症状、预防并发症和阻止或延缓病情进展、提高生存率。

目前已知的DCM发病机制包括遗传因素、病毒持续感染、心肌抗原表位的自身免疫反应、机械压力和中毒等。而自身免疫被认为是DCM的主要病因，DCM患者血液中可检测到多种针对心肌细胞蛋白，包括心肌β受体、心肌收缩蛋白、线粒体蛋白、M_2乙酰胆碱受体等蛋白的抗体。Felix等[68]用免疫球蛋白吸附脱洗液分析认为自身抗体在DCM中起重要的功能性作用，清除自身抗体有利于早期血流动力学的改善。

Muller等[69]对34例抗肾上腺素能β_1受体抗体阳性、中至重度心力衰竭的DCM患者进行前瞻性对照研究，17例采用PAIA联合标准内科治疗，另17例仅采用标准内科治疗。治疗随访1年后，治疗组左室射血分数(EF)显著增加69.9%，舒张期左室直径下降14.5%，而对照组几乎无明显改变。PAIA治疗组NYHA心功能分级明显改善($P=0.0001$)，抗β_1肾上腺受体抗体未能转阴。Staudt等[70]选择伴有心力衰竭(Ⅲ~Ⅳ级)的DCM患者，EF<25%，连续5次PAIA后心脏指数(CI)明显升高，而全身血管阻力和肺毛细血管楔压显著下降，抗β_1肾上腺受体抗体水平下降。随后作者又做了一个针对18例患者的随机对照研究，检测PAIA后的血流动力学变化。治疗组的9例患者每月1次PAIA，连续3个月，并联合药物治疗，而对照组仅采用药物治疗。治疗3个月后，治疗组心脏指数、每搏容量指数和全身血管阻力持续改善，EF由(22.6±1.7)%升至(33.2±1.3)%($P<0.01$)，临床评价心力衰竭好转，而对照组3个月后临床症状无改善。Staudt等[71]还观察了4例DCM患者在1个月的PAIA联合IVIG治疗后心脏的免疫组织学改变，基线和治疗3个月后的右心室活检病理，显示治疗组淋巴细胞浸润、LCA阳性细胞和HLAⅡ型抗原显著减少，而对照组无明显改变。作者建议对于有心力衰竭症状的患者，如伴有严重的左室功能减退(LVEF<35%，NYHA Ⅱ~Ⅳ)，且病程超过6个月，在传统药物治疗的基础上加用PAIA治疗。

上述研究表明PAIA可通过清除与心肌蛋白结合的自身抗体，减少其对心肌的损伤，从而改善患者的心功能，但此法还有待大规模临床试验进一步证实疗效。

八、蛋白A免疫吸附治疗的不良反应

蛋白A免疫吸附副反应较少，大部分患者可很好耐受，常见的副反应包括：

(1)低血压。可能与体外循环容量过大有关，预充体外循环系统，或适当补充血容量。

(2)低血钙症。患者可能出现抽搐等症状，与使用枸橼酸钠抗凝剂有关，可予以10%葡萄糖酸钙预防和治疗。

(3)过敏反应。患者出现轻度畏寒、发热、恶心、呕吐、腹痛等，予以对症处理。

(4)其他。白蛋白丢失，关节疼痛、肿胀等。

患者通常反应较轻，可予以对症处理即可，如出现严重并发症应立即终止治疗。患者尽可能避免在治疗前72小时内使用血管紧张素转换酶抑制剂(ACEI)。ACEI可以抑制激肽酶分解激肽，致使血浆激肽水平升高,引起过敏反应和心血管并发症。因为免疫吸附治疗不需要输入异体血浆,故无传染肝炎等血源性疾病的可能性,大量灌注血浆(60 ~ 80 L)也未发生不良反应。体外循环技术本身的并发症与通常的此类技术一样,吸附柱的生物相容性有待进一步观察。

九、蛋白 A 疗法的临床评价与展望

在治疗过程中,绝大多数患者耐受良好,吸附治疗患者免疫球蛋白 IgG 水平会明显下降,但临床中因此而出现严重感染的报道不多。少数患者会出现寒战、发热、发冷等流感样症状,部分出现低血压、皮疹,多在8 小时自然恢复。吸附柱的颗粒脱落进入血流引起恶心、呕吐、腹泻和心动过速、心律失常等极为少见。但在进行 PAIA 治疗时使用含有柳硫汞(thimerosal)的消毒剂可能会导致患者汞中毒[72-73],建议换用无汞的消毒剂。还有部分患者因出现了皮肤血管炎必须停止 PAIA[34],可能与出现了蛋白 A 的抗体有关。

PAIA 用于治疗免疫介导性疾病已经近 30 年历史,与传统的血浆置换相比,PAIA 治疗有更多的优越性,患者自身血浆回输,无须替代液,可防止血源性传染疾病;吸附具有选择性和特异性,可特异性清除循环中致病介质,对正常血浆成分影响小;性价比较高,更为安全。不仅如此,PAIA 的治疗范围也已经远远超出了血浆置换的范围,而且疗效更高,它不仅能从循环中清除致病性的自身抗体,还能调节免疫和诱导患者产生免疫耐受。葡萄球菌蛋白 A 的免疫调节作用体现在可使严重自身免疫性疾病患者的快速缓解,减少活化的单核细胞和细胞毒 T 细胞,消除自身反应性 T 细胞活性和延长免疫吸附间期对自身抗体产生的抑制等。随着吸附柱的生物相容性进一步提高和新一代“智能膜”的开发,蛋白 A 免疫吸附可能会应用在更广泛的疾病治疗中,我们也期望将来有更多关于 PAIA 治疗的临床研究出现,并能制定出更明确的治疗规范和指南。

参考文献

1. Bansal SC, Bansal BR, Thomas HL, et al. Exvivo removal of serum IgG in a patient with colon carcinoma: some biochemical, immunological and histological observations. Cancer, 1978,42(1):1-18.
2. Uhlén M, Guss B, Nilsson B, et al. Complete sequence of the staphylococcal gene encoding protein A. A gene evolved through multiple duplications. J Biol Chem, 1984,259(3):1695-1702.
3. Yang L, Biswas ME, Chen P. Study of binding between protein A and immunoglobulin G using a 3 surface tension probe. Biophys J, 2003,84(1):509-522.
4. Arora P, Hammes GG, Oas TG. Folding mechanism of a multiple independently-folding domain protein: double B domain of protein A. Biochemistry, 2006,45(40):12312-12324.
5. Deisenhofer J. Crystallographic refinement and atomic models of a human Fc fragment and its complex with fragment B of protein A from Staphylococcus aureus at 2.9- and 2.8-A resolution. Biochemistry, 1981,20(9):2361-2370.
6. Graille M, Stura EA, Corper AL, et al. Crystal structure of a Staphylococcus aureus protein A domain complexed with the Fab fragment of a human IgM antibody: structural basis for recognition of B-cell receptors and superantigen activity. Proc Natl Acad Sci USA, 2000,97(10):5399-5404.
7. Duggleby CJ, Jones SA. Cloning and expression of the Staphylococcus aureus protein A gene in Escherichia coli. Nucleic Acids Res, 1983,11(10):3065-3076.
8. Saito A, Honda S, Nishi T, et al. High level expression of a synthetic gene coding for IgG-binding domain B of Staphylococcal protein A. Protein Eng, 1989,2(6):481-487.
9. Fahnestock SR, Saunders CW, Guyer MS, et al. Expression of the staphylococcal protein A gene in Bacillus subtilis by integration of the intact gene into the B. subtilis chromosome. J Bacteriol, 1986,165(3):1011-1014.
10. Fahnestock SR, Fisher KE. Expression of the staphylococcal protein A gene in Bacillus subtilis by gene fusions utilizing the promoter from a Bacillus amyloliquefaciens alpha-amylase gene. J Bacteriol, 1986,165(3):796-804.

11. 徐军,吴凡,等.金黄色葡萄球菌蛋白A基因的克隆、表达与纯化.细胞与分子免疫学杂志,2006,22(6):816-818.
12. Uhlén M, Guss B, Nilsson B, et al. Complete sequence of the staphylococcal gene encoding protein A. A gene evolved through multiple duplications. J Biol Chem, 984,259(3):1695-1702.
13. 杨宇,吴小兵. 重组蛋白A基因及其表达产物的制备与应用. 中国专利:03105360.2,2003.07.30.
14. 吴小兵,杨宇,韦新桂. 重组蛋白A基因及其表达产物的制备与应用. 中国专利:03149982.1,2004.09.01.
15. Eliasson M, Olsson A, Palmcrantz E, et al. Chimeric IgG-binding receptors engineered from staphylococcal protein A and streptococcal protein G. J Biol Chem, 1988,263(9):4323-4327.
16. 谈珉,胡辉,郭亚军. 一种重组蛋白A基因及其表达产物的制备方法与用途. 中国专利:200710085148.X,2007.10.10.
17. Svensson HG, Hoogenboom HR, Sjöbring U. Protein LA, a novel hybrid protein with unique single-chain Fv antibody- and Fab-binding properties. Eur J Biochem, 1998, 258(2):890-896.
18. Bygren P, Freiburghaus C, Lindholm T, et al. Goodpasture′s syndrome treated with staphylococcal protein A immunoadsorption. Lancet,1985,(8467):1295-1296.
19. Hu W, Liu Z, Ji D, et al. Staphylococcal protein A immunoadsorption for Goodpasture′s syndrome in four Chinese patients. J Nephrol,2006,19(3):312-317.
20. 胡伟新,季大玺,沈淑琼,等. 免疫吸附治疗抗肾小球基膜抗体疾病附5例报告. 肾脏病透析肾移植杂志,2003,12(2):102-117.
21. 滕杰,陈利明,邹建洲,等.蛋白A免疫吸附治疗急进性肾炎附5例报告.中国血液净化杂志,2005,4(9):472-475.
22. Zhang Xin, Liu Zhihong, Li Shijun,et al. Successful treatment of patients with lipoprotein glomerulopathy by protein A immunoadsorption: a pilot study. Nephrol Dial Transplant, 2009, 24(3):864-869.
23. 占锦峰,刘志红,李世军,等.免疫吸附治疗脂蛋白肾病的疗效观察.肾脏病与透析肾移植杂志,2006,15:203-209.
24. Dantal J, Godfrin Y, Koll R, et al. Antihuman immunoglobulin affinity immunoadsorption strongly decreases proteinuria in patients with relapsing nephrotic syndrome. J Am Soc Nephrol,1998,9: 1709-1715.
25. Belson A, Yorgin PD, Al-Uzri AY, et al. Long-term plasmapheresis and protein A column treatment of recurrent FSGS. Pediatr Nephrol, 2001,16(12):985-989.
26. Esnault VL, Besnier D, Testa A, et al. Effect of protein A immunoadsorption in nephrotic syndrome of various etiologies. J Am Soc Nephrol,1999, 10(9):2014-2017.
27. Mastrangelo F,Pretagostini R,Berloco P, et al. Immunoadsorption with protein A in humoral acute rejection of kidney transplants : multicenter experience. Transplant Proc, 1995, 27(1):892-895.
28. Lorenz M, Regele H, Schillinger M, et al. Peritransplant immunoadsorption: a strategy enabling transplantation in highly sensitized crossmatch-positive cadaveric kidney allograft recipients. Transplantation, 2005,79(6):696-701.
29. Haas M,Bohmig GA,Leko-Mohr Z, et al. Peri-operative immunoadsorption in sensitized renal transplan recipients. Nephrol Dial Transplant, 2002,17:1503-1508.
30. Hickstein H, Korten G, Bast R, et al. Immunoadsorption of sensitized kidney transplant candidates immediately prior to surgery. Clin Transplant, 2002,16(2):97-101.
31. Liu M, Ji SM, Tang ZH, et al. C4d-positive acute humoral renal allograft rejection: rescue therapy by immunoadsorption in combination with tacrolimus and mycophenolate mofetil. Transplant Proc, 2004,36(7):2101-2103.
32. Böhmig GA, Wahrmann M, Regele H, et al. Immunoadsorption in severe C4d-positive acute kidney allograft rejection: a randomized controlled trial. Am J Transplant, 2007,(1):117-121.
33. 刘文渊,孟建中.IA在预防肾移植后超急性排斥反应中的应用观察.中国现代医学杂志,2005,15(5):716-718.
34. 孙琳琳,叶朝阳,戎殳,等.免疫吸附治疗在肾移植致敏受者中的应用.中国中西医结合肾病杂志,2007,8(10):583-585.
35. Snyder Jr HW, Bertram JH, Henry DH, et al. Use of protein A immunoadsorption as a treatment for thrombocytopenia in HIV-infected homosexual men: a retrospective evaluation of 37 cases. Aids,1991,5:1257-1260.
36. Snyder Jr HW, Seawell BW, Cochran SK, et al. Specificity of antibody responses affected by extracorporeal immunoadsorption of plasma over columns of protein A silica. J Clin Apher, 1992,7:110-118.
37. Wiesenhutter CW, Irish BL, Bertram JH. Treatment of patients with refractory rheumatoid arthritis with extracorporeal protein A immunoadsorption columns: a pilot trial. J Rheumatol, 1994,21:804-812.
38. Caldwell J, Gendreau RM, Furst D, et al. A pilot study using a staph protein A column (Prosorba) to treat refractory rheuma-

toid arthritis. J Rheumatol, 1999,26:1657-1662.

39. Felson DT, LaValley MP, Baldassare AR, et al. The Prosorba column for treatment of refractory rheumatoid arthritis: a randomized, double-blind, sham-controlled trial Arthritis. Rheum, 1999,42:2153-2159.
40. Roth S. Effects of Prosorba column apheresis in patients with chronic refractory rheumatoid arthritis. J Rheumatol,2004,31:2131-2135.
41. Poullin P, Announ N, Mugnier B, et al. Protein A-immunoadsorption (Prosorba column) in the treatment of rheumatoid arthritis. Joint Bone Spine,2005,72:101-103.
42. Deodhar A, Allen E, Daoud K, et al. Vasculitis secondary to staphylococcal Protein A immunoadsorption (Prosorba column) treatment in rheumatoid arthritis. Semin Arthritis Rheum, 2002,32:3-9.
43. 梅结卉,胡伟新,季大玺,等.免疫吸附治疗 ANCA 相关血管炎的初步观察.肾脏病与透析肾移植杂志,2007,16:316-321.
44. Matic G, Michelsen A, Hofmann D, et al. Three cases of C-ANCA positive vasculitis treated with immunoadsorption: Possible benefit in early treatment. Ther Apher, 2001, 5(1): 68-72.
45. 曾健英,张建林,邹川.免疫吸附治疗狼疮性肾炎的临床研究.实用医学杂志,2005,21:2655-2657.
46. Braun N, Erley C, Klein R, et al. Immunoadsorption onto protein A induces remission in severe systemic lupus erythematosus. Nephrol Dial Transplant, 2000, 5:1367-1372.
47. Flachenecker P, Taleghani BM, Gold R, et al. Treatment of severe myasthenia gravis with protein A immunoadsorption and cyclophosphamide. Transfus Sci, 1998,19(Suppl):S43-S46.
48. Gold R.,Schneider-Gold C. Current and future standards in treatment of Myasthenia Gravis. Neurotherapeutics, 2008, 5(4):535-541.
49. Schneidewind JM, Zettl UK, Winkler RE, et al. The outcome in myasthenia gravis patients-an eight-year follow-up after finishing immunoabsorption therapy. Transfusion and Apheresis Science, 2001,24:95-98.
50. 王明军,廖蕴华,周红卫.蛋白 A 免疫吸附治疗重症肌无力的临床观察。中国血液净化,2008,7(8):417-419.
51. 赵重波,刘骏峰,朱雯华,等.葡萄球菌蛋白 A 免疫吸附治疗全身型重症肌无力的临床研究.中国神经精神疾病杂志,2007, 33(9):537-539.
52. 刘俊峰,薛俊,游怀舟,等.免疫吸附治疗晚发型重症肌无力.中国肾脏病杂志,2008,24(11):783-786.
53. Ruiz JC, Berciano J, Polo JM, et al. Treatment of Guillain-Barre syndrome with protein-A immunoadsorption: report of two cases. Ann Neurol,1992,31(5):574-575.
54. Snyder HW,Cochran SK, Balint JP, et al. Experience with protein A immunoadsorption in treatment-resistant adult immune thrombocytopenic purpura. Blood,1992, 79:2237-2245.
55. Howe RB, Christie DJ. Protein A immunoadsorption treatmen in hematology: an overview. J Clin Apheresis, 1994,9:31-32.
56. Matic GB, Hofmann D, Konrad H, et al. Clinical course in a patient with malignant idiopathic thrombocytopenic purpura treated chronically with immunoadsorption. Abstract. Int J Artif Organ,2001,21:643.
57. Fontana S, Kremer Hovinga JA. Plasma therapy in thrombotic thrombocytopenic purpura: review of the literature and the Bern experience in a subgroup of patients with severe acquired ADAMTS-13 deficiency. Semin Hematol, 2004, 41:48-59.
58. Mansouri Taleghani B, Grossmann R. Treatment of pateients with factor Ⅷ autoantibodies by staphylococcal protein A-based immunoadsorption and immunosuppression. Br J Haemato, 2001, 114:956-958.
59. Nilsson IM, Jonsson S, Sundqvist SB, et al. A procedure for removing high titer antibodies by extracorporeal protein-A-sepharose adsorption in hemophilia: substitution therapy and surgery in a patient with hemophilia B and antibodies. Blood, 1981,58(1):38-44.
60. Jansen M, Schmaldienst S, Banyai S, et al. Treatment of coagulation inhibitors with extracorporeal immunoadsorption (Ig-Therasorb). Br J Haematol, 2001, 112:91-97.
61. Freiburghaus C, Berntorp E, Ekman M, et al. Immunoadsorption for removal of inhibitors: update on treatments in Malmo-Lund between 1980 and 1995. Haemophilia,1998, 4:16-20.
62. Zeitler H, Ulrich-Merzenich G, Hess L, et al. Treatment of acquired hemophilia by the Bonn-Malmo Protocol: documentation of an in vivo immunomodulating concept. Blood, 2005,15(6):2287-2293.
63. Tiede A, Huth-Kühne A, Oldenburg J, et al. Immunosuppressive treatment for acquired haemophilia: current practice and future directions in Germany, Austria and Switzerland. Ann Hematol, 2009,88(4):365-370.

64. 罗乐宣,于宗周. 免疫吸附治疗多发性骨髓瘤伴肾衰竭初探. 中华肾脏病杂志, 1998, 14(3): 181-182.

65. von Baeyer H. Plasmapheresis in thrombotic microangiopathy-associated syndromes: review of outcome data derived from clinical trials and open studies. Ther Apher, 2002,6(4):320-328.

66. Borghardt EJ, Kirchertz EJ, Marten I, et al. Protein A-immunoadsorption in chemotherapy associated hemolytic-uremic syndrome. Transfus Sci, 1998,19 (Suppl):S5-S7.

67. Snyder HW Jr, Mittelman A, Oral A, et al. Treatment of cancer chemotherapy-associated thrombotic thrombocytopenic purpura/hemolytic uremic syndrome by protein A immunoadsorption of plasma. Cancer, 1993, 71(5):1882-1892.

68. Felix SB, Staudt A, Landsberger M, et al. Removal of cardiodepressant antibodies in dilated cardiomyopathy by immunoadsorption. J Am Coll Cardiol, 2002, 39(4): 646-652.

69. Muller J, Wallukat G, Dandel D, et al. Immunoglobulin adsorption in patients with idiopathic cardiomyopathy. Circulation, 2000, 101(4):358-391.

70. Staudt A, Böhm M, Knebel F, et al. Potential role of autoantibodies belonging to the immunoglobulin G-3 subclass in cardiac dysfunction among patients with dilated cardiomyopathy. Circulation, 2002,106(19):2448-2453.

71. Staudt A, Schaper F, Stangl V, et al. Immunohistological changes in dilated cardiomyopathy induced by immunoadsorption therapy and subsequent immunoglobulin substitution. Circulation, 2001,103:2681-2686.

72. Koch M, Trapp R. Ethyl mercury poisoning during a protein A immunoadsorption treatment. Am J Kidney Dis, 2006,47(2): E31-E34.

73. Kramer L, Bauer E, Jansen M, et al. Mercury exposure in protein A immunoadsorption. Nephrol Dial Transplant, 2004,19(2):451-456.

第十二节　血脂净化

薛　骏

脂质代谢紊乱是引起动脉粥样硬化,继而导致心脑血管疾病的重要因素,二者的相关性已经通过大量的动物实验、人体粥样斑块的组织病理学和组织化学的研究以及众多的流行病学的调查得到证实。尤其是近10年来,众多循证医学的研究成果表明积极的降脂治疗在心脑血管疾病的Ⅰ级、Ⅱ级预防中扮演了重要角色。绝大多数的脂质代谢紊乱患者经积极的饮食控制、适当的体育活动和恰当的调脂药物均能得到很好的控制,然而极少部分家族遗传性脂质代谢紊乱患者经积极药物治疗仍不能达到靶目标,或部分患者无法耐受降脂药物并出现严重的副反应,以及部分急性缺血性血管疾病患者合并严重的脂质代谢紊乱和微循环障碍等情况,需迅速纠正。在这样的背景下,许多体外降脂疗法应运而生,自1965年首次运用血浆置换疗法治疗严重高脂血症以来,各类体外降脂技术得到迅猛发展,尤其是20世纪80年代后期,随着生物医学工程及高分子材料科学的迅速发展,各类高度选择性的体外降脂疗法取得了长足的进步[1],本文就各类血脂净化疗法的技术特点和临床疗效做简单介绍。

一、体外血脂净化疗法与技术特点

(一)非选择性——血浆置换

非选择性——血浆置换(plasma exchange,PE)是最早用于治疗家族遗传性脂质代谢紊乱的方法,每次置换血浆2~4.5 L,不仅去除了有害的低密度脂蛋白(LDL)、脂蛋白(a)[Lp(a)]、胆固醇等成分,也清除了高密度脂蛋白(HDL)、白蛋白、免疫球蛋白等有益成分,必须补充大量的新鲜血浆,因此可能带来过敏反应、交叉感染等并发症,所以随着选择性体外降脂疗法的出现,目前已很少用于体外降脂。

(二)半选择性——二重滤过血浆置换疗法

半选择性——二重滤过血浆置换疗法(double filtration plasmapheresis,DFPP)也称之为不同膜滤过(membrane different filtration,MDF)或级联滤过(cascade filtration,CF),利用不同孔径血浆成分分离器来控制血浆蛋白的去除范围[2],其流程图见图11-12-1(日本Asahi公司Plasauto-iQ)。第一个滤器是普通的

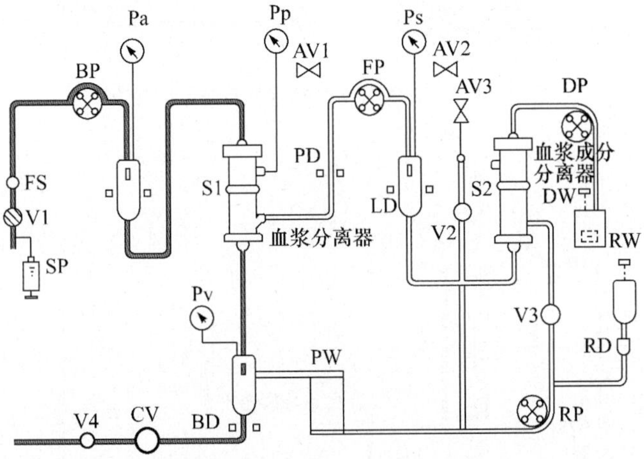

图11-12-1 二重滤过血浆置换疗法

血浆分离器,用于分离红细胞等有形成分和血浆,其孔径约0.2 μm,可供无细胞成分的血浆自由通过。第二个滤器中空纤维柱孔径约0.03 μm,用于分离血浆中的大分子物质如LDL、极低密度脂蛋白(VLDL)、中间密度脂蛋白(IDL)、纤维蛋白原等,但也有部分HDL、免疫球蛋白、白蛋白和小分子激素等有益成分同时被清除,因此,称之为半选择性。一般的治疗方案:①血管通路的选择:首选右肘正中静脉→左肘正中静脉,若肘正中静脉条件差,可考虑深静脉穿刺如股静脉、颈内静脉等。②血流量:理想的血流量应为100~120 ml/min,可以获得比较理想的血浆分离率,但由于大多患者的肘正中静脉达不到上述要求,根据作者的经验,比较可行的血流量为60~90 ml/min。虽然治疗时间相应延长,但疗效相当。③血浆分离量:一般为血流量的1/4~1/3即20~30 ml/min。④抗凝法:一般选用普通肝素,首剂2 000~3 000 U,持续500~1 000 U/h。部分高凝或高黏患者可适当增加肝素剂量。⑤补充白蛋白30 g或等量代血浆制品。近年来,又出现了一些改良的DFPP法,其目的在于最大限度地减少白蛋白等小分子蛋白的丢失,使白蛋白的恢复率高达90%,因而不需补充白蛋白。一种改良的DFPP[3],又称Pulsed flow cascade filtration,是指将通过血浆成分分离器阻隔的LDL等溶液不再废弃,使其全量再次进入血浆成分分离器(图11-12-2,日本Asahi公司Plasauto-iQ),并反复循环直至治疗结束,以提高白蛋白、HDL等有益成分的保留效率,最后残留在血浆成分分离器及循环管路中的废液含有大量的脂蛋白等大分子颗粒,而白蛋白等小分子颗粒则大大减少。日本KURARAY公司推出的热循环式双重滤过血脂分离疗法即在上述再循环回路中插入加温系统,使循环血浆温度升至42℃,将有利于分离性能的提高,进一步增加白蛋白、HDL等成分的保留。另一种改良法是改变血浆成分分离器的连接方式,使其分子跨膜方向与传统方法

正好相反，即反向滤过法，这样的目的可使膜面积扩大 1.7 倍（图 11-12-3，日本 Asahi 公司 Plasauto-iQ），这种改良法同再循环法一样，也没有专门的废液出路，治疗结束残留在血浆成分分离器及管路中的液体含有大量的脂蛋白等大分子颗粒的废液，白蛋白等小分子颗粒的丢失很少，也不需补充白蛋白。

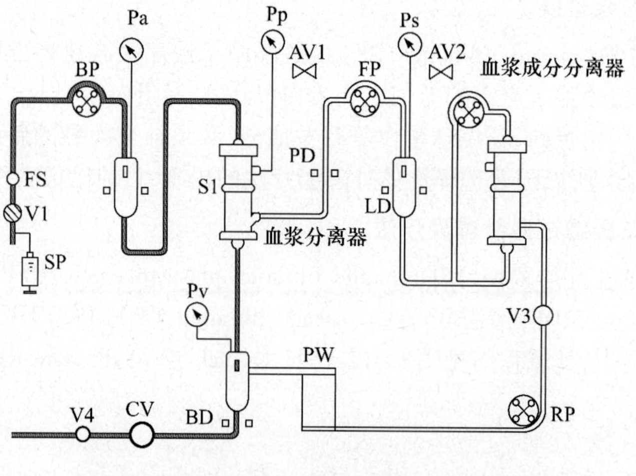

图 11-12-2　二重滤过血浆置换疗法（改良法 1）

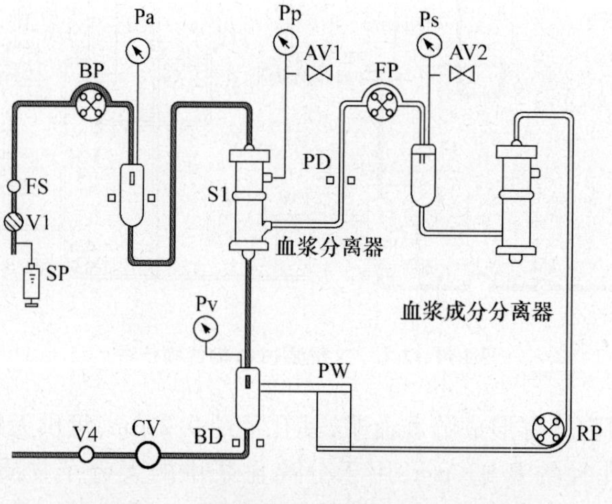

图 11-12-3　二重滤过血浆置换疗法（改良法 2）

（三）高选择性

1. 免疫吸附法（immunoadsorption，IA）[4]　根据抗原抗体特异性结合的原理，将提纯的人 LDL 以共价键结合于琼脂糖注入山羊体内，产生特异性的抗 LDL 抗体，再将其偶联于溴化氢活化的 Sepharose L1-4 的表面，制成 LDL 特异性吸附柱。用缓冲液冲洗饱和的吸附柱，LDL 脱落后吸附柱可重复使用。研究证实在使用超过 60 次后，吸附柱的有效性和选择性仍保持不变。若应用单克隆或多克隆抗载脂蛋白 B（apo-B）或抗 Lp（a）特异性抗体制成的免疫吸附柱，则可在体外特异性地结合含 apo-B 的 LDL，VLDL 或 Lp（a）。此类吸附剂为生物亲和性吸附剂，吸附特异性高，但由于其是异源性抗体，在治疗过程中异源抗体的脱落入血易造成过敏反应。因此特异的基因工程抗体可能是今后的研究方向。德国 THERASORB 公司有相应的产品。

2. 硫酸右旋糖酐纤维素吸附系统（dextran sulfate cellulose adsorption，DSA）　硫酸右旋糖酐共价交联于多孔状纤维素，结构类似于 LDL 受体，同时其表面带阴电荷，因此可与表面带阳电荷的 LDL 特异结合。硫酸右旋糖酐共价结合于多孔纤维素珠上，外用多聚复合物包裹成吸附柱。此疗法应用物理化学亲和吸附剂，方法简便，疗效稳定，在国外应用非常广泛。其工作流程图见图 11-12-4（日本 Asahi 公司 Plasauto-iQ）。血浆处理总量可达 5 000 ml 左右。DSA 吸附柱由日本 KANEKA 公司生产，近年来，KANEKA 公司已研制全血灌流的吸附柱应用于临床[5]。

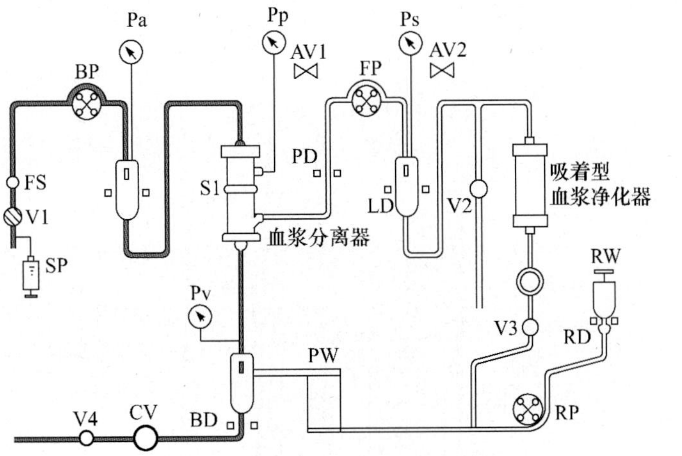

图 11-12-4 DSA 系统工程流程图

3. 肝素介导体外低密度脂蛋白沉淀系统(heparin mediated extracorporeal LDL precipitation system, HELP)[6] 根据等电点产生沉淀的原理,将分离出来的血浆与肝素和醋酸盐的混合液(pH = 4.85)以1∶1的比例混合,使 pH 达到 5.12,即 LDL 等电点,在这样的环境中,表面带大量阴电荷的肝素与 LDL、Lp(a)、纤维蛋白原、VLDL 最大限度地结合,在脂质沉淀器中沉积,而 HDL、白蛋白等有益成分几乎不影响,去除上述成分的"清洁"血浆经阴离子交换柱完全吸附肝素后,再经碳酸氢盐透析恢复生理状况的容量、pH 和电解质,与分离的红细胞混合返回体内,工作流程图见图 11-12-5(德国 B. Braun 公司 Plasmat Futura)。一次处理血浆 2.5 ~3 L,由于其在治疗过程中,肝素被阴离子交换柱吸附,故抗凝剂肝素量偏大,首剂 4 000 ~5 000 U,维持 2 500 ~3 500 U/h。

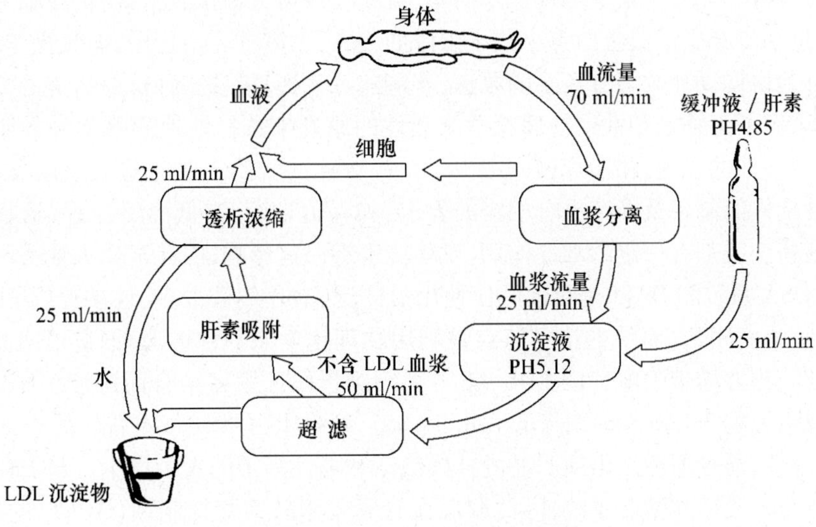

图 11-12-5 HELP 系统工作流程图

4. 全血灌注脂蛋白吸附法(direct adsorption of lipoprotein from whole blood, DALI)[7] 常规的血脂分离首先需要将血细胞和血浆分离,而 DALI 作为一种改良的全血灌流(hemoperfusion),可直接从全血中清除 LDL 和 Lp(a)。其灌流器由聚丙烯酸盐配体包裹的聚丙烯酰胺珠构成,带阴电荷的聚丙烯酸盐配体与表面带阳电荷的 LDL 和 Lp(a)结合,选择性吸附这些脂质成分[8],而对血细胞、HDL 几乎没有影响,DALI 系统比较特殊的是其抗凝技术,采用肝素枸橼酸盐(ACD-A)混合液即每毫升血液用(0.5 IU 肝素 + 0.375 mg 枸橼酸盐)的混合液抗凝,既能达到最佳抗凝效果,又最大限度地避免了补体激活和低钙血症的发生。工作流程图见图11-12-6(德国Fresenius公司)。每次处理1.3~1.6倍的患者全血量,即能获得很好的疗效。

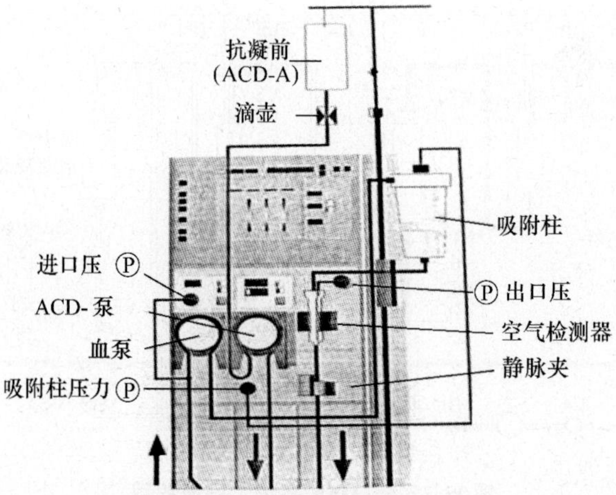

图11-12-6 DALI系统工作流程图

二、体外血脂净化疗法的评价

从无选择的单纯血浆分离到半选择的二重血浆分离和改良的二重血浆分离,最后发展到高选择的血脂净化疗法,从它们的基本原理和技术特点中我们不难看出各种疗法都有各自不同的优缺点。单纯的血浆分离由于毫无选择性已基本在血脂净化中趋于淘汰。半选择的二重血浆分离疗法大大提高了血脂成分清除的效率,虽然仍丢失了少量的白蛋白、免疫球蛋白、高密度脂蛋白等有益成分,需补充少量白蛋白或代血浆制品,但其有明显的价格优势及操作简单、血浆处理量大等优点,目前仍在临床应用。而改良的二重血浆分离则进一步减少了白蛋白等小分子蛋白的丢失,不需补充白蛋白,但其操作较烦琐,尤其是再循环法,需非常好地协调循环泵与分离泵的泵速,若能熟练掌握,应该是种价廉物美的疗法。而高选择的血脂净化疗法则采用了生物亲和性或物理化学亲和性的原理来选择性地清除不利的脂质成分。免疫吸附法采用了生物亲和性的原理,在治疗过程中由于异源抗体的脱落入血易造成过敏反应,这是其最大的缺点,另外特异性抗体的制备及保存也有相当的要求,如保值期短、需低温保存等,给临床推广使用带来一定限制,同时一些洗脱剂有一定的毒性作用,对环境也有一定影响,因此至今未被美国FDA批准。

HELP系统、DSA系统和DALI是目前临床使用最广泛、治疗例数最多,且被美国FDA批准临床应用的体外血脂净化疗法。HELP系统的技术特点是利用物理化学亲和性的原理,即肝素在低pH环境下表面带有大量阴电荷,与表面带阳电荷的LDL、Lp(a)、纤维蛋白原紧密结合而沉淀。HELP系统是净化效率最高的一种办法,处理3 L血浆即能降低LDL、Lp(a)、纤维蛋白原50%左右。另外,HELP系统有着非常良好的生物相容性,治疗前后未出现明显的补体激活和炎性因子的大量产生。与DSA和DALI系统相比,其最大的特点是不激活缓激肽系统,因此服用血管紧张素转换酶抑制剂(ACEI)的患者不需停药,在治疗中也不会出现明显的低血压、恶心、呕吐、面部潮红等反应。但我们不难看出HELP系统的最大缺点是操作烦琐,需大量的消耗品,价格昂贵。

DSA系统则是利用硫酸右旋糖酐共价交联于多孔状纤维素,模拟LDL受体的空间结构来特异性吸附LDL,其最大的优点是操作方便、选择性好,但需注意的是其选用的吸附材料与DALI系统一样是多价负电性物质,和血液接触会产生ABC(anion-blood contact reaction)现象,即在体外循环开始15分钟后小部分患者会出现头痛、胸闷、呕吐、腹痛、腹泻等症状,伴血压下降、声带水肿等,主要是由于血液与负离子物质接触促使缓激肽生成增加。因此,在治疗前24~48小时停用ACEI制剂。

DALI系统是采用全血灌注的血脂净化疗法,其简捷的操作、良好的生物相容性及相当不错的疗效,越来越受到临床工作者的关注[9-10]，可能代表未来血脂净化发展的方向。目前存在的主要不足有两方面，一是有比较大的体外循环，二是治疗中会出现少部分患者有 ABC 反应。另外，DALI 系统至今治疗的例数尚不够多，需临床进一步验证。

三、体外血脂净化疗法的效果

(一) 调节血脂

各类体外降脂疗法均有不错的降脂效果，尤其在降低 LDL 方面，具体数据见表 11-12-1。

表 11-12-1 各类血脂分离法对血浆成分的清除效果

血浆成分	IA	DSA	HELP	DFPP
总蛋白	0	-3	-8	-13
白蛋白	0	0	0	-2
总胆固醇	-74	-63	-64	-76
甘油三酯	-54	-34	-52	-62
LDL	-100	-99	-98	-100
HDL	-2	0	0	-15
VLDL	-50	-45	-55	-95
LP(a)	-95	-83	-90	-87
apo-AI	-5	0	0	-19
apo-B100	-100	-100	-100	-100
纤维蛋白原	-3	-37	-88	-67
IgG	-1	0	-5	-17
IgA	0	-5	-5	-40
IgM	0	-9	-8	-91

注：上述数值代表血浆通过脂质吸附柱或血浆成分分离器前后各种成分的下降百分数。

综合各类文献报道[11-15]，严重脂质代谢紊乱的患者，经各种血脂分离方法治疗后 LDL 均下降 50% 以上，Lp(a)、甘油三酯也有不同程度的下降，而在保留 HDL 方面，以 DSA、HELP、DALI 为佳，详见表 11-12-2。

表 11-12-2 治疗前后血浆脂质成分的改变

血浆脂质成分	IA	DSA	HELP	DFPP	DALI
总胆固醇	-50 ~ -60	-50 ~ -60	-50 ~ -60	-50 ~ -65	-50 ~ -60
甘油三酯	-40 ~ -50	-40 ~ -50	-50	-40 ~ -50	-10 ~ -30
LDL	-60 ~ -75	-60 ~ -75	-60 ~ -75	-60 ~ -70	-60 ~ -70
HDL	-10 ~ -27	0 ~ -10	0 ~ -10	-10 ~ -20	0 ~ -5
Lp(a)	-40 ~ -60	-40 ~ -60	-40 ~ -60	-40 ~ -60	-50 ~ -60

注：上述数值代表治疗前后患者血浆脂质成分的改变百分数。

血浆中胆固醇、LDL、Lp(a)等脂质成分在治疗后迅速下降，是否会引起反跳，引起众多学者的关注，近来的研究表明，血脂分离并不刺激胆固醇合成上调，只有在 LDL < 1 ~ 1.4 mmol/L 时，才会出现胆固醇合成上调[16]。有研究发现，经过血脂分离，LDL 的转化率暂时下降，储存的 LDL 受体表达增加，同时 apo-B 及 apo-AI 和 HDL 的代谢分泌均无明显改变[17-18]。因此，体外降脂疗法并未引起或加重脂质代谢紊乱。

(二) 血液流变学的改善

由于体外降脂疗法迅速清除了胆固醇、甘油三酯、LDL、Lp(a)、纤维蛋白原等血浆的大分子颗粒，而这些物质尤其是纤维蛋白原是引起血浆黏滞度增高的重要原因，所以在治疗后患者的血液流变学指标发生明显改善，红细胞聚集率下降，红细胞的功能得到上调，组织氧供增加，微循环状况明显好转。研究表明经过一次 HELP 或 DSA 或 DALI 治疗[19]，患者的血浆纤维蛋白原下降 20% ~50%，全血高切黏度下降 10% ~25%，低切黏度下降 10% ~25%，血浆黏度下降 10% ~20%，红细胞通透时间(red cell transit time, RCTT)下降 20% ~25%，血流切向力依赖的血小板黏附力明显下降[20]。尤其是 HELP 系统因其下降纤维蛋白原的效果最肯定，因此在改善微循环和提高组织氧供方面效果更佳。另外，体外降脂疗法对凝血系统也有明显影响，部分凝血因子浓度下降，血小板聚集率下降，改善高凝状态。通过蛋白质组学的分析[21]，发现血脂净化治疗后下降的蛋白质组分主要包括三大类：凝血因子和黏附分子(如纤维连接蛋白等)、血液流变学相关蛋白(主要是纤维蛋白原)、炎性因子(C 反应蛋白等)。这些蛋白质组分的下降主要通过吸附和限制性滤过来实现，极大地改善了血液流变学和微循环。

(三)氧化应激与炎症反应明显降低

氧化应激和炎症反应在动脉粥样硬化的病理生理过程中起了重要作用，而体外循环中的血膜反应，往往会诱发氧化应激。然而经过膜材料的改进以及采用合适的抗凝方式，HELP、DSA、IA、DALI 系统均显示了相当不错的生物相容性[22-23]。HELP 系统因为有特殊的阴离子交换柱，因此在治疗前后血浆炎症因子，如 IL-6、IL-2、TNF 等并无明显改变，DALI 系统在治疗前后也未出现补体激活、单核细胞活化等情况。相反，在治疗后随着氧化 LDL(ox-LDL)的同步清除，同时，LDL 中胆固醇酯及胆固醇与蛋白质的比值下降、亚油酸和花生四烯酸的含量下降、维生素 E 在 LDL 中的含量增加、缩醛磷脂水平的升高以及部分氧自由基清除剂活性的提高，均增强了 LDL 的抗氧化能力[24]，对减少粥样斑块的形成起了重要的作用。来自日本的一项研究发现，DSA 治疗后患者的 P-选择素、可溶性细胞黏附分子、高敏 C 反应蛋白和纤维蛋白原明显降低[25-26]，而且后两者的浓度降低可能介导了血流切向力依赖的血小板黏附力的下降[27]，因此，血脂净化不仅清除了大量的炎症因子和黏附分子，而且降低了血小板的黏附活性，抑制了粥样斑块的进一步形成。HDL 历来被认为是抗炎因子，但近来的一些研究发现 HDL 的一些组分其实也扮演了前炎症因子的角色，美国的一项研究发现，血脂净化治疗前后促炎 HDL 活性下降了 37%[28]，这些研究结果进一步证实了血脂净化的抗炎效应。

(四)内皮功能的改善

研究证实血脂分离后，胆固醇、LDL、Lp(a)等脂质成分的大幅度下降，改善了内皮功能及其所介导的血管活性。Mellwig 等研究发现一次 HELP 治疗能明显改善心肌血流灌注，提高冠脉储备，降低冠脉阻力，作者认为这得益于血管内皮功能的改善[29]。来自德国的另一项研究也得到类似的结果，通过磁共振心肌显像发现治疗后心肌血流灌注明显改善[30]。而在 DSA 治疗后，由于缓激肽系统的激活，伴随一氧化氮和前列腺素血浆水平的提高，大大改善了血管内皮功能。

四、体外血脂净化疗法的临床应用

目前，血脂分离的临床应用主要有两种方案，一是长期规则的治疗，二是短期治疗。前者主要用于治疗家族遗传性脂质代谢紊乱患者，后者主要用于急性缺血性血管疾病伴脂质代谢紊乱或微循环障碍患者。

(一)适应证[31-32]

1. FDA 规定长期规则治疗的适应证

(1)家族遗传性高脂血症(纯合子)，LDL >500mg/dl。

(2)家族遗传性高脂血症(杂合子)，LDL≥300mg/dl。

(3)家族遗传性高脂血症(杂合子)，LDL≥200mg/dl 并伴有心肌梗死、不稳定心绞痛、冠脉搭桥术后等心血管事件。

2. 急性缺血性血管疾病伴脂质代谢紊乱或微循环障碍

(1)急性缺血性脑卒中。

(2)急性闭塞性动脉硬化症。

(3)急性视网膜动脉缺血症。

(4)突发性耳聋。

3. 急性胰腺炎伴严重脂质代谢紊乱

(二)临床应用

1. 心血管疾病　自1965年,DeGennes等首次用血浆置换治疗家族遗传性高脂血症以来,各类体外血脂净化疗法得到不断改善,目前已成为家族遗传性高脂血症患者冠心病Ⅰ级、Ⅱ级预防的主要治疗手段。

这些患者需长期规则治疗,一般每1~2周治疗1次。近年来,国外的许多临床研究均证实体外血脂净化疗法在稳定粥样斑块、减少急性冠脉事件、预防冠脉搭桥术后及经皮冠脉成形术(PTCA)后再狭窄中起了很好的治疗作用。德国学者Schuff-Werner等在一组多中心临床研究中发现,50名家族遗传性高脂血症患者经2年的HELP规则治疗(每1~2周治疗1次),通过冠脉数字造影分析发现经2年治疗后冠脉病变好转的节段数是恶化的节段数的1.8倍[33]。另一组小样本的资料提示,7名家族遗传性高脂血症患者经6~12个月的HELP规则治疗,通过三维超声检测发现在21个颈动脉的粥样斑块中仅1个在治疗后继续恶化,12个无明显变化,8个粥样斑块明显好转。一项长达14年、对180名家族遗传性高脂血症的冠心病患者的回顾性研究发现,在前10年未经HELP治疗时,平均每年的心梗事件是4.5次,而经2年的HELP规则治疗后每年的心梗事件降至1.5次[6]。

日本的一项7.7年的研究资料发现,11名家族遗传性高脂血症患者经DSA系统的规则治疗,用三维超声检测颈动脉内膜和中膜厚度,治疗组颈动脉内膜和中膜厚度平均每年减少0.002 3 mm,而对照组平均每年增加0.025 mm,两组间有显著差异。日本的另一项L-CAPS研究表明,25名家族遗传性高脂血症患者经DSA系统的2.3年的规则治疗,通过冠脉造影检查发现治疗组8%患者冠脉病变继续恶化,76%患者冠脉病变无明显变化,16%患者冠脉病变有好转,相应对照组的数据分别是64%、36%、0(无患者冠脉病变有好转),两组间有显著差异。日本学者Yamashita等对PTCA术后再狭窄的研究发现,经4个月规则DSA系统治疗,治疗组再狭窄率为29.4%,明显低于对照组(47.1%)。

欧美其他多中心临床研究也表明经规则的免疫吸附或DALI系统的治疗,均能有效地降低严重脂质代谢紊乱患者心肌梗死的发作次数和死亡率,冠脉造影资料也提示冠脉狭窄部位得到不同程度的改善。LAARS研究也得到类似结果,证实规则的体外降脂治疗能明显改善冠心病患者的预后,减少急性冠脉事件的发生[34]。

近来的研究发现急性冠脉事件的发生主要是由于不稳定粥样斑块的破裂所致,而体外降脂疗法能迅速降脂、减少脂质内核、减轻其对纤维帽的压力;同时降低血流剪切力对纤维帽的冲击和血管内皮的损伤;减少脂质氧化和改善血管内皮功能;降低高凝状态并抑制血小板聚集。因此长期的血脂净化治疗能起到稳定粥样斑块的作用而减少冠脉事件的发生。

由于国情所限,国内患者无法承受长期规律性治疗的高额费用,但短期的1~2次治疗对急性不稳定心绞痛伴严重脂质代谢紊乱或微循环障碍,冠脉造影又未提示大、中分支病变的患者是否有效。为此复旦大学附属华山医院进行了有益的探索,22例不稳定性心绞痛患者,HELP治疗组12例,其中男性8例,女性4例,年龄45~80岁,对照组10例,男性6例,女性4例,年龄46~78岁,所有患者TC>4.68 mmol/L或TG>1.7 mmol/L或FIB>4 g/L。HELP治疗前后均常规使用降脂、硝酸酯类扩冠药物及抑制血小板聚集药物,剂量不变。两组患者治疗前心绞痛发作次数无明显差异[(36.8±12.5)次/月 *vs.* (28.2±10.9)次/月,$P>0.05$]。经1次HELP治疗后,随访3个月,结果发现心绞痛发作频率明显低于对照组[(15.2±8.3)次/月 *vs.* (20.2±11.6)次/月,$P<0.05$],二组患者治疗后3个月血脂、血黏度、FIB水平均明显低于治疗前($P<0.05$)[35]。当然,这是一个小样本的研究,还需多中心的临床研究来进一步明确指征和治疗方案。

2. 急性缺血性脑卒中　目前对急性缺血性脑卒中除了在发病6小时内采用溶栓疗法外,主要应用血液稀释疗法及纤溶、抗凝等对症治疗,但效果不甚理想。德国学者采用2次HELP治疗急性缺血性脑卒中,间隔1周,取得良好效果,55名患者,血浆纤维蛋白原>500 mg/dl,血脂、血黏度均在正常的高限。治疗后血液流变学指标明显好转,高切血黏度下降了17.4%,低切血黏度下降了16.5%,血浆黏度下降了17.7%,大脑一些主要中动脉的血流量提高了约10%,大大改善了大脑微循环,增加了缺血半暗区的血供,同时红细胞的变形能力明显提高,红细胞通透时间(RCTT)下降了18.5%,脑组织氧供提高约20%,随访2周发现HELP治疗组的神经功能改善明显优于常规治疗组[36]。复旦大学附属华山医院对39例急性缺血性脑卒中患者进行1~2次HELP治疗,治疗窗3~6天,随机分成两组,HELP治疗组26名,男17例,女9例,年龄55~78岁,对照组13名,男9例,女4例,年龄58~76岁。所有患者均常规应用血液稀释疗法(丹参+低分子右旋糖酐)、肠溶阿司匹林、肝素或小分子肝素,TC>4.68 mmol/L或TG>1.7 mmol/L加用他汀类或贝特类降脂药。对照组有4例患者,血浆纤维蛋白原>4 g/L,加用东菱克栓酶。所有患者HELP治疗后TC、TG、LDL、Lp(a)、纤维蛋白原下降了30%~50%,血黏度下降了10%~20%,而HDL变化不明显,随访3个月神经功能CSS评分和日常生活能力ADL评分与治疗前和对照组比均有显著改善($P<0.05$),血黏度亦未见明显反跳,同时用治疗前后的血清分别孵育体外培养的人脐静脉内皮细胞,结果发现治疗后血清明显改善了内皮细胞通透性并降低了内皮细胞的损伤[37,38]。因此,我们的研究也得出与国外一致的结果。当然,在这方面的治疗指征还需多中心临床研究来明确。

3. *急性闭塞性动脉硬化症*　据调查,一半闭塞性动脉硬化症患者存在高脂血症,以下肢动脉为常发部位。用体外血脂净化疗法治疗闭塞性动脉硬化症的指征包括以下4方面:①被诊断为Fontaine Ⅱ度以上的闭塞性动脉硬化症;②正规服用降脂药物后,血脂仍异常;③外科治疗困难或不能进行;④药物疗法无明显效果。常采用的血脂净化疗法是DSA系统和HELP系统。具体疗程是:最初连续2周每周2次,然后每周1次连续2周,再每2周1次,共10次为1个疗程,大约共3个月。大多数患者在治疗2~3次后下肢开始出现蚂蚁爬的感觉,然后变温感,渐渐地向全身扩展。其后,可感觉到间歇性跛行的步行距离延长,下肢的痉挛、安静时的疼痛感逐渐减轻、消失,疗程结束时有些患者的脚趾坏死现象改善。有患者可以感觉到脚背动脉的搏动。来自国外的几项研究发现血脂净化能明显改善患者四肢的血流灌注,减轻疼痛,促进溃疡愈合[39-41]。

4. *激素耐受的肾病综合征*　Stenvinkel等对6名激素耐受肾病综合征患者进行10周的血脂分离治疗,不仅使患者胆固醇、Lp(a)、LDL等明显下降,同时使尿蛋白减少,血白蛋白浓度升高[42]。许多日本学者的临床研究也得到类似结果。同时研究尚发现经血脂分离治疗后,能降低血浆巨噬细胞分泌炎症因子和化学趋化因子(如MCP-1)等,从而抑制肾小球内炎性细胞的浸润,减轻炎性反应,并恢复肾病综合征患者对激素的敏感性,减缓肾小球硬化和小管间质纤维化。目前认为血脂净化主要从以下几方面改善了难治性肾病综合征的预后[43,44]:①改善了血液流变学;②改善了血管内皮功能;③增加了一氧化氮和缓激肽的水平;④降低了氧化应激和炎症水平。特别对局灶节段硬化型肾小球肾炎[45]以及移植后原发病复发疗效尤为显著。

5. 其他　急性视网膜缺血、突发性耳聋、急性胰腺炎等疾病,经3~6次的血脂分离疗法,均有不错的疗效。这些年来,对突发性耳聋和急性视网膜缺血的治疗已经获得循证医学的证据,可以作为首选治疗[31,46-47]。

五、体外血脂净化疗法的不良反应

血脂分离的不良反应主要与体外循环有关,主要有以下几点[6][13][48]。

(一)症状性低血压

发生率各家报道不同,一般在3%~6%,可能与有效血容量减少、迷走神经功能紊乱、心功能差等因素有关,一般并不严重。作者观察发生率仅1.5%左右,只要积极监测血压,若有血压下降趋势,只需输入适量生理盐水或胶体溶液即可。

（二）过敏反应

发生率0.5%～3.6%，往往是由于在IA或DSA治疗时，异源抗体或硫酸葡聚糖分子脱落入血所致，随着装置的改进，流经吸附柱的血浆在进入静脉壶之前，需先经过一特殊的吸附柱，能几乎完全吸附脱落的颗粒，因此这类过敏反应已极大下降。另外，在DSA或DALI治疗前若服用血管紧张素转换酶抑制剂（ACEI）则可出现低血压、恶心、呕吐等反应，可能与缓激肽的过多释放有关，故在DSA或DALI治疗前，建议停用上述ACEI药物。作者进行的700多例次HELP治疗，未发生1例过敏反应，可见其是相当安全的。

（三）发热反应与败血症

往往与所使用的材料及血脂分离的方法有关，使用生物亲和性吸附剂时，发生的可能性稍大，败血症往往为操作不当外源性污染所致。

（四）非特异性反应

有些患者治疗后会出现疲劳、乏力等不适，可能与低血糖、内环境的改变等因素有关。

（五）溶血

随着血液净化技术及材料的改进，这类并发症几乎不会发生。

（六）穿刺部位的血肿

主要与患者的血管条件、穿刺技术及压迫不当有关，尤其是直接行动脉穿刺患者，局部血肿的并发症往往比较高，在治疗后需较长时间压迫，一般至少30分钟以上，然后加压包扎。

（七）出血

主要与体外抗凝、凝血因子浓度下降等有关，有出血倾向患者为治疗禁忌。

六、体外血脂净化疗法的禁忌证

主要包括两方面，一是有活动性出血或出血倾向，二是无法耐受体外循环。因此急性出血性脑卒中、严重消化性溃疡等出血或高危出血性疾病以及有低血压、急性心肌梗死等无法耐受体外循环的疾病均是血脂分离疗法的禁忌证。

七、体外血脂净化疗法的临床比较

单纯的血浆置换由于毫无选择性，在治疗中需补充大量血制品，已被其他高选择性的血脂分离疗法所取代。目前临床上广泛使用的主要是DFPP（或改良的DFPP）、IA、HELP、DSA、DALI系统。它们在降脂方面均有着显著的效果，生物相容性亦相当不错，长期使用耐受性良好。HELP系统由于其降低纤维蛋白原效果最佳，故在改善血液流变学指标、纠正微循环障碍方面可能有一定优势。而IA、DSA、DALI系统操作方便，尤其是后者。但这三种方法过敏样反应较HELP系统高，尤其在治疗前服用ACEI药物更易诱发。DFPP虽然选择性较后四种方法略差，但其有明显的价格优势。因此，各类血脂分离疗法各有所长，可根据临床需要来合理选用[1,13]（表11-12-3）。

表11-12-3 几种主要血脂分离方法的比较

指标	DFPP	HELP	DSA	IA	DALI
LDL、Lp(a)清除率	+	+	+	+	+
纤维蛋白原清除率	+	+	±	±	±
HDL的保留	±	+	+	±	+
生理性血浆蛋白成分的保留	±	+	+	+	+
治疗安全性	±	+	+	+	+
血管通路	±	±	±	±	±

由于体外降脂疗法在国内开展的历史很短，再加之昂贵的治疗费用，限制了临床应用的范围，符合国情的治疗指征和疗程均有待明确。

参考文献

1. Borberg H. 26 years of LDL—apheresis: a review of experience. Transfus Apher Sci, 2009,41(1):49-59.
2. Geiss HC, Parhofer KG, Donner MG, et al. Low density lipoprotein apheresis by membrane differential filtration (cascade filtration). Ther Apher,1999,3(3):199-202.
3. Legallais C, Moriniere P, Fournier A, et al. Pulsed flow cascade filtration long-term experience in low density lipoprotein and lipoprotein a removal. ASAIO J,1996,42(5):m463-m467.
4. Jovin IS, Taboski U, Muller-Berghaus G. Analysis of the long-term efficacy and selectivity of immunoadsorption columns for low density lipoprotein apheresis. ASAIO J,2000,46(3):298-300.
5. Otto C, Berster J, Otto B, et al. Effects of two whole blood systems (DALI and Liposorber D) for LDL apheresis on lipids and cardiovascular risk markers in severe hypercholesterolemia. J Clin Apher, 2007,22(6):301-305.
6. Seidel D. HELP apheresis therapy in the treatment of severe hypercholesterolemia:10 years of clinical experience. Artif Organs, 1996,20(4):303-310.
7. Bosch T, Lennertz A, Schmidt B, et al. DALI apheresis in hyperlipidemic patients: biocompatibility, efficacy, and selectivity of direct adsorption of lipoproteins from whole blood. Artif Organs,2000,24(2):81-90.
8. Tani N. Development of selective low-density lipoprotein(LDL) apheresis system: immobilized polyanion as LDL-specific adsorption for LDL apheresis system. Artif Organs,1996,20(8):922-929.
9. Julius U, Parhofer KG, Heibges A, et al. Dextran-sulfate-adsorption of atherosclerotic lipoproteins from whole blood or separated plasma for lipid-apheresis—comparison of performance characteristics with DALI and Lipidfiltration. J Clin Apher, 2007,22(4):215-223.
10. Bosch T, Gahr S, Belschner U, et al. Direct adsorption of low-density lipoprotein by DALI-LDL-apheresis: results of a prospective long-term multicenter follow-up covering 12,291 sessions. Ther Apher Dial, 2006,10(3):210-218.
11. Julius U, Frind A, Tselmin S, et al. Comparison of different LDL apheresis methods. Expert Rev Cardiovasc Ther,2008,6(5):629-639.
12. Poli L, Busnach G. Whole blood selective LDL-apheresis: a comparison of two different adsorbers. Int J Artif Organs,2006,29(7):726-732.
13. Krebs A, Krebs K, Keller F. Retrospective comparison of 5 different methods for long-term LDL-apheresis in 20 patients between 1986 and 2001. Int J Artif Organs,2004,27(2):137-148.
14. Schuff-Werner P. Extracorporeal hemorheotherapy with selective plasma protein elimination. Jpn J Apheresis,1997,16(1):25-30.
15. Bambauer R, Schid R, Latza R. Low density lipoprotein apheresis in treatment of hyperlipidemia: experience with four different technologies. Ther Apher, 2000,4(3): 213-217.
16. Feillet C,Cristol JP,Michel F, et al. Cholesterol biosynthesis in normocholesterolemic patients after cholesterol removal by plasmapheresis. J Clin Apheresis,1997,12(3):110-115.
17. Frenais R, Maugeais C, Ouguerram K, et al. Effect of low-density lipoproteins on apoliprotein AI kinetics in heterozygous familial hypercholesterolemia. Metabolism, 2001,50(6): 635-639.
18. Payhofer KG, Barrett PH, Demant T, et al. Acute effects of low density lipoprotein apheresis on metabolic parameters of apolipoprotein B. J Lipid Res, 2000,41(10): 1596-1603.
19. Bosch T, wendler T, Jaeger BR, et al. Improvement of hemorheology by DALI apheresis: acute effects on plasma viscosity and erythrocyte aggregation in hypercholesterolemic patients. Ther Apher, 2001,5(5): 372-376.
20. Spieker LE, Ruschitzka F, Badimon JJ, et al. Shear stress-dependent platelet function after LDL cholesterol apheresis. Thromb Res,2004,113(6):395-398.
21. Dihazi H, Koziolek MJ, Söllner T, et al. Protein adsorption during LDL-apheresis: proteomic analysis. Nephrol Dial Trans-

plant, 2008,23(9):2925-2935.

22. Bosch T, Schmidt B, Blumenstein M, et al. Lipid apheresis by hemoperfusion: in vitro efficacy and exvivo biocompatibility of a new low-density lipoprotein adsorber compatible with human whole blood. Artif Organs,1993,17(7):640-652.
23. Schettler V, Methe H, Schuff-Werner P. Acute effect of HELP treatment on radical scavenging enzyme activities, total glutathione concentration in grannulocytes, and selenium in plasma. Eur J Clin Invest, 2000,30(1): 26-32.
24. Hahnel D, Thiery J, Brosche T, et al. The role of plasmalogens in the enhanced resistance of LDL against copper induced oxidation after LDL apheresis. Arterioscler Thromb Vasc Biol, 1999,19(10):2431-2438.
25. Utsumi K, Kawabe M, Hirama A, et al. Effects of selective LDL apheresis on plasma concentrations of ICAM-1, VCAM-1 and P-selectin in diabetic patients with arteriosclerosis obliterans and receiving maintenance hemodialysis. Clin Chim Acta, 2007,377(1-2):198-200.
26. Kobayashi S, Oka M, Moriya H, et al. LDL-apheresis reduces P-Selectin, CRP and fibrinogen—possible important implications for improving atherosclerosis. Ther Apher Dial, 2006,10(3):219-223.
27. Spieker LE, Flammer AJ, Amacker N, et al. C-reactive protein influences shear stress-dependent platelet adhesion in patients with familiar hypercholesterolemia and coronary artery disease undergoing LDL apheresis. Thromb Haemost, 2006,96(4):540-542.
28. Opole IO, Belmont JM, Kumar A, et al. Effect of low-density lipoprotein apheresis on inflammatory and noninflammatory high-density lipoprotein cholesterol. Am J Cardiol,2007,100(9):1416-1418.
29. Mellwig KP, van Buuren F, Schmidt HK, et al. Improved coronary vasodilatatory capacity by HELP. apheresis: comparing initial and chronic treatment. Ther Apher Dial,2006,10(6):510-517.
30. Bohl S, Kassner U, Eckardt R, et al. Single lipoprotein apheresis session improves cardiac microvascular function in patients with elevated lipoprotein(a): detection by stress/rest perfusion magnetic resonance imaging. Ther Apher Dial,2009,13(2):129-137.
31. Szczepiorkowski ZM, Shaz BH, Bandarenko N, et al. The new approach to assignment of ASFA categories introduction to the fourth special issue: clinical application of therapeutic apheresis. J Clin Apheresis,2007,22:96-105.
32. Bosch T. Therapeutic apheresis state of the art in the year 2005. Ther Apher Dial,2005,9(6):459-468.
33. Schuff-Werner P, Schettler V. Plaque stabilization by LDL-apheresis. Heart,1999,24(1):57-61.
34. Kroon AA, Aengevaeren WR, van der Werf T, et al. LDL-apheresis arteriosclerosis regression study(LAARS). Circulation, 1996,93(10):1826-1835.
35. 顾勇,薛骏,董强,等. HELP 系统治疗缺血性心脑血管疾病的临床研究. 中国血液净化,2002,1(1):19-23.
36. Walzl M, Walzl B, Kleinert G, et al. LDL-precipitation and its influence on haemorheology and clinical symptoms in acute stroke and cerebral multi infarct disease. Clin Hemorhest,1994,14(1):37-44.
37. 吴笃初,张健,吕传真,等. HELP 治疗急性脑梗死患者的初步疗效观察. 中国神经精神疾病杂志,1998,24(2):106-107.
38. Xue J, Dong Q, Han X, et al. Effects of HELP therapy on acute ischemic stroke and vascular endothelial cell function. Ther Apher Dial,2007,11(3):171-176.
39. Ebihara I, Sato T, Hirayama K, et al. Blood flow analysis of the head and lower limbs by the laser Doppler blood flowmeter during LDL apheresis. Ther Apher Dial,2007,11(5):325-330.
40. Tsuchida H, Shigematsu H, Ishimaru S, et al. Effect of low-density lipoprotein apheresis on patients with peripheral arterial disease. Peripheral Arterial Disease LDL Apheresis Multicenter Study (P-LAS). Int Angiol, 2006,25(3):287-292.
41. Ramunni A, Brescia P, Quaranta D, et al. Fibrinogen apheresis in the treatment of peripheral arterial disease. Blood Purif, 2007,25(5-6):404-410.
42. Stenvinkel P, Alvestrand A, Angelin B, et al. LDL-apheresis in patients with nephrotic syndrome: effects on serum albumin and urinary albumin excretion. Eur J Clin Invest, 2000,30(10):866-870.
43. Kobayashi S. Applications of LDL-apheresis in nephrology. Clin Exp Nephrol, 2008,12(1):9-15.
44. Kobayashi T, Ando Y, Umino T, et al. Complete remission of minimal-change nephrotic syndrome induced by apheresis monotherapy. Clin Nephrol, 2006,65(6):423-426.
45. Kawasaki Y, Suzuki S, Matsumoto A, et al. Long-term efficacy of low-density lipoprotein apheresis for focal and segmental glomerulosclerosis. Pediatr Nephrol, 2007,22(6):889-892.
46. Ramunni A, Ranieri G, Giancipoli G, et al. Is the efficacy of LDL apheresis in ischemic optic neuropathy linked to a reduction in endothelial activation markers? Blood Purif, 2006,24(4):405-412.
47. Guerriero S, Giancipoli G, Cantatore A, et al. LDL apheresis in the treatment of non-arteritic ischaemic optic neuropathy: a

6-month follow-up study. Eye, 2009,23(6):1343-1344.

48. Hudgins LC, Kleinman B, Scheuer A, et al. Long-term safety and efficacy of low-density lipoprotein apheresis in childhood for homozygous familial hypercholesterolemia. Am J Cardiol, 2008,102(9):1199-1204.

第十三节　便携式(穿戴式)人工肾

王质刚

在人工肾发展进程中出现一个旁支,即小型化、便携式(portable)或穿戴式(wearable)人工肾。有些学者研制的小型化人工肾,其优点是体积小、重量轻、便于携带,可供出差、旅游时使用。1975年日本江良等利用TM-101和REDY透析液吸附再循环装置,制成40cm×35cm×15cm、9.2kg重的携带型人工肾。同年Kolff研制穿戴式人工肾,将透析器和活性炭穿在身上,20L的透析液箱放在身旁,工作时连在一起透析,不透析时可以断开。1978年日本阿岸三制成一种夹克式人工肾,透析液、血泵、吸附剂和透析器均放在夹克衫内穿在身上,总重量4.5 kg,可以连续工作。但小型人工肾发展受到抗凝剂、能源动力和代谢物排泄或再生问题的限制,发展出现停滞。

便携式人工肾的先决条件必须是体积小、携带方便。对一个人工肾来讲最关键技术是透析液的再生和轻便、耐用的电源。1968年Grimsrud等[1]提出一种便携式、完全自动、透析液再生的人工肾。用盛有20L透析液、可穿戴的盒子作为透析液再生系统,还有血泵和透析液传送泵、可充电电池,能供1周使用。还附带管路、透析器和透析液再生罐。用单针透析,每天透析3小时,每周做6次,超滤率700 ml/h,每次排除尿素14~20 g,肌酐1 500~2 000 mg,尿酸500~900 mg,K^+30~50 mmol。作者认为,每天透析血生化指标满意,患者活动不受限。1978年Savitz等[2]研制一种微处理器(microprocessor),改善了以前的设备,使之更趋简化,并具有监测和控制功能。

Maeda等[3]1973设计一种吸附装置,取代繁杂的透析液再生系统。Ciordano等[4]发展了一种吸附装置装有闭环、冷炭式携带式人工肾,可以净化透析液中尿素和其他代谢产物。透析液流量250 ml/min通过透析膜转运尿素是适当的,通过冷炭吸附尿素。用2 kg的炭罐排除尿素是非常满意的,相当于常规透析。Shettigar等[5]1982年又发展了便携式人工肾的设计,同时具有滤过、透析和吸附功能(FDA)。首先进行血液滤过,滤过液被多个吸附系统净化,用净化的滤过液做透析。滤过器溶质截留相对分子质量为50 000,超滤也很容易,渗透压平稳。在上述方法清除小分子物质是通过吸附后返回来的净化的滤过液来作为透析液弥散提高滤过器小分子清除能力,它不同于纯对流方式。用3 kg炭和450 g阳离子(Ca^{2+}、Na^+)交换器净化滤过液,这个系统每次治疗大约可以排除40 g尿素和3~4 L多余的水以及足够的磷。阳离子交换器可以排除K^+,而不改变血清Ca^{2+}、Na^+水平。FDA系统具有透析、血液滤过和血液灌流的优点,而排除了三者的缺点。

Issautier等[6]1991年提出一种袖珍型(compact)便携式人工肾,主要有两部分组成:①袖珍式可弃性透析液再循环容器,可以再生透析液,并与透析器、血液和透析液管路连接;②双功能的循环辅助监测器。本系统应用方便,为一次性消耗品,无水处理系统,不用消毒,安全可靠,提供极好的净化处理。袖珍型便携式人工肾使患者活动度大,透析充分。Bigsby等[7]1998年设计一个完备的便携式人工肾,关键部分透析液容积减少,仅用小容量的透析液进行透析液再生和再循环,用活性炭吸附再生透析液,在一个密闭系统内循环,用冷(2℃以下)活性炭吸附尿素能力加大。

在组织工程技术快速发展的今天,对便携式人工肾的想法已经变得没有兴趣。由于纳米(nm)材料的兴起,人们正在用纳米材料制成人体肾单元滤过器(human nephron filter),包括肾小球和肾小管的功能,在高效电源的配合下,植入人体是可以实现的远景。生物人工肾的实验设计已经完成,在动脉模型已发挥作用。另外,干细胞的分离、培育技术逐渐成熟,人造生物器官时代的到来也不是幻想。

参考文献

1. Grimsrud L, Lorentzen O, Cappelen C. A truly portable, fully automatic, fluid preparation and countrol unit for hemodialysis. Trans Am Soc Artif Intern Organs, 1968, 14:160-165.
2. Savitz SR, urkel EJ, Shen D, et al. A microprocessor based portable hemodialysis system. Int J Artificial Organs, 1978, 1(1): 9-13.
3. Maeda K, Kawaquchi S, Manji T, et al. Portable artificial kidney system with adsorbents. Pro Eur Dial Tranesplant Assoc, 1973, 10:298-305.
4. Giordano C, Esposito R, Di Leo VA, et al. Further studies on the realization of a cold carbon portable artificial kidney. Artif Organs, 1980, 4(1):44-47.
5. Shettigar UR, Reul H. Portable artificial kidney with advantages of hemodilysis, hemofiltration, and hemoperfusion. Artif Organs, 1982, 6(1):17-22.
6. Issautier R, Mourad G, Canaud B. A portable artificial compact kidney: pack system. Life Support Syst, 1991, 49 (Suppl): S348-S354.
7. Bigsby RJ, Rider RJ, Blount GN. The design of an optimized portable artificial kidney system using recirculation and regeneration of dialysate. Proc Inst Mech Eng, 1998, 215(5):373-381.

第十四节 腹水回输

王质刚

腹水回输(reinfusion of ascites)是将腹腔抽出的腹水回纳体内的方法,是现代利用血液净化技术超滤出腹水进行体外浓缩,然后将浓缩液回流至腹腔或静脉的一种技术,用以治疗漏出性腹水征。

一、腹水回输的临床意义

腹水征是临床常见的一种并发症,按腹水形成的原因基本分为两大类,一为渗出性,二为漏出性。大量的腹水不仅是原发病的主要症状,也会给患者带来痛苦。腹水的治疗也是很困难的,当然腹水原因不同,治疗方法也各异,对限盐、利尿等常规治疗通常无效,放腹水不失为各种原因导致腹水征减轻症状的一种方法,特别对某些特发性腹水经过放腹水治疗后可以自然缓解。顽固性腹水与尿少有时是互为因果的,大量腹水可以压迫肾静脉,使肾小球滤过滤(GFR)下降。如果解除腹水的压迫,可以使尿量增加,肾功能恢复。传统的单纯腹水回输,即将腹水引流至无菌瓶内直接经静脉回输,取得了一定疗效,但也有很多弊端，首先疗效是暂时性的，频繁地反复放腹水不但丢失大量的蛋白，也会导致继发感染、电解质紊乱、酸碱平衡失调等并发症。由于蛋白丢失，使血浆渗透压进一步降低，腹水增加。由于放大量的腹水，血容量减少，血压降低，对原发病不利，还会诱发肝硬化患者肝昏迷。

利用血液净化原理，将腹水净化、浓缩，既排除了多余的水分又截留了大量蛋白质等物质回输到体循环或腹腔中，目前已成为治疗顽固性腹水的重要手段之一。

据胡大荣等[1]报道，放腹水前患者血浆肾素、血管紧张素Ⅱ和醛固酮水平明显升高，超滤后的腹水内上述三种物质水平明显下降，有利于增加对利尿剂的敏感性。滤出性腹水内含有大量的蛋白，经过无菌操作抽出腹水并浓缩回输，无疑会增加血浆蛋白浓度，提高血浆渗透压，使腹水明显减轻，又能防止由于放腹水导致的血浆容量不足，乃是一举两得之策。据吕振裕报道[2]，将放出的腹水浓缩后，掺入^{125}I标记的白蛋白（^{125}I-HSA），随同腹水回输腹腔。观察回输5小时后，血浆中^{125}I-HAS缓慢上升，24～48小时后血浆中^{125}I-HAS明显上升，72小时23.14%的腹水蛋白被血液吸收。

二、腹水回输原理

正常状态下，人体腹腔内可有少量腹水约50 ml，对腹腔内肠道蠕动起润滑作用。任何病理状态下导致腹腔内液体增加，超过200 ml时称为腹水。腹水分为漏出液和渗出液，漏出液为非炎症、淡黄色、浆液性液体，透明或微混，不自凝，蛋白含量常低于25 g/L，腹水白蛋白浓度 >11 g/L，细胞数 $<100\times10^6$/L，细菌学检查阴性；而渗出液是因炎症、肿瘤或理化刺激产生，外观呈血性、脓性、乳糜性等，腹水中蛋白、细胞含量均高于漏出液，可发现细菌。腹水的治疗，通过卧床休息、限制钠、水摄入、使用利尿药等可取得良好效果。但顽固性腹水治疗困难，大量腹水形成，使有效循环血量降低，肾血流量减少，肾小球滤过率下降且近端肾小管重吸收增加，同时因肾血供不足刺激肾小球旁细胞分泌肾素，导致继发性醛固酮分泌增加，进一步促使患者尿量减少，腹水增加。有效循环血量的降低也可致抗利尿激素分泌增加，作用于集合管使水的重吸收增多，加重了水的潴留和腹水增加。治疗应迅速去除过多水分，减小腹压，改善患者临床症状，也可减轻肾脏压迫，使内生肌酐清除率增加，抑制肾素-血管紧张素-醛固酮系统，水钠潴留减轻，腹水形成减少。同时由于白蛋白回输至血中，提高了胶体渗透压，增加有效循环血量。

治疗顽固性腹水，一般在补充血浆大量白蛋白基础上，间断放腹水。但此方法缓解症状时间短，反复放腹水易诱发肝性脑病、消化道出血和腹水感染，并需使用大量白蛋白，使其应用受到限制。自身腹水回输是近年治疗顽固性腹水的一大进展。漏出液可直接从静脉或腹腔回输。腹水直接静脉回输，即在严格无菌条件下，将腹水引至无菌瓶中，经静脉回输。但常出现感染、心力衰竭等并发症。自身腹水浓缩回输是类似于血液透析的方法，让腹水通过滤器，尤其是高效血液滤过器，不但能有效清除水分和溶质，而且通过弥散和对流，还能对某些小分子质量蛋白质或肽类（如β_2-微球蛋白、白细胞介素-1等）有明显清除作用，滤过腹水中的水分及中、小分子毒性物质，回收蛋白等有形成分，然后将浓缩含有大量蛋白的液体通过外周静脉回输到患者体内，达到既消除腹水又补充蛋白的效果。目前利用血液净化原理将腹水超滤浓缩是治疗顽固性腹水常用的方法。

三、腹水回输途径

腹水回输可以根据回输途径、浓缩方法、回输方法分类。

（一）根据腹水回输途经分类

1. 腹水直接静脉回输　自腹腔引流出的腹水，不经处理直接由静脉回输体内。

2. 腹腔颈静脉分流术　腹腔颈静脉分流术是由Le Veen提出，利用装有特殊压力感应器单向阀门或瓣膜的硅胶管，一端插入腹腔内，另一端沿腹胸部皮下插入颈外静脉，抵右心房附近的上腔静脉，吸气时腹压增高而胸腔内上腔静脉压力降低，其压力梯度为0.294～0.491 kPa，阀门即开放，腹水流向上腔静脉,无压力梯度时阀门自动关闭。通过此种装置,腹水可不断地流入体循环。

3. 腹水浓缩后回输　腹水经超滤浓缩后,由静脉或腹腔回输体内。

4. 腹水浓缩皮下回输　将腹水直接或浓缩后小量、多次回输皮下。腹水浓缩后皮下回输是根据皮下重吸收能力设计的。

(二)根据腹水浓缩方法分类

1. 开放式腹水浓缩　将腹水抽出,分别储于无菌瓶中,将每瓶腹水经血滤器或血液透析器反复循环浓缩,再回输患者体内。

2. 密闭式腹水浓缩　引出腹水,经密闭循环系统,将腹水超滤浓缩后经静脉或腹腔回输体内。

(1)腹腔对静脉腹水超滤浓缩,浓缩腹水回输途经为静脉。

(2)腹腔对腹腔腹水超滤浓缩,浓缩腹水回输途经为腹腔。

(三)腹水回输方法

1. 体外间断浓缩回输法　放腹水和回输分开进行,按常规腹腔穿刺程序进行,在严格无菌操作下放出腹水4 000~8 000 ml(放出大量腹水时必须相应地收紧腹带),注意患者血压和脉搏变化,并常规做好术后处理。将腹水引入盛液袋内,加入肝素(1 000 ml含肝素6~8 mg)以防蛋白凝固。然后将盛液袋与动静脉管路和血滤器连接,进行连续循环超滤,浓缩20~30倍,也可以通过腹水浓缩前和浓缩后蛋白浓度计算浓缩倍数,最后将浓缩的腹水经过输血滤网回输静脉或腹腔。回输静脉为防止过敏反应,可以事先静脉注射5 mg地塞米松。在整个操作过程中时刻注意患者血压、脉搏、呼吸以及其他反应,以便及时处理。

2. 体外连续循环浓缩回输　这种回输方法通常与血液透析同时进行,即在血液透析时,进行腹腔穿刺,用一个血泵持续、缓慢地引出腹水,经过一个输血滤网进入体外循环静脉壶,记录引出量,然后通过透析超滤进行浓缩,或者用床秤估计超滤量,保持患者血压稳定和不增加患者体重。如放腹水量超过2 000 ml,应该收缩腹带。

(四)操作注意事项

(1)操作前确定腹水原因。

(2)术前腹水常规检查,包括外观、比重、细胞计数、蛋白定性和定量、细菌培养、腹水癌细胞检查。

(3)血浆总蛋白、白蛋白和球蛋白检查。

(4)出凝血时间检查。

(5)严格无菌操作。

(6)术前患者排尿。

(7)静脉回输时一定加输血滤网,以防蛋白凝块进入体内。

(8)心肺功能的评估,必要时做实验室检查。

四、腹水回输器材

包括腹腔穿刺包、腹腔排液管、血路管、血滤器、血泵、盛液袋(静脉营养袋代替)、输血滤网、腹带、肝素、麻药和量筒等。主要消耗材料及特点如下。

1. 穿刺针　为穿刺腹腔所用。专用腹腔穿刺针应为柔软套管针,可防止操作时移动针的位置,造成肠壁等软组织损伤,套管壁可有侧孔,以防抽取腹水时,腹水浓度过高,而导致针孔堵塞。

2. 管路系统　选用血液透析管路即可,分为动脉端和静脉端系统。

3. 滤过器　主要为血液透析器或血液滤过器,用于浓缩腹水。可根据中空纤维膜的超滤率和清除率来选择。超滤率的大小可决定清除水分的多少,腹水量大,需选用超滤性能高的滤器。需选用能清除小、中相对分子质量的物质,从而降低腹水中有害物质。选用高通量的滤器,不仅滤过效率高,还能清除腹水中部分内毒素和胆红素等物质。常用的透析器膜有铜仿膜、醋酸纤维素膜、聚砜膜、聚酰胺膜、聚甲基丙烯酸甲酯膜和聚丙烯腈膜等，最好选用高通量的聚合膜。

4. 腹水收集器　回输的腹水需用无菌瓶盛装。

五、腹水回输适应证、禁忌证

（一）腹水回输适应证

（1）各种原因导致的漏出性腹水，如肝硬化腹水、尿毒症难治性腹水、特发性腹水、肾病性腹水、营养不良性腹水以及缩窄性心包炎导致的大量腹水等。

（2）常规方法治疗无效的腹水。

（3）患者没有腹腔穿刺的禁忌证。

（二）腹水回输禁忌证

（1）渗出炎性、血性或癌性腹水。

（2）凝血机制严重障碍或有活动性出血。

（3）近期有食管胃底静脉破裂出血，一次大量输入自体蛋白，可迅速提高门脉压，加重食管胃底静脉曲张破裂出血。

（4）有心力衰竭或严重心律失常。

（5）存在因腹水回输（特别是静脉）使血容量增加可能导致的并发症。

（三）血液净化中行腹水超滤浓缩

1. 适应证

（1）慢性肾衰竭、合并大量腹水。

（2）肝肾综合征、肝性脑病合并顽固性腹水。

（3）酸碱平衡、电解质紊乱合并顽固性腹水。

2. 禁忌证

（1）食管胃底静脉破裂出血或近期有出血。

（2）严重出凝血障碍。

腹水回输方法甚多，其疗效各异，应严格掌握适应证和禁忌证，根据本单位条件以及患者个体差异选择相应的方法。腹水直接静脉回输不需要特殊设备，方法简单，更适用于基层单位。静脉回输方法，血清白蛋白全部回输入血，治疗后即见升高。而腹腔回输方法，可能只有部分蛋白入血，需通过内脏血流动态交换才使血清白蛋白升高。利用血液透析机、血液滤过机或特制的腹水回输机进行腹水滤过浓缩，需特殊设备，操作较为复杂，但可根据不同情况，采取不同的方法，取得更好疗效，同时可与原发病如肝、肾衰竭一起治疗。

六、腹水回输设备与操作

（一）腹水浓缩设备

1. 腹水超滤浓缩机方法　特制腹水超滤浓缩机[3]：根据血液透析滤过原理，在滤出大量水分和中小分子有害物质的同时，保留腹水中蛋白等有用成分而设计制造的超滤浓缩机，品种较多，如 WLFHY-500 型腹水超滤浓缩回输治疗仪、FSCLZLY-A/B 型腹水超滤治疗仪、FCN-01 型血腹水超滤浓缩机等。组件如下。

（1）主机—动力泵、光电控制、电脑程序、监测系统等。动力泵控制出腹腔的腹水流量、回腹腔的腹水流量和废液排出量；光电控制保证泵运转时的安全；电脑程序可自动控制整个治疗过程；检测系统可检测血压、心率等。

(2)成分分离器,分子筛滤器用于滤过、超滤、浓缩腹水。

(3)管路分为动脉端管路,即腹水自腹腔引出后至滤器前的管路;静脉端管路,即腹水自滤器引出后回至体内的管路。

(4)操作支架。

2. 利用血液透析机、血液滤过机进行浓缩　将腹水引至血液透析机或血液滤过机后,通过对透析器或滤过器进行超滤作用排除腹水中的水分,保留腹水中的蛋白、调理素等物质,从而可达到腹水超滤浓缩的目的。

血液滤过机主要包括容量平衡系统和血泵系统。在进行腹水滤过浓缩中主要应用血液透析机和血液滤过机的超滤功能。主要参数:腹水流速 100 ~ 200 ml/min、滤过量 5 ~ 10 L、浓缩倍数 10 ~ 20 倍或更多。在腹水超滤浓缩回输时,主要参数应根据患者等个体差异及具体情况而定,切不可一概而论,更不可回输过快、过多,以免引起不良反应。

(二)腹水浓缩及回输方法

1. 腹水浓缩静脉回输　腹腔穿刺放出腹水,经动脉端管路系统连至血液滤过器或特制的腹水回输机上,将腹腔内腹水初步滤过浓缩后引入无菌袋中,再将无菌袋内的大量腹水反复超滤,滤除过多水分和中小物质,经浓缩的腹水和截留蛋白质等直接少量、多次静脉回输。

2. 腹水浓缩腹腔回输　腹腔穿刺腹水借泵引出,经超滤浓缩后通过另一导管回输腹腔,一次性将腹水清除至不能引流出腹水为止,或将浓缩液收集于无菌瓶再回输。

3. 双重腹水滤过回输　对于癌性、感染性腹水,可将腹水先经成分分离器分离出细菌或肿瘤细胞等弃掉,再把只含白蛋白等中小分子的腹水经分子筛进行浓缩后回输静脉,水分进入排除液罐(图 11-14-1)。

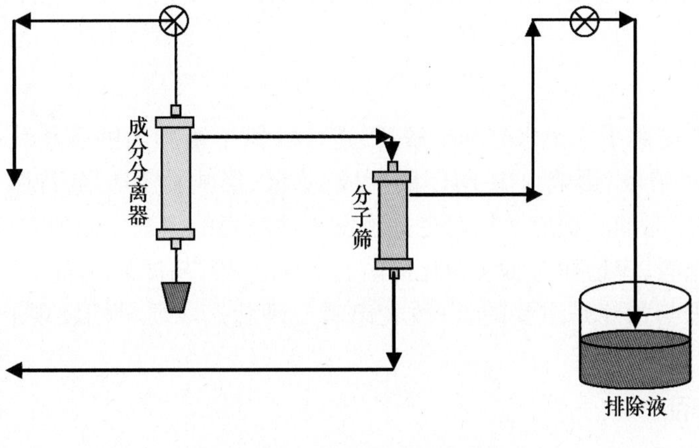

图 11-14-1　双重腹水滤过回输

4. 血液净化中行腹水浓缩回输　血液透析—腹水浓缩回输选用定容式超滤血液透析机,采用碳酸氢盐透析液。腹腔穿刺引流出腹水,经管路与血液透析管路动脉端于血泵前相连,腹水和血液同时进入透析器透析,形成密闭的引流输入装置。此时,血液透析与腹水浓缩回输同时进行,适当加大血流量,加大超滤速度,使输入之量与超滤量成正比,血液净化和腹水滤过浓缩同时进行,腹水中的水分和中小分子物质经透析器滤出,浓缩的腹水与血液一同经静脉血路输入静脉内。

腹水回输时超滤量多少,应根据患者个体差异及具体情况而定,切不可一概而论,更不可回输过快、过多,以免引起不良反应。

七、腹水回输的不良反应

顽固性腹水是病情加重或疾病终末期的表现,如肝硬化腹水的出现是肝脏功能受损害到一定程度的重要标志，肝功能越差，腹水越难消退。所以顽固性腹水患者往往因原发病较重，患者一般情况较差，在行腹水回输治疗中，常常出现一些不良反应。

（一）发热反应

各种回输类型均可发生，可能因感染或过敏反应等所致。处理方法，严格掌握适应证，感染性、血性、癌性腹水不能直接经静脉回输。在进行治疗中，要绝对无菌操作，尤其是直接静脉回输时，治疗室要事先消毒，收集腹水要用无菌瓶，无菌瓶不要放置时间过长，不能及时输入应将无菌瓶放在冰箱中保存。根据发热原因给以不同处理，感染所致应加用抗生素，过敏反应时应去除过敏原，可酌情使用激素。有人报告，在腹水入血前经白细胞滤器过滤，可有效去除腹水中白细胞，且不影响蛋白质变化，减少治疗中寒战、发热等反应。另有报道，静脉回输通过细菌滤过器将直径大于 0.3 μm 的细菌等（大肠埃希菌直径 2～3 μm）滤出，避免细菌、内毒素等致热原直接输入静脉，造成不良反应。

（二）急性左心衰竭、肺水肿

术前患者心肺功能不良，在腹水直接静脉回输时，腹水回输量过多，回输速度过快，易发生左心衰竭、肺水肿。腹腔对静脉超滤浓缩治疗时，由于发生的输入速度与超滤速度不平衡，也易发生左心衰竭与肺水肿。处理方法：心肺功能不良者应注意腹水回输方法的选择，严重不良者应禁用。在治疗时注意超滤与输入速度的平衡。发生急性左心衰竭、肺水肿时立即停止腹水回输治疗，按内科心力衰竭、肺水肿常规处理。

（三）食管胃底静脉破裂出血

腹水回输大量自体蛋白的输入，门静脉压力随之增高，致食管胃底静脉破裂出血，尤其近期有出血者。处理方法：有食管胃底静脉曲张破裂出血者，应慎用本治疗，或选择腹水回输方法，蛋白缓慢进入血循环，或注意蛋白输入的数量。近期发生出血者禁用本治疗。如发生出血应内科止血，行曲张静脉套扎术。

（四）肝性脑病

腹水滤过浓缩回输，清除了大量水分和电解质，造成酸碱平衡和电解质紊乱，影响血脑屏障通透性；影响结肠内 NH_3 的生成、吸收；影响血中 NH_3 的生成、弥散；影响血 NH_3 从肾脏排泄，致血 NH_3 水平升高。另外患者在接受治疗时的心理应激状态也是诱发肝性脑病的因素。处理方法：注意腹水回输方法的选择，伴有肝性脑病的患者，应选择与血液净化同时进行的方法，超滤后注意水、电解质和酸碱平衡。进行腹水回输时，心理护理与治疗是重要的，以改变患者心理状态。要早期发现肝性脑病的发生，以早期治疗。

（五）出凝血机制紊乱

危重病尤其是肝病患者，本身出凝血机制存在障碍，在治疗中技术操作及肝素的使用，更易引起或加重出凝血机制紊乱，容易发生出血或治疗管路中的不畅。处理方法：治疗前应检测血常规、出凝血时间及凝血酶原时间，肝素用量适宜，治疗结束时适量补充鱼精蛋白。

（六）腹壁漏液的发生

治疗前腹腔张力过大，腹壁肌肉薄弱，穿刺后易发生漏液。处理方法：应用特制套管针，行腹腔穿刺时针头进入皮肤后在皮下偏移 1.0～1.5 cm 后再穿入腹腔。术后要加压包扎，取穿刺对侧卧位，可减少漏液的发生。亦可治疗后皮肤缝合 1～2 针，达到止漏目的。

（七）影响腹水超滤浓缩回输疗效的因素

影响因素中除原发病轻重、肝功能、肾功能、并发症、病程、年龄、体质外，还与治疗顺利与否有关，如腹水流出不畅、管路不通、滤器破膜等，因此在操作时应注意。预防方法：①减少蛋白在滤器纤维膜上沉积，以避免降低超滤效率，可增加循环浓缩时腹水流速或降低超滤率。②回输时避免静脉端管道中蛋白凝固，如在滤网后出现纤维蛋白，应及时排出，不输入人体内。③腹水流出不畅，可变动体位，适量超滤保证一定的腹水量可使回输时引流通畅。控制超滤负压在允许的范围内可避免破膜发生。

八、腹水回输的临床效果

国内很多医院已开展腹水回输工作,多为经腹腔回输,而且大宗报道不多,胡大荣等报道 255 例患者 921 次腹水回输腹腔,平均每例作(2.9±1.7)次,超滤腹水(6 820±2 315)ml,有效率 69.7%。北京友谊医院对 5 例尿毒症特发性腹水在透析中进行体外连续循环浓缩回输静脉,均获得满意的临床效果,其中 1 例特发性腹水两次回输治疗后,腹水消失。

参考文献

1. 胡大荣,田惠英,王春莲,等. 腹水超滤浓缩回输腹腔治疗顽固性腹水. 中华内科杂志,2001,40(12):852.
2. 吕振裕,郁佩青,徐琴君,等. 应用血滤器浓缩腹水后回输腹腔. 中华器官移植杂志,1991,12(3):106-107.
3. 袁桂玉. 腹水回输//许家璋,段钟平. 实用人工肝及血液净化操作手册. 北京:中国医药科技出版社,2005:260-277.

第十五节 杂合透析

王质刚

一、杂合肾脏替代概念

医学中的“杂合”一词不是舶来词,更不是血液净化范畴中的专用词。中医早有古训“杂合”一词,如“杂合以治”,意指内调脏腑、外治经脉;西医中几种药物或不同方案的组合也称为杂合;而杂合人工肝是指生物人工肝与非生物人工肝的结合;说到“杂合肾脏替代”(hybrid renalreplacement therapy,HRRT),其含义是延长、缓慢、低效、低流量的透析技术组合。HRRT 自从 20 世纪 90 年代出现后,受到肾病专家的关注,日渐发展和成熟,大有取代传统连续性肾脏替代治疗(CRRT)之势。

二、杂合肾脏替代的提出与演变

从连续性动-静脉血液滤过(CAVH)与连续性静-静脉血液滤过(CVVH)的临床应用,显示出其优点明显强于间歇性血液透析(IHD),具有血流动力学稳定、患者耐受超滤、清除率高等优势,备受肾脏病学者的青睐。CVVH 的不足之处是技术复杂、费用高昂,促使一些学者另辟新境。1998 年美国阿肯色州大学医药卫生科（UAMS）推荐一种杂合透析模式，即持续低效透析（sustained low-efficiency dialysis，SLED），方法是使用常规透析机，用低血流量和低透析液流量，夜间进行12小时透析。1999年Schlaeper等[1]提出缓慢连续透析（slow continuous dialysis，SCD）治疗急性肾衰竭，作者界定SCD的治疗参数是血流量为100～200 ml/min，透析液流量100～300 ml/min，使用有容量控制的透析机，利用on-line模式生成碳酸氢盐透析液，每日透析8～12小时，临床表明SCD的尿素清除率为70～80 ml/min。有限的资料证明SCD是安全、简单和有效的。2000年Kumar等[2]提出延长每天透析（extended daily dialysis，EDD），大多数患者可以耐受EDD，其具有CVVH的优点，且容易操作。2004年Marshall[3]等报道连续低效每天透析滤过量（SLEDD-f），方法是透析液逆流（200 ml/min），同时利用on-line模式血液滤过（100 ml/min），每天治疗8小时或隔日治疗，全部由ICU护士操作。2008年Davenport[4]认为，杂合肾脏替代技术还可附加其他治疗组件，如血浆分离和吸附装置，将杂合肾脏替代模式更扩大化。

三、杂合肾脏替代的技术特点

SLED是HRRT治疗模式的一种，它是ICU肾衰竭患者肾脏替代疗法越来越流行的方式，SLED的优点是有效地清除小分子溶质，较好的血流动力学稳定性，可变通的治疗方案，费用低廉。通常认为HRRT包括SLED、EDD、SCD，可以替代IHD和CRRT。Pesacreta等调查27个医疗中心131位医师，发现HRRT是ICU中肾脏替代疗法的主要治疗方式。与CRRT相比，HRRT不连续，通常每天进行6～12小时，HRRT具有CRRT和IHD两者的优点。Kielstein等调查19例患者做CVVH，20例患者做EDD，两组尿素反跳率分别为（53±2）%和（52±3）%，结果类似。尽管尿素反跳率一样，但是EDD治疗时间为（11.7±0.1）小时，而CVVH治疗时间为（23.3±0.2）小时，表明短时间EDD的治疗效果与长时间的CVVH治疗效果相当。很多中心都做夜间SLED，所以白天可以做一些其他工作。SLED透析液流量为100～300 ml/min，超过300 ml/min多用于治疗时间少于8小时的患者，而用低透析液流量需要延长治疗时间。超滤率取决于患者的临床需要和血流动力学的稳定性。SLED与IHD相比，小分子溶质清除率高（*Kt/V* 1.3～1.5），很少出现失衡现象。用高通量透析器增加大分子溶质清除，尿素动力学模式提示SLED和CRRT都能有效地控制氮质血症。然而SLED对大分子溶质控制没有CRRT好。而SLEDD-f结合了弥散和对流的溶质传递，改善相对大分子溶质的清除，而SLED对白蛋白的清除量较少，氨基酸丢失明显，应该每天补充蛋白质0.2 g/kg。据报道，HRRT对超滤能很好地耐受，仅7%患者由于顽固性低血压而终止HRRT[5]。Kes[6]指出，理想的肾脏替代应该是模拟机体的肾脏功能和生理学机制，确保血液净化质量，无并发症，临床耐受性好，维持内环境稳定，有利器官功能恢复。在危重患者，特别是血流动力学不稳定患者，应用腹膜透析（PD）和IHD有一定难度。临床提示严重的高磷血症、颅压升高、脑水肿伴急性肾衰竭、脓毒症考虑用CRRT。CRRT的过程近似生理环境，可以防止患者血浆尿毒症毒素反跳。而用各种透析机做HRRT安全、有效，保持水、电解质平衡，操作方便、安全，需要时可以附加血浆分离和吸附组件，患者可以移动，可以不必24小时连续工作，大大减少了护士工作量。对于严重的急性肾损伤的患者，在死亡率和肾功能恢复方面，HRRT、CRRT与IHD没有区别，然而需要进一步收集详细的临床材料，研究对比肾功能恢复与治疗模式的相关性等。

四、杂合肾脏替代的优势及其原因解析

大家一致认为，CRRT的最大优点是血流动力学稳定，有学者认为这归功于血流速度慢。笔者认为这不是主要因素，在相同的血流条件下，CRRT和HRRT比IHD有明显的血流动力学稳定性，关键原因是IHD血中溶质浓度下降快，易形成体内屏障间较高的浓度梯度，导致水分逆向流动，加重组织器官（心、肺、脑等）水量分布不平衡，引起心肺水肿，严重者可出现器官衰竭、颅内压增高和有效循环量不足而导致低血压。而CRRT和HRRT由于单位时间内溶质清除慢，始终保持体内腔隙间较小的浓度梯度，加之自

身水、电解质平衡调节机制，使毛细血管维持稳定的再充盈率，使有效血容量不减少（虽然不断超滤除水，但有毛细血管不断补充），使组织和间隙水分缓慢、持续减少，减轻水负荷，缓解器官功能。此外，如果配合适当的低温、减少外周血管床容积可以防止低血压。上述两个因素共同作用就足以保持血流动力学的稳定，是耐受超滤的根本机制。

尽管 CRRT 和 HRRT 单位时间内溶质清除率低，但是透析时间长（超过 IHD 时间 4～5 小时）足以克服单位时间内溶质清除低的缺点。文献证实 8 小时以上的 CRRT 对小分子溶质的清除高于 IHD。人们对 HRRT 的最大置疑是对中分子溶质的清除能力，如果用低通量透析器、短时间的治疗，或许不如 IHD 对中分子溶质的清除，而与高通量透析差距更大。如果选用高通量透析器做 SLED，对中分子溶质的清除不亚于 CRRT，如用 SLEDD-f 更优于 CRRT。对中分子溶质的清除率主要取决于透析膜孔径、膜面积，以及时间因素，根据“中分子的平方米小时学说”，延长时间而增加中分子溶质的清除是毫无疑问的。另外，反跳是快速透析的结果，因血中溶质快速清除而组织中溶质来不及补充血中下降的速度，实际也是降低清除率的一种因素，另一个缺点是易引起失衡综合征。而持续缓慢的透析，保持血液与组织（包括细胞内）溶质浓度趋于平衡，从而增加血中和组织内的溶质清除。多数文献证实，HRRT 减少肝素的用量，甚至无肝素 SLED 也比 CRRT 和 IHD 减少滤器内凝血事件，作者并未对其原因进行讨论。笔者认为其可能是由于超滤减慢、血液浓缩减轻，因而不易血栓形成，此理还需要进一步证实。

五、杂合肾脏替代的临床应用

Berbece[7]认为 SLED 可以作为一种肾脏替代方法，作者分别选择 23 例 SLED 治疗患者（行 165 次）与 11 例常规 CRRT 治疗患者（行 209 次），对比治疗费用、抗凝剂和小分子清除率。SLED 每天治疗 8 小时，6 次/周，血流量为 200 ml/min，透析液流量 350 ml/min，CRRT 置换液流速为 1 L/h；CRRT 用肝素或枸橼酸盐抗凝，SLED 用肝素或盐水冲洗。每周价格，SLED 和 CRRT 分别为 MYM1.431 *vs.* MYM2.607（使用肝素），而使用枸橼酸盐费用为 MYM3089，65% 的 SLED 不用肝素。滤器凝血，肝素组为 18%，不用肝素组为 29%，两者差异无统计学意义；每周 SELD 的 Kt/V 明显高（8.4 ± 1.8），平均血肌酐浓度低；SLED 矫正的肾脏尿素清除率当量（EKRc）是（29 ± 6）ml/min，与 CRRT 相近。最后作者认为，SLED 可以常规应用而可以不用抗凝剂，溶质清除率与 CRRT 相当，但价格明显低。

Marshall 等[8]对 37 例患者（做 IHD 失败或拒绝），改为夜间进行 SLED 治疗，每次 12 小时，共进行 145 次，观察 18 个月。SLED 要求血流量为（201.1 ±7.5）ml/min（200～250 ml/min），透析液流量为 100 ml/min。SLED 治疗时间为（10.41 ± 2.73）小时（0.5～12 小时）。肝素抗凝，开始给负荷剂量（100 U/m_1）静脉注入，监测活化部分凝血活酶时间（APTT），延长 1.5 倍。用 on-line 模式生成碳酸氢盐透析液。对 37 例患者做 145 次〔1～30 次，平均每人（3.9 ±6.1）〕SLED 治疗，9 例患者透析剂量是 Kt/V（双室）1.36，平均每次排磷 1.5g，25 次有轻度的低磷血症或低血钾，治疗中需要补充。住院死亡率是 62.2%，与 APACHE Ⅱ 预测的死亡率没有差异。34.5% SLED 提前结束，20% SLED 由凝血而终止治疗，7.6% SLED 发生难治性低血压，其余 37.9% SLED 因为其他问题终止，如反渗水漏液、机器或血管途径障碍、心律失常、退出治疗、胃肠出血、紧急外科情况、急性心脏压塞。作者认为，SLED 治疗中血流动力学稳定，大多数病例完成目标超滤量。

Kumar 等[9]对 EDD 和 CVVH 进行对照研究。其中 25 例应用 EDD，每天 7.5 小时，共做 367 天；17 例做 CVVH，每天 19.5 小时，共做 113 天。两组患者平均动脉压（MAP）治疗前、治疗中和治疗结束差异无统计学意义；净超滤量相近（3 000 *vs.* 3 028）ml/d，肝素用量 EDD 明显减少（4 000 *vs.* 1 100）U/d。另外，EDD 操作简单，节省护理工作量。

Kumar 等[9]对 54 例 ICU 中急性肾衰竭患者一组用常规血液透析（CHD），64% 少尿，93% 使用呼吸机；另一组用 EDD 治疗，73% 少尿，81% 使用呼吸机。EDD 组患者比 CHD 组年轻〔（47.0 ± 12.6）*vs.*（56.7 ±13.7），P =0.009〕，APACHE Ⅱ评分和性别差异无统计学意义。治疗中两组 MAP 维持在 70～

80 mmHg,电解质水平一样;两组患者水入量〔(5.8 ±3.3) L *vs*. (6.0 ±3.2) L〕与出量〔(3.3 ±2.6)L *vs*. (3.0 ±1.7)L〕差异无统计学意义;肝素用量 EDD 少于 CHD(643 U/h *vs*. 1 080 U/h);无肝素透析,EDD 占43%,而 CHD 为 21%;透析器凝血发生率 CHD 多于 EDD(51% *vs*. 22%)。结论:EDD 比 CHD 更安全、有效,血流动力学更稳定,能更好地清除溶质。

Vanholder 等[10]用 HRRT 成功治疗 1 例挤压综合征伴多器官功能障碍综合征(MODS)患者。16 岁女孩,房屋倒塌被压 17 小时后救出,做了紧急截肢手术,因感染导致脓毒症、急性呼吸窘迫综合征、心力衰竭、急性肾衰竭、肝衰竭和弥散性血管内凝血。立刻行杂合 CRRT,包括高容量血液滤过、低温血液净化、血液灌流,用内毒素滤器和血浆置换。结果:杂合 CRRT 治疗后患者病情逐渐改善,肺功能、心功能、肝功能和肾功能恢复,脓毒症控制。杂合 CRRT 治疗持续 550 小时,随访 6 个月无任何器官残留损害。作者认为杂合 CRRT 治疗严重挤压综合征伴 MODS 是一种有效的治疗措施。

Vanholder 等[10]报道,缓慢低效每天透析(SLEDD)优于 IHD,由前瞻性对照研究证实,使用生物相容性好的透析膜,可纠正营养不良,较多地排除细胞因子,还可以矫正代谢性酸中毒,较好地恢复肾功能,临床预后良好。有证据表明,杂合 CRRT 比 IHD 有更高的存活率。

有学者认为 SIEDD 也具有 CRRT 的优点(血流动力学稳定、控制高血容量、溶质清除高)。笔者认为,SLEDD 是新技术,还缺乏全面的临床研究,然而提出 SLEDD 的设想为 ICU 提供一种有价值的选择。作者认为,SLEDD 是 ICU 日益流行的肾脏替代疗法,可以提供较好的溶质清除和血流动力学稳定性。

目前在 ICU 中,SLEDD 较 CRRT 和 IHD 的优势仍然不肯定,似乎 SLEDD 比 IHD 更合适 ICU。连续模式治疗可达到最大溶质清除,尽管 IHD 也能达到血液净化目的,可以与 CRRT 比拟,但不能与 HVHF 相比,后者可促进大分子溶质清除。

多数学者认为,膜面积和适合的多孔支持增加对流传质达到最大程度排除大分子溶质,而 SLEDD 主要是清除弥散溶质,被认为是一个缺点。因此,我们改良了传统的 SLEDD 方式,包括改变程序和原则,以便 ICU 护士单独处理,少许增加血流量和透析液流量,达到最佳弥散清除小分子溶质,同时通过 on-line 血液透析滤过(用适当孔径的膜)增加对流清除大分子溶质。

Marshall 等[3]提出 SLEDD 系统改革,报道了 SLEDD 的初步技术和临床经验,提出溶质清除基准点,提供重症急性肾衰竭患者肾脏替代治疗剂量 - 效果相关性。SLEDD-f 的方法和运行参数,使用普通透析机,血流量 250 ~ 350 ml/min,透析液 200 ml/min,on-line 血液滤过,置换液流速为 100 ml/min,每天持续 8 小时,或至少隔天。笔者对 24 例患者用 SLEDD-f 方式治疗,住入 ICU 24 小时计算 APACHE Ⅱ评分,预测住院死亡率,6 例有慢性肾损伤,13 例无尿,其余患者尿量 1000 ml/d,16 例接受高营养治疗。患者住院死亡率 45.8%,预测死亡率 72%。治疗前后 MAP〔(87.1 ±.7)mmHg(65 ~ 112 mmHg) *vs*. (85.9 ±14.0)mmHg(67 ~ 135 mmHg)〕,差异无统计学意义。做 SLEED-f 后患者用升压药没有变化,但有 1 例 4 次 SLEDD-f 增加升压药剂量,无一例产生严重的透析中低血压。患者处方目标超滤值是(2.2 ±1.6)L (0 ~6.0 L),结果全部达到,治疗前后核心体温差异无统计学意义。没有出血、心律失常和死亡事件。结果表明,SLEDD 和 SLEDD-f,比 IHD 提供更大的透析剂量,本文研究证明,SLEDD-f,可能提供小分子溶质清除率可以与 CRRT〔置换量 35 m_1/(kg · min)〕相比拟。近来关于清除大分子溶质的研究表明,在严重患者各种循环促炎症细胞因子水平与预后有相关性,因此有理由推断增加大分子溶质的清除临床会获益,多数研究者设法用对流作用达到血液净化的目的。然而据报道,对细胞因子的清除主要靠吸附机制,清除效率要比单独对流高出 10 倍。我们的资料证明,SLEDD-f 提供重要的对流机制,但 *Kt/V* B_{12}值仍然低于 *Kt/V* 尿素,因此用 SLEDD-f 系统对于清除大分子溶质比小分子溶质效率低。然而 SLEDD-f 本身膜具有吸附功能,这取决于膜的材料和结构,而与超滤关系不大。开孔结构和疏水性膜通常有助于吸附。这个推测被近来研究结果所证实,即 SLEDD-f 至少如同持续血液透析滤过(HDF)下调内毒素诱导的肿瘤坏死因子-α(TNF-α)产物同样有效。

我们的经验说明,SLEDD-f 在重症 AKI 能提供较好的临床和代谢状态,有效地评估标准证明小分子物质的清除是足够的,大分子物质的清除也是明显的。但很难评估在 ICU 中 SLEDD-f 的未来作用,进一步适当的设计和努力临床研究，对于 AKI 患者将更好地确定 SLEDD 和 SLEDD-f 临床作用及与其他有效地模式的相关性。Holt 等[11]回顾分析 21 例多器官功能衰竭患者，升压药抵抗性低血压，少尿性 AKI，继发于脓毒症，接受肾脏替代治疗，8 例为 SLEDD-f，13 例为 SLEDD，每天治疗 8～16 h，SLEDD-f 进行直到减少升压药至正常水平。观察终点是 30 天内死亡率或肾功能恢复，治疗开始计算 APACHE Ⅱ评，并预测死亡率。结果：30 天 SLEDD-f 和 SLEDD 组存活率分别为 100% 和 38%，而且 SLEDD-f 组多数患者很快停止升压药，全部患者肾功能恢复而停止肾脏替代治疗，结果提示 SLEDO-f 生存率优势，增加肾肾脏恢复的机会。

Baldwin 等[12]报道对 16 例 ICU 重症 AKI 患者进行随机对照试验，其中 8 例行连续 3 天延长每天透析滤过（extended daily dialysis with filtrati，EDD-f），另外 8 例行 CVVH，然后对比观察两组液体超滤和血流动力学情况。结果：EDD-f 组超滤水 16.6 L（830 ml/d，共 20 天），CVVH 超滤水 15.4 L（700 ml/d，共 22 天）；MAP 指标，EDD-f 组头 2 小时低于 CVVH 组（76 mmHg *vs.* 94 mmHg），差异无统计学意义；两组 CVP、心率和升压药剂量也无差异。笔者认为，两种方法都能达到满意的超滤，但 EDD-f 比 CVVH 多些，血流动力学无差异。

六、杂合肾脏替代疗法的发展前景

对于一般意义的血液净化，IHD、CRRT 以及 HRRT 无明显的差异，但各有优缺点。大多学者对用 IHD 和 CRRT 治疗 MODS 或合并 AKI 患者的存活率仍有争论，但倾向是 CRRT 优于 IHD。

有作者提出 Hybrid RRT 的优点：①不需要特殊设备；②发挥 CRRT 和 IHD 的共同优点，避其缺点；③不需要熟练的专业技术；④可以夜间进行治疗；⑤减少护理工作量；⑥耐受超滤；⑦小、中分子物质清除率高；⑧血流动力学与 CRRT 无差异；⑨减少肝素用量，节约治疗费用；⑩无须患者固定不动；⑪可以附加 PE 或吸附技术。预测 HRRT 会比 CRRT 应用前景更广泛。低流量（血液和透析液）会降低清除率，但对流和长时间可以弥补中分子（MMS）和小分子（SMS）清除率低的缺点，缓慢清除溶质，发挥房室效应，增加溶质清除率，增加毛细血管再充盈率，耐受超滤，使内环境（生化和物理）稳定，血流动力学稳定，不依赖流量慢，不产生腔隙失衡效应，血流量与透析液流量匹配，节约透析液（如果再增加透析液流量也不增加清除率）。

目前新的关注点是，HRRT 发展迅速，它是否会代替 CRRT？笔者认为，对于多数 MODS 或合并 AKI 者，HRRT 可以取代 CRRT，因为 HRRT 除具备 CRRT 的优点外，还具有对设备要求低、治疗费用低、护理工作量少等优点。但是目前 ICU 中，重症多器官功能衰竭、严重脓毒症、脓毒症性休克发病率很高，死亡率高居不下，恐怕 HRRT 承受不了这些危重病例的挑战。治疗脓毒症，在理论上要求血液净化技术：①无选择性清除中、大分子物质，有调节免疫稳态和保护内皮细胞的功能；②技术发展重点是增加置换液剂量（如 HVHF），目前仍无权威性上限界定；③CRRT 设备附加吸附装置（如 SPFA、MARS、Prometheus 等），明显增加溶质的清除效果；④增加滤器的孔径（如 Sytosorb，截留相对分子质量 10 万）；⑤运用溶质动力学模型（如脉冲式高容量血液滤过，PHVH）增加溶质清除率。尽管这些净化方式从溶质清除效果上绝对优于 HRRT，但是对重症脓毒症的治疗仍不理想，仍有很大的发展空间，从这个意义上讲，目前 HRRT 在危重病例中仍不能取代 CRRT。笔者认为，一个现代化、设备齐全的 ICU，对脓毒症除了正确、及时的常规处理之外，强大的血液净化设备（如 CPFA），加上强大的心、肺功能支持（ECMO）合理的运用，将大大提高危重病例的抢救成功率[13]。

参考文献

1. Schlaeper C, Amderling R, Manns M, et al. High clearance continuous renal replacement therapy with a modified dialysis ma-

chine. Kidney Int Suppl, 1999,72:s20-s23.

2. Kumar VA, Craig M, Depner JA. Extended daily dialysis:A new approach to renal replacement for acute renal failure in the intensive care unit. Am J kidene Dis, 2000, 36(2):291-300.
3. Marshall MR, Ma T, Galler D, et al. Sustained low-efficiency daily diafiltration(SLEDD-f) for critically ill patients requiring renal replacement therapy: towards an adequate therapy. Nephrol Dial Transplant, 2004, 19(4):877-894.
4. Davenport A. Renal replacement therapy in acute kidney injury: which Intensify care unite? Kdiney Dis Transpl,2008,29:529-536.
5. Ronco C,Belloan R, Kellun JA. Sustained low-efficience Dialysis Dialysis(SLED). ContribNephrol, 2007,156:320-324.
6. Kes P, Besiĉ Jukiĉ N. New experiences with the of acute kidney injury. Prilozi, 2008, 29(2):119-153.
7. Berbece AN, Richardson RM. Sustained low-efficiency dialysis in the ICU:cost, anticoagulation, and solute removal. Kidney Int, 2006,70(5):963-968.
8. Marshall MR, Golper TA, Shaver MJ. Sustained low-efficiency dialysis for critically ill patients requiring renal replacement therapy. Kideny Int,2001,60(2):777-785.
9. Kumar VA, Yeun JY, Depner TA, et al. Extended daily dialysis *vs.* continuous hemodialysis for ICU patients with acute renal failure: a two-year single center report. Int J Artif Organs, 2004, 27(5):371-379.
10. Vanholder R, Van Biesen W, Lameier N. What is renal replacement meshod of first choice for intensive care patients? J Am Soc Nephrol, 2000, 12(Suppl 17):s40-s43.
11. Bolt BC, White JJ, Kuthiala A,et al. Sustained low-efficiency daily daily dialysis with hemofiltration for acute kidney injury in the presence of sepsis Clin Nephrol. 2008,69(1):40-46.
12. Baldwin I, Bellomo R, Naka T,et al. A pilot randomized controlled comparison of extended daily dialysis with filtration and hemodymics veno-venous hemofiltration: fluid removal and hemodynamics. Int J artif organs, 2007, 30(12):1083-1089.
13. 王质刚. 浅谈体外氧合疗法在危重症中的应用. 中国血液净化,2008,7(11):581-584.

第十二章 体外循环治疗技术进展

王质刚

第一节 概 述

王质刚

血液透析(hemodialysis)至今已有近一个世纪的历史,透析技术本身也不断得到进步和发展,挽救了无数肾衰竭患者的生命。为适应新的病症(SIRS、MODS、SEPSIS以及非肾病患者)治疗需要,当代血液净化技术的最大进展是透析(弥散)、滤过(对流)与吸附的结合,与此相应也出现一些新的血液净化技术与相应设备,如HF、HDF、CRRT、杂合(hybrid)肾脏替代、血浆置换(PE)、血细胞去除疗法以及治疗风湿、免疫性疾病的各种各样的免疫吸附疗法。如针对多器官功能衰竭而诞生的配对血浆滤过吸附(CPFA)、血浆滤过吸附透析(plasma filtration adsorption dialysis,PFAD),针对肝衰竭开发的人工肝(MARS、Prometheus)等,以及针对心、肺、肾严重衰竭的CRRT与体外循环氧合疗法(ECOM)的联合应用,可以达到完全、真正的心肺肾功能的支持,有学者将以上技术统称为"体外循环治疗"(extracorporeal treatment, ECT)技术。表面上看,这些设备复杂的构型使人眼花缭乱,摸不清底细,其实这些新设备无非是将弥散、对流、吸附相结合或各有侧重,其主要功能和作用雷同。因为目前重症患者分布在不同的科室,这些设备也随之产生交叉,就导致设备不能各尽其能,或者应用不当。本章主要阐述近年出现的一些新设备的结构、原理、功能特点以及彼此之间在结构和功能上的互通,它们的具体临床应用将在有关章节中论述。

笔者认为,根据体外循环治疗设备的功能和作用,大致可以分为三个层次,第一,传统的HD、HF、HDF用于治疗终末期肾病和急性肾衰竭;第二,CRRT、Hybrid肾脏替代用于重度急性肾损伤(AKI)以及无论是否合并AKI的MODS、脓毒症;第三,CPFA、MARS、Premetheus等用于重度MODS脓毒症、肝衰竭(这里未包括各种形式的免疫吸附疗法治疗非肾病)。原本ECMO仅用于支持心脏手术后发生严重的心肺功能衰竭,但国外学者认为ECMO是体外循环生命支持系统(extracorporeal life support system, ECLS)的主角,如与CRRT结合可广泛用于治疗严重的伴有急性心、肺、肾衰竭的MODS。本章除了分别介绍各种ECT设备外,还提出了构建组合式ECLS的设想,这可能是非生物人工器官发展的最终目标。

第二节 高容量血液滤过的变异模式

王质刚

Grootendorst 等[1]1994 年提出高容量血液滤过(high volume hemofiltration,HVHF)。作者应用肠缺血再灌注动物模型,发现在夹闭肠黏膜上动脉之前开始 HVHF 治疗可显著改善肠黏膜损伤及血流动力学不稳定状态,并且临床证实 HVHF 治疗,可明显改善血流动力学,同时改善免疫细胞的麻痹状态,降低死亡率。Yekebas 及其研究小组进行了 3 种模式的连续动物实验研究,应用治疗急性胰腺炎猪模型,其中证实早期的 HVHF 治疗以及更换滤器能够增加对流与吸附的清除作用,更加有效地清除炎症介质、改善实验动物的预后。

此后,HVHF 在危重病患者尤其是脓毒症/多器官功能障碍综合征(multiple organ disfunction syndrome,MODS)患者的救治中,已发挥重要的作用[2-3]。南京军区总医院全军肾脏病研究所也发现[4],HVHF 用于胰腺炎动物模型的治疗可以降低细胞因子水平,改善单核细胞分泌功能,重建免疫平衡,从而改善脏器损伤及预后,并且表明 HVHF 明显优于传统剂量的 CVVH。

随着临床与技术的进展,近年出现多种多样的 HVHF 变异类型,表现为治疗剂量增加,剂量高低分段进行,增加滤过器的通透性等,随之衍生出各种类似于 HVHF 的治疗模式,都应用于临床并显示出不同特点和作用,很受临床专家欢迎。

一、脉冲式高容量血液滤过

(一)脉冲式高容量血液滤的研究背景

与 HVHF 最为类似的模式莫过于脉冲式高容量血液滤过。2004 年 Brendolan 等[5]提出脉冲式高容量血液滤过(pulse high volume hemofiltration,PHVHF),治疗模式为 24 小时连续性血液滤过治疗,其中日间 HVHF[85 ml/(kg·h)]治疗 6~8 小时后,续行 CVVH 治疗[35 ml/(kg·h)],24 小时平均治疗剂量约为 48 ml/(kg·h)(70 kg 体重的患者每天治疗剂量可达 80 L)。这种模式也称为间歇性高容量血液滤过(intermittent high-volume hemofiltration),或短暂的超高容量血液滤过(very high-volume hemofiltration)。

临床研究证实,不同治疗剂量对患者预后有差异,Ronco 等[6]将 425 例患者随机分为 3 组,分别接受 20 ml/(kg·h)、35 ml/(kg·h)、45 ml/(kg·h)三种不同剂量的血液滤过治疗,发现随着治疗剂量的提高,患者生存率及预后明显改善,进一步证实了 HVHF 治疗的优越性。还证实,体重 70 kg 患者,HVHF(7~9 L/h)可有效改善氧代谢动力学,缩短心脏手术后患者的拔管时间,改善血流动力学,减少升压药用量,改善存活率。2001 年,Cole 等[10]进行了一项随机交叉临床研究,应用不同剂量的血液滤过治疗 11 例感染性休克和多器官功能衰竭(multiple organ failure,MOF)的患者,证实 HVHF 较 CVVH 治疗时去甲肾上腺素用量明显减少,从而证明了 HVHF 与 CVVH 相比较,在改善脓毒症性休克患者血流动力学、减少升压药的用量方面作用更为显著。在对儿茶酚胺升压无效的脓毒症休克患者中,短时 HVHF 血液滤过同样有效。

南京军区总医院全军肾脏病研究所[7-8]从循环中单核细胞及内皮细胞功能入手，分析了重症胰腺炎患者在接受 HVHF 治疗前后免疫功能变化的情况，证实了 HVHF 能够明显改善全身炎症反应(SIRS)和脓毒症患者单核细胞功能，清除血液中激活/损伤内皮细胞成分，改善患者内皮细胞功能，重建机体免疫内稳状态。

(二)PHVHF 的临床和生物学意义

大量的动物实验及临床试验均证实 HVHF 可以用于 Sepsis/MODS 患者的救治，是源于高剂量置换液有效清除大量可溶性炎症介质，改善血流动力学、氧代谢动力学及预后。在 HVHF 基础上结合临床实践提出了变异型 PHVHF 的概念，PHVHF 治疗中 HVHF 主要在日间进行，因为各种药物及营养液主要在日间输入，需要在日间清除过多水分，保证患者在夜间得到足够休息，减少人力消耗。更重要的是日间 HVHF，滤器和管路可以重复使用，滤器减少凝血，通过清除膜上蛋白层，增加吸附和对流清除溶质的效率，延长滤器使用时间和减少费用，更适合我国国情。高分解代谢患者增大置换液流量和超滤量，如仍不能较好控制氮质血症，则必须 24 小时不间断进行。PHVHF 治疗意义不仅是增加置换量和日间进行，更重要的是这种模式的生物学理论基础是炎症介质的多室动力学效应。脓毒症患者在开始血液净化治疗时，血浆与体液(包括组织)的溶质浓度平衡，当高剂量快速超滤时，排出体外溶液的溶质浓度与血浆和体液溶质浓度一样。随超滤进行，血浆与体液之间产生溶质浓度差，体液溶质浓度越来越高于血浆。这时应用低剂量超滤，使体内血浆与体液溶质浓度有个平衡的间期，当血浆的溶质浓度与体液平衡时，再进行下一个高剂量超滤，如此反复交换，可以达到高效的血液滤过效果。PHVHF 的意义在于：①降低了 HVHF 的技术难度，HVHF 时由于超滤量大，要求精确的容量控制，因此连续 24 小时治疗技术难度高，而 PHVHF 很好地解决了这一难题；②满足治疗需要：由于膜的吸附作用在治疗开始 2 小时逐渐饱和，HVHF 治疗数小时后清除率明显降低，更换滤器后又恢复吸附功能；③发挥炎症介质的多室动力学效应，PHVHF 可持续保持对溶质的高效清除；④连续的治疗方式，6～8 小时 HVHF 后行 CVVH 治疗〔超滤率 35 ml/(kg·h)〕，可改善血流动力学，有效维持 HVHF 疗效，预防病情反复。

(三)PHVHF 与凋亡

凋亡是正常细胞的程序性死亡过程，其发生发展中受到高度的调控。细胞凋亡是机体维持正常内稳状态和细胞生长及调节的重要程序。目前研究认为脓毒症和炎症反应过程中存在细胞凋亡的急性活化过程，目前脓毒症的治疗包括活化蛋白 C 治疗、强化胰岛素治疗和低流量的机械通气，这些方法均可抑制细胞凋亡的活化，降低重症患者的死亡率[9]。Ranistha 等[10]研究了 PHVHF 对单核细胞凋亡的影响。已知脓毒症患者的血浆对 937 人单核细胞具有明显的促凋亡作用，研究发现 HVHF 治疗 1 小时后可明显抑制脓毒症患者血浆的促凋亡作用，而 CVVH 无这一作用；同时还观察到 HVHF 的这一作用在治疗过程中及转为 CVVH 模式后 5 小时仍持续存在(图 12-2-1)。

另一研究也证实了 PHVHF 对细胞凋亡的影响[7,11]，5 例患者接受 CVVH 治疗 12 小时后改为 HVHF 治疗，发现 HVHF 较 CVVH 治疗可以有效降低患者血浆的促凋亡作用，HVHF 治疗 4 小时最为显著，并且这种作用可以持续 12 小时。

(四)PHVHF 对设备的要求

现代化连续性血液净化治疗(continuous blood purification, CBP)机器具有良好的人机对话界面，允许进行多种不同模式的血液净化治疗，包括高容量治疗，并可同时进行前稀释和后稀释两种模式；这些机器同时具有高度精确的容量平衡系统及高效的加热系统，可保证 HVHF 治疗的顺利进行。PHVHF 治疗中，要求超滤率达到 85 ml/(kg·h)，因此需使用高度生物相容性的合成膜滤器，要求滤器膜表面积达到 1.8～2.0 m^2，超滤系数 30～40 ml/(h·mmHg)，对大多数溶质筛选系数接近 1.0；为适应达到 85 ml/(kg·h)的超滤率，治疗中的血流量应达到 300 ml/min(14-French 导管)。如果导管或血管流量过小，体外循环的血流量不足，可引起血泵前的负压过大，甚至高达 -300 mmHg，此时行 HVHF 治疗，由于大量的液体超滤导致血液进一步浓缩，回路或静脉压力增高，导致滤器凝血严重，治疗难以顺利进行。

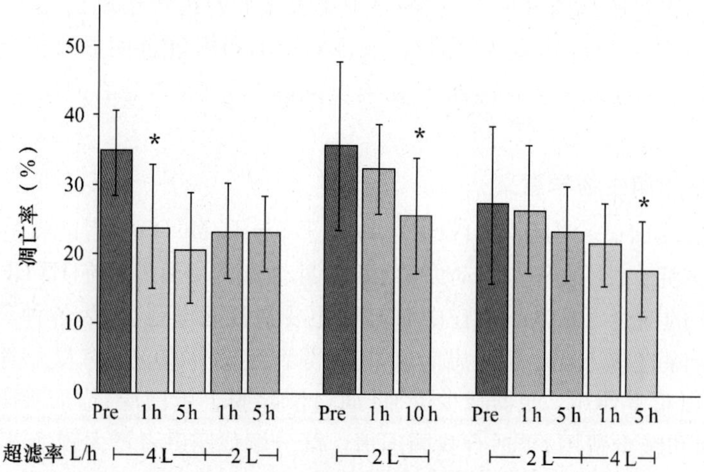

图 12-2-1 PHVHF(4L/h)与 CVVH(2L/h)治疗中患者血浆对 937 人单核细胞的促凋亡作用[2]

PHVHF 治疗有效地解决了这一难题，在 6～8 小时的 HVHF 治疗过程中，净超滤量可以尽量减少，甚至进行零平衡的 HVHF 治疗，而在 CVVH 治疗过程中给予充分的超滤脱水；PHVHF 中可采用碳酸氢盐置换液(35 mmol/L)，同时行前稀释(33%～50%)和后稀释(50%～66%)治疗。实验证实，在血流量 300 ml/min时，如将固定超滤液流量(6L/h)的置换液以 1/3 前稀释输入，2/3 后稀释输入，既可延长滤器使用寿命，同时可以增加中分子物质的清除率(80 ml/min)。PHVHF 治疗中由于大量液体交换可致体温下降，甚至导致患者体温不升，计算热量摄入及评估营养和能量平衡时需考虑体温的负平衡作用，同时置换液应充分加热至 38.5～39.5℃，有效维持患者体温。因为置换容量升高，对温度的控制也变得很重要。目前有两种加热系统，加热置换液和直接加热血液，一般认为前者优于后者，但缺乏足够的证据。在抗凝剂的应用方面，PHVHF 时血流量高，血液与滤膜接触时间短，但滤器内血液高度浓缩，血细胞比容和血液黏度增加，抗凝剂的使用非常重要。

(五)PHVHF 的临床应用

PHVHF 作为一种新的治疗方式，临床应用报道仍十分有限，Ranistha 等[10]最早应用 PHVHF 治疗 15 例危重病患者，观察临床疗效及实验室指标的变化。结果显示 PHVHF 治疗中每日 Kt/V 可达到 1.92，患者 28 天死亡率为 47%，较预期死亡率明显下降(APACHE Ⅱ评分预期死亡率为 72%，SAPS Ⅱ评分预期死亡率为 68%)。

15 例患者均有严重的脓毒症，平均 APACHE Ⅱ积分为 31.2 分，SAPS 积分 62 分，SOFA 积分 14.2 分。研究观察了 PHVHF 开始前、治疗中及 HVHF 治疗结束后即刻、6、12 小时等各时间点患者的血流动力学指标及去甲肾上腺素用量(维持平均动脉压达到 70 mmHg)，发现患者血流动力学改善，同时去甲肾上腺素的用量显著降低(表 12-2-1，图 12-2-2)。

表 12-2-1 PHVHF 对血流动力学变化的影响[2]

参数	PHVHF 前	PHVHF 中	PHVHF 结束即刻	PHVHF 结束后 6 小时	PHVHF 结束后 12 小时	*P*
去甲肾上腺素剂量(g/min)	48(0～114)	40(0～97)*	40(0～93)	40(0～69)*	33(0～67)**	0.001
收缩压(mmHg)	124.32±25.63	126.64±22.10	133.00±24.55	133.06±23.88	133.16±26.15	0.04
平均动脉压(mmHg)	82.16±18.31	85.02±18.82	86.88±17.56	87.76±20.65	87.26±22.05	NS
心脏指数[L/(min·m²)]	3.4±1.1	3.4±1.2	3.5±1.0	3.5±1.1	3.5±1.2	NS
心率(次/分)	97.28±25.53	99.62±22.94	100.06±21.79	99.94±20.71	95.62±20.66	0.04
体温(℃)	36.7±1.0	36.8±0.8	36.8±0.8	36.9±0.8	36.7±0.9	NS
PaO_2/FiO_2	230.9±109.1	232.8±104.4	243.0±105.6	230.2±109.9	234.6±106.4	NS

注：*与基础值相比 $P<0.05$；**与基础值相比 $P<0.01$。

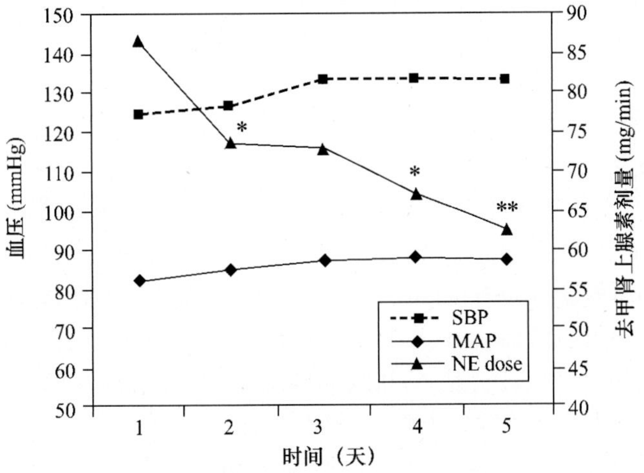

图 12-2-2 PHVHF 治疗中血流动力学参数的[2]

SBP—收缩压；MAP—平均动脉压；NE dose—去甲肾上腺素剂量

Ratanarat R 等(2006)用 PHVHF 方法治疗 15 例严重脓毒症及休克患者，每天做 PHVHF，结果治疗 6 小时后血流动力学改善，降低去甲肾上腺素剂量。卜会驹等(2009 年)报道 49 例严重脓毒症患者，随机分为两组，A 组 25 例行 PHVHF，B 组 24 例做 HVHF。记录开始治疗和 72 小时后，APACHE Ⅲ评分、MAP、血管活性药物剂量、凝血功能、生化指标、炎症指标，统计 28 天病死率。结果 72 小时后，A、B 两组的 MAP、去甲肾上腺素剂量、炎症指标均没有统计学意义($P>0.05$)。但 B 组使用置换液剂量多于 A 组，血滤器平均使用时间缩短；B 组血小板下降、APTT 延长、血红蛋白下降程度与 A 组均有统计学差异($P<0.05$)。作者认为，对于严重脓毒症患者，PHVHF 可以达到持续高容量血液滤过的效果。

(六) PHVHF 治疗时机

脓毒症患者不伴有急性肾衰竭(ARF)时何时行 CVVH 治疗？目前指征尚不明确。现有研究证实 HVHF 用于液体复苏和升压药治疗无效的低动力性脓毒症/MODS 患者，可以有效改善血流动力学和氧代谢动力学，并且早期应用 HVHF 治疗，疗效更为显著。目前认为当患者血流动力学不稳定，同时升压药物疗效不明显时，可采用 HVHF 治疗[12]。PHVHF〔6～8 小时 HVHF85 ml/(kg·h)，16～18 小时 CVVH 35 ml/(kg·h)〕与连续性 HVHF45 ml/(kg·h)相比，临床应用更为简便，疗效确实，因此临床应用中更推崇 PHVHF 治疗方式。

尽管对脓毒症发病机制的研究不断进展，治疗方法不断革新，脓毒症仍是 ICU 患者 AKI 高发病率和高死亡率的主要原因。PHVHF 治疗脓毒症患者，不仅着眼于 AKI(确切说是预防 AKI，防止 AKI 的发生)，还能有效改善血流动力学、减少升压药用量、改善内皮细胞功能、恢复免疫状态、平衡内环境稳态、降低死亡率，PHVHF 结合了 CVVH 和 HVHF 两者的优势，是脓毒症/脓毒症休克患者的有效治疗手段。

二、早期等容血液滤过

Piccinni 等[13]评价早期等容血液滤过(early short-term, isovolaemic haemofiltration, EIHF)在交换量 45 ml/(kg·h)时的生理学和临床效果。作者在 metropolitan 医院 ICU 回顾研究 80 例脓毒症休克患者，前 40 例患者接受常 CVVH 支持疗法，后 40 例患者接受 45 ml/(kg·h)的 EIHF 6 小时治疗，抗凝方法不变。结果两组患者年龄、性别、基础 APACHE Ⅱ有可比性。EIHF 组患者氧合指数(PaO_2/FiO_2)从 117±59 升到 240±50，而 CVVH 组从 125±55 升到 160±50 ($P<0.05$)；EIHF 组 MAP 增加〔(95±10) mmHg 升至 (60±12) mmHg，$P<0.05$〕，去甲肾上腺素剂量下降〔(0.20±2)降至(0.02±0.2) μg/(kg·min)，$P<0.05$〕，都优于常规 CVVH；70% EIHF 组患者成功地停掉呼吸机，而 CVVH 组仅 27%，$P<0.01$；28 天

存活率两组分别为55% 和27.5%;住ICU时间分别为(9±5)天和(16±4)天,$P<0.002$。作者认为脓毒症休克患者用EIHF可以改善气体交换、血流动力学、成功地停掉呼吸机、提高28天存活率。

三、短时高容量血液滤过

Honore等[14]评价短时高容量血液滤过(short-term, high-volume hemofiltration,STHVH)对难治性脓毒症休克的血流动力学、代谢状态、28天存活率,并采取前瞻性干预措施。选择ICU难治性心衰合并脓毒症性休克患者20例,都对常规治疗没有反应。常规行CVVH之后行STHVH,方法是4小时交换35 L[相当125 ml/(kg·h),70 kg],维持液体平衡(零超滤),此后做常规CVVH至少连续4天。连续测量心脏指数、外周血管阻力、肺血管阻力、氧输送、混合静脉氧饱和度、动脉血pH、血浆乳酸。监测液体量和血管活性药物剂量。治疗终点:①STHVH治疗2小时,心脏指数增加大于等于50%;②STHVH治疗2小时,混合氧饱和度增加大于等于25%;③ STHVH治疗4小时,动脉pH≥7.3;④STHVH治疗4小时,去甲肾上腺素减少50%。达到上述4项指标者(11/20)认为血流动力学有反应;相反(9/20)血流动力学无反应。基础血流动力学、代谢状态、急性生理评分、慢性健康评价没有差异;28天存活率,有治疗反应者(9/11)好于无反应者(0/9)。与存活相关的因素有血流动力学和代谢状态、入ICU到开始STHVH治疗时间。研究结果表明,治疗难治性心衰并发脓毒症休克,STHVH有重要的治疗价值。早期开始、足够的剂量可以改善患者血流动力学、代谢状态和28天存活率。

四、超高通量血液滤过

HVHF对细胞因子、炎症介质的清除仍受到滤器膜孔径的限制,因此有学者提出使用大孔径膜材料制成的滤器如Diapes®(GmbH,wuppertal,Germany)进行超高通量血液滤过,可能进一步增加细胞因子清除(表12-2-2)。

表12-2-2 不同孔径透析器的比较

指标	低通量透析器	高通量透析器	超高通量透析器
截流相对分子质量	~10 000	~30 000	>60 000
膜材料	纤维素膜	合成膜	合成膜
生物相容性	差	好	好
清除细胞因子	差	少部分	大部分
蛋白丢失	基本无	少	多

高通量血液滤过不止是通过增加交换剂量达到高效清除溶质的目的,同时加大透析膜孔径(质)来补偿交换量(量)的不足。2002年Uchino等[15]首先提出了使用超高通量膜材料(截流相对分子质量为100 000)制成的滤器进行血液净化治疗。其后,多位学者通过体外及体内试验研究了超高通量滤器在脓毒症中的治疗作用,公认可提高对细胞因子和炎症介质的清除率。Filippo等[16]观察了超高通量膜材料Cytoflux(聚砜膜,表面积1.4 m^2,内径220 μm,壁厚35 μm)对多种细胞因子如TNF-α、IL-1b、IL-6、IL-8和IL-1ra的超滤系数和清除率。研究采用了体外实验,使用两种具有不同白蛋白超滤系数的滤器(TypeA和TypeB)行血液净化治疗,其中TypeA滤器的白蛋白筛选系数为0.05,而TypeB的白蛋白筛选系数为0.13。研究结果显示在血液滤过治疗中,无论是TypeA还是TypeB滤器在血流量为150 ml/min时,对IL-1β和IL-1ra的筛选系数均接近1,IL-6的筛选系数为0.6,IL-8为0.4,而TNF-α为0.7,这些细胞因子的清除率均在15~30 ml/min,见图12-2-3。

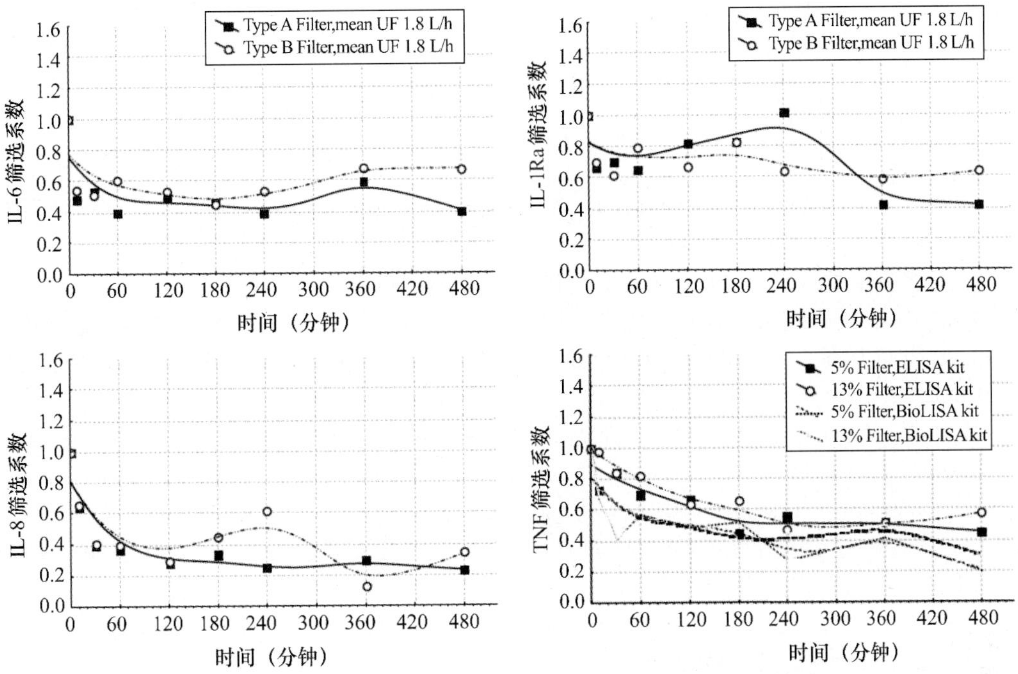

图 12-2-3　两种超高通量滤器 Cytoflux 对细胞因子的筛选系数[6]

属于这类治疗模式有超高通量血液滤过(super high flux hemofiltration)[15],使用超高流量滤过器(super high cut-off hemofilter),具有高效能、孔径大的超高通量滤过膜。如 PolyfluxP2SX 滤器,内径 200 mm,壁厚 40 mm,有效面积 1.27 m^2,截留相对分子质量 100 000。可以有效地排除 TNF-α,在超滤率 1 L/h、3 L/h 时,其清除率分别为 15 ml/min 和 28 ml/min。白蛋白的丢失量是可以接受的,是能够清除较大相对分子质量物质的一种新型透析模式。Morgera 等[17]提出的高通透性血液滤过(high permeability hemofiltration,HPHF)是一种新的肾脏替代方式,其设计用意是排除脓毒症的细胞因子。为验证其临床安全性,研究了脓毒症休克患者行 HPHF 对蛋白、凝血状态和心血管血流动力学的影响。此外,分析对 IL-6、TNF-α 的清除能力。采用前瞻性、单中心试验,选择 16 例由脓毒症休克引起的 MOF 患者。用间歇性、高通透性血液滤过(intermittent high permeability hemofiltration,IHPHF),膜分子截留点为 60 000,每天 12 小时,至少连续 5 天,然后与常规血液滤过交替。结果 IHPHF 在心血管血流动力学方面证明是安全的,对凝血状态影响是良好的。然而,有跨膜蛋白丢失,12 小时累计丢失蛋白 7.6 g。对于 IL-6 的滤过能力非常高,整个试验过程其筛选系数约 1,通过曲线下面积分析评估总血浆 IL-6 负荷下降,但对 TNF-α 清除能力差。结果表明,高通透性血液滤过在辅助治疗脓毒症是一种新的方法,容易清除细胞因子。IHPHF 与常规血液滤过交替应用耐受性好,今后将进一步研究证明 IHPHF 是否可以减缓脓毒症病程。

为迎接脓毒症的挑战,Mariano 等[17]提出血液净化的发展方向:①组合树脂、活性炭可以吸附细菌产物(如内毒素)、细胞因子、过敏毒素和炎症介质(如 CPFA、MARS 等);②生物人工肾小管,即将培养的人类肾小管细胞黏附在了滤器内,具有模拟肾小管代谢功能;③增加交换量(100 L/24 h);④增加膜通透性,既能滤出超滤液、血浆代用品,又可通过吸附技术将分离的血浆再生。现实已经向我们展示,体外循环的杂合技术不仅仅是净化血液,而且是全面调整机体内环境,恢复自身的免疫、代谢功能,达到支持器官功能、暂时(几周)维持生命的作用。我们深信曙光不久必将变成冉冉升起的太阳。

参 考 文 献

1. Grootendorst AF, van Bommel EFH, van Leengoed LAM, et al. High volume hemofiltration improves hemodynamics and survival of pigs exposed to gut ischemia and reperfusion. Shock,1994,2:72-78.
2. 黎磊石. 连续性肾脏替代治疗与重症疾病的救治. 肾脏病与透析肾移植杂志,1999,8(3):205-206.
3. 黎磊石,刘志红. 连续性血液净化:一种协助重建机体免疫内稳状态的技术. 肾脏病与透析肾移植杂志,2003,12:1-2.
4. 陶静,季大玺,龚德华,等. 高容量血液滤过对猪胰腺炎模型细胞因子水平的影响. 肾脏病与透析肾移植杂志,2006,15(4):316-322.
5. Brendolan A, Intini vd, Ricci Z, et al. Pulse high volume hemofiltration. Int J Arti Organs, 2004, 27(5): 398-403.
6. Ronco C, Bellomo R, Homel P, et al. Effects of different doses in continuous veno-venous hemofiltration on outcomes of acute renal failure: A prospective randomized trial. Lancet, 2000, 356:26-30.
7. 余辰,刘志红,郭啸华,等. 连续性血液净化治疗全身炎症反应综合征及脓毒症对机体免疫功能的影响. 肾脏病与透析肾移植杂志,2003,12(1):2-9.
8. 陈朝红,刘志红,余辰,等. 连续性血液净化治疗对全身炎症反应综合征及脓毒血症患者内皮细胞功能的影响. 肾脏病与透析肾移植杂志,2003,12(5):401-406.
9. Wan L, Bellomo R, Di Giantomasso D, et al. The pathogenesis of septic acute renal failure. Curr Opin Crit Care, 2003,9: 496-502.
10. Ranistha Ratanarat, Alessandra Brendolan, Pasquale Piccinni, et al. Pulse high-volume hemofiltration for treatment of severe sepsis: effects on hemodynamics and survival. Crit Care, 2005,9: R294-R302.
11. Intini VD, Bordoni V, Bolgan I, et al. Monocyte apoptosis in uremia is normalized with continuous blood purification modalites. Blood Purif, 2004, 22:9-12.
12. Honore PM, Jamez J, Wauthier M, et al. Prospective evaluation of short-term, high-volume isovolemic hemofiltration on the hemodynamic course and outcome in patients with intractable circulatory failure resulting from septic shock. Crit Care Med, 1998,28:3581-3587.
13. Piccinni P, Dan M, Barbacini S, et al. Early isovolaemic hemofiltration in oliguric patients with septic shock. Intensive Care Med, 2006,32(1):80-86.
14. Honore PM, Jamez J, Wauthier M, et al. Prospective evaluation of short-term, high-volume isovolemic hemofiltration on the hemodynamic course and outcome in patients with intractable circulatory failure resulting from septic shock. Crit Care Med, 2000,28(11):3581-3587.
15. Uchino S, Bellomo R, Goldsmith D, et al. Super high flux hemofiltration: a new technique for cytokine removal. Intensive Care Med, 2002,28(5):651-655.
16. Filippo Mariano, Valentina Fonsato, Giacomo Lanfranco, et al. Tailoring high-cut-off membranes and feasible application in sepsis-associated acute renal failure: in vitro studies. Nephrol Dial Transplant,2005,20: 1116-1126.
17. Morgera S, Rocktäschel J, Haase M, et al. Intermittent high permeability hemofiltration in septic patients with acute renal failure. Intensive Care Med, 2003,29(11):1989-1995.

第三节 血浆滤过吸附透析

王质刚

尽管近年出现一些新血液净化技术，如 CVVH、HVHF、脉冲式高容量血液滤过（HVHF）、血浆滤过、CPFA，但都有局限性，Nalesso[1]提出的血浆滤过吸附透析（plasma filtration adsorption dialysis, PFAD）是一种新的体外循环治疗方法，它在一个设备中结合不同的血液净化原理，其技术核心是由用四种功能的滤器组成一个连续系统（图 12-3-1），因而且具有特殊的功能。它可以特效排除疾病涉及的各种相对分子质量的物质，如果伴有肾功能损伤，可以重建机体水电、酸碱平衡。PFAD 通过物理和化学原理排除亲水和疏水中分子物质，最终的目标是净化血液。

一、PFAD 设备结构、功能及治疗原理

PFAD 是使用三腔透析器（TD）基础上完成的，因此 TD 是 PFAD 技术的核心。TD 采用与普通透析器相同的中空纤维材料构成，不同之处是 TD 由三个不同的腔构成，分别完成不同的血液净化功能。第一部分：血室部分，血液在血泵的驱动下流经透析器空心纤维膜内，完成滤过与透析的功能；第二部分：透析器膜外部分，此处沿空心纤维的长轴分为两部分，其中第二部分是滤出的血浆部分，血浆通过半透膜由血室滤出至第二个腔，滤出的血浆可经过滤过及吸附后再生，再生的血浆在泵的驱动下重新回到 TD 的第三个腔，在此处与血液呈逆流方向流动，完成血浆透析治疗。TD 的第二及第三腔由截留不同相对分子质量的空心纤维膜构成，满足不同功能的需要（血浆滤过及血浆透析），通过 TD 上动脉端的小孔使这两个腔室中的血浆循环交通[2]。

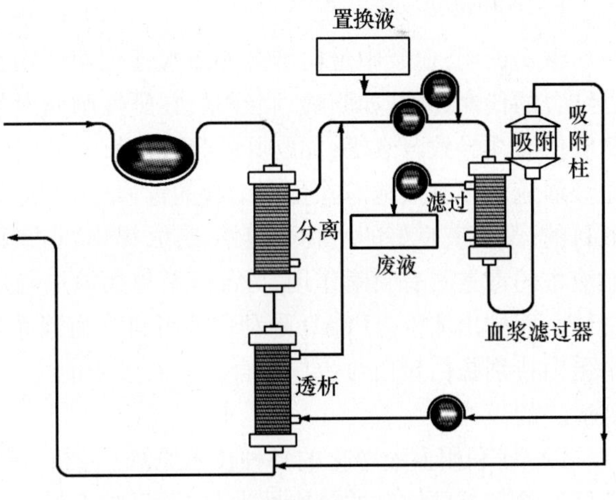

图 12-3-1 血浆滤过吸附透析过程示意图

如将上述复杂的流程分解叙述就可一目了然，见图 12-3-1。血液从患者血管途径引出，先进入血浆分离器，血细胞进入血浆透析器，而血浆进入血液滤过器，经过置换液交换净化血浆。净化后的血浆进入吸附罐，去除毒素而净化的血浆返回到透析器作为透析液对从血浆分离器流出的血细胞进行透析，经过透析后“废”血浆与血浆分离器出来的血浆汇合进入滤过器，开始下一循环。

二、PFAD 的运行参数

PFAD 可以连续进行或每日持续 8 小时。在 PFAD 运行过程中，$Q_B = 180 \sim 220$ ml/min，血浆净化循

环中的血浆流量(Q_{PF})=50～70 ml/min(3～4.2 L/h),Q_D=25～35 ml/min(1.5～2.5 L/h),Q_{PF}/Q_d=(2∶1.5)～(2∶1)。血浆净化循环中的高容量血浆滤过采用前稀释方式,置换液流量与Q_{PF}相同。PFAD治疗时可采用肝素抗凝,并根据患者的临床情况调整肝素剂量。同时可以通过血浆净化循环中的液体温度来维持治疗中的热量平衡。

三、PFAD的主要功能及临床应用

PFAD治疗后最终回到人体的净化血液是经过血浆分离、血细胞透析、血浆滤过和血浆吸附技术程序,优于单独的CVVH、HF、血浆置换、血浆吸附和CPFA的净化方式,符合脓毒症毒素相对分子质量不同的理论和毒素峰值浓度假说,是治疗脓毒症有效的手段。

(一)脓毒症

脓毒症的病理生理变化是促炎/抗炎两个因素相互作用和演变的过程,形成机体的免疫调节网络,两者的平衡发展和免疫内稳态的维持对于患者的预后极为重要。越来越明确地认识到,针对任何一种炎症介质的单一体外循环疗法均不能有效地改善脓毒症的预后。因此体外循环疗法为一种高效、非特异性、非选择性清除血浆相对分子质量介于20 00～40 000的细胞因子、炎症介质,这个尺度也正是脓毒症的毒性物质的相对分子质量范围,在此基础上Ronco[3]提出了"峰值浓度假说"。这个理论的重要意义在于作者认识到,任何毒性物质在血中峰值浓度对人体损害最大,如果能使血中毒性物质浓度保持峰值以下,或者采取任何措施达不到峰值,这将对病情的发展有抑制作用,增加患者康复的可能性。已经证实药物是起不到在短时间内快速、高效的"削峰填谷"的作用。

研究证实,PFAD通过弥散和对流清除小分子、中分子毒素,进一步采用高效吸附清除血液中疏水性大分子物质,如细胞因子、脂多糖和炎症分子,抑制炎症介质的高峰浓度,阻断脓毒症的进展,减轻机体损伤,为病情恢复创造时机。

(二)肝衰竭

事实证明,血浆中蛋白结合的疏水性代谢产物在肝衰竭的发生与发展中起重要作用,特别是与白蛋白结合的代谢产物,如胆酸、胆红素,在肝性脑病发生发展中发挥关键作用;还可引起血流动力学不稳定、肾脏低灌注导致肾衰竭,加剧肝脏合成及解毒功能的恶化。传统的血液净化疗法如血液透析、血液滤过、血液灌流难以有效地清除蛋白结合的毒素,为了达到既能有效清除蛋白结合的毒素及水溶性小分子毒素的目的,又具有良好的生物相容性,有人提出"白蛋白透析疗法",它是利用白蛋白溶液作为"透析液",对血液中的毒素具有吸附作用,可部分解离血液中与白蛋白结合的毒素,通过弥散跨膜与透析液中的白蛋白结合而排出体外。PFAD是利用患者自身血浆净化再生后作为"透析液"进行血浆透析治疗,利用血浆中蛋白特别是白蛋白对蛋白结合毒素的吸附能力,促进血浆中蛋白结合毒素解离后转移至透析膜外,达到清除的目的。

PFAD利用血液净化的多种技术原理(透析、滤过、吸附),不仅可以清除血浆中可溶性小分子毒素,还可清除与蛋白结合的疏水性大分子毒素,不仅可以清除肝衰竭时患者体内肝脏代谢产物,也可清除肝衰竭时产生的大量炎症介质,因此PFAD比其他单一技术更有效。

PFAD方法尚处于试验阶段,技术方面还存在不足,更缺乏临床经验,需要进一步研究与完善,但期望今后在危重疾病如SIRS、SEPSIS、HRS、慢性肝衰竭急性化的救治中发挥积极作用。

参考文献

1. Nalesso F. Plasma filtration adsorption dialysis (PFAD): a new technology for blood purification. Int J Artif Organs, 2005,28

(7):731-738.

2. 陶静,季大玺. 血浆滤过吸附透析:一种新的血液净化技术. 肾脏病与透析肾移植杂志,2007,16(5):473-477.
3. Ronco C, Tetta C, Mariano F, et al. Interpreting the mechanisms of continuons renal replacement therapy in sepsis: The perk concentration hypothesis. Artif Organs, 2000, 27:792-801.

第四节 配对血浆滤过吸

王质刚

一、CPFA 的关键技术——吸附剂

1998 年,Tetta 等[1]报道连续血浆分离吸附(coupled plasma filtration adsorption ,CPFA)技术,CPFA 是应用血浆分离器连续分离血浆,然后使滤过的血浆进入未包裹的活性炭或树脂吸附装置,净化后的血浆与血细胞混合后经过血液滤过回体内(不需要补充置换液),见图 12-4-1。该装置可以非选择性地去除炎症介质、细胞因子、内毒素和活化的补体,减少低血压的发生率,最终降低死亡率,临床上主要用于清除内毒素及促/抗炎症介质,治疗脓毒症。

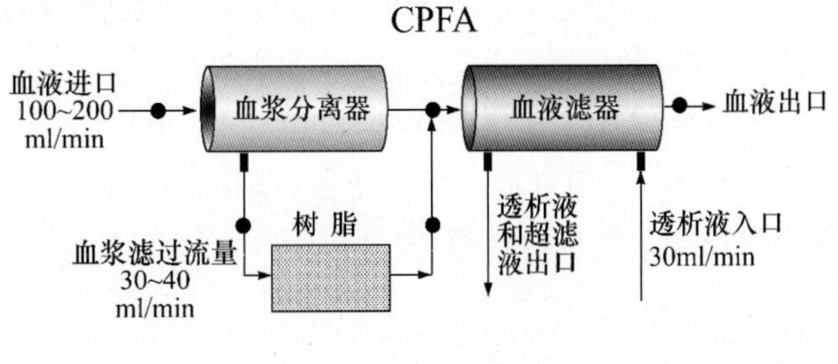

图 12-4-1 CPFA 流程示意图

要想提高体外循环治疗的效果必须解决两个问题,首先是置换容量的问题,Grootendorst 和 Belloo 等[2-3]提出增加置换容量,并且证实交换容量 1 L/h、2 L/h、6 L/h 有不同的效果,继而 Ronco[4]提出经典的交换剂量 25 ml/(kg·h)、35 ml/(kg·h)、45 ml/(kg·h),而且发现随着容量增加,患者存活率提高。此外,为完成大容量超滤必须有高通量的透析膜,这就是面临的第二个问题,需要大分子截留量和具有吸附功能的膜,如血浆滤过膜,但后者的吸附功能远远达不到治疗的需要,又不是常规的治疗模式,因此想到吸附方法。

Tetta 等[1]体外实验研究证明以吸附为基础的 CPFA 技术具有排除细胞因子的能力。方法用大肠埃希菌内毒素注入全血,用不同的吸附罐(Amberchrome^R、Amberlite^R、Ambersorb^R 和炭)进行试验。A 罐中血液滤过器是 Bellco-HT04,面积 0.3 m^2,平均超滤率 20 ml/min。滤过的血浆进入一个 2.5 cm×3.5 cm 含有 130 g 炭的聚碳酸酯罐(Detoxyl 3)。在通过炭罐 0、15、30、60、120 分钟时抽血和留取超滤液待检测;B 罐中血浆滤过器(MicroPes 0.4 m^2,AKZO)流出的血浆进入一个 2.5 cm×3.5 cm 含有树脂 XAD 1600 的聚碳酸酯灌流罐。灌流罐 A 和灌流罐 B 出口连接储存器(reservoir)以便维持恒定的血浆流量。计算

A、B 罐每个时间点细胞因子的排除百分率。为计算滤过排除细胞因子总排出量，计算积分标绘的面积和在储存器内检测滤除的细胞因子超过原来的百分率表示最终效果；C 罐作为对照。见图 12-4-2。

经过不同的吸附罐循环 24 小时，留取血浆超滤液、灌流液检测促炎症细胞因子（TNF-α、IL-1、IL-8）和抗炎症细胞因子〔IL-1Ra、可溶性 TNF 受体Ⅰ、Ⅱ（STNFR Ⅰ、Ⅱ）〕和 C3a，补体依赖的白细胞化学发光和经十二烷基硫酸盐聚丙烯酰胺凝胶电泳检测从树脂罐内冲洗出来的血浆蛋白，以及用抗人 α_2-巨球蛋白检测免疫球蛋白。

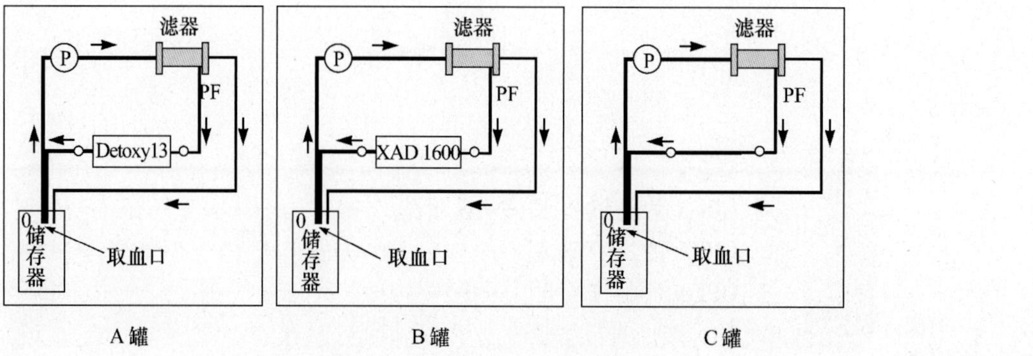

图 12-4-2 几种吸附罐对清除细胞因子的比较

结果表明，B 罐对 IL-1β、IL-8、IL-1Ra 清除率是 A 罐的 4 倍，B 罐排除 IL-1β、IL-8 质量为 A 罐的 2 倍，其他炎症因子也增加 2.3 ~ 6 倍。B 罐吸附率，IL-1Ra、L-1β、IL-8 分别为 94%、100% 和 100%。然而最惊人的发现是血浆滤过浓缩了 TNF-α。观察到 B 罐排除细胞因子质量和清除率分别增加 40 和 121 倍，同时血液细胞因子水平快速和明显下降，也部分看到超滤液中有高浓度的 TNF-α。Amberchrome CG300md 是吸附 TNF-α、IL-8、C3a 最高的树脂，而 Amberlite^R XAD 1600（B 罐）IL-6 吸附量最高。Amberchrome^R 树脂能排除最大量的细胞因子，减少补体依赖化学发光。从 Amberchrome^R 吸附柱冲洗出来的大约相对分子质量 400 000 和 200 000 的蛋白质和免疫沉淀物，提示 α_2-巨球蛋白结合物是细胞因子的携带者，可能是从血浆中排除细胞因子的另一种机制。

研究证明两种树脂罐（Amberlite^R XAD 1600 和 Amberchrome CG300md）均能排除 TNF-α、IL-1β、IL-8。而 Amberlite^R XAD 1600 对不同细胞因子都有最大吸附能力，但在高速滤过时 Amberchrome CG300md 仍能清除 TNF-α、IL-8、C3a，提示可以用于脓毒症得治疗。

二、CPFA 的实验研究

2004 年 Kellum 等[5]提出 CytoSorb cartridge 吸附罐。作者随机选择 66 只成年大鼠，进行两组体内实验和两组体外实验。在体内实验，用 LPS（20 mg/kg）静脉注射，然后随机每只鼠或接受血液吸附或假吸附，持续 4 小时。血液吸附用 AV 途径，吸附器使用 CytoSorb cartridge，观察 12 小时对比存活时间。12 只大鼠吸附 4 小时后处死，取肝脏切片检测 NF-κB DNA。结果显示血液吸附组平均存活时间（629 ± 114）分钟，而假吸附组（518 ± 120）分钟（$P < 0.01$）。吸附组 12 小时总存活率吸附组（7/20）明显优于假吸附组（1/20）。吸附组 IL-6、IL-10 和肝脏 NF-κB DNA 明显减少。体外实验没有表明吸附内毒素，但体内观察能快速吸附 TNF、IL-6、IL-10。

CPFA 系统的 CytoSorb cartridge 罐，内含 10g 聚苯乙烯二乙烯基苯聚物（polystyrene divinyl benzene co-polymer），微球表面包裹聚乙烯吡咯酮。吸附 4 小时可以吸附 TNF、IL-6、IL-10，减少 NFκ-B DNA 结合，改善致死性内毒素血症短期存活。动物实验表明，可以降低炎症反应，能改善大鼠脓毒症休克模型。苯乙烯二乙烯基苯树脂吸附谱广、高度同质性、极好的化学机械稳定性、良好的压力流动性。几种不同吸附剂对细胞因子体外吸附的比较（相对分子质量 20 000 ~ 40 000）见表 12-4-1。

表 12-4-1　不同吸附材料对细胞因子吸附的比较($\bar{x} \pm SD$)

吸附材料	细胞因子			
	TNF-α(ng/g)	IL-1β(ng/g)	IL-8(ng/g)	C3a(ng/g)
XAD1600	176.0 ± 10.0	60.0 ± 6.0	69.0 ± 8.0	7.5 ± 0.7
XAD1180	35.0 ± 6.0	231.0 ± 18.0	378.0 ± 15.0	15.6 ± 0.3
CG300md	395.0 ± 41.0	235.0 ± 20.0	725.0 ± 25.0	25.1 ± 1.1
活性炭	71.0 ± 5.0	320.0 ± 40.0	100.0 ± 13.0	8.7 ± 1.5

Kellum[5]的Ⅰ期脓毒性休克兔模型实验表明,CPFA 治疗 72 小时存活率 85%,而 CVVHD 80% 死亡,结果证明:①吸附剂 100% 的吸附细胞因子;②CPFA 治疗可以恢复单核细胞产生 TNF 的能力;③在CPFA治疗 5 ~ 10 小时后所有实验模型都可减少血管活性药的使用量,在对照组确没有发现。Ⅱ期临床实验计划进一步证明 CPFA 对脓毒症治疗的安全性和有效性。

三、CPFA 的临床应用

2003 年 Bellomo 等[6]实验证实 CPFA 可以提高兔脓毒症模型存活率,改善血流动力学,减少去甲肾上腺素用量,恢复末梢血白细胞对内毒素反应接近于正常。Cesano 等[7]选择 10 例脓毒症休克伴多器官功能衰竭患者用 CPFA 治疗,平均年龄(53.8 ± 16.3)岁,都接受机械辅助通气,用导管监测血流动力学。结果平均治疗(37.8 ± 24)天(平均 10 ~ 93 天)后,MAP 上升[(77.2 ± 12.5) mmHg *vs.* (83.3 ± 14.1) mmHg, $P < 0.000\ 1$];CI 改善[(3.46 ± 0.82) L/(min · m^2) *vs.* (4.03 ± 0.89) L/(min · m^2), $P < 0.000\ 1$];全身血管阻力增加[(1 388 ± 496) *vs.* (1 753 ± 516) dynes · sec/cm^5, $P < 0.000\ 1$];PaO_2/FiO_2好转[(204 ± 87) *vs.* (232 ± 81), $P < 0.000\ 1$];去甲肾上腺素剂量减少到停药。28 天存活率 90%,其中 7 人存活(37.8 ± 24)天(平均 10 ~ 93 天)从 ICU 转出。最后作者认为 CPFA 可以改善脓毒症休克患者的血流动力学和缓解血管麻痹。

Mao 等[8]前瞻性、自身对照研究 CPFA 对 MODS 免疫功能的影响,7 例伴有严重感染的 MODS 患者,随机顺序先做 10 小时 CPFA,中间间隔 12 小时,而后做 10 小时 HVHF。治疗前后检测细胞因子[TNF-α、IL-6、IL-1β、IL-10、IL-1Ra、可溶性 TNF 受体 1、2(sTNFR1、sTNFR2)]、单核细胞 HLA-DR 表达、患者自然的及脂多糖诱导的 TNF-α 产物。结果在 CPFA 治疗中,血清 TNF-α 下降,血清 IL-1Ra 升高,同时 sTNFR2/TNF-α 和 L-1Ra/ILβ 升高($P < 0.05$),这些变化与 HVHF 有显著性差异($P < 0.05$)。CPFA 后 HLA-DR 表达下降[(84.32 ± 4.63)% *vs.* (73.65 ± 11.52)%, $P = 0.037$],但是 HVHF 后没有变化($P > 0.05$)。在 CPFA 治疗期间自然的或脂多糖诱导的 TNF-α 产物增加(分别 $P = 0.038$, $P = 0.034$),但 HVHF 没有变化($P > 0.05$)。CPFA 治疗期间患者血浆抑制培育的正常单核细胞产生 TNF-α($P = 0.041$),而 HVHF 没有影响($P > 0.05$)。研究结果认为,在增加抗炎因子与促炎因子比例,改善抗原呈递能力,恢复白细胞反应性方面,CPFA 优于 HVHF,提示 CPFA 在治疗 MODS 中的潜在作用。

何朝生等报道[9],探讨配对血浆分离吸附法联合连续性静脉-静脉血液滤过(相当于 CPFA)治疗 MODS 伴急性肝衰竭(ALF)患者。对 ICU 中 11 例 MODS 伴 ALF 患者进行 38 例次治疗,比较患者治疗前后的平均动脉压(MAP)、氧合指数(PaO_2/FiO_2)、TNF-α、IL-1β、IL-6、IL-8、肝功能、肾功能、全身炎症反应综合征(SIRS)评分、APACHEⅡ评分及临床症状改善程度,同时观察治疗的不良反应。结果患者治疗后尿量较治疗前增多,黄疸减轻,发热、乏力、腹胀、食欲明显改善,精神好转,意识转清。治疗后 MAP 较治疗前上升了 12 mmHg, PaO_2/FiO_2 上升了 40 mmHg($P < 0.05$);TNF-α、IL-1β、IL-6、IL-8 均较治疗前明显降低($P < 0.05$),血清总胆红素、直接胆红素、血氨、血尿素氮、肌酐均明显下降($P < 0.05$);SIRS、APACHEⅡ评分均较治疗前有不同程度的下降($P < 0.05$)。11 例患者存活 5 例,存活率为 45.5%;未发生出血、休克、过敏等并发症,患者耐受性好。作者认为 CPFA 能有效清除炎症介质,改善 MODS 伴 ALF 患者的预后,且无明显不良反应。

毛慧娟等[10]选择重症感染并 MODS 的患者 7 例,采用前瞻性、随机、自身交叉对照研究。每例患者均在常规药物治疗基础上加用 CPFA 和高容量血滤(HVHF)各治疗 10 小时,两种模式治疗顺序随机进行,间隔一夜洗脱期(12 小时),即均经过 CPFA + NVHF 或 HVHF + CPFA 方案 。颈内静脉或股静脉留置导管引血,血流量 150 ~ 200 ml/min。根据临床出血情况、管路凝血情况调整低分子量肝素剂量,超虑量根据患者水负荷情况而定。

CPFA 流程见图 12-4-3。采用 ACH-10 多功能血液净化机(日本旭化成),金宝 PN 2000N 血浆分离器,膜面积 0.35 m^2,血浆分离速度 30 ~ 40 ml/min。德国费森尤斯 F6 透析器,聚砜膜,滤膜面积 1.3 m^2。联机产金宝配方碳酸氢盐透析液,流量 2 L/h。吸附器为 HA-330 一次性无菌血液灌流器(HA 中性大孔树脂罐,珠海丽珠医用生物材料有限公司),整个治疗时间 10 小时,每 5 小时更换一个吸附器,低血压需升压药维持,引血开始给血浆 200 ml 预充。

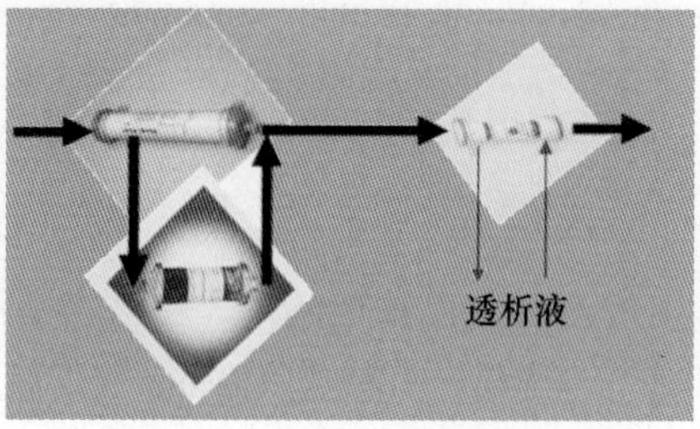

图 12-4-3 CPFA 模式图

HVHF 流程同标准的流程,置换量 60 L/d。采用 Diapact 多功能血液净化机(德国贝朗)。AV600 血滤器(德国费森尤斯,聚砜膜,膜面积 1.3 m^2),金宝超 200 血液透析滤过机 on-line 制备置换液,前稀释流率 6 L/h,整个治疗时间 10 小时。

观察患者 MAP、呼吸频率、体温、吸氧浓度、血管活性药物使用剂量。计算治疗前后 APACHE Ⅱ 评分,分别在 CPFA、HVHF 治疗开始(t_0)、治疗 10 小时(t_{10})采集全血标本,检测血常规、肝肾功能、电解质,并在治疗前、后留取患者股动脉血检测血 PaO_2、血 $PaCO_2$、血 pH、HCO_3^- 浓度并计算氧合指数(PaO_2/FiO_2)。

在治疗开始(t_0)及治疗 5 小时(t_5)、10 小时(t_{10}),检测血清中 7 种炎症介质 TNF-α、IL-1β、IL-6、IL-10、IL-1Ra、sTNFR Ⅰ、sTNFR Ⅱ 的水平,并计算血清 IL-1Ra/ IL-1β、sTNFR Ⅰ/TNF-α、sTNFR Ⅱ/TNF-α 三种炎症/抗炎细胞因子的比值。

7 例患者平均器官衰竭数 3.57 ± 1.13, 仅有 1 例未合并肾功能不全,随机采用前后两种治疗方案,共 7 例次 CPFA,7 例次 HVHF。4 例患者先行 HVHF 后行 CPFA,3 例患者先行 CPFA 后行 HVHF。CPFA 与 HVHF 两组治疗开始,所有临床及实验室参数无统计学差异。治疗后 APACHE Ⅱ 评分下降[(25.25 ± 7.18) *vs.* (22.43 ± 6.99),$P < 0.05$], MAP 上升[(99.00 ± 18.02) *vs.* (115.33 ± 18.50),$P < 0.05$],PaO_2/FiO_2 提高[(171.71 ± 94.65) *vs.* (265.45 ± 173.77),$P < 0.05$]。

CPFA 中,血清 TNF-α 水平逐渐下降,10 小时与 0 小时相比,有统计学意义($P = 0.023$);血清 IL-1Ra 在 10 小时较 0 小时时有明显升高($P = 0.031$),其余血清细胞因子水平有上升或下降的趋势。值得关注的是,sTNFR2/TNF-α、IL-1Ra/IL-1β 的比值随着治疗的进行,逐渐升高,至 10 小时时较 0 小时有统计学意义(*P* 值分别为 0.031、0.027)。

HVHF 中,血清 IL-1β 在 5 小时时较 0 小时有下降($P = 0.04$),至 10 小时又恢复到 0 小时水平;血清 IL-1Ra 在 5 小时时上升($P = 0.03$),至 10 小时又下降至 0 小时的水平;血清 IL-1Ra/IL-1β 比值在 5 小时明显上升,至 10 小时恢复至 0 小时水平。其余循环中细胞因子水平以及 sTNFR1/TNF-α、sTNFR2/TNF-α 比值在各时间点无明显改变($P > 0.05$)。

结论:CPFA、HVHF 治疗前以上 7 种细胞因子的水平无统计学差异,但两种方式对血清细胞因子 TNF-α、IL-1Ra 以及 sTNFR2/TNF-α、IL-1Ra/ IL-1β 比值的影响有显著性差异($P < 0.05$)。

作者认为,CPFA 引入吸附装置,大大强化了吸附机制对可溶性炎症介质的清除,理论上应该更有利于脓毒症的治疗。而且血细胞不与吸附剂接触，能有效避免细胞成分损伤和微栓塞，对吸附剂生物相容性的要求大大减低，使得更多材料可用作吸附剂，较血液灌流吸附分子谱明显扩大。

作者观察到 CPFA 治疗开始，血清 TNF-α、IL-1β、IL-6 经过 CPFA 装置的下降率分别为 38.95%、41.76% 和 44.39%，即使到 5 小时时 TNF-α、IL-1β 的下降率也有 23.55% 和 16.18%；而 HVHF 仅开始时 IL-1β 静脉端较动脉端有下降，到 5 小时时所观察的 7 种细胞因子都未见血滤器前、后浓度的变化，可见血滤器对炎症因子清除作用非常有限。本研究观察到 CPFA 对细胞因子的清除在整个装置的清除有增高趋势，虽然没达到统计学意义，但发现 CPFA 对细胞因子的清除集中在吸附器部分。本研究中，随着 CPFA 的进行，循环中 TNF-α 水平逐步下降($P<0.05$)，可以推测吸附器的吸附清除是其循环水平下降的主要机制之一。此外，本实验所用的 HA-330 型国产树脂吸附器，是否如 Amberchrome CG300md 吸附器对血浆中 α_2-巨球蛋白有吸附作用，而后者是血浆中细胞因子的载体，对 α_2-巨球蛋白的吸附可额外增加对细胞因子的清除，值得进一步探讨。

本研究还发现，随着 CPFA 的进行，血清 IL-1Ra 逐渐升高，更重要的是，sTNFR2/TNF-α、IL-1Ra/ IL-1β 的比值也升高($P<0.05$)，表明促炎/抗炎因子的平衡比单纯促炎因子的水平更重要。以上结果都提示 CPFA 治疗改善了患者单核细胞的分泌能力，对重建 MODS 患者的免疫内稳态有积极的意义。从这个层面上说，CPFA 治疗 MODS 的机制不仅限于增加了对某些炎症介质的清除，而且更重要的是其对机体免疫功能、细胞因子网络的调节作用。

参考文献

1. Tetta C, Cavaillon JM, Camussi G, et al. Continuous plasma filtration coupled with sorbents. Kidney Int, 1998, 53(Suppl 66): S186-S189.
2. Grootendorst AF, van Bommel EF, van Leengoed LA, et al. High volume hemofiltration improves right ventricular function in endotoxin-induced shock in the pig. Intens Care Med, 1992, 18: 235-240.
3. Bellomo R, Bbaldwin I, Cole L, et al. Preliminary experience with high-volume hemofiltration in human septic shock. Kidney Int, 1998, 66(Suppl): S182-S185.
4. Ronco C, Bellomo R, Homel P, et al. Effects of different doses in continuous venovenous hemofiltration on outcomes of acute renal failure: A prospective randomized trial. Lancet, 2000, 356: 26-30.
5. Kellum JA, Song M, Venkataraman R. Hemoadsorption removes tumor necrosis factor, interleukin-6, and interleukin-10, reduces nuclear factor-κB DNA binding, and improves short-term survival in lethal endotoxemia. Crit Care Med, 2004, 32(3): 801-805.
6. Bellomo R, Tetta C, Ronco C. Coupled plasma filtration adsorption. Intensive Care Med, 2003, 29(8): 1222-1228.
7. Livigni S, Vallero A, Olivieri C, et al. Treatment of septic shock with the use of CPFA (associated plasma filtration and adsorption): impact on hemodynamics monitored with PiCCO. G Ital Nefrol, 2003, 20(3): 258-263.
8. Mao HJ, Yu S, Yu XB, et al. Effects of coupled plasma filtration adsorption on immune function of patients with multiple organ dysfunction syndrome. Int J Artif Organs, 2009, 32(1): 31-38.
9. 何朝生，史伟，叶智明，等. 配对血浆分离吸附联合血液滤过治疗多器官功能障碍综合征的实验及临床研究. 中国危重病急救医学, 2007, 19(1): 47-50.
10. HJ Mao, S Yu, XB Yu, et al. Effects of coupled plasma filtration adsorption on immune function of patients with multiple organ dysfunction syndromeInt. J Artif Organs, 2009, 32: 31-38.

第五节 杂合肾脏替代疗法

王质刚

医学中的“杂合”一词不是外来语，更不是血液净化范畴中的专用词。中医早有古训“杂合”一词，如“杂合以治”，意指内调脏腑、外治经脉；西医中几种药物或不同方案的组合也称为杂合；而杂合人工肝是指生物人工肝与非生物人工肝的结合；说到“杂合肾脏替代疗法”（hybrid renal replacement therapy，HRRT），其含义是延长、缓慢、低效、低流量的透析技术组合。HRRT 自从 20 世纪 90 年代出现后，受到肾病专家的关注，日渐发展和成熟，大有取代传统 CRRT 之势，近年国内也有报道。

一、杂合肾脏替代疗法的提出与演变

自从 CAVH 与 CVVH 的临床应用以来，显示其优点明显强于 IHD，具有血流动力学稳定、患者耐受超滤、清除率高等优势，备受肾病学者的青睐。但是 CVVH 的不足之处是技术复杂，费用高昂，促使一些学者另辟蹊径。1998 年美国阿肯色州大学医药卫生科（UAMS）推荐一种杂合透析模式，即持续低效透析（sustained low-efficiency dialysis，SLED），方法是使用常规透析机，用低血流量和低透析液流量，夜间进行 12 小时透析。1999 年 Schlaeper 等[1]提出缓慢连续透析（slow continuous dialysis，SCD）治疗 ARF，作者界定 SCD 的治疗参数是 Q_B = 100 ~ 200 ml/min，Q_D = 100 ~ 300 ml/min，使用有容量控制的透析机，利用 on-line 制备碳酸氢盐透析液，每日透析 8 ~ 12 小时，临床表明 SCD 提供尿素清除率 70 ~ 80 ml/min。有限的资料证明 SCD 是安全、简单和有效的。2000 年 Kumar 等[2]提出延长每天透析（extended daily dialysis，EDD），大多数患者可以耐受 EDD，能得到 CVVH 具有的益处，技术操作容易。2004 年 Marshall 等[3]报道连续低效每天透析滤过（sustained low-efficiency daily diafiltration，SLEDD-f），方法是透析液逆流（200ml/min），同时 on-line 血液滤过（100ml/min），每天治疗 8 小时或隔日治疗，全部由 ICU 护士一人操作。2008 年 Davenport[4]认为，杂合肾脏替代技术还可附加其他治疗组件，如血浆分离和吸附装置，将 HRRT 模式更扩大化。

二、杂合肾脏替代疗法的技术特点

HRRT 包括 SLED、EDD、SCD，可以替代 IHD 和 CRRT。SLED 是 HRRT 治疗模式中的一个代表，它是 ICU 肾衰竭患者肾脏替代疗法越来越流行的方式，SLED 的优点是有效地清除小分子溶质，较好的血流动力学耐受性，可变通的治疗方案，费用低廉。Pesacreta 等调查 27 个医疗中心 131 位医生，发现 HRRT 是 ICU 中肾脏替代的主要治疗方式。与 CRRT 相比，HRRT 不连续，通常进行 6 ~ 12 h/d，HRRT 具有 CRRT 和 IHD 两者的优点。Kielstein 等调查 20 例做 EDD、19 例做 CVVH 的患者，发现尿素反跳 CVVH〔(53 ± 2)%〕和 EDD〔(52 ± 3)%〕类似。尽管尿素反跳率一样，但是 EDD 治疗（11.7 ± 0.1）小时，而 CVVH 治疗(23.3 ±0.2)小时,表明短时 EDD 的效果与长时间的 CVVH 相当。很多中心都做夜间 SLED,所以白天可以做一些其他工作。SLED 透析液流量 100 ~300 ml/min,超过 300 ml/min 多用于治疗时间少于 8 小时的患者,而用低透析液流量需要延长治疗时间。超滤率取决于患者的临床需要和血流动力学的稳定性。SLED 与 IHD 相比,小分子溶质清除率高(*Kt/V* 1.3 ~1.5),很少出现失衡现象。用高通量透析器增加大分子溶质清除,尿素动力学模式提示 SLED 和 CRRT 都能使高代谢 AKI 有效地控制氮质血症。然而 SLED 对大相对分子质量溶质控制没有 CRRT 有效。而持续低效每天透析滤过(sustained low efficiency daily diafiltration,SLEDD-f),结合了弥散和对流的溶质传递,改善大相对分子质量溶质的清除,而 SLED 对白蛋白的清除是很少的,氨基酸的丢失是明显的,应该每天补充蛋白0.2 g/kg。据报道,HRRT 对超滤能很好的耐受,仅 0 ~7% 患者由于顽固性低血压而终止 HRRT[5]。Kes[6]指出,理想的肾脏替代应该是模拟自然的肾脏功能和生理学机制,确保血液净化质量,没有并发症、临床耐受性好、维持内环境稳定,有利于器官功能恢复。在危重患者,特别是血流动力学不稳定的患者应用 PD 和 IHD 有一定难度。临床提示,严重的高磷血症、颅内压升高、脑水肿合并 ARF、脓毒症一定考虑应用 CRRT。持续 CRRT 的过程近似生理环境,可以防止患者血浆尿毒症毒素反跳。而可使用各种透析机的 HRRT 是安全、有效的,提供极好的电解质和液体平衡,甚至有些优点超过 CRRT,包括技术简单,操作方便、安全,需要时可以附加血浆分离和吸附组件,患者可移动,可以不必 24 小时连续工作,大大减少护理工作量。发现对于严重的 AKI 在死亡率和肾功能恢复方面 HRRT 与 CRRT 或 IHD 没有区别,然而需进一步收集详细的临床材料来研究对比肾功能恢复与治疗模式的相关性等。

三、杂合肾脏替代疗法的优势及其原因剖析

公认的 CRRT 最大优点是血流动力学稳定,有学者归因于血流速度慢,笔者认为这不是主要因素。在相同的血流条件下,CRRT 和 HRRT 比 IHD 有明显的血流动力学稳定性,关键机制是高效快速透析(IHD),血中溶质浓度下降快,易形成体内屏障间较大浓度梯度,导致水分逆向流动,增加组织器官(心、肺、脑等)水容积,引起心肺衰竭、颅内压增高和有效循环量不足而导致低血压。而 CRRT 和 HRRT 由于单位时间内溶质清除慢,始终保持体内腔隙间较小的浓度梯度,加之自身水电解质平衡调节机制,使毛细血管维持稳定的再充盈率,使有效血容量不减少(虽然不断超滤除水,但有毛细血管外不断补充),使组织和间隙水分缓慢、持续减少,减轻水负荷,缓解器官功能。此外,如果配合适当的低温,减少外周血管床容积,也可防止低血压。上述两个因素综合作用就足以保持血流动力学稳定性,是耐受超滤的根本机制。

尽管 CRRT 和 HRRT 单位时间内溶质清除率低,但是长时间(超过 IHD4 ~5 小时)进行足以克服单位时间内溶质清除低的缺点。文献证实[5],8 小时以上的 CRRT 对小分子溶质的清除高于 IHD。人们的最大怀疑是 HRRT 对中分子溶质的清除,如果用低通量透析器、时间不长的治疗,或许不如 IHD 对中分子的清除,而与高通量透析差距更大。如果选用高通量透析器作 SLED,对中分子溶质的清除不亚于 CRRT,如用 SLEDD-f 更优于 CRRT。对中分子溶质的清除率主要取决于透析膜孔径、膜面积,还有一条是时间因素(根据"中分子的平方米小时学说"),延长透析时间而增加中分子溶质的清除是毫无疑问的;还有一条,反跳是快速透析下的产物,因血中溶质快速清除而组织中溶质来不及补充血中下降的浓度,致使血液中溶质浓度暂时降低,实际也是降低清除率的一种因素,就是根据这个原理提出"脉冲式"血液滤过,使超滤过程中血液总是处在溶质高浓度中;快速透析另一个弊端是易引起失衡综合征,而持续缓慢的透析,保持血液与组织(包括细胞内)溶质浓度趋于平衡,从而增加血中和组织内的溶质清除。多数文献证实,HRRT 减少肝素的用量,甚至无肝素 SLED 也比 CRRT 和 IHD 减少滤器内凝血事件,推测可能由于超滤减慢,血液浓缩减轻,因而不易形成血栓,此机制还需进一步证实。

四、杂合肾脏替代疗法的临床应用

Berbece[7]认为 SLED 可以作为一种肾脏替代方式,作者选择 23 例患者,行 165 次 SLED 与 11 例患者

行209次常规CRRT治疗，对比治疗费用、抗凝剂、小分子清除率。SLED每天8小时，6次/周，血流量200ml/min，透析液流量350ml/min，而CRRT置换液流速1L/h；CRRT用肝素或枸橼酸盐抗凝，SLED用肝素或盐水冲洗。SLED和CRRT的每周费用分别为1 431美元 *vs.* 2 607美元(使用肝素)，而使用枸橼酸盐费用为3 089美元。65%的SLED不用肝素，滤器凝血情况，肝素组18%，不用肝素组29%，两者没有差异；每周SELD的Kt/V明显高(8.4±1.8)，平均血肌酐浓度低；SLED矫正的肾脏尿素清除率当量(EKRc)是(29±6) ml/min，与CRRT相近。最后作者认为，SLED可以常规应用而可以不用抗凝剂，溶质清除率与CRRT相当，但价格明显低。Mark[8]对37例患者作IHD失败或被拒绝，改为夜间进行SLED治疗，每次12小时，共进行145次，观察18个月。SLED技术要求，Q_B=(201.1±7.5) ml/min(200~250 ml/min)，Q_D=100 ml/min。SLED治疗时间(10.41±2.73)小时(0.5~12小时)，提前结束患者时间是(7.5±2.88)小时(0.5~11.75小时)。肝素抗凝，开始给负荷剂量(100 U/ml)静脉注入，监测APTT，延长了1.5倍。用在线联机方式生成碳酸氢盐透析液。对37例患者共作145次［每人1~30次，平均(3.9±6.1)次］SLED治疗，9例患者透析剂量Kt/V(双室)1.36，平均每次排磷1.5g，25次有轻度的低磷血症或低血钾，治疗中需要补充。住院死亡率是62.2%，与APACHE Ⅱ预测的死亡率没有差异。34.5% SLED提前结束，20%由于凝血而终止治疗，7.6%发生难治性低血压，其余37.9%因为其他问题终止，如反渗透膜漏液、机器或血管途径障碍、心律失常、有意退出治疗、胃肠出血、紧急外科情况、急性心脏压塞死亡。作者认为，SLED逐渐排除水分和较好地清除溶质，治疗中血流动力学稳定，大多数病例完成目标超滤量。

1999年Schlaeper[1]提出缓慢连续透析(slow continuous dialysis，SCD)治疗ARF，界定SCD的治疗参数是Q_B=100~200 ml/min，Q_D=100~300 ml/min，使用容量控制的透析机，利用on-line制备碳酸氢盐透析液，每日透析8~12小时，临床表明SCD提供尿素清除率70~80 ml/min。有限的资料证明SCD是安全、简单和有效的。Kumar[2]用延长每天透析(extended daily dialysis，EDD)对42例患者与CVVH进行对照研究。其中25例应用EDD，每天7.5小时，共做367天；17例做CVVH，每天19.5小时，共做113天。两组患者MAP治疗前、治疗中和治疗结束都没有差异；净超滤量相近(3 000 ml/d *vs.* 3 028 ml/d)，肝素用量EDD明显减少(4 000 U/d *vs.* 21 100 U/d)。发现EDD操作简单，节省护理工作量。大多患者可以耐受EDD，比CVVH优越。Kumar等[9]对54例ICU中ARF患者一组用常规透析(CHD)，64%少尿，93%使用呼吸机；另一组用EDD治疗患者，73%少尿，81%使用呼吸机。EDD组患者比CHD组年轻［(47.0±12.6)岁 *vs.* (56.7±13.7)岁，$P=0.009$］，APACHE Ⅱ评分和性别没有统计学差异。治疗中两组MAP维持在70~80 mmHg，电解质水平一样；两组患者水入量［(5.8±3.3) L *vs.* (6.0±3.2) L］与出量［(3.3±2.6) *vs.* (3.0±1.7) L］无差异；肝素用量EDD少于CHD(643 U/h *vs.* 1 080 U/h)；无肝素透析，EDD占43%，而CHD为21%；透析器凝血发生率CHD多于EDD(51% *vs.* 22%)；结论为EDD比CHD是安全的、有效的，血流动力学稳定，很好地控制溶质。

Vanholder等[10]报道，缓慢低效每天透析(slow low-efficient daily dialysis，SLEDD)的优点超过IHD，由前瞻性对照研究证实，因为使用生物相容性好的透析膜，纠正营养不良，较多地排除细胞因子，可以矫正代谢性酸中毒，较好地恢复肾功能，有较好的临床预后。有证据表明，CRRT比IHD有较好的存活率。一些临床评价CRRT可能的优点(血流动力学稳定、控制高血容量、溶质清除高)SLEDD都能提供。作者认为，SLEDD是相对年轻的技术，还缺乏全面的临床研究，然而提出SLEDD的设想为ICU提供一种有价值的选择。

作者认为，SLEDD是ICU患者日益流行的肾脏替代疗法，可以提供较好的溶质清除和血流动力学稳定性。目前，SLEDD在ICU的作用与CRRT和IHD相比的主要优点仍然不肯定，似乎SLEDD比IHD更合适、更受关注。毋庸置疑，连续模式而不是间断治疗可能达到最大溶质清除，尽管每天做IHD和合理的治疗时间也能达到血液净化目的，可以与CRRT比拟，但不能与HVHF相比，后者促进大分子溶质清除，包括炎症介质，可能是有益的。多数学者认为膜面积和适合的多孔支持增加对流传质达到最大程度排除大分子溶质，而SLEDD主要是通过弥撒清除溶质，被认为是一个缺点。这个不足导致我们改良传统的 SLEDD 方式,包括改变程序和原则,以便 ICU 护士单独处理,与以前少许增加血流量和透析液流量相比,改良的 SLEDD 可以达到最佳弥散清除小分子溶质,同时通过 on-line 血液透析滤过(用适当孔径的膜)增加对流清除大分子溶质。Marshall 等[3]提出 SLEDD 系统改革,报道了持续低效每天透析滤过(sustained low-efficiency daily diafiltration ,SLEDD-f) 的初步技术和临床经验,提出溶质清除基准点,提供重症 ARF 患者肾脏替代治疗剂量-效果相关性。SLEDD-f 的方法和运行参数,使用普通透析机,血流量 250 ~ 350 ml/min,透析液 200 ml/min,on-line 血液滤过,置换液流速 100 ml/min,每天持续 8 小时,或至少隔天。作者对 24 例患者用 SLEDD-f 方式治疗,住入 ICU 头 24 小时计算 APACHE Ⅱ 评分,预测住院死亡率。6 例有慢性肾损伤,13 例无尿,其余患者尿量 1 000 ml/d,16 人接受高营养治疗。结果患者住院死亡率 45.8%,预测死亡率 72%。治疗前后 MAP(87.1 ± 13.7) mmHg (65 ~ 112 mmHg) *vs.* (85.9 ± 14.0) mmHg (67 ~ 135 mmHg),没有差异。做 SLEED-f 前后患者用升压药没有变化,但有 1 人 4 次 SLEDD-f 增加升压药剂量,无 1 例产生严重的透析中低血压。患者处方目标超滤值是(2.2 ± 1.6)(0 ~ 6.0) L,结果全部达到,治疗前后核心体温无差异。没有出血、心律失常和死亡事件。结果表明,SLEDD 和 SLEDD-f 比 IHD 提供更大的透析剂量,本文研究证明,SLEDD-f 可能提高小分子溶质清除率并可以与 CRRT(置换量 35 ml/kg · min)相比拟。

近来关于清除大分子物质的研究表明,在严重患者各种循环促炎症细胞因子水平与预后有相关性,因此有理由推断增加大分子物质的清除临床会获益,多数研究者设法用对流作用达到血液净化的目的。然而这些介质的筛选系数(溶质和液体跨膜排除呈正相关)常在 1.0 以下,用常规 CRRT 对流排除这些物质比内源性清除率低。此外,CRRT 也可无选择性同时清除抗炎症因子,可能带来不利。然而据报道,对细胞因子的清除主要靠吸附机制,清除效率要比单独对流高出 10 倍。作者的资料证明,SLEDD-f 提供重要的对流机制,但维生素 B_{12} 的 Kt/V 值仍然低于 Kt/V,因此用 SLEDD-f 系统对于清除大分子物质比小分子物质效率低。然而 SLEDD-f 本身膜具有吸附功能,这取决于膜的材料和结构,而与超滤关系不大。开孔结构和疏水性膜通常有助于吸附。这个推测被近来研究结果所证实,即 SLEDD-f 至少如同持续 HDF 下调内毒素诱导的 TNF-α 产物同样有效。

作者的经验说明,SLEDD-f 在重症 ARF 能提供极好的临床和代谢状态,有效地评估标准证明小分子物质的清除是足够的,大分子物质的清除也是明显的。但很难估价在 ICU 中 SLEDD-f 的未来作用,需进一步适当的设计和深入临床研究,对于 ARF 患者将更好地确定 SLEDD 和 SLEDD-f 临床作用及与其他有效模式的相关性。Holt[11]回顾分析 21 例 MOF,血管加压药抵抗性低血压,少尿性 ARF,继发于脓毒症,接受肾脏替代治疗,8 例为 SLEDD-f,13 例为 SLEDD,每天治疗 8 ~ 16 小时,SLEDD-f 进行直到减少升压药至正常水平。观察终点是 30 天内死亡或肾功能恢复。治疗开始计算 APACHE Ⅱ 评分,并预测死亡率。结果 30 天 SLEDD-f 和 SLEDD 组存活率分别为 100% 和 38%,而且 SLEDD-f 组多数患者很快停止升压药,全部患者肾功能恢复而停止肾脏替代。结果提示 SLEDD-f 具有提高生存率优势,增加肾脏恢复的机会。

Baldwin 等[12]报道 16 例 ICU 重症 ARF 进入随机对照试验,8 例分别连续 3 天作延长每天透析滤过(extended daily diafiltration, EDD-f),或作 CVVH,然后对比观察两组液体超滤和血流动力学。结果 EDD-f 组超滤水 16.6L(830 ml/d,共 20 天);CVVH 15.4 L(700 ml/d,共 22 天)。MAP 指标,EDD-f 组头 2 小时低于 CVVH 组(76 mmHg *vs.* 94 mmHg),没有统计学差异;两组 CVP、心率和升压药剂量也无差异。作者认为,两种方法都达到满意的超滤,但 EDD-f 比 CVVH 多些,血流动力学没有差异。Wei 等[13]报道用 Hybrid 肾脏替代成功治疗 1 例 2008 年汶川地震挤压综合征合并 MODS 患者。该患者 16 岁,女性,挤压 17 小时后行急症截肢术,继发感染、脓毒症、ARDS、ARI、心力衰竭、肝衰竭和 DIC。用 Hybrid 肾脏替代模式,包括 HVHF 剂量 60 ml/(kg · h);血液灌流(Toraymyxin PMX-20, Japan)放在透析器之后,4h/d,血流量 100 ml/min;之后改为血浆置换(Microplas MPS05 滤器),3 h/d,置换新鲜冰冻血浆1 000 ml/h。共进行 550 小时,脏器功能恢复,随访 6 个月器官功能正常。作者认为 Hybrid 肾脏替代治疗有效地恢复患者器官功能而没有遗留并发症。

五、杂合肾脏替代疗法的发展前景

对于轻症患者无论何种血液净化方式(IHD、CRRT以及HRRT)都没有明显的差异,但各有优缺点。虽然对于脓毒症、MODS或合并AKI,多数文献观点对应用IHD和CRRT后患者存活率的认定仍有争论,但倾向于越是严重病例,CRRT才能显示比IHD优越。目前新的关注点为HRRT,且发展势头凶猛,对于它是否可以代替CRRT,笔者认为,对于多数MODS或合并AKI,HRRT可以取代CRRT,因为HRRT都具备CRRT的长处,超越CRRT的优点是对设备要求低、对专业技术要求低、治疗费用低、护理工作量少等,就目前态势大有替代CRRT的趋势。美国学者Golper预言,到2010年, Hybrid RRT将成为CRRT的主要治疗模式。笔者认为,目前ICU中重症多器官功能衰竭、严重脓毒症、脓毒症性休克发病率很高,死亡率居高不下,恐怕短期HRRT承受不了这些重笃病例的挑战。

当前针对脓毒症的治疗,在理论上要求血液净化技术发展是无选择性清除中、大相对分子质量物质,具有调节免疫稳态和保护内皮细胞的功能;技术发展重点是增加置换液剂量(如HVHF),目前仍无权威性界定上限;其次是CRRT设备附加吸附装置(如SPFA、MARS、Prometheus等),明显增加溶质的清除效果;再次是增加滤器的孔径(如SytoSorb,截留相对分子质量100 000);运用溶质动力学模型(如脉冲式高容量血液滤过,PHVH)增加溶质清除率。尽管这些净化方式从溶质清除效果上绝对优于HRRT,但是对重症脓毒症的治疗仍不满意,仍有很大的发展空间,从这个意义上讲,目前HRRT在危重病例中仍不能取代上述形式组合的CRRT。笔者认为,一个现代化、设备齐全的ICU,对重症脓毒症除了正确、及时的常规处理之外,强大的血液净化设备(如CPFA),加上强大的心、肺功能支持(ECMO)[14]合理的运用,必将提高危重病例的抢救成功率。

参考文献

1. Schlaeper C, Amerling R, Manns M, et al. High clearance continuous renal replacement therapy with a modified dialysis machine. Kidney Int, 1999(Suppl), (72):S20-S23.
2. Kumar VA, Craig M, Depner TA, et al. Extended daily dialysis: A new approach to renal replacement for acute renal failure in the intensive care unit. Am J Kidney Dis, 2000, 36(2):294-300.
3. Marshall MR, Ma T, Galler D, et al. Sustained low-efficiency daily diafiltration (SLEDD-f) for critically ill patients requiring renal replacement therapy: towards an adequate therapy. Nephrol Dial Transplant, 2004, 19(4):877-884.
4. Davenport A. Renal replacement therapy in acute kidney injury: which method to use in the intensive care unit? Kidney Dis Transpl, 2008, 19(4):529-536.
5. Ronco C, Bellomo R, Kellum JA. Sustained Low-Efficiency Dialysis(SLED. Contrib Nephrol, 2007, 156: 320-324.
6. Kes P, Basic Jukic N. New experiences with the therapy of acute kidney injury. Prilozi, 2009, 29(2):119-154.
7. Berbece AN, Richardson RM. Sustained low-efficiency dialysis in the ICU: cost, anticoagulation, and solute removal. Kidney Int, 2006, 70(5):963-968.
8. Mark R. Sustained low-efficiency dialysis for critically ill patients requiring renal replacement therapy. Kidney International, 2001, 60:777-785.
9. Kumar VA, Yeun JY, Depner TA, et al. Extended daily dialysis *vs.* continuous hemodialysis for ICU patients with acute renal failure: a two-year single center report. Int J Artif Organs, 2004, 27(5):371-379.
10. Vanholder R, Van Biesen W, Lameire N. What is the renal replacement method of first choice for intensive care patients? J Am Soc Nephrol, 200, 12(Suppl): 17:S40-S43.
11. Holt BG, White JJ, Kuthiala A, et al. Sustained low-efficiency daily dialysis with hemofiltration for acute kidney injury in the presence of sepsis. Clin Nephrol, 2008, 69(1):40-46.

12. Baldwin I, Bellomo R, Naka T, et al. A pilot randomized controlled comparison of extended daily dialysis with filtration and continuous veno-venous hemofiltration: fluid removal and hemodynamics. Int J Artif Organs, 2007,30(12):1083-1089.
13. Wei Q, Baihai S, Ping F, et al. Successful Treatment of Crush Syndrome Complicated with Multiple Organ Dysfunction Syndrome Using Hybrid Continuous Renal Replacement Therapy. Blood Purif, 2009,28(3):175-180.
14. 王质刚. 浅谈体外氧合疗法在危重症中的应用. 中国血液净化杂志,2008,7(11):581-585.

第六节 分子吸附再循环系统

王质刚

分子吸附再循环系统(molecular adsorbent recirculating system, MARS)是20世纪90年代发展起来的一种新型的人工肝支持系统。MARS 人工肝支持系统是由德国罗斯托克大学(Rostock Uuniversity)肝脏病研究中心 Stange 和 Mitzner 等博士于1990年研究开发[1-2],1992年首次应用于临床治疗重型肝炎、肝衰竭患者,并于1999年完成随机双盲的前瞻性临床研究。由于该系统具有选择性吸附和清除白蛋白结合毒素的作用,且吸附效率高,不良反应少,仪器操作安全性能可靠,因此一经问世,就获得临床的欢迎和广泛应用。目前,全球已有10余个国家和地区的医疗机构应用 MARS 人工肝支持系统治疗各种急慢性肝衰竭患者,并取得一定效果。

MARS 首先在欧洲应用,用于清除与白蛋白结合的毒素。患者的血液与白蛋白透析液间接接触,白蛋白透析液与碳酸氢盐透析液进行溶质弥散,并通过活性炭和阴离子树脂罐再生,清除与白蛋白结合的毒素。应用 MARS 的一些研究得到了很好的结果,如改善了肝性脑病的分级,增加了血浆凝血因子的合成能力,增加了尿量,降低了血浆肾素水平等。

一、MARS 的技术原理

MARS 治疗的原理主要是支持替代肝脏部分解毒功能[1]。MARS 人工肝支持系统不同于其他人工肝支持系统的最关键技术是 MARS FLUX 透析膜(模拟肝细胞膜)。由于这种透析膜为含有许多100nm微孔的中空纤维,能够选择性结合并转运与白蛋白结合的许多大分子毒素,然后这些结合毒素在一个闭合的含有高效吸附作用的活性炭和阴离子树脂吸附装置的管路循环中被吸附。因此,MARS 的工作原理非常类似于肝细胞的解毒作用。

二、MARS 系统的构件和治疗模式

MARS 主机外形比较简单,主要组件由白蛋白动力泵、两个固定 MARS FLUX 透析器和 diaFLUX 透析器的夹子、两个 AC-250 活性炭吸附罐和 IE-250 阴离子树脂吸附罐支架、吸附柱压力监测器、气泡和漏血探测器及显示面合并操作按钮等组成,见图12-6-1。每次 MARS 治疗需要浓度为10% ~20%的人血白蛋

白溶液(国内多用20%白蛋白溶液)600 ml,治疗时间约需8小时。

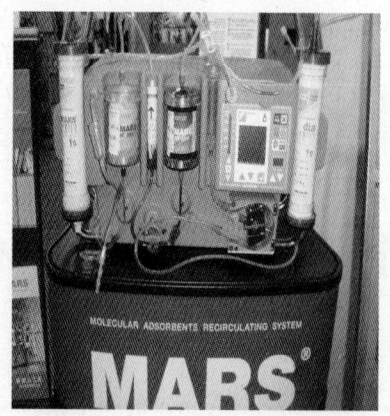

图 12-6-1 MARS 设备外观图

MARS的治疗基于三个循环系统工作,见图12-6-2。

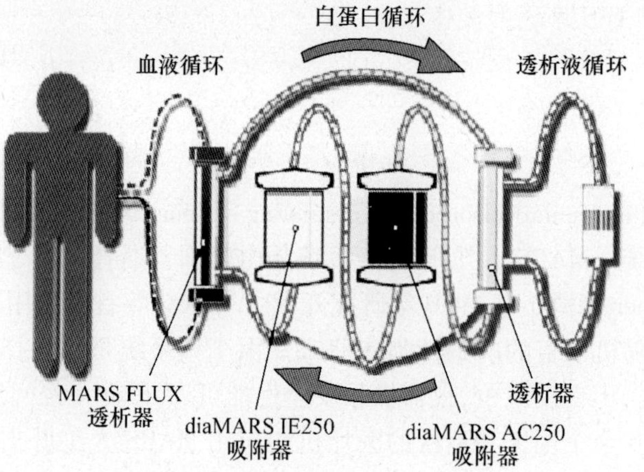

图 12-6-2 MARS 治疗模式图

(一)血液循环

患者的血液被血液泵引出体外,流经一个高通量(MARS FLUX)中空纤维膜血液滤过器,在此处血流通过导管和MARS FLUX滤过器进行体外循环,与白蛋白结合的大分子毒素被MARS FLUX透析膜转运到膜的另一侧,被"净化"的血液回流入患者体内。在此循环的过程中,MARS FLUX透析膜的内侧为患者的血液,外侧为含有白蛋白的透析溶液。血流在通过MARS FLUX膜时,血液中白蛋白结合的毒素与白蛋白分离,游离的毒素在膜的两侧形成白蛋白结合毒素的浓度梯度差,即膜内侧毒素的浓度高于膜外侧,在浓度梯度差的作用下,游离的毒素向膜外侧转移(扩散),在膜的外侧与透析液中的白蛋白结合而被转运走,这样在膜的内外侧始终保持着白蛋白结合毒素的浓度梯度差,从而保证了血液中白蛋结合毒素不断与膜外白蛋白结合并从膜内侧向膜外侧转运。而白蛋白由于相对分子质量较大(>69 000)被留在膜内侧,随血流回到患者体内。在人体内许多大分子毒素与白蛋白结合后被转运蛋白携带到肝细胞膜,通过与肝细胞膜表面受体的相互作用,将毒素带入肝细胞内,然后由肝细胞内的各种酶类将毒素灭活或代谢分解,同时释放白蛋白,使其再次发挥与毒素结合及转运的生理功能。可见MARS人工肝的解毒机制与肝细胞的解毒功能基本相同。

此外,患者血液中的非结合毒素和(或)水溶性小分子毒素通过弥散的方式也由膜的内侧扩散至外侧,进入白蛋白透析循环中,然后再由白蛋白透析循环清除。

在肝衰竭中,因肝脏解毒功能不足,亲脂性、白蛋白结合毒素在血液中大量累积,严重影响多个系统的正常生理功能，引起肝性脑病和（或）肝肾综合征。通常的血液透析或血浆置换对于选择性分离清除毒素，特别是对于血液中以配体方式结合的毒素物质进行分离清除非常困难。而先进的 MARS 技术通过特殊的纤维膜滤过，有选择性和有效地清除血液中各种与白蛋白以配体方式结合的毒性物质及水溶性毒素，而分子吸附剂白蛋白则经去掉配体的过程在透析中再生循环使用。同时体内的白蛋白以及与其他蛋白结合的各种有益物质如激素、生长因子、某些细胞因子和维生素等则被保留而不会丢失。

目前已经确认的可以被 MARS 有效清除的各类蛋白结合毒素和水溶性毒素包括胆红素、胆酸、中短链脂肪酸、毒性脂肪酸、芳香族氨基酸、硫醇/NO、血氨、色氨酸、吲哚/酚类代谢产物、肌酐、尿素氮、白细胞介素-6、TNF-α、苯二氮䓬类、铜及其他。

（二）白蛋白循环系统

白蛋白循环系统由 20% 白蛋白透析溶液、活性炭（diaMARS AC-250）和阴离子交换树脂（diaMARS IE-250）三部分组成。白蛋白循环主要靠白蛋白泵提供动力，白蛋白透析溶液主要的作用是结合并转运白蛋白结合类物质。活性炭能有效吸附相对分子质量为 5 000 以内的中、小分子水溶性物质，如硫醇、游离脂肪酸等，但对与白蛋白紧密结合的毒素吸附能力较差。而阴离子树脂主要吸附相对分子质量为 500～5 000 的中分子物质，特别是对与蛋白质紧密结合的毒物如胆红素、内毒素等的吸附性能优于活性炭，对脂溶性的毒物也有较强的吸附能力。因此，阴离子交换树脂的作用是使白蛋白透析溶液中与白蛋白结合的毒素解离并释放出白蛋白，毒素被吸附而白蛋白得以再生和循环使用。活性炭的作用是扩大解毒范围并增强解毒效果。在白蛋白循环过程中，白蛋白与毒素结合后流经活性炭和阴离子树脂吸附器，毒素被吸附而白蛋白被“解毒”，从而使白蛋白再生并循环使用。在活性炭及阴离子树脂吸附之前的透析过程，不仅能去除部分白蛋白溶液中的水溶性毒素，还可以去除部分水分维持白蛋白透析液中白蛋白的浓度。由于 MARS FLUX 透析膜不能透过血浆蛋白，血浆不与活性炭及阴离子树脂直接接触，因而不会发生凝血因子、生长因子、激素和其他大分子蛋白质的吸附和破坏。

（三）透析循环系统

透析循环系统通过透析机完成。透析机的基本功能就是把血液引出来，通过体外循环在透析器内与透析液进行物质交换，然后返回体内。但与 MARS 仪器连接的透析器则是将白蛋白透析溶液引出来与普通透析液进行物质交换。MARS 所用的透析器为特殊的低通量透析器（diaFLUX），膜的总面积约 1.8 m^2，白蛋白透析溶液中的水溶性小分子物质，如尿素、尿酸、肌酐等通过 diaFLUX 透析器被清除。在 MARS diaFLUX 透析器中完成的透析过程及机制与普通透析基本相同。透析是溶质通过半透膜，从高浓度溶液向低浓度溶液运动的过程。根据膜平衡原理，半透膜两侧的溶质和溶剂（水分子）将按浓度梯度、渗透压梯度做跨膜运动，最终达到动态平衡。血液透析就是根据此原理，将患者血液和透析液同时以相反方向引入透析器内，分别流经透析膜两侧，膜两侧的溶质和水在浓度和压力梯度的作用下做跨膜运动，进行物质交换。四种滤器（MARS FLUX、diaMARS AC-250、diaMARS IE-250、diaFLUX）的连接方式见图 12-6-3，主要功能见表 12-6-1。

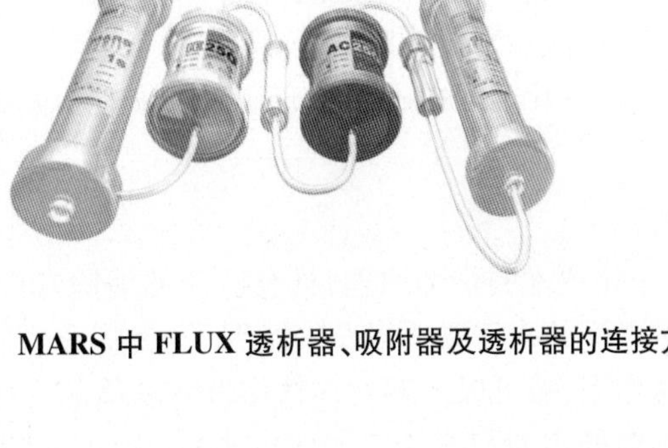

图 12-6-3　MARS 中 FLUX 透析器、吸附器及透析器的连接方式

表 12-6-1 MARS 四种组件的功能

组件	功能
MARSFLUX 主膜	高通量膜，分子截留量小于白蛋白
diaFLUX	低通量膜，主要完成普通透析功能
AC-250 活性炭	吸附相对分子质量小于 500 的可吸附性小分子和中相对分子质量物质（内源性氮苯类）；部分与蛋白质结合转运的大分子物质；有机代谢废物如肌酐、尿素、尿酸、胆酸、吲哚、酚、胍、硫醇、乳酸；还吸附激素、芳香族氨基酸等；不吸附电解质、H^+、氨、尿素氮、支链氨基酸
IE-250 树脂	吸附相对分子质量为 500～20 000 的中大分子物质（血氨、胆红素、胆酸、有机磷、安定）；脂溶性高、分布容积大、易与蛋白结合的毒物；对某些特异的中分子物质如 TNF-α、IL-6 等也有部分清除作用

三、MARS 系统的操作程序

第一步：MARS 主机开机/机器自检；第二步：CRRT 主机开机/机器自检；第三步：安装 MARS 透析器和管路；第四步：常规安装 CRRT 透析系统，血液管路连接到 MARS FLUX 透析器上，透析液管路连接到 diaFLUX 透析器上；第五步：冲洗血液和透析液管路；第六步：盐水冲洗循环回路；第七步：用 20% 人血白蛋白透析溶液冲洗 MARS 回路，大约需要 600 ml 人血白蛋白液（50 ml，12 瓶）。将流速设置为 50 ml/min（注意：避免白蛋白透析溶液产生泡沫）；第八步：准备菜单，设定参数；第九步：选治疗模式，设定治疗时间（6～24 小时，多设为 6～8 小时）；第十步：治疗过程中观察；第十一步：治疗结束[3]。

四、MARS 的适应证及禁忌证

（一）高胆红素血症

如胆汁淤积症/顽固性瘙痒。

（二）肝脏支持

MARS 治疗可清除包括胆汁酸、胆红素、前列环素、一氧化氮、吲哚/苯酚代谢产物、毒性脂肪酸、硫醇等多种毒物和药物。临床数据和经验表明，MARS 治疗可以减少血清胆红素（包括直接胆红素和间接胆红素）、肌酐浓度，改善患者临床状态，支持肝脏功能及对肝性脑病有较好保护作用。

MARS 的主要作用可归纳为：①清除体内毒素：改善肝衰竭患者全身状态及肝性脑病患者的脑病程度。解毒是 MARS 的基本和主要功能。②改善血流动力学：可能与 MARS 治疗清除血液中的 NO（扩血管物质）有关。③改善肝肾综合征（HRS）的预后：可能与清除 NO 后肝功能改善、血管痉挛缓解、肾素生成减少及体内水电解质与酸碱平衡改善有关。

肝病治疗指征包括慢性肝病急性恶化（慢肝急衰—慢重肝）、急性/暴发性肝衰竭、原发性移植肝脏失功/功能障碍、肝脏手术后肝脏功能衰竭/障碍、继发性肝衰竭或以肝衰竭为主的多器官功能衰竭等。

MARS 与其他人工肝方法比较主要有以下特点：①兼有部分透析和 CRRT 的特点，对水、电解质和酸碱平衡均有一定调节作用；②对血流动力学影响较小；③去除毒素较广泛，其他自体物质损失少；④不用异体血浆，无相应不良反应；⑤在治疗过程中不能补充凝血因子及相关物质；⑥要配合透析机或血滤机和相应设施才可进行治疗。

（三）多器官功能的支持

由于 MRSA 集当今血液净化技术的全部原理，具有广泛的清除功能，包括肝脏代谢不能解毒和排除的物质，还可无选择性排除脓毒症的毒性物质以及细胞因子、炎症介质、内毒素等。MARS 除了有强大的吸附功能外，还有透析及滤过作用，故可以实现对人体多器官功能的支持。临床上除了治疗肝衰竭之外，最大的关注点就是脓毒症，国内外用 MARS 治疗 MODS、脓毒症的报道屡见不鲜。脓毒症的主要病理生理改变是过度释放促炎/抗炎介质、免疫功能紊乱（亢进-低下-麻痹）和血管内皮功能紊乱。MARS 无选择性清除细胞因子和炎症介质及疾病的万恶之源——内毒素,调节免疫稳态,改善内皮功能,还可以平衡水、电解质、酸碱的紊乱状态,阻遏病变发展过程,保护机体自身反应能力,促进病情恢复。此外,MARS清除炎症介质、超滤水分、改善氧的摄取与利用,有利于ARDS恢复;清除氮质代谢产物,调节水、电解质、酸碱平衡,有利于肾功能恢复;清除心肌的抑制因子、改善心脏对血管活性药物的敏感性,有利于心功能的恢复;MARS还可改善神经系统、血液系统、内分泌系统、免疫系统的异常,这些就是MARS治疗多器官功能衰竭、脓毒症的技术基础。笔者意见,不能仅视为MARS是治疗肝衰竭的手段,应该扩大适应于MODS、脓毒症等症,不但不逊色于CPFA,还能优于CPFA。

常把严重休克、呼吸循环衰竭、严重凝血功能障碍、活动性出血、脑血管意外等列为相对禁忌证。

五、MARS的不良反应

MARS属于体外循环治疗方式,所以具有同常规血液净化技术一样的副反应,不过MARS技术复杂、操作困难,预示风险较大。

(一)出血

包括插导管处出血(因肝病多有出凝血功能障碍)、皮肤黏膜出血、鼻出血等,可能与抗凝剂有关。严重的是消化道出血和颅内出血,应立即终止MARS治疗,并行常规处理。

(二)凝血

MARS透析器凝血、留置导管凝血,与病情和抗凝剂用量有关,当病情改善后往往出现高凝状态,此时注意调节抗凝剂剂量。

(三)低血压

MARS治疗可出现一过性低血压,如不及时处理则可能出现持续性低血压,不仅影响治疗,而且可加重病情,需密切观察。

(四)继发感染

与血浆置换不同,MARS人工肝不需使用大量血浆,故较少发生血源性感染,但可能发生与治疗管路有关的感染。

(五)低血钙

在进行MARS人工肝治疗过程中发现少数患者出现手足抽搐,血清电解质检测为血清钙水平有所下降,补钙治疗后症状消失。

参考文献

1. Stange J, Mitzner S, Ramlow W, et al. A new procedure for the removal of protein bound drugs and toxins. ASAIO J,1993,39:M621-M625.
2. Mitzner SR, Stange J, Klammt S, et al. Extracorporeal detoxification using the molecular adsorbent recirculating system for critically ill patients with liver failure. J Am Soc Nephrol, 2001,12(Suppl17):S75-S82.
3. 张跃新. 分子吸附再循环系统//许家璋, 段钟平. 实用人工肝及血液净化操作手册. 北京:中国医药科技出版社,2005. 181-199.

第七节 Prometheus

王质刚

一、Prometheus 系统的组件与功能

1999 年由 Falkenhagen D 等首次介绍部分血浆分离吸附系统(fractionated plasma separation and adsorption,FPSA),而 Prometheus 系统(图 12-7-1)是由 FPSA 发展而来的人工肝系统[1]。近年有学者在临床应用中对比 Prometheus 与 MARS 在物质清除等方面的作用,结果发现前者的各方面疗效均优于后者。作者分析 Prometheus 清除白蛋白结合物质高的原因在于这些毒素先以对流形式随白蛋白跨膜转运,再通过吸附器吸附清除。Prometheus 清除水溶性物质也较高的原因可能是高通量透析器位于血液循环的末端,血液要通过透析器后再回入体内,于是小分子物质得以较充分的清除。

Prometheus 设备有 3 个循环,包括血液循环、白蛋白滤过液循环和透析循环;4 个滤器,包括 AlbuFlow®滤器、prometh® 01、prometh® 02 吸附器和透析器。血液首先从 AlbuFlow®滤器分离出白蛋白液及携带的毒素,然后灌注至吸附器中,即 prometh® 01 和 prometh® 02,通过与高亲和力的吸附材料直接接触,吸附毒素并清除。净化的白蛋白液经过高通量透析重新回到患者血液中。因此,在整个治疗过程中,无须外源性的白蛋白作补充(图 12-7-2)。

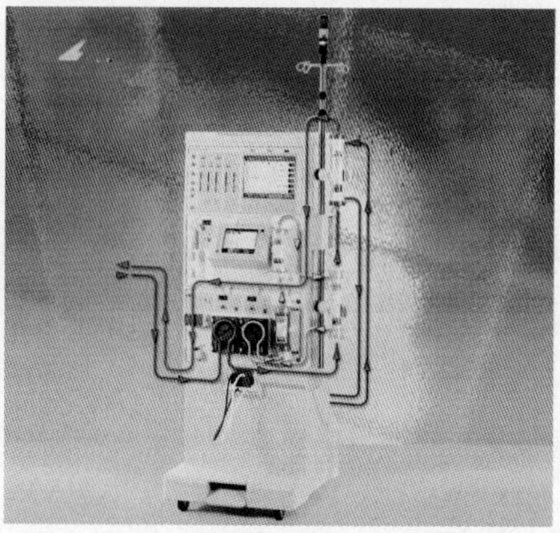

图 12-7-1 Prometheus 外观图

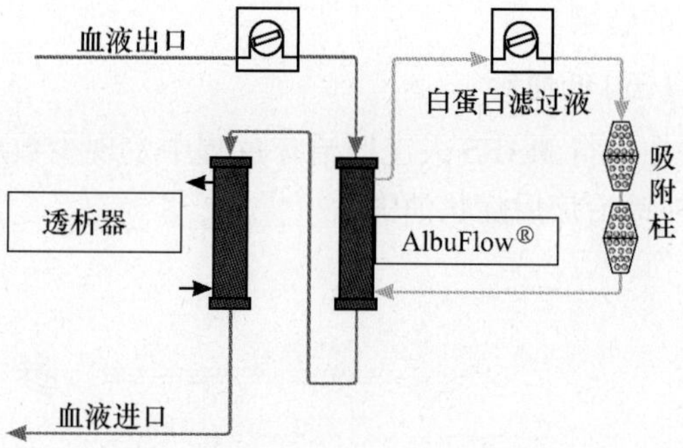

图 12-7-2 Prometheus 流程图

AlbuFlow®聚砜膜滤器的筛选系数(SC):β_2-MG 为 1.0、Aibulmin 为 0.6、IgG < 0.3、纤维蛋白原 < 0.1、IgM < 0.01。截留相对分子质量为 250 000,白蛋白相对分子质量 68 000 可以通过,纤维蛋白原(340 000)不能通过。Prometheus 的滤器(AlbuFlow®)与 MARS 的滤器(MARS FLUX 滤器)不同,前者滤器是用聚砜膜制造的,具有优异的生物相容性。它独特工艺设计制造的膜能允许白蛋白和白蛋白结合物通过。与传统的血浆滤器膜不同,它不仅能截留血细胞,而且能截留患者血液中参与免疫和凝血系统的较大分子。Prometheus 的工作参数,血流量(Q_B) = 200 ml/min、血浆滤出量 = Q_B × (10% ~ 15%)、血浆泵流速 = 300 ml/min、血浆循环容量 450 ml、透析液流量 = 300 ml/min。

二、Prometheus 系统与 MARS 的对比

Prometheus 和 MARS 都是新型人工肝系统，结构相似，功能相同，但无论从组件上和临床观察，Prometheus 都优于 MARS，见表 12-7-1。

表 12-7-1　MARS 与 Prometheus 的组件与功能

技术名称	第 1 个滤器名称	滤器(截流相对分子质量)	吸附器	血液滤过器或透析器
MARS	MARS FLUX 滤器，侧孔径 100 nm	截流白蛋白	活性炭(diaMARS AC-250)，阴离子树脂(diaMARS IE-250)	低通量血液透析器，位于吸附器之前
Prometheus	AlbuFlow®滤器	<250 000	未包裹活性炭、阴离子树脂	高通量血液滤过器，位于吸附器之后

Krisper 等对比 Prometheus 和 MARS 两种方法清除毒素的效率，选择 5 名慢性肝衰竭急性发作的患者按照随机交叉设计，交替给予 MARS(M)或 Prometheus(P)治疗，共计 20 次连续治疗(10 次 M 和 10 次 P)。每次治疗 6 小时，血流速度和透析液速度相同，次级循环流速按照厂商设计要求确定。从动脉端和静脉端分别取样，计算治疗 0.5、1、2、4 和 6 小时的血浆和全血的胆红素、胆汁酸、氨及尿素清除率。用治疗前后胆红素和尿素的比计算下降比例(RR)。结果用 Nann-Whitney 检验进行统计学分析，$P<0.05$ 认为具有显著性差异。

结果治疗前 M 和 P 两组的结合胆红素(14.2 mg/dl *vs.* 14.5mg/dl)、非结合胆红素(4.6 mg/dl *vs.* 4.7mg/dl)、胆汁酸(83 μmol/L *vs.* 78 μmmol/L)、氨(79 μg/dl *vs.* 81 μg/dl)、尿素[15 mmol/L(90 mg/dl) *vs.* 16.3 mmol/L(98mg/dl)]水平无明显差异。两组于治疗期间蛋白结合毒素的清除率均下降；除胆汁酸外，Prometheus 治疗对检测的各种指标的清除率均高于 MARS；对结合胆红素来说，治疗 4 小时以后，两种治疗方法清除率的差异性消失。有趣的是，对非结合胆红素(一种强蛋白结合毒素的标志物)的清除，只有 Prometheus 治疗方法有效。所有计算的毒素下降率(RR)相比较，Prometheus 方法均明显高于 MARS 方法。作者认为，与 MARS 相比，Prometheus 方法对大多数蛋白结合毒素和水溶性毒素均有较高的清除率，从而可以提供较高的治疗效果。

确信细胞因子在急性/慢性肝衰竭(ACLF)起重要作用，清除细胞因子对 ACLF 是有益的。目前有两种人工肝支持系统(MARS 和 Prometheus)，作者[2]旨在研究两者对细胞因子的清除作用。8 例 ACLF 患者随机交叉设计，共进行 34 次治疗，MARS 和 Prometheus 各做 17 次。在治疗前后测定细胞因子清除率。治疗前所有 ACLF 患者血浆 IL-6、IL-8、IL-10、TNF-α 和可溶性 TNF-αR_1(sTNF-αR_1)都升高。结果 MARS 治疗对于 IL-10 清除多于 IL-6，但 Prometheus 清除 IL-10 高于 MARS。最后两种方法对所有细胞因子没有显著的变化，作者认为可能是由于细胞因子产生量太多。

ACLF 肝内胆汁淤积导致细胞毒性胆汁酸堆积，人工肝能有效地清除胆汁酸，但是对胆汁酸组分的影响还不清楚。Stadlballer[3]对比研究 MARS 和 Prometheus 排除胆汁酸的作用。选择 8 例 ACLF 患者随机、交叉用 MARS 或 Prometheus 方法，在治疗前、中和后检测胆汁酸，包括胆酸、鹅去氧胆酸。结果 MARS 和 Prometheus 排除总胆汁酸相似，分别下降 45% 和 46%。两种方法清除胆酸比鹅去氧胆酸更有效，但 Prometheus 治疗后鹅去氧胆酸进一步增加。尽管两种人工肝排除总胆汁酸相似，但清除胆汁酸组分是不同的，这导致胆汁酸谱轻度变化，表明 Prometheus 治疗倾向疏水性胆汁酸。

参考文献

1. Rifai K, Ernst T, Kretachmer U, et al. Prometheus®—a new extracorporeal system for the treatment of liver failure. J Hepatolo-

gy, 2003,39:984-990.

2. Stadlbauer V, Krisper P, Aigner R. Effect of extracorporeal liver support by MARS and Prometheus on serum cytokines in acute-on-chronic liver failure. Crit Care, 2007,11(1):106.
3. Stadlbauer V, Krisper P, Beuers U, et al. Removal of bile acids by two different extracorporeal liver support systems in acute-on-chronic liver failure. ASAIO J, 2007,3(2):187-193.

第八节 体外膜式氧合疗法

王质刚

广义的体外循环技术范畴,应包括传统的心肺分流术(cardopulmonary bypass,CPB)及其衍生的体外膜式氧合疗法(extracorporeal membrane oxygenation, ECMO)和血液净化(continuous blood purification, CBP)。CPB 和 ECMO 是心外科医生的专业技术,CBP 是肾病科医生的看家本领。CPB 用于需停搏的心脏手术,而 ECMO 主要用于 CPB 结束不能脱机或者 CCU 患者突然发生心肺衰竭,可用 ECMO 支持心肺功能。近年肾科医生也介入 ECMO 的技术中,缘由是在 ECMO 支持心肺功能衰竭的患者同时有肾衰竭,势必向医生提出一个新问题,即 ECMO 可否与 CRRT 联合?本节将重点介绍 ECMO 在非心脏手术中的应用。

John Gibbon 在世界上第一次成功使用体外循环(extracorporeal circulation)技术,也称心肺分流术(CPB)完成心脏手术,距离今天已经有 50 多年的历史[1]。体外循环技术为心血管外科的进步奠定了基础。随着基础理论、临床实践及仪器设备等方面的不断发展和完善,体外循环技术也有了显著的提高,体外膜式氧合法(ECMO)就是体外循环(CPB)技术范畴的扩大和延伸(图 12-8-1,图 12-8-2),ECMO 可对重症心功能衰竭和呼吸衰竭的救治中发挥关键作用。

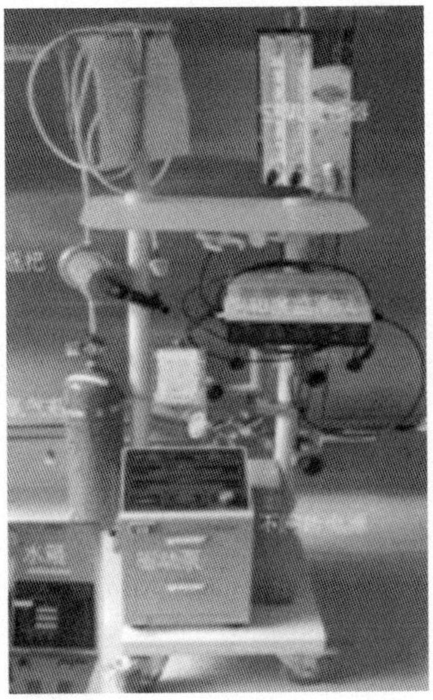

图 12-8-1　ECMO 外观图

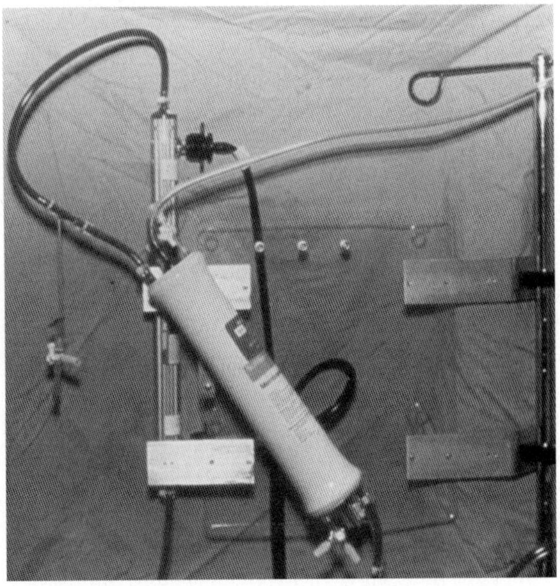

图 12-8-2　ECNO 中的膜肺

一、ECMO 与 CPB 的区别

起源于 CPB 的 ECMO，最初是通过体外血液-气体交换来治疗可逆性的呼吸衰竭，继而成为手术室外（CCU、ICU）各种原因引起的心肺功能衰竭的暂时性替代措施，并取得了一定的治疗效果。Hill 等于 1972 年采用 ECMO 技术成功治愈了一位 24 岁合并呼吸衰竭的复合伤患者。4 年之后，Bartlett 等报道了首例新生儿急性肺损伤应用 ECMO 技术治疗并存活。此后 ECMO 的应用逐渐增多，多项研究表明 ECMO 可显著降低新生儿急性肺损伤及小儿急性呼吸衰竭的死亡率，这是吸入 NO、高频振荡通气、肺泡表面活性物质替代等治疗措施都无法实现的，因而 ECMO 已经成为新生儿急性肺损伤的标准治疗手段。1989 年以来，登记在体外生命支持组织（ELSO）临床应用 ECMO 的例数超过 24 000 例，多数为新生儿。最初 ECMO 对成人肺损伤的疗效尚存在争议，但目前普遍认为此技术是一项安全有效的维持生命的临时救治手段。

由于手术室中运用传统体外循环（CPB）的目的是保证心脏手术中手术野无血，暴露清楚，全身组织器官在手术中保证足够的灌注，因此与 ECMO 相比有一些区别（表 12-8-1）。

表 12-8-1　CPB 与 ECMO 的区别

区别	CPB	ECMO
设备	传统体外循环机 >3 个泵；滚压泵，热交换水箱	生命支持系统 1 个泵；离心泵，恒温水箱
氧合器	开方式，PVC	密闭式，表面涂层
抗凝	常规肝素化，ACT >400 秒	少或不用，ACT <200 秒
时间	短，1 ~4 小时	长，3 ~8 天甚至数周
引血途径	开胸心脏插管	股部或颈部动静脉
血流量	6 ~7 L/min	2 ~4 L/min
附件更换	不需要，一次性	视具体情况更换氧合器或系统部件
目的	用于心脏手术或暂时辅助	暂时支持至恢复心肺功能，接受心室辅助或脏器移植
费用	低	高
人员	1 人	团队
成功率	高	低
并发症	低	高

续表

区别	CPB	ECMO
地点	手术室	ICU 或 CCU
温度	低温	ICU,常温
血液稀释	有	无
静脉储血器	有	无

CPB 是将全部的静脉血引流至人工肺氧合、变温、过滤系统后泵入主动脉,完成全心肺转流,血液需要完全抗凝即全身肝素化。通常心脏手术期间的 CPB 要用高流量灌注,常配合使用血液稀释、低温技术,心脏停搏时用停搏液进行心肌保护,并需要左、右心吸引回收手术野的出血及保持心腔空虚。相比之下,ECMO 大多为部分体外转流,在常温和近乎正常的血细胞比容通过胸外插管完成的。主要目的是通过辅助心肺循环,从而维持机体的新陈代谢。ECMO 无须贮血器、冠脉灌注和巨大的变温器。在通常的情况下无须左心吸引,因此需要受辅助心脏有一定的射血功能,在 V-V 途径 ECMO 时,心脏需要负担全部体循环。

另外,由于 CPB 和 ECMO 的目的不同,其应用原则也各异。CPB 主要应用于手术室术中,而当手术结束后,就要积极停止体外转流。如果心脏功能不能完全恢复时,则应考虑使用辅助装置,ECMO 根据病情可辅助数天或数周,需要同时进行营养、呼吸、肾功能和抗感染治疗,强心药和呼吸机的设置都维持在较低的水平,使心肺得到充分休息。

ECMO 的主要优点:①可维持较长时间心肺功能,为心肺功能恢复和后续治疗赢得时间;②有效地改善低氧血症,排除二氧化碳,即使在肺小动静脉分流和气道梗阻时也能满足机体组织细胞的氧需要;③ECMO治疗期间可进行右心辅助、左心辅助或全心辅助,并可调节静脉回流降低心脏前负荷;④避免长期高浓度氧吸入所致氧中毒;⑤可以防止机械通气导致气道损伤。ECMO 的临床应用给体外循环带来新的理念和定位,是心肺辅助循环的一种拓展,众多实验和临床资料证实 ECMO 对改善机体氧合、排除多余 CO_2、维持血流动力学的稳定性、促进心肺功能的恢复十分有效。而正确掌握适应证和选择转流方式,尽可能降低和减少相关并发症,才能更好地提高 ECMO 对危重患者治疗的成功率。我们有理由相信,随着科技的不断进步和发展,ECMO 或由此构成的体外循环生命支持系统(ECLS)一定会在临床危重患者的治疗中发挥越来越重要的作用。

二、ECMO 用于心脏术后并发症

(一)ECMO 在心脏术后低排性心衰的应用

1965 年 Spencer FC[2] 首次提出 ECMO 是能够提供循环和(或)呼吸支持的机械辅助系统。ECMO 能提供几天或几周的心肺辅助,因此早期被用于术后等待心肺功能恢复。由于 ECMO 有独特的优点:①多功能性,可提供全心辅助及呼吸支持。②操作简便、快捷,无须开胸,仅需外周血管插管,可在床旁操作。③费用低。以上优点使得 ECMO 运用广泛,特别在心源性休克的抢救中,可以快速辅助急性心力衰竭患者,使患者有机会接受进一步治疗。随着 ECMO 能更有效、更长期辅助心脏的心室辅助装置,ECMO 的用途也有所改变,可用于各种原因(急性心肌梗死、暴发性心肌炎、心脏介入治疗突发事件、等待心脏移植等)引起的心脏骤停或心源性休克。运用 ECMO 治疗急性心力衰竭的目的有以下三点:①期待心功能恢复;②需要较长期辅助装置的支持;③等待心脏移植。

ECMO 治疗指征:①CI < 2 L/(min · m^2)持续 3 小时;②代谢性酸中毒:碱缺失(base deficit,BD) > 5 mmol/L,持续 3 小时;③低血压:新生儿平均动脉压 < 40 mmHg,婴幼儿 < 50 mmHg,儿童 < 60 mmHg,持续 3 小时;④少尿:尿量 < 0.5 ml/(kg · h),持续 3 小时;⑤心脏手术后不能脱机。

ECMO 禁忌证:①慢性器官功能不全;②肺血管阻力 > 4 wood 单位〔1wood 单位 = 8 kPa/(S · L)〕;

③肝衰竭、门脉高压、肝硬化为绝对禁忌证；④介入时机：决定时机（第一次试图脱机至循环辅助）>6 小时生存率降低；⑤辅助前心脏骤停时间过长，生存率降低。

（二）ECMO 在心脏术后 ARDS 的应用

心脏术后发生 ARDS 并不少见，呼吸机辅助支持是必不可少的，所以不能纠正的呼吸衰竭采用ECMO是明智的选择。

1. *ECMO 呼吸辅助的原理* 在呼吸衰竭时，往往需要机械通气，而机械通气本身对本已患病的肺脏会造成进一步损伤，使肺疾患加重，即“呼吸机导致的肺损伤”（ventilator-induced lung injury）。以往研究认为，呼吸衰竭时机械通气给予高氧浓度吸氧会造成肺泡细胞氧化损伤。但近来研究表明，机械通气造成的肺损伤较高氧的损伤更重。对离体小鼠肺模型的研究结果提示，机械通气可以使中性粒细胞激活和积聚及释放细胞因子，导致局部和全身的炎症反应，以上发现在 ARDS 中得到了验证；实验也表明，高气道峰压、潮气量过大、过高或过低的呼吸末正压通气（PEEP）可以产生剪切力，影响健康或患病的肺脏，增加毛细血管通透性，导致肺组织漏气和水肿，产生炎症反应。为减轻严重 ARDS 患者“呼吸机导致的肺损伤”，近来提出“保护性通气策略”[3]，其治疗原理是采用小潮气量避免肺损伤。但在严重 ARDS 患者实施此策略可能不能满足气体交换的目的。在这种情况下，ECMO 可以部分替代氧合和排出二氧化碳，使呼吸机条件（包括吸入峰压、潮气量、PEEP、氧浓度）降低至较合适的范围，既达到保护肺的目的，又完成氧合任务。

2. *ECMO 治疗 ARDS 的指征*[4] 经典治疗指征可分为快进入标准和慢进入标准。快进入标准：FiO_2 为 1.0，PEEP≥5 cmH_2O，PaO_2≤50 mmHg，超过 2 小时。慢进入标准：FiO_2 为 0.6，PEEP≥5 cmH_2O，PaO_2≤50 mmHg，超过 2 小时，最大限度的内科治疗超过 48 小时。由于先进的内科治疗方法（如吸入 NO、俯卧通气治疗、高频振荡通气、部分混合液体吸入通气等）的不断应用，使得 ARDS 的生存率显著提高，也会影响 ECMO 的指征的扩大，但各中心条件和治疗水平不一，应根据各自的实际情况修改 ECMO 的进入标准。

3. *应用 ECMO 的禁忌证* 包括：①出生体重 <2.0 kg；② 长时间机械辅助通气（新生儿 >10 天，成人 >7 天）同时伴有肺间质水肿和气道损伤；③ 严重的代谢性酸中毒和休克，BE < −5 mmol，12 小时以上的少尿〔<0.5 ml/（kg·h）〕；④不可治愈的肺部疾患，如肺间质纤维化，难以治愈的出凝血疾病，严重不可复的脑损伤；⑤多脏器功能衰竭，严重的感染或恶性肿瘤。

4. *实施 ECMO 的时机* ① 低氧血症：PaO_2 <50mmHg；②急性肺损伤：PaO_2 <50mmHg，pH <7.3，并超过 2 小时，不能纠正；③机械辅助通气 3 小时后 PaO_2 <50 mmHg（$FiO_2$1.0），pH <7.3，机械辅助通气过程中的气道损伤。

（三）ECMO 在心脏手术后肺动脉高压的应用

心脏手术后常出现肺动脉高压，通常见于：①两周内新生儿肺循环阻力尚未下降；②术前心脏存在左向右的分流，并发重度肺动脉高压。严重肺动脉高压导致右室后负荷增加，甚而继发右心功能不全。大多数患者术后肺动脉压下降，逐渐恢复正常，但有少数患者术后肺动脉压不下降或者下降不满意，其原因或与原发病有关，或有新的刺激因素，久之导致右室搏出量急剧下降，造成缺氧和代谢性酸中毒，危及生命。持续肺动脉高压如果药物治疗不能解除高压，可考虑应用 ECMO。

（四）ECMO 在心脏手术后心、肺、肾衰竭中的应用

心脏手术后常伴有心、肺、肾衰竭，表明病情严重。心肺衰竭可以用 ECMO 支持，取得不错的效果，而合并肾衰竭则给治疗心、肺衰竭带来困难，而又增加死亡率，如将 ECMO 与 CRRT 联合应用是一种卓有创意的选择。该组合中，ECMO 支持心肺功能，而 CRRT 清除毒素和超滤出水分，可以减轻心脏负担，缓解肺水肿，又可替代肾功能，等待其功能恢复。

据报道，一男性患者，38 岁，65 kg。以“马方综合征，主动脉夹层动脉瘤，高血压”入院。行深低温停循环“全主动脉弓置换、降主动脉支架植入术”。因手术时间过长，失血过多，低血压（MAP <50 mmHg）

时间达30分钟。术后使用大剂量正性肌力药无法维持血压，使用ECMO支持。应用ECMO第2日患者血肌酐及尿素氮持续增高，尿量<10 ml/h，诊断为“急性肾衰竭”。使用床旁CRRT与ECMO并联治疗。体外管路连接方法为：从股静脉将血引出进入ECMO，由ECMO回路引出一小分支与CRRT机透析器回路相连（作为透析器动脉入血端），从透析器静脉端（透析器出口）出来的血与ECMO膜肺流出的血汇合，进入股动脉。ECMO血流量2.5～3.0 L/min，而CRRT机控制血流量（200～250 ml/min），置换液不需要加温（因为ECMO本身已经加温），血路连接与血液流动方向如图12-8-3，图12-8-4所示。

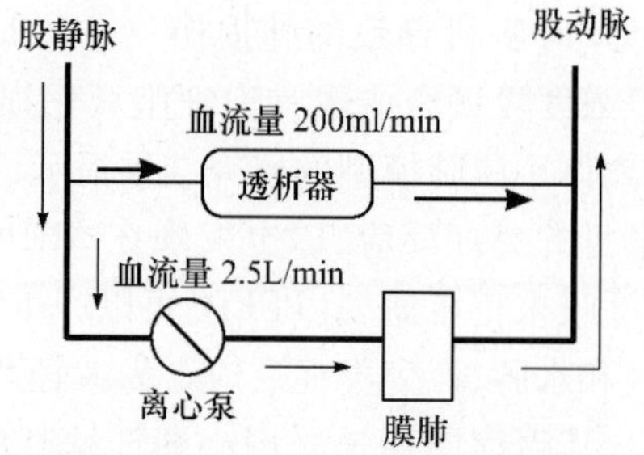

图12-8-3 ECMO与CRRT设备连接示意图

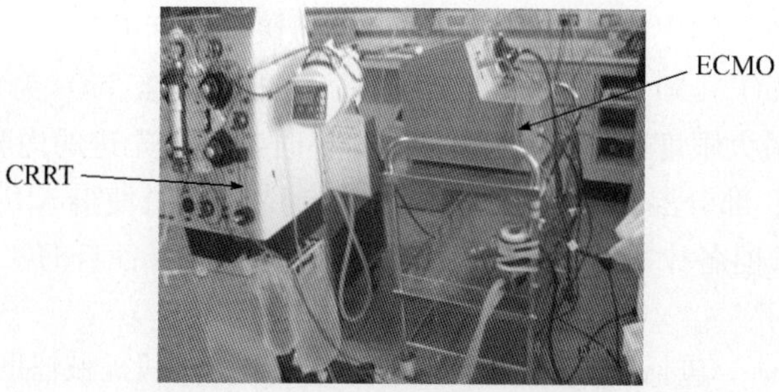

图12-8-4 ECMO设备(右)与CRRT机(左)连接图

每次CRRT透析治疗时间3～4小时，每日进行1次，7日后急性肾衰竭缓解，血肌酐及尿素氮恢复至正常范围。随着心功能的恢复，循环稳定，正性肌力药物剂量减少，尿量增多。共透析8次。10日后停止ECMO，12日后转入普通病房，25日后顺利出院。

由此联想，以肾、肺损伤为主的严重MODS可否联合应用ECMO和CRRT呢？首先我们的动物实验证实了这一设想。贾丽芳等[5]采用CRRT+ECMO模式（此处只连接膜肺，不用ECMO机器，见图12-8-5）治疗肾、肺衰竭动物模型。选择犬16只，随机分为A、B两组，每组8只。A组：ARDS+ARF模型组，单纯HVHF治疗；B组：ARDS+ARF模型组，HVHF联合ECMO（图12-8-6）治疗。ARDS模型用油酸制备，ARF模型是结扎双侧输尿管。使用中空纤维膜式氧合器（西安西京医疗用品有限公司），面积0.8 m^2，血流量250 ml/min，氧浓度100%，流量2 L/min。采用金宝床旁血滤机，费森尤斯F80透析器，血流速度250 ml/min，零超滤，后稀释法，置换液16 L。

在ARDS制模前、成模时以及治疗第1、2、3、4小时，6个时间点，监测心率（HR）、平均动脉压（MAP）、肺动脉压（PAP）、肺毛细血管楔压（PCWP）、中心静脉压（CVP）、心排血量（CO）等，计算体循环阻力（SVR）、肺循环阻力（PVR）。监测动脉血氧分压（PaO_2）、二氧化碳分压（$PaCO_2$）、pH、氧饱和度（SaO_2）、动脉氧含量（CaO_2）、混合静脉血氧含量（CvO_2）等，计算氧合指数、氧输送（DO_2）、氧消耗（VO_2）、氧摄取率（O_{2ER}）等。分别于血滤治疗开始前、结束后取血检测Cr、BUN。

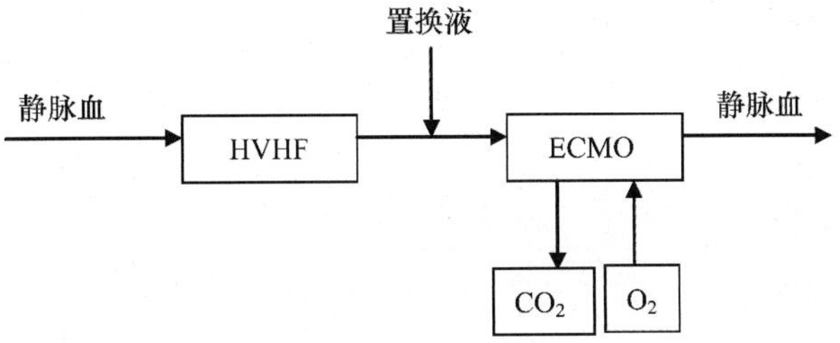

图 12-8-5　HVHF 与 ECMO 连接示意图

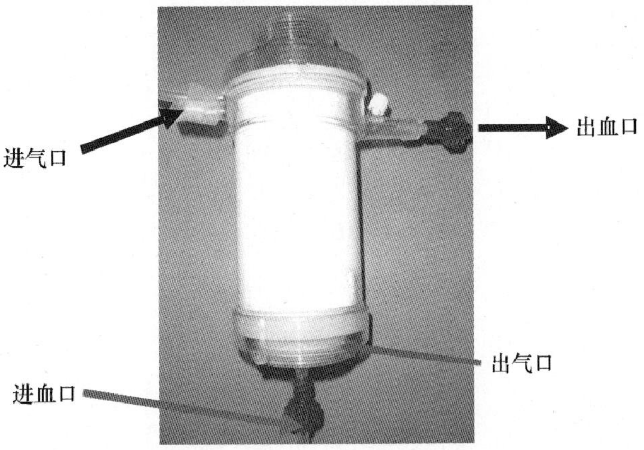

图 12-8-6　膜肺

治疗后血气及氧动力学指标的变化，在 ECMO 联合 HVHF 组（B 组），随治疗进行，PaO_2、PaO_2/FiO_2 呈现逐步上升的趋势；HVHF（A 组），PaO_2、PaO_2/FiO_2 保持持续低水平，与成模时相比无显著差异。B 组在治疗后各相应时间点的 PaO_2、PaO_2/FiO_2 均高于 A 组，组间比较存在统计学差异（$P<0.05$）；在 B 组，随着 PaO_2 的逐渐上升，氧输送也随之增加，在治疗期间均高于 A 组；两组氧消耗均无明显变化；B 组氧摄取率下降，在各时间点均低于 A 组，（$P<0.05$），见表 12-8-2，图 12-8-7，图 12-8-8。血流动力学变化，两组治疗期间，各项血流动力学指标保持相对稳定，治疗后生化指标变化，A、B 两组血 Cr、BUN 均明显下降，与治疗前后比较有统计学差异。

表 12-8-2　A、B 两组实验犬动脉血气参数的比较（$\bar{x}\pm SD$）

项目	组别	基础值	成模时	开始治疗后			
				1 小时	2 小时	3 小时	4 小时
PaO_2	A	91.61 ± 2.85	51.18 ± 2.79	54.19 ± 3.81	51.85 ± 4.94	52.55 ± 1.90	52.03 ± 2.48
(mmHg)	B	89.66 ± 4.09	50.70 ± 2.69	66.51 ± 5.54	77.11 ± 5.69*	87.45 ± 2.80*	93.41 ± 2.85*
PaO_2/FiO_2	A	366.4 ± 11.40	204.72 ± 11.2	204.7 ± 15.3	207.4 ± 19.76	210.20 ± 7.60	208.12 ± 9.92
	B	358.6 ± 16.36	202.8 ± 10.76	266.1 ± 22.1	308.8 ± 22.8*	349. ± 11.20*	373.64 ± 11.40*
$PaCO_2$	A	39.88 ± 2.04	38.58 ± 1.95	37.64 ± 1.80	37.7 ± 2.16	37.53 ± 2.78	39.56 ± 2.63
(mmHg)	B	39.50 ± 2.11	36.66 ± 1.12	36.63 ± 2.60	35.26 ± 2.67	34.84 ± 2.73	34.83 ± 1.66

注：* 组间比较，$P<0.05$。

结果表明，随着 ECMO + HVHF 治疗进行，PaO_2、PaO_2/FiO_2 呈现逐步上升的趋势，且在治疗中各时间点的 PaO_2、PaO_2/FiO_2 均高于对照组。随着 PaO_2 的逐渐上升，氧输送也随之增加，血流动力学稳定。

近年国内外已将 ECMO 引入临床治疗 ARDS，但是用 CRRT 联合 ECMO 治疗肺肾衰竭还罕见报道。人工肾（血液透析）治疗急慢性肾衰竭是一项很成熟的技术，特别是近年发展迅速的 CRRT 技术在器官功能支持方面的进展令人惊奇。用 CRRT + ECMO 联合治疗肺肾衰竭的最大技术难点是体外设备的连接、血管途径选择、透析模式下血流量不足等。根据目前临床实践和动物实验应该有两种连接方式。

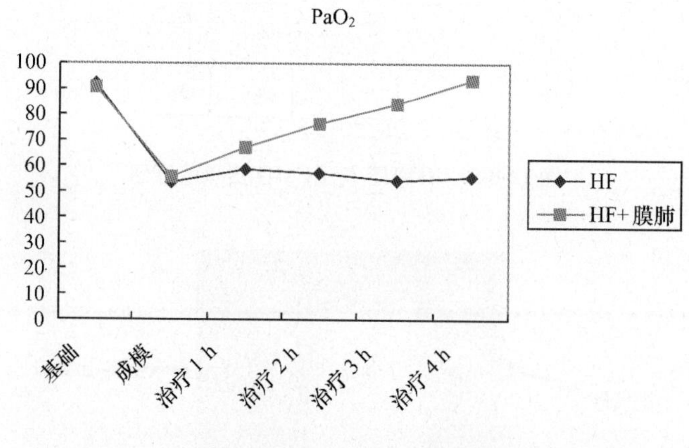

图 12-8-7 肺肾衰竭 HVHF + ECMO 治疗 PaO_2 的变化

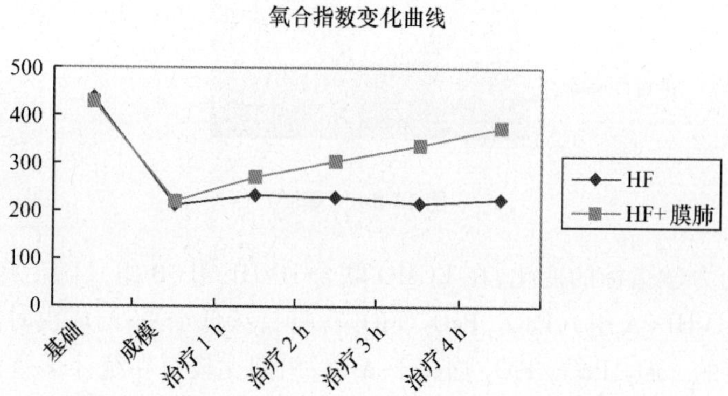

图 12-8-8 肺肾衰竭 HVHF + ECMO 治疗氧合指数的变化

一种是在 ECMO 的模式下与 CRRT 机并联(图 12-8-9),氧合器面积 2.8 m^2,体外循环容积 1 000 ml,血流量 2 000 ml/min,氧流量 2.7 L/min,Q/V = 1.35。优点是 ECMO 和 CRRT 均能达到各自满意的血流量,置换液不用加温,用一种抗凝处方即可,可连续治疗,临床效果满意。缺点是需要整套的 ECMO 器材,价格昂贵,需要体外循环科和肾内科医生联合管理。

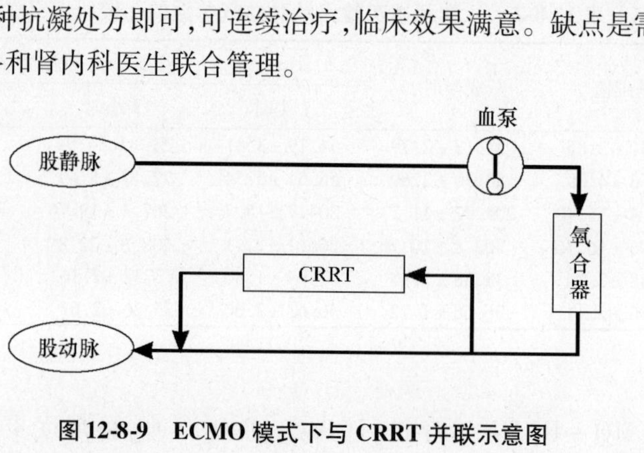

图 12-8-9 ECMO 模式下与 CRRT 并联示意图

另一种是在 CRRT 模式下体外循环中串联膜肺(图 12-8-10)。用一个小面积的膜肺(不需要储血室和加温室),连接在透析器之后。采用临时性血管途径,取中心静脉置管术,其最大血流量 < 350 ml/min。优点是方法简单,仅肾科医生就可独立操作,可以连续治疗,价格便宜。最大的缺点是血流量低,气流/血

流比例过大，产生无效通气，总体氧合效果差，但是延长通气时间可以弥补，临床效果优于单独呼吸机支持。

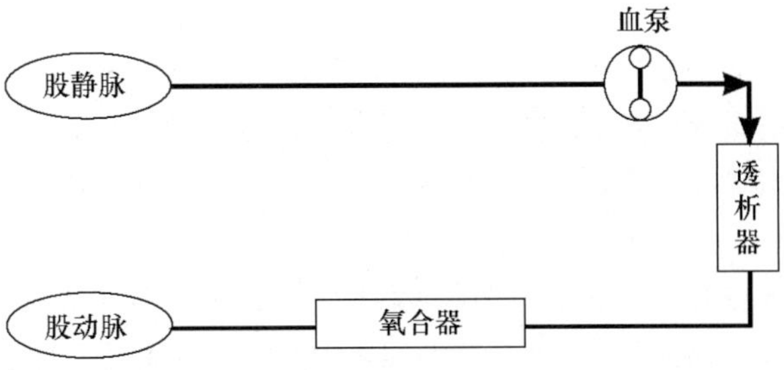

图 12-8-10　CRRT 模式下与 ECMO 串联示意图

陶立坚等[6]报道，用 HVHF + ECMO 氧合器治疗 8 例 ARDS 与 ARF 患者，平均年龄 43 岁。使用 3381 型（聚丙烯腈膜）ECMO 氧合器，F60 血液滤过器，按血液透析方式连接（同第二种连接方式），用 HVHF 治疗模式，对照组单纯做 HVHF。血流量 200 ~ 300 ml/min，吸入氧浓度 100%，氧流量 0.5 ~ 3.0 L/min，观察 8 小时，均以呼吸机维持通气。结果观察组氧分压和二氧化碳分压持续好转，见图12-8-11。

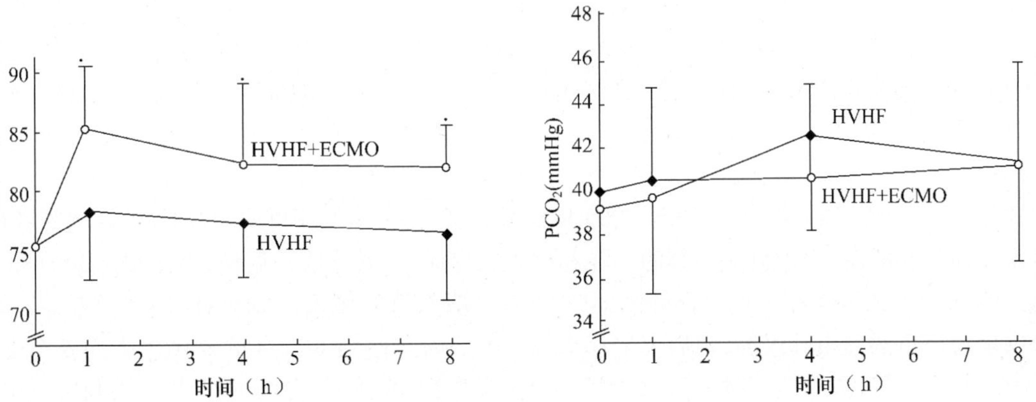

图 12-8-11　ARDS 用 HVHF + 氧合器模式治疗后血气变化

实验组治疗 1、4、8 小时，氧分压分别为（86.37 ± 5.96）mmHg、（83.65 ± 5.95）mmHg 和（83.13 ± 4.98）mmHg，与对照组比较有显著性差异；同时间点，两种方法 $PaCO_2$ 没有统计学差异。两组 BUN 和 Scr 明显下降，与治疗前比较有统计学意义。作者认为，HVHF + 氧合器治疗 ARDS，血流动力学稳定，可以清除炎症介质、降低血浆 BUN、Scr 水平，改善缺氧状态，纠正低氧血症，有益于 ARDS 的恢复，为救治 ARDS 和 ARF 提供一种有效的方法。作者指出，连续肾脏替代治疗已经成为治疗多器官功能衰竭有效的器官替代方式，利用已建立的体外循环，将体外膜肺与血液透析循环串联，实现了对肺、肾功能支持的一种新的治疗途径。

Maclaren[7]指出，由于技术进步和经验增多，ECMO 除了应用于呼吸衰竭、心源性休克之外，适应证更加广泛，脓毒症不再被看作为禁忌证。ARDS 和细菌性肺炎是脓毒症中最常见的并发症，也是致死的主要原因。脓毒症性休克、难治性低血压也是 ECMO 适应证，儿童比成人更常用 ECMO。Tao 等[8]评价 ECMO与 HVHF 联合是否可以改善 MODS 患者的低氧血症和肾功能。观察 8 例伴有 ARDS 和 ARF 的 MODS，随机分为做 8 小时 HVHF + ECMO 组，单独做 HVHF 组。测定 PaO_2、SpO_2、$PaCO_2$、Scr、BUN。结果与治疗前比较，HVHF + ECMO 组在 1、4、8 小时 PaO_2 有明显的增加，4、8 小时 SpO_2 明显增加；而 HVHF 组 PaO_2、SpO_2、$PaCO_2$ 没有明显的变化，两组有显著性差异（$P < 0.05$），两组治疗后 Scr、BUN 都有明显的下降。作者认为 HVHF + ECMO 能明显地改善低氧血症，可能是治疗 MODS 最好的选择。

三、ECMO在肺移植中的应用

自20世纪90年代以来,肺移植已成为治疗终末期肺部疾患的一种有效的手段,单肺移植是目前应用较多的方式,双肺移植可用于60岁以下囊性纤维化、严重肺气肿、支气管扩张等症的治疗。一些手术需要使用心肺体外循环支持,除非需要同时修补心脏,或需要完全的心肺体外循环(total CPB),否则都可用ECMO取代。如在肺移植术中,在摘取一侧肺脏后,非手术侧肺的通气不足可能导致呼吸性酸中毒,使肺血管阻力进一步增加,加重右心负荷;当一侧肺动脉阻断后,右心室压力的升高,肺通气阻力和肺动脉压力可急剧上升;当供体肺恢复血流后,若通气不足,则可能加重供体肺的缺血再灌注损伤[9]。肺脏移植手术使用经股动－静脉ECMO,取代传统的心肺体外循环,有几个优点:①短期使用ECMO只需要很少,甚至不用肝素,因此出血量及输血量皆减少很多;②因出血少,手术区域较干净,手术变得较容易;③经股动-静脉建立ECMO,因此手术区没有血流导管的干扰,不会影响手术。传统的体外循环术(CPB),从右心房、主动脉各插入静、动脉导管,造成手术区域的干扰;④手术一开始就由ECMO支持心肺,肺叶安全塌陷(collapse),以方便剥离;⑤在经股动-静脉路径建立的ECMO支持下,左侧单肺移植或右侧单肺移植一样容易。

因此,在肺移植过程中应用ECMO,尤其是一些重症患者可以提供良好的手术操作,能够直接有效地控制肺动脉压力,可为肺吻合结束恢复血流后提供安全保障,减轻肺组织的缺血再灌注损伤,维持术中循环稳定。如果肺移植手术用ECMO提供体外循环支持,术后万一移植肺没有立刻发挥良好功能,同样的一套ECMO设备可移至ICU中继续支持心肺功能,并不需额外的器械和手术。等待移植肺发挥功能后,再把ECMO移除。随着近年来体外循环技术的进步,生物相容性材料与设备的改进,显著加强了体外循环的临床安全性。

施建新等[10]报道,自2003年1月至2005年6月,共进行了9例序贯式双肺移植,2例受者在一侧肺植入后恢复通气和灌注,再做另一侧肺的切除和植入;6例在一侧肺植入后使用体外膜氧合(ECMO),再完成另一侧肺的切除和植入;1例在体外循环(CPB)下完成,同时使用一氧化氮(NO)吸入。结果前2例患者术中出现严重的移植肺水肿,术后仅生存12和36小时。使用ECMO的6例患者均安全度过手术,术后移植肺氧合良好,拔除插管时间为36～72小时,平均为48小时,其中4例患者顺利恢复出院,最长已生存16个月,1例术后1个月死于肺部感染大咯血,1例术后3周死于肾衰竭。使用CPB的1例患者术中死于大量渗血和严重的酸中毒。作者认为序贯式双肺移植手术指征较广,但手术风险大,使用ECMO可显著提高手术的安全性。

Fischer等[9]报道,有些肺移植术后患者发生肺功能障碍需要ECMO作为生命支持治疗(ECLS)。作者回顾了体外循环生命支持组织(ELSO)登记材料,共31 340例患者接受ECMO治疗,其中151例是肺移植术后移植物失功,平均年龄(35±18)岁,具体指征为移植肺ARDS为15%、囊性纤维化为15%、特发性肺纤维化为8%、原发性肺动脉高压为10%、肺气肿为15%、急性肺功能衰竭为11%、其他为23%、不明原因为3%。行ECMO持续(140±212)小时,25例采用静脉-静脉途径,89例静脉-动脉途径,15例其他途径,22例未注明途径。93例肺功能恢复,撤掉ECMO,29例因MODS中止ECMO,22例死亡死因未说明,7例死于其他原因,最终63例(42%)存活。ECMO主要并发症为出血52%、肾衰竭需透析42%、神经系统障碍12%、心力衰竭28%、心肌收缩无力77%和脓毒症15%。

四、ECMO在肝移植中的应用

自从环孢素应用于肝移植,术后存活率大为提高。大量经验表明,手术中技术改进对提高肝移植存活率有积极意义。目前采用体外循环技术,能稳定肝移植术中的血流动力学,纠正水、电解质紊乱,调节温度平衡,还可利用自体血回输。

肝移植期间要求肝脏无血流,需对门静脉、肝动静脉、腔静脉进行阻断。这种阻断带来一系列病理生理变化:①下腔静脉血流阻断使大量回心血液淤积于腹腔脏器和下肢。②阻断门静脉时可出现高血压。有学者认为这种血压增高与神经性因素和激素释放有关。还有学者认为这种血压变化与门静脉,以及上下腔静脉侧支循环有关,循环功能差,危险更大。③恢复肝血流时,阻断期间滞留腹腔脏器内的大量钾和酸性物质随血流涌入体循环。无肝期心排血量减少近 50% ,通过增加血管阻力使血压得以勉强维持。如果既往有心功能不全或年龄过大,就可发展为心力衰竭、低血压或心律失常。此外,无肝期为维持血压而输入大量液体,可造成肝血流恢复期容量负荷急剧增加。

为了缓解上述情况,学者们在临床上应用体外循环转流取得良好效果。尽管也有不采用体外循环而进行肝移植效果良好的病例,但目前普遍认为危重患者的肝移植手术,采用体外循环很少发生血流动力学紊乱。对有严重心功能不全、严重肝硬化的门脉高压等患者应积极采用。为了减轻无肝期阻断下腔静脉和门静脉时的静脉淤血,而采用导管插入门静脉和下腔静脉,引流出的血液经离心泵注入腋静脉,经右心房进入体循环。体外循环时不用肝素,这需要所有与血接触的表面都有很好的抗凝性。特制的管道内表面能和活性肝素以共价键结合,血液流经此处肝素与抗凝血酶Ⅲ结合、灭活凝血酶达到局部抗凝作用。当血液离开管腔,这种复合物解离,凝血酶恢复正常功能,血凝也随之恢复。为了避免体外循环时产生血栓,转流中保证充分的血流速度亦十分重要。成年人转流量一般可达到 1 ~5 L/min,如果流量低于 1 L/min,有可能出现血栓。肝脏移植一般需要吻合四条血管和一条胆管。当吻合时用乳酸林格液经供体肝脏的门脉冲洗出保护液,拔出门脉插管,进行门静脉吻合。此时下腔静脉和腋静脉的转流仍在进行,当门脉吻合完毕后,可终止体外循环,恢复正常血流。

在转流过程中经常会出现血流量骤然降低,其原因可能与手术牵拉、静脉引流管异位或术者身体挤压或管道扭折所致。此时灌注师应及时地提醒外科医生并加以调整。肝素涂抹管道除了抗凝外,还具有良好的生物相容性,它可减轻血液和异物表面接触时炎症介质的释放,如补体、血栓素等,这对减轻术后并发症有积极的意义。

五、ECMO 在肺栓塞手术中的应用

肺动脉栓塞是指静脉系统或右心的栓子进入肺循环,造成肺动脉主干或分支的广泛栓塞,同时并发广泛肺细小动脉痉挛,使肺循环受阻,肺动脉压急剧升高进而引起右心室急性扩张和右心衰竭的临床病理综合征。栓子种类包括血栓、脂肪栓、羊水和气栓等。近年发现肺动脉栓塞发病率不断上升,但误诊率和漏诊率仍然很高。肺动脉栓塞的转归,80% 再溶解,10% 肺梗死,5% 死亡,5% 转为慢性进行性肺动脉高压。近年肺动脉血栓内膜剥脱术增多,死亡率 5% ~7% 。

肺动脉栓塞手术指征:①静息肺血管阻力大于 22.5 mmHg(L.S);②肺动脉造影或血管镜确定外科手术可及的较大肺动脉血栓;③心功能Ⅱ ~Ⅳ级;④无肝、肾、血液及明显的间质性肺疾病或脑血管病。

在体外循环深低温低流量或停循环下,肺动脉取栓术是外科治疗肺栓塞的一种较为确实有效的方法。深低温低流量或停循环下,可以保证有一个清晰干净的术野,有利于术者的操作;采用生物相容性好的材料及动脉过滤器可以防止术中脱落的微栓进入体循环。大块肺栓塞(PE)是导致不可逆性急性右心、肺衰竭常见的致死原因。当 PE 需要外科处理时,需要借助传统的体外循环(CPB)技术支持心肺功能。有时 PE 术后患者不能脱机或延长脱机,此时需要 ECMO 支持;或因患者回到 ICU 又发生急性心或肺功能衰竭,此时还需 ECMO 度过衰竭期。Maggio[11] 等回顾总结用体外生命支持(ECLS,也即 ECMO)治疗因大块肺栓塞引起心肺衰竭的经验,资料完整的 21 例,其中 5 例因创伤,8 例手术后,6 例有高凝状态。ECMO 治疗开始全部患者都有酸血症、低氧血症,都用血管活性药物,8 例发生心脏停搏。19 例静脉-动脉插管途径,2 例静脉-静脉插管途径行 ECMO,平均支持生命 5.4 天(5 ~12.5 天),存活率 62% 。13 例存活病例中有 10 例经过抗凝溶栓治疗,4 例经过外科手术取栓。死亡病例中脑血管事件是最常见的致死原因,4 例死于颅内出血。作者认为对于不稳定的患者发生大块肺栓塞的紧急处理应该选择 ECLS 支

持心肺功能,它为这类患者改善预后提供一个机会。

Kawahito 等[12]报道 7 例暴发性肺栓塞导致的右心衰竭和低氧血症,常规治疗病情加重,复苏后全部患者经肺血管造影,用 V-V 途径于 ECMO 支持下,7 例患者均经过溶栓治疗,3 例病情没有改善,在标准 CPB 下行栓子切除术。结果 2 例血栓溶解,2 例手术患者脱离 CPB 并存活。ECMO 支持时间 18 ~ 168 小时〔平均(67.8 ±67.1)小时〕,最大血流量 2.0 ~4.5 L/min〔平均(3.5 ±0.9) L/min〕。在 ECMO 支持期间没有发生直接相关的并发症。4 例脱离 ECMO 最后存活出院(57%)。存活者都需要较长的时间支持(27 ~168 小时)。作者认为用 ECMO 复苏和循环支持对肺栓塞导致的心血管障碍是有效的。

Webb 等[13]使用 V-V 途径行 ECMO 治疗 1 例右尺骨和股骨骨折的患者,手术后发生 PE 和呼吸衰竭,用呼吸机和 ECMO 支持,使用 ECMO 共 120 小时恢复,10 天后出院。Franco-Cereceda 等[2]用 ECMO 抢救 1 例因突然呼吸困难和低氧血症而急诊入院的 42 岁女性,经 CT 扫描确定为大块肺栓塞。开始溶栓治疗病情进一步恶化而考虑手术。术中暴露主肺动脉干并切除一个 9 cm 长的栓子,但不能立刻停掉心肺循环机,因为出血会流到气道内。马上从右心房和大动脉插管,连接 ECMO 连续支持 3 天,术后因患者出血和气管切开几次进手术室。最后于术后 3 个月患者完全恢复出院。

六、ECMO 在新生儿肺疾病中的应用

适应 ECMO 治疗的新生儿肺疾病包括胎粪吸入综合征、先天性膈疝、肺部感染等,因这些疾病最终都导致肺损伤、低氧血症甚至持续性肺动脉高压。来自英国和美国 1999 ~ 2005 年的登记材料[14],进行横向交叉研究对比 ECMO 治疗新生儿急性呼吸衰竭的效果。分析表明,新生儿胎粪引起的呼吸衰竭是最常见的 ECMO 指征,英国占 50.6%,而美国占 25.8%;先天性膈疝分别为 30.7% 与 15.4%。

一般认为,新生儿氧合指数(OI)≥40 时为 ECMO 启用标准(氧合指数 = 平均气道压力 × 吸入氧浓度 × 100 ÷ 动脉氧分压)。ECMO 的治疗目标是维持机体正常气体交换,通常 V-A 方式应维持回路中静脉血氧饱和度高于 75%,而 V-V 方式时脉搏氧饱和度监测应在 85% 以上。一旦转流稳定,肺内机械通气一般调整为低呼吸频率(5 ~ 10 次/分钟)、低气道压(<25 cmH_2O)和一定的 PEEP(4 ~ 10 cmH_2O),FiO_2 在 21% ~40%。因新生儿很少有慢性肺疾病基础,应用 ECMO 支持后生存率相对高。胎粪是一种无菌异物,ECMO 的过渡性方式为新生儿清除胎粪赢得时机,使治疗成功率大为提高。先天性膈疝若在出生后 6 小时内表现出相应症状者绝大多数不能存活,ECMO 替代治疗可使此类患儿的死亡率降至 50% 以下。新生儿严重感染时,ECMO 是一种挽救生命的手段,但此时感染导致的生理功能紊乱增加了 ECMO 治疗的难度和延长了维持时间[15]。此外,对药物和常规呼吸支持治疗无效的持续性肺高压患儿,采用 ECMO 治疗,在保证充分氧供的同时,避免了常规机械通气对肺的进一步损伤,并可降低肺血管阻力,为患儿重新建立正常体肺循环和存活创造了条件。

七、ECMO 在急性呼吸衰竭中的应用

用于治疗急性呼吸衰竭的替代治疗是开发 ECMO 的初衷。一般认为,误吸、创伤、严重肺部感染、脓毒血症等直接或间接造成肺损伤,继而引起的呼吸衰竭和 ARDS 是 ECMO 的适应证,特别适用于小儿或成人的急性肺损伤。但作为一种操作复杂、管理烦琐、费用昂贵的治疗手段,临床上通常在常规呼吸支持和辅助治疗无效后才考虑使用 ECMO。临床报道显示,采用传统呼吸支持治疗为主的综合治疗,呼吸衰竭患者的生存率为 18% ~44%,但同期相同严重程度的呼吸衰竭患者经 ECMO 和保护性机械通气等治疗措施,生存率可达 66%[16]。因此,在传统方法治疗过程如病情继续进展或伴心血管功能不稳定的呼吸衰竭患者,为保持良好的气体交换、避免通气过度和气道高压,ECMO 也不失为一种临时挽救生命的手段。目前对何时该启用 ECMO 尚无统一标准,成人 ARDS 的一个入选指标是吸入纯氧 2 小时 PaO_2 < 50 mmHg。但上述指标的合理性和严谨性仍需进一步评估和规范。由于 ECMO 只是暂时的替代措施,因

此不适用于不可逆的心肺脑疾病和预后不良的患者。相对禁忌证则包括老年、免疫抑制、脑外伤、左心衰竭、肝素诱导的血小板减少症等。

国际体外循环支持组织(ELSO)截至2004年登记材料显示[17],近30 000呼吸衰竭患者接受ECMO治疗,其中66%为婴儿呼吸衰竭,每年发病800例,而77%存活出院或转院;儿童呼吸衰竭每年发病200例,有55%存活出院或转院;成人呼吸衰竭用ECMO治疗每年发病不足100例,然而存活出院与儿童组相当(53%)。ARDS死亡率40% ~60%,严重者预测死亡率达80% ~100%。Brown[18]应用ECMO观察一组ARDS患者存活至出院达52%。作者指出,体外循环生命支持系统(ECLS)可以提供充分地呼吸和心脏支持,为患者从严重疾病状态中恢复提供机会。Huang报道[19],用ECMO治疗16例(9女,7男,年龄1.5 ~70岁,平均32.4岁)通气治疗无效的急性呼吸衰竭。原发病肺出血4例,肺炎7例,吸引术后2例,胰腺炎4例。ECMO指征,13例低氧血症,3例高碳酸血症,62%紧急行ECMO。81%接受V-V模式,3例开始用V-A模式,有效氧合后,血流动力学稳定后改为V-V模式。开始血泵流量最大,后改为(3 250 ±1 615) ml/min,氧合改善。4例有活动性肺出血未用肝素,在12 ~24小时内无并发症。除1例由于脑永久性损伤停止治疗外,ECMO支持67 ~363小时,平均(162 ±95)小时,11例(69%)成功地脱离ECMO,10例(63%)出院和11例随访26.8个月肺功能正常。

目前国内将ECMO的研究和临床应用在急性呼吸衰竭病例较少,最大的障碍是缺乏设备,其次还需要专业团队(包括心血管外科、ICU或CCU医护人员、呼吸内科及肾内科),还有血管通路问题,上述因素限制其在这方面的应用。但公认ECMO是体外循环用于急救医学的重要进步,能在生命的最危重时刻为患者提供长时间心肺功能支持,为心肺功能逐渐恢复提供机会,近年也见内科系统应用ECMO抢救呼吸衰竭的报道。费晓等[20]报道用ECMO技术治疗10例MODS合并ARDS,年龄17 ~65岁,原发病重度肺炎6例、慢性支气管炎急性发作4例,均有呼吸困难、发绀、意识改变,符合ARDS诊断标准,经过常规治疗及高频氧治疗无明显好转后进行ECMO治疗,连续3天,6例病情明显好转,血气分析表明,氧合器能有效地提高血氧浓度,提高血氧分压,降低CO_2浓度。3例3天后加用呼吸机,2例最终死亡。肖倩霞等报道[21],用体外膜肺氧合(ECMO)治疗22例机械通气效果不佳的重症急性呼吸窘迫综合征(ARDS)患者,所有患者均给予气管插管机械通气治疗,肺外器官功能支持,包括限制液体入量、营养代谢支持等,平均机械通气2.4天。呼吸机参数:模式为同步间歇指令通气(SIMV),吸入氧浓度(FiO_2)80% ~100%,呼气末正压(PEEP)0.98 ~1.57 kPa,潮气量(TV)7 ~8 ml/kg。患者仍表现为严重的低氧血症,动脉血氧分压(PaO_2)为(6.9 ±1.0) kPa,动脉血氧饱和度(SaO_2) <80%,遂应用ECMO。应用ECMO 48小时后,患者的胸部X线表现和血气分析好转,提示肺功能在逐渐恢复。逐渐减低流量,同时监测血气分析的变化,当流量减至1 L/min而动脉氧分压维持在10.7 kPa以上时,逐渐停止ECMO。本组22例患者均是流量减至1 L/min后成功停机,撤离ECMO后,继续给予机械通气治疗和肺外器官功能支持,16例于5 ~8天后成功脱离呼吸机,结果16例患者存活,存活率72.7%。

八、ECMO在Ⅱ型呼吸衰竭中的应用

ECMO具有超高的排除CO_2的效率,故可以在低血流量(200 ~300 ml/min)的条件下进行治疗,临床证实ECMO对Ⅱ型呼吸衰竭有良好的疗效。丁伟等[22]简化了ECMO装置,降低了血流量,动物实验证明体外排除CO_2治疗Ⅱ型呼吸衰竭是有效的,并应用于临床。患者58岁,患慢性气管炎、肺气肿20余年,近1周发热咳嗽入院。血气分析,PaO_2 6.92 kPa(52 mmHg),$PaCO_2$ 8.51 kPa(64 mmHg),进行抗炎、解痉、利尿和呼吸兴奋剂治疗,翌日进入昏迷。血气分进一步恶化,$PaO_2$5.97 kPa(45 mmHg),$PaCO_2$ 13.79 kPa(105 mmHg),遂开始机械通气治疗,病情未好转。第3天应用ECMO,以桡动脉与正中静脉作为血管通路,血流量200 ~300 ml/min,经过30分钟治疗后,血气分析明显好转。2小时后,PaO_2 7.23 kPa (55 mmHg),$PaCO_2$ 9.98 kPa(75 mmHg),病情好转,停止ECMO,继续呼吸机维持,2周后出院。

九、ECMO在严重一氧化碳中毒中的应用

一氧化碳(CO)是一种窒息性气体,是北方取暖季节常见的死亡原因。CO与Hb结合的亲和力比O_2和Hb结合的亲和力大240倍,因而使Hb失去携氧能力。大脑对缺氧非常敏感,急性CO中毒可以造成细胞性脑水肿,引起昏迷乃至死亡。重度CO中毒常因呼吸循环功能严重受损或而因某种原因不能立即进行高压氧治疗,可导致患者遗留严重后遗症或死亡,如果有条件,应用ECMO不失为一种聪明的选择。马传根等[23]报道用ECMO治疗6例严重一氧化碳中毒,中毒时间约8小时,患者呈昏迷状态,瞳孔散大,对光反应差,呼吸不均匀、深浅不均,血压下降。经左股静脉插管至下腔静脉,选用西京90型氧合器,血流量600~1 000 ml/min,另一侧股静脉回血,血气比1∶2。经ECMO治疗5~10分钟后神志好转,15分钟后出现呻吟,碳氧血红蛋白下降50%~60%,30分钟后患者呼之能应,40分钟后患者清醒,能正确回答问题,碳氧血红蛋白降至10%以下,最后6例患者全部痊愈出院。

十、ECMO在心肺复苏中的应用

来自1992~2007年ELSO的成人(>18岁)登记材料[24],297例实行体外心肺复苏术(占成人使用ECMO的11%),共分析295例,中位年龄52岁,心脏病占75%。结果脑死亡28%,存活出院27%。于坤等报道[25],6例内科治疗期间心脏骤停、5例心脏外科术后心脏骤停的患者进行ECMO救治。所有患者均进行常规心肺复苏(CPR)、心电复律及极限剂量血管活性药物,而无法维持正常血流动力学。除1例开胸行升主动脉和右心房插管外,其余患者均经股动静脉插管,建立V-A模式ECMO。ECMO血流量根据患者血流动力学状况和代谢情况调整,使SvO_2维持在70%以上,膜肺吸入的氧浓度(FiO_2)40%~70%,使经膜肺氧合后血$PaO_2$100~300 mmHg,氧饱和度>95%,气体流量根据血流量及血气结果调整。患者自主通气并观察其呼吸频率深度,机械通气者SIMV模式,$FiO_2$30%~60%,呼吸频率10~15次/分,潮气量5~8 ml/kg,PEEP 3~6 cmH_2O。监护过程中根据血流动力学情况减少血管活性药物,使心肌得到最大程度的休息。必要时应用主动脉内球囊反搏(IABP),以减轻后负荷,增加冠脉血流。当患者X线胸片清晰,肺顺应性改善,机械通气达到FiO_2<50%,PEEP<6 cmH_2O,血气和水、电解质检查正常,血流动力学稳定,血管活性药物用量不大,临床和超声心动图证实心脏具有足够的射血功能,并且稳定一段时间后可考虑撤机。撤机时逐渐降低体外循环流量,如生命体征稳定,当灌注流量减少至机体正常血流量的10%~25%后,即可终止ECMO。

ECMO支持治疗最短32小时,最长18天,结果8例顺利停机,6例存活,恢复出院,其中4例撤除ECMO后呼吸、循环功能恢复出院,2例经心脏移植后康复出院。3例不能顺利撤机者ECMO辅助期间由于循环功能恶化,最终出现多器官功能衰竭死亡。2例顺利撤除ECMO患者,1例肺部感染死亡,1例撤机后等待心脏移植期间循环衰竭死亡。

十一、ECMO治疗的并发症

ECMO的并发症主要包括机械原因和生理原因两大类。前者如回路血栓堵塞或脱落、氧合器功能不良、机械泵或加热器故障、置管和拔管相关并发症等。一旦发生上述并发症,应迅速让机体从ECMO上脱离,并恢复治疗前的机械通气,同时处理相应的回路问题。生理机制紊乱主要跟ECMO扰乱了凝血功能和动脉搏动灌注方式有关,主要包括以下几方面。

1. 中枢神经系统　ECMO无脉搏转流和右颈动脉的结扎改变了正常的血液循环方式,有可能导致右脑损伤和听力损害,ECMO期间保持正常的头位以利于良好的颅内血供对预防中枢神经系统并发症十分重要。为避免右颈内静脉血液淤滞,有人建议经颈内静脉向脑端置管,充分引流颅内血液从而减轻脑淤血。此外,镇静剂的应用可减少ECMO期间躁动和癫痫的发生。

2. 血液系统　主要是出血倾向,颅内出血尤其是新生儿脑室出血发生率在 14 % 左右。在不足 35 周的新生儿应用 ECMO,几乎 100% 发生脑室出血,因此 ECMO 禁用于不足 36 周的新生儿。ECMO 转流期间血小板易黏附于硅胶膜和管道表面,导致血小板的持续破坏和消耗,因而 ECMO 对血液系统损害最大的是血小板。故 ECMO 治疗期间一般需每天补充浓缩血小板。红细胞破坏和溶血也容易发生,因而成人有时需补充浓缩红细胞。肝素化回路可减少血细胞的破坏,降低出血的发生率,但价格较昂贵。

3. 心血管系统　ECMO 期间有时出现心搏出压和搏出量极度降低的现象,即所谓的心脏晕厥现象[26],一般持续时间较短暂,具体机制不明,但与死亡率有关。此外,高血压也是 ECMO 期间一种危险的并发症,可增加颅内出血的危险,甚至诱发心脏压塞。栓塞也是常见并发症,气栓或者血栓可引起神经系统和外周组织梗死的相应症状。

4. 其他　少尿在 ECMO 早期常见,另外还有感染,水、电解质紊乱,酸碱平衡失调等。

参 考 文 献

1. Svenmarker S,Jansson E,Stenlund H,et al. Red blood cell trauma during cardiopulmonary bypass:narrow pore filterability versus free haemoglobin. Perfusion, 2000, 15: 33-40.
2. Franco-Cereceda A, Bredin F, Ivert T. ECMO treatment saved life of a young woman with acute pulmonary embolism. Lakartidningen,2004, 101(44):3420-3421.
3. Hardy JF. Pharmacological strategies for blood conservation in cardiac surgery: erythropoietin and antifibrinolytics. Can J Anaesth, 2001, 48(Suppl 4):S24-S25.
4. Shander A. Surgery without blood. Crit Care Med. 2003, 31(12 Suppl):S708-S709.
5. 贾丽芳,史振伟,王质刚. 体外膜肺联合血液滤过治疗肺肾衰竭的实验研究. 中华肾脏病杂志,2007,23(8):510-514.
6. 陶立坚,张军,艾宇航,等. 高容量血液滤过联合体外膜肺对多器官功能障碍综合征患者的治疗作用. 中国危重症急救医学,224,16(12):723-728.
7. MacLaren G, Butt W, Best D. Pediatric septic shock guidelines and extracorporeal membrane oxygenation management. Crit Care Med, 2009, 37(6):2143-2144.
8. Tao LJ, Zhang J, Ai HY,et al. Extracorporeal membrane oxygenation treatment with high-volume hemofiltration in patients with multiple organ dysfunction syndrome. Zhongguo Wei Zhong Bing Ji Jiu Yi Xue,2004,16:723-726.
9. Fischer S, Bohn D, Rycus P, et al. Extracorporeal membrane oxygenation for primary graft dysfunction after lung transplantation: analysis of the Extracorporeal Life Support Organization (ELSO) registry. J Heart Lung Transplant, 2007, 26(5): 472-477.
10. 施建新,高成新,秦元,等. 序贯式双肺移植九例报告. 中华器官移植杂志, 2006, 27(2):68-72.
11. Maggio P, Hemmila M, Haft J, et al. Extracorporeal life support for massive pulmonary embolism. J Trauma,2007,62(3):570-576.
12. Kawahito K, Murata S, Adachi H,et al. Resuscitation and circulatory support using extracorporeal membrane oxygenation for fulminant pulmonary embolism. Artif Organs, 2000,24(6):427-430.
13. Webb DP, McKamie WA, Pietsch JB. Resuscitation of fat embolism syndrome with extracorporeal membrane oxygenation. J Extra Corpor Technol,2004, 36(4):368-370.
14. Brown KL, Sriram S, Ridout D,et al. Pediatr Crit Care Med. Extracorporeal membrane oxygenation and term neonatal respiratory failure deaths in the United Kingdom compared with the United States: 1999 to 2005. 2009, 9. [Epub ahead of print]
15. Cavagnaro F, Kattan J, Godoy L,et al. Continuous renal replacement therapy in neonates and young infants during extracorporeal membrane oxygenation. Int J Artif Organs,2007,30(3):220-226.
16. Frenckner B, Palmer P, Linde V. Extracorporeal respiratory support and minimally invasive ventilation in severe ARDS. MINERVA ANESTESIOL, 2002, 68:381-386.
17. Conrad SA, Rycus PT, Dalton H. Extracorporeal Life Support Registry Report 2004. ASAIO J,2005,51(1):4-10.
18. Brown JK, Haft JW, Bartlett RH, et al. Acute lung injury and acute respiratory distress syndrome: extracorporeal life support and liquid ventilation for severe acute respiratory distress syndrome in adults. Semin Respir Crit Care Med, 2006,27(4):416-425.

19. Huang YK, Tsai FC, Tseng CN, et al. Int Versatile use of extra-corporeal life support to resuscitate acute respiratory distress patients. J Clin Pract, 2007,61(4):589-593.
20. 费晓,李佩璋,王铭,等. 血液净化性技术治疗多脏器功能障碍并急性呼吸窘迫综合征. 中国中西医肾病杂志,2004,5(5):289-290.
21. 肖倩霞,张志刚,李斌飞,等. 体外膜肺氧合治疗重症急性呼吸窘迫综合征的临床研究. 中国医师进修杂志,2006,29(5):23-25.
22. 丁伟,叶宏砷,张同樑,等。硅胶毛细管人工肺治疗Ⅱ型呼吸功能衰竭的动物实验及临床报告. 生物医学工程,1998,2(1):45-47.
23. 马传根,赵冬梅,赵景霞. 体外膜肺氧合治疗重度一氧化碳中毒(附6例报告). 急诊医学,2000,9(4):266-267.
24. Thiagarajan RR, Brogan TV, Scheurer MA, et al. Extracorporeal membrane oxygenation to support cardiopulmonary resuscitation in adults. Ann Thorac Surg, 2009,87(3):778-785.
25. 于坤,龙村,宋云虎,等. 体外膜肺氧合治疗用于心肺复苏的临床研究. 中国急救医学,2006,26(12): 911-914.
26. Maclaren G, Butt W. Extracorporeal membrane oxygenation and sepsis. Crit Care Resusc,2007,9(1):76-80.

第九节 白细胞去除疗法

王质刚

一、白细胞去除疗法的由来和发展

国际上有一个血浆(血浆成分)分离协会(international society for apheresis),世界上有一本血浆分离杂志(Journal of apheresis),主要刊登使用血浆或血浆成分分离或置换来治疗一些风湿性、免疫性疾病。

炎性肠病(inflammatory bowel disease,IBD)如溃疡性结肠炎(UC)是一种自身免疫性疾病,UC患者粒细胞可能升高和活化。活动性UC常伴有大量的粒细胞和巨噬细胞侵入肠黏膜,侵入的白细胞可以释放降解酶类、氧自由基和促炎症物质,可以导致肠损伤和加速炎症过程。确信严重的IBD见到的水泻物是可吸收的上皮细胞(absorptive epithelium)损伤,使这些细胞不能吸收足够水分的结果。这个事实令一些学者相信通过分离或吸附这些过量的或活化的粒细胞、单核/巨噬细胞应该是一个缓解活动性UC的新策略。这个观点由近来的多中心临床试验证实,白细胞去除(leukocytapheresis,LCAP)技术可以缓解严重活动性UC患者的病情,并具有显著的安全性。

LCAP疗法是一种新的吸附型血液净化技术,即通过吸附、分离等方法选择性去除外周血液的白细胞(包括白细胞、中性粒细胞、淋巴细胞),从而减轻这些致炎细胞对机体的免疫攻击,同时也减少了这些致炎细胞释放的致病性蛋白酶、氧自由基及细胞因子等,达到保护器官的目的。后来发展出现选择性粒细胞、单核细胞/巨噬细胞吸附分离(granulocyte and monocyte/macrophage adsorptive apheresis,GMCAP)。近几年在日本和欧洲已经有较多利用LCAP技术有效地治疗难治性IBD和类风湿关节炎(rheumatoid arthritis, RA)等自身免疫疾病的报告[1-3],一些国家已将其纳入医疗保险。

到目前为止,血液净化技术的发展已经历了半个多世纪,从全血交换到非选择性血浆置换,从选择性血浆净化到目前的白细胞去除疗法,每一步发展都会给治疗一些难治性疾病带来希望。早在1980年,就有人尝试用离心式的血液分离法进行淋巴细胞血浆分离(lymphoplasmapheresis)治疗IBD,虽然取得了令人鼓舞的疗效,但由于耗费大量血浆(每次治疗3.5 L)、费用昂贵,而最终未能推广应用。几年后,Bicks[4]等改良这种淋巴细胞血浆分离技术为淋巴细胞分离(lymphapheresis)技术,节省了大量血浆,每次治疗费用可以从14 000美元降低为450美元,以后又进一步改良为T淋巴细胞分离(T-lymphocyte apheresis, TLA)技术,虽然对IBD肠病如克罗恩病(Cohn's disease, CD)明显有效,但因为治疗需要保留深静脉通路,出现了较多的血管通路和贫血等并发症,最终也不能被临床接受。

20世纪90年代,日本相继研制成功两种血细胞吸附分离器,一是白细胞吸附器Cellsorba(Asahi Medcal,Japan)[5],二是Adacolumn (Japan Immunoresearch Laboratories Co, Ltd)[6]。这两种专用装置克服了离心式分离白细胞的缺点,可以高效于离心式4倍吸附外周血的白细胞,而不吸附红细胞,治疗后外周血细胞成分也能很快达到新的平衡状态,此时来自于血管壁、脾脏和淋巴结释放的白细胞是未活化的,缺乏致炎能力的白细胞,而LCAP可以调整体内高度活性的细胞免疫状态,在难治性免疫应答紊乱性疾病的治疗中发挥重要作用。

二、白细胞去除治疗模式

(一)Cellsorba吸附柱的治疗模式

Cellsorba吸附柱特点是高效率地吸附外周血的白细胞而保留红细胞,其白细胞吸附机制主要是通过物理学。Cellsorba外观见图12-9-1,罐体为聚碳酸酯材料,内为卷曲缠绕的聚乙烯无纺布(23 g),见图12-9-2;Cellsorba吸附柱横断面,外周纤维直径10~40 μm,内圈纤维直径0.8~2.8 μm,见图12-9-3,容积200 ml,γ射线灭菌。吸附柱工作时,血液从一端进入吸附柱,通过外层粗纤维先进行吸附白细胞,以减少血液通过外层阻力,再通过内层细纤维吸附被外层漏掉的白细胞(图12-9-4),红细胞穿过内层无纺布从另一端流出,而白细胞被滞留在无纺布中,从而达到净化白细胞目的。吸附罐外壳的设计必须保证血液与吸附介质充分接触,但不会滞留血液,抗凝血经过特制的吸附介质时,可以选择性捕捉并吸附被激活的有致炎作用的白细胞、部分血小板,经过净化后的血液回输到体内,这些被吸附的白细胞不再释放过多的细胞因子,减轻了组织的炎性病损,达到治疗疾病的目的。

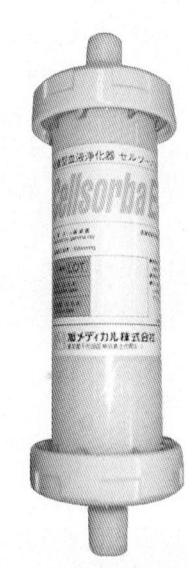

图12-9-1 Cellsorba白细胞吸附柱

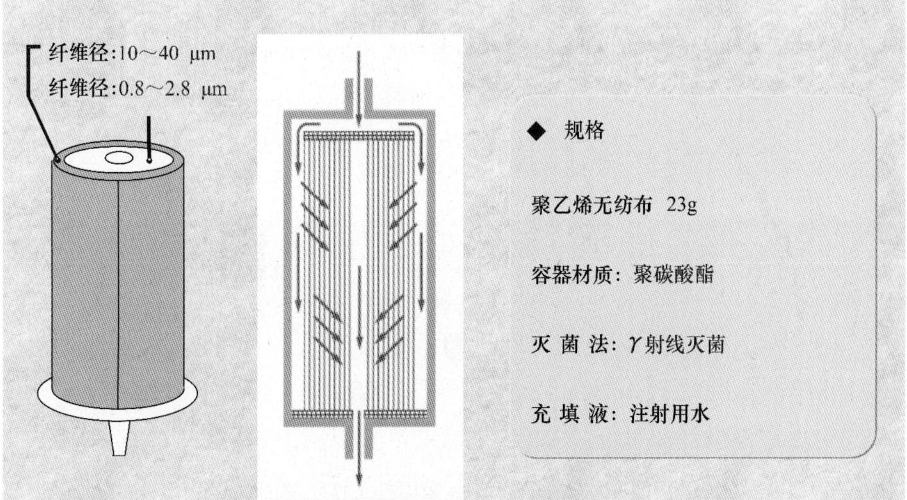

图12-9-2 血液通过吸附柱白细胞被无纺布捕捉

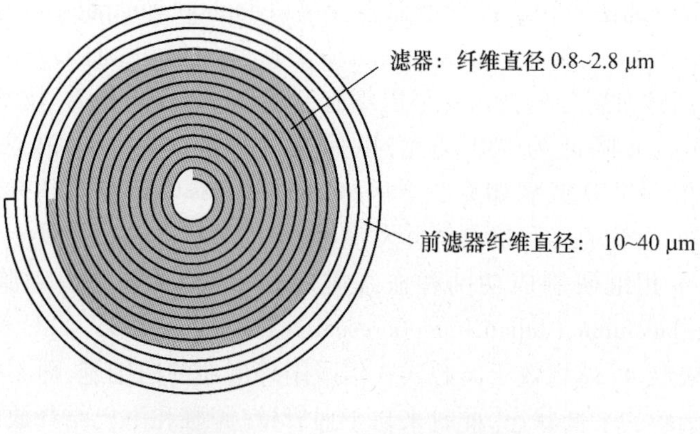

图 12-9-3 Cellsorba 吸附柱横断面

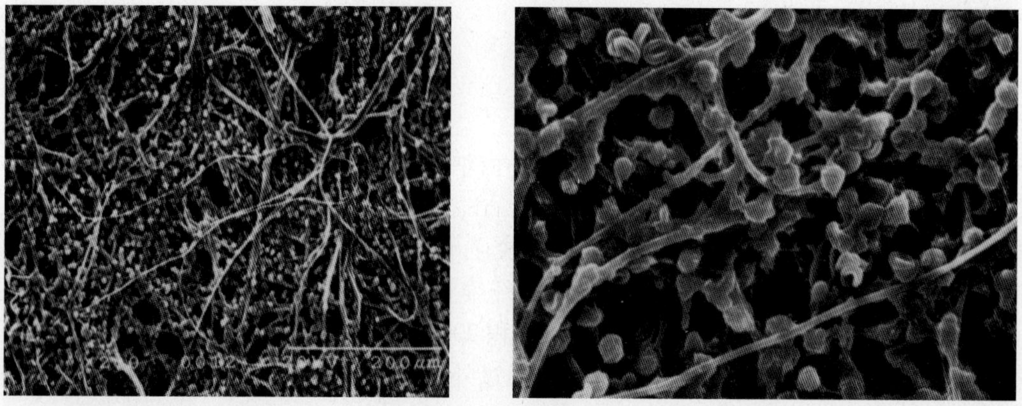

图 12-9-4 无纺布捕捉白细胞镜下观(左 ×200,右 ×800)

Cellsorba 吸附柱使用方式与其他血液灌流一样简单,首先从患者的肘正中静脉或股静脉引血,以 30 ~ 50 ml/min 缓慢血流速度连续抽出 2 000 ~ 3 000 ml 的血液,让其通过 Cellsorba 吸附柱(图 12-9-5),可以捕捉并吸附白细胞和部分血小板,处理后的血液再从患者另一胳膊肘静脉或下肢静脉返回。整个过程历时 1 ~ 2 小时,1 周 1 次,5 次为 1 个疗程,治疗中仅需要使用防止血液在体外凝固的抗凝剂,不需要其他额外的药物[6]。

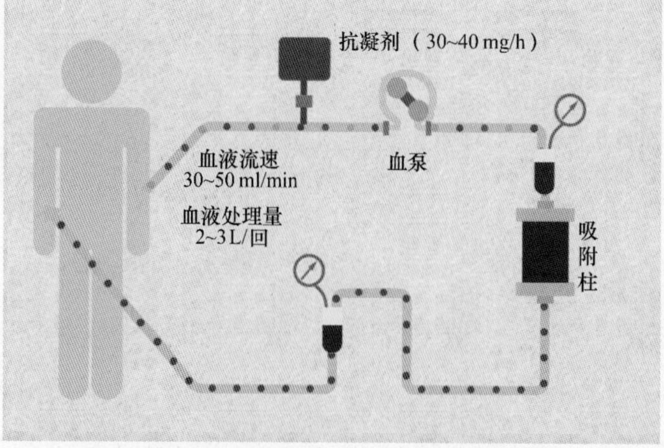

图 12-9-5 Cellsorba 吸附柱工作示意图

（二）Adacolumn 吸附柱的治疗模式

Adacolumn 吸附柱是一种吸附型体外白细胞分离柱[2]，从吸附柱出来的血液显示载体可以选择性吸附粒细胞、单核/巨噬细胞，而淋巴细胞没有明显吸附，因此 Adacolumn 吸附柱是选择性分离白细胞，外观见图 12-9-6。吸附柱内填充特殊设计的醋酸纤维素吸附串珠（cellulose acetate beads, CAB），吸附柱长度 206 mm，直径 60 mm，每个吸附柱有 3.5×10^4 个串珠，纤维素颗粒直径 2 mm，总重量为 220 g，吸附柱容量为 335 ml，柱间容积 130 ml，产品符合欧洲质量安全标准〔JIS T 1001（1992），IEC 601-1〕。

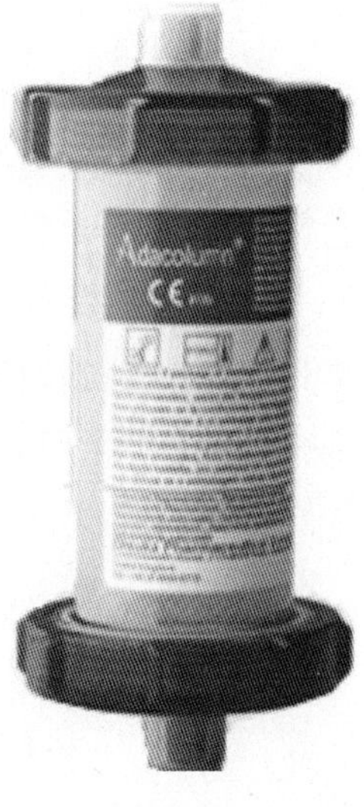

图 12-9-6 Adacolumn 吸附柱外观

Adacolumn 吸附柱可以从外周血中选择性吸附清除活化的粒细胞，工作参数如图 12-9-7 所示。Adacolumn 是一种吸附式体外血浆分离装置，血液经左或右前臂肱静脉建立血管通路。每种疾病既定的治疗目标不同，治疗的频次和频率也就不同。动物实验表明每次 60 分钟足以满足治疗的需要。吸附分离治疗患者使用后的吸附柱表面有一薄层白细胞、中性粒细胞和单核细胞，60 分钟治疗后吸附达到饱和状态。对于风湿性关节炎患者每周治疗 1～2 次，连续治疗 4 周以上，治疗时血流速度为 30 ml/min，每次治疗时间 60 分钟，总治疗量为 1 800 ml。对于活动性溃疡性结肠炎患者的研究表明每周治疗 1 次，连续 5 周治疗效果较好。患者的血液流经 Adacolumn 吸附柱前后血细胞计数结果显示，其中 65% 的粒细胞，55% 的单核细胞和 2% 的淋巴细胞被吸附。Adacolumn 的醋酸纤维素表面还可以吸附免疫球蛋白 IgG、免疫复合物。吸附白细胞的机制是这些白细胞可以产生 Fcγ 受体（FcγR）和补体受体。醋酸纤维素颗粒可以活化和吸附补体成分 iC3b，它可以吸附中性粒细胞表面黏附分子 Mac-1（CD11b/ CD18）以及 $CD19^+$ B 淋巴细胞，$CD56^+$ NK 细胞，最终达到吸附清除粒细胞的目的。这一治疗方法的重要特点是清除了身体炎症反应的效应细胞，减轻了全身的炎症反应，并且不用投放药物，也不用担心诱导产生依赖性和耐药性，没有严重的不良反应。被吸附的白细胞可以释放大量的活性物质，例如细胞因子、补体片段 C3a 和 C5a，这些细胞因子半衰期短，不能以活性形式到达患者的血液循环，不能产生相应的炎症效应。研究还表明[7]，在 Adacolumn 吸附治疗后，患者外周血中可溶性 TNF-α 受体Ⅰ、Ⅱ明显增加，可溶性 TNF-α 受体可以中和 TNF-α，终止 TNF-α 的活性。另一项研究表明[8]，Adacolumn 吸附柱治疗可以显著减少外周血白细胞及其活性产物，如 TNF-α、IL-1β、IL-6、IL-8 等。同时还可以减少 L-选择素和趋化因子受体 CXCR3 的表达。这些结果表明 Adacolumn 吸附治疗对白细胞外渗作用具有明显的抑制作用。

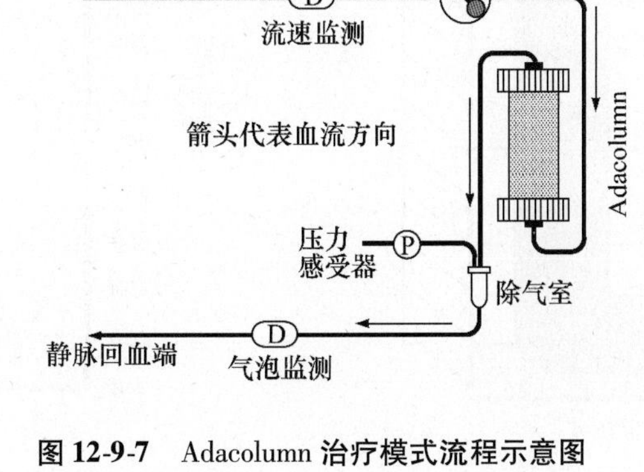

图 12-9-7 Adacolumn 治疗模式流程示意图

血浆吸附血流速度：30 ml/min；血浆吸附治疗时间：60 分钟

三、白细胞去除疗法适应证

根据日本报道，LCAP 疗法适用于溃疡性结肠炎、克罗恩病、RPGN、IgA 肾病、重症肝炎、自体免疫性肝炎、天疱疮、类天疱疮、肾移植急性排斥反应、重症类风湿关节炎、SLE、多发性硬化症、重症肌无力、进行性全身性硬化症、多发性肌炎等，但目前比较成熟和报道较多的是 IBD。

（一）治疗溃疡性结肠炎

根据日本厚生省统计协会资料，溃疡性结肠炎（ulcerative colitis，UC）和克罗恩病（CD）发病率逐年增加（图 12-9-8），发病年龄集中在中青年。

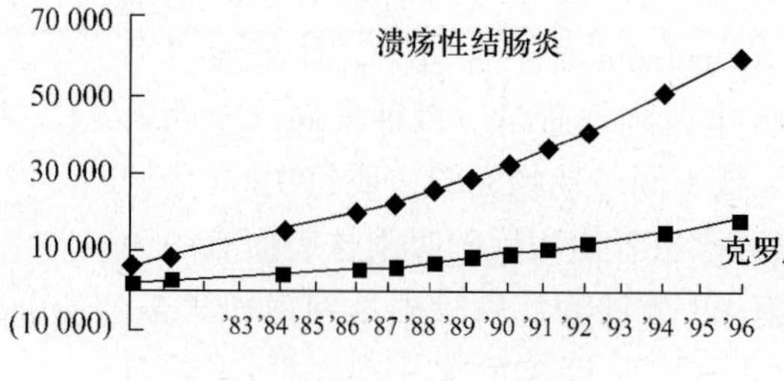

图 12-9-8 IBD 历年发病率

Koji T[6] 研究了 LCAP 治疗溃疡性结肠炎的机制，通过流式细胞仪检测 LCAP 治疗前后白细胞计数的变化，发现白细胞计数在 LCAP 的第 1 个 30 分钟减少了 40%，但治疗后 20 分钟增加到治疗前的 170%，流式细胞仪的研究显示被吸附的白细胞主要是激活的、黏附因子阳性的白细胞，而治疗后快速补充的白细胞是机体自身稳定的补偿机制，这些来自于血管壁、脾脏和淋巴结释放的白细胞是未活化的白细胞，而不是 HLA-DR 和黏附因子阳性白细胞，即缺乏致炎能力的白细胞。比较 LCAP 治疗 UC 有效组和无效组，发现有效病例普遍存在治疗前促细胞因子 TNF-α、IL-1β、IL-2 和 IL-8 增高，治疗后减低，而无效的病例没有发现此改变。说明 LCAP 的疗效是通过减少激活的白细胞（粒细胞、单核细胞、巨噬细胞）数量，进而减弱了白细胞的渗透能力，同时减少细胞因子产量以达到减轻肠黏膜组织炎症的作用。通过吸附柱前后末梢血单核细胞（PBMCs）及细胞因子 IL-4 的变化见图 12-9-9，图 12-9-10。

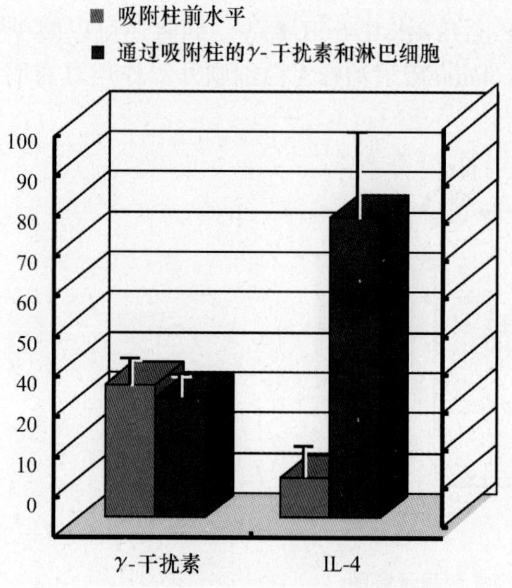

图 12-9-9 通过 Cellsorba 后末梢血淋巴细胞及 IL-4 水平

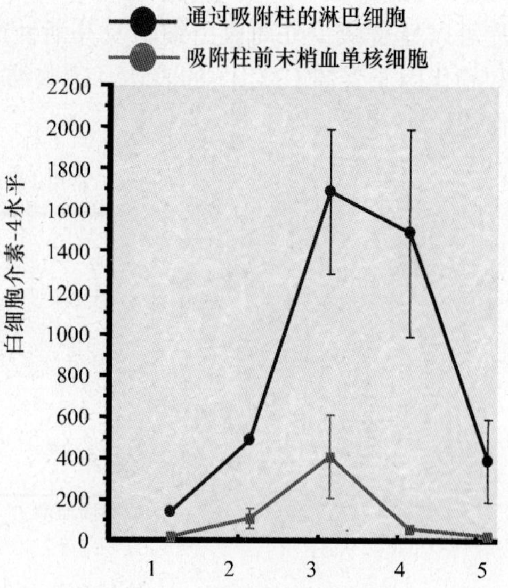

图 12-9-10 吸附柱前后的末梢血单核细胞 IL-4 的水平变化

LCAP 治疗 IBD 虽然确切病因还不很清楚，但是目前已知与基因、环境和免疫系统相互作用有关，最终的肠黏膜细胞损伤是免疫介导的促炎白细胞所致。传统的 IBD 治疗需要用生物制剂或免疫抑制剂，但传统治疗对较多患者无效。已有较多文献报告 LCAP 对难治性 IBD 是有效、安全的，其中主要指难治性 UC 和 CD。1999 年 Pineda[9]组织的多中心、随机对照临床研究报告用粒细胞单核细胞/巨噬细胞吸附血浆分离置换法(GMCAP)治疗 UC 患者 105 例的疗效，与皮质类固醇组对照，综合评定两组治疗有效率(临床症状、内窥镜检查和炎性标志物检查)和安全性，GMCAP 组有效率为 58.5%，显著高于对照组的 44.2%（$P=0.045$），同时 GMCAP 组不良反应发生率(8.5%)显著低于对照组(42.9%)。进一步的研究认为对重症、急症及难治性 UC 患者活动期的病变改善以及使其及早进入缓解期有明确疗效。图 12-9-11 显示 LCAP 联合抗病毒药物治疗巨细胞病毒感染致 UC 的肠镜前后改变。

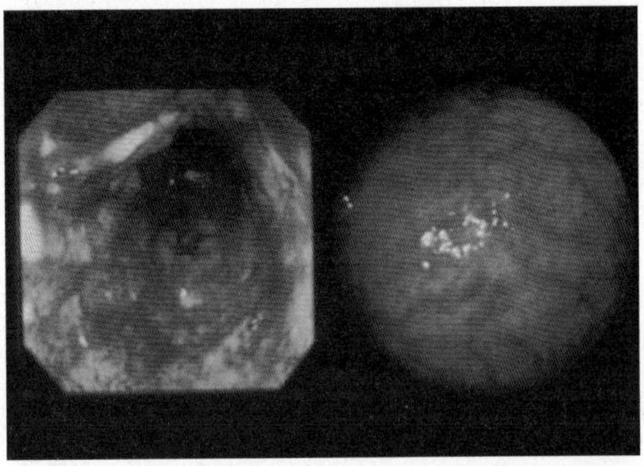

图 12-9-11 LCAP 治疗肠溃疡前(左)后(右)内窥镜变化

据日本多中心研究[10]，120 例溃疡性结肠炎(UC)患者随机分为两组，一组接受细胞分离，另一组接受常规药物治疗(按日本卫生福利部治疗方案)。细胞分离每周 1 次，5 次为 1 个疗程，最后一次分离 2 周后评估有效性和安全性。结果显示细胞分离治疗优于常规治疗，特别是严重和难治性病例更明显，图 12-9-12显示总病例、严重病例和难治性(intractable)病例两种疗法的疗效(%)比较。

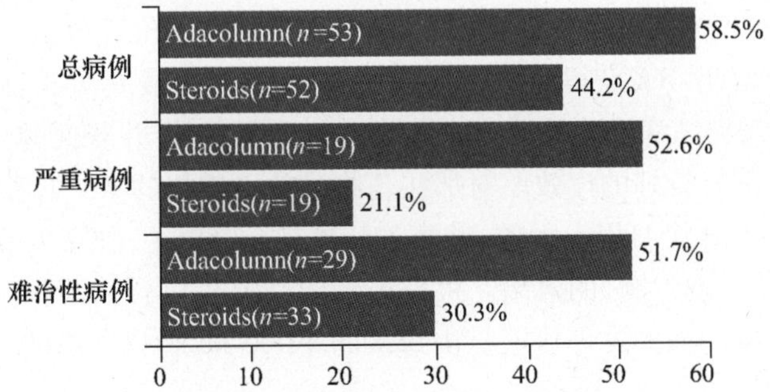

图 12-9-12 UC 疗效、安全性对比(%)

Suzuki 等[11]选择 25 例年龄在 14 ~ 49 岁的 UC 患者，临床活动指数(CAI)8.6，用 Adacolumn 吸附柱治疗，每人接受 6 ~ 10 次治疗，每次 60 分钟，每周 2 次，最后一次治疗 1 周后评估有效性。结果 CAI 降到 3.0，在柱的流出端检查 CRP、白细胞总数、中性粒细胞、单核细胞明显下降，淋巴细胞增加，可溶性 TNF-α 受体Ⅰ、Ⅱ增加。85% (17/20)患者缓解。随访 6 个月，60% 患者维持缓解，没有严重的不良反应。Shimoyama 等[12]前瞻性多中心研究，用标准的 GMCAP 方案(每周 1 次，每次 60 分钟，血流量 30 ml/min，连续 5 周)结合激素治疗难治性、常规药物治疗无效的 53 例 UC 患者。结果 21% 患者达到临床缓解，37% 患者病情改善。激素减量(从 22.4 mg/d 到 14.2 mg/d)。而韩国的临床试验(27 例活动性 UC)，70% 临床改善，44% 显著改善，56% 应用该技术者剂量下调或停用[13]。Naganuma 等[14]报道用 GMCAP 治疗 44

例难治性或依赖性 UC ,24 例(55%)缓解,9 例(20%)临床好转,11 例(25%)无变化。仅 20% 严重激素抵抗者达到缓解,70% 中度激素抵抗者达到缓解,90% 激素依赖者激素下调。长期疗效,61% UC 患者达到临床改善或缓解,39% 病情复发,约 50% 复发患者再经 GMCAP 治疗获得成功。用改良的GMCAP有较高的缓解率和改善率[15],作者观察 31 例激素难治性 UC 和 8 例首次用激素者,用常规 GMCAP 方案治疗 10 或 11 次,其中严重病例每周做 2 次,连续 3 周,然后每周 1 次,共行 5 周。结果 81% 激素依赖和 88% 首次用激素患者缓解,79% 患者维持疗效 12 个月。另一组[16]报道随机对照比较 GMCAP 和激素的有效性。61 例激素依赖的 UC 患者随机分为两组,46 人做 11 次 GMCAP,并与激素合用;另一组 23 人用激素 30 mg/d。两组病情改善后激素减量。治疗 12 周后,GMCAP 组 83% 临床缓解,激素组 65% 缓解,有显著性差异,两组接受激素总剂量分别为 1 157 mg 和 1 938 mg。Kanke 等[17]研究证实,每周 2 次、每次 90 分钟效果优于标准方案(每周 1 次,每次 60 分钟)。

Martín de Carpi[18]评价 Adacolumn 技术在儿科 IBD 应用的安全性与有效性。9 例(6 男 3 女),其中轻到中度突发 UC 5 例、克罗恩病 4 例,平均年龄 13 岁,最小 9 个月,平均病程 28 个月。5 例 UC 都是激素依赖性,4 例 CD 用其他疗法无效。用 GMCAP 治疗 5 次,每周 1 次(60 分钟)。结果 4/5 UC 患者、1/4 CD 患者病情缓解,其中 2 例 UC 和 1 例 CD 维持时间较长。UC 在第 2 次分离吸附后激素就减量,3/5 病例缓解达到观察终点而停用激素。所有患者对治疗耐受性良好,没有严重的不良反应。作者认为,细胞分离吸附技术在儿科治疗 IBD 是安全的,在促进和维持缓解方面是有效的,UC 患者比 CD 患者减少药物剂量。

(二)治疗克罗恩病(Cohn′s disease, CD)

Kosaka[19]应用 LCAP 治疗活动性 CD 18 例,其中 14 例(77.8%)营养参数、炎性肠病国际组织(IOIBD)评分和 CD 活动性指数(CDAI)与治疗前比较有改善。以后其他日本学者也有 LCAP 有效治疗难治性 CD 的病例报告,进一步扩大样本数量、安慰剂对照的临床试验正在北美进行。西班牙[20]报道一组 CD 和 UC,前瞻性、开放性初步研究 26 例激素依赖的 IBD(UC 14 例,CD12 例)。患者开始服用激素 60 mg/d,用标准的 GMCAP 方案治疗,如果临床有改善,激素减量并逐周减少,结果有效率分别为 UC 62%,CD 70%,中期随访 12.6 个月,6/8 例 UC 维持疗效,然而 6 个月后仅 1 例 CD 维持缓解。

(三)治疗类风湿关节炎(RA)

Hidaka[21]等采用双盲对照方法研究了 LCAP 对 25 例抗药性 RA 患者的治疗作用,发现每月 1 次、连续 3 次白细胞吸附治疗后,79% 患者的关节肿胀数、疼痛数及整体评价好转,而对照组无 1 例改善。在日本,很多学者尝试用 LCAP 治疗 RA 获得明显疗效并已形成共识,只要是处于活动期的 RA 都有效,疗效最好的是早期 RA 患者。对糖尿病或骨关节疾病风险高的疾病,如合并肾性骨病、绝经期妇女、使用皮质类固醇制剂有顾虑的患者都有较好的疗效。对那些药物疗效不理想的 RA 患者,如用甲氨蝶呤(MTX)在内的 2 种以上 DMARDs 治疗 3 个月以上无效,疼痛关节数在 6 个以上,肿胀关节数在 3 个以上的患者,即多种药抵抗性 RA 有着类似"杀手锏"的效果。根据患者的情况可以合并药物治疗或不用药物,LCAP 疗效可持续 3 个月到 1 年左右。加大处理血液量由每次的 5 000 ml 替代原来的 3 000 ml 可能对甲氨蝶呤抵抗的 RA 会更有效[22]。

Adacolumn 吸附柱治疗是安全的,作者选择 59 例 UC 和 227 例类风湿关节炎(RA),其中 5 例 UC 不良反应,发生率 8.5%,典型表现为站立时头晕、恶心、头痛、面红、低热。4 例 RA(1.8%)发生头痛、低血压、恶心、疲乏,然而这些异常与 Adacolumn 吸附柱是否有关尚不清楚。总之,临床不良反应和化验异常,仅占 12.2%,表明 Adacolumn 柱有极好的安全性。

(四)其他指征

Ishizuka[23]用 Adacolumn 技术治疗 9 例顽固性支气管哮喘,尽管用激素鼻吸入治疗,仍呈哮喘持续状态。Adacolumn 吸附柱治疗每周 1 次,连续 5 周,治疗后 6/9 例最大呼吸流量(PEF)增加(50 ml/min),早晨 PEF 增加 23.3%,晚上 PEF 增加 26.4%。仅有 1 例主诉四肢无力,其余未有任何不良反应。Seishima 等[24]应用 LCAP 技术来治疗环孢素无效的泛发性脓疱性银屑病 2 例,其中 1 例为女性,44 岁,合并有肥胖和酒精性肝硬化;另外1例为男性,66岁,合并有高血压和脑梗死,两患者经过2~5次的治疗,皮损明显改善,吸附前后没有发现不良反应,表明单核细胞吸附分离可以有效地治疗难治性脓疱性牛皮癣。Kanekura等[25]应用LCAP方法治疗14例嗜中性粒细胞皮肤病和16例银屑病性关节炎的患者,其中77.8%(14/18)的患者关节炎症状明显改善,75.9%(22/29)的患者皮损症状明显改善,见图12-9-13;与对照组比较,经过细胞吸附治疗,外周单核细胞中Mac-1(CD11b/CD18)的表达明显下降。

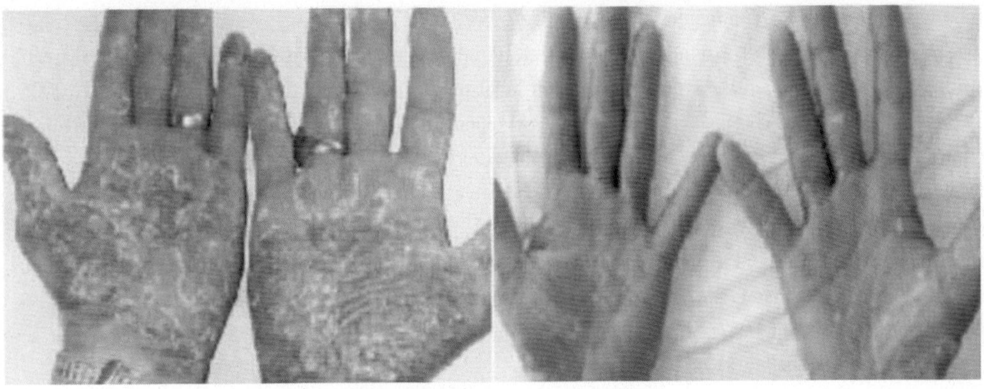

图12-9-13 银屑病患者细胞吸附前(左)后(右)皮损变化

也有用LCAP治疗其他疾病的报告,如系统炎症反应综合征(SIRS)、突眼性甲状腺功能亢进症、白塞病、艾滋病、难治性皮肤溃疡、微血管炎致RPGN[26]等,从理论上讲,LCAP对细胞免疫紊乱和炎症因子异常的调节都有一定作用[27]。

四、白细胞去除疗法的不良反应

LCAP属于体外循环疗法,可能发生同类疗法的所有不良反应。此外,就LCAP疗法本身总体不良反应5%~27%,典型表现有头晕、恶心、头痛、疲乏和发热,持续时间几分钟至几小时[28]。

参考文献

1. Sawada K, Kusugami K, Suzuki Y, et al. Leukocytapheresis in ulcerative colitis: Results of a multicenter double-blind prospective case-control study with Sham Apheresis as placebo treatment. Am J Gastroenterol, 2005,100:1-8.
2. Saniabadi A, Hanai H, Takeuchi K, et al. Adacolumn, an adsorptive carrier based granulocyte and monocyte apheresis device for the treatment of inflammatory and refractory diseases associated with leukocytes. Ther Apher Dial, 2003, 7: 48-59.
3. Hidaka T, Suzuki K, Matsuki Y, et al. Filtration leukocytapheresis therepy in rheumatoid arthritis; a randomized, double blind, placebo-controlled trial. Arthritis Rheum,1999,42:431-437.
4. Bicks RO, Groshart KD. Editorial: the current status of T-lymphocyte apheresis (TLA) treatment of Crohn's disease. J Clin Gastroenterol, 1989,11:136-138.
5. Shirokaze J. Leukocytapheresis using a leukocyte removal filter. Ther Apher, 2002, 6:261-266.
6. Pineda A. Developments in the apheresis procedure for the treatment of inflammatory bowel disease. Inflamm Bowel Dis, 2006, 12(Suppl), S10-S15.
7. Suzuki Y, Yoshimura N, Saniabadi AR, et al. Selective granulocyte and monocyte adsorptive apheresis as a first line treatment for steroid naive patients with active ulcerative colitis: a prospective uncontrolled study. Dig Dis Sci, 2004,49:565-571.
8. Yamamoto T, Saniabadi AR, Umegae S, et al. Impact of selective leukocyte apheresis on mucosal inflammation and ulcerative colitis: cytokine profiles and endoscopic findings. Inflamm Bowel Dis, 2006, 12: 719-726.
9. Sawada K, Ohnishi K, Kosaka T, et al. Leukocytapheresis with leukocyte removal filter therapy for ulcerative colitis. Ther

Apher, 1997,1: 207-211.
10. Shimoyama T. Clinical Usefulness of Adacolumn *vs*. Conventional Drugs. Japanese Journal of Apheresis,1999,18: 117-131.
11. Suzuki Y, Yoshimura N, Saniabadi A,et al. Selective Granulocyte and Monocyte Adsorptive Apheresis as a First-Line Treatment for Steroid Naive Patients with Active Ulcerative Colitis:A Prospective Uncontrolled Study Digestive Diseases and Sciences, 2004,49(4):565-571.
12. Shimoyama T, Sawada K, Hiwatashi N, et al. Safety and efficacy of granulocyte and monocyte adsorption apheresis in patients with active ulcerative colitis: a multicenter study. J Clin Apher, 2001, 16:1-9.
13. Kim HJ, Kim JS, Han DS, et al. Granulocyte and monocyte adsorption apheresis in Korean conventional treatment-refractory patients with active ulcerative colitis: a prospective open-label multicenter study. Korean J Gastroenterol, 2005, 45: 34-44.
14. Naganuma M, Funakoshi S, Sakuraba A, et al. Granulocytapheresis is useful as an alternative therapy in patients with steroid-refractory or steroid-dependent ulcerative colitis. Inflamm Bowel Dis, 2004, 10: 251-257.
15. Hanai H, Watanabe F, Takeuchi K, et al. Leukocyte adsorptive apheresis for the treatment of active ulcerative colitis: a prospective, uncontrolled, pilot study. Clin Gastroenterol Hepatol, 2003, 1: 28-35.
16. Hanai H, Watanabe F, Yamada M, et al. Adsorptive granulocyte and monocyte apheresis versus prednisolone in patients with corticosteroid-dependent moderately severe ulcerative colitis. Digestion, 2004, 70: 36-44.
17. Kanke K, Nakano M, Hiraishi H, et al. Clinical evaluation of granulocyte/ monocyte apheresis therapy for active ulcerative colitis. Dig Liver Dis, 2004, 36: 811-817.
18. Martín de Carpi J, Vilar P, Prieto G,et al. Safety and efficacy of granulocyte and monocyte adsorption apheresis in paediatric inflammatory bowel disease: a prospective pilot study. J Pediatr Gastroenterol Nutr, 2008,46(4):386-391.
19. Kosaka T, Sawada K, Ohnishi K, et al. Eeffect of leukocytapheresis therapy using a Leukocyte Removal Filter in Crohn's disease. Internal Medcine, 1999, 38(2):102-111.
20. Domenech E, Hinojosa J, Esteve-Comas M, et al. Granulocyteaphaeresis in steroid-dependent inflammatory bowel disease: a prospective, open, pilot study. Aliment Pharmacol Ther, 2004, 20: 1347-1352.
21. Hidaka T, Suzuki K. Leukocytapheresis for rheumatic disease. Ther Apher & Dial, 2003,7:161-164.
22. Shin O, Ken Y, Kazuo K,et al. Investigation of the clinical effect of large volume leukocytapheresis on methotrexate-resistant rheumatoid arthritis. Ther Apher & Dial, 2006,5(10):404-411.
23. Ishizuka T, Kawata T, Shimizu Y,et al. Safety and efficacy of extracorporeal granulocyte and monocyte adsorption apheresis in patients with severe persistent bronchial asthma. Inflammation, 2005,29(1):9-16.
24. Seishima M, Mizutani Y, Shibuya Y,etal. Efficacy of granulocyte and monocyte adsorption apheresis for pustular psoriasis. T-her Apher Dial, 2008, 12(1):13-18.
25. Kanekura T, Hiraishi K, Kawahara K, et al. Granulocyte and monocyte adsorption apheresis (GCAP) for refractory skin diseases caused by activated neutrophils and psoriatic arthritis: evidence that GCAP removes Mac-1 expressing neutrophils. Ther Apher Dial, 2006, 10 (3):247-256.
26. Hasegawa M, Kawamura N, Murase M, et al. Efficacy of Granulocytapheresis and Leukocytapheresis for the Treatment of Microscopic Polyangiitis. Ther Apher & Dial, 2004, 8:212 - 216.
27. 张凌. 吸附型血液净化技术的新进展——白细胞去除疗法. 透析与人工器官, 2007, 18(2):22-25.
28. Takayuki Yamamoto, Satoru Umegae, Koichi Matsumoto. Safety and clinical efficacy of granulocyte and monocyte adsorptive apheresis therapy for ulcerative colitis. World J Gastroenterol, 2006,12(4):520-525.

第十节 体外循环生命支持系统的构建

王质刚

一、体外循环治疗系统构成与功能的一致性

自从 1977 年 Kramer 提出 CAVH 后发展至今有三个飞跃,其一是 CRRT 血管途径从 A-V 方式转变为 V-V,实现方便、安全、有效的治疗;其二是中心静脉留置导管的建立,保证了充足的血流量,还可留置;其三是认识到置换液剂量的增加可以提高重症脓毒症患者的存活率。人们发现吸附作用能有效地清除各种毒性介质,极为有利于脓毒症的救治,随之很快出现吸附装置与血液透析装置的联合应用,相继出现 CPFA、MARS、Prometheus 等设备,应用于脓毒症、急性肝衰竭等重症治疗,取得非常令人满意的效果,目前这项技术仍在深入研发。

用于治疗多器官功能障碍综合征(MODS)的设备仍以 CRRT 装置为主件,根据需要附加上各种功能的组件,如吸附罐、血浆分离器、蛋白分离器、高(超高)通流量滤器[1]、体外循环氧合器(ECMO)等,所以具有多功能支持作用,起到短期维持生命的作用。纵观这些设备的应用都是在建立体外循环的基础上完成,所以广称为"体外循环疗法"(extracorporeal treatment,ECT),推而广之也称为"体外循环生命支持系统"(extracorporeal life support system ,ECLS)。

ECT 在理论和结构设计上的拓展都是在 CRRT 基础上的更新和发展。最初 CRRT 是针对支持肾功能发展起来的,现在急性肾损伤(AKI)正日渐被视为 MODS 的一部分,所以 CRRT 就为 ECT 治疗 MODS 奠定了技术基础[2]。不管是何种 CRRT 模式,高通量、大面积、生物相容性好、吸附性能强或具有一定抗凝作用的滤器对透析治疗至关重要。Roncon 等[3]通过输注内毒素(LPS)导致猪感染性休克模型研究发现,当动脉低血压和心排血量减少时,通过高容量血液滤过(HVHF,6 L/h),结果心功能、血压和心排血量比对照组动物显著提高。如果把注射 LPS 动物的滤过液注射给健康动物会产生与感染性休克模型相同的血流动力学变化,表明增加血浆水的置换液量可以提高生存率。

HVHF 模式在救治 MODS 方面已经显示其优点,而且其效果与置换液剂量相关。尽管 HVHF 已经取得了较好的效果,但是用于治疗脓毒症临床效果仍不令人满意。因此,急需通过增加血浆水的交换量、增加膜的孔径或附加吸附装置,提高可溶性介质的清除率。1998 年 Tetta 等[4]提出连续性血浆分离吸附(CPFA),之后相继出现 MARS 和 Prometheus 人工肝设备等。根据 MARS 或 Prometheus 的结构原理与设计理念,有作者强烈推荐这两种模式完全可以用于治疗 MODS 或脓毒症,而且相信会比 CPFA 的效果更好。

以上提到的这些多功能组合式设备原理相同,结构大同小异,临床作用基本一致,基本上可以将这类设备的功能分为三步:分离、吸附、透析或滤过。它们的结构模式图见图 12-10-1。

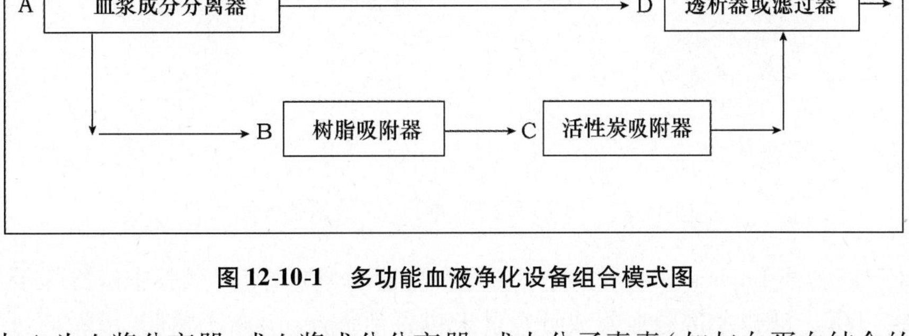

图 12-10-1　多功能血液净化设备组合模式图

图 12-9-1 中 A 为血浆分离器,或血浆成分分离器,或大分子毒素(如与白蛋白结合的毒素)分离器,或大孔径滤过器。不同的分离器其功能有别,有的可分离出全血浆,有的可分离出血浆成分,有的可分离出白蛋白及与其结合的复合物,有的仅能滤除与白蛋白结合的大分子毒素而白蛋白却不能通过,或者有的仅滤出血浆水而已(如国内组合的设备用的是血液滤过器);B 是树脂吸附器,通常采用阴离子吸附树脂(本身带正电荷),其特点是可以吸附带负电荷的脂溶性物质,及相对分子质量为 500 ~ 20 000 的溶质,

如血氨、胆红素、胆酸、有机磷等脂溶性高、分布容积大、易与蛋白结合的毒物,对某些特异的中分子溶质如 TNF-α、IL-6、内毒素碎片等也有部分清除作用;C 是活性炭吸附器,通常不包膜,可增加吸附水溶性小分子毒素、相对分子质量小于 500 以及中小分子溶质,如内源性氮苯类、部分与蛋白质结合转运的大分子物质、有机代谢废物(如肌酐、尿素、尿酸、胆酸、吲哚、酚、胍、硫醇、乳酸、激素)等。不吸附电解质、H^+;D 是透析器或滤过器。净化后的血浆成分与血球混合,再经过透析或滤过处理,纠正内环境紊乱,排除过剩的水分后返回体内。下面结合具体设备对其组成与功能详加说明,见表 12-10-1。

表 12-10-1 几种血液净化设备的组成与功能

设备与技术名称	第一个滤器名称(A)	滤器(截流相对分子质量)(A)	吸附器(B、C)	血液滤过器或透析器(D)
CPFA	血浆分离器	全血浆	CytoSorbcartridge	血液滤过器
MARS	MARS FLUX 透析器,侧孔径 100 nm	截流白蛋白 <50 000	活性炭(diaMARS AC250),阴离子树脂(diaMARS IE250)	低通量血液透析器
FPSA	9002 型聚砜膜中空纤维滤器	<248 000	未包裹活性炭、阴离子树脂	F40S 高通量透析器
Prometheus	AlbuFlow 滤器	< 250 000	未包裹活性炭、阴离子树脂	高通量血液滤过器
HVHF	高通量滤过器	中、小分子溶液	无	血液滤过器

CPFA 系统中第一个滤器名称为普通血浆分离器,跨膜滤出的是全血浆。该系统中灌流器最新报道为 CytoSorb cartridge[5],罐内含 10g 聚苯乙烯二乙烯基苯聚合球,微球表面包裹聚维酮。吸附 4 小时可以吸附 TNF、IL-6、IL-10,减少 NFκ-B DNA 结合,经过吸附净化后血浆与血细胞混合后经过血液滤过返回体内。动物实验表明,可以降低炎症反应,能改善大鼠脓毒症休克模型的存活时间。MARS 系统中第一个滤器为 FLUX 透析器,其膜壁为含有许多 100 nm 微孔的中空纤维膜,能够选择性结合并转运与白蛋白结合的许多大分子毒素。透析器或滤过器为中空纤维膜,总面积达 1.3 ~ 2.4 m^2,但膜的厚度只有普通透析膜的 1/100 ~ 1/500,膜上微孔径可截留相对分子质量 50 000。含有毒素的白蛋白循环液分别通过活性炭(diaMARS AC250)和阴离子树脂(diaMARS IE250)吸附器,最后经过血液透析回到体内,见图 12-10-2。

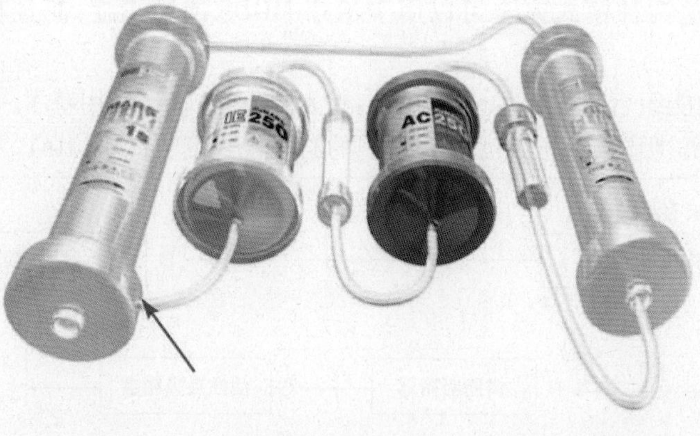

图 12-10-2 MARS 系统中的 FLUX 透析器和吸附器

FPSA 系统(目前已被 Prometheus 所替代),第一个滤器为 9002 型聚砜膜中空纤维滤器,可截流相对分子质量小于 248 000。滤出的部分血浆成分经过未包裹活性炭、阴离子树脂,最后通过 F40S 高通量透析器返回体内。Prometheus 系统中第一个为滤器 AlbuFlow 滤器(图 12-10-3),是聚砜膜,具有优异的生物相容性。独特工艺设计制造的膜能允许白蛋白和白蛋白结合物通过,截流相对分子质量 250 000。与传统的血浆滤器膜不同,它不仅能截留血细胞,而且能截留患者血液中参与免疫和凝血系统的较大分子。部分血浆成分分别通过未包裹活性炭、阴离子树脂吸附器净化,最后经血液滤过返回体内。

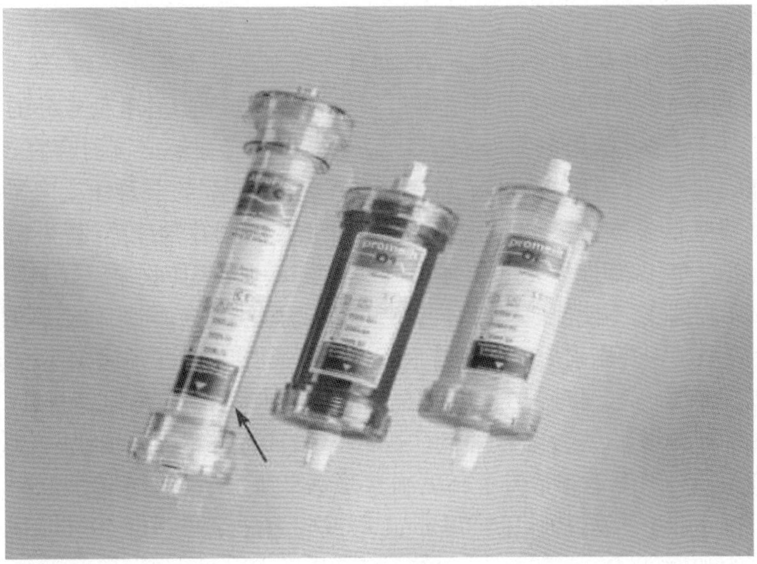

图 12-10-3 Prometheus 系统中的 AlbuFlow 滤器和吸附器

HVHF 可为各种类型的高通量滤过器，如金宝 Polyflux S 系列滤器（图 12-10-4），膜材料为聚酰胺+聚砜+聚乙烯吡咯啉酮，三种系列滤器 Polyflux14S、Polyflux17S、Polyflux21S 的体外超滤系数［ml/（h·mmHg）］分别为 62、71、83；维生素 B_{12} 的清除率（ml/min）分别为 148、157、168；菊粉清除率（ml/min）分别为 125、134、146。

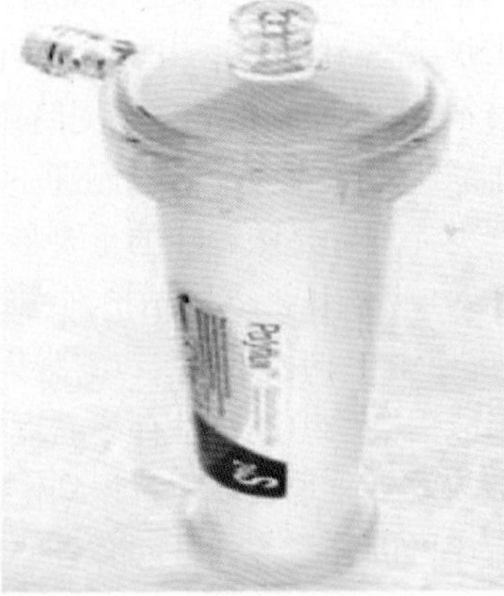

图 12-10-4 金宝 Polyflux14S

从上述得知，虽然 MARS 和 Prometheus 原是针对肝衰竭而设计的，但从结构原理上也可以治疗 MODS，与 CPFA 具有相似的功能，究其原因需要从致病毒素的相同性寻找。这里还必须介绍一下 ECMO，至今故国内肾科很少报道。ECMO 对心肺功能的支持作用是无可置疑的，但是没有清除毒素的作用。而 CRRT 最大的优点是高容量和增加吸附装置，使其除毒能力倍增，但对于吸氧及氧的利用力不从心。是否可以将二者的优势互补[6]，发挥独特、强大的功能，这是在体外循环治疗学中的一个新创举。具体是在 CRRT（或附加吸附装置）基础上，联用 ECMO（或单纯膜肺）组成一机多功能治疗系统，用于心肺功能完全不能代偿者，也可以视临床 MODS 中衰竭器官（如心、肺、肾、肝）的衰竭程度与数目，选用不同组件有针对性地支持器官功能，定将成为名副其实的体外循环生命支持系统。

二、多器官功能障碍综合征毒理机制的共同性

（一）多器官功能障碍综合征、脓毒症的“体液毒素”理论

尿毒症是以肾脏为主的多器官系统衰竭综合征，体内代谢毒性物质蓄积，引起“自身中毒”，除去这些毒素机体可以维持生存。脓毒血症是由细菌或毒素引起的机体细胞和体液免疫系统过度活化，产生一些可溶性炎症介质（如细胞因子、趋化因子、补体活化成分、血小板活化因子、白三烯、选择素、二十烷类等），它们参与机体多器官系统衰竭的病理生理过程。两者共用“体液毒素理论”来解释，推测如能从血液中排除毒性物质对脓毒血症是有利的，这就是血液净化疗法治疗脓毒血症的理论依据。临床和实验证实，内脏器官系统最容易受中分子毒素的损伤，血液净化，特别是 HVHF、CPFA、MARS 能最大限度地清除

中分子炎症介质，是弱化炎症反应的重要辅助手段。

以往认为脓毒症是宿主对感染的全身反应，强调其与菌血症存在的相关性，然而50%的脓毒症病例并未证实有菌血症。直至1992年，在美国重症医学学会和美国胸科医师学会主办的国际共识会议上，学者们首次确定了全身炎症反应综合征(SIRS)的概念，并提出脓毒症不必同时存在菌血症。同时制定了"重度脓毒症"和"脓毒性休克"的诊断标准。脓毒症定义为：对炎症的全身性反应，具有2项或2项以上SIRS的条件(SIRS+炎症的证据)。重度脓毒症定义：脓毒症+器官功能障碍，可出现乳酸性酸中毒、少尿，或有急性意识状态改变，脓毒性休克定义：脓毒症诱导的低血压(如收缩压低于90 mmHg或较基础值下降超过40 mmHg)，适当补液不能使之回升；同时伴有器官灌注异常，可出现乳酸性酸中毒、少尿，或有急性意识状态改变，应用血管升压素后可以维持血压。2003年发表的包括美国胸科学会(ATS)等多学科的共识报告对脓毒症的诊断标准又进行了修订，拓宽了临床症状和实验室检查所见。提出的具体炎症指标：白细胞增高($>12.0\times10^9/L$)或白细胞降低($<4.0\times10^9/L$)，白细胞计数正常，但不成熟，杆状核超过10%，血浆C反应蛋白(CRP)>正常值+2*SD*，血浆降钙素原水平>正常值+2*SD*；血流动力学指标：动脉低血压(收缩压<90 mmHg，平均动脉压<70 mmHg，或收缩压下降超过40 mmHg，或<同龄正常值-2SD)；混合静脉血氧饱和度(SvO_2)>70%，心脏指数>3.5 L/(min·m^2)；器官功能障碍：动脉血低氧血症($PaO_2/FiO_2<300$)，急性少尿[尿量<0.5 ml/(kg·h)]，肌酐升高超过0.5 mg/dl，凝血异常(INR>1.5或APTT>60秒)，肠梗阻(肠鸣音消失)，血小板减少(血小板计数$<100\times10^9/L$)，血胆红素升高(血浆总胆红素>4 mg/dl或>70 mmol/L)；组织灌注：高乳酸血症(血浆乳酸水平超过1 mmol/L)，毛细血管再充盈降低或皮肤出现斑白纹。

对SIRS、脓毒症近年研究表明，创伤、感染、烧伤及胰腺炎等诱因引起SIRS和脓毒症时，机体的病理生理状态呈现一种续贯反应，细胞因子在整个反应中占有重要地位。初始产生促炎症因子(IL-1、IL-6、IL-8、TNF-α等)，随之产生抗炎症因子(如IL-10、IL-4等)，正如Ronco提出的"细胞因子峰值浓度学说"。还观察到SIRS和脓毒症在不同阶段内皮细胞损伤程度不同，表现血管渗透性增加，释放血栓调节素，产生凝血障碍和休克。经研究还进一步还认识到，随着SIRS和脓毒症的病情进展，出现免疫功能紊乱。由于过度炎症反应是脓毒症的重要特征，多年来，治疗策略一直针对促炎因子。人们曾试用抗内毒素抗体、抗TNF-α抗体、IL-1受体拮抗剂、磷脂酶A_2拮抗剂、血小板活化因子(PAF)拮抗剂、抗氧化剂、凝血酶抑制剂、皮质激素、γ-干扰素、粒细胞集落刺激因子(GM-CSF)等治疗，在动物实验中取得良好效果，但在患者中未能提高治愈率及生存率。近年血液净化或体外循环支持系统治疗MODS合并脓毒症方面取得令人惊奇的效果。现已逐渐认识到体液因子与脓毒症休克的发病有关，为生物学治疗本病提供理论依据，这种治疗可以排除各种可能有害的体液因子，恰如在血液滤过时交换血浆水可以排除脓毒症患者的循环细胞因子[7]。

体外循环支持系统包括CRRT、HVHF、血浆吸附、CPFA、MARS、血液灌流、ECMO等技术，这些技术的治疗理论是调节促、抗炎症细胞因子的平衡，调节免疫系统稳态；排除促凝血因子和损伤的凝血机制障碍，降低微血管血栓；保护内皮细胞、提高氧供和利用等。在急性脓毒症危象时提供器官灌注的机械支持，给传统治疗和抗生素的使用带来时机[8]。如HVHF能有效地治疗脓毒症可能的机理是免疫调节，HVHF多层面、多效性的特点不仅作用于SIRS，也作用于影响心血管的因素、凝血系统和脓毒症引起的免疫麻痹。HVHF还可能通过很多靶点改变脓毒症"网络瀑布"。循环细胞因子不仅是儿茶酚胺抵抗性脓毒症休克的重要因素，它还与疾病严重性、死亡率也有重要相关性。配对血浆滤过吸附(SPFA)、MARS、Prometheus，它们在组件上大同小异，这些系统都有强大的非选择性地清除炎症介质的能力，消除细胞因子峰值浓度，调节内环境平衡。此外还有平衡免疫、保护血管内皮细胞的作用。

(二)体外循环疗法的理论依据

祖国医学早已认识到五脏六腑有相生、相克之关系，还有肝肾同源、肺朝百脉之说。现代医学认为各脏器之间存在神经、体液因子的通路。Sell[9]指出，脂肪组织分泌各种生物活性蛋白，调节能量代谢和胰岛素的敏感性；心脏是多功能、交互式器官，它是机体完整系统复杂网络和分泌活性物质的重要器官[10]；

肝细胞通过数千复杂的生化物质相互作用来影响机体所有的其他器官[11]；肺血管内皮细胞受控于全身炎症与细胞因子的影响。实际在正常生理状态下，各器官系统时刻进行友好的“对话”，通过一些神经、体液因子维系彼此之间的平衡与稳定。当机体某器官受损伤时，发出一些有害的体液因子，进行有害的“对话”，致害于“友邻”器官。Molls[12]研究表明，缺血损伤后各器官的炎症表现基本类似，而肺是最常见的损伤器官，其机制还不完全清楚；肝缺血后，Kupffer 细胞释放 TNF-α、上调 P-选择素、氧自由基增多等介导肺损伤；肺缺血损伤引起肺嗜中性粒细胞集聚和微血管渗透性增加；肠缺血引起内脏屏障保护作用减弱，导致细菌和毒素移位进入循环；肾脏缺血损伤，上调肺黏附分子、白细胞、巨噬细胞，释放细胞因子，肺水钠通道失调；肺改变引起的脑损伤是通过 IL-8、活化的白细胞、小神经胶质细胞介导的；CRP、淀粉样蛋白 A 和纤维蛋白原是经典的急性时相反应产物，在脑梗死和心脏缺血时升高；心脏缺血通过细胞因子、白细胞和补体导致血管炎症；肾损伤不能排除毒素，促进 MODS 的发生。

实际肝衰竭、肾衰竭等多器官功能衰竭的毒性物质大同小异，不管治疗何种脏器衰竭的血液净化方式都可以同时清除致衰物质，也就是说在治疗某一脏器衰竭时，其他衰竭的脏器也得到治疗，因为根本的治疗机制是清除毒性物质、改善内环境、调节免疫系统，所以统称为“体外循环器官支持系统”或“体外生命支持系统”。从临床角度看，肝衰竭、肾衰竭等仅是多器官功能衰竭的一部分，因为一个脏器可以发展为 2 个、3 个等，最后也是多器官功能衰竭。所以无论是从技术层面或是从临床角度，都是殊途同归到一个命题：多器官支持系统可以支持 MODS，改善脓毒症、毒血症预后。体外循环疗法就是通过如下途径实现对 MODS 支持的。

1. 体外循环支持系统非选择性地排除部分炎症介质　无论感染或非感染因素均可引起全身炎症反应，如果不能有效控制，则将进一步发展为 MODS，进而出现脓毒症、多器官功能衰竭，后者多因序贯发生脓毒性休克、急性呼吸衰竭、急性肾损伤以及急性肝衰竭等增加了治疗难点。MODS 的发病机理非常复杂，不仅是感染、创伤等严重损伤的直接后果，也与机体自身反应性有重要的相关性。炎症反应学说是发生 MODS 的中心环节，当机体遭受上述损伤后，早期刺激机体巨噬细胞等炎症细胞，释放促炎症介质，如 TNF-α、IL-1β、IL-2、IL-6、IL-8 等。这些炎症介质以自分泌、旁分泌、内分泌等方式作用于局部和全身，以正、负反馈方式进行相互调控，呈瀑布式激活。随着炎症反应发生、发展，机体释放各种介质（可溶性干扰素受体、花生四烯酸、补体、凝血因子、一氧化氮及生长因子等），通过促炎症和抗炎症介质不平衡引起 SIRS、脓毒症、MODS，使机体处于炎症反应亢进状态或抑制状态。SIRS 对血管张力及通透性产生明显影响，引起微循环紊乱，全身内皮细胞及实质细胞损伤，最终导致机体对炎症介质反应失控，进入脓毒症和脓毒休克，如果此时炎症反应不能得到及时有效的控制，抗炎因子继续过量释放，机体则表现出免疫抑制状态。此时机体不仅丧失了对致病因子的抵抗能力，而且重要器官之间的正常功能协调关系也被打破，继发性感染、多器官功能衰竭接踵而来。

由于患者处于不同疾病阶段，其免疫功能状态亦不同，早期可能以“炎症反应亢进状态”（SIRS）为主，后期则更多地表现为抗炎因子过多或免疫细胞无反应，免疫内稳机制被完全打破，机体处于免疫低下或麻痹状态（如抗炎性代偿综合征）。因此，单纯针对清除某一种因子或全部清除致病因子的办法均不可取，并且不会有效。体外循环系统，CRRT、HVHF、CPFA、MARS、血浆灌流等技术的治疗基于强大地、非选择性地清除部分炎症因子而不是全部，在炎症不同阶段有所侧重，为机体自身调节提供物质基础。实际上，脓毒症的致命性与促炎症反应因子水平持续升高有关，同时也与抗炎症反应因子水平升高造成免疫细胞持续低反应性有关，这一系列现象在被注射内毒素的动物模型中显现出来。因此，感染过程中治疗的时机是极为关键的。由于感染过程是一种网络的级联连锁反应，所以早期干预似乎是最有益的。另一方面，脓毒症不是单一因素模式，而是复杂的、随时间变化而有多种介质浓度变化的反应过程，因此无论是对单一介质治疗，还是不考虑发病时间的干预都是不恰当的。对连续性血液净化用于治疗脓毒症提出异议的人，主要是考虑 CRRT 缺乏特异性，而这一点恰恰被证明是 CRRT 的优势所在。非特异性清除可溶性介质，无论它们是促炎症因子还是抗炎症因子，而不是完全去除它们的作用，可能对象脓毒症这样一个过程复杂而又多变的疾病是一种最合理的治疗方法。

2. 体外循环疗法机理与脓毒症峰值假说相吻合　目前关于脓毒症的峰值浓度假说为体外循环支持治疗 MODS 提供理论依据，峰值浓度假说认为脓毒症起源于免疫应答完全失控，血浆中促炎症因子和抗炎症因子水平序惯性达到峰值，表现为 SIRS 和细胞低反应性，而连续性血液净化就是无选择性清除这两种介质，同时切断促炎症介质和抗炎症介质的峰值，减轻致害物质的作用强度，从而降低内皮细胞通透性和血管麻痹性，维持某些细胞对内毒素血症和菌血症的反应性。各种细胞因子和免疫调节物质的相对分子质量一般在 5 000 ~ 50 000，它们可通过弥散、对流或吸附被清除，甚至可通过高通透性膜（截留相对分子量 30 000 ~ 40 000）被清除。由于 CRRT 对各种介质对流清除率低，所以它对脓毒症的治疗作用受到限制，所以使用筛选系数高且清除能力强的膜或增加吸附装置，因此 HVHF、CPFA、MARS 等新的体外循环支持系统已成为治疗脓毒症的热点。

3. 体外循环疗法支持机体平衡理论　机体的神经 - 内分泌 - 免疫之间存在调节反馈机制，有证据表明细胞因子是联系这一连锁反应的信使。神经 - 内分泌 - 免疫是一个错综复杂的网络系统，它们之间相互影响与制约，使机体成为一个精确统一的整体，能对脓毒症产生协同的适应性改变，治疗重点是寻找其平衡点（内稳态）这可能是治疗脓毒症的关键所在。然而在脓毒症中，反馈调节的不利作用可引起过分的抗炎症反应，这种过分的抗炎症反应使单核细胞下调，从而使机体暴露于进一步的感染状态。无论促炎症反应过程还是抗炎症反应过程，都是旨在对某种刺激的反应达到平衡状态，称之为免疫稳态平衡。若促炎症反应过程或抗炎症反应过程一方强于另一方，就会导致或是全身炎症反应过度，或是免疫细胞低反应性的不良后果。在感染综合征中，这两个过程都是过度的，所以患者处于内皮细胞功能失调和脓毒休克状态，或不可抵御的感染危险中。

体外循环支持系统对脓毒症患者的内环境有多方面平衡与调节作用，除了纠正水、电解质、酸碱失衡外，还包括调节抗炎、促炎症因子的平衡；纠正血流动力学紊乱；调节纤溶酶原激活物抑制剂（PAI-1）的血浆浓度，改善患者凝血功能，减轻 DIC；清除脓毒症后期免疫抑制因子，趋于免疫平衡；调节代谢、内分泌平衡。此外还影响血浆心肌抑制因子、内皮素浓度等。

1985 年，Coraim 等报道心脏手术后的患者用 CAVH，发现在超滤液中存在一种可抑制豚鼠心肌收缩能力的物质。Grootendorst 等[13] 发现，应用 HVHF（超滤率 6 L/h）能改善心脏血流动力学参数，当停止这种超滤，维持体外循环的参数则很快恶化，提示抑制心室收缩力的心肌抑制因子是可以通过 HVHF 有效清除的。另外，CRRT 可以改善 ARDS 患者存活率，其气体交换参数比对照组更好，这可能与血管外肺组织中水分大量清除，减轻了肺血管内的压力有关。此外，CRRT 治疗过程中的低温处理，可以使 ARDS 患者减少气体交换，从而使 CO_2 产生减少，避免了由换气装置而导致的肺损伤。同时，CRRT 治疗过程中，置换液中补充碳酸氢盐溶液，由于碱化作用而使 CO_2 产生减少，有助于减轻高碳酸血症。现在临床已经证实，CRRT 与 ECMO 联合使用，会取得相得益彰的作用。

还有一个简单的道理，所有器官都接触血液，而所有体外循环疗法也都通过和（或）净化血液，基于对脓毒症的临床观察和对分子生物学的认识，更加认证了 MODS 体液理论的病理生理意义及其体外循环疗法的多面性、多效性。总结起来，CRRT 具有清除、平衡和保护功能，目前在治疗学上能同时发挥这三种作用的药物还没有出现，然而 CRRT 的特殊作用不容置疑。

4. 体外循环疗法有修复内皮细胞作用　发生 MODS 的共同病理生理基础是内皮细胞的功能障碍，即发生 MODS 的必经之路是内皮细胞的损伤，内皮细胞在 MODS 的发生与发展以及修复过程中起到关键作用。内皮细胞作为血管内皮基本的结构和功能单位，它的一个重要功能就是发挥其屏障功能，调节着血管内外的物质交换，维持内环境的稳定，使得邻近或远端的组织器官免受损害。血管内皮细胞在维持血液抗凝、抗血栓形成以及免疫学等方面均具有重要的功能。陈朝红等[14] 报道，CRRT 可以改善内皮细胞功能，保护器官免受损害，有助于 MODS 的恢复。

（1）对血管通透性的调节。血管内皮细胞可以合成与释放舒血管物质，包括前列环素、内皮依赖性舒张因子（NO）等。前列环素是强烈的血管平滑肌舒张剂，其主要的合成场所是血管内皮细胞，前列环素除了可以直接舒张平滑肌外，还可减少内皮素的合成与释放，以减弱内皮素在体内的缩血管效应。目前，许多研究已显示 NO 对动脉、静脉和微血管均有扩张作用,能抑制缺氧引起的血管收缩,还具有抗血栓形成的作用,认为这些过程是通过环磷酸鸟苷介导的。

(2)释放多种细胞因子、炎症介质。血管内皮细胞在生理与病理状态下可分泌 IL-1、IL-6、IL-8 和 GM-CSF 等多种细胞因子,在机体的免疫应答中起重要作用。在正常情况下,血管内皮细胞分泌少量的 IL-1 和 IL-6,当受到内毒素、TNF 等细胞因子的刺激后,IL-1 和 IL-6 的表达大幅度上调,参与炎症反应和炎性损伤。IL-8 是中性粒细胞激活的趋化因子,对中性粒细胞有正向的趋化和激活作用。激活的血管内皮细胞可产生 GM-CSF,它是一种糖蛋白,可在免疫炎症反应的部位激活成熟的白细胞。此外还可促进血小板、红细胞等细胞的生长。器官缺血后再灌注,产生大量氧自由基,释放毒性氧成分,细胞膜脂质过氧化过程也可产生氧自由基。炎症时常有 LPS 激活中性粒细胞,使之发生脱颗粒,释放花生四烯酸、髓过氧化物酶、弹性蛋白酶,产生氧自由基和炎性介质等。损伤的内皮细胞又可以产生 PAF,它作用于内皮细胞膜上受体,通过磷酸肌醇使细胞内钙水平升高,使内皮细胞收缩。

(3)对凝血-纤溶系统的影响。内皮细胞能合成与释放 IL-31、纤连蛋白、弹性蛋白、凝血酶敏感蛋白等多种血小板黏附蛋白,这些蛋白可使血管内皮细胞保持完整性,并促进血管内皮细胞的增殖,使血小板聚集黏附在内皮下;内皮细胞还释放组织因子,它是体内激活凝血过程和病理性血栓形成途径的启动子;血管内皮细胞能合成和释放多种纤溶酶原激活物抑制物,有利于局部的凝血与血栓的形成;血管内皮细胞可以合成、释放 Willebrand 因子,可促使血小板在内皮下黏附,促进因子Ⅷ的合成与释放,并使纤连接蛋白与血小板膜上糖蛋白的Ⅱb/Ⅲa 结合,诱导血小板聚集。以上因子在生理状态下具有保护血管内皮功能,防止出血并发症,但在病理状态下则促进血栓形成,导致微循环缺血,加重器官损伤。内皮细胞释放前列环素,对维持正常的凝血、止血过程具有重要的意义;内皮细胞释放血栓调节蛋白和蛋白聚糖。血栓调节蛋白能与血管内皮细胞表面的凝血酶结合,使蛋白 C 系统活化,继而灭活Ⅷa 和Ⅴa 因子,并抑制血小板受体,进而抑制血小板的聚集和纤维蛋白原凝结;蛋白聚糖能增强抗凝血酶的活性,可与抗凝血酶Ⅲ的赖氨酸残基相结合,从而增强抗凝血酶-Ⅲ的灭活凝血酶及多种凝血因子的作用。在病理状态下多出现促凝血因子增多,抗凝血因子减少,加重凝血障碍,高凝状态诱发 DIC,引起消耗性凝血因子缺乏和纤溶系统亢进。

(4)对免疫应答的影响。血管内皮细胞通过多种途径参与调节机体的免疫应答。一方面,血管内皮细胞以主要组织相容性复合体Ⅱ(MHC Ⅱ)类分子限制性方式提呈抗原,并通过 B7/IL-28、IL-40/IL-40L 等途径向 T 细胞提供活化所必需的共刺激信号;另一方面,血管内皮细胞能表达多种细胞因子和炎性介质,在机体的免疫应答中发挥重要的作用。血管内皮上 B7-2(IL-86)与 T 细胞 IL-28 结合,能为杀伤性 T 细胞和 TH 细胞的成熟提供必要的共刺激信号;血管内皮细胞的 IL-40 与 T 细胞的 IL-40L 结合,可诱导或促进 T 细胞表达 IL-40L,进一步上调 T 细胞活性,放大 T 细胞的免疫效应。

(5)在炎症反应中的作用。血管内皮细胞不仅是被动的靶细胞,同时也是一种效应细胞,通过其屏障和分泌功能,影响着炎症反应的发生、发展。白细胞黏附于毛细血管后静脉内皮细胞是炎症反应的关键步骤,也是炎性反应及炎性损伤的启动子,从而达到致炎及调控炎性过程的作用。在炎症、休克等病理情况下,单核吞噬细胞分泌 TNF-α、IL-1 等细胞因子增多,作用于血管内皮细胞,细胞膜上的黏附蛋白(受体)和血管内皮细胞表面相对应的黏附蛋白(配体)相互作用形成黏着和嵌塞,其结果造成微循环障碍,导致局部组织的细胞缺血、缺氧、自由基氧化、炎症介质损伤等一系列变化。中性粒细胞是机体非特异性免疫的主要效应细胞,在急性炎症反应中,渗出到血管外炎症部位,一方面发挥其杀菌吞噬功能,另一方面又释放多种炎症介质,从而导致局部组织细胞的炎性损伤。

如果血管内皮细胞结构的完整性和正常的分泌功能遭到破坏,势必导致相应组织器官的功能障碍而引发多种病理过程,具体表现在:①血管内皮细胞正常结构的损伤使其屏障功能丧失,引起血管的通透性升高,导致组织水肿;②血管内皮细胞分泌血管活性物质的功能紊乱影响到正常血管的收缩与舒张,引发心血管系统的疾病;③血管内皮细胞分泌促凝血因子和抗凝血因子的功能缺失或亢进,引起抗凝物质的减少或促血栓物质的增多,引发出血性和血栓性疾病,严重时可导致微循环障碍、休克以及不可逆的全身性 DIC;④血管内皮细胞屏障和分泌功能的丧失,影响到正常的炎症反应和免疫应答过程,加剧炎性损伤,引起组织增生等。由此可见,血管内皮细胞机能障碍与休克、感染、肿瘤、创伤、水肿、急性炎症等多种疾病及综合征密切相关。

综上所述,MODS 是在某种诱因作用下,发生全身炎症反应,通过神经、体液介质的正负反馈作用,并经衰竭器官产生的有害对话,续贯发生各器官系统功能衰竭(未干预),也可以转危为安(干预)。MODS 的病程中炎症因子的多层性、多效性,毒性物质的峰值理论,体内平衡机制紊乱,以及内皮细胞的广泛损害等,这就是 ECT 联合 ECMO 治疗 MODS 的理论基础。体外循环疗法主要功能是通过生物膜分离、清除和吸附原理实现清除和吸附体内炎症介质,平衡内环境(水电、酸碱、凝血与纤溶、免疫、代谢、内分泌等),保护作用(内皮细胞、维护器官功能),并通过 ECMO 增加气体交换和器官血液灌注,支持心肺功能,最终达到支持多器官、系统功能、维持生命的目的,或者为恢复健康或为后续治疗(如手术、介入或移植)赢得时间与机会。

三、体外循环生命支持系统的构建

(一)体外循环生命系统的构建基础

这里提到的体外循环生命支持系统(ECLS)是 CRRT 与 ECMO 的组合。多年实践表明,CRRT 及其拓展的 HVHF 还有强大的排毒功能,自然 CRRT 却为 ECLS 治疗 MODS 奠定了技术基础。近年出现的带有吸附装置的 CPFA、MARS 等,增加了排毒效率,具有多层面、多效性的器官功能支持作用,成为救治脓毒症、肝衰竭的有力武器。ECMO 具有完全的心肺支持功能,如果 MODS 或 MOF,伴有严重的心肺衰竭,完全可以 CRRT 或 MARS 与 ECMO 联合(ECLS)应用,效果非常突出,并且逐渐被临床实践所证实。

(二)体外循环生命支持系统对多器官、多系统功能障碍的支持

从临床角度看,MODS 可能是遭受手术打击、横纹肌溶解、烧伤、重症胰腺炎、器官缺血、脓毒症及脓毒症休克的结果。这些情况可能导致 AKI、心功能不全、肝衰竭、凝血功能异常、急性肺损伤、骨髓抑制、酸碱平衡失调、脑功能障碍,最终导致重症 MOF,而 ECLS 可以实现对这些器官、系统的支持,但是支持的前提是:这些器官、系统功能障碍属于急性、可逆性。

1. *肾脏支持* CRRT 被认为是一种新形式的人工肾支持疗法,它有很好的血流动力学稳定性,高效的清除分解代谢产物和液体的超负荷,更适合于心血管功能不稳定、危急重症以及老年患者。目前 CRRT 已经常规应用于重症 AKI,合并或不合并 AKI 的 MODS、脓毒症的救治。鉴于重症 AKI 以及 MODS 的成功治疗与高容量交换有密切相关性,故对设备提出更高的要求。首先高容量交换会增加技术风险(如通路导管流量、管路断裂、剂量错误)。通路导管必须能通过至少 300 ml/min 以上的血流量,在各种体位下都要避免通路内再循环。大容量交换(如 140 ml/min)应特别注意容量平衡,要求精确到 0.1%,泵速精确到5%。偏离设定值超过 50 ml 机器就会报警。应该前后稀释同时进行,大容量交换要求设备必须对提供的液体具备足够加温的能力。其次要求新型 CRRT 提高安全报警阈值和精确度,并有自动终止错误运行控制装置,界面操作简单、清楚,设备移动方便。

2. *心脏支持* 脓毒症时心肌损害通常是致命的,常因水负荷过多、心肌损害或脓毒症的毒性心肌抑制。可以通过优化液体平衡,减轻器官水肿和纠正心脏前后负荷得到心脏支持治疗。有报道说心肌弹性在纠正了液体负荷后得到了改善。CRRT 可以排除心肌致害物质,增强心肌对血管活性药物的敏感性。总之,通过体外循环显著改善了心血管稳定性,维持了良好的血流动力学参数,如平均动脉压、心率、外周血管阻力。这种稳定性通过缓慢持续超滤和水分从组织间隙向血管内再充盈,这样使血容量和器官灌注得以稳定。如果出现心泵衰竭,则 ECMO 和(或)CRRT 联合应用可以同时提供心肺和肾脏的支持。

3. *肺脏的保护与支持* 机械通气在治疗急性肺损伤是必需的,但可造成气道压力性损害和肺泡透明膜病变。通过 CRRT 可以清除循环血液中多余水分、细胞因子以及 CO_2,使 ARDS 减轻。在体外循环中连接 ECMO 可以克服气道阻力和肺弥散障碍而提高氧合作用及清除 CO_2,避免呼吸机导致的急性肺损

伤。ECMO 与 CRRT 联合使用是非常适用的选择,我们的动物实验取得初步成果[15],对可逆性急性肺损伤治疗是可靠而有效。目前存在的问题血液透析的血流量达不到 ECMO 的要求,不能满足理想的通气/血流比值,影响氧合效果,有待今后进一步改善。

4. *肝脏支持* 临床上非生物人工肝技术更趋于成熟,其组成必须包括透析(或滤过)和吸附两部分。透析或滤过主要清除水溶性小分子或中分子溶质,纠正失衡的内环境。吸附主要清除脂溶性、与白蛋白结合或未结合的大分子溶质。如果事先将血浆与血细胞分开,则分离的血浆进入吸附装置,不但可以提高吸附性能,还可避免生物相容性不好带来的影响。现代的非生物人工肝(MARS、Prometheus)均符合上述要求。只不过 MARS 系统使用含 20% 白蛋白循环液在膜外吸附血浆内与白蛋白结合的毒素,然后经过吸附系统。而 Prometheus 是血浆白蛋白及其结合的毒素一起跨膜进入体外循环,之后通过吸附系统。两者最后都经过透析进一步调整和净化血液。两种人工肝预期的生理效应可以改善神经功能状态,清除游离胆红素、炎症介质、内毒素,清除一些芳香族氨基酸,调整芳香族与支链氨基酸的比例,降低血氨等。

5. *调节内环境平衡* MODS 患者最突出的生理代谢异常是水、电解质、酸碱平衡失调,当体内不能进行自身调节时,体外循环支持为首选而有效的方式。更重要的是体外循环还可以平衡机体免疫、内分泌、炎症反应、凝血与纤溶系统,调节氧供与耗氧,修复内皮细胞功能,恢复机体内环境稳态,这是保证成功治疗 MODS 的重要内部条件。用 CRRT 平衡水、电解质、酸碱的内环境较容易,但要达到免疫、内分泌等平衡则需要增加 CRRT 的吸附功能或改变滤器的性能。

6. *胃肠支持* 体外循环支持疗法,即可清除毒素,调解免疫状态,又可平衡内环境,所以其可以恢复肠黏膜屏障功能,纠正胃肠免疫功能障碍,调整肠道激素分泌。

7. *血液保护* MODS 时血液系统受累主要表现为:循环中携带大量致病因子,持续对机体造成损害;组织器官缺血和缺氧;凝血与纤溶障碍,导致出血或 DIC。血液循环支持最大的优势是:排除各种致病因子;纠正异常代谢,增加血运,提高氧供、降低氧耗;恢复凝血与纤溶系统的平衡,阻断 DIC 的恶性循环,降低出血风险。

8. *平衡免疫系统* 根据脓毒症炎症反应平行理论,CRRT 可以恢复促炎与抗炎动态平衡,既能抑制过度炎症反应,同时还可扶助抗炎反应过程,达到免疫平衡。CRRT 对严重脓毒症的血流动力学和免疫系统反应产生有利影响,免疫调节物质相对分子质量为 5 000 ~ 50 000,可以应用高通量膜(截留相对分子质量 30 000 ~ 40 000)通过扩散、吸附或对流清除掉。余晨等[16]报道,早期使用连续性血液净化能排除促炎症介质,后期能使单核细胞抗原呈递功能恢复到正常水平,抗炎症因子(IL-10)下降,恢复内皮细胞功能,起到调节机体免疫紊乱态势,重建机体免疫系统内稳状态。彭侃夫等[17]报道,多器官功能衰竭患者 Th1 明显降低,Th2 明显增加,Th1/Th2 显著降低。连续性血液净化治疗 48 ~ 72 小时后,Th1 明显上升,而 Th2 明显下降,使 Th1/Th2 趋于平衡,改善细胞免疫功能。

9. *营养支持* 营养是影响急性肾衰竭及 MODS 患者预后的重要因素之一,但由于患者治疗性液体输入过多,又因少尿,使输液量受限,往往限制了营养液的补充。近来多数学者认为对高分解代谢患者的营养支持宜在患者内稳态进入平衡后施行。另一观点是肠外营养(TPN)补充热量不宜过高,低热量 TPN 有助于改善负氮平衡、减轻肺功能损害。另外,早期进行肠内营养有助于肝肾功能恢复,应与 TPN 相辅相成。连续 CRRT 治疗时每天丢失 750 ~ 1000 kcal 热量,在严重分解代谢患者,每天往往输入 5000 ml 全静脉营养液,才能达到热量与氮的正平衡,因此 CRRT 为 TPN 提供了有利条件,可以充分输入营养物质。CRRT 时由于允许增加输入量,因此葡萄糖的浓度可大大的降低。CRRT 不仅为营养支持准备了“空间”,同时控制了代谢产物的水平,最大限度地纠正了代谢性酸中毒和高磷血症,这些为营养支持治疗及静脉用药提供了充足的保障

10. *热能平衡* 体外循环可以调节体温和维持机体散热平衡,CRRT 体外循环热量丢失约 100 kJ/h,负热平衡取决于血液通路长短、室温及透析液和置换液温度,负热可能有助于下调炎症反应和器官或组织的耗氧量,可使高热、中暑等患者达到特定的临床治疗目的。

11. *骨髓支持* 脓毒症及尿毒症可抑制骨髓功能。红细胞生成和血小板功能受到积聚的毒素的影响。因此通过体外循环排出毒素是对骨髓的重要支持，当然也可以进一步应用重组人红细胞生成素支持骨髓。

12. *脑保护* 脑水肿是在间歇性血液透析期间溶质快速运动造成的逆渗透现象，CRRT 可消除这种风险。CRRT 也不会增加颅脑伤损患者的颅内高压。还有报道，MARS 治疗会使肝性脑病患者颅内压降低，可能与增加颅内血运、减少脑水有关。积累的氨基酸衍生物可能导致脓毒症脑病，CRRT 清除了这种过多的水溶性衍生物并且减轻了氨基酸失衡，可能对脓毒症脑病也有疗效。在昏迷状态下，酸诱导的脑酶变化参与并反映了脑内葡萄糖的利用变化，CRRT 纠正了酸性环境，亦可能是另一种形式的脑保护性机制。

四、体外循环生命支持系统的应用前景

对于体外循环系统支持多器官功能衰竭，近 10 年来笔者及团队连续发表多篇专论、综述[18-25]，期待研制出中国自主研制创新型一机具备多器官支持的设备。对 MODS 的体外循环支持如何实现，理论上需要一种组合的方式，即在一个治疗平台（一种设备）上进行多器官功能支持，而且还可以根据衰竭的器官种类进行选择不同支持模式。应用单器官支持治疗模式在生物学意义上是不全面的，临床两个或多个脏器功能衰竭患者日渐增多，所以多器官支持技术已经向我们提出挑战。以 CRRT 设备作为核心构件，它作用广泛，能达到血液净化的多重目的。为增加对大分子或脂溶性毒性物质清除，可以加上树脂和炭的吸附技术，可以用全血（全血吸附）也可以用血浆（血浆吸附）。如果伴有急性呼吸衰竭可以连接 ECMO，可使血液直接吸入氧气，排出 CO_2。通过上述技术支持，可直接排除多余水分、代谢废物，纠正电解质、酸碱失衡，改善呼吸状态。清除氧自由基、内毒素，增加氧的利用，改善代谢，纠正凝血紊乱，稳定内环境，平衡免疫状态，保护内皮功能，有利于衰竭的器官恢复。ECT 技术已经通过体外循环多方位治疗为多器官功能支持打开了通道，根据现代科技水平，在理论与实践上研制 ECLS 系统是完全可能的。

在医学临床实践中，ICU、CCU 的多器官功能衰竭（心、肺、肾、肝）患者增多，然而现有技术中并没有一机集多功能的设备辅助或替代多器官功能衰竭的功能。上述 ECMO、CRRT 等体外循环支持设备，均具有单一的脏器支持功能。上述设备之间现有的连接方式是外在组合，如 ECMO 与血液滤过器联合，用于心肺衰竭合并肾衰竭；CRRT 与 ECMO 组合，用于治疗肾肝衰竭和心肺衰竭。总之，目前国内外尚无此类设备内在联合的临床应用。我们设想的体外循环生命支持系统，见图 12-10-5，需要将多个组件实现内在联合，是多种功能集于一机，由电脑自动程序控制并可选择一个或多个治疗系统，而且有助于脑、胃肠血液的功能改善以及调节免疫功能和内环境稳定。

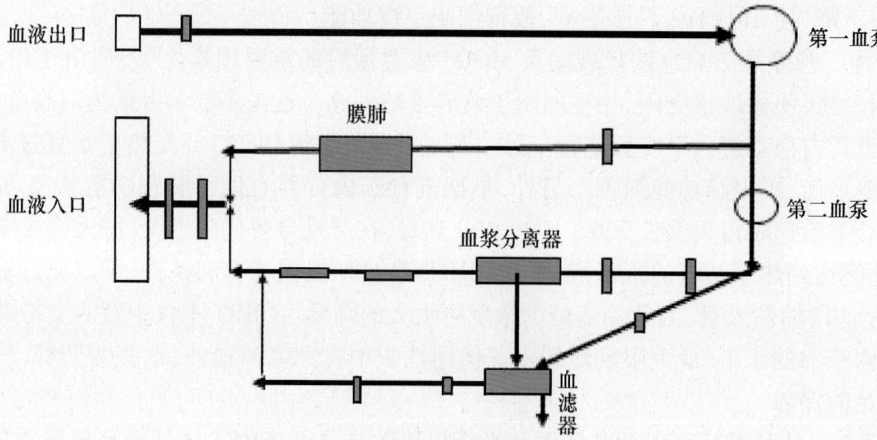

图 12-10-5 体外生命支持设备示意图

参考文献

1. Morgera S, Klonower D, Rocktäschel J, et al. TNF-alpha elimination with high cut-off haemofilters: a feasible clinical modality for septic patients? Nephrol Dial Transplant, 2003, 18(7): 1361-1369.
2. Rencon C, Bellomo R. Acute renal failure and multiple organ dysfunction in the ICU: from renal replacement therapy(RRT) to multiple organ support therapy(MOST). Int J Artif Organs, 2002, 25(8): 733-747.
3. Roncon C, Bonello M, Bordoni V, et al. Extracorporeal treatments in Non-renal disease: treatments of sepsis and the peak concentration hypothesis. Blood Purification, 2004, 22(1): 164-174.
4. TettaC, D'lntini V, Bellomo R, et al. Extracorporeal treatments in sepsis: are there new perspectives? Clin Nephrology, 2003, 60(5): 299-304.
5. Kellum JA, Song M, Venkataraman R. Hemoadsorption removes tumor necrosis factor, interleukin-6, and interleukin-10, reduces nuclear factor-kappaB DNA binding, and improves short-term survival in lethal endotoxemia. Crit Care Med, 2004, 32(3): 801-805.
6. 王质刚. 血液净化模式与临床应用. 北京:北京科学技术出版社, 2008:302-309.
7. Ratanarat R, Brendolan A, Ricci Z, et al. Pulse high-volume hemofiltration in critically ill patients: a new approach for patients with septic shock. Semin Dial, 2006, 19(1): 69-74.
8. Fortenberry JD, Paden ML. Extracorporeal therapies in the treatment of sepsis: experience and promise. Semin Pediatr Infect Dis, 2006, 17(2): 72-79.
9. Sell H, Dietze-Schroeder D, Kaiser U, et al. Monocyte chemotactic protein-1 is a potential player in the negative cross-talk between adipose tissue and skeletal muscle. Endocrinology, 2006: 147(5): 2458-2467.
10. Clerico A, Recchia FA, Passino C, et al. Cardiac endocrine function is an essential component of the homeostatic regulation network: physiological and clinical implications. Am J Physiol Heart Circ Physiol, 2006, 290(1): H17-H29.
11. Monshouwer M. Hepatic (dys-) function during inflammation. ToxicolIn Vitro, 2003, 17(6): 681-686.
12. Molls RR, Rabb H. Limiting deleterious cross-talk between failing organs. Crit Care Med, 2004, 32(11): 2358-2359.
13. Grootendorst AF, van Bommel EF, van der Hoven B, et al. High volume hemofiltration improves right ventricular function in endotoxin induced shock in the pig. Intensive Care Med, 1992, 18(4): 235-240.
14. 陈朝红, 刘志红, 余晨, 等. 全身炎症反应综合征及脓毒症患者内皮细胞功能研究. 肾脏病与透析肾移植杂志, 2003, 12(4): 352-356.
15. 贾丽芳, 史振伟, 王质刚. 体外膜肺联合血液滤过治疗肺肾衰竭的实验研究. 中华肾脏病杂志, 2007, 23(8): 510-514.
16. 余晨, 刘志红, 郭啸华, 等. 连续性血液净化治疗全身炎症反应综合征及脓毒症对机体免疫功能的影响. 肾脏病与透析肾移植杂志, 2003, 12(1): 2-9.
17. 彭侃夫, 吴雄飞, 赵洪雯, 等. 连续性血液净化治疗多器官功能衰竭与 Th1/Th2 失衡的临床研究. 中国血液净化, 2005, 4(2): 83-85.
18. 王质刚. 从连续性肾脏替代疗法到体外循环生命支持系统的演变. 中华肾脏病杂志, 2008, 24(4): 227-230.
19. 王质刚. 多器官功能衰竭研究进展——多器官功能支持系统的应用. 北京医学, 2007, 3: 167-170.
20. 王质刚. 多脏器功能不全及多器官功能支持系统的研究进展. 中国血液净化, 2006, 5(9): 650-658.
21. 贾丽芳, 王质刚. 多脏器功能不全综合征体外支持治疗进展. 血液净化. 2006, 5(6): 332-335.
22. 王质刚. 多器官功能衰竭与多器官功能支持系统. 透析与人工器官, 2005, 16(4): 20-22.
23. 张东亮, 王质刚. 非生物型人工肝支持系统在多脏器功能不全中的应用进展. 中国血液净化, 2007, 6(1): 40-44.
24. 王质刚. 浅谈体外氧合疗法在危重症中的应用. 中国血液净化, 2008, 7(11): 581-584.
25. 王质刚. 体外氧合疗法和连续性肾脏替代治疗组合在多器官功能衰竭和脓毒症中应用. 中国血液净化, 2012, 11(12): 639-641, 645.

第十三章

连续性血液净化

季大玺　谢红浪

1995 年，第一届国际连续性肾脏替代治疗（continuous renal replacement therapy，CRRT）会议在美国加利福尼亚州圣地亚哥举行，对相关 CRRT 技术进行了统一命名[1-2]，会议将 CRRT 定义为每天连续 24 小时或接近 24 小时的一种连续性血液净化技术，以替代肾脏功能，随后延续每年一次的国际性 CRRT 学术会议。南京军区总医院全军肾脏病研究所，从 20 世纪 80 年代率先在国内开展 CRRT，自 1999 年起每年举办一届全国性的学习班，促进了 CRRT 在我国的推广及发展。CRRT 主要特点包括：延长了血液净化时间；增大体外循环中的血流量；使用高通透性、生物相容性好的滤器；配备大量的置换液；设置精确的液体平衡系统，为危重症患者的救治提供了极其重要的内稳态平衡，即使在低血压情况下也能应用，同时为营养支持创造了条件。目前，该技术临床应用范围正在日益扩大，已经从最初单纯肾脏替代治疗的手段，扩展到各种临床危重病例的救治，尤其是脓毒症伴急性肾损伤（AKI）、重症急性胰腺炎、严重电解质紊乱等，其治疗范围也已远远超过了肾脏病领域。因此，CRRT 这一名词已不能完全概括此项技术的实际内涵，其技术方法与名称也经历了一系列演变。有鉴于此，2000 年，黎磊石等将 CRRT 重新命名为连续性血液净化（continuous blood purification，CBP），更符合临床实际内容，更有利于这一技术的发展及推广。CBP 是指所有连续、缓慢清除机体过多水分和溶质，对脏器功能起支持作用的各种血液净化技术的总称。近年来，人们发现吸附作用能有效地清除各种毒性介质，极为有利于脓毒症的救治，随之很快出现吸附装置与血液透析装置联合应用等设备，应用于脓毒症等危重病症治疗，取得了非常令人满意的效果。目前这项新技术正在积极研发。

第一节　概　述

季大玺　谢红浪

一、历史的回顾

（一）治疗方式的进步

1977 年，Kramer 等[3]首次将连续性动静脉血液滤过（continuous arteriovenous hemofiltration，CAVH）应用于临床，在一定程度上克服了传统的间歇性血液透析（intermittent hemodialysis，IHD）存在的“非生理

性”缺陷，在临床上迅速推广，CAVH 应用于临床治疗 ARF，标志着一种血液净化新技术的诞生。1982 年 4 月，美国 FDA 批准 CAVH 在 ICU 患者中应用。但几年后，CAVH 技术的不足之处日益彰显，连续性股动静脉留置导管易发生出血、血栓形成及感染，临床无法应用于严重低血压患者；尽管容量超滤很好，但是尿素清除率不超过 15 L/24 h，对大多数 ARF 伴有严重高分解代谢的患者，达不到治疗目的。为了增加治疗剂量，Kramer 等又用了 2 年时间，试图通过减少体外循环静脉血路血流量，提高跨膜压（transmembrane pressure，TMP）来增加超滤率，但效果十分有限。1982 年，Bischoff 等[4]提出配对静脉静脉血液滤过（CVVH），但需要血泵驱动血液循环和容量平衡控制系统。随着单针双腔静脉留置导管和新一代血泵及高通量血液滤过器问世，对 CBP 概念的理解也已发生了根本变化。CVVH 标志着 CBP 系列更加多元化，实现方便、安全、有效的治疗，效率进一步提高。1984 年，Geronemus 等[5]首先应用纤维素膜透析器进行连续性动静脉血液透析（CAVHD），4 年后又采用高通量透析。这一技术的出现标志着 CAVH 进展到 CAVHD，大大提高了对小分子物质的清除率，尿素清除率可以达到 24 ~ 26 L/24 h。1986 年，Ronco[6]等提出连续性动静脉血液透析滤过（CAVHDF），通过弥散和对流相结合方式，不仅小分子物质的清除率增加，也使大分子物质的清除率明显提高。随后相继衍生出连续性静脉静脉血液透析（CVVHD）[7]及连续性静脉静脉血液透析滤过（CVVHDF）[8]。1985 年，Wendon 等[9]提出高容量血液滤过（HVHF）。1992 年，Ronco 等[10]提出连续性高通量透析（CHFD），是对流及弥散最优化的组合，弥补对中分子物质清除不足，尿素清除率可达到 60 L/d，菊酚清除率可达到 36 L/d。20 世纪 90 年代，南京军区总医院全军肾脏病研究所等[11]提出日间 CRRT，与 Breen 等[12]提出的“间歇性”CRRT 有异曲同工之处。1998 年，Tetta 等[13]提出配对血浆滤过吸附（CPFA），可以清除炎性介质、细胞因子、活化的补体成分和内毒素。

（二）命名

20 世纪 90 年代之前，CRRT 缺乏统一命名，不同定义用于同一种治疗，不同的治疗又采用同一定义。1995 年，第一届国际 CRRT 学术会议关于 CRRT 的定义、分类及命名达成了一致共识。各种技术的命名原则是以操作技术特点为基础，尤其是以溶质和水分清除原理为重点参照，而具体组成部分（血管通路、透析器、管路等）不作为命名原则[1-2]，见表 13-1-1。1998 年，作者将原来仅限于治疗 ARF 的 CRRT 技术，拓展到多种危重病症的救治，病种涉及多学科。CRRT 不再局限于替代肾脏功能，还具有清除炎性介质、免疫复合物、毒素、脂质、变性蛋白的能力，以及稳定血流动力学、保障营养支持等多方面功能；同时保证重要脏器功能，争取时间治疗原发病，为多种危重病症的救治创造条件，从而大大提高了多种危重病的救治成功率[14-15]。尽管如此，CRRT 在概念上仍局限于肾脏病领域，它在命名上的这一缺陷，在一定程度上被部分医务人员误解这是一单纯替代肾脏功能的治疗措施。2000 年，黎磊石等在国际上首次提出 CBP 新概念，这一变化不仅是简单正名，而是我们已认识到这一疗法对全身及肾脏以外脏器的影响，净化（清除）作用、连续性治疗及多器官功能支持是整个技术的核心，可以干预重症疾病的进展，阻断危象的发生，为危重病症的救治提供了全新的理念。CBP 的重要特征之一是其作用机制并非针对某一病原体（不是病因疗法）或某一发病机制，而是处理危重病症的重要手段。因此在病原体不明了（如战时生物或化学战）或缺乏有效药物治疗或拮抗剂〔如非典型性肺炎（SARS）〕的情况下仍能发挥效应，解救重危病情，为后期治疗创造条件。另一方面，CBP 具有与传统药物、手术及物理治疗等截然不同的新理念，从这个意义上讲，此项技术正在改写现代临床治疗学，从而打破了“CRRT”的概念对这一技术应用范畴的限制，使之拓展到其他系统及多种疾病的救治中，真正成为救治多种危重病症的方法[15-24]。

表 13-1-1 连续性血液净化技术的命名

年代 作者	中文	英文	缩写
1977 Kramer	连续性动静脉血液滤过	Continuous arteriovenous hemofiltration	CAVH
1982 Bischoff 等	连续性静脉静脉血液滤过	Continuous venovenous hemofiltation	CVVH

续表

年代 作者	中文	英文	缩写
1980 Paganini 等	缓慢连续性超滤	Arteriovenous slow continuous ultrafiltration	SCUF
1984 Geroemus 等	连续性动静脉血液透析	Continuous arteriovenous hemodialysis	CAVHD
1988 Tam 等	连续性静脉静脉血液透析	Continuous venovenous hemodialysis	CVVHD
1986 Ronco 等	连续性动静脉血液透析滤过	Continuous arteriovenous hemodiafiltration	CAVHDF
1993 Bellomo 等	连续性静脉静脉血液透析滤过	Continuous venovenous hemodiafiltration	CVVHDF
1992 Ronco 等	连续性高通量透析	Continuous high flux dialysis	CHFD
1985 Wendon 等	高容量血液滤过	High volume hemofiltration	HVHF
1981 Tetta 等	连续性血浆吸附滤过	Continuous plasmafiltration adsorption	CPFA
2000 季大玺等	日间连续性肾脏替代治疗	Day-time continuous renal replacement therapy	DCRRT

二、连续性血液净化新装置

目前已问世的 CBP 装置有:①BM25, Accura (Baxter, USA);②Prisma(Hospal-GambrD), Prisma flux (Gambro Lundia AB, Monitor Division); ③Diapact CRRT(B. Braun, Carex Mirandola, Italy);④Multi Filtrate (Fresenius Medical Care AG, Germany);⑤Multimat B-ICU(Bellco, Mirandola, Italy);⑥EQUAsmart(Italy); ⑦HF400 多功能血液净化机。

CBP 装置通常都有 3 个泵,包括血泵、超滤泵和补液泵,有些新型 CBP 机装有 4~5 个泵(多一个补液泵和透析液泵),这种机型具备前/后同时稀释的功能,并可按不同的稀释速度进行,特别适合 HVHF。CBP 装置均无透析液配比装置,但配有透析液驱动泵,初期行 CAVHD 及 CAVHDF 时的透析液流速较慢,一般<30 ml/min,当做 CVVD 和 CVVHDF 时,其透析液流速显著增加。目前均应用市售或自行制配好的袋装透析液,用一个泵输入透析器。CBP 机治疗时需要进行大剂量的液体交换,除对置换液的成分和微生物学有严格要求外,机器本身必须有精确的容量平衡控制装置,通常采用 1~4 个电子秤进行量控制,精确度可小于0.3%。部分 CBP 机采用容量控制装置,容量控制的精确度稍逊于重量控制。每种 CBP 机的治疗模式要看机内装有几个泵,以及它的功能流程图,医师可以根据病情选取不同的治疗方式,各机的基本治疗模式大致相同,现行 CBP 机的基本功能都可做 SCUF、CVVH、CVVHD、CVVHDF、CVVHFD。

这些设备具备完整的安全监测和液体平衡控制系统,使每天液体平衡误差小于 0.3%,操作方便,节省人力,可以使危重病症患者,在床边平稳地接受肾脏或非肾脏疾病替代治疗,具有广泛的应用前景[25-27]。

参考文献

1. Bellomo R, Ronco C, Mehta RL. Nomenclature for continuous renal replacement therapies. Am J Kidney Dis, 1996, 28(Suppl 3): S2-S7.
2. Ronco C, Bellomo R. Basic mechanisms and definitions for continuous renal replacement therapies. In J Artif Organ, 1996, 19: 95-99.
3. Kramer P, Wigger W, Rieger J, et al. Arteriovenous hemofiltration: a new and simple method for treatment of over-hydrated patients resistant to diuretics. Klin Wochenschr, 1997, 55: 1121-1122.
4. Bischoff K, Doehn M. Kontinuierliche pumpengtriebene Ultrafiltration bei Nierenversagen. Kramer P, Vandenhoeck U. Ruprecht eds. Arterio-venoue hamofiltration. Gttingen: Vandenhoeck & Ruprecht, 1982: 227-234.
5. Geronemus R, Schneider N. Continuous arteriovenous hemodialysis: a new modality for treatment of acute renal failure. Trans Am Soc Artif Intern Organs, 1984, 30: 610-613.
6. Ronco C. Arterio-venous hemodiafiltration (A-V HDF): a possible way to increase urea removal during CAVH. Int J Artif Organs, 1985, 8: 61-62.
7. Tam PY, Huraib S, Mahan B, et al. Slow continuous hemodialysis for the management of complicated acute renal failure in an intensive care unit. Clin Nephrol, 1988, 30: 79-85.
8. Bellomo R, Parkin G, Love J, et al. A prospective comparative study of continuous arteriovenous hemodiafiltration and continuous venovenous hemodiafiltration in critically ill patients. Am J Kidney Dis, 1993, 21: 400-404.
9. Wendon J, Smithies M, Sheppard M, et al. Continuous high volume venovenous hemofiltration in acute renal failure. Intensive Care Med, 1989, 15: 358-363.
10. Ronco C. Continuous renal replacement therapies for the treatment of acute renal failure in intensive care patients. Clin Nephrol, 1993, 40: 187-198.
11. 季大玺. 连续性肾脏替代治疗技术的现状. 肾脏病与透析肾移植杂志, 2000, 9: 75-79.
12. Breen D, Bihari D. Acute renal failure as a part of multiple organ failure: the slippery slope of crtical illness. Kidney Int, 1998, 66 (Suppl): S25-S33.
13. Tetta C, Cavaillon JM, Camussi G, et al. Continuous plasma filtration coupled with sorbents. Kidney Int, 1998,66 (Suppl): S186-S189.
14. 季大玺, 谢红浪, 黎磊石, 等. 连续性肾脏替代疗法在重症急性肾衰竭治疗中的应用. 中华内科杂志,1999, 38: 802-805.
15. 季大玺. 连续性血液净化与重症感染. 肾脏病与透析肾移植杂志, 2004, 13: 235-236.
16. 黎磊石, 刘志红. 对连续性血液净化的认识在不断深化中. 肾脏病与透析肾移植杂志, 2004, 13: 451-452.
17. Chertow GM, Levy EM, Hammermeister KM, et al. Independent association betweem acute renal failure and mortality following cardiac surgery. Am J Med, 1998,104: 343-348.
18. Bellomo R, Ronco C. The changing pattern of severe acute renal failure. Nephrology, 1991, 2: 602-610.
19. Ronco C, Bellomo R. Acute renal failure and multiple organ dysfunction in the ICU: from renal replacement therapy(RRT) to multiple organ support therapy (MOST). Int J Artif Organs, 2002, 25: 733-747.
20. Ympa YP, Sakr Y, Reinhart K, et al. Has mortality from acute renal failure decreased? A systematic review of the liteature. Am J Med, 2005, 118: 827-832.
21. 黎磊石. 连续性肾脏替代治疗与重症疾病的救治. 肾脏病与透析肾移植杂志, 1999, 8: 205-206.
22. 季大玺, 龚德华, 徐斌. 连续性血液净化在重症监护病房中的应用. 中华医学杂志, 2002, 82: 1291-1294.
23. 黎磊石. 连续性血液净化的演变与发展前景//黎磊石, 季大玺. 连续性血液净化. 南京: 东南大学出版社. 2004:3-6.
24. Paganini EP, Nakamoto S. Continuous slow ultrafiltration in oliguric acute renal failure. Trans Am Soc Artif Intern Organs, 1980, 26: 201-204.
25. Ji D, Gong D, Xie H, et al. A retrospective study of continuous renal replacement therapy versus intermittent hemodialysis in

severe acute renal failure. Chin Med J,2001, 114: 1157-1161.
26. 季大玺. 连续性肾脏替代治疗技术的现状. 肾脏病与透析肾移植杂志, 1993, 2: 331-336.
27. 季大玺, 谢红浪, 徐斌. 连续性肾脏替代治疗临床应用进展. 肾脏病与透析肾移植杂志, 1999, 8: 205-206.

第二节 连续性血液净化的原理

季大玺 谢红浪

CBP的溶质清除主要方式有3种:弥散、对流及吸附。不同的治疗模式,清除机制不同,血液透析以弥散清除为主,血液滤过以对流及部分吸附清除为主,而免疫吸附及血液灌流则以吸附为主要清除方式。不同物质的清除方式也不同,小分子物质弥散清除效果好,而中大分子物质则以对流及吸附清除效果好[1,2]。因此,必须了解各种治疗模式对物质的清除原理,才能理解影响物质清除率的因素,根据不同的临床需要选择恰当的治疗模式,确定治疗剂量。

一、弥散清除溶质

弥散是溶质通过半透膜的一种方式,主要驱动力是浓度差,在一个限定的分布空间,半透膜两侧的物质有达到相同浓度的趋势。分子的这种运动是无序的,但最终结果是从高浓度侧向低浓度转运。这种方式清除率与分子大小、膜孔通透性及透析膜两侧物质浓度差有关。弥散对血液中的小分子溶质如尿素氮(BUN)、肌酐(Scr)及尿酸(UA)等清除效果好,而对大分子溶质如细胞因子清除效果差。这主要因为小分子溶质在血液中浓度较高,因此膜内外浓度差大,且小分子溶质更易于扩散,而大分子溶质不易于扩散;其次,同样的膜对小分子溶质阻力很小,而对大分子溶质阻力则较大,因此大分子溶质在这种浓度梯度差作用下,不能很好地通过透析膜而被清除[3]。血液及透析液在空心纤维内外进行物质交换时,血流量及透析液流量,以及物质交换遵循物质守恒原理。据此可得到下列公式:

$$Q_{B_{in}} - Q_{B_{out}} = Q_{D_{out}} - Q_{D_{in}} = Q_{uf} \quad (13\text{-}2\text{-}1)$$

式中 $Q_{B_{in}}$、$Q_{B_{out}}$、$Q_{D_{in}}Q_{D_{out}}$——进、出滤器血液及透析液流量;

Q_{uf}——超滤液流量。

而透析液及血液的物质交换也遵循物质守恒原理。溶质转运清除量Js的计算公式如下。

$$Js = Q_{B_{in}}C_{B_{in}} - Q_{B_{out}}C_{B_{out}} = Q_{B_{in}}(C_{B_{in}} - C_{B_{out}}) + Q_{uf}C_{B_{out}} \quad (13\text{-}2\text{-}2)$$

$$Js = Q_{D_{out}}C_{D_{out}} - Q_{D_{in}}C_{D_{in}} = Q_{D_{in}}(C_{D_{out}} - C_{D_{in}}) + Q_{uf}C_{D_{out}} \quad (13\text{-}2\text{-}3)$$

式中 $C_{B_{in}}$、$C_{B_{out}}$、$C_{D_{in}}$及$C_{D_{out}}$——进出滤器血液及透析液溶质浓度。

如果透析液中某溶质浓度为0,即$C_{D_{in}}=0$,公式可简化为:

$$Js = Q_{D_{out}}C_{D_{out}} = (C_{D_{in}} + Q_{uf})C_{D_{out}} \quad (13\text{-}2\text{-}4)$$

滤器溶质转运率以物质清除率表示,即K_D,这样$Js = K_DC_{B_{in}}$。根据上述公式替换,测定血液及透析液中物质浓度即可得出物质清除率:

$$K_D = (Q_{B_{in}} C_{B_{in}} - Q_{B_{out}} C_{B_{out}}) / C_{B_{in}} = [Q_{B_{in}} (C_{B_{in}} - C_{B_{out}}) + Q_{uf} C_{B_{out}}] / C_{B_{in}} \quad (13\text{-}2\text{-}5)$$

$$K_D = (Q_{D_{out}} C_{D_{out}} - Q_{D_{in}} C_{D_{in}}) / C_{B_{in}} = [Q_{D_{in}} (C_{D_{out}} - C_{D_{in}}) + Q_{uf} C_{D_{out}}] / C_{B_{in}} \quad (13\text{-}2\text{-}6)$$

对于 BUN、Scr 等透析液中没有的物质,清除率可简化为:

$$K_D = Q_{D_{out}} C_{D_{out}} / C_{B_{in}} \quad (13\text{-}2\text{-}7)$$

滤器对某种物质的清除率与其质量转运系数(Ko)及膜面积(A)有关。Ko 取决于空心纤维对溶质的弥散阻力,包括溶质大小及滤器通透性。一般生产厂家提供了滤器对常见溶质的 Ko 和 A。提供的数据是在生理盐水中测定的结果,体内在血浆蛋白及细胞存在情况下,清除率下降 16%。图 13-2-1 显示 3 种滤器在不同血流量情况下对 BUN 的清除率。由图 13-2-1 可见,Ko 和 A 越大,清除率越高,反映滤器对溶质的通透性越好;透析液流量固定时,血流量越大,清除率越大,这是因为血流量加大后,单位时间内到达滤器的溶质量也增加,清除量也相应增加,但到一定程度后,如果透析液已与血液中溶质达到平衡,清除率不会再增加而达到平台,或血流量增大到一定程度后,单位时间内到达滤器的溶质量超过膜单位时间内所能通过的溶质量,清除率也达到平台,因此,Ko 和 A 越大,到达平台时所需血流量越大。对于各种滤器,都有一个最佳血流量及最佳透析液流量,保证清除率最好。增加透析液流量虽能增加清除率,但增加费用,图 13-2-2 可看出,透析液与血流量之间及滤器 Ko 和 A 之间达到最佳比例清除效果最好。不同物质受血流量影响不一,相对分子质量越大,影响越小;相对分子质量越小,影响越大(图 13-2-3)。

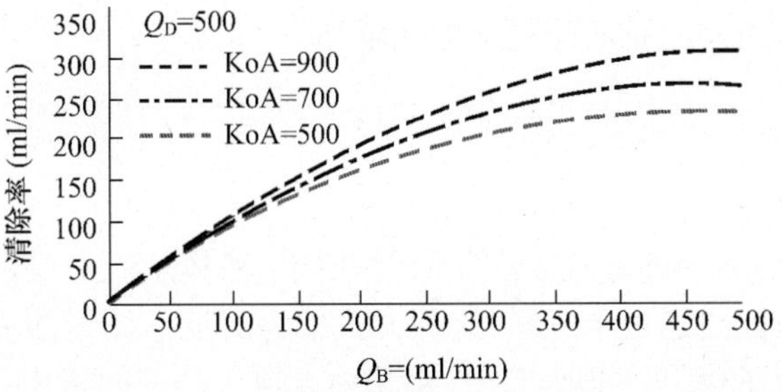

图 13-2-1 血流量对尿素清除率的影响[4]

Q_D—透析液流量;Q_B—血流量;Ko—转运系数;A—膜面积

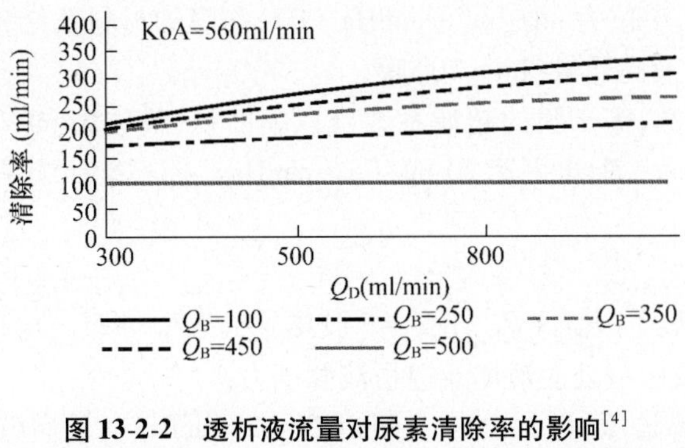

图 13-2-2 透析液流量对尿素清除率的影响[4]

Q_D—透析液流量;Q_B—血流量;Ko—转运系数;A—膜面积

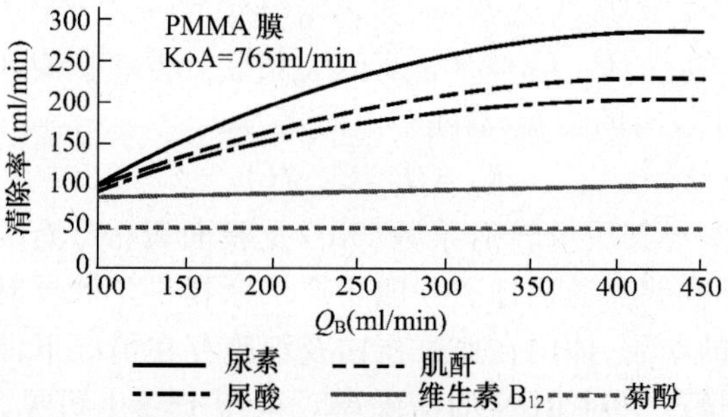

图 13-2-3 血流量对溶质清除的影响[4]

PMMA—聚甲基丙烯酸甲酯膜；Q_B—血流量；Ko—转运系数；A—膜面积

CBP 中，即使以弥散为主要清除方式的模式，透析液流量一般较小（<100 ml/min），而血流量相对较大，达 200 ml/min 左右，在这种情况下，透析液与血液之间的小分子溶质浓度几乎可达完全平衡，弥散清除率与透析液流量呈线性关系。溶质相对分子质量越大，这种线性关系越差。南京军区总医院全军肾脏病研究所测定 CVVHD 不同透析液流量对几种主要尿毒症毒素的清除率，发现其清除率（K_D）= Q_D；且与实测清除率具有相关性，特别是 BUN、Scr 及 U_A 的清除率，而对磷的清除率则与实测结果有一定差异。当透析液流量再增大时，溶质在透析液与血液之间不能达到完全平衡，溶质清除率与透析液流量之间不存在线性关系，但透析清除率可因透析液流量增加而增加[4-6]。

二、对流清除溶质

对流是溶质通过半透膜的另一种方式。在 TMP 作用下，液体从压力高的一侧通过半透膜向压力低的一侧移动，液体中的溶质也随之通过半透膜，这种方式即为对流。体内溶质多种多样，从极小分子（离子）、小分子（BUN，Scr）、中分子（多肽）到大分子（白蛋白或更大分子的蛋白），但溶剂均是血浆。哺乳动物肾小球是通过对流清除溶质的极好模型。连续血液滤过中的血滤器在一定程度上模仿肾小球[6-7]。如前所述，超滤是在 TMP 作用下进行的。清除水分是肾脏替代治疗的一个重要目标，主要通过超滤进行。超滤率为单位时间内通过滤器的液体量。计算公式如下：

$$U_f = \mathrm{LpA}\Delta P = K_{uf}\Delta P \tag{13-2-8}$$

式中 Lp——膜的超滤系数，单位为 ml/（m^2·mmHg·h），与膜的材料及结构有关。据此可将膜分为低通量（Lp<10）及高通量（Lp>20）膜；

K_{uf}——滤器的超滤系数，等于膜的超滤系数乘以膜面积，单位为 ml/（h·mmHg）。低通量的膜，如果膜面积较大，K_{uf}也可达 20 ml/（h·mmHg），但不能认为是高通量滤器；

ΔP——膜内外压力差。

ΔP 的计算公式如下：

$$\Delta P = [(P_{B_{in}} + P_{B_{out}})/2 + P\text{胶体}] - [(P_{D_{in}} + P_{D_{out}})/2] \tag{13-2-9}$$

式中 P_B、P_D——滤器入口及出口处血液侧及透析液侧压力；

P 胶体——血浆胶体渗透压，为 3.3～4.0 kPa（25～30 mmHg），重症患者偏低，超滤脱水后可明显升高；

ΔP——TMP。

定容机器通过两个泵驱动进出滤器液体，两者之间的差值为超滤量。低通量膜治疗时，要达到相同超滤率，采用 TMP 要比采用高通量膜高出许多。在超滤率很大时，上述计算公式不适用。因为血浆中大分子物质及蛋白在膜的内侧明显浓缩，形成阻力层，影响膜的通透性，降低其超滤系数，此为“浓缩极化”现象。超滤时，不同溶质从血液侧通过透析膜的速率不同，取决于膜的筛选系数、膜孔径、溶质分子大小及膜的选择通透性。筛选系数（S）为物质通过透析膜的能力，S 计算见公式 2-10，但没有考虑血膜反应、蛋白浓缩极化因素。

$$S = 2[UF]/([A] + [V]) \qquad (13\text{-}2\text{-}10)$$

式中 $[UF]$、$[A]$、$[V]$——超滤液和滤器前、后血液中物质浓度。

血液滤过使用超滤率大和高通透性膜，单纯对流清除量 Js 计算公式如下：

$$Js = SQ_{uf}C_{B_{in}} \qquad (13\text{-}2\text{-}11)$$

对流清除率计算公式如下：

$$C = Js/Q_{B_{in}} = SQ_{uf} \qquad (13\text{-}2\text{-}12)$$

式中 S(筛选系数)取决于膜的特性、溶质大小、血流量及滤器几何形状。小分子溶质 S 为 1，即对流清除率等于超滤率，因为小分子溶质超滤率比弥散清除率小，因此间歇性血液滤过比血液透析效率低；血液滤过大分子溶质的清除率高，且不存在弥散清除，因此血液进出滤器的渗透压变化不明显，心血管功能稳定。上述为后稀释法血液滤过方式中物质清除率的计算公式。单纯提高超滤率后，会加重血液浓缩，降低膜的通透性，S 也会下降，因此后稀释法清除率提高有一定限制。前稀释血液滤过可以避免血液浓缩现象，超滤率显著增加，从而增加清除率。由于血液稀释，进入滤器的血液中溶质浓度降低，超滤液中的溶质浓度也相应降低，因此同样流量的置换液流量清除效率比后稀释法血液滤过降低[8]。前稀释法血液滤过，溶质清除率计算如下：

$$C = Q_{uf}\frac{Q_{B_{art}}}{Q_{B_{art}} + Q} \qquad (13\text{-}2\text{-}13)$$

$$Q_{uf} = Q_{inf} + 净超滤率 \qquad (13\text{-}2\text{-}14)$$

式中 $Q_{B_{art}}$——血泵速度；

Q_{inf}——置换液输入速度；

Q_{uf}——超滤率。

由于 Q_{uf} 不受限制，当其达 500 ml/min 时，BUN 的对流清除率达 212 ml/min，可满足临床治疗需要。对于 S 为 1 的小分子溶质如 BUN、Scr 及 UA，在一定的血流量情况下，增加置换液流量到一定程度，清除率的增加到达平台(图 13-2-4)。增加血液滤过中某特定溶质的对流清除率，有两条途径：一是增加超滤率，另外是增加筛选系数。前者的改变很易达到，后者相对稳定，较难改变，且治疗过程中 S 会逐渐下降。因此，治疗开始时测定的清除率在治疗过程中并非一成不变，应定期监测，以保证足够的清除率[2]。

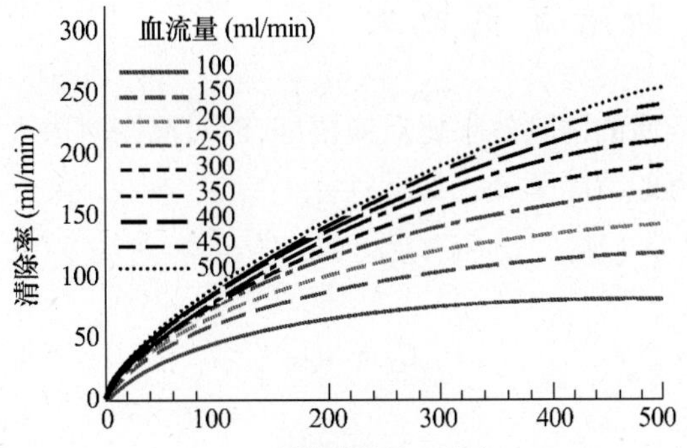

图 13-2-4 置换液流量对溶质清除率的影响[4]

在自动超滤模式 CAVH 中较难达到超滤控制。CAVH 中只能通过减少循环阻力，部分增加血流量，且主要取决于血流动力学状态。此时 TMP 及 Q_{uf} 受血流量及由此引起透析膜静水压变化的影响，临床医师较难控制。血液通过血滤器时，由于水的清除，胶体渗透压逐渐升高，到达某点时，渗透压与静水压平衡后超滤停止。滤器在平衡点以下，不再有滤过功能。降低循环阻力，增加血流量，可使平衡点后移，超滤率增加。在同样压力差下，使用不同长度及阻力的滤器，血流量不一样。血流量的增加引起超滤率增加，部分源于相对胶体渗透压下降。滤过分数保持稳定，到达平衡点后滤过停止。此时再单纯增加血流量并不能相应增加超滤，除非影响 TMP 的其他因素改变。超滤液的静水压变化，可以影响 TMP。通过增加超滤管道的长度及使用负压吸引，在超滤液一侧产生负压，可增加超滤。在 CAVH 只有超滤液侧的压力可以控制，改变超滤液收集装置距离滤器的高度，压力计算公式：

$$P_{uf}(\text{mmHg}) = \text{高度}(\text{cm})/1.36 \tag{13-2-15}$$

式中 1.36——cmH_2O 和 mmHg 的转化系数。

滤液装置距滤器高度越大，超滤液对透析膜产生负压越大，TMP、Q_{uf} 及清除率越大。超滤率过大，血液明显浓缩，血浆胶体渗透压升高，血液黏滞度增高，可降低毛细血管血流速度，超滤率反而会下降。因此要通过增加超滤率来增加清除率，必须保证足够的血浆流量，以避免凝血及通透性下降。滤过分数在循环安全性方面有重要意义，小于 25% 较安全。因此对于自动超滤模式，在膜功能及阻力稳定时，超滤率主要取决于血流量、血细胞比容、蛋白浓度及超滤液收集装置距滤器高度。有鉴于此，如果通过提高超滤率来增加清除率，最有效的方法是用血泵来控制血流量及超滤率。用血泵增加血流量，TMP 增幅达 2 倍以上，并增加超滤率。此外，胶体渗透压的相对下降也增加超滤率。为进一步增加超滤率，可在超滤液引流管上安装容量控制泵，设定泵的转速，可获得最大安全超滤率。除了超滤率对清除率的影响外，S 也影响清除率。而 S 主要取决于膜的通透性，而血浆蛋白浓度、血 pH 和其他溶质的相互作用影响不大。溶质相对分子质量越大，受膜通透性影响越明显。中分子物质低通量膜的 S 几乎为 0，高通量透析膜的 S 则较大。但 S 也会随时间而改变，超滤时不断有蛋白吸附到膜上，膜通透性下降及许多溶质的 S 发生改变。浓度极化现象使接近透析膜表面的蛋白浓度明显增高，形成一层蛋白层。膜的厚度逐渐增加，膜通透性丧失及超滤率减少。蛋白层的厚度很大程度取决于管壁的剪切力。增加血流量，不仅能增加溶质与透析膜接触，也可降低蛋白层厚度，还可安全地增加滤过分数，增大筛选系数。正常情况下，合成膜 TMP 与超滤率之间存在线性关系，但 TMP 超过一定范围时〔一般为 16.1～20.0 kPa（120～150 mmHg）〕会发生改变。后稀释法对增加超滤率有一定限制，因此前稀释模式可避免这种限制。但前稀释法降低滤器入口处溶质浓度，因此超滤液中浓度也相应降低。不同的血液滤过模式中，前稀释法可轻度增加或减少清除率，取决于输入置换液的相对流量及相对分子质量大小。在这种情况下，对某些特殊分子或药物，要进行实际测量。此外，某些分子的蛋白结合率和细胞内外浓度差可有显著差异，进一步增加了这些物质动力学的复杂性[9]。

三、弥散与对流清除溶质的比较

一般认为，弥散对小分子溶质的清除效果比对流要好，而对流则对中大分子溶质清除效果比弥散好。通过前述讨论，可知弥散及对流的清除率公式如下：

$$K_D = Q_{D_{out}} C_{D_{out}} / C_{B_{in}} \tag{13-2-16}$$

后稀释法对流清除率：

$$C_D = SQ_{uf} \tag{13-2-17}$$

前稀释法：

$$C_D = SQ_{uf}Q_B/(Q_{uf} + Q_B) \tag{13-2-18}$$

首先比较在同样透析液流量及置换液流量下后稀释法血液滤过与血液透析的清除率，此时 $Q_{D_{out}} = Q_{uf}$，清除率则取决于 S 及 $C_{D_{out}}/C_{B_{in}}$。一般小分子溶质如 Scr、BUN 和 UA 的 S 为 1；而 $C_{D_{out}}/C_{B_{in}}$ 始终小于 1，只有在透析液流量很小而血流量相对较大时，透析液与血液中溶质浓度达到平衡时，才接近 1。因此 $C_D > K_D$，即同样流量情况下，对流比弥散对小分子溶质清除率大。中大分子溶质通过弥散穿过透析膜到达透析液中量始终很少，即 $C_{D_{out}}/C_{B_{in}}$ 很小，小于滤器膜的筛选系数，因此也是对流比弥散清除率大。后稀释法血液滤过时，超滤率受血液浓缩的限制，不能超过血流量的 25%，只有通过增加血流量才能增加超滤率。在前稀释法血液滤过时，血流量很高，小分子溶质的清除率 C_D 始终小于 K_D，弥散与对流清除溶质的差异小；流量增大后差异明显，如图 13-2-2 与图 13-2-4 所示。前稀释型血液滤过在血流量不变时，增大置换液流量,对小分子溶质清除率的增加很快达到平台。以往血液滤过对小分子溶质清除效果差,是因为所使用滤器膜的超滤系数小,无法达到很大的置换液流量,而目前各种高通量透析膜的使用,超滤系数增大,可通过增大超滤率而增加清除率,达到对氮质血症的满意控制。中大分子溶质的弥散清除量很小,并且透析液流量增大后,清除率很快达到平台,而对流清除量明显增加,且随置换液流量的增加清除率明显增加,因此对流比弥散清除效果好(图13-2-5)。

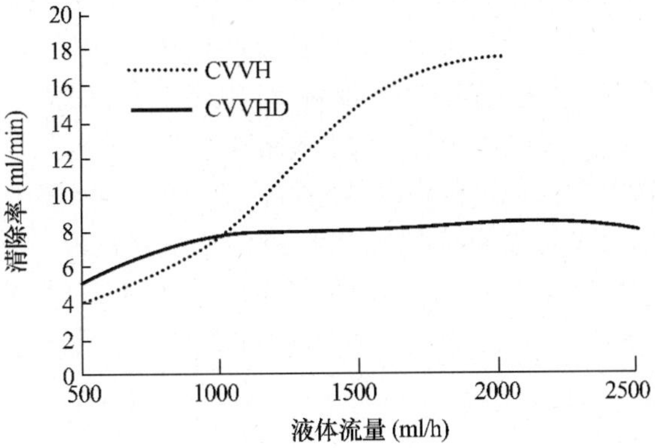

图13-2-5 对流及弥散对β-微球蛋白的清除率[4]

目前由于高通量透析膜的使用,血液滤过对小分子溶质清除已达到满意水平,绝不逊色于透析,而滤过对中大分子溶质的清除效果则是透析无法比拟的;同时,血液滤过为等渗性脱水,血流动力学稳定。因此,临床中多使用血液滤过模式,即CVVH。

四、对流与弥散清除溶质相结合

一般血液净化治疗中,很少有单纯的弥散或对流清除模式,多是两者相结合,除非在连续性治疗模式CVVH中。两者的结合并不等于两者的简单叠加,弥散与对流之间的相互作用比较复杂。超滤后血流浓度下降导致对流清除率下降。因此总的清除率小于超滤率及弥散清除之和[10-13]。有人提出以下公式来计算总的清除率:

$$K_D = K_{D_0} + TrQ_{uf} \qquad (13\text{-}2\text{-}19)$$

式中 K_{d_0}——相同血流量及透析液流量而无超滤时的清除率;

Tr——超滤率增加带来的清除率增加的系数。

体外实验测定,Q_{uf}在0~5 ml/min时,Tr相对稳定在0.4~0.52,随超滤率上升而轻度增加,如果溶质相对分子质量小于16 000,则不受其影响。Tr根据超滤率计算公式如下:

$$Tr = 0.43 + 0.00083Q_{uf} \qquad (13\text{-}2\text{-}20)$$

因此,总的清除率计算公式:

$$K_D = K_{D_0} + 0.43Q_{uf} + 8.3\times10^{-4}Q_{uf}^2 \qquad (13\text{-}2\text{-}21)$$

血液透析时对流清除小分子溶质所占比例很小(<5%),对流在大分子溶质清除中起重要作用。血液透析滤过时,超滤率在50~100 ml/min,滤器为高通透性膜,对流清除率可达23~51 ml/min(相对分子质量<16 000)。后稀释型血液透析滤过超滤率受血流量限制,必须低于血流量的1/3。而前稀释法则可增加超滤率。在连续性血液净化治疗模式中,Tr的计算可按下列公式进行:

$$Tr = S(1 - K_D/Q_B) \qquad (13\text{-}2\text{-}22)$$

S为溶质筛选系数,因此Tr取决于物质的弥散清除能力,即K_D/Q_B。当透析液流量很高,清除主要以对流为主,当透析液流量很大时,则以弥散为主。

五、吸附清除溶质

吸附为溶质吸附至滤器膜的表面，是溶质清除的第三种方式。但吸附只对某些溶质才起作用，且与溶质浓度关系不大，而与溶质与膜的化学亲和力及膜的吸附面积有关。低通量纤维素膜表面有丰富的羟基团，亲水性好而蛋白吸附性差，对纤维素修饰后，膜的疏水性适度增加，吸附能力也增加。大多数合成材料由高度疏水性物质（聚砜、聚酰胺）组成，吸附蛋白能力增强。吸附过程主要在透析膜的小孔中进行。合成膜吸附能力强，特别是对带电荷的多肽、毒素、细胞因子。目前已有证据表明，PAN/AN69 膜可吸附白蛋白、IgG、白细胞介素-1（IL-1）、β_2-微球蛋白、C1q、C3、C5、细胞色素 C、甲状旁腺激素（PTH）及纤维蛋白原和溶菌酶。透析膜对补体成分的吸附清除可避免补体激活，改善生物相容性。对炎性介质及细胞因子的吸附清除可抑制机体的过度炎症反应[14]。近年来随着血液净化技术的发展，将某种能与特定物质结合的成分（如多黏菌素 B、葡萄球菌 A 蛋白等）标记到膜上，可大大增加对特定物质如内毒素、IgG 及细胞因子的吸附清除。使用活性炭或吸附树脂，亦可增加对蛋白结合毒素的清除。在这些治疗模式中吸附成为主要的清除方式。

参考文献

1. Ronco C, Bellomo R. Basic mechanisms and definitions for continous renal replacement therapies. Int J Artif Organs, 1996, 19: 95-99.
2. Garred L, Leblanc M, Canaud B. Urea kinetic modeling for CRRT. Am J Kidney Dis, 1997, 30(Suppl 4): S2-S9.
3. Sargent JA, Gotch FA. Principles and biophysics of dialysis. Winchester JF ed. Replacement of renal function by dialysis. 4th ed. Dordrecht: Kluwer Academic Publishers, 1996. 34-102.
4. 龚德华，季大玺，谢红浪，等. 不同 CRRT 方式对溶质清除的影响. 肾脏病与透析肾移植杂志，2000，9:530-533.
5. Ronco C, Bellomo R. Principles of slolute clearance during continuous renal replacement therapy. Ronco C, Bellomo R, eds. Critical care nephrology, Dordrecht: Klumer Academic Publishers, 1998: 1213-1223.
6. Brunet S, Leblanc M, Geadah E, et al. Diffusive and convective solute clearances during continuous renal replacement therapy at various dialysate and ultrafiltration rates. Am J Kidney Dis, 1999, 34: 486-492.
7. Henderson LW. Biophysics of ultrafiltration and hemofiltration. Winchester JF ed. Replacement of renal function by dialysis 4th ed. Dordrecht: Kluwer Academic Publishers, 1996: 114-145.
8. Locatelli F, Manzoni C, Di Filippo S. The importance of convective transport. Kidney Int, 2002, 80 (Suppl): S115-S120.
9. Clark WR, Ronco C. CRRT efficiency and efficacy in relation to solute size. Kidney Int, 1999, 72(Suppl): S3-S7.
10. Troyanov S, Cardinal J, Geadah D, et al. Solute: clearance during continuous venovenous haemofiltration at various ultrafiltration flow rates using Multiflow 100 and HF1000 filters. Nephrol Dial Transplant, 2003, 18: 961-966.
11. Morgera S, Slowinski T, Melzer C, et al. Renal replacement therapy with high-cutoff hemofilters: impact of convection and diffusion on cytokine clearances and protein status. Am J Kidney Dis, 2004, 43: 444-453.
12. Leypoldt JK. Solute fluxes in different treatment modalities. Nephrol Dial Transplant, 2000, 15 (Suppl 1): 3-9.
13. Liao Z, Zhang W, Hardy PA, et al. Kinetic comparison of different acute dialysis therapies. Artif Organs, 2003, 27: 802-807.
14. Ficheux A, Argiles A, Mion H, et al. Influence of convection on small molecule clearances in online hemodiafiltration. Kidney Int, 2000, 57: 1755-1763.

第三节　连续性血液净化的方式

季大玺　谢红浪

20 世纪 80 年代末,连续性血液净化从动脉-静脉模式发展到静脉-静脉模式,CAVH 已很少使用。人们更喜欢应用 CVVN 或 CVVHDF。另外,CVVH 时间长,使 CVVH 更易被 ICU 患者所接受。

一、连续性动静脉血液滤过

CAVH 是利用人体动静脉之间压力差作为体外循环的驱动压力,通过超滤清除水分,以对流原理清除大、中、小分子溶质。CAVH 具有自限性(动脉压力下降超滤就会自动减少)、持续性(24 小时持续进行)、稳定性(对血流动力学影响小)和简便性(可在床旁直接进行)。其原理与血液滤过(HF)相似,根据原发病治疗的需要补充置换液[1]。在模仿肾小球功能上比 HD 前进一步,又由于它是连续性滤过,故比 HF 更接近于肾小球功能。主要优点是治疗设备简单,在不具备 HD 条件的单位也能进行,患者耐受性好。但是,这项技术的不足之处是对溶质的清除能力有限,最大超滤量仅在 12 ~ 18 L/d(图 13-3-1),假设尿素的筛选系数为 1.0,尿素清除量不会超过 18 L/24 h。由于重症急性肾衰竭患者往往伴有高分解代谢,显然尿素清除量小,不能达到充分清除及满意治疗的目的。另一方面,CAVH 在低血压、血流动力学不稳定者中应用受到严格限制,常因循环功能不良或滤器凝血而被迫终止治疗,或因超滤减少导致治疗失败。此外,CAVH 必须进行股动脉及股静脉置管,股动脉置管不良反应发生率高。

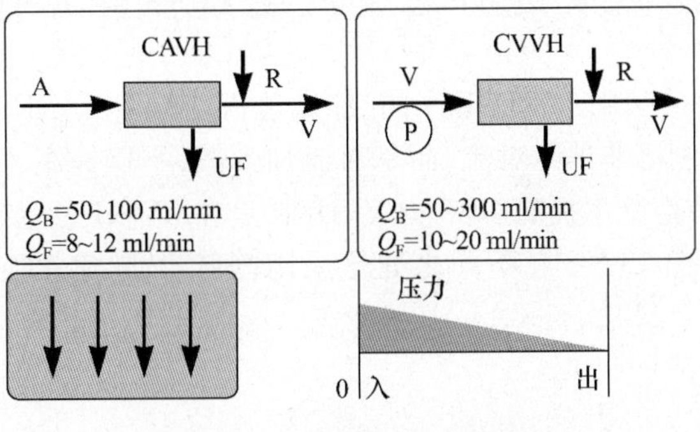

图 13-3-1　CAVH 和 CVVH 模式

A—动脉;V—静脉;R—置换液;P—血泵;Q_B—血流量;Q_F—超滤率;UF—超滤液

二、连续性静脉静脉血液滤过

清除溶质的原理与 CAVH 相同，不同之处是采用中心静脉留置单针双腔导管建立血管通路，应用泵驱动进行体外血液循环[1]（图 13-3-1）。因此，也有人称之为血泵驱动辅助的连续性静脉静脉血液滤过。CVVH 血流量可达到 100～300 ml/min，后稀释法输入置换液，尿素清除率可达 36 L/d，用前稀释法时，置换液可增加到 48～100 L/d。由于前稀释降低了滤器内血液有效溶质浓度，溶质清除量与超滤量不平行，其下降率取决于前稀释置换液的流量与血液流量的比例，同时肝素用量明显减少，使 CVVH 更易被 ICU 患者接受。近年来，CVVH 已经逐渐取代 CAVH，成为标准的治疗模式。其操作步骤标准化，中心静脉留置导管可避免动脉穿刺的各种不良反应。

三、连续性动静脉血液透析及连续性静脉静脉血液透析

CAVHD 仍然是利用人体动静脉之间压力差驱动血液循环，溶质转运主要依赖于弥散，也有少量对流[2]（图 13-3-2）。当透析液流量为 15 ml/min 时（小于血流量），透析液中全部小分子溶质呈饱和状态，从而使血浆中的溶质经过弥散清除。尿素清除率可从 CAVH 的 9.5 ml/min 增加至 23 ml/min，当透析液流量增至 50 ml/min 左右时，溶质的清除率可进一步提高。超过此透析液流量清除率不再增加，实际临床工作中，透析液流量很少超过 30 ml/min。CVVHD（图 13-3-2）采用静脉-静脉血管通路，借助血泵驱动血液循环，溶质转运机制与 CAVHD 相同。CAVHD 及 CVVHD 比 CAVH 及 CVVH 具备更多优点，包括：①能更多清除小分子物质，对于重症急性肾衰竭或伴有多器官功能障碍综合征患者，可以维持 BUN 在 25 mmol/L 以下；②每小时平衡液量减小；③不需要补充置换液。

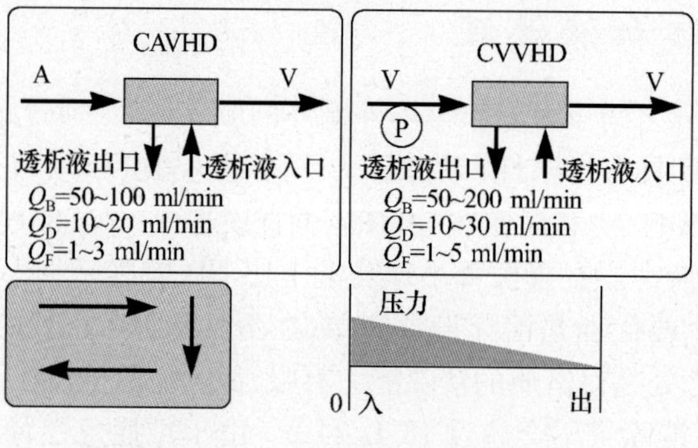

图 13-3-2 CAVHD 和 CVVHD 模式

A—动脉；V—静脉；P—血泵；Q_D—透析液流量；Q_B—血流量；Q_F—超滤率

四、连续性动静脉血液透析滤过及连续性静脉静脉血液透析滤过

CAVHDF 也是在 CAVH 的基础上发展起来的，加做透析以弥补 CAVH 氮质清除不足的缺点（图 13-3-3）。CAVHDF 溶质转运机制已非单纯对流，而是对流加弥散，不仅提高了小分子物质的清除率，还能有效清除中大分子物质，溶质清除率提高 40%。CVVHDF 是在 CVVH 的基础上发展起来的，溶质清除的原理与 CAVHDF 完全相同（图 13-3-3），不同之处是采用静脉-静脉建立血管通路，应用血泵驱动血液循环[3]。

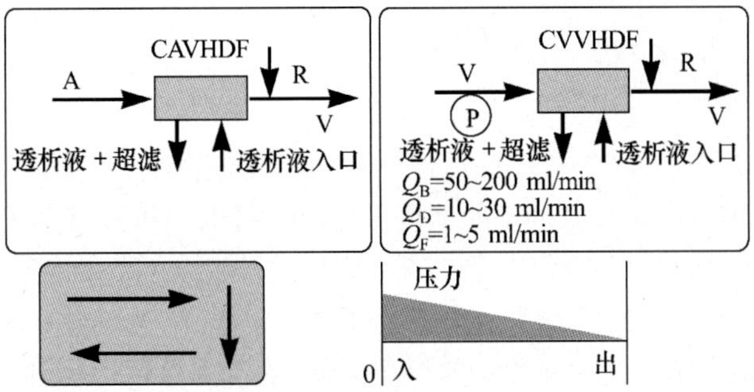

图 13-3-3　CAVHD 和 CVVHDF 模式

Q_B—血流量；Q_F—超滤率；Q_D—透析液容量；P—血泵；A—动脉；V—静脉

五、缓慢连续性超滤

1980 年，Paganini[4]提出 SCUF，主要原理是以对流的方式清除溶质。它也是 CBP 的一种类型，不同点是不补充置换液，也不用透析液，对溶质的清除不理想，不能保持 BUN 及 Scr 在理想的水平，有时需要加用透析治疗。SCUF 分为两种类型：一种是采用动脉-静脉建立血管通路，利用动静脉压力差建立血液循环称为缓慢连续性动脉-静脉超滤（A-VSCUF）（图 13-3-4）；另一种采用中心静脉留置单针双腔导管建立血管通路，借助血泵驱动血液循环称为缓慢连续性静脉-静脉超滤（V-VSCUF）（图 13-3-4）。SCUF 目前临床主要用于水肿、难治性心力衰竭，特别是心脏直视手术、创伤或大手术复苏后伴有细胞外液容量负荷者[5]。早年 SCUF 采用低通量透析器，近年来主张采用高通量滤器。

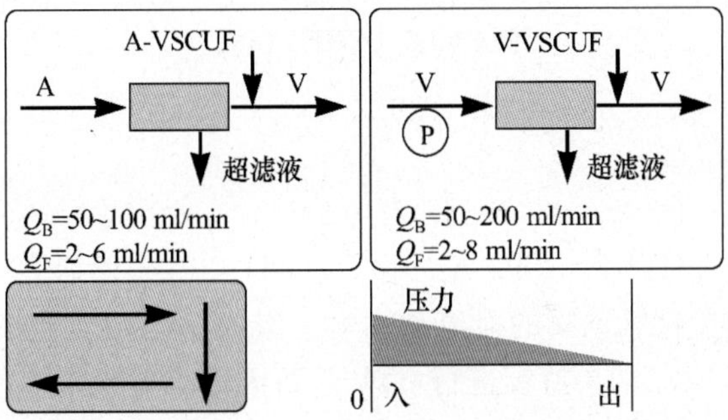

图 13-3-4　SCUF 模式

Q_D—透析液流量；Q_B—血流量；Q_F—超滤率；P—血泵；A—动脉；V—静脉

六、脉冲式血液滤过

2006 年，Ratanarat 等[5]提出间歇性高容量血液滤过（pulse high-volune haemofiltration，PHVHF），用于治疗脓毒症休克患者，总超滤率平均为 48 ml/（kg·h），值得临床推广应用。

日间连续性肾脏替代治疗与脉冲式血液滤过异曲同工，日间 CRRT 主要在日间进行，因为各种药物及营养液主要在日间输入，需要在日间清除过多水分，保证患者在夜间得到足够休息，减少人力消耗，更重要的是日间 CRRT，滤器和管路可以重复使用，滤器减少凝血，通过清除膜上蛋白层，增加吸附和对流清除溶质的效率，延长滤器使用时间和减少费用，适合我国国情。高分解代谢患者增大置换液流量和超滤量，如仍不能较好控制氮质血症，则必须 24 小时不间断进行。

七、连续性高通量透析

1992 年,Ronco[6]提出 CHFD,这个系统包括连续性血液透析和一个透析液容量控制系统,用高通量血滤器、10 L 碳酸氢盐透析液以 100 ml/min 的速度再循环(图 13-3-5)。超滤过程由速度不同的两只泵(P1、P2)控制,第一泵输送已加温的透析液,第二泵调节透析液流出量和控制超滤。该系统既可控制超滤又可以保证对流,与单纯 HD 相比,能增加大分子物质(如菊粉,筛选系数0.6)清除。透析4 小时,透析液中尿素和肌酐浓度与血浆中浓度达到平衡,应予以更换,尿素清除率可达到60 L/d,菊粉清除率可达到 36 L/d,这样 24 小时总体水清除(K/V)≥ 1。连续进行 CHFD,每周 Kt/V 指数也可以达到 7 ~ 10。

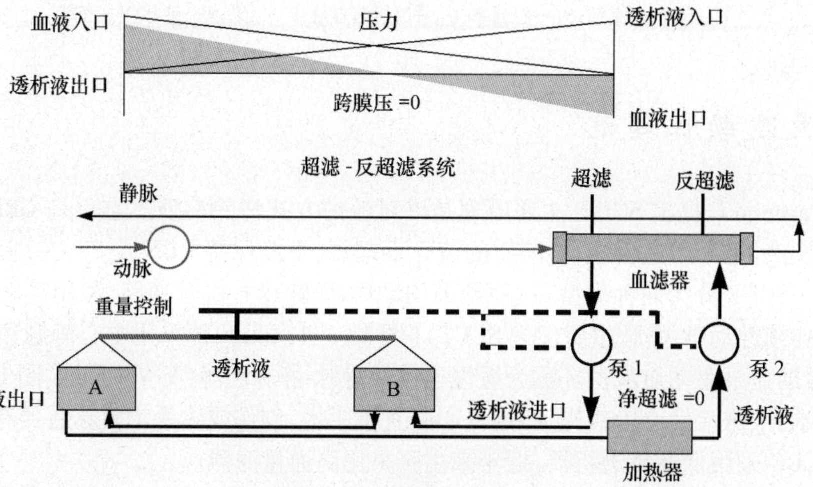

图 13-3-5 CHFD 模式

八、高容量血液滤过

1985 年,Wendon 等[7]提出 HVHF。1992 年,Grootendorst[8]在实验研究中发现,在连续性血液滤过治疗中,增加超滤量能改善注射内毒素动物的血流动力学。有人用随机对照试验证明,脓毒症休克患者在 HF 中输入置换液速度可达 6 L/h,如果持续进行 CVVH,每天输入置换液 50 L,则称为 HVHF。HVHF 有两种方法:①标准 CVVH:超滤量维持在 3 ~4 L/h;②夜间标准 CVVH 维持:白天开始超滤6 L/h,超滤总量 >60 L/d。一般要求应用高通量滤器,面积为 1.6 ~2.2 m^2,补充碳酸氢盐置换液。脓毒症早期呈现免疫过度激活,循环中促炎细胞因子明显升高者,HVHF 可使病情改善;在病程后期,免疫细胞呈低反应状态,HVHF 改善免疫抑制状态(单核细胞的抗原呈递功能增强等)。此外,HVHF 还能明显改善脓毒症患者内皮细胞的功能障碍。此时,疗效的机制已不仅仅是清除细胞因子效应,而是调节脓毒症的免疫功能失常,重建机体免疫系统内稳态[10-11]。HVHF 不仅能改善心脏和循环功能,维持电解质及液体平衡,而且能纠正高代谢状态、酸中毒和肠壁水肿,改善器官血液灌注和功能,重建机体内环境平衡,从而为抗生素、手术及其他治疗创造条件和争取时间,使患者度过危险期[12]。

九、配对血浆滤过吸附

1998 年,Tetta 等[13]提出配对血浆滤过吸附(CPFA),应用血浆滤过器连续分离血浆,滤过的血浆进入活性炭或树脂吸附装置,净化治疗后的血液再经静脉管路返回体内(不需要补充置换液,Q_B = 50 ~ 200 ml/min;Q_F = 20 ~ 30 ml/min)。CPFA 选择性去除炎性介质、细胞因子、内毒素和活化的补体成分,降低低血压的发生率，最终降低病死率。临床上主要用于清除内毒素及促炎性介质。CPFA 也可以与 HF 或 HD 联合应用。Ronco 等[14]对 10 例高动力循环脓毒症休克患者进行 CPFA 前瞻性研究，对照组采用 CVVHDF。结果发现 CPFA 组平均动脉压上升，去甲肾上腺素用量减少（$P<0.01$），患者外周血单核细胞经脂多糖（LPS）刺激后肿瘤坏死因子 α（TNF-α）产生增加，恢复了单核细胞对 LPS 刺激的应答反应，提示 CPFA 能调整免疫功能[15]。与 CVVHD 相比，CPFA 能改善高危重症患者的血流动力学，是 CVVHD 的有效补充。两种方式联合应用，既能维持水、电解质和酸碱平衡，又能有效清除各种炎性介质。

十、血浆滤过吸附透析

血浆滤过吸附透析（plasma filtration adsorption dialysis，PFAD）是一种综合滤过、吸附及透析三种不同血液净化治疗模式的全新血液净化技术（图 13-3-6），其核心技术是采用一个三腔透析器，同时进行血浆滤过及透析，并采用特殊的吸附柱再生血浆，在较大相对分子质量范围清除亲水及疏水分子，可治疗多种疾病。目前，在脓毒症休克动物模型的治疗中，PFAD 已取得显著疗效，将可望临床用于各种危重疾病如脓毒症、全身性炎症反应综合征（SIRS）、肝肾综合征、慢性肝脏疾病急性失代偿的救治[16]。

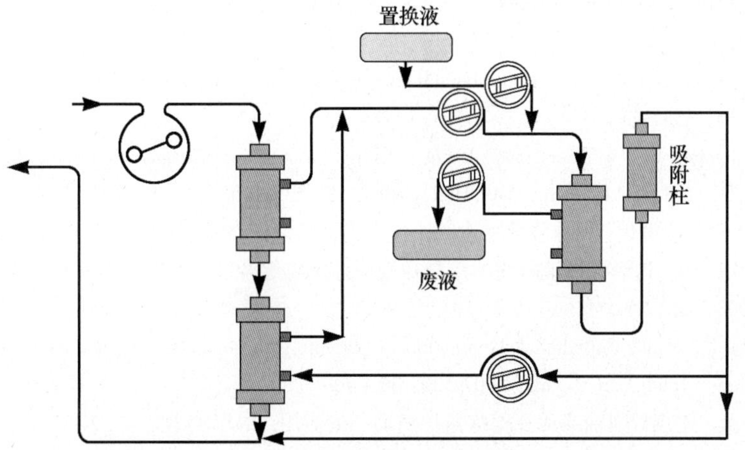

图 13-3-6　血浆滤过吸附透析的过程

十一、内毒素吸附

1994 年，日本厚生省批准多黏菌素 B 纤维柱（toraymyxin）临床应用，治疗对象通常需符合 3 条标准：①内毒素血症或怀疑为革兰阴性菌感染；②临床表现为全身性炎症反应综合征；③感染性休克需要血管活性药物。日本已有 3 万人接受治疗，对内毒素具有较强吸附能力，外周血细胞因子及纤溶酶原激活物抑制物 1（PAI-1）水平降低，血流动力学改善，安全性得到确认。同时发现可减轻脓毒症引起的肺损伤，最终提高患者存活率[17]。2004 年，Reinhart 等[18]报道采用白蛋白-聚甲基丙烯酸酯微粒吸附柱Ⅱ期临床研究，该柱是将纯化的白蛋白以共价键方式交联在多孔性聚甲基丙烯酸酯微粒上，能有效吸附与白蛋白相结合的毒素，结果发现可降低血液内毒素水平，但其是否可提高生存率仍需前瞻性的大规模随机对照临床研究。Kellum 等[19]报道一种具有广谱吸附作用的装置（cytcosorb cartridge），其主要吸附成分为聚苯己烯，二乙烯基苯形成的共聚物吸附小柱，外包裹聚乙烯吡咯烷酮以改善生物相容性。结果表明，可有效吸附血液中 TNF、IL-10、IL-6，提高脓毒症休克大鼠模型的生存率。

参考文献

1. Kramer P, Wigger W, Rieger J, et al. Arteriovenous hemofiltration: a new and simple method for treatment of over-hydrated patients resistant to diuretics. Klin Wochenschr, 1997, 55: 1121-1122.
2. Ronco C, Bellomo R. Basic mechanisms and definitions for continuous renal replacement therapies. In J Artif Organ, 1996, 19: 95-99.
3. Bellomo R, Parkin G, Love J, et al. A prospective comparative study of continuous arteriovenous hemodiafiltration and continuous venovenous hemodiafiltration in critically ill patients. Am J Kidney Dis, 1993, 21: 400-404.
4. Paganini EP, Nakamoto S. Continuous slow ultrafiltration in oliguric acute renal failure. Trans Am Soc Artif Intern Organs, 1980, 26: 201-204.
5. Ratanarat R, Brendolan A, Ricci Z, et al. Pulse high volume hemofiltration in critically ill patients: a new approach for patients with septic shock. Semin Dial, 2006, 19:69-74.
6. Ronco C. Continuous renal replacement therapies for the treatment of acute renal failure in intensive care patients. Clin Nephrol, 1993, 40: 187-198.
7. Wendon J, Smithies M, Sheppard M, et al. Continuous high volume venous-venous hemofiltration in acute renal failure. Intensive Care Med, 1989, 15: 358-363.
8. Grootendorst AF, van Bommel EF, van der Hoven B, et al. High volume hemofiltration improves right ventricular function in endotoxin-induced shock in the pig. Intensive Care Med, 1992, 18: 235-240.
9. 黎磊石, 刘志红. 连续性血液净化: 一种协助重建机体免疫内稳状态的技术. 肾脏病与透析肾移植杂志, 2003, 12: 1-2.
10. 余辰, 刘志红, 郭啸华, 等. 连续性血液净化治疗全身性炎症反应综合征及脓毒症对机体免疫功能的影响. 肾脏病与透析肾移植杂志, 2003, 12: 2-9.
11. Chen ZH, Liu ZH, Yu C, et al. Endothelial dysfunction in patients with severe acute pancreatitis: improved by continuous blood purification therapy. Int J Artif Organs, 2007, 30: 393-400.
12. 季大玺, 龚德华, 徐斌. 连续性血液净化在重症监护病房中的应用. 中华医学杂志, 2002, 82: 1291-1294.
13. Tetta C, Cavaillon JM, Camussi G, et al. Continuous plasma filtration coupled with sorbents. Kidney Int, 1998, 66 (Suppl): S186-S189.
14. Ronco C, Brendolan A, Lonnemann G, et al. A pilot study of coupled plasma filtration with adsorpion in septic shock. Crit Care Med, 2002, 30: 1250-1255.
15. Breen D, Bihari D. Acute renal failure as a part of multiple organ failure: the slippery slope of crtical illness. Kidney Int, 1998, 66 (Suppl): S25-S33.
16. Nalesso F. Plasma filtration adsorption dialysis (PFAD): a new technology for blood purification. Int J Artif Organs, 2005, 28: 731-738.
17. Shoji H. Extracorporeal endotoxin removal for the treatment of sepsis: endotoxin adsorption cartridge (Toraymyxin). Ther Apher Dial, 2003, 7: 108-114.
18. Reinhart K, Meier-Hellmann A, Beale R, et al. Open randomized phase Ⅱ trial of an extracorporeal endotoxin adsorber in suspected Gram-negative sepsis. Crit Care Med, 2004, 32: 1662-1668.
19. Kellum JA, Song M, Venkataraman R. Hemoadsorption removes tumor necrosis factor, interleukin-6, and inter leukin-10, reduces nuclear factor-kappa B DNA binding, and improves short-term survival in lethal endotoxemia. Crit Care Med, 2004, 32: 801-805.

第四节 连续性血液净化治疗的技术特点

季大玺 谢红浪

近年来，许多临床及实验研究均证实CBP治疗中，血流动力学稳定，溶质清除率高，有利于营养支持及清除炎性介质，从而改善危重病症患者的预后。

一、血流动力学稳定

众所周知，容量负荷过多是急性肾衰竭的常见表现，可直接导致患者死亡。治疗的首要目标是清除水分，间歇性HD通常每周3次，每次要清除2天的输入量加上患者体内的内生水分，大量液体要在短时间内清除，可能会造成血流动力学不稳定及频繁低血压。已有研究表明，超滤率>0.35 ml/(kg·min)时，低血压发生率显著增加；超滤率>0.6 ml/(kg·min)时，低血压发生率高达60%。低血压可加重肾损害，延长急性肾衰竭恢复时间，降低患者生存率。ICU中血流动力学不稳定者，以间歇性HD清除较多的液体非常困难，患者常不能耐受。目前很多报道均认为，CBP在ICU重症急性肾衰竭患者的治疗中，有良好的安全性与耐受性，特别是在间歇性HD治疗中易出现低血压和心功能不稳定者，更适用CBP。与间歇性HD相比，CBP连续、缓慢、等渗地清除水分与溶质，能不断地调节液体平衡，清除更多的液体量，更符合生理状况，等渗超滤有利于血浆再充盈、肾素-血管紧张素系统稳定，改善机体对血管活性物质的反应，维持器官的适当灌注，细胞外液渗透压稳定，治疗中体温稍下降，能较好地维持血流动力学的稳定性，有利于肾功能及其他器官功能的恢复[1-3]。

二、纠正酸碱紊乱

危重患者的酸碱紊乱决定于患者的肾、肺、肝功能及分解状态。应用CBP治疗重症急性肾衰竭时，治疗方式、置换液及透析液成分也是影响疗效的重要因素。无论采取什么方式，避免酸碱平衡状态大幅度波动至关重要。对严重代谢性酸中毒，切忌矫枉过正，以免造成严重不良后果[3]。需维持机体的液体平衡时，自超滤液中丢失的HCO_3^-必须在置换液中如数补充；需纠正代谢性酸中毒时，除补充丢失量外，还需额外补给，以达到HCO_3^-的正平衡。超滤液中HCO_3^-的丢失量可用下列公式计算：

$$HCO_3^-(f) = UF \times HCO_3^-(s) \times 1.124$$

式中 f——超滤液中HCO_3^-浓度；

s——血液中HCO_3^-浓度；

UF——超滤液量；

1.124——HCO_3^-的筛选系数。

三、溶质清除率高

人们通常认为间歇性 HD 具有高效的溶质清除特性,实际上这种观点并非完全正确。CBP 的基本理论是缓慢、连续性清除溶质及致病介质,保持内环境稳定且更加符合生理状况,避免对其他器官带来负面影响。在急性肾衰竭整个治疗过程中,CBP 清除的尿毒症毒素累积量明显优于每周 4 次 HD 所达到的效果。CB 能使氮质血症控制在稳定的低水平,而间歇性 HD 后氮质血症存在峰值和谷值,且尿毒症毒素水平平均浓度较高。很多研究发现,CBP 比间歇性 HD 有更高的尿毒症毒素清除量, 间歇性 HD(7 次/周)的每周 Kt/V 值与 CBP 置换量 1 L/h 相当,如果 CBP 置换量增至 2L/h,则间歇性 HD 必须 7 次/周、每次 6~8小时才能达到相同的尿毒症毒素清除量。有报道认为,CVVHD 的溶质清除与代谢平衡较 CVVH 更好。因为 CVVH 是以对流方式清除溶质,故对小分子溶质的清除率低,但如 CVVH 适当增加剂量,可使小分子清除率达到与 CVVHD 相当的水平,且对相对分子质量 >25 000 的溶质清除率高。HVHF 可以大大增加对中、大分子溶质的清除[3]。

四、营养支持

急性肾衰竭患者需要由糖和脂肪所提供的热量至少 125~146 kJ/(kg·d),并需要蛋白质 1.4~1.5 g/(kg·d),CBP 不仅为急性肾衰竭营养支持准备了"空间",控制了代谢产物的水平与代谢性酸中毒,同时为静脉用药提供了充足的保障。在 CAVHD 时,透析液流量为 1 L/h,氨基酸丢失量为 12 g/24 h;CAVH 和 CVVH 时,氨基酸丢失量为 3.0~8.9 g/24 h;如果患者摄入足量的氨基酸,则 CBP 中氨基酸的丢失对预后不会造成不良影响,在常规营养情况下就能达到正氮平衡。由于间歇性 HD 对氮质血症和容量平衡的控制不够满意,因而在临床上限制了营养支持治疗,重症急性肾衰竭患者在间歇性 HD 时,蛋白摄入量常限制在 0.5 g/(kg·d)左右,因此患者存在明显的负氮平衡(达到 10 g/d 以上)。另外,在间歇性 HD 中因静脉液体输入量受限,造成热量摄入不足[3]。

五、清除炎性介质及重建机体免疫内稳状态

近年来研究证实,CBP 可以清除炎性介质,包括 IL-1、IL-6、IL-8、TNF-α、血小板活化因子(PAF)等,并可重建机体免疫内稳状态[4-8],这给治疗急性肾衰竭合并多器官功能障碍综合征带来了新的理念,其主要机制是对流与吸附清除溶质。炎性介质的清除受介质本身因素和 CBP 方式的影响,包括相对分子质量、分子构型、电荷、亲水性、疏水性、蛋白结合率、急性时相反应及受体特点等。CBP 方式包括滤器的筛选系数、TMP、膜的吸附能力及治疗剂量等。对炎性介质的有效清除必须具备 3 个条件:①体外清除量与总体含量相比有意义;②体外清除与体内清除相比有意义;③体外清除对控制疾病有意义。故大多数学者特别推崇 HVHF,增加治疗剂量(>50 L/d),可大大提高炎性介质的清除率[5]。我们的工作已证明,CBP 可调节脓毒症患者的免疫功能异常,重建机体免疫内稳定状态,而不仅仅局限于清除炎性介质[4-7]。

六、连续性与间歇性血液净化的比较

与间歇性 HD 相比,CBP 具有血流动力学状态稳定,补液方便,且总量不受限制,代谢控制更佳,能清除体内炎性介质及重建机体免疫内稳状态、保护重要脏器功能等特点。CBP 在重症急性肾衰竭、全身性炎症反应综合征、多器官功能障碍综合征、成人呼吸窘迫综合征和重症急性胰腺炎等重症疾病的治疗中的应用已越来越普遍[9]。尽管 CBP 是在间歇性 HD 基础上发展而来,但是 CBP 与间歇性 HD 之间不仅基本原理不同,且两者的技术特点、疗效和不良反应也有明显差异。CBP 并非间歇性 HD 的一种改良,它与

间歇性 HD 有着本质的区别(表 13-4-1)。与间歇性 HD 相比,CBP 治疗优势较多:①缓慢、连续性疗法;②溶质清除多以对流为主;③等渗性清除水分;④可清除中、大分子的炎性介质;⑤临床耐受性好、血流动力学稳定;⑥可以选用不同离子浓度的置换液;⑦可降低患者的体温;⑧溶质浓度不会反跳;⑨可以满足高营养的需求;⑩膜的生物相容性好、筛选系数高、吸附能力强(表 13-4-2)。1997 年,Hoyt 等[10]报道应用 CBP 治疗者,肾功能恢复者占 92.3%,而间歇性 HD 仅为 59.4%($P<0.01$)。Bellomo[11]回顾分析 5 年间 150 例多器官功能障碍综合征伴急性肾衰竭应用间歇性 HD 的效果,并与前瞻性应用 CBP 治疗 84 例病变相似患者的疗效进行对比,结果表明患者在 ICU 时间和总住院时间缩短。将 APACHE Ⅱ积分为 24 ~ 29 或有 2 ~4 个器官功能衰竭的患者接受 CBP 或间歇性 HD 的疗效进行对比,发现前者的生存率显著升高。但 APACHE Ⅱ积分小于 24 或大于 29 的患者,接受这两种治疗方式的预后无明显差异。2001 年作者回顾性研究 CBP 与间歇性 HD 治疗重症急性肾衰竭的疗效及影响预后的因素,发现 CBP 组病情明显重于间歇性 HD,但两组存活率相当,说明 CBP 能充分改善重症急性肾衰竭的预后[12]。2000 年,Kellum 等[13]对 13 篇比较 CBP 与间歇性肾脏替代治疗(IRRT)效果的文献进行荟萃分析,其中 3 篇是前瞻性随机研究,6 篇是按照疾病严重程度进行比较,共有 1 400 例患者,按照研究质量及疾病严重程度分析,发现应用 CBP 者死亡的相对危险性为 0.72 (95% CI 为 0.60 ~0.89,$P<0.01$)。按疾病严重程度相同者进行分析,发现 CBP 治疗组死亡的相对危险性为 0.48(95% CI 为 0.34 ~0.69,$P<0.05$),证实 CBP 疗效优于 IRRT。2005 年,Page 等[14]一项前瞻性研究发现,早期 CVVHDF 治疗脓毒症患者总病死率为 53%,明显低于 SAPS Ⅱ预测的病死率(70%)。迄今为止,所有回顾性或前瞻性研究均显示 CBP 疗效低于间歇性 HD。增加 CBP 的治疗剂量可以提高危重病患者生存率,这是我们近几年在实际工作中倡导 CBP 治疗危重病的重要原因[2,15-16]。

表 13-4-1 CBP 与间歇性 HD 差异

指标	CBP	间歇性 HD
溶质清除原理	对流、弥散、吸附	弥散、少量对流
血流量	大	一般
置换液量	小	无
透析膜	高通量	低通量
生物相容性	优	一般
精确的液体平衡系统	有	无

表 13-4-2 CBP 相对于间歇性 HD 的优势

指标	CBP	间歇性 HD
连续性血液净化	+	-
血流动力学的稳定	+	-
稳定的液体平衡	+	-
稳定的电解质平衡	+	-
营养供给不受限制	+	-
平衡调节代谢	+	-
连续性清除毒素	+	-
清除炎性介质	+	-
重建免疫内稳状态	+	-
多器官功能支持	+	-

参考文献

1. 季大玺. 连续性血液净化与重症感染. 肾脏病与透析肾移植杂志, 2004, 13: 235-236.
2. 黎磊石, 刘志红. 对连续性血液净化的认识在不断深化中. 肾脏病与透析肾移植杂志, 2004, 13: 451-452.
3. 季大玺, 龚德华, 徐斌. 连续性血液净化在重症监护病房中的应用. 中华医学杂志, 2002, 82: 1291-1294.
4. 黎磊石, 刘志红. 连续性血液净化: 一种协助重建机体免疫内稳状态的技术. 肾脏病与透析肾移植杂志, 2003, 12: 1-2.
5. 余辰, 刘志红, 郭啸华, 等. 连续性血液净化治疗全身性炎症反应综合征及脓毒症对机体免疫功能的影响. 肾脏病与透析肾移植杂志, 2003, 12: 2-9.
6. Chen ZH, Liu ZH, Yu C, et al. Endothelial dysfunction in patients with severe acute pancreatitis: improved by continuous blood purification therapy. Int J Artif Organs, 2007, 30: 393-400.
7. 陈朝红, 刘志红, 余辰, 等. 全身性炎症反应综合征及脓毒症患者内皮细胞功能研究. 肾脏病与透析肾移植杂志, 2003, 12: 352-356.
8. De Vriese AS, Colardyn FA, Philippe JJ, et al. Cytokine removal during continuous hemofiltration in septic patients. J Am Soc Nephrol, 1999, 10: 846-853.
9. 徐斌. 连续性与间歇性血液净化的比较//黎磊石, 季大玺. 连续性血液净化. 南京: 东南大学出版社, 2004: 157-164.
10. Hoyt DB. CRRT in the area of cost containment: is it justified? Am J Kidney Dis, 1997, 30 (Suppl 4): S102-S104.
11. Bellomo R, Farmer M, Bhonagiri S, et al. Changing acute renal failure treatment from intermittent hemodialysis to continuous hemofiltration: impact on azotemic control. Int J Artif Organs, 1999, 22: 145-150.
12. Ji D, Gong D, Xie H, et al. A retrospective study of continuous renal replacement therapy versus intermittent hemodialysis in severe acute renal failure. Chin Med J, 2001, 114: 1157-1161.
13. Kellum JA, Angus DC, Johnson JP, et al. Continuous versus intermittent renal replacement therapy: ametaanalysis. Intensive Care Medicine, 2002, 28: 29-37
14. Page B, Vieillard-Baron A, Chergui K, et al. Early venovenous. haemodiafiltration for sepsis-related multiple organ failure. Crit Care, 2005, 9: R755-R763.
15. 季大玺, 龚德华. 连续性血液净化在肾脏病患者中的应用. 肾脏病与透析肾移植杂志, 2004, 13: 453-454.
16. 刘志红. 连续性血液净化在危重病症救治中的疗效机制//黎磊石, 季大玺. 连续性血液净化. 南京: 东南大学出版社, 2004: 15-30.

第五节 连续性血液净化技术的组成

季大玺 谢红浪

连续性血液净化技术的组成包括血管通路建立、滤器选择、置换液配置与输入、抗凝剂的应用。

一、血管通路建立

根据患者的病情需要和 CBP 方式不同，血管通路可选择动静脉直接穿刺或中心静脉留置导管。

CAVH 常规采用 Kramer 设计的特制扩张导管做股动脉及股静脉穿刺，导管内径为 2 ~ 3 mm，长度为 80 ~ 100 mm，逐渐变细、可弯曲、无侧孔、不会形成血栓，一般可保证血流量在 50 ~ 120 ml/min。这一技术的缺点是穿刺部位动脉进路感染、出血及血栓形成等不良反应。近年来随着血泵的应用，多采用颈内静脉或股静脉留置单针双腔导管，行 CVVH，血流量可达到 250 ~ 350 ml/min，再循环率为 20% 左右。既保证了稳定的血流量，又避免了动脉穿刺的危险。

二、滤过器选择

AVH 是在一种低血流量、低压力和低滤过压力条件下启动的系统。血液在血滤器中流动与在毛细血管中流动类似，血浆中水分被不断滤出后，血浆蛋白、血细胞比容和全血黏滞度提高。由于血浆蛋白水平上升，胶体渗透压逐渐升高，静水压逐渐降低，当其与 TMP 相等时，超滤停止，同时由于阻力增加，血液易在此处凝血。故在超滤面积相同的滤器中，应选择长度短、通透性高、高分子聚合物膜、生物相容性好、不激活补体系统、对凝血系统的影响小、血流阻力小的滤器，以便在低压力的情况下仍可产生超滤。CVVH用静脉－静脉通路，在其血液循环通路上加一血泵，不依靠患者本身的动静脉压力差维持体外循环时，滤器各种参数的影响已不重要。随着 CVVHD 及 CVVHDF 的不断革新，几乎所有的滤器都有两个相同的滤液口，以适应增加透析液的交换使用。主要产品有德国费森尤斯公司生产的聚砜膜（AV400 及 AV600）滤器；金宝公司生产的聚丙烯腈膜（AN69）滤器等。

三、置换液配制及输入方法

目前，大多数国家尚无商品化的固定置换液，也表明置换液成分应因人而异。原则上置换液的电解质成分接近人体细胞外液成分，根据需要调节钠和碱基成分。碱基常用碳酸氢盐和乳酸盐。多器官功能障碍综合征及脓毒症伴乳酸酸中毒或合并肝功能障碍者，不宜用乳酸盐，因此，近年来大多数作者推荐用碳酸氢盐作缓冲碱。

（一）置换液配制

1. 林格乳酸盐溶液　含 Na^+ 135 mmol/L，乳酸盐 25 mmol/L，Ca^{2+} 1.5 ~ 3 mmol/L，并可根据需要，另外补充镁和钾离子。

2. Kaplan 配方　第一组为等渗盐水 1 000 ml + 10% 氯化钙 20 ml；第二组为 0.45% 盐水 1 000 ml + $NaHCO_3$ 50 mmol/L，交替输入。

3. Port 配方　第一组为等渗盐水 1 000 ml + 10% 氯化钙 10 ml；第二组为等渗盐水 1 000 ml + 50% 硫酸镁 1.6 ml；第三组为等渗盐水 1 000 ml；第四组为 5% 葡萄糖溶液 1 000 ml + $NaHCO_3$ 250 ml，总量 4.16 L。最终的离子浓度分别为：Na^+ 147 mmol/L，Cl^- 115 mmol/L，HCO_3^- 36 mmol/L，Ca^{2+} 2.4 mmol/L，Mg^{2+} 0.7 mmol/L，葡萄糖溶液 200 mg/L。此配方 Na^+ 含量较高，是考虑早年全静脉营养液中 Na^+ 含量偏低的缘故。必要时可将 1 000 ml 等渗盐水换成 0.45% 盐水，可降低 Na^+ 19 mmol/L。

4. 南京军区总医院全军肾脏病研究所配方　将等渗盐水 3 000 ml + 注射用水 820 ml + 5% 葡萄糖溶液 170 ml + 10% 氯化钙 6.4 ml + 50% 硫酸镁 1.6 ml，装入输液袋中（A 液部分）与 5% 碳酸氢钠 250 ml（B 液部分），用同一通道同步输入，但 B 液不加入 A 液，以免钙离子沉淀。HCO_3^- 在整个治疗过程中均衡补充使酸中毒逐渐纠正。超滤液以用过的输液袋（无菌）收集，置换液和超滤液量均进行计量，保证出入平衡[1-2]。

（二）置换液输入方法

置换液输入途径有前、后稀释法两种。目前多采用前稀释法，后稀释法虽有节省置换液用量、使血液与滤过液中溶质的浓度基本相同的优点，但当血细胞比容 > 45% 时不能采用，且易发生凝血；前稀释法滤过液中溶质浓度虽低于血浆，但通过增大超滤量，足以弥补。若每天超滤量 > 20 L，血尿素氮与肌酐将逐步降低。此外，前稀释法肝素用量小，出血发生率低，滤器使用时间显著延长。

四、抗凝剂

在CBP早期实践中，出血相当常见。因为循环血流量、血路压力、抗凝剂药代动力学、治疗时间等较常规HD有较大差异。虽然目前有多种抗凝剂，但仍无一种理想的抗凝方法。理想的抗凝剂应具有下列特点：①用量小，维持体外循环有效时间长；②不影响或改善血滤器膜的生物相容性；③抗血栓作用强而抗凝作用弱；④药物作用时间短，且抗凝作用主要局限在滤器内；⑤监测方法简单、方便，最适合床边进行；⑥过量时有拮抗剂；⑦长期使用无严重不良反应。

（一）全身肝素抗凝法

肝素的抗凝作用主要与抗凝血酶Ⅲ（ATⅢ）结合，增强其抗凝血酶活性，同时还抑制F-Ⅹ、F-Ⅸ活性。肝素使用的最大优点是相关临床经验多，半衰期为1～1.5小时、有拮抗药、可监测；其不利之处为代谢动力学个体差异大、无法预测。肝素不能通过透析或血液滤过清除，主要在肝脏、部分在肾脏清除，呈剂量依赖性。

（1）使用方法。先采用5 000～20 000 U的肝素加入预冲液中，将预冲液灌满体外循环回路，这样，部分肝素可吸附在滤器膜上，在引血时放掉预冲液。在引血前静脉推注1 000～5 000 U肝素作为首量（或10～20 U/kg），随后在动脉端以3～5 U/(kg·h)持续输入，抗凝目标是使活化部分凝血酶时间（APTT）或活化凝血时间（ACT）延长50%以上。肝素过量出血时，可使用拮抗药鱼精蛋白，中和比例为1 mg鱼精蛋白:10 U肝素。

（2）抗凝监测。肝素的抗凝效果个体差异非常大，因此应动态监测凝血指标，包括全凝血时间（WBCT）、ACT等床边常用监测方法。APTT是反映肝素抗凝效果及安全性的一个有效指标。出于有效性的考虑，需将滤器后血液ACT延长至104～180秒，或APTT延长至100～140秒；滤器后凝血指标反映的是抗凝效果，而体内凝血指标则反映了其安全性，目前建议体内保持在35～45秒较为安全。

（3）在ICU的老年危重患者，不同个体，甚至不同个体的不同病程阶段，其凝血状态存在明显差别，使全身肝素抗凝法的应用与管理增加相当的难度，在使用过程中应及时监测与调整肝素用量。

肝素抗凝应个体化，抗凝最常用的还是常规肝素，出现Ⅱ型肝素诱导的血小板减少症（heparin-induced thrombocytopenia，HIT）的患者可考虑其他抗凝方法，如枸橼酸或低分子量肝素（LMWH）等，在使用抗凝剂情况下仍反复凝血患者可考虑加用前列腺素。

（二）局部肝素化法

滤器动脉端输入肝素，速度为1 000 U/h，静脉端输入鱼精蛋白，速度为10 mg/h左右，保持滤器中APTT在130秒左右，其对全身的抗凝作用较轻微。治疗中需要监测凝血酶原时间（PT）及APTT，分别从肝素注入后动脉端，鱼精蛋白注入后静脉端及肝素注入前动脉端抽血检验。鱼精蛋白需要量随个体和治疗时间的变化而变化，每100 U肝素需要鱼精蛋白0.6～2 mg中和，需用中和试验调整剂量。

（三）局部枸橼酸盐抗凝法

在常规透析中已显示出很多优越性，但该技术需以强大的枸橼酸弥散清除作为基础。大多数作者推荐从动脉端输入枸橼酸钠（速度为血流量的3%～7%），从静脉输入氯化钙中和，为了避免代谢性碱中毒和高钠血症，需同时使用低钠（117 mmol/L）、无碱基及无钙透析液。该技术具有较高的尿素清除率，滤器有效使用时间长。缺点是代谢性碱中毒发生率高达26%，须监测血游离钙、血气分析等。由于需通过弥散清除枸橼酸钙，该技术仅适用于CAVHD、CVVHD、CAVHDF及CVVHDF。南京军区总医院全军肾脏病研究所首次在国内研制成功枸橼酸置换液[3]，通过枸橼酸络合作用，降低血清钙离子浓度，阻断其作用，进而阻断了血液凝固过程；在体内代谢补充碱基，避免了枸橼酸蓄积中毒，又达到了抗凝目的，并且这种作用是可逆的，只要再补充足够的钙离子，凝血功能可立即恢复正常。目前已成功应用于2 000例次以上的CBP体外循环抗凝，救治高危出血倾向的危重患者。患者体内全血活化凝血时间（WBACT）无变化，而在体外循环中 WBACT 显著延长，实现体外抗凝而不影响体内凝血的目的，不加重全身出血倾向，无明显不良反应。该技术可用于合并严重肝功能损害的患者，但严重低氧血症及微循环障碍的患者，由于枸橼酸代谢受到影响，可能出现酸中毒进行性加重和低钙血症，应慎重。

（四）低分子量肝素法

低分子量肝素抗 Xa 因子的作用强于抗Ⅱa，具有较强的抗血栓作用，而抗凝血作用较弱，具有出血危险性小、生物利用度高及使用方便等优点，是一种较理想的抗凝剂。一般情况下，其抗 Xa 活性控制在 0.4～0.5 U/ml 内较为安全，其调整剂量用抗 Xa 因子水平来决定，而用 PTT 无效。低分子量肝素监测手段较复杂，通常要靠临床经验来调整。

（五）无肝素抗凝法

当患者自身凝血功能出现明显异常或存在活动性出血，可考虑采用无抗凝药 CBP 法：①首先将5 000～20 000 U 的肝素加入预冲液灌满体外循环回路并保留一段时间，这样部分肝素可吸附在滤器膜上。在引血时放掉预冲液。然后在治疗中定期用等渗盐水冲回路，一般 0.5～1 小时冲 1 次，每次 50～100 ml。②无抗凝药 CBP 方法主要存在频繁凝血而堵管的缺点，尤其是存在于活动性出血的无抗凝药 CBP 患者中，文献报道 27% 采用无抗凝药 CBP 治疗患者最终还是因频繁凝血而选择抗凝治疗。无抗凝药 CBP 中频繁的滤器管路凝血，增加了医疗成本和医护人员工作量，也增加了操作差错的可能性，影响治疗的连续性。凝血过程消耗大量凝血因子、血小板，加重出血风险。因此，建议尽可能选择合适抗凝药，避免完全无抗凝药治疗。

（六）前列腺素抗凝法

前列腺素通过阻断血小板黏附功能和聚集功能，从而发挥强大的抗凝作用，已在常规透析中应用成功。有人认为其比肝素抗凝法更为安全，半衰期极短(2 分钟)，但其抗血小板活性在停用 24 小时后仍存在，且无中和制剂。另外，剂量调整须依靠血小板聚集试验，特别是前列腺素抗凝时药物剂量依赖性低血压发生率很高，这些缺点限制了其在 CBP 中的应用。

参考文献

1. 季大玺，谢红浪，黎磊石，等. 连续性肾脏替代疗法在重症急性肾衰竭治疗中的应用. 中华内科杂志，1999，38：802-805.
2. 季大玺，龚德华，徐斌. 连续性血液净化在重症监护病房中的应用. 中华医学杂志，2002，82：1291-1294.
3. 季大玺，龚德华，谢红浪，等. 枸橼酸抗凝在连续性静脉-静脉血液滤过中的应用. 肾脏病与透析肾移植杂志，2002，11：101-105.

第六节　连续性血液净化的液体管理及监护

季大玺　谢红浪

连续性血液净化治疗时需要使用大量置换液和透析液，如果液体配制不严格，容量平衡失控，则可导致严重的不良反应，因此液体的管理及监测显得十分重要。

一、液体的分级管理

CBP 治疗中液体管理主要靠 CBP 机器来完成。而 CBP 机器首先必须保证从体内清除与输入置换液或透析液等量的水分，在此基础上，再根据患者的容量及血流动力学状态，从体内清除适量水分，以此达到对患者容量的控制。CBP 液体管理水平根据管理频度及强度可分为三级[1-2]。

(一)一级水平

最基本的液体管理水平，以 8～24 小时作一时间单元，估计 8～24 小时内应去除的液体量，然后计算超滤率设定超滤量，即预测 CBP 治疗的超滤量。例如，预计 24 小时内需清除液体为 4 L，则超滤率可设在 170 ml/h。此级水平的液体管理从整个时间单元来看，患者达到预定容量控制目标，但可能在某一时间点，存在超滤量过多或过少的现象，即患者容量状态存在一定波动。如果患者液体输入计划出现变更，也将影响最终的容量控制目标。因此，一级水平的液体管理适用于治疗计划变化小，患者血流动力学相对稳定，能耐受暂时性容量波动的情况。

(二)二级水平

较高级的液体管理水平，不仅要求保证整个时间单元达到最终容量控制目标，而且还要求在每一时间段都达到容量控制目标。首先将总体容量控制目标均分到每一时间段，以此确定超滤率，再根据即时的液体输入量来调整超滤率，以此保证每小时患者都达到液体平衡，避免患者在某一时间点出现明显容量波动现象。因此，二级水平需要每小时进行计算和调整，以完成每小时的液体平衡，最终实现 24 小时的液体平衡。此级水平液体管理适用于治疗计划变动大，且患者不能耐受明显血容量波动的情况下。二级水平的容量控制目标是根据患者临床的基本生命体征变化，以及一些间接反映容量状态的指标来确定的。

(三)三级水平

扩展了二级的概念，调节每小时液体的净平衡，达到要求的血流动力学指标。此级水平根据血流动力学指标，如中心静脉压(CVP)、肺动脉楔压(PAWP)或平均动脉压(MAP)，来调整液体出入量，以使患者达到更符合生理的最佳容量状态。与二级水平相比，此级水平液体管理更有科学依据，也更安全。虽然三级水平液体管理更好，但由于需有创血流动力学监测支持，因此临床上使用更多的还是一、二级水平液体管理。表 13-6-1 比较了 3 种管理方法的优缺点。

表 13-6-1 连续性血液净化三级液体管理方法的比较

指标	一级水平	二级水平	三级水平
优点			
操作简便性	3＋	2＋	＋
维持液体平衡	＋	3＋	3＋
调节容量变化	＋	2＋	3＋
CBP 支持功能	＋	2＋	3＋
缺点			
护理工作	＋	2＋	3＋
液体平衡出错概率	3＋	2＋	＋
血流动力学不稳定性	2＋	2＋	＋
液体负荷过量	3＋	＋	＋

目前有两种方法根据容量控制目标及液体输入量来调整 CBP 治疗中的净超滤率。一种是保证总超

滤液量不变(总超滤液量指的是滤器废液出口端流出液的总量,总超滤液量 = 置换液交换量 + 透析液量 + 净超滤量),如果需提高或降低净超滤量,可相应地降低或提高置换液交换量及透析液量。如行 CVVH 患者,确定总超滤量为 2 000 ml/h,根据容量控制目标确定净超滤率为 200 ml/h,则需补充置换液 1 800 ml/h,如果净超滤率调整为500 ml/h,则置换液补充量减为1 500 ml/h。因 CBP 治疗剂量与总超滤量相关,因此这种做法保证了治疗剂量的相对稳定,不因补液量及净超滤率的变化而变化。目前 Medica 公司生产的 Equa-Smart 机器治疗参数设置即采用这种模式,治疗中需设定总超滤量及净超滤率,而置换液量及透析液量自动根据两者差值调整(表 13-6-2)。第二种方法是将置换液及透析液量与净超滤率分开,设置及调整时互不影响,而总超滤量则受到两者的影响。如患者行 CVVH 治疗,确定置换液量 2 000 ml/h,净超滤量 200 ml/h,这样总超滤量为 2 200 ml/h;如果净超滤调整至500 ml/h,而置换液量不变,则总超滤量变为 2 500 ml/h(表 13-6-3)。目前临床使用的大部分 CBP 机器参数设置采用这种方法,北京友谊医院基本采用这种方法。由于使用碳酸氢盐置换液,采用碳酸氢钠与置换液同步同比例输入。因此如果置换液量改变,碳酸氢钠的输入量也需改变。

表 13-6-2　连续性血液净化出入量统计表

项目		出入量统计(ml)				
		6:00	8:00	10:00	12:00	6 小时总量
1A	总超滤液量	1 600	1 600	1 200	1 600	
1B	透析液量	1 000	1 000	1 000	1 000	
1C	实际出超(1A - 1B)	600	600	200	600	
2	其他出量	100	100	50	0	
3	总的出量(1C + 2)	700	700	250	600	
4	其他入量	400	400	400	750	
5	每小时液体平衡(4 - 3)	-300	-300	150	150	
6	目标超滤量	-100	200	-100	0	
7	置换液量(6 - 5)	200	500	0	0	
8	实际净平衡(5 + 7)	-100	200	150	150	400

有些 CBP 机器可根据预先设定的总超滤量、净超滤量以及两者的差值,自动调整置换液量及透析液量参数。在这种情况下,在保证总超滤液量不变的前提下,如果需要提高或降低净超滤量,则要相应降低或提高置换液量及透析液量,在大多数情况下,分别设定置换液、透析液和净超滤量,调整时不相互影响,总超滤量受三者的影响。

表 13-6-3　连续性血液净化出入量统计表

项目	出入量统计(ml)				
	6:00	8:00	10:00	12:00	6 小时总量
置换液量	2 000	2 000	4 000	4 000	
透析液量	2 000	2 000	2 000	2 000	
其他入量	200	100	100	100	
其他出量	0	100	0	200	
目标超滤量	-100	-100	0	-200	
实际出超	300	100	100	100	
总超滤液量	4 300	4 100	6 100	6 100	
实际净平衡	-100	-100	0	-200	-400

二、液体平衡目标

液体平衡目标指单位时间内要求实现的液体平衡计划，通常为出超，也有少数情况下要求出入平衡，即“0”平衡，还有部分容量不足患者可能要求入超。液体平衡目标的确定是保证正确液体管理实现的关键。首先必须对患者的容量状况进行正确评估。需要全面了解机体总水量、循环量及细胞外液量。重症患者容量状况往往难以评估，仅仅通过测量各种排泄量来计算液体排出量通常不准确，可能忽略了大量的非显性失水（如烧伤和外伤等）。可以通过测定中心静脉压、肺动脉楔压、心排血量等来确定循环容量。如果液体清除的速度超过了机体组织间隙以及细胞外液向血管内再充盈的速度，将导致血压下降。同样，如果低估体内容量，制定的净超滤率过低，可能导致容量负荷过多。进行二级或三级水平的液体管理可使上述问题明显减少。临床研究发现，三级水平液体管理可更好地达到控制患者容量平衡的目的。

三、液体平衡的方法

（一）准确评估单位时间内患者液体的出入量

患者的出入量应当包括外周输液量、口入量、尿量、引流量以及非显性失水量等，而进行 CBP 治疗后计算出入量还需加入 CBP 所带来的液体排出量。CBP 除了通过净超滤方式清除体内水分外，可能还带来部分液体进入体内，如为避免体外循环凝血，需定时用生理盐水冲管路及滤器，这部分液体直接进入体内。此外，如果将碳酸氢钠与置换液分开输入，所输入的碳酸氢钠量，或采用枸橼酸抗凝时钙剂的补充量，都必须通过 CBP 净超滤方式来清除。因此考虑 CBP 对容量的影响，须将净超滤率与 CBP 相关液体入量结合。因此提出“CBP 出超”的概念，即 CBP 机器净超滤量（机器显示脱水量）减去 CBP 相关液体入量（包括循环冲水量，分开输入的碳酸氢钠量，钙剂补充量），它反映了 CBP 治疗实际从机体清除的液体量。将 CBP 出超与机体其他液体出入量进行计算，即得到体内容量的最终变化，即患者净出超。

（二）准确记录及计算单位时间内液体平衡

特别是在二、三级管理水平中，可能要求每小时甚至更为频繁地评估液体平衡。一些中心利用 ICU 护理单进行记录；也有中心使用特殊的表格进行记录，使用特殊的记录单可能增加了护理工作量，但却清晰简明、精确完整、便于计算。在上述图表中一步步显示了所有相关的数据，经计算得到最终的目标脱水量。前面已提及，CBP 技术很大程度上依赖于 ICU 护士持续地进行监测，因此，ICU 护士应当充分了解液体控制方案的基本原理，才能保证该方案得以圆满完成。CBP 出入量的记录单对于精确计算摄入、排出量是非常必要的，它是重症监护流程图（特护单）的必要补充，在不同情况下可采用不同的统计方法（表 13-6-2，13-6-3）。当然，最好能够实现电子化表格，采用摄入/ 排出的表格形式记录 CBP 参数，这种做法的主要优点是可以自动进行运算，从而避免人为的计算误差[2]。

（三）液体出入平衡的自动校正

准确设置置换液、透析液及超滤液的速度，决定了及时纠正系统偏差的平衡功能，因此，必须保证准确地输入数据，并反复检查，及时纠正可能发生的误操作。关键性参数发生变化时，应当由医师重新评价患者的情况，对治疗方案加以调整。无论使用何种工具，必须经常记录和计算，不准确的记录可能导致计算错误。一份标准的记录单和严格的制度可以降低错误的发生率。笔者发现出现错误的程度取决于护士对于 CBP 技术的领会程度，因为治疗通常连续数日进行，同一个患者可能由多名护士监护，故倾向于在记录单中包括患者所有的出入量，树立每小时平衡以及定时检查的概念。

尽管 CBP 在改善血流动力学方面明显优于间歇性 HD，但是对于多数危重患者而言，清除多余水分与和防治低血压仍然是一对无法回避的矛盾。CBP 技术很容易迅速改变患者的液体状态，经常发生血流动力学参数的变化。因此，应定期进行评估，特别是在治疗最初的 6 小时中应当密切观察。理想的监测系统应能够检测液体的配方以及测定正确的输入路径。医护人员应当经常检查液体的配制,并确保按正确速度和正确路径输入,防止对 CBP 机器的误操作可能导致的严重液体失衡。因此,要求医护人员必须了解 CBP 技术的内涵,并强调"实时监测"。由于大部分透析液和置换液是根据患者个体情况不同而变化,因此,护士应注意将液体悬挂在正确位置,确保透析液、置换液以及其他静滴液体不致相互混淆,否则可能导致患者水、电解质失衡。例如,将静脉输注的含钙溶液错误地当作透析液使用时,血液成分将发生显著改变。护士、药剂师及内科医师应分别各自确认液体是否正确。因此,建议将各种液体予以不同的标记,以区别用途、容量及用药途径。护士应将置换液与透析液分别放置并明确标识[3,4]。除了液体管理的监控外,液体的配方及配置过程也须严密监控,这主要通过监测血清电解质来实现。通常在开始治疗时,已测定患者的电解质及血糖浓度,此后应4~6小时测定一次直至这些指标稳定,然后至少每12小时常规复查一次。电解质、血糖水平与患者代谢状况、抗凝方式、透析液、置换液相关,若上述指标异常,可以通过改变透析液或置换液配方进行调整。实施 CBP 液体管理,必须透彻地理解液体清除及液体平衡的原理,虽然与间歇性 HD 相似,但实质上仍有显著差别。可以通过不同的方法,使 CBP 技术发挥最大作用。无论采取何种方法,重要的是明确液体管理的目标,监测可能出现的错误,及时地调整液体平衡的方案。在液体管理中,严密的监护是 CBP 治疗成功的关键。

四、连续性血液净化的监护

CBP 所救治的患者病情多较危重,不良反应多,病情变化大且迅速,往往伴有神志不清、烦躁不安等,因此监护尤为重要。医护人员的责任心和技术水平是为患者提供安全、高效 CBP 治疗的重要保证。

(一)生命体征

心电监护仪持续监测患者血压、心率、呼吸、血氧饱和度,密切观察患者神志、意识的变化,当参数发生变化时(如患者心率加快,血压下降可能是超滤速度过快,导致低血容量状态),应立即对患者的病情进行重新评估,并及时调整治疗方案。在 CBP 治疗中,体温监测不容忽视,CBP 用于救治多发性创伤、烧伤、急性重症胰腺炎等患者,主要是为了清除炎性介质,这些患者大多有体温升高,CBP 治疗由于大量置换液(2~6 L/h)输入以及体外循环丢失热量造成的低温,有助于降低患者体温,有利于患者康复;但对一些体温不升或体温正常的患者常可导致寒战或畏寒,尤其在环境温度较低的情况下,此时应提高室内温度并保持在22~25℃,有自动加温装置的机器需及时调整加温档。

(二)液体平衡

保持液体出入量平衡在 CBP 的治疗中至关重要,而液体的配制和患者临床有效容量的准确测定很大程度上依赖于医护人员严格的监测,如果液体配制和容量平衡控制不当可引起严重不良反应甚至导致患者死亡。

(三)血电解质及血气分析

严密监测患者的血生化、血气分析等指标,确保所有泵入液体按正确的与置换液相匹配的速度输入,严格遵医嘱配制置换液,避免造成医源性内环境紊乱[5]。在使用枸橼酸钠置换液抗凝时,可通过体内血清离子钙水平、活化凝血时间(ACT)等来评价抗凝效果和进行安全监测,对于病情稍稳定的患者在开始4小时内必须检测一次,如果无明显异常,可适当延长检测时间。如患者出现口唇及面部有麻木感,甚至出现手足抽搐、低血压、心电图异常表现可能是补钙量不足所致,此时,应及时增加补钙速度,使血清离子钙水平保持在0.9 mmol/L 以上[6]。如果血气分析示代谢性碱中毒说明患者体内枸橼酸根蓄积,需降低枸橼酸输入速度或改用其他抗凝方法。

(四)出凝血功能

抗凝剂的应用使出血危险明显增加,因此加强观察患者的各种引流液及伤口渗血等情况,定期监测凝血参数,及早发现出血,及时调整抗凝剂的用量或改用其他抗凝方法,对避免严重出血非常重要。

(五)预防感染

在体外循环下,血液本身可成为细菌的感染源,管路、滤器的连接,测压管与压力传感器的连接以及取样口等均是细菌入侵的部位。置换液的不断更换也是引起感染的重要途径,在处理这些接口时均应严格按照无菌操作规程进行。感染也是留置双腔导管的主要不良反应,可发生在出口部位,并可引起菌血症,故应加强留置导管的护理。导管出口处局部每天一次换药,0.5%的碘仿(碘伏)是导管出口处常用的消毒剂,以导管出口处为中心做环形消毒,直径≥10 cm,在局部皮肤形成一层棕色薄痂,在导管出口处起保护作用,防止细菌沿导管旁隧道侵入机体。当敷料潮湿或被污染时应及时更换。由于CBP治疗时,使用导管的时间长,需更换凝血的滤器管路时,常常使导管处于开放状态,大大增加了感染的风险,所以在CBP暂时中断时必须注意封管。严格无菌操作是预防感染的重要措施。

(六)避免不良反应

CBP作为一种有创性治疗,不可避免有不良反应,技术性不良反应的发生率与所应用的治疗方法密切相关,常见最严重的不良反应是与动脉通路相关的,而采用静脉-静脉通路时发生率降低[7-8],随着CBP技术的进展及新的治疗指征的出现,相应的各种不良反应的出现频率及其重要性均发生了变化[9]。

1. *过敏反应* 血液长期与人工膜及塑料导管接触,由于塑料颗粒的碎裂,血、膜的反应及残存消毒液的作用可产生一系列不良反应,激活多种细胞因子、补体系统,甚至发生全身性炎症反应综合征,对机体造成严重损伤。目前,CBP多使用生物相容性好的生物膜,最大限度地避免不良反应。另外,血管紧张素转换酶抑制剂(ACEI)治疗时,由于缓激肽积聚,循环中细胞因子水平也增加,易引起变态反应,需特别加以注意[10-11]。

2. *血管通路不畅及连接不良* 血管通路不畅是一种严重不良反应,可导致体外循环中血流量下降。CAVH中动脉通路畅通是保证足够血流量的关键。动脉内径减小,插管长度增加或扭曲都可导致血流量急剧下降。CVVH中,因为有血泵辅助,这种不良反应发生率减少,但双腔管可致再循环,增加体外循环中血黏度、滤器凝血、超滤停止。精确地监测循环压力,采取措施恢复正常的血管通路功能可以克服这一缺陷。体外循环中,血流量高达50~350 ml/min。血路中任何部位突发连接不良(如在血泵作用下偶尔因压力变化、管道破裂),都可能危及生命(尤其在无报警和监测条件下)。因此,整个管道必须在可视范围(未被遮蔽)下,确保整个管道连接密闭完好。

3. *体外循环凝血及血栓* 由于CAVH中依靠动-静脉压力差驱动血液循环,常出现血流量不足和凝血。管道内径减小或扭曲,也会使血流停止导致体外循环凝血[12]。血泵的应用使此类不良反应形成大为减少。动脉局部血栓的发生较为常见(约3%),特别是在动脉硬化者,局部血栓更易于发生,有时可影响腿部的血液灌注,需立即手术。在CVVH时,静脉局部亦可出现血栓,并有可能扩展至腔静脉。因此,应常规监测血管灌注情况(多普勒超声),持续监测体外循环中静脉压力,有助于早期诊断血栓形成。

4. *出血* 应用Seldinger技术置管可导致出血甚至静脉穿孔。特别是局部动脉粥样硬化,误穿入动脉,可因损伤血管壁和斑块,出现严重出血。故当怀疑局部有严重的动脉粥样硬化时需选择其他部位置管。在CBP过程中,抗凝剂剂量应能立即达到最大的体外抗凝效果,而对循环系统无作用或作用较小;对有出血倾向的重症患者,可采取特殊疗法以维持体外循环中的抗凝作用,如采用低分子量肝素、枸橼酸、前稀释法及其他技术抗凝,以减少出血的风险[13-14]。另外,CBP过程中需要连续抗凝,对有高危出血倾向的患者有可能导致出血或血小板减少。

5. *气栓* 使用血泵辅助的CBP,由于有特殊的监测和报警系统,可以预防气栓的发生。除非有机械缺陷,否则一旦有气体进入体外循环,机器立即停止工作。在CAVH中,虽然无血泵,但由于持续正压的存在,亦可以避免形成气栓,但当静脉通道连接不良时,吸气相负压仍可将气体吸入静脉系统形成气栓。

6. *低温* 超滤时,大量液体交换可致体温下降。计算热量摄入及评估营养和能量平衡时,需考虑体温的负平衡作用,置换液加热可纠正此不良反应。HVH过程中置换液必须有加温控制装置,确保患者体温不低于35℃。

7. *滤器功能丧失* CAVH滤器在低血流量及超滤压力平衡的条件下工作,滤器凝血的发生率高,膜功能低下，通透性能显著下降，溶质的筛选系数低，疗效降低。此时，即使维持高水平的超滤，对溶质的有效清除比预期的低。使用血泵可以避免这一问题，滤器阻力不再成为影响滤器功能的因素[15-17]。

8. *水、电解质平衡障碍* CBP 的另一危险因素是容量负荷突然增多(减少)，电解质紊乱。目前，机器一般有液体平衡系统，精确调控容量负荷，此不良反应的发生率正在逐渐降低[18]。关键是对每一患者需准确评估其临床情况和危重程度，严密监测液体进出量。另外，要避免配置大量置换液时出现差错导致的容量和电解质失衡[15-17]。

9. *感染* CBP 体外循环与血管通路增加了感染的机会，CBP 超滤液中的抗生素与血浆水平相近，表示水溶性抗生素丢失，对重症感染或脓毒症患者十分危险。应调整抗生素剂量，以达到有效血药浓度。局部感染(血肿感染)是严重的不良反应，ICU 患者由于免疫抑制，易于感染。体外循环可成为细菌感染源，管道连接、取样处和管道外露部分成为细菌侵入的部位。一旦细菌侵入，体内内毒素水平升高，患者可发生脓毒症，内毒素也可由污染的透析液从透析膜孔径进入体内。因此，体外循环时需严格无菌，避免打开管道留取血标本，避免出血和血肿。

10. *营养丢失* CBP 治疗时，平均每周丢失 40～50 g 蛋白质，并不比 HD 多，而且不会明显改变总蛋白和白蛋白浓度，但在肝脏蛋白合成障碍及长期治疗时，营养丢失就显得比较突出。维生素丢失目前尚无报道，真正的缺乏综合征也不常见。经常监测滤液和血液中一些电解质、营养成分及药物浓度，及时在置换液中加以补充，可避免这些物质的负平衡[19]。

11. *液体管理的不良反应* 最常见和最严重的不良反应是：①液体平衡问题导致低容量或容量负荷过多；②液体配制或使用错误导致电解质、酸碱失衡；③配制或使用过程中液体污染而导致细菌感染；④使用未经加热的置换液或透析液可能导致患者体温过低或出现寒战。除非有降温的需要，大多情况下提倡液体加热。近来有研究认为，适当降低体温可以提高外周血管阻力，提高平均动脉压，减慢心率，使总心排血量下降，但每搏量不变；并能够降低机体能量消耗，降低机体氧耗，但对主要器官供血无影响，血中乳酸水平无变化，有氧代谢并未增加。但是，过低的体温则可能严重影响血流动力学的稳定。因此，主张在患者一般情况稳定的前提下或非高容量 CBP 中使用低温置换液或透析液适当降低体温[20-22]。常见不良反应见表 13-6-4。

表 13-6-4 连续性血液净化液体管理中常见的不良反应

类型	原因	不良反应
制定目标	目标不恰当	
	清除液体总量	容量负荷过重
	液体清除率	低容量
		血流动力学不稳定
液体平衡	测出入量	
	手动测量	不精确
	自动测量	泵的误差
	记录错误	不精确
	计算错误	不精确
	置换液更换延误	血流动力学不稳定
液体配制	置换液配制	电解质、酸碱失衡
	透析液配制	电解质、酸碱失衡
	药物配制	感染风险
CBP 设备	非一体化泵系统	增加滤器凝血
液体管理	不精确的平衡系统	容量过多/过少
	温度控制不佳	体温过低
	误操作	目标不能实现
	随意改变医嘱	不恰当的体液平衡

参考文献

1. Mehta RL. Fluid Management in CRRT//Ronco C, Bellomo R, La Greca G ed. Blood purification in intensive care. Basel: Contrib Nephrol, Karger, 2001:335-348.
2. Roberts M, Winney RJ. Errors in fliud balance with pump control of continuous hemodialysis. Int J Artif Organs, 1992, 15: 99-102.
3. 任冰，刘芸. 连续性肾脏替代疗法救治重症急性肾衰竭的护理. 中华护理杂志，1999，34:28-30.
4. 刘芸，任冰. ICU 应用连续性肾脏替代治疗的护理现状及进展. 实用护理杂志，2000，16: 7-9.
5. 王华，刘芸，费凤仙，等. 连续性静脉静脉血液滤过治疗重症急性胰腺炎的护理. 中华护理杂志，2002，37: 748-750.
6. 龚德华，季大玺. 枸橼酸三钠抗凝在血液净化中的应用. 肾脏病与透析肾移植杂志，2003，12:286-228.
7. Ronco C, Bellomo R. Complications of continuous renal replacement therapies. Ronco C, Bellomo R eds. Critical care nephrology. Dordrecht: Kluwer Academic Publishers, 1998. 1351-1355.
8. Kramer P, Wigger W, Rieger J, et al. Arteriovenous hemofiltration: a new and simple method for treatment of over hydrated patients resistant to diuretics. Klin Wochenschr, 1977, 55: 1121-1122.
9. 季大玺，陈惠萍. 连续性血液净化的适应证和禁忌证//黎磊石，季大玺. 连续性血液净化. 南京：东南大学出版社，2004:131-135.
10. Hakim RM, Wingard RL, Parker RA. Effect of the dialysis membrane in the treatment of patients with acute renal failure. N Engl J Med, 1994, 331: 1338-1342.
11. Schiffl H, Lang SM, König A, et al. Biocompatible membranes in acute renal failure: prospective casecontrolled study. Lancet, 1994, 344: 570-572.
12. Lauer A, Saccaggi A, Ronco C, et al. Continuous arteriovenous hemofiltration in the critically ill patient. Clinical use and operational characteristics. Ann Intern Med, 1983, 99: 455-460.
13. Stork M, Harti WH, Zimmerer E, et al. Comparison of pump-driven and spontaneous continuous hemofiltration in postoperative acute renal failure. Lancet, 1991, 337:452-455.
14. Langenecker SA, Felfmig M, Werba A, et al. Anticoagulation with prostacyclin and heparin during continuous venovenous hemofiltration. Crit Care Med, 1994, 22:1774-1781.
15. Ronco C, Fecondini L, Gavioli L, et al. A new blood module for continuous renal replacement therapies. Int J Artif Organs, 1993, 17: 14-18.
16. Kierdorf H, Leue C, Heintz B, et al. Continuous venovenous hemofiltration in acute renal failure: is a bicarbonate or lactate-buffered substitution better? Contrib Nephrol, 1995, 116: 38-47.
17. Clark WR, Mueller BA, Alaka KJ, et al. A comparison of metabolic control by continuous and intermittent therapies in acute renal failure. J Am Soc Nephrol, 1994, 4:1413-1420.
18. Ronco C, Digito A, Dan M. Continuous high flux dialysis (CHFD) //Vincent JL. Yearbook of intensive care and emergency medicine. Berlin: Springer-Verlag, 1994:671-677.
19. Ronco C. Continuous renal replacement therapies in the treatment of acute renal failure in intensive care patients. Part 2. Clinical indications and prescription. Nephrol Dial Transplant. 1994, 9(Suppl 4):201-209.
20. Manns M, Maurer E, Steinbach B, et al. Thermal energy balance during in vitro continuous veno-venous hemofiltration. ASAIO J, 1998, 44: M601-M605.
21. van Kuijk WH, Hillion D, Savoiu C, et al. Critical role of the extracorporeal blood temperature in the hemodynamic response during hemofiltration. J Am Soc Nephrol, 1997, 8: 949-955.
22. Rokyta R Jr, Matejovic M, Krouzecky A, et al. Effects of continuous venovenous heamofiltration-induced cooling on global haemodynamics, splanchinc oxygen and energy balance in critically ill patients. Nephrol Dial Transplant, 2004, 19: 623-630.

第七节　连续性血液净化临床应用

季大玺　谢红浪

连续性血液净化作为一项新技术，由于有间歇性 HD 不具备的一系列优越性，应用范畴已远远超出肾脏病领域，扩展到非肾脏病领域。近年来，人们提出了肾脏替代治疗和肾脏支持治疗（renal support）两个新概念。肾脏替代治疗的指征是：①威胁生命的指征（高血钾，酸中毒，肺水肿）；②尿毒症并发症；③控制溶质水平；④清除液体；⑤调节酸碱和电解质平衡。肾脏支持治疗的指征是：①营养补充；②充血性心力衰竭时清除液体；③脓毒症时调节细胞因子的平衡；④肿瘤化疗时清除磷与尿酸；⑤治疗 ARDS 时的呼吸性酸中毒；⑥MODS 时的液体平衡。目前，连续性血液净化的适应证分为肾脏疾病及非肾脏疾病两类[1]（表 13-7-1）。

表 13-7-1　CBP 临床应用范围

肾脏疾病	非肾脏疾病
急性肾功能衰竭	酸碱和电解质紊乱
高钾血症、酸中毒、肺水肿	代谢性酸中毒
心力衰竭	代谢性碱中毒
脑水肿	低钠血症
高分解代谢	高钠血症
急性呼吸窘迫综合征	高钾血症
血流动力学不稳定	全身性炎症反应综合征
心脏外科手术后	脓毒症
心肌梗死	重症急性坏死性胰腺炎
脓毒症	多器官功能障碍综合征

续表

肾脏疾病	非肾脏疾病
慢性肾功能衰竭维持性血液透析	急性呼吸窘迫综合征
急性肺水肿	挤压综合征
血流动力学不稳定	严重烧伤
少尿患者需要大量补液	乳酸酸中毒
全静脉营养	心肺旁路*
各种药物治疗	慢性心力衰竭
慢性液体潴留	肝性脑病
肾性水肿	药物或毒物中毒
腹水	热射病
	肿瘤溶解综合征

注：* 心肺旁路：cardiopulmonary bypass，CPB。

一、复杂性急性肾衰竭

急性肾衰竭是危重病患者常见的并发症，在住院患者中发生率为5%～7%[2]，在一些ICU中发生率为25%。按疾病严重程度急性肾衰竭可分为两类：单纯性急性肾衰竭和复杂性急性肾衰竭。单纯性急性肾衰竭患者可在ICU外治疗，患者预后好，死亡率<10%；而复杂性急性肾衰竭大多是ICU中多器官功能障碍综合征的一部分，尽管治疗手段和技术在不断进步，死亡率仍高达40%～50%[3-4]，其原因是多方面的，主要与急性肾衰竭人群中老年、危重患者所占比例增高有关，这些患者可存在多种并发症，由于生存时间延长，出现急性肾衰竭概率增加，死亡率更高。

（一）连续性血液净化治疗复杂性急性肾衰竭的优势

急性肾衰竭患者进行肾脏替代治疗的目的是维持水、电解质、酸碱和内环境稳定；防止肾脏进一步损伤；促进肾脏功能恢复；为其他支持疗法创造条件。因此近年来，越来越多的临床医师已经接受应用连续性血液净化治疗复杂性急性肾衰竭，在一些国家的ICU患者的救治中，间歇性血液透析已逐渐被摈弃[5]。

1. 患者生存率　南京军区总医院全军肾脏病研究所[6]回顾性分析表明，连续性血液净化能提高患者的生存率，降低死亡率。尽管连续性血液净化治疗组（$n=101$）病情明显重于间歇性血液透析（$n=93$），表现为患者年龄更大，平均动脉压低，急性生理功能和慢性健康（APACHE）Ⅱ评分高，衰竭器官数目多，需要机械通气和升压药物治疗的患者比例高（$P<0.05$），但连续性血液净化组和间歇性血液透析组存活率相当（59.4% *vs.* 64.1%，$P>0.05$）。连续性血液净化组中存活者与间歇性血液透析组死亡者APACHE Ⅱ评分无显著差异；在发生功能障碍的器官数目相同的情况下，连续性血液净化治疗组病死率明显低于间歇性血液透析组。虽然连续性血液净化组患者病情更为复杂，但治疗中血流动力学稳定，收缩压、平均动脉压及心率均无显著变化，不良反应少。而间歇性血液透析组在387例次透析中发生严重低血压73次（18.86%），心律失常37次（9.5%）；此外，连续性血液净化治疗组氮质血症控制更佳。Gangji等[7]回顾性研究发现，病情危重的患者更多选择连续性血液净化治疗，两组生存率无差异，连续性血液净化治疗可降低伴有多器官功能障碍综合征和脓毒症患者住院期间死亡的风险（$RR=0.42$，$P=0.027$）。Swartz等[8]报道，经并发症和病情严重程度校正之后，连续性血液净化可提高患者的生存率（$RR=0.81$，$P=0.32$），其中在ICU中停留5天以上、连续性血液净化治疗超过48小时组患者在住院期间和100天的死亡率较间歇性血液透析明显降低（P值分别为0.069和0.062）。遗憾的是，到目前为止尚无前瞻、随机、对照性临床研究证实连续性血液净化可显著提高复杂性急性肾衰竭的生存率[9]。因此，对于血流动力学状态较稳定的患者，连续性血液净化提高生存率的优势并不明显，其优越性主要体现在血流动力学不稳定的患者[10]。

2. 肾功能恢复率　提高急性肾衰竭肾功能恢复率，是连续性血液净化显著优于间歇性血液透析的特点。由于间歇性治疗的特点，血液透析需要在有限的时间内快速清除水分和溶质，易导致低血压、加重肾脏缺血、缺氧,肾功能恢复延迟;而连续性血液净化治疗中血流动力学稳定,不影响肾脏灌注压和肾功能恢复。此外,连续性血液净化使用的生物相容性透析膜,不同于间歇性血液透析使用的生物不相容性透析膜,后者可激活中性粒细胞和补体,释放炎性介质,导致肾血管收缩、中性粒细胞向缺血肾组织迁移、浸润,肾功能恢复进一步延迟。Mehta 等[11]研究发现,连续性血液净化后存活者肾功能恢复率显著高于间歇性血液透析存活者(92.3% *vs.* 59.4%, $P<0.01$)。Jacka 等[12]也发现,尽管两组死亡率无差异,但存活患者中连续性血液净化组肾功能恢复率显著高于间歇性血液透析组(21/24 *vs.* 5/14, $P=0.000\ 3$)。

3. *治疗费用* 与间歇性血液透析相比,连续性血液净化的管路更昂贵,技术操作更复杂,护理更烦琐,故在短期内治疗费用更高,但通过提高患者的生存率和肾功能恢复率,可降低长期医疗费用、提高患者生活质量[13]。Manns 等[14]回顾性分析了 1996~1999 年 261 例需要肾脏替代治疗危重患者的治疗经费情况,虽然每周连续性血液净化费用(3 486~5 117 加元)高于间歇性血液透析费用(1 342 加元),但存活者的住院时间明显缩短(11.3 天 *vs.* 22.5 天, $P<0.001$),出院后 1 年内的医疗费用明显减少(11 192 加元 *vs.* 73 273 加元, $P<0.001$)。

(二)治疗方法

连续性血液净化虽有上述显著的优越性,但在实际应用中仍然面临着何时开始进行治疗,如何实施和何时终止治疗的问题。

1. *治疗时机* 目前,CBP 治疗复杂性急性肾衰竭最佳时机尚无统一标准,以往认为大多是当内科治疗失败,患者出现尿毒症综合征或水、电解质失衡时,才开始 CBP 治疗,这种标准对于病情相对稳定或单纯性急性肾衰竭可能是合理的,但对于 ICU 的复杂性急性肾衰竭患者十分危险。CBP 的治疗时机应依据患者临床病情(如患者的容量、电解质紊乱程度、炎症因子水平等),而不是依据生化指标是否达到尿毒症水平。水负荷比氮质血症更重要,复杂性重症急性肾衰竭治疗的原则是尽可能降低或避免发生尿毒症不良反应。许多研究证实,早期或预防性 CBP 能更好地控制水、电解质、酸碱平衡,促进肾功能恢复,改善复杂性急性肾衰竭的预后。Honore 等[15]研究发现,对高容量血液滤过治疗有反应的患者,开始治疗的时间较对治疗无反应者早。一项前瞻、随机、多中心临床研究中,伴有急性肾损伤的危重患者,按开始透析治疗时血尿素氮水平分为大于 28.5(平均 43.1) mmol/L 和小于等于 28.5(平均 17.6) mmol/L 两组,前组患者的死亡率显著高于后组[16],开始透析时的血尿素氮水平越高,患者死亡的风险越高。综合大量研究的结果,在血尿素氮达到 30~37.5mmol/L 之前行连续性血液净化可改善患者的预后[17]。对创伤和心脏手术后急性肾衰竭患者的研究也有类似结果[18-19]。因此复杂性急性肾衰竭开始连续性血液净化治疗的指征为:①血肌酐≥530.4 μmol/L;②血尿素氮≥30 mmol/L;③急性肾衰竭合并下列情况之一,可更早开始连续性血液净化治疗:尿量减少导致容量负荷过多的表现,如出现心力衰竭、肺水肿等;电解质、酸碱紊乱,如高钾血症,严重酸中毒;合并脑水肿或颅内高压;合并急性呼吸窘迫综合征;血流动力学不稳定;合并全身性炎症反应综合征或脓毒症。

2. *治疗剂量* 确定危重患者治疗剂量十分困难,主要是患者的代谢状态不稳定(重症感染、酸中毒、消耗、营养支持)。此外,输液量、CBP 时血流量及再循环量、血滤器凝血、有效治疗时间等均影响剂量的测定。Schiffl 等[20]研究发现,与隔日血液透析相比,每日血液透析组氮质血症控制更好,透析中低血压发生率低,肾功能恢复时间缩短(9 天 *vs.* 16 天, $P=0.001$),死亡率下降(28% *vs.* 46%)。CVVH 置换液量设定为 1~2 L/h 时,一般可维持患者的水、电解质及酸碱平衡,控制氮质血症。但 2000 年以后发表的大量研究表明,连续性血液净化的剂量与患者的预后之间具有相关性[21]。2001 年,Ronco 等提出 CBP 剂量可分为肾脏替代治疗的剂量和脓毒症治疗剂量。超滤率 20~35 ml/(kg·h)为传统剂量,可用于单纯需要肾脏替代治疗的患者,纠正氮质血症;超过 42.8 ml/(kg·h)以上是大剂量[21],主要适用于治疗脓毒症。CBP 能通过对流及吸附清除在脓毒症和多器官功能障碍综合征中起重要致病作用的炎性介质,提高患者生存率,这一作用显然与清除尿毒症毒素无关。Kellum 等[22]认为 CVVH 置换量 >35 ml/(kg·h)即为连续性高容量血液滤过,可用于复杂性急性肾衰竭的治疗。有作者认为,CBP 通过对流或吸附清除细胞因子或细胞因子抑制因子,当置换量 <12 L/d,血浆细胞因子水平、血流动力学和血气参数无变化,

而HVHF(置换量>50 L/d)可以降低血浆细胞因子水平。谢红浪等[23] CBP治疗重症急性胰腺炎,证实能清除细胞因子,患者体内的炎性反应在治疗144小时后下调。CBP不仅仅是一个清除炎性介质的过程,也是主动参与机体免疫调节的过程。2004年,Honore等[24]提出,小于35 ml/(kg·h)为极低容量血液滤过(VLVHF),35~50 ml/(kg·h)为低容量血液滤过(LVHF),>50 ml/(kg·h)为HVHF。

2008年,ATN研究发现[25],危重患者伴急性肾损伤(AKI)患者,增加肾替代治疗的剂量与常用的剂量相比,并未提高疗效。死亡率、肾功能恢复率、肾替代治疗的持续时间或非肾器官衰竭的发展两组间均无明显差异。2009年,RENAL研究[26],纳入了1 508例AKI行CRRT患者,结果显示高剂量〔40 ml/(kg·h)〕与低剂量〔25 ml/(kg·h)〕相比并不改善患者90天存活率。此结果与1年前发表的ATN试验类似。《新英格兰医学》杂志在发表ATN研究时配发了Boventre撰写的评论指出[27]:ATN研究并不意味着透析剂量不重要,因各种方案已达到"透析充分"的标准,即Kt/V 1.2~1.4。该研究只说明在此基础上再增加剂量并未提高疗效。血流动力学不稳定的患者,强化治疗并不优于稍强治疗,但也不意味大剂量CRRT无优点,"透析充分"的概念是广义的,不单纯是剂量。目前的肾替代治疗未能完全替代肾脏的主要功能,如没有下调在AKI发病机制中具有主要作用的炎症反应。

3. *停止治疗时机* 目前,ADQI依据现有文献推荐,只要重症急性肾衰竭患者的传统透析指征(如高钾血症、酸中毒、容量超负荷等)未被纠正,就应继续行CBP。急性肾衰竭合并多器官功能障碍综合征患者,当炎症反应下调,对机械通气及肠外营养的需求降低,肾功能恢复或部分恢复后可考虑停止CBP。临床表现为:①尿量增加(>1 L/24 h),机体恢复自身调节容量平衡能力;②停止连续性血液净化治疗后,血尿素氮及血肌酐无明显升高;③停止CBP治疗后内环境能保持稳定。

(三)技术要点

1. *血管通路建立* 为了保证足够的置换量,必须行中心静脉置管(最好用14号导管)以保证血流量达到250~300 ml/min,滤过分数<25%,以减少滤器凝血和保证溶质清除率。

2. *治疗模式* 首选CVVH,其次为CVVHD或CVVHDF,合并高分解代谢、脓毒症和多器官功能障碍综合征者应选择连续性高容量血液滤过治疗。

3. *置换液输入方式* CVVH时首选前稀释模式或前/后混合模式输入置换液,后稀释模式下设定超滤率/血流比例应小于25%。在置换量较大时,可选择前稀释(33%~50%)和后稀释(50%~67%)同时输入置换液。

4. *滤器选择* Subramanian等[28]荟萃分析研究了滤器膜的生物相容性对患者预后的影响,发现生物相容性膜治疗组患者死亡的风险较非生物相容性膜治疗组显著下降($r=0.73$,$P=0.03$);另一项研究发现,与生物相容性合成膜治疗组相比,铜氨膜治疗组患者肾功能恢复率有下降趋势($r=0.77$,$P=0.09$)[29]。因此连续性血液净化时应选择生物相容性合成膜,如聚砜膜、聚酰胺膜、聚甲基丙烯酸甲酯膜、聚丙烯腈膜等。滤过膜的面积要求在1.0~1.5 m^2以上,超滤系数应大于20 ml/(h·mmHg·m^2),通常为30~40 ml/(h·mmHg·m^2)。

(四)特殊病情的急性肾衰竭治疗

复杂性AKI常合并不同脏器的功能障碍,如AKI伴心力衰竭或脑水肿,其治疗方式、治疗剂量和治疗的注意事项都应充分考虑。

1. *急性肾衰竭伴心力衰竭* 心血管系统是复杂性急性肾衰竭患者最常受累器官,是影响急性肾衰竭预后的重要因素。心力衰竭导致急性肾衰竭患者死亡的相对危险度,又称比值比(odd ratio,*OR*)高达7.7,高于呼吸衰竭(*OR*=3.6)、肝衰竭(*OR*=6.3)、神经系统功能衰竭(*OR*=3.0)、大量输血(*OR*=5.3)及高龄(≥60岁)(*OR*=3.7)等[30]。

(1)间歇性血液透析明显加重心血管系统的负担。在间歇性血液透析时循环血容量因超滤而减少,需由间质水分再充盈加以补充,当再充盈量不能与超滤量保持平衡时,组织和细胞内水分不能进入有效循环,从而不能缓解肺水肿及心力衰竭。间歇性血液透析对小分子物质清除迅速,细胞外渗透压降低,水分由细胞外进入组织内和细胞内,进一步影响血管再充盈,临床表现肺水肿及心力衰竭加重。在这种情况下，血容量减少后人体生理代偿机制是增加心排血量，静脉和动脉血管收缩，血管床减少，增加前负荷，从而提高血压。但在间歇性血液透析时，这种代偿机制被破坏，其原因可能由于醋酸导致血管扩张，使用生物不相容性膜产生血管舒张介质，以及目前尚未阐明的与弥散有关的因素抑制了血管收缩。在微循环中，由于毛细血管收缩不完全，静水压增高，也影响再充盈。危重患者病理生理变化更进一步损害了这些代偿机制。全身性炎症反应综合征导致血管通透性增加和血管扩张，间歇性血液透析时维持循环血容量和血管收缩及再充盈功能的机制受到影响，炎性介质和原有的心肌病变也限制了心肌收缩贮备能力。总之，大多数危重患者的心血管系统不能耐受间歇性血液透析造成的容量负荷改变。

(2) CBP 血流动力学的稳定。CBP 缓慢、等渗性清除液体，从而使容量负荷纠正，左心室充盈压逐渐降低，甚至在严重休克伴液体超负荷，必须清除大量液体者，也能保持血流动力学的稳定。连续性血液净化时低温能增加末梢血管阻力和心排血量，清除具有心血管活性的中大分子炎性介质，改善心功能。此外，连续性血液净化可以随时更改水和溶质清除参数，也有助于保持血流动力学稳定；使用生物相容性好的合成膜，也是血流动力学稳定的原因之一。合并心血管功能衰竭的患者行连续性血液净化时，要避免超滤过快、血管再充盈不足导致血容量不足和"低心排血量"综合征，并要注意避免原发心脏疾病所致心律失常、冠状动脉缺血等并发症。

2. 急性肾衰竭合并脑外伤及脑水肿

(1) 脑部创伤、手术等原因导致脑水肿，同时合并 AKI 患者，常规间歇性血液透析时由于血浆渗透压下降或脑内酸中毒，可引起脑组织渗透压升高，水分进入脑组织，导致脑水肿。颅内压升高不仅与渗透压梯度的变化有关，还与治疗过程中平均动脉压迅速下降导致脑灌注压降低有关，只有采用高钠、低温透析液和尽量避免血容量的变化，才能避免上述改变，这些在常规间歇性血液透析时很难实现；透析前血尿素氮 <15 mmol/L(<12 mmol/L 更佳)的患者，才能在间歇性血液透析中保持治疗颅内压稳定。

(2) 连续性血液净化过程中颅内压变化更为缓慢，但在大剂量治疗时，仍有可能影响颅内压[31]，因此伴有脑水肿的患者首选连续性血液滤过治疗，且初始置换液钠离子浓度应大于 140 mmol/L，从小剂量开始(如 1 L/h)，此时血尿素氮和小分子溶质的变化速度较慢，机体可维持正钠平衡，对颅内压的影响小；患者病情稳定后再逐渐增加置换液流量[32]。

(3) 由于创伤、手术等原因导致的急性肾衰竭合并脑水肿者易继发颅内出血，连续性血液净化中应尽量避免使用抗凝剂，或采用体外局部抗凝(如枸橼酸盐抗凝)。前列环素类抗凝剂具有强效血管扩张作用，不宜用于脑灌注压低的患者，以免脑灌注压进一步降低而增加颅内压。如必须使用此类药物抗凝，用药前应先纠正血容量不足，保证脑灌注压，或适时加用升压药物。

(4) 如连续性血液净化过程中发现颅内压明显升高，首先应确保患者供氧充分〔PaO_2 >11.0 kPa (82.5 mmHg)〕，$PaCO_2$〔6.7～7.3kPa(49.5～55 mmHg)〕，如监测脑灌注压较高，可缓慢注射丙泊酚(二异丙酚)或硫喷妥钠；如脑灌注压正常或较低，可给予 3%～10% 高张盐水和(或) 20% 甘露醇(100 ml)，将血钠提升至 145～155 mmol/L。其他措施还包括短时过度通气、冬眠疗法等[33]。

二、连续性血液净化在全身性炎症反应综合征中的应用

连续性血液净化并不是间歇性 HD 的一种单纯简单的改良，对于危重患者的治疗不同于一般肾脏疾病，前者病情往往危重，需要平稳渐进性治疗。实现内环境平衡，不仅需要行血液净化，而且要彻底纠正代谢紊乱，维持血流动力学、电解质及体液平衡[34]，以及清除炎性介质。近年来，连续性血液净化用于非肾脏疾病的主要目的是为了干预重症疾病的发展，阻断危象的产生，不仅从体内清除致病物质，而且改善机体免疫功能和内皮细胞功能，起到调节机体免疫紊乱状态，重建机体免疫系统内稳状态[35]。

(一) 连续性血液净化治疗非肾脏疾病的机制

随着连续性血液净化技术不断地更新和完善，临床应用范围日益扩大，对其疗效机制的认识也不断加深[36]。目前疗效机制主要有三种学说：①峰浓度学说(the peak concentration hypothesis)[37-40]：脓毒症

是一系列反复刺激，导致血循环中促炎介质和抗炎介质的峰值浓度交替，即峰值浓度学说，通过 HVHF 降低血液中促炎/抗炎细胞因子及炎性介质的峰值浓度，从而减轻由此导致的组织器官损伤，减少了对内皮细胞和血流动力学的影响，同时降低抗炎性介质浓度，保持细胞对内毒素血症和菌血症的反应性，恢复了机体的免疫能力。这些炎性介质相对分子质量较大，可能需要联合对流和吸附机制才能大量清除，同时要增加治疗剂量，从而降低血循环中两类物质的浓度，降低炎性介质反应和免疫抑制状态的程度。有学者认为，在全身性炎症反应综合征早期进行 CBP，可适当地清除促炎细胞因子，终止细胞因子的级联反应，从而延缓这些炎症因子导致的多脏器功能损伤，对控制疾病发展有所裨益。还有作者证实 CBP 可以清除心肌抑制因子，改善血流动力学。聚丙烯腈膜能吸附清除补体 D 因子，从而阻止补体活化。②免疫调节阈值学说（honore concept）[41-42]：即 HVHF 持续不断从血液中清除细胞因子及介质，从而降低组织间隙细胞因子及介质水平，当达到某个阈值时，导致组织器官损伤的炎症级联反应被阻断，此时血液中这些细胞因子水平不一定显著下降。③介质运送学说（alexander concept）[43-45]：在 HVHF 情况下，淋巴回流速度增加 20～30 倍，促使组织间隙更多溶质与血液间的交流及被 HVHF 清除。这些学说均认为脓毒症不是血管内炎症，而是组织或器官内炎症，循环内炎症介质增高是组织内炎症介质溢出所致，加强超滤才能更好地清除组织内炎症介质。南京军区总医院全军肾脏病研究所在大量临床和基础研究的基础上[46-48]，提出了连续性血液净化能够协助重建机体免疫内稳状态、救治危重症患者的新观点。

（二）改善免疫细胞功能

南京军区总医院全军肾脏病研究所研究发现，重症急性胰腺炎患者连续性高容量血液滤过（high volume hemofiltration，HVHF）应用 AN69 膜滤器，面积 1.6 m^2，每 24 小时更换滤器，置换量为 4 000 ml/h，72 小时后，全身性炎症反应综合征组单核细胞分泌促炎因子及抗炎因子均明显减少（图 13-7-1），单核细胞过度活跃状态得到控制，单核细胞 HLA-DR 表达明显改善（图 13-7-2），血浆细胞因子水平明显下降。脓毒症组单核细胞分泌抑制状态也有所改善，抗炎因子（IL-10）分泌明显减少（图 13-7-3），促炎因子分泌略有增加，单核细胞抗原呈递功能也得到改善，但改善的速度及程度均不及全身性炎症反应综合征组，提示在病程早期（全身性炎症反应综合征）阶段行连续性血液净化治疗，效果可能更好。

连续性高容量血液滤过治疗前，两组患者单核细胞、脓毒症组淋巴细胞明显减少；连续性血液净化治疗后，全身性炎症反应综合征组单核细胞明显增多，脓毒症组的淋巴细胞也明显增多。同时，研究还发现，连续性高容量血液滤过可改善血浆 Th2/Th1 细胞因子比值，治疗前两组患者血浆 Th2/Th1 细胞因子比值（IL-10/TNF-α）均高于正常人，脓毒症组更明显，连续性高容量血液滤过治疗后该比值下降，全身性炎症反应综合征组较脓毒症组更显著（表 13-7-2）。

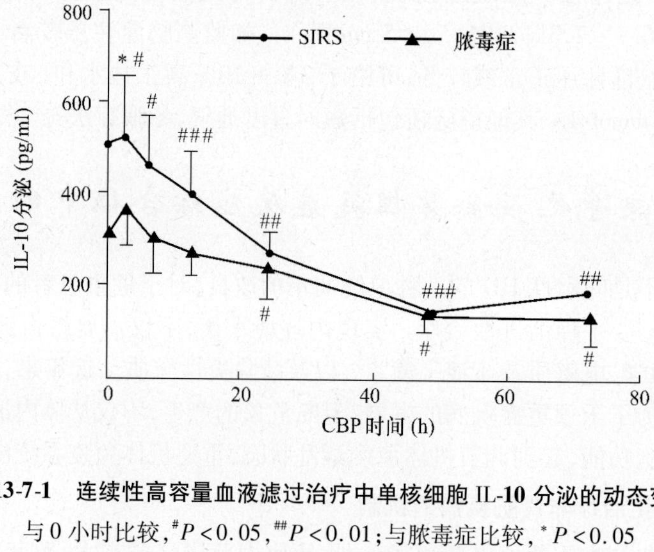

图 13-7-1 连续性高容量血液滤过治疗中单核细胞 IL-10 分泌的动态变化

与 0 小时比较，# $P<0.05$，## $P<0.01$；与脓毒症比较，* $P<0.05$

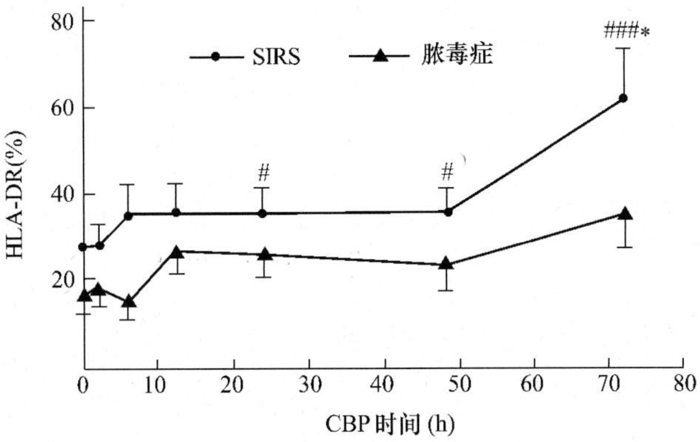

图 13-7-2 连续性高容量血液滤过治疗中单核细胞 HLA-DR 表达的变化

与0小时比较，$^{\#}P<0.05$，$^{\#\#}P<0.000\ 1$；与脓毒症比较，$^{*}P<0.05$

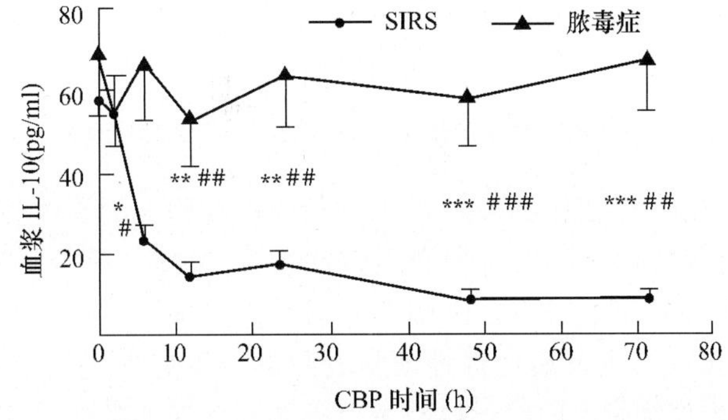

图 13-7-3 连续性高容量血液滤过治疗中血浆 IL-10 水平的动态变化

与0小时比较，$^{\#}P<0.05$，$^{\#\#}P<0.01$；与脓毒症比较，$^{*}P<0.05$，$^{**}P<0.01$，$^{***}P<0.001$

表 13-7-2 SIRS 与脓毒症在 HVHF 前后血浆促炎因子与抗炎因子水平变化比较($\bar{x}\pm SD$)

指标	正常对照组	SIRS 组		脓毒症组	
		HVHF 前	HVHF 后	HVHF 前	HVHF 后
致炎因子					
TNF-α(pg/ml)	33.17±19.52	124.41±29.36	58.82±40.16$^{\triangle}$	74.11±48.49	86.86±63.17
抗炎因子					
IL-10(pg/ml)	<6.32	57.42±21.89	9.35±11.41$^{\triangle\#\#}$	68.75±17.59	66.68±18.43
Th2/Th1					
IL-10/TNF-α	0.19	0.46	0.16	0.93	0.77

注：$^{\triangle}P<0.01$；与脓毒症比较，$^{\#\#}P<0.01$；HVHF—连续性高容量血液滤过；SIRS—全身性炎症反应综合征。

(三)改善内皮细胞功能

内皮细胞与单核细胞、组织巨噬细胞均是机体免疫系统的重要组成成分，作为机体的第一道防御线，这些细胞通过特异受体识别外来致病源，致病源与宿主细胞之间的相互作用可激活炎性介质和凝血通路，释放可溶性介质，再以自分泌或旁分泌方式活化更远处组织的单核细胞、巨噬细胞和内皮细胞。内皮细胞与免疫系统的功能异常也是全身性炎症反应综合征、脓毒症和多器官功能障碍等危重病症发生发展的病理基础，内皮细胞不仅仅是炎症反应中被动的靶细胞，也是一种效应细胞，通过其屏障和分泌功能，影响全身性炎症反应综合征/脓毒症的发生发展。并且内皮细胞和免疫功能的关系密不可分，血管内皮细胞可通过表达黏附分子等黏附和活化免疫细胞，而免疫细胞分泌的许多炎性介质，如 TNF-α 等需激活或损伤血管内皮细胞才能起作用[49]（图 13-7-4）。

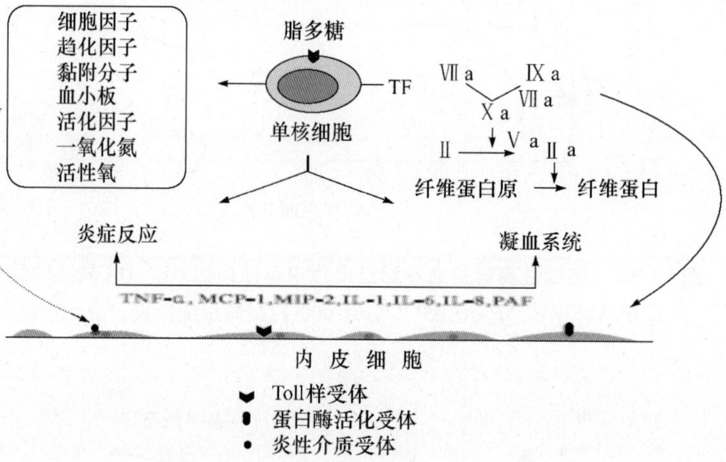

图 13-7-4　感染时内皮细胞和单核细胞介导的宿主反应[18]

脂多糖等通过活化分布在单核细胞、组织巨噬细胞及内皮细胞上的受体（或 Toll 样受体），释放炎性介质和组织因子（后续可激活凝血系统）。炎性介质以及激肽、补体系统等活化产物以自分泌或旁分泌方式（左侧虚线所示）活化更远处组织的单核细胞以及局部内皮细胞。凝血系统活化，不仅活化其下级的凝血因子（最终形成纤维蛋白），也可活化各种细胞表面蛋白酶受体，包括内皮细胞（右侧实线所示）。最终脂多糖、炎性介质以及内皮细胞表面的丝氨酸蛋白酶共同介导的炎症反应进一步扩大（血小板活化因子、单核细胞趋化因子-1、单核细胞趋化因子-2、巨噬细胞炎症蛋白-2、组织因子），内皮细胞黏附分子表达、内皮细胞通透性、内皮细胞凝血活性等指标常用于反映内皮细胞功能。南京军区总医院全军肾脏病研究所发现，在全身性炎症反应综合征和脓毒症时内皮细胞功能明显异常，表现为 E-选择素、血栓调节蛋白（sTM）水平明显升高和内皮细胞通透性增加，其变化程度与病情相关，伴休克和急性呼吸窘迫综合征患者改变尤为显著（表 13-7-3）。全身性炎症反应综合征/脓毒症患者血清可明显增加体外培养内皮细胞的通透性（表 13-7-4），增加内皮细胞钙离子内流。连续性高容量血液滤过治疗后，患者内皮细胞通透性降低，血清 E-选择素和 sTM 水平明显降低，患者血清对内皮细胞通透性和钙离子内流的影响逐步减少[50]。

表 13-7-3　全身性炎症反应综合征及脓毒症患者内皮细胞功能比较（$\bar{x} \pm SD$）

指标	正常对照组	SIRS 组	脓毒症组
E-选择素（ng/ml）	51.5 ± 15.1	100.1 ± 79.8	195.2 ± 108.5 *
血栓调节蛋白（ng/ml）	5.2 ± 1.1	6.1 ± 2.8	10.6 ± 6.2
内皮细胞通透性（%）	14.9 ± 1.6	18.8 ± 3.4 **	27.8 ± 4.3 **▲▲
细胞内钙离子浓度（nM）	77.0 ± 10.0	89.6 ± 18.2 *	140.5 ± 64.0 **▲

注：与正常对照组比较，* $P<0.05$，** $P<0.01$；与 SIRS 组比较：▲ $P<0.01$，▲▲ $P<0.01$；SIRS—全身性炎症反应综合征。

表 13-7-4 连续性 HVHF 对重症急性胰腺炎患者内皮细胞功能的影响($\bar{x} \pm SD$)

时间(h)	E-选择素(ng/ml)	血栓调节蛋白(ng/ml)	内皮细胞通透性(%)	细胞内钙离子浓度(nM)
0	142.9 ±99.2	8.2 ±5.0	22.8 ±5.7	111.1 ±48.1
2	126.4 ±86.5	7.3 ±4.2	21.8 ±4.4	97.9 ±23.3
12	115.7 ±76.7	6.7 ±4.2	18.3 ±5.1*	87.8 ±22.8*
24	103.7 ±66.1	7.2 ±3.8	17.0 ±5.7*	82.0 ±22.5**
48	94.9 ±60.1*	6.3 ±3.0	15.5 ±3.7**	76.8 ±24.2**
72	96.6 ±76.3*	6.6 ±5.1	15.6 ±4.9**	69.4 ±24.2**

注:与 0 小时比较,* $P<0.05$,** $P<0.01$。

(四)清除炎性介质

连续性血液净化使用的滤过膜是高度生物相容性的合成膜,通透性高,理论上 TNF-α 单体和各种细胞因子都能通过对流清除。许多学者在体外透析研究中发现,AN69 和聚砜膜能有效清除 TNF 和 IL-1,体外研究中用含 1% 白蛋白的置换液。各种滤器对 TNF 和 IL-1 的筛选系数较高,但体内的情况与体外有差异[51](表 13-7-5)。尽管许多学者都从患者的超滤液中检测出 TNF、IL-1、IL-6 和 IL-8,但只有少数学者证实患者血浆 TNF 水平降低,多数学者都未能观察到 IL-1、IL-6 和 IL-8 水平降低。谢红浪等[52]发现采用聚酰胺膜滤器连续性静脉-静脉血液滤过(CVVH)能清除 TNF,血浆 TNF 水平下降,但超滤液中未能检测出 TNF,说明是以吸附清除为主。Hoffmann 等[53]发现 CVVH 后脓毒症患者血浆补体水平显著下降,将淋巴细胞与超滤液共同培养,能刺激 TNF-α 释放,抑制 IL-2 和 IL-6 释放。Gasche 等[54]发现 CVVH(采用 PAN 膜滤器)能降低补体 D 因子水平,使重症急性肾衰竭患者补体活化降低;Kellum 等[55]发现,CVVH 能降低 TNF-α 水平,但 IL-6、IL-8、可溶性 L-选择素和内毒素水平无明显变化。因此,相对分子质量较小的炎性介质,如氨基酸代谢产物、补体片段、β-内啡肽、缓激肽及花生四烯酸代谢产物等的清除率较高,特别是花生四烯酸的代谢产物包括前列环素、血栓素和白三烯的清除,与连续性血液净化后血流动力学改善有关。但普通滤器膜对多数细胞因子(相对分子质量 20 000 左右)的筛选系数较低,主要以吸附清除为主,因此最好是在治疗的第 1 个小时及时更换滤器。近年来,一些分子截留点为60 000 ~ 100 000 的超高通量滤器业已问世[56,57],对中大分子物质的清除率明显提高(表 13-7-6),在动物实验中证实可有效清除细胞因子,显著改善血流动力学参数,但可能存在血清白蛋白丢失等不良反应。

表 13-7-5 促炎和抗炎性介质的生物特性

炎性介质	分子量	筛选系数	生物作用
促炎性介质			
氨基酸代谢产物	±600	0.5 ~ 0.91	神经毒性,抗凝活性
缓激肽	±1 100		扩张血管,增加血管通透性
内皮素	±2 500	0.19	器官缺血
C3a/C5a	±11 000	0.11 ~ 0.77	促进炎性细胞因子合成,中性粒细胞活化、血管扩张、增加血管通透性
TNF-α	±17 000(单体)	0 ~ 0.2	发热,高凝,中性粒细胞活化
	54 000(三聚体)		抑制骨髓干细胞成熟,血管扩张导致低血压和心肌抑制作用,肌肉消耗和负氮平衡,B 细胞生长因子
IL-1	±17 500	0.07 ~ 0.42	发热,诱导内皮细胞环氧化醇表达,促进骨髓释放中性粒细胞,诱导炎细胞浸润,诱导炎性介质释放(PAF、NO、黏附分子等)
IL-6	±22 000	0.15 ~ 0.6	发热,营养摄入障碍,增加 C5a 作用,促进急性时相蛋白合成
IL-8	±8 000	0.15 ~ 0.3	趋化和活化中性粒细胞,促进局部炎细胞浸润

续表

炎性介质	分子量	筛选系数	生物作用
抗炎性介质			
IL-1ra	±30 000～50 000	0.28～0.45	削弱IL-1活化细胞的作用
STNFr	STNFr Ⅰ ±55 000	<0.1	削弱TNF-α活化细胞的作用
	STNFr Ⅱ ±75 000		
IL-10	±18 000	0～0.6	抑制促炎性细胞因子合成

表 13-7-6 超高通量血液滤过膜对细胞因子的筛选系数

滤过膜	分子截留点	超滤率	细胞因子					白蛋白
			IL-8	TNF-α	IL-1	IL-10	IL-6	
高通量聚酰胺膜	100 000	1 L/h	0.31	0.27	0.81	0.56	0.73	0.06
高通量聚酰胺膜	100 000	6 L/h	0.19	0.09	0.75	0.56		0
三醋酸纤维素膜	80 000	45 ml/(kg·h)				0.45～0.63	0.7～0.97	
AN69膜	50 000	不定	0.08	0.16	0.22	0	0.18	
普通聚酰胺膜	30 000	不定	0.25	0	0.18		0	
聚砜膜	30 000	不定	0.12	0.22	0.42	0	0.04	

因此，连续性血液净化主要通过对流和吸附两种方式清除炎性介质，并以吸附清除为主（图13-7-5，13-7-6），使用超高通量的新型滤器可增加炎性介质的对流清除。治疗后血浆细胞因子水平的变化并不相同，大部分患者在治疗后血浆细胞因子减少，与单核细胞分泌趋势一致（图13-7-7）[58]。连续性血液净化对外周血细胞因子浓度的影响，除了直接清除作用之外，单核细胞分泌功能的变化也是其重要因素。

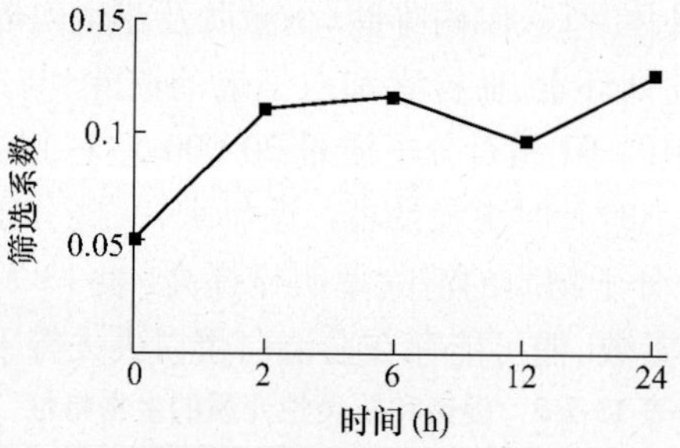

图 13-7-5 连续性HVHF中IL-6筛选系数的变化

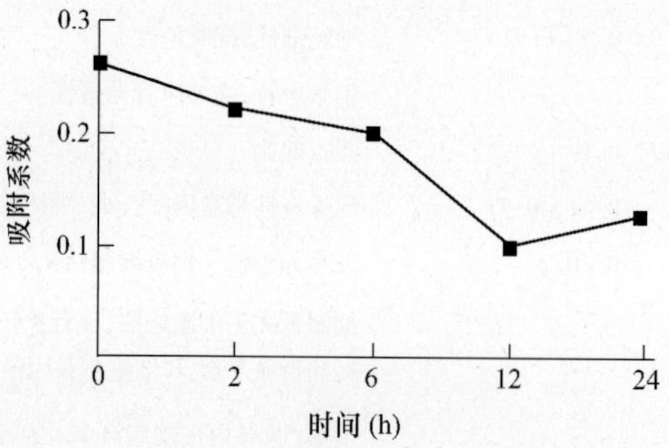

图 13-7-6 连续性HVHF中IL-6吸附系数的变化

综上所述，机体免疫功能紊乱是危重病症患者病理生理机制中的重要环节，持续大量炎性因子的释放是其启动和恶化的根本。免疫内稳态机制紊乱不仅使机体丧失了识别和抵御致病因子的能力，而且破

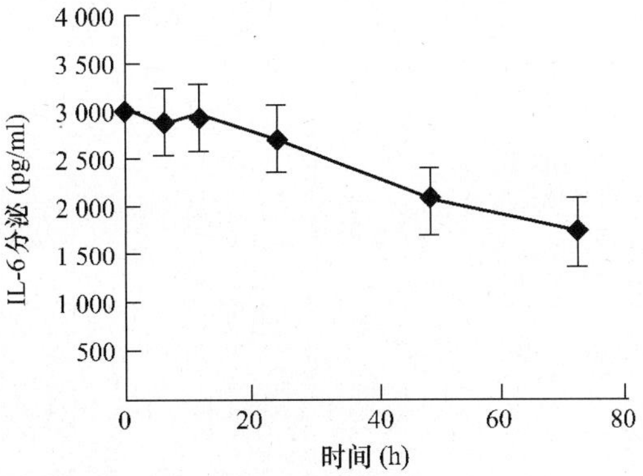

图 13-7-7　连续性 HVHF 中 SIRS 患者血浆 IL-6 变化趋势

坏了重要脏器之间的正常协调功能,从而出现多器官功能障碍综合征,最终导致患者死亡。连续性血液净化可以迅速降低高热,纠正水、电解质和酸碱失衡,保护心、肺、脑、肾功能,具有支持多脏器功能的作用(表 13-7-7),同时也保证了营养支持和药物治疗的有效进行。在脓毒症时可重建机体免疫内稳态,表现为清除炎性介质,单核细胞数目增加,单核细胞抗原呈递能力提高,分泌功能恢复;使免疫反应失衡状态(Th1/Th2)得以逆转。

表 13-7-7　连续性血液净化治疗"非肾衰竭"的机制

血液净化和肾脏支持
控制体温
纠正酸碱失衡
保持容量平衡
心脏功能支持
保护性肺功能支持
脑保护
骨髓保护
解毒和肝脏支持功能
治疗脓毒症,重建免疫内稳态和内皮细胞功能支持

改善内皮细胞功能,表现为内皮细胞通透性恢复正常,血清中黏附分子、凝血因子水平明显降低和内皮细胞钙离子浓度恢复正常(图 13-7-8)。连续性血液净化治疗通过上述机制使患者内环境和免疫内稳态机制得以重建,从根本上遏制了脓毒症向多器官功能障碍综合征的一系列严重病理生理紊乱的进展,这是连续性血液净化提高危重病救治成功率的关键[59]。

三、脓毒症

脓毒症(sepsis)是指由感染所诱发的全身性炎症反应综合征(sytemic inflammatory response syndrome,SIRS),而多器官功能障碍综合征是严重创伤、感染、休克及外科大手术后,同时或序贯出现的2 个或 2 个以上系统器官的功能不全或衰竭的临床综合征。脓毒症是 ICU 中的常见疾病,发生率为 10% ~63%。对欧洲 198 个 ICU 3 147 例的研究表明,脓毒症的发生率为37%,其中 30% 为重症脓毒症,15% 合并脓毒症性休克[60],且呈现逐年增长的趋势。脓毒症和多器官功能障碍综合征(multiple organ dysfunction syndrome,MODS)患者病死率高,重症脓毒症的病死率约为 30%[61],而多器官功能障碍综合征几乎占综合性 ICU 患者中所有死亡原因的 50% 以上,2 个器官功能衰竭者死亡率为 50% ~60%,而≥4 个器官功能衰竭者,死亡率几乎达到 100%[62]。老年重症脓毒症的发生率和病死率更高,救治难度大,是当今医学界面临的难题。

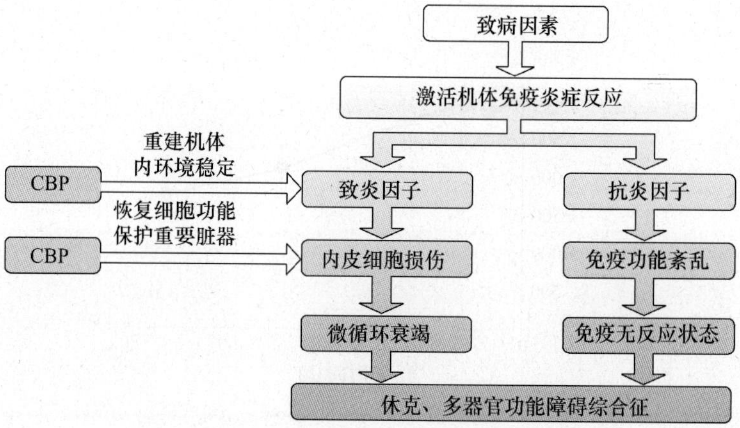

图 13-7-8 连续性血液净化治疗危重病的疗效机制

(一)治疗脓毒症的机制

脓毒症的本质是机体内产生大量促炎和抗炎性介质,过度炎症反应导致机体广泛性内皮损伤、多脏器功能损害及免疫内稳状态紊乱,抗感染治疗只能治疗感染,对已经启动的炎症反应则束手无策。从整体来看防治的策略应当是通过多层次阻断过度释放的炎性介质,抑制激活的炎症细胞,尽可能恢复炎性介质与内源性抑制物的平衡,从而使炎症反应局限。

连续性血液净化可以从循环中清除致病介质,如清除大量释放的补体成分、花生四烯酸代谢产物等炎性介质和细胞因子,降低血循环中促炎及抗炎介质峰值浓度,控制炎症反应和免疫抑制状态的失衡程度,改善机体免疫功能及内皮细胞功能障碍,重建机体免疫内稳态;除了调控水、电解质及液体平衡外,还能纠正高代谢状态、氮质血症、酸中毒;同时提供稳定血流动力学,改善脏器的血流灌注和功能,保护重要脏器功能,防止器官功能衰竭,形成良性循环,从而为患者抗生素的应用、手术及其他治疗创造条件和争取时间,遏制病程发展,使危重症患者度过危险期(图 13-7-9)。这些作用机制是其他治疗所无法比拟的。连续性血液净化的作用不是单纯救治(替代)肾衰竭,其作用范围是全身性的,是多脏器功能支持(multiple organ support therapy,MOST)的一部分,从而改善危重病症预后,已成为多器官功能障碍综合征和危重病症救治的重要手段[57-63]。

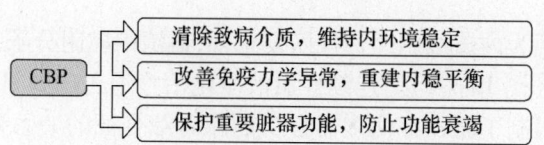

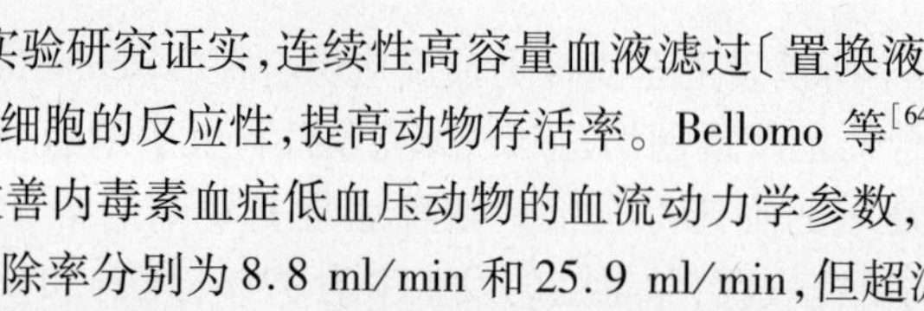

图 13-7-9 连续性血液净化治疗脓毒症的机制

(二)研究进展

1. 实验研究 大量动物实验研究证实,连续性高容量血液滤过〔置换液量 >100 ml/(kg·h)〕能提高动脉压、改善心功能和免疫细胞的反应性,提高动物存活率。Bellomo 等[64]证实,连续性高容量血液滤过〔80 ml/(kg·h)〕可显著改善内毒素血症低血压动物的血流动力学参数,内皮素、TNF-α 和 6-酮-1α-前列腺素 F 水平均显著下降,清除率分别为 8.8 ml/min 和 25.9 ml/min,但超滤液中未检测出 TNF-α,内皮素和 6-酮-1α-前列腺素 F。有学者报道,CVVH 置换量为 3 L/h 时血浆 TNF-α 水平无明显变化,超滤液中仅检测出少量 TNF-α,但可提高内毒素休克犬的心排血量、扩张肺血管;置换量 6 L/h 时则可增加平均动脉压和左心室射血分数,增加肝脏和股动脉血流量,并降低血乳酸水平。由于动物实验多是在模型建成后即刻开始治疗,故结果与临床情况不完全吻合。近年来已有学者在体外和动物实验中观察了大孔径、超高通量滤器清除炎性介质的效果。Uchino 等[65]在体外实验中发现,超高通量聚酰胺膜滤器(分子截留点100 000）对细胞因子的清除率显著升高，Delanaye 等[67]观察了 Surefulx FH70 滤器〔三醋酸纤维膜，面积0.7 m^2，孔径7.8 nm（78Å），分子截留点80 000〕对内毒素休克动物模型细胞因子的清除效果。在超滤率45 ml/（kg · h）时，治疗120分钟和240分钟后IL-6清除率为22 ml/min 和15 ml/min，筛选系数分别为0.97和0.7；IL-10清除率为14 ml/min和10 ml/min，筛选系数分别为0.63和0.45，而白蛋白的丢失可以忽略不计，模型动物的心室功能明显改善[66]。

2. *临床研究* 一项前瞻、随机、对照性临床研究中，Cole 等[67]比较了连续性高容量血液滤过（6 L/h）和 CVVH（1 L/h）对脓毒症和多器官功能障碍综合征患者血流动力学的影响，治疗前去甲肾上腺素用量为2～35 μg/min，在CVVH或连续性高容量血液滤过中，平均动脉压、中心静脉压、心脏指数等均维持在目标水平，但与CVVH组相比，连续性高容量血液滤过组去甲肾上腺素的用量显著减少（中位数为1.0 μg/min *vs.* 10.5 μg/min，$P=0.05$；下降率为68% *vs.* 7%）；在CVVH或连续性高容量血液滤过中，C3a、C5a和IL-10水平降低，连续性高容量血液滤过患者IL-8和TNF-α水平也降低，且C3a和C5a的下降在连续性高容量血液滤过组较CVVH组更为显著，C3a的降低与去甲肾上腺素用量减少之间具有相关性。Ratanarat 等[68]发现，间歇性高容量血液滤过〔血液滤过85 ml/（kg · h）治疗6～8小时之后，继续CVVH 35 ml/（kg · h）治疗16～18小时〕，可减少患者血浆所导致的单核细胞凋亡，并能减少去甲肾上腺素用量，其效应可持续至治疗结束后6～12小时。治疗期间血流动力学稳定，每日 Kt/V 可达1.92，最终患者的死亡率为47%，低于预计的死亡率（68%～72%）。在另一项前瞻性研究中，Oude mans-van Straaten 等[69]采用间歇性高容量血液滤过显著提高了306例危重患者〔APACHE Ⅱ平均（31±8）〕存活率，ICU期间死亡率为33%，住院期间死亡率为40%，均低于预计的死亡率。尽管以上脓毒症的CBP治疗目前仍缺少更多的循证医学证据，但国内外的一些治疗线索和我们自己的实际工作中，采用CBP治疗重症脓毒症的确显示了明显的临床疗效。因此，晚近几年CBP治疗重症脓毒症在临床上有被逐渐接受的趋势。CBP治疗重症脓毒症是CBP治疗非ARF领域极为重要的代表，它在治疗时机的确定、具体治疗的技术细节与治疗ARF的CBP有显著的区别。

（三）治疗时机

研究发现，合并AKI的患者早期连续性高容量血液滤过可改善预后，但不伴肾功能损伤的脓毒症患者在何时开始治疗尚有争议。不同单位对连续性高容量血液滤过治疗时机把握有所不同。目前，当脓毒症合并血流动力学不稳定、组织灌注低下（如出现乳酸血症）等脓毒症表现时即可以考虑开始连续性高容量血液滤过治疗；同时，由于连续性高容量血液滤过可改善机体的血流动力学和氧合状况，因此脓毒症及多器官功能障碍综合征患者在液体复苏及血管活性药物治疗无效时即可以考虑开始治疗。有证据表明连续性高容量血液滤过改善血流动力学的作用最多可持续96小时，可使去甲肾上腺素用量减少70%[68]，也有学者认为脓毒症患者越早开始连续性高容量血液滤过，生存率越高[67]。

（四）连续性高容量血液滤过治疗方法

大量研究说明，CVVH可以吸附和对流清除炎性介质，改善脓毒症的血流动力学异常，但血浆细胞因子的变化却并不显著。因此连续性血液净化治疗脓毒症的剂量不同于"肾脏支持治疗"的剂量，必须增加治疗剂量才能达到更好的"血液净化"效果，即应该采用连续性高容量血液滤过。Kellum 等[22]认为CVVH置换量>35 ml/（kg · h）即为连续性高容量血液滤过，但也有学者认为置换量>60 ml/（kg · h）才是治疗脓毒症的连续性血液净化剂量，对于体重60 kg的成人，置换量相当于3～4 L/h[68]。

1. *治疗方式* 连续性高容量血液滤过可以两种方式进行：①标准连续性高容量血液滤过：将CVVH超滤率增加为3～6 L/h；②间歇性高容量血液滤过（pulse high volume hemofiltration）：即在每天24小时中，日间6～8小时行连续性高容量血液滤过，置换量85 ml/（kg · h），其余时间行CVVH，置换量35 ml/（kg · h），累计平均置换量为48 ml/（kg · h）。兼顾置换量、临床可行性和疗效，均以间歇性高容量血液滤过更为合理，即日间行连续性高容量血液滤过，血流量300 ml/min，置换量6～9 L/h，治疗12小时；夜间超滤率减为2 L/h，血流量200 ml/min，其目的是减少夜间护理操作，确保治疗安全性，避免过多护理操作影响患者休息。此外，由于炎性介质在体内分布为双室模型，在大剂量清除之后维持小剂量清除，可有效防止血浆浓度反跳。

2. *滤器选择* Sieberth 等[70]用聚丙烯腈膜滤器行连续性高容量血液滤过,发现所有超滤液中均检测出 TNF-α;而 van Bommel 等[71]仅在28%的超滤液标本中检测出 TNF-α。两位学者均发现超滤液中 TNF-α 显著低于血浆水平。Tønnesen 等[72]在所有聚砜膜滤器超滤液中检测出 TNF-α,IL-6 检测出率仅44%;另有学者报道超滤液中 TNF-α 显著高于血清水平,可能与滤器膜活化巨噬细胞、产生增多有关。这些研究结果不一致只能说明一个问题,即连续性高容量血液滤过时滤器的选择十分重要,如果滤器只能吸附而根本不能滤出某种细胞因子,那么将置换量加得再大也无济于事。有人形象地把血液滤过的滤器选择和置换量比喻为体外杀灭细菌时的抗生素和剂量选择。青霉素虽然能有效杀灭肺炎球菌,但在脓毒症时1mg 显然是剂量太小;而在假单胞菌脓毒症时,即使用1 000 mg 也是徒劳。在全身性炎症反应综合征和多器官功能障碍综合征行连续性高容量血液滤过时,应根据病原菌和炎性介质,精心挑选滤器和置换量。要完成100 L/d 的超滤量,必须选用高通透性甚至超高通透性滤器,生物相容性好、吸附能力强。采用标准连续性高容量血液滤过时,1.0~1.5 m^2 滤器即可,间歇性高容量血液滤过则要求滤器面积1.8~2.2 m^2。通常选用 AN69、聚砜和聚酰胺膜等高通透性膜,超滤率在30~40 ml/(h·mmHg·m^2)。

3. *血管通路建立* 连续性高容量血液滤过时置换液量大,要求血流量300 ml/min 以上,否则清除率降低。常用双腔导管,再循环量大、血流量相对不足,即使血管腔较大,但动脉腔血流量相对不足,在泵前形成较大负压,血流量超过300 ml/min,负压在-40 kPa(-300 mmHg)以上;静脉侧也有同样大小正压,在超滤率较大情况下,血液浓缩,回血阻力更大。故应尽可能减少"净超滤量"。有学者建议使用新型 Niagara 导管(Bard,Canada,13.5 Fr,24cm),股静脉和颈静脉置管时,血流量可达到350 ml/min 以上。需要提高血流量时,可分别插两根导管,以减少"流出端"和"回血端"的压力,并减少再循环。导管可分别置于颈内静脉和股静脉,并发症并无明显增多。为克服血流量不足,有学者提出在静脉壶和动脉端之间建立一条特殊血路,可人为增加滤器内的血流量,提高线性血流速度,增加血液侧的正压。

4. *置换液配制* 连续性高容量血液滤过对置换液的要求很高,现已有不同电解质浓度和缓冲碱的商品化置换液,钾离子浓度都较低(通常是1 mmol/L),适用于高钾血症患者,但全身性炎症反应综合征和多器官功能障碍综合征患者不一定有高钾血症,在与 β 受体阻滞剂联用时可能导致严重低钾血症。这种情况下推荐置换液钾离子浓度为3.7 mmol/L。其次,置换液中不含磷酸盐,高容量血液滤过时可能发生低磷血症,可在置换液中加入磷酸盐(浓度为1.2 mmol/L)。病情相对稳定者,碳酸氢盐和乳酸盐置换液均可采用。Cole 等[73]发现,脓毒性休克伴急性肾衰竭患者行连续性高容量血液滤过(6 L/h)可发生暂时性高乳酸血症,但氯离子浓度下降,阴离子间隙增加,pH 维持在7.39~7.42,碱剩余保持在-0.15~2.45 mmol/L。但乳酸代谢障碍的患者,应采用碳酸氢盐置换液。

5. *置换液输入方式* 在滤器前输入置换液(前稀释)优点在于,能避免血液在滤器内过度浓缩,减少滤器凝血和滤器膜上形成蛋白层,延长滤器使用时间、增加清除效率。前稀释时血浆蛋白稀释,胶体渗透压降低,使超滤率增加,但溶质浓度也同时降低,故清除率也降低,要求有足够的血流量与之匹配。而在滤器后输入置换液(后稀释),虽然清除率高,但血液在滤器内高度浓缩,极容易凝血,故很少采用。在血流量300 ml/min,固定置换量时(6 L/h),1/3 的置换液前稀释输入,其余后稀释输入,对中分子物质(万古霉素)的清除率从完全前稀释时的50 ml/min,增加至近80 ml/min,且可延长滤器寿命;完全后稀释输入时清除率接近90 ml/min,但凝血风险增大。

6. *抗凝剂* 连续性高容量血液滤过血流量高,血液与滤器膜接触时间缩短,抗凝剂用量减少。但滤器内的血细胞比容和血黏度高,特别是在后稀释、滤过率很高时。要求有最大的体外抗凝活性,而不影响体内凝血系统,首选枸橼酸盐局部抗凝。南京军区总医院全军肾脏病研究所采用枸橼酸盐置换液抗凝[74],在前稀释输入置换液4 000 ml/h 条件下,血流量为250 ml/min,枸橼酸盐用量为28 mmol/h,钙剂用量为5.5 mmol/h,滤器使用时间为(42.99±9.12)h。局部肝素化抗凝法也有较好抗凝效果,肝素和鱼精蛋白比例定为15~10 U:1 mg,滤器寿命较长。低分子量肝素以及低分子量肝素联合枸橼酸盐置换液抗凝在连续性高容量血液滤过时也不失为理想选择。

7. 机器　应具备以下性能：①连续压力监测（滤器前、滤器后、跨膜压等）；②血流量 >300 ml/min；③有加热装置，维持置换液温度；④精确控制置换液输入量和超滤量。

四、重症急性胰腺炎

急性胰腺炎患者 Ranson 评分≥3 分，或 APACHE Ⅱ评分≥8 分即为重症急性胰腺炎[75]。重症急性胰腺炎是外科常见急腹症，病情凶险，多伴有明显腹膜炎、腹胀等体征和器官功能障碍，胰腺（及胰周）多有坏死，死亡率高达 22.4% ~53.3%。近年来逐渐认识到，全身性炎症反应在重症急性胰腺炎中起重要作用，阻断炎症反应可降低疾病的严重程度，连续性血液净化治疗重症急性胰腺炎取得了较好的疗效[76]。

1. 连续性血液净化治疗重症急性胰腺炎的机制

（1）重建机体内稳态。南京军区总医院全军肾脏病研究所研究发现[47,77-78]，连续性血液净化治疗后，重症急性胰腺炎患者免疫细胞功能和数量均有所改善，抗炎因子（IL-10）分泌明显减少，促炎因子分泌增加，单核细胞抗原呈递功能也得到改善，并可恢复促炎/抗炎性细胞因子之间的平衡。

（2）调控炎性介质。过度炎症反应在重症急性胰腺炎中起了重要作用，对于这样一个不断扩增的炎性介质网络，目前仍束手无策，寄希望于对细胞因子的调控。细胞因子可从以下 3 个水平加以调控：①转录水平：即通过抑制转录调节蛋白 NF-κB，防止 TNF-α 等细胞因子过度表达，但不影响正常炎症反应所需要的基础细胞因子水平；②翻译水平：即从翻译水平调控细胞因子的合成；③翻译后水平：即对抗（如细胞因子抗体、可溶性受体或受体拮抗剂）或清除细胞因子。连续性高容量血液滤过不仅能清除细胞因子，还能下调外周血单核细胞 NF-κB 表达，故连续性血液净化不仅能清除过度产生的炎性细胞因子，也能在转录或翻译水平调控细胞因子释放，最终使血浆细胞因子水平下降[49,78-79]。

（3）改善内皮细胞功能。相对于免疫细胞功能，连续性血液净化治疗后重症急性胰腺炎患者内皮细胞功能恢复更快，表现为通透性降低，循环黏附分子和凝血因子水平降低，患者血清对内皮细胞通透性和钙离子内流的影响减少，可能与血液中激活（损伤）内皮细胞的物质被清除有关[49]。

（4）清除胰酶。胰酶激活或进入血液循环是引起机体血管通透性改变、内稳态失调、白细胞过度激活和器官结构和功能损害的一个重要机制。连续性血液净化可以清除淀粉酶、脂肪酶、胰蛋白酶、弹力纤维酶、磷脂酶等[79]。

（5）维持内环境稳定。连续性血液净化可以清除小分子尿毒症毒素和体内多余的水分，维持容量平衡；通过迅速补充含有碳酸氢盐和电解质的置换液，调节电解质和酸碱平衡，对于维持重症急性胰腺炎的内环境稳定起了重要作用。

（6）减轻全身症状。重症急性胰腺炎患者常合并全身性炎症反应综合征，伴有高热、心动过速、呼吸急促等表现。连续性血液净化可以迅速降低患者体温、减慢心率、改善呼吸。体温下降本身即可减轻机体的应激水平和保护心肺等器官功能。

（7）缓解并发症。通过有效清除组织水肿，特别是肺间质和肺泡等组织水肿，连续性血液净化可改善肺气体交换和微循环，有助于组织氧供和有氧代谢；通过减轻组织间隙水肿、清除炎性介质减轻机体炎症反应，可减轻腹腔压力，治疗腹腔间室综合征和肠麻痹[80]。胰性脑病与激活的磷脂酶 A_2、TNF-α 和 IL-1β 造成脑组织炎性损害等因素有关，连续性血液净化通过清除小分子胰源性毒素和多种炎性细胞因子（如 TNF-α、IL-1β 等），减轻炎症反应，使精神症状及抽搐在较短时间内得到改善，解决了胰性脑病以往药物治疗难以奏效的难题。

（8）营养支持治疗。连续性血液净化时患者多需要禁食和肠外营养支持治疗。合并肾功能和心功能不全时，连续性血液净化为肠外营养支持治疗和大量的药物治疗提供了保障，也为肠外营养提供了通路和条件。

2. 研究进展

（1）动物实验研究。Yekebas 等[81-83]通过大量的动物实验表明，CVVH 能减轻全身感染相关的病理改变,高流量优于低流量,能重建机体免疫内稳状态,早期治疗能更好地预防多器官功能障碍综合征或改善多器官功能障碍综合征预后。南京军区总医院全军肾脏病研究所通过动物实验也证实,早期连续性高容量血液滤过可以减轻连续性血液净化的临床症状,逆转重症急性胰腺炎的血流动力学和氧代谢异常,抑制 NF-κB 活化,降低血浆细胞因子水平,改善单核细胞分泌功能,减轻脏器功能损伤,从而延长动物的生存时间(图 13-7-10),且连续性高容量血液滤过的效果明显优于 CVVH,为临床早期应用连续性高容量血液滤过治疗重症急性胰腺炎提供了重要证据[84]。

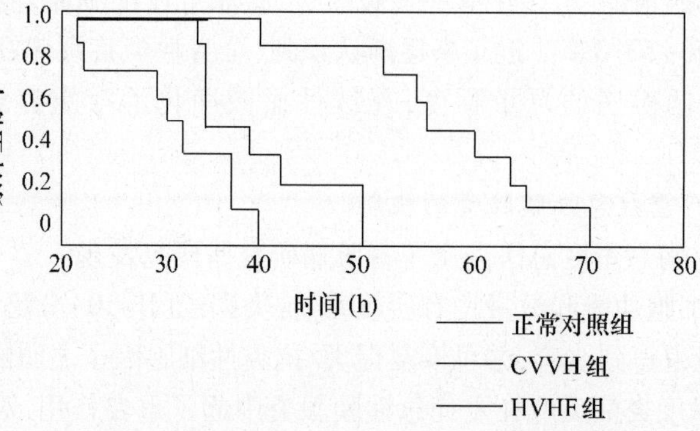

图 13-7-10 连续性血液净化对重症急性胰腺炎实验动物生存率的影响

(2)临床应用研究。南京军区总医院全军肾脏病研究所进一步通过临床回顾性以及前瞻性、对照循证医学研究,证实了连续性血液净化治疗重症急性胰腺炎的疗效[47-78]。在传统治疗基础上,23 例伴有多器官功能障碍综合征的重症急性胰腺炎患者,均在入院后 48 小时内开始进行连续性高容量血液滤过,治疗至少 72 小时,发现连续性血液净化的主要疗效为:①存活率达 87.0%,仅 3 例死亡(死亡率13.0%)。②血流动力学稳定,耐受性好,表现为体温下降,心率和呼吸频率减慢,在升压药物逐渐减量甚至停用的情况下平均动脉压稳定。APACHE Ⅱ评分下降,存活组患者反应蛋白水平逐渐下降。③外周血炎性细胞因子浓度降低,IL-1β 和 TNF-α 浓度在每一次更换新滤器的第 6 小时达到最低水平。④重症急性胰腺炎的并发症显著减少,治疗后急性肾衰竭、急性呼吸窘迫综合征、胰性脑病、肠麻痹等并发症显著减少,改善预后。⑤及时纠正水、电解质、酸碱平衡紊乱。在前瞻对照性临床研究中[47],12 例男性重症急性胰腺炎患者随机分为常规治疗组(对照组)和连续性血液净化+常规治疗组(治疗组)。治疗组给予连续性高容量血液滤过治疗 72 小时,采用抗体芯片技术检测在连续性血液净化治疗过程中患者外周血细胞因子水平变化,同时监测患者血 HLA-DR 表达,$CD4^+$、$CD8^+$ T 淋巴细胞、单核细胞计数等指标,并观察了连续性血液净化治疗对病情的影响与免疫状态的关系。研究发现:①重症急性胰腺炎治疗组病情改善迅速。两组患者治疗前病情严重程度无差异,连续性血液净化组经过 72 小时连续性高容量血液滤过治疗后,APACHE Ⅱ评分及血淀粉酶水平明显下降,肾功能恢复正常,临床症状明显改善($P<0.05$)。②两组细胞因子谱变化趋势显著不同。除 IL-4 外,治疗前两组患者细胞因子水平均明显高于健康人群。治疗后,连续性血液净化组 IFN-γ、IL-1、IL-2、IL-5、IL-10 和 IL-13 水平明显降低;而 TNF-α 和 IL-6 水平虽有降低,但无统计学差异性,IL-4 水平则始终无明显变化。对照组患者在观察期内所有上述细胞因子水平均无明显下降,部分细胞因子水平甚至有所上升,但无统计学差异。③两组患者治疗前后单核细胞数量及 HLA-DR 表达的变化也显著不同。连续性血液净化组外周血 HLA-DR 表达水平以及单核细胞数目均较治疗前明显上升,而对照组无明显变化。

3. *治疗指征* 南京军区总医院全军肾脏病研究所建议重症急性胰腺炎患者出现下列情况之一时可行连续性血液净化治疗[85]:①持续高热(体温>39℃,超过 6 小时),常规治疗无效;②胰性脑病;③合并多器官功能障碍综合征;④合并少尿〔尿量<0.5 ml/(kg·h),持续 2 小时〕或急性肾衰竭;⑤明显水肿或液体正平衡(>20 ml/kg,持续 24 小时以上);⑥合并电解质紊乱;⑦APACHE Ⅱ评分≥12 分。

4. *重症急性胰腺炎行连续性血液净化的特殊问题* 目前对于重症急性胰腺炎开始连续性血液净化

治疗时机、持续时间、滤器选择及置换液剂量等相关问题都无定论。

(1)治疗时机。动物实验资料显示,开始连续性血液净化时机可影响重症急性胰腺炎动物的预后。南京军区总医院全军肾脏病研究所回顾性研究的资料显示,存活组从发病至CVVH间隔时间明显短于死亡组,但何时开始连续性血液净化仍无定论。从临床实践来看,如果患者出现以下一些情况宜行连续性血液净化治疗:发热、呼吸急促及动脉血氧分压降低、心率增快至100~120次/分,血压偏低,腹胀或明显胰性脑病症状等。

(2)持续时间。有学者认为短时CVVH治疗重症急性胰腺炎有较好的疗效[86],而南京军区总医院全军肾脏病研究所则提出至少连续治疗72小时的方案[79],因此目前还需要更多的临床及实验研究来确定连续性血液净化的疗程。

(3)治疗处方。由于连续性血液净化治疗重症急性胰腺炎的目的是为了清除相关炎性介质及细胞因子、重建机体内稳态,因此倾向于选择超滤系数大、吸附性能好和生物相容性好的滤器,常选用AN69膜及聚砜膜。由于对流清除中、大分子的清除效果好,故多选择连续性高容量血液滤过(置换量>75 L/d),为减轻滤器凝血,置换液以前稀释为主。建议采用中心静脉置入双腔导管建立血管通路,首选颈内静脉置换,气管切开或已在颈部留置其他导管的患者,亦可选择股静脉置管。

(4)抗凝剂。SAP患者常合并腹腔内出血和应激性溃疡,并需要反复穿刺、手术和冲洗引流等有创性操作,因此抗凝剂宜选用局部枸橼酸抗凝和低分子量肝素抗凝,剂量宜小,必要时不用抗凝剂。

(5)对净化设备的要求。应有精确的容量平衡系统,能行高容量置换治疗,液体加热效果好,机器操作简便。

五、急性呼吸窘迫综合征

急性呼吸窘迫综合征(acute respiratory distress syndrome, ARDS)多见于严重创伤、感染及大手术后,是临床常见急性呼吸系统并发症,以广泛肺泡损伤和血气改变为病理生理特征,突出表现为渗透性肺水肿和低氧血症。急性呼吸窘迫综合征强调尽早应用机械通气,近年来病死率虽有所下降,但仍高达40%~70%,伴有脓毒症者高达90%,在连续性血液净化问世前,急性呼吸窘迫综合征合并急性肾衰竭者死亡率几乎100%。

1.连续性血液净化治疗急性呼吸窘迫综合征的机制

(1)改善肺水肿。急性呼吸窘迫综合征时,肺毛细血管内皮细胞和肺泡上皮细胞损伤引起的通透性增加而导致的渗透性肺水肿。清除肺间质水肿,改善微循环和实质细胞的摄氧能力,可以有效改善组织的氧利用,降低患者的死亡率。Su等[87]在急性肺损伤动物模型证实,血液滤过可以降低血浆促炎细胞因子的浓度,减轻肺部局部炎症反应,降低肺毛细血管内皮细胞和肺泡上皮细胞的通透性,缓解肺水肿,改善心肺功能。接受血流动力学监测的患者,以Swan-Ganz导管测定肺毛细血管楔压,维持在1.37~1.57 kPa (14~16 cmH_2O),并可根据患者血流动力学的情况调节液体出入量。

(2)调节水、电解质及酸碱平衡。急性呼吸窘迫综合征病程中,患者可能存在着多种类型的酸碱失衡。严重创伤患者,可表现为呼吸性碱中毒(呼碱)型三重酸碱失衡(triple acid base disorders, TABD),中至重度急性呼吸窘迫综合征患者常伴有呼碱型TABD、呼吸性酸中毒(呼酸)合并代谢性酸中毒(代酸)、呼碱合并代谢性碱中毒(代碱)以及呼碱;随着病情加重,呼酸、呼酸合并代酸和三重酸碱失衡的发生率明显增高,pH向于酸性。因此,急性呼吸窘迫综合征出现三重酸碱失衡、呼吸性酸中毒合并代谢性酸中毒常提示病情险恶,预后极差。连续性血液净化可以连续、缓慢、有效地调节电解质及酸碱平衡状态,通过调节置换液 $NaHCO_3$ 浓度和输入速度,可达到纠正酸碱平衡紊乱的效果。同时由于碳酸氢盐的碱化作用,连续性血液净化治疗还有助于减轻高碳酸血症,从而使 CO_2 产生减少。

(3)调控炎性介质。炎症反应是导致急性呼吸窘迫综合征的重要原因。连续性血液净化除了清除过多的水分以及代谢产物,保持内环境稳定,还能清除炎性介质,从而阻断病程进展,减轻对机体的损伤。

Su 等[91]对急性肺损伤的犬模型研究证实,血液滤过+机械通气治疗组与单纯使用机械通气组相比较,实验动物血浆 IL-6、IL-8 水平均显著下降。吴坚平等[88]研究了连续性高容量血液滤过对犬急性肺损伤心肺功能的影响及对 IL-1β 的清除效果,结果证实连续性高容量血液滤过+机械通气治疗组与单纯机械通气的对照组相比较,其血流动力学和血气分析参数均显著改善,IL-1β 下降。推测两组动物血浆细胞因子水平在病程中虽无显著改变,但患者体内的炎症反应网络可能受到影响,从而减轻了体内炎症反应。

(4)降低氧耗。受原发疾病影响,急性呼吸窘迫综合征患者常有发热和高分解代谢。连续性血液净化中输入大量低温置换液,并能清除炎性介质,能在短时间内有效缓解患者高热状态,降低基础代谢率,减少耗氧量,使气体交换进一步减少,从而减少 CO_2 产生,有利于保护患者的肺功能,此外还可以降低机械通气造成的肺损伤。

2. 临床疗效　南京军区总医院全军肾脏病研究所在前瞻性临床研究中发现[89],9 例肾移植术后急性呼吸窘迫综合征患者,治疗前外周血 $CD4^+$、$CD8^+$淋巴细胞计数、氧合指数均明显降低,C 反应蛋白、IL-6 和 IL-10 明显升高;8 例合并急性肾衰竭,治疗前血肌酐为(227.5±153.33) μmol/L。连续性高容量血液滤过治疗后 APACHE Ⅱ 评分显著下降,5 例患者氧合指数明显提高,7 例血清 C 反应蛋白显著下降,治疗 12 小时时 IL-6 水平明显下降,从治疗前(773.1±354.9) pg/ml 降至(183.6±259.8) pg/ml($P=0.05$),随后维持在相对平稳水平;而在整个治疗过程中 IL-10 水平变化不明显。最终 4 例患者(44.4%)存活且肾功能恢复正常。2006 年,南京军区总医院全军肾脏病研究所[90]回顾分析连续性高容量血液滤过治疗 21 例肾移植术后急性呼吸窘迫综合征的疗效,最终 8 例患者死亡,13 例患者存活(生存率61.9%),且肾功能恢复。

3. 急性呼吸窘迫综合征行连续性血液净化治疗的特殊问题　建议采用连续性高容量血液滤过治疗(同重症急性胰腺炎)。急性呼吸窘迫综合征患者合并顽固性低氧血症、严重酸中毒时,应避免使用枸橼酸盐抗凝,以免严重低氧状态枸橼酸代谢障碍,从而导致枸橼酸蓄积,进一步加重酸碱平衡紊乱。对于轻中度低氧血症患者,可联合应用低分子量肝素和枸橼酸抗凝,以减少出血倾向和枸橼酸蓄积。

六、心肺旁路

心脏体外循环手术常以心肺旁路替代心肺功能,一般在心肺旁路中预充 500~700 ml 血细胞比容低或不含血细胞成分的液体,导致血液稀释[91],血管内胶体渗透压下降,血管内液体进入组织间隙导致组织水肿,影响组织氧利用,产生心、肺、脑器官功能障碍。麻醉、手术操作及心肺旁路的管路均可激活细胞和体液免疫,产生大量炎性细胞因子和全身性炎症反应综合征,其程度与循环面积/患者体表面积比密切相关,在儿童更为显著。在心肺旁路数分钟后即可迅速发生炎症反应,导致一系列体液因素,包括激肽、凝血因子和补体系统的活化并自我放大,促使内皮细胞和白细胞表达各种炎性介质,内毒素释放、白细胞激活、黏附分子表达和产生细胞因子,如 TNF-α、IL-6、IL-8 等。炎性介质共同作用导致"旁路后综合征",即接近于高动力型脓毒性休克,伴有毛细血管渗漏综合征,影响组织氧交换。TNF-α 和 IL-6 的释放量是预测患者死亡率指标之一[92]。

1. 心肺旁路发病机制　心肺旁路后 25% 患者发生多器官功能障碍综合征。心肺旁路中夹闭主动脉时心脏血供暂时中断,肺也仅依赖支气管动脉供血;恢复供血后,可发生再灌注损伤,加重器官功能损伤。

(1)内皮功能障碍。主要影响血管内皮功能,表现为肺动脉高压、脑血管和心血管功能障碍。

(2)急性呼吸窘迫综合征。是开放性心脏手术后最严重的并发症,有报道发生率为 4.2%,与心功能不全、儿茶酚胺的不良反应及多种心肺毒素等因素有关。

(3)心肌损伤。与炎症反应和缺血/再灌注有关。活检发现在缺血 1 小时后右心房壁聚集了大量红细胞和白细胞。动物实验发现心室壁中可见血小板聚集,伴心排血量下降,可引起内脏供血减少,导致缺血/再灌注损伤,引起细菌移位和内毒素血症。

(4)脑水肿。许多患者心脏手术后行磁共振和 CT 检查均可发现脑水肿、脑室增宽等改变,可能与脑血流变化、缺血/再灌注损伤和炎症反应有关。通过清除炎性介质,可以改善脑供氧,支持炎症反应在脑功能异常中起作用,同时已证实血管内血小板-纤维蛋白微血栓形成,可导致视网膜缺血。

(5)急性肾衰竭。心脏手术中的应用后急性肾衰竭(定义为血肌酐升高 >88.4 μmol/L)发生率为 8% ~15%,死亡率 10% ~20%,其中严重急性肾衰竭(即需要肾脏替代治疗)发生率为 2% ~5%,死亡率高达 90%。心肺旁路时间与急性肾衰竭的发生率呈线性相关;术后心功能减退、肾脏缺血、肾血流量及肾小球滤过率下降和心排血指数 <2.5/(min · m^2)是导致急性肾衰竭最重要的原因。心脏手术后 15.6% 的患者可出现血肌酐中度升高(20% 以上),79% 的患者可伴有其他器官功能损伤。

2. CBP 的临床应用　心肺旁路患者行 CBP 主要目的是清除过多的容量负荷,减少肺内分流。另外,CPB 也常伴有 SIRS。Journois 等[93]报道,对比研究儿童 CPB 手术纠正充血性心衰后的患者,比较了单纯超滤和零超滤高容量血液滤过,对低温下心肺分流术纠正儿童先天性心脏病的影响,结果发现,血液滤过组 TNF 及 C3a 水平下降,24 小时后 TNF 下降更明显,IL-1、IL-6、IL-8 也有下降,还发现凝血参数和术后肺氧交换改善,炎症反应减轻,体温和白细胞计数下降。同时还观察到血浆补体活化产物下降,延迟释放其他炎症介质和细胞因子。但是,尚需要进一步证实 CBP 对 CPB 的疗效。

七、连续性血液净化在心脏手术中的应用

心脏手术患者心功能较差,容量负荷轻微变化就可导致心力衰竭、肺水肿、呼吸功能衰竭,甚至危及生命。

1. 作用机制

(1)维持内环境稳定。连续性血液净化缓慢均衡地清除过多水分,液体净出量多达 5 L/d,可精确地控制容量平衡、达到消除器官水肿、改善心排血指数、增强心肌收缩力的目的,对于合并慢性肾功能不全或者术中并发急性肾衰竭者尤为重要。通过调整置换液电解质浓度,避免血清钾、钠等电解质的急剧变化对心肌的影响。

(2)调控炎性介质,维持血流动力学稳定。连续性血液净化采用高通透性、生物相容性好的合成膜滤器,可清除循环中的补体(相对分子质量 10 000 ~12 000)等炎性介质。20 例心脏手术患儿在复温阶段随机分为血液滤过组和对照组,检测了血液滤过前、治疗后及治疗后 24 小时血浆 C3a、IL-1、IL-6、IL-8、IL-10、TNF、髓过氧化物酶水平和白细胞计数,同时监测了肺泡-动脉氧浓度梯度、拔管时间、体温和手术后失血量等。结果发现,血液滤过治疗 24 小时时 IL-1、IL-6、IL-8 和髓过氧化物酶水平显著下降,提示刺激炎性因子产生的物质被清除。Naik 等[94]发现心脏行改良超滤(modified ultrafiltration)治疗组在未使用血管活性药物的情况下,平均动脉压显著升高;心率下降,心排血指数增高,肺血管阻力下降,而体循环阻力无变化,伴随血浆内皮素水平下降。Yndgaard 等[95]发现心肺旁路后血液中内毒素水平显著升高,改良超滤能显著降低内毒素水平。

(3)改善内皮细胞功能。南京军区总医院全军肾脏病研究所研究证实,连续性血液净化可清除血液中激活/损伤内皮细胞的成分,改善患者内皮细胞功能[96]。

(4)促进肺功能恢复。Coraim 等[97]观察了 36 例心脏术后并发呼吸衰竭的患者,经连续性动脉-静脉血液滤过治疗后,肺血管阻力指数、肺平均动脉压和左心室压力下降,PaO_2/吸入氧浓度(即氧合指数)升高,表明氧弥散改善,血液携氧能力增加;肺内分流(Qsp/Qt)亦下降,心排血指数和平均动脉压逐渐升高,改善了组织灌注。连续性动脉-静脉血液滤过治疗后血液中乳酸水平下降,表明细胞代谢得到改善。Aeba 等[98]证实改良超滤可改善婴儿心肺旁路后肺的顺应性,降低 $PaCO_2$。另一项研究中先天性心脏病患儿被分为两组:一组行经典心肺旁路治疗(对照组),另一组在此基础上行超滤和血液滤过治疗(治疗组)。在旁路术后 15 分钟和 6 小时时,与麻醉前相比,对照组肺顺应性降低 27.8% 和 34%,而治疗组仅下降 12.6% 和 15.4%;对照组气道阻力增加 38% 和 45.2%,而治疗组仅增加 9.5% 和 4.7%;对照组气道-动脉氧浓度差增加至 73.4% 和 62.0%,治疗组仅增加 52.1% 和 35.9%。心肺旁路结束对照组血清

IL-6、血栓素 B_2 和内皮素-1 分别增加 160%、265% 和 890%，而治疗组仅增加 103%、208% 和 838%。因此，血液净化治疗可有效浓缩血液，清除炎性介质，减轻肺水肿和炎性介质对肺的损伤作用，改善肺功能[99]。

(5)提高胶体渗透压，升高血红蛋白，改善凝血障碍。心肺旁路后血细胞比容和血浆白蛋白分别下降 35.8% 和 32.8%，心肺旁路结束后常用细胞收集器来浓缩血液、升高血细胞比容和血小板计数，可丢失大量的血浆蛋白，包括白蛋白、免疫球蛋白和纤维蛋白原，并损伤血小板。血液滤过只清除血浆中的水，不影响白蛋白等血浆蛋白成分，可显著提高胶体渗透压，且不影响凝血因子，故不会导致明显的凝血障碍。总之，心脏手术患者行连续性血液净化的疗效主要表现为：血液浓缩、血细胞比容提高、减少输血、减少细胞外液容量、减轻水肿、清除心肺旁路过程中产生的炎性介质如组胺、TNF 及细胞因子和改善内皮细胞功能等，从而减轻全身性炎症反应，表现为毛细血管渗出减少、凝血因子活化程度降低、多个器官功能改善，可减少正性肌力药物用量，减轻肺和周围组织水肿，缩短机械通气时间。

2. 临床应用

(1)手术前。严重心、肾功能损害者，对利尿剂抵抗，患者心排血量下降，全身组织灌注压下降，导致血管紧张素Ⅱ、儿茶酚胺和血管升压素释放增加，血浆醛固酮水平升高，肾小球滤过率下降、肾小管钠水重吸收增加，组织中水钠潴留，动脉血管收缩。细胞因子分泌和一些代谢异常加重了上述异常，血容量减少同时伴静脉血容量增加，心排血量进一步减少。术前行连续性血液净化治疗，可打破心-肾恶性循环，改善患者的一般状况，为患者接受手术治疗创造条件。

(2)手术中。Watanabe 等[100]报道在一组年龄 <18 月龄婴儿心肺旁路术中行超滤治疗，不仅及时清除多余容量，还能有效清除炎性介质，通过超滤液清除的 IL-6 和 IL-8 的总量分别为(11.5 ±0.32) pg/kg 和(4.64 ±0.69) pg/kg。

(3)手术后。肾功能正常者，通过补充胶体、利尿等处理可以清除体内多余的水分，但肾功能不全、幼儿和老年人则疗效不佳。急性肾衰竭是影响心脏手术患者生存的独立因素，其 OR 值是无急性肾衰竭的 7.9 倍。故连续性血液净化已常规用于心脏手术后并发急性肾衰竭患者的治疗。Demirkilic 等[101]将心脏手术后并发急性肾衰竭患者分为两组：组Ⅰ(n =27)患者在血肌酐 >442 μmol/L(5 mg/dl) 时开始 CVVHD，组Ⅱ(n =34)则在患者有急性肾衰竭倾向(8 小时尿量 <100 ml，尿钠 >40 mmol/L)时即开始治疗，手术结束至 CVVH 开始的时间分别为(2.56 ±1.67)天和(0.88 ±0.33)天，ICU 停留时间分别为(12 ± 3.44)天和(7.85 ±1.26)天，ICU 期间患者死亡率分别为 48.1% 和 17.6%，最终死亡率为 55.5% 和 23.5%，均具有显著性统计学意义。南京军区总医院全军肾脏病研究所[102]报道了 19 例心脏手术后急性肾损伤患者，根据连续性高容量血液滤过前血肌酐及尿量分为三组：组Ⅰ(n =6)，血肌酐增加≥26.4 μmol/L(0.3 mg/d)或增长超过基础值的 150% ~200%(1.5 ~2 倍)，或尿量 <0.5 ml/(kg · h)持续超过 6 小时；组Ⅱ(n =6)，血肌酐增长超过基础值的 200% ~300%(2 ~3 倍)，或尿量 <0.5 ml/(kg · h)持续超过 12 小时；组Ⅲ(n =7)，血肌酐增长超过基础值的 300%(3 倍)〔或血肌酐≥354 μmol/L(4.0 mg/dl)并急性升高≥44 mol/ L(0.5 mg/dl)〕，或尿量 <0.5 ml/(kg · h)持续 24 h 或无尿 12 h。患者总死亡率为 57.9%，组Ⅰ低于组Ⅲ(50% *vs*. 71.4%)，虽然组Ⅰ病情较组Ⅲ更为危重，其体外循环断流时间〔(244.2 ±170.46)分钟 *vs*. (154.3 ±73.58)分钟〕和主动脉夹闭时间〔(93.2 ±43.21)分钟 *vs*. (82 ±59.59)分钟〕均较组Ⅲ明显延长，且术后接受主动脉球囊反搏者明显多于组Ⅲ(66.7% *vs*. 28.6%)。连续性高容量血液滤过治疗 12 小时患者高热状态明显改善(P <0.05)，心率及平均动脉压在连续性高容量血液滤过过程中在正常范围波动，治疗 24 小时后血肌酐及尿素氮水平在显著下降(P <0.05)，存活患者肾功能均恢复正常。因此，连续性高容量血液滤过是救治心脏手术后急性肾损伤的有效手段，并且在早期开始治疗的效果更好。故在心脏术后早期识别急性肾损伤的患者，早期行连续性血液净化可改善患者的预后。

八、顽固性心力衰竭

顽固性心力衰竭(refractory heart failure)又称难治性心力衰竭(intractable heart failure),是指慢性心力衰竭经充分的正规传统治疗,包括卧床休息、控制钠水摄入、应用洋地黄、利尿剂及血管扩张剂等治疗,心力衰竭症状仍持续存在或逐渐加重者。心力衰竭后,心脏疾病和肾脏疾病互为影响,并不断加重,不可避免出现肾素-血管紧张素-醛固酮系统活化,以及进行性水钠潴留,形成难治性水肿,而心力衰竭及容量负荷呈正相关,如此形成恶性循环,逐步发展为顽固性心力衰竭。

1. *治疗充血性心力衰竭的机制*

(1)缓慢连续性超滤。缓慢连续性超滤通过对流运转机制,缓慢、等渗性清除血浆中的水和溶质,从而消除水钠潴留,减少有效循环血容量,降低心室前负荷,使心肌张力下降,从而改善心脏功能。缓慢连续性超滤为等渗性脱水,超滤液渗透压和钠浓度与血浆相似,清除溶质的效果优于利尿剂(服用呋塞米后尿钠浓度约为100 mmol/L)。超滤后的一过性容量不足可增加机体对血管紧张素转换酶抑制剂的敏感性。缓慢连续性超滤可不影响或减慢心率,使中心静脉压下降,心排血量减少,但不影响总周围循环阻力,改善肾脏灌注,可能与神经-体液轴下调或心肌抑制因子被清除有关[103]。缓慢连续性超滤通过血管收缩作用,引起血液自全身各处向身体中心聚集,并激活压力感受器以维持血压,因此血浆容量虽然大幅度减少,却未必出现血压下降,可能与其周围血管代偿性收缩有关。研究发现[104],缓慢连续性超滤期间,血浆去甲肾上腺素和血管紧张素Ⅱ等血管收缩因子明显增加,血管收缩从而维持血压。另有研究发现,严重心力衰竭伴水肿的患者行缓慢连续性超滤后有效循环血容量下降,细胞外液和组织间液减少,总蛋白和血红蛋白含量增加。停止治疗后,液体逐渐从细胞外向血管床内转移,循环血浆容量逐步增加,至20天才达到治疗前基线水平。一组24例充血性心力衰竭患者行缓慢连续性超滤治疗,在(9±3)小时内超滤清除液体4 300~7 000 ml,治疗后肺水肿、腹水征以及外周水肿明显改善,通过肺动脉导管监测的肺毛细血管楔压和肺动脉压下降,而心率、动脉压、外周血管阻力和心排血量未受影响[105]。

(2)连续性静脉-静脉血液滤过。在缓慢连续性超滤基础上,CVVH通过补充置换液,更有效地清除中、小分子溶质,清除细胞因子和神经体液介质,终止心、肾功能不全的恶性循环。CVVH补充的低温置换液和体外循环的降温作用,可降低外周血管阻力、升高平均动脉压,中心静脉压无显著变化,同时心率减慢和心排血量减少,但每搏量无变化。与平均动脉压升高相比,肺动脉压无明显变化,肺血管阻力的升高也不明显。同时患者的耗氧量明显下降。

2. *治疗指征* 近年来,缓慢连续性超滤的治疗对象已不仅局限于严重的顽固性心力衰竭患者,而几乎适用于所有类型的充血性心力衰竭,鉴于其操作相对复杂,目前推荐在以下几种情况下应用:①对常规治疗无效的难治性心力衰竭、慢性间质性肺水肿;②等待心脏移植手术的过渡性治疗;③充血性心力衰竭患者长期综合治疗方案的组成部分;④伴有肾功能损害和内环境紊乱的心力衰竭。

(1)慢性间质性肺水肿和容量超负荷。缓慢连续性超滤对于心力衰竭引起的慢性肺间质水肿治疗有独特之处。Marenzi等[106]报道,有些患者在尿量正常,体重维持稳定、无外周水肿的情况下,肺部X线片却依然可见肺水肿的表现,这种亚临床型肺间质水肿的患者,常伴有一定程度的充血性心力衰竭。一组患者在原有的强心、利尿和血管紧张素转换酶抑制剂应用不变的情况下,分为接受缓慢连续性超滤或静脉注射呋塞米(平均剂量248 mg)两组,平均清除体液1 600 ml。心肺运动试验发现,治疗后所有患者心室充盈压和体重均有下降,血浆肾素、去甲肾上腺素和醛固酮活性均有增加。但在呋塞米治疗组,上述激素活性升高持续4天以上,同时患者的水代谢呈正平衡,心室充盈压重新升高,肺水肿很快复发,生活质量重新恶化;而超滤治疗的患者,肾素、去甲肾上腺素和醛固酮活性在治疗后48小时内降至正常水平以下,同时饮水量减少,尿量增多,水代谢在体重下降的基础上,取得新的平衡。且缓慢连续性超滤后,右心房压、肺毛细血管楔压和心排血指数明显降低,X线显示肺血管外水肿明显减轻,这些变化伴随肺通气量、潮气量和在运动高峰时死腔/潮气量比值增加,疗效维持3个月之久。不仅有效地提高了患者的体力和活动能力，而且也促进恢复肺清除去甲肾上腺素的能力，从而抑制肾素释放。急性失代偿性慢性心力衰竭(acute decompensated chronic heart failure)研究是一项前瞻、多中心的临床研究，200例患者被随机分为静脉使用利尿剂和缓慢连续性超滤组，平均血肌酐均小于265.2 μmol/L (3.0 mg/dl)［(132.6±44.2) μmol/L(1.5±0.5 mg/dl)］，两组血肌酐上升、低血压发生率和住院时间无显著差异，缓慢连续性超滤组体重下降更显著，利尿剂组低钾血症发生率更高；90天内因心力衰竭再住院率在利尿剂组高于缓慢连续性超滤组 (32% *vs.* 18%，$P<0.05$)[107]。

(2)等待心脏移植。缓慢连续性超滤和CVVH可有效地清除水分，使心脏移植的患者血流动力学处于最佳状态。因此可以作为严重心力衰竭患者心脏移植前的过渡性治疗，以减少术中及术后的并发症。5例心功能Ⅳ级等待心脏移植的患者，超滤治疗每次脱水(3.3±0.5) L，超滤治疗中血浆心房利钠肽水平未发生变化，但血浆血管升压素和肾素活性显著增加，但治疗结束1小时后降至基础水平，肺动脉、肺毛细血管楔压和右心房压力显著下降，血压和心率无显著变化，胶体渗透压明显增高，患者对利尿剂的反应增加，其中4例患者长期存活至接受心脏移植手术[108]。

(3)充血性心力衰竭的综合性治疗。缓慢连续性超滤和CVVH可以作为长期维持治疗，以清除细胞外液水分，保证患者达到干体重而无须应用强心剂及利尿药物。Biasioli等[109]报道一组重度充血性心力衰竭患者行间歇性CVVH治疗的效果，在随访63个月中，每例患者平均治疗10.2次，采用上腔静脉永久性导管建立血管通路，滤器面积0.6 m^2，血流量80～250 ml/min，平均超滤率19 ml/min，置换液量8.6 ml/min，每次治疗时间(340±88)分钟。其中6例患者在开始CVVH治疗1～13个月内死亡，另外8例患者中5例接受心脏移植，术后心功能明显改善，从Ⅳ级改善为Ⅲ级、Ⅱ级甚至Ⅰ级。所有患者心血管用药剂量明显减小，住院时间缩短。

(4)合并内环境紊乱。低钠血症(钠<120 mmol/ L)、高钾血症(钾>5.5 mmol/L)等电解质紊乱以及代谢性酸中毒(HCO_3^- <16 mmol/L)和氮质血症，在充血性心力衰竭时十分常见，应该行CVVH，不仅能清除水分和尿毒症毒素，纠正酸碱及电解质紊乱，还能清除细胞因子和神经体液介质，有助于打断心-肾之间的恶性循环。

3.*并发症* 充血性心力衰竭患者本身血流动力学状态极为不稳定，在连续性血液净化治疗中有可能出现系列并发症。

(1)严重低血压。体外循环血量过大可造成有效循环血量不足和严重低血压，治疗时应避免血流量过大(<200 ml/min)，如在开始治疗同时连接动脉端和静脉端，也可避免有血效循环血容量的突然下降。同样，超滤速度过快也会出现低血压，建议净超滤率<30 ml/(kg·h)。

(2)心律失常。电解质紊乱及缺氧可影响心室肌的兴奋性，导致室性期前收缩、二联律及阵发性心动过速等。充血性心力衰竭患者对高钾血症耐受性较对低钾血症的耐受性好，高钾血症患者在治疗时要避免使血钾下降至正常值以下。

(3)冠状动脉缺血。对合并有冠心病的患者进行单纯超滤治疗时，在心脏功能增强的同时，氧耗也增加，因而终末期冠心病患者，心肌缺血可能加重，对此应予以注意。

九、急性中毒

引起急性中毒的毒物的毒性主要表现在三个方面：①直接毒性，引起细胞破坏，导致器官功能障碍，如肝毒性及肾毒性等；②阻断正常生理反射，抑制机体正常功能，如地西泮类药物抑制神经系统，引起呼吸及心脏功能抑制；③破坏机体内环境稳定，出现严重酸碱及电解质紊乱，如严重有机酸中毒等[110]。

1.*急性中毒的救治原则*

(1)减少毒物进一步吸收。包括停止继续服用及接触毒物，同时使用催吐药，尽量排空胃肠道残留物，避免进一步吸收。

(2)加强对重要脏器的功能支持。特别是心肺功能支持，甚至是复苏治疗。

(3)拮抗毒性。有拮抗剂的毒物,应早期使用拮抗剂,减少其毒性作用。

(4)促进毒物排泄及代谢。尤其是缺少明确拮抗剂时,主要措施包括水化、利尿、导泻,促进肾脏排泄和血液净化治疗等。

(5)纠正毒物或治疗干预造成的内环境紊乱。大多数病例难以及时明确中毒原因,有时即便明确原因也缺少有效拮抗剂,因此促进其排泄和支持重要器官功能成为救治的关键。病情危重的中毒患者可合并肝、肾功能障碍,自身毒物清除能力下降,此时采用血液净化治疗,通过体外循环方法清除毒物成为重要治疗手段。

2. 影响毒物清除的因素

(1)分布容积。毒物剂量除以稳定状态下血浆毒物浓度即为分布容积,它代表毒物在血管内、外分布的比例。与组织结合率高的物质(如地高辛、三环类抗抑郁药、甲氧氯普胺),分布容积较大,表明这些药物主要分布于血管外;而蛋白结合高的物质(如苯唑西林、苯妥英钠),分布容积较小,说明它主要分布于血管内。

(2)半衰期。毒物半衰期取决于分布容积及清除率,而清除率包括肾脏、肝脏及血液净化清除。一般超过 5 个半衰期,体内毒物残留就仅剩 3%。

(3)清除率。是所有器官(如肝、肾、胆道和呼吸系统)及血液净化清除的总和。滤器清除率与肾脏清除率概念相同。

$$清除率 = U \times V/P$$

式中 U——超滤液药物或毒物浓度;

V——超滤液容量;

P——血浆药物或毒物浓度。

对于血液净化而言,清除率并不能反映药物或毒物的实际清除情况,而是采用实际清除量来评价血液净化的疗效,即单位时间内清除药物或毒物的量。

(4)蛋白结合率。毒物与血液中各种蛋白(主要是白蛋白)结合后不能发挥毒性,且不易被清除。除了血浆置换和血液灌流治疗外,血浆蛋白结合物不易被其他方式清除。只有游离部分才可通过弥散和对流清除[111]。

(5)血药浓度反跳。许多毒物在体内主要分布于血浆和血管外组织中(与脂肪组织和蛋白质结合),血液净化只能有效清除血管内的毒物,在停止血液净化治疗数小时后,毒物从细胞内再分布至细胞外液中,引起血药浓度再度升高,影响血液净化的疗效。

3. 连续性血液净化治疗急性中毒的机制　CVVH 主要以对流方式清除毒素,膜的超滤系数越大、滤器膜孔越大、毒物筛选系数也越大,清除率越高;相对分子质量越小、蛋白结合率越低、分布容积越小的毒物,清除率也越高。连续性静脉-静脉血液透析主要以弥散方式清除毒素,对于蛋白结合率低、弥散性高的小分子毒素清除率高。与连续性血液净化相比,间歇性血液透析也可快速降低毒物浓度,但由于治疗时间短,无法持续清除毒物及长时间维持内环境稳定,不适用于血流动力不稳定的危重患者。如锂中毒时,间歇性血液透析的清除率可达 70~170 ml/min(血流量 250 ml/min 时),可有效清除细胞外液中的锂盐,但在停止治疗 6~8 小时后,锂盐从细胞内液再分布至细胞外液中,引起血锂浓度反跳,再度出现中毒表现。连续性血液净化治疗具有持续、缓慢的特点,单位时间清除速率不如间歇性血液透析,但可保持血流动力学稳定,持续降低毒物浓度,同时内环境始终保持稳定,并能替代肾脏功能,维持内环境平衡[112],避免血中浓度反跳。应用连续性血液净化成功救治的中毒病例包括:锂盐、毒鼠强、甲醇、乙二醇、卡马西平、丙戊酸钠、茶碱、二甲双胍、水杨酸类、有机磷、万古霉素、甲氨蝶呤、碘、硫酸汞、甲氟磷酸异丙酯(沙林)、普鲁卡因胺及百草枯等[113]。

4. 序贯性血液净化治疗急性中毒　分布容积较大的毒物由于在血液中浓度很低,连续性血液净化清除率相对较低。此类毒物在吸收过程中,一般存在二次分布的现象,即首先吸收入血,再通过血液很快分布至组织。此类中毒强调极早期治疗,即毒物还未完全分布至组织时,及时治疗可有效降低体内毒物水平；其次强调持续性治疗，因为组织中的毒物不断转移到血液中，易出现血药浓度反跳现象，导致病情反复。对于这类毒物，南京军区总医院全军肾脏病研究所提出了序贯性血液净化方法[113]，即先采用血液灌流迅速降低血药浓度，再采用 CVVH 持续不断清除毒物，避免血药浓度反跳，并能纠正机体同时存在的多种内环境紊乱。用这种方法治疗 18 例严重毒鼠强中毒患者，证实早期治疗效果好，患者昏迷时间短，痊愈率高。血药浓度监测也证实，可有效降低血毒鼠强浓度并持续维持在低水平（图 13-7-11）。

除常见中毒症状外，有些中毒（如毒鼠强）还能导致严重免疫功能抑制，表现为单核细胞免疫功能低下，正常分泌细胞因子能力下降，晚期还存在单核细胞数量减少。序贯血液净化治疗后患者严重抑制的免疫功能也得到恢复，单核细胞分泌细胞因子能力逐步增高[114]。

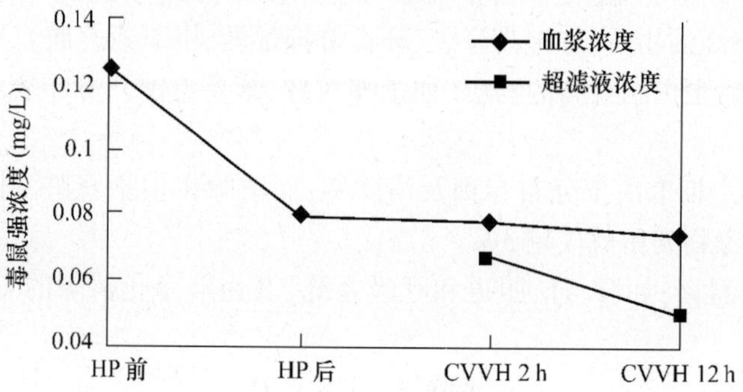

图 13-7-11 序贯性血液净化对血浆毒鼠强浓度的影响

HP—血液灌流；CVVH—连续性静脉-静脉血液滤过

十、老年多器官功能衰竭

老年多器官功能衰竭是指老年人（≥60 岁）在器官老化、功能低下、免疫调节障碍及患有多种慢性疾病的基础上，当存在创伤、手术、感染、心血管急症等诱因时，短时间内出现 2 个或 2 个以上器官序贯或同时衰竭，病死率极高[115]。

1. *老年多器官功能衰竭的特点*

（1）病情复杂多变。老年人器官功能逐渐衰退且反应性差，病情隐匿往往缺乏典型症状和体征，临床上容易被忽视。老年多器官功能衰竭一旦发生，则来势凶猛、病情进展迅速，可在短时间内同时或序贯出现 2 个或 2 个以上器官的功能衰竭，病死率高。王士雯[115]报道 1 605 例老年多器官功能衰竭患者中，发病诱因以感染最多见，其中以肺部感染最多，占 73. 1%，首发衰竭器官以肺居首位，总病死率为 67. 0%，而血液系统和肾衰竭是患者死亡的风险因素，其中合并肾衰竭者死亡率为 86. 9%。

（2）治疗矛盾突出。由于患者存在多个器官、系统功能异常，需要多种药物和治疗。许多治疗老年多器官功能衰竭的措施，也是加重病情的诱因。如老年多器官功能衰竭患者多有营养不良，需要增加营养摄入，但咀嚼和消化功能差，偏嗜流质饮食，必然要摄入大量液体，如同时有肾功能异常，可能导致容量负荷过多、加重心力衰竭。

2. *连续性血液净化治疗老年多器官功能衰竭的特点*

（1）血流动力学稳定。连续性血液净化治疗中患者心功能改善、血流动力学稳定，其可能原因包括：①采用中心静脉导管建立血管通路，不额外增加心脏负荷；②连续性血液净化持续、缓慢、稳定超滤的特点，对血浆渗透压和有效循环血容量影响小；③低于体温的置换液，使外周血管收缩、血管阻力增加，有助维持血压；④ CVVH 中可以精确调控液体出入量，随时调整容量状况，既能预防和治疗充血性心力衰竭，又可避免低血容量性低血压；⑤缓慢、连续超滤期间，血浆去甲肾上腺素和血管紧张素Ⅱ浓度等明显增加，导致血管收缩从而维持血压；⑥通过清除部分中、大分子炎性介质和血管活性物质，从而影响血流动力学状况。

炎性介质可通过多种机制影响老年多器官功能衰竭患者心血管功能，其血浆 IL-1、IL-6 和 TNF 水平显著高于健康老年人，而病死组细胞因子水平又显著高于存活组，随着病情进展，衰竭器官数增多，其血浆 IL-1、IL-6 和 TNF 水平亦明显增高，与衰竭器官数目呈显著正相关，病情进展时，TNF 上升最快。南京军区总医院全军肾脏病研究所报道的一组35 例80 岁以上的老年多器官功能衰竭患者，在连续性血液净化治疗前，32 例患者需要应用血管活性药物维持血压，连续性血液净化治疗开始时血流动力学极不稳定，但所有患者均对治疗耐受良好、血管活性药物用量明显减少，心率平稳，平均动脉压轻度上升，仅 1 例患者治疗中出现一过性低血压，通过调整升压药及减少超滤后症状改善。连续性血液净化开始时 APACHE Ⅱ评分为 22.7 ±4.50，23 例(65.7%)存活时间超过 15 天，最终存活率为 42.9% (15/35)[116]。

(2)维持内环境稳定、促进肾功能恢复。连续性血液净化缓慢、连续地清除尿毒症毒素，调整内环境，保持水、电解质和酸碱平稳，是比间歇性血液透析更符合生理的肾脏替代方式。南京军区总医院全军肾脏病研究所报道的35 例80 岁以上老年多器官功能衰竭患者，在治疗前均有肾衰竭，连续性血液净化使血肌酐、尿素氮均维持在稳定状态，最终 13 例急性肾衰竭患者肾功能恢复正常，2 例慢性肾功能不全患者，病情稳定后转为间歇性血液透析治疗。

(3)清除肺间质水分、减轻肺部炎症、改善通气功能。肺部感染是老年多器官功能衰竭最常见的诱因，且单纯肺部感染相对较少，与慢性心力衰竭有关的肺部感染居多，部分老年人肺部感染可以首先表现为急性左心功能衰竭。CVVH 等渗性清除大量水分后，血浆蛋白浓度相对提高，有利于第三间隙潴留的液体逐渐回吸收入血液，从而减轻间质水肿，特别是肺水肿，改善肺的通气功能。同时 Su 等[94]研究证实，血液滤过通过降低血浆促炎细胞因子的浓度，减轻肺局部炎症反应，降低肺毛细血管内皮细胞和肺泡上皮细胞的通透性，缓解肺水肿，改善心肺功能。而相对低温的置换液，可降低患者的基础代谢率，减少耗氧量和气体交换量，从而减少 CO_2 的产生。南京军区总医院全军肾脏病研究所报道的35 例80 岁以上老年多器官功能衰竭患者中，19 例合并急性呼吸窘迫综合征，CVVH 治疗过程中患者的呼吸功能均有所改善，急性呼吸窘迫综合征症状得以缓解。

(4)改善营养状况。高龄患者由于基础疾病、慢性消耗、胃肠功能紊乱和消化不良等因素，营养不良的发生率高达50%。在合并老年多器官功能衰竭的情况下，由于组织破坏和感染等因素引起的应激反应，使机体处于分解代谢状态，而低蛋白血症是老年多器官功能衰竭患者预后不良的风险因素之一。连续性血液净化通过控制氮质血症、纠正酸中毒和电解质紊乱，有助于改善患者的食欲；清除多余的容量负荷可消除胃肠黏膜淤血和水肿，增强胃肠道消化吸收功能。对于不能进食者，连续性血液净化通过调控氮质血症及容量平衡，为静脉营养支持治疗创造了条件。南京军区总医院全军肾脏病研究所报道的 35 例 80 岁以上老年多器官功能衰竭患者中有 15 例在治疗过程中接受了肠外营养治疗，水、电解质、酸碱平衡稳定，达到了营养支持治疗的目的。

3. 连续性血液净化治疗老年多器官功能衰竭注意事项 老年多器官功能衰竭患者病情危重，即使轻微的不良反应也可能导致严重的后果甚至危及患者生命，故在治疗中应注意监测，尽量避免下列情况发生。

(1)出血。尽管 CVVH 通常采用低分子量肝素和（或）体外枸橼酸抗凝，对血小板和凝血系统的影响较小，但对于老年多器官功能衰竭必须关注并发严重出血的可能，如局部血肿、渗血、消化道出血、血尿等。南京军区总医院全军肾脏病研究所曾经分别报道 1 例 91 岁和 1 例 70 岁老年多器官功能衰竭患者应用低分子量肝素抗凝行 CVVH 治疗后，发生严重出血并发症。第 1 例表现为在拔除股静脉导管 10 天后发生臀部和腹股沟处血肿，经局部压迫、停用抗凝剂等处理后血肿吸收。第 2 例表现为腹壁按摩部位大血肿导致低血压休克，手术探查发现腹壁小动脉搏动性出血，经过止血、输血及停用抗凝剂后好转[117-118]。由于老年人反应相对迟钝，主观感觉往往不能反映实际病情变化，在临床监护中必须密切观察，发现不明原因血压下降和血红蛋白降低时，必须全身寻找可疑的出血部位，及时处理，以免酿成严重后果。当患者有出血倾向时，只要不是严重低氧血症，都可采用枸橼酸盐体外抗凝，如明确有出血时，CVVH中应避免应用抗凝剂。

(2)导管感染。中心静脉导管是CVVH的血管通路,需要较长时间保留,容易发生导管感染等并发症,严重时可致脓毒症而危及患者生命。同时老年多器官功能衰竭患者因免疫力低下、长期卧床、误吸、留置静脉针、留置导尿管等原因,易并发肺、皮肤、泌尿道及消化道等部位的感染,大量输血、输液也会导致发热等不良反应,为导管感染的诊断带来困难。故在临床上应加强导管护理,定期更换敷料,观察置管局部有无红肿、渗出等表现,一旦发现患者体温升高,用其他部位感染和原因不能解释时,应考虑为导管感染,此时应积极给予抗感染治疗,如抗感染治疗效果不佳,或出现呼吸减慢、血压下降和神志不清、嗜睡等脓毒症征象时,应立即拔除导管,并根据血培养及导管尖端细菌培养结果更换敏感抗生素。待体温恢复正常时可更换部位或在原处重新置管。有时发热虽不考虑导管感染,但抗生素治疗无效,也应进行预防性的拔除导管。

(3)容量失衡。由于老年人代偿和自我调节能力差,对容量失衡的耐受性差,轻微容量超负荷即可诱发急性左心功能衰竭、肺水肿,而稍有容量不足又会表现为低血压,故在连续性血液净化中应监测中心静脉压等血流动力学参数,精确统计出入量,尤其要正确地估算不显性失水量,适时地做到容量平衡,根据血流动力学参数的目标值(如中心静脉压、平均动脉压、肺动脉楔压等),调节每小时的液体净平衡。

(4)低体温。输入大量置换液可能导致体温下降,适当低温可降低组织器官代谢,起到保护作用,但严重体温过低可导致患者感觉不适,抑制全身免疫系统、引起凝血机制异常,甚至心脏传导阻滞和心力衰竭,尤其是高龄患者。因此治疗中必须注意对置换液的适当加温和患者的保温措施。由于老年多器官功能衰竭是在老年器官功能退化的基础上出现多个器官功能的衰竭,故病情危重、病死率极高。连续性血液净化具有血流动力学稳定、耐受性好等特点,可延长患者生存时间、提高存活率,但治疗中必须严密监测,积极避免各种并发症。

十一、重度急性低钠血症

重度急性低钠血症是指在48小时内发生低钠血症,且血钠<115~110 mmol/L。重度急性低钠血症可导致脑水肿和中心性脑桥脱髓鞘等严重并发症,死亡率高达60%[119]。治疗急性重症低钠血症应以神经系统损害为依据,而非血钠绝对值。

1. 传统治疗的缺陷　纠正低钠血症的传统方法是补钠,增加水排泄等,目的在于尽快提高血钠浓度,尽早改善或缓解临床症状。传统治疗方法需要复杂的计算和监测,并存在以下问题。

(1)即使治疗中严密监测电解质水平,也难以按预期目标升高血钠,而血钠升高过快或过慢都可能加重病情。

(2)必须应用利尿剂,否则难以升高血钠,有可能继发其他电解质紊乱。

(3)输入过多液体,增加容量负荷,因此传统治疗对于合并肾衰竭和心力衰竭的复杂患者,往往难以达到满意疗效。国内有文献报道5例急性重度低钠血症(95~105 mmol/L)患者内科治疗全部死亡,磁共振及尸检均发现合并脑水肿及中心性脑桥脱髓鞘病变。

2. 连续性血液净化治疗重度急性低钠血症的特点　1988年后有报道应用血液透析治疗严重低钠血症,通过调整透析液钠浓度纠正低钠血症。由于治疗时间短(4小时),透析液钠过高,血钠及容量(尤其肾衰竭、心力衰竭患者)波动大,可引起脱髓鞘病变。连续性血液净化治疗急性重症低钠血症有如下优点。

(1)通过调整置换液钠浓度控制血钠上升速度,可迅速使血液中溶质浓度接近置换液浓度。

(2)调节超滤量,精确控制容量平衡,尤其适用于肾病综合征、心力衰竭、急性和慢性肾衰竭合并容量负荷多、尿量减少的患者。

(3)通过等渗性脱水可减轻或改善脑水肿。

(4)CVVH可清除其他损伤组织的介质,如炎性介质、细胞因子等,有利于改善全身性炎症反应综合征和多器官功能障碍综合征。

(5)低温置换液使患者体温保持在35～36℃,可利于保护脑组织及中枢神经系统。

3. 连续性血液净化治疗急性重症低钠血症的特殊性　由于患者可能发生脑水肿等中枢神经系统并发症,而CVVH具有等渗性脱水和清除溶质的特点,故治疗时应首选CVVH。无高分解代谢时,置换液量1～2 L/h即可,血流量200～250 ml/min,以免血钠上升过快。置换液钠浓度的设定至关重要,对有症状的重度低钠血症,初始置换液钠浓度可高于血钠15～20 mmol/L,在治疗最初6小时内,血钠上升速度可为2.5 ml/h,此后逐步下调血钠上升速度,在第1个24小时内为1.2 mmol/(L·h),第2个24小时内为0.8 mmol/(L·h)。按此方法,南京军区总医院全军肾脏病研究所应用CVVH功治疗了11例急性重症低钠血症患者,治疗前血钠(101.2±4.2) mmol/L,平均CVVH治疗59.7小时,患者全部存活,无一例发生中枢神经系统脱髓鞘病变(表13-7-8)。

表13-7-8　续性静脉-静脉血液滤过治疗中置换液钠及血钠的变化($\bar{x}\pm SD$)

CVVH时间(h)	血钠(mmol/L)	置换液钠(mmol/L)	置换液钠与血钠差(mmol/L)	血渗量(mOsm/kg·H_2O)
0	101.2±4.2	117.2±5.5	16.00±6.00	216.7±7.4
2	105.8±4.1			226.5±8.2*
4	108.5±4.9*	119.6±3.2	11.60±4.30	232.0±9.9*
6	115.0±2.7**			245.0±5.5*
8	121.6±2.3**	126.8±2.4	5.20±0.80	257.4±3.3*
12	120.5±7.8**	128.3±2.9	4.00±3.00	256.0±5.6*
16	125.5±4.0**	128.8±6.1	4.20±3.50	265.3±7.5*
24	129.2±4.1**	134.3±5.2	5.50±5.10	272.7±7.1*
36	137.0±2.7**	139.0±1.4	2.00±1.50	289.0±5.5**
48	140.3±1.6**	140.2±0.4	0.75±0.96	295.0±4.2**

注:与0小时比较,* $P<0.05$;** $P<0.01$。

十二、挤压综合征

由于挤压或压力导致肌细胞破坏,使肌红蛋白、钾、尿酸、磷酸等细胞内容物释放进入血液循环中引起的全身性改变,称为挤压综合征[120]。患者往往病情危笃,死亡率极高,第二次世界大战时期死亡率高达90%～100%;1976年唐山地震时死亡率为20%～40%,近年来的死亡率为10%～20%[121]。除了补液、碱化尿液和强力利尿等传统治疗外,在挤压综合征及肌红蛋白血症早期进行连续性血液净化治疗,对于救治挤压综合征具有重要作用。

(一)病机制

1. 血流动力学异常　肌浆膜破坏引起细胞外液中的水、钙及钠离子进入细胞,导致肌肉肿胀及血容量不足,出现低容量性休克。损伤所致失血和电解质紊乱进一步导致心肌毒性,也可加重心血管功能不稳定。肌细胞释放物质可能也会对心肌细胞产生直接抑制作用[122]。

2. 急性肾衰竭　是挤压综合征及横纹肌溶解综合征中最常见和最严重的并发症,发生率为8%～33.3%。急性肾衰竭既有肾毒性因素,也有缺血因素,同时还有肾小管梗阻因素参与。出现休克及血容量不足后,肾小球入球小动脉收缩,导致肾皮质缺血。肌红蛋白、尿酸、磷酸盐从破坏的肌肉细胞释放入血,在远曲小管沉积,形成管型及小管阻塞。随之而来的低容量性休克及代谢性酸中毒导致尿液浓缩和酸化,进一步加重沉积。有人认为,肌红蛋白本身可能不一定具有肾毒性,但当同时合并低容量性休克、酸中毒或肾缺血时则表现出很高的肾毒性。容量不足导致血液浓缩及肌红蛋白浓度升高,可加重肌红蛋白的肾毒性。酸性尿液可有利于其在肾小管沉积,并促进尿酸在肾小管沉积。尿pH<5.6,肌红蛋白会解离为高铁原卟啉及球蛋白,铁离子从卟啉环上游离,产生肾毒性活性氧,同时抑制肾血管舒张[123]。

3. 内环境紊乱　肌细胞钾含量为100 mmol/kg。150 g坏死肌肉可释放钾离子15 mmol,使血浆及细胞外钾上升1 mmol/L,导致高钾血症。骨骼肌磷含量为2.25 g/kg,肌肉溶解后也可导致高磷血症,部分患者可高达6.25 mmol/L。患者可出现阴离子间隙性增大型代谢性酸中毒。由于坏死肌肉释放嘌呤,在肝脏转变为尿酸,故患者还可出现严重高尿酸血症,使血尿素氮与血清尿酸比值下降。同样由于肌肉坏死释放大量肌酸,后者生成肌酐,血尿素氮与血肌酐比值也显著下降。

4. 其他 由于肌筋膜结构致密,大量细胞外液转移至肌细胞,导致其压力上升,超过毛细血管灌注压,使肌肉组织缺血而遭受进一步损伤,在肌间隔压力与舒张压之差小于4.0 kPa(30 mmHg)时极易发生[124],可出现肌间隔综合征。弥散性血管内凝血也是常见并发症之一,表现为血小板减少,血清纤维蛋白原降低,纤维蛋白原降解产物增多,凝血酶原时间及部分凝血酶原时间延长。

(二)连续性血液净化治疗机制

除了补液、碱化尿液和强力利尿等传统治疗外,在挤压综合征及肌红蛋白血症早期进行连续性血液净化治疗,对于救治挤压综合征具有重要作用。

1. 清除肌红蛋白 肌红蛋白相对分子质量为17 800, 为非球型的特殊立体结构,并带有大量电荷,实际分子直径较大,不易通过滤膜孔,不能被普通纤维素膜弥散清除,高通量滤器的筛选系数为0.15 ~ 0.4。肌红蛋白在体内主要分布于血管内池和肌肉池,前者约占体重的1/10,后者则难以估量。两池之间难以快速平衡,只有连续性清除才能持续降低体内肌红蛋白含量[125],Naka 等[126]发现在超滤率为2L/h时,超高通量滤器(分子截留点100 000)滤液中肌红蛋白浓度(>100 000 μg/L)是普通量滤器(分子截留点20 000)超滤液浓度(23 003 μg/L)的5倍,筛选系数分别为0.69 ~0.72 和小于0.23,清除量分别为4.4 ~5.1 g/d 和1.1 g/d,清除率分别为30.5 ~39.2 ml/min 和小于8 ml/min。超高通量血液滤过治疗48 小时后血清肌红蛋白浓度从大于100 000 μg/L 降至16 542 μg/L。因此采用高通量甚至超高通量滤器行连续性高容量血液滤过才能有效清除肌红蛋白。

2. 维持内环境稳定 挤压综合征属高分解代谢,连续性血液净化可有效清除氮质代谢产物,迅速纠正酸中毒,碱化尿液,治疗高钾血症、高磷低钙血症及高尿酸血症等内环境紊乱。

3. 清除炎性介质 挤压综合征常合并全身性炎症反应综合征、脓毒症和多器官功能障碍综合征,连续性血液净化可清除促炎细胞因子,是否有利于缓解肌间隔综合征乃至避免手术治疗,还有待于进一步临床验证。

十三、热射病

热射病为致命性中暑,临床主要表现为核心温度升高(>40.6℃),可导致急性肾衰竭、弥散性血管内凝血、横纹肌溶解(肌酸磷酸激酶明显升高)、急性呼吸窘迫综合征、酸碱失衡和中枢神经系统损害等多个器官功能障碍和衰竭,死亡率为10% ~70%[127]。有学者报道,58 例患者住院死亡率21% ~70%,存活患者中33% 遗留中重度器官功能障碍,1 年后仍有28% 的患者死亡。热射病的预后取决于诊断和治疗的时机,在发病2 小时后开始治疗者预后不佳。南京军区总医院全军肾脏病研究所采用连续性血液净化治疗3 例热射病合并多器官功能障碍综合征取得较好疗效。3 例患者均为青年男性,均在高温条件下进行体能训练时出现高热(最高43℃)、休克、昏迷、少尿等表现,经常规治疗效果不佳送至医院急救。其中1 例入院后辅助检查提示存在多器官功能障碍综合征累及中枢神经系统(间断抽搐、深昏迷、瞳孔不等大、对光反射迟钝,病理征阳性、异常脑电图等),弥散性血管内凝血(消化道及皮肤出血、凝血时间延长、血小板减低、血浆鱼精蛋白副凝固试验阳性、纤维蛋白降解产物及D-二聚体阳性),横纹肌溶解、肝衰竭(肝酶及胆红素升高)、心律失常(非阵发性交界性心动过速等)以及电解质紊乱(低钾血症)。明确病情后,即给予连续性高容量血液滤过治疗,2 小时体温恢复正常,呼吸及心率减慢,血压平稳;次日复查血小板上升,凝血功能明显改善,纤维蛋白原上升;第3 天消化道引流液转清、皮肤出血点减少;第4 天因肝功能无改善行血浆透析6 小时,治疗后胆红素明显下降;第6 天凝血时间及纤维蛋白原恢复正常;第7 天患者苏醒但仍嗜睡,血浆鱼精蛋白副凝固试验阴性,血小板正常,胆红素及肝酶明显下降。之后患者病情持续缓解，28 天时肝肾功能均恢复正常，神志清楚，回答切题，能独立行走，顺利出院[128]。总之，连续性血液净化可迅速降低危及热射病患者生命的高热，避免高热导致中枢神经系统损伤，减轻脑水肿，改善血管扩张和低血压，有利于保护中枢神经系统及多器官功能，从而改善热射病的预后。

十四、连续性血液净化在肾移植围手术期的应用

部分患者因移植肾肾功能延迟恢复或移植肾肾衰竭，必须依靠血液净化过渡。目前，已证实常规血液透析可影响移植肾血流动力学，延迟移植肾肾功能恢复。因而，在 20 世纪 90 年代后期连续性血液净化已取代间歇性血液透析广泛应用于肾移植领域。

（一）移植肾肾功能延迟恢复

延迟恢复是指肾移植后 1 周内，血肌酐持续大于 450 μmol/L，或出现明显的氮质血症和容量负荷过度，必须辅以血液净化治疗。肾功能延迟恢复是肾移植后早期较常见的并发症，临床以少尿或无尿为特征，病理生理主要表现为广泛性的血管收缩和肾小球滤过率下降。除围手术期的相关因素导致肾脏血流动力学改变外，缺血性肾小管损伤、尿路梗阻、血栓栓塞、药物肾毒性和超急性排斥反应也可能与肾功能延迟恢复有关。文献报道尸体肾移植术后肾功能延迟恢复占 10% ~50%。近年来发生率明显下降，南京军区总医院全军肾脏病研究所肾功能延迟恢复发生率为 12.4%。然而，既往肾移植失败再次移植者，肾功能延迟恢复发生率高达 70% 以上。肾功能延迟恢复的处理首先应明确病因，并给予相应处理。一旦临床出现少尿或无尿，血肌酐进行性上升，或出现明显的氮质血症及容量负荷过多时，应考虑行连续性血液净化。同时应积极治疗导致肾功能延迟恢复的病因及其伴随症状，包括手术解除尿路梗阻、移植肾动脉重新吻合、解除栓塞、抗感染和抗排斥反应治疗等。连续性血液净化在治疗肾功能延迟恢复中有明显优势。

1. *血流动力学稳定* 为了保证恢复血流后移植肾有足够灌注，术中快速输注甘露醇和呋塞米，易出现水负荷过多，甚至出现心力衰竭、肺水肿，危及生命。常规血液透析时间短，要清除体内过多的水分，必须增加单位时间内超滤率，对血流动力学必然带来明显的负面影响。连续性血液净化持续缓慢清除过多液体，不影响有效循环血容量和肾脏灌注，不会加重患者延迟恢复肾功能原有的风险因素。

2. *清除率高，维持水、电解质和酸碱平衡* 由于手术创伤和大剂量激素的影响，肾移植术后患者往往合并高分解代谢。连续性血液净化可通过增加治疗剂量增加溶质清除率，维持内环境稳定，为移植肾功能恢复创造条件。

3. *清除炎性介质，下调炎症反应* 文献报道肾功能延迟恢复患者体内多种化学介质和血管活性物质水平明显增加，如 TNF-α、IL-1、过敏毒素 C3a、C5a、激肽和血小板活化因子等，这些物质在诱发移植肾急性排斥反应和加剧肾功能延迟恢复的病理生理过程起了重要作用。连续性血液净化可通过吸附和对流清除炎性介质，下调炎症反应，具有促进肾功能恢复的作用。南京军区总医院全军肾脏病研究所报道，69 例肾功能延迟恢复患者连续性血液净化平均治疗时间为(14.8 ±8.2)天，最长者为 24 天。连续性血液净化后高血压、心力衰竭、肺水肿症状立即缓解。1 例急性环孢素肾中毒患者，随着药物减量，肾功能逐渐恢复正常。12 例伴严重高分解代谢的患者，加大置换液量，获得良好效果。所有患者均存活，肾功能均恢复正常。停止连续性血液净化时，尿量为(2 310 ±361.9) ml/24 天，血尿素氮为(10.3 ±2.7) mmol/L，血肌酐为(113 ±10.1) μmol/L。出院随访半年肾功能均稳定在正常水平[129]。

（二）加速性急性排斥反应

加速性急性排斥反应是肾移植早期出现的严重排斥反应，多发生在肾移植后 3 ~7 天内，可能为超急性排斥反应的变异，由供体特异性的低滴度或低亲和力抗体诱发，表现为抗体介导或细胞免疫介导的记忆性免疫反应。临床上这类患者变化多样，可从肾功能正常迅速进展为尿毒症，表现为突发的少尿或无尿，部分患者可出现低热、移植肾区肿胀。病理主要表现为急性血管性排斥反应。目前尚无确切有效针对加速性急性排斥反应的治疗方案，一旦发生则预后不良。连续性血液净化治疗保证了患者抗排斥反应

药物及其他药物的及时应用，避免了在排斥反应治疗过程中出现容量负荷以及水、电解质失衡、尿毒症毒素增加等不利于移植肾功能恢复的因素，同时连续性血液净化能有效清除IL-6、IL-10及TNF-α、IL-1β等大量的炎性介质，这些细胞因子在移植肾急性排斥反应过程中起着极其重要的作用，因此连续性血液净化在促使移植肾功能恢复过程中发挥了极其重要的作用。南京军区总医院全军肾脏病研究所报道5例急性加速性排斥反应患者，在出现发热、少尿后立即给予连续性血液净化治疗。治疗8～16(12.6±3.6)天后尿量开始增加，治疗10～19天后血肌酐开始下降，20～39天后稳定在134～157 μmol/L或恢复正常。治疗期间无一例出现心力衰竭、肺水肿及电解质紊乱，3例患者重复移植肾活检显示肾小球炎、间质小管炎及血管内膜炎较前有明显好转[130]。

(三)巨细胞病毒肺炎

巨细胞病毒感染是肾移植术后3～6个月时常见并发症，发生率高达40%～50%[131]，以肺部感染为主，严重者常合并急性呼吸窘迫综合征或多器官功能障碍综合征，死亡率可高达100%，是肾移植术后最严重及主要的死亡原因。除了控制氮质血症，维持内环境稳定、清除炎性介质等作用之外，连续性血液净化治疗肾移植后重症感染突出优势表现为可有效控制患者体温，降低机体氧耗。在连续性血液净化治疗过程中，除增加置换液量及速度外，还可通过调控置换液的温度，如将配制的置换液预先放入冰箱内降温等，以尽快降温。体温降低后，基础代谢率下降，耗氧量减少，气体交换进一步减少，从而减少CO_2的产生，有利于保护肺功能。尹广等[132]报道肾移植合并重症感染的患者，在连续性血液净化前虽已用乙醇擦浴、冰袋物理降温及吲哚美辛(消炎痛)栓治疗，但高热仍未得到控制，连续性血液净化治疗后，体温迅速下降，可见连续性血液净化在全身性炎症反应综合征的降温治疗中具有明显的临床效果。其可能的机制为：①通过大量液体与人体血循环进行交换，从而降低整个机体的温度。②可能与大量清除炎性介质有关。

曲青山等[133]应用连续性血液净化治疗肾移植术后重症肺炎患者，获得成功。在综合治疗同时，19例患者接受连续性血液净化治疗，10～12 h/d，共3～5天，17例体温下降、心率减慢，大部分患者呼吸困难减轻，外周血白细胞和中性粒细胞比例显著下降，淋巴细胞和单核细胞比例升高，血气分析指标均有显著改善，死亡5例，成功救治14例，在病情好转后逐渐加用免疫抑制剂，无一例发生排斥反应。南京军区总医院全军肾脏病研究所回顾了近3年肾移植术后巨细胞病毒肺炎并发急性呼吸窘迫综合征的患者共32例，对其一般情况、治疗措施以及临床转归进行总结分析[134]。结果表明，32例术后确诊巨细胞病毒肺炎的患者(均符合1992年美欧急性呼吸窘迫综合征专题会议急性呼吸窘迫综合征诊断标准)，其中31例发生在术后2～4个月，16例曾发生过急性排斥反应，14例因此而接受激素冲击治疗，入院时外周血$CD4^+$、$CD8^+$细胞计数及其比值均显著降低。救治措施包括合理应用抗生素、撤减免疫抑制剂重建免疫功能、适时使用机械通气、支持治疗，并辅以连续性高容量血液滤过治疗，治疗好转出院者20例，死亡12例，其中5例属于自动出院后死亡，2例死于肝衰竭，抢救成功率为62.50%。

(四)移植术后连续性血液净化治疗的特殊性

1. *不良反应发生率高*　肾移植患者的基础疾病是尿毒症，术后又需要大剂量免疫抑制剂治疗，与其他患者相比，更易发生出血、导管局部感染和导管相关脓毒症等并发症。南京军区总医院全军肾脏病研究所报道2例(2.9%)颈内静脉插管的患者在连续性血液净化治疗过程中，出现持续高热不退，抗感染治疗无效，拔除导管后体温即降至正常。为保证血滤器和血路管道不凝血，连续性血液净化需要抗凝治疗，但又要避免全身、手术切口和肾周出血，故合理的抗凝治疗至关重要。南京军区总医院全军肾脏病研究所成功地将低分子量肝素联合枸橼酸抗凝应用于肾移植术后连续性血液净化中。对于肾移植术早期，以及移植肾肾活检术前、术后的患者，则应避免应用抗凝剂。

2. *药物剂量调整*　相对分子质量较小的免疫抑制剂和抗生素可被血液净化清除，需要调整剂量。如质子泵拮抗剂西咪替丁单次透析即可被清除，必须在治疗时补充给药。连续性血液净化可缩短甲泼尼龙的半衰期，若在接受抗急性排斥反应治疗中需用甲泼尼龙，则应在连续性血液净化后给药。对口服泼尼松的影响尚不完全明了。硫唑嘌呤也能被连续性血液净化清除。由于连续性血液净化对许多药物的清除情况尚不明确，因此抗生素最好分次给药，即治疗前2小时给药，治疗完毕再给第二剂量，以保持足够血药浓度。对于一些常用的免疫抑制剂如环孢素、他克莫司、西罗莫司（雷帕霉素）和霉酚酸酯等，则应根据血清药物浓度来调整剂量。

十五、连续性血液净化在肝功能不全中的应用

肝脏是机体代谢的重要器官，其基本功能包括分泌、排泄一些物质，代谢有机物和生成营养素，免疫和激素调节作用（如清除细菌、内毒素、抗利尿激素和细胞因子）和合成大分子物质（如凝血因子、白蛋白等），起着调节能量供应、合成多种重要物质、清除毒素的作用。因此，无肝患者存活时间很难超过48小时；但肝细胞再生修复能力很强，急性肝损伤后一定时间内肝细胞可以再生，因此急性肝衰竭患者通过血液净化替代肝脏排除毒素，恢复合成大分子物质的功能，维持机体内稳态，使患者过渡到肝功能恢复阶段，为患者生存创造条件。而慢性肝衰竭患者也可以借助血液净化治疗，渡过肝移植术前准备和术后的肝功能恢复期。因此连续性血液净化治疗已广泛用于肝衰竭患者的救治[135]。

肝脏疾病的替代治疗，不仅要清除毒素，还应具有合成葡萄糖、凝血因子、白蛋白等血浆蛋白的功能，因此单纯意义上的血液净化治疗并不能满足上述需要。目前肝脏疾病患者常用人工肝支持系统（artificial liver support system, ALSS），主要以体外清除毒素。ALSS可分为非生物型、生物型和混合型。非生物型ALSS是指采用非生物材料清除各种毒素的装置，包括血液净化领域所有的治疗方法和联合滤过、血浆吸附系统（如MARS等）；生物型ALSS是利用肝细胞替代肝脏功能的装置；混合型人工肝是非生物性与生物型的结合[136]，详见第十六章。

（一）非生物型人肝

非生物型肝功能支持包括血液透析、血液灌流、连续性血液净化治疗、吸附型人工肝和血浆置换等，可分别替代肝脏不同的功能，如高通量血液透析、血液滤过和活性炭血液灌流可清除小分子毒素；血浆置换可清除与蛋白质结合的毒素和大分子毒素。

（1）血液透析（hemodilaysis, HD）。

（2）血液灌流（hemoperfusion, HP）。

（3）血浆置换（plasma exchange, PE）。

（4）连续性血液净化治疗（CBP）。使用高通透性的滤器行连续性血液滤过（CVVH），或者PE与CVVH结合等，能持续、缓慢地清除中分子物质，能精确调节水、电解质和酸碱平衡，便于营养支持治疗，并能清除炎症介质和部分中分子毒素，CBP治疗有助于控制水盐代谢稳定，纠正水、电解质、酸碱失衡，并具有体外降温作用，使治疗中心血管状态和颅内压稳定。故CBP特别适用于合并肾功能损害的患者，如肝肾综合征（HRS）患者[137]。

（5）分子吸附再循环系统（MARS）。

（6）Prometheus。

（二）CBP在肝衰竭中应用的优点

1. *心血管状态稳定*　肝衰竭时，血浆一氧化氮浓度（NO）增高，可能与肝脏处理内毒素功能降低有关。在透析开始之初，急性肝衰竭（AHF）较慢性肝衰竭（CHF）者血浆NO浓度明显升高，比稳定维持HD者升高更显著。肝衰竭患者行CBP时，比普通HD治疗时心血管状态更稳定，严重肝衰竭时血浆补体几乎低于可测水平，故透析膜对补体影响可能不是影响血流动力学的重要原因。

2. *颅内压稳定*　暴发性肝衰竭往往伴有颅内压（ICP）明显升高，起病后脑病表现发生越早，表明脑水肿可能性越大。早期研究认为ICP升高导致脑疝形成是肝衰竭患者死亡的重要原因，但近年来认为脑缺血是导致脑损伤、脑缺氧更常见原因，最终引起脑水肿。故这些患者在治疗中要避免脑缺氧和低血压。由于CBP中血浆渗透压变化较缓慢、中枢神经系统和细胞外液之间的渗透压差较小，故对ICP影响较小。此外，在CBP中血浆pH的变化缓慢，血浆碳酸氢根的浓度缓慢升高，治疗前部分高ICP的患者行

CBP 后，ICP 下降；停止 CBP 后 ICP 再度升高，提示 CBP 中 ICP 降低可能与心血管抑制因子或血管内皮细胞扩张因子被清除有关。

观察发现早期发生 ICP 升高与低血压相关。最近的研究发现，在 ICP 升高之前可检测出脑组织中乳酸的产生增多，表明脑组织缺氧或低灌注导致无氧代谢增加、乳酸产生增多。乳酸及局部的扩血管物质可导致脑血管扩张和 ICP 增高。故改善心血管状态的稳定性是 CBP 治疗中 ICP 稳定的重要原因。此外，低温也有助于降低 ICP，减轻脑水肿。故有作者认为，CBP 停止后 ICP 升高，可能与体温升高有关。

3. 容量控制精确　Bellomo 等[138]在肝移植术中行 CVVH，1 小时内安全输入 1 单位全血、10 单位血小板和 5L 生理盐水。10 例患者在肝-肾联合移植术中行 CVVHD，成功控制了患者的容量平衡（平均输入 18 单位含细胞成分胶体和 35 单位血浆）。CVVH 和 CVVHD 还成功救治了 55 例肝衰竭和原位肝移植术后的容量超负荷的患者，这些患者多合并有急性肾小管坏死（ATN）、HRS 和脓毒症或感染性休克。在 1 例 3 岁半男性患儿移植肝切除、门体分流的术中，CVVHD 保持了液体、代谢平衡和循环状态的稳定，使该患者渡过 66 小时无肝状态，至再次肝移植成功。

4. 中分子物质清除率高　中分子物质与肝性脑病的关系已得到认可。溶质清除量取决于治疗方式和治疗量，血液透析滤过时比单独血液滤过清除率高。部分患者肝衰竭由内毒素血症所致，循环中前炎症性细胞因子水平升高，尤其是 TNF-α。CBP 所用滤器膜的生物相容性高，可吸附细胞因子，在治疗初始阶段尤为明显；而对流清除在整个过程中都相对恒定。生物膜的吸附能力与膜表面携带的负电荷、膜面积和血流量有关，电荷可影响膜对蛋白质的通透和吸附，聚丙烯腈膜（PAN）的电位较大，对蛋白质的吸附能力最强。

（三）肝衰竭患者行 CBP 的注意事项

1. 碱基的选择　肝脏是调节酸碱内稳态的重要器官。CBP 中，超滤液中含有大量的碳酸氢根，需要从置换液或透析液中补充碱基。常用的碱基包括醋酸、乳酸、枸橼酸和碳酸氢根，其中醋酸、乳酸和枸橼酸都需要经肝脏和肌肉代谢才能转化碳酸氢根。对于肝衰竭的患者，其转化率显著延迟，可能发生高醋酸血症和高乳酸血症，少数严重情况下，碱基的转化速度小于碳酸氢根丢失的速度，患者就可能发生酸中毒。同样，肝衰竭患者也可以发生高枸橼酸血症。故对于肝衰竭的患者推荐使用含碳酸氢根的透析液或置换液。

2. 抗凝剂的应用　急、慢性肝衰竭的患者常有出血倾向，由于胃炎、十二指肠球部溃疡等原因导致胃肠道出血的概率明显升高，并可因门脉高压继发食管静脉和直肠静脉曲张。此外，脾大常导致血小板数量减少。肝功能不全导致凝血物质合成减少，包括纤维蛋白原，肠源性维生素 K 的吸收减少更加重了出血倾向，尤其是胆汁淤积症的患者，凝血酶原、Ⅶ因子、Ⅸ因子和Ⅹ因子的合成更为减少。

与此同时，肝脏疾病时抗凝物质的合成也减少，如抗凝血酶、蛋白 S、蛋白 C 以及肝素辅因子Ⅱ。肝衰竭时，由于肝脏 Kupfer 细胞功能衰竭，患者易并发轻度的内毒素血症，从而处于炎症反应状态，机体为了维持内凝血状态的稳定，有增加凝血因子和纤溶物质的倾向。因此，肝衰竭的患者通常接受无抗凝剂的 CBP 治疗，采用前稀释和低超滤率的方法以减少滤器凝血。但只要有凝血就必须用抗凝剂。肝病和肝衰竭时普通肝素的半衰期延长，同时由于抗凝血酶Ⅲ和肝素辅因子Ⅱ的水平下降，肝素在体内的效果很难预测。因此，有些肝衰竭患者肝素的用量反而增加，故倾向于采用局部抗凝的方法。国外有报道采用丝氨酸蛋白酯酶抗凝的方法，将部分凝血活酶时间延长至正常值 2.0～2.5 倍。也有报道采用扩血管性前列腺物质，如前列环素已成功能用于肝衰竭患者抗凝，其剂量为 2～10 ng/(kg·min)。另一种可供选择的抗凝剂为枸橼酸盐，其主要在肝脏、肾脏和肌肉组织中代谢，因此在肝、肾功能不全时可在体内蓄积，从而导致体内总钙/游离钙比例增高和代谢性酸中毒，必须减少枸橼酸盐用量，则可能导致凝血。

（四）临床应用

由于 CBP 对小分子的清除率高，对与蛋白质相结合的毒素清除效果不佳，多用于合并肾功能损害的肝衰竭患者，即肝肾综合征（如 HRS）。目前尚无随机、对照性研究比较 CBP 与其他治疗方式对慢性或急性肝衰竭患者的疗效。

1. *肝移植术前准备* 肝移植是慢性肝衰竭终末期和不可逆性急性肝衰竭患者的首选治疗方案，但由于供体缺乏，许多患者不能如期手术。肝衰竭患者可因多种原因同时合并肾功能损害，包括血流动力学异常（肾前性）、ATN 和 HRS 等。终末期肝硬化的患者很容易发生低钠血症，在早年开展肝移植时，一些中心报道脑病和中脑脑桥脱髓鞘的发生率很高，可能与低钠血症的纠正速度过快有关，血钠从术前的 120 mmol/L 迅速升高到术中或术后的 145 mmol/L。快速纠正低钠血症可导致渗透性脱髓鞘综合征，即中脑桥和脑桥脊髓炎，表现为四肢轻瘫、假性延髓性麻痹、抽搐、意识障碍甚至昏迷，甚至有肝移植术后患者死于低钠血症纠正过快的报道。无症状的低钠血症者，血钠升高速度不应超过 0.5 mmol/（L·h），有症状者不应超过 1～2 mmol/（L·h），绝对增加值不应超过 10 mmol/（L·24h）。这些患者行 CBP 治疗可缓慢提升血钠至正常范围。此外，容量超负荷而伴有心血管状态不稳定、低血压等状态的患者也是行 CBP 治疗的指征。

2. *在肝移植术后的支持* AKI 是肝移植术后常见并发症，发生率 28%～39%，发生率的差异可能与 AKI 的诊断标准不同有关。由于多数患者心血管状态不稳定，并需要接受静脉营养支持，输入大量液体和蛋白质，故多数患者只能行 CBP。但尚未能证实 CBP 更有利于改善肾功能和最终预后。此外，CBP 还能有效控制肝移植术后的电解质失衡，特别是高钠血症（源自过多补充胶体以及血制品中的枸橼酸钠）和高钙血症（反复补钙过多）。

3. *肝衰竭的人工肝支持*

（1）血浆透析。南京军区总医院全军肾脏病研究所率先提出以人体血浆作为透析液进行血液透析，称为血浆透析（hemodialysis with plasma-based dialysate，PHD）[139]。11 例高胆红素血症患者〔血清总胆红素（TB）>100 μmol/L〕被随机分为高容量血液滤过（HVHF）、血液灌流（HP）和 PHD 三组。HVHF 组（$n=4$）血流量 250 ml/min，采用枸橼酸盐置换液，流量 6 000 ml/h，BLS816G 血滤器（Diapes，bellco），HVHF 治疗前、治疗 12 小时时取血，治疗 5 分钟时留取置换液。HP 组（$n=3$）采用 HA 型血液灌流器（330 ml，大孔吸附树脂，丽珠集团）行 HP 治疗 3 小时，血流量 200 ml/min，治疗前、后以及血液单次通过灌流器前、后取血。PHD 组（$n=4$）将同型冰冻血浆 4 000 ml 灌入无菌置换液袋中作为透析液，以 BLS816G 血滤器作透析器行透析治疗，血浆透析液重复使用，流量 6 000 ml/h，循环 6 小时后结束治疗，PHD 前、后取血，并在治疗结束后留取血浆透析标本。HVHF 治疗 12 小时后，血清 TB 下降率为（10.4±4.2）%（5.4%～15.6%），超滤液中 TB 浓度为 2.1～4.4 μmol/L；HP 组治疗后 TB 下降率为（14.4±3.2）%（12.3%～18.1%）；PHD 治疗后 TB 的下降率为（21.5±5.3）%（16.2%～27.4%），明显优于 HVHF 和 HP。与血浆置换相比，PHD 的优点为：①不需要血浆分离，降低了成本；②可避免体内大量生理性物质的丢失；③防止外源性血浆进入体内，避免了过敏反应和血源传播性疾病。但尚需要更多的研究证实 PHD 的疗效。

（2）联合滤过-吸附系统。肝衰竭产生的毒素，大部分与蛋白质结合较弱，但有少部分与蛋白质结合紧密，如非结合胆红素、内毒素和细胞因子等。联合滤过-吸附明显增加了清除的相对分子质量谱，已有多种类型装置投入了临床应用。

分子吸附再循环系统（molecular adsorbent recycling system，MARS）由一个双面植入白蛋白的高通量聚砜膜滤器（P3S）和 1.5L 含 5%～10% 白蛋白的透析液环路组成，透析液由活性炭和树脂吸附后再与经典的高通量透析装置相连，使透析液再生重复使用。透析液中白蛋白可吸附血液中的毒素，促使血浆中与白蛋白相结合的毒素（如间接胆红素和游离脂肪酸、芳香族氨基酸、酚类等）解离，能过半透膜被透析液中的白蛋白结合；血液中的水溶性小分子毒素（如尿素氮和肌酐等）则能自由弥散至透析液中。含有毒素的透析液分别经活性炭再被阴离子交换树脂吸附和碳酸氢盐透析再生，重新恢复清除能力。单次 MARS 治疗通常持续 6～8 小时，不超过 10 小时，以免白蛋白透析液中滋生细菌。血流量 150～200 ml/min，白蛋白透析液流量 150～200 ml/min，碳酸氢盐透析液流量为 300～500 ml/min。MARS 主要用于治疗急性肝衰竭、慢性肝衰竭急性加重及 HRS 患者，以维持患者生命、等待肝功能恢复或肝移植，取得了较好的临床疗效，患者 Glasgow 评分明显改善，ICP 下降，脑血流量增加，临床症状明显好转。Novelli 等[140]报道了一组

63例肝衰竭患者行MARS治疗的结果，包括肝移植术后无肝功能（PNF）患者10例，肝移植术后肝功能延迟恢复（DNF）患者10例，急性肝衰竭患者16例，CHF急性加重（ACHF）患者23例及肝切除术后患者4例。所有患者均符合以下标准：胆红素水平均>256.5 μmol/L（15 mg/dl），Glasgow评分6～11分，血氨>94 μmol/L（160 μg/dl）及出血倾向。患者平均行MARS治疗6次（1～24次），每次治疗9小时（8～20）小时。MARS治疗后，所有患者的临床表现均有显著改善，包括Glasgow评分，胆红素、肌酐、乳酸浓度和凝血功能，其中PNF组2/10例存活且无须再次肝移植，3/10例再次肝移植，5/10例死亡；DNF组中2/10例存活且无须再次肝移植，6/10例再次肝移植，2/10例死亡；急性肝衰竭组中3/16例存活并无须肝移植，10/16例行肝移植，其中7例患者存活，6/16例死于败血症；ACHF组中5/23例行肝移植并存活，8/23例等待肝移植，10/23例死亡。其中有22例患者行了超声脑血流检查，其中17例脑血流量显著升高，与临床表现的神经系统症状好转一致，但另5例患者临床症状有改善，而脑血流量无显著变化。虽然MARS治疗取得了较好的临床效果，但其能替代的肝脏功能有限，只能部分替代肝脏解毒及外分泌功能，起到一定的清除毒素的作用，不具有肝脏的合成、代谢和内分泌功能，只能短时间内维持肝功能至患者肝功能恢复或行肝移植[141]。

BioLogic-DT（detoxifier）系统已得到FDA的认可，是一种纤维素膜的平板透析器，其吸附面积和生物相容性均优于传统血液灌流。血液经由同一端口出入（每12秒为一周期），透析器的透析液室中装有2L活性炭和阳离子交换树脂的混悬液，通过改变膜内混悬透析液的压力，可以推或拉着血液进出透析器。透析液中含140 g活性炭（直径1～75 μm，表面积为2 400 m^2/g）和80 g阳离子交换树脂（直径125 μm），对于相对分子质量小于5 000的中分子物质清除率较高，可选择性清除芳香族氨基酸、谷氨酸、硫醇、亚精胺、章胺、神经抑制剂（如GABA、苯二氮䓬类物质）、短链脂肪酸、氨、钾和镁离子等，并纠正氨基酸和葡萄糖代谢失衡。与未治疗组相比，11例肝性脑病Ⅲ～Ⅳ级的患者经BioLogic-DT治疗5天后，神志轻度改善，生理状态明显改善，存活率提高；一组21例患者治疗后收缩压上升、外周血管阻力正常；另一组失代偿期的慢性肝硬化患者，在DT治疗后神经系统症状、血压均显著改善；在另一项多中心、前瞻、随机、对照的临床研究中，56例肝昏迷Ⅲ～Ⅳ级患者，且多伴有呼吸衰竭，部分患者伴有肾衰竭，其中慢性肝衰急性加重、肝昏迷Ⅲ级的患者，经DT治疗预后明显改善，存活率为71.5%，对照组仅35.7%，但急性肝衰竭组存活率为51.6%，与对照组相当。所有患者经DT治疗后神经系统症状和生理参数均有显著改善。

BioLogic-DTPF（detoxifier/plasma filter）系统对与蛋白和脂质相结合的物质（如胆红素）、完整内毒素和细胞因子的清除能力较差，主要与DT滤过膜的分子截留点较小有关。在DT透析器的下游加入两个平行放置的中空纤维型血浆分离器（面积0.35 m^2，孔径0.5 μm），使滤出的血浆与吸附剂混悬液接触后再返回血液，形成推-拉式血浆吸附。混悬透析液在滚动泵的驱动下在血浆分离器和一个700 ml粉末活性炭混悬液袋（含70 g活性炭和20 g硅土）之间循环、再生，可清除蛋白相结合的物质和大分子毒素。当血流量设为150～200 ml/min时，血浆流量为100 ml/min，通过两个血浆分离器双向流动，肌酐和芳香族氨基酸的清除率可达120～160 ml/min，与蛋白质结合的毒素（如非结合胆红素）清除率为20～40 ml/min，对细胞因子的清除率为15～25 ml/min。4例ALF合并肝性脑病的患者每天行DTPF治疗6小时，连续3天，未发生明显不良反应（包括造血系统并发症），治疗后患者的血压明显升高，神志改善，尿量稳定，血浆胆红素、芳香族氨基酸、氨、肌酐和IL-1β水平显著下降，其中1例患者长期存活，2例死于肾衰竭（未能维持血液透析治疗），另1例死于颅内高压恶化[142]。

各种血液净化治疗分别具有独特的溶质清除谱和特点，如连续性血液净化治疗对小分子溶质的清除率高，可有效调节水、电解质和酸碱失衡，血浆置换对中大分子溶质的清除率高，分别适用于不同亚群的患者，故其疗效的比较较为困难。但其联合应用的疗效往往更好，起到作用互补和减少不良反应的作用。在一组研究中，15例患者被分为PE组和PE+CVVHDF组，两组胆红素的清除率无差异；PE治疗后血浆枸橼酸水平均显著升高，但联合CVVHDF治疗后枸橼酸水平显著下降。PE组治疗后IL-6和IL-8水平均显著升高，TNF-α水平无显著变化；而CVVHDF组IL-6水平无变化，而IL-8和TNF-α水平反而下降。该研究表明，PE联合CVVHDF治疗能更有效清除肝衰竭患者体内的炎症介质[143]。另一组研究比较了

FHF 患者和亚急性肝衰竭患者行不同血液净化治疗的疗效，发现与 PE 相比，PE 联合 CBP 治疗能更有效地改善患者的预后[144]。

十六、乳酸酸中毒

乳酸是机体内代谢的一种产物，在正常状态下乳酸产量不多，正常人动脉乳酸浓度为(1.0 ±0.5)mmol/L，静脉血乳酸浓度 <2.0 mmol/L。对体内的酸碱影响不大，但在运动和低氧的情况下则乳酸在体内的产生量就要成倍的上升，以致影响体内的酸碱代谢，重者可致乳酸酸中毒。乳酸酸中毒的定义为临床上有明显的代谢性酸中毒，以循环血中乳酸增高而确定。在危重病时，常有乳酸代谢紊乱，乳酸酸中毒常由全身的低灌注和组织低氧血症所致。乳酸酸中毒患者死亡率高，先发展为 MODS 的最危险因素，有人报告，当静脉血乳酸水平在 4 ~4.4 mmol/L 时，病死率为 20%；当乳酸水平为 4.5 ~8.9 mmol/L，病死率即增至 74%；当乳酸水平达到 9.0 ~13 mmol/L 时，病死率达 90%；血乳酸 >13 mmol/L 时，病死率高达 98%。因此，认识乳酸酸中毒与危重病的关系，加强对乳酸酸中毒的防治，对降低死亡率有重要意义。

(一)病机制

乳酸酸中毒是严重休克的代谢标志。休克是组织氧供与需求之间的失衡，组织缺氧后，丙酮酸氧化减少，乳酸生成增多。葡萄糖代谢生成丙酮酸后，不能进入线粒体的三羧酸循环，在胞质中生成乳酸，1 分子葡萄糖只产生 2 分子 ATP，另外产生 2 分子乳酸；而在有氧环境下生成 38 分子 ATP。乳酸生成量代表器官的总缺氧量、低灌注与休克的严重程度，且与预后有关。在休克患者血乳酸 >4 mmol/L 时，仅有 11% 存活，多脏器功能障碍综合征(MODS)促进乳酸代谢异常。肝脏是代谢乳酸的主要器官。有很大的储备能力，一般的功能障碍时血乳酸并不增高，但当肝脏血流量在正常人的 30% 以下，PaO_2 <47 mmHg 时，肝脏将从代谢乳酸的器官变成产生乳酸的器官，心血管功能不稳定，特别是低血压时，乳酸生成增多，高乳酸血症使细胞内乳酸增多，促进乏氧代谢，使心功能进一步减退。肠道也是产生大量乳酸的器官，肠道缺血是 MODS 时高分解代谢的“原动力”，产生大量乳酸。应用儿茶酚胺类药物进一步加重胃肠缺血。乳酸生成增多后，乳酸盐/丙酮酸盐的比值增加，糖原异生作用增加，消耗循环中的氨基酸，促进蛋白代谢。外源性葡萄糖不能抑制乳酸生成和糖原异生作用，而且大量葡萄糖负荷增加去甲肾上腺素释放，使氧消耗及蛋白分解代谢增加。伴随葡萄糖的输入需增加胰岛素，而胰岛素也刺激儿茶酚胺的释放。在乳酸中毒时，β 肾上腺素能受体对儿茶酚胺不敏感，需加大药物剂量，形成恶性循环。

(二)临床表现

酸中毒的临床表现受原发疾病的影响，表现差异很大，主要取决于原发病的表现和引起代谢紊乱的病因，往往是潜在原发病的一个侧面，其本身所致的症状无特异性，可有疲乏、无力、厌食、呕吐、神志改变、嗜睡直至昏迷、心动过速、低血压、循环衰竭、痉挛。但是，急性乳酸酸中毒的首要客观症状往往是呼吸加快，明显的过度通气是乳酸酸中毒常见的一大特征。

实验室检查：①动脉血乳酸 >5 mmol/L〔正常动脉血乳酸范围为(1.0 ±0.5) mmol/L〕；②体液碱贮备减少，阴离子间隙 >18 mmol/L。阴离子间隙 = $[Na^+] + [K^+] - [Cl^-] - [HCO_3^-]$，正常范围 8 ~16 mmol/L，平均 12 mmol/L；③代谢性酸中毒，血 pH <7.35。

在以上 3 个指标中，动脉血的 pH 及阴离子间隙是两个相对不敏感的指标。有人统计，当血乳酸在 2.5 ~4.9 mmol/L 时，有 58% 的人阴离子间隙尚正常(<12 mmol/L)，有 54% 的患者动脉血 pH >7.35，患者可因呼吸增快出现碱血症。所以诊断乳酸酸中毒时最重要的是血乳酸水平的升高。高乳酸血症可呈酸血症、正常血 pH 或碱血症，主要取决于血乳酸增高程度、体液缓冲能力以及是否合并如败血症、肝、肾、心脏等其他疾病。

(三)连续性血液净化在乳酸酸中毒的应用

治疗乳酸酸中毒首先是治疗原发病及支持疗法，在 A 型乳酸酸中毒者将血流动力学纠正到适合于氧运输(DO_2)是治疗的主要目的。这种疗法对B型乳酸酸中毒也是主要的。隐匿性组织缺氧在酸中毒中可能起重要作用(如肝病、脓毒症)。Bihari 等指出危重病进入多器官功能衰竭阶段部分原因是循环不适当的再灌注引起的,它可导致组织持续性低氧和器官功能不全。Shoe maker 认为危重病可能存在微循环血流分布不均匀。这些研究提示把氧运输提高到高于正常值以保证隐匿缺血组织的灌注是十分必要的,这样可以降低继发性多器官功能衰竭的发生。除了液体复苏外,对乳酸中毒的基本病因治疗也是十分必要的,这些治疗涉及抗生素、外科引流、清创、恶性肿瘤的化疗、毒物戒断、先天性乳酸酸中毒某一类型的饮食限制。MODS 伴有乳酸酸中毒在治疗上存在一些特殊问题。

1. 关于碱性药物的应用 尽管乳酸酸中毒时是否应用碱性药物仍有争论,但当动脉血 pH<7.2 时,可导致严重的后果,诸如心脏收缩力减弱,心排血量降低,小动脉扩张,低血压,心动过缓,各种心律失常,肝肾血流量减少,肺血管阻力增加,甚至发生 ARDS,各种副作用更加明显。因此,不论酸中毒的病因为何,动脉血 pH<7.2 时,必须应用碱性药物。

2. CBP 对酸碱平衡效果的影响因素

(1)病情。取决于脏器衰竭的数目、严重程度、蛋白质分解代谢的程度,有无混合性酸碱紊乱。

(2)CBP 的方式及治疗剂量。取决于对流(滤过)还是以对流与弥散(透析+滤过)联合清除溶质,还涉及 CBP 时内源性 HCO_3^- 的清除率及经置换液或透析液进入体内的碱基量。

(3)CBP 时外源性碱基的代谢。醋酸盐通过肝脏的骨骼肌以 1∶1 转换成碳酸氢盐;乳酸盐通过肝脏以 1∶1 转换成碳酸氢盐;枸橼酸盐通过肝脏以 1∶3 转换成碳酸氢盐。在 MODS 特别合并肝衰竭时适当选择碱基。

(4)乳酸盐置换液和透析液对乳酸代谢的影响。正常肝脏代谢乳酸盐的速率为 100 mmol/h,商品乳酸盐置换液或透析液含乳酸盐 40~45 mmol/L,间歇性血液滤过(HF)时乳酸盐输入速度为 250~300 mmol/h,可出现一过性高乳酸血症,但不影响动脉血 pH,因 HCO_3^- 的生成仍大于丢失。但当肝衰竭时,肝脏对乳酸的利用障碍,可发生高乳酸盐血症与动脉血 pH 降低。应用 CBP(如高容量血液滤过与血液透析滤过)清除乳酸在临床上就显得尤为重要。连续性静脉-静脉血液透析(CVVHD)时每日丢失 HCO_3^- 750 mmol,每小时输入 30 mmol HCO_3^- 或乳酸盐即可补偿,在肝衰竭时即使输入乳酸盐也可以转换成 HCO_3^-,不会导致乳酸在血中堆积。但也有连续透析滤过导致高乳酸血症与酸中毒恶化的报道。同时,由于乳酸盐/丙酮酸盐比值增加后,促进蛋白的分解代谢,BUN、尿酸生成率均增高。因此当患者已发生乳酸酸中毒时,应用乳酸盐透析液或置换液显然是不合适的。

(5)碳酸氢盐透析液或置换液。组织缺氧引起乳酸酸中毒是否应用 HCO_3^- 治疗一直有争议。例如在心脏骤停的患者发生乳酸酸中毒,应用等张或高张的碳酸氢盐,可引起血浆渗透压增高,液体负荷大,动脉或静脉高碳酸血症,加重细胞内或脑脊液内的酸中毒。但近年来已有应用碳酸氢盐透析液或置换液进行 CBP 治疗严重乳酸酸中毒获得成功的报道[145-147]。1998 年,Mariano 等[148]用高容量 CVVH 治疗 13 例严重乳酸酸中毒,置换液碳酸氢盐浓度起始为 25~50 mmol/L,每 12 小时提高浓度一次,最终平均浓度为 52 mmol/L。患者动脉血 pH 平均为 7.15,HCO_3^- 为 11 mmol/L。乳酸盐 15 mmol/L,13 例中 10 例经 72 小时治疗后 HCO_3^- 恢复至正常,预后改善。Levraut 等[149]证明,血乳酸水平正常,血流动力学稳定和呼吸平稳的患者,进行 HDF(碳酸氢盐透析液或置换液),总乳酸清除率仅 0.5%~3.2%。他们认为,血液滤过中乳酸水平降低是由于酸碱紊乱及代谢状态的改善,使乳酸代谢增加。治疗乳酸酸中毒时必须注意防止高钠血症和高容量血症[150-151],治疗中以输入等张碳酸氢盐为宜,并注意输入速度;防止动脉血 $PaCO_2$ 增高,并由此导致的细胞内和脑脊液酸中毒加重;防止碱血症,因碱血症可刺激乳酸生成。从目前资料看,用碳酸氢盐的置换液或透析液进行连续性 CVVH 或 CVVHD,经过 24~48 小时可纠正严重的乳酸酸中毒,碳酸氢盐的输入速率为 50 mmol/h,个别患者需 100 mmol/h。碳酸氢盐的输入速率为 40~50 mmol/h 时,不会导致 $PaCO_2$ 升高,输入的碳酸氢盐应为等张液体,由此而需要大量输液时超滤量需达 1.0~1.05 L/h。治疗过程中防止低钙血症。

十七、急性肿瘤溶解综合征

急性肿瘤溶解综合征(acute tumor lysis syndrome,ATLS)是一组代谢异常的症候群。它是肿瘤治疗过程中最紧急的并发症,通常发生于对化疗敏感或肿瘤负荷重的患者,在治疗过程中,由于大量肿瘤细胞破坏,细胞内物质快速释放,超过了肝脏代谢和肾脏排泄的能力,使代谢产物蓄积而引起高尿酸血症、高钾血症、高磷血症、低钙血症、代谢性酸中毒等一系列代谢紊乱,进而导致严重心律失常或急性肾损伤(AKI)而危及生命[152]。ATLS 多为急性起病,病情凶险,但如及时预防及治疗,其预后相对较好。HD 治疗用于 ATLS 的救治,对纠正患者水、电解质、酸碱平衡紊乱有显著疗效,而 CBP 较 HD 在治疗过程中血流动力学更加稳定,更适用于重危患者的抢救[153-154]。

(一)发病机制

肿瘤患者治疗后发生 ATLS 的机制尚未阐明,目前认为可能与化疗药物、放疗以及细胞因子释放后诱导的肿瘤细胞凋亡有关[155]。已证实肿瘤患者所接受的多种治疗措施均可能诱导体内的 TNF 产生增多,TNF 作用于肿瘤细胞表面的受体,导致细胞凋亡,因此推测 ATLS 的发生可能与治疗后 TNF 的急剧释放有关[156]。已知多种抗肿瘤药物均可在不同敏感类型的肿瘤中诱导细胞凋亡,如抗代谢药、脱氧核苷合成酶抑制剂、DNA 拓扑异构酶抑制剂、影响细胞微管的药物、烷化剂等[157]。物理因素如放疗也可促使凋亡的发生。

AKI 是 ATLS 患者最常见的并发症之一,直接细胞毒作用及免疫介导的肿瘤细胞崩溃溶解,是导致肾衰竭的根本原因。研究资料显示,大量的尿酸在肾远曲小管和集合管沉积,使肾小管内压力增高而引起肾小球有效滤过压降低;尿酸在肾盂内的弥漫性沉淀,可进一步引起肾内梗阻;此外,无机磷酸盐及黄嘌呤同时在肾内大量沉积,最终多因素导致肾衰竭。

(二)临床特征

ATLS 易发生在年轻人(年龄<25 岁),男性多见,临床高危因素包括:化疗前乳酸脱氢酶(LDH)水平高,脱水、血容量减少,少尿、酸性尿等[158]。临床上 ATLS 常发生于肿瘤患者治疗后的早期(24~48 小时内),典型表现为"三高一低",即高尿酸血症、高钾血症、高磷血症和低钙血症。Arrambide 等[159]提出 ATLS 的诊断标准为:任何恶性肿瘤尤其是淋巴细胞增殖性疾患,且肿瘤负荷重者,在治疗期间有下列两项异常:即血尿酸、钾、磷、尿素氮较化疗前增高 25%,血钙降低 25%,可作为肿瘤溶解的实验室依据。如伴发血容量降低,高血磷,低血钙则支持 ATLS。其临床主要表现如下。

1. *高尿酸血症* 肿瘤细胞大量溶解之后,核酸、嘌呤的终末产物尿酸大量释放入血,超过肾脏的清除能力,此时若同时使用有肾毒性的药物(如顺铂),可加重肾功能的损害。ATLS 患者均有不同程度的高尿酸血症所致的恶心、呕吐、嗜睡,血、尿尿酸增高,尿中有尿酸结晶,有的可有尿酸结石,可能发生肾绞痛、血尿、尿酸性肾病、肾功能损害,偶可有痛风发作。

2. *高钾血症* 肿瘤细胞溶解破坏,细胞内钾释放入血,血清钾增高,可引起疲乏、无力、肌肉酸痛、肢体冷湿、心动徐缓、心律失常、甚至心搏骤停。首次化疗的高度恶性淋巴瘤患者高钾血症发生率可高达 8.7%[163]。

3. *高磷血症和低钙血症* 其机制可能与代谢旺盛的肿瘤细胞内含磷丰富、大量肿瘤细胞溶解后释放多种含磷的化合物入血有关。由于正常人血中钙磷乘积是一个恒定的常数,因此高磷血症常合并低钙血症。患者表现为畏光、神经肌肉兴奋性增高,手足搐搦,若钙磷乘积>60,则磷酸盐沉积于微血管和肾小管内造成皮肤瘙痒、眼与关节炎症及肾功能损害等。

4. *急性肾损伤* AKI 是 ATLS 最严重的并发症及导致死亡的主要原因。通常病程进展迅速,可进一步加重患者水电解质及酸碱失衡的状态。AKI 常常合并其他一个或多个脏器功能衰竭,最终发展至 MODS,患者预后极差。

(三)血液净化治疗

当ATLS出现肾衰竭和严重的水、电解质、酸碱平衡紊乱,保守治疗措施无效时,则需行血液净化治疗。血液净化治疗的指征包括:血钾≥6 mmol/L;血尿酸>10 mg/dl(600 μmmol/L);血磷酸迅速升高10 mg/dl(0.02 mmol/L);液体容量负荷过度;有明显症状的低钙血症者。血液净化治疗的方法包括间歇性透析及CBP两种。ATLS患者由于起病急,病程进展迅速,病情危重,多数患者不能耐受间歇性透析治疗,此时,CBP则充分显示出其优越性,尤其是对于血流动力学不稳定的患者,CBP治疗具有更安全、耐受性更好的特点,对于患者预后的影响更好[161-162]。

重症ATLS患者往往存在自身血管调节功能障碍,血流动力学不稳定,因此保障其血流动力学的稳定性是治疗顺利进行的关键。在透析治疗中,由于在短时间内要清除大量的液体和溶质,常引起患者血流动力学失衡[163]。而CBP作为一种连续性的治疗方式,可以缓慢、连续、等渗地清除水和溶质,更加符合人体的生理状态,因而能够更好地维护患者血流动力学的稳定性[164];同时,由于CBP治疗中输入了大量未加温的置换液,常常造成患者体温下降,而体温的下降可能有利于血流动力学的稳定。患者对CBP治疗耐受性很好,治疗中极少发生低血压和低灌注。由于ATLS患者多并发AKI,引起突然的、危及生命的电解质失衡,因此,水、电解质、酸碱平衡的维持是ATLS患者治疗过程中亟待解决的问题之一。在维持患者内环境稳定性方面,CBP具有其他治疗所不可比拟的优越性。CBP除了具有缓慢、连续、等渗地清除水分和溶质的特点之外,其最大的优势还在于可以随时清除患者体内过多的水分,根据患者病情需要调整治疗方案,及时、精确地控制患者的容量平衡,为营养支持和临床用药提供了有利的空间。临床研究发现,CBP由于具有连续性的特点,在控制氮质血症和电解质、酸碱平衡方面,疗效同样优于间歇性透析治疗,不但避免了治疗过程中高峰浓度与低谷浓度交替出现的不足,维持了电解质、酸碱的平衡,而且,由于治疗时间长,对于溶质的清除也更为充分。CBP治疗除了在维持血流动力学稳定、水电酸碱平衡方面具有一定的优越性以外,更为重要的是能够清除患者体内大量的炎症介质如TNF、IL-6、IL-10、PAF等[165]。TNF在ATLS的发病机制中起着极为重要的作用,可以推测,当患者接受CBP治疗,尤其是高容量血液滤过(high volume hemofiltration,HVHF)治疗后,体内TNF被大量清除后,可能阻断ATLS病程,有效缓解病情。另外,由于ATLS患者均具有肿瘤的基础病变,当ALTS发生时,患者除并发AKI之外,还可能出现其他脏器(如心、肺等)功能衰竭,最终发展为MODS。目前已有大量的研究证实,HVHF用于MODS的治疗中,能够清除大量可溶性炎症介质,下调炎症反应,改善患者的血流动力学状态,减少正性肌力药物的用量,对于改善其预后具有显著的疗效[166]。

综上所述,ATLS是肿瘤患者治疗过程中较为严重的并发症之一,通常起病急骤,进展迅速,并且病情危重,甚至危及生命。在临床上,应充分作好预防工作,对具有高危因素的患者在治疗过程中给予实时监测,及早预防,有效治疗。在治疗中,CBP作为一种新型的、有效的治疗方法,为临床医生提供了新的治疗途径,有效地改善了ATLS患者的预后。

十八、遗传性代谢性疾病

氨基酸、有机酸、糖、脂肪和激素代谢等遗传代谢性疾病,可导致新生儿和成人永久性神经系统损害[167]。这类疾病多为单基因遗传性疾病,以常染色体隐性遗传最常见,少数为常染色体显性遗传、伴X染色体隐性或显性遗传。基因突变造成相关蛋白质结构或功能异常,引起酶缺陷或细胞膜功能异常,导致机体生化代谢紊乱,前体物质蓄积、旁路代谢物生成、生理活性物质生成减少,出现一系列临床症状与体征。虽然遗传代谢病均属少见病,但病种繁多,总体发病率达活产婴儿的1/500,危害严重,并以枫糖尿病、尿素循环缺陷和丙酸血症最为常见,后两者均表现为高氨血症。

遗传代谢性疾病通常伴有特异性代谢改变,部分疾病还伴有水、电解质异常和糖代谢紊乱,有机酸血症患者还常合并代谢性酸中毒。近20年来,遗传代谢性疾病的治疗有了显著改善,除了饮食治疗、替代治疗和康复治疗外,血液净化治疗成为该领域的最新进展[168-169],尤其是连续性血液净化治疗,不仅能迅速清除体内聚积的异常代谢产物（如血氨和支链氨基酸），还能纠正水电解质紊乱和酸碱失衡，改善脑病危象，并且血流动力学状态稳定，患者耐受良好，特别适用于体重极轻的新生患儿。

（一）枫糖尿病（maple syrup disease，MSD）

MSD也称枫糖浆病，是一种常染色体隐性遗传疾病，是由于支链 α-酮酸脱氢酶（BCKD）活性下降所致，与BCKD E1α 亚单位基因Y393N的突变有关，是常见的有机酸尿症[169]。BCKD是三种支链氨基酸（BCAA）亮氨酸、异亮氨酸和缬氨酸降解途径中的第二个酶，是一种罕见的遗传缺陷。MSD的发病机制较复杂，主要与亮氨酸在血浆和器官中聚积有关，导致亮氨酸增多症。轻度的亮氨酸增多即可导致明显的中毒症状，而异亮氨酸和缬氨酸增多导致的毒性反应则相对较少。MSD时中毒最严重的生化反应异常是由内源性蛋白质的分解代谢所诱导，在新生儿可由生理性应激和禁食等诱发，在幼儿和儿童则可以由感染、禁食、运动、创伤和手术等因素引发。神经系统的症状与脑灰质弥漫性水肿有关，急性代谢异常失代偿时可导致死亡，与小脑幕疝有关。此外，亮氨酸增多可继发神经元酪氨酸缺乏，引起急性肌张力异常和舞蹈症。严格的饮食控制、限制一种或多种BCAA摄入，可导致患儿发育不良、贫血、黏膜功能不全和免疫缺陷等，并可导致中枢神经系统脱髓鞘、神经元树突状细胞功能异常、脑发育不良和大脑发育延迟等。

1. 临床表现　2/3为经典型MSD，在新生儿期急性发病，不论是否摄入外源性蛋白质，内源性蛋白质分解代谢均可使体内三种BCAA浓度逐渐升高，48小时之内未经治疗的患儿可出现烦躁、嗜睡、拒食和肌张力改变。4天时即可出现神经系统体征，包括肌张力下降、呼吸暂停、间歇性嗜睡、激惹、抽搐和局部脑水肿的定位体征。多数MSD患儿在确诊时已出现严重脑病，表现为肌无力、上腹痛、恶心和神经系统症状，如认知能力下降、易激、厌食、睡眠障碍、幻觉、肌张力改变、共济失调和木僵等。少数患者在儿童期甚至成人期才发病。

2. 治疗原则　急性期治疗需要紧急治疗降低BCAA浓度、保护脑组织。长期的维持治疗措施则包括：①抑制内源性蛋白质分解代谢；②维持蛋白质合成；③预防必需氨基酸缺乏；④维持正常血清渗透压。

3. 连续性血液净化的应用　MSD的急性期，可出现急性代谢危象从而导致不可逆性神经系统并发症，必须快速降低血浆中亮氨酸等BCAA的浓度，但内源性BCAA的清除率较低，不足以清除分解代谢产生的大量BCAA。20世纪80年代有报道应用腹膜透析（PD）和血液透析（HD）治疗MSD，但PD对BCAA的清除率较低，不足以避免MSD并发症的发生；HD的清除效率高，但难以避免在治疗间歇期代谢产物的聚集。而连续性血液净化治疗对BCAA的清除效果更好，更安全，患儿更容易耐受。Gouyon等[170]在动物试验中证实了CVVH和CVVHDF清除BCAA的疗效。8只兔通过静脉注射BCAA（包括亮氨酸、异亮氨酸和缬氨酸）及 α-酮异己酸，达到MSD患者的血浆水平。CVVH和CVVHDF治疗采用Miniflow 10滤器，均设定8.3和16.6 ml/min两种血流量，CVVHDF时透析液流量（Qd）分别设为0.5、1.0、2.0和3.0 L/h。CVVH时BCAA的清除率接近超滤率，在两种血流量时分别为（0.39±0.17）ml/min和（0.92±0.43）ml/min。而CVVHDF透析液流量0.5 L/h时，BCAA的清除率分别为（4.1±0.5）ml/min和（5.4±0.5）ml/min，同时 α-酮异己酸的清除率分别为（2.5±0.8）ml/min和（2.9±1.0）ml/min。该研究表明，CVVH和CVVHDF能有效清除BCAA和 α-酮异己酸。另一项动物试验证实，PD清除BCAA的效果不如CAVHD和CAVH。Schaefer等[171]报道CVVHD治疗1例出生12天的MSD新生患儿，采用BM1-1/14机器，配用新生儿管路和Spiraflo HFT 02透析器（聚砜膜，面积0.2 m^2），血流量逐渐从5 ml/min升至30 ml/min，透析液流量从1 L/h升至5 L/h。CVVHD共持续12小时，治疗前亮氨酸浓度高达3 430 μmol/L，治疗2.1小时时亮氨酸浓度较治疗前下降50%，治疗结束时降至治疗前浓度的1/10。CVVHD治疗后，患儿的临床症状明显改善，自主活动恢复，脱离机械通气。出院1年后患儿存活，仅遗留轻度的运动迟缓和肌痉挛，其神经系统后遗症明显小于PD治疗的MSD患儿。Jouvet等[172]报道了12例MSD患儿（包括6例新生儿和6例儿童）行CVVH、CVVHD和CVVHDF治疗的效果，血浆亮氨酸均显著下降，其中11例患儿存活，该作者认为CVVHD是最适合于枫糖尿病患儿的血液净化方式，可通过增加透析液流量迅速降低亮氨酸浓度（在6～8小时内降至1 000 μmol/L以下），其疗效明显优于CVVH和CVVHDF，患儿均耐受良好,主要的不良反应包括体温过低和血细胞比容下降。

(二)高氨血症

尿素循环中的酶缺乏,可导致尿素合成障碍,引起高氨血症,如鸟氨酸氨甲酰基转移酶(ornithine transcarbamylase,OTC)、磷酸氨甲酰基合成酶(carbamylphopphate synthetase ,CPS)及精氨琥珀酸裂解酶(argininosuccinate lyase,ASL)等。OTC 缺乏症发生率最高,可致高谷氨酸和丙氨酸血症,尿乳清酸明显升高。CPS 缺乏症除有高谷氨酸和丙氨酸血症,还有血浆瓜氨酸和精氨酸浓度明显下降。通过测定肝脏中 OTC 和 CPS 两种酶的活性可以分别确诊。ASL 缺乏症表现为血和尿精氨琥珀酸浓度升高,通过测定红细胞 ASL 酶活性可以确诊。丙酰辅酶 A 羧化酶是催化腺苷三磷酸、丙酰辅酶 A、二氧化碳和水转变为腺苷二磷酸、正磷酸盐和甲基丙二酰辅酶 A 的催化酶。丙酸血症(propionic acidaemia, PA)是由于丙酰辅酶 A 羧化酶活性降低所致的遗传性疾病,也表现为血氨升高,尿液中甲基柠檬酸、丙酰基甘氨酸及其他有机酸的排泄增多。

1. *临床表现* 高氨血症可导致不可逆性神经系统损害,表现为嗜睡、喂养困难和进行性加重的脑病等,死亡率极高,存活者常遗留严重的神经系统并发症。

2. *治疗原则* 高氨血症必须早期诊断,迅速降低血氨浓度,并减少内源性氨的产生率和蛋白分解代谢,限制氮的摄入量,提供尿素循环的底物和有助于清除氨的物质等,重度高氨血症患者,血氨超过正常值高限 3 ~4 倍时即需要血液净化治疗。

3. *连续性血液净化治疗* 氨是一种小分子物质,早期高氨血症患儿多行 PD 治疗,但其疗效欠佳,将血氨降至正常需要至少 24 小时,且堵管、渗漏等不良反应发生率高。HD 可在 3 ~4 小时内将血氨降低 75%,但治疗结束后易发生血氨反跳,而连续性血液净化治疗则有较好的疗效。早期临床应用多选择 CAVH、CAVHD、CAVHDF 或 PD 等治疗。Semama 等[173]比较了各种血液净化治疗对高氨血症和高谷氨酰胺血症兔模型的疗效,发现 CAVHD 对氯化铵和谷氨酰胺的清除率显著高于 PD。Wong 等[175]报道了重症高氨血症新生儿行 CAVHD 和 PD 的疗效,透析液流量为 300 ml/h 和 600 ml/h 时,氨的清除率分别为 7.45 ml/(min · m^2)和 10.55 ml/(min · m^2),而 PD 的清除率仅为 2.15 ml/(min · m^2),显然 CAHVD 的疗效要优于 PD。Schaefer 等报道[171]CVVHD 治疗 2 例 OTC 缺乏症、1 例 CPS 缺乏症、1 例 ASL 缺乏症和 2 例 PA 患儿的疗效。所有患儿均为出生 10 天之内的新生儿,血氨显著升高,伴有明显的神经系统症状。CVVHD 采用 BM1-1/14 机器,碳酸氢盐透析液,血流量 10 ~40 ml/min,透析液流量1 ~3 L/h,采用 Spiraflo HFT-02 透析器(聚砜膜,面积 0.2 m^2)或 AM 透析器(铜氨膜,面积 0.3 m^2)。体外循环血流量为 35 ~40 ml,治疗前以血液预充,以减少对血流动力学的影响。抗凝剂使用普通肝素,首量 1 500 IU/m^2,追加量为 300 ~600 IU/(h · m^2),保持活化的凝血时间 120 ~150 秒。1 例 CPS 缺乏症患者行右颈内静脉置管时穿通右心房,导致心包出血和循环衰竭,需要行心肺旁路复苏和手术修补,故其 CVVHD 治疗延迟了数小时才开始。其余患者均采用股静脉建立血管通路,未出现相关并发症。CVVHD 共持续 12 ~71 小时,所有患儿均耐受良好,血流动力学状态稳定,无失衡的表现。CVVHD 治疗前血氨浓度为 930 ~2 450 μmol/L,治疗 4.4 ~15 小时后血氨浓度下降至治疗前 50%。CVVHD 治疗后,1 例 OTC 缺乏症患儿尽管血氨降至正常,但临床无任何改善,在昏迷 4 天后脑死亡。其余患者均恢复自主活动、抽搐停止,平均治疗 21 小时时脱离机械通气。其 5 例患者中,1 例 PA 患儿随访 2 年时发育正常,另 1 例 PA 患儿随访 3 年遗留中度认知障碍和运动迟缓;1 例 OTC 患儿在随访 6 个月时死亡,伴有严重的运动迟缓;1 例 CPS 缺乏症患儿随访 9 个月时死亡,伴有重度运动障碍和认知障碍;1 例 ASL 缺乏症患儿随访 4 年时存活,伴有中度认知、运动障碍和惊厥。研究发现,CVVH 对氨的清除率可达 20 ml/(min · m^2),而 CVVHDF 可在 10 小时将血氨浓度降低 90%,多数患儿可在 24 小时内停止治疗。

总之,伴有氨基酸、有机酸、糖等先天性代谢缺陷的各种遗传代谢性疾病,当患者体内存在大量异常代谢产物聚集和内环境紊乱时,均可行连续性血液净化治疗,不仅可有效清除毒素,维持水、电解质和酸碱平衡,且治疗相关的并发症少,血流动力学稳定,可显著改善患者的预后。

参 考 文 献

1. 季大玺，陈惠萍．连续性血液净化的适应证和禁忌证//黎磊石，季大玺．连续性血液净化．南京：东南大学出版社，2004:131-135.
2. DuBose TD Jr, Warnock DG, Mehta RL, et al. Acute renal failure in the 21st century: recommendations for management and outcomes assessment. Am J Kidney Dis, 1997, 29: 793-799.
3. de Mendonca A, Vincent JL, Suter PM, et al. Acute renal failure in the ICU: risk factors and outcome evaluated by the SOFA score. Internsive Care Med, 2000, 26: 915-921.
4. Ympa YP, Sakr Y, Reinhart K, et al. Has mortality from acute renal failure decreased? A systematic review of the literature. Am J Med, 2005, 118: 827-832.
5. Silvester W, Bellomo R, Cole L. The epidemiology, management and outcome of severe acute renal failure of critical illness in Australia. Crit Care Med, 2001, 29:1910-1915.
6. Ji D, Gong D, Xie H, et al. A retrospective study of continuous replacement therapy versus intermittent hemodialysis in severe acute renal failure. Chinese Medical Journal, 2001, 114: 1157-1161.
7. Gangji AS, Rabbat CG, Magetts PJ. Benefit of continuous renal replacement therapy in subgroups of acutely ill patients: a retrospective analysis. Clin Nephrol, 2005, 63:267-275.
8. Swartz RD, Bustami RT, Daley JM, et al. Estimating the impact of renal replacement therapy choice on outcome in severe acute renal failure. Clin Nephrol, 2005,63: 335-345.
9. Rabindranath K, Adams J, Macleod AM, et al. Intermittent versus continuous renal replacement therapy for acute renal failure in adults. Cochrane Database Syst Rev, 2007, 18: CD003773.
10. Cho KC, Himmelfarb J, Paganini E, et al. Survival by dialysis modality in critically ill patients with acute kidney injury. J Am Soc Nephrol, 2006, 17: 3132-3138.
11. Mehta RL, McDonald B, Gabbai FB, et al. A randomized clinical trial of continuous versus intermittent dialysis for acute renal filure. Kidney Int, 2001, 60: 1154-1163.
12. Jacka MJ, Ivancinova X, Gibney RT. Continuous renal replacement therapy improves renal recovery from acute renal failure. Can J Anaesth, 2005, 52: 327-332.
13. Vitale C, Bagnis C, Marangella M, et al. Cost analysis of blood purification in intensive care units: continuous versus intermittent hemodiafiltration. J Nephrol, 2003,16: 572-579.
14. Manns B, Doig CJ, Lee H, et al. Cost of acute renal failue requiring dialysis in the intensive care unit: clinical and resource implications of renal recovery. Crit Care Med, 2003, 31: 449-455.
15. Honore P, Jamez J, Wauthier M, et al. Prospective evaluation of short-term, high-volume isovolemic hemofiltration on the hemodynamic course and outcome in patients with intractable circulatory failure resulting from septic shock. Crit Care Med, 2000, 28: 3581-3587.
16. Liu KD, Himmelfarb J, Paganini E, et al. Timing of initiation of dialysis in critically ill patients with acute kidney injury. Clin J Am Soc Nephrol, 2006, 1: 915-919.
17. Palevsky PM. Dialysis modality and dosing strategy in acute renal failure. Semin Dial, 2006, 19: 165-170.
18. Demirkilic U, Kuralay E, Yenicesu M, et al. Timing of replacement therapy for acute renal failure after cardiac surgery. J Card Surg, 2004, 19: 17-20.
19. Elahi MM, Lim MY, Joseph RN, et al. Early hemofiltration improves survival in post-cardiotomy patients with acute renal failure. Eur J Cardiothorac Surg, 2004, 26:1027-1031.
20. Schiffl H, Lang SM, Fischer R. Daily hemodialysis and the outcome of acute renal failure. N Engl J Med, 2002,34: 305-310.
21. Ronco C, Bellomo R, Hornel P, et al. Effects of different doses in continuous veno-venous haemofiltration on outcomes of acute renal failure: a prospective randomized trial. Lancet, 2000, 356: 26-30.

22. Kellum JA, Mehta RL, Angus DC, et al. The first international consensus conference on continuous renal replacement therapy. Kidney Int, 2002, 62: 1855-1863.
23. 谢红浪，季大玺，龚德华，等. 应用CVVH治疗重症急性胰腺炎. 肾脏病与透析肾移植杂志，2000，9：510-515.
24. Honore PM, Joannes-Boyau O. High volumehemo filtration (HVHF) in sepsis: a comprehensive review of rationale, clinical applicability, potential indications and recommendations for future research. Int J Artif Organs,2004, 27: 1077-1082.
25. The VA/NIH Acute Renal Failure Trial Network. Intensity of Renal Support in Critically 1ll Patients with Acute Kidney Injury. N Engl J Med,2008,359:1812-1820.
26. The RENAL Replacement Therapy Study Investigators. Intensity of Continuous Renal-Replacement Therapy in Critically ill Patients. N Engl J Med,2009, 361:1627-1638.
27. Boventre JV. Dialysis in Acute Kidney Injury-More Is Not Bette. N Engl J Med,2008,359:382-384.
28. Subramanian S, Venkataraman R, Kellum JA. Influence of dialysis membranes on outcomes in acute renal failure: a meta-analysis. Kidney Int, 2002, 62: 1819-1823.
29. Teehan GS, Liangos O, Lau J, et al. Dialysis membrane and mordality in acute renal failure: understanding discordant Meta-analyses. Semin Dial, 2003, 16: 356-360.
30. Schwilk B, Wiedeck H, Stein B, et al. Epidemiology of acute renal failure and outcome of haemodiafiltration in intensive care. Intensive Care Med, 1997, 23: 1204-1211.
31. Davenport A. Is there a role for continuous renal replacement therapies in patients with liver and renal failure? Kidney Int (Suppl), 1997, 72: S62-S66.
32. Davenport A. Renal replacement therapy for the patient with acute traumatic brain injury and severe acute kidney injury. Contrib Nephrol, 2007, 156: 333-339.
33. Brain Trauma Foundation. American Association of Neurological Surgeons. Joint section on neurotrauma and critical care. Methodology. J Neurotrauma, 2000,17: 561-562.
34. 黎磊石，刘志红. 连续性血液净化：一种协助重建机体免疫内稳状态的技术. 肾脏病与透析肾移植杂志，2003，12：1-2.
35. 刘志红. 连续性血液净化在危重病症救治中的疗效机制//黎磊石，季大玺. 连续性血液净化. 南京：东南大学出版社，2004：15-30.
36. Honore PM,Joannes-Boyau,Bor W,et al. High-Volume Hemofiltration in Sepsis and SIRS:Current Concepts and Future Prospcets. Blood Purif,2009,28:1-11.
37. Ronco C,Bellomo R,Homel P,et al. Effects of different doses in continuous veno-venous haemofiltration on outcomes of acute renal failure:a prospective randomised trial. Lancet, 2000,356:26-30.
38. Ronco C,Tetta C,Mariano F,et al. Interpreting the mechanism of continuous renal replacement therapy in sepsis:the peak concentration hypothesis. Artif Organs, 2003,27:792-801.
39. Brendolan A,D,Intini V,Ricci Z,et al. Pulse high volume hemofiltration. Int J Artif Organs, 2004,27:398-403.
40. Ronco C, Ricci Z, Bellomo R. Importance of increased ultrafiltration volume and impact on mortality:sepsis and cytokine story and the role for CVVH. EDTRA ERCA J, 2002,2:13-18.
41. Honoré PM,Joannes-Boyau O. High volume hemofiltration(HVHF) in sepsis:a comprehensive review of rationale,clinical applicability,potential indications and recommendations for future research. Int J Artif Organs, 2004,27:1077-1082.
42. Honoré PM,Matson JR. Extracorporeal removal for sepsis:acting at the tissue level. The beginning of a new era for this treatment modality in septic shock. Crit Care Med, 2004,32:896-897.
43. Olszewski WL. The lymphatic system in body homeostasis:physiclogical conditions. Lymph Fat Res Biol, 2003,1:11-21.
44. Onarherim H,Missavage E,Gunther RA,et al. Marked increase of plasma hyaluronan after major thermal injury and infusion therapy. J Surg Res, 1991,50:259-265.
45. Wasserman K,Mayerson HS. Dynamics of lymph and plasma protein and exchange Cardiologia, 1952,21:296-307.
46. 张鹏，刘志红，陈朝红，等. 连续性血液净化治疗对重症急性胰腺炎患者免疫内稳状态影响的临床对照研究. 肾脏病与透析肾移植杂志，2007，16：310-317.
47. 谢红浪，季大玺，龚德华，等. 连续性血液净化治疗危重病患者的疗效分析. 肾脏病与透析肾移植杂志，2007，16：303-309.
48. 余辰，刘志红，郭啸华，等. 连续性血液净化治疗全身性炎症反应综合征及脓毒症对机体免疫功能的影响. 肾脏病与透析肾移植杂志，2003，12：2-9.

49. Aird WC. The role of the endothelium in severe sepsis and multiple organ dysfunction syndrome. Blood, 2003, 101: 3765-3777.
50. Chen ZH, Liu ZH, Yu C, et al. Endothelial dysfunction in patients with severe acute pancreatitis: improved by continuous blood purification therapy. Int J Artif Organs, 2007, 30: 393-400.
51. Silvester W. Mediator removal with CRRT: complement and cytokines. Am J Kidney Dis, 1997, 30 (Suppl4): S38-S43.
52. 谢红浪，季大玺，龚德华，等. 连续性肾脏替代治疗过程中外周血细胞因子浓度的变化. 中国危重病急救医学，1999，11：226-228.
53. Hoffmann JN, Hartl WH, Deppisch R, et al. Hemofiltration in human sepsis: evidence for elimination of immunomodulatory substances. Kidney Int, 1995, 48: 1563-1570.
54. Gasche Y, Pascual M, Suter PM, et al. Complement depletion during haemofiltration with polyacrilonitrile membranes. Nephrol Dial Transplant, 1996, 11: 117-119.
55. Kellum JA, Johnson JP, Kramer D, et al. Diffusive vs convective therapy: effects on mediators of inflammation in patient with severe systemic inflammatory response syndrome. Crit Care Med, 1998, 26: 1995-2000.
56. Lambermont B, Delanaye P, Dogne JM, et al. Large-pore membrane hemofiltration increases cytokine clearance and improves right ventricular-vascular coupling during endotoxic shock in pigs. Artif Organs, 2006, 30: 560-564.
57. Honoré PM, Matson JR. Hemofiltration, adsorption, sieving and the challenge of sepsis therapy design. Critical Care, 2002, 6: 394-396.
58. 余辰，刘志红，陈朝红，等. 连续性血液净化对血浆细胞因子水平的影响及其清除机制. 肾脏病与透析肾移植杂志，2004，13：401-407.
59. 黎磊石，刘志红. 对连续性血液净化的认识在不断深化中. 肾脏病与透析肾移植杂志，2004，13：451-452.
60. Vincent JL, Sakr Y, Sprung CL, et al. Sepsis in European intensive care units: result of the SOPA sudy. Crit Care Med, 2006, 34: 344-353.
61. 徐斌. 连续性与间歇性血液净化的比较//黎磊石，季大玺. 连续性血液净化. 南京：东南大学出版社，2004：157-164.
62. Bone RC, Balk RA, Cerra FB, et al. The ACCP/SCCM Consensus Conference Committee. Definitions for sepsis and organ failure and guidelines for the use of innovative therapies in sepsis. Chest, 1992, 101: 1656-1662.
63. Bellomo R, Farmer M, Bhonagiri S, et al. Changing acute renal failure treatment from intermittent hemodialysis to continuous hemofiltration: impact on azotemic control. Int J Artif Organs, 1999, 22: 145-150.
64. Bellomo R, Kellum JA, Gandhi CR, et al. The effect of intensive plasma water exchange by hemofiltration on hemodynamics and soluble mediators in canine endotoxemia. Am J Respir Crit Care Med, 2000, 161: 1429-1436.
65. Uchino S, Bellomo R, Goldsmith D, et al. Super high flux hemofiltration: a new technique for cytokine removal. Intensive Care Med, 2002, 28: 651-655.
66. Delanaye P, Lambermont B, Dogné JM, et al. Confirmation of high cytokine clearance by hemofiltration with a cellulose triacetate membrane with large pores: an in vivo study. Int J Artif Organs, 2006, 29: 944-948.
67. Cole L, Bellomo R, Joumois D, et al. High-volume hemofiltration in human septic shock. Intensive Care Med, 2001, 27: 978-986.
68. Ratanarat R, Brendolan A, Piccinni P, et al. Pulse highvolume hemofiltration for treatment of severe sepsis: effects on hemodynamics and survival. Crit Care, 2005, 9: R294-R302.
69. Oudemans-van Straaten HM, Bosman RJ, van der Spoel JI, et al. Outcome of critically ill patients treated with intermittent high-volume haemofiltration: a prospective cohort analysis. Intensive Care Med, 1999, 25: 814-821.
70. Sieberth HG, Kierdorf HP. Is cytokine removal by continuous hemofiltration feasible? Kidney Int, 1999, 72 (Suppl): S79-S83.
71. van Bommel EF, Hesse CJ, Jutte NH, et al. Impact of continuous haemofiltration on cytokines and cytokine inhibitors in oliguric patients suffering from systemic inflammatory response syndrome. Ren Fail, 1997, 19: 443-454.
72. Tønnesen E, Hansen MB, Höhndorf K, et al. Cytokines in plasma and ultrafiltrate during continuous arteriovenous haemofiltration. Anaesth Intensive Care, 1993, 21: 752-758.
73. Cole L, Bellomo R, Baldwin I, et al. The impact of lactate-buffered high-volume haemofiltration on acidbase balance. Intensive Care Med, 2003, 29: 1113-1120.

74. Uchino S, Cole L, Morimatsu H, et al. Clearance of vancomycin during high-volume haemofiltration: impact of predilution. Intensive Care Med, 2002, 28:1664-1667.

75. Bradley El. A clinically based classification system for acute pancreastitis. Arch Sug, 1993, 128: 586-590.

76. Xie HL, Ji DX, Gong DH, et al. Continuous veno venous haemofiltration in treatment of acute necrotizing pancreatitis. Chin Med J, 2003, 116: 549-553.

77. 谢红浪，龚德华，季大玺，等. 连续性高容量血液滤过对重症急性胰腺炎患者C反应蛋白的影响. 肾脏病与透析肾移植杂志，2003，12: 10-14.

78. Yan XW, Li WQ, Wang H, et al. Effects of high-volume continuous haemofiltration on experimental pancreatitis associated lung injury in pigs. Inter J Artif Organ, 2006, 29: 293-302.

79. Wang H, Zhang ZH, Yan XW, et al. Amelioration of hemodynamics and oxygen metabolism by continuous venovenous hemofiltration in experimental porcine pancreatitis. World J Gastroenterol, 2005, 7: 11:127-131.

80. 顾军，黎介寿，任建安，等. 腹腔间室综合征22例临床分析. 中国实用外科杂志，2005，25: 290-292.

81. Yekebas EF, Treede H, Knoefel WT, et al. Influence of zero-balanced hemofiltration on the course of severe experimental pancreatitis in pigs. Ann Surg, 1999, 229: 514-522.

82. Yekebas EF, Eisenberger CF, Ohnesorge H, et al. Attenuation of sepsis related immunoparalysis by continuous veno-venous hemofiltration in experimental porcine pancreatitis. Crit Care Med, 2001, 29: 1423-1430.

83. Yekebas EF, Strate T, Zolmajd S, et al. Impact of different modalities of continuous veno-venous hemofiltration on sepsis induced alteration in experimental pancreatitis. Kidney Int, 2002, 62: 1806-1818.

84. 陶静，季大玺，龚德华，等. 高容量血液滤过对猪胰腺炎模型细胞因子水平的影响. 肾脏病与透析肾移植杂志，2006，15: 316-321.

85. 黎介寿. 连续性血液净化——治疗重症急性胰腺炎的一项有效措施. 肾脏病与透析肾移植杂志，2004，13: 452-453.

86. 毛恩强，汤耀卿，韩天权，等. 短时血滤对重症急性胰腺炎治疗的影响. 中华外科杂志，1999，37: 141-143.

87. Su X, Bai C, Hong Q, et al. Effect of continuous hemofiltration on hemodynamics, lung inflammation and pulmonary edema in a canine model of acute lung injury. Intensive Care Med, 2003, 29: 2034-2042.

88. 吴坚平，顾勇，丁峰，等. 高容量血液滤过在犬急性肺损伤中的作用. 中华肾脏病杂志，2001，17: 301-304.

89. 陶静，季大玺，龚德华，等. 连续性高容量血液滤过治疗合并急性呼吸窘迫综合征的严重肺部感染. 肾脏病与透析肾移植杂志，2003，12: 240-245.

90. Sun Q, Liu ZH, Chen JS, et al. An aggressive systematic strategy for acute respiratory distress syndrome caused by severe pneumonia after renal transplantation. Transplant Int, 2006, 19: 110-116.

91. El Habbal MH, Carter H, Smith LJ, et al. Neutrophil activation in paediatric extracorporeal circuits: effect of circulation and temperature variation. Cardiovasc Res, 1995, 29: 102-107.

92. Hauser GJ, Ben-Ari J, Colvin MP, et al. Interleukin-6 levels in serum and lung lavage fluid of children undergoing open heart surgery correlated with postoperative morbidity. Intensive Care Med, 1998, 24: 481-486.

93. Journois D, Israel-Biet D, et al. High-volume, zero-balanced hemofiltration to reduce delayed inflammatory response to cardiopulmonary bypass in children. Anesthesiology, 1996, 85:965-976.

94. Naik SK, Knight A, Elliott M. A prospective randomized study of a modified technique of ultrafiltration during pediatric open-heart surgery. Circulation, 1991, 84 (Suppl 5): S422-S431.

95. Yndgaard S, Andersen LW, Andersen C, et al. The effect of modified ultrafiltration on the amount of circulating endotoxins in children undergoing cardiopulmonary bypass. J Cardiothorac Vasc Anesth, 2000, 14: 399-401.

96. Chen ZH, Liu ZH, Yu C, et al. Endothelial dysfunction in patients with severe acute pancreatitis: improved by continuous blood purification therapy. Int J Artif Organs, 2007, 30: 393-400.

97. Coraim FJ, Coraim HP, Ebermann R, et al. Acute respiratory failure after cardiac surgery: clinical experience with the application of continuous arteriovenous hemofiltration. Crit Care Med, 1986, 14: 714-718.

98. Aeba R, Katogi T, Omoto T, et al. Modified ultrafiltration improves carbon dioxide removal after cardiopulmonary bypasss in infants. Artificial Organs, 2000, 24: 300-305.

99. Huang H, Yao T, Wang W, et al. Continuous ultrafiltration attenuates the pulmonary injury that follows open heart surgery with cardiopulmonary bypss. Ann Thorac Surg, 2003, 76: 136-140.

100. Watanabe T, Sakai Y, Mayuni T, et al. Effect of ultrafiltration during cardiopulmonary bypasss for pediatric cardiac surgery.

Artif Organs, 1998, 22: 1052-1055.

101. Demirkilic U, Kuralay E, Yenicesu M, et al. Timing of replacement therapy for acute renal failure after cardiac surgery. J Card Surg, 2004, 19: 17-24.

102. 陶静，季大玺，龚德华，等. 高容量血液滤过在心脏手术后急性肾损伤中的疗效观察. 肾脏病与透析肾移植杂志，2007, 16: 245-250.

103. Braüse M, Deppe CE, Hollenbeck M, et al. Congestive heart failure as an indication for continuous renal replacement therapy. Kidney Int, 1999, 565(Suppl 72): S95-S100.

104. Blake P, Hasegawa Y, Khosla MC, et al. Isolation of "myocardial depressant factor(s)" from the ultrafiltrate of heart failure patients with acute renal failure. ASAIO J, 1996, 42: M911-M915.

105. Marenzi G, Lauri G, Grazi M, et al. Circulatory response to fluid overload removal by extracorporeal ultrafiltration in refractory congestive heart failure. J Am Coll Cardiol, 2001, 38: 963-968.

106. Marenzi G, Guazzi M, Lauri G, et al. Body fluid withdrawal with isolated ultrafiltration effects persistent improvement of functional capacity in patients with chronic congestive heart failure. Furosemide does not produce the same result. Cardiologia, 1994, 39: 763-772.

107. Costanzo MR, Guglin ME, Saltzberg MT, et al. UNLOAD Trial Investigators. Ultrafiltration versus intravenous diuretics for patients hospitalized for acute decompensated heart failure. J Am Coll Cardiol, 2007, 49: 675-683.

108. Forslund T, Riddervold F, Fauchald P, et al. Hormonal changes in patients with severe chronic congestive heart failure treated by ultrafiltration. Nephrol dial Transplant, 1992, 7: 306-310.

109. Biasioli S, Barbaresi F, Barbiero M, et al. Intermittent venovenous hemofiltration as a chronic treatment for refractory and intractable heart failure. ASAIO, 1992, 38: M658-M663.

110. Golper TA, Marx MA. Removal of drugs, toxins and poisons by continuous hemofiltration. Ronco C, Bellomo Reds. Critical care nephrology. Dordrecht, the Netherlands: Kluwer Academic Publishers, 1997: 1249-1258.

111. Gurland H, Samtleben W, Lysaght MJ, et al. Extracorporeal blood purification techniques: plasmapheresis and hemoperfusion. Jacobs C, Kjellstrand CM, Koch KM, et al eds. Replacement of renal function by dialysis. 4th ed. Dordrecht: Kluwer Academic Publishers, 1996: 472-500.

112. Goodman JW, Goldfarb DS. The role of continuous renal replacement therapy in the treatment of poisoning. Seminars in Dialysis, 2006, 19: 402-407.

113. Gong DH, Ji DX, Xie HL, et al. Sequential hemoperfusion and continuous venovenous hemofiltration in treatment of severe tetramine poisoning. Blood Purif, 2006, 24: 524-530.

114. Yu C, Liu Z, Gong D, et al. The monocyte dysfunction induced by acute tetramine poisoning and corrected by continuous blood purification. Arch Toxicol, 2005,79: 47-53.

115. 王士雯. 老年人多器官功能衰竭的若干问题. 中华老年医学，1993, 12: 182-185.

116. 陶静，季大玺，龚德华，等. 连续性静脉-静脉血液滤过治疗八十岁以上老年多器官功能衰竭患者的经验. 肾脏病与透析肾移植杂志，2005, 14: 208-212.

117. 谢红浪，季大玺，刘玉亭，等. 连续性肾脏替代治疗老年多脏器功能衰竭治疗中的应用. 肾脏病与透析肾移植杂志，1999, 8: 491-495.

118. 季大玺，谢红浪，刘芸，等. 老年全身性感染并发多器官功能障碍综合征的救治. 肾脏病与透析肾移植杂志，2000, 9: 579-584.

119. Ji DX, Gong DH, Xu B, et al. Continuous venovenous hemofiltration in the treatment of acute severe hyponatremia: a report of 11 cases. Int J Artif Organs, 2007,30: 176-180.

120. Smith J, Greaves I. Crush injury and crush syndrome: a review. J Trauma, 2003, 54 (Suppl 5): S226-S230.

121. Erek E, Sukur M, Serdengecti K, et al. An overview of morbidity and mortality in patients with acute renal failure due to crush syndrome: the Marmara earthquake experience. Nephrol Dial Transplant, 2002, 17: 33-40.

122. Rawlins M, Gullichsen E, Kuttila K, et al. Central hemodynamic changes in experimental muscle crush injury in pigs. Eur Surg Res, 1999, 31: 9-18.

123. Holt S, Moore K. Pathogenesis of renal failure in rhabdomyolysis: the role of myoglobin. Exp Nephrol,2000, 8: 72-76.

124. Better O, Rubinstein I, Reis D. Muscle crush compartment syndrome: fulminant local edema with threatening systemic effects. Kidney Int, 2003, 63: 1155-1157.

125. Ronco C. Extracorporeal therapies in acute rhabdomyolysis and myoglobin clearance. Critical Care, 2005, 9: 141-142.

126. Naka T, Jones D, Baldwin I, et al. Myoglobin clearance by super high-flux hemofiltration in a case of severe rhabdomyolysis: a case report. Cirtical Care, 2005, 9: R90-R95.

127. Bouchama A, Knochel JP. Heat stroke. N Engl J Med,2002, 346: 1978-1988.

128. 刘正钊，李世军. 高容量血液滤过治疗热射病致多器官功能衰竭综合征. 肾脏病与透析肾移植杂志，2006，15：583-588.

129. 季曙明，尹广，陈劲松，等. 连续性血液净化在移植肾功能延迟恢复患者中的应用. 中华器官移植杂志，2005，26：114-115.

130. 陈劲松，唐政，季曙明，等. 他克莫司作为急性加速性排斥反应补救治疗的临床观察——附5例报道. 肾脏病与透析肾移植杂志，2003，12：336-339.

131. Kuypers DR, Vanrenterghem Y. Prophylaxis of cytomegalovirus infection in renal transplantation. Nephrol Dial Transplant, 1998, 13: 3012-3016.

132. 尹广,陈劲松. 连续性血液净化在肾移植术后重症感染治疗中的应用. 肾脏病与透析肾移植杂志，2001，10：295-298.

133. 曲青山，徐兆萍，王沛育，等. 连续性肾脏替代治疗在肾移植术后重症肺炎治疗中的应用. 中华医院感染学杂志，2005，15：878-882.

134. Sun Q, Liu ZH, Chen JS, et al. An aggressive systematic strategy for acute respiratory distress syndrome caused by severe pneumonia after renal transplantation. Transplant Int, 2006, 19: 110-116.

135. Kaplan AA and Epstein M. Extracorporeal blood purification in the management of patients with hepatic failure. Semin in Nephrology, 1997,17:576-580.

136. Rahman TM, Hodgson HJF. Liver support systems in acute hepatic failure. Aliment Phamacol Ther, 1999,13:1255-1272.

137. Davenport A. Continuous renal replacement therapy for liver disease. Hemodialysis International, 2003,7:348-352.

138. Bellomo R, Harris C, Kang Y, et al. Combined veno-venous bypass and high volume hemofiltration during orthotopic liver transplantation. Am Soc Artif Intern Organs, 1993,39:954-958.

139. 龚德华，季大玺，徐斌，等. 以血浆作透析液治疗高胆红素血症的效果. 肾脏病与透析肾移植,2004,13:201-204.

140. Novelli G, Rossi M, Pretagostini R, et al. A 3-year experience with molecular adsorbent ercirculating wystem(MARS): our results on 63 patients with hepatic failue and color Doppler US evaluation of cerebral perfusion. Liver International, 2003,23(Suppl 3):S10-S15.

141. Tan HK. Molecular adsorbent redircularting system(MARS). Ann Acad Med Singapore, 2004,33:329-335.

142. Ash SR, Steczko J, Knab WR, et al. Push-Pull sorbent-based pheresis and hemodiabsorption in the treatment of hepatic failure:perilminary results of a clinical trial with the BioLogic-DTPF system. Therapeutic Apheresis, 2000,4:218.

143. Nakae H, Yonekawa C, Wada H, et al. Continuous Hemodiafiltration (combined modality therapy in a parallel circuit) in the treatment of patients with acute hepatic failure. Therapeutic Apheresis,2001, 5:471-475.

144. Sadahiro T, Hirasawa H, Oda S, et al. Usefulness of plasma exchange pous continuous hemodiafiltration to reduce adverse effects associated with plasma exchange in patients with acute liver failure. Crit Care Med, 2001,29:1386-1392.

145. Barton IK, Streather CP, Hilton PT, et al. Successful treatment of severe lactic acidosis by hemofiltration using a bicarbonate-based replacement fluid. Nephrol Dial Transplant,1991,6:668-670.

146. Kirschbaum B, Galishoff M. Reines Lactic acidosis treated with continuous hemodiafiltration and regional citrate anticoagulation. Crit Care Med,1992,20:349-353.

147. Forni G, Darling K,Evans M, et al. Lactate intolerance with continuous venovenous hemofiltration:The role of bicarbonate-buffered hemofiltration. Clin Intensive Care,1998,9:40-42.

148. Mariano F,Benzi L, Cecchetti P, et al. Efficacy of continuous venovenous hemofiltration(CVVH) in the treatment of severe phenformin-induced lactic acidosis. Nephol Dial Trasplant,1998,13:1012-1015.

149. Levraut J,Ciebiera JP, Jambou P, et al. Effect of continuous venovenous hemofiltration with dialysis on lactate clearance in critically ill patients. Crit Care Med,1997,25:58-62.

150. Hilton PJ,Taylor J,Forni LG, et al. Bicarbonate-based hemofiltration in the management of acute renal failure with lactic acidosis. QJ Med,1998,91:279-283.

151. Schetz M. Non-renal indication for continuous renal replacement therapy. Kidney Int,1999,56(Suppl 72):S88-S94.

152. 季大玺,谢红浪,黎磊石. 连续性血液净化与非肾脏病. 中国危重病急救医学,2001,13(1):5-9.

153. Kes P, Ljutic D, Basic-Jukic N, Brunetta BP. Indications for continuous renal function replacement therapy. Acta Med Croatica, 2003,57(1):71-75.
154. Hannun YA. Apoptosis and the Dilemma of Cancer Chemotherapy. Blood, 1997,89(6):1845-1853.
155. Smith CA, Farrah T, Goodwin RG. The TNF receptor superfamily of cellular and viral proteins: activation, costimulation, and death. Cell, 1994,75:959-962.
156. Martin SJ, Green DR. Protease activation during apoptosis: death by a thousand cuts? Cell, 1995,82:349-352.
157. Havrilesky LJ, Elbendary A, Hurteau JA, et al. Chemotherapy-induced apoptosis in epithelial ovarian cancers. Obstet Gynecol, 1995,85:1007-1010.
158. Fleming DR, Doukas MA. Acute tumor lysis syndrome in hematologic malignancies. Leuk Lymphoma, 1992, 8: 315-318.
159. Arrambide K, Toto RD. Tumor lysis syndrome. Semin Nephrol, 1993, 13: 273-280.
160. Jones DP, Mahmoud H, CHesney RW. Tumor lysis syndrome: Pathogenesis and management. Pediatr Nephrol, 1995,9(2):206-211.
161. Bellomo R, Ronco C. Continuous versus intermittent renal replacement therapy in the intensive care unit. Kidney Int, 1998, 53(suppl 66):S125-S128.
162. Van Bommel EHF, Ponssen HH. Intermittent versus continuous treatment for acute renal failure: where do we stand? Am J Kidney Dis, 1997, 30(Suppl 4):S72-S79.
163. Zucchelli P, Santoro A. Dialysis induced hypotension. A fresh look at pathophysiology. Blood Purif, 1993,11:85-98.
164. Van Bommel EFH. Are continuous therapies superior to intermittent hemodialysis for acute renal failure on the intensive care unit? Nephrol Dial Transplant, 1995,4:311-317.
165. Bellomo R, Ronco C. Continuous versus intermittent renal replacement therapy in the intensive care unit. Kidney Int, 1999, 53(Suppl 66):S125-S128.
166. Bellomo R, Baldwin I, Ronco C. High Volume hemofiltration. Contrib Nephrol, 2001,132:375-382.
167. 杨艳玲. 遗传代谢病与神经系统损害. 中国康复医学杂志,2003;18(5):307-309.
168. Kornecki A, Tauman R, Lubetzky R, et al. Continuous renal replacement therapy for non-renal indications: experience in children. Isr Med Assoc J, 2002,4:345-348.
169. Morton DH, Strauss KA, Robinson DL, et al. Diagnosis and treatment of Maple syrup disease: a study of 36 patients. Pediatrics,2002;109:999-1008.
170. Gouyon JB, Semama D, Prevot A, et al. Removal of branched-chain amino acids and alpha-ketoisocaproate by haemofiltration and haemodiafiltration. J Inherit Metab Dis, 2006,19:610-620.
171. Schaefer F, Straube E, Oh J, et al. Dialysis in neonates with inborn errors of metabolism. Nephrol Dial Transplant, 1999, 14:910-918.
172. Jouvet P, Poggi F, Rabier D, et al. Continuous venovenous heaemodiafiltration in the acute phase of neonatal maple syrup urine disease. J Inherit Metab Dis, 1997,20(4):463-472.
173. Semama DS, Huet F, Gouyon JB, et al. Use of peritoneal dialysis, continuous arteriovenous hemofiltration, and continuous arteriovenous hemodiafiltration for removal of ammonium chloride and glutamine in rabbits. J Pediatr, 1995, 126:742-746.
174. Wong KY, Wong SN, Lam SY, et al. Ammonia clearance by peritoneal dialysis and continuous arteriovenous hemodiafiltration. Pediatr Nephrol, 1998,12(7):589-591.

第八节 连续性血液净化治疗对药物清除的影响

李大玺 谢红浪

CBP药物剂量调整的基本原则是[1]：①当CBP清除的药物量占机体药物总清除量的比例小于25%～30%时，可忽略体外药物清除的影响。药物可通过CBP、残余肾功能及肾外途径（主要是肝脏）三条途径清除，上述情况主要见于药物以肾外途径排泄为主或肾脏尚有相当数量的残余肾功能。常规HD时单位时间的药物清除量往往远远大于CBP，故常规HD清除的药物占总清除率的比例不能应用于CBP。②由于只有游离的药物才能被CBP清除，故某些蛋白结合率高的药物被CBP清除量极低微，可予忽略。③膜通透性、膜结合力等因素也会影响药物清除。④CBP所采用的溶质清除原理（对流或弥散）对药物的清除起着十分重要的作用[2]。

一、连续性静脉-静脉血液滤过

决定CBP药物清除率的关键因素是筛选系数。

$$S = C_{uf}/C_P \tag{13-8-1}$$

式中 S——筛选系数；

C_{uf}——超滤液中药物浓度；

C_P——血浆中的药物浓度。

CVVH常采用高通透性滤过膜，分子截留点高达20 000～50 000，而绝大多数药物的相对分子质量为200～1 800，故药物相对分子质量对血液滤过筛选系数几乎无影响。目前认为，筛选系数的主要决定因素是蛋白结合率。从理论上来讲，大多数药物的筛选系数等于1。蛋白质结合率，又称游离药物百分比（α）。研究也证实S和α具有良好的相关性。药物-膜相互作用也可影响筛选系数，如PAN膜可吸附一定量的氨基糖苷类抗菌药物，实际筛选系数较根据蛋白质非结合率计算所得值小。吸附能力有饱和现象，随着治疗的进行，α越来越接近S，故往往需减少用药剂量。还有人认为透析膜使用一段时间后，膜表面吸附蛋白质也逐渐增多，因而降低了膜通透性和滤过率，但其临床意义不明。临床上可用以下公式计算CVVH的药物清除率：

$$Cl_{CVVH} = Q_f \times S \text{ 或 } Cl_{CVVH} = Q_f \times \alpha \tag{13-8-2}$$

式中 Cl_{CVVH}——CVVH药物清除率；

Q_f——超滤率；

S——筛选系数；

α——药物游离百分率。

二、连续性静脉-静脉血液透析

CVVHD溶质清除是由透析膜两侧药物浓度梯度差所驱动[2]。

$$Cl_{CVVHD} = Q_D \times S_D \tag{13-8-3}$$

$$S_D = C_D/C_P \tag{13-8-4}$$

式中 Cl_{CVVHD}——CVVHD 药物清除率；

Q_D——透析液流量；

S_D——饱和系数；

C_D——透析液中药物浓度；

C_P——血浆药物浓度。

式中 S_D 类似 CVVH 中的筛选系数。但 S_D 除了受到药物蛋白质结合率影响外，尚受到药物相对分子质量和透析液流速的影响。如药物相对分子质量增大时，其通过透析膜的能力下降，即 S_D 减少。传统的透析膜（如铜仿膜），S_D 随相对分子质量上升而下降较合成膜更快。透析液流速增加也将引起 S_D 下降，但由于 Q_D 上升，最终 Cl_{CVVHD} 仍将上升。故可用加快透析液流速的方法来增加药物清除率。CVVHD 采用的透析液流速（10～30 ml/min）要远远低于常规 HD 时的透析液流速（500 ml/min），可使血浆药物浓度和透析液药物浓度之间达到平衡，即 $S_D = \alpha$，此时 Cl_{CVVHD} 即等于 $Q_D \times \alpha$。另外，和 CVVH 一样，S_D 也受药物-相互作用和膜对蛋白质吸附作用的影响。

三、连续性静脉-静脉血液透析滤过

CVVHDF 的溶质清除通过对流和弥散两种机制。和常规间歇高流量透析滤过不同，CVVHDF 的弥散机制和对流机制互相干扰较小[2]。此时，药物的清除率为两者之和：

$$Cl_{CVVHDF} = Q_f \times S + Q_D \times S_D \tag{13-8-5}$$

式中 Cl_{CVVHDF}——CVVHDF 药物清除率；

Q_f——超滤率；

S——筛选系数；

Q_D——透析液流量；

S_D——饱和系数。

当药物相对分子质量较大，上式计算所得的 Cl_{CVVHDF} 较为精确。随药物相对分子质量的上升，弥散受对流的影响也增大，公式的误差也随之增大。这些公式在救治重危患者的实际应用中尚有一定局限性，不可完全照搬。如药物的分布容积受体内液体总量、组织灌注、蛋白质结合率、药物脂溶性、pH 梯度、药物的主动转运等因素的影响，而蛋白质结合率又受特异性结合蛋白（白蛋白、α_1-球蛋白）的血浆浓度及性质决定，也受到血 pH、尿毒症、游离脂肪酸、高胆红素血症、肝素及合用的其他药物的影响。以肝代谢为主的药物代谢情况又受到肝脏血供、肝酶活性的影响，故影响因素众多，个体差异明显。应强调个体化用药和治疗药物浓度监测的重要性。对一些治疗窗狭窄的药物，如洋地黄、氨基糖苷类、茶碱类、万古霉素等更需注意。对某些临床药效明显的药物如心血管药物、镇静剂、镇痛剂等尚可根据临床效果来分析判断，调整用药剂量。总之，CBP 治疗超滤液中的某些抗生素浓度与血浆水平相近，表示水溶性抗生素丢失，这对重症感染或脓毒症患者来说十分危险，应调整剂量，以达到有效血药浓度。表 13-8-1 为 CBP 常用药物的筛选系数及药物推荐剂量，可供临床工作者参考[2]。

表 13-8-1 CBP 时常用药物推荐剂量

药物中文名	药物英文名	蛋白结合率（%）	S（小数）	V_D（L/kg）	Cl_{usual}［ml/(min·kg)］	Cl_R（小数）	$t_{1/2}$(h) usual	$t_{1/2}$(h)（GFR＜15ml/min）	常用剂量	CAVH 时剂量 2 L/h（～GFR 30 ml/min）	＜1 L/h（GFR＜15 ml/min）
纳洛酮	Naloxone	1	2.8	2.5	1	1.5	1.5		0.1～2 mg prn	0.1～2 mg prn	0.1～2 mg prn
硝苯地平	Nifedipine	98	0.08	1.2	10	1	2.8	6	10 mg q4～8 h	10 mg q4～8 h	10 mg q4～8 h

续表

药物中文名	药物英文名	蛋白结合率（%）	S（小数）	V_D（L/kg）	Cl_{usual}〔ml/（min·kg）〕	Cl_R（小数）	$t_{1/2}$（h）usual	$t_{1/2}$（h）（GFR＜15ml/min）	常用剂量	CAVH 时剂量 2 L/h（～GFR 30 ml/min）	＜1 L/h（GFR＜15 ml/min）
奥美拉唑	Omeprazole	95	0.05	0.35	9	1	5		10～20 mg q24 h	10～20 mg q24 h	10～20 mg q24 h
哌库溴铵	Pipecuronium Bromide	80	0.8	0.2	1.8	0.3	2		1～4 mg/h	50%	50%
对乙酰氨基酚	Paracetamol	0	0.9	0.85	5.0	1	2.5	2.5	0.5～1 g q4～6 h	0.5～1 g q6～8 h	0.5～1 g q6～8 h
哌替啶	Pethidine	58	0.42	3.9	17	0.72	3.2		50～100 mg q3～4 h	50～100 mg q3～4 h	50～100 mg q3～4 h
苯巴比妥	Phenobarbital	51	0.5	0.8	0.6	0.7	80	140	100～400 mg q8～12 h	100～200 mg q8～12 h	100～200 mg q8～12 h
苯妥英钠	Phenytoin Sodium	89	0.1	0.6	0.3	1	20	24	250～500 mg q24 h	250～500 mg q24 h	250～500 mg q24 h
哌唑嗪	Prazosin	95	0.03	0.6	3.0	1	2.9		1～5 mg q8 h	1～5 mg q8 h	1～5 mg q8 h
泼尼松龙	Prednisolone	90	0.4	1	8.7	1	3.5	3.5	1 mg/kg q24 h	1 mg/kg q24 h	1 mg/kg q24 h
普鲁卡因	Procaine	16	0.88	1.9	8	0.2	3	5.5	250～500 mg q6 h	250～500 mg q12 h	250～500 mg q24 h
普萘洛尔	Propranolol	93	0.07	4.3	12	1	3.5	3.5	10～40 mg q6～8 h	10～40 mg q6～8 h	10～40 mg q6～8 h
吡斯的明	Pyridostigmine Bromide		1	1	8.5	0.1	2		60～180 mg q4 h	60～120 mg q6～8 h	60～120 mg q6～8 h
奎尼丁	Quinidine	90	0.3	2.7	4.7	0.75	6		200～400 mg q12 h	200～400 mg q12 h	200～400 mg q12 h
雷尼替丁	Ranitidine	15	0.9	1.5	1	0.38	2.1	6	100～150 mg q12 h	50～75 mg q12 h	50～75 mg q12 h
索他洛尔	Sotalol	0	1	1.5	3	0.1	7		160 mg q6～12 h	80 mg q8 h	80 mg q24 h
茶碱	Theophylline	56	0.48	0.5	0.65	0.9	8	12	10 mg/kg q8～12 h	10 mg/kg q8～12 h	10 mg/kg q8～12 h
丙戊酸盐	Valproate	93	0.1	0.22	0.11	0.95	12	15	0.3～1 g q12 h	0.3～1 g q12 h	0.3～1 g q12 h
维库溴铵	Vecuronium Bromide	0.7	0.25	3		0.5～1			40～80 mg/（kg·h）	40～80 mg/（kg·h）	40～80 mg/（kg·h）
维拉帕米	Verapamil	90	0.13	4.3	11.8	1	5	5	40～80 mg q8 h	40～80 mg q8 h	40～80 mg q8 h
华法林	Warfarin	99	0.02	0.11	0.045	1	50		5～8 mg q24 h	5～8 mg q24 h	5～8 mg q24 h

续表

药物中文名	药物英文名	蛋白结合率（%）	S（小数）	V_D（L/kg）	Cl_{usual}［ml/（min·kg）］	Cl_R（小数）	$t_{1/2}$（h）usual	$t_{1/2}$（h）（GFR < 15ml/min）	常用剂量	CAVH 时剂量 2 L/h（～GFR 30 ml/min）	<1 L/h（GFR < 15 ml/min）
红霉素	Erythromycin	84	0.3	0.9	9.1	0.7	1.5	6	0.5～1 g q6 h	250～500 mg q6 h	250～500 mg q6 h
亚胺培南/西司他丁（泰能）	Imipenem/Cilastatin Sodium	13～21	0.1	0.3	3	0.3	1	4	0.5～1 g q6 h	0.5 g q8 h	0.5 g q12 h
美罗培南	Meropenem	low		0.35	3.3	0.25	1	7	0.5～1 g q6 h	0.5 g q12 h	0.5 g q24 h
甲硝唑	Metronidazole	20	0.8	0.8	1.3	0.9	6～14	7～21	7.5 mg/kg q8 h	7.5 mg/kg q8 h	4 mg/kg q8 h
磺胺甲噁唑	Sulfamethoxazole	50	0.3	0.28～0.38	0.32	0.7	10	20～50	1 g q8 h	1 g q24～48 h	1 g q48～96 h
替考拉宁	Teicoplanin	60～90	0.16	0.9	0.25	0.3	45	60～230	6 mg/kg q24 h	6 mg/kg q48 h	6 mg/kg q72 h
四环素	Tetracycline	65	0.8	1.2	1.7	0.12	6～10	60～100	250～500 mg q6 h	250～500 mg q12～24 h	250～500 mg q24 h
抗菌增剂	Trimathoprim	30～50		1～22	2.2	0.15	11	20～50	100～200 mg q12 h	100～200 mg q18 h	100～200 mg q24 h
万古霉素	Vancomycin	10～50	0.9	0.64	1.1	0.03	6	200～500	1 g q12 h	1 g q24～48 h	1 g q48～96 h
青霉素类											
阿莫西林	Amoxicillin	15～25	0.85	0.37	5.3	0.06	1	5～20	500 mg q8～12 h	500 mg q8～12 h	500 mg q24 h
氨苄西林	Ampicillin	20	0.9	0.22	2.8	0.1	1	7～20	0.5～1 g q6 h	0.5～1 g q6～12 h	0.5～1 g q12～24 h
阿洛西林	Azlocillin	30	0.75	0.29	2.6	0.12	1	6	2～3 g q4 h	2～3 g q6～8 h	2～3 g q8 h
氟氯西林	Flucloxacillin	95				0.1	1		0.5～2g q6h	0.5～1 g q6 h	0.5～1 g q8 h
甲氧西林	Meticillin	35～50	0.61	0.43	6.1	0.1	1	4	1～2 g q4 h	1～2 g q6～8 h	1～2 g q8～12 h
美洛西林	Mezlocillin	20～46	0.65	0.26	2.2	0.11	1.3	3～5	1.5～4 g q4～6 h	1.5～4 g q6～8 h	1.5～4 g q8 h
萘夫西林	Nafcillin	85		0.35	7.5	0.7	1	2	1～2 g q4 h	1～2 g q4～6 h	1～2 g q4～6 h
青霉素 G	Benzylpenicillin G	6～20	0.68	0.3	7	0.1	5	6～20	0.6～2.4 g q4～6 h	0.6～1.8 g q4～6 h	0.6～1.2 g q6 h
哌拉西林	Piperacillin	30	0.7	0.3	2.6	0.2	1	3～5	3～4 g q4 h	3～4 g q6～8 h	3～4 g q8 h

续表

药物中文名	药物英文名	蛋白结合率（%）	S（小数）	V_D（L/kg）	Cl_{usual}［ml/(min·kg)］	Cl_R（小数）	$t_{1/2}$(h) usual	$t_{1/2}$(h)（GFR<15ml/min）	常用剂量	CAVH时剂量2 L/h(~GFR 30 ml/min)	<1 L/h（GFR<15 ml/min）
替卡西林	Ticarcillin	45~60		0.14~0.21	2.0	0.1	1.2	11~16	3 g q4 h	1~2 g q8 h	1~2 g q12 h
抗真菌											
两性霉素B	Amphotericin B	90	0.04	3.7	2	0.95	24	24	20~60 mg q24 h	20~60 mg q24 h	20~60 mg q36 h
氟康唑	Fluconazole	12		0.7	0.2	0.2	37	100	200~400 mg q24 h	200~400 mg q24~48 h	200~400 mg q48~72 h
氟尿嘧啶(5-Fu)	Fluorouracil	<10	0.9	0.5	1.5	0.03	3~6	75~200	37.5 mg/kg q6 h	37.5 mg/kg q16 h	37.5 mg/kg q24 h
伊曲康唑	Itraconazole	99		10	6	0.9	20	25	100~200 mg q12 h	100~200 mg q12 h	100~200 mg q24 h
酮康唑	Ketoconazole	99		1.9~3.6	4	0.9	8	8	200 mg q24 h	200 mg q24 h	200 mg q24 h
氨基糖苷类											
阿米卡星	Amikacin	<5	0.93	0.25~0.4	1.3	0.02	2~3	30~90	5 mg/kg q8 h or 1.5 mg/kg q24 h	5 mg/kg q12~18 h or 1 mg/kg q48~72 h*	5 mg/kg q24~48 h or 1.5 mg/kg q72~144 h*
庆大霉素	Gentamycin	<5	0.9	0.26~0.4	1.4	0.02	2~3	20~60	1 mg/kg q8 h or 4 mg/kg q24 h	1 mg/kg q12~18 h or 4 mg/kg q48~72 h*	1 mg/kg q24~48 h or 4 mg/kg q72~144 h*
奈替米星	Netilmicin	<5	0.85	0.25~0.4	1.3	0.01	2~3	35~70	同阿米卡星	同阿米卡星	同阿米卡星
妥布霉素	Tobramycin	<5	0.95	0.26~0.4	1.4	0.02	2~3	30~60	同庆大霉素	同庆大霉素	同庆大霉素
头孢菌素											
头孢克洛	Cefaclor	25		0.24~0.35	3.5	0.1	1	3	250~500 mg q8 h	250~500 mg q8 h	250~500 mg q8 h
头孢唑林	Cefazolin	84		0.13~0.22	0.95	0.2	2	40~70	0.5~1 g q6 h	0.5~1 g q12 h	0.5~1 g q24~48 h
头孢甲肟	Cefmenoxime	45~75	0.54	0.27~0.37				6~12	1 g q6 h	1 g q8 h	1 g q12 h
头孢哌酮	Cefoperazone	90	0.1	0.14	1.2	0.75	2	3	1~2 g q12 h	1~2 g q12 h	1~2 g q12 h
头孢噻肟	Cefotaxime	37	0.62	0.35	2	0.4	2	15~35	1 g q6 h	1 g q8~12 h	1 g q24 h
头孢替坦	Cefotetan	85		0.15	5	0.2	4	13~25	1~2 g q12 h	0.5~1 g q12 h	250~500 mg q12 h

续表

药物中文名	药物英文名	蛋白结合率（%）	S（小数）	V_D（L/kg）	Cl_{usual}〔ml/（min·kg）〕	Cl_R（小数）	$t_{1/2}$(h) usual	$t_{1/2}$(h)（GFR<15ml/min）	常用剂量	CAVH 时剂量 2 L/h（~GFR 30 ml/min）	<1 L/h（GFR<15 ml/min）
头孢西丁	Cefoxitin	40~75	0.27	0.31	4	0.04	1	13~23	1~2 g q6~8 h	1~2 g q8~12 h	1~2 g q24~48 h
头孢他啶	Ceftazidime	17	0.86	0.28	1.5	0.04	2	13~25	1~2 g q8 h	1~2 g q24 h	1~2 g q48 h
头孢曲松	Ceftriaxone	90	0.2	0.12~0.18	0.3	0.56	6~9	12~24	1 g q12 h	1 g q12 h	1 g q12 h
头孢呋辛	Cefuroxime	33	0.9	0.19	1.4	0.07	1.5	17	0.75~1.5 g q8 h	0.75~1.5 g q12 h	0.75~1.5 g q24 h
头孢噻吩	Cephalothin	65		0.26	6.7	0.5	1	3~18	1~2 g q6 h	1~2 g q8 h	1~2 g q12 h
其他											
氨曲南	Aztreonam	55		0.25	2	0.3	2	6~8	1~2 g q6~8 h	0.5~1 g q6~8 h	250~500 mg q8 h
氯霉素	Chloramphenicol	53	0.5	0.9	2.4	0.57	4	3~7	12.5 mg/kg q6 h	12.5 mg/kg q6 h	12.5 mg/kg q6 h
环丙沙星	Ciprofloxacin	20~40	0.7	2.5	7	0.5	4	6~9	0.5~0.75 g q12 h	0.25~0.5 g q12 h	0.25 g q12 h
克林霉素	Clindamycin	60~95	0.4	0.7	3.5	0.9	2.5	4	150~300 mg q6 h	150~300 mg q6 h	150~300 mg q6 h

注：S—筛系数；V_D—药物分布容积；Cl_{usual}—正常情况下药物清除率；usual—通常；$t_{1/2}$—半衰期；GFR—肾小球滤过率；CAVH—连续动静脉血液滤过；q6h—每 6 小时 1 次，余同；Prn—限用 1 次；im—肌内注射。

参 考 文 献

1. Bugge JF. Pharmacokinetics and drug dosing adjustments during continuous venovenous hemofiltration or hemodiafiltration in critically ill patients. Acta Anaesthesiol Scand, 2001, 45: 929-934.
2. 王金泉. 连续性血液净化药物清除和剂量调整//黎磊石，季大玺. 连续性血液净化. 南京：东南大学出版社，2004：92-121.

第九节 结 语

季大玺 谢红浪

自从 1977 年 Kramer 提出 CAVH 后，发展至今有 4 个重要进展：①血管通路从动脉-静脉发展为静脉-静脉方式，实现安全、有效的治疗，大大降低血管通路相关并发症。②建立中心静脉留置导管，确保足够的血流量，还可以留置。③CBP 在重危病救治中显示出独特的疗效，作用机制已远远超出人们所熟悉的超滤、脱水、清除、补充置换液等范畴。CBP 临床应用范围已走出肾脏替代治疗的局限性，已演变成为各种危重患者及 MODS 病例的重要支持疗法，正在改写现代临床治疗学的历史，是肾脏病学新拓展的一个重要分支标志[1-3]。④脓毒症不是血管内炎症，而是组织或器官内炎症，循环内炎症介质增高是组织内炎症介质溢出所致，加强超滤才能更好地清除组织内炎症介质；大部分学者认为增加置换液剂量可以提脓毒症患者的存活率。早期大剂量能为脓毒症及多器官功能障碍综合征等危重症患者救治提供非常重要的、患者赖以生存的稳定内环境，阻断危象的产生，干预重症疾病的进展，纠正免疫细胞和内皮细胞功能障碍，重建机体免疫内稳态，摆脱病理状态某些内环境的干扰，为机体的恢复创造条件。在保证重要脏器功能的同时，为积极治疗原发病争取时间，从而大大提高危重病患者的救治成功率[1-2]。

CBP 对危重症患者来说是一个基本的治疗工具，与机械通气和营养支持同样重要，临床医师应关注危重症患者疾病整个过程的动态变化，不应局限于某个阶段，力求早期诊断。因此，从临床治疗学的观点来看，应打破以往传统的专科界限，提倡多学科的互相渗透和协作，危重症患者理想的治疗措施仍是预防、早期干预疾病的发展。

当前，人们共同关注的问题是：①CBP 治疗疗效的评估：今后迫切需要大规模、多中心、前瞻性的临床验证，探索 CBP 对预后的影响。②严重全身性感染和感染性休克时炎症介质的代谢动力学：已知在严重全身性感染时，促炎症介质和抗炎症介质均大量、过度释放，导致器官功能障碍乃至患者最终死亡。血液净化不加区分地清除这些介质，故能同时清除炎症介质及其抑制物，是否将会影响炎性介质的生物活性。③血液净化的时机：如果血液净化能清除促炎性介质，对于严重全身感染或感染性休克有治疗作用，那么应该是开始得越早越好，甚至在肾脏和其他器官功能发生障碍之前应用，以避免发生不可逆转性器官功能损害。由于适应证不断扩大，因此必须进一步加强基础研究，从整体器官、组织或分子水平证实 CBP 对危重症病理生理的影响。④治疗量的选择：显然 HVHF 比 CVVH 能清除更多炎症介质，但其适合的置换液剂量应该是多少，是否有必要超过 6L/h。⑤不同生物膜的影响：增加炎性介质清除量的另一途径是增大滤孔的孔径。截流相对分子质量从 40×10^3 增大至 80×10^3，TNF 三聚体也能清除。膜的吸附也是炎症介质清除的重要途径，故有必要对各种膜的效能、价值和不良反应进行比较。⑥改进 CBP 技术：加用免疫吸附柱或其他装置，以清除某些特异性的有害物质，而保留有用的物质。改变 CBP 清除溶质无选择性的缺点。

参考文献

1. 黎磊石，刘志红. 对连续性血液净化的认识在不断深化中. 肾脏病与透析肾移植杂志，2004，13：451-452.
2. Bellomo R，Honore PM，Matson J，et al. Extracorporeal blood treatment（EBT）methods in SIRS/Sepsis. Int J Artif Organs，2005，28：450-458.
3. 黎磊石，谢红浪，刘志红. 连续性血液净化//黎磊石，刘志红. 中国肾脏病学. 北京：人民军医出版社，2008：1543-1585.

第十四章 血液(浆)吸附疗法

王质刚

第一节　概　述

王质刚

吸附是血液净化清除溶质的重要原理之一,近年来随着吸附原理的深入研究,吸附临床应用的广泛拓展,日益凸显出吸附在治疗学中发出的璀璨光彩。根据吸附剂与被吸附物之间的作用原理,可分为生物亲和吸附型和物理化学亲和吸附型,生物亲和吸附剂中有抗原抗体结合型、补体结合型、Fc 结合型三种;物理化学亲和吸附剂中有静电结合型、疏水结合型两种。

临床上常用的血液灌流(hemoperfusion,HP),是全血流经灌流器通过吸附作用排除毒素,也称血液吸附;多数免疫吸附是先分离血浆,然后流经各种具有特异吸附作用的吸附罐,吸附特定的致病物质,即称血浆吸附。免疫吸附就是将具有高度特异性的抗原、抗体或具有特定理化亲和力的物质(配基)与吸附材料(载体)结合,制成吸附柱,使其可以选择性或特异性地吸附体内相应的致病因子,以治疗一些免疫性疾病。

人体内的毒素大致可分为两类,外源性毒素和内源性毒素。前者是指来自体外的物质,这些物质在人体内过多的聚集继而引起病变。外源性药物的过量使用,也能够导致中毒反应。此外,进入体内的抗原、抗体也会引起免疫性疾病;自身免疫性疾病是指人体自身代谢产物或对自身物质产生的抗体(自身免疫性抗体),由于解毒系统、代谢系统和免疫系统障碍,引起的疾病。当发生某些疾病时,血液中某些成分的质和量会发生变化。同时,由于代谢、排泄或免疫调节障碍,会在人体内积蓄大量正常或非正常的内源性产物。正常情况下,人体可以通过自身保护系统(肝脏解毒系统、排泄系统、自身免疫系统)进行解毒、排除或中和内、外源性毒物,如果毒物超过自身处理能力,则这些有害的代谢产物、细胞因子、炎症介质、自身免疫抗体、免疫复合物,以及增高的体内正常成分都将成为致病物质。治疗除了使用药物之外,血液净化可以起到药物不能达到的作用。

血液灌流(HP)是最早广泛应用于临床的吸附疗法,主要用于清除身体内源或外来毒素及逾量的药物,如清除尿毒症毒素(如肌酐、吲哚、中分子物质等)及治疗一些特定的并发症(如瘙痒和末梢神经炎)。Stefoni 等研究了血液透析 + 血液灌流(HD + HP)联合治疗尿毒症的疗效,结果发现患者血肌酐、尿素、尿酸等水平均明显改善,同时还可以超滤除水,患者一般情况良好。另外还有学者报道,长期应用 HP 能改善神经传导速度,减轻瘙痒和缓解心包炎,并可治疗周围神经病变,改善高凝状态。HP 可以清除血中氨、假性神经传导递质(如羟乙苯乙醇胺)、游离脂肪酸、酚、硫醇、芳香族氨基酸,并可提高支链与芳香族氨基酸的比例,使脑脊液中 c-AMP 的含量增加,因而可以用来治疗肝昏迷。

随着吸附技术发展和临床的需要增加,新的吸附材料不断问世,同时也派生出了许多新的吸附疗法,如血浆滤过吸附、微粒解毒系统、免疫吸附等,其临床应用范围也不断扩大,在自身免疫性疾病、代谢性疾病,特别在感染性疾病和多脏器功能障碍综合征等疾病的治疗中发挥了重要作用。

免疫吸附治疗的目的在于能够在极短的时间内使免疫性、排异性疾病渡过病情危重期和免疫风暴期,使病情缓解。在与药物联合治疗中,增强机体对药物治疗的敏感性,使药物疗效增加,副作用减少,缩短疗程,降低复发率。如做到早期诊断、早期治疗,患者可能达到临床治愈。

免疫吸附疗法可治疗许多疾病,红斑狼疮就是其适应证之一,通过吸附柱,特异性吸附 SLE 的主要致病物质抗 DNA 抗体(相对分子质量约 150 000)、抗核抗体、抗 Sm 抗体、狼疮抗凝物质、免疫复合物等,使病情缓解。个体化、特异性的免疫吸附技术随着现代化技术的不断进步,已展现广阔的临床应用前景,其适应证可推广到肝衰竭、高脂血症、扩张型心肌病、重症病毒感染、器官移植的排斥反应、中毒性疾病、肿瘤(尤其是血液系统肿瘤)等方面。治疗疾病谱的进一步推广,特别是其远期疗效和安全性也值得期待。

常用吸附剂包括活性炭、树脂、碳化树脂以及修饰后的离子型吸附剂和免疫吸附剂等几类。最原始的吸附材料是活性炭,它对中、小分子物质(相对分子质量 <5 000)和与蛋白结合物质的吸附能力较强。后来发展的吸附树脂是一种球形合成交联共聚物,具有多孔、高比表面积等特性,在制备过程中可通过控制其化学、物理性状,改变其吸附特性。树脂吸附能力不受材料本身的影响,仅受材料表面包裹层孔径的制约,通过调节孔径和分布,可影响吸附分子的大小,对于相对分子质量 10 000 ~ 100 000 的物质有较强的吸附能力。树脂机械强度较好,不易脱落,按其化学结构可分为非极性树脂和极性树脂两类;碳化树脂(球形活性炭)是近年研制的新型吸附剂,其基本结构骨架与活性炭近似,对水溶性的极性物质和脂溶性物质均有很好的吸附性能,兼具活性炭和吸附树脂的结构和吸附性能,不经包裹可直接用于血液吸附;阴离子型吸附剂的表面带有一些阳离子的功能基团,如固定有多粘菌素的纤维载体(PMX-F),聚乙烯酰胺(PEI)和二乙烯二胺(DEAE)等阳离子基团修饰和包裹的纤维素珠、琼脂糖、硅土及树脂等,可吸附血液中带阴离子的物质(如内毒素等);免疫吸附柱中常用免疫吸附剂包括金黄色葡萄球菌蛋白 A、抗人免疫球蛋白抗体、补体 C1q、疏水性氨基酸、硫酸葡聚糖、己二异氰酸酯及合成的多肽(如乙酰胆碱受体多肽)等。吸附剂通常被交联在载体上,常见的载体材料包括琼脂糖、聚乙烯醇、纤维素、聚丙烯酰胺等。

血液(浆)吸附技术的发展趋势体现出以下一些特点,从经验设计向分子设计发展;材料来源从天然材料向天然与聚合物综合性材料发展;吸附特点从非选择性、选择性,向特异性发展;吸附剂的载体从疏水性向疏水与亲水混合型载体发展;吸附对象从小分子物质向中、大分子毒物发展;吸附机制从物理化学吸附向理化和生物亲和吸附双重吸附方向发展。

纵观上述发展历程,我们备受鼓舞,在医学领域,特别在治疗学中"吸附"具有不可取代的地位,而又展现出广阔的发展前景与用武空间。可以预言,吸附疗法已使血液净化疗法冲破肾病范围,跨入多学科和多种疾病治疗的领域,具有特异性、敏感性及先进性。

第二节　血液(浆)吸附的发展历史

王质刚

对医用吸附材料的研究始于 20 世纪中叶,常用吸附材料包括离子交换树脂、活性炭、吸附树脂和免疫吸附剂,吸附材料发展到如今经历了漫长、曲折的过程。首先,1944 年 Steinberg[1] 发表了为达到抗凝效果利用离子交换树脂除掉血液中的钙,以代替柠檬酸盐做抗凝剂的作用,从而证明了用阴离子交换树脂处理血液,其抗凝效果与肝素化效果相同。1948 年 Muirhead 和 Reid 首先提出了树脂型人工肾的概念,用 Amberlite IR-100H 树脂进行了动物实验,结果表明能清除尿素和肌酐,但清除效率较低[2]。此后 Rosenbaum 等[3] 用 Amberlite IR-120,IRA-900 等各种离子交换树脂对尿毒症、急性肝衰竭患者进行血液灌流(HP),发现对尿素氮、血氨有明显的清除效果,并发现阴离子交换树脂对未结合胆红素及巴比妥类药物有良好的清除效果。20 世纪 70 年代,日本学者对离子交换树脂 BR601 的实验研究表明该树脂对胆红素有较高的吸附率[4],后对 BR601 用高分子材料包裹,提高了生物相容性,成功地广泛用于临床。

1964 年,Yatzidis 等[5]首先用活性炭对尿毒症进行血液灌流(HP)治疗,发现对肌酐、尿酸、酚类化合物等小分子物质吸附较好,但炭粒易脱落形成血栓,血液相容性差。活性炭的血液相容性和微细炭粒的脱落,已经成为当时血液灌流领域的主要研究课题。直至 1970 年,华裔加拿大籍学者张明瑞教授开创性地用白蛋白火棉胶包裹活性炭制成微胶囊血液灌流器[6],既提高了血液相容性又避免了炭微粒的脱落,而且包裹后的活性炭吸附性能并无明显改变,使活性炭吸附剂的血液灌流进入临床实用阶段。20 世纪 80 年代初,我国学者钱绍诚等[7]进行活性炭血液灌流治疗严重的安眠药中毒者,他们应用椰壳活性炭并外包裹聚丙烯酰胺加明胶,临床治疗患有重度昏迷、呼吸及循环衰竭等症状的患者 20 例,经 1 ~4 次血液灌流后,90% 的患者治愈。80 年代,钮振等[8]报道了交联琼脂糖包裹活性炭的研究,并开始用包膜活性炭通过血液灌流抢救急性药物中毒患者,获得了满意的疗效。80 年代初研制开发的炭化树脂实际上是一种人工合成活性炭, 在提高吸附性能的基础上又具有好的机械强度,克服了一般活性炭的微粒脱落、血液相容性差需要包埋或包膜的缺点,而且又具有大孔结构及可调节孔径大小分布的特点,有望制成具有“裁制”性吸附性能的炭吸附剂,使它能选择吸附血液中特定的有毒物质,从而使活性炭类医用吸附剂的研究大大向前推进一步,赋予其良好的应用前景。

吸附树脂用于血液灌流是从 Rosenbaum 的研究工作开始的,1970 ~1971 年用 Amberlite XAD-2 吸附树脂对药物中毒动物模型做了灌流实验[9-10]。此后对药物中毒患者进行了临床治疗。1976 年 Rosenbaum 用 AmberliteXAD-4 吸附树脂进行临床实验[11],取得了更好的临床效果。经反复实践和改进,血液灌流已成为抢救药物中毒患者有效、可靠的治疗方法。临床实践表明,Amberlite XAD-4 吸附树脂对人体内某些中毒药物具有很好的吸附清除效果,对巴比妥类、甲喹酮、格鲁米特、安宁、茶碱、地高辛、对硫磷和对氧磷等药物的清除效果优于活性炭。

我国南开大学高分子化学研究所自 20 世纪 70 年代末开展对吸附树脂的研究工作以来,在血液净化高分子吸附材料方面已取得了大量研究成果。他们研制的大孔吸附树脂已经成功应用于治疗解毒、肾病、肝病等领域。做到吸附树脂的载体及树脂上的功能基团都可以增加对目标物的吸附能力。1987 年,董明容等[12]合成了 NK-110 树脂,可成功地去除大分子有毒物质、游离胆红素、胆汁酸等,并对其吸附性能进行了验证,这两种树脂经过急性中毒实验、树脂溶出物测定,表明它们符合医用标准,对生物体无毒害。1997 年,史林启等[13]制备了具有新型骨架结构的微多相聚氨酯大孔树脂,其骨架由过去的均相结构过渡到多相结构。实验结果表明,聚氨酯大孔树脂对水溶液中胆红素的吸附率为 77.5% ,对与人血清白蛋白(HAS)结合的胆红素的吸附率为 56.6% ,对人血清溶液中胆红素的吸附率也可稳定在 50% 以上。聚氨酯大孔树脂对胆红素的吸附率虽然不是太高,但性能稳定,吸附的选择性高,受人血清白蛋白和氨基酸浓度的影响较小。

免疫吸附剂的研究开始于 20 世纪 50 年代,它是在吸附材料表面固定抗原、抗体或补体后形成的一种特异性医用吸附剂。研究初期主要用于分离和纯化抗原或抗体。随着对抗原、抗体的本质及相互作用认识的不断深化,免疫吸附剂被用于从人体血液中选择性地清除与免疫有关的致病因子,对免疫疾病患者进行治疗和临床研究。1979 年,Terman [14]将研制的免疫吸附剂用于体外循环免疫吸附治疗系统性红斑狼疮及肾炎获得成功。1982 年,Yamazak 等采用聚乙烯醇凝胶树脂连接氨基酸作为免疫吸附剂,通过血液灌流来治疗类风湿关节炎,使患者关节疼痛减轻,其皮肤溃疡及血管炎症状好转。1988 年,南开大学俞耀庭等用 DNA 与火棉胶混合并固载在大孔炭化树脂上,对数 10 例红斑狼疮患者进行血液灌流,取得了良好效果。1999 年,贾凌云等[15]以木纤维为骨架,表面包膜聚甲基丙烯酸环氧丙酯,偶联蛋白 A,制得新型的蛋白 A 免疫吸附柱用于临床,实验结果表明,对人血浆中 IgG 的吸附量可达到21.5 mg/g,并证实了体外血液循环过程安全可靠。1999 年,郭贤权等[16]以醋酸乙烯酯为单体,二乙烯苯为交联剂,制得大孔共聚物,偶联乙型肝炎病毒抗体制得免疫吸附剂,其对人血清中的乙型肝炎表面抗原(HbsAg)具有良好的吸附性能。美国 Cypress 公司生产的商品名为 Prosorba 蛋白 A 免疫吸附柱以硅凝胶球作为载体,德国 Fresenius 公司生产的商品名为 Immunosorba 蛋白 A 免疫吸附柱以琼脂糖凝胶球作为载体，两种产品均可用于治疗免疫性疾病。日本 Asahi Medical 公司的 PH、TR 系列产品用聚乙烯醇球作为载体。PH-350 使用的吸附配基为苯丙氨酸，选择性吸附类风湿因子和抗 DNA 抗体及其免疫复合物，TR-350 使用的吸附配基为色氨酸，选择性吸附抗乙酰胆碱受体抗体。Kurary 公司产品 MG-50 以纤维素球为载体，配基为乙酰胆碱受体多肽，用于治疗重症肌无力。

此后研制新的选择性吸附材料不断出现，如选择性吸附胆红素的吸附柱有含胍基交联聚乙烯醇凝胶、以人血清白蛋白为配基的磁性微球、固载β-环糊精吸附材料、大孔聚乙烯醇胺化树脂、阴离子交换树脂等；吸附内毒素的吸附柱有多粘菌素 B 固定于载体、固定化人血清白蛋白、阳离子基团修饰吸附剂、抗 rHu-TNF-α 单克隆抗体凝胶 A 免疫吸附柱、固定化小分子（氨基酸、药物等）树脂、聚甲基丙烯酸甲酯树脂等；吸附血脂的吸附柱有抗 $apoB_{100}$抗体吸附柱、固定化磷脂酶 A_2 吸附柱、聚阴离子型吸附剂（固化肝素、硫酸葡聚糖等）、非离子型 LDL 吸附剂；吸附类风湿因子的吸附柱有聚乙烯醇凝胶-色氨酸免疫吸附剂（IM-TR）和聚乙烯醇-苯丙氨酸免疫吸附剂（TM-PH）、琼脂凝胶键连热聚 IgG 免疫吸附柱。可望吸附疗法，特别是免疫吸附即将成为治疗学中除药物、手术以外适用于多疾病谱的第三条治疗途径。

参考文献

1. Steinberg A. A new method of preventing blood coagulation. Proc Soc Exp Biol Med, 1944, 56: 124.
2. Muirhead EE, Reid AF. A resin artificial kidney. J Lab Clin Med, 1948, 33: 841-844.
3. Rosenbaum JL. Biocompatibility of resin hemoperfusion. Trans Am Soc Artif Intern Organs, 1956, 1:16.
4. Asanuma Y, Malchesky PS, Smith JW, et al. Removal of protein bound toxins from critical care patients. Clinical Toxicology, 1980,17: 571-581.
5. Yatzidis H. A convenient hemoperfusion micro-apparatus over charcoal for the treatment of endogenous and exogenous intoxication. Proc Eur Dial Transplant Assoc, 1964, 1: 83.
6. Chang T S, Malav N. Removal of endogenous and exogenous toxins by a microenceapsulated absorbent. Trans Amer Soc Artif Intem Organs, 1970, 16: 141-142.
7. 钱绍诚，宋继昌. 活性炭血液灌流治疗安眠药中毒. 中华医学杂志，1983，63：266-267.
8. 钮振，徐昌喜，贾树人. 人工肝辅助装置吸附的研究：交联琼脂糖包膜活性炭微囊血液灌流的临床应用. 重庆医科大学学报，1988，4：56-59.
9. Rosenbaum JL, Wisten S, Kramer MS, et al. Resin hemoperfusion in the treatment of drug intoxication. Trans Am Soc Artif Intern Organs, 1970, 16: 134-140.
10. Rosenbaum JL, Kramer MS, Raja R, et al. A new treatment for acute drug intoxication. New Eng J Med, 1971, 284: 874-877.
11. Rosenbaum JL, Kramer MS, Raja R. Resin hemoperfusion for acute drug intoxication. Arch Int Med, 1976, 136: 263-266.
12. 董明容，陈长治，俞耀庭. 大孔吸附树脂 NK-110 对胆汁酸的吸附. 离子交换与吸附，1987，2：20-24.
13. 史林启，赵芬芝，郭贤权，等. 微多相聚氨酯大孔树脂吸附胆红素的研究. 离子交换与吸附，1997，13(4)：367-372.
14. Terman DS, SairamanM R. Specific suppression of antibody rebound after extracorporeal immunoadsorption. I. comparison of single versus combination chemotherapeuticagents. J Chromatogr, 1979, 203: 143.
15. 贾凌云，杨利，邹汉法，等. 免疫吸附治疗用 Protein A 切流膜色谱柱的研究. 色谱，1999，17(2)：107-111.
16. 郭贤权，吴向东，徐家毅，等. 吸附型“人工肝”辅助材料的制备及其性能研究Ⅱ. 免疫吸附剂的制备及其吸附性能. 离子交换与吸附，1999，15(1)：8-14.

第三节 吸附材料及吸附原理

王质刚

血液(浆)吸附的基本原理就是将患者的血液(浆)引出体外,与固相的吸附剂接触,以吸附的方式清除体内某些代谢产物以及外源性药物或毒物等,然后将净化后的血液(浆)回输给患者,从而达到治疗目的。制备血液相容性好,吸附性能强,高选择性或特异性的吸附材料是发展血液灌流技术的关键所在,医用吸附材料的研究已成为生物医学和材料学研究的热点课题。目前常用的血液灌流用吸附材料主要有活性炭、天然改性高分子、合成高分子及无机材料。

一、吸附材料分类

(一)按吸附原理分类

吸附剂和吸附质之间的吸附作用主要有物理吸附、化学吸附、生物亲和吸附和物理化学亲和吸附四种方式。血液灌流用吸附剂在与血液中的致病物质发生吸附作用时,往往是以其中的一种作用方式为主导,结合其他几种作用方式共同参与来完成吸附作用。按吸附过程中占主导地位的吸附作用方式将吸附剂分为四类。

1. 活性炭和吸附树脂　活性炭具有发达的微孔结构,巨大的比表面积,可用于吸附血液中水溶性小分子毒物或药物;吸附树脂具有丰富的中大孔,比表面积大,机械强度好,可相对特异性地吸附血液中脂溶性中、大分子毒物和与蛋白结合的药物。上述吸附剂主要靠物理吸附作用原理,由于极性和孔径分布的差异,所吸附物质的重点也有所不同。

2. 离子交换树脂类　这类吸附剂临床上主要用于吸附血液中带有正电或负电的物质,主要靠化学吸附作用原理。如日本可乐丽 BL-300 采用阴离子交换树脂,吸附血液中的胆红素和胆汁酸。

3. 生物亲和吸附剂　生物亲和吸附剂,主要包括抗原-抗体结合型、补体结合型和 Fc 段结合型,这类吸附剂具有亲和特异性高,吸附容量大等特点。

4. 物理化学亲和吸附剂　物理化学亲和吸附剂,主要包括静电结合型和疏水结合型等。这类吸附剂较生物亲和型吸附剂的吸附性和选择性相对较差。

(二)按载体类型分类

1. 活性炭吸附剂　活性炭具有发达的微孔结构和超大的比表面积,可以非特异性地吸附小分子水溶性物质,如肝脏代谢毒素、尿毒症毒素和药物等。可以从石油沥青、树脂、泥煤、木材等原料来制备活性炭,因石油沥青较容易制备成球形活性炭,所以常用石油沥青基活性炭作为吸附剂材料。但由于上述材质制备的活性炭以微孔居多,对中大分子的吸附有限,而使用球形树脂制备活性炭因其孔径可调,广泛引起人们的兴趣,已有相应的产品上市。

2. 高分子吸附剂　高分子类吸附剂分为合成高分子和天然改性高分子两类。合成高分子是指通过均聚或共聚反应制备成球形吸附剂,常用合成高分子吸附剂主要有苯乙烯-二乙烯苯类共聚物,交联聚乙烯醇、聚丙烯等。这类吸附剂化学稳定性好，机械强度高，制备过程中可以人为地控制其化学和物理结构，但使用时一般也需要包膜来防止微粒脱落。天然改性高分子是近年发展较快的一种医用高分子吸附分离材料，用于血液灌流时，需要进行一定的修饰以提高其对目标物质的吸附选择性。这类吸附剂主要有琼脂糖、壳聚糖、纤维素、葡聚糖等。这类吸附剂血液相容性好，无毒性，化学修饰容易，但强度低，一般用于血浆灌流。

3. 无机材料吸附剂　无机材料作为吸附剂的较少，主要为硅胶球和玻璃珠，因其表面含有大量的硅醇基，可接枝配基，可选择性吸附血液中的致病物质。

二、吸附材料

(一)活性炭

活性炭主要由椰子壳为原料制成，其他还有石油副产品、木材、骨骼、椰子壳、糖类等。活性炭的制作过程较为复杂，需经过蒸馏、炭化、酸洗及高温、高压、活化等步骤。经处理后的材料变得非常疏松而多孔，具有吸附活性，即我们通常所谓的活性炭。一般而言只有石油炭(利用石油胶、沥青成形，氧化，炭化，活化而成)、树脂炭(合成树脂，经氧化、炭化、活化制成的炭)及子母囊炭(天然果壳制成300目粉状，利用微囊技术制成)等可以用于血液灌流，其中以珠状石油炭为最好。

比较而言，石油炭的比表面积为1 000～1 500 m^2/g，其孔径、总孔容、孔结构易达到要求，吸附率高(30%左右)，成本低，相对优点较多。树脂炭的比表面积在700 m^2/g左右，大孔少、强度高，中大分子吸附能力差，吸附率低(18%～20%)，相对成本较高。子母囊炭，比表面积700 m^2/g左右，最初由上海制药工业研究院1985年研制，在我国不能生产血液灌流级活性炭时，作为替代品、经济型起了一定作用，但这种炭在进行血液灌流时有不少缺点，例如微粉脱落多，排气困难，中分子吸附性差，遇水膨胀，不耐浸泡等。

活性炭的成品形状各异，可以呈不规则粒状、球状、柱状、纤维状和粉状等，可根据需要来加工制作，但不论其形状如何都具有较好的吸附能力。从性状上而言，活性炭应具有面积大、孔隙大和孔径分布宽的特点。多孔及大的内表面是具有吸附力的基础。活性炭的比表面积一般应大于1 000 m^2/g以上，根据直径的大小其孔径可分为微孔区(<2 nm)、过渡孔区(2～50 nm)和大孔区(>50 nm)。相对分子质量越大的活性炭，其吸附容量就越高。就吸附能力而言，以粒状活性炭吸附能力最强，柱状次之。临床上用于HP的活性炭多采用10～20目大小。国内生产活性炭的厂家有北京光华木材厂、上海活性炭厂、山东齐鲁石化公司、山西新华化工厂、北京廊坊爱尔血液净化器材厂等。

活性炭是多孔性、高比表面积的广谱吸附剂，孔径分布宽、孔隙率高，能吸附多种化合物，如肌酐、尿酸、胍类及中分子物质等，尤其对小分子的外源性药物、毒物，如巴比妥、地西泮等安眠药类，其清除率很高，但对尿素、钠、钾、氯、磷、氢离子和水等无清除作用。

用活性炭作为吸附剂，其特点是吸附速度快、吸附容量高，但活性炭的吸附选择性低、机械强度差。活性炭与血液直接接触会引起血液有形成分，如红细胞、白细胞及血小板的破坏，同时有炭微粒脱落引起微血管栓塞的危险，故最初临床应用受到限制。直到1968年加拿大麦吉尔大学的张明瑞教授等将微囊技术应用于活性炭的制作，才解决了这个难题，使活性炭HP的应用得到逐渐推广。张氏应用白蛋白火棉胶包裹活性炭制成微胶囊(在颗粒的表面涂以半透膜)，使吸附剂表面更加光滑，这样一来在HP的过程中既提高了吸附剂的血液相容性，又防止了炭微粒的脱落，而包裹后的活性炭吸附性能并无明显改变。此后，经过许多学者的共同努力，又相继开发出了许多新的包裹材料和包裹方法。目前已使用的包裹材料有，火棉胶、白蛋白、白蛋白-火棉胶、丙烯酸水凝胶、聚甲基丙烯酸羟乙基脂、甲基丙烯酸、聚乙烯醇缩丁醛、醋酸纤维素、尼龙、硅及交联明胶等。

良好的包裹材料应具备以下特点：①膜厚度在0.05～5 μm，要有足够的强度、不易破损，以防止炭颗粒脱落；②膜面微孔孔径为0.5～4.5 nm，被清除的溶质能自由通过不受限制；③血液相容性好；④膜材料和血液成分不产生凝聚和粘着,以保证灌流时血流通畅;⑤容易消毒,本身无致热原、无毒性。

由于不同膜材料的来源和包裹技术工艺不同,膜的性能有很大差异,而膜的性能直接影响到临床治疗效果。现将常用包裹材料的性能列表比较(表 14-3-1)。

表 14-3-1 常用包裹材料的性能比较

包裹方法	白蛋白火棉胶包裹活性炭(ACAC)	丙烯酸水凝胶包裹活性炭(hemacol)	醋酸纤维素包裹活性炭(acdsorba)
膜厚度(μm)	0.02~0.05	2.5	3~5
血小板下降率(%)	8.2±11.8	30	4
肌酐清除率(ml/min)	230(Q_B300)	150(Q_B300)	101~179(Q_B 200~240)
尿酸清除率(ml/min)	235(Q_B300)	77.7(Q_B300)	105~127(Q_B 200~240)
中分子清除率(%)	144	45	120
巴比妥清除率(%)	210	120	120

(二)高分子类吸附材料

高分子类吸附材料分为合成高分子和天然改性高分子。

1. 合成高分子吸附剂种类 高分子吸附剂又称吸附树脂,是一种具有大孔结构和极大表面积不溶解的坚硬球状聚合物,对有机物具有较大的吸附能力。高分子吸附剂是用单体采用聚合法聚合而成,其骨架结构主要有苯乙烯、丙烯酸酯、丙烯腈、异丁烯等,致孔剂有甲苯、石蜡、汽油、煤油、聚乙烯醇等,分散剂有明胶、聚乙烯醇、混合分散剂等,交联剂有二乙烯苯、丙烯腈等。由于骨架的不同树脂的极性也不同,通常分为非极性、中等极性、极性三类。非极性树脂如苯乙烯-二乙烯苯聚合树脂,中等极性树脂如聚甲基丙烯酸类树脂,极性树脂一般含有硫氧、酰胺、氮氧等基团。目前国内外已有很多厂家生产商品树脂,国外主要有 XAD 系列(美国)、Diaion HP 和 SP 系列(日本)等。常见国产商品树脂型号见表 14-3-2,常见国外商品树脂型号见表 14-3-3。

表 14-3-2 常见国产吸附树脂

型号	树脂结构	极性	比表面积(m^2/g)	孔径(nm)
HA	苯乙烯-二乙烯苯共聚物	非极性	900~1 300	13.0~15.0
HPD100	苯乙烯	非极性	550	3.5
HPD300	苯乙烯	非极性	650	2.7
HPD400	苯乙烯	弱极性	550	8.3
HPD500	苯乙烯	极性	520	4.8
HPD600	苯乙烯	极性	610	2.8
D101	苯乙烯	非极性		
D201	苯乙烯	弱极性		
D301	苯乙烯	弱极性		
GDX-104	苯乙烯	非极性	590	
GXD-401	乙烯、吡啶	强极性	370	
GXD-501	含氮	极性	80	
GXD-601	强极性基团	强极性	90	
SIP-1100	苯乙烯	非极性	450~550	9.0
SIP-1200	苯乙烯	非极性	500~600	12.0
SIP-1300	苯乙烯	非极性	550~580	6.0

续表

型号	树脂结构	极性	比表面积(m^2/g)	孔径(nm)
SIP-1400	苯乙烯	非极性	600～650	7.0
D1	乙基苯乙烯	非极性		
D2	乙基苯乙烯	非极性	382	13.3
D3	乙基苯乙烯	非极性		
D4	乙基苯乙烯	非极性		
D5	乙基苯乙烯	非极性		
D6	乙基苯乙烯	非极性	466	7.3
D8	乙基苯乙烯	非极性	712	6.6
Ds2	苯乙烯	非极性	642	5.9
Ds5	苯乙烯	非极性	415	10.4
Dm2	α-甲基苯乙烯	非极性	266	2.4
Dm5	α-甲基苯乙烯	非极性	413	3.2
X-5	聚苯乙烯	非极性	500～600	29.0
D-3520	聚苯乙烯	非极性	480～520	8.5～9.0
D-4006	聚苯乙烯	非极性	400～440	6.5～7.5
H-107	聚苯乙烯	非极性	1000	
AB-8	聚苯乙烯	弱极性	480～520	13.0～14.0
NKA-9	聚苯乙烯	极性	250～290	15.5～16.5
NKA-Ⅱ	聚苯乙烯	极性		
S-8	聚苯乙烯	极性	100～120	28.0～30.0
HZ-802	苯乙烯	非极性	450～550	10.0
HZ-803	苯乙烯	非极性	500～600	6.0
HZ-806	丙烯酸酯	中极性	100～120	28.0～30.0

表 14-3-3 常见国外吸附树脂

型号	树脂结构	极性	比表面积(m^2/g)	孔径(nm)
XAD-1	聚苯乙烯	非极性	100	20.0
XAD-2	聚苯乙烯	非极性	330	9.0
XAD-3	聚苯乙烯	非极性	256	4.4
XAD-4	聚苯乙烯	非极性	750	5.0
XAD-5	聚苯乙烯	非极性	415	6.8
XAD-6	丙烯酸酯	中极性	63	49.8
XAD-7	2-甲基丙烯酸酯	中极性	450	8.0
XAD-8	2-甲基丙烯酸酯	中极性	140	25.0
XAD-9	亚砜	极性	250	8.0
XAD-10	丙烯酰胺	极性	69	32.5
XAD-11	氧化氮类	强极性	170	21.0
XAD-12	氧化氮类	强极性	25	130.0
HP-10	苯乙烯	非极性	400	30.0
HP-20	苯乙烯	非极性	600	26.0

续表

型号	树脂结构	极性	比表面积(m^2/g)	孔径(nm)
HP-21	苯乙烯	非极性	570	8.1
HP-50	苯乙烯	非极性	400	>50.0
HP-30	苯乙烯	非极性	500～600	25.0
SP-700	苯乙烯	非极性	1 200	9.0
SP-825	苯乙烯	非极性	1 000	5.7
SP-850	苯乙烯	非极性	1 000	3.8
SP-207	苯乙烯	非极性	630	10.5
SP-205	苯乙烯	非极性	510	>50.0
HP-2MG	甲基丙烯酸	中极性	470	17.0

合成高分子吸附剂不溶于酸、碱溶液及各种有机溶剂，在结构上属于既不溶解、也不熔融的多孔性海绵状固体高分子物质。每个大孔聚合物球体是由大量很小的微球凝聚而成，即由连续的凝胶相和连续的大孔相构成。在使用时孔中充满溶剂，吸附剂的内表面暴露在溶剂和溶质分子中进行吸附。

2. 天然改性高分子吸附材料　主要包括以下3种。

(1)琼脂糖(agarose)。琼脂糖是一种从海藻中提取的天然多糖，其水溶液在低温下具有形成水凝胶的特征，它具有理想介质的许多特性，如高亲水性、高度多孔性、含较多的可活化羟基、不与生物大分子发生非特异性吸附。由于琼脂糖上含有较多的可活化羟基，在一定的条件下可以介入不同的配基，作为亲和吸附介质，用于血液净化。

(2)纤维素(cellulose)。纤维素来源于树木、棉花、麻类植物及其他农副产品，是自然界中取之不尽、用之不竭的可再生资源。纤维素是植物细胞壁的主要组成部分，不同植物的纤维素含量存在着差别，其中棉花中的含量最高，达98%(干基)；麻类作物中纤维素的含量也较高，如亚麻80%～90%，大麻65%～75%，黄麻60%～70%；木材中纤维素的含量低一些，只有40%～50%。尽管纤维素不溶于水，但由于其分子链中含有大量的羟基，因此仍具有较强的亲水性。球形纤维素基质具有规则的几何形状、强的亲水性、低的非特异性吸附、大的孔隙率和孔径、高的机械稳定性和化学反应性，加之来源方便、价格便宜和制备工艺简单，因此特别适合作为吸附剂。

(3)壳聚糖。壳聚糖是一种天然的生物高分子线形多糖。是迄今为止发现的自然界中唯一存在的阳离子型食用纤维，在溶解状态下带正电荷，是地球生态系统中的天然单体。壳聚糖具有许多独特的化学物理性质，根据其酰化、硫酸酯化和氧化、羟乙基化、羟甲基化等反应还可制备成多种用途的产品，而且从氨基多糖的特点出发具有比纤维素更为广泛的用途。壳聚糖具有良好的生物相容性、血液相容性和安全性，同时含有羟基和氨基，比较活泼，便于活化和偶联，因此引起国内外学者的广泛关注。

(三)无机材料吸附剂

无机材料作为血液灌流用吸附剂主要有大孔硅胶和多孔玻璃，但由于这类吸附剂与蛋白质生物相容性差，大孔硅胶价格较贵，表面活性基团少，吸附剂表面会残留酸性的硅羟基，造成非特异性吸附，因此应用受到限制。

1. 多孔硅胶　多孔硅胶是由硅酸钠在酸性条件下经过一定的物理化学操作过程聚集而成的，其特点是表面含有硅醇基或硅羟基(—Si—OH)，这是硅胶可以进行表面化学键合成或改性的基础。但同时，其多孔性也会导致表面可以存在大量水，因而增加了反应的复杂性。由于表面硅醇基的存在，使得硅胶在碱性条件下不稳定，非特异性吸附较大。可以通过减少硅胶的比表面积来降低对碱的敏感和非特异性吸附。

2. 多孔玻璃　多孔玻璃的研究之所以能够引起人们的研究兴趣，是因为与其他材料相比，有很多不同的特性。

三、吸附原理

吸附现象可认为是吸附剂-吸附质、吸附剂-溶剂、吸附质-溶剂之间相互作用的综合结果[1-2]。其中，吸附剂-吸附质之间的亲和作用主要包括化学键、配位键、疏水作用、范德瓦耳斯力和氢键。吸附质-溶剂之间的作用取决于吸附质在溶剂中的溶解度，吸附剂-溶剂之间相互作用则体现在吸附质与溶剂间的竞争吸附。在水溶液中引起吸附的主要原因是吸附质对水的疏水作用和吸附剂对吸附质的亲和力。依据吸附剂表面与被吸附物之间作用力的性质可以将吸附分为物理吸附、化学吸附两种基本类型，有些作者将生物亲和吸附也单独分为一类。

（一）物理吸附

物理吸附是指吸附质分子与吸附剂表面原子或分子间以范德瓦耳斯力（Van Der Waals force）进行的吸附作用，又称范德华吸附，它是一种可逆过程。范德瓦耳斯力是存在于分子间的一种吸引力，它比化学键弱得多，一般分为色散力、诱导力和取向力，这几种力在总作用力中所占比例大小，取决于相互作用的分子极性和变形情况。对于极性不大的吸附质和吸附剂，色散力在物理吸附中起主要作用；当极性分子与带静电荷的吸附剂表面相互作用，或因吸附质与吸附剂表面分子作用，使二者的电子结构发生变化而产生偶极矩时，诱导力和取向力在物理吸附中也有重要作用；有时吸附质分子与吸附剂表面以形成氢键的形式发生物理吸附。

从分子运动观点来看，这些吸附在固体表面的分子由于分子运动，也会从固体表面脱离而进入液体中去，其本身不发生任何化学变化。随着温度的升高，液体分子的动能增加，分子就不易滞留在固体表面上，而越来越多地逸入液体中去，即所谓“脱附”，这种吸附-脱附的可逆现象在物理吸附中均存在。利用这种现象，借改变操作条件，使吸附的物质脱附，达到吸附剂再生的目的。物理吸附的特征是吸附物质不发生任何化学反应，吸附过程进行得极快，参与吸附的各相间的平衡瞬时即可达到。

（二）化学吸附

化学吸附是指吸附质分子与吸附剂表面原子间发生电子交换、转移或共有，形成吸附化学键的吸附作用，具有选择性（即某些吸附质只在某些吸附剂上吸附）。化学吸附可分为需要活化能的活化吸附和不需要活化能的非活化吸附，前者吸附速率较慢，而后者则较快。化学吸附的机制可分三种情况：①吸附质失去电子成正离子，吸附剂得到电子，成为正离子的吸附质吸附到带负电的吸附剂表面上；②吸附剂失去电子，吸附质得到电子，成为负离子的吸附质吸附到带正电的吸附剂表面上；③吸附剂与吸附质共有电子成共价键或配位键。

化学吸附往往是不可逆的，而且脱附后，脱附的物质常发生化学变化不再是原有的性状。化学吸附的速率大多进行得较慢，吸附平衡也需要相当长时间才能达到，升高温度可以大大地增加吸附速率。对于这类吸附的脱附也不易进行，常需要很高的温度才能把被吸附的分子逐出去。

（三）离子交换吸附

离子交换吸附是典型的化学吸附现象，离子交换剂中固载在聚合物骨架上的功能基所带的可交换的离子在水溶液中能发生离解，这种离子可在较大的范围内自由移动，扩散到溶液中。同时，在溶液中的同类型离子，也能从溶液中扩散到离子交换剂的表面和孔内。当这两种离子的浓度差较大时，就产生一种交换的推动力使它们之间发生交换作用，浓度差越大，交换速度越快。利用这种浓度差的推动力关系使离子交换剂上的可交换离子发生可逆交换反应。通过这种可逆交换作用原理，加上树脂上固载的功能基对不同离子具有不同的亲和性，使离子交换剂能应用于离子的分离、置换、浓缩、杂质的去除和催化化学反应等。

（四）生物亲和吸附

生物亲和吸附的生物物质，特别是酶和抗体等蛋白质，具有识别特定物质并与该物质的分子相结合的能力。这种识别并结合的能力具有排他性,即生物分子能够区分结构和性质非常相近的其他分子,选择性地与其中某一种分子相结合。生物分子间的这种特异性相互作用称为生物亲和作用或简称亲和作用,通过亲和作用发生的结合称为特异性结合或亲和结合。利用生物分子间的这种特异性结合作用的原理进行的吸附过程称为亲和吸附。

亲和吸附具有以下特点。

(1)效率高。利用亲和吸附可以从血液中快速清除吸附质。

(2)特异性较强。当吸附质浓度较低时,也有较好的清除作用,且抗结构相似物质的干扰能力强。

(3)再生条件苛刻。生物亲和吸附剂,主要包括抗原-抗体结合型、补体结合型和 Fc 段结合型。生物亲和吸附剂则具有亲和特异性高,吸附容量大等特点。免疫吸附中抗原-抗体结合型吸附剂是生物亲和吸附剂的典型例子。

参考文献

1. Robert C, Renaud D, Philip P, et al. The influence of surface chemistry on activated carbon adsorption of 2-methylisoborneol from aqueous solution. Colloid Surf A, 2001, 179:271-279.
2. Furuya EG, Chang YM. A fundamental analysis of the isotherm for the desorption of phenolic compounds on activated carbon. Sepa Purif Technol, 1997, 11:69-77.

第四节　血液(浆)吸附设备

王质刚

吸附装置主要由灌流器、吸附剂、管路以及动力系统组成。常用的灌流器外形呈圆柱形、腰鼓形、梭形等,不同形状在临床使用上差异并不大,直径与长度的比一般为 1:(3~5),内部阻力不超过30 mmHg。灌流器内壁材料一般经过硅化处理,以提高其生物相容性;这样的灌流器符合流体力学的特点,能使罐的死腔最小、阻力最低,其容积一般在 100~300 g 炭量体积。尽管灌流器形状差异很大,但都具备四部分:装吸附剂的罐体,截留炭粒和微粒的网子,与血路管相连接的血嘴以及清除毒物的吸附剂。现以天津第一中心医院设计的 XF-1 型灌流罐说明其构造(图 14-4-1)。如图所示,灌流器呈梭形,两端有两个端盖,在端盖与罐体之间各有一片滤网过滤,网眼 40~80 目,以阻挡脱落的微粒进入静脉管道。为使端盖与罐体密封良好,中间各置一橡胶圆垫。本灌流器装炭量分别为 130 g、157 g、214 g、300 g,可根据情况选用。

灌流器外壳可分为可弃式和复用式两大类。前者已装好吸附剂,并已消毒、密封,多为塑料外壳,只能一次性使用,其特点是操作简单方便、安全,但价格较昂贵,目前临床上多使用此类灌流器。后者材料为玻璃或不锈钢,两端装有 60~80 目的不锈钢丝网,使用前自行将吸附剂装入灌中,并留有约 1/5 的空隙(视灌流罐的大小不同,一般装活性炭 150~300 g),然后用 121℃高温高压蒸汽消毒 30 分钟(亦可用 γ 射线消毒,但不能使用化学消毒剂及环氧乙烷气体消毒),此型操作较繁复,易漏血、漏气,但价廉,且可重复使用。目前后者灌流罐国内已经不生产了。

灌流器的设计除要求死腔小、血流阻力低外,还必须具有良好的血液相容性,预充血液容量小,两端密封性好,不漏血,容易消毒处理。活性炭灌流器(炭肾)应耐受 +50~-15℃温度、750 mmHg 正压、70 mmHg负压以及 121℃20 分钟高温灭菌或射线灭菌。不变形、不变脆、不漏气、不漏血;连接方式为超声焊、涡流焊以及旋紧式。目前国内外灌流器有很多种,下面列举的是常见的几种(表 14-4-1)。

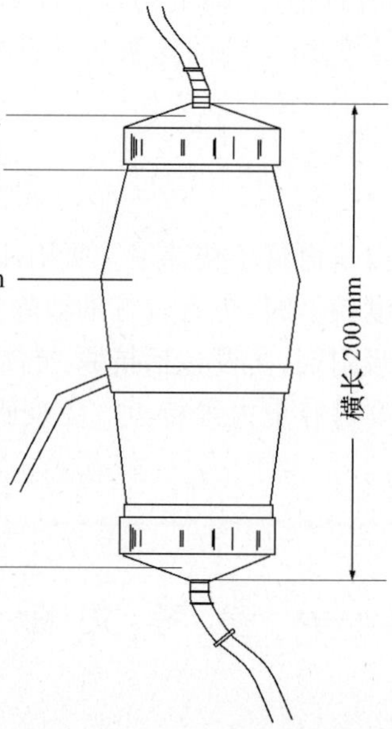

图 14-4-1 灌流器的结构及各部分比例

表 14-4-1 血液(浆)灌流器

厂家	装置	吸附剂类型	吸附剂量	包裹材料
Gambro	Adsorba 150c ,300c	活性炭	150 g、300 g	纤维素
Fresenius	Hemochol	活性炭	300 g	丙烯酸水凝较
Asahi	Hemochol	活性炭	200 g	火棉胶
Bioencapsulator	Diakart	石油炭	70 g	珂锣玎
Clark	Biocompatible System	活性炭	50 g、100 g、250 g	肝素化聚合物
Erika	HemokartorAlukary	石油炭	60 g、155 g	珂锣玎
Organon-Teknika	Hemopar260	活性炭	250 g	醋酸纤维膜
Smith and Nennew	Hemochol	活性炭	100 g、300 g	聚丙烯酸水凝胶
Extracorporeal	Hemoresin	XAD-4 树脂	350 g	火棉胶
宁波亚太	YT hemo-adsorba	球状活性炭	160 g	TM-6 改良聚乙烯醇
上 海	Deboxifier Ⅰ型		250 g	交联明胶
天 津	NK-107	NK-107 树脂	250 g	无包膜

吸附剂、管路以及灌流动力系统见下节。

第五节 血液(浆)吸附操作

王质刚

一、血液吸附与血浆吸附

血液(浆)吸附是将患者的血液引出体外并经过血液吸附柱(灌流器),通过吸附的方法来清除体内内源性或外源性毒物,最后将净化后的血液(浆)回输患者体内的一种血液净化疗法。根据吸附材料不同以及治疗的需要,临床有全血吸附和血浆吸附两种方式。

(一)全血吸附耗材及设备

1. 全血吸附柱　吸附柱是全血吸附最重要的装置,内部的吸附剂与血液直接接触,吸附血液中的目标物质。不同形状吸附柱在临床使用差异并不大,柱(罐)体原料一般采用聚碳酸酯或聚丙烯材料。全血吸附柱结构分为四个部分:装吸附剂的柱体、截留吸附剂的滤网、与管路相连的端盖接口、吸附剂。

(1)柱体。柱体内壁经硅化处理,以提高其生物相容性,柱体耐121℃高温或γ射线灭菌,不变形、不变脆、不漏气、不漏血。

(2)截留吸附剂的滤网。一般为尼龙网或不锈钢丝网,网孔为60~100目。一方面可以有效地截留柱体内的吸附剂;另一方面网孔不宜过小,防止对血细胞造成损伤。

(3)与管路相连的端盖接口。为通用的接口,可与多种管路相连接,但分为两种,一种是带有外螺旋的接口,与带有螺纹的管路接口紧密连接,不易脱落。另一种是无外螺旋的独立接口,可与任一管路相连,但有时容易发生血路管脱落,应给予重视。

(4)吸附剂。理想的血液灌流吸附剂必须符合以下标准:①与血液接触无毒无过敏反应;②在血液灌流过程中不发生任何化学反应和物理变化;③具有良好的机械强度,耐磨损,不发生微粒脱落,不发生变形;④具有较高的血液相容性,对血液有形成分的影响很小。

经典的吸附剂包括活性炭吸附剂和大孔吸附树脂吸附剂。

2. 管路　全血吸附应用的管路通常都是血液透析所用的管路,某些设备是专用配套管路。应根据所应用的血液灌流设备的不同,而选用相应的管路,常见管路动脉端泵管直径有φ6、φ8两种。若与血液透析串联同时进行血液灌流治疗时,还需选用血液灌流器与透析器之间连接的短接管,这种短接管有的血液灌流器生产厂家为方便用户与灌流器配套包装。如无这种短接管可用常规管路的一端连接透析器后,保留30 cm左右剪断,其断端与血液灌流器直接连接,但应注意保证连接紧密,防止脱落。

3. 动力设备

(1)全血灌流治疗对所应用的动力设备一般无特殊要求,只需一台血泵即可进行。

(2)为保证治疗的安全性,标准的血液灌流设备还应有理想可调控的体外循环保温加热装置及动、静脉压力监测、血路管空气监测装置等。专用的血液灌流机、血浆置换机、血液透析机、床旁血滤机等都可用于全血灌流治疗。

如果与血液透析联合应用时,可借助血液透析机的血泵动力装置、加温装置及各种监控装置。血液灌流器需置于血液透析器前,原因有:①有利于回血保温;②避免透析脱水后血液浓缩发生凝血;③有利于透析器对电解质和酸碱平衡的调节。

4. 血液灌流操作

(1)血管通路。血液灌流应建立临时血管通路,首选股静脉、颈内静脉及锁骨下静脉。利用Seldinger技术建立血管通路,方法简便、迅速,利于及时抢救。也有采用桡动脉-贵要静脉,足背动脉-大隐静脉作为血管通路,但不提倡。血液透析、血液灌流联合治疗尿毒症患者,可采用其原有的动静脉内瘘。

(2)血液灌流前准备

1)使用灌流器前应检查其包装是否有损坏或过期,否则不能使用。

2)灌流器垂直固定在支架上,位置高度相当于患者右心房水平。血液入口在灌流器底部,血流方向与灌流器标识方向一致。

3)动脉血路上的空气捕捉器应垂直放置,以防止空气进入灌流器而减少吸附剂的表面积。

4)将静脉血路与灌流器出口端相连接。启动血泵使动脉血路内充满5%葡萄糖液,然后关闭血泵,将动脉血路与灌流器入血端连接,开动血泵,使葡萄糖液由下而上进入灌流器,再进入静脉血路。

5)将血泵速度升至200~300 ml/min,用2 000 ml生理盐水冲洗灌流器,清除脱落的微粒,并使吸附剂浸润,同时排尽气泡。

6)冲洗过程中,可在静脉端用止血钳反复钳夹血路以增加血流阻力,使冲洗液在灌流器内分布更均匀。

7)灌入肝素生理盐水(每1 000 ml的生理盐水加入肝素25 mg)500 ml,动静脉血路充满肝素盐水后,关闭血泵备用。

(3)肝素化:因为吸附剂表面较透析膜粗糙,而且表面积(1 000 m^2/g)比一般透析膜面积(0.9~1.5 m^2)大,故血液灌流时肝素的需要量与血液透析不同。又因原发病各不相同,个体差异较大,最好根据凝血时间(PT)及活化部分凝血活酶时间(APTT)调节肝素剂量,以避免灌流器凝血和错过抢救时机。

(4)血液流速:血液流速一般在150~200 ml/min。流速越快,吸附率越低,达到吸附平衡的时间越长;反之,流速越慢,吸附率越高,达到吸附平衡的时间越短。国外一般血流速度在150~200 ml/min。血流速度太慢,凝血机会相对增加,应适当提高肝素剂量。

(5)血液灌流的时间:大部分灌流器由于吸附速率比较高,灌流2小时吸附剂已接近饱和,廓清率显著降低。某些吸附质,由于血液吸附过程的复杂性(吸附干扰、吸附质弥散速度的差异及竞争吸附)可能导致吸附时间过长时,吸附率有所下降。当这种情况被证实后,应确定合理吸附时间,但一次灌流时间不超过3小时,特殊的组合可以延长6~8小时。

有些患者由于药物或毒物具有高脂活性而在脂肪组织中蓄积,或者洗胃不彻底,消化道仍有吸收,常常在灌流后一段时间,药物或毒物的血浓度又可回升导致病情反复,可在8~10小时后或第2天再次做血液灌流治疗,一般经过2~3次治疗,药物或毒物即可全部清除。

(二)血浆吸附耗材及设备

血浆吸附是通过吸附剂对血浆中致病物质进行吸附,起到净化作用的一种方法。患者血液经血泵进入血浆分离器,由血浆分离器分离出血浆和血细胞,血浆经过血浆吸附柱(血浆灌流器),通过吸附作用清除致病物质,净化后的血浆再与血细胞汇合后回输患者体内。

1. 血浆吸附柱　血浆吸附柱是起吸附作用的装置,内部的吸附剂与血浆接触,吸附血浆中的目标物质。血浆吸附柱一般呈圆柱形,柱(罐)体原料一般采用聚碳酸酯或聚丙烯材料。柱体设计符合流体力学特点,适宜的直径与长度比例,使吸附柱的死腔最小、阻力最低。装量一般为50~300 ml。血浆吸附柱结构与全血吸附柱类似,主要不同在于滤网部分,因为血浆灌流器接触的是血浆,不含血细胞等有形成分,因此所用滤网网孔更小,通常在200目以上,常增加无纺布于滤网上,更好地防止内部微粒进入人体内。吸附剂方面,血浆吸附所用吸附剂粒径较小,一方面是与血浆流速相适应;另一方面增加了血浆与吸附剂的接触面积,有利于提升吸附效果。

2. 血浆分离器　血浆分离器在血浆吸附治疗中将血液分离为血浆和血细胞,应用最广泛的是中空纤维膜式血浆分离器,其优点在于制造成本低,结构简单,操作方便,且分离后的血浆不含血小板。膜式分离器纤维膜材料主要有聚乙烯、聚丙烯、聚乙烯醇、醋酸纤维素、丙烯酸酯等。宜采用膜式血浆分离器面积为0.12~0.8 m^2;跨膜压力(TMP)控制在150 mmHg以下;血流量要求低于150 ml/min。

3. 管路和设备　进行血浆灌流吸附治疗对设备方面的要求比全血灌流吸附治疗的要求高,它必须具备有两个血泵的设备,一个是血液循环泵,另一个是分离血浆泵。常用的设备有CRRT机、人工肝机等。

4. 血浆灌流操作　血管通路、灌流前的准备可参考全血吸附的方法。肝素化时,需要注意对血浆分离器和血浆吸附柱的整体抗凝。血液流速一般控制在100~150 ml/min,血浆流速与分离器的分离效率有关,一般控制在血液流速的30%左右,即30~40 ml/min。血浆流速不宜过快,否则易出现溶血现象。

血浆灌流时间应根据血浆处理量设计治疗时间,血浆处理量的依据,如进行血液吸附治疗时,治疗2小时全血流量为150~200 ml/min×120min=18 000~24 000 ml,血浆量为全血容量的55%~60%,则每一次治疗的血浆量为 9 900～13 200 ml。如血浆吸附治疗时血液流速是 100 ml/min，血浆流速是血液流速的 30%，那么血浆流量是 30 ml/min，如按低限标准设定血浆处理量为 9 900 ml，则总治疗时间应为 5.5 小时左右。

全血吸附的优点是设备要求较低，操作简单，治疗费用相对低。因所用的吸附剂通常是广谱型吸附剂，同一灌流器可用于多种疾病的治疗。吸附过程中血细胞与吸附剂接触，因而吸附剂的生物相容性能否满足要求，在很大程度上决定了副作用发生的可能性；如果生物相容性不佳，刺激血细胞产生细胞因子和激活补体，将对机体带来危害。实行全血吸附必须有两个条件，其一是吸附剂要有一定空隙，使血液顺畅通过不致损伤血细胞；其二是吸附剂外需要包膜生物相容性好的高分子材料以提高吸附剂的生物相容性。

血浆吸附优点在于吸附剂只与血浆接触，不与血细胞接触，不会对血细胞有形成分产生破坏，产生的副作用较少；另外，血浆吸附干扰因素少，可更高效吸附去除致病物质，因此国外带有吸附装置的组合设备，对于重症感染性疾病、免疫损伤性疾病多采用血浆吸附，代表将来的发展方向。

二、灌流吸附过程中的监护

在血液灌流的整个治疗过程中应密切观察患者的血压、脉搏，监测凝血时间以及管路的动、静脉压的变化等。

（一）出凝血时间的监测

HP 前应常规测定试管法凝血时间，灌流过程中每隔 0.5～1 小时应监测 1 次，使体外循环凝血时间保持在 45～60 分钟。

（二）生命体征的观察

在灌流治疗的过程中应密切观察患者的血压、脉搏等生命体征，如发现血压下降，应立即减慢血泵速度，保持患者头低脚高位，扩充血容量，必要时加用升压药。如非血容量减少引起的血压降低，可边滴注升压药（常用多巴胺）边进行灌流治疗，尤其是对药物中毒的患者，不要轻易停止灌流治疗，以免丧失抢救时机。对于由心功能不全、重度休克等引起的低血压，若经相应处理没有好转的，应及时停止灌流，改用其他方法治疗。

（三）设备的监理

对于用机器进行 HP 的患者，应注意管路动脉压和静脉压的观察。如果动脉穿刺针或留置导管抵住血管壁或堵塞，可引起低压报警，应及时处理。如动脉压上限报警，提示灌流器内阻力增加，可能有凝血倾向，应及时追加肝素量。静脉压低限报警，主要因血流量不足，灌流器凝血所致；如高限报警，则提示除泡器内凝血，滤网堵塞。

对没有监护装置的 HP，更应密切注意观察是否有血流量不足和灌流器凝血。低血压常是导致血流量不足的主要原因，可通过直接测量外周动脉压来发现。如动脉或静脉除泡器有纤维蛋白沉积，动脉除泡器液平面较前提高或进入上方的侧压管，提示灌流器凝血，此时静脉除泡器常见液平面下降，在这种情况下应加大肝素量，必要时可更换灌流器。

另外，气泡的监测也非常重要。在无空气监测装置的情况下，一旦空气进入动、静脉管路，就可能发生严重的空气栓塞，这种情况主要见于动、静脉管道与灌流器连接不紧或连接不合适，应警惕。

（四）特殊人群的监护

老年人、儿童、妇女或心功能不好的患者，在灌流开始时，由于血液流入体外循环，心血管功能失代偿，常常出现血压下降。对于这一部分患者，应事先用生理盐水或其他预充液预充体外循环的管路，并在开始灌流时缓慢增加血流量，这样可预防低血压的发生。对于血容量不足或中毒较重而使外周血管扩张的患者，应在补足血容量或使用升压药将血压升至正常后，再开始灌流治疗。需要注意的是升压药应在管道的静脉端输入，以免被吸附而达不到有效药量。在治疗过程中部分患者会出现躁动、谵语等神经系统的症状，需要密切监护，以免出现恶性事件，必要时应强迫制动。

（五）灌流的反跳现象

对于中毒的患者，一次血液灌流治疗后由于药物或毒物在外周循环内浓度下降，患者意识可能转清楚，但多数镇静催眠药或有机磷等毒物为高度脂溶性，在体内分布容量大，加上有些患者洗胃不彻底，消化道仍有吸收，在灌流后几小时或1日后，外周组织（尤其是脂肪组织）中药物或毒物再次释放入血，血浓度再次增高，可导致患者再度昏迷；故对危重患者应严密观察，监测血药浓度，必要时留置导管，以备再次灌流。如有反跳，应继续灌流或多次灌流，清除到不威胁生命的程度为止。

第六节　血液（浆）吸附的临床应用

王质刚

近年由于吸附材料和吸附技术的迅速发展，吸附疗法在临床的应用逐渐扩大和深入，原本以治疗中毒为主的血液灌流（吸附）已经延伸到治疗风湿免疫性疾病、肝病、血脂净化、扩张型心肌病、炎性疾病甚至MODS和脓毒症。本节主要介绍吸附疗法在中毒、尿毒症、肝病、部分风湿免疫性疾病、神经系统疾病、血液病方面的应用。此外一些重要疾病的吸附治疗请参见本书有关章节。

一、急性药物和毒物中毒

药物和毒物中毒是临床上非常常见的急症，每年均有大量药物或毒物中毒的患者需要抢救，大部分病例经过一般的内科处理（包括洗胃、输液、利尿、使用对抗药物等）而得以治愈，但对于深度昏迷的患者，应用以上方法常难奏效。据统计，镇静剂中毒昏迷Ⅲ~Ⅳ级的患者，死亡率高达8.3%~34%。由于血液透析相对普及，技术成熟且简单、有效，有些严重中毒患者可以通过血液透析来清除毒物。但因血液透析是通过溶质弥散来清除毒物或药物，故仅适用于水溶性、不与蛋白或血浆其他成分结合的物质，对中、大相对分子质量物质的清除效率很低。研究证实，对脂溶性高、易与蛋白质结合的药物和毒物，HP的清除效果要明显优于HD，这也是在抢救严重药物和毒物中毒时常首选血液灌流的主要原因。另外，因某些中毒导致急性肾衰或在原有肾衰竭的基础上又发生急性药物中毒时，血液灌流和血液透析两者可以联合应用，这样既可收到血液透析清除水分和尿毒症毒素，纠正电解质和酸碱紊乱的效果，也可达到清除特殊毒物的目的。

对于血液灌流的选择,一般认为若药物或毒物在分子结构上,总体或大部分表现为亲脂性或带有较多芳香环、较长的烷基碳链分子的,适宜做血液灌流治疗。若毒物毒性低,中毒剂量不大,程度不深,或用其他疗法已有好转,则不必做血液灌流。另外,需注意的是血液灌流对非脂溶性、伴酸中毒的药物,如醇类(甲醇、乙二醇),水杨酸,含锂、溴化合物药物的作用则不如血液透析,故必要时应当考虑联合治疗。

药物中毒患者应用 HP 的指征包括:①血药浓度已达或超过致死剂量者;②药物或毒物有继续吸收可能性的;③严重中毒导致呼吸衰竭、心力衰竭、低血压、低体温,尽管经积极抢救,病情仍继续恶化,或内科治疗无效者;④中度以上脑功能不全伴有肺炎或已有严重的慢性肺部疾患者;⑤伴有严重肝脏、肾脏功能不全导致药物排泄能力降低者;⑥能够产生代谢障碍和(或)延迟效应的毒物中毒(如甲醇、乙二醇和百草枯)。

当然,对于是否需要立即进行 HP 治疗应视临床的具体情况而定。药物中毒已达致死量或血药浓度超过致死量者,当然是 HP 的绝对适应证。但对某些药物,如敌草快、鹅膏菌素、毒伞素等,无法确定其中毒浓度,这时在其低浓度时也应考虑行 HP 治疗。对于有两种或两种以上药物同时中毒者,由于药物彼此间可能有协同作用,故在其浓度未达到中毒量时也可进行 HP。

Farrel 认为下列情况不宜应用 HP 治疗:①作用迅速的药物如氯化物;②药物代谢消除率超过 HP 清除率;③能被血液透析清除,且同时产生酸中毒的药物,如阿司匹林、非那西汀、咖啡因;④药物的作用是不可逆的,如百草枯;⑤分布容积大的药物,如三环类抗抑郁药;⑥没有严重毒性的药物,如对乙酰氨基酚、巯乙胺。

Gelfand 则有不同的看法,认为百草枯中毒的患者如果不治疗,可能无一例存活,而应用 HP 治疗后这种情况就会有很大的改善,关键是灌流及时和足够剂量。目前临床证实,早期、反复、长时间灌流也有临床效果;另外,对于三环类抗抑郁药物中毒的患者,应用 HP 治疗也是有效的。地西泮本身虽无严重毒性,但服用过量者常伴有严重的并发症,此时应用 HP 治疗也会收到明显的效果。总之,在考虑药物的分布容积时,要考虑药物是否容易进入血循环,然后被清除。

由于血液灌流常用于严重内源性或外源性中毒的垂危患者,病情程度严重,因此难以用最终转归等指标来判断其疗效。临床上通常以吸附剂对有关物质的清除率来表示血液灌流的效果。活性炭、树脂和标准的血液透析对脂溶性药物的清除率见表 14-6-1。从列表中不难看出大孔的中性树脂 XAD-4 对脂溶性药物的清除效果最好;尽管如此,由于活性炭的吸附作用是非特异性的,因而其吸附谱更大。

表 14-6-1 血液透析、活性炭和树脂对血浆药物的清除率*

药物	标准血液透析	活性炭	XAD-2 或 XAD-4 树脂
Acetaminophen	0.4	0.5	0.7
异戊巴比妥	0.26	0.3	0.9
阿司匹林	0.5	0.51	
二乙基溴比乙酰脲	0.31	0.55	1.0
地高辛	0.2	0.3~0.6	0.4
Ethchlorynol	0.32	0.7	1.0
格鲁米特	0.16	0.65	0.3
Paraquate	0.5	0.6	0.9**
戊巴比妥	0.27	0.5	0.85
茶 碱	0.5	0.7	0.75
Tricyclics	0.35	0.35	0.8

注:* 由血流量 200 ml/min 计算,** 离子交换树脂。

血液灌流能够清除的药物，见表 14-6-2。

表 14-6-2 血液灌流能够清除的药物

药物种类	具体药物
巴比妥类	异戊巴比妥、仲丁巴比妥、环己巴比妥、苯巴比妥、司可巴比妥、硫喷妥钠、戊烯巴比妥
非巴比妥催眠、镇静药	阿达林（二乙溴乙酰脲）、水合氯醛、氯丙嗪
安定类	苯海拉明、乙氯戊烯炔醇、格鲁米特、安定（眠尔通）、甲喹酮、乙琥胺（抗痫药）、甲乙哌酮、氯丙嗪、异丙嗪
解热镇痛、抗风湿药	对乙酰氨基酚、阿司匹林、秋水仙碱、丙氧吩（镇痛）、水杨酸甲酯、保泰松、水杨酸类
抗菌、抗癌药	阿霉素、氨苄西林、卡莫司汀、氯霉素、氯喹、克林霉素、苯丙砜、庆大霉素、异烟肼、甲氨蝶呤、噻苯哒唑（驱虫药）
抗抑郁药	阿米替林、丙米嗪、三环类抗抑郁药
植物药、动物药、除草剂、杀虫剂	鹅膏菌素、氯丹（杀虫）、硫氧内吸磷、乐果、敌草快、甲基对硫磷、Nitrostigmine、有机磷类、毒伞素（次毒蕈环肽）、Polycholorinated biphenyls、百草枯、对硫磷
心血管药	地高辛、硫氮草酮（恬尔心）、丙吡胺、美托洛尔、N-乙酰普鲁卡因胺、普鲁卡因胺、奎尼丁
其他	氨茶碱、西咪替丁、氟乙酰胺（灭鼠药）、苯环已哌啶（镇痛麻醉药）、酚类、鬼臼树脂、茶碱
溶剂、气体	四氯化碳、环氧乙烷、三氯乙醇

注：上述药物清除实验大部分为活性炭 HP 的结果。

目前认为 HP 对神经安定药如巴比妥类或安定类中毒抢救效果最好，远远超过血液透析，故对此类中毒患者应首选 HP。由于巴比妥类药物脂溶性高，进入体内后主要分布在脂肪和脑组织，HP 治疗后随着外周循环中药物的清除，脑组织的药物浓度迅速下降，故神志恢复较快。但由于人体中脂肪组织的血流量小、清除率低，治疗后其药物浓度仍相对较高。如果患者体形较肥胖，且灌流时间短，那么一旦清醒即停止灌流，就有可能由于脂肪组织中药物重新释放入血使患者再度陷入昏迷。因此对这类药物中毒的患者，除应达到充分的灌流外，应在治疗结束后及时监测血药浓度并密切观察神志变化，必要时可连续灌流 2～3 次，并适当采用容积较大的灌流器。三环类抗抑郁药由于在体内分布容量大、亲脂性高，大剂量中毒时内科一般疗法和血液透析均难奏效，及时迅速地进行 HP 是抢救成功的关键。

对于有机磷中毒的患者，尽管有解磷定、阿托品等特效药物治疗，但若中毒严重、用药时间较晚，胆碱酯酶难以恢复活性，在此情况下应用 HP 有助于提高抢救成功率。微囊活性炭和中性树脂对有机磷、有机氯等都有较好的吸附作用，但对重危病例，特别是已发生急性肺水肿、呼吸抑制和休克者疗效欠佳，故应及早、足量应用解毒剂治疗。另外，有机磷中毒后的中间综合征的出现（尤其是呼吸肌麻痹），也越来越受到重视，临床研究表明早期应用 HP 可以减少中间综合征的发生，缩短住院时间，提高抢救成功率，减少死亡率；主张 HP 的进行最好是在呼吸肌麻痹出现之前，连续进行多次。应该注意的是，吸附剂不但吸附有机磷，对解毒剂如解磷定、阿托品等亦有吸附作用，故应适当加大解毒剂用量，以免影响疗效。

地高辛是一种亲脂性很高的药物，以往的研究表明，HP 能增加洋地黄的清除率，降低其血浆浓度，但对地高辛中毒的患者 HP 并未收到明显的效果。对于肾衰竭患者而言，因其具有产生地高辛中毒的特殊因素，所以有学者认为应用 HP 治疗比使用洋地黄抗体 Fab 片段好，而且价格也低。葛志强等用 HA-3 型大孔吸附树脂及活性炭对地高辛中毒的家兔进行血液灌流，经 100 分钟的治疗，发现 HA-3 可使血中地高辛清除 40.0%～68.8%，明显高于活性炭（22.2%～31.2%）及家兔血中地高辛的自然清除率（16.7%～20.0%），认为 HA-3 树脂是一种对地高辛有较高吸附能力，经济易得，有希望用于临床治疗地高辛中毒的吸附剂。

对于百草枯中毒，有学者认为即便早期应用 HP 治疗，效果也不十分理想。若中毒十分严重，即使在积极治疗的情况下，也常常发生死亡。但在有些情况下，及早、连续活性炭 HP 可能预防肺纤维化。茶碱中毒可引起惊厥和其他并发症，通过活性炭或树脂灌流能迅速降低血浆浓度，消除症状。

关于血液灌流治疗药物或毒物中毒的临床疗效，通常认为 HP 治疗后或治疗期间，大多数患者均会有不同程度的好转,表现在昏迷程度转浅,咳嗽、吞咽、对光、睫毛等反射恢复,血压趋向平稳,心音增强,呼吸变深,频率增快,肢体活动。患者苏醒并不说明已经脱离危险,对于有些毒物通常几小时后可通过肠道、组织间隙、内脏、肌肉,特别是血运少的脂肪组织重新弥散入血,再次引起中毒症状。HP 仅能清除毒物本身,不能纠正毒物引起的病理生理改变,与解毒药物的作用机制完全不同。例如,有机磷农药中毒时,HP 治疗不能恢复胆碱酯酶活性,故不能代替胆碱酯酶复活剂和阿托品治疗。对于毒物引起的呼吸抑制,心血管功能不全、水电解质和酸碱失衡等均应采取相应措施。尽管应用 HP 治疗在抢救药物或毒物中毒方面取得了很大成功,但并非所有患者都能免于死亡。死亡的病例大多为中毒时间过长,并发肺水肿或脑水肿,最后死于呼吸和循环衰竭。

二、尿毒症

尿毒症毒素是导致尿毒症症状、代谢紊乱和并发症的主要原因。尿毒症毒素除尿素氮及肌酐外,中大分子物质、与蛋白结合的小分子物质、短链氨基酸及细胞因子等都参与了尿毒症的发病和长期透析患者的并发症的病理过程,给透析患者的长期生存提出了新的挑战。其中,终末期糖基化产物、同型半胱氨酸增高是心脏病致病的独立危险因素;瘦素介导了营养不良、高血压、胰岛素抵抗、促进血小板的聚集,影响应激和免疫反应;β_2-微球蛋白积累导致淀粉样变及腕管综合征;甲状旁腺激素(parathyriod hormone,PTH)积累导致肾性骨病,异位钙化;肾素积累导致顽固性高血压;IL-1、IL-6 等细胞因子的积累导致全身慢性炎性反应等。

研究发现,尿毒症晚期患者体内有 200 种以上物质的水平高于正常人[1]。自从 1964 年 Yatzidis 首次应用活性炭 HP 治疗尿毒症以来,世界各地学者纷纷就其临床价值进行了研究。结果表明,血液灌流可以清除很多与尿毒症有关的物质。活性炭能够吸附肌酐、尿酸、胍、酚、吲哚、中分子物质(相对分子质量在 300 ~ 5 000 之间的多肽类物质的总称)和其他一些物质(如氨基酸、激素等),但不能清除尿素氮、水及电解质(钠、钾、氯、磷、氢离子等),因而临床上不能单独用于尿毒症治疗。在短期的临床观察报道中,除 Yatzidis 认为 HP 能够改善尿毒症患者心包炎、嗜睡及胃肠症状外,其他学者均未有类似的发现。对于金属过量综合征(metaloverload syndrome)的治疗,研究发现,短期加用 HP 借以清除铁-去铁胺复合物和铁-铝复合物,有一定效果。Stefoni 等研究了 HD + HP 联合治疗对长期血液透析患者每周透析时间的影响,他们对 5 例每日尿量为 350 ml 的患者采用每周 2 次 HD + HP 联合治疗代替 3 次 HD,结果发现患者血肌酐、尿素、尿酸等水平均明显改善,且患者一般情况良好,认为联合治疗可缩短患者总的血液净化治疗时间,将对个人、家庭和社会带来莫大的益处。另外还有学者报道,长期应用 HP 能改善神经传导速度,减轻瘙痒和缓解心包炎,并可改善周围神经病变及血液高凝状态。Manln 等比较了单纯透析与 HD + HP 联合治疗渗出性心包炎的疗效,结果表明单纯透析组心包炎恢复需 16 ~ 28 天,需透析 14 ~ 35 次;而 HD + HP 联合组,症状的恢复只需 6 ~ 20 天,透析次数减少到 4 ~ 14 次,提示 HP 明显缩短了尿毒症心包炎的恢复时间并减少了透析次数。

由于 HP 单独使用并不能完全控制尿毒症的症状,而且不能清除水分,因此必须将 HP 与血液透析或与超滤装置联合使用以治疗尿毒症,从而取长补短,起到减少透析次数和透析时间的作用。将血液灌流和血液透析串联,可使肌酐和尿酸清除率显著高于两者单独使用。若用于中分子物质相关症状的改善来评价,如尿毒症周围神经炎、尿毒症性心包炎等,则能够起到明显的缓解作用。理论上讲,由于肽类物质中含有离子性基团和一定的疏水性基因,可采用离子交换树脂或吸附树脂对其进行吸附;研究证实吸附树脂的效果较好,并且以苯乙烯为基本原料采用后交联技术制成的大孔吸附树脂,如 X3、HA 等,对尿毒症患者血液中的中分子物质的吸附率较大。

对尿毒症毒素的清除率,血液透析 + 血液灌流(HD + HP) > 血液透析滤过 > 血液滤过 > 血液透析,作为组合型人工肾(HD + HP)已经成为清除尿毒症毒素的首选治疗方式。Winchester 等报道了 HD + HP 对瘦素的清除,他们发现单次治疗可降低瘦素浓度的 32%,每周 3 次,每次 300 分钟,持续治疗 3 周后较原来下降了37%。国内娄探奇等比较了不同血液净化技术对慢性肾衰竭维持性HD患者血清瘦素的清除,发现用HA型血液灌流器与透析器联合使用能够有效地清除瘦素,平均单次清除率为39.92%,清除率明显高于血液透析和血液透析滤过,单次清除率稍高于国外报道的32%。实验结果表明,在普通透析基础上加用HP,能有效清除中分子物质β_2-微球蛋白,生物相容性指标也比较满意,从而使轻中度淀粉样关节病变患者关节疼痛减轻,关节活动能力改善,且手关节骨囊肿较前缩小,是一种较好的治疗方法。关于不同透析方式对PTH的影响目前也有些报道,腹膜透析患者PTH水平明显低于HD患者,提示腹膜透析清除PTH的效率可能高于HD,还发现高通透性透析能有效降低血磷、升高血钙,长期治疗可以改善骨代谢。王成等报道HD+HP治疗慢性肾衰竭能有效清除PTH,缓解皮肤瘙痒症状,血液透析滤过也能有效清除PTH,缓解皮肤瘙痒症状,而HD不能有效清除PTH,也不能有效缓解皮肤瘙痒症状。

三、肝脏疾病

(一)高胆红素血症

高胆红素血症是临床上一种常见且难治的病症,一直是医学研究的重要课题。高胆红素血症是急、慢性重型肝炎患者主要的病理生理改变之一,高胆红素可使线粒体氧化偶联作用脱节,影响脑细胞能量代谢,临床可导致肝性脑病。胆盐可刺激迷走神经抑制心脏传导并可引起肾小管发生胆栓,造成肾功能损害,是患者死亡的主要原因之一。所以临床对高胆红素的处理尤为重要,而临床重型肝炎患者高胆红素消退有赖于肝脏功能的恢复,常规药物治疗效果不明显且缓慢。近年来,随着人工肝技术的发展,胆红素吸附技术开始应用于高胆红素血症的治疗,对血浆中的胆红素和胆汁酸有很强的吸附作用。

高蕾等[2]观察了BL-300血浆胆红素吸附柱对重型肝炎患者血浆中胆红素和胆汁酸吸附前后的浓度变化。结果发现血浆中总胆红素、直接胆红素和总胆汁酸下降幅度约为51.5%、52.3%和57.8%。该法既能避免灌流对血液红细胞等有形物质的破坏,又能防止患者自身血浆中有用物质的丢弃,因而不需要补充异体血浆。因此,血浆灌流可改善患者体内环境,却没有其他Ⅱ型人工肝支持疗法的不良现象如溶血、致病原感染(血浆置换输入血制品)或过敏反应(血浆置换输入异体血浆)等,是目前清除体内胆红素的有效方法。

向德栋等[3]对30例高胆红素血症患者用BS-330灌流,另一组用AR-350灌流,治疗前后总胆红素、直接胆红素和间接胆红素都有明显的下降。

(二)肝性脑病

肝性脑病(hepatic encephalopathy,HE)传统观点认为是严重肝病引起的、以代谢紊乱为基础的中枢神经系统失调的综合征,其主要临床表现包括神经和精神方面的异常,如意识障碍、行为失常和昏迷。1998年第11届国际消化病大会后,将定义中的“严重肝病”改为“严重的肝功能失调或障碍”并按此原则将HE分为A、B、C三型:A型称急性肝衰竭相关的肝性脑病;B型是存在明显门-体分流而无内在肝病的脑病;C型是与肝硬化及门脉高压和(或)门-体分流相关的肝性脑病。过去将无明显HE临床表现和生化异常,但精细的智力测验和(或)电生理检测可发现异常的情况称为亚临床性肝性脑病(subclinical HE,SHE)或隐性HE(latent HE),亦称轻微HE(minimal HE,MHE),以表示HE的一个阶段。肝性脑病是临床常见的、严重的疾病,其发病机制目前尚未完全阐明,通常认为肝性脑病的出现与血氨增高、假性神经传导递质、芳香族氨基酸增高及血液中支链氨基酸和芳香族氨基酸的比例失调等因素有关。

HP可以清除血中氨、假性神经传导递质(如羟乙苯乙醇胺)、游离脂肪酸、酚、硫醇、芳香族氨基酸,并可提高支链与芳香族氨基酸的比例,使脑脊液中cAMP的含量增加,因而用来治疗肝昏迷。1972年张氏首先将活性炭HP用于治疗肝性脑病,抢救1例Ⅳ度肝昏迷患者获得成功,使患者意识都有不同程度的改善或恢复;此后应用这一技术治疗暴发性肝衰竭也取得了可喜的疗效。经治疗65%的Ⅲ度肝性脑病患者意识均能恢复,认为是HP清除了某些导致肝昏迷的物质,见表14-6-3。

表 14-6-3　血液灌流清除的与肝性脑病有关的物质

氨基酸	辛酸
芳香族氨基酸	N-戊酸
氨	葡萄糖
胆汁酸	硫醇
胆红素	中分子物质
钙	去甲肾上腺素
凝血因子	Octopamine
环磷酸腺苷	酚类
多巴胺	蛋白结合分子
肾上腺素	Na^+-K^+-ATP 酶抑制物
脂肪酸-油酸，乙酸	

Gazzard 的观察结果发现灌流后肝昏迷患者血浆芳香族氨基酸（主要是蛋氨酸）浓度下降，HP 治疗生存率为 38%，而未接受 HP 治疗的生存率仅为 10% ~15%；Gelfand 等用丙烯酸水凝胶包裹活性炭进行 HP 治疗 10 例Ⅳ度肝昏迷患者，结果 9 例恢复神志，4 例存活，血氨下降 23%，血芳香族氨基酸如苯丙氨酸、酪氨酸以及组氨酸减少 29% ~44%。灌流后血浆和脑脊液中支链氨基酸与芳香族氨基酸的比值均较治疗前增加，同时还观察到脑脊液中 cAMP 明显增加，认为可能是脑脊液中 cAMP 的升高改善了脑的能量代谢，从而使肝昏迷得到改善。另外也有人报道，灌流后血浆 Na^+-K^+-ATP 酶的抑制物减少，而这种酶的抑制物已被公认为在肝性脑病的发病中起到重要作用；而血浆芳香族氨基酸增加，至少与支链氨基酸比例失调更是肝性脑病的发病机制之一。这些失调的纠正无疑是 HP 治疗肝性脑病的基础。临床上可用大孔吸附树脂治疗黄疸，在降低胆红素上取得了良好的临床效果。国内学者证实，NK-110 树脂具有优良的吸附性能，每克的最大吸附胆红素量达 24.8 mg，临床试用证明黄疸患者胆红素自 15 mg 降至 7.4 mg。袁萍等用大孔树脂进行血液灌流，发现能够降低患者血液中胆红素水平，吸附剂对胆红素的特异性吸附为 22% ~51%。

然而，HP 的预期效果是要清除毒素、逆转昏迷、提高存活率，但迄今为止，HP 除对部分患者能逆转昏迷之外，尚未有报道证实能提高存活率，也未能达到像血液透析治疗尿毒症的效果。有人认为，如肝性脑病在Ⅲ级时即进行灌流将比Ⅳ级时存活率高，这可能与Ⅳ级昏迷时大脑及脑干水肿致脑疝形成难以逆转有关。急性暴发性肝衰竭的存活率因年龄、病因、昏迷等级及其他因素而有所不同，所以很难找到一个合适的对照组以证实 HP 的效果。而且，理想的灌流时间和次数也尚未确定。有人认为，每 12 小时 1 次 HP 较符合肝性脑病时毒性物质从脑中转移到血流的速度。由于活性炭不能吸附所有引起肝性脑病与蛋白结合的物质，因此有人建议采用树脂灌流治疗。但与尿毒症一样，肝性脑病由多种因素所致，HP 并不能解决所有问题。血液灌流治疗肝性脑病的适应证主要是暴发性肝衰竭，早期（Ⅲ级）应用可提高存活率。

急性肝衰竭的患者常发生多器官功能衰竭，这与细胞因子产生的增加有关。英国学者 Hughes 等用含有人肝细胞的体外肝辅助设备进行血液灌流，治疗 12 例急性肝衰竭患者，取得了较好的效果。国内韩氏等用 HP、HD 联合，治疗肝肾综合征，认为这种联合治疗能够清除患者体内内毒素、中分子物质、硫醇、血氨等，减轻肾血管收缩，增加肾血流量，改善肾功能；在治疗的同时补充支链氨基酸、凝血因子、免疫球蛋白等，有利于肝功能恢复，减少出血、低血压等不良反应，部分患者可达到长期存活。

四、炎性疾病

这里讲的炎性疾病包括微生物引起的炎症（infection），也包含非微生物性炎症（inflammation）。

（一）重症急性胰腺炎

重症急性胰腺炎（severe acute pancreatitis，SAP）起病急，病情凶险，常合并多器官功能衰竭，死亡率高，且发病有逐年增加趋势。一般采用常规综合治疗方法，包括禁食、胃肠减压、解痉止痛、抑制胰腺分泌、维持水电解质平衡、肠道外营养、有效抗生素应用以及活血化瘀改善胰腺微循环等治疗，治疗时间长，病死率高，疗效不够理想，随着对重症胰腺炎发病机制及病理生理的进一步深入认识，血液灌流成为治疗重症胰腺炎的新的有效手段。

重症急性胰腺炎是多种致病因素引起胰腺腺泡损伤，释放活性酶激活单核、巨噬细胞及中性粒细胞，释放大量炎症细胞因子。急性重症胰腺炎早期，高胰酶血症和炎性介质，如IL-1、IL-6和TNF-α等经门静脉和胸导管进入血液，可以介导组织损伤，引起微循环紊乱和多器官功能衰竭。杨林等的临床研究显示，血液灌流治疗组较对照组，可明显降低重症急性胰腺炎患者死亡率，证实血液灌流对重症急性胰腺炎有较好疗效。血液灌流可吸附并清除血液中的炎性因子，保持人体内环境稳定，也起到防治多器官功能衰竭的辅助作用，最终为重症急性胰腺炎的康复赢得宝贵时间。在常规综合治疗的同时，及时应用血液灌流治疗，能显著提高疗效，降低病死率。

急性胰腺炎合并内毒素血症率很高，Bose等的研究发现85%（17/20）的急性胰腺炎患者合并内毒素血症。内毒素是单核巨噬细胞的强烈激活剂，诱导炎性细胞因子的产生。国内外的研究均证明内毒素血症与急性胰腺炎的严重度密切相关，内毒素血症可能在胰腺炎重症化及MODS发生发展中发挥重要作用。目前在血液灌流治疗SAP方面，国内外进行了较多的动物实验研究，但仍在对吸附剂进行探索，尚未达到十分满意疗效。对PMX-F吸附柱血液灌流研究较多，效果也较好，特别是在急性胰腺炎合并内毒素血症治疗上效果明显，但其昂贵的价格，使其临床应用受到限制。

（二）脓毒症

G^-杆菌脓毒症的治疗在临床上一直是一个相对棘手的问题，一般认为导致脓毒症及脓毒症休克的主要物质是细菌的内毒素及宿主产生的炎症介质（如TNF-α、IL-1、IL-6等）。早在20世纪70年代就有作者报道用活性炭、树脂等材料来清除血中内毒素（endotoxin，ET）等毒性物质。20世纪80年代开始对ET血症血液灌流吸附治疗的研究报道明显增多，并取得了一定的突破。

目前血液灌流治疗脓毒症方法主要有三种，包括非选择性吸附[4]，用带正电荷的固定于聚苯乙烯衍生纤维的多黏菌素B选择性地吸附[5]以及用固定于微球上的抗内毒素抗体特异性地吸附[6]。

（三）内毒素及内毒素血症

细菌内毒素是革兰阴性杆菌细胞壁外层上的特有结构，在生理pH条件下带负电荷，主要化学成分为脂多糖（lipopolysaccharide，LPS）。脂多糖可分为两类：光滑型和粗糙型。光滑型脂多糖主要由O-特异性侧链、核心多糖和类脂A三部分组成；粗糙型脂多糖主要由核心多糖和类脂A组成。

O-特异性侧链由内毒素最外层的20～40个重复单位组成，每个重复单位由3～7单糖分子构成。其单糖包括戊糖、氨基戊糖、己糖、氨基己糖、脱氧己糖等，单糖的种类、位置和排列顺序和空间构型因菌种不同而异，其多样性决定了不同的革兰阴性细菌的抗原特性；核心多糖的变异性较小，位于类脂A和O-特异性侧链（内层）之间，在结构上分为内核心和外核心。外核心含有数种己糖，包括葡萄糖、半乳糖、乙酰氨基葡萄糖等组成。内核心含有庚糖及特殊的酮糖（3-脱氧-D-甘露糖-辛酮糖，KDO）。这部分结构对不同菌株的LPS基本相似，而且KDO是以不耐酸的酮糖链与类脂A的氨基葡萄糖连接，是构成内毒素脂多糖的核心部分；类脂A（lipid A）位于LPS分子结构的外层，是由氨基葡萄糖、磷酸和脂肪酸组成，故称之为糖磷脂，是内毒素结构中最为保守的部分。类脂A具有疏水性和亲水性的双相性，可从O-特异侧链及核心多糖分离出来，游离的类脂A可自身凝聚成大分子的复合体而难溶于水，并具有生物活性。类脂A是内毒素多种生物活性或毒性反应的主要基团。该基团没有种属特异性，所以各属细菌的类脂A结构雷同，其毒性反应相似，如发热、血流动力学改变、弥散性血管内凝血，致休克等。

内毒素血症是与受染患者（或动物）病灶中的细菌向血液中释放内毒素的量，或者相当大量的被内毒素污染的液体输入了患者（或动物）体内有关。内毒素主要通过刺激单核细胞和巨噬细胞，使其产生白细胞介素-1（IL-1）、肿瘤坏死因子（TNF）、干扰素（IFN）、巨噬细胞炎症蛋白-1（MIP-1）、白细胞致热原（LP）和睫状体促神经因子（CNTF）等细胞因子而致病。这些细胞因子可引发炎症反应和致死性休克。

正常炎症反应可以防止组织损伤扩大、促进组织修复，是正常机体防御系统的一部分。严重创伤和感染性因素可以诱发初期的炎症反应，但由于机体产生的多种炎症介质所形成的瀑布效应，可使炎症反应扩大甚至失去控制，进一步发展可导致多器官功能障碍综合征(MODS)。

内毒素血症的治疗依据是消除或减少内毒素的来源，结合或清除内毒素及以多种因子同时阻断LPS-细胞因子级联反应中的不同部位，并注意保护脏器功能。目前对内毒素血症的药物治疗效果不佳，血液吸附疗法治疗内毒素血症已经取得明确疗效。

(四)内毒素吸附柱

1. PMX-F(polymyxin B-immobilized fiber column) 多黏菌素B是一种环形碱性亲脂性肽类抗生素，属阳离子表面活性剂，能破坏革兰阴性菌外膜和质膜的通透性，其携带的二氨基丁酸阴离子残基能够与类脂A的一磷酸或二磷酸基等离子结合，改变类脂A的立体构象。日本东丽医疗公司开发的产品Toraymyxin PMX-20R(图14-6-1)，是专用于吸附内毒素的全血灌流吸附柱。PMX-20R的吸附剂以微孔聚苯乙烯纤维(平均直径为30～40 μm)作为载体，多黏菌素B通过氨甲基化反应，与纤维上α-氯乙酰胺甲基形成共价键，固载到载体纤维上作为配基。1 g纤维黏附7 mg多黏菌素B，结合稳固，不会脱落，安全且生物相容性好[7]。其吸附机制在于类脂A与多黏菌素B之间的静电作用和疏水作用(图14-6-2)。

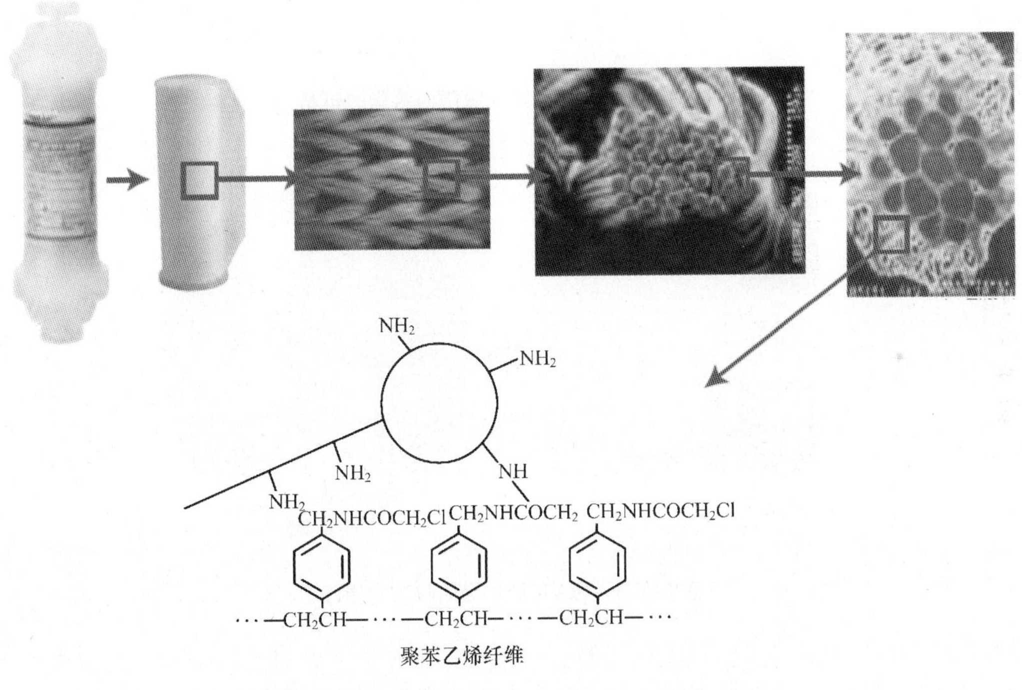

图14-6-1 PMX-20R吸附柱及微孔聚苯乙烯纤维

PMX-F用于治疗脓毒症和多脏器功能不全(MODS)，治疗后患者血压升高，体温下降，内毒素水平下降，心脏指数和外周血管阻力改善，肺氧合能力提高，显示出用于重症全身性感染治疗的良好前景。

2. MATISSE吸附柱 MATISSE是一种新的内毒素吸附系统(图14-6-3)，它包括Fresenius血液吸附机4008 ADS和一个MATISSE吸附柱。MATISSE吸附柱所用的吸附剂以大孔聚甲基丙烯酸酯微球作为载体，以人血白蛋白作为配基，直接进行血液灌流，能够有效地清除血清内毒素。纯化的人血白蛋白含有较多的阴离子基团，将其共价交联在大孔聚甲基丙烯酸酯微球上，与脂多糖、类脂质A、细胞因子如TNF、IL-6有较高的亲和力，可直接用于吸附SIRS患者全血中的内毒素和炎症因子[8]。

Zimmermann等进行了MATISSE的1期临床试验，共选择了6例外伤或手术后G^-菌感染脓毒症的患者，结果表明用人血白蛋白进行体外循环内毒素吸附治疗安全且耐受性良好，未发现与吸附器有关的不良反应，患者的血清内毒素水平降低明显。Staubach等报道MATISSE的2期临床试验，将145例G^-菌感

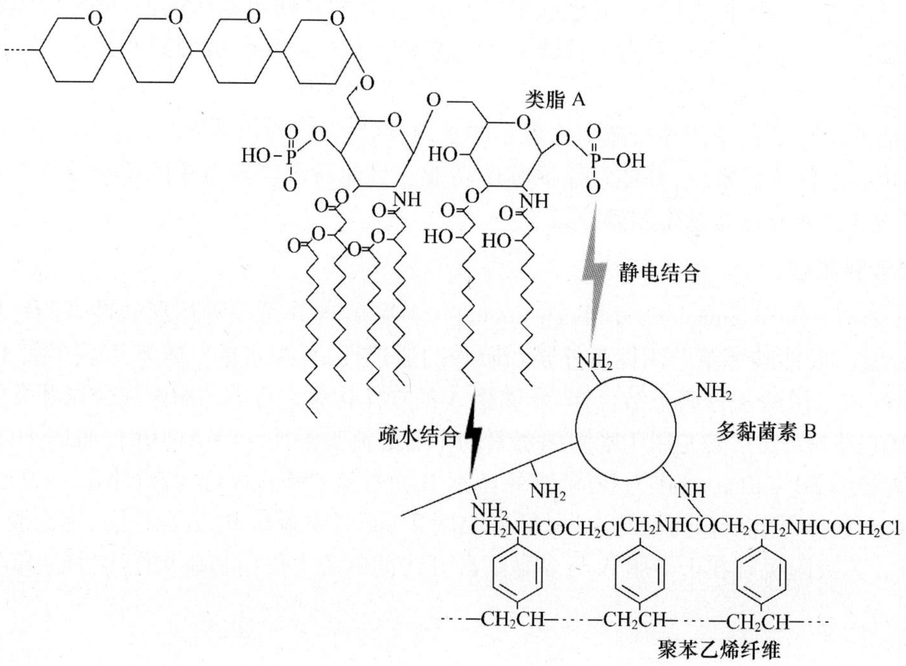

图 14-6-2 多黏菌素 B 吸附内毒素的机制

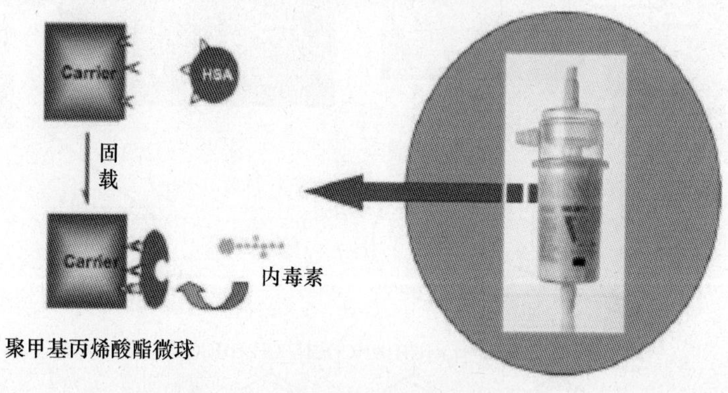

图 14-6-3 MATISSE 吸附柱工作原理

染脓毒血症的患者进行开放、对照、前瞻性、随机、多中心的临床研究。将患者随机分为接受标准的脓毒血症治疗和标准治疗加内毒素吸附治疗。结果显示，内毒素吸附组患者较标准治疗组住 ICU 的天数缩短，器官功能得到改善，肾脏功能恢复更好。

五、风湿免疫疾病

(一)系统性红斑狼疮

系统性红斑狼疮是一种免疫系统疾病，它是由于淋巴细胞的病理性活化、多种自身抗体的产生、循环免疫复合物生成及补体系统的激活，导致全身多个脏器受累，并出现功能损害。狼疮性肾炎是严重的内脏系统损害之一，也是较常见的死亡原因之一，单纯给予激素加免疫抑制剂等药物治疗有时难以在短期内控制病情。免疫吸附疗法是近年来发展的新型血液净化疗法，也是一种高选择性的免疫治疗新技术。它可以快速清除血浆中的异常免疫复合物，减少补体激活产物及炎症介质，从而快速有效地缓解病情。2001 年，根据 Braun 等在欧洲第一届 IA 研讨会上报告，用 IA 治疗 10 例对常规免疫抑制剂治疗抵抗的

SLE 患者,结果显示其中 7 例在治疗后 3 周内病情缓解,CIC 和致病性免疫球蛋白迅速下降,尿蛋白显著减少[9]。

国内汤颖等[10]用丽珠医用生物有限公司生产的 DNA280 免疫吸附柱治疗 30 例 SLE,经单次血液吸附治疗后,患者的 ANA 和 ds-DNA 抗体滴度明显下降($P<0.05$)。受试者于治疗 3 次后 1~2 天内均表现出不同程度临床症状及体征改善情况,其中包括:患者体温均有下降,关节疼痛消失或明显减轻;患者颜面皮肤红斑、双手指红肿均有不同程度的好转;牙龈出血消失,患者自觉精神状态好转。并认为其适应证范围主要为体内自身抗体滴度过高、激素和免疫抑制剂治疗效果欠佳以及不能耐受激素和免疫抑制剂治疗的患者。

(二)类风湿关节炎

类风湿关节炎(rheumatoid arthritis,RA)是一种以关节滑膜炎为特征的慢性全身性自身免疫性疾病。病变可侵袭全身各处关节,呈多发性和对称性,可导致关节内软骨和骨的破坏,关节功能障碍甚至残疾。类风湿因子(RF)在 RA 全身病变的发生上起着重要的作用。RF 本质是一种免疫球蛋白,属于一种自身抗体,在类风湿关节炎患者血液中呈阳性反应。类风湿关节炎的治疗一直是医学上的一个难题,一般疗法和药物治疗很难达到理想效果。

美国风湿病学会(ACR)发表的 2002 年修订的 RA 治疗指南中已将免疫吸附治疗列为 RA 的治疗方法之一[11]。Wiesenhutter 等[12]报道了前瞻性治疗 11 例难治性 RA 患者 24 周的结果,患者在 9~12 周接受 Prosorba 蛋白 A 吸附柱治疗 12~15 次,以 Paulus 标准评价,第 13 周时有 9 例缓解达 50% 以上;按照 ACR 标准,其中 2 例在第 12 周和第 28 周达到临床缓解,而且分别持续了 6、5 个月。1999 年 Caldwell 等[13]报道 15 例难治性 RA 用 Prosorba 治疗的结果,这些患者均对 2 种或 2 种以上 DMARDs 耐药,治疗每周 1 次,共 12 周。其中 14 例完成全部 12 次治疗,1 例由于肺炎完成 10 次治疗;第 16 周时 9 例患者缓解达 50%(Paulus 标准)。Furst 等[14]进行的一项多中心随机双盲对照试验证实了以上两项研究的结果,3 期临床试验共 99 例患者参加,平均病程 15.4 年,进入研究时平均使用过 5 种 DMARDs。治疗共进行 12 周,疗程结束后随访 12 周,完成全部治疗的患者中达到 ACR 缓解标准者分别为 Prosorba 组 41.7% 和对照组 15.6%($P<0.005$);参加试验的全部患者中对治疗有反应的分别为 Prosorba 组 28.9% 和对照组 10.6%($P=0.005$)。Prosorba 治疗明显优于对照组,不良反应两组差异无统计学意义。

(三)临床常用的免疫吸附柱

临床常用的吸附柱见表 14-6-4。

表 14-6-4 应用于临床的免疫吸附柱

制造商	商品名	吸附剂(配基-载体)	吸附原理
Asahi Medical	Immusorba PH	苯丙氨酸-PVA 凝胶	静电结合和疏水结合型
Asahi Medical	Immusorba TR	色氨酸-PVA 凝胶	静电结合和疏水结合型
Kaneka	Selesorb	硫酸葡聚糖-纤维素球	静电结合型
Fresenius	Prosorba	蛋白 A-硅凝胶	Fc 段结合型
Fresenius	Immunasorba	蛋白 A-琼脂糖凝胶	Fc 段结合型
Fresenius	Miro	猪血浆 C1q-聚羟甲基丙烯酸微球	补体结合型
Kuraray	Medisorba MG	乙酰胆碱抗体受体-纤维素球	抗原-抗体型
Therasorb Medical System	Ig-Therasorb	抗 Ig 抗体-琼脂糖凝胶	抗原-抗体型
Therasorb Medical System	LDL-Therasorb	羊多克隆抗人 LDL 抗体-琼脂糖凝胶	抗原-抗体型
Podard	LDL-Lipopak	羊多克隆抗人 LDL 抗体-琼脂糖凝胶	抗原-抗体型
Fresenius	Coraffin	PDCM349 + PDCM075 多肽-琼脂糖凝胶	抗原-抗体型
Fresenius	Globaffin	PGAM146 多肽-琼脂糖凝胶	抗原-抗体型
珠海丽珠生物材料有限公司	DNA 免疫吸附柱	DNA-炭化树脂	抗原-抗体型

1."Immusorba TR-350"和"Immusorba PH-350" 日本旭化成医疗公司有两种血浆吸附免疫吸附柱产品,即"Immusorba TR-350"和"Immusorba PH-350",吸附剂以交联聚乙烯醇(PVA)为载体,固载上特殊的疏水氨基酸(色氨酸和苯丙氨酸)作为配基[15](图 14-6-4)。两种吸附剂均通过静电作用和疏水作用的原

理清除目标致病物质，如图 14-6-5 所示，其中色氨酸对抗乙酰胆碱受体抗体具有较高的选择性吸附。TR-350 1 ml PVA 凝胶交联 60 μmol 色氨酸，凝胶表面羟基密度为 5.4 μmol/ml，表面积为 25 m^2/ml；苯丙氨酸对类风湿因子及抗 dsDNA 抗体具有较高的选择性，PH-350 1 ml PVA 凝胶交联 42 μmol 苯丙氨酸。"Immusorba TR-350S"和"Immusorba TR-350"具有相同的体积，Immusorba TR-350S"降低了色氨酸的固载量，同时减少了吸附剂对纤维蛋白原的吸附。"Immusorba TR-350"和"Immusorba PH-350"均为一次性使用，治疗时不能再生和复用，吸附率随血浆处理量的增加而减少，限制了每次治疗的血浆处理量（通常处理的血浆量为 3 000 ml）。

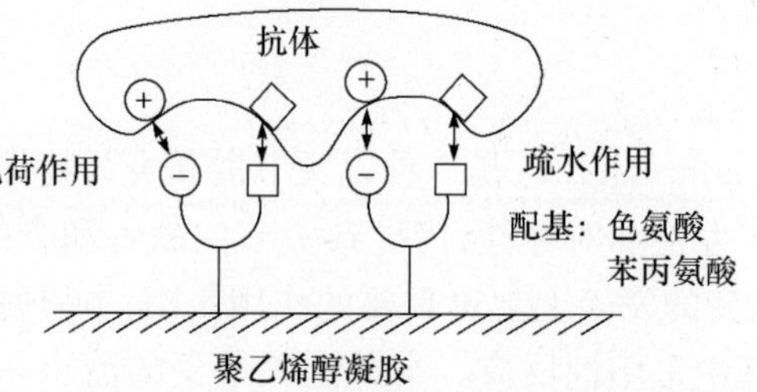

图 14-6-4　TR 和 PH 吸附剂的结构示意图
（颗粒粒径约 100 μm，孔径约 0.05 μm）

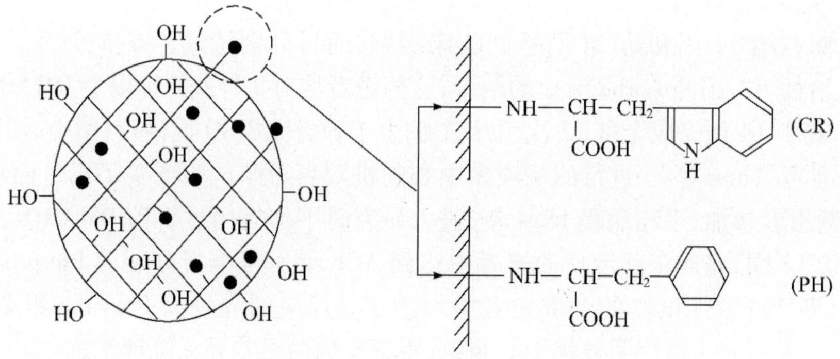

图 14-6-5　TR 和 PH 吸附原理示意图

两种吸附柱在临床上可用于很多自身免疫疾病的治疗，PH-350 适用于 GBS、类风湿关节炎、SLE、多发性硬化（multiple sclerosis，MS）和慢性炎性脱髓鞘性多发性神经根炎（chronic inflammatory demyelnating polyneuropathy，CIDP）等。TR-350 适用于多发性硬化，也可用于重症肌无力、GBS、CIDP 和肾移植受者群体反应性抗体（PRA）增高等[16]。副作用很少发生，有可能发生一过性的过敏反应，有低血压、头痛、恶心、呕吐、胸痛、腹痛等。

2. 蛋白 A"Immunasorba"和"Prosorba"免疫吸附柱　参见第十一章十一节。

3. Selesorb　一般认为，抗双链 DNA（ds-DNA）抗体在 SLE 的发病机制中起重要作用，而抗 DNA 抗体与聚阴离子分子之间可以发生交叉反应。因此，从理论上来说可以用聚阴离子吸附剂吸附体内抗 DNA 抗体，从而达到治疗 SLE 的目的。Aotsuka 和 Yokohari 筛选了多种能吸附抗 DNA 抗体的配基，结果表明硫酸葡聚糖对抗 DNA 抗体的吸附能力最强。基于前人理论和实验研究，日本 Kaneka 公司发明了 Selesorb 免疫吸附柱（图 14-6-6），以纤维素微球作为载体，固载上硫酸葡聚糖，制成吸附剂，利用静电作用，吸附 SLE 的抗 ds-DNA 抗体，用于 SLE 的治疗。

Selesorb 治疗系统包含两支 Selesorb 吸附柱，每支吸附柱有 150 ml 吸附剂。当第一支吸附柱处理血浆量达到 500 ml 时，将血浆引向第二支吸附柱，同时第一支吸附柱开始解吸再生，解吸液选用林格溶液（Ringer's solution）。与 Immunosorba 相似，通过监视系统（MA-01）的电脑程序控制连续性冲洗-吸附。一般来说，每次治疗血浆处理量约为 4 000 ml。

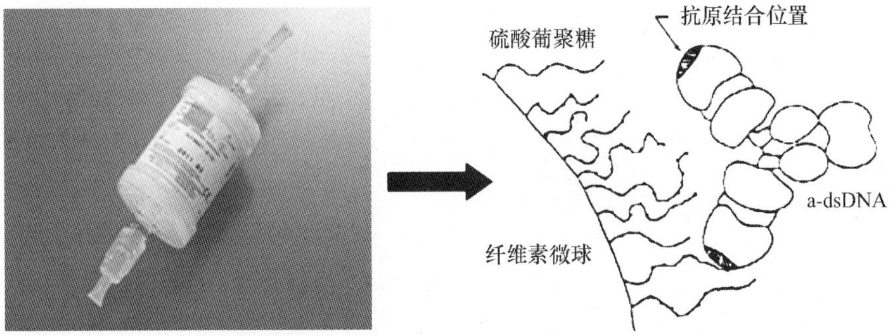

图 14-6-6 Selesorb 吸附柱及吸附原理

Suzuki 报道了用 Selesorb 吸附柱治疗 19 例 SLE,平均每人治疗 3.7 次,平均每天使用脱氢皮质醇的剂量为 38 mg。SLE 疾病活动指数下降明显,从 10.2 下降到 4.5,且指数水平能维持 1 周时间[17]。

4. MIRO C1q 吸附柱(商品名"Miro")内装有 300ml 吸附剂,吸附剂由猪 C1q 通过共价键固载到多孔甲基丙烯酸酯微球上制得。C1q 是补体 C1 的组成成分,属于糖蛋白类,相对分子质量为 460 000,具有胶原样片段和球形片段(图 14-6-7)。C1q 能吸附 IgG、IgM 复合物、纤维蛋白原、脂多糖、DNA、C 反应蛋白等。C1q 和胶原片段也是自身抗体的靶抗原,可用于清除抗 C1q 抗体及其抗体形成的免疫复合物。C1q 吸附柱第一次应用于临床治疗 8 例 SLE 患者,治疗后活动分数下降明显(从 7 降到 4),纤维蛋白原、C 反应蛋白恢复正常范围,IgG、IgM 免疫复合物明显减少,而且没有发现副作用。

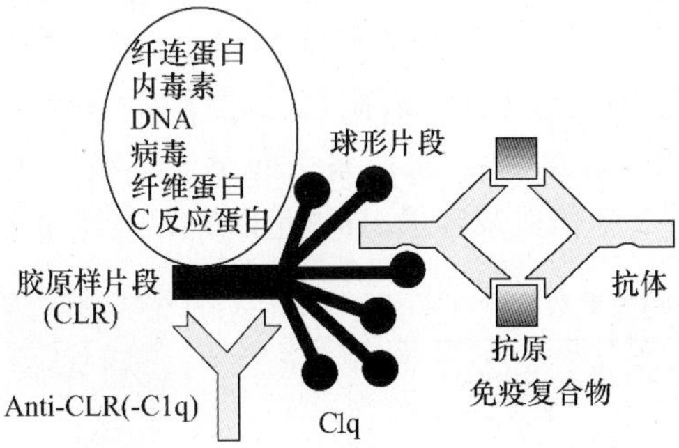

图 14-6-7 C1q 结构及吸附示意图

5. MG-50 重症肌无力(MG)患者血胶中抗 AChR 抗体分为抑制抗体和结合抗体,其中抑制抗体阻止乙酰胆碱和 AChR 的结合,引发重症肌无力各种症状。

TR350 吸附柱与抗 AChR 抗体的相互作用只是简单的物理化学亲和并无空间对位结合,对致病性抗体没有特异的选择性。因此在吸附过程中虽然降低了抗 AChR 抗体浓度,改善了肌无力症状,但也不可避免地造成其他无关抗体的吸附,这既影响了致病性抗体的去除,又干扰了机体的其他免疫功能。为了克服这一缺点,日本学者开展了针对性研究。Takamori 等的研究表明,抑制抗体主要是在 α-183-200 段起作用,他们发现鱼鳐 α-183-200 肽对抑制抗体的吸附能力比人体 α-183-200 肽强。Takamori 将固载上鱼鳐 α-183-200 肽的吸附剂用于临床,获得成功。基于以上研究,日本可乐丽公司发明了一种一次性使用免疫吸附柱 MG-50,能特异性清除体内的抗 AChR 抗体,用于重症肌无力的治疗。MG 发生机制和 MG-50 的吸附机制见图 14-6-8。MG-50 吸附剂上固载的合成肽包含了鱼鳐 α-183-200 和一些赖氨酸,赖氨酸的作用在于它可以与载体形成共价键,将配基固载到载体上[18]。

表 14-6-5 为 MG-50 产品的规格参数。亲水性纤维素球作为载体,纤维素球的孔径达到一定尺寸以保证抗 AChR 抗体的自由进入。吸附剂装量约 50ml(图 14-6-9),只有常用吸附柱的 1/7 左右,但由于吸附特异性高,50 ml 的装量已经足以吸附足量的抗 AChR 抗体。

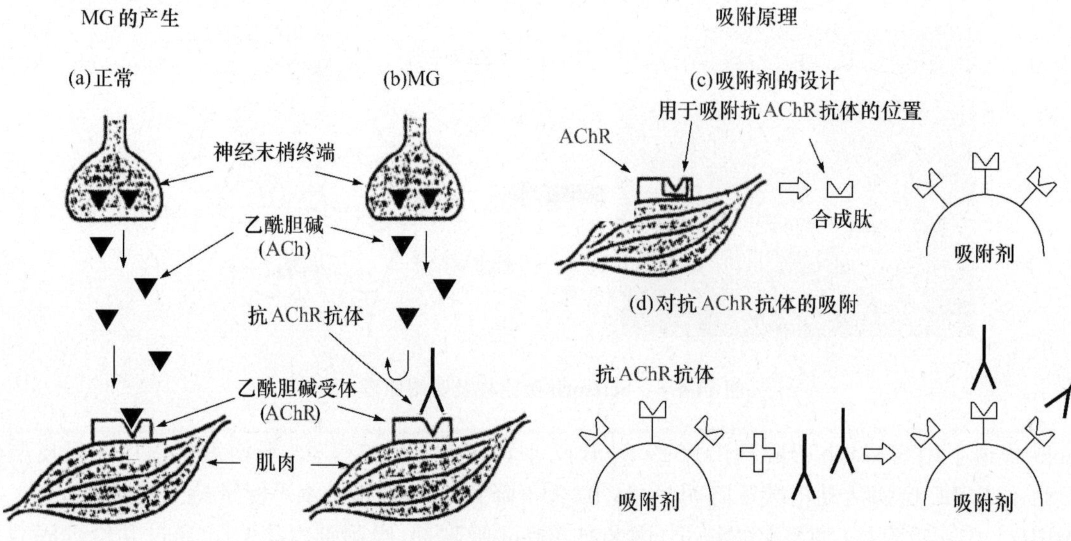

图 14-6-8 MG 发生机制和 MG-50 的吸附机制

6. Ig-Therasorb Therasorb 公司采用琼脂糖凝胶做载体,固载羊多克隆抗人 Ig 抗体,制成吸附剂,商品名为"Ig-Therasorb"。它的吸附原理是利用抗原-抗体反应,抗人 Ig 抗体吸附免疫球蛋白及免疫复合物,临床上可用于血液自身免疫疾病(如溶血性贫血、血小板减少等)、神经性自身免疫疾病(如重症肌无力、吉兰-巴雷综合征等)、风湿性免疫疾病(如 SLE)和皮肤免疫疾病的治疗[19]。Ig-Therasorb 是可再生吸附柱,治疗和使用方式与蛋白 A 吸附柱类似。患者治疗时需要两个吸附柱(图 14-6-10)。患者血液引出体外后经过血浆分离器,分离出的血浆进入一个吸附柱,经吸附剂吸附净化后的血浆与血细胞混合后再回到患者体内。当血浆处理量达到预置量时,将血浆引向第二个吸附柱,同时第一个吸附柱开始再生。一般情况下,血浆处理量为 1.5 ~2.5 倍血浆容量,具体量以患者病情而定。

表 14-6-5 MG-50 规格相关参数

吸附剂载体	多孔纤维素球(直径:250 μm)
配基	合成多肽
填充液	生理盐水
柱体材料	聚丙烯
材料尺寸	圆柱:34 mm φ × 156 mm
体积	50 ml
重量	125 g
血室容积	17 ml
灭菌方式	蒸汽灭菌

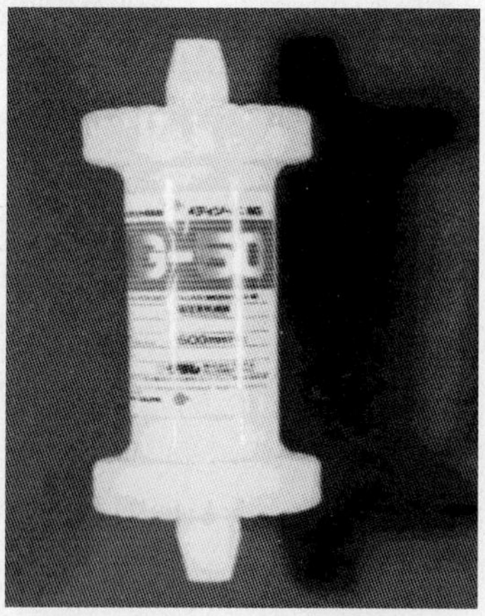

图 14-6-9 MG-50

Matic 对 602 次免疫吸附做了总结与对比性研究,结果表明 Ig-Therasorb 吸附与蛋白 A 吸附清除 IgG 是 60% ~80%,两者无显著性差别;对 IgM 和 IgA,Ig-Therasorb 吸附大约是 50%,蛋白 A 吸附是 20% ~40%;Ig-Therasorb 吸附可使血浆白蛋白浓度减少 20%,蛋白 A 吸附是 15%;Ig-Therasorb 吸附的临床应用范围与蛋白 A 吸附相近[20]。

7. DNA 吸附柱 DNA 免疫吸附柱由珠海丽珠医用生物材料有限公司和南开大学合作开发,是国内唯一的免疫吸附柱,用于全血灌流。DNA 免疫吸附柱是以 DNA 做配基,将该配基固载在炭化树脂上作为吸附剂(图 14-6-11A),以聚碳酸酯作为壳体材料制备成吸附柱。DNA 免疫吸附柱是专用于治疗 SLE

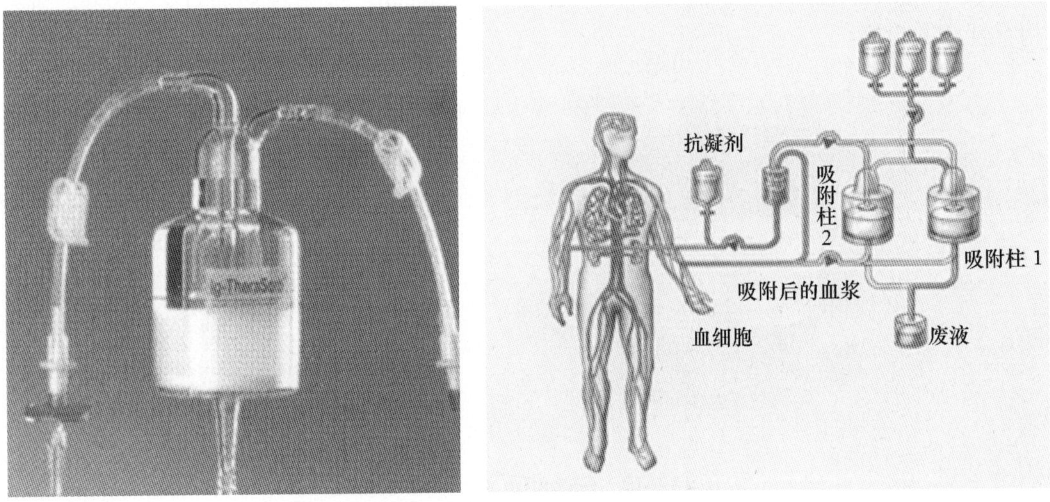

图 14-6-10 Ig-Therasorb 及治疗模式

的吸附柱，吸附机制是抗原-抗体反应，固载的 DNA 抗原可以特异性识别 SLE 患者体内抗双链 DNA(ds-DNA)抗体、抗核抗体(ANA)及免疫复合物，通过抗原-抗体反应，将患者血液中抗 ds-DNA 抗体、ANA 及免疫复合物清除(图 14-6-11B,C)，达到减缓 SLE 患者病情的目的。

中国医科大学研究了 DNA280 免疫吸附治疗儿童重症狼疮的临床疗效和安全性。DNA 免疫吸附治疗后患者的症状和体征均明显改善。ANA 抗体滴度吸附前后具有显著性差异($P<0.001$)，吸附前为(2 515.56 ±1 772.62)，吸附后为(477.89 ±272.31)；抗 ds-DNA 抗体被完全清除；免疫球蛋白 IgG 从(14.47 ±5.07)g/L 下降到(8.53 ±1.30)g/L，吸附前后有显著差异($P<0.001$)；血清补体有上升趋势，24 小时尿蛋白有下降趋势；对肝、肾功能、心肌酶谱、血清离子、血沉无明显影响[21]。

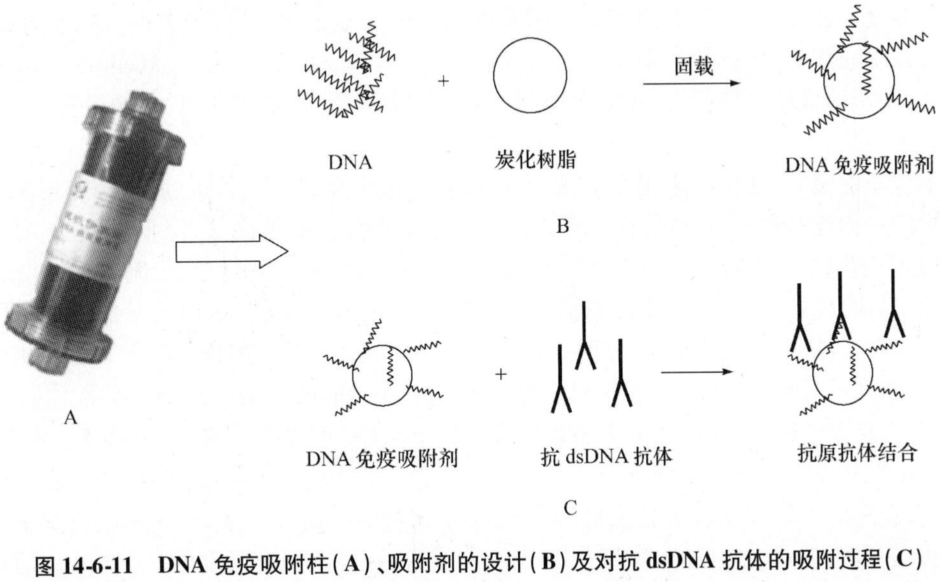

图 14-6-11 DNA 免疫吸附柱(A)、吸附剂的设计(B)及对抗 dsDNA 抗体的吸附过程(C)

8. Coraffin、Globaffin　Coraffin 和 Globaffin 是用合成多肽清除自身抗体的新一代免疫吸附柱，见图 14-6-12。Coraffin 吸附柱用于特异性清除的 β_1-自身抗体，治疗遗传性扩张型心肌病；而 Globaffin 吸附柱用于清除抗体媒介紊乱的 Ig，已有治疗类风湿关节炎、硬皮病、系统性红斑狼疮、重症肌无力等免疫类疾病的报道。Coraffin 和 Globaffin 吸附柱外形设计完全一致，所用的核心技术也类似，但它们的工作原理不同，用于吸附 Ig 的 Globaffin 临床治疗时需要 2 个吸附柱交替再生使用，治疗及再生方式与 Ig-Therasorb

相似。Coraffin 不可以再生,单个吸附柱使用。Coraffin 和 Globaffin 吸附柱均通过 ISO10993 和美国药典上生物相容性相关检测。

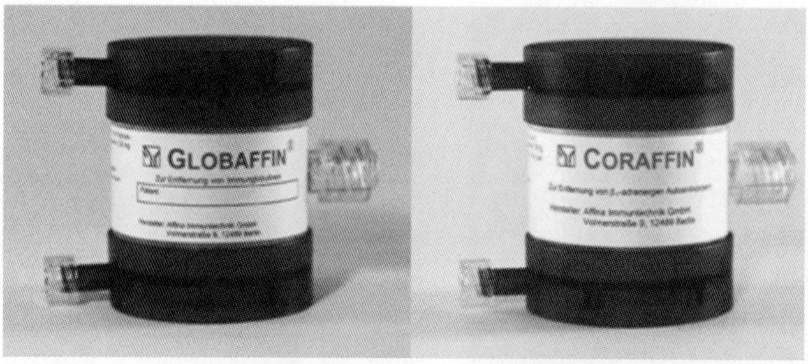

图 14-6-12 Globaffin、Coraffin 吸附柱

两种吸附柱内装有 60ml 的交联琼脂糖凝胶(Sepharose CL-4B),柱内填充液分别是 pH = 4.0 的枸橼酸钠(Globaffin)和 0.9% NaCl 溶液(Coraffin)。Globaffin 吸附柱琼脂糖凝胶载体上固载了至少250 mg的 PGAM146 多肽作为配基;Coraffin 吸附柱载体上的配基固载量远少于 Globaffin,仅固载了约为 7.5 mg 的 PDCM349 和 PDCM075,这是由抗原-抗体之间的特异性作用决定的[22]。

六、神经系统疾病

(一)重症肌无力

重症肌无力(myasthenia gravis, MG)是由乙酰胆碱受体抗体(acetylcholine receptor antibodies, AChRab)介导、细胞免疫依赖及补体参与的神经-肌肉接头处传递障碍的自身免疫性疾病(autoimmune disease, AID)。MG 患者由于肌无力症状使生活、劳动能力受到明显影响,部分患者终因肌无力危象而死亡。在 MG 患者中,乙酰胆碱受体抗体的阳性率为 60% ~ 90%,是公认的致病因子,AChRab 大部分属于 IgG,少部分为 IgM。临床上的治疗多用胆碱酯酶抑制剂、糖皮质激素、免疫抑制剂、大剂量免疫球蛋白、胸腺切除等方法。大多数患者经过上述治疗病情可以得到缓解控制,但仍有部分患者病情顽固,长期大量应用上述药物不仅不能缓解,还会产生很多不良反应,如胃肠道出血、感染、骨折、肝肾功能损害、糖尿病等。

免疫吸附疗法治疗重症肌无力取得了理想结果,能改善患者临床症状,降低血液中 AChRab 浓度。Benny 等[23]报道用蛋白 A 免疫吸附治疗 12 例 MG 患者,共进行了 27 次免疫吸附,用 20 分评分系统衡量,评分均有明显改善($P = 0.001\ 3$),未观察到有明显副作用。Schneidewind 等[24]报道的用蛋白 A 免疫吸附治疗 4 例 MG 患者,根据 Compston 分型分为 C 型和 E 型,这些患者药物治疗无效后改用免疫吸附治疗,共治疗 11 次,此后观察的 6 年中,患者完全能够胜任工作,病情均可控制。Grob 等[25]报道用免疫吸附治疗 14 例全身型 MG 患者,修订肌无力标准积分:下降 8 分,非常显著改善;下降 5 ~ 7.9 分,显著改善;下降 1.5 ~ 4.9 分,临床改善;下降小于 1.5 分,无改善。经过平均 4 次吸附治疗后,症状均有不同程度改善,第 4 次吸附后 4 天症状改善达高峰,14 例患者中 6 例改善非常显著,6 例改善显著,2 例改善。Nakaji 等[26]报道用 Medisorba MG-50 对 17 例 MG 患者进行了 77 次免疫吸附治疗,AChRab 下降 68.7%,56.2% 患者临床症状明显改善,而血浆中有用蛋白成分无下降。

(二)吉兰-巴雷综合征

吉兰-巴雷综合征(Guillain-Barre syndrome, GBS)是神经系统常见疾病之一,主要病理学特征为神经系统炎症性脱髓鞘,有相当一部分病例因病变累及呼吸肌,球肌引起周围性呼吸麻痹和吞咽困难,常危及患者生命。随着免疫学的发展,目前认为 GBS 的发生、发展与机体免疫有关。

Diener[27]对 GBS 患者行免疫吸附治疗,使用吸附柱为 IM-TR350,并与血浆置换疗法作了对比。结果免疫吸附治疗患者体内大部分 IgG、IgM 和纤维蛋白原被清除,治疗结果与血浆置换无明显差异。刘学东等[28]将免疫吸附治疗和常规治疗 GBS 的治疗效果作了对比。IA 组 1 月后 MRC 评分与常规治疗组相比有显著性差异,在半年后 Hughes 评分两组间也存在显著差异,治疗后血液中的免疫球蛋白 IgG、IgA 以及补体 C3 水平明显低于常规治疗组,总蛋白无明显变化。IA 是治疗 GBS 较为有效的方法,可明显地改善神经功能缺损状况。

七、血液病

(一)特发性血小板减少性紫癜

特发性血小板减少性紫癜(idiopathic thrombocytopenic purpura,ITP),也叫特发性自体免疫性血小板减少性紫癜(idiopathic autoimmune thrombocytopenic purpura,IATP),是一种自身免疫性出血性疾病,由于自身抗体与血小板结合,引起血小板生存期缩短。以血小板减少、骨髓巨核细胞数正常或增加伴成熟受阻,以及缺乏任何原因包括外源的或继发性因素为特征。

林伟等[29]报道了用蛋白 A 免疫吸附(IA)治疗 72 例经过皮质类固醇和脾切除两种传统方法治疗无效、血小板计数小于 $5\times10^4/\mu l$ 的顽固性血小板减少性紫癜患者,免疫吸附治疗后抗血小板自身抗体、血小板相关 Ig 和免疫复合物下降,血小板计数上升,30% 的治疗引起临时性轻到中度的恶心、呕吐等副作用。

(二)过敏性紫癜

过敏性紫癜(allergic purpura)是一种常见的血管变态反应性出血性疾病。是由于机体对某些致敏物质发生变态反应,引起广泛的小血管炎,使小动脉和毛细血管通透性、脆性增加,伴渗出性出血、水肿。临床表现主要为皮肤紫癜、黏膜出血,也可伴有皮疹、关节痛、腹痛及肾损害。

南京军区总医院儿科将血液灌流技术用于儿童过敏性紫癜的治疗,所用吸附柱为丽珠医用生物材料有限公司开发的 HA280 型血液灌流器,4 例过敏性紫癜患儿经过 3 次灌流后,皮疹消退,无复发,疗效满意[30]。四川大学华西第二医院王峥研究了 HA280 血液灌流治疗(试验组、50 例)和常规治疗(对照组、20 例)儿童过敏性紫癜的疗效差异,试验组治疗后 TNF 从(3.43 ± 0.53) pg/ml 下降到(1.12 ± 0.34) pg/ml,IL-1 从(3.12 ± 0.38) pg/ml 下降到(1.41 ± 0.32) pg/ml,IL-6 从(0.44 ± 0.03) pg/ml 下降到(0.17 ± 0.01) pg/ml;而对照组 TNF 从(3.61 ± 0.27) pg/ml 下降到(2.76 ± 0.15) pg/ml,IL-1 从(2.76 ± 0.03) pg/ml下降到(2.29 ± 0.01) pg/ml,IL-6 从(0.44 ± 0.01) pg/ml 下降到(0.27 ± 0.01) pg/ml;结果表明,治疗组治疗前后各指标滴度下降明显,且与对照组的治疗效果存在显著性差异,HA280 血液灌流是治疗儿童过敏性紫癜的有效手段。

(三)血友病

血友病是一组遗传性出血性疾病,它是由于血液中某些凝血因子的缺乏而导致的严重凝血功能障碍。根据缺乏的凝血因子不同可分 A、B、C 三类。前两者为性连锁隐性遗传,后者为常染色体不完全隐性遗传。血友病应用 IA 治疗可清除抗凝血因子Ⅷ抗体或Ⅸ抑制物(抗体),控制急性出血或作手术治疗前准备。

Mansoiuri 等报道用 IA 治疗血友病患者 4 例,治疗前患者因血浆存在高滴度Ⅷ因子抑制物,而出现严重出血(血清Ⅷ因子抑制物滴度为 3 ~ 138 BU/ml),维持 IA 治疗 3 ~ 12 个月,这些患者获得 25 ~ 60 个月持续缓解时间。Bemtorp 等对 10 例血友病患者(5 例甲型,5 例乙型)行 19 次 IA 治疗,其中 8 例治疗前有严重出血危象,另 2 例试图通过 IA 诱导免疫耐受。治疗前血浆Ⅷ因子抑制物滴度 3 ~ 160 BU/ml,治疗后 9 例患者转为阴性或滴度明显降低(0 ~ 6BU/ml),以致可以用外源性浓Ⅷ因子中和。

(四)溶血性尿毒症综合征(HUS)

溶血性尿毒症综合征属于微血管性疾病,其特点是血小板减少、微血管内溶血和进行性肾衰竭,晚期出现严重高血压，甚至肺水肿和神经系统异常。肿瘤相关性 HUS（C-HUS）常出现在腺癌和丝裂霉素治疗后，通常用激素、抗血小板制剂和血浆置换无效，输血会加剧病情，推测 C-HUS 的发病机制是肾脏内皮细胞上有抗原表达，继而产生抗内皮细胞抗体，导致血栓性微血管病。有证据表明，与血小板聚集功能紊乱密切相关的血栓性血小板减少性紫癜（TTP）和 C-HUS 都是免疫介导的，血浆存在血小板相关的 IgG 和循环 IgG 免疫复合物（IgG-CIC）。检测 TTP 和 C-HUS 患者的血浆证实，免疫吸附治疗能有效清除 IgG 和 IgG-CIC。

德国学者 Borghardt 等报道 30 例 C-HUS 患者用蛋白 A 免疫吸附柱治疗，每周 3 次，每次吸附 3 个血浆容量。最后评价的 29 例中，23 例治疗后 CIC 下降，补体恢复正常，LDH 下降，表明溶血停止。血红蛋白、血小板、红细胞迅速上升，肾功能稳定或好转。6 例在完成疗程前死于肿瘤恶化或 C-HUS 并发症。Korec 等用免疫吸附治疗了 11 例化疗相关的 C-HUS 患者，9 例 Hct 升高，其中 6 例的肾功能恶化得到控制，7 例临床缓解长达 9 个月。Snyder 等治疗的 55 例化疗相关的 HUS，25 例有效[9]。

（五）多发性骨髓瘤

多发性骨髓瘤是浆细胞异常增生的恶性肿瘤，常伴有多发性溶骨性损害、高钙血症、贫血、肾脏损害，而且对细菌性感染的易感性增高，正常免疫球蛋白的生成受抑。有人比较了血浆置换与蛋白 A 免疫吸附降低 IgG 免疫蛋白的效果，结果表明免疫吸附降低 IgG 效果明显优于血浆置换。1998 年，罗乐宣报道[31]了应用免疫治疗一例多发性骨髓瘤伴肾衰竭的老年男性患者，测定患者免疫吸附治疗前后血 IgG、IgA、IgM，分别由 25.37 g/L、1.61 g/L、1.67 g/L 下降至 4.43 g/L、0.51 g/L、0.31 g/L，清除率分别为 82.5%、68.3%、81.4%，患者尿量恢复，肾功能好转后停止透析，予化疗药物治疗，最后肾功能完全恢复[31-32]。

血液灌流还用于其他血液病的治疗，如自身免疫性溶血性贫血清除抗红细胞抗体，伴有白细胞抗体的白细胞减少症，Rh 血型不合等[9]。

八、顽固性高血压

顽固性高血压（resistant hypertension, refractorinis hypertension）是指用 3 种以上有效剂量的不同降压药仍不能控制到目标血压的患者，在普通人群占高血压患者的 20% ~30%[32]。在接收维持性血液透析的尿毒症患者中，自身血压调节功能减退使血压更加不容易控制，高血压非常普遍，发生率在 75% ~83%[33]，其中日本最近的资料是 77.5%[34]，美国血液透析患者高血压控制合格率仅为 30%[35]。单纯药物治疗难于达到降压目标，通常需要多方面综合治疗。透析方式的调整、充分透析、选用更有效清除毒素的透析模式，对于控制顽固性高血压也是比较有效的措施。

（一）顽固性高血压对患者生存的影响

高血压导致心血管疾病的发病率和病死率增加已是公认的事实，然而对于维持性血液透析的尿毒症患者，有些学者认为血压偏高有利于提高透析患者生存率，提出所谓“逆流行病现象”。但事实上，维持性透析患者血压的死亡风险是呈“U”形，血压过高（收缩压 >180 mmHg）和过低（收缩压 <110 mmHg）死亡率均增高，死亡率最低的是收缩压在 150 ~159mmHg 的患者[36]。高血压是左心室肥厚、冠状动脉缺血、心律失常和心力衰竭的重要因素，并且对于不同高血压类型，如收缩压增高、舒张压增高或非杓型高血压，都要有区别地对待[37]。

（二）高血压病因及发病机制

尿毒症透析患者高血压加剧或难于控制的原因是多方面的，主要有以下方面，见表 14-6-6。

1. *容量负荷增加* 因容量负荷增加造成回心血量及心排血量增多。其特征为透析前、透析初始血压高，透析中后期或结束时，血压降至正常，下次来透析又出现高血压。

2. *肾素-血管紧张素-醛固酮系统（RAAS）的激活* 因为肾脏纤维化，肾单位缺血，RAAS 系统激活，血容量下降使肾缺血进一步加重，肾素-血管紧张素分泌更多。另外，透析患者 RAAS 系统分泌的血管活性物质清除不足,血管紧张素Ⅱ(AngⅡ)结构发生变异也是加重高血压的重要原因。其特征是,透析超滤或下调干体重无效或血压反而更高。

3. 交感神经系统活性增加 交感神经系统活性增加致血管阻力增加,全身血压增高,心率增快,心室肥厚。有研究发现,当血液透析由每周3次变更为每日透析,每周总透析时间不变,或延长每次透析时间,在透析后干体重不变,细胞外液容量不变的情况下,可以改善高血压及左心室肥厚,提示反复的、大量的、快速的容量变化可以使交感神经活性增高,因此控制容量的大幅度变化,非常重要。

4. 内皮源性缩血管活性物质增加,扩血管物质减少 尿毒症毒素潴留和氧化应激都导致缩血管活性物质增多,如内皮素-1(ET-1)在尿毒症患者血浆中水平增多。另一方面是扩血管物质生成减少,如前列环素、一氧化氮(NO)合成减少。研究发现,血液透析易发生高血压的患者相对于不发生高血压的患者,内皮细胞合成和分泌NO/ET-1平衡失调,主要是ET-1水平增高,造成外周阻力增大,是导致透析时高血压的重要因素[38]。毒素清除障碍是这些患者体内血管活性物质失调的主要原因,如血浆中的毒素NO合成抑制剂,非对称性二甲基精氨酸(ADMA)是不易清除的毒素之一,其水平增多,导致NO合成减少[39]。

5. 促红细胞生成素(EPO)的应用 如果应用EPO剂量过大,血红蛋白浓度增长过快,导致血液黏稠度增加,往往易并发高血压;由于贫血导致患者长期处于高动力循环状态,但贫血纠正后,心脏收缩功能未能适应性调整,也可使血压升高;EPO还有血管收缩作用,使末梢血管阻力增加。

6. 甲状旁腺激素分泌增多 当甲状旁腺激素(PTH)分泌增多,可致细胞内钙离子增加,动脉血管床钙化增强,血管僵硬度增加,导致血压升高。如果应用活性维生素D治疗,或行甲状旁腺切除,纠正甲状旁腺功能亢进,则可以降低这些患者的血压。有人观察,在甲状旁腺切除几个月内,平均收缩压可降低9 mmHg。

7. 动脉粥样硬化 尿毒症患者动脉粥样硬化发生率极高,PTH分泌增多、钙磷失衡、氧化应激和营养不良-炎症反应-动脉粥样硬化综合征等。有观察发现应用钙浓度为1.75 mmol/L的透析液时,透析后血钙浓度明显高于透析前,血压增高明显。

表14-6-6 透析患者高血压病因及危险因素

细胞外液/容量过负荷
RAAS系统紊乱
交感神经过度兴奋
内皮依赖性血管舒张功能障碍
尿毒症毒素:ADMA、同型半胱氨酸等
遗传因素
地理/气候因素
EPO纠正贫血
继发性甲状旁腺功能亢进
钠摄入过多/透析液钠浓度过高
透析模式
患者依从性差

(三)顽固性高血压临床表现与诊断

在普通人群中,顽固性高血压主要表现为收缩压更难于控制,在美国的Framingham研究中,舒张压达标率为90%,而收缩压达标率仅为49%,而且随着年龄的增加,两者差距进一步增大[1]。在CKD患者,尽管使用了3种不同的降压药,血压达到130/80 mmHg以下的不到15%,在肾功能不全的患者,血压控制率更低。

难治性或顽固性高血压的诊断标准:使用了3种或3种以上的降压药物(包括利尿剂)规范化治疗1个月以上,血压仍不能达到收缩压低于140 mmHg或舒张压低于90 mmHg的目标[40],要排除患者服药依从性不好和“白大褂高血压”等因素。同样，血压大幅度波动，也会导致透析患者器官损害，故需动态监测血压变化，才能更真实地反映患者的血压情况，会使机体损害达最低程度。

（四）顽固性高血压常规治疗

首先要明确难治性高血压的原因，排除患者服药依从性不好和“白大褂高血压”等原因，明确有无继发性因素。过于肥胖的患者要通过适当运动减少体重，戒烟限酒也有助于降压。在有睡眠呼吸暂停综合征的患者，持续气道正压辅助呼吸也可提高对降压药物的反应性[40]。少尿或无尿的尿毒症患者要严格控制水钠的入量。合理的联合用药非常重要，在进入透析的早期患者，在有尿情况下，还要包括使用袢利尿剂，而且剂量宜加大。常用的联合用药包括 ACEI/ARB 加袢利尿剂或加钙通道阻滞剂，仍不理想可选加β或α受体阻滞剂或可乐定、肼屈嗪、米诺地尔、甲基多巴等。避免β受体阻滞剂与非双氢吡啶类钙通道阻滞剂联用；在肾功能不全而非维持透析患者使用 ACEI/ARB 要监测肾功能和血钾；在使用可乐定治疗时不能突然停药，防止撤药综合征的发生；米诺地尔有水钠潴留的作用，需与利尿剂合用[40]。还要鼓励患者在家监测血压（使用电子自动血压计，每天测 3～4 次），保持完整的记录。目前研究认为，家测血压对患者死亡风险更有预测价值[41]，根据血压动态变化精确调整用药时间及用量。目标血压尚无公认最佳值，但多数指南的目标值均<140/90 mmHg。

（五）血液（浆）吸附对顽固性高血压的疗效

维持性透析患者高血压绝大多数是由于容量负荷引起的，包括少数顽固性高血压也与容量有关，所以首先应考虑下调干体重。如果因各种原因（如透析低血压）不能达到干体重，则应延长透析时间，甚至可每次透析 8 小时。也有学者报道，进行短期每天透析、夜间透析等能更平稳地控制血压。高通量透析或透析滤过通过增加对流清除作用，也能有效清除中分子物质[10]，使血压更平稳。只有充分、合理的药物治疗，达到理想的干体重，选择合适的透析方式后仍不能控制血压者，或者证明主要是肾素依赖性高血压才可考虑应用血液（浆）吸附治疗。

1. 吸附治疗高血压的原理　研究发现几乎所有的尿毒症毒素都直接或间接与患者血压增高有关，其所导致的细胞因子表达增高、氧化应激和慢性炎症状态最终导致动脉硬化。血管收缩活性物质增加，舒张物质减少，或影响血管内皮细胞、平滑肌细胞和血小板的尿毒症毒素潴留是透析患者血压难于控制的主要原因。这些血管活性物质主要是中分子毒素或与蛋白结合毒素。肾素-血管紧张素-醛固酮、儿茶酚胺、甲状旁腺素、晚期糖基化产物（AGEs）、晚期氧化蛋白产物（AOPP）、p-甲基硫酸盐、半胱氨酸和吲哚类等。非对称性二甲基精氨酸（ADMA）和胍类物质虽然是分子水溶性毒素，但仍是难于清除的毒素。普通血液透析难于清除这些物质，致使其在体内潴留。血液滤过治疗对清除中分子物质优于普通透析，但对于大分子物质或与蛋白结合的物质，高通量透析与低通量透析效果无明显差异，而以吸附治疗效果最佳。Winchester[42]等研究证实，吸附剂可以清除患者体内的某些用高通量血液透析器无法清除的细胞因子，如 IL-6、IL-10、IL-18 和 TNF 等，能有效治疗全身性炎症反应。目前，由于缺乏特异性吸附以及存在饱和现象，使吸附治疗能力受到限制。随着越来越多的毒素被认识，有可能明确引起血压增高的某些关键毒素，可用免疫吸附的方法，将一种或多种抗特定毒素的抗体固定在吸附剂上，通过抗原抗体结合的形式，或者其他化学特异结合的形式，形成特异性吸附，将使吸附治疗更加有效控制血压。在线吸附洗脱技术的发明，可使用两个吸附柱交替循环使用，大大提高了吸附效果。

2. 吸附治疗的临床效果　Rakhmedov 等[43]在研究吸附治疗对免疫功能的影响时，最早发现吸附也能降低慢性肾炎和慢性肾盂肾炎患者的血压并改善其肾功能。这种现象被随后 Arabidze 等[44]对 130 例伴严重恶性高血压慢性肾衰竭患者的前瞻性对照研究所证实，发现吸附后血压可下降达 16%，降压药物用量减少，肾功能改善，血浆醛固酮浓度下降将近 2 倍。虽然作者也同时比较了血浆置换治疗，效果也同样理想，但因费用高，容易造成血源性传染病等，使血浆置换治疗不宜作为高血压的常规治疗手段。Grishchenko 等[45]用吸附治疗合并严重高血压的妊娠中毒综合征患者，治疗后孕妇血压下降，胎音监测和胎心监测揭示胎儿状态明显改善，孕产期均良好，说明吸附治疗能有效清除某些致高血压的物质。

国内近年来也进行了不少研究，普遍认为 HP 能降低患者血浆肾素活性（PRA）、血管紧张素（AT-Ⅱ）

和内皮素(ET)水平,NO 水平则增高。彭小梅等[46]对 21 例顽固性高血压患者给予 HD + HP 治疗,在透析 1.5 小时后,将 5% 葡萄糖液 1 000 ml 用输液管与灌流器一端相连接,将灌流器进行预充液灌流并充分排气后用专用连接管接于透析器后,HD + HP 治疗 3 小时,全身肝素化抗凝,首次肝素用量30 mg,串联灌流器后追加肝素 15 mg,以后每 30 分钟肝素泵持续泵入肝素 5 mg,治疗结束前 30 分钟停用肝素,连续治疗 3 次后恢复正常透析,结果发现,患者血压在治疗 3 ~7 天后显著下降,随后缓慢上升,4 ~6个月后部分患者血压恢复到治疗前水平;治疗后 PTH 和 AT-Ⅱ水平均有显著下降。磨红等[47]比较了血液透析滤过(HDF)和血液透析加灌流(HD + HP)对难治性高血压的治疗效果,HP 组在每周 2 次常规 HD 和 1 次 HD + HP治疗;HDF 组行每周 1 次常规 HD 治疗和 2 次 HDF 治疗,均为 4 小时透析,发现两种方法治疗 4 周后患者收缩压、舒张压、血浆 RA 和 AT-Ⅱ水平均显著降低,但在 HP 组下降更明显。也有研究认为 HP 治疗后 PRA 和 AT-Ⅱ水平不下降反而上升,这一差异可能是由于检测时间不同,有的报道是单次治疗后检测,有些是连续治疗数月后检测。叶建明等[48]用自身对照的方法比较了 30 例患者进行 HD 和 HD + HP 治疗对血管活性物质的影响及临床改善作用,采用灌流器与透析器串联的方法,灌流器串联在透析器前,透析时间为 3 小时。常规血液透析时间 4 小时,透析液流量、血流速度与串联组相同。结果发现,HD + HP 治疗后,PRA 水平升高,ET、NO 水平均显著下降。单纯 HD 治疗后 PRA、AT-Ⅱ水平均显著升高,而 NO 水平显著下降。HD + HP 与单纯 HD 治疗相比,可降低 ET、AT-Ⅱ水平,且 NO 水平下降程度相对小,故能改善透析后高血压。任永强等[49]比较了 HD、HF、HP 和 HF + HP 四种血液净化方式对患者血压、RA 和 AT-Ⅱ水平的影响,发现治疗 3 个月后,上述指标在 HD 治疗的患者无显著改变,而在另三种治疗方式的患者则均有显著下降,与 HF 治疗组相比,在 HP 和 HF + HP 治疗组下降更明显。

尿毒症患者需要同时清除小分子物质、超滤水分、纠正电解质和酸碱平衡紊乱,因此最好是 HD + HP 联合治疗。吸附器与透析器串联使用,一般接在透析器的动脉端,血液通过吸附器后再经透析器透析,以免吸附剂脱落直接进入血管(图 14-6-13)。至于是在透析前段还是后段吸附,则有不同观点。有作者认为,因为吸附有饱和性,在透析后段加吸附效果可能会更好[15]。但透析后段吸附的问题是,由于透析脱水使血液浓缩、透析结束前 30 分钟停用肝素等原因,会增加吸附柱内凝血的可能性。以上作者介绍的都是使用血液直接吸附的方法,如果使用血浆吸附,可能更加安全有效,但成本更高。

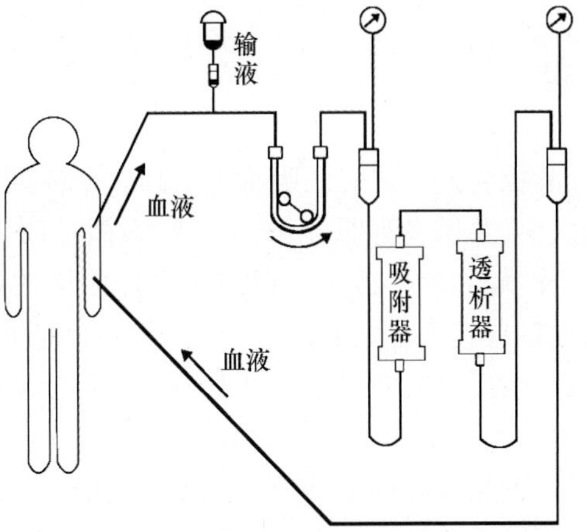

图 14-6-13　血液灌流示意图

3. 血液吸附的适应证与禁忌证　透析患者药物难以控制的顽固性高血压,尤其是合并神经精神症状的患者,均可考虑行 HP 治疗。对于严重血小板减少、有出血倾向或有活动性出血的患者,或对吸附剂过敏的患者,则应慎重选用吸附治疗。有严重容量过负荷、酸碱失衡和电解质紊乱的患者,则应先行普通透析治疗,上述情况纠正后血压仍无法控制,再考虑 HP 治疗。

4. 不良反应　使用不同吸附材料,可能不良反应会有所不同,近年来国内使用的多数是活性炭和树脂吸附材料,不良反应相对较少。较多见的有畏寒、寒战、血小板减少等,甚至有因过敏反应退出治疗,但血细胞、白蛋白、球蛋白等无明显改变[46-47,49]。

5. 效果评价　尿毒症毒素种类繁多,检测手段复杂,绝大多数均对血管收缩功能有影响,因此要从检验指标上科学合理评价吸附治疗的效果尚有困难,现在只能是从血压及心血管并发症等临床指标进行评价。目前来讲,应用吸附技术治疗高血压属于高费用的对症治疗,仅适用于治疗用生活方式调整、药物治疗及干体重调整无效的难治性高血压。根据高血压程度及对治疗的反应适当安排吸附治疗,如果每周增加一次吸附能控制血压,血压控制良好后可试改为 2 周一次维持治疗,但不主张连续治疗几次后停用,以免造成血压反弹上升。我们初步经验是,对于顽固性高血压患者定期加血液灌流(每周一次或 2 周一次),可使患者血压更容易控制,血压达标率增高,降压药物减少。吸附治疗可有效清除大中分子毒素和蛋白结合毒素,有望降低患者远期心脑血管并发症的发生率。目前普通非特异吸附使用炭灌或树脂灌成本不高,因此值得提倡定期增加吸附治疗。面对不断新发现的尿毒症毒素和升压物质,今后应进一步致力于研究何种毒素对血压影响最大,以设计出特异性的吸附剂。目前的临床研究也仅限于短期效果的观察,还需对长期临床前瞻性、多中心随机对照研究。

九、肿瘤化疗中的应用

抗癌药物的应用可能受到肝、肾功能的限制,一些有效的药物如阿霉素、甲氨蝶呤可能因肝、肾病变而减少药量。有些作者试图用 HP 清除体内大剂量抗癌药,以减少这些药物对组织的损害。临床应用 HP 清除甲氨蝶呤收到了良好效果。在这方面,未包裹的活性炭比树脂灌流要强,但要完全清除组织中的抗癌药,需要较长的时间。

目前不少业内人士都认为抗癌药与血液净化联合应用,对癌症的治疗是有益的。Nakana 等研究中发现,对注射化疗药物的家犬进行 HP 治疗,能够使家犬血液及尿液中化疗药物浓度显著降低,故认为 HP 治疗有利于减低化疗药物的肾毒性。有学者认为 HP 对于晚期肿瘤很有价值,能够在一定程度上提高患者的生存率。另外,还有脑瘤、肝癌采用区域性 HP 治疗的报道,认为此疗法对于晚期脑瘤及肝癌是一种有前途的辅助治疗方法。

十、毒品中毒及戒毒

毒品已成为当今世界最严重的社会公害之一。吸毒不仅损害个体的身心健康,使经济蒙受严重的损失,而且增加血源性疾病传播的机会,并诱发犯罪,影响家庭的幸福与社会的和谐,近 10 年来我国海洛因成瘾者不断增多,戒毒已成为一个严峻的社会话题。目前国内外使用的戒毒方法很多,但仍缺乏一套行之有效的治疗方法和预防方案,也各有其不足之处,如传统替代治疗美沙酮递减法药物自身具有成瘾性,易耐受,中草药疗法效果也不肯定。近年来,非药物疗法如针灸、血液净化等因不具成瘾性,副作用少而得到重视。

有研究表明,HP 用于海洛因等毒品成瘾的辅助治疗也是有效的,可使戒断症状消失,患者脱瘾,同时能协助脏器功能恢复。因过量服用毒品而导致中毒并不罕见,已经有报道采用 HP 治疗海洛因和摇头丸中毒,能迅速清除体内毒物,控制症状,明显缩短病程,减轻患者痛苦[50-51]。

十一、其他疾病的治疗

血液灌流还可用于治疗精神分裂症、铝过多症、银屑病、天疱疮、高脂血症、甲状旁腺功能亢进、甲状腺危象等,都能够收到一定效果。

Maeda 等观察了 6 例银屑病患者应用 HP 后的情况,发现治疗后有 4 例患者临床痊愈,2 例病情获得改善,临床效果非常满意。体外实验证实血液灌流能清除甲状腺素。Herrman 等用 HP 抢救 3 例甲状腺危象患者,灌流4小时后,发现3例患者血T4和T3浓度均有明显下降,其中2例病情明显好转,12小时内恢复了神志。

HP作为支气管哮喘传统治疗的辅助手段,乌克兰学者Beloglasov用包裹(24例)及未包裹DNA(17例)的人造活性炭对支气管哮喘的患者进行了血液灌流治疗,结果发现与传统治疗(22例)相比,灌流治疗后患者临床及免疫指标均有了非常明显的改善;国内也有人用HP治疗支气管哮喘,结果发现治疗后患者临床症状好转,发作次数减少。有学者报道使用血液灌流吸附LDL,治疗因动脉粥样硬化导致的下肢末端动脉阻塞取得很好的效果。HP用于治疗精神病患者历时已久,但机制尚未阐明。治疗后精神症状得以改善,可能与内啡肽(β-endorphin)等被清除有关。吴氏等报道了药物过量和有毒物中毒的精神病患者经HP治疗后,部分患者的精神症状明显好转。

参考文献

1. 王质刚. 血液净化学. 2版. 北京: 北京科学技术出版社, 2003:357-364.
2. 高蕾, 季付红, 盛云峰, 等. BL-300型灌流柱对慢性重型肝炎患者血浆的净化作用. 中国血液净化, 2008:7(11): 615-617.
3. 向德栋, 毛青, 王宇明, 等. 选择性血浆净化器对胆红素吸附的疗效观察. 重庆市第四届肝病学术年会暨第五届感染病与寄生虫年会论文集, 2008:28-30.
4. 张国华, 张训, 侯凡凡. 活性炭、大孔树脂Amberlite XAD-7血液灌流对大鼠内毒素休克的防治作用. 解放军医学杂志, 1996, 21(2): 86-88.
5. 邵阳, 王翔, 冯刚, 等. 固定化亲和吸附剂血液灌流对脓毒症大鼠作用的研究. 解放军医学杂志, 2002, 27(3): 212-213.
6. 方贵龙, 宋继昌. 血液灌流治疗内毒素血症的现状. 国外医学·生物医学工程分册, 1998, 21(4): 219-221.
7. Yuan Z, Yu M, Li J, Hou G, et al. Endotoxin adsorbent using dimethylamine ligands. Biomaterials, 2005, 26(15): 2741-2747.
8. 侯光辉, 王慧彦, 刘涛. 以氨基酸为配体的血液灌流用内毒素吸附剂的制备及性能研究. 高等学校化学学报, 2005, 26:1277-1280.
9. 王质刚. 欧洲第一次蛋白A免疫吸附研讨会纪要. 中国血液净化, 2002, 1(1): 55-57.
10. 汤颖, 娄探奇, 陈珠江, 等. 应用DNA280免疫吸附器治疗系统性红斑狼疮的观察. 中国血液净化, 2005, 4(12): 649-651.
11. American College of Rheumatology Subcommittee on Rheumatoid Arthritis Guidelines. Guidehnes for the management of rheumatoid arthritis. Arthritis Rheum, 2002, 46: 328-346.
12. Wiesenhuter CW, Irish BL, Bertram JH. Treatment of patients with refractory rheumatoid arthritis with extracorporeal protein a immunoadsorption columns: a pilot trial. J Rheumatol, 1994, 21: 804-812.
13. Caldwell J, Gendreau RM, Furst D, et al. A pilot study using a staph protein A column (Prosorba) to treat refractory rheumatoid arthritis. J Rheumatol, 1999, 26(8):1657-1662.
14. Furst D, Felson D, Thoren G, et al. Immunoadsorption for the treatment of rheumatoid arthritis: final results of a randomized trial. Prosorba Trial Investigators. Ther Apher, 2000, 4(5):363-373.
15. Hirata N, Kuriyama T, Yamawaki N. Immusorba TR and PH. Therapeutic Apheresis and Dialysis, 2003, 7(1): 85-90.
16. Braun N, Bosch T. Immunoadsorption, current status and future developments. Expert opin invest drugs, 2000, 9: 2017-2038.
17. Suzuki K. The role of immunoadsorption using dextran-sulfate cellulose columns in the treatment of systemic lupus erythematosus. Therapeutic Apheresis, 2000, 4(3): 239-243.
18. Nakaji S, Hayashi N. Adsorption column for myasthenia gravis treatment medisorba MG-50. Therapeutic Apheresis and Dialysis, 2003, 7(1):78-84.

19. Robert A Koll. Ig-Therasorb immunoadsorption for selective removal of human immunoglobulins in diseases associated with pathogenic antibodies of all classes and IgG subclasses, immune complexes, and fragments of immunoglobulins. Therapeutic Apheresis, 1998, 2(2): 147-152.
20. Matic G, Hofmann D, Winkler R, et al. Removal of immunoglobulins by a protein A versus an antihuman immunoglobulin G-based system: evaluation of 602 sessions of extracorporeal immunoadsorption. Artif Organs, 2000, 24: 103.
21. 刘颖，吴玉斌. DNA 免疫吸附治疗儿童重症狼疮近期疗效及安全性分析. 中国实用儿科杂志，2008，23(10)：760-763.
22. Ronspeck W, Brinckmann R, Egner R, et al. Peptide based adsorbers for therapeutic immunoadsorption. Therapeutic Apheresis and Dialysis, 2003, 7(1): 91-97.
23. Benny WB, Sutton DM, Oger J, et al. Clinical evaluation of a staphylococcal protein A immunoadsorption system in the treatment of myasthenia gravis. Patients Transfusion, 1999, 39(7): 682-687.
24. Schneidewind JM, Zettl UK, Winkler RE, et al. Therapeutic apheresis in myasthenia gravis patients: a six year follow-up. T-her Apher, 1999, 3(4): 298-302.
25. Grob D, Simpson D, Mitsumoto H, et al. Treatment of myasthenia gravis by immunoadsorption of plasma. Neurology, 1995, 45 (2): 338-344.
26. Nakaji S, Hayashi N. Adsorption column for myasthenia gravis treatment: Medisorba MG-50. Ther Apher Dial, 2003, 7(1): 78-84.
27. Diener HC, Haupt WF, Kloss YM, et al. A preliminary, randomized, multicenter study comparing intravenous immunoglobulin, plasma exchange, and immuneadsorprion in Guillain-Barre syndrome. Eur Neurol, 2001, 46(2): 107-109.
28. 刘学东，万琪，王洪典，等. 免疫吸附与双重血浆置换治疗急性 Guillain-Barre 综合征疗效及安全性的研究. 临床神经病学杂志，2006，19(6)：414-416.
29. 林伟，黄梓伦. 用蛋白 A 免疫吸附治疗难治的成人免疫性血小板减少性紫癜. 国外医学·内科学分册，1993，20(4)：178-179.
30. 徐敏，吴婷婷，吕顺丽，等. 血液灌流治疗儿童过敏性紫癜的护理. 实用临床医药杂志(护理版)，2009，5(2)：58-59.
31. 罗乐宣，于宗周. 免疫吸附治疗多发性骨髓瘤伴肾衰竭初探. 中华肾脏病杂志，1998，14(3)：181-182.
32. Calhoun DA, Jones D, Textor S, et al. Resistant hypertension: diagnosis, evaluation, and treatment: a scientific statement from the American Heart Association Professional Education Committee of the Council for High Blood Pressure Research. Circulation, 2008, 117(25): E510-E526.
33. Agarwal R. Hypertension and survival in chronic hemodialysis patients—past lessons and future opportunities. Kidney Int, 2005, 67(1): 1-13.
34. Iseki K, Nakai S, Shinzato T, et al. Prevalence and determinants of hypertension in chronic hemodialysis patients in Japan. Ther Apher Dial, 2007, 11(3): 183-188.
35. Agarwal R, Nissenson AR, Batlle D, et al. Prevalence, treatment, and control of hypertension in chronic hemodialysis patients in the United States. Am J Med, 2003, 115(4): 291-297.
36. Horl MP, Horl WH. Hemodialysis-associated hypertension: pathophysiology and therapy. Am J Kidney Dis, 2002, 39(2): 227-244.
37. Zoccali C, Benedetto FA, Tripepi G, et al. Cardiac consequences of hypertension in hemodialysis patients. Semin Dial, 2004, 17(4): 299-303.
38. Chou KJ, Lee PT, Chen CL, et al. Physiological changes during hemodialysis in patients with intradialysis hypertension. Kidney Int, 2006, 69(10): 1833-1838.
39. Vanholder R, Van Laecke S, Glorieux G. What is new in uremic toxicity? Pediatr Nephrol, 2008, 23(8): 1211-1221.
40. Bolli P. Treatment resistant hypertension. Am J Ther, 2008, 15(4): 351-355.
41. Agarwal R, Andersen MJ, Light RP. Location not quantity of blood pressure measurements predicts mortality in hemodialysis patients. Am J Nephrol, 2008, 28(2): 210-217.
42. Winchester JF, Salsberg JA. Sorbents in the treatment of renal failure. Minerva Urol Nefrol, 2004, 56(3): 215-221.
43. Rakhmedov D, Osipov SG, Kutsenko AI, et al. Immunologic analysis of the effectiveness of hemosorption in symptomatic hypertension of renal origin. Ter Arkh, 1985, 57(10): 72-75.

44. Arabidze GG, Kukharchuk VV, Kutsenko AI, et al. Extracorporeal methods in the management of severe and malignant arterial hypertension. Health Psychol, 1988, 7 Suppl: 113-125.
45. Grishchenko VI, Lupoiad VS, Umo U. Use of hemosorption in the complex treatment of hypertension associated with late gestosis. Akush Ginekol (Mosk), 1990, (12): 11-14.
46. 彭小梅,龚智峰,闭闵,等. 血液透析-灌流串联治疗尿毒症血液透析患者顽固性高血压的观察. 广西医学, 2006, 28(2): 194-196.
47. 磨红,赵志权,蒙洁英. 血液灌流、血液透析滤过治疗尿毒症难治性高血压对比研究. 现代医药卫生, 2006, 22(18): 2781-2782.
48. 叶建明,姚永良,陈洪磊,等. 血液灌流对尿毒症透析患者血浆内皮素、一氧化氮、血管紧张素Ⅱ、肾素活性的影响及临床改善. 透析与人工器官, 2007,18(2): 7-10.
49. 任永强,张希臣,侯海利. 血液滤过联合血液灌流治疗尿毒症顽固性高血压疗效分析. 武警医学, 2008, 19(8): 729-730.
50. 邓欢, 郭贤权, 何炳林. 神经毒品解毒和戒瘾的新疗法——血液灌流疗法. 离子交换与吸附, 1997, 13(5): 532-540.
51. 刘强, 杜艺, 彭莉. 血液净化治疗海洛因成瘾的临床研究. 中国血液净化, 2005, 4(10): 545-547.

第七节 血液(浆)吸附的不良反应

王质刚

同血液透析一样,在血液(浆)吸附过程中可能发生如发热、出血、凝血、空气栓塞、失血等不良反应,但血液(浆)吸附有其相关的特殊的不良反应。

一、血液灌流不良反应

(一)微粒栓塞

微粒栓塞主要发生在早期使用不包膜的活性炭或树脂吸附剂直接进行全血吸附的时期。由于血液灌流技术的不断发展,开发了多种多样性能良好的包膜材料及精密的血液灌流柱体材料、血液管路材料。在实际操作时体外循环有多个精密滤过系统,并经严密的冲洗,血液灌流的安全性大大提高,治疗中出现微粒栓塞的现象极少发生,但极少偶发因素导致灌流器破损而出现肺内微粒栓塞。一旦发生吸附剂微粒脱落,其脱落的微粒随血液进入体循环的静脉系统及肺循环的肺动脉系统内,患者可出现胸闷、气短、呼吸困难、憋闷、口唇发绀、甚至休克等严重现象。

预防与处理:①治疗前严格检查灌流器有无破损,应用足量的生理盐水充分冲洗灌流器,将所有可通过滤网的微粒彻底冲净;②应用标准正规的血路管,其静脉管路中静脉壶中有一微滤网,也可以防止微粒栓塞的发生;③一旦出现微粒肺栓塞,应立即停止灌流或吸附,迅速给予吸氧、高压氧治疗,并采取其他对症措施。

(二)空气栓塞

在进行血液灌流时由于应用的不同类型的机器、操作技术的差异等因素有发生空气进入血管内的情况,如果在短时间内大量空气进入体内可以出现空气栓塞而致患者死亡。常见引起空气栓塞的原因主要有:①应用简易设备,没有空气监测装置;②治疗前灌流器、血路管预冲时未充分排气;③在血液吸附治疗中应用体外循环的血管路进行输液,当液体输完未能及时发现;④治疗结束回血时用空气回血,且血泵速度过快等等。

如少量空气进入体内,随血液的循环和心脏的搏动可使少量气体呈微小泡沫溶解在血液中或进入肺泡内由肺呼出,而不发生任何症状。但大量气体进入血液循环中,一次5ml以上者可发生明显的空气栓塞症状,患者可出现胸闷、呼吸困难、剧烈咳嗽,严重者可能发生发绀、心律失常、血压下降、抽搐、昏迷,甚至呼吸、心脏停搏等。

预防与处理:①如有条件应采用有各种监测功能的标准设备进行治疗,并将各种监测功能合理充分地应用;②在进行预冲时应充分将血路管及灌流器内的气体排净;③在治疗中最好不要与临床用药输液同时进行,或不要利用血液灌流器、吸附体外循环管路中进行输液,以免一时疏忽而致空气进入体内;④治疗结束时应用空气回血时要严密监视,一旦回血结束应该立即关闭血泵,夹闭静脉血路管;⑤一旦发生空气进入体内,应立即将患者置于左侧卧位及头低足高位,使空气聚于右心房内,不断轻叩患者背部,有可能将进入肺内的气体拍成碎泡或成泡沫样,防止气体的聚集造成肺部大面积栓塞或帮助患者咳嗽改善呼吸困难;⑥立即给予高流量吸氧,必要时可进行高压氧治疗;⑦若发生其他更严重情况应根据患者的具体情况采取相应措施对症抢救治疗。

(三)灌流器及体外循环凝血

无论是活性炭还是树脂对很多种药物都有较强的吸附性,因此对治疗中应用的抗凝剂肝素钠、低分子量肝素等亦有较强的吸附性,尤其是活性炭对抗凝剂的吸附更加明显,所以在血液灌流器、吸附治疗中肝素等抗凝剂应用不当、血液流速过慢或血管通路不畅时极易出现体外循环的凝血。

体外循环的凝血主要分两部分,一是灌流器的凝血,表现为体外循环中动脉压明显升高,静脉压下降,动脉泵管、动脉血路管、动脉壶张力过高。因红细胞脆性强,压力过高且超过一定限度即可出现溶血;二是血路管凝血,发生在动脉端,可以出现血流不足、动脉泵管抽瘪现象。发生在静脉端,可出现类似灌流器凝血样表现,即体外循环中动脉压明显升高,静脉压下降,动脉泵管、动脉血路管、动脉壶张力过高。应用生理盐水冲洗时可见血管路内、动脉壶、静脉壶内有大量凝血物。

预防与处理:①合理应用抗凝剂,一般选用肝素钠,其用量较常规血液透析要大,建议肝素钠的用量为1.0~1.5 mg/kg。如有条件在治疗前或治疗中测定凝血酶原时间或活化部分凝血活酶时间(APTT),随时调整肝素用量;治疗中血液流速不宜低于100 ml/min,如血流速太慢,治疗中应每20~30分钟由动脉输入生理盐水100~200 ml,或由动脉持续输入生理盐水每分钟70~80滴来稀释血液,降低血液黏稠度,预防凝血。②治疗中严密观察循环血路、动脉压、静脉压的变化,如在治疗中出现动脉压升高或静脉压下降应警惕发生灌流器凝血,必要时可追加肝素或者肝素生理盐水冲洗管路。③如果体外循环发生全部凝固,应立即终止治疗。如需继续治疗可更换血路管及灌流器,但要注意由于已发生凝血导致一定量的血液损失造成血容量减少,可能出现低血压、贫血等,必要时应补充适量的血液后再继续治疗。

(四)血压下降

血液灌流治疗时血压下降的原因有:①有效循环血量减少,如单纯血液灌流时体外循环血量约200 ml,如进行血液透析等其他血液净化技术联用时,体外循环血量可达300 ml以上,开始引血短时间内血容量迅速减少,常常出现血压下降;②由于选用的血液灌流器内的吸附剂血液相容性较差,治疗时血液中白细胞和血小板被吸附或损伤,释放出多种血管活性物质如胺、多肽等使外周血管扩张导致血压下降;③肝衰竭患者伴全身各器官功能障碍,如心功能不全、血液管顺应性降低等可出现血压下降。

预防与处理:①治疗开始缓慢引血,或者将预冲液不放掉直接接上静脉回流端,以保持血容量的平衡,必要时还可适量补充血浆、白蛋白、代血浆、生理盐水等液体补充血容量,维持血容量的平衡;②治疗中严密监测患者的血压,一旦发生低血压,应减慢血流速度,调整患者体位呈头低脚高位,适当补充血容量,必要时可加升压药物;③如患者伴有其他脏器功能不全,应给予对症处理;④如血压下降明显,经采用各种方法无改善者立即停止治疗,改用其他方法。

(五)血小板减少

血小板减少是血液灌流治疗的主要并发症,由于吸附剂对血小板有显著的吸附、破坏作用,在每次治疗2小时左右,可使血小板下降30%～40%,即使应用包膜材料的活性炭、树脂等,也有血小板被破坏,但下降不超过30%。如经多次治疗,血小板减少到出血倾向的临界值$5\times10^9/L$时应给予高度重视。但也有报道,经几次治疗血小板下降到一定程度后,再继续采用血液灌流治疗时血小板不再下降,其原因可能是对吸附剂敏感的血小板已被吸附、破坏,剩下的血小板可吸附性较低,不易被吸附和破坏。

预防与处理:①选用经包膜且血液相容性好的吸附材料灌流器;②治疗前可预先服用抗血小板聚集药物,如双嘧达莫、阿司匹林等阻止血小板与活性炭的黏附;③前列环素作为肝素的辅助抗凝剂,对肝性脑病患者进行血液灌流治疗时特别适用;④如治疗前患者血小板已经处于较低水平又需要治疗者,应考虑采用血浆灌流方法,可避免对血小板的影响;⑤如血小板下降到出血倾向的临界值时应停止血液灌流治疗;⑥如血小板过低伴有明显的出血倾向时应适当补充浓缩血小板。

(六)寒战、发热

在进行血液吸附治疗的30～60分钟偶有患者发生寒战,继而发热,类似于热原反应,严重者将无法继续进行治疗。常见的原因主要有:①冬季室温较低,治疗中未采用加温装置或治疗开始时为维持血容量输入大量温度较低的生理盐水等液体所致;②在早期应用未包膜的吸附剂进行血液灌流时,血液与活性炭等吸附剂直接接触时常易出现热原反应;③治疗前血路管及血液灌流器冲洗不净、不充分或体外循环系统受到污染而致热原反应;④同时伴有血小板、粒细胞减少,提示为吸附剂血液相容性较差所致。

预防与处理:①应选用吸附剂经包膜且血液相容性较好的灌流器;②治疗中应注意调节室内温度,充分利用治疗仪器的加温装置。如应用简易装置,体外循环管路可采用恒温水浴等方式进行加温;③治疗开始如需要补充液体维持血容量的平衡,应适当将所补充的液体进行加温至37℃左右;④血路管必须仅使用一次,严禁复用。治疗前对所使用的血路管、灌流器进行充分的冲洗,并避免受热原污染;⑤在治疗中一旦出现寒战、高热反应时可应用肾上腺皮质激素或抗组胺药,如地塞米松、异丙嗪等静注;⑥如寒战、高热反应严重者应立即终止治疗,并进行对症处理。

(七)出血

进行人工肝血液吸附治疗中或治疗后的患者可能会发生一些出血的并发症,如鼻出血、牙龈出血、咯血、皮肤及黏膜渗血、消化道出血等。其发生出血的常见原因有:①肝病患者或出现肝衰竭时患者常有不同程度的凝血功能障碍,其自身就可能随时有发生各种出血的危险;②部分患者常合并出血的潜在因素,如胃黏膜糜烂,胃、十二指肠溃疡,食管静脉曲张等;③在治疗中应用抗凝药物时进一步增加了出血的危险性;④血液吸附治疗时不仅可使血小板受到破坏,也可使某些凝血因子被吸附或破坏,进一步增加了出血的危险性。

预防与处理:①如有活动性出血患者应禁止采用血液吸附治疗,如必须采用吸附治疗时,应尽可能将活动性出血控制后再进行治疗;②治疗中抗凝剂的应用要合理,既要达到抗凝效果,又不要应用抗凝剂过量,有条件应根据凝血功能的指标调整抗凝剂的用量;③治疗结束应给予适量的鱼精蛋白将体内剩余肝素中和,常规鱼精蛋白的用量与肝素的比例是1∶1,但要考虑到治疗中灌流器的吸附剂已吸附一部分肝素,加上肝素半衰期内的代谢,体内肝素的余量已经不是治疗中所给肝素用量的总和;④如血小板太低,应尽可能补充适量的血小板浓缩液。治疗后可补充适量的凝血因子,如凝血酶原复合物、新鲜冰冻血浆等。

(八)溶血

吸附治疗时,偶有溶血现象发生,原因主要是灌流器已经发生凝血未能及时发现,血泵仍继续运转导致灌流器内压力过高造成红细胞破坏而出现溶血。灌流中血流速度过快也会导致溶血。

预防与处理:适量应用抗凝剂,避免灌流器发生凝血,控制治疗中适宜的血流量,应密切观察仪器运行中的各项监测指标,一旦发生凝血应立即对症处理。

二、血浆吸附不良反应

(一)血压降低

血浆吸附治疗增加了血浆分离器,体外循环的血容量增加,在治疗开始引血短时间内血容量迅速减少,比全血吸附治疗更易出现血压下降。

预防与处理:治疗开始缓慢引血,或者将预冲液不放掉直接接上静脉回流端,以保持血容量的平衡,必要时还可适量补充血浆、白蛋白、代血浆、生理盐水等液体补充血容量,维持血容量的平衡。

(二)溶血

血浆吸附治疗时,偶有溶血现象发生,原因有:①血管通路不理想,治疗中血流量不充分而血泵、分浆泵仍按原设定速率运行;②血泵与分浆泵的比例不适合,分浆速度大于血流速度的35%以上时极易发生溶血,特别是患者的血细胞比容较高、血液黏稠、脱水状态时更易发生溶血;③血浆分离发生溶血部位在血浆分离器内,最主要原因为跨膜压过大和血流速度过快。

预防与处理:①选择适宜的血管通路,保证足够的血流速度;②如有条件应选用性能较好的血液灌流机,分浆泵速度调整受控于血泵的运行;③如应用简易设备进行治疗,应调整适宜的分浆泵速度,一般分浆泵速度为血泵速度的30%以内,并应严密观察治疗中仪器运行状况,一旦发现血流量不足应立即停止分浆泵的运行;④适量应用抗凝剂,避免灌流器发生凝血,治疗中应密切观察仪器运行中的各项监测指标(流量和压力参数),一旦发生凝血或溶血应立即对症处理;⑤在进行血浆灌流时出现溶血情况应立即停止分浆泵的运转,调整运行参数,保证血管通路血流畅通,可用生理盐水冲洗血管路及血浆分离器,同时应将溶血的血浆弃去,不要送入灌流器内,以免影响灌流器的吸附效率。

三、其他不良反应

目前用于血浆吸附的吸附剂强度一般稍差,粒度较小,如果吸附治疗前未对吸附柱进行充分预冲、排气或者存在其他操作不当,存在微粒栓塞、空气栓塞和凝血等严重副作用的风险。血浆吸附由于吸附剂不会与血细胞接触,几乎不会发生血小板减少等其他不良反应。

第十五章

特殊病情的透析疗法

尹良红　王　梅　邹和群　邹贵勉

第一节　小儿血液净化

尹良红　孟　宇

新生命产生之后，就不断生长发育，直至成年，将14岁作为儿童年龄的上限。儿童阶段的不同时期，小儿的形体精神、生长发育、生理病理、养育保健、疾病防治等都有着不同的要求，有必要对儿童阶段再按年龄分为若干时期。胎儿期指受孕至分娩；新生儿期指出生后（脐带结扎）至28天；婴儿期指出生28天至1周岁；幼儿期指1周岁至3周岁；学龄前期指3周岁至7周岁；学龄期指7岁至青春期来临（一般为女11岁，男13岁）；青春期，一般女孩自11～12岁到17～18岁，男孩自13～14岁到18～20岁。青春期开始阶段仍属于儿童范围。

一、小儿生理特点

（一）小儿水、电解质平衡的生理特点

小儿体液占体重比例较大，器官功能发育没有成熟，体液平衡功能差等，容易发生体液平衡失调，血液治疗中要注意这一点，所以应充分了解小儿的生理特点，否则易造成透析治疗中生命体征不稳定，且如果处理不当或不及时可能危及生命。

1. 小儿体液的总量和分布　儿童体液由血浆、间质液和细胞内液组成，且年龄越小，体液总量相对越多，主要是间质液的比例较高，血浆和细胞内液的比例与成人相近[1-2]，见表15-1-1。因此，年龄越小，有效循环血容量就越少，就越容易受超滤量和超滤速率的影响。

表 15-1-1 小儿与成人的体液总量、细胞外液和细胞内液体重的比例(%)

年龄	体液总量	细胞外液		细胞内液
		血浆	间质液	
足月新生儿	78	5	38	35
1 岁	70	5	25	40
2~14 岁	65	5	20	40
成人	60	5	15	40

2. 儿童体液的电解质组成　除新生儿数日内血钾、氯偏高以及血钠、钙和碳酸氢盐偏低外，小儿体内的电解质组成与成人相近，即细胞外液的电解质以 Na^+、Cl^-、HCO_3^- 为主，其中 Na^+ 量占细胞外液阳离子总量的90%以上，对维持细胞外液的渗透压起主要作用。细胞内液以 K^+、Mg^{2+}、PO_4^{3-} 和蛋白质为主，K^+ 大部分处于解离状态，维持着细胞内液的渗透压。所以，小儿行血液透析或血滤治疗时，透析液或置换液的电解质配方与成人是相似的。

3. 儿童水代谢特点　由于儿童新陈代谢旺盛，水的排泄速度也较成人快。所以对水的需要量相对较大，交换率高。其水代谢的特点为：①年龄越小，出入水量相对越多；②婴儿体内水的交换率比成人快 3~4倍；婴儿每日水的交换量为细胞外液的 1/2，而成人仅 1/7；③儿童体表面积相对较大，呼吸频率快，因此儿童年龄越小对水的需要量相对越大，不显性失水相对越多，对缺乏水的承受力也越差；④肾脏的浓缩和稀释功能对于体液平衡调节起着重要作用。儿童肾脏功能不成熟，年龄越小，肾脏对体液平衡的调节作用也越差；⑤年龄越小，肾脏浓缩功能越差，需要的水越多，婴儿每排出 1 mmol/L 溶质时需带出 1~2 ml水(成人为 0.7 ml)，这样也只能将尿渗透浓缩到 700 mmol/L(成人为 1 400 mmol/L)；⑥儿童肾脏的稀释功能相对较好，在出生 1 周时可达成人水平；⑦儿童年龄越小，肾小球滤过率越低，因此水的排泄速度较慢，当摄入水过多时易导致水肿和低钠血症；⑧儿童肾脏排钠、排酸、产氨能力差，也容易发生高钠血症和酸中毒[2]。

(二)儿童心脏血管解剖特点

1. 心脏重量　小儿心脏重量相对比成人的重，约占体重的 0.8%，而成人只占 0.5%。除青春早期外，各年龄男孩的心脏均比女孩重，青春后期达到成人水平。表 15-1-2 为儿童不同年龄段的心脏重量。

表 15-1-2 小儿不同年龄段的心脏重量

年龄(岁)	心脏重量(g)
新生儿	20~25
1~2	40~60
3~7	80~100
8~10	120~150
11~15	240~300
成人	280~350

2. 房室增长速度　生后第 1 年心房增长速度比心室快，第 2 年两者增长速度相接近，10 岁之后心室生长超过心房。左、右心室增长也不平衡，胎儿期右室负荷大，左室负荷小，而右心占优势。新生儿期左、右室壁厚度为 1∶1，约为 5 mm。随着年龄的增长，体循环血量日趋扩大，左室负荷明显增加，左室壁厚度较右侧增长为快。6 岁时，左室壁厚达 10 mm，右室则为 6 mm，即 1.6∶1(成人 2.6∶1)。15 岁时左室壁厚度增长到初生时 2.5 倍，但右室仅增长原来厚度的 1/3。

3. 心腔容积　4 个心腔的容积在不同时期发展速度是不均衡的，婴儿的心腔容积为 20~22 ml，7 岁时为初生时的 5 倍，18~20 岁时达到成人水平，为初生时的 12 倍，表 15-1-3 为不同年龄段的心腔容积。

表 15-1-3 小儿不同年龄段的心腔容积

年龄(岁)	心腔容积(ml)
新生儿	20~22
7岁	100~120
青春期	130~150
18~20岁	240~250

4. 心脏位置与形态 小儿心脏的形状和位置随年龄增长而发生变化,2岁以下幼儿心脏多呈横位,形状为球形、圆锥形或椭圆形;2岁以后逐渐转为斜位;6岁后与成人心脏的形状相接近,为长椭圆形。

5. 血管特点 小儿的动脉相对较粗,如新生儿的动、静脉内径之比为1∶1,而成人为1∶2;冠状动脉也相对比成人粗,心肌供血充分。大血管方面,10~12岁前肺动脉比主动脉粗,之后则相反。婴儿期肺、肾、肠及皮肤的微血管口径相对较成人粗大,故其器官的血液供给比成人佳。

(三)心脏生理特点

1. 心率 小儿心脏每次搏出量有限,只有增加搏动次数来补偿供血不足,所以年龄愈小,心率愈快。另外,婴幼儿迷走神经未发育完善,而交感神经占优势,故易有心率加速。小儿心率不稳定,应在安静时测定心率,一般体温每增高1℃,心率增加约15次/分。睡眠时心率可减少20次/分左右。

2. 血压

(1)动脉血压。其高低主要取决于心搏出量和外周血管阻力。小儿年龄愈小,动脉压力愈低。新生儿血压最低,其收缩压在53~71 mmHg(7.05~9.44 kPa)之间,平均为65 mmHg(8.65 kPa)。不同年龄小儿上肢血压正常值可按下列公式计算:

1岁以内小儿收缩压=月龄×2+68 mmHg

1岁以上收缩压=80+年龄×2+80 mmHg

舒张压为收缩压的2/3。正常下肢比上肢血压高20~40 mmHg(2.6~5.2 kPa)。脉压为收缩压与舒张压之差,正常为30~40 mmHg(4.0~5.2 kPa)。高于此标准20 mmHg以上考虑为高血压,低于此标准20 mmHg(2.6 kPa)以上可考虑为低血压[3-4]。

(2)静脉压。其高低与心排血量、血管功能及循环血容量有关。正常小儿坐位或立位时看不到饱满的颈静脉,静脉压3~5岁时为40~50 mmHg(0.39~0.49 kPa),5~10岁为50~60 mmHg(0.49~0.58 kPa)。

(3)循环时间。正常婴儿循环时间平均为7秒,儿童为11秒。各年龄段小儿及成人心排血量见表15-1-4。

表 15-1-4 小儿不同年龄段及成人心排血量

年龄(岁)	每搏量(ml)	每千克体重的每搏量(ml)	心排血量(ml)	每千克体重的心排血量(ml)
新生儿	2.5		335	
1	10.2		1 220	
5	18.2		1 810	
8	25.0	0.98	2 240	88
13	35.0	0.95	2 820	76
15	41.0	0.92	3 150	70
18	60.0	0.88	4 300	63
成人	75.0	1.07	5 000	71

(四)小儿泌尿系统的生理特点[3]

1. 小儿肾脏的解剖特点 婴儿肾脏位置较低,其下极可低至髂嵴以下第4腰椎水平,2岁以后始达髂嵴以上。右肾位置稍低于左肾。2 岁以内健康小儿腹部触诊时容易扪及肾脏。婴儿肾脏表面呈分叶状,至 2 ~4 岁时,分叶完全消失。小儿年龄愈小,肾脏相对愈重,新生儿两肾重量约为体重的 1/125,而成人两肾重量约为体重的 1/220。婴幼儿输尿管长而弯曲,管壁肌肉和弹性纤维发育不良,容易受压及扭曲而导致梗阻,易发生尿潴留而诱发感染。婴儿膀胱位置比年长儿高,尿液充盈时,膀胱顶部常在耻骨联合之上,顶入腹腔而容易触到,随年龄增长逐渐下降至盆腔内。新生女婴尿道长仅 1 cm(性成熟期 3 ~5 cm),易受细菌污染。男婴尿道虽较长,但常有包茎,尿垢积聚时也易引起上行性细菌感染。

2. 小儿肾脏的生理特点　主要是通过肾小球滤过和肾小管重吸收、分泌及排泄完成其生理活动的。在胎龄 36 周时肾单位数量已达成人水平(每肾 85 万 ~100 万个肾单位),出生后已基本具备以下功能:①排泄体内代谢终末产物,如尿素、肝酐、有机酸等;②调节机体水、电解质、酸碱平衡,维持内环境相对稳定;③内分泌功能,产生激素和生物活性物质,如促红细胞生成素、肾素、前列腺素等功能。但婴幼儿调节能力较弱,贮备能力差,其发育是由未成熟逐渐趋向成熟,一般至 1 ~2 岁时接近成人水平。

3. 小儿的肾小球滤过功能　小儿的肾小球滤过率(GFR)较低,特别是新生儿出生时 GFR 更低,仅为成人的 1/4,平均约 20 ml/(min·1.73 m^2),早产儿更低;3 ~6 个月为成人 1/2,6 ~12 个月为成人 3/4,2 岁达成人水平。

引起肾小球滤过率低的原因是:①新生儿血压低;②入球及出球小动脉阻力高;③滤过膜面积较成人小;④肾小球毛细血管通透性低,新生儿肾小球滤过膜孔直径为 2 nm,成人则为 4 nm。

4. 代谢特点　婴幼儿新陈代谢率高,能量需求相对比成人多,约为成人的 3 倍,在正常体温时每千克体重不显性失水为成人的 5 倍,由于肾脏发育不成熟,GFR 低,故不能有效地排出过多的水分和溶质,极易形成水肿、代谢性酸中毒、高钾血症等,婴幼儿 ARF 合并酸中毒时,高钾血症进展非常迅速。

5. 肾小管重吸收及排泄功能　肾小管功能较肾小球功能更不成熟,近曲肾小管长度不到成人的1/10(1.79 mm),新生儿及婴幼儿肾小管重吸收功能低,对水和钠负荷的调节能力差,故易致水肿,出生后肾小管发育速度较肾小球快,1 ~2 岁时小儿肾脏形态接近成人。新生儿葡萄糖氨基酸和磷的肾阈较成人低,血浆中醛固酮浓度较高,排钠能力较差,静脉输入或大量口服葡萄糖时易出现尿糖。若输入过多钠,或透析治疗超滤不充分,容易发生钠潴留和水肿。低体重儿排钠较多,若输入不足,可出现钠负平衡而致低钠血症。

6. 浓缩和稀释功能　新生儿及幼婴的尿稀释功能接近成人,可将尿稀释至 40 mmol/L,但因 GFR 较低,大量水负荷或输液过快时易出现水肿。

新生儿及幼婴由于髓袢短,以及抗利尿激素分泌不足,使浓缩尿液功能不足,婴儿每由尿中排出 1 mmol溶质时需水分 1.4 ~2.4 ml,成人仅需 0.7 ml。脱水时幼婴尿渗透压最高不超过700 mmol/L,而成人可达 1 400 mmol/L,故入量不足时易发生脱水甚至诱发急性肾功能不全,在应激状态下保留水分的能力低于年长儿和成人。

7. 酸碱平衡功能　新生儿及婴幼儿由于:①碳酸氢盐的肾阈低,肾保留 HCO_3^- 的能力差,仅为 19 ~22 mmol/L;②泌 NH_4^+ 和泌 H^+ 的能力低;③尿中排磷酸盐量少,故排出可滴定酸的能力受限,故易发生酸中毒。

8. 肾脏的内分泌功能　新生儿的肾脏已具有内分泌功能:①由于胎儿血氧分压较低,故胚肾合成促红细胞生成素较多,生后随着血氧分压的增高,促红细胞生成素合成逐渐减少;②新生儿其血浆肾素、血管紧张素和醛固酮均等于或高于成人,生后数周内逐渐降低;③婴儿血清 1,25-$(OH)_2D_3$ 水平高于儿童期;④新生儿肾血流量低,因而前列腺素合成速率较低。

9. 小儿尿液特点　出生后头 2 ~3 天尿色深,稍混浊,放置后有红褐色沉淀,此为尿酸盐结晶,因尿酸盐多呈强酸性,数日后尿色变淡。正常婴幼儿尿液淡黄透明,pH 多为 5 ~7,呈中性或弱酸性。正常小儿尿中仅含微量蛋白,其中 2/3 为白蛋白,1/3 为 Tamm-Horsfall 糖蛋白和球蛋白,主要来自血浆蛋白,通常小于等于 100 mg/(m^2·24h),定性为阴性,一次尿蛋白(mg/dl)/尿肌酐(mg/dl)≤0.2。若尿蛋白含量大于 150 mg/d 或 >4 mg/(m^2·h),或大于 100 mg/L,定性实验阳性为异常。

正常新鲜尿液离心后沉渣镜检,红细胞<3个/HP,白细胞<5个/HP,偶见透明管型。12小时尿细胞计数(Addis count):红细胞$<5\times10^5$,白细胞$<10\times10^5$万,管型<5 000个为正常。新生儿尿渗透压平均为240 mmol/L,婴儿为50~600 mmol/L,1岁后接近成人水平,通常为500~800 mmol/L,尿比重在新生儿期为1.006~1.008,随年龄增长逐渐增高;到儿童期尿比重范围为1.003~1.030,通常为1.011~1.025。

小儿尿量个体差异较大,新生儿出生后48小时正常尿量一般每小时为1~3 ml/kg,14岁以后尿量接近正常(表15-1-5),若新生儿尿量每小时少于1.0 ml/kg为少尿,每小时少于0.5 ml/kg为无尿。若婴幼儿每日排尿量少于200 ml/m^2,学龄前儿童少于300 ml/m^2,学龄儿童少于400 ml/m^2时为少尿;少于50 ml/m^2为无尿。

表15-1-5　正常小儿尿量

年龄	<2天	3~10天	10天~2月	2~12月	1~3岁	3~5岁	5~8岁	8~14岁	>14岁
尿量(ml/d)	30~60	100~300	250~400	400~500	500~600	600~700	650~1000	800~1400	1000~1600

10. 小儿肾功能检查正常值　肾小球、肾小管功能检查见表15-1-6;小儿生化检查的生理特点见表15-1-7;小儿各年龄段血液常规检查特点见表15-1-8[3-4]。

表15-1-6　肾功能检查正常值

测定项目	正常值
肾小球功能检查	
血尿毒氮(BUN)	新生儿　1.1~4.3 mmol/L,
	婴儿、儿童　1.8~6.4mmol/L
血肌酐	44~132 μmol/L
血尿酸	100~350 μmol/L
内生肌酐清除率	新生儿　25~70 ml/(min·1.73 m^2)
	<1岁　65~80 ml/(min·1.73 m^2)
	2岁以上　80~126 ml/(min·1.73 m^2)
β_2-微球蛋白	0.8~2.0 mg/L
肾小管功能检查	
近端肾小管功能	
酚红排泄试验	15分钟　25%~40%
	30分钟　13%~24%
	60分钟　9%~17%
	120分钟　3%~10%
	2小时总排出量　60%~85%
远端肾小管功能	
尿浓缩试验尿比重	1.022~1.035,尿渗透压800~1 400 mmol/L
禁水试验	比重>1.020
垂体后叶加压浓缩试验	渗透压800 mmol/L以上
尿稀释试验	比重<1.003(最高与最低比重差应>0.009)
	渗透压<50 mmol/L

表 15-1-7 小儿生化检查的生理特点

测定项目	正常值(国际单位)
高密度脂蛋白胆固醇	1~13 岁 0.9~2.15 mmol/L
	12~13 岁 0.36 ~0.38 mmol/L
	14~19 岁 0.9~1.65 mmol/L
低密度脂蛋白胆固醇	1~9 岁 1.55 ~3.89 mmol/L
	10~19 岁 1.30~4.40 mmol/L
总蛋白	60~80 g/L
白蛋白	34~54 g/L
球蛋白	20~30 g/L
蛋白电泳	
白蛋白	30~54 g/L 55%~61%
球蛋白	
α_1	2~3 g/L 4%~5%
α_2	5~10 g/L 6%~9%
β	5~11 g/L 9%~12%
γ	3~12 g/L 15%~20%
钠	135~145 mmol/L
钾	3.5~5.1 mmol/L
氯化物	96~108 mmol/L
磷	1.30~1.78 mmol/L
钙	2.24~2.75 mmol/L
镁	0.74~0.99 mmol/L

表 15-1-8 各年龄段小儿血液常规检查特点

中文名称	第1日	第2~7日	第2周	3个月	6个月	1~2岁	4~5岁	8~14岁
红细胞($\times10^{12}$/L)	5.7~6.4	5.2~5.7	4.2	3.9	4.2	4.3	4.4	4.5
血红蛋白测定(g/L)	180~195	163~180	150	111	123	118	134	139
白细胞($\times10^9$/L)	20	15	12	—	12	11	8	
中性粒细胞(N%)	0.65	0.40	0.35	0.3	0.31	0.36	0.58	0.55~0.65
淋巴细胞(L%)	0.20	0.40	0.55	0.63	0.6	0.56	0.34	0.3
血小板($\times10^9$/L)	150~250	150~250	150~250	250	250~300	250~300	250~300	250~300

(五)儿童生命体征的生理特点[2-3]

1. 体温 可根据不同年龄和病情选择测温方法。

(1)肛温。较准确,适用于病重及各年龄组的儿童,将肛表插入肛门内 3~4 cm,2 分钟,正常为 36.5~37.5℃。

(2)腋温。除了休克和周围循环衰竭者外适用于各年龄组儿童,将体温表置于腋窝处夹紧上臂至少 5 分钟,正常为 36~37℃。

(3)口温。只适合于能配合的年长儿,将口表置于舌下 3 分钟,正常不超过 37℃。

2. 呼吸和脉搏 年龄越小,呼吸和脉搏越快,随着年龄的增长逐渐减慢,各年龄小儿呼吸脉搏正常值见表 15-1-9。

表 15-1-9 各年龄段小儿呼吸和脉搏的正常值

年龄分期	呼吸(次/分)	脉搏(次/分)	呼吸:脉搏
<28 天	40～45	120～140	1:3
<1 岁	30～40	110～130	1:3～1:4
1～3 岁	25～30	100～120	1:3～1:4
4～7 岁	20～25	80～100	1:4
8～14 岁	18～20	70～90	1:4

3. 血压　小儿年龄越小血压越低,舒张压为收缩压的 2/3。一般只测任何一个上肢的血压即可,如疑为大动脉炎或主动脉缩窄的病儿,应测量四肢血压。

一般采用汞柱血压计测量,新生儿及小婴儿可用监护仪测量。不同年龄的小儿应选用不同宽度的袖带,以 1/2～2/3 的上臂长度作为袖带宽度较适宜,过宽测量血压偏低,过窄则偏高。测量血压要安静时进行。当哭闹或运动后以及精神过于紧张时血压测得的数值常偏高。血压是反映人体健康的一个重要指标,不同年龄小儿的正常值有所不同。因为各年龄小儿的血压数值有一定规律,所以一个小儿的血压是否正常可以根据前面提到的公式来判断[4]。

二、小儿常见肾衰竭的原因

(一)急性肾衰竭

小儿急性肾衰竭也分为肾前性(约占 55%)、肾性(约占 40%)和肾后性(约占 5%)。肾前性多是由于肾灌注减少,如低血容量、心排血量降低、全身性血管扩张、全身性或肾血管收缩、肾脏自身调节紊乱等,导致 GFR 降低而出现急性肾衰竭。肾性多由肾脏缺血或肾毒性物质损害小管细胞(急性肾小管坏死),或急性肾小球肾炎、急进性肾炎、肺出血肾炎综合征、急性弥漫性狼疮性肾炎、紫癜性肾炎等,或急性间质性肾炎,如感染过敏反应、药物过敏反应、感染本身所致(如流行性出血热等),或肾血管疾患,如坏死性血管炎、过敏性血管炎、恶性高血压、肾动脉血栓形成或栓塞、双侧肾静脉血栓形成,脓毒症也可引起弥散性血管内凝血(DIC),导致急性肾衰竭。肾后性常以下尿路梗阻(如尿道梗阻、膀胱颈梗阻、输尿管梗阻等)引起肾盂积水、肾间质压力升高,肾实质因受挤压而损害,时间久后反射性使肾血管收缩,肾发生缺血性损害。

(二)慢性肾衰竭

1990 年 1 月至 2002 年 12 月间,对 91 所医院 0～14 岁住院小儿共诊断 CRF 1 658 例,并呈逐渐上升趋势。根据 1 268 例完整资料分析显示,男女比例 1.49:1,平均发病年龄为 8.2 岁,平均确诊前病程 2.5 年。主要原发病为慢性肾炎和肾病综合征,占 52.7 %,先天/遗传性疾病约 1/4,以肾发育异常和肾囊性病为主。

三、血液透析

(一)血液透析指征

血液透析的适应证包括急性肾衰竭、慢性肾衰竭、急性中毒及其他疾病等。

1. 急性透析指征　出现以下症状,即应该急诊血液透析治疗:①严重水潴留或有充血性心力衰竭、肺水肿和脑水肿;②血尿素氮(BUN)增长速度每日大于 9 mmol/L,肌酐增长速度每日大于 44.2～88.4 μmol/L;③血钾 >6.5 mmol/ L;④急性中毒,可以通过透析膜清除的药物或毒物。王晓刚等[5]报道 29 例 1～13.8 岁 ARF 患儿,26 例行 HD 治疗,3 例行 PD 治疗,患儿均取得满意疗效,最终脱离透析,肾功能完全恢复；⑤难以纠正的酸中毒(HCO_3^- <13 mmol/L)；⑥少尿或无尿 2 天以上；⑦出现尿毒症症状，尤其是神经精神症状。

2. 慢性透析指征　患儿肌酐清除率(Ccr) 降至 10 ml/(min·1.73 m^2)时，即使临床症状不明显，也应开始维持性血液透析治疗，以防发生营养不良和尽可能保证小儿正常生长，其他特征有：①BUN > 35.7 mmol/ L，Cr > 620 μmol/ L；②高钾血症(血钾 > 6.5 mmol/ L)；③临床恶心、呕吐、纳差等症状明显；④严重高血压、肾性骨病、水潴留和心包炎[6]；⑤贫血(Hb < 60 g/ L) 、严重酸中毒(HCO_3^- <10 mmol/ L)、高磷酸血症(血磷 > 3.2 mmol/ L)。

(二)小儿血液透析设备与耗材要求

1. 血液透析机　体外循环血容量及血流速度是决定小儿 HD 血流动力学稳定的关键条件〔在成人 HD 时血流速度一般为 200 ~ 300 ml/min，小儿血流量为 3 ~ 5 ml/(kg·min)〕，因而 HD 要求小儿透析机的泵头能精确地控制血流速度为 3 ~ 20 ml/min。

2. 透析器　儿童 HD 并发症的发生与透析器有重要关系。小儿体外循环量应限制在 8 ml/kg 以下，约为总血容量的 10%，因此，透析器应该是小容量和低通透性的，如超微型和微型平板(如 Gambro) 及微型中空纤维型透析器等，使用大容量和高通透性透析器容易造成低血容量或低血压休克，因为体外循环量与患儿体重不成比例。李佛兰等[7]报道了出生 3 天的婴儿应用特殊的超微型血滤器及管道成功进行 2 次血液透析治疗，用 GAMBRO PRISMA 持续血液净化机，PRISMA M10 小儿血滤器套管，血滤器面积 0.2 m^2，5F 双腔静脉导管置入脐静脉(图 15-1-1)。备同型血 100 ml 作体外循环血管通路预充用，该婴儿经两次血液透析治疗后，肾功能恢复正常，肺透明膜改善，去掉呼吸机最后康复出院。

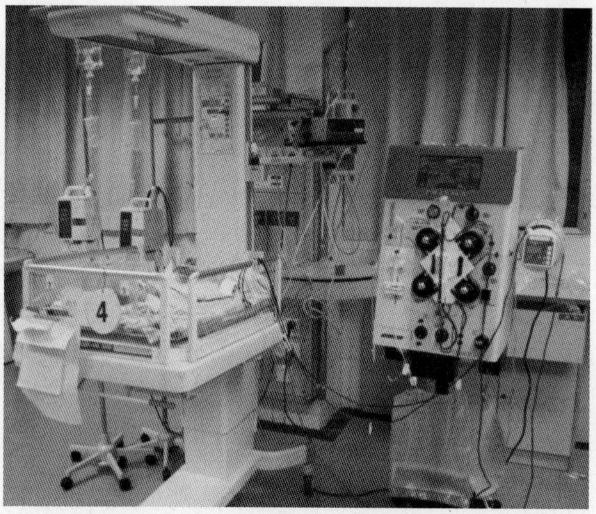

图 15-1-1　婴儿特殊的小容量血滤器和管路

婴儿甚至新生儿的 HD、HF、HDF 应根据患儿体重大小选择容量和清除率相应的透析器，要求透析器加上配套管道的容量不超过患儿血容量的 10%。患儿体重与透析器面积的选择见表 15-1-10。

表 15-1-10　患儿体重与透析器面积的选择

患儿体重(kg)	透析器面积(m^2)
<20	0.1 ~ 0.4
20 ~ 30	0.4 ~ 0.8
31 ~ 40	0.6 ~ 1.0

(三)血液管道

小儿用血液透析管路需特别制作直径小、血流速度低的管路，容量应为 25 ~ 75 ml，成人的血液管道容量为 75 ~ 150 ml。在小儿血液净化日益增多的情况下,小儿血管通路的建立越来越受到重视。由于小儿血管较细,管壁较薄,穿刺针较难穿入,较易穿入对壁,容易形成血肿,置入管后较易形成贴壁现象,导致血流量不足[8-9]。张杰等[8]报道对 13 例 5 个月 ~ 10 岁小儿行右侧股动脉穿刺置管效果较好,能保证充足的血流量。余惠霞等[9]报道了 5 例分别经脐静脉及股静脉建立血管通路进行血液净化的效果。血管通路分为临时性血管通路和永久性血管通路,小儿血液净化以急性为多见,在确诊为慢性肾功能不全才考虑建立永久性血管通路。锁骨下置管在小儿易造成血气胸及远端肢体水肿,故不提倡。

1. 临时性血管通路

(1)脐静脉置管。适用于出生小于 5 天的低体重或极低体重患儿,可选择 5 ~ 8 Fr 的双腔管,图 15-1-2为作者医院给新生儿脐静脉插管行 CRRT 治疗[9]。患儿为 1.6 kg 的双胞胎、早产儿,于出生第 3 天因发生 ARF + MODS,行 CRRT 治疗。置管方法:患儿仰卧位,在脐带根部系上一根丝线,以减少出血,用剪刀或手术刀切断过长的脐带,保留 1 cm 的残端,暴露脐静脉,使脐静脉与腹壁成 30° ~45°夹角,略偏左侧,导管插入时,方向稍偏右上方约呈 30°角,可与腹内脐静脉成一直线。深度 7 ~8 cm,回抽见血流通畅,在脐带切面做荷包缝合并将线绕插管数圈后系牢。敷无菌纱块固定。置管后常规拍胸腹片确定导管尖端位置。置管时间可达 2 周左右,每天消毒及换敷料,注意预防脐周感染。

婴儿及小儿临时血管通路可选择脐静脉、股静脉、颈内静脉及大隐静脉等。双腔静脉导管选择型号建议:年龄 <6 月,5 ~6 Fr;6 ~12 个月,5 ~8 Fr;1 ~3 岁,8 ~9 Fr; >3 岁,8 ~12 Fr,均选择双腔管[7,9-10]。

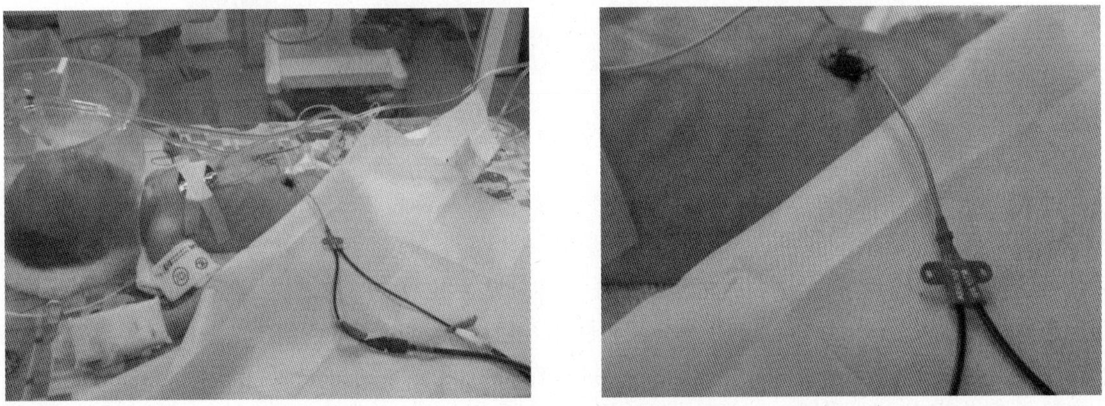

图 15-1-2　脐静脉置管

(2)股静脉穿刺置管。适用于婴幼儿、儿童等所有年龄段。采用 5 ~ 8Fr 单针双腔管,12 ~ 14 岁儿童可用 11 Fr 管。图 15-1-3 为出生 20 天婴儿经股静脉穿刺,置入 8Fr 双腔管行 CRRT 治疗。股静脉穿刺置管方法:患儿取平卧位,下肢轻度外展,臀部下垫一薄枕。常规消毒铺巾后,于腹股沟韧带下一横指,股动脉搏动点内侧为穿刺点,穿刺针接上 5 ml 肝素盐水注射器,局麻下,针尖以 45°角朝向脐孔方向进针,边进针边回抽,见暗红色回血后,拔出针芯,置入导丝,经皮肤扩张器扩张后置入双腔导管,确保血流畅通后,贴上创口保护膜,每天或隔天消毒,更换敷料。因小儿的股静脉相对较直、较粗大,穿刺置管相对较容易,能保证充足的血流,但因接近会阴部,易被污染,另因小儿活动较成人多,要注意避免管被折断。

(3)颈内静脉置管法。适用于婴幼儿、儿童等所有年龄段。采用 5 ~ 8Fr 单针双腔管方法,选择右颈内静脉,患儿平卧,肩胛处垫高,保持右颈平坦。烦躁不合作者静脉注射安定镇静。于环状软骨(颈动脉搏动最明显处) 做一水平线横线。横线与纵线形成 3 个交叉点。选择中间的交叉点为进针点,以 3 条纵线引导进针方向。具体操作方法:常规消毒铺巾, 穿刺针接上 5 ml 肝素盐水注射器,针与皮肤呈 30°角缓慢进针,边进针边回抽,见有暗红色血液回流后,拔出针芯,置入导丝,经皮肤扩张器扩张后置入双腔导管,以进针点到第二肋间水平的长度为入管合适深度,丝线缝好固定双腔管。无菌纱布覆盖,用胶布固定于皮肤。血液净化结束后注入 1 mg/ml 肝素钠生理盐水封管。通常可保留 1 个月[11],注意预防穿刺部位感染。为防止穿刺部位血肿,可首选无肝素透析,或次日再行透析治疗。

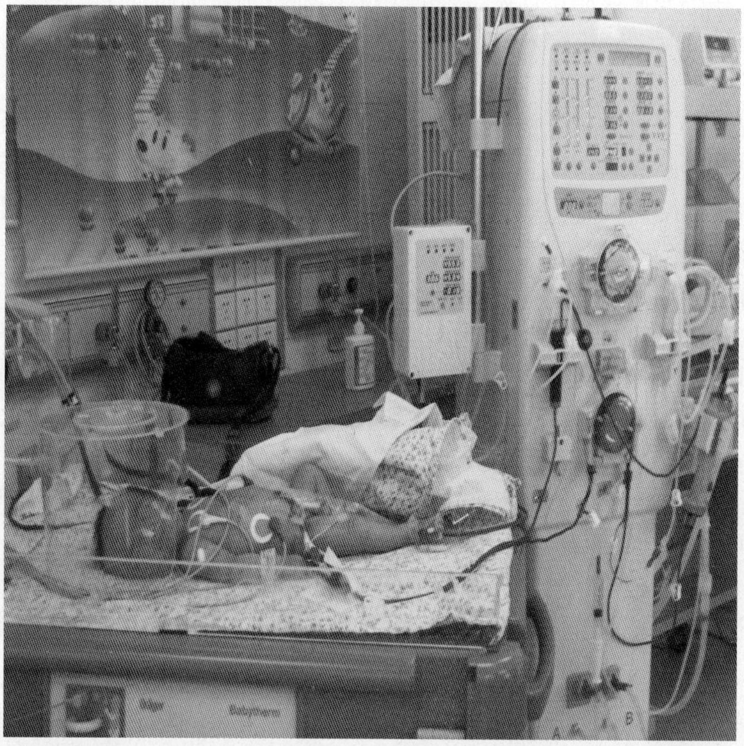

图 15-1-3 婴儿股静脉置管血液净化治疗

(4)大隐静脉切开插管方法。在脐静脉或外周深静脉置管不成功时,可选择在腹股沟韧带与股动脉交叉点下一横指、局麻下切开 2 cm 切口,暴露大隐静脉。结扎远端,切开,插入双腔管,经股静脉到达下腔静脉,固定双腔管,缝合切口,无菌纱布敷盖,每天消毒更换纱布,注意预防感染。

(5)外周血管直接穿刺法。适用于 5 岁以上且体表血管标示清楚的患儿,因直接穿刺常需多次反复穿刺才能成功,对血管损伤大,穿刺过程中疼痛明显,血流量无法得到保证,治疗过程中容易脱出及形成血肿,容易给患儿带来心理恐惧,一般不主张施用,方法采用 16 ~ 18 号留置针,直接穿刺肘正中静脉、贵要静脉、头静脉、股静脉或大隐静脉。如血流不满意,部分患者采用桡动脉、尺动脉、肱动脉或足背动脉穿刺。血液净化结束后用 1 mg/ml 肝素液封管,每日通管 1 次,可保留 1 周[12]。

2. 永久性血管通道　适用于需长期透析的患儿。大龄儿童,血管通路与成人一样,在非惯用侧上肢行桡动脉、头静脉侧端吻合组成动静脉内瘘,也可用肱动脉或尺动脉。体重小于 20 kg 的患儿,动静脉内瘘较难建立,且成熟时间长。体重 5 ~ 10 kg 的患儿可将大隐静脉远端和股动脉侧壁吻合建立大隐静脉袢瘘。有报道应用显微外科方法可在很小的婴儿身上建立动静脉内瘘,但成熟需要 6 个月,如患儿需要立即透析,可用临时性血管通道或腹膜透析(PD)过渡。

(四)抗凝方法

(1)肝素首次用量 25 ~ 50 U/ kg,维持量 10 ~ 25 U/(kg · h)。

(2)低相对分子质量肝素平均剂量,体重 <15 kg 者用 1 500 U,体重 15 ~ 30 kg 者用 2 500 U,体重 30 ~ 50 kg者用 5 000 U。

(五)透析方案的设计

1. 急性 HD 方案　小儿 1 次透析时间为 2 ~ 4 小时,血流量 3 ~ 5 ml/(kg · min)。体重大于 40 kg 者可使血流量达 200 ~ 250 ml/min。根据经验,对于婴儿在体外循环预充全血或血浆后,血流速度可以达到 5 ~ 10 ml/(kg · min),而不发生明显的低血压。透析液流速宜小,可选择 100 ~ 350 ml/min。超滤速率不能太快,超滤总量通常不应大于体重的 3% ~5%。

2. 慢性 HD 方案　主要透析参数同急性 HD 方案。小儿维持性 HD 治疗每周 2～3 次，每次透析时间 3～4 小时。选择透析器、管路的类型及血流速度等与紧急透析相同。透析液流速可达到 350～500 ml/min。12 岁以上透析方案已与成人相似。关于小儿 HD 充分性的问题，目前尚无特殊标准，仍采用成人的评价方法，即充分透析最低标准要达到每次透析后 BUN 下降率 65%，$Kt/V \geq 1.2$。近年研究认为儿童维持性 HD 应采用高 Kt/V（$Kt/V \geq 1.3$）才能使透析更充分，更有益于儿童生长和发育。

（六）小儿血液透析并发症及处理

小儿由于各年龄段生理特点及有效血容量均不同，加之小儿的心理和体能的承受力较弱，透析治疗中配合程度较差，并发症相对较多，因而在血液透析过程中应对小儿特别关心及注意。蔡云望等[13]在 45 例5～14岁患儿行 190 次血液净化治疗中观察到，低血压的发生率为 21.6%，恶心呕吐为 16.8%，穿刺血肿为 13.7%，肌肉痉挛为 8.9%，头痛为 6.3%，高血压为 4.7% 等，穿刺血肿发生率高与小儿烦躁不合作有关。

1. 失衡综合征　轻者恶心、呕吐、头痛，严重者可抽搐、昏迷，婴幼儿可表现为癫痫发作。处理：①控制血流速度和透析时间，选择与患儿体重相适宜的低通透性、小面积透析器及小儿透析管道，控制透析液流速，以减少溶质清除效率和避免血 pH 快速改变；②透析液的钠浓度等于或稍高于患儿血浆钠浓度；③若透析前患儿 BUN 已达到 35.7～71.4 mmol/L，为防止透析过程中渗透压下降，可静脉滴注甘露醇（0.5～1.0 g/kg）及透析过程中推注 50% 的葡萄糖。

2. 低血压　是 HD 最常见的并发症。小儿的血容量小，更易发生低血压。最主要的原因是体外循环的血容量过大和超滤过多导致患儿体内有效血容量过低。患儿血压降低时可出现头痛、恶心、呕吐甚至昏厥等症状。正确判断干体重，限制小儿体外循环的血容量低于每公斤体重 8 ml 及超滤脱水不超过体重的 5% 可有效地减少低血压的发生。如出现低血压，可从静脉管道快速注入生理盐水 20～100 ml 或白蛋白，降低超滤率接近于零，经处理血压正常后可继续超滤。在透析过程中最好将婴儿放在高灵敏度的秤床上，连续监测液体超滤排出的速度。

3. 高血压　多与透析时液体排出量不足或液体摄入量限制不严格有关。其他因素可能有高血钠、高血浆肾素活性及干体重偏高等[14]。小儿血液透析出现高血压时，可伴有明显头痛，烦躁不安，可行胸片或腹部 B 超检查，重新评估干体重，指导脱水，避免干体重过高。慢性维持性透析患儿（5～6 岁以上），可考虑每 1～2 周增加一次血液滤过，以清除血管活性物质及中分子毒素。

4. 肌肉痉挛　多因干体重掌握不准确、超滤过多过快、低钠低钙血症等因素引起。处理：临时停止超滤，透析液钠浓度调到 140～145 mmol/L，快速注入生理盐水 50～150 ml，或 50% 葡萄糖 + 10% 葡萄糖酸钙 10～20 ml 静脉推注。

5. 恶心、呕吐　多因电解质紊乱、重度代谢性酸中毒、重度的氮质血症、透析中低血压、失衡综合征等因素引起。可给予 50% 葡萄糖静脉推注，烦躁不安者可酌情给予安定镇静。

（七）小儿血液透析中的特殊情况

（1）当体外循环血量达到血容量的 10% 时，要使用全血或血浆预充管路和透析器，以防止循环衰竭。采取预充体外循环管路的方法，透析器及血路管容积可适度增大，血流速度可适度增快，但注意在预充透析器和管道过程中要防止血液或血浆凝固。

（2）小儿单位体重的饮食摄取量、水分摄取量比较多，透析与透析间期发生的水肿、高尿素氮、高钾、高磷血症等是主要问题。要注意评估患儿的透析充分性。

（3）体重不足 30 kg 的患儿，进行每周 3 次，每次 4 小时的 HD，因超滤速度相对过快，即在超滤速度大于 10 ml/（kg・h）时，65% 的病例容易出现循环衰竭、腹痛、恶心、呕吐等症状，特别是无尿的病例，在充分摄取能量的情况下，需要 10 ml/（kg・h）以上的超滤量，进行慢性维持性透析治疗就比较困难，可考虑相对延长透析时间。体重在 30kg 以上的患儿，只有 20% 的病例出现循环衰竭、腹痛，恶心、呕吐等症状。

（4）体重不足 30 kg 的小儿，即使是限制蛋白质的摄入，蛋白质的摄取量也在 1.5 g/（kg・d）以上，在行每周 3 次的透析治疗时，间歇期间的 BUN、K^+、PO_4^{3-} 浓度的上升不容易管理。因此，当体重不足30 kg

时,特别是无尿的情况下,PD 为第一选择。

(5)体重在 30 kg 以上的患儿,可根据患者的愿望、血管通路情况及家庭环境等,决定选择腹膜透析或血液透析[15]。

四、血液灌流

小儿误食毒物、药物引起急性中毒现象时有发生,且中毒症状常发生迅速,必须及时救治处理,血液净化方法在小儿中毒的治疗中疗效显著,值得推广应用[16-17]。血液灌流是通过吸附装置,清除内源性或外源性毒物或药物的体外循环治疗方式,是目前抢救重度药物或毒物中毒最可靠和比较理想的首选方法。灌流器有炭罐和树脂罐两种,能对多种化合物有很强的亲和及吸附作用,具有广谱解毒的功能,其可应用于治疗中等和大相对分子质量的毒物和药物中毒的治疗,尤其适用于脂溶性高、体内分布容量大、易与蛋白结合的药物或毒物的中毒。HP 设备要求及操作简单,应用血液灌流机或单泵即可完成治疗。适用于边远地区或基层医疗单位患儿的现场急救。目前已知有 30 多种药物中毒通过血液灌流比血液透析能更快地从血液中清除,如巴比妥类、水合氯醛、阿司匹林、氯氮平、安定片、氯霉素、地高辛、洋地黄中毒、毒蕈中毒、百草枯、苯丙胺、可待因等[18]。

(一)HP 的适应证及临床应用

1. *急性药物中毒为首选适应证* 注意事项:①所有患者 HP 前必须洗胃、导泻、输液利尿等治疗,毒性物质的对抗剂和(或)解毒剂不能因行 HP 治疗减量或停用。凡经洗胃、导泻、输液、强迫利尿等抢救措施后,病情仍继续恶化者,甚至伴脑功能障碍或已昏迷者,应考虑血液灌流疗法。②应尽早施行 HP 治疗,才能取得良好效果。③药物及其代谢产物与组织蛋白结合力高、延迟性毒性者(如有机磷农药中毒),且有肝肾功能损害者,服药剂量过大超过了自身清除能力时或已达中毒致死量浓度者,均为紧急血液灌流的适应证。但对非脂溶性、伴酸中毒的药物,如醇类(甲醇、乙二醇)、水杨酸、含锂、溴化合物的解毒作用血液灌流则不如血液透析。如患者同时伴有肾衰竭、钠水潴留、酸中毒者,宜行 HD 或 HD + HP 治疗。④经 HP 治疗的患儿苏醒后,仍应严密观察病情变化,因为几小时后毒物可通过肠道组织间隙、内脏、肌肉以及血运少的脂肪组织弥散入血,又引起中毒,在病情需要时,可于第 2 天或第 3 天再行一次 HP 治疗[19]。

2. *尿毒症* 目前低通量血液透析几乎不能清除尿毒症患儿体内中大分子和与蛋白结合的毒素,而高通量血液透析和血液透析滤过虽然能清除中大分子物质,但其清除效率低于其体内增长速度,大量毒素在患者体内蓄积时间长,并发症发生率高。高亲和性大孔径的吸附剂制成的灌流器,可有效清除尿毒症多种中大分子物质。并对一些与中大分子毒物有关症状,如尿毒症周围神经炎、心包炎等起到治疗作用,HD + HP 组合型人工肾的使用可更好地提高尿毒症患儿的生存质量。

3. *肝性脑病* 用阴离子胆红素吸附柱或中大分子肝毒性物质吸附柱行 HP 后血浆芳香族氨基酸浓度明显下降,使支链氨基酸与芳香族氨基酸的比例增加,同时血浆 Na^+-K^+-ATP 酶的抑制物减少,胆红素水平下降,这是 HP 治疗肝性脑病的基础,但临床效果仍不显著,可能与其只能清除毒素,而不具备代谢和解毒功能有关。

4. *脓毒血症* 有研究表明将多黏菌素 B 和(或)抗内毒素抗体固定在吸附剂上治疗脓毒症休克,可明显提高抢救成功率。

5. *风湿、免疫性疾病* 如系统性红斑狼疮、风湿性关节炎、变态反应性脉管炎等通过用 DNA 免疫吸附剂 HP 直接去除致病的自身抗体、免疫复合物,并起到调节免疫的作用,使单核巨噬细胞系统清除功能恢复正常,淋巴细胞功能恢复正常,而达到血液净化和治疗目的。通过特异性的吸附柱技术还可用于治疗高脂血症、吉兰-巴雷综合征、重症胰腺炎、重症肌无力、重金属中毒、透析相关性骨病、银屑病、重型破伤风等。

(二)治疗时机及剂量

血液透析和(或)血液灌流治疗时机以服药后3～16小时内治疗效果最佳,此时血中药物或毒物浓度达高峰,且多以游离状态存在,因此清除的效能最高。治疗开始越早,意识、脏器损害等指标恢复越快,而且并发症少,预后良好。因为血液灌流能直接从血液中清除毒物,迅速降低血液和内脏的毒物浓度,可防止体内重要脏器的继续摄取毒物。所以,血液净化治疗时间早晚对预后有着重要的影响,但是,即便是错过最佳治疗时机,仍需积极行HP治疗。对于药物或毒物可能有继续再吸收、持续昏迷不醒及原有肝肾功能不全致药物及毒物排泄能力降低的患儿,多次血液透析和(或)血液灌流非常必要。

(三)抗凝方法

肝素在肝脏中被肝素酶代谢,少量由肾脏排泄,肝肾功能不全者其半衰期延长。在临床中,大多数中毒儿童并发有肝肾功能损害,凝血机制多受到影响,且活性炭吸附部分血小板和某些凝血因子,这些因素都可能加重出血趋向。因此,肝素用量应谨慎。儿童活性炭吸附治疗时肝素用量应小于成人的剂量,首次肝素剂量应在0.5～0.7 mg/kg,30分钟后追加0.2～0.3 mg/kg,可以达理想效果,且没有发生凝血和出血加重现象,也可以于治疗前一次性注入低分子量肝素。

灌流过程中每隔0.5～1小时测一次凝血时间,使体外循环凝血时间保持在45～60分钟,调节肝素用量,使凝血时间延长限制在20%以内的小剂量肝素化,必要时在结束治疗后用等量的鱼精蛋白中和肝素。

(四)治疗方法

在建立好临时血管通路后,按说明书冲洗炭罐或树脂罐,然后预充体外循环管路;小于8岁的小儿,应该用全血完全预充,再连接双腔导管,吸附1～2.5小时,治疗结束后,直接从双腔导管处断开,预充的全血不可以回输,以免引起高血容量性心衰。9～14岁儿童可以用半量全血或血浆预充,治疗结束时,也应将预充量丢弃。大于14岁儿童可与成人相同。

笔者医院曾治1例1岁儿童误服氯氮平100片的小儿1例,患儿来时神志不清,瞳孔散大,行股静脉穿刺置入6Fr双腔管,低分子量肝素抗凝,体外循环管路及树脂罐用全血预充,吸附1.5小时,患儿清醒,神志、血压、心率、呼吸均恢复正常。

(五)并发症及其处理

1. *寒战、发热* 灌流前及开始后1小时检测白细胞及血小板计数。如在开始治疗后0.5～1.0小时患者出现寒战、发热及血小板、白细胞下降,提示吸附剂生物相容性差或致热原反应的出现,可静脉推注地塞米松,一般不中断灌流,若反应很严重,出现低血压、休克等应立即中断治疗。

2. *胸闷及呼吸困难* 若患者出现明显胸闷、呼吸困难,应注意到是否有炭粒脱落并栓塞。由于目前活性炭均采用微囊包裹技术,而且灌流前又经过大量的生理盐水冲洗,炭粒脱落造成栓塞可能性很小,但如滤网破损,炭粒随血流进入体内,也有导致栓塞的可能。一旦出现栓塞,应立即停止灌流,并给患者吸氧及采取其他一些相应的抢救措施。

3. *出血、凝血、血小板减少* 活性炭也能够吸附某些凝血因子(如纤维蛋白原)和纤维蛋白,可吸附部分血小板,血小板减少一般发生于灌流开始后的2小时内,以0.5～1小时最为显著,血小板计数可降低到灌流前的30%～40%,如有必要可以于治疗结束后输入血小板或血浆。

4. *空气栓塞* 多由于操作不规范造成,如发生空气栓塞,及时丢弃剩余血液,给予吸氧及相应抢救措施。

5. *血钙、血糖的降低* HP可吸附循环中的氨基酸、激素(甲状腺激素、胰岛素以及生长激素等)、微量元素等,导致低血糖反应和低钙抽搐等,需要及时补充。

6. *体温下降* 灌流过程中体温下降可能与体外循环未用加温装置有关,成人血液灌流治疗不用加热,小儿可能因体温调节中枢功能较差,容易出现体温下降,可应用设备的加温装置,适当在管路上加热保温即可。

五、血浆置换（PE）

血浆置换是一种常用的血液净化方法。经典的血浆置换是将患者的血液经体外循环管路输出，经血浆分离器将血浆和血液中的细胞成分分离，弃去血浆，携带血浆中异常成分（如抗体、免疫复合物、异常高浓度的血浆球蛋白、高黏物质、毒物及与血浆蛋白结合的药物等），再把细胞成分与所需补充的白蛋白、血浆及平衡液等混合后一起回输体内，以达到清除致病介质、进一步提高疗效、减少并发症的目的。

（一）治疗指征

（1）抗肾小球基膜抗体型肾小球肾炎。

（2）非抗肾小球基膜抗体型新月体肾炎。

（3）各种结缔组织疾病，重症系统性红斑狼疮等。

（4）甲状腺危象。

（5）急性吉兰-巴雷综合征、重症肌无力。

（6）自身免疫性溶血性贫血、溶血尿毒症综合征、冷球蛋白血症和血栓性血小板减少性紫癜。

（7）重症胰腺炎。

（8）肾移植后急性排斥反应等。

血浆置换可分为非选择性血浆置换和选择性血浆置换两大类，后者可选择性去除血浆中的病理性因子，大大减少置换液量并可减少不良反应。

（二）设备要求及重要参数设置

（1）常采用膜式血浆分离装置。膜式滤器多为空心纤维型，采用不同的合成膜，最大截留相对分子质量为 3×10^6。全血通过滤器微孔膜时血浆就被分离出来。整个置换系统类似滤过装置，分离方式可分为单膜滤过或双膜滤过。

（2）血流量常为3～5 ml/(kg·min)。血浆滤过器的跨膜压力应保持在＜100 mmHg（13.3 kPa），＞13.3 kPa易引起溶血，轻度降低跨膜压仍可继续治疗，不需要更换血浆过滤器。每次置换量要根据患儿的体重和病情决定。常用的置换液为含4%～5%人体白蛋白复方氯化钠注射液（林格注射液），从静脉回路等量输入。有凝血功能障碍的患儿可选用新鲜冷冻血浆。为减少费用也可部分使用代血浆（如右旋糖酐），但不能超过置换血浆总量的20%。治疗时间一般为每周3～4次，亦有每天1次，共3～5次后改为隔天或每周2次，或每隔2天1次。

（3）血浆置换技术在儿科的应用尚无统一的治疗方案及治疗剂量，目前仍参照成人治疗原则结合患儿病情及生理特点制定方案。为了便于穿刺、固定及具有稳定的血流量，儿童血管通路多首选股静脉置入双腔静脉管路。

（4）儿童血浆置换量估算方法按体重的4%～5%即40～50 ml/kg为一个血浆置换量，儿童根据病情按每次1～1.5个血浆容量进行置换。两次治疗间隔24～48小时，可与HP及CRRT治疗交替进行。疗程据原发病不同及治疗效果制定，多3～5次为一疗程。治疗前要充分考虑儿童血流动力学不稳定、滤器和管路性能及型号等因素，在治疗中尽量减少体外循环血容量，与患者连接前管路用生理盐水或血浆预充，治疗开始时同时给予静脉滴注生理盐水或胶体液，血泵速度从低速开始，逐渐增加。这些措施能有效预防低血压、休克的发生。

（三）抗凝方法

血浆置换时抗凝剂用量较常规血液透析偏大，为常规血液透析的2倍，肝素按成人体重比例用量，对于低出血倾向的患者，推荐首剂肝素40～60 U/kg，维持量1 000 U/h。在儿科患者由于管路细且血流速较慢更易发生凝血栓塞等事件，注意患者凝血功能情况，对有出血倾向的患者应用小剂量肝素抗凝。

（四）并发症的处理

常见并发症有：①过敏反应；②低血压；③发热；④低钙血症；⑤低球蛋白血症；⑥溶血；⑦易诱发感染

以及肝素引起的不良反应等。

为预防血浆过敏反应及治疗后出现肺水肿、脑水肿、失衡综合征，提倡治疗前给予地塞米松，治疗结束时给予速尿或20%甘露醇静脉滴注。注意置换过程中血浆出入平衡，以防低血压或高血压、心力衰竭等发生。应用血浆进行交换，其中的枸橼酸盐抗凝剂会结合患儿体内的钙离子导致低钙血症，需及时补充钙剂。大量血浆进入身体有引起感染及传染病的风险。

六、持续性肾脏替代疗法

CRRT是危重症抢救当中最常用的血液净化技术之一。常规的血液透析不适合血流动力学不稳定的危重患儿及婴幼儿。而连续血液滤过方法简便，可床边连续进行，安全、有效。给出生7天婴儿行CRRT治疗（暨华JH-3038多功能血液透析机，Fresenius AV 400血滤器）。

由于CRRT体外循环血量相对较少，血流速度相对较慢，可床边进行治疗，其特别适合于不能耐受血液透析的危重患儿及婴幼儿，可不必顾虑液体入量的限制，同时可有效清除多余的水分，可以补充机体所需的各种营养成分，迅速缓解病情。对药物及毒物中毒患儿病情较重者，尤其伴有肾功能衰竭、肝衰竭者更适合CRRT，有利于疾病的恢复。近年来CRRT更多地应用于全身炎症反应综合征及多脏器功能障碍综合征、肺透明膜变、脓毒血症等辅助治疗，但此种方法的毒物清除率与置换量成正比，即置换量愈大，清除效果愈好，反之达不到应有的效果。杨镒宇等[20]对16例危重患儿行CRRT治疗观察到，患儿心脏功能得到改善，生命体征平稳，血氧分压改善，肾功能和肝功能改善，炎症因子下降，是重症患儿有效的支持治疗手段。表15-1-11为HD、CRRT和PD的各自优缺点[21]。

表15-1-11 HD、CRRT和PD的各自优缺点

血液净化方式	优点	缺点
常规血液透析	有效清除代谢产物	需抗凝剂
		血管通路如管腔感染时阻塞
	有效清除水分	血流动力学不稳定
	可以调整透析液成分	需特殊设备和护理
	易于补充各营养成分	体重低的小儿难以应用
连续性血液净化	清除水分效果佳	需避免抗凝剂过量
（CAVH、CVVH、CAVHD、CVVHD等）	血流动力学稳定	营养物质容易丢失，需注意补充
	CAVH不需要复杂的设备	需精确控制液体出入量
	有效清除炎症介质	CAVH/CAVHD需足够高的血压
腹膜透析	对血管条件无要求，适宜于各年龄段患儿，对饮食无限制	溶质清除量相对较低
	腹膜透析管植管方便	需特殊护理、需家属协助操作
	透析操作简单	感染（腹膜炎、切口感染）
	无需抗凝剂	

（一）适应证

1. *非肾脏病的危重儿科病例抢救* 患儿（如严重心血管功能不稳定、多脏器功能障碍综合征、腹部手术和脓毒性休克等），CRRT可作为首选的血液净化治疗。有作者应用CAVH（其中5例联合应用CAVHDF增加对溶质的清除）对30例ARF患儿进行血液净化治疗，其中一部分是在心脏或腹部手术后发生ARF，因此无法行腹膜透析，另一部分患儿存在严重的心血管功能不稳定，无法行常规血液透析。行CRRT治疗时间为30小时至32天，所有患儿都能很好地耐受治疗，并发症发生率低。与成人一样，无明显肾功能损害，但需要立即行肾脏替代治疗的患儿（如先天性代谢紊乱、先天性心脏疾病外科术后等）明显增多,有研究对 304 例 CRRT 治疗的患儿临床回顾分析表明,急性肾小管坏死、溶血尿毒综合征、肾小球肾炎、肾毒性药物损害仅占37%,其余为骨髓移植、心脏移植、脓毒症、先天性心脏病、肝移植等。杨雪群等[22]观察了23 例0.6~8.3 岁重症病毒性脑炎患儿,经 CRRT 治疗,治愈率为 73%,明显高于对照组(35.3%),患儿昏迷时间、平均住院时间及后遗症发生率也明显低于对照组。

2. 调整容量负荷和维持内环境稳定　CRRT 能迅速缓解高血容量危重状态,可在短时间控制高血容量性肺水肿,使先天性心脏病严重急性心力衰竭患儿体内的过多水分迅速清除。缓慢持续超滤可以每小时超滤数百毫升液体,平稳纠正高血容量。对于 MODS 伴有肾衰竭时出现一系列的酸碱失衡和电解质紊乱,CRRT 可持续、稳定地纠正内环境紊乱,保证多种药物输入及给予营养代谢支持,可以保证每天治疗液体和静脉营养的液体量有效输入并排出多余的水分。经 CRRT 治疗每天可超滤相当于 3 kg 新生儿体重循环容量的 5~10 倍的液体,有利于维持体内液体平衡,患儿机体水池达 2 000 ml,24 小时超滤 2 000 ml也可保证每天超滤液/体水池 >1,呈现很高的液体更新速率。由于 CRRT 可以清除大量的细胞外液,加快体液的更新速率,因此可以通过改变置换液的成分来纠正电解质紊乱,如低钠血症、高钠血症、高钙血症和高钾血症等。纠正电解质紊乱的速度取决于超滤率、置换液的成分和量。随着新型滤器及血泵在 CRRT 中的应用,CRRT 的超滤率进一步增加,疗效明显提高,通过 CRRT 可以改变体内某些电解质的总量,尤其是清除水肿状态下体内过多的钠。

3. 清除炎症介质和内毒素　CRRT 可通过高分子合成膜纤维的吸附、对流、渗透或诱导减少炎症介质生成等机制,使循环血内的炎症介质浓度下降。最近研究表明,连续血液透析滤过(CHDF)可清除 TNF、IL-1、IL-6、IL-8、PAF 等介质。但应用 CHDF 治疗 5~6 小时后,介质浓度不再下降,提示滤膜吸附清除作用已达饱和,因此在治疗 4~5 小时即应更换滤器。但是对于清除介质的作用仍存在分歧,甚至认为由于粒细胞通过中空纤维被激活而使介质水平增加;内毒素属高分子物质,单纯透析不能有效清除。也可将多黏菌素 B 或抗脂多糖抗体结合在树脂表面,使循环血液往复通过树脂罐吸附清除内毒素。实验证明,多黏菌素 B、多化合价纤维(PMX. F)可吸附内毒素。目前日本已把 PMX 作为脓毒症、感染性休克和 MODS 的介入治疗方法之一。最近的多中心研究显示,接受治疗的患儿平均衰竭器官数目、疾病评分严重度和升压药剂量均明显降低。一组报道提到,应用 PMX 血液灌流治疗内毒素血症所致的 MODS,治疗组 37 例和对照组 33 例。治疗组每例进行 1~7 次灌流,每次 2 小时,治疗后血浆内毒素浓度从83.7 ng/L 立即降至56.4 ng/L,第 2 日降至28.5 ng/L,血乳酸浓度亦明显降低,血流动力学参数改善,最终生存者内毒素平均水平明显下降(18.8 ng/L),存活率为 54.0%,而对照组存活率为 36.4%。樊剑锋等[23]观察了 41 例感染后引起急性肾衰竭和 MODS 患儿,认为应早期诊断,早期行 CRRT 治疗,并加强对其他器官的支持治疗,以避免多器官功能衰竭发生,并有助于改善患儿预后。

4. 改善组织氧代谢　组织氧代谢紊乱是 MODS 的主要病理生理机制。CRRT 可能是通过清除细胞间质水肿,改善微循环而改善脓毒症的氧利用效果,提高能量摄取效率及清除抑制细胞摄取氧的介质。杨镒宇等[24]在其临床研究中发现,经血液净化治疗后,结合血气分析 PaO_2 和 PaO_2/FiO_2 上升,$PaCO_2$ 保持改善趋势,反映多数患儿接受 CRRT 治疗后肺损伤的病理生理可能发生了改变,使临床氧合功能得到改善或保持稳定。

(二)设备要求及重要参数设置

1. 血液净化机　小儿连续性血液净化和小儿透析一样,要求透析机的泵头能在 3~5 ml/min 范围内精确地控制血流速度。有良好的平衡装置,保证超滤液的进出平衡,有精确的温控装置,能安装专用的小儿血滤管路,能推移到床边治疗等。小儿血流量为 3~5 ml/(kg · min),12~14 岁后基本与成人相同。

2. 滤过器　婴幼儿使用的滤器有两个明显特征:①预充量低;②滤器血室容量小,通透性高,普通的中空纤维透析器不能同时满足这两点要求,需特制小面积的中空纤维过滤器。

3. 血管通路　同小儿透析。

4. 置换液　见表 15-1-12。

表 15-1-12 婴幼儿 ARF 患者 CRRT 治疗时置换液与透析液配方

配方	置换液	透析液
Na^+ (mmol/L)	140	140
Cl^- (mmol/L)	100	100
Ca^{2+} (mmol/L)	2.0	2.0
Mg^{2+} (mmol/L)	0.75	0.75
HCO_3^- (mmol/L)	35～45	35～45
K^+ (mmol/L)	0～4	0～4
葡萄糖(mmol/L)	83.3	0

5. 血流速度及置换速度 一般血流速度达 3～5 ml/(kg·min),置换率是血流速度的 1/3～1/2。如同小儿血液透析一样,如果在管路和滤过器预充全血或血浆时,在保证体循环平衡的基础上血流量可以加到 5～8 ml/(kg·min)。用暨华 JH-3038 多功能血液透析机、Fresenius AV 400 血滤器为婴儿经全血预充管道和血滤器后行 CRRT 治疗,如果置换量超过血流量的 1/2,在一些小面积的滤过器,会导致反复的跨膜压报警。小儿超滤量少,对精度及超滤速度要求更加精确,特别是对年小及婴幼儿,可将患儿直接放在高精度的电子秤上,监控超滤。

(三)抗凝方案

由于相当一部分接受 CRRT 的患儿同时存在出血倾向,患儿行 CRRT 治疗前应监测试管法出凝血时间和活化部分凝血酶时间。治疗期间监测 APTT,使其较基础值延长 1.5～2.0 倍,以达到满意的抗凝效果。抗凝方案和步骤:

(1)对滤器管路用 3 000 U/L 的肝素盐水 1 000～2 000 ml 冲洗。

(2)对于新生儿和较小的婴儿也可在治疗前用肝素血(3 U/L)预充管路和滤器。

(3)常规肝素用量:首剂负荷剂量为 100 U/(kg·h),维持量为 5～10 U/(kg·h)。

(4)选用低分子量肝素可取得较好的抗凝效果。

(5)小儿抗凝特点:①不同婴幼儿个体之间,肝素代谢不平衡,所以肝素的需求量相差较大,应个体化调整;②婴儿肝素代谢很快,常常于 1 小时后试管法凝血时间和 APTT 回复正常;③也可以定期用等渗盐水冲洗体外循环管路和透析器,以判断有无血凝块并清除血凝块以判断抗凝效果,冲洗时应采用三通管阻断体外循环与血循环,避免冲洗液快速进入体内,导致急性容量负荷增加;④对于高危出血的患儿,可仅用前列环素抗凝,或前列环素联合小剂量肝素 5～20 mg/(kg·h);⑤患儿治疗过程中需要定期更换滤器和管道。

(四)CRRT 治疗常见的并发症及处理

1. 高血容量或低血容量 滤器或管路过大,超滤量估算不准确或超滤精度不够可引起容量失衡。因小儿循环血量少,血容量轻微的波动都会对患儿产生很大的影响。对体重轻的应使用带电子秤的床,时刻监测超滤量,并结合胸片、B 超及心率、血压等生命体征进行判断。

2. 凝血或出血 监测血常规、出凝血时间,肝素用量个体化。

3. 失血 由于治疗过程压力低,婴幼儿 CRRT 治疗因中空纤维破裂引起的失血极少发生,若发现,也能很快得到解决。

4. 置换液成分不合理 引起新的电解质、酸碱失衡,治疗过程中应及时监测电解质并调整置换液配方。

5. 空气栓塞 因小儿 CRRT 血流缓慢,发生空气栓塞的概率较小,但要防止操作失误导致空气栓塞。

6. 耗竭综合征 非特异性地丢失维生素、氨基酸和激素等,长时间 CRRT 可导致低磷血症。治疗过程中给予注意胃肠外营养支持,可以避免。

（五）小儿及婴幼儿 CRRT 治疗时应注意问题

由于小儿的生理和病理生理不同于成年人，且血流动力学不稳定，治疗过程中应特别注意[24]。

(1)监测生命体征（如心率、动脉压、呼吸等），控制体温，避免危险性低温，必要时体外循环应配备加热系统。治疗过程中要注意患儿的保温，婴儿则可以放置在温控床中实施治疗。

(2)应采用微量标本检测法对生化指标进行动态监测，以及对置换液速率和成分及时调整，同时避免反复抽血导致的医源性贫血及医源性电解质紊乱。

(3)对于婴幼儿的 CRRT 治疗，应配备重量刻度床，及时评估和监控超滤，维持体液平衡，以防止高血容量或低血压及休克的发生。

(4)每治疗 4 小时，或当超滤率小于起始超滤率的 60% ~70% 时，应更换滤器。行 CRRT 治疗的患儿若合并有 ARF，其临床用药剂量应根据理想的血药浓度、药物分子质量及蛋白结合率等进行调整。

(5)若发现血凝块可用 50 ~100 ml 肝素等渗盐水冲洗，必要时更换滤器。

(6)婴幼儿 CRRT 治疗时，置换液均要用前稀释法输入，以增加超滤率，降低滤器内稠度，增加溶质的清除效率。

(7)由于婴幼儿生理条件限制，血液净化治疗时血流量小，滤器内容易合并凝血，毒素清除率低，特别是氮质血症及高分解代谢患儿的代谢紊乱较难纠正，行 CRRT 治疗血流动力学稳定，临床耐受性好，可保证足够的营养支持及临床输液需要，可维持内环境的恒定。

七、腹膜透析

腹膜透析（peritoneal dialysis, PD）是利用腹膜的生物半透膜性能，使灌入腹腔内的腹膜透析液与腹膜毛细血管内的血液中的物质通过弥散和超滤，清除体内蓄积的毒物，排除多余的水分，而维持水和电解质的平衡。有连续性非卧床腹膜透析（CAPD）、持续循环式腹膜透析（CCPD）及间歇性腹膜透析（IPD）三种治疗模式，CAPD 是目前主要的腹膜透析方案。PD 能清除多种可透析性或以非结合的形式存在于血液循环中的药物或毒物，且治疗过程中体液容量和血流动力学改变、血生化的波动比较小，对残存肾功能损害较小。小儿腹膜面积按体重比值计算，约为成人的 2 倍，大于肾小球滤过总面积，故透析效果较成人好，对各种尿毒症毒素及中分子物质清除率高。腹膜透析较血液透析简便易行，不受设备条件限制，已成为治疗小儿急性肾衰竭及慢性肾功能不全急性中毒的常用方法，特别适用于做血液透析和血液滤过有困难的患儿，PD 的主要目的除有效清除毒素外，还应调节好患儿的生理状态，尽可能减少近期和远期并发症。一般来说 PD 对中分子物质清除优于小分子物质。急性中毒且病情危重或中毒量大估计病情还可能进展者，或中毒合并急性肾衰者，均是腹膜透析的指征。为使 CAPD 能达到满意效果，就必须掌握好适应证及开始 CAPD 的时机[25]。

（一）腹膜透析适应证和禁忌证

1. 适应证

(1)急、慢性肾衰竭。急慢性肾衰竭行 PD 治疗的临床和生化指标与 HD 是相同的。且 PD 特别适宜于心脏病术后血流动力学不稳定、血管通路建立困难及伴凝血功能障碍，不宜使用抗凝剂的患儿[27]。PD 特别适用于婴幼儿和在基层医院难于实施血液透析时，以及不适宜进行血液透析者。急性肾衰竭多采用 IPD，慢性肾衰竭多采用 CAPD 或 CCPD。

(2)急性中毒。对于没有条件开展 HD 和 HP 的单位，也可应用 PD 治疗急性中毒。周蓉[28]报道了用腹膜透析救治鱼胆中毒 3 例，毒蕈中毒 1 例，取得满意疗效。

PD 可清除相对分子质量小于 5 000 的药物和毒物[5]，如巴比妥类、水杨酸盐、地高辛、汞剂等，但效果不如血液透析和血液灌流[18]。对于小儿磷中毒则只宜用 HP 治疗。

(3)其他。如顽固性充血性心力衰竭、急性高尿酸血症、肝性昏迷、高胆红素血症等的辅助治疗。

2. 腹膜透析禁忌证　若遇患儿有腹部外科情况，如肠粘连、不明原因的急腹症、腹部外伤、脐疝或腹股沟疝、腹壁感染、肠麻痹、肠造瘘术后等均不宜行腹膜透析治疗。

(二)腹膜透析置管术

腹膜透析手术器械:①腹膜透析管 PD 导管多由硅胶制成,分为不带涤纶套 PD 管和带单或双涤纶套的 Tenckhoff 直管或卷曲管、TWH 管等多种;②手术包;③当用腹腔穿刺针置管时需准备三通管、输液管、输液瓶及引流装置。

1.腹膜透析管置入术

(1)穿刺法置管。大于 6 岁的患儿可选用成人型 Tenckhoff 管,小于 6 岁患儿根据年龄大小选用各种规格的带涤纶套头的腹膜透析管。小儿急性腹膜透析管基本与成人急性腹膜透析管相同,但其管径较细,全长约 20 cm,距开口处 6cm 间有 72 个引流孔。通常使用的 Tenckhoff 直管,目的是针对腹膜透析管小孔易被大网膜包裹阻塞、引流不畅等情况,还有多种形状,如卷曲式、柱盘式、鹅颈式、气囊式等。腹腔内部分的长度相当于患儿脐至耻骨的距离。穿刺点可选择在经腹部正中脐下 2cm 处,或与麦氏点对应的左下腹部位,消毒铺巾、局麻下切开皮肤,腹膜透析导管直接穿刺或用腹腔穿刺套管针穿入腹腔后拔出针芯,将 PD 管置于直肠膀胱凹处。

(2)外科手术置管。步骤,①术前对意识清醒的患儿可给哌替啶 1 mg/kg 或异丙嗪 0.5 mg/kg,排空膀胱,必要时导尿;②切口选择:选腹正中线或正中线旁脐下 2 cm 处,或选右下腹麦氏点切口或左下腹相应位置;③操作过程:1% 利多卡因局麻下切开皮肤,长约 2 cm,用止血钳钝性分离皮下组织,剪开腹直肌前、后鞘,切开腹膜约 0.5 cm 的小口,并在其周围用可吸收缝线做荷包缝合,暂不结扎;④将腹膜透析管浸泡于无菌等渗盐水中,按压涤纶套去除其内的空气,以免妨碍成纤维细胞长入。在导管插入前,根据年龄大小用 14 号针头先向腹腔内注入腹膜透析液 10~20 ml/kg。用金属管芯置入腹膜透析管腔内协助插入,置入腹腔内的长度约相当于脐至耻骨联合的距离,当腹膜透析管末端已到达盆腔深处,患儿会感到会阴部有坠胀感或便意。如会阴部疼痛明显,说明置入过深,可缓慢退出 0.2 cm,直至无明显不适感。拔出管芯,由导管快速注入腹膜透析液 50 ml。若导管位置恰当,则患儿仅有便意感而无痛苦,且回抽液体通畅。此时便可收紧腹膜的荷包线,结扎切口,并于荷包缝合下 0.1 cm 处再用丝线结扎一次。然后顺腹膜透析管的自然走向,由下向上于腹壁脂肪层下分离 4~5 cm 的稍呈弧形的隧道,腹膜透析管穿出隧道上口,第 2 个涤纶套以离皮肤出口 1~2 cm为宜。术后每天观察切口,并视切口情况而定时更换敷料,注意预防切口处感染,术后 10~14 天方可拆线。

2.腹膜透析管拆除术　停止腹膜透析治疗后需拔出腹膜透析管,拔管时只需在每个涤纶套上方各做一个切口,分离周围组织,先拆除深部的袖套,然后拉出腹腔中透析管并缝合腹膜,再分离拆除皮下涤纶套。若皮下隧道及皮肤出口有感染,则不要缝合皮肤出口,予以引流和每天更换敷料,并全身应用抗生素,直到伤口完全愈合。

3.腹膜透析管置管的并发症及处理

(1)置管损伤。

1)膀胱破裂:在置入腹膜透析管前需检查膀胱是否充盈或放置导尿管,特别是经脐下正中插管易致膀胱损伤,如已发生膀胱破裂应立即请泌尿外科医师会诊处理,进行手术修复。

2)肠穿孔出血。采用穿刺置管的方式置管,用力过猛易致肠穿孔出血。预防的方法是:①掌握插入深度;②在穿透腹膜时避免用力过猛,当有落空感时表明已穿透腹膜;③可于置管前在腹腔内注入腹膜透析液 10~20 ml/kg。如确诊为肠穿孔或出血应立即进行手术修补。

3)伤口渗血:多为损伤腹壁血管所致,局部按压即可停止,但对有出血倾向者,以手术切开置管可防止大出血。

(2)透析液渗漏。早期常表现为经导管周围渗漏,晚期表现为腹壁或会阴部水肿,可能因为以下原因。

1)腹部创口过大,缝合不紧,封闭不严,在关腹时应沿腹膜透析管双层荷包缝合腹膜,并将腹膜透析管在皮下潜行一段另行引出。

2)腹膜透析管有孔段过长,置管前应根据患儿年龄选用合适的腹膜透析管,将有孔段全部置入腹膜腔,若部分侧孔位于腹膜腔外,易造成腹膜透析液渗漏。

3)透析液用量过多,小儿腹腔容积小应根据患儿体重计算腹膜透析液量,最大不超过 100 ml/kg,特别是肝脾肿大患儿腹腔容积进一步减少,过多的腹膜透析液可致腹部过度膨胀和透析液外漏,预防方法是减少每次用量,增加腹膜透析次数,以增加透析效果。

(3)腹膜透析液引流不通畅。主要原因为管内有气泡、漂管、血凝块、纤维蛋白或大网膜阻管。若发现腹膜透析液引流不畅,立即用含肝素(0.5~1 μg/ml)腹膜透析液可防止纤维素阻管;如发生纤维素阻管可用5 μg/ml 的肝素液冲洗或尿激酶封管溶解导管内血凝块或纤维蛋白。若发现引流不畅,切忌用注射器向外大力抽吸液体,这样可造成不可逆的大网膜阻管,若已形成大网膜阻管,应换管或切除腹膜透析管周围的大网膜。

(4)腹痛。引起腹痛的原因见于,腹膜透析液温度过低(应加热到38℃)或过高,渗透压过高,单次注入的透析液量过多,输入过快或腹腔容量减少等。预防:①腹膜透析液加温选用专用的腹膜透析液恒温箱,切忌用微波炉加热,因温度不能准确控制,使用前还需要用手摸腹膜透析液袋探视温度是否适宜;②避免过度使用高渗腹膜透析液;③放置透析管时可嘱助手肛门指诊协助调节插入深度,通过调整透析管位置可缓解因腹膜透析管压迫所致的腹痛或肛门刺激等症状;④初期腹膜透析患者腹腔容量较小,输入量适当减少,当腹腔容量增大后可增加输入量;⑤对耐受力差的患儿可于腹膜透析液中加入利多卡因 10~15 mg/L 或普鲁卡因 150 mg/L 止痛。

(5)腹膜炎。腹膜炎是儿童腹膜透析常见并发症,可能与患儿免疫力低下、腹膜透析液 pH 低、使用高渗腹膜透析液和儿童无菌意识弱、自理能力差等因素有关。当患儿有发热、腹痛、引出的腹膜透析液变混浊、白细胞增高 $> 1\times10^8$/L(正常 $<0.5\times10^8$/L)时应考虑腹腔感染,引出的腹膜透析液涂片找到细菌或培养阳性便可确诊;最常见致病菌为革兰阳性菌,如 60% ~70 % 为金黄色葡萄球菌、表皮葡萄球菌等,革兰阴性菌占 20% ~30%,真菌占 3% ~5%。预防方法:①更换腹膜透析液时注意无菌操作,防止污染并严格消毒;②患儿加强营养可提高免疫力降低感染率;③使用腹膜透析机和(或)腹膜透析管接换机使操作更简便,感染率低;④双袋 PD 系统仅有一个外接口,且被浸泡在碘伏海绵帽中持续消毒,直至下次换液,减少了感染机会,延长了 PD 管的使用时间。处理发生腹腔感染时立即将引出的腹膜透析液进行培养加药敏,使用致病菌敏感的抗生素和肝素(0.5~1 μg/ml)的腹膜透析液行腹腔冲洗,并继续腹膜透析和全身使用抗生素。腹壁切口感染、反复感染和真菌感染时常需拔除透析管停止腹膜透析治疗,并改做血液透析。

(6)腹膜透析管出口和隧道感染。出口部位感染,常与无菌观点不强、护理不当及患者抵抗力低有关,常表现为腹膜透析管周围红肿、脓性分泌物或溃烂。出口部位护理是预防感染的关键,发生感染后应加强局部消毒、换药、照激光,根据病情需要局部使用抗生素。一般主张在置管前常规预防性使用抗生素,以避免感染的发生。

(三)腹膜透析液

1.腹膜透析液成分和配制　所有腹膜透析液都必须无菌、无致热原、无杂质,腹膜透析液电解质的成分和浓度与正常血浆相似,渗透浓度高于血浆。其基本配方为:葡萄糖 16.7~47.2 mmol/L,钠 132~141 mmol/L,氯化物 95~102 mmol/L,镁 0.25~0.75 mmol/L,钙 1.25~2.5 mmol/L,乳酸根(或醋酸根、磷酸根)35~45 mmol/L。腹膜透析液的渗透浓度为 340~490 mmol/L,pH 为 5.0~7.0。在紧急情况下,腹膜透析液可临时配制:用5% 葡萄糖 250 ml,5% 葡萄糖氯化钠 500 ml,等渗盐水 250 ml,5% 碳酸氢钠 48 ml,5% 氯化钙5 ml,10% 氯化钾 3 ml(可视患儿具体情况进行调整)。其中碳酸氢钠宜使用时加入。本配方总液量1 068 ml,钠 136 mmol/L,钾 3.7 mmol/L,钙 1.6 mmol/L,氯 135 mmol/L,碳酸氢盐 26.7 mmol/L,葡萄糖 195 mmol/L,渗透浓度为 480 mmol/L。

2.腹膜透析液的选择　葡萄糖是小儿腹膜透析的标准渗透剂,根据患儿尿量、有无水钠潴留及心功能情况选用 1.5%、2.5% 或 4.25% 的 PD 液,4.25% PD 液可致高血糖,影响腹膜功能及诱发腹膜硬化,如无严重水钠潴留及充血性心力衰竭，应尽量少用。糖尿病患者应用甘露醇代替葡萄糖作渗透剂增强超滤作用而不影响体内代谢。含氨基酸的透析液适合于伴有营养不良的患儿，可明显改善氨基酸代谢及营养状况，促进小儿生长发育。腹膜透析液中钠、氯、钙和镁离子浓度与血浆接近，乳酸根约 30 mmol/L 不含钾离子。目前国内已有多种规格的商品化腹膜透析液，使用方便。如一时无法获得透析液，可自行配制。

3. 不同年龄段小儿腹膜透析液用量（表 15-1-13）

表 15-1-13　不同年龄段小儿腹膜透析液用量

体重(kg)	开始量(ml)	量大维持量(ml)
<10	50	50 ~ 100
10 ~ 20	250 ~ 500	1 000 ~ 1 500
20 ~ 40	500 ~ 1 000	1 000 ~ 2 000
>40	1 000	2 000

（四）腹膜透析方案

1. 急性肾衰的方案　需要急诊腹膜透析及考虑到拔管方便，推荐使用单涤纶套的 Tenckhoff 管，手术切开置管。由于儿童每公斤体重腹膜面积较大，不仅溶质清除好，超滤也较成人强，一般只需 1.5% ~ 2.5% 葡萄糖腹膜透析液交替使用即可。4.25% 高渗液易致儿童高血糖，甚至高渗性昏迷，如无严重水钠潴留及充血性心力衰竭应少用。一般患儿可用间歇性 PD（IPD），每次灌入量为 30 ~ 50 ml/(kg·d)，腹内留置 40 ~ 60 分钟，每天 8 ~ 10 次，透析量 300 ~ 500 ml/(kg·d) 能得到较满意的透析效果。对于重症监护患儿可采用连续 PD，PD 液在腹内留置时间每次可达 2 小时，效果更好。

2. 慢性腹膜透析

（1）持续不卧床腹膜透析（CAPD）。持续不卧床腹膜透析（CAPD）是腹膜透析中使用最广泛的一种方式，具有持续性腹膜透析、缓慢持续的超滤脱水、生理状态稳定、血压控制满意等优点，且简单易行，费用低，不需特殊透析设备，患儿家属或较大儿童自己学会后，可在家中腹膜透析治疗。儿童的标准 CAPD，每日 4 次，每次透析量为 50 ml/kg 或 2 000 ml/m^2，白天交换 3 次，间隔 4 ~ 6 小时，夜间交换一次，腹膜透析液存留在腹腔中过夜，持续 8 ~ 10 小时。患儿腹膜透析超滤脱水，可根据患儿的尿量、水肿和心功能状态选用 1.5% 和 2.5% 的葡萄糖腹膜透析液，必要时可选择 4.25%，一般情况下白天采用 1.5% 透析液，夜间因腹膜透析液置留腹腔时间长，导致透析液葡萄糖腹膜再吸收，透析液渗透压下降而影响超滤，故应考虑使用 2.5% 葡萄糖透析液。患儿 CAPD 次数可根据病情及残余肾功能来增加或减少交换次数，当患儿常规透析仍出现高血钾、高分解状态或透析不充分时，可适当增加交换次数。

（2）持续循环腹膜透析（CCPD）。CCPD 是将全天透析量的 3/4 利用自动腹膜透析机于夜间透析，白天腹腔保留 1/4。儿童采用 CCPD 的优点是由于儿童腹膜面积大，血管通透性好，透析效率高，可达到透析机充分自动加温、自动换液，灌入量可调，不仅减少了污染机会，也减轻了护理量。透析主要在夜间睡眠时进行，对儿童白天活动影响小，所以 CCPD 是目前最适合于儿童的透析方式。

（3）间歇性腹膜透析（IPD）。IPD 透析方式适用于急性肾衰腹膜透析或慢性肾衰治疗的开始阶段，一般推荐透析交换每日 8 ~ 10 次，每次透析液用量 30 ~ 50 ml/kg，最多每次不超过 2 000 ml/m^2。由于 IPD 透析方式是腹膜透析液留置腹腔内 30 ~ 40 分钟，对中、大分子物质清除效果差，因此不作为慢性腹膜透析的常规方法。

（五）腹膜透析充分性的评价[26]

儿童 PD 充分性的监测目前尚无一个指标能完全反映透析的充分性，需要临床症状、生化指标、尿毒症毒素清除率及营养状态综合评价。

1. 临床症状评价　一般认为患者无尿毒症临床症状，如纳差、恶心、呕吐、乏力、失眠等，血压控制良好，无明显水肿，不用促红细胞生成素时血细胞比容 >0.25，神经传导速度正常为透析充分的临床标志。

2. 生化指标评价

（1）血、尿素氮是常用于评价透析充分性的生化指标，多数情况下其浓度越低说明透析越充分，但如蛋白质摄入不足,即使透析不充分其浓度也不会太高,所以其代表性有限。长期 CAPD 儿童如没有任何尿毒症症状,生长发育与同龄儿童无明显差别,BUN 28.56 mmol/L 左右,血 Cr 800 μmol/L 左右提示透析充分。

(2)血清白蛋白是反映机体代谢的重要指标,若排除了其他因素,低白蛋白血症应考虑透析不充分。

(3)尿毒症贫血主要原因是体内 EPO 绝对或相对不足,尿毒症毒素抑制骨髓造血、加速红细胞破坏也是重要原因,若血红蛋白太低也应考虑透析不充分。

(4)尿毒症毒素清除率。临床常用的尿毒症毒素清除率有 3 个指标。

1)尿素清除指数(Kt/V):是指单位时间内机体对尿素的清除量,它包括腹膜和残余肾单位两部分,其中 K 为腹膜及残余肾功能两者每周对尿素的清除率,t 为 1 周的透析时数,V 为尿素在体内的分布容积,约为体重的60%。目前认为儿童 CCPD Kt/V 为 2.1/周以上,CAPD Kt/V 为 2.0/周以上,最低不小于 1.9/周为透析充分。

2)肌酐清除率:Ccr 和 BUN 都属于小分子,现认为儿童 CCPD 的 Ccr 63L/周,CAPD 的 Ccr 60L/周,IPD 的 Ccr 66L/周为透析较充分。

3)中分子指数:研究认为中分子物质才是引起尿毒症症状的主要毒素。目前以检测维生素 B_{12} 清除率反映腹膜对中分子物质的清除能力,认为 PD 时应 30L/周以上。

(5)营养状况。营养状况也是评价透析充分性的一个重要指标,特别是对生长发育期的儿童,若除外代谢障碍、伴随疾病及蛋白丢失等原因,营养状况不佳很可能使透析不充分。目前认为血清白蛋白 > 35 g/L,标准蛋白氮呈现率 1.0 g/(kg · d),标准蛋白质分解代谢率 >1.2 g/(kg · d)提示透析充分。

(六)腹膜透析并发症及处理

1. 小儿近期腹膜透析并发症

(1)高血糖。由于腹膜透析液中糖浓度为正常血糖的 10 倍以上,因此在腹膜透析过程中血糖可能有轻度升高,使用 1.5% ~2.5% 葡萄糖(GS)腹膜透析液一般不会发生高血糖。为增强透析效果,可考虑间断使用高糖透析液(如 4.25% GS),并将血糖控制在 11.1 mmol/L (200 mg/dl) 以内,除糖尿病患儿外一般无需胰岛素。

(2)营养不良。PD 液丢失的蛋白质多、腹腔炎症情况下透析液中蛋白质含量更高,PD 时营养不良发生率高达 85%。PD 患儿应加强营养及营养监测,总热量根据年龄不少于 251 ~460 kJ(60 ~110 kcal)/(kg · d),蛋白质摄入量 2 ~3 g/ (kg · d) 以上,并以动物蛋白为主,同时补充足量的维生素、电解质及微量元素,慢性透析时应适量补充基因重组人生长激素(rhGH)。

2. 小儿远期腹膜透析并发症　许多成人透析的远期并发症如肾性骨营养不良、贫血、高血压、心包炎、肝炎、周围神经病变等,也同样发生于慢性透析小儿,因为小儿处于身体发育期,则肾性骨营养不良和贫血的治疗尤为重要。此外,慢性透析小儿还受生长发育迟缓、性成熟延迟、心理障碍的困扰。

(1)肾性骨营养不良。与成人透析患者相比,继发性甲状旁腺功能亢进所致的高运转骨病等肾性骨病在透析小儿中发病率更高,若不及时治疗可造成长骨的变形和有关的畸形,当髋部受累后可出现跛行,身高生长速度减低,幼儿可出现典型的维生素 D 缺乏的临床和 X 线表现。应经常监测血清钙、磷、碱性磷酸酶和甲状旁腺激素(iPTH),保持 iPTH 为正常值的 2 ~3 倍,调整钙的摄入及活性维生素 D 的用量,婴幼儿活性维生素 D 的用量宜偏大,为 0.1 ~0.2 μg/(kg · d),学龄儿童与成人相同(0.5 μg/d),可防治纤维性骨炎。

透析小儿为了保持正钙平衡,应保持血钙(2.6 ~2.8 mmol/L)略高于成人透析患者(2.3 ~2.4 mmol/L),补钙以碳酸钙和活性维生素 D 为主。小儿限制磷特别困难,因其蛋白质摄入较高,多数高蛋白质食物富含磷,血清磷应在 1.94 mmol/L 以下,婴儿每日磷限制在 300 ~400 mg,儿童 500 ~1 000 mg,可食用特制的低磷高蛋白食品。磷结合剂可给碳酸钙,初始剂量 20 ~50 mg/kg,根据血清钙水平,最大剂量 200 mg/kg。避免应用氢氧化铝,透析小儿比成人更容易发生铝中毒。

要防止因为骨病的治疗增加了血管钙化,Goodman 指出年轻患者终末期肾衰容易患冠状动脉钙化,

16 例 20～30 岁的血液透析患者中，14 人电子束 CT 证实冠状动脉钙化，其部位有冠状动脉内膜粥样硬化斑块，或是中层的弥漫性钙磷沉着，钙化患者透析时间均超过 5 年，患者血磷、钙磷乘积、每日钙制剂摄入量都显著高，而与 PTH 尤其无关。强调个体化调整透析液钙浓度，尤其是低转运骨病患者应选择低钙透析液(1.25 mmol/L)，降压药物以钙通道阻滞剂和血管紧张素转换酶抑制剂为主，积极预防动脉硬化和冠心病。

(2)肾性贫血。多数透析小儿存在营养不良，所以贫血程度较成人更严重，在应用 EPO 之前，一般情况下每 3～4 周输血 1 次，以保证血细胞比容(Hct)大于 20%。输血危险主要是传播肝炎病毒或人类免疫缺陷病毒(HIV)。儿童禁忌应用雄激素，会导致骨骺早闭。

当患儿 Hct≤30% 时用 EPO 治疗，开始剂量 50～150 U/(kg·周)，皮下或静脉注射，有人认为 Hct 目标值应高于成人(30%～36%)，维持剂量 50～100 U/(kg·周)，血液透析小儿的 EPO 维持剂量明显高于腹膜透析小儿，用 EPO 的同时应给予铁剂治疗。

(3)生长发育迟缓。40%～60% 小儿在透析初期已表现为生长速度减慢，终末期肾病儿童生长迟缓也是预后不良的一个标志，包括住院率增加，死亡率提高。据欧洲透析移植协会登记，最初进入透析的儿童身高低于正常儿童标准身高 3.0 个标准差(*SD*)，其影响因素很多，主要为营养不良、肾性骨病、微量元素缺乏等。目前已证实，婴幼儿身高增长与热量摄取明显相关，而年长儿身高增长与热量摄取无关，认为主要是尿毒症导致的内分泌紊乱影响了生长激素的分泌，同时也影响胰岛素和其他生长介质的分泌。

应用重组人生长激素(rhGH)治疗严重生长迟缓的透析小儿，身高有明显增长。rhGH 治疗的适应证：①低于标准身高 1.88～2.0 标准差；②成长速度＜25%；③希望青春期迅速生长期间改善营养不良。rhGH 治疗的同时必须纠正代谢性酸中毒，HCT 维持在 30%～35%，iPTH 为正常值的 2～3 倍。禁忌证：骨营养不良活动期；恶性肿瘤活动期；明显脊柱侧突；高血糖/高胰岛素血症。Haffner 对 38 名慢性肾衰儿童〔平均 10.4 岁，骨龄平均 7.1 岁，身高低于正常(3.1±1.2) cm〕用 rhGH 治疗 5 年以上，并随访直到他们达到最后成人身高。结果治疗组平均最后身高，男孩为 165 cm，女孩为 156 cm，比正常低(1.6±1.2) cm。相反，未经治疗组低于正常(2.1±1.2) cm，说明 rhGH 的长期疗效明显。

多数透析小儿在生长迟缓的同时，性成熟延迟，第二性征出现晚于同龄正常青少年，透析女孩常表现为月经初潮年龄推迟，但是测定血浆中促性腺激素和睾酮水平在正常范围，目前性成熟延迟的原因还不明了。

(4)心理和精神障碍。透析小儿不仅要接受长期依赖透析生存的现实，还得应付一些特殊治疗带来的问题，如穿刺的疼痛、透析过程的不适、饮食的限制、与同龄儿童的隔阂及对死亡的恐惧等。这些常常导致小儿情绪低落，精神抑郁，加重畏食。鼓励这些儿童建立生活信心，需要心理医生、护士、家长及学校教师共同配合。对这类儿童更要强调生活质量，主张回归社会，尽可能参加体育运动，应帮助患儿合理安排透析时间，与同龄儿童一样入学校完成学业。

参考文献

1. 刘光陵，夏正坤. 临床小儿肾脏病学. 上海：第二军医大学出版社，2004：2.
2. 杨锡强. 儿科学. 北京：人民卫生出版社，2004.
3. 杨霁云，白克敏. 小儿肾脏病基础与临床. 北京：人民卫生出版社，2000：10.
4. 陈星. 实用小儿肾脏病. 济南：山东科学技术出版社，2001.9.
5. 王晓刚，李秋，李永柏. 血液净化治疗 29 例小儿急性肾衰竭临床分析. 重庆医学，2003，6(6)：674-675.
6. 王质刚. 血液净化学. 2 版. 北京：北京科学技术出版社，2003：367.
7. 李佛兰，陈湛华，杨方，等. 1 例急性肾衰竭早产儿行连续性静-静脉血液滤过的护理. 中华护理杂志，2008，5(5)：438-443.

8. 张杰,田军,崔先泉,等.小儿血液净化临时性血管通路的建立.中原医刊,2004,12(24):1-2.
9. 余惠霞,李佛兰,管保章.低龄小儿血液净化的临床护理.广东医学,2009,8(8):1207-1208.
10. 刘小梅,沈颖.血浆置换治疗在儿科危重患者抢救中的经验.中国血液净化,2008,12(7):661-666.
11. 吴闽程.经皮导管法在小儿血液净化中的应用.中国血液净化,2002,4:28-32.
12. 高岩,邓会英.小儿血液净化临时性血管通路的建立.中国血液净化,2007,7:379-384.
13. 蔡云望,曾丽花,李洪,等.小儿血液净化45例临床观察.中国热带医学,2005(5):1072-1074.
14. 沈颖.小儿血液透析.中国实用儿科杂志,2001,9:524-534.
15. 张凌.小儿血液透析.中日友好医院学报,2003,4:242-247.
16. 宁建平,陈立平,张国元,等.低龄小儿血液净化.中国现代医学杂志,2004,4(7):150-154.
17. 刘春峰.小儿急性中毒的血液净化疗法.中国实用儿科杂志,2004,9(9):515-516.
18. 刘喜红,陈丹,易著文.血液净化技术在小儿急性中毒中的应用.实用儿科临床杂志,2007,9(18):1424-1426.
19. 李颖杰,高岩,朱丽萍,等.儿童血液净化60例临床分析.广东医学,2004,6(6):693-694.
20. 杨镒宇,郑亦男,曾萍,等.危重症患儿血液净化治疗的并发症和意外事件与防治.中国实用儿科杂志,2007,5(5):376-379.
21. 黎磊石,季大玺.连续性血液净化.南京:东南大学出版社,2004:11.
22. 杨雪群,钟秋,梁业梅.连续性血液净化治疗小儿重症病毒性脑炎的疗效观察.西部医学,2009,11(11):1897-1898.
23. 樊剑峰,张桂菊,陈植,等.小儿脓毒症并发急性肾衰竭临床特点和预后因素分析.中国实用儿科杂志,2009,6(6):478-479.
24. 杨镒宇,郑亦男,曾萍,等.血液净化技术在多器官功能障碍综合征中的器官支持作用.岭南急诊医学杂志,2006,6(3):169-171.
25. 刘小荣,沈颖,张毓文,等.持续不卧床腹膜透析治疗小儿肾衰竭.北京医学,2001,3:162-164.
26. 匡凤梧,许锋.腹膜透析疗法在儿科临床的应用.小儿急救医学,2002,5:67-71.
27. 王秉慧,陈滢,单云丽,等.持续性非卧床腹膜透析治疗小儿急性肾衰竭.湖南医学,2001,12(6):460-465.
28. 周蓉.腹膜透析救治小儿急性中毒4例.医学理论与实践,2003,(12):1409-1415.

第二节 老年患者透析

王 梅

各种原发和继发性肾脏疾病晚期均可出现肾衰竭,导致有害毒性物质在体内蓄积及水、电解质和酸碱平衡紊乱,出现全身各系统的中毒症状。透析疗法已成为治疗终末期肾脏病(ESRD)的有效措施。近年来,透析人群中老年人比例显著增加。根据USRDS的数据,美国进入透析治疗患者的平均年龄已从1980年的49.6岁增至2007年的58.3岁;1994~2004年新进入透析治疗的患者中75岁以上患者增长了67%,而5~74岁患者增长24%。根据北京大学人民医院2009年的透析登记资料,ESRD行血液透析治疗患者平均年龄为(59.1±13.9)岁,其中大于60岁者占49.0%,腹膜透析患者平均年龄为(62.2±14.0)岁,大于60岁者占62.4%。这些数据显示,ESRD已成为老年医学疾病,由于老年人群存在着与年龄相关的脏器组织学、功能及代谢的特殊性,如何能进行准确的诊断、适时开始透析治疗、选择理想的透析方式、控制并发症及改善生活质量，这是21世纪肾病学家面临的重要临床挑战。

一、老年终末期肾病患者透析时机及模式的选择

ESRD患者何时开始透析治疗应根据临床症状及生化指标的测定。目前我国多数ESRD患者开始透析治疗的时机较晚，缺乏对透析治疗的心理、技术以及经济准备，导致并发症多，透析后的生活质量降低。近年来，根据临床研究结果，提出"适时"开始透析的概念，美国国家肾脏病基金会透析转归指导小组(The National Kidney Foundation Dialysis Outcome Initiative)的建议是：当残肾功能每周的尿素清除指数低于2.0，相当于尿素清除率等于7 ml/min，Ccr介于9～14 ml/(min·1.73 m^2)，用尿素和肌酐清除率的算术平均值计算的GFR低于10.5 ml/(min·1.73 m^2)，就应该开始透析治疗。除非无水肿、营养不良及尿毒症症状、体征，可以考虑暂缓透析治疗。因为当每周的Kt/V下降到低于2.0以后，患者发生营养不良和尿毒症并发症的危险性便逐渐增加。对于糖尿病肾病导致的ESRD，常常由于难以控制的容量超负荷及高血压，透析的时机不得不更早些。

(一)老年终末期肾脏病患者的透析时机

老年ESRD患者何时开始透析治疗，文献并没有对此提出标准的指标。需要注意的是老年ESRD患者多存在摄入不足，营养不良的发生率高，加之运动少，体质消瘦，因此常常出现血肌酐与肾小球滤过率不匹配的情况，如果仅根据血肌酐水平进行肾功能的评价会导致过高估计，导致治疗延后。另外老年人常常存在除肾脏之外的其他脏器病变，如心脏、脑血管疾病，对容量负荷增加的耐受性差，对透析治疗的耐受性差，预期生存率相对较低，因此何时开始肾脏替代治疗有利于延长老年ESRD患者的生命一直是关注点[1-3]。

近年来，有了这样的研究，Madhukar等[4]比较了大于75岁的慢性肾脏病(cronic kidney disease，CKD)5期(eGFR<15 ml/min)患者进行保守治疗与透析治疗的转归。所有患者进行了为期12个月的多种规律性透析前医疗护理，然后由患者做出保守治疗或透析治疗的选择，主要的转归是从eGFR<15 ml/min时存活的时间。共有129例患者入选，其中52例选择了透析治疗，77例选择了保守治疗。两组患者在性别、种族、并发症评分无显著差异，但后者年龄高于透析治疗组(年龄中位数83.0岁 *vs*. 79.6岁，$P<0.001$)。Kaplan-Meier分析证明了透析治疗组的存活好于保守治疗组($P<0.001$)，但是在并发症评分高特别是伴缺血性心脏病的患者并未显示有差异。

Brunori等[5]对年龄大于70岁的122例ESRD(GFR5～7 ml/min)(除外了糖尿病、艾滋病、肝衰竭等)患者进行了随机对照研究，56例进入极低蛋白饮食组〔热量为35 kcal/(kg·d)，蛋白质摄入为0.3 g/(kg·d)，补充酮酸-氨基酸混合物100 mg/(kg·d)及B族维生素〕，56例进入透析治疗组。极低蛋白饮食组一旦出现营养不良、高钾血症、难治性液体超负荷或明显的尿毒症症状则开始透析治疗。极低蛋白饮食组平均随访10.7个月(1～58个月)，研究结束时，极低蛋白饮食组有50例、透析治疗组有55例患者死亡。极低蛋白饮食组中40例(71%)患者在随访9.8个月(中位数)(6～20个月)时进入透析治疗。第一年的结果显示，透析治疗组和极低蛋白饮食组分别有83.7%和83.9%的患者存活。住院患者数及患者每年的住院时间在极低蛋白饮食组显著低于透析治疗组，造成这种差异的原因主要与透析通路相关的并发症有关。该研究提示，对于部分非常老的且愿意接受保守治疗的ESRD患者，其存活并不差于透析治疗，至少是在第一年，而且，采取极低蛋白饮食为透析通路的准备提供了足够的时间。从经济学角度考虑，意大利学者做了一个分析，按照标准透析计算，透析治疗每年的费用至少25 000欧元，而保守治疗仅需5 000欧元。

总之，有关老年人开始透析治疗的时机还有待于更多前瞻性的研究，同时个体化的处理是非常重要的。

(二)老年终末期肾脏病患者透析模式的选择

ESRD的血液净化疗法包括血液透析(HD)及腹膜透析(PD)。两种方式各有利弊。HD的突出特点

在于高效率，即能够在短时间内迅速清除毒素和体内过多的水分，纠正电解质和酸碱平衡紊乱。PD特别是我们通常采用的持续性不卧床腹膜透析（CAPD）是持续、缓慢的治疗，能很好维持内环境和血流动力学的稳定性，虽然其单位时间清除毒素的效果不如HD，但平均每天的透析效果与HD是相同的。

老年ESRD患者常存在着与年龄相关的多个脏器病变，特别是心脏和脑血管的疾病，不能很好地耐受血流动力学的迅速变化，易出现种种急性并发症，并加重原有的病变，增加死亡的危险。因此，一般来讲老年ESRD患者选择PD更好些[2,5]。但是，具体到每个患者，血液净化方式的选择既要考虑适应证，亦要考虑禁忌证，还需视患者的治疗条件并尊重个人意愿。北京大学人民医院2009年大于60岁的透析患者中45.5%行HD，54.5%行PD。HD和PD的适应证及禁忌证见表15-2-1。

表15-2-1 血液透析和腹膜透析的适应证及禁忌证

	血液透析（HD）	腹膜透析（PD）
适应证	心功能稳定	腹腔无广泛粘连
	无严重心脑血管病变	有足够的腹膜面积及腹腔容积
	能够建立合适的血管通路	能够建立有效的腹膜透析通路
	无活动性出血	
禁忌证	严重心肌病变、心律失常或血压偏低	腹腔广泛粘连
	血管通路制造困难	腹膜面积及腹腔容积严重
	有活动性出血	细菌性或真菌性腹膜炎
	脑功能不稳定	近期腹部大手术行腹腔引流
		有胸膜腹膜瘘，腹壁蜂窝织炎
		严重肺功能不全

二、老年透析并发症

（一）透析中低血压

低血压是血液透析中常见的急性并发症，发生率为20%~30%，尤其好发于老年人、糖尿病或有心血管疾病者。

1.影响透析中低血压的原因　足够的血容量是形成血压的前提，此外，还必须有心室收缩射血和外周阻力的协同作用，才能形成动脉血压。因此，当血容量迅速下降，血管扩张，心脏代偿功能不全时易发生低血压。

大部分血液透析患者体内水的负荷是多的，因此，脱水是血液透析的目标之一。透析过程中血容量的维持有赖于组织间隙的水分到达血管内的再充盈率。再充盈率个体差异性很大。有作者观察了15例透析患者超滤率均为2 L/h，血容量的下降从0.7%~21.9%不等。影响再充盈率的因素很多，如组织间隙水分的多少、血清白蛋白水平、透析前血尿素氮浓度、透析液钠浓度等。老年人对脱水的耐受性较差，但短时间内的超滤脱水易引起血容量的显著下降。引起透析中低血压的原因如下。

（1）血容量显著下降。

1）干体重设置不当：当透析超滤脱水达到患者的干体重时，从组织间隙到血管内的液体再充盈就会减少，如果继续脱水就会造成血管内容量的显著下降，导致透析中或透析后低血压的发生。

2）超滤率过大：当患者在透析间期体重增长过多，而透析时间相对短，单位时间液体的清除率增加，而液体的再充盈不足以维持一定的血容量时易发生低血压。

3）使用低钠透析液：当透析液钠浓度低于血清钠水平时，经过透析液返回机体的血钠浓度相对外周组织内液体是低的，就会减少再充盈率，造成急性血容量下降。特别是透析早期。

4）低血清白蛋白水平：血清白蛋白是维持血浆胶体渗透压的重要物质，有研究表明，低血清白蛋白是发生透析中低血压的高危因素，与其影响透析中血浆的再充盈率有关。

5)透析前高血尿素氮水平:当患者透析前血尿素氮水平过高时,血液透析迅速、大量清除体内的尿素氮,常会造成血浆晶体渗透压的显著下降,亦会减少透析中血浆再充盈率。

(2)血管反应性变化。除了血容量的下降,外周血管阻力的改变会引起静脉血容量的变化。老年人对外周血管阻力的改变敏感,易诱发低血压,特别是在低血容量的情况下。

1)醋酸盐透析液的应用:醋酸是血管扩张剂,醋酸的代谢产物腺苷对心肌有抑制作用,有些患者使用醋酸盐透析时频繁发生低血压,而改用碳酸盐透析后明显改善。

2)透析液温度:我们通常使用的透析液温度为 37 ~ 38℃,较高的透析液温度可使透析患者体温升高,进而影响透析中的血流动力学。关于透析液温度对血流动力学稳定性的影响机制,认为与皮肤血液循环的改变有关。机体温度是影响皮肤血流的重要因素,除此外,还受血容量的调节。透析过程中随着超滤脱水,血容量下降,此时通过压力反射调节皮肤血管收缩,但机体温度升高,将导致皮肤血管舒张,外周阻力下降,因而拮抗了低血容量引起的血管收缩反应,故低血压症状发生率高。

3)透析液钙离子浓度:透析液钙离子浓度过低,使血钙浓度下降,造成血管扩张及心肌抑制。

4)透析中进食:血液透析过程中的进食能够引起某些患者的血压下降,与进食引起内脏血管床收缩减少,造成总的外周血管阻力下降以及与内脏静脉容量增加有关。

(3)自主神经病变。自主神经病变在透析患者是常见的,特别是老年人,还存在着随年龄而发生的自主神经功能减退。有研究表明,副交感神经功能不全在大于 65 岁的血液透析患者明显高于小于 65 岁的血液透析患者(65.9% *vs.* 33.3%),联合的副交感与交感神经功能不全,大于 65 岁组为 41.5%;而小于 65 岁组为 11.9%。自主神经病变导致血管对加压刺激的反应下降,当血容量下降时不能有效地引起静脉及小动脉的收缩效应,不能使肾上腺髓质分泌更多的肾上腺素与去甲肾上腺素,不易维持血压。

(4)心脏病变。由于与尿毒症、透析及老年相关的多种因素,老年 ESRD 患者常存在着左室肥厚及收缩、舒张功能的不全。当心脏灌注减少或外周阻力下降时,常常不能通过增加心肌收缩力来维持心搏出量。心脏代偿机制的受损,亦参与了透析中低血压的发生。

(5)血管活性物质的变化。

1)一氧化氮(NO):NO 是血管扩张因子,它影响心肌收缩及去甲肾上腺素的反应,通过氧化硝酸盐的形成造成对血管的损害。有研究发现血液透析患者特别是透析中发生低血压者,其血中 NO 水平明显升高,血清中对非酶的 NO 合成抑制作用下降是其产生增加的原因之一。

2)胰岛素:有作者发现,血液透析患者透析中发生低血压时,除 NO 产生增加外,常伴胰岛素水平的升高,其发生机制不清楚,实验未能证实其有血管扩张作用,推测可能与 NO 有相互作用。

3)精氨酸加压素(AVP):AVP 是强大的血管收缩激素,当低血压时刺激其增加。有作者发现反复发生严重低血压的患者,其 AVP 常不能有效地升高。

4)肾上腺髓质素:肾上腺髓质素为血管舒张因子。研究发现血液透析患者血中肾上腺髓质素水平高于正常人,低血压的明显高于血压正常的血液透析患者,可能在减少血管抵抗中扮演了一定角色。

2. 透析中低血压的预防及治疗

(1)通过客观的方法确定合适的干体重。根据临床症状及体征评价干体重是粗糙且不精确的,目前尚没有一种测量方法能作为金标准。研究表明,几种方法的联合应用有助于较客观评价干体重。

1)透析过程中实时动态血容量监测:血液透析过程中脱水可使血管内容量逐渐下降,血容量下降的程度与患者干体重的预设值密切相关。当干体重预设值过低,水分向血管内的再充盈减少,血容量则有明显的下降,临床可能出现乏力、抽筋、出汗,甚至血压下降等并发症。当干体重预设值过高,脱水量少,则机体水潴留明显,可引起或加重高血压,甚至诱发心功能不全,常表现为透析中血容量的下降幅度很少,一般小于 5%。北京大学第一医院血液透析中心对 38 例规律血液透析患者进行的 50 次血容量监测结果表明,9 例患者透析中发生低血压或抽筋、出汗等症状时,平均血容量的下降超过 15%。进一步分析发现,发生上述症状的原因有两种:一种是透析间期体重增长过多导致超滤率过大;另一种是干体重设置过低。经过对前者限制透析间期水的入量,增加透析频度,降低超滤率;对后者在连续血容量监测指导下上调干体重,低血压症状的发生均得到控制。对病情稳定组患者研究发现,患者所能耐受的血容量变化程度存在明显的个体差异,少数患者在透析结束时血容量下降超过20%而无不适症状和低血压,与国外文献报道一致。这是因为影响透析中血压的因素除了血容量的下降程度外,还有外周血管阻力的变化、心脏功能及自主神经病变等。因此,根据患者的临床症状、体征,结合透析中的血容量监测有助于确定合适的超滤量及理想的干体重。

2)透析前后生物阻抗光谱分析:通过细胞外液及体重的变化,评价患者容量负荷及干体重。

3)下腔静脉直径及下腔静脉塌陷指数测量:血容量直接影响右房压,右房压与下腔静脉直径、塌陷指数相关。有研究表明,容量负荷过重时:右房压力 ≥7 mmHg,塌陷指数 <40%,下腔静脉直径 ≥11.5 mm/m^2;容量负荷不足时:右房压力≤3 mmHg,塌陷指数 >75%,下腔静脉直径 <8 mm/m^2[塌陷指数 =(呼气下腔静脉直径 - 吸气下腔静脉直径)/呼气下腔静脉直径 ×100%]。

(2)透析中的超滤率要适当,可根据透析过程中血容量的监测制定个体化的超滤率,一般以血容量下降不超过相对血容量15%为宜。当体内水潴留严重时,应增加透析时间及频度,避免超滤率过大。

(3)避免使用低钠透析液。

(4)有低血压倾向的患者避免使用醋酸盐透析液,最好用碳酸盐透析液。

(5)有低血压倾向的患者不要使用低钙透析液。

(6)透析中发生与进食有关的低血压者则透析中不要进食。

(7)低温透析。研究表明,对有低血压倾向的患者采用低温透析液,平均动脉压及心排血量下降均明显减少,总的外周血管阻力增加,减少了透析中低血压的发生。北京大学第一医院血液透析中心通过对18例稳定的维持血液透析治疗患者在透析条件相同的情况下,应用两种不同温度的透析液(36℃,37℃),观察了血液透析过程中血容量变化、体温、血压、心率及能量平衡情况。结果显示,在透前平均动脉压(MAP)无差别的情况下,低温透析(36℃)比标准温度(37℃)透析中 MAP 升高,透析结束时的收缩压 、舒张压、MAP 也明显升高,心率低于标准温度透析,能量传递及能量传递率增加,出现低血压症状的患者减少,说明低温透析提供了更好的血流动力学稳定性。其机制与其增加了血管对低血容量反应的敏感性,使外周血管阻力及静脉紧张性增加有关。

(8)血液滤过或血液透析滤过。特别适合于伴心血管系统不稳定者。

(9)可调钠透析。选择合适的透析液钠离子浓度变化曲线,通过提高血浆晶体渗透压及促进细胞内水分向细胞外的转移,改善血管内液体的再充盈,提供了更好的血流动力学稳定性。北京大学第一医院血液透析中心对15例血液透析患者以普通透析钠为对照,研究了可调钠透析(钠离子浓度起始为148 mmol/L,匀速下降,最低为135 mmol/L,匀速脱水)对血容量的维持作用。结果显示,在相同脱水量条件下[(2.35 ±1.02) kg *vs.* (2.42 ±0.87) kg, $P>0.05$]与普通透析钠相比,可调钠透析降低了血容量的下降速率[(13.42% ±5.59%) *vs.* (8.72% ±6.55%), $P<0.05$],对收缩压维持有作用,而且透析后血钠浓度恢复至透析前水平,避免了透析间期口渴、体重增长过多的现象。

(10)药物。

1)NO 抑制剂的应用:有研究显示,对透析中屡发低血压的患者给予 NO 抑制剂(methylene blue)不仅预防了透析中低血压的发生,而且使透析间期的收缩压及舒张压有所升高。

2)α_1 受体激动剂的应用:盐酸米多君是选择性 α_1 受体激动剂,曾用于治疗交感神经性低血压,后又应用于低血压的透析患者。其机制是通过收缩小动静脉,减少静脉容量,增加回心血量。我们用于治疗用低钙透析液时出现的低血压,取得了较好的疗效。用药方法是透析前服用盐酸米多君 2.5 ~5 mg(体重≥70 kg 服用5 mg)。

(二)心律失常

血液中许多离子的水平如 K^+、Ca^{2+}、Mg^{2+} 及 H^+ 都能影响心脏的传导系统。这些离子水平在 ESRD 透析患者常常是不正常的,而且在血液透析过程中常有一个迅速的波动,低氧血症也常伴随着整个透析过程。作为老年血液透析患者常常有左室肥厚及缺血性心脏病,部分患者有心肌的钙化(影响传导组织),对血中离子的变化敏感,易诱发心律失常。常见的心律失常包括:室性心动过速、房颤、频发的室性期间收缩等。

1. 血液透析过程中心律失常原因

(1)应用洋地黄制剂。服用洋地黄制剂是发生心律失常的高危人群,一方面与药物本身有关,另一方面与患者存在的心脏病有关。因此,应用洋地黄药物必须有明确的适应证,同时应对患者进行密切的监测,包括血洋地黄浓度及血清 K^+ 水平。透析过程中血清 K^+ 水平不要低于 3.5 mmol/L,透析液 K^+ 浓度最好为 3.0~3.5 mmol/L。有高血钾倾向的患者要控制饮食中 K^+ 的摄入量,避免透析前的高钾血症及透析中 K^+ 的快速下降。

(2)心脏病变。有心包炎、左室肥厚、缺血性心脏病、淀粉样变者,在透析中易发生心律失常。由于心肌缺血可发生低血压,并触发心律失常,常可通过配戴 Holter 检查发现。对这样的患者需要应用扩张冠状动脉的药物及维持一个理想的血红蛋白水平则有助于改善心肌血液供给。

(3)电解质紊乱。透析过程中发生的低血钾、高血钾、低血钙、高血钙、低血镁等都可能诱发心律失常,特别是存在基础心脏病者。因此,应该根据患者血电解质情况,选择合适的透析液离子浓度,注意避免透析中血中离子浓度过大波动。

2. 透析中心律失常的处理　与透析相关的心律失常应终止透析,小心将管路及透析器中的血液缓慢返回机体。进一步分析原因,如有低血压则应给予纠正,急查电解质,纠正电解质紊乱,并根据情况选用抗心律失常药。对于快速房颤、室上性心动过速,宜选用毛花苷 C、胺碘酮等类药物;室性心动过速宜选用利多卡因、胺碘酮等;窦性心动过速可选用 β 受体阻滞剂。心衰时则应用洋地黄制剂。与洋地黄有关的心律失常一方面停药,另外要积极纠正电解质紊乱。对于与心脏病变相关、反复发生的心律失常,应考虑改为腹膜透析。

(三)营养问题

营养不良是慢性透析患者常见的并发症。营养不良是指蛋白质及热量摄入不足。据文献报告,透析患者中的 10%~30% 低于标准体重,20%~60% 的患者肱三头肌皮褶厚度低于正常,0~44% 患者上臂肌围低于正常,13%~70% 患者存在着低血浆白蛋白,30%~60% 患者转铁蛋白低于正常。造成营养不良的原因是多方面的,除了开始透析前就已存在营养物质摄入不足外,与透析有关的因素,特别是透析不充分、炎症状态、透析过程中各种营养物质的丢失、透析的不良反应等均参与了营养不良的发生。此外,尿毒症的并发症、药物的副作用、经济、心理、精神及社会诸多因素亦影响营养物质的摄入。近年来,人们注意到透析膜的生物相容性、代谢性酸中毒及内分泌紊乱均可通过对蛋白质代谢的影响促进了营养不良的发生。老年血液透析患者由于还存在着与年龄相关的消化功能差及活动能力限制等因素,更容易并发营养不良。有文献报告,年龄与营养的某些指标如白蛋白、前白蛋白及胰岛素样生长因子-Ⅰ(IGF-Ⅰ)均有很好的负相关性。研究显示:营养不良是影响透析患者预后的重要因素,它增加了透析的失败率及透析患者的死亡率。

如何纠正存在营养不良,除了充分透析,纠正代谢性酸中毒,选用生物相容性好的膜,积极控制感染等并发症外,老年患者常需经胃肠道或胃肠道外途径补充各种营养物质进行强化营养治疗。如口服必需氨基酸-酮酸制剂或静脉输注含葡萄糖、氨基酸、脂肪及各种维生素和微量元素的营养液。据报道,对营养不良的血液透析患者联合应用 IGF-Ⅰ及重组的生长激素(γ-HGH),通过促进蛋白质的合成代谢,增加肌力,减少了低白蛋白血症的患者数,有利于纠正营养不良。

(四)透析相关的淀粉样变

透析相关的淀粉样变(DRA)是长期透析患者的全身并发症。由于淀粉样沉积物中的主要成分是 β_2-微球蛋白(β_2-MG),故称之为 β_2-MG 淀粉样变。

1. DRA 发生机制及临床表现　DRA 的发生主要与慢性肾衰竭时 β_2-MG 清除减少而生成增加有关(与各种因素刺激淋巴样细胞的活化和增殖及慢性炎症状态等有关)。另外,还有晚期糖基化终产物(AGE)修饰的 β_2-MG 形成,并产生了一系列与组织病理学改变相关的生物学作用如刺激炎症因子的释放等。DRA 主要侵犯关节及其周围组织（软骨、囊、滑膜），临床可表现为腕管综合征、与囊性淀粉样骨损害相关的慢性无力性关节痛，偶有骨折的发生。DRA 晚期可出现 β_2-MG 淀粉样物质在心脏、胃肠道、肺、肝、肾等脏器的沉积。

2. *老年性 DRA* 研究表明，1/3 的血液透析患者在透析时间小于 4 年时可发生 DRA。而透析时间大于 7 年的患者 DRA 发生率高于 90%。DRA 的危险因素包括透析时间长、使用生物相容性差的透析膜的种类及患者开始透析的年龄大。许多研究已证明，组织学上的 β_2-MG 淀粉样变危险在老年人是高的，且是独立于透析时间的危险因素。主要与年龄相关的骨关节胶原的 AGE 修饰有关，胶原的 AGE 含量随年龄的增长而增加，而 AGE 修饰的胶原比未修饰的胶原与 β_2-MG 有更高的结合能力。

3. *DRA 的预防和治疗*

（1）选用生物相容性好的透析膜进行透析治疗，可通过吸附、滤过原理，增加对 β_2-MG 的清除。

（2）早期外科手术治疗并发症。

（3）药物治疗。止痛，严重病例可给予小剂量泼尼松（0.1 mg/kg）。

（4）肾移植是治疗 DRA 的根本方法，但已经沉积的淀粉样物质可依然存在。

三、老年血液透析患者的血管通路

建立合适的血管通路是血液透析得以进行的前提，亦是提供充分透析的必要条件。老年 ESRD 患者由于动脉粥样硬化、血管中层钙化、营养不良等因素给自体动静脉内瘘的建立带来困难[6]。常用的自体动静脉内瘘是在前臂进行桡动脉与头静脉的吻合。老年人由于桡动脉粥样硬化，造成桡动脉-头静脉瘘的失败率高达 56%。一个对老年透析患者血管通路的荟萃分析显示，在 12 个月和 24 个月的随访期老年患者行桡动脉-头静脉吻合术的失败率显著高于非老年患者[7]。来自美国的研究表明，大于 65 岁的血液透析患者仅有不到 10% 的患者应用自体动静脉内瘘作为初始的血管通路。老年患者特别是年龄大于 74 岁者内瘘存活时间明显低于年轻者。由于自体动静脉内瘘建立直到其内径足够大，能够保证成功的穿刺、提供足够的血流量时才算成熟，这个过程至少需要 1 个月，最好在内瘘成形术后 3～4 个月再使用。老年人需要等待内瘘成熟的时间会更长，因此要提前做好血管通路的准备。

研究表明[8]，老年人行直接的肘部内瘘（肱动脉和并行静脉吻合）优于任何其他形式的血管通路，早期失败率仅 1.8%，而前臂内瘘大于 20%，移植物血管内瘘为 16.5%。当肘部瘘因流量不足而无法有效进行透析时，在相同部位改用移植物动静脉内瘘均获得了成功。

如果自体血管动静脉内瘘不能建立，可以选择高分子合成材料的动脉-静脉血管移植物。应当首先选择聚四氟乙烯（PTFE）材料做成的移植物，它与其他生物材料相比有退化慢、使用时间长、容易获得等优点。人工血管移植物的最佳使用时机是手术后 3～6 周。最常见的并发症是血栓形成，常需要做血管成形术或搭桥术。部分老年透析患者无论自体或移植物动静脉内瘘的建立都是困难的，可以考虑使用带袖套、建立隧道的中心静脉插管提供长期血管通路[9]。对于已经进行了内瘘成形手术，但内瘘尚未成熟者，也可以考虑使用带袖套、建立隧道的中心静脉插管。与普通双腔导管不同的是，该双腔导管长一些，柔韧性更好，对组织损害小，不易移动。此外，它出皮肤处与穿刺点平行距离至少有 2 cm 远，且皮下有一涤纶扣，被组织生长包绕，有利于导管在皮下的固定，并设置了自然的防感染屏障，延长了导管的使用时间。由于该双腔导管作为血管通路可立即使用，无动静脉分流，对心脏的血流动力学影响小，加上不需要忍受每次透析穿刺的痛苦，使一些慢性肾衰竭特别是老年患者易于接受。

来自法国的报告显示，在 738 例使用持久性双腔导管患者中，大于 65.5 岁者占 46.6%，平均使用时间为 14.2 个月（3 个月至 10 年）。技术存活为 2.5～3 年，在各年龄组无明显差异。能提供的平均有效血流量在小于 65 岁和大于 65 岁组分别为（328 ± 13）ml/min 和（317 ± 15）ml/min。北京大学第一医院对 27 例带袖套、建立隧道的颈内静脉插管的随访结果显示，均能够达到有效的血流速，保证充分的透析，最长使用时间为 30 个月。与导管相关的感染仍旧是影响其使用时间的主要并发症。因此，严格无菌操作,对导管出口处的精心护理、管帽的彻底清洗及消毒都是十分重要的。如果出现与导管相关的菌血症则应考虑拔除导管,感染控制后一段时间仍可考虑行对侧插管作为血管通路。

四、血液透析的充分性

透析的充分性指使患者得到透析治疗的全部益处,即有效清除尿毒症毒素,维持水的平衡,纠正电解质和酸碱平衡紊乱,保持良好的营养状况,纠正贫血,控制肾性骨病,最终减少并发症的发生,降低死亡率,提高生活质量。

对于毒素的清除,目前都是用尿素作为尿毒症毒素的替代物评价透析的充分性。根据美国国家卫生研究院 HEMO 研究结果,DOQI 血液透析充分性工作组建议,(单室可变容积尿素模型)最小的尿素清除指数(Kt/V)应达到1.3,尿素下降率(URR)应为70%。中国人平均体表面积及体重均低于白种人,透析充分的指标多少合适,尚有待于多中心、前瞻、随机、对照的研究。另外,有研究发现 ESRD 的长期毒性作用最大与平均毒素水平有关,而非峰值水平,提出了计算时间平均的尿素氮浓度(TAC_{urea})。统计学分析表明,TAC_{urea}为 50 mg/dl 比 100 mg/dl 的患者并发症的发生及死亡率均低。当然,无论 Kt/V、URR 还是 TAC_{urea}在判断透析的充分性上均应基于稳定的患者有足够热量和蛋白质摄入的前提下,即标准化的蛋白质分解代谢率(nPCR)大于 1.1 g/(kg·d)。

老年血液透析患者由于血管通路功能不良或心脏病变,在透析中常常不能达到理想的血流速,加上容易出现低血压等不良反应,存在着透析剂量不足的危险。如果透析不充分,不能有效清除毒素、维持容量及电解质、酸碱平衡,则并发症多,死亡率高。有作者报告,增加每次透析的时间或增加透析频度,适当降低血流速,在控制血压(避免高血压或低血压)及透析的充分性上均优于标准透析。因此,可能更适合于老年透析患者。

五、老年血液透析患者的生存质量

老年透析患者的存活率明显低于年轻患者。据文献报告,老年透析患者 3 年存活率大约为 50%,平均存活时间为 28.3 个月。心血管并发症占老年透析患者死亡的首位。但是随着医学的发展和透析治疗技术的不断进步,老年透析患者的存活时间呈现逐渐延长的趋势[4]。影响老年透析患者存活有如下因素。

1. 开始透析前的基础状况　老年人慢性肾衰竭患者在开始透析时常同时存在着其他脏器疾病。有文献报告,平均大约有2.5 个复合存在的病变,其中 75% 的老年透析患者存在着心血管疾病。调查显示,开始透析时基础状况差,并发症多者,死亡率则高[10]。

2. 透析的充分性及营养　见上文。

3. 心理及社会因素　慢性疾病的存在导致了患者对治疗的依赖性,维持性血液透析患者则更多的依赖医生、护士和透析机。老年患者由于多种并发症的存在及机体功能的下降,常常不得不部分或全部依赖家人或护理人员,由此容易产生一系列心理问题。据报告,透析患者特别是老年患者常存在着焦虑和抑郁。常有一些模棱两可的感情和行为。特别是那些机体活动受限不得不依赖他人者。北京大学第一医院等 6 家医院对 92 名血液透析患者进行心理状况及生活质量的调查结果显示,40% 的患者存在心理障碍,其中 15.3% 表现为焦虑,12% 出现抑郁,15.4% 有两种或两种以上的心理障碍。与美国和加拿大的同类研究比较,出现心理障碍的比例高($P<0.05$),突出表现为焦虑的比例高,躯体症状多。躯体疾病影响患者的心理状态,但并非躯体因素决定患者的全部情感状态。我们可以通过改变患者的认识,使他们能在愉快的心境下生活。同样,良好的心理及精神状况离不开来自家庭及社会的支持、帮助。因此,我们尤其应该关注老年透析群体,在治疗躯体疾病的同时,应该给予心理及精神的支持和治疗,从而使他们有更好的生活质量和预后。

参考文献

1. Nancy G. K. Promoting functioning and well-being in older CKD patients: review of recent evidence. Int Urol Nephrol, 2008, 40:1151-1158.
2. Michele B, Antonio L, Davide B, et al. Dialysis and the elderly: an underestimated problem. Kidney Blood Press Res, 2008, 31:330-336.
3. Giuliano B, Battista FV, Paolo M, et al. How to manage elderly patients with chronic renal failure: conservative management versus dialysis. Blood Purif, 2008, 26:36-40.
4. Madhukar M. Dialysis in the elderly. Blood Purif, 2008, 26:41-44.
5. Brunori G, Viola BF, Parrinello G, et al. Efficacy and safety of a very-low-protein diet when postoning dialysis in the eldly: a prospective radomized multicenter controlled study. Am J Kid Dis, 2007, 49: 569-580.
6. Nasirul JE, Pauline AS, Anil C, et al. Hemodialysis access-related survivaland morbidity in an elderly population in South West Thames, UK. Hemodilysis Int, 2008, 12: S15-S19.
7. Miltos KL. Ameta-analysisof dialysis access outcome in elderly patients. J Vasc Surg, 2007, 45(2):420-426.
8. Andy RW, Paul B, William DN, et al. Radiocephalic and brachiocephalic arteriovenous fistula outcomes in the elderly. J Vasc Surg, 2007, 47(1):144-150.
9. Andrew RF, Nancy JMc, Thomas MK. Tunneled hemodialysis catheter outcomes in elderly patients. J Vasc Interv Radiol, 2009, 20: 467-471.
10. Annemieke V, Geke JD, Daphne K, et al. Accepting or declining dialysis: considerations taken into account by elderly patients with end-stage renal disease. J Nephrol, 2009, 22: 794-799.

第三节　妇女妊娠期血液透析

邹贵勉　邹和群

终末期肾衰竭(ESRD)维持透析患者因各种内环境紊乱和毒素等因素的影响,存在多种并发症,降低妊娠成功率,通常 ESRD 和透析患者不建议妊娠。随着透析技术的发展和人类重组促红细胞生成素(EPO)的应用,明显改善了这些患者的妊娠成功率。然而透析患者常常面临着尿毒症毒素、容量负荷、不规则月经周期、恶性高血压、先兆子痫及妊娠期间增加的胎儿代谢废物等不良情况,或者由于患者本人的疏忽、妊娠试验的不敏感以及医师不主张妊娠等因素,透析患者的妊娠往往会早期终止或早期流产。自从 1971 年 Confortini 等报道第一例长期透析患者成功妊娠并分娩以来，成功妊娠的报道逐渐增多，为临床肾病科、妇产科及新生儿科医师对透析患者的妇产科问题提供了更为清晰和乐观的认识。

一、终末期肾脏病对女性生育能力的影响

患 ESRD 的妇女生育能力明显下降，多数患者存在月经紊乱或提前绝经。由于躯体上的疾病和心理上的障碍，大部分 ESRD 患者都存在不同程度的性功能障碍，与年龄相当的妇女相比，透析患者的性欲普遍下降，雌性激素水平下降和萎缩性阴道炎增多。ESRD 患者存在下丘脑-垂体-卵巢激素基础水平异常，缺乏典型的排卵高峰和对月经的周期性调节作用。但 EPO 对垂体-肾上腺轴和垂体-性腺轴均有正性调节作用，可使部分透析的妇女恢复正常的月经和性功能[1]。透析技术的提高和充分地透析治疗，可改善患者的尿毒症内环境，使绝经前女性的激素水平更趋于正常。特别是肾移植成功后患者的性功能迅速恢复，而且可在 1 ~2 月恢复排卵周期[2]。

二、妊娠加速慢性肾衰竭的进展

正常人妊娠后对肾脏的生理负担都明显加重，在妊娠早期和中期，肾血浆流量增加 50% ~70%，在晚期肾血浆流量也超过正常的 40% 以上。肾小球滤过率（GFR）在妊娠第 4 周开始增加，到第 13 周可超过正常的 50%。慢性肾脏病（CKD）患者妊娠不仅会增加高血压和蛋白尿的严重程度，而且也加速肾功能损害，但由于缺乏随机对照研究，具体妊娠对肾功能影响的程度各家报道不一。肾功能损害不超过 50%，相当于血肌酐低于 124 μmol/L，妊娠相对是安全的，对母体肾脏也无显著的影响。孕前或孕后头 3 个月，血肌酐水平大于 124 μmol/L，20% 妇女妊娠期间肾功能恶化，23% 产后 6 周肾功能恶化。孕前血肌酐水平均大于 176.8 μmol/L，而产后 6 个月 8% 妊娠期间肾功能恶化的妇女肾功能得到恢复，约 10% 持续恶化[3]。一项多中心研究发现，49 例患者妊娠超过 20 周，若怀孕前 eGFR <60 ml/（min · 1.73 m^2），或同时具备 eGFR <40 ml/（min · 1.73 m^2）和蛋白尿超过 1 g/d 的患者，妊娠后肾功能损害明显加速[4]。慢性肾衰竭未透析的患者，可能因为妊娠各种病理生理的变化，使肾衰竭进展加速，妊娠本身对孕妇体内环境要求更高，往往使未透析的患者提前进入透析。因此，对于准备妊娠的慢性肾衰竭患者，要提前做好透析准备。文献报道透析患者妊娠母亲死亡率很低，对母亲的预后相对较好[5-6]。

三、透析患者妊娠及其预后

（一）妊娠发生率

由于早期自然流产的发生率很高，要准确评估透析患者的妊娠发生率是非常困难的。以前统计透析患者妊娠发生率每年在 0.5% ~1.4% 之间，血液透析（HD）患者妊娠率为腹膜透析（PD）的 2 ~3 倍。比利时的报道最低，透析患者年妊娠发生率为 0.3%，美国和日本居中，沙特阿拉伯报道的最高，已婚 50 岁以下的长期透析妇女妊娠率为 7.9%，年发生率为 0.66%[7]。Okundaye 等收集了美国 930 个单位（约总透析人数的 40%）的透析资料，从 1992 ~1995 年，共 6 230 名 14 ~44 岁透析妇女（其中 1 699 名接受 PD 治疗，4 531 名接受 HD 治疗）中，318 名妇女发生妊娠 344 例次，其中 8 名妇女发生 2 次妊娠，9 名妇女发生 3 次妊娠，总妊娠发生率为 2.2 %，其中 HD 治疗患者为 2.4%，PD 治疗患者为 1.1%[8]。

（二）妊娠成功率

透析患者要成功妊娠需面临极其严峻的挑战，由于透析条件和技术的进步，现在妊娠成功率已比过去明显提高。过去报道仅有 30% ~50% 的透析患者成功分娩活婴，近 10 多年来妊娠预后已明显改善，活产率可达 50% ~75%[9]。1980 年，欧洲透析与移植协会（EDTA）报道妊娠成功率只有 23%，但 1990 年以后的报道中多数成功率超过 50%[10-12]，2005 年沙特阿拉伯报道活产率为 58%，1996 年日本报道成功

率为48.6%[7]。最近,Asamiya等报道了28例透析妇女妊娠情况,有4例自然流产,1例死胎,3例新生儿死亡,2例产后死亡,随访1年婴儿存在率为64.3%(18/28)[13]。Chou等[14]报道13例(10例HD,3例PD)妊娠患者,其中10例选择继续妊娠,成功率为50%。结合文献检索,作者同时分析131例患者的妊娠资料,HD患者和PD患者的妊娠成功率分别为70.9%(83/117)和64.2%(9/14)。这些成功率有可能被高估了,因为发表报道的病例常是成功妊娠的报告,很多在妊娠早期自然流产,甚至有些妊娠在确诊之前就发生流产,这些失败病例没有统计。另一方面组织登记的病例常是少数国家的部分患者,而且这些数据并不完全。到孕期第2个3月前,有21%的孕妇发生自然流产[15]。早产是最主要的产科并发症,早产儿占所有活产新生儿的83%,占存活婴儿的79%[15]。由于早产及其相关并发症,这些新生儿死亡率也相当高,尽量避免早产、延迟分娩显得相当重要,透析技术的改进包括体液平衡的维持对透析患者妊娠成功率的提高可能起一定作用。但透析患者的妊娠预后资料仍很有限,仅见于小样本的病例报道。

显然,透析患者妊娠胎儿的预后并不理想,仅有一半左右的婴儿能存活。母体残肾功能对胎儿的影响仍不清楚,因为多数报道都是回顾性的,或只是临床观察而非对照研究,通常没有报告母体残肾功能,即使有报告也存在偏差。有研究发现,妊娠后才进入透析的慢性肾衰竭妇女,妊娠预后比在透析中妊娠的要好,前者的成功率高于80%[6,8,16]。另有报道婴儿存活率在透析后妊娠的为40.2%,而在透析前妊娠的可达73.6%[8]。

(三)终末期肾脏病对妊娠的影响

早产儿死亡以及早产儿的其他并发症,如呼吸系统、神经系统和眼科损伤,是目前产科主要面临的新生儿难题[10,16-18]。早产儿的平均胎龄仅有32周[19],主要原因是母体高血压、胎儿窘迫、宫内发育迟缓、羊水过多和胎盘剥离等[20]。羊水过多可能与母体尿素浓度增加而胎儿肾功能尚在发育中导致胎儿渗透性利尿有关,还可能因为血液透析后血液渗透压快速下降,而羊水的渗透压相对较高,自由水转向羊膜腔[6,12,19,21]。在非透析人群的早产原因还包括感染和多胎妊娠,而且母亲年龄越大或吸烟早产率越高。这些因素也同样造成透析孕妇的早产。透析孕妇的早产率高达80%,要尽量延缓分娩避免早产,防治早产可改善新生儿预后,这些均是肾科、产科和新生儿科医师需要共同面对的难题。在无先兆子痫、恶性高血压等并发症的自然早产孕妇中,补充黄体酮可有效降低早产率,有人对保胎药物的随机对照试验进行荟萃分析,研究发现这些用保胎药物的早产率为26%,而安慰剂组的早产率为36%[22-23]。从24~34周每天阴道内使用100 mg黄体酮栓剂,或从16~20周开始每周肌内注射250 mg的17-α羟基已酸孕酮,持续到36周,对降低早产发生率均有效[24-25]。但未见到这些药物成功用于透析或慢性肾脏病患者的报道。同时还要采取其他防止早产的一般措施,如戒烟、治疗细菌性阴道炎和尿路感染(包括无症状性菌尿)。慢性肾衰竭患者妊娠后要尽早开始透析[15,26],加强透析或增加透析频次,是提高胎儿预后的重要措施。如果出现早产征兆,需使用药物治疗,根据孕妇年龄,第一类药物可以用前列腺素抑制剂,吲哚美辛已成功地用于有肾脏病的孕妇,尤其是羊水过多的患者[16-17],但是长期使用吲哚美辛(超过72小时)可能降低胎儿的肾小球滤过率(GFR),导致新生儿无尿、羊水过少,动脉导管关闭、三尖瓣反流、持续性胎循环和死胎,因此,建议只短时间使用。静脉注射硫酸镁作为分娩抑制药物常用于防治早产,在透析患者也可以小心使用,负荷剂量后每次透析后给药,治疗目标维持血镁浓度在5~7 mg/dl,可降低镁中毒和呼吸抑制的风险。钙通道阻断剂也用作保胎药物,因可增加死胎的风险,使用时需要进行严密的胎儿监测[5,27-28]。

(四)计划妊娠

尽管维持性透析患者妊娠发生率很低,长期透析患者妊娠多发生在月经规律者,但也有报告长期无月经妇女发生妊娠。但非计划妊娠会给孕妇和胎儿带来非常严重的后果,因此对于生育期的透析妇女,要特别强调计划妊娠,在肾科、产科和新生儿科医师的充分讨论和配合下妊娠。由于长期透析患者妊娠的风险极大,故除非患者强烈要求生育,否则应积极采取节育措施。准备做肾移植的高血压妇女不宜口服避孕药,因雌激素可能增加移植肾的栓塞,但目前原因尚不清。口服避孕药在理论上有防止骨丢失的益处,并可纠正雌激素缺乏。隔膜避孕法在透析患者同样可以使用。宫内避孕器在血液透析患者可增加与肝素有关的出血,而持续腹膜透析的患者因有上行感染的危险应避免使用[29]。

总的来说，透析患者的妊娠预后都不理想。妊娠终止的主要原因为自发性流产，一半以上发生在孕中期。另外，医生或患者担心风险而人为终止妊娠也是重要原因之一。其他妊娠失败的原因有死胎及新生儿窒息，新生儿死亡通常是由于早产并发症的结果。

四、妊娠的诊断

对于透析妇女的妊娠，早期诊断对及时采取相应措施至关重要。透析患者常有月经紊乱，而且早孕反应如恶心、呕吐、腹部不适常被误认为是尿毒症症状，因此常不能及时诊断[21, 30]，透析妇女妊娠明确诊断时平均胎龄约为16周。对于绝经前妇女不能解释的透析相关低血压要考虑妊娠的可能[31]。因为绒毛膜促性腺激素(HCG)可由体细胞生成，并由肾脏排泄，慢性肾衰竭的非妊娠妇女也有临界的增高，即使对仍然排尿的妊娠患者，妊娠试验也并不准确[20-21, 30]。因此，慢性肾衰竭患者实际妊娠率可能超出其检出率。对于高度怀疑妊娠的妇女，应使用超声波确诊并评价孕龄[21]。在育龄透析妇女发生腹部症状需要进行X射线检查前，应先做妊娠试验，排除妊娠。

五、内科治疗

(一)高血压

高血压是妊娠严重的并发症，发生于约80%的妊娠期透析患者[8, 17, 21]，血压控制不良将对孕妇造成极大危害，必须尽早采取恰当的措施治疗。孕妇的舒张压应控制在80～90 mmHg左右[30, 32]，与非妊娠的透析患者一样，治疗妊娠期透析患者高血压的首要步骤是足够的透析超滤，避免水钠潴留。但要记住，如果是先兆子痫造成的高血压，低血容量将加重器官低灌注[21]。干体重的估计也只是临床经验性判断，可能会有一定误差，对于妊娠期透析患者，由于妊娠后体重增加，干体重的估计更加难于准确，要避免过度超滤造成孕妇低血压。在整个妊娠期都要仔细评估孕妇的液体状态。母亲的干体重应随时根据孕龄的改变进行重新评估和调整，在妊娠的前3个月，体重至少增加1～1.5 kg，在前3个月以后几乎应以每周0.5 kg的速度增加。在妊娠后期可应用超声评估胎儿的体重及生长情况。

有多种降压药物可用于治疗妊娠高血压。甲基多巴已成功在高血压孕妇使用数十年，没有对胎儿产生长期的副作用，对母体的副作用主要有乏力、抑郁，少数患者有肝损害。肼屈嗪经口服和静脉用药都没有明显的副作用[18, 21, 33]。虽然早期报道β受体阻滞剂与胎儿心动过缓、低血糖和宫内生长迟缓有关，1990年美国批准了在孕妇试验性使用β受体阻滞剂[16]。虽然相关研究不多，已经明确使用拉贝洛尔(Labetolol)无明显副作用。另外，钙通道阻滞剂也可以使用，但要注意，联合使用镁剂和钙通道阻滞剂可能会导致严重的低血压[16, 18, 21, 28]。血管紧张素转换酶抑制剂(ACEI)严禁在孕妇中使用，ACEI在中孕(第2个3月)应用可导致胎儿肾发育不良、新生儿无尿、颅骨发育不全、肺发育不良和死胎。最近的研究发现，在早孕(第1个3月)使用ACEI也会导致胎儿发育异常[34]。虽然使用血管紧张素受体拮抗剂(ARB)的经验不多，从动物实验的资料来看，仍然让人担心同样的副作用[35]。在高血压危象的紧急情况下，静脉注射拉贝洛尔首剂量20 mg，接着每30分钟使用一次，1～2 mg/min静脉维持；或静脉注射肼屈嗪，每30分钟5～10 mg[16-17]。目前已不主张使用利尿剂，文献报道噻嗪类利尿剂引起新生儿血小板减少症、溶血性贫血、新生儿黄疸及电解质紊乱等。

(二)先兆子痫

先兆子痫是可威胁孕妇和胎儿生命的严重并发症，与其他原因造成的妊娠高血压尚无明确、清晰的鉴别标准。当前在非肾衰竭患者使用的先兆子痫诊断标准，对于ESRD患者均不适用。有报道母体血清可溶性FMS样酪氨酸激酶1和可溶性内皮素可作为鉴别诊断的指标[36]。目前还没有发现可防止妊娠透析妇女发生先兆子痫的可靠治疗方法，对于高血压的妊娠妇女可放宽入院指征，通过住院观察及血压控制作出是否继续妊娠的决定。目前阿司匹林是否能预防先兆子痫尚在探讨之中，有学者推荐在中孕(第

2个3月）开始给予80 mg/d。

（三）贫血

慢性肾衰竭妇女妊娠后几乎都发生贫血或贫血加重。妊娠期血浆容量可增加3～4 L，正常妇女在妊娠头3个月红细胞数量就会增加，因此可不发生贫血，而慢性肾衰竭妇女妊娠期红细胞数却不能相应增加，因此出现贫血或贫血加重[20, 27]。在妊娠的透析患者，血红蛋白常降低至60 g/L，血细胞比容降低明显，对母亲及胎儿均有害，故应积极纠正贫血。有研究结果显示，成功妊娠组的平均血红蛋白水平显著增高于失败组[13]。未发现使用EPO有致胎儿缺陷作用[16,27-28,33]，一旦确诊为妊娠就必须增加EPO用量，可能要增加50%～100%才能达到目标的血细胞比容（33%～36%）[5,16,21]。但Okundaye早期的研究发现仅有5.9%的妇女血细胞比容超过30%，26%的妇女接受EPO治疗，不接受EPO治疗的患者有77%需要输血治疗[8]。此外，妊娠期母体和胎儿需要800～1 000 mg的铁，口服补铁不能满足妊娠期对铁的需要，妊娠期透析患者常需要静脉补铁，没有观察到明显的副作用[21]。要注意的是，在妊娠后期，80%～90%的胃肠道外补铁会在胎儿储积，因此静脉补铁时剂量宜小，根据情况每次可用62.5～100 mg[16,21]，需要严密监测血红蛋白和铁储存情况，同时还应补充叶酸。

（四）狼疮性肾炎（LN）

患LN的妇女妊娠预后与其肾功能损害、高血压和蛋白尿程度相关，母亲先兆子痫、胎儿IMGR和IUD等并发症的风险增高，根据妊娠前肾功能水平，妊娠成功率在20%～95%，最好是在病情不活动6个月以后怀孕[37]。LN患者在透析以后仍有可能SLE活动，研究发现透析第1年SLE临床活动率仍有65%，PD治疗的患者SLE活动比HD和移植的患者多，但到第3年以后，罕见有患者出现SLE活动[38]。透析和移植的SLE患者也能成功妊娠，但母婴并发症更高[37]。虽然还没有证据表明LN的ESRD患者妊娠会增加SLE活动的可能性，但抗磷脂抗体阳性的患者，要高度注意血栓形成的风险。

（五）钙磷失衡

胎盘可以转化25-OH维生素D为1,25-$(OH)_2D_3$，要每3个月检查25-OH维生素D水平，不足者要补充。妊娠过程中胎儿要从母体获取30 g的钙，孕妇平均每天要摄取1 500～2 000 mg的钙。母体高钙可导致胎儿低钙和高磷，影响胎儿骨骼的发育，需要每周检测钙磷水平。虽然母体低磷血症与母亲发生横纹肌溶解、心肌病、心律失常、溶血、癫痫发作和精神症状有关，但并不影响胎儿骨骼的发育，可能因为胎盘有浓缩磷的作用[39]。虽然原发性甲状旁腺功能亢进可使死胎率增高10%～20%，继发性甲状旁腺功能亢进对胎儿的影响仍不清楚。如无禁忌，可继续使用1, 25-$(OH)_2D_3$纠正继发性甲状旁腺功能亢进和活性维生素D缺乏。小剂量的维生素D也没有毒性作用，必须根据钙磷水平，每周调整剂量。

（六）饮食管理

需要对妊娠的透析患者进行周密的饮食指导，长期频繁透析使营养物质大量丢失，加上孕妇营养物质需求量增加，极易造成营养不良。应注意这类患者蛋白质、氨基酸、可溶性维生素及电解质的摄取。热量摄入必须增加到30～35 kcal/(kg·d)；蛋白质摄入血液透析患者必须增加到1.5 g/(kg·d)，腹膜透析患者增加到1.8 g/(kg·d)[16]；建议摄水量为750～1 500 ml/d，每日钙摄入量为1 500 mg，钠和钾摄入量分别为50 mmol和80 mmol，还需补充可透析掉的维生素，如维生素C、维生素B_1、维生素B_2、维生素B_6、烟酸和叶酸等需要量也增加[26, 28, 30]。妊娠早期补充叶酸可防止神经管发育缺陷。由于孕妇对钾、钙和磷的需要量增加，磷结合剂常需停用，如果需要磷结合剂，可使用含钙的磷结合剂，并建议高蛋白饮食。

（七）防治感染

透析患者在妊娠期面临感染的危险，40 %有尿路感染，这些患者应每月进行尿培养。如存在症状性菌尿，应治疗2周，并在以后的妊娠期进行抑制剂量的抗生素治疗。在围产期，尽量避免器械检查。文献报道腹膜炎可导致胎儿早产或死亡，但也有病例在产后出现腹膜炎。对妊娠期患者的管理总结于表15-3-1。

表 15-3-1 妊娠期透析患者的管理[40]

项目	建议
贫血	
血红蛋白	维持在 100 ~ 110 g/L,EPO 用量要增加 50% ~ 100%
铁饱和度	通过静脉补铁使铁饱和度达到 > 30%,小剂量维持
叶酸	10 mg/d
高血压/血流动力学	避免母体低血压或血容量不足,干体重每周增加约 0.5 kg,孕中晚期需要严密观察和反复评估
血液透析	
透析器	不复用,使用生物相容性好、小面积透析器,减少超滤量
透析液	HCO_3^- 浓度为 25 mmol/L,避免代谢性碱中毒;钾浓度为 3 ~ 4 mmol/L,避免低血钾;增加磷,使透析前血磷在 4 ~ 5 mg/dl
透前 BUN	不超过 45 ~ 50 mg/dl
透析频率	每周 5 ~ 6 次,每天晚间透析,血液透析或透析滤过均可
营养	
蛋白质摄入	HD 患者 1.5 g/(kg · d);PD 患者 1.8 g/(kg · d)
热量/液体摄入	30 ~ 35 kcal/(kg · d),750 ~ 1 500 ml/d
钙	1 500 mg/d,通常可从含钙 1.5 mmol/L 的透析液获得,每 3 个月检测 25-OH 维生素 D,并适当补充
磷	口服,或加入透析液
维生素	维生素 C、维生素 B_1、维生素 B_2、维生素 B_6、维生素 PP
防止早产	使用黄体酮,短期使用吲哚美辛抑制子宫收缩,镁剂(血清浓度 < 5mg/dl),钙通道阻滞剂
产科/胎儿监测	非应激试验、超声,严密的产科和新生儿科监护

六、透析治疗

(一)透析的时机和要求

妊娠的 ESRD 患者比普通患者透析的治疗目标要求要高,应使其血红蛋白、生化指标尽量接近生理范围。关于慢性肾衰竭的妊娠患者何时开始透析,现有的资料不多,但应尽量达到以下要求:①使血尿素氮 < 20 mmol/L,最好在 15 mmol/L 以下,否则宫内胎儿发育会受到影响;②避免低血压对胎儿的损伤,妊娠后期子宫增大或仰卧位使静脉回流降低,可加重胎儿缺血性损伤;③避免血容量急剧增加,透析间期体重增加以不超过 1 kg 为宜;④严格控制高血压;⑤仔细做产前检查,确定透析与宫缩的关系;⑥严密观察血钙水平,防止高钙或低钙血症发生。尽管强化透析治疗,但早产和高血压仍然很常见。

(二)透析模式的选择

HD 清除 BUN 等毒素比 PD 效果要好,对母体子宫无机械性刺激,但 HD 可能因大量超滤而导致母亲血流动力学的改变、血压波动而影响胎盘动脉的供血;尿素浓度的急剧变化产生失衡,也会影响胎儿体内环境的稳定;抗凝剂的使用也可能影响胎儿骨骼的矿化[41]。PD 缓慢而持续地清除水分和尿素等毒素,避免了 HD 的上述缺点,PD 的主要问题是增加了腹腔内的容量,妊娠使 PD 的容量和交换面积都大大减少,只有通过增加换液频率来解决。如果是孕后行腹膜透析管置管术,还要面临的问题是麻醉问题,置管困难并可能导致流产,建议在妊娠第 2 个 3 月内进行置管。腹膜炎也是常见的并发症,一般认为可以治愈[41]。事实上,妊娠期妇女接受腹膜透析(PD)比接受 HD 要少,可能因为腹腔内高渗透析液、有腹膜炎史及机械因素会影响受精卵的植入[8]。Chou 等对 1990 年以来 10 个系列病例研究和 12 宗个案报告进行综合分析,包含 131 例透析的妊娠患者,其中血液透析 117 例,腹膜透析 14 例,结果显示选择 HD 或 PD 对妊娠成功率并无区别[14],婴儿存活率在 HD 和 PD 的患者之间也无显著性差异[8]。

(三)血液透析

对于妊娠的女性患者延长透析时间或强化透析可减少早产和提高出生体重，提升胎儿的存活率[26]。一旦妊娠诊断确定，每周透析时间要延长到20小时以上，透析前BUN＜17.85 mmol/L(50 mg/dl)[26]。研究发现每周透析时间超过20小时者胎儿存活率较高，透析时间与胎儿的出生体重呈正相关[8]。还有回顾性研究发现每周24小时HD者胎儿的存活率较高，尚不清楚是否每周透析超过24小时会有更好的效果。残余肾功能对胎儿预后的影响研究也很少，也缺乏妊娠期透析的目标 *Kt/V* 参考值。每周透析4～6天，可保证足够的透析时间和良好的体液控制。最近Asamiya等[13]对28例血液透析患者的妊娠结果进行随访，1年有64.3%的婴儿生存。BUN水平与出生体重和胎龄呈显著负相关，出生体重超过1 500 g和胎龄超过32周的，BUN水平在17.13～17.49 mmol/L(48～49 mg/dl)以下。

增加透析频次有很多好处。首先，每周透析4～6天可更好地控制液体和血压，透析间期体重增加减少，单次透析超滤量减少，每次透析超滤小于1.5 kg可避免低血压和胎儿窘迫，降低因胎盘缺血而自然流产的风险。母体血压变化小也减轻胎盘血液灌注的变化。其次，增加透析频次可放宽液体和饮食摄入的控制，以适应孕妇的生理需要。最后，增加透析次数可避免因羊水过多而导致早产的发生。目前，尚无妊娠期透析充分性的随机对照研究，更频繁的透析可能导致母体发生矿物质和电解质紊乱。透析液要适当调整，透析液钾浓度要适当提高以防止发生低血钾。由于妊娠期生理上存在呼吸性碱中毒，正常母体碳酸氢盐浓度在18～20 mmol/L，透析的患者肾脏缺乏代偿能力，每周透析4～6次又可能导致代谢性碱中毒，因此，透析液的碳酸氢盐浓度也要进行调整，建议调整到25 mmol/L。频繁的透析还可导致低磷血症，必要时需要口服磷制剂或高磷饮食[39]。妊娠过程中胎儿要从母体获取钙，透析液的钙浓度为1.5 mmol/L比较合适。由于每周透析4～6次，不需要过多超滤，通常使用大面积透析器，不建议复用。Haase等[6]报道了5例连续的维持性透析的孕妇，采用了透析滤过(HDF)进行肾替代治疗，HDF置换量9L/次，后稀释，平均(28.6±6.3)小时/周(6次)，分娩时平均胎龄为(32.8±3.3)周，出生平均体重为(1 765±554)g，母婴均健康出院[6]。Barua等报道了5例患者的7次妊娠，成功分娩了6个活婴，所有患者在诊断为妊娠后均采用夜间透析，透析量从每周(36±10)小时增加到(48±5)小时[42]。认为夜间家庭血液透析可以增加受孕率，也提高了分娩成熟活婴的可能性，与文献上报道相比母婴并发症也较少。

有关抗凝剂使用，在HD过程中使用肝素对妊娠是安全的。妊娠患者如果透析频率增加或每日透析，要适当减少抗凝剂用量，但妊娠常处于高凝状态，抗凝剂用量不足可增加体外循环凝血的风险，目前尚无明确的指南建议抗凝剂的用量。使用肝素抗凝时可稍增大用量，肝素不能通过胎盘，因而无致畸作用，对于明显出血的孕妇建议无肝素透析。华法林能通过胎盘，在妊娠头3个月有致畸作用，在妊娠后3个月可引起胎儿出血，因而，对于需用华法林预防血管通路高凝状态的孕妇应改为肝素皮下注射。低分子量肝素出血的风险较低，建议使用。

2004年沈实现[43]报道6例尿毒症合并妊娠患者，平均年龄36岁，在孕29周开始透析，平均Scr＞700 μmol/L，BUN＞50 mmol/L，尿蛋白6～7，多部位水肿。平均孕期33～34周分娩，新生儿正常，全部产妇病情好转出院。作者体会要注意做好以下工作，透析过程中严密监护做好记录，密切观察血压和胎心音。透析中给予吸氧，防止胎儿缺氧。在引血过程中把预冲液全部输入体内，防止血压骤降。用无肝素或小剂量肝素透析，不给首剂肝素，肝素维持量在42 mg/h以内，以防止出血和早产。若水肿不明显，透析过程中原则上不脱水。透析中注意补充能量与营养，可输入50%葡萄糖200～400 ml，适当补充血浆或白蛋白，有利胎儿发育。由于孕妇处于高代谢状态，故应每天或隔天透析，透析时间不宜超过3小时。透析结束时给予10%葡萄糖酸钙20 ml，缓慢静脉注射以补充钙离子。

(四)腹膜透析

孕晚期因患者难以承受增高的腹内容量，故需减少单次腹膜透析液体量。还存在随时可发生腹膜炎、引流管阻塞及渗漏等问题。如果患者原来接受PD治疗，妊娠后仍可继续PD治疗。与HD一样，理论上需要更多的透析次数，达到更大的溶质清除，以适应妊娠的需要，故必须增加腹膜透析液交换量，但到了妊娠晚期，将无法实现增加腹膜透析液，只能增加交换频率。潮式PD也可以增加清除率。很少关于妊娠期目标Kt/V和腹膜清除率的资料，一般日透析量为7.5～12 L[16-17,26]。

虽然存在发生腹膜炎的可能性，并没有因为妊娠而增加腹膜炎发生率的报道，沈实现等[43]报道了1例选择PD治疗的妊娠妇女合并了腹膜炎，成功地治愈。与其他感染一样，腹膜炎也会导致早产。血性腹膜透析液可能是严重产科并发症的先兆，如胎盘剥离、子宫出血或自然流产[19,21,28,33]。虽然是宫内出血，可以通过输卵管进入腹腔。因为在非妊娠的女性PD患者在正常情况(月经)下也会出现相似的情况，因此要注意仔细鉴别。如果需要进行腹膜外剖宫产，24小时后可进行小量腹膜透析液透析，72小时增加至标准量。如果不能进行腹膜外剖宫产，则需要临时转为HD治疗[18,33]。Gomez Vazquez等[45]报道了2例接受PD治疗的妇女，完成了足月妊娠，分娩出健康的婴儿，唯一的共同并发症是羊水过多。CAPD患者妊娠出血有时表现为血性透析液，可预示自发流产或发生胎盘剥离，如有血性透析液，患者应住院观察。

七、产科处理

影响母亲和胎儿最常见的产科问题是早产。透析患者的胎儿早产率非常高，维持透析怀孕的孕妇早产率达48%[46]～84%[8]。早产可在孕早期，也可在孕中期。常有羊水过多。在没有高血压的患者，可用激素预防早产。曾广泛应用镁制剂控制透析患者的早产，但使用有危险，血液透析患者可一次推注，每次透析后补充，当多次给予或因疏忽连续镁推注常发生中枢抑制、迟缓性麻痹、低血压等镁中毒的一系列临床症状。吲哚美辛可促进胎儿成熟，使分娩延后72小时，并可预防羊水过多，但过多应用可加重肾功能损害，引起高钾血症。若发生羊水过少，需停用吲哚美辛。建议在孕30周后经腹壁羊膜腔穿刺抽取羊水检查，测定胎肺成熟度，并注入地塞米松10 mg，每周2次，促进胎肺成熟。对胎儿宫内生长迟缓的治疗，每日吸氧3次，每次30分钟。并口服解痉药如沙丁胺醇或氨茶碱，同时加强营养支持治疗。关于分娩时机，一般认为能坚持到孕38周分娩较好，产妇的死亡率很低，常选择剖宫产的方式分娩。

八、胎儿的监护

30多年来，接受透析治疗的女性患者受孕率已经明显提高，透析患者成功妊娠需要患者与肾脏病医师、产科医师、新生儿科医师、透析护士以及营养师等的多方协作，精细控制贫血、血压、液体状况、营养状况、透析处方和胎儿监测[11,31]。对胎儿进行严密监测，超声检查在第1和第2个3月内每月查一次，第3个3月则2周查一次，以评估胎儿的生长发育情况。从孕26周开始，胎心产力描记(非应力试验)应该每周做2次，以评估胎儿的健康状况，非应力试验是监测胎儿最简单的方法，但可能提供胎儿窘迫的假象。其他生理学指标和宫缩应激试验也要每周进行一次，但在有早产倾向的患者，宫缩应激试验是相对禁忌证[17]。如有可能，进行持续胎心监测，特别是在血液透析过程中，可早期发现胎儿窘迫并及时处理，有早产风险的患者要进行糖皮质激素治疗的评估，糖皮质激素可降低胎儿呼吸窘迫综合征、心室肌出血、坏死性肠炎和新生儿死亡的发生率，如有可能，最少要在产前48小时内用药[17]。

对于ERSD母亲的新生儿，一个常见的问题是新生儿渗透性利尿。生产时母亲和胎儿的血肌酐是相似的，分娩后婴儿很快利尿，大量水盐丢失造成容量收缩或低钠血症。渗透性利尿的新生儿要适当在高危育儿室观察。

九、肾移植后妊娠问题

育龄妇女肾移植后随着肾功能、月经和排卵功能的恢复，怀孕的可能性明显增加。美国对2 960例肾移植妇女的3 790次妊娠统计表明，成功的妊娠可以达到94%[47]。近期国内报告肾移植术后3年成功妊娠1例，该患者30岁初产妇，孕36周$^{+6}$时自然分娩一早产成熟女活婴，新生儿体重2 560 g，身长

47 cm，Apgar 评分 10 分，产后复查患者肝肾功能正常，婴儿人工喂养，发育良好[48]。肾移植患者长期服用免疫抑制药和肾上腺皮质激素，妊娠后容易发生流产、早产、异位妊娠、胎儿发育迟缓、感染、妊娠期高血压疾病等；同时妊娠可加重移植肾的肾功能损害，甚至导致肾衰竭。故肾移植后妊娠在满足如下条件时较为安全[47]：①成功肾移植术 18～24 个月后；②血肌酐值 <180 μmol/L，最好 <125 μmol/L，肾功能稳定；③无移植肾排斥反应的迹象；④全身情况良好，无内科其他并发症；⑤免疫抑制剂已减少到维持量，泼尼松≤15 mg/d，硫唑嘌呤≤2 mg/(kg·d)或环孢素 A≤4 mg/(kg·d)；⑥妊娠前无高血压、蛋白尿(或极轻微)；⑦B 超或静脉肾盂造影显示移植肾正常，无肾盂肾盏扩张。尽管肾移植妇女在妊娠期间服用抗排斥药物有可能引起胎儿发育迟缓或致胎儿畸形，但停药会危及孕妇生命，故应坚持使用最小有效剂量。肾移植妇女妊娠后严重的排斥反应发生率实际上并不比非妊娠者高，母体在妊娠期为了适应胎儿生长的需要，机体免疫反应较非妊娠时低，这可能对移植肾是有利的，但产后免疫反应又恢复到孕前状态，甚至发生免疫反跳现象，应注意产后排斥反应可能接着发生。如果患者在孕 28 周以前发生并发症，如高血压、肾功能恶化和排斥等，则妊娠成功的可能性会下降 20% 左右。孕妇全身情况和产科情况无异常者可等待足月妊娠，否则应终止妊娠，指征有：一方面，产科原因如重度子痫前期、胎儿窘迫、胎膜早破、胎儿畸形和胎死宫内等；另一方面，肾功能严重损害并逐渐加重，危及移植肾的功能和存活，包括：①移植肾肌酐清除率(Ccr)在 50ml/min 以下；②持续有尿蛋白或尿蛋白增加者；③妊娠初、中期，Ccr 明显下降者；④泌尿生殖系统严重疾病者；⑤发生移植肾排斥反应者。由于移植肾一般在髂窝内，不会阻碍先露下降，如无明确的剖宫产指征可自然分娩，分娩过程中严密监护，制定三程计划，第二产程尽量避免过度用腹压，必要时予助产。但由于免疫抑制剂对新生儿可能产生的免疫抑制作用，免疫抑制剂可通过乳汁，对婴儿的潜在性危害并不清楚，因此不提倡此类患者行母乳喂养。

参 考 文 献

1. Holley JL. The hypothalamic-pituitary axis in men and women with chronic kidney disease. Adv Chronic Kidney Dis, 2004, 11(4): 337-341.
2. Ghazizadeh S, Lessan-Pezeshki M. Reproduction in women with end-stage renal disease and effect of kidney transplantation. Iran J Kidney Dis, 2007, 1(1): 12-15.
3. Jones DC, Hayslett JP. Outcome of pregnancy in women with moderate or severe renal insufficiency. N Engl J Med, 1996, 335(4): 226-232.
4. Imbasciati E, Gregorini G, Cabiddu G, et al. Pregnancy in CKD stages 3 to 5: fetal and maternal outcomes. Am J Kidney Dis, 2007, 49(6): 753-762.
5. Keller F, Griesshammer M, Haussler U, et al. Pregnancy and renal failure: the case for application of dosage guidelines. Drugs, 2001, 61(13): 1901-1920.
6. Haase M, Morgera S, Bamberg C, et al. A systematic approach to managing pregnant dialysis patients—the importance of an intensified haemodiafiltration protocol. Nephrol Dial Transplant, 2005, 20(11): 2537-2542.
7. Malik GH, Al-Harbi A, Al-Mohaya S, et al. Pregnancy in patients on dialysis—experience at a referral center. J Assoc Physicians India, 2005, 53: 937-941.
8. Okundaye I, Abrinko P, Hou S. Registry of pregnancy in dialysis patients. Am J Kidney Dis, 1998, 31(5): 766-773.
9. Hou S. Historical perspective of pregnancy in chronic kidney disease. Adv Chronic Kidney Dis, 2007, 14(2): 116-118.
10. Eroglu D, Lembet A, Ozdemir FN, et al. Pregnancy during hemodialysis: perinatal outcome in our cases. Transplant Proc, 2004, 36(1): 53-55.
11. Kazancioglu R, Sahin S, Has R, et al. The outcome of pregnancy among patients receiving hemodialysis treatment. Clin Nephrol, 2003, 59(5): 379-382.
12. Chao AS, Huang JY, Lien R, et al. Pregnancy in women who undergo long-term hemodialysis. Am J Obstet Gynecol, 2002,

187(1): 152-156.

13. Asamiya Y, Otsubo S, Matsuda Y, et al. The importance of low blood urea nitrogen levels in pregnant patients undergoing hemodialysis to optimize birth weight and gestational age. Kidney Int, 2009, 75(11): 1217-1222.
14. Chou CY, Ting IW, Lin TH, et al. Pregnancy in patients on chronic dialysis: a single center experience and combined analysis of reported results. Eur J Obstet Gynecol Reprod Biol, 2008, 136(2): 165-170.
15. Hou S. Pregnancy in dialysis patients: where do we go from here? Semin Dial, 2003, 16(5): 376-378.
16. Hou S. Pregnancy in chronic renal insufficiency and end-stage renal disease. Am J Kidney Dis, 1999, 33(2): 235-252.
17. Hussey MJ, Pombar X. Obstetric care for renal allograft recipients or for women treated with hemodialysis or peritoneal dialysis during pregnancy. Adv Ren Replace Ther, 1998, 5(1): 3-13.
18. Hou S. Conception and pregnancy in peritoneal dialysis patients. Perit Dial Int, 2001, 21(Suppl 3): S290-S294.
19. Holley JL, Reddy SS. Pregnancy in dialysis patients: a review of outcomes, complications, and management. Semin Dial, 2003, 16(5): 384-388.
20. Faratro R, DGama C. Pregnancy and the dialysis patient. J Cannt, 1999, 9(1): 31-34.
21. Hou S, Firanek C. Management of the pregnant dialysis patient. Adv Ren Replace Ther, 1998, 5(1): 24-30.
22. Sanchez-Ramos L, Kaunitz AM, Delke I. Progestational agents to prevent preterm birth: a meta-analysis of randomized controlled trials. Obstet Gynecol, 2005, 105(2): 273-279.
23. Dodd JM, Crowther CA, Cincotta R, et al. Progesterone supplementation for preventing preterm birth: a systematic review and meta-analysis. Acta Obstet Gynecol Scand, 2005, 84(6): 526-533.
24. Meis PJ, Klebanoff M, Thom E, et al. Prevention of recurrent preterm delivery by 17 alpha-hydroxyprogesterone caproate. N Engl J Med, 2003, 348(24): 2379-2385.
25. Da Fonseca EB, Bittar RE, Carvalho MH, et al. Prophylactic administration of progesterone by vaginal suppository to reduce the incidence of spontaneous preterm birth in women at increased risk: a randomized placebo-controlled double-blind study. Am J Obstet Gynecol, 2003, 188(2): 419-424.
26. Shemin D. Dialysis in pregnant women with chronic kidney disease. Semin Dial, 2003, 16(5): 379-383.
27. Schmidt RJ, Holley JL. Fertility and contraception in end-stage renal disease. Adv Ren Replace Ther, 1998, 5(1): 38-44.
28. Hou SH. Pregnancy in women on haemodialysis and peritoneal dialysis. Baillieres Clin Obstet Gynaecol, 1994, 8(2): 481-500.
29. 张静波,杨惠标. 长期透析患者的妊娠与生育问题. 国外医学·泌尿系统分册, 2000, 20(2): 71-73.
30. Walsh AM. Management of a pregnant woman dependent on haemodialysis. Edtna Erca J, 2002, 28(2): 91-94.
31. Piccoli G, Bontempo S, Mezza E, et al. Sudden development of low tolerance of dialysis in a young female patient. Nephrol Dial Transplant, 2004, 19(1): 255-257.
32. Gangji AS, Windrim R, Gandhi S, et al. Successful pregnancy with nocturnal hemodialysis. Am J Kidney Dis, 2004, 44(5): 912-916.
33. Castillo AA, Lew SQ, Smith AM, et al. Women issues in female patients receiving peritoneal dialysis. Adv Ren Replace Ther, 1999, 6(4): 327-334.
34. Cooper WO, Hernandez-Diaz S, Arbogast PG, et al. Major congenital malformations after first-trimester exposure to ACE inhibitors. N Engl J Med, 2006, 354(23): 2443-2451.
35. Hu F, Morrissey P, Yao J, et al. Development of AT(1) and AT(2) receptors in the ovine fetal brain. Brain Res Dev Brain Res, 2004, 150(1): 51-61.
36. Shan HY, Rana S, Epstein FH, et al. Use of circulating antiangiogenic factors to differentiate other hypertensive disorders from preeclampsia in a pregnant woman on dialysis. Am J Kidney Dis, 2008, 51(6): 1029-1032.
37. Germain S, Nelson-Piercy C. Lupus nephritis and renal disease in pregnancy. Lupus, 2006, 15(3): 148-155.
38. Goo YS, Park HC, Choi HY, et al. The evolution of lupus activity among patients with end-stage renal disease secondary to lupus nephritis. Yonsei Med J, 2004, 45(2): 199-206.
39. Hussain S, Savin V, Piering W, et al. Phosphorus-enriched hemodialysis during pregnancy: Two case reports. Hemodial Int, 2005, 9(2): 147-152.
40. Reddy SS, Holley JL. Management of the pregnant chronic dialysis patient. Adv Chronic Kidney Dis, 2007, 14(2): 146-155.

41. Jefferys A, Wyburn K, Chow J, et al. Peritoneal dialysis in pregnancy: a case series. Nephrology (Carlton), 2008, 13(5): 380-383.
42. Barua M, Hladunewich M, Keunen J, et al. Successful pregnancies on nocturnal home hemodialysis. Clin J Am Soc Nephrol, 2008, 3(2): 392-396.
43. 沈实现. 尿毒症患者合并妊娠的血液透析. 实用诊断与治疗杂志,2004,18(2):145.
44. Tuncer M, Trak B, Sapan M, et al. Successful pregnancy complicated with peritonitis in a 25-year-old Turkish CAPD patient. Perit Dial Int, 2000, 20(3): 349-350.
45. Gomez Vazquez JA, Martinez Calva IE, Mendiola Fernandez R, et al. Pregnancy in end-stage renal disease patients and treatment with peritoneal dialysis: report of two cases. Perit Dial Int, 2007, 27(3): 353-358.
46. Chan WS, Okun N, Kjellstrand CM. Pregnancy in chronic dialysis: a review and analysis of the literature. Int J Artif Organs, 1998, 21(5): 259-268.
47. Sanders CL,Lucas MJ. Renal disease in pregnance. Obstet Gynecol,Clin North Am,2001,28:593-600.
48. 常玥,张丽江. 肾移植术后成功妊娠并自然分娩1例. 中国妇产科临床杂志,2007,8:70.

第四节 终末期糖尿病肾病与肾脏替代

邹贵勉 邹和群

尽管严格控制血糖和血压〔使用血管紧张素转换酶抑制剂和(或)血管紧张素受体阻滞剂〕,仍有越来越多的糖尿病肾病(DN)患者进入终末期肾病(ESRD)需要肾替代治疗。在有些国家,糖尿病已成为ESRD最主要的病因。虽然终末期DN患者行肾替代治疗的预后已得到很大改善,但众多的并发症使其生存率和生存质量均远不如非糖尿病透析患者,心血管并发症仍然是最主要的死亡原因。事实上DN患者多数仍选择血液透析(HD),这些患者的血管通路保护依然是重要课题,频繁发生的透析低血压也值得重视。DN患者选择腹膜透析(PD)也同样面临感染率高、超滤失败和腹膜硬化等问题。临床观察和透析登记资料多数显示接受HD和PD治疗的DN患者预后相当,接受肾移植治疗者预后有明显改善,但能接受肾移植的患者毕竟是少数。因此,改进透析技术,提高DN患者生存率和生存质量仍是肾脏病学界的重点研究方向。

一、糖尿病肾病流行病学资料

糖尿病在普通人群发病率为4%~8%[1],美国糖尿病发病率达到人口的5.3%[2],我国于1980年、1994年和1996年进行过3次全国性糖尿病普查,糖尿病患病率从1980年0.61%到1996年3.2%,增加了5倍;患病人数大约从480万(以当时总人口8亿计)增加到3 200万(以当时人口10亿计),总患病人数增长7倍;患病率与年龄呈显著正相关,相关系数在0.9以上[3]。李岩等[4]对北京部分人群的调查发现,从1992年到2002年10年间,糖尿病累计发生率为4.2%,其中男性为5.0%,女性为3.6%。

在美国等发达国家,终末期糖尿病肾病患者占新透析患者45%左右[1-2]。在德国和澳大利亚,糖尿病患者分别占总透析人数的34%和30%[5-6],而在意大利则仅为总透析人数的12.5%[1]。据2000年中华医学会统计,糖尿病肾病约占终末期肾衰竭患者总数的13.5%,根据中国医院管理协会统计资料,截至2007年底，在31省和27个大陆地区调查，应答率87%，共计ESRD 65 074例血液透析和腹膜透析患者，患病率51.7/1 000 000人口，2008年底增加到102 863人，患病率增加到79.1/1 000 000人口，年增长率52.9%。截至2008年底新增ESRD 45 423人，2008年发病率36.1/1 000 000人口。ESRD病因中，肾小球肾炎占45%，糖尿病占19%，高血压占13%，多囊肾占2%，其他为20%。主要死因，依次为心血管疾病(31%)、脑卒中(20.3%)、感染(19.9%)、其他(28.8%)。

不同种族人群糖尿病类型的发病率不同，肾脏受累的情况也不尽相同。在西方国家2型糖尿病患者糖尿病肾病的发生率为30%～50%，根据美国肾脏病资料系统(USRDS)统计，2005年与1995年比较，新增终末期糖尿病肾病患者数增加了将近60%（各州在33.6%～79.9%)，达到151.9（各州在94.4～190)人/1 000 000人[2]。近几年来在丹麦和美国的人群研究结果显示，由于加强了防治工作，终末期糖尿病肾病的发病率趋于稳定[2,7]。沙特阿拉伯对1 952例2型糖尿病患者的资料进行了分析，在1989年到2004年的15年间有32.1%的患者发生DN，发生DN的平均年龄为(61.5±12.4)岁，平均患糖尿病时间为(3.9±3.8)年[8]。

糖尿病患者增多的部分原因是社会的人群老龄化，而终末期糖尿病肾病患者增多则应归因于糖尿病患者增多及其生存期的延长[6]。南京的报道显示，在维持性血液透析治疗糖尿病患者中，60岁以上者占57.83%[9]。1型糖尿病患者发展为ESRD的发生率在下降，可能是因为对血糖和血压的良好控制。芬兰对20 005例1型糖尿病患者进行长期(中位数17年)的观察，仅有632例患者进入ESRD，20年和30年的累计发病率为2.2%和7.8%[10]。

二、终末期糖尿病肾病主要并发症

(一)心脑血管并发症

国内最近报道一组接受HD治疗的糖尿病患者[9]，其主要心血管并发症包括：冠心病发生率24.10%，慢性充血性心力衰竭22.89%，心律失常6.02%；其主要脑血管并发症包括：脑梗死发生率为14.46%，脑出血和老年痴呆发生率分别为1.20%和1.20%；开始透析治疗之前，51.81%合并急性左心衰/肺水肿，26.51%合并肺部感染，9.64%合并心包积液。沙特阿拉伯对15年来626例DN患者的回顾性研究发现，高血压发生率为92.2%，急性冠脉综合征发生率为36.1%，心肌梗死发生率为24.1%，脑卒中发生率为17.6%[8]。

(二)周围血管病变

糖尿病肾病患者周围血管病变(peripheral vascular disease，PVD)非常常见，有5%～25%的糖尿病透析患者发生外周血管病变，33%的患者表现为无脉，有6%患者出现肢体溃烂、坏疽，最终需截肢。糖尿病足是常见的糖尿病慢性并发症之一，也是导致糖尿病患者截肢致残的主要原因。导致糖尿病足的因素，有血管病病变、神经病变和感染等。血管炎和血管栓塞可引起糖尿病患者足溃疡和坏疽，在下肢中、小动脉硬化闭塞、血栓形成、微血管基底膜增厚、管腔狭窄，微循环障碍引起皮肤、神经营养障碍，加重了神经功能损伤；感觉神经病变是糖尿病足发生的重要原因之一。60%～70%的糖尿病患者有神经病变，多呈袜套样分布的感觉异常，甚至感觉减退或消失。自主神经病变使皮肤出汗和温度调节异常，造成皮肤干燥、皲裂，皮肤裂口则成为感染的途径。运动神经病变可引起跖骨和足尖变形，增加足底压力，还可使足的肌肉萎缩；糖尿病患者白细胞功能障碍易致感染，使代谢紊乱加重，导致血糖增高，加重病情。

PVD诊断标准常用踝肱指数(ankle brachial index, ABI)，ABI 0.4～0.9提示轻至中度周围动脉疾病，ABI <0.4提示重度周围动脉疾病。PVD发病率与高血压、高血脂、吸烟、胰岛素抵抗、老年、糖尿病等因素有关[11]。沙特阿拉伯的报道显示，15年内DN患者增生性视网膜病发生率为11.7%，足部感染为7.3%，截肢率为3%[8]。肾移植可减轻周围血管病变和截肢率。

(三)周围神经和自主神经病变

糖尿病肾病周围神经病变包括感觉神经和(或)自主神经的病变。通常尿毒症和糖尿病引起的神经病变的组织学改变相似。感觉神经病变主要表现为肢体末梢神经的病变,自主神经病变的临床表现主要为胃病变、膀胱病变、直立性低血压、便秘和突发夜间腹泻等,严重可影响患者的生活质量。沙特阿拉伯报道显示,DN 患者 15 年周围神经病变累计发病率为 24.9%[8],糖尿病性感觉、运动性神经病变经血液透析治疗几乎无改变,病变可继续进展。但肾移植后的糖尿病肾病患者的神经病变则很少进展。有研究报道,一组 43 例糖尿病肾病终末期肾衰竭患者血液透析 6 年后,53% 出现轻至中度神经病变,而一组 15 例有相似糖尿病终末期肾衰竭的患者做肾移植后无 1 人出现相似的神经病变。说明肾移植能终止糖尿病神经病变的进展,而血液透析不能。目前的研究一般认为,行 CAPD 治疗的糖尿病患者,其神经病变也很少加重,这可能与 CAPD 能有效地清除与神经病变有关的中分子物质有关。

(四)消化道并发症

糖尿病胃肠病变是糖尿病常见的慢性并发症之一,发生率约占糖尿病患者的一半以上。主要包括食管运动功能障碍、胃轻瘫、肠道功能障碍等,是由于高血糖通过多种途径导致迷走神经及交感神经变性和坏死,并引起肠道多种激素分泌异常和肠道内环境改变所致。严重胃瘫患者不宜行 PD 治疗。

(五)视网膜病变

沙特阿拉伯最近报道,626 例 DN 患者 15 年内背景性视网膜病和增生性视网膜病发生率分别为 22.4% 和 11.7%[8]。血液透析患者血压波动大或控制不良,以及肝素使用可引起眼底出血,导致视力障碍。

(六)骨病

糖尿病肾病终末期肾衰竭行血液透析患者的骨病特点为低转化骨病,成骨细胞增殖减少,骨矿化减少,导致骨的转化率下降。成骨细胞活性下降以后,使得铝有机会在骨架上沉积。血液透析几年后,就能发现铝在骨表面沉积的证据(这主要与使用含铝的磷结合剂有关)。最早在开始血液透析后 2 年即可发生骨痛和骨折,这主要因铝相关骨病所致。另外,甲状旁腺次全切除可加速铝相关骨病的进展。因此建议,糖尿病终末期肾衰竭行血液透析的患者不应服含铝的磷结合剂,有骨病症状时应检查血铝水平。治疗可用活性维生素 D_3、钙剂,以及去铁胺驱铝治疗。

(七)营养失调

1. 代谢综合征 代谢综合征(MS)及其组分是 CKD 和心脑血管疾病的重要风险因素,其发生率在不同人群和种族有所不同,透析患者也有很高的发生率。国外 4 ~ 5 期 CKD 患者 MS 发生率为 30.5%,PD 治疗的患者 MS 发生率较高,达 50% ~ 53.3%[13-14]。另一项根据 2002 年美国肾脏病资料系统回顾性横断面研究发现,在 202 例透析患者中(94% HD,6% PD),MS 的总患病率为 69.3%,尤其在糖尿病患者、女性和老年患者[15]。

2. 营养不良 由于糖尿病肾病患者透析前往往采取低糖饮食和低蛋白饮食,营养不良发生率比非糖尿病肾病 ESRD 患者高。目前的循证医学研究发现,降低糖尿病患者蛋白摄入并不明显延缓肾衰竭的进展,反而可能增加营养不良的发生率[16-17]。Khan 等[18]采用主观综合营养评估法(subjective global assessment,SGA),对未透析的 DN 患者进行营养评估,发现营养不良发生率达 63%,其中轻到中度者为 48%,重度营养不良为 15%。在透析患者中也发现,糖尿病患者在透析第 1 年瘦体质(lean body mass, LBM)丢失显著快于非糖尿病患者,多元线性回归分析也提示糖尿病是体质丢失的最强独立预测因素[19]。

进行血液透析的糖尿病终末期肾病患者营养不良的常见原因可能有:血糖控制不良导致的糖原异生和肌肉分解,糖尿病胃瘫致患者进食差,糖尿病腹泻以及透析不充分等。糖尿病肾病终末期肾衰竭患者要达到满意的营养状态,其膳食总热量应达到 25 ~ 30 kcal/(kg · d),其中 50% 的热量来自碳水化合物。蛋白质摄入量达到 1.3 ~ 1.5 g/(kg · d)。在严重感染或其他严重并发症期间,应通过胃肠内或胃肠外给患者加强营养支持治疗。应用含糖透析液行血液透析,透析液中葡萄糖含量最少达到 11.10 mmol/L (200 mg/dl)。

贫血在 DN 患者中也相当普遍。意大利学者的一项研究发现,在无 CKD 的糖尿病患者,贫血发生率为16%；患糖尿病的CKD患者比非糖尿病CKD患者贫血发生率显著增高，分别为61.7%和52%，CKD第4和5期的糖尿病患者贫血发生率最高，血红蛋白水平也显著低于GFR相当的非糖尿病患者[20]。

(八)心理和社会问题

无一例外，几乎所有的糖尿病终末期肾衰竭患者都会发生一过性和(或)永久的抑郁状态。失明、害怕截肢、饮食和限制饮水的压力均促成抑郁状态的发生。透析中易于发生低血压使透析时间缩短，最终又影响了透析效果。医生应认识到患者发生抑郁状态的可能，应多开导患者，让患者参加一些康复组织，必要时给予抗抑郁治疗。

三、终末期糖尿病肾病肾脏替代

糖尿病肾病的治疗分非肾脏替代治疗和肾脏替代治疗两个阶段。非肾脏替代治疗适用于Mogensen分期的Ⅰ~Ⅳ期，治疗的原则主要是通过控制血糖、控制系统血压和肾小球毛细管内压以延缓肾衰竭的进展。糖尿病肾病进入终末期肾衰竭期及尿毒症期，应开始肾脏替代治疗。主要的肾脏替代治疗方法有血液透析、腹膜透析、肾移植及肾脏和胰脏联合移植，本文主要讨论终末期糖尿病肾病的肾脏替代疗法。

(一)非肾脏替代治疗

1.*降血糖治疗* 一般认为，理想地控制血糖对于预防糖尿病各种并发症都十分重要，包括视网膜病变、神经病变和微血管病变。在维持性血液透析患者，血糖控制不良仍与死亡率增高有关[21,22]。但要注意的是，ESRD患者肾脏糖异生功能受损，对胰岛素和其他降糖药清除延迟，发生低血糖的风险增加[23]，尤其是老年人。使用无糖透析液的血液透析患者，透析过程中糖丢失也可导致低血糖反应，发生低血糖反应可能引起非常严重的后果，因此要给予足够的重视。如何在3~5期CKD患者使用降糖药物简述如下，但个体差异很大。

(1)磺脲类。第一代磺脲类药物很少或避免用于3~5期CKD患者，第二代磺脲类药物格列本脲(优降糖)，虽然经肝代谢，但其仍有降糖作用代谢产物经肾脏排泄，因此肾功能减退时低血糖反应的风险增加。格列吡嗪和格列齐特在肝代谢成无活性产物，一般认为可以在肾功能不全患者使用，格列美脲分解后有弱活性代谢产物从肾脏排泄，也不宜在肾衰竭患者使用。

(2)格列奈类。格列奈类药物是一种半衰期和活性期短的促胰岛素分泌药物，其降糖效果弱，低血糖风险也低。但少量那格列胺及其活性代谢产物从肾脏排泄，因此在ESRD患者，致低血糖风险增加。

(3)肠促胰岛素促泌剂(incretin-based insulin secretagogues)。这类药包括胰高血糖素样肽-1(GLP-1)受体激动剂和二肽基肽酶-4(DPP-4)抑制剂，是一类新药，在CKD患者长期使用的安全性尚未明确。DPP-4抑制剂能显著抑制DPP-4活性，减少DPP-4对GLP-1的降解作用，升高体内肠促胰岛素水平，从而发挥有效降低空腹血糖作用。依森泰德(Exenatide)是GLP-1受体的肽类激动剂，通过肾脏清除的，因此不推荐在晚期CKD患者使用[23]。磷酸西他列汀(Sitagliptin)是一种DPP-4抑制剂，也在尿液排泄，在3~5期CKD患者中应用要减少剂量[24]。

(4)双胍类。最常见的副作用是胃肠道反应，而且二甲双胍会引起乳酸性酸中毒，因为二甲双胍几乎原封不动地从肾脏排泄，在肾功能减退时会累积，因此在3~5期CKD患者禁忌使用二甲双胍。

(5)噻唑啉二酮类。噻唑啉二酮类的药物动力学资料显示可以用于CKD患者，而且不需作剂量调整[25]，但有液体潴留的副作用，在CKD患者使用时应注意。早期的回顾性观察研究结论认为，在接受血液透析的糖尿病患者使用噻唑烷二酮类降糖药是安全有效的，而且有降低收缩压和舒张压的作用[26]，但其安全有效性在不同的研究对象结果不同。在对5 290例糖尿病透析患者进行的分层研究发现，对无须胰岛素治疗的患者，使用噻唑烷二酮类药物降低全因死亡风险，使用胰岛素治疗的患者则相反[27]。最近的"透析预后与实践模式研究(dialysis outcomes and practice patterns study，DOPPS)"发现，在2 393例患有糖尿病的透析患者中平均随访了1.1年，使用罗格列酮会增加患者全因死亡率和心血管死亡率[28]。

(6)α-葡糖苷酶抑制药。阿卡波糖和伏格列波糖实际上并不被吸收，而米格列醇有50%被吸收。虽然α-葡糖苷酶抑制药在小肠发挥作用，但一般不推荐用于CKD患者[23,29]。

(7)胰岛素。在3~5期CKD患者推荐使用胰岛素及其类似物，但其剂量要适当减少，因为外源性胰岛素主要从肾脏清除。美国医师学会建议，在GFR<10 ml/min时，胰岛素用量要减少50%，自我血糖监测有助于更好地调整胰岛素剂量。目标HbA1c维持在7.0%以下，研究发现HbA1c>7.3%的糖尿病血液透析患者死亡风险增加[30]。

2. 如何评估ESRD患者的血糖控制情况 HbA1c值普遍用于评估糖尿病患者的血糖控制情况。但是在ESRD患者的最近研究发现，用HbA1c值可能会低估对血糖的控制，因为透析患者存在贫血和使用促红细胞生成素的情况[31]，而糖化白蛋白则不受这些因素影响，可能会更好地反映这些患者血糖控制情况[31]。最近报道维持较低的糖化白蛋白可提高生存率[32]。

3. 营养支持 对于PD治疗的患者，改善营养状况难度较大，营养支持力度要更大，Poole等[33]对190例低收入或低血浆白蛋白或明显低体重的透析患者提供3个月的营养支持治疗，结果发现，HD患者治疗前、治疗期间和治疗后，血浆白蛋白均较PD治疗患者高，HD患者(包括121例糖尿病患者)在接受营养支持治疗后营养状况明显改善，但PD治疗患者在研究期间或之后体重和白蛋白水平均无显著提高。

(二)终末期糖尿病肾病患者血液透析替代

运用肾替代治疗(RRT)后，DN患者生存有显著改善，但与非糖尿病患者相比生存率仍不理想。在美国，1996~2000年开始透析的糖尿病患者中5年生存率为28%(1991~1995年开始透析的患者只有26%)，同期因高血压发展为ESRD的患者5年生存率为39%，因肾小球肾炎发展为ESRD的患者5年生存率为46%，其他肾病的患者为36%[2]。英国肾脏病登记资料显示，糖尿病透析患者1年生存率在2000年为76.6%，2007年达到84.0%[34]。

1. 肾脏替代模式的选择 根据USRDS 2007年报告的数据，美国接受PD治疗的人数仅在8%左右，原因是多方面的，受医疗费用支付方式和管理体制很大影响。在由国家机构提供透析服务的国家如英国、加拿大等，PD治疗比例高，而主要由私立机构提供透析服务的国家，如美国、德国、日本等HD治疗占绝大多数[35]。

有关HD治疗与PD治疗患者生存率的比较，虽然有许多不一致的结果，但最近大样本循证医学研究发现，总体上两种透析方式患者预后相当。USRDS 2007年报告的数据显示，PD与HD治疗5年存活率分别为34%和35%[2]，与HD和PD治疗的终末期糖尿病患者生存率比较无明显差异，但在不同的人群和不同的观察期间会有不同结果。在开始透析头2年，PD治疗在保护残余肾功能和防止血容量过分波动发生充血性心力衰竭方面优于HD治疗，而且感染率相对低，有利于患者存活[36]。黄谷香等[37]比较了16例HD和11例CAPD的老年终末期DN患者，结果前2年两组生存率差异无显著性，HD组和CAPD组分别为75%和73%；第3年CAPD组生存率(36%)比HD组(56%)明显下降，且甘油三酯及总胆固醇均显著高于HD组，而CAPD组血浆白蛋白显著低于HD组；HD组透析充分性(Kt/V)更佳，但残余肾功能下降更快，脑血管病发病率较CAPD组高；CAPD组感染率较HD组高。在45岁以上的老年糖尿病透析患者，加拿大和丹麦的登记资料显示PD与HD治疗患者生存无显著差异，但美国近年来的资料显示HD治疗的患者生存稍好[36]。因此，对于终末期糖尿病肾病患者的透析治疗模式选择，要根据当地医疗条件、患者病情及患者个人意愿选择合适的透析模式。并且在治疗过程中，可以根据需要变换。PD与HD的比较见表15-4-1。意大利一项全国性调查结果显示，ESRD糖尿病患者有86.2%以HD开始肾替代治疗，13.8%以PD开始肾替代治疗，治疗过程中有8.9%的HD治疗患者转为PD治疗，有38.8%的PD治疗患者转为HD治疗[1]。

表 15-4-1 糖尿病 ESRD 患者不同透析方法的比较

透析方式	优点	缺点
血液透析	透析效率高	血容量波动大，血流动力学不稳定，易发生心衰
	集中治疗，有利随访	需要血管通路，通路失败率高
	患者活动不受限，可以自由	透析中低血压发生率高
	长期透析患者生存质量和存活率略高于 PD	必须使用肝素，易发生肝素相关副作用
		糖尿病 ESRD 透析中易发生低血糖
		容易丢失残余肾功能
腹膜透析	血流动力学稳定，心衰发生率低	透析效率低
	血压容易控制	不利于随访
	透析通路容易建立	腹膜炎、出口和隧道感染风险高
	可通过腹腔内注射胰岛素，控制血糖好	常发生低血钾
	严重低血糖反应少	高血糖多，难于控制
	残肾功能保护好[39]	蛋白质丢失量大
	心血管并发症发生率低[39]	超滤衰竭后容量控制差
	进行性视网膜病变轻[39]	
	血行传染性疾病少[39]	
	出血并发症减少	
	EPO 需要量减少	

肾移植治疗患者生存和康复均显著优于透析治疗，USRDS 的数据显示，肾移植患者 1996～2000 年的 5 年生存率为 75%，显著高于同期开始透析的 35%[2]。但与非糖尿病患者相比，糖尿病肾移植患者人和移植肾存活率均较低，主要原因是终末期 DN 移植后心血管疾病发生率高。但相对于透析治疗，肾移植给糖尿病 ESRD 患者所带来的寿命延长。Wolfe 等[38]回顾性分析结果显示，接受肾移植的患者与等待移植的透析患者比较，糖尿病患者寿命延长 73%，而慢性肾炎患者寿命延长 61%，其他病因的 ESRD 患者寿命延长 62%。这说明，在终末期糖尿病肾病患者，肾移植仍然是首选治疗，胰-肾联合移植和胰岛-肾联合移植又给终末期糖尿病肾病患者带来更多的希望。

2. 透析时机的选择　普遍认为，无论血液透析或腹膜透析，终末期糖尿病肾病患者应比非糖尿病患者早开始透析治疗[34]，可降低心脑血管并发症及死亡率[40]，然而很多患者开始透析较迟是因为接受肾脏病专科治疗过晚[41]。2000 年 K/DOQI 指南强调，DM 患者在出现明显尿毒症表现前就应开始透析，通常标准是在 Ccr 不低于 15 ml/min 时开始透析。如果患者有明显的尿毒症症状、心力衰竭、难以控制的高血压、难以控制的高容量、视网膜病变等宜更早开始透析治疗。有研究发现，在透析开始前的 1 到 2 年是糖尿病视网膜病变进展最快的时期。糖尿病患者尽早开始透析治疗有望延缓视网膜病变的发展。此外，DM 患者与非 DM 患者相比，即使血肌酐和尿素氮水平还不太高，但尿毒症症状表现已较明显。近来对所有透析人群的研究认为，过早开始透析并不改善生存率[42-43]，但从欧洲肾脏病登记系统资料的回顾性研究甚至得出相反结论，开始透析时 eGFR 越高，生存率越低[43]。有些学者的解释为，开始透析时 eGFR 越高者，往往可能是一些年龄大、并发症多的患者[44]。建议是根据患者的并发症及症状决定开始透析时间，在无并发症的患者，也尽量在 eGFR 不低于 6 ml/(min · 1.73 m^2) 时开始透析[44]。对于如 DN 这类并发症多的 ESRD 患者，还是要尽早接受肾脏病专科治疗，及早做好透析准备，出现并发症相关症状要及早透析，从而避免出现生命危象时才紧急透析。不能采用血肌酐值作为开始透析的指标，当 ESRD 患者存在肌肉减少、活动减少和营养不良等情形时，会造成肌酐值过低，不能真实反映肾功能状态。已有研究证实，在这些患者进行中心静脉置管透析比采用动静脉瘘透析感染率高，生存率低；如果出现严重并发症，紧急透析也是降低生存率的重要措施[44]。

血液透析仍然是糖尿病 ESRD 患者最常选择的肾脏替代治疗(RRT)方式。糖尿病 ESRD 患者选择 HD 治疗首先要遇到的是血管通路问题、反复发生的低血糖反应、透析相关低血压以及血压波动过大导致的心脑血管并发症。国内较好的透析中心报道,维持性 HD 治疗的糖尿病患者 1 年、3 年、5 年和 10 年生存率分别为 85%、68%、46% 和 33%[9]。据美国 1994 年统计,糖尿病肾病终末期占透析患者 35.8%,血液透析 1 年死亡率 11% ~30%,较非糖尿病透析患者的死亡率要高。但如果用年龄纠正后的死亡率要稍低。心脏疾病(冠心病和心力衰竭占 23% ~54%,心肌梗死和心力衰竭年发生率 19.2%),脑卒中,感染和放弃治疗是死亡的主要原因[45]。

3. 血液透析并发症

(1)低血压(发生率约 20%)。糖尿病患者较其他原因终末期肾衰竭患者更易发生低血压。原因主要有:①由于恶心、呕吐引起血容量不足;②由于缺血性心脏疾病导致左心室的顺应性和舒张功能下降,致糖尿病患者易发生低血压;③肾病综合征和营养不良导致的低血浆白蛋白血症也是好发低血压的原因;④肾性贫血使血管的紧张性下降;⑤透析液温度高使患者的血管紧张度下降。严重和持续的低血压会加重冠心病、心绞痛,以致出现心肌梗死。

根据低血压的原因选择的处理措施包括:使用碳酸氢盐或高钠(140 ~ 145 mmol/L)透析液;透析液技术或方法的改进:如降低超滤率、采用序贯透析、血液滤过或低温透析;准确评估干体重;低血浆蛋白者,静脉点滴白蛋白或血浆;用 EPO 纠正贫血,使 Hct > 30%;服降压药治疗者,透析前停药;透析中不进食;用生物相容性好的透析膜。易发生心绞痛的患者可在透析前吸氧或给予舌下含服硝酸酯类药物,但已经发生低血压者要慎用。

(2)高血压(发生率约 50%)。Ritz 等报道,糖尿病肾病患者血液透析高血压的发生率较非糖尿病透析患者高。约有一半的糖尿病透析患者需抗高血压治疗,而非糖尿病患者只有 27.7% 需降压治疗。原因有多种,包括容量依赖性、肾素依赖性和儿茶酚胺增高性。一般容量依赖性在透析清除过多的水分后即会改善。透析清除水分后,血中肾素血管紧张素的水平会升高,因此肾素依赖性的高血压需用肾素血管紧张素转换酶抑制剂治疗[46],钙通道阻滞剂和中枢扩血管药物也可使用。不主张用 β 受体阻滞剂,因为它可加重高甘油三酯血症,使血糖控制恶化,并掩盖严重低血糖的症状。

(3)高血钾。胰岛素减少,组织抵抗胰岛素作用,醛固酮减少以及高血糖使细胞内钾外移导致高血钾。处理:控制含钾高饮食,控制血糖,忌用 β 受体阻滞剂和 ACEI。

(4)透析间期体重增长过多。糖尿病肾病患者透析间期体重的增加量较非糖尿病患者群平均升高 30%。有作者认为多是由于血糖控制不好,患者感口渴,饮水较多有关。处理:积极控制患者血糖,控制饮食,控制钠和热量的摄入。

(5)血糖控制和胰岛素调节。对血糖的控制也是糖尿病患者 HD 治疗要关注的问题,即使进入维持性 HD 治疗后,良好的血糖控制(HbA1c < 7.5%)对减少并发症和改善生存率有积极的影响[47],而且高血糖会导致口渴,增加液体摄入,同时使水分和钾离子从细胞内转移到细胞外,导致循环血容量增多和高钾血症。对于 HD 治疗的糖尿病患者,血糖控制在何种水平更有利,对此仍有许多争议。有人对 122 例维持性 HD 治疗的糖尿病患者进行调查发现,血糖控制不良组(HbA1c ≥ 6.3%)患者累计生存率显著低于血糖控制良好(HbA1c < 6.3%)患者。生存分析显示,在血糖控制不良的患者,心血管和非心血管病死亡率均比血糖控制良好的患者高[48]。糖化白蛋白(GA)是一种血糖控制的可靠指标[32],尤其是在透析患者,有人研究了终末期糖尿病肾病患者 GA 与长期生存率的关系,发现在开始 HD 治疗时低 GA 的糖尿病患者(< 29%)累计生存率显著高于高 GA 的患者(≥29%),血糖控制不良的高 GA 患者心血管并发症发生率高,生存率低。因此,对于接受 HD 治疗的糖尿病患者,既要理想地控制血糖,又要防止低血糖的发生。

最近在新英格兰医学杂志上发表了 2 个关于强化血糖控制对高危 2 型糖尿病患者心血管疾病预后影响的标志性研究结果(ACCORD 和 ADVANCE),引发了一系列对血糖控制的讨论,尽管上述研究的对象都是肾功能(血肌酐)正常者,也足以引起对糖尿病透析患者血糖控制的关注,指南强调要维持 HbA1c

<7%，但更强调针对不同患者个体化治疗[49]。有人对102例长期HD治疗的糖尿病患者进行前瞻性队列研究发现[50]，有52.9%的患者出现血糖过低，血糖过低的患者平均白蛋白水平低于无低血糖的患者；在低血糖的患者，透析低血压的发生率为44.4%，而无低血糖的患者为20.8%；在口服降糖药的患者，低血糖发生风险明显低于单纯使用胰岛素治疗的患者；在HD治疗的糖尿病患者，口服降糖药并不比使用胰岛素增加低血糖的风险[50]。使用含糖透析液，可避免发生透析过程中低血糖和由此引发的透析低血压。杜艺等[51]对HD治疗的糖尿病患者分别使用无糖透析液、葡萄糖浓度为4.5 mmol/L和6.0 mmol/L的含糖透析液，并检测患者每次透析1、2、3小时的血糖浓度，结果发现使用无糖透析液及透析液葡萄糖浓度为4.5 mmol/L的患者低血糖的发生率显著高于使用透析液葡萄糖浓度为6.0 mmol/L的患者；透析前血清果糖胺低于正常的患者，血液透析中容易发生低血糖。刘宁等[52]对规律HD治疗的糖尿病患者应用无糖和含糖透析液（葡萄糖浓度5.5 mmol/L），结果也发现透析过程中使用含糖透析液患者血糖下降幅度明显低于使用无糖透析液的患者，认为应用含糖透析液较为安全，且不影响透析效果。含糖的透析液不但可以防止透析时急性低血糖反应，还可预防透析当晚的高血糖[53]。使用无糖透析液在所有患者透析过程中，血浆的糖浓度和免疫反应性胰岛素水平均下降。在血糖控制不良的糖尿病患者，使用无糖透析液比使用含糖的透析液患者夜间血糖显著增高，在糖尿病患者，使用含糖的透析液可显著降低血浆的糖浓度和免疫反应性胰岛素水平[53]。

维持性血液透析的糖尿病患者对胰岛素的敏感性可升高或下降，因此其胰岛素调节较困难。引起糖尿病患者在透析中和透析后血糖升高，对胰岛素需要量增加的因素有：胰腺β-细胞分泌胰岛素减少；外周组织抵抗胰岛素作用；透析后糖原异生增强，肝糖原增加；PTH增加，胰高血糖素增加，胰岛素抵抗；肌肉、脂肪对胰岛素结合障碍（一般血液透析后可逆转）。另外，充分透析后，患者食欲增加也可导致血糖升高。

引起糖尿病透析患者发生低血糖的原因有：透析不充分，食欲降低，患者进食减少；尿毒症时随着肾功能的下降，肾脏胰岛素降解率下降，内源性胰岛素增加；使用β受体阻滞剂，干扰糖的代谢；使用无糖透析液；充分透析后，患者对胰岛素敏感性增加；糖尿病胃瘫可导致患者胃排空延迟，出现餐后低血糖。

糖尿病透析患者的胰岛素调节应非常仔细，没有一个具体的公式可以遵循，要综合考虑以上所有可能影响血糖的因素。另外，患者的食欲、活动量、尿毒症的严重程度、并发疾病、同时应用的激素、口服降糖药或其他药物都应考虑到。

研究认为，透析前血糖控制较好的患者预后要好于血糖控制不好的患者，因此未透析的患者应强化胰岛素治疗，积极控制血糖。通常糖尿病患者应该进行严格的饮食控制，但透析的糖尿病患者如果严格饮食控制则可能出现致命低血糖。因此，开始血液透析的患者应严密监测血糖的变化。血液透析效果较好的患者，应适当减少胰岛素用量；透析不好的患者可适当加大胰岛素的用量。如透析液是不含糖的，血液透析前一次的胰岛素应减量，血液透析后停用当次胰岛素。如果患者透析中出现顽固的低血糖，则可考虑应用含糖（0.2%）透析液。

（6）视网膜病变。97%糖尿病终末期患者有明显的视网膜病变，这是20～74岁的糖尿病患者失明的主要原因。视网膜病变可表现为斑点状水肿和增生性视网膜病变，常伴有玻璃体积血和视网膜剥离。血液透析不能治愈糖尿病视网膜病变。但控制血糖、血压、充分透析、无肝素或低分子量肝素透析可以减轻视网膜病变。已发生出血者可以激光止血，必要时行视网膜切除。

（7）血管通路并发症[45]。因为糖尿病患者的动静脉内瘘成熟需要较长的时间，开始透析之前3～6个月即应准备动静脉瘘。糖尿病终末期患者动静脉内瘘血管通道1年存活率为70%，2年存活率为67%。人工血管1年存活率为69%。而非糖尿病肾病患者血管通道的1年和2年存活率分别为88%和77%，明显高于糖尿病肾病患者。国内报道27.71%的患者需要多次行血管通路手术，15.66%的患者中心静脉长期留置导管，有些患者需要多次置管[9]。糖尿病透析患者多为高龄，常合并高血压、动脉粥样硬化和脂质代谢紊乱，血管通路问题突出。前臂远端动脉粥样硬化，血管壁中层钙化，动脉壁脆性增大，血流量不足。此外，由于静脉剥脱术、反复静脉置管和注射、静脉瘢痕形成，30%～40%的患者前臂远端自身动静脉内瘘失败，称为初期无效（primary failure），即手术失败或由于血流量不足等原因使术后无法使用。中心静脉留置导管存活期短，并发症多，6 个月存活率仅为53%，主要并发症为感染和血栓形成。移植血管寿命短，并发症出现更早、更严重，有研究显示其平均使用寿命不足 2 年，为自身动静脉内瘘寿命的2/3，最常见的并发症为血栓形成、感染和远端缺血、动脉瘤，感染发生率较自身动静脉内瘘高 4 倍。动脉盗血综合征（arterial steal syndrome）和缺血性单神经病变发生率高，表现为手术侧远端肢体疼痛、坏疽、疼痛性溃疡和感染。终末期 DN 患者在建立动静脉内瘘前须仔细地行血管多普勒检查，以选择动静脉吻合最佳部位，若桡动脉、头静脉建立动静脉内瘘比较困难时，可考虑在其他部位如肘窝骨间总动脉与头静脉建立血管通路。应注意手术技巧，必要时结扎动、静脉分支，以保证充足的血流量，延长血管通路寿命。为保证动静脉内瘘有足够的时间成熟，当内生肌酐清除率降至 25 ~ 35 ml/min 时就应着手建立血管通路。

1）桡动脉盗血综合征：糖尿病终末期患者行侧-侧吻合的动静脉瘘常发生盗血综合征，导致末梢缺血，表现为手部水肿、疼痛、麻木和变青紫色，甚至手指坏疽。改为动脉-静脉端-侧吻合或结扎桡动脉远端可预防盗血综合征。

2）静脉压升高：糖尿病肾病终末期血液透析患者中，动静脉瘘可以导致慢性手肿和拇指疼痛综合征，是由于远端静脉高压引起的。静脉高压通常由于血管通道静脉狭窄，或过去颈内静脉留置导管后导致近端静脉狭窄。处理方法是结扎内瘘或移植血管远端静脉支。

3）感染/血栓：这是糖尿病肾病透析患者动静脉内瘘较常见的并发症。约有 3/4 糖尿病终末肾衰竭透析患者 3 年以后需要修整内瘘或代之以移植血管，其中有 20% 需住院治疗。因而糖尿病终末肾衰竭患者比非糖尿病患者住院次数和住院时间都多。内瘘失败早期表现为静脉压增高，可大于 250 mmHg，脉搏减弱。可行血管造影以明确诊断，必要时可在狭窄段行血管成形术。

4）缺血性单支神经病变：糖尿病终末期患者做动静脉内瘘后，上肢常有多发远端单支神经病变。表现为突然前臂和手部肌肉疼痛、无力，这是血流突然转流到头臂静脉远端，使末梢神经缺血所致。阻断内瘘的血流，摘除移植血管可使疼痛停止。

（三）终末期糖尿病肾病腹膜透析替代

1. *腹膜透析的优点* 在美国有 12% 的糖尿病肾病终末期肾衰竭的患者选择腹膜透析。多数人认为腹膜透析适合于糖尿病患者，因为腹膜透析有很多优点：血流动力学稳定、血浆溶质浓度相对稳定、无需血管通路、残余肾功能减损缓慢、容易控制高血压、心血管并发症少、容易纠正贫血、清除中分子物质和 β_2-MG 较血液透析为多、不需要复杂透析设备、不用肝素（减少肝素相关并发症）、腹腔内给胰岛素（更近似于生理状态，能更好地控制患者的代谢）。腹膜透析可能是某些糖尿病患者最佳的肾脏替代手段，特别适于血管通路已经用尽的患者，以及有严重冠心病，血液透析可引起低血压和心绞痛的患者。腹膜透析另一个明显的好处是比血液透析生物相容性为好。

尽管没有大样本的前瞻、对照性研究，但有人发现，腹膜透析过程中患者的视网膜病变相对稳定，这可能与腹膜透析时血容量变化速度减慢，视网膜血管缺血现象减少有关，也可能与腹膜透析时系统血压能得到较好控制有关。

2. *腹膜透析的缺点* 1994 年美国国家肾脏病资料统计表明 CAPD 的第一年结束时 49% 的患者将转入其他方式的肾脏替代治疗。以后，会有更多的患者转入血液透析治疗。而相反，血液透析一年后，只有 37% 的患者改用其他治疗。但近年来报告指出在开始透析的前两年，血液透析或腹膜透析的生存率无差别，但两年以后腹膜透析的技术生存时间明显短于血液透析。65 岁以上患者，无论糖尿病或非糖尿病患者腹膜透析治疗生存期均短于血液透析治疗。腹膜透析的缺点与以下因素有关。

（1）腹膜炎。腹膜透析最大的缺点是易并发腹膜炎。糖尿病患者腹膜透析较非糖尿病患者更易罹患真菌性腹膜炎，而且通常需拔除腹膜透析管、终止腹膜透析。糖尿病 CAPD 患者住院率比非糖尿病患者增加一倍，其中有 30% ~50% 是因为腹膜炎引起的。近年来，尽管随着腹膜透析技术和相关器件的改进，腹膜炎的发生率有了很大的下降，但腹膜炎仍是透析患者死亡的重要原因。有学者认为，除非腹膜炎的发生率有一个明显的下降，否则大多数 CAPD 患者几年后就需改用其他的治疗方法，包括血液透析。

(2)营养不良。营养不良也是糖尿病 CAPD 患者的常见并发症。营养不良的原因主要有：腹膜透析液中糖吸收或由于腹膜透析液的压迫导致食欲下降；腹膜透析液中每日丢失大量的蛋白质(5 ~ 10 g)。随着 CAPD 糖尿病患者毛细血管病变的加重，腹膜通透性增加，蛋白的丢失量增加。

(3)腹膜透析液非生理性。当前商品性腹膜透析液仍以葡萄糖作为渗透溶质，高渗透压，含糖量高。平均每个 CAPD 患者每天吸收葡萄糖 100 ~ 150 g。这么大量的葡萄糖吸收后可引起高血糖、高胰岛素血症、高脂血症和肥胖。高血糖导致糖极化终末产物(AGEs)增多，引起相关病变。AGEs 可以引起腹膜和血管基膜增厚，透析效率下降。研究表明，4.25% 葡萄糖损害腹膜间皮细胞，内膜下基质裸露，导致腹膜纤维化。AGEs 产生增多，使间皮下基膜和血管壁发生糖尿病微血管样病变。高糖抑制腹膜巨噬细胞分泌 TNF-α，抑制外周血多核白细胞吞噬功能。如用氨基酸替代葡萄糖，既可克服葡萄糖的缺点，又补充了氨基酸和蛋白质的丢失，但存在酸中毒和价格高的缺点。应用多聚糖透析液超滤效率高，AGEs 生成少，但可能出现代谢问题，使血中麦芽糖浓度增高明显，另外多聚糖透析液价格高，限制了临床广泛使用。腹膜透析液多以乳酸盐作为缓冲剂，pH 低损害细胞功能；抑制腹膜间皮细胞增殖，抑制细胞吞噬、杀菌能力。近来认为丙酮酸盐生物相容性好，不引起细胞内酸中毒，可望能替代乳酸盐。碳酸盐腹膜透析液更符合生理性，今后有望临床应用。

(4)增塑剂也是非生物相容性物质。腹膜透析液包装中掺入了增塑剂(PLS)，证明 PLS 可能是导致腹膜硬化的原因之一。PLS 也可对腹膜间皮细胞和成纤维细胞产生直接毒性作用和间接影响腹膜免疫细胞功能。

综如上述，当今商品腹膜透析液的高糖、高渗透压、低 pH 及乳酸盐缓冲碱的非生物相容性因素影响了腹膜功能，为技术生存时间短的原因之一。

3. 腹膜透析通路　腹膜透析一个最大的优点是透析通路较容易建立，糖尿病患者插腹膜透析管手术的方法与其他透析人群相同，与血液透析不同的地方是，腹膜透析管插上后，必要时马上即可开始行仰卧位透析。腹膜透析管最常见的并发症是外出口和隧道感染，透析管涤纶套脱出，腹膜透析液流出不畅，腹膜透析液渗漏，腹膜透析液交换时疼痛以及腹膜炎。现有的资料表明，糖尿病患者腹膜透析管的存活率，与腹膜透析管相关的感染和非感染并发症的发生率与非糖尿病患者无明显差异。但研究发现，经腹腔内注射胰岛素的患者发生与腹膜透析管相关感染并发症的发生率明显高于经皮下注射胰岛素的患者。

最近文献报道显示，接受 PD 治疗的糖尿病患者 1 年、2 年、3 年和 5 年生存率分别为 91%、76% ~ 78%、66% ~ 69% 和 47%[54-55]，接受 PD 治疗的非糖尿病患者分别为 94%、89%、84% 和 69%；接受 PD 治疗的糖尿病患者 1 年、2 年、3 年和 5 年技术存活率分别为 90%、83%、67% 和 58%，接受 PD 治疗的非糖尿病患者分别为 94%、87%、77% 和 70%[55]。因此，PD 治疗的糖尿病患者，人生存率和技术生存率虽然有很大改善，均不如非糖尿病患者。

4. 腹膜透析方法及方案

(1)间断性腹膜透析(IPD)。在 20 世纪 70 年代，提出了间断腹膜透析的概念，即用自动腹膜透析机间断进行腹膜透析治疗，每星期 36 ~ 42 小时，分 4 ~ 5 次进行。胰岛素的用法是以皮下和腹腔内注射胰岛素两种方式控制血糖。皮下胰岛素的剂量不变，腹腔内胰岛素的量因人而异。原则上不同浓度葡萄糖透析液所需的中和胰岛素的量见表 15-4-2。但因各人吸收的葡萄糖量不同，其需要的胰岛素量也不一样，通常应根据血糖水平进行调节。

表 15-4-2　不同浓度葡萄糖透析液所需的中和胰岛素的量

透析液	透析液中额外 RI 量
1.5% 2 L	2 ~ 4 U
2.5% 2 L	4 ~ 8 U
4.25% 2 L	8 ~ 12 U

IPD 患者第 1 年和第 2 年的存活率分别是 44% 和 20%，患者主要死于心脑血管并发症。后来人们发现，IPD 患者的高死亡率主要是由于透析不充分引起的。研究表明，IPD 患者的肌酐清除率只能达到每周 20 L 或更低。透析不充分导致并发症增加，因此现在这种透析方式已逐渐被淘汰。

（2）持续不卧床腹膜透析（CAPD）。标准的 CAPD 方案是白天手工行多次的腹膜透析液交换（每次交换2 000ml），夜间在腹腔内保留一袋。白天根据需要用不同浓度的透析液行 3 ~4 次液体交换，以达到满意的溶质清除和水的超滤量，需要时可向腹膜透析液内加入胰岛素以控制血糖（胰岛素的具体使用方案后面讨论）。现在国内所用的 Y-set 换液系统能让失明患者在家中做腹膜透析。已有充足的证据表明，肌酐和（或）尿素清除率与透析患者的生存率之间有明显相关性。CANUSA 统计如每周 Kt/V 为 2.1（相当于 Ccr 为 70 ml/min），腹膜透析患者 2 年生存率为 78%。现在我国还没有针对糖尿病患者的 Ccr 和 Kt/V 的指导目标值。根据目前的资料，DOQI 指南推荐患者腹膜透析充分的标准为：总清除率（透析 + 残余肾）Ccr 达到 60L/周，Kt/V 达到 2.0。

（3）自动化腹膜透析（APD）。自动化腹膜透析（automated peritoneal dialysis，APD），包括 CCPD（continuous cyclic peritoneal dialysis），NPD（nightly peritoneal dialysis）和 TPD（tidal peritoneal dialysis），作为 IPD 的一个改良方式，APD 每周做透析的时间更长，充分性更好。

每日夜间的腹膜透析（NPD），即每日夜间用自动化腹膜透析机做腹膜透析而白天休息。NPD 相对于 CAPD 来说，腹腔内承受的压力可能稍低。NPD 最大的优点是腹膜炎的发生率较 CAPD 明显减少。持续循环式腹膜透析（CCPD）是 CAPD 的逆转程序，即在夜间，患者卧位的情况下用自动化腹膜透析机行多个循环的腹膜透析液交换，而在白天腹腔内留有腹膜透析液患者可以自由活动。用这种技术，在夜间可以根据需要，给以不同的腹膜透析方案，如每天晚上给予 2 L 腹膜透析液交换 3 ~4 次，每次停留 2 ~3 个小时，结束时依靠重力把腹膜透析液引流出来。在早晨给予一袋 2 L 的腹膜透析液，白天保留 14 ~15 个小时。白天一次推荐用高渗的 2.5% 或 4.25% 的透析液，以避免腹膜透析液中水分过度重吸收。

Diaz-Buxo 的研究发现，很难用一种单一的模式来决定 CCPD 患者胰岛素的用量，由于这些患者夜间用大量的透析液但不进食，而白天进食较多。他认为，CCPD 患者要良好地控制血糖并不是不可能的，应强调胰岛素用量的个体化。他推荐，根据糖吸收的多少，将所需胰岛素平均分配到所有的腹膜透析液中。这种分配能避免突然和大量的胰岛素摄入，从而避免低血糖或高血糖的产生。平均所需腹腔内胰岛素的剂量大约是透析前所需皮下胰岛素剂量的 3 倍。多数情况下，腹腔内胰岛素剂量的一半用于白天。剩下的一半平均分配到夜间每一袋透析液中。糖尿病患者 CCPD 治疗 1 年的存活率是 76%。糖尿病患者行 CCPD 的主要适应证是：随患者的意愿，年轻患者等待肾移植，老年、失明或由于其他原因需要别人帮助才能透析的糖尿病患者。CCPD 较 CAPD 一个较大的优点是患者发生与腹腔内压力增大有关的并发症较少，另外，患者可能不会发生 CAPD 患者那样流入和流出液体时的疼痛。

5. 腹膜透析时的血糖控制　理想的血糖控制是使空腹和餐后的血糖均达到理想水平，无清晨低血糖。临床上最常用糖化血红蛋白（HbA1c）的水平作为血糖控制的指标。由于肾衰竭不影响 HbA1c 的代谢，因此，腹膜透析的糖尿病患者也可用 HbA1c 作为监测血糖的指标。目前还没有确凿的证据表明腹腔内用胰岛素优于皮下用胰岛素，但仍推荐患者腹腔内给胰岛素。

目前还没有专门针对糖尿病患者 PD 治疗时血糖控制的研究。美国糖尿病学会最近推荐：空腹血糖 <130 mg/dl（7.2 mmol/L），餐后血糖 <180 mg/dl（10 mmol/L），HbA1c <7%，血压 <130/80 mmHg，LDL <100 mg/dl（2.59 mmol/L），TG <150 mg/dl（1.69 mmol/L）。由于 PD 治疗长期暴露于高糖环境，血糖控制相对困难，动态血糖监测有利于接受 PD 治疗的糖尿病患者的血糖监控。要理想地控制血糖，往往需要联合应用胰岛素和口服降糖药治疗。腹膜透析液中 60% ~80% 的葡萄糖可被腹腔吸收，相当于每天摄入 100 ~300 g 糖，每天使用 1 袋含艾考糊精或氨基酸的腹膜透析液可减少 15% ~30% 的糖负荷[56]。

非糖尿病患者 PD 治疗后新发糖尿病的比例也很高，有一项对于香港华人的研究发现，PD 治疗 4 周后，新发糖尿病达 23.4%（有 19.0% 的患者空腹血糖在 7.0 ~11.1 mmol/L，>11.1 mmol/L 的有

4.4%)[57]。严格控制血糖,改善营养状况和液体平衡,以及注意保护残肾功能,对提高终末期糖尿病肾病患者的生存率具有重要意义。

胰岛素应用可以经腹腔(intraperitoneally,IP)或皮下注射(SC)给药,在空的腹腔给予胰岛素,吸收迅速,比 SC 给药更快更省,可比 SC 少用 26% 的胰岛素,血糖波动也更小。如将胰岛素加入腹膜透析液中,则需要量显著增加。此外,胰岛素直接经门静脉到肝脏,可增加胰岛素敏感性,减少胰岛素抗体生成。但胰岛素通过 IP 给药增加腹膜炎风险,与 SC 给药相比,腹膜炎发生率为 26.4 患者月 *vs.* 2.9 患者月[56]。

(1)腹腔内胰岛素的代谢。有证据表明,腹腔内用胰岛素能使胰岛素更快和稳定地吸收,当吸收后,胰岛素经过肝脏的门静脉,能更好地影响脂肪代谢和周围胰岛素的水平。腹腔内给胰岛素和正常的胰岛素分泌有诸多的相似之处。正常人的胰岛素释放是一个复杂的相互作用过程,包括食物经肠道吸收,胃肠激素、其他激素和神经的刺激。胰岛细胞释放的胰岛素被摄入肝脏门静脉,腹腔内的胰岛素主要是以弥散的方式经脏层腹膜吸收进入门静脉的。进入肝脏后,大部分的胰岛素被肝脏代谢,在肝脏降解50% ~60%。腹腔内给予胰岛素一开始类似于生理性的胰岛素释放,在整个腹膜透析液保留期间胰岛素的吸收是持续的。皮下注射胰岛素的糖尿病患者血糖控制不稳定的原因有:皮下组织降解胰岛素,注射部位和深度以及活动和局部的血液循环状态等均影响胰岛素的吸收,腹腔内给予胰岛素则能缓冲这些因素的变化。

(2)腹腔内给胰岛素的优点。研究表明,胰岛素经肝脏的首过效应是有好处的,对维持正常的激素和代谢水平及对肝脏内和外周组织的糖代谢都是必要的。基础肝糖输出增加是 2 型糖尿病患者空腹血糖升高的主要原因,Duckworth 等比较了腹腔内给胰岛素的优点后指出,2 型糖尿病患者最好腹腔内给胰岛素,因为这样能选择性抑制肝糖的输出而减少高胰岛素血症的产生。

正常人在两餐之间维持低的胰岛素水平,腹腔内给胰岛素也可以达到快速和恒定吸收的效果,在两餐之间维持基础胰岛素水平。而皮下注射胰岛素时容易发生高胰岛素血症。另有研究发现,腹腔内给予胰岛素能干扰肝脏的脂肪代谢,使 HDL 的水平增加,VLDL 的水平下降,有助于高脂血症的控制。也有人发现,腹腔内给胰岛素能使血浆中活性维生素 D_3 的水平升高。有研究证实,在透析患者分别用腹腔内和皮下两种方式给胰岛素,CAPD 治疗经腹腔内给胰岛素,患者的血糖明显低于经皮下注射胰岛素的 CAPD 和 HD 患者的水平。

(3)腹腔内给胰岛素的缺点。一些研究认为,腹腔内给胰岛素最大的缺点是导致腹膜炎的发生率增加。也有不同的观点认为,腹腔内给胰岛素与皮下给胰岛素发生腹膜炎的概率是一样的,并认为胰岛素有杀菌作用。有人发现,腹腔内给胰岛素导致脂肪肝的发生率明显增加。尸检显示,经腹腔内胰岛素的 11 个 CAPD 患者,有 10 人发生了脂肪肝,而 9 个未经腹腔内给胰岛素的患者,没有一例发生脂肪肝,其发生机制仍不清楚。

总之,腹腔内给胰岛素的优点还是大于缺点,因此主张 CAPD 治疗患者经腹腔内给胰岛素容易控制血糖。

(4)腹腔给胰岛素的步骤。初始 CAPD 治疗患者经腹腔内给胰岛素控制血糖的目标是全天血糖低于 150 mg/dl(8.33 mmol/L),血 HbA1c 小于7%,并且没有低血糖的发生。在 CAPD 开始的 1 ~2 个星期,仍然用皮下注射胰岛素控制血糖。之后,给患者宣传腹腔内给胰岛素的好处,并经患者同意,可给患者改用腹腔内胰岛素。第一天,将患者白天所用的全部胰岛素分配到 4 袋透析液中,原夜间胰岛素用量的 50% ~70% 加入夜间用的腹膜透析液内。开始用量小以防止发生低血糖。根据前一天空腹、餐后 2 小时和交换前血糖的水平调整第二天的胰岛素用量,以达到良好的血糖控制。每天腹膜透析液交换的时间最好和进餐的时间相同,前 3 次给药和早餐、中餐、晚餐同时进行,第 4 次可在晚上 11 点,这时可加少量的夜宵。患者每天摄入的热量应达到 20 ~25 kcal/(kg・d),蛋白量是 1.2 ~1.5 g/(kg・d)。开始时,每天测 4 次交换前的快速血糖。经消毒后,用一次性注射器针头将胰岛素加到透析液中。每次换液前加胰岛素的时间应固定。透析液袋翻转 2 ~3 次,以充分混匀。每次交换透析液前 5 ~10 分钟测快速血糖,必要时根据血糖水平调节胰岛素的剂量。

以往认为腹膜炎时胰岛素的用量需增加,但近来有报道认为,腹膜炎时用通常剂量的胰岛素也易发生低血糖。腹膜炎时，腹腔内胰岛素吸收增加的同时葡萄糖的吸收也增加，患者进食减少，以及炎症状态都影响胰岛素的用量。此时应更加严密地监测血糖的水平，如果不注意，可能发生致死性的低血糖反应。

(5)腹腔内给胰岛素的部位。以往习惯将胰岛素直接注入腹膜透析液内，混匀后再灌入腹腔。这样胰岛素被稀释约2 000倍，在腹腔内的吸收是缓慢而均匀的。最近有人主张经由一个特殊的注射器先将胰岛素注入腹膜透析管内，再由腹膜透析液冲入腹腔。这样胰岛素有一个吸收的高峰，其用量减少。

(6)APD时的血糖控制。NPD患者的血糖可用皮下和腹腔内两种途径给胰岛素的方法控制。白天根据患者的进食、活动情况等，给适量胰岛素皮下注射。晚上可给长效胰岛素皮下注射或每袋腹膜透析液中加入短效胰岛素，根据血糖水平调整胰岛素用量。

6. 其他临床问题

(1)血压控制。CAPD患者的血压较易控制，糖尿病患者用药同其他透析患者。临床上观察到，只要患者的水钠潴留得到较好的控制，其血压就较易控制，甚至不用降压药。但长期腹膜透析治疗，一方面由于残余肾功能的丢失及超滤量的减少，会出现水潴留和高血压。另一方面由于超滤不当造成的水盐丢失以及一些原来有糖尿病自主神经病变或心功能不好的患者，更容易出现低血压，应予注意。

(2)残余肾功能。残余肾功能的作用经常被忽略，1 ml/min的残余肾功能相当于10 L/周的肌酐清除率。残余肾功能可增加清除体内的小分子和中分子以及水分，另外还能清除大量的钠、钾、磷和酸根离子。根据残余肾功能的多少，调整透析的剂量和时间。有研究比较了血液透析和CAPD患者残余肾功能维持的时间，腹膜透析对残余肾功能的保护作用要明显好于血液透析。

(3)视力问题。许多糖尿病患者在透析之前都有严重的不可逆转的视网膜病变，透析治疗很难逆转，但医生的职责就是尽量保持患者残余的视力，这种视网膜病变在血管内容积有较大波动的时候会发生恶化。与血液透析相比，CAPD时没有体液容量的较大变化，比血液透析能更好地保持残余的视力。

(4)心脏和血管病变。动脉粥样硬化性心脏病和微血管病变仍然是糖尿病肾病透析患者死亡的主要原因。但统计资料显示，行CAPD治疗的糖尿病和非糖尿病患者的心脏和微血管并发症的发生率没有明显的差异。

(5)代谢和营养问题。透析液中丢失蛋白、氨基酸、多肽和维生素是糖尿病透析患者营养不良的原因之一。每天透析液中丢失氨基酸约3 g，丢失蛋白5～10 g。在无并发症的情况下，透析液中蛋白丢失量与血浆蛋白浓度和体表面积直接相关。由于糖尿病常合并微血管病变，白蛋白通过毛细血管的能力增加，导致PD治疗患者蛋白从尿液和腹膜透析液丢失增加，因此低蛋白性营养不良在PD治疗的糖尿病患者非常常见，尤其在食欲低下、蛋白和热量摄入不足的患者。对于营养不良患者，采用含1.1%氨基酸的腹膜透析液可改善营养状况[56]。

腹膜透析液中糖的吸收，及糖尿病特有的自主神经紊乱造成的胃轻瘫均影响患者的摄入量，导致营养不良。腹膜炎时蛋白丢失量明显增加，再加上食欲差、恶心呕吐等，患者可以发生严重的低血浆白蛋白血症和低血浆免疫球蛋白血症。因此，在较长时间的腹膜炎期间，患者应早期给予胃肠外营养。CAPD时从透析液中持续吸收葡萄糖会加重原已存在的高甘油三酯血症，这是透析和非透析的尿毒症患者常见的脂质代谢异常。据报道，长期CAPD患者发生高甘油三酯血症的概率是80%，发生高胆固醇血症的概率是15%～30%。胰岛素水平和血浆甘油三酯的浓度明显相关，因此不难理解，高胰岛素血症的患者都有明显的高甘油三酯血症。在透析治疗之初，许多患者血胆固醇水平正常或偏低，但在透析治疗的几个月后，血浆胆固醇和甘油三酯的水平都升高，胆固醇升高主要是由于VLDL和LDL升高导致的。CAPD时，透析液中丢失HDL，因此CAPD患者血浆HDL水平也下降。

(6)腹膜炎。CAPD相关性腹膜炎是CAPD患者技术失败并造成死亡的主要原因之一[57]。有透析10年的资料显示，腹膜透析的糖尿病和非糖尿病患者腹膜炎的细菌谱、临床表现和治疗方面没有明显的差异。在糖尿病腹膜透析的患者，引起腹膜炎的主要细菌是来源于皮肤细菌，约40%的细菌性腹膜炎是由于表皮葡萄球菌引起的。尽管这是一种弱的致病菌，但近年发现这种细菌引起的感染在增加，诸如伤口感染和心内膜炎。表皮葡萄球菌不产生内毒素，主要致病机制是它能引起毒血症或菌血症，这种腹膜炎的临床过程通常较轻微，对抗生素反应敏感。其他能引起腹膜炎的细菌有金黄色葡萄球菌、链球菌、革兰阴性肠球菌，少部分的腹膜炎是由真菌引起的，极少数的由厌氧菌引起。腹膜透析液内注入胰岛素能引起腹膜透析液污染，导致腹膜炎。香港对1995年到2004年246例华人的CAPD治疗资料进行分析，发现糖尿病和低蛋白血症是发生腹膜炎的两大独立因素，糖尿病患者发生腹膜炎的风险为非糖尿病CAPD患者的1.5倍，并且以发生G^-菌感染为主[58]。美国的一项研究结果显示，糖尿病患者接受PD治疗者感染率为1.28/年，而HD治疗的患者感染率为0.84/年；非糖尿病患者则相反，PD治疗者感染率为0.51/年，而HD治疗者感染率为0.69/年[59]，说明糖尿病患者行PD治疗感染风险更高。

多数报告指出CAPD糖尿病患者发生腹膜炎的概率和非糖尿病患者发生腹膜炎的概率无明显差别，也有报告糖尿病CAPD患者发生腹膜炎的概率增加。美国CAPD调查机构对糖尿病和非糖尿病CAPD患者发生腹膜炎的调查显示，尽管两者的差别不是很大，但他们发现未用胰岛素的糖尿病患者腹膜炎的发生率更高，而联合用皮下和腹腔内胰岛素治疗的患者腹膜炎的发生率较低。胰岛素的这种保护作用的机制还不清楚，胰岛素可能有抗细菌的作用。CAPD相关性腹膜炎的治疗措施包括正确地选择抗生素，且要有足够的疗程，必要时适时拔除腹膜透析管。由于腹膜炎时葡萄糖的吸收增加，糖尿病患者经常出现高血糖，这时胰岛素的用量需增加。然而，对于不能进食者，则需调整胰岛素用量，以防止低血糖发生。腹膜炎时应严密监测血糖的变化。由于腹膜炎时腹膜透析液蛋白质丢失增加，应严密注意患者的营养状态，必要时给予胃肠外营养。一般地，腹膜炎的治疗效果是好的。许多患者腹膜炎治愈后重新开始CAPD治疗。有2%～5%的患者退出腹膜透析，退出原因各异，其中包括腹膜功能的丧失。最近对130个CAPD患者的研究显示糖尿病患者和非糖尿病患者的腹膜功能没有明显差异，稳定透析60个月以上仍能维持良好的溶质和水的转运。尽管糖尿病患者行CAPD的经验仍较少，但已有糖尿病患者行CAPD超过5年的报道，通常生存期长的患者没有发现心脏疾病。

(7)腹膜超滤失败。糖尿病患者接受PD治疗的主要问题是腹膜对小分子溶质通透性增高，导致超滤失败，以及发生腹膜纤维化。这些问题多由反复发生的或严重的腹膜炎以及使用传统的含高糖腹膜透析液所致，在糖尿病患者更加严重，最终导致腹膜透析失败。

(8)周围血管病。PD治疗可能与PVD发生率增高有关，其原因并不完全明确[11]。Pliakogiannis等[54]报道71例接受PD治疗的终末期糖尿病肾病患者，46.5%发生不同程度的糖尿病足，每30患者年就有1例患者截肢，其发生与低蛋白血症、高磷血症和大剂量EPO治疗有关，早期干预治疗可降低糖尿病足和截肢的发生率。有研究发现，PD治疗的患者有30%出现跛行，而HD治疗和移植的患者分别有16%出现跛行[11]。

(四)终末期糖尿病肾病的移植治疗

1. 肾移植　尽管肾移植后使用激素和免疫抑制剂可能使血糖控制更加困难，使得糖尿病患者移植后生存率比非糖尿病患者差，但移植物存活率却基本相当[60]。糖尿病与非糖尿病患者移植1年、5年和10年的生存率分别为95%对93%、80%对85%、50%对71%。与等待移植的透析患者相比，糖尿病患者移植后生存率明显增高($HR=0.21$)[60]。因此，终末期糖尿病肾病患者接受肾移植后的生存率仍远高于透析患者。有人推测加强血糖控制，通过使用胰岛素将HbA1c降到6.5%以下可能对接受肾移植的糖尿病患者或移植后糖尿病患者有积极的效果，但往往很难达到此目标值，而且会增加低血糖的发生率和死亡率[61-62]。

2. 胰-肾联合移植　胰腺移植是治疗胰岛素依赖性糖尿病的有效方法。但由于胰腺移植手术比较复杂，胰腺外分泌系统处理较困难，手术并发症及死亡率较高，只有少数反复发生严重低血糖和终末期糖尿病肾病者才考虑实施胰-肾联合移植。单纯接受胰腺移植的糖尿病患者非常少。在美国，接受胰腺移植的患者中，78%是胰-肾联合移植，16%是肾移植后胰腺移植，单纯胰腺移植仅为7%。在其他国家，91%是肾移植后胰腺移植，单纯胰腺移植的仅为4%。胰-肾联合移植仍是目前治疗终末期糖尿病肾病的首选，尽管手术较复杂，随着手术技术的提高，严重的并发症已不多见，在有效的免疫抑制治疗下，移植物及患者的存活都比较理想[63]，从单纯胰腺移植的患者来看，维持长期血糖正常可逆转各种器官的损害，如心脏和肾脏。最近的资料显示，对于终末期肾病1型糖尿病患者，胰-肾联合移植不管是移植物还是患者生存率均优于单纯肾移植，且这种优势在随访5年后就可显现出来，随访10年甚至还优于单纯的活体供肾移植[64]。

3. 肾-胰岛联合移植 胰岛移植与胰腺移植相比，手术更加简单，并发症少，提高胰岛分离纯化技术，可不断提高胰岛移植效果。终末期糖尿病肾病需要接受肾移植的患者，在肾移植的基础上行胰岛移植对保护移植肾功能有重要作用，而且不需要增加免疫治疗。有一项关于胰岛移植远期疗效的随访报道，在按照Edmonton方案接受胰岛移植的65名糖尿病患者中，对47例完成了临床胰岛移植的患者进行的长达5年的随访结果显示，移植1年后有87%的患者可以完全脱离胰岛素治疗；移植2年后仍有60%的患者不需要使用胰岛素；移植5年后，尽管有82%的患者体内仍可以检测到C肽，但仅有7.5%的患者完全脱离胰岛素治疗[65]。由于胰岛移植具有符合生理、手术简便、安全性高、并发症少、可以反复进行、患者易于接受等优点，目前在国际上有取代胰腺移植的趋势。特别是个别接受胰岛移植的病例已经脱离胰岛素治疗长达11年[66]。在国内虽然有胰岛移植的个例报道，但成功的经验不多，在胰岛移植的临床应用方面仍缺乏系统研究。目前认为肾移植后肾功能稳定，免疫抑制减量后进行胰岛移植，可减少大剂量免疫抑制剂，尤其是激素冲击治疗对胰岛细胞产生的副作用。最近国外报道了7例肾移植后平均(5.8±3.7)年行胰岛移植，1年完全脱离胰岛素为30%[67]。笔者的经验是，肾移植后3～6个月，移植肾功能稳定且有条件的患者，要尽快进行胰岛移植，以减少糖尿病对移植肾功能的影响，将胰岛经皮从门静脉插管注入比较安全有效，胰岛可在肝窦内生长并释放出胰岛素。

最后，比较糖尿病终末肾病行几种肾脏替代方法的优缺点，见表15-4-3。

表15-4-3 糖尿病终末肾病行肾脏替代治疗方法可能的优缺点

项目	腹膜透析	血液透析	肾移植
是否有肾外疾病	不受限	通常不受限	感染性、心血管疾病时禁忌
年龄>65岁	不受限	不受限	根据病情决定
劳动力恢复	很少	较少	肾功能正常者可望恢复
死亡率	>非糖尿病患者	>非糖尿病患者	相当于非糖尿病患者
1年存活率	大约75%	大约75%	>90%
10年存活率	<5%	<5%	约20%
主要优点	自己操作，溶质和容量波动小	清除率、超滤率高	无症状，自由活动
主要缺点	腹膜炎，高胰岛素血症，高血糖，高血脂，住院日长	血管途径感染，堵塞，出血，低血压，铝中毒骨病	抗排异药物不良反应，费用高
患者承受能力	被动耐受治疗，有并发症难于承受，长期治疗心情压抑	常能耐受，有并发症难于承受，长期治疗心情压抑	肾功能正常，患者满意，慢性排异，预后差

参考文献

1. Panzetta G, Basile C, Santoro A, et al. Diabetics on dialysis in Italy: a nationwide epidemiological study. Nephrol Dial Transplant, 2008, 23(12): 3988-3995.
2. Collins AJ, Foley R, Herzog C, et al. Excerpts from the United States Renal Data System 2007 annual data report. Am J Kidney Dis, 2008, 51(1 Suppl 1): S1-S320.
3. 潘长玉，金文胜. 2型糖尿病流行病学. 中华内分泌代谢杂志，2005, 21(5): I0001-I0005.
4. 李岩，赵冬，王薇，等. 代谢综合征与10年中糖尿病发病风险的关系. 中华医学杂志，2007, 87(18): 1245-1248.
5. Collins AJ, Kasiske B, Herzog C, et al. Excerpts from the United States Renal Data System 2006 Annual Data Report. Am J Kidney Dis, 2007, 49(1 Suppl 1): A6-7, S1-S296.

6. van Dijk PC, Jager KJ, Stengel B, et al. Renal replacement therapy for diabetic end-stage renal disease: data from 10 registries in Europe (1991—2000). Kidney Int, 2005, 67(4): 1489-1499.
7. Sorensen VR, Hansen PM, Heaf J, et al. Stabilized incidence of diabetic patients referred for renal replacement therapy in Denmark. Kidney Int, 2006, 70(1): 187-191.
8. Alwakeel JS, Al-Suwaida A, Isnani AC, et al. Concomitant macro and microvascular complications in diabetic nephropathy. Saudi J Kidney Dis Transpl, 2009, 20(3): 402-409.
9. 谢红浪,刘志红,季大玺,等. 糖尿病肾病维持性血液透析长期生存率及其相关因素分析. 肾脏病与透析移植杂志, 2008, 17(5): 401-408.
10. Finne P, Reunanen A, Stenman S, et al. Incidence of end-stage renal disease in patients with type 1 diabetes. JAMA, 2005, 294(14): 1782-1787.
11. Saha HH, Leskinen YK, Salenius JP, et al. Peripheral vascular disease in diabetic peritoneal dialysis patients. Perit Dial Int, 2007, 27(Suppl 2): S210-S214.
12. 池艳春,宋立群,杨晓梅,等. 血液透析滤过及血液灌流治疗尿毒症性周围神经病变的临床疗效观察. 中国血液净化, 2006, 5(11): 766-768.
13. Li PK, Kwan BC, Ko GT, et al. Treatment of metabolic syndrome in peritoneal dialysis patients. Perit Dial Int, 2009, 29 (Suppl 2): S149-S152.
14. Li PK-T, Kwan BC-H, Szeto CC, et al. Metabolic syndrome in peritoneal dialysis patients. NDT Plus, 2008, 1(4): 206-214.
15. Young DO, Lund RJ, Haynatzki G, et al. Prevalence of the metabolic syndrome in an incident dialysis population. Hemodial Int, 2007, 11(1): 86-95.
16. Robertson L, Waugh N, Robertson A. Protein restriction for diabetic renal disease. Cochrane Database Syst Rev, 2007(4): CD002181.
17. Koya D, Haneda M, Inomata S, et al. Long-term effect of modification of dietary protein intake on the progression of diabetic nephropathy: a randomised controlled trial. Diabetologia, 2009.
18. Khan MS, Chandanpreet S, Kewal K, et al. Malnutrition, anthropometric, and biochemical abnormalities in patients with diabetic nephropathy. J Ren Nutr, 2009, 19(4): 275-282.
19. Pupim LB, Heimburger O, Qureshi AR, et al. Accelerated lean body mass loss in incident chronic dialysis patients with diabetes mellitus. Kidney Int, 2005, 68(5): 2368-2374.
20. Li Vecchi M, Fuiano G, Francesco M, et al. Prevalence and severity of anaemia in patients with type 2 diabetic nephropathy and different degrees of chronic renal insufficiency. Nephron Clin Pract, 2007, 105(2): C62-C67.
21. Oomichi T, Emoto M, Tabata T, et al. Impact of glycemic control on survival of diabetic patients on chronic regular hemodialysis: a 7-year observational study. Diabetes Care, 2006, 29(7): 1496-1500.
22. Kalantar-Zadeh K, Kopple JD, Regidor DL, et al. A1C and survival in maintenance hemodialysis patients. Diabetes Care, 2007, 30(5): 1049-1055.
23. Lubowsky ND, Siegel R, Pittas AG. Management of glycemia in patients with diabetes mellitus and CKD. Am J Kidney Dis, 2007, 50(5): 865-879.
24. Bergman AJ, Cote J, Yi B, et al. Effect of renal insufficiency on the pharmacokinetics of sitagliptin, a dipeptidyl peptidase-4 inhibitor. Diabetes Care, 2007, 30(7): 1862-1864.
25. Budde K, Neumayer HH, Fritsche L, et al. The pharmacokinetics of pioglitazone in patients with impaired renal function. Br J Clin Pharmacol, 2003, 55(4): 368-374.
26. Manley HJ, Allcock NM. Thiazolidinedione safety and efficacy in ambulatory patients receiving hemodialysis. Pharmacotherapy, 2003, 23(7): 861-865.
27. Brunelli SM, Thadhani R, Ikizler TA, et al. Thiazolidinedione use is associated with better survival in hemodialysis patients with non-insulin dependent diabetes. Kidney Int, 2009, 75(9): 961-968.
28. Ramirez SP, Albert JM, Blayney MJ, et al. Rosiglitazone is associated with mortality in chronic hemodialysis patients. J Am Soc Nephrol, 2009, 20(5): 1094-1101.
29. KDOQI Clinical Practice Guidelines and Clinical Practice Recommendations for Diabetes and Chronic Kidney Disease. Am J Kidney Dis, 2007, 49(2 Suppl 2): S12-S154.

30. Hayashino Y, Fukuhara S, Akiba T, et al. Diabetes, glycaemic control and mortality risk in patients on haemodialysis: the Japan Dialysis Outcomes and Practice Pattern Study. Diabetologia, 2007, 50(6): 1170-1177.
31. Peacock TP, Shihabi ZK, Bleyer AJ, et al. Comparison of glycated albumin and hemoglobin A(1c) levels in diabetic subjects on hemodialysis. Kidney Int, 2008, 73(9): 1062-1068.
32. Fukuoka K, Nakao K, Morimoto H, et al. Glycated albumin levels predict long-term survival in diabetic patients undergoing haemodialysis. Nephrology (Carlton), 2008, 13(4): 278-283.
33. Poole R, Hamad A. Nutrition supplements in dialysis patients: use in peritoneal dialysis patients and diabetic patients. Adv Perit Dial, 2008, 24: 118-124.
34. Ansell D, Roderick P, Hodsman A, et al. UK Renal Registry 11th Annual Report (December 2008): Chapter 7 Survival and causes of death of UK adult patients on renal replacement therapy in 2007: national and centre-specific analyses. Nephron Clin Pract, 2009, 111(Suppl 1): C113-C139.
35. Blake P. Proliferation of hemodialysis units and declining peritoneal dialysis use: an international trend. Am J Kidney Dis, 2009, 54(2): 194-196.
36. Vonesh EF, Snyder JJ, Foley RN, et al. Mortality studies comparing peritoneal dialysis and hemodialysis: what do they tell us? Kidney Int Suppl, 2006(103): S3-S11.
37. 黄谷香,胡平安. 老年终末期糖尿病肾病的血液透析与腹膜透析的比较. 中国医学工程, 2007, 15(6): 497-450.
38. Wolfe RA, Ashby VB, Milford EL, et al. Comparison of mortality in all patients on dialysis, patients on dialysis awaiting transplantation, and recipients of a first cadaveric transplant. N Engl J Med, 1999, 341(23): 1725-1730.
39. Kuriyama S. Peritoneal dialysis in patients with diabetes: are the benefits greater than the disadvantages? Perit Dial Int, 2007, 27 Suppl 2: S190-S195.
40. Walker RJ. Early-start dialysis in diabetic nephropathy. Perit Dial Int, 1999, 19 Suppl 2: S219-S221.
41. de Alvaro F. When to start dialysis in diabetic patients? EDTNA ERCA J, 2004, 30(3): 143-147.
42. Traynor JP, Simpson K, Geddes CC, et al. Early initiation of dialysis fails to prolong survival in patients with end-stage renal failure. J Am Soc Nephrol, 2002, 13(8): 2125-2132.
43. Stel VS, Dekker FW, Ansell D, et al. Residual renal function at the start of dialysis and clinical outcomes. Nephrol Dial Transplant, 2009.
44. Tattersall J. Is it really better to start dialysis as late as possible? Nephrol Dial Transplant, 2009,24(10):2972-2974.
45. 王金泉,刘志红. 终末期糖尿病肾病肾替代治疗. 医学研究生学报, 2006, 19(7): 664-668.
46. Lopes AA, Bragg-Gresham JL, Ramirez SP, et al. Prescription of antihypertensive agents to haemodialysis patients: time trends and associations with patient characteristics, country and survival in the DOPPS. Nephrol Dial Transplant, 2009, 24(9): 2809-2816.
47. Morioka T, Emoto M, Tabata T, et al. Glycemic control is a predictor of survival for diabetic patients on hemodialysis. Diabetes Care, 2001, 24(5): 909-913.
48. Ishimura E, Okuno S, Kono K, et al. Glycemic control and survival of diabetic hemodialysis patients—importance of lower hemoglobin A1C levels. Diabetes Res Clin Pract, 2009, 83(3): 320-326.
49. Tuttle KR. More is not always better: intensive glycemic control in type 2 diabetes. Am J Kidney Dis, 2009, 53(1): 12-15.
50. Sun CY, Lee CC, Wu MS. Hypoglycemia in diabetic patients undergoing chronic hemodialysis. Ther Apher Dial, 2009, 13(2): 95-102.
51. 杜艺,李宓,李杰,等. 二种不同葡萄糖浓度透析液对终末期糖尿病肾病血液透析患者血糖水平的影响. 中国血液净化, 2007, 6(6): 314-316.
52. 刘宁,黄雯,赵慧颖,等. 糖尿病肾病尿毒症应用无糖及含糖透析液血液透析特点及其对血糖的影响. 中国血液净化, 2007, 6(4): 192-194.
53. Abe M, Kaizu K, Matsumoto K. Plasma insulin is removed by hemodialysis: evaluation of the relation between plasma insulin and glucose by using a dialysate with or without glucose. Ther Apher Dial, 2007, 11(4): 280-287.
54. Pliakogiannis T, Bailey S, Cherukuri S, et al. Vascular complications of the lower extremities in diabetic patients on peritoneal dialysis. Clin Nephrol, 2008, 69(5): 361-367.
55. Fang W, Yang X, Kothari J, et al. Patient and technique survival of diabetics on peritoneal dialysis: one-center's experience and review of the literature. Clin Nephrol, 2008, 69(3): 193-200.

56. Huang CC. Treatment targets for diabetic patients on peritoneal dialysis: any evidence? Perit Dial Int, 2007, 27 (Suppl 2): S176-S179.
57. Szeto CC, Chow KM, Kwan BC, et al. New-onset hyperglycemia in nondiabetic chinese patients started on peritoneal dialysis. Am J Kidney Dis, 2007, 49(4): 524-532.
58. Chow KM, Szeto CC, Leung CB, et al. A risk analysis of continuous ambulatory peritoneal dialysis-related peritonitis. Perit Dial Int, 2005, 25(4): 374-379.
59. Aslam N, Bernardini J, Fried L, et al. Comparison of infectious complications between incident hemodialysis and peritoneal dialysis patients. Clin J Am Soc Nephrol, 2006, 1(6): 1226-1233.
60. Schernthaner G. Kidney disease in diabetology: lessons from 2007. Nephrol Dial Transplant, 2008, 23(4): 1112-1115.
61. Gerstein HC, Miller ME, Byington RP, et al. Effects of intensive glucose lowering in type 2 diabetes. N Engl J Med, 2008, 358(24): 2545-2559.
62. Patel A, MacMahon S, Chalmers J, et al. Intensive blood glucose control and vascular outcomes in patients with type 2 diabetes. N Engl J Med, 2008, 358(24): 2560-2572.
63. Morath C, Zeier M. Transplantation in type 1 diabetes. Nephrol Dial Transplant, 2009, 24(7): 2026-2029.
64. Morath C, Zeier M, Dohler B, et al. Metabolic control improves long-term renal allograft and patient survival in type 1 diabetes. J Am Soc Nephrol, 2008, 19(8): 1557-1563.
65. Ryan EA, Paty BW, Senior PA, et al. Five-year follow-up after clinical islet transplantation. Diabetes, 2005, 54(7): 2060-2069.
66. Berney T, Ferrari-Lacraz S, Buhler L, et al. Long-term insulin-independence after allogeneic islet transplantation for type 1 diabetes: over the 10-year mark. Am J Transplant, 2009, 9(2): 419-423.
67. Cure P, Pileggi A, Froud T, et al. Improved metabolic control and quality of life in seven patients with type 1 diabetes following islet after kidney transplantation. Transplantation, 2008, 85(6): 801-812.

第五节　肾移植患者围手术期及移植肾失功后的血液净化

邹贵勉

同种异体肾移植和透析是目前治疗终末期肾脏病的两种有效手段,因肾移植患者的生存质量一般比维持性透析患者高,因此,在条件允许情况下,多数患者选择肾移植。在患者从透析状态转为移植肾状态或者因移植肾失功重返透析治疗时,是患者病情最不稳定、死亡率居高的时期[1],因此有关肾移植患者的血液净化问题,需要引起高度重视。

一、肾移植受者的选择

对于准备接受器官移植的患者,应该进行系统全面的移植术前检查。潜在的致命性疾病如恶性肿瘤、感染,在移植后免疫力低下时会使病情加重。肝、肺、心血管以及胃肠道疾病可能增加手术及免疫抑制剂应用的风险。如果这些疾病在移植前能得到有效的预防和治疗,可以降低移植受者移植后的多种风险。

(一)心理状态的评估

心理问题可能影响到肾移植的最终成败。首先,患者必须没有认知障碍,能自己做决定。移植前患者会因长期等待机会而显得异常焦躁,移植后的排斥反应和免疫抑制剂的不良反应均与情绪压抑状态有关。心理评估可提供患者基础精神状态和认知功能,有利于防止移植围手术期的焦虑和压抑心情。移植受者心理的适应能力可通过移植团队的心理辅导而加强,很多有心理问题的患者通过移植前适当的干预治疗能达到很好的移植效果。对青少年移植患者,有些对术后服用免疫抑制剂的副作用,尤其是容貌方面的改变不能接受,可能会因拒服抗排斥药物而导致移植失败。因此,移植前的良好沟通以及家庭的参与就显得特别重要。如果患者过去服药依从性较差,不能定时服用免疫抑制剂,移植前要充分考虑能否使患者在移植后按时服药[2]。

(二)确认受者衰竭器官的不可逆性

对于接受器官移植的患者,必须确认其衰竭器官的不可逆性。对于没有进行慢性维持透析治疗的尿毒症患者,进行移植前确定肾功能的不可逆性尤为重要。估计患者在6个月内就可能需要移植时,就应该开始连续监测肾小球滤过率[3]。

(三)排除癌症

活动的恶性肿瘤是绝对不能进行移植的。对于有可能治愈的恶性肿瘤患者,可以考虑移植,但有一个适当的恢复期,这个时间通常最少2年,对部分恶性肿瘤患者应更长[4]。

(四)移植前感染

由于移植后免疫抑制剂的使用,受者潜在的活动性感染有可能迅速扩散而危及生命,是移植的禁忌证。因而移植前必须严格排除慢性病毒感染,如乙型肝炎病毒(HBV)、丙型肝炎病毒(HCV)、巨细胞病毒(CMV)及EB病毒感染,慢性细菌感染,如结核感染等。

1. *肝炎病毒感染* 所有等候移植的患者都应该筛查乙肝、丙肝病毒感染情况,这两种病毒都可以在移植后造成致命的肝脏疾病,因此有肝炎病毒感染的患者一般不考虑做移植。目前由于有效的预防接种,肾脏病患者中乙肝的患病率有所下降。HBcAb或HBeAg阳性的患者死于肝脏疾病的危险性增大,最好是不要做肾移植。对于HBsAg和HCV抗体阳性的患者进行肝组织活检是有必要的,严重慢性活动性肝炎和肝硬化患者最好不要进行肾移植,除非同时进行肝移植。目前尚不清楚在移植前进行抗病毒治疗能否使这些患者移植更安全。虽然HCV阳性患者与阴性患者的移植物生活率在统计学上没意义,HCV感染不但增加移植后肝炎发作的风险,而且还与移植后糖尿病的发生有关[5],HCV阳性的患者移植后生存率明显小于阴性患者[6]。但并不是所有的报道都肯定这一点。

2. *巨细胞病毒感染* CMV是移植后患病和死亡的主要原因。CMV感染率及严重程度与供者和受者血清学状况有关,危险性大致遵照以下规则和顺序:受/供者均阴性<受者阳性/供者阴性<受者阴性/供者阳性<受/供者均阳性。一般根据供受者的血清学状况来决定哪些移植受者需要预防性治疗,或者是在移植后即接受抗CMV治疗。在儿童心脏移植患者,移植前CMV血清学阳性的患者,是移植后发生慢性移植血管病变进而导致死亡很强的风险因子[7]。

3. *HIV感染* 由于控制HIV病毒治疗技术的不断进步,不再认为给HIV感染者做移植手术是禁忌的,在HIV感染患者,人及移植物存活率与普通移植患者基本相似,在许多发达国家已作为标准治疗方案,还没有发现移植后HIV感染明显进展的报道,但抗病毒药物与免疫抑制剂需要特别监测和调整[8]。许多临床医生不明白HIV感染者可以做移植而使患者丧失机会。对于HIV患者的移植,选择标准在欧洲和北美都很相似,机会性感染,如结核、念珠菌病及卡氏肺囊虫肺炎并不严格排除在外,CD4细胞计数在100/ml以上,血清HIV-1 RNA病毒负荷能够被抗反转录病毒控制[9],都可以考虑进行器官移植。

4. *结核感染* 透析患者中结核的发病率很高,有结核病史或者PPD试验阳性而又没有接受足够抗结核疗程治疗的患者,应该进行预防性治疗。值得注意的是在尿毒症患者,Yuan[10]等报道结核抗体和结核菌素试验阳性率分别仅为12.7%和15.5%。研究发现慢性肾衰竭患者2/3剂量的抗结核药物比较合适,维持抗结核治疗1年以上的患者,肾移植后预后良好。

(五)年龄评估

老年人肾移植的数量已逐渐增多,美国器官共享分配系统资料显示,9%的等待肾移植患者年龄在65岁以上。相同并发症条件下,60岁以上的ESRD患者接受肾移植比透析存活时间更长[11]。虽然患者存活率随着年龄增长而下降,但移植物存活终生的比例却很高,老年人移植物的总存活率与年轻人相比是相似的,老年肾移植患者死亡风险增高主要由于心血管疾病的影响[12]。在移植后的前几个月,感染也是老年肾移植受者的重要死亡原因。资料分析显示死于感染的相对风险随移植受者年龄增长而增加[13]。60岁以上的移植患者术后住院时间较长,但急性排斥反应发生较少,自我感觉生活质量与年龄相当的非移植对照组相似。由于良好的肾移植效果,如果无相关禁忌证,老年患者应考虑肾移植,但应进行详细的心血管疾病及肿瘤方面的筛查。

(六)原发肾脏疾病评估

不同基础肾脏疾病患者接受肾移植后3年存活率差别很大。对于复发可能性小的基础肾脏疾病,如Alport肾炎、多囊肾,3年移植肾存活率在80%左右;而可能复发的基础肾脏疾病,3年存活率在60%~83%。IgA肾病的复发率为13%~50%,10年移植肾失功率为9.7%;原发性局灶节段性肾小球硬化(FSGS)复发率为20%~50%,10年移植肾失功率为13%~20%,Ⅰ型膜增生性肾病(MPGN)复发率为20%~50%,10年移植肾失功率为15%,Ⅱ型MPGN复发率为80%~100%,10年移植肾失功率为15%~30%;特发性膜性肾病(MN)复发率为10%~30%,10年移植肾失功率为10%~15%;ANCA阳性相关肾炎复发率为17%,10年移植肾失功率约为7.7%;系统性红斑狼疮性肾炎患者的组织学复发率为30%,而临床复发率为2%~9%,并且移植肾失功率不常见;抗基底膜抗体(GBM)性肾炎患者在抗GBM抗体存在时移植复发率达50%,而病情稳定,抗体消失12个月后移植,则很少复发[14]。

(七)并发症评估

已经确定有很多危险因素会使患者容易发生术后糖尿病,包括糖尿病家族史、移植前葡萄糖耐量异常和肥胖症。明确移植前危险因素的重要性对拟定免疫抑制治疗方案和减少糖尿病并发症的发生都有益处。

糖尿病肾病是终末期肾衰竭的主要原因之一,终末期糖尿病肾病不再是肾移植的禁忌证,联合胰腺移植及胰岛细胞移植明显优于单纯肾移植[15]。但是胰腺移植仍有很多并发症,胰岛细胞移植技术要求较高,多数移植中心尚未普遍开展,大部分终末期糖尿病肾病患者仍选择肾移植。一般来说,只要用胰岛素能够将血糖控制在正常范围,心肺功能及血管条件达到肾移植的评估要求,就可以移植,但如果胰岛素用量超过1.5 U/(kg·d),说明存在严重的胰岛素不足,即使是胰腺/胰岛肾联合移植,可能也难于纠正糖代谢异常,相反,移植后免疫抑制治疗会加重胰岛素抵抗,移植需权衡利弊慎重选择。

肥胖已被确认为是移植风险的独立因素,一般认为肥胖患者BMI大于30 kg/m^{2}时,移植风险明显增高,肥胖不但是高血压、胰岛素抵抗或2型糖尿病及缺血性心脏病的风险因素,而且还与手术风险直接相关,肥胖可增加手术中并发症和伤口相关并发症[16-17]。

二、供者的选择

美国器官共享登记系统(UNOS)的资料显示,HLA抗原完全相同的同卵孪生兄弟姐妹之间的移植3年存活率最高,配偶或其他无亲属关系的器官移植,效果与父母子女之间的器官移植相似,但要好于尸体器官移植。作为候选供者本人或家属首先要出于完全自愿,并排除人类免疫缺陷病毒(HIV)、巨细胞病毒(CMV)、乙肝病毒和丙肝病毒感染以及其他血行传播性疾病。老年活体供者本身存在很大的手术风险,并且影响移植肾存活,各移植中心无统一的年龄上限标准。其次要对候选供者进行肾功能评估,

eGFR <80 ml/min 或低于正常值 2SD 应排除为候选供者[18]。候选供者还要排除高血压和糖尿病，即使是轻度空腹血糖增高（>7.0 mmol/L）或糖耐量异常（餐后 2 小时血糖 >11.1 mmol/L），都不是合适的供者[18]。对于需要服用降压药或血压持续超过 140/90 mmHg 者，也不能作为合适的供者，对血压偶尔超过 140/90 mmHg 的所谓"白大褂高血压"，多数移植中心认为可以接受。有蛋白尿（24 小时尿蛋白 >300 mg）或肾结石一般不宜作为供肾者，如果过去有蛋白尿或肾结石史，目前检查正常者，要进行严密的肾脏病、结石和代谢方面评估才能决定捐献肾脏。有肾脏病家族史者，如常染色体显性多囊肾病（ADPKD），要在 25 岁以上肾脏检查无囊肿或者经基因检查提示发生 ADPKD 可能性很低才能捐献肾脏。其他遗传性肾病的亲属要排除血尿和蛋白尿才能捐献肾脏。最后还要对活体供者进行肾脏血管造影或螺旋 CT 血管重建，以确定是否存在血管异常。对于尸体供肾，主要考虑组织配型和排除传染性疾病，其他条件不能完全达到供肾的要求，即所谓的"边缘供肾"，在知情同意情况下，很多移植中心也考虑使用。

三、移植前的准备

（一）移植前透析的必要性

传统的观点认为，慢性肾衰竭患者在移植前都要经过 3 个月以上的透析调整[19]。但现在发现移植前是否需要透析，要根据具体情况而定。研究发现对于状况良好的患者，未经维持性透析直接进行肾移植（preemptive transplantation）的患者具有更好的移植效果[20]，于立新等[21]的研究发现，无透析组与透析组比较，术后 1 年、3 年人/肾存活率无显著性差异。但无透析组术后发生急性排斥反应比透析组显著降低（$P<0.025$）；术后发生移植肾功能延迟恢复在无透析组也比透析组显著减少（$P<0.01$）。当然，如果存在明显的酸碱及电解质失衡，血肌酐较高，术前的短时间的透析调整是必要的。但绝大部分移植前透析治疗是因为等待合适的供肾，因此，移植前透析治疗是关系到移植效果的重要因素，主要目的如下。

1. 调节机体内环境，纠正体内水、电解质以及酸碱失衡　尿毒症患者常存在严重的水、电解质及酸碱平衡紊乱，影响手术安全，如血钾的异常可导致手术中出现致命的心律失常，血钠异常也增加移植风险。长期容量过负荷患者，可导致心肌肥厚和慢性充血性心力衰竭，移植死亡率增加。移植前充分地透析是防治这些并发症的有效措施。

2. 进行支持治疗　如果患者存在严重贫血或营养不良，术前必须纠正。快速纠正贫血可用输血的方法，尽管适当输血有增加免疫耐受之说，但过多输血可能提升 PRA 水平和增加血源性传染的风险是严重的，故非紧急情况下不主张反复输血。使用 EPO 纠正贫血最安全，但起效慢。严重的营养不良也需要较长时间的支持治疗才能纠正，因此这些患者需要透析一段时间过渡。

3. 免疫系统特殊治疗　活动性自身免疫性疾病患者或高致敏患者（PRA >40%），移植前需进行预处理以降低抗体水平，虽然有自身免疫性疾病患者的自身抗体本身不影响排斥反应，但活动的免疫状态对急性或超急性排斥反应是有影响的。血浆置换、静脉注射免疫球蛋白及免疫吸附可有效清除体内抗体，使移植急性排斥反应大大减少。糖皮质激素的冲击治疗可减少抗体的生成，对原有的抗 HLA 抗体作用不大。

4. 积极治疗伴随病　有些患者合并有病毒性肝炎、结核、多囊肾感染或出血等并发症，需要进行移植前充分治疗，为移植术赢得最佳条件和时间。

（二）移植前透析疗程对移植预后的影响

与移植前长期透析的患者相比，未透析直接移植的患者移植物存活率较高，有研究发现透析时间越长，移植失败风险越大。透析 6 个月内并无显著差异，透析 6 个月以上移植失败相对风险显著增高；而透析 1 年以上者，每透析增加 1 年，受者死亡相对风险增加 4%（$HR=1.04$，$P<0.001$）[22]。并且移植前透析时间越长，抗供者 T 细胞抗体的阳性率越高，增加 T 细胞同种异体反应活性[23]。多数作者认为移植前透析时间应尽可能地短，虽然对透析是否比移植更容易引起动脉硬化性疾病尚有争议，但延长移植前透析时间的确可加重慢性疾病和增加多种并发症，特别是居透析患者死亡原因之首的心脑血管并发症。长

期透析显著增加乙肝、丙肝等病毒感染概率。

(三)移植前透析方式对移植预后的影响

多数作者认为移植前血液透析(HD)与腹膜透析(PD)对远期移植肾功能并无明显影响。国内倪晓洁等对以 HD 为主的 81 例患者和以 PD 为主的 44 例患者的移植预后进行比较,发现 PD 患者肾移植术后早期移植肾功能恢复较 HD 患者满意,但两者肾移植远期效果相当[24]。在对 174 例儿童肾移植患者研究中,逐步回归分析发现 PD 对早期肾功能的恢复无影响[25]。但也有不同的结果,美国肾脏病资料系统对 92 844 例移植患者的研究结果发现,与 HD 比较,移植前 PD 移植物失功风险下降 3%,受者死亡风险下降 6%,认为移植前 HD 为主的患者,不管单独 HD 还是联合其他肾替代方式,均增加移植失败及受者死亡的风险,移植物功能恢复延迟(DGF)发生率更高,而且联合使用肾替代治疗方式越多,移植物和受者存活率越差[26]。王长希等对 394 例 HD 患者和 122 例 PD 患者的肾移植研究发现,HD 组与 PD 组患者肾移植术后超急性排斥的发生率无显著性差异;两组患者急性排斥的发生率分别为 13.58% 和 23.97%,细菌感染的发生率分别为 8.46% 和 15.7%,活动性 CMV 感染的发生率分别为 25.13% 和 16.53%,CMV 肺炎的发生率分别为 7.44% 和 2.48%,均有显著性差异,认为 PD 患者的免疫活性高于 HD 患者,并更易发生感染[27]。造成这些结果不一致的原因可能在透析技术和透析材料的差别,腹膜透析患者术前存在隐性感染,由于术后免疫抑制剂的使用,可能使感染的发生率增高。而 HD 患者血容量波动较大,容易造成患者移植术前血容量相对不足,导致 DGF 或急性肾衰竭的发生;还要考虑 HD 患者使用透析膜的生物相容性,生物相容性差可造成免疫系统的激活,导致排斥反应增加。

还有一些值得注意的特殊情况,移植肾血栓(RVT)虽然临床少见,却对肾移植产生灾难性影响。虽然已经明确红细胞增多症是 RVT 一个危险因素,但仍有很多 RVT 的病因无法解释。有研究发现 PD 患者 RVT 的发生率明显高于 HD 患者,当由 HD 转为 PD 时,RVT 的发生率也随之上升,PD 和再次移植的患者 RVT 发生率最高。有人比较了 115 例 HD、44 例 PD 和 30 例未透析的移植患者,移植后共发生 14 例次 RVT,其中有 10 例次发生在移植前 PD 治疗的患者,4 例次发生在 HD 的患者[28]。在移植前进行血液透析时,尽量避免行股静脉插管,股静脉插管容易造成同侧髂外静脉血栓、狭窄,严重者可使移植术无法进行。有股静脉插管史的患者在移植前要进行常规彩色 B 超检查,以确认血管内无血栓或狭窄,以免给患者造成不必要的痛苦。

(四)移植术前的透析

术前透析需要考虑的因素是血液透析会增加出血和补体激活的风险,但现在先进抗凝技术可以对患者的凝血功能不造成明显影响,常采用无肝素透析或体外肝素化透析。移植术前需使用生物相容性高的透析膜,减轻补体的激活。然而,术前患者的水、电解质及酸碱失衡对移植肾早期功能恢复有重要的影响。透析患者容量超负荷是导致心血管并发症的重要原因,透析前需要严格控制容量以使心功能达到理想状态。有些观点认为,移植前当天要进行血液透析,而且血容量要达到干体重,目的是为了给术中补液、用药提供条件,防止充血性心力衰竭发生,降低手术死亡率。但术中血容量不足、低血压可导致 DGF。肾脏的灌注主要依赖于正常的平均动脉压,移植肾的去神经状态,使肾脏的血流动力自身调整功能丧失,更加容易导致肾脏缺血[29],因此不主张移植术前过多超滤,但更重要的不是超滤量的多少,而是不能发生有效血容量不足,有人建议中心静脉压(CVP)维持在 15 cmH_2O 以上,但液体超负荷在心功能不全、有冠心病史或老年患者容易导致急性肺水肿,有些作者认为 CVP 维持为 7 ~ 9 cmH_2O 更合适[30]。

(五)移植前对高致敏受者的处理

群体反应抗体高的高致敏移植患者以及血型不比配的移植(ABO-I)均有很高的风险,术前进行血液净化预处理,可使移植风险大大降低。

1. *高致敏受者的预防性吸附治疗* 由于高致敏受者移植排斥反应发生率非常高,而且对长期预后有较大的影响,越来越多的移植专家建议在移植前对高致敏受者进行预防性吸附治疗,有效降低体内致敏抗体。早在 20 世纪 90 年代初,Kupin 等[31]就对高 PRA 水平的肾移植受者进行术前蛋白 A 柱吸附治疗,选择了6例患者，其吸附前1年内PRA水平均在70%以上，而且都是针对Ⅰ类或Ⅱ类HLA-A或B抗原的抗体。吸附后血浆IgG下降了(95±3)%，PRA下降了(75±16)%。有4例患者在吸附(3.7±1.2)个月后进行尸体肾移植，其中3例术后肾功能良好，1例原发性肾失功，另2例不能移植是因为抗体再合成过快，吸附治疗几周后又回到基线水平。由于吸附只能暂时性降低致敏性抗体，如果在抗体回升前进行移植效果会更好，这批患者可能由于特殊原因，要等治疗结束数月后才移植。于颖[32]等治疗了18例高致敏肾移植患者，其中PRA>70%的2例，50%~70%的5例，50%~30%的5例，30%~20%的6例，使用蛋白A柱吸附，结果有9例PRA降到0，6例3%~5%，3例5%~10%，术后无超急性排斥反应发生，移植效果良好。眭维国等[33-34]报道了10例肾移植前PRA>40%的患者，其中PRA>90%的2例，70%~90%的4例，70%以下的4例，均采用蛋白A进行免疫吸附治疗，结果术后均未发生超急性排斥反应，仅2例发生急性排斥反应，但经后续治疗效果均很理想。治疗并非对所有患者都有效，孙琳琳等[35]治疗了10例高致敏肾移植受者，10例患者治疗前Ⅰ类PRA抗原最高100%，90%以上6例，70%~90%的3例，50%~70%的1例，经蛋白A吸附治疗，8例转为阴性(<10%)，1例降为25.9%，1例仍为100%。Ⅱ类PRA抗原治疗前最高100%，90%以上6例，70%~90%2例，50%~70%1例，阴性1例，治疗后7例转为阴性，1例降为17.4%，1例仍为100%。较大样本并进行较长时间随访的一组病例是Lorenz等[36]的报道，有40例高致敏肾移植受者，PRA中位数是77%，有38例是再次移植，均进行蛋白A柱免疫吸附治疗，结果混合淋巴毒试验阳性均转阴，3年移植物存活率为77%，在随访过程中有9例移植物失功，其中5例经病理证实是因为顽固的排斥反应，3例患者移植后3周内，在进行免疫吸附治疗过程中，仍发生严重的急性排斥反应，导致移植物切除。

2. ABO血型不比配移植　对ABO-Ⅰ移植受者在移植前需要进行血型抗体吸附预处理，可有效地清除针对供体ABO血型抗原的抗体。ABO-Ⅰ实体器官移植以肾移植最为成熟，Genberg等[37]对ABO-Ⅰ肾移植进行了3年的随访，发现在受者和移植物生存率，以及排斥反应发生率均与ABO血型相容(ABO-C)的活体肾移植无明显差异。Geyer等[38]在近期发表的综述评价，在传统免疫抑制方案基础上联合抗CD20单克隆抗体和抗原特异性吸附治疗，认为是目前ABO-Ⅰ肾移植的最佳方案，与ABO-C的活体肾移植相比，短期和中期效果并不逊色，但1年内的感染或肿瘤等并发症风险也增加。即使血型抗体大于1∶128的受者，也能成功移植，并不增加抗体介导排斥反应的风险。对ABO-Ⅰ的移植受者是否术后需常规吸附治疗，有不同的观点。有人对22例ABO-Ⅰ的肾移植进行术后抗体监测，如果术后第1周同种凝集素(isoagglutinin)抗体滴度大于1∶8或第2周大于1∶16，才进行术后的免疫吸附治疗，结果只有32%的受者需要吸附治疗，吸附和不吸附治疗随访17个月，预后无明显差异。并且还发现，术前透析时间短、供者A1型受者O型、初始抗体滴度高的受者，是术后需要吸附治疗的相关因素[39]。

(六)移植前组织配型

虽然发明HLA组织配型以后，器官移植成功率显著提高，各种原因导致HLA抗原错配的移植率仍然很高。HLA抗原包括Ⅰ类抗原和Ⅱ类抗原，HLA-Ⅰ类抗原存在于所有有核细胞的表面，如白细胞、血小板和组织细胞，它包括有HLA-A、B和C位点；HLA-Ⅱ类抗原则只分布在血管内皮细胞、B细胞、树突状细胞和胸腺上皮细胞，它包括有HLA-DR、DP、DQ位点。目前研究发现，Ⅱ类抗原错配对移植远期预后影响更大，在肾移植患者，慢性抗体介导的排斥反应(AMR)主要与抗Ⅱ类抗原的抗体有关[40]。国内的移植中心报道[41]，按照传统HLA抗原配型标准，供、受者HLA抗原无错配、1个抗原错配、2个抗原错配、3个抗原错配、4个抗原错配者分别5.1%、19.1%、34.6%、28.7%和12.5%；而采用交叉反应组(CREGs)配型标准，HLA抗原无错配、1个抗原错配、2个抗原错配、3个抗原错配者分别为22.8%、39.0%、26.5%和11.7%，没有4个抗原错配者。因此，CREGs能提高配型成功率，排斥反应率并不增高。

四、移植物功能延迟或急性排斥患者的透析治疗

绝大多数少尿型移植物功能延迟(DGF)患者，需行血液净化治疗，以度过少尿期，并纠正高钾血症或

高血容量状态，清除各类毒素及免疫反应介导物质。进行血液净化治疗时间应争取越早越好，在每次血液透析治疗中，净脱水量不宜过快过多，避免因超滤过快，出现透析低血压，使移植肾脏血液灌注量减少，进一步加重肾脏损伤，延缓肾功能的恢复，甚至会造成肾移植手术失败。当患者尿量日渐增多时，透析次数及超滤量要视患者的实际情况来决定，这样有利于肾功能的恢复。应注意术后伤口渗血情况、尿液颜色和凝血功能来选择抗凝药物和剂量，可使用低分子量肝素或无肝素透析，以减少出血的风险。

（一）透析方式的选择

对 DGF 患者的透析哪种模式更好，尚未完全定论，越来越多的移植中心推荐持续性肾替代治疗（CRRT），认为更有利于心血管功能平稳，清除毒素及各种炎症介质，维持水电解质平衡。连续性血液净化（CBP）比传统血液净化对移植肾功能恢复更有优势：①溶质清除多，CBP 主要通过对流清除溶质，尤其是对中分子物质的清除，明显高于弥散透析，加快移植肾功能恢复；②维持稳定的水、电解质和酸碱平衡，避免传统血液透析的波动性，对移植后无尿和少尿的患者更有利；③血流动力学稳定，有效血容量的急骤变化不利于 DGF 的恢复，甚至加重移植肾功能的损伤。另外，未加温的置换液或透析液常使患者体温下降，有利于提高末梢血管阻力，维持有效血容量，稳定血压；低温下细胞因子产生减少，减轻移植急性排斥反应和全身炎症反应；以及血管活性物质清除增加，也是维持血流动力学稳定的重要因素；④炎症介质的清除，CBP 对炎症介质的清除效果优于普通透析，DGF 患者体内化学介质、炎症介质、血管活性物质、肿瘤坏死因子、白细胞介素-1、血小板活化因子等细胞因子明显增加，对这些细胞因子的清除，可阻止或减轻移植肾排斥反应的进展。研究发现高容量血液滤过比普通血液透析更有利于肾功能恢复，但有些研究认为膜的生物相容性对 DGF 患者肾功能恢复时间及移植物存活并无影响[42]。如果患者移植前是腹膜透析，继续原来的腹膜透析并不增加重要并发症及腹膜炎的风险[29]。DGF 患者透析应注意，因为大量免疫抑制剂的使用，患者极易感染，透析过程中要严格无菌操作，并注意环境消毒。为了清除体液性排斥反应抗体，除常规的 HD 和 PD 外，还可进行抗体清除治疗，如免疫吸附。

（二）免疫吸附治疗（清除抗体）

1. *超急性排斥反应* 移植肾超急性排斥（hyperacute rejection，HAR）是一种反应最急剧、后果最严重的排斥反应。由于受者体内术前存在大量抗移植物抗体所引发，常在血管吻合后数分钟到数小时内发生，一旦发生则只能切除移植物，目前除移植前进行预防性治疗外，尚无其他有效治疗。发生 HAR 的主要原因是供受方 ABO 血型或 HLA 配型不相容、二次或多次移植的高危患者[43]。不少报道对这些高危移植受者术前进行免疫吸附，可有效降低抗体水平，再加上抗淋巴细胞抗体和强化免疫抑制治疗，可有效防止 HAR 的发生[33]。

2. *急性抗体介导的排斥反应* 急性抗体介导的排斥反应（antibody-mediated rejection，AMR）在移植后数天或数周内发生，主要特征是受者体内可检测到供体特异性的抗 HLA 抗原的抗体，典型的病理改变是肾小管周围毛细血管有 C4d 沉积[43]。对已经发生的急性 AMR，抗体吸附治疗非常有效。最近报道一个前瞻性随机对照试验[44]，有临床和病理确诊的急性排斥反应的 10 例患者，年龄在 18 岁以上，5 例进行蛋白 A 柱吸附治疗和 5 例为对照组，所有患者均把环孢素改为他克莫司，其他治疗相同。比较两组对抗体介导的排斥反应的治疗效果，5 例吸附治疗患者均有效果，1 例在肾功能恢复后死于其他原因；对照组有 4 例维持透析治疗，由于对照组移植物失功率过高，试验不能继续进行下去。对于其他重大器官移植，发生急性 AMR 时，也有许多免疫吸附治疗的报道。Wang 等[45]报道 238 例心脏移植患者，其中有 12 例在移植后 3 天到 32 个月内发生心内膜活检病理证实的急性 AMR，诊断后立即进行血浆置换治疗，每次用新鲜冰冻血浆置换 2 倍的血浆容量，连续 5 天，同时用甲基泼尼松龙（1g/d）静脉冲击治疗 3 天，调整免疫抑制剂，但没有用静脉注射免疫球蛋白治疗。结果有 2 例患者死亡，其余患者顺利出院，1 年生存率为（75 ±11）%，5 年生存率为（51 ±15）%。

3. *慢性抗体介导的排斥反应* 越来越多的研究发现，体液免疫也参与了慢性排斥反应，有人从慢性排斥反应患者的肾脏活检证实，61% 的病理显示肾小球基底膜双轨和 C4d 沉积，在这些患者血浆中 88% 可检出供体特异性抗体（DSA）[43]。因此，也存在所谓慢性抗体介导的排斥反应（慢性 AMR），诊断标准类似急性 AMR,即根据 C4d 在小管周围毛细血管壁沉积、血清抗 HLA 抗体以及组织学改变。一般慢性 AMR 的发生没有急性 AMR 凶险,可先给予调整免疫抑制剂或增加抗淋巴细胞免疫球蛋白治疗,但有些患者移植物功能仍无法逆转,如明确血清 DSA 滴度较高,可考虑免疫吸附治疗[40]。有越来越多的证据显示,DSA 参与了慢性排斥反应[46],免疫吸附是清除抗体的有效方法,但未见到用免疫吸附治疗慢性排斥反应的报道。

(三)透析患者免疫抑制剂的调整

透析和肾衰竭对免疫抑制剂排泄的影响各不相同,DGF 患者血液中免疫抑制剂的浓度对肾功能的恢复至关重要,药物过高导致肾毒性,过低则发生排斥反应,透析期间要严密监测药物浓度。环孢素 90% 与血浆蛋白结合,血液透析对环孢素清除率很小,腹膜透析清除率如何,尚缺乏相关研究。因此,透析期间影响药物浓度的因素更多,应严密监测免疫抑制药物浓度,以保持有效药物浓度又避免毒性反应。移植肾失功的透析患者,如果移植肾切除,可逐渐停止服用免疫抑制剂,未切除移植肾的患者,免疫抑制剂要相应逐渐减量。

五、肾移植成功后透析通路的管理

(一)腹膜透析管

肾移植成功后,腹膜透析管一般给予拔除,以防止发生导管相关性感染,但是移植术后患者仍存在需要透析的可能性,因此,何时拔腹膜透析导管应慎重考虑,应等到移植后肾功能稳定以后。一组腹膜透析的儿童肾移植后,31 例次移植中有 13 例次移植后仍需要腹膜透析,其中 12 例次在术后 1 个月内。有 5 例患者术后发生过 6 次导管相关感染,仅有一次发生在术后 1 个月内,因此认为腹膜透析导管在术后 1 个月保留是相对安全的[47],一般在术后 1 ~ 3 月内拔除腹膜透析导管。

(二)动静脉内瘘

在移植后肾功能稳定的患者内瘘结扎后,左心室扩张和肥厚均可有一定程度的缓解,但是否能降低心血管并发症的发生率和死亡率尚不清楚,因此,除非有明显的症状、内瘘流量过大、左心室扩张明显,一般不建议在移植后常规结扎动静脉内瘘[48]。并且结扎内瘘前患者移植肾功能必须正常,没有明显的蛋白尿、没有严重或反复发生排斥反应史、没有原来肾病复发的征象。结扎内瘘可根据患者病情需要在移植后不同时间内完成。有人报道一组病例,患者结扎内瘘在移植后的 0.7 ~ 16.5 年内进行[48]。但在移植后的不同时间内,仍有很大一部分患者因各种原因造成移植肾功能永远丧失,重新开始透析治疗,保持内瘘完好对移植后患者是有益的,而且有大部分患者(75%)内瘘是不注意保护而自然闭掉的,仅小部分(25%)是手术结扎,有 55% 的重返血液透析患者需重新造瘘[49],因此,建议移植后还是要对动静脉内瘘进行细心保护。

六、移植肾慢性失功后重返透析替代

(一)移植肾慢性失功的原因和特点

移植肾慢性失功的主要病因有免疫因素和非免疫因素。前者包括反复发生各种类型的排斥反应,后者包括缺血再灌注损伤、免疫抑制剂的肾毒性、移植后代谢综合征(高血压、高血脂、糖尿病和高尿酸血症)等。感染,尤其是 CMV 感染与移植肾慢性失功有关,可能是 CMV 感染导致血管内膜平滑肌细胞增生和迁移,促进血管硬化。随着移植肾病理活检的普及,发现原肾病的复发和新发肾炎也是慢性移植肾失功的重要因素[14]。临床上如果出现移植肾功能进行性恶化,常伴有蛋白尿、高血压,排除急性排斥反应、药物中毒、感染、梗阻等可逆因素,即可诊断移植肾慢性失功,诊断的“金标准”仍是肾脏病理。心血管疾病和感染是移植肾失功重返透析后的主要死亡原因。从美国移植受者登记资料库的 175 436 例患者资料分析发现,移植肾失功重返透析后的患者死亡率比普通透析患者高78%（HR = 1.78, $P < 0.0001$）,移植肾失功后透析的第一周死亡率最高(HR = 13.6, $P < 0.0001$),然后逐渐下降,直到透析5 ~ 10年后,死亡率仍相对应的比普通透析患者高[50]。另一组研究发现,移植肾失功重返透析患者与普通透析患者相比,患者死亡风险增高($HR = 2.05$)[51]。Gill JS[1]等的研究也发现,在与移植有关的透析患者中,死亡率最高是发生在移植围手术期和移植肾失功重返透析时期,分别为8.2/100患者年和17.9/100患者年,而等待移植的透析患者死亡率仅是6.4/100患者年。心血管疾病和感染是主要死亡原因,死于败血病的比例在移植肾失功的透析患者为16.8%,在等待移植的透析患者为14.0%,而移植肾有功能期间为12.7%。Johnston等[52]的研究表明,因为过去或正在使用免疫抑制剂,移植肾失功转入透析的患者败血病的发生率相当高,在移植肾失功透析的前3个月内为35.6/100患者年,在3 ~ 6个月为17.2/100患者年;而非移植患者开始透析的3个月内败血病发生率为7.8/100患者年,3 ~ 6个月内败血病发生率为5.4/100患者年;老年患者、女性、糖尿病、肥胖、外周血管病变、充血性心力衰竭病史,严重贫血和低蛋白血症等都与这些患者的感染和死亡率增高有关。由于移植肾失功后透析患者并发症多且严重,建议透析时机要比初次透析患者更早,促红细胞生成素(EPO)用量要更大,因为EPO抵抗更严重[53]。

(二)透析方式对患者预后的影响

移植肾失功后选择何种透析方式,目前也无一致意见。过去认为移植肾失功后选择腹膜透析,腹膜炎的发生率比非移植的腹膜透析患者增高[54],而最近的一项研究发现,39例移植肾失功后选择血液透析与21例选择腹膜透析的患者比较,预后并无显著差别,选择腹膜透析的患者腹膜炎的发生率与未移植过的腹膜透析患者也相当[55]。因此,可根据患者的实际需要选择透析方式。

(三)开始透析的时机

移植肾失功后开始透析还缺少明确的公认指征,如果移植肾慢性失功诊断成立,则应准备透析治疗。一般参考普通人群的指征,根据临床症状和生化指标,根据K/DOQI指南推荐eGFR < 15 ml/min就应该开始透析,但大多数移植肾失功患者的eGFR均远低于这个值才开始透析,然而透析晚对患者的预后有严重的负面影响[56],延迟透析至少有部分原因是评估移植肾功能较困难,其实,由于移植后患者肌肉量减少,根据血肌酐水平往往低估真实GFR的下降,现有计算eGFR的公式也不很合适这些患者。另外,患者和医师都不大愿意接受移植肾失功的事实,也成为晚透析的原因之一。

(四)失功肾保留及免疫抑制剂的使用

慢性移植肾失功恢复透析的患者一般不进行移植肾切除,一是因为手术增加患者的痛苦和手术并发症,二是有部分残余肾功能对患者的存活是有益的。不切除失功的移植肾也有不利因素,失功的移植肾本身可成为潜在的感染源,持续亚临床的慢性炎症状态可能成为影响患者生存的重要因素。因排斥反应而行移植肾切除的患者与保留移植肾的患者比较,尽管基础血红蛋白和白蛋白较低,EPO用量、血沉和C反应蛋白较高,但切除移植肾6个月后,这些患者的血红蛋白和其他生化指标要优于保留移植肾的患者。有些患者在透析1年以后仍发生急性排斥反应,甚至需要紧急肾切除[57]。由于失功的移植肾可能增加受者的致敏状态,而且是慢性炎症反应源,因此建议再次移植时将失功的移植肾切除,但最近的一个回顾性研究发现,切除与不切除失功的移植肾,患者发生急性排斥反应分别为49.1%和31.2%($P = 0.02$),以及1年、3年和5年移植物存活率也相当[58]。重返透析是否继续服用免疫抑制剂也存在争议,有些学者认为,在重返透析后仅维持使用免疫抑制剂,增加感染和肿瘤的发生率,并且对骨代谢有负面影响。为了防止潜在的感染及恶性肿瘤,应该逐渐停用免疫抑制剂[59],但减撤药过快会引起发热、血尿,甚至移植肾坏死。一些非严格对照的临床观察认为使用免疫抑制剂死亡率增高,但也有研究发现,即使在慢性移植肾失功恢复进行腹膜透析的患者,维持使用免疫抑制剂有利于保护残余肾功能,生存期可延长5.3 ~ 5.8年[60]。一般认为,移植肾失功后维持小剂量免疫抑制剂治疗有利于预防肾上腺功能不全和潜在的排斥反应,导致移植肾的自发性破裂和致命性大出血[56]。我们的经验是,对于失功的移植肾未切除的患者,开始透析后免疫抑制剂逐渐减药,如果仍有一定量的残余尿或彩色B超检查移植肾血供仍较丰富,则不宜过快停药。如果发生明显的移植肾感染，在积极控制感染以后进行移植肾切除，我们通过介入的方法进行移植肾动脉栓塞，可取代移植肾切除手术，获得良好的临床效果。

参考文献

1. Gill JS, Rose C, Pereira BJ, et al. The importance of transitions between dialysis and transplantation in the care of end-stage renal disease patients. Kidney Int, 2007, 71(5): 442-447.
2. Ramos EL, Kasiske BL, Alexander SR, et al. The evaluation of candidates for renal transplantation. The current practice of U. S. transplant centers. Transplantation, 1994, 57(4): 490-497.
3. Bunnapradist S, Danovitch GM. Evaluation of adult kidney transplant candidates. Am J Kidney Dis, 2007, 50(5): 890-898.
4. Kasiske BL, Ramos EL, Gaston RS, et al. The evaluation of renal transplant candidates: clinical practice guidelines. Patient Care and Education Committee of the American Society of Transplant Physicians. J Am Soc Nephrol, 1995, 6(1): 1-34.
5. Saliba F, Lakehal M, Pageaux GP, et al. Risk factors for new-onset diabetes mellitus following liver transplantation and impact of hepatitis C infection: an observational multicenter study. Liver Transpl, 2007, 13(1): 136-144.
6. Neuberger J. Treatment of hepatitis C virus infection in the allograft. Liver Transpl, 2003, 9(11): S101-S108.
7. Hussain T, Burch M, Fenton MJ, et al. Positive pretransplantation cytomegalovirus serology is a risk factor for cardiac allograft vasculopathy in children. Circulation, 2007, 115(13): 1798-1805.
8. Roland ME, Stock PG. Liver transplantation in HIV-infected recipients. Semin Liver Dis, 2006, 26(3): 273-284.
9. Miro JM, Aguero F, Laguno M, et al. Liver transplantation in HIV/hepatitis co-infection. J HIV Ther, 2007, 12(1): 24-35.
10. Yuan FH, Guang LX, Zhao SJ. Clinical comparisons of 1,498 chronic renal failure patients with and without tuberculosis. Ren Fail, 2005, 27(2): 149-153.
11. Johnson DW, Herzig K, Purdie D, et al. A comparison of the effects of dialysis and renal transplantation on the survival of older uremic patients. Transplantation, 2000, 69(5): 794-799.
12. Roodnat JI, Zietse R, Mulder PG, et al. The vanishing importance of age in renal transplantation. Transplantation, 1999, 67(4): 576-580.
13. Segoloni GP, Messina M, Giraudi R, et al. Renal transplantation in patients over 65 years of age: no more a contraindication but a growing indication. Transplant Proc, 2005, 37(2): 721-725.
14. Choy BY, Chan TM, Lai KN. Recurrent glomerulonephritis after kidney transplantation. Am J Transplant, 2006, 6(11): 2535-2542.
15. Fiorina P, Venturini M, Folli F, et al. Natural history of kidney graft survival, hypertrophy, and vascular function in end-stage renal disease type 1 diabetic kidney-transplanted patients: beneficial impact of pancreas and successful islet cotransplantation. Diabetes Care, 2005, 28(6): 1303-1310.
16. Kent PS. Issues of obesity in kidney transplantation. J Ren Nutr, 2007, 17(2): 107-113.
17. Mehrabi A, Fonouni H, Wente M, et al. Wound complications following kidney and liver transplantation. Clin Transplant, 2006, 20 (Suppl 17):97-110.
18. Delmonico FL, Dew MA. Living donor kidney transplantation in a global environment. Kidney Int, 2007, 71(7): 608-614.
19. 季曙明，季大玺. 血液透析患者肾移植. 王质刚. 血液净化学. 2 版. 北京：北京科学技术出版社，2003:402-408.
20. Meier-Kriesche HU, Schold JD. The impact of pretransplant dialysis on outcomes in renal transplantation. Semin Dial, 2005, 18(6): 499-504.
21. 于立新，叶俊生，杜传福，等. 无透析肾移植与透析后肾移植临床效果的对比研究. 中华泌尿外科杂志，2004, 25(11): 725-727.
22. Goldfarb-Rumyantzev A, Hurdle JF, Scandling J, et al. Duration of end-stage renal disease and kidney transplant outcome. Nephrol Dial Transplant, 2005, 20(1): 167-175.
23. Augustine JJ, Poggio ED, Clemente M, et al. Hemodialysis vintage, black ethnicity, and pretransplantation antidonor cellular immunity in kidney transplant recipients. J Am Soc Nephrol, 2007, 18(5): 1602-1606.

24. 倪晓洁,郑少玲,杨亦荣,等. 腹膜透析与血液透析患者肾移植效果的对比观察. 中国医师进修杂志外科版, 2007, 30(12): 24-27.
25. Fontana I, Santori G, Ginevri F, et al. Impact of pretransplant dialysis on early graft function in pediatric kidney recipients. Transpl Int, 2005, 18(7): 785-793.
26. Goldfarb-Rumyantzev AS, Hurdle JF, Scandling JD, et al. The role of pretransplantation renal replacement therapy modality in kidney allograft and recipient survival. Am J Kidney Dis, 2005, 46(3): 537-549.
27. 王长希,尚文俊,陈立中,等. 透析方式对肾移植术后的影响. 广东医学, 2004, 25(9): 1004-1006.
28. Palomar R, Morales P, Rodrigo E, et al. Venous graft thrombosis in patients on peritoneal dialysis before transplantation. Transplant Proc, 2007, 39(7): 2128-2130.
29. Schnuelle P, Johannes van der Woude F. Perioperative fluid management in renal transplantation: a narrative review of the literature. Transpl Int, 2006, 19(12): 947-959.
30. de Gasperi A, Narcisi S, Mazza E, et al. Perioperative fluid management in kidney transplantation: is volume overload still mandatory for graft function? Transplant Proc, 2006, 38(3): 807-809.
31. Kupin WL, Venkat KK, Hayashi H, et al. Removal of lymphocytotoxic antibodies by pretransplant immunoadsorption therapy in highly sensitized renal transplant recipients. Transplantation, 1991, 51(2): 324-329.
32. 于颖,孟建中. 群体反应性抗体(PRA)高的免疫吸附治疗. 透析与人工器官, 2003, 14(1): 21-23.
33. 眭维国,晏强,董力,等. 免疫吸附预防高致敏肾移植受者超急性排斥反应. 中华器官移植杂志, 2006, 27(4): 213-214.
34. Sui QY, Dong L. Integrated prevention of acute rejection in high sensitized recipients of renal allografs. J Transplant Medicine, 2007, 2(1): 6-11.
35. 孙琳琳,叶朝阳,戎殳,等. 免疫吸附治疗在肾移植致敏受者中的应用. 中国中西医结合肾病杂志, 2007, 8(10): 583-585.
36. Lorenz M, Regele H, Schillinger M, et al. Peritransplant immunoadsorption: a strategy enabling transplantation in highly sensitized crossmatch-positive cadaveric kidney allograft recipients. Transplantation, 2005, 79(6): 696-701.
37. Genberg H, Kumlien G, Wennberg L, et al. Long-term results of ABO-incompatible kidney transplantation with antigen-specific immunoadsorption and rituximab. Transplantation, 2007, 84(12 Suppl): S44-S47.
38. Geyer M, Fischer KG, Drognitz O, et al. ABO-Incompatible kidney transplantation with antigen-specific immunoadsorption and rituximab - insights and uncertainties. Contrib Nephrol, 2009, 16247-16260.
39. Geyer M, Donauer J, Pisarski P, et al. Preemptive postoperative antigen-specific immunoadsorption in ABO-incompatible kidney transplantation: necessary or not? Transplantation, 2007, 84(12 Suppl): S40-S43.
40. Gloor J, Cosio F, Lager DJ, et al. The spectrum of antibody-mediated renal allograft injury: implications for treatment. Am J Transplant, 2008, 8(7): 1367-1373.
41. 李留洋,陈剑荣,钱俊,等. 致敏肾移植患者体内预存抗 HLA 抗体的特异性及 HLA 配型. 中华器官移植杂志, 2006, 27(11): 675-677.
42. Woo YM, Craig AM, King BB, et al. Biocompatible membranes do not promote graft recovery following cadaveric renal transplantation. Clin Nephrol, 2002, 57(1): 38-44.
43. Racusen LC, Haas M. Antibody-mediated rejection in renal allografts: lessons from pathology. Clin J Am Soc Nephrol, 2006, 1(3): 415-420.
44. Bohmig GA, Wahrmann M, Regele H, et al. Immunoadsorption in severe C4d-positive acute kidney allograft rejection: a randomized controlled trial. Am J Transplant, 2007, 7(1): 117-121.
45. Wang SS, Chou NK, Ko WJ, et al. Effect of plasmapheresis for acute humoral rejection after heart transplantation. Transplant Proc, 2006, 38(10): 3692-3694.
46. Lachmann N, Terasaki PI, Budde K, et al. Anti-human leukocyte antigen and donor-specific antibodies detected by luminex posttransplant serve as biomarkers for chronic rejection of renal allografts. Transplantation, 2009, 87(10): 1505-1513.
47. Arbeiter K, Pichler A, Muerwald G, et al. Timing of peritoneal dialysis catheter removal after pediatric renal transplantation. Perit Dial Int, 2001, 21(5): 467-470.
48. Unger P, Wissing KM. Arteriovenous fistula after renal transplantation: utility, futility or threat? Nephrol Dial Transplant, 2006, 21(2): 254-257.

49. Manca O, Pisano GL, Carta P, et al. The management of hemodialysis arteriovenous fistulas in well functioning renal transplanted patients: many doubts, few certainties. J Vasc Access, 2005, 6(4): 182-186.
50. Rao PS, Schaubel DE, Jia X, et al. Survival on dialysis post-kidney transplant failure: results from the Scientific Registry of Transplant Recipients. Am J Kidney Dis, 2007, 49(2): 294-300.
51. Fernandez Fresnedo G, Ruiz JC, Gomez Alamillo C, et al. Survival after dialysis initiation: a comparison of transplant patients after graft loss versus nontransplant patients. Transplant Proc, 2008, 40(9): 2889-2890.
52. Johnston O, Zalunardo N, Rose C, et al. Prevention of sepsis during the transition to dialysis may improve the survival of transplant failure patients. J Am Soc Nephrol, 2007, 18(4): 1331-1337.
53. Arias M, Escallada R, de Francisco AL, et al. Return to dialysis after renal transplantation. Which would be the best way? Kidney Int Suppl, 2002, (80): 85-88.
54. Sasal J, Naimark D, Klassen J, et al. Late renal transplant failure: an adverse prognostic factor at initiation of peritoneal dialysis. Perit Dial Int, 2001, 21(4): 405-410.
55. de Jonge H, Bammens B, Lemahieu W, et al. Comparison of peritoneal dialysis and haemodialysis after renal transplant failure. Nephrol Dial Transplant, 2006, 21(6): 1669-1674.
56. Messa P, Ponticelli C, Berardinelli L. Coming back to dialysis after kidney transplant failure. Nephrol Dial Transplant, 2008, 23(9): 2738-2742.
57. Perl J, Bargman JM, Davies SJ, et al. Clinical outcomes after failed renal transplantation-does dialysis modality matter? Semin Dial, 2008, 21(3): 239-244.
58. Ahmad N, Ahmed K, Mamode N. Does nephrectomy of failed allograft influence graft survival after re-transplantation? Nephrol Dial Transplant, 2009, 24(2): 639-642.
59. Smak Gregoor PJ, Zietse R, van Saase JL, et al. Immunosuppression should be stopped in patients with renal allograft failure. Clin Transplant, 2001, 15(6): 397-401.
60. Jassal SV, Lok CE, Walele A, et al. Continued transplant immunosuppression may prolong survival after return to peritoneal dialysis: results of a decision analysis. Am J Kidney Dis, 2002, 40(1): 178-183.

第十六章 人工肝脏

甘建和

第一节 肝脏的结构与功能

甘建和

肝脏(liver)是人体最大体内“化学工厂”,担负着机体生物物质的合成、转化、分泌及排泄等任务,具有十分复杂的结构与功能。了解并掌握肝脏结构与功能,对于探索各种肝脏疾病的病因、发病机制、临床表现以及诊断与治疗具有十分重要的意义。

一、肝脏的大体结构

(一)肝脏的大体形态

从外形上看,肝脏呈楔形,色红,质实而脆,易受损伤而破裂。我国成年人肝脏的重量男性为 1 154 ~ 1 447 g,女性为 1 029 ~ 1 379 g,占体重的 1/40 ~ 1/50。胎儿和新生儿的肝相对较大,其体积占腹腔容积的一半以上,重量可达体重的 1/20。肝脏大部分位于右季肋区和腹上区,小部分位于左季肋区。成人肝脏一般不能在肋下触及,若能触到,则应考虑为病理性肝大[1],肝脏外形见图 16-1-1。

(二)肝脏的血管和胆管系统

肝脏有门静脉(portal vein)及肝动脉(hepatic artery)双重血液供应,肝动脉含氧量高,而门静脉血富含来自消化道及胰腺的营养物质,这两根血管与胆管一起被包绕在结缔组织鞘内,经肝门进入肝脏。正常肝脏的血液供应十分丰富[2],流量达 1 500 ~ 2 000 ml/min(其中门静脉为 1 000 ~ 1 200 ml/min,肝动脉为 800 ml/min 左右),约占心排血量的 1/4。来自门静脉与肝动脉的血液在肝血窦(sinusoid)内混合并直接与肝细胞进行物质交换,最后由肝静脉回流至下腔静脉而返回心脏。因此,肝细胞可以从肝动脉的体循环血液中获得充足的氧气及代谢物质,又能从门静脉的血流获得来自胃肠道的营养物质。正常情况下,肝静脉入腔静脉处的压力几乎为零,而门静脉进入肝脏时的压力为 7 ~ 12 mmHg。所以门静脉是一个低压灌注系统,血液在肝脏中的阻力很小,这就保证了肝脏能够完成多种生理功能(图 16-1-2)。

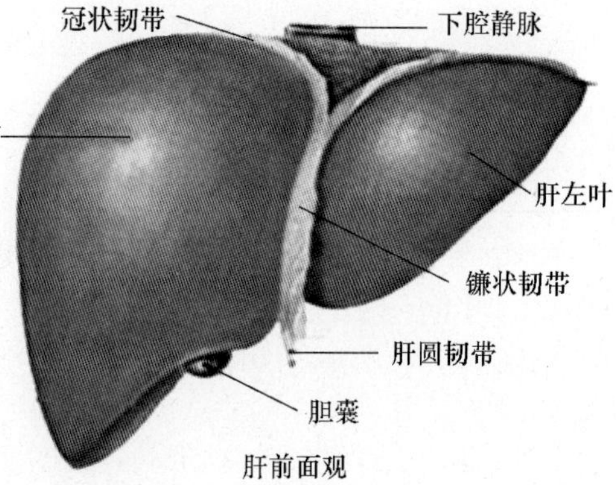

图 16-1-1 肝脏的大体形态

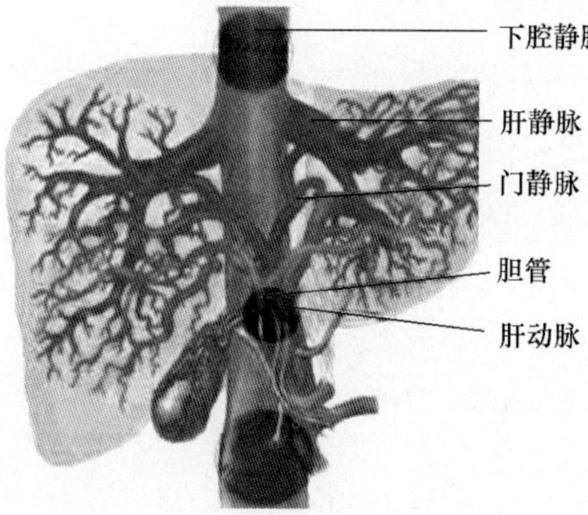

图 16-1-2 肝脏的血管及胆管系统

二、肝细胞的超微结构与功能[3-5]

(一)肝细胞

肝细胞(hepatocyte)占肝脏细胞总数的65%及肝脏容量的80%,肝细胞为多角形,细胞核居中。单层的肝细胞排列成板状,两侧为充满血液的肝血窦。

1. *细胞膜* 肝细胞膜约厚10 nm,是双层磷脂膜结构,中间嵌有多种蛋白质分子。它们是各种酶,转运物质的载体,激素、药物、细胞因子及脂蛋白的受体,决定个体特异性和组织移植的抗原决定簇,以及能量转换器等。细胞膜通过其表面受体或胞饮作用,将细胞外物质转运到胞内,传递信息,调控细胞功能。细胞膜表面覆盖有一层黏多糖或称为多糖被,具有黏附、支持和吸收的功能。肝细胞膜依功能不同分为肝窦面、毛细胆管膜和细胞间膜三个功能面,也体现了肝细胞的多种功能及周围不同的环境。

(1)细胞间膜。系相邻肝细胞间的膜,其紧贴部分较直,其细胞间隙之间有连接复合体,包括紧密连接、中间连接和桥粒,将相邻的细胞膜紧粘在一起,有时细胞膜有指状突起,插入间隙像栓钉样相互连接。

(2)肝窦面。面向肝血窦(肝窦)有很多微绒毛,长0.1~1.0 μm不等,使物质交换面积增大。其中含有Na^+-K^+-ATP酶、5-核苷酸酶和碱性磷酸酶等。当膜结构通透性发生改变时,肝细胞内的转氨酶及其他酶类逸入血液循环中,临床表现为血清转氨酶的升高。

(3)毛细胆管膜。亦有微绒毛,但比肝窦膜的少而短。正常毛细胆管管腔为0.5~0.8 μm,每一毛细胆管的剖面含24~25根微绒毛。毛细胆管的两侧端有紧密连接和纽扣样桥粒,阻止胆汁流向窦周隙(DISSE隙)及肝窦。毛细胆管膜除含有5-核苷酸酶及碱性磷酸酶以外,还有Mg^{2+}-ATP,通过此膜,肝细胞将各种胆汁成分泌入胆管腔。毛细胆管周围的细胞质还有微丝网,这种微丝含有肌动蛋白(actin)和肌球蛋白丝(myosin filament),维持毛细胆管张力和协助微绒毛蠕动,促进胆汁的分泌。毛细胆管膜上有许多转运蛋白,负责将各种化合物由肝细胞转运到胆汁中,包括谷胱甘肽(glutathione)、胆盐(bile salts)、其他有机阴离子、有机阳离子、磷脂(phosphatides)、有机溶质、药物及毒性代谢产物等。

2. *细胞核* 肝细胞核大而圆,居中,直径5~11 μm,常染色质丰富,异染色质少而分散,有一至数个核仁。染色质主要由螺旋状的脱氧核糖核酸(DNA)和蛋白质(组蛋白为主)组成,在分裂期的染色质即染色体。DNA的代谢很慢,只是在分裂前核内DNA才大量合成并增加1倍,再生和肝肿瘤的肝细胞摄取单核苷酸增多,DNA合成增加,可见多核细胞,表示生长、分裂异常迅速。核仁主要含RNA和蛋白质,与RNA的合成与积累有关。核糖体RNA(rRNA)也在核仁处形成,故核仁与蛋白质合成相关。肝细胞的重要特点之一是多倍体肝细胞数量很大,双核细胞较多,应用流式细胞仪测定,成人肝细胞4倍体占60%~70%,这可能与肝脏潜在的强大再生能力有关。

3. 细胞质

(1)线粒体(mitochondria)。每个肝细胞内有400~1 000个线粒体,直径0.5~1.5 μm,长1.5~4.5 μm,平均容积0.42 μm^3。饥饿时呈圆或椭圆形,饱食后呈杆形。它有一种双层界膜,外膜光滑,内膜向内折叠成许多嵴,嵴上有一定排列的酶,嵴间腔充满基质。

线粒体基质及内膜上含有三羧酸循环、脂酸、氨基酸代谢、氧化磷酸化的多种酶类,可以进行许多物质代谢,并能把能量转换成ATP。线粒体功能失常时,水分进入引起线粒体肿胀。缺氧、中毒或其他疾病时,线粒体可发生肿胀、嵴断裂、消失。老年人有巨线粒体而且数目减少。

(2)内质网(endoplasmic reticulum)。是细胞质内由膜组成的一系列片状的囊腔和管状的腔,彼此相通形成一个隔离于细胞基质的管道系统,是细胞中的重要细胞器。位于细胞核邻近的囊泡与细胞核的外膜连接。内质网可分粗面内质网和滑面内质网两种类型,各有不同的功能。粗面内质网(rough endoplasmic reticulum)成群分布于核周和线粒体周围,膜外附着富含核糖核酸(RNA)的核蛋白颗粒,称核糖体。核糖体由一大一小的两个亚单位组成,是细胞内蛋白质合成的主要场所,合成多种重要的血浆蛋白,包括白蛋白、纤维蛋白原、凝血酶原、脂蛋白、补体等。滑面内质网(smooth endoplasmic reticulum)的囊腔表面光滑无颗粒,其膜上有许多种酶系规律分布,包括糖原合成和分解有关的酶系、胆固醇合成和胆汁酸代谢的部分酶系、细胞色素P450的混合氧化功能酶系(或称药物转化酶)等。肝细胞摄取的有机物在滑面内质网进行连续的合成、分解、结合、转化等反应,包括糖类代谢、脂类代谢、胆汁合成、激素代谢,以及药物等有机异物的生物转化与解毒。

此外,肝细胞的粗面内质网和滑面内质网是相互连续和沟通的,它自成一管状网络系统,内与核膜外层、外与细胞膜相连,其蜿蜒曲折面积大,有利于物质的交换、输送和代谢转化。

(3)高尔基体(dictyosome)。电镜下呈重叠在一起的膜性囊状结构,或呈扁平囊,其末端扩大成大小不等的囊泡,膜厚6~7 nm,大部分位于毛细胆管的邻近和核周围,每个肝细胞含50个高尔基体,高尔基体的主要成分为脂类、蛋白质,还有酶类及RNA等,起积聚物质、加工、转运和分泌作用。在粗面内质网内生成的蛋白质在此加工为脂蛋白和糖蛋白,分泌至血浆中,高尔基体也参与胆红素、胆盐等的分泌,它与细胞膜表面的抗原决定簇形成也相关。

(4)细胞骨架(cytoskeleton)。包括微丝、中间微丝、微管等,仅在高倍电镜下见到,它们与维持细胞的形状、运动、转运及分泌等功能有关。微丝由肌动蛋白微丝、肌球蛋白微丝和辅助蛋白组成。它遍布于肝细胞内,在胞膜附近、毛细胆管周围最为丰富。在毛细胆管处,它插入微绒毛膜、紧密连接和中间连接,对胆汁的生成和分泌具有重要作用,主要功能包括稳定毛细胆管结构和调节管腔大小,推动胆汁流动。中间微丝与微管交织在一起,在毛细胆管周围起支撑作用。微管为细管结构,长度不等,是细胞内运动器官,运送蛋白质、脂类,影响胆汁生成。

(5)胞质液。内含可溶性蛋白质,超速离心后存在于肝匀浆的上清液中,内含许多重要的酶系,包括糖酵解、磷酸戊糖通路、脂酸合成、胆固醇合成等反应中的酶类,还有与蛋白质合成有关的转运RNA(tRNA)。

此外,肝细胞还富含溶酶体、过氧化物酶体、糖原颗粒等,各自具有不同的生理功能。肝细胞内各种细胞器之间关系密切,细胞膜、内质网、线粒体、高尔基体及胞核的膜是一个统一的体系,各微器间既相互分工又密切联系,协同完成肝细胞完整的生理功能。

(二)肝脏其他非实质细胞

1. 库普弗细胞(Kupffer cell)[6] 库普弗细胞是居留在肝脏的巨噬细胞,约占肝脏细胞总数的15%,占全身组织巨噬细胞的80%以上。它们既可原位增殖,亦可以来自血液循环。库普弗细胞细胞核大而圆,内含溶酶体和自噬体,高尔基体和线粒体也多,粗面内质网则多少不均匀,有许多伪足和微绒毛,其外衣呈绒毛状促进颗粒黏附,便于吞噬。它位于肝血窦腔内,以其伪足锚定内皮细胞的窗孔,便于吞噬血流中的物质、细菌、病毒、食物抗原等物质。

2. 肝星状细胞(horizontal neuron) 位于窦周隙(Disse间隙)内,含维生素A脂滴与粗面内质网。当受到多种细胞因子刺激时,星状细胞能够活化并转变为类似肌纤维母细胞的细胞,其所含维生素脂滴减少而富含粗面内质网与高尔基体,提示有旺盛的蛋白合成能力,肌纤维及 α-平滑肌肌动蛋白增加,前胶原基因转录增加。现已发现肝星状细胞参与许多肝脏疾病过程,其活化是肝纤维化的中心事件。

3. 隐窝细胞(pit cell) 隐窝细胞主要指一种居留在肝血窦腔内的淋巴细胞,这种淋巴细胞体大,细胞质含有颗粒,内含酸性磷酸酶等溶酶体酶及穿孔素(一种能破坏细胞膜的蛋白质),细胞核偏位,呈肾形,有伪足,因其颗粒像葡萄核故称为隐窝细胞[7],它被认为在杀死肿瘤细胞和受病毒感染的细胞时起重要作用。库普弗细胞能增强隐窝细胞杀灭肿瘤的活性。

(三)内皮细胞与肝血窦、窦周隙[8]

1. 肝血窦(hepatic sinusoid) 位于肝板之间,腔大而不规则,窦壁由内皮细胞围成,窦内定居肝巨噬细胞(库普弗细胞)。富含肠道吸收物的门静脉血液和含氧丰富的肝动脉血液,分别由小叶间静脉和小叶间动脉注入肝血窦。人的一条肝血窦长度为 223~477 μm,直径在 6~30 μm 不等,并在需要时可以扩张到 180 μm。肝血窦管径的大小取决于内皮细胞和星状细胞的主动收缩与被动扩张。与肝血窦直径相比,白细胞体积较大,因而血流施压于肝血窦壁,促进血浆、内皮下窦(Disse 间隙)液体及肝细胞间物质交换。肝血窦内皮具有很高的通透性,除血细胞和乳糜微粒外,血浆的各种成分均可自由通过。内皮细胞孔隙的大小还可因刺激而改变,包括压力、神经冲动、内毒素、乙醇、血清素及尼古丁等。此外,肝血窦内皮细胞外无基膜,仅少量网状纤维附着,无细胞间连接,因此肝血窦结构明显不同于普通的毛细血管。在肝硬化发展过程中,肝血窦获得了体循环毛细血管的一些解剖特点,即窦周隙变宽并有胶原沉积,内皮孔隙变得小且少,肝细胞微绒毛变得不明显,这些改变被称为肝血窦的毛细血管化,致使跨窦状隙物质转运减少,从而解释了为何肝硬化时伴随肝功能减退。

2. 窦周隙(disse space) 又称为 Disse 间隙,是肝血窦内皮细胞与肝板之间有狭小的间隙,宽约 0.4 μm。由于肝血窦内皮细胞通透性大,故窦周隙充满血浆。肝细胞血窦面的大量微绒毛便浸泡在血浆内,可以和血浆进行充分而高效的物质交换。星状细胞就定居在窦周隙内,它们有突起附着于内皮细胞基底面和肝细胞表面,或伸入肝细胞之间。

(四)肝脏的功能单位[9-10]

目前对肝脏的功能单位主要有两种不同的概念化的模式,即肝小叶(hepatic lobule)及肝腺泡(hepatic acinus)。

1. 经典的肝小叶 呈棱柱形体,中轴为中央静脉。肝细胞以中央静脉为中心呈放射状排列。肝小叶周围的一层环行肝板称界板,相邻肝小叶之间三角形结缔组织区域称汇管区,其中可见小叶间静脉、小叶间动脉和小叶间胆管,三者合称三联管。

2. 肝腺泡(hepatic acinus) Rappoport 在 1954 年提出了肝腺泡的概念。肝腺泡的立体形态呈橄榄形,在平面上呈卵圆形。它是以汇管区血管发出的终末微动脉和终末门静脉为中轴,两侧以中央静脉为界。单腺泡分为三个区带,1 区的肝细胞是适应于高度的氧化活性,具有很多的大的线粒体,主要功能是糖异生、脂肪酸 β-氧化、氨基酸分解、尿素生成、胆固醇合成及胆汁酸分泌;3 区是理想的放能部位,可以进行糖分解和脂质生成,在靠近肝微静脉末端处,有一窄带的肝细胞,通过合成谷氨酰胺以清除血液中的氨,3 区亦是一般解毒和药物生物转化的部位。

两种模式比较,肝腺泡是较为理想的生理学单位,可以用来理解在人体生物学上所发生的很多血管和胆管事件。肝腺泡概念的优越性在于一个肝实质部分的供血血管和引流胆汁管道均处于在同一个门管内。因此,“这一小块肝实质成为一个结构、循环及功能单位”。相反,传统的六角形肝小叶却由几支不同的门静脉、动脉、胆管分支供给,而每支结构亦同时供给其他肝小叶,见图 16-1-3。

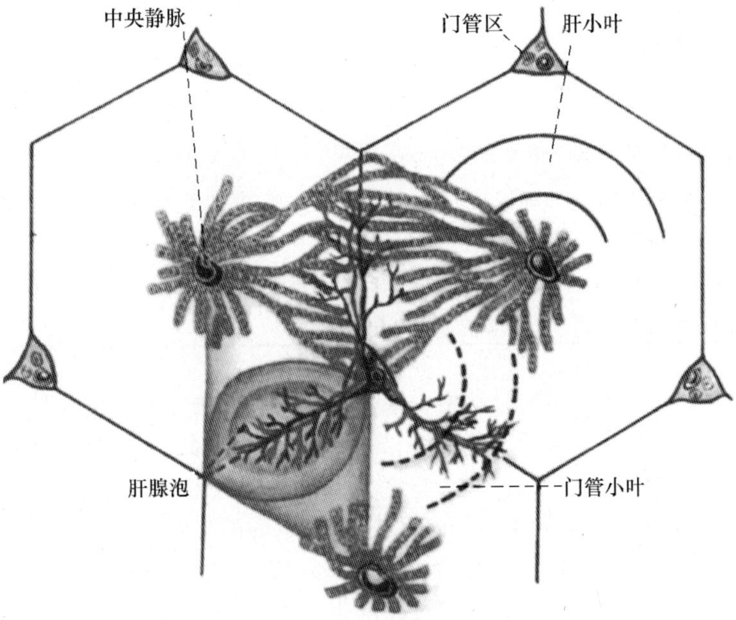

图 16-1-3　肝小叶及肝腺泡示意图

三、肝脏在物质代谢中的作用

肝脏是人体物质代谢的“中枢”，肝脏几乎影响全身所有的脏器与功能，与机体的物质代谢、内分泌、免疫等方面均密切相关。本节简要介绍肝脏在物质代谢中所起的作用。

(一) 糖类代谢

碳水化合物(糖)是机体主要作为燃料供能的营养物质，维持血糖处于一定生理浓度范围是保证全身重要脏器生理功能的基本条件，例如几分钟的低血糖或停止向脑供应葡萄糖即可导致脑细胞的不可逆性死亡。血糖的稳定依赖于肝脏对血糖的动态调节作用。进食状态时，血糖及胰岛素水平均升高，大量葡萄糖可进入肝细胞以肝糖原的形式贮存，或转化为脂酸贮存。非进食状态下，血液中葡萄糖主要来源于肝糖原的分解。正常肝糖原储备只能使血葡萄糖水平保持 24 小时。空腹时间延长，胰高血糖素等升血糖激素水平升高，肝细胞可从氨基酸等物质合成肝糖原(糖异生，gluconeogenesis)，以保证不断向脑、血细胞、肌肉组织和肾脏组织等重要脏器供能。可见，肝脏根据机体的血糖水平和激素环境的变化，不断通过肝糖原的合成与分解、糖异生来维持血糖浓度的稳定。

(二) 蛋白质代谢

1. 肝脏合成与分泌血浆蛋白[3,5]　肝细胞的一个重要功能是以氨基酸为基本原料合成与分泌血浆蛋白质。除 γ-球蛋白和补体(网状内皮细胞产生)外，几乎所有的血浆蛋白质均来自肝脏，包括白蛋白、纤维蛋白原、凝血因子(表 16-1-1)。肝脏每天大约可以合成 15 g 的血浆蛋白，其中最突出的就是血浆白蛋白，当营养不良、消耗增多、肝衰竭、肝硬化时，肝脏合成白蛋白减少，血浆白蛋白的水平降低。血浆白蛋白除了是许多物质(如游离脂酸、胆红素)的载体外，在维持血浆胶体渗透压方面起重要作用。若血浆白蛋白低于 30 g/L，约有半数患者会出现水肿或腹水。在肝功能严重受损时，由于白蛋白合成减少，血浆白蛋白浓度降低。可致白蛋白/球蛋白(A/G)比值下降，甚至发生倒置。此种变化可作为某些肝病的辅助诊断及判断治疗效果和预后的指标。

目前已知的凝血因子主要有 14 种，除因子Ⅲ和因子Ⅳ外，其余的凝血因子均为糖蛋白，大部分由肝脏合成，而且Ⅱ(凝血酶原)、Ⅴ、Ⅶ、Ⅸ、Ⅹ因子仅在肝内合成，因子Ⅱ、Ⅶ、Ⅸ、Ⅹ的产生需要依赖维生素 K

的参与。当肝脏功能受损时，肝脏合成的凝血因子减少，同时维生素 K 的吸收障碍，也使因子Ⅱ、Ⅶ、Ⅸ、Ⅹ的产生减少，出现凝血异常。

表 16-1-1 肝脏合成的血浆蛋白

1	白蛋白
2	凝血因子：纤维蛋白原（fibrinogen）、凝血酶原（serozyme）、Ⅴ、Ⅶ、Ⅷ、Ⅸ、Ⅹ和Ⅻ因子等
3	运载蛋白：结合珠蛋白（haptoglobin，hp）、转铁蛋白（transferrin）、血浆铜蓝蛋白（copper-protein）、激素运载蛋白（如甲状腺结合蛋白、运皮质激素蛋白等）、血红素结合蛋白、Y 蛋白、α 脂蛋白、β 脂蛋白
4	损伤或炎症反应蛋白：黏蛋白（mucoprotein）、C 反应蛋白、补体蛋白
5	其他：α1 抗胰蛋白酶、α2 巨球蛋白、抗凝血酶Ⅲ、甲胎蛋白等

2. 血浆蛋白的分解 肝内蛋白质的分解由一系列蛋白酶和肽酶完成。细胞外源的蛋白质、膜蛋白和长寿命的细胞内蛋白质主要在溶酶体中进行分解，异常蛋白和短寿命的蛋白质在胞液中进行分解。蛋白质最终被各种蛋白水解酶、肽酶分解为氨基酸，与食物蛋白质经消化吸收的氨基酸（外源性氨基酸）混合在一起，组成体内的氨基酸代谢库（metabolic pool），进行氨基酸的代谢。

大多数必需氨基酸是在肝内分解，而支链氨基酸（branched-chain amino acid）主要在肌肉内通过转氨基作用而代谢。脱氨基作用是肝内氨基酸分解代谢的最主要的反应，有氧化脱氨基、转氨基、联合脱氨基以及非氧化脱氨基等。一个 α-氨基酸的氨基通过转氨酶的作用转移到另一个 α 酮酸（通常是 α 酮戊二酸，alpha-ketoglutaric acid），便脱去了氨基，新生成的 α 酮酸进入三羧酸循环而代谢。绝大多数的氨基酸、谷氨酰胺（除赖氨酸、苏氨酸、脯氨酸和羟脯氨酸外），均能进行转氨基作用，分别由各种专一的转氨酶所催化，并以磷酸吡哆醛为辅酶。因为此种转氨基作用是可逆反应，所以也是合成非必需氨基酸的主要代谢途径。目前认为体内氨基酸脱氨基最主要方式是联合脱氨基作用，过程是首先通过转氨基作用，使 α 酮戊二酸转为谷氨酸，后者又在 L-谷氨酸脱氢酶的作用下，经过氧化脱氢作用，重新又合成 α 酮戊二酸。所以在这一过程中实际上 α 酮戊二酸是作为一种氨基传递体。这种由转氨基和氧化脱氨基相互配合的脱氨基方式被称为联合脱氨基作用。

氨基酸通过脱氨基产生的氨小部分用作 α 酮酸氨化反应，以合成新的氨基酸，亦可用于合成某些含氮物质，如嘌呤和嘧啶化合物等，或者以谷氨酰胺（glutamine，Gln）或门冬酰胺（asparagine）的形式储存，但大部分氨通过鸟氨酸-三羧酸循环合成尿素从尿液排出。肝脏是人体清除氨并合成尿素的唯一器官。严重肝病患者，肝合成尿素的能力下降，导致血氨升高，严重者可引起神经系统症状，与肝性脑病的发生密切相关。

（三）脂类代谢

脂类分为脂肪（甘油三酯）及类脂两大类，是人体重要的营养物质。脂肪的主要功能是储能及供能。类脂包括胆固醇及其酯、磷脂及糖脂，是生物膜的重要组分，参与细胞识别及信息传递，也是多种生物活性物质的前体。肝脏在脂类代谢中起中心作用。肝、脂肪组织及小肠是合成脂肪的主要场所，以肝合成能力最强。肝脏和脂肪组织之间不断进行脂酸交换。饱食后，肝细胞以葡萄糖为原料合成脂酸，并以甘油三酯的形式贮存于脂库。饥饿时脂库脂肪动员，脂肪水解产生甘油和脂酸，释放的脂酸进入肝脏，脂酸经 β-氧化产生的乙酰 CoA 进入三羧酸循环氧化供能，或产生酮体供心、脑、肾等组织应用。

胆固醇不仅是细胞膜的主要组分，也是合成胆汁酸（bile acid）、一切类固醇性激素及部分维生素（维生素 D 等）的前体物质。肝脏是体内合成胆固醇的主要部位，这些新合成的胆固醇，连同膳食中摄入的胆固醇一起，进入代谢活跃的肝细胞“胆固醇库”。每日由肠道上皮细胞摄入胆固醇 300～500 mg，肝细胞自身合成胆固醇 600～900 mg，每日肝细胞内约有 500 mg 的胆固醇经羟化酶作用合成初级胆汁酸，向毛细胆管直接排泄 600 mg 左右，约 50 mg 转化为类固醇激素，80～100 mg 用于细胞膜代谢，故胆固醇库的出入量基本平衡。含磷酸的脂类称为磷脂，肝脏以葡萄糖、丝氨酸等为原料合成磷脂。磷脂是细胞膜的主要成分，对维持细胞完整性十分重要。

（四）肝脏的生物转化和解毒[11]

肝脏是多种外源性药物、毒素以及激素等内源性物质进行生物转化的主要部位。由此可能涉及的生化反应难以数计，而很多情况下，都与细胞色素 P_{450} 依赖性微粒体混合功能氧化酶系统（cytochrome P_{450} dependent microsomal mixed function oxidase system）有关。例如，肝脏对药物代谢反应一般经过两个时相即第一时相和第二时相的代谢。第一时相是细胞色素 P_{450} 酶系反应。肝细胞内质网上有细胞色素 P_{450} 同工异构酶系，或名为药酶，人肝细胞中至少有 30 余种。基本上均由酶蛋白与 N 末端多肽固定于肝细胞的内质网上，而以具酶活性的部分面向胞质中排列，选择性地由三维空间结构与相应的药物相结合，以 NADP、NADPH 作为辅酶，脱氢传递电子，从而产生药物氧化产物。药物经过第一时相的转化后，往往需要再经过第二时相反应即结合反应，分别与葡萄糖醛酸、硫酸酯、甲基、乙酰基、硫基、谷胱甘肽、甘氨酸、谷酰胺等基团结合。通过结合作用，不仅遮盖了药物分子上某些功能基团，而且还可以改变其理化性质，增加其水溶性，有利于排出体外。除上述药物处理的基本原则外，就肝功能和疾病而言，有些情况是应该特别强调的。首先，虽然对外源性或内源性物质的生物转化（biotransformation）可能是使之灭活或更适于由尿或胆汁排泄，但也有很多物质经此处理后，产生了毒性。很多有临床意义的肝毒素，就是这样被活化的，而所谓"特异反应性药物反应"（idiosyncratic drugs reaction），实际上可能有些是反映药物代谢的个体差异，而非免疫反应。其次，肝病可使外源性物质的生物转化功能削弱。此外，一种物质可能对另一种物质在肝脏的生物转化过程产生明显影响。

（五）肝脏的胆红素代谢[3,5]

黄疸（jaundice）是胆红素（bilirubin）代谢障碍所导致的一种临床表现，其病因很多。黄疸常常是肝脏疾病最突出的临床表现，同时也在疾病发生发展中起到了重要作用。因此，临床上处理各类肝脏疾病时，需要了解机体胆红素代谢的相关基础知识，包括血红素到胆红素的转化、胆红素在肝细胞的转运以及被排入毛细胆管和肠道的整个胆红素代谢过程。

1. *胆红素的来源*　将胆红素来源分别称为红细胞性和非红细胞性来源。衰老红细胞被脾、骨髓和肝网状内皮细胞捕获，其血红蛋白的血红素辅基便是胆红素主要的化学来源，占该色素总量的 70%。另一种胆红素是非衰老红细胞来源，主要包括骨髓中少量未释放入血的新生红细胞分解、细胞色素 P_{450} 酶、细胞色素 b5 分解酶及色氨酸四吡咯酶等经肝代谢后产生的胆红素。

2. *胆红素的生成*　衰老红细胞在肝、脾、骨髓的单核吞噬细胞系统破坏释放出血红蛋白，随后分解为珠蛋白和血红素。珠蛋白可降解为氨基酸，供体内再利用，而血红素最终代谢为胆红素经胆道排出体外。单核吞噬细胞系统（主要是脾和肝的巨噬细胞）微粒体含有非常活跃的血红素加氧酶，在氧分子和 NADPH 的存在下，将血红素铁卟啉环上的 α-甲炔基（—CH ═）氧化断裂，释放 CO，并将两端的吡咯环羟化，形成胆绿素。释放的铁可以被机体再利用，一部分 CO 从呼吸道排出。胆绿素在胞液胆绿素还原酶的催化下，从 NADPH 获得 2 个氢原子，生成胆红素。

3. *胆红素在血浆中的转运*　血红蛋白经血红蛋白氧化酶系统分解而产生的胆红素为非水溶性，偶氮试剂呈间接反应，习惯上也称作间接胆红素、非结合胆红素，在生理 pH 的血浆中溶解量十分有限，少于 0.1 μmol/L，大部分在血浆中与白蛋白可逆性结合而转运。当两者的物质的量浓度比值低于 1∶1 时（相当于血浆胆红素浓度约为 600 μmol/L），胆红素主要结合在白蛋白的高亲和位点上。由于该位点呈相对疏水状态，故能与白蛋白结合的低浓度的水溶性有机阴离子、pH 在 6 ~ 10 变化均不影响胆红素的结合。当两者比值超过 1∶1 时，胆红素则可结合在白蛋白其他的低亲和部位上。第二部位发生的结合可以轻易地被其他有机阴离子取代，或被小幅度的 pH 下降解除。因而阴离子、胆红素浓度过高或血浆白蛋白浓度过低，使两者分子比值 >1∶1 时，均可使血浆游离胆红素增高。

4. *肝细胞对胆红素的摄取*　小分子可溶性的或仅与白蛋白疏松或部分结合的极性代谢产物一般被肾脏摄取，不经代谢转化直接排入尿中，而脂溶性小分子物质则与白蛋白紧密结合，限制了肾小球的有效滤过。体内胆红素大部分与白蛋白结合而运输，通过血液循环到达肝血窦迅速被肝脏摄取，可使白蛋白-胆红素解离而摄取胆红素。肝细胞是体内能够摄取并加工与排泄胆红素的唯一脏器，肝脏对血浆中胆红素的摄取是一个载体介导的可饱和的转运过程,在正常情况下此摄取系统的摄取能力远高于胆红素的生成能力。因此,正常情况下血中新生成的胆红素被肝脏迅速清除,使血浆胆红素浓度维持在1 mg/dl(17 μmol/L)以下。

5. 胆红素的结合　非结合胆红素经肝细胞膜摄取进入胞质后与特异蛋白质相结合并被转运到内质网,然后经过肝内质网的酶系统作用,使胆红素上的丙酸分子与葡萄糖醛酸或其他碳水化合物分子相结合而酯化,最终成为水溶性的结合胆红素才能向毛细胆管排泄。在人类,胆红素-双葡萄糖醛酸酯是胆汁中结合型胆红素的主要形式,约占80%。

6. 结合胆红素向毛细胆管的排泄　结合胆红素向毛细胆管排泄是完成胆红素代谢的最后一环,也是重要的一环。由于胆管内胆红素的浓度超出血浆浓度约40倍,故胆红素向毛细胆管腔内分泌是逆浓度梯度的主动转运,并非单纯的渗透、弥散等过程。胆汁淤积时,结合胆红素可以从肝细胞直接反流入血液循环中。血浆中结合胆红素因肝细胞向肝窦的逆反流而明显增高,同时伴有结合胆红素分子的葡萄糖醛酸脱结合化,故长期淤胆时血中结合与非结合胆红素均可增高。

7. 胆红素的肝外处理　胆红素的肝外代谢主要是排泄过程,仅小部分被吸收再利用。一般主要包括以下环节。

(1)肝外胆道排泄。结合胆红素由肝细胞排泄入毛细胆管后,与肝脏排泄的胆汁酸、胆固醇、磷脂等其他物质共同形成胆汁流,经肝胆管进入胆囊管、胆囊或胆总管。部分胆汁直接进入肠道,大部分则浓缩、储存于胆囊内,在进食后再排入肠道。

(2)肠道排泄及肝肠循环。结合胆红素随胆汁排入肠道,在回肠末端和结肠,胆红素结合物首先被β-葡萄糖醛酸酶作用水解成未结合胆红素,然后再被结肠中的细菌还原成一系列结构复杂的无色吡咯化合物,统称为尿胆素原(urobilinogen)或粪胆素原(stercobilinogen)。胆素原大部分从肠道排出,在体外经空气氧化而成粪胆素(stercobilin),小部分(5%~10%)被肠黏膜吸收,经肠系膜上下静脉、门静脉而进入肝,其中大部分重新转变为结合胆红素,再随胆汁排泄到肠道,实现胆素原的"肝肠循环",小部分进入体循环后从尿中排出,经空气氧化后成为尿胆素(urobilin)。

参考文献

1. 柏树令. 系统解剖学. 北京:人民卫生出版社,2002:134-139.
2. 王英杰. 生物人工肝. 北京:人民卫生出版社,2002:37-58.
3. 黄志强译. 希夫肝脏病学. 北京:化学工业出版社,2006:15-151.
4. Bioulac-Sage P, Saric J, Balabaud C. Microscopic Anaromy of the Intrahepatic Circulatory System//Okuda K, Benhamou JP,. Portal hypertension: clinical and physiologicalaspects. Tokyo: Springer-Verlag, 1991:13-26.
5. 巫协宁. 临床肝胆系疾病学. 上海:上海科学技术文献出版社,2002:6-17.
6. Bioulac-Sage P, Kuiper J, Van Berkel TJ, et al. Lymphocyte and macrophage populations in the liver. Hepatogastroenterology, 1996, 43:4-14.
7. Wisse E, Luo D, Vermijlen D, et al. On the function of pit cells, the liver specific natural killer cells. Semin Liver Dis, 1997, 17:265-286.
8. Wisse E, Braet F, Luo D, et al. Structure and function of sinusoidal lining cells in the liver. Toxicol Pathol, 1996, 24: 100-111.
9. Rappaport AM, Wanless IR. Physioanatomic considerations. In: Schiff L, Schiff ER, eds. Diseases of the Liver. 7th ed. Philadelphia: JB Lippincott, 1993:1-41.
10. 周晓军,张丽华. 肝脏诊断病理学. 南京:江苏科学技术出版社,2006:2-3.
11. Goldman and Bennett. Cecil TextBook of Medicine. 王贤才译. 消化系统疾病. 西安:世界图书出版社,2003:215-229.

第二节　急性肝衰竭

甘建和

一、概念

急性肝衰竭[1]是指多种因素引起的短期内肝细胞发生大块或亚大块坏死，导致肝脏的合成、解毒、排泄和生物转化等功能发生严重障碍或失代偿，出现以黄疸、凝血机制障碍、肝性脑病、腹水为主要表现的一组临床综合征。急性肝衰竭自然死亡率高达60%～90%，发生机制尚不十分清楚，治疗困难，费用昂贵。

二、急性肝衰竭的病因

在我国引起肝衰竭的主要病因是肝炎病毒（主要是乙型肝炎病毒），其次是药物及肝毒性物质（如乙醇、化学制剂等）。在欧美国家，药物、酒精是引起肝衰竭的主要原因。儿童肝衰竭还可见于遗传代谢性疾病（表16-2-1）。

表16-2-1　肝衰竭的病因

常见或较常见病因	少见或罕见病因
肝炎病毒：甲型、乙型、丙型、丁型、戊型肝炎病毒（HAV、HBV、HCV、HDV、HEV）	代谢异常：肝豆状核变性、遗传性糖代谢障碍等
其他病毒：巨细胞病毒（CMV）、EB病毒（EBV）、肠道病毒等	缺血缺氧：休克、充血性心力衰竭等
药物及肝毒性物质：异烟肼、利福平、对乙酰氨基酚、抗代谢药、化疗药物等、乙醇、毒蕈等	肝移植、部分肝切除、肝脏肿瘤、先天性胆道闭锁
细菌及寄生虫等病原体感染、严重或持续感染（如败血症、血吸虫病等）	
妊娠急性脂肪肝	其他：创伤、辐射等
自身免疫性肝病	

三、急性肝衰竭的分类和分期

（一）分类

根据病理组织学特征和病情发展速度，急性肝衰竭可被分为三类：暴发性肝衰竭（acute liver failure,

ALF)、亚急性肝衰竭(subacute liver failure,SALF)、慢加急性(亚急性)肝衰竭(acute on chronicliver failure,ACLF)。暴发性肝衰竭的特征是起病急,发病2周内出现以Ⅱ度以上肝性脑病为特征的肝衰竭症候群;亚急性肝衰竭起病较急,发病15日~26周内出现肝衰竭症候群;慢加急性(亚急性)肝衰竭是在慢性肝病基础上出现的急性肝功能失代偿。

(二)分期

根据临床表现的严重程度,亚急性肝衰竭和慢加急性(亚急性)肝衰竭可进一步分为早期、中期和晚期。

1. 早期

(1)极度乏力,并有明显畏食、呕吐和腹胀等严重消化道症状。

(2)黄疸进行性加深(血清总胆红素≥171 μmol/L或每日上升≥17.1 μmol/L)。

(3)有出血倾向,30%≤凝血酶原活动度(PTA)≤40%。

(4)未出现肝性脑病或明显腹水。

2. 中期　在肝衰竭早期表现基础上,病情进一步发展,出现以下两条之一者。

(1)出现Ⅱ度以下肝性脑病和(或)明显腹水。

(2)出血倾向明显(出血点或瘀斑),且20%≤PTA≤30%。

3. 晚期　在肝衰竭中期表现基础上,病情进一步加重,出现以下三条之一者。

(1)有难治性并发症,例如肝肾综合征、上消化道大出血、严重感染和难以纠正的电解质紊乱等。

(2)出现Ⅲ度以上肝性脑病。

(3)有严重出血倾向(注射部位瘀斑等),PTA≤20%。

四、发病机制

肝衰竭是多种因素共同作用的结果,其发病机制十分复杂,一直是研究的热点,目前关于具体发病机制尚不十分清楚,但是免疫损伤、微循环障碍及缺血缺氧及内毒素血症构成的“三重打击学说”被多数学者认可。

“三重打击学说”认为,肝组织在肝衰竭发生过程中依次经受了免疫损伤、微循环障碍与缺血缺氧及内毒素血症的三重致死性打击。首先,病毒、药物、肝毒性物质等病因诱发机体超强免疫应答,直接导致肝细胞坏死。免疫损伤以及局部肝细胞的坏死又介导了局部炎症反应;第二步,局部炎症一方面导致了肝脏微循环障碍,造成了缺血缺氧性损伤,直接导致肝细胞死亡,也能够促进内毒素血症的发生;第三步,肝脏解毒能力的降低、肠道屏障功能的障碍及免疫抑制等因素,促进了内毒素血症的发生发展,内毒素血症又加速了肝细胞的死亡,构成恶性循环。

以下以HBV导致的肝衰竭为例,讨论这三个损伤性环节对肝衰竭患者的三重打击效应。

(一)第一重打击——免疫损伤

如果缺少免疫因素的作用,HBV在肝细胞中的复制,即使是活跃的大量复制状态,也不会导致大范围、严重的肝细胞死亡。免疫反应造成的损伤,在肝衰竭的发病机制中起着至关重要的作用。病毒性肝炎引起的免疫损伤以细胞免疫为主,体液免疫为辅。细胞免疫过程的主要环节细胞包括DC细胞与Kupffer细胞、CTL细胞、NK/NKT细胞等。其主要过程为DC细胞将抗原递呈给Th1细胞;诱导过的淋巴细胞被肝细胞产生的细胞因子特异性地吸引至肝内;病毒特异性CTL通过Fas或穿孔素介导的(凋亡)机制直接“杀死”受染肝细胞,或通过抗病毒因子“治愈”受染肝细胞;诱导过的NK/NKT细胞也能够杀伤受染的肝细胞[2-4]。

(二)第二重打击——微循环障碍及缺血缺氧性损伤

肝衰竭时,肝组织出现亚大块状、大块状坏死,以及广泛出现的肝内炎症反应,造成了微血管的栓塞,肝血窦的结构破坏,引起了明显的肝脏微循环障碍。同时,由于肝脏代谢旺盛,为高需氧组织器官,因而对缺血缺氧性损伤极为敏感。缺血缺氧以及再灌流损伤(ischemia-reperfusion injury,IR)通过多个环节致使肝细胞坏死或凋亡,包括局部代谢废物,门脉血毒素等直接造成的肝细胞损伤与坏死,氧自由基、炎症因子造成的细胞损伤与坏死,以及通过死亡受体途径的凋亡[5-6]。

(三)第三重打击——内毒素血症损伤

肝脏是体内清除内毒素和解毒的主要脏器,也是遭受内毒素攻击的首要器官。肠源性内毒素血症是机体承受的第三重严重打击。其发生在于内毒素产生和吸收的增多与肝脏灭活内毒素能力下降两大方面的因素。肠源性内毒素血症诱导炎性介质/细胞因子,后者介导肝细胞死亡或凋亡;内毒素血症还可以通过引起肝微循环障碍途经,导致或促进肝细胞的大量死亡。内毒素通过与脂多糖结合蛋白(lipopolysaccharide binding protein,LBP)结合发挥作用,经由 CD14-TLR4-NF-κB-TNF-α 信号通路诱导凋亡。如果敲除小鼠的脂多糖结合蛋白基因,那么当给予小鼠严重肝损伤性内毒素刺激时,内毒素的损伤效应明显减弱[7-8]。内毒素脂多糖刺激肝组织后,肝组织分泌 TNF-α、IL-1、IL-10 等增多[9],这些因子可以诱导肝细胞死亡。如果阻断 TNF-α 通路,也能够减轻内毒素介导的肝细胞死亡。

五、组织病理学表现

组织病理学检查在肝衰竭的诊断、分类及预后判定上具有重要价值,但由于肝衰竭患者的凝血功能严重降低,实施肝穿刺具有一定的风险,在临床工作中应特别注意。急性肝衰竭时,肝脏组织学可观察到广泛的肝细胞坏死,坏死部位和范围因病因和病程不同而不同。按照坏死的范围程度,可分为大块坏死(坏死范围超过肝实质的 2/3),亚大块坏死(占肝实质的 1/2 ~ 2/3),融合性坏死(相邻成片的肝细胞坏死)及桥接坏死(较广泛的融合性坏死并破坏肝实质结构)。在不同肝衰竭病程的肝组织中,可观察到一次性或多次性的新旧不一的肝细胞坏死病变。目前,肝衰竭的病因、分类和分期与肝组织学改变的关联性尚未完全取得共识。

(一)急性肝衰竭[1,10]

肉眼观,肝脏显著缩小,尤其以左叶为甚,重量显著减轻至 600 ~ 800 g,肝脏质地非常柔软,包膜皱缩,边缘锐薄。肝脏切面呈斑驳状,黄褐色与红色相间,或以黄色为主。组织学检查,肝细胞呈一次性、弥漫性大块性或亚大块性坏死或桥接坏死,肝细胞坏死面积大于等于肝实质的 2/3;仅在小叶周边残存少量的肝细胞,存活肝细胞严重变性,其间散在着较多的吞噬细胞和炎症细胞,包括组织细胞、淋巴细胞、单核细胞和少量中性和嗜酸性粒细胞。嗜银纤维染色证明肝窦网状支架不塌陷或非完全性塌陷。

(二)亚急性肝衰竭

肝组织呈新旧不等的亚大块坏死或桥接坏死;较陈旧的坏死区网状纤维塌陷,或有胶原纤维沉积;残留肝细胞有程度不等的再生,并可见细、小胆管增生和胆汁淤积。亚急性肝衰竭的突出特点是坏死病变新旧并存、胆管增生、淤胆和明显的炎症反应。所有的肝组织几乎均有淤胆改变,多数网状支架塌陷,坏死区周围出现大量增生的小胆管及胆管样肝细胞团,往往沿塌陷网架无序的再生,残留肝细胞又再生,及Ⅲ型胶原为主的细胞外基质增生。

(三)慢加急性(亚急性)肝衰竭

在慢性肝病病理损害的基础上,发生新的程度不等的肝细胞坏死性病变。

六、临床表现

(一)一般临床表现[11]

1. *一般症状*　患者精神萎靡,全身情况差,健康状况全面衰退,极度乏力,起床活动困难,生活不能自理。

2. 消化道症状　食欲极度减退、恶心、呕吐,有的患者呃逆不止,上腹部不适,腹胀。与一般的黄疸型肝炎不同,黄疸出现后,上述症状不仅不缓解,反而加重。消化道症状是肝衰竭的重要临床表现,重度消化道症状常能反映病变的活动程度。

3. 黄疸　临床上先出现尿色加深,色如浓茶,以后迅速出现巩膜、皮肤深度黄染。在除去胆汁淤积和溶血等因素后,黄疸程度可大体反映肝细胞衰竭的程度或肝细胞坏死的范围,深度黄疸常提示恶劣的预后。

4. 出血倾向　患者可有鼻出血、牙龈和口腔黏膜出血、自发性皮下淤血等出血。部分患者可以出现消化道出血,表现为黑便、柏油样便甚至呕血。

5. 腹水　暴发性肝衰竭少见腹水,亚急性及慢加急性(亚急性)肝衰竭患者常出现腹水,尤其是中晚期患者。腹水患者更容易并发腹腔感染,表现为发热、腹水迅速增加、腹痛、腹肌紧张、压痛及反跳痛等。

6. 感染　由于患者免疫力极度低下,可出现全身多脏器的感染,包括肺部感染、腹腔感染、尿路感染和败血症,尤其以肺部及腹腔感染常见。

(二)急性肝性脑病的临床特点[12]

肝性脑病(hepatic encephalopathy,HE)急性发作的特征性表现是一个急性的精神错乱综合征,包括神志障碍、精神肌肉异常、肝臭及过度换气。临床表现多样性是其重要特征;临床表现可能迅速波动,由一个轻微的意识错乱迅速地转变为深昏迷。疾病往往是突发的,可在几个小时或几天内发生。急性HE发作的进展常与肝功能的改变过程或促发因素的消除相平行。HE的持续发作多发生在终末期肝衰竭患者中。

意识障碍起初的表现是人格的轻度改变或昼夜生物节律的紊乱(晚上失眠,白天睡觉)。随着HE的进展,还表现为行为怪异、定向力障碍、意识错乱、言语迟钝、木僵和昏迷。有些患者可能出现恶心和呕吐,尤其在迅速进展为昏迷者易出现。扑翼样震颤是HE的一个特征性表现,它表现为患者主动维持姿势和体位的能力丧失。扑翼样震颤是由于调节舒张肌和收缩肌张力的中脑运动神经元功能异常引起的,后者参与保持姿势的平衡。诱发扑翼样震颤的传统方法是患者将双臂平伸,手掌背屈,手指分开,出现一系列急促而不由自主的腕关节屈伸运动。扑翼样震颤在HE早期或进展期出现,在昏迷期则消失,但患者可能出现一些锥体束受累的症状,如深腱反射亢进、肌张力增高或巴宾斯基征阳性,在深昏迷时,可出现短暂性去大脑僵直及眼球异常运动。肝臭常被认为是HE的组成部分,它是患者呼出的一种特殊性刺激性气体,这种气味是由二甲基硫化物所致,此种挥发性硫化物可在肝硬化患者呼出的气体及血清中检测到。肝臭并不经常存在,也见于无HE的肝硬化患者。过度换气也很常见,尤其是在进展性HE患者中。过度换气被认为是一种代偿机制,可以降低动脉pH从而减少血氨进入大脑,亦与雌、孕激素水平的升高有关。

肝性脑病的分级　HE的分级对评价病情变化和治疗反应很有必要的。已有一些基于临床表现,以及神经生理学、神经心理学及神经影像学等测试方法,但最简单实用的方法是根据临床表现分级,见表16-2-2。

表16-2-2　根据精神状态的HE分级标准

分期	临床表现
0	亚临床脑病、精神运动障碍
Ⅰ	无欲望、反应迟钝、烦躁、焦虑、睡眠倒置
Ⅱ	嗜睡、昏沉、定向障碍、扑翼样震颤
Ⅲ	深睡(但可短暂唤醒)、语无伦次、二便失禁
Ⅳ	昏迷,对疼痛刺激尚有反应,直至深昏迷

(三)肝肾综合征的临床特点

肝肾综合征(hepatorenal syndrome,HRS)是急性肝衰竭患者的一种常见并发症。肝肾综合征的特点:①发生于肝衰竭患者,常有难治性腹水、无休克、非药物性肾损害;②少尿,24 小时尿量 <500 ml,扩容不能利尿;③尿常规正常或轻微异常,无蛋白尿;④氮质血症:血肌酐 >150 μmol/L;⑤尿钠浓度 <10 mmol/L。发生 HRS 的标志是血尿素氮(BUN)和肌酐水平进行性升高、少尿、低钠血症和高钾血症。肝肾综合征是一个排除性诊断。与肾前性氮质血症不同,扩充血容量不能使少尿和氮质血症恢复;与肾小球肾炎、急性肾小管坏死不同,并无肾小球或肾小管功能异常。在病程初期,肾小管功能是完整的,其标志是浓缩尿,这种浓缩尿实际上几乎不含钠,不出现明显蛋白质、红细胞、管型及碎片。肾功能检查显示肾脏血浆流量显著减少,通常低于 100 ml/min。

肾小球滤过率(GFR)显著降低,通常在 5 ~ 10 ml/min;滤过分数正常或下降。肝衰竭发生 HRS 进展迅速,很快出现高钾血症等情况而危及生命。HRS 一旦发生,预后差。

七、急性肝衰竭的诊断

肝衰竭的临床诊断需要依据病史、临床表现和实验室检查等综合分析而确定。可以根据具体情况进行以下相关检查综合判断病情,例如血液生化(胆红素、转氨酶、白蛋白等)、凝血酶原时间,其他检查包括肝炎病毒标记物、HBV-DNA、血氨、腹部 B 超或 CT 等。

(一)暴发性肝衰竭

急性起病,2 周内出现Ⅱ度及以上肝性脑病(按Ⅳ度分类法划分)并有以下表现者:①极度乏力,并有明显厌食、腹胀、恶心、呕吐等严重消化道症状;②短期内黄疸进行性加深;③出血倾向明显,PTA≤40%,且排除其他原因;④肝脏进行性缩小。

(二)亚急性肝衰竭

起病较急,15 日至 26 周出现以下表现者:①极度乏力,有明显的消化道症状;②黄疸迅速加深,血清总胆红素大于正常值上限 10 倍或每日上升≥17.1 mmol/L;③凝血酶原时间明显延长,PTA≤40% 并排除其他原因者。

(三)慢加急性(亚急性)肝衰竭

在慢性肝病基础上,短期内发生急性肝功能失代偿的主要临床表现。

八、肝衰竭的治疗

(一)急性肝衰竭的治疗原则

1. 早期发现、早期诊断、早期治疗　急性肝衰竭救治成功的关键在于早期发现、早期诊断、早期治疗,尤其是在患者处于肝衰竭倾向及肝衰竭早期时积极阻断病情进一步发展,例如,糖皮质激素的早期运用常常取得较好的疗效,能够提高患者生存率,降低治疗费用。

2. 综合治疗　采用内科综合治疗联合人工肝及肝移植术。

3. 积极防治并发症　急性肝衰竭患者能否救治成功,往往取决于是否能够成功预防感染、上消化道出血、肝肾综合征等各种并发症,尤其是要注意积极预防及治疗肺部细菌、真菌感染。

4. "三重打击学说"与肝衰竭的治疗策略　临床观察肝衰竭的疾病过程并结合"三重打击学说",可以将整个疾病发生发展过程分为 4 个时相:上升前期、上升期、平台期、恢复期。其中,在肝衰竭的上升前期机体承受的打击以免疫损伤为主;在肝衰竭上升期的初期阶段,机体承受的打击以免疫损伤加缺血缺氧性损伤为主;在肝衰竭上升期的中后期阶段,内毒素血症也开始参与对机体的沉重打击;在肝衰竭平台期的中后期阶段以及恢复期的早期,机体处于免疫抑制状态,主要承受来自内毒素血症的压力。

因此，结合临床实际，肝衰竭治疗过程中应注意以下问题：抗病毒治疗贯穿始终；免疫治疗分阶段，肝衰竭倾向及初期为糖皮质激素等免疫抑制治疗阶段，中后期为免疫增强治疗阶段；根据时相及病情选择抗感染治疗及治疗强度；选择恰当时机及时进行改善微循环治疗；人工肝治疗改善内环境、减轻内毒素血症。

(二)内科综合治疗

目前急性肝衰竭的内科治疗尚缺乏特效药物和手段。原则上强调早期诊断、早期治疗，针对不同病因采取相应的综合治疗措施，并积极防治各种并发症。

1. 一般支持治疗

(1)急性肝衰竭应置于重症肝病监护病房，加强病情监护，注意消毒隔离，加强口腔护理，保持室内空气流动，定期消毒，预防院内感染发生。严格卧床休息，减少体力消耗，减轻肝脏负担。

(2)高碳水化合物、低脂、适量蛋白饮食。进食不足者，每日静脉补给足够的液体和维生素，保证每日6 272 kJ (1 500 kcal)以上总热量。急性肝衰竭时，糖利用无明显障碍，热量主要由糖液补给，单糖液常难以满足热量补充，静脉补充脂肪乳和支链氨基酸是必要的。

(3)积极纠正低蛋白血症，补充白蛋白及新鲜血浆，并酌情补充凝血因子。

(4)注意纠正水、电解质及酸碱平衡紊乱，特别要注意纠正低钠、低氯、低钾血症和碱中毒。

2. 针对病因和发病机制的治疗

(1)针对病因治疗或特异性治疗。①对 HBV DNA 阳性的肝衰竭患者，可尽早酌情使用核苷类似物如拉米夫定、替比夫定、恩替卡韦等，但应注意后续治疗中病毒变异和停药后病情加重等问题；②对于药物性肝衰竭，应首先停用可能导致肝损害的药物。对乙酰氨基酚中毒所致者，给予 N-乙酰半胱氨酸(NAC)治疗，最好在肝衰竭出现前即口服活性炭加 NAC 静脉滴注；③毒蕈中毒根据欧美的临床经验可应用水飞蓟宾或青霉素 G。

(2)免疫调节治疗。目前对于肾上腺皮质激素在肝衰竭治疗中的应用尚存在不同意见，但在肝衰竭倾向、肝衰竭早期甚至中期的应用常取得较好的疗效，能够抑制患者体内超强免疫反应，阻止肝细胞进一步坏死，促进肝细胞再生及病情恢复，缩短平均住院天数，降低治疗费用。非病毒感染性肝衰竭，如自身免疫性肝病及急性酒精中毒(严重酒精性肝炎)等是其较强的适应证。为调节中晚期肝衰竭患者的免疫功能、减少感染等并发症，可酌情使用胸腺素 α_1 等免疫调节剂。

(3)改善肝脏微循环治疗。目前改善微循环药物使用最多的是前列腺素 E_1 等，临床应用表明治疗安全，可酌情使用。

(4)促肝细胞生长治疗。为减少肝细胞坏死，促进肝细胞再生，可酌情使用促肝细胞生长素、肝水解肽等药物。

(5)肠道处理。对于急性肝衰竭患者的肠道处理必须坚决，可应用食醋、乳果糖灌肠，肠道微生态调节剂、乳果糖及大黄等口服，以减少肠道血氨、内毒素等毒性物质的产生与吸收，调节肠道菌群，减轻高血氨及内毒素血症。

(6)其他治疗。酌情选用保肝、降酶等药物，如甘草酸、NAC 和还原型谷胱甘肽等药物。

3. 防治并发症

(1)肝性脑病。①消除诱因，某些因素可以诱发或加重肝性脑病。例如，感染、胃肠道出血、肾衰竭、便秘、大量蛋白饮食、电解质紊乱等。当患者狂躁不安或抽搐时，禁用吗啡及其衍生物、副醛、水合氯醛、哌替啶及速效巴比妥类。必须及时控制感染和上消化道出血，避免快速和大量的排钾利尿和放腹水[13]。注意纠正水、电解质和酸碱平衡紊乱。②营养支持[14-15]：HE 患者较常出现重度营养不良，虽然蛋白摄入受限可以减少 HE 相关的毒素，但过度限制会影响病情恢复，并增加死亡危险。因此，当前推荐的是避免过度限制膳食蛋白质的摄入，同时结合静脉补充血浆、白蛋白及氨基酸(支链氨基酸)纠正负氮平衡。③减少肠内毒性物质的生成和吸收。④降血氨药物：如用鸟氨酸-门冬氨酸、精氨酸等降氨药物。⑤酌情使用支链氨基酸或支链氨基酸、精氨酸混合制剂以纠正氨基酸失衡。⑥人工肝支持治疗:目前认为持续静脉-静脉血液透析滤过的效果优于间断血液透析,这是因为患者更容易并发低血压,导致脑灌注压降低,由此加重脑水肿[16-17]。此外,MARS 等白蛋白透析技术对肝性脑病有较好的疗效,条件许可时可选择白蛋白透析治疗[18]。

(2)脑水肿。①有颅内压增高者,给予高渗性脱水剂,如 20% 甘露醇或甘油果糖,但肝肾综合征患者慎用;②袢利尿剂,一般选用呋塞米,可与渗透性脱水剂交替使用;③人工肝支持治疗,常如连续性血液滤过、白蛋白透析等治疗技术,治疗过程中可根据患者具体情况进行脱水。

(3)肝肾综合征。①大剂量袢利尿剂冲击,可用呋塞米持续泵入,可尝试联合使用小剂量的多巴胺;②限制液体入量,24 小时总入量不超过尿量加 500 ~ 700 ml;③肾灌注压不足者可应用白蛋白扩容;④肾脏替代治疗及人工肝支持治疗:肾脏替代治疗的指征包括不能纠正的酸中毒、高血钾、容量负载,以及血肌酐水平超过 300 μmol/L 或伴有需要甘露醇治疗的脑水肿时的少尿。持续静脉-静脉血液透析滤过的效果优于间断血液滤过,目前认为 MARS 等白蛋白透析技术对肝肾综合征有较好的疗效,而且疗效优于单纯血液滤过[16]。

(4)感染。①肝衰竭患者容易合并感染,常见原因是机体免疫功能低下、肠道微生态失衡、肠黏膜屏障作用降低及侵袭性操作较多等;②肝衰竭患者常见感染包括自发性腹膜炎、肺部感染和败血症等;③感染的常见病原体为大肠埃希菌、革兰阴性杆菌、葡萄球菌、肺炎链球菌、厌氧菌、肠球菌等细菌以及假丝酵母菌等真菌;④一旦出现感染,应首先根据经验用药,选用强效抗生素或联合应用抗生素。尽可能在应用抗生素前进行病原体分离及药敏试验,并根据药敏结果调整用药。同时注意防治二重感染。

(5)出血。肝衰竭患者肝脏合成各种凝血因子的能力急剧下降,可出现凝血功能紊乱,凝血时间显著延长,PTA≤40%,十分容易出现鼻出血、牙龈和口腔黏膜出血、皮下出血,甚至消化道、颅内等重要脏器出血。因此,常根据具体情况给予新鲜血浆、凝血酶原复合物和纤维蛋白原等改善凝血功能,血小板显著减少者可输注血小板,必要时补充压积红细胞或全血。对于合并门脉高压性患者的消化道出血,为降低门脉压力,首选生长抑素类似物,也可使用垂体后叶素(或联合应用硝酸酯类药物),并给予质子泵抑制剂保护胃黏膜。无效时可考虑三腔二囊管压迫止血或行内镜下硬化剂注射或套扎治疗止血。

(三)人工肝支持治疗

治疗机制和方法 人工肝是指通过体外的机械、理化或生物装置,清除各种有害物质,补充必需物质,改善内环境,暂时替代衰竭肝脏功能的治疗技术,能为肝细胞再生及肝功能恢复创造条件或帮助患者过渡到肝移植。人工肝支持系统分为非生物型、生物型和混合型三种。非生物型人工肝已在临床广泛应用并被证明确有一定疗效。目前应用的非生物型人工肝方法包括血浆置换(plasma exchange,PE)、血液灌流(hemoperfusion,HP)、白蛋白透析(albumin dialysis,AD)、血液滤过(hemofihration,HF)和连续性血液透析滤过(continuous hemodiafiltration,CHDF)等。由于各种人工肝的原理不同,因此应根据患者的具体情况选择不同方法单独或联合作用。例如,伴有脑水肿或肾衰竭时,可选用 PE 联合 HF、CHDF 或者 AD;伴有高胆红素血症时可选用 HP 或 PE;伴有水、电解质紊乱时,可选用 CHDF 或 AD。应注意人工肝治疗操作的规范化。生物型及混合生物型人工肝不仅具有解毒功能,而且还具备部分合成和代谢功能,是人工肝发展的方向,现正处于临床研究阶段。

(四)肝移植

肝移植是治疗晚期肝衰竭最有效的治疗手段。人类第一例成功的肝移植是 1967 年由美国科罗拉多州的 Fhmas Starzl 博士实施的。据估计,目前美国每年行肝移植约 5 000 例,欧洲每年 3 000 例,1 年存活率均≥90%。我国肝移植发展较缓慢,经过一段时间的沉寂后,近年该领域的研究异常活跃。至 2005 年底,我国肝移植总数累计也超过 8 000 例,其中仅 2005 年就施行了约 3 000 例。

肝移植有多种手术方式,目前同种异体原位肝移植最多。移植术后的并发症的发生对病死率有明显的影响。若患者能顺利度过移植后的早期阶段,他们的远期预后也会非常光明。

1. 适应证

(1)各种原因所致的中晚期肝衰竭。

(2)各种类型的终末期肝硬化。

2. 禁忌证

(1)绝对禁忌证。①难以控制的全身性感染;②肝外有难以根治的恶性肿瘤;③难以戒除的酗酒或吸毒;④合并严重的心、脑、肺等重要器官器质性病变;⑤难以控制的精神疾病。

(2)相对禁忌证。①年龄大于65岁;②肝脏恶性肿瘤伴门静脉主干癌栓或转移;③合并糖尿病、心肌病等预后不佳的疾病;④胆道感染所致的脓毒症等严重感染;⑤人类免疫缺陷病毒(HIV)感染;⑥明显门静脉血栓形成等解剖学异常。

3. 移植肝再感染肝炎病毒的预防和治疗

(1)HBV再感染。HBV再感染的预防方案是术前拉米夫定、恩替卡韦等核苷类抗病毒药使用1个月以上,术中和术后较长时间应用高效价乙型肝炎免疫球蛋白与核苷类抗病毒药物。

(2)HCV再感染。目前对于HCV感染患者肝移植术后肝炎复发尚无有效的预防方法。移植后可酌情给予α-干扰素和利巴韦林联合抗病毒治疗。

外科技术、免疫学、药理学、免疫抑制药物、麻醉学及急症监护医学的进步共同推动了这项治疗技术的发展。尽管对尸体肝的分配途径仍将存在争议,但受体的选择标准已适度地趋于标准化。有限的尸肝供给与候选受体登记人数之间的矛盾明显增加,推动了移植团队去探索劈裂式肝移植和活体供肝移植技术。活体供肝移植作为激烈争论的焦点,同样难以满足大量肝衰竭患者的救治。

参考文献

1. 中华医学学会感染病学分会肝衰竭与人工肝学组、中华医学会肝病学分会重型肝病与人工肝学组联合制定. 肝衰竭诊疗指南. 中华传染病杂志,2006,12(24):422-425.
2. Malhi H, Gores GJ. Cellular and molecular mechanisms of liver injury. Gastroenterology, 2008,134(6):1641-1654.
3. Radziewicz H, Hanson HL, Ahmed R, et al. Unraveling the role of PD-1/PD-L interactions in persistent hepatotropic infections: Potential for therapeutic application. Gastroenterology, 2008,134(7):2168-2171.
4. Zhang Z, Zhang JY, Wherry EJ, et al. Dynamic programmed death 1 expression by virus-specific CD8 T cells correlates with the outcome of acute hepatitis B. Gastroenterology, 2008,134:1938-1949.
5. Kotoh K, Enjoji M, Kato M, et al. A new parameter using serum lactate dehydrogenase and alanine aminotransferase level is useful for predicting the prognosis of patients at an early stage of acute liver injury: A retrospective study. Comp Hepatol, 2008, 7:6-14.
6. Langdale LA, Hoagland V, Benz W, et al. Suppressor of cytokine signaling expression with increasing severity of murine hepatic ischemia-reperfusion injury. J Hepatology, 2008,49:198-206.
7. Uesugi T, Froh M, Arteel GE, et al. Role of lipopolysaccharide-binding protein in early alcohol-induced liver injury in mice. J Immunol, 2002,168(6):2963-2969.
8. Effect of hepatocyte apoptosis induced by TNF-alpha on acute severe hepatitis in mouse models. World J Gastroentero,2000,6(5):688-692.
9. 甘建和,江敏华,赵卫峰,等. 重型肝炎患者血清TNF-α的变化及临床意义. 中国血液流变学杂志,2001,11(4):299-302.
10. 周晓军,张丽华. 肝脏诊断病理学. 南京:江苏科学技术出版社,2005:51-54.
11. 骆抗先主编. 乙型肝炎基础和临床. 北京:人民卫生出版社,2007:659-704.
12. Adams RD, Foley JM. The neurological disorder associated with liver disease. Proc Assoc Res Nerv Ment Dis,1953,32:198-237.
13. 甘建和,吴旭东,江敏华,等. 地塞米松在D-氨基半乳糖联合内毒素诱导小鼠急性肝衰竭. 中华传染病杂志,2007,25:

517-522.
14. Horst D, Grace ND, Conn HO, et al. Comparison of dietary prorein with an oral, branched chain-enriched amino acid supplement in chronic porral-systemic encephaloparhy: a randomized controlled trial. Hepatology, 1984, 4:279-287.
15. Plauth M, Merli M, Weimann A, et al. ESPEN guidelines for nutrition in liver disease and transplantation. Clin Nutr, 1997, 16:43-55.
16. Makin AJ, Wendon J, Williams R. A 7-year experience of severe acetaminophen-induced hepatotoxicity(1987 ~ 1993). Gastroenterology, 1995, 109:1907-1916.
17. Davenport Awill E, Davidson AM. Changes in intracranial pressure during machine and continuous haemofiltration. Int J Artif organs, 1989, 12:439-444.
18. Steffen R, Mitzener, Jan S, et al. Extracorporeal detoxification using the molecular adsorbent recirculating system for critically ill patients with liver failure. J Am Soc Nephrol, 2001, 12:S75-S82.

第三节　生物人工肝

甘建和

人工肝支持系统(artificial liver support system)简称人工肝,是国外20世纪50年代开始逐渐发展起来的为肝衰竭患者提供体外肝功能支持的技术,它的出现与发展为肝衰竭的治疗开辟了新途径。人工肝装置通过体外循环方式来代偿肝脏功能,而非置入人体,故又称为体外人工肝支持系统(extracorporeal liver support system,ELSS)。人工肝治疗肝衰竭的主要原理是暂时替代肝脏功能,为肝细胞再生创造一个良好的内环境,促进肝功能恢复或为肝移植赢得宝贵的时间[1]。人工肝的类型有三大类[2]:①非生物型人工肝:指不包括生物部分构成的人工肝支持系统。常用的方法包括血浆置换、白蛋白透析、连续性血液滤过、全血及血浆灌流等。非生物型人工肝的功能以解毒为主,部分非生物型人工肝还兼有补充人体需要物质或调节机体内环境紊乱的作用。②生物型人工肝(bioartificial liver support system,BLSS):指采用同种或异种动物的器官、组织或细胞等生物材料与特殊装置结合所构成的人工肝支持系统。③混合生物型人工肝(hybrid artificial liver support system):采用生物及非生物两种人工肝技术结合构成的人工肝支持系统[3]。

由于正常肝脏的结构和功能十分复杂,各种单纯以解毒为主要功能的非生物型人工肝方法难以完全替代肝脏功能,只有以具有活性和功能的肝细胞为主要生物材料的生物人工肝才与正常的肝脏最为接近,具备真正意义上的"人工肝脏"的功能,是未来人工肝发展的重要方向。

一、生物人工肝的发展历史

很早人们就知道,肝脏具有十分复杂的结构与功能,通过一种或几种血液净化方法是无法完全替代的,这激起了利用生物肝组织支持肝功能的研究。1958年,Hori等通过异种肝脏及交叉血液透析的方法进行了初期生物人工肝的研究。该治疗方法是利用半透膜将小相对分子质量的毒性代谢产物从肝硬化患者的血液中分离出来,然后通过体外血液循环由犬肝脏吸收。这种方法被应用于4个肝硬化患者的治疗,其中1位患者从肝昏迷中苏醒过来,血氨水平显著降低。1965年Eiseman等[4]开始了体外肝灌注(extracorporeal liver perfusion,ECLP)的临床研究,使用整个猪肝进行直接的血液灌注。随后许多研究小组进行体外肝脏灌注的临床试验。Abouna等[5]阐述了人类对猪蛋白质有免疫反应,并且表现出对来自另一物种的肝脏有过敏反应,免疫排斥反应时有发生。1967年Burnell等[6]报道了另一种直接实现生物人工肝方法,这就是交叉血液循环。这种技术在全麻下实施,直接将肝衰竭患者的血液循环与健康志愿者连接,期望通过这种方法替代肝衰竭患者的肝脏功能。经过治疗,3位患者中1位患者完全康复,但是那位健康的志愿者却遭受来自患者体内毒性物质所导致的严重毒副反应,以及免疫排斥反应。因此,该技术早已被弃用。这些研究至少说明,肝衰竭患者的肝脏功能可以由体外正常肝脏来支持。

1974年日本学者实施了ECLP的临床试验。Kawamura等[7]使用猪的肝脏进行ECLP,临床治疗因急性磷中毒而导致肝昏迷的患者,但是未能改善患者临床表现,最终患者未能存活。19世纪80年代早期,Ozawa等[8]采用猪和狒狒切除的肝脏,开展交叉血液透析疗法,在13例严重肝衰竭患者中有27%的患者存活。1985年,Teraoka等[9]采用整个猪肝直接血液灌注治疗1个患者和交叉血浆灌注治疗2个患者。20世纪90年代,Fox等[10]使用异源ECLP治疗3个暴发性肝衰竭患者。他们使用人类尸体肝,提高灌注时间至72小时,最终2个患者成功过渡到肝脏移植。Chari[11]和Neuhaus[12]等也进行了类似的猪肝灌注研究。Levy等[13]最早报道了使用转基因猪肝脏进行ECLP的临床研究,2例患者克服潜在的免疫屏障并且成功地进行了肝脏移植。Xu等[14]对2例患者采用转基因猪全肝进行了体外灌注治疗的临床试验,没有发现猪内源性逆转录病毒感染。但是,以肝脏灌注为代表的早期生物人工肝方法由于疗效有限,尤其受到异种动物传染病以及伦理等问题的制约,随着培养肝细胞型生物人工肝的发展,该领域的研究基本告一段落。

20世纪70年代中期以后,随着细胞分离、培养技术的成熟,以分离肝细胞为主的现代生物人工肝开始起步,成为生物人工肝研究的热点和最重要的研究方向,也是本章节介绍的重点。这主要得益于中空纤维反应器培养肝癌细胞的成功。随后用类似的方法,如透析器、灌流仓以及离心机等,培养了原代肝细胞,证明其可保持尿素合成、蛋白分泌以及药物代谢等正常肝细胞功能。在此基础上终于以肝细胞为人工肝的生物成分,建立了培养肝细胞和中空纤维反应器共同组成的体外生物人工肝模型。在此期间生物人工肝引入两个重要的组成成分,一是血浆分离系统,二是将肝细胞置于连接有高流量血浆循环池的反应仓内,从而大大提高了生物人工肝的效率,并由此促进了多层平板式等类型生物人工肝的问世。

至20世纪90年代,生物人工肝进入了快速发展期,先后出现C3A细胞与中空纤维反应器组成的ELAD(体外肝支持装置)人工肝系统,微载体培养猪肝细胞、中空纤维反应器、活性炭吸附器构成的混合生物人工肝系统等。同时,肝细胞分离、高密度培养、新型生物反应器设计等均有了长足的进步,推动着生物人工肝研究的深入开展。人工肝的发展史见表16-3-1。

表16-3-1 生物人工肝的发展简史

年份	主要研究者	研究成果
1958	Hori	使用活犬做交叉血液透析
1965	Eisemann	最初临床使用ELCP是用切除的猪肝脏
1967	Burnell	在肝昏迷的患者和健康的志愿者之间进行交叉血液循环
1970	Abouna	临床使用ECLP用的是异种肝
1980	Brunner	生物反应器与肝酶的固定化
1982	Ozawa	用猪和狒狒的肝脏进行交叉血液透析
1987	Matsumura	兔肝细胞悬浮灌注系统
1988	Marguilis	猪肝细胞悬浮灌注系统
1993	Demetriou	猪肝细胞固定化生物反应器系统
1994	Gerlach	肝细胞固定化生物反应器系统
1996	Eillis	ELAD人工肝临床应用

续表

年份	主要研究者	研究成果
1996	Gerilar	建成新型三维立体型生物反应器
1999	Rozga	Hepat Assist 2000 Ⅲ期临床
2002	Mundt	采用猪肝细胞与非实质细胞共培养
2006	Eillis	ELAD 在北京进行了Ⅲ期临床

二、生物人工肝的基本原理

如上所述，生物人工肝(bioartificial liver，BAL)主要包括肝组织体外灌流和培养肝细胞两个类别，由于前者已很少应用，故目前通常所说的生物人工肝就是指这种培养肝细胞的系统，也称为体外生物人工肝支持系统。从理论上讲，该系统最能模拟正常肝脏的功能，为肝衰竭患者提供可靠的过渡支持治疗，使患者通过自身肝再生或肝移植而恢复。

(一)理论依据

肝脏是机体重要的解毒器官，各种原因一旦造成肝细胞大量坏死，并出现肝衰竭，必将导致机体的代谢紊乱和毒性物质的大量堆积，两者又进一步影响肝细胞功能，加剧肝细胞坏死，影响残存肝细胞再生，从而加重肝衰竭，构成恶性循环。肝脏区别于人体其他脏器的重要特点是其具有很强的再生能力，动物实验显示肝大部分切除后，可在较短的时间内由剩余肝组织增生而恢复，正是肝脏的这一有别于其他脏器的特点，使人工肝只是在肝衰竭的关键时期给患者提供临时性的肝功能支持，患者可以在人工肝的支持下渡过衰竭期而恢复。

因此，人工肝研究的出发点就是寄希望采用人工解毒、代偿肝脏代谢和合成功能的方法，打破上述恶性循环，稳定肝衰竭患者的内环境，为肝细胞再生或肝移植创造条件，争取时间。

(二)基本原理

生物人工肝的基本原理是将体外培养的肝细胞置于特殊的生物反应器内，利用体外循环装置将肝衰竭患者血液/血浆引入生物反应器，通过反应器内的半透膜(或直接与肝细胞接触)进行物质交换。由于这一过程类似正常机体血液流过肝血窦，一方面血液中的毒性物质被培养肝细胞摄取、转化、代谢，另一方面肝衰竭血液中缺乏的正常物质由培养肝细胞合成、补充。从理论上看，是一种最为理想的人工肝模式，显然要优于任何一种非生物型人工肝，是一种非常有希望的人工肝技术。

(三)生物人工肝的组成

鉴于上述全肝灌注等其他类型生物人工肝研究的困境，当今几乎所有的生物型人工肝都是以培养肝细胞为基础的，并主要由以下三部分组成：①细胞材料，具有能够发挥正常人肝脏大部分功能的"肝细胞"；②生物反应器，分隔肝细胞与患者血液，但允许双方进行充分物质交换的生物反应器；③体外装置，主要包括将患者血液输送至肝细胞的"传输系统"。

在培养肝细胞型生物人工肝基础上，也可联合应用偏重于解毒的物理型、中间型人工肝方法，组成一种被称为混合生物人工肝的新型人工肝支持系统，兼有各种人工肝支持系统的优点，并可克服各自的缺点，更好地满足临床肝衰竭患者人工肝辅助支持治疗的所需。

三、生物人工肝的关键技术

细胞材料、生物反应器与体外装置是生物人工肝的三大部分，其中，肝细胞和生物反应器是生物人工肝的核心，肝细胞及分离培养、生物反应器的设计等是其关键技术。

（一）肝细胞选择

肝组织主要由两种类型细胞组成，即实质细胞和非实质细胞。肝实质细胞是肝脏主要功能细胞，具有非常复杂的生物功能，包括合成、分泌、生物转化与解毒等；非实质细胞包括星状细胞、Kupffer 细胞、内皮细胞、胆管内皮细胞，对维护肝脏的结构和功能具有重要作用。目前，所有临床实验的 BAL 都尝试着去模仿肝细胞的功能，从而来实现对患者的治疗作用。这些肝细胞获取方法大多是采用肝细胞外基质释放的胶原蛋白水解酶经肝脏脉管系统灌注[15]。但是，人体肝细胞是表皮细胞源性的，需要细胞与细胞之间的接触以及与非实质细胞的接触才能发挥其生理功能。现有的生物人工肝（BAL）装置大多缺乏这一要求即微环境[16]。因此，BAL 中肝脏细胞多表现为功能降低，关键酶活性丧失以及最后导致繁殖能力丧失[17]。另外，这些 BAL 系统大多采用常规一层膜培养细胞技术，其模拟代谢转化梯度和矢量与体内相比较差。因此，理想的 BAL 细胞来源是当前迫切需要解决的问题之一。目前，BAL 的细胞来源主要有下列几种。

1. *人肝细胞系* 从理论上讲，自体肝细胞是最为理想 BAL 细胞来源。自体肝细胞有着相同的免疫原性，不会发生免疫排斥反应。但是临床实际中难以从肝衰竭患者体内获得数量和质量均满足 BAL 需要的肝细胞，通过目前体外细胞培养扩增技术也远远达不到要求。同种异体肝细胞是另一个较为理想的肝细胞来源，但同样面临多方面的问题。例如，临床获取困难，目前的细胞培养技术难以在短时间内扩增出足量健康肝细胞；同种异体肝细胞同样也面临免疫排斥及传染性疾病等问题；希望通过建立人类永生化肝细胞株来满足 BAL 的细胞来源需要是另外一种思路，其原理是通过在细胞中导入含肿瘤基因的病毒/质粒，主要使用 *SV40T* 和 *hTRET* 这两种肿瘤基因，从而使细胞逃避 M_1 衰老期，再通过诱导端粒酶保持端粒的长度，从而使细胞逃避 M_2 危机期，最终达到永生化。这类细胞来源广，免疫原性小。但是大多数细胞系在建立之初多能够表达成熟肝细胞的合成及代谢功能，然而随着细胞增殖能力的提高，传代时间的延长，却往往出现分化功能及肝细胞特异性功能的下降甚至丢失，此外该类细胞仍然存在致癌及病毒感染的风险。近年来，有学者研究了一种可恢复性肝细胞株，是先将永生化基因 *SV40Tag* 导入原代细胞以建立永生化肝细胞，使其在获得体外增殖能力后，再以特异性位点重组技术切除 SV40Tag 基因，使细胞恢复到永生化前的状态。这样理论上细胞既得到了增殖，又不具有致瘤性。但该技术仍处于基础研究阶段，有望使同种异体肝细胞作为 BAL 的良好细胞来源[18]。

2. *肿瘤来源的肝细胞系* 目前认为在体外具有无限扩增潜能的肝细胞株可能是 BAL 的理想细胞来源，因为永生化的肝细胞株可为生物人工肝提供取之不尽的肝细胞来源。这类细胞大多是从人类肝脏肿瘤组织分离、克隆而来的具有某些正常肝细胞功能的细胞株。其典型的代表是 HepG2、C3A 细胞株，它们具有正常肝细胞的部分功能，包括白蛋白的合成，P_{450}酶活性和尿素合成。虽然该类细胞具有来源广泛，增殖能力强，可大规模的制备与保存，随时满足临床治疗的需要等优点。但是该类肝细胞只保留了正常肝细胞的部分功能，而且存在潜在致癌性的威胁[19]。目前只有 C3A 有应用于临床的报道。因此，应用来自肿瘤来源的细胞系作为 BAL 细胞来源具有一定的可行性，但需要对其生物功能以及安全性等方面进行更有力地改进与提高。

3. *异种肝细胞* 由于人肝细胞的短缺，人们将包括猪、犬、兔、鼠等哺乳动物在内的很多异种动物肝细胞作为 BAL 研究的细胞来源。现阶段研究较多的是新鲜的猪肝细胞，其在细胞色素 P_{450} 含量及代谢能力方面与人肝细胞最为接近，表现出在诸如尿素合成、白蛋白合成以及 P_{450} 活性等功能与人类肝细胞相似。在大量实验研究的基础上，猪肝细胞型生物人工肝已进入临床研究阶段并取得了一定的疗效[20]。将猪肝细胞应用于生物人工肝所必须考虑的不利因素主要有两方面：首先是异种免疫排斥反应。尽管 BAL 系统中常规采用半透膜进行免疫阻隔，但高滴度的抗猪 IgM 和 IgG 仍然可在接受 2 次以上猪肝细胞型生物人工肝患者的血中检出，提示接受治疗者暴露于猪肝抗原的情况仍然存在；另一个引起研究人员广泛关注的问题就是动物传染病。猪体内普遍存在着的猪内源性逆转录病毒（porcine endogenous retroviral，PERV），研究显示 PERV 颗粒可以通过人与猪细胞的体外混合培养而进行转导，并且有在新的宿主细胞内复制的可能。在 20 世纪 90 年代中期，来自英国的两篇文章报道了关于动物传染性疾病在体外传播的现象，结果导致了欧洲异种肝细胞的临床使用完全被禁止。上述因素大大限制了异种肝细胞在 BAL 中的应用，因此，随着其他细胞来源发展异种细胞来源的使用可能会逐渐减少。

4. 干细胞　由于干细胞具有无限增殖及多项分化的潜能，无疑是一种很有希望的 BAL 细胞来源。用于生物人工肝研究的干细胞分为肝源性和非肝源性两类，前者包括肝卵圆细胞，后者包括胚胎干细胞（embryonic stem cell，ESC）、造血干细胞（hematopoietic stem cell）、脐带或骨髓间充质干细胞（mesenchymal stem cell）等[21-22]，研究表明它们不仅具有无限增殖的潜能，而且在一定的条件下可分化为肝细胞。由于在体外分离、培养、纯化与鉴别及体外定向诱导分化等方面还存在着诸多问题，因此还仅停留在基础研究阶段。

（二）肝细胞培养

BAL 所需肝细胞数量应相当于受体肝质量的 1/10 ~ 1/5，即（1 ~ 2）$\times 10^{10}$个，如此大规模的体外细胞培养是 BAL 应用的一个挑战。为了尽可能地保持细胞的活性及功能，人们不断改进细胞的培养方法，包括细胞悬液培养、单层贴壁培养、微载体培养、微囊化培养、反应器培养及共培养等多种模式。

1. 微载体培养　微载体培养属于一种特殊的固定化培养，是指将直径 60 ~ 250 μm 的由天然葡聚糖或其他聚合物组成的微球，与细胞及培养液共同放置在一特殊容器内，通过搅拌使细胞在微载体表面黏附、生长。

2. 微囊化培养　微囊化培养是指将细胞包裹在"微粒"内部的培养技术，微囊实质上是一种半透膜，其截留相对分子质量一般为 75 000 ~ 100 000，可选择性地透过氧气、营养物质，用这种半透膜做成的微囊包被肝细胞进行培养，既可实现肝细胞的大量培养，又能起到免疫隔离屏障的作用。

3. 球形聚集培养　球形聚集培养的原理是利用了肝细胞具有黏附聚集的特性，通过被覆培养瓶、旋转培养箱、液喷流槽等多种方法，限制肝细胞的贴壁生长，从而使新分离的肝细胞聚集成 50 ~ 200 μm 的多细胞球形体。

4. 生物反应器培养　指将肝细胞直接培养于各种生物反应器中，尽可能模拟肝细胞在体内的微环境，供给细胞生长所需营养、氧气，保持 pH 及温度等条件，提高培养细胞的生物活性及功能。

5. 共培养　共培养是指将肝细胞和肝非实质细胞或其他非肝细胞一起培养，这些细胞包括骨髓间充质干细胞、肝星状细胞、骨髓干细胞、窦状隙内皮细胞等。

（三）生物反应器

生物反应器是生物人工肝系统中最关键的部分，是肝衰竭患者血液与外源性肝细胞进行物质交换的场所。生物反应器不仅要为肝细胞提供良好的生长环境，而且要具备较好的物质交换能力。为满足临床应用的需要，生物反应器应满足以下条件：①肝细胞达到 10^7 cells/cm^3 的高密度培养；②代谢功能的维持类似于单层培养；③肝细胞功能至少保持 1 ~ 2 周；④容量大小应达到几升；⑤无任何类型的感染。目前的生物反应器可分为中空纤维型、平板型/单层培养型、灌流床式型/支架型以及悬浮型/包裹型 4 种类型，每种类型都有其优缺点，见表 16-3-2。

表 16-3-2　各种生物反应器的比较

类型	优点	缺点
平板单层培养型	细胞分布均匀，微环境一致	表面积与体积之比下降，细胞暴露于剪切力之下
中空纤维型	表面积与体积比大，有免疫阻隔作用，细胞活性良好，受剪切力作用小	肝细胞在反应器中分布不均，半透膜影响物质交换
灌流床式/支架型	使血浆与细胞直接接触，增加了物质的转运，可促进肝细胞三维立体结构的形成，容易扩大细胞容量	灌注不均匀，剪切力较大，易阻塞
细胞包裹/悬浮型	容易放大，与微环境一致	细胞稳定性差，物质交换能力受限

四、生物人工肝治疗肝衰竭的研究

(一)HepatAssist 2000 肝脏支持系统[23]

该系统是一种体外利用猪肝细胞作为基础的 BAL 系统,由 Cedars Sinai 医疗中心 Rozga 和 Demetriou 等研发制造。1997 年该系统就已经通过了Ⅰ、Ⅱ期临床试验,结果表明,该生物人工肝能显著改善患者颅内压,降低血氨水平,改善肝性脑病指数,是终末期肝病患者过渡到肝移植手术的桥梁。在治疗过程中未出现不良反应,也未发现有猪逆转录病毒(PERV)感染[24]。2003 年该系统完成了为期 3 年的Ⅲ期临床随机对照试验[25],对来自美国和欧洲的 20 个临床医疗中心的 171 例患者进行了对照研究,然而试验结果表明,对照组与治疗组 30 天生存率分别为 71% 和 62%,两者间无明显差异($P=0.26$),除胆红素之外,血氨、转氨酶、颅内压、神经系统评分均无明显差异。但在采用 Cox 比例风险回归模型分析发现,排除了肝移植对两组患者生存率的影响后,BAL 组的急性/亚急性肝衰竭患者 30 天生存率要高于对照组($P=0.048$)。

(二)体外肝辅助装置(ELAD)

是由 Baylar 设计,Vital 治疗公司(San Diego,CA,USA)研制开发的体外肝辅助装置(extracorporeal liver assist device,ELAD)。其生物反应器采用人肝细胞株(HepC3A)作为生物组分,系统由 4 个中空纤维型生物反应器并联而成。在 1991 年的Ⅰ期临床实验中,11 例患者接受了 ELAD 的治疗,治疗时间最长达 58 小时,其中 10 例患者的各项代谢指标和 8 例患者的肝性脑病症状得到明显改善,4 例患者被成功过渡到肝移植或康复,6 例移植前死亡,1 例存活,未见其他与生物人工肝治疗相关的不良反应发生[26]。在随后的Ⅱ期临床实验中,2 个临床试验中心 24 例患者通过该系统进行治疗,结果治疗组患者神经系统症状与对照组相比明显改善,但白蛋白、尿素、胆红素、凝血因子Ⅴ及纤维蛋白原水平均无显著差异。生存率方面,Ⅰ类患者(有自愈倾向)对照组和实验组分别为 75% 和 78%,Ⅱ类患者(有肝移植指征)分别为 25% 及 33%。在治疗过程中,有 1 例患者出现心率过快、高热,1 例出现咯血和血管内凝血,其余未出现相关并发症[27]。近来,Millis 对 ELAD 进行了改进,并进行了Ⅰ期临床实验,新装置采用血浆代替全血,细胞数量也增至 300~400 g,半透膜截留相对分子质量为 120 000,治疗时间为 12~107 小时,结果 5 例患者均成功过渡到肝移植,且无相关并发症发生,其中 4 位生存时间超过 30 天[28]。2006 年,ELAD 在北京进行了Ⅲ期临床试验。2007 年 4 月第三届全国重型肝病及人工肝血液净化学术年会上关于组合型 ELAD 生物人工肝治疗肝功能不全及肝衰竭患者的多中心、随机、对照、开放研究中报道,治疗肝功能不全患者 48 例,其中治疗组 33 例,对照组 15 例,对照组采用血浆置换和血液滤过治疗,治疗组加用 ELAD 生物人工肝治疗,治疗时间 48~72 小时。治疗组治愈好转 23 例(69.7%),肝移植 1 例,死亡 9 例;对照组治愈好转 7 例(46.7%),肝移植 4 例,死亡 4 例。

(三)生物人工肝支持系统(BLSS)

是由匹兹堡大学与 Mc Gowan 研究所设计的生物人工肝支持系统(bioartificial liver support system,BLSS),生物反应器采用猪肝细胞作为生物组分。第 1 个采用 BLSS 治疗的是 1 例 41 岁的女性暴发性肝衰竭患者。治疗后患者临床症状改善,血氨、乳酸盐浓度、总胆红素明显降低,凝血功能改善,最终可以撤除人工肝的治疗[29]。2001 年 Mazaregios 等[30]评估了 4 位急性肝衰竭患者 BLSS 治疗的安全性,平均治疗时间为 1.5 个单位时间。结果显示,血氨浓度及总胆红素较治疗前下降了 33% 和 6%,但肾功能及神经系统症状无明显改善。安全性方面,治疗过程中出现了低血糖、低血压、血小板减少及凝血障碍,但都较易纠正。

2002 年,Kuddus 等[31]就 PERV 感染问题评价了 BLSS 治疗的安全性,收集了 5 位经 BLSS 治疗患者的血浆及反应器中的培养液,并进行 PCR 检测,未发现 PERV 病毒感染,认为半透膜孔径只允许相对分子质量 100 000 以内物质透过,能防止 PERV 感染。

（四）AMC-生物人工肝（AMC-BAL）

荷兰阿姆斯特丹医学中心 Flendrig 等研究开发的人工肝，称为 AMC-生物人工肝（Amsterdam medical center bioartificial liver，AMC-BAL）。AMC-BAL 最大的特点在于它将氧合装置与反应器合二为一，从而避免了生物半透膜微孔因污物阻塞，而不能发挥物质交换作用的缺点。此外，血浆与肝细胞直接接触，保证了每个肝细胞都能获得良好的灌流，保证了最佳的物质交换效率。这一装置在 20 世纪 90 年代后期经过了许多动物实验，在意大利 Naples 及 Rome 进行 Ⅰ 期临床实验。通过对 7 例昏迷程度Ⅲ或Ⅳ期的肝衰竭患者进行 8～35 小时的治疗，所有患者的神经系统功能改善，而且胆红素和血氨的浓度有所改善。其中 6 例患者成功地过渡到原位肝移植，另 1 例接受 2 次治疗后肝功能恢复，不需要肝移植，未发现不良反应[32-33]。2004 年，van de Kerkhove 等[34]再次报道 1 例通过采用 AMC-BAL 治疗，顺利过渡到肝移植的病例。

（五）混合型 HLSS-MELS 系统

杂合肝支持系统（hybrid liver support system，HLSS）& 模拟体外肝支持系统（modular extracorporeal liver support system，MELS），即 HLSS-MELS 系统由德国柏林 Charivirchow 教授研发。它由 3 个模块组成：Cell modular 即为生物反应器装置，Detox modular 为白蛋白透析装置，Dialysis modular 为一种类似于肾透析的装置[35]。2002 年，Mundt 等[36]报道该系统采用猪肝细胞与非实质细胞共培养而进行的实验，生物反应器存放 180～550 g 新鲜分离共同孵化的猪肝细胞。7 例患者全部过渡到移植手术，在随后的 2 年随访中生存率达到 100%。随后的 Ⅰ 期临床试验中，8 例肝衰竭的患者接受了 MELS 治疗，总治疗时间 7～144 小时。最终 6 例患者接受了肝移植，2 例因嗜酒未进行肝移植。所有患者神经系统及凝血功能均有所改善，治疗过程未出现不良反应[37]。

（六）RFB 反应器

日本东京大学的研究组和意大利 Ferrara 大学都各自开发出了辐射流动型生物反应器（radial flow bioreactor，RFB），两个系统很相似，区别主要是日本系统采用人肝细胞作为细胞来源，而意大利系统采用的是新鲜分离的猪肝细胞。意大利系统在试验上更先进一些，简要介绍如下。生物反应器是 1 个灌注床构型，采用 6 mm 厚的聚酯纤维膜，反应器中可加入 200～230 g 新鲜分离的肝细胞，加温氧合的血浆从纤维管的外周向中间流动，汇聚到收集腔中，离开生物反应器之后与血液重组回输给患者[38]。2002 年，Morisani 等[39]报道采用意大利 RFB 治疗 7 个不同病因引起的急性肝衰竭患者的 Ⅰ 期临床试验，其中 6 例患者在接受了 6～24 小时治疗后，度过危险期，顺利进入肝移植阶段，另 1 例患者因多器官功能衰竭死亡。治疗过程中，所有患者均维持了良好的血流动力学，肝性脑病及凝血酶原时间较治疗前有所改善，血氨及胆红素浓度分别下降了 33% 及 11%。另外，患者在治疗期间是被屏蔽的，以免传播 PERV，随访 180 天没有发现传染的迹象。

（七）混合型人工肝支持系统（HALSS）

混合型人工肝支持系统（hybrid artificial liver support system，HALSS）是浙江大学医学院附属第一医院李兰娟等研制的一种混合型生物人工肝，它同样是采用猪肝细胞作为细胞来源。2004 年，李兰娟等[40]用该生物人工肝治疗了 15 例慢性重型病毒性肝炎患者，结果发现，每次治疗后患者临床症状不同程度减轻，乏力、腹胀明显改善，腹水减少。总胆红素在混合型人工肝支持系统治疗后有明显下降，凝血酶原活动度上升。15 例患者中 11 例经混合型人工肝支持系统治疗后肝细胞迅速坏死得到控制，最终好转出院，4 例患者病情无好转死亡，15 例患者治疗中未发生严重不良反应。

2004 年，用 HALSS 顺利完成 10 例晚期重型肝炎患者的治疗，每次治疗时间为 6～10 小时，均未发生严重不良反应，治疗结束后患者一般状况、肝性脑病程度及肝功能指标均不同程度的改善。HALSS 组、血浆置换组及对照组总体生存率分别为 30%（3/10），20%（2/10）及 0（0/10）（$P=0.024$），提示本新型生物人工肝支持系统能够部分替代肝脏功能，对晚期重型肝炎患者安全有效。

2003 年，南京大学医学院附属鼓楼医院丁义涛等应用两步胶原酶法分离猪肝细胞，构建聚砜膜中空纤维管生物反应器(BiolivA3A reactor),并配合炭罐/树脂胆红素吸附和血浆置换,从而构成了一种杂交型生物人工肝(hybrid-bioartificial liver,HBAL)。与非生物人工肝同期或非同期使用,对 12 例患者治疗 14 例次。结果显示,应用生物人工肝治疗后,血氨、凝血酶原时间和总胆红素均明显改善,治疗 1 个月后,同期生物人工肝治疗组死亡 1 例,非同期生物人工肝治疗组死亡 2 例,患者总存活率 75%(9/12),提示该新型生物人工肝可支持急性肝衰竭患者的肝功能,同期生物人工肝治疗可能优于非同期生物人工肝[43-44]。

(八)"三合一"混合人工肝系统

第三军医大学附属西南医院王英杰等自主构建了一种"三合一"混合型生物人工肝,它是以猪肝细胞为细胞来源。2003 年作者对 5 例慢性重型肝炎患者进行体外人工肝支持,并综合评价了其临床疗效和安全性。结果 5 例患者经混合人工肝支持后,肝衰竭均得到不同程度的控制,表现为临床症状和肝衰竭相关指标好转,肝性脑病改善。最终 2 例好转出院,1 例经肝移植存活,2 例死亡,死亡原因与不良反应无关[41-42]。

迄今为止生物型人工肝的研究已取得了很大进展,无论应用同种肝细胞或异种肝细胞的生物型人工肝,都有许多成功的临床报道。但是还有一些问题尚未得到解决,使得目前离临床广泛应用尚存在一定距离。可能需要从以下方面深入研究,探索更理想的肝细胞来源,诱导肝脏干细胞及来源于其他组织的干细胞分化成肝细胞,提供大量人源性或自体肝细胞,避免异种肝细胞可能造成的免疫反应和动物源性传染病;不断开发新的生物材料、细胞生长因子和三维立体培养技术,建立高密度、高活性、高分化的生物人工肝肝细胞培养系统,为临床治疗提供大量的、长时间保持生物活性与功能的肝细胞;开发新的生物反应器的膜,提高物质交换的效率,研制新型生物型人工肝装置,使之适于随时床旁临床治疗[43-44]。相信随着分子生物学、组织工程学的发展以及肝细胞分离培养保存技术的发展,必能带动在细胞源和生物反应器等方面取得突破。我们有理由相信在生物人工肝治疗肝衰竭方面的研究可能会在不久的将来取得突破性进展,为急性肝衰竭现代治疗带来革命性的变化。

参考文献

1. Mustapha adham. Extracorporeal liver support: Waiting for the deciding vote. ASAIO Journal, 2003,49:621-632.
2. 中华传染病与寄生虫病学分会人工肝学组. 人工肝支持系统技术和管理指南,2002:6.
3. Jian Hegan, Xia Qiuzhou, Ai Lanqin, et al. Hybrid artificial liver support system for treatment of severe liver failure. World J Gastroenterol, 2005,11(6):890-894.
4. Eiseman B, Liem DS, Raffucci F. Heterologous liver perfusion in treatment of hepatic failure. Ann Surg, 1965,162:329-345.
5. Abouna GM, Boehmig HG, Serrou B, et al. Long-term hepatic support by intermittent multi-species liver perfusions. Lancet, 1970,2: 391-396.
6. Burnell JM, Dawborn JK, Epstein RB, et al. Acute hepatic coma treated by cross-circulation or exchange transfusion. N Engl J Med, 1967,276:935-943.
7. Kawamura A. Jinkouzouki. Japanese J Artif Organ, 2003, 32: 1-6.
8. Ozawa K, Kamiyama Y, Kimura K, et al. The effects of heterologous liver cross-hemodialysis on adenylate energy charge of the remnant liver after major hepatic resection. Artif Organs, 1982,6:447-452.
9. Teraoka S, Honda H, Fuchinoue S, et al. Exvivo liver perfusion for acute liver failure. Saishin-Igaku, 1987,42:1630-1639.
10. Fox IJ, Langnas AN, Fristoe LW, et al. Successful application of extracorporeal liver perfusion: a technology whose time has come. Am J Gastroenterol,1993, 88:1876-1881.
11. Chari RS, Collins BH, Magee JC, et al. Brief report: treatment of hepatic failure with exvivo pig-liver perfusion followed by liver transplantation. N Engl J Med,1994,331:234-237.
12. Neuhaus P, Blumhardt G. Extracorporeal liver perfusion: applications of an improved model for experimental studies of the liv-

er. Int J Artif Organs,1993,16:729-739.

13. Levy MF, Crippin J, Sutton S, et al. Liver allotransplantation after extracorporeal hepatic support with transgenic (hCD55/hCD59) porcine livers: clinical results and lack of pig-to-human transmission of the porcine endogenous retrovirus. Transplantation, 2000,69:272-280.
14. Xu H, Sharma A, Okabe J, et al. Serologic analysis of anti-porcine endogenous retroviruses immune responses in humans after exvivo transgenic pig liver perfusion. ASAIO J, 2003,49:407-416.
15. Kulig KM, Vacanti JP. Hepatic tissue engineering. Transpl Immunol, 2004,12:303-310.
16. Demetriou AA,Brown RS, Jr,Busuttil RW, et al. Prospective,randomized, multicenter, controlled trial of a bioartificial liver in treating acute liver failure. Ann Sur, 2004,239:660-667; discussion, 667-670.
17. Grant M H M organ C, Henderson C, Malsch G, et al. The viability and function of primary rat hepatocytes cultured on polymeric membranes developed for hybrid artifcialliverdevices. Biomed Mater Res A, 2005,73:367-375.
18. Cham uleau RA, Deurholt T, Hoekstra R. Which are the right cells to be used in a bioartifcial liver? Metab Brain Dis, 2005, 20:327-335.
19. Ichai P, Sam uel D. Treatment of patients with hepatic failure: the difficult place of liver support systems. J Hepatol, 2004, 41:694-695.
20. Wigg AJ, Padbury RT. Liver support systems: Promise and reality. J Gastroenteroll Hepatol, 2005, 20(12):1807-1816.
21. Chinzei R, Tanaka Y, Shimizu, et al. Embryoid body cells derived from a mouse embryonic stem cell line show diferentiation into functional hepatoeytes. Hepatology, 2002,36(1):22-29.
22. Lagasse E, Connors H, Al-Dhalimy M, et al. Purified hematopoietic stem cells can diferentiate into hepatocytes in vivo. Nat Med, 2000,6(11):1229-1234.
23. 丁义涛,生物型人工肝治疗肝衰竭的研究进展. 内科急危重症杂志,2009,15(3):125-129.
24. Rozga J, Podesta I, Lepage E, et al. A bioartificial liver to treatsevere acute liver failure. Am Surg, 1994,219:538.
25. Dernetriou AA, Brown RS Jr, Busuttil RW, et al. Prospective randomized muhicenter controll. Am Surg, 2004,239:660.
26. Sussman NI, Gislason GT, Conlin CA, et al. The hepatic extracorporeal liver assist device: initial clinical experience. Artif Organs, 1994,18:390.
27. Ellis AJ, Hughes RD, Wendon JA, et al. Pilot-controlled trial of the extracorporeal liver assist device in acute liver failure. Hepatology,1996,24:1446.
28. Millis JM, Cronin DC, Johnson R, et al. Initial experience with the modified extraeorporeal liver-assist device for patients with Fulminant hepatic failure: system modifications and clinical impact. Transplantation, 2002,74:1735.
29. Patzer II JF, Lopez RC, Zhu Y, et al. Bioartificial liver assist devices in support of patients with liver failure. Hepatobiliary Pancreat Dis Int, 2002,1:18.
30. Mazariegos GV, Kramer DJ, Lopez RC, et al. Safety observations in phase I clinical evaluation of the exeorp medical bioartificial liver support system after the first four patients. ASAIO J, 2001,47:471.
31. Kuddus R, Patzer JF 2nd, Lopez R, et al. Clinical and laboratory evaluation of the safety of a bioartificial liver assist device for potential transmission of porcine endogenous retrovirus. Transplantation, 2002,73:420.
32. van de Kerkhove MP, Di Florio E, Scuderi V, et al. Phase I clinical trial with the AMC-bioartificial liver. Int J Artif Organs, 2002,25:950.
33. Vanholder R, del Canizo JF, Sauer IM, et al. The European artificial organ scene: present status. Artif Organs, 2005, 29:498.
34. van de Kerkhove MP, Hoekstra R, Chamuleau RA, et al. Clinical application of bioartificial liver support systems. Ann Surg, 2004,240:216.
35. Gerlach JC. Bioreactors for extracorporeal liver support. Cell Transplant, 2006,15:S91.
36. Mundt A, Puhl G, Muller A, et al. A method to assess biochemical activity of liver cells during clinical application of extracorporeal hybrid liver support. Int J Artif Organs, 2002,25:542.
37. Sauer IM, Kardassis D, Zeillinger K, et al. Clinical extracorporeal hybrid liver support-phase I study with primary porcine liver cells. Xenotransplantation, 2003,10:460.
38. Kanai H, Marushima H, Kimura N, et al. Extracorpo real bioartificial liver using the radial-flow bioreactor in treatment of fatal experimental hepatic encephalopathy. Artif Organs, 2007,31:148.

39. Morsiani E, Pazzi P, Puviani AC, et al. Early experiences with a porcine hepatocyte-based bioartificial liver in acute hepatic failure patients. Int J Artif Organs, 2002,25:192.
40. 李兰娟,杨芊,黄建荣,等. 混合型人工肝支持系统治疗慢性重型肝炎疗效研究. 透析与人工器官,2004,1:21.
41. 王英杰,何念海,刘俊,等. 用猪肝细胞型混合生物人工肝支持系统治疗肝衰竭的初步研究. 第三军医大学学报,2003,6:484.
42. Wang HH, Wang YJ, Liu HL, et al. Detection of PERV by polymerase chain reaction and its safety in bioartificial liver support system. World J Gastroenterol, 2006,12:1287.
43. Ding YT, Qiu YD, Chen Z, et al. The development of a new bioartificial liver and its application in 12 acute liver failure patients. World J Gastroenterol, 2003,9:829.
44. Xu Q, Sun X, Qiu Y, et al. The optimal hepatocyte density for a hollow-fiber bioartificial liver. Ann Clin Lab Sci, 2004,34:87.

第四节 非生物人工肝的发展史与研究进展

甘建和

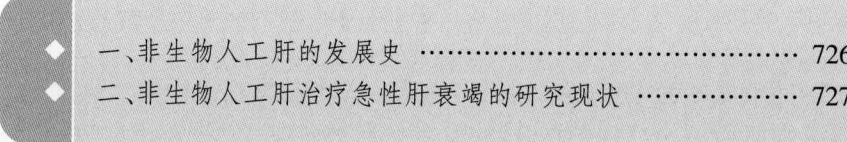

一、非生物人工肝的发展史

早在20世纪50年代,研究发现血液透析能够清除尿毒症患者体内蓄积的毒素,凭借其肯定的疗效,血液透析很快成为治疗肾衰竭的首选方法,开始广泛应用于肾衰竭患者的治疗。1958年,血液透析被应用于肝衰竭患者的救治,希望清除肝性脑病患者体内的毒性物质。Killey等[1]报道一项非对照研究,应用血液透析治疗5例肝性脑病患者,其中4例症状得到改善,但是未能达到使患者长期存活的目的。为了更理想地清除肝衰竭患者体内与蛋白结合的毒性物质,随后出现了血液灌流技术。这项技术基本原理就是利用吸附剂清除血液中的毒性物质来替代肝脏的解毒功能。1958年Schechter等[2]利用离子交换树脂进行血液灌流,发现能够清除血氨,20%患者肝性脑病得到逆转。同样在1958年,Lee等[3]报道了利用血液置换技术成功治疗肝性昏迷患者。这种治疗的理论基础是,肝昏迷患者的肝脏解毒、生物转化、合成及分泌功能障碍,可以通过新鲜全血置换的方法来替代肝脏功能,临床的疗效也支持了这一理论,但是这种方法被后来更有效的血浆置换所取代。

在1965年,Yatzidis等[4]开始应用活性炭吸附患者血液循环中的胆红素。活性炭血液灌流主要吸附血液中相对分子质量在500~5 000的物质,更多应用于高胆红素血症的治疗。全血灌流的主要副作用是血小板、红细胞等有形成分的破坏。后来采用血浆分离技术进行血浆灌流,替代全血灌流,降低了这些副作用。Sabin等[5]在1968年报道了血浆置换技术,在这项技术中,通过离心机或半透膜分离患者血浆并丢弃,然后补充同等容量的新鲜血浆。血浆置换的主要问题是需要消耗大量正常人的血浆,以及面临血源性传染病等问题。

考虑到常规血液透析仅能清除小分子水溶性物质,Opolon等[6]使用聚丙烯腈膜进行血液透析,能透析出相对分子质量在15 000以内的物质,包括尿素、氨、胆红素、肌酐等。临床治疗24例暴发性病毒性肝炎的患者,54%的患者肝昏迷逆转,但生存时间并没有改善。这些研究的一个重要结论是,相对分子质量低于15 000的物质与肝性脑病密切相关。1976年Knell等[7]采用与正常血浆具有相同氨基酸浓度的透析液进行透析，能够增加支链氨基酸浓度并降低芳香族氨基酸浓度，对芳香族氨基酸/支链氨基酸失衡具有调节作用。血液透析能够有效地清除相对分子质量在5 000以下的小分子，而血液滤过清除相对分子质量在5 000～10 000的中分子物质更有效。因此，血液透析和血液滤过联合治疗将能够同时高效地清除中小分子物质。1977年，Ota等[8]采用比普通血液透析的膜孔径更大的透析膜，开发了血液透析滤过疗法。在20世纪90年代初，Yoshiba等[9]通过血浆置换联合持续血液透析滤过，治疗27个急性重型肝炎患者，在27人中有15人治疗有效，存活率达55.6%，认为早期介入是取得疗效的关键。

1990年由德国罗斯托克大学(Rostock University)肝脏病研究中心Stange博士等[10]研究开发了一种新型人工肝技术，即分子吸附再循环系统(molecular adsorbent recirculating system，MARS)，其使用人血白蛋白作为清除血液中毒性物质的载体，治疗安全有效。1992年首次应用于临床治疗肝衰竭患者，并于1999年完成随机双盲的前瞻性临床研究。目前，在全世界广泛应用于肝衰竭的救治，取得了较好的疗效。受MARS启发，白蛋白对胆红素等毒素有强大结合能力，是清除肝衰竭患者体内毒性物质的良好载体。随后出现了持续白蛋白净化系统(continous aibumin purification system，CAPS)、蛋白吸附再循环系统(protein adsorbent recirculating system， PARS)及单次白蛋白通过透析(single pass albumin dialysis，SPAD)等类似的技术。据报道，它们疗效与安全性均与MARS具相似处。非生物人工肝发展历史见表16-4-1。

表16-4-1 非生物人工肝的发展简史

年份	主要研究者	研究成果
1958	Kelly	使用血液透析治疗肝昏迷的患者
1958	Schechter	使用离子交换柱治疗高血氨的患者
1958	Lee，Tink	换血疗法
1965	Yatzidis	使用活性炭做胆红素吸附
1968	Sabin	血浆置换
1976	Opolon	使用聚丙烯腈膜透析治疗一例暴发性肝昏迷患者
1976	Knell，Dukes	使用支链氨基酸调节氨基酸失衡
1978	Yamazaki	血浆置换和血液透析混合系统
1992	Yoshiba	血浆置换和血液透析滤过混合系统
2000	Stange	分子吸附再循环系统(MARS)

二、非生物人工肝治疗急性肝衰竭的研究现状

(一)血液透析(HD)

血液透析治疗原理是利用某些中、小分子物质可以通过半透膜的特性，借助膜两侧的浓度及压力梯度，血液中水溶性的小分子毒性物质通过半透膜弥散到透析液中，而透析液中的物质也可弥散到血液中，借此达到清除体内代谢废物和纠正水、电解质及酸碱平衡紊乱的目的。血液透析可以分为标准透析及高通量透析。标准透析所用膜的孔径较小，只能清除相对分子质量在300～500以下的小分子物质，如尿素氮、肌酐、血氨等。而高通量透析常用聚丙烯腈膜(PAN)，该膜的孔径较大，可以通过相对分子质量在15 000以内的物质，包括游离胆红素、游离胆汁酸、芳香族氨基酸等。血液透析的治疗效果主要取决于透析膜的性能。现有的透析膜材料主要有聚丙烯腈膜、铜仿膜、醋酸纤维素膜、聚砜膜(PA)、聚酞胺膜(AN69)、聚甲基丙烯酸甲酯膜(PMMA)等。

传统血液透析由于受膜的孔径影响，与蛋白结合的各种毒素难以被清除[11]，因此清除肝衰竭患者体内毒性物质的能力有限。Opolonia等[12]进行的一项早期研究发现，10例急性肝衰竭患者6例意识完全恢复，2例部分恢复。同一学者的一项关于高通量血液滤过及血液透析滤过治疗39例患者的研究报告，44%的患者意识恢复，其中仅9位患者存活。这些研究结果得到后来许多研究的支持[13]。目前普遍认

为，血液透析能够一定程度改善肝衰竭患者临床表现，但是没能观察到生存率的提高。

（二）血液滤过及血液透析滤过

血液滤过治疗模仿肾小球滤过的原理，利用液体静压力差作为跨膜压，当血液通过高通量膜制成的血滤器时，使水分在跨膜压的作用下从体内均匀超滤出，借此使血液中的毒性物质以对流形式随水的超滤而清除，同时依赖输液装置同步输入与细胞外液成分相仿的置换液。血液滤过主要清除中分子及部分大分子物质，可有效纠正水、电解质紊乱，减轻脑水肿，改善肾功能，同时能清除促炎因子，提高抗炎因子活性，阻断病情进展。血液滤过对中分子物质的清除优于血液透析，而对于小分子物质的清除作用则略逊于血液透析，血液透析滤过（HDF）是在血液透析（弥散）的同时进行血液滤过（对流），可兼取 HD 和 HF 的优点，使中、小分子毒性物质的清除效果更为理想。

目前许多研究证实，虽然血液滤过及血液透析滤过对肝衰竭合并肝性脑病、肝肾综合征、电解质紊乱的患者具有一定的治疗作用，但单独使用仍不能提高患者的生存率[14]。在肝衰竭治疗领域，近年来血液滤过更多地被用于与血浆置换等其他人工肝技术联合治疗，取得了较好的疗效。

（三）血液/血浆灌流

血液/血浆灌流（HP）治疗原理是将患者血液或血浆引入装有固态吸附剂的灌流器中，利用吸附剂的特殊孔隙结构和物理吸附原理，将血液/血浆中的毒性物质吸附并清除。血液灌流对中分子物质以及与蛋白结合的物质清除率较高，对肝衰竭患者血液中的胆红素、芳香族氨基酸、酚、短链脂肪酸等均有较好的吸附效果。

血液或血浆灌流较早应用于肝衰竭的治疗，主要应用的吸附材料有活性炭和树脂。血液灌流的治疗效果主要取决于吸附材料的性能，早期由于技术及材料局限，存在较严重的副作用，例如生物相容性较差，血小板和红细胞破坏较严重，对白蛋白、纤维蛋白、凝血因子吸附多等问题，在疗效上也存在较大争议。很多年以来，许多学者一直认为活性炭灌流吸附是治疗肝衰竭的有效方法，但是后来的两项随机对照研究显示单纯活性炭灌流不能提高患者生存率[15]。近年来，随着多种高新材料尤其是树脂吸附材料的发展，疗效及安全性得到一定程度的提高，血液灌流技术又呈现出良好的发展前景。

（四）Biologic-DT 系统及 Biological-DTPF 系统

与传统活性炭或树脂吸附剂不同，Biological-DT 系统中的吸附剂为悬液状吸附剂，由精制粉末活性炭、阳离子交换剂、电解质、大分子溶剂以及其他化学物质混合组成。其中的活性炭粉末的直径仅有 0.5～75 μm，提供了一个高达 300 000 m^2 的有效吸附面积。患者血液从体内引出后进入透析器，与透析膜外侧的特制透析液和吸附剂交换后返回体内。血液与透析液和吸附剂之间由半透膜相隔，允许毒性物质跨膜转运并被吸附解毒。Biological-DTPF 的工作原理与 Biological-DT 基本相同，两者的主要区别是 Biological-DT 治疗过程中，患者血液经透析器与特制透析液交换后直接返回体内，而 Biological-DTPF 要在透析器后增加一套附属构件，这套构件包括两个平行的血浆分离器、一个炭粉和（或）硅粉血浆吸附袋和相应管路及动力系统。从透析器回来的血液经血浆分离器分出血浆，后者在体外动力作用下，进入炭粉和（或）硅粉血浆吸附袋，与袋内混悬液中的炭粉和（或）硅粉直接接触，一些大分子毒素被炭粉和（或）硅粉吸附。

一项 Biologic-DT system 治疗 15 个急性肝衰竭的前瞻性研究发现[16]，在 1～12 天的治疗期间明显改善了患者的神经学指标。一半的患者通过治疗成功过渡到肝脏移植或肝功能恢复。Wilkinson 等[17]进行了一项前瞻性、随机对照研究，11 个Ⅲ～Ⅳ度肝性脑病的患者，其中 5 位患者经过 5 天的治疗生化学指标明显改善，治疗组患者的临床表现比对照组明显改善，患者血氨水平无明显降低，作者认为其清除患者体内代谢产物仍是有限的[18]。关于其治疗的安全性方面，也有一项早期的随机对照研究，10 位急性肝衰竭患者经 Biologic-DT 治疗后血小板、纤维蛋白原明显降低，患者凝血时间明显延长，而对照组无明显变化。一项更大的多中心随机对照研究发现[19]，总共入组 56 例Ⅱ～Ⅳ度肝性脑病的急性肝衰竭或慢加亚急性肝衰竭患者，每次 Biologic-DT 治疗 6 小时。该治疗明显增加了慢加亚急性肝衰竭患者的良性预后（肝功能自行恢复或过渡到肝脏移植(71.5% *vs.* 35.7%，$P=0.003\,6$)，但是没有能改善急性肝衰竭组患者的总体结局。总体生存率为51.6%。Biological-DTPF是在Biologic-DT系统基础上的改进。Biological-DTPF已经在肝衰竭Ⅲ～Ⅳ度肝性脑病、呼吸及肾衰竭患者中验证过，经过治疗患者血压及肝性脑病改善，胆红素、芳香族氨基酸、血氨、肌酐、白细胞介素-1b下降，最终结果显示治疗是安全的[19]。

虽然非生物透析系统有着独特的设计和极大的吸附作用面积，但是可能由于该治疗仍然是使用传统的活性炭及树脂作为吸附材料，不能避免目前现有吸附材料吸附特性及生物相容性的局限，其治疗肝衰竭的效果仍然有限，以及治疗成本等其他原因，未能像血浆置换及MARS系统等其他人工肝技术一样得到推广和应用。

(五)血浆置换联合或不联合血液滤过

血浆置换(plasma exchange，PE)的基本原理是除去患者血浆，同时补充没有细胞因子及毒素的新鲜血浆。由于血浆置换技术方法成熟，治疗安全，操作相对简单，疗效肯定，是目前我国运用最广泛的人工肝技术。与血液滤过及血浆灌流相比，血浆置换清除毒性物质不依赖物质的相对分子质量和蛋白结合特性。Larsen等[20]一项前瞻性研究，10个急性肝衰竭患者给予高容量的血浆置换(8～15 L的新鲜冰冻血浆)，发现经过治疗患者心排血量、全身血管阻力增加，动脉血压升高。Tygstrup等[21]研究了52例高容量血浆置换直至肝脏移植发现类似的结果。Matsubara等[22]进行的一项前瞻性研究，以连续性血液滤过联合血浆置换治疗16位患者，其中8位患者神志改善，3位患者存活，其余13位患者平均生存率为15天。Yoshiba等[23]采用血浆置换联合血液滤过的方法治疗67位急性肝衰竭患者，在这些患者中65位(97%)意识改善，55位患者(80.9%)治疗期间保持清醒，总体生存率为55.2%。作者认为血浆置换联合血液滤过是帮助患者成功过渡到肝脏移植的有效方法。许多研究提示，连续性血液透析滤过(利用的是高通量的血液透析器)联合血浆置换治疗，可能是治疗急性肝衰竭的有效方法[24]。在国内，血浆置换是使用最多最广泛的人工肝技术，血浆置换能够提高亚急性肝衰竭的生存率[25-26]，特别适用于早、中期肝衰竭患者的救治。国内研究结果相对较为理想，可能是由于国内外肝衰竭患者病因及疾病性质存在较大差异，例如我国肝衰竭患者中由乙肝病毒导致的慢加亚急性肝衰竭比例明显高于国外，而国外药物、酒精等因素导致的暴发性肝衰竭的比例相对较大。

(六)白蛋白透析技术

白蛋白透析(albumin dialysis，AD)技术是近年来人工肝技术领域的重要进展，它主要包括MARS、PARS、Prometheus、单纯白蛋白透析等。因为体内绝大多数毒性物质均通过与白蛋白结合而运输，利用白蛋白作为载体清除患者体内的毒性物质，能够全面有效地清除肝衰竭患者体内毒性物质[27]，包括胆汁酸、胆红素、前列环素、一氧化氮、吲哚/苯酚代谢产物、毒性脂肪酸、硫醇、地高辛/安定、重金属离子(Cu^{2+})等。而且白蛋白透析生物相容性高，副作用小，安全性明显优于活性炭及吸附树脂等非生物吸附剂。此外，白蛋白透析兼有血液透析滤过的作用，因此还具有调节患者内环境的作用，能够同时替代肝脏及肾脏功能[28]。MARS是该技术的代表，在肝衰竭的支持治疗方面取得了较好疗效[29-30]。但是MARS系统价格昂贵，单次治疗成本较高，操作复杂。因此，根据白蛋白透析的基本原理，国内外出现了单纯白蛋白透析及PARS等类似的白蛋白透析技术，其方法原理与MARS相似，疗效亦相仿，但治疗费用明显降低。

与其他血浆置换、血浆灌流等传统物理人工肝相比，白蛋白透析技术优势在于其完全模拟正常肝脏清除毒性物质的机制，疗效肯定，生物相容性高，而且有望通过增加白蛋白的用量及蛋白循环利用等方法来进一步提高白蛋白透析的疗效，因此是一种极有潜力和前途的人工肝治疗技术。

在下一节详细介绍MARS临床应用，此处简要介绍部分血浆分离吸附系统(fractionated plasma separation and adsorption，FPSA)和Prometheus的原理。FPSA是1999年由Falkenhagen等首次介绍，FPSA先通过血浆成分分离器将白蛋白等相对分子质量在68 000以内的大分子物质滤过，然后通过两个吸附器和一个高通量透析器。FPSA同样具有三个体外循环：血液循环、吸附系统循环、透析液循环。FPSA系统治疗过程中白蛋白及白蛋白结合毒物能通过血浆成分分离器膜，然后进入一个包含有中性树脂吸附器及阴离子交换器的特殊吸附器进行解毒,解毒后的白蛋白再次入血并进入高通量血液透析器进行净化,经过净化的血液最后返回体内。Prome theus 系统是由 FPSA 发展而来,但与 FPSA 稍有不同,前者是将高通量透析器置于体外血液循环的末端。Rifai 等[31]报道 Prometheus 治疗 11 例慢加急性肝衰竭患者,治疗结束后,胆红素、胆汁酸、血氨、肌酐、尿素、胆碱酯酶及血 pH 均明显改善,但 3 个患者治疗过程中发生管路及滤器凝血,造成每个患者大约丢失 200 ml 左右的血浆。为了提高抗凝效果,德国 Eseen 透析组织提出了一个不同的治疗方案,那就是用柠檬酸盐代替肝素抗凝。据他们的经验,如果使用得当的话,枸橼酸盐抗凝可以有效降低系统凝血的风险,同时不会出现低血钙等情况[32]。

值得注意的是,目前有学者认为 Prometheus 系统在血液循环通路中将两个滤器串联,造成体外血液循环管路过长,临床治疗过程中容易发生滤器及管路凝血,可能是系统设计存在一定的不足,后续的临床应用报道较少。

在各型人工肝中,以血浆置换为代表的物理型人工肝是目前国内应用最广泛的人工肝治疗方法,在临床肝衰竭患者的救治过程中发挥着重要作用。目前关于非生物型人工肝的研究仍然存在一定问题,例如对于各种人工肝临床应用的大样本、多中心、随机对照研究较少;各项研究入选患者、治疗方案、疗效判断缺乏一套严格的统一标准;不同肝衰竭患者在病因、分期及并发症等各方面均存在较大差异,目前缺乏各类患者的分类分层研究;对于不同人工肝的选择、治疗时机及个体化治疗等方面尚没有足够循证医学证据来说明。因此,关于物理型人工肝技术的临床应用的许多问题还需要进一步深入探索。我国是乙肝大国,肝衰竭发病率高,患者数量巨大,患者中以乙肝导致的慢加急性肝衰竭及慢加亚急性肝衰竭患者比例最大。从目前国内外许多研究来看,物理型人工肝治疗亚急性肝衰竭疗效较为肯定,因此目前物理型人工肝对我国肝衰竭的救治具有更加特殊的重要地位。鉴于各型非生物人工肝具有各自的优缺点,有很强的互补性及协同作用,各种非生物型人工肝的联合治疗是目前人工肝治疗研究的重要方向。随着高新材料的发展和技术水平的提高,各型物理型人工肝将会朝着不断提高疗效、减少副作用及降低治疗费用的方向发展,具有良好的发展前景。

参 考 文 献

1. Kiley JE, Pender JC, et al, Welch CS. Ammonia intoxication treated by hemodialysis. N Engl J Med, 1958,259:1156-1161.
2. Schechter DC, Nealon TF Jr, Gibbon JH Jr. A simple extracorporeal device for reducing elevated blood ammonia levels; preliminary report. Surgery, 1958, 44: 892-897.
3. Lee C, Tink A. Exchange transfusion in hepatic coma: report of a case. Med J Aust, 1958,45:40-42.
4. Yatzidis H, Oreoploulos D, Triataphyllides D. Treatment of severe barbiturate poisoning. Lancet, 1965,2:216-217.
5. Sabin S, Merritt JA. Treatment of hepatic coma in cirrhosis by plasmapheresis and plasma infusion (plasma exchange). Ann Intern Med,1968,68:1-7.
6. Opolon P, Rapin JR, Huguet C, et al. Hepatic failure coma (HFC) treated by polyacrylonitrile membrane (PAN) hemodialysis (HD). Trans Am Soc Artif Intern Organs,1976,22,701-710.
7. Knell AJ,Dukes DC. Dialysis procedures in acute liver coma. Lancet, 1976,2:402-403.
8. Ota K, Suzuki T, Ozaku Y, et al. Short-time hemodiafiltration using polymethylmethacrylate hemodiafilter. Trans Am Soc Artif Intern Organs, 1978,24:454-457.
9. Yoshiba M, Yamada H, Yoshikawa Y, et al. Hemodiafiltration treatment of deep hepatic coma by protein passing membrane: case report. Artif Organs, 1986,10: 417-419.
10. Stange J, Ramlow W, Mitzner S, et al. Dialysis against a recycled albumin solution enables the removal of albumin-bound toxins. Artif Organs, 1993,17:809-813.
11. Allenr R, Nissenson H, Richardn, et al. Clinical Dialysis. 4th ed. McGraw-Hill,2005. 101-104.
12. Opolonia P, Lavallard MC, Huguet C, et al. Hemodialysis versus cross hemodialysis in experimental hepatic coma. Surg Gy-

necol Obstet, 1976,142:845-853.

13. Denis J, Opolon P, Nusinovici V, et al. Treatment of encephalpathy during fulminant hepatic failure by haemodialysis with high permeability membrane. Gut, 1978,19:787-793.
14. Riegler JL, Lake JR. Fulminant hepatic failure. Med Clin North Am, 1993,77:1057-1083.
15. O Grady J, Gimson A O, Brien C, et al. Controlled trails of charcoal hemoperfusion and prognostic factors in fulminant hepatic failure. Gastroenterology,1988,94:467-472.
16. Ash SR, Blake DE, Carr DJ. Clinical effects of a sorbent suspension dialysis system in treatment of hepatic coma(the BioLogic-DT). Into J Artif Organs, 1992,15:151-161.
17. WilKinson AH, ASH SR, Nissenson AR. Hemodiabsorption in treatment of hepatic failure. J Transplant Coord, 1998,8:43-50.
18. Hughes RD, Puckness A, Routley D. Evaluation of the Biologic-DT sorbent-suspension dialyser in patient with fulminant hepatic failure. Int J Artif Organs,1994,17:657-662.
19. Ash SR. Powdered sorbent liver dialysis and pheresis in treatment of hepatic failure. Ther Apher, 2001,5:404-416.
20. Larsen FS, Ejlersen E, Hansen BA, et al. Systemic vascular resistance during high-volume plasmaphersis in patients with fulminant failure relationship with oxygen consumption. Eur J Gastroenterol Hepatol,1995,7:887-892.
21. Tygstrup N, Larsen FS, Hansen BA. Treatment of acute liver failure by high volume plasmaphersis. In: Lee W, editor. Acute Liver Failure. Cambridge: Camb-ridge University Press,1997. 267-277.
22. Matsubara S, Okabe K, Ouchi K, et al. Continuous remolal of middle molecules by hemofiltration in patients with acuteliver failure. Crit Care Med, 1990,18:1331-1372.
23. Yoshiba M, Inoue K, Sekiyama K, et al. Favorable effect of new artificial liver support on survival of patients with fulminant hepatic failure. Artif Organs,1996,20:1169-1172.
24. Sadamori H, Yagi T, Inagaki M, et al. High-flow-rate haemodiafiltration as a brain-support theapy proceeding with fulminant hepatic failure. Artif Organs, 1996,20:1169-1172.
25. 甘建和,赵卫峰,朱翔,等.人工肝支持系统治疗重型肝炎的临床研究.江苏医药,2001,27(12):901-903.
26. 甘建和,赵卫峰,徐杰,等.血浆置换量对重型肝炎治疗效果的影响.中华肝脏病杂志,2003,11(10):594-598.
27. Steffen R, Rmitzner, Jan Stange, et al. Extracorporeal detoxification using the molecular adsorbent recirculating system for critically 111 patients with liver failure. Journal of the American Society of Nephrology, 2001,12:S75-S82.
28. Faouzi Saliba. The molecular adsorbent recirculating system(MARS®) in the intensive care unit: a rescue therapy for patients with hepatic failure. Critical Care, 2006, 10:118.
29. Sen S, Jaian R, Williams R. Liver failure: basis of benefit of therapy with the molecular adsorbents recirculating system. Int J Biochem Cell Biol, 2003,35:1306-1311.
30. Steiner C, Mitzner S. Experiences with MARS liver support therapy in liver failure:analysis of 176 patients of the International MARS registry. Liver, 2002,22(Suppl 2):20-25.
31. Rifai K, Ernst T, Kretschmer U, et al. Prometheus, a new extraco-poreal system for the treatment of liver failure patients. TransplantProc, 2001,39:984-990.
32. Saner F, Lision C, Pietruck F, et al. Fraktionierte plasmaseparation and adsorption mit zitratantikoagulation: Pilotstudie zu sicherheit and klinischer wirksamkeit bei leberversagen. Intens Notfallmed, 2004,41(Suppl 1):56.

第五节 非生物型人工肝的临床应用

甘建和

一、血液透析/血液滤过在肝衰竭中的应用

临床上血液透析、血液滤过及血液透析滤过几种血液净化技术较早应用于肾衰竭的治疗，能够部分替代肾脏功能，因此也被称为“人工肾脏”，是发展最早、最成熟的人工器官之一。近年来，血液滤过等技术的临床应用已经远远超出了肾脏替代的范畴，广泛应用于包括肝衰竭在内的多种危重疾病的治疗。

（一）治疗模式

1. *血液透析* 血液透析的治疗特点主要是以清除小分子物质为主，如应用高通量的膜可清除包括游离胆红素、游离脂肪酸、芳香族氨基酸等部分中分子物质，可以纠正肝衰竭中常见的水、电解质紊乱和酸碱平衡的失调。由于受膜的孔径影响，与蛋白结合的各种毒素难以清除，不能从根本上纠正患者的代谢异常，提高存活率。因此，单纯血液透析在治疗急性肝衰竭过程中应用的较少，仅适用于部分合并肝肾综合征、肝性脑病、水电解质紊乱、酸碱平衡紊乱的患者。

2. *血液滤过* 研究表明[3]，血液滤过能够清除肝衰竭患者体内中小分子毒性物质例如假神经递质、游离脂肪酸、硫醇、芳香族氨基酸及多种炎症介质等，调节水、电解质、酸碱平衡，改善血流动力学，理论上对合并肝性脑病、肝肾综合征、电解质紊乱的肝衰竭患者具有治疗作用，临床应用中也取得了一定的疗效。临床应用表明，血液滤过治疗后患者肝性脑病程度降低、尿量增加、血流动力学改善。但是血液滤过仍然不能有效清除血液中各种大分子、脂溶性和与蛋白结合毒性物质，例如治疗前后患者血液中内毒素、胆红素无明显下降，总体疗效亦有限，不能明显提高患者的生存率[4]。因此，目前多与其他人工肝技术（如血浆置换等）联合治疗，尤其适用于伴有肝肾综合征、肝性脑病，顽固的水、电解质紊乱和酸碱失衡的肝衰竭患者的治疗[5]。

3. *连续性血液滤过/透析滤过* 连续性血液滤过/透析滤过是近年来出现的一类新型血液净化手段，是由间歇性肾脏替代疗法的基础上发展而来，统称为连续性肾替代治疗（continuous renal replacement therapy，CRRT）。它应用小型高通透性滤器，以缓慢的血液流速和置换液流速，通过弥散和对流进行物质交换和水分清除。应用最多的是连续性静脉-静脉血液滤过（CVVH）和连续性静脉-静脉血液透析滤过（CVVHDF）。CRRT与间歇性肾脏替代疗法比较具有一定的优势，主要反映在血流动学稳定，代谢产物及炎性介质清除率高，能够改善组织氧代谢及提供营养支持，保持水电解质平衡等方面的作用更为肯定。近年来CRRT广泛地应用于包括肝衰竭在内的危重病患者的治疗。在治疗肝肾衰竭、脓毒症、多脏衰竭等方面表现出能够促进脏器功能恢复的作用[6]。CRRT在肝衰竭治疗领域中，尤其强调在治疗肝性脑

病、肝肾综合征等方面的作用。例如,在肝性脑病的治疗中,认为持续的 CRRT 比间断血液滤过的疗效好,原因可能在于间断肾脏替代的治疗常并发低血压,可导致脑灌注压(CPP)的降低,由此加重脑水肿[7-8]。

4. 联合治疗　无论是血液透析、血液滤过还是血液透析滤过均属于"人工肾脏"范畴,作为人工肝临床治疗肝衰竭的疗效有限。然而,不同的人工肝技术具有各自的特点和优势。例如,血液滤过与血浆置换、血液灌流等人工肝技术比较,前者具有对中小分子溶质清除率高,改善血流动力学,能够调节患者内环境,包括调节水、电解质及酸碱平衡紊乱,而且治疗费用相对较低;而血浆置换等在清除大分子及蛋白结合毒性物质方面的能力较强。因此,两者具有协同互补作用,对急性肝衰竭患者常进行联合治疗。例如,血液滤过联合 PE 治疗肝衰竭是重要的研究方向,尤其适用于合并肝肾综合征、肝性脑病、脑水肿及其他内环境严重紊乱患者的治疗,提高总体疗效[6,9]。

(二)血液透析/滤过治疗急性肝衰竭的适应证

1. 肝肾综合征　肝肾综合征(hepatorenal syndrome, HRS)是各种急、慢性肝衰竭的严重并发症。以进行性少尿或无尿、血肌酐、尿素氮升高、稀释性低钠血症等为主要临床特征的一种功能性肾衰竭。血液滤过虽然不能替代肝脏的合成和代谢功能,但是能够暂时替代肾衰竭患者的肾功能,清除水溶性的中小分子毒性物质,改善氮质血症,精确控制血容量,维持水、电解质酸碱平衡及内环境稳定,稳定血流动力学,有利于肝、肾功能恢复。尤其是对于合并肝肾综合征而等待肝脏移植患者,血滤能够帮助患者过渡至肝脏移植,促进移植后肝肾功能的恢复。

2. 肝性脑病、脑水肿　肝性脑病(hepatic encephlopathy, HE)又称为肝昏迷(hepatic coma),是急性肝衰竭最常见的并发症之一,表现为颅内压升高、脑水肿及中枢神经系统功能障碍,是导致死亡的重要原因。目前关于肝性脑病的发病机制尚不十分清楚,主要有氨中毒学说、假性神经递质学说、氨基酸失衡学说,认为体内未代谢氨的积聚,中枢谷氨酸、5-羟色胺及去甲肾上腺素能神经通路的紊乱,假性神经递质的产生,中枢 γ-氨基丁酸和苯二氮䓬类受体的活化以及脑能量代谢的改变均可能在其中起重要作用[10-11]。

3. 严重水、电解质平衡紊乱　肝衰竭晚期患者常出现严重水肿、顽固性高血压、真性或假性低钠血症,严重者血钠可低于 100 mmol/L,高钾、低氯、低钙、低镁或伴有酸碱平衡失调,内科治疗甚为困难。通过调整置换液中电解质和缓冲剂成分比例,能有效减轻体液负荷,改善或纠正水、电解质和酸碱平衡紊乱等。

4. 全身炎症反应综合征(SIRS)及多脏器功能不全　肝衰竭患者由于肠源性内毒素血症或感染等原因,最终激活单核-巨噬细胞,Kupffer 细胞及血管内皮细胞诱生促炎细胞因子如肿瘤坏死因子(TNF-α)、白细胞介素-6(IL-6),非细胞因子性炎症介质,如白三烯(LTs)、血小板活化因子(PAF)、血栓素(TX)、内皮素(ET)及氧自由基(ROS)大量产生,扩大了炎症反应,使炎症失控出现全身性过度炎症,导致机体代谢和血流动力学异常,还造成自身细胞、组织广泛损害,形成多器官功能障碍综合征(multiorgan dysfunction syndrome, MODS)直至多器官功能衰竭(multiorgan failure, MOF)[12]。合并 SIRS、MODS 的肝衰竭患者使用 CRRT 治疗能够清除各种炎症介质,理论上能够通过调控炎症反应阻断 SIRS 及 MODS 进一步发展。

(三)血液滤过治疗肝衰竭常见不良反应的预防与处理

由于血液滤过治疗尿毒症与肝衰竭的技术及操作相同,血液滤过应用于肝衰竭的治疗时必然会出现相似的不良反应,值得注意的是,由于肝衰竭患者病情不同于尿毒症患者,在不良反应方面又有许多相异之处,例如由于肝衰竭患者凝血机制严重障碍,治疗过程中出血的风险更大;患者免疫功能低下,更容易出现菌血症及感染;患者常存在肝性脑病,治疗过程中的低血压容易诱发和加重脑水肿。

1. 与血液滤过治疗相似的并发症　预防及处理均与肾脏替代治疗相同。

2. 出血与凝血　肝病患者凝血因子合成和灭活障碍,造成患者出凝血机制紊乱,因此体外循环的建立及抗凝面临更大的出血风险,治疗过程中体外循环肝素用量更加难以掌握。患者常出现消化道、呼吸道、置管处、皮下等部位出血,甚至发生严重致命的消化道等重要脏器出血。相反,血滤器及体外循环有时也发生凝血。

预防与处理:

(1)治疗前测定凝血时间,必要时根据情况补充凝血因子、血浆或血小板。

(2)合理应用抗凝剂,根据患者凝血功能调整肝素用量,一般选用肝素常规抗凝。凝血功能差的患者可以采用低分子量肝素、少量肝素化或无肝素化治疗。必要时在治疗中多次监测凝血时间调整肝素用量。

(3)治疗中血液流速不宜低于100 ml/min,容易凝血者宜采用前稀释方法。

(4)治疗中严密观察循环血路、动脉压、静脉压的变化,如在治疗中出现动脉压升高或静脉压下降应警惕发生灌流器凝血,必要时可追加肝素或应用肝素生理盐水冲洗管路。

(5)如果体外循环全部凝固,应立即中止治疗。如需继续治疗可更换血路管及血滤器,但要注意由于已发生凝血导致一定量的血液损失造成血容量减少,可能出现低血压、贫血等,必要时应补充适量的血液后再继续治疗。

3. *急性低血压* 由于肝衰竭患者病情危重,甚至合并有多脏器功能不全及血流动力学不稳定,机体调节能力差,治疗过程中更容易出现急性低血压反应。原因包括体外循环的建立进一步降低了患者有效血容量,超滤液过多过快等。

对于病情较重的患者,可以在治疗开始前预防性补充血浆200~400 ml或白蛋白10~20 g,治疗过程中强调平稳缓慢持续治疗,避免过多过快超滤液体,对于血流动力学不稳定患者更强调采用CRRT模式。

4. *各种病原微生物的感染* 由于肝衰竭患者健康状况全面减退,免疫力低下,因此治疗过程中更容易出现各种病原微生物的感染。病原微生物可以是细菌(表皮葡萄球菌等)、病毒(乙肝、丙肝病毒)、真菌(霉菌)等各类微生物,例如置换液的配制,血液滤过器与管道、包装、储存及运输过程中被细菌污染。

处理方法:①在建立血管通路和配制置换液过程中严格无菌操作;使用前必须严格检查置换液,血液滤过器及回路的包装与有效期,检查置换液的颜色与透明度,禁止使用破损过期的血液滤过用品;血液滤过器及其回路不宜重复使用。②肝衰竭患者放置的临时性插管(锁骨下或颈内静脉、股静脉)更容易出现感染,如患者出现发热,若找不到明显的感染灶,应做血培养并及时将留置管拔掉,剪下导管头部送培养。在血培养结果报告前可用广谱抗感染措施。③人工肝治疗患者容易发生血源性感染,应严格遵守无菌操作规范,严格使用一次性血液灌流及血滤器,杜绝重复及回收循环利用,避免交叉感染。

二、血浆置换在肝衰竭中的应用

由于血浆置换疗法不仅可以清除体内中、小分子的代谢毒素,还清除了蛋白、免疫复合物等大分子物质,因此对有害物质的清除率远比血液透析、血液滤过、血液灌流为好。同时又补充了体内所缺乏的白蛋白、凝血因子等必需物质,较好的替代了肝脏的合成及解毒功能。因此,血浆置换是介入物理人工肝和生物人工肝之间的人工肝支持方法,也曾被列为中间型人工肝。血浆置换应用于临床治疗已有数十年历史,1967年Lepore和Martel[13]提出血浆置换治疗肝昏迷,并于1970年最早报道3例暴发性肝坏死(fulminant hepatic necrosis)患者血浆置换的临床疗效。此后,血浆置换治疗肝衰竭的应用研究逐渐增多。自1978年以来,国外在基础综合治疗的基础上,运用血浆置换术治疗肝衰竭取得了较为满意的疗效。国内血浆置换治疗肝衰竭始于20世纪80年代中期[14],近年来得到进一步广泛开展,治疗肝衰竭的总存活率达到51.1%。随着血浆置换术在临床上的推广应用,血浆置换的方法日渐完善,应用范围逐步扩大,疗效逐渐提高。

(一)肝衰竭患者的特点

目前认为,急性肝衰竭的发病机制是以病毒感染等为诱因,肝组织在疾病过程中依次经受了免疫损伤,缺血缺氧和内毒素血症的“三重致死性打击”。患者由于肝衰竭加上易产生多种并发症,常出现严重的内环境变化,水、电解质紊乱,各种毒性物质不能被代谢解毒,激素灭活功能下降,氨基酸比例失衡,严重的内毒素血症等,这些因素将进一步加剧肝细胞的坏死,构成恶性循环。

肝衰竭患者常有水、电解质代谢失衡,如低钠血症(真性低钠血症、稀释性低钠血症),低钾、低氯、低钙、低镁血症;低血浆白蛋白血症(常引起组织水肿、腹水);肝脏对激素的灭活作用降低,使抗利尿激素、醛固酮在体内蓄积;酸碱平衡紊乱(呼吸性碱中毒、代谢性酸中毒、混合性酸碱平衡紊乱);毒性代谢产物的蓄积(如氨、硫醇、假性神经递质),后者在肝性脑病发病机制中有重要意义;支链氨基酸/芳香族氨基酸比例失调;胆红素、胆汁酸升高;炎性物质的产生和蓄积(如内毒素),诱导 TNF-α、IL-1、IL-6、IL-8 等的产生,加重肝细胞的坏死和凋亡[15-16]和肝脏星状细胞产生转移生长因子(TGF-β1),可抑制肝细胞再生[17];同时伴有严重的凝血功能障碍。

血浆置换以正常人的新鲜血浆或替代物来置换患者体内异常的血浆,来改善患者体内的内环境,使之接近生理状态,为肝细胞再生创造良好的内环境。同时,体内内毒素的清除,可以明显改善肝肾综合征,血液中各种毒性物质的减少,可以不同程度地逆转肝性脑病;TNF-α、白细胞介素等的降低可以阻断或逆转多器官功能衰竭[18];新鲜血浆中含有丰富的凝血因子、白蛋白,可以改善机体凝血功能,提高血浆胶体渗透压,减轻组织水肿,有利于腹水消退。

(二)血浆置换治疗肝衰竭的策略

1. *治疗时机* 血浆置换是综合基础疗法治疗肝衰竭的重要补充。血浆置换治疗时机的选择对于肝衰竭的疗效至关重要,据苏州大学附属第一医院报道[19],经人工肝支持治疗肝衰竭,早期患者存活率为93.5%,中期存活率72.2%,而晚期存活率仅为29.1%。国内大多数单位的临床结果均已证实,血浆置换治疗肝衰竭以早期疗效最好,中期次之,晚期效果最差。传统观念认为肝衰竭幸存者,坏死后肝硬化的发生不可避免,苏州大学附属第一医院对2例早期急性肝衰竭患者恢复期的肝活检病理结果提示,肝小叶结构基本完整,仅有少许点片状坏死,与一般肝衰竭肝细胞大量坏死和肝小叶结构破坏有明显区别,发展为坏死后肝硬化的可能性较小,提高了病后生存质量。故对于肝衰竭的治疗应争取时机,在综合基础疗法基础上,及早实施人工肝支持系统治疗是提高存活率、延缓坏死后肝硬化的关键。

2. *治疗的方式* 随着研究的深入和经验的积累,血浆置换治疗肝衰竭已从单一的、非选择的血浆置换术,发展到根据患者的具体情况,血浆置换和连续性血液滤过等其他方法联合的血液净化疗法。目前,应用最多的是非选择性血浆置换[20]。对于早期肝衰竭,非选择性血浆置换效果好;对于合并肝肾综合征、肝性脑病的肝衰竭患者,常用非选择性血浆置换联合连续性血液滤过治疗;对于自身免疫性肝病的肝衰竭,二次血浆分离治疗效果较好,不需要使用血浆;对于合并有肝性脑病的患者还可以与血浆灌流相结合,能提高患者的清醒率。

3. *治疗的次数、频率、置换量及血浆代用品* 目前,血浆置换用于肝衰竭的治疗,其提高患者存活率的疗效已经得到公认,但对于治疗的次数、频率、置换量及血浆替代物存在不同的观点。血浆置换的目的是清除患者体内的毒性物质,补充机体必需的各种因子,为肝细胞的再生创造条件。治疗的次数、频率等问题必须围绕着最大限度达到治疗目的来考虑。

(1)频率与次数。肝衰竭患者肠源性内毒素持续存在,在积极清理肠道、抗感染治疗的同时,及时清除血液中内毒素、TNF-α 及毒性代谢产物,可阻止肝细胞的进一步坏死。肝衰竭时,每天产生的胆红素、氨等代谢毒物在体内蓄积,黄疸进行性上升(血清胆红素每天可上升 100 ~ 150 μmol/L),易出现肝性脑病、肝肾综合征等严重并发症。条件许可时,可几天甚至隔日治疗一次,根据病情需要可联合连续性血液滤过治疗。只有符合患者实际情况的血浆置换,才能及时有效清除不断产生的内毒素、TNF-α、胆红素、氨等炎症和毒性物质,为肝细胞再生创造一个良好的内环境。尽管目前一致认为血浆置换可以提供暂时的肝功能支持，理论上频繁的治疗可能会达到更好的疗效，但是也有研究显示与频繁的血浆置换治疗相比，以较低频率（但不减少置换量）治疗时患者的生存率反而相对较高[21-22]，因此血浆置换的治疗频率需要根据病情进行调整。

（2）置换量。置换量是当前一个存在争议的问题[21]，许多报道置换量在2 000～3 500 ml。苏州大学附属第一医院根据病情需要，为尽可能达到最佳治疗效果，将血浆置换量逐渐增加至3 000～4 800 ml，明显提高了各种毒性代谢产物的清除率。

血浆置换量与体内剩余原有血浆的关系见公式[22]：

$$R_n = T(1 - E/T)^n \tag{16-5-1}$$

式中 R_n——第 n 次循环血浆换出后剩余的固有血浆；

E——每次循环置换出的血浆量；

T——全身血浆量；

n——体外血液循环次数。

由该公式可以看出置换效果与患者血浆总量、每次循环置换出的血浆量、循环次数和置换总量（$E \times n$）有关。表16-5-1为胆红素清除率与置换量、体重的关系。

表16-5-1 胆红素清除率与置换量、体重的关系

置换量（ml）	总胆红素清除率（%）				
	体重40 kg	体重50 kg	体重60 kg	体重70 kg	体重80 kg
2 000	50	45	40	36	30
3 000	68	60	50	45	38
4 000	75	65	57	51	46
5 000	85	74	66	59	54
6 000	87	78	71	61	56
7 000	90	81	73	64	58
8 000	92	83	74	66	59

以60 kg体重患者为例，如果患者血浆置换前血清总胆红素为300 μmol/L，置换量为3 000 ml时，置换后血清总胆红素（TB）为150 μmol/L左右；如果患者TB为700 μmol/L，置换量为3 000 ml、4 000 ml、5 000 ml时，置换后血清中TB分别为350 μmol/L、301 μmol/L 、265 μmol/L左右。血浆置换量不是绝对的，要根据患者体质、病情轻重而作出相应调整。从表16-5-1中可以看出，置换量由2 000 ml增加到5 000 ml时，TB清除率上升较明显，超过5 000 ml以后，TB清除率上升缓慢；另外，TB等毒性物质的清除率还受到泵速、出入平衡、置管位置等因素影响。临床监测结果表明，置换量为3 000 ml、4 000 ml、4 800 ml时，置换后血清中TB分别降低置换前的46%、53%、60%，与计算结果基本一致。鉴于目前血浆的紧缺及价格昂贵等原因，临床治疗常采用的置换量为3 000 ml左右。治疗过程中还可以使用少量白蛋白等血浆替代物替代血浆。由于羟乙基淀粉（HES）、低分子右旋糖酐等血浆替代物不含白蛋白，需严格控制用量。

（3）血浆置换的替代物。临床上可少量应用血浆替代物来部分代替血浆，但必须以血浆为主。常用的有白蛋白、羟乙基淀粉、低分子右旋糖酐、生理盐水、林格液等。其中，20%的白蛋白液50 ml（10 g）相当于胶体液200 ml，因此常配制成5%的白蛋白液（200 ml）进行置换，也可以根据患者胶体渗透压的情况做出相应调整，例如患者存在胶体渗透压下降及脑水肿时，可酌情使用较高浓度的白蛋白液。在应用血浆代替物时应注意（特别是白蛋白以外的替代物）：①血压必须稳定；②血氧饱和度≥90%；③无脑水肿、颅内高压等严重并发症；④每次添加量不超过200 ml；⑤治疗结束前1.5小时内不宜使用；⑥替代物以胶体为主；⑦出现异常情况时，立即停止输入，换用血浆，并注意生命体征变化。

（三）血浆置换治疗肝衰竭的注意事项

1. 置换前注意事项

（1）血浆置换有一定的风险及感染HBV、HCV等的可能，必须得到患者家属的理解与支持，并且在签署治疗知情同意书的前提下实施。

(2)除急救药物外,血浆置换当日的治疗药物,应推迟到血浆置换后应用。

(3)血浆置换用于治疗肝衰竭原则上无绝对禁忌证,患者血压、心率不稳定时原则上暂缓实施。

2. 置换期间注意事项

(1)由于置换血浆量较多,要认真核对血型。

(2)可预先予以异丙嗪预防血浆过敏反应。

(3)在治疗过程中可根据患者低钠、低氯、低钾程度分别适量补充氯化钠及氯化钾,每100 ml血浆中可加入10%氯化钠2~5 ml、10%氯化钾0.5~1 ml,以纠正电解质紊乱。同时可补充5%碳酸氢钠,以纠正酸中毒。

(4)保留插管者应以肝素化生理盐水封管。

3. 置换后注意事项

(1)插管处定期更换敷料,避免局部感染。

(2)补充促肝细胞生长素(HGF),推荐用法为血浆置换治疗结束后HGF120~200 mg静滴,每日1次。

(3)合并肝肾综合征、肝性脑病者应酌情继续连续性血液滤过等治疗。

(四)肝病血浆置换的常见不良反应及处理

1. 血浆分离器破膜　预防及处理同常规血浆置换,见第十一章第十节。

2. 过敏反应

(1)血浆过敏。第一次接受治疗的患者血浆过敏反应较为多见。对于血浆过敏反应,关键在于预防,治疗前常规给予地塞米松5~10 mg,治疗过程中,根据患者反应情况,每1 000 ml血浆补充10%葡萄糖酸钙10~20 ml。第一次接受血浆置换时,可预先给予异丙嗪25 mg肌内注射。轻度过敏反应大多在追加地塞米松5~10 mg及10%葡萄糖酸钙10~20 ml后迅速缓解。如出现低血压、休克、支气管痉挛等严重过敏反应,应立即给予大剂量激素等积极有效抗过敏措施,并迅速利用现有的深静脉通路输注大量液体,恢复血容量,纠正动脉缺氧,对于较顽固的支气管痉挛,应给予氨茶碱。严重低血压时,可给予多巴胺、肾上腺素或去甲肾上腺素。其他一些对治疗过敏样反应有效的药物包括可的松、异丙肾上腺素、阿托品等。心跳和(或)呼吸骤停的患者,必须立刻进行心肺脑复苏术。

(2)血浆代用品过敏。血浆代用品在血浆置换治疗中应用日趋广泛,目前临床上常用的血浆代用品包括右旋糖酐、明胶溶液和羟乙基淀粉。在使用过程中,人体可能会出现各种反应,其中部分是过敏反应,而大多则是过敏样反应(又称类过敏反应),即与抗原抗体反应无关,血中检测不到IgE抗体及其他免疫活性物质,而临床表现为荨麻疹、呼吸困难、心血管症状、胃肠道症状等类过敏反应。预防与处理与血浆过敏相似。

3. 继发感染　同其他类型人工肝技术一样,血浆置换存在人工肝治疗管路及体外循环操作有关的感染,而且治疗中使用大量异源性血浆,带来更大的血源性感染的风险。由于我国对乙型肝炎病毒检测的重视和检测技术的成熟,加之绝大多数进行人工肝治疗的患者为乙型肝炎病毒感染者,所以血源感染的危险更着重于丙型肝炎病毒感染和HIV感染。此外血浆置换是一种非选择性的方法,大量的大分子或与白蛋白结合的物质同样被清除。此外有学者认为,血浆置换治疗后患者血液循环中免疫球蛋白IgA、IgM和IgG明显降低,可能会增加感染及发生其他并发症的风险[23]。因此临床上对于需要进行血浆置换的肝衰竭患者可酌情预防性使用抗生素。

4. 出血　进行人工肝治疗的患者多有凝血功能障碍,加上体外循环需要药物抗凝,部分患者可出现插管处、消化道、皮肤黏膜、颅内出血的并发症。应注意防范,治疗中观察穿刺部位及管路连接是否正确。若穿刺部位出血,另选血管穿刺,原位置加压包扎。血肿明显时可外敷。消化道大出血等严重情况时,应立即停止治疗,进行止血及综合治疗。

5. 凝血　接受人工肝治疗患者若抗凝药物用量不足,则易出现凝血,表现为血浆分离器和留置管凝血等。防治措施包括，注意调整肝素抗凝的剂量，根据患者凝血功能情况，适当加大肝素用量。严重凝血时需要终止治疗并更换管路及血浆分离器。

6. 低血压 需要根据其发生的原因，给予相应的处理。

(1)低蛋白血症患者在人工肝治疗术前或术中输血浆、白蛋白或其他胶体溶液，维持患者血浆渗透压。

(2)严重贫血患者在人工肝治疗前要补充血液。

(3)药物或血浆过敏者预先给予抗过敏治疗。

(4)纠正酸碱平衡、水电解质紊乱。

(5)治疗心律失常。

(6)接受人工肝治疗患者术中需密切观察血压、心率变化。

(7)一旦发现血压较低或临床症状明显(面色苍白、出汗)，如非心源性原因所致则立刻输入生理盐水以补充血容量，但补液量不宜过多，酌情控制，经补液治疗后血压仍不上升者，应立刻使用升压药物。如有心律失常则按心律失常处理。

(五)血浆置换在肝病治疗中的应用

血浆置换的适应证，随着临床推广而在肝病治疗中应用范围逐渐扩大，主要有：①急性、亚急性及慢加亚急性肝衰竭(acute liver failure)；②肝移植术围手术期(liver grafting)；③妊娠急性脂肪肝(acute fatty liver of pregnancy)。

典型病例介绍

患者王某，男性，62岁，因"乏力，纳差，尿黄20余天"入院。患者有乙肝"小三阳"病史数十年，未正规诊疗。患者1个月前无明显诱因下开始出现乏力、纳差等不适，同时开始出现小便渐黄如浓茶，并有上腹部饱胀感，偶有恶心，无皮肤瘙痒，无畏寒发热。入院前1周患者到当地医院就诊，查肝功能提示总胆红素为241.5 μmol/L，ALT 1 481 IU/L，AST 1 323 IU/L，查肝炎病毒全套提示HAV(+)，乙肝病毒标志物：HBsAg(+)，HBsAb(-)，HBeAg(-)，HBeAb(+)，HBcAb(+)。予常规保肝、降酶、退黄治疗效果不佳，患者仍感觉极度乏力，有恶心感，食纳差，为进一步治疗于2009年3月4日转入苏州大学附属第一医院感染科。

入院查体：T 36.5℃，P 80次/分，R 18次/分，BP 110/78 mmHg。神志清楚，精神萎靡，全身皮肤、巩膜深度黄染。心肺(-)，腹平软，无压痛及反跳痛，肝区无叩痛，移动性浊音阴性，双下肢无明显凹陷性水肿。

辅助检查：T-BIL 470.2 μmol/L，D-BIL 321.1 μmol/L，ALT 313 U/L，AST 211 U/L，GGT 372 U/L，ALP 134 U/L，ALB 31.3 g/L，PAB 31 mg/L。PT凝血酶原时间20.1 s(*PTA*<40%)。肝炎病毒全套提示HAV(+)，两对半1、4、5阳性，HBV-DNA 4.5×10^4。B超提示慢性肝病表现。

根据中华医学会肝病学分会及感染病学分会重型肝病与人工肝学组2006年联合制定的《肝衰竭诊疗指南》的标准，该患者诊断为慢加亚急性肝衰竭、重叠性病毒性肝炎(甲型，乙型)。入院后予加强病情监护，加强口腔护理，严格卧床休息，常规综合内科处理。于入院后第二天行人工肝血浆置换治疗一次，置换血浆量3 000 ml，治疗过程顺利，患者无特殊不适主诉。人工肝治疗后肝功能示T-BIL 221 μmol/L，D-BIL 160.1 μmol/L，ALT 143 U/L，AST 109 U/L，GGT 147 U/L，ALB 33.1 g/L，PAB 118 mg/L。经治疗后患者诉一般情况改善，食纳增加。治疗后第三天复查血生化：T-BIL 348.3 μmol/L，D-BIL 235.2 μmol/L，ALT 202 U/L，AST 206 U/L，ALB 29 g/L，PAB 48 mg/L；血凝常规：PT 16.8 s。继续给予上述内科综合治疗，同时加强预防感染、出血等并发症。患者黄疸逐步下降，复查生化(2009年3月10日)T-BIL 251.3 μmol/L，D-BIL 176.6 μmol/L，ALT 47 U/L，AST 88 U/L，ALB 25.5 g/L，PAB 37 mg/L。但患者于2009年3月15日出现发热，最高体温38.2℃。给予急诊胸部CT检查，提示右肺局部炎症，腹腔积液，复查生化示：T-BIL 349.5 μmol/L，ALT 67 U/L，AST 125 U/L，ALB 25.3 g/L，PA B36 mg/L；血凝常规：PT 17.5 s。立即给予哌拉西林-他唑巴坦联合圣迪峰抗感染治疗。为清除患者体内毒素等毒性代谢产物，促进肝功能恢复，并于2009年3月18日再次行人工肝血浆置换治疗。术后生化指标：T-BIL 188.4 μmol/L，ALT 48 U/L，AST 90.0 U/L，ALB 32.5 g/L，PAB 47.0，术后第二天复查生化示：T-BIL 225.4 μmol/L，ALT 68 U/L，AST 107 U/L，ALB 38 g/L，PAB 56 mg/L；血凝常规：PT 22.5 s。经上述积极抗感染等内科综合治疗联合人工肝支持治疗后，患者发热停止，病情逐步恢复。同年3月26日复查生化示：T-BIL 136 μmol/L，D-BIL 79.8 μmol/L，ALT 74 U/L，AST 153 U/L，ALB 34.3 g/L。患者于4月20日出院，出院时生化示：T-BIL 41.1 μmol/L，D-BIL 26.3 μmol/L，ALT 41.3 U/L，AST 36.4 U/L，ALB 35.0 g/L。HBV-DNA阴性。出院后长期门诊随访至今，目前患者病情稳定，肝功能基本正常，生活正常化。

三、血浆置换与血液滤过联合应用

（一）联合治疗的原理

血浆置换可以清除与白蛋白结合的毒性物质及免疫复合物等大分子物质，同时补充凝血因子、白蛋白、调理素等生物活性物质，能够部分替代肝脏功能。但是同其他类型人工肝技术一样，血浆置换存在一定不足。例如，血浆置换调节患者水、电解质及酸碱平衡等内环境紊乱的作用较小，对肝性脑病、肝肾综合征患者的疗效较差。Yonekawa等[24]认为由于中小相对分子质量毒素易通过血管壁在组织中广泛分布，单用血浆置换难以清除，这些增多的中小相对分子质量毒素易于通过血脑屏障在神经细胞内积聚导致脑水肿，亦可引起或加重肝昏迷。Nakae等[25]研究发现，血浆置换不能有效清除各种炎性因子，治疗后血液中的TNF-α、IL-6水平无明显变化，除非与血液滤过联合治疗。Sadahiro等[26-27]认为血浆置换虽然可以明显降低患者体内多种毒性物质的水平，但治疗后常出现高钠血症、代谢性碱中毒、胶体渗透压的下降，这又会加剧内环境的紊乱，加重脑水肿。从临床上来看，肝性脑病患者经血浆置换治疗后清醒率较低，甚至表现为血浆置换后出现肝昏迷，不能明显改善肝肾综合征患者的肾脏灌注及尿量；血浆置换后患者电解质和酸碱平衡紊乱的问题复杂化、严重化。总体疗效上看，单纯血浆置换不能提高晚期肝衰竭患者的生存率。连续性血液滤过（CVVH）对各种水溶性中小分子物质清除能力强，能够纠正水、电解质及酸碱平衡紊乱；降低颅内压，减轻脑水肿，改善患者的意识状态；改善血流动力学及肾脏灌注，维持内环境稳定，对肝性脑病及肝肾综合征均具有治疗作用。因此，从理论上讲，血浆置换与血液滤过联合治疗具有良好互补与协同作用，国内外许多临床研究结果也支持这一理论[28]。

（二）治疗模式

治疗大体上分两个阶段，首先按常规方法进行血浆置换治疗，结束后进行6～8小时血液滤过治疗或连续性血液滤过治疗。具体操作方法与常规血液滤过及血浆置换相同。

（三）联合治疗的评价

目前血浆置换联合连续性血液滤过治疗已成为非生物型人工肝组合运用的重要方法之一。血浆置换联合血液滤过治疗的具体优势在于：①先行血浆置换治疗，可在短时间内去除血浆中较大量的各种相对分子质量、不同溶解度的毒素，特别是大分子物质及与白蛋白结合的毒性物质，后续的血液滤过治疗再去除各种中小分子的水溶性物质，这样毒素去除量更大，范围更广；②血浆置换引起的水、电解质和酸碱改变可经后续的治疗予以调整，血浆胶体渗透压的急剧变化及水钠潴留等血浆置换的副作用会大幅度下降；③血浆置换中需使用较大剂量的抗凝剂及抗过敏药物，可以经后续血液滤过清除；④血浆置换补充的凝血因子可减少后续血液滤过治疗出血的风险。

国内外很多作者报道，经联合治疗后患者临床表现改善，治疗后胆红素降低与单纯血浆置换相仿，而白蛋白、纤维蛋白原无明显变化，能够清除TNF-α、IL-6等多种炎性介质，对肝性脑病、肝肾综合征具有一定的治疗作用。例如，Yoshiba等[29]对27例急性重型肝炎患者应用血浆置换联合血液透析滤过进行治疗，其中15例（55.6%）暴发性肝衰竭患者短期平均生存时间超过19.3天，认为早期介入是治疗成功的关键。国内浙江大学医学院附属第一医院李兰娟等利用血浆置换联合CHDF治疗235例不同类型肝衰竭的生存率为45.6%,其中晚期肝衰竭的生存率为17%。因此,国内外许多学者认为血浆置换联合连续性血液滤过治疗是一种比较好的非生物人工肝组合方式,能够全面清除蛋白结合毒素和水溶性毒素,补充凝血因子等生物活性物质,调节患者内环境,预防和治疗多脏器功能不全综合征,对肝性脑病及肝肾综合征具有治疗作用。

(四)联合治疗肝病的指征

适用范围基本与血浆置换、血液滤过在肝病中指征相同,也适用于各种病因及不同疾病分期的肝衰竭患者,特别是伴有肝性脑病、肝肾综合征、酸碱平衡及电解质紊乱、血流动力学状态不稳定等患者。

典型病例介绍

患者杨某,男,39岁,因"眼黄、尿黄20天"入院,患者入院20天前在无明显诱因下出现全身皮肤、巩膜黄染,小便深黄;有纳差,曾有进食后呕吐,呕吐物为胃内容物。至当地医院查肝功能示:T-BIL 419.2 μmol/L,ALT 2 579 U/L,AST 2 196 U/L。遂于2009年5月23日至当地医院住院治疗,住院期间查凝血功能PT 19.5 s,乙肝两对半示2、4、5(+);HBV-DNA、HCV-RNA低于检测水平;抗HAV阴性;抗HEV(+);予琥珀酸氢化可的松冲击治疗1周(具体诊疗情况不详),患者黄疸一度控制,一般情况改善,停用激素后黄疸又迅速加深,复查肝功能示:T-BIL 528.8 μmol/L,D-BIL 220.7 μmol/L,ALT 172 U/L,AST 88 U/L,患者一般情况无改善,并出现生物钟紊乱(白天睡觉,夜间清醒),为求进一步诊治于2006年6月8日转入苏州大学附属第一医院感染科。

入院体格检查:神志清楚,精神萎靡,全身皮肤、巩膜深度黄染;心肺阴性;腹平软,移动性浊音阴性,双下肢无明显凹陷性水肿;生理反射存在,病理征未引出。扑翼样震颤(+-),计算能力减退。

入院后辅助检查:T-BIL 639.2 μmol/L,D-BIL 415.6 μmol/L,I-BIL 223.6 μmol/L,ALT 87.7 U/L,AST 65.1 U/L,GGT 124 U/L,ALP 118.2 U/L,TP 72.7 g/L,ALB 47.1 g/L,GLB 25.6 g/L,A/G=1:8,PAB 168.7 mg/L。血凝常规:PT 23.4 s;血氨99 μmol/L,乙肝两对半示2、4、5(+);HBV-DNA、HCV-RNA低于检测水平,抗HEV(+),Anti-HCV阴性,Anti-HIV阴性。腹部B超提示慢性肝炎表现。根据患者病史及相关辅助检查,入院诊断为"亚急性肝衰竭,病毒性肝炎(戊型)、肝性脑病(Ⅰ度)";治疗上给予加强病情监护,严格卧床休息。给高碳水化合物、低脂、适量蛋白饮食。考虑患者血氨升高,扑翼样震颤(+-),计算能力减退,处于Ⅰ度肝性脑病,应用内科综合治疗后,入院第二天行人工肝,治疗模式选择为血浆置换联合血液滤过治疗。置换血浆总量3 000 ml,血浆置换结束后给予6小时的血液滤过治疗。整个治疗过程顺利,术后患者安返病房。术后复查生化全套:T-BIL 346 μmol/L,D-BIL 228 μmol/L,I-BIL 118 μmol/L,ALT 70 U/L,AST 73 U/L,电解质正常,血氨降至35 μmol/L。患者一般情况改善,肝性脑病程度减轻,继续给予内科综合治疗。治疗后第二天复查生化全套提示:T-BIL 395.2 μmol/L,D-BIL 261.4 μmol/L,I-BIL 133.8 μmol/L,ALT 6 835 U/L,AST 86.1 U/L,PAB 115.2。血凝常规:PT 24.5 s。血氨45.2.0 μmol/L。于6月11日再次给予血浆置换联合血液滤过治疗,治疗过程顺利,无特殊不适主诉。术后复查:T-BIL 233.1 μmol/L,D-BIL 158.3 μmol/L,I-BIL 74.8 μmol/L,ALT 67.1 U/L,AST 161.4 U/L,GGT 105.4 U/L,ALP 107.5 U/L。K^+3.2 mmol/L,血氨30.0 μmol/L。术后第二天血凝常规:PT 18.5 s,术后第三天复查,T-BIL 251 μmol/L,D-BIL 178 μmol/L,I-BIL 73 μmol/L,ALT 63 U/L,AST 129 U/L,黄疸指标较前无明显上升,患者自觉一般情况改善,拒绝再次行人工肝治疗。继续给予内科综合治疗,同时预防感染、出血等并发症。后患者病情逐步恢复,于同年7月27日查:T-BIL 49.5 μmol/L,D-BIL 37.1 μmol/L,I-BIL 12.4 μmol/L,ALT 19.8 U/L,AST 62.3 U/L,GGT 70.2 U/L,患者出院。出院后门诊随访,患者肝功能正常,参加正常工作。

四、血液灌流在急性肝衰竭中的应用

血液灌流(HP)临床上较早应用于各种药物或毒物中毒患者的救治,随后作为一种人工肝技术开始应用于各种肝衰竭的治疗。早期的研究表明,血浆灌流能够清除肝衰竭患者血液循环中胆红素、内毒素等多种毒性物质,而且具有清除能力强、吸附容量大的特性。早期血液灌流由于吸附剂材料生物相容性及吸附特异性等方面的原因,治疗存在一定的副作用,疗效也存在较大争议[30-33]。近年来随着包膜活性炭、树脂等吸附材料改进,以及新型高分子材料的不断开发,吸附剂的生物相容性及吸附特异性均得到不断提高,副作用降低,血液灌流技术在治疗肝衰竭领域又呈现出较好的发展前景。

(一)吸附原理及吸附材料

按照血液灌流吸附的原理可分为物理吸附和化学吸附,物理吸附是依靠范德瓦耳斯力进行,吸附一般无选择性(活性炭等);而化学吸附主要依靠库仑力,吸附具有选择性(树脂等)。血液灌流器是系统的关键,吸附剂的性能决定血液灌流的疗效。直接将患者的全血送入灌流器中进行吸附称为全血灌流,若通过血浆分离技术将患者的血浆从血液中分离出来,然后送入灌流器中进行吸附称为血浆吸附(以下统称为血液灌流)。目前应用于肝病血液灌流的吸附剂主要有活性炭及树脂两种[34]。

1. *活性炭* 活性炭是一种良好的广谱吸附剂,能吸附多种化学物质,特别是对毒物、药物具有很高的清除率,于20世纪60年代开始普遍用于临床抢救药物中毒、尿毒症患者,取得了一定的临床疗效。碳化树脂,又称球形活性炭,是近年研制的新型吸附剂,对水溶性的极性物质与脂溶性物质均有良好的吸附能力。活性炭可以清除肝病患者体内多种代谢产物,包括胆红素、胆汁酸、血氨、芳香族氨基酸、硫醇、尿素氮、肌酐、吲哚、胍类、尿酸、酚类等。

2. *树脂* 树脂是一类具有网状立体结构的高分子聚合物,由苯乙烯(或丙烯酸酯)与二乙烯苯通过悬浮聚合制成环球共聚体。根据合成的单体及交联剂的不同可有不同品种。

(1)离子交换树脂。在苯乙烯骨架上带有极性交换基团的称为离子交换树脂,是一类带有功能基的网状结构的能够进行离子交换的高分子化合物。吸附特性属于化学吸附,根据同电荷相斥、异电荷相吸的原理,对带不同电荷的分子选择性吸附。

(2)吸附树脂。不带有交换基团的称为吸附树脂,又称聚合物吸附剂(polymer adsorbents),是一类以吸附为特点,对有机物具有浓缩、分离作用的高分子聚合物。近年来出现了一些吸附特异性较强的吸附树脂,具有对胆红素、胆汁酸等某些物质较强的特异性吸附作用,降低了对人体白蛋白、凝血因子等正常成分破坏作用,治疗的安全性及疗效得到提高。

(二)吸附剂的吸附谱[34]

活性炭可吸附的物质包括各种药物,重金属(砷、铜、钙等),植物毒素,动物毒素,化学毒物,体内代谢物质(尿素氮、肌酐、氨基酸、肾上腺素、叶酸、胃泌素、胍类、吲哚、尿酸、酚类、有机酸、中分子物质、胰岛素、胰高血糖素等)以及导致肝昏迷的物质,如芳香族氨基酸、胆汁酸、胆红素、多巴胺、脂肪酸、硫醇、酚类、蛋白结合物质、Na^+-K^+-ATP 酶抑制物等。清除较差的物质有氨、CAMP 等。

树脂可吸附的物质与活性炭雷同,某些树脂具有特异性吸附作用。

(三)血液灌流模式

1. *全血灌流* 全血灌流治疗相对简单、费用低,但副作用较血浆灌流大,常对患者血液中红细胞、血小板等有形成分存在较严重的破坏作用,肝衰竭患者一般情况差,常难以耐受,因此在肝衰竭领域应用极少。

2. *血浆灌流* 是目前广泛使用的一次性膜式血浆分离器,膜是由天然材料或高分子聚合物制成,根据分离器膜的孔径不同,可以将血浆分离器大致分为普通血浆分离器(非选择性血浆分离器)、血浆成分分离器。普通血浆分离器可以通过全部血浆成分;而血浆成分分离器膜孔径较普通血浆分离器小,例如,EC-20/30/40/50w 系列的血浆成分分离膜,孔径的大小分别为 10 nm、20 nm、30 nm、35 nm,截留相对分子质量在 300 000 ~ 700 000。例如,FPSA 及 Prometheus 系统所用的血浆分离器都是血浆成分分离器,能将白蛋白等相对分子质量在 248 000 以内的大分子物质滤过,因此,利用血浆成分分离器进行血液灌流无疑减少了对球蛋白、纤维蛋白原等大分子物质的破坏作用,同时保留了对白蛋白结合毒素的清除作用。

(四)血液灌流在肝病治疗中应用

(1)高胆红素血症。各种肝衰竭、胆管梗阻引起高胆红素血症。

(2)肝性脑病。肝性脑病的死亡率非常高,HP 可以吸附假性神经介质、芳香族氨基酸等,有效地清除血液中导致肝性脑病的中分子物质。

(3)药物或毒物导致的肝损害。临床上常见的药物逾量、中毒或服用某些具有明显肝毒性的药物致药物性肝损害,血液灌流可以吸附由毒物中毒损害肝脏而产生的大量代谢毒素,早期应用还可以吸附导致中毒的毒物。

(五)不良反应及处理

1. 血压下降　在血液灌流过程中最常见。

预防与处理:①常在治疗前及治疗过程中补充 200～400 ml 血浆或 10～20 g 白蛋白,不仅可以较好预防可能出现的低血压反应,而且能够纠正灌流本身对患者体内白蛋白、凝血因子的破坏,提高综合治疗的效果;②治疗开始建立体外循环时应根据患者的血压情况缓慢放血,或将预冲液不放掉直接接上静脉回流端,以保持血容量的平衡;③治疗前及治疗过程中常规小剂量激素预防过敏反应;④治疗中严密监测患者的血压,一旦发生低血压,应减慢血流速度,适当补充血容量,必要时可加用升压药物。轻度的低血压可以通过适量补充血浆、白蛋白等胶体来纠正,严重低血压甚至出现休克反应需要停止治疗,迅速通过已经建立的深静脉通路补充晶体液及胶体,处理伴有的其他脏器功能不全症状,并根据情况给予相应抗过敏、抗休克治疗。通过处理,极少出现严重后果。

2. 出血与凝血　肝病患者凝血因子合成和灭活障碍,造成患者出凝血机制紊乱,并且血浆灌流对患者血液循环中凝血因子、血小板有一定的破坏作用,治疗过程中体外循环肝素用量更加难以掌握,因此血液灌流较其他类型人工肝面临更大的出血与凝血风险。

预防与处理:①治疗前测定凝血时间,必要时根据情况补充凝血因子、血浆或血小板,如有活动性出血患者应禁止血液灌流治疗;②合理应用抗凝剂,根据患者凝血功能调整肝素用量,一般选用肝素钠,肝素剂量应个体化,建议常规负荷剂量为 3 125～6 250 U,在治疗过程中可酌情追加。凝血功能差的患者可以采用体外肝素化、少量肝素化或无肝素化治疗,必要时在治疗中多次监测凝血时间调整肝素用量;③治疗中血液流速不宜低于 90 ml/min,严密观察循环血路、动脉压、静脉压的变化,如在治疗中出现动脉压升高或静脉压下降应警惕发生灌流器凝血,必要时可追加肝素或应用肝素生理盐水冲洗管路;④治疗后应给予适量的鱼精蛋白将体内剩余肝素中和。建议按肝素用量总和的 2/3 或 1/2 的比例给予鱼精蛋白。治疗后可适量补充凝血因子,如凝血酶原复合物、新鲜冰冻血浆等。

3. 血小板下降　血小板减少是血液灌流常见的副作用之一,但一般下降不超过 30%。如血小板减少到出血倾向的临界值 $50\times10^9/L$ 时应给予重视。

预防与处理:①全血灌流对血小板的破坏作用更大,因此,肝衰竭患者的治疗一般采用血浆灌流的治疗模式;②采用血浆灌流时选用经包膜且血液相容性好的吸附材料灌流器;③治疗前可预先服用抗血小板聚集药物,如双嘧达莫、阿司匹林等阻止血小板与活性炭的黏附;前列环素作为肝素的辅助抗凝剂,对肝性脑病患者进行血液灌流时特别适用,该药可预防血液灌流时的低血压、血小板减少及其他凝血功能的紊乱;④如血小板下降到出血倾向的临界值时应停止血液灌流治疗;⑤如血小板过低伴有明显的出血倾向时应考虑酌情输入新鲜的血小板。

4. 溶血　溶血反应表现为休克、寒战高热、呼吸困难、腰背酸痛、心前区压迫感、头痛、血红蛋白尿、异常出血等。

预防与处理:①选择适宜的血管通路,保证足够的血流速度;②如有条件应选用性能较好的血液灌流机,分浆泵速率调整受控于血泵的运行;③如应用简易设备进行治疗,应调整适宜的分浆泵速度,一般分浆泵速度为血泵速度的 1/3 以内,并应严密观察治疗中仪器运行状况,一旦发现血流量不足应立即停止分浆泵的运行;④适量应用抗凝剂,避免灌流器发生凝血,治疗中应密切观察仪器运行中的各项监测指标,一旦发生凝血应立即对症处理;⑤在进行血浆灌流时出现溶血情况应立即停止分浆泵的运转,调整血管通路，保证血流畅通。严重者应立即结束治疗，予补充血容量及抗休克等处理，必要时可给予5%的碳酸氢钠250 ml静滴，使尿液碱化，保护肾脏功能。

5. 微粒栓塞　由于血液灌流技术的不断发展，开发了多种多样性能良好的包膜材料及精密的血液灌流罐体材料、血液管路材料。在实际操作时体外循环有多个精密滤过系统，并经严密的冲洗使血液灌流的安全性大大提高，治疗中出现微粒栓塞的现象极少发生，因偶发因素导致灌流器破损而出现肺内微粒栓塞。一旦发生吸附剂微粒脱落，其脱落的微粒随血液进入体循环的静脉系统及肺循环的肺动脉系统内，患者可出现胸闷、气短、呼吸困难、憋闷、口唇发绀、甚至休克等严重危象。

预防与处理：①治疗前应严格检查灌流器有无破损，应用足量的生理盐水充分冲洗灌流器，将所有可通过滤网的微粒彻底冲净；②应用标准正规的血路管，其静脉管路中静脉壶（又称空气捕捉器）中有一微滤网，也可以防止微粒栓塞的发生；③一旦出现微粒肺栓塞，应立即停止治疗并给予吸氧、高压氧治疗，并采取其他对症措施。

6. 其他　例如空气栓塞、感染等，其发生的原因、临床表现、诊断与处理均与血液滤过、血浆置换等其他血液净化技术相似。

典型病例介绍

患者，陆某，女性，44岁，干部，因“乏力、纳差、尿黄20余天加重1周”入院。既往体健，无肝炎病史。患者20天前曾服用中药，具体情况不详，后出现乏力、纳差、尿黄等症状。遂到当地医院求治，查肝功能：T-B1L 36 μmol/L，ALT 2 277 U/L，AST 3 072 U/L。肝炎全套（－），HBV-DNA阴性。给予美能等保肝降酶及对症支持治疗，效果不明显。复查肝功能：T-BIL 269.5 μmol/L，ALT 976 U/L，AST 1 269 U/L，血凝常规：PT 23.0 s，为进一步治疗于2007年11月18日转入苏州大学附属第一医院感染科。

入院查体：全身皮肤、黏膜深度黄染，巩膜深度黄染，心肺（－）。腹平软，移动性浊音阴性，双下肢无凹陷性水肿。

入院后相关辅助检查：T-BIL 370.2 μmol/L，D-BIL 216 μmol/L，I-BIL 154.2 μmol/L，ALT 297 U/L，AST 154 U/L，ALB 37.2 g/L。PT 20.5 s，APTT 40.6 s，TT 23.4 s，Fbg 0.78 g/L，PT-INR 1.33，AT-ⅢA 22%。病毒性肝炎全套（－），HBV-DNA（－）。抗核抗体全套、抗线粒体全套（－）。

根据相关病史、体检及相关辅助检查，入院诊断为亚急性肝衰竭（药物性）。考虑患者因药物性导致，入院时处于肝衰竭早期，治疗上给予甲强龙60 mg抑制机体免疫损伤，以及保肝降酶、退黄等内科综合支持治疗。于入院第2天行血液灌流治疗，吸附罐为日产BRS-350。灌流时间为3小时，治疗过程顺利，无特殊不适主诉。治疗后患者自诉一般情况良好，灌流后复查生化：T-BIL 193.8 μmol/L，D-BIL 81.2 μmol/L，ALT 195 U/L，AST 98.3 U/L，ALB 34.3 g/L，PAB 62.0 mg/L，术后第2天血凝常规：PT 28.2 s。胆红素明显下降，但白蛋白水平降低，凝血酶原时间较前稍延长，考虑为吸附罐对白蛋白、凝血因子存在一定的非特异性吸附，给予血浆及白蛋白支持治疗。灌流后3天复查生化全套：T-BIL 345.0 μmol/L，D-BIL 165.0 μmol/L，ALT 85 U/L，AST 109.0 U/L，ALB 35.8 g/L，PAB 79.8 mg/L，血凝常规：PT 27.5 s。患者黄疸反弹，遂给予血浆置换联合胆红素吸附治疗，即先进行2.5小时的胆红素吸附治疗，然后利用同一血浆分离器进行血浆置换。治疗过程顺利，术后复查生化全套：T-BIL 155.8 μmol/L，D-BIL 65.9 μmol/L，ALT 145 U/L，AST 86 U/L，ALB 36.9 g/L，PAB 56 mg/L，治疗后第2天血凝常规：PT 24.5 s。第3天复查肝功能T-BIL 242.5 μmol/L，D-BIL 126.2 μmol/L，ALT 98 U/L，AST 79 U/L，ALB 34.0 g/L，PAB 89 mg/L，后再次给予血浆置换治疗一次。患者病情逐步恢复，于1个月后出院，出院时：T-BIL 44.2 μmol/L。长期随访中，患者肝功能正常，能够参加日常工作。

五、血液灌流与其他血浆净化技术的联合应用

血液灌流中应用的吸附剂无论是活性炭还是树脂主要对中分子物质有良好的吸附性能，但每一灌流器其吸附性能、吸附容量有限，而且与血液滤过、血浆置换等其他人工肝技术比较，不具备调节患者内环

境及补充正常生理物质等作用,单纯的血液灌流疗效有限。尤其是肝衰竭患者常常合并肝性脑病、肝肾综合征等并发症,以及严重的水、电解质、酸碱平衡紊乱,单纯血液灌流显然难以满足临床治疗的需要。因此,鉴于各型人工肝的不同特点及优势,为发挥其互补与协同作用,临床上常与其他血液净化技术联合治疗。例如血液灌流(包括成分血浆灌流)可以与血液滤过,血浆置换等血液净化技术联合。血液灌流技术在部分血浆分离吸附系统(FPSA)、Prometheus、MARS 及 CAPS 中都有应用,但是其中许多联合治疗的方式临床研究报道较少,疗效也有待进一步证实。

(一)部分血浆分离吸附系统(FPSA)和 Prometheus 系统

部分血浆分离吸附系统(fractionated plasma separation and adsorption,FPSA)1999 年由 Falkenhagen 等[35]首次介绍。2001 年 Kramer 等在德国汉诺威对 FPSA 系统进行了小规模临床随机试验,资料显示,FPSA 治疗虽可增加水溶性溶质的清除率,但可诱发凝血功能紊乱、白蛋白丢失等不良反应,2/3 患者中途退出,最终不能提高肝衰竭患者的生存率。2003 年第一次报道 Prometheus(图 16-5-1,16-5-2)的临床应用实例[36]。它描述了成功治疗一个摇头丸和可卡因中毒的急性肝衰竭的病例,其临床过程复杂,且并发多器官功能衰竭、重度脑水肿。连续几个小时 Prometheus 治疗使得起初较高水平的血氨降至正常。在接下来的几天,脑水肿消失,肝功能恢复正常。最后,患者不需要肝移植而自行恢复。随后 Rifai 等[37]的临床研究评估了 Prometheus 系统的安全性、吸附效率和临床疗效。入组的 11 例慢加急性肝衰竭患者平均 Child-Pugh 评分为(12 ±2)分,所有的患者都有超过 250 μmol/L 的高胆红素血症和(或)Ⅱ度以上肝性脑病,特别是所有患者都伴随肾功能不全,因此无论如何都需要进行血液滤过治疗。患者连续 3 天接受 2 次 Prometheus 治疗取代定期的肾脏替代治疗,每次治疗持续 4 ~6 小时。结果显示在安全性方面,治疗过程中 2 个全身感染的患者曾出现了血压的一过性降低,有患者出现白细胞可逆性增加而没有全身炎症的其他迹象(如 CRP 升高),认为可能是一些白细胞被系统激活。此外,由于患者凝血障碍及肝功能不全,出血风险升高,肝素仅低剂量使用。然而,3 个患者治疗过程中发生了系统凝血,造成每个患者大约丢失 200 ml 左右的血浆。为了提高抗凝效果,德国 Eseen 透析组织提出了一个不同的治疗方案,那就是用柠檬酸盐代替肝素抗凝。根据他们的经验,如果使用得当的话,柠檬酸盐抗凝可以最大限度地减少了凝血的风险,同时不会发生低钙血症[38]。

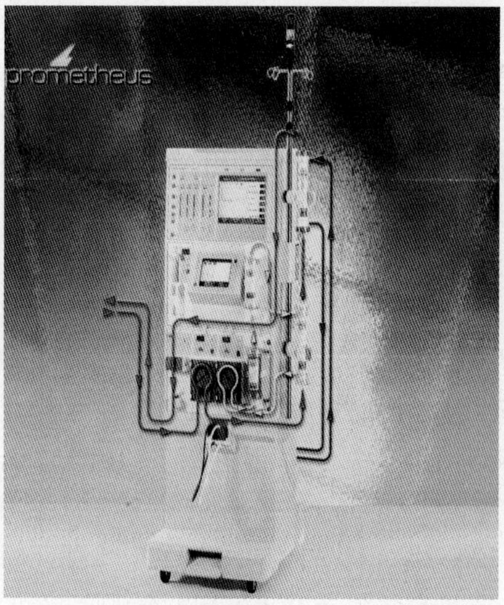

图 16-5-1 Prometheus 外形图

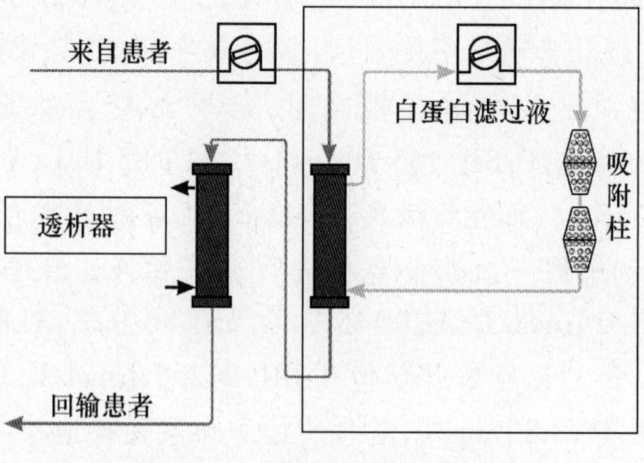

图 16-5-2 Prometheus 流程图

Krisper 等[39]为比较 MARS 和 Prometheus 两种不同的系统,5 位患者被给予 MARS 和 Prometheus 交叉治疗,即每个患者接受每个系统治疗 2 次。结果显示 Prometheus 有更高的胆红素、氨和尿素的清除率,而两者对胆汁酸的清除率无明显差异。另一项[40]关于 Prometheus 对重要的细胞因子(如肿瘤坏死因子-α)、凝血因子(如因子Ⅱ和Ⅴ)影响的研究发现,Prometheus 治疗并没有明显影响细胞因子、凝血因子或其他血浆蛋白水平。因此认为在系统中使用的吸附器对于清除结合在白蛋白上的毒素和水溶性物质是有效和特异的。

上述早期的许多临床研究显示 Prometheus 能够明显降低血液循环中蛋白结合毒素水平，血清直接胆红素、胆汁酸、血氨明显降低，同时肾脏功能也得到支持，血肌酐、尿素水平明显降低、血 pH 改善，对肝衰竭患者有一定的治疗作用，但是没有显示出提高肝衰竭患者生存率的作用[41]。值得注意的是，目前有学者认为 Prometheus 系统中将两个滤器串联，造成体外血液循环路径过长，治疗过程中极容易发生系统凝血，临床实际操作较为困难，可能是系统设计存在一定的缺陷，后续的临床研究报道较少。Prometheus 是肝衰竭患者支持治疗的新选择，也为今后物理型人工肝的发展提供了一种新的思路。

（二）白蛋白透析

1. *白蛋白透析的原理* 人血白蛋白（human serum albumin，HSA）是由 585 个氨基酸残基组成的单链多肽，相对分子质量为 66 300，分子结构中含有 17 个二硫键，只含有一个游离 SH 基，不含糖。在体液 pH 7.4 的内环境中，白蛋白为负离子，每分子可以带有 200 个以上的负电荷。HSA 是血浆含量最丰富的蛋白质，正常血清白蛋白浓度范围 35 ~ 45 g/L，占血浆总蛋白的 60% 左右。一个正常成年男性（体重以 70 kg 计）有 3.5 ~ 4.0 L 血液，即血浆中约有 160 g 左右的 HSA。HSA 除存在于血浆中外，还存在于组织、身体的分泌液、皮肤和淋巴液中，构成血管外池。血液里和血管外总的 HSA 达 350 g。肝脏是白蛋白合成的唯一部位，HSA 的 mRNA 由 2 078 个核苷酸组成，HSA 的前体（pre-HSA）在肝脏中合成，并且在高尔基体中经过加工剪切，形成成熟的 HSA 分子释放到血液中[42]。HSA 具有重要的生物功能：①血浆中的主要载体蛋白，许多水溶性差的物质可以通过与白蛋白结合而运输，这些物质包括胆红素、长链脂肪酸、胆汁酸盐、前列腺素、类固醇激素、金属离子（如 Cu^{2+}、Ni^{2+}、Ca^{2+}）、药物（如阿司匹林、青霉素等）；②维持血浆胶体渗透压，病理状态下，因为血浆中白蛋白丢失或浓度过低时，可引起水肿、腹水等症状；③具有缓冲酸碱的能力，蛋白质是两性电离物质，含有许多—NH_2 和—COOH 基团，当血液偏酸时，基团以 $^+NH_3$ 和 ^-COOH形式存在（结合 H^+ 的状态），当血液碱性过强时，以—NH_2 和 COO—形式存在（解离出 H^+ 的状态），故蛋白质具有缓冲酸碱物质的能力；④重要的营养蛋白，白蛋白分子中含有通常的 18 种氨基酸，白蛋白可以在不同组织中被细胞内吞而摄取，其氨基酸可供组织利用。

正常生理情况下，胆红素、胆汁酸盐、内毒素等毒性代谢产物均与白蛋白分子可逆性结合而运输，当这种白蛋白-配体复合物被携带到肝脏，与肝细胞膜表面受体相互作用，通过 Disse 间隙将毒素带入肝细胞内，然后由肝细胞内的各种酶类将毒素灭活或代谢分解，同时释放白蛋白。肝衰竭时由于肝脏的解毒功能明显下降，从而导致大量的毒性代谢产物在体内蓄积，包括蛋白结合毒素、水溶性毒素和各种代谢产物等，超过了患者体内白蛋白的结合能力。这些毒性代谢产物的蓄积一方面直接造成肝脏和其他重要脏器的损害，另一方面也能激活或诱发炎症介质和细胞因子的大量释放从而加重肝脏的炎症反应，构成恶性循环，最终导致多脏器受到损害[43]。很早就发现白蛋白的静脉应用对自发性腹膜炎及肝肾综合征有治疗作用，认为可能是因为白蛋白能够结合患者体内蓄积的毒素[44]。近年来出现的白蛋白透析技术就是利用白蛋白可以结合和转运体内各种毒性代谢产物的特性，清除体内各种与白蛋白结合的毒性代谢产物，替代肝脏的解毒功能。

白蛋白透析治疗采用的高通量透析器是采用聚砜膜等特殊材料制成，透析膜上的微孔直径为100 nm左右，利于膜两侧物质的梯度交换。在透析膜两侧，在掺入透析液中的新鲜白蛋白与患者血液的白蛋白存在浓度梯度下，加以透析液中空余结合位点的白蛋白分子能够竞争性地吸附患者血液中游离的以及与白蛋白结合的毒性代谢产物，从而达到净化患者血液的目的。此外，白蛋白透析中所用透析器膜的孔径与高通量的血液器一样，因此包含有血液透析的作用，例如能够清除血液中大量水溶性的中、小分子物质，调节患者内环境。可见白蛋白透析较好地模拟了肝细胞解毒的功能，是一种比较理想的替代肝脏解毒功能的方法。

2. *白蛋白透析的治疗模式* 根据白蛋白透析的基本原理，单纯白蛋白透析（simple albumin dialysis）、分子吸附再循环系统（MARS）、连续白蛋白净化系统（CAPS）等方法均属白蛋白透析的范畴。最新的《人工肝支持系统技术和管理指南》也将上述治疗统一归类于白蛋白透析技术。

(1)分子吸附再循环系统。分子吸附再循环系统(molecular adsorbent recirculating system, MARS)是20世纪90年代发展起来的一种新型的人工肝支持系统,是白蛋白透析技术最典型的代表。MARS人工肝脏支持治疗系统是由德国罗斯托克大学(Rostock Uuniversity)肝脏病研究中心Stange和Mitzner博士等于1990年研究开发,1992年首次应用于临床治疗肝衰竭患者,并于1999年完成随机双盲的前瞻性临床研究[45]。截至2005年,全球已经有超过4 000例急性肝衰竭或慢加急性肝衰竭患者接受了MARS治疗,总的治疗次数已经超过16 000次[46]。MARS是一种非生物型人工肝支持系统,由三个循环系统组成,即血液循环、白蛋白循环和透析循环三部分(图16-5-3)。

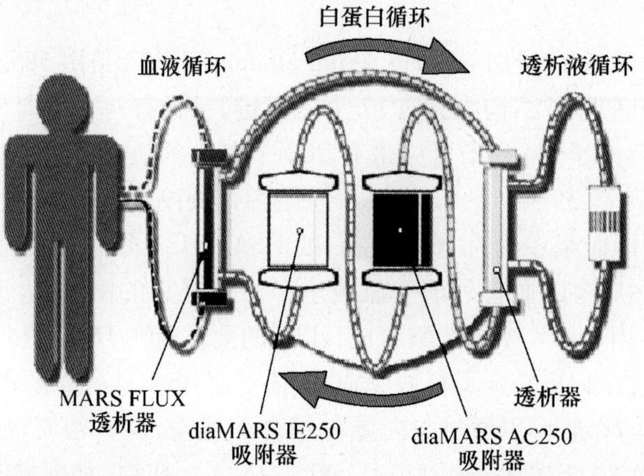

图16-5-3 MARS治疗模式图

血液循环:主要是通过透析器中的MARS Flux透析膜进行物质交换,清除患者体内各种与白蛋白结合的毒素。该透析膜是由聚砜材料制成,膜面积约1.3 m^2,膜上布满平均直径为100 nm的微孔,截留相对分子质量为50 000的物质[47]。患者血液中与白蛋白结合的毒素在多种理化因素作用下与白蛋白分离并通过膜孔的“隧道”,由膜的血液侧扩散到透析液侧,与白蛋白透析液中白蛋白结合而被清除。由于受到膜孔径的限制,只允许相对分子质量低于30 000的物质通过,血液中的免疫球蛋白、白蛋白、凝血因子等不能通过[45]。有研究表明,造成大量蛋白结合分子的跨膜趋向移动的作用力,来自于透析侧白蛋白分子上始终保持着绝对优势的未结合位点[34]。另一方面,血液中水溶性的中、小分子游离毒素如血氨、肌酐、尿素氮等根据透析弥散机制顺浓度梯度直接进入白蛋白透析液中,最终由透析循环清除。

白蛋白再生循环:MARS第二个循环是白蛋白再生循环,主要由离子交换树脂吸附柱、未经包裹的活性炭吸附柱及透析器组成。透析液中白蛋白的解毒和再生主要由离子交换树脂吸附柱和未经包裹的活性炭吸附柱来完成的。活性炭能吸附相对分子质量500~5 000以内的中小分子水溶性物质,如游离脂肪酸、γ-氨基丁酸、硫醇等,但对白蛋白结合毒素吸附能力有限。树脂能吸附相对分子质量大于5 000的中分子物质,对蛋白结合毒素的吸附能力优于活性炭,对脂溶性高的毒物也有较强的吸附能力。活性炭和树脂的联合吸附作用扩大了解毒范围,增强了解毒效果,使得白蛋白透析液得以再生和循环。MARS人工肝通过中介蛋白转运大分子毒素,血浆不与活性炭和树脂直接接触,不会发生凝血因子和蛋白质的吸附和破坏,不会丢失激素、生长因子等有益物质。

透析循环系统:与MARS连接的透析机是将白蛋白透析溶液引出来与普通透析液进行物质交换。MARS所用的透析器为特殊的低通量透析器(diaFLUX),透析器面积为1.8 m^2,可允许小分子水溶性游离毒素通过。根据透析的基本原理,白蛋白液中小分子水溶性毒素(尿素、肌酐、氨)跨过半透膜持续向透析液中扩散,还可去除部分水分,维持白蛋白浓度,使白蛋白透析液酸碱及电解质浓度恢复正常。

治疗的设备及耗材[48]，主要有 MARS 主机、透析机或血滤机及 MARS 主机配套材料，包括 MARS FLUX 透析器、diaFLUX 透析器、活性炭灌流器（dia MARS AC250）、树脂吸附柱（dia MARS IE250）、连接管路及血液滤过套件、人血白蛋白溶液、静脉留置双腔导管等。

具体操作程序：

1）将未安装透析器和管路的 MARS 主机开机、血液透析机开机并观察机器自检情况。

2）按照规定的操作程序安装 MARS 透析器、灌流器及管路。

3）确认整个系统安装正确后用生理盐水依次预冲血液循环、透析液循环及白蛋白循环管路，过程中注意检查有无漏液或漏气现象，注意排空透析器及管路中的空气。使透析管路处于旁路（by-pass）状态。

4）将 600 ml 的 20% 人血白蛋白液缓慢灌入 MARS 回路。

5）将透析管路与患者静脉插管连接完毕后，进入治疗模式。

6）treatment mode 治疗模式。

7）治疗过程中密切观察患者的血压、脉搏、呼吸、神志等生命体征，注意观察仪器运行情况和管路有无漏血或破损情况，若在运行过程中出现报警，立即处理。必要时可监测生化及血凝常规。

8）治疗结束后将体外循环中血液回输患者体内，撤除全部耗材及按一次性医用耗材要求处理。

（2）持续白蛋白净化系统（CAPS）和蛋白吸附再循环疗法（PARS）。根据白蛋白透析的基本原理，国内外出现了多种与 MARS 相似的治疗系统，包括 CAPS、PARS 等，它们采用临床常用的血液净化装置、透析器及灌流器，治疗操作简单，疗效与 MARS 相似或稍逊于 MARS，但费用较 MARS 大幅度降低。Abe 等 2004 年报告了持续白蛋白净化系统（CAPS）（图 16-5-4）的临床操作，使用三醋酸纤维膜、5% 白蛋白透析液、胆红素吸附柱和活性炭吸附柱构建了 CAPS。该系统可提供连续 24 小时治疗。在 24 小时的治疗期间，CAPS 同时改善了肝肾功能。初步结果显示治疗后总胆红素下降幅度在 15% ~25%。2004 年初，我国北京地坛医院人工肝中心郭利民等采用普通聚砜膜血滤器、国产活性炭及中性树脂吸附器代替 MARS 系统中相应的结构，构建的蛋白吸附再循环疗法（PARS）（图 16-5-5），大大降低了治疗成本。CAPS 及 PARS 系统的原理与 MARS 相同，临床操作方法、适应证、并发症及防治等方面均与 MARS 相似，据报道其临床疗效与 MARS 相仿，是可供选择的白蛋白透析治疗技术。

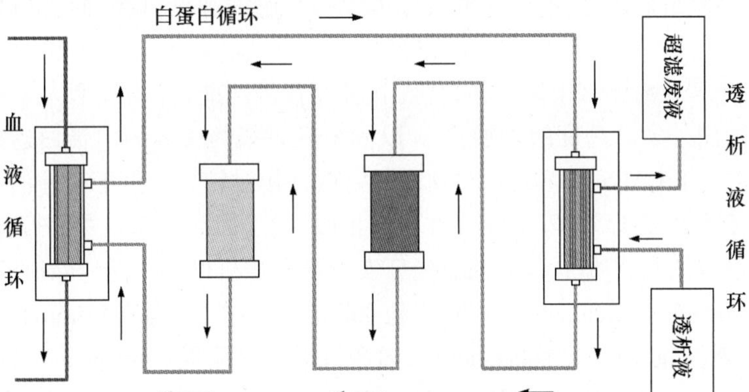

图 16-5-4 CAPS 流程示意图

（3）单纯白蛋白通过透析（SAD）。根据白蛋白对胆红素等毒素有强大结合能力，可使血液中胆红素与蛋白解离并转移至透析器膜另一侧，近年来国内外均出现了一种新的白蛋白透析方法，包括单次白蛋白通过透析（single pass albumin dialysis, SPAD）、重复白蛋白透析（repeated pass albumin dialysis, RPAD）等，与 MARS、PARS 等白蛋白透析系统比较，其不含有活性炭、树脂等白蛋白再生装置，因此统一将其命名为单纯白蛋白通过透析（simple albumin dialysis）。

国内为刘强等首先报道，其利用连续性肾脏替代治疗技术（CRRT）设备，使用白蛋白碳酸氢盐透析液和不透过白蛋白的普通合成膜高通量透析器，采用单次通过或在线封闭循环方式直接行连续性血液透析，以清除蛋白结合毒素。该方法简便易行，不需要昂贵的 MARS 设备，治疗费用大大降低，而且治疗模式简单，普通单位即可开展。

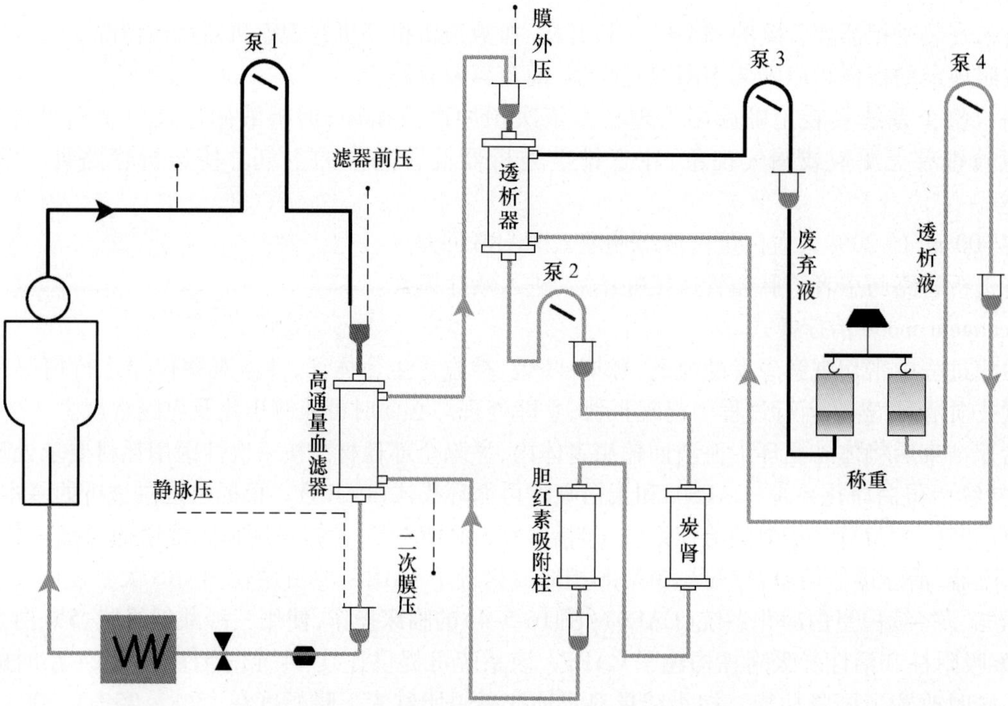

图 16-5-5 蛋白吸附再循环疗法(PARS)示意图

3. 白蛋白透析的评价 基于从患者体内清除毒性物质的理论，目前已经发明了多种非生物型人工肝支持治疗系统，包括血液透析、连续性血液滤过或透析滤过、活性炭灌流、树脂吸附及血浆置换，唯独白蛋白透析是利用白蛋白清除肝脏毒性物质，能够较好地模拟肝脏的解毒机制，而且白蛋白透析兼有血液透析的作用，所以能够全面清除体内各种毒性代谢产物，包括蛋白结合的脂溶性和水溶性的毒性代谢产物，能够调节患者体内水电解质与酸碱平衡，同时替代肝脏及肾脏功能，是物理型人工肝中最有发展前景的人工肝技术，引起了国内外学者高度的兴趣[49]。以 MARS 系统为代表的白蛋白透析技术在临床取得了较好的疗效，迄今为止关于 CAPS、PARS 及 SAD 的研究数据相对较少。由于三种治疗系统技术原理及治疗特点基本相同，研究显示，在疗效、安全性等方面均相似[50-51]，因此在此一并进行阐述。

(1)白蛋白透析可以清除物质[52]。目前已经证实白蛋白透析可以广泛清除血液中各种代谢产物，主要有芳香族氨基酸(aromatic amino acids)、胆汁酸盐(bile acids)、胆红素(bilirubin)、铜(copper)(Wilson's disease)、地高辛等药物(Digoxin-like substances)、内源性苯二氮䓬类(endogenous benzodiazepines)、吲哚(indols)、硫醇(mercaptans)、中长链脂肪酸(middle- and short-chain fatty acids)、一氧化氮(nitric oxide)、酚类(phenols)、前列环素(prostacyclins)、色氨酸(tryptophan)、血氨(blood ammonia)、锰(manganese)、铁(iron)、细胞因子(IL-6、IL-8、TNF-α 及 NO 等)、某些激素(游离 T_3、T_4)。

(2)血流动力学的作用。在安全性方面，认为它的风险与常规血液透析/滤过相似[53]。研究显示白蛋白透析过程中血流动力学稳定，治疗后血流动力学能够得到改善。一项 MARS 治疗对乙酰氨基酚导致的暴发性肝衰竭患者的前瞻性对照研究显示，伴随着 MARS 对多种细胞因子的清除，血流动力学数据明显好转。血管阻力系数提高 40%($P<0.000\ 1$)，平均动脉压从(69 ±5) mmHg 升高到(83 ±11) mmHg，平均心率从(105 ±21)次/分下降到(85 ±15)次/分。有研究显示，与标准内科治疗及 Prometheus 比较，MARS 能够降低内生血管活性物质及改善血流动力学。这些结果得到其他研究结果的支持[54]。目前认

为白蛋白透析治疗后全身血管阻力系数及动脉血压等血流动力学指标改善,可能与白蛋白透析影响患者体内多种炎性介质及血管活性物质有关,包括血液中的NO、醛固酮、加压素等[55-56]。

(3)对肾脏功能方面的作用。目前关于肝肾综合征的发病机制主要有以下观点。无论是急性肝衰竭还是肝硬化患者均存在门脉高压及内脏血管扩张等情况,患者存在有效血容量不足,引起交感神经系统(SNS)、肾素-血管紧张素-醛固酮系统(RAAS)激活、抗利尿激素(ADH)水平也升高,肾内的血管收缩物质产生过多而相应的血管舒张物质产生不足,最终导致患者肾脏血管收缩、肾脏灌注不足及肝肾综合征的发生。此外,这些影响血流动力学的因素与全身多器官功能衰竭也密切相关。因此关于肝肾综合征的治疗,我们需要关心对SNS、RAAS及ADH的纠正作用。许多研究显示,早期的白蛋白透析治疗能够改善这种恶性循环,甚至阻止肾功能不全及肝肾综合征的发生,原因可能是白蛋白透析清除或降低NO、肾上腺素、肾素等血管活性物质,血管痉挛缓解,动脉压升高及体内水、电解质与酸碱平衡改善。Schmidt等研究发现,经10小时的MARS治疗,慢加亚急性肝衰竭患者血液中肾素水平降低。Mitzner等[54]进行的一项前瞻性、随机对照研究显示,MARS组8例慢加急性肝衰竭患者治疗后胆红素及肌酐水平明显下降,而且尿量增加到(482 ± 724) ml/d,而接受血液滤过(HDF)治疗的对照组尿量仅为(51 ± 87) ml/d。在治疗后的第7天,对照组死亡率为100%而MARS组为62.5%,治疗的1个月后MARS组死亡率仍为75%。以MARS为代表的白蛋白透析技术治疗肝肾综合征疗效肯定,使其成为这类需要肾脏替代治疗的肝衰竭的首选治疗方法,而且疗效优于CRRT等肾脏替代疗法。

(4)对肝性脑病的治疗作用。肝衰竭患者脑内蓄积了多种神经毒性物质,如氨、酚类、硫醇、芳香族氨基酸、色氨酸等。研究证明,MARS能够明显清除上述神经毒性物质,改善临床肝性脑病程度[57]。也有研究显示,氨等神经毒性物质能够增加脑组织对胆固醇的摄取及神经类固醇的合成,从而进一步激活相应的受体。由于上述神经类固醇类对白蛋白有很强的亲和力,因此白蛋白透析对其的清除作用是其他类型人工肝所不能比拟的。

在猪肝衰竭模型的随机研究中发现,MARS能够降低脑组织的水含量及颅内压。临床的前瞻性随机对照研究也显示MARS能够明显降低肝性脑病程度。Hassanein等[58]开展了一项MARS治疗70例肝性脑病患者的随机对照研究,治疗前患者均合并Ⅲ ~ Ⅳ度肝性脑病,治疗后脑病下降Ⅱ度以上视为有效,经过5天的治疗,MARS治疗组64%的患者肝性脑病程度得到明显改善(对照组仅为38%),尤其是血氨水平明显下降。一项关于MARS治疗对慢加急性肝衰竭患者大脑灌注影响的研究,其采用彩超测定大脑中动脉血流量的方法来评价脑血流量,这种方法的可靠性已经被后来的研究所验证。该研究中MARS治疗8位患者,每个患者接受10小时的治疗,结果显示治疗不仅明显降低了胆红素水平,而且脑血流量比基线明显提高,3个患者肝性脑病程度下降[59-60]。因此,同肝肾综合征一样,白蛋白透析被认为是治疗肝性脑病的首选方法之一,而且优于CRRT等肾脏替代疗法。

(5)白蛋白透析与全身炎症反应。研究认为MARS能够降低血液中的TNF-α等炎症因子以及内毒素水平,可能对全身炎症反应有一定的治疗作用。Stadlbauer等在一项随机交叉设计中使用MARS和Prometheus治疗,总共17次MARS和17次Prometheus治疗,结果显示MARS对IL-6, IL-8, IL-10及TNF-α有清除作用。Guo等[61]报道了一项MARS治疗的非对照研究,11例急性肝衰竭和13例慢性肝衰竭患者接受治疗,入选标准包括同时有两项以上的并发症例如肝肾综合征、肝性脑病、DIC、急性呼吸窘迫、静脉破裂出血、脓毒症和心血管衰竭。总共在7天时间内24例患者接受66次治疗,结果显示治疗明显降低血液中的NO、TNF-α、IL-6, IL-8及γ-干扰素的水平,明显改善患者意识状态、肾功能、呼吸功能、平均动脉压,改善了临床症状。虽然目前认为白蛋白透析可能对全身炎症反应具有一定的治疗作用[62-63],但是其具体机制、临床疗效、对生存率的影响等方面仍需要进一步研究。

总之,白蛋白透析与其他人工肝方法比较主要有以下特点:①清除毒素较广泛,特别是各种相对分子质量的脂溶性和蛋白结合毒素,其他自体物质损失少;②兼有部分透析和CRRT的特点,对水、电解质和酸碱平衡均有一定调节作用,血流动力学稳定,同时支持肾脏及肝脏功能,尤其适应于合并肝性脑病、肝肾综合征及内环境紊乱患者的治疗;③不用异体血浆,降低过敏反应及血液性疾病传染等风险;④可以通过增加白蛋白用量来提高治疗效果，因此具有很大的提高疗效的空间，是一种非常有前途的人工肝技术。

4. 白蛋白透析治疗的主要并发症及处理　由于白蛋白透析治疗所用的管路及透析膜是广泛应用于重症监护患者的24小时连续性血液滤过器材，透析液中所添加的是经过严格核准的白蛋白，而且白蛋白不能通过透析膜，更不能进入患者血液循环。因此白蛋白透析治疗的安全性及并发症均与传统血液滤过相似，优于血浆置换、血液灌流。

（1）出血。

1）插管处出血：可拔除留置导管，加压包扎，原则上24小时之内用冰袋冷敷，24小时以后可选用硫酸镁湿敷，需继续治疗则选择另一侧股静脉置管。

2）皮肤黏膜出血：鼻出血可鼻腔局部喷去甲肾上腺素或麻黄素，以棉球填塞。皮肤瘀点、瘀斑以局部理疗为主。

3）消化道出血：MARS治疗之初因向体外引血可使患者血流动力学暂时发生改变，对有肝硬化食管静脉曲张者，可给予硝酸甘油或生长抑素持续静点以降低门脉压力预防消化道出血，一旦出血应正确估计出血量，及时给予扩容、止血、制酸等治疗，必要时终止MARS治疗。

4）颅内出血：应立即终止MARS治疗，并行止血、脱水、营养脑细胞等治疗。

（2）凝血。

1）蛋白透析器凝血：表现为跨膜压急剧上升，随之动脉压也逐步升高，导致由于跨膜压过高，超过警戒值而无法继续进行治疗。治疗过程中密切观察跨膜压及滤网，若出现跨膜压过高及时追加抗凝剂。

2）留置导管凝血：由于肝素浓度不够或用量不足可导致留置导管内凝血。表现为再次进行治疗时血液回流受阻。在留置管封管时，使用的普通肝素用量要适当增加，治疗前检查留置导管的通畅性，如有血栓形成则考虑对侧重新置管。

3）低血压：白蛋白透析治疗可出现一过性低血压，如不及时处理则可能出现持续性低血压，不仅影响疗效，而且可加重病情，需密切观察。低血压的预防与处理：①治疗前或术中输血浆、白蛋白或其他胶体溶液，维持患者血浆渗透压；②严重贫血患者在治疗前要纠正贫血；③有药物或血浆过敏史者预先给予抗过敏治疗；④治疗心律失常，合并血流动力学异常者需慎重选择治疗；⑤一旦发现血压降低，除外心源性休克后，可立刻输入生理盐水及血浆以补充血容量，但补液量酌情控制，补液治疗后血压仍不升者，应立刻使用升压药物，同时降低循环流量，待血压回升后再逐步调整参数至正常治疗状态；⑥治疗中超滤速度不宜过快，应根据患者有无水肿、脑水肿和肾功能状态，每日液体出入量决定预期的超滤量，逐步增加，均匀超滤。

（3）继发感染。与血浆置换不同，白蛋白透析不需使用大量血浆，故较少发生细菌、丙型肝炎等血源性感染，但可能发生与治疗管路有关的感染。

1）预防和处理：置管时严格无菌操作，要求患者避免置管肢体的剧烈活动，避免敷料移位、避免搔抓置管部位等。定期换药，如患者出现发热，若找不到明显的感染灶，应做血培养并及时将留置管拔掉，剪下导管头部送细菌培养。

2）抗生素的预防性应用：由于肝衰竭患者进行白蛋白透析治疗时间需6～8小时，故可采用抗生素预防性用药。

（4）消化道反应。治疗过程中，部分患者可出现恶心、呕吐、反酸等消化道不良反应，原因不详，可能与原发病有关。轻者暂可观察，恶心呕吐明显者可给予止吐剂如维生素B_6、甲氧氯普胺等药物对症处理，有反酸者给予制酸剂。

（5）低血钙。在治疗过程中发现少数患者出现手足抽搐，血清电解质检测为血清钙水平有所下降，补钙治疗后症状消失。具体发生比例及意义尚需进一步研究，可在治疗中加以预防。在静脉补钙的同时可适当增加透析液中的钙量。

5. 白蛋白透析治疗的指征　主要用于各种肝衰竭以及肝脏移植的辅助治疗，特别是在伴有肝性脑病、肝肾综合征、血流动力学状态不够稳定及多脏器功能障碍的患者。

（1）急性肝衰竭（acute liver failure）。

（2）慢性肝病失代偿期（acute decompensation on chronic liver disease），特别是伴有深度黄疸、肝性脑病、肾脏功能障碍的患者。

（3）胆汁淤积导致的顽固性瘙痒症（intractable pruritus in cholestasis）。

（4）急性中毒（acute intoxication）或者其他过量使用能够与白蛋白结合的物质。

（5）肝移植术围手术期（liver grafting）。

（6）妊娠急性脂肪肝（acute fatty liver of pregnancy）。

对于血浆过敏患者，以及血浆短缺等情况亦作为首选的方式。对某些药物中毒等其他原因引起的疾病也有较好效果。临床上亦可与其他人工肝技术组合运用，疗效和安全性均较高。

典型病例介绍

患者周某，男，44 岁，因“纳差、尿黄 20 余天”入院。患者慢性起病。既往发现乙肝病史 5 年，患者入院 20 余天前在无明显诱因下出现食欲减退，同时伴有尿黄，尿色呈浓茶样，随即又出现皮肤、黏膜巩膜黄染，自服药后无明显好转，为求进一步治疗而求诊。门诊拟“慢加亚急性肝衰竭”于 2005 年 1 月 13 日收住苏州大学附属第一医院感染科。

入院查体：神志清，精神差，全身皮肤、巩膜深度黄染。心肺（－）。腹平软，移动性浊音阴性，肠鸣音 3～5 次/分；双下肢无凹陷性水肿。

入院辅助检查：T-BIL 268.1 μmol/L，D-BIL 138.5 μmol/L，ALT 850 U/L，AST 1 070 U/L。PT 19.6 s，CT 结果显示符合慢性肝炎表现。

结合患者有乙肝病史 5 年及相关辅助检查，入院诊断为慢加亚急性肝衰竭，病毒性肝炎，乙型慢性。治疗上给予加强病情监护及护理并常规内科综合治疗。考虑患者病情重，病情有可能进一步进展，建议行人工肝支持治疗，家属拒绝。于 1 月 24 日复查生化：T-BIL 395.8 μmol/L，D-BIL 246.3 μmol/L，I-BIL 149.5 μmol/L，ALT 190 U/L，AST 179 U/L，ALB 34.2 g/L。电解质：K^+ 5.3 mmol/L、Na^+ 125 mmol/L、Cl^- 83.3 mmol/L，血氨 77.0 μmol/L。PT 25.1 s。考虑患者深度黄疸的同时合并电解质紊乱及高血氨，因此选择 MARS 治疗，治疗时间为 8 小时，治疗过程顺利。术后复查生化：T-BIL 293.1 μmol/L，D-BIL 156.00 μmol/L，ALT 247 U/L，AST 147 U/L。电解质：K^+ 3.8 mmol/L、Na^+ 135 mmol/L、Cl^- 101.5 mmol/L，血氨 34.6.0 μmol/L。血凝常规：PT 28.3 s。治疗后患者一般情况无明显改善，但无感染、出血等并发症表现。继续治疗后患者病情稳定，治疗后第 5 天复查：T-BIL 376.3 μmol/L，D-BIL 216.5 μmol/L，ALT 182 U/L，AST 146 U/L，血氨 56.0 μmol/L，PT 26.2 s。于 1 月 30 日再次行 MARS 治疗一次。治疗后复查：T-BIL 289.6 μmol/L，D-BIL 156.4 μmol/L，ALT 113.0 U/L，AST 206.0 U/L。血氨 39.0 μmol/L，PT 24.6 s。后根据病情需要行血浆置换治疗 1 次，患者于 3 月 6 日出院，出院时：T-BIL 71.3 μmol/L，D-BIL 51.2 μmol/L，ALT 71.0 U/L，AST 66.3 U/L。电解质、血氨及凝血功能均正常。出院后随访 6 个月，患者一般情况良好，肝功能稳定，参加正常工作。

参考文献

1. 中华传染病与寄生虫病学分会人工肝学组. 人工肝支持系统技术和管理指南，2002：6.
2. Horl WH. Haemodialysis membranes：interleukins，biocompatibility，and middle molecules. J Am Soc Nephrol，2002，13（suppl 1）：S62-S71.
3. Kjaergard LL，Liu J，Als-Nielsen B，et al. Artificial and bioartificial and bioartificial support systems for acute and acute-on-chronic liver failure：asystematic review. J Am Med Assoc，2003，289：217-222.
4. Riegler JL，Lake JR. Fulminant hepatic failure. Med Clin North Am，1993，77：1057-1083.

5. Onodera K, Sakata H, Yonekawa M, et al. Artificial liver support at present andinthefuture. J Artiforgans, 2006,9:17-28.
6. Adham M. Extracorporeal liver support: waiting forthed ecidin gvote. ASAIO Journal, 2003:621-632.
7. Makin AJ, Wendon J, Williams R. A7-year experience of severe acetaminophen-induced hepatotoxicity(1987-1993). Gastroenterology, 1995,109:1907-1909.
8. Davenport Awill E, Davidson AM. Changes in intracranial pressure during machine and continuous haemofiltration. Int J Artif organs, 1989,12:439-444.
9. 李兰娟. 人工肝支持系统的研究现状及展望. 中华肝脏病杂志,2003,11(8):453-454.
10. Michalak A, Rose C Buu PN, et al, Evidence for altered central noradrenergic Function in experimental acure liver failure in the rat. Hepatology, 1998,27:362-368.
11. Michalak A, Rose C, Butterworth RF. Loss of noradrenaline transporter sites in frontalcortex of rats with acure (ischemic) liver failure. Neurochem Int, 2001,38:25-30.
12. Roland N, Wade J, Davalos M, et al. The systemic inflammatory syndrome in acute liver failure. Hepatology, 2000,32:734-739.
13. Lepore MJ, Martel AJ. Plasmapheresis with plasma exchange in hepetic coma. Methods and resulets in five patients with acute fulminant hepatic necrosis. Ann Intern Med, 1970,72:165-174.
14. Lanjuan L, Qian Y, Jianrong H, et al. Severe hepatitis treated with an artificial liver support system. Int J Artif Organs, 2001,24:297-303.
15. 李兰娟. 人工肝脏. 杭州:浙江大学出版社,2001:111-124.
16. Mizuguchi T, Kamohara Y, Hui T, et al. Regulation of c-Met expression in rats with acute hepatic failure. J Surg Res, 2001, 99:385-396.
17. 甘建和,江敏华,赵卫峰,等. 重型肝炎患者血清 TNF-α 的变化及临床意义. 中国血液流变学杂志,2001,11:63-66.
18. Iwai H, Negaki M, Natio T, et al. Removal of endotoxin and cytokines by plasma exchange in patients with acute hepatic failure. Crit Care Med,1998,26:873-876.
19. 甘建和,赵卫峰,徐杰,等. 人工肝支持系统治疗重型肝炎的临床研究. 江苏医药,2001,12:901-903.
20. Winikoff S, Glassman M, Spivak W. Plasmapheresis in patient with hepatic failure awaiting liver transplantation. J Pediatr, 1985,107:547-549.
21. Kondrup J, Almdal T, Vilstrup H, et al. High volume plasma exchange in fulminant hepatic failure. Int J Artif Organs, 1992,15:669-676.
22. 于仲元主编,血液净化. 北京:现代出版社,1994:342-349.
23. Friedman B, Schock M, Mocniak J, et al. Short-term and long-term effects of acute hepatic failure in children. Ann Surg, 2001,234:418-424.
24. Yonekawa C, Nakae H, Tajimik, et al. Effectiveness of combining plasmaexchange with continuous bemodiafiltrati on in pateints with posstoperative liver failure. Artif Organs,2005,29(9):324-328.
25. Nakae H, Asanuma Y, Tajimi K. Cytokine removal by plasma exchange with continuous hemodiafiltration in critically ill patients. Ther Apher, 2002,6:419-424.
26. SadahiroT, HirasawaH, Oda S, et al. Usefulness of plasma exchange plus continuous hemodiafiltration to reduce adverse effects associated with plasma exchange in patients with acute liver failure. Crit Care Med, 2001,29: 1386-1392.
27. Nakae H, Yonekawa T, Narita K, et al. Are proinflammatory cytokine concentrations reduced by plasma exchange in patients with severe acute hepatic failure? Res Commun Mol Pathol Pharmacol, 2001,109:65-72.
28. Adham M. Extracorporeal liver support: waiting for the deciding vote. ASAIO Journal, 2003:621-632.
29. Yoshiba M, Sekiyama K, Iwamura Y, et al. Development of reliable artificial liver support plasma exchange in combination using hemodiafiltration using high performance membranes. Dig Dis Sci, 1993,38(3):469-476.
30. O Grady J, Gimson A O, Brien C, et al. Controlled trails of charcoal hemoperfusion and prognostic factors in fulminant hepaticfailure. Gastroenterology, 1988,94:467-472.
31. Kawanishi H, Tsuchiya T, Hirabayashi A, et al. Liver support system used sorbent urethane sheet embedded with powdered charcoal. Biomater Artif Cells Artif Organs, 1999, 18:535-539.
32. Tabei K, Akai Y, Takeda S, et al. Application of plasma perfusion in hepatic failure. BiomaterArtif Cells Immobilization Biotechnol, 1991,19: 193-201.

33. Inoue N. Approach to hepatic assist utilized in Japan. Artif Organs, 1988,12: 296-299.

34. 许家璋,段钟平.实用人工肝及血液净化操作手册.北京:中国医药科技出版社,2005:79-99.

35. Falkenhagen D, Strobl W, Vogt G, et al. Fractionated plasma separation and adsorption system: a novel system for blood purification to remove albumin bound substances. Artif Organs,1999,23:81-86.

36. Kramer L, B auer E, Schenk P, et al. Successful treatment of refractory cerebral oedema in ecstasy/cocaine-induced fulminant hepatic failure using a new high-efficacy liver detoxification device(FPSA-Prometheus). Wien Klin Wochenschr, 2003,115:599-603.

37. Rifai K, Ernst T, Kretschmer U, et al. Orometheus-a new extracorporeal systen for the treatment of liver failure. J Hepatol, 2003,39:984-990.

38. Saner F, lison C, Pietruck F, et al. Fraktionierte Plasmaseparation and adsorption mit Z itratantikoagulation: Pilotstudie zu Sicherheit und Klinuscher Wirksamkeit bei Leberversagen. Intens Notfallmed, 2004,41(Suppl 1):56.

39. Krisper P, Stauber R, Haditsch B, et al. MARS versus Prometheus: comparison of effectivity by follow-up of clearance and reduction ratios. J Hepatol, 2004,(Suppl 1):A216.

40. Rifai K, Ernst T, Kretschmer U, et al. Removal selectivity of Prometheus-a new extracorporeal liver support device. World J Gastroenterol, 2006,1(6):940-944.

41. Rifai K, Ernst T, Kretschmer U, et al. The Prometheus device for extracorporeal support of combined liver and renal failure. Blood Purif, 2005,23:298-302.

42. Lawn RM, Ademal I, Bock SC, et al. The sequence of human serum albuminb cDNA and its expression in Ecnli. Nucleic Acids Res, 1981,9(22):6103-6114.

43. 郑树森.肝脏移植.北京:人民卫生出版社,2001:584.

44. Evans TW. Review article: albumin as a drug-biological effects of albumin unrelated to oncotic pressure. Aliment Pharmacol Ther, 2002,16(Suppl 5):6-11.

45. Stange J, Ramlow W, Mitzner S, et al. Dialysis against a recycled albumin solution enables the removal of albumin-bound toxins. Artif Organs, 1993,17:809-813.

46. Inderbitzin D, Muggli B, Ringger A, et al. Molecular absorbent recirculating system for the treatment of acute liver failure in surgical patients. J Gastrointest Surg, 2005,9(8):1155-1161.

47. Stange J, Hassanein T, Mehta R, et al. Themolecular adsorbent recycling system as a liver support system based On albumin dialysis. A summary of preclinical investigations, prospective, randomized, controlled clinical trial, and clinical experience from 19 centers. Artif Organs, 2002,26:103-110.

48. Faouzi Saliba. The molecular adsorbent recirculating system (MARS®) in the intensive care unit: a rescue therapy for patients with hepatic failure. Critical Care, 2006,10:118.

49. Seige M, Kreymann B, Jeschke B, et al. Long-term treatment of patients with acute exacerbation of chronic liver failure by albumin dialysis. Transplant Proc, 1999,31:1371-1375.

50. Kreymann B, Seige M, Schweigart U, et al. Albumin dialysis: effective removal of copper in a patient with fulminant Wilson disease and successful bridging to liver transplantation: a new possibility for the elimination of protein-bound toxins. J Hepatol, 1999,31: 1080-1085.

51. Steffenen R, Mitzner, Jan Stange, et al. Extracorporeal detoxification using the molecular adsorbent recirculating system for critically ill patients with liver failure. Journal of the American Society of Nephrology, 2001,12:S75-S82.

52. Lonnemann G, Linnenweber S, Burg M, et al. Transfer of endogenous pyrogens across artificial membranes? Kidney Int Suppl, 1998,66:S43-S46.

53. Schmidt LE, Wang LP, Hansen BA, et al. Systemic hemodynamic effects of treatment with the molecular adsorbents recirculating system in patients with hyperacute liver failure: a prospective controlled trial. Liver Transplant, 2003,9:290-297.

54. Mitzner S, Stange J, Klammt S, et al. Improvement of hepatorenal syndrome with extracorporeal albumin dialysis MARS: Results of a prospective, controlled clinical trial. Liver Transpl, 2000,6: 277-286.

55. Schmidt LE, Sorensen VR, Svendsen LB, et al. Improvement of systemic vascular resistance and arterial pressure in patients with acute or chronic liver failure during treatment with the molecular adsorbent recycling system(MARS) (Abstract). Hepatology, 2000,32(4 Pt 2):401A.

56. Arroyo V, Gines P, Gerbes A, et al. Definition and diagnostic criteria of refractory ascites and hepatorenal syndrome in cirrhosis. Hepatology, 1996,23:164-176.

57. Sen S, Rose C, Ytrebo LM, et al. Albumin dialysis reduces brain water and intracranial pressure in acute liver failure: a randomized controlled study in a pig model(abstract). Hepatology, 2003,34 (Suppl 1):540.
58. Hassanein T, Tofteng F, Brown R, et al. Efficacy of albumin dialysis(MARS) in patients with cirrhosis and advanced grades of hepatic encephlopathy: a prospective, controlled, randomized multicenter trial. Hepatology, 2004,38:LB04:726A.
59. Schmidt LE, Svendsen LB, Sorensen VR, et al. Cerebral blood flow velocity increases during a single treatment with the molecular adsorbents recirculating system in patients with acute on chronic liver failure. Liver Transpl, 2001,7(8):709-712.
60. Uzuner N, Ak I, Gucuyener D, et al. Cerebral hemodynamic patterns with technetium^{99m} Tc exametazime single photon emission computed tomography and transcranial Doppler sonography: a validation study using visual stimulation. J Ultrasound Med, 2002, 21:955-959;7:709-712.
61. Guo LM, Liu JY, Xu DZ, et al. Application of molecular adsorbents recirculating system to remove NO and cytokines in severe liver failure patients with multiple organ dysfunction syndrome. Liver Int, 2003,23 (Suppl 3):16-20.
62. Heemann U, Treichel U, Loock J, et al. Albumin dialysis in cirrhosis with superimposed acute liver injury: a prospective, controlled study. Hepatology, 2002,36(4 Pt 1):949-958.
63. Stadlbauer V, Krisper P, Aigner R, et al. Effect of extracorporeal liver support by MARS and Prometheus on serum cytokines in acute-on-chronic liver failure. Crit Care, 2006,10:R169.

第十七章 血液透析急性并发症

王质刚　史振伟

第一节　首次使用综合征

王质刚

在血液透析过程中或在血液透析结束时发生的与透析治疗本身相关的并发症为急性透析并发症。近年来由于透析经验的增多和设备改进，某些透析相关致命性并发症已经明显减少或杜绝，但有些并发症还是比较常见，作为透析工作者应该尽量减少这些并发症，以便提高透析质量。

由于使用新透析器产生一组症候群，称为首次使用综合征(first-use syndrome，FUS)。临床上可以分为两型(表 17-1-1)。

一、A 型首次使用综合征

A 型 FUS 在透析后几分钟可以发生，突出特点是呼吸困难，在内瘘局部位或全身有发热感，可突然心搏骤停甚至死亡。轻者仅有瘙痒、荨麻疹、咳嗽、流泪和流涕，也可有腹肌痉挛和(或)腹泻。病因尚不清，但 2/3 病例血清中有抗消毒剂环氧乙烷(EOG)抗体(IgE)滴度升高，但 A 型反应没有 IgE 者，原因还不清楚。对严重反应者应立即停止透析，夹住血液管道，丢弃透析器和管道内的血液。必要时用肾上腺素，抗组胺药或激素。使用前用生理盐水(至少 500 ml)冲洗透析器，A 型 FUS 可以减轻发作。

二、B 型首次使用综合征

B 型 FUS 是非特异性的，比 A 型常见，但症状轻。主要表现为胸背痛。可以在透析开始几分钟到 1 小时左右发病，病因不清楚。复用透析器胸背痛症状减少，可能是因为在透析膜内形成一层蛋白膜，使生物相容性改善。B 型 FUS 发作时可以吸氧，透析可以继续进行。事先用生理盐水 500 ~ 1 000 ml 冲洗透析器，复用透析器(注意不能用强烈净化剂冲洗掉纤维束内附着的蛋白膜)，选择生物相容性好的透析膜可以预防 B 型 FUS 发生。

表 17-1-1 首次使用综合征(FUS)临床分型

项目	A 型	B 型
发生率	5/10 万透析次	3～5/100 透析次
发病表现	透析开始 20～30 min 内,多在 5 min 内呼吸困难、烧灼、瘙痒发热感、血管性水肿、荨麻疹、流鼻涕、流泪、腹部痉挛	透析开始 1 小时胸痛、背痛
程度	中度或严重	通常较轻
病因		
消毒剂(EOG)	有关	不清
补体激活	不清	不清
先预充盐水	可以减轻	
处理	暂停透析,血液不回输给患者,用肾上腺素或抗组胺药或激素	继续透析,无特殊处理
预防	复用时先预处理,透析器内无凝血成分,用 γ 射线消毒透析器,适当冲洗	适当预处理

此外,很多患者在透析后感觉腰背痛,即所谓“透析后综合征”。原因还不清楚,可能由于单核细胞活化,分泌白细胞介素-1 所致,有待进一步证实。

第二节 症状性低血压

王质刚

一、症状性低血压的原因

症状性低血压是透析中主要并发症之一,发生率 20%～40%,导致低血压的原因很多,用图 17-2-1 加以说明。

(一)有效血容量的减少

这是透析中低血压最常见的原因。众所周知,透析患者都有一个干体重(dry body weight),在每次透析中除水低于这个体重时就产生低血压,这个体重就是这位患者的干体重。很明显,除水总量过多(低于干体重)一定会出现低血压。另外,除水速度过快也会出现低血压。由于有效血容量减少,血液变浓,蛋白浓度增加,毛细血管外液体不断移向毛细血管内,这个过程为毛细再充盈(refillin)。如果超滤率大于毛细血管再充盈率,则会产生低血压。

(二)血浆渗透压的变化

在透析中由于清除尿素、肌酐等溶质,血浆渗透压迅速下降,并与血管外液形成一个渗透压梯度,驱使水分移向组织间或细胞内,有效血容量减少,导致血压下降。

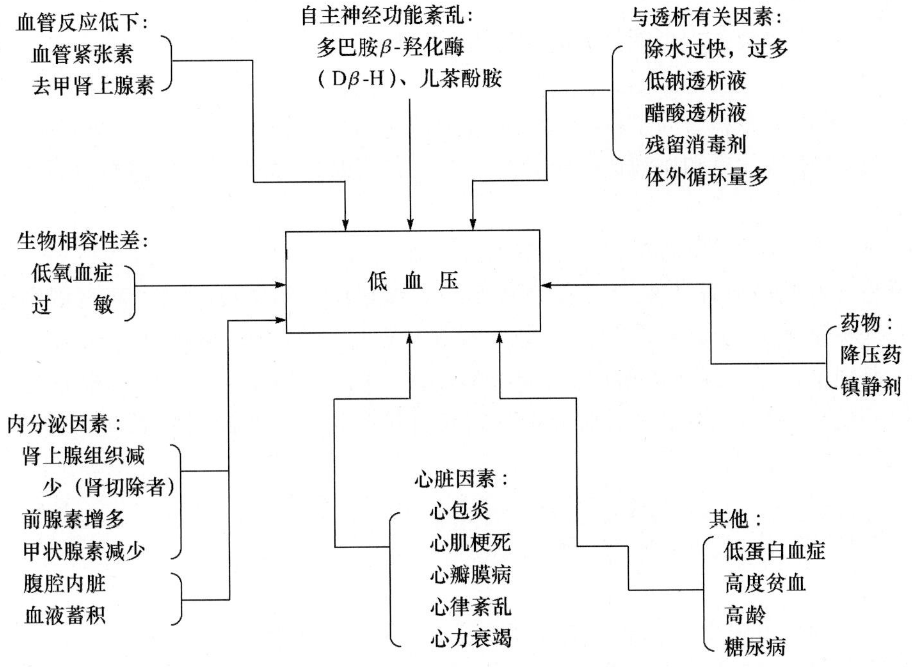

图 17-2-1　引起透析低血压的因素

(三)醋酸盐的毒性作用

机体最大代谢醋酸盐的能力为 300 mmol/h,超过这个负荷时醋酸盐就在体内蓄积,产生一些毒性作用。醋酸盐对末梢血管有扩张作用,降低末梢血管阻力,容易使血压降低。据证实,醋酸盐透析后,四肢血流量增多,左室射血前期与射血时间(PED/ET)比值增加。这表明,醋酸盐对心肌也有抑制作用,但有些作者不同意这个观点。

据报道,症状性低血压患者血浆醋酸盐水平升高,Kishimoto 等观察 27 例醋酸盐透析患者,56% 发生症状性低血压,血浆醋酸盐水平为(4.5 ±1.2) mmol/L;而无低血压者血浆醋酸盐值为(1.4 ±0.5) mmol/L。他们还证实,用大面积透析器高通量透析时,血浆醋酸盐水平升高。

(四)自主神经功能紊乱

慢性透析患者 50% 发生自主神经功能紊乱,这也是症状性低血压的原因之一。在血容量变化时,心血管的代偿机制能保证血压稳定,颈动脉、主动脉和心肺压力感受器对动脉血容量减少非常敏感,其代偿机制是心排血量和末梢血管阻力增加,从而保证血压稳定。据报告,尿毒症患者常有自主神经功能紊乱,表现为颈动脉和主动脉压力感受器反射弧存在缺陷。作者指出这种缺陷可能位于传入支,或在压力感受器本身,或在附近,或在髓质中枢连接部。这组患者典型临床表现是高血压或血压不稳定,在透析中由于液体排出过多而出现症状性低血压以及血浆中多巴胺 β-羟化酶(Dβ-H)活性明显升高,末梢血管阻力也增加。这些患者压力感受器反射弧功能障碍,与切除压力感受器传入神经的动物极相似,这些动物也有高血压和由交感神经兴奋性增强引起的末梢阻力增加,血压对钠和水负荷缺乏反应。而血液滤过能使压力感受器反射弧功能改善,是使症状性低血压发生率减少的原因之一。

(五)生物相容性对血压的影响

天然纤维素膜生物相容性差,可以激活补体,使白细胞黏附在肺毛细血管床上,造成低氧血症。补体激活后产生一些过敏毒性物质,如 C3a、C5a 都对心血管功能有不良的影响。

(六)心脏及全身因素

如果患者原有心脏疾病(瓣膜病、严重心律失常、心包积液、心力衰竭等)或全身疾病(糖尿病、严重营养不良、低钠或低蛋白血症等),在透析中极易发生低血压。

(七)腹腔内脏血液蓄积

研究指出[1-3],腹腔血液蓄积可能是引起病理性低血压和休克的主要原因。那么腹腔血液蓄积是否也是透析时低血压的一种机制呢?尽管有这种事实,有的患者在透析中进食容易引起低血压,公认的理论是由于血液在腹腔内脏蓄积。为了科学地证实这个问题,必须有检测腹腔血容量变化的方法,有作者利用二室模型对内毒素性休克和血液透析患者的血液分布数据分析,发现血液透析可以引起显著的腹腔脏器血液蓄积。

Lee[4]用以下两大机制解释在透析和失血情况下低血压发生原因:①透析过程或失血性休克会引发低血容量;②透析过程或失血性休克会引发外周脏器血液蓄积。低血容量或血液蓄积引起静脉回流减少,进而导致心充盈量减少,引起心排血量下降,造成循环血量锐减,发生症状性低血压。Chien[1]指出内毒素休克后,内脏血液循环血量显著增加。Rothe 和 Chien 等的实验结果表明腹脏器官是血液蓄积的主要场所。有效检测血容量变化可以弄清血液透析如何引起腹腔脏器的血液蓄积,进而采取措施避免,从而减少透析时低血压的发生。

二、症状性低血压临床表现

透析早期血压下降,可由于患者首次透析对血容量减少不适应,或由于年老或病情重,或由于过敏反应和心脏本身病变引起。在透析中、后期血压下降,多由于超滤速度过快、除水太多或对醋酸盐不耐受等引起。典型的低血压表现有恶心、呕吐、出汗,重者可出现面色苍白、呼吸困难。血压可以为90/60 mmHg,也可有明显下降,乃至测不出。还有些特殊表现可能是低血压的早期反应,如打哈欠、便意、背后发酸等,如能早期发现并采取措施,可以防止低血压的发生。有些患者在进餐后发生低血压,这是由于全身器官血容量重新分布,使循环血容量减少之故。

三、症状性低血压的预防

(1)首先透析患者要解除思想顾虑和惧怕心理。透析器和血液管道要预充盐水以免对容量减少不适应。

(2)对严重贫血者要在血液管道中预充血液或透析开始就输血。

(3)有严重低蛋白血症者,在透析中输入血浆、白蛋白或其他胶体溶液,维持患者血浆渗透压。

(4)对心源性低血压和感染性休克,可用强心药和升压药。

(5)改变血液净化方法,用序贯透析或血液滤过也可防止血压下降。

(6)对醋酸盐不耐受者不用醋酸盐和含醋酸盐的碳酸氢盐透析液,最好用纯碳酸氢盐透析液。

(7)使用生物相容性好的透析膜。

(8)维持血浆渗透压,防止由于溶质的清除导致血浆渗透压大幅度下降。可使用高张溶液维持血浆渗透压,如提高透析液钠浓度,静点5%碳酸氢钠溶液、甘露醇或706代血浆等。高钠透析是行之有效的方法(见第十章)。

四、症状性低血压的处理

一旦发现血压低或症状明显(面色苍白出汗),可不必先测血压,立刻输入生理盐水,然后降低 TMP 或改为旁路。轻者输入100~200 ml 盐水后症状很快缓解。如输入500 ml 或更多血压仍不上升,立刻使用升压药,并进一步检查有否其他原因(如心包压塞)或采取其他相应的措施。如果透析患者低血压多发生在进餐后,应该在透析结束再进餐。

针对低血容量或者腹腔血液蓄积导致低血压的机制,可以分别通过扩容或充气装置腹腔局部施压改善静脉回流等手段来应对低血压反应。Yamamoto[5]指出使用充气装置对患者腹部器官加压,可显著减小其在血液透析后由卧位改为站立时所引起的收缩压的降低。这是因为这种压迫可以减少腹部器官的血液蓄积,进而提高心排血量,从而缓解了站立性低血压的产生。同时发现,血液透析前测得的ΔSBP远低于透析后的值,该现象的产生可能是由于在透析过程,血液由宏循环蓄积到腹部器官微循环中。

据文献[4,6-9]证实,采用充气加压带(inflatable bands)或充气加压服(compressible garments)通过对腹腔脏器施压,可有效改善出血性休克和直立性低血压患者的心血管功能。由此可考虑将充气加压带或充气加压服用于血液透析患者以防治透析时低血压的发生,可显著改善透析后心血管功能。

实验数据表明抗休克裤可增加心脏每搏量、心排血量和动脉血压。尤其在最近,作为抗超重飞行衣和医用抗休克裤简化形式的充气式加压装置,被用于缓解直立性低血压患者忽然站立时引起的收缩压剧减,且效果显著[10-11]。该装置可减少腹部器官的自体蓄血效应,增大心搏出量和射血分数,从而减轻透析时低血压。有理由相信,制备一种患者穿戴方便,具有抗血液内脏蓄积作用,用以防止血液透析患者的低血压是可行的。

参考文献

1. Chien S, Dellenback RJ, Usami S, et al. Chang and MI Gregersen: Blood volume and its distribution in endotoxin shock. Am J Physiol, 1996,210:1411-1418.
2. Lee JS. Biomechanics of the Microcirculation, an Integrative and Therapeutic Perspective, Ann Biomed Eng, 2000,28:1-13.
3. Rothe CJ, Murray RH, Bennett TD. Actively circulating blood volume in endotoxin shock measured by indicator dilution. Am J Physiol, 1979,236:33:H291-H300.
4. Lee HR, Blank WF, Massion WH, et al. Venous return in hemorrhagic shock after application of military anti-shock trousers, Am Emerg Med, 1983,1:7-11.
5. Yamamoto N, Sasaki E, Goda K, et al. A Imagawa and T Hanafusa: Treatment of post-dialytic orthostatic hypotension with an inflatable abdominal band in hemodialysis patients. Kidney Inter, 2006, 70:1793-1800.
6. Levin JM, Ravenna P, Weiss M. Idiopathic orthostatic hypotension: treatment with a commercially available counterpressure suit. Arch Intern Med, 1964, 114:145 -150.
7. Rosenhamer G, Thorstrand C. Effect of G-suit in treatment of postural hypotension. Acta Med Scand, 1973,193:277-280.
8. Tanaka H, Yamaguchi H, Tamai H. Treatment of orthostatic intolerance with inflatable abdominal band, Lancet, 1997,349: 175-180.
9. van Beaumont W, Greenleaf JE, Juhos L. Disproportional changes in hematocrit, plasma volume, and proteins during exercise and bed rest. J Appl Physiol, 1972,33:55-61.
10. Smit AA, Wieling W, Fujimura J, et al. Use of lower abdominal compression to combat orthostatic hypotension in patients with autonomic dysfunction. Clin Auton Res, 2004,14:167-175.
11. Lee HR, Blank WF, Massion WH, et al. Venous return in hemorrhagic shock after application of military anti-shock trousers. Am Emerg Med, 1983,1:7-11.

第三节 透析中高血压

王质刚

一、透析中高血压的界定

慢性肾衰竭几乎100%合并高血压，而经过充分透析仍有50%以上患者血压高于正常值，可视为维持性透析患者的高血压并发症，这部分内容将在第十八章论述。临床也常遇到部分患者在透析前（确切地说在进入透析状态前）血压正常或轻度增高，而在透析开始血压突然升高，有时很顽固，血压难以控制。余海峰等[1]与透析前研究比较，透析过程中MAP升高10 mmHg以上定为血压升高标准，则透析中高血压发生率为9.7%。这种透析中血压升高原因还不太清楚，可能有多种因素，如可能有神经紧张、透析中输入高张溶液过多或过快；高血压也可伴随某些透析反应出现，如热原反应、失衡综合征或硬水综合征等，见表17-3-1。对于透析中血压升高，目前比较多的说法是由于低钠透析，血钠降低，或超滤后血容量减少，肾脏供血不足，导致血浆肾素活性增高而致血压高。但不能解释的是血压升高与血浆肾素水平并不总是平行，其中可能还存在未认识的原因。

表17-3-1 透析中高血压常见原因及处理

原因	处理
透析液钠、钙浓度较高 失衡综合征颅内压升高 精神紧张、焦虑 水处理故障而致硬水综合征 超滤后引起肾素水平升高 透析中清除降压药物	患者限钠摄入，调整透析液钠、钙浓度，消除患者对透析的精神压力，经常监测水质，必要的药物治疗

二、透析中高血压的临床特点

透析中高血压患者，在透析之前血压可以正常，也可轻度高于正常。其特点是在透析中血压升高，多半在透析中、后期发生，也有透析开始就升高，而且有逐渐升高之趋势。轻度升高可以没有自觉症状，如果超过180/100 mmHg，患者可有头痛，有的比较明显，甚至达到难以忍受的程度。除非严重高血压或伴有高血压危象，通常不出现恶心、呕吐。透析中高血压对降压药反应不佳，但是在透析结束几小时血压会逐渐下降，最多在第二天血压就可以恢复至平时水平。这类患者每次透析均出现如此的血压变化，如不采取积极而有效的措施，至少很长时间内不会改变。

三、表明透析中血压升高机制的新证据

无论原发性或继发性高血压都受神经体液的影响,至少它们起到推波助澜的作用。人体内有内皮源性心血管活性物质,是指血管内皮细胞分泌的对心肌收缩力、血管张力等有影响的物质,包括一氧化氮(NO)、内皮素(ET)、血管紧张素-Ⅱ(Ang-Ⅱ)、缓激肽、前列环素(PGI_2)、腺苷等。由于这些物质大多数在局部发挥作用,已知内皮分泌的心血管活性物质对心血管系统功能具有重要调节作用。在健康状况下,二者处于平衡状态,相互调节,维持血压的稳定。高血压患者扩张和收缩血管的物质发生失衡,失去对血压的正常调节。在血液透析中多种因素加重两种作用相反的血管活性物质的失调,使血压进一步恶化。

(一)透析中血管化学物质对血压的影响

据认为,透析中血压增高与 RAS 系统的活性异常增加、交感神经系统过度兴奋、血管活性物质分泌过多等因素有关。宗伟钧等[2]在充分透析的前提下,探讨肾素-血管紧张素-醛固酮系统(RAS)、内皮衍生因子等在血液透析患者高血压发生中的病理生理作用。作者选择维持性血液透析患者 37 例,平均年龄 50±25 岁,平均透析时间 33 个月。用放射免疫方法测定 37 例维持性血液透析患者血浆肾素活性(PRA)、血管紧张素-Ⅱ(Ang-Ⅱ)、内皮素-1(ET-1),计算 Kt/V 值,并观察不同时间点血压。根据平均血压≤140/90 mmHg,将 37 例患者分成两组:高血压组 24 例,正常血压组 13 例。又根据透析前、后血压变化情况并换算出透析前后的平均动脉压(MAP),将上述两组再分成透析后血压升高组(透析后 MAP 比透析前高 10 mmHg 以上)21 例;透析后 MAP 未升高组 16 例。各组患者的性别、年龄、透析疗程、每周透析时间、透析前血细胞比容及透析前血钠水平均差异无显著性($P>0.05$)。Kt/V 值在高血压组和正常血压组之间,以及透析后血压升高组、透析后血压未升高组之间差异均无显著性。观察结果,高血压组的 PRA、血浆 Ang-Ⅱ水平及血浆 ET-1 水平在透析前均比正常血压组明显升高($P<0.05$)。血浆 PRA 水平在透析后仍比正常血压组透析前明显升高,而血浆 Ang-Ⅱ水平及血浆 ET-1 水平于透析后均较正常血压组透析前差异无显著性;透析后血压升高组的血浆 PRA 水平及血浆 Ang-Ⅱ水平在透析前较透析后血压未升高组明显升高($P<0.05$),透析后血压升高组的血浆 PRA 水平及血浆 Ang-Ⅱ水平在透析后均较透析后血压未升高组差异无显著性,血浆 ET-1 水平在两组中透析前及透析后差异均无显著性。高血压组患者的血浆 PRA 水平在透析前及透析后均较正常血压组明显升高,血浆 Ang-Ⅱ水平在透析前较正常血压组明显升高。透析后血压升高组的 PRA 在透析前较透析后血压未升高组明显升高,血浆 Ang-Ⅱ水平于透析前较透析后血压未升高组明显升高,见表 17-3-2。本研究发现肾素活性及血浆 Ang-Ⅱ水平不仅在高血压组与正常血压组之间有差异,而在透析后血压升高组也较透析后血压正常组之间差异显著,表明 RAS 系统活化在透析相关性高血压的发病机制中起着一定作用。

表 17-3-2 透析前后患者血浆血管活性物质变化($\bar{x}\pm SD$)

组别	例数	PRA(ng/ml)		Ang-II(pg/ml)		ET-1(pg/ml)	
		透析前	透析后	透析前	透析后	透析前	透析后
高血压	24	4.36±2.63#	2.86±1.94	148.56±89.72#	93.07±39.61	280.31±107.18#	219.84±102.57
血压正常	13	2.68±1.86	2.65±1.63	93.39±49.34	73.27±38.3	211.23±71.38	194.21±90.15
透析后血压升高	21	4.38±2.47*	3.26±1.89	153.22±90.71*	78.58±38.63	265.08±114.62	214.52±107.97
透析后血压未升高	16	2.84±1.88	2.68±1.77	97.62±56.21	84.98±50.68	244.16±81.16	206.01±86.13

注:* 与透析后血压未升高组相比,$P<0.05$;# 与正常血压组相比,$P<0.05$。

（二）透析中血流动力学异常

有作者指出，透析中血流动力学改变也是导致高血压的一个因素。余海峰等[1]应用无创检测方法探讨血液透析过程中血压升高的血流动力学机制。应用血液循环动力学信息检测仪（CD）对134 例患者于透析前、透析中及透析后进行845 例次的 CD 检测。以透析过程中血压未发生变化的15 例43 例次作为对照组。判断血压升高标准，与透析前比较，透析过程中有一次平均动脉压（MAP）升高10 mmHg 以上即认为血压升高。结果高血压组系统总阻抗（SSR）、射血阻抗（JR）、小动脉弹性模量（AOM）明显低于对照组，射血分数（EF）差异无显著性。高血压组有效循环血量（ECV）、每搏量（SV）、心脏指数（CI）、左室舒张末期容量（LVEDV）明显高于对照组（$P<0.001$），左室舒张末期张力（LDP）差异无显著性。高血压组心肌顺应性（LVEDV/LDP）、心肌耗氧量（MVO_2）明显高于对照组，超滤率、综合反射系数（SEC）明显低于对照组，血流量差异无显著性。高血压组迷走神经反馈系数（VFC）、心肌负变力系数（MNC）明显低于对照组，交感神经反馈系数（SFC）、心肌变力系数（MIC）差异无显著性，但 SFC/VFC、MIC/MNC 显著高于对照组。

SSR 是体循环系统各部位阻抗的综合，包括 JR、动脉阻抗、毛细血管阻抗、静脉阻抗，它与外周小动脉直径密切相关。SSR 升高代表小血管收缩。JR 是左室射血时主动脉瓣口界面上的阻抗，是反映左室后负荷的重要指标，JR 下降表明左室后负荷降低，间接反映了外周小血管阻抗下降。本研究 SSR、JR 下降提示透析过程中血压升高并非小动脉、小静脉收缩。代表小动脉弹性的 AOM 在高血压组较对照组低，也佐证小动脉弹性好、张力低。本研究显示 LVEDV、SV、ECV、CI 升高，表明高血压组容量负荷明显增高。同时高血压组的超滤率显著低于对照组，而两组血流量没有差异，强烈提示导致血压升高的主要原因是水钠潴留导致 ECV 增加、左室前负荷增加。

本组结果还表明高血压组 SFC 及 MIC 并没升高，而是 VFC、MNC 明显低于对照组，SFC 代表交感神经张力，VFC 代表迷走神经张力；MIC 表示心肌收缩力，MNC 则表示心肌负性肌力，上述参数改变提示引起血压升高的另一个因素是迷走神经紧张度降低，导致相对的交感神经张力增高，同时心肌正性肌力与负性肌力间的平衡失调，致使心排血量增加，导致血压升高。

四、透析中高血压的处理

在透析进行中高血压很少自行缓解，对降压药反应较差。舌下交替和反复含服卡托谱利、硝苯地平，对轻、中度血压高可能有效，但短期内还会反复。如果收缩压超过200 mmHg，可静推酚妥拉明5 mg，血压能立即下降10～20 mmHg，但10～20 分钟后血压仍回升。通常采用压宁定（乌拉地尔）25 mg 从静脉血路推入，根据血压情况，15 分钟还可以重服用药。如要维持降压效果，可用250 ml 盐水中加入压宁定（乌拉地尔）50～150 mg 静脉点滴，对于高血压严重者仍不满意。如果血压仍高，还想继续透析，可静点硝普钠（输注速度1～3 μg/kg），通常会有效。严重的高血压经处理仍不能下降，应中止透析，积极对症处理。对于这类高血压患者切忌误认为水潴留而采取单纯超滤模式，降低透析液钠浓度也是不可取的。有证据表明患者高血压与交感神经兴奋性增强有关，则可以进行心理疏导、缓解患者紧张心理状态、配合一些调节自主神经的药物，或者改变透析环境。

参考文献

1. 余海峰，李春胜，毛伟君，等. 血液透析时血压升高的血流动力学原因分析. 实用医学杂志，2006，22（15）：1779-1780.
2. 宗伟钧，吴丽颖，范吉辉，等. 尿毒症患者血液透析中高血压发生机制的临床研究. 中国血液净化，2006，5（7）：391-392.

第四节　失衡综合征

王质刚

一、失衡综合征的原因

透析失衡综合征(disepuilibrium syndrome,DS)发生率为3.4%～20%,目前对其发生机制尚不全清楚,一般认为是透析中血循环中水进入脑细胞引起脑水肿,其证据有:①患者死后发现水肿的脑片状物(brain flap);②透析后证明有脑水肿;③尿毒症犬模型证实颅压增高。认为主要机制是"尿素逆渗透效应"(reverse urea effect),在透析中血浆尿素氮比脑脊液下降的快,血脑之间产生渗透梯度,使水进入脑脊液中,引起脑水肿。发现透析后脑脊液尿素氮浓度高于血浆浓度及透析中患者脑电图异常从而支持这个观点。透析后细胞内酸中毒是产生透析失衡综合征另一个因素。此外,有作者提出脑组织中可以产生一种自生渗量物质(idiogenic osmoles)的堆积。在透析中由于CO_2和碳酸氢盐扩散速度不同,脑脊液中pH下降,形成脑组织和细胞内酸中毒也是导致失衡的一个重要因素。Lichtman认为透析中脑缺氧也促进失衡的产生,如果预防性吸氧可以减少DS发生率。还有脑组织钙过高,甲状旁腺功能亢进,低血糖和低血钠也容易发生DS。

二、失衡综合征的临床特点

根据DS临床表现可以分为脑型和肺型两种。

(一)脑型失衡综合征

脑型失衡综合征多发生在首次透析2～3个小时,如果透析前血浆尿素氮水平很高,则发生DS可能性越大。脑型DS常有恶心、呕吐、头痛、血压增高、焦躁、嗜睡等。严重者伴有抽搐、扑翼样震颤、谵妄、昏迷乃至死亡。脑电图也可有变化,表现脑波强度异常增加。作者为探讨血液透析脑型失衡综合征的发生机制,采用急性肾衰竭的动物模型,观察血液透析后血浆渗透压迅速下降对脑水含量、颅内压、脑脊液生化和酸碱平衡的影响。结果表明,在透析1.5小时犬出现烦躁、吼叫等精神症状。检查发现透析使血浆渗透压的迅速下降,形成明显的脑/血尿素浓度梯度和渗透压梯度,使脑水含量明显增加,颅内压显著升高。透析后脑脊液pH下降、碳酸氢根(HCO_3^-)降低、PCO_2升高,与同期血浆相应值比较有显著性差异($P<0.05$)。结论认为血液透析引起的血浆尿素氮快速下降可以导致颅压增高及相关临床症状,其机制主要是由尿素的反向渗透效应,形成脑/血渗透压梯度。

(二)肺型失衡综合征

某些尿毒症患者在透析前可以无肺水肿和心衰,但在第1～2次诱导透析结束后4～6小时呼吸困难逐渐加重,不能平卧,甚至出现发绀、大汗淋漓、发生急性肺水肿。早期肺部可无啰音,重者肺部可闻到或大或小的水泡音,如不及采取有效措施可死于急性左心衰竭。如果患者透析前有心衰、心肌病变或伴有明显的低蛋白、低钠血症，透析后特别容易发生此类表现。这些患者在透析过程中通常不出现明显的脑型失衡临床症状，笔者称此型失衡表现为肺型DS[1]。为证实肺型DS的存在，我们选择犬36只，随机分为正常对照组、尿毒症非透析组和尿毒症透析组，制作急性肾衰竭的动物模型，观察血液透析后血浆渗透压迅速下降时肺组织水含量、肺循环压力指标以及肺组织学变化。结果发现，尿毒症非透析组和尿毒症透析组犬结扎双侧输尿管72小时后均达到尿毒症指标，尿毒症透析组犬透析2小时，血浆尿素氮水平比透析前下降70%，透析后肺组织内渗透压明显高于血浆，形成肺/血浆浓度梯度和渗透压梯度，使肺组织水含量明显增多（透析后肺组织干湿比降低及肺水肿指数增加），提示肺淤血、肺水肿；肺部X线摄影和肺组织学检查均显示肺淤血；肺循环压力指标（如肺动脉压、肺毛细血管嵌楔压）显著升高（$P<0.05$），也支持肺水肿。本试验提示，血液透析引起的血浆尿素氮快速下降可以导致肺淤血、肺水肿，其发生机制主要是由于尿素反向渗透效应，导致肺/血渗透压梯度的形成，使水逆向流入肺组织，形成肺水肿。

三、失衡综合征的预防和处理

DS是可以预防的，诱导透析开始不要太迟，最好在血浆尿素氮不超过23.6 mmol/L时即开始透析。充分合理的诱导是减少DS的主要措施，首次透析使用低效透析器，短时透析，逐步过渡到规律性透析。提高透析液钠浓度，在透析中静点甘露醇，高张糖等都是防止发生DS的有效方法。已经发生DS，轻者要缩短透析时间，重者要即刻中止透析，同时静脉给予高张葡萄糖或高张钠（血压高者慎用）。积极对症治疗，包括吸氧，使用解痉和镇静药物等。DS一般在24小时内症状自行缓解，如不恢复应考虑有其他并发症。

参考文献

1. 王质刚，史振伟. 血液透析肺型失衡综合征发生机制的探讨. 临床肾脏病杂志，2002，1（2）：116-119.

第五节 透析中出血

王质刚

据报告，慢性透析患者自发性出血发生率增加，常见皮肤瘀斑、紫癜，通常出现在未透析或者刚刚开始透析的患者，主因是患者凝血机制障碍，特别是血小板功能不良。这种出血多在经过一段时间透析治疗，血小板功能改善，凝血障碍好转，自然不再出血；慢性透析患者，或者透析不充分的患者常出现眼底或眼前房出血、鼻出血、牙龈出血，其原因多是患者透析不充分，本身凝血机制障碍，加上使用抗凝剂不当而致；还有一部分透析患者出现血性胸水、尿血、咯血等，应首先查清原发病，针对性处理；透析患者致命的脑出血、蛛网膜下腔出血，见第十七章；胃肠道出血见第十八章。本节主要涉及自发性腹膜后出血、硬膜下血肿以及心脏压塞（后者参见第十八章）。

一、自发性腹膜后出血

(一)自发性腹膜后出血原因

自发性腹膜后出血(spontaneous retroperitoneal hemorrhage)的发生可能与以下因素有关。

(1)高血压与血管硬化。据文献报道,有38% ~50%的患者伴有高血压,故有些学者认为高血压与血管硬化可能是本病的重要致病因素。

(2)血管先天性畸形或发育缺陷。腹膜后任何部位的血管,可能有先天性畸形或发育缺陷,在外界或内在因素影响下发生自发性破裂出血。

(3)内分泌变化。妊娠期或产褥期发生自发性腹膜后血肿,可能与内分泌变化有关。

(4)特殊疾病。肾脏或肾上腺的良性及恶性肿瘤、血管瘤、动静脉畸形、静脉栓塞、胰腺炎和肿瘤、结节性多动脉周围炎、血友病等。

(5)肾衰竭及长期接受血液透析患者。有文献报道,当肾衰竭施行慢性血液透析时,可因血小板功能不良,或长期口服抗凝剂预防血管内瘘血栓,或在透析时使用抗凝剂不当,可能发生自发性腹膜后血肿。

(6)长期接受抗凝治疗(包括华法林、肝素、阿司匹林、噻氯匹定等)以及腹主动脉瘤破裂均可导致腹膜后出血。

(7)血管造影导管创伤所致。

(二)自发性腹膜后出血临床表现及诊断

临床表现取决于出血的速度、量和引起出血的原因、发生部位以及累及器官,如出血量不多,范围局限,很难有特定的典型表现,特别是并发复合性损伤时,其症状更易被掩盖。本病多数患者进展很快,在数小时或数日内出现症状,少数临床过程隐匿经过,较迟才出现贫血和包块。

主要症状为腹痛,是最早出现和最常见的症状,程度轻重不一,可局限或弥散,位置可在腹部、侧腹部、腰部甚至在背部或髋骶部,有时下蹲能缓解。其他常见症状有恶心呕吐、便秘或轻度腹泻、肠鸣音减弱、腹胀及麻痹性肠梗阻等。严重者可伴出血性休克及严重贫血。失血和腹膜后神经受刺激可引起出汗、心悸、低血压、晕厥甚至休克,有些患者出现短暂的发热。随着病情发展可发生麻痹性肠梗阻,血肿压迫肠系膜血管时,可致局部肠袢坏死。血肿压迫神经时,可出现下肢神经性疼痛、麻木,甚至功能障碍。血肿可影响腹腔神经丛,使得自主神经功能紊乱,出现胃肠道及泌尿道蠕动功能和排泄功能障碍。据文献报道,若血肿块造成腹腔内压增加,将导致腹部间隔症候群(abdominal compartment syndrome),可能会造成心排血量下降、肾衰竭、无尿、肠缺血、急性呼吸窘迫综合征(ARDS)和休克。腹部检查局部有压痛,有时在腹部,侧腹部或腰部可触及肿块或饱满感,一般无或仅有轻度腹肌紧张。若为严重的动脉出血,包块可迅速胀大,甚至有搏动。出血附近皮肤如腰部、腹壁及阴囊部出现瘀斑。血肿破入腹腔,常出现休克和腹膜刺激征。偶有报告股神经受累,出现股四头肌无力和膝腱反射消失的特殊表现。

台湾学者报道反复3次自发性腹膜后出血而保守治疗成功的病例,患者67岁男性,8年前因糖尿病肾病并发尿毒症而接受维持性血液透析治疗。大约一年半前,患者有下腹部疼痛及血压下降(80/60 mmHg),36.8℃,心率84次/分,右胁肋部压痛。WBC 9.2×10^9/L、Hb 84 g/L,血小板 147×10^9/L,BUN 101 mg/dl,Scr 10 mg/dl,出血时间(BT)5分钟,凝血酶原时间(PT)13.8秒,APTT 33.9秒。经给予生理盐水以及压积红细胞输注后,患者的血压回复至110/51 mmHg。肾脏超声检查,发现右肾周围有液体聚积,疑似血肿,其后腹部CT检查证实为右肾周围血肿(图17-5-1)。收住院后,停止使用阿司匹林,并接受肾血管摄影检查,显示右肾周围血肿和两侧肾动脉多处狭窄(图17-5-2),但无肾肿瘤,也无其他的血管异常及出血点征象,患者保守治疗7天后出院。一年前患者在血液透析进行中,突然左下背疼痛,但无明显的左下背叩痛,血压139/74 mmHg。腹部超声及CT检查,显示左肾周围血肿,诊断自发性腹膜后出血,因病情稳定,透析改用低相对分子质量肝素抗凝,但没使用抗血小板药物。2周后,患者因右下背痛复发且加剧，检查血压 102/40 mmHg；Hb75 g/L，触诊右下腹有个 8 cm×8 cm 肿块，无明显的反跳痛。给予输血、吗啡 5 mg 止痛和卧床休息，接受无肝素血液透析治疗。腹部 CT 检查，显示右肾周围血肿（约 8.1 cm×8 cm）。10 天后情况稳定出院，于透析中心继续接受无肝素血液透析治疗，后续未再度出血。

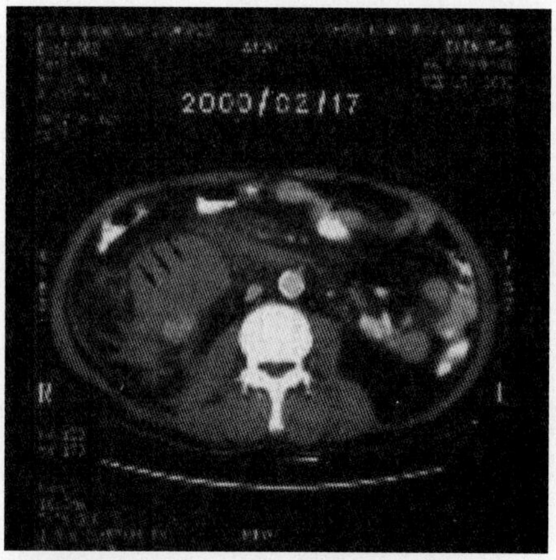

图 17-5-1　显示右侧肾脏周围血肿

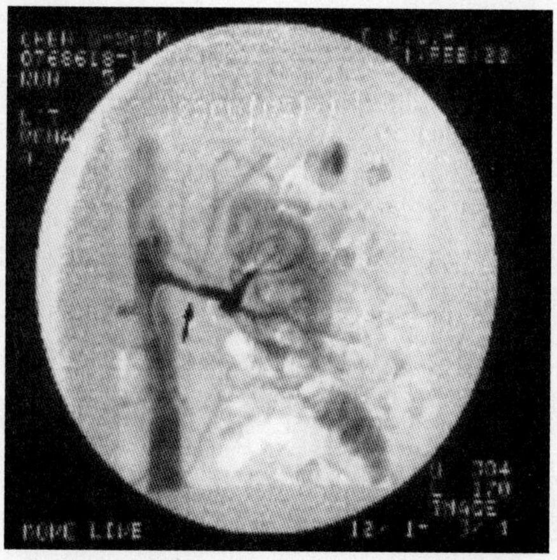

图 17-5-2　血管摄影检查显示两侧肾动脉多处狭窄

腹膜后出血辅助检查包括以下几项。

（1）普通 X 线检查或双重对比造影可以揭示能导致腹膜后出血的一些病变，如骨折、腹主动脉瘤、泌尿道或胃肠道疾病、腰大肌轮廓不清及边缘部分中断等。

（2）B 型超声能发现血肿及腹主动脉瘤，但血肿与脓肿及其他液体积聚（如尿液）的鉴别常有一定困难。

（3）CT 检查能较清楚地显示出血、血肿与其他组织的关系，当增强扫描时衰减值增加，是活动性出血的证据。

（4）血管造影和同位素扫描能提示出血的位置。

（5）B 型超声或 CT 引导下穿刺抽吸以明确诊断。

（6）化验检查，初期白细胞稍高或正常，红细胞及血红蛋白可减低，后期白细胞明显增高，嗜中性粒细胞增高。胰腺损伤时，血清淀粉酶及尿淀粉酶均增高。肾挫裂伤时可出现血尿蛋白尿。

自发性腹膜后出血误诊率较高，其原因是对腹腔内脏器损伤并发腹膜后出血认识不足，只注意脾破裂或骨盆骨折的诊断，而忽略了腹膜后的损伤。诊断主要根据病史、腹部外伤（部位、暴力程度及其他病史）和典型的症状与体征，辅助检查及时诊断并不困难。

（三）自发性腹膜后出血治疗

1. *非手术治疗*　病情稳定，无明显症状或有轻度症状，或经输液、输血后血压脉搏均稳定者无须手术。治疗方法与原则：①积极合理应用抗生素防止感染；②合理使用止血药物，如因抗凝治疗引起出血，须停用抗凝药物并给对抗剂；③出血量较大者应及时输血，有效地补充血容量，纠正休克；④并发肠麻痹者可禁食、水、胃肠减压或应用中药，用通里攻下法，复方大承气汤加减，经胃管注入。

对于维持性血液透析患者很少应用手术手段，首先停用一切抗凝血药物。在血液透析中可暂时使用局部肝素法、枸橼酸盐抗凝或无肝素透析。对血压不稳定患者，则须考虑改用腹膜透析。长期透析持续少量出血患者，需及时纠正贫血，警惕可能出现的高钾血症以及避免因过度输血造成的危害。

2. *手术疗法*　本病的手术适应证：①骨盆骨折或腹腔内损伤引起持续性失血者；②血肿向会阴部肛门周围有开放性穿破伤口者；③已证实或疑有大中血管的损伤，以及血肿块造成腹部间隔症候群时；④伴有较重腹内实质脏器或空腔脏器的损伤者；⑤伴有明显失血休克以及腹膜炎症的穿透性损伤。尤其出血肿块造成的股神经病变，大部分患者经早期手术后很快即可恢复。若有其他病因而无法手术，有文献报告可直接以经皮导管（percutaneous catheter）做减压治疗，其效果不错。

二、硬脑膜下血肿

硬脑膜是一层厚而坚韧的双层膜,外层是颅骨内面的骨膜,仅疏松地附于颅盖,特别是在枕部与颞部附着更疏松,称为骨膜层。硬脑膜内层较外层厚而坚韧,与硬脊膜在枕骨大孔处连续,称为脑膜层,主要作用是保护大脑。硬脑膜的血管主要来自上颌动脉发出的脑膜中动脉,是营养硬脑膜的重要血管。硬脑膜的血管中,尚有来自筛前动脉的脑膜前动脉,咽升动脉的脑膜后动脉和椎动脉及枕动脉的脑膜支。慢性硬脑膜下血肿的发生原因,绝大多数都有轻微头部外伤史,尤以老年人额前或枕后着力时,脑组织在颅腔内的移动度较大,最易撕破自大脑表面汇入上矢状窦的桥静脉,其次静脉窦、蛛网膜粒或硬膜下水瘤受损出血。非损伤性慢性硬脑膜下血肿十分少见,可能与动脉瘤、血管畸形或其他脑血管病有关。

据报告,慢性透析患者硬膜下血肿(subdural hematoma)发生率为3%,根据美国肾病数据库信息[1],长期透析患者的硬脑膜下血肿发生率为通常人群的10倍,从1991~2002年血液透析患者硬脑膜下血肿增加2倍,而腹膜透析患者无变化。作者认为,硬脑膜下血肿高发生率,而且近年又有所增加与长期透析中使用抗凝剂有关。对于透析患者,硬脑膜下血肿主要发病基础是因尿毒症或透析不充分的患者凝血机制障碍,或因预防内瘘堵塞常服抗凝药,或因在透析中应用肝素等。对于此类患者即使是轻度磕碰头部也会导致硬脑膜下血肿。

硬脑膜下血肿临床表现不典型。急性硬脑膜下血肿由于多数有脑挫裂伤及继发的脑水肿同时存在,故病情一般多较重。如脑挫裂伤较重或血肿形成速度较快,则脑挫裂伤患者的昏迷与血肿所致脑疝的昏迷表象相重叠,都表现为意识障碍进行性加深,无中间清醒期或意识好转期表现,一时难以鉴别。颅内压增高与脑疝的其他征象也多在1~3天内进行性加重,单凭临床表现难以与其他急性颅内血肿相区别。如脑挫裂伤相对较轻,血肿形成速度较慢,则可有意识好转期存在。颅内压增高与脑疝的征象可在受伤72小时以后出现,属于亚急性型。此类血肿与脑挫裂伤的继发性脑水肿很难从临床表现上做出诊断。接受抗凝治疗的透析患者,由于急性血肿引起的症状,如头痛、恶心、呕吐、冷漠、倦怠、感觉异常和癫痫样发作都极像失衡综合征、透析性痴呆和高血压危象[2]。所以透析患者血压增高或头部有轻度外伤史,出现颅内压增高,并伴有头痛和某些神经系统症状,类似于透析失衡综合征时,应考虑本病。腰穿和脑电图检查对诊断硬脑膜下血肿无帮助,而头颅CT、脑动脉造影和超声波检查是有用的方法。急性硬脑膜下血肿,CT显示颅骨内板与脑表面之间出现高密度、等密度或混合密度的新月形或半月形影,可有助于确诊。慢性硬脑膜下血肿,CT检查可发现颅骨内板下低密度的新月形,也有半月形或双凸镜形影像,还可见到脑萎缩以及包膜的增厚与钙化等。

尿毒症或透析患者发生硬膜下血肿时应采取枸橼酸盐透析或无肝素透析,体外肝素化透析仍有风险。采用腹膜透析是正确的选择。根据病情可考虑手术探查,清除血肿,但死亡率比较高。

Sułowicz等[3]报道一例伴高血压透析20年患者,4年前突然发生硬脑膜外和下血肿,CT检查证实诊断,当天从额顶颞部颅骨切开,清除血肿,术后无肝素透析。术后患者出现暂时性张力过高(hypertonia)、癫痫发作、左侧轻瘫,48个月后完全恢复,血压正常,没有遗留癫痫发作和瘫痪症状,而且停用抗癫痫药和降压药。

三、心脏压塞

严格说,ERSD发生心包炎有两种类型,其一是尿毒症期(未接受透析治疗)发生的心包炎,多与尿毒症毒素有关,对于透析治疗反应很好;另一种就是透析后发生渗出性心包炎,既往文献多归因于感染,特别是巨细胞病毒感染,或特发性和原因不明等,目前看来主要与透析不充分、液体潴留有关,长期肝素化是重要因素(详见第十八章)。本节重点介绍急性心脏压塞的诊断与处理。

应当随时关注透析患者是否存在慢性渗出性心包炎,根据患者临床症状、透析中易发低血压、实验室检查,诊断心包积液并不困难。若是存在应想到在透析中使用肝素随时有发生急性心脏压塞的可能。通常心包快速渗出 250 ml 液体就可引起心脏压塞症状,当然还取决于之前是否是健康的心脏,因为无病的心包具有膨胀、扩张的潜在代偿能力。一旦透析中患者突然血压下降,心率增快,严重者呼吸困难、发绀、面色苍白、出汗、颈静脉怒张等,而且经补液处理,甚至超过 500 ml 血压仍不回升,使用升压药也无反应,显然与平时因超滤过多而有效血容量不足产生的低血压不同,此时应想到心脏压塞的可能性。有条件者可以急诊行超声心动图检查。当诊断明确,要立即停止透析,给以血压支持,适当应用止血药,根据病情决定是否行心包穿刺,或请专科医师协助处理。

作者在 20 世纪七八十年代常遇到渗出性心包积液,当时主要是因为透析不充分(一般都是每周透析 2 次)。这种由于急性心包积液引起的低血压通常难以纠正。我们采取的办法是立即用 50 ml 注射器直接心包穿刺,当抽出约 100 ml 血性液体,血压回升到正常水平,5 小时以后血压再次下降。最后急诊做心包开窗引流,后改做腹膜透析,1 个月后积液消失,引流口愈合,又改做维持性血液滤过。当时抽出的积液完全血性,与静脉血无异。在死后病例尸检发现,心包渗出液全是血性,因血液干涸、粘连,心包腔呈分隔状,形成多发性小房,每个小房内有血性积液 30 ~ 50 ml。有些病例开窗关闭后心脏压塞仍复发,此时应根据病情,考虑心包造瘘术(pericardiostomy)或心包开窗术(fenestration)或心包切除(pericardiotomy)。急诊处理后,患者可以接受无肝素透析,然后用低分子量肝素,也可以直接改换腹膜透析(见第十八章)。

参考文献

1. Sood P, Sinson GP, Cohen EP. Subdural hematomas in chronic dialysis patients significant and increasing. Clin J Am Soc Nephrol, 2007, 2(5):956-959.
2. Sengul G, Tuzun Y, Kadioglu HH, et al. Acute interhemispheric subdural hematoma due to hemodialysis: case report. Surg Neurol, 2005, 64(Suppl 2):S113-S114.
3. Sułowicz W, Kraśniak A, Gościński I, et al. Long-term good results of surgical treatment for spontaneous epi- and subdural hematoma in a female patient on maintenance hemodialysis. Przegl Lek, 2000,57(12):764-765.

第六节 透析中溶血

王质刚

一、透析中溶血原因

血液透析中所见溶血有两种情况,其一是可见的溶血,用肉眼发现血浆呈黄褐色或粉红色,严重者可见贫血貌。原因多有:①透析液浓度异常,特别在低钠时(现在几乎不见);②高温透析(少见);③透析中异型输血;④消毒剂(如 EOG、氯胺、福尔马林等)残留超标。

值得指出,因为水中消毒剂残留,近年不断发生透析中心大批患者发生急性溶血性贫血。往往是由于水处理系统中活性炭失效,不能有效吸附自来水中的氯胺,使其进入体内,发生严重的溶血反应。

肉眼不可见的溶血:①血泵或管道内表面对红细胞的机械损伤。②红细胞本身的异常,如继发氧化损伤红细胞变形性降低,脆性增加。若有红细胞遗传性疾病,可发生明显的临床溶血表现。

如透析中观察血液管道内血液变色,若患者有尿呈酱油色,应高度怀疑急性溶血。发生溶血时患者常主诉胸闷、不适、恶心、背痛、头痛或腹痛,可伴有发冷、发热和急性贫血,如不及时发现可因为高血钾而死亡。

二、透析中溶血的处理

发现溶血时应立刻查清原因,采取有效措施,严重者终止透析并丢弃管道中的血液,贫血严重可输新鲜血液,预防高血钾引起的致死危险。

透析中溶血完全可以预防,血泵转子松紧要适宜,透析器及管道中的消毒剂要冲洗干净,经常检查水质,严密观察透析液的浓度和温度变化。

第七节 透析与心律失常

王质刚

一、心律失常的原因

接受透析的患者多有固有的心脏疾病、尿毒症状态及代谢异常、自主神经功能紊乱、口服药物以及受透析相关因素的影响。透析当中发生心律失常的诱发因素很多,包括心衰、心包炎、严重贫血,电解质(钾、钙、镁)异常、酸碱平衡紊乱、低氧血症、低碳酸血症、低血压及药物等[1]。Rubin 等报告透析患者心律失常发生率为 50%,见表 17-7-1。

表 17-7-1 心律失常发生率

文献	病例数	心律失常(%)			
		室上性	室性(Lown1-2)	室性(Lown3-5)	有关因素
Quereda 等	35	—	0	28	—
Franco 等	14	14.3	28	14	用地高辛
Mauro 等	20	—	35	40	心脏病、PTH 增高
Keller 等	54	84	56	22	—
总计	581	32.4	30.9	21.7	

注:根据 Lown 建议的心律失常分类。

二、心律失常分类

（一）心动过缓和房室传导阻滞（AVB）

窦性心动过缓少见，仅有个例报告窦房阻滞。AVB 相对多发，Marzegalli 等报告 3 例Ⅱ度 AVB，但在透析中没有发生明显变化。笔者经历 2 例Ⅲ度 AVB 均为透析不充分导致的心肌病变引起的，1 例发生在透析间期，用异丙基肾上腺素点滴维持心率，经过急诊透析后，在减少药物浓度情况下没有使心率进一步减慢，偶尔出现下传的 QRS 波，后因停药而突然死亡。另 1 例Ⅲ度 AVB 并安置临时起搏器，顺利经过 3 次透析，后因起搏电极脱落而死亡。高血钾是造成 AVB 最常见的原因，钾对心肌有抑制作用，常引起室性期间收缩、AVB、室性心率及室颤，有致命危险。治疗措施除尽早透析外，如患者存在代谢性酸中毒，则纠正酸中毒是当务之急，因为随着酸中毒的纠正，钾离子可以进入细胞内。血钙升高致转移性钙化影响心脏传导系统也是造成 AVB 的原因。

（二）室上性心动过速

透析患者室上性心律失常发生率为 32.4%，主要为心房扑动和心房纤颤。有些发生在透析中，多与低血钾有关。通常透析液含钾 2.0～2.5 mmol/L，如果患者有 1 000 ml 以上尿量，则透析中后期容易产生低血钾。如果患者近期饮食差，或伴有恶心、呕吐等更易致低血钾。低血钾使心率加快，甚至产生心房纤颤。慢性透析患者常有左室肥厚，如并存冠心病，则在透析中由于血容量的突然变化、生物相容性差导致的低氧血症或低血压均可诱发心律失常。还有一些心律失常与透析本身无关。Blumberg 等注意到 10 例继发于心包炎或心衰的患者有频发室上性心动过速，但在透析中用 Holter 心电图监测没有发现室上性心律失常。

（三）室性心律失常

透析患者室性心律失常发生率为 27.2%。频发室性期间收缩患者可有心悸或轻度血流动力学异常。也可以出现致命性室性心律失常，如室性心动过速或室颤，这是常见的猝死原因。Lown 等把室性心律失常根据临床危险性分为 5 类：1～2 类占 30.9%，3～5 类占 21.9%。很多作者不同意透析可以加重室性心律失常危险的说法，Morrison 等观察，透析头 2 小时和透析后 12 小时心律失常发生率高，也有报告在透析中或透析后没有差异。Wizeman 等报告，用 5 种不同的膜材料和 4 种血液净化方法（醋酸盐透析、碳酸氢盐透析、血液滤过和超滤），室性心律失常没有统计学差异。

钙、镁对心脏有特殊的影响，这不单纯取决于血清和组织内绝对水平，还与电解质之间比例有关，如低钙更加重高钾对心肌的危害，低镁也易造成洋地黄中毒。透析患者也可以发生高钙血症，当血浆游离钙超过 3.25 mmol/L（13 mg/L）时，也可引起心律失常以及洋地黄中毒。

透析患者服洋地黄药最容易因中毒发生心律失常，很多低钾因素则能促进洋地黄中毒。值得注意的是，用硝酸甘油治疗透析中发生的心绞痛，有时可使血压降低，加重缺氧，加剧心绞痛。另外，如果是因为血压低引起的心绞痛，更不应使用硝酸甘油。严重的贫血也可引起心绞痛和心律失常，提高血蛋白水平可以缓解。

（四）突然死亡

长期透析患者突然死亡的发生率为 1.4%～13%。突然死亡不完全是心脏原因[2]。Marzegalli 等回顾 418 例透析患者，1 年中有 86 例死亡，其中 11 例（12.7%）是突然死亡的（指发病后 3 小时内死亡），在发病后 1 小时内死亡则仅占 4.7%。7 例做了尸检，其中 3 例有心肌梗死，1 例肺栓塞，3 例死因不清。仅 1 例突然死亡是因为高血钾，9 例原有心脏病（冠心病 4 例，高血压 3 例，心肌病 2 例）。

三、心律失常治疗

维持性透析患者需要治疗的心律失常包括复发性房性心动过速、频发室性期间收缩伴复发性室性过速和缓慢性心律失常。上述心律失常治疗往往是复杂的，包括使用药物、电转复和安装起搏器等，本文仅涉及药物治疗（表 17-7-2）。

表 17-7-2　治疗透析患者心律失常的药物

药物	片剂规格(mg)	非尿毒症患者维持剂量范围(mg/d)	透析患者的剂量为非尿毒症患者剂量的百分率(%)	剂量	血浆半衰期(h)		肾脏排泄
					非尿毒症患者	终末期肾病患者	
地高辛	0.125,0.25	0.125～0.50	25	0.625,qid	40	80～100	60
洋地黄毒苷	0.05,0.10,0.15	0.05～0.30	50	0.05,qid	160	210	30
奎尼丁	200,300,324	800～1 600	75	200～324,q8 h	6	4-～4	20
普鲁卡因胺、N-乙酰普鲁卡因胺	250,375,500	2 000～4 000	25	250,q12 h	3	6～14	70
丙吡胺	100,150	400～800	25	50,q12 h	6	10～18	55
氟卡尼	100	200～400	25	50,q12 h	16	10～60	30
利多卡因	仅用于静脉	1～4 mg/min	100	1～4 mg/min	2	2	2
氨酰甲苯胺	400,600	1 200～1 800	50	400, q12 h	13	17～27	40
溴苄铵	仅用于静脉	20～60 mg/h	10	2～6 mg/h	9	30	75

（一）Ⅰ型药

包括奎尼丁、普鲁卡因胺、氟卡尼和丙吡胺。这类药主要毒性作用是使 Q-T 间期延长，如严重延长可导致扭转心律失常。肾衰竭患者用这些药都应减少剂量。治疗中监测血浆浓度是必要的，但糖尿病患者蛋白结合力发生变化，因此正常浓度也可以出现毒性作用。监测心电图 Q-T 时间是很有用的，如果 Q-T 时间延长，应及时减量或停药。

（二）Ⅱ型药

包括利多卡因、苯妥英钠、氨酰甲苯胺。透析患者使用利多卡因、苯妥英钠时，可以给常用量。

（三）地高辛

由于分布容量改变，所以地高辛负荷剂量应减少 50%，维持量可低到隔天 0.062 5 mg。对快速型心房纤颤则需要剂量较大，血清浓度也高于通常范围。有些患者即使没有口服地高辛，用放射免疫方法也可以测出血清地高辛活性，这是由于尿毒症患者血清中存在生物学相关的化合物。

（四）美托洛尔和其他 β 受体阻滞剂

用这类药应每 6 小时服药 1 次，而不是每天 2 次。主要根据心率来调整药量。

（五）钙通道阻滞剂

硫氮䓬酮、硝苯地平、维拉帕米由肾排出很少，肾衰竭患者可以用通常剂量，但尿毒症患者可能对维拉帕米的心肌抑制作用和房室传导阻滞作用很敏感。

抗心律失常药的透析性见表 17-7-3。

表 17-7-3　治疗心律失常药物的可透析性

药物	血液透析清除	腹膜透析清除
胺碘酮	不能	?
阿替洛尔	能*	?
溴苄铵	不能	?
洋地黄毒苷	不能	不能
地高辛	不能	不能

续表

药物	血液透析清除	腹膜透析清除
氟卡尼	不能	?
丙吡胺	不能	?
利多卡因	不能	?
美西律	不能	?
苯妥英钠	不能	不能
普鲁卡因胺	能*	不能
普萘洛尔	不能	?
奎尼丁	很少	?
氨酰甲苯胺	能*	?
维拉帕米	不能	?

注:*透析后可能需要补充。

(六)透析患者心律失常的药物选择

通常房性期前收缩不产生严重后果,不必急于用药,但频发或多源性房性期前收缩,尤其伴有心包炎、缺血性心肌病可能是产生房性快速心律失常的先兆,应密切观察,必要时用奎尼丁。室性期间收缩意义较大,特别是多源性或频发性(>30 次/分)或呈二联律时要十分警惕。如在心包炎、心肌梗死等基础上发生室性心律失常,要请心血管专家协助治疗。对心动过缓的治疗首先要停用某些药物或减少某些药物的剂量(如β受体阻滞剂或可乐定等)。病窦综合征和高度房室传导阻滞,要给予异丙肾上腺素、阿托品,必要时要安装临时起搏器。见表 17-7-4。

表 17-7-4 透析患者心律失常的药物选择

紊乱类型	首选药	替代药
心房纤颤	地高辛、奎尼丁	维拉帕米
心房扑动	地高辛、奎尼丁 地高辛、普萘洛尔	维拉帕米
房性心动过速	地高辛、维拉帕米	奎尼丁
室性期间收缩	奎尼丁、氨酰甲苯胺	普鲁卡因胺
室性心动过速	普鲁卡因胺、氨酰甲苯胺	奎尼丁、丙吡胺

林绍贤等[3]报道,14 682 例次维持性血液透析中,发生心律失常 2 213 例次,发生率为 15.1%。其中窦性心动过缓(心率 <55 次/分)162 例次(18 例次并Ⅱ度房室传导阻滞),占 7.3%;窦性心动过速(心室率 >110 次/分)187 例次,占 8.4%;频发性室性期间收缩(部分呈二联律、三联律、多源性期前收缩)965 例次,占 43.6%,心房纤颤 847 例次,占 38.3%,阵发性室上性心动过速 46 例次,占 2.1%;心室纤颤、心跳停搏 6 例次,占 0.3%。发生心律失常与透析时间的关系是,发生于透析开始至透析早期(透析开始后 1 小时内)的心律失常 638 例次,占 28.8%。心律失常的类型多为:窦性心动过缓(部分病例伴Ⅱ度传导阻滞)、窦性心动过速、心房纤颤等;发生于透析中、后期(透析开始后 1 小时至透析结束)1 575 例次,占 71.2%。心律失常的类型多为:频发性期前收缩、多源性期前收缩、心房纤颤、阵发性室上性心动过速等。在处理上笔者建议,对于易发心律失常的患者最好使用碳酸氢盐透析液、生物相容性好的透析膜;透析开始预防性吸氧,超滤速度要适当,不发生低血压;透析要充分,纠正贫血。如偶发房性期前收缩、室性期间收缩,不急于用药处理。对于频发、多源性室性期间收缩、心房或心室纤颤、心动过速、传导阻滞要积极处理,或停止透析请专科医师处理。

参考文献

1. Macdonald IL. The effect of hemodialysis on cardic rhythm and perfomance. Clin Nphrol, 1981,15(6):32-37.
2. Karnik JK, Young BS, Lew NL, et al. Cardiac arrest and sudden death in dialysis units. Kidney Int, 2001,60(1):350-357.
3. 林绍贤,王伟鸿,林光,等.维持性血液透析中心律失常的治疗对策.实用心脑肺血管病杂志,2007,15(2):106-108.

第八节　透析对心功能的影响

王质刚

这里讲透析与心功能是独立于心脏本身疾病之外的透析相关因素导致心功能变化,但原有心脏代偿状态会影响附加因素的作用。附加因素涉及包括血液透析本身、血管通路的血流量以及透析模式对心功能的影响。

一、血液透析本身对心功能的影响

传统的致冠状动脉粥样硬化的因素并不是血液透析患者死亡的主要原因,而透析本身引起的心肌缺血是透析患者死亡的独立危险因素。透析引起心肌缺血最初的证据来自对心电图、同位素灌注显像技术及对体液中标记心肌损伤的生物因子的观察和研究而证实。Zuber 等报道,大约 10 项参数研究证明透析所致 10% ~15% 患者发生 ST 段降低,另一个研究发现 7/10 例患者透析中出现心肌灌注不良。20% ~30% 短时间歇性血液透析中发生低血压,特别容易导致心肌缺血,严重影响血流动力学,长期作用出现左室肥厚,继发冠状动脉血流降低和心肌细胞毛细血管比例失调;外周血管壁僵硬度增加,动脉顺应性降低,下调心肌灌注阈值,反过来又加重心肌缺血;微循环受损伤和血管调节无效,压力感受器反射的敏感性受损,使在超滤时血液调节不良,从而易发生低血压,进一步减少心肌灌注,加重心肌缺血。

反复发生心肌缺血的后果导致心肌功能丧失、心肌冬眠、最后发展为心肌重塑和瘢痕形成,最终导致心肌收缩功能不可逆的丧失。特别是一周 3 次的透析患者心肌功能反复受损,会发生慢性左室功能不全。

二、血管途径血流量与心功能

(一)心力衰竭的原因及透析相关因素

从理论上讲,引起心力衰竭有三种因素:①心肌丧失及间质异常(主要包括心肌病、心肌炎、心肌间质病变等);②负荷过度或机械性异常(主要指压力、容量负荷多、瓣膜病等);③严重心律失常。透析患者心功能要经受与正常人相同的传统因素及肾衰竭患者本身状态(如贫血、高血压等)及代谢因素的影响,而在透析中心功能还受透析模式、超滤率和超滤总量、透析液温度、透析液电解质浓度、透析液酸碱度、透析液渗透压,特别受瘘血流量的影响。

血管途径是透析患者的生命线,动静脉内瘘具有满意的血流量(Qa),对达到充分透析是至关重要的,但是过高血流量又可导致心排血量(CO)增加,甚至发生充血性心力衰竭。人们早已重视透析患者瘘的血流量,并且已经建立了无创式监测瘘血流量的方法,遗憾的是各家对此认识有较大的差距或存在误解。

(二)内瘘血流量对心功能的影响

Ori 等[1]认为,影响透析患者心功能的因素包括血压、贫血、有效血容量和瘘血流量,某些患者过高的瘘血流量可以直接导致心衰。据报道[2-3],血液透析患者内瘘正常自然血流量为(1 086 ±505) ml/min 。Ori 等前瞻性研究透析患者 Qa 对心功能和几种血管活性物质的影响。全部为慢性透析患者,在做瘘手术前和瘘成熟后 2 周,用超声心动图检查心脏血流动力学参数,同时测定心房肽(ANP)、血浆肾素活性(PRA)、醛固酮,结果血流动力学参数变化见表 17-8-1。

表 17-8-1 血流动力学参数变化($\bar{x} \pm SD$)

血流动力学参数	做瘘前	做瘘后	变化(%)	P 值
SV(ml)	76.6 ±5.1	92.7 ±6.6	21.9 ±5.3	<0.01
EF(%)	62.3 ±3.8	69.4 ±2.9	10.6 ±4.5	<0.02
SF(%)	34 ±3	40 ±3	15.8 ±6.3	<0.01
CO(L/min)	5.75 ±0.51	6.86 ±0.47	19.0 ±6.9	<0.02
CI[L/(min · m^2)]	3.62 ±0.27	4.16 ±0.22	18.3 ±7.1	0.051
SVR(dyn · s/cm^5)	1 730 ±210	1 320 ±100	-23.5 ±7.1	<0.01
LVEDD(mm)	50.8 ±1.6	52.8 ±1.4	10.5 ±4.8	<0.05
LVEDV(ml)	126.6 ±9.5	138 ±9.1	4.2 ±2.0	<0.05

注:SV—每搏量;EF—射血分数;SF—小轴缩短率;CO—心排血量;CI—心脏指数;SVR—末梢血管阻力;LVEDD—左室舒张末期直径;LVEDV—左室舒张末期容量。

表 17-8-1 所列各项血流动力学参数(除 CI 外)在做瘘前后均有显著性变化($P<0.05 \sim 0.01$),其他影响心功能参数的指标(如血压、心率、体重和 Hb)没有改变。ANP 增加(83.7 ±17)%($P<0.001$),PRA 下降(41.2 ±10)%($P<0.05$),醛固酮没有变化。全部患者没有发生高排性心衰。结果表明,至少瘘成熟早期,仅发生轻度容量负荷,但被末梢血管阻力下降所抵消,后者是由于动脉受牵张,ANP 分泌增多使血管阻力下降。

von Bibra 等[4]为研究瘘血流量对心功能的影响,用超声心动图检查 7 例慢性透析患者压迫瘘前和压迫瘘 10 分钟后血流动力学参数的变化,用超声波测定内瘘血流量[(710 ±170) ml/min]。结果压迫内瘘前心脏指数为(CI)[(4.31 ±0.23) L/(min · m^2)],压迫 10 分钟后 CI 为 3.89 ±0.11,有统计学意义,主要与心率减慢有关[(82 ±4)次/分降至(76 ±5)次/分]。压迫瘘 10 分钟后,显示心脏收缩功能的小轴缩短率(Vcf)为(1.16 ±0.1) circ/s 和射血分数(EF)为(65 ±4)%,都在正常范围低限(通常 Vcf 和 EF 有良好的相关性)。本研究提示,如果心功能处于代偿状态,瘘血流量对心功能无明显影响,仅在左心功能较差和室间隔肥厚患者压迫瘘后心功能才有改善。Brunet 认为心脏射血分数(EF)与瘘血流量无相关性,当瘘 Qa >1 000 ml/min 时,EF 也没有下降,表明瘘血流量在一定范围内对心脏收缩功能没有影响。Bos 等[5]指出,透析患者由于瘘增加前负荷、降低后负荷而影响心脏功能。作者研究了动静脉瘘对心脏氧供应/氧消耗的影响。在 10 例透析患者非瘘侧手指连续测量动脉压波动,并计算在收缩期、中间和舒张期动脉压力波的变化,记录压迫瘘 60 秒中 HR、SV、CO、SVR 的变化。分别在舒张压时间指数(DPTI)(与心脏氧供应有关)和收缩压时间指数(SPTI)(与心脏氧消耗有关)期间,通过计算动脉压曲线下面积,求出心脏氧供应/氧消耗的变化,在压瘘期间血流动力学参数变化见表 17-8-2。

表 17-8-2 压迫瘘期间血流动力学参数变化($\bar{x} \pm SD$)

参数	变化值	P 值
收缩压(mmHg)	+4.2±4.3	<0.05
舒张压(mmHg)	+2.8±2.9	<0.05
平均动脉压(mmHg)	+2.6±3.0	<0.05
HR(次/分)	+3.8±2.5	<0.001
SV	(-3.7±6.1)%	NS
CO	(-9.4±8.6)%	<0.05
SVR	(+14.3±11.1)%	<0.05
SPTI(mmHg/s)	+1.5±1.5	<0.01
DPTI(mmHg/s)	+7.6±8.1	<0.05
氧供应/氧消耗	(+13.5±13)%	<0.01

结果表明,SPTI 的增加与收缩压增加有关,DPTI 的增加主要与每搏间隔时间增加有关。CO 下降与 SPTI 无关,然而 CO 变化与 DPTI 变化、DPTI/SPTI 比值明显相关。作者认为,动静脉瘘使心肌氧供应明显降低,但对心脏氧消耗有轻度影响。

(三)运动时瘘血流量对心功能的影响

Moore[6]等认为,在透析时患者静止蹬车运动是安全、有效和现实的,但患者需对运动和尿毒症的急性期变化有一个适应和代偿过程。作者观察了 8 例患者透析开始蹬车 5 分钟后,测定透析 0、1、2、3 小时的血流动力学相关参数,如超滤量、CO、HR、氧摄取、Hct、氧分压,并计算 MAP、SVR、SV、动静脉氧差和混合静脉氧含量。结果显示透析头 2 小时超滤率为 1 356 ml/h,对上述心血管相关参数没有明显影响,但在透析 3 小时,CO、SV、MAP 下降($P<0.05$)。作者认为,活动后增加了对血流动力学的影响,但是透析头 2 小时是稳定的;如果事先不蹬车,透析 2 小时后的血流动力学参数的变化是可以避免的。Dongradi 等[7]研究了 20 例慢性透析患者在透析前卧床休息和蹬车活动时血流动力学的变化。结果卧床休息时 CI〔(5.2±1.1)L/(min·m^2)〕和肺楔压〔(17.4±6.8)mmHg〕增加;大运动量时,全部患者 CI 增加,但心率增加比正常人少,结果提示这些患者没有明显的心衰。高血压患者肺楔压〔(20.7±6.7)mmHg〕增加比正常血压患者〔(13.3±4.4)mmHg〕明显。由于两组患者 CI 有类似增加,故高血压患者肺楔压增高可能与总血容量增加,或与左室顺应性下降,或与心、肺血容量增加有关。Lo 等[8]报告一个令人感兴趣的试验,9 例患者在每次透析治疗中第 2 或第 3 小时,以半卧位的姿势坐在椅子上蹬车 30~45 分钟,连续观察 6 个月。结果患者 6 分钟步行距离增加($P<0.05$),最大代谢当量(MET)改善。作者认为,血液透析过程中运动可能提高患者运动耐力,长期运动是否会改善心血管功能仍需观察。

Dongradi 等[9]研究了 16 例慢性透析患者分别在休息和活动(蹬车运动)时阻断内瘘后对血流动力学的影响。作者根据阻断瘘后 CO 下降程度将患者分为两组:A 组(7 人)CO 下降≥1.0 L/min,B 组(9 人)CO 下降≤0.9 L/min。A 和 B 组在阻断瘘和开放瘘时血流动力学变化见表 17-8-3。

表 17-8-3 开放与阻断内瘘血流量对心脏参数的影响($\bar{x} \pm SD$)

参数	A 组($n=7$)			B 组($n=9$)		
	开放	阻断	P	开放	阻断	P
SAP	171±47	174±42	NS	190±47	188±42	NS
DAP	96±22	106±19	NS	105±24	108±27	NS
RAP	6.6±30	6.8±40	NS	7.4±26	7.4±26	NS
PWP	17.3±9.3	17.1±9.7	NS	16.4±6.1	17.0±4.8	NS
CO	9.9±22	8.2±18	<0.001	7.2±12	6.7±12	<0.01
HR	92±16	85±12	<0.02	72±6	68±6	NS
SV	108±2	97±17	<0.05	99±20	98±24	NS

注:SAP—收缩压;DAP—舒张压;RAP—右房压;PWP—肺楔压(单位:mmHg);SV—每搏量。

结果表明,休息时 A 组阻断内瘘后,RAP、PWP、SAP、DAP 变化与 B 组无差异,但 A 组 CO、HR 和 SV 下降明显(有显著性差异),B 组仅 CO 下降明显(有显著性差异);运动后,A 组 CO 和 HR 比 B 组轻度升高,但没有显著性差异。A 组 CI 增加值[(4.7 ±1.8)L/min]低于 B 组[(5.0 ±1.6)L/min],但差异不显著。A 组 RAP 和 PWP 增加不大于 B 组,提示运动没有引起心功能的变化。

(四)瘘血流量与高排性心力衰竭的关系

瘘高血流量导致致命性高排性心衰是少见的,Anderson 等[10]复习 9 例由于前臂动静脉内瘘引发高排性心衰,同时报告 6 例新病例。瘘血流量 0.6 ~2.9 L/min,平均 1.5 L/min,暂时阻断内瘘后,CO 平均下降 0.3 ~1.1 L/min,平均 2.9 L/min。手术结扎 14 例内瘘后,13 例心衰显著改善。尽管血管通道血流量不是导致心衰的常见原因,但是有些瘘血流量过大将是引起心衰的一个重要原因,阻断或减少瘘血流量可以改善心衰。郑东文等[11]通过彩色多普勒超声显像观察 32 例维持血液透析患者动静脉内瘘(AVF),按术后彩色多普勒超声所测得的吻合口直径(AVFD)将患者分为两组,A 组:AVFD >4 mm,B 组:AVFD≤4 mm。计算左室心排血量(CO)、心脏指数(CI),再测定射血分数(EF)、短轴缩短(SF)值,测量内瘘直径,然后测定内瘘血流积分,计算内瘘口 AVFB。术前、术后 CO、CI、EF、SF 的变化,分析 AVFD 及 AVFB 与患者手术前后 CO、CI 差值(ΔCO、ΔCI)的相互关系,以探讨 AVF 术对血液透析患者心功能的影响。结果 AVF 术后患者 CO、CI 较术前明显增加,具有统计学差异性($P<0.01$),EF、FS 较术前有所增加,但无统计学差异($P>0.05$),AVFD、AVFB 与 ΔCO、ΔCI 呈直线正相关($P<0.01$)。A 组 AVFD 明显大于 B 组,且 A 组 ΔCO、ΔCI 也明显大于 B 组,两组比较具有统计学差异($P<0.001$)。作者认为,AVF 术后对血液透析患者血流动力学的影响与 AVFB、AVFD 密切相关,如果瘘过大和(或)发生了高输出量性心衰则应采取措施以减少瘘血流量。

Engelberts 等报道[12]1 例 66 岁透析患者,由于瘘导致患者致命性充血性心衰。在暂时阻断瘘血流前、后用心导管检查各项血流动力学参数见表 17-8-4。手术发现瘘口直径较大,见肘前表面有一个扩张的动脉瘤,切除动脉瘤,心力衰竭症状和体征逐渐缓解。5 周后左室收缩和舒张压下降到术前的 90% ~94%。CO 从术前 7.4 L/min 下降到 5.2 L/min。透析患者瘘流量过大可以导致高排除性心力衰竭,这取决于心肌储备功能与瘘血流量的平衡。据报道,伴有充血性心衰患者瘘血流量可在 0.6 ~6.5 L,如果心肌储备功能佳,瘘血流量超过 2.5 L 可没有心衰,推荐瘘血流量如果超过 1.0 L/min 需要外科手术矫正。

表 17-8-4 暂时阻断瘘前后各项血流动力学参数变化

参数	阻断瘘前	阻断瘘后	正常值
动脉压(mmHg)	155/55	160/65	110 ~120/70
心率(次/分)	82 ±8	75 ±3	60 ~100
CI[L/(min · m^2)]	4.0 ±0.3	3.0 ±0.3	2.5 ~4
末梢血管阻力(dyn · s/cm^5)	1 444 ±199	2 319 ±300	1 500 ~2 500
动静脉氧含量差(ml/100 ml)	1.5 ±0.3	2.6 ±0.1	4 ~6
氧摄取率(%)	11 ±2	20 ±1	25

三、透析模式对心功能的影响

本题重点讨论透析中内瘘血流量和透析模式对心功能的影响。

(一)Qa 与 CO 相关性及透析中泵控血流量对心功能的影响

足够的通路血流量(Qa)是充分透析的必要条件。然而,高 Qa 容易导致高心排血量(CO)。目前医学界还没有透彻了解 Qa 与 CO 的关系,在一些假设中,有人认为 CO 决定 Qa,且 Qa 也会反过来影响 CO。例如,当 CO 为零,Qa 肯定为零。实际上,最近才有关于透析期间 CO 与 Qa 关系方面的研究(图 17-8-1),显示 Qa 与 CO 有正相关性。

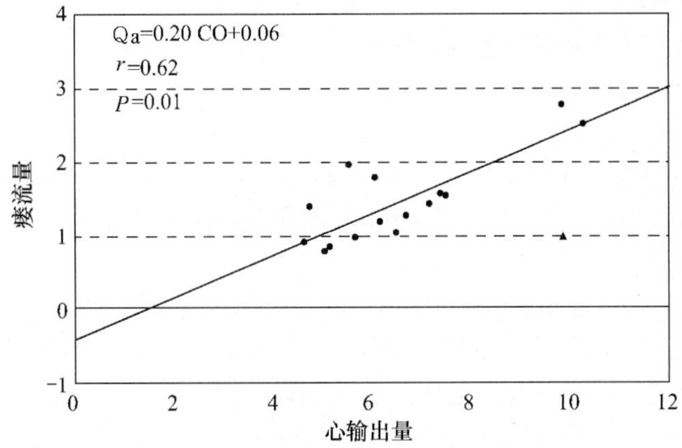

图 17-8-1　Qa 与 CO 有明显相关性

Panedya 等[13]用 HD01 血液透析监测系统(超声稀释技术)观察 Qa 与 CO 的关系以及评价血容量变化(ΔBV)对透析期间 Qa 与 CO 的影响。作者对 18 名患者(13 例使用前臂自体动静脉瘘,5 例使用人工血管内瘘)连续地进行 Qa 与 CO 检测。对那些(ΔBV)不大(平均 -0.4%,范围 -0.26% ~ -1.6%)和 ΔBV 较大(平均 -7.3%,范围 -3.1% ~ -11.9%)的患者实施干预后再进行 Qa 与 CO 检测。ΔBV 使用血细胞比容稀释技术(Crit-line 监护仪,In-line Diagnostics, Riverdale, UT)。记录基础和干预后的超滤量(Vuf)和平均动脉压(MAP)。暂时性阻断 5 个自体动静脉瘘(AVF)患者的内瘘 1 分钟测量 CO。分析结果显示,平均 Qa 为(1 455 ±600)ml/min,CO 为(6.8 ±1.8)L/min。Qa 和 CO 密切相关;对 ΔBV 较大者进行干预后,提示对 Qa 与 CO 的关系影响不大,即 BV 变化大小对 Qa 没有影响;当 BV 不变时 CO 保持稳定状态,Qa/CO 比值不变;当 BV 下降时,CO 会下降(1.2 ±0.6) L/min($P<0.001$),Qa/CO 比值上升;ΔBV 与 MAP 和 Vuf 没有相关性;不同类型的血管通路 Qa,CO,Qa/CO 没有区别;平均 Qa/CO 为 21% ±6%。暂时阻断血管通路 1 分钟,比较阻断前后 CO,发现其并没有降低,可能是由于循环系统血管收缩反射代偿的缘故;随着 BV 的减少, CO 下降,Qa 不变,Qa/CO 比值上升。见表 17-8-5。

表 17-8-5　透析中瘘血流量、心排血量变化与超滤的关系

指标	基础值	透析中测定值	P 值
透析不超滤			
CO(L/min)	7.0 ±2.3	7.0 ±2.2	NS
Qa(L/min)	1.5 ±0.7	1.5 ±0.7	NS
Qa/CO(%)	21.2 ±6.4	21.2 ±6.5	NS
MAP(mmHg)	95 ±17	93 ±15	NS
Vuf(L)	—	0.3 ±0.2	
透析中超滤			
CO(L/min)	6.8 ±1.8	5.6 ±2.0	<0.001
Qa(L/min)	1.5 ±0.6	1.4 ±0.6	NS
Qa/CO(%)	21.4 ±6.5	24.5 ±5.7	<0.005
MAP(mmHg)	94 ±13	91 ±14	NS
Vuf(L)	—	1.2 ±0.5	

表中表明,透析不超滤时(BV 不变),CO、Qa 和 Qa/CO 与透析前比较无变化;但是在透析超滤时,Qa 与 CO 有明显的相关性,CO 下降、Qa/CO 比值增加 3.2%,有显著性差异,作者认为这是由于超滤使血容量减少,CO 明显下降之故。

孟娟等[14]用 CHM T3002 无创血流动力学监测系统进行实时连续监测,记录 52 例 MHD 患者透析中血流动力学参数的变化并对其进行比较，同时就各参数变化与标准化脱水量(FR＝脱水量/体重)进行相关分析。结果透析结束所有的血流动力学参数均有变化：心率(71.86±8.27)次/分 *vs.* (86.68±10.74)次/分，$P<0.05$；SV(71.22±21.32)ml *vs.* (57.95±18.26)ml，$P=0.006$；CO(8.56±1.57) L/min *vs.* (5.24±1.73) L/min，$P<0.01$；总外周阻力(SVR)(1 703.78±754.30) dyn·s/cm^5 *vs.* (2 436.77±793.69) dyn·s/cm^5，$P<0.01$。透析中平均总脱水量为(2.63±0.66) L，240分钟时FR为(8.19±7.98) ml/kg，将FR与所有参数的变化行相关分析，发现仅有胸腔液体容量的变化与FR有较好的相关性($r=0.535$，$P=0.001$)，而其他参数没有明显相关。研究表明，无创血流动力学监测系统可以动态、直观地揭示血液透析中血流动力学变化，显示透析中SV、CO减少，心率、外周血管阻力增加。Albertazzi等[15]选择10例维持性透析患者，每组5人，包括有基础心血管功能不稳定(IG)和稳定者(SG)，连续观察6个月。在透析中用计算机处理生物电阻法及透析前后即刻做超声心动图评估心血管功能。结果SG患者透析治疗中心脏指数(CI)、每搏指数(SI)、末梢血管阻力(SVRI)没有变化，但IG患者有下降趋势，CI下降主要是由于SI下降。SG患者射血速度指数明显增加，IG患者无变化。超声心动图评估心功能显示SG患者小轴缩短分数、平均周缘纤维缩短速度和Suga指数明显增大，IG患者无变化，两组应激指数明显增加。两组治疗前后激素和生化参数没有明显差异。IG患者由于SI下降而平均血压下降，认为是心肌收缩力对容量减少没有足够的反应。Vandenbogaede等[16]用超声心动图研究了18例慢性透析患者在透析超滤前、超滤过程中和超滤后的血流动力学变化，全部患者CO透析前〔(7.8±0.6) L/min〕和透析后(7.4±0.5)总体没有明显变化，MAP有轻度升高($P<0.01$)。值得注意的是，就个体而言，CO的变化取决于患者基础心功能状态，如有心肌梗死和扩张型心肌病病史，CO明显升高(7.3±0.7升至8.4±0.6，$P<0.05$)。无此病史者，CO虽下降(7.5±0.7至6.6±0.9，$P>0.05$)，但无统计学意义。结果提示，透析伴超滤，有心脏病史者CO增加，无心脏病史者，CO无明显变化。

透析中"泵控"血流量通常在150～350 ml/min，在一定限度内高血流量可以提高透析效率，但是透析中瘘高血流量与心功能的关系备受关注。Alfurayh等[17]用超声心动图评价了透析中内瘘血流量对左室功能的影响，10例稳定慢性透析患者，平均年龄28岁，透析龄32个月。随机选择3种血流量，250、350、450 ml/min，在透析前、中和结束前15分钟用超声波测定心脏参数：HR、MAP、射血分数、小轴缩短率、CO、射血前期/射血时间。结果在透析开始、中期和结束心脏参数无明显差异，表明透析中血流量至少增加到450 ml/min，对慢性透析患者左室功能没有负面影响，显示心血管功能稳定。Ronco等[18]对比观察了休息和分别以泵控血流量300、400和500 ml/min在透析不超滤情况下对心血管功能的影响，结果发现平均动脉压、心率、末梢血管总阻力、心排血量没有显著性差异，提示内瘘血流量增加，没有明显改变血流动力学状态。以上实验证实，透析中，Qa＝250、350、450 ml/min时，心功能参数(HR、MAP、EF、Vcf、CO、PE/ET)无变化；通常内瘘自然Qa＞2 500 ml/min，可能出现心功能不全，但还决定于心脏储备功能、基础状态等，一旦证明心功能下降与内瘘有关，应该手术矫正内瘘孔径。

关于中心静脉留置导管对心功能的影响报道不多，可能因为导管血流量进出量相同，故不增加回心血量，未见在透析中或长时间留置导管对心功能有明显的影响。临床也发现，导管对于心血管功能不稳定或高龄透析患者并未引起心功能加重。也有因为动静脉瘘患者发生反复的心衰，改换中心静脉导管透析后心衰得到缓解的例证。黄文硕研究一组57例透析患者，使用用两种血液通路行血液透析治疗，将患者分为两组(动静脉瘘组31名，长期导管组26名)。观察在血管通路建立前、建立后6个月和12个月分别以彩色多普勒超声仪测量血液通路的血流量、患者左心结构和功能指标，同时记录心率、血压、血红蛋白浓度。结果尽管患者血压控制满意，但随着血管通路建立时间的延长，动静脉瘘组左心室舒张末内径(LVDd)、室间隔厚度(IVST)及左心室心肌重量指数(LVMI)逐渐增大，血液透析治疗后12个月较治疗前差异显著($P<0.05$)；而长期导管组左心室相应指标改变不明显。作者认为，提示动静脉瘘术后患者的左心功能异常及形态学改变普遍存在，且随造瘘时间的延长改变越显著，但长期留置导管对患者的左心结构和功能却没有明显影响。

(二)透析模式对心功能的影响

血液透析确实能使心衰患者恢复，但也可使心衰或无心衰患者病情加重或发生急性心力衰竭。对此现象长期有一种误解，一律责备血流量过大，使其无端受责。从上述实验室及临床证据可以证明，一般血流量不会引起或加重心衰。作者认为透析引起心衰的基本原因是透析导致的血浆渗透压变化所致，特别是有基础心血管功能不稳定的患者更是如此。作者早年临床发现，透析患者水钠潴留性心衰，无论用什么方式透析，只要排除足够的水分，心衰都可以缓解，但是心肌受累（心肌炎、中毒性心肌病等）血液透析会使心衰加重，或导致死亡，而 HF 或 CRRT 方可改善心衰。对此史振伟[19]报道的动物实验证实了这一观点。作者采用 AKI 动物模型，置入漂浮导管检测血流动力学参数，行 3 小时高效透析（尿素氮下降率 73.26%，血肌酐下降率为 60.10%），观察血液透析对心功能、肺血管压力参数、肺组织含水量以及肺部 X 线片、肺组织学变化。结果发现，透析后血浆渗透压从（359.00 ± 17.54）mOsm/（kg · H_2O）下降到（304.00 ±5.85）mOsm/（kg · H_2O），下降幅度为（55.90 ± 14.32）mOsm/（kg · H_2O）；肺血管压力参数 PAP、PCWP、RAP、RVP、TPRI、CVP 逐渐增高（$P<0.05$），显示肺血管阻力增加和肺淤血；每搏指数（SI）和心脏指数（CI）下降（$P<0.05$），显示心功能下降；肺水肿指数和肺干湿比值均提示肺含水量增多；透析后犬肺部 X 线和组织病理检查显示肺淤血。提示血液透析使血浆尿素氮水平迅速下降，形成肺/血浆浓度梯度，使肺组织水含量明显增加，形成肺淤血、肺水肿。高效血液透析导致肺淤血、肺水肿，其机制主要是尿素反向渗透效应。余海峰等[20]探讨血液透析治疗对慢性肾衰竭合并心力衰竭患者血流动力学的影响。应用血液循环动力学信息检测仪（CD）对慢性肾衰竭合并心力衰竭（CHF）及非 CHF 患者于血液透析前、透析结束前进行 CD 检测。结果血液透析后有效循环血量（ECV）、每搏血容量（SV）、心排血量（CO）、左室舒张末期容量（LDV）明显下降，射血分数（EF）明显上升，上述参数改变，CHF 组较非 CHF 组更显著；血液透析后左室舒张末期压力（LDP）、左室有效功率（LVW）、心肌耗氧量（MVO）、左室顺应性（LDV/LDP）明显下降，全身血管总阻抗（SVR）、心肌变力系数/心肌负变力系数（MIC/MNC）、心肌能量转化常数（MEC）、心肌应激模量（MIM）明显升高；LVW、LDP、MVO、MIC/MNC 改变，CHF 组较非 CHF 组更显著；CHF 组超滤量较非 CHF 组多。

从血流动力学角度分析，反映心肌收缩力的 MIC/MNC 在 CHF 组明显低于非 CHF 组，而且在 LDV 明显增高的情况下，CHF 患者 EF、LDV/LDP 明显降低，均提示 CHF 患者左室收缩乏力、心肌顺应性下降、左室舒张功能障碍。临床使用强心药效果不佳。血液透析能清除毒素，同时降低 LDV，即减轻了左室前负荷，治疗后 EF、MIM 明显升高，MVO 下降，说明心肌收缩力、心脏反应能力增加，心肌耗氧量下降，心功能得到改善。CRF 合并心力衰竭的另一个常见原因是左室后负荷增加，即小血管收缩、高血压，左室为克服增加的后负荷需增加做功，表现为反映左室有效功率的 LVW 明显增加，血液透析治疗后 CHF 患者 LVW 明显下降，反映心肌能量转化的 MEC 也明显增加，说明心肌做功的效率增加了。但血液透析降低血压的机制并非扩张小动脉，而是清除了水钠潴留。相反，由于血液透析超滤降低了 ECV，可反射性地引起小动脉收缩；同时透析后血液中溶质浓缩，肾素-血管紧张素、去甲肾上腺素等血管活性物质浓度增高，可进一步导致小动脉收缩。与外周小动脉直径密切负相关的 SVR，血液透析后不管是 CHF 还是非 CHF 患者都显著升高就是证明。提示血液透析如果超滤过度或者超滤率过快均会加重左室后负荷，加重心力衰竭。

沈清等[21]观察了透析模式对心功能的影响，作者比较连续性静脉-静脉血液滤过或连续性动脉-静脉血液滤过（CVVH/CAVH）与间歇性血液透析（IHD）治疗慢性肾衰竭（CRF）并发充血性心力衰竭（CHF）患者的血流动力学特点、溶质清除方面的差异，并评价它们的治疗效果，以探讨 CVVH/CAVH 对心脏的保护作用。作者选择 128 例次 CRF 并发 CHF 的患者，72 例次接受 CVVH/CAVH 治疗，56 例次接受 IHD 治疗。所有患者记录治疗前后超滤液量，观察治疗前和治疗中、治疗后患者的心率、血压、肺部体征以及患者的不适反应；测定治疗前、治疗后的肾功能、电解质、血浆 β_2-MG 及血浆 PTH。结果：①CVVH/CAVH 组超滤液量明显高于 IHD 组（$P<0.05$）；②IHD 组低血压的发生率和不适反应评分均高于 CVVH/CAVH 组（$P<0.05$）；③CVVH/CAVH组心功能的改善情况明显好于 IHD 组（$P<0.05$）；④CVVH/CAVH组不仅能清除 BUN、Scr，还能清除 PTH 和β_2-MG，治疗前后的差异有显著的统计学意义（$P<0.05$）。作者认为，CVVH/CAVH 具有稳定的血流动力学，对心血管系统的干扰小，患者的耐受性好，并且还能清除 PTH、β_2-MG 等，有助于保护和恢

复心功能。Dursun[22]报道，指出终末期肾病患者心血管自律性功能失调(CAD)是常见的，并可导致心源性死亡。透析模式长期影响透析患者CAD机制还不清楚，作者观察一年不同透析模式对CAD的影响，选择20例ESRD透析患者，13例行血液透析，7例做CAPD，15例健康对照。在研究开始和结束(12月后)检测24小时ECG-Holter和心率变异参数。分析结果，透析患者治疗前心律变异参数明显低于对照组，而治疗后各项参数明显改善。对比透析模式，CAPD组变异参数明显大于HD组，提示ESRD患者CAD是频发的，但是透析治疗12个月后CAD有所改善，CAPD患者优于HD患者。

(三)透析可调钠模式对心功能的影响

卢雪红等[23]观察可调钠透析对心血管功能的影响。选择40例维持性透析患者，男22例，女18例，年龄20.6～72.2岁(平均57.1±11.8岁)。透析疗程平均为(36.0±10.5)个月。接受两种透析模式(CHD)及高通量透析(PHD)，自身对照，两种模式6个月交换。PHD应用可调钠阶梯状下降曲线模式(基础透析液Na^+浓度为140 mmol/L，起始钠浓度为150 mmol /L，结束时Na^+浓度为130 mmol/L)。采用Fresenius 4008H血液透析机及超滤系统，透析中监测患者相对血容量(RBV)、血压、脉搏(P)、Hct和Hb。CHD透析液Na^+浓度140 mmol/L，采用聚砜膜透析器(Fresenius F6)，碳酸盐透析液。全部患者血流速度200～300 ml/min。透析中每30分钟记录BP、P、Hct、Hb及RBV的变化。每位患者每周测血Na^+浓度，于透析开始时和透析中每小时取血。治疗6个月前后用超声心动图检测射血分数(EF)、左室小轴缩短(FS)、每搏量(SV)、心排血量(CO)和舒张早期心室充盈速度峰值(E峰)及舒张晚期心室充盈速度峰值(A峰)比值(E/A)。结果PHD与CHD两组患者在透析至60分钟时RBV的变化差异无显著性($P>0.05$)，但在透析至120分钟时，PHD组RBV高于CHD组($P<0.05$)，180分钟时PHD组RBV进一步升高($P<0.01$)；CHD透析后BP下降($P<0.05$)，HCT、Hb升高($P<0.05$)，磷升高($P<0.05$)；而PHD透析后BP、Hct、Hb和P无明显变化($P>0.05$)；PHD与CHD对心功能的影响，CHD治疗6个月后心功能无明显改善($P>0.05$)，PHD治疗6个月后心功能明显改善，表现EF、FS增加($P<0.01$)，SV、CO、E/A增加($P<0.05$)。

作者认为，在透析过程中可以调整钠浓度，由于钠离子不能自由通过细胞膜，所以高钠可以提高血浆晶体渗透压，加强血容量再充盈率，有利于细胞内水分向细胞外转移，维持充足的有效血容量。高钠透析容易达到干体重，血压控制满意，减轻心脏负荷，反映左室收缩功能的指标EF、FS、SV、CO及反映左室舒张功能的指标E/A值均较CHD透析改善明显。需指出，用高钠透析严防血钠升高、体重增加、血压上升。此外，为避免引起误解不得不提醒，合理地应用钠浓度可以改善心功能，但作者在比较CHD与PHD对心功能的影响时，忽略了PHD清除中分子物质的重要影响因素，可为同道提供进一步研究的思路。

参考文献

1. Ori Y, Korzets A, Katz M, et al. Haemodialysis arteriovenous access-a prospective haemodynamic evaluation. Nephrol Dial Transplant, 1996,11(Suppl 1):94-105.
2. Krivitski NM, MacGibbon D, Gobson A. Accuracy techniques for access flow measurement during hemodialysis. Am J Kidney Dis, 1998,31(3):502-508.
3. Sands J, Glidden D, Miranda C. Hemodialysis access flow measurement. Comparison of ultrasound dilution and duplex ultrasonography. ASAIO J, 1996,42(5):899-906.
4. von Bibra H, Castro L, Autenriech G, et al. The effects of ateriovenous shunts on cardiac function in renal dialysis patients-an echocardiographic evalution. Clin Nephrol, 1978,9(5):205-211.
5. Bos WJ, Zietse R, Wesseling KH, et al. Effects of arteriovenous fistulas on cardiac oxygen supply and demand. Kidney Int, 1999,55(5):2049-2055.
6. Moore GE, Painter PL, Brinker KR, et al. Cardiovascular response to submaximal stationary cycling during hemodialysis. Am J kidney Dis,1998,31(4):631-639.
7. Dongradi G, Rocha P, Kahn JC, et al. Patients on chronic hemodialysis. Hemodynamic study at rest and during execise before

dialysis, in hypertensive and normotensive patients(author's transl). Nouv Presse Med, 1978,7(36):3207-3215.
8. Lo WK, Mo FKF, Po CH, et al. Effect of exercise during hemodialysis: result of a 3-month pilot study. Hong Kong J Nephrology, 2000,2(1):27-35.
9. Dongradi G, Rocha P, Baron B, et al. Hemodynamic effects of arteriovenous fistulae in chronic hemodialysis patients at rest and during exercise. Clinical Nephrol, 1981,15(2):75-81.
10. Anderson CB, Codd JR, Graff RA, et al. Cardiac failure and upper extremity arteiovenous dialysis fistulas. Case reports and a review of the literature. Arch Intern Med, 1976,136(3):292-310.
11. 郑东文,刘国辉,叶任高,等. 血液透析患者动静脉瘘血流量对心功能的影响. 中国中西医结合肾病杂志,2004,5(6):328-320.
12. Engelberts I, Tordoir JH, Boon ES, et al. High-output cardiac failure due to excessive shunting in a hemodialysis access fistula:an easily overlooked diagnosis. Am J Nephrol,1995,15(4):323-333.
13. Pandeya S, Lindsay RM. The relationship between cardiac output and access flow during hemodialysis. ASAIO J, 1999,45(3):135-143.
14. 孟娟,彭立人,周亦伦,等. 无创血流动力学监测系统在血液透析患者中的临床应用分析. 中国医药,2007,2(12):67-70.
15. Albertazzi A, Del Rosso G, Di Paolo B, et al. Computerised non-invasive monitoring of cardiovascular stress in haemodialysis patients. Nephrol Dial Transplant, 1990,(Suppl 5) 1:133-136.
16. Vandenbogaerde FA, Ringoir SM, Clement DL. Cardiac output-changes during hemodialysis with ultrafiltration. Clin Nephrol, 1998,29(2):88-93.
17. Alfurayh O, Galal O, Sobh M, et al. The effect of extracorporeal high blood flow rate on left ventricular functon during hemodialysis-an echocardigraphic study. Clin Cardiol, 1993,16(11):791-799.
18. Ronce C, Feriani M, Chiaramonts S, et al. Impact of high blood flow on vascular stability in haemodialysis. Nephrol Dial Transplant, 1990,5(Suppl 1):109-114.
19. 史振伟. 快速血液透析对心肺功能影响的实验研究. 中国血液净化,2005,4(1):22-26.
20. 余海峰,林明增,毛伟君. 血液透析纠正慢性肾衰竭合并心力衰竭的血流动力学机制探讨. 临床荟萃,2003,18(10):558-561.
21. 沈清,甘华,杜晓刚,等. CVVH/CAVH 与 IHD 治疗慢性肾衰竭并发充血性心力衰竭的疗效比较. 重庆医科大学学报,2004,29(1):27-31.
22. Dursun B, Demircioglu F, Varan HI, et al. Effects of different dialysis modalities on cardiac autonomic dysfunctions in end-stage renal disease patients: one year prospective study. Ren Fail, 2004,26(1):35-38.
23. 卢雪红,罗萍,顾华,等. 可调钠透析对心血管功能的影响. 吉林大学学报(医学版),2004,30(3):473-474.

第九节 透析患者心源性猝死

王质刚

一、心源性猝死流行病学

据 USRDS 报告,在 2003 年初至 2004 年底的 2 年中,美国共有血液透析患者 348 903 例,总死亡人数 118 363例,其中院内死亡 50 084 例(42.3%),院外死亡 68 279 例(57.7%),其中 35 433 例患者为心源性猝死(SCD),占全部死亡例数的29.9%。对不同年龄组患者,心源性猝死所占百分比不同:0~19岁为0.08%;20~44岁为6.8%;45~64岁为33.5%;65~74岁为28.5%;75岁以上为31.1%。女性占45.0%,男性占55.0%。心源性猝死高出普通人群10~20倍。在心源性死亡患者中,65%死于心脏骤停(cardiac arrest)、心律失常和一些未知的原因。

根据原发病统计发现,原发病为糖尿病者占50.6%,高血压者占29.6%,肾小球肾炎者占7.1%,其他占12.7%。就并发症情况而言,52.6%的心源性猝死患者合并营养不良(白蛋白水平低于3.7 g/dl),66.1%的患者合并贫血(血红蛋白水平低于11 g/dl),51.2%的患者合并糖尿病,34.7%的患者合并充血性心衰,9.9%的患者发生过急性心梗,9.1%的患者合并脑血管病,72.1%的患者合并高血压,27.3%的患者合并缺血性心脏病。

Marzegalli等[1]回顾418例透析患者,1年中有86例死亡,其中11例(12.7%)是突然死亡的(指发病后3小时内死亡),在发病后1小时内死亡则仅占4.7%。Karnik等[2]调查9个月透析患者中发生400次心源性猝死,平均年龄66.3岁,48.5%为女性,平均透析时间29个月(4~39个月)。61.8%原发病为糖尿病,48%患者有冠心病病史,24%有心肌梗死病史,12%有冠状动脉搭桥史,9%患者安置起搏器,1例埋藏式自动心复律除颤器(AICD),34.1%使用中心静脉留置导管。发生心源性猝死时患者所用透析液钾浓度0或1.0 mmol/L,16.9%患者血钾>4.0 mmol/L,17.8%患者血钾>5.0 mmol/L,仅4%患者血钾>6.0 mmol/L。心源性猝死发生率7/100 000次透析(0.007%),60%患者死于发病后48小时,13%死于透析中心,47%死于医院或途中。

二、心源性猝死的临床表现

Karnik JA等调查发现[2]心源性猝死发病特点,93次心源性猝死发生在周一,54次发生在周三,58次在周五,无一例发生在周四、六、日的白天。心源性猝死发生在周二(65)、周六(68)轻度高于周四(57)。70%患者心源性猝死发生在透析前即刻、81%发生在透析中、12%发生在透析后(离开透析室之前)。心源性猝死时,2%患者透析开始有严重的高血压(收缩压>200 mmHg),23%患者有低血压(收缩压<100 mmHg),其中70%是由透析诱导的低血压,心源性猝死的症状见表17-9-1。

表17-9-1 心源性猝死常见症状发生率

症状	发生率(%)
呼吸困难	11
不舒服或难受	7
恶心	6
胸痛	5
头晕	4
呕吐	5
腹痛	2

三、易感因素

血液透析患者心源性猝死存在多种易感因素:①缺血性心脏病“动脉阻塞性冠心病”,HEMO研究显示,这是引起心源性猝死的最大单一病因,透析患者急性心梗后2年死亡率高达74%;②心肌超微结构和功能异常,包括内皮功能异常、间质纤维化、心脏灌注储备能力下降、对缺血耐受性降低等;③高血压;④左心室肥厚,这是患者因心律失常死亡的基础,贫血和血管顺应性下降又可加重左心室肥大;⑤心脏扩大;⑥主动脉僵硬度增加,这是透析患者死亡的独立预测因素;⑦电解质变化,血钾的变化会导致心律失常;⑧患者的自身特点,如年龄、性别、种族等,血液透析患者心源性猝死发生率随年龄增长而增高;⑨存在一些并发症,如营养不良、糖尿病、贫血、甲状旁腺功能亢进等均影响血液透析患者心源性猝死的发生。

其次,末梢血管疾病、自主神经功能紊乱、血脂紊乱、炎症(inflammation)、高凝状态、容量超负荷、心脏或冠状动脉钙化等都可增加心源性死亡率。

四、易发生时间

血液透析是一种间断治疗方法,其间患者有大量液体和电解质的变化。Bleyer 等[3]研究发现,血液透析患者心源性猝死的发生与血液透析时间有一定相关性。其早期研究显示,周一血液透析患者心源性猝死发生率高。近期研究进一步显示,对于每周透析 3 次的患者,心源性猝死的发生在时间上表现为双峰,分别是一周内第 1 次透析开始后的 12 小时内(即 0 ~ 12 小时)及下一周透析开始前最后 12 小时内(即 60 ~ 72 小时)。在 0 ~ 12 小时,患者死亡危险增高 1.7 倍,而在第 60 ~ 72 小时,死亡危险增高 3 倍。

那些 0 ~ 12 小时死亡的患者充血性心衰、冠心病和脑卒中的发生率高于 60 ~ 72 小时死亡的患者。60 ~ 72 小时死亡的患者血钾水平高于 0 ~ 12 小时死亡的患者。显然提示在 0 ~ 12 小时,那些存在充血性心衰、冠心病和卒中的患者更易发生猝死。而对于 60 ~ 72 小时死亡的患者,他们正处于透析前,存在容量负荷增加、高血压和高钾血症加重等情况,而高血压和高钾血症均与增加的猝死发生率相关。分析美国 1977 ~ 1997 年 USRDS 病例组合充分研究的资料,发现血液透析和腹膜透析患者死亡的时间无差别。对于腹膜透析患者突然心源性死亡一周内平均分布,而血液透析患者非心源性死亡也是平均分布的,血液透析患者心源性死亡在周一和周二最常见,而在病例组合充分研究显示,透析患者全因死亡多在周一、三、五,20.8% 突然死于周一,而期望值是 14.3%。同样,20.2% 心源性死亡发生在周一,而期望值为 14.3%。发现同样趋势,周二、四、六的透析患者多死于周二。作者认为,登记在 USRDS 的间歇性血液透析可能导致患者周一、二突然心源性猝死率增加[4]。

五、心源性猝死的处理与预防

(一)一般性预防措施

对于血液透析患者,需进一步治疗以降低其高心源性猝死发生率。一些研究显示,合并冠心病、充血性心衰和心肌病的血液透析患者及糖尿病透析患者服用 β 受体阻滞剂可降低死亡率。应用抑制素(包括促生长素抑制素、促黑素抑制素、促乳素抑制素等),EPO 纠正贫血也非常必要。对于那些血钾过低的患者,调整透析液钾离子浓度可降低心室异位起搏性。此外,增加患者基础血钾水平,也可降低透析中 QT 间期和 QT 离散度,这均有利于降低猝死发生率。充血性心衰合并低白蛋白血症和贫血也与高死亡率相关,纠正这些因素也有利于改善患者生存率。

另外,可提高透析充分性,增加透析时间和频率至每周 4 ~ 6 次或每日透析,以避免长透析间歇。血液透析滤过和高通量透析可以清除小分子物质,也能排除中分子物质,后者包括炎症介质、补体因子 D 和其他与心血管患病率和死亡率的相关分子。HEMO 研究证实,高通量透析可以降低 8% 全因死亡率,然而确没有统计学意义,在矫正多种因素后,降低 20% 心脏死亡率,但仍没有统计学意义。推测高通量透析有益处,有几个研究继续进行,以便进一步评价血液透析滤过和高通量透析对于心血管疾病的患病率和死亡率的价值。有研究证实,高透析剂量比标准透析剂量可以降低死亡率。HEMO 随机对照研究,评价透析剂量对全因死亡率和心血管死亡率的影响。随机选择 1 846 例,接受标准剂量(尿素 eKt/V1.05)或高剂量(尿素 eKt/V 1.45)。结果高通量组与低通量组全因死亡率和心血管死亡率没有差异。然而最近一大组(n >4 000)研究提示,透析剂量与透析时间与死亡危险密切相关。因此,关于最好的透析剂量和透析时间的争论仍在继续进行验证。

(二)置入预防性复律除颤器

由于透析过程中患者心源性死亡率高,因此所有透析中心均应备有除颤器。尽管透析患者是心血管疾病(CAD)患病率的高危人群,但很少应用侵入性心脏检查方法,如诊断性血管造影、心梗后血管形成术等。Hemmelgarn 等对比在冠状动脉造影后接受冠状动脉旁路移植术(CABG)、经皮冠状动脉介入治疗(PCI)而未接受血管形成术的患者,发现存活率明显提高。然而透析患者伴随缺血性心脏病,用最好的外科冠状动脉重建术,发现全因死亡率概率和心律失常介导的死亡不低于美国透析人群报道数据,美国 2002 年显示 2 年全因死亡率为 40%,SCD 概率为 4%。美国接受 CABG 的透析患者,2 年全因死亡率 43%,14% 归因于 SCD。这些资料还不能提示透析患者冠状动脉重建术无效,可能表明冠状动脉重建术对于 ESRD 患者心脏疾病是不完善的治疗,传统的治疗策略对非缺血性心脏病导致的 SCD 还是需要的[1]。

关于埋藏式复律除颤器(implantable cardioverter defibrillator,ICD)治疗,几个试验提示,ICD 初级或二级预防全因死亡率优于药物治疗,毫无例外的降低 SCD。关于透析患者用 ICD 治疗的文献很少,一个新的研究评价透析患者应用 ICD 的好处,似乎提示有益处。Herzog 等证明,透析患者早期心脏骤停后,ICD 治疗可以降低死亡危险 42%。目前透析患者 ICD 治疗未被充分应用,美国仅有 8% 偶发心脏骤停透析患者,依靠预防性置入 ICD 存活。应用 ICD 较少原因,一是怀疑预防性置入 ICD 的有效性,二是唯恐发生置入装置的并发症,如感染、出血等。鉴于透析患者安置 ICD 的优缺点并存,需要进一步研究和评价可能影响透析患者 ICD 的应用[1]。

总之,心源性猝死是血液透析患者死亡的最主要原因。但近年来,心源性猝死发生率并未显著降低。由于血液透析患者本身的特点,一些证明对普通人群有益的治疗可能不会对透析患者产生同样的疗效,因此,需更加重视血液透析患者发生的心源性猝死,并开展前瞻性预防透析患者猝死的临床研究。

参 考 文 献

1. Marzegalli M, Bernasconi M, Potenza S, et al. Incidence, prognosis and therapy of cardiac arrhythmias in dialysis patients. Contrib Nephrol, 1988,61:181-197.
2. Karnik JA, Young BS, Lew NL, Herget M, et al. Cardiac arrest and sudden death in dialysis units. Kidney Int, 2001,60(1):350-357.
3. Bleyer AJ, Russell GB, Satko SG. Sudden and cardiac death rates in hemodialysis patients. Kidney Int, 1999,55(4):1553-1559.
4. de Bie MK, van Dam B, Gaasbeek A, et al. The current status of interventions aiming at reducing sudden cardiac death in dialysis patients. European Heart Journal,2009,30:1559-1564.

第十节 透析相关急性脑血管意外

史振伟

急性脑血管意外(acute cerebrovascular accident)又称脑卒中(stoke)或中风,是一组突然起病,以局灶性神经功能缺失为共同特征的,颅内血管破绽(出血或闭塞)引起的急性中枢神经症候群,以及用 CT 和

MRI 方可证实的无症状脑缺血病变，其分类见表 17-10-1[1]。以往认为透析患者的脑血管意外中脑出血的发病率最高，死亡率亦最高，但近年来的研究表明，长期透析患者，特别是糖尿病肾病、高龄透析患者，静息性脑缺血病变的发病率明显增加，而临床多引起精神及心理学症状。

表 17-10-1　脑血管疾病的分类

有明确器质性的脑血管疾病	其他疾病引起的颅脑病症
脑血栓形成	一过性脑缺血
脑血栓	慢性脑循环功能不全症
脑栓塞	高血压脑病
无法分类的脑血栓形成	其他
颅内出血	
脑出血	
蛛网膜下腔出血	
其他颅内出血	

一、透析患者脑血管意外的流行病学

根据 WHO 脑血管病协作研究组对 57 个国家的统计资料，脑血管病总死亡率占 11.3%，而列在前三位死亡的有 40 个国家。1962 年以前脑血管病在日本占死因的第一位，1982 年以后占第二位。近年来我国的流行病学资料表明[2]，脑卒中一直是我国人口中死亡和致残的首要原因。据数年前资料，我国城市脑卒中的年发病率和年死亡率分别为 219/10 万、116/10 万；农村地区分别为 185/10 万和 142/10 万。卫生部统计信息中心 1999 年 4 月发布的“1998 年全国卫生事业发展情况公报”中指出，1998 年我国人口死因顺位，脑血管病在城市和农村地区都为第 2 位（城市第 1 位是恶性肿瘤，农村第 1 位为呼吸系统疾病），病死率分别为 137.72/10 万和 113.7/10 万。一般初发脑卒中 1 年死亡率为 15% ~20%。据此推算，我国脑卒中每年发病数达 500 万至 600 万例，其数字相当惊人。脑卒中的危害性日益突出，因此，脑卒中的防治已成为卫生工作中的一项重要课题，越来越引起国内外医学界特别是神经科学界的重视。

随着血液净化技术的进展和社会人口老龄化，高龄透析患者、糖尿病透析患者和长期透析病例明显增加，血液透析患者的脑血管意外并发症发病率明显增高，并越来越引起人们重视。国内外的研究表明[3,4]，心、脑血管并发症仍是慢性透析患者的主要死亡原因，国外报道[5]透析患者死于脑血管意外的约占透析患者死亡例数的第二位，约为 14%，其脑血管意外年发生率约 1.66%，与同期正常人群比较，透析患者脑血管意外的相对发病危险率明显增高，分别增高脑卒中 5.2 倍、脑出血 10.7 倍、脑血栓形成 2.0 倍、蛛网膜下腔出血 4.0 倍。根据我国上海地区 1998 ~1999 年的统计结果显示[6]，脑血管意外是长期血液透析患者死亡的重要原因，占透析人群死亡原因的 20.23%，分别居这两年死因的第 1、2 位。原发病以高血压肾硬化、糖尿病最为多见，分别位居第 1 和第 2 位。发生脑血管意外时，患者透析龄多在 18.5 个月左右，在此血液透析疗程易发脑血管意外。陆福明等报道[7]，尿毒症透析患者脑血管意外的发生率是普通人群的 34 倍，且病死率高达 42.5%。另有研究显示[8]，血液透析患者脑血管意外的发生率为 14.46%，病死率为 52%，脑出血患者的病死率更是高达 71.4%，预后明显差于脑梗死患者。

日本学者平方秀树等[9]报道了 1995 年日本血液透析患者脑血管意外总死亡率为 34%，年发病率为 1.66%，较 1992 年的年发病率 1.35% 增加了 0.31%。各种类型的脑血管意外发病频率和部位为：脑出血发病率为 0.65%、死亡率为 49%，占总脑血管意外的 40%；脑血栓形成发病率 0.67%、死亡率 18%，占总脑血管意外的 41%；脑栓塞发病率 0.06%、死亡率 43%；一过性脑供血不足（TIA）发病率 0.11%、死亡率 0%；蛛网膜下腔出血（SAH）发病率 0.06%、死亡率 64%；其他，发病率 0.10%、死亡率 44%。脑出血及血栓形成占全部脑血管意外 81%，合并糖尿病的长期透析病例脑血栓形成的发病率明显增高。统计还显示：原发病比例分别为慢性肾炎 62%、糖尿病 21%、肾动脉硬化症 5%、多囊肾 3%、系统性红斑狼疮 1%。发病年龄平均为（63 ± 12）岁，透析时间平均为（69 ± 12）月。病变部位中脑出血以大脑基底核多发，为48%，提示与高血压有关；脑血栓形成在大脑基底核占36%，其中多为多发性，占38%。

国内宋岩等[10]报告一组1 123例透析患者资料，平均年龄为(63.1±15.3)岁。平均透析时间为(24.9±12.3)月，脑血管意外总发病率为1.87%，各种类型脑血管意外中脑出血发生率为0.38%、死亡率为87.5%，脑血栓形成发生率0.52%、死亡率50%，脑栓塞发生率0.095%、死亡率18.2%，其中高龄透析患者占脑血管意外发病病例的71.4%。国内透析患者脑出血发病率低于国外，而脑血栓形成及脑栓塞发病率远远高于国外报道。国内脑血管意外病例死亡率远高于国外，尤其脑出血死亡率更高。

二、透析患者脑血管意外病因

(一)透析相关脑血管意外的病因及危险因素

1. 一般性因素　透析患者导致脑血管意外的危险因素包括年龄、性别。与非透析病例一样，透析患者脑血管意外的发病随着年龄的增加而增加，国外有资料显示[11]，60岁以上患者占67%，且开始透析时的年龄越高其心、脑血管并发症的死亡率越高，55岁以上透析患者比35岁以下危险度高5倍。Leki等报道[5]，透析患者的脑血管意外发病年龄较一般人群提前10岁，但无明显性别差异，提示透析患者的脑血管病变的进展速度明显加快。

糖尿病透析患者脑血管意外的特点为除脑血栓形成发病率升高外，脑出血的发病率也明显升高，脑出血发生率明显高于其他疾病透析患者，而糖尿病非透析病例仍以脑血栓形成发病率高，其发病可能与贫血、低白蛋白血症及高凝状态有关。但也有报道透析患者中糖尿病透析患者脑出血的发病率与慢性肾炎透析患者发病率相同[12]。80%的蛛网膜下腔出血是因脑动脉瘤破裂所致，而约占透析患者原发病5%的多囊肾患者有10%～36%的病例可能合并有脑动脉瘤[13]，因此，对多囊肾患者应注意检查有无脑动脉瘤。

2. 继发性危险因素　透析患者除年龄及性别因素外，高血压是导致脑血管意外最大的危险因素[14]。临床资料表明舒张期高血压是透析患者心血管死亡的明确的危险因素，并且与脑血管意外的发病明确相关。一方面，透析患者脑出血和脑栓塞的原发病有差异。糖尿病透析患者发生脑血栓形成的比例高，且脑血栓形成病灶呈多发趋势，表明高血压和脑动脉硬化是重要的危险因素。脑动脉硬化可分为颈内动脉、椎底动脉、前中后大脑动脉等比较大的主干动脉粥样硬化和直径为500 μm以下的脑深部细小动脉硬化。随着粥样硬化的进展动脉发生管腔狭窄、闭塞，而低血压等造成的低灌注可引起大脑皮质发生比较大的脑血栓形成。小动脉硬化受高血压的影响比较强，小动脉硬化进展可使血管坏死，引起脑出血。另一方面，未破裂的血管形成脑动脉结节瘤，使血管腔变窄，引起小的血栓灶。透析患者的高甘油三酯血症、低HDL血症、高Lp(a)血症的发生率明显升高，并与尿毒症毒素一起加速了动脉硬化的进展。

脑血栓形成分为血栓性、栓塞性、血流动力学性脑血栓形成。急性的血压下降可引起血流动力学性的脑缺血或血栓形成。在高龄透析患者、有主干动脉闭塞性病变的患者及有陈旧性脑血管意外患者，急性的血压下降引起的低灌注状态、透析中的低血压和脱水造成的血液浓缩增加了脑血栓形成的可能性，故在这类患者应注意防止透析中的低血压及体位性低血压的发生[5,11-12]。

促红细胞生成素的最大副作用是引起高血压，成为心脑血管并发症的重要危险因素之一[5]，有报道透析患者使用促红素前脑卒中的发病率为1.25%，用促红素后的发病率增至1.75%。目前尚不明确引起高血压是促红素的直接作用还是伴随贫血改善所致的失代偿作用。此外，透析患者脑血管意外的危险因素还有血清白蛋白、总胆固醇水平、甘油三酯水平、透析前尿素氮水平及血肌酐水平等[11]。心房纤颤是脑栓塞的主要病因，而透析患者的心房纤颤发病率高，但尚未见因心房纤颤引起脑栓塞发病率增高的报道。

(二)血液透析患者脑血管意外的特殊病因

1. 血液透析患者脑血流降低　脑血流量及脑氧代谢率是衡量脑功能的重要指标之一。有报道[4]用CT观察透析患者局部脑血流代谢情况发现，血细胞比容平均为21%时，大脑半球血流量较正常人降低

24%，脑氧代谢率较正常人降低32%，EPO治疗后，血细胞比容升至32%时脑血流量与正常对照人群相同，而血细胞比容达到或超过40%时，透析患者的脑血流量比对照人群的脑血流量低20%。这一结果表明，贫血可造成脑血流量增加机制受损，相同血细胞比容情况下，慢性透析患者的脑血流量比对照人群低。Holzer等[15]报告用^{133}Xe静脉注射测量透析患者脑血流量与透析时间的关系。结果表明，年轻患者和短期透析患者的脑血流量明显高于长期透析患者。平方秀树等[9]的研究报告表明，平均透析13年的长期透析患者的脑前叶的血流量较同年龄组透析9个月的短期透析患者明显降低，脑前叶与脑白质的血流量与透析时间呈负相关关系，表明长期血液透析是透析患者脑血流量减少的主要原因。而脑白质血流量降低提示脑动脉髓质支动脉硬化的进展，脑白质髓质支动脉的硬化使脑白质发生变性，可能带来更重要的大脑功能障碍。

已有大量研究证明肾功能不全患者透析后脑血流量降低，其原因是透析后循环血流量减少、脱水致血红蛋白浓缩使血液黏滞度增加。Holzer等报道有颈动脉高度狭窄的病例血液透析后脑血流量明显降低。以上研究表明在动脉硬化症等主干动脉硬化狭窄患者，透析后的低灌注可能是发生脑血管障碍的重要发病因素。

2. 血液透析患者脑血流自动调节障碍 脑血管床具有自主调节的特性，当平均动脉压波动在50～150 mmHg区间时，脑血流量保持相对恒定，这是大脑对低血压所造成的脑缺血、一过性或持续性高血压造成的脑充血、脑水肿的一种保护性措施，可以预防大脑毛细血管的损伤和颅内高压的发生[16-18]。动物实验表明[19]，大脑的自动调节受到肌源性的、神经源性、代谢性等多种因素的单一或联合影响。自主调节机制的障碍反映了血管舒缩功能的障碍。自主调节功能障碍的患者具有巨大的风险，会出现低灌注引起的脑缺血、高灌注引起的继发性脑损伤。透析患者多合并有高血压、透析相关的低血压等，在一次透析治疗过程中，血压可以出现较大幅度的变化，容易出现脑血管自主调节机制障碍。

大脑平均血流速度（MV）和平均动脉压（MAP）反映大脑的自主调节，平均动脉压保持在50～150 mmHg范围内，脑血流量保持恒定。有效循环血量、HCT和血流速度均可以影响大脑的自主调节功能。血液透析是清除尿毒症患者过多水分的主要治疗方法之一，每次治疗我们通过超滤的方法可以清除患者体内几升甚至超过血浆容量的液体。透析治疗期间，低血压等事件的发生率为15%～20%，这些都会对脑血流灌注产生影响。一些研究报道[20-21]，透析后大脑平均血流速度下降，这种下降对大脑血流量的影响程度以及其危害应引起临床的重视。

大脑灌注压（CPP）是颅内循环的驱动力，等于平均动脉压（MAP）减去颅内压（ICP）。健康人群血流速度曲线显示舒张期速度是收缩期的一半，当平均动脉压下降时，首先观察到的舒张期血流速度的降低，当舒张压等于颅内压时，舒张期血流缺陷，速度波形趋向于零。系统血压的变化也会引起血流速的下降[22-23]。有研究表明平均动脉压下降60%时，脑的灌注压受损伤，搏动指数增加，这时搏动指数相当于阻力指数。脑血流动力学对低血压的反应是通过自主调节机制动脉压，使血管舒张，搏动指数升高，舒张期血流速度增加，从而保证了有效的血流灌注。研究显示[24-26]，在透析过程中循环血容量下降，平均血流速度轻度下降，搏动指数明显增加，血管床阻力指数相应增加。平均血流速度的变化和心率的变化相关性不大，这表明平均血流速的调节是通过原位机制来完成，与中心循环相关性不强。影响平均血流速度（MV）的重要因素之一是血细胞比容（HCT），伴随着HCT的下降MV逐渐升高，两者呈负相关。红细胞的变形能力、血浆黏滞度、全血黏滞度对大脑微循环有明显影响。升高的血浆纤维蛋白原可以克服红细胞之间电荷的排斥力，增加血浆和全血的黏滞度，使红细胞过度聚集。

George等[27]的研究表明，血液透析前后由于超滤的原因，患者相对血容量明显下降，从100.2%下降到88%；血细胞比容明显增加，从33.6%上升到41.4%（表17-10-2）；全血黏滞度明显增加，从3.33 mPa·s升高到4.36 mPa·s，血浆黏滞度也从1.35 mPa·s升高到1.54 mPa·s，透析后血浆纤维蛋白原从426 mg/dl升高到476 mg/dl。MV从55 cm/s下降到51 cm/s，仅为轻度下降，没有明显统计学差异，但是波动指数从1.08上升到1.20，$P<0.01$，有统计学意义（表17-10-3）。透析诱导的MV变化和HCT的变化呈负相关。血浆纤维蛋白原和搏动指数呈负相关。一例患者TCD结果显示尽管发生透析相

关低血压，MV 仍保持不变，舒张期血流速度波形未趋向于零(图 17-10-1)。

表 17-10-2 透析前后血流动力学参数的变化($\bar{x} \pm SD$)

组别	Hct(%)	RBV(%)	MAP(mmHg)	MV(cm/s)	PI	HR(次/分)
第 1 组($n=15$)						
Base values	33.4 ±6.1	99.9 ±0.6	96 ±12	59 ±9	1.05 ±0.24	70 ±6
Hour 1	36.0 ±5.4	94.6 ±2.8	95 ±10	55 ±13	1.19 ±0.26	73 ±9
Hour 2	38.3 ±5.7	91.1 ±3.5	95 ±10	52 ±9	1.18 ±0.34	75 ±8
Hour 3	40.9 ±6.8	87.1 ±4.4	93 ±7	53 ±11	1.22 ±0.27	78 ±8*
End	41.9 ±6.2	86.1 ±3.7	98 ±10	54 ±10	1.17 ±0.26	77 ±6*
ΔP_{max}	41.9 ±6.2	86.1 ±3.7	98 ±10	54 ±10	1.17 ±0.26	77 ±6*
第 2 组($n=3$)						
Base values	37.5 ±4.8	100 ±0.7	99 ±5	47 ±6	1.07 ±0.41	82 ±4
Hour 1	39.5 ±5.8	96 ±6	71 ±13	43 ±10	1.10 ±0.51	87 ±8
Hour 2	38.9 ±4.1	96 ±5.9	74 ±7	53 ±15	0.99 ±0.42	90 ±9*
Hour 3	40.8 ±2.7	96.9 ±1.8	76 ±8	53 ±8	1.08 ±0.33	88 ±7*
End	41.9 ±1.4	94.4 ±4.3	79 ±3	54 ±6	1.10 ±0.33	89 ±8*
ΔP_{max}	39.9 ±1.6	92.9 ±6.8	60 ±8*	47 ±11	1.10 ±0.66	94 ±10*

注：ΔP_{max}—透析中平均动脉压的最大变化；与基础值比较，* $P<0.05$。

表 17-10-3 透析前后血流动力学和血液流变学的变化($\bar{x} \pm SD$)

组别	血细胞比容(%)	血黏滞度(mPa·s)	血浆黏滞度(mPa·s)	纤维蛋白原(mg/dl)	滤过指数
透析前	33.6 ±5.9	3.33 ±0.77	1.35 ±0.29	426 ±113	1.12 ±0.32
透析后	41.4 ±5.7*	4.36 ±1.30*	1.54 ±0.38*	476 ±129*	0.95 ±0.19*
参考值	42.0 ±2.0	4.80 ±0.90	1.31 ±0.07	315 ±145	0.98 ±0.10

注：* $P<0.05$ 与透析前比较。

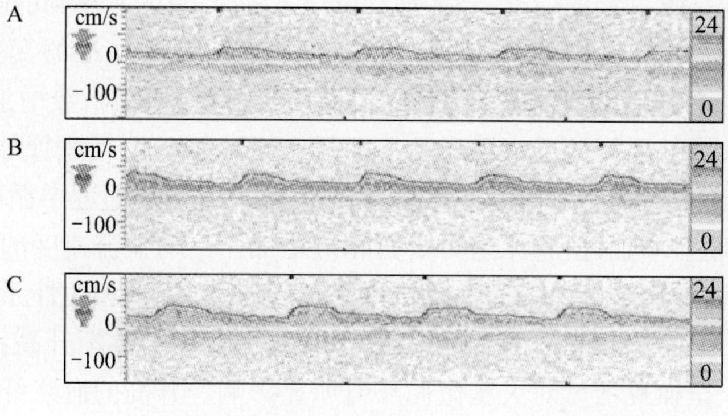

图 17-10-1 透析患者发生低血压时 TCD 的波形变化

A. 透析开始时 TCD 波形；B. 发生低血压时 TCD 波形，平均血流速度变化不大，舒张血流维持良好；C. 透析结束时 TCD 波形，与开始无差别

李京等[28]应用 TCD 技术无创性检测脑动脉血流动力学，并对 32 例透析患者进行检测研究，测定的收缩期血流速度(Vp)、舒张末期血流速度(Vd)和平均血流速度(Vm)可看作是脑血流量的相对指标，Vm 不仅反映了收缩期的血流速度，也包括了舒张期内各点的血流速度，是一种综合性反映心动周期内血流速度的参数，分析结果表明，HD 过程中 Vp、Vm 均显著增快，与血液透析前、血液透析后 2 小时比较血

流速度均有非常显著性差异($P<0.001$),血液透析后2小时和血液透析前比较血流速度具有显著性差异($P<0.01$)。血液透析过程中3例患者大脑中动脉(MCA)的Vp、Vm超过最高值,Vp最高达120 cm/s,Vm最高达100 cm/s,说明HD过程中MHD患者出现脑动脉的血流动力学显著异常。见表17-10-4。

表17-10-4 脑动脉平均血流速度(Vm)观察(cm/s)($\bar{x} \pm SD$)

组别	例数	MCA	ACA	PCA	VA	BAP
透析前	32	60.5±15.2	46.7±12.4	36.2±7.2	39.7±9.5	46.3±11.3
透析中	32	87.5±22.6	61.6±17.2*	47.7±12.8*	46.2±13.6*	58.9±11.2*
透析后	32	53.1±14.1#	39.4±11.1#	28.7±5.6#	30.3±8.3#	376±8.7#

注:MCA—大脑中动脉;ACA—大脑前动脉;PCA—大脑后动脉;VA—椎动脉;BAP—基底动脉;透析中与透析后比较,* $P<0.001$;透析前后比较,# $P<0.01$。

3. 血液透析患者的出血倾向 尿毒症维持性血液透析患者临床常见皮肤黏膜有出血倾向,表现为瘀斑或紫斑、鼻出血、牙龈出血、消化道出血、手术及外伤创面大量失血等,亦可发生心包积血及颅内出血等严重并发症。尿毒症出血倾向与疾病本身严重程度及病程有关,通常肾功能损害愈严重或病程愈长者,其出血倾向也愈明显,但不同患者其出血阈值个体差异较大。临床试验中以出血时间(BT)延长最为突出,且与出血症状一致,血肌酐>600 μmol/L者绝大多数BT显著延长。其出血倾向的病理生理机制包括以下几方面。

(1)尿毒症代谢产物及毒素潴留。早已发现尿毒症患者可透析毒素与异常出血有关。小分子物质(相对分子质量500以下)如胍基琥珀酸、酚或酚酸、尿素等均可干扰血小板聚集,抑制血小板第3因子(PF3)释放;多肽类中分子物质(相对分子质量500~3 000)特别是甲状旁腺激素可抑制血小板释放花生四烯酸和5-羟色胺,并刺激内皮细胞大量合成前列环素(PGI_2),从而影响血小板黏附和聚集功能。虽然血液透析可改善血小板功能及缩短BT,但很难达到完全纠正使之恢复正常。最近研究发现[29],内皮源性松弛因子/一氧化氮(EDRF/NO)是尿毒症出血倾向的重要病理介质,实验性肾衰竭大鼠予NO合成酶抑制剂N^G-单甲基-L-精氨酸可使BT完全恢复正常,此作用又可为大剂量L-精氨酸(NO合成前体)所拮抗。

(2)血小板功能障碍。尿毒症患者均有血小板黏附和聚集功能降低。正常血小板黏附和聚集反应主要依赖于血管内皮细胞产生的von Wille-brand因子(vWF)和血小板膜受体糖蛋白(GPⅠb、GPⅡb-Ⅲa),尿毒症时可能存在vWF多聚体功能缺陷,使其在GPⅠb与内皮下胶原架桥结合、接触黏附障碍,或在血流切变率较高的情况下,vWF与GPⅡb-Ⅲa结合异常,从而使血小板伸展黏附及聚集过程中与纤维蛋白原结合发生障碍。血小板内在缺陷也是重要因素,研究发现尿毒症患者前列腺素代谢异常,血小板内血栓素A_2(TXA_2)合成减少,而血管内皮细胞合成PGI_2却明显增加;尿毒症时,血小板膜磷脂可被修饰,致使PF3活性降低,致密体中5-羟色胺和腺苷二磷酸(ADP)等生物活性物质含量下降,腺苷三磷酸(ATP)/ADP比值和钙浓度增加,血小板活化时ATP和TXA_2释放减少等。尿毒症时常有血小板数轻度降低,可能与尿毒症毒素抑制巨核细胞生成以及继发于慢性抗原刺激发生脾功能亢进有关,但很少低于50×10^9/L,故远不及血小板质的异常重要[30]。

(3)慢性贫血。尿毒症慢性贫血引起的血液流变学异常与出血倾向的关系近年受到重视[31],临床发现BT延长与血细胞比容(HCT)呈高度负相关。当HCT相对正常(>30%)时,血流中央为红细胞,血小板则在血流边缘内皮细胞表面形成一桶状薄覆盖层(skimming layer),此种形式最有利于内皮损伤时血小板迅速黏附、聚集形成血小板栓。当尿毒症贫血HCT<25%时,血小板在血流中被分散,失去上述特征,启动止血所需的血小板与内皮细胞间相互作用大大削弱,且红细胞亦为血小板聚集过程中ADP的重要来源,因而血小板止血功能显著降低。

(4)其他。尿毒症患者容易发生维生素K依赖性凝血因子缺乏,部分患者合并有Ⅷ因子减少或存在

Ⅷ因子获得性抑制物，抗凝血酶Ⅲ活性亦可提高。此外，一些常用药物如β-内酰胺类抗生素，特别是含甲硫四氮唑侧链的第三代头孢菌素头孢孟多（Cefamandole）、头孢哌酮（Cefoperazone）等，以及阿司匹林、安定、氯氮䓬（利眠宁）、苯海拉明等，对尿毒症患者血小板功能障碍有促进和加重作用。

4. *血液透析患者凝血和纤溶系统功能紊乱* 由于血液透析的影响，患者在临床上表现为出血和血栓栓塞两种倾向。尿毒症患者的高凝状态是多因素作用的结果，其发病机制包括凝血因子水平的升高、凝血抑制因素的降低、纤溶活性的降低、高纤维蛋白原血症和血小板的高聚集性[32,33,34]。

越来越多的证据表明[35,36]，当患者进入维持性血液透析阶段，透析过程会使高凝状态更加明显。高凝状态的产生可能与肾衰竭状态时的多种病理因素有关，如肾血流量减少、血液淤滞、组织缺血缺氧、血小板激活、血管内皮细胞损伤等。血液透析患者在实施透析治疗过程中，凝血因子被活化，主要通过内源凝血途径被激活，同时由于组织因子的暴露而启动的外源凝血途径也起了一定的促进作用。透析过程中较大的血流动力学改变及血液与透析膜的接触激活补体，又可加重患者凝血纤溶系统功能紊乱的程度。部分尿毒症患者存在脂质代谢紊乱，透析可使紊乱加重，脂质代谢异常是并发心、脑血管意外的关键因素之一。

血液透析还可造成患者血管活性物质如一氧化氮、肾上腺素、去甲肾上腺素水平的改变，以及电解质的紊乱如低血钾、高血钾、低血钙、高血钙和整个透析过程中常常伴随的低氧血症，这些因素均可使患者透析前即存在的血管内皮细胞受损，血小板活化，凝血、纤溶系统的紊乱进一步恶化。而 CAPD 患者多存在低白蛋白血症和高甘油三酯血症，这可以解释 CAPD 及肾病综合征患者的高凝状态。血液透析（HD）由于体外循环以及肝素的使用，导致血小板的高聚集性、肝素辅助因子的减少以及凝血因子的增加，这些因素均可以导致 HD 患者处于血栓形成的好发状态[37]。

尿毒症透析患者出血倾向主要是由于血小板和血管壁相互作用缺陷，这一缺陷可以用测定全血和富含血小板血浆的血小板的凝集性来评估；血管性血友病因子（vWF）和Ⅷ因子复合物在尿毒症出血倾向方面也发挥重要的作用，因此 vWF 浓度主要反映出血因素。

组织因子（TF）诱导的凝血在许多疾病的发病机制中起到重要的作用[38]，如动脉粥样硬化、栓塞形成、缺血再灌注损伤、脓毒症和肾小球肾炎等。Ⅶ因子参与组织因子诱导的凝血途径，Ⅶ因子活性的增加被认为是心、脑血管疾病的重要的危险因素之一。组织因子途径抑制物主要由微血管内皮细胞表达，是组织因子诱导凝血途径的生理性抑制因子。细胞因子如 TNF、IL-1 等，可以诱导内皮细胞组织因子的表达，进而使凝血酶产生增加。凝血酶产生的血浆标志物是凝血酶-抗凝血酶Ⅲ复合物（TAT）、前凝血酶原片段 1 +2，这些指标都有助于鉴别患者的高凝状态。血管内纤溶酶-抗纤溶酶复合物（PAP）水平和优球蛋白凝块溶解时间（ECLT）反映机体的纤溶活性。

杨国刚等[39]对 54 例尿毒症血液透析患者进行研究，分别于透析日及透析后清晨空腹采集静脉血 5 ml，枸橼酸钠抗凝，测定透析前后凝血因子Ⅴ、Ⅶ、Ⅷ、Ⅹ、Ⅺ活性（FⅤ:C、FⅦ:C、FⅧ:C、FⅩ:C、FⅪ:C）及凝血酶原时间（PT）、纤维蛋白原（FIB）、部分凝血酶原时间（APTT）、凝血酶时间（TT）、D-二聚体（DD）、血小板（PLT）等指标。相关资料对照分析结果表明，尿毒症患者在透析前后凝血因子 FⅦ:C、FⅧ:C、FⅩ:C、FⅪ:C 均明显高于健康对照组，具有统计学意义；透析后 FⅪ: C 与透析前相比无统计学意义，但是 FⅦ:C、FⅧ:C、FⅩ:C 等 3 个因子的活性明显增强，说明透析过程不仅未能改善患者存在的高凝状态，反而进一步加重了患者形成血栓的倾向（表 17-10-5）。

表 17-10-5 患者透析前后凝血因子的变化（$\bar{x} \pm SD$）

组别	n	FⅤ:C	FⅦ:C	FⅧ:C	FⅩ:C	FⅪ:C
对照组	68	98.4 ±38.2	105.6 ±18.7	86.7 ±25.3	100.8 ±29.4	102.2 ±19.3
透析前	54	108.6 ±27.4	143.6 ±21.7$^{\Delta}$	138.4 ±38.6$^{\Delta}$	121.3 ±20.1$^{\Delta}$	146.5 ±25.8$^{\Delta}$
透析后	54	104.4 ±28.9	162.7 ±26.8$^{\Delta**}$	152.3 ±31.2$^{\Delta*}$	136.9 ±25.6$^{\Delta**}$	138.5 ±28.4$^{\Delta}$

注：与透析前比较，$^{*}P<0.05$；$^{**}P<0.01$；$^{\Delta}$与对照组比较 $P<0.01$。

正常血浆纤维蛋白原（FIB）、D-二聚体（DD）是血液发生血栓及血栓前状态的凝血及纤溶系统活性改变的分子标志物，可反映体内凝血和纤溶过程的变化，是血栓或溶解的标志，为继发性纤溶之特有代谢物，其中DD已被公认为DIC早期诊断的首选分子标志物，在尿毒症患者的临床检测中具有重要意义。实验显示尿毒症患者凝血4项、DD及血小板(PLT)与健康对照组比较，除部分凝血酶原时间(APTT)外均有明显异常改变，透析后凝血、纤溶并未得到有效纠正，其中凝血酶时间(TT)透析后与透析前比较明显延长(表17-10-6)。

表17-10-6 尿毒症患者透析前后凝血4项、DD及PLT的变化($\bar{x} \pm SD$)

组别	n	PT(s)	FIB(g/L)	APTT(s)	TT(s)	DD(ng/ml)	PLT($\times 10^9$/L)
对照组	68	11.6±0.64	329.1±74.0	32.7±4.40	14.2±2.06	356.5±228.5	208.0±43.6
透析前	54	15.1±2.22$^{\Delta}$	398.6±84.8$^{\Delta}$	31.6±5.31	13.8±1.87	456.4±236.4*	158.7±47.5$^{\Delta}$
透析后	54	13.6±1.14$^{\Delta**}$	432.5±94.6$^{\Delta}$	32.6±4.22	15.7±1.89$^{\Delta**}$	438.5±256.8*	157.7±39.5$^{\Delta}$

注：与透析前比较，$^{*}P<0.05$；$^{**}P<0.01$；$^{\Delta}$与对照组比较，$P<0.01$。

张莉等[40]对52例血液透析患者进行了研究，患者于透析前及透析结束时，静脉取血2.7 ml，以109 mmol/L枸橼酸钠1.9 ml抗凝，以3 000 r/min离心15分钟分离血浆。测定患者透析前后血浆凝血酶调节蛋白(TM)、血管性血友病因子(vWF)、凝血酶-抗凝血酶Ⅲ复合物(TAT)、纤溶酶-抗纤溶酶复合物(PAP)等指标。结果显示，血浆TM、vWF、TAT、PAP水平均较透析前明显升高($P<0.01$)(表17-10-7)，使患者透析前即存在的血管内皮细胞受损，血小板活化凝血、纤溶系统的紊乱进一步恶化。

表17-10-7 尿毒症血液透析患者透析前后各指标变化比较($\bar{x} \pm SD$)

时间	n	TM(μg/L)	vWF(%)	TAT(μg/L)	PAP(μg/L)
透析前	52	78.2±45.1	205.7±54.2	16.8±4.7	146.3±87.9
透析后	52	90.5±56.2*	276.9±72.6*	25.3±13.6*	177.4±107.4*

注：与透析前比较，$^{*}P<0.01$。

大量的研究表明，血液透析患者存在有高纤维蛋白原血症，因子Ⅶ、Ⅷ、vWF活性增强，低抗凝血酶Ⅲ、低蛋白C和蛋白S活性；因子Ⅱ、Ⅸ、Ⅹ和Ⅻ活性降低[41,42]。腹膜透析患者有独特的凝血状态，导致其高凝状态的因素包括高纤维蛋白原血症、因子Ⅱ、Ⅶ、Ⅷ、Ⅸ、Ⅹ和Ⅻ活性增强；蛋白S浓度升高，而抗凝血酶Ⅲ、蛋白C浓度正常[43,44]。

Kozek-Langenecker等[45]研究发现，和正常人群相比，血液透析患者血小板膜上纤维蛋白原结合位点表达减少，推测纤维蛋白原片段可以竞争结合一定数量的纤维蛋白原受体，阻断了纤维蛋白原和血小板的结合，进而抑制了血小板的聚集。Himmelfarb等[46]的研究表明血液透析患者和腹膜透析患者相比血中循环网状血小板明显增加，血小板循环加速。血小板活性和循环的增加导致了尿毒症患者大量血小板的功能异常。Sagripanti等[47]研究发现血液透析患者前凝血酶原片段1+2水平升高，表明在活体中凝血酶原向凝血酶的转换增加。Kario等[48]发现透析患者前凝血酶原片段1+2水平升高并伴有因子Ⅶ的活性增加，这一结果再次表明透析患者血液存在高凝状态。

Jolanta Malyszko等学者[49]分别对24名维持性血液透析患者和23名CAPD患者进行研究，分别测定患者透析前后血小板的聚集度、组织因子、组织因子抑制物；内皮细胞损伤的指标，包括血浆血栓调节蛋白(TM)、血管性血友病因子(vWF)；凝血酶-抗凝血酶Ⅲ复合物(TAT)、因子Ⅶ和Ⅹ的活性、脂蛋白[Lp(a)]、纤连蛋白、纤维结合蛋白、前凝血酶原片段1+2、纤溶酶-抗纤溶酶复合物(PAP)、优球蛋白凝块溶解时间(ECLT)等指标。结果显示：腹膜透析患者和血液透析患者血小板聚集性明显增加，且腹膜透析高于血液透析，见图17-10-2，17-10-3；腹膜透析患者血浆因子Ⅶ和Ⅹ活性明显增强，而血液透析患者血浆因子Ⅶ的活性增加(图17-10-4)；血液透析和腹膜透析患者组织因子和组织因子抑制物活性都增强(图17-10-5)；血管内皮细胞损伤的指标TM、vWF均升高；血栓形成的指标TAT、前凝血酶原片断1+2等均升高，并且腹膜透析明显高于血液透析；腹膜透析和血液透析患者纤溶系统指标PAP均明显升高，但是腹膜透析要低于血液透析患者(图17-10-6)。结果证实在腹膜透析和血液透析患者中存在明显的高凝状态，且腹膜透析患者重于血液透析患者和粥样动脉硬化的高危人群。因此，血液透析治疗过程中，采取必要措施,预防出血及栓塞性并发症的发生。

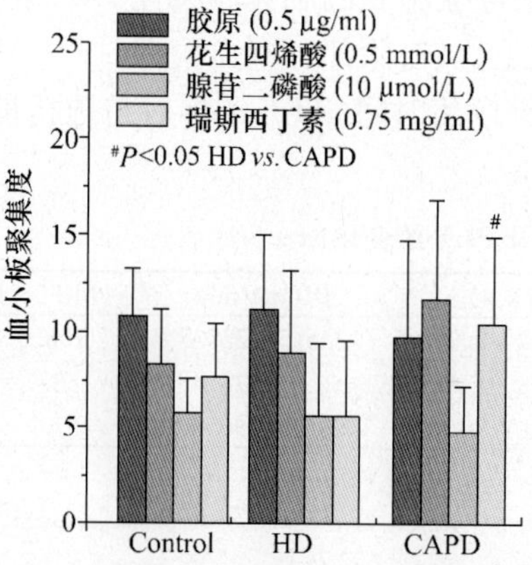

图 17-10-2 正常对照组(Control)、血液透析组(HD)、腹膜透析组(CAPD)全血中血小板聚集度对比

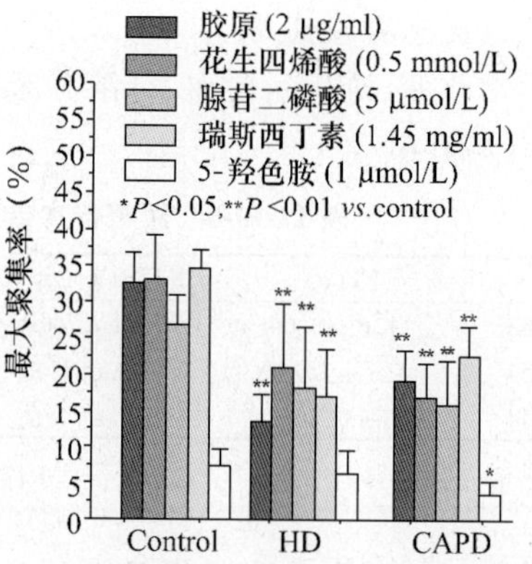

图 17-10-3 正常对照组(Control)、血液透析组(HD)、腹膜透析组(CAPD)富含血小板血浆中血小板聚集度对比

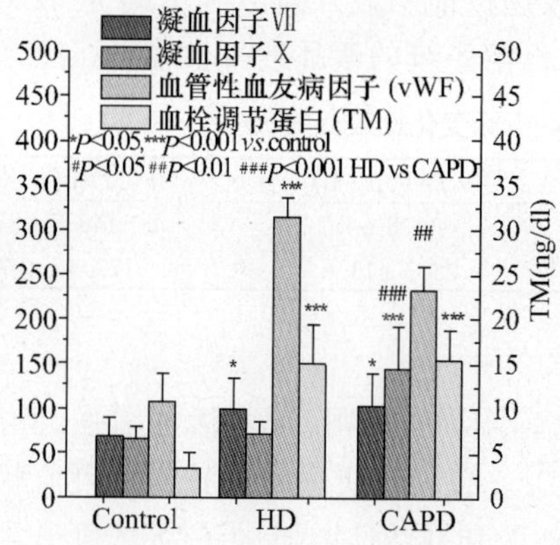

图 17-10-4 正常对照组(Control)、血液透析组(HD)、腹膜透析组(CAPD)血浆因子Ⅶ、X活性和内皮细胞损伤的指标血栓调节蛋白(TM)、血管性血友病因子(vWF)的对比

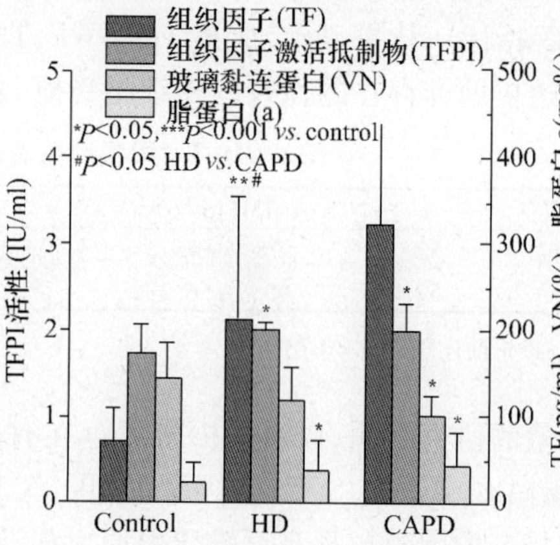

图 17-10-5 正常对照组(Control)、血液透析组(HD)、腹膜透析组(CAPD)组织因子激活抑制物(TFPI)活性、组织因子(TP)、玻璃黏连蛋白(VN)、脂蛋白(a)浓度的对比

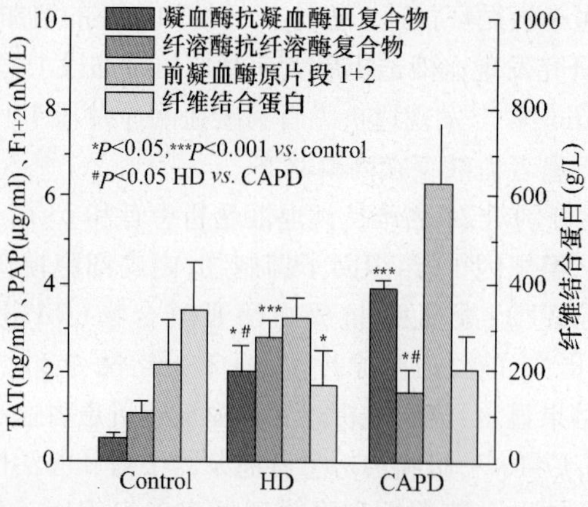

图 17-10-6 正常对照组(Control)、血液透析组(HD)、腹膜透析组(CAPD)凝血酶-抗凝血酶Ⅲ复合物(TAT)、纤溶酶-抗纤溶酶复合物(PAP)、前凝血酶原片段 1+2、纤维结合蛋白浓度的对比

尿毒症维持性血液透析患者随着透析时间的延长，血液凝血、纤溶系统的紊乱不断加重，使透析患者既面临出血和缺血性疾病的威胁，同时也成为动脉粥样硬化的高危人群。因此血液透析治疗过程中，采取必要措施，预防出血及栓塞性并发症的发生至关重要。

三、透析相关急性脑血管意外临床分类及特点

血液透析无疑能延长患者的生命，却不能完全逆转尿毒症所引起的各种病理生理异常，例如，终末期肾病可以促进动脉硬化的发展，长期血液透析不但不能使之消失，相反，还可以引起脑血管硬化。动脉硬化和高血压所带来的严重后果，会随着患者生命的延长而愈加明显。另外，血液透析本身由于应用肝素和(或)透析过程中的血压升高也有增加自发性脑出血的倾向。因此，血液透析患者脑出血的危险性大大增加，有资料表明[50]国内脑出血的发生率为1.8%，比普通人群的脑出血发生率高10倍，值得引起高度重视。

(一)透析相关脑出血

透析相关脑出血与通常人群脑出血有相似的临床表现，如头痛、恶心、呕吐、血压增高，以及部分患者癫痫发作和不同程度的意识障碍。脑CT是诊断脑出血的首要检查和确诊手段，CT不仅能够鉴别脑出血和脑梗死，同时能够了解脑出血的部位和出血量，以及引起脑出血的原因如脑动脉瘤、脑血管畸形、脑肿瘤等，同时也能发现脑出血后的继发性改变如脑疝、脑室出血、脑积水等。特殊病情需要动脉血管造影、MRI、MRA和全脑血管造影，以了解动、静脉的详细解剖情况。

透析相关脑出血有其自身的特点，有资料表明[51]，原发病因以慢性肾炎为主，透析患者脑出血发病年龄多在35~64岁，平均(46.0±5.6)岁，从诊断尿毒症到脑出血时间为2~9年，平均(4.0±0.8)年，首次透析距脑出血的时间为3个月至6年。末次透析距脑出血的时间为10小时至3天，平均(20.0±3.5)小时。头颅CT检查结果提示出血多发生在基底节、蛛网膜下腔、原发性脑室出血等。脑出血的透析患者多有多年高血压史，经血液透析后，血压未见下降，需经常用降压药。发生脑出血时，血压均在150/98 mmHg以上，最高者达250/120 mmHg。

复习文献并结合北京友谊医院的临床资料表明，血液透析患者的脑出血有以下显著特点：①患者普遍较年轻，平均年龄为45岁。杨蜀莲等[52]报告1 003例高血压动脉硬化脑出血的统计结果，其平均年龄为56.5岁。造成这种年龄差别的原因可能是由于慢性肾炎、尿毒症好发于中青年人，高血压不易控制。尿毒症脂质代谢紊乱可使动脉硬化提前发生。②由于尿毒症患者常有肾性高血压，Hb、RBC、Hct和血小板均有不同程度的降低，尤其是在透析过程中，经常使用大量的肝素，使凝血功能发生障碍。所以，一旦发生脑出血就有出血量大、脑水肿严重、对周围组织容易产生重度压迫和出血破入脑室的特点。③治疗困难，脑出血急性期的治疗主要围绕脱水、消除脑水肿和降低颅内压来进行。作者观察的透析出血患者因无尿，抢救时采用床旁血液滤过以达到脱水的目的，但是效果不佳。④由于出血量大，容易破入脑室和蛛网膜下腔，刺激皮层和中线结构，因此抽搐和消化道出血的发生率高。在普通人群中，脑出血急性期抽搐的发生率<10%，消化道出血的发生率<20%[53]，我们观察的病例统计结果远高于这一比例。⑤病情重，进展迅速，死亡率高。一般认为，脑出血的住院病死率为30%~40%。近年来随着CT的广泛使用，早期诊断的正确性和治疗的及时性，使病死率不断降低。但是，我们的数据表明住院病死率接近90%，从发病到死亡，平均为72小时。

(二)透析相关脑梗死

脑梗死(cerebral infarction, CI)是各种原因导致的脑动脉血流中断，局部脑组织发生缺氧缺血性坏死，出现相应神经功能缺损。脑梗死的发病率高，占脑血管病的60%~70%，对脑梗死的诊断和治疗目前已基本规范化[54-55]。

血栓形成性脑梗死最常见，发病年龄较高，有动脉硬化、高血压病史。多在安静休息时发病，常在睡眠醒来发现半身偏瘫，症状多几小时或更长时间内逐渐加重，可伴有失语，神志多清楚。头颅CT早期正

常,24 小时后可见低密度灶。头颅 MRI 在血管闭塞 > 30 分钟后,可显示 T2 缺血灶,DSA 可显示闭塞血管或狭窄程度。

栓塞性脑梗死是指各种栓子(固体、液体、气体)经血液循环经颈动脉或椎动脉进入颅内,阻塞脑部血管引起的脑功能障碍。发病年龄多较轻,以中青年为主,但源于冠心病、心肌梗死的患者发病年龄较大。起病突然,起病前无先兆症状,常于数秒或数分钟达高峰,栓子大多栓塞颈内动脉系统,特别是大脑中动脉起始部。患者突然出现偏瘫、偏身感觉障碍和偏盲,可有不同程度的意识障碍、抽搐,严重者出现瞳孔不等大、脑疝而死亡。如果栓塞在椎基底动脉系统,可表现为突然眩晕、呕吐、复视、共济失调、构音障碍。脑栓塞可导致出血性脑梗死。依据突然起病,症状迅速加重,结合基础疾病,头颅 CT、MRI 可确诊。

腔隙性脑梗死系指发生在大脑深部的小动脉硬化、闭塞所致轻微的脑梗死,临床表现因部位不同而表现不同。可有单纯感觉障碍、单纯运动障碍、共济失调、轻偏瘫、构音障碍、手笨拙。头颅 CT 可显示低密度灶,但 CT 的阳性率在 50% 左右。分水岭梗死是指脑梗死发生在大脑两条相邻的大血管供血区之间的一种局部缺血损伤,占脑梗死的 10%。临床表现视脑梗死部位不同而有不同的表现,如前循环分水岭梗死可出现失语、轻瘫、情感淡漠,后循环分水岭梗死可出现构音障碍、共济失调、视觉失调。CT 或 DSA 可证实诊断。

透析相关脑梗死(CI)的特点,发病率较正常人高,高血压是一个非常重要的危险因素。在通常情况下,透析相关的 CI 多以腔隙性脑梗死而被发现,是脑深穿支小动脉阻塞所致,是皮层下脑梗死最常见的形式,是动脉硬化的结果,并与衰老密切相关,高血压可加速其进程。Kabayashi 等研究[56]报道 993 例无脑血管病史的正常健康人群行头颅 MRI 检查,结果显示 CI 的发病率为 10.6%。Howard 等[57]亦发现正常健康人 CI 的发病率为 11%。尽管 HD 患者中风的发病率较高,但有关 HD 患者 CI 的研究尚少,国内学者[58]研究结果显示,HD 患者 CI 的发病率是健康对照组的 4 倍。Jungers 等[59]研究发现,CI 发病率较高的人群易发生皮层下脑梗死和脑出血,提示 CI 可作为预示这些特发脑血管疾病发生的重要信号。HD 患者 CI 的发病率较高,可能与其脑出血发病率较高有关,慢性肾衰竭与 CI 密切相关,但 CI 的发生率与透析的年限并无明显关系。

(三)脑桥中央髓鞘溶解症

脑桥中央髓鞘溶解症(CPM)是一种罕见的脱髓鞘疾病,以进行性四肢瘫痪和假性延髓性麻痹为特征,进一步发展为闭锁状态。最初症状常为缄默、构音困难、谵妄和情感变化,严重者出现闭锁综合征。髓鞘溶解的典型症状是由于脑桥基底部皮质脊髓束、皮质核束损伤引起强直性四肢瘫和假性延髓性麻痹症状。如病变累及中脑、延髓或脑桥顶盖会出现相应症状。延髓性麻痹和痉挛性四肢瘫常持续存在,运动异常、行为异常、认知改变为晚期并发症的表现。

据相关文献报道[60],国外成人 3 542 例尸体检查结果显示 CPM 发病率为 0.25%。国内从 1999 年至 2006 年,个案报告 CPM 共计 93 例,原因以水电解质紊乱(低钠血症和低钠纠正过快分别占 59 例和 33 例)为主,其次是慢性或急性酒精中毒 32 例,第 3 位原因是各种手术后发病 8 例(包括 1 例肝移植后)。其基础病甚广,包括肝硬化、急慢性酒精中毒、白血病、肿瘤、感染等,其中急慢性肾功能不全血液透析者 6 例。

CPM 的病理生理机制与脑内渗透压平衡失调相关。研究显示低钠血症时,血钠浓度降低,水顺渗透梯度进入脑细胞导致脑水肿,此时,脑细胞通过容量调节反应和渗透压调节反应防止脑水肿发生,大脑的适应反应可持续几小时至数天。慢性低钠血症患者经历了适应反应,故可以无脑水肿表现。因此,如果快速纠正慢性低钠血症,由于 Na^+、K^+ 以及有机溶质不能尽快进入脑细胞,可能引起脑细胞急剧渗透性缺水,导致髓鞘和少突神经胶质细胞脱失;另一方面,已经存在的基础疾病损害星形胶质细胞。以上对细胞的渗透性刺激因素,使血管内皮细胞发生渗透性损伤,导致血管源性水肿和髓鞘磷脂毒性因子释放,最终导致神经髓鞘脱失。

尿毒症血液透析诱发 CPM,最近研究认为是血渗透压升高引起了神经脱髓鞘。何援军等[61]报道的

CPM 病例除慢性肾功能不全外同时伴有肝硬化、腹水、低蛋白血症，该病例血液透析后并发 CPM 除与其过快纠正低钠血症外可能与其基础病易发 CPM 相关。当发生 CPM 时应注意与尿毒症脑病、透析失衡综合征等鉴别。尿毒症脑病的神经精神症状往往发生在透析之前，透析后随代谢产物浓度下降及电解质纠正症状相应好转；透析失衡综合征的发生与脑水肿有关，常见于 BUN 显著升高的首次透析者，一般发生在透析过程中期或后期，大多患者在透析结束 12 小时，最迟 24 小时内恢复正常。CPM 有其特征性临床表现，早期多倚重临床诊断，1 周后 MRI 多可确诊。

CPM 的治疗，一旦明确诊断，应尽快使用脱水剂或限制水分，大剂量维生素 B_1、B_{12}，叶酸以营养神经，改善脑循环或高压氧治疗。另外，有报道称，糖皮质激素、免疫球蛋白在清除髓鞘毒性物质和促进髓鞘增生方面有一定作用。CPM 如果没有并发症并及时处理，一般预后良好。国内贺健安等[62]报告 9 例，8 例存活，据报 93 例 CPM 中，基本治愈 19 例，好转 59 例，无效 4 例，死亡 11 例。据报 6 例尿毒症血液透析并发 CPM，其中 4 例存活，2 例死亡。

（四）蛛网膜下腔出血

蛛网膜下腔出血（subarachnoid hemorrhage, SAH）是临床常见病，并发症多，死亡率及致残率高。SAH 大约为每年 10.5/10 万，发病率随着年龄的增长而增加，平均发病年龄为 55 岁，平均死亡率 51%。在美国[63]，每年发生中风的患者中，有 2% ~5% 是由于蛛网膜下腔出血引起的，国内报道蛛网膜下腔出血发病率一般为 8% ~12%，1989 年国内学者报道为 10%[55]。急性 SAH 是指发病 3 天内。最常见的出血原因为脑动脉瘤破裂，占 80% ~85%。其他常见原因包括颅内血管畸形，中脑周围非动脉瘤性出血，硬脑膜动-静脉瘘，凝血功能障碍等。有资料显示[64-65]，大约有 46% 的 SAH 幸存者有长期的神经功能障碍，严重影响患者的功能状态和生存质量，因此必须引起临床的重视。头颅 CT 平扫是目前主要检查手段，也是最有效的确诊方法，CT 检查不明确者，可行腰穿检查。SAH 的临床分级[66,67]有助于临床预测脑血管痉挛发生概率。

马纪林等报道，225 例维持性透析患者脑血管病发生率为 4.4%，而蛛网膜下腔出血占 20%。季大玺等统计（1974 ~1999 年）2 004 例透析患者，脑血管意外为死亡的首因（36.7%）。

四、透析相关急性脑血管意外的处理及预后

（一）脑出血治疗

透析患者脑出血一般治疗同通常人群，包括：①保持呼吸道通畅；②保持心功能稳定和血压平稳；③静脉补液；④预防抽搐发作；⑤预防和治疗应激性溃疡出血等。但需注意透析患者的特殊性，如患者本身存在的凝血机制紊乱，还有应用抗凝血药（如肝素）的影响；血压不稳定；尿少或无尿给降颅压带来困难，也限制治疗性液体入量等。脑出血的特殊治疗，最主要的处理措施是防止继续出血，降低颅内压[68]。大量脑内血肿或小脑血肿常需外科治疗，如果脑脊液循环梗阻导致昏迷，应及时置入脑室引流管。

（二）脑梗死治疗

栓塞性脑梗死首选抗凝治疗，如阿司匹林、华法林。在总的原则基础上，强调个体化治疗，根据病情变化，随时调整用药[69]。对于急性缺血性脑血管病，发病时间 3 小时之内，MRI 显示 PWI > DWI，DWI 面积 < 1/3 MCA 分布区，可用静脉溶栓；大脑中动脉阻塞，发病 3 ~6 小时，基底动脉阻塞 < 12 小时，可动脉溶栓；急性脑梗死、进展性脑梗死考虑抗凝治疗。

（三）脑血管意外的血液净化治疗

透析患者常因高血压、动脉粥样硬化、凝血功能异常、透析时使用抗凝剂等因素易发生脑血管意外，其病死率高的主要原因之一是脱水治疗十分困难。同时由于是尿毒症不能中断透析，而采用间歇性血液透析，有尿素的逆渗透效应，水分进入脑组织明显增加，加重脑水肿；而连续性血液净化治疗，可连续、缓慢、等渗地清除水分与溶质，脑组织水分保持稳定，可维持脑灌注压，不会引起颅内压升高，但是要应用抗

凝剂,给病情带来新的危险;腹膜透析相对比较安全,但受到某些医院的条件和技术限制,所以透析患者脑血管意外给治疗带来困难。

连续肾脏替代(CRRT)治疗　CRRT的作用机制不仅包括超滤、脱水、清除及置换体液等,还可以有效清除体内存在的一些致病性介质,而且通过调节免疫细胞、内皮细胞和上皮细胞功能,重建水电解质、酸碱和代谢平衡,有效维护机体内环境平衡,已经在重危病症救治中显示出它独特的疗效[71,72,73]。

1. *CRRT治疗模式的选择*　适合治疗脑血管意外的CRRT治疗模式主要应包括缓慢连续性超滤(SCUF)、连续性静脉-静脉血液滤过(CVVH)、杂和肾脏替代治疗(HRRT)。从上述模式可以看出,为避免透析导致失衡反应,技术原理均是用对流(滤过)清除溶质和超滤水分,而不含弥散(透析)元素,在对流基础上增加置换液量和延长透析时间就可以弥补对流溶质清除低的不足。根据临床需要,治疗旨在缓解容量负荷过重,单纯清除体内多余的水分,推荐选择SCUF;如目的是维持体内酸碱代谢和电解质平衡状态,清除中小分子毒素,治疗合并高分解状态的急性肾衰竭、严重代谢性酸中毒、高钾血症等,推荐选择CVVH。HRRT是在CRRT的技术基础上发展而来,运用延长、缓慢、低效、低流量的透析技术组合,与传统的CRRT比较优点较多。在危重患者,特别是血流动力学不稳定的患者应用IHD有一定风险。临床证明严重的高磷血症、颅压升高、脑水肿合并ARF、脓毒症等一定考虑首选CRRT。但是HRRT完全可以取代CRRT,可安全、有效地做到溶质清除、水分超滤以及极好的电解质平衡,甚至有些优点超过CRRT,包括技术简单、操作方便、费用低廉、患者可移动,可以不必24小时连续工作,大大减少护理工作量,减少肝素的用量,甚至无肝素HRRT也比CRRT和IHD减少滤器内凝血事件。已经证明对于严重的AKI在死亡率和肾功能恢复方面HRRT与CRRT或IHD没有区别。因此对于急性脑出血的患者选用HRRT是明智的、安全的。

腹膜透析(PD)优点(对于已经开展的单位)是技术相对简单、安全、经济。对脑出血患者特殊的优点是血流动力学稳定,不发生失衡综合征,不增加颅内压,不用抗凝剂,得到很多作者的喜欢。谭立清对比观察46例脑出血合并急性肾衰竭患者分别用腹膜透析(24)和CRRT(22)。结果两种方法对溶质的清除和酸碱平衡的影响差异无统计学意义($P>0.05$),但PD组的存活率高于CRRT组,但无统计学意义($P>0.05$),PD组的日平均透析费用明显低于CRRT组($P<0.01$)。作者认为,脑出血合并ARF的患者采用PD是安全有效、经济的一种治疗方法。

2. *CRRT治疗血流量的设定*　如果患者没有明显的心血管功能不稳定,一般CRRT不受血流量的限制,通常血流量一般200~250 ml/min,如想增加置换液交换量,要适当增加血流量;置换液交换速度,采用肾脏替代剂量〔35 ml/(kg·h)〕即可。一般前稀释时置换速度要低于血流量的50%,后稀释时置换速度要低于血流量的20%~30%,这要根据CRRT机的类型和患者血细胞比容不同,来加以调整。为达到透析的充分性,采用前稀释要适当增加置换液量。使用无肝素体外循环治疗时最好用前稀释。

3. *置换液处方的设定*　一般而言,CRRT置换液处方有林格乳酸盐溶液、Kaplan配方、Port配方及on-line生产置换液等可供选择。原则上置换液成分应尽可能接近正常人体细胞外液,并依据临床需求加以调整;并且置换液处方应个体化设定,并随着患者病情变化进行动态调整。在设定置换液处方时需要注意的问题有以下几点。

(1)多器官功能衰竭及脓毒血症合并乳酸酸中毒和肝功能障碍的患者不宜选择含乳酸盐的置换液。

(2)如果患者存在代谢性或呼吸性碱中毒,则标准碳酸氢盐浓度的置换液有可能加重碱血症,出现呼吸抑制、低氧血症、心律不齐等并发症;而如果患者合并严重的酸中毒,过快纠正则有引起脑脊液酸化和组织乳酸产生过多的危险。因此,对于合并严重酸碱失衡的患者,应依据患者实际情况,平稳地纠正酸碱失衡,逐步达到并维持患者酸碱平衡正常。

(3)对于长时间低钠血症的患者,如果患者血钠浓度>125 mmol/L,则可选用标准钠浓度的置换液,但如果患者血钠浓度<125 mmol/L,则不宜选择标准钠浓度的置换液,而应设定高于患者实际血钠浓度10~15 mmol/L的置换液,经过若干次治疗平稳纠正,每日患者血钠浓度上升速度不宜超过10~15 mmol/L。

(4)对于高钠血症的患者,如果选择的置换液钠浓度低于患者血钠浓度的3~4 mmol/L,则有可能增加 CRRT 过程中低血压、脑水肿的危险;应设定低于患者血钠浓度的 2 mmol/L 左右的置换液,并给予充分补充等渗液体,缓慢纠正高钠血症。

(5)对于高钾血症或低钾血症的患者,应依据患者血钾浓度设定置换液配方,维持血钾浓度正常。对于严重或难以纠正的低钾血症患者,也可设定正常钾浓度的置换液,必要时可同时静脉补充氯化钾溶液。

(6)对于低钙血症的患者可选择 1.75 mmol/L 的置换液加以纠正,必要时也可静脉补充钙制剂。而对于高钙血症的患者可选择 1.25 mmol/L 的置换液。

(7)应重视患者血镁浓度的控制,低镁血症可诱发致命性心律失常,影响甲状腺激素的释放和效应。高镁血症则可抑制心肌收缩,诱发低血压、心律失常,以及使低钾血症难以纠正。因此,置换液中镁浓度一般设定在 0.25 ~ 0.75 mmol/L,依据患者实际临床状况加以调整,控制患者血镁浓度正常。

(8)对于脓毒症、糖尿病等患者无糖置换液有诱发低血糖危险。虽然高血糖可增加危重患者病死率,但过于严格的血糖控制(4.5 ~ 6.5 mmol/L)发生低血糖危险性增加,病死率也会增加。因此,CRRT 治疗时患者的血糖浓度控制应高于正常但低于 10 mmol/L 为佳。

(9)对于采用局部枸橼酸盐抗凝的患者,则需要选择无钙、无碱、低钠置换液。

4. *置换液剂量的设定*　CRRT 置换液剂量的设定应依据治疗目的、患者的代谢状态、营养支持的需求、患者心血管状态以及血管通路和血流量状况、有效治疗时间等综合考虑。

(1)对于一般的普通透析患者出现脑血管意外时,高容量血液滤过(HVHF)没有必要,并不改善其预后,并增加风险;CRRT 与间断性血液滤过(IRRT)、间断性血液透析(IHD)治疗的患者病死率也没有差异。因此,对于普通脑血管意外患者, CRRT 的置换液剂量设定为 20 ~ 35 ml/(kg · h)体重,就基本上能满足治疗需求。

(2)对于合并炎症反应综合征的患者,以清除炎症介质为治疗目的 CRRT,则应增加置换液剂量。有报道显示,置换液剂量 >50 ml/(kg · h)体重的 HVHF,有助于改善危重患者的预后。

5. CRRT *抗凝策略*　对于出血性脑血管意外血液净化治疗,首要的是净化模式的选择,其次就是抗凝方法。脑出血急性期应选择无肝素透析、枸橼酸盐抗凝,在出血的缓解期或过渡期可用局部抗凝法、低分子量肝素抗凝或阿加曲班抗凝。

重要的是,对于接受体外循环治疗的患者要预先评估凝血功能,正确掌握患者的凝血状态,对于选择 CRRT 抗凝方案非常重要。需要进行 CRRT 治疗的患者,一方面因炎症反应、感染、应激等因素普遍存在血管内皮细胞损伤、凝血活性亢进及血小板活化,处于高凝血状态;另一方面患者随时需要接受各种手术及有合并消化道出血的风险等,所以对于需要实施 CRRT 的患者应常规检查血小板数量、血浆抗凝血酶Ⅲ活性、血浆部分活化凝血酶原时间、凝血酶原时间、国际标准化比值、D-二聚体、纤维蛋白原定量等凝血指标;有条件的单位推荐实行血小板功能、血浆前凝血酶原片段 1 + 2、凝血酶-抗凝血酶Ⅲ复合物和纤维蛋白肽 A 的检测;此外,还需评估患者临床上有无出血和血栓栓塞性疾病发生的风险。

CRRT 时抗凝药物选择和剂量要个体化、动态调整。对急性脑出血患者,无论是否存在凝血功能紊乱,采用无肝素透析是安全的;对于临床上存在明显出血倾向者,或血浆部分活化凝血酶原时间、凝血酶原时间和国际标准化比值显著延长的患者,推荐采用前稀释无肝素透析或选择枸橼酸钠或阿加曲班作为抗凝药物。用枸橼酸钠抗凝时,首先应选择无钙、无碱、低钠置换液,并依据血流量调整枸橼酸钠输入剂量;其次应监测滤器后和患者体内的游离钙离子浓度和部分活化凝血活酶时间,并以此调整枸橼酸钠和氯化钙的输入剂量;阿加曲班使用方法,血液透析患者一般首剂量 250 μg/kg,追加剂量 2 μg/(kg · min),或 2 μg/(kg · min)持续滤器前给药。CRRT 患者给予 1 ~ 2 μg/(kg · min)持续滤器前给药,应依据患者血浆部分活化凝血酶原时间的监测并调整剂量。血液净化治疗结束前 20 ~ 30 分钟停止追加。

血浆部分活化凝血酶原时间、凝血酶原时间和国际标准化比值轻度延长具有潜在出血风险的患者,推荐选择低分子量肝素作为抗凝药物,一般给予 60 ~ 80 U/kg 静脉注射,每 4 ~ 6 小时追加首剂量的

1/3 ~ 1/2，静脉注射，并随 CRRT 时间延长减少追加剂量；对于临床上无出血倾向者，血浆抗凝血酶Ⅲ活性在 50% 以上，血小板数量、血浆部分活化凝血酶原时间、凝血酶原时间、国际标准化比值、D-二聚体、纤维蛋白原定量正常或升高的患者，可选择普通肝素抗凝。一般首剂量 20 ~ 40 U/kg，追加剂量 5 ~ 15 U/(kg · h)，并依据患者临床表现和凝血指标的监测加以调整；对于长时间卧床或患有缺血性血栓栓塞性疾病者，国际标准化比值较低、血浆 D-二聚体升高，血浆抗凝血酶Ⅲ活性在 50% 以上的患者，可以选择低分子量肝素 5 000 U，每日 2 次皮下注射作为基础抗凝，CRRT 时不再应用抗凝剂。

做 CRRT 时，前稀释或置换液交换剂量与血流量较大的患者可以适当减少抗凝剂用量，而采用后稀释、置换液剂量和血流量较小的患者应增加抗凝剂用量。

6. CRRT 抗凝时注意事项

(1)无论肝素还是低分子量肝素都需要体内抗凝血酶Ⅲ的存在才能发挥抗凝作用，对于各种原因(特别是存在大量蛋白尿、抗凝血酶Ⅲ从尿中丢失)导致抗凝血酶Ⅲ缺乏、抗凝血酶Ⅲ活性低于 50% 的患者，此时，肝素和低分子量肝素的抗凝作用将明显降低。因此临床上对于合并大量蛋白尿的患者，如果应用常规剂量的普通肝素或低分子量肝素不能获得满意的抗凝效果，且适当增加剂量后仍不能得到满意抗凝效果时，不要一味地增加剂量，而应急检血浆抗凝血酶Ⅲ活性以明确原因。其次，无论肝素还是低分子量肝素都可发生肝素诱发的血小板减少症，对于临床诊断或可疑的肝素诱发的血小板减少症患者，都禁止再次应用肝素和低分子量肝素。

(2)鱼精蛋白仅能与具有 16 ~ 18 个糖链以上的肝素结合，不能中和小相对分子质量肝素的抗凝血因子Ⅹa 的作用，仅能中和低分子量肝素制剂成分中普通肝素的抗凝血酶作用和较大相对分子质量肝素的抗凝血因子Ⅹa 的作用。鱼精蛋白可完全中和低分子量肝素制剂引起的凝血时间延长作用，却只能中和 25% ~ 50% 的抗凝血因子Ⅹa 作用。因此应用鱼精蛋白拮抗低分子量肝素引起的出血时，低分子量肝素与鱼精蛋白的剂量比值为 2 ~ 4∶1。而且还应考虑长时间 CRRT 后低分子量肝素在体内的代谢情况，选择鱼精蛋白拮抗剂量。此外，血浆部分活化凝血酶原时间(APTT)不能反映低分子量肝素的有效抗凝作用，APTT 延长提示低分子量肝素应用剂量偏大，患者有出血风险，此时应适当减量。激活全血凝固时间(ACT)可用于普通肝素的监测和指导选择剂量，但并不适用于低分子量肝素。

(3)阿加曲班一定要从滤器前持续输入，不能直接静脉注入患者体内，也不能间断性给药，应在 CRRT 结束前 20 分钟停止追加剂量，保证 CRRT 后患者凝血状态的恢复。

(4)枸橼酸钠的作用在于螯合滤器中血液的钙离子，阻断滤器内凝血活化。并在血液回流体内前经管路静脉端补充钙制剂，而不影响患者体内凝血状态，达到单纯体外循环内抗凝的效果。因此，枸橼酸钠必须从滤器前持续输入，直至 CRRT 结束。

李海涛[74]应用无肝素日间连续性静-静脉血液滤过(CVVH)治疗 8 例尿毒症合并脑出血患者，8 例患者经 CT 证实为脑出血。出血部位为基底节区 3 例，顶叶 2 例，颞叶 1 例，额叶 1 例，蛛网膜下腔出血 1 例。采用无肝素透析，常规冲洗管路后，采用高浓度肝素盐水(生理盐水 500 ml + 肝素 100 mg)充满透析器及管路，排尽其中的空气，浸泡 30 min，排空后用生理盐水 2 000 ml 冲尽血路肝素液，防止含肝素的预充液进入患者体内。每 15 ~ 30 分钟用生理盐水 100 ~ 250 ml 冲洗滤器，冲洗液量加入到超滤量中。使用颈内静脉、股静脉留置单针双腔导管建立血管通路，应用百特 BM-25 血滤机，滤器 AV600(Fresenius，聚砜膜，膜面积 1.4 m^2)，血流量 200 ~ 350 ml/min，置换液采用南京军区总医院的改良 port 处方，前置换方式补充置换液流量 2 ~ 4 L/h，总置换量 12 ~ 24 L，治疗时间为 6 ~ 12 小时。8 例患者经无肝素日间 CVVH 抢救治疗后，3 例恢复出院，1 例自动出院，4 例因脑疝形成、多脏器功能衰竭而死亡，研究提示尿毒症合并脑出血死亡率高，无肝素日间 CVVH 治疗对此类患者较为安全有效。

任万军等[75]对 16 例尿毒症血液透析患者采用加强腹膜透析的方法进行治疗，另有 5 例采用日间连续性血液滤过(HF)治疗，并进行对比研究。腹膜透析方法为利用腹膜透析机行加强腹膜透析治疗，每日 10 ~ 12 个循环，每次交换量 1 500 ml，入液 10 分钟，出液 20 分钟，根据患者腹膜特性确定保留 1.5 ~ 2.0 小时。首选 4.25% 和 2.5% 的腹膜透析液交替进行，以后根据脱水情况选择不同浓度的腹膜透析液。HF

的方法为采用德国费森尤斯的4008E机器。血滤器采用德国费森尤斯公司的F60血滤器〔聚砜膜，膜面积1.3 m^2，超滤系数40 ml/(mmHg·h)〕和美国百特公司生产的CT190〔三醋酸纤维素膜，膜面积1.9 m^2，超滤系数36 ml/(mmHg·h)〕。血管通路为动静脉内瘘。每日治疗时间>12小时，采用前稀释，置换液量1.6～3.2 L/h，超滤量3～5 ml/min。置换液由4008E机器自动产生。抗凝采用无肝素治疗，用20 mg肝素预充管路，使透析器表面附着一层肝素后，用生理盐水将多余的肝素盐冲掉。治疗结果显示，两种治疗方式对PT和APTT的影响无统计学差别，对水的清除均能满足治疗需要。9例存活者Glsagow-Pittsburgh评分明显高于死亡者，分别为25.75±1.55和14.6±3.17($P<0.05$)。生存者日脱水量2 000 ml以上，在2～3天后可不用降压药物维持正常血压，清醒恢复的时间为4～41天，血生化正常，无酸中毒。

加强PD组治疗5～17天，之后改行连续非卧床腹膜透析(CAPD)治疗。4例完全康复，好转后转院1例，如表17-10-8所示。两种治疗方法生存者的Glsagow-Pittsburgh评分两组间无明显差异，加强PD对生存率的影响在本组资料中显出明显优势。

表17-10-8 PD组与HF组患者治疗期间监测指标变化

组别	例数	PT(s)	APTT(s)	日脱水量(ml)	血Cr日下降率(%)	生存率(%)
PD组	16	12.5±0.23	32.9±0.59	2148±34.7	16.76±1.68	60
HF组	16	13.3±0.91	33.1±0.84	2346±180.7	30.3±2.02*	0#

注：*$P<0.01$，#$P<0.05$。

根据北京友谊医院统计，脑出血发病率为2.1%，蛛网膜下腔出血为0.7%。这两种出血并发症危险性较大，体外肝素化透析也会使出血加重，故腹膜透析较适宜。北京友谊医院1例脑出血(CT证实)患者，经无肝素透肝血液滤过治疗，度过危险期后做肾移植手术，现仍存活。我们体会，脑出血者不宜用体外肝素或小分子肝素透析，伴有颅压增高者，可选用缓慢CRRT或采用腹膜透析，血液透析会增加颅压。

(四)透析相关脑出血的预后

脑出血的预后取决于以下因素：①出血的部位和出血量，如脑干出血、深部脑出血和大量出血预后不好；②意识障碍程度；③出血后的继发性脑改变(如出血引起的脑室扩大、继发性脑积水)；④基础健康状态，如心、肾、肝、肺等重要器官功能、有无糖尿病；⑤有无压疮、肺炎、泌尿系感染等并发症及继发性颅内感染；⑥有无活动性脑出血；⑦脑水肿的程度和影响范围；⑧有无水电解质紊乱。

国外报道透析患者的脑血管意外的死亡率为34%，其中以蛛网膜下腔出血死亡率最高，达64%左右，脑出血为49%左右，脑血栓形成18%左右。约有49%的患者留有轻度-中度后遗症，有15%留下重度后遗症，需住院治疗。有报道脑血栓形成的死亡率与距透析的时间有关，约64%在透析中或透析后6小时内发病，且这一时间的死亡率约为23%，而这一时间以外的患者死亡率达80%，提示透析结束后至脑血栓形成发病的时间越短预后越好，考虑与透析中应用的抗凝药物有关。

脑梗死的死亡率较脑出血低，一般预后较脑出血好，但病情严重的脑梗死，预后不佳。脑梗死的预后与下列因素有关。

(1)与阻塞的血管大小有关，如阻塞的是小血管，脑缺血范围小，侧支循环易形成，恢复较快，预后较好。如阻塞的血管大，脑缺血范围大，脑组织受损严重，临床症状恢复慢，预后较差。

(2)与发病速度有关，缓慢逐渐发病者，较易形成侧支循环，脑缺血可逐渐代偿，预后较好。急性起病者，未能建立侧支循环，预后较差。

(3)与梗死的次数和数量有关，首次发作，预后较好。但一次大面积梗死，预后较差。发生两次以上的梗死，特别是两侧脑血管均受累预后较差。梗死灶越多，预后越差。梗死灶单一者，预后较好。

(4)与栓子的性质有关，如栓子疏松，在随血液运行过程中，自身破碎，流到血管的远端，阻塞小血管者，预后较好。而脂肪栓子、空气栓子、细菌栓子，比心源性栓子预后严重。但心源性栓子引起脑脓肿者，预后较差。

(5)与局灶定位症状轻重有关，发病后偏瘫失语等定位症状较轻，预后较好。反之，偏瘫失语程度较重者，预后较差。

（6）与昏迷程度有关，昏迷程度严重，持续时间越长，预后越差。起病时无昏迷，以后进入昏迷，且昏迷程度逐渐加重者，预后较差。患者神志始终处于清醒状态，预后较好。

（7）与有无并发症有关，如合并压疮、肺部感染、尿路感染、糖尿病、冠心病、心律失常、心力衰竭等，预后较差，无并发症者，预后较好。

（8）与患者年龄有关，年龄大，体质差，预后较差。年龄小，体质好，预后好。

蛛网膜下腔出血的预后，动脉瘤性 SAH 的患者中有 70% 发生死亡或生活不能自理（预后不良），大约 1/3 的患者发生迟发性脑缺血[76]。典型的迟发性脑缺血在出血后 3 天左右形成，4～14 天达高峰。曾有研究表明高龄（>60 岁）、CT 影像显示 SAH 出血量多、就诊时意识水平差是预测动脉瘤性 SAH 发生迟发性脑缺血的重要因素。有证据显示，SAH 患者常出现心脏功能异常和肺水肿。用改良的马萨诸塞州总医院评分可以预测 SAH 的预后。SAH 患者约 7% 会发生再出血，其与患者的临床症状严重程度及动脉瘤的大小有关。SAH 长期的预后尚缺乏相关调查。澳大利亚最近的研究表明，SAH 后幸存的患者中 1 年后有 46% 的患者恢复不完全，其中 50% 发生进行性记忆障碍，39% 有情绪障碍，14% 有言语障碍。大量的幸存者会出现与健康相关的生活质量下降。目前，尚无方法能够预测 SAH 的预后。一项大样本的人群研究表明，社会经济状况低下与 SAH 的预后不良相关。

参考文献

1. 平井俊策. 脑动脉硬化性疾病的定义及诊断标准. 平成元年度厚生省循环器官疾病研究报告集，1990，80-89.
2. 李玮，李明星. 脑卒中的防治思维与体会. 中国医药指南，2009，7(3)：96-97.
3. 前田富志. 我国慢性透析疗法现状（1995 年 12 月 31 日至今）. 日本透析医学会统计调查委员会. 肾脏移植，1997，42：769-773.
4. Hirata H，Yao H，Osato S，et al. CBF and oxygen metabolism in hemodinlysis patients：effects of anemia correctlon with recombinant EPO. Am J Physiol，1992，262：F737-F743.
5. Leki K. Evidence for high risk of cerebral morrhagex chronic dialysis patients. Kidney Int，1993，44：1086-1091.
6. 上海市肾脏病心血管并发症调查协作组. 上海地区透析患者脑血管意外的调查. 中华肾脏病杂志，2001，17(2)：95-97.
7. 陆福明，邱朝霞. 尿毒症患者并发脑血管意外 26 例临床分析. 中华肾脏病杂志，1997，13(2)：178-179.
8. 施莲珍，常娟，秦纪平. 尿毒症血液透析患者合并脑血管意外 23 例临床分析. 世界临床药物，2009，30(2)：104-106.
9. 平田秀树. 透析患者的脑血管障碍的研究. 长期慢性疾病综合研究事业（慢性肾功能不全）研究报告集，1996，45-49.
10. 宋岩，王淑芬，李冀军，等. 长期透析患者脑血管并发症的临床特征及影响因素. 中国危重病急救医学杂志，2000，12：222-224.
11. 龟山正邦，反口藤，西中和人，等. 透析患者脑血管障害动向. 临床透析，1997，13：159-163.
12. 龟山正邦. 慢性肾透析与脑血管障害. 透析会志，1994，27：1363-1366.
13. Hata R，Matsumoto M，Henda N. Effects of hemodlalysis on cerebral circulation evaluated by transcranial. Dopple ultrasography stroke，1994，25：408-412.
14. 大平整尔. 透析患者的合并征及死亡原因. 日本医学杂志，1996，115：1873-1876.
15. Holzer H，Manguc K，Pogglitsch H，et al. The effects of haemodialysis on cerebral blood flow. proc EDTA，1981，18：126-132.
16. Lassen A. Cerebral blood flow and oxygen consumption in man. Physiol Rev，1959，39：183-238.
17. Busija D. Cerebral autoregulation. In：Phillis JW，eds. The Regulation of Cerebral Blood Flow（ed 1）. Boca Raton：FL，CRC，1993. 45-64.
18. Paulson O，Strandgaard S，Edvinson L. Cerebral autoregulation. Cerebrovasc Brain Metab Rev，1990，2：161-192.
19. Brian J，Faraci F，Heistad D. Recent insight on the regulation of cerebral circulation. Clin Exp Pharmacol Physiol，1995，23：125-138.

20. Hata R, Matsumoto M, Handa N, et al. Effects of hemodialysis on cerebral circulation evaluated by transcranial Doppler ultrasonography. Stroke,1994,25:408-412.
21. Kwiecinski J, Pierzchala K, Szczepanska M, et al. Doppler examination of cerebral arteries in uremic children. Pediatr Nephrol,1998,12:785-787.
22. Hassler W, Steinmetz H, Gawlowski J. Transcranial Doppler in raised intracranial pressure and in circulatory arrest. J Neurol,1988,68:745-751.
23. McCartney J, Thomas-Lukes K, Gomez C. Hand-book of Transcranial Doppler (ed 1). New York: NY Springer-Verlag, 1997.35-70.
24. Gomez C, Janosik D, Lewis L. Evaluation of global cerebral ischemia. In: Wechesler L, Babikian V, eds. Transcranial Doppler Ultrasonography (ed 1). St Louis: MO, Mosby,1993.129-140.
25. Jorgensen L, Schroeder T. Transcranial Doppler for detection of cerebral ischaemia during carotid endarterectomy. Eur J Vasc Surg,1992,6:142-147.
26. Giller C, Gomez C. Transcranial Doppler ultrasound in the assessment of stroke, In: Batier H, Caplan L, eds. Cerebrovascular Disease (ed1). Philadelphia: PA, Lippincott Raven,1996.273-284.
27. Metry G, Spittle M, Rahmati S, et al. Online monitoring of cerebral hemodynamics during hemodialysis. Am J Kidney Dis, 2002,40(5): 996-1004.
28. 李京,许晰,唐江秀,等.维持性血液透析患者脑血流动力学分析.中国血液净化,2004,3(7):361-363.
29. Eberst ME, Berkowzrz LR. Hemostasis in renal disease: pathophysiology and management. Am J Med, 1994, 96:168-179.
30. Remuzzi G, Pusineri F. ACE inhibition prevents renal failure and death in uninephrec tomized MWF/Ztm rats. Kidney Int, 1998, 33(Suppl 24): 513-517.
31. Holzer H, Manguc K, ogglitsch H, et al. The effects of haemodialysis on cerebral blood flow. proc EDTA,1981,18:126-132.
32. Di Minno G, Martinez J, McKean M, et al. Platelet dysfunction in uremia. Multifaceted defect partially corrected by dialysis. Am J Med,1985,79:552-559.
33. Castillo R, Lozano T, Escolar G, et al. Defective platelet adhesion on vessel subendothelium in uremic patients. Blood,1986, 68: 337-342.
34. Livio M, Marchesi E, Remuzzi G, et al. Uremic bleeding: role of anemia and beneficial effect of red cell transfusions. Lancet,1982, ii: 1013-1015.
35. Llach F. Hypercoagulability, renal vein thrombosis and other thrombotic complications of nephrotic syndrome. Kidney Int, 1985,28:429-433.
36. Viener A, Aviram M, Better OS, et al. Enhanced in vitro platelet aggregation in hemo- dialysis patients. Nephron,1986,43: 139-143.
37. Toulon P, Jacquot C, Capron L, et al. Antithrombin Ⅲ and heparin cofactor Ⅱ in patients with chronic renal failure undergoing hemodialysis. Thromb Haemost,1987, 57: 263-268.
38. Broze GJ Jr. Tissue factor pathway inhibitor. Thromb Haemost,1995,74:90-93.
39. 杨国刚.尿毒症血液透析患者凝血功能的改变.吉林医药学院学报,2009,30(4):105-197.
40. 张莉,王辉,胡式泓.血液透析对尿毒症患者凝血及纤溶系统的影响.中国误诊学杂志,2007,7(4):683-684.
41. Malyszko J, Malyszko JS, Pawlak D, et al. Platelet function, hemostasis and serotonin in acute and chronic renal failure. Thromb Res,1996,83:351-361.
42. Vaziri ND, Gonzales ED, Wang J, et al. Blood coagulation, fibrinolytic, and inhibitory proteins in end-stage renal disease: effect of hemodialysis. Am J Kidney Dis,1994,23:828-835.
43. Kobayashi M, Yorioka N, Yamakido M. Hypercoagulability and secondary hyperfibrinolysis may be related to abnormal lipid metabolism in patients treated with continuous ambulatory peritoneal dialysis. Nephron,1997,76:56-61.
44. Vaziri ND, Shah GM, Winer RL, et al. Coagulation cascade, fibrinolytic system, antithrombin Ⅲ, protein C and protein S in patients maintained on continuous ambulatory peritoneal dialysis. Thromb Res,1989,53:173-180.
45. Kozek-Langenecker SA, Masaki T, Mohammad H, et al. Fibrinogen fragments and platelet dysfunction in uremia. Kidney Int, 1999,56:299-305.
46. Himmelfarb J, Holbrook D, McMonagle E, et al. Increased reticulated platelets in dialysis patients. Kidney Int,1997,51: 834-839.

47. Sagripanti A, Cozza V, Baicchi U, et al. Increased thrombin generation in patients with chronic renal failure. Int J Clin Lab Res,1997,27:72-75.
48. Kario K, Matsuo T, Yamada T, et al. Factor Ⅶ hyperactivity in chronic dialysis patients. Thromb Res,1992,67:105-109.
49. Malyszo J, Malyszko JS, Mysliwiec M, et al. Comparison of hemostatic disturbance on between patients on CAPD and patients on hemodialysis. Perit Dial Int,2001,21(2):158-165.
50. 章晓燕,高键,滕杰,等. 维持性血液透析患者脑血管意外的危险因素及转归. 中国临床医学,2005,12(2): 250-253.
51. 屈燧林,周素云,陈天着. 血液透析 1077 透次并发症防治体会. 实用内科杂志,1986,12(6):197-199.
52. 杨蜀莲. 高血压动脉硬化性脑出血 1003 例病例分析. 神经系统疾病进展,1978,6(1):1-4.
53. 徐文漩,杨蜀莲. 脑出血与消化道出血. 中华神经精神科杂志,1980,11(13):230-234.
54. 郭国际. 脑脊髓血管病基础与临床. 北京:科学出版社,2003. 284-319.
55. 王维治. 神经病学. 第 5 版. 北京:人民卫生出版社,2004. 126-143.
56. Kobayashi S, Okadak K, Koide H, et al. Subcortical silent brain infarction as a risk factors for clinical stroke. Stroke,1997, 28(3):1932-1939.
57. Howard G, Wagenknecht LE, Cai J, et al. Cigarette smoking and other risk factors for silent cerebral infarction in the general population. Stroke,1998,29(4):913-917.
58. 马瑞霞,赵秀珍,邢广群,等. 血液透析患者与静息性脑梗死的关系. 临床荟萃,2005,20(2):67-70.
59. Jungers P, Massy ZA, Khoat N, et al. Incidence and risk factors of atherosclerotic cardiovascular accidents in predialysis chronic renal failure patients: a prospective study. Nephrol Dial Transplant,1997,12(2):2597-2602.
60. Laureno R. Experimental pontine and extrapontine myelinolysis. Trams AM Neurol Assoc,1980,105:354-358.
61. 何援军,金劼,彭政,等. 血液透析并发脑桥中央髓鞘溶解症 3 例报告. 心脑血管病防治,2008,8(1):67-68.
62. 贺健安,李波,熊舟可. 脑桥中央髓鞘溶解症(附 9 例分析). 中国现代医学杂志,2005,15(12):12-15.
63. Broderick JP, Brott TG, Duldner JE, et al. Initial and recurrent bleeding are the major causes of death following subarachnoid hemorrhage. Stroke,1994,25:1342-1347.
64. Mayer SA, Kreiter KT, Copeland D, et al. Global and domain-specific cognitive impairment and outcome after subarachnoid hemorrhage. Neurology,2002,59:1750-1758.
65. Hackett ML, Anderson CS. Health outcomes 1 year after subarachnoid hemorrhage: an international population-based study. Neurology,2000,55:658-662.
66. Report of World Federation of Neurological Surgeons Committee on auniversal subarachnoid hemorrhage grading scale. J Neurosurg,1988,68:985-986.
67. Claassen J, Bernardini GL, Kreiter K, et al. Effect of cisternal and ventricular blood on risk of delayed cerebral ischemia after subarachnoid hemorrhage: the Fisher scale revisited. Stroke,2001,32:2012-2020.
68. 张祥建,范振增,张丽英. 脑出血诊疗指南. 中国全科医学,2004,7(19):1319-1321.
69. 张晓英,王丽萍,曲志玲. 脑梗死的诊断治疗新进展. 吉林医学,2005,26(6):668-670.
70. 王素香. 蛛网膜下腔出血的治疗. 实用心脑肺血管病杂志,2006,14(2):94-95.
71. 季大玺. 连续性血液净化在 ICU 中的应用指征及范围. 中国中西医结合肾病杂志,2007,12(3):166-168.
72. 季大玺,谢红浪,黎磊石,等. 连续性肾脏替代疗法在重症急性肾衰竭治疗中的应用. 中华内科杂志,1999,38(12): 802-806.
73. 王质刚. 连续性血液净化疗法研究进展. 中国中西医结合肾病杂志,2001,2(3):734-737.
74. 李海涛,马凌云. 无肝素日间连续性静-静脉血液滤过治疗尿毒症合并脑出血 8 例. 临床研究,2007,45(24):32-33.
75. 任万军,王小平,刘子栋,等. 持续加强腹膜透析与持续血液滤过在治疗尿毒症合并脑出血中的对比分析. 中国血液净化,2002,1(6):24-26.
76. 邹昕颖,秦海强. 2005 年蛛网膜下腔出血研究进展. 中国卒中杂志,2006,2(5):376-377.

第十八章

慢性透析患者并发症

郑法雷 陈 靖 王笑云 周亦伦 于仲元 赵 丽 谌贻璞 付 平 范敏华
陈 楠 贾 强 史振伟 王 莉 王质刚 季曙明 孙世澜 庄守纲

第一节 慢性肾衰竭的流行病学和病因

李峻岭 郑法雷

慢性肾脏病(chronic kidney disease, CKD)已成为21世纪人类面临的公共健康问题。慢性肾衰竭(chronic renal failure,CRF)指CKD患者中已有肾功能损害者,它可经历了较长的无症状阶段,继而出现一系列症状和代谢紊乱。

一、慢性肾衰竭的流行病学

世界范围内CKD患病率在逐渐增长。1988～1994年美国第三次健康与营养调查(NHANES Ⅲ)15 625人,发现20岁以上成年人CKD患病率达11%,CKD 1～5期患病率分别为3.3%、3.0%、4.3%、0.2%和0.2%[1],而且1990年到2000年CKD患病率进一步增高[2],而2009年最新资料表明,美国CKD患病率为11.2%,并提出应用CKD-EPI公式计算的患病率更为准确,明显优于MDRD公式[3]。目前中国的CKD患病率尚缺乏权威的大宗统计数字。2005年对北京市石景山地区社区中2 353名40岁以上中老年人进行的CKD流行病学调查结果表明,该人群中CKD的患病率为11.3%[4]。对广州城区20岁以上成年人(2006年7月到11月)和浙江某农村18岁以上成年人调查显示,CKD患病率分别为10.1%和13.5%[5-6]。筛查并发现早期CKD患者,进行适当的干预或治疗,可以延缓CKD的进展,延长终末期肾病(end stage renal disease,ESRD)的进程。

据美国报告,CRF的发病率和患病率在最近十几年来明显增高。西方国家ESRD患病率有显著差异,美国发病率最高,2003年达336人/百万人口年,患病率为1 403/百万人口[7]。欧洲发病率稍低,2005年数据表明为135人/百万人口年,患病率为700/百万人口左右[8]。美国USRDS 2007年数据显示在全球范围内,港台地区ESRD发病率最高,达404人/百万人口年,墨西哥为302人/百万人口年[9]。大多数发展中国家 ESRD 发病率较低,这与 ESRD 的原发病因差异有关。中国大陆地区尚无完整的近期 ESRD 患病率的相关资料。透析移植登记调查显示,上海地区 1999 年发病率为 155 人/百万人口,而 1999 年 12 月 31 日 ESRD 的点患病率为 214 人/百万人口[10]。据中国医院协会血液净化管理中心统计,2007 年底,27 个省和地区统计,ESRD 透析患者患病率 51.7/百万人口,2008 年 ESRD 透析患者患病率增加到 79.1/百万人口[11],但该数据不能代表我国 ESRD 的实际患病率,因为大多数农村地区的 ESRD 患者还未能全部得到及时诊断、治疗(包括透析),统计系统尚待逐步完善。

早期 CKD 患病率和 ESRD 发病率之间的关系较复杂。过去 10 年中 CKD 患病率不像 ESRD 发病率增加那样明显。CKD 患病率增加主要原因在于糖尿病、高血压和肥胖患者增加,而 ESRD 发病率增加还由于这些病生存期延长使得更多的 CKD 患者进入 ESRD 和肾脏替代治疗的广泛应用[12]。

二、慢性肾衰竭的病因

准确诊断肾衰竭病因,对于识别和治疗可逆性病变十分重要,对于预后的评价、预测肾移植后原发病复发的可能性以及发现家族性疾病的家族史大有裨益。但也有许多患者诊断不清,他们除了双肾体积缩小之外,很难找到可诊断其病因的线索。

近年来,CKD 与 CRF 的病因谱发生了显著变化,在美国等发达国家,糖尿病肾病和高血压肾损害已成为 CRF 的前两位原发病因[12],但在许多发展中国家,慢性肾小球肾炎仍在 CRF 病因中排在首位,很多类型的肾小球肾炎均可进展到 CRF,在我国 IgA 肾病患病率最高,IgA 肾病在病因上与遗传基因有关。在中国,Megsin 基因变异具有 IgA 肾病的遗传易感性,而 MUC20 的 SL/LL 基因型、ACE 的 DD 基因型和 Uteroglobin 的 38AA 基因型是 IgA 肾病进展的危险因素[13]。中国透析移植登记调查显示 CRF 的原发病前几位是慢性肾小球肾炎、糖尿病肾病、高血压肾脏损害和多囊肾[14]。据中国医院协会血液净化管理中心统计,2007 年底,27 个省和地区统计,ESRD 主要病因,肾小球肾炎 45%,糖尿病肾病 19%,高血压肾脏损害 13%[11]。

以前普遍认为,慢性肾小球肾炎是 CRF 的最常见的病因,但随着生活水平的提高和人口老龄化,高血压肾脏损害和糖尿病肾病发病率较前明显增高。高血压肾脏损害的诊断常依靠临床表现而不是肾活检。高血压肾脏损害包括原发性高血压引起的良性小动脉肾硬化和原发性恶性高血压引起的恶性小动脉肾硬化。而许多高血压患者伴有胰岛素抵抗和高脂血症等,这些都易引起大、中动脉硬化和狭窄,导致缺血性肾病。在美国等发达国家糖尿病肾病是 CRF 的最主要病因,糖尿病肾病引起终末期肾衰竭人群的年龄在逐渐增大,而且大部分是 2 型糖尿病。另外研究发现,过高的体重指数是发生 ESRD 的危险因素。即使不伴有糖尿病和高血压,BMI 超过 35 kg/m^2 也会使 ESRD 发生的风险增加 5 ~7 倍[15]。肥胖除了增加糖尿病和高血压病的发病危险之外,还可以引起一系列血流动力学、代谢和炎症反应紊乱,直接导致肾脏损害,甚至 ESRD[16]。

系统性狼疮性肾炎、类风湿关节炎、血管炎、干燥综合征等引起的慢性肾衰竭已为临床熟知,但血管炎性引起的肾损害还应给予更多关注。血管炎能在数天至数周内使肾功能遭到损坏,故快速诊断十分重要。任何有不明原因的肾功能恶化、大量蛋白尿和镜下血尿的患者都应尽早进行肾活检,这也有助于鉴别其他类型急进性肾小球肾炎。

药物所致的慢性肾脏损害也较常见,由于药物肾毒性的复杂性、隐蔽性,以及临床用药的某些不规范,中西药物引起的急、慢性间质性肾炎和其他不良反应相当多见。急性间质性肾炎通常由药物引起,这些药物主要有某些抗生素、非甾体抗炎药等,如果这些病变在间质纤维化发生之前就得到诊治,病变恢复的可能性很大,反之则成为慢性肾脏病。此外,马兜铃酸类中草药引起的马兜铃肾病(绝大多数为慢性肾衰竭),在我国也有相当的重要性,应当给予格外重视。

与感染相关的继发性肾脏疾病很常见,在许多发展中国家,链球菌感染后肾小球肾炎仍然常见。在流行地区,埃及裂体血吸虫会引起梗阻性肾病,曼氏裂体血吸虫可导致多种类型肾病,包括容易进展到

CRF 的系膜毛细血管性肾小球肾炎[17]。乙型肝炎和丙型肝炎可导致膜性和膜增殖性肾炎,进一步发展至 CRF。各种慢性感染继发的淀粉样变是肾病综合征和肾衰竭的另一常见病因。近来人类免疫缺陷病毒(HIV)感染的患者生存期延长,故 HIV 相关性肾病和抗病毒药物的毒性导致的 CRF 也有所增多[18]。

尽管急性肾损伤(acute kidney injury, AKI)存活率近年有所提高,但同时 AKI 得不到完全恢复而依赖长期透析生存者也增多了。AKI 可直接导致 CKD,也可使原先不需透析的 CKD 患者进入透析。有学者报告,美国 1988 年到 2002 年 ESRD 的增加,其中 25% 与 AKI 患者的肾功能不能完全恢复有关[19-20]。

三、老年慢性肾衰竭的病因

近年来,透析人群中老年人比例明显增加。美国 USRDS 报告,美国大于 65 岁的透析患者已从 1973 年的 5%、1990 年的 38% 升到 2004 年的 60.3%。北京市 2004 年行透析治疗的 6 701 例患者中,超过 60 岁的患者占 47.3%[21]。

与代谢性疾病有关的肾脏损害如糖尿病和高血压等已成为老年 ESRD 患者的重要病因。许多老年患者均患有糖尿病、高血压、高脂血症和动脉粥样硬化等,因而引起缺血性肾病者比例较高,美、英等国老年 ESRD 患者中缺血性肾病占 15% ~19%[22]。某些“传统性”肾脏疾病,如膜性肾病、淀粉样病肾病、多发性骨髓瘤肾损害、干燥综合征等都好发于老年人。故它们引起老年人 ESRD 也不能忽视[23]。由于老年人服药较多,故中毒性肾病发生率高,而且程度较重,预后较差。急、慢性间质性肾炎和其他药物不良反应在他们中较为多见,除此之外,急性肾小管坏死、肾血管性和梗阻性急性肾衰竭、肾小球疾病等也会导致 ESRD[24]。血管炎性肾病(如韦格纳肉芽肿和显微镜下多动脉炎)在老年人和男性中稍多见,他们常有肾外病变;60 岁以上人群是抗肾小球基底膜病引起的新月体肾炎第二个发病高峰(患者中约占 20%)[23]。

梗阻性肾病(结石和痛风等)一般见于中年和年老的患者,它在儿童中大多数由于先天性泌尿系异常或反流性肾病引起,在老年人中常由前列腺增生、神经膀胱等引起。中老年任何没有大量蛋白尿的肾衰竭患者都要怀疑有梗阻性肾病的可能,肾脏 B 超检查通常能排除梗阻性肾病。

四、小儿慢性肾衰竭的常见病因

各地区之间儿童 CRF 发病率很难比较,主要因为各地区肾脏疾病诊断标准不完全相同。中华医学会儿科学分会肾脏病学组以内生肌酐清除率(Ccr) <50 ml/(min·1.73 m^2)为 CRF 诊断标准,在 91 所医院调查了 1990 ~2002 年 14 岁以下 1 268 例住院患儿,发现年平均 CRF 人数增长 13.67%,2002 年 CRF 人数比 1990 年增长 4.3 倍[25]。

儿童 CRF 比成人少见,病因也与成人显著不同,而且不像成人那样复杂。欧美发达国家的资料显示,儿童 CRF 的主要原发疾病为肾脏或尿路异常与畸形,以及遗传性肾脏疾病,如北美[26](2009)为 70%、瑞典[27](1997)67.5%、意大利[28](2003)78.9%。北美地区关于 CRF 儿童的调查显示,CRF 儿童中,22% 患儿为梗阻性肾病,8.7% 为局灶节段性肾小球硬化(FSGS),8% 为反流性肾病。FSGS 在黑人中的发病率是白人的 3 倍,是黑人儿童 CKD 的常见原因[29]。日本(2002)ESRD 患儿中,肾脏先天性异常者占 47.7%,后天获得性者占原发病的 33.5%[30]。我国儿童 CRF 的研究结果显示,小儿 CRF 病因以后天获得性疾病为主,占 70%,主要原发病为慢性肾炎和肾病综合征,占 52.7%,而先天性疾病约 25%,以肾发育异常和肾囊性病为主[25]。

欧洲透析与移植协会(EDTA)的报告发现,0 ~4 岁儿童 ESRD 的主要原因为肾发育不良和遗传性肾脏病。随着年龄的增长,由慢性肾炎和肾盂肾炎导致的 ESRD 逐渐增多。芬兰的情况比较特殊,先天性肾病综合征(芬兰型)是 15 岁以下 ESRD 的主要病因[31]。

参考文献

1. Coresh J, Astor BC, Greene T, et al. Prevalence of chronic kidney disease and decreased kidney function in the adult US population: Third National Health and Nutrition Examination Survey. Am J Kidney Dis, 2003, 41: 1-12.
2. Coresh J, Selvin E, Stevens LA, et al. Prevalence of chronic kidney disease in the United States. JAMA, 2007, 298: 2038-2047.
3. Levey AS, et al. A new equation to estimate glomerular filtration rate. Annals Int Med, 2009, 150 (9): 604-612.
4. Zhang L, Zuo L, Xu G, et al. Community based screening for chronic kidney disease among populations older than 40 years in Beijing. Nephrol Dial Transplant, 2007, 22: 1093-1099.
5. 陈葳,王辉,董秀清,等.广州市城区普通人群中慢性肾脏病的流行病学研究. 中华肾脏病学杂志,2007,23:147-151.
6. 郭兰中,张路霞,王晓刚,等.浙江省某乡村慢性肾脏病的流行病学研究.中华肾脏病学杂志,2007,23:152-156.
7. United States Renal Data System. Annual data report: incidence and prevalence of ESRD (2003). Am J Kidney Dis, 2003, 42: S37-S173.
8. Meguid El, Nahas A, Bello AK. Chronic kidney disease: the global challenge. Lancet, 2005, 365: 331-340.
9. US Renal Data System. USRDS 2007 annual data report: atlas of end-stage renal disease in the United States. National Institutes of Health. Minneapolis, USRDS, 2007.
10. 上海市透析移植登记小组. 1999 年度上海市透析移植登记报告. 中华肾脏病学杂志,2001,17:83-85.
11. 中国医院协会血液净化中心管理分会.我国面临快速增长的终末期肾病治疗负担.中国血液净化,2010,9:47-49.
12. Hallan SI, Vikse BE. Relationship between chronic kidney disease prevalence and end-stage renal disease risk. Current Opinion in Nephrology and Hypertension, 2008, 17: 286-291.
13. Xie Y, Chen X. Epidemiology, major outcomes, risk factors, prevention and management of chronic kidney disease in China. Am J Nephrol, 2008, 28: 1-7.
14. 中华医学会肾脏病分会透析移植登记工作组. 1999 年度全国透析移植登记报告. 中华肾脏病学杂志,2001,17:77-78.
15. Hsu CY, McCulloch CE, Iribarren C, et al. Body mass index and risk for end-stage renal disease. Ann Intern Med, 2006, 144: 21-28.
16. Hall JE, Kuo JJ, DaSilva AA, et al. Obesity-associated hypertension and kidney disease. Curr Opin Nephrol Hypertens, 2003, 12: 195-200.
17. Barsoum RS. Schistosomiasis and the kidney. Semin Nephrol, 2003, 23: 34-41.
18. Post FA, Holt SG. Recent developments in HIV and the kidney. Curr Opin Infect Dis, 2009, 22: 43-48.
19. Schiffl H. Renal recovery from acute tubular necrosis requiring renal replacement therapy: a prospective study in critically ill patients. Nephrol Dial Transplant, 2006, 21: 1248-1252.
20. Hsu CY. Linking the population epidemiology of acute renal failure, chronic kidney disease and end-stage renal disease. Curr Opin Nephrol Hypertens, 2007, 16: 221-226.
21. 王梅.老年人终末期肾病的血液透析治疗及并发症的处理.中华老年医学杂志,2006,25:23-24.
22. Kendrick J, Chonchol M. Renal Artery Stenosis and Chronic Ischemic Nephropathy: Epidemiology and Diagnosis. Adv Chronic Kidney Dis, 2008, 15: 355-362.
23. 王海燕.加快中国老年肾脏病学的发展.中华老年医学杂志,2006,25:5-6.
24. 郑法雷.老年人中毒性肾病.中华老年医学杂志,2006,25:20-21.
25. 中华医学会儿科学会肾脏病学组. 91 所医院 1990~2002 年小儿慢性肾衰竭 1268 例调查报告. 中华儿科杂志,2004,42:724-730.
26. Neild GH. What do we know about chronic renal failure in young adults? I. Primary renal disease. Pediatr Nephrol, 2009, 24: 1913-1919.
27. Seikaly MG, Ho PL, Emmett L, et al. Chronic renal failure in children: a report from Sweden 1986-1994. Pediatr Nephrol, 1997, 11: 438-442.

28. Ardissino G, Dacco V, Testa S, et al. Epidemiology of chronic renal failure in children: data from the ItalKid Project. Pediatrics, 2003, 111:382-387.
29. Esbjorner E, Berg U, Hansson S. Epidermiology of chronic rnral insufficiency in children: the 2001 annual report of NAPRTCS. Pediatr Nephrol, 2003, 18:796-804.
30. Hattori S, Yosioka K, Honda M, et al. The report of the Japanese National Registry data on pediatric end-stage renal disease patients. Pediatr Nephrol, 2002, 17:456-461.
31. 杜悦, 吴玉斌. 儿童慢性肾脏病研究现状. 中国实用儿科杂志, 2009, 24:157-160.

第二节 尿毒症毒素的研究进展

袁群生 赵素梅 郑法雷

一、尿毒症毒素的定义

(一)尿毒症毒素研究的历史沿革

关于尿毒症这一病症的描述,在医书上的记载至少已有几百年或上千年的历史。我国古代医学家所描述的“癃闭”“肾风”“关格”等,即与尿毒症的表现十分雷同。自 1840 年 P. A. Piorry 和 D. I'Heritier 提出“尿毒症”(uremia)一词以来,至今已有近 170 年。“尿毒症”又称“尿毒血症”,其最初的含义就是“尿(的毒素)留在血液中”(urine in blood)或“血液被尿液污染”(contaminating the blood with urine)[1]。古代医学家认为“癃闭”的病机在于“正虚邪实”,这一说法较为笼统,但如果将其含义理解为“身体正常功能出现虚损,体内邪毒物质蓄积过多”,则其与现代医学的认识基本一致。长期以来,肾脏病学、病理生理学领域的学者一直在研究尿毒症的发病机制,其中研究最多的是尿毒症毒素的作用[2-3]。这些具有毒性作用的物质在体内积聚,是引起肾衰竭患者尿毒症症状和多系统功能失调的主要原因之一。

经多年研究,目前对诸如尿素、胍类、酚类等小分子物质及甲状旁腺激素(PTH)等中分子物质的毒性作用已经了解较多。近 20 年来,关于大、中分子尿毒症毒素的研究也有所进展,有些蛋白类毒素已被分离出,通过体内、外实验对其性质及毒性有了进一步的认识,这对提高对慢性肾衰竭的病理生理学认识和临床治疗水平,都很有帮助。

需要指出的是,目前我们对尿毒症毒素的认识是很不完全的,对已知和未知的尿毒症毒素仍然需要继续进行研究。此外,尿毒症毒素并非引起尿毒症症状的唯一原因,故对于尿毒症毒素的探讨,也需要和慢性肾衰竭的病理生理、生化、分子生物学、临床医学等学科相结合,以得出更全面的认识。

(二)尿毒症毒素的概念

目前已知,尿毒症患者体液内有 200 多种物质的水平比正常人明显增高,其中一些物质具有明显毒性作用。因此,并不能把体内浓度增高的物质都笼统地称为“尿毒症毒素”。所谓尿毒症毒素,实际上是指肾衰竭患者体液水平明显增高、并与尿毒症代谢紊乱或临床表现密切相关的某些物质[2]。在20世纪70年代,瑞典学者Bergstrom等就提出,凡被称为尿毒症毒素的物质,应符合以下几个标准:①该物质的化学结构、理化性质及其在体液中的浓度必须认知;②在尿毒症患者体内该物质的浓度显著高于正常;③高浓度的该物质与特异的尿毒症临床表现相关,而体内该物质浓度降至正常时则尿毒症症状、体征应同时消失;④在其浓度与尿毒症患者体内浓度相似时,动物试验或体外实验可证实该物质对细胞、组织或观察对象产生类似毒性作用。

近几十年来的研究表明,确定某种物质是否是尿毒症毒素,有时难度很大,上述几个标准很难完全具备。其主要原因有:①化学分离技术要求较高,有时难以达到;②在动物实验中,观察几种“毒素”同时作用时,“毒性”很明显,而观察单一“毒素”作用时则往往“无毒性发现”;③由于患者蛋白摄入量差别较大,其临床症状的有无和轻重也差别较大,有时难以评估“毒素”的“毒性”。

新近提出的一些尿毒症毒素,虽然并不完全具备定为“尿毒症毒素”的上述几个条件,但在某些方面也有新的认识。例如,对某些物质,不仅发现尿毒症时其体液水平增高,而且发现其分子结构发生变化或被修饰。为了对某种毒素的毒性作用有深入了解,还需要对其在体内的分布情况,包括细胞内液、细胞外液的分布,不同组织、器官的分布,进行必要的检测。

二、尿毒症毒素的分类方法

尿毒症毒素的分类有多种方法,以往常用的分类方法是根据尿毒症毒素相对分子质量的大小来分类,据此可将尿毒症毒素分为小分子物质(相对分子质量<500)、中分子物质(相对分子质量为500~10 000)和大分子物质(相对分子质量>10 000)。根据毒素的性质不同,可将其分为矿物质、氮代谢产物、多肽类、蛋白质类、脂质类等;根据尿毒症毒素的来源不同,则可将其分为以下几类:①体内正常营养物质或稳定内环境的物质,因肾衰竭状态而造成浓度过度增高,如矿物质钠、钾、磷、H^+等;②体内正常多肽激素,因肾衰竭而造成浓度过度增高,如甲状旁腺激素(PTH)、利钠激素、肾上腺髓质素等;③体内微量元素,因肾衰竭而造成浓度过度增高,如矿物质铝(aluminum)、钒(vanadium)、砷(arsenic)等;④体内正常代谢产物,因肾衰竭而造成浓度过度增高,如尿素、肌酐、尿酸、胍类、酚类、胺类等;⑤体内某些物质,其分子结构因肾衰竭而发生变化或被修饰,如氨甲酰化氨基酸(carbamoylated amino acids)、氨甲酰化蛋白质(carbamoylated protein)、终末氧化蛋白产物(advanced oxidation protein products,AOPP)、晚期糖基化终产物(advanced glycation end products,AGEs)、脂质氧化终产物(advanced lipid oxidation end products,ALEs)等;⑥细菌代谢产物由肠道进入血液:如多胺、酚类、酚酸等。

近些年来,采用最多的是欧洲尿毒症毒素(EUTox)工作组提出的分类方法,即根据尿毒症毒素分子的理化特性和相对分子质量的大小来分类,可分为:①分子水溶性化合物,其相对分子质量<500,其代表物质有尿素、肌酐等,容易被透析所清除;②中分子化合物,其相对分子质量>500,其代表物质有β_2-微球蛋白(β_2-MG)和瘦素(leptin),这些物质仅能被腹膜透析或高通量透析器清除;③蛋白质结合的化合物,该类中大多数相对分子质量小,但某些具有中分子的特性,其代表物有酚类和吲哚类,现有的大多数透析手段难以清除这些物质。

欧洲尿毒症毒素工作组根据1968年至2002年间的文献报告,共列举了90种被称为尿毒症毒素的化合物,其中,68种化合物其相对分子质量<500,12种相对分子质量>12 000,10种相对分子质量在500~12 000,25种物质(占27.8%)是与蛋白结合的。大多数蛋白结合的化合物,其相对分子质量<500。此后,又陆续有新的尿毒症毒素不断被发现(表18-2-1~18-2-3)[4-6]。以下结合以往及欧洲尿毒症毒素(EUTox)工作组的分类方法来阐述各类尿毒症毒素的典型物质。

表 18-2-1 尿毒症毒素:低分子可溶性化合物

1-甲基腺苷(1-methyladenosine)
1-甲基鸟苷(1-methylguanosine)
1-甲基肌苷(1-methylinosine)
不对称二甲氨酸(asymmetric dimethylarginine ,ADMA)
α-酮-δ-胍基缬草酸盐(α-keto-δ-guanidino valeriate)
α-N-乙酰精氨酸(α-N-acetylarginine)
阿拉伯糖醇(arabinitol)
精氨酸(argininic acid)
苯甲醇(benzylalcohol)
β-胍基丙酸盐(β-guanidino propionate)
N^2,N^2-二甲基鸟苷(N^2,N^2-dimethylguanosine)
N^6-苏氨酰氨甲酰腺苷(N^6-threonylcarbamoyladenosine)
苯乙酰谷氨酰胺(phenylacetylglutamine)
N-甲基-2-吡啶酮-5-咪唑羧酰胺(N-methyl-2-pyridone-5-carboxamide)
对称的二甲基精氨酸(symmetric dimethylarginine, SDMA)
肌酸(creatine)
肌酸酐(creatinine)
胞苷(cytidine)
二甲基甘氨酸(dimethylglycine)
赤藓醇(erythritol)
γ-胍基丁酸盐(γ-guanidino butyrate)
胍(guanidine)
胍乙酸(guanidinoacetate)
8-OH-2′脱氧鸟苷(8-OH-2′deoxyguanosine)
亚硝基二甲胺(nitrosodimethylamine)
亚硝基甲胺(nitrosomethylamine)
胍丁二酸(guanidinosuccinate)
次黄嘌呤(hypoxanthine)
丙二醛(malondialdehyde)
甘露醇(mannitol)
甲基胍(methylguanidine)
肌醇(myoinositol)
N^4-乙酰胞苷(N^4-acetylcytidine)
N^6-甲基腺苷(N^6-methyladenosine)
乳清酸(orotic acid)
乳清苷(orotidine)
草酸盐(oxalate)
山梨醇(sorbitol)
脒基牛磺酸(taurocyamine)
苏糖醇(threitol)
胸腺嘧啶(thymine)
尿嘧啶(uracil)
尿素(urea)
尿酸(uric acid)
尿苷(uridine)
黄嘌呤(xanthine)
黄苷(xanthosine)
胍素(guanilin)
苯乙胺(phenylethylamine)
二甲基鸟苷(dimethylguanosine)
肌苷(inosine)
三甲胺(trimethylamine)
硫氰酸盐(thiocyanate)

表 18-2-2 尿毒症毒素:中分子物质

肾上腺髓质素(adrenomedullin)
心房钠尿肽(atrial natriuretic peptide)
β_2-微球蛋白(β_2-microglobulin)
胱蛋白酶抑制剂 C(cystatin C)
脱颗粒抑制蛋白-I(degranulation-inhibiting protein I ,DIP I)
δ 睡眠肽(δ-sleep-inducing peptide)
白细胞介素 1β[a](interleukin-1β[a])
白细胞介素 6[a](interleukin-6[a])
甲硫氨酸脑啡肽(methionine-enkephalin)
神经肽 Y(neuropeptide Y)
视黄醇结合蛋白[a](retinol binding protein[a])
肿瘤坏死因子-α[a](tumor necrosis factor-α[a])
碱性成纤维细胞生长因子(basic fibroblast growth factor)
降钙素基因相关肽(calcitonin-gene related peptide)
脱酰基生长激素释放肽(desacylghrelin)
二核苷多聚磷酸盐[a](dinucleosidepolyphosphates[a])
P 物质(substance P)
尿苷腺苷四磷酸[a](uridine adenosine tetraphosphate ,UP_4A[a])
血管活性肠肽(vasoactive intestinal peptide)
β-内啡肽(β-endorphin)
β-促脂解素(β-lipotropin)
胆囊收缩素(cholecystokinin)
克拉拉细胞蛋白(clara cell protein)
补体因子 D(complement factor D)
内皮素(endothelin)
透明质酸(hyaluronic acid)
κ-轻链(κ-Ig light chain)
λ-轻链(λ-Ig light chain)
瘦素[a](leptin[a])
甲状旁腺素(parathyroid hormone)
脂联素(adiponectin)
生长激素释放肽(ghrelin)
海帕西啶(hepcidin)
白细胞介素-18[a](interleukin-18[a])
奥克巴胺(octopamine)
苯基二氢喹唑啉 A(orexin A)
尿鸟苷蛋白(uroguanylin)

注:[a] 中分子物质,同时又是蛋白质结合化合物。

表 18-2-3 尿毒症毒素:蛋白质结合的化合物

2-甲氧间苯二酚 (2-methoxy resorcinol)	果糖赖氨酸 (fructose lysine)
3-脱氧葡糖醛酮 (3-deoxyglucosone)	乙二醛 (glyoxal)
3-羧-4-甲-5-丙-2 呋喃丙酸(carboxy-methyl-propyl-furanpropionic acid,CMPF)	马尿酸 (hippuric acid)
吲哚-3-乙酸盐(indole-3-acetate)	同型半胱氨酸 (homocysteine)
硫酸吲哚酚(indoxyl sulfate)	氢醌(hydroquinone)
犬尿氨酸(kinurenine)	犬尿烯酸(kinurenic acid)
N^{ε}-羧甲基赖氨酸 (N^{ε}-carboxymethyllysine)	褪黑激素(melatonin)
P-甲酚(P-cresol[a])	丙酮醛(methylglyoxal)
苯酚(phenol)	戊糖苷(pentosidine)
P-OH 马尿酸盐(P-Ohhippurate)	腐胺(putrescine)
苯乙酸(phenylacetic acid)	喹啉酸(quinolinic acid)
精胺(spermine)	精脒(spermidine)

三、尿毒症毒素分类

(一)低分子尿毒症毒素

电解质与微量元素　肾衰竭时,有些矿物质如钠、钾、磷、铝等在体内积聚,可对人体多个系统造成损害。

(1)钠。水、钠潴留是慢性肾衰竭的主要临床表现之一,也是引起急性心衰竭的主要因素之一。从这个意义上来说,过多的水或钠可引起明显的毒性作用,是易于理解的。其毒性的具体表现,将在有关章节加以阐述。

(2)钾。钾是维持人的生命和人体代谢的重要物质之一。钾主要集中在细胞内液中,其细胞外液中的浓度比细胞内液的浓度低得多。如果细胞外液中的钾浓度过高(>5.5 mmol/L),则可能对身体带来许多危害。严重高钾血症(>6.5 mmol/L),可明显抑制神经肌肉的传导,导致严重心律失常,甚至造成死亡。因此,积极防治高钾血症,是提高患者生存率的重要条件之一。根据近 50 年来的统计,高钾血症一直是急性和慢性肾衰竭尿毒症的主要死亡原因之一。在透析治疗逐渐普及以后,高钾血症患病率有所下降,但仍然是尿毒症患者的主要并发症之一。

(3)磷。磷是维持骨和细胞正常代谢的重要成分。人每日摄取的磷约 1 g,60% ~70% 由小肠吸收,体内的磷主要由肾脏排出。由于肾小球滤过率的降低和磷摄入过多等原因,慢性肾衰竭患者常伴有高磷血症。多年以来,人们就认识到高磷血症是导致继发性甲状旁腺功能亢进(甲旁亢)的重要原因之一。磷潴留能抑制肾脏 1-α 羟化酶的活性和 $1,25\text{-}(OH)_2D_3$ 的合成,减少骨钙释放及降低血钙水平,而导致 PTH 分泌增加[7]。近年研究表明,高磷血症对甲状旁腺还具有直接刺激作用,高磷可使甲状旁腺转化生长因子 α(TGF-α)表达增加,刺激甲状旁腺细胞增殖及甲状旁腺激素(PTH)分泌增多。上述这些因素都促进了继发性甲状旁腺功能亢进的发生和发展,进而引起高周转性骨病或混合性骨病的发生。

由于血管细胞具有成骨细胞的特性,因此高磷血症可通过增加血管平滑肌细胞的骨桥素、骨钙素、骨保护素(osteoprotogerin)等的表达而促进血管钙化。同时,高磷血症可增加钙磷乘积,使软组织钙化发生率增高。此外,高磷血症是尿毒症患者心血管病发病和死亡的独立危险因素[8-9]。治疗高磷血症方法主要包括限制磷的摄取(800 mg/d 左右)、使用络合磷酸盐的结合剂、保证充分透析等。

(4)铝。铝通过肠道被吸收,在人体大多数系统内浓度很低,人体铝总量为 30 ~ 50 mg,每日从食物中摄取铝 2 ~3 mg,但仅有 10 ~30 μg 被吸收,含柠檬酸的化合物能增进铝吸收。大部分铝从尿液中排出,正常人肾脏对铝的清除能力很强。肾衰竭患者如透析液中铝含量高(高于 5 ~10 μg/L),口服含铝凝胶,都会导致铝负荷增加,甚至引起铝中毒。严重铝中毒时可出现透析性脑病、急性神经系统铝中毒、铝相关性骨病(骨软化)、小细胞性贫血。其毒性机制尚不完全清楚,可能是铝作为一种金属,具有附着于蛋白和辅助因子的生化特性,在一些生物系统内可取代镁,可抑制 Mg^{2+}-ATP 依赖激酶,被铝影响的酶还包括己糖激酶、腺苷酸环化酶、Mg^{2+}-ATP 酶等。铝通过引起钙调蛋白的变性而影响其与钙的结合，铝对神经细胞有较高的亲和力。铝相关骨病是一种低周转骨病，表现为骨质软化，其发病机制主要是对成骨细胞的直接毒性、阻断骨的矿化过程。

(5)其他微量元素。因肾衰竭而造成体内浓度过度增高的微量元素如钒、砷等，这些物质确实存在毒性作用，但如何确切评价此种毒性，尚待进一步研究。

(二)H^+与代谢性酸中毒

H^+是调节酸碱平衡、稳定机体内环境必不可少的重要物质，而机体对H^+的需要量也是相对恒定的。当H^+产生过多或排出障碍时，则可能出现代谢性酸中毒。尿毒症患者和多数终末期前(Pre-ESRD)慢性肾衰竭患者均存在代谢性酸中毒。在部分轻中度慢性肾衰竭(GFR > 25 ml/min)患者中发生的高氯血症性代谢性酸中毒，一般为肾小管性酸中毒。代谢性酸中毒可对体内多个系统造成损害。它对蛋白质代谢、钙磷代谢、食欲和消化、红细胞的生成、骨骼发育、肌肉功能、心血管功能、神经系统功能、免疫功能等均可带来有害影响(表 18-2-4)。因此，大量事实表明，过多的H^+是一种很重要的尿毒症毒素。限于篇幅，本章仅对代谢性酸中毒的损害作用作简要介绍。

代谢性酸中毒造成机体损害的突出表现，很可能就是导致蛋白质代谢、钙磷代谢的紊乱和相关的并发症。由于代谢性酸中毒引起食欲与消化力降低，导致营养素摄入不足和吸收减少，蛋白质分解增加、合成减少，生长激素和 IGF-I 水平下降、PTH 水平升高及胰岛素抵抗，因而造成肾衰竭患者发生明显负氮平衡、营养不良和小儿发育障碍。美国 William Mitch 的研究组，对酸中毒致蛋白质分解增加、合成减少的机制进行了深入的研究，认为其机制包括下述两个方面(图 18-2-1)：①酸中毒致体内支链 α-酮酸脱氢酶(BCKAD)的表达增高或(和)活性增强，引起支链 α-酮酸分解增多和支链氨基酸水平的下降，并使蛋白合成减少；②酸中毒刺激细胞内 ATP-依赖的泛素(ubiquitin)-核蛋白体(proteasome)途径，上调泛素mRNA的表达，促进蛋白的分解。

代谢性酸中毒导致钙磷代谢紊乱，是其毒性作用的另一突出问题。由于酸中毒抑制肾脏 1-α 羟化酶和 1,25-$(OH)_2D_3$ 的合成，增高 PTH 的水平，降低生长激素和 IGF-I 水平，因而可促进破骨作用，抑制成骨作用，增加骨钙释放和尿钙排出，其后果就是促进继发性甲状旁腺功能亢进和肾性骨病的发生和发展。代谢性酸中毒造成肾组织本身的损伤，也是一种不可忽视的毒性作用。由于酸中毒激活肾组织补体 C3 活性，促进膜攻击复合物 C5b-9 的生成，C5b-9 可损伤肾小管-间质，因而代谢性酸中毒是促进慢性肾衰竭进展的因素之一。

表 18-2-4　代谢性酸中毒的毒性作用

1. 对电解质代谢的影响：引起血钾升高，血钙升高，尿钠增多
2. 抑制食欲，导致营养素摄入不足，降低胃肠消化能力
3. 促进蛋白质分解，抑制蛋白质合成
4. 促进负钙平衡和骨骼损害：尿钙排出增加，结石形成增加；促进破骨作用，抑制成骨作用，增加骨钙释放和骨质疏松
5. 抑制肾脏 1-α 羟化酶活性和 1,25-$(OH)_2D_3$ 的合成
6. 促进 PTH 的生成和分泌，加重甲状旁腺功能亢进
7. 抑制生长激素和 IGF-I 水平，导致小儿发育障碍
8. 肌肉功能降低，肌肉萎缩
9. 激活肾组织补体 C3 活性，促进 C5b-9 生成，造成肾组织损伤
10. 红细胞寿命缩短，影响红细胞生成
11. 降低神经系统功能，严重时出现神志障碍
12. 降低心脏收缩功能，增强血管扩张
13. 增加呼吸频率，重者出现气喘
14. 免疫功能下降
15. 影响激素功能：降低甲状腺素水平，促进胰岛素抵抗，增高可的松活性
16. 其他：影响皮肤黏膜功能、性腺功能等

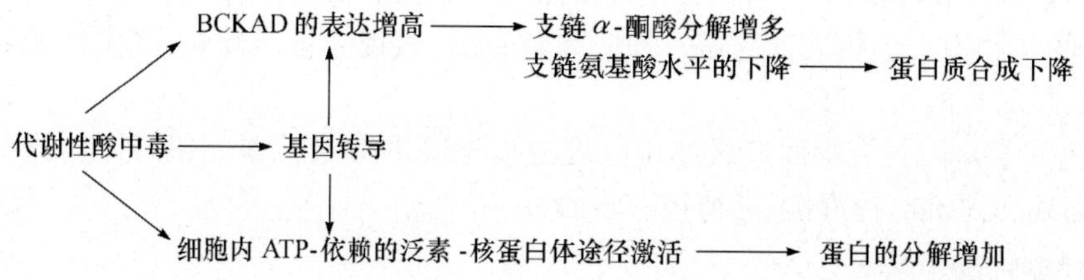

图 18-2-1 代谢性酸中毒致蛋白质分解增加、合成减少的机制

(三)尿素和氰酸盐

尿素为蛋白质代谢的主要终产物,分子结构为 $CO(NH_2)_2$,相对分子质量60,其中含氮46.7%(28/60),故血清尿素氮测定值大约相当于尿素测定值的一半(28/60)。过去人们认为尿毒症的主要症状都是由尿素引起,但后来的研究表明,尿素本身的毒性并不很强;而尿素的代谢物氰酸盐则有较强的毒性。正常时人体内的尿素可转变为氰酸盐,氰酸盐分子通过氨甲酰化被清除,当肾功能损害时,尿素及其代谢产物不能有效清除,在体内堆积,可导致乏力、头痛、嗜睡、抑郁、瘙痒、恶心、呕吐;氰酸盐升高可引起软弱、倦意、腹泻、肠出血、体温下降、昏迷,氰酸盐在一定程度上抑制中性粒细胞内氧化物的释放,从而干扰杀灭微生物的功能。

(四)氨甲酰化氨基酸

如上所述,正常人体内的尿素可转变为氰酸盐并通过氨甲酰化被清除,而尿毒症时,氨甲酰化氰酸盐积聚,从而引起血液中氨基酸和蛋白质氨甲酰化。由于氨甲酰化的氨基酸(C-AA)没有自由的氨基,与另一个正常氨基酸(F-AA)的羧基结合,引起蛋白质合成障碍,因而是造成尿毒症患者的营养不良的因素之一,也可引起某些物质代谢的障碍,甚至影响组织、器官的功能(如大脑皮质功能、周围神经功能障碍等)。

血红蛋白中缬氨酸的氨基端被氨甲酰化时,形成了与氧高亲和力的氨甲酰血红蛋白,使氧离曲线左移,减少氧的释放,造成组织缺氧。尿毒症时,由于天冬酰胺的氨甲酰化,且呈剂量依赖方式,损害胰岛素敏感的糖转运系统,是造成胰岛素抵抗的原因之一,因而使CRF患者体内组织的葡萄糖摄取量减少。体内各种蛋白质的氨甲酰化,可影响器官的正常功能。

(五)胍类

胍类化合物(guanidio compounds, GCs)是蛋白质代谢所产生的仅次于尿素的一类物质,是最可能的尿毒症毒素之一[2,5,10],这些化合物包括胍、甲基胍、二甲基胍、肌酐、胍乙酸、胍基琥珀酸和1,3-二苯胍等。有人认为,尿毒症时,多种胍在血清内积聚,但胍的生成途径并不十分清楚。在尿酸和胍类之间有一个相同的结构,提示至少部分胍类是从尿酸衍生而来。精氨酸是唯一被证实在慢性肾衰竭时与胍类合成有关。慢性肾衰竭时,饮食中精氨酸增加,则甲基胍生成增加。甲基胍升高可引起恶心、呕吐、腹泻、贫血、糖耐量降低、血浆纤维蛋白原增高及裂解酶活性下降、钙吸收减少、胃、十二指肠溃疡和出血、抽搐和意识障碍,还可引起胰腺等分泌减少、红细胞自溶,并对淋巴细胞的DNA合成、Na^+-K^+-ATP酶活性、Ca^{2+}-ATP酶活性有抑制作用,并能抑制去甲肾上腺素在交感神经突触小泡中运输,因此甲基胍可能为肾衰竭时交感神经系统病变的原因。据报道,胍基琥珀酸可抑制血小板第3因子的活性,抑制ADP诱导的血小板结构的改变,抑制ADP、肾上腺素诱导的继发性的不可逆的血小板聚集,并引起血小板微细结构中的改变。因此胍基琥珀酸可能是引起尿毒症患者凝血障碍的原因之一。肌酐被认为可能是无毒的,给予动物及健康人体大量肌酐可以耐受。但也有些研究指出,大剂量的肌酐可促进溶血,降低血小板黏附,抑制脑组织对氧的摄入,改变糖代谢。

胍类化合物是神经毒性剂和实验性的惊厥剂,有关生化和电生理的研究发现,GCs对中枢神经系统有兴奋作用,是由于胍基琥珀酸选择性的活化非竞争性的N-甲-D-天冬氨酸受体及去极化作用,以及对γ-

氨基丁酸受体的抑制。最近的研究发现，胍基琥珀酸、甲基胍和肌酐更像一个竞争性的拮抗剂，作用于传导体认知的 γ-氨基丁酸受体的位点。

（六）多胺

多胺是氨基酸的代谢产物，包括精胺、精脒、腐胺、尸胺等胺类。鸟氨酸、赖氨酸分别是腐胺和尸胺的前体氨基酸。在鸟氨酸脱羧酶的催化下，鸟氨酸可转变为腐胺；在赖氨酸脱羧酶的作用下，赖氨酸可转变为尸胺。在甲硫氨酸提供丙胺基和有关酶的作用下，腐胺又可转变为精脒和精胺。

尿毒症时由于肾脏对多胺的清除能力显著下降，而使多胺水平显著升高。多胺增高可引起厌食、恶心、呕吐、蛋白尿。血中多胺升高是尿毒症患者贫血的主要原因之一，可能是通过干扰红细胞生成素受体，对红细胞生成素有抑制作用，或者是直接破坏红细胞生成；红细胞内多胺水平升高，也是红细胞寿命缩短、发生自溶的原因之一；血中高浓度的多胺使红细胞集落形成单位增生低下；多胺可使尿毒症时红细胞内糖苷敏感的 ATP 酶活性下降，从细胞内转移到细胞外的钠离子减少，细胞内钠离子浓度升高；对 Na^+-K^+-ATP 酶和 Mg^{2+}-ATP 酶也有抑制作用[5]。

多胺对微循环血管的通透性具有增强作用。尿毒症患者的心包渗出、肺水肿、脑水肿以及顽固性的“肾性腹水”，均可能与高多胺血症引起的毛细血管通透性增加有关。尿毒症患者的急性肺水肿可由尿毒症毒性物质、严重高血压、急性左心衰等原因引起。有人报告多数尿毒症伴肺水肿的肺毛细血管压力均低于血浆渗透压，提示这些患者肺水肿的产生原因并非肺毛细血管压力增加，而是肺毛细血管通透性增加之故。

（七）肾小球加压素

肾小球加压素是由肝脏产生的小相对分子质量激素，它可增加肾小球毛细血管压，增加肾小球滤过率（GFR）[11]。由于肾小球高滤过可损害肾功能，因此肾小球加压素可通过诱导肾小球高滤过，进而引起肾小球硬化，从而加快肾病的进展。

（八）三卤甲烷

三卤甲烷是以氯消毒的自来水的常见污染物，如果水处理系统清除不彻底，那么透析液中可出现该物质。透析患者血三卤甲烷血浓度升高可致基因突变和致癌变，且可致自然流产[5]。

（九）不对称二甲氨酸

不对称二甲氨酸（ADMA）是内皮一氧化氮合成酶（NOS）的内源性抑制物[12]，其相对分子质量为 202。ADMA 来自于蛋白质的转甲基化后，再被水解而释放。体内多种类型的细胞均能合成 ADMA，包括在培养基中和血管中的内皮细胞。ADMA 和其失去生理活性的立体异构体，对称的二甲精氨酸（SDMA）部分地由肾脏排泄。ADMA 的活性可被氧化低密度脂蛋白或肿瘤坏死因子-α 所抑制。此外，ADMA 通过二甲精氨酸二甲氨基水解酶（DDHA）水解成瓜氨酸和二甲胺。DDAH 有两种同型异构体，DDAH-Ⅰ控制神经源性的 NOS，而 DDAH-Ⅱ影响着内源性的 NOS。

终末期肾衰竭患者血中 ADMA 水平明显升高，为正常对照组的 2 ~6 倍，其升高的原因，部分是由于肾衰竭，肾脏排泄减少。由于 ADMA 的相对分子质量小，很容易血液透析或腹膜透析清除。血液透析后 ADMA 水平可下降 60% 左右，未清除部分可能是其与血浆蛋白的结合，或者是被透析膜吸附。此外，ADMA的水平与年龄、动脉压、糖耐量及盐的摄入相关。

内源性 NO 是很强的血管扩张剂，在调节血管阻力和血流量方面起重要作用；NO 能抑制动脉粥样硬化的关键步骤，如单核细胞的黏附、血小板聚集和血管平滑肌细胞的增殖；NO 也是神经传导和神经毒性介质；NO 能杀死或抑制许多病原体，包括细菌、真菌、寄生虫、结核杆菌等。有几种尿毒症毒素可影响 NO 的合成，ADMA 是 NO 合成的一个强抑制剂，甲基胍是 NO 合成的一个弱抑制剂。结构类似于 L-瓜氨酸的胍基代替物（如 N-甲-L-瓜氨酸）能够选择性地抑制 NO 的合成，其作用主要作为竞争性抑制剂，抑制酶的活性位点。

目前已发现，血 ADMA 的水平与颈动脉的厚度有明显的相关性。新近的研究表明，在高同型半胱氨酸血症患者中 ADMA 也是升高的，提示 ADMA 可能是动脉粥样硬化的标志物之一。NO 的合成受抑制，可导致大隐静脉和肠系膜血管收缩、高血压、肾小球局部缺血和神经病变。在大脑组织中，ADMA 引起血管收缩及抑制乙酰胆碱诱导的血管松弛，故可引起脑组织损害。

（十）草酸

尿毒症时血浆中草酸浓度升高，且与尿素氮浓度相一致。由于红细胞中草酸浓度高，故草酸的全血浓度高于其血浆浓度。正常情况下，草酸小部分从肠道吸收，也可在体内外合成，其合成有两种途径，即来自于抗坏血酸（维生素 C）和乙醛酸盐。乙醛酸盐是甘氨酸和羟乙酸盐的代谢产物，正常时草酸盐从尿中排出，血液透析可清除草酸，血浆草酸盐水平与抗坏血酸的水平相一致，肾衰竭患者每日摄入中等或大量抗坏血酸（≥500 mg/d），即可引起血中草酸盐浓度升高。因此，对于肾衰竭患者，建议维生素 C 每日摄入量为 60 mg。据报告，大量的盐酸吡哆醇可降低草酸盐水平。

由于草酸盐溶解性很低，高浓度的草酸盐可引起草酸钙在软组织沉积及尿路草酸钙结石；肾组织和心肌中也发现有草酸钙结晶。有学者报告，在维持性血液透析患者中，心肌草酸钙沉积可引起充血性心力衰竭，体外实验发现草酸能抑制乳酸脱氢酶的活性。

（十一）N-己酰-丝氨酰-天冬氨酰-赖氨酰-脯氨酸（AcSDKP）

AcSDKP 同肌酐一样属于低分子物质，肾衰竭患者血中 AcSDKP 的水平升高，体内外实验发现它可被血管紧张素转换酶降解，其在血中的水平由其产生、血管紧张素转换酶对其降解和肾脏的排泄来决定的。因此用血管紧张素转换酶抑制剂治疗的患者血 AcSDKP 是明显升高的，与对照组相比可升高 4 倍，血液透析可使其浓度下降 60%。目前已发现 AcSDKP 是红细胞生成的生理性抑制剂，它通过抑制造血干细胞而抑制红细胞生成，其在血中的堆积可导致红细胞生成素（EPO）的抵抗，肾衰竭患者血中 AcSDKP 的水平与其对 EPO 的需要量成正比。这提示 AcSDKP 具有尿毒症毒素的特点[3,13]。

四、中分子尿毒症毒素

大量数据提示，尿毒症是由大量理化特性不同的化合物潴留所介导的。除低分子尿毒症毒素以外，EUTox 工作将其他毒素又分为两类，如中分子化合物和蛋白质结合的化合物[14]。中分子尿毒症毒素的代表物质有 β_2-微球蛋白、某些晚期糖基化终产物（AGEs）、肾上腺髓质素、瘦素、补体蛋白和促炎症细胞因子等。

（一）β_2-微球蛋白

β_2-微球蛋白是 100 个氨基酸残基组成的单链多肽低分子蛋白，其相对分子质量为 11 800，它形成 I 类人白细胞抗原（HLA）分子的 β 单链。该蛋白起源于人体间质，上皮细胞和造血细胞均能合成。已知它是形成透析相关性淀粉样变的主要物质。肾功能正常时，β_2-微球蛋白被肾小球滤过，随后在近端小管分解。肾衰竭时，其分解作用受损，可致 β_2-微球蛋白潴留，循环中 β_2-微球蛋白可增加 60 倍，其作为中分子尿毒症毒素的代表物质已为大家所熟知。β_2-微球蛋白与尿毒症患者骨关节淀粉样变性密切相关[5]。最近的研究发现血 β_2-MG 的水平对血液透析患者死亡率的预测具有明显的意义，包括对全因的死亡，尤其是对非心血管病原因的死亡[15]。故降低尿毒症患者血中 β_2-MG 的水平对改善透析患者的生存率具有重要意义。通过应用血滤、超纯透析、高通量的透析器、延长透析时间和每日透析能有效地清除之。

（二）瘦素

瘦素（leptin）是由肥胖基因编码，脂肪细胞分泌的肽类激素，它由 167 个氨基酸组成，相对分子质量为 16 000，是近年发现的一种调节食物摄取和能量消耗的新激素[16]。非肥胖尿毒症患者血中瘦素水平明显升高，其原因与瘦素的排泄障碍及某些因素如高胰岛素血症、C 反应蛋白升高及 TNF-α、IL-1 增多等刺激其合成增加有关。瘦素增多可引起食欲下降，营养素摄入减少，热量消耗增加，很可能是引起 CRF 患者食欲减退、营养不良的原因之一。瘦素的这一作用，可能与瘦素对下丘脑部位的食欲素、神经肽 Y

(NPY)合成、分泌的抑制作用有关。据报告,体液中的瘦素经脉络膜丛转移到脑脊液后,与下丘脑部位的受体结合,活化 JAK/STAT 信号瀑布,导致一些基因的活化或失活,引起 NPY 的产生减少。

瘦素可加强交感神经的兴奋性,这可能参与了 CRF 患者高血压的形成,并且因瘦素无法有效清除而致血压难以控制;高瘦素血症与高胰岛素血症互为因果,互相促进;瘦素的脂解作用可导致高脂血症。这些因素可能促进了 CRF 患者心血管并发症的发生。透析治疗前后,血清瘦素水平变化较小,透析治疗难以纠正尿毒症患者的高瘦素血症。据报告,给予尿毒症患者人工重组红细胞生成素(rHuEPO)或胰岛素样生长因子-Ⅰ(IGF-Ⅰ)治疗,其血清瘦素水平可明显降低。

(三)肾上腺髓质素

肾上腺髓质素(adrenomedullin, ADM)是相对分子质量 6 000 的肽链,结构类似降钙素基因相关肽。血 ADM 浓度明显升高可见于多种疾病,如高张性充血性心衰、肝硬化、慢性阻塞性肺病和肾衰竭[17]。对肾衰竭患者,一般认为,血 ADM 水平升高至少部分因为肾对其清除受损。

(四)甲状旁腺激素(PTH)

1. *体液内 PTH 的存在形式* PTH 是调节钙磷代谢的主要激素之一。PTH 在血循环中以四种形式存在:全段 PTH(iPTH 或 1-84 PTH,相对分子质量约 8 400),氨基段 PTH(N-PTH),中间段 PTH(M-PTH)及羧基段 PTH(C-PTH)。其中前二者具有生物活性。多年以来人们一直认为,放免法测定的 iPTH 最有诊断价值,与骨组织学相关性高。而后两者无生物活性,对肾性骨病诊断不够敏感。但近两年发现,传统的试剂盒不仅测出 1-84 PTH,还能测出 7-84 PTH,因此应用传统的试剂盒测定 iPTH 值与其实际水平有显著的差异,并导致了临床医师对 PTH 水平和继发性甲状旁腺功能亢进的发生估计过高。在此情形下,要防止低周转骨病的发生,需维持 iPTH 在较高水平上。不仅如此,7-84PTH 具有拮抗 1-84PTH 的生理作用。据报告,7-84 PTH 可降低 1-84PTH 升高血钙的作用及降低尿磷排泄。这些发现提示7-84PTH的生理作用可能是尿毒症中骨骼抵抗 PTH 的原因之一。美国最近新开发出一种准确测定全段 PTH 的方法,即 S-IRMA,与传统方法比较,S-IRMA 对 1-84PTH 有高度的特异性,即使 7-84PTH 浓度高达 10 000 pg/ml,S-IRMA 也测不出。

2. *慢性肾衰竭高 PTH 血症的发病机制* 美国学者 Massry 等认为,PTH 是最重要的尿毒症毒素之一。CRF 时,由于高磷血症、低钙血症、1α-羟化酶缺乏、1,25-$(OH)_2D_3$ 不足、甲状旁腺组织钙敏感受体功能障碍、甲状旁腺自主分泌等多种因素,导致 PTH 的合成、分泌增加。此外,肾脏对 PTH 的清除减少,骨骼对 PTH 的作用产生抵抗,PTH 对 1,25-$(OH)_2D_3$ 的负反馈抑制作用不敏感等因素,也是导致血 iPTH 水平升高重要原因。

3. *继发性甲状旁腺功能亢进的主要表现* 身体内许多组织、器官都是 PTH 的靶目标,故 PTH 慢性升高可致体内广泛的功能紊乱和组织损伤(表 18-2-5),包括致广泛的软组织钙化(如角膜、皮肤、血管、周围神经、心脏、肺、肝脏、脂肪和睾丸等组织内钙化)、钙化防御、心血管钙化和功能异常、肾性骨病、神经系统功能紊乱(脑电图异常、运动神经传导速度延长、周围神经病变)等。

甲状旁腺功能亢进相关的肾性骨病主要为纤维性骨炎,属于高转换型骨病。该病的生化和组织学异常一般出现在临床症状之前,其症状出现较晚,且无特异性。甲状旁腺功能亢进的主要表现为关节周围炎和关节炎(关节的红、肿、热、痛、僵硬和功能障碍)、骨痛、自发性骨折、肌痛和肌无力、自发性肌腱断裂等。

关于甲状旁腺激素在肾性贫血发生中的作用目前尚不完全肯定,有报告 PTH 抑制红细胞生成,抑制促红细胞生成素的功能,使红细胞脆性增加,高水平的 PTH 可引起血红素明显降低,有报道在甲状旁腺切除后,50% 患者血色素升高,骨髓纤维变性恢复;用 1,25-$(OH)_2D_3$ 抑制甲状旁腺素的活性,可见血红蛋白明显升高。PTH 可增加中性粒细胞弹性蛋白酶的释放,并影响细胞的迁移,单核粒细胞的吞噬功能减弱;作用于淋巴细胞引起钙离子进入细胞增加、蛋白激酶的激活,细胞和体液免疫功能降低,使尿毒症患者易并发感染。

表 18-2-5 继发性甲状旁腺功能亢进的主要表现

多种物质代谢紊乱
蛋白质分解增多、合成减少
胰岛素抵抗和高血糖症
脂代谢异常(高甘油三酯血症)
钙磷代谢紊乱
软组织钙化(如角膜、皮肤、周围神经、内脏等组织内钙化)
钙化防御(钙化性尿毒症性小动脉病)
心血管结构、功能异常
动脉粥样硬化和钙化病变发展加快
心肌钙化致传导系统结构破坏,恶性心律失常增加
血管平滑肌细胞增殖、血管内膜增厚、血管阻力增加
心肌成纤维细胞活化及心肌间质纤维化
左室顺应性降低、左室射血分数降低
肾性骨病
骨髓纤维化和骨硬化症
拮抗红细胞生成素,加重肾性贫血
神经系统功能紊乱
脑电图异常,脑组织钙化、萎缩
周围神经病变;运动神经传导减慢
皮肤瘙痒、溃疡
尿毒症肌病
性功能障碍
免疫功能受损

上述所提及的多种功能紊乱和组织损伤,多与 PTH 所致细胞内钙升高有关。在一些细胞内,PTH 可使来自细胞储存池的钙动员加强,钙离子进入细胞内增多。但在所有的细胞内 PTH 都能够激活钙离子通道,并能够被钙通道阻滞剂所抑制。钙离子升高导致线粒体内氧化受阻,ATP 产生减少,Ca^{2+}-ATP 酶活性、Na^+-Ca^{2+}交换和 Na^+-K^+-ATP 酶活性均降低,致 Ca^{2+} 从细胞内排出减少。

4. *尿毒症性血管病变和钙化防御* 近年研究表明,甲状旁腺功能亢进、高磷血症及钙磷乘积升高,使慢性肾衰竭患者死于心血管疾病的危险明显增加(图 18-2-2)。发生这一现象的原因主要有:①动脉粥样硬化和钙化的加快,斑块破裂的增加;②心肌钙化致传导系统结构破坏,使恶性心律失常的发生率增加;③血管平滑肌细胞增殖、血管内膜增厚、血管阻力增加而影响心肌灌注;④促进心肌成纤维细胞活化及心肌间质纤维化,导致心肌纤维缩短百分比降低、左室顺应性降低、舒张功能不全、左室射血分数减少、心脏指数降低等。

以上情况主要发生在血磷大于 6.5 mg/dl 及钙磷乘积高于正常 10 个单位以上的继发性甲状旁腺功能亢进患者。当 PTH >495 pg/ml 时,CRF 患者猝死的发生率明显升高。PTH 相关肽(PTH-rP)在调节血管平滑肌细胞钙化中可能起着重要作用。近来发现,晚期糖基化终产物、炎症因子、同型半胱氨酸、氧化 LDL、高血压、高血糖的因素均可能与血管钙化有关。在钙化模型的体外实验中,PTH-rP 对小牛血管平滑肌细胞具有抑制作用,钙化的血管平滑肌细胞中 PTH-rP 表达降低。然而,PTH-rP 抑制动脉钙化的机制,肾衰竭时发生血管钙化中 PTH-rP 及其受体、 PTH 受体的表达的调节机制目前尚不清楚。

钙化防御(calciphylaxis)即"钙化性尿毒症性小动脉病"(calcific uremic arteroiipathy)是继发性甲状旁腺功能亢进患者中发生的一种小血管病变。引起钙化防御发生的主要因素有 PTH 水平升高、高磷血症及血清钙磷乘积增高。近年也有人发现,血清钙磷乘积增高可能是导致钙化防御的主要原因,而 PTH 水平升高不一定是必要条件;部分伴有钙化防御的尿毒症患者 PTH 水平并不升高,甚至正常或降低,而且可伴有骨生成不良(adynamic bone disease),其机制尚不完全清楚。

钙化防御主要表现为皮肤或皮下组织小血管的钙化或闭塞,并由此导致缺血部位的损伤和坏死。病灶可发生于患者双侧对称性浅表部位，常表现为疼痛性斑点状皮疹，酷似网状青斑，在指(趾)尖、踝、膝或臀部表面可见紫色结节，进一步可发展为皮下出血灶或皮肤、指(趾)端坏疽。如做病灶的活检病理检查，可见小动脉壁钙沉积伴小叶状脂肪坏死、钙化和中性粒细胞、淋巴细胞及巨噬细胞浸润。钙化防御患者多死于败血症或缺血性疾病。

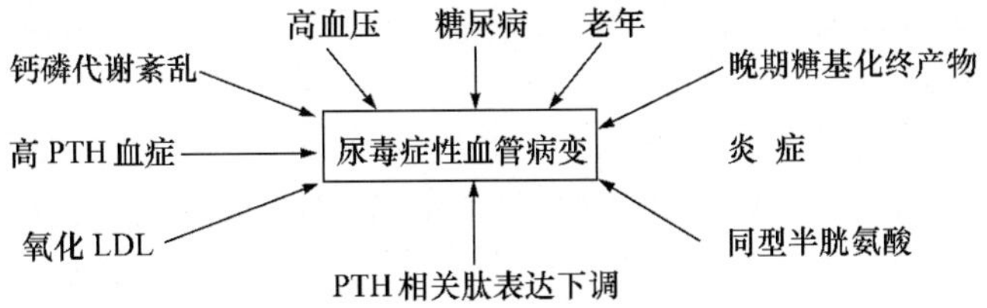

图 18-2-2 尿毒症性血管病变的机制

(五) 具有抑制免疫细胞活性作用的蛋白质和多肽

这类毒素包括粒细胞抑制蛋白Ⅰ(GIP-Ⅰ)、粒细胞抑制蛋白Ⅱ(GIP-Ⅱ)、趋化抑制蛋白(CIP)、中性粒细胞脱颗粒抑制蛋白Ⅰ(DIP-Ⅰ)、中性粒细胞脱颗粒抑制蛋白Ⅱ(DIP-Ⅱ)以及免疫球蛋白轻链等[18-21]。

GIP-Ⅰ和 GIP-Ⅱ都是从规律血液透析患者的血浆中分离出来的，GIP-Ⅰ相对分子质量为 28 000，电离点位于 4.0 ~ 4.5，属于免疫球蛋白轻链类，80% 与 κ 轻链同类，20% 与 λ 轻链同类。GIP-Ⅱ相对分子质量为 9 500，与 β_2-微球蛋白(β_2-MG)属同一类。GIP-Ⅰ和 GIP-Ⅱ具有抑制多核粒细胞(PMN)对糖的摄取的作用。GIP-Ⅰ是通过抑制趋化性肽(甲酰-甲硫氨酰-亮氨酰-苯丙氨酸)而影响 PMN 的功能，抑制中性粒细胞(PMN)的趋化性、对葡萄糖的摄取、氧化代谢及细胞内的杀菌作用。GIP-Ⅱ则抑制由佛波醇酯(phorbolester)刺激的糖摄取；此外它也可刺激人体单核细胞分泌 IL-1β 和 IL-6。

DIP-Ⅰ和 DIP-Ⅱ均为尿毒症规律血液透析患者的血浆超滤液中提出。DIP-Ⅰ相对分子质量为 14 400，与血管生成素(angiogenin)属同一类物质，在尿毒症时比正常人高 2 ~ 3 倍，而在 CAPD 患者的腹膜透析液中 DIP-Ⅰ浓度可高达正常人的 1 000 倍，提示 DIP-Ⅰ是由腹腔中的细胞合成。DIP-Ⅰ可抑制自发性及刺激后的 PMN 脱颗粒，而应用人重组血管生成素多克隆抗体可消除 DIP-Ⅰ对 PMN 的这种抑制作用。DIP-Ⅰ不仅抑制 PMN 的乳肝褐质(lactoferrin)、胶原酶、明胶酶的释放，而且也抑制弹性硬蛋白酶释放。含有血管生成素片段中的二硫化物(S^{39}-S^{92})，对 PMN 的抑制作用与 DIP-Ⅰ作用相同，但要弱得多。这表明 DIP-Ⅰ在 PMN 细胞上有一个新的、生物学活性位置，而与血管生成素的活性部位有所不同。DIP-Ⅱ相对分子质量为 24 000，这种蛋白质可看作为补体 D，在血液透析患者中补体 D 比正常人高约 10 倍，补体 D 可引起刺激后的剂量依赖性的乳肝褐质脱颗粒约减少到正常对照的 34%。

CIP 是从腹膜透析患者的腹膜透析液中分离所得，其相对分子质量为 8 500。在体外实验中，它抑制 PMN 的趋化运动呈浓度依赖性，且不可逆转。氨基酸序列测定显示这种多肽与泛素有着相同的氨基末端，但比泛素电离点更偏酸性，而泛素本身对 PMN 的趋化性无影响。由此看来，CIP 很可能是被修饰的泛素。

免疫球蛋白轻链 κ 和 λ 的单体和二聚体在体外很小的浓度即可抑制 PMN 的糖摄取和趋化性，由 B 淋巴细胞产生的免疫球蛋白轻链多于重链，因此有少量的轻链以自由形式存在于血液中，严重肾功能减退患者其血中自由轻链的水平增高 5 倍。

(六) 补体成分 D 因子

慢性肾衰竭患者存在营养不良-炎症-动脉粥样硬化综合征，其中心环节是微炎症状态。补体作为一种尿毒症毒素，可能介导了慢性肾衰竭患者的微炎症状态[22-23]。补体 D 因子的聚集促进了人工透析膜表面的补体活化。如果终末期肾病患者接触了内毒素，将会进一步加重补体介导的损害。补体通过系统或局部的活化，产生一些炎症因子，促进了尿毒症晚期并发症的发生和发展(包括动脉粥样硬化)。因此，采用高生物相容性的透析膜和超纯透析液可减轻微炎症状态。理论上高通量透析可去除 D 因子。

（七）细胞因子

透析本身可能导致细胞因子的释放，包括白细胞介素 1（interleukin-1，IL-1）、肿瘤坏死因子（tumor necrosis facter，TNF）和白细胞介素 6（IL-6）等[5]。这些细胞因子可刺激巨噬细胞合成和释放 β_2-微球蛋白，增加Ⅰ类人白细胞抗原的表达，后者可增加 β_2-微球蛋白的表达。炎症与氧化应激密切相关，并可预测死亡率增加、心脏肥大和致动脉粥样硬化状态。近来，人们关注到 IL-6 与死亡率和颈动脉粥样硬化的关系。细胞因子释放入血可能是脓毒症发病机制的重要一环，可能引起过度炎症或免疫抑制。研究最广泛的细胞因子其相对分子质量在 20 000～54 000 之间，包括 IL-1 受体拮抗剂（17 000）、IL-6（28 000）和 TNF-α（51 000）等。

五、蛋白质结合的尿毒症毒素

蛋白结合的尿毒症毒素包括 3-羧-4-甲-5-丙-2 呋喃丙酸（CMPF）、果糖赖氨酸、乙二醛、马尿酸、同型半胱氨酸、二氢奎宁、吲哚-3-乙酸、硫酸吲哚酚、犬尿氨酸、犬尿烯酸、甲基乙二醛、N-羧甲基赖氨酸、P-甲酚、戊糖苷、苯酚、P-OH 马尿酸、喹啉酸、精脒、精胺等[14,24]。晚期糖基化终产物（AGEs）也归入蛋白结合的尿毒症毒素。

1. *3-羧-4-甲-5-丙-2 呋喃丙酸（CMPF）* 3-羧-4-甲-5-丙-2 呋喃丙酸（CMPF）是呋喃脂肪酸之一，它有很强的亲脂结构，能抑制肾脏摄取对氨马尿酸（PAH），并减少肾脏对药物的排泄、药物的代谢及内源性有机酸的产生，它经 PAH 通道清除，因此 PAH 可抑制 CMPF 的清除。CMPF 能抑制肝脏的谷胱甘肽-S-转换酶、抑制线粒体呼吸及甲状腺素 4 的脱碘；抑制腺苷二磷酸刺激的尼可酰胺腺苷二核苷酸连接的底物的氧化[5]。已有证据表明 CMPF 的血浓度与其神经病变是一致的。

2. *酚类* 酚类包括甲酚、4-羟苯丙酸、4-羧基苯甲酸、二羧苯甲酸、硫酸吲哚酚及 P-硫酸甲酚等。酚酸由苯甲氨酸或酪氨酸经脱氨基、脱羧基和氧化生成，其中有些是在肠道细菌酶的作用下生成。酚类系酚在肝内与葡萄糖醛酸或硫酸结合生成。尿毒症时，血浆酚类和酚酸浓度升高是体内生成增多和降解减少所致。酚类化合物与尿毒症患者中枢神经的抑制相关；高浓度的酚类还可引起体内酶如 Na^+-K^+-ATP 酶、Mg^{2+}-ATP 酶、Ca^{2+}-ATP 酶活性抑制，也可抑制肝、脑细胞活性，间苯二酚酸也可干扰血小板第 3 因子的作用，并抑制继发性血小板聚集。

硫酸吲哚酚由吲哚（indoles）在肝脏代谢而来，吲哚由肠道细菌对色氨酸的代谢产生，为与蛋白结合的有机酸，结合率高达 93%，故普通透析不能清除。硫酸吲哚酚表现出多种毒性作用：抑制药物与蛋白结合，加速肾小球硬化，对血管的损害（大动脉的钙化、平滑肌细胞增殖和内皮损伤），使骨骼对甲状旁腺成骨作用反应障碍，抑制甲状腺素（T_4）的脱碘，与尿毒症患者相对性甲状腺功能低下有一定关系[5,25]。硫酸吲哚酚可在脑内堆积，肾功能不全时此种堆积与神经功能异常有关[25]。

3. *P-甲酚* P-甲酚是在肠道经厌氧菌的作用由苯丙氨酸和酪氨酸生成。P-甲酚大多用于工业杀菌和消毒。急性 P-甲酚中毒可损害中枢神经系统、肺、肝和肾脏，症状可有肌无力、胃肠紊乱、抑郁，严重者可致死亡[5]。P-甲酚是癫痫发作的诱发因子。抑制肝细胞线粒体呼吸可能是其肝毒性的作用机制之一。这些发现提示 P-甲酚在增加尿毒症患者对感染的易感性方面起重要作用。该物质可抑制白细胞反应。体外研究发现，P-甲酚可增加铝对肝细胞的毒性。此外，P-甲酚还可抑制单核细胞合成血小板活化因子（PAF）。未与蛋白结合的 P-甲酚几乎测不到，P-硫酸甲酚 94% 与蛋白结合，因此，P-甲酚是以它的硫酸盐结合蛋白形式存在于血液中，故普通血液透析清除很少，其对白细胞表现出前炎症介质作用。

4. *马尿酸* 马尿酸（hippuric acid，HA）是正常人尿液排出的成分之一，由苯甲酸在肝脏代谢产生，系苯甲酸在肝脏解毒的代谢产物。苯甲酸来源丰富，食物为其重要来源，水果中尤以梅、李含量最高，肠道细菌直接分解苯甲酸产生 HA，也是其来源之一，也有人提出肝素溶液中所含的苯甲醇是尿毒症血液透析患者苯甲酸来源之一。慢性肾功能不全患者，由于肾血流量减少及尿毒症毒素抑制肾小管的主动转运，致尿液中 HA 排出减少，血浆 HA 浓度升高。HA 血浓度 > 2 mg/dl 时，可使骨髓红细胞系受到明显抑制[5]，HA 能影响糖耐量及血小板环氧化酶的活性；也可抑制白细胞摄取葡萄糖过程中的氧释放。此外，高浓度的 HA 是苯妥因、茶碱等药物与血浆白蛋白结合率减低的原因之一。实验发现尿毒症透析患者的 HA 与残余肾功能有较好的相关性，因此 HA 可能是反映残余肾功能的最好的标记物之一。

5. 同型半胱氨酸　同型半胱氨酸(Hcy)是蛋氨酸脱甲基而形成的含硫氨基酸，在肾功能不全时，Hcy 水平升高，并与血肌酐水平呈正相关，与肌酐清除率呈负相关[26-29]。Hcy 升高的机制尚不完全清楚。仅有小部分 Hcy 从肾脏排泄，故肾脏排泄率降低并不能完全解释慢性肾衰竭时的高同型半胱氨酸血症。在 CRF 时，肾小管摄取 Hcy 减少；此外正常人的 Hcy 可通过分解代谢转硫基而变成半胱氨酸，也可甲基化成为蛋氨酸，尿毒症时肾小管功能减退，Hcy 的分解和(或)甲基化受抑制。Hcy 的血清浓度不仅与肾衰竭有关，而且依赖于营养的摄入(如蛋氨酸)、维生素的状况(如叶酸、维生素 B_6、维生素 B_{12}等)、遗传因素等。Hcy 的滞留导致细胞中 S-腺苷同型半胱氨酸的堆积，其毒性表现在与 S-腺苷蛋氨酸竞争并抑制其甲基转移酶。有人报告，尿毒症患者甲基四氢叶酸还原酶缺陷是由于其纯合子基因突变(677C 被 T 代替)发生率比健康人增高所致。血 Hcy 是叶酸缺乏的一个敏感的生物标记物。当叶酸盐缺乏时，血中 Hcy 水平增高。叶酸的活性形式是 5-甲-四氢叶酸，在 Hcy 转变为蛋氨酸时，它作为联合底物。

高 Hcy 血症是心血管疾病的一个独立的危险因素。随着血中 Hcy 水平增高，颈动脉狭窄、颈动脉内膜增厚、冠状动脉疾病、心肌梗死和深静脉血栓的发病率升高。高 Hcy 血症致血管疾病的机制，主要与引起内皮产生的松弛因子 NO 减少、刺激平滑肌细胞增殖、增加血栓调节素(thrombomodulin)的表达及蛋白 C 的活性、抑制内皮细胞生长、破坏多种与血管壁相关的抗凝作用，而加速血栓形成等作用有关。Hcy 也可通过使低密度脂蛋白氧化而促进动脉硬化的发生与发展。Hcy 可通过产生反应性氧类(ROS)来影响血管内皮，ROS 的产生主要是快速的自动氧化的结果，Hcy 能减少培养基中内皮细胞去除 ROS 毒性的能力，其途径是通过减弱抗氧化酶的作用，即谷胱甘肽过氧化酶和超氧化变位酶。ROS 的增加及过氧化物解毒能力的减弱均可解释 Hcy 的内皮细胞毒性。另外，由于蛋氨酸合成酶催化的再甲基通道被限制，使内皮细胞代谢 Hcy 的能力减弱。Hcy 也是内源性一氧化氮抑制物之一，另一方面 NO 的不足使 Hcy 对内皮的毒性增强。

据报告，尿毒症患者血中 Hcy 水平可比健康人高 4 倍，而在有动脉闭塞病史的尿毒症患者中更高。通过透析可部分(11% ~50%)将 Hcy 清除。血中总 Hcy 浓度由自由型 Hcy 及与蛋白结合型 Hcy 组成，血中大多以结合形式存在，因此透析只能清除体内部分 Hcy，而难以将 Hcy 水平降至正常。据报道，甲酰四氢叶酸的补充能降低血 Hcy 浓度，且能预防血液透析患者的脂质过氧化，正常人每天饮食中摄入叶酸盐 400 μg 时，血中 Hcy 水平可维持在相对较低水平；尿毒症患者每天服叶酸 5 ~10 mg，即可明显降低血中 Hcy 的水平。而同时补充叶酸、维生素 B_6、维生素 B_{12}，则可获得更好的疗效。但是研究发现通过一年的降 Hcy 治疗，并没有改善尿毒症血液透析患者的内皮功能，其血管损伤为不可逆性。因此肾衰竭早期降 Hcy 治疗是必需的，更有利于纠正内皮细胞功能紊乱和减轻血管损伤。

6. 晚期糖基化终产物和脂质氧化终产物　晚期糖基化终产物(AGEs)和脂质氧化终产物(ALEs)是在 Maillard 和 Browning 反应中 RCO 的羰基组和蛋白质的氨基组发生非酶性的糖基化和氧化反应形成的[30-33]。在正常衰老过程中，体内存在着 AGEs 修饰蛋白缓慢地、进行性地增加。尿毒症患者的血浆蛋白和胶原中的 AGEs 如戊糖苷、N-羧甲基赖氨酸(CML)明显升高；其血浆 ALEs 如丙二酸乙醛赖氨酸(MDA-lyS)的水平也是升高的。AGEs 和 ALEs 的积聚与血糖和甘油三酯的升高不一致，他们主要来源于血浆中分子较小的、有活性的、高浓度的 AGEs 和 ALEs 的前体，即羰基化合物，因此，尿毒症也可看作为一种"羰基超负荷"或"羰基应激"状态，而 AGEs 和 ALEs 应统称为羰基应激终产物。

羰基应激状态既与碳水化合物和脂质的氧化和非氧化反应增加有关，也与肾脏清除反应性羰基化合物的功能下降有关。此外，大量的酶性和非酶性的通道也可对反应性的羰基化合物起解毒作用，尿毒症时这些通道的效率降低，也是导致反应性羰基化合物增加的原因。ALEs 和 AGEs 的增加，提示非酶生化反应的显著紊乱。

90% 以上的戊糖苷和 CML 与白蛋白结合，剩余部分为自由形式，常规血液透析膜和腹膜仅能清除自由形式，对血 AGEs 总浓度无明显影响，而高通量的透析膜则有可能降低其血浆水平。羰基应激可造成多个系统的组织受损，导致与慢性肾衰竭和透析相关的多种远期并发症；ALEs 和 AGEs 对蛋白质、多肽分子的修饰，是其引起组织损伤的主要途径之一。羰基应激可造成多个系统的组织受损，导致与慢性肾衰竭和透析相关的多种远期并发症。常规血液透析膜和腹膜仅能清除其自由形式，对血 AGEs 总浓度无明显影响，而高通量的透析膜则有可能降低其血浆水平。

7. *终末氧化蛋白产物* 在尿毒症时血中存在着氧化损伤的蛋白产物，称为终末氧化蛋白产物（advanced oxidation protein products，AOPP），AGE 和 AOPP 都是氧化损伤的产物[34]。

（1）AOPP 的结构与形成。由活性中性粒细胞产生的氧化物增多，或这些氧化物的清除减少，均可导致 AOPP 增加。氧化物是吞噬细胞尤其是中性粒细胞在呼吸暴发时产生的大量的反应性氧类（RCO），为氧分子被单价还原成过氧离子（O_2^-）、原始羟基（OH^0）、单价氧（$^1O_2$）和含氯氧化物（HOCl），它们可杀死病原菌，但当宿主的抗氧化系统被抑制时，它也造成组织损伤。氧化应激时氧化物前体与抗氧化物的平衡被打破，而前者偏高，使 DNA、蛋白质、碳水化合物和脂质等人体基本成分的氧化增多[35-38]。AOPP 是 1996 年 Witko-Sarsat[39] 等通过分子排阻层析技术及采用吸收光谱技术首次从尿毒症患者血浆中发现的一种尿毒症毒素，是因氧化应激而导致各种蛋白氧化损伤所形成的终末产物的总称，可能是一组血浆蛋白的氧化产物。其高相对分子质量约为 670 000，低相对分子质量约为 71 000，高相对分子质量 AOPP 是通过二硫键或二酪氨酸交联而形成的血浆白蛋白聚集产物，而低相对分子质量 AOPP 则是单体白蛋白的氧化产物。

AOPP 的形成是由于 CKD 患者体内各种原因使激活的中性粒细胞在 MPO 的作用下催化 ROS 产生的含氯氧化剂（HOCI）氧化血浆蛋白而形成。在体外通过 HOCI 与 CKD 患者的血浆或纯的血浆白蛋白反应可触发于体内生成类似的 AOPP，其浓度与 HOCI 的浓度呈依赖关系，而且与蛋白质被氧化的特异性标记物之一的双酪氨酸的浓度呈正相关。正常人外周血中几乎测不到 AOPP，但是在 CRF 早期患者血浆中即可测到较高水平的 AOPP，提示尿毒症早期即存在明显的氧化应激状态。在血液透析时 AOPP 浓度较透析前进一步升高，提示 HD 过程可加剧氧化应激，另外静脉注射铁剂通过产生氧化应激而致 AOPP 进一步增加。AOPP 是一个比丙二醛（MDA）更精确敏感的指标，AOPP 水平与肾功能的恶化进展有相关性，与透析者的年龄及透析阶段的长短无相关性。

（2）AOPP 的炎症介质作用。研究表明在非透析 CRF 患者中，AOPP 水平与一种选择性的单核细胞活化指标新嘌呤及单核细胞源性前炎症细胞因子如肿瘤坏死因子及其可溶性受体、白细胞介素-1 受体拮抗剂水平呈正相关关系，而与 T 细胞（CD25）、B 细胞（CD23）活性标志物之间无明显相关性。体外用 HOCI 修饰白蛋白制备的 AOPP 可触发人类中性粒细胞和单核细胞的呼吸暴发，其强度与 AOPP 的氧化水平呈比例，并能激活单核细胞合成释放 TNF-α、IL-6、IL-1 等炎性因子，从而进一步扩大炎症反应，体内生成的 AOPP 也具有此反应，提示 AOPP 是一种促炎症反应介质。最近有人报告，AOPP 可促进平滑肌细胞单核细胞趋化蛋白-1（MCP-1）表达增高，从而直接或间接地参与了动脉粥样硬化的形成。

（3）AOPP 与肾脏病及心血管疾病。动物试验发现 AOPP 可能作为一种新型的潜在的致肾脏纤维化的介质。用 AOPP 修饰的鼠血清蛋白注射到 5/6 肾切除的鼠肾体内，导致鼠蛋白尿增加，残余肾纤维化及肾小球硬化的加剧。CRF 患者主要死亡原因是心血管系统并发症，如上述氧化应激与动脉粥样硬化（AS）形成密切相关，在 AS 斑块中有 AOPP、oxLDL 及 AGEs 的存在。研究发现 AOPP 水平与颈动脉内膜中层厚度呈正相关，而后者是检测动脉粥样硬化早期病变的一个常用指标。Kaneda 等[40] 发现 AOPP 水平与冠状动脉病变呈正相关，并提出 AOPP 是冠心病的一个独立危险因素。一项前瞻性研究首次提出透析前 CRF 患者 AOPP 水平和新发生的动脉粥样硬化性心血管事件（ASCVEs）的发生相关。

六、面对尿毒症毒素的挑战，亟待提出新的、有效的清除方法

（一）尿毒症毒素的新“候选物”尚待研究

近 10 年来的文献报告，尿毒症患者体液内潴留的物质又增加了几十个“新品种”，其中大约有 30 种

很可能是新的“尿毒症毒素候选物”，如IL-18、食欲素A、神经肽Y、生长激素释放肽（ghrelin）、FGF23、血管活性肠肽（VIP）、降钙素基因相关肽、苯乙酸（phenylacetic acid）、Hepcidin等。

我们经常思考的未知问题至少有以下各个方面：尿毒症毒素究竟有多少种？每种尿毒症毒素的毒性究竟是什么？尿毒症的各系统损害及各种并发症究竟与哪些尿毒症毒素有关？常规透析对何种尿毒症毒素的清除率较低？原因是什么？如何解决？确实是“问题成堆”，需要医学工作者、科学工作者等各方面的努力与合作去解决。

（二）尿毒症毒素清除方法亟待改进

尿毒症毒素的毒性及其清除，多年以来一直是我们的重要课题。目前，我们不仅对尿毒症毒素的毒性认识不断深入，而且其清除方法也有了很大进展，但许多方面仍然需要我们去探讨和改进。

如何改进？首先要进一步改进血液净化模式，如腹膜透析、血液滤过、血液灌流、血液透析滤过、高通量血液透析、连续性肾脏替代疗法、杂和透析以及生物人工肾等，使之更加有效清除尿毒症毒素，是血液净化今后进一步努力的方向。

同时，要提高血液净化方法的生理性，减少其非生理性，例如实施合理的每日透析（包括每日短时透析、每日夜间长时透析），以及仍在试制中的“可佩带式人工肾”，真正提高患者长期存活率，将使血液净化治疗实现革命性的飞跃。

此外，加强尿毒症毒素新清除新途径的研究，包括尽可能保存残余肾功能及应用血液吸附剂、口服吸附剂、高效的透析器和某些药物如抗氧化剂的使用及羰基化反应的抑制剂的使用等，将可能进一步改善尿毒症患者的症状和预后。

参考文献

1. Richet G. Early history of uremia. Kidney Int,1988, 33(5): 1013-1015.
2. Bailey JI, Mitch WE. Pathophysiology of uremia. In:Brenner and Recror's the Kidney(Ed. Brenner BM). 6th Ed. Vol.2. New York:Harcourt Publisher Ltd,1999. 2059-2078.
3. Massry SG, Coburn JW, Alfrey AC, et al. Pathogenesis of uremic toxicity. In: Massry SG & Glassock RJ eds. Textbook of Nephrology. 3rd Ed. Vol. 2. Bortimore: Williams & Wilkins, 1995. 1270-1324.
4. Cohen G, Glorieux G, Thornalley P, et al. Review on uraemic toxins Ⅲ: recommendations for handling uraemic retention solutes in vitro towards a standardized approach for research on uraemia. Nephrol Dial Transplant,2007, 22: 3381-3390.
5. Yavuz A, Tetta C, Ersoy FF, et al. Uremic toxins: a new focus on an old subject. Semin Dial, 2005,18(3):203-211.
6. Vanholder R, van Laecke S, Glorieux G. What is new in uremic toxicity? Pediatr Nephrol, 2008,23(8):1211-1221.
7. Ganesh SK, Stack AG, Levin NW, et al. Assoiciation of elevated serum PO_4, Ca × PO_4, product and parathyroid hormone with cardiac mortality risk in chronic hemodialysis patients. J Am Soc Nephrol, 2001,12:2131-2138.
8. Cannata-Andía JB, Rodríguez-García M. Hyperphosphataemia as a cardiovascular risk factor-how to manage the problem. Nephrol Dial Transplant, 2002,17 (Suppl 11): 16-19.
9. Goodman WG. Importance of hyperphosphataemia in the cardio-renal axis. Nephrol Dial Transplant, 2004,19 (Suppl 1): I4-I8.
10. Deyn PP, Hooge RD, Bogaert PP, et al. Endogenous guanidine compounds as uremic neurotoxins. Kidney Int,2001,59(Suppl 78):S77-S83.
11. Del Castillo E, Fuenzalida R, Uranga J. Increased glomerular filtration rate and glomerulopressin activity in diabetic dogs. Horm Metab Res,1977, 9:46-53.
12. Kielstein JT, Bode-Boger SM, Frolich JC, et al. Relationship of asymmetric dimethylarginine to dialysis treatment and atherosclerotic disease. Kidney Int, 2001, 59 (Suppl 78): S9-S13.
13. Meur YL, Lorgeot V, Comte L, et al. Plasma levels and metabolism of AcSDKP in patients with chronic renal failure: rela-

tionship with erythropoietin requirements. Am J Kidney dis,2001,38: 510-517.
14. Vanholder R, Glorieux G, De Smet R, et al. European Uremic Toxin Work Group (EUTox): New insights in uremic toxins. Kidney Int,2003,63(Suppl 84):S6-S10.
15. Okuno S, Ishimura E, et al. Serum -microglobulin level is a significant predictor of mortality in maintenance haemodialysis patients. Nephrol Dial Transplant,2009, 24:571-577.
16. Koko F, Wiecek A, Aclamczak M, et al. Pathophysiological role of leptin in patients with chronic renal failure, in kidney transplant patients, in patients with essential hypertension and in pregnant women with preeclampsia. Artif Organs, 1999, 23 (1): 70-74.
17. Cheung B, Leung R. Elevated plasma levels of human adrenomedullin in cardiovascular, respiratory, hepatic and renal disorders. Clin Sci, 1997, 92:59-62.
18. Haag-Weber M, Mai B, Horl WH. Impaired cellular host defence in peritoneal dialysis by two granulocyte inhibitory proteins. Nephrol Dial Transplant,1994, 9:1769-1773.
19. Balke N, Holtkamp U, Horl WH, et al. Inhibition of degranulation of human polymorphonuclear leukocytes by complement factor D. FEBS Letters,1995, 371:300-302.
20. Cohen G, Rudnicki M, Horl WH, et al. Isolation of modified ubiquition as a neutrophil chemotaxis inhibitor from uremic patients. J Am Soc Nephrol, 1998, 9:451-456.
21. Cohen G, Haag-Weber M, Mai B, et al. Effect of immunoglobulin light chains from hemodialysis and CAPD patients on PMNL functions. J Am Soc Nephrol,1995, 6: 1592-1599.
22. Deppisch RM, Beck W, Goehl H, et al. Compliment components as uremic toxins and their potential role as mediators of microinflammation. Kidney Int,2001, 59 (Suppl 78):S271-S277.
23. Balke N, Holtkamp U, Horl WH, et al. Inhibition of degranulation of human polymorphonuclear leukocytes by complement factor D. FEBS Letters, 1995, 371:300-302.
24. Jourde-Chiche N, Dou L, Cerini C, et,al. Protein-bound toxins—update 2009. Semin Dial, 2009,22(4):334-339.
25. Barreto FC, Barreto DV, Liabeuf S, et al. Serum indoxyl sulfate is associated with vascular disease and mortality in chronic kidney disease patients. Clin J Am Soc Nephrol, 2009,4(10):1551-1558.
26. Massy ZA, Ceballos I, Vekemens BC, et al. Homocysteine, oxidative stress, and endothelium function in uremic patients. Kidney Int,2001,59 (Suppl 78): S243-S245.
27. Massy ZA. Importance of homocysteine, lipoprotein (a) and non-classical cardiovascular risk factors (fibrinogen and advanced glycation end products) for atherogenesis in uremic patients. Nephrol Dial Transplant,2000,15(Suppl 5):81-91.
28. van Guldener C, Janssen MJ, Lambert J, et al. No change in impaired endothelial function after long term folic acid therapy of hyperhomocysteinemia in hemodialysis patients. Nephrol Dial Transplant,1998,13:106-112.
29. Thambyrajah J, Landray MJ, McGlynn FJ, et al. Does folic acid decrease plasma homocysteine levels and improve endothelial function in patients with predialysis renal failure? Circulation,2000,102:871-875.
30. Makita Z, Bucala R, Rayfield EJ, et al. Reactive glycosylation endproducts in diabetic ureamia and treatment of retal failure. Lancet,1994, 343: 1519-1522.
31. Balion CM, Draisey TF, Thibert RJ. Carbamylated hemoglubin and carbamylated plasma protein in hemodialyzed patients. Kidney Int,1998, 53:488-495.
32. Miyata T, Ypersele de Strihou C,et al. Alterations innonenzymatic biochemistry in uremia: origin and significance of "carbonyl stress" in long-term uremic complications. Kidney Int, 1999,55:389-399.
33. Kraus LM, Kraus AP. Carbamylation of amino acids and proteins in uremia. Kidney Int,2001, 59 (Suppl 78): S102-S107.
34. Latscha BD, Sassat VW. Importance of oxidatively modified proteins in chronic renal failure. Kidney Int,2001, 59 (Suppl 78): S108-S113.
35. Stubbs JR, Quarles LD. Fibroblast growth factor 23: uremic toxin or innocent bystander in chronic kidney disease? Nephrol News Issues, 2009,23(6):33-34, 36-37.
36. Vanholder R, Baurmeister U, Brunet P, et al. A bench to bedside view of uremic toxins. J Am Soc Nephrol,2008,19(5): 863-870.
37. Raff AC, Meyer TW, Hostetter TH. New insights into uremic toxicity. Curr Opin Nephrol Hypertens, 2008,17(6):560-565.
38. Vanholder R, Massy ZA. Progress in uremic toxin research: an introduction. Semin Dial, 2009,22(4): 321-322.

39. Wikto-Sarsat V, Friedlander M, Capeillere-Blandin C, et al. Advanced oxidation protein products as a novel marker of oxidative stress in uremia. Kidney Int, 1996, 49: 1304-1313.

40. Kaneda H, Taguchi J, et al. Increased level of advanced oxidation protein products in patients with coronary artery disease. Atherosclerosis, 2002, 162: 221-225.

第三节 继发性甲状旁腺功能亢进症及肾性骨营养不良

张 凌

慢性肾脏病(chronic kidney disease, CKD)发展到CKD3期和终末期(CKD5)常常出现骨、矿物质代谢紊乱，骨组织学表现为以继发性甲状旁腺功能亢进症(secondary hyperparathyoidism, SHPT)为代表的高转运骨病和低转运骨病，以往将其统称为肾性骨营养不良(Renal Osteodystrophy, ROD)或肾性骨病(renal bone disease)，具有起病隐匿、危害严重的临床特点。随着透析技术的进步，患者透析存活期越长，ROD患病率也越高，在过去的十几年里，这一领域的基础研究和临床诊治都备受重视，尤其是ROD相关指南不断更新，基础研究、新药研发方面都有很多重大进展。

一、肾性骨营养不良的历史演变

早在2000多年前，我国古代的医方著作《黄帝内经》就提出“肾主骨生髓”，注意到了肾脏具有内分泌生理功能。1935—1942年，我国学者刘士豪、朱宪彝注意到当时国际上对慢性肾功能不全引起的骨病变命名很不一致，有的称“肾性软骨病”“肾性侏儒”“肾性骨发育不全”，也有的称“肾性纤维囊性骨炎”。他们认为前三种命名都具有各自的片面性，最后一种命名，如果采用，则需要进一步做病理研究。他们提出“肾性骨营养不良”的病名，也称“肾性骨病”，这一命名被国内外医学界广泛采用至今。

20世纪70年代以后，透析技术的快速发展使慢性肾衰竭患者生存普遍期延长，肾性骨营养不良的研究和治疗也有了快速发展。1995年美国肾脏病基金会(National Kidney Foundation, NKF)开始了透析患者生存质量指导(Disease Outcomes Quality Initiative, DOQI)的撰写工作[1]；2000年由西班牙Jorge主编《慢性肾脏病患者处理：肾性骨病和心血管危险因素的专家建议》主要汇集了欧洲肾脏病专家意见；2001年NKF发表的《慢性肾脏病及透析的临床实践指南》，对慢性肾脏病、慢性肾功能不全的防治提出了规范的指导意见；2003年K/DOQI出版了《慢性肾脏病骨代谢及其疾病的临床实践指南》[2]；2006年全球性肾脏病及透析临床实践指导委员会(Kidney Disease Improving Global Outcomes, KDIGO)提出将慢性肾脏病时钙、磷及骨代谢异常概括为：慢性肾脏病－矿物质和骨代谢紊乱(Chronic Kidney disease-Mineral and Bone Disorder, CKD-MBD)[3]；2009年KDIGO出版具有循证医学证据的CKD-MBD临床诊治指南[4]。

不同国家和地区近年也不断推出具有自己专家意见的CKD-MBD诊疗指导，用于指导并规范临床诊疗。日本透析医学会(JSDT)于2006年出版了《透析患者继发性甲状旁腺功能亢进症治疗指南》[5],主要用于继发性甲状旁腺功能亢进症的诊治指导;2012年,日本透析医学会结合KDIGO指南重新修订了前一版指南,推出了日本成人CKD-MBD临床诊疗指南[6]。

我国中华医学会肾脏病学分会于2006年推出了活性维生素D在慢性肾脏病继发性甲状旁腺功能亢进症中合理应用的专家共识[7],于2013年出版了适合我国医生临床指导的CKD-MBD诊治指导[8]。

二、肾性骨病的组织学分类

通常所说的肾性骨病可分为狭义和广义两类,前者是指慢性肾衰竭导致的代谢性骨病总称;后者指一切和肾脏病理改变有关的代谢性骨病,如肾小管酸中毒伴发的软骨病,肾病综合征时发生的骨病等。本节重点讨论狭义的肾性骨病,指由于慢性肾脏病导致的体内维生素D代谢异常,钙、磷代谢紊乱以及甲状旁腺激素(Parathyroid hormone, PTH)分泌异常而导致,其骨病理改变以SHPT为代表的高转运骨病为主,也包括低转运骨病等,是CKD患者最常见的并发症之一。不论是ROD、肾性骨病,还是CKD-MBD,其骨损害均表现为骨转运、骨矿化和骨容量三方面的异常,与其他代谢性骨病不同的是,骨转运异常为主。

NKF-K/DOQI根据骨组织学将肾性骨病的骨损害分为高转运骨病、混合性骨病、低转运骨病,低转运骨病中又包括无动力骨病和骨软化两种不同病理类型[2],其主要病因如表18-3-1所示。

表18-3-1 肾性骨病的分类

分类	主要病因
高转运骨病	甲状旁腺功能亢进症
混合性骨病	甲状旁腺功能亢进症铝中毒
低转运骨病	
无动力骨病	甲状旁腺功能减退症铝中毒
骨软化	维生素D缺乏铝中毒

KDIGO也根据骨转运(T)、骨矿化(M)和骨容量(V)的异常将骨损害分类,见表18-3-2。

表18-3-2 肾性骨病的TMV分类

骨转运(T)	骨矿化(M)	骨容量(V)
高	正常	高
正常	异常	正常
低		低

三、肾性骨病的流行病学

慢性肾衰竭患者当肾小球滤过率(glomerular filtration rate,GFR)从60ml/min下降到20ml/min时,高磷血症由1%增加到30%,SHPT的患病率由17%增加到85%[9]。肾性骨病的患病率与患者的肾脏原发病、遗传素质、饮食、治疗方式等因素有关,美国资料显示[10],在调查人群中,黑人、女性、青年、非糖尿病的长期血液透析的患者SHPT的患病率较高于白人、男性、老年、糖尿病以及大剂量活性维生素D过度治疗的人群。Malberti等[11]报道血液透析龄在5年以下的患者中每年有0.91%发展成难治性SHPT,而在血液透析龄在15年以上的患者中每年有2.82%发展成难治性SHPT。

随着对肾性骨病发病机制的揭示和新药的不断上市,发达国家的流行病学研究发现各类骨转运型的患病率有所改变,不论是透析患者还是非透析患者,过去占主导地位的SHPT(高转运骨病)减少,而低转运骨病逐渐增多。肾性骨病患病率的影响因素很多,包括地域、种族、肾脏病类型、肾脏病分期、检测手段、透析方式、骨病治疗方法的差异等。患者因素包括性别、年龄、绝经、营养状态、是否应用过糖皮质激素和免疫抑制剂等。对于 CKD 3～5 期的非透析患者,其患病率为 23%～49%。在 CKD 5 期的透析患者,不同年代患病率差异较大,20 世纪 80 年代末报道其为 27%～42.8%;90 年代末为 9%～41.1%;2000—2009 年报道的患病率仍有很大差异,为 7%～76%。

四、继发性甲状旁腺功能亢进症

SHPT 是由于体内存在刺激甲状旁腺的因素,特别是血钙、血镁过低,血磷过高,维生素 D 不足,腺体受到刺激后增生、肥大,分泌过多甲状旁腺激素,以提高血钙、血镁和降低血磷的一种慢性代偿性临床表现。慢性肾功能不全、肠吸收不良综合征、Fanconi 综合征、肾小管酸中毒、维生素 D 缺乏或抵抗及妊娠、哺乳等情况下都会发生。甲状旁腺由代偿性功能亢进逐渐发展成自主性功能亢进,长期的甲状旁腺增生最终导致形成功能自主的腺瘤,引起全身钙、磷代谢紊乱,高转运骨病进一步发展为骨外转移性钙化、骨骼畸形。

(一)发病机制

在 20 世纪末,人们就已发现多种因素参与了肾性骨病的发生,包括:①低钙血症;②磷潴留;③维生素 D 代谢异常;④骨化三醇[1,25-$(OH)_2D_3$]不足及其受体减少;⑤钙敏感受体的下调和钙调定点异常;⑥酸中毒;⑦基因多态性;⑧PTH 降解减少;⑨骨骼对 PTH 的抵抗;⑩长期透析的影响等。上述诸因素共同相互作用,多数患者最终导致甲状旁腺增生、肥大以及 PTH 的过度合成、分泌,导致 SHPT,发生高转运骨病。另一部分患者由于维生素 D 代谢障碍、铝中毒和腹膜透析等因素发生低转运骨病(图 18-3-1)。

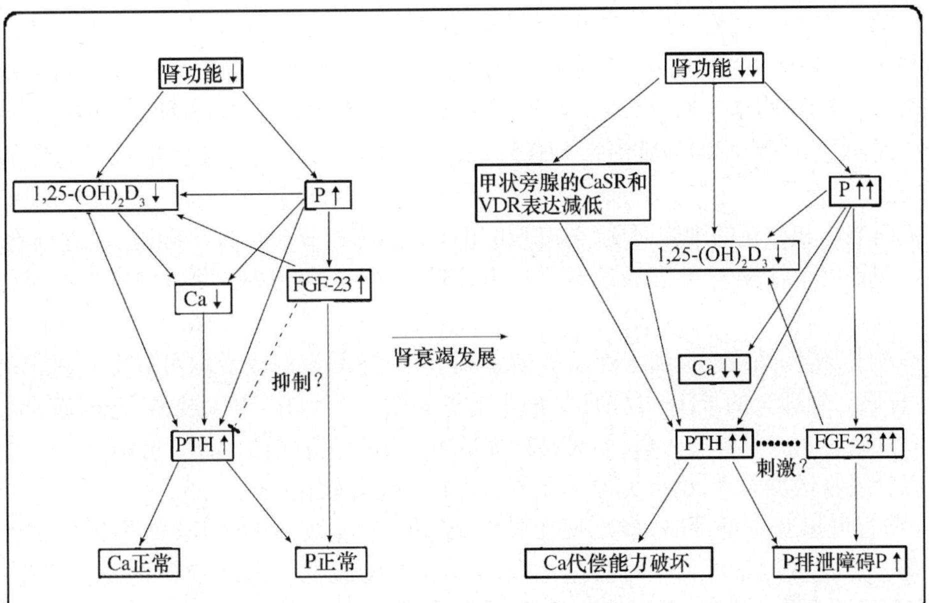

图 18-3-1 慢性肾衰竭时钙、磷及维生素 D、PTH、FGF-23 代谢紊乱

近年来,发现骨骼作为一个内分泌器官产生的成纤维细胞生长因子 23(fibroblast growth factors,FGF-23)也作用于肾脏调节钙、磷代谢,因此形成骨－肾激素轴与甲状旁腺－维生素 D 激素轴共同维持钙、磷及维生素 D 的平衡[11]。FGF-23 是由骨组织产生,经血循环到达肾脏发挥生物学活性,FGF-23 的基本生物学作用是通过促进尿磷排泄和抑制 1,25-$(OH)_2D_3$ 的产生而达到降低血磷和降低 1,25-$(OH)_2D_3$。阻断小鼠 FGF-23 的合成可致高血磷、高 1,25-$(OH)_2D_3$、高血钙、软组织钙化、衰老加速和肺气肿。FGF-23 还可以抑制 PTH-mRNA 的表达,从而抑制 PTH 分泌,也有 FGF-23 促进高磷血症,进一步反馈刺激 PTH 分泌的理论(图 18-3-1),关于 FGF-23 和 PTH 的关系还需进一步阐明。多数透析患者血 FGF-23 高于正常人 1000 多倍,血液透析患者的血清 FGF-23

与血磷和 SHPT 程度正相关,与内生肌酐清除率和血清 1,25-$(OH)_2D_3$ 呈明显负相关。最近的流行病学调查显示,高血磷与高水平的 FGF-23 都是导致 CKD 患者死亡的独立危险因素。

(二)病理

正常生理情况下,甲状旁腺细胞是静止状态,很少分裂,甲状旁腺细胞间(主细胞和嗜酸细胞为主)填充较多脂肪细胞。SHPT 情况下则表现为甲状旁腺细胞数量增多,体积增大,多个甲状旁腺腺体弥漫或结节增生,少数为单个腺瘤样改变,腺体整体体积变大,重量为正常时 10~50 倍,组织学可以看到腺体内以主细胞增生为主,细胞间脂肪细胞减少,细胞数量增多并且呈空泡状,浆膜增多,细胞形态明显大于正常 1~2 倍[12](图 18-3-2)。

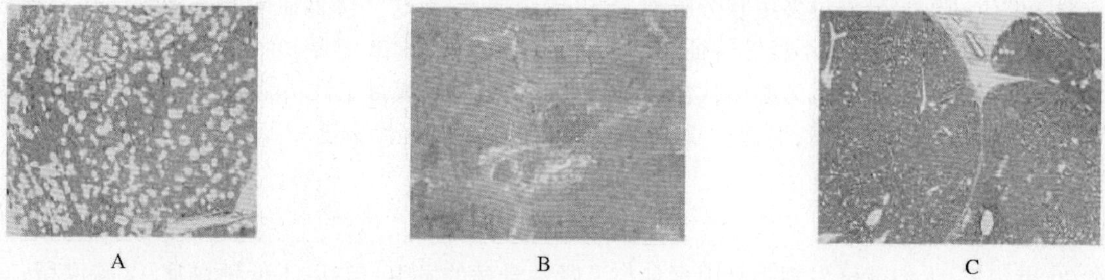

图 18-3-2

A. 正常甲状旁腺(HE ×40);B. 甲状旁腺弥漫性增生(HE ×40);C. 甲状旁腺结节状增生(HE ×40)

免疫组织化学染色显示随着甲状旁腺增生程度的加重,维生素 D 受体和钙敏感受体表达程度下降[13]。在病理上甲状旁腺细胞增生的变化是由弥漫性增生,逐渐发展到结节性增生,最后到腺瘤。弥漫性增生由多克隆细胞增生所致,生长速度慢,药物治疗有效。随着病程的进展,甲状旁腺细胞上的钙敏感受体和维生素 D 受体表达减少,促使甲状旁腺呈结节状增生和腺瘤样改变。当甲状旁腺细胞发展为类肿瘤样单克隆细胞增生时,已不受各种反馈调节,多具有自主分泌 PTH 功能,对活性维生素 D 药物治疗产生抵抗,这一阶段即为难治性 SHPT,在内分泌学上也叫"三发性甲状旁腺功能亢进",通常需要手术切除。

正常骨组织由细胞和矿化的细胞间质(骨基质)组成。细胞成分包括骨原细胞、成骨细胞、骨细胞和破骨细胞四种。在骨骼正常发生、生长及改建过程中,旧骨不断被溶解吸收,并由新生骨代替,骨形成(以成骨细胞作用为主)与骨吸收(以破骨细胞为主)之间维持动态平衡。这一过程受 PTH、维生素 D、降钙素、类固醇激素、生长激素、雌激素、细胞因子等因素调节,上述因素的改变均可以影响机体的骨代谢紊乱,导致代谢性骨病。生理量的 PTH 可保证骨骼正常的重建。当血中 PTH 过多,造成破骨细胞活性增强,骨吸收破坏增加,骨钙大量释放入血;同时肠钙吸收及肾钙回吸收增加,而引起高钙血症,并发骨骼病变。骨骼病变以骨吸收增加为主,也可呈现骨质疏松或并有骨质软化。

SHPT 的骨损害可累及全身骨骼,多出现在骨形成及骨吸收较多的部位,如椎体中轴骨、上颌骨、手指末端指骨等。骨密度测量可见全身骨量均有不同程度的减低。病理变化主要表现为:破骨细胞增生活跃,骨吸收增强(图 18-3-3),骨小梁表面形成陷窝或囊腔;成骨细胞活性增强,未矿化的新骨也有形成,骨样组织稍有增生,但排列紊乱,宽度尚无明显增加;成纤维细胞、纤维细胞及纤维组织增生,在骨小梁周围沉着。由于骨的吸收、破坏与新骨的形成处于高速率转运的动态平衡中,故称为"高转运型骨病",也称"SHPT 骨病"。因其病理上以骨囊性变与纤维增生为主,又称"纤维囊性骨炎"。

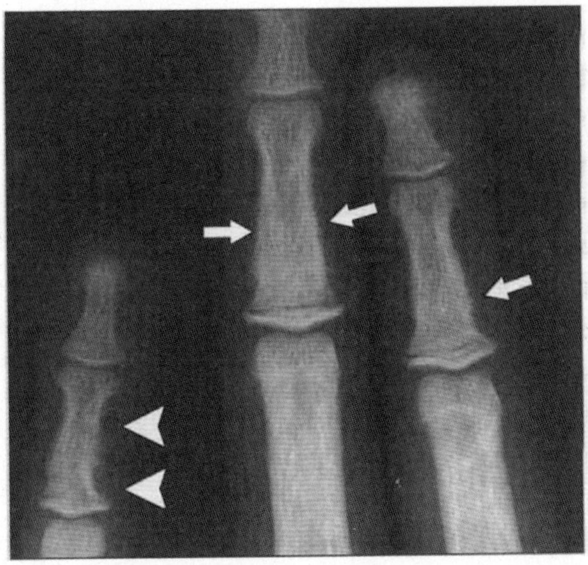

图 18-3-3 SHPT 的手指骨骨膜下骨质吸收

(三)临床表现

SHPT 在早期临床症状不明显，可能仅有血全段甲状旁腺激素(iPTH)及生化改变：血钙偏低或正常；血磷增高或正常。在我国 SHPT 患者由于早期治疗常常延误，确诊时已属于中、晚期，临床症状较重，可表现为明显骨痛、肌无力、瘙痒，甚至骨折、骨骼畸形等。因此，更需要强调早期预防，应特别关注 CKD 患者血 iPTH 改变，从明确 CKD 3 期诊断即开始监测，预防严重 SHPT 发生。

1. *骨病表现* PTH 作用的靶目标脏器较多，一般骨骼是最先受累，骨痛是最常见的症状，常发生在承重骨，如足跟、髋骨、脊柱等部位，可伴明显压痛。初期仅表现为骨骼疼痛，伴随肌无力，晚期四肢活动及肌力明显受限，表现为下蹲困难、上下楼困难和“鸭子样步态”的行走困难，疼痛进行性加重逐渐蔓延至全身。骨折多发生于肋骨、脊柱、髋部等部位，椎体压缩骨折可导致脊柱侧凸、胸廓变形缩小、鸡胸、驼背、身高缩短，也称退缩人综合征(图 18-3-4)[14]，上颌骨增大表现为头部狮面样增大畸形(图 18-3-5)，也称 Sagliker 综合征；儿童可出现骨生长延迟，生长受限；PTH 是 SHPT 骨病的重要决定因素，其升高程度与骨病严重程度相一致。其他还有自发性肌腱断裂、关节周围炎、关节畸形等表现。

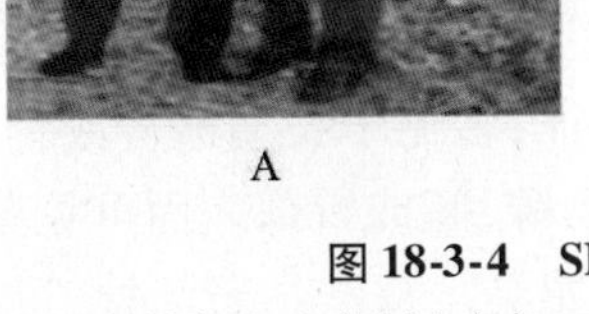

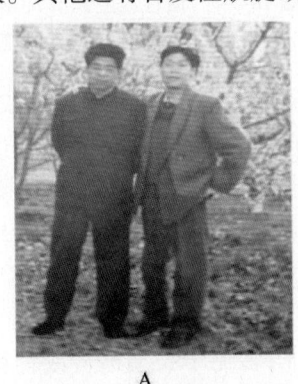

A

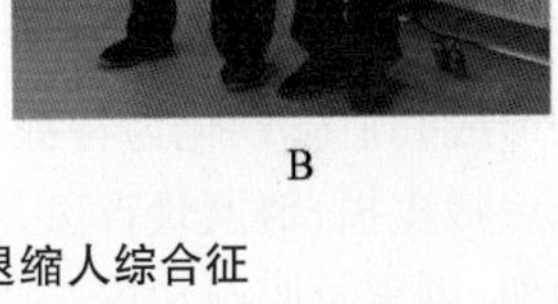

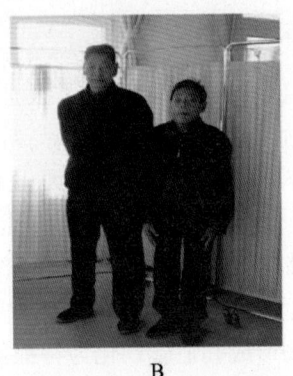

B

图 18-3-4 SHPT 表现为退缩人综合征

A. 1998 年初次透析时兄弟合影，患者(右)身高 1.75 **m**；**B.** 2007 年，透析 9 年时行 **PTX**，兄弟合影患者身高 1.52 **m**

2. *骨外脏器损害表现* 除了骨骼以外，最常见的症状还有皮肤瘙痒、燥热、皮肤小斑疹或丘疹，皮肤内钙质样物质沉着；心血管症状表现多样，如高血压、动脉粥样硬化、左室肥厚、心瓣膜钙化、反复心力衰竭、低血压等；PTH 具有神经毒性作用，表现为失眠、不安腿、性格改变，也可引起精神失常、脑电图紊乱和周围神经病变，近端肌力减退和肌萎缩，四肢近端肌力进行性下降，影响上肢抬举和走路；其他还有不明原因的乏力、衰弱、消瘦及营养不良、促红细胞生成素抵抗的贫血等。

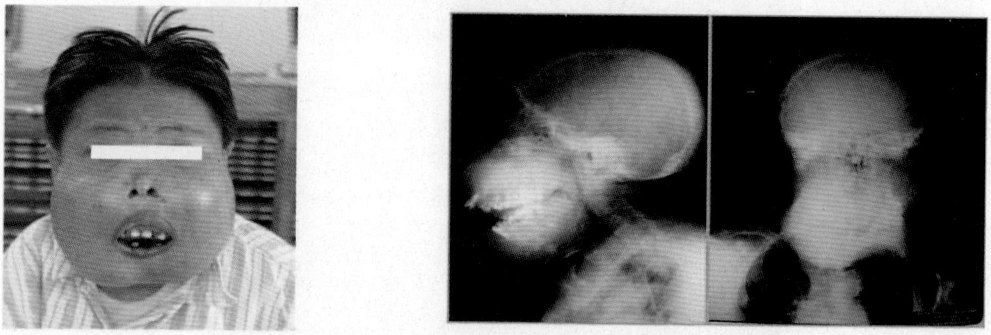

A　　　　　　　　　　B

图 18-3-5

A. 晚期 SHPT 表现为狮样面容；B. 头颅骨正侧位见上下颌骨膨大，呈“狮面”样改变

3. *转移性钙化和心血管钙化*　关节、肌肉等软组织处可发生无痛性、可活动的包块，进行性增大(图 18-3-6)，X 线表现为团块样高密度影[15]，包块体积逐渐增大可以影响关节活动受限，也可破溃流出白垩状或膏样物质，也称为肿瘤样钙化；眼钙化也很常见，常常与活性维生素 D 应用过度有关，是钙类物质沉积在眼结膜所致，可导致局部刺激，表现为“红眼征”(图 18-3-7)；内脏钙化，如心、肺、肾等脏器的钙化，可导致心力衰竭、心律失常、肺功能受损等。

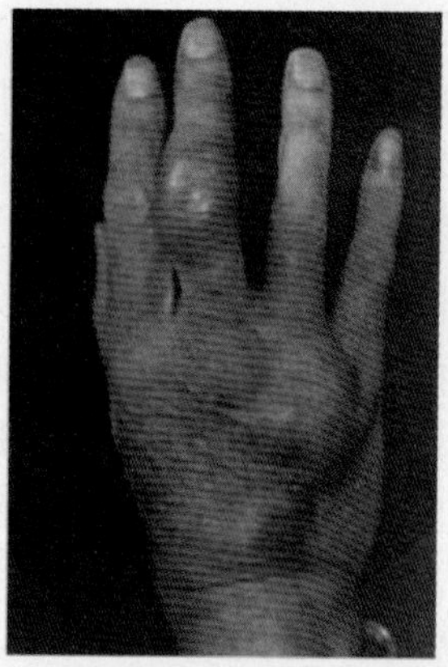

图 18-3-6　手部肿瘤样转移性钙化

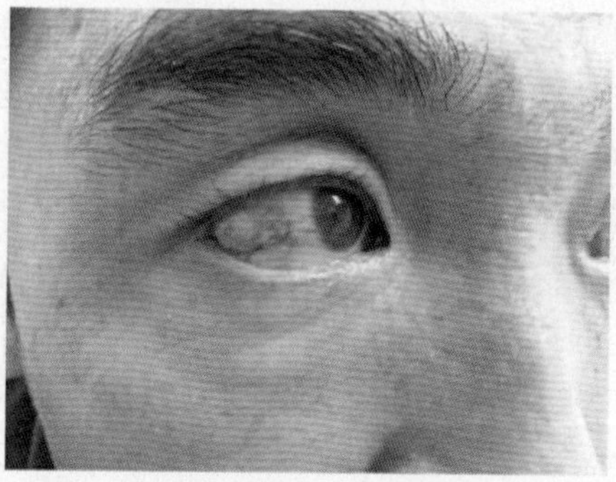

图 18-3-7　活性维生素 D 冲击导致的眼结膜钙化——“红眼征”

心血管钙化是异位钙化中最严重的并发症，可致患者全因死亡和心血管死亡明显增加[16]，钙化原因复杂，包括传统的心血管钙化危险因素如高龄、高血压、动脉粥样硬化、糖尿病、微炎症、吸烟等，还包括钙、磷、PTH 代谢紊乱等因素[17]。心血管钙化主要指主动脉钙化、中小动脉钙化、心瓣膜钙化和冠状动脉钙化。CKD 患者心血管疾病显著高发，其原因主要是血管和心瓣膜的钙化[18]。凡是有血管和瓣膜钙化的 CKD 3～5 期患者都具有较高的心血管病风险。

4. *钙化防御*　也称钙性尿毒症性小动脉病[15]，是一组临床并不常见、但致死率较高的，以外周组织缺血性坏死、皮肤溃疡形成和血管钙化为特征的临床综合征，多见于长期透析或肾移植患者。表现为腹部、肢体远端疼痛性斑点状皮损，似网状青斑，在指(趾)尖、踝、膝或臀部表面可见紫色结节，进一步可发展为皮肤坏疽，疼痛剧烈，可累及肌肉和皮下脂肪，可并发感染。皮肤结节活检，可见小到中等动脉壁钙沉积和(或)血管内血栓形成，伴小叶状脂肪坏死、钙化和中性粒细胞、淋巴细胞及巨噬细胞浸润。

钙化防御发病机制不清，多数患者有重度 SHPT 病史，也有肥胖、糖尿病、腹膜透析、过多使用钙剂和活性维生素 D 患者更多发的报道，发病机制可能与各种原因导致高钙血症，刺激血管痉挛、血管内膜钙化或血管栓塞有关，最终患者预后很差，多死于败血症或缺血性疾病[19]。

5. *特殊临床类型*　晚期 SHPT 患者可伴随鸡胸、驼背的退缩人综合征、双手类杵状指样畸形、面部狮样改变的Sagliker综合征、面部畸形，甚至进食困难等[20]，这些患者严重营养不良，体重下降，胸廓呈钟样畸形，肺容量缩小，严重心肺功能障碍，肺部感染高发，死亡率增加[14]。

（四）诊断

诊断应包括：慢性肾脏病史、血PTH检测、血生化、临床表现、甲状旁腺及骨骼的影像学检查、骨密度、骨活检等。

1. *血甲状旁腺激素检测* 测定血PTH是确定甲状旁腺功能的直接证据。PTH测定一般采用放射免疫法（IRMA）和化学发光法（ICMA），灵敏度和特异度均很高，是诊断甲状旁腺功能亢进症的可靠方法。迄今为止，血PTH测定历经三代测定方法[21]。

第一代测定法：放射免疫测定法（radio immuno assay，RIA）。在20世纪中期，采用传统的RIA测定，所用的单个抗体大多数与PTH的中间区域及C端的靶抗原结合，少数与N端结合。这种方法除了检测PTH（1～84）外，还有大量C-端各个片段，因此测定的PTH值经常高于实际水平，与骨活检的组织学病变程度无相关性[22]。

第二代测定法：放射免疫定量测定法（immuno radio metric assay，IRMA）。20世纪后期，为了使测得的PTH水平正确反映骨转运状态，通常又称为第一代IRMA，是目前临床广泛应用的全段甲状旁腺激素（iPTH）法。IRMA克服了RIA的技术缺陷，有学者研究发现iPTH >300 pg/ml时骨活检显示几乎都伴随高转运骨病，而iPTH <150 pg/ml时骨的形成及转运低下，骨病理改变多为低转运骨病，iPTH在150～300 pg/ml时骨形成率和转运接近正常[21]。

1998年研制出第三代PTH检测试剂，是一种更加特异性地仅识别PTH（1～84）的检测方法（通常称为第二代IRMA），专门检测“整分子PTH（wPTH）”，即PTH（1～84）[23]。第二代IRMA与第一代IRMA有很好的相关性，其测定的PTH浓度大约是IRMA检测的50%。

第一代IRMA方法所测定的PTH正常值范围太宽，对于慢性肾衰竭患者往往过高估计了其PTH值，故在指导维生素D治疗时可能存在误差。应用第二代IRMA可以准确测定血清PTH（1～84）的含量，有助于准确判断甲状旁腺功能。第三代测定方法可以排除无功能的PTH（7～84）成分，以避免PTH（7～84）高水平时导致的判断甲状旁腺功能过高。有研究认为，wPTH浓度与甲状旁腺体积大小显著相关（$r=0.308$，$P=0.0474$），而iPTH则无此相关性；应用wPTH以及1～84和7～84PTH比值诊断无动力骨病要优于iPTH。

iPTH仍然是目前临床最常用的检测方法，wPTH方法尚未广泛应用于临床。为了避免混乱，2004年NKF-K/DOQI指南仍推荐测定iPTH，其靶目标值如下。CKD3期：35～70 pg/ml；CKD4期：70～110pg/ml；CKD5期：150～300pg/ml。由于iPTH测定值影响因素较多，有一定变异性，初次诊断强调连续二次测定iPTH升高才可以诊断SHPT。

2. *血清总钙与离子钙测定* 血钙的测定是诊断代谢性骨病最有效的方法之一，血钙在血液中主要以三种形式存在，即蛋白结合钙、离子钙（游离钙）和小分子阴离子结合钙。蛋白结合钙约占血清总钙的40%，小分子阴离子结合钙约占10%，这两种钙均无生理活性，离子钙占血钙总量50%具生物活性，三种形式的比例是可变的。影响血钙测定的因素较多，除了血pH以外，还有血白蛋白浓度，白蛋白降低可使血钙值偏低，此时结合钙减少，离子钙水平正常。CKD 3～5期患者血清纠正钙的建议值，2.1～2.50mmol/L（84～100mg/L）。

血pH下降时离子钙浓度增加，结合钙减少；反之，血pH上升时结合钙增加，离子钙减少；老年人、妊娠后期和碱中毒时血清离子钙减少。对于低血清白蛋白患者，需要计算纠正钙浓度，其计算公式为：纠正钙（mg/dl）=血清总钙（mg/dl）+0.8×〔4－血清白蛋白（g/dl）〕[8]。

3. *血磷测定* 血磷主要分为有机磷和无机磷两类，有机磷主要为磷脂，无机磷主要包括蛋白结合磷和非蛋白结合磷两部分，后者又称为滤过磷，占血浆无机磷的绝大部分（平均占90%）。生化测定的血清磷是指血清无机磷（Pi），血清磷测定值对了解骨矿物质代谢特别是磷代谢有重要临床价值。

血液中红细胞内的磷高于血浆中的磷，若血标本溶血则测定血磷值可能会假性增高。肾排磷占磷总排出量的70%左右，原尿中大部分磷被肾小管重吸收，慢性肾衰竭时，血磷常常升高，由于透析不能够充分清除磷，几乎所有透析患者均需要应用磷结合剂。低血磷见于饮食摄入不足或持续血液滤过的患者。CKD 3～5 期非透析患者血磷的建议值为0.87～1.45 mmol/L，CKD 5 期透析患者血磷的建议值为1.13～1.78 mmol/L[8]。

4. 血清碱性磷酸酶（ALP） 许多代谢性骨病都可因成骨细胞活跃合成 ALP 增加，导致血中 ALP 升高，是骨形成常用的生化指标。ALP 主要来源于肝脏，但在生长发育期及骨病变时，升高的血 ALP 主要来自骨组织，正常生理条件下，成人的骨源性 ALP 和肝源性 ALP 之比约为 1∶1，成人参考值为 40～150 U/L。

骨特异性碱性磷酸酶（BAP）主要由成骨细胞分泌，是反映成骨细胞活性和骨形成的敏感指标之一，是骨形成重要的生化指标。一般情况下，血清 BAP 活性升高代表成骨细胞活性增加。

5. 血清骨钙素（BGP） 骨钙素是骨组织中最丰富的非胶原蛋白，BGP 由成熟成骨细胞、成牙质细胞和肥大软骨细胞产生和分泌。血清中 BGP 的含量约占成骨细胞合成量的20%，两者呈正相关。因此，血清中 BGP 浓度可特异性地反映它的“母体”成骨细胞的活性。由于在骨吸收过程中，基质中的 BGP 又可释放到血液，因此，BGP 水平又可作为判断骨转移的指标。影响血清 BGP 水平的因素很多，如年龄、药物（性激素、糖皮质激素、甲状旁腺素、维生素 D 及钙剂）、疾病（如肾病、代谢性疾病、内分泌性疾病、肿瘤）等。作为成骨细胞活性指标，肾衰竭时其排出减少，低转化型骨病组的血 BGP 水平明显低于高转化型骨病组。

甲状腺功能亢进症、Paget 骨病，佝偻病、骨软化症时 1,25-（OH）$_2$D$_3$ 缺乏，使 BGP 合成减少。BGP 是估计骨形成的一个较好指标。

6. 血清Ⅰ型胶原前肽（PICP、ICTP、PINP） Ⅰ型胶原是存在于骨与软骨中惟一的胶原类型，占骨基质 90% 以上，反映Ⅰ型胶原转化的指标，是诊断骨代谢性疾病极为有用的生化指标。Ⅰ型前胶原氨基端伸展肽（PINP）和Ⅰ型前胶原羧基端伸展肽（PICP）均是由成骨细胞合成并排出的前胶原纤维的细胞外分解产物，其在血循环中的含量主要反映Ⅰ型胶原的合成速率及骨转换情况，升高提示Ⅰ型胶原合成速率加快，骨转换活跃。Ⅰ型胶原羧基吡啶并啉肽（procollagen type Ⅰ cross-linked C-terminal telopeptide，ICTP）是Ⅰ型胶原降解的产物，在Ⅰ型胶原降解过程中，该肽段被完整地释放入血清，在骨破坏加快的情况下，血清 ICTP 浓度会升高。PICP、PINP 作为骨形成指标主要反映骨形成，ICTP 作为骨重吸收指标主要反映骨破坏[21]。长期透析治疗会伴有高水平的 ICTP，而且 PINP 骨指标也受透析的影响，因此需要综合评价。在绝经期骨质疏松的治疗监测主要依赖 PINP，如 PINP 在治疗中逐渐升高代表成骨逐渐活跃，骨转运速度加快。

7. 骨吸收指标 骨吸收指标主要反映的是破骨细胞活性，在骨吸收指标中，抗酒石酸酸性磷酸酶（TRAP）较常用，新的骨吸收生化指标有游离吡啶和游离脱氧吡啶和骨涎蛋白（BSP）等，目前较少用于临床。

TRAP 是一种结构高度保守的含铁糖蛋白，相对分子质量为 30 000～40 000，主要由破骨细胞产生后分泌入血，其活性与破骨细胞活性呈正相关。高转化性骨病的 TRAP 活性比其他类型肾性骨病明显要高。血清 TRAP 与破骨细胞组织学指标的联系比 iPTH、ICTP 要紧密，可作为肾性骨病破骨细胞活性的特异指标。

8. 血清维生素 D 检测 检测血清维生素 D 水平可判断有无维生素 D 缺乏，是临床医师了解评估维生素 D 状态时采用的检测方法，可以指导临床治疗。检测指标有 25-羟维生素 D［25-（OH）D］和 1,25-（OH）$_2$D$_3$ 两种，它们的生物学效应相似，是否需要区分两种维生素 D 仍有争议。不同实验室和不同检测方法都可以导致维生素 D 指标的偏差。高效液相色谱（HPLC）是检测 25-（OH）D 的金标准，但此法步骤复杂，耗时而昂贵，不能常规使用。放射免疫测定法只能检测血清总 25-（OH）D，最好能保证患者在同一实验室检测 25-（OH）D 值。

1,25-（OH）$_2$D$_3$ 是维生素 D 的活性形式，半衰期仅 4～6 小时。体内 1,25-（OH）$_2$D$_3$ 浓度受多种因素

影响。目前尚无标准化的1,25-(OH)$_2$D$_3$检测方法,由于半衰期短,外源性给予骨化三醇和维生素D类似物可能影响测量结果,且并没有证据表明必须测量1,25-(OH)$_2$D$_3$有助于指导治疗或预测预后,所以目前不建议临床检测1,25-(OH)$_2$D$_3$浓度,主要检测25-(OH)D。

维生素D缺乏和不足的定义多样,对维生素D充足和维生素D中毒尚无统一定义。25-(OH)D低于10~15ng/ml(25~37nmol/L)和多种疾病相关。正常人群和CKD患者中,低25-(OH)D水平均与死亡率升高相关。建议25-(OH)D浓度<15 ng/ml时诊断为维生素D缺乏;25-(OH)D浓度≥15 ng/ml且<30 ng/ml为维生素D不足[8]。临床实践中,需要根据患者的基线水平和治疗方法决定检查的时间和频率。

9. 甲状旁腺影像学检查　正常甲状旁腺位于颈部甲状腺侧叶背面,一般有四个,大小约5 mm×3 mm×1 mm,一般情况下,即使高分辨彩色多普勒超声检查也不能发现。只有在甲状旁腺功能亢进时才可以探及甲状旁腺腺体,SHPT时通常主张在iPTH浓度>500 pg/ml时做甲状旁腺影像学检查。观察甲状旁腺的形态及定位检查首选彩色多普勒超声检查,彩色多普勒超声不仅能够提高普通二维超声对甲状旁腺小器官病变检测的敏感性,有助于定位诊断,还可以通过显示甲状旁腺血管内流动的血流信号,从而反映器官的功能状态。SHPT与原发性甲状旁腺亢进症明显不同的影像学特征是:颈部可以发现多个甲状旁腺腺体增大,而原发性甲状旁腺亢进症通常是单个腺体增大(75%~85%)[21]。

甲状旁腺CT扫描、甲状旁腺MRI和X线平片检查由于密度分辨率低,甲状腺、甲状旁腺与周围肌肉等组织结构难以分辨,故诊断价值有限。但原发甲状旁腺功能亢进症,尤其是怀疑甲状旁腺癌时需要行CT检查以了解是否有周围组织侵犯或淋巴结转移。

甲状旁腺核素检查对甲状旁腺疾病的诊断具有独特的价值。特别是20世纪90年代起开始运用的^{99}mTc-MIBI双时相检查法,其检测敏感性与血清PTH水平基本一致,大大提高了对甲状旁腺增生或腺瘤定位诊断的准确性。^{99}mTc-MIBI双时相显像属于功能显像,是为了证实超声诊断,只有功能亢进的甲状旁腺组织才会显影。也可用于甲状旁腺手术前定位,尤其在行第二次手术前精确定位,也有助于发现颈部超声不能发现的胸骨后、纵隔内等异位增大的甲状旁腺[24]。

初始相影像表现为甲状腺及甲状旁腺组织同时的放射性异常浓聚;由于正常甲状腺组织中MIBI的消除比功能亢进的甲状旁腺快,因此在延迟相功能亢进的甲状旁腺仍表现为放射性浓聚,并且延迟显像中患者甲状旁腺对MIBI的摄取与其体积和iPTH水平正相关。

因为甲状旁腺增生是一个非同步和非对称的发生发展过程,通过高频彩超和^{99}mTc-MIBI双时相显像对所有甲状旁腺腺体进行定位诊断是非常困难的,而高频超声和^{99}mTc-MIBI双时相显像难以发现处于正常状态的甲状旁腺和轻度增生的甲状旁腺腺体,只有当甲状旁腺增生发展到重量超过500mg、大小约5mm以上才容易被发现。两种影像学检查联合应用准确率达64.6%,较单用高频彩超定位诊断51.2%和单用^{99}mTc-MIBI双时相显像53.5%的准确率均明显提高,而且两者对下极甲状旁腺的检出率更高[25]。甲状旁腺切除术前^{99}mTc-MIBI双时相显像检查可以发现异位的甲状旁腺,尤其对再次进行PTX的患者意义更大。

10. 骨骼X线检查　出现骨骼的X线异常提示肾性骨病已经进展到晚期,早期肾性骨病诊断不主张应用。中、晚期SHPT可出现全身广泛的骨、关节X线改变,可累及任何骨骼。骨吸收表现可以为普遍性及局限性骨破坏后纤维组织增生,囊肿形成,即出现纤维骨炎和(或)纤维性囊性骨炎。骨内囊肿含褐色液体者称褐色瘤。骨破坏及囊肿得到膨隆化压力使疏松变薄的骨皮质进一步扭曲、变形,甚至合并病理性骨折,骨皮质内部吸收及出现皮质海绵样变。X线检查可有多项阳性发现,其基本的病变为骨质疏松样的骨密度降低、骨膜下骨质吸收、骨质软化、纤维囊性骨炎、病理性骨折、尿路结石或钙化。

(1)骨膜下骨质吸收。常发生于双手短管状骨,表现为骨皮质外缘呈花边状或毛刺状,失去骨皮质缘的光滑锐利外观,骨皮质边缘毛糙不规则(图18-3-3)。头颅表现外板边缘毛糙,其间可见广泛点状密度增高影,呈羽毛样,严重者呈局限性骨缺损。骨皮质内缘亦可有类似改变,为骨内膜下骨质吸收的表现。骨膜下骨质吸收是SHPT的可靠征象,但值得注意的是轻型或早期患者可无此表现,可用掌指骨放大像观察，显示得更清楚。

(2)骨质软化。呈广泛性骨密度减低，程度不等，严重者骨骼的X线表现如软组织密度；骨皮质变薄、骨髓腔增大；骨小梁模糊不清，同时可合并长骨弯曲变形、三叶骨盆，双凹脊椎，胸部肋骨变形，致胸廓呈钟状，可有假骨折线形成。

(3)骨囊性病变。纤维囊性骨炎多发生在短骨、骨盆，表现为单发或多发的囊状透光区，边界清晰，有时可见硬化的边缘；在头颅常表现多发颗粒状骨缺损，也称"盐加胡椒"现象(图18-3-8)。

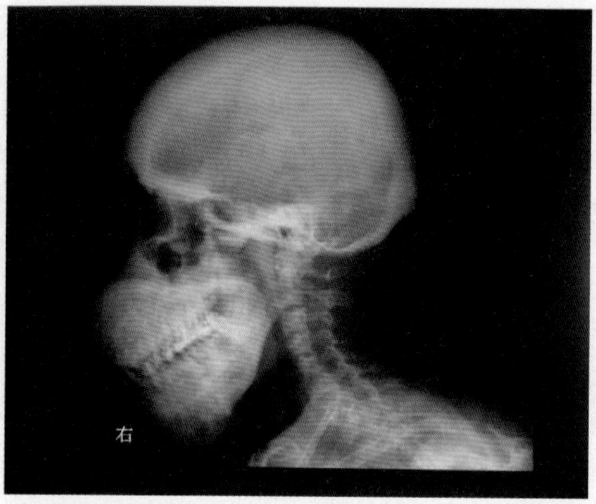

图18-3-8 头颅骨外板增厚，背景"盐加胡椒"或"虫蛀"样现象

棕色瘤为SHPT的特异性表现，也称褐色瘤，具有较高的诊断价值，但常被误诊为骨巨细胞瘤、骨囊肿或骨纤维异常增殖症。棕色瘤发生在骨质软化的背景上；发生在长骨骨干呈多发性；有时棕色瘤巨大，伴骨折。当甲状旁腺亢进症的病因去除后，棕色瘤可消失。这些特点可与骨肿瘤相区别。

(4)骨骼畸形。严重SHPT的患者会出现手指"杵状指"，三叶骨盆，双凹脊椎，也称"三明治"椎体(图18-3-9)，胸部肋骨变形，致胸廓呈钟状，"O"形腿，胸椎、腰椎的压缩骨折，脊柱和肋骨变形，身高缩短；颅骨、面部骨骼畸形等均为特征性改变[21]。

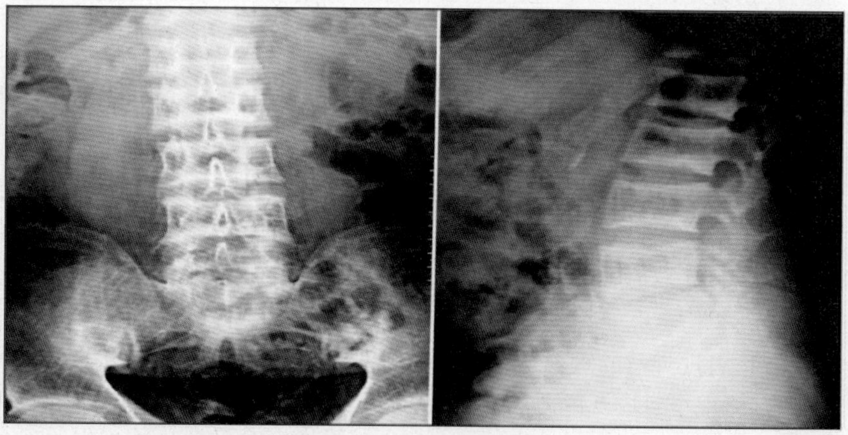

图18-3-9 胸、腰椎椎体压缩，呈"双凹脊椎"

面部骨骼畸形，表现为上、下颌骨体积明显增大、密度增高，并呈骨硬化表现，牙齿排列不齐，牙槽骨硬板吸收、边缘模糊，严重病例骨质膨胀，密度不均，致骨骼畸形，呈类"狮面征"样改变(图18-3-5)[14]。颅骨畸形，在骨密度减低的背景上，颅骨出现大小不等、边界不清的颗粒状高密度影，使颅骨呈现密度不均的斑点状，或为夹杂小圆形低密度区，颅骨外板增厚并模糊不清(图18-3-8)。

(5)病理性骨折。轻微外伤(如穿衣、提水、弯腰等)即可造成骨折，咳嗽也可致肋骨骨折。常为反复发生的多发性骨折。骨折往往发生在骨棕色瘤部位，常见于四肢长骨、肋骨、脊椎骨、锁骨和骨盆骨处；有时表现为明显弯曲变形，如同小儿的青枝骨折。骨折处有骨痂生成。

（6）转移性钙化。转移性钙化的 X 线表现为骨外组织的类似骨组织的高密度影，如关节周围、肌腱韧带等，腹部侧位相可显示腹主动脉钙化、其他外周血管钙化、内脏器官钙化等。

11. *骨密度检查* 骨密度检查包括双能 X 线吸收法测量腰椎和股骨近端的骨密度检查和超声跟骨骨密度检查，两种方法的骨密度有良好的相关性。对于肾性骨病来说，不管是高转运骨病还是低转运骨病，通常都可以有类似骨质疏松的低骨量表现。中日友好医院检查不同 iPTH 组规律透析患者 141 例，发现骨质疏松总患病率为 51.77%，骨量减少为 41.84%，女性骨质疏松患病率为 65.00%，明显高于男性 34.42%（$P<0.05$），随着透析龄增加，患者的骨质疏松患病率逐渐升高，iPTH 值各组比较差异无统计学意义[26]。所以，透析患者总体骨密度减低，但骨密度检查并不作为 SHPT 的特异性检查项目。

12. *骨组织活检* 骨组织形态学测定可以准确地判断骨转运、矿化和骨容量状态，是代谢性骨病诊断的金指标。骨活检也是血清生化检查和其他非侵入性诊断所必备的参照标准，骨组织形态学测量可精确提供以下信息：骨小梁体积、类骨质体积、类骨质面积、成骨细胞面积、受侵蚀骨质面积、骨小梁表面、骨陷窝所占面积、破骨细胞面积、骨小梁表面破骨细胞和正在被吸收部分所占面积、破骨细胞数以及全小梁给定区域所占面积。借助四环素标记和 UV 显微镜，还可进行骨动力学参数测定：骨矿化率（即 2 次四环素标记中点间的距离除以 2 次服药间隔时间），骨生成率（即每天每单位骨小梁新矿化的体积数），校正的骨矿化率（骨矿化率与整个类骨质面积之比）和矿化迟滞时间等。

由于这些定量方法的建立，可以很好地区分骨病类型：高转化骨病时，骨转化加快，四环素标记面积和骨生成率增加，矿化迟滞时间短或正常；混合性骨病时既有高转化骨病的征象，在大量的类骨板中还能看到矿化不足的表现，骨转化率较低，矿化迟滞时间一般延长；骨软化症和无动力骨病时，矿物配比率和骨生成率均降低，矿化迟滞时间延长，无动力骨病时骨小梁面积显著减少，而骨软化症时类骨质面积、长度和宽度显著增加，矿化迟滞时间更为延长。肾性骨病的标准评估包括骨小梁、皮质骨厚度或骨皮质细胞活性，骨内膜并不在评估之列。

骨活检的不足，只能对某一穿刺点（通常为髂嵴部位）、某一种类型的骨组织进行分析，操作较为复杂、综合费用较高，骨活检技术需要标准化，年龄、性别、种族及地域都会影响正常范围参数的设立，故需要采用标准化的方法建立适当的正常范围。

由于骨活检是一项侵入性的昂贵检查，在临床上还不能广泛应用[8]。一般临床主要通过 PTH、钙、磷、ALP（BAP）、骨代谢指标和骨的影像学检查结合临床表现明确诊断。当出现以下几种情况需要考虑骨活检：①不能解释的血钙磷异常；②不能解释的骨折或骨痛；③严重进展的血管钙化；④怀疑铝或其他金属中毒；⑤过去有明确的铝暴露史或不能以 SHPT 解释的生化异常患者，在甲状旁腺切除术前；⑥接受二磷酸盐治疗之前。

（五）治疗

1. *一般治疗* 包括合理的营养，充分的透析，维持血钙、血磷于合理范围，纠正低血钙和代谢性酸中毒等，是 SHPT 治疗过程中必须要做到的基础治疗措施。对所有患者都需要经常监测血生化改变，通过调整透析方案、饮食控制和磷结合剂长期保持血钙、血磷在靶目标范围非常重要。

2. *活性维生素 D（骨化三醇、阿法骨化醇）治疗* 活性维生素 D 通过与肠道和甲状旁腺的维生素 D 受体的结合，升高血钙，抑制 PTH 合成和分泌。初始用药应参照 K/DOQI 指南和我国专家共识[7]：CKD 3 期，iPTH 浓度高于 70 pg/ml；CDK 4 期，iPTH 浓度高于 110 pg/ml；CDK 5 期，iPTH 浓度高于 300 pg/ml，应使用活性维生素 D 治疗。日本透析医学会的 SHPT 指南认为 CDK 5 期在 iPTH 为 60～180 pg/ml 时患者死亡率最低，即推荐 iPTH 浓度高于 180 pg/ml 时，就可以开始治疗[5]。

治疗前必须检查血 iPTH 血钙、血磷水平。当血钙偏低（<9～10mg/dl）、iPTH 升高时是使用活性维生素 D 的最佳时机。治疗过程中应严密监测钙、磷水平，保持钙磷乘积（$Ca \times P$）低于 55 mg^2/dl^2，要强调安全治疗，防止骨外转移性钙化。关于 iPTH 的合理治疗靶目标，在 CKD 不同期的要求见表 18-3-3，初始治疗应该基于血钙、血清磷水平，并预测治疗期间不会明显升高和加重血管钙化。

表 18-3-3 CKD 不同阶段血 iPTH、血钙、血磷控制的靶目标

CKD 分期	iPTH 靶目标 [pg/ml(pmol/L)]	血钙靶目标 [mg/dl(mmol/L)]	血磷靶目标 [mg/dl(mmol/L)]
3	35~70 (3.85~7.7)	9.5~10.2 (2.37~2.45)	2.7~4.6 (0.87~1.49)
4	70~110 (7.7~12.1)	9.5~10.2(2.37~2.45)	2.7~4.6 (0.87~1.49)
5	150~300(16.5~33.0)	8.4~9.5(2.10~2.37)	3.5~5.5(1.13~1.78)

活性维生素 D 的使用方法包括小剂量持续疗法：主要适用于轻度 SHPT 或中、重度 SHPT 维持治疗阶段。用法：0.25 μg，每天 1 次。大剂量冲击疗法：主要用于中、重度 SHPT，iPTH 浓度大于 300 pg/ml 时，每次 1~2 μg，每周 2~3 次口服或静脉注射。治疗中剂量调整：① iPTH 降低至目标范围，减少原剂量的 25~50%；②iPTH 无明显下降，增加原剂量的 50%，或由小剂量改为冲击治疗；③治疗 4~8 周后 iPTH 仍无下降，并出现钙磷乘积升高，考虑骨化三醇治疗抵抗，应该停止治疗。

活性维生素 D 治疗的监测如下。①CKD 3 期和 CKD 4 期患者：治疗的 3 个月内至少每月监测血钙、血磷 1 次，以后每个 3 月监测 1 次；iPTH：治疗的 6 个月内至少每月监测 1 次，以后每 3 个月监测 1 次。②CKD 5期患者：治疗的 1~3 个月内至少每2 周监测血钙、血磷 1 次，以后每月监测 1 次；iPTH：治疗的前 3 个月内至少每月监测 1 次，达到目标范围后，每 3 个月监测 1 次。由于活性维生素 D 治疗容易发生高钙血症、高磷血症，需要增加血钙和血磷监测频度，也可以配合低钙透析液避免高钙血症发生。

活性维生素 D 包括阿法骨化醇和骨化三醇两种，它们的疗效类似，也有报告阿法骨化醇由于不经过肠道吸收，可以减少高钙血症，由于阿法骨化醇需要经过肝脏代谢转变为 1,25-$(OH)_2D_3$，肝功能异常的患者应该慎用大剂量冲击疗法。

3. 活性维生素 D 衍生物　为了减少活性维生素 D 治疗产生的高血钙和高血磷，近年来，出现了新型的维生素 D 类似物，也称活性维生素 D 衍生物，它们有同样刺激维生素 D 受体，抑制 PTH 的作用，而因为仅作用在甲状旁腺，不激活全身维生素 D 受体，较少导致高血钙和高血磷，主要产品有 1α-$(OH)D_2$、19-去甲 21,25-$(OH)_2D_2$(帕立骨化醇)和 22-氧化钙三醇。较多文献已显示此类药物使 PTH 下降 50% 需要的时间明显缩短，而且临床发生高血钙和高血磷较活性维生素 D 少。

代表性药物如帕立骨化醇注射液，在血液透析时静脉注射，每次 0.04~0.1 μg/kg。在初始治疗剂量调整期间需要密切监测血钙、血磷浓度(每周 2 次)，待建立维持治疗目标范围的稳定剂量后，每月监测 1 次。PTH 水平应至少每 3 个月检测 1 次，在剂量调整期间应更密切监测。需经常调整剂量以达到 PTH 的治疗目标。监控钙磷乘积使其维持在 $65mg^2/dl^2$ 以下。如发现钙磷乘积升高至 $65mg^2/dl^2$ 以上，则立即降低剂量或暂停治疗，直至指标恢复正常。当 iPTH 水平降低幅度大于 30% 但不足 60%，或 iPTH 水平处于 1.5~3 倍正常上限值范围内，药物剂量需要长期维持。通常根据建议剂量调整方案，每 2~4 周调整 2~4 μg[27]。

2003 年发表的一项包括 67399 例接受长期血液透析患者的历史性队列研究结果显示，帕立骨化醇治疗患者(n=29 021)的死亡率比骨化三醇治疗患者(n=38 378)在 35 个月的随访终点时低 16%，这一差距的显著性出现在治疗 12 个月时，并随着时间延长不断增加($P<0.01$)[28]。

4. 拟钙剂　拟钙剂(又称钙敏感受体激动剂，商品名西那卡塞)可降低患者血钙，同时显著降低 PTH 水平，抑制甲状旁腺增生，有利于应用含钙的磷结合剂，也可以和维生素 D 类药物联合使用，尤其适合于活性维生素 D 治疗无效的重度 SHPT 患者。

拟钙剂属苯烷基胺类化合物，能模仿甚至增强细胞外钙离子对甲状旁腺细胞的作用。1998 年 Antonsen[29] 首先报告了此药(NSP R2568)在维持性血液透析伴 SHPT 患者中的疗效，研究显示，1 次口服 NSP R2568 即可显著降低血中 PTH 水平，且呈剂量依赖性，患者血钙值也有所下降，透析对疗效无影响。盐酸西那卡塞是第 2 代拟钙剂，具有比上一代更高的生物活性，对钙敏感受体可以产生变构激活作用。还发现其对长期培养的人类甲状旁腺细胞有直接抑制作用，可以调控甲状旁腺细胞增殖周期，从而影响甲

状旁腺腺体的体积,因此也被称为"可逆性化学性切除甲状旁腺",成为近年临床研究热点,现在认为西那卡塞不仅可以有效降低 PTH,同时也可以减小增生的甲状旁腺的体积[30]。在日本等国家,由于此药的上市,甲状旁腺切除术比例已经明显减少了。

西那卡塞一般耐受性良好,首次服用剂量 25mg/d,两个最常见的不良反应是低钙血症和胃肠道副作用。低钙血症一般无症状,需要监测血钙水平,必要时监测心电图了解有无 QT 间期延长。低钙血症可以通过调整透析液钙含量或使用含钙的磷结合剂、活性维生素 D 或降低西那卡塞的剂量缓解。目前临床主要用于治疗慢性肾脏病血液透析患者的 SHPT 及各种原因引起的甲状旁腺肿瘤患者的高钙血症。

Messa 研究[31]结果显示,SHPT 传统治疗联合西那卡塞治疗组治疗 23 周与传统治疗组相比,血钙、血磷和 PTH 更容易达到 K/DOQI 要求指标,血钙达标两组分别为 76% 和 33%($P<0.01$);血磷达标两组分别为 63% 和 50%($P<0.01$);钙磷乘积达标两组分别为 77% 和 58%($P<0.01$);iPTH 达标两组分别为 71% 和 22%($P<0.01$)。同期的 Fishbane 等[32]研究显示,经过洗脱期(3 周)、筛选期(3 周)按 1∶1 分配至仅用活性维生素 D 组和活性维生素 D 联合西那卡塞组,经过 16 周剂量滴定期,以期达到 K/DOQI 要求指标,然后固定治疗 11 周。结果:活性维生素 D 联合西那卡塞组与仅用活性维生素 D 组比较,iPTH 降低超过 30% 者分别占 68% 和 36%($P<0.01$);iPTH 低于 300 pg/ml 者分别占 44% 和 23%($P<0.01$);iPTH 为150 ~ 300 pg/ml且钙磷乘积氏于 55 mg^2/dl^2 者分别为 21% 和 14%(NS)。

Raggi 等[33]的研究是西那卡塞联合小剂量活性维生素 D 治疗 SHPT,将 360 例行血液透析合并 SHPT 的患者随机分为两组:一组西那卡塞联合小剂量活性维生素 D 治疗;一组使用灵活剂量的活性维生素 D 治疗。通过 52 周的观察发现,中、重度 SHPT 的透析患者使用西那卡塞联合小剂量活性维生素 D 治疗不但更有利于各项指标达标,而且可以减缓血管和瓣膜钙化的进程。

Zitt 等[34]研究显示,此药更适合应用于甲状旁腺切除后的持续性 SHPT 和 SHPT 复发时,可以有效缓解 SHPT 症状,降低血钙磷乘积及 iPTH 等生化指标。西那卡塞的出现使很多患者免除了甲状旁腺切除手术风险,但最近一项来自英国的研究提出对于晚期 SHPT 治疗,外科手术效果要优于西那卡塞,特别是在控制 PTH 和 ALP 水平这两方面手术下降得更快。另一项德国的研究表明手术治疗在疗效/费用比上要优于西那卡塞,应用西那卡塞 9 个月或者帕立骨化醇 12 个月后,药物治疗费用就超过了手术治疗费用[35]。

最近世界卫生组织对活性维生素 D 衍生物(也称选择性维生素 D 受体激动剂)重新分类,与拟钙剂一起,从维生素 D 制剂中划分出来归类于其他"抗甲状旁腺制剂"[36]。也有学者主张用"维生素 D 类似物"的统称,指较少升高血钙的选择性的活性维生素 D,由于它们都具有降低 PTH 的同时减少心血管钙化的风险而得到更多的推荐。

5. *甲状旁腺切除术、甲状旁腺介入治疗* NKF[2]及日本透析医学会指南[6]均推荐甲状旁腺切除术(PTX)作为药物治疗无效的 SHPT 治疗手段,其目的是预防患者骨病、骨骼畸形和心血管钙化等并发症,改善临床预后。PTX 不仅可以迅速降低血清 PTH 水平,而且可以快速缓解骨骼和关节疼痛、皮肤瘙痒等症状,提高生活质量,患者术后长期随访也证实 PTX 有助于改善营养不良、失眠、抑郁、肿瘤样转移性钙化、贫血等,是目前公认的可以有效提高透析患者生存率的治疗方式[37-38]。

(1)甲状旁腺切除术、甲状旁腺介入治疗指征。我国及 K/DOQI 的 CKD-MBD 指南都提出,CKD 3 ~5 期患者,应用药物治疗无效的患者应该及时行 PTX。PTX 手术指征[8]:①iPTH 浓度持续高于800 pg/ml;②药物治疗无效的持续性高血钙和(或)高血磷;③以往对活性维生素 D 等药物治疗抵抗;④颈部高频彩色超声显示:至少 1 个甲状旁腺增大,直径大于 1 cm 并有丰富的血流信号。

(2)PTX 术前定位。CT 和 MRI 在甲状旁腺直径大于 1 cm 者才能显示,并不常用于 SHPT 的定位诊断,高频彩色多普勒超声和^{99}mTc-MIBI 双时相核素显像是 SHPT 术前影像学定位诊断的主要方法。超声可用来估计甲状旁腺的体积、大小和位置,加之甲状旁腺属于颈部小器官,操作简便、易行,是 SHPT 的甲状旁腺定位首选方法。但在检查中要注意 SHPT 的特殊性,一个正常的甲状旁腺重 30 ~40 mg,SHPT 患者的一个增生的甲状旁腺可能重达 2 ~3 g。虽然通常都是 4 个腺体,但甲状旁腺数目还是有相当大的变异性。多达13%的受试者有多余的甲状旁腺，其中一些患者有6个或更多腺体[39]。

(3)PTX术式选择。SHPT的手术方式主要有三种术式：甲状旁腺次全切除术(sPTX)；甲状旁腺切除术+自体移植(PTX+AT)；甲状旁腺全切术并且不移植(TPTX)。PTX+AT是目前多数学者推荐的术式，但因为也有较高的移植物复发率，也有学者主张行TPTX，sPTX由于有很高的术后复发率多数学者不主张用于SHPT，近年由于拟钙剂的上市使SHPT更容易控制，而PTX术后发生的甲状旁腺功能低下，可能导致低转运骨病问题显得突出，故又有做近乎全切的甲状旁腺次全切除术(N-tPTX)的主张，其甲状腺残留量更合适。不管哪一种术式，成功手术后都可以达到血钙、血磷快速下降，瘙痒、骨痛等症状迅速缓解，骨骼畸形停止发展，营养不良改善，生活质量提高的目的。对于手术的疗效和安全性主要是观察术后持续性SHPT发生率和并发症的发生。

(4)甲状旁腺介入治疗有两种，一种是超声引导下经皮无水酒精注射术[40]，也称化学性甲状旁腺切除术；另一种是超声引导下经皮射频或微波热消融术[41]，也称物理性甲状旁腺切除术。无水酒精注射术由于术后复发率高已逐渐被淘汰，而热消融术是新近发展的一项超声介入技术，由于组织损失小、降低PTH效果理想逐渐得到的认可，近年我国较多医院开展了超声下甲状旁腺热消融技术，但此技术仅相当于sPTX的疗效，主要的优点是微创，治疗对象应以PTX术后持续SHPT和复发SHPT为主，以及因为高龄、心肺功能不佳难以胜任开放手术的患者，其远期疗效还有待于长期评估[40]。

PTX术后的复发率报道差异很大，多数报道为10%～30%，究其原因一方面与外科术者技术有关，另一方面是持续SHPT和术后SHPT复发概念混乱所致，持续性SHPT是指术后iPTH浓度>150 pg/ml；SHPT复发指术后1周内iPTH浓度<100 pg/ml(也有认为iPTH浓度<60 pg/ml)，以后随访中逐渐上升，超过150 pg/ml。理想的PTX应该使持续性SHPT的比例降低到10%以内，以避免再次手术。需要强调的是，不同于原发性甲状旁腺功能亢进症的手术特点是一定要处理3个以上的甲状旁腺腺体，否则达不到改善甲状旁腺功能亢进的目的。

PTX术后并发症包括围手术期并发症和远期并发症。围手术期并发症包括外科并发症和内科并发症：外科并发症包括切口感染、血肿和喉返神经损伤等；内科并发症包括低钙血症和术后持续SHPT等；通常PTX围手术期并发症病情急、病情重，危及生命，须立即处理，应加强医护人员教育培训并制定相应处理流程。中日友好医院PTX术后低钙血症的治疗原则如下。①鼓励术后患者开放高钙磷饮食，如奶、海鲜、豆类和肉类等。②术后1周内每日至少监测一次血钙、血磷，当血钙浓度<1.8 mmol/L或出现抽搐，立即给予90 mg元素钙(每支葡萄糖酸钙含90 mg元素钙)以90～180 mg/h的速度静脉泵入。静脉泵钙结束后，立即查血钙，若血钙浓度<1.8 mmol/L，继续泵入90～180 mg元素钙。一般需要连续静脉泵钙剂3天。③当血钙浓度为1.8～2.1 mmol/L时，每天口服补充元素钙1～2 g(碳酸钙1.5g，每日3次，两餐间口服)+活性维生素D(骨化三醇或阿法骨化醇，0.5～1 μg，每日3次，最大量可达4 μg/d)治疗。④当血钙浓度>2.2 mmol/L时，可逐渐减量活性维生素D和钙剂。⑤当血钙浓度>2.6 mmol/L，钙剂、活性维生素D减半量或停用。当术后iPTH浓度<60 pg/ml时，选择先减活性维生素D再减钙剂的原则[42]。

五、低转运骨病

低转运骨病(Low turnover bone disease，LBTD)是骨组织学检查的病理诊断，包括无动力骨病和骨软化，随着老年、糖尿病透析患者的增多，以及SHPT的积极治疗，使LBTD患病率不断增加，由于LBTD会导致骨矿化障碍，钙、磷等矿物质不能在骨组织沉积，促进了血管钙化，也是CKD患者心血管病高发的原因之一[43]。

(一)无动力骨病

无动力骨病(Adynamic Bone Disease，ABD)指骨转运能力降低、骨重塑减少和类骨质几乎缺失，骨组织学上的具体特征是骨小梁周围无纤维化或极少量的纤维化，成骨细胞和破骨细胞均减少，而以成骨细胞减少为甚,因此由成骨细胞合成的类骨质减少;但由于 ABD 的骨矿化能力降低不显著,以至于类骨质表现相对的正常,或减少的类骨质全部被矿化而呈现缺失的现象。

1. ABD 病因　ABD 的致病因素很多,大体分为铝所致和非铝所致因素。

(1)铝所致因素。由于使用含铝的透析液和含铝的磷结合剂过量,铝中毒造成,也称铝性骨病,常常还合并铝性脑病和促红细胞生成素抵抗的贫血,被称为铝中毒三大表现。

20 世纪 80 年代透析用水铝经常超负荷,是 ABD 的主要原因,服用含铝的磷结合剂是其次原因。目前铝所致 ABD 的发病率明显降低,主要是由于水处理技术的改良,减少了含铝的磷结合剂应用,最终铝的暴露减少,但在部分欠发达国家与地区仍存在有较高的发病率。

(2)非铝所致因素。①高钙血症:主要由摄入过多维生素 D、使用过高的透析液钙浓度、服用大剂量含钙的磷结合剂等因素造成。②低磷血症:可以由老年人、糖尿病、甲状旁腺功能障碍或甲状旁腺切除过多等因素造成。③PTH 水平低下:主要由摄入过多的钙和维生素 D、甲状旁腺功能障碍或甲状旁腺切除过多、老年人、糖尿病等因素造成。④骨对 PTH 的抵抗:多见于老年人和糖尿病患者。⑤甲状旁腺对低钙的反应减弱:多见于糖尿病患者。⑥腹膜透析。⑦其他:雌激素、雄激素及甲状腺激素水平降低也可以导致,但在肾病患者中常忽略考虑这类因素。

2. ABD 发病机制

(1)铝所致 ABD 的机制。主要是铝直接抑制骨细胞的增生与活性,同时铝沉积在骨表面阻碍骨的矿化,其次是间接抑制甲状旁腺功能。

(2)非铝所致 ABD 的机制。摄入过多的钙和维生素 D 直接地或间接通过造成的高钙血症、高磷血症抑制 PTH 的分泌和基因表达,从而抑制了骨转运。糖尿病可能是由于其自身血管病变引发甲状旁腺的血管功能障碍,而导致 PTH 的合成和分泌障碍;也有研究发现糖尿病本身易发生骨的铝盐沉积和骨对 PTH 的抵抗。机体对刺激(高钙、低磷)的反应能力减弱是老年人发生 ABD 的机制之一。腹膜透析治疗本身容易带来高钙血症、低磷血症,并且选择进行腹膜透析治疗的患者大多数为高龄、糖尿病患者,这些因素均可以促进腹膜透析治疗患者 ABD 的发生。

3. ABD 临床表现　ABD 常发生于终末期肾脏病(ESRD)前。新透析患者或老年 CKD 患者[(54 ± 12)岁]的骨活检显示其中 23% 为 ABD;49% 的 ABD 发生于透析前的 CKD 5 期患者中;肌酐清除率为(20 ± 12)ml/min的患者有 13% 发生 ABD。高龄、糖尿病、腹膜透析、有过度应用活性维生素 D 和甲状旁腺切除术史是 ABD 高发人群。

(1)骨痛。骨痛是最常见的症状,骨痛主要发生在脊椎、髋关节,有可能表现为全身骨骼的酸痛。以铝性骨病导致的骨痛最明显。

(2)骨折。一些文献[44]提示,LBTD 患者骨折风险较高,但还没有证据水平的研究证实 ABD 的骨折风险增加,至今的许多研究都存在一定的局限性。多数资料中 ABD 的诊断是依靠 PTH 的水平,而非骨活检组织病理证实,并且大多数资料是回顾性的、非随机对照研究。据研究显示,骨折与 PTH 水平呈"U"形关系,血 iPTH 浓度为 300pg/ml 时发生骨折的风险最低。也有报道铝性骨病发生骨折的风险最大。骨折发生前一般先有潜在的骨骼微损伤,堆积的骨骼微损伤最终导致骨折的发生。骨折主要好发于肋骨、脊椎、长径骨等部位[45]。

(3)高钙血症。由于 ABD 患者的骨组织缓冲钙的能力降低,通常表现为高钙血症,尤其在应用钙剂和活性维生素 D 后更易发生,也称反常的钙稳态[46]。

(4)异位钙化。冠状动脉、主动脉及下肢动脉钙化常见于终末期肾衰竭患者,尤其是骨活检证实存在 ABD 的患者,许多研究[47]都证实较高的血管钙化积分与低转运骨病相关,是一种反常钙化现象(图 18-3-10)。London[48]研究显示,过高的 PTH,高钙负荷和高铝负荷都有可能加重血管钙化,加重骨病代谢指标异常,而甲状旁腺切除术、降低钙、铝负荷的措施不但有利于骨代谢指标恢复正常,也有助于血管钙化的改善。

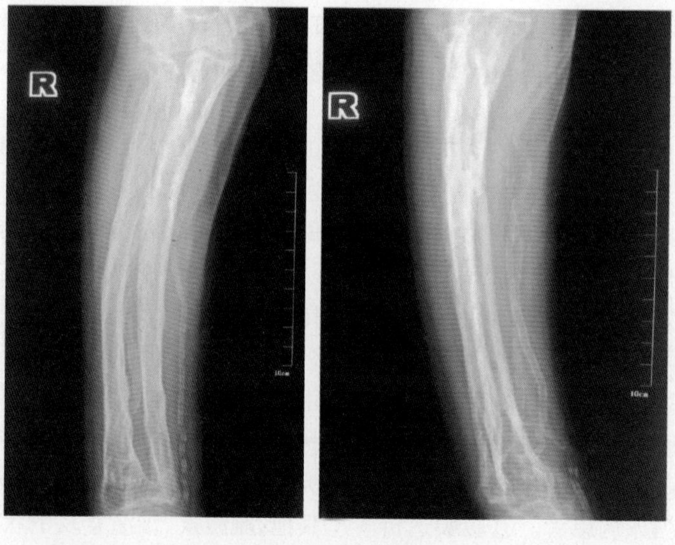

图 18-3-10 前臂 X 线显示明显骨质疏松与动脉血管钙化

4. ABD 诊断

（1）骨活检。骨活检是 ABD 诊断的金标准[49]，骨活检后骨组织检查包括静态指标和动态指标，还需要进行铝染色。静态指标包括骨量/总组织量、类骨质厚度、类骨质表面/总骨表面、成骨细胞表面/总骨表面和破骨细胞表面/总骨表面；动态指标包括活化频率、骨形成率（BFR）和矿化延迟时间，各指标正常值见表 18-3-4。铝染色呈现铝的沉积面积小于 5% 被认为无意义，大于 25% 即认为铝性骨病的存在。ABD 主要表现在表 18-3-4 中指标 2～6 项的减低。大多数研究主要使用骨组织计量学指标中反映骨转运状况的 BFR、骨矿化能力的类骨质容量和纤维化程度进行肾性骨病分型的诊断。基于这三个指标，诊断 ABD 的界定值为 BFR 低于 97 $\mu m^2/mm^2$、类骨质容量低于 12% 和极少的骨小梁纤维化或无纤维化。

表 18-3-4 骨组织学指标的正常参考范围

骨组织病理生理学指标	正常范围
骨量/总组织量	16%～23%
类骨质厚度	4～20 μm
类骨质表面/总骨表面	1%～39%
成骨细胞表面/总骨表面	0.2%～10.0%
破骨细胞表面/总骨表面	0.15%～1.20%
活化频率	0.49%～0.72%
纤维化量/总组织量	无
矿化延迟时间	<50 天

（2）血生化指标。患者血钙值可以正常或升高。反映骨转运的生化指标没有诊断意义，只用于监测治疗效果的评估，包括 PTH、骨形成指标和骨吸收指标。骨形成指标即成骨细胞形成新骨所释放的代谢产物，如 ALP、BAP、PICP 和 BGP 等；骨吸收指标即破骨细胞活动所降解的骨基质成分和分泌的产物，如 ICTP、吡啉啶交叉－联系胶原（Pyr）和抗酒石酸性磷酸酶（TRAP）[50]等。近年来，对骨形态发生蛋白-7（BMP-7）、胎球蛋白（Fetuin-A）、基质 γ-羧基谷氨酸蛋白（MGP）等在 ROD 诊断中的作用也有许多研究[51]。许多研究[52]显示，iPTH 在一定范围内能较好地预测肾性骨病的类型，如 iPTH 浓度 <150 pg/ml 预测 ABD 具有 83% 的阳性预测值。K/DOQI 证据水平显示，iPTH 浓度 <100 pg/ml 时预测低转运骨病具有较高的特异性与敏感性。

（3）血清铝检测。直接测定的血清铝水平不能真实地反映机体实际铝负荷状况，因为血清铝水平受血清铁的影响，在进行去铁胺（DFO）试验后测定的血清铝水平能显著提高铝中毒的诊断精确率[53]，一般认为 DFO 试验后血清铝浓度 >50 μg/L 提示铝中毒；如同时 iPTH 浓度 <150 pg/ml，诊断铝性骨病的阳性预测值能达到 95%[54]。过高的血清铝会抑制 PTH[55]，在难治性 SHPT 患者如骨痛明显，PTH 不是过高的患者，PTX 术前如有条件建议行骨活检除外铝性骨病，治疗上应先驱铝治疗，再行 PTX。

(4)影像学检查。骨骼 X 线检查无特异性表现，双光子骨密度检查可以有类似骨质疏松的低骨量或者骨质疏松表现，T 值低于 1.0。目前更强调影像学的血管钙化的诊断和评估，有助于预测心血管事件的风险[47]。

5. ABD 的预防　避免医源性因素很重要，主要有以下几点。①杜绝铝暴露。②评估饮食中的钙摄取量并降低至 2000mg/d。③避免过度给予活性维生素 D，如应用尽可能使用活性维生素 D 衍生物，有研究显示帕立骨化醇对破骨细胞活性的抑制作用较弱，但对骨转换的抑制影响是否优于活性维生素 D 尚缺乏研究证实。④恢复 PTH 的脉动式分泌模式，PTH 对骨的生理作用很大程度依赖于其脉动式的分泌模式，所以应该避免使用持续抑制 PTH 分泌的给药模式，避免腹膜透析患者持续暴露在高钙透析液环境下，使用维生素 D 受体激动剂和钙敏感受体激动剂可能有助于恢复 PTH 的脉动式分泌模式。⑤避免在 ABD 患者中使用双膦酸盐、锶盐和氟化物，在 PTX 术式选择上尽量采取保留小部分甲状旁腺组织的方式，避免 PTX 术后过低的 PTH。

6. ABD 的治疗　①停用含钙的磷结合剂，以非钙非铝的磷结合剂作为口服的磷结合剂。②减少或停止活性维生素制剂的使用。③使用低钙透析液(透析液钙离子浓度≤1.25 mmol/L)，刺激 PTH 上升[56]。④骨的铝动员和清除(DFO 治疗)。⑤对 ABD 伴严重骨质疏松、骨折的患者可使用 PTH(1～34)治疗[57]。一项来自意大利的多中心研究显示每日 2 次、每次 20 μg PTH(1～34)用于术后甲状旁腺功能减退症可显著提高血钙水平，降低血磷水平，改善患者生存质量[58]。另一项研究则纳入 7 例 ABD 的血液透析患者，接受每日 20μg 的 PTH(1～34)治疗 6 个月后可显著提高椎体和股骨颈骨密度[59]。⑥改善营养不良。⑦使用活性维生素 D 衍生物和钙敏感受体激动剂可能有效。

(二)骨软化

骨软化(Osteomalacia)与 ABD 在骨组织学表现相似，区别在于骨软化比 ABD 的矿化能力降低更显著，以至于类骨质表现的相对增多。骨软化早期病因主要是铝超负荷，目前透析患者铝的接触在不断减少，维生素 D 的不足或缺乏成为主要的致病因素，故总的发病率在降低。骨软化导致的骨痛症状更显著、骨折风险更大。骨活检和部分影像学对骨软化的诊断有帮助，血生化指标不能区别 ABD 和骨软化。防治铝中毒和维生素 D 的缺乏可以改善骨软化。

六、混合性骨病

混合性骨病指骨组织学显示纤维性骨炎和骨软化共存，即高转运型和低转运型同时存在，主要靠骨活检诊断。常见于甲状旁腺功能亢进症和铝中毒同时存在，此时诊断明确后应先进行驱铝治疗，然后考虑应用活性维生素 D 等药物或手术治疗甲状旁腺功能亢进症。

七、透析相关淀粉样变骨病

透析相关淀粉样病变是长期透析患者的常见并发症，多见于透析龄在 10 年以上患者，由于透析膜的生物不相容性、透析液内毒素污染等因素，刺激机体 β_2-微球蛋白异常增生，发生脏器沉积引起淀粉样变。淀粉样物质可以堆积在骨、关节、胃肠等部位，如沉积在手腕关节可致腕管综合征等，也可以在肠道、心脏等发生淀粉样沉淀。治疗方法主要有应用高通透透析器、血液滤过或血液透析滤过、血液吸附特异性 β_2-微球蛋白等。腕管综合征是手正中神经压迫变性导致手麻、手痛、手指活动障碍、鱼际肌萎缩的一种长期透析并发症，处理措施主要是外科腕管松解术[60]，术后可解除正中神经的压迫，手部功能障碍明显缓解，疼痛减轻。

参考文献

1. Eknoyan G, Levin NW, Steinberg E. The National Kidney Foundation Dialysis Outcomes Quality Initiative. Curr Opin Nephrol Hypertens, 1997, 6(6): 520-523.

2. National Kidney Foundation. K/DOQI clinical practice guidelines for bone metabolism and disease in chronic kidney disease. Am J Kidney Dis, 2003, 42(4 Suppl 3): S1-S201.

3. Moe S, Drueke T, Cunningham J, et al. Definition, evaluation, and classification of renal osteodystrophy: a position statement from Kidney Disease: improving Global Outcomes (KDIGO). Kidney Int, 2006, 69(11): 1945-1953.

4. Kidney Disease: Improving Global Outcomes. KDIGO clinical practice guideline for the diagnosis, evaluation, prevention, and treatment of Chronic Kidney Disease-Mineral and Bone Disorder (CKD-MBD). Kidney Int, 2009(Suppl 113)(113): 25-32.

5. Guideline Working Group, Japanese Society for Dialysis Therapy. Clinical practice guideline for the management of secondary hyperparathyroidism in Chronic Dialysis Patients. Ther Apher Dial, 2008, 12(6): 514-525.

6. Fukagawa M, Yokoyama K, Koiwa F, et al. Clinical practice guideline for the management of chronic kidney disease-mineral and bone disorder. Ther Apher Dial, 2013, 17(3): 247-288.

7.《活性维生素 D 的合理应用》专家协作组. 活性维生素 D 在慢性肾脏病继发性甲状旁腺功能亢进中合理应用的专家共识(修订版). 中华肾脏病杂志, 2005, 21(11): 698-699.

8. 王莉, 李贵森, 刘志红. 中华医学会肾脏病学分会《慢性肾脏病矿物质和骨异常诊治指导》. 肾脏病与透析肾移植杂志, 2013, 22(6): 554-559.

9. Moranne O, Froissart M, Rossert J, et al. Timing of Onset of CKD-related metabolic complications. J Am Soc Nephrol, 2009, 20(1): 164-171.

10. Moore C, Yee J, Malluche H, et al. Relationship between bone histology and markers of bone and mineral metabolism in African-American hemodialysis patients. Clin J Am Soc Nephrol, 2009, 4(9): 1484-1493.

11. Malberti F, Marcelli D, Conte F, et al. Parathyroidectomy in patients on renal replacement therapy: an epidemiologic study. J Am Soc Nephrol, 2001, 12(6): 1242-1248.

12. 张兵林, 张凌, 王继伟, 等. 48 例规律透析患者甲状旁腺病理形态分析及 8 例电镜下超微结构观察, 中国血液净化, 2014, 13(3): 164-168.

13. 王文博, 张凌, 笪冀平, 等. 继发性甲状旁腺功能亢进症患者维生素 D 受体和钙敏感受体的免疫组化研究. 中国血液净化, 2011, 10(5): 265-269.

14. 张凌, 姚力, 花瞻, 等. 甲状旁腺全切除术治疗 10 例 Sagliker 综合征疗效评估. 中华内科杂志, 2011, 50(7): 562-567.

15. 张凌, 董葆, 刘莉, 等. 钙性尿毒症性小动脉病(附 3 例报告). 肾脏病与透析肾移植杂志, 2002, 11(5): 427-430.

16. Goodman WG, Goldin J, Kuizon BD, et al. Coronary-artery calcification in young adults with end-stage renal disease who are undergoing dialysis. N Engl J Med, 2000, 342(20): 1478-1483.

17. 白建梅, 张凌, 金承刚, 等. 规律血液透析患者甲状旁腺激素水平对腹主动脉钙化的效应分析. 中国动脉硬化杂志, 2015, 23(5): 448-452.

18. London GM, Marchais SJ, Guérin AP, et al. Arteriosclerosis, vascular calcifications and cardiovascular disease in uremia. Curr Opin Nephrol Hypertens, 2005, 14(6): 525-531.

19. 张凌. 尿毒症状态下的钙化防御及预后//孟建中, 周春华. 血液净化技术并发症诊断与治疗学. 天津: 天津科学技术出版社, 2014: 306-308.

20. 马丹丹, 董静, 张凌, 等. Sagliker 综合征颅颌面畸形初步研究. 中国血液净化, 2012, 11(7): 352-356.

21. 张建荣, 张凌. 慢性肾脏病继发性甲状旁腺功能亢进. 北京: 人民军医出版社, 2010.

22. Monier-Faugere MC, Geng Z, Mawad H, et al. Improved assessment of bone turnover by the PTH-(1-84)/large C-PTH fragments ratio in ESRD patients. Kidney Int, 2001, 60: 1460-1468.

23. Lehmann G, Stein G, Huller M, et al. Specific measurement of PTH(1-84) in various forms of renal osteodystrophy(ROD) as assessed by bone histomorphometry. Kidney Int, 2005, 68(3): 1206-1214.

24. Fraser WD. Hyperparathyroidism. Lancet, 2009, 374(9684): 145-158.

25. 花瞻,姚力,张凌,等. 肾性甲状旁腺功能亢进外科治疗术前高频彩超和99mTc-MIBI双时相显像的应用. 中国骨质疏松杂志,2010,16(8):580-583.

26. 张宇梅,耿磊,张凌,等. 维持性血液透析患者骨密度的测定结果与分析. 中国血液净化,2014,13(3):137-139.

27. Yan Y, Qian J, Chen N, et al. Efficacy and initial dose determination of paricalcitol for treatment of secondary hyperparathyroidism in Chinese subjects. Clin Nephrol, 2014, 81(1):20-29.

28. Teng M, Wolf M, Lowrie E, et al. Survival of patients undergoing hemodialysis with paricalcitol or calcitriol therapy. N Engl J Med, 2003, 349(5):446-456.

29. Antonsen JE, Sherrard DJ, AndressDL. A calcimimetic agent acutely suppresses parathyroid hormone levels in patients with chronic renal failure. Rapid communication. Kidney Int, 1998, 53(1):223-227.

30. Komaba H, Nakanishi S, Fujimori A, et al. Cinacalcet effectively reduces parathyroid hormone secretion and gland volume regardless of pretreatment gland size in patients with secondary hyperparathyroidism. Clin J Am Soc Nephrol, 2010, 5(12):2305-2314.

31. Messa P, Macário F, Yaqoob M, et al. The OPTIMA study: assessing a new cinacalcet (Sensipar/Mimpara) treatment algorithm for secondary hyperparathyroidism. Clin J Am Soc Nephrol, 2008, 3(1):36-45.

32. Fishbane S, Shapiro WB, Corry DB, et al. Cinacalcet HCl and concurrent low-dose vitamin D improves treatment of secondary hyperparathyroidism in dialysis patients compared with vitamin D alone: the ACHIEVE study results. Clin J Am Soc Nephrol, 2008, 3(6): 1718-1725.

33. Raggi P, Chertow GM, Torres PU, et al. The ADVANCE study: a randomized study to evaluate the effects of cinacalcet plus low-dose vitamin D on vascular calcification in patients on hemodialysis. Nephrol Dial Transplant, 2011, 26(4):1327-1339.

34. Zitt E, Rix M, Ureña Torres P, et al. Effectiveness of cinacalcet in patients with recurrent/persistent secondary hyperparathyroidism following parathyroidectomy: results of the ECHO study. Nephrol Dial Transplant, 2011, 26(6):1956-1967.

35. Schneider R, KoliosG, Koch BM, et al. An economic comparision of surgical and medical therapy in patient with secondary hyperparathyroidism-the Geman perspective. Surgery, 2010, 148(6):1091-1099.

36. Kalantar-Zadeh K, Shah A, Duong U, et al. Kindey bone disease and mortality in CKD: revisiting the role of vitamin D, cacimimetics, alkaline phosphatase, and minerals. Kindney Int Suppl, 2010, 117:S10-S21.

37. Ivarsson KM, Akaberis, Isaksson F, et al. The effect of parathyroidectomy on patient survival in secondary hyperparathyroidism. Nephrol Dial Transplant, 2015, 30(12):2027-2033.

38. 赵文燕,张凌,谢亚平,等. 甲状旁腺切除术改善继发性甲状旁腺功能亢进症维持性血液透析患者生活质量. 中国血液净化,2011,5(10):250-253.

39. Akerström G, Malmaeus J, Bergström R. Surgical anatomy of human parathyroid glands. Surgery, 1984, 95(1):14-20.

40. 张凌,卞维静,程虹,等. 超声引导下甲状旁腺无水酒精注射治疗继发性甲状旁腺功能亢进症. 中华内科杂志,2001, 40(11): 775-777.

41. 于明安,张凌,彭丽丽,等. 超声引导微波消融术治疗继发性甲状旁腺功能亢进短期疗效分析. 中华肾脏病杂志,2015, 31(4):303-304.

42. 卞维静,张凌,王文博,等. 透析患者甲状旁腺切除术后低钙血症的发生及处理. 中国血液净化,2011,10(5):246-249.

43. Hutchison AJ, Moore PR. Low turnover bone disease. Perit Dial Int, 1996, 16(Suppl 1): S295-S299.

44. Jadoul M, Albert JM, Akiba T, et al. Incidence and risk factors for hip or other bone fractures among hemodialysis patients in the Dialysis Outcomes and Practice Patterns Study. Kidney Int, 2006, 70(7):1358-1366.

45. Danese MD, Kim J, Doan QV, et al. PTH and the risks for hip, vertebral, and pelvic fractures among patients on dialysis. Am J Kidney Dis, 2006, 47(1):149-156.

46. Kurz P, Monier-Faugere MC, Bognar B, et al. Evidence for abnormal calcium homeostasis in patients with adynamic bone disease. Kidney Int, 1994, 46(3):855-861.

47. Barreto DV, Barreto FC, Carvalho AB, et al. Coronary calcification in hemodialysis patients: the contribution of traditional and uremia related risk factors. Kidney Int, 2005, 67(4):1576-1582.

48. London GM, Marty C, Marchais SJ, et al. Arterial calcifications and bone histomorphometry in end-stage renal disease. J Am Soc Nephrol, 2004, 15(7):1943-1951.

49. Moore C, Yee J, Malluche H, et al. Relationship between bone histology and markers of bone and mineral metabolism in African-American hemodialysis patients. Clin J Am Soc Nephrol, 2009, 4(9):1484-1493.

50. Cavalier et E, Delanaye P, Collette J, et al. Evaluation of different bone markers in hemodialyzed patients. Clin Chim Acta,

2006,371(1-2):107-111.
51. Coen G, Ballanti P, Silvestrini G, et al. Immunohistochemical localization and mRNA expression of matrix Gla protein and fetuin-A in bone biopsies of hemodialysis patients. Virchows Arch,2009,454(3):263-271.
52. Lehmann G, Ott U, Kaemmerer D, et al. Bone histomorphometry and biochemical markers of bone turnover in patients with chronic kidney disease Stages 3-5. Clin Nephrol,2008,70(4):296-305.
53. D'Haese PC, Couttenye MM, Goodman WG, et al. Use of the low-dose desferrioxamine test to diagnose and differentiate between patients with aluminium-related bone disease, increased risk for aluminium toxicity, or aluminium overload. Nephrol Dial Transplant,1995,10(10):1874-1884.
54. Pei Y, Hercz G, Greenwood C, et al. Non-invasive prediction of aluminum bone disease in hemo- and peritoneal dialysis patients. Kidney Int,1992,41(5):1374-1382.
55. Piraino B, Chen T, Puschett JB. Elevated bone aluminum and suppressed parathyroid hormone levels in hypercalcemic dialysis patients. Am J Nephrol, 1989,9(3):190-197.
56. Spasovski G, Gelev S, Masin-Spasovska J, et al. Improvement of bone and mineral parameters related to adynamic bone disease by diminishing dialysate calcium. Bone,2007,41(4):698-703.
57. Shao JS, Cheng SL, Charlton-Kachigian N, et al. Teriparatide (human parathyroid hormone(1-34)) inhibits osteogenic vascular calcification in diabetic low density lipoprotein receptor-deficient mice. J Biol Chem,2003,278(50): 50195-50202.
58. Santonati A, Palermo A, Maddaloni E, et al. PTH (1-34) for Surgical Hypoparathyroidism: A Prospective, Open-Label Investigation of Efficacy and Quality of Life. Clin Endocrinol Metab,2015,100(9):3590-3597.
59. Cejka D, Kodras K, Bader T, et al. Treatment of Hemodialysis-Associated Adynamic Bone Disease with Teriparatide (PTH1-34): a Pilot Study. Kidney Blood Press Res, 2010, 33(3):221-226.
60. 杨雨润,张凌,林朋,等. 透析相关淀粉样变致腕管综合征外科治疗 20 例疗效分析. 中国血液净化,2014,13(9):625-628.

第四节 透析相关性淀粉样变

周亦伦

透析相关性淀粉样变(dialysis related amyloidosis,DRA)是长期透析患者的常见而严重的并发症,淀粉样物质的主要成分是 β_2-微球蛋白(β_2-MG),β_2-MG 沉积于骨关节周围组织及消化道和心脏等部位,引起关节和关节周围组织的病变及器官的损害,临床表现为腕管综合征、淀粉样骨关节病、破坏性脊柱关节病、囊性骨损害以及内脏淀粉样物质沉积等严重致残性并发症。其发生率随患者年龄和透析时间增长而增加。国外报道,血液透析患者透析程在 2~4 年、4~7 年、7~13 年、13 年以上,淀粉样变的发生率分别是 33%、50%、90%,和 100%[1]。对腹膜透析患者的研究中,淀粉样变在透析程小于 2 年、2~4 年、4~7 年,发生率分别是 20%、30%、50%[2]。国内南方医院报道,透析超过 5 年的患者中 50% 有 DRA,超过 10 年者 100% 发生 DRA[3]。中日友好医院透析中心的调查也显示,透析超过 10 年的患者 100% 存在 DRA[4]。随着透析技术普及、治疗水平提高、生存时间延长,防治 DRA、避免致残性严重并发症显得至关重要。

一、透析相关性淀粉样变的发病机制

DRA 的发病机制目前尚不完全清楚，其发生、发展可能涉及慢性肾衰竭时 β_2-MG 的潴留、透析因素的参与、β_2-MG 的结构改变以及某些可能促使淀粉样纤维形成和沉积的因素。

(一) β_2-微球蛋白淀粉样物质的形态学、生物化学和代谢特点

β_2-MG 淀粉样蛋白在刚果红染色时呈阳性反应，在极光显微镜下可见苹果绿色的双折光，在电子显微镜下呈现紧密排列的不分叉的纤维束。

1985 年 Geyjo 等[5]首先发现，DRA 淀粉样沉积物的主要蛋白质成分是 β_2-MG。免疫组织化学研究证实，从 DRA 患者各种组织中获取的淀粉样沉积物能特异地与抗 β_2-MG 抗体起反应，但不能被抗淀粉样 A 蛋白、抗前白蛋白或抗免疫球蛋白抗体所识别。β_2-MG 是一具有 100 个氨基酸的非糖基化单链多肽，相对分子质量为 11 800。肝脏是合成 β_2-MG 的主要器官。β_2-MG 自细胞表面脱落或从细胞内释放后，90% 以单体、非蛋白结合状态存在于循环中。β_2-MG 主要经肾脏清除，循环中 β_2-MG 经肾小球滤过，几乎完全被近端肾小管重吸收和降解。由于 β_2-MG 几无例外地经肾脏分解代谢，故慢性肾衰竭时 β_2-MG 由于清除障碍而发生潴留。慢性规律性血液透析患者，由于透析相关因素的参与，如使用低通量、生物相容性差的透析膜透析，血浆 β_2-MG 水平显著增高，可达正常的 50 倍以上。β_2-MG 可与 HLA-I 类抗原的重链糖蛋白或免疫球蛋白结合，即使正常人血清中的 IgG 也同 β_2-MG 有亲和力，循环中的 β_2-MG-IgG 复合体容易为透析患者的某些器官如骨、关节所截留，成为局部淀粉样病变的重要基础。此外，Miyata 等[6]发现，β_2-MG 可经非酶糖基化反应（Maillard 反应），被晚期糖基化终产物（advance glycation end product, AGE）修饰，形成 AGE-β_2-MG。AGE-β_2-MG 在 DRA 的关节病变中起着重要作用。

(二) β_2-微球蛋白淀粉样纤维形成的机制

β_2-MG 在血循环中的潴留是 DRA 发生的基础。β_2-MG 分子含有两个不相平行的 β-半层结构，这种结构有利于淀粉样纤维的形成。有作者将极高浓度的 β_2-MG 置于无盐溶液中进行体外孵育，观察到 β_2-MG 能自发地聚合成淀粉样纤维。然而尿毒症患者血清 β_2-MG 水平与 DRA 的发生并无直接相关关系。近年来一些研究发现，DRA 患者的淀粉样物质中 β_2-MG 尚有生物化学与形态结构上的变异。在组织沉积的 β_2-MG 可被 AGE 所修饰，β_2-MG 与被 AGE 修饰的胶原有高度亲和力，其结合能力远远超过未被修饰的胶原。β_2-MG 与 AGE-胶原结合的量取决于 β_2-MG 的浓度和胶原蛋白中 AGE 的含量[7]。正常 β_2-MG 一旦与 AGE-胶原结合，即可在原位被 AGE 修饰。由于胶原蛋白是构成骨、关节组织的主要成分，且已证实胶原组织中的 AGE 含量随年龄增加呈线性增长，因此，DRA 时循环中高水平的 β_2-MG 可能首先通过与 AGE-胶原的结合在骨、关节局部沉积，随后再进一步在原位被 AGE 修饰，形成 AGE-β_2-MG[7]。β_2-MG 可与各种类型的胶原蛋白相互作用，但在相同条件下，Ⅰ、Ⅱ、Ⅲ型胶原蛋白（构成骨、关节组织的主要胶原）较Ⅳ型胶原蛋白（构成基膜的主要成分）更容易被 AGE 所修饰。这可能是 DRA 早期 β_2-MG 淀粉样变主要发生于骨、关节部位，晚期方累及血管、胃肠道等含基膜结构的原因[3]。

一些循环和（或）局部因素也可能促使 β_2-MG 形成淀粉样纤维并在组织沉积。基底膜和细胞外基质的成分可能成为淀粉样变的靶目标，促进淀粉样变的形成。大量研究提示，氨基葡聚糖可通过稳定或诱导淀粉样物质前体的构象改变，以及避免原纤维合成过程中及在组织沉积后发生蛋白水解[8]，从而促进微纤维生成。此外局部 pH 可影响前体蛋白正常或异常构象的相对稳定性，促进或延迟微纤维生成。

(三) β_2-微球蛋白淀粉样纤维沉积导致组织损伤的机制

介导骨关节淀粉样变的机制尚不明确，单核和巨噬细胞的趋化、激活以及释放细胞因子和金属蛋白酶在体外试验中被证实是淀粉样变相关的骨吸收和基质降解的基础[9]。而修饰的蛋白水解碎片和淀粉样纤维在 DRA 发展中的作用未能明确。然而有确凿的试验结果表明，骨关节病的表现是由直接而特异的细胞效应所致，而不是由广泛淀粉样物质沉积导致的非特异性组织损伤[10]。但对骨关节外的淀粉样

变尚无相似的实验室研究结果，推测淀粉样物质在其他组织尤其是血管的沉积，即使非广泛沉积，也会激起具有致病效应的特殊进程。

DRA 时淀粉样物质周围常可见明显单核/巨噬细胞浸润，滑膜细胞黏附分子表达增加，表明关节局部有慢性炎症反应。近期组织学观察结果证实，DRA 早期 β_2-MG 淀粉样沉积物主要发生于软骨表面及关节滑膜，此期并无巨噬细胞浸润及破坏性组织损伤，患者多数无明显症状。DRA 晚期，骨损害常常在滑膜附近伴随淀粉样物质沉积，滑膜组织内可见大量浸润细胞，其中大多为 CD46 阳性的巨噬/单核细胞[11]。在骨表面可见破骨细胞的生成和活跃的破骨性骨吸收，而成骨细胞的骨形成则缺如，因此表现为溶骨性损害，关节周围骨囊肿的形成亦是溶骨的结果。在脊柱，椎间盘炎发生在淀粉样物质沉积处，脊柱的骨溶解从椎间盘边缘开始。单核/巨噬细胞浸润很可能在无症状淀粉样物质沉积转变为破坏性骨、关节病变的过程中起着重要作用[12]。

β_2-MG 淀粉样物质似乎对炎细胞具有吸引作用，然而其他形式的淀粉样变则没有如此明显的炎症反应。1990 年 AGE 修饰的 β_2-MG 被认为是围绕淀粉样沉积物的炎症诱导子。体外实验证实，AGE-β_2-MG 通过与单核细胞表面 AGE 受体（RAGE）的相互作用，增加单核细胞的趋化性，并刺激巨噬细胞产生促炎因子 IL-1β 和 TNF-α，后者的生成量足以诱导关节滑膜细胞产生降解细胞外基质的胶原酶，从而导致骨、关节组织的炎症和破坏性改变[13]。AGE-β_2-MG 还能刺激单核细胞生成 TGF-β_1，免疫组化研究证实，DRA 滑膜中浸润的巨噬细胞表达 TGF-β 和 TGF-β 受体。此外，AGE-β_2-MG 还能延缓单核细胞的自发性凋亡。在含有 AGE-β_2-MG 的微环境中存活的单核细胞能够发育成巨噬样细胞，后者能够自发生成活性氧基和促炎症介质。AGE-β_2-MG 除了对单核/巨噬细胞的直接刺激作用外，还能通过对关节固有组织的作用，导致局部的细胞炎症反应。人类关节滑膜细胞表达 RAGE，AGE-β_2-MG 能够通过 RAGE 介导的途径，刺激 B 型关节滑膜细胞分泌单核细胞趋化蛋白-1（MCP-1）和促炎症细胞因子[14]，以及通过诱导滑膜微血管的氧化性损伤导致关节组织的炎症和病理改变。

二、透析相关性淀粉样变的临床表现

透析相关淀粉样物质虽然可以沉积于人类多个器官，但较多损害骨、关节及周围组织，尸解证实组织的淀粉样物质沉积常较疾病的临床症状和放射影像学表现为早。

（一）腕管综合征

腕管综合征（carpal tunnel syndrome，CTS）多为 DRA 的早期临床表现，在开始透析 3～5 年即可出现，随后发生率逐渐上升，在透析 20 年以上的患者发生率几乎达 100%。CTS 与透析程呈明显正相关关系。除透析程外，开始透析的年龄也是 CTS 的一个危险因素[15]，CTS 在透析时间长的高龄患者发生率最高。DRA 主要由 β_2-MG 淀粉样物质沉积在腕管内的腱鞘、滑膜、屈肌腱或屈肌韧带（图 18-4-1），造成腕管腔相对狭小，腕管内压上升，正中神经受压，故出现正中神经支配部位的手痛、麻木、感觉迟钝、鱼际肌萎缩和功能障碍。典型疼痛往往在夜间和透析中加重，常累及双手。叩击腕部正中神经不仅可引起局部疼痛，而且可以引起远端叩击部位的正中神经分布区域的疼痛和感觉迟钝（Tinel 征阳性）。让患者手腕屈曲，两手相对，则可引起示指、中指和环指桡侧感觉丧失（Phalen 征阳性）。如病变持续压迫将会发展为掌部关节病变、运动障碍、鱼际肌萎缩，最后手功能丧失（图 18-4-2）。

（二）淀粉样骨关节病

在长期血液透析的患者中常常出现骨关节病，以慢性关节疼痛为突出的临床首发症状，占 25%～50%。主要累及肩关节，多为双侧性，夜间和透析中加重。DRA 患者 80% 有肩关节疼痛和僵硬。在单纯淀粉样物质沉积而无炎症时，往往疼痛、肿胀不明显。由于淀粉样物质沉积于旋肌腱鞘和滑膜，可致关节活动度减低。随病变发展，导致慢性手指屈肌肌腱滑膜炎，会造成病变手指伸肌功能的渐进性丧失，伴有“扳机指”症状。慢性关节肿胀是 DRA 的另一类重要征象。β_2-MG 淀粉样沉积所致的滑膜囊肿胀，常在骨囊性病变之前发生，可累及肩、腰、腕、肘、踝及指关节。关节渗出液中含少量细胞成分，也有复发性关节囊积血。滑膜活检显示刚果红阳性的β_2-MG 淀粉样沉积物。最常见于肩关节,可导致三角肌下脂肪垫侧向性移位及肩峰下间隙增宽。超声检查有助于发现关节周围软组织和滑膜囊增厚。放射线检查示受累关节的关节面侵蚀,关节腔狭窄。但放射学改变与临床症状相关性不平行。

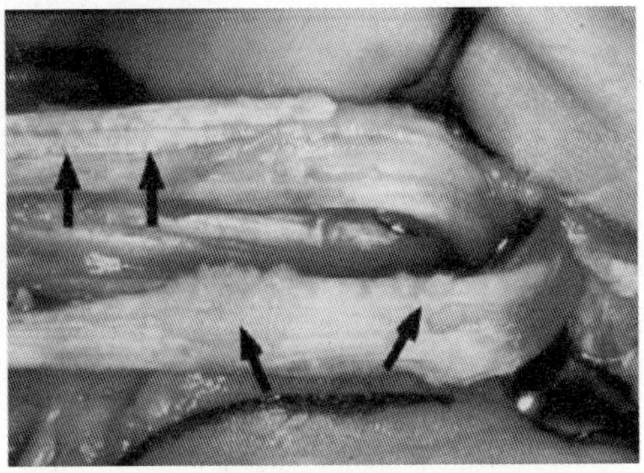

图 18-4-1　淀粉样物质沉积于腕管的腱鞘、滑膜

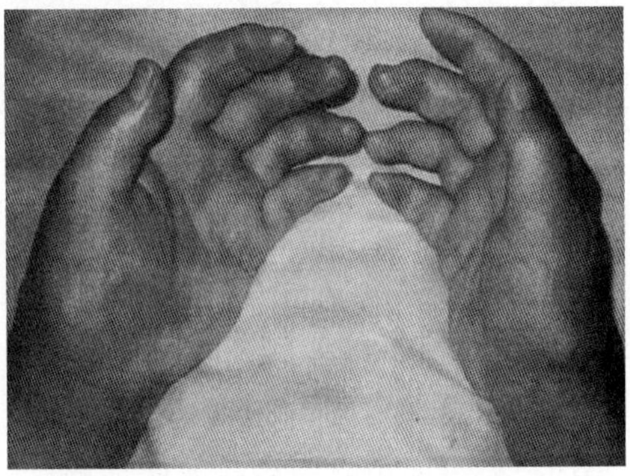

图 18-4-2　腕管综合征手形

(三) 破坏性脊柱关节病

破坏性脊柱关节病变主要累及颈椎水平,是 DRA 时的一种致残性并发症,比较少见,通常发生于透析超过 10 年以上的患者,其发生率占 14.0%,病变特点常为多发性发展迅速的椎间隙变窄,伴有邻近椎板受侵蚀致骨质破坏,但无骨赘生物形成(图 18-4-3,18-4-4)。骨质破坏呈多发、对称分布,X 线平片不易早期发现,CT 和 MRI 有助于发现 X 线平片不易显示的病变。如病变累及棘突关节,少数棘突后弓受累者可导致脊椎移位、脊髓脊神经根病甚至脊髓压迫等神经系统并发症[16]。放射影像学改变出现的较早,但临床常常无明显症状或仅有轻微的疼痛、僵硬感,偶可引起严重的神经并发症。其他周围大关节的破坏性关节病变也往往呈多发性,以关节间隙变窄为特征,伴或不伴关节附近的软骨下骨囊性损害。由于病变可呈快速进行性加重(几个月内),早期诊断至关重要。

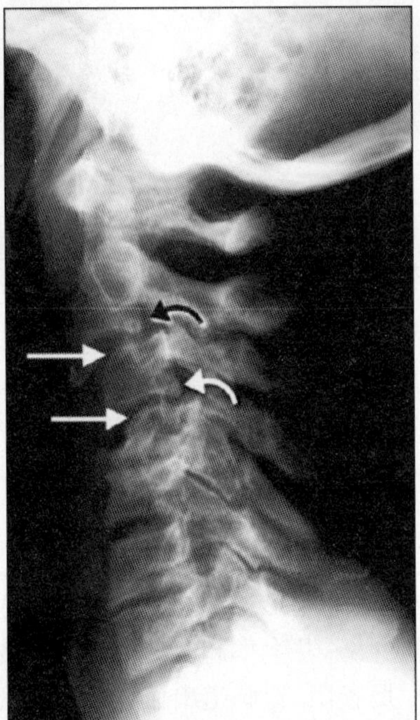

图 18-4-3　颈椎棘突侧位平片示:侵蚀性脊椎关节病,从 $C_{2\sim7}$ 椎间隙狭窄,广泛侵蚀,邻近椎板反应性硬化。$C_{2\sim5}$ 尤其受到影响,无明显反应性骨质增生

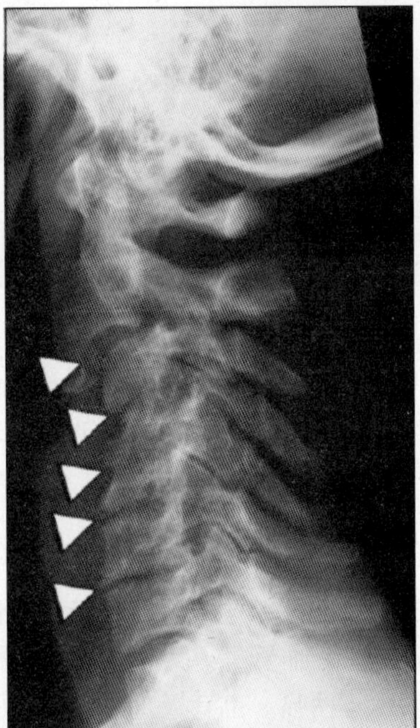

图 18-4-4　2 年后,疾病进展迅速,$C_{2\sim7}$ 进行性狭窄

(四)囊性骨损害与病理性骨折

软骨下骨囊肿的发生是临床DRA最常见的表现。骨囊肿常发生在舟状骨、月状骨、肱骨头、股骨头、髋臼上方。囊肿数量和大小随透析程的延长而增加。囊性骨损害为多发性软骨下溶骨性改变,或关节侵蚀性改变,通常发生在透析5~16年。透析超过10年者50%~60%的X线检查可见这种典型的骨病变。淀粉样骨损害的特征为多发性的、对称性软骨下溶骨性改变。绝大多数发生于滑膜关节附近,并常累及邻近关节囊和韧带,髋、腕和肩关节是最常见的受累部位[17](图18-4-5,18-4-6,18-4-7)。骨活检显示囊性病变中含β_2-MG淀粉样沉积物。发生于股骨颈的β_2-MG淀粉样沉积可导致病理性骨折,膝关节附近的囊性病变常累及胫骨髌和髌骨,肩关节附近的侵蚀性病变也非少见。

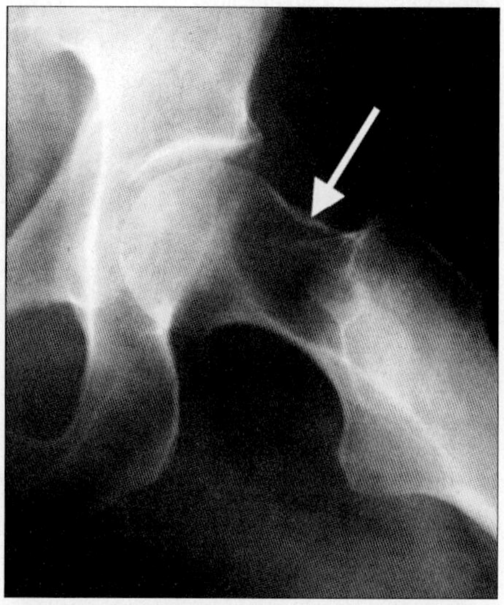

图18-4-5 左髋X线片示:左股骨颈溶骨性改变,边缘可见硬化

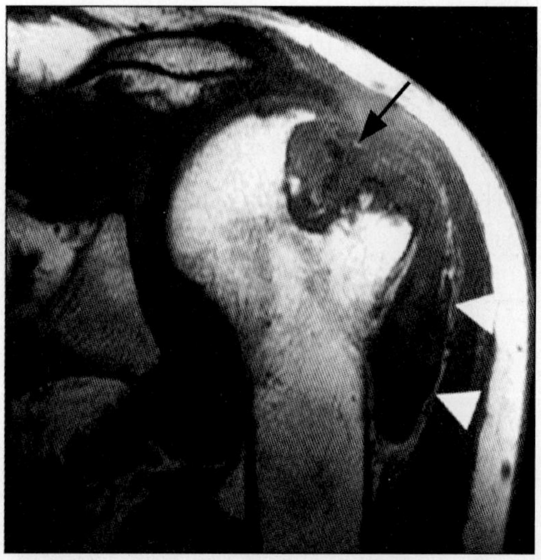

图18-4-6 MRI示:肱骨头上后方溶骨性损害,低信号区代表淀粉样物质沉积于溶骨部位(黑色箭头所指处)。淀粉样物质沉积还可见于三角肌下囊,在三角肌和肱骨之间(白色箭头所指处)

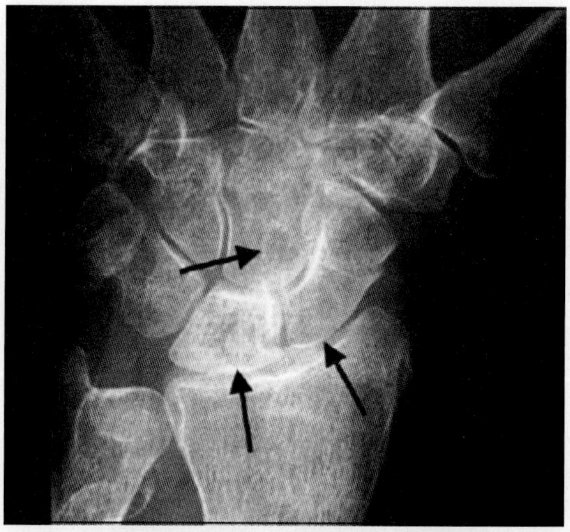

图18-4-7 X线片示:腕骨溶骨性损害,在腕骨中月状骨、舟状骨最易受累及,周边可见硬化缘,有些呈分叶状轮廓

(五)全身性β_2-微球蛋白淀粉样变

透析相关淀粉样物质不仅沉积在骨关节组织,还可沉积在全身内脏组织,如心脏、胃肠道、肺以及内脏器官的中等血管等。透析相关淀粉样物质在内脏沉积并不少见,发生率超过30%,但程度通常较轻,临床表现不明显。也有极少数病例可引起心衰伴肺动脉高压、肠梗阻、胃肠道出血、穿孔、梗死、慢性腹泻等严重并发症[18]。一项尸检研究显示[19],在透析超过10年的患者,左房心内膜、心肌、心房壁小血管以及左室小血管壁中可见β_2-MG的沉积;透析超过15年的患者β_2-MG沉积的广泛性、严重程度更为明显,且二尖瓣附近的钙化区均有β_2-MG淀粉样物质沉积,提示β_2-MG与钙化有高度亲和力。另一项回顾性研究发现,因胃肠道事件住院的患者经尸检或病理活检证实,1/3的患者都存在淀粉样物质在胃肠道沉积[20]。

三、与 β_2-微球蛋白淀粉样变相关的危险因素

1. 年龄 开始透析的年龄越大,DRA 发病率越高。

2. 透析程 透析程越长,DRA 发病率随之增加。

3. 血液净化模式 有作者比较了不同血液净化模式的影响,发现使用高通量血液透析可将 DRA 的进展风险降至 0.424,而非在线血液透析滤过可降至 0.104,在线血液透析滤过可降至 0.007[21]。

4. 膜生物相容性 同为低通量透析膜,合成膜比补体容易激活的膜(铜仿膜、纤维素膜等) DRA 发生率为低。

5. 透析液的组成和纯度 使用超纯透析液被认为是减少淀粉样变的重要因素。

6. 其他 单核细胞趋化蛋白-1(MCP-1)GG 基因型和载脂蛋白 E 的等位基因[22]也被认为是发生 CTS 的危险因素。

四、透析相关性淀粉样变的诊断和鉴别诊断

(一)临床表现

患者表现不同程度的大小关节骨骼疼痛,四肢肌肉酸痛,乏力和皮肤瘙痒等表现,交替或间歇出现踝、肩、肘、膝、腕关节疼痛,也可伴急性关节红肿痛伴功能障碍,四肢小关节出现 1 ~3 处弹响指(趾),部分患者同时伴有关节、骨骼痛或骨折。

(二)组织学检查

组织活检是诊断 β_2-MG 淀粉样变的金指标。特征为受累组织呈高锰酸钾-刚果红染色和抗 β_2-MG 抗体染色阳性。晚期患者淀粉样沉积组织周围可见单核、巨噬细胞浸润。电镜下可见排列弯曲不规则,直径为 8 ~10 nm 淀粉样细纤维。骨活检示囊性病变中含 β_2-MG 样物质。然而,由于早期无症状或症状不典型,组织病理学检查难以作为早期筛查手段。

(三)骨骼 X 线检查

鉴于组织学诊断有时难以达到,血清 β_2-MG 水平升高也不具有诊断意义(虽然透析患者血 β_2-MG 显著高于正常人群,但有无淀粉样变的患者血 β_2-MG 水平无明显差异),因此影像学结合病史有助于 DRA 的诊断。尤其在出现严重并发症,如病理性骨折或脊髓压迫症之前,精确的影像学诊断至关重要。DRA 的骨骼 X 线检查常表现为软骨下囊性骨损害和侵蚀性改变,破坏性关节病变和脊柱关节病变以及关节周围软组织肿胀,可出现自发性骨折。非特异性滑膜囊肿胀往往是 β_2-MG 淀粉样病变最早的放射学改变,最常见于肩关节,可导致三角肌下脂肪垫侧向移位及肩峰下间隙增宽。软骨下囊性骨损害或关节的侵蚀性改变是 DRA 最主要的放射学表现。骨损害常为多发性,并大致呈对称性分布。DRA 囊性骨损害的 X 线诊断标准为:囊性病变大于 10 mm(肩、髋)或大于 5 mm(腕);必须位于滑膜覆盖的区域(如股骨颈)或负重髋臼之外的部位;邻近骨损害的关节间隙正常;如囊性骨损害发生于滑膜覆盖面之内和负重部位之内,且骨囊肿的直径每年递增大于 30%,亦应考虑[23];囊性骨损害至少应累及 2 个关节;如 2 个受累关节均为腕关节,其中一侧腕关节至少应有 2 个囊性骨损害。透析超过 10 年者 50% ~60% 的 X 线检查可见这种典型的骨病变。骨病变通常发展缓慢。系列 X 线片显示受累关节的数目及囊性病变的大小和数目随时间增加而增多。但破坏性脊柱关节病可呈快速进行性加重(数月内)[24]。

(四)超声学检查

超声检查是诊断 DRA 的极好方法。DRA 时高分辨超声探查可见肩、颈等部位关节周围软组织肿胀,滑膜囊增厚和韧带增厚。肩关节袖套厚度大于 8 mm 和(或)关节囊中见到强回声,可诊断 DRA。国外研究显示,经与组织活检对照证实,用超声诊断 DRA 的敏感性为 72% ~79%,特异性为 79% ~

100%[25]。国内杨氏等的研究显示，采用超声的方法诊断 DRA，敏感性为 77.8%，特异性为 100%[26]。超声学检查可检出早期无症状的 DRA。腕部淀粉样变的超声学表现主要为屈肌和/或伸肌腱的肥厚，以及滑膜的淀粉样物质沉积。

（五）CT 扫描和磁共振（MRI）检查

CT 扫描和 MRI 为判断 β_2-MG 淀粉样变的程度提供了比较可靠的定量方法，可显示骨皮质的破坏，有助于区别淀粉样囊性病变和其他原因造成的骨腔隙改变；有助于发现 X 线不易显示的病变，如枕部环枢关节与颈结合部位的骨破坏、肱骨及股骨内囊性变。CT 可清晰显示椎体后弓的透亮区，为早期诊断破坏性脊柱关节病变提供帮助。MRI 的 T1 和 T2 图像分别显示受累椎体、髓核的低信号[27]，经证实为淀粉样物质沉积在椎间盘。此外 MRI 还可显示淀粉样物质在骨突关节的滑膜和黄韧带沉积[28]，显示 DRA 时骨、关节及软组织的受累程度，而常规 X 线检查常常低估病变的程度。

（六）同位素技术

放射性同位素定位于淀粉样沉积所在的部位。这类非侵入性放射性核素技术有助于早期发现淀粉样沉积，并能有效观察淀粉样变的发展情况，但无法对淀粉样变做出精确的定量分析。用^{123}I 标记的 P 成分或^{131}I 标记的 β_2-MG 进行闪烁照相具有较高的诊断特异性[29]，但^{123}I 标记的 P 成分无法显示在臀部和肩部受累位置的淀粉样物质蓄积，而着重标记鲜有 β_2-MG 沉积的脾脏。^{131}I 标记的 β_2-MG 可很好显示 β_2-MG 在体内的分布，敏感性和特异性均高于临床和放射检查。后有研究采用^{111}In 代替^{131}I，可进一步改善影像对比，提高敏感性，同时降低 50% ~70% 的射线照射，安全性更大[30]。

（七）鉴别诊断

1. 败血症性关节病　发生在透析患者的频率大于普通人，常为多关节受累。多由不常见的微生物引起，特别是用去铁胺治疗的患者。经常需抽吸关节积液，进行白细胞计数和细菌学检查。淀粉样变的滑膜积液中细胞计数低。白细胞计数高则提示为磷灰石诱导的关节炎或化脓性关节炎。感染性椎间盘炎也需要与发生在透析患者的破坏性脊柱关节病相鉴别。感染性椎间盘炎 MRI 上呈现 T1 信号强度减低，而 T2 信号增强，在大多数情况下，T2 信号减低可除外感染[31]。

2. 肾性骨病　肾性骨病是常见关节痛的原因之一，继发性甲状旁腺功能亢进引起的棕色瘤通常伴有严重纤维性骨炎，累及管状骨的骨干或干骺端，如颌骨、肋骨、髂骨翼，而淀粉样变囊性骨损害则主要见于滑膜关节附近。此外，以下特点也有助于 DRA 与棕色瘤的鉴别：①骨病变与纤维性骨炎的程度不相匹配；②甲状旁腺次全切除后骨损害不消失；③胸锁关节的软骨下骨囊性损害，该部位骨损害往往提示 DRA。

五、透析相关性淀粉样变的治疗与预防

DRA 的临床治疗策略包括透析方式的改进、药物、外科治疗和肾脏移植，旨在防止和延缓 DRA 的发生发展。根据 DRA 发病机制研究的进展，今后的防治可望通过不同环节以减少 AGE-β_2-MG 的形成或阻断其生物学作用。降低血浆前体蛋白-β_2-MG 的水平可能有助于预防 DRA。某些血液净化方法，如血液滤过、高通量血液透析、选择性 β_2-MG 免疫吸附等可增加 β_2-MG 的清除，从而降低血浆 β_2-MG 水平。

（一）血液净化治疗

1. 腹膜透析　腹膜透析患者 DRA 发生率与血液透析患者无明显差别，但鉴于残余肾功能与血 β_2-MG 水平呈负相关，因此腹膜透析可能通过比血液透析更好的保护残肾功能而延缓 DRA 的进展[2]。新型腹膜透析液含有较低的葡萄糖降解产物，更好的生物相容性，降低血浆 AGE 水平，可减少 DRA 的发生[32]。

2. 高通量血液透析　高通量透析器较低通量透析器可更好保护残肾功能，而在透析开始的 12 ~24 个月血清 β_2-MG 水平主要取决于残肾功能。高通量透析器可通过吸附（尤其是 AN69 膜）和对流（尤其

是聚砜膜)更多地清除β_2-MG。接受高通量透析的患者透析前血清β_2-MG水平可比低通量透析低30%。此外纤维素膜可能通过促进系统性炎症反应综合征、增强氧化应激促进β_2-MG的合成和释放,而高通量透析器则可避免或减轻,高通量透析膜还可清除一些AGE修饰的蛋白。有研究显示使用高通量透析后显著减少CTS和囊性骨损害的发生[33]。尽管高通量与低通量透析相比可减少β_2-MG的蓄积,但高通量透析只能延缓而非防止DRA的发展。

3.透析膜的生物相容性　同为低通量,使用生物相容性好的透析器如聚砜膜,血清β_2-MG水平明显低于使用生物相容性差的透析器如铜仿膜。但也有作者认为透析膜的通量而非生物相容性是决定血中β_2-MG水平的主要因素[34]。

4.延长透析时间　延长每次透析时间也可清除更多β_2-MG而延迟DRA的发生、发展。有学者发现,单次夜间长时透析清除β_2-MG显著多于传统透析[(102.6±42.6)mg比(42.4±16.2)mg,$P<0.01$],血清β_2-MG下降率分别为(38.8±7.1)%比(20.5±5.8)%,$P<0.0001$。从传统透析转为夜间长时透析后,血清β_2-MG进行性下降,到9个月时从(27.2±11.7)mg/dl降至(13.7±4.4)mg/dl,后维持稳定[35]。

5.提高透析液纯度　四项回顾性研究均提示改善透析液纯度可减少DRA的发生。Baz等[36]比较了长时间血液透析患者(平均透析时间6年)使用纤维素膜透析器、超纯透析液(内毒素<0.03 EU/ml)与另一组使用相同透析器、标准透析液患者CTS的发生率,结果显示,超纯透析液组CTS的发生率为2.3%,明显低于标准透析液组(23.3%)。Kleophsa等[37]报道使用铜仿膜超纯透析液的患者透析10年和13年CTS的发生率分别是7%和15%。

6.血液滤过(HF)和血液透析滤过(HDF)　高通量透析和在线HDF(后补液,置换液100 ml/min)治疗,β_2-MG的下降率分别是49.7%和72.7%($P<0.001$),β_2-MG清除率分别为63.8 ml/min和116.8 ml/min($P<0.001$),因此HDF较高通量透析可增加β_2-MG的清除达83%,将血β_2-MG的下降率提高46%[38]。Locatelli等[39]报道接受HF或HDF的患者腕管综合征需外科手术的相对危险度较接受普通透析者降低42%。

7.血液灌流　选择性β_2-MG吸附柱治疗β_2-MG相关淀粉样变临床已经有应用,这种吸附柱被称为Lixelle,可使腕管综合征的症状得到明显的缓解。Lixelle中的吸附剂含有多孔的纤维素串珠,可与疏水的十六烷基链共价结合,体外试验表明,1 ml Lixelle串珠可清除大于1 mg的β_2-MG。Lixelle吸附β_2-MG是选择性而非特异性,还可同时吸附炎症因子,如IL-1β、IL-6。鉴于炎性因子被认为参与DRA的形成,因此Lixelle同时降低循环中β_2-MG和炎症因子有利于改善DRA相关症状。Abe[40]的观察显示单纯高通量透析不能降低血β_2-MG水平,而高通量透析串联Lixelle灌流器使血β_2-MG从(34.5±8.4)mg/L降至(28.8±7.3)mg/L($P<0.05$),且日常活动能力改善。Kazama等[41]的前瞻性研究表明,联合应用选择性β_2-MG吸附柱进行血液灌流治疗,关节疼痛、僵硬和功能明显改善,改善时间可以持续超过12个月。X线检查显示,对照组骨关节损伤进展明显,而吸附治疗组则没有明显的进展。Gejyo等[42]组织10个中心进行2年的前瞻对照研究显示,透析串联Lixelle组与透析组相比,β_2-MG第一次治疗下降率为(74.1±6.1)%比(60.1±6.3)%($P<0.05$),β_2-MG的清除速度为(80.9±9.9)ml/min比(52.3±23.3)ml/min($P<0.01$)。

(二)药物治疗

给予肾上腺皮质激素对缓解骨关节病的疼痛非常有效,小剂量皮质激素即可有效,但不能长期使用,以防发生感染、骨质疏松等严重并发症,但作用机制尚不明确。

由于AGE在DRA的发病机制中具有重要作用,直接抑制AGE的生成可能会阻止DRA的发生。亲核的肼衍生物盐酸氨基胍作用于AGE的前体,并在发生不可逆蛋白交联之前抑制AGE的形成。体外试验中发现,盐酸氨基胍抑制AGE-β_2-MG形成,并能阻断已与AGE-1型胶原结合的β_2-MG的AGE修饰,但这类药物对DRA的防治作用尚有待临床验证。由于AGE-β_2-MG的大多数病理生理学作用是通过AGE受体介导的,故阻断AGE-β_2-MG与AGE受体的相互作用,有望减轻或防止组织损伤[43]。在体外试验中,AGE-

β_2-MG 引起的单核细胞趋化反应和促炎症细胞因子释放,可被可溶性 AGE 受体或抗 AGE 受体抗体所阻断,提示在受体水平阻断 AGE-β_2-MG 的生物学作用可能是防治 DRA 的另一条途径。

此外,抗氧化治疗可能对防止 DRA 的进展起到一定作用,这是由于 AGE 参与 DRA 的发生,而 AGE 的形成与氧化应激相关。

(三)手术治疗

手术治疗主要用于严重关节症状,至于腕管综合征,推荐早期解除腕管压迫,因为长时神经压迫会造成严重、不可逆的肌肉神经损伤。有时需要反复外科手术解除腕管压迫症状,这是由于透析相关淀粉样物质沉积可导致腕管综合征复发。透析相关淀粉样物质沉积所致病理性股骨骨折或脊髓受压,分别是人工关节或椎体融合的适应证[44]。此外严重肩关节痛可从内镜或外科滑膜切除术中获益。

(四)肾移植

DRA 的根本治疗和预防是肾移植,通常淀粉样物质沉积所致关节痛在成功进行肾移植后迅速缓解。然而肾移植对 DRA 的疗效究竟是由于术后采用糖皮质激素,抑或术后血浆 β_2-MG 恢复正常,机制尚不清楚。尽管有研究采用 X 线和 ^{123}I 标记血清淀粉样 P 物质闪烁照相法证实肾移植后淀粉样沉积逐渐减少,目前尚未形成肾移植可消除淀粉样物质沉积的共识。有研究观察了 17 例成功接受肾移植超过 1 年的患者,大部分 DRA 相关症状在移植后 1 周消失,并在其后的平均(58.5 ±9)个月持续缓解。然而骨囊肿的数量维持不变,甚至有患者在成功接受肾移植 2 年后出现髋部骨折行手术时仍发现有 β_2-MG 沉积于骨折部位。而 7 例患者在移植肾失功重新进入透析治疗后,短期内严重 DRA 症状再次出现,7 例中有 5 例需行腕管综合征外科手术(3 例发生于重新进入透析 1 年内)。骨囊肿的数量从(17 ±11)增至(21 ±11),因此虽然肾移植后 DRA 的临床表现得以缓解,解剖学损伤和病理进程并未被逆转[45]。

参 考 文 献

1. Jadoul M, Garbar C, Noel H, et al. Histological prevalence of beta 2-microglobulin amyloidosis in hemodialysis: a prospective post-mortem study. Kidney Int, 1997,51(6):1928-1932.
2. Jadoul M, Garbar C, Vanholder R, et al. Prevalence of histological beta2-microglobulin amyloidosis in CAPD patients compared with hemodialysis patients. Kidney Int, 1998,54(3):956-959.
3. 侯凡凡. 透析相关性淀粉样变发病机制的新认识. 肾脏病与透析肾移植杂志,2001,10(5):461-462.
4. 赵丽. 透析相关性淀粉样变. 中日友好医院学报,2003,17 (3): 169-172.
5. Gejyo F, Odani S, Yamada T, et al. Beta 2-microglobulin: a new form of amyloid protein associated with chronic hemodialysis. Kidney Int, 1986,30(3):385-390.
6. Miyata T, Inagi R, Iida Y, et al. Involvement of beta 2-microglobulin modified with advanced glycation end products in the pathogenesis of hemodialysis-associated amyloidosis. Induction of human monocyte chemotaxis and macrophage secretion of tumor necrosis factor-alpha and interleukin-1. J Clin Invest JT, 1994,93(2):521-528.
7. Hou FF, Chertow GM, Kay J, et al. Interaction between beta 2-microglobulin and advanced glycation end products in the development of dialysis related-amyloidosis. Kidney Int, 1997,51(5):1514-1519.
8. Yamaguchi I, Suda H, Tsuzuike N, et al. Glycosaminoglycan and proteoglycan inhibit the depolymerization of beta2-microglobulin amyloid fibrils in vitro. Kidney Int, 2003,64(3):1080-1088.
9. Miyata T, Hori O, Zhang J, et al. The receptor for advanced glycation end products (RAGE) is a central mediator of the interaction of AGE-beta2microglobulin with human mononuclear phagocytes via an oxidant-sensitive pathway. Implications for the pathogenesis of dialysis-related amyloidosis. J Clin Invest,1996,98(5):1088-1094.
10. Drueke TB. Extraskeletal problems and amyloid. Kidney Int, 1999,73(Suppl):S89-S93.
11. Gejyo F, Maruyama H, Teramura T, et al. Role of macrophages in beta 2-microglobulin-related dialysis amyloidosis. Contrib Nephrol, 1995,112:97-104.

12. Kazama JJ, Maruyama H, Gejyo F. Osteoclastogenesis and osteoclast activation in dialysis-related amyloid osteopathy. Am J Kidney Dis, 2001,38(4 Suppl 1):S156-S160.

13. Miyata T, Notoya K, Yoshida K, et al. Advanced glycation end products enhance osteoclast-induced bone resorption in cultured mouse unfractionated bone cells and in rats implanted subcutaneously with devitalized bone particles. J Am Soc Nephrol, 1997,8(2):260-270.

14. Hou FF, Jiang JP, Guo JQ, et al. Receptor for advanced glycation end products on human synovial fibroblasts: role in the pathogenesis of dialysis-related amyloidosis. J Am Soc Nephrol, 2002,13(5):1296-1306.

15. Davison AM. beta 2-microglobulin and amyloidosis: who is at risk?. Nephrol Dial Transplant-European Renal Association, 1995,10(Suppl 10):48-51.

16. Deforges-Lasseur C, Combe C, Cernier A, et al. Destructive spondyloarthropathy presenting with progressive paraplegia in a dialysis patient. Recovery after surgical spinal cord decompression and parathyroidectomy. Nephrol Dial Transplant-European Renal Association, 1993,8(2):180-184.

17. Danesh F, Ho LT. Dialysis-related amyloidosis: history and clinical manifestations. Semin Dial, 2001,14(2):80-85.

18. Yamamoto S, Gejyo F. Historical background and clinical treatment of dialysis-related amyloidosis. Biochim Biophys Acta, 2005,1753(1):4-10.

19. Takayama F, Miyazaki S, Morita T, et al. Dialysis-related amyloidosis of the heart in long-term hemodialysis patients. Kidney Int Suppl, 2001,78(Suppl):S172-S176.

20. Jimenez RE, Price DA, Pinkus GS, et al. Development of gastrointestinal beta2-microglobulin amyloidosis correlates with time on dialysis. Am J Surg Pathol, 1998,22(6):729-735.

21. Nakai S, Iseki K, Tabei K, et al. Outcomes of hemodiafiltration based on Japanese dialysis patient registry. Am J Kidney Dis, 2001,38(4 Suppl 1):S212-S216.

22. Gejyo F, Kimura H, Suzuki S, et al. Apolipoprotein E and alpha 1-antichymotrypsin in dialysis-related amyloidosis. Kidney Int Suppl, 1997,62(Suppl):S75-S78.

23. Miyata T, Oda O, Inagi R, et al. Beta 2-Microglobulin modified with advanced glycation end products is a major component of hemodialysis-associated amyloidosis. J Clin Invest, 1993,92(3):1243-1252.

24. Kiss E, Keusch G, Zanetti M, et al. Dialysis-related amyloidosis revisited. AJR Am J Roentgenol, 2005, 185(6): 1460-1467.

25. Kay J, Benson CB, Lester S, et al. Utility of high-resolution ultrasound for the diagnosis of dialysis-related amyloidosis. Arthritis Rheum, 1992,35(8):926-932.

26. 杨燕,林跃萍,周华,等.超声诊断透析相关淀粉样变.中华超声影像学杂志,2000,9:240-242.

27. Cobby MJ, Adler RS, Swartz R, et al. Dialysis-related amyloid arthropathy: MR findings in four patients. AJR Am J Roentgenol, 1991,157(5):1023-1027.

28. Marcelli C, Perennou D, Cyteval C, et al. Amyloidosis-related cauda equina compression in long-term hemodialysis patients. Three case reports. Spine (Phila Pa 1976), 1996,21(3):381-385.

29. Nelson SR, Hawkins PN, Richardson S, et al. Imaging of haemodialysis-associated amyloidosis with 123I-serum amyloid P component. Lancet, 1991,338(8763):335-339.

30. Schaffer J, Burchert W, Floege J, et al. Recombinant versus natural human 111In-beta2-microglobulin for scintigraphic detection of A beta2m amyloid in dialysis patients. Kidney Int, 2000,58(2):873-880.

31. Theodorou DJ, Theodorou SJ, Resnick D. Imaging in dialysis spondyloarthropathy. Semin Dial, 2002,15(4):290-296.

32. Tomo T. Peritoneal dialysis solutions low in glucose degradation products—evidence for clinical benefits. Perit Dial Int, 2008, 28(Suppl 3):S123-S127.

33. Schiffl H, Fischer R, Lang SM, et al. Clinical manifestations of AB-amyloidosis: effects of biocompatibility and flux. Nephrol Dial Transplant, 2000,15(6):840-845.

34. Pickett TM, Cruickshank A, Greenwood RN, et al. Membrane flux not biocompatibility determines beta-2-microglobulin levels in hemodialysis patients. Blood Purif, 2002,20(2):161-166.

35. Raj DS, Ouwendyk M, Francoeur R, et al. Beta(2)-microglobulin kinetics in nocturnal haemodialysis. Nephrol Dial Transplant- European Renal Association, 2000,15(1):58-64.

36. Baz M, Durand C, Ragon A, et al. Using ultrapure water in hemodialysis delays carpal tunnel syndrome. Int J Artif Organs,

1991,14(11):681-685.

37. Kleophas W, Haastert B, Backus G, et al. Long-term experience with an ultrapure individual dialysis fluid with a batch type machine. Nephrol Dial Transplant-European Renal Association, 1998,13(12):3118-3125.
38. Lornoy W, Becaus I, Billiouw JM, et al. Remarkable removal of beta-2-microglobulin by on-line hemodiafiltration. Am J Nephrol, 1998,18(2):105-108.
39. Locatelli F, Marcelli D, Conte F, et al. Comparison of mortality in ESRD patients on convective and diffusive extracorporeal treatments. The Registro Lombardo Dialisi E Trapianto. Kidney Int, 1999,55(1):286-293.
40. Abe T, Uchita K, Orita H, et al. Effect of beta(2)-microglobulin adsorption column on dialysis-related amyloidosis. Kidney Int, 2003,64(4):1522-1528.
41. Kazama JJ, Maruyama H, Gejyo F. Reduction of circulating beta2-microglobulin level for the treatment of dialysis-related amyloidosis. Nephrol Dial Transplant- European Renal Association, 2001,16(Suppl 4):31-35.
42. Gejyo F, Kawaguchi Y, Hara S, et al. Arresting dialysis-related amyloidosis: a prospective multicenter controlled trial of direct hemoperfusion with a beta2-microglobulin adsorption column. Artif Organs, 2004,28(4):371-380.
43. Hou FF, Boyce J, Chertow GM, et al. Aminoguanidine inhibits advanced glycation end products formation on beta2-microglobulin. J Am Soc Nephrol, 1998,9(2):277-283.
44. Yuzawa Y, Kamimura M, Nakagawa H, et al. Surgical treatment with instrumentation for severely destructive spondyloarthropathy of cervical spine. J Spinal Disord Tech, 2005,18(1):23-28.
45. Mourad G, Argiles A. Renal transplantation relieves the symptoms but does not reverse beta2-microglobulin amyloidosis. J Am Soc Nephrol, 1996,7(5):798-804.

第五节 透析患者的性功能和生育问题

孙 翌 于仲元

在了解慢性肾衰竭维持性透析患者性功能障碍前,对人类正常生殖生理(性功能)进行回顾是必要的。下面分别就男女生殖生理功能进行阐述。

一、男性正常生殖生理

睾丸由曲细精管和间质细胞组成。曲细精管上皮有两种细胞,生殖细胞和支持细胞。原始生殖细胞为精原细胞,紧贴于曲细精管基膜上,精原细胞分阶段发育成为精子,要经过初级精母细胞、次级精母细胞最后生成精子。各级精细胞由曲细精管基部逐步向管腔方向移动,最后精子进入管腔,贮存于附睾。整个生精过程历时两个半月。支持细胞底部与基膜紧贴,且细胞间有紧密连接,可将体液与曲细精管分隔,形成"血睾屏障"。除精原细胞外的各级精细胞营养完全依赖支持细胞。支持细胞还可通过其颈部胞质收缩,将精子排入曲细精管腔。支持细胞在腺垂体分泌的卵泡刺激素(follicle-stimulating hormone, FSH)作用下,产生雄激素结合蛋白(androgen binding protein, ABP),使曲细精管内睾酮含量增加,有利于睾酮发挥生精与使附性器官发育的作用。射精通过两步脊髓反射使精液排出,一是移精,将精液送入尿道;二是射精动作,在性高潮时将精液排出。正常男性每次射精 3 ~6 ml,每毫升精液含 2000 万 ~4 亿个精子,少于 2000 万则不易使卵子受精。

间质细胞受腺垂体分泌的黄体生成素(luteinizing hormone, LH)刺激产生睾酮。睾酮合成方式与一般类固醇激素合成相似,但间质细胞 17-α 羟化酶丰富,缺乏 11 与 21 羟化酶,孕烯醇酮经 17 羟化,形成睾酮。2/3 的睾酮与血液中白蛋白、β 球蛋白结合。主要在肝脏灭活,以 17-氧类固醇结合型由尿排出。

下丘脑接受神经系统其他部位传来的信号,经单胺神经递质,汇集于下丘脑促性腺激素释放神经元,刺激促性腺激素释放激素(gonadotropin-relrasing hormone, GnRH)的释放,经门脉系统运送到腺垂体,引起 FSH 和 LH 的释放。FSH 与 LH 均为糖蛋白激素,FSH 作用于生殖与支持细胞,LH 作用于间质细胞。LH 与间质细胞上的 LH 受体结合,通过 CAMP-PK 系统产生磷酸蛋白,使胆固醇进入线粒体,在线粒体内合成睾酮。睾酮进入组织后与睾酮受体结合,刺激 mRNA 形成,合成蛋白质。FSH 与睾酮对生精过程进行调控。

二、女性正常生殖生理

卵巢是女性主要生殖器官,是卵子和雌激素产生的地方。月经周期与 GnRH、FSH、LH 及卵巢激素密切相关。月经周期分为卵泡期和黄体期。卵泡期从始基卵泡发育,经初级卵泡、次级卵泡一直到排卵前成熟卵泡形成。卵泡期开始时,血中雌激素与孕激素均处于低水平,随雌激素与孕激素对 FSH 及 LH 的反馈抑制的解除,FSH、LH 水平逐渐上升,同时在 FSH 及 LH 作用下雌激素大量合成,卵泡增长,雌激素水平达高峰,子宫内膜增厚,腺体增多并变长。在 LH 达高峰后,刺激卵泡合成孕激素促使卵巢排卵。黄体期时,LH 使黄体产生大量孕激素和雌激素,如未受精,黄体停止孕激素及雌激素的分泌,孕激素和雌激素水平突然下降,引起子宫内膜剥离,形成月经。

三、尿毒症生殖系统改变

尿毒症患者在长期慢性肾脏疾病、慢性肾功能不全影响下,生殖系统受到多种代谢废物、毒性物质作用,必然在形态与功能两方面受到损伤。因性别不同损伤各异,现分述如下。

(一)男性性功能变化

性功能减退,睾丸缩小,血浆睾酮水平降低。肾替代治疗后,可改善或纠正以上症状。引起性功能减退的原因可能为:

1. *下丘脑-垂体功能异常* 尿毒症患者血清 LH 水平常升高,而 FSH 升高并不常见。一般认为 LH 升高与睾丸曲细精管损伤后,产生的反馈性抑制腺垂体分泌 LH、FSH 的"抑制素"水平下降有关。而给予外源性 GnRH 后,LH、FSH 水平可升高;给予外源性睾酮后,血浆 LH 水平可下降。故一般认为男性尿毒症患者垂体分泌功能正常。

2. *睾丸功能异常* 表现为原发性性腺功能减退。睾丸缺少生殖细胞,精子数量减少,精子活力异常。曲细精管存在损害,睾酮产量下降,而血中雌二醇水平升高或正常,睾酮/雌二醇比例异常,可使男性出现女性综合征。

3. *高催乳素血症* 可能与尿毒症时 PRL 代谢清除降低有关。

4. *锌缺乏* 尿毒症患者存在饮食障碍,有实验证实,缺锌可引起睾丸萎缩。

5. *其他因素* 尿毒症患者服用多种药物,药物对性功能亦有影响。

(二)女性性功能变化

月经失调、闭经、不育,血浆雌激素、孕激素水平降低,而催乳素、黄体生成素升高,其原因可能为:

1. *下丘脑-垂体-卵巢轴* 女性尿毒症患者正常月经周期应形成的 LH、FSH、雌激素、孕激素高峰均不能产生,而且黄体生成素分泌也下降,可造成月经紊乱或闭经。

2. 高催乳素　可形成闭经溢乳。

四、透析对生殖功能及心理因素的影响

血液透析对生殖生理功能及心理状态影响的报告结论不一，尚无循证医学方面证据，需进一步深入研究。现就下列心理及康复、透析患者的性功能障碍临床表现进行探讨。

(一)心理障碍及处理

透析患者过着异常的生活，长期接受血液透析，连续循环腹膜透析(CCPD)或间断腹膜透析的患者被紧紧束缚在机器上。每周2～3次，每次3～5小时长时间地进行血液透析而不能参与正常的生活，这种束缚程度在医学技术史上是史无前例的。那些采用连续不卧床腹膜透析(CAPD)患者受到反复的、日复一日的透析液交换的约束。所有透析患者都发现自己无奈地依从一个生活程序的限制，依靠医疗设备或一组医务人员而生存，同时也面临其他许多问题，经受着多种压力。总的来说，患者在治疗过程中心理状态是极为复杂的，将取决于他患病前的性格，家庭和朋友对他的态度以及原发病及疾病治疗的情况。

透析患者遇到最重要的心理学问题是意志消沉(包括自杀)，不合作态度，性功能障碍和有关工作以及康复的困难。

1. 意志消沉　意志消沉最常见，通常是在现实面前有被歧视，被遗弃的感觉或对生活完全丧失信心，产生自卑、自残感。表现出持续消沉的情绪，确切的主诉常常是睡眠失调，食欲与体重改变，口干、便秘、性欲和性功能减退。这些主诉往往被某些医生忽视，直到症状或体征经临床证实后才会被承认与重视。严重的消沉会导致自杀，大约1/500的透析患者有自杀行为，绝大多数人一次或多次自杀未遂。透析患者因长期饮食控制，食欲得不到满足，加重了失落感，这也可能是自杀的原因。导致自杀的原因是多方面的，应特别加以注意，力图避免。

2. 不合作的言行　性情暴躁在慢性疾病患者中常见，因此少数固执的透析患者对医生、护士发脾气，有粗鲁的言行并不奇怪。医护人员最好不要被这种言行所激怒，应耐心倾听患者的言论并努力理解他们。患者暴躁和不合作言行的具体原因常常不明确、不规律，需要仔细调查患者的家庭、工作环境的详细情况以及不愉快因素的来龙去脉等等。无论如何不能忽视、容忍那些可能对患者本人或透析人员造成危害的行动。

3. 性功能障碍　男女透析患者中任何一方常见有性生活困难的情况。大约70%男性患者最终出现阳痿，无论男性或女性患者均会出现性欲降低、性欲高潮次数减少。任一性别患者性交次数比起患尿毒症前大大减少。性功能障碍的原因目前尚不清楚。男性患者由于意志消沉，工作能力降低或消失引起家庭地位的转变，生活困难、情绪低沉压抑以及停止排尿的影响(男性排尿器官也是性器官)，都是性功能障碍的因素。以上均属心理因素影响，可是透析患者阳痿的原因常常是器质性的，与下列因素有关：尿毒症相关激素的改变、糖尿病、动脉供血不足、降压药的应用。大约2/3的透析患者不能重返到肾衰竭前从事的职业中去，存在着康复障碍的问题。再次就业的能力很大程度取决于患者的社会经济地位。在西方国家透析患者中，学院教授或商行总经理比起蓝领雇员再次就业容易得多。一般来说，西方国家中女性因社会各种因素影响在社会及家庭中比男性有更多选择。对于男性患者来讲，社会及家庭生活中不适应因素较多，心理压力较大。在我国透析患者如何面对疾病、面对长期治疗、提高心理适应性，是一个重要问题。对于康复，树立一个较为现实的目标是必要的。因此，要根据患者病前状态、疾病的影响、专业特点、工作环境，重新调整生活与工作方式适应透析状态下的新生活。

(二)预防和治疗

1. 预防　预防心理障碍的出现要做大量工作，透析方式的选择是很重要的，应该采用最适合患者本人情况和生活环境的方式。完全单独生活的患者透析方式的采用应能进行自我管理或考虑早期肾移植。对既往有心理障碍的高危患者前驱表现密切监测，早期发现。所有男性患者一开始透析就应讲清最终有阳痿的可能，并进行心理调整及相应预防。一旦阳痿迹象发生，应尽快与医生讨论，采取可能的措施进行心理调整与治疗。预先被告知的患者应该认识一致，采取可能的措施进行治疗与心理调整，而且应认识

到，阳痿是疾病的并发症可随病情好转而改善，而不是原发性性功能不足，应减少不必要的精神压力。

2. *心理治疗* 心理治疗措施，部分治疗可由非心理学专业人员完成，其他方面最好留给心理学科医生处理。

(1)个人心理学治疗。这种治疗可用于支持感情和治疗特殊心理学症状。透析患者有抵触个人心理疗法的倾向；他们往往感到医生无法解决他们的心理障碍，并经常对克服心理障碍的措施持否定态度。针对这种抵触心理进行轻松深入的探讨或治疗是有效的。对于血液透析患者，这种治疗最好安排在透析治疗的时候。

(2)群体治疗也是有意义的，最成功的群体治疗是针对已经暴露的心理问题。可以组织患者在一起进行有益的、有鼓舞性的座谈，启发积极因素。

(3)性行为治疗。治疗性功能障碍要把握最大的许诺。既要使患者有较大的信心，又要使患者正视疾病的影响。在病情允许的情况下鼓励透析患者与他们的配偶多接触并进行性活动，患者与配偶之间避免交往到乐于交往的转变是治疗的目标。

(4) 锻炼。适量的和有规律的体育锻炼能消除终末期肾病患者的心理压力和焦虑低沉的情绪。

(三)药物治疗

治疗心理学问题药物应有节制地应用。

(1)抗焦虑药物。焦虑状况和反复恐慌发作最初采用心理治疗和抗焦虑药治疗。短效苯二氮䓬(Benzodiazepine)衍生物(即脱甲羟安定或 alprajocam)口服有时有效。这些药通过肝排泄而透析不能清除，因此没有必要调整剂量，但根据临床经验亦最好给予常规药量的2/3。苯二氮䓬类中含有药理活性代谢物(即安定、氯氮䓬)的药物，透析患者应禁用，如果长期给药，血中药浓度达到很高水平，导致严重的嗜睡症。巴比妥酸盐类因疗效不如苯二氮䓬，故不用，而且巴比妥酸盐通过透析清除的量比较复杂，不易调整适当剂量。

(2)抗抑郁药。抗抑郁药治疗抑郁症状可起到很大作用，这类药有：多塞平(Doxepin)和丙米嗪(Imipramine)，这些药全部经过肝代谢，不通过透析清除，所以剂量调整非常必要。约服用常规剂量的2/3是安全的。

单胺氧化酶抑制剂有大幅度降低血压的副作用，不考虑应用。

(3)碳酸锂(Lithium)。需要时可被采用，但要慎重，因为锂完全经肾排出，锂易从血液透析和腹膜透析中清除，需要剂量调整。患者一次血液透析后，可服用大约600 mg的碳酸锂，两次血液透析之间不需要再给药，因为残余肾功能的减退或消失锂仅有很少部分被排泄。随着下一次血液透析锂几乎全部清除时，再追加600 mg。在各种腹膜透析中锂的应用尚缺乏经验(有人研究在腹膜透析液中加锂使血浆水平达到稳定)。所有锂治疗的透析患者，血浆锂水平应密切监测。

(4)主要的镇静剂。有时，可用氯安定或其他镇静剂，以控制患者性心理学症状，包括那些具有器质性原因造成的异常行为。这些药物正常情况不通过肾排泄，所以在一定程度上，透析患者可采用此类药物。这些药物很少经透析清除，不需要透析后的补充剂量。

五、透析患者性功能障碍的临床表现及处理

透析患者中，大约有70%的男性患者出现阳痿，女性患者中亦不乏性欲降低，性高潮迟缓或消失，甚至交媾困难者。临床工作者与心理学家对这些异常情况进行了系统的研究。对肾脏病工作者来说，如何有效预防与适当治疗透析中出现的这些问题是非常重要的。

(一)交媾困难

1. *病因* 女性患者在开始透析治疗后出现交媾困难的原因，首先是内分泌紊乱所致。多数交媾困难的直接原因是阴道干燥。另一方面，透析患者血清催乳素水平升高，亦可导致性功能降低。女性患者在透析过程中，身体状况不佳，生殖系统炎症，特别是萎缩性阴道炎的发生，往往可导致阴道上皮退行性变，阴道干燥导致交媾困难。有报告指出，女性肾衰竭患者中性欲低下的百分比大大高于肾衰竭前。人群调

查发现,肾衰竭前,女性患者中性欲低者只占9%,而出现肾衰竭后增加到33%。女性透析患者中有31%不再出现性高潮,而在透析前只为9%。当然除了肾衰竭与透析的原因外,心理因素也是一个重要的问题,肾衰竭患者,与接受透析的女性,承受着较大的心理压力,悲观、抑郁,使得她们丧失生活希望和乐趣,可导致和加重性功能紊乱。

2. *治疗* 目前对女性性功能紊乱的治疗尚无理想手段,但是,一些药物治疗措施可以采用。对高催乳素患者可给予溴隐亭(Bromocriptime)进行治疗,一般可先给 1.25 mg/d,在夜间服用,直到 2.5 mg/d,在夜间服用,逐渐增加剂量,可达到2.5 mg/d,每日2次,可有改善性功能的作用。对于交媾困难者,可应用雌激素,在月经周期里的1~25天,每日服用0.05 mg炔雌醇,或在月经周期的16~25天,每天服用2.5 mg甲酮。除此之外,亦可应用阴道内使用雌激素的方法(intravagina conjugated estrogous)。经上述疗法,交媾困难可得到一定程度的改善。

(二)阳痿

阳痿是慢性肾衰竭比较常见的症状,发生率为41%到93%不等。阳痿产生原因是多方面的,对病因有较全面的了解与进行准确的判断是治疗的前提。

1. *病因与诊断* 透析患者的阳痿往往是器质性的,尿毒症时,相关激素水平的改变,糖尿病动脉硬化患者供血不足,降压药的应用,下丘脑-垂体腺异常,甲状旁腺疾病,维生素D和锌的代谢紊乱往往可以引起阳痿。但是阳痿也与男性透析患者的精神、心理因素有关。肾衰竭以及透析带来的工作、生活能力降低,家庭地位改变,给患者带来极大的精神压力。对生活与未来的信心与热情的缺乏均可促使产生功能性阳痿,或加重器质性阳痿,应按一定的诊断计划以区别是器质性阳痿还是功能性阳痿。器质性阳痿病史方面的特点有:醒时或手淫缺乏勃起;有服用西咪替丁或降压药、精神抑制药、抗胆碱能药史;有糖尿病、动脉粥样硬化疾病的体征(跛行、心绞痛);过度饮酒史。功能性阳痿表现晨醒时有勃起,与异性伴侣或在其他场合曾有成功的性活动。功能障碍的突然发作,可能与社会压力有关。与性伴侣的生活常常有助于判断是否有功能性阳痿。在对患者进行检查时,检查者应注意男性第二性征和男子女性型乳房是否存在:睾丸和前列腺存在与否,大小以及一致性;股动脉搏动情况。行海绵体球试验检查勃起躯体神经传入反射弧是否完整。针刺会阴区域了解其敏感性来检查骶皮区神经的完整性。

常规试验室检查应测定晨起睾酮、甲状腺素、黄体生成素、卵泡刺激素和催乳激素水平以助排除内分泌紊乱引起的阳痿。测定血糖水平,有尿患者应作尿培养。

用以确定是功能性阳痿还是器质性阳痿,可用60 mg罂粟碱加20 ml生理盐水注入一侧海绵体内。注射罂粟碱可增加局部动脉血流,放松窦状通道,减少静脉回流从而刺激正常勃起。精神性或神经性阳痿时,罂粟碱试验可诱发强的勃起。如缺乏勃起或勃起短促,则提示血管供血不足。阴茎彩色多普勒超声波测定阴茎深静脉收缩期峰值小于10 cm/s可诊断为血管性阳痿。

对于透析患者来说,罂粟碱的有效性和安全性仍未确认。既往有肝病史,肝功能酶血清水平升高,镰状细胞试验阳性或既往有阴茎异常勃起者,均属海绵体内注射罂粟碱的相对禁忌证。罂粟碱实验的可能并发症为:感染和阴茎异常勃起。由于这种原因,罂粟碱试验最好由泌尿科医生来做,如果出现并发症可给予及时恰当的处理。另外,测定夜间阴茎肿胀度,测定阴茎背部神经传导速度,海绵体摄片均有助于确定是否为器质性阳痿(已为罂粟碱试验证实的)。

国际上评价阴茎勃起功能用指数评分,评价内容包括勃起功能、高潮、性行为、性欲和综合分,如果评分小于25分考虑为勃起功能障碍。

2. *阳痿的治疗* 首先还是综合治疗,包括充分透析、纠正贫血、治疗相关疾病、激素替代和排除一些药物影响等。

(1)换用降压药。少数阳痿发病与肼屈嗪、哌唑嗪、米诺地尔、卡托普利有关,可改用甲基多巴、可乐定。血管扩张药特别是一氧化氮类药物如伟哥在医生指导下可用于阳痿的治疗。透析患者血清睾内酯值低于500 mg/dl,可试图用睾内酯替代治疗。然而,如查睾内酯血清水平过高(>1 000 mg/dl)可使阳痿恶化。患者如伴有高泌乳素血症,可试用溴隐亭治疗。另外,补充锌可治疗部分血锌低的患者,但这种治疗的效果尚有争议。

师延斌报道,对22例慢性透析患者16例诊断为勃起功能障碍,服用西地那非(Sidenafel),25 mg/d,连续用药12周。结果87.5%有效,勃起功能、高潮状态、性行为满意度和综合分都有改善,但性欲功能无明显好转。

(2)外科治疗。以往的治疗包括外用真空吸引器、阴茎海绵体注射血管活性药物、经尿道注射前列腺E_1、人工阴茎植入以及阴茎动脉或静脉修补术,透析患者对此并不禁忌。非尿毒症患者中,阴茎修补术的治愈率较高,而透析患者中此手术的成功率和死亡率尚不清楚。

(三)性功能降低

透析患者此症较常见,50%患者精子数减少、精子损伤及产生异常。其发病机制不完全清楚,激素失调可能有一定作用。特殊治疗取决于病因,据报道睾内酯和锌治疗有助于恢复透析患者的生育力。但这些治疗并未广泛应用。

(四)阴茎异常勃起

据报告,阴茎异常勃起可发生于血液透析患者,其病因不清。如果维持几个小时仍不减轻需立即手术治疗。

(五)生殖器水肿

接受腹膜透析,特别是CAPD患者可出现生殖器水肿。这是由于腹膜透析液反渗到生殖器区域,液体通过未闭鞘膜、腹股沟、腹膜透析管外周或既往手术造成的腹膜缺陷处渗入生殖器部分。可通过CT、荧光显像来确定漏口的性质。

如确定有腹股沟疝或股疝导致腹膜透析液异位渗漏,应行手术修复。小的隐性缺陷可以经非手术疗法治疗。CAPD应暂时停止,按医嘱卧床休息,抬高阴囊。如果必须继续腹膜透析,应转换为间断的腹膜透析,或行日间干腹的CCPD。

总之,透析患者生殖生理功能障碍是影响透析患者生活质量的重要问题,在许多国家和地区因受传统文化影响,未给予充分的科学的认识。为改善透析患者存在的实际问题,学术界需要深入研究探讨关于透析患者生殖生理功能障碍的课题,诸多透析患者生殖生理功能障碍临床表现经过心理调整及相应治疗是可以改善的。

第六节　铝相关骨病

赵 丽

一、概述

铝在自然界广泛存在,它在地壳中含量8.1%,仅次于氧、硅是占第三位的重要元素。铝也常存在于食物、化妆品和药物制剂中。

人类每天从食物中摄取铝3～5 mg，通过胃肠道少量吸收，然后经由肾脏全部排泌。血清铝80%～90%与蛋白质（主要与转铁蛋白质）结合，未结合部分铝经由肾小球滤过，由近端肾小管重吸收，被溶酶体摄取，然后以磷酸铝的形式沉积，可能通过胞吐作用缓慢地排泌至肾小管腔内[1]。

当肾衰竭时严重妨碍了铝代谢，透析患者如长期接触铝含量高于标准的透析用水易产生高铝血症和铝中毒。铝在体内过多的蓄积，使患者全身铝含量高出正常人20倍。铝蓄积最多的器官为骨、肝和脾。骨中铝的含量增多与铝中毒有关，形成铝中毒性骨病（Aluminum toxic bone disease），或称铝相关性骨病（Aluminum related bone disease），它是形成低运转性骨病的主要原因[2]。

肝脾中铝的含量虽高，但不引起中毒，脑组织中铝含量较低，但易引起铝中毒性脑病，即透析"痴呆"。铝中毒也可以引起非缺铁性小细胞低血色素性贫血。铝中毒是多方面的，引起的后果很严重，近十余年来，随着透析水处理的改善及部分钙磷结合物替代氢氧化铝，透析患者铝中毒已极为罕见。但迄今世界各地透析中心仍有铝中毒的报道，并发现低水平的铝积聚也可致甲状旁腺素（PTH）水平改变、成骨细胞的功能异常及血红蛋白合成障碍[3]，因而仍然受到人们的重视。

二、铝中毒病因

（一）透析用水净化不纯

血液透析患者一年所接触的水几乎相当其一生所饮用的水，由于自来水通常应用硫酸铝作为沉淀剂，因此透析患者容易发生铝蓄积和中毒。透析用水处理不当，如仅用软化水、离子交换水，或反渗装置失效，致使透析液中铝含量大于10 μg/L，容易发生铝中毒。其中毒的发生与透析时间以及透析液中的铝浓度呈正相关，一般发生在透析后2～3年。当透析用水pH为7.4时，铝的溶解性降低；氢氧化铝和氧化铝在pH 4.2时的溶解度比pH6.2时大100～1 000倍，这表明铝是在胃和十二指肠近端吸收的，也提示调整透析液的pH对预防铝中毒的重要性。采用持续性不卧床腹膜透析（CAPD）时，由于腹膜透析液中含铝量较低，铝中毒的发生率较血液透析为少。但当腹膜透析患者口服铝制剂时，体内铝负荷过高，也可能发生铝性骨病、脑病和贫血。近来报告，由于血浆中采用枸橼酸盐作为抗凝剂，将明显提高铝的吸收量，因此慢性间歇性血浆置换疗法也可能引起体内的铝蓄积。铝和枸橼酸盐的结合可能是铝性骨病的重要原因。

（二）胃肠道摄入

1. 服用铝制剂　肾功能不全患者为了纠正低钙高磷，临床上经常服用含铝的磷结合剂（氢氧化铝凝胶）以减少肠道对磷的吸收。在低pH条件下，各种铝制剂（碳酸铝、硫糖铝、柠檬酸铝等）都能释放铝离子而被肠道吸收，由于患者肾功能受损，无法排泄过多的铝，经常服用铝制剂将使铝在体内各器官蓄积而引起铝中毒。

2. 铝制食具和炊具　有人测试，新铝锅、铝饭盒盛水溶液中的铝高于旧的10余倍，若往溶液中加入酸性或碱性盐类则又会增加2倍。澳大利亚达根博士于1993年调查了52种饮料，发现罐装饮料中铝含量均高于瓶装很多倍。我国还有些食品（如油条、面包、粉丝、花茶等）以铝添加剂作为膨松剂，进食过多也会增加体内铝蓄积。

（三）胃肠道外营养

胃肠道外营养是体内铝蓄积不可忽视的重要因素。每一种胃肠道外营养液含铝0.74～1.3 μmol/L（20～35 mg/L），仅给0.74 μmol/L就能引起血、肝、骨铝升高，导致骨损害。一些静脉制剂白蛋白、高能营养液（如脂肪乳）含铝量高，应慎用。甲状旁腺素（PTH）和活性维生素D均可促进铝的吸收并使铝沉积在骨、肝、脑和甲状旁腺内。

（四）肾脏排铝减少

铝排泌的唯一途径是肾脏。肾功能正常时，80%～90%的铝可从尿中排除。铝的清除率与GFR呈线性关系，与尿素氮、肌酐的清除率平行。肾衰竭时，铝排泌障碍，血铝80%与转铁蛋白结合，只有20%是非蛋白结合铝，这部分游离铝有可通透性，而与蛋白结合的铝透析不易被清除，易导致铝中毒[4]。

三、铝中毒的临床表现及发病机制

铝中毒主要影响神经、血液及骨骼系统。近来发现，铝中毒对甲状旁腺激素也产生影响，并且参与转移性组织钙化。

(一)铝相关贫血

Elliot 和同事首先发现透析患者并非由缺铁造成的小细胞低色素性贫血，而是与铝中毒有关。据统计，20% ~25%铝中毒患者有此种贫血。

1. 临床症状特点　平均红细胞体积和平均细胞血红蛋白浓度均下降，血清铁蛋白含量正常，血铝升高，补充铁剂、叶酸、维生素 B_{12}等无效。促红素治疗效果不佳，DFO 驱铝治疗后贫血可获改善。

2. 发病机制　可能由于铝与转铁蛋白结合，降低了转铁蛋白的铁负荷能力，干扰了铁的代谢，或抑制了血红蛋白合成过程中一些酶(如 δ 氨基铜戊酸盐脱水酶、亚铁氧化酶、铁螯合酶等)的活性，干扰了铁与血红蛋白的结合及血红蛋白的合成[5]。

(二)透析性痴呆(透析脑病)

Alfrey 于1972年首次报告了发生于慢性透析患者的铝中毒脑病，最初称为透析性痴呆，临床症状分为两类。

1. 临床分型

(1)急性铝中毒脑病。一次接受大剂量铝，使血铝、脑铝突然升高，出现迫害妄想、语无伦次、行动异常、腹部绞痛，个别伴强直性肌痉挛和癫痫。

(2)慢性铝中毒脑病。开始症状不明显，进行性记忆减退，语言和思维障碍，面部出现怪相、抑郁，进而运动性共济失调、癫痫。平均血清铝超过12 μmol/L，为致死性痴呆，多在发病一年后死亡。

2. 诊断　出现脑病前，患者多有肌痛、骨软化性骨病、非缺铁性小细胞低色素性贫血，引起多系统疾病。脑电图表现主要为多灶性、突发性高振幅慢波，少数病例有棘波和慢波。血浆及脑组织，特别是脑灰质的铝含量升高，脑脊液内含铝水平有助于诊断。

3. 发病机制　铝能干扰一些酶的生物学过程，它可能与脑中的钙调蛋白(calmodulin)结合，改变其结构及与蛋白质的相互作用。铝能抑制乙酰胆碱酯酶、己醣激酶、RNA 酶，影响脑组织的能量供应、神经递质合成、DNA 的重组复制和基因表达。铝能使超氧化物歧化酶(SOD)活性降低，并能影响磷在肠道的吸收，降低血磷，干扰体内磷化物代谢，影响细胞和组织内磷酸化的过程。铝在氨基酸代谢以及吡多醛系统有催化作用，吡多醛系统代谢产物和氨对大脑有损伤作用，可致中枢神经系统功能紊乱[6]。

(三)铝相关骨病

20世纪70年代末，美国 Parkinson 等首先报告了透析患者中30%发生透析性骨软化症，在美国 New Castle 地区骨软化症发生率高。后来知道，该地区水中铝含量高，骨软化与铝中毒有关。1994年中日友好医院对110例血液透析患者进行普查，其中93例患者做去铁胺(DFO)试验，DFO 试验阳性35人，铝中毒的发生率37.6%，占普查病例的31.5%，与当时国外水平近似。近10年来国内外铝中毒的发生率都明显降低。

1. 临床症状　骨痛，多从脊柱开始，扩展至肋骨和骨盆等部位，常为全身性痛，逐步加剧；非创伤性骨折，多发生于肋骨，其次为椎骨和长骨；近端肌无力，随病情进展，行动能力逐渐丧失以至于长期卧床。

2. 实验室检查　血铝和骨铝测定含量升高，血清 PTH 低，维生素 D 治疗无效；伴铝相关性贫血，严重者伴透析性痴呆。DFO 试验呈阳性。

3. X 线检查　显示骨软化及病理性骨折，伴有 Looser-Mikman 线。骨活检，具有低转运骨病的病理改变，如骨样组织增生，骨矿化受阻，破骨细胞成骨细胞减少，骨形成降低。在骨的矿物化前缘（骨样组织与矿化骨的交界面）有铝的沉积，形成了特殊染色的“铝线”，它是铝性骨病具有诊断价值的改变。

4. 铝中毒引起骨骼病变的机制　目前尚未完全阐明，经研究证实与下列因素有关。主要是铝在矿化骨和骨前质之间发生沉积，并抑制钙、磷结晶体的形成，阻止了骨前质的钙化。铝通过抑制甲状旁腺功能或直接干扰了骨的碱性磷酸酶和酸性磷酸酶的产生及其功能（两者分别反映了成骨细胞和破骨细胞的活性），降低骨转换速率。

最新研究表明，铝与骨的胶原蛋白紧密结合，形成交联，破坏骨基质对骨重建的诱导能力。铝可抑制骨骼羟磷灰石结晶的形成[7]。

（四）内脏转移性钙化

20世纪60年代和70年代初，透析患者50%以上发生内脏钙化，特别是心脏，而且是死亡的常见原因，近年来已大为减少。这是由于铝在血浆内形成胶体，并且吸收钙、磷，在心、脑、肾等脏器发生沉积的结果。此外，铝中毒骨病患者应用维生素 D_3 治疗时，血液高水平钙也可致钙的转移性沉积。

四、诊断

骨活检是诊断铝相关骨病的金指标，但它是一种有创性检查，而且在检测操作方面也存在一定困难，不易广泛使用。诊断铝相关性骨病的依据应结合临床，但也不能单凭临床经验。

（一）有产生铝中毒的基础

有口服铝制剂或应用大量静脉输高营养病史，透析用水铝含量较高（>10 μg/L）；出现与铝中毒相关的症候，如低色素性贫血、脑病、骨痛、骨折等。

（二）多次检查血铝增高（DFO 试验大于 150 μg/L）

我国部分地区正常成人血铝指标见表 18-6-1。

表 18-6-1 我国部分地区正常成人血铝指标

地区	正常血铝指标
天津地区	1.7~10.7 μmol/L(45.8~289 μg/L)
上海地区	(0.42±0.2)μmol/L[(11.22±5.6)μg/L]
武汉地区	1.0 μmol/L
北京地区	0.045 μmol/L(0.12 μg/L)

（三）去铁胺或铁敏（desferrioxamine），DFO 试验阳性

DFO 试验是诊断铝中毒相关性疾病的一项可靠指标。DFO 是一种金属螯合剂，它可以与体内三价离子（如 Fe^{3+} 和 Al^{3+}）结合形成复合物，相对分子质量 613。静脉注射或腹腔应用，与血中铝结合，促使铝从组织中溶出而释放入血液中，用药 44 小时达高峰，此时铝的增高代表了骨组织内的实际负荷[8]。

HD 患者 DFO 试验的方法，Simon 等 1984 年推荐用 DFO 40 mg/kg 体重，加入 5% 葡萄糖溶液200 ml 中，于透析开始半小时给患者静脉滴注。测定此次透析前和下次透析前（44 小时后）的血清铝含量，二者之差超过 150 μg/L 为阳性。Yagoob 等 1991 年提出小剂量 DFO 试验，不考虑患者体重，于 HD 开始半小时内静滴 DFO 500 mg/次（或 5 mg/kg 体重）加入 5% 葡萄糖溶液 200 ml 中。试验前取血为 t1，静滴 DFO 44 小时后取血为 t2，t2－t1>150 μg/L，或 t2 为 t1 的 3 倍为阳性[9]。

CAPD 患者 DFO 试验的方法，白天任意时间测基础血铝（t1），在 CAPD 交换后半小时静滴 DFO 30 mg/kg体重加 5% 葡萄糖溶液 200 ml；也可以是向 CAPD 患者夜间交换的 CAPD 液中或白天存留时间长的交换液中加入同量 DFO。在静注 DFO 后或含有 DFO 的 CAPD 液交换结束后 44 小时，测第二次血铝（t2），t2－t1>150~120 μg/L 时，考虑 DFO 试验阳性。

（四）骨活检

骨活检是诊断铝相关性骨病的金指标，但是由于它是一种侵入性方法，而且在检测和操作方法上存

在一定的困难,所以不常采用。骨活检见铝在骨的矿化前缘和粘固线沉积,表明骨铝含量明显增高,大于正常 10 倍以上,且骨铝染色阳性,并大于 25% ~30% 矿化面[10]。

(五)X 线检查

X 线骨摄片表现非其他因素引起的骨密度减少,Looser-Mikman 线或多发性自发性骨折,可有助于诊断,阳性率不高。

五、防治

(一)预防

尽量减少空气和饮水中的铝污染,改善不利的环境因素。定期监测血清铝,铝水平应该 <0. 12 μg/L。应用返渗水透析,透析液铝含量 <10 μg/L。每半年测一次血铝水平,可疑患者要做 DFO 试验以便早期发现。

减少铝的摄入,CRF 透析患者避免使用铝炊具和铝容器,尤其不能用铝容器盛含有酸、碱、盐的食物。限制含铝的磷制剂使用,1 g 氢氧化铝可结合 40 mg 的磷,对肾衰竭患者的氢氧化铝的使用不得高于 100 mg/(kg · d)。少用或不用含铝的磷结合剂,可用非磷结合剂,如用碳酸钙或醋酸钙,肾宁胶(Renagel)、碳酸镧等控制高磷血症。限制高磷食品摄入,其临床效果显著,患者亦易耐受,但长期应用会使血钙增高,引起内脏转移性钙化。当合用维生素 D 制剂时,应特别注意。尽量不用含铝高的胃肠道外营养剂。低钙透析液有益于缓解高钙血症。

(二)治疗

若有铝中毒,应使用去铁胺(DFO)治疗,静滴的方法和剂量见表 18-6-2。

表 18-6-2 驱铝方法

	传统剂量	小剂量
去铁胺剂量	40 mg/kg 体重	500 mg/次(或 5 mg/kg 体重)
使用方法	血液透析开始加 5% 葡萄糖 250 ml 滴注	血液透析开始加 5% 葡萄糖 250 ml 滴注
用药间隔	每周 2 次	每周 2 次
疗程	3 ~6 个月为一疗程	3 ~6 个月为一疗程

以上述方法滴药后 44 小时,血铝浓度达高峰时,可采用下列方法清除血中铝。用 Alukart 灌流器(Erika U. S. A.)与高效透析器 F60 串联,也有报告在静注 DFO 后 44 小时用 F60 透析器行血液滤过或血液透析滤过也能使血铝下降明显[11]。中日友好医院应用 Alukart 灌流器与高效透析器 F60 串联的方法比单用高效透析器 F60 多清除血铝(11. 28 ±3. 49)%。DFO 同时使粪便中铝的排泄量明显增加。

(三)DFO 治疗的副作用

1. 低血压　DFO 输注速度过快〔>50 mg/(kg · h)〕可引起低血压,降低输液速度后血压可回升,也可补充等渗盐水来纠正。

2. 眼、耳毒性　眼部损害,表现为双眼视力下降、色觉障碍及对黑暗适应能力下降。应用大剂量 DFO(40 mg/kg)可引起多数患者视力下降,且部分为不可逆性。采用小剂量 DFO(500 mg/次或 5 mg/kg 体重)眼部损害的发生率可降至 10% 以下,且为可逆性。听力损害,DFO 对耳蜗神经的毒性与剂量大小有关。

3. 神经系统紊乱　个别患者用药后可出现抽搐、反应迟钝等神经症状。在治疗前用氯硝西泮可克服神经系统副作用。

4. 感染　有少数报道,该疗法可使耶尔赞结肠炎和毛真菌病的易感性明显增加。

5. 其他　很少有肝肾损害与血细胞减少。我们的经验,间断使用 DFO 近 3 年,随访用 DFO 实验参数评价，铝中毒发病率由37.6%降为15.9%。治疗中仅有4例在静滴过程中发生过7次一过性血压下降，经过50%葡萄糖20 ml静脉给药后症状好转。未发现肝肾损害、血细胞减少、感染等副作用。

在应用DFO过程中需注意现配现滴，滴速不能过快。综上所述慢性肾衰竭患者规范地应用小剂量DFO治疗铝中毒是安全、有效的，对提高患者的生活质量有重要的意义。

参考文献

1. 朱建民. 慢性肾衰竭的铝代谢和铝中毒. 国外医学·医学地理分册, 1991, 12(3): 105-107.
2. 江亚芳. 成人肾病中的高铝血症. 中华肾脏病杂志, 1989, 5(1): 30-32.
3. 赵丽，张凌，杜学海. 第四次全国肾脏病会议论文汇编, 1986: 110.
4. 朱萍，汪关煜，俞育飞. 铝与肾性骨病. 中华内科杂志, 1993, 32(3): 176-178.
5. Alfrey AC. Metabdism and toxicity of Aluminum in renal failure. Am J Clin Nutr, 1980, 33: 1509-1511.
6. Alfrey AC. Aluminum toxicity in patients with chronic renal failure. Ther Drug Monit, 1993, 15(6): 593-596.
7. Alemann P. Aluminium toxicity in dialysis patients: No evidence for a threshold serun aluminium concentration. Nephrol Dial Transplant, 1993, 8(Suppl 1): 25-29.
8. Posner AS. Model of aluminum-induced osteomalacia: inhibition of apatite formation and growth. Kidney Int, 1986, 18(5): 17-19.
9. Stummroll HK, Grat H. Aluminum Kinetics during renal replacement therapies. Am Kidney Dis, 1985, 6(5): 293-295.
10. González R J, Casares M. Biochemical and hematological changes in low-level aluminum intoxication Clin Chem and Lab Med, 2000, 38: 221-225.
11. Kausz AT, Antonsen JE. Rcz G, et al. Screening plasma aluminum levels in relation to aluminum bone disease among asymptomatic dialysis patients. Am J Kidney Dis, 1999, 34: 688-689.

第七节 慢性透析患者的感染并发症

谌贻璞

据国外资料统计，感染是导致终末肾衰竭透析患者死亡的第二位病因（平均约占死亡病例的25%），仅次于心血管疾病（约占50%）。Kaslow等报道309例患者血液透析（HD）12～24个月，平均感染发生率6.5/1 000治疗月。另一组445例患者HD 42个月，因感染死亡占8%，以细菌感染最多见（48.5%），包括大肠埃希菌、克雷伯杆菌、链球菌、葡萄球菌、铜绿假单胞菌和结核杆菌等，还有病毒及真菌。血管通道是常见的感染途径，发生率72.3/1 000治疗月，而留置导管感染在血管通道感染中占80%，是动静脉瘘感染的5～7倍。Higgins报道，18例脓毒症中16例与血管通道感染有关。尽管透析患者的感染死亡率在过去几年中已有显著下降，如美国已从20世纪90年代初的36%降至12.7%，但是，对透析患者感染进行积极预防和治疗仍是一临床重要课题。

一、透析患者易于发生感染的相关因素

(一)机体因素[1]

1. 免疫功能低下　尿毒症患者体液免疫及细胞免疫功能普遍低下,这是患者易于感染的一个重要原因。尽管大多数尿毒症患者血清免疫球蛋白水平正常,但是,免疫接种时产生抗体的能力却很差,反映了体液免疫缺陷,比如正常人群接种乙型肝炎疫苗后 90% 以上个体能产生有效抗体,而尿毒症患者却仅 50% ~60% ,且往往抗体峰值低、下降快。尿毒症患者还常存在细胞免疫缺陷,表现为 T 细胞总数下降,T4/T8 细胞比值下降,以及 T 细胞对抗原反应差(这可能与尿毒症时单核细胞呈递抗原能力下降相关)。因此,临床上给尿毒症结核感染患者作纯蛋白衍化物(PPD)皮肤试验阳性率低。

2. 营养不良　透析患者的营养不良发病率高,文献报道 10% ~70% 血液透析(HD)及 18% ~51% 不卧床持续腹膜透析(CAPD)患者均存在不同程度营养不良,这也是这些患者易于感染的原因。导致营养不良的原因包括:营养摄入不足,尿毒症患者,尤其透析不充分时恶心、食欲不振常导致热量及蛋白摄入不足;营养成分丢失增加,每次 HD 将丢失 8 ~12 g 氨基酸,每日 CAPD 将丢失 5 ~15 g 蛋白,发生腹膜炎还可增至 30 g 左右;蛋白异化增强,尤其代谢性酸中毒纠正不佳及使用生物相容性差的透析器时易于发生。另外,微炎症状态在营养不良发生上也具有重要作用。

3. 其他因素　导致透析患者易于发生感染的因素还有年龄,老年人易发生感染;并发疾病,合并糖尿病感染率高;药物影响,使用免疫抑制剂易感染;治疗贫血补铁过度也易感染;输血液制品,频繁输注血液制品将增加血源感染机会。

(二)透析因素

1. 血液透析　血管通路(尤其在使用留置导管、血管外瘘及移植内瘘时)、体外循环、透析器生物相容性差及其复用、透析液或供液管路污染等因素均易诱发感染,甚至导致脓毒症。

2. 腹膜透析　腹膜透析导管(在导管组织相容性差、透析液渗漏及皮下袖套脱出时易感染)、体外连接装置(使用直管连接系统较“O”形、“Y”形连接系统易感染)、腹膜透析液质量及交换腹膜透析液时操作均易致感染,包括皮肤隧道口感染、隧道感染、腹膜炎及败血症等。

二、细菌感染

(一)血管通路感染

自身血管内瘘很少引起感染,感染率高的血管外瘘现已少用,移植血管内瘘(包括人工血管及异种血管)也易感染,但临床应用不普遍,因此它们现在都不是引起感染的常用血管通路。近年留置中心静脉导管做临时血管通路已越来越多,若导管护理不当,或留置导管过久,尤其使用不带皮下袖套的单腔导管时很容易发生感染。

血管通路感染可仅为局部感染,皮肤局部(如外瘘管口或导管口)出现红肿热痛及脓性分泌物;但是,血管通路感染更易诱发毒血症、菌血症及脓毒症(血液透析患者 48% ~72% 的脓毒症系由血管通路感染引起),患者出现寒战、高热,血培养细菌阳性。造成血管通路感染的细菌一般为 G^+ 球菌,包括金黄色葡萄球菌,不过,G^- 杆菌感染近年有所增加。在此必须强调,平时鼻腔、咽部或皮肤携带有金黄色葡萄球菌的透析患者或工作人员常是血管通路感染的传染源,对这些病菌携带者要进行抗菌治疗,如口服利福平及鼻咽部局部使用莫匹罗星(Mupirocin)等,已证实这对减少透析单位金黄色葡萄球菌血管通路感染很有意义[1]。

血管通路感染发生后,如果局部出现脓性分泌物,或患者出现寒战、高热,或血培养阳性,皆应及时拔管(包括临时留置导管及外瘘插管)。拔管后应留取管尖附着物或液体进行细菌培养及药敏试验。若血管通路局部已形成脓肿,拔管后还应行切开引流。患者应接受抗生素治疗,首选抗 G^+ 球菌药物,而后可据细菌培养药敏试验结果进行调整。

王维平等报道,1998 年 12 月至 2003 年 10 月,行永久性带涤纶套导管留置术 96 例(以下称长期组),男 60 例,女 36 例,年龄 29 ~ 81 岁,平均 56.17 岁。原发病包括慢性肾小球肾炎 40 例,糖尿病肾病 17 例,多囊肾 11 例,类风湿肾病 5 例,间质性肾炎 18 例,高血压肾病 5 例;随机抽取同时期行临时性双腔导管插管患者 210 例(以下称临时组)。原发病包括慢性肾小球肾炎 109 例,糖尿病肾病 24 例,多囊肾 24 例,类风湿肾病 19 例,间质性肾炎 26 例,高血压肾病 6 例,肾结石 2 例。

观察结果,长期组 96 例患者,平均留置时间 11 个月,共 31 680 导管日,最短者 1 个月(在继续使用),最长者 4 年半。其中 19 例抗生素治疗无效拔管,1 例拔管后发现是隧道感染,1 例合并感染性心内膜炎,16 例肾移植成功拔管,1 例糖尿病患者并发肺部感染死亡,其余 60 例患者至今继续使用;临时组 210 例患者平均留置时间 1.8 个月,共 10 340 导管日,短者透析 1 次,长者 3 个月,18 例因感染发热拔除导管。感染的发生率,长期组 96 例患者共 44 例 111 次感染,感染率 3.5 次/1 000 导管日;临时组 210 例共 43 例 94 次感染,感染率 9.1 次/1 000 导管日。两组相比差异有统计学意义($P<0.05$)。病原学检测结果,长期组患者 34 例次培养阳性,其中 27 例血培养和导管血培养均阳性,7 例仅导管血培养阳性。分离出细菌 45 株,其中金黄色葡萄球菌占 33.33%(15 株),表皮葡萄球菌占 15.56%(7 株);临时组患者 29 例次培养阳性,其中 25 例血培养和导管血培养均阳性,4 例仅导管血培养阳性,分离出细菌 37 株,其中金黄色葡萄球菌占 35.13%(13 株),表皮葡萄球菌 18.92%(7 株)。两组均以金黄色葡萄球菌常见,两组相比,$P>0.05$,差异无统计学意义。

作者报告的血液透析患者长期与临时留置双腔导管相关性感染的分析结果表明,长期组总感染率为 3.5 例次/1 000 导管日,其中菌血症发生率 2.8 例次/1 000 导管日,长期组导管感染发生率明显低于临时组,两组相比差异有显著统计学意义。感染并发症中,菌血症发生的常见细菌是金黄色葡萄球菌、表皮葡萄球菌、大肠埃希菌。与文献比较,本组平均留置时间更长,而感染发生率低。对预防导管感染,目前有多种方法,可以用枸橼酸钠和庆大霉素的混合剂在透析后注满管路,或用含抗生素的肝素封管;亦有鼻腔内给予莫匹罗星(百多邦)软膏预防金黄色葡萄球菌感染的方法。我们的体会是接头部位消毒、无菌操作以及肝素帽在整个透析期间浸泡于碘伏中,是防止感染的有效环节。另外,留置导管操作必须由受过专业训练的工作人员进行,所有操作过程,包括导管帽和导管敷料更换,患者必须戴口罩或面罩,工作人员戴口罩及消毒手套。导管腔不要开放置于空气中,应盖帽子或接注射器,这些均有利于减少感染的发生。

(二)脓毒症

透析患者脓毒症发病率很高,约占全部感染病例的 20%。因此临床上透析患者在透析开始极易出现寒战、高热,透析结束往往缓解。在透析间期,有的患者体温正常,有的低热,也有的持续高热,这主要取决于感染的程度。高度怀疑菌血症,即要及时采血做培养确诊,一旦明确诊断马上拔出导管,重要的是将管尖做培养,可以提高阳性率。脓毒症可引起多脏器病变,包括皮肤损害(瘀点及脓疱等)、细菌性心内膜炎(常侵犯主动脉瓣或二尖瓣,出现相应心脏杂音及心功能不全)以及 MODS、MOF。脓毒性肺栓塞、脑脓肿、骨及关节迁徙性感染等,增加患者的死亡率。

正如前述,脓毒症多由血管通路感染引起,此时致病菌主要为 G^+ 球菌,金黄色葡萄球菌(占 30% ~ 50%)及表皮葡萄球菌感染最常见;当然脓毒症也可由非血管通路感染引起,包括泌尿系感染、胃肠道感染及肺部感染等,此时导致脓毒症的细菌即与原发病相关,由泌尿系及胃肠道感染引起者常为 G^- 杆菌,如大肠埃希菌等。

一旦脓毒症诊断成立即需积极治疗。由血管通路感染引起者,应首先拔管。抗生素要据致病菌性质及药敏试验选用,必要时联合用药,疗程要长。由耐甲氧西林金黄色葡萄球菌(MRSA)致病者应首选万古霉素或替考拉宁(Teicoplanin)治疗,尤其前者,而且还可与利福平或夫西地酸(Fusidate)联合应用[2-3]。

(三)泌尿系感染

透析(尤其血液透析)患者因尿量进行性减少而使泌尿系感染及无症状性菌尿发病率明显增高,在并存多囊肾或泌尿系结石时尤其显著。致病菌多为大肠埃希菌。由于无尿,抗生素不易到达感染位点,因此该泌尿系感染治疗困难，上尿路感染患者甚至可诱发肾周炎症及肾周脓肿。感染一旦发生即首选针对 G⁻杆菌的抗生素治疗，如头孢菌素类、喹诺酮类、氨基糖苷类等；肾周脓肿需切开引流；多囊肾感染或肾盂肾炎久治不愈可考虑手术摘肾。

（四）呼吸道感染

透析患者呼吸道感染（包括肺部感染）也明显增多，为综合因素导致，如患者抵抗力低下，尿毒症肺损害，左心功能不全肺淤血，患者体弱卧床不易咳痰等。据报道院外感染者病原菌多为肺炎球菌，而院内感染者病原菌却以 G⁻杆菌为主[4]，为此给呼吸道感染透析患者治疗前最好能做痰培养及药敏试验，这对指导用药很有意义（腹膜透析感染见第二十章）。

三、结核感染

近些年普通人群中结核感染率有明显上升趋势，透析患者免疫功能低下，不少患者存在营养不良，故更易感染结核，特别是曾有结核感染史者透析后结核易于重新活动。据统计透析患者的结核感染率常为普通人群的 4.6～15.0 倍，因此对透析患者结核感染的防治应十分重视[5-6]。

透析患者的结核感染主要是肺外结核，文献报告约占全部结核感染病例的 40.0%～87.5%，包括淋巴结结核、结核性胸膜炎、结核性腹膜炎、结核性脑膜炎、泌尿系结核、骨关节结核及肝结核等。淋巴结结核十分常见，可为浅表淋巴结如颈部淋巴结结核，也可为深部如纵隔淋巴结或腹腔淋巴结结核，淋巴结穿刺或活检对诊断很有帮助。结核性胸膜炎或腹膜炎也很常见，胸、腹水常规化验，胸、腹水结核菌检测（涂片抗酸染色、结核菌培养及聚合酶链反应检查），以及胸、腹膜组织活检均有助诊断。此外，由于患者抵抗力十分低下，血行播散性结核也很常见，假若透析患者出现持续发热即疑及此病需进行相应检查（包括定期复查胸部 X 线片），必要时抗结核试验治疗。

透析患者的肺结核感染约占全部结核感染病例的 23%～50%，其中约 40% 单独存在，约 20% 与肺外结核并存，剩余 40% 为血行播散性结核的肺部浸润。胸部 X 线片、痰结核菌检测（涂片抗酸染色、结核菌培养及聚合酶链反应检查）及支气管镜活检有助于诊断。文献报道透析患者的肺结核较少形成空洞，可能与患者免疫力低下有关。

透析患者感染结核后临床表现常不典型，仅呈食欲不振、乏力、消瘦及发热等非特异症状，易被误认为透析不充分或透析热原反应而被忽略。化验血沉快，在非结核感染的透析患者，尤其合并肾性贫血时也常出现，对诊断帮助不大。至于 PPD 皮肤试验及血清结核菌抗体检测，由于透析患者细胞及体液免疫功能低下阳性率皆不高（文献报道前者阳性率仅 40%～60%，后者仅 10% 左右）[7]，对协助诊断意义有限。这些临床表现及试验室检查的局限性，在进行疾病诊断时均应注意。如果高度怀疑透析患者感染结核而又无法确诊时，进行抗结核试验治疗很有必要，治疗后 4 周内患者体温下降，症状改善，即仍应考虑结核感染存在。

结核诊断一旦确定即应积极治疗，治疗开始两个月先常联合应用 3～4 种抗结核药，而后才减为 2～3 种药，疗程需 1 年或更长。透析患者应用抗结核药时，一定要注意肾衰竭对药物排泄的影响，以及透析对药物清除的影响，后者又与药物蛋白结合率密切相关。现将几种第一线抗结核药物作一介绍。

1. 异烟肼　为杀菌药，口服后吸收迅速，分布全身组织及体液，可通过血脑屏障。此药代谢主要在肝脏，经肝乙酰化后大部分从肾排出。不同患者乙酰化速度十分不同，乙酰化快者药物半衰期 0.5～1.5 小时，慢者 2～4 小时，肾衰竭时乙酰化速度快者药物半衰期基本不变，而慢者可延长数倍。异烟肼相对分子质量为 137，与血浆蛋白结合率低（1%～10%），透析时易被清除，血液透析 4 小时将清除约 62% 药物。肾衰竭透析患者用量应为每日 300 mg，透析日宜透析后给药。异烟肼主要副作用是对肝功能损伤，也有报告透析患者服用异烟肼引起末梢神经炎很常见。

2. 利福平　为杀菌药。口服后亦迅速吸收，能广泛分布于各种组织及体液，但不易通过正常血脑屏障。该药经消化道吸收后从胆汁排泄，并存在肠肝循环，最后约 2/3 经粪排出，1/3 随尿排泄。利福平半衰期为 2 ~ 5 小时，服药久后肝脏生成 P450ⅡA 酶使利福平去乙酰化，而加速胆汁排泄，半衰期将缩短1/2左右。肾衰竭时若每日口服剂量为 450 mg，一般不会引起药物体内蓄积。利福平相对分子质量为 823，与血浆蛋白结合率高（60% ~ 80%），一般不被透析清除。肾衰竭透析患者药量与常人用量相似，每日 450 mg。口服利福平常引起消化道症状，该药导致中毒性肝炎不少见。

3. 吡嗪酰胺　为杀菌药，但杀菌力弱于异烟肼及利福平，其杀菌力与 pH 相关，细胞内偏酸环境下杀菌效果较好。由于杀菌力较弱，单独应用易产生耐药菌株，故仅与其他抗结核药配伍应用。该药口服吸收好，分布广泛，能进入血脑屏障。吡嗪酰胺主要经肾排泄，其中约 4% 为原形，约 30% 为吡嗪酸（吡嗪酰胺在体内酶作用下脱酰胺生成吡嗪酸而发挥杀菌疗效），其余为终代谢产物。此药半衰期为 9 ~ 10 小时，肾衰竭时将延长。吡嗪酰胺相对分子质量为 129，血浆蛋白结合率低，血液透析能有效清除此药及其代谢产物。肾衰竭透析患者可考虑每周 3 次，每次每千克体重 40 mg，透析前 24 小时或透析后服药。吡嗪酰胺主要不良反应为肝损害和痛风样关节炎[8]。

4. 乙胺丁醇　为抑菌药，但对耐药菌株常有效，常与其他抗结核药配伍应用。口服后吸收快，半衰期为 3 ~ 4 小时，通过血脑屏障差。该药 70% 以原形从尿排出，约 20% 从粪排出，10% 于体内代谢成无作用产物，为此，肾衰竭时药物易体内蓄积，半衰期延长至 19 小时左右。乙胺丁醇相对分子质量为 204，血浆蛋白结合率为 20% ~ 30%，4 小时血液透析能清除药物约 32%。有作者推荐肾衰竭透析患者每周 3 次服药，每次每千克体重 25 mg，透析前 4 ~ 6 小时服用。主要不良反应是可以引起视神经炎。

5. 链霉素　为抑菌药，易产生耐药，需与其他抗结核药配伍应用。该药肌内注射后 0. 5 ~ 2 小时血浆浓度达峰值，体内组织及体液广泛分布，但难以通过血脑屏障。肾脏为此药主要排泄途径，给药后 24 小时 41% ~ 87% 药物将以原形排出，正常人半衰期为 2. 5 小时，而肾衰竭时半衰期可延长至 80 ~ 110 小时。链霉素相对分子质量为 1 457，血浆蛋白结合率为 35%，4 小时血液透析能清除该药 28%。肾衰竭透析患者可考虑每周肌内注射链霉素 2 ~ 3 次，每次 0. 75 g。链霉素主要不良反应为听神经障碍、使残余肾功能恶化以及神经肌肉阻滞。

上述药物均不同程度地具有各种副作用，如异烟肼所致末梢神经炎，吡嗪酰胺、异烟肼及利福平所致肝损害，乙胺丁醇所致球后视神经炎，以及链霉素的听神经毒性等，均应密切观察加以避免。

四、病毒感染

由于透析患者免疫功能低下及营养不良，很易发生病毒感染，除呼吸道病毒感染外，透析患者（尤其血液透析）还很易发生血源性病毒感染。

（一）乙型肝炎病毒感染

国内报告血液透析患者乙型肝炎病毒的感染率高达 30% ~ 50%[9]。在基因重组促红细胞生成素问世前，患者常因肾性贫血较重而频繁输血，加之当时对血源的肝炎病毒检测不力，因此，输血及血液制品成了当时感染乙型肝炎病毒的主要途径。现在这一情况已获得很大改善。

血液透析操作无法避免患者血液暴露，因此对乙型肝炎患者进行透析很易污染环境。此时，其他人（包括患者及血液透析中心工作人员）则可通过污染的注射器（采血或注射）或自身破损皮肤及黏膜（接触污染源）而感染乙肝病毒。透析患者的急性肝炎症状常很轻（甚至无症状），不出现黄疸，但是由于患者免疫功能低下，很难产生足量中和抗体（抗 HBsAb）杀灭病毒，而易于转变为慢性病毒携带者，成为传染源。这些特点与一般人群感染乙型肝炎不同。血液透析中心应积极预防乙型肝炎扩散，透析患者及透析中心工作人员要接种乙型肝炎疫苗；透析患者及工作人员需定期检查血清乙型肝炎病毒抗原及抗体（必要时尚应查病毒 DNA）；应在透析中心内划区建立乙型肝炎患者隔离透析室；透析中心工作人员一旦感染乙型肝炎则应调离岗位。尽管尚无证据证实复用透析器是造成乙型肝炎传播的原因，但是复用透析器清洗过程应小心避免交叉感染，HBsAg 阳性患者最好不进行透析器复用。

(二)丙型肝炎病毒感染

国内报告血液透析患者丙型肝炎病毒的感染率高达30% ~60%。血液透析患者丙型肝炎病毒感染的途径与乙型肝炎病毒相似,虽然丙型肝炎患者血中病毒滴度较低,且丙型肝炎病毒在外界环境中生存力较弱,但是,在血液透析中心环境中它仍易造成传播。透析患者丙型肝炎感染的临床表现与一般人群无明显差异,绝大多数患者无明显症状,仅血清转氨酶增高,黄疸少见。与乙型肝炎病毒感染相似,急性肝炎患者易转成具有传染性的慢性病毒携带者。

可参考上述乙型肝炎的预防措施来预防丙型肝炎扩散,但是,由于丙型肝炎疫苗至今尚未制成,因此,加强其他预防措施,并为患者和工作人员定期检测丙型肝炎病毒抗体及病毒RNA极为重要。

(三)其他血源性病毒感染

1. *庚型肝炎病毒感染* 自从1995年发现庚型肝炎病毒以来,人们已检测了血液透析患者该病毒的感染率,美国、欧洲及国内报告其高达20% ~30%。此RNA病毒亦为血源传染病毒,感染途径与乙型、丙型肝炎病毒相似。庚型肝炎的临床表现甚轻,血清转氨酶常正常或仅轻度升高。庚型肝炎病毒经常与乙型、丙型肝炎病毒重叠感染,但是并不恶化乙型、丙型肝炎患者病情。

2. *人免疫缺陷病毒感染* 1983年发现人免疫缺陷病毒(human immuno- deficiwency virus, HIV),该病毒主要通过性行为及血液污染传播。多数国家统计,透析中心患者中HIV血清阳性者约占1%。血液透析传播HIV的危险并不很高,虽应避免污染患者血液,但是患者专用透析机并无必要。标准消毒措施即能杀灭HIV。

(四)巨细胞病毒(MCV)感染

Hardiman等(1985)用放射免疫方法测定MCV抗体(IgG和IgM)水平表明,197例透析患者69.5%有阳性MCV特异性抗体,提示以前有过MCV感染。170例对照组阳性率为35.3%,两者有显著性差异($P<0.001$)。MCV感染与免疫功能低下有关,经常输血或血液制品也会使透析患者MCV感染比其他人群高。感染途径不甚清楚,可能与血行传播有关。

(五)衣原体感染

近来发现,透析前和血液透析患者血液中存在衣原体(chlamydia)抗体,其与血管内膜损伤面积和颈动脉蚀斑增加相关。由于衣原体肺炎可能导致内皮细胞损伤和继发动脉粥样斑块形成,因此持续衣原体感染可导致炎症相关心血管死亡率增加。

参考文献

1. 王质刚. 血液净化学. 2版. 北京:北京科学技术出版社, 1992:56-72, 369-373.
2. Henrich WL. Principles and Practice of Dialysis. 2nd ed. Philadelphia: Lippincott Williams & Wilkins, 1999:12-21, 41-59, 272-284.
3. Owen WF, Pereira BJG, Sayegh MH. Dialysis and Trasplantation. Beijing: Science Press, 2001:81-107.
4. Levy J, Morgan J, Brown E. Oxford Handbook of Dialysis. Oxford : Oxford University Press, 2001:487-499.
5. 孙阳, 李学旺. 透析与结核病. 国外医学·内科学分册, 1997, 24:156-160.
6. 汪年松, 竺艳娟, 唐令诠, 等. 维持性血液透析患者感染乙型和丙型肝炎的分析. 中华肾脏病杂志, 1998, 14:376-382.
7. 陆福明, 袁正宏, 樊淑玲, 等. 庚型肝炎病毒在血液透析患者中感染情况及基因同源性分析. 中华肾脏病杂志, 1998, 14:278-282.
8. 戴勇, 李体远, 周伯平, 等. 输血传播性病毒感染状况及其基因分析. 中华肾脏病杂志, 2000, 16:28-30.
9. 王维平, 张玉强, 李林, 等. 血液透析患者长期留置导管感染并发症的分析. 临床荟萃, 2004, 19(10):5.

第八节 维持性血液透析患者高血压及其处理

付 平 刘 芳

高血压是慢性肾脏疾病(chronic kidney disease,CKD)患者最常见的并发症之一,是导致 CKD 患者肾脏损伤进展的重要危险因素,而随着肾脏病的进展,肾小球滤过率(GFR)下降,高血压的发生率也越来越高。80% ~90% 的终末期肾脏病(end stage renal disease,ESRD)伴有高血压;接受透析的 ESRD 患者50%甚至90%以上有高血压,只有极少部分患者的血压控制在合适的范围。据 Allon 等[1]研究报道,维持性血液透析(maintenance hemodialysis,MHD)患者高血压的发生率 >70%,其中服用降压药物者占75%,约22%以上的患者服用降压药后血压仍不能降至正常。Mittal[2]等报道其透析中心76.8%的患者合并有高血压。最近一个包含2 535 例 MHD 患者的队列研究显示,86%的患者存在高血压,其中仅30%的高血压患者血压得到良好控制。由此可见,MHD 患者合并高血压是一种普遍现象,而且较难控制。

心血管疾病(cardiovascular disease,CVD)在 ESRD 患者中的发生率很高,且随着 CKD 的进展和透析时间的延长而逐年增长。高血压是 ESRD 患者 CVD 发生发展和死亡的最重要预测因素和危险因素,与 MHD 患者心血管并发症密切相关,严重影响透析患者的生存质量和长期生存率。有研究[3]报道,MHD 患者收缩压或脉压每增高10 mmHg,心血管死亡风险分别增加10%和22%,约42% MHD 患者死于心血管并发症。可见,CVD 已成为 MHD 患者死亡的首位原因。大部分 MHD 患者同时合并有左心室肥厚(LVH)、慢性心力衰竭和全身多处动脉粥样硬化等心血管问题。据美国肾脏病资料库(USRDS)和欧洲透析与移植协会(EDTA)数据,接受肾脏替代治疗患者的心脏事件如心肌梗死的危险性是普通人群的3.5 ~50 倍,随着 ESRD 人群较以前平均年龄增加,合并 CVD 和心力衰竭的比例也就越来越高[4]。

因此,合理有效地控制 MHD 患者的高血压有利于延缓 CKD 的进展,减轻和延缓动脉粥样硬化,大大减少 CVD 的发生发展和心脑血管事件所致的死亡,有利于 MHD 患者高质量地长期生存。

一、维持性血液透析高血压的定义

按照国际 WHO /ISH 诊断标准,未服用降压药收缩压≥140 mmHg 和(或)舒张压≥90 mmHg,或以往有高血压服药控制血压正常者诊断为高血压。维持性血液透析高血压包括两种情况,透析间期高血压和透析中高血压。关于维持性血液透析高血压的界值,目前还没有被广泛一致接受的定义,血压控制的理想水平仍有争议。Charra[5]推荐在血液透析前血压≤140 ~150/90 mmHg。从 MDRD 研究和Nakamura[6]等在正常人中进行的流行病学资料调查结果显示,当收缩压 >135 mmHg 时 CVD 的发生率和死亡率均增加。Butt[7]在分析了上述结果后指出,对于接受透析的 ESRD 患者,理想的血压值是135/85 mmHg,对于有靶器官损害或糖尿病患者,血压更低一些可能有益。对于不能耐受该血压值,近期有脑卒中、冠脉缺血或心梗发生者,血压145/90 mmHg 以下是可以接受的。Schomig[8]认为单纯收缩性高血压患者可以从治疗中获益,如不出现透析低血压、无严重的心脏疾患,收缩压控制在140 mmHg 以下有利于患者的长期生存。多项临床研究和荟萃分析均显示降低血压可降低 CVD 风险,但在血液透析患者中的获益及风险却并不确定。Zager[9]发现透析后血压与CVD死亡呈"U"形相关,U形两端即透析后的收缩压(SBP)>180 mmHg,舒张压(DBP)>90 mmHg或SBP<110 mmHg均与心血管死亡相关,推测这一低血压与死亡率的关系可能与患者全身情况较差或长期高血压导致的心衰有关。流行病学研究已证实过低的舒张压对冠心病患者和老年人是不利的,随之而来的心脑血管风险将增加。2007年ESC/ESH欧洲高血压指南中将舒张压过低(60~70 mmHg)视为一项独立的危险因素,明确建议降压治疗舒张压不应<70 mmHg。另外,强力降压还可能会增加透析中低血压的风险。为解决这些争议,尚需要进行更多多中心、严密设计的更大样本量、更长时观察期的前瞻性对照研究。

结合目前多数学者的研究结果和我们的临床实践,我们建议做以下定义。

(1)透析间期高血压是指在透析充分的状态下,其血压界值参考WHO/ISH关于高血压的诊断标准,患者血压≥140/90 mmHg,关于SBP和DBP的低值则建议SBP不低于100 mmHg,DBP不低于60~70 mmHg。

(2)透析中高血压。K/DOQI关于透析患者心血管疾病的临床实践指南提出MHD患者理想血压是在透析前应<140/90 mmHg,透析后<130/80 mmHg。透析中高血压是指血液透析过程中发生的高血压(intradialytic hypertension),它是指一部分血液透析患者在透析过程中平均动脉压较透析前不但没有下降反而升高,并且这一现象并不能随着血液透析超滤的增加得到有效改善。大多数学者将血液透析中或透析刚结束时患者的MAP较透析前升高≥15 mmHg界定为透析中高血压。

但是,血压目标值的设定因人而异,要考虑到不同个体患者的具体情况,如患者的年龄、心功能状态、神经系统状态、有无其他并发症、心血管危险因素和其他临床因素等。对合并外周血管或心、脑血管疾病者应避免血压过低;对年轻患者,血压可以尽可能降低到患者能耐受的水平。美国国家肾脏病基金会(NKF)工作组推荐将JNCⅥ指南血压标准用于ESRD患者,即对于ESRD患者,血压应低于正常血压水平140/90 mmHg,与WHO/ISH关于高血压的诊断标准不谋而合。总之,对于血液透析患者,个体化的理想血压是其可耐受的最低血压,也就是要保持患者良好的生活质量而又在血液透析中不出现低血压。

二、ESRD中高血压的病理生理

在ESRD中,影响MHD患者出现高血压的因素很多,这些因素共同作用引起高血压。在临床上主要有三种类型:①容量依赖型;②肾素依赖型;③交感神经兴奋型。维持性血液透析患者高血压的危险因素见表18-8-1。

表18-8-1 维持性血液透析患者高血压的危险因素

水钠潴留(细胞外容量过多/容量超负荷)
肾素-血管紧张素-醛固酮系统(RAAS)功能紊乱
交感神经系统功能异常
内皮依赖性血管扩张受损
尿毒症毒素
透析处方
继发性甲状旁腺功能亢进
促红细胞生成素的使用
地理因素/气候的影响
遗传背景

(一)水盐潴留

容量依赖性高血压是ESRD患者临床最常见的高血压类型,细胞外液容量(ECF)过多是ESRD透析患者高血压最重要的原因,但很多此类患者并没有表现出显性水肿或浆膜腔积液。研究发现,大部分透析患者存在透析间期的体液潴留,人体总体水在透析开始血压正常的患者中占(54.7±5.3)%,而合并高血压的患者为(58.9±4.6)%。20世纪60年代,Belding和Scribner在开始用慢性透析治疗ESRD时就发现第一例难治性高血压患者的血压在体液容量控制后得到改善。容量依赖性高血压主要发生在透析间期,部分也可发生在透析中。研究发现,透析过程中容易发生高血压的患者往往在透析前和透析间期存在高血压,而通过长期的加强透析超滤,这部分患者的血压可以降至正常范围,透析过程中高血压发生率亦明显下降。这表明透析高血压的发生与两次血液透析间体重增加过多有关。Laurent[10]研究也支持容量负荷过多导致高血压的理论,通过改变透析方式如长时透析(24 小时/周)、延长每次透析的治疗时间或增加透析频率控制 ECF 后,患者高血压得到控制,生存期延长。充分透析并保持理想干体重而无须使用降压药就可以使 85% ~90% MHD 患者的高血压得到控制,其中 75% ~80% 在透析一年后血压可以降至正常。由此可见,达到和维持"干体重"对于 MHD 患者的血压管理至关重要。

容量因素及钠平衡在高血压中的作用受到广泛关注,正常机体可通过一系列调节机制,特别是通过肾脏的排泄功能和钠的重吸收来维持稳定的容量状态,减少盐摄入也能影响血压。只有盐摄入量超过机体调节能力后才导致细胞外液容积增加,血管平滑肌持续收缩,外周血管阻力增加,血压升高。而在 ESRD 患者,特别是 MHD 患者,由于肾脏维持和调节钠及容量平衡的功能受损或丧失,对盐摄入及容量变化更敏感,更易出现高血压。大部分 ESRD 患者存在水盐调节能力障碍,血浆容量、ECF 和可交换钠增加,随着肾功能的减退,ECF 的异常分布更加显著,水盐负荷对血压的影响也愈加明显,特别是"盐敏感"个体。有研究发现肾切除前血压正常的患者,水盐负荷使可交换钠增加,但未引起高血压。进一步研究水盐负荷对血液透析患者血流动力学的影响,发现仅 1/10 的患者有自身调节作用。

ECF 过多主要通过全身血管阻力(TPR)不适当的增加导致高血压的发生。ECF 过多可导致 CO 增加,也是导致透析高血压的一个因素,尤其对于透析间期体重显著增加存在心室扩张的透析患者。Gunal[11]等通过对 6 例透析过程发生高血压患者实行超声心动图监测发现,当透析超滤至 2.5 kg 时,患者 MAP 由 107 mmHg 上升至 118 mmHg,心排血量由 3.8 L/min 增加至 4.8 L/min,但随着超滤的继续,升高的血压和心排血量会逐渐下降,这一现象仍有待进一步研究证实。ESRD 高血压患者中阻力血管形态和功能均有异常,即血管壁厚度/管腔的比值增加,内皮介导的血管舒张功能下降,血管顺应性下降。透析高血压患者 TPR 可增加,也可正常,表明血管舒张能力受损。临床观察水负荷重的血液透析患者二氢吡啶类钙通道阻滞剂抗高血压效能增加,证明高容量患者 Na^+-K^+-ATP 酶缺陷,钠钙交换障碍是 ESRD 高血压的形成机制之一。

除了水负荷外,盐摄入量与 ESRD 患者高血压关系密切。盐摄入量可影响血浆钠浓度。钠是 ECF 主要阳离子,决定了 ECF 的多少。ECF 增加后血浆容量也相应增加。即使肾功能正常者,增加盐摄入后血浆钠浓度可明显升高,研究发现血浆钠浓度微小变化是影响血压的独立因素。GFR 下降后,肾脏排泄钠盐的能力仍得到保留。但如果 GFR 持续下降将会影响钠盐排泄,如饮食盐摄入不调整,就会导致钠的正平衡及 ECF 增加,最终出现高血压。同样程度肾衰竭患者,合并高血压者体内可交换钠浓度较正常血压者高。在盐摄入相同的情况下,ESRD 患者血压变化对盐摄入量更加敏感。肌酐清除率下降至 20 ml/min 以下,几乎所有患者会出现高血压。而限制盐摄入后血浆钠浓度降低,有利于血压控制。另外,Jürgens 等[12]荟萃分析近来有关盐摄入量对 RAAS 影响的临床研究证实了血浆钠浓度下降,RAAS 水平有不同程度升高。低盐摄入可引起血压下降可能与高血压患者 RAAS 对血浆钠浓度减低的反应性降低有关。

(二)肾素-血管紧张素-醛固酮系统(RAAS)

Weidmann[13]发现在任何给定的可交换钠和血容量水平,尿毒症患者的血浆肾素活性(PRA)水平更高,其中高血压者比血压正常者高 2 倍。透析患者相对血容量、ECF、可交换钠水平不成比例地增加。临床研究发现,单纯控制干体重未能控制血压的患者,其 PRA 增强是高血压的重要原因,在双肾切除以后血压控制显著改善。在 Del Greco[14]的研究中,双肾切除使几乎 80% 患者的高血压得到改善,改善程度取决于手术前的肾素活性。在有严重或恶性高血压的血液透析患者中,已观察到 PRA 与血压或 TPR 直接相关。即使血容量或可交换钠并无改变,双肾切除可使 TPR、PRA 明显下降。双肾切除对容量依赖高血压的控制也有利,在未做肾切除的高血压患者中,血压和血容量的曲线斜率更直,肾切除患者的曲线较平。这提示 RAS 的作用之一是增加血压与血容量关系的敏感性。但在有轻或中度高血压的患者,仅

30%有高 PRA,但与 PRA 和血管紧张素Ⅱ(Ang-Ⅱ)的水平不平行。RAS 参与尿毒症患者血压调节的作用从血管紧张素转换酶抑制剂(ACEIs)/血管紧张素Ⅱ受体阻滞剂(ARBs)的有效降压中得到证实。

在以高血压、蛋白尿和肾小球硬化为特征的实验动物模型中,已观察到肾上腺肥大和高醛固酮血症(血浓度为正常的10倍)。在给予依那普利和氯沙坦控制血压、减少蛋白尿的同时,血醛固酮水平也相应下降。ESRD 患者也存在高醛固酮血症。醛固酮可通过以下几个方面引起血压异常增高:①醛固酮过度分泌使体内水、电解质平衡失调,水钠潴留,血容量增加,心脏前负荷增大。②通过非基因快速作用使血管平滑肌细胞膜通透性增高、水钠潴留于细胞内,Na^+-H^+ 交换迅速增加,细胞内钙及三磷酸肌醇浓度增高,从而使血管对加压物质反应增强,血管平滑肌张力增高。③体外实验表明醛固酮可增强 Ang-Ⅱ致培养的人血管平滑肌肥大并能促使鼠胸腹动脉血管平滑肌细胞增殖。④通过基因作用使骨胶原基因表达增强,骨胶原蛋白合成增多,基质金属酶-2 活性增加,从而导致血管重塑。目前越来越多的学者认为,导致人类高血压动脉管腔狭窄的原因除了与血管平滑肌细胞增殖造成血管中膜肥厚有关外,血管重塑可能起着更为重要的作用。⑤实验表明,醛固酮注入脑室即可导致血压增高,如果同时注射相似剂量的皮质酮可拮抗其升压作用。

(三)交感神经系统

交感神经活性亢进在 ESRD 患者很普遍,与血管阻力和血压升高有密切关系。其机制尚不清楚。Converse[15]等发现在 MHD 患者中交感神经冲动的释放比正常人高 2.5 倍,切除双侧肾脏的血液透析患者去甲肾上腺素分泌与正常人相似,血压亦明显下降。但亦有部分学者报道透析中发生高血压的患者治疗前后血浆儿茶酚胺水平并没有明显升高。Mccrath 实验证实,ESRD 患者中交感神经兴奋在高血压中有作用。Schohn 也发现,使用可影响交感神经活性的异喹胍能使患者的高血压得到控制,也从另一个侧面说明交感神经的异常兴奋在 ESRD 高血压发病中的作用,但迄今为止关于交感神经系统在 ESRD 高血压中的确切作用仍不十分清楚。Converse 的研究提示很可能是从患肾传入了使交感神经激活的信号。尽管在血液透析期间血容量和压力有较大的波动,但交感神经递质释放持续增加,这提示 ESRD 中血压压力受体系统的功能异常,从而使血管收缩中枢的反射控制发生了改变。Compese[16]认为交感神经激活的机制是尿毒症代谢产物(尿素等)激活了肾脏的化学感受器,产生冲动的传入信号投射到中枢神经系统某些控制血压的区域(下丘脑前后核室旁区、延髓的迷走神经背核、旁正中网状核),引起局部去甲肾上腺素的转化,使传出交感神经兴奋性增强。

(四)内皮细胞功能异常

血管内皮在调节血管舒缩中起重要作用,内皮细胞功能紊乱也是血液透析高血压产生的因素之一。内皮细胞具有强大的内分泌活性,可产生和释放多种血管活性物质,如内皮素(ET)、一氧化氮(NO)、前列环素和内皮衍生超极化因子(endothelium-derived hyperpolarizating factor)等。正常情况下,当内皮细胞受到刺激时,即可产生 NO 和前列腺素,NO 为强大的血管扩张剂,并能有效地抑制血管平滑肌增生。血液透析患者 NO 降低的原因可能与非对称性二甲羟精氨酸(ADMA)有关,ADMA 是影响 NO 合成的内源性物质,主要通过肾脏清除,在血液透析患者其血浆水平是正常人的 6~10 倍,ADMA 的增加会影响扩血管物质 NO 的合成。内皮细胞合成的 ET 是已知的很强的血管收缩剂,有 ET-1、ET-2、ET-3、ET-4 四种异构体,其中 ET-1 的缩血管作用最强。血液透析患者血浆 ET 浓度升高的可能原因有:①多数血液透析者在长期透析过程中血压升高,动脉硬化加重,从而引起内皮细胞释放 ET-1 增多;②体外研究发现,体外培养细胞在压力条件变化时可以刺激内皮细胞分泌ET-1增多;③低氧血症也可刺激内皮细胞分泌 ET-1 增多;④一些细胞因子,如转化生长因子 β(TGF-β)、肿瘤坏死因子(TNF)等也可引起内皮细胞分泌 ET-1 增多。血液透析患者恰恰在这几方面都发生变化。ESRD 患者内皮功能障碍引起的 NO/ET-1 失调即 NO 的不足和 ET-1 水平增加在 ESRD 高血压形成中有重要作用,是透析高血压的重要原因。

(五)甲状旁腺激素(PTH)

ESRD 患者常合并继发性甲状旁腺功能亢进, PTH 分泌过多也是高血压的重要原因。可能机制有:

①PTH 过多可诱导平滑肌细胞内钙离子升高，是导致透析患者高血压的另一个机制；②升高内皮细胞内钙离子浓度，影响血管内皮细胞的生长及功能，提高血管的紧张性和僵硬度；③研究表明 PTH 可以选择性抑制 Na^{+}-H^{+}交换，从而升高自发性高血压大鼠的血压。减少肾衰竭患者 PTH 的分泌可以降低患者的血压，切除透析患者的甲状旁腺在纠正甲状旁腺功能亢进的同时还可以持久降低患者的血压；用活性维生素 D 治疗甲状旁腺功能亢进后，可以观察到血 PTH 水平的下降、血小板内钙水平的降低及血压的下降。

（六）神经肽 Y 和神经降压素

神经肽 Y（NPY）和神经降压素（NT）作为血管活性物质，参加神经传递、免疫反应和血压调节，是两种对心血管系统具有重要调节作用的神经内分泌肽，广泛分布于机体各组织，对机体的多种生理活动起重要调节作用。NPY 可以通过直接和间接途径调节肾功能，主要是通过在肾血管和小管上的 NPY 受体发挥其生理功能，与正常对照组相比尿毒症血液透析患者 NPY 水平较高。有研究[17]发现，高血压组血浆 NPY 明显高于非高血压组，NT 则明显低于非高血压组，提示 NPY 和 NT 可能参与了尿毒症血液透析患者高血压的形成。NPY 与多种心血管疾病尤其是高血压的发生密切相关。NPY 可收缩血管、增高血压，而 NT 具有扩张血管、降低血压的作用。NPY 是交感神经系统包括肾脏交感神经系统的神经递质，NPY 使 Y1 受体亚型支配的小血管产生强烈的缩血管作用，可使肾血流大幅度减少。NPY 不仅直接收缩肾脏血管，而且还可通过其他系统，如肾素、血管紧张素、抗利尿激素系统增强其缩血管作用。尿毒症血液透析患者由于血液透析时机械性刺激等因素，使交感神经兴奋，大量的 NPY 释放入血，且尿毒症时不仅肾脏对代谢产物排泄功能减弱，对活性物质的降解也减少；动物实验已证明血小板上存在属于 Y2 亚型受体的 NPY 结合位点。尿毒症血液透析患者由于体内毒素作用，凝血机制障碍等原因，可诱导血小板聚集，释放大量的 NPY 入血，故尿毒症血液透析患者 NPY 水平明显高于正常对照组。尿毒症血液透析患者因频繁脱水、低氧血症又抑制 NT 合成与分泌，故尿毒症血液透析患者 NT 水平明显低于正常对照组。

（七）心钠素（ANP）

循环利钠肽，尤其是 α-人心房利钠肽（α-ANP）可调节血容量、控制血压和电解质的平衡。α-ANP 的基础水平在轻、中度肾功能不全和 ESRD 中均增加。在透析患者中可以观察到 α-ANP 分泌和血容量水平、心房直径间呈正反馈控制环，随着 ECF 的增加，ANP 浓度增加，在透析超滤后 ANP 浓度下降，但仍高于正常人。透析后血容量正常而心房血流动力学有改变者 α-ANP 水平仍然是升高的。ANP 通过使心肺机械刺激感受器致敏或通过中枢和神经节交感抑制，抑制反射交感活性从而抑制肾素、醛固酮、精氨酸、加压素的释放，并直接松弛平滑肌细胞。ESRD 高血压常合并前 ANP 和 α-ANP 的血浓度的增加，严重或中度高血压患者前 ANP 和 α-ANP 要显著高于无高血压或仅有轻度高血压的患者。

（八）促红细胞生成素（EPO）相关高血压

接受重组人促红细胞生成素（rHuEPO）治疗的 ESRD 患者，30% ~70% 发生高血压或原有高血压加重，确切机制尚未完全阐明，可能与 EPO 引起血细胞比容升高、全血黏度增加、ET-1 水平增高、细胞内钙离子平衡改变及外周血管的收缩作用有关。尚无研究表明 EPO 与透析过程发生的高血压直接相关，但在应用 EPO 治疗的 ESRD 患者透析过程中高血压的发生率明显增加。其可能机制有几个方面：①rHuEPO治疗后 ESRD 血液透析患者 NO 的浓度比未治疗组低，但 rHuEPO 的剂量与血 NO 浓度无关。有实验证明，rHuEPO 的治疗使血红蛋白升高，从而抑制 NO 的活性。从以上分析可看出，用 rHuEPO 治疗的 ESRD 血液透析患者 rHuEPO 的使用与血管活性物质的变化存在一定的相关关系，随着 NO 合成减少，ET-1、Ang-Ⅱ含量增加。②rHuEPO 对血管平滑肌有直接作用而使血压升高。③促进血管平滑肌生长因子的产生，引起血管壁肥厚和功能改变。

（九）透析液成分

透析液成分中对 MHD 患者高血压可能产生影响的主要是钠离子、钙离子和钾离子。钠离子是决定透析液晶体渗透压高低的主要因素。提高透析液钠浓度可维持透析患者血流动力学的稳定性，改善透析时的整体耐受性,但也加重透析相关性高血压。提高透析液钙浓度可以使血中钙离子浓度增高,增强心肌收缩力和血管阻力,使血压升高。但亦有部分学者认为血清离子钙浓度增加只会增加心肌收缩力和心排血量,而对于血压变化无影响。使用低钙透析液后,细胞外液钙离子浓度下降,钙内流减少,血管平滑肌扩张,周围阻力下降,血压下降。降低钙离子浓度还可以增加甲状旁腺激素的分泌,后者有很强的血管扩张作用,可以拮抗肾上腺素、去甲肾上腺素及 Ang-Ⅱ的释放,使血压下降。随着血液透析的进行,血清钾逐渐下降,低钾可刺激肾素分泌和血管收缩,易出现高血压的反弹,但这一透析过程中的反馈效应尚有待证实。

三、ESRD 维持性血液透析中高血压的特点及血压动态监测

临床和流行病学资料显示,MHD 患者中相当比例表现为单纯的收缩压(SBP)升高,收缩压和舒张压(DBP)都升高的只占高血压全部患者的 20%,明显低于原发性高血压患者,收缩负荷较舒张负荷高。经过数年透析后,表现为 SBP 和 DBP 都升高的高血压类型的比例还会逐渐下降,而临界和单纯收缩期高血压的发生率则逐年上升。尽管使用降压药,部分患者 SBP 仍无法控制。血液透析患者高血压的特点与原发性高血压完全不同,由于透析治疗过程中容量的改变,某些降压药物的清除,透析后血压逐渐降低,直至次日凌晨,然后逐渐升高,至第 2 日早晨血压又恢复到透析前水平。正常人夜间收缩压/舒张压较白昼水平降低 10% ~20%,原发性高血压患者即使在较高的血压水平,血压昼夜模式仍然呈白昼双峰夜间低谷的长柄杓型曲线,而透析高血压患者的这种昼夜节律变化消失,多表现为非杓型甚至反杓型血压模式,血压昼夜节律异常率明显高于原发高血压患者[18]。约 80% 的透析患者有不正常的夜间高血压。血压节律变化异常和脉压增大在透析患者心血管预后中有重要意义,这种现象可能与自主神经功能失调或夜间睡眠规律改变有关系。

偶测血压由于测量者测量方法的偏差,受环境或时间的影响大,尤其是出现白大褂高血压效应使诊断的准确性受影响,不能真正全面了解降压药的作用高峰、低谷及持续时间和是否有治疗过度或不足,不能观察血压动态变化和昼夜节律,不能准确判断高血压的治疗效果。24 小时动态血压监测(ABPM)可以获得较多的血压信息,可使患者生活在完全熟悉的环境中避免了环境紧张因素造成的血压升高;K/DOQ1指南特别强调对 CKD 患者血压动态监测(ABPM),ABPM 定量分析了 155 名中国人的动态血压(ABP),结果 ABP 生理节律的变化以健康人最小,高血压患者最大;高血压和糖尿病患者的血压曲线下面积均比健康人大,糖尿病患者存在病理性的血压变化。这项研究提示,与健康人相比,高血压患者平均血压处于长期不稳定状态,即血压波动(BPV)较高。每 15 ~30 分钟测定的 24 小时血压平均值与动脉内直接测压数据有很好的相关性,对疗效的判断也更全面。无论血压正常或升高的 ESRD 患者,常有夜间收缩压和舒张压下降减少或消失,呈典型的非杓型血压,所以 ABPM 是 ESRD 患者高血压诊断和治疗疗效判断的有效方法。ESRD 患者昼夜节律减弱或消失使其在昼夜 24 小时的大部分时间处于靶器官损害状态,因此需通过积极、有效、合理的血压管理,并强调在降低血压值的同时还需积极调整用药方式,降低血压负荷和调整血压昼夜节律,以降低或逆转靶器官损害。

血压的波动(BPV)对患者也有重要的影响,血压波动标准是指 24 小时内 SBP 最高值和最低值之差 ≥50 mmHg 和(或)DBP 最高值和最低值之差≥40 mmHg,或 24 小时脉压≥60 mmHg,或血压变异性(BPV)异常,包括:①24 小时 SBP 变异≥15 mmHg;②24 小时 DBP 变异≥13 mmHg;③白昼 SBP 变异≥13 mmHg;④白昼 DBP 变异≥12 mmHg;⑤夜间 SBP 变异≥12 mmHg;⑥ 夜间 DBP 变异≥9 mmHg。

通常日间血压上升,夜间下降,波动曲线类似长柄勺,有时夜间血压可低于白昼血压 10% ~20%。一般在夜间 2 时至 3 时处于最低谷,凌晨血压上升,白昼处于较高水平,多数人有双峰(6 时至 8 时和 16 时至 18 时)。高血压患者器官损害不仅与血压水平有关,而且与血压波动幅度也相关,所以血压波动的害处不亚于高血压本身。BPV 与高血压患者心、脑、肾、外周血管等之间存在一定的正相关性。意大利学者研究 ABPM 数据表明,高血压患者的 BPV 对于临床预测心血管风险有重要价值;BPV 与外周血管损

伤,Sander 等连续 3.3 年跟踪 286 例 55 岁以上的高血压患者生理性血压与早期颈动脉的改变,结果表明白天收缩压波动性(>15 mmHg)能预示早期动脉粥样硬化和心血管事件发生的相对危险度;BPV 与脑血管损伤,Pringle 等将收缩期 BPV 按时间分为 24 小时、白天和夜间,对 744 例患者进行随机、双盲、安慰剂对照试验。结果表明在安慰剂组夜间收缩期 BPV 每增高 5 mmHg,中风危险度就增高 80%,而白天收缩期 BPV 则未显示预期结果;BPV 与肾损害,Sakai 等对 36 例 CRF 的血压进行了监测,结果表明 BMI、胆固醇与白天收缩压波动以及白天、夜间舒张压波动以及血浆 NE 与夜间 SBPV 等之间均呈正相关;伴有缺血性心脏病的 CRF 患者,白天 BPV 和夜间 DBPV 的增高更为明显。Logistic 回归分析表明,夜间 SBPV 增高是 CRF 患者发生缺血性心脏病的独立危险因素。

但是,由于透析所带来的血压的波动性,使得血液透析患者高血压的评价和疗效的判断有许多的不确定性。ABPM 血压监测仍有局限性。Zoccali[19] 认为一个月内在 12 次透析前血压的平均值能很好地反映血压负荷。ABPM 监测值与血液透析前后血压值相关性很差。理想的方法是用 48 小时 ABPM 周期性地来监测血压。Agarwal[20] 比较了每天用手工方法监测血压与 44 小时连续监测血压的结果,连续监测显示在透析治疗后的第一个夜晚,血压呈现进行性下降,然而到第二天早晨,血压又恢复到透析前的水平。连续监测的平均收缩压和舒张压与手测的透析前血压有很好的相关性,且与透析前舒张压的相关性要好于透析前收缩压。但是,由于部分患者存在全身广泛的动脉粥样硬化或曾行上肢血管通路手术会影响血压测定值的准确性,而由于体液潴留或静脉狭窄引起的上臂水肿,会使血压测定值较实际情况高。

在 ESRD 高血压中需要指出几种特殊类型高血压,难治性高血压、假性难治性高血压。应用改善生活方式和包括利尿剂在内的,合理搭配足量的至少 3 种抗高血压药物治疗仍不能使收缩压(SBP)和舒张压(DBP)控制到目标水平时称为难治性高血压(或顽固性高血压)。高血压患者中 10% ~15% 被分类为难治性高血压,现已明确难治性高血压常常伴有亚临床器官损害和高发心血管(CVD)危险,难治性高血压的治疗仍面临着严峻的挑战;假性难治性高血压是因为不能正确地测定血压,不适当的药物选择或剂量,依从性差或白大衣效应等造成的血压不能控制的一种现象。在确诊假性难治性高血压前应细心甄别:全部高血压 20% ~40% 可发生白大衣效应,难治性高血压中可能更常见,女性和老年人中较易发生;血压波动与靶器官损害程度及临床血压有强烈相关性,是排除白大衣效应和假性难治性高血压的重要鉴别点。Vidt 对假性难治性高血压进行了鉴别:①缺乏靶器官损害的显著性血压升高;②成功降压后出现与低血压一致的症状;③肱动脉传导血管钙化的影像学证据;④肱动脉压大于下肢动脉压;⑤严重的单纯收缩期高血压;⑥Osler's 操作阳性(即袖袋充气超过 SBP 后能触摸到坚硬的条索状桡动脉)。

四、维持性血液透析患者高血压的治疗

对于 CKD 患者高血压的治疗,K/DOQI 则强调为了延缓肾功能恶化目的,除降压达标外,还要求尿蛋白/肌酐比值的目标值,达到 <500 ~1 000 mg/d,并作为降压治疗是否达标的指标之一,提出"蛋白尿导向治疗"的概念,为 CKD 的治疗提出了更明确和严格的目标,应推广应用尿蛋白/肌酐比值来评估尿蛋白水平的方法。指南进一步强调了严格的血压管理,对于高危和极高危的高血压患者(如合并糖尿病、脑卒中、心肌梗死和 CKD 者),血压应控制在 130/80 mmHg 以下。在药物选择方面,指南将 ARB、ACEI、CCB、利尿剂与 β 受体阻滞剂都列为一线降压药。β 受体阻滞剂降压获益不及 CCB,而且对糖脂代谢有不利影响,所以 2006 年英国 NICE 指南没有将 β 受体阻滞剂列为一线降压药。欧洲指南虽然保留了 β 受体阻滞剂,但是同时指出糖尿病、代谢综合征以及老年患者不应当或不首先选择此类药物。多数患者需要两种以上降压药物联合治疗,指南仍然认为 ACEI/ARB 对 CKD 患者保护肾脏更有利;CCB 降压作用强,并且拥有最多的药物联合降压治疗方案,因此 CCB 在 CKD 患者的高血压治疗中占有非常重要的地位。目前的治疗措施都是在一般人群研究结果外推至 CKD 患者得出结果,但均强调治疗性生活方式能有效降低血压,还特别提出 CKD 患者饮食钠的摄入量应小于 2.4 g/d。

(一)达到真正的干体重

从 ESRD 高血压的病理生理可见,大多数血液透析患者的高血压是容量依赖性的。因此,维持水盐

平衡对血液透析患者高血压的控制相当重要。透析超滤治疗对消除患者容量超负荷非常有效,80%以上的透析患者通过加强超滤降低血容量而不用降压药物可以使血压恢复正常。因此,透析后是否能达到干体重是透析患者控制血压的关键影响因素。设定、力求达到真正的干体重,随时调整干体重就显得十分重要。目前临床上对于透析患者干体重的评估尚缺乏适合临床广泛应用的“标准方法”,主要依赖于临床的指标和医生的经验,临床中常发现患者存在容量负荷但是并不一定达到引起临床显性水肿的程度,这就给临床判断患者的容量状态带来了一定的困难。

干体重的制定很难达到非常精确,因此常常存在过高估计干体重的问题,这也成为临床上 MHD 患者高血压难以控制的重要原因。设定干体重是很棘手的临床问题,干体重有三种定义:①患者没有水肿,而且体内钠、水或其他重要成分均降到了再低一点就会发生低血压时的体重;②透析后患者坐位血压正常,不会发生体位性低血压时的体重;③透析后血压正常,直到下次透析前也无须服用降压药的体重。临床医生可根据患者血压、体重、X 线胸片及血压和容量变化的关系来评估实际干体重。慢性容量负荷的高血压患者,控制高血压首先要充分透析和超滤脱水,逐渐清除过多的体液,争取在 4 ~6 周内达到标准干体重,而不是积极调整使用降压药;服用三种以上降压药而血压仍难以控制的患者,应该首先考虑容量问题,而且这些患者一次超滤达到干体重后,血压不一定达标,往往需要保持干体重数周至数月后血压才能控制满意,称为“滞后现象”[21];加强对患者的健康宣教,力求透析间期体重增长小于 3% ~5%。此外,干体重是一动态指标,应定期对患者进行容量负荷的评估,随时调整干体重。

要更好地控制容量负荷,不是一味地限水,限制钠盐的摄入也是非常重要的。正常人群基础钠排泄是决定患者饮食钠摄入量的标准。在透析患者,要达到理想容量及血压控制状态,透析间期钠摄入应等于透析中钠清除量,以保证钠负荷的零平衡。通常认为,HD 患者每日最大钠摄入量不宜超过 2 g(盐摄入每天不超过 3 ~5 g)。研究发现,盐摄入小于 4 g/d,并强化超滤,可在 3 个月内使 HD 患者血压恢复正常,而改善心胸比及心肌肥厚则需 12 个月左右。同时,应避免医源性的钠摄入,如可调钠透析应确定合适的钠离子浓度起点与终点,透析中发生症状性低血压时盐水(尤其是高张氯化钠)的输入等都不应忽视。即使在严格限盐情况下,也需结合超滤脱水及透析液钠浓度调整来保证 ECF 正常。多数研究显示,严格限制盐摄入及合适超滤对血压的影响需 3 个月左右才能显现出来。

临床上还存在另外几种现象,部分患者对超滤不能耐受或由于进水过多而达不到干体重使血压难以控制;部分患者已达到干体重,但仍有血压中度升高。此时,个体化的透析模式和策略是非常必要的。可考虑以下几种方式。

(1)延长透析时间或增加透析频率。有研究显示延长透析时间以清除患者体内过多的液体并达到干体重,90%以上 MHD 患者血压可控制正常。由于这种容量负荷过多可能尚不足以引起水肿,因此临床上患者没有显性水肿的表现。法国 Tassin 透析中心经验显示 *Kt/V* 高,充分超滤脱水,高血压发生率低,服降压药者少。每次透析脱水量应使患者达到干体重,体重增加过多者,可延长透析时间(如每次透析时间长达 7 ~8 小时,每周 3 次)或增加透析频度;每日透析(daily hemodialysis,DHD)能有效提高高危患者生存质量,明显减少各种透析并发症,且明显改善营养指标。每日短时透析即每日透析 2 ~3 小时,每周 6 ~7次。其特点是,每周对小分子毒素的清除能力高于常规血液透析,且每天都清除毒素与水分,透析间期对于饮食尤其是水的控制相对不是很严格,给患者带来良好的食欲和充分的营养摄入,而且每天的毒素与水分的清除更符合生理,透析间期患者的体重变化小,对患者心血管系统的影响小,从而改善生活质量和降低并发症发生率。每日短时透析被认为是目前最接近生理状态的透析方式。夜间透析(nocturnal dialysis)是一种新型的透析模式和选择,可以每次夜间在家中或透析中心进行,每周透析 6 ~7 次。有研究认为它可以更充分地清除毒素和水分,减少部分患者降压药的使用,能更有效地减少心血管靶器官的损害。

(2)改变透析方式或不同模式的组合。常规透析(HD)对小分子物质如尿素、肌酐等的清除有效,但不能清除如 β_2-微球蛋白等中分子毒素,部分与高血压相关的内分泌激素如肾素、加压素等属中大分子物质,普通透析难以清除,这也是透析患者血压难控制的重要原因。这时,可以考虑进行如血液透析滤过、血液滤过、高通量透析、血液灌流等透析方式的改变和不同组合以达到所需目的，如 HDF，HD + HP 等模式。一般认为血液透析滤过(HDF)对中分子毒素有较高的清除率，是临床常用的治疗透析合并高血压的方法。血液灌流(HP)广泛用于中毒、重症肝炎等疾病的治疗，于 1964 年首次用于治疗尿毒症，能吸附肌酐、尿酸、胍、ET-1、Ang-Ⅱ、甲状旁腺激素类大中小分子毒素物质，对清除血压相关内分泌激素有益。高通量透析具有低通量透析无可比拟的清除大中分子毒素的作用。

(3)转换为腹膜透析(PD)或联合腹膜透析。PD 是利用腹膜作为透析膜，利用弥散、对流和超滤的原理，清除机体内潴留的代谢废物和水分。对流功能是 PD 排除废物的最基本原理，对中、大分子物质如肾素、ET-1、Ang-Ⅱ等的清除来说，PD 优于常规血液透析。与 IHD 相比，PD 对残余肾功能保护更好，残余肾功能下降速度比较缓慢，更能较好地清除某些中分子血管活性物质，对控制顽固性高血压有较大帮助。MHD 顽固性高血压的患者可考虑改行 PD 或联合 PD，以发挥不同透析模式间的优势。

(二)药物治疗

ESRD 血液透析患者在达到干体重状况下，容量负荷降至临界水平，仍有许多患者还必须借助药物控制血压。但降压药物的选择和使用比非透析患者和非肾衰竭患者要复杂得多，主要是由于肾衰竭影响肾脏对药物的清除；不同药物经透析清除也很不一致。因此，药物剂量应根据药物代谢途径和是否经透析清除及清除比例等因素进行调整，给药时间(透析前、透析后)也要根据药物的特性重新安排。同时也要考虑患者是否存在其他心血管并发症。药物选择上可选用肾素血管紧张素系统抑制剂(RASI)，如 ACEIs/ARBs、钙通道阻滞剂(CCBs)、β 受体阻滞剂等单药或联合治疗。合理用药原则是：①联合用药，增加疗效，减少不良反应；②对减少或减轻并发症有益；③选用长效制剂，每日一次服用，提高依从性；④尽量选择不被透析清除的药物。鉴于 RASI 的心脑肾血管等全身靶器官的保护作用，我们认为对 MHD 高血压患者，RASI 可推荐为首选。

1. ACEIs/ARBs ACEIs 抑制循环和组织中血管紧张素的转换，也抑制激肽酶从而抑制缓激肽的降解，后者在促进 NO 和前列腺素合成，在重新调节压力反射和缓解交感神经系统活性方面有重要作用。ACEIs 可有效降低外周血管阻力，在透析患者中是有效的降压药物。ACEIs 按照结构的不同可分成三类：含有巯基的(如卡托普利)；含有二羧基的；含有磷酸基团的(如福辛普利)。卡托普利、赖诺普利、依那普利是活性药物，其他需要在体内转化为活性成分。卡托普利的吸收严重受食物影响，应在饭前 1 小时服用。活性药物和代谢物大部分从肾脏排泄。福辛普利、贝那普利在肾衰竭时首先在肝脏代谢以避免引起积聚。推荐剂量是常规剂量的 25% ~50%，也可同时延长给药间期。一般 ACEIs 的耐受性较好，大部分患者长期服用而没有严重不良反应。常见的不良反应包括咳嗽、透析后低血压，特别常见于透析间期体重增长过多而需要透析清除大量体液的患者。严重的高钾血症虽不常见，但对少尿、无尿的患者应慎重，控制钾的摄入和定期检测血钾浓度是预防高钾血症的重要环节。其他不良反应如皮疹、血管神经性水肿、味觉异常、肝毒性等则较少见。有报道服用 ACEIs 患者用高流量透析膜 AN69 透析时发生过敏反应，产生低血压，因此在用 ACEIs 的患者应尽量避免使用这种透析器。维持性血液透析患者 ACEIs 剂量的调整见表 18-8-2。

表 18-8-2 维持性血液透析患者 ACEIs 剂量的调整

制剂	ESRD 时的剂量	ESRD 时的剂量调整	HD 清除
卡托普利	12.5 ~25 mg，一日 1 次	剂量减少 50%，一日 1 次，血液透析后加 1 次	Y
依那普利	2.5 ~5 mg，一日 2 次	剂量减少 50%，血液透析后加 1 次	Y
福辛普利*	10 ~40 mg，一日 1 次	血液透析后加 1 次	Y
赖诺普利	2.5 ~10 mg，一日 1 次	剂量减少 50% ~75%，血液透析后加 1 次	Y
雷米普利	2.5 ~10 mg，一日 1 次	剂量减少 50% ~75%，血液透析后加 1 次	Y

注：* 在 ESRD 中首选，无须调整剂量；Y – Yes。

ARBs 作用于 Ang-Ⅱ与 1 型受体结合的部位，可以降低血压、抑制 Ang-Ⅱ对交感神经的外周作用、抑制 Ang-Ⅱ的肾内作用和对醛固酮的刺激作用。目前常用的 ARBs 主要有缬沙坦、厄贝沙坦、氯沙坦、替米沙坦等,均不通过血液透析清除,在 ESRD 中无须调整剂量。该类药物患者依从性好,在各类降压药物中不良反应最少、最轻。不良反应与 ACEIs 类似,但不引起 ACEIs 所致的咳嗽、高钾血症、血管神经性水肿等,当患者不耐受 ACEIs 时,可考虑用 ARBs 替换。

ACEIs/ ARBs 制剂不仅仅针对系统 RAS 改变血流动力学起到降系统高血压的作用,还针对组织局部 RAS,起到非血流动力学依赖的靶器官保护作用。对 MHD 患者,特别是合并心脑血管靶器官损害的患者,可作为首选。ACEIs/ ARBs 均能有效地低血压,并可使血液透析患者的左心室肥厚、动脉粥样硬化逆转,这一作用不完全依赖其降压作用,对于 RAS 活性增加的患者尤为有效,可逆转 LVH 及改善充血性心衰,减少交感神经兴奋,提高内皮功能及减轻氧化应激。在有心衰的 ESRD 中特别适用,可缓解临床症状,并改善心功能[22]。还可保护透析患者的残余肾功能。对于糖尿病胰岛素抵抗患者可以部分增加胰岛素敏感性,改善胰岛素抵抗,减少新发糖尿病的发生。近年来关于 ARBs 的临床研究如 RENNAL、IDNT、IRMA2、Val-HeFT 等均给出了有力的临床证据。

即将面市的肾素抑制剂可能会给透析高血压的患者,特别是高肾素活性的肾素依赖性高血压患者的血压控制带来新的曙光。

2. 钙通道阻滞剂(CCBs) CCBs 能阻断心肌细胞和血管平滑肌细胞上电压依赖的钙通道。临床上常用维拉帕米、地尔硫䓬,但其较二氢吡啶类有更大的变时性、变力性、变传导性,对心肌细胞较血管平滑肌细胞有更强的作用,临床上较少用于降压治疗;二氢吡啶类 CCBs 是外周血管扩张剂,对心脏的影响相对较弱,是临床上常用的降压药物。口服后易吸收,并在肝脏代谢,不经肾脏排泄,肾衰竭时无须调整剂量。

二氢吡啶类 CCBs 是 ESRD 中应用最广和研究最多的药物,其降压作用在水过多或有继发性甲状旁腺功能亢进者效果更为显著。有研究证实,尼群地平在透析患者中可有效地控制血压且不良反应小,尼群地平在有广泛动脉硬化的患者中在改善动脉硬度方面更有效,但不能改善 ESRD 中的 LVH。二氢吡啶类药物在肾衰竭患者中使用的安全性和有效性已被诸多研究证实,不良反应小,疗效可靠,使用简单,患者依从性更好。在伴有缺血性心脏病、心脏扩大、外周血管疾病、雷诺现象和血管性头痛的患者则更为适宜。短效的 CCBs 可能带来患者短时内的血压急剧波动,增加心血管事件的发生率和死亡率,故在临床上应用已开始逐渐减少。

CCBs 的不良反应主要与其扩血管作用有关,包括透析低血压、头晕、头痛、水肿、面部发红等。少见的不良反应有恶心、便秘、皮疹、嗜睡、肝功能一过性异常等。

3.β 受体阻滞剂 β 受体阻滞剂的作用机制包括抑制肾素释放、调整中枢肾上腺素能活性、改变外周肾上腺能功能(突触前 β 受体阻断抑制去甲肾上腺素释放)等。β 受体阻滞剂具有多种临床治疗作用,包括抗心律失常、抗心绞痛、抗高血压等,在透析患者中也应用广泛。尤其适用于伴有心绞痛、有心梗病史、伴快速心律失常的血液透析患者,在降压的同时能改善患者的左心功能,改善室性心律失常,防止猝死。

该类药物按照水溶性或脂溶性、有无内在拟交感胺活性、心脏选择性或附加的直接血管扩张性质来进行分类。水溶性的如纳多洛尔、阿替洛尔均为长效制剂,多以原形从肾脏排出,并可经过透析清除,应在透析后给药;脂溶性类如普萘洛尔、美托洛尔主要在肝脏代谢,作用时间较短,透析后可以不用追加剂量;丁酰心安由于其具有药理活性的代谢产物可透析清除,透析后要追加剂量;β 受体阻滞剂可增加胰岛素抵抗现象,加重脂代谢异常,较大剂量可能对心血管系统产生潜在的风险。其他不良反应包括高钾血症、心动过缓或心衰、乏力、雷诺现象、失眠多梦、抑郁、幻觉、阳痿、诱发哮喘及掩盖糖尿病患者的低血糖症状等。目前新的 α、β 受体阻滞剂(盐酸阿罗洛尔)也是理想降压药物之一,它具有 α、β 受体双阻滞的独特优势,脂溶性高,蛋白结合率高达 90%,主要经过肝脏代谢,不被透析清除,因此不需要调整剂量。对某些顽固性和难治性高血压患者有效。

4. 利尿剂 大部分 ESRD 患者在进入血液透析后随着残余肾功能的减退尿量会逐渐减少,在药物治疗的选择中,由于患者肾功能已经严重受损,利尿剂往往难以达到理想的疗效,特别是在残肾功能很低时,故一般不推荐应用。加强透析超滤和控制干体重可起到利尿剂的排钠水作用。某些利尿剂如吲哒帕胺,除利尿作用外,还可作用于血管平滑肌细胞起到一定的扩血管作用,可以考虑使用。

5. α_1 受体阻滞剂　α_1 受体阻滞剂类药物拮抗儿茶酚胺对 α_1 受体的作用,抑制血管收缩反应,扩张动静脉,降低末梢血管阻力和平均动脉压,心排血量和心率基本不受影响。心功能无明显的负面影响,耐受性一般较好,但需要注意首剂效应(服药短时间内出现低血压与晕厥),此外还要注意透析过程中出现的一过性低血压,由于这类药物对代谢几乎没有影响,特别适于糖尿病、高脂血症、电解质紊乱和前列腺肥大者。常用的口服药有短效的哌唑嗪,中长效的特拉唑嗪和多沙唑嗪。短效的 α_1 受体阻滞剂可能带来患者短时内的血压急剧波动,增加心血管事件的发生率和死亡率,故在临床上应用已开始逐渐减少,而中长效的 α_1 受体阻滞剂是否就能带来心血管的益处或不增加心血管风险尚待更多的循证证据来证实。

6. 血管扩张剂　血管扩张剂如肼屈嗪、米诺地尔、二氮嗪、硝普钠等只作为透析难治性高血压的二线药物,特别适用于高血压危象。

(三)双肾切除和肾动脉栓塞

对于恶性或难治性高血压或伴有高血压危象的患者,有双肾切除的指征。但目前市面上有多种有效的降压药物,双肾切除已经越来越不常用了,在欧洲国家的手术率为0~7%,还包括因为高血压以外的原因需要行双肾切除者。透析患者双肾切除最大的弊端是难以控制的低血压和严重的贫血。

对于极少数难治性高血压,也可采用介入方法肾动脉栓塞术,叶朝阳[23]曾报道有成功的经验。作者指出,在做肾动脉栓塞术时,应该先行单侧手术,双侧同时栓塞可能造成血压过低不能回升或体位性低血压,栓塞术后血压一般1~2天后逐渐下降至正常范围。

参考文献

1. Allon M, Depner TA, Radeva M, et al. Impact of dialysis dose and membrane on infection related hospitalization and death: Result of the HEMO study. J Am Soc Nephrol, 2003, 14: 1863-1870.
2. Mittal SK, Kowalski E, Trenkle J, et al. Prevalence of hypertension in a hemodialysis population. Clin Nephrol, 1999, 51:77-82.
3. Akeda A, Toda T, Fujii T, et al. Discordance of influence of hypertension on mortality and cardiovascular risk in hemodialysis patients. Am J Kidney Dis, 2005, 45:112-118.
4. Foley RN, Herzog CA. United States Renal Data System. Blood pressure and long-term mortality in United States hemodialysis patients: USRDS Waves 3 and 4 Study. Kidney Int, 2002, 62:1784-1790.
5. Charra B, Calemard M, Laurent G. Importance of treatment time and blood pressure control in achieving long-term survival on dialysis. Am J Nephrol, 1996, 16: 35-44.
6. Nakamura K, Barzi F, Lam TH, et al. Cigarette smoking, systolic blood pressure, and cardiovascular diseases in the Asia-Pacific region. Stroke, 2008, 39: 1694-1702.
7. Butt G, Winchester JF, Wilcox CS. Management of hypertension in patients received dialysis therapy. In: Brady HR, ed. Therapy in Nephrology and Hypertension : A companion to Brenner and Rector's The Kidney. Philadephia: WB Saunder, 1999:444.
8. Schomig M, Eisenhardt A, Ritz E, et al. Controversy on optimal blood pressure on hemodialysis: normotensive blood pressure values are essential for survival. Nephrol Dial Transplant, 2001, 21: 146-156.
9. Zager PG, Nikolic J, Brown RH, et al. "U" curve association of blood pressure and mortality in hemodialysis patients. Kidney Int, 1998, 54: 561-569.
10. Laurent G. How to keep the dialysis patients normotensive? What is the secret of Tassin? Nephrol Dial Transplant, 1997, 12: 1104.
11. Gunal AI, Karaca I, Celiker H, et al. Paradoxical rise inblood pressure during ultrafiltration is caused by increased cardiac out-

put. Nephrol, 2002, 15: 42-47.
12. Jürgens G, Graudal NA. Effects of low sodium diet versus high sodium diet on blood pressure, renin, aldosterone, catecholamines, cholesterols, and triglyceride. Cochrane Database Syst Rev, 2004:4-22.
13. Weidmann P, Schiffl H, Ziegler WH, et al. Catecholamines, sodium and rennin in unilateral renal hypertension in man. Miner Electrolyte Metab, 1982, 7: 97-112.
14. Del Greco, Huang CM, Quintanilla A, et al. The renin-angiotensin-aldosterone system in primary and secondary hypertension. Ann Clin Lab Sci, 1981, 11: 497-505.
15. Converse RL Jr, Jacobsen TN, Toto RD, et al. Sympathetic overactivity in patients with chronic renal failure. N Engl J Med, 1992, 327:1912-1918.
16. Compese VM, Chanana A. Hypertension in dialysis patients. In: Henrich WL, ed. Principles and Practice of Dialysis. 2nd edition. Philadelphia: Williams and Wilkins, 1999:209.
17. Bald M, Gerigk M. Elevated plasma concentrations of neuroptide Y in children and adults with chronic and terminal renal failure. AmJ kidney Dis, 1997, 30:23-25.
18. Saint-Remy A, Krzesinski JM. Optimal blood pressure level and best measurement procedure in hemodialysis patients. Vasc Health Risk Manag, 2005, 1: 235-244.
19. Zoccali C. Hypertension in end-stage renal disease: target values, methods of measurement and drug therapy. J Nephrol, 2002, 15:199-201.
20. Agarwal R, Nissenson AR, Batlle D, et al. Prevalence, treatment, and control of hypertension in chronic hemodialysis patients in the United States. Am J Med, 2003, 115:291-297.
21. Charra B, Bergstrom J, Scribner BH. Blood pressure control in dialysis patients: importance of the lag phenomenon. Am J Kidney Dis, 1998, 32: 720-724.
22. Ishimitsu T, Kobayashi T, Honda T, et al. Protective effects of an angiotensin II receptor blocker and a long - acting calcium channel blocker against cardiovascular organ injuries in hypertensive patients. Hypertens Res, 2005, 28:351-354.
23. 叶朝阳. 维持性血液透析患者高血压的诊断和治疗. 肾脏病透析与肾移植杂志,2007,16(2):156.

第九节　维持性血液透析患者心脏并发症

付　平　陈肖蕾

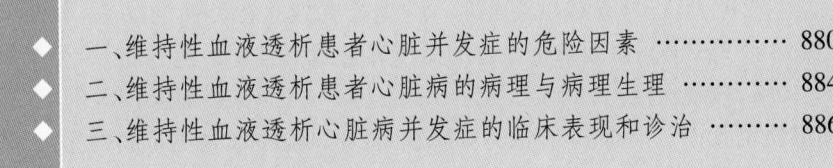

心血管疾病(CVD)是维持性血液透析患者的主要并发症,也是影响预后的重要因素。在血液透析患者中,心源性猝死、心律不齐、高血压、冠心病、心包炎等心脏并发症的发病率明显升高,而心血管系统的解剖和功能均正常的患者仅占16%;在新发的终末期肾病(ESRD)患者中大概有30%在透析的第一年因充血性心力衰竭(CHF)住院。美国国家肾脏病资料系统(USRDS)数据显示,在需要接受透析治疗的ESRD患者中有40%存在冠状动脉疾病,75%有左心室肥厚(LVH),40%存在慢性心力衰竭的临床症状,CVD导致的死亡率高达50%以上。据统计,终末期肾病患者心血管病的死亡率是正常人群的30倍,即使是在校正性别、种族、合并糖尿病等因素后,透析患者CVD病死率仍为普通人群的10~20倍(尤其是20~30岁年轻患者)。据USRDS 2008年最新数据显示,2005~2006年血液透析患者死因中心脏骤停占20.3%,充血性心力衰竭占4.1%,其他心脏并发症占10.5%。我国南方医院的调查结果表明,CVD死亡占透析患者总死亡率的44.2%~51%。

维持性血液透析患者的心脏并发症主要表现为两类：一是心肌疾病，导致左心室结构和功能的改变，包括左心室肥厚和左心室扩张；二是心脏自身血管的疾病，主要指冠状动脉粥样硬化[1]。这两类并发症均可导致缺血性心脏病（IHD）和充血性心力衰竭。另外，与血液透析相关的心包炎和心内膜炎在临床上也并非少见，是影响患者预后和生存的重要因素。心脏并发症在血液透析患者中的高发除受传统危险因素影响外，还与血液透析本身的一些因素，如透析膜的生物相容性、透析液纯度、血管通路等密切相关。随着近年来对心脏并发症的深入研究发现，多数病因和危险因素是可预防或被控制的，从而也促发了相关透析方案和技术的改进。

一、维持性血液透析患者心脏并发症的危险因素

和普通人群相似，高血压、糖尿病、血脂异常等传统危险因素是造成维持性血液透析患者 CVD 高发的重要原因，并且这些因素在 ESRD 人群中比例更高。除此之外，很多与肾功能减退或透析相关的非传统危险因素也增加了 CVD 的发病风险。表 18-9-1 列出了血液透析患者心脏并发症的主要危险因素。

表 18-9-1 维持性血液透析患者心脏并发症的危险因素

传统危险因素	非传统危险因素
高血压	贫血
糖尿病	钙磷代谢紊乱和甲状旁腺功能亢进
血脂异常	慢性炎症和氧化应激
吸烟	容量负荷
老年	高同型半胱氨酸血症
肥胖	高凝状态
体力活动减少	低蛋白血症
精神压力	血 ADMA 升高
	感染

（一）高血压

由于肾脏调节血压功能的丧失、慢性容量负荷以及交感神经兴奋等多种因素的共同作用，80% 以上的 ESRD 患者透析前就有高血压。长期血压升高可导致左心室压力负荷及容量负荷过重，诱发心肌重构，与左心室肥厚、左心室扩大、心力衰竭和缺血性心脏病等有独立相关性。Lucas 等发现高血压使透析患者的心血管死亡率增加了 3 倍。血液透析患者的血压异常通常表现为两方面：一为血压昼夜节律消失（夜间血压下降小于10%，夜晚血压/日间血压大于0.9）；另一方面为收缩压升高、舒张压降低（两者都升高仅占 20%），继而脉压增大[2]。Klassen 等认为脉压在 CVD 风险中起到更重要的作用，即使是脉压仅升高 10 mmHg，死亡风险也增加 12%。Zoccali 发现脉压较高者与较低者相比，CVD 风险升高两倍以上[3]。多项临床研究和荟萃分析均显示在普通人群和早期肾脏病患者中降低血压可降低 CVD 风险，但在血液透析患者中的获益及风险却尚未明确，学者们得出了不同的结论。Heerspink 的一项系统分析显示，在不同的基础血压值水平，降低血压都与较低的 CVD 发病率和死亡率以及低的全因死亡率相关。而一些观察性的研究发现血压水平和 CVD 转归间存在时间依赖性，较低的血压使近期死亡率升高，但却能降低远期死亡率。Zager 发现透析后血压与心血管疾病死亡呈 U 型相关，即透析后的 SBP > 180 mmHg，DBP > 90 mmHg或 SBP < 110 mmHg 与心血管疾病的死亡相关，推测这一低血压与死亡率的关系可能与患者全身情况较差或长期高血压导致的心衰有关。Mazzuchi 等证实血压与死亡率的关系与透析期的长短有关。在透析第一年，两者关系呈“U”形，而在第 5 年只有高血压（>160/90 mmHg）与死亡率相关。目前，是以透析前还是透析后的血压作为参考来诊断高血压尚未达成共识。动态血压仍作为评价的参考指标[4]，多数学者建议透析后收缩压控制在 100～150 mmHg，透析前收缩压因考虑到年老和心脏并发症，建议控制

在 150 mmHg 左右；如果脉压正常，则降得较低更好。流行病学研究已证实过低的舒张压对冠心病患者和老年人是不利的，随之而来的临床风险将增加。2007 年 ESC/ESH 欧洲高血压指南中将舒张压过低（60～70 mmHg）视为一项独立的危险因素，明确建议降压治疗舒张压不应小于 70 mmHg。另外，强力降压还可能会增加透析中低血压的风险，一些观察性研究发现这一副作用会增加全因死亡率。但也有学者认为大多数患者可以耐受降压治疗，除非由大规模随机对照实验针对不同降压强度的 CVD 转归得出进一步的结论，都应在耐受的基础上降低血压。

血液透析患者的高血压不易控制，有研究报道未控制率（SBP > 150 mmHg，DBP > 85 mmHg）高达 70%，其中有 12% 是未经治疗，58% 是治疗不够。水潴留所致的血容量增加是肾衰竭患者血压升高的最主要原因，也是加重因素，严格的容量控制有利于血压控制。适当延长透析时间，维持较低的干体重已被证实有利于血压控制，但这通常需要数周或数月的时间，即"滞后现象"。Kiss 认为改变透析方式有利于降低血压，如缓慢长时透析（每周 3 次，每次 8 小时）、每日短时透析（每周 6 次，每次 2～3 小时），或者夜间透析（每周 6～7 次整夜透析）。饮食中限盐、控水、降低透析液中的钠浓度，也是有效的控制血液透析患者血压的措施。在降压药物选择上，目前尚没有在透析患者中进行的头对头的不同降压药的疗效比较；RAS 系统阻断剂、β 受体阻滞剂和钙通道阻断剂对透析患者都适用，而 α 受体阻滞剂和中枢降压药由于缺乏随机研究证据支持应作为次要选择。

（二）糖尿病

在美国、日本等发达国家，糖尿病已成为 ESRD 的首要致病原因，相关治疗与此类患者的预后密切相关。由于常合并高脂血症、高血压、慢性炎症等 CVD 危险因素，糖尿病透析患者较非糖尿病者有更高的心脏疾病患病率和死亡率，冠心病发病率增加 65%，心肌梗死死亡率增加 34%。一项对德国 28 家透析中心的前瞻性研究发现，1 型糖尿病的 CVD 死亡率为 62%，2 型糖尿病的死亡率为 60%。英国的肾脏病登记 2007 年度报告资料显示[5]，与普通人群相比，患糖尿病的肾脏替代治疗患者的死亡相对风险在 30 岁人群为 30，在 80 岁普通人群为 3。另一项研究发现[6]，糖尿病患者中有临床意义的 CAD 患病率为 53%，而非糖尿病患者是 35%。因此有人推荐，对糖尿病透析患者，无论是有无冠心病症状或是否需做肾移植，都应进行冠脉造影检查。

由糖尿病自身引起的大血管病变、微血管病变和心肌损害促进了透析患者心脏并发症的发生，左心室肥厚和心肌纤维化的发生比例更大。糖尿病患者透析过程中的低血压常见，可能的原因有：①多发性神经病导致心脏自身功能下降；②血管损伤、左心室顺应性下降更明显；③透析间期更易发生水潴留，故而超滤量往往较大[7]。由于低血压的发生，糖尿病患者透析后常不易达到干体重，血压更不易控制。因此，在透析前宜暂停降压药，甚至采用长时透析以降低超滤率。目前有关糖尿病对透析患者影响的资料更多地来源于腹膜透析患者。研究发现，糖尿病状态下的晚期糖基化终末产物（AGEs）、氧化应激反应和羰基化合物、低度炎症状态等都是动脉粥样硬化的促发因子，彼此间相互作用，互为因果。因此，治疗时单单改善一种危险因素是没有明显效果的，应采取综合治疗的方式。严格的血糖控制、ARB 或 ACEI 类降压药、他汀类药物、抗氧化剂的应用都被证实可提高糖尿病腹膜透析患者的生存率。控制血糖是糖尿病患者的首要治疗目标，也是影响透析患者生存率的重要因素。如果血糖控制不好，口渴会促使患者多饮水，从而诱发循环淤血。一项对 137 名 2 型糖尿病透析患者的研究发现，透析前 6 个月血糖控制较好者的 1 年和 5 年生存率比控制较差者高。

（三）血脂异常

血液透析患者的高脂血症通常表现为甘油三酯升高，高密度脂蛋白（HDL）胆固醇降低，而血清总胆固醇水平受营养状况、炎症状态等影响可能升高、正常或降低；载脂蛋白组成失常，apo A 减少和 apo B 增加。与之不同，腹膜透析患者常表现为甘油三酯和胆固醇均升高。在尚未透析的肾病患者中，胆固醇是 CVD 的危险因素，但其在透析患者中与 CVD 的发病率和死亡率的关联性却低于其他危险因素，甚至出现截然相反的现象。早在 1982 年，Degoulet 等就发现在血液透析患者中低水平的胆固醇与死亡率升高相关，并且这一结果也被许多学者证实。近期一项对 1 176 名维持性血液透析患者进行的长达 10 年的研究发现,低胆固醇是死亡率的独立预测因子,且与血清白蛋白水平呈正相关,与 C 反应蛋白(CRP)呈负相关。作者分析认为低水平的白蛋白和胆固醇与慢性炎症导致的营养不良有关,若营养情况改善后,较低的胆固醇水平将更加有利[8]。Liu 等[9]进行的一项大型的队列研究发现,在具有高水平 CRP 的透析患者中,这一反常现象存在;而在低 CRP 水平的患者中情况又恢复正常。其他学者也证实在对 CRP 进行校正后,高胆固醇血症与 CVD 风险相关。除胆固醇外,学者们也研究了其他脂代谢指标与 CVD 的关系。Tamashiro 等报道血液透析患者的冠脉钙化的快速进展与高甘油三酯和低的 HDL 胆固醇水平相关。需要注意的是,有学者发现在尿毒症患者体内存在急性时相 HDL。在急性炎症状态下,HDL 与血清淀粉样蛋白 A 结合后,不但失去了保护作用,还转化为致粥样硬化的因子。

HMG-CoA 还原酶抑制剂是常用的降脂药物,可同时降低甘油三酯和胆固醇水平。已有研究证实这类药物能减轻甚至逆转冠状动脉钙化。近期一项研究的初步结果也显示连用 Colestimide(一种胆汁酸螯合剂)和阿托伐他汀可延缓透析患者主动脉钙化进程。著名的 4D 研究纳入 1 255 名患 2 型糖尿病的血液透析患者,进行阿托伐他汀(20 mg/d)和安慰剂的对照研究[10]。药物组平均 LDL 胆固醇水平由 121 mg/dl 降至 72 mg/dl,而安慰剂组 LDL 胆固醇水平仍维持在较高水平。经过超过 4 年的观察发现,两组的主要混合 CVD 事件终点(primary composite cardiovascular endpoints)如卒中、非致死性心肌梗死等没有区别,但在整体 CVD 事件(all combined cardiovascular events)这一次要终点上却有改善作用。另有一项开放性前瞻性的小样本研究(143 人),随访超过 20 个月后发现阿托伐他汀未改善血液透析患者的主要心血管事件终点,但对处于 ESRD 之前阶段的患者却有益处。这说明如果在透析时才使用他汀类药物为时已晚,应在慢性肾病(CKD)早期就对高血脂进行干预治疗。

(四)慢性炎症

慢性炎症是 ESRD 患者 CVD 高发的主要危险因素,研究已证实 C 反应蛋白、IL-6、TNF-α 等炎症标志物与血管钙化、氧化应激和内皮功能受损相关。尿毒症本身就是一种低度的持续炎症状态,一方面氧化应激增强,AGEs 等炎症因子水平升高,激发动脉粥样硬化进程;另一方面,抗氧化系统受抑制,维生素 C 和硒缺乏,细胞内维生素 E 下降,谷胱甘肽活性下降。老龄、糖尿病、透析膜的生物不相容性等因素也与氧化活性增强相关。CRP 是常用的炎症标志物之一,Oh 等发现年轻的血液透析患者的冠脉钙化评分与升高的 CRP 水平相关。但一些研究也发现在对其他危险因素进行校正后,CRP 与 CVD 的相关性减弱[11]。有研究报道,当以 CRP 作为炎症指标,以前白蛋白和胆固醇作为营养指标时,炎症与营养不良高度相关。Kaysen 发现白蛋白低的透析患者的 CRP 水平远高于白蛋白正常者。炎症状态下分解代谢增强,白蛋白水平降低,造成炎症性营养不良。此时粒细胞产生更多的氧化产物,低蛋白血症又使这些物质清除减少,两方面作用使 CVD 风险更高。目前仍未阐明 CRP 仅是一种炎症标志物还是致病因素,抑或是血管粥样化后的产物。体外实验发现,CRP 可从多方面诱导局部的炎症反应。它能下调内皮 NO 合成酶转录、破坏 NO 合成酶 mRNA,导致基础和刺激后的 NO 释放减少,诱发内皮细胞凋亡,阻滞血管再生;可直接上调血管平滑肌细胞的血管紧张素 1 型受体,刺激血管平滑肌增生、内膜新生、活性氧分子生成;可能通过活化补体系统,参与泡沫细胞生成,促进动脉粥样硬化;可刺激内皮细胞分泌内皮素-1 和 IL-6,上调细胞间黏附分子表达,刺激单核细胞趋化蛋白-1 的释放。

由于透析患者的 CRP 水平波动较大,且常受并发症的影响,近年来其他一些炎症标志物逐渐受到关注。研究发现,IL-6 和胎球蛋白 A 在肾病患者中的预测性比 CRP 更强。胎球蛋白 A 是循环中一种强效的骨外钙化抑制剂,慢性炎症下调其水平。一项横断面研究已证实胎球蛋白 A 水平低的透析患者的生存率较正常组低。目前尚未明确这些急性时相分子在 CKD 患者中仅仅是反映了动脉粥样硬化、内皮功能受损、血管钙化、胰岛素抵抗、氧化应激过度等状态的存在,还是本身参与了这些病理过程的发生和发展。

使用生物相容性好的透析膜和超纯的透析用水已被证实是降低血液透析患者炎症状态的措施之一。而透析患者是否能从抗氧化治疗中获益目前尚有争议。两项小样本安慰剂对照研究发现维生素 E 和乙酰半胱氨酸降低了血液透析患者的 CVD 发病率。而 HMG-CoA 抑制剂和 ACEI 的抗炎作用能否改善预后还未得到证实。

（五）贫血

贫血是维持性透析患者常见的并发症，也是影响心脏疾病预后的危险因素。贫血降低血浆黏滞度、氧的运输能力和血管外周阻力，增加静脉回流量和交感神经活性。心排血量的增加进一步导致左心室肥厚和扩张。临床研究证实，使用促红细胞生成素纠正贫血能提高透析患者的生活质量，但有关能否降低CVD 死亡率的证据还仅仅来源于观察性研究。一项短期观察证实[12]，使血液透析患者血红蛋白恢复正常能降低左心室内径，改善收缩功能。但对已有心脏病症状的血液透析患者，使血红蛋白恢复正常并不能降低死亡率。Besarab 等进行的一项有关贫血的纠正程度和死亡率关系的试验显示，高 HCT 组（42%）的预后比低 HCT 组（32%）差[13]。另一项加拿大的研究也未证实完全纠正血液透析患者的贫血具有改善心脏结构的优势[14]。CREATE 研究对两组透析前的 CKD 患者进行比较后发现，Hb 维持在 13～15 g/dl的患者与 Hb 维持在 10.5～11.5 g/dl 者相比，LVH 等 CVD 表现没有区别[15]。在治疗 CKD 患者的贫血时，β 促红素的早期和晚期使用在抑制 LVH 上并无区别。EPO 使用时约 20% 的患者可能发生高血压或使血压变得难以控制；较高的 HCT 也会增加血液黏滞度，诱发血栓性疾病的发生。再者，促红素诱发的炎症状态也可能与患者死亡率的增加相关。因此，K-DOQI 指南建议 EPO 治疗的目标值为血红蛋白 11～12 g/dl，不应超过 13 g/dl。

（六）钙磷代谢紊乱和继发性甲状旁腺功能亢进

研究证实[16]，钙磷代谢紊乱和继发性甲状旁腺功能亢进（SHPT）能促进心血管系统钙化，是 ESRD 死亡的独立预测因子。近期一项研究发现，当校正相关混杂因素后，血清磷 >5.0 mg/dl（1.61 mmol/L）和高的矫正钙浓度，中重度的 SHPT（PTH >600 pg/ml）与增高的相对死亡风险相关。Block 报道血清磷为 5～5.5 mg/dl（1.61～1.78 mmol/L）的患者比血清磷为 4～5 mg/dl（1.29～1.61 mmol/L）者死亡风险高 10%。Ganesh 等报道血清磷 >6.5 mg/dl（2.10 mmol/L）的心源性死亡相对危险是 1.41，猝死的相对危险是 1.20。Walter 等发现血清磷 >6.5 mg/dl（2.10 mmol/L）者与磷浓度在 2.4～6.5 mg/dl 相比，冠状动脉疾病（CAD）死亡风险增加 41%，CAD 猝死风险增加 20%。血液透析患者中由矿物质代谢紊乱带来的人群归因死亡风险预测约为 17%。高磷血症上调与成骨相关的基因，刺激血管平滑肌细胞的成骨样分化并直接促进这些细胞的胞内钙化[17]。血清磷浓度增加后，细胞摄钠也增多，诱导细胞转化后分泌致钙化因子（包括钙结合蛋白和碱性磷酸酶）。高磷血症还与 LVH 相关，控制高磷血症可使左心室质量指数（LVMI）下降。Galetta 进行的一项横断面研究显示较高的血清钙浓度和钙磷乘积与心脏舒张功能下降有关。Hayashi 等发现升高的血磷和钙磷乘积与下降的等容收缩速率和收缩速率峰值相关，提示心肌收缩功能也受到影响。高磷血症与软组织、心脏瓣膜和关节周围的钙磷结晶沉积也密切相关。

近期的一项研究发现，PTH >50 pmol/L 与心血管死亡率密切相关。Goldsmith 观察到血液透析患者接受甲状旁腺切除术后血管钙化的进度减缓。长期 SPTH 将导致血压升高，推测与血管平滑肌细胞内的钙蓄积有关。Ogata 等使用拟钙剂 NPS R-568 可降低接受肾脏次全切除术大鼠的血压。SHPT 导致 LVH 的具体机制不明，推测与 PTH 对心肌细胞和间质成纤维细胞直接的促萎缩作用相关[18]。另外，高钙血症诱发的高血压、贫血、血管损伤等也起到间接作用。升高的 PTH 还可促进心肌间质纤维化，导致舒张功能障碍。PTH 升高常伴随糖耐量下降，推测与胰岛细胞内 ATP 生成减少，胞内钙浓度升高，从而影响胰岛素分泌有关。但也有人观察到合并 SHPT 的血液透析患者胰岛素水平升高。

我国专家根据国人的特点，推荐 CKD5 期患者钙磷代谢控制目标为血清矫正钙 2.1～2.54 mmol/L，血清磷 1.13～1.78 mmol/L，PTH 16.5～33 pmol/L。目前常用的控制钙磷代谢的方法包括限制饮食中磷的摄入、充分的透析、服用磷结合剂、使用活性维生素 D 或其类似物；严重病例可施行甲状旁腺切除术。我国通常使用含钙的磷结合剂，但这有诱发高钙血症的风险。观察性研究发现冠脉钙化评分和大血管的钙化与每日服用的含钙磷结合剂剂量相关。一项前瞻性的随机对照研究将含钙的磷结合剂和不含钙的磷结合剂（司维纳姆）进行对比，发现前者在一年内冠脉和主动脉的钙化继续进展，而后者却得到了遏制[19]。DCOR 研究对 65 岁以上的患者进行 2 年的观察后发现，使用司维纳姆组较使用含钙磷结合剂组的死亡率下降。可见使用不含钙的磷结合剂安全性更高。

（七）血管钙化

血管钙化在慢性肾病中的发生率很高，常见于血管内膜和中膜。严重的血管钙化，尤其是冠状动脉钙化在年轻的血液透析患者中就可见到，并且在透析前就存在，透析后继续进展。心血管系统钙化（cardiovascular calcification，CVC）亦是动脉粥样硬化的标志，可诱发心肌缺血、充血性心力衰竭、心瓣膜损伤、心律失常等。研究证实，血管钙化与ESRD死亡率增加相关[16]。Matsuoka等观察到冠状动脉钙化在透析患者中具有预测意义。冠脉钙化评分大于200的患者5年生存率比小于200者低30%。动脉中层钙化导致血管僵硬，顺应性下降，从而使收缩压升高，舒张压下降，脉压增大。这种血流动力学的变化造成心脏后负荷增加，左心室肥厚，冠脉灌注下降，死亡率升高。由于张力增高使得血管壁中层增厚，小的阻力血管管腔变窄，促发血管重建。Schwarz等发现尿毒症患者冠状动脉斑块具有典型的钙化、中层增厚、巨噬细胞浸润和活化的特点。过去认为血管钙化是继发于钙磷结合物沉积的被动过程，近来发现它是一个主动的细胞调节过程，血管平滑肌细胞在钙、磷以及促炎因子的刺激下分化为成骨细胞。目前关于血管钙化的机制和动脉壁钙化与动脉粥样硬化的关系还不十分清楚。认为多种因素参与了病变过程，包括甲状旁腺激素增高、高磷血症、高血压、糖脂代谢紊乱和维生素D类似物治疗。

血液透析患者的心脏瓣膜钙化主要累积主动脉瓣和二尖瓣，可表现为瓣膜狭窄或反流，是全因死亡率增加和心血管病死亡的独立预测因子。

（八）同型半胱氨酸（Hcy）

无论在普通人群还是ESRD患者中，Hcy都被证实是CVD的独立危险因子。它是一种必需氨基酸，即蛋氨酸的去甲基化产物，通过促进氧化应激和组织内皮松弛而导致动脉粥样硬化。生理情况下，数种酶和辅因子参与了Hcy的降解，包括维生素B_6、维生素B_{12}和叶酸。ESRD患者的Hcy代谢受到了影响，CKD5期患者中高同型半胱氨酸血症超过90%。大多数血液透析患者血浆同型半胱氨酸水平增高，其绝对水平取决于营养状态、蛋白质摄入量和透析清除率。尽管补充维生素和采用高通量透析后可以观察到Hcy下降，但很少有降到正常范围的。并且，到目前为止，还没有研究证实长时间的Hcy下降与动脉粥样硬化减少相关。一项纳入1 919名维持性血液透析患者的研究发现，低水平Hcy与较高的住院率和死亡率相关，推测这与营养状况差相关，因为循环中的Hcy大部分与血清白蛋白结合。关于Hcy水平与CKD患者CVD的关系，报道不一致。一项纳入175人的研究发现高Hcy与CVD发病率升高相关。而另有研究发现在尿毒症合并CVD患者中Hcy反常地降低。

（九）其他

肾功能下降，导致代谢废物排出减少，潴留在体内的非对称二甲基精氨酸（ADMA，一种内源性NO合成酶抑制剂）、胍类、硫酸盐等都对心血管系统有损伤作用。健康肾脏产生的抑制CVD和动脉粥样硬化的肾胺酶，通过降解儿茶酚胺调节心脏功能和血压，抑制交感神经活性。ESRD患者循环中的肾胺酶浓度降低，交感兴奋性增强，加重了心血管系统的负担。近年来，营养不良相关的低蛋白血症也逐渐受到重视，众多研究结果已证实，低白蛋白血症是关系透析患者预后最有价值的指标之一。

睡眠呼吸暂停是心脏并发症的危险因素，其在普通人群中的发病率为2%～4%，但在ESRD中却超过50%。这说明睡眠呼吸暂停的病理生理学机制可能与尿毒症本身有关，而非透析特异性的。

二、维持性血液透析患者心脏病的病理与病理生理

维持性血液透析患者的尸检结果显示心脏增大、增重，组织学检查可见心肌细胞肥大和非心肌成分增生。心室重构主要表现为左心室肥厚和扩张，除影响心脏收缩和舒张功能外，也使心肌更易遭受缺血性损伤。

（一）左心室肥厚（LVH）

在初始透析的患者中75%～80%都伴有左心室肥厚，并且在透析过程中继续进展。CKD的大鼠模

型显示，在诱导肾衰竭后的第2～3周就发生左心室重量增加、心肌细胞凋亡与残余细胞的肥大。LVH与透析患者的过早死亡、心血管事件的发生、透析中低血压和心律失常等状况密切相关。有研究显示，左心室质量指数（left ventricular mass index, LVMI）是透析患者心源性死亡的独立预测因子，LVMI > 125 g/mm^{2}的患者较LVMI < 125 g/mm^{2}者的5年死亡率高2倍。贫血、高血压、甲状旁腺功能亢进、高磷血症、同型半胱氨酸、交感神经系统兴奋等都是LVH的危险因素，彼此相互作用，导致血流动力学改变，从而增加左心室的压力和容量负荷。在透析患者中LVH有两种类型，发生率相近。①向心性肥厚，主要由高血压和动脉僵硬导致的压力负荷造成。心肌细胞内的肌节呈并行排列，细胞厚度增加。左心室质量增加与室间隔和左室后壁的厚度增加有关，总心室容量仍然正常。因此相对于左心室舒张末期直径而言，左心室壁增厚。②离心性肥厚，主要由细胞外液容量增加、贫血和动静脉瘘等导致的高容量负荷造成。心肌细胞内肌节延展，心肌细胞变长。左心室质量增加主要与心室容量增加有关（左心室后壁厚度有时也增加），因此左心室舒张末期直径与左心室后壁厚度的比例高于向心性肥厚。

除心室壁肥厚外，左心室扩张也较常见。心腔扩大可能是严重LVH的结果，也可能与弥漫的心肌缺血损伤、反复的容量超负荷以及高流量的动静脉内瘘相关。在病变初期，心脏上述结构改变有利于增加左心室工作能力，使张力应激保持稳定，以满足机体所需。但随病变进展，由于心肌毛细血管密度降低，心肌灌注不足，心肌过度牵张伴随的氧化应激、细胞凋亡等因素，心肌组织最终发生纤维化、心肌细胞死亡，导致心肌病和心力衰竭[12]。

（二）心肌间质纤维化

多因素分析显示ESRD是心肌间质纤维化的独立危险因素，其作用与高血压、糖尿病、贫血和透析无关。事实上，间质纤维化在CKD的早期即已出现，它与心肌基质产生的间质成纤维细胞的活化和增生相关，受PTH、血管紧张素Ⅱ、儿茶酚胺等的调节，而非心肌细胞凋亡后的纤维性修复。实验研究证实，压力和容量负荷过度引起的生物机械应激会活化一些编码生长因子的原癌基因，导致胶原合成增加和细胞外基质沉积。心肌纤维化对心脏功能的影响表现为收缩期应力的改变，舒张期左心室顺应性改变和心律失常发生率增高。有研究发现，早期应用ACEI和内皮素-1受体拮抗剂有抑制心肌纤维化的作用，并且其机制独立于降压效果之外。

（三）心功能障碍

1. *舒张功能障碍*　左心室舒张功能障碍的发生通常早于收缩功能障碍。尿毒症时左心室肥厚，左室壁僵硬度增加而顺应性下降，患者常表现出左室充盈下降，舒张功能减低。轻微的左室充盈减少也对心排血量产生明显影响，造成血流动力学不稳定，透析中低血压的发生率增高。另一方面，容量增多可致左心室压力发生较大改变，极易诱发肺水肿。

2. *收缩功能障碍*　对ESRD患者进行超声心动图测定后发现，心脏收缩功能不全略少于舒张功能不全。动物研究显示，在肾功能损伤的早期，左心室射血分数就下降约40%。收缩功能障碍与缺血性心脏病或持续的生物机械应激有关，但也可以是严重尿毒症的一种可逆性表现。肾移植可消除透析患者的收缩功能障碍并使LVMI降低[12]。

3. *心肌顿抑*　心肌缺血再灌注后，缺血区心肌血供虽能迅速恢复，但仍存在暂时的舒缩功能障碍，时限从10分钟至数日不等。这种心肌缺血后局部心肌功能暂时丧失的现象称为“心肌顿抑”，又称“心肌顿抑状态（myocardial stunning state）”或“心肌击昏”（myocardial stunning）。一项对70名维持性血液透析患者进行的为期12个月的研究发现，64%的患者在血液透析过程中出现心肌顿抑，且患者的年龄、超滤量、透析中的低血压以及心肌肌钙蛋白（cTnT）与其发生呈独立相关。心肌顿抑与相对死亡风险升高相关，在研究的第12个月仍存活的患者中，曾发生心肌顿抑者的左室射血分数较低。

（四）心肌血运系统变化

由于心室壁增厚，心肌毛细血管分布密度降低，供氧的弥散距离相对增大，使得心脏对缺血的耐受性下降。在尿毒症各种致血管损伤的危险因素影响下，心肌血管的管壁增厚，内皮功能异常，冠状动脉内粥样斑块钙化突出，极易诱发急性冠脉综合征，尤其多见于心外膜。实验研究发现，ACEI、内皮素-1 受体抑制剂和交感神经组滞药物有利于心肌血管床的重建，改善心肌供血[20]。

（五）细胞外容量超负荷

由于肾脏自身的水钠排泄能力下降，透析患者时常发生细胞外容量超负荷，这也是引起高血压的主要原因。长期的高血容量可引起 LVH 和左心室扩张、周围血管和肺血管淤血、颈内静脉脉冲增加，并可出现第三心音，但常不表现为明显的临床症状。避免反复发生的容量超负荷是否会减少心脏并发症的发病率和死亡率尚不清楚。有数据显示，透析间期增加的体重与死亡率的关系呈"U"形相关，即体重增加最少和体重增加最多的两类患者死亡率都较高。

（六）心脏自主神经功能异常

ESRD 患者心脏压力感受反射的敏感性下降，可能与容量负荷、高血压、老龄相关，是否合并存在尿毒症神经病变尚不清楚。交感神经过度放电现象也较为常见。双侧肾切除后可减弱交感神经兴奋性，提示病损肾传出的信号与之相关。另外，压力感受器对交感刺激的反应性下降可能与超滤时的低血压相关。

三、维持性血液透析心脏病并发症的临床表现和诊治

与普通患者相比，血液透析患者心脏病的临床表现多不典型，且预后较差，应引起临床医师的高度重视，争取早期诊断和治疗。

（一）缺血性心脏病

急性心肌梗死（AMI）在透析患者死亡原因中占的比例低于猝死和心律失常，约为 8%。但发病率却较高，在初始透析者中有 50% 以上存在冠状动脉疾病，且一旦发生急性心肌梗死，一年死亡率高达 60%。由于临床表现往往不典型，易被漏诊或误诊，从而延误了诊断和治疗，患者的生存率较低。因此，透析患者若出现胸痛应引起医师的高度重视，及时进行相应的检查。需要注意的是，在透析患者，胸痛可能是缺血性心肌疾病的表现，也可能是心包炎的体征。缺血性心脏病分为动脉粥样硬化性和非动脉粥样硬化性两种类型。尿毒症的各种机械和体液因素促进动脉粥样硬化形成，使此类患者的冠状动脉狭窄发生率增加。与一般动脉粥样硬化有所不同，ESRD 患者动脉粥样斑块中钙沉积明显，同时伴动脉中层厚度增加，内腔缩小。除上述情况外，大约 1/4 有缺血症状的透析患者并无明显冠状动脉主支狭窄。这可能与心肌肥厚所致毛细血管密度降低、小血管病变、冠脉扩张功能异常和贫血等因素有关。透析患者动脉顺应性降低使得心脏跨室壁灌注障碍，从而加重心内膜缺血[12]。

目前用于诊断和量化动脉钙化的影像学方法有电子束计算机断层扫描（EBCT）和多层计算机断层扫描。在普通人群中，无论有无症状，EBCT 对冠脉钙化的评分都是继发心脏事件的独立预测因子。在透析患者中，心电图结果常因透析或饮食导致的电荷变化而受到影响，但也能及时反映心肌肥厚、缺血或梗死的征象。许多负荷实验在 CKD 患者中的敏感性和特异性较低，结果分析较为困难。据报道，药物负荷核成像法对冠脉狭窄大于 70% 的诊断敏感性为 29% ~92%，特异性为 70% ~89%。目前推荐将多巴酚丁胺负荷超声心动图测定作为 CKD 患者缺血性心脏病的筛选检查。在透析患者，该项检查的阴性预测值超过 95%，特别适用于那些运动能力低下的患者。冠状动脉造影仍是诊断冠状动脉疾病的金指标。如果负荷试验显示为可逆性损伤或排除容量超负荷后左室射血分数仍低于 40% 的 ESRD 患者都应接受冠状动脉造影检查。研究发现，冠脉造影显示狭窄程度大于 70% 是 CVD 的最佳预测因子，而心绞痛症状和非侵入性检查结果与 CAD 诊断的相关性较差[21]。由于透析患者无症状冠状动脉疾病很普遍，美国移植学会建议对所有缺血性心脏病高危患者在移植前行冠状血管造影检查。需要注意，造影剂在极少的情况下可能因诱发急性高渗状态而导致高血压危象和肺水肿。另外，临床常用的提示心肌缺血的生化指标，如磷酸肌酸（包括 MB 成分）、乳酸脱氢酶等，因肾功能受损在体内蓄积，不能作为判断心肌梗死的指标。但肌钙蛋白，尤其是 TnT 的升高仍然对透析患者的死亡具有很强的预测性。在肾功能受损的患者中常常

可见到肌钙蛋白轻中度升高的假阳性结果,但目前认为肌钙蛋白值的大幅度升高(尤其伴有临床症状时)仍应高度怀疑急性冠脉综合征。

纠正心脏疾病的危险因素是否具有改善预后的作用目前尚未得到随机对照实验的证实。在药物治疗上,于普通人群中进行的几项临床研究发现钙通道阻滞剂在动脉粥样硬化进程上具有治疗或预防作用。PREVENT 研究证实氨氯地平能减小 2 型糖尿病患者的血管内膜中层厚度,但尚缺乏在透析患者中的证据。在冠状动脉狭窄的治疗上,研究发现经皮介入法治疗短期效果好,但与冠脉搭桥术(coronary artery bypass grafting,CABG)相比有较高的再次介入率和较高的远期死亡率。USRDS 的数据显示 CABG 效果好的原因部分在于使用了乳内动脉移植。然而,近期的一项大型研究发现两种介入治疗方式对 ESRD 患者的远期生存影响是一致的,在透析前的患者中 CABG 更具优势。因此,究竟选择哪种治疗方式更多地取决于医疗单位的技术条件。近来药物洗脱支架的应用引起了更多的关注。一项针对血液透析患者的回顾性研究在比较了西罗莫司洗脱支架(sirolimus-eluting stents,SESs)和裸金属支架(bare-metal stents,BMSs)后发现,前者手术相关的心血管副作用稍小,且支架内晚期管腔丢失要小于后者,但局部再狭窄率却比后者高[22]。

(二)充血性心力衰竭

充血性心力衰竭(CHF)是血液透析患者心脏并发症的主要表现之一,在初始透析的患者中发病率超过 1/3,甚至高于急性冠脉综合征[23]。CHF 严重影响患者的生活质量,与心血管患病率和死亡率密切相关。研究数据显示,合并 CHF 的 ESRD 患者的中位生存期为 36 个月,而不伴 CHF 者为 62 个月。不到 15% 的患者在因 CHF 住院后生存期超过 3 年[24]。造成透析患者 CHF 的原因有:

(1)透析间期的高容量负荷。左心室的腔内容积、每搏量和舒张末期压力都与循环血量直接相关。调整超滤量及限制钠盐摄入后,左心室容积和室壁厚度都有一定程度的恢复。研究发现,每日透析的患者血浆脑钠肽(一种心衰标志物)水平较低,血压更易控制,水负荷减轻且循环血容量波动不大。

(2)贫血。贫血状态下,交感活性增强,心肌收缩力变化,心脏做功代偿性增加。纠正贫血可改善左心室的功能和结构,降低每搏量和心率,减少心脏做功。但应考虑过分纠正贫血(Hb > 12 g/dl)可能带来的副作用,如高凝状态、血压升高等。

(3)高血压的刺激造成微小动脉管径缩小,动脉壁僵硬度增大,从而使末梢血管阻力增加,导致后负荷增大。血管壁僵硬时脉搏波传播速度加快,继而主动脉和心室内收缩期的压力增高,舒张期压力降低,脉压增大。

(4)钙化所致的瓣膜功能受损也是影响心脏功能的危险因素。Wang 等发现瓣膜钙化是腹膜透析患者全因死亡率和心血管死亡率的重要预测因子。

(5)血管通路血流量是透析患者特有的心衰致病因素。血管通路建立后形成一低阻力侧支循环系统,使患者回心血量增加,继而心排血量和左室射血分数增加,可能发生高输出量型心衰。有研究发现,血管通路建立后的短期心搏出量、心脏指数、心房利钠肽和脑钠肽水平增加[25]。一般情况下,当内瘘位于前臂时,充血性心衰少见,内瘘的存在不会影响长期的心脏功能;但是在上臂或大腿造瘘的患者,心衰发生率明显升高。对伴有心脏病或已有心衰表现的患者,若内瘘处自然血流量超过 1 500 ml/min,极易导致心衰,应缩小瘘口或结扎。除上述因素外,交感神经活性增强,冠状动脉疾病等也是加重心脏负荷和心肌缺氧的重要原因。

超声心动图是评价左心室结构与功能、诊断瓣膜和心包病变的常用方法。短轴缩短率和射血分数降低有助于诊断收缩功能障碍。用脉冲多普勒分析舒张期通过二尖瓣的血流量可评价左心室舒张功能。左心室舒张功能降低表现为 E 峰变小,A 峰变大,以致 E/A 比值降低。左心室心肌质量指数(left ventricular mass index, LVMI)是反映 LVH 程度的指标之一。用超声心动图测定的 LVMI 虽有较好的可重复性,但在血液透析过程中其测定值的变化高达 25 g/m^2。超滤使循环血量减少,左心室舒张内径缩小,故透析前测定的 LVMI 值高于透析后。另外,体液负荷也会影响射血分数的测定。因此,对于血液透析患者,推荐超声心动图检查在透析后 1 ~ 2 小时进行,此时患者最接近相对正常的容量状态,即达到“干体重”。

在治疗上应尽量避免心衰的发生,控制理想的血压和血容量是最主要的。除进行适当的限制水钠摄入外,增加单次血液透析的时间和透析频率也有利于控制血压和达到理想的“干体重”。在法国 Tassin 的血液透析中心,每周 3 次的 8 小时透析可让超过 90% 的患者不再服用降压药而保持正常血压。考虑到心脏保护作用,推荐 ACEI、ARB 和 CCB 作为 ESRD 患者高血压的一线用药。单纯的血管扩张剂(如米诺地尔)有可能加重容量负荷、心包积液和心肌纤维化,应尽量减少使用。

(三)心瓣膜疾病

透析患者的心脏瓣膜疾病多数是继发于瓣膜钙化[26]。钙磷代谢紊乱、高动力循环导致的主动脉剪应力增加均易诱发瓣膜钙化,透析日程长、炎症状态、低蛋白血症、高龄等也与瓣膜病的发生密切相关。主动脉瓣最常受累,其次为二尖瓣,可表现为瓣膜处的反流或狭窄,引起血流动力学改变,可诱发或加重心力衰竭。收缩压升高和心房扩张可进一步促进病变进展。血液透析相关的心瓣膜钙化与其他原因引起的瓣膜钙化相比,具有一定的特点。主要表现在透析的心瓣膜钙化常发生在瓣环,逐渐波及瓣体,且多以单个瓣膜病变为主;而其他原因引起的瓣膜钙化(如风湿性心瓣膜钙化)则主要发生在瓣尖及瓣体,且以联合瓣膜病变为主。心瓣膜病变除对血流动力学产生影响外,还可能引起感染性心内膜炎。据文献报道,透析相关的感染性心内膜炎多由血管通路感染引起,但本身瓣膜存在病变的患者的发生率显著高于瓣膜无病变者。

控制高磷血症和继发性甲状旁腺功能亢进等危险因素对防治心瓣膜病有重要作用,而对已经出现瓣膜病变者,如内科治疗效果不佳,且伴有血流动力学改变而出现明显症状者,可行瓣膜置换术。一些回顾性研究的资料显示,生物人工瓣是血液透析患者的较佳选择。一方面,血液透析患者的预期寿命不长,生物瓣的退行病变少见;另一方面,ESRD 患者使用华法林后出血风险较高,这使得机械瓣不太适用。一般机械瓣用于年轻或健康状况较好的 HD 患者,而老年患者则多推荐生物瓣膜。

(四)心包炎

维持性血液透析患者中,10% 左右可并发心包炎,占病死率的 3% ~4%。心包积液多为渗出的,血性积液常见,可造成反复发生的低血压、心功能不全、心律失常,甚至导致透析中心脏压塞。尿毒症患者中有两种类型的心包炎。一种为尿毒症性心包炎,现已比较少见,通常发生于未经治疗的终末期尿毒症,指在肾脏替代治疗之前或透析开始 2 周内出现的心包炎。原因主要与血尿酸等小、中分子毒素升高所致的生化代谢紊乱、血小板数量和功能异常、凝血机制障碍、免疫力低下致反复感染(细菌、病毒等)、容量负荷过重、甲状旁腺激素水平升高、低蛋白血症、贫血等因素有关;另一种发生于透析后 2 周称为透析相关性心包炎,较为常见,病因除了因透析不充分导致水钠负荷增加和某些毒素蓄积以及感染等因素外,血液透析中用肝素是一个较为重要的诱因。原有尿毒症性心包炎的患者,透析时全身肝素化,特别在肝素用量较大时,加重出血倾向,易致出血性心包炎,从而增加了心脏压塞的危险性,死亡率约 10%[27]。多数学者推测透析相关性心包炎与透析不充分相关,Bailey 等发现心包炎的发生与血管通路并发症导致的透析不充分或失败成正比。Frommer 对 33 例透析时间超过 10 个月的患者进行研究后发现,无症状性心包积液与体重增加相关,并认为容量负荷是积液的主要病因之一。Tseng 的研究发现强化透析后积液减轻者的 *Kt/V* 都明显升高,而那些治疗效果不佳的患者 *Kt/V* 仍然较低。在感染导致的心包炎中,结核杆菌和病毒是主要病原体。

ESRD 患者发生心包炎时的临床表现主要有胸闷、呼吸困难、端坐呼吸、咳嗽和一些非特异性表现,如乏力、发热、肌肉疼痛等,有时还可发生急性心脏压塞。心包炎引起的胸痛程度可随体位变化,常位于胸骨后或心前区,可放射至颈部和背部,呈刺痛;或与心肌缺血性疼痛相似,呈钝痛并放射至左上肢。合并心包积液时,可出现奇脉、心音低钝、低血压及静脉充血等体征。心包炎的 ECG 表现主要为:除 aVR 和 V_1 外,所有导联 ST 段呈弓背向下抬高,T 波高耸直立;一至数日后,ST 段回到基线,T 波低平及倒置,数周后逐渐恢复正常;心包积液时可见 QRS 低电压。透析患者若出现发热,且合并心前区疼痛或听诊发现心包摩擦音,应立即行超声心动图检查明确诊断。

除非明确为感染性心包炎,否则不主张应用非甾体抗炎药和糖皮质激素。对于透析相关性心包炎,强化透析仍然是血液透析患者小到中量心包积液的首要治疗手段,尿毒症性心包炎较透析相关性心包炎治疗效果更好。除强化透析(增加透析时间)外,改变透析模式也是重要的措施,如选用高通量透析膜或血液透析滤过、血液滤过等[28]。王质刚等[29]报道,用高钠透析可以加速心包积液吸收。血液灌流可以增加中分子毒素的清除,有助于患者心包积液的缓解[30]。但若出现大量心包积液后,自发吸收的可能性较小,应及时施行心包穿刺,以防心脏压塞。大量心包积液持续不消或反复发生者,极易发生急性心脏压塞,如在血液透析过程中突然出现烦躁不安、呼吸困难、发绀、大汗淋漓,伴收缩压下降甚至休克,应高度怀疑心脏压塞。何伟春等[31]报道,3 例大量心包积液患者在透析中突发心脏压塞,立即心包穿刺抽液 450 ~700 ml,血压上升,症状好转。需要注意,心包穿刺仅是暂时、立刻有效的措施,血性渗出还会继续,后续治疗考虑可施行心包开窗术引流或心包切除术。心包积液患者应密切注意临床症状的变化,经常性用超声心动图对积液量进行动态观察,直至心包积液减少后,可恢复维持性透析。强化透析无效或不能坚持无肝素透析的患者,可考虑改为腹膜透析。对于系统性疾病或感染引起的心包炎,应针对原发病进行治疗。

特别提醒,透析患者合并心包炎时,应尽量避免大剂量抗凝治疗,以减少心包出血的风险;血性心包积液时应选用低分子量肝素或无肝素透析。

(五)感染性心内膜炎(IE)

ESRD 患者中感染性心内膜炎的发病率为 2% ~4%,且多数与血液透析治疗相关。Cabell 等报道在他们所研究的 329 名 IE 患者中,HD 患者比例高达 20%。与普通人群相比,IE 在 HD 患者中更常见。一项法国的调查研究显示 HD 患者的 IE 发病率为 1.7 ~2.0 例/1 000 名,是法国 IE 总发病率的 50 ~60 倍。USRDS 资料显示 HD 人群的 IE 年龄调整发病率是普通人群的 17.9 倍。因此,鉴于 HD 人群的特殊性,目前建议设立第五型 IE 的诊断,即血液透析相关性 IE。IE 在血液透析患者中高发的原因有:①频繁的经血管通路的操作与菌血症的发生密切相关。据统计,血液透析过程中的菌血症发生率约为 1 次/100 患者治疗月。不同类型的血管通路发生率有差别,使用自体内瘘者相对少些,而采用人工血管内瘘、带 cuff 的导管或不带 cuff 导管者风险较高。有研究发现,腹膜透析患者 IE 发病率与普通人群相当,且预后比 HD 好。这也进一步证实了血管通路相关的菌血症在 IE 发病中的作用。②ESRD 患者易发生心脏瓣膜退行性病变,这是 IE 的一个主要危险因素。钙化性主动脉瓣狭窄、二尖瓣环形钙化继发二尖瓣反流或狭窄、生物性人工瓣膜的退行性变在这类人群中都很常见。③ESRD 患者免疫力受损,代谢障碍、营养不良等影响多形核白细胞的功能和粒细胞活动性,减弱了细胞的自我防护力和清除血流中细菌的能力。

IE 的感染源大多来源于各种血管通路,而金黄色葡萄球菌是血管通路相关性菌血症的主要致病菌,最易引起脓毒血症,约占 75%。研究发现,超过 50% 的患者体表都携带金葡菌,而鼻腔是主要来源。HD 患者的 IE 临床表现常常不典型,难以与单纯的导管感染相鉴别。发热的患者仅占 45% ~70%;血沉增快、贫血本就存在于 ESRD 患者;几乎没有血尿。因此,超声心动图在 HD 患者的 IE 诊断中极为重要。由于经食管超声在探查赘生物方面比经胸超声更敏感,所以对高度怀疑 IE 的患者推荐行经食管超声。另外,应注意提示可能存在 IE 的表现,如新出现的充血性心力衰竭、血液透析相关的低血压(尤其是原有高血压的患者),既往有 IE 病史或瓣膜手术史。二尖瓣(占 50%)和主动脉瓣(占 40%)是最常受累的瓣膜,同时受累占 20%[32]。

透析患者 IE 的预后不好,1 年死亡率高达 64%,而非透析者仅为 25%。尽管过去 20 年医疗条件有了显著进步,但 IE 的存活率却未得到明显提高。在诊断后的 30 ~60 天是死亡风险最高的时期,一项非选择性的研究报道住院死亡率达 16%,术后死亡率达 8% ~16%。

(六)心律失常和心源性猝死

在维持性血液透析患者的心血管病死亡原因中,心律失常和心脏猝死处于首位[33]。USRDS 2006 年度报告显示,心律失常占血液透析患者心源性死亡的 64%。著名的 HEMO 和 4D 研究数据显示,心脏猝死占患者总死亡率的 25% ~26%。USRDS 心血管特别研究中心估计 2002 年全美的维持透析患者心脏猝死发生率高达 7%。

血液透析患者合并的各种心脏疾患均是心律失常的基础病变，常见诱因有继发性甲状旁腺功能亢进、贫血、电解质紊乱、低氧血症、药物（洋地黄、ACEI）及饮食等。心律失常可表现为房性、室上性、室性心律失常，室颤可诱发心脏骤停，甚至猝死。血液透析患者心源性猝死高发的危险因素有：①阻塞性冠状动脉疾病导致的心肌缺血。在 HEMO 研究中，这是心源性猝死的最大单一病因。也有研究发现，接受冠脉旁路术后的透析患者每年因心律失常导致的死亡率约 7%，这与整个透析人群的死亡率相近，说明仅仅减轻心肌缺血是不完善的治疗策略，还应对其他危险因素进行干预。②左心室肥厚，存在于约 75% 的透析患者，是心律失常发生的病理基础。③心肌超微结构和功能异常，灌注储备能力下降，对缺血的耐受性降低。④电解质浓度的急速变化，尤其是血钾浓度的波动。避免电解质的急速变化可减少透析中心心搏骤停的发生率。除此之外，高血压、心脏扩大、主动脉僵硬度增加等都是透析患者死亡的独立预测因子，多种因素共同作用提高了猝死风险。

Bleyer 等研究发现，血液透析患者心源性猝死的发生与血液透析时间有一定的相关性。较早期的研究显示，每周的透析首日猝死发生率最高。近期的研究发现，对于每周透析 3 次的患者，心源性猝死的发生时间表现为双峰，即第 1 次透析开始后的 12 小时内（第一高峰）和下次透析前的 12 小时（第二高峰）。两个高峰期患者的死亡风险分别增加 1.7 倍和 3 倍。第一高峰期的充血性心力衰竭、冠心病和脑卒中的发生率较高，而在第二高峰期患者的容量超负荷、高血压、高钾血症更多见，后两者与增加的猝死率相关。

24 小时动态心电图是 CVD 高危患者常用的心律失常筛查方法，其结果对诊断 QT 离散增大、室性心律失常和自主神经功能障碍有重要意义。为减少心律失常的发生，首先应消除各种常见诱因，如纠正贫血、降低 PTH 水平、透析过程中吸氧、缓慢超滤和增加透析频率、限制高钾饮食等。有研究发现，合并冠心病、充血性心力衰竭、心肌病和糖尿病的血液透析患者使用 β 受体阻滞剂可降低死亡率。Cice 等进行的一项前瞻性研究显示卡维地洛提高了患扩张型心肌病变透析患者的 2 年生存率。预防性植入式除颤器对非缺血性心肌病和左心室射血分数低于 35% 的患者有保护作用。对于血钾过低的患者，适当增加透析液钾离子浓度可降低心室异搏性，也可降低透析中 QT 间期和 QT 离散度，均利于降低猝死发生率。

（七）尿毒症心肌病变

1. 尿毒症心肌病变及其危险因素 尿毒症性心肌病变泛指 ESRD 患者的心肌病变，实际上是在尿毒症状态下由尿毒症毒素、贫血、高血压、甲状旁腺功能亢进及容量负荷等因素综合作用引起的心肌病变，其特点主要表现为大血管的斑块状样狭窄或闭塞，心室壁结构的改变，心肌非特异性变化以及心脏传导系统病变。50 年以前 Raab 提出尿毒症患者血液中存在一种特殊的心脏毒性物质，它可以造成心肌损害和心力衰竭，并提出“尿毒症心肌病（uremic myocardiopathy）”的概念。后来 Drueke 等研究支持这个结论，作者报道 21 例慢性血液透析患者，其中 7 例有充血性心肌病而无冠状动脉影像学证据和其他心肌病的原因。患者在肾移植后左室收缩功能部分改善，而与血压、血细胞比容、血容量状态的变化似乎无关。王质刚等[34]报道 8 例维持性透析患者，直接死于心律失常（Ⅲ度房室传导阻滞）5 例，难治性心力衰竭 1 例，脓毒症休克 1 例，脑出血 1 例，8 例均经组织学证实为非特异性心肌炎，也无缺血性心肌病证据。

有作者指出，引起尿毒症心肌病的毒性物质是一种低相对分子质量、可透析的水溶性“毒素”，当透析不充分或机体处于高分解状态时，更容易产生毒性物质蓄积，引发心肌病变。Selye 和 Lehr 指出，在尿毒症心肌病中 PTH 的作用，在鼠急性尿毒症模型中发现钙沉积在心肌和冠状动脉，应用 PTH 可促进这些损伤的进展，行甲状旁腺切除后可以抑制或完全防止疾病进展。近来新的资料显示，慢性透析患者继发甲状旁腺功能亢进在甲状旁腺切除 4～16 天后，心动超声波显示射血分数、心脏指数明显改善，心肌纤维平均缩短速度增加。这些观察表明，尿毒症患者 PTH 水平升高，对心肌代谢和功能具有毒性作用。Kraikitpanitch 等证明，甲状旁腺完整的尿毒症犬心肌钙含量增加，甲状旁腺切除后防止钙在尿毒症动物心脏蓄积，提示 PTH 诱导的钙负荷增加是由于 PTH 对心脏的毒性作用，也显示出 PTH 与心肌的相互关系。

2. 尿毒症心肌病变的治疗 对有尿毒症心肌病而无冠脉病变患者的最好治疗方法是行同种异体肾移植或充分透析。成功的肾移植可使 LVH、左室扩大特别是左室收缩衰竭有显著改善，而维持血液透析者一般心肌病变会进行性加重。Parfrey 观察 102 例患者在肾移植 1 年内以及术后 1 年以上 UCG 变化，

大部分患者无冠状动脉疾病表现，LVMI、左室缩短分数均有明显的改善，多元分析提示术前 LVMI 高和术后血压控制好者术后可能会有更明显的 LVMI 下降。

透析治疗者经充分超滤将干体重控制在理想程度，尽量多地清除尿毒症毒性物质，可不同程度地缓解 LVH 和左室收缩衰竭，但有一些患者可能不能耐受弥散透析，应该改用血液滤过或连续性静脉-静脉血液滤过。一项前瞻性对照研究表明每天血液透析可以满意控制血压，减少 LVMI。双盲研究对比常规和高流量血液透析方式，发现后者引起明显的 LVESD 和左室容积的减少，提示有效地去除中小分子物质对防止和治疗尿毒症心肌病变可能有益。

用 EPO 纠正贫血后血液透析患者左心房和左心室腔容积、LVMI 显著降低。London 随访 153 例患者接受血液透析治疗(54 ± 37)个月，发现部分纠正 ESRD 中 LVH 后，对患者的整体生存以及 CVD 的生存均有独立的有益影响。ACEI 在慢性肾功能不全、高血压、糖尿病肾病或有蛋白尿患者中的肾保护作用是明确的。London 在 ESRD 患者中进行的小样本随机对照研究，患者分别使用 ACEI 与钙通道阻滞剂治疗 12 个月后，作者发现接受 ACEI 治疗者，其 LVH 得到缓解，且该作用与 ACEI 的降压效果无关。Cannella 的研究也支持 ACEI 缓解 LVH 的作用并非通过控制血压而实现的。Shibasaki 在 30 例长期血液透析患者中使用氯沙坦、依那普利和氨氯地平，接受每种药物者均为 10 例，治疗 6 个月后，尽管 3 组的平均血压下降无差异，氯沙坦组中 LVMI 明显下降。

需要指出，当前很少有作者提及“尿毒症心肌病”，但也无人出来反对这一诊断术语。回顾 50 多年前提出“尿毒症心肌病”，致病原因是多方面的，但心肌没有特异性病理特征，经过充分透析或者肾移植可以缓解或恢复“心肌病变”，足以表明“尿毒症心肌病变”的病因是可逆性的尿毒症毒素。根据目前研究，正像上面提到的因素，如某些毒素、贫血、炎症、心肌钙化、高血压、甲状旁腺功能亢进及容量负荷等因素，已经分别得到证实，没有必要重提“尿毒症心肌病”。

(八)伴有心衰的多脏器功能衰竭

有 40% ~50% 的脓毒症患者会合并心脏功能不全，其中出现严重心功能衰竭(心衰)者约 7%，其发生机制尚无定论，细菌毒素、细胞因子等通过不同途径造成心肌灌注不足、心肌能量代谢障碍以及心肌细胞凋亡等被认为是脓毒症导致心脏损伤的重要机制。人体心、肺和肾等器官通过神经体液互相关联，一个脏器衰竭常引起其他器官衰竭，即平时的器官间的“友好对话”变成“有害的对话”，而且引发衰竭的原因常暂时不能停止，继续对机体进行损害。血液净化虽然可以排除水分、清除毒素，但净化治疗本身也给患者带来诸多不利因素，对一般患者忽略不计的问题，对多脏衰患者可以影响治疗的成功与失败。如净化本身增加心脏负担、对血流动力学的影响、激活补体、启动细胞因子瀑布、凝血/纤溶系统紊乱、低氧血症、生物相容性问题、氧自由基增多以及内毒素进入体内促发炎症反应等，都会加重器官衰竭。

多脏器功能衰竭时，对血液净化的要求很苛刻，但近年来由于设备改进，技术提高，经验增加，多脏器功能衰竭患者普遍应用连续性肾脏替代疗法(CRRT)，它具有血流动力学稳定，膜生物相容性好，超滤效果好，可保证足够液体的输入(包括药物和静脉高营养液)，可以清除和吸附细胞因子和炎症介质，使多脏器功能衰竭包括心衰抢救成功率提高。CRRT 疗法中最适宜的是连续静脉-静脉血液滤过(CVVH)，如果想提高溶质清除率可选用连续静脉-静脉血液透析滤过(CVVHDF)。在上述体外循环系统中可附加各种类型的吸附罐，可以选择性吸附内毒素、细胞因子、炎症介质和活化的补体成分。近期临床应用的高容量血液滤过(HVHF)具有高效排除细胞因子和炎症介质的功能，对脓毒症性多脏器功能衰竭治疗极为有利。

临床也能遇到所谓的“心泵”衰竭，如严重缺血性心脏病、心肌炎或尿毒症心肌病，表现以左心衰竭、肺淤血为主的心力衰竭，对强心、利尿药无反应，应用血管扩张药也收效甚微，此时用弥散透析会加重心脏负荷，使透析后心衰明显重于透析前，甚至会因急性左心衰加重而死亡。此时适于床旁缓慢超滤或血液滤过，虽然不能直接增加心肌收缩能力，但由于缓慢除水减轻心脏负荷，治疗本身又不增加心脏负担，可暂时缓解心衰。连续缓慢血液净化可以排除很多细胞因子和心脏抑制因子，可部分恢复心脏对强心药的敏感性。

参考文献

1. John Feehally, Jürgen Floege, Richard J Johnson. Comprehensive clinical nephrology. 3rd edition. Philadelphia: Mosby, 2007. 839-853.
2. Saint-Remy A, Krzesinski JM. Optimal blood pressure level and best measurement procedure in hemodialysis patients. Vasc Health Risk Manag,2005,1(3):235-244.
3. Fernandez-Fresnedo G, Rodrigo E, de Francisco AL, et al. Role of pulse pressure on cardiovascular risk in chronic kidney disease patients. J Am Soc Nephrol, 2006 ,17 (12 Suppl 3):S246-S249.
4. Heerspink HJ, Ninomiya T, Zoungas S, et al. Effect of lowering blood pressure on cardiovascular events and mortality in patients on dialysis: a systematic review and meta-analysis of randomized controlled trials. Lancet, 2009, 373 (9668): 1009-1015.
5. Ansell D, Roderick P, Hodsman A, et al. UK Renal Registry 11th Annual Report (December 2008): Chapter 7 Survival and causes of death of UK adult patients on renal replacement therapy in 2007: national and centre-specific analyses. Nephron Clin Pract, 2009,111(Suppl 1):C113-C139.
6. Kim YL. Can we overcome the predestined poor survival of diabetic patients? Perspectives from pre- and post-dialysis. Perit Dial Int, 2007,27 (Suppl 2):S171-S175.
7. Locatelli F, Pozzoni P, Del Vecchio L. Renal replacement therapy in patients with diabetes and end-stage renal disease. J Am Soc Nephrol, 2004, 15 (Suppl 1):S25-S29.
8. Nurmohamed SA, Nubé MJ. Reverse epidemiology: paradoxical observations in haemodialysis patients. Neth J Med, 2005, 63 (10):376-381.
9. Liu Y, Coresh J, Eustace JA,et al. Association between cholesterol level and mortality in dialysis patients: role of inflammation and malnutrition. JAMA,2004,291(4):451-459.
10. Wanner C,Krane V,Marz W,et al. Atorvastatin in patients with type 2 diabetes mellitus undergoing hemodialysis. N Engl J Med, 2005,353:238-248.
11. Van der Sande FM, Kooman JP, Leunissen KM. The predictive value of C-reactive protein in end-stage renal disease: is it clinically significant? Blood Purif,2006,24(4):335-341.
12. 王海燕. 肾脏病学. 3 版. 北京:人民卫生出版社,2008:2028-2030.
13. Besarab A, Bolton WK, Browne JK, et al. The effects of normal as compared with low hematocrit values in patients with cardiac disease who are receiving hemodialysis and epoetin. N Engl J Med, 1998,339:584-590.
14. Parfrey PS, Foley RN, Wittreich BH, et al. Double-blind comparison of full and partial anemia correction in incident hemodialysis patients without symptomatic heart disease. J Am Soc Nephrol, 2005,16(7):2180-2189.
15. Macdougall IC, Steering Committee of the CREATE trial, CREATE Study Group. CREATE: New strategies for early anaemia management in renal insufficiency. Nephrol Dial Transpl, 2003,18(Suppl 2):ii 13-16.
16. Nolan CR. Strategies for improving long-term survival in patients with ESRD. J Am Soc Nephrol, 2005, 16 (Suppl 2): S120-S127.
17. Qunibi WY. Reducing the burden of cardiovascular calcification in patients with chronic kidney disease. J Am Soc Nephrol, 2005,16(Suppl 2):S95-S102.
18. Hörl WH. The clinical consequences of secondary hyperparathyroidism: focus on clinical outcomes. Nephrol Dial Transplant, 2004,19 (Suppl 5):V2-V8.
19. Chertow GM, Burke SK, Raggi P, Treat to Goal Working Group. Sevelamer attenuates the progression of coronary and aortic calcification in hemodialysis patients. Kidney Int,2002,62(1):245-252.
20. Ie EH, Zietse R. Evaluation of cardiac function in the dialysis patient—a primer for the non-expert. Nephrol Dial Transplant, 2006,21(6):1474-1481.
21. Lima JJ. Practical ways to deal with the high burden of cardiovascular disease in hemodialysis patients. Sao Paulo Med J,

2006,124(1):36-41.

22. Yachi S, Tanabe K, Tanimoto S, et al. Clinical and angiographic outcomes following percutaneous coronary intervention with sirolimus-eluting stents versus bare-metal stents in hemodialysis patients. Am J Kidney Dis, 2009,54(2):299-306.
23. Malik J, Tuka V, Mokrejsova M, et al. Mechanisms of chronic heart failure development in end-stage renal disease patients on chronic hemodialysis. Physiol Res, 2009, 58(5):613-621.
24. Burton JO, Jefferies HJ, Selby NM, et al. Hemodialysis-induced cardiac injury: determinants and associated outcomes. Clin J Am Soc Nephrol, 2009, 4(5):914-920.
25. Iwashima Y, Horio T, Takami Y, et al. Effects of the creation of arteriovenous fistula for hemodialysis on cardiac function and natriuretic peptide levels in CRF. Am J Kidney Dis, 2002, 40(5):974-982.
26. Wang AY, Wang M, Woo J, et al. Cardiac valve calcification as an important predictor for all-cause mortality and cardiovascular mortality in long-term peritoneal dialysis patients: a prospective study. J Am Soc Nephrol, 2003, 14(1):159-168.
27. Tseng JR, Lee MJ, Yen KC, et al. Course and outcome of dialysis pericarditis in diabetic patients treated with maintenance hemodialysis. Kidney Blood Press Res, 2009, 32 (1):17-23.
28. 王质刚,于惠元. 血液滤过九例报告. 中华外科杂志,1983,21(9):8-10.
29. 王质刚,于惠元. 3 531 次血液透析的临床总结. 中华器官移植杂志,1983,4(2):4-7.
30. 王军升. 血液透析联合血液灌流治疗尿毒症心包炎疗效观察. 右江医学杂志,2004,32(6):466.
31. 何伟春,王笑云. 尿毒症心包炎急性心脏压塞 3 例报告. 南京医科大学学报,1999,19(6):466.
32. Nucifora G, Badano LP, Viale P, et al. Infective endocarditis in chronic haemodialysis patients: an increasing clinical challenge. Eur Heart J, 2007, 28(19):2307-2312.
33. Herzog CA. Can we prevent sudden cardiac death in dialysis patients? Clin J Am Soc Nephrol, 2007, 2(3):410-412.
34. 王质刚,顾复生,于惠元. 维持性血液透析患者的心肌病变. 实用内科杂志,1985,5(5):17-18.

第十节　尿毒症患者消化系统异常

范敏华

一、概述

各种原因引起的终末期肾脏疾病,由于肾衰竭逐渐发生,尿毒素堆积、机体代谢紊乱、酸中毒的出现以及电解质平衡失调会影响到身体的各种组织和器官出现一系列的病理生理改变。胃肠道是受累的主要靶器官,在肾衰竭的情况下,常出现胃肠道各种并发症[1],见表 18-10-1。在 20 世纪 60 年代以后,终末期肾病的治疗出现了重大的突破,那就是肾脏功能的替代治疗,即透析疗法的出现及肾移植的兴起,这些治疗改变了尿毒症患者的预后,延长了患者的生命,患者的胃肠道形态、功能及各种胃肠道的并发症比传统的内科治疗出现了明显的变化,这方面的问题已引起了胃肠学专家、肾脏病学专家的关注,本文重点介绍如下。

表 18-10-1 慢性肾衰竭胃肠道并发症

并发症	机制	原因
非感染性胃炎、胰腺炎	氨的刺激、口腔卫生差	尿毒素直接作用
厌食、恶心、呕吐	蛋白质代物产物蓄积	
出血	黏膜溃疡、凝血障碍、血管功能不良	
消耗综合征	透析相关淀粉样变性	
	胰腺排泄功能异常	
	甲状旁腺功能亢进	
肠套叠	肠道过敏性紫癜	系统疾病作用
胃轻瘫、腹泻	糖尿病自主神经病变	
肝、胰腺囊肿	多囊性疾病	
口腔溃疡	真菌、免疫机制	药物影响
胃十二指肠出血、穿孔	肝素致溃疡病、药物	
胰腺炎、结肠穿孔	激素	
肝炎	输血	
便秘、肠梗阻	磷结合剂、离子交换树脂	
假膜性肠炎	抗菌药物	

二、慢性肾衰竭患者的上消化道变化

(一)口腔和食管病变

慢性肾衰竭消化系统全部受累,首先表现为口腔的病变,患者口腔有尿味,口腔黏膜可见出血、溃疡及感染,如有真菌感染不及时治疗可招致全消化道的真菌蔓延,病情严重。此外可出现口腔干燥症,味觉异常,牙齿及颌关节异常,因而影响患者的咀嚼,影响消化,并造成营养不良。慢性肾衰竭患者可出现胃食管反流性疾病,主要的原因可能是由于一些慢性肾衰竭患者胃排空延迟从而增加胃液反流,酸性产物的增加也有造成胃液反流的可能。

(二)胃、十二指肠形态学改变

20 世纪 60 年代以前,透析疗法并没有广泛地应用于慢性肾衰竭的治疗,尿毒症的死亡率很高,尸体解剖检查发现尿毒症患者具有全消化道的炎症,以浅表性溃疡和黏膜紫癜为特征。近年来的研究观察到,不但有形态方面的改变,同时也出现了胃肠道功能的变化,包括酸-蛋白酶(acid pepsin)分泌异常,这些功能异常出现的同时,临床上可能没有任何症状。慢性肾衰竭在非透析的情况下,胃炎及十二指肠炎发生率高[2],与此相比规律性透析患者的胃肠道形态学改变主要表现为胃黏膜肥大[3]。尿毒症合并溃疡病患者的 X 线检查显示胃和十二指肠可见粗大或称卵石样(cabblestoning)的黏膜改变。Lewicki[4] 和 Weiner 等[5] 认为这可能不是继发于溃疡病的表现,而是由于肾衰竭直接造成的,也可能是与肾移植后高胃酸分泌有关。

(三)胃运动功能紊乱和黏膜通透性增加

终末期肾衰竭患者胃排空延迟,可以通过放射性同位素标定的实验餐,经 γ 照相测定证实。非透析尿毒症患者胃排空异常的原因可能与尿毒症患者的电解质紊乱、胃肠道的激素水平变化及自主神经功能紊乱有关,进行规律性透析的患者一般胃的排空是正常的。腹膜透析治疗时透析液在腹腔内停留时间长,致胃排空迟缓,临床上可试用胃肠动力药物,如甲氧氯普胺(Metoclopramide),有作者报道 EPO 的应用有助改善症状,但改善胃排空延迟仍然是较困难的问题。

Shapira 等[6] 发现,慢性肾衰竭患者胃黏膜的通透性增加,这种变化属于黏膜的功能改变,而不是结构的改变,通过血液透析治疗后,这种改变可迅速逆转。

(四)胃肠道激素水平的变化

一些学者的追踪观察研究显示,慢性肾衰竭患者血中胃泌素(gastrin)水平升高,肠抑胃肽(gastric inhibitory polypeptide)、胰高血糖素(glucagon)、血管活性肠肽(vasoactive intestinal peptide)的基础水平升高。血液透析可暂时降低肠抑胃肽水平,但不影响缩胆素及胰高血糖素水平。尿毒症时这些激素水平的升高对改变胃肠道功能的意义不是很清楚。

三、慢性肾衰竭患者胃酸分泌及胃泌素水平的变化

(一)胃酸分泌

一般认为在非透析治疗的尿毒症患者,胃酸分泌呈低下状态。20 世纪 60 年代以后,应用透析疗法治疗尿毒症后,与过去建立的尿毒症低胃酸概念相矛盾,出现尿毒症患者胃酸分泌水平升高的报道。此后尿毒症胃酸分泌的研究较多,但产生了不同的研究结果。

1. 非透析患者胃酸分泌　慢性肾衰竭患者在非透析状态时表现为低胃酸分泌,1987 年 Ala-Kaila[7]观察到 87 例非透析的慢性肾衰竭患者在五肽胃酸分泌实验中,在不同剂量的五肽胃泌素的刺激下胃液酸度,胃酸排出量和胃液排出量均下降,且在小剂量的五肽胃泌素的刺激下这种作用更为明显,由此认为慢性肾衰竭患者的胃酸分泌受某种抑制因子的作用,且这种抑制因子的作用取决于刺激的强度。即在小剂量的五肽胃泌素的刺激下作用较强,推论它可能与胃泌素以竞争的方式作用于壁细胞受体而发挥作用,同时观察到透析治疗或肾移植后胃酸分泌趋于正常水平,说明这种抑制作用是可逆的。

在慢性肾衰竭时,胃酸分泌受抑制的机制可能与下列因素有关:①胃液水解尿素形成氨的作用增强,进一步中和胃酸增加,同时氨离子参与胃黏膜屏障的破坏,胃黏膜的氢离子反向弥散作用增强。但是 Ala-Kaila 的研究结果表明,如果慢性肾衰竭的患者胃内氨离子浓度增加是导致胃酸分泌的抑制因子,则这种作用不应随五肽胃泌素的剂量不同而不同;另外尿素酶发挥作用的最佳 pH 为 6.0,与胃内环境明显不同,这样体内尿素的潴留对胃酸分泌的影响是极为有限的。Ghonaimy[8]等发现一组不同胃酸分泌水平的患者,其尿素氮和氨离子水平并无明显差异,从而否认低胃酸状态来源于氨离子的中和作用,认为胃酸分泌水平的差异是胃黏膜对胃泌素的刺激反应性不同的结果。②胃肠道激素的平衡状态被破坏。在肾衰竭时,患者胰高血糖素、肠抑胃肽、胰泌素等激素水平增加,并与胃泌素竞争壁细胞受体,从而抑制胃泌素的作用使胃酸分泌减少。③钙离子可能具有潜在的胃泌素和五肽胃泌素的作用,增强胃泌素的刺激作用,使胃酸分泌增加。慢性肾功能不全的患者多数存在低血钙状态,上述作用被减弱,胃酸分泌受影响。④有作者发现在慢性肾衰竭的情况下,循环血液中的胃泌素以大相对分子质量形式存在,其生物活性较低,即使量大也并不能刺激胃酸的高分泌。

2. 透析患者胃酸分泌　慢性肾衰竭患者在透析状态下胃酸水平的研究,在 1972 年 Venkateswaran 等[9]对 10 例血液透析患者进行了五肽胃泌素刺激试验研究,其高峰酸排出量为 18.1 ~ 57.3 mmol/h(平均为 33.6 mmol/h),而 8 例对照为 6.4 ~ 30.8 mmol/h(平均为 18.1 mmol/h),两者具有显著性差异,由此认为接受长期透析治疗的患者其胃酸分泌增加,临床上尿毒症患者溃疡病的发生率并不随透析治疗时间的延长而减少,反而有增加的趋势,提示了透析患者有胃酸分泌增加的趋向。同年,Gorden 等对 78 名慢性肾衰竭接受维持性血液透析治疗的患者的胃酸分泌情况进行了研究,显示男性的胃酸分泌的峰值水平为 12.8 mmol/h,与正常对照无明显差别;女性的胃酸分泌峰值水平 12.0 mmol/h,较对照升高近 2 倍(女性正常对照值为 6.1 mmol/h)。在男性患者中 30% 患者胃酸为低下水平[10]。Kang 等[11]测定了 114 例慢性肾功能不全维持性血液透析患者胃酸分泌情况,基础酸排出量为 0 ~ 24.3 mmol/h,高峰排出量为 1.0 ~ 49.1 mmol/h,两者均分布在一个较大的范围内,同时还发现低胃酸分泌的患者多为老年人及男性患者。

以上研究显示,不同作者的研究得出不同的结论,没有获得相似的结果,其原因可能与以下因素有关:①受个体差异的影响,如性别、年龄等,例如不同年龄壁细胞功能可能有较大的差异;②受研究方法的影响;③受研究例数的影响,研究样本数量小,很难说明其结果的正确性;④壁细胞抗体存在的干扰,特别是在合并有慢性胃炎的情况下,壁细胞抗体的存在与否,在一定程度上影响其结果。

(二)胃泌素

近年来,放射免疫法测定血清胃泌素水平被广泛地应用于对慢性肾衰竭合并消化性溃疡的研究中,并得出了慢性肾衰竭患者血清胃泌素分泌的一系列特征。

1. *胃泌素分泌增加* 研究发现,慢性肾衰竭患者血清胃泌素水平明显高于一般人群,1985 年 Ghonaimy 等测定了 12 例尿毒症保守治疗患者的空腹血清胃泌素平均水平为 688.7 pg/ml,27 例血液透析患者血清胃泌素平均水平 636.2 pg/ml,8 例肾移植患者胃泌素 280.6 pg/ml,正常对照组为 118.5 pg/ml,三组患者血清胃泌素水平均明显高于正常对照组,有明显的统计学意义。同年,Muto 等测定了 62 名尿毒症患者的血清胃泌素,平均为(135.7 ± 12.4) kg/ml;对照组为 14 名十二指肠球部溃疡患者,其胃泌素平均仅为(64.8 ± 18.6) pg/ml,二者有显著性差异,同时 Muto 等对餐后胃泌素进行动态观察,发现前 30 分钟与对照组一致,而尿毒症患者胃泌素分泌峰值可延迟至 80 分钟出现且持续时间延长[12]。

血清胃泌素升高的原因可能是:①肾衰竭时肾脏对胃泌素的清除降低,给予外源性的放射性物质标记胃泌素时,可发现在肾脏皮质出现放射性蓄积;体内和体外的试验均表明肾脏皮质具有灭活胃泌素的功能,说明在慢性肾衰竭时胃泌素的升高与肾功能受损有关,且可证明血清胃泌素的升高与肾功能的损害程度相平行;②尿毒症情况下胃黏膜产生胃泌素增加,由于壁细胞对胃泌素的敏感性下降,造成胃酸分泌的负反馈机制受损,最终导致胃泌素生成增加,特别是患者处于胃酸缺乏时,其胃泌素水平升高更为明显。

2. *胃泌素水平与血肌酐正相关* 慢性肾衰竭患者的血清胃泌素水平与血肌酐呈正相关。1972 年 Korman 等在测定 89 名慢性肾衰竭保守治疗患者的血清胃泌素水平时,发现血清胃泌素与血肌酐呈正相关关系,见表 18-10-2 。1985 年 Ghonaimy 等发现尿毒症保守治疗的患者血清胃泌素与血肌酐的相关系数为 0.77($P<0.01$);且血液透析的患者其血清胃泌素与透析前血肌酐的相关系数为 0.38($P<0.05$)。两者均呈正相关关系,即尿毒症程度越重,血清胃泌素水平越高。

表 18-10-2 慢性肾衰竭保守治疗者血清胃泌素与血肌酐水平的关系

指标	患者数		
	29 人	34 人	26 人
血肌酐(mg/dl)	<1.2	1.2 ~ 3.0	>3.0
血清胃泌素(pg/ml)	38.0 ± 8.9	51.0 ± 9.1	222.0 ± 79.5

注:血清胃泌素正常值 0 ~ 120 pg/ml。

3. *透析对胃泌素的影响* 血液透析不能改变血清胃泌素水平,而肾移植则可使其降低。1972 年 Korman 等对 8 名血液透析患者透析前后血清胃泌素水平进行测定,结果显示两者无明显差异;而对 3 名肾移植前后血清胃泌素水平的比较发现,移植后血清胃泌素可降低至正常水平。

胃泌素在人体内以两种形态存在,其相对分子质量为 2 100 和 7 100,前者较小相对分子质量胃泌素主要存在于胃黏膜分泌物中,后者存在于血液循环中,由于血液循环中的胃泌素相对分子质量大,一般情况下,很难通过透析膜。或仅有极少部分的胃泌素被透析器所清除,因此多数作者的研究发现血液透析前后胃泌素水平无明显变化,当使用透析膜孔径较大的透析器时,会使血清胃泌素水平透析后有一定程度的下降,而在肾移植术后,由于移植肾对胃泌素具有正常的清除功能,因而可使其降低至正常水平。

4. *PTH 与胃泌素的关系* 继发性甲状旁腺功能亢进与胃泌素水平无明显的相关性,已证明原发性甲状旁腺功能亢进时胃泌素水平升高,但慢性肾衰竭出现继发性甲状旁腺功能亢进时其甲状旁腺素水平与胃泌素水平无明显的相关性。

(三)胃酸分泌与胃泌素的关系

慢性肾衰竭的患者血清胃泌素水平升高,这种升高与胃酸分泌水平变化之间的关系尚不清楚。一些学者认为血清胃泌素水平与胃酸分泌水平具有负相关关系。1988 年 Kang 等对 114 例慢性肾衰竭维持性血液透析的患者进行了研究,发现空腹血清胃泌素水平与基础酸排出量的相关系数为 0.43($P=0.001$),

由此认为，在某些慢性肾衰竭的患者其血清胃泌素水平升高可能与低胃酸水平通过负反馈机制引起的胃泌素分泌增加有关。1985 年 Muto 等在利用放射性免疫学方法测定慢性肾衰竭患者的血清胃泌素时，分别使用抗血清 R2702（对人体 G_{34}和其 N 端片段 1 ~ 15 具有特异性）和抗血清 2604（对胃泌素的 4 个主要片段均有特异性），结果表明全胃泌素和 G_{34}样免疫反应性物质均高于对照。血液透析后胃泌素水平下降，而 G_{34}样免疫反应性物质无明显变化，在透析液中可检出少量的全胃泌素，说明在慢性肾衰竭的患者中循环血液中的胃泌素主要是 G_{34}样免疫反应性物质。该物质刺激胃酸分泌的作用较弱，这表明高胃泌素血症在慢性肾衰竭患者的胃酸分泌中作用不大。

四、慢性肾衰竭患者的上消化道疾病

（一）食管病变

1. *腐蚀性食管炎*　是透析患者上消化道出血常见的原因之一。

2. *Mallory-Weiss 综合征*　在严重呕吐或干呕后出现呕血或黑便，多为食管黏膜纵行撕裂所致，与肾功能无关。

3. *感染性食管炎*　肾移植患者由于免疫抑制剂长期应用，机会性感染（如念珠菌、巨细胞病毒和单纯性疱疹）致食管炎危险性增加。

（二）胃炎

经 X 线检查及胃镜和组织学发现，大约 50% 的透析人群中存在胃炎，促使透析患者胃炎发生的可能因素有：

（1）尿毒症透析患者胃酸分泌升高。

（2）慢性肾衰竭患者血清胃泌素水平升高，损伤胃黏膜。

（3）胆汁反流造成十二指肠炎症：因为胃泌素可以减少幽门括约肌张力，高胃泌素水平可造成胆汁反流，进而损害胃黏膜。

（4）高尿素水平促进质子（proton）反流弥散，引起胰腺分泌和胃蛋白酶原释放，促进胃黏膜损伤。

（三）幽门螺杆菌与尿毒症胃炎

目前已公认幽门螺杆菌（Hp）为慢性胃炎的主要病因，在消化性溃疡，特别是十二指肠溃疡的发病中可能起重要作用，与非溃疡性消化不良也可能有一定的关系。在慢性肾衰竭患者经常伴有胃炎、消化性溃疡及消化不良症状。由于 Hp 是胃内唯一产生活性尿素酶的细菌，因而人们曾设想尿毒症患者的高尿素水平更可促进 Hp 所造成的胃黏膜炎症及溃疡的形成。Hazell 和 Lee 提出如下理论，即 Hp 聚集在胃上皮细胞内，产生具有高度活性的尿素酶，快速水解尿素，形成大量的氨，在胃黏膜形成跨膜氨梯度，使上皮细胞周围环境发生变化，细胞表面 pH 升高，从而阻滞氢离子由黏膜向胃腔内分泌，并促进氢离子逆向扩散，从而使细胞保护减少，造成黏膜炎症，导致溃疡形成。有报告指出[14,15]，31% 的尿毒症患者胃中有 Hp，这些患者 68% 伴有胃炎，2. 5% 伴有十二指肠炎。但近年来的另一些研究发现，无论是通过血清抗 Hp 抗体测定或胃活检组织 Hp 染色，均未发现慢性肾衰竭透析患者 Hp 的发生率高于非尿毒症患者。1993 年 Gladziwa 等[16]观察了 164 名胃镜证实有胃溃疡、糜烂性胃炎的患者，其中 84 人肾功能正常，45 人肾功能异常，35 人因尿毒症行维持性血液透析治疗，经胃镜检查收集活检标本，进行组织染色、组织培养及标本直接显微镜下观察等方法，确诊是否存在 Hp 感染，结果发现 Hp 感染率在正常肾功能和肾衰竭患者之间相同，且在不同程度肾功能不全患者之间均无明显不同，因而目前认为 Hp 在慢性肾衰竭患者的胃炎、溃疡病的发病中并不起重要作用。

（四）消化性溃疡

1. *发病率*　1910 年 Moynihan 报道了 27 例尸体解剖病例，均为十二指肠溃疡伴有终末期肾脏病理改变，提示两种疾病伴随存在，但当时并未引起人们的注意。直到 20 世纪 60 年代初溃疡病作为维持性血液透析及肾脏移植后的并发症,才被人们所认识。目前肾衰竭也被认为是消化性溃疡形成的危险因素,但不同学者研究发现肾衰竭患者溃疡病发病率范围从0~60%明显不同[13],1993年由Kang等总结各家所见溃疡病的发病率见表18-10-3[17]。

表18-10-3 维持性血液透析患者溃疡病的发病情况

作者	患者数	诊断方法	十二指肠溃疡	胃溃疡	发生率(%)
Goldstein	7	X线	0	0	0
Dorph	84	X线	1	0	1.2
Xenkat	16	X线	5	1	37.5
Shepherd	15	X线	8	1	60
Dotherty	121	X线	28	6	2.8
Margolis	60	胃镜	0	0	0
Musola	112	胃镜	3	3	5.3
Tani	95	胃镜	5	1	6.3
ndruilli	249	胃镜	28	1	11.6
Ala-Kaila	322	胃镜	1	1	0.62
Combined	922	胃镜	39	6	4.9

这些显著的差异是由多种因素造成的,如诊断方法不同,在胃镜检查中容易看到胃黏膜的糜烂,而X线检查则不易见到。慢性肾功能不全的患者,由于十二指肠腺(brunners glands)常见增生,十二指肠皱褶易见到,钡餐又常滞留于皱褶中,酷似龛影,这种假性龛影在X线检查则易误认为溃疡,使得十二指肠溃疡误诊率增多。此外如果经常凭借临床症状及并发症(如消化道出血)诊断溃疡病,也常常可造成漏诊,因为实际上在溃疡病存在时可能不出现任何临床症状及并发症,但即使应用公认的可靠诊断方法、大数量的病例研究,也可能得出不同的结论。一般说来早年的研究表明溃疡发生率较高,主要是由于早年间多采用X线上部胃肠道造影做诊断,并且研究的病例较少所致。

1985年Andriulli等[18]完成了249例尿毒症透析患者内镜检查的研究,发现十二指肠溃疡病的发病率为11.2%,与一般非尿毒症人群的发病率相同;另一组20世纪70年代的研究131例尿毒症维持性透析患者溃疡病的发生率为26%,明显高于一般人群的溃疡病发病率。以上二组研究的不同结果,除了采用的检查方法不一样外,也可能与消化性溃疡的人群地区分布不同以及是否采用H_2受体拮抗剂的治疗有关。尽管尿毒症患者胃、十二指肠溃疡的发生率存在争议,但肾移植后的溃疡病的发生率高于非肾移植尿毒症患者的发生率似乎意见趋于一致。

国内叶任高等[19]总结了中山医科大学附属一院15年来因慢性肾衰竭住院患者溃疡病的发病情况,在124名慢性肾衰竭患者中,经X线钡餐造影,及(或)胃镜检查,并结合临床症状,证实溃疡病者34例,占同期慢性肾衰竭住院患者的27.5%,明显高于我国自然人群的溃疡病发病率。34例溃疡病患者中,其中十二指肠溃疡病26例,胃溃疡病7例,复合性溃疡病1例,男性28例,女性6例,男∶女为4.7∶1,发病年龄在16~86岁,以35岁以上多见,34例患者中,消化道症状不明显者14人(占41.2%)。124例肾衰竭患者中,非透析治疗者84例,发生溃疡病者25例(29.76%),进行透析疗法的40例,发生溃疡病者9例(22.5%),其中血液透析治疗者23例,4例发生溃疡,腹膜透析者11例,5例发生溃疡。124例患者中死亡18人,病死率8.87%,死亡原因与溃疡病有关者11例,其中8例死于上消化道出血,2例死于穿孔合并腹膜炎,1例死于癌变,另外2例死于胃炎引起消化道出血,其他5例死于合并感染或全身衰竭。

作者分析慢性肾衰竭者、肾功能损害严重者、血钙降低者,溃疡病发病率高,而透析与否对溃疡病的发生无明显影响。

2. *促成溃疡病发病的有关因素* 有关慢性肾衰竭伴发溃疡病的原因,目前仍不很清楚,仅对以下因素进行了探讨。

(1)幽门螺杆菌与尿毒症溃疡病。目前已公认幽门螺杆菌为慢性胃炎的主要病因,在消化性溃疡,特别是十二指肠溃疡的发病中可能起重要作用,在尿毒症患者的研究结果发现Hp感染率在正常肾功能与肾功能不全患者之间相同，且在不同程度肾功能不全患者之间也无明显不同。近年来的资料显示血液透析人群 Hp 感染率相对低于一般非尿毒症人群，因而目前认为 Hp 在慢性肾衰竭患者的溃疡病的发病中并不起重要作用[35]。

（2）高胃酸分泌与溃疡病。胃酸的存在是溃疡病发生的决定因素，一般认为在非透析治疗的尿毒症患者，胃酸分泌呈低下状态。20 世纪 60 年代应用透析疗法治疗尿毒症后，十二指肠溃疡病在某些透析单位作为严重的并发症出现，因而出现了尿毒症患者胃酸分泌水平的研究，并有胃酸分泌水平升高的报道[20]。但较多的尿毒症胃酸分泌的研究，产生了不同的研究结果，因而高胃酸分泌致溃疡病作用对尿毒症患者不具有普遍意义。

（3）激素诱发溃疡病。这主要见于肾移植后。同种异体器官移植后，为预防受体与供体之间的排斥反应，需用大量皮质激素，临床上观察到激素用量愈大，移植后溃疡病发生率愈高，有报告应用泼尼松 60 mg/d，持续 2 个月以上，溃疡病的发生率可高达 40%，当肾移植后皮质激素应用超过 2 g 时，这种高激素用量有致溃疡病发生的作用，已有学者经内镜检查证实。有统计指出，尸体肾移植后，在移植后 60 天内溃疡病发生率高于亲属肾移植 2 倍，提示可能与大量泼尼松应用有关。溃疡病发病时常常是急性排异明显、应用大剂量激素时，也提示溃疡病发病率与使用激素有关。20 世纪 70 年代以后随着环孢素的应用，使得激素用量减少，消化性溃疡病发生率也有所下降，以上均支持激素的致溃疡作用，但有报道溃疡病出现于移植后第一天，提示患者以往有溃疡病。

（4）其他影响因素。

1）高血钙：尿毒症患者出现继发性甲状旁腺功能亢进时血钙升高。维持性血液透析患者透析液内钙含量不适当增高时，在长期透析过程中使血钙浓度增高，钙离子刺激胃泌素释放，有增强胃酸分泌作用，因而各种原因造成的尿毒症患者血钙升高，即可成为溃疡病发病的基础。

2）巨细胞病毒（cytomegaloviruses，CMV）感染：Aldrete 等追踪肾移植后溃疡病发病患者中，发现一患者移植后 25 天出现严重排斥反应，第 40 天因出现上消化道出血，胃镜证实为胃溃疡出血，进行了手术治疗，出血停止，此后出现全身巨细胞病毒感染，4 天后死亡。在胃切除胃黏膜及死后尸体的残余胃黏膜上，均发现有巨细胞病毒感染，这种肾移植后胃溃疡患者的胃黏膜所见，是偶然巧合出现，还是巨细胞病毒参与胃溃疡的形成，尚不能下肯定结论，有待于今后的观察研究。

综上所述，在慢性肾衰竭患者发生消化性溃疡，具有以下特点：①内镜检查是最可靠的诊断方法；②男性十二指肠溃疡多见；③许多患者有消化性溃疡存在时，无临床症状；④在维持性血液透析治疗的尿毒症患者，特别是肾移植后，消化性溃疡常作为重要的并发症出现。

五、慢性肾衰竭患者的下消化道疾病

慢性肾衰竭患者常出现下消化道病变。首先，小肠结构改变各异，包括黏膜水肿、出血、坏死的假膜或溃疡病灶。发病机制为多因素，包括凝血、细菌感染、氨的直接毒素作用和严重高血压造成黏膜下小动脉坏死。以上表现多见于非透析患者，在透析患者少见。小肠功能异常包括酶活性、吸收功能、胆汁酸成分和微生物菌丛的改变。慢性肾衰竭患者十二指肠、空肠微生物菌群（厌氧、非厌氧）增加。由于细菌过度生长影响肠吸收，临床主要表现为腹泻。由于动脉粥样硬化血管病变致肠系膜缺血和非梗阻性肠系膜梗死也可见。慢性肾衰竭患者，特别是长期维持性血液透析治疗者出现淀粉样变性，这些淀粉样物质沉积全身各组织、器官，也会造成胃肠道症状。Maher 等报告 2 名患者在血液透析 7 年和 10 年后，分别出现黑便和持续性腹泻，证实小肠有大量淀粉样蛋白沉积。其次是大肠，尸解调查发现结肠性溃疡和假膜性结肠炎发生率高，临床上有尿毒症并发非特异性结肠溃疡、自发性结肠穿孔、由肠憩室起的结肠穿孔及麻痹性肠梗阻的病例报告。服大量激素患者结肠穿孔发生率较高[21]。

（一）肠缺血

尿毒症透析患者可出现肠系膜缺血和梗阻，主要原因为：①动脉粥样硬化影响肠系膜血液循环，心脏病变造成血液低灌注状态及糖尿病血管病变引起；②药物影响如地高辛和血管扩张剂造成“偷窃综合征”使肠系膜血流量减少；③血液透析治疗由于超滤造成的低血压，特别是有自主神经病变者易诱发肠缺血及梗阻；④其他原因，如呕吐、腹泻致容量丢失可出现肠梗阻，严重的缺血造成肠坏死[22]，应用免疫抑制剂及渗透性导泻剂、树脂灌肠剂可诱发肠坏死[23]。

(二)肠梗阻

在血液透析患者肠梗阻和假性肠梗阻经常会发生，由于慢性便秘和使用铝制剂在这些患者中是常见的，引起粪便嵌塞和造成梗阻是主要的危险因素。在透析人群引起便秘的药物还有铁剂，抗胆碱药和一些降压药。此外高龄、电解质紊乱和自主神经病变也可致大肠运动受损，造成梗阻。

(三)憩室病

多囊肾患者憩室病发病明显增加，有报告83%多囊肾透析患者有憩室病[23]，与非多囊肾透析患者相比多2倍。憩室病症状包括腹痛、发热和白细胞升高，常与囊内出血、感染相混淆。憩室造成的穿孔由于症状轻微常会误诊，应予警惕。

(四)肠穿孔

除常见的原因包括肠缺血、肠梗阻、憩室病外，在慢性肾衰竭一些少见的原因还有结肠溃疡、自发性肠穿孔、严重便秘(如用铝磷结合剂)造成肠运动受损、腹膜透析管穿孔可以增加肠穿孔的危险性，特别是有憩室病、肠缺血和感染性结肠炎者。

(五)难辨梭状芽孢杆菌(clostridinm difficile)感染

难辨梭状芽孢杆菌在医院一般病房及透析中心具有致病性，在肾衰竭患者免疫功能低下和胃肠道运动减慢时，均可诱发难辨梭状芽孢杆菌感染[24]，常为暴发性腹泻，但也可没有任何临床表现，因此有在透析单位蔓延的危险性，对腹泻患者应做粪便检查以除外。

六、慢性肾衰竭患者的全消化道疾病

(一)血管功能不良(angiodysplasia)

慢性肾衰竭患者血管功能不良的发病率明显增加，一项研究表明，慢性肾衰竭患者上消化道出血20%由血管功能不良引起，而肾功能正常者仅为5%，涉及的血管包括胃、小肠、结肠等。在透析患者造成血管功能不良的因素有血管钙化、便秘、由于体液超负荷所致慢性静脉淤血等，发生机制仍然不清。

胃窦血管扩张症属于胃窦血管发育不良，本病罕见但病情严重。1953年由Rider首先报告，临床上可反复发生急性或慢性上消化出血，诊断建立在典型的临床表现上，如慢性的反复出现的输血依赖性贫血和内镜检查看到胃窦有如同西瓜皮样条纹是诊断的依据，因此胃窦血管扩张症又称“西瓜胃”，其发生与慢性肾衰竭密切相关，1989年Navab等观察了一组65位患者，发现42人(64.6%)肾功能正常，另外23人(35.4%)有肾功能不全，(Scr>133 μmo/L)，以后的研究发现与肾功能正常的患者相比，胃窦血管扩张是慢性肾功能不全发生上消化出血的常见原因(13% *vs*. 1.3%，$P<0.01$)，这些患者的贫血呈输血依赖性，对铁剂及红细胞生成素有抵抗性。病变主要发生于胃窦部，也可发生在胃窦以外的胃部，例如贲门处。胃窦血管扩张症发病机制仍然不清楚，可能与ESRD患者胃排空异常及胃窦运动异常有关，与肾功能不全血管活性物质的代谢和分泌失调有关。肾衰竭患者的血小板功能紊乱及透析应用肝素可增加西瓜胃出血的危险性，也有报告CAPD和血液透析治疗可改善出血。出血的处理主要依靠内镜下的止血治疗，各种药物，如H_2受体阻滞剂，PPI_S和抗酸药作用不大或无效[35-36]。

(二)淀粉样变(amyloidosis)

为透析患者远期并发症。据报告长时间的透析患者，58%有β_2-微球蛋白在内脏的蓄积，也见于全肠道，可造成大量腹泻及肠道出血，偶见肠梗阻。淀粉样变的诊断靠活检病理检查证实。无特殊治疗方法，仅为对症、支持治疗。

七、尿毒症患者消化道出血

胃肠道出血在尿毒症患者较非尿毒症患者非常常见。据 USRD 的资料显示,占所有 ESRD 死亡率人数的 3% ~7%,最常见的胃肠道出血的原因有消化性溃疡、出血性食管炎、十二指肠和胃毛细血管扩张,也可是胃、十二指肠、空肠和结肠血管功能不良。下消化道出血最常见于憩室病,即使透析治疗患者发病率也较高,常有反复胃肠道多部位出血。

(一)上消化道出血的临床特点

(1)出血前往往临床上没有消化道症状。

(2)X 线检查显示多发性溃疡发生率高,胃、十二指肠溃疡比例为 1:(6 ~12),十二指肠溃疡发生率较一般患者人群为高。

(3)出血常于移植后高度排异危险期发生,此时也是皮质激素用量最大时。

(4)常伴胃肠黏膜糜烂,在尸解中可见 40% ~50% 病例有消化道黏膜糜烂。

(5)常出现于移植手术后早期,提示溃疡病的发生与皮质激素应用有关。

(6)临床消化性溃疡的表现多不典型。

(二)上消化道出血的原因

上消化道出血的原因见表 18-10-4,除与原发或继发某些疾病有关外,还与尿毒症本身代谢异常和透析相关因素有关。

表 18-10-4　尿毒症消化道出血的原因

上消化道出血	胃炎
	十二指肠炎
	消化性溃疡
	食管炎
	食管静脉曲张
	Mallory-Weiss 综合征
下消化道出血	缺血性结肠炎
	肠梗阻
	憩室病
	结肠溃疡
	自发性穿孔
	炎症性肠道疾病
	痔疮
上、下消化道出血	血管功能不良
	淀粉样变性病[26]
	感染
	新生物

1. *出血素质*　尿毒症患者血小板功能明显障碍,血小板第 3 因子受抑制及凝血因子减少,均可造成出血,凝血障碍及全身出血倾向。Lewicki 等[27]报告 12 例死于消化道出血的尿毒症患者中,7 例死前存在全身出血倾向。有学者应用核素^{15}铬标记研究指出,尿毒症患者既未找到失血灶,也无出血临床表现,但血液从上消化道丢失。观察 10 例血液透析患者,每天丢失血液 6. 27 ml,6 位尿毒症非透析患者每天丢失血液 3. 15 ml,4 个正常志愿者每天丢失 0. 83 ml 血液,这种多于正常人的丢失,分析可能是由于尿毒症血小板功能障碍造成的全身出血倾向。

2. 透析因素　对尿毒症维持性血液透析患者，如肝素抗凝剂应用不当会造成出血。

近来周晓黎等[29]对该院2004年1月以来收治的320名尿毒症血液透析患者的病例资料进行回顾性分析。有消化道症状的患者138例，其中65例接受了电子胃镜检查，10例接受了电子结肠镜检查。结果本组资料中出现消化道出血70例，其中52例表现为黑便，18例表现为呕吐红色或咖啡色液体，大便潜血全部阳性。恶心90例，呕吐50例，腹痛26例，腹胀45例。电子胃镜检查诊断为糜烂性胃炎46例，胃溃疡11例，十二指肠溃疡8例。电子结肠镜检查表现为肠黏膜呈现不同程度的充血、水肿、糜烂及出血点6例，正常4例。胃肠道黏膜组织病理学表现为黏膜及黏膜下层出血、糜烂和溃疡。本组人群回顾性分析显示，43.1%的尿毒症血液透析患者出现消化道症状，内镜检查结果提示胃、十二指肠病变程度重于结肠。

3. 消化道肿物　胃肠道肿瘤是造成出血的另一个原因，依赖透析长期存活的患者，可见肿瘤并发症，可能与尿毒症患者免疫功能低下及应用免疫抑制剂有关。

4. 上消化道炎症　尿毒症造成的上消化道出血，也常常由于上部胃肠道炎症引起。Negri等[30]检查18名维持性血液透析患者，上消化道出血后24～48小时进行胃镜检查，发现8例糜烂性胃炎(44.4%)，5例十二指肠溃疡(27.7%)，2例胃溃疡(11.12%)，2例食管静脉曲张(11.1%)，1例Mallary-Weiss综合征。

5. 血管发育不良　Zuckerman[25]等在42个月观察了482名上消化道出血患者，其中59例患者中，有14人(24%)经内镜检查发现胃血管发育不良，而非尿毒症患者有29人(5%)发现血管发育不良，二者有显著差别($P<0.001$)。造成血管发育不良的原因不清，但是导致消化道出血的原因之一。

(三)下消化道出血

可见于结肠溃疡引起，常见部位为盲肠，也可由巨细胞病毒感染引起，抗菌药物诱发假膜性肠炎和肠淋巴瘤引起。血管发育异常可以影响胃黏膜和盲肠、升结肠黏膜血循环，特别易引起老年患者消化道出血，这种情况在血液透析患者中发生率高，特别是高龄、血管钙化、钙磷代谢异常和服用氢氧化铝引起便秘情况下容易促发。在慢性肾衰竭患者常可见憩室病变引起出血，特别是多囊肾患者，这些患者要尽量避免便秘。

(四)消化道出血的治疗[31]

1. 肾脏替代治疗　1966年有报告通过透析清除小分子和中分子物质，如尿素和胍类物质，可逆转尿毒症血小板功能缺陷和控制临床出血，肾脏替代治疗方法也会对控制尿毒症出血有不同的作用。Nenci[9]等报道在纠正血小板功能紊乱方面腹膜透析可能比血液透析作用更好，原因可能是腹膜透析清除中分子物质更有效，生物相容性更好。发现肾移植可以恢复血小板正常功能。

2. 冷沉淀物(cryoprecipitate)　1980年起应用冷沉淀物止血，冷沉淀物含有纤维蛋白原、Ⅷ因子、vWF、纤维连接蛋白和血纤维稳定因子(XIII因子)，尿毒症出血患者输入冷沉淀物在1小时内止血，作用维持至少8～24小时。但由于通过输入可能传播病毒性疾病，当前较少应用。

3. 去氨加压素(desmopressin, DDAVP)和血管升压素(vasopressin)　醋酸去氨加压素(1-deamino-8-d-arginine-va- sopressin, DDAVP)是精氨酸血管升压素的类似物，与内源性血管升压素相比，DDAVP有较长的半衰期(6～24小时)，DDAVP血管收缩作用小，因此不会造成血压升高和子宫及胃肠道收缩。静脉给药(DDAVP 0.3～0.4 μg/kg时间超过20～30分钟)可见50%～75%患者在1小时内出血时间改善，且药物作用维持4～8小时，皮下注射效果相似。DDAVP止血的作用机制不清，有可能是诱导内皮细胞释放vWF多聚体，这些多聚体可促进血小板黏附的释放，也可促进Ⅷ因子水平增加。另外DDAVP的作用是释放P-选择素，P-选择素可促进白细胞和血小板黏附在内皮组织参与凝血。DDAVP的不良反应包括颜面潮红、头痛和血压轻微下降，偶有在心血管患者出现血栓事件的报告。

4. 雌激素　结合雌激素(conjugated estrogens)59% Estrone sulfate，29% Equilin sulfate和5% 17β-estradiol的混合物，可缩短出血时间或使其恢复正常，预防和治疗出血。一项在尿毒症患者双盲、交叉、对照、小样本的研究显示静脉给药，每日0.1 mg/kg，维持注射时间30分钟以上共5天。在开始治疗6小时后出血时间缩短,高峰作用时间在 5 ~7 天,并维持 14 天。口服雌激素也有作用,有作者报道了口服结合雌激素 50 mg/d,平均 6 ~7 天内出血时间明显缩短。

5. 输血和注射促红细胞生成素　肾衰竭贫血患者输血提升血细胞比容达 30%,有助于止血,如不是用输血而是应用促红细胞生成素来纠正贫血,同样可达到类似效果。

6. 其他干预治疗　包括停用抗血小板聚集药物,如果病情需要可加用新鲜冰冻血浆、维生素 K,逆转透析的抗凝状态。局部创伤和手术伤口可用外用止血药,可吸附胶原止血,比凝血酶更有效。吸收性明胶海绵和氧化酶纤维素等物质在一周内被组织吸收。

八、慢性肾衰竭患者的胰腺病变[32-33]

慢性肾衰竭患者胰腺组织学和外分泌功能改变常见,20 世纪 40 年代已报告在死于尿毒症的尸体解剖中发现大于 50% 患者有胰管扩张、组织变性和增生、间质炎症和纤维化,这些改变的临床意义不能肯定,但非尿毒症者仅 12% 出现类似改变。20 世纪 70 年代以后发现血液透析患者胰腺组织有类似变化的报告,并认为与甲状旁腺功能亢进有关[34],但此后有人提出这些变化并非为尿毒症特异性改变。

透析患者常可出现胰腺炎,在尸检的发生率为 28%,临床报告 10 年透析患者胰腺炎的发生率为 2.3%,而对照组为 0.5% ,腹膜透析患者胰腺炎的发生率高于血液透析患者。尿毒症患胰腺炎的死亡率为 20%,透析患者发生胰腺疾病原因仍然不清,可能的诱发原因有:①胰腺小动脉粥样硬化;②甲状旁腺功能亢进;③尿毒症的代谢异常及肠道激素的变化等。典型的临床表现为腹痛、恶心、呕吐,血清淀粉酶、脂酶升高。淀粉酶通过肾脏排泄,由于肾功能的减退或消失,许多透析患者可出现无症状性、持续性淀粉酶升高,所以在透析患者淀粉酶、脂酶水平超过正常值 2 ~3 倍,并有典型的症状才能诊断胰腺炎。胰腺同工酶在肾衰竭时也可升高,诊断价值不大。腹膜透析及有腹水者,腹腔引流液胰酶存在有助于胰腺炎诊断。劝告患者要避免大量饮酒,以防急性胰腺炎发病。

参考文献

1. Doherty CC, Girndt M, Gerken G, et al. Gastrointestinal effects and liver disorders. In: Davison AM, Cameron JS, Grunfeld JP, et al. eds. Oxford Textbook of Clinical Nephrology. 2rnd ed. New York: Oxford, 1998. 1919-1924.
2. Mitchell CJ, Jewell DP, Lwein MR, et al. Gastric function and histology in chronic renal failure. J Clin Pathol, 1979, 32: 208-214.
3. Franzin G, Musola R, Mencarelli R. Morphological changes of gastroduodenal mucosa in regular sialysis uraemia patients. Histopathology, 1982, 6: 629-635.
4. Lewicki AM, Schozo S, Merrill TP. Gastrointestinal bleeding in the renal transplant patient. Radiology, 1972, 102: 533-539.
5. Weiner SN, Verte SV, Shapiro H. The upper gastrointestinal tract in patients undergoing chronic dialysis. Radioligy, 1969, 92: 110-117.
6. Shapira N, Skillman J, Steinman TI, et al. Gastric mucosal permeability and gastric acid secretion before and after haemodialysis in patients with cbronic renal failure. Surgery, 1978, 83: 528-534.
7. Ala-Kaila K, Gastric secretion kinetics in chronic renal failure. Scand J Gastroenterol, 1987, 22: 1185-1187.
8. Ghonaimy EE, Barsoum R, Soliman M, et al. Serum gastrin in chronic renal failure: morphological and physiological correlation. Nephron, 1985, 39: 86
9. Venkateswaran PS, Jeffers A, Hocken AG. Gastric acid secretion in renal failure. Br Med J, 1972, 4: 22-24.
10. Gorden EM, Johmson AG, Williams G. Gastric assessment of prospective renal transplant patients. Lancet, 1972, 1226-1228.
11. Kang GY, Wu AYT, Sutherland IH, et al. Prevalence peptic ulcer in patients undergoing maintenance hemodialysis. Dig Dis

Sci, 1988,33:774-776.

12. Muto S, Murayama M, Asamo Y, et al. Hypergastrinemia and achlorhyria in chronic renal failure. Nephron, 1985,40:143-144.
13. Shepherd Amm,Steward WK, Wormsley KG. Peptic ulceration in chronic renal failure. Lance, 1973:1357.
14. Wee A ,Kang JY, Castroduodenal mucosa in uraemia: endoscopic and histological correlation and prevalence of Helico-bacter-like organism. Gut, 1990,31(10):1093-1096.
15. Shousha S, Arnaout AH, Abbas SH, et al, Antzal helicobacter pylori in patients with chronic renal failure. J Clin Pathol , 1990,43:397-404.
16. GladziwaV, Haase G, Handt S, et al. Prevalence of helicobacter pylori patients with chronic renal failure. Nephrol Dial Trans, 1993,8:301-307.
17. Kang JY, Frep, Freped,et al. The gastrointestinal tract in uremia. Dig Dis Sci, 1993, 38(2):257-268.
18. Andriulli A, Malfi B, Recchia S, et al. Patients with chronic renal failure are not at a risk of develoing chronic peptic ulcer. Clin Nephrol, 1985,23:245-250.
19. 叶任高,刘红梅,李幼姬,等.慢性肾衰并发消化性溃疡的诊治.中华肾脏病杂志,1993,2:921-926.
20. Fallone CA, Mayrand S. Gastroesophageal reflux and hyperacidity in chronic renal failure . Perit Dial Int, 2001,21:S295-S299.
21. Diamond SM, Emmett M, Henrich WL. Bowel infarction as a cause of death in dialysis patients. JAMA ,1986, 256:2545-2550.
22. Wootton FT, Rhodes DF, Lee WM, et al. Colonic necrosis with Kayexalate-sorbitol enemas after renal transplantation. Ann Intern Med ,1989,111:947-953.
23. Scheff RT, Uuckerman G, Harter H, et al. Diverticular disease in patients with chronic renal failure due to polycystic kidney disease. Ann Intern Med, 1980, 92:202-208.
24. Barany P, Stenvinkel P, Nord CE, et al. Clostridium difficile infection -a poor prognostic sign in uremic patients? Clin Nephrol, 1992,38:53-59.
25. Zuckerman GR, Cornette GL, Clouse RE,et al. Upper gastrointestinal bleeding in patient with chronic renal failure. Ann Intern Med, 1985,102:588-594.
26. Campistol JM, Sole M, Munoz-Gomez J,et al. Systemic involvement of dialysis-amyloidosis. Am J Nephrol ,1990,10:389-395.
27. Lewicki AM, Schozo S, Merrill TP. Gastrointestinal bleeding in the renal transplant. Radiology,1972,102:533.
28. Mandelbrot DA, Lazarus JM. Gastroinstinal Complications in dialysis patients//Jacobs C, Kjellstrand CM, Koch KM, et al. Replacement of Renal Function by Dialysis. 4th ed. Kluwer, 1996:1049-1055.
29. 周晓黎,时昭红,胡伟.尿毒症血液透析患者消化道症状和内镜表现.临床内科杂志, 2008, 11(25):741-742.
30. Negri AL, Kido N,Estraviz. Upper gastrointestinal bleeding in chronic hemodialysis. Nephron,1994, 67:130-137.
31. Gangji AS, Sohal AS, Treleaven D,et al. Bleeding in patients with renal insufficiency: Apractical guide to clinical management. Thrombosis Research, 2006, 118: 423-428.
32. Avram MM. High prevalence of pancreatic disease in chronic renal failure. Nephron, 1977,18:68-73.
33. Rutsky EA, Robards M, van Dyke JA, et al. Acute pancreatitis in patients with end-stage renal disease without transplantation. Arch Intern Med, 1986,146:1741-1747.
34. Avram RM, Iancu M. Pancreatic disease in uremia and parathyroid hormone excess. Nephron,1982,32:60-67.

第十一节　血液透析与肝炎、艾滋病感染

史振伟

一、血液透析患者乙型肝炎病毒(HBV)感染

(一)血液透析患者 HBV 感染的流行病学

HBV 感染是危害人类健康最严重的公共卫生问题之一,全球约有 3.5 亿慢性 HBV 携带者,中国约占其中 1/3,居世界第一位,其中 15% ~40% 的慢性乙型病毒性肝炎(慢性乙型肝炎)患者将发展为肝硬化和肝细胞癌[1]。血液透析是治疗慢性肾衰竭的有效替代方法之一,维持性血液透析患者 HBV 感染率明显高于健康人群和慢性肾脏病非透析患者。血液透析患者感染 HBV 后不仅影响生活质量,而且也增加 HBV 相关肝脏疾病和移植肾失功等并发症[2]。因此探讨维持性血液透析患者 HBV 感染的流行病学、易感因素、临床表现、诊断及防治具有重要的意义。

血液透析患者的乙肝表面抗原(HBsAg)阳性率在世界各地的透析中心差别较大,但是均与当地普通人群的 HBV 流行状况相关。部分透析单中心调查报告[3-6]表明 HBsAg 阳性率为 2% ~28%,例如美国为 0.9%,日本为 1.6%,巴西为 10%,中国大陆部分透析单位 HBV 感染率为 16% ~28%,中国香港为 10%,布鲁塞尔为 10%,罗马尼亚为 21.8%,印度为 9.3%,土耳其为 13.3%,摩尔达维亚为 17%,沙特阿拉伯为 5.9%,见表 18-11-1,18-11-2。

表 18-11-1　发达国家维持性 HD 患者 HBsAg 阳性率

作者	HBsAg(+)(%)	国家	年份
Mioli, et al	5.9(1 199/20 588)	意大利	1992
Oguchi, et al	1.7(10/607)	日本	1992
Tokars, et al	0.9(1 763/195 395)	美国	1997
Burdick, et al	5(112/2 240)	法国	2003

表 18-11-2　发展中国家和地区维持性 HD 患者 HBsAg 阳性率

作者	HBsAg(+)(%)	国家	年份
Jankovic, et al	8(8/100)	克罗地亚	1994
Otedo, et al	8(8/100)	肯尼亚	2003
Teles, et al	12(34/282)	巴西	1999
Covic, et al	17(29/169)	蒙特维尔	1999
Souza, et al	4(4/100)	巴西	2003

美国疾病预防控制中心报道,1994 年美国有 5 家透析中心出现 HD 患者及工作人员的乙型肝炎暴发性流行。有研究对欧洲和美国 308 个透析单位的 8 615 名成人血液透析患者的透析结果和实践模式的样

本进行横断面研究显示,规律血液透析患者慢性 HBV 感染率在 0~7%。除欧美之外,在其他地区血液透析患者 HBsAg 阳性率亦不同,波动在 2%~21.8%,符合 HBV 感染的流行情况。发展中国家由于普通人群中乙型肝炎发病率较高,许多透析中心不能严格实施感染预防措施,致使 HBV 感染显著高于经济发达地区。我国内地尚无大规模的调查报告,部分血液透析中心报道发病率高达 27.1%~55.6%,显著高于发达国家和一些发展中国家[7-11]。

吕莉等学者[12]对近 3 年沈阳市部分医疗机构 576 例血液透析患者乙肝五项等病毒感染情况的调查分析表明,乙肝总感染率为 46.0%。近 3 年感染率:2006 年为 45.0%,2007 年为 44.4%,2008 年为 48.9%;男性为 44.9%,女性为 47.1%,如表 18-11-3 所示。各等级医院感染率:省级 45.2%,市级 42.1%,市级以下 53.2%。本报道 HD 患者乙肝感染率为 46%,略高于一般人群的 HBV 感染率 42.26%;一方面可能与我国人群中乙肝感染率较高、有些乙肝感染者同时又有肾脏疾病有关,另一方面可能与 HD 患者普遍存在细胞免疫缺陷和存在免疫抑制状态,多数患者在接受血液透析半年内其免疫抑制状态有所缓解,但长期透析患者却一直处于严重抑制状态而更易招致感染有关。

表 18-11-3 2006~2008 年乙肝感染情况

时间	阳性数	总数	乙肝感染率(%)
2006 年	90	200	45.0
2007 年	88	198	44.4
2008 年	87	178	48.9

陈生等学者[13]对维持性血液透析超过 6 个月的 301 例患者的临床研究显示,患者透析时间 6~372 个月,平均血液透析时间(64.13±61.00)个月。301 例维持性血液透析患者中 HBsAg 阳性 20 例(6.64%),乙型肝炎感染其他指标(乙肝五项中任何一项)血液透析患者感染率是 42.52%,其中 5 例(25.00%)有输血史,HBsAg 阴性患者中 6 例(2.14%)有输血史,如表 18-11-4,18-11-5 所示。

表 18-11-4 血液透析患者 HBV 标志物

病例数(n)	HCV-Ab	HBsAg	Anti-HBs	Anti-HBc	HBeAg	Anti-HBe
26				+		
48			+	+		
23			+	+		+
11				+		+
0		+		+	+	
20		+				
37	+					

表 18-11-5 透析时间及输血与 HBsAg 阳性的关系

透析时间(月)	例数(n)	HBsAg(+)n(%)	输血(例数)
≤12	38	1(0.33)	0
12~36	63	6(1.99)	2
36~60	59	5(1.66)	5
≥60	141	8(2.66)	4

在我国,由于人群中 HBV 感染率高,有些乙型肝炎感染者同时又有肾脏疾病;另一方面,血液透析患者普遍存在细胞免疫缺陷;部分血液透析中心对血液透析室肝炎病毒传播的防范不力等,这些都是造成我国血液透析患者更易招致 HBV 感染的重要原因。近年来 HBV 感染率已呈下降趋势,这得益于一系列的监控措施,如对血液透析患者和工作人员进行 HBV 感染监察、透析器具隔离、血液制品的感染筛查、HBV 疫苗的应用等。然而,仍有血液透析中心 HBV 感染暴发的报道,反映了在监控措施执行上的某些

缺陷。

（二）血液透析患者 HBV 感染

HBV 在室温下较稳定，可存活至少 7 天。但是在血液透析的环境下，设备和器械可存在 $10^5 \sim 10^6/L$ 的 HBV。由于血液透析操作本身很难避免接触到污染的液体或器械，因此血液透析患者成为感染 HBV 的高危人群。透析的持续时间，血液透析中心收治有 HBsAg 阳性患者，对感染患者未行有效隔离等都是影响其易感性的重要因素。执行严格的监控措施是预防 HBV 传播最有效的手段。

由于肾衰竭将引起免疫系统功能抑制，血液透析患者 HBV 感染后的临床经过与表现都不同于非透析患者。当其发生 HBV 的急性感染后通常都表现为亚临床型，不易被察觉，仅有丙氨酸转氨酶（ALT）和天冬氨酸转氨酶（AST）中等程度的升高，但是大多数将逐渐转为慢性感染。众所周知，ALT 是评价肝脏损伤程度的重要生物化学指标，但在血液透析患者体内其水平却受到抑制，对于普通人群属正常范围的 ALT 值在透析患者却不能排除肝脏的炎症活动。因此这类患者发生 HBV 相关的肝损害时，ALT 也不一定会异常升高。此外，关于血液透析患者慢性乙型肝炎的肝脏组织学特点目前还鲜有报道，在一个纳入了 51 例 HBsAg 阳性血液透析患者的研究[14]中发现，随访 8 年后有 37 例（72%）发展为经活检证实的慢性肝炎，其中 25 例为慢性活动性肝炎（CAH），这些 CAH 患者仅表现为疲乏、腹痛、恶心等轻微症状，血清转氨酶中度升高，组织学上为轻度的肝细胞坏死和炎性浸润，但肝纤维化较突出。

HBV 感染对血液透析患者的生存质量将产生怎样的影响目前仍存有争议。许多研究结果都显示 HBsAg 阳性的血液透析患者的病死率与 HBsAg 阴性者无明显差异，并且少于 5% 的 HBV 感染者最终死于肝脏疾病，血液透析患者最常见的死因仍然是心血管疾病和感染。造成这种现象的原因可能是 HBV 感染发展为肝硬化和肝细胞癌所需的时间超过了 HBV 阳性血液透析患者的预期寿命。但同时也有人报道[15]，血液透析患者若合并肝硬化则其病死率将比无肝硬化者高出 35%。因此，随着血液透析技术的进步，患者生存期的延长，伴发严重肝脏疾病的血液透析患者数也将随之增加，HBV 感染必将引起医护人员更多的关注。

（三）维持性血液透析患者 HBV 感染的易感因素

1. *血液透析患者自身因素*　长期血液透析患者普遍存在着细胞免疫缺陷，感染 HBV 的血液透析患者淋巴细胞对植物血凝素和刀豆素的刺激反应减弱，尽管 T 细胞总数正常，但 $CD4^+/CD8^+$ 增加；在体液免疫中，血液透析患者均有低淋巴细胞血症，B 细胞总数和 IgG 的产生明显减少；部分透析患者存在着严重贫血、低白蛋白血症、透析不充分和营养不良。

2. *透析时间*　透析年限增加是 HBV 感染增加的主要危险因素，且长时间透析的危险度大于输血危险度，提示维持性血液透析患者 HBV 感染存在着与透析相关的医源性传播途径，其可能主要原因如下：

（1）操作不正规。患者血液透析前血清检测项目不全，或根本不做检测，感染者未隔离治疗；治疗室、病床、透析机、复用机、浸泡容器等阳性患者与阴性患者混合使用；血液透析中未定期检查，不能及时发现并隔离 HBV 感染者；透析器和透析管道重复使用次数过多，出现破膜、漏血、漏气等现象，增加污染机会；医护人员不能自觉进行无菌操作，透析液未做到无菌配制，透析液的生产、保存、使用各环节存在污染。

（2）消毒不严格。采购的消毒剂本身存在质量问题，或保存不当。消毒剂使用不合理，配制消毒剂浓度不准确；反渗水系统消毒处理不及时。忽略了透析器与管道连接处的消毒、灭菌。隔离区空气、物体表面等外环境，特别是透析机、透析器的外表面消毒被忽略；透析机反复超负荷运转无法实施严格的消毒。

（3）管理制度不完善。部分血液透析中心未制定医务人员工作制度及患者管理制度，没有严格的划分限制区、半限制区、污染区，功能交叉，无隔离治疗室。医护人员严重不足，责任心不强，忙中出错，出现透析器及管道混用的现象。

3. *手术与输血*　手术过程中血液被污染的危险性较高，输血次数、输血量是增加 HBV 感染的危险因素。早期维持性血液透析患者感染率高主要与反复输血有关。献血员的筛查不全面，输血及血液制品的大量使用，增加感染机会。近几年由于促红细胞生成素的使用，输血量大大减少，加上检测水平的提高，因输血感染乙型肝炎的病例有很大程度下降。

（四）血液透析患者易感 HBV 的免疫学机制

透析患者感染 HBV 多呈慢性化病程，HBV 表面抗原（HBsAg）血症持续存在。透析患者感染 10 个月以上，几乎不能清除 HBsAg。透析患者免疫力低下，可能是其 HBV 感染后呈慢性化的主要原因。

有研究表明，针对 HBV 的免疫反应主要依赖 T 淋巴细胞的功能。$CD8^+$ T 细胞活化后清除 HBV 感染的肝细胞，而 $CD4^+$ 辅助性 T 细胞活化后进一步辅助 B 淋巴细胞的活化及成熟，产生保护性抗体，限制病毒颗粒，特别是限制肝细胞破坏后释放的病毒颗粒的扩散。保护性抗体针对的靶抗原为 HBsAg，HBsAg 有不同的亚型，由抗原 a 与不同的抗原结合部分 ayw、adr、ayra 或 adw 组成。抗原特异性 T 细胞的活化需要双信号刺激。首先，抗原呈递细胞（APC）将抗原蛋白降解为多肽片段，并将之结合于 HLA Ⅱ 分子的抗原结合槽，呈递给 $CD4^+$ T 细胞，这就是淋巴细胞活化的抗原特异性刺激信号。同时淋巴细胞还需要第二个刺激信号决定其反应模式，是活化还是凋亡[16]。这个信号是 APC 通过 B7 家族传递给淋巴细胞的。B7 分子可与淋巴细胞上的活化相关分子 CD28 结合来活化细胞，也可通过与下调相关分子 CTLA-4 结合抑制活化。目前认为 T 细胞的初始活化高度依赖第二信号刺激，再次活化则对第二信号的刺激依赖程度明显降低[17-18]。

有资料显示[19-20]，透析患者细胞免疫功能低下，特别是 T 细胞活化障碍，很可能与 APC 细胞表达 B7-2 缺陷有关，因为透析患者体内不能活化的 $CD4^+$ T 细胞，体外培养并给予足够第二刺激信号后可正常活化。B7-2 是 B7 家族中的一种组成性表达分子，在静止细胞中也有表达，保证抗原处理完毕即能同时提供第二刺激信号给 T 细胞，促其活化。因此它在 APC 与 T 细胞作用的最早期起作用，特别是在机体遭遇新抗原时 T 细胞的初始活化中起非常重要作用。而透析患者循环单核细胞表面 B7-2 的表达是下降的，通常其组成性表达比正常人低 30% ~40%[21]。由此带来 HBV 感染后患者体内 $CD4^+$ T 细胞活化数量不够，分泌 T 细胞生长因子白细胞介素 2（IL-2）不足，T 细胞克隆增殖障碍。多年前即已发现分泌 IL-2 不足与 HBV 感染后无反应相关，曾有研究[22]试用外源性补充 IL-2 联合预防接种的方法以增强患者对疫苗的反应。当然，IL-2 分泌下降是尿毒症患者免疫功能低下的结果，而不是原因。透析患者发病前免疫系统接触过的抗原仍能产生正常免疫反应，这是因为再次免疫应答对第二信号刺激的必需程度低，B7-2的作用就显得不明显。针对 HBV 的免疫反应同样受细胞因子微环境的影响。长期免疫细胞活化及促炎症细胞因子的持续产生，都会损害细胞免疫功能。

$CD4^+$ T 细胞活化障碍也会影响 B 细胞抗体的产生，因为 HBsAg 是一种 T 细胞依赖性抗原，B 细胞产生针对 HBsAg 的抗体必须辅助性 T 细胞的作用。而此时 B 细胞产生针对非 T 细胞依赖性抗原如肺炎球菌胞壁多糖抗体的能力仍然正常。此外，$CD4^+$ T 细胞活化障碍也会影响细胞毒 T 细胞的功能[23]。以上免疫功能的异常也可解释透析患者 HBV 感染后肝细胞破坏很少，HBsAb 产生少，持续存在带毒状态如 HBsAg 持续阳性等现象。

（五）血液透析患者 HBV 感染的临床表现和诊断方法

正常人 HBV 的急性感染通常无明显临床症状，多数人感染持续 1 ~3 个月后自愈，5% ~10% 可持续 6 个月以上呈慢性感染过程。CKD Ⅰ ~ Ⅱ 期患者即使出现慢性化过程，6 个月后体内仍存在清除 HBsAg 的能力。而血液透析患者感染 10 个月以上，几乎不能清除 HBsAg。由于血液透析患者免疫功能异常，在 HBV 感染的急性期临床表现不明显，血清转氨酶轻度升高或正常，少见黄疸等临床症状。感染者血清 HBsAg 持续阳性率超过 60%，同时并非所有患者均可产生抗 HBs 及抗 HBc 两种抗体，这与正常人群显著不同。因此，在 HD 患者中检测 HBV-DNA 最具有诊断意义。在 HD 患者中有急性肝炎病史，但未检测到 HBV 抗体者，7/16 的患者可以检测到 HBV-DNA 阳性，由于免疫系统受损，病毒复制虽持续存在但不具有传染性。

HBV 感染的预后依赖于患者的免疫反应状态。在肾功能正常的患者，90% 预后良好，转氨酶持续升高超过 6 个月则提示有慢性 HBV 感染，占患者的 5% ~10%。而危及生命的急性重型肝炎极为少见，仅占0.1%~0.5%。Fattovich等[24]前瞻性研究表明,慢性HBV感染患者存活3.7年以上的人群中20%患者有肝硬化性病变,HBV感染合并肝硬化者肝癌发病率为2.8%。但如果机体缺乏相应的免疫能力,研究证明[25]病毒本身并不能导致肝硬化及肝癌的高发病率,一项对317例无症状HBsAg携带者的研究[26]发现,仅有9例发生肝硬化,无一例并发肝癌,在终末期肾病患者,当合并有慢性HBV感染时,如同时存在有血清中转氨酶明显升高,提示有慢性肝组织损伤,则肝硬化及肝癌的发病率显著增高。而单纯的慢性病毒携带者不伴有肝脏损伤的,预后良好[27]。

血液透析患者慢性肝损伤的早期诊断和治疗,对避免肝炎急性加重或反复发作,延缓肝硬化和肝细胞癌的形成是极为重要的。因此,对慢性HBV感染患者,需要定期详细的病史询问、全身体格检查、HBV-DNA聚合酶链反应(PCR)检查及生化和免疫检验,如肝功能试验、血细胞计数、凝血酶原时间、甲胎蛋白和每年的肝脏超声。评估患者是否有慢性活动性肝炎、肝硬化及肝细胞肝癌等早期病变,为治疗提供科学指导。

ALT和AST是评价急、慢性乙型肝炎肝脏损伤程度的重要指标,与肝小叶炎症反应程度密切相关,是HBV感染后肝炎活动的急性和慢性阶段的关键性生化指标。慢性乙型肝炎感染自然史分为免疫耐受期、免疫清除期、免疫控制期和免疫逃逸阶段。ALT/AST升高为免疫清除期特点之一,为抗病毒治疗最佳选择时期。临床实践中,HBsAg阳性的透析患者其血清转氨酶活性可能高于HBsAg阴性者,但其ALT水平并不能反映肝脏疾病的严重程度,这在一定程度上可能与血液透析患者表现出较轻的肝脏炎症反应相关。普通人群ALT和AST的正常上限值40 IU/L,对于血液透析患者来说就已经是偏高了。因此,曾有人建议将这类患者的ALT和AST上限值分别设为24 IU/L和17 IU/L。

另外,在其他血清酶当中,碱性磷酸酶(ALP)的显著升高有助于肝外梗阻性黄疸的诊断,因而有助于肝细胞性黄疸的鉴别。但在慢性肾衰竭患者中由于常伴有甲状旁腺功能亢进,由此引发的溶骨作用也可使ALP水平增高,因此应注意鉴别;此时应结合γ-谷氨酸转肽酶等其他酶来综合判断ALP增高的原因。

循证医学数据证实:高HBV-DNA载量与肝硬化、肝癌发生呈正相关,且HBV-DNA阳性可先于肝谷丙转氨酶出现,因此,及时监测血清HBV-DNA含量显得尤为重要。血清HBV-DNA定量是慢性HBV感染患者评估和抗病毒治疗疗效中一项重要指标,临床工作中HBV- DNA检测大多采用PCR扩增,其检测低限为50~200 IU/ ml (250~1 000 HBV拷贝/ml),其限定的动态范围达10^4~10^{10}拷贝/ml。在2000年NIH讨论会上,推荐HBV-DNA 20 000 IU/ml(>10^5HBV拷贝/ml)作为慢性乙型肝炎的诊断标准。Fabrizi等人[28]采用PCR检测29例HBsAg阳性的透析患者,其检测下限为10^2~10^3HBV拷贝/ml,并发现3个不同类型的HBV-DNA,即持续型HBV-DNA阳性患者,间歇型HBV-DNA阳性患者和持续型HBV-DNA阴性患者。但客观评价,透析患者总体病毒负荷量并不太高,这可能与HBV病毒基因进入了透析液中,并且与抗病毒药物清除率下降有关。因此HBV-DNA对血液透析患者病情和预后预测的准确性有限。

肝活检可以直接评估慢性乙型肝炎患者肝损伤(炎症活动和肝纤维化)程度,也可用于免疫组化染色协助诊断及判断预后,并排除引起肝病的其他可能原因。肝活检的决定应该根据患者年龄、ALT水平、HBeAg状态、HBV-DNA水平和提示慢性肝病及门脉高压的特征进行综合评估。因此,肝活检被认为是评价肝损伤程度最直接、最准确的方法。目前,由于血清生化标志物和HBV-DNA在血液透析患者应用中的局限性,肝活检已成为评价此类患者肝脏病变活动度可信度最高的方法,尤其在进行抗病毒治疗和肾移植前都推荐先进行肝活检。但是,在临床实践中,血液透析患者很难接受肝活检。

(六)血液透析患者HBV感染的治疗

慢性乙型肝炎的治疗目标是持续抑制HBV复制,延缓肝病进展。最终目标是阻止肝硬化、肝衰竭和肝细胞癌的发生。疗效评价指标包括:ALT复常、HBV DNA降低、HBeAg消失伴或不伴HBeAb阳性,肝脏组织学改善。

当前的抗病毒治疗药物主要包括干扰素α和核苷类似物两类。目前在美国,有6种药物被批准用于治疗成人慢性乙肝,分别为皮下注射干扰素、聚乙二醇干扰素α、口服拉米夫定、阿德福韦、恩替卡韦、替比夫定。这些药物已被证明对处于疾病活跃期的非透析患者能取得理想的治疗效果,适用于血清ALT

高于正常上限1.5倍或肝活检发现存在中、重度慢性肝炎的患者。但抗病毒药物在血液透析患者中的应用经验尚少,还未能达成统一认识,只能参考普通人群的治疗指南。建议在治疗前对合并慢性乙肝感染,以及不明原因ALT持续高于30 U/L或达到正常上限0.75倍的血液透析患者进行肝活检。若ALT没有达到上述水平,但临床表现已提示可能存在肝病的进展,也应考虑肝活检来评价疾病的活动度和治疗的必要性[29-30]。对非活动性HBsAg携带者无须抗病毒治疗,但应定期监测。

(七)血液透析患者HBV感染途径的预防

传染性疾病应重在预防,避免血液污染、有效隔离、乙肝疫苗免疫等是血液透析中心预防HBV传播的主要措施。具体有:①血液透析患者定期检测HBV标志物,对感染HBV的患者施行隔离,固定透析机及所有透析用物品,分区分机器透析,透析护理人员也相对固定,防止患者和医务人员的血液接触。②患者透析时更换专用服装和干净床单,HBV感染患者透析结束后,透析机和使用的小桌等物品要进行消毒。③使用一次性注射器及穿刺针,每操作例患者更换一副手套。④应用促红细胞生成素纠正贫血,减少输血次数。⑤对未感染HBV的血液透析患者及血液透析室的工作人员预防性接种乙型肝炎疫苗。需要特别注意的是,乙肝疫苗经传统的肌注方式应用于透析患者时,诱导的病毒血清转换效果并不理想。有资料[31,32]显示,HBsAb转换率仅50%~73%,而健康人群可达90%以上,这可能与肾衰竭患者免疫功能低下有关。因此有研究建议对肾衰竭患者的免疫方案进行修改,推荐4步免疫法,即分别在0、1、2、6个月时每次肌注40 μg疫苗(传统方法在0、1、6个月时分别肌注20 μg);另外,也有人推荐改用皮内注射的方法,以获得更高的血清转换率和HBsAb峰值。近年来还开发出一种新型的重组HBV疫苗,其血清转换率可达到86%,但其在透析患者中的效用还需进一步证实[33]。总的说来,对肾衰竭患者的免疫应加大疫苗剂量,以延长免疫力持续时间,但具体方案尚未达成共识。对长期血液透析患者还应每年跟踪随访,监测疫苗应答情况。

(八)血液透析中心HBV感染的控制

1.切断间接传播途径 对于被污染的床单及时更换,被污染的透析器械须严格消毒处理。

2.定期检查 对每个肾衰竭患者开始透析前,必须检查肝功能、乙型肝炎标志,以确定是否为乙型肝炎患者。维持性血液透析且经常输血的患者定期检查肝功能、乙型肝炎标志。

3.控制血液透析室乙型肝炎病毒的传染

(1)隔离透析。将已确诊为乙型肝炎的肾衰竭患者集中于隔离房间进行透析。隔离房间配有固定的机器、专门的透析医生和护士,有专用的物品,如血压计、医嘱本、透析病历、消毒治疗盘、止血带、止血钳、洗手池、办公桌、椅子等;进出隔离房间要有单独通道,使乙型肝炎患者与非肝炎患者的接触减少,做到完全隔离,避免交叉感染。隔离房间须保持清洁,每天用1% 84消毒液拖地两次,紫外线照射30分钟。

(2)透析器和透析管道的隔离处理。乙型肝炎患者的透析器和透析管道一次性使用。

(3)透析机的隔离。为乙型肝炎患者使用固定的机器,如果发生破膜立即更换透析器,此患者透析结束后,禁止进行下一个患者的透析治疗,应吸入甲醛滞留12小时后,再进行透析治疗。

(4)患者使用过的物品处理。乙型肝炎患者使用过的物品须进行严格消毒处理。被单、衣服及治疗巾如有血液污染,应将其浸泡于1% 84消毒液,然后用有阳性标记的袋子盛放后送洗衣房。一次性物品,如手套、穿刺针连同丢弃的透析器及管道,均应用1% 84消毒液初步消毒后用红色垃圾袋盛放,整袋送焚烧炉销毁。

(5)医护人员的自我防护。医护人员在接触乙型肝炎患者的血液时必须戴手套。隔离房间的医护人员应戴手套进行透析操作,包括冲洗管道、穿刺血管瘘及开始和结束透析治疗,手指有伤口时更应注意保护或者暂时脱离现场。完成操作后,不可戴污染的手套进行其他工作。戴一次性帽子、口罩、手套、隔离衣等对医护人员的自身保护起到了一定的作用。严格认真洗手,使用手套不能代替仔细洗手,每次透析治疗结束后,必须按规定用肥皂流动水清洗,然后再用消毒液洗手。常用的洗手消毒液有:①0.1%~0.5%的氯己定溶液(浸泡2~3分钟);②0.2%的过氧乙酸水溶液(浸泡2~3分钟);③0.1%碘伏(擦手至干后碘色消失1~1.5分钟)。浸泡用消毒液按规定浓度配制,每天或半天换一次。医护人员定期体验。隔离房间的医护人员每半年进行一次体验,对HBsAg阴性的医护人员定期进行乙型肝炎疫苗预防接种,以增强机体免疫能力,使医护人员乙型肝炎感染率降低到最低限度。

二、血液透析患者丙型肝炎病毒(HCV)感染

(一)血液透析患者HCV感染的流行病学

HCV感染是全球严重的公共卫生问题之一,而维持性血液透析患者中HCV的高发生率已日益引起人们的关注。随着ELISA血清实验方法的推广和促红细胞生成素的广泛应用,输血所致的HCV感染已经明显减少,然而血液透析中心HCV感染的病例仍然时有发生,院内传播被认为是主要的原因[34-35]。

透析患者需长期进行血液透析治疗,如果血液透析过程中各个环节处理不当均可造成各种血行感染。美国疾病预防和控制中心(CDC)的统计结果[36]显示,血液透析患者中抗HCV的阳性率为10.4%。透析患者HCV感染与输血的次数、每周透析的时间、透析的方式(腹膜透析患者感染HCV的概率小)、是否使用复用透析器、既往有无器官移植史或吸毒史等因素有关。

相比一般人群,血液透析患者的HCV感染率明显增高,在不同国家和地区,感染率大不相同。在亚洲[37-38],沙特阿拉伯1995年的调查发现感染率高达84.6%(126/149),2006年伊朗的45家透析中心感染率为8.1%(155/1 914),在欧洲,Schneeberger等[39]于2000年报道荷兰的34家透析中心2 286例患者,HCV感染率为3.3%(76例),意大利的Lombardi等[40]于1999年报道225家透析中心10 097例患者中感染率为22.5%(2 274例)。在美洲,2007年美国的Kalantar-Zadeh等[41]报道580家透析中心13 664名患者,1 590例抗HCV阳性,感染率为12%;秘鲁的Sanchez等[42]2000年报道221例患者中131例抗HCV阳性,感染率为59.3%。国内文献报道[43-44]1998年62例血液透析患者中HCV RNA阳性率为54.8%,北京协和医院等4家血液透析中心225例患者HCV RNA阳性37例(16.4%)。

汪年松等学者[45]对血液透析患者进行了2 080例次检测,随访126个月,采用ELISA法每隔6个月在同一实验室检测抗-HCV。结果显示初次检测的抗-HCV阳性率为54.7%,每隔半年的阳性率分别为53.8%、52.6%、53.0%、51.2%、45.9%、45.5%、48.2%、35.6%、33.7%、33.7%、31.7%、30.4%、28.4%、27.2%、24.5%、20.8%、19.4%、16.6%、14.4%、15.3%和15.2%。在1~126个月随访期间,总计225例患者阳转,其中随访1~12个月者阳转率为4.5%,13~24个月者为6.9%,25~48个月者为11.9%,49~60个月者28.1%,61~72个月者35.1%,73~84个月者38.6%,85~96个月者46.9%,97~108个月者56.3%,109~126个月者63.6%,见表18-11-6,18-11-7;225例抗-HCV阳转的血液透析患者中,有167例患者有输血和血制品史,平均输血(6.5±2.2)U;有58例患者从未输血和血制品而抗-HCV阳转。结果提示透析环境对HCV传播有影响,可能一方面通过共用透析机,一方面是由于未隔离阳性患者;严格的消毒隔离措施对降低HCV感染和阳转有重要作用。

表18-11-6 维持性血液透析患者每隔半年抗-HCV检测情况

研究时间	例数(n)	阴性数(%)	阳性数(%)
1998.6	75	34(45.3)	41(54.7)
1998.12	78	36(46.2)	42(53.8)
1999.6	76	36(47.4)	40(52.6)
1999.12	83	39(47.0)	44(53.0)
2000.6	82	40(48.8)	42(51.2)
2000.12	85	46(54.1)	39(45.9)
2001.6	88	48(54.5)	40(45.5)
2001.12	85	44(51.8)	41(48.2)
2002.6	87	56(64.4)	31(35.6)
2002.12	89	59(66.3)	30(33.7)
2003.6	86	57(66.3)	29(33.7)

续表

研究时间	例数(n)	阴性数(%)	阳性数(%)
2003.12	88	60(68.2)	28(31.7)
2004.6	92	64(69.6)	28(30.4)
2004.12	95	68(71.6)	27(28.4)
2005.6	92	67(72.8)	25(27.2)
2005.12	98	74(75.5)	24(24.5)
2006.6	106	84(79.2)	22(20.8)
2006.12	108	87(80.6)	21(19.4)
2007.6	120	100(83.4)	20(16.6)
2007.12	118	101(85.6)	17(14.4)
2008.6	124	105(84.7)	19(15.3)
2008.12	125	106(84.8)	19(15.2)

表 18-11-7 血液透析患者 HCV 感染标志的阳性率

项目	阳性例数(n)	阳性率(%)
抗 HCV IgM	91	43.3
抗 HCV IgG	87	41.4
HCV RNA	105	50.0
以上 3 项均阳性	81	38.6
3 项至少 1 项阳性	117	55.7

吴国友等学者[46]对维持性血液透析患者丙型肝炎病毒(HCV)的感染及其亚型的分布状况初步进行了研究,收集了210例血液透析患者的临床资料,采用ELISA法检测抗-HCV抗体(IgM和IgG),采用RT-PCR方法检测HCV-RNA,并进一步对抗HCV抗体IgM阳性的患者进行亚型测定。结果显示,210例血液透析患者中,抗HCV IgM阳性91例(43.3%),抗HCV IgG阳性87例(41.4%),HCV-RNA阳性105例(50.0%),≥1项指标阳性117例(55.7%),所有HCV指标均阳性81例(38.6%),见表18-11-8;维持性血液透析患者丙型肝炎病毒有较高感染率。

表 18-11-8 血液透析前新增患者抗-HCV 阳性情况

研究时间	新病例数(n)	阳性数(%)	阴性数(%)
1998.6～1998.11	45	2(4.4)	43(95.6)
1998.12～1999.5	43	1(2.3)	42(97.7)
1999.6～1999.11	48	3(6.3)	5(93.7)
1999.12～2000.5	49	2(4.1)	47(95.9)
2000.6～2000.11	52	3(5.8)	49(94.2)
2000.12～2001.5	55	3(5.5)	52(94.5)
2001.6～2001.11	61	2(3.3)	59(96.7)
2001.12～2002.5	41	0(0.0)	41(100.0)
2002.6～2002.11	45	1(2.2)	44(97.8)
2002.12～2003.5	43	2(2.4)	41(97.6)
2003.6～2003.11	58	1(1.7)	57(98.3)
2003.12～2004.5	55	2(3.6)	53(96.4)
2004.6～2004.11	64	2(3.1)	62(96.9)
2004.12～2005.5	56	2(3.6)	54(96.4)

续表

研究时间	新病例数(n)	阳性数(%)	阴性数(%)
2005.6~2005.11	47	1(2.1)	46(97.9)
2005.12~2006.5	53	3(5.7)	50(94.3)
2006.6~2006.11	54	2(3.7)	52(96.3)
2006.12~2007.5	47	2(4.3)	45(95.7)
2007.6~2007.11	62	1(1.6)	63(3.9)
2007.12~2008.5	45	2(4.4)	43(95.6)
2008.6~2008.11	43	1(2.3)	42(97.7)
2008.12	9	0(0.0)	9(100.0)
总计	1 075	38(3.5)	1 037(96.5)

Jadoul 等[47]采用第二代 ELISA 法对 401 例血液透析患者随访 18 个月,平均抗-HCV 年阳转率为 1.7%,整个随访期间只有 8 例患者阳转,且血液透析患者抗-HCV 总阳性率为 13.4%。Souqiyyeh 等进行了一个多中心 21 个月随访研究,抗-HCV 年阳转率为 7% ~9%。Mohamed 等[48]进行了 3 年随访研究,187 例血液透析患者抗-HCV 年阳转率为 22.6%。综上所述,在血液透析中心 HCV 感染是一个非常严重的问题。

(二)血液透析导致 HCV 院内传播证据和传播途径

越来越多的证据显示血液透析患者感染 HCV 的主要原因为院内传播,血液透析中心的 HCV 阳性率要明显高于腹膜透析和家庭血液透析。近年来,分子生物学技术的应用进一步明确了血液透析患者间 HCV 传播的机制。Donahue 等[49]采用单链构象多态性(SSCP)分析,28 例血液透析患者中仅发现 6 种 SSCP 型带,85%患者中有 3 种最多见的 SSCP 型带,而对照组达到 16 种不同型带,每种型带仅 4% ~12% 的患者相同。Stuyver 等[50]应用线性探针测定法(line probe assay)在同一血液透析中心发现了变异的 HCV1b 基因型,进一步为院内传播提供了依据。汪年松等学者[51-52]的研究中检测了 34 例 HCV RNA 阳性血液透析患者(研究组)及 30 例与透析无关的慢性丙型肝炎患者(对照组)HCV 高变区 PCR 产物的 SSCP 电泳型带,血液透析患者中有 8 种 SSCP 型带,而对照组有 19 种。另一研究中对 15 例血液透析患者的 HCV 高变区进行核苷酸序列分析,发现一些分离株间核苷酸序列同源性达 97%,这些患者长期共用血液透析机或在同一透析室,而部分患者从未接受输血或血制品,这些都证实血液透析中心存在院内传播。其可能的传播途径如下。

1. 输血　许多研究认为血液透析患者感染 HCV 与输血有密切关系,输血作为抢救和治疗危重患者的重要手段,无疑也增加了感染的风险。在血液透析患者中,HCV 感染与输血的次数和量密切相关,陈丽萌等[44]发现输血组的 HCV 感染率高于非输血组(35.4% *vs*. 21.6%),而每输一次血,感染的危险性增加 1.8%。Muller 等[53]认为随着输血量增加,抗 HCV 阳性率增加,当输血超过 10 U,抗 HCV 可高至 76%。随着 ELISA 试剂在临床上应用的不断深化,至今已发展至第三代,与前两代相比,增加了 NS5 区域的特异性抗原,敏感性和特异性进一步提高,明显降低了输血后的发病率;而促红细胞生成素的广泛应用,也减少了血液透析患者输血的机会。近年来的报道显示[54],血液透析患者中输血并非是感染 HCV 的独立危险因素,一些从未输血的患者也感染了 HCV,证实了除输血外存在其他传播途径。

2. 透析器的复用　透析器复用可以降低首次使用综合征和过敏的发生率,提高了透析膜的生物相容性,并可减少透析费用。一些昂贵的高通量透析器的使用,以及贫困地区生活条件差,使复用仍在较广范围存在,但其是否直接导致血液透析患者感染 HCV 仍未明确。Kumar 等[55]报道复用透析器的患者 HCV 感染率为 60%,而使用一次性透析器的患者 HCV 感染率仅 17%。比利时的一项多中心研究[56]共历时 54 个月,严格执行 CDC 所指导的综合预防措施后,最后 18 个月,尽管有半数透析中心复用透析器,HCV 的感染率降至 0。另一项葡萄牙的多中心研究[57]发现,复用与不复用透析器的 HCV 感染率并无显著差异(6.1% *vs.* 7.4%),其中一些复用的透析中心,在将 HCV 阳性患者放置单独的房间透析以及阳性患者不复用透析器均大大降低了 HCV 的感染率。

3. *血液透析机的污染* 共用血液透析机被认为可能是 HCV 传播的重要因素,在对 HCV 阳性患者采用单独的血液透析机治疗后,HCV 的感染率下降。伊朗的两个血液透析中心[58] HCV 的感染率分别为 1.1% 和 9.8%,两中心的唯一不同在于第一个中心采用固定的血液透析机透析,对比结果表明血液透析机所致的交叉感染是感染 HCV 的主要原因,明显高于输血。是否为滤过液及透析液被 HCV 污染,导致共用血液透析机后 HCV 感染增多,目前仍不明确。由于透析膜的孔径要远远小于 HCV 病毒的直径,从理论上来讲,HCV 病毒并不能通过透析膜而污染血液透析机,然而并不排除透析器反复使用后导致膜破孔。Sampieto 等[59]发现 HCV-RNA 可以通过透析膜,而 Hubmann 等[60]对 58 例维持性血液透析患者应用第二代 ELISA 法及 PCR 方法检测血液及超滤液,发现 HCV-RNA 并不能通过透析膜。Noiri 等[61]则建议对 HCV 阳性患者血液透析时采用较小的跨膜压(<18.72 mmHg)。国内学者[62]应用 RT-PCR 方法在 34 例血液透析患者的滤过液和透析液中均未发现 HCV-RNA。另外,血液透析机外部的压力传感器是消毒的盲区,血液反流可增加污染机会,提倡每例患者透析后更换传感器可减少 HCV 感染。Gilli 等学者[63]证实在采取严格的综合预防后,虽与 HCV 阳性患者共用血液透析机,并未增加 HCV 感染机会,提示除共用血液透析机外,尚存在其他具体的传播途径。

4. *血液透析医护人员* 血液透析室的工作人员,特别是护士,可能会影响到 HCV 病毒的传播。Saxena 等[64]将 198 例血液透析患者分为 3 组,与护士的比例分别为 2∶1(第一组)、3∶1(第二组)和4∶1(第三组),其总的 HCV 感染率为 43.4%,第一组 HCV 感染率最低,为 26.8%,而第三组的感染率竟高达 71.8%,远远高于第一组。Alfurayh 等[65]则收集护士在分别接触 HCV 阳性和阴性患者后,以及进入血液透析中心前的三种洗手液标本,接触阳性患者后的洗手液标本 HCV-RNA 阳性率为 23.75%,接触阴性患者后的阳性率为 8%,而进入血液透析中心前的阳性率为 3.3%。Al-Ghamdi[66]比较了不同 HCV 感染率的两个血液透析中心的护士行为,发现低感染率组的每位护士在每例患者透析后清洁血液透析机表面,而高感染率组仅 58% 的护士做到这一点。由于每次血液透析时需要护理至少 4 小时,而各中心护士的比例以及行为各不相同,可能导致不同透析中心 HCV 的不同感染率。

5. *血管通路* 血液透析的血管通路无疑会增加感染的机会,包括细菌感染和病毒感染。Saxena 等[67]通过对 198 例血液透析患者的观察,发现动静脉内瘘的 HCV 感染率最高,达到 61.7%,其次为人工血管 47.8%,临时中心静脉置管为 19%,而永久导管感染率最低,为 12.9%。Okuda 等[68]认为血液透析时穿刺所致的两个针眼存在很大的感染机会,一些护士在调整内瘘针位置,或不同患者血液透析结束时,未及时更换手套,在针眼出血时,可能用已污染的手套压迫止血,这些都增加 HCV 感染机会。

6. *其他* 一些原因如共用药物、监护仪、不及时更换手套、不注重洗手、血液污染的被服等都可能是传播 HCV 的途径。

(三)血液透析患者丙型肝炎的临床表现和治疗

与感染其他病毒性肝炎如甲型肝炎、乙型肝炎的临床表现类似,感染 HCV 后,不论急性感染或慢性感染患者可出现全身乏力、食欲减退、恶心或季肋部疼痛等表现。在急性感染中有少数患者可伴低热,轻度肝肿大,部分患者可出现脾肿大等;若同时合并有免疫缺陷、基础肝脏疾病或同时感染其他病毒性肝炎的急性丙肝患者可能会出现肝衰竭。慢性丙型肝炎患者的症状随着疾病进展而明显,可有恶心、关节痛、肌肉酸痛或瘙痒等。丙型肝炎往往病情较轻,很少出现黄疸。

对于血液透析患者丙型肝炎病毒感染的临床表现与普通患者稍有不同。由于免疫功能低下,患者经常不能清除病毒并且经常进展到慢性阶段,仅有很少的患者出现 ALT 升高,很少出现典型的临床症状,所以在血液透析患者中根据临床表现诊断丙型肝炎是非常困难的,有时仅能通过 HCV RNA 检测发现,HCV 感染的并发症经常在疾病的进展阶段被发现。

肝组织学检查对于 ALT 正常的慢性 HCV 感染有重要意义,虽然 ALT 正常者较 ALT 升高者肝组织学变化较轻,但仍有 2/3 的人存在门脉性肝纤维化,10% 的人有桥状坏死。肝组织活检对病情判断及指导治疗有重要意义，但该检查为损伤性操作，不适合经常穿刺检查，因此，无创肝纤维化诊断日益受到重视。Fibrotest 及 Fibroscan 是两种常用的无创肝纤维化指标，简便易行，尚可辅助用于判断肝纤维化程度。透析治疗 10 年后，HCV 阳性者发展为肝硬化者高达 17%，其 10 年存活率明显低于 HCV 阴性者。Espinosa 等研究显示，HCV 阳性和 HCV 阴性患者的 10 年生存率分别为 31% 和 54%，HCV 感染是 ESRD 的独立死亡因素。

血液透析患者丙型肝炎的治疗[69]：所有正在血液透析或等待肾脏移植的慢性肾脏疾病患者，均应筛查丙型肝炎以制定合理的治疗方案。对合并严重肾脏疾病但尚未行血液透析的慢性 HCV 感染者，可采用减量 Peg-IFN 和利巴韦林治疗（α-2a 一周 1 次 135 μg 或 α-2b 一周 1 次 1 μg/kg，利巴韦林一日 200～800 mg），但需注意密切监测不良反应。正在进行透析的 HCV 感染患者，可考虑普通 IFN（2a 或 2b，一周 3 次，每次 3 mU）或 Peg-IFN（α-2a 一周 1 次 135 μg，或 α-2b 一周 1 次 1 μg/kg）治疗；利巴韦林可与 IFN 合用，但需减量并密切监测贫血等不良反应。已经进行肾移植的慢性 HCV 感染者不建议采取抗病毒治疗，除非发展为纤维化淤胆性肝炎。

（四）血液透析 HCV 传播的预防

由于可能存在多种传播途径，因此需要采取综合的预防措施，包括医护人员严格无菌操作，及时更换手套及洗手，护理人员相对固定，血液透析机进行严格消毒，透析环境常规清洗和消毒，减少输血及透析器复用，定期进行 ALT 及抗 HCV 检测以及时发现新发的 HCV 感染者。

（1）大多数血液透析中心由于机器多，患者多，空间比较狭小，每台机器使用频率 2～3 次/天，容易发生交叉感染，因此每位患者结束血液透析治疗后需要清洁和更换血液透析床单元，透析治疗区域进行空气流通或消毒，血液透析机器表面使用后进行消毒剂擦拭，特别是机器内部的每单次使用后消毒、清洗，两班血液透析治疗中间衔接时采取中间清场制。透析机器、透析床单元、血压计、止血钳等，使用后除进行完整的消毒外建议专区专用，尽可能将血液透析患者使用的机器根据患者肝炎血清学检测结果进行分类和固定。通过这样的方法、措施和消毒制度达到空气清新、机器消毒、床单元消毒，减少上下机繁忙高峰短时间段的人员流量，达到控制交叉感染的目的。

（2）避免和减少任何感染源由血液通路进入体内应当是护理流程管理的关键。根据报道[70]，B 超检查提示血液流量 <600 ml/min HCV 感染率高于血液流量 >600 ml/min HCV 感染率，推断可能是由于血液透析时血泵转速流量不足（Q_B <200 ml/min），造成多次调整和多个人员操作其穿刺点，使调整后针眼变大和渗血有关。因此严格执行血管穿刺护理操作规范，护士操作时手套更换，内瘘血管成形术的手术质量，也是预防血液透析患者感染 HCV 的关键。

（3）抗 HCV 阳性患者不能重复使用透析器。

（4）透析器复用环节中消毒剂的选择、配制、使用浓度、有效时间、储存温度、消毒剂的灌注量及充满度也是控制感染的关键。透析器消毒后，在储存前还必须用消毒液擦拭透析器外壳，杀灭透析器外壳的残留病毒。消毒后待用的透析器应当储存在 4℃ 以上清洁柜中。0.25%～0.5% 过氧乙酸消毒透析器 6 小时后使用，有效期 3 天；3.5% 伦拿林消毒透析器 11 小时后使用，有效期 14～30 天。

接受血液透析的患者是 HCV 感染的高危人群，长期反复暴露于体外循环，透析室内工作人员与患者以及患者与患者的接触、复用透析器处理过程的污染均有可能增加 HCV 在透析室内的传播。因此，除严格控制输血外，防止透析室内 HCV 的医源性传播也是预防透析患者 HCV 感染的重要途径。为了有效降低透析室内 HCV 传播，国内部分血液透析中心采用隔离透析，并加强消毒制度，包括每次透析之后机器消毒并用消毒液擦洗机器表面；护士操作时必须戴手套，治疗不同患者时更换手套以避免交叉污染等。采取上述隔离、消毒措施后，血液透析中心 HCV 感染率明显下降。由于其他因素，如：输血次数、平均透析时间等其他危险因素均无明显差异，故 HCV 感染率的降低应归属于隔离、消毒和卫生制度的加强。

综上所述，对 HCV 抗体阳性的患者进行隔离透析并加强消毒措施可明显降低透析中心 HCV 的感染率，因此有建议应对 HCV 感染患者实施隔离透析。

三、血液透析患者人类免疫缺陷病毒(HIV)感染

血液透析患者HIV感染率有轻度增高趋势,从1985年到1995年十年期间,美国为HIV感染患者提供的血液透析单位从11%增加到39%,伴HIV感染的血液透析患者从0.3%增加到1.4%。血液透析患者HIV感染的发病率依国家及区域的不同有很大的差别。法国的一个多中心报告显示,1997年透析患者HIV感染率为0.36%;埃及某一地区1993年的报告显示,私人透析中心HIV感染率为42%,大学透析中心为62%。血液透析单位HIV感染者主要为因HIV相关肾病导致的肾衰竭。HIV感染的途径主要为输血、滥用药物(注射途径)及性生活等。关于血液透析单位HIV在患者间或患者与工作人间的传染问题,美国有一例透析中心护士在为一位HIV阳性患者透析过程中被注射针刺伤而感染HIV的报告。在一些发展中国家有患者之间传染的报告,与未执行感染预防措施特别是合用注射针头或针管有关,并常导致HIV感染的暴发。

HIV感染患者透析方式的选择应基于患者的情况,可以选择血液透析或腹膜透析。有报告与其他透析方式相比,家庭血液透析有助于改善患者的预后和生活质量。HIV感染患者的预后较非HIV感染者差,据报告平均2年的存活率为50%,艾滋病暴发的患者6个月的存活率仅25%。影响预后的主要因素是艾滋病的病情。HIV阳性但无临床症状的患者可以透析存活多年。HIV感染的血液透析患者死亡的主要原因是感染、恶病质及心、脑血管疾病。

血液透析患者及工作人员是否需要进行HIV抗体的定期检测,根据美国疾病控制和预防中心的建议,定期检测以控制感染是不需要的[71]。但在有些情况下如存在HIV感染的高危人群,HIV感染病情的监测等则需要定期进行检测。

2010年初,中华人民共和国卫生部公布了中华医学会肾脏病分会制定的《血液净化标准操作规程(SOP)(2010版)》有关规定(见附录4),这是一部具有约束力的行政文件,现摘录部分内容如下。

(1)对于第一次开始透析的新入患者或由其他中心转入的患者必须在治疗前进行乙肝、丙肝、梅毒及艾滋病感染的相关检查。对于HBV抗原阳性患者应进一步行HBV-DNA及肝功能指标的检测,对于HCV抗体阳性的患者,应进一步行HCV-RNA及肝功能指标的检测。保留原始记录,登记患者检查结果。

(2)乙型肝炎和丙型肝炎患者必须分区分机进行隔离透析,感染病区的机器不能用于非感染病患者的治疗,应配备感染患者专门的透析操作用品车。

(3)护理人员应相对固定,照顾乙肝和丙肝患者的护理人员不能同时照顾乙肝和丙肝阴性的患者。

(4)感染患者使用的设备和物品如病历、血压计、听诊器、治疗车、机器等应有标识。

(5)乙肝患者、丙肝患者、HIV及梅毒感染患者不得复用透析器。

(6)HIV阳性患者建议到指定的医院透析或转腹膜透析。

(7)对长期透析的患者应该每6个月检查乙肝、丙肝病毒标志物1次;保留原始记录并登记。

(8)对于血液透析患者存在不能解释肝脏转氨酶异常升高时应进行HBV-DNA和HCV-RNA定量检查。

(9)如有患者在透析过程中出现乙肝、丙肝阳性,应立即对密切接触者进行乙肝、丙肝标志物检测。

(10)对于暴露于乙肝或丙肝怀疑可能感染的患者,如病毒检测阴性,在1~3个月后重复检测病毒标志物。

参考文献

1. Kirkpatrick CH, Wilson WE, Talmage DW, et al. Immunologic studies in human organ transplantation: observation and characterization of suppressed cutaneous reactivity in uremia. Exp Med, 1964, 119: 727-742.

2. Meuer SC, Hauer M, Kurz P, et al. Selective blockade of the antigen-receptor-mediated pathway of T cell activation in patients with impaired primary immune responses. J Clin Invest, 1987, 80: 743-749.
3. Mioli VA, Balestra E, Bibiano L, et al. Epidemiology of viral hepatitis in dialysis centers: a national survey. Nephron, 1992, 61: 278-283.
4. Oguchi H, Miyasaka M, Tokunaga S, et al. Hepatitis virus infection(HBV and HCV) in eleven Japanese hemodialysis units. Clin Nephrol, 1992, 38: 36-43.
5. Tokars JI, Miller ER, Alter MJ, et al. National surveillance of dialysis in the United States. Semin Dial, 2000,13:75-85.
6. Burdick RA, Bragg-Cresham JL, Woods JD, et al. Pattern of hepatitis B prevalence and seroconversion in hemodialysis units from three continents: The DOPPS. Kidney Int, 2003, 63: 2222-2229.
7. Jankovic N, Cala S, Nadinic B, et al. Hepatitis C and hepatitis B virus infection in hemodialysis patients and staff: a two year follow-up. Int J Artif Organs, 1994,17:137-140.
8. Otedo AE, McLigeyo SO, Okoth FA, et al. Seroprevalence of hepatitis B and C in maintenance dialysis in a public hospital in a developing country. S Afr Med J, 2003, 93: 380-384.
9. Teles SA, Martins RMB, Vanderboght B, et al. Hepatitis B virus: Geno-types and subtypes in Brazilian hemodialysis patients. Artif Organs,1999,23:1074-1078.
10. Covic A, Iancu L, Apetrei C, et al. Hepatitis virus infection in hameodialysis patients from Moldavia. Nephrol Dial Transplant,1999,14: 40-45.
11. Souza KP, Luz JA, Teles SA, et al. Hipatitis B and C in the hemodialysis unit of Tocantins, Brazil: serological and molecular profiles. Mem Inst Oswaldo Cruz, 2003, 98: 599-603.
12. 吕莉，周宝森. 沈阳市血液透析患者乙型病毒性肝炎感染现状. 中国现代医生，2009，47:(9)：123-124.
13. 陈生，于青，张政，等. 维持性血液透析患者血液乙型肝炎表面抗原阳性的危险因素及对肝功能的影响. 中国血液净化，2009，8(11)：601-603.
14. Olsen SK, Brown RS. Hepatitis B treatment: lessons for the nephrologists. Kidney Int, 2006, 70(11): 1897-1904.
15. Fabrizi F, Martin P, Bunnapradist S. Treatment of chronic viral hepatitis in patients with renal disease. Gastroenterology. Clin North Am, 2004, 33(3): 655-670.
16. McAdam AJ, Schweiter AN, Sharpe AH. The role of B7 costimulation in activation and differentiation of $CD4^+$ and $CD8^+$ T cells. Immunol Rev, 1998, 165:231-235.
17. Schweitzer AN, Sharpe AH. Studies using antigen-presenting cells lacking expression of both B7-1(CD80) and B7-2(CD86) show distinct requirements for B7 molecules during priming versus restimulation of Th2 but not Th1 cytokine production. J Immunol, 1998, 161: 2762-2766.
18. Henry J, Miller MM, Pontarotti P. Structure and evolution of the extended B7 family. Immunol Today, 1999, 20: 285-288.
19. Meuer SC, Hauer M, Kurz P, et al. Selective blockade of the antigen-receptor-mediated pathway of T cell activation in patients with impaired immune responses. J Clin Invest, 1987, 80: 743-747.
20. Girndt M, Khler H, Schiedhelm-Weick E, et al. T-cell activation defect in hemodialysis patients: evidence for a role of the B7/CD28 pathway. Kidney Int, 1993, 44: 359-362.
21. Girndt M, Sester M, Sester U, et al. Defective expression of B7-2(CD86) on monocytes of dialysis patients correlates to the uremia-associated immune defect. Kidney Int, 2001, 59: 1382-1385.
22. Meuer SC, Dumann H, Meyer zum Büschenfelde KH, et al. Low dose interleukin-2 induces systemic immune responses against HBS-Ag in immunodeficient non-responders to hepatitis B vaccination. Lancet, 1989, 1: 15-19.
23. Beaman M, Michael J, MacLennan IC, et al. T-cell independent and T-cell-dependent antibody responses in patients with chronic renal failure. Nephrol Dial Transplant, 1989, 4: 216-219.
24. Fattovich G, Brollo L, Giustina G, et al. Natural history and prognostic factors for chronic hepatitis type B. Gut, 1991, 32: 294-299.
25. Liaw YF, Lin DY, Chen TJ, et al. Natural course after the development of cirrhosis in patients with chronic type B hepatitis: aprospective study. Liver, 1989, 9: 235-239.
26. Harnett JD, Parfrey PS, Kennedy M, et al. The long-term outcome of hepatitis B infection in hemodialysis patients. Am J Kidney Dis, 1988, 11: 210-214.
27. Degott C, Degos F, Jungers P, et al. Relationship between liver histopathological changes and HBsAg in 111 patients treated

by long-term hemodialysis. Liver, 1983, 3: 377-381.

28. Fabrizi F, Messa P, Martin P. Hepatitis B virus infection and the dialysis patient. Semin Dial, 2008, 21: 440-446.
29. 骆淑芳. 西方国家慢性乙型肝炎治疗策略. 肝脏, 2008, 13: 186-187.
30. 黄海舟, 王荣先, 周晓靓. 乙型肝炎治疗药物应用进展与研究开发策略. 医药导报, 2008, 27: 397- 400.
31. Ohler H, Amold WC, Renschin G, et al. Active hepatitis B vaccination of dialysis patients and medical staff. Kindney Int, 1984, 25: 124-128.
32. Fabrizi F, Andrulli S, Bacchini G, et al. Intrademal versus intramuscular hepatitis B re-vaccination in non-responsive chronic dialysis patients: a prospective randomized study with cost-effectiveness evaluation. Nephrol Dial Transplant, 1997, 12: 1204-1210.
33. Schindler R, Lonnemann G, Schaffer J, et al. The effect of ultrafiltered dialysis on the cellular content of interleukin-1 receptor antagonist in patients on chronic hemodialysis. Nephron, 1994, 68: 229-232.
34. Sampietro M, Badalamenti S,Graziani G. Nosocomial hepatitis C in dialysis units. Nephron, 1996, 74: 251-260.
35. Sampietro M, Badalamenti S, Salvadori S, et al. High prevalence of a rare hepatitis C virus in patients treated in the same hemodialysis unit: evidence for nosocomial transmission of HCV. Kidney Int, 1995, 47: 911-917.
36. Lin HH, Huang CC, Sheen IS. Prevalence of antibodies to hepatitis C virus in hemodialysis unit. Am J Nephrol, 1991, 11: 192-196.
37. Omar MN, Tashkandy MA, El Tonsy AH. Liver enzymes and protein electrophoretic patterns in hemodialysis patients with antibodies against the hepatitis C virus. Saudi J Kidney Dis Transpl, 1995, 6: 163-166.
38. Hosseini-Moghaddam SM, Keyvani H, Kasiri H, et al. Distribution of hepatitis C virus genotypes among hemodialysis patients in Tehran—a multicenter study. J Med Virol, 2006, 78: 569-573.
39. Schneeberger PM, Keur I, van Loon AM, et al. The prevalence and incidence of hepatitis C virus infections among dialysis patients in the Netherlands: a nationwide prospective study. J Infect Dis, 2000, 182: 1291-1299.
40. Lombardi M, Cerrai T, Geatti S, et al. Results of a national epidemiological investigation on HCV infection among dialysis patients (Survey by the Italian Branch of EDTNA/ERCA). J Nephrol, 1999,12: 322-327.
41. Kalantar-Zadeh K, Kilpatrick RD, McAllister CJ, et al. Hepatitis C virus and death risk in hemodialysis patients. J Am Soc Nephrol, 2007, 18: 1584-1593.
42. Sanchez JL, Sjogren MH, Callahan JD, et al. Hepatitis C in Peru: risk factors for infection, potential iatrogenic transmission, and genotype distribution. Am J Trop Med Hyg, 2000, 63: 242-248.
43. 汪年松, 竺艳娟, 唐令诠, 等. 维持性血液透析患者感染乙型和丙型肝炎的分析. 中华肾脏病杂志, 1998, 14: 376-379.
44. 陈丽萌, 李学旺, 彭立人, 等. 维持血液透析的尿毒症患者乙型丙型肝炎病毒感染情况研究. 中国实用内科杂志, 2002, 22: 407-409.
45. 汪年松, 盛晓华, 张晓光, 等. 维持性血液透析患者感染丙型病毒性肝炎 126 个月随访研究. 中国血液净化,2009, 8 (11):593-597.
46. 吴国友, 庄爱周, 朱杰, 等. 维持性血液透析患者丙型肝炎病毒感染的调查与分析. 中华医院感染学杂志, 2008, 18 (12): 1689-1694.
47. Jadoul M, Cornu C, Strikou CVY, et al. Incidence and risk factors for hepatitis C seroconversion in hemodialysis: a prospective study. Nephron, 1993, 44:1332-1339.
48. Mohamed AO, Bernieh B, Wafa A, et al. Prospective study of seroconversion for hepatitis C virus antibodies in hemodialysis patients: one center experience. Saudi J Kidney Dis Transplant Bull, 1996, 6: S85-S92.
49. Donahue JG, Munoz A, Ness PM, et al. The declining risk of post transfusion hepatitis C virus infection. N Engl J Med, 1992, 327: 369-375.
50. Stuyver L, Claeys H, Wyseur A, et al. Hepatitis C virus a hemodialysis unit: molecular evidence for nosocomia transmission. Kidney Int, 1996, 49: 889-895.
51. 汪年松, 唐令诠, 竺艳娟, 等. 血液透析患者感染丙型肝炎病毒分子流行病学研究. 临床肝胆杂志, 2000, 16: 24-25.
52. 汪年松, 潘卫, 竺艳娟, 等. 血液透析患者丙型肝炎病毒高变区核苷酸序列分析. 中华预防医学杂志, 1999, 33: 146-148.
53. Muller GY, Zabaleta ME, Arminio A, et al. Risk factors for dialysis-associated hepatitis C in Venezuela. Kidney Int, 1992,

41：1055-1058.

54. Salama G, Rostaing L, Sandres K, et al. Hepatitis C virus infection in French hemodialysis units：a multicenter study. J Med Virol, 2000, 61：44-51.
55. Kumar H, Naqvi SA, Ahmed A, et al. Hepatitis-C virus antibodies(anti HCV) in haemodialyzed *vs*. non-dialyzed patients. J Pak Med Assoc, 1994, 44：28-30.
56. Jadoul M, Cornu C, van Ypersele de Strihou C. Universal precautions prevent hepatitis C virus transmission：a 54 month follow-up of the Belgian Multicenter Study. The Universitaires Cliniques St-Luc(UCL) Collaborative Group. Kidney Int, 1998, 53：1022-1025.
57. dos Santos JP, Loureiro A, Cendoroglo Neto M, et al. Impact of dialysis room and reuse strategies on the incidence of hepatitis C virus infection in haemodialysis units. Nephrol Dial Transplant, 1996, 11：2017-2022.
58. Rais-Jalali G, Khajehdehi P. Anti-HCV seropositivity among haemodialysis patients of Iranian origin. Nephrol Dial Transplant, 1999, 14：2055-2056.
59. Sampietro M, Graziani G, Badalamenti S, et al. Detection of hepatitis C virus in dialysate and in blood ultrafiltrate of HCV-positive patients. Nephron, 1994, 68：140-145.
60. Hubmann R, Zazgornik J, Gabriel C, et al. Hepatitis C virus-does it penetrate the haemodialysis membrane? PCR analysis of haemodialysis ultrafiltrate and whole blood. Nephrol Dial Transplant, 1995, 10：541-542.
61. Noiri E, Nakao A, Oya A, et al. Hepatitis C virus in blood and dialysate in hemodialysis. Am J Kidney Dis, 2001, 37：38-42.
62. 汪年松，竺艳娟，潘卫，等. 维持性血液透析患者感染丙型肝炎医源性传播途径初探. 现代预防医学，1998，25：404-405.
63. Gilli P, Soffritti S, De Paoli Vitali E, et al. Prevention of hepatitis C virus in dialysis units. Nephron, 1995, 70：301-306.
64. Saxena AK, Panhotra BR. The impact of nurse understaffing on the transmission of hepatitis C virus in a hospital-based hemodialysis unit. Med Princ Pract, 2004, 13：129-135.
65. Alfurayh O, Sabeel A, Al Ahdal MN, et al. Hand contamination with hepatitis C virus in staff looking after hepatitis C-positive hemodialysis patients. Am J Nephrol, 2000, 20(2)：103-106.
66. Al-Ghamdi SM. Nurses' knowledge and practice in hemodialysis units：comparison between nurses in units with high and low prevalence of hepatitis C virus infection. Saudi J Kidney Dis Transpl, 2004, 15：34-40.
67. Saxena AK, Panhotra BR, Sundaram DS. The role the type of ascular access plays in the transmission of hepatitis C virus in a high prevalence hemodialysis unit. J Vasc Access, 2002, 3：158-163.
68. Okuda K, Hayashi H, Kobayashi S, et al. Mode of hepatitis C infection not associated with blood transfusion among chronic hemodialysis patients. J Hepatol, 1995, 23：28-31.
69. Ghany MG, Strader DB, Thomas DL, et al. Diagnosis, management, and treatment of hepatitis C：an update. Hepatology, 2009, 49(4)：1335-1374.
70. 齐俊英，谢复东. 维持性血液透析及肾移植患者乙丙型肝炎病毒感染调查. 中华医院感染学杂志，2003，13(9)：805-807.
71. D'Agati V, Appel GB. HIV infection and the kidney. J Am Soc Nephrol, 1997, 8(1)：138-152.

第十二节 尿毒症患者呼吸系统改变

陈 楠

一、发病机制

(一)发病途径

一般来说,肾脏与肺可通过以下5个途径相互影响而致病。

(1)肾脏疾病直接影响肺,如尿毒症时的肺部受累,尿毒症肺水肿。

(2)肾脏疾病通过中介器官间接影响肺,如尿毒症性心肌病,引起肺静脉高压,导致肺部病变。

(3)某些疾病,如Wegner肉芽肿,Goodpasture综合征、硬皮病、结节病等,其病理过程可直接同时累及肺与肾脏。

(4)某些系统疾病同时累及肾和肺,如SLE可累及肾脏和肺,也可累及肌肉,而后通过膈肌而影响肺。

(5)慢性肾衰竭的治疗方式,如透析或肾移植相关因素累及肺。

(二)作用方式

慢性肾衰竭,尿毒症时导致肺部病变的原因,包括直接作用与间接作用。

1. 直接作用 包括:①尿毒症肺水肿和肺炎;②肺钙化;③肺纤维化;④胸膜炎和胸膜纤维化,胸腔积液;⑤肺动脉高压;⑥肺梗死;⑦肺空气栓塞;⑧混合性(肺淀粉样变,肺出血等),以上各种原因既是尿毒症时的肺部表现,又是直接影响肺部结构和功能的因素。

2. 间接作用

(1)心脏。慢性肾衰竭时,心脏最常受累,可因高血压、贫血、容量负荷过多、高脂血症、营养不良、毒素刺激等综合因素引起心力衰竭、心包炎、心肌炎、心肌病、心脏钙化等。上述心脏病变,可通过增加左房压力,使肺毛细血管压升高,从而导致肺水肿,肺顺应性下降,肺血管和小气道压力增高影响肺的功能和结构变化,甚至引发肺纤维化。

(2)血液。尿毒症时贫血常见,肺泡毛细血管流量减少可影响肺的弥散功能。此外,贫血、酸中毒、高磷血症均使氧离解曲线右移,氧释放增加。蛋白尿、营养不良、低蛋白血症使血浆胶体渗透压下降,致肺水肿。糖尿病肾病、高血糖使血浆晶体渗透压升高,液体从细胞内进入血管内,导致高血压与心排血量下降,甚至心衰,肺水肿。

(3)免疫。尿毒症时免疫功能低下易并发各种感染,尤其是肺部感染,包括细菌、结核杆菌、真菌甚至寄生虫感染。此外,肾小球基底膜与肺毛细血管基底膜具有相同的抗原决定簇,故肾小球肾炎、肾病综合征等可使肺毛细血管通透性增加。

(4)医源性。尿毒症时的肾脏替代治疗方式,如血液透析、腹膜透析、肾移植均可影响肺功能。如血液透析时的低氧血症,空气栓塞及腹膜透析后横膈上抬,移植后免疫抑制剂的使用,常并发机会性感染等。

(5)呼吸肌障碍。尿毒症时营养不良、贫血、活性维生素 D_3 缺乏等均可导致肌无力,肌纤维能量利用障碍。高 PTH 血症及高血磷可感染肌细胞内线粒体的功能,影响肺功能,表现为最大吸气压(MIP),最大呼气压(MEP)和跨膈肌压降低。

(6)胸壁顺应性改变。尿毒症时活性维生素 D_3 缺乏、甲状旁腺功能亢进、骨铝沉积和营养不良等均可致肾性骨病,累及胸壁使其顺应性改变。

二、慢性肾衰竭时肺部并发症

(一)尿毒症肺水肿(尿毒症肺,uremic lung)

尿毒症肺发生率为50%~80%,它是指尿毒症时因毒素等综合因素引起的,为肺部非感染性,以肺水肿为主要病理特征的症候群。典型的胸片表现为双侧肺野蝶翼状或蝙蝠状的渗出阴影[1],见图 18-12-1。

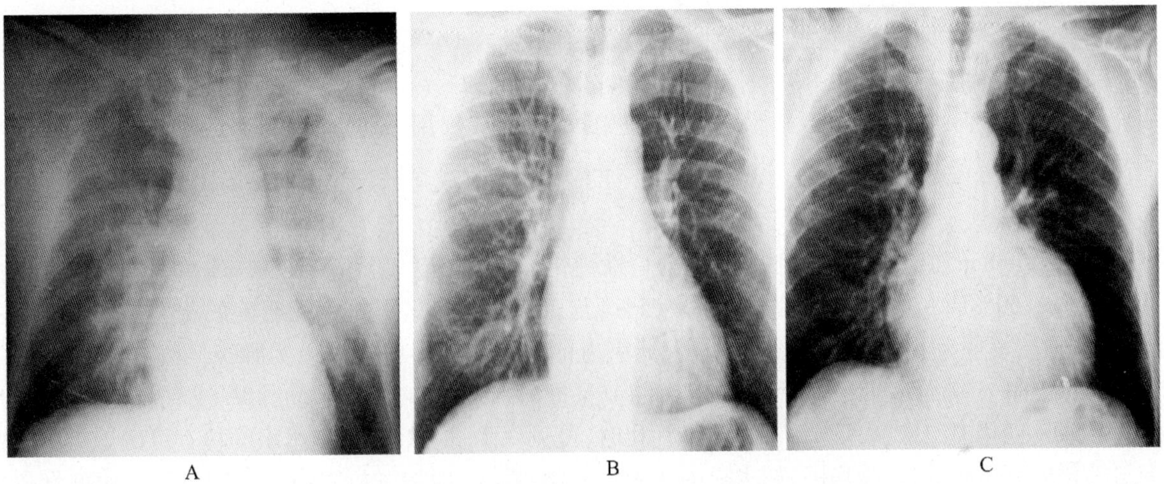

图 18-12-1 尿毒症肺

A. 肺泡性肺水肿;B. 肺淤血改变;C. 间质肺水肿伴心脏扩大

1. *发病机制* 包括心源性和非心源性因素。CKD 时心血管并发症明显增加,尤其在透析阶段,心血管事件高发。尿毒症时心肌功能障碍,左心功能不全导致肺毛细血管压升高,引起肺水肿和肺顺应性下降,导致心源性肺水肿。60%患者胸片存在心血管异常,临床表现为平卧时呼吸困难,单纯用强心剂治疗无效,充分透析脱水有效,说明左心功能不全导致肺水肿。

非心源性因素如下。①肺泡毛细血管渗透性增加。尿毒症时中分子毒素潴留,使肺泡毛细血管弥漫性受损,通透性增加,水分及纤维渗出而致肺水肿。②容量负荷增加。Pastemach 结扎输尿管产生急性肾衰竭的动物模型出现肺水肿,提示主要机制是水分潴留。慢性肾衰竭时由于 GFR 下降,水钠潴留,容量负荷过多而致肺水肿。③血浆胶体渗透压降低,大量蛋白尿,营养不良,合并贫血等使血浆胶体渗透压下降。但根据 Starling 公式,若此时血管周围间质的胶体渗透压也相应降低,则不产生肺水肿,只有当血浆胶体渗透压降低,并伴有肺血管内静水压增高时,才诱发肺水肿。④氧自由基增多,尿毒症时由于残存肾单位减少,肌酐代谢和易感染等因素使氧自由基产生增多,同时由于患者全身抗氧化能力显著下降,不能迅速有效地清除这些超氧阴离子,导致在清除异物同时,加剧组织损伤。其中次氯酸(HOCl)进一步使肌酐代谢为血化甲基胍,极易传入细胞内发生细胞毒作用而损伤组织。肺对 HOCl 具有高敏性,在中性粒细胞所致的肺组织损伤中起主要作用。⑤细胞因子和黏附分子。血液透析时使用生物相容性较差的膜,可激活补体,致白细胞聚集于肺微循环,释放各种溶酶体酶造成肺损害。进一步研究表明,白细胞聚集于肺微循环及其表面黏附分子表达增加,如 CD11a、CD11b、L-选择素、P-选择素及细胞间黏附分子 ICAM-1

及白细胞活性增加有关。

2. 临床表现

(1)咳嗽,咳痰最常见,发生率大于50%,其次是呼吸困难,发生率为30%～50%。尤以能平卧的气急为主要特征,常为轻至重度,严重时出现发绀,呈深大呼吸。少数(10%～20%)表现为咯血。可伴有单侧或双侧胸腔积液,基本病变是浆液纤维素性渗出,偶为血性。

(2)胸片常分为5期,即肺泡性肺水肿期、肺淤血期、间质性肺水肿期、肺间质纤维化期和心脏扩大期,尤以肺泡性肺水肿和心脏扩大期多见,常发生心衰。典型的胸片以肺门为中心,形成蝶形或蝙蝠样阴影,并可在短期内迅速变化,随充分透析脱水而迅速消失,与感染不相称。

(3)外周血白细胞计数不高,中性分叶亦正常,若同时合并肺部感染者,血象可增高。

(4)痰培养无病原菌。

(5)血气分析为低氧血症和代谢性酸中毒。

(6)肺功能表现为限制性通气功能障碍和弥散功能障碍。

(7)若为心源性,血清肌钙蛋白T和BNP升高。

3. 治疗措施　主要治疗原发病,合并心衰时可给予半量或1/3量的洋地黄制剂或血管扩张剂如酚妥拉明,用法为5%葡萄糖250 ml+酚妥拉明10 mg,1次/日,静滴。在少尿、无尿、水钠摄入过多或透析超滤不充分者易发生尿毒症肺,若合并感染,无须应用抗生素,或仅用预防剂量。充分透析,增加超滤是关键的治疗。

(二)肺钙化

1885年Virchon首次报道了内脏器官的异位性钙化,见于肺、肾、胃和心脏。尿毒症时异位钙化的发生率为10%～60%[2],其中肺钙化的发生率为5%,与肾衰竭的病情严重度无明确的相关性。肺钙化的原因不明,临床表现为进行性气促、急性呼衰、低氧血症、血钙升高,常被误以为肺炎,但胸片可正常,CT及MRI表现为中上肺野多个小叶间结节,有时结节呈指环状,可同时累及肺动脉壁、支气管、甚至胸壁皮下血管。^{99m}Tc-亚甲基二磷酸闪烁显像显示肺钙化时,可见^{99m}Tc摄取增加,肺组织学检查可确诊。肺功能改变与钙化度呈负相关,去除病因,如去除甲状旁腺、低磷摄入、增加透析次数和时间以及应用低钙透析后,肺钙化可部分逆转[3-4]。

(三)胸膜炎、胸膜纤维化和胸腔积液

胸腔积液以单侧多见,发生率为15%～20%,与容量负荷过多或特发性尿毒症性胸腔积液有关。积液常为中等量,多数为渗出液,偶为血性,若为纤维素性胸膜炎,则可闻及胸膜摩擦音。临床出现胸痛、气急、发热、咳嗽、血痰等。尿毒症胸膜炎的发生有以下几个原因:①毒素对胸膜的刺激,使其毛细血管通透性增高;②容量负荷过多或低白蛋白血症,使肺血管静水压增加,渗出至胸腔;③血小板功能不良、凝血障碍、加之血液透析时全身肝素化,促进血性胸水的发生;④腹膜透析患者出现胸腔积液,部分与先天性膈肌有关;⑤当尿毒症患者出现低热,ESR>100 mm/h,胸水PCR法结核杆菌DNA(+),正规抗炎治疗2周以上无效者,应考虑结核性胸膜炎;⑥特发性胸膜炎。

充分透析是治疗胸膜炎的主要手段,出现血性胸水时宜用低分子量肝素或无肝素透析,大量胸水时宜胸穿放液,并同时补充人体白蛋白。

(四)肺部感染

常见的感染为肺炎、支气管炎、支气管肺炎,发生率均为60%～70%,痰培养以G^-菌为主,治疗不当可导致败血症。故应选用有效抗生素积极治疗,同时纠正贫血和低蛋白血症等。此外,慢性肾衰竭患者结核的发生率是一般人群的10～16倍,国内有学者提出以下诊断线索[5-6]:①既往有未经适当治疗的活动性结核史;②近期有与活动性结核患者的密切接触史;③胸部X线检查有陈旧性结核病变,包括钙化灶、硬结病变、胸膜增厚或肺门部阴影;④血清抗PPD-IgG阳性。凡具有上述一项以上线索的患者应接受预防性抗结核治疗。

(五)肺梗死

肺梗死在尿毒症时多见,由于确诊需行肺血管造影,故实际发生率不明。有报道1 000例住院病例中致命和非致命的肺梗死发生分别为1~5例和15~20例,尸检中发生率为32%~33%,此类患者易发生透析低血压[7,8]。美国报道1例特殊病例,因血液透析用的深静脉导管顶端破裂,移行进入肺动脉,致肺动脉栓塞[9]。

(六)空气栓塞

血液透析时由于回血管路破损,血泵的抽吸作用致使空气进入血循环,或透析结束回血操作不当,致空气侵入血管,或在透析中有静脉输液空气进入血管。空气进入血管引起空气肺栓塞,呼吸衰竭乃至死亡。

(七)肺纤维化

尸检发现肺间质纤维化、胸膜纤维化、肺动脉硬化、酸中毒可增加肺结缔组织的弹性纤维,促进肺纤维化。长期显著的肺动脉高压(PAH)易引起肺毛细血管及右心室病理改变,使死亡率上升。据Yigla等对ESRD经动静脉通路进行血液透析伴肺动脉高压者平均随访3年,死亡率高达30.4%,而无肺动脉高压者死亡率仅8.5%。HD患者并发PAH病因尚不明确,其危险因素有其自身特殊性,动静脉内瘘、甲状旁腺功能亢进、肺血管钙化、贫血和容量负荷过多导致心脏高动力血液循环,可使PAH进一步恶化。

孟娟等收集首都医科大学附属北京朝阳医院肾内科2000年1月至2007年12月资料完整的维持性血液透析(MHD)患者184例的临床资料,进行回顾性分析。PAH的确定按照超声心动图诊断标准,结果184例中并发PAH 65例(35.3%),其中男34例,女31例,平均年龄(56.84±14.58)岁,透析龄(29.69±21.61)个月。PAH组患者使用动静脉内瘘61例(93.8%),深静脉置管4例(0.62%)。PAH组静息肺动脉收缩压(PASP)为(44.56±8.25)mmHg,显著高于无PAH组的(30.28±3.92)mmHg($P<0.01$)。PAH组与无PAH组每周透析时间、透析间期体重增加、Hb、Hct、右室横径、右房横径、右房长径和肺动脉内径等指标差异均有统计学意义($P<0.05$)。对以上因素进行Logistic回归分析显示,MHD并发PAH与贫血、透析间期体重增加和右房横径显著相关($P<0.05$)。

HD患者并发PAH并不少见,60%为轻度PAH,但临床症状隐匿,应提高警惕以早期诊断和早期干预,定期对HD患者行超声心动图检查对筛选PAH非常必要。刘连生等[10]探讨不同方式血管通路血液透析对肺动脉压的影响,选择73例维持性血液透析患者,采用多普勒超声心动图三尖瓣反流压差法检测三尖瓣最大反流速度,根据Bernoulli简化方程计算出三尖瓣反流压差和肺动脉压,采用多元Logistic回归比较维持性血液透析患者肺动脉高压的相关危险因素。结果本组维持性血液透析患者超声心动图诊断肺动脉压升高23例(占31.5%),动静脉内瘘组17例(42.5%),中心静脉导管6例(18.2%);动静脉内瘘组肺动脉反流压(15.17±8.51)mmHg与中心静脉导管组(10.04±6.14)mmHg比较有显著性差异($P<0.01$)。作者认为,使用中心静脉导管的血液透析患者肺动脉高压相对危险性低于动静脉通路进行血液透析者。Young等报道2例因动静脉内瘘血管通路血流量过大导致高排型心力衰竭,肾移植后结扎动静脉内瘘血管通路,心力衰竭随之缓解。Clarkson等报道1例长期HD的ESRD患者,动静脉内瘘血管通路形成动脉瘤,并导致PAH,结扎动静脉内瘘后,PAH逆转。

三、慢性肾衰竭替代治疗方式对肺的影响

(一)血液透析对肺的影响

1.低氧血症 Sherlock等在1972年首次报道了血液透析中的低氧血症,之后发现低氧血症发生率为60%以上,通常发生于血液透析开始后15~30分钟,PaO_2下降10%~20%,且在应用醋酸盐透析和铜仿膜时发生率最高。目前认为血液透析中低氧血症的发生机制包括如下几项[11-16]。

(1)透析膜生物不相容性。血膜接触激活补体,肺内白细胞滞留,引起通气灌注失调。发生机制主

要为复杂的免疫反应,它与白细胞活性变化及其黏附分子表达增加有关,参与这一过程的因素有:①补体活化,主要通过旁路途径,激活补体 C3a、C5a;②趋化作用,C3a、C5a 及白三烯等均为白细胞趋化因子,致白细胞聚集;③细胞因子 TNF、IL-1、IL-61 和 IL-8 等均可激活内皮细胞,使细胞间黏附分子(ICAM-1)表达增加;④黏附分子表达增加,使白细胞黏附于肺毛细血管,如 L-选择素、P-选择素、ICAM-1、CD11a、CD11b 等;⑤中性粒细胞活性的改变,有作者报道中性粒细胞的活性标志 MoF_{11} Ag,在血液透析开始时增加,而此时外周血白细胞计数下降,血液透析结束后 90 分钟,白细胞计数恢复正常,而 MoF_{11} Ag 表达亦下降。除了上述原因之外,也有不同的发现,如有作者发现用 PAN 膜或复用纤维素膜,外周血白细胞计数无明显减少,但低氧血症仍发生。行序贯透析时,有较明显的低氧血症,而白细胞计数反而升高。更有作者发现,肺毛细血管内白细胞滞留并不发生于低氧血症的高峰,而是在低氧血症之后。有作者比较三种不同生物相容性的透析膜(聚砜膜、醋酸纤维膜、铜仿膜)对低氧血症产生的影响,发现尽管补体激活水平不同,但低氧血症和白细胞减少仍发生,提示除补体外,各种过敏毒素产生的动力学改变可能是参与因素。

(2)使用醋酸盐透析液。醋酸代谢为碳酸氢盐的过程中部分由于 O_2 消耗大于产生且 CO_2 从透析液丢失,使呼吸渐弱,肺泡 O_2 减少,致 CO_2 下降。Daridson 通过实验精确计算一次醋酸盐透析后,CO_2 丢失量为 3 mmol/min,相当于 60 ml/min,约为患者代谢生成 CO_2 量的 1/3,根据呼吸交换 $R=VCO_2/VO_2$,CO_2 减少,则 R 下降,可明显抑制呼吸。

(3)通气不足。CKD 患者合并代谢性酸中毒,可导致周期性呼吸暂停。54% ~80% 的 ESRD 患者存在睡眠呼吸暂停综合征,主要表现为呼吸道阻塞,中枢性的呼吸暂停和低氧血症。

(4)自主神经功能紊乱。表现为靶器官(心脏、血管等)对交感神经反应性下降,使呼吸减慢。严重低氧血症可引起呼吸困难、发绀、心律失常及心肌梗死。对原有心肺功能不全的慢性肾衰竭及老年患者,透析时的低氧血症可促使产生低血压或透析不耐受,应引起高度重视。使用碳酸氢盐透析液及生物相容性较好的膜,充分给氧以及复用透析器等均有利于预防低氧血症的发生。

2. 血液透析对肺功能的影响 尿毒症非透析患者肺通气功能、弥散功能和大小气道功能均有下降,表现为肺活量、用力呼气肺活量、一秒钟用力呼气量均低于正常预计值。用力呼气一秒率,50% 肺活量最大呼气流量和 25% 肺活量最大呼气流量(V_{50}、V_{25})均下降,一氧化碳弥散量下降,与血尿素氮浓度呈负相关。血液透析后通气功能恢复早于弥散功能恢复,可能与小气道水肿易消退而肺泡水肿消退较慢有关。国内报道肺功能各项指标在血液透析后 2 个月明显改善。影响肺功能指标恢复的因素除尿毒症本身所致的肺病变、贫血、低蛋白血症和抗高血压药物的使用外,还与透析时膜材料和透析液有关。

3. 透析膜对呼吸的影响[17-18] 血液透析过程中血液与透析膜之间发生的特异性或非特异性反应称为生物相容性,根据反应的轻微或严重分别称为生物相容性好或生物不相容反应。使用生物不相容性膜如铜仿膜可引起各种急慢性并发症,包括肺部病变。透析膜通常分为三大类,即 A 类纤维素膜(铜仿膜),B 类改良纤维素膜(醋酸纤维膜、血仿膜)和 C 类合成膜(聚砜膜、聚丙烯腈膜、聚甲基丙烯酸甲酯膜)。比较其生物相容性优势:A 类 < B 类 < C 类。A 类最易发生生物不相容反应,由于其表面含有羟基激活补体,产生一系列生物效应,造成肺部损害。B 类由于对羟基进行了修饰,使其激活补体能力下降,故生物相容性有所改善。C 类不激活补体,且可吸附补体激活后产生的活性片段,故生物相容性最好。透析膜的生物相容性是血液透析中极为复杂而重要的问题,直接影响患者凝血、生化、免疫等一系列机制,并关系到患者的临床与预后,故宜进一步改善和提高透析膜的生物相容性。

(二)腹膜透析对肺的影响

1996 年 Berlyna 首先研究腹膜透析对肺的影响,他观察到由于腹膜透析液注入,使膈肌抬高,造成肺下叶塌陷、肺不张、肺炎、胸腔积液等肺部并发症,发生率为 22%,这些肺部并发症与腹膜透析液置入量有关,且直接影响肺功能。当腹膜透析液置入 2 L,即常规腹膜透析时,肺功能几乎不受影响,但超过 3 L 时,即使原来肺功能正常也可出现呼吸困难和通气功能减弱。故一般控制腹内压低于 140 mmHg,通气下降小于 20%,不致产生临床症状。腹膜透析时由于膈肌和胸壁的作用,故弥散功能下降更为显著,腹膜透析后3个月各项肺功能指标均明显改善。采用不同的腹膜透析方式,对肺功能的影响不同,急性腹膜透析和间歇性腹膜透析影响较大。CAPD时由于生理状况稳定,腹膜透析液置入主要影响腹腔,故影响最小。CAPD时腹疝多见也支持上述观点。

(三)肾移植对肺的影响

1. 肾移植后有利于心肺功能恢复的因素 ①移植肾功能恢复有利于机体内环境稳定和心肺功能改善;②肾移植后血压恢复正常有利于心肺功能恢复,仅少数患者仍有血压升高;③肾移植后6周至3个月,贫血纠正,少数仍贫血者与硫唑嘌呤对骨髓移植和移植肾失功有关;④肾移植纠正钙、磷代谢和维生素 D_3 缺乏,控制继发性甲状旁腺功能亢进进展,少数PTH升高者与肾功能恢复不良、镁缺乏、磷潴留和应用糖皮质激素有关。

2. 肾移植后不利于心肺功能恢复的因素 ①大剂量激素和免疫抑制剂应用,使病毒、细菌及机会性感染发生增加,出现罕见病毒感染,如腺病毒血清型21、巨细胞病毒、甚至卡氏肺孢子虫[19-22]。免疫抑制剂亦可单独引起间质性肺炎、细支气管阻塞性肺炎、肺结核等;②环孢素中毒和硫唑嘌呤引起血液颗粒细胞降低或急性骨髓移植;③外科并发症,如尿瘘和肾周围出血等;④移植术后急性肾衰竭;⑤低丙球蛋白血症,尤其当血清IgG <5 g/L;⑥体液和细胞免疫功能低下;⑦肾移植后发生高血脂和高血压。

3. 肾移植后肺功能 肾移植前应行肺功能检测,原有肺功能障碍者,肾移植后3个月各项指标明显改善,但弥散和通气功能仍低于正常。肾移植后弥散功能下降可持续超过3年,甚至不会恢复正常,可能与移植前肺部已经出现纤维化有关。

尿毒症时,可引起各种肺部并发症,发病机制较复杂,应密切观察肺部表现,定期检查胸片,及早行肺功能测定,必要时可做CT或MRI及 ^{99m}Tc同位素扫描。采用生物相容性较好的透析膜,掌握腹膜透析置入量及合理调整肾移植后免疫抑制剂的应用,定期接种流感多价肺炎疫苗,将有利于肺部疾病的预防和治疗。

参 考 文 献

1. Headley CM, Wall BM. Flash pulmonary edema in patients with chronic kidney disease and end stage renal disease. Nephrol Nurs J, 2007,34(1):15-26.
2. Amin M, Fawzy A, Hamid MA, et al. Pulmonary hypertension in patients with chronic renal failure. role of parathyroid hormone and pulmonary artery calcifications. Chest, 2000, 124:2093-2097.
3. Lingam RK, The J, Sharma A, et al. Case report. Metastatic pulmonary calcification in renal failure: a new HRCT pattern. Br J Radiol, 2002, 75(889):74-77.
4. Matsuo T, Tsukamoto Y, Tamura M, et al. Acute respiratory failure due to "pulmonary calciphylaxis" in a maintenance hemodialysis patients. Nephron, 2001, 87(1):75-79.
5. Rogowski R, Lmiela J, Braszkiewica M, et al. Tuberculosis in patients chronically treated with hemodialysis. Pol Arch Med Wewn, 1993, 90:218-223.
6. 侯凡凡,张训,任东璇.慢性肾衰竭患者预防性抗结核治疗的临床价值.中华肾脏病杂志,1996,12(6):369-371.
7. Oanovitch GM. Handbook of Kidney transplantation. Maryland, USA: Lippincott Williams towilkins. Baltimore, 2001, 200-241.
8. Massry SG. Pulmonary complications in uremia. In: Massry SG, Glassock RJ, ed. Textbook of Nephrology. Philadelphia: Williams & Wilkins, 1995:825-827.
9. Chawla LS, Chegini S, Thomas JW, et al. Hemodialysis central venous catheter tip fracture with embolization into the pulmonary artery. Am J Kidney Dis, 2001, 38(6):1311-1315.
10. 刘连升,杨仲方,胡岗,等.维持性血液透析患者肺动脉高压的相关危险因素.浙江实用医学,2009,14(5):389,421.
11. Dujic Z, Eterovic D, Tocilj J. Pulmonary Function in chromic renal failure: effects of dialysis and transplantation. Thorax, 1992, 46:763-773.

12. Moinard J, Guenard H. Membrane diffusion of the lungs in patients with chronic renal failure. Eur Respir J,1993,6:225-230.
13. Dujic, Tocilj T, Ljutic D, et al. Effects of hemodialysis and anemia on pulmonary diffusing capacity ,membrane diffusing capacity and capillary blood volume in uremic patients. Respiration,1991,58:277-281.
14. Blomquict S, Malmros C, Mratensson L, et al. Absence of lung reactions after complement depletion during dialysis: An experimental study in pigs. Artif Organs, 1991,15(5):397-401.
15. Bush A, Gabriel R. Pulmonary function in chronic renal failure: effects of dialysis and transplantation. Thorax,1991,46:424-428.
16. Hanly PJ, Pierratos A. Improvement of sleep apnea in patients with chronic renal failure who undergo nocturnal hemodialysis. N Engl J Med,2001,344:102-107.
17. Munger M, Ateshkadi A, Cheung A, et al. Cardiopulmonary events during hemodialysis: Effects of dialysis memebranes and dialysis buffers. Am J Kidney Dis,2000,36(1):130-139.
18. Rousseau Y, Carreno MP, Poignet JL, et al. Dissociationbetween complement activation, integrin expression and neutropenia during hemodialysis. Biomaterials, 1999,20(20) : 1959-1967.
19. Kim W, Moon CY, Lee HB, et al. A case of bronchilitis obliterans organizing pneumonia with renal dysfunction after renal transplantation. Clin Nephrol, 2001,55(5):412-415.
20. Krayem AB, Abdullah LS, Raweily EA, et al. The diagnostic challenge of pulmonary kaposi's sarcoma with pulmonary tuberculosis in a renal transplant recipient: a case report. Transplantation,2001,27:71(10):1488-1491.
21. Ardehali H, Volmar K, Roberts C, et al. Fatal disseminated adenoviral infection in a renal transplant patient. Transplantation,2001,71(7):998-999.
22. Tamm M, Traenkle P, Grilli B, et al. Pulmonary cytomegalovirus infection in immunocompromised patients. Chest, 2001,119(3):838-843.

第十三节 尿毒症患者血液系统异常

陈 楠

慢性肾衰竭的血液系统异常，包括红细胞、血小板、白细胞及单核细胞系统的变化，临床以贫血、出血和易感染为主要表现。

一、肾性贫血

早在1836年Richard Bright首先描述了肾衰竭患者具有贫血面容，1922年Brown和Roth首次指出慢性肾衰竭时贫血是由于骨髓产生红细胞减少，至1957年Jacobson进一步阐明了肾脏产生EPO减少是使骨髓产生红细胞减少的原因。当血细胞比容(Hct)低于15%～20%时，即出现临床症状，常需输血治疗。rHuEPO问世以来，已使近1/3慢性肾衰竭患者从此摆脱输血。

流行病学资料显示[1-2]，Scr>400 μmol/L，62%发生贫血。当Ccr<20 ml/(min·1.73 m^2)，58%发生贫血。DOPPS研究显示，在维持性血液透析患者中，Hb<110 g/L患者占23%～45%，日本高达77%。在新开始血液透析患者中，Hb<110 g/L患者占55%～70%，日本高达95%。

慢性肾衰竭时的贫血大多是正细胞正色素性的，网织红细胞计数随贫血加重而下降，骨髓红细胞增生低下。当合并铝中毒时可表现为小细胞低色素性贫血。

(一)肾性贫血的发生机制

1. *重组人红细胞生成素(rHuEPO)* EPO绝对与相对不足导致红细胞生成减少。正常情况下,红细胞生成分为两个阶段[3-6],第一阶段为红细胞多能干细胞在细胞因子,如IL-3、胰岛素样生长因子-Ⅰ(IGF-Ⅰ)和单核巨噬细胞集落刺激因子(GM-CSF)等作用下,在细胞表面表达特异性糖蛋白CD34和EPO受体,并分化为前组红细胞(BFU-E)和后组红细胞(CFU-E);第二阶段为后红细胞经过形态改变,逐渐发育为成熟的红细胞。此阶段需具备制造红细胞的足够原料,如维生素B_{12}、叶酸、铁剂等。EPO是由165个氨基酸组成的单链酸性糖蛋白肽类激素[7-9],相对分子质量为34 000,基因定位于染色体7q11-22,含有5个外显子和4个内含子,为单拷贝基因。90%的EPO由肾脏产生(肾间质成纤维细胞)[10-11],它的效应细胞主要包含了从红细胞样定向干细胞到早期的成红细胞等一系列红细胞生成细胞,最主要的为CFU-E。EPO通过与特异性EPO受体结合,从而导致最终的生物学效应。目前已知EPO受体是一种相对分子质量为55 000的跨膜蛋白,属细胞因子受体超家族。健康人EPO血清浓度为10~30 mU/ml,相当于2~7 pmol/L。慢性肾衰竭时血浆中EPO浓度可高于正常、正常或低于正常,故BFU-E和CFU-E对EPO的反应性降低,可能是肾衰竭时红细胞生成减少的主要原因。常染色体显性遗传多囊肾患者因囊壁上皮细胞EPOmRNA表达增加,维持一定的EPO合成能力,因而贫血程度较轻。

2. *活动性失血* 慢性肾衰竭尿毒症时出血倾向,频繁抽血化验,透析结束后透析器残留血液以及透析用水不纯,含超标准的有机氯、氯胺、铜、硝酸盐等以及未彻底冲洗管路中残留消毒液,低钠、高温透析液等均可使患者溶血而加重贫血。

3. *营养缺乏* 尿毒症长期低蛋白饮食、营养不良、血浆蛋白水平低,造血原料摄入不足,如铁剂、叶酸、维生素B_{12}缺乏等,也是造成贫血的原因。血液透析患者每年丢失1~3 g元素铁,铁缺乏是导致EPO治疗初期疗效差的最主要原因,也可能与EPO长期治疗失效有关。

4. *红细胞生长的抑制因子* 血浆中存在红细胞生长的抑制因子,早期研究普遍认为尿毒症血浆中存在某些物质,也称为尿毒症毒素,能直接抑制红细胞生长或间接通过EPO和细胞因子的作用。但近来越来越多的报道缺乏足够的证据说明精胺、胍氨酸等对红细胞生长有明显的抑制作用,尚需进一步开展此类研究。

5. *尿毒症毒素* 尿毒症毒素对红细胞破坏,使红细胞寿命缩短。有研究报道红细胞寿命与血尿素氮呈负相关,但尿毒症时红细胞寿命缩短的机制未明。有报道将尿毒症患者红细胞输入正常人体后,红细胞寿命即恢复正常,且经充分透析的尿毒症患者红细胞寿命亦能恢复正常,提示尿毒症血浆中某些成分可能抑制红细胞生成。EPO治疗能使红细胞恢复弹性,增加红细胞内抗氧化系统的活性,从而使红细胞寿命延长。

6. *继发性甲状旁腺功能亢进* PTH对贫血的影响主要通过:①作为尿毒症毒素之一,可直接抑制骨髓造血,并使红细胞寿命缩短;②导致高转运骨病,骨髓纤维化,抑制造血;③降低对重组人红细胞生成素的反应性。甲状旁腺切除术后1周,患者骨髓腔增大,血清EPO浓度增加,Hct增加。

7. *铝中毒* 随着水处理系统的改善及不再应用含铝的磷结合剂,尿毒症患者铝中毒的发生已明显减少。一旦发生铝中毒,铝可与转铁蛋白结合,干扰了铁与血红蛋白的结合,影响血红蛋白的合成。铝还可抑制合成血红蛋白时的某些酶作用(如铁络合蛋白、尿卟啉脱酸酶、α-氨基-γ-酮戊脱氢酶等)而影响贫血。铝中毒引起的贫血特点是小细胞低色素性贫血。

(二)肾性贫血的诊断

WHO的贫血定义:成人女性血红蛋白(Hb)<120 g/L,男性<130 g/L。但应考虑患者年龄、种族、居住地的海拔高度和生理需求对Hb的影响。根据NKF-DOQI指南和欧洲临床指南,对尿毒症患者贫血进行评价,应该包括检查贫血的可能原因(消化道出血、闭经前妇女子宫出血、甲状腺功能低下、异常血红蛋白病、营养不良等)及探讨贫血的临床影响。还应该包括营养状态和透析患者透析剂量的评价。贫血的基本检查应包括:Hct/Hb值、红细胞指数(平均血细胞比容、平均红细胞血红蛋白量)、网织红细胞数、铁指标(血清铁、总铁结合力、转铁饱和度、血清铁蛋白)、C反应蛋白(CRP)、粪潜血试验等。当排除CRF

以外的贫血原因后,非糖尿病患者 GFR <30 ml/min,糖尿病患者 GFR <45 ml/min 时,此时出现的贫血可诊断为肾脏贫血。

(三)肾性贫血的治疗

1. *治疗贫血的靶目标* 靶目标值:Hb 水平不低于 110 g/L(Hct >33%),目标值应在开始治疗 4 个月后达到。不推荐 Hb 维持在 130 g/L 以上。但是靶目标也要根据患者年龄、种族、性别和生理需求进行调整。对于缺血性心脏病、充血性心力衰竭、糖尿病合并外周血管病变者不推荐 Hb >120 g/L,但若是合并慢性缺氧性肺部疾病推荐较高的 Hb 水平。

2. *重组人红细胞生成素(rHuEPO)* 重组人红细胞生成素是 1948 年 Bonsdor 和 Jalsvisto 首先发现的,它对红细胞生成有特异的刺激作用。1977 年 Mitake,Kung 和 Gold Wasser 从再生障碍性贫血患者的尿中成功分离和纯化了 1 mg EPO。但直至 1983 年由 Lin 等和 1985 年由 Jacobs 等成功克隆了 EPO 基因。1986 年第一个重组人红细胞生长素(rHuEPO)的临床试验在英国和美国同时进行,试验取得了相当惊人的效果。1988 年重组人红细胞生成素被批准在法国的市场上销售,用来治疗慢性肾衰竭透析患者的贫血。

重组人红细胞生成素目前有两种,rHuEPO 包含了从天然 EPO 中分离出来的 166 个氨基酸片段,是在中国仓鼠的卵巢细胞中用重组方法产生的,根据分子所含寡糖的含量不同,分为 α(含 39% 寡糖)和 β(含 24% 寡糖)两种。两者具有相同的药代动力学和临床效果,静脉应用半衰期 4 ~ 13 小时,皮下注射半衰期可延长至 24 小时。但皮下注射达到高峰时间为 8 ~ 12 小时。相同的剂量条件下,皮下注射达到最高血浓度仅为静脉注射的 10%。两者的主要区别见表 18-13-1 和表 18-13-2。

表 18-13-1 α 重组人红细胞生成素与 β 重组人红细胞生成素的区别

成分和特性	α-rHuEPO(1998 年前)	α-rHuEPO(1998 年至今)	β-rHuEPO
稳定剂			
白蛋白	+		
甘氨酸		+	+
吐温-80		+	
吐温-20			+
氯化钙			+
尿素			+
5 种氨基酸			+
特性			
剂型		水针	粉针
保存期	2 年		3 年
预充式保存期	18 个月		2 年
摇晃	不能		能
冷藏	需要		不需要

表 18-13-2 重组人红细胞生成素(rHuEPO)α、β 糖基组成

糖类	Moles(糖)/Moles(rHuEPO)	
	α-rHuEPO	β-rHuEPO
岩藻糖(fucose)	4. 9 ±0. 9	4. 4 ±0. 1
半乳糖(galactose)	13. 4 ±1. 6	11. 6 ±0. 2
甘露醇(mannose)	9. 8 ±1. 5	8. 2 ±1
N-乙酰氨基葡萄糖(N-acetylglucosamine)	13. 5 ±0. 2	9. 3 ±0. 6
N-乙酰神经氨酸(N-acetylneuraminic acid)	18. 1 ±2. 5	13. 2 ±1

3. 重组人红细胞生成素的治疗原则　2007 年 K/DOQI 治疗指南包括如下内容[12]。

(1)慢性肾衰竭患者,血细胞比容<30%均为治疗适应证。

(2)治疗前需评估患者的铁代谢情况,包括血清铁、转铁蛋白饱和度和总铁结合力。

(3)对于小细胞性贫血,若铁代谢正常,需考虑铝中毒或地中海贫血可能。

(4)接受 rHuEPO 治疗同时,应严格饮食限磷。

(5)起始治疗或 rHuEPO 剂量调整阶段,应每 1~2 周检测 Hb/Hct。达到靶目标或 rHuEPO 剂量恒定阶段,每 1~2 个月检测 Hb。治疗 3 个月内每月复查铁代谢情况,以后每 3 个月至少复查 1 次。

(6)最有效的给药途径为皮下注射,且每次应更换注射部位,HD 患者最方便的途径为静脉注射。

(7)治疗起始剂量,皮下用药为每周 80~120 IU/kg,分 2~3 次;静脉用药为每周 120~150 U/kg,分 3 次给药。不能采用皮下或静脉注射的腹膜透析患者可考虑腹腔内用药。

(8)每月 Hb 升高幅度为 10~20 g/L,Hct 每周升高 1%,一般为 0.5%~1.5%,一直达到靶目标(Hb 110~120 g/L,Hct 33%~36%,不超过 130 g/L)。

(9)rHuEPO 治疗 2 周后,Hct 增加不足 2%,rHuEPO 剂量增加 50%。如果 Hb/Hct 每月增加超过 30 g/L,或者达到靶目标,rHuEPO 用量减少 25%。维持治疗剂量应为诱导治疗期剂量的 2/3,若 Hb 每月变动大于 10 g/L,应酌情增加或减少 rHuEPO 的 25%。对于"快反应者",停用 rHuEPO 1~2 周后,以原剂量的 75%重新开始。

(10)高血压不是 rHuEPO 治疗禁忌证,但要给予适当治疗。

重组人红细胞生成素治疗不仅适用于慢性肾衰竭透析前应用,在进入维持性透析后,尽管尿毒症毒素被有效清除,但仍存在红细胞生成障碍,即使应用重组人红细胞生成素,仍有部分患者贫血无法纠正。但在肾移植后[13],由于移植肾功能尚未完全恢复,尤其是 1 周内,仍需应用重组人红细胞生成素以纠正贫血。

(四)rHuEPO 抵抗及原因[13-14]

各国对 rHuEPO 抵抗定义的认识有,美国认为,在铁储备充分的情况下,每周静脉注射 rHuEPO 450 U/kg,或每周皮下注射 rHuEPO 300 U/kg,治疗 4~6 个月不能达到 Hct 目标值;欧洲指出,每周皮下注射 rHuEPO 300 U/kg,即每周 20 000 U 治疗而不能达到 Hct 目标值,或为维持 Hct 水平而需持续应用上述剂量 rHuEPO 治疗;日本提出,血液透析患者每周给予 9 000 IU,腹膜透析患者每周给予 6 000 U,而患者的 Hct 值仍不能维持 25%以上。中国肾病专家共识,皮下注射 rHuEPO 达到每周 300 U/kg(每周 2 000 U)或每周静脉注射 rHuEPO 500 U/kg(每周 30 000 U)治疗 4 个月后,仍达不到或维持靶目标值,称为 EPO 抵抗。rHuEPO 低反应指大于正常剂量 rHuEPO 或延长治疗时间才出现反应。据报道,美国 rHuEPO 抵抗的患者大约有 4%,欧洲 rHuEPO 抵抗的患者不超过 10%,日本血液透析患者 rHuEPO 抵抗的占 3.7%,腹膜透析患者 rHuEPO 抵抗的占 13.6%,我国没有统计资料。

1. 绝对性或功能性铁缺乏　评价体内铁状态应该应用转铁蛋白饱和度(TSAT)和血清铁蛋白。若血清铁蛋白<100 mg/ml,称为绝对性铁缺乏;功能铁缺乏,即储存铁正常或增加,但铁利用障碍。转铁蛋白饱和度(TSAT)<20%或循环中低色素性红细胞数目>10%(正常时<2.5%),即为功能性铁缺乏。由于应用重组人红细胞生成素,6~10 周内造血需用铁 600 mg,血液透析丢失 400 mg,因此,治疗前及治疗后应定期监测铁代谢情况。为了维持目标 Hct/Hb 值,应使用足够的铁剂使 TSAT 保持在 20%以上,血清铁蛋白保持在 200 ng/ml 以上。使用口服铁剂时,成人患者至少每天 200 mg,小儿患者每日 2~3 mg/kg 连续应用,静脉补充铁剂疗效优于口服。若铁蛋白<100 ng/ml,或转铁蛋白饱和度<20%,成人患者在每次透析结束后应静脉应用铁剂 100 mg,每周 1 次,连续应用 10 次为一疗程,结束后 2 周复查血常规和铁代谢全套指标。若铁蛋白仍小于 100 ng/ml 或转铁蛋白饱和度仍小于 20%,则再给 1 个疗程的铁剂治疗(每周 1 次,每次 100 mg,共 10 周)。若铁蛋白>100 ng/ml,或转铁蛋白饱和度>20%,在每次透析结束后静脉应用铁剂 50~100 mg,每周 1 次,连续应用 10 次。一般 6~10 周内补充 500~1 000 mg 铁。慢性血液透析患者可用每周 25~100 mg 的静脉维持剂量。对转铁蛋白饱和度<50%,血清铁蛋白<800 ng/ml 的患者,将静脉用铁剂以原用量的 1/3~1/2 重新开始。对某些铁负荷过高者,如转铁蛋白饱和度

>50%,血清铁蛋白>800 ng/ml的患者,只要没有功能性铁缺乏(低色素性红细胞<10%),可停用铁剂(最长停用时间不超过3个月),同时给予大剂量维生素C或必要时用DFO治疗,并增加重组人红细胞生成素剂量维持血红蛋白水平。当再次开始使用静脉铁剂时,应该复查各种铁指标。对于接受静脉维持铁剂治疗的患者,无须再给口服铁剂,因为此时口服铁剂已极少吸收而可忽略不计。静脉用铁剂种类不同,主要为右旋糖酐铁(feriic dextran)、葡萄糖酸铁(feriic gluconate)和蔗糖铁(feriic saccharate)等[15-16]。有学者主张,首次静脉滴注右旋糖酐铁或葡萄糖酸铁之前,应缓慢静脉注射一次小剂量(如成年患者25 mg)观察不良反应,如无异常反应以后可以按药品说明书常规使用,蔗糖铁静脉注射相对安全。

2. 铝中毒　在体内铝和铁一样,在肠道具有相同的吸收途径并与转铁蛋白结合,铝中毒可以影响铁的利用。铝中毒需骨活检证实,但血铝≥50 ng/ml或DFO实验后血铝≥175 ng/ml,提示对重组人红细胞生成素反应不良。由于动物实验证实铁缺乏鼠对铝吸收的敏感性大为增加,故即使目前由于透析用水水质提高和避免应用含铝磷结合剂使铝中毒的危险性减少至最低,重组人红细胞生成素治疗后铁缺乏的出现仍可导致铝中毒。

3. 炎症状态　由于红细胞生成过程中受到许多细胞因子的调控,如TNF-α,IL-1,IL-6和TGF-β等,炎症状态使这些细胞因子水平升高,可抑制BFU-E和CFU-E成熟,同时干扰巨噬细胞内铁代谢。有研究表明rHuEPO剂量与C反应蛋白正相关,与血清铁蛋白和白蛋白负相关。提示慢性炎症状态干扰红细胞生成可能与铁代谢有关。鉴别诊断包括排除各种感染,如血管通路的感染、艾滋病、风湿性疾病、手术后炎症等。

4. 继发性甲状旁腺功能亢进　继发性甲状旁腺功能亢进导致纤维性骨炎,使骨髓红细胞生成减少。PTH可诱发骨髓纤维化,纤维化的程度与重组人红细胞生成素的效用呈明显的相关性。

5. 营养不良　透析患者的低蛋白血症与低血红蛋白有关。急慢性炎症可导致低蛋白血症。从理论上来讲,蛋白质或热量摄入不足,可使造红细胞蛋白质合成原料的供给缺乏。

6. 其他　如透析不充分,缺乏维生素B_{12}、叶酸、维生素C等造血原料,慢性或隐性血液丢失。

7. 药物　ACEI和ARB可以通过减低肾小球出球小动脉阻力,增加肾小管管周血流量,降低肾小球滤过率,降低肾小管氧耗量,抑制rHuEPO产生的信号传导。此外可以增加循环中红细胞生成生理抑制因子。临床实践中,该类药物已成功用于肾移植后红细胞增多症。日本报道当使用大剂量的ACEI(如依那普利150 mg/d)时对重组人红细胞生成素有抑制作用,而中、小剂量的ACEI并不影响重组人红细胞生成素的疗效[17]。

8. 隐性出血或溶血　慢性或隐匿性失血、出血(鼻出血、牙龈出血等)、慢性溶血、脾功能亢进等均可导致rHuEPO疗效不佳。

9. rHuEPO相关性纯红再障(PRCA)　自从重组人红细胞生成素投入临床应用后,1993年由Bergrem首次报道了1例rHuEPO治疗后出现抗rHuEPO抗体。此后1996年和1997年又有2例报道。Casadevall教授在2003年的新英格兰医学杂志上首次报道了较大组的病例[18]。她在3年内发现了13例患者在接受重组人红细胞生成素治疗(主要为α重组人红细胞生成素)期间出现PRCA。据统计全球发生PRCA的累计数,1988~1998年仅发生2例,而1998~2002年共报道108例。

所有此类患者体内均检测到了对抗rHuEPO中蛋白质的中和抗体。对rHuEPO引起过敏的致敏原,目前比较公认的看法是其成品中的稳定剂蛋白质,以及其在运输和保存期间因为温度过高导致蛋白质变性。rHuEPO的稳定剂列于表18-13-3。此外,还发现rHuEPO的应用途径也与产生rHuEPO抗体有关,据欧洲统计使用rHuEPO静脉注射的患者中抗体发生率为0.68例/10万,而皮下注射的患者中为19.8例/10万,表明皮下注射比静脉注射更易诱发抗rHuEPO抗体的产生。

如何诊断PRCA,如果在应用rHuEPO治疗贫血的过程中发现剂量没有减少,而贫血程度迅速恶化(Hb以每周5~10 g/L速度下降),并排除常见诱发rHuEPO抵抗的因素,应该怀疑此病;下一步检查包括:网织红细胞绝对计数(<10 000/μl),骨髓穿刺证实有严重的红细胞系统增生障碍,但需符合以下特征性表现:正细胞正色素性贫血、骨髓象中的原幼红细胞几乎消失(<5%)、原幼红细胞在早期即发生成熟障碍。用放射免疫沉淀反应(RIPA)或酶联免疫吸附试验(ELISA)能检测出特异性的抗rHuEPO抗体,如果阳性方可确立PRCA的诊断。广州中山医科大学2005年用RIPA法测定52例CHD患者,其中3例

EPO 抗体阳性(5.7%),有 1 例为 PRCA。对照组(20 例)均阴性。南京军区总医院 2002 年用 ELISA 法测定 41 例使用 EPO 的 CRF 患者,抗体阳性率 14%,用药前阳性率 2.4%。对照组 50 例,均未出现阳性。

如何预防抗 rHuEPO 抗体的产生引起人们的注意,对于药品研制单位重要的是改变稳定剂的特性(表 18-13-3),对于销售和使用单位应注意预防蛋白质变性的环节。其次是使用单位考虑多用静脉用药途径,特别是血液透析患者。

如已确诊为 PRCA,则应立即停药,有些患者的抗体浓度开始缓慢下降。对于严重贫血患者输血或红细胞悬液,及时使用免疫抑制剂,如环孢素、抗淋巴细胞球蛋白或抗胸腺细胞球蛋白、硫唑嘌呤、环磷酰胺等。如各种治疗无效,可做脾切除,无效者术后再使用免疫抑制剂可望有效。体内抗体滴度高者也可选用血浆置换,据报道,EPO 相关 PRCA 有用血浆置换和肾移植使抗体消失的病例。

不推荐换用另一种重组人红细胞生成素,因为这种抗体会与临床应用的所有重组人红细胞生成素发生交叉反应。

表 18-13-3　重组人红细胞生成素稳定剂

稳定剂	rHuEPOetin Alpha(rHuEPOgen) 美国	rHuEPOetin Alpha(Eprex) 欧洲	rHuEPOetin Beta(罗克曼) 全球
白蛋白	v		
甘氨酸		v	v
聚氧乙烯山梨醇-80		v	
聚氧乙烯山梨醇-20			v
氧化钙			v
尿素			v
5 个氨基酸复合物			v

(五)rHuEPO 的不良反应

1. *凝血机制亢进*[19]　使用 rHuEPO 患者易发生血栓栓塞性并发症。重组人红细胞生成素治疗使Ⅷ因子,vW 因子(vWF),纤维蛋白原及血小板聚集增加;同时使血浆组织型纤溶酶原激活物(t-AP)降低,血浆酶原激活抑制剂(PAI-1)增高以及抗凝血酶Ⅲ与纤溶活性降低,透析使用 rHuEPO 患者易发生脑梗死、心肌梗死和缺血性心脏病等。

2. *高钾血症*　重组人红细胞生成素治疗使血细胞比容增加,有效血浆容量减少,透析不充分使血钾升高。同时重组人红细胞生成素治疗后促进食欲,摄食增加同时使摄钾亦增加。

3. *高血压*　国外有作者综述了 3 428 例慢性肾衰竭患者应用重组人红细胞生成素后发现高血压发生率为 23%,且通常发生在治疗后的 3 个月内,促使血压升高的因素有:①原有高血压者;②快速纠正贫血者;③大剂量应用 rHuEPO 者。

rHuEPO 升高血压的机制有以下几个方面[20-21]:①rHuEPO 并不直接收缩血管,但它能增加外周血管对肾上腺素的反应性,使血管内皮素-1 前列腺素 $F_{2\alpha}$(PGF$_2$)和血管紧张素 B_2(TXB$_2$)释放增加,外周血管收缩;②rHuEPO 通过血管平滑肌受体直接作用于血管,使血管收缩;③升高的血红蛋白抑制一氧化氮的活性,使胃肠血管舒张减弱,导致高血压;④rHuEPO 导致血管平滑肌细胞内钙浓度升高,使血管收缩致高血压;⑤rHuEPO 可以增加由血管紧张素Ⅱ介导的肾小管对钠的重吸收,导致血容量增加,血压升高。

4. *惊厥发作*　Cohort 观察到未接受 rHuEPO 治疗的 HD 患者,惊厥发生率为 8%,而接受 rHuEPO 治疗的 HD 患者发生率为 5% ~10%,因此既往有惊厥发作史不能成为使用重组人红细胞生成素的禁忌。高血压脑病可能是主要原因,50% ~70% 的患者发生在 rHuEPO 治疗的开始 3 个月内,当患者伴有不能控制的高血压或体重增加过多时,应防止治疗过程中的惊厥发作。

5. *肝素的用量*　Esbach 在一个多中心对照研究中并未发现 rHuEPO 会增加血管通路的栓塞发生率,仅人工血管内瘘阻塞的发生率有所上升。故在重组人红细胞生成素治疗过程中,不必使用过多的肝素。但可加用小量阿司匹林预防血栓形成。

6. 对血钙的影响 尽管 rHuEPO 使钙细胞内流增加,但不会引起血钙的波动。因此在重组人红细胞生成素治疗过程中,不必过多地观察钙的情况。

7. 肌痛和输液样综合征 表现为肌痛、骨骼疼痛、低热、出汗等症状,常发生在用药后 2 小时内,可持续 12 小时。rHuEPO 疗程大于 2 周者可自行消失。症状较重者可用非甾体抗炎药治疗并减慢 rHuEPO 的输注速度。

(六)新型红细胞生成刺激蛋白

由于重组人红细胞生成素治疗后出现抗体的报道逐年增多,且因半衰期较短,每周需使用 2 ~ 3 次,增加患者痛苦,故近年来,国外陆续报道应用新型红细胞生成刺激蛋白(novel erythropoiesis stimulating protein,NESP),临床证明 NESP 治疗肾性贫血取得较好的疗效[22-24]。NESP 是主要红细胞刺激蛋白,结构上与 EPO 相比,在 N 端多了两条寡糖链,因此更具稳定性且半衰期明显延长,为 rHuEPO 的 2 ~ 3 倍,每周仅需使用 1 次。静脉应用 NESP 的半衰期为 25.3 小时,rHuEPO 仅为 8.5 小时。皮下注射 NESP 后的半衰期为 48.8 小时,rHuEPO 仅为 18 ~ 24 小时。皮下注射后其生物利用度为 37%,与 rHuEPO 相似,且对 1 500例 CRF 患者应用 NESP 治疗 1 年后无 1 例发现抗体。2001 年欧洲首次进行了有关 NESP 的多中心、随机、对照的研究,166 例 CRF 患者来自欧洲的 32 个血液透析中心和澳大利亚 4 个血液透析中心。所有患者之前均未接受任何 rHuEPO 治疗,以 3∶1 随机分组后分别接受 NESP(0.45 mg/kg,每周 1 次)和 rHuEPO(每周 50 U/kg,分 2 次)治疗,随访 24 周后,NESP 组达到靶目标率(即血红蛋白 110 g/L 或增加 ≥10 g/L)为 93%,rHuEPO 组达到靶目标率为 92%,达标时间平均为 7 周。治疗 4 周后,NESP 组血红蛋白平均增加 13.8 g/L, rHuEPO 组血红蛋白平均增加 14 g/L。在整个治疗期间,需增加重组人红细胞生成素剂量以达到靶目标的比例在 NESP 组为 35%,rHuEPO 组为 32%,达标后血红蛋白维持在110 ~ 130 g/L,两组中无 1 例发现抗体,且疗效相似。NESP 组不良反应发生率为 85%,rHuEPO 组为 65%,均无显著差异。因 NESP 使用方便、无抗体产生且疗效与 rHuEPO 相似,故 NESP 可能代替 rHuEPO 治疗肾性贫血。NESP 的常用剂量为每周 0.45 ~ 0.75 mg/kg,转换为 1.0 mg/kg 的 NESP = 200 U/kg 的 rHuEPO。

经临床筛选已研制出一种理想的、新的治疗肾性贫血的药物,即持续性红细胞生成受体激动剂(continuous erythropoiesis receptor actvator, CERA),它是一种理想的红细胞生成素,可以提供最佳和可靠的红细胞生成效应,而且应用方便,可以静脉或皮下注射以及有较好的安全性。它是将一个 30 000 多聚体整合入 rHuEPO 分子,产生 2 倍于 rHuEPO 相对分子质量的复合物。动物实验表明,CERA 的药代动力学特点是血浆清除率比红细胞生成素慢,静脉注射后半寿期延长,与 rHuEPO 受体的结合力是 rHuEPO 的 6 倍,可持续刺激红细胞生成。

新近发表在美国 RUBRA 研究,是针对 CERA 的三期临床研究,该研究为开放、随机、平行、多中心,主要观察 CERA 对 336 例维持性血液透析患者贫血的疗效,结果证实 CERA 较 rHuEPO 给药频率减少,可每 2 周给药一次,疗效确切,患者耐受性好,无明显不良反应,同时使用方便,与以前使用的 rHuEPO 亦无交叉反应,用药途径也相同[25]。另一项美国 ARCTOS 研究主要是针对非透析的 CKD 患者,该研究为开放、随机、平行、多中心,观察 CERA 对 324 例非透析患者贫血的疗效,结果证实 CERA 较 NESP 给药频率减少,可每 2 周或每月给药一次,疗效确切,无明显不良反应[26]。欧洲的 AMICUS 研究针对维持性透析患者(包括血液透析和腹膜透析)观察发现,每 2 周使用 CERA 1 次,可以达到与每周 3 次使用 rHuEPO 相同的疗效,且有效率更高,在血红蛋白达标过程中,作用更平稳,可能在未来贫血治疗中减轻透析工作的负担。到目前为止,未检测到抗 CERA 抗体[27]。

(七)重组人红细胞生成素的非造血作用及其临床应用

1. 对肾功能的影响 Kuriyamas 等对非糖尿病肾病慢性肾衰竭非透析的患者研究,血肌酐值倍增作为研究指标,发现接受 rHuEPO 治疗组的患者,血肌酐值倍增的例数明显低于未治疗组。Inomata S 等对一组表现为不同尿蛋白及不同程度肾功能损害的糖尿病肾病患者近 26 个月的随访发现,肾功能急骤下降者,其最初 rHuEPO 及 Hb/rHuEPO 值明显低于对照组,故可将血浆 rHuEPO 及 Hb/rHuEPO 值作为糖尿病肾病进展的新指标。

2. *对凝血系统的作用* rHuEPO对凝血系统的影响表现为RBC增加导致血液黏滞度增高和血小板计数明显增加。rHuEPO治疗1个月后，总蛋白S及游离蛋白S均降低，血浆凝血酶-抗凝血酶Ⅲ复合物(TAT-Ⅲ)明显增加，治疗12个月后，上述指标均可恢复正常。而凝血酶原时间，部分凝血酶原活化时间(APTT)、纤维蛋白原、纤维蛋白溶酶原均无变化。

3. *对营养及代谢的影响* rHuEPO在改善尿毒症患者肾性贫血的同时，可提高运动耐量，改善食欲及生活质量。有研究表明，rHuEPO治疗6个月后患者的体重、肱三头肌皮褶厚度、臂中肌围和血清白蛋白、总淋巴细胞数等，与治疗前相比均明显改善。可能的机制是rHuEPO促进合成代谢，使蛋白质合成增加。尿毒症时瘦素水平升高，与患者食欲差，摄入少有关。rHuEPO治疗后患者血浆瘦素水平明显降低，可能的机制是rHuEPO抑制脂肪细胞的合成，增加瘦素的转化。同时rHuEPO治疗可改善尿毒症患者的脂质代谢紊乱，使血胆固醇、甘油三酯及apoB水平降低。

4. *对免疫功能的影响* rHuEPO不但可以刺激红细胞增殖，对免疫系统也有一定的作用。具体表现在：①对T淋巴细胞的作用，血液透析患者T淋巴细胞对有丝分裂原的反应降低，接受rHuEPO治疗6周后，T淋巴细胞对PHA、ConA及抗-CD3的增殖反应增加；②对多形核白细胞的作用，血液透析患者多形核白细胞的趋化及吞噬功能下降，应用rHuEPO治疗达到目标血红蛋白值(Hct > 30)后，白细胞的总数(包括多形核白细胞单核细胞、淋巴细胞)无变化，多形核白细胞的吞噬功能得到一定程度的改善，但其化学趋化功能没有变化；③对B淋巴细胞的作用，rHuEPO可以直接刺激B淋巴细胞使抗体产生增加，rHuEPO对B细胞的作用是通过TH介导的；④对NK细胞的作用，血液透析患者rHuEPO治疗后NK细胞的活性增加，推测rHuEPO通过改善肾性贫血而提高NK细胞活性；⑤对细胞因子的作用，IL-2升高，IL-1β、IL-10明显升高。

二、出血和凝血的异常

随着透析治疗的开展，尿毒症患者出血倾向已明显减少，但仍是尿毒症患者的一大问题，尤其是手术或侵入性治疗时。正常的出血过程包括血管壁的收缩、血小板黏附于受损的血管壁、血小板聚集，形成稳定的纤维蛋白块。

(一)尿毒症时出血机制

1. *血小板数目正常但功能不足* 血小板与血管壁之间功能异常包括血小板内Dense颗粒释放减少，5-羟色胺和ADP减少，cAMP增高及Ca^{2+}含量增高，使血小板不易聚集于血管壁，从而导致出血。血小板与血小板之间功能异常包括血小板血栓素A_2(TXA_2)产生减少，使血小板不易相互聚集。

2. *一氧化氮(NO)增加* NO是一种潜在的扩血管物质，可以使血小板相互聚集及聚集于血管壁。当给尿毒症鼠NO合成抑制剂(N-单甲基精氨酸)时，原来延长的出血时间可完全恢复正常。

3. *两种黏附蛋白* 纤维蛋白和vWF及它们的黏附受体，糖蛋白GPⅠb和GPⅡb-Ⅲa复合物。已经发现尿毒症时GPⅠb和vWF结合力不变，但血小板GPⅠb减少，使之与糖蛋白结合减少，而GPⅡb-Ⅲa复合物与纤维蛋白和vWF结合均减少，从而使血栓形成减少，出血倾向增加。

4. *尿毒症毒素* 尿毒症毒素包括尿素氮、肌酐、酚、酚酸和胍类等。胍类和酚酸可引起血小板内ADP聚集，去除这些毒素后，有利于纠正尿毒症患者的出血倾向。尽管尿毒症毒素和出血时间或血小板聚集之间并无明确的相关性，但充分的透析，使毒素充分排出不仅可改善出血倾向，且能有效地预防出血倾向。

5. *红细胞作用* 红细胞在血小板和血管之间的相互作用中起重要的作用。红细胞使血小板释放ADP增加，抑制前列腺素的释放，使血管收缩，血小板聚集。相反，贫血使血小板聚集减少，血流动力学改变，加重出血倾向。当纠正血细胞比容为27%～32%时，出血时间可恢复正常。

6. *vWF功能不良* vWF能协助血小板黏附于血管壁，将富含vWF的冷凝集物置于尿毒症血中能显著缩短出血时间，提示尿毒症时vWF功能不良。

(二)尿毒症时凝血机制

(1)尿毒症时纤维蛋白和Ⅷ因子增加，抗凝血酶Ⅲ减少，蛋白C和蛋白S活性降低，有助于血栓发生。

(2)纤溶系统活性降低,纤维蛋白激活抑制剂活性降低,抑制血栓栓塞发生。

(三)尿毒症时出凝血异常的治疗

(1)对所有有出血倾向的尿毒症患者或新近接受大手术者,均应评估透析是否充分,必要时重新调整透析处方,以减少肝素的应用。

(2)急性出血者可使用精氨酸加压素,常用剂量为0.3 μg/kg 加生理盐水 50 ml,30 分钟内静脉滴注。由于作用时间短,故常需 3 ~4 小时后重复应用。

(3)长期慢性出血者,人工合成雌激素(conju gatedestrogens)治疗效果较好,常用剂量为 3 mg/kg 静脉滴注,分为 5 天,每天应用 0.6 mg/kg。雌激素的止血机制可能与改变 NO 的合成途径有关[13]。

(4)严重贫血伴出血倾向者,应首先迅速提高血细胞比容,再应用 rHuEPO 治疗。

(5)对于冷凝集素的作用,各家报道不一,目前暂无统一的说法。

三、粒细胞和单核细胞的变化

感染是导致急慢性肾衰竭患者死亡的原因之一,这主要与粒细胞和单核细胞功能受损有关。

(一)中性粒细胞

尿毒症时,由于血浆中存在某些抑制因子,使中性粒细胞内 cGMP/cAMP 比例下降或膜表面受体表达下降,使中性粒细胞趋化性减弱。尽管中性粒细胞计数正常或轻度升高,但炎症时不能及时趋向炎症部位,且血液透析后,这种趋化性似乎更加受抑制。

(二)单核细胞

血液透析时,单核细胞活性明显增加,释放 IL-1、TNF 这些细胞因子参与了尿毒症时炎症、免疫缺陷及动脉硬化的发生。

(三)淋巴细胞

尿毒症时 T 淋巴细胞数目减少,细胞免疫受损。由于 T 淋巴细胞是依赖单核细胞增殖的,故也提示单核细胞的功能受损。T 淋巴细胞功能可用可溶性 IL-2 受体(IL-2R)水平检测,尿毒症时 IL-2R 水平下降,血液透析后 IL-2R 水平更下降,提示 T 淋巴细胞功能下降。当应用生物相容性较好的透析膜或行腹膜透析时,T 淋巴细胞功能可完全恢复正常。尿毒症患者体液免疫受损相对较轻,B 淋巴细胞数目亦下降。

参考文献

1. Jungers PY, Robino C, Choukroun G, et al. Incidence of anemia, and use of rHuEPOetin therapy in pre-dialysis patients : a prospective study in 403 patients. Nephrol Dial Transplant, 2002, 17:1621-1627.
2. Lopes AA, Bragg-Gresham JL, Goodkin DA, et al. Factors associated with health-related quality of life among hemodialysis patients in DOPPS. Qual Life Res, 2007, 16:545-557.
3. Huang JY, Lee CT. Insulin like growth factor I play a role in regulating erythropoiesis inpatients with end stage renal disease and erythrocytosis. J Am Soc Nephrol, 1999, 10(2):315-322.
4. Riguez MH, Arnaud S, Grasset MF, et al. Differential effects of human erythroid burst stimulating activity(HuEBSA) on human cord blood burst forming units erythroid(BFU-Es) as a function of their differentiation state. Cytokine, 1999, 11(7):485-491.
5. Enfelder C, Biddle DL, Baranowski RL. Human, rat, and mouse kidney cells express functional erythropoietin receptors. Kidney Int, 1999, 55(3): 808-820.
6. Ais SK, Beru N, Pullman TN, et al. Erythropoietin is produced by tubular cells of the rat kidneys. Cell Biochem Biophys, 30(1):153-166.
7. Her JW. Erythropoietin : Physiologic and pharmacologic aspects. Proc Soc Biol Med, 1997, 216 :358-369.

8. Ombe C, Mayeu P. The molecular biology of erythropoietin. Nephrol Dial Transplant,1999,14(Suppl 12):22-28.
9. In AN, Mchalc CM, Bouffard GG, et al. Gene expression in proliferating human erythroid cells Genomics,1999,59(2):168-177.
10. Enfelder C ,Biddle DL, Baranowski RL. Human, rat, and mouse kidney cells express functional erythropoietin receptors. Kidney Int,1999, 55(3):808-820.
11. Ais SK, Beru N, PullmanTN, et al. Erythropoietin is produced by tubular cells of the rat kidneys. Cell Biochem Biophys,30(1):153-166.
12. NKF-DOQI: KDOQI Clinical practice guidelines and clinical practice recommedations for anemia in chronic kidney disease: 2007 update if hemoglobin target. Am J Kidney Dis,2007,150:479-512.
13. N Loo A,Vanholder R,Bernaet P,et al. Recombinant human erythropoietin corrects anemia during the first weeks after renal transplantation: A randomized prospective study. Nephrol Dial Transplant,1996, 11:1815-1821.
14. Eke T. Hyporesponsiveness to recombinant human erythropoietin. Nephrol Dial Transplant,2001,16(S7):25-28.
15. E WC, Chin S, Wong KC, et al. Prospective randomized comparison of three routes of iron administration during erythropoietin therapy in hemodialysis patients. J Am Soc Nephrol,1997,8:220A.
16. Nder-Plassmann G,Horl WH. Importance of iron supply for erythropoietin therapy. Nephrol Dial Transplant,1995,10:2070-2076.
17. Ano M,Yoshida T, Mimuro T, et al. The effects of ACE inhibitor treatment and ACE gene polymorphism on erythropoiesis in chronic hemodialysis patients. Nippon Jinzo Gakkai Shi,2000,42(8):632-639.
18. Adevall N, Nataf J, Viron B, et al. Pure red cell aplasia and recombinant erythropoietin. The New England Journal of Medicine,2001,346(7):469-477.
19. K-N, Yin JA, Yuan PMP ,et al. Effect of hemodialysis on protein C, protein S, and antithrombin III levels. Am J Kidney Dis , 1991,17:38-42.
20. Jo A, Doumoto M, Oka K,et al. Endotheline-mediated effect of erythropoietin on blood pressure and renal hemodynamics on hypertensive rats. Am J Physiol,1996,270:R744-R748.
21. Ziri ND. Mechanism of erythropoietin induced hypertension. Am J Kidney Dis, 1999, 33(5):821-828.
22. Atelli F, Olivares J, Walker R, et al. Novel erythropoiesis stimulating protein for treatment of anemia in chronic renal insufficiency. Kidney Int,2001,60(2):741-747.
23. Na P. Treatment of anemia in chronic renal failure by a long-activating activator of erythropoiesis. Press Med,2002,31(11):505-514.
24. Senson Ar. Novel erythropoiesis stimulating protein for managing the anemia of chronic kidney disease. Am J kidney Dis, 2001,348(6):1390-1397.
25. Bruce Spinowitz B, Coyne DW, Charmaine E, et al. C. E. R. A. Maintains Stable Control of Hemoglobin in Patients with Chronic Kidney Disease on Dialysis when Administered Once Every Two Weeks. Am J Nephrol, 2008,28:280-289.
26. Macdougall IC, Walker R, Provenzano R, et al. C. E. R. A. Corrects anemia in patients with chronic kidney disease not on dialysis: results of a randomized clinical trial. Clin J Am Soc Nephrol, 2008, 3: 337-347.
27. Klinger M, Arias M, Vargemezis V, et al. Efficacy of intravenous methoxy polyethylene glycol-rHuEPOetin beta administered every 2 weeks compared with rHuEPOetin administered 3 times weekly in patients treated by hemodialysis or peritoneal dialysis: a randomized trial. Am J Kidney dis,2007, 50: 999-1000.

第十四节 透析患者神经和精神系统异常

贾 强

慢性肾衰竭病情恶化进展到尿毒症阶段，患者往往在临床上出现一系列神经系统相关的症状和体征，主要包括尿毒症性脑病、脑血管意外、周围神经病变、透析引起的神经病变、药物性神经损害以及精神心理障碍等。

一、大脑紊乱

（一）尿毒症脑病

尿毒症脑病（uremic encephalopathy，UE）是慢性肾衰竭（CRF）晚期的严重并发症，多出现在透析治疗前，Raskin 等[1]报道其发生率为 65% 左右。最突出的表现是高级精神活动异常、不自主运动及癫痫性抽搐（epileptic twitch，ET）发作。早期接受透析治疗的患者可以显著降低 UE 的发生率。

1. *发病机制* CRF 导致脑病的病理生理学机制尚不十分清楚，倾向于多种因素的综合作用。有学者研究发现，UE 患者的脑组织并无明显的生物化学和组织学改变；CRF 并发的继发性甲状旁腺功能亢进（secondary hyperparathyroidism，SHPT）及离子运转异常引起的脑组织及血液中的钙含量及甲状旁腺激素（PTH）水平升高，可能是造成神经突触功能受损，信息加工处理功能障碍，促成本病发生的主要因素[2,3]。不过刘文浩[4]通过对 406 例次 CRF 患者发生脑病的临床因素分析后认为，低钠血症是引发 UE 的最重要因素。此外，有学者认为，抑郁、焦虑等负性情绪可能是 UE 发生的危险因素[5]。CRF 患者存在的各种代谢紊乱对 UE 的发生和发展也有着重要的意义。

2. *临床特征* 轻者仅有头痛、恶心、呕吐或轻度意识模糊；思维缓慢、反应迟钝、注意力不集中及记忆障碍常比较突出，偶尔可有知觉障碍如幻觉等；病情进展，患者可出现肢体震颤、扑翼样颤动及肌阵挛，大约 14.28% 的患者可有 ET 发作；严重病例表现为精神淡漠、定向力障碍甚至昏迷。查体可发现局灶性大脑功能损害体征如瘫痪或锥体束征，个别患者可有无菌性脑膜炎的表现[2-3]。

脑脊液检查无特异性改变，大多数患者可有脑电图异常，主要表现为低频波（低于 5～7 Hz 的波）明显增多，可达正常的 20 倍，并可出现背景慢波。影像学检查显示 UE 主要表现为脑萎缩、局部低密度病灶及大脑髓质病变。

3. *诊断* 凡临床上出现进行性全脑功能障碍的 CRF 患者在除外了高血压脑病、蛛网膜下腔出血、脑出血、慢性硬膜下血肿、高钙血症及药物性中毒所致的慢性全脑功能受损等，结合脑电图及影像学检查特点应考虑 UE。

4. *治疗* 早期进行血液透析（hemodialysis，HD）、血液滤过（hemofiltration，HD）、腹膜透析（peritoneal dialysis，PD）等可预防和治疗 UE；对已出现明显幻觉、妄想或躁动等精神症状的患者，可短期应用氟哌啶醇（Haloperidol）1～2 mg，3 次/日。对发生局灶性抽搐者，可选用丙戊酸钠 0.2 g，3 次/日。对于 ET 发作的患者，比较安全有效的治疗方法是给予患者地西泮（Diazepam）10～20 mg（成人），缓慢静脉推注，然后酌情肌内注射苯巴比妥（Phenobarbital）0.1～0.2 g。控制发作后改为口服抗癫痫药物治疗，并尽快进行透析治疗，但要注意充分诱导，以免透析后引起颅内压增高，加重脑病病情。注意用药期间要严密观察血压和心率。此外，积极治疗 SHPT，对药物治疗无效者，手术切除甲状旁腺将有助于 UE 的控制。

（二）透析失衡综合征

透析失衡综合征（dialysis disequilibrium syndrome）是一种由透析治疗引起的以神经系统症状为主的急性脑病综合征（acute encepahlopahthy syndrome），主要与脑水肿有关，发生率曾高达 3.4%～20%，多发生在首次透析或透析间隔时间长的患者，以及使用高效透析器快速透析者，尤其是血尿素氮显著升高（BUN＞54 mmol/L）的患者进行首次透析时更容易发生，一般多在透析过程后期或透析结束后不久出现，任何年龄均可发生，但更常见于儿童及青年；近年来随着透析技术的进步和透析患者管理的日趋完善，透析失衡综合征的发生率呈显著下降趋势，现主要见于那些透析前即存有潜在脑水肿危险疾患（如脑外伤、近期脑卒中、恶性高血压、高钠血症及高血糖症等）的患者和各种原因所致急性肾衰竭（acute renal failure，ARF）而需要紧急透析治疗的患者；不过大多数患者在透析结束后 12 小时，最迟 24 小时内可恢复正常。

1. 发病机制　Kennedy 等[6]在 1962 年首先注意到尿素作为小分子物质，很容易透过透析膜从高浓度的体循环中进入到低浓度的透析液中，这样就造成了体循环中的血浆渗透压快速下降（尿素浓度的快速下降），而脑组织内的尿素分子由于受血脑屏障的阻隔作用弥散相对缓慢，结果就形成了脑组织和体循环之间的渗透压梯度，从而促使水分进入到脑组织导致脑水肿；Lazarus 则认为透析失衡是由于颅内产生了自生性渗透分子（diogenicosmoles），引起脑渗透容量增加的结果，而这种自生性渗透分子的产生与快速 HD 后脑脊液及脑细胞中的 pH 下降有关；Lichtman 发现给予透析患者预防性吸氧可以减少透析失衡综合征的发生，推测透析中脑缺氧可能也是产生透析失衡的原因之一；此外，有学者还发现高血糖、高血钠、SHPT 及脑组织中钙含量过高等也都与透析失衡的发生有关[7]。

2. 临床特征　初起症状为头痛、恶心、呕吐，多伴有血压升高，随后可出现视物模糊、肌肉痉挛、定向力障碍、肌阵挛或呈扑翼样震颤、意识模糊、谵妄或昏迷等；部分患者可有抽搐，可为全面性或局灶性肢体抽搐；此外，还可发现眼底视盘水肿和颈项强直。

3. 诊断　患者在透析后期或透析结束后数小时内出现上述表现，在排除了其他疾病如硬膜下血肿等后可基本明确诊断。

4. 预防和治疗　透析失衡综合征的处理包括预防和治疗两部分，首次透析的患者其透析时间应控制在 2 ~ 3 小时为宜；采取降低血流速度和透析液流量的透析方法或选用表面积小的低效透析器可减少透析失衡的发生；透析中如果适量输入高渗物质如甘油、白蛋白和果糖等，对透析失衡可起到预防和治疗作用；使用碳酸氢钠透析液替代醋酸钠或乳酸钠透析液的方法，以及选择序贯透析（先超滤后透析）或血液滤过的治疗方式均可明显减少透析失衡的发生；此外，选择持续性非卧床腹膜透析（continuous ambulatory peritoneal dialysis，CAPD）治疗很少发生透析失衡，因此，若条件允许，也可考虑做 CAPD 治疗；首都医科大学附属北京友谊医院曾报道使用高钠透析液（血钠 155 ~ 160 mmol/L）进行首次透析可避免透析失衡发生，首次透析治疗达 6 小时（可以不通过诱导）而获得满意的临床效果，值得借鉴。

对于仅表现为恶心、呕吐、头痛、焦躁及小腿肌肉痉挛为主的轻症患者，通常给予 50% 的葡萄糖溶液 60 ~ 100 ml 或 10% 的氯化钠溶液 10 ~ 20 ml 静脉注射，常迅速奏效；对已出现抽搐者，可使用抗癫痫药物如苯巴比妥（0.2 g 肌内注射）或丙戊酸钠，每次 0.2 g 口服，3 次/日；重症患者脑水肿症状明显时应静点甘露醇，同时采取保护神经元的措施，如头部低温及适量使用肾上腺皮质激素等；条件允许应监测血浆渗透压及酸碱平衡并及时矫正；必要时终止透析[7-9]。发生透析失衡时多伴有高血压，此时应注意积极降压治疗，选用药物也要防止升压负面作用。

（三）透析性痴呆

又名透析性脑病（dialysis encephalopathy），多发生于有 2 年以上 HD 史患者，是一种进行性发展的表现为多系统疾病的临床神经综合征，预后不佳，常在一年内死亡。1972 年 Alfrey 首先报道了长期维持性血液透析（maintenance hemodialysis，MHD）患者可引起透析性痴呆，1976 年正式确认和铝中毒有关。目前普遍认为透析性痴呆为铝中毒所致，与透析用水中铝含量超标直接相关，随着水处理系统中逆渗透（RO）装置的应用，其发生率已明显下降[10]。

1. 发病机制　铝对脑细胞有高度亲和力，是一种选择性神经毒剂，易在脑组织蓄积而不易被清除掉；铝在体内主要是通过转铁蛋白运载穿过血脑屏障而进入脑细胞内，定位在细胞核，导致神经元细胞核异染色质化，即 DNA 和染色体结构的变化，干扰 DNA 的复制，封闭基因表达或使其表达错误，导致神经系统功能障碍；铝还能抑制己糖激酶、乙酰胆碱酯酶、DNA-Ⅰ、DNA-Ⅱ和 RNA 酶的活性，从而减少脑组织的能量供应并影响了神经递质合成、DNA 的重组、复制和基因表达；铝还可以导致神经细胞的神经元纤维缠结蛋白（neurofibrillary tangles）的表达增加并引起氧化性损伤；此外，铝可降低超氧化物歧化酶（SOD）的活性，并能影响体内磷化物代谢，干扰细胞和组织内磷酸化过程；铝通过对氨基酸代谢及吡多醛系统（Py-CHO）催化作用而产生的 PyCHO-Al^{3+} 的代谢产物，如 CH_3CHO 和氨对大脑功能有损伤作用[11-15]。

2. 临床特征　本病通常发生在使用含高浓度铝的透析液进行 HD 治疗 2 年以后，开始患者可无症状或仅为注意力不集中、记忆力减退，但很快便出现构音困难、言语障碍、诵读困难、计算障碍、运用障碍、人格改变和各种精神异常如抑郁、偏执和妄想等；以后全脑功能受损进行性加重，可出现严重的智能障碍（包括定向力障碍，远近记忆力、理解力和自知力减退或丧失等）；此外，病程中患者可发生肌阵挛和癫痫，通常死于机体的极度衰竭、吸入性肺炎和植物人状态。

神经影像学检查，多数患者无异常所见，部分患者可有大脑皮质及皮质下多发性脑梗死改变；脑电图，早期即有特征性的变化，呈现为阵发性的尖波、棘波和棘慢波，α 活动消失，背景波减慢；脑脊液检查，铝含量增高，可达 1.5～1.8 μmol/L（40～50 μg/L）。

神经病理学特点，主要改变为脑萎缩，部分患者表现为脑组织海绵样变性；少数患者有神经元纤维融合、增粗、扭曲、断裂而形成神经元纤维缠结，但未发现 β_2-MG 的沉积；组织化学和组织病理学证实在脑部、内分泌器官及周围神经组织均有高浓度的铝沉积，其中大脑皮质铝含量增加，为无脑病患者的 11 倍。骨组织及其他软组织中铝含量亦增高[10]。

3. *诊断* MHD 患者出现行为和智能障碍时应想到透析性痴呆，若血清铝含量 >（10.85 ± 2.76）μmol/L，结合脑电图特征性变化可基本确立诊断。但老年性痴呆（Alzheimer 病）及肌萎缩侧索硬化症患者也常有血清铝增高，应注意进行鉴别，尤其当痴呆不伴有语言或运动障碍而主要表现为认知功能、视空间技能和情感障碍时，则以 Alzheimer 病的可能性大。其他导致痴呆的疾病还有正常颅压脑积水、高血压脑病、多发性脑梗死、慢性硬膜下血肿、高钙血症、高镁血症及代谢异常所致药物中毒等，根据病史及各自所具有的临床特征通常不难做出鉴别[15-16]。

4. *预防和治疗* 定期监测血清铝，以血清铝 <1.0 μmol/L 为宜，各种使用水铝含量应 <0.5 μmol/L，最好每 3 个月检测 1 次；MHD 患者应减少铝的摄入，尽量不使用铝炊具和铝容器，尤其不能用其盛含有酸、碱、盐的食物；降低血磷可选用口服碳酸钙，最好选择不含钙的磷结合剂，如盐酸司维拉姆（Sevelamer hydrochloride，商品名 RenaGel）、碳酸镧等，避免使用含铝的抗酸药。

使用带有逆渗透（RO）装置的水处理系统，可以预防透析性痴呆的发生。对于已出现透析性痴呆的患者，使用地西泮（安定）和有关药物对症处理有暂时效果；驱铝剂可选用去铁胺（DFO）0.5～2.0 g 溶于生理盐水 200 ml 中于 HD 结束时静滴，每周 3 次；此外，乙二胺四乙酸二钠（EDTA）、乙基三胺五乙酸三钠钙（DTPA）及二巯丙醇（BAL）等解毒剂也有一定疗效[14-16]。

（四）Wernicke's 脑病

Wernicke's 脑病（WE）又称脑型维生素 B_1 缺乏病，是一种由维生素 B_1 缺乏所致的急性出血性脑灰质炎，典型 WE 表现为精神异常、眼球运动障碍和共济失调。

1. *病因* 维生素 B_1 缺乏是发生 WE 的主要原因，以往多见于慢性酒精中毒所致的维生素 B_1 缺乏[17]，亦见于艾滋病患者。现发现在 MHD 或 CAPD 患者中也并不少见，推测可能与维生素 B_1 摄入不足及在透析治疗过程中丢失过多有关。Hung 等[18]在 2001 年连续观察了 30 例因精神异常而住院的透析患者，分析其出现无法解释的脑病的潜在原因，其中 10 例患者经初步检查后被暂时诊断为不明原因的脑病，结果发现，所有 10 例患者都存在维生素 B_1 缺乏，其中 7 例患者的血浆维生素 B_1 水平〔（35.3 ± 6.0）nmol/L〕明显低于 HD 对照组〔（85.6 ± 12.2） nmol/L，P <0.001〕和健康人群〔（96.8 ± 18.6） nmol/L，P <0.005〕；9/10 例患者在补充维生素 B_1（200 mg 静脉给药，随后每日口服 100 mg 维持治疗）后，临床症状显著改善。

2. *发病机制* 维生素 B_1 在体内 80% 以 TPP 的形式存在，其作为 α-酮酸氧化脱羧酶系中的辅酶及转酮酶参与葡萄糖旁路的代谢，由于维生素 B_1 缺乏，TPP 减少，糖代谢发生障碍，导致以糖代谢为主要能量来源的神经细胞能量缺乏，从而造成神经细胞变性坏死；由于磷酸戊糖旁路代谢障碍，使烟酰胺核苷酸和氢离子的产生减少，影响了神经纤维磷脂类的合成与更新，使中枢神经和周围神经组织出现脱髓鞘和轴索变性。由于其病变常累及第Ⅲ、Ⅳ对脑神经核及相邻的被盖区，故常引起双侧眼外肌麻痹，偶尔可见到核间性眼肌麻痹；累及脑干腹侧核团受损，引起眼震及平衡障碍；引起小脑皮质或中脑病变，常引起以肢体为主的共济失调；导致周围神经损害，引起多发性神经病[17]。

3. 临床特征　初起可能仅表现为恶心、呕吐；病情发展渐出现精神异常、舞蹈症、视觉障碍及进行性智力衰退（包括定向力障碍，远近记忆力、理解力和自知力减退或丧失等），并可有肌阵挛和惊厥；意识障碍出现较晚，表现为意识模糊、嗜睡、昏迷，直至死亡[19]；但并非一定按上述次序出现，也可有所侧重，如能及时正确治疗，可以迅速逆转，如处理不当还可能转化为 Korsakoff 综合征（近记忆缺失和虚构为主的遗忘综合征），又称为 Wernicke-Korsakoff 综合征[20]。

4. 诊断　透析患者普遍存在维生素 B_1 缺乏，但由于临床表现不典型，容易被医生忽视而延误诊断；当透析患者出现无法解释的精神异常或眼球运动障碍或共济失调时，除注意与透析失衡综合征、透析性痴呆和 UE 进行鉴别外应充分考虑到维生素 B_1 缺乏的可能性，必要时可行诊断性维生素 B_1 治疗，即给予维生素 B_1 100 mg 肌注，每日 1 次，对精神异常或意识障碍及眼球运动障碍常有明显效果，一般治疗 2 周无效可基本排除本病；若在使用维生素 B_1 前测定血浆维生素 B_1 的含量明显低于正常基本可确立诊断。此外，维生素 B_1 严重缺乏者常可出现乳酸酸中毒、血丙酮酸浓度和红细胞转酮醇酶活性降低，亦有诊断价值；CT、MRI 及脑电图检查缺乏特异性；有学者回顾了有关 Wernicke 脑病的文献，发现大多数患者为死后病理学诊断，生前多误诊为以上三种综合征之一。

5. 预防与治疗　透析患者应常规服用维生素 B_1，特别是在伴发下列情况时：①糖尿病；②营养不良；③胃肠疾病引起的食欲下降；④感染和手术等代谢增加时；⑤心力衰竭伴体液潴留；⑥出现无法解释的精神异常及周围神经炎等，更应及时补充维生素 B_1，可避免发展为 Wernicke's 脑病。维生素 B_1 的常规使用方法为每日 100 mg，肌内注射；待症状完全缓解后继续口服维生素 B_1，每日 50～100 mg，连续服用至少 6 周；最好同时补充叶酸和其他 B 族维生素。注意在本病治疗过程中严禁未补充维生素 B_1 而先给予葡萄糖，因给糖后可使 PPCH 活性进一步降低，促发患者昏迷；也严禁使用肾上腺皮质激素，因其可阻碍丙酮酸氧化，加重病情[21]。

（五）药物诱发的脑病

药物诱发的脑病既可以是药物的直接作用所致，也可继发于药物引起的其他脏器损害或功能障碍。虽然超剂量使用药物可以造成神经系统的直接损害，但在常规治疗剂量下也可能造成脑的直接损害而诱发各种脑病，如头孢唑啉（Cefazolin）脑病主要见于 CRF 的患者[22]，临床表现为意识障碍和肌阵挛，脑电图出现双侧慢波。Ortiz 等认为，由于头孢唑啉的蛋白结合率高（为 74%～86%），且主要通过肾脏排泄，所以在 CRF 时，该药物的半衰期明显延长，造成药物蓄积，如血浆蛋白低则与蛋白结合的药物减少，使血浆游离药物浓度增高，故容易发生药物毒性反应而引起脑病，不过停药后症状会逐渐消失。此外，头孢替唑钠（Ceftezole Sodium）、头孢他啶（Ceftazidime）、头孢吡肟（Cefepime）等在临床使用过程中也有引发肢体不自主抽搐和癫痫发作的报道[23]；青霉素的静脉大剂量应用，可使其在血及脑脊液中的浓度比正常人高 10～20 倍，极有可能导致脑病的发生，主要表现为烦躁、精神异常、谵妄等，及时停药可使青霉素诱发的脑病恢复，Raichled 等发现青霉胺可使青霉素脑病的症状迅速逆转。有文献报道，CRF 患者口服阿昔洛韦（治疗单纯疱疹病毒感染的药物）可致昏迷，如与其他具有神经毒性的药物配伍使用时更易发生，阿昔洛韦脑病常起病突然，无发热或头痛，无局灶性神经系统体征，脑脊液检查也多正常。停药后数日脑病症状多可消失，HD 治疗有较好疗效。因此，在 CRF 患者中，如需使用阿昔洛韦，应该监测其血药浓度或减少用药剂量。不过也有学者发现，在 CRF 患者中即使阿昔洛韦的血药浓度正常亦有发生脑病的可能，主张对临床上怀疑阿昔洛韦脑病的患者，可进行诊断性透析治疗；磺胺类药物诱发的脑病临床上并不多见，但由于磺胺类药物对肝和肾具有毒性作用，因此对于有肝和肾功能障碍的患者应尽量不用，否则有可能诱发继发性脑病（文献已有复方磺胺甲基异噁唑和柳氮磺胺吡啶诱发脑病的报道）；CRF 患者由于进食少，营养状况差，脂肪乳治疗可为其提供必要的热量和必需氨基酸，但若使用不当，有可能引其“脂肪超载综合征（fat overload syndrome）”而诱发脑病，尸检可见脂肪沉积；OKT_3（muromonab-CD_3）是一种单克隆抗体，作为一种免疫抑制剂，主要用于肾移植患者的抗排斥反应治疗，现已发现，该药可诱发脑病，亦可导致无菌性脑膜炎。临床主要表现为抽搐、谵妄、智能及运动障碍，个别患者甚至可出现偏瘫。OKT_3 诱发脑病的机制目前尚有争论，多数学者认为 OKT_3 可促使淋巴细胞或单核细胞释放细胞激动素（cytokinin），后者可导致脑病的发生，所以也有人将其称为"细胞激动素脑病（cytokinin encephalopathy）"。不过也有学者认为，肾移植患者出现的细胞激动素脑病与移植物失功有关。有资料表明，在细胞激动素脑病时，其脑水肿的发生与细胞激动素引起的毛细血管通透性增加有关；此外，目前已有多例因长期使用糖皮质激素或环孢霉素而引发多灶性白质脑病的报道；一些抗肿瘤药物如顺铂、阿糖胞苷、氟尿嘧啶、长春新碱和干扰素等也可诱发白质脑病[24]。

（六）钠离子代谢失调症

在长期接受HD或CAPD治疗的CRF患者可因钠离子代谢紊乱而引发脑水肿及神经精神异常，临床上表现为低钠血症或高钠血症，其发生原因主要由于对患者病情及营养状况估计不足，透析过程中对超滤脱水量把握不准，而又未及时监测血浆渗透压及血钠浓度并加以处理有关，其引发的低血钠、低渗透性脑水肿或高血钠、高渗透性细胞内脱水可造成严重的神经系统损害[16,24]；一般情况下当血钠浓度低于120 mmol/L、血浆渗透压低于240 mOsm/（kg·H_2O）时可出现症状，初起可能仅感疲劳、乏力、恶心、呕吐等，但很快便出现神经精神症状，如肌肉痉挛、易激动、不合作及嗜睡等，检查可发现肌力减退、腱反射迟钝等；当血钠低于110 mmol/L时，可出现意识模糊、木僵、抽搐，并可出现病理征阳性；当血钠进一步下降到105 mmol/L时，患者多已有严重低渗性脑水肿，如未及时发现并加以纠正，可因惊厥、昏迷乃至并发脑疝而死亡。急性高血钠症主要表现为中枢神经系统功能障碍，不少患者可有发热，常伴恶心、呕吐，多有呼吸困难，并烦渴明显，重症高血钠症可因细胞内严重脱水而出现神志恍惚、肌张力增高、腱反射亢进、抽搐、癫痫样发作，昏迷以至死亡。所以，应严格按照个体化的原则制定透析处方，正确估计患者细胞外液容量状况，在条件允许的情况下，应根据患者的具体情况调整透析液的钠离子浓度并在透析过程中进行血浆渗透压或钠离子浓度的监测，发现问题及时纠正[25-26]。

二、脑血管紊乱

（一）高血压脑病

高血压脑病（hypertensive encephalopathy）是发生在高血压（原发或继发）病程中一种特殊的临床现象。指血压突然或短期内极度升高导致急性脑血液循环障碍，引发颅内压增高和脑水肿。临床多见于既往血压正常而突然出现高血压者，伴有肾衰竭的高血压患者亦可发生高血压脑病，降压治疗后多迅速恢复[26,27]。

1. 发病机制　高血压脑病的发生机制尚未完全阐明。近年来，多数学者研究结果认为，脑血液循环的自动调节障碍或强制性血管扩张是发生高血压脑病的主要机制，同时指出脑小动脉痉挛收缩是自动调节的最初表现，当血压增高超过平均动脉压上限时，脑小动脉就不能再收缩，而出现被动性或强制性扩张，自动调节机制破坏，结果脑内血管过度灌注，脑内血流量增加，血浆渗透压增高，液体渗入脑血管周围组织而引起脑水肿和颅内高压。

2. 临床特征　本病常因过度劳累、精神紧张和情绪激动所诱发，一般在血压显著升高后12～48小时内发生，短则几分钟，最初症状多为弥散性剧烈头痛、呕吐，较轻者可仅有烦躁、意识模糊，重者则很快出现意识障碍、抽搐，甚至昏迷。

眼底检查，有局限或弥漫性视网膜血管痉挛，不一定伴有视盘水肿、渗出和出血。脑脊液检查显示压力增高，蛋白含量略有增加，可偶见少量红细胞或白细胞。脑电图检查，可出现局限性异常或双侧同步锐慢波。

3. 诊断和鉴别诊断　高血压患者突然出现血压迅速地升高，舒张压>120 mmHg（16.0 kPa），同时具备上述临床特征，尤其是在紧急降压治疗后，随着血压下降症状迅速改善，则高度提示为高血压脑病。如果治疗后血压下降满意，但脑部症状和体征持续数日无明显好转，需与下列疾病相鉴别。

（1）脑缺血性疾病。包括脑血栓形成和脑栓塞，前者常在平静中起病，后者则骤然发生，但由于二者病变部位比较局限，故一般不至于引起严重的脑水肿和颅内压增高，血压增高也不明显，因此，患者头痛多不剧烈，昏迷比较少见。体检可有明确的固定性神经系统体征。头颅 CT 检查有鉴别诊断价值（可发现局部梗死灶）。眼底检查如发现视网膜下动脉有微栓子存在，则支持脑栓塞的诊断。

（2）脑出血性疾病。主要指脑出血和蛛网膜下腔出血，如果出血量较大，脑组织损伤严重，患者亦可发生严重的脑水肿和颅内高压，也可有剧烈头痛和意识障碍等表现，容易与高血压脑病混淆。脑脊液分析及头颅 CT 检查对鉴别诊断有重要意义。蛛网膜下腔出血不仅脑脊液压力显著增高，而且脑脊液呈血性。若头颅 CT 检查发现脑实质部位有局限性高密度区，则支持脑出血的诊断。

（3）颅内占位性病变。临床多见于肿瘤、脑内脓肿、脑积水和寄生虫病等，可出现颅内压增高的临床表现，与高血压脑病相似，但前者一般起病缓慢，隐袭，病情呈进行性加重，临床上常逐渐出现头痛、呕吐、视盘水肿等颅内压增高的特征性变化，结合颅脑超声、头颅 CT、脑电图、脑脊液以及血清学和免疫学等特殊检查的结果，可资鉴别。

4. *治疗* 立即采取措施降低血压以尽快缓解症状，多数学者主张在发病最初的 1 小时内应将血压最多降低 20% 或将舒张压降至 110 ~ 100 mmHg（14.6 ~ 13.3 kPa）为宜，但对于发病前血压正常的患者，可以将血压迅速降至正常水平。降压药物可酌情选用硝普钠（Sodium nitroprusside）、硝酸甘油（Nitroglycerin）、尼卡地平（Nicardipine）及乌拉地尔（Urapidil）等[26]。

5. *预后* 高血压脑病患者的预后，除与病因和病情轻重有关外，关键在于治疗是否及时、得当，如治疗及时，通常能化险为夷，预后良好。如未及时处理，可进一步加重脑水肿，引发脑疝而迅速死亡。此外，并发心、肾衰竭的患者，预后较差。

（二）Binswanger's 脑病

德国神经病理学家 Otto Binswanger 于 1894 年首次报告了 8 例慢性进行性痴呆患者是非典型性动脉硬化所致，称其为“皮质下慢性进行性脑炎”（encephalitis subcorticalis chronical progressive）。1902 年，他的学生 Alois Alzheimer 对本病的病理学改变进行了更改和补充，命名为皮层下动脉硬化脑病（subcortical arteriosclerotic encephalopathy，SAE），又称 Binswanger's 脑病（Binswanger's disease，BD），属于血管性痴呆范畴，是一组以慢性高血压、脑深部小动脉硬化、痴呆、皮质下白质变性、皮质下腔隙或软化为特征的综合征。1987 年以前主要依靠尸检病理确诊，随着近代影像学技术的发展，CT 或 MRI 在一定程度上代替了组织病理学检查，使该病的生前诊断成为可能[28-29]。

1. *发病原因* 有些学者认为，BD 所见的白质改变是慢性循环障碍所致的缺氧性改变，是供应深部白质动脉硬化的结果，但也有认为 60% ~80% 是高血压性脑水肿的结果，属深部白质高血压性血管改变。1973 年 Oreda 指出，白质血管病变是高负荷所致。由此可见，白质病变的病因不会是一种疾病。高血压固然是主要原因，但血压正常亦可发生 BD[30]。

2. *发病机制* 脑深部白质穿支小动脉硬化引起血液灌注量减少，导致皮质下白质缺血性脱髓鞘，皮质下腔隙性梗死或软化。

3. *临床特征* 此病好发于 55 ~75 岁的老年人，男女受累概率均等，Tomonaga 观察到该病 CT 的发病率为 0.5% ~8%，随年龄增长呈递增趋势，年龄每增长 10 岁，发病率增加 2 ~3 倍。多有卒中史，呈进行性或阶梯样进展的运动、认知及行为缺陷，认知障碍和行为异常主要表现为精神淡漠、兴奋减少、意志丧失、判断力削弱、自知力缺乏，并有不同程度的记忆力、语言及视空间技能的缺乏，稳定期症状可短时改善，可出现锥体束征，锥体外系异常，步态异常，假性延髓性麻痹；晚期发展成痴呆，89% 患者有局限性神经系统症状和体征，如视觉忽略、偏盲等。

4. *诊断* BD 的诊断应从临床表现、影像学改变和病理学特点三个方面进行综合考虑，老年出现缓慢进展性智能障碍，并有情感性性格改变，如具有以下特点时，可以考虑诊断为 Binswanger's 脑病：①有高血压、糖尿病、冠心病、反复中风发作等危险因素存在；②累积性神经系统的症状和体征存在；③皮质下脑机能障碍，如帕金森氏综合征、肌强直等；④神经心理学改变符合皮质下痴呆的特点；⑤CT 显示“双侧侧脑室周围、半卵圆中心、额角、枕角周围白质区出现大致对称的散在或融合成片状的低密度改变”；⑥MRI 显示 T1 加权像为低信号，T2 加权像为高信号改变，伴基底节等皮质下结构梗死（MRI 在确定皮质下白质内小的损害及确定脑干和小脑白质损害方面优于 CT)。CT 和 MRI(T1 加权成像和 T2 加权成像及质子密度像)显示不同程度的脑室扩张及脑萎缩;⑦病理学改变为穿支小动脉硬化,皮质下白质脱髓鞘,皮质下腔隙梗死或软化[31]。

5. 鉴别诊断 多数作者认为神经影像学所见的双侧白质疏松改变并不只见于 SD,临床上要注意与下述疾病进行鉴别:①正常压力性脑积水:具有进行性痴呆、步态失调和二便功能障碍三联征,结合脑出血或脑外伤病史,进一步的脑脊液检查〔脑脊液压力 <1.76 ~ 1.96 kPa(18 ~ 20 cmH_2O),生化及常规无异常〕和头部 CT 检查(侧脑室扩大,两侧脑室前夹角 <90°)或同位素脑池造影有助于确诊;②Alzheimer's 病:以进行性认知功能丧失及情感、行为障碍为特征,可无高血压及中风发作,CT 或 MRI 可见皮质明显萎缩;③多发性硬化:好发于 15 ~50 岁,表现为中枢神经的多灶性症状(脑、脊髓、视神经等两个以上的病灶),发作缓解交替,用激素治疗有效。一般也无高血压及中风发作;④腔隙状态:其病理特征是在基底节、脑室周围的大脑白质、丘脑、小脑深部结构及脑桥内有许多小的腔隙,继发于许多小动脉的梗死和组织的吸收。临床上可有痴呆,但较 SD 出现的晚且不明显,影像学上无典型的 SD 的白质特征性改变。其他尚需与透析痴呆、缺氧性脑病、放射性脑病、药物诱发白质脑病(如顺铂、阿糖胞苷、氟尿嘧啶和干扰素等均可诱发白质脑病)、AIDS 及进行性多灶性白质脑病相鉴别[32]。

6. 治疗与预后 多数学者认为本病与高血压有关,大多患者有痴呆和卒中的发生,故治疗原则上首先应控制血压,治疗痴呆,预防痴呆的发生,防治动脉硬化。临床上应早期应用某些扩张脑血管和改善脑代谢的药物如钙通道阻滞剂、γ-氨酪酸、神经肽、吡拉西坦、脑活素、双氢麦角碱等。针对其血液流变学特点,对于血浆纤维蛋白原水平增高者,国外有人应用蛇毒蛋白酶(snake venom proteinase)治疗本病取得了一定疗效,该药还同时具有溶栓、预防斑块形成、降低血液黏稠度的作用。此外,有学者主张使用血浆去脂疗法,因可快速降低血脂及纤维蛋白原浓度,所以对本病的预防和治疗都有一定的效果。本病的预后主要取决于痴呆进展的速度及卒中发展势态,以及并发症的存在与否[32,33]。

(三)脑血管疾病

透析疗法无疑能延长 CRF 患者的生命,但并不能完全逆转其所引起的各种病理变化,特别是受透析不充分等因素的影响,体内蓄积并不断产生的代谢产物不能被完全清除,这些毒素可以继续破坏动脉内皮细胞,从而加速动脉粥样硬化的发展。此外,有相当一部分 MHD 患者在透析中晚期血压又复升高,且很难控制,加上透析需要长期使用抗凝剂等诸多因素的影响,MHD 患者极易发生脑血管疾病[34]。其中以出血性疾病为多见,可高达 19%。依据 Rotter 对 326 例 MHD 患者统计的病理结果表明,脑出血占 7.5%,其中 5.8% 为大量脑出血,脑梗死占 5%。1986 年 Onoyawa 曾对 1 万余例 MHD 患者做过类似的调查统计,结果大相径庭。出血性疾病中以慢性硬膜下血肿多见,发生的原因可能与血浆渗透压改变、凝血功能异常或头部外伤有关;因本病发病隐匿,逐渐进展,特别是老年患者因脑萎缩可使脑代偿空隙较大,故不易立即引起颅内压增高表现,且老年患者脑膜纤维化较显著,脑膜刺激征常不明显,一旦容积增大显著时可突发脑疝死亡;临床主要表现为急性或慢性的全脑功能障碍如头痛、嗜睡、呕吐、定向力障碍、颈强直、瞳孔不等大、眼底视盘水肿、肢体抽搐、偏瘫、偏身感觉障碍或进行性智能障碍(痴呆)等,可有局灶性抽搐。动态脑电图观察示局灶性慢波或等电位现象;CT 脑扫描于硬膜下可呈半月状占位性高密度灶。治疗包括病因处理(如矫正凝血功能障碍)和外科手术治疗;如不及时诊治则很快死亡。MHD 患者发生脑出血,一般出血量大,进展迅速,脑水肿明显,对周围脑组织容易产生严重压迫,且出血常常破入脑室和蛛网膜下腔,刺激皮层和中线结构,故抽搐和消化道出血的发生率高,很快可有意识障碍;治疗主要围绕脱水、降颅压和控制高血压来进行,但处理棘手,死亡率高。蛛网膜下腔出血多因抗凝不当所致,有颈项强直、昏迷、抽搐、颅内压增高,但局灶性神经系统体征不多见;一般为急性发病,腰穿或 CT 脑扫描可确诊,但后者在发病 5 ~7 天后,通常出血已被吸收,故不易发现[35-36]。

(四)中枢神经系统感染

随着肾移植技术的日趋成熟,接受肾移植治疗的 CRF 和透析患者逐年增多,由于受长期使用免疫抑制剂的影响,使一些不常见的致病微生物如真菌、原虫和病毒(尤其是巨细胞病毒)等所致中枢神经系统感染的发生率显著增高,感染结核病的概率也呈上升趋势,对移植物的存活及患者的生命都构成了很大威胁。其中有相当一部分病例直到尸体解剖时才明确诊断。病变主要侵犯脑膜、脑实质和脊髓,形成脑膜炎、脑炎、脑脓肿和脊髓炎[37]。

1. 脑膜炎　主要表现为弥散性剧烈头痛、呕吐、颈项强直、抽搐或意识障碍。检查可有脑膜刺激征阳性,脑脊液白细胞升高等。

2. 脑炎　一般多有意识障碍、局灶性或全身性癫痫性发作及精神异常等。

3. 脑脓肿　多有明显的化脓性感染灶及脑组织受压的局灶体征,头颅 CT 有助于诊断。

4. 脊髓炎　主要表现为受损平面以下的感觉、运动功能受损和二便障碍。

目前诊断主要依靠临床特点、脑脊液分析和神经影像学检查等。治疗主要是针对致病微生物种类进行处理。对明显颅内高压者可酌情采取手术减压或分流。

三、周围神经肌肉病变

(一)尿毒症性周围神经病

尿毒症性周围神经病(uremic neuropathy)是尿毒症患者最常见的并发症之一,可伴发多种神经病变,如对称性多发性周围神经病、单神经病及多发性单神经病等,神经活检 75% 的尿毒症患者存在周围神经病变。1873 年 Charcot 首先描述了尿毒症并发的周围神经病变。其发生率因病因、病情及病程的不同而有较大差异,可由 13% ~86% 不等,平均发生率为 50% ,男性多见。

1. 发病原因和发病机制　周围神经病变多发生于 CRF 的终末期或开始透析治疗后,发病机制迄今仍不十分清楚,目前多数学者认为,某些中分子物质(相对分子质量 500 ~ 5 000),如胍类物质、肌醇(MYO-inositol)等在尿毒症患者体内积聚对周围神经有毒性作用。从尿毒症患者或离体蛙坐骨神经以及尿毒症小鼠动物模型均证实中分子物质可使周围神经的传导速度延迟[38-39]。1983 年 Braguer 在神经细胞及轴索组织培养液中发现,中分子物质可抑制轴索内小管形成,引发轴索运输出现异常。Necker 曾观察了 6 例尿毒症并发严重周围神经病变的患者,在采用可透过中分子物质的透析器(同时测定血浆及透析液中的中分子物质,证实 B4-2 部分已被清除)进行透析治疗一段时间后,周围神经病变得到显著改善。近年来有人提出了 PTH 也是致病因素的理论。Avnam 等研究发现,尿毒症 HD 患者,随着血浆 PTH 水平的增高,运动神经传导速度逐渐减慢,推测可能是 PTH 对周围神经直接毒性作用的结果。也有人认为是由于 PTH 与 Ca^{2+} 代谢及转移关系密切,而 Ca^{2+} 对中枢及周围神经正常传导功能起重要作用,所以当 PTH 过度增加时可造成 Ca^{2+} 跨膜交换障碍,引起细胞内 Ca^{2+} 大量积聚,导致神经传导减慢或中断,甚至可造成神经细胞死亡。但亦有学者对上述理论持否定态度,认为与 PTH 无关。

2. 临床特征　多数患者以下肢神经损害为主,也可累及上肢。病变一般自肢体远端(尤其是双足部)开始,呈对称性,感觉障碍突出,逐渐向近端发展,也可同时累及运动神经,且随病程延长而加剧。早期症状通常为肢体远端的疼痛、灼痛和痛觉过敏,并可有麻木感或感觉缺失;有时在双侧小腿和(或)大腿前部出现一种难以描述的、位于皮下的、非痛性的蚁行感、虫爬感等不适,这种感觉常导致患者不停地活动双腿,在夜间更为明显,活动后可暂时缓解,故常迫使患者不停地走动而不能入睡,称之“无休止足综合征”或“不安腿综合征(restless leg syndrome)”[40];进一步发展则有肢体无力及步态不稳,最后出现麻痹和运动功能丧失。体格检查除有四肢腱反射减弱或消失外,可有末梢性多种感觉障碍及四肢远端自主神经营养性障碍如指甲脆裂、皮肤变粗糙和肿胀等,手足部小肌肉群通常有萎缩,重者上肢及腿部也可出现肌肉萎缩。

电生理学检查最显著而恒定的改变是胫后神经和腓神经诱发的感觉和运动电位延迟,波幅降低,而运动神经传导速度相对不受影响;电生理学改变符合轴索神经病的特点。脑脊液检查可有蛋白质轻度升高,其他常规生化检查正常。主要的病理改变可见脊髓前角细胞变性和数量减少,以腰椎为著,后索可见脱髓鞘及轴突变性。电镜下可见髓鞘内层裂开与轴突膜分离,线粒体呈腊肠样结构。肌肉的组织病理学研究还证实有肌纤维的坏死和糖原堆积。

3. *诊断* 尿毒症透析患者,出现了对称性的以肢体远端为主的感觉-运动性神经病,在排除了其他原因的疾病如 Guillian-Barre 综合征(感染性多发性神经根神经炎)、糖尿病、药物中毒或维生素 B_1 缺乏病等后,可以确定为本病。神经组织活检和肌电图检查对诊断尿毒症透析患者周围神经病变很有价值[38,41]。

4. *治疗* 一般性治疗包括使用神经营养药物,如维生素 B_1、维生素 B_6、维生素 B_{12}、ATP、CoA 等;加兰他敏、神经节苷脂(康络素,20 ~ 40 mg/d)、肌醇(6 g/d)等对治疗尿毒症透析患者周围神经病变也有一定疗效;醛糖还原酶抑制剂如 Tolrestat 等已试用于临床,但疗效尚有待观察。此外,采用钙通道阻滞剂(氟桂利嗪、尼莫地平)和东莨菪碱、烟酸以及复方丹参等活血化瘀的中药改善其微循环的治疗方法也取得了一定效果。对于“不安腿综合征”,可服用卡马西平(Carbamazepine)0.1 g,3 次/日,能有效缓解症状,但长期使用注意监测外周血白细胞计数;苯二氮䓬类药物因能改善睡眠而有一定作用,可选用地西泮 5 mg 睡前服用。近年来报道应用高分子膜透析器与炭肾串联通过增加对大、中相对分子质量物质的清除,在控制本症的发生及改善症状方面有肯定疗效,对感觉障碍的缓解尤为明显;使用促红细胞生成素(EPO)治疗也有利于改善尿毒症及其他原因所致的神经病变,目前最有效的治疗方法是做肾移植。

(二)单神经病变

是指单一神经的损害,多因邻近解剖结构的压迫、扭曲、牵拉而受损,尤其是在神经通过狭窄的地方时更易发生(嵌压性神经病)。机械因素及缺血在构成局部损害中分别起多大作用尚不明确。发病率相对较低,不具有多发性神经病的特性。其症状和体征均符合其神经分布,可分为单神经痛与单神经炎两种,单神经痛在神经传导及病理上无改变,多为神经炎的早期表现。临床上要详细检查神经通路上及周围组织的病变,如肌肉、筋膜及骨隆起均可引起神经干的损害,对不典型的神经损害可以做感觉神经传导速度(SCV)及运动神经传导速度(MCV)检查,将有助于诊断。尿毒症患者可有单神经损害,多发生在脑神经如视神经、动眼神经、听神经和前庭神经,神经受累后可出现暂时性的眼震、瞳孔缩小、斜视和脸型不对称,有的还可表现为耳聋等。对急性压迫性神经病,如“周末夜麻痹”可不必治疗,其病理改变可能是脱髓鞘性的,通常可在 2 个月后完全恢复。对于已经发生轴索变性的患者,则恢复时间较长,甚至不能完全恢复。对慢性嵌压性神经病,应注意及时纠正潜在的系统病因,并避免加重因素。有学者采用皮质激素做局部封闭治疗取得了一定的效果。对进行性神经功能缺失或电生理检查发现无力肌肉有部分视神经改变的患者,手术解压可能有效[42-44]。

(三)尿毒症性自主神经病

1. *发病原因和发病机制* 尿毒症患者常并发广泛的自主神经系统功能障碍,发生率在 65% ~ 85% 左右,早期以迷走神经损害为主,后期交感神经受累也较常见。发病与性别无关,但随年龄增长,自主神经系统受损概率增加,病变也更严重。发病机制尚未明确,可能与尿毒症引起的代谢紊乱有关,进一步研究证实,引起自主神经系统受损的代谢产物主要为中分子物质,如血液中胍基琥珀酸等蓄积过多,可通过抑制神经细胞内转酮醇酶的活性而造成自主神经系统受损;近年来有学者提出 PTH 作为尿毒症的一种毒素对自主神经系统也有损害作用;此外,血浆中儿茶酚胺水平增高,反映肾上腺素能神经活性的多巴胺 β-羟化酶浓度降低以及长期使用醋酸盐透析液或不恰当地使用高钠和高钾透析液等也与其发生有关[42-43]。

2. *临床特征* 尿毒症性自主神经病(uremic autonomic netabolic neuropathy)临床表现各异,其中最具特点的是极易出现体位性低血压或透析中发生低血压,可能与尿毒症并发的自主神经病变造成压力反射弧的感受器受损有关;也可能是自主神经病变使血浆心钠素(ANF)水平升高,通过压力感受器对抗 NE 及血管紧张素Ⅱ对血管的作用,使血管舒张的结果;此外,由于动眼神经末梢的副交感神经功能亢进可表现为瞳孔缩小,而鼓索神经副交感神经纤维功能障碍则表现为稀薄唾液分泌亢进,在进行性发展的病例常因分泌减少而出现口舌干燥。因副交感神经功能亢进,可有多汗、呕吐、便秘、尿潴留或残余尿增多。迷走神经核后中部节细胞功能障碍常有低体温及体温固定的情况出现,而进行性发展的病例则以皮肤干燥为多见;此外,还可有心动过速或缓慢、性功能减退或阳痿等,个别患者甚至可以发生猝死。组织病理学检查主要表现为神经纤维脱髓鞘病变。

3. 诊断　尿毒症透析患者如出现了上述表现，应高度怀疑并发了自主神经病，明确诊断应通过自主神经功能试验来确定，如进行整个非侵入性心脏自主神经功能指标检测，包括静心率（BHR）、呼吸差（EIV）、Vasalva 指数（VI）、立卧位心率差（SSA）、30/15 比值（心率）和卧立位血压差等；还可做阿托品试验（检查副交感传出支功能）及酪胺试验（检测 NE 的肾上腺外沉积）等；并可应用模式识别分析（pattern recognition analysis）方法评价整个自主神经功能状态，对自主神经病变的早期诊断、了解自然病程以及判断预后还是很有帮助的。

4. 治疗　一般认为尿毒症透析患者的自主神经病变是可逆性的，轻症患者通常不需要治疗，但并发自主神经病变的患者总的预期寿命下降；对于轻度体位性低血压的患者可选择高枕卧位，这样可缓慢提高血管紧张素Ⅱ水平，改善血容量的稳定性；穿长筒弹力袜可增加回心血量有益于体位性低血压的预防；重症患者可用拟交感神经药物，如麻黄碱或前列腺素合成抑制剂、氟氢可的松或联合应用 H_1 和 H_2 受体拮抗剂，均可起到增加血容量或直接缩血管的作用[43-44]；Lindberg 等发现，对 HD 所致的顽固性低血压，用赖氨酸血管升压素治疗有较好疗效；国内秦晓新等[45]使用盐酸米多君治疗 HD 相关低血压取得了一定的效果；Brenne 等提出，应用 L-精氨酸类似物可能对 HD 伴随的低血压有预防作用；Suwata 报道用 EPO 治疗后，由于血浆多巴胺 β-羟化酶活性增加，使自主神经系统活性及对血管紧张素Ⅱ的敏感性增加，从而可缓解自主神经病的症状；也有学者发现，给予 HD 患者每日服用维生素 B_{12} 1 500 μg，连续 3～6 个月，对自主神经病变有显著改善作用。此外，Zoccali 等认为充分 HD 能够终止副交感神经功能损害的进一步发展，但有人发现 CAPD 能更好地清除中分子物质，因此在治疗自主神经病变方面较 HD 优越，不过 Mallamaci 认为 HD 与 CAPD 对自主神经功能的影响并无明显差别。对于糖尿病尿毒症患者，HD 并不能阻止自主神经病变发展，表现出不可逆的损害，可能与糖尿病本身病变有关；肾移植作为肾脏替代治疗是最有效的方法，可以逆转大多数尿毒症的并发症，国内叶脉安等[42]研究发现，肾移植后较移植前自主神经病变明显改善，其自主神经功能各项指标与正常对照组比较有显著差异，认为肾移植可以明显改善尿毒症 HD 患者的自主神经功能，甚至可以逆转自主神经病变，使自主神经功能恢复正常。

（四）尿毒症性肌病

尿毒症性肌病（uremic myopathy）系指 CRF 所致的骨骼肌病变，临床并非少见。主要表现为缓慢进展的以肢体近端为主的非特异性对称性的肌无力和萎缩，少数患者可有呼吸肌受累。一般无明显感觉障碍如麻木或深感觉缺失等，但腱反射减弱或消失。该病常与骨骼改变如骨软化或骨质疏松并存。临床上与周围神经病的主要区别在于本病没有感觉异常。

肌肉病变常和骨骼改变如骨软化有关。导致肌无力、肌萎缩的机制可能与下列因素有关：①活性维生素 D 产生减少和 SHPT，致 PTH 增高；②尿毒症毒素潴留（如尿素氮、肌酐及胍类等）影响了肌酸酶进入肌细胞，使肌肉内磷酸肌酸浓度降低，而导致肌无力；③电解质异常，血清钠、钾浓度异常及高磷低钙时引起的肌细胞膜渗透性异常引起肌细胞的兴奋性降低；④营养障碍和代谢异常，蛋白质摄入不足和能量缺乏，造成的肌肉蛋白分解增加可导致肌无力和肌萎缩；⑤钙运转功能受损。

肌肉组织病理学检查可见肌纤维坏死、萎缩、重组、脂肪化、糖原缺乏和线粒体增生等变化。

本病的治疗，主要是针对 SHPT 进行治疗，CRF 患者 SHPT 发生早，且随着肾小球滤过率（GRF）下降而进行性加重，早期多采取内科综合治疗，自 20 世纪 80 年代末 90 年代初以来，许多临床医生报告了骨化三醇〔1,25-$(OH)_2D_3$〕能够抑制 PTH 的合成，而且不依赖于血钙的水平。近年来已把它作为治疗 CRF 并发 SHPT 的首选药物，初始剂量通常为 0.25～0.5 μg/d，以后根据血钙、血磷、碱性磷酸酶（AKP）和 PTH 的下降情况进行调节，稳定剂量一般在 1.0～2.0 μg/d，有医生通过对比研究发现，每日用2.0 μg要比用 1.0 μg 能取得更好的疗效。长期透析治疗可导致甲状旁腺功能亢进（HPT）加重（甲状旁腺增生、肿大、自主分泌增加），对药物治疗无效，此时手术切除甲状旁腺是一种有效的治疗手段，以全切加自体碎片前臂移植的复发率低为首选。此外，可辅以能量合剂，补充营养等对症处理[46-48]。

四、精神心理学障碍

（一）透析患者的心理障碍

1. 导致心理障碍的因素　透析患者多有程度不等的心理障碍，其原因作者认为可能与下列因素有关。

（1）尽管透析疗法明显延长了尿毒症患者的寿命，但毕竟还不能完全替代肾脏的生理功能，也不能阻止原有疾病的恶化，且难于改变由于肾衰竭而引发的多脏器损害的进展，因此，死亡的阴影始终笼罩着患者。

（2）HD 本身也是一个痛苦的过程，每周需多次用粗大的针头穿刺血管而带来肉体的痛苦，每次需静卧 4～5 小时接受透析时的孤独苦闷与无奈，透析中可能出现的一些不适也常使患者感到恐惧与绝望。

（3）患者因病而对家庭所承担的责任明显减少，家庭关系淡漠。大多数患者的性功能减退甚至丧失，也常使他（她）们感到苦闷和负罪感，同样也打击着患者的自尊心。

（4）患者因病不能正常工作，与同事和朋友的接触减少，常常不愿与他人来往，社会活动空间缩小，使其自感社会价值的降低和丧失，获得社会支持的机会也大大下降。Kimmel 等[49]认为，尿毒症患者的抑郁与社会支持具有显著相关性。

（5）透析等治疗所需支付的高额医疗费用常给患者及其家庭带来难以承受的经济负担，使透析患者感到自己的生活依赖于自己无法控制的因素，这种心理状态常常给患者带来个人的无助感，从而引发心理和精神问题的出现，少数透析患者甚至可以出现严重的精神异常，如反应性精神病和精神分裂症等，导致病情恶化。分析其进一步的原因，Driessen 等发现尿毒症伴发认知障碍的患者其 PTH 的水平高于抑郁的患者，提示 SHPT 在认知障碍为附加特征的抑郁症候群发生中可能起重要作用。Everett 则发现透析间期体重增加过多与抑郁相关。周安琪观察到抑郁患者多有 IgM 的变化，提示情感活动与免疫功能可能也有一定关系；此外，医护人员的言行也是透析患者抑郁焦虑产生的重要应激来源，这些问题如能引起足够重视，则透析患者的情况会有很大不同。

2. 心理障碍的特点　近些年来我国对透析患者心理障碍方面的研究已日益受到重视，周安琪等[50]于 1993 年曾报道了较大系列透析患者的心理障碍情况调查，发现其总患病率达 85.11%，其中以抑郁和焦虑最常见。刘群等[51]曾研究了 92 名 MHD 患者的心理状态，并与美国及加拿大相同的研究进行分析比较，发现 39.5% 的患者至少有一项 SCL-90 的因子分超过阳性标准，15.3% 的患者表现为焦虑，12% 的患者出现抑郁，15.3% 出现两种以上的心理障碍，突出表现在焦虑的比例高，躯体化症状多。抑郁现已被认为是透析患者的一项独立的致死因素。Farmer 等称 27% 的透析患者有自杀念头。2004 年国内贾强[52]系统地总结分析了透析患者心理障碍的特点和心理需求，并就医护人员应当具备的心理品质及应对策略等方面提出了自己的见解，值得借鉴。透析患者心理障碍的表现有以下 6 个特点。

（1）否认心理。患者否认关于尿毒症的诊断，拒绝透析治疗这个严酷的事实，他们常以自己的主观感觉良好来否认疾病的存在，照常工作、学习，以维持暂时的心理平衡；有的患者怀疑医生的诊断，到处奔走就医，企图通过复查，推翻原有的结论；有的患者否认疾病的严重性，他们虽能接受尿毒症的诊断，但仍存在不同程度的侥幸心理，误认为医生总喜欢把病情说得重一些，对疾病的严重程度半信半疑，因此不按医嘱行事；还有的患者表现沉闷，内心极端痛苦，不去积极治疗，甚至拒绝治疗；更多的患者则压抑自己强烈的情绪反应，表现为迟钝、犹豫，进而感到孤独，产生一种被遗弃感。患者对于尿毒症的最初否认，具有一定的积极意义，但长期否认，将会延误治疗的时机。

（2）焦虑心理。焦虑是常见的情绪反应，是一个人在感受到疾病威胁时产生的恐惧与忧虑，是一种与危险有关而又不知所措的不愉快体验，有人用“失助感”来解释焦虑。透析患者由于惧怕透析过程中可能出现的痛苦，担心失去正常生活的能力，尤其害怕死亡的来临，表现出真实的痛苦与焦虑。有的患者对于长期依赖透析治疗这个事实不理解或不接受，越接近透析日期，心理负担越重，焦虑和恐惧越明显，甚至坐卧不安，食不知味，夜不能寐。此外，医院环境的不良刺激，也容易使透析患者心境不佳，情绪低落,尤其是当看到为抢救危重患者来回奔忙的医护人员,看到同病相怜的病友死亡时,更易产生恐惧与焦虑,好像自己也面临死亡威胁。长期过度的焦虑,导致心理的不平衡,妨碍疾病的治疗。

(3)抑郁心理。抑郁是一种闷闷不乐,忧愁压抑的消极心情,它主要是对现实丧失或预期丧失引起的。透析治疗对于任何人来说,都不是一件愉快的事,多数透析患者都会产生程度不同的抑郁情绪,并随着病情的轻重和治疗效果的不同而有所差异,突出表现为自尊心低、沮丧、伤感、绝望和失助感,把生活看得灰暗,总认为自己的将来比现在更糟,缺乏自信,接受治疗消极,严重者可出现自杀行为。

(4)孤独与怪决癖心理。透析患者由于受到抑郁、焦虑等消极情绪的长期折磨,扭曲了原来的心理。他们暂时或长期丧失生活自理能力,自感无助于家庭与社会,成为家庭与社会的累赘而产生孤独感,这种心理变化长期持续存在会导致行为上的怪僻。他们常常把医护人员和家属当作替罪羊,无休止地向他们发泄不满,怨天尤人,一会儿责怪医生没有精心治疗,一会儿埋怨家人没有尽心照顾,要求逐渐增多,情绪极易激惹,有时为了一点小事就大发雷霆,任性挑剔,伤害他人感情。

(5)依赖心理。透析患者大都存在一种依赖的心理状态,对自己的日常行为、生活自理能力失去信心,自己有能力做的事情也不愿去做,等待别人服侍,行为变得被动顺从,情感脆弱。一向独立、意志坚强的人也变得犹豫不决,一向自负好胜的人也变得畏缩不前。透析患者的这种被动依赖心理,不利于疾病的控制,如一味迁就他们的依赖心理,则难以培养他们与疾病斗争的信念。

(6)悲观与绝望心理。对于刚被确诊为尿毒症的患者,悲观是常见的心理反应,在那些临床症状越来越明显,尤其是经过一段透析治疗,没有达到预期效果的患者身上表现得更为突出,他们对透析治疗由希望到失望再到绝望,痛苦心情难以言表。有的患者为了不给家人添麻烦,不让他们过分地痛苦和担忧,反而表现得异常平静;有的透析患者意志薄弱,失去信心,不敢面对现实,万念俱灰,求生意志丧失殆尽,坐等死亡的到来。作为医生及家属要同情、知晓他(她)们的精神、心理状态,给予物质、精神、心理的安抚、理解与待遇。

3. 透析患者的心理需求

(1)需要尊重。透析患者希望得到他人及社会的理解和尊重,特别是希望得到医护人员的关心和重视,得到较好的治疗待遇。不同社会角色的人常有意或无意地透露和显示自己的身份,想让别人知道他们的重要性,期望医护人员对他们给予特殊照顾。作为医护人员应该懂得,一切患者都是因为生病才来就医,他们在各自的工作岗位上都是为党和人民的事业服务的,在这一方面,大家都是平等的。所以,对待透析患者既要一视同仁,又要让他们每个人都能感受到他是得到特殊照顾的。

(2)需要接纳。由于透析患者需要定期到医院接受透析治疗,打乱了原有的生活习惯和作息时间,肯定会有一个逐步适应的过程,尤其是走进一个陌生的地方,需要尽快地熟悉环境,被新的群体(透析患者、透析室医护人员)所接纳,特别渴望医护人员和病友能够主动与其进行沟通和相处,在情感上被接纳。

(3)需要信息。有研究资料表明,在一般性疾病患者中,80%的患者有了解自己疾病真实情况的想法,而80%的医生拒绝告诉患者。到底是否应当告知?我们认为,对于透析患者,应当矫正他们对透析治疗的不正确认识,根据患者的需要程度与接受能力,提供适当的信息,解除其不必要的恐惧与焦虑。但应注意给透析患者提供的信息不可完全真实,否则会加剧其应激心理。又不可完全不真实,否则,他们根本不相信。对于透析患者,应当向他们提供以下一些信息:①真实告诉患者病情,虽然肾脏不能恢复,但是充分透析可以长期存活,甚至可以摘掉“患者”帽子,成为“透析者”;②告知透析中心制度及透析时间安排的有关信息;③释疑干体重的概念、何谓透析充分及饮食管理的有关信息;④交代如何配合治疗的有关信息;⑤知晓个人习惯与透析治疗过程及疾病关系的有关信息等。当透析患者了解了这些信息,将有利于坚定他们战胜疾病的信心,依从性也会得到增强。

(4)需要安慰。不管意志多么坚强的人,一旦进入透析治疗阶段后,心理就会失衡,再乐观豁达的人此时也希望得到家属尤其是医护人员的安慰和鼓励。因此,患者在透析治疗或住院期间,医护人员和患者家属应通过各种形式给予他们精神上的适当安慰,这对稳定病情是十分重要的。

(5)需要安全感。由于透析治疗的特殊性及透析患者在透析治疗中可能出现的种种不适,容易使他们产生不安全感。他们需要了解自己的病情,期盼生命不再受到威胁,希望各种治疗既安全顺利又无痛苦。他们把能得到安全感和生命延续视为求医的最终目的。因此,医护人员对透析患者进行的任何治疗措施都应事先向他们做耐心细致的解释并有一定的技术保障,以增强他们的安全感。

(6)需要和谐的环境。健康人的生活常常是丰富多彩的,而透析患者则几乎被束缚和封闭在一个单调的世界里,白色的墙壁,白色的床单,白色的工作服,循环往复的透析治疗,使他们始终处于一种被动的状态,感到无所事事,度日如年,特别是那些年轻及事业心较强的患者,更会如此。因此,要根据透析中心(室)的客观条件尽可能营造出一种和谐温馨的环境,并视透析患者身体的具体情况,安排他们做适当的运动锻炼,不时给予透析患者有新鲜感的刺激,这将有利于调动他们的主观能动性,促进身体的康复。

4. 医护人员应当具备的心理品质

(1)树立正确的人生观。医疗工作的职业特点决定医护人员的一生都要把患者的利益放在第一位,医护人员品德的高低,直接关系到患者的健康与生命。这就要求我们的医护人员要树立正确的人生观,端正自己的处世态度,建立一种助人为乐的价值观取向,懂得换位思考,能够站在透析患者的立场考虑问题,以谦逊、虚心、慈悲、朴实的态度对待他们,成为他们喜爱的人。

(2)良好的性格。作为医患交往中的一方,医护人员应当心胸宽广,忍耐性强,严于律己,厚以待人。对待透析患者要诚实、正直、守信,并充分地信任他们。能够忍受透析患者的各种吼叫、无理甚至谩骂,耐心解答他们的不合理意见和要求,做到有理也让人。具备这种良好性格特征的医护人员,对于保持自己身心健康和提高工作实效都是非常有益的。

(3)坚强的意志。医护人员在医疗工作中,会遇到很多意想不到的麻烦,如果没有克服困难的坚强意志,就不可能很好地完成任务。医护人员完成任务的明确目的和力求达到这一目的坚强意志,是克服困难的内在动力。此外,医务人员的沉着、开朗、大度、自信对患者的意志也会产生深刻的影响。

(4)稳定的心态。积极的情绪使人精神饱满、注意力集中、观察敏锐、工作有序、失误少而效率高;情绪低落时则相反,容易出差错事故。医护人员应当有较强的自我控制能力,保持一种稳定的心态,不要把个人生活及工作中的不愉快发泄到患者身上,这不仅是一种职业道德的要求,也是医护人员自己保持心理健康的重要方法。

(5)精湛的技术。医护人员精湛的技术是与透析患者进行交往的基础。医生对于自己的知识与技能,包括其更新与局限应有充分的了解。很难想象不能提供技术保障的医护人员能够得到透析患者的信任,能够与他们建立长久良好的医患关系,能够取得最佳的医疗效果。

(6)善于沟通的技巧。沟通技巧是医护人员与透析患者进行交流所需的一种重要能力。在与透析患者进行沟通时尤应注意与他们的第一次交谈,要善于使用礼貌性语言,尊重透析患者的人格与自信心;善于使用安慰性语言,使他们感到温暖肺腑,终生难忘;善于使用鼓励性语言,让透析患者看到希望;还要善于运用眼神、视线、微笑等非言语手段,使他们得到精神上的满足,顺利地接受治疗。

5. 心理障碍的治疗　除建立良好的医患关系外,多采取心理治疗、运动训练及药物应用三者并重的治疗模式[52-53]。国内贾强研究认为,透析患者心理障碍的治疗应抓好以下5个环节。

(1)积极的期望(教育 education)。这是对透析患者实施心理治疗的基础与前提。积极的期望乃是让他们重视疾病,重视生命,正视现实,从死神的魔爪中把生命夺回来。尽管接受透析治疗的患者中有一些人已经离开了人世,但总还有相当多的患者因此而延长了生命。透析患者要想生存,积极的期望是首要的,医护人员要学习和掌握对透析患者进行教育的方法,要让患者懂得,只有大胆地面对现实,重新认识危及他们生命的病魔,坚决与它进行殊死地抗争,才能有机会继续生存下去[54]。

(2)坚定的信心(鼓励 encourage)。患了尿毒症,特别是那些即将进入透析治疗阶段的患者产生一系列复杂的心理反应是难免的,经过痛苦的反复思索,有些患者想通了,与其束手就擒,坐而待毙,不如奋起抗争。于是,他们产生了乐观、豁达、自信、拼搏、愉快的心理。显然,这种心理能够减轻病痛,其中,自信起着关键性的作用,有了自信,就能激发起拼搏精神,就会产生顽强的意志,保持坦然的心境,培养乐观的态度,就能挖掘出自身抗病的潜在能力,从而战胜疾病。因此,对于透析患者要不时地给予鼓励,为他们提供各种咨询,帮助他们坚定信心。Courts 等[55]通过对 HD 患者采用应激接种教育(stress inoculation education,SIE)的方法和咨询的形式进行治疗后发现,SIE 和咨询能有效地减少所有参加治疗的 HD 患者的心理障碍(如抑郁、焦虑,对疾病的心理适应以及对 HD 应激源的反应等)。有诗人说:"信心是半个生命,淡漠是半个死亡。"

(3)适当的运动锻炼(exercise)。近年来有些学者研究发现运动训练(exercise training)在改善透析患者体能的同时提高了其兴奋性和快乐感,并为此做出了有益的尝试。Kouidi 等[56]曾将 31 名 HD 患者随机分成两组,其中 20 人进行运动锻炼改变久坐的生活方式,11 人作对照。结果显示运动锻炼组体能明显改善,抑郁的自我评价得分明显减低,其中抑郁程度越严重的患者从运动锻炼中获益越大,患者的生活质量也得到显著改善,而对照组在体能及各项心理测量项目上则无明显变化。实践证明,运动锻炼不仅可以最大限度地恢复透析患者已经丧失或减弱了的运动功能,提高自身机体素质,改善疲乏无力的状态,预防和治疗肌肉萎缩及关节僵硬,还可以疏导精神压力,使他们思维充实,恢复生活自信,解除紧张、恐惧,忘记忧愁、烦恼,保持乐观愉快的生活情趣,从而达到改善或缓解透析患者全身和局部并发症的目的。作者认为,对于透析患者而言,可以在医护人员的指导下,按照科学性、针对性、循环渐进和个体化的原则(运动处方)进行适当的运动锻炼。

(4)学会自我安慰,提供适当的工作(employment)。在透析治疗过程中,如果透析患者能够提高认识,不要别人安慰自己,而是掌握自我安慰的理论与技巧,经常地抱有积极期望,不断地朝着一定的目标安慰自己,配合医生的治疗,一定会得到病情改善的可喜效果。此外,患者的家庭、单位、社会(社区)应当积极地创造条件为透析患者提供适当的工作机会(体现自身价值),这将有利于他(她)们的身心康复。

(5)适时评估(evaluation)。根据每个透析患者的自身特点,为其制定个体化的治疗康复计划,并指导、督促他(她)们完成,对他(她)取得的每一点进步都要给予充分的肯定,适时评估(包括工作状态、业余时间的活动、健康评估问卷等),为患者制定适合其自身特点的饮食起居和康复计划,如能坚持下去,一定受益匪浅。

此外,自 20 世纪 80 年代后期氟西汀(Fluoxetin),商品名百忧解(Prozac)应用于临床以来,一组被称为"选择性 5-羟色胺再摄取抑制剂(SSRIs)的新型抗抑郁药相继问世,除氟西汀外还有舍曲林(Sertraline),商品名郁乐复(Zoloft),帕罗西汀(Paroxetine),商品名赛乐特(Seroxat)等;Blumenfield 等应用氟西汀治疗 14 例 HD 患者伴发的抑郁,20 mg/d,疗程 8 周,发现在治疗的第 4 周时患者的抑郁症状有所改善,而在治疗的第 8 周则显著改善,且不良反应轻微,没有患者因此而停止治疗。国内目前也有类似报道。对偶发局灶性肢体抽搐者,可给予口服药物治疗,如丙戊酸钠 0.2 g,3 次/日;有时也可以酌情肌注地西泮 20 mg,让患者连续睡眠十几个小时后症状多有缓解;大多数患者可在 1 ~3 天内精神恢复正常,最迟不超过 1 周[16,57]。

(二)反应性精神病

反应性精神病(reactive psychosis)也属于心因性精神疾病范畴,但与单纯的心理障碍有所区别,以精神异常为主,多由强烈的精神刺激直接引起,常见于刚患尿毒症、即将接受透析或透析治疗初始不顺利的患者,移植肾突然失功,尤其是在那些发病比较突然,有个性缺陷(胆怯、敏感等)或神经类型偏弱(神经官能症的个性特点)的患者身上更易发生,症状常反映精神刺激的内容,一旦消除了精神刺激或引起发病的处境有了改变,并给予适当治疗,精神状态通常可恢复正常,预后一般良好[58]。

1. *发病机制* 按照巴甫洛夫学派的观点,急剧强烈的刺激作用于高级神经活动过程,可以引起兴奋、抑制或灵活性的过度紧张及相互冲突;中枢神经系统为了避免进一步的损伤或"破裂"则往往引起超限抑制,而在抑制过程的扩散过程中,中枢神经系统低级部位的功能,包括一些非条件反射,就会脱抑制而释放出来,这样就产生了大脑皮质与皮质下活动相互作用异常的各种形式。在临床上可表现为不受意识控制的情绪反应、无目的零乱动作和原始性反应。又由于抑制扩散的深度和广度不同,患者可出现不同程度的意识障碍或呈现木僵状态。临床上也经常可以看到患者先表现为兴奋过程增强,而后转向抑制状态的情况。此外,超强刺激还可激发大脑皮质的惰性兴奋灶,这就是幻觉和妄想发生的病理基础。当然,网状结构上升激活系统功能亢进对皮质兴奋灶的形成,也起着一定的作用。

一般认为遗传因素对反应性精神病的发生没有重大作用,不过根据北京安定医院的资料分析,有精神病家族史者占 29%,其中以患者的父母及兄弟姐妹多见,这是否意味着反应性精神病有遗传素质的倾向,有待进一步研究[58-60]。

2. 临床特征 我们发现,大多数尿毒症患者发生反应性精神病有一个逐渐形成的过程,一般多在知道自己患尿毒症这个事实后1～3周发病,其前常有烦躁不安、苦思冥想、焦虑难眠、不能自制等情况存在,少数患者急性起病或在数月后发生,也有受到强烈刺激后突然发病的。临床可有以下几种表现[58]:

(1)反应性意识模糊状态(reactive confusion)。在国外文献中,常用"意识模糊(confusion)"或"精神错乱(amentia)"一词来描述这种状态,它是一种轻度的意识障碍,急性起病中比较常见。患者表现为迷惑、注意力涣散及定向力障碍(尤其对时间的定向力),似处于从睡眠到清醒的过渡状态中;患者的自我意识往往保持良好,可出现幻觉,但较简单,不像在症状性精神病所见到的那样生动和鲜明;言语零乱,条理性差,有时令人难以理解;显得更为突出的是表情紧张或恐惧,言语不连贯,表现茫然;动作杂乱而无目的性,或运动性不安,可见冲动性行为;意识障碍的程度极易波动,有时表现为安静合作,有时则兴奋不安,难以接触。

通常这一状态持续时间较短,我们体会,如给予适当治疗,一般一周左右即可恢复正常。患者清醒后可有片段回忆,似有大梦一场的感觉。

(2)反应性兴奋状态(reactive depression)。主要表现为精神运动性兴奋,哭笑无常,言语错乱,但定向力基本存在;有时可类似躁狂状态,并有打人毁物现象;有的患者先表现为一过性木僵,后转入兴奋状态,此时可出现轻度意识障碍,到处乱走,或做出一些无意义的动作;并可有幻觉、错觉体验和妄想症状。这一类型病程较短,多数在一周左右恢复正常。

(3)反应性木僵状态(reactive stupor)。这一类状态在透析患者中比较少见。主要表现为表情呆板,僵住不动,患者可长时间呆坐或卧床不起,甚至对痛觉刺激也无反应,终日缄默少语,毫无情感反应,难以交谈;一般历时短暂,通常为几小时,长者1～2天恢复正常或转入意识模糊状态。

(4)反应性抑郁症(reactive depression)。本型在透析患者中比较常见,尤以中年以上的患者为多,男女差别并不明显;主要表现为情绪低落、唉声叹气、焦虑苦闷、自责自卑,甚至产生生不如死的绝望念头;对疾病的痛苦体验不因时过境迁而冲淡,常触景生情,伤心落泪;由于情绪的影响,入睡困难或易为噩梦惊醒。与此同时,患者常主诉疲乏无力、不思饮食及躯体不适等。

3. 诊断 有人片面地把凡在起病中有精神因素(特别是负性情绪)参与的,均诊断为反应性精神病,尤其容易与心理疾患混为一谈,以致造成诊断上的扩大化,为此有必要拟出下列四条作为本病的诊断标准:

(1)发病由明显的精神刺激所引起,这一刺激对于患者来说具有一定强度,甚至是难以忍受的。

(2)起病在时间上与精神刺激有密切关系。

(3)精神症状在内容上围绕着创伤性体验及其处境,并伴有相应的情感反应,一般无荒唐离奇的思维内容。

(4)通常病程不长,改变环境及接受适当的治疗后可较快地恢复正常。

4. 治疗 本病的治疗应以精神治疗为主,配合必要的药物治疗,并针对不同的临床表现采取恰当的综合治疗措施,预后是良好的[57-58]。

(1)精神治疗。原则上采用向患者多解释、安慰和保证等方法,向患者分析并指出如何对待发病的精神刺激,如何正确对待和处理现实生活中的各种困难,详细讲明尿毒症及透析治疗的本质,解除顾虑,充分调动患者的主观能动性,同时做好家属工作,争取社会支持,促使病情向有利的方面转化。不过,作者认为,精神治疗一定要因人而异,缓急并重,对个别患者甚至可采取暂时回避的方法(安排家属陪住并提供必要的医疗监护),通常可以取得较好的临床效果。

(2)药物治疗。首先要保证患者睡眠,对具有焦虑不安、心烦不眠的患者,通过延长生理睡眠,可以加强内抑制过程,使弱化的高级神经功能得以恢复,从而调节整个大脑的功能状态。常用的药物有地西泮、艾司唑仑(舒乐安定)及水合氯醛等。对表现为兴奋、幻觉及妄想症状的患者,可给予氯丙嗪、奋乃静、氟哌啶醇等药物,用中等治疗量即可,如奋乃静2 mg,3次/日口服或氟哌啶醇(Haloperidol)1～2 mg,3次/日口服,效果较好;对兴奋、激动严重者,可给予氯丙嗪25～50 mg,肌内注射,1～2次/日。此外,对不能主动进食的患者,如木僵和抑郁状态的患者,应注意给予支持疗法,如进行鼻饲或输液,以维持必要的营养。

参 考 文 献

1. Raskin NH, Fishman RA. Neurologic disorders in renal failure. N Egl J Med, 1976, 294: 204-209.
2. 路华,宋赤,李洪哲,等. 尿毒症脑病的临床与影像学特征. 中国危重病急救医学, 1999, 11(4): 220-222.
3. 周希静,闫祝三. 尿毒症的血液系统和神经系统表现及处理. 中华肾脏病杂志, 1994, 10(5): 307-309.
4. 刘文浩,等. 尿毒症患者发生脑病的临床因素-附406例次分析. 中华肾脏病杂志, 1990, 6: 330-332.
5. 邓英辉,贾强. 尿毒症脑病的心理因素分析. 中国血液净化, 2008, 7(7): 357-360.
6. Kennedy AC, Linton AL, Eaton-JC. Urea levels in cerebrospinal fluid after hemodialysis. Lancet, 1962, 410-414.
7. Arieff AI. Dialysis disequilibrium syndrome: current concepts on pathogenesis and prevention. Kidney Int, 1994, 45(3): 629-634.
8. 王质刚. 高钠透析预防失衡综合征. 中华泌尿外科杂志, 1984, 5(6): 324-327.
9. 刘虹,朱健玲,陈星,等. 可调钠血液透析对透析综合征的影响. 湖南医科大学学报, 2003, 28(1): 76-78.
10. 谢红浪. 尿毒症脑病. 肾脏病与透析肾移植杂志, 1995, 4(2): 171-174.
11. Schlatter C. Biomedecal aspects of aluminium. Med Lav, 1992, 83(5): 470-474.
12. Ihle BU, Becker GJ. Gastrointestinal absorption of Aluminum. Am J Kidney Dis, 1985, 6(5): 302-305.
13. McCarthy JT, Milliner DS, Johnson WJ. Clinical experience with desferrioxamine in dialysis patients with aluminium toxicity. Q J Med, 1990, 74(275): 257-276.
14. Roberts NB, Clough A, Bellia JP. Increased absorption of aluminium from a normal dietary intake in dementia. J Inorg Biochem, 1998, 69(3): 171-176.
15. Sprague SM, Corwin HL, Tanner CM, et al. Relationship of aluminium to neurocogntive dysfunction in chronic dialysis patients. Arch Intern Med, 1998, 148(10): 2169-2172.
16. 孙建英,王晶晶. 慢性肾衰竭患者精神障碍的研究进展. 武警医学, 2004, 15(4): 304-306.
17. Neiman J. Alcohol as a risk factor for brain damage: neurologic aspects. Alcohol Clin Exp Res, 1998, 22(Suppl 7): 346-351.
18. Hung SC, Hung SH, Tarng DC, et al. Thiamine deficiency and unexplained encephalopathy in hemodialysis and peritoneal dialysis patients. Am J Kidney Dis, 2001, 38(5): 941-947.
19. 陈芷香. Wennicke's 脑病. 国外医学·神经病学神经外科学分册, 1984, 11(6): 300-304.
20. 陈斌,樊汉清,王文安. Wernicke-korsakoff 综合征. 脑与神经疾病杂志, 1997, 5(6): 363-364.
21. 贾强. Wernicke's 脑病与透析治疗. 中国血液净化, 2003, 2(1): 35-36.
22. 范小莹. 尿毒症患者头孢唑啉治疗后引起可逆性脑病二例报告. 中华肾脏病杂志, 1990, 6(4): 229-230.
23. 金南惠. 头孢菌素类抗生素致尿毒症患者抽搐发作12例临床分析. 临床医药, 2009, 18(11): 74-75.
24. 张小澍. 药物诱发的脑病和脑脊髓病//匡培根. 药物引起的神经精神不良反应. 北京: 人民卫生出版社, 2001: 15-24.
25. 季大玺. 血液透析的并发症//黎磊石,刘志红. 中国肾脏病学. 北京: 人民军医出版社, 2008: 1488-1510.
26. 刘惠兰. 血液透析患者高血压的发生机制和治疗//郑法雷. 肾脏病临床进展. 北京: 人民军医出版社, 2005: 198-203.
27. 付毅. 盐酸乌拉地尔在高血压急症中的应用. 高血压杂志, 1998, 6(3): 204-205.
28. Bennett DA, Wilson RS, Gilley DW, et al. Clinical diagnosis of Binswanger's disease. J Neurosurg Psychiatry, 1990, 53(11): 961-965.
29. 隋邦森. Binswanger 病的 MR. CT 表现//隋邦森. 脑血管疾病-MR. CT. DSA 与临床. 4版. 北京: 人民卫生出版社, 1996: 313-314.
30. 陈春富,贾海燕,郭述苏. 皮层下动脉硬化性脑病的临床综合分析. 中国实用内科杂志, 1996, 16(5): 283-286.
31. 屠永华,王玉锦. 皮层下动脉硬化性脑病的 CT, MRI 的临床研究. 第三军医大学学报, 2002, 24(2): 236-237.
32. 郭洪志,屈传强. Binswanger 的鉴别与诊断标准. 中国临床康复, 2004, 8(4): 779-781.
33. 吴琼,于敏华. 皮层下动脉硬化性脑病102例临床研究. 中国老年医学杂志, 2004, 24(7): 634-635.
34. 芮金兵,潘超,苏红,等. 维持性血液透析患者并发脑出血及其相关因素探讨(附37例报告). 中国实用内科杂志, 2006, 26(3): 208-209.
35. 黄颂敏,屈燧林,许国章. 持续性不卧床腹膜透析与血液透析对尿毒症性脑出血疗效的比较. 中华肾脏病杂志, 1991, (7): 357-360.
36. 戴富林,张志晖. 血液透析患者脑出血的特点. 中国危重症急救医学, 1994, 6(5): 270-271.

37. 卜碧涛. 肾移植后的神经系统损害//孙世澜. 肾衰竭诊断治疗学. 北京:人民军医出版社,2001. 453-454.
38. 刘平,刘瑞华. 慢性肾功能不全的神经系统临床表现与神经电生理检查. 中华肾脏病杂志,1986,2:70-74.
39. Kiley JE. Neuroloyical Aspects of dialysis//Nissenson AR. Fine RN. Clinical Dialysis. 2nd ed. Norwalk, Appletont&Lange, 1990:535-538.
40. Silber MH. Restless legs syndrome. Mayo Clin Proc, 1997,72(3):261-264.
41. 车峰远,蒋建章,王冰,等. 尿毒症周围神经病与电生理分析. 神经疾病与精神卫生,2003,3(3):215-216.
42. 叶脉安,沈清瑞. 血液透析和肾移植对尿毒症植物神经病变的影响. 中华器官移植杂志,1997,(2):116-117.
43. 徐兰,韦真理. 尿毒症植物神经病变的研究进展. 内科,2008,3(1):63-65.
44. 高翔,梅长林. 尿毒症神经病变研究进展. 中国血液净化,2008,7(6):329-330.
45. Zoccali C, Ciccarelli M, Maggiore Q, et al. Defective reflex control of heart rate in dialysis patients: evidence for an afferent autonomic lesion. Clin Sci, 1982, 63(3):285-292.
46. Montagnac R, Shillinger F, Billaud B, et al. Myopathy in uremic patients. Rev Rhum Mal Osteoartic, 1990, 57(3):201-205.
47. Carrasco-Sanchez FJ, Lopez-Dominguez JM, Casado-Chocan JL, et al. Uremic myopathy. Rev Neurol, 2000, 30(12):1154-1156.
48. 高凤琴,尤凤华,张汉义. 尿毒症肌病5例报告. 现代康复,2000,4(2):313-313.
49. Kimmel PL, Thamer M, Richard CM. Psychiatric illness in patients with end-stage renal disease. AM J Med, 1998, 105(3):214-221.
50. 周安琪,季建林,徐俊冕. 终末期肾衰竭透析患者心理问题的研究. 中国行为医学科学,1993,(2):73-75.
51. 刘群,王梅,王海燕,等. 维持血透患者的心理状态研究. 中华肾脏病杂志,1997,13(3):144-146.
52. 贾强. 透析患者心理障碍的特点与应对策略. 中国血液净化,2004,3(3):117-119.
53. 贾强. 慢性肾衰竭和透析患者的心理问题. 中国全科医学,2004,7(16):1115-1117.
54. 贾强. 维持性血液透析患者的教育问题. 中国血液净化,2006,5(5):284-290.
55. Courts NF, Vace NA. Stress inoculation education and counseling with patients on hemodialysis. ANNA J, 1994, 21(1):47-56.
56. Kouidi E, Iacovides A, Iordanides P, et al. Exercise Renal Rehabilitation Program: Psychosocial Effects. Nephron, 1997, 77(2):152-158.
57. 徐俊冕. 精神药物临床应用进展. 中国临床医学杂志,1998,3(5):71-73.
58. 贾强. 反应性精神病与尿毒症. 中国血液净化,2002,1(9):33-34.
59. 高至胜. 反应性精神病59例临床分析. 中国神经精神病杂志,1980,6(4):223-224.
60. 郑延平. 生活事件、精神紧张与精神躯体疾患. 中国神经精神病杂志,1983,9(2):116-117.

第十五节 获得性肾囊肿

史振伟

一、概述

获得性肾囊肿(acquired renal cystic disease, ARCD)是终末期肾病常见的并发症之一。大多数肾囊肿患者没有症状,但是部分病例可以出现腰痛,囊内出血和血尿等症状,甚至会出现肾破裂,肾细胞癌变等严重并发症。患有获得性肾囊肿的终末期肾病患者肾细胞癌的发生率比正常人群高 40～60 倍。1977 年 Dunnill[1] 首次提出并描述了获得性肾囊肿及其相关肾腺癌，报道显示，长期透析患者死后尸检 46.6% 有肾囊肿病变，他们平均透析时间 3.4 年。以后又陆续有几篇报道，Grantham 等[2] 综述了 601 例透析患者（1977～1984），其中 162 例（43.6%）发生获得性肾囊肿，其中 7.1% 并发肾肿瘤。Mickisch 等[3] 观察 129 例未透析患者，ARCD 占 26%，108 例透析患者（平均透析时间 54 个月）ARCD 发生率为 65%，表明 ARCD 形成与透析时间有相关性。从表 18-15-1 可以看出，透析 8 年以上，92% 有 ARCD 形成，9 例透析平均 60 个月后接受肾移植，而原有 8 例 ARCD 移植后未见增大，这表明 ARCD 与透析有关，移植对 ARCD 有所缓解。

表 18-15-1　ARCD 形成与透析时间的关系

透析时间（年）	透析例数	ARCD 形成例数	%
<2	26	9	35
2～4	24	14	58
4～6	19	14	73
6～8	15	11	73
>8	42	22	92
总计	108	70	65

二、获得性肾囊肿发生机制

过去研究认为获得性肾囊肿的形成和透析本身及尿毒症毒素有关，但是新近的许多理论认为在尿毒症的特殊环境下，促细胞分裂素在体内大量堆积，进而促进了肾细胞的分裂或使肾细胞凋亡。对尿毒症非透析患者的研究显示：约 20% 的透析前患者患有 ARCD，尿毒症的机体内环境对于 ARCD 的形成起着重要的作用。

（一）草酸盐结晶假说

草酸钙结晶的沉积是引起肾小管阻塞的一个可能机制，血浆草酸水平升高可以加重慢性肾衰竭。草酸钙结晶已经在肾囊肿中被发现，实验证实在 ARCD 和非 ARCD 患者血浆草酸水平有显著的不同，有高草酸尿的患者中并发 ARCD 者多于没有高草酸尿的患者。

（二）内分泌失调假说

Concolino[4] 等学者依 ARCD 发生率的性别差异为基础，提出了内分泌失调学说，认为长期透析的患者雄激素和雌激素比例降低，雌激素水平明显升高，使得雌激素受体介导的表皮生长因子调节的肾小管上皮细胞增殖活化，这种表皮刺激作用男性大于女性。雄激素的减少可以引起表皮生长因子受体上调，激素和表皮生长因子通过他们在肾组织中相应的受体（分别对应于癌基因 *c-erb A* 和 *c-erb B*）促进 ARCD 的形成。

（三）细胞因子假说

Ito[5] 等学者对 12 例并发 ARCD 的透析患者的研究表明，在囊肿液中所有细胞因子 IL-1a、IL-1b、IL-2、IL-4、IL-5、IL-6、IL-8、IL-10，IFN-α、IFN-r，粒细胞集落刺激因子（G-CSF），巨噬细胞集落刺激因子（M-CSF），粒-巨噬细胞集落刺激因子（GM-CSF），TNF-α 和血管内皮生长因子（VEGF）多有不同程度的增高，炎症细胞和细胞因子在 ARCD 形成和膨胀的过程中起着一定的作用。

（四）向肾因子（renotropic factors）假说

Evan 等[6]（1985）将鼠肾切除 5/6，给高蛋白饮食，残留肾小管发生明显的囊性病变，因而提出此学说。即在肾单位减少时，会产生一种物质，该物质可使尚健存的肾小球、肾小管及集合管增生。所以凡存在肾单位数减少的因素均可导致 ARCD 形成。临床发现，如长期透析患者做肾移植，可以使发展迅速的囊肿减轻。Ishikaua 等[7]（1983）认为，ARCD 可能是透析不能排出的毒性物质和致囊物质如聚胺等蓄积，导致小管基膜改变，上皮增生，间质纤维化，或肾小管内草酸盐结晶等引起肾小管阻塞和扩张所致。

（五）一氧化氮学说

黄晓波等[8] 用高压液相自动分析方法测定 16 例 18 份 ARCD 和 12 份单纯性肾囊肿囊内液体中 NO

的代谢产物亚硝酸盐/硝酸盐（NO_2^-/NO_3^-）的含量，同时测定5份ARCD患者血浆NO_2^-/NO_3^-的含量。采用免疫组织化学方法（LSAB法）检测17份ARCD和20例非ARCD肾组织一氧化氮合酶（iNOS）的表达。结果表明，ARCD囊内液NO_2^-/NO_3^-的含量（151.6±64.2）μmol/L，明显高于单纯性肾囊肿组（50.1±33.6）μmol/L，差异有极显著性（$P<0.001$）。其中在相同的5例ARCD患者中囊内液NO_2^-/NO_3^-的浓度明显高于血浆中的浓度。在免疫组织化学染色（LSAB法）检测肾组织iNOS的表达中，17份ARCD中14例（82%）为阳性。13例正常肾组织和7例非ARCD慢性肾衰竭的肾组织均无iNOS的表达。

本研究中发现ARCD囊内液NO水平明显升高，并且高于患者血浆中的浓度，提示其NO的来源除从血液中通过弥散途径之外，肾组织本身也有NO的过多合成。研究发现ARCD肾组织中间质和上皮细胞均有iNOS表达，提示ARCD囊内液NO蓄积是多种细胞在iNOS的作用下使NO过多生成。iNOS是钙非依赖酶，其作用的结果是产生大量的NO。正常的NO产生对维持机体内环境稳定有重要的生理作用，过多NO的产生则会引起细胞DNA损伤。NO分子极不稳定，与过氧分子反应生成过氧化氮（$ONOO^-$），该物质有很强的细胞DNA损伤作用，造成DNA单链的断裂，引起DNA链中G-C向A-T的错误修复，最终导致癌基因和抑癌基因的突变而发生癌变。

（六）药物毒性假说

Gagnon[9]等学者的临床研究表明，12例尿毒症肾移植并发乳腺癌的患者在没有使用三苯氧胺前3个月B超检查并未发现有ARCD，而服用三苯氧胺15个月后出现了ARCD。而许多研究表明三苯氧胺能够诱导组织器官发生囊性变，特别是在三苯氧胺治疗的女性乳腺癌患者。由此推测三苯氧胺在终末期肾病患者自体肾囊肿形成中起重要作用。

三、获得性肾囊肿病理特点

获得性肾囊肿肾脏损害组织学表现是多种多样的。典型的囊肿是由线形排列的增生的内皮细胞（数量增多）组成，其直径从镜下到几厘米不等，囊肿表现与常染色体遗传的多囊肾相似。在囊肿内经常可以看到上皮的乳头状增生，乳头状囊腺瘤是常见的一种类型。乳头状囊腺瘤发病率的增加使得肾细胞癌的发生率也随之增加。大多数的腺瘤直径小于5 mm，而大约1/3的恶性肿瘤直径大于5 mm，这种病变由于肾小管上皮细胞的增生导致了肾小管的堵塞和囊肿的形成。腺细胞或乳头状细胞进展到乳头状瘤和肾细胞癌的概率是相等的。

大体上看，并发ARCD的肾脏可萎缩，也可增大，颇似先天性肾囊肿，ARCD多发生在肾皮质，部分见于髓质，呈多发性，通常0.5 cm×0.5 cm×0.3 cm，大者直径可达5 cm。囊内含有清亮液体（pH低于血浆），也有呈血性的，伴有细颗粒状物质。囊壁衬以单层立方或柱状上皮细胞，有大泡状及嗜复红颗粒胞质，内含有草酸盐。细胞顶端偶见微绒毛，内衬可见乳头状局灶性增生。囊肿壁被PAS阳性基底膜及弹力纤维围绕。镜下所见，囊肿与肾小管相通，小管呈纺锤扩张，由多层上层细胞覆衬，伴乳头状突起。细胞柱常显示有丝分裂现象。肾脏血管平滑肌和肾小球囊常有增生，并有灶状及间质钙化，或有草酸钙沉积于囊壁内及管腔内。扫描电镜显示，囊肿覆衬细胞呈刷状缘，表明该囊肿系来自近端肾小管。囊肿覆衬细胞呈典型的卵石样外观，散布着像无柄的息肉，这些囊肿可能来自肾小管更远端及集合系统。纤维化和草酸盐结晶是获得性肾囊肿的主要标志[1,10-11]。通过扫描电镜、植物凝集素共轭化合物反应性、囊液分析和碘标记马尿酸排泌实验均证实，几乎所有获得性肾囊肿都起源于近段肾小管[12-14]。

有作者认为，ARCD发生在两侧肾多为癌前病变，可能是小管上皮细胞在增生的病灶上发生癌变。透析患者肾细胞癌有三个主要亚型：单纯腺细胞，单纯乳头状细胞，混合型。肿瘤经常是双侧性和多中心的。获得性肾囊肿患者肾肿瘤的病理类型不同于正常人群。在正常人群中90%的类型是腺细胞或颗粒细胞，5%～7%的类型是乳头状细胞；而在获得性肾囊肿患者中腺细胞和乳头状细胞癌的比例为1∶1，腺细胞癌比乳头状细胞癌出现的早，两者有着不同的发生途径[15]。有报道显示，25% ARCD患者有肾肿瘤，其中17.5%为腺癌。据推测，ARCD者腺癌发生率为正常人的7倍，比慢性肾衰竭高14倍。多囊肾非透析患者并不增加癌变的概率，但是透析后由于获得性肾囊肿的影响，在多囊肾患者中癌变的危险性也随之增加。

四、获得性肾囊肿临床表现

获得性肾囊肿本身并没有临床症状，其临床表现主要是由于并发症引起，常见的并发症包括：肾细胞癌变、囊内出血、囊内感染、囊肿破裂、β_2-微球蛋白源性的泌尿系统结石及由结石引起的泌尿系统梗阻。约50%的获得性肾囊肿患者有出血，出血局限在囊内，偶尔也会破溃到肾脏的集合系统和肾周及后腹膜组织，进而引起血尿、腰痛甚至后腹膜出血表现。有报道肾周出血在获得性肾囊肿患者中发病率约为13%，并且以年轻男性多见，出血患者中30%同时合并有肾细胞癌。此外有疼痛、急腹痛、肾实质多发球性病变、高血压、感染（少见）等并发症。

在透析头3年内有10% ~20%发生ARCD，透析5年有40% ~60%，透析10年大于90%，发生ARCD后通常肾脏逐年增大。申力军等[16]报道127例透析患者，经超声诊断ARCD65例，发病率51.2%，其中透析1年者发病率30.6%，透析3年者发病率45.8%，透析10年以上者发病率100%。Manns等[17]报道，一个透析中心46%儿童透析患者发生ARCD，2人发生肾肿瘤。2% ~7% ARCD患者最后发展到肾脏肿瘤，平均透析时间是8.8年，一般肿瘤大小4 cm左右。Ishikawa等[18]报道887例终末期透析患者，512例发生ARCD，其中19例发生肾肿瘤，比普通人群高发危险性增加41 ~100倍。

北京友谊医院的临床资料表明[19]，在136例长期透析患者中，获得性肾囊肿的发生率是27.94%（38/136），总体肾细胞癌的发生率为1.5%，而合并获得性肾囊肿的血液透析患者肾细胞癌发生率为5.26%，显著高于前者。Tosaka[20]、Ishikawa[21]等学者两篇研究报告，在普通人群中超声检查筛选肾细胞癌的发生率分别为0.04%和0.34%，北京友谊医院的发病率（1.5%）比正常人群高出4.5 ~37.5倍。与Heinz-peer[22]报道的肾移植患者中自体肾肾细胞癌发生率1.6%相近似。合并获得性肾囊肿患者平均透析时间（76.1 ±50）月，而非获得性肾囊肿患者平均透析时间（28.4 ±26）月，两者有非常显著的差别。其中透析一年以下患者获得性肾囊肿发生率为2.2%，透析1 ~3年的发生率为8.1%，透析3 ~10年的发病率为17.64%。这一结果明显低于Levine[23]和Mickisch[24]等学者的统计结果，他们的结果分别是透析一年以下患者发病率为7% ~22%，透析1 ~3年的发生率为10% ~20%，透析3 ~10年的发病率为40% ~60%。这一差别可能和统计样本数量少有关。两组患者性别、年龄和原发病类型未见明显差别。

北京友谊医院一位透析男性患者，原发病为慢性肾小球肾炎，从1982年开始透析至今已经27年，1990年行B型超声波检查发现双肾ARCD。1997年突然右上腹痛，B超发现右肾有一个9.5 cm × 6.5 cm低回声区，怀疑右肾囊肿出血，急诊手术探查，术中发现右肾明显增大，呈紫色，有25 cm ×20 cm ×20 cm大小，行肾切除，病理诊断为：双肾质软萎缩伴囊性变，可见囊内出血。组织病理检查结果是肾透明细胞癌，未见癌瘤侵及肾盂、输尿管及肾被膜，未见有恶性肿瘤的转移征象（图18-15-1）。该患者目前仍依靠透析“健康”存活，无继发任何部位肿瘤迹象，有较好的生活质量。

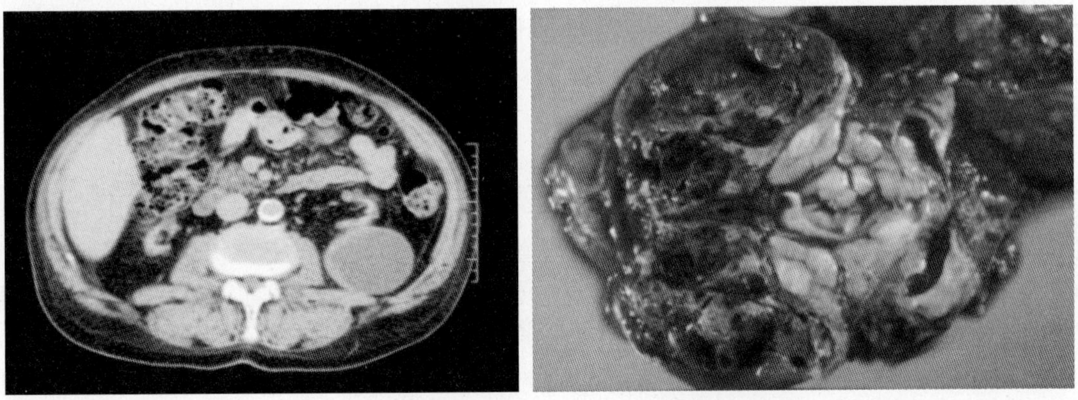

图18-15-1 患者术前CT（左）所见及大体病理（右）

申力军等学者[16]的研究表明，ARCD 患者血红蛋白水平及血细胞比容水平均显著高于非 ARCD 组，但每周 EPO 平均用量显著低于非 ARCD 患者，详见表 18-15-2。作者认为，ARCD 由表层肾小管增生形成，而这些部位与红细胞生成素生成与分泌部位相同，是否囊肿形成的同时也产生了促红细胞生成素，有待进一步探讨。

表 18-15-2 两组血红蛋白、血细胞比容水平及 EPO 平均用量比较

项目	ARCD 组（$n=65$）	非 ARCD 组（$n=62$）
血红蛋白（g/L）	113.1 ± 11.7*	107.8 ± 13.4
血细胞比容	0.331 ± 0.034*	0.316 ± 0.037
EPO（U/w）	7 517 ± 2 861*	8 786 ± 2 986

注：与非 ARCD 组比较，*$P<0.05$。

北京友谊医院一位女性透析患者，48 岁，原发病慢性肾小球肾炎，维持性血液透析 5 年，开始透析时血红蛋白维持在 4.5 ~ 8.9 g/dl，明确诊断获得性肾囊肿后一年，在其他治疗条件未发生变化时，血红蛋白已达到 10 g/dl，EPO 的用量也已经从 150 U/（kg · w）减量至 30 U/（kg · w）。Edmunds 等[25]观察 1 组 283 例透析患者，发现 ARCD 的囊肿数量与 Hct 水平呈正相关，平均血红蛋白 84 g/L，最典型 1 例由 33 g/L升至 110 g/L。关于 ARCD 患者血红蛋白升高原因尚不清楚，可能与肾囊性变本身有关，是否 ARCD 后增加 EPO 分泌量有待证实。

大约 50% ARCD 患者可以发生出血性肾囊肿，与原发肾脏疾病性质、尿毒症有关的凝血障碍和应用抗凝剂有关。如囊内出血进入集合系统可以有尿血，或血进入肾周腔隙可以导致肾脏肿大、肾周血肿，引起腰部疼痛。严重出血应该手术干预。肾移植多不主张切除原肾，因为原肾可以分泌少量的 EPO，排出部分尿量。ARCD 患者术后囊肿可以缩小，可恢复到基础萎缩状态，如果伴有肿瘤的 ARCD 术后会进展，可能与宿主免疫功能降低有关。Kliem 等[26]（1997）报道 2 372 例肾移植患者，术后平均 6 年有 12 例（0.5%）自肾发生肿瘤，其中 8 例为 ARCD 患者，可见肾移植术后 ARCD 患者发生肿瘤的可能性高于非 ARCD 患者。如果长期慢性排异，移植肾发生 ARCD 的可能性增大。

五、获得性肾囊肿的影像学检查

用超声波、CT 和 MRI 均可以诊断 ARCD。以 B 型超声波最简便，有重要诊断价值，但超声波敏感性较低，因为肾实质是有回声的，和囊肿构成有同质性，但超声波的优点是非侵入性，不使用造影剂，超声波可以作为筛选方法并可以重复应用。对于小的囊肿，CT 比超声波敏感（可检出直径大于 5 mm 肿物），用 CT 诊断 ARCD 是一种较好的方法，因为 CT 可以确定囊肿的大小和性质，还可以提供肾脏大小以及肾实性肿物。MRI 可以取代 CT，虽然 MRI 敏感性较高，但对于是否存在新生血管还需增加造影剂。

也可做肾动脉造影，做出定位诊断，肾静脉造影也可确定肾囊肿。通过核素显像可以用来检查 ARCD 及 ARCD 相关肿瘤。钆的螯合物可以像放射性碘盐一样通过透析清除，而不会对人体造成损害。

六、获得性肾囊肿诊断

（一）诊断标准

获得性肾囊肿在成年透析人群中相当常见，肾脏影像学检查发现有 1 或 2 个囊肿并不能诊断获得性肾囊肿。获得性肾囊肿的诊断标准是：①没有家族遗传性多囊肾或结节硬化症；②CT 或超声证实患者每个肾有 3 个或更多的囊肿。应用这样的标准，在终末期肾病患者透析前获得性肾囊肿的发生率是8% ~ 13%。在血液透析患者中为 35.2% ~ 79.3%，在腹膜透析患者中为 29% ~ 54%，在肾移植患者中为 37% ~ 50%[27-28]。

ARCD 的筛选方法，见表 18-15-3[29]，尿毒症病程长短对发生 ARCD 与否很重要，在透析前存在

ARCD 通常尿毒症时间较长。同样随着透析时间延长(大于 3 年)ARCD 发生率可达到 80%。为此,长期尿毒症或透析时间越过 3 年者均应该进行 ARCD 筛选检查。腰肋部疼痛或尿血应想到 ARCD。ARCD 者也可突然发生血红蛋白增加或减少,特别是出现贫血时应想到囊内出血。

表 18-15-3 ARCD 的筛选方法

开始筛选指征	有症状
开始透析者	肿瘤直径 <3cm,3 ~4 个月做 CT 1 次
长期尿毒症状态	肿瘤大小稳定:可每年做 CT 1 次
透析时出现血尿、腰肋部痛、进行性贫血	肾切除指征
透析时间大于 3 年	顽固性失血或疼痛
肾移植候选者	恶性肿瘤(直径 >3 cm,周边不规则,质地不均匀,继续生长)
随访或重复扫描	合并某些实验室指标异常的肿瘤(如肝功能异常、高血钙)
筛选阴性:肾移植候选者	每年做 CT 1 次
ACD	每年做 CT 1 次

(二)获得性肾囊肿和常染色体显性遗传多囊性肾病的区别

两者有以下几点区别:① 获得性肾囊肿肾脏体积明显小于常染色体显性遗传多囊性肾病的肾脏体积;②获得性肾囊肿囊泡直径较小,90% 的囊泡直径小于 0.6 cm,很容易在影像诊断中被漏诊[30];③获得性肾囊肿的囊肿原发部位常位于近段小管,而常染色体显性遗传多囊性肾病的囊肿可以出现在肾脏的任何部位;④获得性肾囊肿有较高的肾脏恶性肿瘤发生率,而在常染色体显性遗传多囊性肾病则较少发生;⑤获得性肾囊肿常是在透析后呈进行性进展,而常染色体显性遗传多囊性肾病囊性变进展较慢。超声影像学的比较见表 18-15-4。

表 18-15-4 获得性肾囊肿和遗传性多囊肾病的超声影像比较

	遗传性多囊肾病	获得性肾囊肿
肾脏大小	增大	正常或稍增大
囊肿的位置	皮质和髓质	皮质和髓质
囊肿间正常组织	无正常肾组织	有正常肾组织
皮质和髓质界限	不清(早期多囊肾除外)	界限清晰
肾外囊肿	有	无
阳性家族史	有	无

七、获得性肾囊肿的治疗

ARCD 患者常合并肾肿瘤,有些肿瘤很小或仅能靠组织学证实,有些实际上是腺癌,应该仔细鉴别腺瘤与腺癌。

慢性肾衰竭患者发生 ARCD 早期无明显临床症状,之后部分病例可以出现临床并发症,以囊内出血或进入集合系统出现血尿为常见。通常这种出血可呈自限性,对于反复无诱因的尿血应提高警惕。ARCD 患者有时表现腰痛,应进行仔细检查,除外囊内出血和癌变。有 ARCD 病史的患者突然发生明显的一侧腰痛,或伴有明显贫血,应考虑囊内出血。必要时加强 CT 检查观察,如肿瘤体积大于 3 cm,结合肿瘤形态不规则、密度增强以及动态变化更能说明有癌变,如果同时存在泌尿系恶性肿瘤的全身表现,应该肾切除,如果伴有明显的囊内出血,应该急诊手术。于青等[31]报道 3 例 ARCD 患者肾移植后 2 年未见囊肿生长。肾移植可避免或缓解某些并发症如 ARCD 的发生,但肾移植并不能消除潜在恶变可能性,特别是在移植前已有 ARCD 者,应定期随访,避免肾癌的发生。

ARCD 合并肿瘤的处理要慎重对待,具体流程详见图 18-15-2,如肿瘤生长较快,有恶性证据,应该手术切除。否则应密切随访,每 3 ~4 个月检查 B 型超声波或 CT 1 次,以确定肿瘤发展状态和决定处理方法。

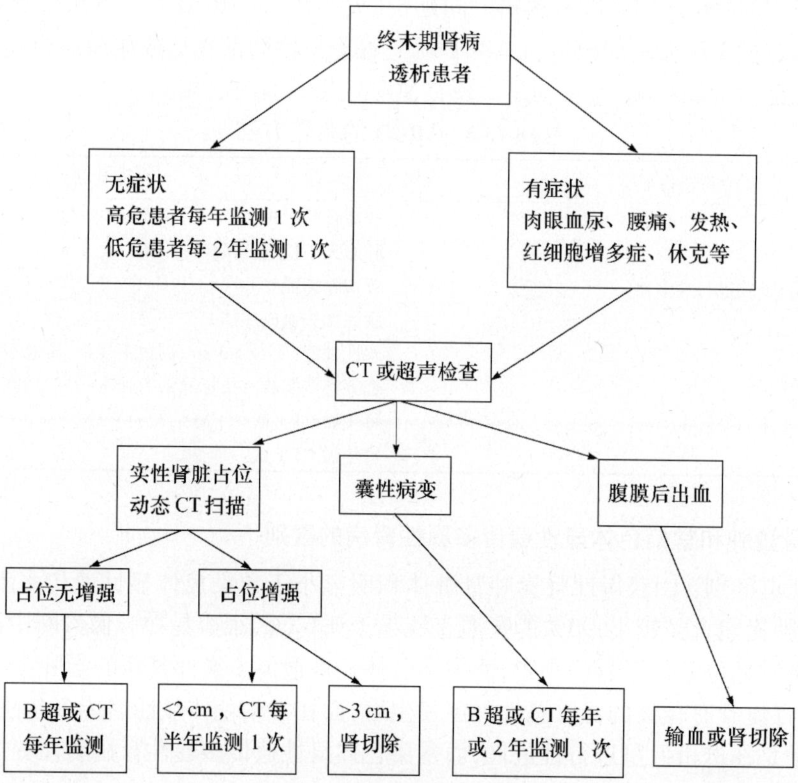

图 18-15-2 获得性肾囊肿诊疗流程

参考文献

1. Dunnill MS, Millard PR, Oliver DA, et al. Acquired cystic kidney disease of the kidneys: a harzard of long-term intermittent maintenance heamodialysis. J Clin Pathol, 1977, 30:868-877.
2. Grantham JJ, Levine E, Slusher SL, et al. CT of acquired cystic kidney disease and renal tumors in long-term dialysis patients. Am J Roentgenol, 1984, 142(1):125-131.
3. Mickisch O, Bommer J, Bachmann S, et al. Multicystic transformation of kidneys in chronic renal failure. Nephron, 1984, 38:93-99.
4. Concolino G, Lubrano C, Ombers M, et al. acquired cystic kidney disease: the hormonal hypothesis. Urology, 1993, 41:170-175.
5. Ito F, Nakazawa H, Ryoji O, et al. Cytokines accumulated in acquired renal cysts in long-term hemodialysis patients. Urol Int, 2000, 65(1): 21-27.
6. Evan AP, Gardner KD. Nephron obstruction in nordihydro guairetic acid-induced renal cystic disease. Kidney Int, 1979, 15: 7-19.
7. Ishikawa I, Shinoda A. Renal adenocarcinoma with or without acquired cysts in chronic hemodialysis patients. Clin Nephrol, 1983, 20 (6): 321-322.
8. 黄晓波,朱积川,王晓峰,等.一氧化氮在获得性肾囊肿癌变过程中的作用.中华泌尿外科杂志,2000,21(3):147-150.
9. Gagnon RF, Kintzen GM, Kaye M. Acquired cystic kidney disease: rapid progression from small to enlarged kidneys simulating adult polycystic kidney disease. Clin Nephrol, 2000, 53(4):307-311.
10. Hughson MD, Hennigar GR, McManus JFA, et al. Atypical cysts, acquired renal cystic disease, and renal cell tumors in end stage dialysis kidneys. Lab Invest, 1980, 42:475-480.
11. Ishikawa I. Unusual composition of cyst fluid in acquired cystic disease of the end-stage kidney. Nephron, 1985, 41: 373-374.
12. Deck MA, Davis LD, Verani R, et al. Histogenesis of renal cysts in end-stage renal disease (acquired cystic kidney disease): An immunohistochemical and lectin study. Surg Pathol, 1988, 1:391-406.
13. Ishikawa I, Horiguchi T, Shikura N. Lectin peroxidase conjugate reactivity in acquired cystic kidney disease of the kidney.

Nephron, 1989, 51: 211-214.
14. Ishikawa I, Saito Y, Shikura N, et al. Excretion of hippuian into acquired renal cysts in chronic hemodialysis patients. Nephron, 1989, 52: 110-111.
15. Ishikawa I,Kovacs G. High incidence of papillary renal cell carcinoma in patients on chronic haemodialysis. Histopathology, 1993, 22: 135-139.
16. 申力军, 周建辉, 张冬, 等. 血液透析患者获得性肾囊肿特点分析. 人民军医, 2007, 50(9): 535-536.
17. Manns RA, Burrows FGO, Adu D, et al. Acquired cystic kidney disease of the kidneys: Ultrasound as the primary screening procedure. Clin Radiol, 1990, 41:248-249.
18. Ishikawa I, Saito Y, Onouchi Z, et al. Development of acquired cystic kidney disease and adenocarcinoma of the kidney in glomerulonephritic chronic hemodialysis patients. Clin Nephrol, 1980, 14:1-6.
19. 史振伟. 38 例获得性肾囊肿的临床分析. 中国血液净化, 2005, 4(3): 146-149.
20. Tosaka A, Ohya D, Yamada K, et al. Incidence and properties of renal masses and symptomatic renal cell carcinoma detected by abdominal ultrasonography. J Urol, 1990, 144: 1097-1110.
21. Ishikawa I, Saito Y, Shikura N, et al. Ten-year prospective study on the development of renal cell carcinoma in dialysis paticnts. Am J Kidney Dis, 1990, 16:452-458.
22. Henia-Peer G, Schoder M, Rand T, et al. Prevalence of acquired cystic kidney disease and tumors in native kidneys of renal transplant recipients: a prospective US study. Radiology, 1995, 195:667-670.
23. Levine E. Acquired cystic kidney disease. Radiol Clin North Am, 1996, 34: 947-964.
24. Mickisch O, Bommer J, Bachmann S, et al. Multicystic transforma- tion of kidneys in chronic renal failure. Nephron, 1984, 38: 93-99.
25. Edmunds ME, Devoy M, Tomson CR, et al. Plasma erythropoietin levels and acquired cystic disease of the kidney in patients receiving regular haemodialysis treatment. Br J Haematol, 1991, 78(2): 275- 277.
26. Kliem V, Kolditz M, Behrend M, et al. Risk of renal cell carcinoma after kidney transplantation. Clin Transplant, 1997, 11 (4): 255-258.
27. Ishikawa I. Uremic acquired cystic disease of kidney. Urology, 1985, 26: 101-108.
28. Thomson BJ, Jenkins DAS, Allan PL, et al. Acquired cystic disease of the kidney in patients with end-stage chronic renal failure: A study of prevalence and aetiology. Nephrol Dial Transplant, 1986, 1:38-43.
29. Marple JT, MacDougall M, Chonko AM. Renal cancer complicating acquired cystic kidney disease. J Am Soc Nephrol, 1994, 4(12): 1951-1956.
30. Ishikawa I, Shikura N, Horiguchi T, et al. Size distribution of acquired cysts in chronic hemodialysis patients. J Kanazawa Med Univ, 1988, 13: 171-175.
31. 于青,徐琦,郁佩青,等. 血液透析患者获得性肾囊肿的患病率及其相关因素分析. 临床内科杂志,2000,17(5):306-307.

第十六节 透析患者的皮肤问题

王莉 何强

维持性透析的慢性肾衰竭患者大多存在不同程度的皮肤问题(表 18-16-1),发生率接近 100%[1-3]。这类皮肤疾病的种类很多,主要表现为皮肤瘙痒、皮肤坏死和感染、皮肤硬化及色素沉着等。这些疾病有时与基础肾脏病有关,但更可能的是直接或间接地与尿毒症有关[1]。皮肤疾病常常是患者最常见的主诉,它可以影响患者的生活质量,引发严重的不适、焦虑、抑郁和睡眠障碍。早期认识这些严重皮肤疾病并及时给予治疗,能显著地改变疾病过程,甚至挽救患者的生命。本章着重讨论瘙痒症、皮肤干燥、钙性尿毒症性小动脉病、迟发性皮肤卟啉病、肾源性系统性纤维化和皮肤色素沉着。

表 18-16-1 透析患者常见的皮肤损害

瘙痒症(pruritus)
钙性尿毒症性小动脉病(钙化防御)(calcific uremic arteriolopathy)
肾性系统性纤维化(nephrogenic systemic fibrosis)
迟发性皮肤卟啉病(porphyria cutanea tarda)
色素沉着(perpigmentation)
皮肤干燥(xerosis)
皮肤苍白(pallor)
鱼鳞癣(ichthyosis)
结节性痒疹(prurigo nodularis)
获得性穿孔性皮肤病(acquired perforating dermatosis # kyrle disease)
细菌、真菌和病毒感染(bacterial, fungal and viral infections)
紫癜(purpura)
假性卟啉症(pseudoporphyria)
良性小结节钙化(benign nodular calcification)
反甲(koilonychia)
横向甲床炎(transverse leukonychia)
甲癣(onychomycosis)
甲下角化过度(subungual hyperkeratosis)
易碎性头发(brittle hair)
体毛和头发稀疏(pparse body and scalp hair)
秃头症(alopecia)
红眼病(red eyes)
口角炎(angular cheilitis)
尿毒症冻疮(uremic frost)

一、皮肤瘙痒

皮肤瘙痒是尿毒症患者常见的临床表现,也是其常见的并发症之一。尿毒性瘙痒症(uremic pruritus, UP)造成了患者严重不适、焦虑、抑郁和睡眠障碍,对患者生活质量有重大影响。最近 DOPPS 研究(dialysis outcomes and practice patterns study)表明 UP 与透析患者死亡风险增加相关[4-6]。另一项研究显示即使在校正了糖尿病、年龄、β_2-MG、白蛋白等其他临床因素,严重皮肤瘙痒仍与死亡独立相关[7]。

(一)流行病学和临床特征

大约 60% 的透析患者存在皮肤瘙痒,而其中 37% 的患者表现为严重瘙痒。由于持续的抓挠,经常导致严重的机械性皮肤损伤,出现表皮脱落和抓痕、重叠感染和皮肤结节性痒疹,皮肤苔藓样硬化也经常发生[7]。严重的瘙痒常使患者烦躁不安,干扰患者睡眠,且因患者的抓挠和皮肤抵抗力的降低,易引起皮肤感染。

Narita 等对 1 773 例成年血液透析患者进行了研究,用问卷方式评价瘙痒的严重程度、发生频率及瘙痒引起的睡眠障碍,分析临床和实验室资料与血液透析患者皮肤之间的关系,并随访了 24 个月,结果发现 453 个患者有严重的皮肤瘙痒,同时有可见的评分大于或等于 7.0 的皮肤鳞片状改变(VAS),这些患者中超过 70% 的患者有睡眠障碍,而大多数 VAS 评分小于 7.0 的患者没有睡眠障碍[7]。I Zucker 等对 3 个透析单位的 219 个血液透析患者的问卷调查研究显示:大约 66% 的患者有过瘙痒,48% 的患者在研究期间正受瘙痒困扰。瘙痒的发生与人口学和医疗参数(肾脏病类型、医疗管理、由 Kt/V 反应的透析效率)

无关。加重瘙痒的主要因素包括休息、热和皮肤干燥。减轻瘙痒的主要因素是活动、睡眠、热水和冷水淋浴以及寒冷[8]。

在过去10年中,由于透析质量的改善以及生物相容性透析膜的发现和发展,UP的发病率已经呈减少趋势[9],一项非对照研究表明,使用聚甲基丙烯酸甲酯高通量透析膜与瘙痒评分指数的明显下降有关。

(二)发病机制

尽管我们知道尿毒症是皮肤瘙痒最常见的原因,但慢性透析患者皮肤瘙痒的成因复杂,发病机制尚不明确,许多尿毒症和非尿毒症因素参与了它的发生。透析患者的皮肤存在多种病理性变化,表现为皮肤肥大细胞增多、活化后发生脱颗粒现象、释放组胺等生物活性物质。体外循环设备(如透析器、管路等)也可活化循环中的粒细胞并释放多种生物活性物质如组胺等。皮肤活检发现瘙痒的透析患者皮肤钙、镁、磷等矿物质含量增高,用紫外线照射皮肤后,不仅可以缓解瘙痒,而且皮肤磷也降至无瘙痒透析患者水平,表明钙、镁或磷酸盐在皮肤沉着参与了透析患者皮肤瘙痒的发病过程[10]。

目前尿毒症瘙痒有两个基于病理生理机制的假说,即免疫假说和阿片假说,免疫假说将尿毒症瘙痒看作是全身性炎症性疾病,而不是局部皮肤的病变。中波紫外线照射治疗对尿毒症瘙痒产生了有益的效果、使用镇静剂或钙调神经蛋白抑制剂,例如他克莫司而出现尿毒症瘙痒减轻支持了这两个假说[9,11]。Narita等的研究显示:男性、高血清尿素氮、高β_2-微球蛋白、高钙血症和高磷血症是严重皮肤瘙痒的独立危险因素,而低钙和低iPTH与皮肤瘙痒的低风险相关[7]。

(三)治疗

目前,血液透析患者皮肤瘙痒的治疗尚无肯定的有效手段。控制透析患者尿毒症瘙痒的一般措施包括透析效能最佳化、使用生物相容性透析膜以及改善患者的营养状况。适当地控制血清钙磷水平、治疗伴随的继发性甲状旁腺功能亢进能改善部分患者的瘙痒症状[12]。

可选的治疗尿毒症瘙痒的方法包括局部和全身治疗。局部治疗中基本方法是使用含水量高的润肤剂(不含香水或其他添加剂的润肤剂是最合适的)涂抹皮肤以水合角质层[13-14]。一些外用的药物可以用于局部治疗,这些外用药物包括辣椒素霜、他克莫司软膏、月见草油(富含必需脂肪酸,例如,伽马亚麻酸),含有聚多卡醇的鱼油、橄榄油、红花油、沐浴油以及含有天然油脂和内源性大麻素的乳膏[15-16]。

辣椒素(反式-8-甲基-N-香草-6-壬烯酰胺)是在红辣椒中发现的一种天然生物碱(辣椒属),能降低皮肤C型感觉神经末梢P物质水平。临床研究表明,外敷0.025%辣椒素霜能大大减轻血液透析患者的尿毒症瘙痒症状,而没有明显不良反应[17-18]。他克莫司能阻止Th1型淋巴细胞分化,从而抑制了IL-2的产生[19]。一个25例伴有尿毒症瘙痒的慢性透析患者参与的单中心研究表明,他克莫司软膏治疗后(0.03% 3周和0.1% 3周)显著降低了尿毒症瘙痒的严重程度,而没有明显的全身反应或严重不良反应。然而随后进行的小规模对照研究表明,尿毒症瘙痒的减轻在对照组和积极治疗组没有差别[20]。2006年FDA发布警告,反对长时间局部使用他克莫司软膏,因有动物实验显示,使用这些药后皮肤恶性肿瘤的发生率增加[21-22]。

尿毒症瘙痒的全身性治疗包括中波紫外线光疗、加巴喷丁、阿片受体拮抗剂和激动剂、抗组胺药、活性炭、5-HT_3拮抗剂、免疫调节剂和人重组红细胞生成素。

(1)紫外线疗法能减弱Th1型淋巴细胞辅助Th2型淋巴细胞分化的发生,因此减少了IL_2的产生。紫外线(波长280~315 nm)是治疗尿毒症瘙痒的有效方法,除了偶尔出现的晒伤外,能很好地耐受[23]。每周3次全身使用紫外线疗法(共8~10个疗程)能产生持续数月的止痒效果,但需要考虑到潜在的紫外线辐射的致癌作用[24]。

(2)加巴喷丁是一种用于抗惊厥的γ-氨基丁酸类似物,每次透析后给予100~300 mg,能显著地减轻CKD相关瘙痒的严重程度,但应注意其神经毒害作用,如眩晕、嗜睡和昏迷,应从100 mg的低剂量开始使用[25-26]。

(3)口服活性炭也可缓解尿毒症性皮肤瘙痒症状,其机制可能与活性炭吸附大量的有机或无机化合物,进一步增加患者肠道清除尿毒素的作用有关[29]。口服活性炭耐受性好,且价格低廉。

(4)考来烯胺对透析患者的瘙痒有一定疗效。考来烯胺在体内可以结合有机酸,提示透析患者的皮肤瘙痒可能与体内某些有机酸类化学物质的潴留有关,但考来烯胺可加重代谢性酸中毒。

(5)纳曲酮是一种口服μ-阿片受体拮抗剂,在一个透析患者参与的随机、交叉试验中,有效地减轻了尿毒症瘙痒的严重性[27]。然而,大型安慰剂-对照实验却不能证实纳曲酮和安慰剂组的疗效有显著性差异[28]。纳曲酮的副作用与中枢神经系统相关,例如嗜睡、眩晕、失眠、头痛,疲乏和恶心。

(6)纳呋拉啡。2005年,κ-阿片受体激动剂纳呋拉啡被用于包括144个透析患者的两个随机、双盲、安慰剂-对照试验治疗尿毒症瘙痒的研究,与安慰剂组相比,使用纳呋拉啡治疗2周的患者,其瘙痒强度、皮肤损伤和睡眠障碍均显著降低而没有过多的药物相关副作用的发生,但继续纳呋拉啡治疗4周,与安慰剂组相比,并没有显著减轻患者难忍的瘙痒症状,这表明该药物的持续使用,其有效性可能衰减[27]。

(7)选择性5-HT_3受体拮抗剂恩丹西酮是一种被成功使用在少数腹膜透析瘙痒患者的药物,另一种选择性5-HT_3受体拮抗剂格拉司琼,也在一个小规模非对照研究中被证明治疗尿毒症瘙痒有效且有很好的耐受性。但还需要更多的临床验证[30]。

(8)反应停(沙利度胺)是一种免疫调节剂,在一个安慰剂对照、交叉研究中,被证明减轻了80%的血液透析患者的瘙痒程度,然而由于其致畸性,反应停或许应该保守地用于非生育年龄的抗药性尿毒症瘙痒患者的治疗[31]。此外,长时间使用沙利度胺可以导致严重的神经病变。

(9)其他:一个小规模、持续10周的有严重瘙痒症的透析患者参与的安慰剂对照、交叉研究显示,人重组促红细胞生成素诱发血浆组胺浓度可逆性减少,同时瘙痒评分减低[31]。抗组胺药有诱导睡眠的副作用,用于尿毒症瘙痒的治疗受限,但瘙痒严重的患者仍可以使用[32]。

如血液透析患者瘙痒严重导致入睡困难者,可在睡前进行温水洗浴,也可用洗剂如炉甘石,但应避免局部应用麻醉药。有研究显示,降低透析液镁浓度至0.2 mmol/L时,则引起患者血钙浓度下降,可减轻患者的瘙痒症状;应用磷结合剂对尿毒症瘙痒也有一定效果;伴有继发性甲状旁腺功能亢进者行甲状旁腺次全切除效果满意;国内有报道低温透析可以减轻患者瘙痒症状。近年来,很多临床研究表明,血液透析联合血液灌流与联合血液透析滤过对维持性血液透析患者皮肤瘙痒起到了较好效果。血液透析滤过治疗无效者改用血液灌流串联血液透析治疗可能有效,可能与其清除尿毒症患者体内过多代谢废物有关[33,34]。但治疗肾性皮肤瘙痒症的根本方法还是肾移植,肾移植后尿毒症瘙痒患者的瘙痒症状大多可缓解。

二、皮肤干燥

无论透析与否,尿毒症患者一个常见的皮肤问题就是皮肤干燥。Murtagh等对66个行保守治疗(非透析治疗)的CKD 5期(平均eGFR是11.2 ml/min SD ±2.8)患者的症状做了横断面调查和研究,结果发现,超过1/3的患者报怨有皮肤问题,其中瘙痒占74%(65%~82%),皮肤干燥占42%(32%~53%),而CKD患者的皮肤干燥使他们更容易出现皮肤瘙痒[35]。目前认为导致尿毒症患者皮肤干燥的原因是汗腺和皮脂腺萎缩、汗腺分泌受损、皮肤水合作用紊乱及皮肤C型神经树枝状分支异常[36]。研究发现,尿毒症患者皮肤分泌的汗液中尿素的浓度水平明显升高,可达血清浓度的50倍之多,同时有皮肤角质层的脱水、干燥,从而导致继发性皮肤瘙痒。国外学者Park等对18名血液透析患者与10名正常人分别用角质层测定仪、皮肤表面水分测定仪测定尿毒症患者皮肤表面脱水情况、角质层尿素浓度以及促汗腺药对汗腺分泌的促进作用(毛果芸香碱)。结果发现,尿毒症患者皮肤含水量明显减少,湿化对缓解皮肤瘙痒的效果不佳,因为人为干预并不能改善角质层的功能状态,即使增加到了生理状态的5倍以上。尿毒症患者对排汗药物的反应也低下[37]。总之,汗腺功能失常,至少是部分导致皮肤干燥的原因。皮肤干燥无特殊治疗,局部或全身使用保湿剂有一定效果。

三、钙化防御

(一)流行病学和临床特征

钙性尿毒症性小动脉病(calcific uremic arteriolopathy,CUA),也称钙性防御(calciphylaxis),是由促进和抑制血管钙化的因素失衡引起,而这种失衡是由尿毒症患者炎症变化造成的。钙性尿毒症性小动脉病是一种潜在威胁患者生命的皮肤和皮下组织的血管病变,这种病通常与CKD相关,常发生于那些需要维持性血液透析的CKD患者,或者是肾移植失败的患者。据估计,在透析患者中CUA的发生率大约为4%,在CKD患者中低于1%[38-39]。在过去10年中,由于对该病认识的深入,报告的CUA的发生率也在增加[40-42]。CUA发生的危险因素包括肥胖、糖尿病、女性、白种人、肾脏替代疗法的时间及香豆素类抗凝剂的使用。其他报道的与CUA相关的因素包括维生素D类似物、含钙磷结合剂、铁替代疗法和糖皮质激素的使用[38,40,42]。

CUA的发生很隐袭,表现为主要发生在腹部、臀部和大腿的明显的网状青斑样皮肤损害,这些部位都有大量皮下脂肪,在数天或数周后,这些病变转化为痛性皮下紫癜性斑块和结节,最后成为覆盖焦痂的坏死性溃疡[42]。这些区域的缺血、坏死的皮肤和皮下脂肪可以扩展到包括肌肉的更深的组织,可能造成感染。CUA影响四肢远端,如手或小腿,而全身性累及,如肠、心肌、脑、视神经或肌肉缺血性梗死则很少有报道[38,40]。CUA与高死亡率相关,1年生存率为45%,5年生存率为35%,死亡的主要原因是并发感染[38,40-42]。

非溃疡期CUA的早期临床诊断非常重要。CKD患者和正在透析的患者突然出现躯干或四肢远端的痛性紫色斑块和结节,应立即进行进一步的诊断性检查。组织学病理诊断较可靠,但皮肤活检必须谨慎,因为可能产生难以愈合的溃疡。典型的组织学病变包括表皮溃疡,皮肤坏死,血管内侧壁钙化,内膜下或内膜增生及真皮和皮下组织内的小或中型血管纤维化,明显的皮肤血管血栓阻塞和血管外钙质沉积。用电子摄像技术进行放射性评估可能显示小血管的钙化,经皮血氧饱和度测量可以证实下面组织的缺血。CUA应该与香豆素诱发的皮肤坏死、动脉粥样硬化性周围血管病、系统性血管炎、冷球蛋白血症、胆固醇栓塞、坏疽性脓皮、草酸中毒及良性结节钙化相鉴别[38,43]。

(二)病理生理

CUA被认为是血管壁钙的诱导和抑制物失衡引起[44-46]。受累患者骨桥蛋白和骨形成蛋白4在血管平滑肌细胞和真皮细胞的表达增多,而这两种蛋白都是血管钙化的诱导剂[47-48]。此外,CUA患者的血管平滑肌细胞转变成了成骨样细胞并表达骨相关蛋白,如骨桥蛋白、骨涎蛋白、Ⅰ型胶原和骨钙素[44,48]。相反,一些研究人员推测,血管钙化抑制物的产生,如甲胎蛋白和骨保护素,通过NF-B级联,被尿毒症患者的炎症变化抑制[44-49]。此外,基质γ-羧基蛋白活性能被香豆素诱导的维生素K依赖的羧基化所抑制,这导致了血管钙化的增加[50-51]。内皮和血管平滑肌细胞焦磷酸盐的丢失(抑制矿化)与CKD患者CUA风险增加相关[52]。通过钙磷代谢平衡的紊乱、维生素D的使用、甲状旁腺功能亢进症、缺血和缺乏蛋白质C和S,这种复杂的平衡能被进一步转变到有利于组织钙化。的确,已有文献记载具有CUA的血液透析患者,血清蛋白水平仅轻微降低,但蛋白C和S活性却非常低[39]。为什么CUA仅发生于少数CKD患者,是什么原因导致了它的发生目前仍不清楚。但是各种钙化前事件的发生协同缺血、炎症和血管内皮损伤似乎最终导致了这种破坏性疾病发生。

(三)治疗

治疗CUA的主要措施是伤口护理,包括反复的手术切除坏死组织,全身使有抗生素和充分的阿片类药物镇痛。在一些情况下,使用真空敷料能促进伤口愈合。及时进行外科手术伤口清理和自体皮瓣移植[40-41]。

二级处理措施包括强化透析治疗,但应使用低钙透析液、非钙磷结合剂,如司维拉姆或碳酸镧,停用维生素D类似物来恢复患者的钙磷平衡，当存在高水平甲状旁腺激素时，应尽快行甲状旁腺切除[53-54]。有报道类钙剂（拟钙剂）对快速控制具有CUA的继发性甲状旁腺功能亢进症患者有效，皮肤伤口可完全愈合[55]，对于甲状旁腺切除术禁忌的患者，可考虑使用类钙剂。

有前景的治疗CUA的药物包括硫代硫酸钠和二膦酸盐。硫代硫酸钠是一种无机盐，能通过螯合软组织中的钙而减少转移性组织钙化，硫代硫酸钠同时是一种抗氧化剂，能诱导内皮一氧化氮的合成，从而改善血流和组织氧合。透析中静脉注射5～25 g硫代硫酸钠，同时联合上述的治疗措施，似乎是一种成功治疗CUA的方法[56-57]。硫代硫酸钠主要的不良反应是恶心，治疗应该持续数周或数月以维持治疗反应。一个研究报告了通过腹腔内注射硫代硫酸钠成功治疗CUA患者[58]的病例。

有报道静脉和口服二膦酸盐成功地用于治疗CUA，能迅速减轻患者疼痛，并减少炎症反应[59-61]。二膦酸盐治疗CUA的作用机制尚不明确，但是一般认为它参与了钙磷异位沉积的改变、炎性病变的抑制以及对钙化的直接抑制，因为二膦酸盐结构与焦磷酸盐类似。二膦酸盐用于CKD患者和透析患者似乎是相对安全的，但这方面资料有限[45]。

高压氧治疗可以改善受损的组织氧运输，并通过增加新生血管和胶原的形成、提高中性粒细胞介导的杀菌作用而促进伤口愈合。高压氧治疗已被成功用于CUA患者的治疗而很少有副作用[62]。

四、肾性系统性纤维化[63]

（一）流行病学和临床特征

含钆造影剂用以提高图像的对比度，使身体各部分的异常组织或患处显像。静脉注射后，主要用于头部、脊髓和躯体等MRI造影。与X线增强剂不同，钆螯合物对肾脏没有毒性。因此，近年来对严重肾损伤或曾对含碘造影剂严重过敏的患者，推荐使用含钆造影剂来替代传统的放射成像用造影剂。在我国，含钆造影剂钆喷酸葡胺注射液首先于1988年获得进口批准，目前我国上市的含钆类造影剂有钆贝葡胺注射液、钆双胺注射液、钆喷酸葡胺注射液和钆特酸葡胺注射液。

肾性系统性纤维化（nephrogenic systemic fibrosis，NSF）是CKD患者使用钆类造影剂所引起的破坏性结果。NSF以前被称为肾性纤维化性皮肤病，是一种发生在CKD患者、肾移植受者和急性肾损伤患者的类似硬皮病样的纤维性病变。这种病的特点是疼痛、衰弱、进行性皮肤变厚和纤维化，偶尔累及其他器官和组织，例如肺、心、肝、食管、睾丸、硬脑膜和横纹肌[63]。目前，还没有治疗方法可用于这种并发症。预防措施包括使用碘造影剂，特别是在CKD 4期和5期患者。如果必须使用钆类造影剂，提倡使用体积小的、更稳定的大环离子型的钆造影剂。

第一例NSF报告于1997年，由钆双胺引起。目前国际NSF登记在案的有超过215例确诊病例。这种病可发生于任何种族，男性和女性发病无差别。NSF患者早期的典型的主诉是上下肢皮肤肿胀和紧缩感，淡红或暗红的皮肤病变[64-66]。这种损伤通常对称性发生在脚踝、小腿、手腕或前臂，表现为斑块、丘疹或结节。持续数天或数周后，出现进行性红斑融合，随后出现皮肤显著增厚，表现为木纹状和褐色橘纹状皮肤硬化；这些变化逐渐限制了邻近关节的运动，导致肌肉挛缩和关节僵直，病变向近端扩张，偶尔出现双手和双脚肿胀并继发水泡。患者有受累肢体和关节疼痛和紧缩感，偶尔有瘙痒、烧灼感或肌无力。虽然NSF不直接造成死亡，但可能继发其他并发症，最终导致长期住院，并与30%的死亡率相关[63,65-66]。

目前还没有确切的证据，但已报告的与NSF相关的因素包括高凝状态、近期血管手术、深静脉血栓形成或动静脉通路血栓形成、移植肾失败或原发性无功能、肝脏疾病、高磷血症和使用大剂量重组人红细胞生成素[63,65-66]。另一方面，血管紧张素转换酶抑制剂可能有防御NSF作用[67-68]。高剂量重组人红细胞生成素增加了循环造血干细胞数量，并能引发过度的纤维蛋白诱导的伤口修复反应[69]。

NSF的诊断基于患者的病史和体格检查,确诊则需皮肤活检。组织病理学显示皮肤增厚,病理改变包括明显梭形细胞增殖和间质黏蛋白沉积、胶原束增厚和炎症细胞的缺乏。树突状细胞和组织细胞也存在[70-71]。皮肤梭形细胞CD34和胶原Ⅰ染色阳性,它被认为起源于CD34和胶原Ⅰ染色阳性的循环成纤维细胞。一些报道中描述了转移性钙化甚至骨化。NSF患者全身PET扫描显示:受损区域18F-氟脱氧葡萄糖(18F-FDG)代谢活性增加。这种技术可以用来证明皮肤弥漫性炎性病变与NSF的活跃相关,理论上可用于评价对治疗的反应[62]。

(二)病理生理

钆在NSF形成中所起的作用目前已被清楚地认识,报告病例中超过95%被证实起病之前有钆暴露史。游离钆离子有很强的组织毒性,因此,钆与大的有机分子,如二乙烯三胺五乙酸结合成惰性螯合物,以这种形式被利用[72]。一些螯合剂比其他物质更容易与钆分离。这种分离取决于螯合剂的特性:环或线性构型、离子或非离子、热稳定性以及剩余螯合物的数量多少。代谢性酸中毒和高水平内源性离子,如内源性离子Zn^{2+},Cu^{2+},Ca^{2+}和Fe^{2+}可能提高钆从其螯合物的分离[72-73]。

在正常情况下,钆造影剂由肾脏通过肾小球滤过作用排除。这些造影剂的半衰期从肾功能正常时的1.3小时增加到肾小球滤过率降低[小于15 ml/(min·1.73 m^2)]时的60小时[72]。半衰期的延长增加了钆从它的螯合物分离出来的危险。与螯合物分离的增加导致组织摄取游离钆的增加,特别是在炎症条件下。组织中的钆被巨噬细胞吞噬,转而吸引循环中CD34和胶原Ⅰ阳性的成纤维细胞,后者能转化成皮肤成纤维细胞样细胞,产生过多的黏液成分,如透明质酸和硫酸糖胺[74-75]。转化生长因子β,由$CD68^+$细胞和因子$XIIIa^+$活化的树突状细胞产生,也参与了促纤维化过程[74-76]。钆从螯合物分离的增加导致组织摄取游离钆的增加,NSF患者组织中钆的水平比暴露于钆造影剂下的健康志愿者的水平高35倍到150倍[77-80]。扫描电镜和X射线能谱法已经证实了钆在NSF患者组织中的存在[81]。

(三)治疗

目前,NSF没有有效的治疗方法。已发表的各种治疗方法还没有提供一个普遍适用并有效的证据。已经试用过的方法包括类固醇、反应停、环磷酰胺、西罗莫司、环孢素、免疫球蛋白、局部卡泊三醇、补骨脂素和紫外线A(PUVA)疗法、干扰素-γ、硫代硫酸钠、血浆置换、伊马替尼和体外光除去法[82-86]。在一些与急性肾损伤相关的NSF病例,恢复肾功能是治疗的首要目标。为保持身体的灵活性并防止挛缩,提倡NSF患者进行理疗、深组织按摩和游泳。

NSF的预防似乎比任何现有的干预措施更重要,这需要我们对这种疾病有广泛的临床认识[87]。在CKD患者,钆类造影剂的使用应该限制到绝对最低。在多数情况下,低渗或等渗碘造影剂可替代钆的方法。应采取一些预防放射性对比剂诱导肾病的措施,但这些方法并不一定有效[88]。在一些必须使用钆类造影剂情况,建议使用最低剂量的、更稳定的钆类造影剂,如钆贝葡胺[71]。钆造影剂容易被血液透析清除,两次透析后92%的钆能被清除,三次透析后99%被清除。因此,这种方法可以考虑用于需要使用钆造影剂做MRI的CKD 4期和5期患者[72]。然而,没有前瞻性的研究证明血液透析治疗NSF的临床益处。2008年发表的一个回顾性研究显示,血液透析可以帮助预防eGFR低于15 ml/(min·1.73m^2)而又使用了高剂量钆造影剂的患者发生NSF[89]。腹膜透析对于清除钆无效[90]。对于CKD4期或5期患者,应当告知患者,为了诊断疾病使用钆造影剂的益处和风险。

对于CKD3期患者钆造影剂的使用还没有形成一致的准则,但避免使用大量线性、非离子型钆造影剂似乎是可取的。是否在这组特殊患者使用钆造影剂后立即行透析治疗还不清楚。

五、迟发性皮肤卟啉症

慢性肾病患者的迟发性皮肤卟啉症(porphyria cutanea tarda,PCT)一般表现为手和脚背面的大疱、水泡,有时会发生在脸上,通常伴随面部色素沉着和多毛症。大疱性病变常发生继发性感染,这些病变愈合会遗留瘢痕。这种病出现在大约5%的透析患者,由尿卟啉浓度的增加导致,可以被摄入酒精、使用雌激素或铁剂,慢性感染性疾病如乙型肝炎、丙型肝炎或 HIV 感染触发。典型的 IgG、C3 和纤维蛋白在真皮表皮交界处的线性沉积是 PCT 患者皮肤活检最明显的表现。血管周围被碘酸希夫阳性物质围绕,并伴轻微炎症。假性卟啉症由药物(如胺碘酮,四环素和萘普生)诱发。这种病的临床表现与 PCT 相同,不同的是患者尿卟啉水平正常。

研究证明尿卟啉原脱羧酶催化活性低于正常,铁可抑制尿卟啉原脱羧酶活力,同时通过促进氨基-γ酮戊酸(ALA)及卟胆原合成来促进尿卟啉原产生,致使尿卟啉原Ⅲ蓄积。慢性肾衰竭透析患者可因为输血过多导致铁负荷增加,不能有效清除以与蛋白结合的形式存在于血浆中的尿卟啉,或尿毒素可抑制尿卟啉脱羧酶活性导致尿卟啉原蓄积而发病[91]。

目前尚缺乏对迟发性皮肤卟啉病有效的治疗手段,防晒是治疗 PCT 患者的关键因素。可以通过使用高通量透析膜加强透析效果而降低尿卟啉水平。因为透析患者通常伴有肾性贫血,不提倡采用放血来降低尿卟啉浓度,但有重复小量放血结合人重组红细胞生成素治疗成功的报道,Stevens 等人报道肾移植后迟发性皮肤卟啉病缓解,另外,血液灌流也有一定效果。在 PCT 治疗期间,应中断铁剂或雌激素的补充,排除维生素 B_1 缺乏,避免饮酒[92]。

六、色素变化

皮肤颜色的变化在透析患者中很常见,特别是皮肤色素过度沉着,而皮肤色素沉着不良相对较少。它们与尿色素、血红蛋白以及皮肤血管的变化有关。有研究发现胰岛素抵抗与皮肤血管功能障碍也有很强的关系[93]。有文献报道认为皮肤色素沉着可能与苯丙氨酸代谢异常有关。

参考文献

1. Udayakumar P. Cutaneous manifestations in patients with chronic renal failure on hemodialysis. Indian J Dermatol Venereol Leprol, 2006,72:119-125.
2. Abdelbaqi-Salhab M. A current review of the cutaneous manifestations of renal disease. J Cutan Pathol, 2003,30:527-538.
3. Robinson-Bostom L. Cutaneous manifestations of end-stage renal disease. J Am Acad Dermatol, 2000,43: 975-986.
4. Pisoni RL. Pruritus in haemodialysis patients: international results from the Dialysis Outcomes and Practice Patterns Study (DOPPS). Nephrol Dial Transplant, 2006,21: 3495-3505.
5. Mistik S. An epidemiology study of patients with uremic pruritus. J Eur Acad Dermatol Venereol,2006,20: 672-678.
6. Dyachenko P. Hemodialysis-related pruritus and associated cutaneous manifestations. Int J Dermatol,2006,45: 664-667.
7. Narita I. Etiology and prognostic significance of severe uremic pruritus in chronic hemodialysis patients. Kidney Int, 2006, 69 (9): 1626-1632.
8. Zucker I. Prevalence and characterization of uremic pruritus in patients undergoing hemodialysis: uremic pruritus is still a major problem for patients with end-stage renal disease. J Am Acad Dermatol, 2003, 49(5): 842-846.
9. Patel TS. An update on pruritus associated with CKD. Am J Kidney Dis, 2007,50: 11-20.
10. Murphy M. Renal itch. Clin Exp Dermatol, 2000,25(2):103-106.
11. Keith-Reddy SR. Uremic pruritus. Kidney Int,2007,72: 373-377.
12. Chou FF. A study on pruritus after parathyroidectomy for secondary hyperparathyroidism. J Am Coll Surg,2000,190: 65-70.
13. Morton CA. Pruritus and skin hydration during dialysis. Nephrol Dial Transplant,1996,11:2031-2036.
14. Okada K. Effect of skin care with an emollient containing a high water content on mild uremic pruritus. Ther Apher Dial, 2004, 8: 419-422.
15. Chen YC. Therapeutic effect of topical gamma-linolenic acid on refractory uremic pruritus. Am J Kidney Dis,2006,48: 69-76.
16. Szepietowski JC. Efficacy and tolerance of the cream containing structured physiological lipids with endocannabinoids in the

treatment of uremic pruritus: a preliminary study. Acta Dermatovenerol Croat,2005,13: 97-103.

17. Breneman DL. Topical capsaicin for the treatment of hemodialysis- related pruritus. Am Acad Dermatol,1992,26:91-94.
18. Tarng DC. Hemodialysis-related pruritus: a double-blind, placebo- controlled, cross-over study of capsaicin 0.025% cream. Nephron,1996,72: 617-622.
19. Kuypers DK. A prospective proof of concept study of the efficacy of tacrolimus ointment on uremic pruritus (UP) in patients on chronic dialysis therapy. Nephrol Dial Transplant,2004,19: 1895-1901.
20. Duque MI. Lack of efficacy of tacrolimus ointment 0.1% for treatment of hemodialysis-related pruritus: a randomized, double-blind, vehicle-controlled study, J Am Acad Dermatol, 2005,52: 519-521.
21. US Food and Drug Administration(online 10 March 2005)FDA Public Health Advisory:Elidel(pimecrolimus)cream and Protopic(tacrolimus)ointment.
22. Munzenberger PJ. Safety of topical calcineurin inhibitors for the treatment of atopic dermatitis. Pharmacotherapy,2007,27: 1020-1028.
23. Ada S. Treatment of uremic pruritus with narrowband ultraviolet B phototherapy: an open pilot study. J Am Acad Dermatol, 2005,53: 149-151.
24. Seckin D. Generalized pruritus treated with narrowband UVB. Int J Dermatol,2007,46: 367-370.
25. Unal AI. Gabapentin therapy for pruritus in haemodialysis patients: a randomized, placebo-controlled, double-blind trial. Nephrol Dial Transplant,2004, 19: 3137-3139.
26. Manenti L. Gabapentin in the treatment of uremic itch: an index case and pilot evaluation. J Nephrol,2005,18: 86-91.
27. Wikström B. Kappa-opioid system in uremic pruritus: multicenter, randomized, double-blind, placebo-controlled clinical studies. J Am Soc Nephrol,2005,16: 3742-3747.
28. Peer G. Randomised cross-over-trial of naltrexone in uraemic pruritus. Lancet,1996,348:1552-1554.
29. Giovannetti S. Oral activated charcoal in patients with uremic pruritus. Nephron,1995,70: 193-196.
30. Imaizumi A. Effective treatment of pruritus on atopic dermatitis using H_1 antihistamines (second-generation antihistamines): changes in blood histamine and tryptase levels. J Dermatol Sci, 2003,33: 23-29.
31. Silva SR. Thalidomide for the treatment of uremic pruritus: a crossover randomized double-blind trial. Nephron, 1994,67: 270-273.
32. De Marchi S. Relief of pruritus and decreases in plasma histamine concentrations during erythropoietin therapy in patients with uremia. N Engl J Med,1992,326: 969-974.
33. 郭俊勇,邓智京.采用不同方式的血液净化对长期维持血液透析患者皮肤瘙痒的疗效分析.临床合理用药,2009,8(3): 137-140.
34. 樊晓红,熊重祥.血液透析联合血液灌流与联合血液透析滤过对维持性血液透析患者皮肤瘙痒的疗效观察.中国血液净化,2009,8(3):137-140.
35. FE Murtagh. Symptoms in advanced renal disease:a cross-sectional survey of symptom prevalence in stage 5 chronic kidney disease managed without dialysis. J Palliat Med,2007,10(6):1266-1276.
36. Fantini F. Cutaneous innervation in chronic renal failure patients: an immunohistochemical study. Acta Derm Venereol, 1992,72: 102-105.
37. Park TH. Dry skin in patients undergoing maintenance haemodialysis: the role of decreased sweating of the eccrine sweat gland. Nephrol Dial Transplant,1995,10(12):2269-2273.
38. Janigan DT. Calcified subcutaneous arterioles with infarcts of the subcutis and skin ("calciphylaxis") in chronic renal failure. Am J Kidney Dis, 2000,35: 588-597.
39. Wilmer W. Calciphylaxis: emerging concepts in prevention, diagnosis, and treatment. Semin Dial, 2002, 15: 17 2-186.
40. Weenig RH. Calciphylaxis: natural history, risk factor analysis, and outcome. J Am Acad Dermatol,2007,56: 569-579.
41. Rogers NM. Calcific uremic arteriolopathy: advances in pathogenesis and treatment. Semin Dial,2007, 20: 150-157.
42. Mazhar AR. Risk factors and mortality associated with calciphylaxis in end-stage renal disease. Kidney Int,2001, 60: 324-332.
43. ssary LR. Cutaneous calciphylaxis: an underrecognized clinicopathologic entity. Am J Clin Pathol ,2000,113: 280-287.
44. Shroff RX. The vascular biology of calcification. Semin Dial, 2007,20: 103-109.
45. Weenig RH. Pathogenesis of calciphylaxis: hans selye to nuclear factor B. J Am Acad Dermatol, 2008,58: 458-471.

46. Moe SM. Enesis. Pediatr Nephrol,2003,18: 969-975.
47. Griethe W. Bone morphogenic protein-4 expression in vascular lesions of calciphylaxis. J Nephrol,2003,16: 728-732.
48. Ahmed S. Calciphylaxis is associated with hyperphosphatemia and increased osteopontin expression by vascular smooth muscle cells. Am J Kidney Dis,2001,37: 1267-1276.
49. Vattikuti R. Osteogenic regulation of vascular calcification: an early perspective. Am J Physiol Endocrinol Metab, 2004, 286: E686-E696.
50. Schafer C. The serum protein 2-Heremans-Schmid glycoprotein/fetuin-A is a systemically acting inhibitor of ectopy calcification. J Clin Invest, 2003,112: 357-366.
51. Cranenburg EC. The circulating inactive form of Matrix Gla Protein (ucMGP) as a biomarker for cardiovascular calcification. J Vasc Res ,2008,45: 427-436.
52. Chen NX. Uremic vascular calcifications. J Investig Med, 2006, 54: 380-384.
53. Girotto JA. Parathyroidectomy promotes wound healing and prolongs survival in patients with calciphylaxis from secondary hyperparathyroidism. Surgery, 2001,130: 645-651.
54. Galimberti RL. Cutaneous necrosis by calcific uremic arteriolopathy. Int J Dermatol, 2005,44: 101-106.
55. Velasco N. Successful treatment of calciphylaxis with cinacalcet—an alternative to parathyroidectomy? Nephrol Dial Transplant, 2006,21: 1999-2004.
56. Guerra G. Rapid resolution of calciphylaxis with intravenous sodium thiosulfate and continuous venovenous haemofiltration using low calcium replacement fluid: case report. Nephrol Dial Transplant,2005, 20: 1260-1262.
57. Meissner M. Sodium thiosulfate: a new way of treatment for calciphylaxis? Dermatology, 2007,214: 278-282.
58. Mataic D. Intraperitoneal sodium thiosulfate for the treatment of calciphylaxis. Ren Fail,2006, 28: 361-363.
59. Shiraishi N. Successful treatment of a patient with severe calcific uremic arteriolopathy (calciphylaxis) by etidronate sodium. Am J Kidney Dis,2006, 48: 151-154.
60. Ada Costa JB. Pamidronate as a treatment option in calciphylaxis. J Eur Acad Dermatol Venereol,2007:1468-3083.
61. Hanafusa T. Intractable wounds caused by calcific uremic arteriolopathy treated with bisphosphonates. J Am Acad Dermatol, 2007, 57: 1021-1025.
62. Basile C. Hyperbaric oxygen therapy for calcific uremic arteriolopathy: a case series. J Nephrol,2002, 15: 676-680.
63. Mendoza FA. Description of twelve cases of nephrogenic fibrosing dermopathy and review of the literature. Semin Arthritis Rheum,2006, 35: 238-249.
64. Tran KT, Prather HB, Cockerell CJ. UV-A1 therapy for nephrogenic systemic fibrosis. Arch Dermatol, 2009,145(10):1170-1174.
65. DeHoratius DM. Nephrogenic systemic fibrosis: an emerging threat among renal patients. Semin Dial,2006, 19: 191-194.
66. Evenepoel P. Nephrogenic fibrosing dermopathy: a novel, disabling disorder in patients with renal failure. Nephrol Dial Transplant, 2006, 19: 469-473.
67. Fazeli A. Nephrogenic fibrosing dermopathy: are ACE inhibitors the missing link? Arch Dermatol,2004, 140: 1401.
68. Wiginton CD. Gadolinium-based contrast exposure, nephrogenic systemic fibrosis, and gadolinium detection in tissue. Am J Roentgenol,2008, 190: 1060-1068.
69. Swaminathan S. Nephrogenic fibrosing dermopathy and high-dose erythropoietin therapy. Ann Intern Med, 2006, 145: 234-235.
70. Kucher C. Histopathologic comparison of nephrogenic fibrosing dermopathy and scleromyxedema. J Cutan Pathol,2005, 32: 484-490.
71. Digby S. Nephrogenic systemic fibrosis: a histopathological study of eight cases of a recently described entity. Histopathology, 2008, 52: 531-534.
72. Penfield JG, Reilly RF Jr. What nephrologists need to know about gadolinium. Nat Clin Pract Nephrol,2007, 3: 654-668.
73. Abraham JL. Dermal inorganic gadolinium concentrations: evidence for in vivo transmetallation and long-term persistence in nephrogenic systemic fibrosis. Br J Dermatol,2008, 158: 273-280.
74. Edward M. Cutaneous mucinosis associated with dermatomyositis and nephrogenic fibrosing dermopathy: fibroblast hyaluronan synthesis and the effect of patient serum. Br J Dermatol,2007, 156: 473-479.
75. Edward M. Gadodiamide contrast agent 'activates' fibroblasts: a possible cause of nephrogenic systemic fibrosis. J Pathol,

2008, 214: 584-593.

76. Kelly B. Nephrogenic systemic fibrosis is associated with transforming growth factor β and Smad without evidence of renin-angiotensin system involvement. J Am Acad Dermatol,2008,58: 1025-1030.
77. Schroeder JA. Ultrastructural evidence of dermal gadolinium deposits in a patient with nephrogenic systemic fibrosis and end-stage renal disease. Clin J Am Soc Nephrol,2008, 3: 968-975.
78. High WA. Gadolinium is detectable within the tissue of patients with nephrogenic systemic fibrosis. J Am Acad Dermatol, 2007, 56: 21-26.
79. High WA. Gadolinium is quantifiable within the tissue of patients with nephrogenic systemic fibrosis. J Am Acad Dermatol, 2007, 56: 710-712.
80. Wiginton CD. Gadolinium-based contrast exposure, nephrogenic systemic fibrosis, and gadolinium detection in tissue. AJR Am J Roentgenol, 2008, 190: 1060-1068.
81. Thakral C. Automated scanning electron microscopy and X-ray microanalysis for in situ quantification of gadolinium deposits in skin. J Electron Microsc (Tokyo),2007,56: 181-187.
82. Yerram P. Nephrogenic systemic fibrosis: a mysterious disease in patients with renal failure—role of gadolinium-based contrast media in causation and the beneficial effect of intravenous sodium thiosulfate. Clin J Am Soc Nephrol,2007, 2: 258-263.
83. Baron PW. Nephrogenic fibrosing dermopathy after liver transplantation successfully treated with plasmapheresis. Am J Dermatopathol,2003, 25: 204-209.
84. Richmond H. Nephrogenic systemic fibrosis: relationship to gadolinium and response to photopheresis. Arch Dermatol,2007, 143: 1025-1030.
85. Weiss AS. A case of nephrogenic fibrosing dermopathy/nephrogenic systemic fibrosis. Nat Clin Pract Nephrol,2007, 3: 111-115.
86. Kay J. Imatinib mesylate treatment of nephrogenic systemic fibrosis. Arthritis Rheum,2008, 58: 2543-2548.
87. Prchal D. Nephrogenic systemic fibrosis: the story unfolds. Kidney Int,2008,73: 1135-1137.
88. Rodby RA. Dialytic therapies to prevent NSF following gadolinium exposure in high-risk patients. Semin Dial,2008, 21: 145-149.
89. Prince MR. Incidence of nephrogenic systemic fibrosis at two large medical centers. Radiology,2008, 248: 807-816.
90. Abu-Alfa A . The impact of NSF on the care of patients with kidney disease. J Am Coll Radiol, 2008, 5: 45-52.
91. Glynne P. Bullous dermatoses in end-stage renal failure: porphyria or pseudoporphyria? Am J Kidney Dis,1999 34: 155-160.
92. Shieh S. Management of porphyria cutanea tarda in the setting of chronic renal failure: a case report and review. J Am Acad Dermatol,2000, 42: 645-652 .
93. Chen. Skin color is associated with insulin resistance in nondiabetic peritoneal dialysis. Perit Dial Int,2009,29(4): 458-464.

第十七节　透析患者的眼、耳、鼻、舌问题

王莉　何强

一、眼科问题

终末期肾功能不全患者很少被要求例行接受眼部检查,但越来越多的研究发现透析患者常常合并眼

部问题，如眼压改变、眼底改变、视神经损害等，尤其是糖尿病肾病患者其眼底改变尤为严重，故对于透析患者的眼部问题应引起足够的重视。常规进行眼部检查是必要的，包括外眼和直接眼底镜检查，对于高血压肾病和糖尿病肾病患者应定期进行眼底镜检查了解眼底情况。

(一)眼压变化

临床上一些慢性肾衰竭患者在血液透析过程中或透析结束后常出现眼胀、眼痛、头痛等眼压增高的症状，个别患者因眼压急剧升高可表现为视物不清、视野变窄、视力急剧下降、虹视并伴剧烈眼痛、头痛甚至出现恶心、呕吐症状，表现为血液透析相关的继发性青光眼[1]。多个研究证实透析会导致眼压一定程度的升高，尤其是在长期透析患者，特别在透析龄大于12年的患者表现较为明显[2]。

房水生成和排出的动态平衡是维持眼压的基础，结构正常的眼球有很强的代偿能力，通过调节房水循环系统使房水产生增多时，房水排出也相应增加，从而维持眼压的相对稳定。血液透析患者眼压改变受多种因素的影响，其升高的可能机制包括：①房水产生增多，由于透析导致血液与房水之间渗透梯度的形成，当房水渗透压力高于血液，血液内水分以超滤弥散的方式进入后房，使房水量增多，眼压升高；②房水排出减慢，前房角是房水排出的主要通道，对于具有窄房角、浅前房青光眼解剖特点的眼球，房水排出速度降低，会致使眼压升高；此外透析后由于血浆渗透压下降，晶状体中的渗透压不能随血液渗透压的下降而迅速改变，造成晶状体内与房水间渗透压的失衡，晶状体吸收水分而膨胀，晶状体虹膜隔被推前，致前房角变浅，影响房水排出速度，使眼压相对升高；③透析间期体质量控制不满意，血容量增加也是眼压升高的一个因素；④透析中肝素的应用，尤其是全身肝素化可使眼底出血，眼压升高，诱发青光眼，原有高血压视网膜病变者眼底出血发生可能性就更大，即使将普通肝素改为低分子量肝素，仍不可完全避免出血的发生；⑤尿毒症患者残存肾单位代偿产生较多的PGE_2，致血管扩张，血-房水屏障通透性增加，房水增多，眼压增加；⑥尿毒症患者钙代谢障碍，使晶状体上皮细胞完整性受损；⑦由于眼底动脉硬化闭锁，视网膜供血不足，促进新生血管生成因子产生，促进毛细血管增生，视网膜、虹膜长出新生毛细血管，可能加重出血和眼压升高，易诱发青光眼[3-5]。

但另外有研究发现如果患者进行持久且大剂量的超滤，可引起眼压下降。Tokuyama 发现一名透析患者透析后体重下降5.7 kg，其眼压从53 mmHg降至14 mmHg，但整个过程中血浆渗透压是基本保持一致的(透析开始和结束分别为295 mOsm/L和305 mOsm/L)[6]。也有研究发现透析前后血浆胶体渗透压和体重的变化可影响眼压，眼压与透析前后血浆胶体渗透压的改变呈负相关，与透析前后体重的改变呈正相关[2]。

故对于维持性透析的患者而言，若其眼部解剖结构正常，则每次透析前后眼压变化不大，但一旦存在浅前房和房角窄等解剖特点，每次透析后均可能引起眼压升高[3,7-8]。虽然一次透析对患者的视功能并不会造成明显的影响，但个别患者长期的眼压病理波动却会造成视神经的损害，视野的改变，进而导致视功能的下降。故对透析患者进行眼压监测，对眼压升高或出现眼部解剖结构改变的患者应积极采取相应干预措施，以预防眼压进一步升高而导致视神经的损害是必要的。

(二)眼底改变

透析患者易出现眼底改变，其改变以视网膜动脉硬化和视盘颜色变淡为最多，其次为视网膜出血、渗出、水肿以及视乳头苍白、水肿和黄斑区渗出与水肿。尿毒症患者高血压、贫血、甲状旁腺功能亢进、转移性钙化、炎症和氧化应激、透析过程中肝素的使用均参与透析患者的眼底损伤。

贫血导致组织缺氧使血-视网膜屏障受损，加之高血压致视网膜动脉管壁增厚，压迫动静脉交叉，交叉处静脉腔变窄，血流形成漩涡致内皮细胞肿胀、坏死和出血，远端静脉和毛细血管扩张引起渗出、水肿和视乳头颜色苍白。随着患者贫血、高血压得到纠正，渗出、水肿会逐渐吸收、消散。尿毒症患者体内存在过量的氧自由基产物，炎症因子清除减少。另外血液透析时常存在血管通路相关的炎症，以及透析膜和透析液的生物不相容性，均可加重患者氧化应激反应，使细胞反应蛋白水平增高，从而导致内皮细胞的功能受损，促进动脉粥样硬化形成。糖尿病肾病透析患者眼底改变大多较严重，常导致患者失明，此类患者的眼底改变主要表现为新生血管形成，玻璃体积血，机化物增生，继发性视网膜脱离，即增生性视网膜病变阶段。另外,亦有研究发现部分透析患者存在视野和视网膜光敏度的损害,而此类情况常常容易被忽视。

对于血液透析患者眼底病变的防治,应积极治疗原发疾病和尿毒症的并发症,如高血压、糖尿病、贫血、继发性甲状旁腺功能亢进和感染性疾病;透析中使用生物相容性透析膜;保证透析充分性;对有出血倾向的患者应减少或停止肝素的使用。

(三)眼部出血

透析中长期使用抗凝剂,常出现眼部出血,主要表现为眼底出血、玻璃体积血和球结膜下出血。发生了眼底出血的患者,依照出血量的多少,出血部位不同而产生不同的症状。如果出血量少,位于视网膜周边部,可以没有明显症状;如出血量多,患者可感到眼前有浮动黑影,甚至视线完全被黑影所遮挡,仅剩光感的视力;如出血位于视网膜中心的黄斑区,患者中心视力丧失,即中心区视物不清有暗影遮挡,周边尚有部分视力。

玻璃体积血的症状、体征、预后和并发症主要取决于引起出血的原发病和出血量的多少、出血的次数等因素。自发性出血常突然发作,可以是很少量的出血,多者形成浓密的血块。少量出血时,患者可能不察觉,或仅有"飞蚊症";较多的出血发生时,患者发觉眼前暗影飘动,或似有红玻璃片遮挡,反复出血的患者可自觉"冒烟",视力明显下降。在出血较少,不致影响裂隙灯观察时,眼科检查可以看到红细胞聚集于玻璃体凝胶的支架中,呈柠檬色尘状;中等量的新鲜出血可呈致密的黑色条状混浊;大量出血致眼底无红光反射,视力下降至光感。随着时间的推移,玻璃体内的血液弥散,颜色变淡,玻璃体逐渐变得透明,较多血液的吸收需要6个月或长达一年以上,在没有明显眼底病变时,视力可能完全或大部分恢复。

球结膜下出血为结膜小血管破裂出血聚于结膜下,球结膜下出血的形状不一,大小不等,常成片状或团状,也有波及全球结膜成大片者。少量呈鲜红色,量大则隆起呈紫色,多发生在睑裂区,随着时间的推移,出血常有向角膜缘移动的倾向,也有因重力关系而集聚在结膜下方者。出血先为鲜红或暗红,以后变为淡黄色,最后消失不留痕迹。发病时自觉症状不明显。

透析患者发生上述出血情况的原因是多方面的,如:①与透析中使用肝素及其他抗凝剂有关;②与伴随疾病有关, 如高血压、糖尿病等;③与血液透析不充分有关;④血小板功能异常等。

血液透析患者伴有眼部出血时应监测凝血机制,调整肝素的剂量,必要时采用无肝素透析;积极治疗原发病,保证透析充分性,出血时可应用去氨加压素(DDAVP)改善血小板功能[9]。

(四)视力损害

尿毒性黑矇、缺血性视神经病变是血液透析患者突发视力损害的主要原因,枕部大脑皮质主要是由大脑后动脉的三个分支供应:颞后动脉、矩状动脉、顶枕动脉。一般来讲,视觉皮层是由矩状动脉供应的。视觉皮层对缺氧非常敏感,在双侧枕部梗死的情况下表现为双侧性同侧偏盲,伴不同程度的视力下降。皮质性失明主要指视力下降,多与双侧膝状回沟的损伤有关,表现为双眼视力、视野损害,但眼底与瞳孔反射正常。血液透析患者发生缺血缺氧的主要原因是低血压,而这也是透析过程中常常发生的现象,发生率可高达25%。透析患者发生枕部梗死除动脉硬化因素外,严重的贫血也是一个值得重视的因素[10-11]。

另外,溶血性尿毒综合征患者因为广泛的视皮质蛛网膜下出血也可以出现失明。

(五)视神经病变

透析患者视神经病变主要表现为视盘水肿、视力模糊、生理盲点扩大、视野缺损、视力下降以及暗适应的降低,眼底检查可见火焰状出血或棉絮状渗出。其中视野缺损均有一定的特征性,常见类型为上下缺损型,特别是下视野缺损型最为多见。另一个较为常见的表现为弓形盲区,也就是从正常盲点呈弓形向上的视野缺损。视神经主要是通过睫状动静脉系统供血,供应视盘部分的睫后动脉,其血管功能与状态受眼内压力的影响。在全身血压低下、眼内压力升高的情况下,睫后动脉血流量减少,导致视盘区域的血流明显减少,最终发生阶段性血管栓塞,导致缺血性视神经病变。故慢性肾衰竭的视神经病变主要与视盘供血障碍有关,出现上述病理改变又主要由低血压导致,透析患者出现低血压的机制复杂,可能与超滤速度过快、交感神经张力低下、血浆渗透压的变化以及醋酸盐透析液所诱导的血管扩张等有关。另外,透析患者贫血导致血液携氧能力下降、高血压所致血管硬化均可促进缺血性视神经病变。此外,由于透析患者的肾功能几近彻底丧失,已经完全失去了肾脏对某些药物代谢产物的排泄作用,导致药物或代谢产物在体内蓄积,特别是对视神经有毒性作用的药物如乙胺丁醇、去铁胺、呋塞米等引起视神经损伤[12-15]。

对于视神经病变的治疗手段主要为激素治疗,目前认为激素能够降低视盘水肿,保护非梗死视神经纤维,但激素治疗多用于合并或基础病为免疫系统疾病的透析患者(如巨细胞动脉炎、结节性多动脉炎、SLE 等)。另外,控制血压、改善贫血、用降低眼压药物、停用视神经毒性药物也有一定治疗作用。

(六)年龄相关性黄斑变性(AMD)

又称老年性黄斑变性,在很多工业化国家,AMD 是成年人失明的首要原因。主要症状是中心视力下降,视野中心有黑影遮挡,双眼视物时可能不会出现这样的问题,但用单眼时,就会在视野中出现黑影。另外就是视物会变形、直线变弯、水平线变波浪形等。还有就是看东西的对比度会下降,眼前不是鲜艳、清晰的画面,而变成灰蒙蒙的难以辨别的图像。对 1 183 例患者进行的一项前瞻性队列研究表明慢性肾脏疾病患者有更高的发生 AMD 的风险,但目前这一机制尚不清楚[16]。

(七)青光眼

建立动静脉内瘘后,极少数的患者可导致颈静脉压力升高,从而影响该区域血液的回流,产生眼压升高或小梁后青光眼,可表现为内瘘侧眶周水肿、疼痛和充血,可伴有视力下降,眼科检查可发现结膜、巩膜和角膜充血水肿,无法进行眼底检查,内瘘侧眼压升高明显。瘘血管造影可发现内瘘侧颈静脉存在严重反流现象。这是血液透析患者动静脉内瘘极为少见的并发症之一,可能与其解剖学结构异常有关,导致颈静脉抗反流机制功能不健全。通过结扎颈静脉及其属支来阻断锁骨下静脉-颈静脉反流可以有效地逆转颈部静脉反流及高静脉压,并有效地改善上述症状和保护内瘘功能[17]。

(八)眼球突出症

眼球突出症是一种与动静脉内瘘有关的极为少见的并发症。目前表现为内瘘成形术后出现手术侧球后水肿和静脉怒张,导致手术侧视力下降和眼球突出,结扎内瘘后水肿与眼球突出可好转[18]。

(九)去铁胺毒性

铝过多可以导致骨病或透析痴呆,通常使用去铁胺治疗铝过多。去铁胺的使用常常导致视网膜损害。去铁胺有轻微的毒性,这可能是由于它的低脂溶性。但是,在透析患者,去铁胺的毒性是与剂量相关的,使用大剂量的去铁胺可能导致视力障碍,主要表现为视力的敏锐度下降、夜盲症和辨色力的下降或丧失,但有时相对低剂量的去铁胺就可以产生视网膜毒性。对一些接受去铁胺治疗的无眼部症状的患者行眼底检查已可发现改变,有视盘肿胀,黄斑区脱色,遍及整个眼底的色素沉着或色素减退[19,20]。

总而言之,对于透析患者在使用去铁胺治疗之前应例行眼电图、眼底荧光血管造影术等检查。

二、耳科问题

(一)耳聋

尿毒症透析患者听力损害可表现为单侧,也可表现为双侧。研究发现尿毒症性耳聋以轻度听力损害居多,为感音性耳聋。听力损害早期以高频区受损为主,亦有听力检查提示有听力损害而无临床上听力减退表现的亚临床听力损害。尿毒症性耳聋发生可能与下列机制有关:①尿毒症毒素水平及水分的短期内快速波动,透析导致的血浆渗透压的改变,导致毛细胞和内耳血管纹细胞水肿,最终引起听力细胞功能损害;②部分透析患者维生素 D 缺乏,导致耳蜗局部脱矿质而发生继发形态学改变引起耳聋;③透析可致前庭神经节、耳蜗神经纤维脱髓鞘改变;④内耳血管病变,尿毒症患者常伴高血压、钙磷代谢紊乱,易加重全身动脉硬化，故内耳也存在上述病变；⑤缺氧性改变导致耳蜗内环境的改变，毛细胞及其纤毛缺氧可导致机械-电换能障碍。透析患者多数合并贫血、血液携氧能力降低，从而影响听力。研究表明重组人红细胞生成素治疗听力可有改善，故认为贫血可能是尿毒症患者听力紊乱的重要因素之一[21-23]。保证透析充分性、改善贫血、控制血压、活性维生素D的补充可能改善透析患者听力损害的预后。另外，研究表明肾移植后部分患者听力改善或恢复正常，提示肾移植对尿毒症性耳聋有治疗作用，故有条件可尽早行肾移植[24]。

但在临床工作中，更为多见的是应用耳毒性药物所致的听力损害，特别是氨基糖苷类药物，这类药物95%以上是以原形从肾脏排泄。在慢性肾功能不全患者其半衰期明显延长，即使在血液透析时也长于正常人，易导致体内药物的蓄积，特别是在耳蜗内淋巴液，从而产生耳毒性。值得注意的是，不仅全身应用氨基糖苷类抗生素可以导致患者听力损害，即使应用这类药物对深静脉置管局部抗生素封管时也有发生听力损害的可能[25]。另外，其他耳毒性药物有水杨酸制剂、袢利尿剂、去铁胺等。

（二）去铁胺导致的听力损害

去铁胺导致的听力损害的特征主要表现为神经感音性耳聋，中、高频损伤最为明显。病理生理学研究提示，去铁胺导致的听力损伤定位在耳蜗，主要表现为急性、双侧性听力损害，有时可以伴有耳鸣，另外也有患者表现为亚临床型，即无临床症状，只有在进行听力测试时发现听力受损。去铁胺导致听力下降者在停药后大部分可以恢复，但那些亚临床型患者停药后也不一定恢复。去铁胺听力损害的具体病理生理机制并不清楚。可能与去铁胺的剂量相对于血浆中可结合铁或铝水平过高有关。此外，血浆中其他的金属离子代谢失常可能也是去铁胺毒性反应的原因，因为去铁胺虽然与血浆中铁、铝离子具有很高的结合力，但它也可以结合多种其他金属离子，如铜、锌，这些稀有元素又是体内多种生物酶维持活性所必需的离子，并保持机体组织与细胞正常的生理活动与代谢，缺乏这些物质必然导致组织与细胞的功能障碍。近年来的研究确实发现，应用去铁胺的血液透析患者，其中枢神经系统、骨骼存在铜离子水平的变化。也有人认为，应用去铁胺后患者血清中这些微量元素的水平并没有明显的下降，但无法准确地反映细胞内微量元素水平的变化规律。

总之，透析患者应用去铁胺时，最好每3个月进行一次听力、视力的检测，及时发现无症状性听力与视力损害。一旦患者出现听力、视力障碍，应当及时降低剂量，或暂时停止用药，需要去铁胺治疗时，输注速度不宜过快，避免毒性作用，一般来讲，去铁胺的输注速度不应大于15 mg/(kg·h)[26]。

三、嗅觉改变

慢性肾衰竭和透析患者的嗅觉受到损害。Griep MI研究了101名肾损害患者嗅觉改变，其中38名为血液透析患者，16名腹膜透析患者，28名肾移植患者，19名为不同程度的肾损害患者（平均肌酐清除率为64 ml/min）。分别测定这些患者对异戊酯的嗅觉阈值。结果发现尿毒症患者的嗅觉受到了严重损害，且损害程度与毒素的累积程度和肾功能损害程度是相关的。并且还发现肾移植患者嗅觉正常，这说明当毒素水平一直保持较低水平时，嗅觉系统损害是可以恢复的[27]。

四、舌病变

长期血液透析患者的一个重要并发症是淀粉样变性，而舌淀粉样病变报道极少。发生舌部淀粉样病变的血液透析患者，其透析时间一般都在10年以上。在发生舌淀粉样病变的同时，患者大多已经具有明显的骨关节淀粉样病变的症状与体征，因为血液透析时间达15年以上的患者，几乎全部都存在骨关节损害。透析相关性淀粉样变的发生与发展涉及多个因素，主要与透析膜的生物相容性差、β_2-微球蛋白清除率低下所导致其血清水平升高有关。如应用纤维素膜达20年以上的患者常常合并舌淀粉样变。在已经发生透析相关性淀粉样变的患者，应当改用生物相容性好的高通量合成膜进行透析，这样可以最大限度地降低透析相关性淀粉样变的发生与发展,减轻相应的临床症状。根据舌淀粉样变的临床表现常将其分为两型:边缘型与弥漫型。一般而言,边缘型首先发生于舌部的侧面,然后逐渐弥漫整个舌部。舌体侧面与牙齿间不断接触并接受刺激可能是一个诱因。虽然巨舌症在原发性、骨髓瘤相关性淀粉样变比较常见,但在透析相关性的舌部淀粉样病变还没有报道。因此,大多患者舌部的运动与发音均未发现存在明显的异常;弥漫型患者可伴有味觉障碍,这主要与该型患者的舌背部存在大量淀粉样结节损害了味觉末梢有关[28]。

参考文献

1. 惠延年. 眼科学. 6 版. 北京:人民卫生出版社,2004:5.
2. Doshiro A. Intraocular pressure change during hemodialysis. Am J Ophthalmol, 2006,142(2):337-339.
3. 李凤鸣. 眼科全书(中册). 北京:人民卫生出版社,1990:1575,1617,1705-1707,1730.
4. 王海燕. 肾脏病学. 2 版. 北京:人民卫生出版社,1996:350.
5. Levy J. Intraocular pressure during haemodialysis: a review. Eye (Lond), 2005, 19(12):1249-1256.
6. Tokuyama T. Marked decrease in intraocular pressure in a neovascular glaucoma patient during hemodialysis. Jpn J Ophthalmol, 1997,41:101-109.
7. Samsudin A. Effect of haemodialysis on intraocular pressure. Eye (Lond),2009:20-25.
8. Hojs R. Introcular pressure in chronic renal failure patients treated with maintenance hemodialysis. Ophthalmologica,1997,211:325-330.
9. Boccardo P, Remuzzi G, Galbusera M. Platelet dysfunction in renal failure. Semin Thromb Hemost, 2004, 30 (5):57925-57989.
10. AI-Falki YH. Bilateral occipital infarcts in a hemodialysis patient. Am J Nephrol, 2001,21(5):413-414.
11. Moel DI, Kwun YA. Cortical blindness as a complication of hemodialysis. J Pediati,1978,93(5):890-891.
12. Korzets A. Ischemic optic neuropathy in dialyzed patients: a previously unrecognized manifestation of calcific uremic arteriolopathy. Am J Kidney Dis, 2004,44(6):E93-E97.
13. Taban M,et al. Prevalence of optic nerve edema in patients on peripheral hemodialysis. Ophthalmology, 2007,114(8):1580-1583.
14. Haider S,Astbury NJ,Hamihon DV. Optic neuropathy in uraemic patients on dialysis. Eye, 1993,7(Pt 1):148-151.
15. Servilla KS. Groggel GC. Anterior ischemic optic neuropathy as a complication of hemodialysis. Am J Kidney Dis, 1986,8(1):61-63.
16. Liew G. CKD increases the risk of age-related macular degeneration. J Am Soc Nephrol, 2008,19:806-812.
17. Gomes CM,Lucon AM,Yamada RT,et al. Rare complication of an arteriovenous fistula for dialysis:glaucoma. Scand J Urol ephrol, 2000, 34(3): 219-221.
18. Rotellar C,Gelfand MC,Knepshield JH. Exophthalmos:rare complication of A-V fistula used for hemodialysis. Nephron, 1987,45(1):78-85.
19. Porter JB. The toxic effects of desferrioxamine. Baillieres Clin Haematol, 1989,2:459-468.
20. Ravelli M. Acute visual disorders in patients on regular dialysis given desferrioxamine as a test. Nephrol Dial Transplant, 1990,5:945-958.
21. Lasisi OA. Sudden sensorineural hearing loss and hemodialysis. Ear Nose Throat J, 2006,85(12):819-821.
22. Shaheen A,Mansuri A,al-shaikh M,et al. Reversible uremic deafness:is it correlated with the degree of anemia? Ann Otol Rhinol laryngol,1997,106(5):391-393.
23. Brookes GB. Vitamin D defieiency a new cause of cochlear deafness. J Laryngol Otol,1983,97(5):405-420.
24. Mitschke H,Schmidt P,Zazgornik-J,et al. Effect of renal transplantation on uremic deafness:long term study. Audiology,1997,16(6):530-534.
25. Saxena AK,Panhotra BR,Naguib M. Sudden irreversible sensory-neural hearing loss in a patient with diabetes receiving amika-

cin as an antibiotic-heparin lock. Pharmacotherapy,2002,22(1):105-108.
26. Cases A. Ocular and auditory toxicity in hemodialyzed patients receiving desferrioxamine. Nephron, 1990,56(1):19-23.
27. Griep MI. Odour perception in chronic renal disease. Nephrol Dial Transplant, 1997, 12(10):2093-2098.
28. Matsuo K. Dialysis-related amyloidosis of the tongue in long-term hemodialysis patients. Kidney Int,1997,52(3):832-838.

第十八节 肾衰竭相关睡眠呼吸暂停综合征

庄守纲

睡眠呼吸暂停综合征(sleep apnea sydrome, SAS)指因多种病因引起的睡眠情况下出现的呼吸暂时停止。SAS在临床上可分为三种类型:①中枢型睡眠呼吸暂停(CSA);②阻塞型睡眠呼吸暂停(OSA);③混合型睡眠呼吸暂停(MSA)。SAS不仅导致夜间睡眠紊乱,而且也造成白天嗜睡、思维障碍和抑郁症状,可伴发高血压、肺动脉高压、肺心病等其他疾病。近年来人们刚认识到相当部分的终末期肾病患者有SAS,慢性肾衰竭和睡眠呼吸暂停有相当密切的关系。

一、睡眠呼吸暂停综合征诊断标准

睡眠时习惯性打鼾、憋气,时间持续≥3 个月;②多导睡眠仪监测,在睡眠期间,每次呼吸暂停时限>10秒,7 小时呼吸暂停总数>30 次或呼吸暂停指数(AI)、呼吸暂停低通气指数(AHI)>10。

二、睡眠呼吸暂停综合征病因

睡眠呼吸暂停综合征发病率较高并具有一定潜在危险性,随着睡眠医学和呼吸病学等学科不断进展,对SAS的认识也进一步深化。绝大多数呼吸暂停都是混合性的,SAS在醒觉状态时呼吸道通畅,呼吸节律及驱动力也正常,而在夜间睡眠时出现呼吸停顿,这主要与呼吸中枢及上气道在睡眠时的兴奋与调节状态异常有密切关系。

CSA的发病机制:因呼吸中枢位于延髓和脑干,并受控于意识和情绪的高级中枢影响,亦受体液和感受性神经反射调节,由醒觉转入睡眠时,高级中枢对呼吸的影响减弱,呼吸中枢对各种不同的刺激如对高碳酸血症、低氧血症、上气道及肺和胸壁的反射性调节信号反应性也减低,一旦呼吸中枢及神经-呼吸肌系统出现病变时,虽然醒觉时可维持正常节律呼吸,睡眠时即可出现呼吸停顿。OSA的发病机制:因OSA的阻塞部位在咽腔,咽腔是上呼吸道和上食道的交叉路口,在生理上有重要意义。作为上气道的咽腔,从后鼻孔至会厌,缺乏完整的骨性结构支撑,主要靠咽腔周围肌的收缩来调节咽腔大小。在有咽壁增厚、扁桃体肥大、巨舌、下颌后缩、颈部受压等病理因素存在时,即可引起咽腔完全闭塞,出现睡眠呼吸暂停。MSA是由上述两种因素混合而致,视其病因混合比例孰多孰少而分为OSA和CSA,可见CSA与OSA在发病机制上可能相互重叠[1]。

慢性肾衰竭和睡眠呼吸暂停有相当密切关系,但其原因尚不清楚,推测与下列因素有关:①代谢性酸中毒的作用,当长期存在代谢性酸中毒时,血液中氢离子增加并刺激周围化学感受器,增加通气量,排出

大量 CO_2，使患者动脉血液中 PCO_2 降低，因而使进入脑脊液的 CO_2 减少，氢离子下降，起到了抑制呼吸中枢的作用；②尿毒症毒素的作用，当慢性肾衰竭患者伴有睡眠呼吸暂停时，尿毒症毒素的效应在中枢神经系统起了一定的作用，它使患者在睡眠时上呼吸道肌肉的张力广泛下降，从而产生呼吸道狭窄；③睾酮的作用，已有证据表明睾酮在 SAS 的发病过程中起了一定的作用，应用睾酮后，可诱发阻塞性睡眠呼吸综合征；④呼吸驱动系统不稳定，血液透析可以改变控制通气的化学感受器的调节功能，在睡眠时，通气系统的稳定性发生改变，因而增加了上呼吸道发生闭塞的倾向，诱发呼吸暂停[2]。

三、睡眠呼吸暂停综合征临床特点

据估计成人 SAS 的发病率为 4% ~7%，男性高于女性，发病率随着年龄的增加而增高，SAS 在 ESRD 中惊人的常见，据报道慢性肾衰竭患者合并 SAS 的患病率高达 42%，而 Kraus 等[3]报道为 60%。

SAS 发作特点为：当进入睡眠状态时，即发生呼吸暂停，每次暂停时间在 10 秒以上，每晚 7 小时睡眠中反复 30 次以上，导致慢性肺泡通气不足的一种临床综合征。SAS 对机体造成损害的最重要源头是呼吸暂停所引起的低氧血症和高碳酸血症。低氧血症和高碳酸血症如果不能在觉醒后纠正，即可表现为急性呼吸衰竭，严重者可在睡眠时窒息死亡。即使无呼衰发生，间断的低氧及高碳酸血症亦可引起以下危害：①体循环、肺循环高压，进而引起心脏损害；②动脉粥样硬化及血液黏滞度增高，进而引起冠心病、脑中风等心脑血管疾病；③神经内分泌紊乱及肾功能不全等。OSA 可引起胃食管反流、血压搏动和心动过缓等，甚至发生猝死。长期发生 SAS，可导致认知功能异常和精神障碍及内分泌紊乱。SAS 最常见的并发症包括心律不齐、肺动脉高压和系统性高血压以及冠心病和中风。

蔡志明等[2]连续观察 380 例慢性肾衰竭患者，评价 SAS 指标包括根据呼吸暂停/低通气指数（AHI）或呼吸紊乱指数（RDI），以及血氧饱和度（SaO_2）水平。所有研究对象均在睡眠时完成了 7 小时的夜间多导睡眠仪监测。调查结果显示，慢性肾衰竭 42% 患者有睡眠呼吸暂停，其中主要为 MSA 和 OSA，CSA 仅占 10%。提示 SAS 作为慢性肾衰竭尿毒症期一种常见并发症。

四、睡眠呼吸暂停综合征的治疗

SAS 作为慢性肾衰竭的一种并发症，目前较难治疗，常规血液透析并不能改善慢性肾衰竭患者合并 SAS 的症状，但肾移植可使肾衰竭相关的 SAS 治愈。目前最适合治疗 SAS 方法仍采用双水平气道正压通气（BiPAP）呼吸机。对慢性肾衰竭患者，如怀疑有睡眠呼吸暂停综合征时，应避免使用抑制呼吸的药物。耿玉青等[4]收集 50 例慢性肾衰竭患者，均符合 SAS 诊断标准，其中 23 例经过血液透析，尿素氮及肌酐均维持接近正常水平，但患者仍存在睡眠呼吸暂停综合征的临床表现，作者认为这与常规透析不能清除影响控制通气的尿毒症毒素有关。

近年国外陆续有应用夜间（nocturnal）血液透析成功改善睡眠呼吸暂停的报道。Hanly 等[5]研究提示，在家夜间透析（每周 7 次）患者可以纠正睡眠性呼吸暂停，而且效果很好。作者选择 14 例常规透析患者（每周 3 次，每次 4 小时），夜间用多功能睡眠记录仪监测睡眠性呼吸暂停。然后转换到夜间透析（每周 6 或 7 次，每夜 8 小时），同样用多功能睡眠记录仪监测睡眠性呼吸暂停。两种透析方式都观察 6 ~15 个月。结果夜间透析患者血浆肌酐浓度明显低于常规透析〔(3.9 ±1.1) mg/dl *vs.* (12.8 ±3.2) mg/dl，$P<0.001$〕。当从常规透析转到夜间透析时，呼吸暂停频率减少〔从每夜每小时(25 ±25)次至(8 ±8)次，$P=0.03$〕，有 7 例呼吸暂停患者变化更明显〔从每小时(46 ±19)次至(9 ±9)次，$P=0.006$〕，同时最低氧饱和增加〔(89.2 ±1.8)%至(94.1 ±1.6)%，$P=0.005$〕，经皮 CO_2 分压增加〔从(23.2 ±1.8) mmol/L 至(27.8 ±0.8) mmol/L，$P<0.001$〕。这 7 例呼吸暂停患者夜间呼吸暂停-呼吸不全指数在常规透析时长于夜间透析。作者认为夜间透析可以纠正慢性肾衰竭相关的睡眠性呼吸暂停。

Jaime 等[6]选择 24 例接受常规透析（每周 3 次，每次 4 小时）的患者，整夜用多功能睡眠记录仪在低氧时和应用改良的重复呼吸技术使其高氧时，测量对 CO_2 的通气反应，并反复测定。然后由常规透析模式转换为夜间透析模式（每周3～6次，每次8小时）。根据观察开始呼吸暂停－呼吸不全指数（≥10次/小时）将患者分为呼吸暂停组（17例）和非呼吸暂停组（7例），呼吸暂停组再根据随访AHI明显减少继续分为有效组和无效组。结果有效组从常规透析到夜间透析高氧状态时，对高碳酸血症通气敏感性下降〔(3.2±1.0) L/(min·mmHg) *vs*. (2.3±1.3) L/(min·mmHg)〕，但是在无效组则无此现象(2.8±1.3) L/(min·mmHg) *vs*. (2.9±1.6) L/(min·mmHg)。在所有呼吸暂停患者通气敏感性变化与呼吸暂停-呼吸不全指数有关。作者以前观察阻塞性呼吸暂停伴高碳酸血症通气敏感性增加，提示化学反射反应性在通常人群发生阻塞型睡眠呼吸暂停中起重要致病作用。作者又研究从常规透析转到夜间透析后，睡眠呼吸暂停明显改善，发现高氧血症时对高碳酸盐血症通气敏感性降低，提示中枢化学受体敏感性下降，表明夜间透析降低通气敏感性可以改善ESRD患者的睡眠呼吸暂停。呼吸暂停时发生低氧血症和高碳酸血症刺激化学感受性呼吸反射而增加通气，如果通气反应过度，产生低碳酸血症，降低中枢呼吸冲动输出，因此呼吸暂停与呼吸过度循环持续交替出现。本研究表明夜间透析降低通气敏感性，可以改善ESRD患者的睡眠呼吸暂停，提示化学反射敏感性增加是促成ESRD睡眠呼吸暂停的病因。

参考文献

1. 赵立军，李强. 睡眠呼吸暂停综合征的发病及损害机制. 国外医学·呼吸系统分册，2002，33(3)：113-116.
2. 蔡志明，刘建南，柯瑟章，等. 慢性肾衰竭患者的睡眠呼吸暂停综合征临床分析. 临床肺科杂志，2008，13(4)：465-466.
3. Kraus MA, Hamburger RJ. Sleep apnea in renal failure. Adv Perit Dial, 1997, 13:88-92.
4. 耿玉青，朱法永. 慢性肾衰竭易合并睡眠呼吸暂停综合征分析. 临床肺科杂志，2006，11(6)：718.
5. Hanly PJ, Pierratos A. mprovement of sleep apnea in patients with chronic renal failure who undergo nocturnal hemodialysis. N Engl J Med, 2001, 344(2):102-107.
6. Jaime M, Beecroft A, James Duffin B, et al. Decreased chemosensitivity and improvement of sleep apnea by nocturnal hemodialysis. Sleep Med, 2009, 10:47-54.

第十九节　透析患者的麻醉与手术问题

李曙明

一、慢性透析患者的手术选择和时机

慢性透析患者除常规的血管造瘘或腹膜透析插管以及肾脏移植手术之外，常常遇到一些并发症需要手术治疗，如甲状旁腺切除、肾切除、胆囊切除、冠状动脉搭桥、晶状体摘除、下尿路及各种胃肠道和血管手术等。尿毒症患者的手术危险性比肾功能正常患者略有增加，但只要合理掌握手术时机，选择恰当的手术方案，术前详细了解病史，进行体格检查，熟练掌握慢性肾衰竭透析患者病理生理特点，术前充分有效透析、改善全身情况、纠正透析并发症，术中和术后遇到问题及时处理，不会增加围手术期的死亡率。

（一）慢性肾衰竭透析患者病理生理特点

1. 水代谢障碍　由于慢性肾衰竭患者，特别是 ESRD 患者已无排尿功能，出现水中毒，严重时可引起心力衰竭、肺水肿、脑水肿。因此手术前必须接受透析治疗，术中严格控制输液量。

2. 低钠血症和钠潴留　慢性肾衰竭患者术前通常接受透析治疗，但频繁透析治疗以及呕吐和腹泻可致低钠血症，当血钠低于 130 mmol/L 时，神经肌肉兴奋性降低，引起低血压。相反如透析治疗不及时或摄钠太多，则可导致高血压。

3. 高血钾和低血钾　慢性肾衰竭晚期可引起严重的高血钾，有时血液透析患者，特别是口服降血压药物（如血管紧张素转换酶抑制剂）可引起高血钾。厌食及大量利尿剂的使用可引起低血钾。

4. 酸中毒　尿毒症患者肾脏泌氢功能严重受损，引起代谢性酸中毒。

5. 贫血和出血倾向　使用 EPO 之前，透析患者血红蛋白一般在 80 g/L 以下，多数在 40 ~ 60 g/L。血小板数量可正常或偏低，但血小板黏附、积聚、释放功能障碍。血液透析过程中可因失血或抽血过多使贫血不易改善，以及血液透析过程中肝素化可引起各种内出血。

6. 低蛋白血症和高血糖　尿毒症患者因长期恶心、呕吐、蛋白质摄入不足，出现低蛋白血症，影响药物与血浆蛋白结合。尿毒症患者血中存在胰岛素拮抗物，胰高血糖素升高引起血糖升高。

7. 心血管方面改变　有 10% ~ 15% 慢性肾衰竭患者合并有高血压，部分慢性肾衰竭患者有尿毒症性心包炎。

（二）术前充分有效透析

术前充分有效地透析是慢性透析患者施行各种手术和麻醉成功的重要保证。

1. 消除水潴留　术前必须保证无明显的水负荷过重，否则将影响切口的缝合与愈合，且会加重术中补液和输血的危险。体重、血压、呼吸困难、胸 X 线片征象、周围组织水肿和颈静脉有无怒张以及患者能否平卧是衡量有无水负荷过多的重要标志。但是也应避免过度超滤脱水，以防麻醉和术中低血压。

2. 清除毒素　尿毒症毒素对血小板功能的影响会引起手术出血；对免疫系统的影响会增加术后感染机会；对组织损伤后成纤维细胞反应的影响会延迟切口愈合。透析不充分易发生心包炎，易加重手术患者的病情，术前应充分透析 2 ~ 3 次，尤其是尿素氮 >35.7 mmol/L 时，应在数天内每天透析 1 次。

3. 电解质平衡　对手术影响最大的电解质是血钾，低血钾较少见且易纠正，主要是服用洋地黄的患者有心律失常的危险。常见的问题是高血钾，除心律失常之外，还给麻醉使用神经肌肉阻滞剂带来危险。术前理想的血钾水平是 4.0 mmol/L，对于无残余肾功能的患者，在普通饮食下，每天血钾增高 1.0 ~ 1.5 mmol/L，故应在手术前一天血液透析，透析后血钾应降至 3.0 mmol/L 左右，才能使术前血钾维持在 4.0 mmol/L。对于用洋地黄及心血管状态不稳定无法耐受低钾透析液的患者，需采用含钾 3.0 mmol/L 的透析液，可适当延长透析时间或在术前 12 小时采用无肝素或小剂量肝素透析 1 次。对于高分解代谢的患者，如烧伤、脓毒症或广泛外伤及内出血等，血钾每天升高大于 1.0 ~ 1.5 mmol/L，仅用血液透析难以纠正高钾血症，可同时使用聚磺苯乙烯，如聚苯乙烯钠硫酸盐低压灌肠，以及其他内科降血钾措施。若血钠浓度过低，术中及术后输入低钠液体将导致血钠水平进一步下降，故应纠正术前低钠血症。常规血液透析较容易纠正血钠异常，必要时可用高钠透析。

4. 酸碱平衡　术前应努力使患者的酸碱平衡恢复正常，但目的是纠正 pH，而不必强行纠正血浆碳酸氢盐浓度。术前轻度酸中毒比碱中毒要安全，如术前存在碱中毒，麻醉期或术前后由于过度通气可发生严重碱血症，易引起心律失常，难以纠正。

（三）改善全身情况

1. 加强营养　术前营养状态十分重要，要给患者适当补充营养。慢性透析患者常有低蛋白血症和热量摄入不足，如大手术会增加死亡率。尽可能使血浆总蛋白 >60 g/L，白蛋白 >30 g/L。厌食、尿毒症或糖尿病引起的胰岛素抵抗，透析营养成分的丢失等均在其中起作用。营养不良直接指标是血浆前白蛋白、白蛋白或转铁蛋白降低；间接指标是饮食史，皮褶厚度和尿素氮水平（21.42 mmol/L）。对择期手术患者，应纠正营养不良、补充蛋白、热量和维生素。

2. *纠正贫血*　严重贫血是透析患者的死亡原因之一，目前由于促红细胞生成素的应用，这一状况几乎完全得以纠正，血细胞比容范围大多数在 15% ~35%。患者在一般情况下能适应 20% ~25% 的波动，而手术前则最好将血细胞比容提高至 20% ~35% 范围内，尤其在心绞痛、充血性心衰及大手术额外失血较多时，应将血细胞比容调整到较高水平。术前血细胞比容低于 20% 时，应使用促红细胞生成素或加大促红细胞生成素剂量，或输压积红细胞，提高患者对手术的耐受性。

（四）术前并发症的处理

1. *纠正凝血功能障碍*　尿毒症患者的凝血功能异常是多因素的，其中最重要的是血小板功能的异常。出血时间可由正常的 4 ~5 分钟延长至 10 分钟以上，术前常规检测凝血时间（试管法）和体外血块完全退缩时间。改善凝血状态最好的办法是充分透析，提高术前血细胞比容至 30%，可缩短出血时间。其他措施还有手术期使用冷沉淀素或加压素，这些措施纠正出血状态的效果各异。择期手术的患者应避免使用对凝血功能有影响的药物，抗血小板药物如阿司匹林和双嘧达莫以及延长透析患者出血时间的药物，如苯海拉明、氯氮䓬（利眠宁）、安定、西咪替丁和磺吡酮。影响凝血功能的另一个重要因素是血液透析时的肝素化，肝素的半衰期为 30 分钟至 2 小时，择期手术常规在术前一天进行血液透析，肝素化作用通常没有影响。如遇急诊手术需在透析后进行，则应采用低分子量肝素或无肝素透析。

2. *控制高血压*　严重高血压 >180/100 mmHg 影响麻醉的安全。高血压可能是由慢性水潴留、透析不充分或药物控制不良引起，这种情况下应加强透析或药物治疗。手术当天由于禁食未能服药，高血压可能加重，必要时可在麻醉中缓慢注射抗高血压药。尿毒症患者手术时应注意随时观察生命体征，尤其是做较大手术时应监测血压、心电图、中心静脉压、肺动脉楔压、电解质和尿量，根据监测结果做出相应处理[2]。

（五）慢性透析患者心脏手术的选择和准备

国内慢性透析患者的心脏手术，如心脏搭桥手术和经皮穿刺冠状动脉成形术（PTCA）等，一直视为禁忌。国外研究报告除术前改善全身情况充分有效地透析外，更应强调出凝血机制的严密监测，防止术中和术后大出血。术前准备包括术前 21 天停用影响血小板功能的药物，如阿司匹林、华法林和双嘧达莫，纠正贫血，术前 1 天无肝素透析。如果术中肝素抗凝，应在术后立即应用鱼精蛋白中和。

二、慢性透析患者手术的麻醉方法选择

透析患者的麻醉，应首先了解所用麻醉剂的药代动力学，考虑肾衰竭、慢性透析对药物作用和代谢的影响，以及药物的毒性对心、肝、残余肾功能的影响，才能正确选用麻醉方法和决定麻醉剂用药的剂量[2]。

（一）诱导麻醉

目前术前用药较常用的有安定、芬太尼、阿托品、氟匹哌啶等，透析患者可用常量。对吸入性全身麻醉，诱导麻醉最好的药物仍然是硫喷妥钠。慢性肾衰竭患者往往伴有低血容量、严重贫血、心功能不全、高血压等症，对硫喷妥钠非常敏感。为安全起见，硫喷妥钠的注射速度和剂量必须严格控制，同时加强对循环功能的监测[3]。

（二）全身麻醉

主要有两种方法，一是使用挥发性药物，患者自主呼吸；二是使用肌肉松弛剂和控制呼吸。对于肾功能不全的患者，短时手术多采用前者，手术时间较长者，尤其在需要肌肉松弛的情况下，宜采用后者。患者自主呼吸时，挥发性药物首选氧化亚氮（笑气）。如七氟烷，虽然有人怀疑它的肝毒性，但尚未有充分的证据完全放弃使用，然而应避免反复使用该类药物进行麻醉。控制呼吸时，可采用四联疗法，即麻醉

剂、反射抑制、肌肉松弛和控制窒息。麻醉剂通常是笑气和氧气，由于患者可能处于麻醉下的清醒状态，故目前常加用低浓度的挥发性药物，然而使用小量镇痛剂不仅抑制血压的升高，还可在手术后期止痛，减少麻醉剂用量，有利于苏醒。常用药物是芬太尼和氟哌利多（Droperidol）；肌肉松弛目前所用的新药是阿曲库铵苯磺酸盐（Atracurium）或维库溴铵（Vecuronium），其残余作用可通过抗胆碱酶来逆转；控制窒息是靠间断正压通气，吸入氧浓度最少应30%，注意保持血碳酸正常。

（三）局部麻醉

某些手术如动静脉瘘吻合可使用局部浸润或臂丛阻滞麻醉，在加用肾上腺素时，应注意高血压及其他毒性作用[4-6]。对较大的手术则应采用脊髓和硬膜外阻滞麻醉，如肾移植术和移植肾切除术。尿毒症现已不是麻醉的禁忌证，只要没有明显的血小板功能的异常，硬膜外血肿形成在临床上已少见。慢性肾衰竭患者的蛛网膜下阻滞麻醉，起效比正常人快。脊髓和硬膜外麻醉时 $T_4 \sim L_1$ 的阻滞对肾脏本身的直接作用较小，但通过扩张动脉和静脉可引起明显的低血压，尤其是在尿毒症交感神经损害的患者，外周血管阻力无法提高，心肌收缩力增加，心率加快的机制丧失，将造成严重的低血压。

三、慢性透析患者手术麻醉的注意问题

移植肾切除术一般采用硬膜外麻醉，但其手术又不同于一般的肾切除手术，因为这些患者都处于尿毒症期，全身状况都比较差，如严重贫血、低蛋白血症、高氮质血症、明显的电解质紊乱，以及常伴有心、肺、胃肠道等并发症，因此手术前后充分有效地透析调理是术中麻醉和移植肾切除术的重要保证。

（一）移植肾切除的准备

移植肾失功后，切肾前尽早进行透析治疗是必要的，同时纠正水及电解质紊乱和给予各种支持疗法，早期使用抗生素，使患者能顺利地渡过手术及愈合期。对于血液透析患者，由于肝素化容易使伤口出血，继而并发感染，一般主张采用无肝素或枸橼酸钠透析疗法。一般来讲，术前1天应进行1次透析，并停用CsA和硫唑嘌呤或霉酚酸酯，对于激素应逐渐减量停药，不要突然停用，以避免体内激素量不足而引起的全身反应。为了改善全身症状，必要时可增加激素的用量到30 mg/d，这样虽然对切口愈合有一定的影响，但只要重视局部处理，将有利于渡过手术期[7-9]。

（二）术后处理

感染是手术后主要并发症，加强抗感染治疗是必要的，可选用广谱抗生素[10]。要安排好透析治疗，这些患者均要靠透析来维持生命，肾切除后更为重要，保持好内瘘血管，如无内瘘可采用颈内静脉留置双腔导管建立临时血液透析通道，并早日做好动脉内瘘，早期透析时间应安排每周3次，每次4～5小时，术后首次透析可安排在术后第2天进行，掌握好肝素用量，甚至无肝素透析。要控制液体进出量，每日了解水电解质平衡情况，贫血严重者可适当补充全血，低蛋白血症者要及时纠正，促使伤口早日愈合。

四、血液透析患者麻醉和术中管理

（一）保护透析通路

血管通路是血液透析患者的生命线，应避免在血管通路部位施加压力。不应在同侧肢体测血压和建立输液通道，尤其在固定患者肢体时，不可用常规方法捆绑，最好用特殊的垫子保护，以防压迫瘘管[11-12]。防止术中低血压，也是保护瘘管的重要环节。即使肾移植手术，应重视血管通路的保护，以免肾移植急性排斥后造成的麻烦。

（二）液体与药物管理

应控制术中输液量，尤其对无尿患者，输液总量等于失血加体液的显性和非显性丢失量。由于尿毒症患者常有心脏功能异常及射血分数降低，最好能监测中心静脉压或肺动脉压以保证输液的安全。一般

输液不给予含钾溶液，输血量大时应考虑其含钾量，必要时在术中测定血钾，最好输新鲜全血。长时间手术或创面较大的手术应常规测电解质。透析患者术后，应仔细监测水和电解质平衡，是否需要血液透析应根据每天的基础状况做出决定。高分解代谢及输液过多的患者应在术后第 2 天进行透析或超滤。术后最初几天（血管或眼科手术后 1 ~2 周）血液透析治疗用无肝素或局部枸橼酸盐抗凝。小剂量肝素抗凝并不理想，因对有出血倾向的患者，使用任何剂量的肝素都将增加出血的危险。

（三）纠正高钾血症

术中及术后导致高血钾的原因有细胞内钾释放，麻醉药及去极化肌松弛药的应用，组织损伤，内出血吸收，机体内高分解代谢，对脓毒症患者输注含钾液体，输血及输入含钾林格液等。有鼻胃管引流及麻痹性肠梗阻经常存在，给予聚磺苯乙烯口服或灌肠均不适宜，如血钾达到或超过 6.0 mmol/L 时，应尽快对患者进行透析治疗[13-15]。

（四）控制高血压

术后高血压通常反映体液容量增加，适当纠正术前体液超负荷，并在术中、术后控制液体输入可降低发生率。另一原因是停用抗高血压药物，如果需要可重新使用。

（五）防止低血压

术后低血压可能因出血或术前脱水，胃肠减压引流，肠梗阻伴有液体进入第三间隙所致的液体丢失；可能由心包渗出（与术后状况尤其是高分解代谢有关）或急性心肌梗死（常为隐匿发作）引起。实验室有关检查可提示低血压的原因，并为合适治疗提供帮助。

（六）发热

术后发热常见的原因有肺部炎症、伤口或尿路感染、血栓性静脉炎[16]。尿毒症患者一些特殊的发热原因也应引起注意，包括胰腺炎、心肌炎、瘘管或保留导管感染。与非尿毒症患者一样，术后发热持续 24 ~48 小时可能为感染。由于患者免疫功能低下，当怀疑感染时，应尽早使用抗生素，剂量按肾衰竭程度调整，并注意药物对肾功能的影响以及应用这些药物的代谢负荷，如应用羧苄西林引起的钠负荷等。

（七）止痛药

尽管非尿毒症患者吗啡、哌替啶及丙氧芬由肾脏排出比例很小，透析患者仍应谨慎使用这些药物。开始可用 50% 剂量，必要时再增加较为妥当。肾衰竭患者对吗啡清除率降低，致使镇静作用延长；哌替啶和丙氧芬在肝脏代谢为去甲基衍生物，这些衍生物的半衰期在透析患者中较长；可待因在透析患者的半衰期也延长，因此应极为小心或避免使用这些药物。阿司匹林由于对出血时间有影响，应避免应用。对乙酰氨基酚可按常量给予。

（八）营养管理

胸腹部大手术的患者，术后早期可以胃肠外补充营养，一般采用混合氨基酸、脂肪乳和右旋葡萄糖的混合制剂来提供，大约每天 1.5 g/kg 的蛋白质和 30 ~35 kcal/kg 热量的摄入，如果条件允许尽量早期经胃肠补充营养。如伴随大量的营养液体输注，需要频繁的透析，必要时行持续性血液净化治疗过渡。由于输液量较大，血细胞比容可因稀释而降低，不一定是失血所致。

参考文献

1. 夏穗生. 器官移植学. 上海：上海科学技术出版社，1995：187-202.
2. 谢荣. 麻醉学. 3 版. 北京：科学出版社，1994：524-526.
3. 刘俊杰，赵俊. 现代麻醉学. 北京：人民卫生出版社，1987：440-473.
4. Graybar BG, Tarpey M. Kidney Transplantation. Anesthesia And Organ Transplantation edited by Simon Gelllman. Sweden:

W. B. Saunders Company, 1987:61-100.
5. Kellerman PS. Perioperative care of the renal patient. Arch Int Med, 1994,154:1674-1679.
6. Ilson BE. Intraoperative versus routine hemodialysis in end-stage renal disease patients undergoing open-heart surgery. Nephron, 1992,61: 170-176.
7. Gerstman BB. Intestinal necrosis associated with post-operative orally administered sodium polystyrene sulfonate in sorbitol. Am J Kidney Dis, 1992,20:159-165.
8. Horton MW, Byerly WG. Practical guidelines or drug therapy in dialysis: Opioid analgesics Dial, 1990,3:187-195.
9. 季曙明. 重组红细胞生成素与肾移植. 肾脏病与透析肾移植杂志, 1994,3(4): 335-336.
10. 季曙明,黎磊石,季大玺,等. 应用重组促红细胞生成素治疗长期血透患者贫血. 中华内科杂志,1993,32(2):100-102.
11. 季曙明. 丧失功能的移植肾的处理. 肾脏病与透析肾移植杂志,1997,6(3):282-284.
12. 季曙明. 2 型糖尿病终末期患者的肾脏移植. 肾脏病与透析肾移植杂志,1996, 5(2):81-83.
13. 季曙明. 慢性肾衰和血透患者心血管疾病的危险因素. 肾脏病与透析肾移植杂志, 1993,2(1):84-86.
14. 季曙明,季大玺,黎磊石,等. 铁负荷过度血液透析患者的临床研究. 中华肾脏病杂志, 1993,9(1):5-7.
15. 季曙明,季大玺,黎磊石,等. 45 例动静脉内瘘彩色多普勒超声检查和血管造影检查的临床研究. 中国超声医学杂志, 1991,7(3):192-197.
16. 刘芸,汤兵,任冰,等. 颈内静脉留置双腔导管建立临时血液透析通道 100 例. 中华护理杂志,1998,33(4):199-204.

第二十节　透析与恶性肿瘤

孙世澜　曾红兵

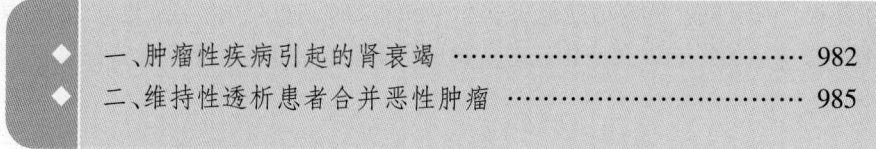

恶性肿瘤是发生在多部位或多脏器恶性增生性疾病,可累及肾脏导致急性肾损伤(acute kidney injury, AKI),前者可能与肿瘤导致的免疫复合物所致肾损害有关,仅有部分患者需要透析介入或肾脏支持治疗,后者则需要采用血液净化疗法。

一、肿瘤性疾病引起的肾衰竭

(一)肿瘤性疾病引起的肾衰竭的病因

无论是肾脏肿瘤还是肾外肿瘤都可造成急性肾损伤[1],可归结为:①酸碱水盐失衡,初期可能是低容量性的肾灌注不足,低容量时间太长(超过6 小时),引发肾小管上皮细胞的坏死;②化疗药物的应用可造成溶瘤综合征或因剂量的累积和应用时间的延长对肾小管的损伤;③肾肿瘤的浸润/肾外肿瘤的转移造成肾实质的破坏;④肿瘤的增长、蔓延、压迫导致泌尿系统梗阻性损害;⑤造血干细胞移植所致的肾损伤,见表 18-20-1[2]。上述因素可引起急性肾损伤,亦在某些情况下导致终末期肾病。

表 18-20-1 肿瘤患者肾衰竭的原因

肾前性
细胞外液丢失(摄入不足、呕吐、腹泻、高钙)
肝肾综合征(静脉闭塞疾病、肝切除)
药物(钙调磷酸酶抑制剂、非甾体消炎药)
肾实质性
肾小球
膜性肾病
肾淀粉样变(多发性骨髓瘤)
帕米磷酸钠(Pamidronate)相关性塌陷性肾病
轻链沉积病
肾小管间质
急性肾小管坏死(中毒/缺血)
淋巴瘤肾脏浸润
轻链沉积病
药物(顺铂、异环磷酰胺)
静脉造影剂
管型肾病(多发性骨髓瘤)
肾血管
微血管疾病:TTP/HUS(造血细胞移植后、丝裂霉素)
肿瘤浸润(肾细胞癌伴肾静脉栓塞)
肾后性
小管内阻塞(尿酸肾病、甲氨蝶呤、管型肾病)
肾外阻塞
输尿管或膀胱出口阻塞(原发疾病、后腹膜淋巴结、后腹膜纤维化)

摘自:Humphreys BD, Soiffer RJ, Magee CC. Renal failure associated with cancer and its treatment: an update. JASN, 2005, 16:151-161.

(二)肿瘤性疾病引起肾衰竭的发生机制

肾衰竭是恶性肿瘤的严重并发症。肿瘤引起肾衰竭的机制可归纳如下。

1. 急性肾损伤 肿瘤所致的急性肾损伤,主要是治疗过程中的各种不良反应所致,亦可能为各种抗肿瘤药物导致的肾毒性作用[3-7]。由肾内/肾外肿瘤转移所引起者仅仅是一小部分。

(1)溶瘤综合征。肿瘤在化疗过程中,肿瘤细胞大量崩解所引起的一组代谢综合征导致急性肾损伤,如高尿酸血症、高磷血症、低钙血症、高钾血症等。

(2)化疗相关的血栓性微血管病。所产生的TTP/HUS与时间和剂量有关,如丝裂霉素和双氟脱氧胞苷、博来霉素、顺铂、氟尿嘧啶一类药常常可引起血栓性微血管病。

(3)造血干细胞移植。目前采用造血干细胞移植,治疗某些恶性肿瘤和白血病,清髓的自体、异基因移植常可引起急性肾损伤,可能与溶瘤综合征和TTP/HUS等有关。

(4)抗肿瘤药物所致。作用机制较为复杂,有的为单一因素,多数情况下可能是多种因素共同作用的结果。

顺铂致病机制可能是药物导致近端肾小管坏死。亚硝基脲类包括链脲佐菌素(Streptozotocin)和氯乙烷亚硝基脲。临床肾毒性的研究显示,给予链脲佐菌素首先出现的肾毒性表现为蛋白尿,其后为肾小管损害。特征表现为溶瘤综合征、Fanconi综合征,以及出现的威胁生命的少尿和无尿,急性肾损伤亦有报道。

甲氨蝶呤90%以原形从肾脏排泄,其在肾小管沉积导致损伤进而诱发急性肾损伤 目前至少有3种假说。第一种假说认为,甲氨蝶呤或其代谢产物沉积于肾小管,引起阻塞性肾病;第二种,甲氨蝶呤直接影响肾小管细胞,改变上皮细胞的再生和阴离子通道,以及因肾小球滤过率继发性反馈性降低而招致的其他代谢过程的改变;第三种,甲氨蝶呤直接影响肾小球灌注而引起肾小球滤过率下降。丝裂霉素C的肾脏毒性可能与静脉内溶血、溶血尿毒症综合征相似。

(5)肿瘤直接累及肾脏。多发性骨髓瘤,Bence-Jones 蛋白对肾损害。泌尿生殖系统肿瘤、肠道肿瘤、盆腔肿瘤等所致的泌尿系梗阻为主,而大量腹水及后腹膜淋巴结肿大造成的压迫性梗阻也不容忽视。

(6)其他。其中主要为血容量不足所致,如细胞外液丢失(摄入不足、呕吐、腹泻、高钙),肝肾综合征等。在上述的发病机制中,常常可有两种或以上的因素参与了急性肾损伤的发病。

2. 慢性肾衰竭

(1)抗肿瘤治疗对肾脏的损害。如腹膜淋巴瘤及盆腔肿瘤肾区照射后,可发生放射性肾炎。多数化疗药物,如长期大剂量使用甲基环乙亚硝脲甲基-CCNU,可以导致肾小球硬化,瘢痕样改变,不可逆肾衰竭。肾毒性最早期表现是,在疗程结束后很长时间方出现肾缩小。

慢性、非骨髓抑制剂量的丝裂霉素 C,可导致输尿管(骨盆连接处)上皮细胞的乳头瘤样增生,以及在几种动物实验中出现肾盂积水、肾小管坏死和肾病。丝裂霉素 C 化疗的患者,常出现氮质血症和蛋白尿[6]。

综上所述,其肾脏毒性主要是影响肾小管-间质,持续用药,可以引起慢性肾小管-间质损害,导致肾脏纤维化,慢性肾衰竭。

(2)肿瘤免疫复合物引起的肾炎。如淋巴瘤、肺、胃肠道、乳腺等实体瘤可以引起免疫性肾炎,病理以膜性肾病为最常见。抗原主要有三种:肿瘤相关抗原,如 CEA;病毒抗原,如 EB 病毒等;非肿瘤性自身抗原,主要为肿瘤坏死产生的各种细胞核、细胞质抗原及相应的抗核抗体、抗 DNA 抗体等,其发病类似原发性免疫复合物肾炎。这些抗原激活机体产生相应抗体,导致免疫复合物沉积于毛细血管内皮、肾间质或基膜,引起肿瘤相关性肾炎[8]。

(3)肾内/肾外肿瘤直接侵犯或转移。肾内/肾外肿瘤的侵蚀或转移而侵犯肾小球、肾小管、间质、血管、输尿管及肾周组织。

(4)其他。肿瘤代谢异常和电解质紊乱,如低钾、低钠、高尿酸血症等,可引起的肾小管损伤。肿瘤导致继发性高钙,亦可引起肾脏损害,主要累及肾小管和集合管。最终导致肾衰竭。

(三)肿瘤所致肾衰竭的诊断线索

1. *已诊断肿瘤者*　肿瘤伴发的肾脏病或引起肾脏损害可无明显的临床表现。故在诊治肿瘤时应注意有无肾脏受损的症状和体征,注意尿液及肾功能的变化,必要时行 B 超或 X 线、CT 检查,以求尽早发现有无肾脏损害。

2. *以肾脏损害为初发症状者*　某些肾脏病出现在肿瘤确诊之前,故对于肾脏疾病患者需排除肿瘤继发性肾脏疾病,尤其是中、老年人,如不明原因无痛性全程肉眼血尿,病理表现为膜性肾病及微小病变患者。实体瘤肾脏损害的诊断须满足下列 3 项标准:①手术彻底切除肿瘤或化疗肿瘤完全缓解后,肾脏病的临床与病理表现亦获缓解;②肿瘤复发后肾脏病再次出现或加重;③肾组织上检查肿瘤抗原和(或)抗体阳性[7]。

(四)不同原因肾衰竭的血液净化策略

肿瘤合并肾衰竭后,因水、钠潴留,加重心血管系统负荷,且体内尿毒症毒素的潴留,给手术及放、化疗带来了困难,及时给予透析治疗,可改善患者全身状况,使患者得以手术或行放、化疗。对于已失去手术及放、化疗机会者,给予透析治疗能够减轻症状,并在一定程度上提高生活质量,延长生命。对于无尿、恶病质、血压较低的危重肿瘤患者,给予持续缓慢低效血液透析(C-SLED),可以使患者较好地耐受透析,纠正酸中毒及维持水、电解质平衡,同时可以进行静脉营养,改善患者的营养状况,提高患者的生存率及生存质量[9-11]。

1. *多发性骨髓瘤合并肾衰竭*　多发性骨髓瘤较多合并肾脏损害,而肾功能不全也是其预后差的主要原因之一。以治疗原发病给予化疗等为主,对于 M 蛋白血症,可以进行血浆置换,清除异常增高的球蛋白。合并肾衰竭时既可以行腹膜透析也可行血液透析。腹膜透析可以增加轻链蛋白的清除,但行腹膜透析的多发性骨髓瘤患者感染的发生率较高。

2. 恶性实体肿瘤合并肾衰竭　对于腹腔的肿瘤，一般不宜进行腹膜透析，因其可能使肿瘤腹腔转移。另外，由于肿瘤患者多存在食欲不振、恶病质等，腹膜透析丢失蛋白，可以加重营养不良，故对于恶性实体肿瘤合并肾衰竭，以选择血液透析为宜。

3. 肿瘤溶解综合征合并肾衰竭　肿瘤经化疗后大量细胞破坏，导致肿瘤溶解综合征，即引起急性尿酸性肾病、高磷血症、高钾血症和高黄嘌呤血症等，损伤肾小管，导致急性肾小管坏死，一般以及时进行血液透析为主。

二、维持性透析患者合并恶性肿瘤

慢性维持透析患者由于多种原因其发生肿瘤的潜在危险增加，这些因素包括：慢性炎症尤其是泌尿道慢性炎症，机体常处于免疫力水平低下状态，既往应用免疫抑制剂或细胞毒药物治疗，DNA 修复改变，持续性代谢改变；一些并发症如继发性肾囊肿病等，使患者各种肿瘤的发生率明显增加，特别是肾细胞癌的发生率尤为突出。另外，维持血液透析患者感染乙型及丙型病毒性肝炎发生率高，使患者肝细胞肿瘤的发生率增高。

对长期血液透析患者的研究表明，肿瘤发生率明显增高，如淋巴瘤、肾癌、前列腺癌、肝癌及子宫癌发生有所增加。此外，血液透析患者发生膀胱癌、肺癌、甲状腺癌的报道也相对较多。这些恶性肿瘤的发生与预后与其他人群相比是否存在明显的差异尚无定论。但与血液透析紧密相关的肿瘤主要是棕色瘤，以及与肿瘤相关的血液标志物水平的变化。有关获得性肾囊肿与肾癌的关系详见本章十五节。

1975 年 Matas 报道[12]，尿毒症患者发生恶性肿瘤的危险比相同性别、年龄正常人群增加了 7 倍。之后其他学者也有相似的研究结果[13-15]，尿毒症患者发生恶性肿瘤的危险，各家报道不一，是普通人群的 1.7～20 倍。1999 年，Maisonneuve 等[16]对来自美国、欧洲、澳大利亚及新西兰的透析登记资料进行回顾性分析，分析了 1980～1994 年间 80 万例透析患者（血液透析及腹膜透析），平均随访 2.5 年期间，肿瘤发病率达 3%。李航等[17]对 1991 年 1 月至 2000 年 12 月的 10 年间 1 345 例 CRF 患者回顾性分析，恶性肿瘤发生率为 2.7%。赵慧萍等[18]报道一组资料，对 2007 年 1 月至 12 月的维持透析患者进行横断面研究，共纳入患者 166 例，肿瘤发生率为 6.62%（11/166 例）。周懿君[19]等对一组资料分析结果显示，血液透析患者恶性肿瘤发生率为 2.84%，而腹膜透析为 1.88%。影响尿毒症患者恶性肿瘤发生率的因素是多种多样的，在透析的初期，主要与免疫功能低下有关，由于致癌性物质对不同器官恶性肿瘤诱导能力存在不一致性，所以恶性肿瘤的发生率扑朔迷离。如肾囊肿内液体中的某些化学物质增加了肾细胞癌的高发生率，而便秘则参与了直肠癌与结肠癌、肝癌的高发生率，此外，肝癌的高发生率也与输血性肝炎有关，而胰腺癌发生率低下则与严格的控制饮食有关。

总体而言，尿毒症患者的恶性肿瘤的发生率增加，而且肾癌与获得性肾囊肿之间的关系已经得到认可。

（一）与尿毒症相关的肿瘤

1. 原发性疾病与恶性肿瘤发生的关系　感染性、阻塞性、囊性肾脏疾病与止痛剂性肾病引起的尿毒症其恶性肿瘤的发生率将会增加，获得性肾囊肿与肾细胞癌之间的关系已经明确[20]。有作者[21]对常染色体显性遗传多囊肾（ADPKD）合并终末期肾病（ESRD），透析或肾移植 1 年以上患者进行了回顾性分析，结果表明这些患者中的肾细胞癌发生率明显高于单纯有 ESRD 的患者（2～3 倍）。目前发现慢性马兜铃酸肾病患者的泌尿系统肿瘤发生率增高[22]。其他肾脏疾病之间发生恶性疾病的概率没有明显的区别。

2. 尿毒症状态与透析患者恶性肿瘤　有报道称，尿毒症对肿瘤发生与发展具有放大与促进作用。致癌物质的积聚、血路管释放塑料添加剂、氧自由基水平的增高、超氧化物歧化酶缺乏均会促进恶性疾病的发生。有实验发现，尿毒症患者血清可以促进滑膜或其他间质细胞的增殖。这些结果提示，尿毒症本身即可产生致癌作用。此外，透析充分性一直是一个尚未完全解决的临床难题，多数尿毒症患者，由于现行透析方法与技术的限制，体内多种尿毒症毒素清除率低下，导致体内的蓄积，透析不充分所导致的高水平尿毒症毒素很可能是这些患者恶性肿瘤高发生率的另外一个重要机制。

3. *透析患者免疫抑制状态与恶性肿瘤* 免疫抑制状态是尿毒症与透析患者的一个常见现象,并导致免疫监视功能丧失、自然杀伤细胞缺如、非杀伤性淋巴细胞数量增加以及原癌病毒活化。白细胞介素-2(IL-2)是在免疫应答反应中起着重要作用的细胞因子,尿毒症血液透析患者外周血T淋巴细胞和脾细胞的IL-2 mRNA基因表达明显减少,IL-2产生减少[23],而且对IL-2刺激的反应明显减低。此外,透析设备生物不相容性、尿毒症毒素的蓄积与维生素B_6缺乏也是导致尿毒症患者免疫抑制状态的非常重要的原因。

4. *PTH增高、维生素D缺乏与恶性肿瘤* 继发性甲状旁腺功能亢进是慢性肾衰竭患者常见并发症,在肾功能不全早期甲状旁腺激素(PTH)浓度即升高,升高幅度与肾功能状态相平行。甲状旁腺激素相关蛋白(PTHrP)是1987年从恶性高血钙肿瘤患者中提取纯化的。PTHrP N末端氨基酸序列与PTH具有同源性,二者通过相同受体对经典靶器官骨和肾脏发挥相似的作用。有研究发现PTH和PTHrP增高可能与恶性肿瘤的发生有关,1997年Lee等[24]检测了178例患者血PTH、PTHrP及血清钙水平,结果高钙血症患者中发生恶性病变的93人(52.3%),原发性甲状旁腺功能亢进28人(15.8%),尿毒症血液透析患者23人(12.9%),原因不明的16人(9%),原发性甲状旁腺功能亢进与恶性病变共存的7人(3.9%),其他原因升高的11人(6.2%)。PTHrP对每种肿瘤增高的百分率不同,在肺磷癌、食管癌、皮肤癌、肝胆管癌和乳腺癌PTHrP是100%的增高。通过上述研究证明血清钙和PTHrP水平之间有较好的相关性($r=0.476$,$P=0.001$),故认为原发性甲状旁腺功能亢进症可增加恶性肿瘤的发生率,其机制可能是通过增加组织与血清中钙离子水平和(或)促进钙离子向细胞内转移途径。Klyachkin等[25]报道3例经病理证实的继发性甲状旁腺功能亢进患者,同时发现了多灶性、侵入性乳头状甲状腺癌,提示继发性甲状旁腺功能亢进与肿瘤的发生有关。

近年的研究还发现,1,25-$(OH)_2D_3$是一种免疫调节激素,慢性肾衰竭患者维生素D的羟化作用低下,导致活性维生素D的缺乏,这可以进一步恶化尿毒症患者的免疫缺陷。

5. *感染与恶性肿瘤* 透析患者发生微生物感染的概率明显高于正常健康人群,这可能是透析患者恶性肿瘤发生率高的另外一个重要原因。如人类乳头状瘤病毒-16(HPV-16)感染导致舌癌,HPV-16与PHV-18感染导致的宫颈癌、乙肝与丙肝病毒感染导致的肝癌高发生率等。同样,EB病毒感染增加了霍奇金淋巴瘤的高发病率。

即使是多发性骨髓瘤也存在病毒感染因素的参与。在某些骨髓瘤患者的骨髓细胞确实发现存在卡波西肉瘤相关疱疹病毒感染的证据。同时在卡波西肉瘤相关性的疱疹病毒染色体内还发现了人类IL-6的同源序列。更有意义的是,在透析患者的血清中IL-6水平是增加的。实验还发现,IL-6可以刺激细胞生长与抑制细胞凋亡,它可能是通过这些分子生物学机制刺激骨髓细胞生长而成为骨髓细胞的一种生长因子。但这并不能肯定IL-6升高就一定是透析患者多发性骨髓瘤的致病因素,因为IL-6的血清水平增高是血液透析患者的一个非常普遍的现象,而多发性骨髓瘤却是透析患者一个非常少见的并发症。两者间的必然联系有待进一步研究。

血液透析患者感染致癌性病毒很可能与尿毒症患者免疫力低下有关,因为这种免疫缺陷的特点是单核细胞功能低下,同时T细胞活化缺陷,最终导致免疫能力下降。

6. *氧化应激状态与恶性肿瘤* 现有的研究结果均提示,尿毒症本身存在氧化应激状态,特别是在透析状态下,体内多种小分子的抗氧化物质如谷胱甘肽水平低下,清除氧自由基的多种酶类如谷胱甘肽过氧化物酶、过氧化物歧化酶等水平与活性降低,导致机体处于长期的氧化应激状态。血液与组织中的活性氧可以导致活性蛋白包括酶类、DNA、脂类过氧化,氧化物质或自由基产生后也可以活化信号转导体系,进而表达炎症物质的基因,或影响细胞分化、增殖或凋亡的基因。这些因素与病理生理过程均有可能参与了透析患者恶性肿瘤的形成与发展过程。

7. *透析过程与恶性肿瘤* 透析过程中由于血膜、血路以及透析液生物不相容性常导致透析患者免疫监视功能低下。此外,在透析过程中免疫抑制性物质以及致癌性物质的内向转运可能也参与了恶性肿瘤的高发现象。也有少数作者称，透析过程本身很可能直接增加了新生肿瘤的发生与发展。研究发现，不同的透析膜对氧自由基的诱导强度存在差异，能活化补体的透析膜诱导自由基能力强于合成膜。血液透析患者外周血中单个核细胞表达原癌基因 *c-myc* 水平明显高于 CAPD 、非透析肾衰竭或正常人，而且 *c-myc*基因的表达水平与透析时间呈正相关。

8. 获得性肾囊肿与肾细胞癌　尿毒症患者在进入透析时，获得性肾囊肿的发生率为6% ~22% ，透析 10 年后获得性肾囊肿的发生率将高达 90% 以上。萎缩肾内继发肾囊肿出现的原因可能是：①肾萎缩后肾血流量降低，肾组织缺氧，肾内组织纤维化；②肾小球功能的丧失，尿液产生减少，对肾小管内的冲刷作用降低，大量的草酸盐、碳酸盐、磷酸盐和肾小管内变性坏死脱落的细胞颗粒组成细小结石，阻塞肾小管，使小管内压力增加，最终形成肾囊肿。肾脏近端小管上皮细胞的增殖可能是获得性肾囊肿的主要发病机制，而尿毒症毒素的蓄积与肾脏缺血很可能加速了获得性肾囊肿的发生与发展。尽管透析过程或透析相关物质或设备有可能是致病因子，但获得性肾囊肿同样也发生于透析前的肾衰竭患者，而且血液透析与 CAPD 患者发生获得性肾囊肿的概率没有区别，因此基本可以排除血液透析本身作为获得性肾囊肿病因的可能性。

肾衰竭患者发生肾癌的概率是正常人的 5 ~29 倍[26]，而且在透析前肾衰竭患者发生获得性肾囊肿时常继发肾细胞癌。无论是血液透析还是腹膜透析患者，获得性肾囊肿的发生率随着透析时间的延长不断增加，同时肾细胞癌的发生率也呈同样的变化趋势。萎缩肾内肾囊肿继发肾肿瘤的原因可能是：①尿毒症患者自身免疫系统功能障碍，免疫监视能力下降，自身对细胞内 DNA 的突变杀伤能力减弱；②肾囊肿内容物长期物理和化学的作用；③血清毒素和中分子毒素的长期作用。

（二）透析患者易患肿瘤

透析无疑延长了患者的生命，一些随年龄增长易发生的疾病，便凸显出来，故慢性维持性透析患者因寿命的延长合并恶性肿瘤的可能增大。

1. 透析患者恶性肿瘤的年龄分布　透析患者诊断为肿瘤时的平均年龄比普通人群要高，这可能是由于透析患者的年龄比普通人群的年龄相对要高，从而使这些患者诊断为肿瘤时的年龄也就较大。年龄较低的尿毒症患者的恶性肿瘤发生率高于同年龄组正常人，而年龄大于 60 岁者的尿毒症患者恶性肿瘤发生率低于正常人群。

2. 透析患者恶性肿瘤的自然病程　韩国有报道[27]尿毒症患者发生恶性肿瘤时，其病程从确诊到死亡时进行计算，平均时间为(2.9 ±2.5)年。透析方式（HD 或 PD）对患者的生存时间没有影响，选择 HD 与 PD 治疗者的 5 年生存期分别为 44.0% 和 46.6% 。我国的一组报道[19]中，尿毒症替代治疗患者发生恶性肿瘤的相关因素分析也表明，年龄及接受替代治疗的时间是恶性肿瘤发生的危险因素，而性别及替代治疗方法对肿瘤发生影响不明显。

3. 透析时间与透析患者恶性肿瘤　在开始透析的第一年内恶性肿瘤的发生率明显增高，以后，随着透析时间的延长，恶性肿瘤发生率降低，有作者调查发现透析 7 ~10 年的恶性肿瘤发生率相当低[16,28]。导致这一现象的原因并不十分清楚，可能与尿毒症状态的改善、致癌物质的清除等因素有关，也可能是实验设计的偏差导致的假象。因为恶性肿瘤是一种慢性进展性疾病，在进入透析的相对早期阶段进入肿瘤的进展期并导致患者的死亡，而透析时间越长，生存患者的数量越少，结果导致统计学的误差。

对于老年透析患者，出现不易纠正的贫血时，应注意有无恶性肿瘤的存在，及时检查发现，对于部分患者，仍应争取手术切除肿瘤。作者曾有 1 例女性患者，正规补铁、应用红细胞生成素治疗，贫血不能完全纠正，并出现腹胀等症状，B 超发现卵巢肿块，与妇产科沟通后，顺利进行了手术。术前第一天进行一次血液透析，手术中及术后，尽量控制液体量，根据出量给予液体，每日控制在 1 000 ~1 500 ml，术后第二天给予无肝素透析，使患者平稳地渡过了围手术期。

对于长期透析的患者，仍应定期进行体格检查，包括血常规、粪常规、肝功能、胸片、腹部 B 超等，如患者出现不明原因贫血加重、消瘦，无尿患者出现血尿，反复肺部感染、咯血，浆膜腔积液等都应排除是否有肿瘤存在。

参考文献

1. Givens ML, Wethern J. Renal complications in oncologic patients. Emerg Med Clin North Am, 2009, 27(2):283-291.
2. Humphreys BD, Soiffer RJ, Magee CC. Renal failure associated with cancer and its treatment: an update. JASN, 2005, 16: 151-161.
3. Kroning R, Katz D, Lichtenstein AK, et al. Differential effects of cisplatin in proximal and distal renal tubule ep ithelial cell lines. Br J Cancer, 1999, 79: 293-299.
4. Safirstein RL. Renal disease induced by antineoplastic agents//Diseases of The Kidney and Urinary Tract. Philadelphia: Lippincott Williams &Wilkins, 2001:1175-1188.
5. Wu DC, Liu JM, Chen YM, et al. Mitomycin-C induced hemolytic uremic syndrome: a case report and literature review. Jpn J Clin Oncol, 1997, 27: 115-118.
6. 孙世澜,郑晓静.肿瘤治疗相关性急性肾衰竭//孙世澜编.肾衰竭诊断治疗学.北京:人民军医出版社, 2001:351-361.
7. 周福德,刘玉春.实体瘤肾损//王海燕.肾脏病学.3 版.北京:人民卫生出版社,2009:1481-1487.
8. Burstein DM, Korbet SM, Schwartz MM. Membranous glomerulonephritis and malignancy. Am J Kidney Dis, 1993, 22: 5-10.
9. Salahudeen AK, Kumar V, Madan N, et al. Sustained low efficiency dialysis in the continuous mode (C-SLED): dialysis efficacy, clinical outcomes, and survival predictors in critically ill cancer patients. Clin J Am Soc Nephrol, 2009, 4(8): 1338-1346.
10. Marshall MR, Golper TA, Shaver MJ, et al. Sustained low-efficiency dialysis for critically ill patients requiring renal replacement therapy. Kidney Int, 2001, 60(2):777-785.
11. Marshall MR, Ma T, Galler D, et al. Sustained low-efficiency daily diafiltration (SLEDD-f) for critically ill patients requiring renal replacement therapy: towards an adequate therapy. Nephrol Dial Transplant, 2004, 19(4):877-884.
12. Matas AJ. Increased incidence of melignancy during chronic renal failure. The Lancet, 1995, 19(1):10.
13. Vamvakas S, Bahner U, Heidland A. Cancer in end-stage renal disease: potential factors involved. Am J Nephrol, 1998, 18: 89-95.
14. Iseki K, Osawa A, Fukiyama K. Evidence for increased cancer deaths in chronic dialysis patients. Am J Kidney Dis, 1993, 22:308-313.
15. Marple JT, MacDougall M. Development of malignancy in the end stage renal disease patient. Semin Nephrol, 1993, 13: 306-314.
16. Maisonneuve P, Agodoa L, Gellert R, et al. Cancer in patients on dialysis for end-stage renal diaease: an international collaborative study. Lancet, 1999, 354:93-99.
17. 李航,李学旺.慢性肾衰竭合并泌尿生殖系恶性肿瘤 16 例报告.肾脏病与透析肾移植杂志,2002, 11(6):549-550.
18. 赵慧萍,孟宪文,隋准,等.维持性透析患者恶性肿瘤的发生情况与相关因素探讨.中国血液净化,2008, 7(2):71-74.
19. 周懿君,倪兆慧,朱铭力,等.肾脏替代治疗患者长期随访中恶性肿瘤发生情况分析.中国微循环,2008, 12(5): 307-317.
20. 姜埃利,马腾骧.肾衰长期血液透析肾囊肿与肾肿瘤的发生.中华肿瘤杂志,1995, 17(3):202-204.
21. Hajj P, Ferlicot S, Massoud W, et al. Prevalence of renal cell carcinoma in patients with autosomal dominant polycystic kidney disease and chronic renal failure. Urology, 2009, 74(3):631-634.
22. 陈文,谌贻璞,李安.慢性马兜铃酸肾病患者伴发泌尿系统肿瘤.中华肾脏病杂志, 2004, 20(1):15-17.
23. Uematsu T, Hanada S, Saito T, et al. Adult T cell leukemia in hemodialysis patients from the Kagoshima district, an area in which human T cell leukemia virus type I is highly endemic. Nephron, 1989, 51(2):257-260.
24. Lee JK, Chuang MJ, Lu CC, et al. Parathyroid hormone and parathyroid hormone related protein assays in the investigation of hypercalcemic patients in hospital in a Chinese population. J Endocrinol Invest, 1997, 20(7):404-409.
25. Klyachkin ML, Sloan DA. Secondary hyperparathyroidism: evidence for an association with papillary thyroid cancer. Am Surg, 2001, 67: 397-399.

26. Bernstein J, Evan AP, Gardner KD Jr. Epithelial hyperplasia in human polycystic kidney diseases. Its role in pathogenesis and risk of neoplasia. Am J Pathol, 1987, 129(1):92-101.
27. Lee JE, Han SH, Cho BC, et al. Cancer in Patients on Chronic Dialysis in Korea. J Korean Med Sci, 2009, 24 (Suppl 1): S95-S101.
28. Inamoto H, Ozaki R, Matsuzaki T, et al. Incidence and mortality patterns of malignancy and factors affecting the risk of malignancy in dialysis patients. Nephron, 1991, 59:611-617.

第二十一节　透析患者生存质量的评估

史振伟

一、概述

“健康”新概念和医学模式的改变使人们在关注生命“量”(期望寿命、死亡率、生存率、生存时间等)的同时,更加注重生命个体在生理、心理和社会活动等方面“质”(质量、品质等)的提升。因此生存质量越来越引起大众和研究者的关注,生存质量(quality of life,QOL)也被译为生活质量或生命质量。国内以“生活质量”一词更为常用[1-2]。“生活质量”是一个多维的概念,包括躯体功能、心理功能状态、社会功能等,是建立在一定的文化价值体系下,由被测者自己评价,是一主观评价指标。

广义的生活质量涉及所有影响生活质量的因素,如国民生产总值、居住条件等等,从事临床的医务人员认识到生活质量研究的目的主要是更好地服务于患者,应当把生活质量的理论和医疗实践活动结合起来,进而提出“健康相关生活质量(health-related quality of life)”[3-5],特指在疾病、医疗干预、个体经济收入、年龄老化、社会环境变化等影响下的健康状况,与经济、文化背景和价值取向相联系,可在临床情况下或在临床研究中受到影响。健康相关的生活质量还是一个多角度、以患者为中心的生存概念,它包括了体力健康(physical health)、症状(symptoms)、功能状态(functional status)、精神正常(mental well-being)和社会功能(social function)五个方面。

随着高血压、动脉粥样硬化、糖尿病等疾病发病率的升高以及人口老龄化,终末期肾病(ESRD)在全球的发病率正在迅速增长,欧洲每百万人口有404~1 022例;在美国20岁以上人口中ESRD达435 000余例,其中超过300 000例需要肾脏替代治疗;国内北京地区调查显示每百万人口ESRD为268.9例[6]。血液透析作为肾脏替代治疗的主要形式近年得到迅速发展和普及,并且延长了ESRD患者的生存期,维持性透析患者中,超过50%的患者存活10年以上。血液透析治疗开始于较年轻的慢性肾衰竭患者,预期可获得正常人的寿命[7]。但是,长期血液透析治疗虽能改善晚期肾脏病变所产生的症状,但不能完全替代肾脏的各种功能,会产生诸多并发症,如贫血、心功能不良、营养不良、钙磷代谢紊乱、高血压、关节淀粉样变、神经系统病变、皮肤瘙痒等,产生许多躯体症状;此外,透析治疗的费用高昂,各种药物使用率高,给家庭经济状况造成一定的影响;而严重的躯体症状使大多数透析患者不得不离开原来的工作岗位病休在家,社会化程度低;治疗的持续性还给患者的出行带来不便,社会角色有所改变。躯体症状、社会角色的改变、家庭经济负担的加重,引起患者心理的失衡,造成维持性血液透析患者的生活质量低于正常人群[8-10]。因此,血液透析患者的心理、生理和社会活动等方面对其疾病本身及生活质量的影响已不容忽视。因此采用健康相关生活质量评估,具体评价指标见表 18-21-1,作为改善临床治疗和护理的指标正成为透析临床工作的重要内容。

表 18-21-1　慢性透析患者生活质量常用评价指标

综合评价(Global instrument)
病态表现(Sickness impact profile)
诺丁汉健康状态(Nottinggham health profile)
最佳生活质量指数(Spitzer quality of life index)
疾病综合量化表(Global adjustment to illness scale)
功能评价表或卷(Functional assessment instruments)
卡式能力量化表(Karnofsky performance scale)
巴塞尔指数(Barthel index)
健康评价问卷(Health assessment questionnaire)
日常生活活动指数(Activities of daily living index)
ESRF 日常生活活动量化表(ESRF activities of daily living scale)
疾病特征评价(Disease specific instrument)
肾脏特征性问卷(Kidney specific questionnaire)
终末期肾病特征健康问卷(ESRD specific health questionnaire)
莱斯特尿毒症症状量化表(Leicester uremic symptom scale)
CAPD 疗效自我量化表(CAPD self-efficacy scale)
精神心理与情感评价表(Mental,psychological and emotional instruments)
健康综合问卷(General health questionnaire)
情绪状态(Profile of mood states)
Bradburn 影响平稳量化表(Bradburn' affect balance scale)
坎佩利健康指数(Campell'index of well-being)
Cantril 生存质量满意度量化表(Cantril'life satisfaction scale)
精神心理健康指数(Psychological heneral well-being index)
贝克抑郁指数(Beck'depression index)
汉密尔顿抑郁指数(Hamilton depression scale)
韦氏成人智力量化表(Wechsler adult intelligence scale)
人格量化表(Self-esteem scale)
精神健康指数(Mental health index)
认知能力试验(Cognitive function tests)

二、透析患者生活质量现状

血液透析技术在 20 世纪 60 年代之后逐渐用于终末期肾脏疾病患者的治疗,经过不断完善发展,其技术日益成熟,维持性血液透析治疗的终末期肾病患者的存活率和生活质量得以提高,患者可以存活 10 年甚至 20 年,是现代医学的重要成就之一。血液透析患者长期生存率在发达国家报道就有很大的差异,日本报道的 5 年存活率为 64%,而美国仅为 39%,可能原因与日美间透析人群和透析方式的差异有很大的关系。而国内的维持性血液透析患者长期生存率更是参差不齐,报道的 5 年生存率从 10% 左右到接近 80%[6]。北京友谊医院一例男性患者,50 岁,至今依靠透析存活 27 年,生活质量满意。近年来国内部分大中心的维持性血液透析患者的长期存活率已有了明显的提高,但与国外透析患者相比,甚至与肾移植后人群相比还是有很大的差距。

2008 年,宛家奎等学者[11]报道安徽省人民医院 286 例维持性血液透析患者,结果显示:患者的 1 年存活率为 91.65%,3 年存活率为 77.77%,5 年存活率为 59.37%,中位生存时间 7.503 年;性别不影响患者的长期生存率,但开始 HD 治疗时年龄≥50 岁,原发病因为高血压肾损害和糖尿病肾病,以及每周透析 2 次或少于 2 次的患者死亡率相对较高。2008 年,陈艳等学者[12]报道了 386 例维持性血液透析患者,患者年龄 22 ~ 84 岁,血液透析 1 年生存率为 90.5%,5 年生存率为 70.6%,10 年生存率为 20.2%;开始血液透析治疗时年龄<50 岁组患者的长期生存率显著高于≥50 岁组($P<0.001$);分析发现性别不影响患者的长期生存率,开始血液透析治疗时年龄≥50 岁,原发病为糖尿病肾病及高血压肾损害,是导致患者死亡的危险因素。血液透析 3 次/周长期生存率高于血液透析 2 次/周者,其 5 年生存率分别为 84.5% 和 62.3%。

1992 年,季大玺等学者[10,13]报道该院维持性血液透析患者的 5 年生存率为 52%,当时仅有少数患者生存超过 10 年;2000 年时患者 5 年和 10 年生存率分别提高至 64% 和 55%。而 2005 年,谢红浪等报道该院血液透析患者 5 年和 10 年生存率进一步升高至 72% 和 60%,已接近欧美国家先进水平[14-15]。表 18-21-2 所示为国外维持性血液透析患者生存率的概况。

表 18-21-2 不同国家和地区血液透析患者长期生存率的比较

国家和地区	回访时间	例数	生存率(%)		
			5 年	10 年	15 年
日本(1987 开始透析)	2004	14 784	60.2	41.8	30.5
日本(1992 开始透析)	2004	21 563	57.7	39.1	
法国	1999	471	90	77	62
美国	2004	1 675	32.3 ~ 39.8		
南京	2005	1 254	72.57	60.71	51.39

日本透析协会[16]的统计资料表明,2002 年底日本统计共有透析患者 229 538 人,平均年龄 64.7 岁,而 2001 年的 219 183 人,平均年龄为 62.2 岁,从数量上看,2002 年比 2001 年增长了 4.7%。在过去的 10 年中,全国每年透析患者死亡率波动在 9.2% ~9.7%,没有明显的上升或下降趋势,详见表 18-21-3 所示。研究学者认为造成这样趋势是由于糖尿病患者预后改善和患者年龄的逐渐增加两者平衡的结果,同时也反映了透析质量的不断提高。

表 18-21-3 日本国内血液透析患者年死亡率比较

年份(年)	死亡率(%)
1991	8.9
1992	9.7
1993	9.4
1994	9.5
1995	9.7
1996	9.4
1997	9.4
1998	9.2
1999	9.7
2000	9.4
2001	9.3
2002	9.2

2001 年的统计资料还表明,透析患者 1 年生存率为 87.4%,与 2002 年的 1 年生存率统计几近相同。从 1993 年开始,5 年生存率有增加的趋势,1998 达到 60.9%,为近年最高。从 1983 年到 1989 年,10 年生存率呈现下降趋势,1992 年统计的 10 年生存率为 39.1%,略低于 1991 年的 39.7%,更低于 1989 年 10 年生存率的高峰值 40.1%。1987 年统计的透析患者 15 年生存率为 30.5%,之前的 5 年中,15 年生存率

呈逐年下降趋势,详见表 18-21-4 所示。

表 18-21-4 血液透析患者 1,5,10,15 年生存率的变化趋势表

起始年份	1 年生存率	5 年生存率	10 年生存率	15 年生存率
1983	0.837	0.629	0.474	0.359
1984	0.837	0.621	0.459	0.340
1985	0.816	0.606	0.435	0.321
1986	0.821	0.609	0.430	0.319
1987	0.836	0.602	0.418	0.305
1988	0.845	0.591	0.406	-
1989	0.868	0.604	0.410	-
1990	0.857	0.597	0.404	-
1991	0.848	0.583	0.397	-
1992	0.843	0.577	0.391	-
1993	0.854	0.590	-	-
1994	0.851	0.591	-	-
1995	0.861	0.600	-	-
1996	0.854	0.602	-	-
1997	0.860	0.609	-	-
1998	0.866	-	-	-
1999	0.872	-	-	-
2000	0.875	-	-	-
2001	0.874	-	-	-

注:“-”无数据。

三、透析患者生活质量的评价方法

国内对维持性血液透析患者生活质量研究起步较晚,使用的评价方法有:自行设计的问卷,更多的是使用以英文为母板的、与健康相关的生存质量评估量表,如 WHOQOL-100、Short Form-36(SF-36)、The Kidney Disease Quality of Life Short Form(KDQOL)。生活质量评估量表可分为普适性量表和疾病特异性量表。普适性量表的调查内容包括躯体运动、精神情绪、家庭生活和社会交往等各个方面,覆盖生理-心理-社会健康的全部内涵,应用范围广,不仅能够评估普通人群和各种疾患人群,而且能够在不同疾患人群之间以及患者群与健康人群之间作横向比较。但普适性量表在应用到具体临床疾病(包括 ESRD 患者)时,由于缺乏反映疾病特异性的条目,导致其敏感性不高,难以及时反映临床上一些重要的细微变化;而疾病特异性量表则是针对特异性疾病如 ESRD 在患病与治疗过程中特有的症状和感受特点而设计的,相对具有较高的临床敏感性,但在总体测评患者生理、心理和社会的全面健康上存在明显不足,而且无法与其他疾患者或普通人群作横向比较。

目前对透析患者使用的评估量表大致可分为两类:通用的健康相关生存质量量表(generic instrument of HRQL)和肾病相关的专用量表(special instrument of HRQL)。常用的 SF-36 健康调查问卷属于前者,而 KDQOL 属于后者。对于 ESRD 患者,生活质量是一个关键但不够确定的问题,联合使用通用评估量表和专用量表才可以更准确地反映患者的生存质量状况。因此,当前临床上趋向于将普适性量表和疾病特异性量表联合使用,形成联合量表,兼得两类量表的优点以弥补各自的不足。

(一)普适性量表

目前得到普遍公认且在血液透析患者中应用最为广泛的普适性量表是SF-36。该表是美国波士顿健康研究所研制的简明健康调查问卷,被广泛应用于普通人群的生活质量测定、临床试验效果评价以及卫生政策评估等领域[3]。SF-36作为简明健康调查问卷从8个方面囊括了被调查者的生活质量:生理功能、生理职能、躯体疼痛、一般健康状况、精力、社会功能、情感职能和精神健康。除以上8个方面外,SF-36还包含另一项健康指标变化,主要用于评价过去一年内健康状况的总体变化情况。每个方面得分数值在0~100之间,得分越高提示生活质量越高,目前国内已有标准汉化版本。该表的主要缺点是缺乏反映疾病特异性的条目,导致量表的敏感性不高,另外缺乏有关睡眠和性生活方面的测量。

另一广泛使用的普适性量表为世界卫生组织编制的生活质量测定量表(the World Health Organization Quality of Life,简称WHO-QOL100)及其简表(WHOQOL-BREF)[17]。WHO-QOL100是在约15个不同文化背景下历经数年的多国协作研制而成,涉及24个方面,每项含4个条目,此外再加上4个关于总体健康和总体生活质量的问题,共计100个问题。24个方面反映6个领域即生理、心理、独立性、社会关系、环境和精神/宗教信仰,均为正向计分,即得分越高代表该领域的生活质量越好。虽然WHO-QOL100能够详细地评估与生活质量有关的各个方面,但有时该量表显得冗长。WHOQOL-BREF是在WHO-QOL100基础上研制的简化量表,包括生理、心理、社会关系和环境4个领域24个条目,另外再加上2个关于总体健康和总体生活质量的问题,共计26个问题。各个领域得分通过计算其所属条目相加的平均分再乘以4,分值越高,该领域的生活质量越好。目前国内已有WHO-QOL100和WHOQOL-BREF两者的标准汉化版本。

此外,国外还常用诺丁汉健康调查表(Nottinghan health profile,NHP)、疾病影响程度量表(sickness impact profile,SIP)、Karnofsky能力状态评分(Karnofsky performance status scale)、生活满意度评分(satisfaction with life scale)及疾病影响问卷(illness effects questionnaire)等。SIP量表总共有126个条目,调查时间过长,不太适合临床调查;相对而言,NHP量表包含45个条目,调查时间适当,临床应用较多;Karnofsky能力状态评分主要用来调查患者的功能状态;生活满意度评分主要测定过去及现在对生活的满意评分;疾病影响问卷含有20个条目,主要测定疾病对生活的影响程度[18-19]。国内部分学者亦有采用Zhan生活质量测量问卷,后者将生活质量定义为个人对生活满意的程度,受个人的背景因素、健康相关因素及社会、文化和环境因素的影响较大,该量表包括4个部分,即生活满意度、自我概念、健康和功能、社会经济因素,共52个条目,每个条目均采取1~5级评分,满分为260分,得分越高,生活质量越高。

(二)联合量表

近年临床最常用的联合量表是终末期肾脏疾病透析患者调查表(kidney disease quality of life short form,KDQOL -SFTM),由RAND公司专门针对透析患者设计,最初为KDQOL-LF,因为过于冗长,限制了其使用,后改进设计为现在的简表。KDQOL -SFTM包含SF-36以及患者肾病情况调查、肾病对日常生活的影响和对所接受治疗的满意度,共计79个条目,内容涵盖了生理功能及职能、情感健康及职能、社会功能、活力、疾病影响、疾病负担、工作状况、疼痛、性功能、对所接受治疗的满意度等19个领域。通过专有的公式计算出生活质量总分(KDQOL-SF分值)、一般健康状况分值(SF-36分值)以及肾脏疾病指向的生活质量分值(ESRD-targeted areas分值),得分越高生活质量越高。该表的缺点是缺乏有关精神方面的调查,且仅适合透析患者[17]。

终末期肾脏疾病特异性调查表(choice health experience questionnaire, CHEQ)是另一特异性量表[20],该量表同样也含有SF-36,再加上终末期肾病特异性条目,内容包括SF-36的8个领域及新增的14个作为权衡透析模式的生活质量领域,全表共计83个条目。由于该量表设计用来评估血液透析与腹膜透析生活质量的区别,故许多条目倾向于专指腹膜透析或血液透析。该量表在某些领域具有最低最高效应,减少了因量表变化带来的反应性,但暴露出同时接受不同形式透析治疗的生活质量测量问题。

联合量表的最大缺陷在于调查条目数过多,影响临床调查的可行性和患者的依从性,目前有学者提出采用特定单句来评价透析患者的生活质量,以缩小生活质量调查在研究领域与临床护理方面的差距;

但该类量表评价的生活质量主要与患者的抑郁、症状数目、生活满意度评分、疾病负担感受、社会支持及对肾病医师的满意度评分相关，与患者年龄、血浆白蛋白、血红蛋白、尿素清除指数（Kt/V）或 Karnofsky 评分无关。

四、透析患者生活质量的总体评价

我国维持性血液透析患者生活质量状况不甚理想，影响因素颇多，必须引起重视，给以有效的治疗、护理干预，进一步提高其生活质量。

万俐[21]使用自行设计的问卷，调查 40 例慢性肾衰竭患者血液透析期间的生活质量显示：95.0% 患者个人负担医疗费用，87.5% 患者无医疗保险，7.5% 患者家庭不和睦，32.5% 患者情绪消极，62.5% 患者忧郁、自闭，82.5% 患者与他人被动沟通。郑智华等[17]使用 KDQOL-SF 表，评估广州市 6 家大型医院 180 名 MHD 患者生活质量状况，结果显示广州血液透析患者生活质量总体水平明显低于日本及西方国家：血液透析男性患者生活质量多项优于女性患者；不同年龄组血液透析患者之间，生活质量总体没有差异，仅在个别领域年轻患者优于年长患者；血液透析超过 10 年，生活质量将全面下降。岑琼等[19]使用 SF-36 调查 210 例 MHD 患者，结果显示 MHD 患者的 QOL 明显低于一般人群，QOL 各维度中得分最低的是总体健康，其次为生理职能。

大量国外的研究发现，血液透析患者的生理健康总体上明显低于正常人群，而心理健康总分接近正常人群；随访 3 年的结果显示：生理健康持续下降，而心理健康及肾脏疾病指向的评分相对稳定。Churchill 等[22]的研究结果显示维持性血液透析患者机体生理功能下降，可明显影响其生理职能。应用 KDQOL-SFTM 量表测评显示我国南方地区血液透析患者生活质量总体水平明显低于西欧、美国和日本，可能与我国的社会经济状况、透析不充分、营养不良、医疗保险制度和生活习惯有关，也与透析医护人员重视透析治疗而忽视患者的情感护理和心理治疗、重视透析效能而忽视生活质量的传统观念有关。

五、透析患者生活质量的影响因素

大量的研究表明血液透析患者总体生活质量显著低于正常人群，并随年龄增加生活质量下降。影响血液透析患者生活质量的因素有几十种之多。因此，正确认识、努力改善、积极治疗应成为目前研究血液透析患者生活质量的重点方向之一。

（一）社会人口学因素

1. *在社会人口学方面* 患者年龄与生活质量呈负相关，高年龄往往呈现低生活质量；性别及文化程度对生活质量的影响结论并不统一[23-25]。有研究认为男性及文化程度较高者，生活质量也较高，但有的研究并未发现显著差异。分析认为这与当地社会文化传统对男性、女性的分工和社会要求有关，以及文化程度较高者通常有较高收入和社会地位有关。在职者和有配偶者较失业者和单身者生活质量较高。

2. *年龄* 许多研究报道，在健康人群中年龄也是影响生存质量的重要因素，但是还有一些研究对此仍存争议，马祖等等的一项多中心的生活质量评价研究结果表明，血液透析患者除了临床症状、工作状况、性功能、体能这些与生理功能有关方面的生存质量领域随年龄增加而减退外，生存质量的其他大多数领域没有明显差别，这一结果与健康人群存在很大差异。

但是岑琼等[19]应用 SF36 量表对 210 名血液透析患者的调查结果显示，年龄与生理功能维度得分呈负相关（$P<0.001$），其预测变异为 32.7%，年龄越大生理功能越差，年龄越小生理功能越好；年龄与社会功能维度得分也呈负相关，这是由于随着年龄的增长，机体各脏器的功能有所减退，社会活动能力也随之降低；而家庭关系、文化程度等则与生活质量呈正相关，如表 18-21-5 所示。

表 18-21-5 影响 HD 患者 QOL 的因素

应变量	自变量	R^2	校正 R^2	F 值	P 值
生理功能	年龄	0.197	0.192	39.662	0.000
	年龄 + 并发症	0.249	0.239	26.627	0.000
	年龄 + 并发症 + 文化程度	0.293	0.280	22.115	0.000
生理职能	在职情况	0.047	0.041	8.031	0.005
躯体疼痛	并发症	0.051	0.046	8.789	0.003
	并发症 + 家庭经济	0.091	0.080	8.085	0.000
	并发症 + 家庭经济 + 在职情况	0.136	0.120	8.382	0.000
总体健康	并发症	0.104	0.098	18.801	0.000
	并发症 + 家庭经济	0.126	0.115	11.586	0.000
	并发症 + 家庭经济 + 原发病病程	0.147	0.131	9.223	0.000
精力	家庭经济	0.122	0.116	22.482	0.000
	家庭经济 + 在职情况	0.160	0.150	15.368	0.000
社会功能	家庭经济	0.059	0.053	10.067	0.002
	家庭经济 + 并发症	0.094	0.083	8.329	0.000
	家庭经济 + 并发症 + 年龄	0.120	0.104	7.303	0.000
精神健康	家庭经济	0.091	0.086	16.254	0.000
	家庭经济 + 家庭关系	0.139	0.128	12.955	0.000
	家庭经济 + 家庭关系 + 原发病病程	0.170	0.154	10.927	0.000

邓声莉等应用 SF36 量表对 105 名腹膜透析患者的生活质量评估结果表明，腹膜透析患者的生活质量总的趋势是随着年龄的增大而减低，45 岁以下患者在 SF-36 总分及 PF、RP、GH、VT、RE、MH 领域的得分明显高于 60 岁以上患者，而 45～60 岁组与 60 岁以上组差异无显著性，见表 18-21-6。

表 18-21-6 不同年龄腹膜透析患者生活质量得分的比较($\bar{X} \pm S$)

组别	SF-36	PF	RP	BP	GH	VT	SF	RE	MH
≤44(n=38)	69.8±18.7$^{1)}$	80.2±21.7$^{1)}$	78.9±28.7$^{1)}$	80.6±26.7	38.8±20.8$^{1)}$	60.5±24.4$^{1)}$	58.7±29.3	80.7±30.9$^{1)}$	71.7±19.6$^{1)}$
45～60(n=46)	55.7±16.2$^{2)}$	63.4±20.7$^{2)}$	61.6±35.8$^{2)}$	73.9±27.0	26.7±19.4$^{2)}$	47.2±20.5$^{2)}$	54.6±21.9	69.0±35.9$^{2)}$	58.3±20.7$^{2)}$
>60(n=21)	49.7±16.3	59.6±21.3	57.6±23.5	69.5±21.6	23.1±13.3	43.7±15.7	50.7±19.8	60.9±35.9	53.8±21.4

注：SF-36 量表的 8 个方面：生理功能(physical funtion, PF)、生理职能(role-physical, RP)、躯体疼痛(bodily pain, BP)、总体健康(general health, GH)、活力(vitality, VT)、社会功能(social function, SF)、情感职能(role-emotional, RE)和精神健康(mental health, MH)。患者的生活质量按照 SF-36 量表计分规则分别计算量表 8 个维度的得分，得分范围 0～100。

1)与老年组比较，$P<0.05$；2)与老年组比较，$P>0.05$。

3. *疾病相关因素* 低蛋白血症、贫血是造成血液透析患者生活质量低下的重要原因；伴发疾病，如心血管疾病、糖尿病、肌肉骨骼疾病等严重降低了透析患者的生活质量。透析越充分生活质量越高，睡眠质量也影响患者的生活质量。

4. *血液透析患者营养不良* 营养不良问题日趋突出，发生率高而且相当普遍。国外报道[26]，透析患者营养不良发生率为 10%～51%，国内发生率更高[27]，为 60.1%～86%。刘琳等对 95 例透析时间大于 3 个月的维持性血液透析患者的研究结果显示，营养不良发生率为 64.2%。郑智华等学者的研究发现血液透析患者营养状态与生活质量的多个领域存在密切关系，是影响血液透析患者生活质量的重要因素，提示改善血液透析患者营养状况能提高患者生活质量。

导致透析患者营养不良的因素多种多样，首先患者缺乏全面的营养知识是患者营养摄入不足的最主要原因。患者对透析时营养摄取的特殊要求知之甚少，个别患者仍然习惯于原先非透析疗法时的营养方式，不敢增加蛋白质的摄入量，部分患者因担心血脂升高，限制糖、脂肪的摄入，导致能量供应不足，使蛋白质的利用率下降。此外，膳食结构不合理、不了解遵医嘱合理饮食的重要性也是导致营养摄入不足的原因。其次在透析患者中很常见抑郁情绪是营养不良的独立影响因素。有研究采用《精神障碍诊断和统计手册》第四版（DSM-Ⅳ）作为抑郁诊断标准，发现抑郁与清蛋白、标准蛋白分解代谢率、SGA（主观营养状况评估）、三角肌皮褶厚度、体重指数指标显著负相关。

另外血液透析本身也可促进蛋白质分解和减少蛋白质合成。研究证实每次血液透析约丢失氨基酸、肽类10～13 g，同时伴有各种水溶性维生素和微量元素的丢失，以高效、高通量透析最为严重。患者在透析期间或透析后常由于心血管系统功能不稳定出现恶心、呕吐等症状，引起饮食摄入量下降。患者透析日食欲明显低于非透析日和正常人，大约50%血液透析患者蛋白质摄入不足，能量摄入不足者约占90%。另外，透析不充分可降低蛋白质摄入，引起营养不良。其他影响因素，如代谢性酸中毒促使蛋白质分解代谢增强，促进负氮平衡，导致营养不良；内分泌功能紊乱可促进蛋白质分解及减少蛋白质合成；尿毒症毒素、感染、药物、胃肠功能不良等均是影响营养摄入的重要原因。

对于营养不良的干预和治疗，多数学者认为应该首先建立全面的健康教育体系，采用集体讲解与讨论、床边个别指导、患者现身说法等多种形式进行指导，改善医疗的各个环节，建立良好的医患关系，解答患者的特殊问题，改善家属对患者的照顾态度，加强家庭和社会支持系统，建立联系网络，坚持持续督促等。其次进行抗抑郁治疗，Koo等学者[28]对34位BDI（Beck depression inventory，Beck抑郁自评量表）得分大于18且符合DSM-Ⅳ诊断标准的慢性肾衰竭患者进行了抗抑郁治疗（包括8周的团体心理治疗以及抗抑郁药物治疗）。对照组透析患者未予任何抗抑郁处理。结果显示，抗抑郁治疗组营养状况显著改善，而对照组无变化。营养不良的药物治疗结果表明[29]，透析患者应用左旋肉碱，治疗组患者血色素、血浆总蛋白、清蛋白浓度均有不同程度的增加。口服支链氨基酸可以改善老年透析患者的食欲，增加饮食摄入，从而改善患者的营养状况。

其他治疗措施还有：纠正厌食对于改善患者的营养状态非常关键，应根据患者厌食的原因制定相应的措施。提高透析充分性，改善尿毒症症状，如并发感染，则积极治疗原发灶，控制感染；在排除器质性病变和透析不充分的情况下，鼓励少食多餐，并改进烹饪方式，如食物中添加醋、葱等以刺激食欲；胃肠运动减弱者应细嚼慢咽，少食油腻，适当运动，必要时可使用胃肠动力药物；因应用铁剂、磷结合剂等药物的不良反应而严重影响食欲者，建议暂停用药或减量使用；因龋齿或不合适的假牙影响进食者，动员修补或重新做。

5. 贫血 贫血是造成血液透析患者生活质量低下的重要原因。有学者[30]临床荟萃分析了1980年到2001年的16个研究，调查了11 710个病例，其中肾功能不全患者2 253例，应用促红细胞生成素治疗后，HCT平均升高了8.3%，生活质量各项评分和HCT的改善呈正相关，证实改善贫血状况可以显著改善血液透析患者生活质量。

6. 血液净化相关因素 透析维持时间及透析充分性均可以影响透析患者生活质量[31]。长期缓慢夜间血液透析（每周6次，每次8～10小时）较传统血液透析改善了患者高血压、左心室肥大、贫血等问题，进而提高了生活质量。不同血液透析时间组患者之间生存质量各有不同，血液透析4～10年的患者在睡眠、疼痛、体能方面低于血液透析2年以内和血液透析2～4年患者，血液透析10年以上患者，生活质量显著降低，生活质量将全面下降。维持性血液透析患者透析充分性（Kt/V）对生活质量有显著影响。透析越充分生活质量越高。

马祖等等学者[32]的一项多中心的生活质量评价研究，探讨了透析时间对血液透析患者生存质量的影响，研究者将血液透析患者按照透析时间分成：A组，透析24个月以内；B组，透析24～48个月；C组，透析48～120个月；D组，透析120个月以上。结果显示，透析时间对生存质量的影响主要在透析初期的24个透析月内和120个月以后，透析初期的生存质量偏低，24～48个月和48～120个月较平稳，透析120个月以后生存质量明显下降，见表18-21-7。可见透析时间是影响生存质量的重要因素之一，研究结果显示，在最初透析的24个月内，患者在KDTA、症状与不适、肾病给生活带来的负担、体力、精力方面都较透析2～10年的患者差。分析调查发现，这一时期患者对疾病的恐惧、对前途的失望和经济上的担忧很突出；同时由于透析失衡、透析不充分、胃肠道症状、食欲较差、失眠、心悸、头晕、抽搐等均可影响生活质量。以后随着患者对透析依从性的增加，患者生存质量趋于平稳。透析24～48个月组与透析48～120个月组，仅仅在个别领域，如社会支持、患者满意度、社交功能方面存在差别。可见，多数血液透析患者生存质量10年左右能相对稳定。但10年以后，随着营养不良、心血管等透析并发症的发生，生存质量全面下降。

表18-21-7 四组不同透析时间患者生存质量组间比较结果

影响因素	AvaB	AvaC	AvaD	BvaC	BvaD	CvaD
KDTA	–	0.04	0.05	–	0.02	0.04
症状	0.03	0.04	0.04	–	0.01	0.02
肾病影响	–	–	–	–	0.03	–
肾病负担	0.03	0.03	0.04	–	0.01	0.03
工作状态	0.04	0.03	0.02	–	0.05	–
社会支持	0.05	0.04	0.01	0.05	0.04	0.05
认知功能	0.04	–	–	–	–	–
性功能	0.02	–	–	–	–	–
社交质量	–	–	–	0.04	0.03	–
睡眠	–	0.05	0.02	–	0.04	0.05
SF-36	–	–	0.04	–	0.01	0.03
体能 -	0.05	0.04	–	0.02	0.04	–
体能影响	–	–	0.03	–	0.01	0.05
疼痛	–	–	0.01	–	0.01	0.02
总体健康	–	–	0.04	–	0.02	0.02
精力1)	–	–	0.05	–	0.05	–
患者满意度	–	–	–	0.05	–	–

注：1)，"－"表示无统计学意义。

邓声莉等[33]应用SF36量表对105名腹膜透析患者的生活质量评估结果表明，腹膜透析患者在透析的前2年SF-36得分比较稳定，且1～2年时随着透析的进行生活质量逐渐提高，但2年后SF-36得分、生活质量呈明显下降趋势。其原因可能和患者腹膜透析2年后残余肾功能逐渐减少至消失，透析不充分性、腹膜炎的发生、超滤不足等劣势逐渐暴露，导致了并发症的发生，见表18-21-8。

表18-21-8 不同年龄组腹膜透析患者生活质量得分比较($\bar{x} \pm SD$)

组别	SF-36	PF	RP	BP	GH	VT	SF	RE	MN
≤44(n=38)	69.8±18.7	80.2±21.7*	78.9±28.7*	80.6±28.7	38.8±20.8	60.5±24.4	58.7±29.3	80.7±30.9*	71.7±19.6*
45～60(n=46)	55.7±16.2#	63.4±20.7#	61.6±3838#	73.9±27.0	26.7±19.4#	47.2±20.5#	54.6±21.9	69.0±35.9#	58.3±20.7
>60(n=21)	49.7±16.3	59.6±21.3	57.6±23.5	69.5±21.6	23.1±13.3	43.7±15.7	50.7±19.8	60.9±35.9	53.8±21.4

注：*与老年组比较，$P<0.05$；#与老年组比较，$P>0.05$。

朱晓峰等[34]应用肾脏疾病生活质量简表(KDQOL-SF)以及Zung抑郁自评量表(SDS)对66例ESRD维持性HD患者进行问卷调查。结果显示，内瘘手术次数≥3次的患者生活质量(KDQOL-SF及SF-36分值)显著低于3次以下以及长期置管的患者(表18-21-9)。

表 18-21-9 不同内瘘手术次数的生活质量分值比较($\bar{x} \pm SD$)

内瘘次数	例数	KDQOL-SF	SF-36	ESRD-targeted
1	39	57.91 ±15.20	50.34 ±21.01	63.95 ±12.60
2	14	60.45 ±12.92	54.79 ±19.37	64.98 ±9.58
≥3	9	43.67 ±14.92 *	32.00 ±21.70 *	52.92 ±12.54
长期置管	4	62.80 ±11.94	53.31 ±18.19	70.38 ±7.01

注:单向方差分析,* $P<0.05$。

不同内瘘手术次数的抑郁自评量表分值(SDS)也存在统计学差异(表 18-21-10),不同内瘘手术次数组抑郁人数比较有统计学差异(表 18-21-11)。结果显示内瘘手术次数超过 3 次可以使患者生活质量下降,而在 SDS 分值上存在统计学差异显示,内瘘手术次数超过 3 次的患者 SDS 分值显著偏高($P<0.001$),抑郁患病率明显增高($P=0.010$)。所以,抑郁也是导致不同内瘘手术次数患者生活质量差异的主要因素之一。内瘘手术次数的增加直接影响了患者的心理状态,造成了抑郁等精神障碍,进而影响了其生活质量。

表 18-21-10 不同内瘘手术次数的 SDS 分值比较

项目	≥3 次($n=9$)	≤2 次($n=57$)	检验类型	P 值
SDS 分值	46.78 ±6.91	36.91 ±8.14	$t=3.438$	0.001

表 18-21-11 不同内瘘手术次数的抑郁人数比较

项目	内瘘次数		检验类型	P 值
	≤2 次	≥3 次		
非抑郁/抑郁	34/23	1/8	$\chi^2=7.352$	0.010

7. 透析患者的伴发疾病　如心血管疾病、糖尿病、肌肉骨骼疾病等,也严重降低了患者的生活质量。

8. 透析患者的睡眠紊乱　透析患者睡眠紊乱发生率较高,并且因此降低了患者的生活质量。透析患者常见的睡眠紊乱包括失眠、睡眠相关呼吸障碍、不安腿综合征、睡眠中周期性肢体运动等。一项研究显示[35],65%的透析患者至少有其中 1 项睡眠紊乱,失眠的发生率最高,为 49%,睡眠呼吸暂停占 32%,不安腿综合征占 17%。Ernd[36]在睡眠相关呼吸障碍对生活质量影响的研究中发现,存在此问题的透析患者组在 SF 量表的活力、社会功能和精神健康 3 个维度上的得分显著低于睡眠正常组。

(二)社会心理学因素对透析患者生活质量的影响

1. 家庭支持　对于 MHD 患者,家庭是主要的支持者,由于 MHD 患者必须面对很多压力,并需接受贯穿至生命终结的长时间照顾,这将对家庭成员,尤其是主要照料者,产生显著性影响。有研究报道,只有 45.2% 的透析患者具有高度家庭支持,多数家庭不能很好地帮助患者对待疾病,分析原因可能随着年龄的增长和疾病的影响,患者生理、心理都发生了很大的变化,生活自理能力下降,对子女及配偶的依赖性增强;而配偶年岁已高或患病,照顾患者有不能克服的困难;子女已人到中年,正处于事业发展和抚育下一代的关键时期,对患者疾病的关注有所减少等。张静平等[37]对湖南长沙地区 60 例 MHD 患者的研究发现,家庭支持与患者的生活质量呈正相关关系。相锋等的研究也显示年龄≥65 岁患者得到的家庭支持明显低于年龄<45 岁的患者。Christensen 等[38]对血液透析患者的研究中发现,高度家庭支持患者 5 年生存率是低家庭支持患者的 3 倍。

崔月丽等[39]采用 SF-36 量表中文版、家庭支持自评量表和生活质量自评量表,对 230 例老年维持性血液透析患者进行问卷调查,并进行相关分析及回归分析。结果显示,老年维持性血液透析患者在生理功能、生理职能、躯体疼痛、总体健康、精力、社会功能、情感职能 7 个维度的得分均显著低于中国一般人群($P<0.001$),精神健康维度得分也低于中国一般人群($P<0.01$)。老年维持性血液透析患者的家庭

支持与生活质量呈显著正相关($r=0.702$, $P<0.001$),其中家庭支持对维持性血液透析患者的生活满意度、健康与功能、自我概念呈显著正相关($P<0.001$),而与社会、经济因素无相关性($P>0.05$)。结果提示,提高老年维持性血液透析患者家庭成员的主观能动性,提高家庭支持水平,可以提高患者的生活质量。

2. *心理因素* 尿毒症 MHD 患者有严重的心理障碍,其中以焦虑、抑郁、逆反行为最为常见。由于患者性格、生活环境、经济状况、家人及朋友的态度不同,心理障碍表现各异,轻者表现为睡眠不好、食欲减退、性功能下降;重者表现为性情暴躁、不合作、自卑、自弃,甚至自杀。国外 Vazquez 等学者[40]研究认为影响维持性血液透析患者生活质量的最重要的心理因素是抑郁和焦虑,其中抑郁被认为是接受维持性血液透析的 ESRD 患者中最常见的精神障碍。国外有研究[41]采用 Beck Depression Inventory(BDI,一种标准化自我报告的调查问卷),对长期透析患者进行心理测试以筛选抑郁患者,发现 1/3 ~ 1/2 的患者存在至少中等程度的抑郁症(BDI≥11);对这些患者进行更正式的临床抑郁的评估,其中 87% MHD 患者被诊断为临床抑郁症。国内研究也显示 MHD 患者伴有不同程度的抑郁,彭涛等研究结果[42]表明,终末期肾衰竭患者抑郁和焦虑发生率分别为 38.6%、54.4%,两者共存占 28.1%;抑郁和焦虑严重影响患者生活质量,阻碍其康复,同时存在焦虑和抑郁症状的患者生活质量明显低于无精神症状者。而程静刁等[43]的研究结果进一步表明对患者的心理干预可显著改善其心理障碍,从而减轻病痛,提高其生活质量。

朱晓峰等[34]对应用肾脏疾病生活质量简表(KDQOL-SF)以及 Zung 抑郁自评量表(SDS)对 66 例 ESRD 维持性 HD 患者进行问卷调查。分析抑郁对透析患者生活质量的影响。结果显示:①生活质量在不同的年龄组、工作状态、文化程度、医疗负担和内瘘手术次数之间存在统计学差异,而不同的工作状态、内瘘手术次数之间仅抑郁自评量表分值存在统计学差异($P<0.001$, $P=0.001$),不存在透析情况和实验室指标的差异;②KDQOL-SF 分值与抑郁自评量表分值存在负相关($r=-0.781$, $P<0.001$);③抑郁自评量表分值对生活质量产生影响。因此表明,抑郁是导致透析患者生活质量下降的重要原因之一。

3. *健康教育* MHD 患者生活质量下降还与他们的相应知识缺乏有关。黄秀凤[44]等对 42 例 MHD 患者进行分组研究,观察组在常规治疗护理基础上适时进行健康教育,包括医院情况介绍、疾病知识宣教、日常生活指导、服药指导、患者心理护理及家属教育等,而对照组仅做常规的治疗护理,12 个月后,比较两组患者的生活质量指标,结果显示观察组比对照组血液透析患者的生活质量有明显提高。黄秀凤等还探讨了向 MHD 患者家属同步实施健康教育对患者远期生活质量的影响。两组患者在常规治疗的同时接受健康教育,观察组在此基础上同步实施家属健康教育,分别在患者透析第 1 年和第 5 年后,采用 SF-36 量表对两组患者生活质量进行评分并记录,结果证实通过对家属同步实施健康教育后,可提高家属的照料水平,提高患者的生活质量,并且时间越长患者生活质量提高越明显。同类研究尽管对患者健康指导内容、方法不尽相同,研究结果均提示健康教育可明显提高患者的生活质量。

4. *运动疗法* 运动是 MHD 患者一项重要的康复措施,是一种系统的、有计划的治疗方法,目的在于改善患者的躯体功能和心理状态。近年来,对 MHD 患者开展运动疗法以改善患者的生活能力提高生活质量,取得较好的临床效果。孙延兵等[45]对 20 例病情稳定的 MHD 患者随机分为运动组和对照组,运动组在血液透析期间做蹬脚踏器的运动,对照组不运动,结果显示运动组患者尿素氮(BUN)、肌酐(Scr)的下降率较对照组明显增加($P<0.05$),BUN、Scr、尿酸(UA)的反弹率较对照组明显降低($P<0.05$ 或 $P<0.01$),尿素清除指数(Kt/V)、溶质清除指数(SRI)、尿素氮清除量(AUR)明显高于对照组($P<0.05$ 或 $P<0.01$),两组标准化蛋白分解率(nPCR)差异无统计学意义,提示 MHD 患者透析期间运动可以提高透析效果。但是,在血液透析治疗过程中做运动,给患者及治疗带来了诸多不便,不利于临床应用。石兴元等[46]在非透析日对 MHD 患者进行运动治疗,收到了相似的结果,认为非透析日运动可增加患者运动适应性,使患者更易于接受,利于临床应用。许会兰等[47]报道认为多数患者对运动知识缺乏了解,有 23 例患者接受运动教育,完成教育计划,运动后睡眠与精力、食欲、感染、自理等生活质量有明显改善。

综上所述,现代透析的观念和目标,一方面是尽量提高透析患者的长期生存率;另一方面是努力改善透析患者的生活质量。现阶段 MHD 患者长期生存率已经大为改观,患者生存期显著延长,传统的生物学指标已难以全面衡量疾病的治疗、护理效果,病死率的降低不再是 HD 治疗追求的唯一目标,患者的生活质量逐渐成为评价 HD 疗效更为可靠的指标。我国 MHD 患者生活质量状况不甚理想,影响因素颇多,因此,在临床实践中医护人员应更为关注透析患者的营养不良、心理障碍、家庭支持等直接影响透析患者生活质量的因素,重视对 MHD 患者及家庭成员的教育,保证高质量的家庭支持,减少和消除患者心理障碍,使患者、家属共同参与和合作,从而做好饮食管理、有效开展运动疗法,改善患者的营养状况、生活能力进而提高患者的生活质量。作者认为在对透析患者的生活质量问题调查的基础上,通过有效的医疗干预来提高 MHD 患者生活质量,这必将成为越来越多肾内科医师关注的焦点。

参考文献

1. 林亚军. 对生命质量与生命数量内涵的探讨. 中华护理杂志,2002,37(4):291-292.
2. 王质刚. 血液净化学. 北京:北京科学技术出版社, 1992:164-180.
3. Ware J, Gandek B. Overview of SF-36 health survey and the international quality of life assessment(IQOLA) project. J Clin Epidemiol, 1985, 51(11):903-907.
4. 姜敏敏, 李鲁. SF-36 量表在血透患者中的性能测试. 中国行为医学科学, 2003, 12(1):31-34.
5. 李鲁, 王红妹, 沈毅. SF-36 健康调查量表中文版的研制及性能测试. 中华预防医学杂志, 2002, 36:109-113.
6. 陈江华. 提高血液透析患者长期生存率所面临的挑战. 中华肾脏病杂志,2006,22(3):133-134.
7. Walters BA. Health-related quality of life, depressive symptoms, anemia, and malnutrition at hemodialysis initiation. Am J Kidney Dis, 2002,40(6):1185-1194.
8. Belasco AG. Burden and quality of life caregivers for hemodialysis patients. Am J Kidney Dis, 2002,39(4):805-812.
9. Merkus MP. Predictors of poor outcome in chronic dialysis patients: the netherlands cooperative study on the adequacy of dialysis. Nephrol Dial Transplant, 1999,14(5):1163-1170.
10. 季大玺, 肖申, 季曙明, 等. 血液透析长期存活的临床研究. 中华肾脏病杂志, 1992, 8:11-13.
11. 宛家奎, 水润芝, 余蕾. 268 例维持性血液透析患者长期生存分析. 中华全科医学, 2008, 6(10):1036-1039.
12. 陈艳, 王敏. 386 例维持性血液透析患者生存分析. 泰州职业技术学院学报, 2008, 8(3):58-60.
13. 谢红浪, 季大玺, 徐斌, 等. 维持性血液透析 25 年回顾分析-解放军肾脏病研究所的经验. 肾脏病与透析肾移植杂志, 2000, 8:405-410.
14. Arkouche W, Traeger J, Delawari E, et al. Twenty -five years of experience with out-center hemodialysis. Kidney Int,1999, 56:2269-2275.
15. Abbott KC, Glanton CW, Trespalacios FC, et al. Body mass index, dialysis modality, and survival: Analysis of the United State Renal Data System Dialysis Morbidity and Mortality Wave Π Study. Kidney Int,2004, 65:597-605.
16. Patient Registration Committee, Japanese Society for Dialysis Therapy. An overview of regular dialysis treatment in japan. Therapeutic Apheresis,2004, 8:358-382.
17. 郑智华, 马祖等, 张涤华, 等. 血液透析患者营养状态与生存质量关系研究. 中国血液净化, 2005, 4(4):187-230.
18. 李凌江, 杨德森, 周亮, 等. 世界卫生组织生活质量问卷在中国应用的信度及效度研究. 中华精神科杂志, 2003, 36(3):143-146.
19. 岑琼, 王君俏, 王永芬. 210 例维持性血液透析患者的生存质量及其影响因素的调查. 中华护理杂志, 2005, 40(3):186-188.
20. 何静, 张俐. 血液透析患者生活质量影响因素研究进展. 重庆医学, 2007, 36 (5):431-434.
21. 万俐. 慢性肾衰竭患者血液透析期间生活状况调查分析. 护理学杂志, 2005, 20(14):33-34.
22. Churchill DN, Torrance GW. Clin Measurenlent of quality of life in end-stage renal disease:the time trade-off approach. Invest Med, 1987, 10(1):14-20.
23. Rebollo P, Ortega F, Baltar M, et al. Health related quality of life (HRQOL) of kidney transplanted patients: variables that influence it. Clin Transplant, 2000, 14:199-203.
24. Aikawa A, Arai K, Kawamura T, et al. First living related kidney transplantation results in execellent outcomes for small chil-

dren. Transplant Proc, 2005, 37: 2947-2951.
25. Overbeck I, Bartels M, Decker O, et al. Changes in quality of after renal transplantation. Transplant Proc, 2005, 37: 1618-1622.
26. Valenzuela RG, Giffoni AG, Cupparil G, et al. Nutritional condition chronic renal failure patients treated by hemodialysis in Amazonas. Revista Da Associacao Media Brasileirs, 2003, 49(1): 722-727.
27. 肖观清，黄英伟，邵咏红，等. 维持性血液透析患者营养状况的评价. 中国中西医结合肾病杂志，2003，4(9)：523-526.
28. Koo JR, Yoon JW. Treatment of depression and effect of antidepression treatment on nutritional status in chronic hemodialysis patients. Am J Med Sci, 2005, 329(1): 1-3.
29. 许文琳，王铁，刘晓莉，等. 左旋肉毒碱(雷卡)在维持性血液透析肾性贫血治疗中的应用. 重庆医学，2005，34(10)：1588-1591.
30. Ross SD, Fahrbach K. The effect of anemia treatment on selected health-related quality-of life domiains: a systematic review. Clin Ther, 2003, 25(6): 1786-1790.
31. Hakkarainen P, Kapanen S, Honkanen E, et al. A systematic review of the effect of nocturnal hemodialysis on blood pressure, left ventreular hypertrophy, anemia, mineral metabolism, and health-related quality of life. Kidney Int, 2005, 67(4): 1500-1505.
32. 马祖等，郑智华，张涤华，等. 血液透析患者生存质量的多中心研究. 中国血液净化，2004，3(7)：380-384.
33. 邓声莉，李霞，欧阳燕兰. 腹膜透析患者的生活质量评价. 中国现代医学杂志，2008，18(6)：779-781.
34. 朱晓峰，张金元，孙晶，等. 抑郁对终末期肾病维持性血液透析患者生活质量的影响. 中国中西医结合肾病杂志，2005，6(10)：591-594.
35. Ucsi I, Molnar MZ, Retbelyi J, et al. Sleep disorders and illness instrusivenesa in patients on chronic dialysis. Nephrol Dial Transplant, 2004,19(7): 1815-1819.
36. Ernd MS, Martin T, Martins E, et al. Sleep-related breathing disorder impair quality of life in hemodialysis recipients. Nephrol Dial Transplant, 2002,17(6): 1260-1266.
37. 张静平，刘华容. 家庭支持对血液透析患者生活质量的影响. 湖南医科大学学报，2001，26(4)：359-362.
38. Christensen AJ, Wiebe JS, Smith TW, et al. Perceived family support, Health Psychol. 1994, 13(6): 521-525.
39. 崔月丽，高少波，王娟，王苓. 老年维持性血液透析患者家庭支持和生活质量相关性分析. 中国老年学杂志，2008，28(9)：1381-1384.
40. Vazquez L, Valderrabano F, Fort J, et al. Psychosocial factors and health-related quality of life in hemodialysis patients. Qual of Life Res, 2005,14(1): 179-182.
41. Kim JA, Lee YK, Huh WS, et al. Analysis of Depression in Continuous Ambulatory Peritoneal Dialysis Patients. J Korean Med Sci, 2002, 17(6): 790-794.
42. 彭涛，胡昭，刘希会，等. 终末期肾病患者的精神症状与生活质量的相关分析. 山东大学学报(医学版)，2006，(1)：102-105.
43. 程静刁，程淑碧，聂小兰. 心理干预对维持性血液透析患者心理障碍的影响. 现代护理，2005，11(3)：197-198.
44. 黄秀凤，黄秀丽，白满，等. 实施家属健康教育对维持性血液透析患者远期生活质量的影响. 中国实用护理杂志，2006，22(1)：1-2.
45. 孙延兵，陈秉良，贾强，等. 运动对血液透析充分性的影响. 中华内科学杂志，2002，41(2)：79-81.
46. 石兴元，陈保平. 非透析日运动对血透质量的影响. 天津医药，2003，31(7)：463-464.
47. 许会兰，贾强，张泽棍. 维持性血液透析患者运动的护理. 中国血液净化，2004，3(7)：367-370.

第二十二节 透析患者的心理障碍

庄守纲 马希权 朱 玉

一、透析患者的心理应激及应对反应

(一)概述

进行透析治疗的终末期肾脏病(ESRD)患者往往有大量的心理、行为和社会问题,这些问题与肾脏疾病的病情变化、治疗过程相互影响、相互作用。肾脏疾病的治疗、症状的严重程度、病程、预后会对患者的心理产生重要的影响,而患者既往的心理状况、经济状态、社会和家庭支持态度、对疾病的了解及医患关系等诸多因素也会影响患者的心理健康和躯体疾病的健康。

透析治疗的相关研究中往往涉及众多的主题和变量。Levy 等[1]对现有的研究文献进行回顾分析,大致划分了 9 个不同的研究领域,分别是:①患者对选择不同透析治疗方式的描述和评估;②识别对患者和其家庭生活有重要影响的社会心理变量,包括患者个体内在的心理特征,如应对方式和心理预防能力、人际互动因素以及患者面临的不同的应激;③评估患者的认知功能、识别患者的认知和情绪损害情况;④透析患者和医务人员在互动过程中产生的各类问题;⑤量化评估患者的康复水平,包括估计预后和康复情况;⑥生活质量的描述和评估,包括患者的工作能力、从事家务的能力,以及其他如性功能满意程度或者受损情况;⑦患者的心理适应和社会人口学因素的相关性;⑧透析患者对自己躯体的感知情况;⑨如何更有效地配合临床工作人员。

本文参考 Levy 对现有的研究文献主题的描述,同时回顾现有的与慢性肾病心理状况相关的研究文献,主要集中于患病和透析治疗给患者带来的心理应激及应对、心理障碍、生活质量以及药物和心理治疗等方面。

疾病会对个体的生活产生很大的影响,在被广泛应用的应激评测工具"社会重新适应量表(SRRS)"中,Lazarus 对应激源的严重程度进行排序,其中个体的受伤或者疾病排在总目录所有 43 个应激源中的第 6 位,提示了疾病对个体心理应激的重要意义[2]。从心理意义上来说,患病会造成自恋性伤害,要求患者重新审视他们对自己的看法,有意无意地让患者感到自己是残缺的、虚弱的和不完美的;从社会意义上来讲,患病使个体的社会角色发生了转变,被赋予了患者角色意味着别人对自己的期望下降,并可能伴有自身社会适应能力的减弱,要去学习并适应新的社会角色。这些通常会对个体的心理造成应激。

除去疾病本身,医院的环境也可以构成应激因素。通常来说,治疗,尤其是住院治疗会把患者在一段时期内与他原来熟悉的环境分开,要求患者遵守医院的规章制度,因而容易产生去个人化、失去控制感和隐私暴露等结果。而医疗器械、静脉通路以及与陌生人交往等都会构成应激的一部分。医院的环境和治疗空间缺乏隐私性会增加患者的焦虑,而涉及身体侵入性的治疗操作则会带给患者恐惧。另外,如果疾病会导致残疾,那么残疾本身就会成为应激源,而慢性死亡的担忧和恐惧更会不可避免地引发情绪过激反应。

患者往往对患病有不同的主观体验。临床经验和研究表明,疾病的严重性、长期性或者涉及的器官系统的差异不能预测个体对疾病的反应，而在患者的主观体验世界里，可以更好地理解患者的情绪和行为。通常，应激来源、患者的人格类型、使用的应对机制和防御方式是理解疾病的心理框架。需要注意的是，疾病的发展情况、急性还是慢性，是影响疾病的一个决定性因素[3]。慢性疾病需要患者更持久地改变自我观念，而其带来的调整是进行中的，成为日常生活的一部分，身份的改变或者身体形象的改变通常扰乱人心、带来焦虑。

慢性疾病患者针对心理应激有不同的反应形式，诸多因素影响患者应对慢性疾病。从结果上看，一般有针对问题的应对和针对情绪的应对方式，相应地，患者表现为对透析治疗的情绪反应（愤怒、焦虑和恐惧、悲伤、内疚、羞愧）和行为反应（寻求支持、利他、生命优先权的领悟、成为自身疾病的专家；或者是对治疗的不依从、违抗治疗意见等）的综合情况。当然，临床中常见的是不同应对模式的组合。

（二）透析患者的心理应对和防御方式

躯体疾病患者要面对来自疾病本身以及治疗带来的挑战，包括保持适度的情绪平衡、保持效能感及掌控感，维持家庭和朋友的社会交往，准备迎接未来的不确定性等。如果患者不能适应疾病和治疗，那么将很难维持适度的躯体、情绪和社会功能。因此，患者需要改善当前的应对方式或者学习新的更具有适应性的技能。

应对是指个体在具体的压力情境中，为减轻压力而有意识地采取认知和行为的手段、方法和策略，是心理应激过程中重要的中介调节因素。个体的应对方式影响着应激反应的性质与强度，并进而调节应激与应激结果之间的关系。有研究提示[4]，透析患者的年龄、性别、学历是其应对方式的影响因素，血液透析患者的应对方式与抑郁存在相关性，存在抑郁的患者多采用消极的应对方式。国内学者应用医学应对方式问卷（MCMQ）评定透析患者的应对特点，该问卷包括“面对、回避、屈服”3 个维度。结果提示透析患者更多采用屈服和回避的应对方式[5]。显然屈服是消极的应对方式，而消极应对会增加不良的应激反应。患者采用这样的方式可能与其康复希望渺小、病程较长有关。进一步分析显示，回避的应对方式与生理领域的各个指标呈正相关。需要注意的是，回避不是逃避，回避可以解释为注意力转移或者暂时缓解矛盾的一种方式，在某种程度上说回避是一种有效的心理应对方式。患者在长期面对不良应激状况时采取回避的应对策略可以帮助患者避免时刻被疾病所困扰，使患者在积极配合治疗的同时，把不良情绪转移到其他地方，调整自己的心态，有利于身心健康[6]。

所谓否认是指否定、漠视、淡化和回避应激事件的存在或其严重性的一种心理应对方式。与回避和屈服的应对机制不同，否认不一定是有意识、有目的采用的心理机制。通常在临床上，当患者面对威胁性疾病的诊断事实时，首先采用的心理应对机制往往是否认，这时患者会努力否定或低估疾病的严重性以降低焦虑反应水平，同时可伴有对疾病信息的不关心或不能很好地配合治疗。否认机制在早期易导致就诊的延误，因为患者虽能感觉到先兆症状，但否定其重要性，甚至将某些症状看成一般疾病的症状。否认机制在急性期有利于心、身的适应，因为那些缺乏否认机制的患者往往会表现较高的焦虑和抑郁反应，并影响病程和病死率。显然否认机制在透析期有不利的影响，因为有否认倾向的患者，对透析期的饮食指导、运动锻炼的安排和各种不良行为的改造计划等相关医嘱往往不屑一顾，最终影响治疗的依从性和效果[7]。

二、透析患者的心理障碍

随着血液透析技术的发展和普及，接受血液透析的慢性肾衰竭患者也越来越多，出现精神障碍的报道也渐渐增多。透析过程中出现的精神障碍，按照发病的主要原因、起病的形式和病程分成不同的形式。总体来看，透析患者的精神问题大致可以分为精神病性障碍（急性精神障碍、谵妄、痴呆等）以及神经症性障碍（焦虑障碍、抑郁障碍、适应不良等）。

1. *精神病性障碍*　Kennedy 在 1972 年首先提出透析中患者可出现明显的精神神经症状。浅井昌弘在 1998 年报告了透析中发生的常见的三类精神病性障碍：①初期，急性症状性精神障碍；②中期，神经衰弱综合征；③明显期，脑器质性精神障碍。患者出现精神障碍通常伴有一定的神经系统症状，如透析性脑病（进行性透析性脑病及平衡失调综合征）[8]。

精神症状的临床表现包括以下几个方面。①精神障碍：以神经衰弱综合征为主，多出现在疾病初期，经常是短暂性的；②焦虑抑郁状态；③兴奋状态：有兴奋、躁动、烦躁不安等；④意识障碍：嗜睡、昏睡或者谵妄、精神错乱等；⑤人格改变或者智力减退。神经系统症状以头痛、恶心、呕吐多见，其他有扑翼样震颤、肌阵挛、癫痫样发作等。

精神病性障碍的发病机制尚没有完全阐释，目前有两种假说。①血脑屏障障碍假说：在透析过程中血内的尿素氮浓度急剧下降，而脑脊液和脑组织内的尿素氮水平下降缓慢，脑脊液渗透压高于血液渗透压，体液由高渗区向低渗区扩散，最终引起颅内高压和脑水肿而出现精神障碍。据研究显示在透析前脑脊液中尿素氮是血尿素氮的85% ~95%，透析后脑脊液中尿素水平是血尿素的2倍。②其他促发因素：躯体合并症，如动脉粥样硬化、心脏疾病、肝脏疾病可以促使精神障碍的发生和加剧；电解质紊乱、脱水、血压变动等对精神病性障碍有一定的影响；铝蓄积、肾衰竭，特别是透析性脑病和痴呆状态与铝中毒有关。

平衡失调综合征是指在透析过程中或者透析后数小时（一般为3 ~4 小时）出现的精神神经症状，在治疗结束后1 ~2 天症状减轻或者消失。主要表现为嗜睡、头痛、恶心、呕吐、癫痫发作、兴奋不安甚至昏迷。有学者认为如果透析进行缓慢，可以预防本征的发生。

进行性透析性脑病又称透析性痴呆，常发生在长期进行透析的患者，在透析后出现持续以痴呆为主的精神神经障碍。精神症状有抑制状态（少动、寡言、孤独、冷淡、对周围漠不关心、缺乏欲望等）、痴呆状态（近事遗忘、定向力障碍、计算力下降、思维贫乏等）、人格改变（易激惹、缺乏礼貌、羞耻感和道德感缺失等），偶有幻觉，幻视幻听，但无意识障碍。

针对精神病性障碍的治疗包括：①透析前要做好准备工作，包括心理和躯体两方面，前者要耐心说明透析治疗的目的、方法、疗效、注意事项和可能发生的问题，减少顾虑、增加信心，防止出现恐惧、惊慌、焦虑不安等情绪；后者要防治躯体合并症，纠正水、电解质紊乱和代谢性酸中毒；②使用小剂量的抗精神病药物和抗痉挛药物对症治疗，注意药物的副作用。

2. *神经症性障碍* 国内外的研究表明，ESRD透析患者的心理问题发生率显著高于一般患者，以抑郁和焦虑最为多见。诸多因素可以促使透析患者产生心理问题例如：①透析作为治疗的一种手段，对患者的生命维持来说是必需的，但它也带有创伤的治疗手段，腹部置管、动静脉切开等对患者是不良刺激；②透析又使患者与医院、透析液、机器联结在一起，患者在整个过程中处于从属被动的地位；③严格的饮食控制等使其独立性和自我掌控感丧失；④透析治疗的效果到底如何，生存率能延长多少，带来的副作用，是否还有其他的有效的治疗手段等，这些问题使患者担心、忧虑，产生抑郁焦虑情绪；⑤透析会引起患者性功能障碍，这在国外有很多报道，性功能障碍会使患者产生丧失感，继而导致抑郁或焦虑情绪；⑥进行透析治疗的患者往往会发生皮肤瘙痒、贫血、疼痛、腹膜炎等并发症，少数患者甚至会出现心脏病发作等意外，这些并发症往往又加重了患者的心理负担；⑦另外还有一些来源于医源性的应激源以及长期的医疗费用问题等，也会使患者产生情绪抑郁和焦虑。

3. *透析中的抑郁问题* De-Nour等[9]曾报道53%透析患者有抑郁、焦虑反应。国内有研究者对北京协和医院和北京友谊医院维持性血液透析患者进行调查，结果显示76.7%血液透析患者存在不同程度的抑郁状态。周安琪等[10]报道ESRD透析患者抑郁焦虑的总患病率为85.11%，显著高于同期住院的外科患者。其中抑郁患病率为74.47%，焦虑患病率为65.96%。通常慢性肾病早期没有抑郁症状，只有当肾小球滤过率显著降低之后，抑郁症状才呈现出来。而经透析治疗后不良情绪减轻，变化比较明显，说明透析不仅使生理指标改善，也能使患者心理状况好转。国外研究同样证实经过治疗患者的情绪障碍可以改善[11]。

抑郁是对丧失的一种心理反应，终末期肾衰竭患者丧失了许多器官功能，以及一些重要的社会功能。临床表现主要有四组特征：①抑郁心境、悲观、失愉快感、兴趣减退；②自我评价下降、自责、无用感，严重者有自罪,自杀之念;③睡眠障碍、食欲下降、性欲下降;④社交退缩,活动减少。

Rodin[12]认为抑郁症状是ESRD的一种常见反应,但严重、持久的抑郁症状并不常见。比较严重的疾病、有抑郁症病史、继发性甲状腺功能亢进症和社会支持缺乏是发生严重抑郁症的危险因素。有报道抑郁与透析期间体重增加过多直接相关,有研究显示抑郁与IgM有一定的相关性,提示情绪活动与免疫功能有一定联系[10]。

对于慢性肾衰竭维持性血液透析患者来说,负性情绪的影响是巨大的,在某种意义上甚至超过了很多理化指标和透析指标对生活质量的影响,具有决定性意义。有研究显示,抑郁是ESRD患者的一项独立的致死因素,影响透析患者的免疫、营养和遵医行为,同时,抑郁障碍也是影响患者生存及预后的重要因素之一。抑郁患者可能出现依从性差、透析不充分、治疗效果差等。

对于透析中的抑郁问题的处理,应根据疾病因素和患者特点而有所不同,如抑郁的自主神经症状能够用抗抑郁药物治疗。重视社会支持、情绪表达、认知重构和改善应对技能的心理社会治疗可以有效应对伴有抑郁问题的透析患者的心理社会问题。

4. *透析中的焦虑问题* 焦虑也是较常见的心理反应,焦虑是预感到即将发生不幸时的紧张心情,也是慢性躯体疾病患者较常见的心理体验。尤其是首次透析的患者,他们往往表现出对透析成败的担忧,以及透析对身体副作用的恐惧[13]。焦虑表现在躯体、认知和情绪方面,在患病期间通常会增强。

有文献涉及了焦虑障碍及其对慢性肾病患者的影响,一篇对55项研究的综述提示晚期肾病患者焦虑的患病率为38%,单个研究中焦虑的患病率为12%~52%。焦虑与生活质量下降相关,特别是在幸福感、肾脏疾病负担、社会交往质量以及一般健康状况的测量中[14]。

焦虑可能是正常的,也可能是病理性的,可以是急性的,也可以是慢性的。一般而言,急性高度焦虑或进入退行状态的患者需要精神科会诊,可以采用药物、情感支持和医务人员的安慰等综合干预手段。慢性焦虑,可以是对模糊的或者未知的躯体威胁的反应,害怕分离、缺乏自信,存在羞愧和内疚感。针对此类患者推荐采用药物治疗和心理治疗相结合的综合疗法。对于慢性焦虑,应该探究患者是不是有童年不开心的经历,如被虐待、被忽视,此外,还要考虑慢性焦虑是不是由于病情复发、身体功能减退或者面对死亡的无助感等现实忧虑引起的。处理此类情况可以考虑教育和支持性干预手段,对疾病的干预,无论临床医生有什么样的理论取向或者观点,处理患者在患病期间出现的各类与疾病相关的问题必须有足够的灵活性。

5. *透析患者生活质量* 生活质量(QOL)是评价血液透析患者群一个重要的健康预后的指标,是全面衡量患者治疗效果和健康预后的重要部分。透析患者经历了很多生理、心理及社会上的改变,常伴随着很多并发症,疾病本身和并发症通常限制了他们的社会活动,影响了他们的工作、日常生活及与他人的交往,不能履行自己的角色功能,这些消极影响降低了患者的生存质量[15]。

从社会人口学方面来看,到目前为止,还没有充足的证据证明生活质量在不同性别之间存在差异,一些研究显示年龄与躯体健康和心理健康呈负相关。有研究[16]显示,患者的生活环境对生活质量有显著的影响:相比于未就业的患者,有工作的患者在躯体、心理健康和人际关系领域显示出更高的生命质量评分;居住在城市中的患者在躯体和环境领域有着更高的生命质量评分;距离医院的远近也影响到心理健康的分值;乘坐私人交通工具的患者显示出更高的环境领域评分[16]。

患者接受长期透析治疗的同时也有着高风险的死亡率和入院率,因此,生理因素对生活质量的影响也一直受到高度关注,常见的生理因素包括肾小球滤过率(eGFR)、蛋白尿、残余肾功能、血压、患有糖尿病、甲状旁腺激素、血清胱抑素、β_2-微球蛋白、营养状态、性功能障碍、血清总结合力及其随时间改变情况和骨盐代谢等。有研究[17]提示,血液透析患者的生存率和生命质量与残余肾功能、较低的微炎症水平有关,血清钙水平与健康调查总表的分数显著相关,而住院率与血磷水平高度一致并且与透析疗程和生活质量呈负相关。

相较于社会人口因素和躯体生理因素对患者生活质量影响的研究,对共病、社会支持、应对方式的研究取得非常大的进步。众多研究表明,社会支持的提升与透析患者生命质量的改善有着相对较高的相关性,社会支持低与较高的死亡风险、治疗依从性差和较差的躯体生活质量等相关[18]。

6. 其他心理问题 有关透析患者的自杀风险的研究结论不尽一致,早期曾有研究显示透析患者有极高的自杀行为比率,Abrams(1971)及其同事报道了127个透析中心的3478例透析患者,20例死于自杀,17例自杀未遂。作者以此估算,若采用宽泛的自杀定义(包括有自杀意图到不依从治疗),透析人群的自杀行为比率达到5%,是正常人群的400倍。这个研究曾经被广泛引用,但是其后的研究很少采用如此宽泛的定义,不依从治疗不再被定义为自杀。瑞典的一项调查显示,透析患者的自杀行为比率是普通人群的10倍,若因为拒绝治疗而死亡的患者也归入自杀组,则自杀行为比率再增高25倍。欧洲透析和移植协会的研究显示,透析患者的自杀行为比率每年是108/10万,这样的自杀行为比率与普通人群的4~5/10万相比,增高20余倍[3]。

透析患者中性心理障碍相当常见, Levy等[19]曾报道有70%的中年男性发生阳痿。情绪反应、认知曲解及患病后家庭角色的改变为主要的心理影响因素,药物和激素分泌紊乱也是可能的原因。

三、透析患者心理障碍的治疗

(一)药物治疗

大多数精神药物不依赖于肾脏排泄,但在肾衰竭时各种因素还是可能会影响药物代谢动力学,包括吸收、分布和蛋白结合的改变。一般而言,除了情感稳定剂中的锂盐和加巴喷丁之外,大多数精神药物不需要做出大剂量的调整。但是许多临床医生还是根据临床经验应用"三分之二"原则——给肾功能不全的患者所用的剂量是肾功能正常患者剂量的上2/3(锂盐和加巴喷丁除外)。大多数精神活性药物是以脂类结合的形式广泛分布的,它们不能被透析清除,仅有锂盐、加巴喷丁、丙戊酸、托吡酯和左乙拉西坦可以被透析清除。此外,显著的液体转移发生在每次血液透析治疗当中和之后的数个小时,使得透析患者容易发生体位性眩晕,因此,应该避免使用导致直立性低血压的药物。

1. 抗抑郁药物 大多数抗抑郁药物都可以应用于肾衰竭患者,现在对三环类抗抑郁药(TCAs)研究经验最多,研究显示,ESRD患者对TCAs的副作用更加敏感,包括镇静、抗胆碱能毒性和直立性低血压。对于新型抗抑郁药物,一些研究显示,选择性5-羟色胺回收抑制类药物(SSRIs)如西酞普兰和氟西汀不需要调整剂量。当肾功能不全时,文拉法辛的半衰期延长,在透析的患者中,其清除率的减少超过50%。多数抗抑郁药物由肝脏代谢并由肾脏排泄,所以建议降低抗抑郁药的初始剂量,以此降低潜在的活性代谢产物蓄积可能性。

2. 抗精神病药物 所有抗精神病药物都可以应用于肾衰竭患者,但肾衰竭和透析的并发症或者导致肾衰竭的慢性疾病(如糖尿病)会使患者对药物的副作用更加敏感。例如,同时患有糖尿病的自主神经病变的ESRD患者,出现药物副作用的风险将会增高,包括直立性低血压和膀胱、胃肠道、性功能的异常。

3. 抗焦虑药和镇静催眠药 除巴比妥类药物可能加重骨软化以及过度镇静,其他镇静催眠药物都可以用于肾衰竭的患者。适用的苯二氮䓬类药物包括无活性代谢产物的劳拉西泮和奥沙西泮。在ESRD患者中劳拉西泮和奥沙西泮的半衰期几乎增加4倍,所以需要减少剂量。对其他无活性代谢产物的药物(如氯硝西泮和替马西泮)的半衰期变化了解较少。

4. 心境稳定剂 锂盐几乎完全由肾脏代谢,锂盐禁用于急性肾衰竭的患者,但慢性肾衰竭的患者不必禁用。对于透析患者,锂盐完全被透析清除,因此,透析治疗之后可以给予单次口服剂量(300~600 mg)。透析后至少2~3小时,不必检测锂盐水平,因为在透析之后的间期,立即发生了组织储备的再平衡过程。

(二)透析患者的心理社会干预

1. 干预的时机 针对关键时期安排心理社会干预非常重要,但是相关文献很少,进行心理干预的时机应该根据不同疾病的特点和病程灵活掌握。

通常确诊的时期对患者来说是难以承受的,患者陷入获得诊断信息、比较诊断信息、决定治疗方案的过程中。患者通常在认知和情绪上都承受巨大的压力,此时期一般不是进行心理治疗的理想时机,但是危机处理对于新诊断的患者所处于的急性焦虑能够有所帮助。

当急性期过后,患者能有更多的时间参与治疗。虽然疾病相关的问题治疗的焦点,但是患者通常存有与疾病无关的心理社会问题或者人际问题,因此一定要避免将所有问题都归因于疾病本身。在疾病终末期之前同样会出现问题,濒死患者的抑郁症状可以通过药物治疗,而支持性心理干预对很多患者有益。

2. 干预的类型　心理治疗针对慢性疾病的焦虑、抑郁症状有效,特别是团体治疗、基于动力学理论的支持性和人际性治疗、家庭治疗、行为—认知疗法、心理教育等手段。

(1)团体治疗。临床研究表明团体治疗对慢性病患者有效,可以减轻疼痛和情绪痛苦,在某些病例中可以增加存活时间。在团体治疗中,有一些有效的共同性因素。①社会支持:团体治疗中,通常成员共同面对类似的问题,当疾病使个人感到孤立时,团体治疗提供一种新的重要的社会连接,提高成员之间的关注,在帮助他人的过程中增强自己对患病角色的掌控感,增强自信、赋予疾病意义。②情感表达:情绪是躯体疾病患者适应过程中的重要方面,但是经常被忽视和压抑。通过心理治疗来处理痛苦情绪,能为应对痛苦情绪的侵入提供更加结构化的情景。如果患者知道在某个时间和某个地点这些情绪能够被表达、认可和处理,患者就能够更好地管理这些想法。而当孤立时,疾病导致的心境恶劣会更加强烈。身处团体,成员表达相似的痛苦,使得组员能够正常化他们的反应,感觉不那样异于常人和无法应对。③使死亡过程无害化:特定的死亡焦虑会因为孤独而加强,团体治疗小组中不是避免讨论可能激发焦虑和痛苦的话题,而是看重直接面对忧虑、帮助组员更好地利用剩下的时间,帮助他们面对死亡的威胁、从新的角度认识死亡。当治疗起作用后,直接面对威胁生命的问题能够帮助患者从对情感导向的应对模式转换到问题导向的应对模式,讨论这些担忧不能完全解决问题,但是能够帮助患者梳理和应对每一个问题,哀悼其他逝去患者会让当事人深刻地体会到自己逝去时别人所要经历的丧失体验,可以让依然活着的人感到安心。

总之,躯体疾病的团体治疗包括增强社会支持,促进情感表达和处理,缓解面对死亡的焦虑,改善家庭、朋友和医生的关系以及发展应对技能。这些技能可以使患者以一种更积极的姿态面对疾病相关的问题,可以让患者重新评估生活的重心,在悲伤和放弃无法改变的方面的同时,控制他们生活中能够掌握的方面,从专注过去或者未来转为关注当下的生命有限的生活现实,提高和改善生活质量。

(2)个体的动力性(支持 - 表达性)治疗。支持性干预适用于新近被诊断出威胁生命的疾病、急性病、终末期疾病的患者。而认知受损或者严重精神障碍患者,以及自我意识强度和心理感受性低下患者不适合做表达性感受的患者。急性期的支持性干预包括帮助患者重返病前的功能,通过增强已有的防御提供对自我的支持和现实检验,以及鼓励更多适应性的客体关系。支持性干预被设计用来帮助患者确认和表达情感,应对治疗需求、强化社会支持系统、探索有关生命的问题以及恢复希望。

丧失(生活、健康、活动能力、自尊、自我健康感受)、被抛弃(患病时候的人际关系变化)、无助感和伴随严重疾病而来的恐惧感,这些都是躯体疾病不可避免的痛苦的来源。支持性治疗给患者提供一个表达愤怒和恐惧的机会,哀悼丧失以及学习带着疾病继续生活。

针对情感稳定的患者,治疗可以转换为领悟导向的表达性干预。通常结合以下下几个方面:①探索患者赋予疾病的意义;②解释移情中此时此刻的体验;③澄清和解释当前的痛苦、适应不良的行为、人际关系中的潜意识过程。

(3)人际关系治疗(IPT)。IPT 着眼于情绪困扰和人际关系问题的相互作用,强调症状形成、人际关系和社会功能、社会孤立和人格特征在个体心理发展的根源,治疗者扮演患者的支持者和老师的角色,鼓励情感表达、帮助患者认清人际关系中的困难问题。针对透析患者,IPT 可以强调疾病相关的痛苦,治疗中纳入患者的爱人和亲属,还包括与医务人员的互动,对更加灵活的治疗安排采取开放的态度以及求助于结构化的 IPT 手册来解决“患者角色”问题。治疗策略包括情感支持、增强适应性的防御、改善应对方式、检验疾病给本人及家人带来的躯体和心理社会影响,促使各种关系中适应性的沟通,鼓励情绪表达,帮助患者获得独立。实用性的干预包括心理教育、增加社会支持来源、帮助患者和家庭成员应对疾病。

(4)心理教育。心理教育包含教育和表达等部分,健康教育提供与疾病有关的知识,对关注信息的应对方式尤为重要。心理教育的目的在于扩大对疾病作用机制的理解,增加治疗依从性,增进对疾病的控制感和把握感,增进患者的应对能力。采用认知或者行为手段可以进一步改善患者的控制感和适应性。单纯的教育性干预对促进疾病的适应和改善生活质量或者医疗状况并不总是奏效,心理教育干预和健康教育相结合,会更有效果。

心理教育干预通常以教育和认知-行为技术相结合为特点,这种干预通常在团体中提供,本质上更具结构化。目标包括修正医学知识、健康行为和信仰,改善依从性,调整情绪和沟通,干预手段可以集中在社会心理变量上,或者更直接地关注医疗情况[20]。

(5)认知-行为治疗(CBT)。认知-行为学派认为人格和心理病理症状在很大程度上是可以觉察和感知的,能被意识检验。在认知模型里,既往的社会学习、发育史和重要的经历会引导人们形成一套独特的假设或认知模式,来理解自己、世界和未来。然后这些模式会被用来组织知觉、控制和评估行为。当特定的模式被激活,会直接影响患者某一时刻的感知、解释、联想和记忆。治疗的目标是患者的思维方式及其对行为和情感的影响,CBT 的有效性已经得到广泛的证明,其方法有助于解决与躯体疾病有关的心理社会问题。

透析患者的认知-行为治疗需要调整以满足患者在特定时期的需要。最初,治疗可以集中在减轻痛苦、焦虑和抑郁症状。对某些患者,治疗可以集中于影响患者依从性和生活质量的心理社会问题,获得最佳照顾,包括放松训练和对应激处理及应对技巧的指导。

(6)家庭治疗。躯体疾病对家庭的影响很大,急性患病会引起现有家庭结构和角色的转变,而渐进性的病程能允许家庭慢慢地调整适应。亲人的灾难性疾病对任何家庭来说都是难以承受的,健康的家庭能够在社会和情感支持下恢复正常功能。但是,躯体疾病的出现也能够强化发病之前存在的沟通问题、人际关系冲突和被抛弃感。越来越多的研究表明,家庭治疗是对精神障碍高危家庭的预防性干预手段,是对已经存在功能异常家庭的治疗性干预手段[21]。

治疗策略包括强调家庭内部可能导致或维持疾病过程中的关系及互动。需要关注以下因素:①诊断、治疗和疾病的阶段、患者的病前特点、生命周期和家庭角色;②适应水平和家庭支持的质量;③对疾病和死亡的既往信念;④疾病在家庭中的角色(如疾病行为的强化,对患病成员的过分放任或孤立)以及病前和当前的家庭功能情况。家庭干预能促进家庭功能的改善和结构的变化,帮助家庭成员适应疾病没有被控制时不断变化的需求。对患者的家庭治疗目标包括处理当前的应激源、情感症状、悲伤和丧失、沟通方式和家庭成员异常的互动以及疾病在家庭系统中的角色。目的是建立建设性的沟通、增进家庭成员之间的人际关系以及引发系统结构的积极性改变。

总体来看,自肾内科的医师开始关注终末期肾病(ESRD)透析患者的社会心理问题后,关于透析患者社会心理因素的研究在短短的20几年间取得了巨大的进步,并带来相应观念的转变。研究范围从病症扩大到以患者为中心的治疗、护理及照料群体;从关注患者个体感受到整个社会的认知观念。随着信息和数据的不断增多,越来越多的资源被研究者们利用以提升患者的生命质量,同时这些资源和成果也可以惠及到患有其他各种慢性疾病的患者。

不过需要注意的是,在 ESRD 研究中(包括我国)一个突出现象是患者甚至是某些医务人员对心理学研究存在着抵触和轻视,认为心理学研究与患者的需求不相适应,怀疑相关的研究能否给患者带来益处和帮助。事实上医患关系在 ESRD 透析患者治疗中有重要意义,很多患者渴望与临床医生及整个医护团队进行更好的沟通交流。据 Nichols 等 8 年的临床观察发现,医护系统是肾衰竭患者心理障碍产生的重要应激源。医护人员的指导和帮助对肾衰竭患者的合理安排饮食起居,以及自我照顾相当重要。透析患者在治疗过程中经济可能出现各种严重的并发症,医护人员若事先以适当的方式通知患者,并与患者共同商讨在出现问题时如何积极有效地对待,使之早做心理准备,将对患者治疗和康复及生活质量产生积极影响[22]。此外,长期以来旧的传统观念视心理障碍或精神病态为不光彩的事情而造就的病耻感也妨碍着对心理相关问题的研究[23]。

参考文献

1. Levy NB. Psychonephrology 1:, psychological factors in hemodialysis and transplantation. Plenum Medical Book Co. 1981,246(6):683.
2. 汪向东,王希林,马弘. 心理卫生评定量表手册. 北京:中国心理卫生杂志社(增订版),1999:318.
3. Levenson,JL. 心身医学. 吕秋云,译. 北京:北京大学医学出版社,2010:62-64,209.
4. Yeh SC, Chou HC. Coping strategies and stressors in patients with hemodialysis. Psychosom Med ,2007,69(2):182-190.
5. 王文,王汉民. 应对方式和社会支持对行血液透析治疗的终末期肾病患者心理状况的影响. 中国临床康复,2009,6(9):1297-1301.
6. 黄小妹,张英,张黎民等. 维持性血液透析患者的应对方式、社会支持及情感状态. 中国血液净化. 2005,4(5):246-248.
7. Gilbar O, Or-Han K, Plivazky N. Mental adjustment, coping strategies, and psychological distress among end-stage renal disease patients, J Psychosom Res, 2005,58(6):471-476.
8. 沈渔邨. 精神病学. 5 版. 北京:人民卫生出版社,2009:324-325.
9. De-Nour AK, Czaczkes JW. The influence of patient's personality on adjustment to chronic dialysis. J Nerv Ment Dis, 1976, 162(5): 323-333.
10. 周安琪,季建林,徐俊冕. 终末期肾功能衰竭透析患者心理问题的研究. 中国行为医学与脑科学杂志, 1993, 2: 73-75.
11. Kimmel PL and Weihs K Peteson RA. Survival in hemodialysis patients: the role of depression. J Am Soc Nephrol, 1993, 4(1): 12-27.
12. Rodin G. Depression in patients with end-stage renal disease: psychopathology or normative response? Adv Ren Replace Ther, 1994,1(3): 219-227.
13. Famer CJ, Snowden SA, Parsons V. The Prevalence of psychiatric illness among patients on home haemodialysis Psychol Med, 1979, 9(3): 509-514.
14. Liu WJ, Musa R, chew TF, et al . Quality of life in dialysis: A Malaysian perspective. Hemdial Int, 2014,18(2):495-506.
15. 付凤齐,王志稳,万巧琴. 社会支持和应对方式对维持性血液透析患者生存质量的影响. 中华护理杂志,2006,41(2):130-132.
16. Anees M, Malik MR, Abbasi T, et al . Demographic factors affecting quality of life of hemdialysis patients-Lahore, Pakistan. Pak J Med Sci, 2014,30(5): 1123-1127.
17. Shafi T, Jaar GB, Plantinga LC, et al. Association of residual urine output with mortality, quality of life, and inflammation in incident hemodialysis patients: the Choices for Healthy Outcomes in Caring for End-Stage Renal Disease(CHOICE) Study. Am J Kidney Dis, 2010, 56(2): 348-358.
18. Untas A, Thumma J, Rascle N, et al. The associations of social support and other psychosocial factors with mortality and quality of life in the dialysis outcomes and practice patterns study. Clin J Am Soc Nephrol, 2011, 6(1): 142-152.
19. Levy NB. Sexual dysfunction of hemodialysis patients. Clin Exp Dial Apheresis, 1983, 7(4): 275-288.
20. 郭遂怀,黄小妹,张英. 心理干预对维持性血透患者的有益影响. 中国中西医结合肾病杂志,2006,7(11):641-643.
21. Goldengerg I, Goldenberg H. 家庭治疗概论. 6 版. 李正云,译. 西安:陕西师范大学出版社,2005:10.
22. 孙建英,罗国华,徐俊冕. 终末期肾病透析患者心理问题诊断与治疗研究的进展. 中国行为医学科学,1999,1:79.
23. 刘群,王梅. 维持性血透患者的心理状态研究. 中华肾脏病杂志,1997,3:144-146.

第十九章 慢性透析患者代谢功能异常

郑法雷　殷苏燕　高瑞通　邹贵勉　袁伟杰　王质刚　孟建中　李丹丹　王　莉
何　强　周亦伦

第一节　透析患者水电解质代谢异常及其管理

殷苏燕　高瑞通　郑法雷

一、透析患者水平衡及管理

慢性肾脏病(chronic kidney disease, CKD)尤其是终末期肾病(end stage renal disease,ESRD)是人类面临的主要公共健康问题之一[1]。维持性透析患者普遍存在不同程度的水、电解质和酸碱平衡失调。应用饮食调节、药物和肾脏替代的综合治疗,可清除体内潴留过多的水分,补充机体需要的物质,纠正电解质和酸碱平衡紊乱。尽管如此,透析患者仍不可避免地存在水、电解质、酸碱代谢失衡,其原因除与尿毒症本身有关外,还与透析方法、透析膜性能、透析液成分、透析剂量、透析间隔时间等密切相关[2]。

(一)肾单位减少对水代谢的影响

肾脏通过其浓缩和稀释功能调节体内水的平衡。肾脏稀释功能是通过排泄过量的自由水来实现的。肾脏浓缩功能依赖其髓质解剖和物质转运功能的完整性。正常情况下,肾脏滤过液中12% ~20%以自由水形式排出。轻度CRF时,由于健存肾单位保留其溶质重吸收功能而水的重吸收功能下降,自由水排泄相对于GFR的比例得以维持,结果水的排泄不至于发生困难。CRF特别在肾小管间质被许多纤维组织所替代时,由于亨利袢以及远曲小管、集合管与其相应的直血管空间结构排列紊乱或各种主动转运功能障碍,致使整个肾脏或集合管本身对抗利尿激素(ADH)敏感性下降,肾脏髓质溶质梯度不能维持,致尿液浓缩功能下降。此外,健存的肾单位为维持正常的肾血流量和溶质转运,分泌过量的前列腺素特别是PGE_2以拮抗ADH,亦会损害肾脏浓缩功能,使水的重吸收产生障碍。由于肾不能浓缩尿液,水摄入减少或各种原因造成失水,容易引起血容量不足。不加控制地过量饮水及CRF病变晚期大量肾单位萎缩,又会导致水潴留和低钠血症。在ESRD患者中,尤其是GFR降低为10 ml/min时,则更易于出现水潴留,这种情况需要限制水摄入,防止水过多和水中毒[2-4]。

(二)ESRD 患者水的异常分布及影响因素

如前所述,CRF 时既可以出现水潴留,又可出现脱水,应严密控制液体的摄入量。当患者伴有其他急性疾病或精神障碍导致饮水量下降或水需求增加,如发热或不显性失水以及呕吐、腹泻亦会引起脱水,出现血容量不足,GFR 下降,肾功能进一步恶化,后者又促进更多失水,加重尿毒症,形成恶性循环。如有失水情况,患者会觉口渴、口腔黏膜干燥、乏力、尿量减少和低血压,严重者可由于脑细胞脱水而出现神经精神症状甚至昏迷。

肾衰竭终末期少尿时,如摄入水分过多,超过了肾的排泄能力,则极易导致水的潴留,产生稀释性低钠血症,出现水中毒的症状,严重者可发生心力衰竭、肺水肿及脑水肿[4-6]。脑水肿可出现各种神经精神症状,如乏力、头痛、感觉障碍、意识淡漠和精神失常,重者可发生惊厥和昏迷。脑水肿的症状严重程度与血钠下降的程度和速度呈正相关。终末期肾衰竭患者常由于代谢性酸中毒而换气过度,再加上唾液腺分泌功能低下,引起口唇干燥,但不要误以为是缺水表现而盲目地补充水分,以致发生水中毒。

水过多时,如患者病情严重,出现惊厥、意识障碍和昏迷等神经精神症状时,应采取紧急措施。最好立即腹膜透析或血液透析清除体内过多的水分,以挽救病者生命。一般情况下,轻度失水可通过口服补液而纠正,重度失水或急需补液扩容,或患者有明显呕吐、腹泻时,可给予静脉点滴 5% 葡萄糖盐溶液,剂量视病情而定。但如果补水过多、过快,又会出现水潴留甚至急性心力衰竭。慢性肾衰竭的晚期,如尿量正常,每日的入液量一般宜控制在 2 L 左右,如尿量明显减少,则应严格限制水摄入[4-5]。

(三)透析患者水平衡的管理

透析患者水平衡指其液体摄入量与清除量保持平衡。液体超负荷可致心脏负担加重,是透析患者的主要死因之一;再灌注不足可引起血压下降,也是十分危险的,因而加强透析患者水平衡的管理非常重要。尽管造成透析患者液体超负荷的原因是多方面的,但残余肾功能过低或缺失为主要因素。残余肾功能的存在有助于水钠清除,因而在维持水平衡方面起重要作用。

要使透析患者液体清除适度,选定合适的干体重十分重要[4-6]。干体重往往根据临床经验来确定,通常将患者无肌肉痉挛、恶心、呕吐、低血压等不适症状的最低体重定为干体重。血液透析患者的干体重与透析条件、透析时间等密切相关,清除水分速度过快、再灌注不足易发生血压下降。设定干体重最简便、最常用的方法是根据临床症状、血压、胸部 X 线表现,逐渐达到干体重的目标。

心力衰竭时应加强水清除,适当降低干体重,可通过心力衰竭症状、水肿程度、心胸廓比值、肺淤血像、有无胸水、低氧血症程度等明确过剩水分的量,确定干体重。重度水钠潴留应急诊透析清除过多水分,此时动脉血氧分压改善早于胸部 X 线所见 12 ~ 24 小时,可将其作为评价心力衰竭的有效方法。无明显心力衰竭时,可参考心胸廓比值、肺血管阴影确定干体重。如出现呕吐、下肢肌肉痉挛、血压下降、晕厥等症状时,清除水分可进行至血压急速下降之前,由体外单纯超滤法除水。

稳定期患者干体重通常不会发生急速变化,设定干体重后可每月测定一次心胸廓比值,将干体重波动幅度设定在 0.3 ~ 1.0 kg 范围内微调。透析前心胸廓比值,以男性低于 50%,身材小的女性低于 55%,无肺血管阴影增强为目标。有左心室内腔扩张、心包积液的患者达到干体重时,心胸廓比值通常达不到 50% ~ 55%,此时应避免过度清除水分。透析间期体重增加较多的患者,透析前心胸廓比值难以达到 50% ~55%,可将目标定为透析后心胸廓比值 50% ~55%,且日常生活中无心力衰竭症状。

控制液体摄入与保护残余肾功能、加强超滤脱水同样重要。有人将 195 名稳定 CAPD 患者随机分为尿量小于 100 ml/d(无尿组)、尿量小于 400 ml/d(少尿组)和尿量大于 400 ml/d 三组。前两组患者残余肾功能显著低于第三组,但由于严格限制食物中水钠摄入,其细胞外液量与第三组无显著差异,血压值尚低于第三组,提示加强透析患者饮食管理非常重要。研究发现,低盐饮食可使 90% 的血液透析 10 年以内的患者血压正常,并使其残余肾功能下降幅度减少。

二、透析患者的电解质代谢紊乱

（一）钠代谢紊乱

1. 高钠血症　由于终末期肾病患者肾脏对钠的调节能力几乎完全丧失，对摄入水和钠的变化不能引起正常的排泄反应，常因钠排出减少致血钠升高[6-7]。血液透析患者高钠血症（$S_{Na}>146$ mmol/ L）的发生率较低，其发生多因脱水或透析不当所致。腹膜透析患者若短时间内用高糖腹膜透析液快速清除多余液体，可因滤过腹膜透析液的水多于钠而致高钠血症。高钠血症使细胞外液渗透压升高，细胞内水分移至细胞外，致细胞内失水，脑细胞极易受脱水损害，出现一系列神经-精神症状，轻者表现为淡漠、嗜睡或烦躁，严重者可发生惊厥、抽搐或昏睡甚至昏迷或死亡。

2. 低钠血症　低钠血症在病情危重，需紧急透析的患者中较常见，主要因为这些患者输注了大量低渗液体。渗透性利尿、不恰当长期限制钠盐、呕吐、腹泻、利尿等使钠丢失过多及心钠素等抑制肾小管对钠重吸收，均可导致低钠血症，使血容量增加，心脏负担加重，甚至诱发心力衰竭[7]。

低钠血症可发生于透析开始时或透析过程中，大量水分自透析液进入血中及细胞内，造成血液稀释，血浆渗透压急剧下降，引起溶血、脑水肿等低钠血症表现。患者可出现烦躁不安、焦虑、胸痛、头痛、恶心呕吐、面色苍白，甚至癫痫发作。治疗包括高流量吸氧，废弃透析管路中的血液，应用镇静剂治疗癫痫发作等，严重贫血时可行血液灌流。

对血液透析患者而言，轻度低钠血症，即透析前血钠水平高于125 mmol/L（但低于135 mmol/L）时，要使常规4小时血液透析的患者透析后血钠维持于140 mmol/L，则透析液钠浓度应高于140 mmol/L，最高可为150 mmol/L。中重度低钠血症，即透析前血钠水平低于125 mmol/L，尤其是当低钠血症持续时间较长时，治疗须十分谨慎、缓慢提升血钠；过快使血钠水平升至正常是很危险的，有出现水肿、高血压，甚至心力衰竭、渗透性脱髓鞘症的潜在危险；对明显的假性低钠血症（继发于氮质血症、高脂血症、副蛋白血症等的轻度低钠血症），一般不必积极补钠。

糖尿病患者可因血糖浓度增加导致水分从细胞内渗出至细胞外，引起低钠血症。血糖浓度每增加5.55 mmol/L（100 mg/dl），血钠浓度即相应减少1.3 mmol/L。合理应用胰岛素，可纠正此类继发性低钠血症。

3. 血液透析液钠浓度的调节　血液透析在调节机体钠平衡中起重要作用。理想的透析液钠浓度应是使透析中清除的钠与透析间期增加的钠相等。透析液钠浓度的选择一方面根据透析超滤量，另一方面根据患者的残余肾功能、水钠摄入量和血压等具体情况而定。无残余肾功能、水钠负荷重、血压较高者，宜选用钠浓度较低的透析液。但使用低钠透析液血液透析以纠正高钠血症是有一定风险的，当透析液钠浓度低于血钠值3～5 mmol/L时，某些透析并发症的发生率将明显增加，当血浆钠浓度低于组织间液时，水分渗透性逆流入组织间，使血浆容积减少，可引起低血压、肌肉痉挛、脑水肿，加剧失衡综合征。

当透析前血尿素氮水平较高〔>100 mg/dl（35.70 mmol/L）〕时，应避免使用低钠透析液，最安全的途径是透析液的钠浓度与血钠水平接近，缓慢给予等渗或稍高渗钠液。两次透析间期体重增加不明显，无明显水钠潴留者；血钠、血压偏低者，用低钠透析易发生低血压，可提高透析液钠浓度。

对长期严重低钠血症患者，透析液钠浓度高于血钠水平不应超过15～20 mmol/L，应连续透析数日或一周内透析数次，逐渐纠正低钠血症。为避免高钠透析的副作用，宜采用可调钠透析，即前3小时用高钠（145～150 mmol/L）透析液，以提高血浆渗透压，并耐受大量超滤，达到预定脱水量，防止发生低血压。后1小时改用低钠（130～135 mmol/L）透析液，以清除体内过多Na^+，防止透析间期口渴、饮水过多、体重增加过多、高血压、心力衰竭等。只要透析液钠浓度起点、终点选择合适，就能既维持血钠高水平，又不增加钠负荷，避免高钠透析的不良反应。总之，透析液钠浓度应根据患者实际情况而定，整个透析过程的不同时间可根据患者的不同反应调整钠浓度以适应患者当时需要。

4. 腹膜透析的水钠平衡　腹膜透析时钠的平衡主要通过弥散和对流，弥散取决于细胞外液和透析液之间钠浓度梯度。每日净钠排出量的变化依血清钠浓度而定，增加饮食中钠摄入，可致血清钠升高，透析液中钠排出量亦随之增加。腹膜透析可不断清除液体，纠正低钠血症，作用温和持久，因而腹膜透析患者很少因过多饮水引起低钠血症，但一旦出现，往往更难纠正，因为钠经腹膜进入透析液的量是很有限的。接受 CAPD 治疗的 ESRD 患者，其血钠浓度与水钠摄入及透析对其清除的量有关。通常腹膜透析时水分经血液滤入腹腔的量不成比例地多于钠，因而造成相对的高钠血症，并使血液渗透压增加。若患者透析前血钠水平过高，应避免短时间内用高糖快速清除液体，以免加重高钠血症。

（二）钾代谢紊乱

无论高钾血症还是低钾血症，均对尿毒症患者构成很大威胁，因而，维持性血液透析患者应定期监测血钾水平，发现异常应及时纠正[7-8]。

1. *高钾血症* 尿毒症患者肾脏调节钾的能力明显降低，如不控制饮食，摄入大量水果、饮料、蔬菜、蛋白质等高钾食物，不适当给予钾盐，服含钾高的中药，或因感染、外伤、组织坏死、输陈旧血、烧伤、手术、胃肠道出血等引起内源性或外源性钾负荷增加，均可导致高钾血症。透析不充分或透析液高钾是引起高钾血症的另一个原因。尿毒症患者多伴有代谢性酸中毒，此时，细胞外液中的 H^+ 进入细胞内被缓冲，为维持体液电中性，同时有 K^+、Na^+ 被释放到细胞外，致高钾血症。胰岛素不足或抵抗，影响细胞膜 Na^+-K^+-ATP 酶功能，从而妨碍了钾进入细胞内，也可引起高钾血症。此外，应用血管紧张素转化酶抑制剂、血管紧张素Ⅱ受体拮抗剂、肝素、环孢素等药物，可抑制醛固酮分泌，导致肾排钾减少或细胞内外钾分布变化，引起高钾血症。过量应用 β 受体阻滞剂或洋地黄制剂等，可干扰细胞外钾向细胞内转移，引起高钾血症。据报道，10% 长期血液透析的患者存在高钾血症。

血液透析是治疗高钾血症最有效的方法。血液透析清除钾不充分的原因是多方面的，如血液中有气泡、出现血凝块，透析液有气泡，复用透析器有残余蛋白及血凝块等使透析膜面积减少，可影响钾的清除；滤过血液再循环、血泵与管路接触太松、血泵管腔直径减少等致透析液或血流量减少，亦可影响钾的清除；此外，透析液温度低也是导致钾清除不充分的原因之一。

2. *低钾血症* 血液透析患者很少出现低钾血症，长期血液透析的患者低钾血症的发生率仅为 0.4%。原因是多方面的，尿毒症患者摄入不足致外源性缺钾或代谢发生改变致内源性缺钾，可发生低钾血症。透析不充分导致呕吐及滥用泻药致消化道失钾，排钾利尿剂长期和过量应用致肾失钾，使用低钾或无钾透析液透析及离子交换树脂排钾亦可导致低钾血症。过量用碱性药纠正代谢性酸中毒，使用高碳酸盐透析液、含葡萄糖透析液、盐皮质激素、胰岛素及营养过度均有助于钾向细胞内转移，有可能导致低钾血症。透析前血钾正常及伴有代谢性酸中毒的患者透析期间易出现低钾血症。透析的前 2 小时血钾迅速下降，有发生低钾血症倾向，心脏病患者心律失常发病率明显增加，尤其是服用洋地黄的患者，应密切观察。

3. *血液透析液钾浓度的调节* 透析液中理想钾浓度应据患者饮食中摄钾多寡，透析器类型，膜面积，透析频率、时间，透析前血钾水平而定。长期血液透析无尿或少尿患者透析液钾浓度多为 2.0 ~ 2.5 mmol/L，有尿患者可为 2.5 ~ 3.0 mmol/L。除非有严重高血钾，一般不用无钾透析液，以免出现透析后低钾及心律失常。对高钾血症者，其透析时钾清除量较血钾正常者要大，透析（弥散）比血液滤过（对流）清除钾效率高。透析前有代谢性酸中毒者透析期间随着酸中毒的纠正，血钾明显下降，但两次透析间期每日从食物中得到的 H^+，因摄入蛋白质过多而增加，H^+ 蓄积又可致酸中毒、高钾血症。故应增加透析频率，必要时可口服 $NaHCO_3$ 以预防高钾血症。高流量透析结束后，若透析期间血钾水平发生了明显变化，则透析后 1 ~ 3 小时内血钾将上升 0.5 ~ 1 mmol/L，因而透析 2 ~ 3 小时后，即过了反弹期后，方可对血钾水平做较为客观的判断。有时患者缺钾，但因脱水、酸中毒等原因，血清钾浓度可正常甚至偏高，纠酸后继续使用低钾透析，可出现低钾血症。透析前血钾水平低及应用洋地黄的患者透析液钾浓度多为 3 mmol/L，同时需注意食物摄钾量。

4. *腹膜透析患者的钾平衡* CAPD 患者常出现血钾偏低，很少发生高钾血症，其原因是多方面的。腹膜透析液中多不含钾，长期从腹膜透析液中丢钾，是导致低钾血症的主要因素。细胞摄取钾增加，肠道丢失是重要原因。有研究发现,腹膜透析患者肌肉中钾含量显著升高,提示肌肉细胞摄取钾是增加的。此外,饮食中富含钾的食物摄入不足,也可能是加重其发生的因素。

据统计,使用无钾腹膜透析液 CAPD 时有 10% ~36% 的患者发生低钾血症,初期应用腹膜透析时这种现象尤易出现。因此,对刚开始腹膜透析的患者应定期查血钾浓度。要使腹膜透析患者不出现低钾血症,最好的方法是增加含钾高的食物摄入量,必要时在腹膜透析液中加入适量氯化钾,2 ~3 小时内常可使血钾增加 0.44 mmol/L。需要注意的是,透析后 1 ~2 小时内,血钾水平可有明显反弹性升高,因而透析患者在补钾以治疗低钾血症时应谨慎。腹膜透析通过弥散、纠正代谢性酸中毒以清除钾,且腹膜透析液中含葡萄糖,葡萄糖可驱钾入细胞以降低血钾。无糖腹膜透析液清除钾的作用较含 200 mg/dl (11.10 mmol/L)葡萄糖的透析液强 30%。但用无糖透析液,钾转移至细胞内的作用可能会减弱,因而对于慢性高钾血症患者,含 100 mg/dl(5.55 mmol/L)葡萄糖的透析液可能最佳。腹膜透析与血液透析一样,在最初 1 ~2 小时内血钾降低较快,随后下降较慢。由于腹膜透析过程中,大量蛋白质丢失入透析液,因而稳定腹膜透析的患者需摄入足量蛋白以弥补其丢失量,防止发生低蛋白血症。但食物蛋白含钾,故应适度限钾,尤其是水果、饮料等,蛋白摄入量以 1.2 ~1.3g/kg 为佳。手术或炎症引起腹膜粘连、透析液淤积、硬化性腹膜炎等可致透析膜面积减少,低血压等可降低透析液流量或血流量,均影响腹膜透析对钾的清除。血液透析、腹膜透析均可用于治疗高钾血症,但血液透析降钾迅速,腹膜透析作用温和持久,适于缓慢降钾。

(三)钙磷代谢紊乱

尿毒症患者中钙磷代谢紊乱十分常见,以高磷血症、低钙血症最为多见,少数情况下也可发生低磷血症、高钙血症[9,11]。即使血清钙磷、钙水平正常,钙磷代谢紊乱的其他表现仍然存在(如肾性骨病、继发性甲状旁腺功能亢进、血管钙化等)[9-11]。

1. 低钙血症　低钙血症的发生与饮食、用药密切相关。如含钙食物摄入少,钙剂、维生素 D 剂量不足致肠道、肾钙吸收减少,可加重低钙血症。若透析前患者存在低钙血症,则应提高透析液中的钙浓度,以防纠正酸中毒过程中钙浓度进一步下降。透析液中钙浓度过低可引起血钙下降,PTH 分泌增加,继发甲状旁腺功能亢进和高磷血症。

血液透析可使血钙达到大致正常水平,透析膜钙转移的多少主要依赖于透析清除率及透析液与血浆钙的浓度梯度差,透析钙清除率为尿素的 60% ~70%,透析者血钙弥散分数约为 60%,稍高于正常人。

2. 高磷血症　中重度肾衰竭可导致高磷血症,尿毒症患者中则普遍存在高磷血症,而且程度较重。摄入高蛋白饮食,服含磷酸的泻药致肠道吸收磷增加,未服用足量磷结合剂或服用方法不当(未按时于餐中服),透析不充分,未清除足够的磷,均可加重高磷血症。标准透析液不含磷,延长透析时间、使用表面积较大的透析器,提高透析充分性,可提高磷清除量,达到降磷目的。血磷明显升高〔>8 ~10 mg/dl (2.58 ~3.23 mmol/L)〕,伴急性横纹肌溶解或依从性差的患者,透析液钙浓度应较低,以免透析期间出现高钙负荷或转移性钙沉积。

高磷血症是维持性血液透析患者的常见并发症,控制透析患者高磷血症,可防止肾性骨营养不良和转移性钙化等并发症。严重高磷血症患者可加强血液透析,必要时使用血液透析滤过治疗。但血液透析虽可降磷,细胞外液磷只占身体总磷的 1%,透析后磷的再分布使血磷回升,所以透析清除磷只是一过性的,不能真正控制高磷血症。控制饮食中磷摄入量为降磷有效方法,但欲使源于食物的磷减少,则需降低蛋白摄入,这不利于维持性透析患者的营养状态,因而主张给予磷结合剂,同时适当控制饮食,磷摄入量小于 1.2 g/d。口服磷结合剂降磷,应用最早且有效的是铝制剂,但可引起铝在体内蓄积,导致透析脑病、铝性骨病等并发症,除个别特殊情况(钙磷乘积 >55 mg^2/ml^2)可短期服用外,已很少应用[123]。

目前以含钙的磷结合剂最为常用。$CaCO_3$ 既可补钙,又可在肠道中与摄入的磷结合,有一定降磷作用,但 $CaCO_3$ 可引起高钙血症和胃肠道反应,限制了其应用。醋酸钙是一种有效的胃肠道磷结合剂,无论是短期还是长期应用醋酸钙,均比 $CaCO_3$ 能更有效地降磷,虽可能会有血钙升高,但 Ca、P 乘积有显著下降。非含钙、铝、镁的磷结合剂如司维拉姆(Sevelamer)与含钙磷结合剂一样有效,也可作为降磷治疗的主要选择之一。如发现血钙水平连续两次大于 10.5 mg/dl(2.62 mmol/L)或甲状旁腺激素(PTH) < 150 pg/ml,或严重血管或软组织钙化的透析患者,不能使用含钙磷结合剂,应选用非含钙、铝、镁的磷结合剂[12]。

3. 低磷血症　透析患者摄入过少,肠道吸收功能障碍,体内钙磷乘积低下,频繁透析等均可引起低磷血症。长期低磷血症可引起骨软化病,严重的低磷血症可引起呼吸肌麻痹和血红蛋白结合氧能力下降,甚至导致透析时呼吸停止。为预防低磷血症,透析液中可加入浓度为 1.3 mmol/L 的磷或静脉补磷,但需警惕过分纠正低磷血症继发的低钙血症。含醋酸盐的透析液不可加入磷,因为钙、镁磷酸盐的溶解度很低。

4. 血液透析液钙浓度的调节　透析液钙浓度多为 1.5 ~ 1.75 mmol/L。当透析液钙浓度 <1.5 mmol/L 时,骨钙丢失,可导致甲状旁腺功能亢进和肾性骨营养不良。若透析液钙浓度增至 2 mmol/L 时,机体总钙含量增加,且可能抑制 PTH 分泌。对明显低钙血症患者,可暂时用含钙 2 mmol/L 的透析液,但需严密监测透析后血钙水平,以免发生高钙血症。维持性血液透析患者有低钙血症时,单用高钙透析液的效果并不好,易发生高钙血症和无力型骨病;此时透析液钙浓度 < 1.5 mmol/L,并服用活性维生素 D〔1,25-$(OH)_2D_3$,1α-OHD_3〕的效果较好,更接近生理状态。

5. 腹膜透析液钙浓度的调节　标准 CAPD 透析液钙浓度为 1.75 mmol/L,血清中可弥散的游离钙为 1.15 ~ 1.29 mmol/L,因而通过弥散,血钙升高。CAPD 患者每日用 1.5% 葡萄糖透析液交换 3 次,4.25% 葡萄糖透析液交换 1 次,腹膜透析液钙浓度为 1.75 mmol/L 时,可促进腹膜钙吸收,并快速使血总钙及游离钙达到正常水平,这有利于避免骨钙丢失,防止肾性骨病进展。为避免高钙血症发生,对高磷血症患者目前倾向于口服 $CaCO_3$ 作磷酸结合剂,同时使用低钙(1.5 mmol/L 或更低)腹膜透析液。

(四)镁代谢紊乱

1. 血液透析患者的镁代谢　高镁血症多见于血液透析者,多因使用镁浓度过高的透析液或大量服用含镁食物、药物(如抗酸剂、缓泻剂、灌肠剂等)引起[12]。一般症状隐匿,临床表现为低血压、无力、心动过缓等。慢性高镁血症可引起骨病和软组织钙化。治疗首先应去除病因,血液透析可降低镁浓度。低镁血症主要发生于营养不良及接受肠道外营养(TPN)的透析患者。透析引起的低镁血症较为少见,临床表现为震颤、认知障碍、心律失常等,接受洋地黄制剂治疗者症状明显。低镁血症的远期并发症为高血压、动脉粥样硬化、糖耐量异常等。透析过程中应及时监测血镁浓度,必要时补充含镁的营养液。

一般来说,维持性血液透析患者高镁血症的危害比低镁血症大,因而应尽量避免高镁血症[12]。为防止高镁血症,临床一般不用含镁的药物,并用低镁透析液进行透析。透析患者血镁水平与透析液镁浓度有直接关系,若透析前血镁浓度为 3.75 ~ 5 mg/dl(1.5 ~ 2 mmol/L)时,应用较低浓度的镁透析液,如 1.25 ~ 1.75 mg/dl(0.5 ~ 0.7 mmol/L)。为了减少铝中毒而用含镁的磷酸螯合剂,如 $MgCO_3$、$Mg(OH)_2$ 代替 $Al(OH)_3$时或使用含镁的抗酸药抑制磷吸收时,可用含镁更低的透析液,如 0.7 mg/dl(0.3 mmol/L)或无镁透析。如透析时间短,镁潴留增加,透析液中镁在 0.5 ~ 0.7 mg/dl(0.2 ~ 0.3 mmol/L)较为合适。

2. 腹膜透析患者的镁代谢　CAPD 清除镁的作用较弱,常可致高镁血症,因而推荐使用含镁 0.5 mmol/L的低镁透析液[13]。商业用 CAPD 透析液含镁 0.25 ~ 0.75 mmol/L,血镁正常值为 0.65 ~ 0.98 mmol/L,其中可弥散浓度为 55% ~ 60%。当含镁 0.75 mmol/L,糖 1.5% 的透析液透析,会有少量镁通过弥散作用被吸收,出现高镁血症;而使用含镁 0.75 mmol/L,糖 4.25% 的透析液透析,对流作用抵消了弥散作用,将镁透出,不出现高镁血症。镁的转运受腹膜透析液停留时间和渗透力影响。为纠正高镁血症,Nolph 等建议用低镁(0.25 mmol/L)腹膜透析液,结果多数人血镁降至正常范围,并不引起低镁血症。

三、透析患者酸碱代谢失衡

ESRD 患者酸碱代谢失衡十分常见,其中以代谢性酸中毒最为常见。机体代谢异常导致一种或多种有机酸产生过多及排出障碍,是 ESRD 患者酸中毒最基本的原因[14]。代谢性酸中毒可造成体内多系统损伤,是引起营养不良-炎症综合征的重要原因[15],而纠正代谢性酸中毒可使营养状况和低蛋白血症明显改善[16]。此外,代谢性碱中毒也并不少见[17]。某些情况下,也可出现呼吸性碱中毒或呼吸性酸中毒。

(一)代谢性酸中毒

肾衰竭患者均有不同程度的代谢性酸中毒[18]。代谢性酸中毒可导致换气过度,并诱发心律失常。透析过程中应密切注意患者的呼吸情况,若出现换气过度,则应警惕酸中毒可能,及时行血气分析明确诊断。透析是纠正 ESRD 患者代谢性酸中毒最有效方式,透析液中一般加入碱性缓冲液。机体代谢异常致一种或多种有机酸产生过多或碱丢失过多是透析患者代谢性酸中毒最常见的原因。腹泻是肠道碱丢失过多的常见原因。

(二)血液透析患者的代谢性酸中毒

血液透析可清除 H^+,补充 HCO_3^-,使血液 pH 和缓冲功能正常。碳酸氢盐是正常血浆的缓冲碱,不需代谢可直接入血,增加细胞外液中碳酸氢盐,其纠正酸中毒(纠酸)作用比醋酸盐透析迅速且充分,并可使患者较大量的超滤。但透析液制备麻烦,易有细菌生长,不宜久置,且成本较高,为其不足。透析液碳酸氢盐浓度通常为 35 ~38 mmol/L[18-19],血液透析纠酸应适度,最好透析后轻度偏碱以便对抗透析间期的酸化作用。

应用醋酸盐透析时,醋酸根离子通过透析膜进入血中,经肝脏代谢产生碳酸氢盐,以纠正酸中毒;但在透析开始 1 ~2 小时内,透析液中不含碳酸氢盐,血中碳酸氢盐弥散到透析液中,可能会导致酸中毒暂时加重,故严重的代谢性酸中毒不能用醋酸盐透析,一定要同时静脉输入碳酸氢盐;随着碳酸氢盐的不断转化、增加,最终酸中毒得以纠正。但血液透析结束后,由于积蓄的醋酸盐继续代谢,可导致血碳酸氢盐浓度持续升高 2 个多小时[20]。若透析前血碳酸氢盐浓度为 16 ~20 mmol/L,透析结束时可升至 22 ~25 mmol/L,透析后 1 小时将达 24 ~27 mmol/L。醋酸盐透析常用浓度为 35 ~40 mmol/L,具有制备简便,保存容易,成本较低,不引起钙镁沉淀的优点。但可使心肌供氧减少、心肌灌注不足、发生低氧血症。透析过程中可出现低血压、恶心、呕吐等"醋酸盐不耐受现象"。因而,心血管功能不稳定、糖尿病、肝功能异常、老年人、对醋酸盐不耐受的患者最好不用醋酸盐透析,而用碳酸氢盐透析。

(三)腹膜透析患者的代谢性酸中毒

与血液透析相比,CAPD 纠正酸中毒作用较缓和,可使患者体内酸碱状态更为稳定。乳酸盐是腹膜透析的常用碱基,进入体内经肝代谢,生成碳酸氢盐而起作用,常用浓度为 35 ~40 mmol/L。浓度为 35 mmol/L时,约有60%的患者存在不同程度的代谢性酸中毒。改用40 mmol/L 乳酸盐腹膜透析液时,酸碱状态明显改善,但仍有相当数量患者处于酸中毒状态,且代谢性碱中毒患者增加[20-21]。近十余年的研究发现,乳酸盐腹膜透析液除对腹膜细胞有损害外,不能完全纠正代谢性酸中毒。长期用乳酸盐的不良反应是血管扩张、心肌收缩力下降、血压降低,现已不用。醋酸盐纠正酸中毒作用优于乳酸盐,但能引起硬化性腹膜炎,并使腹膜超滤功能减退,现亦不再使用。

碳酸氢盐是体内生理性缓冲物质,应用碳酸氢盐腹膜透析液不引起血管扩张、间皮细胞损害、腹膜结构改变,生物相容性好,是腹膜透析理想的碱基,但配制透析液时易发生钙、镁沉淀,葡萄糖焦化。透析液碳酸氢盐浓度多为 27 ~35 mmol/L。

(四)代谢性碱中毒

透析患者出现碱血症最常见的原因是呕吐,频繁呕吐及胃液引流时,富含 HCl 的酸性胃液大量丢失,来自胃壁及肠液的 HCO_3^- 得不到足够的 H^+ 中和而被吸收入血,致血浆 HCO_3^- 浓度升高,发生代谢性碱中毒[17]。碱性物质摄入过多,如口服或输入过量 $NaHCO_3$,摄入乳酸钠、乙酸钠、枸橼酸钠等,其在体内氧化产生碳酸氢钠,均可致代谢性碱中毒。尿毒症患者多伴贫血,若大量输入库存血,可引起代谢性碱中毒。$Al(OH)_3$ 与聚磺苯乙烯树脂合用时,有时可引起代谢性碱中毒,因为树脂可结合铝,而不再结合、分离胰腺分泌的 HCO_3^-,HCO_3^- 重吸收,致代谢性碱中毒。代谢性碱中毒亦可出现于重复用枸橼酸盐作抗凝剂者。

急性代谢性碱中毒可导致换气功能低下,甚至缺氧,引起精神神经症状,如反应迟钝、震颤、肌肉痉挛等,组织缺氧可引起氧和血红蛋白解离曲线左移。若碳酸氢根浓度低于 33 mmol/L 时,一般不需治疗,严重的碱中毒,需要去除透析液中剩余的碳酸氢根或更换透析液。维持碳酸氢根浓度在 20 ~ 28 mmol/L 水平。

透析患者很少出现严重的代谢性碱中毒,尤其是醋酸盐透析者。大多数轻度碱血症患者是可以耐受的,仅少数病例需迅速纠正碱中毒。

(五)呼吸性碱中毒

腹膜透析患者可出现呼吸性碱中毒(呼碱),尤其是血糖高或用高渗透析液透析,细胞外液减少时易出现。呼吸性碱中毒多出现于透析初期,因为患者透析前处于酸中毒状态,腹膜透析补充缓冲碱后,细胞外液酸中毒逐渐缓解,而碳酸氢盐入血脑屏障相对缓慢,导致脑脊液呈相对酸性,刺激呼吸中枢,维持高通气状态和过度换气,导致呼吸性碱中毒。但这种状况可因体内酸碱平衡迅速建立而消失。一些需紧急透析的患者已存在呼吸性碱中毒,此时肾脏排泄 HCO_3^- 很少,为避免碱血症,呼吸性碱中毒患者不能用标准透析液(碱 35 ~ 40 mmol/L),即使透析前 HCO_3^- 正常或下降者亦不宜。透析液中碳酸氢盐或醋酸盐含量应低于常量,以使透析后 HCO_3^- 达到期望的低于正常的范围。治疗的目的是使 pH 正常,而不是 HCO_3^- 正常;如 pH 正常, HCO_3^- 17 ~ 20 mmol/L 即可。

接受腹膜透析治疗且存在呼吸性碱中毒的患者中,其血 pH 水平可大于 7. 70。假如不纠正低碳酸血症,则很难纠正碱中毒,且病死率很高。

(六)呼吸性酸中毒

伴严重的急性或慢性呼吸系统疾病的患者,可出现 CO_2 潴留和呼吸性酸中毒,此时动脉血的 CO_2 分压($PaCO_2$)往往明显升高(>46 mmHg)。肾功能正常的呼吸性酸中毒患者,其动脉血的 HCO_3^- 水平可代偿性增高(>26 mmol/L)。而 ESRD 血液透析伴呼吸性酸中毒患者,同样的 $PaCO_2$ 水平,透析前的 pH 7. 18,HCO_3^- 水平仅 20 mmol/L,这可能与患者同时伴代谢性酸中毒(HCO_3^- 水平一般降低明显)有关。呼吸性酸中毒患者用含碳酸的透析液较合理,醋酸透析初期,酸血症可能会暂时加重,低氧血症亦较重。

治疗呼吸性酸中毒,要尽可能积极纠正 CO_2 潴留(治疗呼吸系统疾病)和高碳酸血症。对高碳酸血症,可每日血液透析以维持血 HCO_3^- 浓度足够高,或选用含有高浓度 HCO_3^- 的置换液进行连续性血液滤过。

参考文献

1. Levey AS, Eckardt KU, Tsukamoto Y, et al. Definition and classification of chronic kidney disease: a position statement from kidney disease: improving global outcomes (KDIGO). Kidney Int, 2005,67(6):2089-2100.
2. Palmer BF. Approach to fluid and electrolyte disorders and acid-base problems. Prim Care,2008,35(2):195-213.
3. Chandna SM, Farrington K. Residual renal function: considerations on its importance and preservation in dialysis patients. Semin Dial,2004,17:196-201.
4. Cheng LT, Chen W, Tang W, et al. Residual renal function and volume control in peritoneal dialysis patients. Nephron Clin Pract, 2006,104:47-54.
5. Charra B, Chazot C, Laurent G, et al. Clinical assessment of dry weight. Nephrol Dial Transplant, 1996,11(Suppl 2):16-19.
6. Lameire N, Van Biesen W. Importance of blood pressure and volume control in peritoneal dialysis patients. Perit Dial Int,2001, 21:206-211.
7. Weiss-Guillet EM, Takala J, Jakob SM. Diagnosis and management of electrolyte emergencies. Best Pract Res Clin Endocrinol Metab, 2003,17(4):623-651.
8. Musso CG. Potassium metabolism in patients with chronic kidney disease (CKD), Part I: patients not on dialysis (stages 3-

4). Int Urol Nephrol,2004,36(3):465-468.
9. Shastri J, Tran A, Covit A, et al. Adherence to K/DOQI guidelines for calcium-based phosphate binders in clinical practice. J Ren Nutr, 2008,18(4):370-374.
10. Rogers NM, Coates PT. Calcific uraemic arteriolopathy: an update. Curr Opin Nephrol Hypertens, 2008,17(6):629-634.
11. Ardalan MR, Pourafkari L, Tubbs RS,et al. Hypophosphatemic encephalopathy in a CAPD patient. Am J Med Sci, 2008,335(6):492-494.
12. Navaneethan SD, Palmer SC, Craig JC, et al. Benefits and harms of phosphate binders in CKD: a systematic review of randomized controlled trials. Am J Kidney Dis,2009, 54(4): 619-637.
13. Kyriazis J. Dialysate magnesium level and blood pressure. Kidney Int, 2004, 66(3): 1221-1231.
14. Kovacic V, Roguljic L, Kovacic V. Metabolic acidosis of chronically hemodialyzed patients. Am J Nephrol, 2003,23(3): 158-164.
15. Kalantar-Zadeh K, Mehrotra R, Fouque D, et al. Metabolic acidosis and malnutrition- inflammation complex syndrome in chronic renal failure. Semin Dial,2004, 17(6):455-465.
16. Movilli E, Viola BF, Camerini C, et al. Correction of metabolic acidosis on serum albumin and protein catabolism in hemodialysis patients. J Ren Nutr,2009,19(2): 172-177.
17. Khanna A, Kurtzman NA, et al. Metabolic alkalosis. Nephrol,2006,19 (S9): S86-S96.
18. Movilli E, Gaggia P, Camerini C, et al. Effect of oral sodium bicarbonate supplementation on interdialytic weight gain, plasma sodium concentrations and predialysis blood pressure in hemodialysis patients. Blood Purif, 2005,23(5): 379-383.
19. Uribarri J. How should dialysis fluid be individualized for the chronic hemodialysis patient? Bicarbonate. Semin Dial, 2008,21(3):221-223.
20. Montenegro J, Saracho RM, Martínez IM, et al. Long-term clinical experience with pure bicarbonate peritoneal dialysis solutions. Perit Dial Int,2006, 26(1):89-94.
21. McIntyre CW. Update on peritoneal dialysis solutions. Kidney Int,2007,71(6): 486-490.

第二节 慢性肾衰竭内分泌紊乱

邹贵勉

慢性肾衰竭(CRF)和长期透析患者由于肾脏结构破坏及毒素的积聚,导致激素在肾脏的产生、降解与清除障碍,同时激素在血中运输、血中激素抑制因子活性和数量、激素肾外代谢、靶器官敏感性、反馈调节等方面也发生异常,因而出现一系列的内分泌紊乱。几乎所有内分泌激素的分泌、代谢和靶器官的敏感性均发生改变,如胰岛素抵抗、下丘脑-垂体-性腺轴的异常、甲状腺功能减退、高生长激素血症等。有关慢性肾衰竭时甲状旁腺素、维生素 D 和红细胞生成素的变化请见本书第十八章第三节、第十三节。本章主要讨论胰腺、性腺、甲状腺、肾上腺的功能紊乱,见表 19-2-1,19-2-2。

表 19-2-1 CRF 时的内分泌功能改变

内分泌腺体	激素异常
下丘脑、垂体	GH、PRL、FSH、LH 大多升高，ACTH、TSH 正常或升高
甲状腺	TT_4/FT_4 大多正常，TT_3/FT_3 常略低
肾上腺	醛固酮正常、升高或降低；皮质醇正常或升高；儿茶酚胺正常或升高
胰腺	胰岛素、胰高血糖素升高
性腺	睾酮、黄体酮下降，雌激素正常或升高
肾脏	红细胞生成素、肾素、1,25-$(OH)_2D_3$ 下降，前列腺素 A_2、前列腺素减少 E_2

注：GH—生长激素；PRL—泌乳素；FSH—卵泡刺激素；LH—黄体生成素；ACTH—促肾上腺皮质激素；TSH—促甲状腺激素。

表 19-2-2 CRF 时内分泌异常的原因

血中激素水平	激素异常原因
血循环中激素水平增加	肾内外清除减少（如胰岛素、胰高血糖素、甲状旁腺素、降钙素、泌乳素、黄体生成素、卵泡刺激素、生长激素、胃泌素）
	腺体分泌增加（如甲状旁腺素、利钠激素）
	免疫活性片段累积，可无生物学活性（如胰高血糖素、甲状旁腺素和降钙素等）
血循环中激素水平降低	肾脏损害分泌减少〔如红细胞生成素、肾素、1,25-$(OH)_2D_3$ 等〕
	其他内分泌腺体分泌减少（如睾酮、雌激素和孕酮等）

一、慢性肾衰竭时的胰岛功能紊乱

慢性肾衰竭（CRF）时外周组织对胰岛素抵抗（IR）、胰岛素分泌和清除障碍，引起患者糖耐量减低，导致碳水化合物代谢异常。

（一）胰岛素抵抗

IR 是机体的病理生理状态，原意是指需要超过正常量的胰岛素始能在胰岛素的效应器官产生正常的生理效应。但现在 IR 的概念则泛指胰岛素在周围组织摄取和清除葡萄糖的作用减低。随着机体对胰岛素敏感性的降低，功能正常的胰岛 β 细胞会代偿性地增加胰岛素的分泌以克服组织的 IR，导致高胰岛素血症。因此，尽管胰岛素作用效果严重下降，但在一段时间内糖耐量仍可维持正常，结果发生代偿性高胰岛素血症而血糖水平正常或仅轻度升高。随着时间的推迟，β 细胞不能长期维持胰岛素的高分泌率。在严重 IR 的情况下，胰岛素的分泌减少会造成严重的高血糖。

1. IR 的评估　检测 IR 的方法很多，如葡萄糖耐量试验加胰岛素释放试验、胰岛素耐量及抑制试验、正常血糖钳夹技术、稳态模型评价、Bergman 最小模型法计算等。这里仅对葡萄糖钳夹技术略加介绍。

钳夹技术于 20 世纪 70 年代由 De Fronzo 等首创，分为高血糖与正常血糖钳夹技术二种。正常血糖高胰岛素钳夹技术用来评价外周组织对胰岛素的敏感性，它是利用负反馈原理调节血糖：在空腹状态下，由于血糖水平稳定，葡萄糖的产生（主要是肝脏输出葡萄糖）率（Ra）与葡萄糖的利用率（Rd）相同。给予外源性胰岛素后，Rd 通常增大，Ra 下降，结果 Rd 大于 Ra 致血糖水平下降。为了使血糖维持恒定，应输注外源性葡萄糖，其数量等于增大的 Rd 和下降的 Ra 之差。在实验中血浆胰岛素浓度达 100 μU/ml 能完全抑制内源性葡萄糖产生，当血糖达正常稳态时葡萄糖输入的速率即等于机体周围组织对葡萄糖的摄取率。输入的葡萄糖愈多，表明组织对胰岛素越敏感；反之 IR 越严重。这一技术至今仍是国际公认的定量准确、重复性好的测量 IR 的金标准。高血糖钳夹技术用以定量评价胰岛 β 细胞对葡萄糖的敏感性及其早期、晚期反应相，即 β 细胞分泌功能，该法也可测胰岛素敏感性。外源性输注葡萄糖使血糖快速升高到一个高于空腹水平浓度，并维持这个浓度 2 小时，使内源性葡萄糖完全抑制，但不输注胰岛素。此时外源性葡萄糖摄取率等于外周组织葡萄糖利用率。同时也能观察胰岛 β 细胞对葡萄糖刺激的反应性。因此钳夹技术具有两重作用,即同时定量测定胰岛素的分泌功能和胰岛素的作用,后者即胰岛素的敏感性或 IR 情况。后来,欧洲 IR 研究组(EGIR)建议用空腹胰岛素和空腹血糖水平(即 HOMA-IR)代替复杂的葡萄糖钳夹技术用于流行病学筛查,HOMA-IR = 空腹胰岛素(μU/ml)×空腹血糖(mmol/L)/22.5,但也存在诸如胰岛素测定的标准化等问题。

2. 慢性肾衰竭发生 IR 的原因及机制 IR 从胰岛素作用环节上可分为受体前、受体水平及受体后三种。受体前异常主要指胰岛素一级结构异常或产生胰岛素抗体引起。受体水平抵抗主要由于受体的数目、胰岛素与受体的亲和力下降及酪氨酸激酶活性下降所致。CRF 患者胰岛素受体数目、与激素的亲和力及胰岛素受体激酶的活性是正常的。因此,其 IR 主要是受体后异常所致。受体后缺陷系指胰岛素与受体结合后信号向细胞内传递所引起的一系列代谢过程,包括信号传递,放大、蛋白质-蛋白质交联反应,磷酸化与脱磷酸化等诸多效应器异常。目前研究比较多的是葡萄糖转运子(Glut)和葡萄糖在细胞内代谢中的关键酶的异常。葡萄糖进入组织细胞内进一步代谢要通过管道弥散和位于细胞膜上的特异性 Glut 的作用。Glut 有多种,分别位于不同的组织细胞。肌肉和脂肪细胞对胰岛素刺激的葡萄糖摄取主要通过对胰岛素敏感的 Glut 4 进行。在基础状态下,细胞表面 Glut 4 很少,而在胰岛素刺激下胰岛素受体酪氨酸磷酸化信号的内传使胰岛素受体底物 1-磷酸化,从而活化磷脂酰肌醇-3OH(PI3)激酶,触发富含 Glut 4 的小泡以胞吐形式由内核体向细胞表面转位,因而细胞表面 Glut 4 增多,组织对葡萄糖摄取增加,当其含量、细胞膜转位及本身活性减少时能引起骨骼肌及脂肪组织摄取葡萄糖障碍,形成外周 IR。CRF 患者 Glut 4 含量是正常的,IR 可能与膜转位及本身活性减少有关。CRF 患者存在慢性炎症和 IR 状态,均影响患者的蛋白质-能量消耗(protein energy wasting, PEW),慢性炎症可能通过各种细胞因子导致 IR 的发生[1]。

外周 IR 在 CRF 的早期即可存在,它可先于尿毒症症状和体征之前出现,晚期肾衰竭和血液透析治疗的患者则绝大多数均有 IR。血液透析或持续非卧床腹膜透析 10 周后,IR 能达到明显改善;用低蛋白饮食加酮酸和氨基酸治疗尿毒症患者 6 个月,亦使其外周 IR 状况显著好转。以上研究提示 CRF 患者外周 IR 部分是由于可透析的物质或蛋白分解产物所致。研究表明,CRF 患者的血清中存在一种相对分子质量 1 000 ~ 2 000 的物质,该物质可作用于胰岛素受体,尤其是抑制细胞内胰岛素第二信使的产生,抑制胰岛素对糖代谢的调节作用,从而导致 IR,在体外该物质能抑制正常大鼠脂肪细胞的糖代谢。这种物质可能为尿毒症患者所特有,因为伴有 IR 的非尿毒症患者的血中并没有此物质,有学者认为这种物质可能是马尿酸盐,因为马尿酸盐能抑制正常大鼠膈肌、脑、肾皮质和红细胞对糖的利用。小分子尿毒素如甲基胍也可抑制胰岛素与其受体的结合,从而抑制胰岛素对糖代谢的调节作用。

此外,CRF 患者运动量少也是引起 IR 的一个原因,当运动量增加后,机体的 IR 有所改善。其作用机制比较复杂,但较为肯定的直接证据是运动(无论急、慢性)能明显增加 Glut 4 从细胞内池向肌质膜及横小管的转位,因而增加胰岛素介导和非胰岛素介导(肌收缩)的葡萄糖的摄取。此外,运动还激活胰岛素信号传导途经中的关键效应器 PI3 激酶的活性,增加胰岛素受体酪氨酸磷酸化及提高糖原合成酶活性,促进细胞内糖代谢。运动还可使骨骼肌结构发生变化,主要表现为毛细血管密度以及 1 型(胰岛素敏感型)和 2 型(非胰岛素敏感型)骨骼肌纤维比的增加。

Lindblad 等[2]以稳态模型(HOMA-IR)评估 26 例儿童 CKD 患者的 IR 情况进行研究,发现 CKD 患者胰岛素水平和 HOMA-IR 均高于健康对照组,并且与肾小球滤过率(GFR)呈负相关。作者认为 IR 在轻-中度 CRF 的儿童患者比较普遍,可能是导致心血管疾病的重要因素。Sit 等[3]对 89 例未透析的成人 CKD 患者的研究,发现 HOMA-IR 在第 4 期 CKD 患者显著高于健康对照组,相关分析发现,HOMA-IR 与患者年龄、体重指数(BMI)、C 反应蛋白(CRP)、钙磷乘积和甲状旁腺素(iPTH)呈正相关,而与血清白蛋白、肌酐清除率、血红蛋白和高密度脂蛋白(HLD)水平呈负相关。

(1)尿毒症对 IR 的影响。人们早已证实代谢性酸中毒可导致胰岛素敏感性下降[4]。CRF 患者合并严重代谢性酸中毒时,其胰岛素敏感性指数显著下降,血液透析尤其是碳酸氢盐透析有效纠正代谢性酸中毒后,机体胰岛素敏感性显著提高[5]。其机制可能是代谢性酸中毒不仅抑制胰岛素分泌,而且抑制胰岛素与受体的结合及胰岛素受体后作用，导致 IR 和糖耐量降低。代谢性酸中毒还影响维生素 D 的代谢，维生素 D 缺乏是影响尿毒症患者胰岛素分泌和 IR 的重要因素[5]。代谢性酸中毒纠正后血中 1,25-$(OH)_2D_3$ 浓度升高，机体胰岛素敏感性提高。约有 50% 的 3 期以上 CKD 患者存在 25-$(OH)D_3$ 缺乏，在普通人群中横断面调查资料显示 1,25-$(OH)_2D_3$ 与胰岛素敏感性的关系有很大的差异性，可能因为人种、样本量和检测手段存在差异。美国第三次营养调查结果也发现 IR 可出现在 CKD 的早期阶段，与 1,25-$(OH)_2D_3$ 水平呈负相关[6]。在欧洲一项为期 10 年的前瞻性研究中发现，基础 25-$(OH)D_3$ 水平与未来血糖和胰岛素敏感性呈负相关[7]。在 CKD 患者，由于复杂因素的影响，难以确定甲状旁腺功能亢进与 IR 的关系，研究发现即使在血压正常的健康个体，用钳夹试验测试胰岛素敏感水平与 iPTH 呈负相关，并且 iPTH 是影响胰岛素敏感性的独立因素[8]。但也有在 HD 患者研究发现 HOMA-IR 与血浆 PTH 水平关系不明显[9]。尿毒症的其他因素也可能影响 IR，在 HD 患者，胰岛素敏感性与血细胞比容（Hct）呈正相关，因此，认为贫血也是导致 ESRD 患者 IR 的因素之一[9]。

（2）脂肪细胞因子对 IR 的影响。瘦素是由脂肪细胞分泌的肽类激素，具有调节血糖、血脂代谢作用，其代谢效应与胰岛素的作用相抵抗，并且可对胰岛素受体后的信号转导途径产生影响，还可通过多种机制抑制胰岛 β 细胞分泌胰岛素的功能，从而引起高胰岛素血症和糖代谢紊乱。研究表明，瘦素是影响 IR 的一个独立危险因素，其与高血压、糖尿病、脂代谢紊乱和心脑血管疾病有密切关系。在 ESRD 患者，尤其是 PD 治疗患者，其血浆瘦素水平显著升高，与 BMI 呈正相关[10]，还与 IGF-Ⅰ、IGFBP-3 和 HOMA-IR 显著相关[11]。瘦素可降低胰岛素敏感性，高水平的瘦素可诱发 IR，使 ESRD 患者的心血管疾病增加。在对 CKD 患者研究发现，瘦素与腹型肥胖、胰岛素水平和 IL-6 呈正相关[12]。

脂联素是近年发现的一种新的脂肪细胞因子。研究表明，IR 患者中血浆脂联素水平降低，肥胖症、2 型糖尿病、冠心病患者血浆脂联素水平较正常人更明显降低。在肥胖症及 2 型糖尿病的发病过程中，血浆脂联素水平的下降与 IR 的进展程度相关。在 ESRD 患者，PD 和 HD 患者与保守治疗患者脂联素水平无明显差异，但与 BMI 和 HOMA-IR 呈负相关[10]。血浆脂联素水平在 ESRD 患者中显著升高，并且这些患者的血浆脂联素水平与体重指数（BMI）、血浆瘦素、胰岛素、甘油三酯水平和 HOMA 指数呈负相关，与 HDL-C 水平呈正相关。在 CKD 患者，脂联素与腹型肥胖和胰岛素水平呈负相关[12]。

抵抗素是一种新近发现的胰岛素抑制因子，其 mRNA 只在白色脂肪组织表达，并受噻唑烷二酮（TDZ）类药物的调节。抵抗素具有直接对抗胰岛素的作用，可以减弱肝细胞、脂肪细胞及骨骼肌细胞对胰岛素的敏感性。目前多数研究表明，抵抗素是联系肥胖、IR 和 2 型糖尿病的一个中间介质。在 HD 和 PD 治疗的患者，抵抗素水平比保守治疗的患者显著增高[10]。Yaturu 等[13]在 CKD 患者的研究发现，抵抗素水平和 IR 指数均增高，抵抗素水平增高与 CRP、TNF-α 和 BMI 有关。但有些研究结果并不支持，有学者认为血清抵抗素水平和肥胖程度有关，而与 IR 程度无相关性。Axelsson 等[14]研究发现，与健康人比较，严重或轻至中度肾功能损害的 CKD 患者的血浆抵抗素水平显著升高，循环抵抗素水平与 GFR 和炎症标志物高度相关。Filippidis 等[15]对 33 例非糖尿病慢性血液透析（HD）患者的研究也有类似结果，慢性 HD 患者的血浆抵抗素水平显著升高，血浆抵抗素水平与 HOMA-IR 指数、胰岛素水平、血糖浓度、BMI 和体脂肪容量均无显著相关性。

（3）慢性炎症反应对 IR 的影响。慢性炎症反应和氧化应激与尿毒症患者 IR 有关，全身炎症反应使外周胰岛素敏感组织对葡萄糖的摄取功能减弱，是导致肥胖和 2 型糖尿病患者 IR 的重要机制。给肌肉组织注入 TNF-α 可通过胰岛素体和下游胰岛素相关的细胞内信号通路产生 IR[16]。细胞因子通过增加 NF-κB 激酶抑制剂的活性抑制胰岛素信号通路，也导致非脂肪组织 NF-κB 的转录，进而通过增强促炎症细胞因子的转录激活组织的炎症反应[16]。体外研究发现促炎症细胞因子（包括 IL-1）可直接导致脂肪细胞 IR，氧化应激也通过增强炎症反应和改变脂肪组织脂肪细胞因子的分泌，或直接增强许多胰岛素敏感组织 NF-κB 的活性，造成 IR，还可以通过激活细胞信号通路，抑制胰岛素基因表达，导致 β 细胞功能障碍[16]。在 HD 患者，IR 患者的 CRP 和纤维蛋白原水平比非 IR 的患者显著增高，并且与 HOMA-IR 呈显著正相关[17]。

(4)透析方式对IR的影响。有研究发现,在非糖尿病ESRD患者存在明显的IR,但经CAPD或HD治疗后,IR有显著减轻,认为两种透析治疗方式在改善IR方面无显著差异。Kobayashi等[18]采用比较精确的钳夹技术对19例非糖尿病ESRD患者进行胰岛素敏感性测定,发现ESRD患者葡萄糖清除率(GDR)为(6.44±1.76) ml/min,显著低于健康对照组(9.90±2.01) ml/min,而HD或CAPD治疗可显著提高患者的GDR水平,分别从(6.53±1.84) ml/min提高到(9.74±2.88) ml/min和从(6.35±1.65) ml/min提高到(8.18±1.76) ml/min。腹膜透析(PD)治疗由于葡萄糖负荷可导致更加严重的IR,在非糖尿病CKD患者,碳水化合物代谢紊乱在PD患者比HD患者更加严重,PD患者的空腹血糖、糖化血红蛋白和HOMA指数均比HD患者显著增高,不少患者由于使用高糖腹膜透析液而发生高血糖,腹膜吸收的葡萄糖造成血糖升高要比口服等量的葡萄糖更高[19]。

(5)骨骼肌在IR中发挥的作用。早在1962年,Westervelt等[20]即报道CRF患者前臂肌肉摄取葡萄糖减少,表明存在外周IR。以后通过使用正常血糖高胰岛素钳夹技术证实了该观点。从胰岛素作用的靶器官可分为肝脏和外周组织(主要是肌肉和脂肪组织)胰岛素抵抗。脂肪组织和肝脏摄取葡萄糖是很少的,且CRF患者肝脏摄取葡萄糖、产糖能力及胰岛素抑制肝糖输出的作用与正常人相似。因此,CRF患者IR主要是骨骼肌摄取葡萄糖减少所致,因为正常情况下有超过75%的胰岛素介导葡萄糖消耗在骨骼肌。研究发现,慢性炎症反应和氧化应激在骨骼肌IR发生过程中起特别重要的作用,而炎症细胞因子在其中起关联作用[21]。在骨骼肌胰岛素介导的糖代谢胰岛素受体的底物PI3-K-Akt途径容易受尿毒症的影响,包括炎症反应、维生素D水平、贫血和毒素的潴留[5]。TGF-α注入健康人可通过直接抑制骨骼肌对葡萄糖的摄取和代谢,造成IR,这显然与Akt底物160磷酸化障碍,导致GLUT4易位和葡萄糖摄取障碍有关[5]。肌萎缩在ESRD患者使非糖尿病的尿毒症患者葡萄糖利用下降,HOMA-IR与肌肉丢失程度成正比,是导致IR的重要因素[22]。

(二)胰岛素分泌功能和胰岛糖代谢异常

1. *胰岛素分泌异常* CRF时血浆胰岛素水平升高,其取决于胰岛素分泌和代谢清除率。由于CRF患者胰岛素代谢清除率是下降的,故高糖刺激后血浆胰岛素水平并不能反映真正的胰岛分泌功能。许多学者用高血糖钳夹方法观察到CRF患者或动物有一个正常的早期反应相和增强的晚期反应相,或增强的早期和晚期反应相,或降低的早期和晚期反应相,而骨骼肌对葡萄糖的利用低于正常,这表明CRF患者胰岛素分泌与IR是不相称的。有人提供了CRF大鼠胰岛早期反应相和晚期反应相降低的直接依据,这些提示CRF时胰岛分泌胰岛素功能受损。

2. *甲状旁腺功能亢进*

(1)PTH的作用。CRF患者或动物的胰岛素分泌功能障碍与继发性甲状旁腺功能亢进有关。CRF犬的胰岛素分泌功能是降低的,而切除了甲状旁腺血钙正常的CRF动物的胰岛素分泌功能是正常的;行甲状旁腺切除术后或用1,25-$(OH)_2D_3$治疗使血PTH水平恢复正常,可使接受透析治疗的尿毒症患儿的胰岛素分泌功能恢复正常。在体外,用葡萄糖刺激CRF大鼠胰岛,可见其胰岛素分泌功能下降;而肾衰竭程度和病程均相似且甲状旁腺切除后血钙正常大鼠的胰岛胰岛素分泌功能正常。此外,肾功能正常的大鼠给予PTH处理6周后,其胰岛素分泌功能也降低;L-亮氨酸或钾诱导的胰岛素分泌能力的降低也与高PTH血症有关。以上实验表明,血中过量的PTH是导致肾衰竭患者或动物胰岛分泌胰岛素减少的原因所在,肾功能状态本身与胰岛素分泌能力似无直接关系。CRF患者的糖耐量异常有很大的变异性,原因之一是继发性甲状旁腺功能亢进的程度不同。当PTH中等升高时,高血糖刺激后能分泌足够的胰岛素,因而其糖耐量甚至能维持正常。当患者继发性甲状旁腺功能亢进进一步加重时,即可引起胰岛素分泌功能明显减少和糖耐量减低。

(2)PTH影响胰岛素分泌的机制。一些学者发现CRF时过量的PTH与机体胰岛β细胞中基础游离Ca^{2+}水平升高有关,无CRF时过量的PTH也能引起胰岛细胞中基础Ca^{2+}升高[8],导致这一现象产生的机制可能有下述两个方面原因:①细胞膜上离子泵和离子通道功能改变,细胞膜上离子泵可直接(Ca^{2+}-ATP酶,Na^+-Ca^{2+}交换)或间接(Na^+-K^+-ATP酶)将Ca^{2+}从胞质转移到细胞外。另一方面,细胞外Ca^{2+}

可通过膜上钙通道进入细胞内。正常细胞通过这些机制使 Ca^{2+} 维持在稳定的水平。一般认为,高 PTH 能抑制 Ca^{2+}-ATP 酶和 Na^{+}-K^{+}-ATP 酶的活性,使细胞内 Ca^{2+} 向外释放减少,造成细胞内 Ca^{2+} 浓度升高,这些酶的异常还可影响线粒体氧化,使 ATP 产生减少。高浓度的 PTH 可激活 L 型钙离子通道,使细胞外 Ca^{2+} 进入细胞内的量增加,而钙离子通道阻滞剂可抑制 Ca^{2+} 的增加。L 型钙离子通道的激活与腺苷酸环化酶 cAMP-PKA 途经有关。②磷脂肌醇通路异常,三磷酸肌醇(IP3)是磷脂酰肌醇通路中一个重要的第二信使,其主要作用是使细胞内某些亚细胞结构(也称钙池,主要是内质网)中储存的 Ca^{2+} 释放到细胞质中,使 Ca^{2+} 升高。研究发现高浓度的 PTH 能激活蛋白激酶 C,产生 IP3,使 Ca^{2+} 从钙池中释放。蛋白激酶 C 本身的激活也可引起细胞内 Ca^{2+} 升高,具体机制尚不明确。

3. *L-亮氨酸和钾刺激胰岛分泌胰岛素减弱* 在 CRF 患者,L-亮氨酸和钾刺激胰岛分泌胰岛素的能力明显减弱。胰岛细胞中基础 Ca^{2+} 水平升高是抑制葡萄糖、L-亮氨酸和钾刺激胰岛分泌胰岛素的主要因素。预先切除甲状旁腺或使用 Ca^{2+} 拮抗剂维拉帕米,能防止 CRF 大鼠发生胰岛素分泌障碍,同时也能降低胰岛细胞基础 Ca^{2+} 水平。此外,磷酸盐缺乏也有影响,在肾功能正常的低磷血症大鼠,发现胰岛细胞内基础 Ca^{2+} 升高,葡萄糖或 L-亮氨酸刺激后胰岛素分泌功能亦存在障碍[23]。因此,CRF 时胰岛分泌胰岛素障碍与胰岛细胞基础 Ca^{2+} 升高直接相关。CRF 时亮氨酸和葡萄糖刺激胰细胞分泌胰岛素的过程不同,胰岛细胞摄取亮氨酸及 α-酮异己酸刺激胰岛细胞分泌胰岛素的过程是正常的,但亮氨酸对谷氨酸脱羧酶的激活作用以及 α-酮谷氨酸的利用都存在障碍,谷氨酸酶的最大反应率亦下降。

4. *胰岛糖代谢异常*

(1)胰岛细胞的糖代谢调控机制。胰岛素是体内最主要的降血糖激素,其分泌受激素系统、神经系统和药物的调控,故要求 β 细胞有一个高效、快速的反应机制来整合外来的多种调控信号,使细胞能做出准确的反应。葡萄糖是刺激胰岛素分泌最主要的因素。人体摄入糖类食物后,血浆胰岛素浓度可升高 5~10倍。葡萄糖可自由进入 β 细胞,并在其中进行代谢才能启动胰岛素的分泌过程,这一学说可以从下列事实得到证明:①所有对葡萄糖在 β 细胞内代谢产生影响的因素均可影响胰岛素的分泌;反之,影响分泌的因素则不一定影响糖代谢;②右旋葡萄糖有 α 和 β 两个同分异构体,α 型在 β 细胞内代谢较 β 型充分,它能更有效地刺激胰岛素分泌;③葡萄糖能增加胰岛细胞糖酵解中间产物的浓度;④抑制葡萄糖代谢的成分(甘露庚酮糖和 2-脱氧葡萄糖)干扰胰岛素的分泌。葡萄糖进入 β 细胞是通过细胞膜上的立体特异性载体实现的,但它并非胰岛素分泌的调控环节。体外实验表明,当细胞外葡萄糖浓度骤然增高时,胰岛素分泌呈现双峰曲线,第一时相为快速而短暂的分泌增加;第二时相则缓慢而持续增加,并有较长时间的平台期。在体内则有所不同,进食后血糖缓慢升高,胰岛素分泌不出现第一时相;但如果快速静脉注射葡萄糖,则可出现胰岛素分泌的第一时相,其生理意义不清。但普遍认为,缺乏第一时相可能提示 β 细胞有早期的功能障碍。实验证明,β 细胞胞质 Ca^{2+} 浓度增高是胰岛素分泌的启动信号,而胞质 Ca^{2+} 浓度的变化曲线也是双峰,与胰岛素分泌曲线相吻合。

慢性肾衰竭时,胰腺代谢功能有许多改变,胰岛细胞中 ATP 含量减少,主要由胰岛细胞内 Ca^{2+} 浓度升高引起。研究表明,切除 CRF 动物的甲状旁腺或用维拉帕米治疗能预防胰岛中 ATP 含量下降。ATP 含量减少与葡萄糖诱导 Ca^{2+} 信号产生减少密切相关。在 CRF 大鼠中观察到葡萄糖诱导的细胞内 Ca^{2+} 水平明显低于正常大鼠。CRF 时胰岛 Ca^{2+} 和 ATP 的紊乱对葡萄糖诱导胰岛素分泌产生不利的影响。葡萄糖要诱导胰岛素分泌,必须进入胰岛并进行正常的代谢,而 CRF 大鼠胰岛细胞摄入葡萄糖是正常的,因此葡萄糖诱导胰岛素分泌异常主要是胰岛的糖代谢存在异常。

(2)维生素 D_3 缺乏对糖代谢的影响。维生素 D 缺乏影响糖代谢的机制可通过细胞内钙含量影响胰岛素的分泌[24],细胞内钙增高可影响胰岛素受体后的一系列变化,如糖原合成酶的去磷酸化,胰岛素对 Glut 4 的调节。持续的细胞内高钙可抑制胰岛素靶细胞钙离子膜内外转换,这是胰岛素作用,如糖的运转所必需的[25]。另一可能的机制是细胞内高钙增强了钙与胰岛素受体底物-1(IRS-1)的结合,干扰了胰岛素刺激的酪氨酸磷酸化和 IP3 激酶的活化[26]。维生素 D 缺乏的肾功能正常的大鼠也表现出胰岛素分泌障碍,予维生素 D 治疗后能纠正。有报道快速静脉给予 1,25-$(OH)_2D_3$ 能引起 CRF 患者胰岛素分泌的早期反应相和晚期反应相增强，葡萄糖耐量改善，而血 PTH 水平无变化。

5. *胰岛素的清除障碍* 血循环中的激素主要经肝脏和肾脏分解代谢清除。肾脏处理激素的途径通常有三条。①肾小球滤过：这是肾小球清除激素的主要途径。激素在肾小球滤过主要受其分子大小、形态、表面电荷、肾小球滤过膜的通透性及肾血浆流量的影响。一般来说，大分子的激素以及形成聚合体或与血浆蛋白结合者，不易透过肾小球滤过膜，而小分子的激素则可自由滤过。肾小球及系膜细胞上存在某些激素的特异性受体，如胰岛素和 PTH 受体等，它们可影响肾小球系膜细胞及小血管的舒缩状态，从而影响肾小球滤过率。②近端肾小管的重吸收与降解：经肾小球滤过的激素，绝大多数在近端肾小管重吸收，仅 1% ~2% 或少于 1% 的激素自尿中排出体外。不同相对分子质量的激素经不同途径在肾小管内代谢。大分子激素多通过电荷吸附或特异性受体介导结合到近端肾小管上皮细胞刷状缘上，经胞饮作用形成胞饮小泡，在酶的作用下分解为氨基酸，从小管上皮细胞基底膜侧进入管周循环，经管周小血管重吸收入血循环。小分子激素则直接在小管上皮细胞刷状缘上所富含的肽酶作用下水解成氨基酸后重吸收。③肾小管管周循环与降解：近年来人们陆续在近端肾小管基底膜侧分离纯化出特异性的胰岛素、PTH 和降钙素等受体，管周的小管激素与相应受体结合后，可激活相应激素的降解过程。胰岛合成分泌的胰岛素前体、前胰岛素原、胰岛素原、胰岛素及 C 肽以等分子浓度释放进入血液，其中 50% 在肝脏清除，仅残留的 C 肽存在于血中，进入血循环的胰岛素分别在肝脏、肾脏、肌肉和脂肪组织中代谢。生理状态下，肾脏分别担负胰岛素、胰岛素原和 C 肽总代谢清除率的 30%、50% 和 70%。经肾小球滤过的胰岛素、胰岛素原和 C 肽几乎全在近端肾小管重吸收。胰岛素受体存在于近端肾小管刷状缘膜和基底膜，它与胰岛素的重吸收过程有关。基底膜受体可通过小管周循环激活磷酸化途径，促使胰岛素在肾小管的部分和完全分解。据报道，肾小球滤过的胰岛素 40% ~60% 是经肾小管周循环清除降解的。正常人肾脏胰岛素清除率为 200 ml/min，明显高于肾小球滤过率，这提示存在胰岛素的管周循环，每天肾脏清除的胰岛素占胰腺分泌量的 25% ~40%。

CRF 时，肾脏清除胰岛素的能力明显下降，并与肾小球滤过率有关。当肾小球滤过降至 40 ml/min 左右时，胰岛素清除率开始下降；当肾小球滤过率降至 20 ml/min 以下时，血中胰岛素的半衰期明显延长。胰岛素也可在肌肉或肝脏清除，这个过程可能受未知尿毒症毒素的影响，因为 CRF 患者透析治疗后胰岛素清除率明显改善，推测可能与肝脏和肌肉清除胰岛素增加有关。由于肾脏清除胰岛素能力下降，会导致 CRF 患者空腹血胰岛素水平升高及葡萄糖刺激后血胰岛素水平的异常增加。这可能是非糖尿病肾病的 CRF 患者容易出现低血糖反应的原因。

6. *胰高血糖素异常与糖代谢异常* 胰高血糖素是胰岛 α 细胞分泌的，与 GH 及 ACTH 等均具胰岛素拮抗作用，可使血糖升高及糖代谢异常。胰高血糖素是相对分子质量 3 485 的单链肽，可自由通过肾小球，在近端肾小管细胞再吸收和分解，肾小管周围也可吸收和降解大量的胰高血糖素，肾脏清除的量占全身胰高血糖素降解总量的一半，肝脏也降解一部分胰高血糖素。

尿毒症时胰高血糖素分泌正常，而肾脏清除胰高血糖素减少，同时胰岛素、ACTH 和生长素均能抑制胰高血糖素降解速度，故尿毒症时的高胰高血糖素血症主要是由于代谢清除降低所致，在 CRF 糖耐量异常中发挥一定作用。胰高血糖素的主要作用是刺激肝脏生成葡萄糖。由于尿毒症患者本来肝脏生成葡萄糖能力不足，且血浆胰岛素水平升高，故高胰高血糖素血症对血葡萄糖水平影响不大。

（三）胰岛功能紊乱的临床意义

1. *低血糖反应* CRF 患者无论有无糖尿病，都有可能发生低血糖。对于糖尿病患者来说，由于肾脏清除胰岛素能力下降，胰岛素半衰期延长，易发生低血糖。非糖尿病的 CRF 患者发生自发性低血糖并不少见。其机制目前未完全明确，可能与营养不良、糖原异生减少、糖原分解下降、胰岛素降解减少及服用普萘洛尔、异烟肼、利福平等药物有关。有报道一例甲状旁腺切除术后的 CRF 患者发生低血糖，作者认为这可能与胰腺分泌胰岛素明显增强有关。透析液的含糖量对 HD 患者血糖有显著的影响，研究发现使用含糖和无糖透析液对非糖尿病和糖尿病患者进行血液透析治疗，无糖透析液透析患者低血糖发生率明显增高，因此建议对有低血糖倾向者，用含糖 5.5 mmol/L 的透析液进行 HD，以避免低血糖的发生[27-28]，尤其是糖尿病的 ESRD 患者[28]。

2. 对钾代谢的影响　CRF 患者由于继发性甲状旁腺功能亢进和血 PTH 升高，影响了肾外钾的代谢。这种紊乱能减少钾进入胰岛细胞并影响其分泌胰岛素，因为钾能促进胰岛素分泌，在 CRF 大鼠中观察到，钾刺激胰岛素分泌的作用明显减弱。胰岛素又是一个重要的肾外钾代谢的调节剂，静脉大量使用胰岛素会造成低钾血症，因此高 PTH 血症、胰岛素分泌减少和肾外钾代谢障碍以及三者之间的相互作用，可能是 CRF 患者易发生高血钾的重要原因。

3. 高脂血症　相当一部分 CRF 患者存在高脂血症。高脂血症与动脉粥样硬化及冠心病的发生密切相关。文献报道30% ~50%的 CRF 患者空腹血甘油三酯升高（多为2.66 ~3.99 mmol/L 范围）。CRF 患者产生高甘油三酯血症的原因之一为脂蛋白脂酶功能受限。脂蛋白脂酶活性受胰岛素调节，当胰岛素缺乏或存在 IR 时，该酶的活性下降，极低密度脂蛋白（VLDL）从循环中的清除下降，致使 VLGL 代谢紊乱，引起血中极低密度脂蛋白和低密度脂蛋白升高和高甘油三酯血症。CRF 患者肝素化后分解脂肪的活性下降，这也是 CRF 患者高甘油三酯血症的一个原因。给予胰岛素可纠正 CRF 大鼠的肝素化后脂解活性缺陷并能降低血甘油三酯水平。此外，过量的 PTH 在高甘油三酯血症和肝素化后分解脂肪活性障碍中起重要作用，而甲状旁腺切除术后血钙正常的 CRF 犬和大鼠的甘油三酯水平和肝素化后分解脂肪活性正常。过量的 PTH 可能是通过直接影响肝细胞和脂肪细胞代谢或通过影响胰岛素分泌而干扰脂肪代谢。

4. 与动脉粥样硬化的关系　葡萄糖代谢紊乱、胰岛素分泌障碍和继发性甲状旁腺功能亢进均有促进动脉粥样硬化形成的作用。高胰岛素血症和 IR 也是引起尿毒症患者发生心血管疾病的重要因素，其机制不完全清楚，可能通过以下途径直接或间接促进动脉硬化的发生：①胰岛素通过其自身的生长刺激作用和刺激其他生长因子如胰岛素样生长因子，能直接诱导动脉平滑肌细胞增生，引起动脉壁内膜和中层增殖，促进新生血管形成；另外，已证实胰岛素在血管平滑肌细胞和成纤维细胞中能增加低密度脂蛋白活性和促进脂质合成。②血管内皮细胞（VEC）分泌的前列环素有很强的扩血管、抑制血小板聚集作用，其分泌的 C 型利钠肽（C-type natriuretic peptide，CNP）有扩血管、抑制血管平滑肌细胞增殖的作用，高浓度胰岛素有抑制 VEC 释放前列环素和 CNP 的作用；内皮素、血管紧张素Ⅱ能刺激血管平滑肌细胞增殖，而高浓度胰岛素能促进 VEC 内皮素和血管紧张素Ⅱ mRNA 的表达。③纤溶酶原激活物抑制因子-1（PAI-1）是 VEC 合成的促凝物质之一，血中 PAI-1 水平的升高会增加血栓形成倾向，利于动脉粥样硬化病变的发生。高浓度胰岛素能够促进 VEC 产生 PAI-1。④胰岛素能促进远曲肾小管对钠和水的重吸收，增加循环血容量而致血压升高；能兴奋交感神经系统，增加心排血量和使外周血管收缩；能调节细胞离子的转运，使细胞内游离钙增加，提高小动脉平滑肌对血管加压物质的反应性。⑤IR、高胰岛素血症可引起脂类代谢紊乱，造成高甘油三酯、低高密度脂蛋白血症。⑥IR 病程中常出现不同程度的高血糖，特别是餐后高血糖。餐后高血糖本身就是致动脉硬化的一个危险因素。在体内及体外的研究中证实，高血糖状态可造成多方面的血管损害，诸如：①内皮细胞层通透性增高，使血循环内物质（如白蛋白）漏出，大血管可引起间质水肿、细胞增殖及基质产生增多；②影响血管舒缩的因子失衡，舒血管的一氧化氮释放减少，缩血管的内皮素分泌增加，促使血管收缩；③内皮细胞抗血栓形成能力、纤溶作用皆减弱，而血管内血凝作用加速；④内皮细胞表面黏附物质的表达增多，加上血循环中单核细胞的改变，致后者在血管壁的黏附加强；⑤基质蛋白如Ⅳ型胶原、纤维连接蛋白的表达和分泌增多；⑥高血糖除参与高血压形成外，也可引起蛋白质的非酶糖化和氧化，改变血管壁的物理性质，妨碍脂类的正常代谢。至于高血糖引起细胞损伤的细胞内机制，近年来备受关注的是信号传导系统的激活。高血糖促进不依赖胰岛素组织对葡萄糖的摄取，细胞内高浓度葡萄糖使二酰甘油生成增加，后者与细胞内游离钙一起激活蛋白激酶 C。蛋白激酶 C 为一重要的调节蛋白，与高血糖状态下血管细胞功能异常有关，包括内皮细胞通透性增高、细胞收缩、基质增多、细胞增殖以及一些生长因子及激素信号的传导异常[29]。

5. 与尿毒症营养不良的关系　在普通人群，经常强调 IR 与肥胖和代谢综合征的关系，而在 ESRD 患者，IR 在尿毒症营养不良发病机制中发挥中心作用。由于 ESRD 患者普遍存在营养不良，食欲下降，IR

产生临床表现不一定是血糖增高，更多的是葡萄糖利用障碍，使营养不良进一步加重，因此，IR 本身在尿毒症营养不良的发生机制中也起重要作用[22]。在非糖尿病 ESRD 患者，IR 与肌肉萎缩密切相关，IR 可导致肌肉组织利用葡萄糖障碍，增加肌肉蛋白的分解代谢，造成肌营养不良，HOMA-IR 与肌肉蛋白分解呈正相关[22,30]。IR 导致肌肉丢失是通过抑制 IP3 K/Akt 信号，激活泛素-蛋白酶系统（UPS）和半胱天冬酶-3（一种裂解复杂结构肌肉蛋白的蛋白酶，为 UPS 提供底物），这些指标可作为评估肌肉丢失的指标和早期发现肌肉丢失的方法[31]。

（四）慢性肾衰竭胰岛功能紊乱的治疗

1. *饮食控制*　饮食控制可使 CRF 患者血甘油三酯下降，部分纠正总胆固醇、高密度脂蛋白胆固醇和载脂蛋白的代谢异常，其机制主要有下列 3 个方面：①饮食所含胆固醇量较低，且其中的高不饱和脂肪酸与饱和脂肪酸之比较高，这可能在治疗尿毒症性高脂血症方面起作用。②纠正尿毒症患者多种内分泌紊乱，其中最重要的激素是 PTH 和生长激素（两者对胰岛素均有拮抗作用）。饮食控制可使这两种激素水平下降，使男性患者的甲状腺激素和睾酮升高。抗胰岛素激素水平的下降增强了胰岛素对脂蛋白和肝脂肪酶的作用。血睾酮升高促进肝脏产生高密度脂蛋白胆固醇。③分解血清甲基胍和其他“尿毒症毒素”。脂质代谢紊乱在肾小球硬化症和 CRF 进展中起重要作用。

2. *针对尿毒症的治疗*　如前所述，透析治疗不管是 HD 还是 PD，均能改善尿毒症患者的 IR，两者无显著差异[18]。纠正代谢性酸中毒、甲状旁腺功能亢进、纠正钙磷代谢紊乱，包括维生素 D 的应用，可以显著降低尿毒症患者的 IR。重组人红细胞生成素是纠正贫血，逆转心血管疾病和改善 IR 的有效途径[32]。

3. *应用血管紧张素转换酶抑制剂和血管紧张素受体拮抗剂*　许多研究证实肾素-血管紧张素（RAS）系统与 IR 有密切关系，使用血管紧张素转换酶抑制剂（ACEI）和血管紧张素受体拮抗剂（ARB）类药物可有效改善胰岛素的敏感性[33]。de Vinuesa 等[12]给予 ARB 类药物奥美沙坦 40 mg/d，16 周后，空腹血糖、胰岛素和 HOMA 指数均显著下降，同时炎症指标也改善。

4. *胰岛素增敏剂*　二甲双胍能使外周组织尤其是肝脏对胰岛素的敏感性提高 15% ~30%，该效应与剂量及疗程呈正相关。其作用机制主要是抑制浆膜蛋白-1（CP-1），解除其对胰岛素受体 J3 亚单位酪氨酸激酶活性及下游信号转导的抑制。噻唑烷二酮类药物（TZDs）可高度选择性的结合并激活激素核受体过氧化物酶增殖物活化受体（PPAR），而 PPAR7 在脂肪组织中呈高表达，可促进前脂肪细胞分化，但 TZDs 的降糖作用主要通过改善骨骼肌及肝脏的 IR，而骨骼肌的 PPAR 呈低表达，故其增敏作用可能是通过改善脂肪组织的代谢，降低血浆游离脂肪酸（FFA），从而提高肌肉和肝脏对胰岛素的敏感性。

5. *及时调整胰岛素用量*　在糖尿病患者，当 GFR 持续下降并低于 20 ml/min 时，胰岛素清除率显著降低，肝和肾没有降解的胰岛素又回到循环中，于是糖耐量有所改善。开始透析治疗后，出现矛盾的两方面，一方面透析使组织对胰岛素敏感性增强[18]，因此应减少胰岛素用量；另一方面透析也能使胰岛素降解恢复正常，使胰岛素需要量增加。其实，对任何一个开始透析的糖尿病肾病患者都应预测其胰岛素的实际需要量，还必须及时调整剂量。对于有低血糖倾向的患者，使用含糖透析液进行 HD 治疗，可有效防止透析低血糖的发生。

二、慢性肾衰竭时的垂体-性腺系统功能异常

慢性肾衰竭患者下丘脑-垂体-性腺轴功能紊乱十分常见，常表现为：男女血清泌乳素（PRL）、卵泡刺激素（FSH）、黄体生成素（LH）的升高。CRF 时对这些激素的清除降低，以及尿毒症毒素影响下丘脑和中枢神经系统其他部位多巴胺的代谢，导致下丘脑促性腺激素释放激素减少，进而对垂体抑制作用减弱等因素有关，甲状旁腺激素（PTH）升高和缺锌也可引起性激素的紊乱，主要是 PRL 升高。

（一）男性尿毒症患者性腺及激素异常

男性尿毒症患者性腺及激素异常主要因下丘脑-垂体-性腺功能紊乱，睾酮水平低下所致，可表现为性欲低下、勃起功能障碍（ED）、精子减少、不育、肌肉减少、骨质疏松症和贫血等[34]。在 CKD 或 ESRD 患

者 ED 的发生率在 41% ~93%[35]。导致 CKD 患者 ED 的除激素水平改变以外，还有与心血管疾病相似的因素，如年龄、糖尿病、高血压、脂代谢异常和吸烟等。心理因素也有重要影响。主要病理生理改变有以下几方面。

1. *睾丸变小而软* 75% 的睾丸组织由精小管组成，且结构紊乱，精细胞和精母细胞减少，精子生成障碍。50% 患者精子数量减少，甚至无精子，精子活动异常或有死精子[36]。与其他原因造成的睾丸严重原发性损伤不同，Leydig 和 Sertoli 细胞很少增生和肥大。睾丸主要分泌睾酮和雌二醇，据证实绝大多数男性患者（除青春期男性外）血清睾酮水平降低，主要原因为合成不足。98% 的睾酮与蛋白结合，所以结合蛋白（如雌激素结合珠蛋白等）减少或亲和力减低均可降低血中睾酮浓度。睾丸也分泌雌二醇，尿毒症血中雌二醇浓度正常或偶尔升高，故睾酮/雌二醇比值下降。

2. *患者血清黄体生成素（LH）增高* LH 升高原因可能是因为睾酮分泌减少，对 LH 的负反馈抑制减弱。此外，其在肾脏清除也减少[36]。卵泡刺激素（FSH）也会升高，尤其在严重少精时，但不常见，也不如 LH 明显，所以 LH/FSH 比例增高。FSH 增高是因为 Sertoli 细胞分泌的抑制素减少。这些激素的变化在 CKD 早期就出现，随着肾功能恶化而进一步增高，特别是开始透析以后[34]。

3. *催乳素（PRL）水平增高* PRL 升高发生率为 50%，主要与尿毒症 PRL 肾脏代谢清除降低有关。另外，垂体细胞也可能自主性合成、分泌催乳素增加。一般认为多巴胺对垂体抑制作用的减弱导致垂体分泌 PRL 增多。由于血睾酮下降明显，加上高 PTH 血症、甲状腺功能减退、锌缺乏等原因引起男性尿毒症患者性欲及性功能明显减退，常出现性欲缺乏和阳痿；尿毒症男孩第二性征出现延迟，除激素原因外，可能还与营养不良有关。尿毒症男性患者神经传导速度减慢，夜间阴茎充血不足，提示除精神因素和身体虚弱外自主神经功能障碍与性功能障碍也有关。口服或肌内注射睾酮可以降低 FSH、LH，恢复正常的垂体-睾丸轴，但不能显著改善性功能，对 PRL 也无作用。发现慢性透析男性患者乳房发育（发生率 30%），与血雄激素/雌激素比值减少及 PRL 浓度升高有关[36]。

（二）女性尿毒症患者性腺及激素异常

女性 HD 患者 65% 左右有性功能障碍，40% 左右的患者不再有性欲望。女性患者的性功能异常主要表现为难以达到性高潮，月经周期不规则，排卵周期消失，可出现闭经、不孕症，即使怀孕，胎儿多发育不良，流产率高。女性 CKD 患者可比健康人绝经提前平均 4.5 年[34]。女性性腺功能低下的短期影响有皮肤皱纹、尿失禁、性活动减少、潮热、睡眠障碍和抑郁等；远期影响有骨质疏松、认知能力减退和心血管疾病等[34]。

女性性腺功能减退的机制与男性患者相似，主要原因为高 PTH 血症、高催乳素血症、垂体-性腺系统损害以及甲状腺功能减退等。高 PTH 血症是引起女性患者性腺功能减退、月经紊乱、性欲减退以及催乳素分泌异常的主要原因，PTH 刺激了催乳素的分泌，催乳素抑制性腺类固醇合成，削弱促性腺激素的作用，抑制性欲。女性尿毒症患者多存在高催乳素血症，如同时合用影响催乳素合成或分泌的药物（如多潘立酮、氯丙嗪及避孕药等），常伴有闭经-溢乳综合征。影像学检查可以发现垂体微腺瘤，甚至巨腺瘤。

（三）慢性肾衰竭性腺及激素异常的病因及发病机制

1. *尿毒症毒素的影响* 慢性肾衰竭患者常伴有继发性甲状旁腺功能亢进（继发性甲状旁腺功能亢进），继发性甲状旁腺功能亢进可引起血清 PRL 分泌增加。有研究证明健康人静脉注入 PTH 后，PRL 分泌增加，这一反应可被 L-dopa 抑制，而注入钙剂部分抑制 PTH 释放后，血浆睾酮水平升高，促性腺激素浓度降低，性功能改善[36]。伴有甲状旁腺功能亢进的男性 CRF 患者，甲状旁腺切除后 3 个月，血清 PTH、FSH 较术前下降，性功能改善[37]。尿毒症毒素使 Leydig 细胞功能异常，睾酮合成减少；CRF 患者还存在阻滞 LH 受体的因子，使得 Leydig 细胞对人绒毛膜促性腺激素（hCG）的敏感性下降，睾酮分泌减少[38]。

2. *高血压和抗高血压药物的影响* CRF 患者高血压十分常见，而且大部分患者都需药物治疗。很多种类的抗高血压药物都可以影响患者的性功能，引起男女性欲减退，男性 ED、早泄，女性性高潮缺乏，尤其是利尿剂和 β 受体阻滞剂，可以使男性和女性已经存在的性功能障碍加重[39]。β 受体阻滞剂可能通过对中枢神经系统的影响降低性欲，通过减少外周血流量和加强 α 肾上腺素活性导致外生殖器局部血流量减少，从而导致ED。高血压本身所致的血管功能障碍，使外生殖器的血管顺应性降低，而降压药在降低全身动脉压的同时又降低外生殖器的灌注压，两者协同作用引起高血压相关的性功能障碍。

3. 透析治疗的影响　虽然ESRD患者存在多种性激素水平增高，如LH、PRL和FSH等，但这些激素很少在肾脏清除，透析治疗不是影响这些激素变化的主要原因。在女性HD和PD治疗患者，虽然性功能不全的发生率分别达到100%和94.1%，但两者无显著差异[40]。

（四）慢性肾衰竭性腺及激素异常的治疗

总的治疗原则是相同的，即保证充分的透析，保证足够的营养摄入，纠正低锌，治疗贫血，给予适当的心理治疗，适当调整用药，根据情况选择雌激素或雄激素行激素替代治疗。

1. 基因重组促红细胞生成素（rHuEPO）　rHuEPO已被证明能改善男性和女性ESRD患者的性功能，除了纠正贫血，改善机体状态以外，rHuEPO还能纠正患者已经紊乱的垂体激素的负反馈机制，降低LH、FSH、PRL水平，增加睾酮水平，改善患者的性功能[34]。

2. 性激素替代治疗　即使在无明显性腺功能减退的女性和男性ESRD患者，睾酮替代治疗可用于改善贫血、肌萎缩和骨病。在使用EPO之前，雄激素就用于治疗肾性贫血，目前还用于辅助EPO治疗，每周肌注苯丙酸诺龙可增强ESRD患者的合成效应，包括体重增加、肌酐增高、肌肉增加等。对于血清雌激素水平低的ESRD女性患者，月经不规则、月经过多可加重贫血，如果希望恢复规则的月经，可采用黄体酮制剂治疗[36]。在无排卵的女性患者，每年给予数次黄体酮制剂有利于拮抗雌激素的子宫增生效应[36]。

3. 药物

（1）维生素D治疗。1,25-$(OH)_2D_3$可以通过治疗继发性甲状旁腺功能亢进，降低PRL水平而改善性功能。

（2）ACEI和ARB。早期研究发现，使用该药可以降低HD治疗男性患者发生ED的危险性[41]。但最近透析预后与实践模式研究（DOPPS）结果显示，是否使用ACEI和ARB，患者性功能差异不显著[39]，至少没有明显抑制性腺的作用，因此，仍推荐作为降压药使用。

（3）西地那非（Sildenafil）。一氧化氮环磷酸鸟苷（NOcGMP）是男女性兴奋重要的递质，西地那非通过特异性抑制磷酸二酯酶-5，阻止其对cGMP降解，增强NO的作用，促进海绵体平滑肌松弛，增加外生殖器的局部血流，提高男性患者的性敏感度，治疗功能性和器质性或混合性的勃起功能障碍，其在ESRD患者的应用已经证明是安全的、可靠的，效果可达到65%～80%[34]。HD和PD患者效果相似，在冠心病患者慎用，为避免对血压的影响，建议在非透析日使用[34]。

（4）溴隐亭。为选择性多巴胺受体激动剂，主要治疗高泌乳素血症，抑制各种原因的PRL分泌，恢复性腺功能，但因其副作用较大，使其应用受到限制[36]。新合成的特异性多巴胺受体激动剂卡麦角林副作用较小，但在肾衰竭患者身上应用的安全性尚待观察。

4. 肾移植　肾脏替代治疗方式中，肾移植是最好的改善性功能的治疗方式，成功的肾移植可使患者性功能恢复正常。但仍有25%～50%的成功移植的男女受者存在不同程度和不同形式的性功能障碍[36]。肾移植后妇女恢复生殖功能，可以正常妊娠和分娩。据报告肾移植后早产发生率亦高达20%～50%，先天性畸形亦并不多见。

三、慢性肾衰竭时的垂体-甲状腺系统功能异常

CRF患者的垂体-甲状腺系统功能受损，表现为总T_4和游离T_4正常或降低，血清T_3及游离T_3水平降低，促甲状腺激素（TSH）及甲状腺素释放激素正常，但甲状腺对TSH的反应性受抑制。随着肾功能的恶化，甲状腺素代谢出现多种异常，T_3作用进行性下降，游离反T_3（FrT_3）升高。与FT_3相比，FrT_3的活性相对不足。在外周组织中，T_3和T_3依赖性酶（α-甘油-磷酸脱氢酶和胞液-苹果酸脱氢酶）减少。这些异常的原因可能是高PTH和性腺功能减退，因为高PTH抑制T_4向T_3的转化，而性激素调节甲状腺素释放激素的分泌。蛋白营养不良和分解代谢可导致T_3下降（它是作用于分解代谢最重要的激素），作为代偿

以减少蛋白质的分解代谢。甲状腺功能不良的另一个原因是所摄入的碘化物不能充分排除，碘潴留损伤甲状腺腺体细胞。血液透析及腹膜透析并不能改善上述异常。患者可表现为耐寒性差、体温较低、皮肤干燥、嗜睡和头发干枯等症状，甲状腺肿在CRF患者中也较普遍。CRF患者甲状腺功能异常还可导致血高密度脂蛋白胆固醇下降和血胆固醇水平升高。低 T_3 通过降低胰高血糖素分解和增加IR，进一步影响葡萄糖代谢。

甲状腺功能减退有时可使维持性血液透析和持续不卧床腹膜透析尿毒症患者的病情恶化。诊断甲状腺功能低下要慎重，如总 T_4 降低，游离 T_4 正常，可排除甲状腺功能低下。如游离 T_4 也降低，应测定TSH，通常TSH正常。只有当游离 T_4 低而TSH升高才能诊断原发性甲状腺功能低下。甲状腺功能试验可疑或轻度异常，不主张给甲状腺素替代治疗，这种处于代偿边缘的甲状腺功能，如果治疗不当，可能产生有害后果。

四、慢性肾衰竭时的垂体-肾上腺系统功能异常

CRF患者血清皮质醇水平及其昼夜节律正常，促肾上腺皮质激素（ACTH）水平正常或升高，ACTH对皮质醇释放激素的反应性正常或轻度降低。肾上腺功能异常的特征性表现为总皮质醇和游离皮质醇正常或升高，皮质醇肝分解代谢减少以及血17-羟皮质类固醇水平升高。高皮质醇血症导致IR、蛋白分解代谢加强和脂质代谢紊乱。由于代谢产物17-羟皮质醇积聚，使用过低剂量地塞米松抑制试验评价皮质醇增多症的结果时应该慎重，但是大剂量地塞米松抑制试验可以有效地抑制CRF患者肾上腺皮质醇的分泌。尿毒症患者血浆醛固酮浓度可以增高、正常，也可降低，其浓度受血钾和肾素浓度影响，如慢性肾功能不全伴高血钾，则低肾素常见，此时低醛固酮是由低肾素引起，并可导致高血钾。透析时患者基础血醛固酮值也不一样，可能与血浆容量改变和血钾浓度有关。如单纯超滤，血醛固酮上升，若透析超滤（血钾下降），同样容量变化，醛固酮增高反应常减弱或消失。

肾脏是儿茶酚胺代谢的重要器官。肾功能不全和透析患者血浆去甲肾上腺素和肾上腺素水平升高，但升高原因还不清楚。合成增加、儿茶酚胺降解酶灭活减少、神经元再摄取减少和肾排泄减少都可能在其中起作用。肾上腺素是胰岛素的拮抗剂，可明显减弱胰岛素促进外周组织对葡萄糖的利用，也可加剧负氮平衡和透析患者常见的肌肉消耗。透析后血管活性物质，如肾上腺素、去甲肾上腺素、醛固酮、抗利尿激素、利钠激素、精氨酸加压素、血管紧张素Ⅱ、内皮素等激素随血管容量等因素有相应的变化，但这些因素在透析患者高血压中的作用仍不清楚。

五、慢性肾衰竭时的生长激素（GH）功能异常

CRF患者由于肾脏代谢清除减少，血浆GH水平显著升高。研究还发现，尿毒症患者GH对各种刺激、GH释放激素和促甲状腺释素（TRH）的反应增强。GH对急性高血糖的反应性升高，夜间睡眠后分泌高峰的出现，证明其下丘脑垂体对兴奋的反应性仍存在。CRF患者GH分泌增加是由于血中IGF-Ⅰ的生物活性降低，致下丘脑垂体分泌GH的负反馈抑制减弱[42]。CRF患者肾清除GH率降低，血GH半衰期延长一倍，产生增多和清除减少使其血浆基础值和兴奋后峰值增加，且其增高程度和肾衰竭程度有关。近来研究表明，高GH血症通过调节使肝脏GH受体表达降低，产生IGF-Ⅰ量减少，血IGF-Ⅰ水平下降或仍正常，但IGF-Ⅰ的生物活性明显降低。IGF-Ⅰ水平和活性之间的差别是由于血中有IGF的抑制物，有人报道存在小分子抑制物，但其结构不明。血中大分子IGF抑制物是IGF结合蛋白3（IGFBP3），后者主要由肝脏产生。肾小球滤过率降低导致IGFBP3血中水平升高，其与IGF有高度的亲和力，患者血游离IGF-Ⅰ水平及活性均降低，表现为GH抵抗，导致生长障碍。尽管有人发现尿毒症患者血浆IGF-Ⅰ水平正常或升高，但有人证实尿毒症儿童肝脏IGF-Ⅰ的mRNA表达显著降低，且部分组织，如包括肝、骨、肌肉等对其抵抗。欧洲透析和移植协会统计显示，尿毒症患儿15岁前开始透析者，其最终身高50%低于同

龄正常人身高。尿毒症患者生长缓慢主要发生于依赖营养的婴儿和依赖性激素的青春发育期，其中GH起十分重要的作用。

六、慢性肾衰竭时的其他激素功能异常

（一）慢性肾衰竭时的胃肠激素功能异常

CRF患者血胃泌素水平常升高，可能是由于胃泌素的生成增加和清除降低所致，高PTH使得胃酸分泌减少可能为其诱因。高胃泌素血症和胃肠并发症之间并无明显关系。CRF患者胆囊收缩素分解减弱，血浓度增加。胃蛋白酶原Ⅰ是“G细胞”功能的标志，其在CRF患者升高。胃抑肽升高也减少胃酸分泌。

（二）慢性肾衰竭时内源性阿片样物质功能异常

内源性阿片样物质是指有吗啡样活性的多肽，在中枢神经系统、肾上腺髓质、胰腺和垂体中产生，是中枢神经系统的神经递质，调节几乎所有最重要激素的分泌，包括促性腺激素、催乳素、胰岛素、胰高血糖素和TSH。甲硫啡肽和亮啡肽是最小的有阿片样活性的多肽（每个分子有5个氨基酸）。CRF患者血甲硫啡肽升高，而亮啡肽水平较低。大分子β-内啡肽（31个氨基酸）是含量最高和最有效的内源性阿片样物质。β-内啡肽最重要的产生部位是垂体，有报道CRF患者血β-内啡肽水平升高，这可能由于分解代谢减弱或生成增加的缘故。β-促脂素（β-LPH）的相对分子质量更大（91个氨基酸），它是β-内啡肽专一代谢前体，在CRF时升高。用纳洛酮阻断阿片样物质的受体可以诱发高内啡肽血症，从而引起高胰高血糖素血症、葡萄糖耐量降低和高PTH血症。阿片样肽类物质也调节血流和动脉血压，它们对肾小球的滤过率也有一定作用。

（三）慢性肾衰竭时影响食欲激素的功能异常

瘦素和神经肽Y在食物摄入和能量消耗中起重要作用，瘦素由脂肪细胞合成，在脂肪组织增大时瘦素通过下丘脑介导的机制减弱食欲而调节能量平衡。相反神经肽Y在下丘脑合成，是作用最强的促食欲剂，同其他分子大小相同的肽类激素一样瘦素由肾脏清除。肾衰竭患者血瘦素水平升高4倍以上。非肥胖者血中瘦素的46%以结合形式存在，而肥胖者血中以结合形式存在的瘦素少于20%，尿毒症患者血中的瘦素几乎均以游离形式存在。尿毒症时高瘦素血症并不是仅由肾清除下降所致，脂肪组织-下丘脑瘦素轴受损也在其中发挥作用。高胰岛素血症可能与高瘦素血症有关，因胰岛素促进瘦素分泌。不清楚糖皮质激素是否在其中发挥作用。肾移植后高瘦素血症仍然存在，且女性的瘦素水平较男性高。肾移植患者血神经肽Y水平增高。由于糖皮质激素刺激弓形核合成瘦素及神经肽Y，因此肾移植患者血瘦素及神经肽Y水平均增高。高瘦素血症和高神经肽血症影响食欲的具体机制还不清楚。

参考文献

1. da Costa JA, Alp Ikizler T. Inflammation and insulin resistance as novel mechanisms of wasting in chronic dialysis patients. Semin Dial, 2009, 22(6): 652-657.
2. Lindblad YT, Axelsson J, Barany P, et al. Hyperinsulinemia and insulin resistance, early cardiovascular risk factors in children with chronic kidney disease. Blood Purif, 2008, 26(6): 518-525.
3. Sit D, Kadiroglu AK, Kayabasi H, et al. The prevalence of insulin resistance in nondiabetic nonobese patients with chronic kidney disease. Adv Ther, 2006, 23(6): 988-998.
4. Mak RH. Effect of metabolic acidosis on insulin action and secretion in uremia. Kidney Int, 1998, 54(2): 603-607.
5. Siew ED, Ikizler TA. Determinants of insulin resistance and its effects on protein metabolism in patients with advanced chronic kidney disease. Contrib Nephrol, 2008, 161138-161144.

6. Chonchol M, Scragg R. 25-Hydroxyvitamin D, insulin resistance, and kidney function in the third national health and nutrition examination Survey. Kidney Int, 2007, 71(2): 134-139.
7. Forouhi NG, Luan J, Cooper A, et al. Baseline serum 25-hydroxy vitamin D is predictive of future glycemic status and insulin resistance: the Medical Research Council Ely Prospective Study 1990-2000. Diabetes, 2008, 57(10): 2619-2625.
8. Chiu KC, Chuang LM, Lee NP, et al. Insulin sensitivity is inversely correlated with plasma intact parathyroid hormone level. Metabolism, 2000, 49(11): 1501-1505.
9. Sit D, Kadiroglu AK, Yilmaz ME, et al. The prevalence of insulin resistance and its relationship between anemia, secondary hyperparathyroidism, inflammation, and cardiac parameters in chronic hemodialysis patients. Ren Fail, 2005, 27 (4): 403-407.
10. Diez JJ, Iglesias P, Fernandez-Reyes MJ, et al. Serum concentrations of leptin, adiponectin and resistin, and their relationship with cardiovascular disease in patients with end-stage renal disease. Clin Endocrinol (Oxf), 2005, 62(2): 242-249.
11. Atamer A, Alisir Ecder S, Akkus Z, et al. Relationship between leptin, insulin resistance, insulin-like growth factor-1 and insulin-like growth factor binding protein-3 in patients with chronic kidney disease. J Int Med Res, 2008, 36(3): 522-528.
12. de Vinuesa SG, Goicoechea M, Kanter J, et al. Insulin resistance, inflammatory biomarkers, and adipokines in patients with chronic kidney disease: effects of angiotensin II blockade. J Am Soc Nephrol, 2006, 17(12 Suppl 3): S206-S212.
13. Yaturu S, Reddy RD, Rains J, et al. Plasma and urine levels of resistin and adiponectin in chronic kidney disease. Cytokine, 2007, 37(1): 1-5.
14. Axelsson J, Bergsten A, Qureshi AR, et al. Elevated resistin levels in chronic kidney disease are associated with decreased glomerular filtration rate and inflammation, but not with insulin resistance. Kidney Int, 2006, 69(3): 596-604.
15. Filippidis G, Liakopoulos V, Mertens PR, et al. Resistin serum levels are increased but not correlated with insulin resistance in chronic hemodialysis patients. Blood Purif, 2005, 23(6): 421-428.
16. Zanetti M, Barazzoni R, Guarnieri G. Inflammation and insulin resistance in uremia. J Ren Nutr, 2008, 18(1): 70-75.
17. Borazan A, Binici DN. Relationship between insulin resistance and inflamation markers in hemodialysis patients. Ren Fail, 2010, 32(2): 198-202.
18. Kobayashi S, Maejima S, Ikeda T, et al. Impact of dialysis therapy on insulin resistance in end-stage renal disease: comparison of haemodialysis and continuous ambulatory peritoneal dialysis. Nephrol Dial Transplant, 2000, 15(1): 65-70.
19. Fortes PC, de Moraes TP, Mendes J G, et al. Insulin resistance and glucose homeostasis in peritoneal dialysis. Perit Dial Int, 2009, 29 (Suppl 2):S145-S148.
20. Westervelt FB, Jr, Schreiner GE. The carbohydrate intolerance of uremic patients. Ann Intern Med, 1962, 57266-57276.
21. Wei Y, Chen K, Whaley-Connell AT, et al. Skeletal muscle insulin resistance: role of inflammatory cytokines and reactive oxygen species. Am J Physiol Regul Integr Comp Physiol, 2008, 294(3): R673-R680.
22. Lee SW, Park GH, Song JH, et al. Insulin resistance and muscle wasting in non-diabetic end-stage renal disease patients. Nephrol Dial Transplant, 2007, 22(9): 2554-2562.
23. Oh HY, Fadda GZ, Smogorzewski M, et al. Abnormal leucine-induced insulin secretion in chronic renal failure. Am J Physiol, 1994, 267(5 Pt 2): F853-F860.
24. Pittas AG, Lau J, Hu FB, et al. The role of vitamin D and calcium in type 2 diabetes: a systematic review and meta-analysis. J Clin Endocrinol Metab, 2007, 92(6): 2017-2029.
25. Worrall DS, Olefsky JM. The effects of intracellular calcium depletion on insulin signaling in 3T3-L1 adipocytes. Mol Endocrinol, 2002, 16(2): 378-389.
26. Li Z, Joyal JL, Sacks DB. Binding of IRS proteins to calmodulin is enhanced in insulin resistance. Biochemistry, 2000, 39 (17): 5089-5096.
27. Jackson M A, Holland M R, Nicholas J, et al. Occult hypoglycemia caused by hemodialysis. Clin Nephrol, 1999, 51(4): 242-247.
28. 周凡力，邹贵勉，车文体，等. 含糖透析液对糖尿病透析患者透析低血糖和低血压的影响. 中国血液净化，2010，9 (2): 90-93.
29. Williams B. Glucose-induced vascular smooth muscle dysfunction: the role of protein kinase C. J Hypertens, 1995, 13(5): 477-486.
30. Siew ED, Pupim LB, Majchrzak K M, et al. Insulin resistance is associated with skeletal muscle protein breakdown in non-di-

abetic chronic hemodialysis patients. Kidney Int, 2007, 71(2): 146-152.
31. Wang X, Hu Z, Hu J, et al. Insulin resistance accelerates muscle protein degradation: activation of the ubiquitin-proteasome pathway by defects in muscle cell signaling. Endocrinology, 2006, 147(9): 4160-4168.
32. Spaia S, Pangalos M, Askepidis N, et al. Effect of short-term rHuEPO treatment on insulin resistance in haemodialysis patients. Nephron, 2000, 84(4): 320-325.
33. Higashiura K, Ura N, Takada T, et al. The effects of an angiotensin-converting enzyme inhibitor and an angiotensin II receptor antagonist on insulin resistance in fructose-fed rats. Am J Hypertens, 2000, 13(3): 290-297.
34. Anantharaman P, Schmidt RJ. Sexual function in chronic kidney disease. Adv Chronic Kidney Dis, 2007, 14(2): 119-125.
35. Rosas SE, Wasserstein A, Kobrin S, et al. Preliminary observations of sildenafil treatment for erectile dysfunction in dialysis patients. Am J Kidney Dis, 2001, 37(1): 134-137.
36. Palmer BF. Sexual dysfunction in uremia. J Am Soc Nephrol, 1999, 10(6): 1381-1388.
37. Chou FF, Lee CH, Shu K, et al. Improvement of sexual function in male patients after parathyroidectomy for secondary hyperparathyroidism. J Am Coll Surg, 2001, 193(5): 486-492.
38. Dunkel L, Raivio T, Laine J, et al. Circulating luteinizing hormone receptor inhibitor(s) in boys with chronic renal failure. Kidney Int, 1997, 51(3): 777-784.
39. Bailie GR, Elder SJ, Mason NA, et al. Sexual dysfunction in dialysis patients treated with antihypertensive or antidepressive medications: results from the DOPPS. Nephrol Dial Transplant, 2007, 22(4): 1163-1170.
40. Yazici R, Altintepe L, Guney I, et al. Female sexual dysfunction in peritoneal dialysis and hemodialysis patients. Ren Fail, 2009, 31(5): 360-364.
41. Rosas SE, Joffe M, Franklin E, et al. Prevalence and determinants of erectile dysfunction in hemodialysis patients. Kidney Int, 2001, 59(6): 2259-2266.
42. Feld S, Hirschberg R. Growth hormone, the insulin-like growth factor system, and the kidney. Endocr Rev, 1996, 17(5): 423-480.

第三节 慢性肾衰竭患者的脂蛋白代谢异常

邹贵勉 袁伟杰

慢性肾衰竭患者常常出现脂质代谢异常，主要是中等程度的高甘油三酯(TG)血症，其平均值多在3.2 mmol/L左右，胆固醇(CH)水平基本正常。超速离心脂蛋白分析结果表明，35% ~70% VLDL 升高，而 LDL 正常，HDL 趋于下降，这符合 1976 年 Frederickson 分类的Ⅳ型高脂血症。其他型也可见于尿毒症，如$Ⅱ_a$型为0 ~2.5%，$Ⅱ_b$型为0 ~3%，Ⅲ型为0 ~5%，Ⅴ型为0 ~25%。但从临床实际角度出发，将高脂蛋白血症临床分型分为四种：高胆固醇血症、高甘油三酯血症、混合型高脂血症和低高密度脂蛋白血症，这种高脂蛋白血症分型法有利于临床上治疗的针对性。

一、血浆脂蛋白基础代谢

血脂是血浆中的中性脂肪(TG 和 CH)和类脂(磷脂、糖脂、固醇、类固醇)的总称，广泛存在于人体中。它们是生命的基础代谢必需物质。在血脂中TG和CH是主要成分,前者主要参与人体的能量代谢,后者则主要用于合成生物膜、类固醇激素以及胆汁酸。由于TG和CH都是疏水性物质,必须与血液中的特殊蛋白质和极性类脂(如磷脂)一起组成一个亲水性的球状巨分子,才能在血液中被转运,并进入组织细胞中,这种球状巨分子复合物称为脂蛋白。脂蛋白主要由CH、TG、磷脂和蛋白质组成,绝大多数在肝脏和小肠组织中合成,并主要经肝脏进行分解代谢。脂蛋白的结构一般都是以不溶于水的TG和胆固醇酯作为核心,游离CH与极性磷脂兼具水溶性和脂溶性,与载脂蛋白一起组成脂蛋白的外层。目前已发现人体中存在20余种载脂蛋白,其中在临床上比较重要且认识比较清楚的有apo AⅠ、apo AⅡ、apo AⅣ、apo B_{100}、apo B_{48}、apo CⅠ、apo CⅡ、apo CⅢ、apo E、apo(a)。

根据脂质超速离心分离的方法,可将血浆脂蛋白分为五大类:乳糜微粒(CM)、极低密度脂蛋白(VLDL)中间密度脂蛋白(IDL)、低密度脂蛋白(LDL)和高密度脂蛋白(HDL)。HDL又可进一步分为两个亚组分,即HDL_2和HDL_3。此外,还有一种脂蛋白是后来发现的,称作脂蛋白(a)[Lp(a)],在化学结构上与LDL很相似,仅多含有一个载脂蛋白(a)。根据脂蛋白电泳迁移行为又可将其分为α、β和前β脂蛋白。脂蛋白的分解代谢主要受脂蛋白代谢酶类和脂蛋白受体的调节,前者包括脂蛋白脂酶(LPL)、肝脏TG脂酶(HTGL)和卵磷脂-胆固醇酰基转移酶(LCAT)[1]。

血浆脂蛋白中CM和VLDL都是以TG为主,所以这两种脂蛋白统称为富含TG的脂蛋白;LDL被称为CH的脂蛋白,血浆中胆固醇约65%是在LDL内;IDL是VLDL向LDL转化过程中的中间产物,正常情况下,血浆中IDL含量很低;HDL颗粒最小,其结构特点是脂质和蛋白质部分几乎各占一半。乳糜微粒(CM)的生理功能是将食物来源的TG从小肠运输到肝外组织被利用,肝脏合成的内源性TG通过VLDL运输到肝外组织,VLDL也可以向外周组织提供CH。LDL在体内的循环过程中,将CH提供给肝外组织细胞,用于合成类固醇激素和其他作用。而HDL的作用恰恰相反,它是将CH从周围组织转运到肝脏,实现CH的"逆转运",防止CH在外周组织过多积聚,使其在肝脏代谢及排泄[1]。

二、慢性肾衰竭患者脂蛋白异常的特点

CRF患者,尤其是透析治疗患者与普通人群脂蛋白代谢异常明显不同,高胆固醇血症和高LDL-C血症发生率低,而HDL-C降低、高TG血症和高脂蛋白(a)血症常见,血浆LDL-C多发生氧化和氨甲酰化修饰状态[2]。

(一)高甘油三酯血症

CKD患者发生最多的脂代谢异常是高TG血症,并且脂质代谢紊乱在肾功能不全早期就已经存在,当肾小球滤过率减低至50 ml/min以下时,发生率就会增加,在ESRD阶段发生率可达到70%[3]。在长期糖负荷过重的糖尿病和腹膜透析(PD)的患者往往更加严重[3-4]。虽然HD治疗有可能改善TG的代谢,但肾脏替代治疗不能实质性降低高TG血症的发生率[3]。高TG血症常伴随apo B和富含TG脂蛋白(TRL),如VLDL和IDL的增高,以及餐后乳糜微粒浓度的增高。发生高TG的原因主要有清除能力下降和生成过多两方面,清除障碍的原因可能是LPL、HTGL活性下降,CM和VLDL代谢被干扰,当其结构、脂解酶或受体改变,将导致血浆VLDL和IDL颗粒在体内蓄积,残粒不能被完全清除。另有报道在CKD实验动物发现LPL相关蛋白(LRP)和VLDL受体表达下降,也与TRL清除能力下降有关[5]。肝脏合成TG过多也有一些影响,最终导致各种脂蛋白中TG的含量均增加。近年来越来越多的学者认为高TG血症也是一种非常重要的致动脉粥样硬化的高危因素,在缺血性心脏病患者,甚至有人认为是一项独立的危险因子。

(二)总胆固醇和低密度脂蛋白胆固醇异常

慢性肾衰竭患者血TC和LDL-C一般均为正常,但在有明显高TG血症的慢性肾功能不全患者中也可见有血CH水平的升高,仅有20%~30%的CKD患者超过正常范围,发生率与普通人群相似[3]。在使用免疫抑制治疗的肾病综合征和肾移植患者,高胆固醇血症比CRF患者更常见。ESRD患者血中的TC

尽管变化不很明显,但存在 CH 从 HDL 向 VLDL 和 IDL 再分布的现象,这样绝大多数肾衰竭患者 HDL-C 降低(HDL_2 的减少较 HDL_3 更为显著),并且低于同等程度高 TG 血症的非肾衰竭患者,所以尿毒症脂蛋白异常不单纯是高 TG 血症的结果。LDL-C 水平通常是正常的,但 LDL 颗粒变得小而致密(sd-LDL),更容易被氧化修饰,使其与 LDL 受体亲和力较正常低[3]。研究还发现在 ESRD 患者,被轻微氧化修饰的负电性 LDL 水平比正常对照组显著增高,尽管 TC 和 LDL-C 水平在 PD 患者比 HD 患者高,HD 患者比 PD 患者负电性 LDL 水平更高,作者认为负电性 LDL 可作为氧化应激的有效标志[6]。血浆 LDL 水平升高是冠心病的危险因素,LDL 从血液清除的主要方式是通过清道夫受体被巨噬细胞吞饮,促使巨噬细胞形成泡沫细胞和大量分泌活性因子,而后两者也一直被认为具有致动脉粥样硬化作用,尤其对 HD 患者是一个预后不良的独立危险因子[3]。在 ESRD 患者,主要清道夫受体 SR-A 和 CD36 表达均增高[3,7]。在 CKD 的慢性炎症状态下,未被修饰的 LDL 通过 LDL 受体摄取也增加,也促使泡沫细胞的形成,导致动脉粥样硬化[3]。在 CKD 实验动物还发现,CH 生成的限速酶羟甲基戊二酰辅酶 A(HMG-CoA)还原酶活性显著增强,使 CH 合成增加,固醇调节元件结合蛋白 2(SREBP-2),一种控制细胞内核转录因子的表达增强可能与这一改变有关[8]。

(三)高密度脂蛋白胆固醇异常

CRF 时 HDL 水平下降,而 HDL 在体内与脂质清除有关,是一种抗动脉粥样硬化的血浆脂蛋白,有血脂"清道夫"之称,是冠心病的保护因子。HDL 水平下降的病理机制是由于卵磷脂胆甾醇酰基转移酶(LCAT)活性下降,HDL 摄取的 CH 酯化障碍,影响进一步对 CH 的摄取[3]。胆固醇酯转移蛋白(CETP)和酰基辅酶 A-胆固醇酰基转移酶(ACAT)活性增强,LPL 和肝脂酶(HL)活性下降也是 HDL 水平下降的原因[9]。在 CKD 患者中,调节 HDL 抗动脉粥样硬化效应的对氧磷酶表达下调,也可能是 HDL 不能有效抵抗氧化应激的原因[3]。

(四)脂蛋白(a)异常

在肾功能衰退的早期,患者血清 Lp(a)就已有升高,晚期肾衰竭患者则维持在一个稳定的水平,且血液透析和腹膜透析也不能使之下降。流行病学研究表明,Lp(a)是致动脉粥样硬化的独立危险因素,也是慢性肾衰竭患者心血管意外的独立危险因素[3]。此外,富含 TG 的 apo B 脂蛋白代谢障碍,此类脂蛋白主要包括两种,一是单纯含 CH 的脂蛋白(Lp-B),主要存在于 LDL,另一种是含有 CH 和 TG 的复合体(Lp-Bc),在 VLDL、IDL 和 LDL 中较多。Lp(a)水平增高的原因可能是大量蛋白丢失和继发的载脂蛋白生成过多。

(五)载脂蛋白异常

CRF 患者体内载脂蛋白的异常比血脂更能反映脂质代谢紊乱的特征,在慢性肾衰竭起始阶段即可测到某些载脂蛋白的异常改变,在高 TG 血症前即可检测到 apo AⅠ、apo AⅡ降低,apo CⅢ(尤其是 apo $CⅢ_2$)升高。慢性肾衰竭患者体内载脂蛋白代谢紊乱标志性的改变为 apo AⅠ/ apo CⅢ比值降低。同时,apo CⅡ减少,apo CⅡ/apo CⅢ显著下降;LDL 颗粒中出现 apo AⅣ、apo E 浓度与血浆 TG 含量呈正相关,故高 TG 血症时 apoE 水平升高[10]。apo B 浓度升高,正常或降低,在 VLDL 颗粒中可出现 apo B_{48},使 VLDL 在电泳中迁移速度减慢,位于宽阔的 β 带而非 VLDL 的前 β 带,称为 β-VLDL,比非尿毒症患者的前 β-VLDL 具有更强的致动脉粥样硬化作用。尿毒症合并糖尿病或糖尿病导致的尿毒症患者的脂蛋白代谢异常比其他尿毒症患者更严重,动脉粥样硬化的危险性也高得多。

(六)"逆流行病学"现象

在特定的病理生理条件下,心血管病的危险因素不是与高胆固醇血症等"营养过度"表现有关,而是与低胆固醇血症等营养不良表现有关,这种现象与普通人群的流行病学规律相反,故称为"逆流行病学"(reverse epidemiology)现象。ESRD 的透析患者中的"逆流行病学"现象更为明显,即低蛋白血症、低脂血症、低血肌酐、低血压、低体重等表现,是尿毒症患者心血管病(CVD)的重要危险因素,也是其预后不良的重要指征(表 19-3-1)[11]。"逆流行病学"不仅在 CKD 患者,而且在其他慢性疾病患者也很常见,常与蛋白质-能量消耗(PEW)和(或)慢性炎症反应相混乱,有些研究在矫正这些混杂因素后,否认了所谓"逆流行病学"现象[3]。但在一个超过1.5万HD患者的研究中,矫正了PEW和炎症因素后,仍然发现低TC和低LDL-C与死亡率增高有关系,LDL <70mg/dl占所有维持性HD患者的50%,在多因素矫正分析中发现与全因死亡率增高有关[12]。有越来越多的证据表明,过低的CH是有害的,实验研究发现,脂蛋白可结合内毒素,而高胆固醇有利于脂蛋白结合内毒素,有调节炎症反应的作用。另外,CH还是很强的HMG-CoA还原酶抑制剂,虽然作用机制不同,也有类似他汀类药物的作用,可减少类异戊二烯的合成,减轻蛋白质异戊烯化,这是他汀类药物多效性作用的基础[3]。

表19-3-1 ESRD透析患者的"逆流行病学"现象[11]

危险因素	心血管病风险增高	
	透析患者	普通人群
血清CH	低CH血症	高CH血症
血清LDL	低LDL	高LDL
血浆HCY血症(血浆水平)	低HCY血症	高HCY血症
血肌酐(透析前)	低血肌酐	高血肌酐
血清铁	低血清铁	高血清铁
血清PTH	低血清PTH	高血清PTH
血浆AGE	低AGE	高AGE
血压(透析前)	低血压	高血压
BMI	低BMI	高BMI
蛋白摄入	低蛋白摄入	高蛋白摄入
能量摄入	低能量摄入	高能量摄入

三、透析对脂蛋白代谢的影响

50%~70%的透析患者伴有脂蛋白代谢紊乱,而透析对尿毒症患者脂蛋白的影响是复杂的,不仅要考虑尿毒症毒素的作用,也要考虑透析过程中应用葡萄糖、醋酸盐和肝素的影响,腹膜透析还有蛋白质和肉碱的丢失,影响脂质代谢,但透析时间长短与脂蛋白代谢异常并无相关性。肾替代治疗对脂蛋白代谢的影响详见表19-3-2。

表19-3-2 慢性肾衰竭及肾替代治疗对血清脂代谢的影响[9,13]

患者特征	TC	LDL-C	sdLDL	TG	HDL-C	Lp(a)	apo AⅠ apo AⅡ	apo CⅢ
透析前CKD	-或↓	-或↓	↑	↑	↓	↑*	↓	↑
肾病综合征	↑	↑	↑	-或↑	↓-或↑	↑	↓	↑
血液透析	-或↓(↑少)	-或↓(↑少)	↑	↑	↓	↑	↓	↑
腹膜透析	↑(常)	↑(常)	↑	↑	↓	↑	↓	↑
肾移植	↑	↑	↑	↑	↑	↓*	↓	↑

注:LDL-C—低密度脂蛋白胆固醇;sdLDL—小而致密低密度脂蛋白;TG—甘油三酯;HDL-C—高密度脂蛋白胆固醇;Lp(a)—脂蛋白a;apo AⅠ—载脂蛋白AⅠ;apo AⅡ,载脂蛋白AⅡ;apo CⅢ,载脂蛋白CⅢ。

* 主要在高相对分子质量Lp(a)的个体。

(一)血液透析对脂蛋白代谢的影响

一般认为,长期维持性血液透析(HD)的患者脂蛋白代谢的特征与未透析时差异不大,主要表现为高TG血症、高VLDL、IDL、Lp(a)和低HDL血症,TC和LDL-C可正常或降低,小而致密的LDL颗粒仍以含载脂蛋白B脂蛋白为主[13]。患者透析前就已存在的LPL、HTGL活性下降和VLDL、LDL、HDL降解异常,在HD患者仍然存在,HD患者脂代谢异常的病理生理机制与透析前ESRD患者基本相似[13]。患者清除餐后CM的功能明显减退,近年来的研究表明,餐后高脂血症(主要是CM浓度升高)亦是冠心病的危险因素。有学者对同一组患者透析前后进行前瞻性研究发现,与未行透析治疗的尿毒症患者相比较,血液透析患者的LDL-C和apo B水平较低,apo AⅠ、apo AⅡ水平较高,apo E有所上升。透析开始后VLDL下降、HDL-C增加,但亦有人认为长期透析(2~5年)患者并未观察到上述透析后发生的血脂变化。可以预料,透析液中葡萄糖、醋酸盐以及肝素的使用可以影响透析患者的脂蛋白代谢。许多学者报道透析液中葡萄糖可使患者血清TG升高,透析液中醋酸盐可提供游离脂肪酸和甘油的前体,使血清TG的浓度显著升高,而改用碳酸氢盐透析液后这一现象明显改善,并且HLD-C水平增高[13]。长期使用肝素使与内皮结合的脂蛋白脂酶处于耗竭状态,活性脂蛋白脂酶减少,肝素还可以通过阻断脂蛋白受体介导的分解途径,和抑制新合成的脂蛋白的重摄取,使含TG的脂蛋白积聚。影响到TRL的代谢,但对使用肝素HD患者血脂异常的临床研究结果很多不一致,是否使用低相对分子质量肝素(LMWH)比常规肝素对HD患者血脂代谢更有利,也存在争论[13]。有研究发现用LMWH替代普通肝素可改善这种现象,LMWH可使血液透析患者的TG和CH水平降低,可能是因为LMWH使LPL从血管壁上释放出来的量较少[14]。HD治疗还可通过其他因素影响脂代谢,如HD治疗增加apo AⅠ的分解率,导致血清apo AⅠ水平下降[15]。用高通量聚砜膜或醋酸纤维膜替代低通量膜透析可显著降低血清TG水平,而增高血清apo AⅠ和HDL-C水平[13],可能至少部分因为apo CⅡ/CⅢ比值的增高,而增高了LPL的活性,促进血管内TRL的脂解作用[16]。胰岛素通常可激活LPL,由于尿毒症毒素干扰胰岛素作用,加重胰岛素抵抗等因素使LPL活性下降,TG清除下降;此外,由于我国血液透析患者的营养状况普遍偏差,以致许多患者因营养不良导致脂蛋白合成原料不足而出现不典型的酶谱变化。

(二)腹膜透析对脂蛋白代谢的影响

与血液透析相比较,CAPD患者TG和CH水平普遍升高,而不是单纯的高TG血症,TC、LDL-C和apo B水平均增高,TG增高更为明显[17]。与正常人相比,CAPD患者小而致密LDL和Lp(a)水平增高,而HDL-C水平则显著降低[17]。apo CⅢ水平较血液透析患者低,预示其含TG的脂蛋白清除可能更少[18]。CAPD开始后TG浓度上升,6个月升高52%,但也有报道6个月后TG水平保持稳定。但近来也有报道动态观察CAPD患者在CAPD的开始2年内TG呈一过性升高,而5年后血清TG常降至CAPD治疗前的水平甚至更低。CAPD患者的Lp-B水平较血液透析患者显著升高,Lp-Bc轻度升高,这表明CAPD使含有CH的脂蛋白进一步增加,并与TG无关[18]。长期行CAPD治疗的患者中,透析液中葡萄糖的吸收是一个重要的因素,与血液透析对脂类代谢的不同影响主要是由于不同葡萄糖浓度造成的。CAPD患者葡萄糖的持续吸收(150~200 mg/d)造成高胰岛素血症,并加重胰岛素抵抗,进一步加重高TG血症[13],还能增加肝脏合成含apo B的脂蛋白和Lp(a)[19]。CAPD患者大量的蛋白质(7~14 g/d)从腹膜透出液中丢失,代偿性肝脏脂蛋白合成增加,也是CAPD患者脂蛋白代谢异常的一个重要原因[13]。有研究发现,使用含艾考糊精代替含葡萄糖的腹膜透析液留腹过夜,可降低血清TC和LDL-C水平,TG和小而致密LDL水平也下降[20]。此外,CAPD肉碱和赖氨酸的丢失也加重了高脂血症。虽然有大量的完整脂蛋白(尤其是HDL)可通过CAPD丢失,但其病理生理意义以及对脂代谢的影响仍不清楚[13]。

四、脂蛋白代谢异常的机制

脂蛋白的代谢甚为复杂,图19-3-1是脂蛋白代谢简单模式步骤。

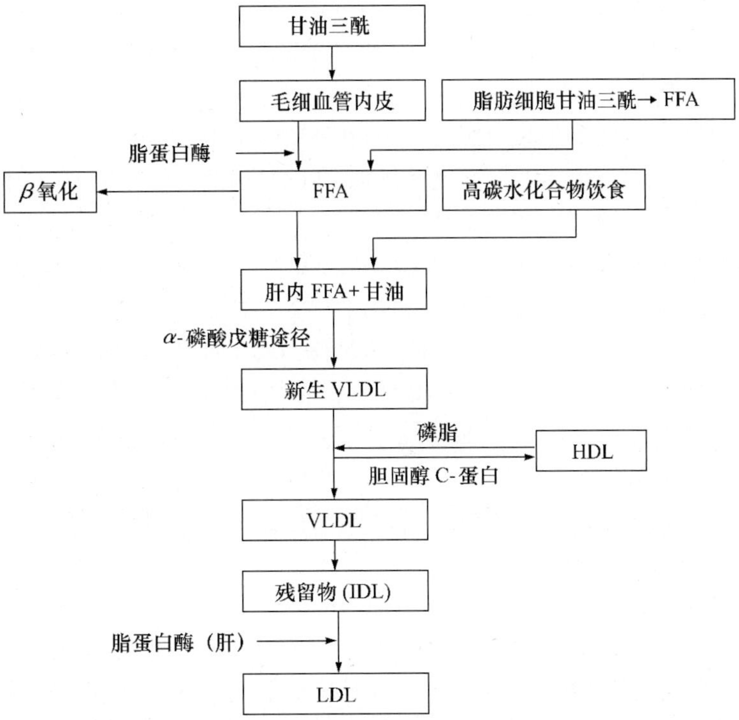

图19-3-1 脂蛋白代谢步骤

肾脏在脂蛋白代谢中所起的作用仍然不是十分明了,研究表明无肾大鼠血脂升高的水平与尿从大鼠膀胱经颈静脉回输所引起的血脂升高相类似,提示尿毒症状态对血脂升高的重要性。由于非肾病综合征所致慢性肾衰竭患者常无低蛋白血症这一刺激因素,此类患者LPL和HTGL水平均下降,外源性TG清除减慢,VLDL转化为其他类脂蛋白的速度下降,血浆中VLDL、LDL与HDL颗粒中TG含量会绝对或相对增加。这些现象提示,慢性肾衰竭时最主要的致高脂血症因素是富含TG的脂蛋白降解减少和(或)组织细胞对其摄取功能障碍,其次是内源性脂蛋白合成增加。在CRF时脂蛋白代谢障碍原因有以下几种。

脂蛋白代谢异常的机制涉及关键酶蛋白及mRNA在重要组织器官,如肝脏、骨骼肌、脂肪组织和心肌的表达,这些标本在人类活体很难获得,因此很多关于CRF患者脂蛋白代谢分子机制的研究是基于动物实验。慢性肾衰竭时脂蛋白代谢关键酶及受体变化详见表19-3-3。

表19-3-3 慢性肾衰竭时脂蛋白代谢关键酶及受体变化[9]

蛋白质	变化	对血浆脂代谢的影响
apo AⅠ	↓	HDL↓
LCAT	↓	HDL-C↓,HDL-2/HDL-3↓
CETP	↑	HDL-C↓,HDL-TG↑
ACAT	↑	VLDL-C↑,HDL-C↓
LPL	↓	TG↑(VLDL和CM去脂作用↓)
VLDL受体	↓	VLDL↑,TG↑
HL	↓	IDL↑,CM残留物↑,HDL-TG↑,TG↑,LDL-TG↑
LRP	↓	IDL↑,CM残留物↑
apo CⅡ/CⅢ比值	↓	TG↑(LPL活性↓)
Pre-β-HDL	↑	TG↑(LPL活性↓)
肝DGAT	↓	VLDL-TG↓

注:LCAT—卵磷脂胆甾醇酰基转移酶;CETP—胆固醇酯转移蛋白;ACAT—酰基辅酶A-胆固醇酰基转移酶;Pre-β-HDL—前β高密度脂蛋白;LPL—脂蛋白脂酶;LRP—LDL受体相关蛋白;DGAT—二酰甘油转酰酶。

(一)高密度脂蛋白代谢异常

CRF 患者常常发生血浆 HDL 水平降低,贫胆固醇酯 HDL-3 向富胆固醇酯 HDL-2 转换障碍,HDL-TG 增高,血浆 apo AⅠ降低,均为 CRF 患者的一些重要酶蛋白失调所致。

1. 胆固醇转酰酶(LCAT) LCAT 是 HDL 介导的肝外组织摄取 CH 十分重要的酶,决定着 HDL 的成熟和 HDL-C 的水平。在 ESRD 患者 LCAT 活性往往是下降的,因此可使血浆 HDL-C 明显减少和 HDL 成熟障碍,伴随血浆游离 CH 水平明显增高和酯化 CH 水平显著下降,说明 LCAT 依赖性 CH 酯化功能减弱[9]。LCAT 的辅助因子 apo AⅠ的减少,也使 LCAT 活性降低。目前在尿毒症大鼠的研究发现 LCAT 活性下降是与血浆 LCAT 浓度和肝脏 LCAT 表达下调相平行[9,21]。

2. 胆固醇酯转移蛋白(CETP) CETP 介导胆固醇酯从 HDL 向 IDL 转化,并生成 TG,CRF 患者血浆 CETP 增高导致 HDL 的胆固醇酯减少,而 HDL-TG 增高。在超过 34% 的 HD 患者发现血浆 CETP 水平增高[22],其增高的机制尚未清楚。CETP 在大量蛋白尿伴轻到重度肾衰竭的患者血浆 CETP 水平特别高,CRF 伴随蛋白尿可能导致 CETP 合成增多[9]。

3. 肝脂酶(HL) HL 催化 HDL-TG 的水解,去除 HDL 内的 TG,HL 的缺乏可导致 HDL-TG 的增多,在 CRF 的实验中动物和人类均发现 HL 缺乏[9]。

4. apo AⅠ和 apo AⅡ apo AⅠ和 apo AⅡ是 HDL 的主要组成成分,apo AⅠ还是 LCAT 的激活剂,是 SRB-1 和 HDL 结合蛋白的配体。而 apo AⅡ是 HL 的激活剂,在 ESRD 患者,血浆 apo AⅠ和 apo AⅡ水平显著下降[9],在 CRF 实验动物发现肝脏 apo AⅠ基因下调导致血浆 apo AⅠ水平下降[9]。CRF 患者这两个 HDL 主要成分的下降也导致血浆 HDL 水平降低和功能下降[9]。

5. 清道夫受体 B 类 1 型(SRB-1) SRB-1 有多种配体,主要介导胆固醇酯和 TG 在 HDL 和细胞之间转运,在动脉粥样硬化的发生和发展中起重要作用。此受体的失调也影响 HDL 的代谢,在大量蛋白尿伴 CRF 的实验动物肝脏 SRB-1 蛋白明显减少,而无大量蛋白尿的 CRF 动物(如肾大部分切除) 肝脏 SRB-1 无显著变化[9]。

6. 酰基辅酶 A-胆固醇酰基转移酶(ACAT) HDL 介导的从肝外组织摄取 CH,依赖于细胞内胆固醇酯的脱脂作用释放出的游离 CH,而 ACAT 则拮抗这一过程,是 CH 在细胞内去脂作用的主要酶,因此,ACAT 活性的增高限制了 HDL 介导的 CH 摄取,而导致血浆 HDL-C 水平下降和 HDL 成熟障碍。虽然,CRF 对肝外组织 ACAT 表达和活性的影响仍不清楚,由 CRF 实验动物研究发现,CRF 可显著增加 ACAT-2 mRNA 和蛋白的表达,ACAT 总活性也增高[23],用药物抑制 ACAT 可使血浆 CH 从含 apo B 脂蛋白向 HDL 转移,而血浆 TC 没有明显改变[24]。

(二)甘油三酯合成异常

在 CRF 患者高甘油三酯血症很常见,主要是由于合成增多和(或)清除减少。CRF 导致清除富含 TG 脂蛋白严重障碍,导致高甘油三酯血症。在尿毒症条件下导致 TG 合成增加的因素尚未明确,很多因素都可能参与脂肪生成增加,如 CRF 时的胰岛素抵抗,可促使肝脏生成 VLDL 增加,许多尿毒症毒素对脂代谢酶有直接抑制作用,均是 CRF 患者血液 VLDL 和 TG 增高的因素之一。甲状旁腺功能亢进也可造成高 TG 血症,甲状旁腺切除或给予钙通道阻滞剂可改善 CKD 患者的高 TG 血症[13]。从透析液中流入的醋酸盐也为脂肪合成提供大量的底物,可能对 HD 患者高甘油三酯血症有影响,但换成碳酸盐透析后,高甘油三酯血症并无明显减轻[9]。在 CRF 实验大鼠的脂肪组织,脂肪酸的生成和相关酶的表达增高。这种现象可能是 LPL 和 VLDL 受体障碍,进入脂肪组织的脂肪酸减少而代偿性合成增多[9]。

肝脏二酰甘油转酰酶(DGAT):DGAT 是 TG 合成的最后步骤,研究发现在 CRF 伴少量蛋白尿的大鼠,肝脏 DGAT 表达下调,可能在这种 CRF 实验模型,肝脏合成 TG 能力下降[25]。这与尿毒症患者高甘油三酯血症不相符,但给尿毒症患者 VLDL-TG 生成减少提供一个解释。大量蛋白尿时肝脏 DGAT 显著上调,因此,TG 合成能力增高,CRF 和蛋白尿对 DGAT 的影响可能是相反的[9]。

(三)富含 TG 脂蛋白代谢异常

CRF 患者清除 VLDL 和 CM 障碍,使致动脉粥样硬化的残余物聚集,VLDL-C 增高而 VLDL-TG 减少,

LDL-TG 增高而 LDL-C 减少，这些异常主要是由于 LPL、HL、VLDL 受体、肝 ACAT 和 LRP 表达/活性失调，以及 HDL 异常所致[9]。脂肪分解过程中产生的脂肪酸一般为外周细胞和脂肪组织吸收，高 TG 血症的尿毒症患者其游离脂肪酸结合入脂肪组织的速度慢于血 TG 水平正常的尿毒症患者，血游离脂肪酸水平上升，会减慢富含 TG 的脂蛋白的分解代谢，产生高 TG 血症。

1. *脂蛋白脂酶(LPL)*　LPL 是脂肪酶基因家族的成员，包括胰脂酶和肝脂酶，需要激活才能发挥功能作用。肝素钠可以把与内皮细胞结合的 LPL 置换出来，要测定人或动物 LPL 活性，需先静脉注射肝素钠后抽血。一些研究发现 ESRD 患者的肝素后分解脂肪活力下降，脂肪组织 TG 含量和 LPL 活性也降低，HD 患者的肝素后分解脂肪活力下降可能因为透析时经常使用肝素抗凝，导致内皮细胞 LPL 池耗尽。也不排除一些未知的不能透出的 LPL 抑制物累积，例如，在尿毒症患者发现一种称为前 β-HDL 的 LPL 抑制物升高，血浆中水平升高[9]。胰岛素抵抗、继发性甲状旁腺功能亢进在 CRF 患者也很常见，也与 LPL 活性下降有关，甲状旁腺切除后可减轻，后来的动物实验也证实 PTH 对 LPL 生成有抑制作用。LPL 活性降低另一个重要因素是 VLDL 和 CM 内 apo CⅡ(LPL 辅因子)和 apo E(LPL 与内皮细胞结合的配体)含量下降有关，apo E 异常主要与 HDL-3 向 HDL-2 转化成熟障碍有关，HDL-2 要向新生的 VLDL 和 CM 提供 apo C 和 apo E[9]。LPL 需 apo CⅡ激活，而被 apo CⅢ所抑制。已证实透析患者 VLDL 和 HDL 中 apo CⅡ减少，apo CⅢ增加，导致 apo CⅡ/apo CⅢ比值降低，即使不存在 apo CⅡ的内在缺陷也会导致尿毒症中 LPL 和肝脂酶活性的减弱。LDL 中 CH 含量增加或 apo B 的赖氨酸残基的氨甲酰化，使成纤维细胞对其摄取减少，而在血管内皮下滞留，同时泡沫细胞中 CH 酯积聚。apo CⅢ可与 apo E 竞争 LDL 受体和 apo E 受体，当 apo CⅢ/apo E 比值增加时，细胞摄取含 apo B 脂蛋白减少而导致高脂血症。PTH 升高可抑制 LPL 活性，低钙血症和甲状旁腺功能亢进可部分抑制 HTGL 的活性，引起 IDL 积聚和 HDL 亚型分布异常[26]。动物实验证实 CRF 不但导致 LPL 活性降低，而且存在 LPL 含量的减少。

2. *肝脂酶(HL)*　HL 是脂肪酶基因家族的另一个成员，与 LPL 结构上同源，由肝细胞产生。CRF 患者 IDL 和富含 TG 的 IDL、LDL、CM 和 HDL 均有清除障碍，提示 HL 缺陷，动物实验证实，CRF 导致 HL 生成明显减少，活性也降低，与继发性甲状旁腺功能亢进，胞质钙离子失调有一定关系[9]。

3. *LDL 受体相关蛋白(LRP)*　CRF 时 IDL 和 CM 清除障碍，在血浆的浓度增高，由于 LRP 在清除这些脂蛋白起关键作用，IDL 和 CM 的清除障碍部分是由于 LRP 的缺陷所致。在 CRF 大鼠发现，肝细胞 LRP 基因表达和蛋白丰度均下降[5]，HL 的缺陷，限制了 IDL 向 LDL 转换，以及肝脏 LRP 下调，限制了肝细胞清除 IDL 和 CM，导致了 CRF 患者 IDL 和 CM 水平的增高[9]。

4. *VLDL 受体*　CRF 患者 VLDL 蓄积主要是 VLDL 分解代谢降低而不是合成增加。静脉输注脂肪乳剂后，未透析患者和血液透析及腹膜透析患者对 TG 的清除均降低。用氚标记 TG 的动力学研究表明，尿毒症患者无论透析与否，对 VLDL 清除能力下降，这种清除缺陷可能通过透析得到某种程度的改善，也可无明显变化。由于 VLDL 受体在 VLDL 清除起重要作用，VLDL 受体缺陷可能与 VLDL 清除下降有关。在 CRF 实验动物发现，脂肪组织、骨骼肌和心肌 VLDL 受体 mRNA 和蛋白丰度均严重下降，可部分解释 CRF 患者 VLDL 清除下降的原因[9]。

(四)胆固醇的合成与分解代谢

在 ESRD 患者，血浆 TC 通常正常或下降或偶尔增高，在实验性 CRF 大鼠血浆 CH 往往有轻度增高。相关机制研究较少。

1. *HMG-CoA 还原酶和胆固醇 7α-羟化酶*　HMG-CoA 还原酶是 CH 合成限速酶，胆固醇 7α-羟化酶是 CH 分解代谢和转化为胆汁酸的限速酶，在高蛋白饮食的 CRF 动物的肝脏发现这些酶活性增高，有人认为在 CRF 患者肝脏的这些酶发生转录后上调，但在正常蛋白饮食的 CRF 动物，这些酶的表达和活性无显著变化[9]。大量蛋白尿伴有 CFR 时可导致肝脏 HMG-CoA 还原酶表达上调，并且活性增加[21]，这些现象在 ESRD 患者很普遍，尤其是 PD 患者经腹膜丢失大量蛋白，也是造成这些患者高胆固醇血症的原因之一[9]。

2. *LDL 受体*　LDL 受体介导的 CH 摄取在维持 CH 平衡中有重要意义，CRF 患者在无大量蛋白尿时，肝 LDL 受体基因或蛋白表达丰富，在有大量蛋白尿或伴有 CRF 情况下，导致 LDL 受体障碍，在高胆固醇血症的发生机制中发挥重要作用[21]。

五、脂蛋白代谢异常的处理

高脂血症临床上最大的危害是动脉粥样硬化所致的心脑血管并发症，治疗高脂血症可以降低透析患者心血管疾病的发病率和死亡率，其方法与原发性高脂血症的治疗一样，也包括饮食治疗、运动和药物调节等三个方面。目前K/DOQI指南仍然建议在CKD患者（包括第5期）的血脂管理中，采用的是美国胆固醇教育规则（NCEP）关于成人高脂血症检测、评估和治疗的第三次专项调查报告（ATP Ⅲ）的方案[27]。NCEP以LDL-C水平来确定具有不同程度CAD危险性的患者是否需要治疗以及治疗所要达到的目标水平。总原则是：当LDL-C≥100 mg/dl（2.59 mmol/L）提倡饮食疗法，LDL-C≥130 mg/dl（3.36 mmol/L）结合药物治疗，目标水平是LDL-C＜100 mg/dl（2.59 mmol/L）。但是在ESRD患者使用LDL-C作为治疗目标存在许多缺陷。首先，ESRD患者的血脂异常以TG增高为主，明显增高的TG常影响LDL-C测定和计算的准确性，因此，有人建议使用血清载脂蛋白B作为评定指标可能更适合于ESRD患者。另一种措施是用non-HDL-C值（TC减HDL-C）作为评定指标，这个指标代表所有含apo B颗粒的含量，克服了计算LDL-C的局限性。美国肾脏病基金会（NKF）指南建议，在TG＞200 mg/dl（2.26 mmol/L）时，采用non-HDL-C作为第二目标值[27]。临床观察证实了non-HDL-C水平在HD患者的预测价值，有人建议不管TG水平，而直接将non-HDL-C作为治疗目标值。其次，使用TC或LDL-C水平作为ESRD患者干预治疗脂代谢异常的指标，还要考虑"逆流行病学"现象，如果确实存在"逆流行病学"现象，使用胆固醇水平作为治疗目标显然是不合适的。K/DOQI推荐的成人CKD患者脂代谢异常治疗指南详见表19-3-4，各期CKD患者降脂治疗建议见表19-3-5。

表19-3-4 K/DOQI指南：成人CKD患者脂代谢异常的治疗[27]

血脂异常	目标	起始治疗	加强治疗	替代药物
TG≥500 mg/dl	TG＜500 mg/dl	TLC	TLC＋贝特类或烟酸	贝特类或烟酸
LDL100～129 mg/dl	LDL＜100 mg/dl	TLC	TLC＋低剂量他汀	胆汁酸或烟酸
LDL ≥130 mg/dl	LDL＜100 mg/dl		TLC＋大剂量他汀	胆汁酸或烟酸
TG≥200 mg/dl和non-HDL≥130 mg/dl	non-HDL＜130 mg/d		TLC＋大剂量他汀	贝特类或烟酸

注：从mg/dl转换为mmol/L，TG×0.01129；LDL-C或HDL-C×0.02586；TLC—改善生活方式治疗。

表19-3-5 第3～5期CKD患者降脂治疗建议[28]

病情	治疗建议
第3-4期CKD患者	
（LDL-C增高）	1. 阿托伐他汀，如果LDL-C未达标加依泽替米贝
	2. 氟伐他汀，如果LDL-C未达标加依泽替米贝
混合型高脂血症	1. 阿托伐他汀或氟伐他汀＋依泽替米贝
（non-HDL增高）	2. 氟伐他汀＋吉非贝齐600 mg/d，如果non-HDL未达标加依泽替米贝
	3. 他汀＋ω-3脂肪酸，如果non-HDL未达标加依泽替米贝
	4. 他汀＋非诺贝特48 mg/d，如果non-HDL未达标加依泽替米贝
严重高TG血症	1. 吉非贝齐600 mg/d
（TG＞500 mg/dl）	2. ω-3脂肪酸3～4 g/d
	3. 非诺贝特48 mg/d
	4. ω-3脂肪酸3～4 g/d或吉非贝齐600 mg/d
第5期CKD或HD治疗	
LDL-C增高	阿托伐他汀10～80 mg/d或氟伐他汀40 mg/d，如果LDL-C未达标加依泽替米贝
混合型高脂血症	阿托伐他汀或氟伐他汀40 mg/d，如果non-HDL未达标加依泽替米贝10 mg/d或ω-3脂肪酸3～4 g/d

(一)饮食疗法

饮食疗法是所有高脂血症治疗方案的第一步,对控制高脂血症有良好的作用。饮食疗法要求控制总热量的摄入在125.52~146.44 kJ/(kg·d),减少脂肪摄入量至总热量的30%以内,限制动物内脏、蛋黄、鱼子等高CH食品的摄入,每日胆固醇摄入总量应控制在300 mg以内,并要提高多不饱和脂肪酸/饱和脂肪酸的比例,这样可减少空腹和餐后的血浆TG水平,降低VLDL和LDL,而HDL则有增加。低蛋白饮食(0.6~0.7 g/kg),加以必需氨基酸或α-酮酸,已被多方面证实可有效控制慢性肾衰竭时的高脂血症。

饮食中富含来自蔬菜(ω-6)和鱼油(ω-3)的多不饱和脂肪酸可促进富含TG的脂蛋白残余物的清除,同时显著降低非肾脏病患者的餐后血浆脂蛋白水平。减少烟酒的摄入,必要时需戒烟戒酒。研究表明吸烟与TC、游离脂肪酸、TG水平呈正相关,与HDL-C水平负相关。而停止吸烟可以降低阻塞性心脏病(CHD)的危险程度,使之下降50%。饮酒可以使TG的合成增加,有文献报道适量饮酒可以升高HDL-C水平,而对TC、LDL-C的影响较小。一般认为葡萄酒对CHD的保护作用最强,烈性酒则不主张饮用。

(二)运动疗法

慢性肾衰竭患者常已严格限制食物和液体的摄入,再采取低脂饮食可能造成患者营养摄入不足,因此这些患者可能难以从限制饱和脂肪酸的饮食中受益,相反很有可能发生营养不良,增加发生心血管并发症的危险。所以运动疗法不失为一种良好方法,可以提高血清HDL-C的水平,降低血清TG与游离脂肪酸水平。另外还使TC分解增加,从而改善脂蛋白代谢紊乱,提高葡萄糖耐受性。运动的方式以有节奏、等张性及重复性活动为宜。有人做过研究,经过12个月的锻炼,可增加葡萄糖分解率18%,降低空腹胰岛素52%,减少血浆TG32%,增加HDL。也有人做过比较,饮食疗法可减少TG和TC,运动也可减少TC,但TG下降不是很明显。

(三)药物治疗

当脂蛋白代谢严重异常,通过改善生活方式疗法无法有效控制血脂异常时,需及时采用药物治疗。采用药物治疗时需综合考虑患者的肾功能状况和药物的毒副作用,及时调整药物剂量,K/DOQI推荐的成人CKD患者肾功能减退时降脂药物剂量调整详见表19-3-6,但在透析患者如何调整药物剂量,尚无统一共识。

表19-3-6 肾功能减退时降脂药物剂量调整[27,28]

药物	GFR[ml/(min·1.73 m²)]降低时调整剂量			备注
	60~90	15~59	<15	
阿托伐他汀(Atorvastatin)	无	无	无	
西立伐他汀(Cerivastatin)	无	减到50%	减到50%	撤减
氟伐他汀(Fluvastatin)	无	?	?	GFR<30减半
洛伐他汀(Lovastatin)	无	减到50%	减到50%	GFR<30减半
普伐他汀(Pravastatin)	无	无	无	GFR<60从10 mg/d开始
瑞舒伐他汀(Rosuvastatin)	无	5~10 mg/d	5~10 mg/d	GFR<30从5 mg/d开始
辛伐他汀(Simvastatin)	无	无	5 mg/d	GFR<10从5 mg/d开始
烟酸(Nicotinic acid)	无	无	减到50%	34%肾排泄
考来替泊(Colestipol)	无	无	无	不吸收
考来烯胺(Cholestyramine)	无	无	无	不吸收
考来维仑(Colesevelam)	无	无	无	不吸收
苯扎贝特(Bezafibrate)	减到50%	减到25%	避免	血肌酐↑
氯贝特(Clofibrate)	减到50%	减到25%	避免	血肌酐↑
环丙贝特(Ciprofibrate)	?	?	?	血肌酐↑

续表

药物	GFR〔ml/(min·1.73 m^2)〕降低时调整剂量			备注
	60~90	15~59	<15	
非诺贝特(Fenofibrate)	减到50%	减到25%	避免	血肌酐↑
依折麦布(Ezetimibe)	无	无	无	
吉非贝齐(Gemfibrozil)	无	无	无	GFR<15避免使用
ω-3脂肪酸(Omega-3 FAs)	无	无	无	

1. 贝特类药物　由于慢性肾衰竭患者的脂质代谢异常主要表现为TG代谢的紊乱,所以贝特类药物应为首选。它的作用机制在于腺苷酸环化酶,使脂肪细胞内cAMP含量减少,抑制脂肪组织水解,降低血中非酯化脂肪酸水平。并导致肝脏VLDL的合成以及分泌减少。增强脂蛋白脂酶的活性,加速VLDL、TG的分解代谢。另外,它还可以通过抑制肝细胞对CH的合成及增加CH从肠道的排泄,降低TC含量。

这类药物有氯贝丁酯、苯扎贝特、吉非贝齐等,剂量分别为0.25~0.5 g/次、0.1 g/次、0.2 g/次、0.6 g/次,3次/日。使用后可以使TG下降20%~60%不等,也可以使CH水平降低。据报道在肾功能损害的患者使用贝特类降脂药(可能除吉非贝齐以外),肌肉毒性风险相当高,尤其是在联合用药时[29]。而且还使血肌酐水平增高,虽然认为是肌酐生成增加,而不是代表肾功能的恶化,但也有报道使用贝特类药物后发生不可逆肾衰竭[29]。在CRF患者使用贝特类药物对心血管终点事件的影响也缺乏广泛的研究,有些研究发现贝特类药物并不降低CRF患者的总体死亡率[30],但一项临床研究发现,在中度肾衰竭患者使用吉非贝齐,致死性冠心病和非致死性心肌梗死降低了27%[31]。因此,建议在严重的高TG(>500 mg/dl)患者才使用这类降脂药物。以前的研究认为在CKD患者使用该类药物会导致肌肉疼痛和血清肌酸磷酸激酶水平显著增高[13]。吉非贝齐在CAPD患者中应低于600 mg/d,非诺贝特不能控制它在肾脏中的积聚,应避免使用。苄氯贝特(Beclobrate)是一种新的纤维酸衍生物,常用剂量为100 mg/d,相当于300 mg非诺贝特,600 mg苯扎贝特,900 mg吉非贝齐,可在不同程度的肾功能不全患者中使用。使用苄氯贝特后的不良反应还有待进一步深入研究,在CAPD患者中应用时,一些患者血肌酐中度升高,血清尿素也明显上升,故在CAPD患者应慎重使用。K/DOQI推荐的成人CKD患者肾功能减退时贝特类最大剂量详见表19-3-7,普遍认为在CKD第5期,应免疫使用此类药物[28]。

表19-3-7　肾功能减退患者贝特类最大剂量[27]

贝特类药物	不同GFR〔ml/(min·1.73 m^2)〕水平用药剂量(mg)			
	>90	60~90	15~59	<15
苯扎贝特	200,3次/日	200,2次/日	200,1次/日	避免
氯贝丁酯	1 000,2次/日	1 000,1次/日	500,1次/日	避免
环丙贝特	200,1次/日	?	?	?
非诺贝特	201,1次/日	134,1次/日	67,1次/日	避免
吉非贝齐	600,2次/日	600,2次/日	600,2次/日	600,2次/日

2. HMG-CoA还原酶抑制剂　3-羟基-3-甲基戊二酰辅酶A(HMG-CoA)还原酶抑制剂,即所谓"他汀"类药物,作用机制在于通过特异性竞争性抑制HMG-CoA还原酶,从而抑制体内CH的合成,同时刺激LDL受体合成加速,导致血中VLDL残粒及LDL清除加强。此类药物可显著降低血CH水平,对降低TG也具有一定疗效。即使患者无明显的高胆固醇血症,对CRF时的高LDL也有治疗作用。因为主要排泄途径是肝脏,肾脏排泄很低,如辛伐他汀肾脏排泄率小于0.5%,所以适合于透析患者使用。随着研究的深入,动物实验以及临床试验均证实HMG-CoA还原酶抑制剂对不同类型的脂质肾脏损害具有非降脂途径的保护作用。在普通人群,大量RCT研究证实他汀类药物具有改善心血管疾病及其预后的作用,不但有降脂效果,还有多效性保护作用。在CKD患者,其保护性效果证据较少,临床观察研究发现可降低透析患者32%的总体死亡率[30]。但在ESRD患者,RCT研究没有发现改善主要终点事件[32-33]。有些作用认为在晚期CKD使用他汀类药物益处不明显,慢性炎症反应可能降低了他汀类药物的疗效,在HD患

者，缺血性事件的发生还与动脉钙化和炎症反应等因素有关。在CKD早期，炎症反应不那么明显，可能效果较明显，在一项较大的临床试验中，发现在1～3期CKD患者使用普伐他汀治疗，改善了全因死亡率和心血管事件发生率[34]。

HMG-CoA还原酶抑制剂品种较多，有洛伐他汀、辛伐他汀、普伐他汀、氟伐他汀等，这些药物的剂量一般在5～40 mg/次（具体剂量见表19-3-8），每晚饭后服用一次。本类药和其他降脂药物合用，可以减少剂量提高疗效，但应密切观察是否有不良反应。这类药物的常见不良反应较小，主要是服药后出现胃肠功能紊乱、恶心、失眠、肌肉疼痛以及皮疹等，还有的患者出现转氨酶升高，极少数患者可发生横纹肌溶解症，所以在使用中仍应监测肌酐磷酸激酶（CPK），防止横纹肌溶解症的发生。

表19-3-8 各类降脂药物简介

主要作用与非专利药名	商品名	剂量和用法	不良反应
降总胆固醇			
考来烯胺	消胆胺	4～5 g,1～6次/日	恶心,便秘
考来替泊	降胆宁	10 g,2次/日	
普罗布考	丙丁酚	0.5 g,2次/日	恶心,腹胀,Q-T间期延长
弹性酶		0.5 g,3次/日	
主降总胆固醇,兼降甘油三酯			
洛伐他汀	美降之	10～80 mg,1次/晚	转氨酶及肌酸激酶偶见升高
辛伐他汀	舒降之	5～40 mg,1次/晚	
普伐他汀	普拉固	10～40 mg,1次/晚	
氟伐他汀	来适可	20～80 mg,1次/晚	
血脂康		0.6 g,2次/日	
主降甘油三酯,兼降总胆固醇			
烟酸	Niacin	100 mg,3次/日渐增至1～3 g/d	脸红,皮肤瘙痒,胃部不适,尿酸升高,溃疡加重;偶见转氨酶升高
烟酸肌醇酯		0.2～0.6 g,3次/日	
阿昔莫司	乐脂平	0.25 g,2～3次/日	偶见转氨酶升高,伴胆结石,轻度胃肠道反应
氯贝丁酯	安妥明 冠心平	0.25～0.5 g,3次/日	偶见转氨酶升高,轻度胃肠道反应
苯扎贝特	必降脂	0.2g,3次/日 0.4 g(缓释型),1次/日	偶见转氨酶升高,轻度胃肠道反应
益多酯	特调脂	0.25 g,2～3次/日	偶见转氨酶升高,伴血尿素氮升高
非诺贝特	力平脂	0.1 g,3次/日 0.2 g(微粒型),1次/日	偶见转氨酶升高
吉非贝齐	诺衡	0.3 g,3次/日 0.9 g(缓释型),1次/日	偶见转氨酶升高,轻度胃肠道反应
泛硫乙胺	潘特生	0.2 g,3次/日	肠蠕动增加
降甘油三酯			
海鱼油	多烯康	2 g,3次/日	恶心,腹胀

3. 烟酸类药物 此类药物属于B族维生素，当大剂量使用时具有明显降低血脂的作用。K/DOQI指南建议在严重高甘油三酯血症的透析患者使用[27]，烟酸类制剂是降低TG的最有效药物。其机制是抑制cAMP的形成，从而降低TG酶的活性，使脂肪组织的分解减慢，进而反馈抑制TG合成；肝脏合成VLDL减少，并进一步使IDL、LDL减少；抑制肝脂酶活性，使HDL-C水平升高。

这类药物有烟酸、阿昔莫司（乐脂平）。它们的剂量分别为1～2 g/次；0.25 g/次，3次/日。烟酸的平均降脂效应分别为，TC下降10%～15%，LDL-C下降15%～20%，TG下降20%～80%，HDL-C可轻到中度升高。而阿昔莫斯服用12周后可以使TC降低9.2%，TG降低27.5%，HDL-C升高19.2%，但应从低剂量开始，避免不良反应的发生。这类药物的不良反应有加重溃疡病、糖尿病，引起痛风发作；还可引起肌酸激酶(CK)升高的肌病，胰腺炎发生的危险性也有增加；另外，可以增强降压药物的作用，可能造成体位性低血压。因此，有上述疾病的患者应慎用此类药物。

4.抗氧化剂　在慢性肾衰竭患者脂质代谢紊乱的纠正治疗中，可配合使用一些具有抗氧化作用的药物，以延缓动脉硬化的进程。

(1)普罗布考。又名丙丁酚，可以降低TC以及LDL-C，对TG无影响。但是，应用丙丁酚可使HDL-C下降。其调节血脂的机制目前尚不清楚。国外有文献报道推测普罗布考具有抗氧化作用，抑制ox-LDL的形成。另外，普罗布考和维生素E联合应用，可以显著降低饮食诱导的高胆固醇血症SD大鼠肾脏内前胶原、Ⅳ型胶原、TIMP的mRNA水平，并减轻肾小管-间质纤维化。该药主要随胆汁从粪便中排出。其剂量为0.5 g/次，2次/日。常见的不良反应有恶心、呕吐、腹泻等。长期服用心电图可见Q-T间期延长。偶见血尿酸、尿素、血糖一过性升高。儿童、孕妇、哺乳期妇女也不宜服用此类药物。

(2)ω-3脂肪酸。ω-3脂肪酸主要为二十碳五烯酸(EPA)和二十二碳六烯酸(HDA)。二者在鱼油中含量颇丰，因此临床应用的这一类药物多是鱼油制剂，特别是海鱼油。它降血脂的机制目前还不完全清楚，可能是通过抑制肝脏内脂质以及脂蛋白的合成，并促进肠道排泄CH来实现降低血脂的。此类药物一般可以使TC降低12%，TG下降40%。有人在HD患者使用ω-3脂肪酸治疗，2 mg/d，12周后HDL-C显著增高了28%，TG水平显著下降23%，而TC和LDL-C无显著变化，作者认为该药用于HD患者安全有效[35]。

目前在国内应用的此类药物主要有多烯康胶丸、脉乐康、鱼油烯康。多烯康较为常用，剂量为1.8g/次，3次/日。降TG的总有效率为86.5%。药物的副作用主要是恶心，长期服用易发生胃肠道出血、视力下降等。

5.其他药物

(1)胆酸隔置剂。这类药是含有四价铵不饱和的阴离子交换树脂，其降脂机制是阻止胆酸或CH从肠道吸收，促进胆酸或CH从粪便排出，促进CH的降解。本类药适用于除家族性高胆固醇血症以外的任何类型的高胆固醇血症。对任何类型的高TG血症无效。这类药物有考来烯胺、考来替泊等。以考来烯胺多用，它可以使TC、LDL-C分别下降13.4%、20.3%，并可以提高HDL-C的水平。常用剂量为4～5 g/次，1～6次/日，但总量不应超过24 g。

(2)L-肉碱。是第四代铵化合物，在线粒体膜转运脂肪酸。血液透析患者中发现有肉碱的缺陷，提示可能与血液透析患者脂质代谢紊乱有关。低剂量的L-肉碱可避免非生理性的血浓度升高，同时发现血清TG水平未再有升高。

(3)重组促红细胞生成素(rhEPO)。rhEPO常用于治疗慢性肾衰竭患者的贫血，许多临床研究发现其对脂代谢也有一定影响[13]。早期的一些研究结果也很不一致，在一项先驱研究中，在维持性HD患者使用rhEPO治疗1年后血清TC、TG和载脂蛋白B显著下降，随后的研究部分证实这一结果。但也有些研究发现，使用rhEPO后患者进食增加，血清TC、TG和载脂蛋白B水平显著增高，更长时间(2年)的观察发现rhEPO对含载脂蛋白B脂蛋白无影响，rhEPO对HD患者的远期作用仅增高载脂蛋白AⅠ的水平[13]。在透析前患者单独使用rhEPO或联合使用酮酸类药物，并且低蛋白饮食，可显著降低患者血清TC、LDL-C、TG和载脂蛋白B的水平[36]。rhEPO还提高HDL-C的水平，与血红蛋白水平呈正相关[36]。rhEPO还增强ESRD患者的运动能力，提高胰岛素的敏感性，增强脂蛋白和肝脂酶的活性，改善贫血后也增强组织的氧合作用，有利于脂蛋白代谢[13]。此外，EPO的抗氧化和抗炎特性，对脂蛋白代谢有间接影响。

(4)低分子量肝素(LWMH)。有报道给予血液透析患者LWMH治疗后，TG/HDL-C明显下降，LDL-C/apo B明显增加，表明高TG血症患者的LDL颗粒趋于大而轻。也有人报道LWMH应用后6个月，LPL较使用普通肝素时增加了47%。

（5）磷吸附剂。使用磷吸附剂可影响血脂代谢，在一项前瞻性随机横断面研究中发现，使用盐酸司维拉姆治疗高磷血症患者，8 周后，除血磷降低外，TC 和 LDL-C 水平均下降[37]。

（四）透析膜生物相容性对血脂的影响

高流量透析已被证明可改善一些患者的高 TG 血症，升高 HDL，增加 LPL 的活性[13]，而普通的纤维素膜对血脂异常的纠正则基本没有作用，原因可能是应用聚砜膜透析器患者的血清对 LPL 的抑制作用比用纤维膜透析器患者要小得多。采用高渗透性的聚酰胺透析膜，也可能增加 LPL 活性，减少 apo CⅢ，而减少血清 TG 和 CH 水平，apo B 明显减少，HDL-C 水平显著升高，进而明显改善血液透析患者的脂代谢紊乱。

（五）体外循环祛脂疗法

血脂分离技术〔如肝素诱导体外低密度脂蛋白-脂蛋白（a）-纤维蛋白原沉淀分离术，即 HELP 系统〕对慢性肾衰竭患者高 LDL-C 血症对动脉硬化的防治也有一定作用（见第十一章第十二节）。

参考文献

1. 黄金跃，赵水平. 血脂基础//赵水平. 临床血脂学. 长沙：湖南科学技术出版社，1997：3-79.
2. Cheung AK. Is lipid control necessary in hemodialysis patients? Clin J Am Soc Nephrol, 2009, 4 (Suppl 1): S95-S101.
3. Chmielewski M, Carrero JJ, Nordfors L, et al. Lipid disorders in chronic kidney disease: reverse epidemiology and therapeutic approach. J Nephrol, 2008, 21(5): 635-644.
4. Molitch ME. Management of dyslipidemias in patients with diabetes and chronic kidney disease. Clin J Am Soc Nephrol, 2006, 1(5): 1090-1099.
5. Kim C, Vaziri ND. Down-regulation of hepatic LDL receptor-related protein (LRP) in chronic renal failure. Kidney Int, 2005, 67(3): 1028-1032.
6. Lobo J, Santos F, Grosso D, et al. Electronegative LDL and lipid abnormalities in patients undergoing hemodialysis and peritoneal dialysis. Nephron Clin Pract, 2008, 108(4): C298-C304.
7. Chmielewski M, Bryl E, Marzec L, et al. Expression of scavenger receptor CD36 in chronic renal failure patients. Artif Organs, 2005, 29(8): 608-614.
8. Chmielewski M, Sucajtys-Szulc E, Kossowska E, et al. Increased gene expression of liver SREBP-2 in experimental chronic renal failure. Atherosclerosis, 2007, 191(2): 326-332.
9. Vaziri ND. Dyslipidemia of chronic renal failure: the nature, mechanisms, and potential consequences. Am J Physiol Renal Physiol, 2006, 290(2): F262-F272.
10. Monzani G, Bergesio F, Ciuti R, et al. Lipoprotein abnormalities in chronic renal failure and dialysis patients. Blood Purif, 1996, 14(3): 262-272.
11. 郑法雷，刘燕萍. 尿毒症性营养不良-炎症综合征与逆流行病学现象. 中国血液净化，2005，4(6)：291-294.
12. Kilpatrick RD, McAllister C J, Kovesdy C P, et al. Association between serum lipids and survival in hemodialysis patients and impact of race. J Am Soc Nephrol, 2007, 18(1): 293-303.
13. Piecha G, Adamczak M, Ritz E. Dyslipidemia in chronic kidney disease: pathogenesis and intervention. Pol Arch Med Wewn, 2009, 119(7-8): 487-492.
14. Milionis H J, Elisaf M S, Tselepis A, et al. Apolipoprotein(a) phenotypes and lipoprotein(a) concentrations in patients with renal failure. Am J Kidney Dis, 1999, 33(6): 1100-1106.
15. Okubo K, Ikewaki K, Sakai S, et al. Abnormal HDL apolipoprotein A-I and A-II kinetics in hemodialysis patients: a stable isotope study. J Am Soc Nephrol, 2004, 15(4): 1008-1015.
16. Wanner C, Bahner U, Mattern R, et al. Effect of dialysis flux and membrane material on dyslipidaemia and inflammation in haemodialysis patients. Nephrol Dial Transplant, 2004, 19(10): 2570-2575.

17. Kronenberg F, Lingenhel A, Neyer U, et al. Prevalence of dyslipidemic risk factors in hemodialysis and CAPD patients. Kidney Int Suppl, 2003, (84): S113-S116.
18. Attman PO, Samuelsson OG, Moberly J, et al. Apolipoprotein B-containing lipoproteins in renal failure: the relation to mode of dialysis. Kidney Int, 1999, 55(4): 1536-1542.
19. Johansson AC, Samuelsson O, Attman P O, et al. Dyslipidemia in peritoneal dialysis—relation to dialytic variables. Perit Dial Int, 2000, 20(3): 306-314.
20. Babazono T, Nakamoto H, Kasai K, et al. Effects of icodextrin on glycemic and lipid profiles in diabetic patients undergoing peritoneal dialysis. Am J Nephrol, 2007, 27(4): 409-415.
21. Vaziri ND, Sato T, Liang K. Molecular mechanisms of altered cholesterol metabolism in rats with spontaneous focal glomerulosclerosis. Kidney Int, 2003, 63(5): 1756-1763.
22. Kimura NP, Hideki U, Miyazaki K, et al. Hepatic lipase mutation may reduce vascular disease prevalence in hemodialysis patients with high CETP levels. Vol. 64. New York, NY, ETATS-UNIS: Nature Publishing, 2003:9.
23. Liang K, Vaziri ND. Upregulation of acyl-CoA: cholesterol acyltransferase in chronic renal failure. Am J Physiol Endocrinol Metab, 2002, 283(4): E676-E681.
24. Vaziri ND, Liang K. ACAT inhibition reverses LCAT deficiency and improves plasma HDL in chronic renal failure. Am J Physiol Renal Physiol, 2004, 287(5): F1038-F1043.
25. Vaziri ND, Kim CH, Dang B, et al. Downregulation of hepatic acyl-CoA: diglycerol acyltransferase in chronic renal failure. Am J Physiol Renal Physiol, 2004, 287(1): F90-F94.
26. Vaziri ND, Wang XQ, Liang K. Secondary hyperparathyroidism downregulates lipoprotein lipase expression in chronic renal failure. Am J Physiol, 1997, 273(6 Pt 2): F925-F930.
27. K/DOQI clinical practice guidelines for management of dyslipidemias in patients with kidney disease. Am J Kidney Dis, 2003, 41(4 Suppl 3): Ⅰ-Ⅳ, S1-S91.
28. Harper CR, Jacobson TA. Managing dyslipidemia in chronic kidney disease. J Am Coll Cardiol, 2008, 51(25): 2375-2384.
29. Brown WV. Expert commentary: the safety of fibrates in lipid-lowering therapy. Am J Cardiol, 2007, 99(6A): C19-C21.
30. Seliger SL, Weiss NS, Gillen DL, et al. HMG-CoA reductase inhibitors are associated with reduced mortality in ESRD patients. Kidney Int, 2002, 61(1): 297-304.
31. Tonelli M, Collins D, Robins S, et al. Gemfibrozil for secondary prevention of cardiovascular events in mild to moderate chronic renal insufficiency. Kidney Int, 2004, 66(3): 1123-1130.
32. Wanner C, Krane V, Marz W, et al. Atorvastatin in patients with type 2 diabetes mellitus undergoing hemodialysis. N Engl J Med, 2005, 353(3): 238-248.
33. Holdaas H, Fellstrom B, Jardine A G, et al. Effect of fluvastatin on cardiac outcomes in renal transplant recipients: a multicentre, randomised, placebo-controlled trial. Lancet, 2003, 361(9374): 2024-2031.
34. Tonelli M, Isles C, Curhan GC, et al. Effect of pravastatin on cardiovascular events in people with chronic kidney disease. Circulation, 2004, 110(12): 1557-1563.
35. Taziki O, Lessan-Pezeshki M, Akha O, et al. The effect of low dose omega-3 on plasma lipids in hemodialysis patients. Saudi J Kidney Dis Transpl, 2007, 18(4): 571-576.
36. Siamopoulos KC, Gouva C, Katopodis KP, et al. Long-term treatment with EPO increases serum levels of high-density lipoprotein in patients with CKD. Am J Kidney Dis, 2006, 48(2): 242-249.
37. Katopodis KP, Andrikos EK, Gouva CD, et al. Sevelamer hydrochloride versus aluminum hydroxide: effect on serum phosphorus and lipids in CAPD patients. Perit Dial Int, 2006, 26(3): 320-327.

第四节 慢性肾衰竭免疫功能异常

邹贵勉

随着血液净化技术的不断发展,肾脏替代治疗水平的提高,慢性肾衰竭患者的生存期明显延长,远期并发症已经突显出来,免疫功能异常是重要原因之一。免疫功能异常不但导致尿毒症患者各种感染和肿瘤的发生率增加,还与患者的动脉粥样硬化及心血管并发症发生率增高密切相关[1],是影响患者生存质量和威胁患者生命的最重要因素。对慢性肾衰竭患者免疫功能紊乱机制及防治研究,尤其是对慢性微炎症反应的研究,近年来取得很大进展。然而,机体的免疫调控网络错综复杂,慢性肾衰竭患者免疫系统的影响因素种类繁多,导致许多研究得到不一致的结果,要阐明这一复杂的病理生理过程并提出有效的干预治疗措施,任务还相当艰巨。

一、慢性肾衰竭患者免疫功能的特点

慢性肾衰竭特别是尿毒症患者整个免疫系统功能均发生复杂的变化,包括天然性免疫(innate immunity)和获得性免疫(acquired immunity),既有免疫激活状态(细胞因子和急性期蛋白增高),又有免疫抑制(对感染和肿瘤免疫反应障碍,疫苗接种后抗体生成率低)。天然性免疫(先天性免疫、非特异性免疫)是一种天然的、生来具有的免疫功能,由固有免疫细胞和分子介导的一种非特异性免疫,直接识别病原体表面的病原相关分子模式,能迅速识别、吞噬、杀伤侵入的病原体,介导炎症反应,并向获得性免疫呈递抗原。获得性免疫(固有性免疫、特异性免疫)是抗原特异性免疫应答,需对抗原处理及呈递,主要产生特异性免疫应答,介导细胞免疫和体液免疫,并与免疫记忆有关。尿毒症患者的获得性免疫反应往往是受抑制的,但固有性免疫反应(炎症反应)又常常处于激活状态,因此是一种复杂的免疫功能紊乱。

在获得性免疫反应中,比较显著的是细胞免疫功能缺陷,尤其是T淋巴细胞和抗原提呈细胞(APC)功能受影响最为严重。这与淋巴细胞寿命缩短、总数减少、淋巴细胞的转化受到抑制以及T细胞活性被抑制有关。慢性肾衰竭特别是血液透析(HD)患者还表现为吞噬细胞吞噬作用减弱,由于结合C5a的能力下降,患者吞噬细胞的趋化反应能力降低;Fc受体的功能部分受损,使需Fc受体激活的IgG介导的吞噬微生物及激发氧依赖的杀伤作用减弱。另外,还表现为补体旁路激活,白细胞脱颗粒作用减少以及单核-巨噬细胞活化以及部分细胞因子、黏附分子表达增加等。获得性免疫反应障碍主要表现为感染率增加、预防接种成功率降低、结核感染后皮肤结核菌素试验阴性。患者的易感染部位为呼吸道、血行、泌尿道和肠道。慢性肾衰竭患者免疫功能障碍见表19-4-1。

表 19-4-1 终末期肾病对免疫功能的影响[2]

免疫指标	变化
固有性免疫	激活
模式识别受体	
分泌型	上调
膜型	上调
信号传导型	下调
免疫细胞	
单核细胞	低反应性
中性粒细胞	杀菌能力下降
细胞因子	肾脏清除减少,体内累积;感染、透析等刺激使生成增加,却不能有效阻止感染
补体	激活
适应性免疫	
T 淋巴细胞	活化障碍,Th1 /Th2 比例增加
B 淋巴细胞	数量减少,功能尚好
抗原呈递细胞	处于刺激状态(功能异常)

二、慢性肾衰竭免疫功能异常的原因

(一)尿毒症患者的免疫功能状态

1. *尿毒症毒素对免疫功能的影响* 很多证据表明,尿毒症毒素本身(独立于透析治疗)可引起免疫反应异常,导致各种促炎症细胞因子释放,系统或血管炎症反应指标增高[3-4]。尿毒症毒素包含异种物质,包括有机化合物和肽类,均有促炎症作用[3],另一个重要成分是晚期糖基化终产物(AGEs)及其受体,在 CKD 患者,可在体内积累导致炎症反应[5]。通过透析有效清除尿毒症毒素可改善 CKD 患者的免疫功能。

尿毒症毒素可抑制 HD 治疗患者和健康对照人群的 T 细胞增生,虽然 ESRF 患者存在 $CD4^+$T 细胞激活,但 T 细胞免疫功能是不健全的,是这些患者感染率增高的原因之一。在维持性 HD 治疗的患者中,$CD4^+$细胞计数比透析前的患者和正常对照组显著降低,但这些细胞却呈激活状态,表现为 HD 治疗患者 $CD69^+/CD4^+$和 $CD25^+/CD4^+$T 细胞百分率比其他组增高,IL-2 的基础释放增多。但用植物血凝素(PHA)刺激 HD 患者的 $CD69^+/CD4^+$ T 细胞,其表达 CD25 的密度却很低,表明不能进一步活化,其实,这些细胞产生 IL-2 较少,更多的是可溶性 IL-2R,比透析前患者和对照组的 T 细胞增殖能力差。HD 患者的 $CD69^+/CD4^+$T 细胞用正常人血清孵育后,对 PHA 的刺激指数恢复正常,而正常人的 $CD69^+/CD4^+$T 细胞用 HD 患者血清孵育后对 PHA 的刺激指数下降,说明是尿毒症环境使 T 细胞功能受到影响[6]。甲状旁腺功能亢进也可通过影响免疫细胞功能,导致免疫紊乱。Tzanno-Martins 等[7]比较了高 PTH、低 PTH 透析患者和志愿者的免疫反应状况,发现高 PTH 患者对 PHA 的反应比低 PTH 的患者高,两者淋巴细胞对商陆丝裂原(PWM)的转化试验基本相似,但均显著低于志愿者,高 PTH 患者的 $CD4^+$细胞计数显著增高,淋巴细胞对 PHA 的反应性与 PTH 呈正相关,因此,认为 PTH 能影响 T 细胞的功能,增加淋巴细胞的增殖反应和 $CD4^+$细胞的数量。美国的一项全国性队列研究发现,高磷血症也是透析患者感染率增加的风险因素,独立于甲状旁腺功能亢进和维生素 D 治疗[8],提示肾衰竭患者高磷血症本身可能对免疫功能有负面影响。

2. *尿酸对免疫功能的影响* CRF 时往往伴随高尿酸血症,尿酸在 CKD 患者炎症反应及心脑血管并发症中的作用已被高度重视。Gersch 等[9]认为尿酸至少可通过三个独立的机制作用于免疫系统:①在痛风发作时,尿酸可作用于关节部位的成纤维细胞和单核细胞,使其激活并产生炎症反应,其中促炎细胞因子 IL-8 可诱集中性粒细胞;②尿酸结晶可刺激培养的分化型单核细胞和小鼠腹膜巨噬细胞,产生 IL-1β,

其激活炎症反应比脂多糖(LPS)更强;③濒死的细胞与抗原一起注入动物体内可使免疫反应显著增强,从濒死细胞释放的尿酸可能刺激 $CD8^+$ 细胞,启动佐剂效应。尿酸还可以刺激树状突细胞成熟,激活 NALP3 通路的炎症反应和增强抗原特异性免疫反应。Webb 等[10]的研究发现尿酸可在无抗原呈递条件下刺激原代培养的人 T 细胞,使 T 细胞活化,共刺激因子 CD70 表达增高,后者在 T 细胞和 B 细胞的相互作用,以及抗体生成中发挥重要作用。实验研究还发现尿酸可激活特异性 MAP 激酶、核转录因子、环氧化酶 2(COX-2)、血小板源性生长因子(PDGF A)、C 链、PDGFα 受体和各种炎症介质,包括 C 反应蛋白和单核细胞趋化蛋白-1[11]。

3. 营养不良和微量元素异常　CKD 的营养不良是多因素的,主要与肾脏排出障碍、蛋白摄入不足(食欲减退或不适当的限制)、尿毒症毒素的作用、微炎症状态、内分泌失调、蛋白质分解亢进或(和)合成减少、透析液蛋白丢失等因素有关,详见表 19-4-2。蛋白质能量营养不良(protein-energy malnutrition,PEM)在 CRF 患者相当普遍,发展到 ESRD 则更为严重,是 CRF 患者预后不良的主要因素。CRF 患者不但营养不良发生率高,很多营养不良的病因也同时可导致慢性炎症反应,两者关系相当紧密,因此被称为营养不良-炎症反应综合征(MICS)[12]。丁德良等[13]研究了 60 例未接受透析治疗的尿毒症患者,根据 CRP 水平分为正常组 39 例(CRP <3 mg/L),升高组 21 例(CRP >3 mg/L),结果发现 CRP 水平升高组血红蛋白、血浆白蛋白和转铁蛋白均低于正常组,而脂蛋白 α〔Lp(a)〕则高于正常组,说明 CRP 升高的炎症状态与尿毒症患者的贫血、营养不良有一定关系。

表 19-4-2　CKD 导致蛋白质能量营养不良综合征

营养摄入不足	厌食
	1. 尿毒症毒素影响
	2. 胃排空障碍
	3. 炎症状态及相关并发症
	4. 情绪及心理障碍
	饮食限制
	1. 低钾低磷饮食处方
	2. 社会因素,贫穷,无合适的食物
	3. 活动减少,无食欲
透析患者的营养丢失	1. 血液透析通过透析膜丢失到透析液中
	2. 黏附到透析膜和管里
	3. 腹膜透析丢失到腹膜透析液中
并发症所致高分解代谢	1. 心血管疾病
	2. 糖尿病并发症
	3. 感染和(或)败血症
	4. 其他相关并发症
透析所致高分解代谢	1. 负氮平衡
	2. 负能量平衡
尿毒症内分泌失调	1. 胰岛素抵抗
	2. 生长激素和(或)胰岛素样生长因子- I 抵抗
	3. 血清胰高血糖素增高或敏感性增高
	4. 甲状旁腺功能亢进
	5. 其他内分泌紊乱
代谢性酸中毒	
频繁失血所致营养丢失	

低蛋白血症与心血管并发症(CVD)强烈相关,炎症反应是联系 PEM 和 CVD 的纽带。炎症反应又可导致营养不良和 CVD,许多炎症因子,如 IL-6 或 INF-α 的释放或激活,都会抑制患者的食欲,增加肌肉蛋白分解,导致低蛋白血症和动脉硬化[14]。细胞因子释放导致营养不良的重要途径是通过激活 NF-κ B[15]

或泛素-蛋白酶系统导致蛋白和肌肉蛋白分解增加。

微量元素锌对维持正常免疫功能有重要意义，锌是T、B淋巴细胞构成的必要元素之一，CRF患者，尤其是透析患者锌缺乏可达40%，锌缺乏可影响肝、外周血细胞包括淋巴细胞的功能及其发育，影响巨噬细胞的数量、功能以及红细胞免疫黏附功能等方面的变化，补充锌治疗后可以纠正免疫功能异常[16]。CRF患者缺硒也很常见，而且硒对免疫系统有保护性影响，是抗体生成所必需的元素之一，研究发现补充硒后淋巴细胞磷脂和胞质谷胱甘肽过氧化酶活性增高，通过产生其他细胞因子，促进T细胞和Th细胞增殖，增强细胞免疫功能[17]。

4. 其他　CRF患者液体过负荷，即使在未透析的患者或进入透析治疗的患者都很常见，也是导致透析患者炎症反应的原因之一，在一项多中心研究中，细胞外液与总体水（ECFv/TBW）之比高的PD患者血清CRP增高，多元回归分析表明是炎症反应的显著独立相关因素，说明细胞外液增多本身就刺激炎症反应[18]。维生素D缺乏在CKD 3～5期十分常见，而且可能是影响透析患者生存的因素之一[19-20]。随着细胞表达的维生素D受体不断被发现，其多向功能也被揭开，包括作为有效的免疫调节剂，动物试验发现维生素D在感染和接种疫苗的免疫反应中起重要作用[21]。在CKD患者，使用骨化三醇治疗可增加对流感疫苗的反应性。暴露于LPS的单核细胞和巨噬细胞表达维生素D受体增多，导致合成一种有杀菌能力的抗菌肽[22]。维生素D缺乏还可通过免疫反应参与动脉硬化，启动T淋巴细胞和巨噬细胞作为动脉内膜增厚和斑块形成的相关功能，这些功能可被维生素D所抑制，并被甲状旁腺素和磷所激活[23]。维生素D另一潜在的作用是增加Th-2细胞数量，通过生成IL-10发挥显著的抗动脉硬化作用。

（二）血液透析对免疫功能的影响

近来研究发现，并不是越早开始透析，患者的远期存活就越好[24]，透析本身所导致的炎症反应对心脑血管并发症及远期生存的影响也已经越来越受到重视。透析液、透析膜以及透析通路等诸多因素均对患者免疫系统造成很大的影响。

1. 透析液的影响　由于要使用大量的透析用水，虽然在微生物纯度方面都能达到国际标准，不同标准之间存在一定的差别，污染透析液的细菌产生的致热原可通过完好的透析膜，产生炎症反应。Rahmati等[25]回顾性研究了提高水的纯度后，使用超纯透析液的患者血浆CRP显著下降。Arizono等[26]比较观察了23例规律透析的患者，将透析液纯度提高，内皮素（ET）滴度从70 EU/L降到<1.0 EU/L（超纯透析液），观察1年后，结果超敏C反应蛋白（hs-CRP）和β_2-微球蛋白（β_2-GM）显著下降，血红蛋白水平显著增高。然而，也有些不一致的结果，Ouseph等[27]对105例患者的研究发现，使用超纯水1年后，营养指数改善，而炎症指标，如IL-6和CRP下降不明显。可能由于合并其他因素，如太长的检测间期、非随机设计和透析导管使用率高等影响相关炎症因子明显改善。

2. 透析膜的影响　透析膜的生物相容性对HD治疗患者的免疫系统有重要的影响。使用合成膜如聚砜膜（PS）透析前后，CRP和IL-6等指标无明显变化，而使用纤维素膜如铜仿膜（CUP）则引起上述指标显著增高[28]。透析膜材料和通透性均对T细胞的凋亡有影响，使用血仿膜比PS更容易导致T细胞凋亡，使用低通量膜比高通量膜更容易导致T细胞凋亡[29]。CUP可通过经典途径补体激活导致抗体依赖性外周血多核细胞（PMN）凋亡[30]。陈昕丽[31]用ELISA法检测了26例采用不同透析膜透析患者的透析前、后血清IL-12、细胞免疫调节因子IFN-γ、体液免疫调节因子IL-4的水平。结果发现CUP透析后与透析前相比血清IL-12水平增高，IFN-γ水平降低，PS、血仿膜（HE）透析对血清IL-12和IFN-γ水平无明显影响。三种透析膜透析后对血清IL-4水平无明显影响，但各组相比以铜仿膜透析组血清IL-4水平最低，提示非生物相容性透析膜可能损害透析患者免疫功能。在HD治疗过程中使用不同生物相容性的透析膜还可能对透析患者的红细胞免疫功能产生不同的影响。谭树芬等[32]比较了CUP、PS和聚甲基丙烯酸甲酯膜（PMMA）对HD患者红细胞免疫指标的影响，结果发现CUP膜能明显地影响红细胞的免疫功能，PS膜次之，PMMA膜对其影响最小。但随着膜技术的改进，不同种类膜的差异可能在缩小。有人通过体内交叉试验比较了醋酸纤维素膜（CA）和PS膜透析器对PMN功能、凋亡，及其合成细胞因子、血清C3a水平，以及补体终末复合物等的影响，发现目前不同种类的透析膜对这些免疫指标均无显著影响[33]。

3. 透析通路的影响　透析通路的感染也是影响免疫功能的重要原因，透析管路相关感染风险在不同血管通路有所不同，风险最高的是临时透析导管，次之为隧道透析导管，使用临时透析导管每 1 000 天有 3.5 次细菌感染，而使用动静脉瘘只有 0.2 次[34]。

（三）腹膜透析对免疫功能的影响

PD 治疗依靠透析液的特殊条件，如高渗性、大量交换等来清除体内的毒素和水分，也存在许多不利的方面。传统 PD 透析液有几点非生理特性：低 pH、高浓度的乳酸盐和葡萄糖、高渗透压、加热消毒时产生一系列葡萄糖降解产物（GDPs），可联合或分别影响各种腹膜细胞的免疫功能，导致炎症反应[35]。在使用乳酸盐为碱基的腹膜透析患者，PD 治疗 5 个月后，透出液中 IL-6 水平显著增高，换成 B/L 液后，IL-6 水平维持稳定，表明局部的炎症反应减轻。虽然以艾考糊精（icodextrin）和 1.1% 的氨基酸为碱基的透析液具有更好的生物相容性，但其在炎症反应方面的资料仍然很少，尚未能定论[35]。

三、免疫功能异常及其机制

（一）B 细胞功能异常

对血液透析患者 B 淋巴细胞功能改变的报道存在分歧，有些学者发现尿毒症患者，尤其是 HD 患者的 B 淋巴细胞减少，主要原因是 B 细胞凋亡增加[36]，且产生免疫球蛋白的能力降低。还有研究发现尽管在 ESRD 患者血清中 B 细胞生长、分化和生存因子 IL-7 和 BAFF 水平增高，但由于分化 B 细胞 BAFF 受体表达下降，使 B 细胞分化障碍，导致多数 B 细胞亚群数量减少[37]。但也有人认为，尿毒症患者的体液免疫功能正常，因为测定免疫球蛋白（IgA、IgG 和 IgM）水平在正常范围，透析后 B 淋巴细胞数仍可达正常范围[29]。有研究发现 CRF 患者 B 细胞胞浆内 Ca^{2+} 水平增高，并且与 PTH 增高有关，使用钙通道阻滞剂治疗可使 B 细胞胞浆内 Ca^{2+} 水平恢复正常，伴随 B 细胞功能改善[38]。尽管 B 细胞功能存在缺陷，长期血液透析患者 B 细胞表面 CD23 的表达量增加，提示 B 细胞处于一种活化状态[36]，这种长期处于活化状态是否可减弱免疫细胞的特异防御功能，仍需进一步研究。

（二）T 淋巴细胞功能异常

尿毒症和透析患者 T 淋巴细胞功能有明显障碍，表现为 T 淋巴细胞总数下降及功能缺陷，特别是 CD4 显著减少，T 淋巴细胞亚群比例失常，CD4/CD8 比值下降，对丝裂原（如刀豆素或植物血凝素）刺激的增殖反应受损[39]。血液透析患者的 T 淋巴细胞既具有活化状态又存在反应缺陷现象，前者表现在 T 细胞表达 IL-2R（CD25）增多，且血中可溶性 IL-2R（sIL-2R）也增多；后者表现在对丝裂原反应缺损和 IL-2 生成下降[36]。不同膜其生物相容性对 T 细胞功能和凋亡均有不同的影响[29]。体外试验发现尿毒症血清可使 T 细胞增殖时表达 IFN-γ、IL-2 明显减少，但再加入协同刺激因子（CD28）后，增殖的 T 细胞功能可完全恢复正常，表明 APCs 功能受损可能是 ESRD 时 T 细胞功能异常的重要原因[29]。APCs 激活 T 细胞很大程度上依赖于 TLRs，故 TLRs 受损可能与 T 细胞功能受损密切相关。

辅助细胞（Th 细胞）在不同细胞因子作用下可增生分化为 Th1 细胞和 Th2 细胞，Th1 细胞能分泌 TNF-β、IL-2、γ 干扰素（IFN-γ）等多种促炎因子，激活巨噬细胞和中性粒细胞，主要介导细胞免疫应答。Th2 细胞则主要分泌 IL-4、IL-5、IL-6 和 IL-10，与体液免疫应答有关。Th1 细胞和 Th2 细胞可通过各自的细胞因子相互制约。Th2 细胞与 Th1 细胞要维持正常比例，免疫功能才能正常。Th1 细胞产生的 IFN-γ 可抑制 Th2 细胞合成分泌细胞因子，Th2 细胞产生的 IL-4 和 IL-10 则抑制 Th1 细胞合成分泌细胞因子，导致免疫功能紊乱。PD 患者的两种 Th 细胞成熟障碍比正常人和 HD 患者均十分明显[40]。HD 患者虽无明显 Th 细胞成熟障碍，但 Th1 细胞明显增多，Th1/Th2 比例明显升高[40-41]，可能与 HD 患者 IL-12 表达增加有关，IL-12 作用于 T 细胞，可促进 IFN-γ 表达，抑制 IL-4 表达，促进 T 细胞向 Th1 分化[41]。Nitta 等[42]比较研究了 28 例 CRF 患者、25 例 HD 治疗患者、24 例 CAPD 治疗患者和 22 例健康对照者，发现在代偿期的 CRF 患者，IFN-γ 和 IL-4 阳性细胞比健康人增加，$CD4^{+}$ 细胞百分比增高，在 HD 患者中，以 Th1

型细胞因子生成为特征,在CAPD患者则以Th2型细胞因子生成为特征。ESRD时Th 1与Th 2平衡状态紊乱,还与促进动脉粥样硬化有关[43]。

接种疫苗后,保护性抗体的维持要靠记忆性T细胞的功能,记忆性T细胞又分为中心性记忆性T细胞(CMTC)和效应性记忆性T细胞(EMTC),EMTC是一种处于活化状态的细胞,与效应性T细胞相似,而CMTC比EMTC在体内存活时间更长,且更有效地介导保护性免疫反应。在ESRD患者,接受抗原刺激后,CMTC的产生比正常人群显著延迟,而且产生抗原特异性EMTC的量仅有正常人的6.3%,同时伴有T细胞增殖功能和特异性抗体滴度比正常人显著降低,这可能是导致ESRD患者接种疫苗效果不佳的原因之一[44]。

(三)单核细胞巨噬细胞系统

长期血液透析患者单核细胞(MC)Fc受体功能以及吞噬、杀菌活性明显受损,见图19-4-1。根据对单核细胞产生的氧自由基和炎症细胞因子功能的研究,认为尿毒症患者的单核细胞可能像T细胞和B细胞一样也被激活,激活状态的单核细胞自然凋亡和衰老加快,表现为端粒变短[29]。单核细胞的激活状态与疫苗接种反应有关,单核细胞激活越严重,其对HBV疫苗接种反应越差[29]。体外研究发现CKD患者的单核细胞及其分化的树突状细胞吞噬功能和成熟都发生障碍,但在正常人血清培养时,其生成IL-12和对同种异基因T细胞增殖反应可以恢复[45]。

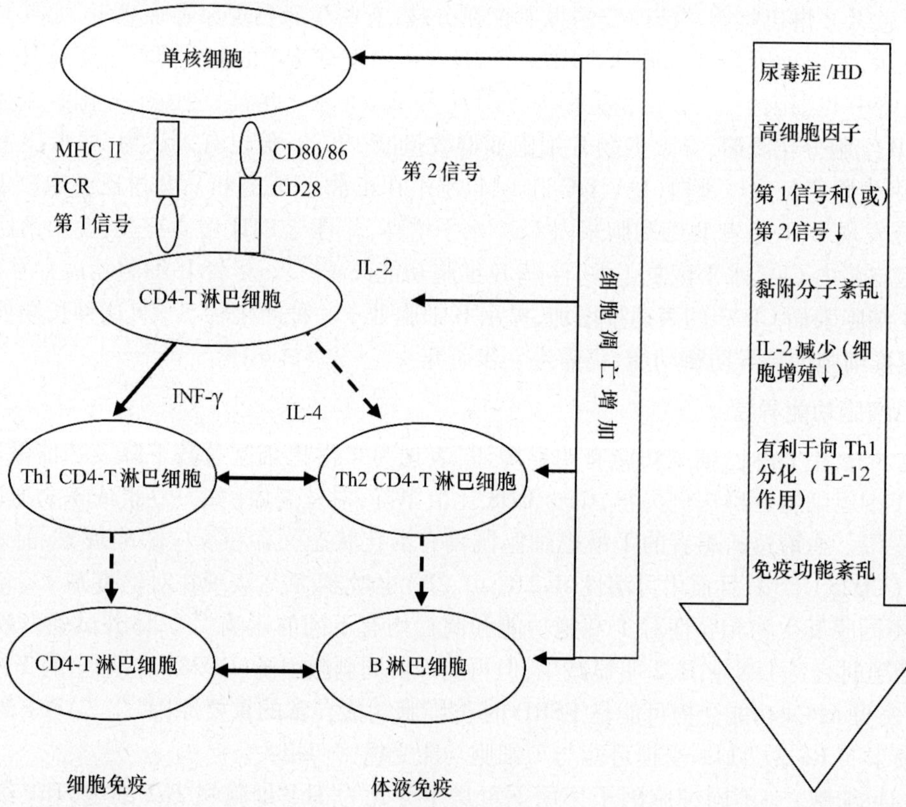

图19-4-1 尿毒症单核细胞功能障碍[29]

促使MC激活的因素有:①MC与透析膜直接接触;②补体活化产物C3a、C5a、MAC作用于MC;③内毒素及其片段通过透析膜进入血液循环,作用于MC。MC被激活后可发生以下变化:①吞噬、趋化、杀菌功能下降。长期应用铜仿膜透析的患者,周围血单个核细胞(PBMC)表面C5a受体数目减少,而且对C5a的敏感性降低。另外,生物相容性较差的膜能使PBMC的Fc受体功能损伤。目前对血液透析患者PBMC趋化性及氧爆炸能力的报道尚不一致,估计与实验方法、患者的基础疾病有关。②PBMC表达黏附分子增加。用铜仿膜透析15分钟后,PBMC表达的CD11b/CD18、CD11C/CD18量增加,L-选择素减少。随着透析时间的延长,CD11C/CD18的量逐渐减少,而CD11b/CD18量趋于不变,这为进一步阐明透析开始后白细胞数量减少提供了依据。③细胞因子表达增加,这方面的研究较多。现已明确,MC 对细胞因子的表达分为转录和翻译两个过程;Mahiout 等[46]研究表明,用铜仿膜透析的患者,PBMC 对 IL-1、IL-6、IL-8 以及 TNF-α 的 mRNA 表达均增加,明显高于用 PS 膜透析的患者($P<0.05$),但只发现 IL-1 和 TNF-α 的量较透析前增加,作者认为生物不相容性膜引起补体的激活,只影响 PBMC 对细胞因子的转录过程,而对其翻译过程的启动是由于透析液中内毒素进入血液而引发的;Schindler 等[47]报道当使用常规透析液和超净化透析液用铜仿膜给患者透析时,前者产生的 IL-1 受体(IL-1Ra)(同 IL-1 的产生呈正相关)明显高于后者($P<0.05$)。但也有作者持相反观点,认为内毒素不能通过透析膜,翻译过程的机制有待进一步研究。④Carracedo 等[48]报道,分别用铜仿膜和 AN69 膜对终末期肾病患者进行透析,发现用铜仿膜组 MC 凋亡数明显高于 AN69 膜组($P<0.01$);用 PMA(佛波醇酯)刺激后,上述结果更明显,若加入磷酸激酸反应(PKC)的抑制剂,两组的凋亡细胞数均减少($P<0.05$);作者认为,生物不相容性膜会引起细胞凋亡,而且这种作用是通过 PKC 途径介导的。

(四)中性粒细胞

尿毒症时多形核中性粒细胞(PMN)总数通常正常或减少,其吞噬功能和杀菌能力也正常或降低[49]。PMN 的趋化性、黏附性和吞噬作用中的受体表达与透析膜的类型有关。PMMA 膜透析时内皮细胞黏附作用不下降,铜仿膜透析时降低,纤维素膜对 PMN 和内皮细胞的黏附作用下降最明显,最易导致炎症发生。

(五)自然杀伤细胞(NK)

NK 细胞是一类异质性、多功能的细胞群体,它可以不依赖抗体、不受 MHC 的限制,直接发挥杀伤作用,达到抗肿瘤、抗炎症作用;通过释放细胞因子对淋巴细胞功能进行调解。

近来报道非透析尿毒症患者 NK 细胞活性降低,血液透析患者 NK 细胞活性降低或正常,但报道不一致,多数学者认为 NK 细胞功能降低,并且使血液透析患者病毒感染率、肿瘤发生率增高。NK 细胞活性下降是由于数量还是质量异常,目前还不清楚,有待进一步研究。有人对 HD 患者研究发现,NK 细胞计数比正常对照组下降,NK 细胞计数下降程度在未透析患者与肾功能受损程度有关,在 HD 患者则与男性和年龄有关,但 HD 患者 NK 细胞功能与健康人相似,HD 治疗可改善 NK 细胞的细胞毒活性[50]。也有不一致的结果,另一研究发现 HD 患者炎症指标增高,NK 细胞活力降低,其活化受体 ζ 链表达下调,而 NK 细胞计数在 HD 患者与健康人之间并无差异[51]。Peraldi 等[52]比较透析患者与健康志愿者的外周血 NK 细胞,发现 NK 细胞活化受体 NKG2D 表达显著下降,而活性氧(ROS)对 NKG2D 表达下降发挥重要作用。

(六)Toll 样受体

Toll 样受体(toll like receptor,TLR)家族属于信号传导型模式识别受体(PRR),是联系天然性免疫与获得性免疫的纽带,在抗原提呈过程中起关键作用。可识别不同病原体的共同抗原,如 LPS、肽聚糖、病毒 RNA 和细菌寡脱氧核苷酸等,主要功能是将活化信号传导至细胞内促使 IL-1β、IL-6、肿瘤坏死因子 α(TNF-α)等各种细胞因子基因的表达及细胞因子的合成及分泌,同时还介导吞噬作用、激活补体。一些固有免疫细胞如树突状细胞在 TLR 活化后,还可表达协同刺激分子(CD80,B7,CD86),后者是活化 T 细胞的必需条件,进而激活获得性免疫应答。在人类,TLR 活化可上调维生素 D 受体和维生素 D_1 羟化酶基因的表达,导致抗微生物肽的生成,发挥细胞内杀灭结核杆菌的作用[21]。在透析前的 ESRD 患者 TLR4 表达减少,特别是在易感染的患者,并且在 LPS 刺激时 TNF-α、IL-1β、IL-6 和 IL-8 生成减少[53]。在 HD 治疗的患者也有类似的发现,尿毒症毒素本身和透析液中内毒素的持续刺激,可能是抑制 TLR4 的表达,透析时间越长,TLR4 表达越低[54]。

(七)补体系统

早期对 HD 患者的研究发现,透析往往使补体系统激活,在开始透析 15 分钟后即达到高峰,到透析结束时又回到透析前水平,所以透析后并不能检测到 C3 水平的变化,而 C4、C3dg 和 C4d 活性仍然增高[55]。但不同的透析膜对补体的活性有一定的影响,早前就发现了极微的纤维素膜对补体激活作用[56],研究发现透析患者补体 C3a 高出正常 100 倍[57]。有些研究认为透析膜对补体活性还有抑制作用,Ohi 等[58]的研究发现用纤维素膜透析可通过补体调节因子 SP-40,SP-40 抑制经典途径和替代途径的补体激活,用纤维素膜时 C3 活性降低程度比 PAN 膜更显著。在 PD 治疗的患者,腹膜透析液对补体系统活性也有影响,儿童 PD 患者补体受体阳性的腹膜细胞(中性粒细胞、巨噬细胞)比率较低,但在每个细胞上的平均密度比血液的增高,提示这些细胞处于一种补体激活状态,在腹膜炎时其表达还可以进一步上调[59]。

(八)细胞因子

ESRD 患者会出现各种细胞因子的异常,导致高细胞因子血症,甚至包括抗细胞因子如 IL-10 等,和促炎症细胞因子,如 TNF-α 和 IL-6 等[2]。肾功能减退导致细胞因子清除率下降,以及毒素、透析等因素使细胞因子生成增多是高细胞因子状态的主要原因[2]。尽管过去认为 IL-1 增高是导致 HD 低血压的原因,目前主要关注的是尿毒症高细胞因子状态对蛋白-能量消耗和动脉粥样硬化的影响。

长期血液透析患者血中 MC 在多种因素刺激下,通过翻译、转录两个步骤可产生多种细胞因子,如 IL-1、IL-6、TNF-α 等。目前认为,血液透析中产生的多种细胞因子可以引发患者各种并发症,如发热反应;前列腺素和 NO 可引起低血压;β_2-微球蛋白可引起淀粉样变,组织蛋白分解增加、氨基酸释放引起营养不良等。

1. *肿瘤坏死因子* 尿毒症血浆 TNF-α 轻度升高,但明显低于长期透析者。透析前后血浆 TNF-α 的变化文献报道不一,大多数报道透析后血浆 TNF-α 升高,但也有少数报道透析后无明显变化。关于膜生物相容性对 TNF 影响的报道尚不一致,早期报道使用生物相容性差的膜透析可引起 TNF-α 水平升高。早期的研究发现,在体外用铜仿膜和 AN69 与 MC 细胞培养,铜仿膜组 TNF-α 的生成量明显高于 PMMA 组。Herberlin 研究发现,尿毒症患者在透析前血中 TNF 即有升高,但经过长期透析后,TNF 的水平明显增加,作者认为这可能与透析过程中分泌型 TNF 增加有关。而 Schaefer 研究发现,用铜仿膜(CU 膜)、PMMA 膜透析无论透析前或透析后 TNF-α 和 IL-6 都减少并低于正常对照组。Gueler 等[57]报道比较使用 CU 膜、PA 膜和 VEC 膜,发现三种膜均无引起 IL-6 和 TNF-α 水平明显增高。导致结果不一致的原因可能是多方面的,一方面受实验方法、测定时间以及是否存在内毒素污染等因素影响;另一方面,透析过程 MC 细胞被激活,细胞本身发生肿胀,密度减低,使其不易用常规方法与多形核粒细胞(PMN)分离,而 PMN 产生细胞因子的能力只有 MC 细胞的 1%,因此影响结果的准确性;另外,透析时间不同,MC 细胞的黏附能力也不同;不同时间取血,血液中 MC 细胞的数量和成熟程度不同,也是结果不一致的原因。

2. IL-1 尿毒症透析患者血浆 IL-1 水平在透析前后均升高,而且透析后升高更明显。这与透析和(或)透析有关因素刺激激活单核细胞释放 IL-1 有关。IL-1 具有与致热原同样的效应。IL-1α、IL-1β 刺激 T、B 淋巴细胞增殖分化,促进炎性介质的产生和黏附分子的表达。IL-1Ra 则通过与 IL-1 受体结合而达到阻止 IL-1α、IL-1β 效应。关于膜生物相容性对细胞因子的影响报道尚不一致,也有报道,尿毒症的患者血中 IL-1 透析前并不增高,用铜仿膜透析后,IL-1 量明显增加,而用 PS 膜透析的患者则无明显增加。

Lonnemann 把血液透析患者的 PBMC 培养 24 小时,无外源性刺激的情况下,IL-1 也增加,当加入 LPS 后,IL-1 的量是原来的 5 倍。作者认为内毒素及其片段在 IL-1 的翻译过程中是十分重要的。但也有作者报道用铜仿膜或 PMMA 膜透析的患者无论透析前还是透析后,血中 IL-1 量均无明显增加。此外,Frith 用铜仿膜或三醋酸纤维膜(CTA)对患者进行透析后,发现 IL-1α、IL-1β 在两组中都没有显著变化,但透析开始 15 分钟后,CTA 组的 IL-1Ra 的量明显高于铜仿膜组($P<0.05$)。作者认为 IL-1Ra 更能代表透析中机体对细胞因子的反应情况。Momoi 用患者透析前和透析开始后 15 分钟的血液分别和正常人 PBMC 培养后发现,铜仿膜组的 IL-1βmRNA 的量明显高于 PMMA 膜组,作者认为,除铜仿膜激活补体产生 C3a、C5a 引起 MC 活化以外,由于 PMMA 膜孔径较大,故可以使刺激 MC 转录 IL-1βmRNA 的中、小分子蛋白被较多地清除,从而使本组 IL-1βmRNA 的量少于铜仿膜组。

3. IL-16 尿毒症非透析与长期透析患者血浆 IL-6 水平均升高,通常 IL-6 的生成较 IL-1 和 TNF-α 晚,故在一次血液透析结束时仅可见血浆 IL-1 和 TNF-α 升高,在透析结束后 4 小时方能测到 IL-6 水平升高。现在已经知道 IL-6 是导致肾小球系膜细胞增殖、硬化及肾脏疾病恶化的重要因素之一。有学者用 PCR 方法观察慢性肾衰竭患者 PBMC 的 IL-6mRNA 水平,发现慢性肾衰竭血液透析患者的 IL-6mRNA 水平明显高于健康对照组,而血液透析前后 IL-6mRNA 水平变化不明显。在 ESRD 患者,IL-6 水平与营养不良、心血管疾病和死亡有关，是 ESRD 患者心血管疾病和死亡最可靠的预测因子[60]。

维持性血液透析患者血浆 IL-6 水平变化的报道不一，其影响因素是多方面的。如透析膜类型、检测时间和方法、患者机体状态及药物应用等差异的存在。使用铜仿膜、血仿膜、AN69 膜给 ESRD 患者透析，发现 IL-6 在三组中均增高，铜仿膜组与 AN69 膜组有显著性差异。而 Schaefer 研究发现，用铜仿膜、PMMA 膜透析无论透析前或透析后 IL-6 都减少，并低于正常对照组。血液透析患者 IL-6 产生增加引导学者探讨 IL-6 与透析相关并发症的联系。Herbelin 将血液透析过程比作炎症反应，IL-6 是一种内源性致热原，可能是引起血液透析患者血液透析过程中发热的原因之一。淀粉样变是长期血液透析患者常见并发症，有学者发现透析过程中 IL-6 与 β_2-MG（淀粉样物质的主要成分）水平均有升高，两者呈线性正相关。另外 IL-6 能诱导肝细胞合成急性期反应蛋白（如 C-反应蛋白和血清淀粉样 A 物质），急性期反应蛋白反复产生可引起淀粉样变。故希望通过应用药物和改进透析条件调节 IL-6 的产生，达到预防某些透析相关并发症的目的。

4. IL-8　近来研究认为，IL-8 可产生抗 IL-1β、TNF-α、LPS 及促进 L-选择素脱落的作用，它还可抑制白细胞与内皮细胞的黏附。Mahiout 等[46]研究表明，同铜仿膜透析的患者，PBMC 对 IL-8 的 mRNA 表达均增加，明显高于用 PS 膜透析的患者。此外，还有作者发现，血液透析患者有转化生长因子（TGF-β）、粒-巨噬细胞集落刺激因子（GM-CSF）中度增加。血液透析中细胞因子变化通常不明显，这可能与检测方法有关，其技术有待进一步提高。

5. IL-10　IL-10 是一种抗炎症细胞因子，抑制其他细胞因子的产生，且有自我负反馈调节作用。有些作者报道 HD 患者 IL-10 明显增高，也有报道降低[29]。在 HD 患者中，个体差异也很大，PBMC 经脂多糖刺激后产生 IL-10 低的患者，往往有较高水平的 IL-6 和 TNF-α，对 HBV 疫苗反应也低，而且动脉硬化风险增高[29]。

（九）黏附分子

黏附分子（adhesion molecule，AM）是一类来自不同基因的配体-受体分子，是介导细胞与细胞、细胞与细胞外基质（ECM）相互作用的一类膜表面糖蛋白，根据其结构又分：①整合素；②选择素；③免疫球蛋白超家族；④钙依赖黏附素；⑤其他黏附分子。目前认为与透析膜生物相容性有关的 AM 有整合素亚家族、L-选择素、免疫球蛋白超家族中的细胞间黏附分子（ICAM-1）、血管细胞间黏附分子（VCAM-1）。

1. *整合素*　目前发现与透析相关的整合素主要是 β_2 亚家族，包括 LFA-1（CD11a/CD18）、MAC-1（CD11b/CD18）、P150、95（CD11c/CD18）三种，它们分布在粒细胞、单核-巨噬细胞和 NK 细胞的表面上，介导上述细胞的趋化、黏附和吞噬反应。1985 年 Amaout 首先报道了纤维素膜血液透析可引发中性粒细胞表面 MAC-1 表达快速上调。Thylen 等[61]用铜仿膜和 PS 膜作对照，透析 15 分钟后发现，两组 MAC-1、P150、P95 均升高，但铜仿膜组中性粒细胞表达的 MAC-1、P150、P95 明显高于 PS 膜组，而 60 分钟时，P150、P95 的量在两组中均减少，与透析前无显著差别，整个过程中未发现 LFA-1 有明显变化。单核细胞表面整合素的变化稍晚于粒细胞，但与粒细胞基本一致。另外还发现上述变化与粒细胞减少、补体激活产物 C3a、C5a 的升高过程相一致，故认为生物相容性差的膜通过补体活化和细胞因子共同作用，诱发了上述变化。在 ESRD 患者，粒细胞和单核细胞表面表达 CD11b 和 CD18 显著增多。

2. *选择素*　选择素是一组单链的膜表面糖蛋白，它表达在粒细胞、单核-巨噬细胞的表面上，参与这些细胞与内皮细胞初始阶段的黏附反应。研究表明，用生物相容性差的 CU 膜透析 L-选择素在粒细胞和单核细胞的表达明显低于生物相容性好的 PS 膜，与 Mac-1 的表达相反[61]。也有研究发现，E-选择素与全因死亡呈负相关，致死性和非致死性心血管事件发生率也是在低 E-选择素组最高，因此，E-选择素可作为严重炎症状态的 ESRD 患者有利预后的预测因子[62]。

3. ICAM-1、VCAM-1　二者都是大分子糖蛋白，分布在白细胞表面上。在透析前的 ESRD 患者，血清可溶性 ICAM-1 增高与营养不良、炎症反应和心血管疾病相关，并且是透析前患者死亡的独立预测因子[63]。在 CAPD 患者，可溶性 VCAM-1 与残余肾功能（RRF）呈负相关，与全因死亡和心血管事件有关[64]。而在 HD 治疗患者，用铜仿膜和 PMMA 膜透析后，铜仿膜组血中可溶性 ICAM-1、VCAM-1 浓度与白细胞减少相一致，分析原因可能有：①ICAM-1、VCAM-1 与白细胞表面的 MAC-1 结合，使可溶性 ICAM-1、VCAM-1 减少；②可溶性 ICAM-1、VCAM-1 吸附于透析膜或被透析清除，而 PMMA 膜组未见上述变化。

4. 其他黏附分子　生物相容性差的膜还可以引起 CD45、CD54 的变化,从而使白细胞对炎症趋化能力降低,中性粒细胞表面活化标志($MoF_{11}Ag$)与 MAC-1 的变化相一致,同时发现白细胞脱颗粒、氧爆炸能力、趋化能力减低,从而进一步影响机体的免疫功能。可见透析过程中黏附分子的变化可为观察膜生物相容性及机体免疫功能在分子生物学水平上的变化提供依据。

(十)氧化应激

中性粒细胞和单核细胞产生的活性氧(ROS)是宿主抗击微生物入侵的组成部分,从 HD 患者获取的中性粒细胞产生 ROS 的能力比健康个体明显增高,而且受到刺激后的呼吸暴发作用增强。尿毒症患者血浆可使患者和健康人的中性粒细胞产生过氧化氢增多,使用高通量膜透析后,中性粒细胞产生的过氧化氢生成几乎降到正常[65]。伴随 ROS 的生成增多,尿毒症患者的脂质及蛋白质氧化也增多,表现为蛋白质羰基和晚期氧化蛋白质产物(AOPPs)增多[65]。有些作者认为,CRF 患者毒素的积累本身就是氧化应激的原刺激,而不是透析本身。CRF 患者另外的氧化应激因素包括静脉补铁治疗,铁离子能与过氧化氢反应产生氧化性更强的羟基,HD 患者 AOPPs 水平与血清铁蛋白和静脉补铁治疗的剂量有关,而且动脉硬化程度也与血浆 AOPPs、血清铁蛋白水平和年静脉补铁剂量有关[65]。

四、免疫功能异常相关疾病

(一)感染性疾病

尿毒症患者固有免疫和获得性免疫功能均发生紊乱,整体免疫功能往往受抑制,导致感染率升高。

1. 普通感染　由于 ESRD 患者免疫功能紊乱,感染率比普通人群显著增高,是第二位死亡原因。血液透析:HD 患者因脓毒症死亡率比普通人群高 100 ~ 300 倍,即使调整了年龄、性别、种族、糖尿病及可能的误差后,仍可能高出 50 倍[29]。根据(HEMO)研究结果,感染导致 HD 患者 23% 的死亡,感染相关住院期间的死亡可能性为 15%,其中导管相关感染死亡可能性为 7%,而心脏相关感染则为 30%[66]。老年、并发症、透析液质量和低血清白蛋白与感染死亡风险增高有关[66]。腹膜透析:对 PD 患者感染预后的研究较少,虽然有许多研究腹膜炎的风险及其相关预后,如住院率、导管拔除和技术失败等,因腹膜炎住院率与因其他感染住院率无显著差别[66]。

2. 结核感染　ESRD 患者结核感染风险显著增高,结核病的发病率是正常人群的 7 ~ 25 倍[29],而且由于肺外结核比例较高,症状较隐匿和缺乏特异性,结核菌素皮肤试验阳性率低,使实验诊断比较困难。研究发现结核发病风险与老年(>70 岁,RR = 25.3)、BMI 低(RR = 72.3)、糖尿病(RR = 25.3)、结核菌素反应性(RR = 41.4)、陈旧性肺结核(RR = 82.3)和透析时间(HD < 12M,RR = 110.0)等因素有关,大部分结核感染发生在开始透析的 12 个月内[67]。

3. 病毒感染　透析患者,尤其是 HD 患者特别容易感染血液传染病,由于免疫功能紊乱和血液接触,使 HBV 和 HCV 等肝炎病毒感染率提高,而对 HBV 和流感等疫苗反应率低,表现为血清抗体转换率低,抗体峰值滴度低和抗体水平快速下降等。在接种正常 3 次剂量的 HBV 疫苗的成年 HD 患者,仅有50% ~75% 产生保护性抗体,而在健康人群可超过 90%[29],即使用高剂量 HBV 疫苗(40 μg)4 次接种,血清抗体转换率也只有 60% ~90.5%[68],抗 HBV 抗体的滴度与 CD4/CD8 的比值正相关[29]。我国是 HBV 感染高发国家,据报道北京一些透析中心的 HBV 感染率为 37.5%,显著高于对照组的 9%[69]。估计世界各地的 HD 患者,HCV 感染率在 5% ~60%[70]。感染率与年龄和血制品使用次数有关。目前 HCV 感染在多数透析中心呈下降趋势,但即使在发达国家仍然有 8% ~10%[70]。HCV 感染的 HD 患者也容易合并 HBV 和 HIV 感染[70]。

(二)肿瘤

CRF 患者免疫功能紊乱可导致肿瘤的发生率增高,肿瘤的发病率是正常人群的 1.3 ~ 7 倍。韩国的一项研究发现,在 4 562 例透析患者中,排除了透析前癌症和移植患者,癌症的发生率为 2.3%,51% 为胃肠道肿瘤,20% 为泌尿系肿瘤,肺部和甲状腺肿瘤分别为 8% 和 7%[71]。美国的一项研究调查了 1992 ~ 1999 年的 ESRD 患者,发现在 1 629 例患癌症的 ESRD 患者中,肺癌、结肠直肠癌、前列腺癌、乳腺癌、肾癌、膀胱癌和非霍奇金淋巴瘤的比率分别为24.8%、20.0%、16.0%、15.9%、10.3%、6.8%和6.3%[72]。表19-4-3列出了终末期肾病患者肿瘤发生率。

表 19-4-3　终末期肾病患者肿瘤发生率[73]

肿瘤部位	风险因素	相对风险
肾细胞癌	获得性肾囊肿	1.5%～25%(发生率),3.6～26.4(SIR)
膀胱和输尿管	巴尔干肾病,止痛剂肾病,口服环磷酰胺	1.50～16.4(SIR)
甲状腺及其他内分泌器官		2.28(SIR)
宫颈癌	HPV 感染	2.7～4.3(SIR)
前列腺		1.8～2.1(SIR)
肝脏	HCV 和 HBV 感染	1.4～4.5(SIR)
舌	HPV 感染	1.9(SIR)
多发性骨髓瘤		4.0(SIR)

注:SIR—standardized incidence ratio,与标准发病率的比率。

(三)心血管疾病

心血管并发症是CKD患者的主要死亡原因,长期的慢性炎症状态与CKD患者的心血管并发症(CVD)密切相关,可导致血管退行性病变、心肌纤维化、食欲下降、胰岛素抵抗、加重肌肉分解代谢和贫血等,免疫系统的慢性激活状态加速动脉粥样硬化、血管钙化和诱发心功能不全[1]。巨噬细胞清道夫受体除了抗击病原菌外,还有清除循环氧化型低密度脂蛋白(ox-LDL)的作用,ESRD患者清道夫受体表达增加、活性增强,使ox-LDL清除增加,导致泡沫细胞形成,启动动脉粥样硬化。模式识别受体的改变导致高细胞因子状态,各种黏附分子表达上调,促使白细胞黏附于血管内皮细胞,也可导致动脉粥样硬化斑块形成,均与CVD有密切关系[2],详见图19-4-2。在获得性免疫反应中,HD治疗患者Th1/Th2比率增高,也与动脉粥样硬化和CVD风险增高有关[2]。虽然研究发现在普通人中,由于TLR受体基因多态性,表达较弱的个体可通过减少受体信号传导使固有性免疫反应减弱,减轻炎症反应,有抗动脉粥样硬化和降低CVD死亡率的作用[74]。但在CRF患者,虽然TLR受体表达下调[54],但其他因素导致的炎症反应往往却呈激活状态,动脉粥样硬化和CVD的发病率仍然很高。

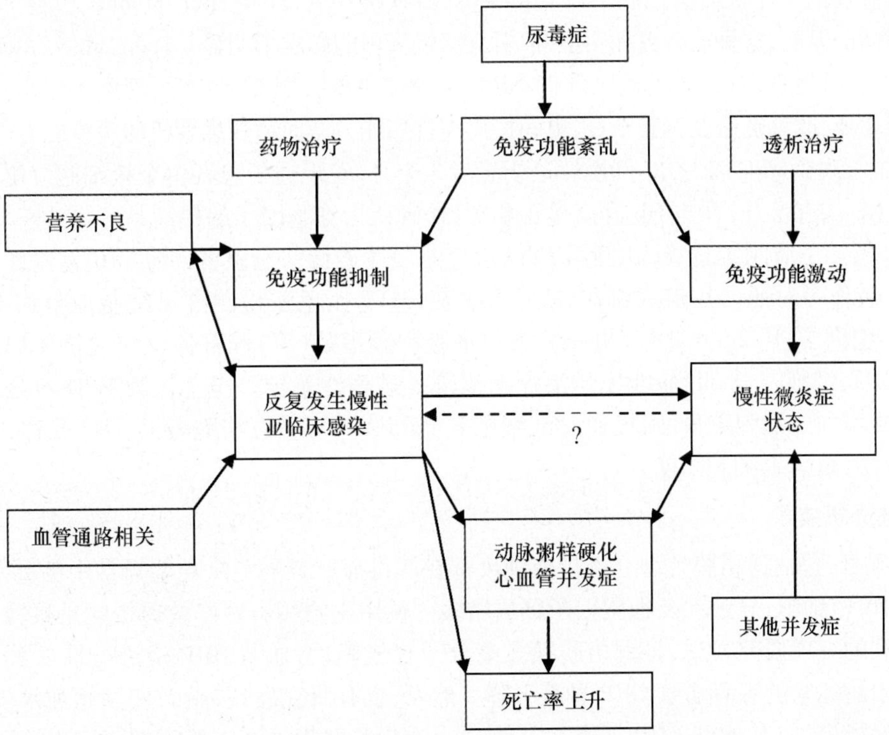

图 19-4-2　尿毒症-营养不良-免疫紊乱-动脉硬化关系图[2]

75% ~80%的ESRD患者发生左心室肥大(LVH),LVH是影响患者生存的独立因素,在ESRD患者LVH的发生发展过程中,免疫系统(尤其是炎症细胞因子)介导损伤也起很大作用。TNF-α、IL-6和TGF-β_1等可通过诱导细胞凋亡和NO导致心力衰竭[75]。

(四)高致敏移植受者

CRF患者,尤其是长期透析的患者可因各种原因产生高致敏姿态,致敏是指各种原因刺激机体免疫系统,使之识别和记忆此类抗原物质,产生各种特异性抗体的一种免疫状态。ABO血型或HLA组织型不相容使受者在接触异体组织后立即产生针对供体组织的抗体,但有些患者在移植前就存在大量针对人群的组织抗体,即多价群体反应性抗体(PRA),或致敏淋巴细胞,PRA比例高的患者称为高致敏患者。高致敏的主要原因是由于反复输血或血制品、多次妊娠、免疫接种、再次移植和长期血液透析等,研究发现有些HLA位点更容易产生抗体,因此致敏性也与遗传有关。虽然尚无研究高致敏状态是否对患者生存或并发症有影响,但已经明确高致敏对患者将来接受移植有严重影响,致敏程度超高,发生加速性排斥反应可能性越大[76]。

五、慢性肾衰竭患者免疫异常的治疗

对于免疫紊乱的治疗目前还没有明确、系统的治疗方法,也不能简单地施用提高免疫或抑制免疫治疗,有限的临床研究尚缺乏严格的对照。本节简单介绍一些用于慢性肾衰竭免疫紊乱的治疗方法。

(一)促红细胞生成素(EPO)

EPO是由肾脏分泌的一种能促进红细胞生成及发育的激素,其生成过少或相对不足是导致慢性肾衰竭患者发生贫血的主要原因。自从人类基因重组EPO(rHu-EPO)应用于临床治疗以来,慢性肾衰竭患者的贫血状况得到了纠正,同时患者免疫功能低下的状况也得到一定改善。有作者报道,慢性肾衰竭行血液透析患者在应用EPO治疗后其外周血中T辅助细胞数明显增高,T抑制细胞减少,T辅助细胞与T抑制细胞的比率明显增高;其外周血淋巴细胞产生IL-2能力增强,免疫球蛋白产生增多。另有作者报道,尿毒症血液透析患者的中性粒细胞(NP)吞噬功能下降,EPO治疗后,提高HCT的同时,改善了NP吞噬功能,并随着治疗时间的延长,这种改善更加明显,但对血清铁蛋白的影响不明显。Sperschneider等发现长期血液透析患者,EPO治疗肾性贫血,HCT达30%时NP吞噬功能由低下恢复正常,而趋化功能改善不明显。EPO能促进红细胞生成,改善贫血及营养不良,也间接提高抗病能力从而增强患者机体免疫能力[77]。

蒋建平等[78]观察EPO治疗20例慢性透析患者3个月,发现透析患者单个核细胞分泌的IL-2和单核细胞分泌的TNF均有上升,并与Hb升高呈正相关,作者认为细胞因子的提高是贫血改善的结果,而不是EPO的直接作用。王质刚等选择30例用EPO治疗的慢性透析贫血患者,并以10例慢性透析不用EPO而不贫血的患者作为对照。用流式细胞仪、ELISA法、MTT比色法检测淋巴细胞亚群(CD3、CD4、CD8、CD4/CD8)、细胞因子(IL-2、sIL-2R、TNF-α)、淋巴细胞刺激指数(SI)和群体反应性抗体(PRA)。结果用EPO治疗后CD3、细胞因子、SI和PRA与治疗前比较有显著性差异。作者认为EPO不是直接影响患者免疫功能,而是增加红细胞数量,间接通过红细胞表面LFA-3与淋巴细胞表面CD2受体直接结合,增加细胞因子的分泌,影响T细胞功能。

(二)改进透析技术

HD治疗本身,包括透析膜类型和透析液纯度都在尿毒症所致的免疫功能异常中起重要作用,可长期激活外周血的单核细胞,导致促炎细胞因子释放增多。使用生物相容性好的透析膜是减轻炎症反应的重要措施,意大利的一项研究发现,将铜仿膜换成高分子合成膜后,血浆CRP呈进行性显著下降。提高水的纯度后,使用超纯水的患者血浆CRP显著下降。然而,也有研究发现,患者使用超纯水1年后,营养指数改善,而炎症指标,如IL-6和CRP下降不明显[79]。透析管路相关感染风险在不同血管通路有所不同,风险最高的是临时透析导管,而使用动静脉瘘可大大减少透析管路相关感染[79]。

在PD治疗患者，主要是腹膜炎，多年以来一直是PD治疗的主要问题，连接技术的改善大大降低了感染的风险。使用碳酸氢盐/乳酸盐（B/L）为基础透析液的PD患者比使用乳酸盐为基础透析液或传统透析液的PD患者腹膜炎发生率显著降低。

（三）保护残肾功能

尿毒症患者细胞因子增高的原因之一可能是肾功能的丧失，排泄减少导致血清细胞因子水平增高，在CKD第5期的患者，肾小球滤过率（GFR）与血清各类细胞因子强烈负相关[79]。因此，残肾功能（RRF）在控制透析患者的免疫激活发挥重要作用。Han等[80]的研究进一步说明了RRF对免疫功能的影响，在204例PD治疗患者中，GFR > 5 ml/min的患者腹膜炎发生率显著低于GFR < 2 ml/min的患者，说明保护RRF有利于预防PD患者发生腹膜炎。

（四）抗微炎症药物的应用

一些新型抗炎药物，如血管紧张素转换酶抑制剂（ACEI）、血管紧张素受体阻滞剂（ARB）、过氧化物酶体增生物激活受体拮抗剂、他汀类和维生素类均有报道具有潜在抗炎而用于ESRD患者。例如，ACEI类药物可降低CKD患者的CRP和TNF-α水平。辛伐他汀20mg/d[81]或阿托伐他汀10 mg/d[82]口服也能显著降低HD治疗患者的CRP水平。临床观察发现他汀类药物可降低HD患者的死亡率，但未能被随机对照试验所证实[1]。维生素E被普遍认为具有抗氧化作用，许多研究试图用其改善尿毒症患者的微炎症状态，并发现其有降低HD患者心血管终点事件和心肌梗死的发生率作用[1]。但最近一项研究发现维生素E联合多种维生素用于HD患者，与安慰剂比较氧化应激和微炎症状态并无明显改善[83]。雷帕霉素是一种免疫抑制剂，在动物试验能显著抑制小鼠动脉粥样斑块的形成，但在CRF患者本身存在免疫抑制状态，是否可用于控制炎症反应还有待更多的实验研究。

（五）重组细胞因子

白细胞介素-2（IL-2），淋巴细胞受抗原激活后能分泌IL-2，而IL-2能提高人体对病毒、细菌、真菌及寄生虫等感染的免疫应答，增强细胞毒性T细胞、自然杀伤细胞的杀伤活性，还可促进干扰素、肿瘤坏死因子的分泌及抗体的产生。慢性肾竭细胞免疫功能缺陷的主要原因之一就是T淋巴细胞产生的IL-2能力低下，故利用人工重组白细胞介素-2（rHu-IL-2）调节慢性肾衰竭患者免疫功能可能为行之有效的方法。但由于制剂提纯及价格问题，IL-2在临床应用受到限制。

（六）营养调节

慢性肾衰竭特别是尿毒症需做透析治疗的患者，多数存在蛋白质营养不良，临床表现为消瘦、体重下降、乏力、皮下脂肪减少等，患者抵抗力明显下降，并发感染及死亡率增加。很多实验已表明蛋白质营养不良可以导致明显的免疫力损伤，表现为T辅助细胞数的降低，CD4/CD8的比率明显下降，B淋巴细胞数也明显降低以及单核巨噬细胞的功能明显降低。蛋白质的营养治疗存在着明显的矛盾，既要避免因严格限制蛋白质的摄入造成的营养不良，进而导致的免疫功能紊乱，又要避免蛋白质摄入过多导致尿素氮增高，加重尿毒症症状。故补充蛋白质治疗的关键在于维持氮平衡。

研究表明，维生素A、维生素B_6、维生素C、维生素D、维生素E及微量元素等缺乏可使T细胞的细胞毒功能减弱，淋巴细胞对抗原及分裂原的刺激反应降低及抗体的产生明显减少。补充维生素既可补充单制剂，也可补充复合制剂，但要注意不要过量。因为维生素C过剩可导致继发性高草酸血症。另外，有学者报道透析患者血清中维生素A的浓度是正常值的2～3倍，一般情况下透析患者不需要补充维生素A以防中毒。微量元素的补充目前在慢性肾衰竭的治疗中日益受到人们的重视，特别是锌的补充。

（七）中医中药

研究发现很多中药都具有增强细胞免疫、促进淋巴细胞转化的作用。如冬虫夏草、淫羊藿、黄芪、党参、人参、阿胶、熟地、枸杞、银耳、紫河车等。另外，淫羊藿、黄芪等中药还具有增强体液免疫、诱导干扰素产生的作用。但因中药成分复杂，多数含钾较高，肾衰竭特别是尿毒症期患者服用中药要特别注意防止发生高钾血症。

(八)其他

液体过负荷,即使在未透析的患者或进入透析治疗的患者都很常见,也是导致透析患者炎症反应的原因之一,细胞外液增多本身就产生一种炎症刺激[79];纠正甲状旁腺功能亢进,高 PTH 可增加 T 淋巴细胞胞质钙离子浓度,使其受到刺激时不能进一步增高[29]。钙离子通道拮抗剂硝苯地平可以改善透析患者外周血多形核白细胞的吞噬功能,促进 B 淋巴细胞的增殖;一些血液制品,如免疫球蛋白、胎盘组织液以及左旋咪唑也可以提高机体的免疫能力。

参考文献

1. Stinghen AE, Bucharles S, Riella MC, et al. Immune mechanisms involved in cardiovascular complications of chronic kidney disease. Blood Purif, 2010, 29(2): 114-120.
2. Kato S, Chmielewski M, Honda H, et al. Aspects of immune dysfunction in end-stage renal disease. Clin J Am Soc Nephrol, 2008, 3(5): 1526-1533.
3. Cohen G, Glorieux G, Thornalley P, et al. Review on uraemic toxins Ⅲ: recommendations for handling uraemic retention solutes in vitro-towards a standardized approach for research on uraemia. Nephrol Dial Transplant, 2007, 22(12): 3381-3390.
4. Meyer TW, Hostetter TH. Uremia. N Engl J Med, 2007, 357(13): 1316-1325.
5. Goldin A, Beckman JA, Schmidt A M, et al. Advanced glycation end products: sparking the development of diabetic vascular injury. Circulation, 2006, 114(6): 597-605.
6. Meier P, Dayer E, Ronco P, et al. Dysregulation of IL-2/IL-2R system alters proliferation of early activated CD4+ T cell subset in patients with end-stage renal failure. Clin Nephrol, 2005, 63(1): 8-21.
7. Tzanno-Martins C, Futata E, Jorgetti V, et al. Immune response in hemodialysis patients: is there any difference when low and high iPTH levels are compared? Clin Nephrol, 2000, 54(1): 22-29.
8. Plantinga LC, Fink NE, Melamed ML, et al. Serum phosphate levels and risk of infection in incident dialysis patients. Clin J Am Soc Nephrol, 2008, 3(5): 1398-1406.
9. Gersch MS, Johnson RJ. Uric acid and the immune response. Nephrol Dial Transplant, 2006, 21(11): 3046-3047.
10. Webb R, Jeffries M, Sawalha AH. Uric acid directly promotes human T-cell activation. Am J Med Sci, 2009, 337(1): 23-27.
11. Sanchez-Lozada LG, Nakagawa T, Kang DH, et al. Hormonal and cytokine effects of uric acid. Curr Opin Nephrol Hypertens 2006, 15(1): 30-33.
12. Kalantar-Zadeh K, Stenvinkel P, Bross R, et al. Kidney insufficiency and nutrient-based modulation of inflammation. Curr Opin Clin Nutr Metab Care, 2005, 8(4): 388-396.
13. 丁德良,李环波. 尿毒症患者 C 反应蛋白与贫血营养不良及冠心病的关系. 实用医学杂志, 2006, 22(17): 2026-2027.
14. Kalantar-Zadeh K, Stenvinkel P, Pillon L, et al. Inflammation and nutrition in renal insufficiency. Adv Ren Replace Ther, 2003, 10(3): 155-169.
15. Guttridge DC, Mayo MW, Madrid LV, et al. NF-kappaB-induced loss of MyoD messenger RNA: possible role in muscle decay and cachexia. Science, 2000, 289(5488): 2363-2366.
16. Bozalioglu S, Ozkan Y, Turan M, et al. Prevalence of zinc deficiency and immune response in short-term hemodialysis. J Trace Elem Med Biol, 2005, 18(3): 243-249.
17. Broome CS, McArdle F, Kyle JA, et al. An increase in selenium intake improves immune function and poliovirus handling in adults with marginal selenium status. Am J Clin Nutr, 2004, 80(1): 154-162.
18. Avila-Diaz M, Ventura MD, Valle D, et al. Inflammation and extracellular volume expansion are related to sodium and water removal in patients on peritoneal dialysis. Perit Dial Int, 2006, 26(5): 574-580.
19. Sprague SM. Mortality risk among hemodialysis patients receiving different vitamin D analogs. Kidney Int, 2007, 72(7): 895; author reply, 895-896.

20. Teng M, Wolf M, Lowrie E, et al. Survival of patients undergoing hemodialysis with paricalcitol or calcitriol therapy. N Engl J Med, 2003, 349(5): 446-456.
21. Liu PT, Stenger S, Li H, et al. Toll-like receptor triggering of a vitamin D-mediated human antimicrobial response. Science, 2006, 311(5768): 1770-1773.
22. Holick MF. Vitamin D deficiency. N Engl J Med, 2007, 357(3): 266-281.
23. Levin A. Kidneys, hearts, hormones and immunomodulators: integrated understandings. Blood Purif, 2006, 24(1): 46-50.
24. Stel VS, Dekker FW, Ansell D, et al. Residual renal function at the start of dialysis and clinical outcomes. Nephrol Dial Transplant, 2009, 24(10): 3175-3182.
25. Rahmati MA, Homel P, Hoenich N A, et al. The role of improved water quality on inflammatory markers in patients undergoing regular dialysis. Int J Artif Organs, 2004, 27(8): 723-727.
26. Arizono K, Nomura K, Motoyama T, et al. Use of ultrapure dialysate in reduction of chronic inflammation during hemodialysis. Blood Purif, 2004, 22 (Suppl 2):26-29.
27. Ouseph R, Jones S, Dhananjaya N, et al. Use of ultrafiltered dialysate is associated with improvements in haemodialysis-associated morbidity in patients treated with reused dialysers. Nephrol Dial Transplant, 2007, 22(8): 2269-2275.
28. 田津生，徐金升，张怡静. 不同透析膜对血透患者血清 C-反应蛋白及白细胞介素-6 水平的影响. 实用医学杂志，2008，24(15)：2593-2595.
29. Eleftheriadis T, Antoniadi G, Liakopoulos V, et al. Disturbances of acquired immunity in hemodialysis patients. Semin Dial, 2007, 20(5): 440-451.
30. Koller H, Hochegger K, Zlabinger G J, et al. Apoptosis of human polymorphonuclear neutrophils accelerated by dialysis membranes via the activation of the complement system. Nephrol Dial Transplant, 2004, 19(12): 3104-3111.
31. 陈昕丽. 透析膜的生物相容性对血清细胞因子的影响. 中国血液净化,2004，3(3)：141-143.
32. 谭树芬，汪华林，梁定锦，等. 不同生物相容性透析膜对红细胞免疫功能的影响. 中国实用内科杂志，2001，21(4)：211-213.
33. Andreoli MC, Dalboni MA, Watanabe R, et al. Impact of dialyzer membrane on apoptosis and function of polymorphonuclear cells and cytokine synthesis by peripheral blood mononuclear cells in hemodialysis patients. Artif Organs, 2007, 31(12): 887-892.
34. Aslam N, Bernardini J, Fried L, et al. Comparison of infectious complications between incident hemodialysis and peritoneal dialysis patients. Clin J Am Soc Nephrol, 2006, 1(6): 1226-1233.
35. Tranaeus A, Yao Q. Immune dysfunction in dialysis patients-prevention and treatment strategies. Perit Dial Int, 2008, 28 (Suppl 3):S161-S166.
36. Fernandez-Fresnedo G, Ramos M A, Gonzalez-Pardo M C, et al. B lymphopenia in uremia is related to an accelerated in vitro apoptosis and dysregulation of Bcl-2. Nephrol Dial Transplant, 2000, 15(4): 502-510.
37. Pahl MV, Gollapudi S, Sepassi L, et al. Effect of end-stage renal disease on B-lymphocyte subpopulations, IL-7, BAFF and BAFF receptor expression. Nephrol Dial Transplant, 2010, 25(1): 205-212.
38. Smogorzewski M, Massry SG. Defects in B-cell function and metabolism in uremia: role of parathyroid hormone. Kidney Int Suppl, 2001, 78:S186-S189.
39. Yoon JW, Gollapudi S, Pahl MV, et al. Naive and central memory T-cell lymphopenia in end-stage renal disease. Kidney Int, 2006, 70(2): 371-376.
40. Ando M, Shibuya A, Yasuda M, et al. Impairment of innate cellular response to in vitro stimuli in patients on continuous ambulatory peritoneal dialysis. Nephrol Dial Transplant, 2005, 20(11): 2497-2503.
41. Sester U, Sester M, Hauk M, et al. T-cell activation follows Th1 rather than Th2 pattern in haemodialysis patients. Nephrol Dial Transplant, 2000, 15(8): 1217-1223.
42. Nitta K, Akiba T, Kawashima A, et al. Characterization of TH1/TH2 profile in uremic patients. Nephron, 2002, 91(3): 492-495.
43. Stenvinkel P, Ketteler M, Johnson R J, et al. IL-10, IL-6, and TNF-alpha: central factors in the altered cytokine network of uremia-the good, the bad, and the ugly. Kidney Int, 2005, 67(4): 1216-1233.
44. Litjens NH, Huisman M, van den Dorpel M, et al. Impaired immune responses and antigen-specific memory $CD4^+$ T cells in hemodialysis patients. J Am Soc Nephrol, 2008, 19(8): 1483-1490.

45. Lim WH, Kireta S, Leedham E, et al. Uremia impairs monocyte and monocyte-derived dendritic cell function in hemodialysis patients. Kidney Int, 2007, 72(9): 1138-1148.
46. Mahiout A, Courtney JM. Effect of dialyser membranes on extracellular and intracellular granulocyte and monocyte activation in exvivo pyrogen-free conditions. Biomaterials, 1994, 15(12): 969-980.
47. Schindler R. Clinical effect of purification of dialysis fluids, evidence and experience. Blood Purif, 2009, 27 (Suppl 1):20-22.
48. Carracedo J, Ramirez R, Pintado O, et al. Cell aggregation and apoptosis induced by hemodialysis membranes. J Am Soc Nephrol, 1995, 6(6): 1586-1591.
49. Chonchol M. Neutrophil dysfunction and infection risk in end-stage renal disease. Semin Dial, 2006, 19(4): 291-296.
50. Vacher-Coponat H, Brunet C, Lyonnet L, et al. Natural killer cell alterations correlate with loss of renal function and dialysis duration in uraemic patients. Nephrol Dial Transplant, 2008, 23(4): 1406-1414.
51. Eleftheriadis T, Kartsios C, Yiannaki E, et al. Chronic inflammation and CD16$^+$ natural killer cell zeta-chain downregulation in hemodialysis patients. Blood Purif, 2008, 26(4): 317-321.
52. Peraldi MN, Berrou J, Dulphy N, et al. Oxidative stress mediates a reduced expression of the activating receptor NKG2D in NK cells from end-stage renal disease patients. J Immunol, 2009, 182(3): 1696-1705.
53. Ando M, Shibuya A, Tsuchiya K, et al. Reduced expression of Toll-like receptor 4 contributes to impaired cytokine response of monocytes in uremic patients. Kidney Int, 2006, 70(2): 358-362.
54. Kuroki Y, Tsuchida K, Go I, et al. A study of innate immunity in patients with end-stage renal disease: special reference to toll-like receptor-2 and -4 expression in peripheral blood monocytes of hemodialysis patients. Int J Mol Med, 2007, 19(5): 783-790.
55. Innes A, Farrell A M, Burden R P, et al. Complement activation by cellulosic dialysis membranes. J Clin Pathol, 1994, 47(2): 155-158.
56. Akizawa T, Kitaoka T, Koshikawa S, et al. Development of a regenerated cellulose non-complement activating membrane for hemodialysis. ASAIO Trans, 1986, 32(1): 76-80.
57. Gueler F, Gwinner W, Schiborr C, et al. Biocompatibility parameters of different dialysis membranes assessed during systemic inflammation. Blood Purif, 2005, 23(3): 196-202.
58. Ohi H, Tamano M, Sudo S. Cellulose membranes suppress complement activation in patients after hemodialysis. Am J Kidney Dis, 2001, 38(2): 384-389.
59. Bouts AH, Davin JC, Krediet RT, et al. IgG and complement receptor expression in children treated by peritoneal dialysis. Pediatr Nephrol, 2005, 20(8): 1161-1167.
60. Honda H, Qureshi AR, Heimburger O, et al. Serum albumin, C-reactive protein, interleukin 6, and fetuin a as predictors of malnutrition, cardiovascular disease, and mortality in patients with ESRD. Am J Kidney Dis, 2006, 47(1): 139-148.
61. Thylen P, Fernvik E, Lundahl J, et al. Cell surface receptor modulation on monocytes and granulocytes during clinical and experimental hemodialysis. Am J Nephrol, 1995, 15(5): 392-400.
62. Malatino LS, Stancanelli B, Cataliotti A, et al. Circulating E-selectin as a risk marker in patients with end-stage renal disease. J Intern Med, 2007, 262(4): 479-487.
63. Stenvinkel P, Lindholm B, Heimburger M, et al. Elevated serum levels of soluble adhesion molecules predict death in pre-dialysis patients: association with malnutrition, inflammation, and cardiovascular disease. Nephrol Dial Transplant, 2000, 15(10): 1624-1630.
64. Wang AY, Lam CW, Wang M, et al. Circulating soluble vascular cell adhesion molecule 1: relationships with residual renal function, cardiac hypertrophy, and outcome of peritoneal dialysis patients. Am J Kidney Dis, 2005, 45(4): 715-729.
65. Schindler R. Causes and therapy of microinflammation in renal failure. Nephrol Dial Transplant, 2004, 19 (Suppl 5): V34-V40.
66. Dalrymple LS, Go AS. Epidemiology of acute infections among patients with chronic kidney disease. Clin J Am Soc Nephrol, 2008, 3(5): 1487-1493.
67. Christopoulos AI, Diamantopoulos A A, Dimopoulos P A, et al. Risk factors for tuberculosis in dialysis patients: a prospective multi-center clinical trial. BMC Nephrol, 2009, 1036.
68. Janus N, Vacher LV, Karie S, et al. Vaccination and chronic kidney disease. Nephrol Dial Transplant, 2008, 23(3): 800-807.

69. Cao YL, Wang SX, Zhu ZM. Hepatitis B viral infection in maintenance hemodialysis patients: a three year follow-up. World J Gastroenterol, 2007, 13(45): 6037-6040.
70. Perico N, Cattaneo D, Bikbov B, et al. Hepatitis C infection and chronic renal diseases. Clin J Am Soc Nephrol, 2009, 4(1): 207-220.
71. Lee JE, Han SH, Cho BC, et al. Cancer in patients on chronic dialysis in Korea. J Korean Med Sci 2009, 24 (Suppl):S95-S101.
72. Taneja S, Mandayam S, Kayani ZZ, et al. Comparison of stage at diagnosis of cancer in patients who are on dialysis versus the general population. Clin J Am Soc Nephrol, 2007, 2(5): 1008-1013.
73. Holley JL. Screening, diagnosis, and treatment of cancer in long-term dialysis patients. Clin J Am Soc Nephrol, 2007, 2(3): 604-610.
74. Kiechl S, Lorenz E, Reindl M, et al. Toll-like receptor 4 polymorphisms and atherogenesis. N Engl J Med, 2002, 347(3): 185-192.
75. Ritz E. Left ventricular hypertrophy in renal disease: beyond preload and afterload. Kidney Int, 2009, 75(8): 771-773.
76. 眭维国，晏强，董力，等. 免疫吸附预防高致敏肾移植受者超急性排斥反应. 中华器官移植杂志，2006，27(4)：213-214.
77. 王质刚，张育，张启东. 重组红细胞生成素对血透患者免疫功能的影响. 肾脏病与透析肾移植杂志，2000，9(1)：39-42.
78. 蒋建平，张训，侯凡凡. 重组红细胞生成素对血透患者单个核细胞分泌功能的影响. 中华肾脏病杂志，1996，12(3)：131-133.
79. Hauser AB, Stinghen AE, Kato S, et al. Characteristics and causes of immune dysfunction related to uremia and dialysis. Perit Dial Int, 2008, 28 (Suppl 3):S183-S187.
80. Han SH, Lee SC, Ahn SV, et al. Reduced residual renal function is a risk of peritonitis in continuous ambulatory peritoneal dialysis patients. Nephrol Dial Transplant, 2007, 22(9): 2653-2658.
81. Chang JW, Yang WS, Min WK, et al. Effects of simvastatin on high-sensitivity C-reactive protein and serum albumin in hemodialysis patients. Am J Kidney Dis, 2002, 39(6): 1213-1217.
82. Vernaglione L, Cristofano C, Muscogiuri P, et al. Does atorvastatin influence serum C-reactive protein levels in patients on long-term hemodialysis? Am J Kidney Dis, 2004, 43(3): 471-478.
83. Kamgar M, Zaldivar F, Vaziri ND, et al. Antioxidant therapy does not ameliorate oxidative stress and inflammation in patients with end-stage renal disease. J Natl Med Assoc, 2009, 101(4): 336-344.

第五节　慢性肾衰竭患者微量元素异常

邹贵勉

一、概述

微量元素学是现代生命科学和现代医学的前沿学科之一，随着微量元素与人体关系研究的进一步深入，生命科学有了很大进展，目前已发现某些地方病、心脑血管病、肿瘤等与机体微量元素平衡失调有重要关系。慢性肾衰竭时，肾脏对某些元素清除功能下降，或者摄入减少，透析对某些元素清除增加，均造成机体的微量元素代谢出现障碍，在尿毒症的病理生理发展中也起着重要作用，甚至严重影响患者的患病率和病死率。此外，随着医学的进展，现代尿毒症的治疗如透析方式、营养状况的改善、透析的充分性等都有了长足的进步，透析治疗后尿毒症患者的生存期限大大延长，这些均会影响到微量元素的变化，因此，患尿毒症时对微量元素的变化应该有一个较为全面的认识。但是，由于微量元素受各地区的环境影响较大，体内分布，如在全血、红细胞、血小板、血清、血浆或毛发等组织的含量并不一致，再加上研究者的检测方法不同，因此研究的结果可能存在差异[1]。我们尽量在各种差异性结果中，找出慢性肾衰竭（CRF）患者微量元素变化的一些规律，提出适当的干预措施，以提高患者的生存质量。

（一）微量元素的定义

目前自然界中已知天然存在的化学元素有92种，人体内发现的化学元素有80余种，其中11种共占人体总质量的99.95%，它们是氧、碳、氢、氮、钙、磷、钾、硫、钠、氯、镁，这11种元素是人体不可缺少的造体元素，称为必需的常量元素。其余70余种元素的总和仅占人体总质量的0.05%，每种元素在体液和组织中均极少存在以至于难以准确测定其浓度，但对维持机体正常生理功能非常重要，因此称为微量元素。通常在正常情况下，体内浓度低于50 mg/kg的元素我们称之为微量元素。

（二）微量元素的分类

按微量元素在人体内的不同生物作用，将其分成必需微量元素和非必需微量元素。必需微量元素的条件有：① 存在于一切健康组织中并且其浓度相当恒定；② 持续缺乏该元素时可导致不同组织相似的结构及生理功能异常；③ 机体代谢异常可导致该元素的特殊的生物化学改变；④ 补充这种元素可防止其异常改变并可使失常的功能及结构恢复正常状态。目前已知有14种必需微量元素，它们是铁、锌、铜、锰、铬、钼、钴、硒、镍、钒、锡、氮、碘、锶等，其中金属元素有10种，半金属元素有2种。但是根据各家学者对必需微量元素的条件判断，其标准必须符合生物学、医学及健康生存质量的原则，随着生物的进化、环境的变化、科学技术的进步、生物微量元素分子水平研究的发展，将会出现更多的必需微量元素。Schwarz曾预言，所有元素可能最终都会显示出生物学作用。

二、微量元素与疾病

（一）微量元素的生物学效应

人体中微量元素的生物学效应主要是微量元素与人体之间相互依存的结果，其保持一个动态平衡是机体正常运作的条件。各种微量元素之间按一定比例存在，以维持各自的生理功能（表19-5-1），如果比例平衡失调，疾病就可能发生或发展，如有报道，恶性肿瘤患者尿锌增高而尿钼减少；冠心病患者血清铜/锌比值较正常人明显增高；此外，各种微量元素之间也相互影响，如血硒、钴增高可降低心肌中的铜，硒还能拮抗镉的毒性，砷能减弱硒的毒性，而钴能增强硒的毒性；以及铁、铜、锰、钴有生血协同作用，促进砷发挥生血效应等。了解这些将对疾病防治和保健有深远的影响。部分微量元素的血清参考浓度见表19-5-2。

表19-5-1　部分常见微量元素的基本生理功能及需要量

元素	主要生理功能	用途	需要量
锌	参与多种酶、激素的合成，促进生长发育，改善味觉	治疗缺锌疾患，婴幼儿、孕妇补锌	10～15 mg/d；孕妇25 mg/d；哺乳期30～40 mg/d
铜	多种活性酶的成分，氧化还原酶催化剂，参与细胞色素、酪氨酸酶的合成	治疗低色素性、小细胞性贫血及缺铜性疾病	儿童0.08 mg/d；成人0.05～2 mg/d
锰	为超氧化物歧化酶、精氨酸酶等的组合成分，可激活羧化酶等，参与脂质和糖代谢	对儿童贫血、骨骼疾病患者有治疗作用	5～10 mg/d
铁	是多种活性酶的成分，为血红蛋白中O_2的载体	治疗缺铁性贫血	成人12 mg/d

续表

元素	主要生理功能	用途	需要量
碘	参与甲状腺素的合成,影响儿童生长发育及智力发展	预防治疗缺碘性疾病	0.1～0.3 mg/d
硒	为Se-P 谷胱甘肽过氧化物酶的重要成分,刺激免疫球蛋白和抗体产生	对克山病、大骨节病、癌症有预防及治疗效果	30～50 μg/d
钼	为黄嘌呤氧化酶的主要成分	对肾结石、龋齿有预防作用	0.1～0.5 mg/d
铬	Cr^{3+}与胰岛素活性有关	治疗糖尿病	50～110 mg/d
氟	对骨组织、牙釉质有重要影响,缺乏诱发龋齿,过剩出现斑状齿	预防龋齿和老年骨质疏松症	饮水氟以0.5～1 mg/d为宜
钴	是组成维生素 B_{12}的成分,对血红蛋白及红细胞发育有重要影响	治疗恶性贫血等	>10岁2 μg/d;孕妇3 μg/d
硅	参与糖代谢,与结缔组织弹性及结构有关		3 mg/d
镍	激活酶,促细胞形成		0.02 mg/d
锡	促生长、促进蛋白质和核酸反应		3 mg/d
钒	促进造血功能,抑制胆固醇合成		3 μg/d
锶	骨和牙齿的正常组分,促进钙化	预防龋齿及心血管疾病	2 mg/d

表 19-5-2 部分微量元素的血清参考浓度

元 素	血清浓度	元素	血清浓度
铝(μg/L)	1.0～6.0	铁(mg/L)	0.79～1.63
砷(μg/ L)	0.09～5.49	锰(μg/L)	0.38～1.04
溴(mg/L)	2.19～5.00	汞(μg/L)	0.55～2.10
镉(μg/L)	<0.10～0.20	钼(μg/L)	0.28～1.17
铯(μg/L)	0.45～1.50	铷(mg/L)	0.095～0.272
铬(μg/L)	0.04～0.35	硒(mg/L)	0.081～0.185
钴(μg/L)	0.04～0.40	硅(mg/L)	0.14～0.20
铜(mg/L)	0.98～1.07	钒(μg/L)	0.01～1.0
金(ng/L)	9～12	锌(mg/L)	0.69～1.21

对必需微量元素而言,摄入不足会出现缺乏症状,而摄入过多会出现毒性反应,因此,人体中的微量元素都有一个安全和适宜的量效范围。不同元素的安全适宜范围是不同的,如硒的最佳摄入范围为50～200 μg/d,而氟的最佳摄入范围为2～10 mg/d。长期超剂量服用微量元素制剂必然会产生中毒反应甚至死亡;超过生理需要或改变氧化状态和存在形式也可能产生毒害作用,如三价铬是人体必需及无害的,而六价铬则有相当强的毒性及致癌性;有些元素对生物体有激动作用,如锂、钛、镓、锗、铷、锆、锑、钡、金、汞等对动物生长和存活有激动作用,但这种激动作用也可能是有害的。

微量元素在体内的分布是极不均匀的。首先,各脏器的元素种数不同,其次,各脏器中的元素含量也不同,许多元素在体内有其固定的高含量部位;有些元素还是脏器组分之一,并有重要的生理功能,例如甲状腺的碘、造血器官中的钴、红细胞的铁、脂肪组织中的钒、肌肉组织中的锌等,而骨内的铅、钡、金、锑、铀、铍及肾脏内的镉、汞,则认为与对有害元素的解毒作用有关。

(二)微量元素的代谢

人体中的微量元素主要来源于食物、空气和水,胃肠道是主要的吸收部位。胃肠道对各元素的吸收率存在很大差异,如对各种铬元素的吸收率仅为0.4%,而对甲基汞的吸收率则高达70%～90%,但一般来说，对必需微量元素的吸收率高于非必需微量元素。微量元素被机体摄入后，一部分被机体吸收成为机体所需的营养素，发挥元素应有的生理效应，一部分则被排出体外。生物体对必需微量元素有一套体内平衡机制以防止过量摄入，并能将已过量摄入的元素排出体外；而当摄取不足时又能增加吸收而保住这些元素。被吸收的微量元素主要随血液运送到各个器官组织，未被吸收的微量元素则随粪便排出体外。肝脏对于许多金属元素如锌、铜、铬等是重要的筛选和排出体外的器官，钴、钼、氟、碘则大部分随尿排出，某些微量元素也可随汗液大量排出，如流汗过多时，血清中的铁和锌也会大量丢失，此外，毛发也是一个重要通道。对必需微量元素而言，人体的摄入、排泄是接近平衡的，最低摄入量和最高摄入量之间常留有一个相当大的、与机体相适应的、宽广的耐受范围。

影响微量元素代谢的因素很多，主要包括机体本身因素和微量元素本身及相互间的因素。前者属于机体的平衡能力和来自年龄、性别、职业、生活习惯、营养状况、身体健康状况等方面的个体差异，后者受微量元素的化学形态、剂量和微量元素的相互作用所制约。

（三）微量元素异常所致病理生理变化

1. 铁　铁在人体中分布很广，几乎所有组织都含有铁，是人体组织发育的“建筑材料”。铁是血红蛋白的重要组成部分，是血液中输送氧与交换氧的重要元素，又是许多酶的组成成分和氧化还原酶的激动剂。铁参与血红蛋白、肌红蛋白、细胞色素、细胞色素氧化酶及触酶的合成，并激活琥珀酸脱氢酶、黄嘌呤氧化酶等活性。铁还影响蛋白质及去氧核糖核酸的合成及造血和维生素代谢。许多研究表明，缺铁时肝脏内合成去氧核糖核酸受到抑制，肝脏发育减慢，肝细胞及其他细胞内的线粒体和微粒体发生异常，细胞色素 C 含量减少，蛋白质的合成及能量运用减少，进而发生贫血及身高、体重发育不良等。此外，铁还是多种酶的活性中心，铁过剩和缺铁都可引起机体感染发生率增加。实验表明，缺铁时中性粒细胞的杀菌能力降低，淋巴细胞功能受损，在补充铁后免疫功能得到改善。其他元素可影响铁的代谢，如铅中毒时铁吸收受到抑制，铁利用出现障碍；镉也可抑制肠道铁的吸收，血清铁蛋白降低；铜缺乏时铁的吸收量减少，利用困难。缺铁还影响锌吸收。

铁主要由消化道经十二指肠吸收，胃和小肠也可少量吸收，胃酸和胆汁都促进铁吸收。食物中的铁多为 Fe^{3+}，必须在胃和十二指肠内还原成 Fe^{2+} 后才能充分吸收，吸收了的 Fe^{2+} 在肠黏膜上皮细胞内重新氧化成 Fe^{3+}，并刺激十二指肠的黏膜细胞形成亲铁蛋白，再与 Fe^{3+} 结合形成铁蛋白。一般成人体内共含铁 3～5 g，女性稍低。铁在体内分布很广，几乎所有组织都含铁，以肝脾含量为高。正常情况下，铁的排泄量很少，一般每日排泄 0.5～1.0 g，排泄途径主要是肾脏、粪便、汗腺、女性乳汁以及月经丢失。

2. 锌　锌是人体必需微量元素，正常成年人体内含锌总量 2.0～2.5 g，分布于人体各组织器官内，以视网膜、脉络膜、睫状体、前列腺等器官较多。主要由胃肠道和呼吸道吸收，由粪便、尿、汗、乳汁排泄。

人体内有超过 300 种酶需要锌元素作为协同因子[2]，锌与酶的活性有关，参与糖类、脂类、蛋白质与核酸的合成和降解；并与维生素 A、维生素 C 的代谢密切相关。还是参与免疫功能的一种重要元素，是淋巴细胞发挥免疫功能的基础，提高淋巴细胞对抗原及有丝分裂原的反应能力；增强 NK 细胞活性，提高机体抗肿瘤因子和抗感染的能力[2]。此外，锌能促进铁的转运、吸收和储存[3]，抑制铅在肠道的吸收。

3. 硒　硒是构成谷胱甘肽过氧化物酶和烟酸羟化酶等重要的必需成分；能加强维生素 E 抗氧化作用，清除自由基，抗衰老；刺激免疫球蛋白及抗体的产生，激活淋巴细胞的某些酶，增强机体对疾病的抵抗能力；与锗和锌有协同作用，与钼、铬、铜、硫有拮抗作用，并能减轻汞、铜、铊、砷的毒性。硒对于甲状腺素的代谢非常重要，研究表明，血清甲状腺素浓度与血清硒平行相关。

人体内硒含量共 14～21g，血清硒（0.079 ± 0.03）mg/L，以肝、胰、肾、视网膜、虹膜、晶状体最丰富。主要由呼吸道和消化道吸收，从尿排出，其次经胆汁由粪便和肺、乳汁中排出。

缺硒的主要原因是地理区域、土壤及水中硒含量不足，如克山病和大骨节病均与当地的土壤、农作物、水质中缺硒有关。谷胱甘肽过氧化酶是一种硒依赖性酶，保护细胞膜上脂质和其他成分免受氧化损伤，因此，硒缺乏导致骨骼肌异常、肿瘤和充血性心肌病；硒缺乏时，一些硒依赖性金属酶如超氧化物歧化酶的活性下降，毒性氧自由基的清除受限，破坏脂质、蛋白质和核酸，细胞因此死亡。

4. 铝　铝为机体非必需微量元素，正常人每日排泄量与各种来源的摄入量基本保持平衡，但有蓄积倾向。血浆中的铝主要与运铁蛋白结合，正常浓度为4.0～7.0 μg/L。过量的铝主要蓄积在脑和肺中，其排泄的唯一途径是肾脏，CRF 时铝排泄障碍。

5. 铬　铬是一种必需微量元素，但人体内含量甚微，主要与细胞表面胰岛素受体结合，增强胰岛素活性，影响糖代谢及抑制甲羟戊二酸单酰 CoA 还原酶活性，降低血脂影响脂质代谢。铬是葡萄糖耐量因子中的重要活性成分，胰岛素发挥作用，必须有铬参加，因此，严重缺铬容易发生糖尿病；铬能增加胆固醇的分解和排泄，缺铬容易诱发动脉硬化和冠心病；此外，铬对血红蛋白的合成及造血具有良好的促进作用，铬与铁有拮抗作用。因此，控制血铬水平很重要，对于一些没有禁忌证的患者，考虑到其有利作用，应该建议补充铬，以改善高脂血症，提高生活质量。成人体内仅含铬 6mg 左右，并随年龄有下降趋势。正常人禁食时血清铬浓度为(1.77 ± 0.29) mg/L。铬主要由消化道和皮肤吸收，从尿中排泄。主要分布在肝、肾、肺、心、脑、脾等组织内。长期接触铬及其化合物，如铬矿石和铬冶炼时的粉尘和烟雾，电镀时吸入铬酸雾，则主要损害皮肤和呼吸道，出现皮肤黏膜的刺激和腐蚀，如皮炎、溃疡、鼻炎、鼻中隔穿孔和咽炎等。

6. 铜　铜也是人体必需微量元素之一，主要分布在肝、血、脑中。人体内含铜量为 100～150 mg，总血清铜为 1.09～1.30 mg/L。主要经消化道和呼吸道吸收，大部分从胃肠道排出。铜参与 30 多种酶的组成和活化，影响能量代谢，增强机体防御功能，并参与造血过程，影响铁的吸收、运送和利用。铜缺乏可引起小细胞低色素性贫血，胶原蛋白及弹性蛋白形成不良，骨骼发育受限，临床表现骨质疏松，易发生骨折。铜缺乏影响代谢过程，与缺血性心脏病相关，并导致心电的不稳定性。

7. 锗　锗是一种银白色金属，主要用于制造晶体管和电子高能原料，制造金属增加合金硬度，也用于医药工业。主要由消化道迅速吸收，经血液分布到体内各脏器，并经肾排出，无明显的蓄积作用。有机锗几乎无毒性，具有诱发自身干扰素、增加 NK 细胞活性、活化巨噬细胞、促进抗体产生及抗肿瘤、抗衰老生物作用。此外，锗与硒还有协同作用。锗可以作为一种组织免疫缺陷的非处方用药，但是大量摄入可导致 CRF、肝衰竭和乳酸酸中毒。有机锗的保健剂量是 15～30 mg/d。

8. 铅　铅是一种强烈亲神经性毒物，干扰神经化学递质，如乙酰胆碱、多巴胺、去甲肾上腺素及 γ-氨基丁酸的摄取、释放，从而引起一系列神经行为功能的变化；它还抑制血色素合成酶系、维生素 D 活化酶系等，血铅浓度增高可抑制血清促红素的合成；此外，铅抑制肾上腺皮质激素分泌；铅聚集在肾脏组织，导致肾小管转运缺陷，可导致 Fanconi 综合征的发生；铅可抑制 Na^+-K^+-ATP 酶，而这种酶的抑制最终增加细胞内钠和钙的浓度，使外周血管紧张度增加，导致高血压甚至心肌病的发生。

长期暴露在含铅的环境能导致人体组织中铅沉积，特别是在骨骼、牙齿、肾脏和大脑。工业生产的废水、废气，食物中的生物链，汽油、油漆及印刷的广泛应用，空气污染等都可成为铅污染源。普遍的人群调查发现，血铅浓度增高可损害肾功能，而受损的肾功能又使铅聚集。一些学者证实，CRF 患者普遍存在骨铅增高，居住于市区或工业区的尿毒症患者体内铅含量更高。有关铅的安全性临界水平，世界各国尚无明确标准。美国疾病控制中心指出，如果铅对儿童的影响有一个临界浓度，那么它将接近于零。

9. 其他　钒是钢铁工厂合金的一种，以及化工厂的催化剂和陶艺工厂的半成品成分，因此，工业区附近的人群通常其血钒水平升高。主要由呼吸道吸收，由肾脏排泄，正常成人体内共含钒 25 mg 左右，血钒 40 μg/L。正常浓度的钒刺激造血功能，促进铁的作用，增加血红蛋白的再生，促进脂质代谢，抑制胆固醇合成，减轻诱发动脉硬化的程度。缺钒与贫血、冠心病、龋齿有关。钒中毒能影响胃肠、神经系统和心脏，并可致蛋白尿和管型，严重时引起急性肾衰竭。

汞、钒、铜与铅及其他许多微量元素一样，程度不同地抑制 Na^+-K^+-ATP 酶活性，最终增加细胞内钠和钙的浓度，使外周血管紧张度增加，导致高血压甚至心肌病的发生。尿毒症患者透析治疗可以改善一些元素如汞、铅、镉的异常。

尿毒症患者血清砷浓度明显升高。砷在血清中以二甲基砷酸和砷甜菜碱的形式存在，血液透析患者平均二甲基砷酸水平明显高于非透析和腹膜透析患者。血清中离子砷主要与转铁蛋白结合，占总砷的 5%～6%[4]。尿毒症患者骨髓中砷的浓度很高，可以导致尿毒症贫血。许多报道表明，砷的接触或摄入增多可增加癌症尤其是肺癌和皮肤癌的发生率。砷在胃肠道、尿道、血液系统恶性肿瘤的作用还有所争论,但是,高砷饮食区域的膀胱癌和肾癌的发病率明显升高[5]。

慢性透析患者钴的全血浓度常常高于正常高限,而钴过量又可引起尿毒症心力衰竭的发生。镉是一种非必需微量元素,新生儿体内几乎没有镉的存在。镉具有致肿瘤性,是一种潜在的致前列腺癌的因素,现在还发现暴露于镉的人群肺癌的发病率也较高,但是这些人大多数同时也接触砷和镍,而后两种元素一直具有潜在的致肿瘤因素。镉暴露导致血清骨 Gla 蛋白明显增高,后者是骨损伤的一个可靠的指标。

透析用水和饮用水中高硅浓度使血清硅浓度增高。血清和红细胞硅水平与肾功能指标和血清磷及钙磷乘积直接正相关,而与贫血指标明显负相关。

CRF 时,患者部分微量元素的变化趋势及其临床意义见表 19-5-3。

表 19-5-3 CRF 竭患者微量元素及其临床影响[6]

微量元素	变化趋势	临床后果	透析影响	补充
铝	增高	痴呆,贫血,骨病,胃肠道功能紊乱,干扰 PTH 作用	是	否
砷	增高	高血压,贫血?		否
硼	增高	骨代谢?		否
溴	增高	睡眠障碍,失眠	是	
镉	增高/正常/下降	肿瘤,肾毒性,Fanconi 综合征,心血管疾病,Na^+-K^+-ATP 酶抑制,高血压		否
钴	增高	心力衰竭		否
铬	增高	癌症风险增加?	是	否
铜	降低/正常	贫血(血细胞减少),高胆固醇血症,结缔组织紊乱,抗氧化功能下降,缺血性心脏病	无	否
氟	增高/正常/下降	骨病		
铁	下降	贫血(降低时),免疫缺陷,心肌缺血,糖耐量异常(增高时)	是	是
汞	正常	肾毒性,Fanconi 综合征,高血压,Na^+-K^+-ATP 酶抑制		否
碘	增加	碘诱导的甲状腺功能减退		否
锰	正常/下降			否
钼	增加	关节病?		否
镍	增加	心肌退变、脂质过氧化增加	是	否
铅	增加/正常	高血压,中枢神经系统障碍,腹痛,Fanconi 综合征,肿瘤,贫血	无	否
铷	增加/正常/下降	中枢神经系统障碍?抑郁?	是	否
硒	下降	心肌病,贫血,抗氧化功能下降,肿瘤?免疫缺陷,甲状腺病、骨骼肌病	是?	是?
硅	增加	骨骼和神经系统病变	是	否
锡	下降			否
锶	增加/正常	骨软化?	是?	否
钒	增加	抑制 Na^+-K^+-ATP 酶,低血糖,抑郁,骨病		否
锌	(血清)下降/正常 (红细胞)增高/正常	神经系统病变,免疫和性功能受损,味觉异常(减退),皮肤损伤,贫血	未定	是?

三、慢性肾衰竭与微量元素

CRF 综合征即是由于体内毒素过多聚集导致各个系统和器官一系列的生物化学紊乱,如果毒素不能被及时清除,最终导致死亡。在正常个体,微量元素可以部分或全部通过肾脏从尿排出,而当尿毒症时,微量元素不能完全清除,积累在体内浓度过高时也可进一步损害肾功能,这样,微量元素聚集损害肾功能,肾功能受损又使微量元素聚集,就形成一个恶性循环。除此之外,环境因素,如消化道食物摄入、空气污染、工业接触等在微量元素的积累过程也起到重要的作用。

(一)肾病及尿毒症时微量元素的变化

许多因素都影响肾病及尿毒症时体液和组织中微量元素异常的程度(表 19-5-4),其中最重要的是 CRF 的严重程度。此外,选择不同的肾脏替代治疗对微量元素有不同的影响。虽然 19 世纪 60 年代到 70 年代,大量的文献报道了尿毒症时的微量元素的变化,但此后微量元素检测手段的灵敏性和准确性有了进一步的提高,而且尿毒症患者的治疗有了很大的进展,存活期大大地延长,因此,对于当代尿毒症患者微量元素水平应重新进行评估。

表 19-5-4　影响微量元素浓度的因素

摄入不足:
1. 绝对缺乏:营养不良,贫血,脂肪饮食,低能量饮食,酗酒,全胃肠外营养未补充适当的微量元素,味觉和嗅觉丧失
2. 相对不足:生长迅速,怀孕,哺乳,组织合成代谢和生物利用度降低,与饮食中其他成分相互作用
胃肠功能紊乱:
1. 消化不良:与未吸收的饮食成分二次作用,食物中毒,药物相互作用,药物改变胃肠功能
2. 吸收不良:结合因子变化,数目与质量改变,先天或后天,功能吸收面积减少,外科切除,GI 黏膜疾病,与其他营养成分竞争吸收(如维生素 D 代谢异常,摄入改变尤其是二价阳离子吸收不足)
3. 生理性吸收抑制:黏膜功能受损
分布改变:
1. 转运缺陷:转运复合物数量质量变化,竞争性区域分布,组织受体位点改变,组织贮存复合物的能力改变
2. 暂时分布变化:感染,心肌梗死,中风等
丢失过多:
1. 汗液排出
2. 月经过多或其他形式的失血
3. 尿液:蛋白尿或蛋白结合微量元素
4. 粪便:胰腺,胆汁,肠道
5. 上消化道丢失:呕吐,鼻负压吸引,肠造瘘
6. 透析
摄入过多:
1. 富含微量元素的药物摄入,饮食增加,分布改变,透析液污染(添加到处理水中,土壤中矿物质过多,环境污染),工业接触,吸入污染的空气,烟雾吸入
2. 胃肠外液体摄入增加,胃肠吸收增加
3. 丢失减少
4. CRF

不同的作者报道的 CRF 患者体内微量元素的水平都有所差异,这可能与选用的检测手段不同或选择的病例存在差异有关,以及由于微量元素的体内分布不均匀,使血清、血浆、红细胞内甚或不同组织、不同器官间的水平都有很大的区别,需要具体分析[7]。可以明确的是,肾衰竭时一些元素如砷、钴、铯、铬、汞、钼等升高,另一些元素如溴、铷、硒、锌等则呈下降趋势。此外,有些微量元素如铅的毒性作用可进一步影响尿毒症时体内微量元素的平衡。一些特殊职业的工人通常体内都有过量微量元素积累,如果发生了 CRF,其超负荷将更严重,特别是随着工业污染日趋严重,铅、镉和钒等微量元素在工人体内积累增多。限制饮食、吸收不良、排泌过多、利用度下降等都可导致微量元素缺乏。营养不良,血白蛋白低下可能是低血清锌、镁、镍的原因之一。当肾病综合征时,大量尿蛋白丢失,就会出现一些蛋白结合的微量元素缺乏。CRF 时几种比较常见而且重要的微量元素异常是铁、铝、锌和硒等。

CRF 时常发生铁缺乏,即使在未透析的 CRF 患者,缺铁也相当普遍,常常导致红细胞生成素治疗效果不佳,如果在非透析患者发生缺铁,要努力查找慢性失血的原因,尤其是尿毒症患者经常发生消化道慢性失血[8]。非透析 CRF 患者发生铁缺乏的主要原因有:①失血增加,如凝血机制障碍,引起胃肠道、尿道出血和月经过多。手术失血,频繁抽血检查也造成铁的丢失。②铁需要量增加,由于红细胞生成素造血使用增加,EPO 治疗 4 个月后,有 74% 的患者血清铁蛋白低于 100 μg/L 或铁传递蛋白饱和度(transferrin saturation, TSAT)低于20%，说明使用EPO治疗后铁缺乏加重[8]。③铁吸收障碍，功能性胃酸缺乏、药物影响(磷结合剂等)和慢性萎缩性胃炎等可引起。④饮食摄入不足，CRF患者本身食欲差或限制饮食。血液透析时血液残留于透析膜以及透析器漏血，往往加重铁缺乏。

CRF时铝排泄障碍，铝沉积于骨，导致骨的矿化障碍，发生骨软化症，对钙三醇治疗无反应，并且容易发生高钙血症，称之为铝相关骨病，又叫维生素D抵抗性骨软化。慢性铝中毒还可导致透析相关性脑病。铝降低PTH受体亲和力，减少PTH刺激的腺苷酸环化酶活性，导致外周对PTH抵抗。肾移植后，铝的排除增加，铝相关性骨病的症状体征都消失。铝能干扰铁的生物利用度，阻断EPO的效应，铝耦合剂治疗可以改善贫血，反过来，促红素的治疗降低血清铝水平。氢氧化铝作为一种磷酸盐的结合剂，口服后也成为铝的来源之一，但长期服用易导致铝中毒，已逐渐被碳酸钙所替代。最近研究发现，尿毒症患者所使用的药物，也会影响患者的血铝水平，主要是对注射类药物污染所致，影响最大的是注射铁、胰岛素和EPO[9]。

去铁胺(deferoxamine, DFO)试验是诊断铝中毒相关性疾病的可靠指标，去铁胺是一种螯合剂，它可与三价离子如Fe^{3+}和Al^{3+}结合形成复合物，给患者一定剂量的去铁胺后，它与组织内多余的铝结合而进入血循环中，血清铝的增加可作为整体铝负荷的一项指标。过去的方法是用去铁胺40 mg/kg体重，现已因其副作用而被停止使用，Yacoob等[10]推荐一种小剂量去铁胺试验方法，不论患者体重多少，均给予一定剂量的去铁胺(500 mg稀释于100 ml的生理盐水中)，在透析开始后2小时内静脉滴注，在静滴去铁胺之前和48小时之后，各取血测血清铝含量，如果第二次血铝浓度>150 μg/L，或为第一次血铝浓度的3倍则视为阳性，与骨活检结果对照，有11%的假阳性率。K/DOQI指南建议采用5 mg/kg的DFO，结合PTH<150 pg/ml(16.5 pmol/L)、血清铝>50 μg/L，判断铝过负荷的敏感性为87%，特异性为95%，并且增加DFO到10 mg/kg，也不增加效果[11]。

尿毒症营养不良常见锌缺乏，由于溴、锌等在透析液中浓度很低，透析时可能丢失，也是造成这些元素缺乏的原因之一。在HD治疗的患者低锌血症达40%[12]。透析时清除和低能量摄入是低血清锌的原因，但在透析结束时锌有增高的趋势，这是由于超滤后载体蛋白增多所致。肾功能不全患者血浆锌浓度降低，但红细胞内锌含量有降低、正常的报道，但多数报道增高[6]，血小板内锌含量也增高。锌和硒等是超氧化物歧化酶和谷胱甘肽过氧化酶等抗氧化酶的组成部分，慢性肾脏病时肾小管对锌的重吸收减少[6]，尿中锌和硒排泄量增多，同时机体抗氧化能力下降[13]。此外，锌缺乏可影响肝、外周血细胞包括淋巴细胞的功能，补充锌治疗后可以纠正免疫功能异常[12]。行CAPD治疗的ESRD患者，锌呈剂量依赖性刺激其外周单核细胞和巨噬细胞释放IL-1α、IL-1β、TNF-α[6]。尿毒症时血浆催乳素和红细胞碳酸酐酶活性较正常人明显升高，同时血浆锌明显降低，而且，血浆锌与催乳素及碳酸酐酶活性时间负相关，说明体内总锌缺乏可能是尿毒症高催乳素血症的一个主要机制[6]。锌还能刺激外周巨噬细胞释放钙三醇，缺乏锌时动物在低钙情况下循环钙三醇浓度达到最高的能力有所下降。甲状旁腺素(PTH)分泌增高也与锌和镁的代谢有关，PTH与血锌水平呈负相关[14]，Fukushima等[15]的研究发现，锌缺乏也可导致贫血，多数维持性HD治疗的患者都有缺锌性贫血，所谓对EPO抵抗的顽固性贫血，很多属于此类贫血，使用聚普瑞锌(Polaprezinc)治疗，贫血可获改善。

硒元素与患者的抗氧化功能密切相关，维持血液透析患者的抗氧化功能有所下降，活性氧成分造成广泛的组织损伤，其中的一个重要原因是硒缺乏。Trafikowska等[16]证实慢性CRF患者的血硒水平及谷胱甘肽、谷胱甘肽过氧化酶、超氧化物歧化酶的活性均下降，因此，建议给慢性血液透析患者补充硒治疗。Koenig等[17]给12例慢性血液透析患者每周3次每次血液透析后静脉补充硒400 mg，长达8周，于试验前、2周和4周后分别测定血浆和红细胞硒、维生素E的水平以及血浆维生素C与维生素A水平和红细胞谷胱甘肽、谷胱甘肽过氧化酶、超氧化物歧化酶、过氧化氢酶的水平，发现补充硒后红细胞谷胱甘肽过氧化物酶活性和维生素E都提高，96周后超氧化物歧化酶和过氧化氢酶活性也增加，但血浆维生素A、维生素C和维生素E没有变化。说明慢性血液透析患者有明显的抗氧化缺陷和硒缺乏，补充硒可以改善氧自由基系统和硒依赖性谷胱甘肽过氧化酶活性。但最近的研究发现，在HD治疗的患者补充硒后，血硒浓度增高,而超氧化物歧化酶蛋白含量并无变化,认为酶蛋白含量与硒缺乏无关[18]。是否锌仅增加酶活性而不影响酶含量,仍需进一步研究。

CRF 时铜有蓄积倾向,但在不同组织器官的铜浓度有所差异,如 Schmitt[19] 报道肾功能不全患者血浆和血小板内的铜水平增高,分别平均为 13.9 mmol/L 和 20 mmol/10^9 个,而红细胞内铜浓度却在正常水平低限,仅 0.8 mmol/10^9 个细胞。用核吸收分光光谱法测定慢性肾盂肾炎患者发生肾硬化和肾功能不全时血和尿中铜和锌的浓度,发现当早期肾硬化还未出现肾功能不全时就有高铜血症,而血锌降低[20]。铜和锌代谢异常在肾脏硬化和肾功能不全的发生发展中起到很重要的作用,因此,铜和锌的检测可以作为肾小球硬化的早期诊断指标,并为临床控制病情的发展和判断预后提供客观依据。与镉、铅、汞等微量元素一样,铜聚集在肾脏组织,导致大量肾小管转运缺陷,也可导致 Fanconi 综合征的发生。铜过量还使脂质过氧化,加速粥样硬化的发展,增加急性心肌梗死的危险度。

(二)透析对微量元素的影响

透析患者可因微量元素摄入量不足、排出障碍、排出增多和透析液污染等因素而影响其代谢,如果清除过多,可造成微量元素缺乏,清除不足则导致微量元素积累中毒。由于检测技术和地区环境的差异,存在许多相互矛盾的结果,如有些报道透析患者血镁降低[7],但有些则报道血镁增高[14]。

1. *血液透析* 维持 HD 治疗患者,铁的丢失较多,可加重 CRF 时使用 EPO 治疗的铁缺乏,也比 PD 治疗的患者更严重。如果每次透析丢失 20 ml 血,而血细胞比容只有 25%,则相当于丢失 5 ml 红细胞和 5 mg铁。还有学者报道,透析患者每年平均丢失 1.5 ~3 g 铁,因此,长期血液透析的尿毒症患者通常出现小细胞低色素性贫血。在 HD 治疗患者,使用抗血小板药物或华法林的患者,铁的需要量比其他 HD 治疗患者大,也可能与慢性或隐性失血有关[21-22]。

Hsieh 等用目前较精确的氢化物产生电感耦合等离子体质谱法(ICP/MS)研究了维持性 HD 治疗患者的微量元素水平,发现血清硒、锌和锰元素水平显著降低,而镍元素的水平显著增高,而且微量元素障碍严重程度与透析时间呈正相关,铜的水平与对照人群无明显差异[23]。有报道 CRF 保守治疗儿童的锌、锰和镍水平与正常对照组无显著差异,而 HD 治疗的儿童锌、锰和镍水平下降,下降幅度与 HD 治疗时间呈正相关,说明与 HD 过程中清除有关[24],但镍的变化与前一研究相反,HD 治疗的患者血清锌水平还与白蛋白和肌酐水平有关[25]。早期研究发现尿毒症 HD 治疗时硒丢失增多(尤以使用聚砜膜显著)和饮食限制常常使血清硒浓度进一步降低[26]。慢性透析患者如果透析用水受到污染,可因透析液而使血铬有增高的趋势。CRF 患者血清铬浓度显著高于正常人群,血液透析可降低铬水平,是否使血清铬浓度降低要取决于摄入与清除的量。Churchuwell 等[27] 从体外研究(CVVHD)和体内研究(CVVHDF)发现,持续性肾替代治疗(CRRT)对铬、锰、铜、硒、锌等微量元素有一定的清除率,但并不超过每日摄入量。Pasko 等[28] 对 CRRT 治疗的儿童进行分析,结果每日丢失的上述 5 种微量元素也不超过饮食摄入量。尽管在 HD 治疗患者血清铬和铜水平增高因此可得到解释,但 HD 可能不是锰、硒和锌等微量元素丢失的主要原因,详见表 19-5-5。

表 19-5-5 透析器膜对微量元素的清除情况($\bar{x} \pm SD$)〔ml/(min·1.73 m^2)〕

清除模式	病例数	铬	铜	锰	硒	锌
体外(聚砜膜)CVVHD[27]	小牛血清	0.97 ±0.23	0.47 ±0.18	4.6 ±3.6	1.2 ±0.63	2.3 ±0.32
体外(醋纤膜)CVVHD[27]	小牛血清	1.54 ±0.91	0.21 ±0.07	7.8 ±4.1	0.79 ±0.39	2.7 ±0.37
成人 CVVHDF[27]	10	5.4 ±2.4	0.45 ±0.33	1.9 ±4.6	1.6 ±1.2	4.0 ±1.3
儿童 CVVHDF[28]	5	0*	0.59*	2.48*	1.22*	1.90*

注:*中位数。

血液透析患者的血铝浓度过高。2001 年国内报道血液透析患者高铝血症(血铝 >100 μg/L)发生率为 36.8%,其血铝水平与 PTH、钙、AVD 使用无相关性[29],2005 年美国报道随着透析设备的改善,血铝异常的发生率逐年下降,全美发生率约为 2.5%[30]。在血液透析合并骨软化患者,骨铝和骨锶水平都明显高于其他类型的骨病患者[31]。铝中毒常见于用未经处理的城市水源行慢性透析的患者,这些水中过量的铝通过透析半透膜进入到患者的血液侧。另外,一些地区的土壤富含矿物质和微量元素,一些工业区用来自制备透析液的湖、河水含大量铝,都是铝中毒的原因。在西方国家,这些原因导致的铝中毒已基本消除,但在许多发展中国家,水净化设备不够完善,该问题有待进一步解决。

2. 腹膜透析　在PD治疗患者,微量元素的代谢研究较少。Apostolidis等比较了健康人、CRF未透析和腹膜透析(PD)治疗的患者,发现饮食摄入的硒足以补偿PD治疗丢失的硒。90%的血清硒与白蛋白结合,仅10%的硒以低分子硒盐形式存在,可以被腹膜清除,血清白蛋白越低,血硒水平也越低[32]。Sriram等[33]比较了腹膜透析液样本与引流液的锌和硒含量的变化,发现PD治疗并不导致锌和硒从腹膜透析液丢失。

Pietrzak等[34]比较了40例HD治疗和35例PD治疗的患者,不管是HD还是PD,镁和锌的水平均与EPO治疗有关,血浆和红细胞内镁的水平均显著高于正常对照人群,红细胞内镁与血红蛋白水平呈负相关;锌的水平均显著低于正常对照人群,与血红蛋白水平呈正相关。Pakfetrat等[35]比较了35例HD治疗和34例CAPD治疗的患者,发现血清硒水平均显著低于正常对照者,而CAPD治疗者血清硒水平又低于HD治疗者,尽管在多数CAPD引流液中,并不能检测出硒。

四、微量元素异常的治疗

对于终末期尿毒症或透析患者,微量元素水平低时相对容易治疗,可给予口服补充或加在透析液中。对重症患者应给予监护,以免其由于摄入不足发生微量元素的缺乏。大多数微量元素通过肾脏排出体外,CRF时清除减少,更加上透析液、食物和(或)药物中含量过高,所以往往使患者体内微量元素累积过多,因此应利用反渗水和离子交换系统改善水质,以及限制饮食摄入和减少与污染的环境接触,这是减少微量元素吸收过多的重要对策。另外,利用耦合剂可以降低具有毒性的微量元素的水平,如用去铁胺耦合铝和铁、EDTA耦合铅。但是,过度耦合本身也可导致一些毒性,如铅在骨库中处于休眠状态,使它从骨中排除可加速CRF的进展;铝耦合治疗也可引起短暂的痴呆。在CRF患者,耦合治疗必须与透析同时进行。去铁胺还可导致免疫抑制和机会性菌感染,如毛真菌病。

(一)铁缺乏与过多的治疗

肾病及CRF时很少有血中铁含量增高,但不适当的补充铁剂也可导致铁聚集或中毒,有学者认为当血清铁蛋白下降到100 μg/L时即应静脉补铁,以至少维持300 μg/L的血清铁蛋白浓度和30%的转铁蛋白饱和度,而当血清铁蛋白浓度高于650 μg/L就应该停止铁剂治疗,过量的铁剂可沉积在肝脏实质细胞和网状内皮细胞。铁聚集或过量的铁摄入还增加心肌梗死的危险性,这可能是因为氧自由基产物的催化作用导致脂质和儿茶酚胺的过氧化。铁耦合剂可以降低实验性心肌缺血的程度。铁过量导致地中海贫血的胰岛素抵抗,还导致其他的一些糖代谢异常。透析患者铁过量使非动力性骨病的发生率异常增高,并与相对甲状旁腺功能减退有关。铁超负荷可致免疫缺陷,尤其是使巨噬细胞吞噬细菌的能力下降。但给予去铁胺等耦合剂治疗同样可能导致免疫缺陷。

1. 铁缺乏　一般在开始用EPO治疗后就开始补铁,补铁治疗的目标值是HD治疗患者,血清铁蛋白 >200 μg/L和TSAT >20%;非透析或PD治疗患者,血清铁蛋白 >100 μg/L和TSAT >20%[36]。①多食铁含量丰富的食品,如黑木耳、海带、紫菜、芝麻、干酵母、干金针菜等。②口服铁剂,如硫酸亚铁,0.3~0.6 g/次,3次/日;富马酸亚铁,0.2~0.4 g/次,3次/日;枸橼酸铁,0.5~2 g/次,3次/日;琥珀酸亚铁,0.1 g/次,3次/日。③注射用铁,如右旋糖酐铁,深部肌内注射,50~100 mg/次,1次/1~3日,静脉注射,首次剂量不超过25~50 mg,2~5分钟内注完,1次/日;右旋糖酐铁过敏性风险较高,治疗中断率也高[37],有不少致死病例[37-38]。静脉用蔗糖铁较安全,首次将蔗糖铁100 mg加入生理盐水100 ml中于血液透析30分钟后由泵前缓慢滴入,有些对右旋糖酐铁过敏患者,能耐受蔗糖铁治疗[37]。④同时补充叶酸、维生素C、维生素 B_{12}。最近一项对RCT试验的系统分析结果发现,在CKD(Ⅲ~Ⅴ期)的患者,口服补铁与静脉补铁效果无显著差异，而在透析患者口服补铁效果不好时，需静脉补铁，效果明显优于口服补铁，不良反应两者无显著差异[39]，有些研究发现持续或过量静脉补铁可加剧患者的炎症及氧化应激状态[40]。静脉补铁的副作用包括过敏、心血管并发症、增加感染风险，葡萄糖酸铁钠、蔗糖铁过敏反应较少。

2. 铁过多

(1)口服铁剂引起急性铁中毒时，可用50 g/L碳酸氢钠溶液洗胃，继而用牛奶、豆浆、鸡蛋清、活性炭等洗胃。给予输液和一般对症治疗。去铁胺0.02 g/kg溶于50～100 g/L葡萄糖液中静脉滴注，每6小时一次，每100 mg去铁胺可络合8.5 mg的铁。二已烯三胺五乙酸三钠钙0.5～1 g，静脉滴注。禁用二巯丙醇，因其在体内与铁结合生成有毒的铁盐络合物使中毒加重。

(2)慢性中毒时立即停止输血和注射铁剂，可采取放血疗法及驱铁治疗。

(二)铝中毒的防治

CRF患者一般表现为铝过多或铝中毒，患者血清铝水平>60 g/L或DFO试验阳性或临床上有铝中毒表现时，需要驱铝治疗[11]。

1. 纯化透析用水　使用去离子水或反渗水，保证铝含量低于10 μg/L[11]。

2. 停用含铝磷结合剂　避免使用含铝抗酸剂，尽量少用含铝高的制剂输液，如白蛋白。

3. 去铁胺疗法　DFO是一种耦合剂，静注后与血中铝结合，促进铝从组织中溢出，但使骨中沉积的铝转移入血，引起血铝升高，所以血清铝超过200 μg/L时，则不能使用DFO治疗，而需要增强透析，去除铝污染，透析液铝水平必须小于5 μg/L[11]。与DFO结合的铝容易弥散到透析液中，使铝的清除率显著提高。血清铝水平在60～200 μg/L时，HD患者用DFO每周量5 mg/kg，静滴1小时以上，透析前5小时用[11]。CAPD患者，DFO 2g/d静滴[41]，或750～1 250 mg/d，加入透析袋内[42]。DFO本身具有耳毒性、视觉障碍和生殖毒性等毒副作用。研究发现，低剂量DFO治疗(每周2.5 mg/kg)与标准剂量DFO治疗(每周5 mg/kg)，效果相当，而副作用相对少[43]。

(三)缺锌的治疗

(1)多食锌含量丰富的食品，如乳品、动物肉食、肝脏、海产品、菠菜、蛋类、花生、核桃、胡萝卜等。

(2)通过药物补锌，一般通过口服补锌即可，如葡萄糖酸锌、硫酸锌口服溶液、葡萄糖酸钙锌口服液等。

(四)缺硒的治疗

CRF患者在硒缺乏时可用亚硒酸钠0.5～2 mg，每周1次，或用补硒制剂硒酵母、硒多糖，每日3次，每次100 g口服治疗。

(五)铬异常的治疗

(1)缺铬时多食含铬丰富的食物，如粗粮、红糖、鱼、肉、虾、贝类及动物肝脏和食菌类等。

(2)中毒时局部用100 g/kg依地酸二钠钙软膏治疗。

(六)降铜治疗

(1)根据尿铜结果，给予依地酸二钠钙0.5～1 g加入葡萄糖液中静滴，每日1次，用3天停4天。或静脉滴注二巯基丙磺酸钠(DMPS)0.5 g加5%葡萄糖注射液250 ml中，致尿铜正常为止。

(2)辅以支持及对症治疗。

(七)除铅治疗

目前排铅药物不多，一般采用二巯丁二钠(Na_2DMS)治疗，但是，Na_2DMS在空气中不稳定，需要装在安瓿内供静脉注射，不方便使用，也有报道用二巯基丁二酸(DMSA)胶囊，远较其钠盐稳定，效果与Na_2DMS相当，使用方便，副作用小[44]。

终末期肾病患者，尤其是透析患者微量元素异常十分普遍，对患者的预后有重大影响，必须定期监测微量元素的变化，及时予以纠正，可减少相关并发症的发生率，提高患者的生存质量。

参考文献

1. Zima T, Mestek O, Nemecek K, et al. Trace elements in hemodialysis and continuous ambulatory peritoneal dialysis patients. Blood Purif, 1998, 16: 253-260.
2. Rink L, Gabriel P. Zinc and the immune system. Proc Nutr Soc, 2000, 59: 541-552.
3. Niles BJ, Clegg MS, Hanna LA, et al. Zinc deficiency-induced iron accumulation, a consequence of alterations in iron regulatory protein-binding activity, iron transporters, and iron storage proteins. J Biol Chem, 2008, 283: 5168-5177.
4. Zhang X, Cornelis R, Mees L, et al. Chemical speciation of arsenic in serum of uraemic patients. Analyst, 1998, 123: 13-17.
5. Kurttio P, Pukkala E, Kahelin H, et al. Arsenic concentrations in well water and risk of bladder and kidney cancer in Finland. Environ Health Perspect, 1999, 107: 705-710.
6. Zima T, Tesar V, Mestek O, et al. Trace elements in end-stage renal disease. Clinical implication of trace elements. Blood Purif, 1999, 17: 187-198.
7. Tonelli M, Wiebe N, Hemmelgarn B, et al. Trace elements in hemodialysis patients: a systematic review and meta-analysis. BMC Med, 2009, 7: 25.
8. Fishbane S. Iron management in nondialysis-dependent CKD. Am J Kidney Dis, 2007, 49: 736-743.
9. Bohrer D, Bertagnolli DC, de Oliveira SM, et al. Role of medication in the level of aluminium in the blood of chronic haemodialysis patients. Nephrol Dial Transplant, 2009, 24: 1277-1281.
10. Yaqoob M, Ahmad R, Roberts N, et al. Low-dose desferrioxamine test for the diagnosis of aluminium-related bone disease in patients on regular haemodialysis. Nephrol Dial Transplant, 1991, 6: 484-486.
11. K/DOQI clinical practice guidelines for bone metabolism and disease in chronic kidney disease. Am J Kidney Dis, 2003, 42: S1-S201.
12. Bozalioglu S, Ozkan Y, Turan M, et al. Prevalence of zinc deficiency and immune response in short-term hemodialysis. J Trace Elem Med Biol, 2005, 18: 243-249.
13. Podracka L, Sasinka M, Racz O, et al. Relation between metabolism of trace elements and the antioxidant defense system in chronic nephropathies. Cas Lek Cesk, 1999, 138: 337-339.
14. El Tayeb AA, Abd El-Mottaleb NA, Abdel Aziz EA. Relationship between serum parathyroid hormone and trace elements (serum zinc and magnesium) in hemodialyzed chronic renal failure children. Biol Trace Elem Res, 2009, 128: 128-134.
15. Fukushima T, Horike H, Fujiki S, et al. Zinc deficiency anemia and effects of zinc therapy in maintenance hemodialysis patients. Ther Apher Dial, 2009, 13: 213-219.
16. Trafikowska U, Zachara BA. Selenium and some antioxidants in blood of patients with chronic renal failure. Pol Merkur Lekarski, 1998, 5: 178-182.
17. Koenig JS, Fischer M, Bulant E, et al. Antioxidant status in patients on chronic hemodialysis therapy: impact of parenteral selenium supplementation. Wien Klin Wochenschr, 1997, 109: 13-19.
18. Zachara BA, Gromadzinska J, Zbrog Z, et al. Selenium supplementation to chronic kidney disease patients on hemodialysis does not induce the synthesis of plasma glutathione peroxidase. Acta Biochim Pol, 2009, 56: 183-187.
19. Schmitt Y. Copper and zinc determination in plasma and corpuscular components of peripheral blood of patients with preterminal and terminal renal failure. J Trace Elem Med Biol, 1997, 11: 210-214.
20. Pavlov SB. Copper and zinc metabolic derangement in patients with chronic pyelonephritis developing nephrosclerosis and renal insufficiency. Urol Nefrol (Mosk), 1998: 7-9.
21. Flint S, Taylor E, Beavis J, et al. Increased iron requirement in hemodialysis patients on antiplatelet agents or warfarin. Nephron Clin Pract, 2009, 113: c38-45.
22. Goicoechea M, Caramelo C, Ochando A, et al. Antiplatelet therapy alters iron requirements in hemodialysis patients. Am J Kidney Dis, 2000, 36: 80-87.
23. Hsieh YY, Shen WS, Lee LY, et al. Long-term changes in trace elements in patients undergoing chronic hemodialysis. Biol Trace Elem Res, 2006, 109: 115-121.
24. Btaiche IF. Serum trace element concentrations in children with chronic renal failure. Pediatr Nephrol, 2007, 22: 618-619.

25. Kiziltas H, Ekin S, Erkoc R. Trace element status of chronic renal patients undergoing hemodialysis. Biol Trace Elem Res, 2008, 124: 103-109.
26. Bogye G, Tompos G, Alfthan G. Selenium depletion in hemodialysis patients treated with polysulfone membranes. Nephron, 2000, 84: 119-123.
27. Churchwell MD, Pasko DA, Btaiche IF, et al. Trace element removal during in vitro and in vivo continuous haemodialysis. Nephrol Dial Transplant, 2007, 22: 2970-2977.
28. Pasko DA, Churchwell MD, Btaiche IF, et al. Continuous venovenous hemodiafiltration trace element clearance in pediatric patients: a case series. Pediatr Nephrol, 2009, 24: 807-813.
29. 俞香宝，胡建明，赵卫红，等. 慢性血透患者76例血铝水平分析. 南京医科大学学报(自然科学版), 2001, 9: 429-431.
30. Jaffe JA, Liftman C, Glickman JD. Frequency of elevated serum aluminum levels in adult dialysis patients. Am J Kidney Dis, 2005, 46: 316-319.
31. D'Haese PC, Schrooten I, Goodman WG, et al. Increased bone strontium levels in hemodialysis patients with osteomalacia. Kidney Int, 2000, 57: 1107-1114.
32. Apostolidis NS, Panoussopoulos DG, Stamou KM, et al. Selenium metabolism in patients on continuous ambulatory peritoneal dialysis. Perit Dial Int, 2002, 22: 400-404.
33. Sriram K, Abraham G. Loss of zinc and selenium does not occur through peritoneal dialysis. Nutrition, 2000, 16: 1047-1051.
34. Pietrzak I, Bladek K, Bulikowski W. Comparison of magnesium and zinc levels in blood in end stage renal disease patients treated by hemodialysis or peritoneal dialysis. Magnes Res, 2002, 15: 229-236.
35. Pakfetrat M, Malekmakan L, Hasheminasab M. Diminished selenium levels in hemodialysis and continuous ambulatory peritoneal dialysis patients. Biol Trace Elem Res, 2009.
36. KDOQI clinical practice guidelines and clinical practice recommendations for anemia in chronic kidney disease. Am J Kidney Dis, 2006, 47: S11-S145.
37. Anirban G, Kohli HS, Jha V, et al. The comparative safety of various intravenous iron preparations in chronic kidney disease patients. Ren Fail, 2008, 30: 629-638.
38. Fishbane S. Safety in iron management. Am J Kidney Dis, 2003, 41: 18-26.
39. Rozen-Zvi B, Gafter-Gvili A, Paul M, et al. Intravenous versus oral iron supplementation for the treatment of anemia in CKD: systematic review and meta-analysis. Am J Kidney Dis, 2008, 52: 897-906.
40. 鲁维维，袁伟杰，许静，等. 静脉补铁对维持性血液透析患者微炎症及氧化应激状态的影响. 中华肾脏病杂志, 2005, 21: 295-599.
41. Vychytil A, Haag-Weber M. Iron status and iron supplementation in peritoneal dialysis patients. Kidney Int Suppl, 1999, 69: S71-S78.
42. de Vin F, Rutherford P, Faict D. Intraperitoneal administration of drugs in peritoneal dialysis patients: a review of compatibility and guidance for clinical use. Perit Dial Int, 2009, 29: 5-15.
43. Kan WC, Chien CC, Wu CC, et al. Comparison of low-dose deferoxamine versus standard-dose deferoxamine for treatment of aluminium overload among haemodialysis patients. Nephrol Dial Transplant, 2010,25(5):1604-1608.
44. 倪为民. 口服二巯基丁二酸治疗铅中毒的研究概况. 中华劳动卫生职业病杂志, 2000, 18: 106-108.

第六节　血液透析生物相容性

王质刚

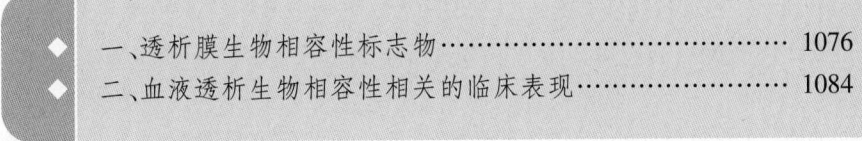

Gurland 等提出广义的生物相容性(biocompatibility)的定义，是指在透析过程患者血液与透析相关物质接触所发生的特异性或非特异性相互反应的总和。透析相关物质主要包括透析膜材料、透析液(钠浓

度、醋酸盐或碳酸氢盐)、透析相关部件及其他组分(血液管路、外瘘管、肝素)、透析方式(高通量/低通量透析、血液滤过、序贯透析等)、新透析器消毒剂、复用时净化剂和消毒剂以及工厂加工过程中的封装材料和黏合剂等。但通常所指狭义的生物相容性仅是血/膜接触产生的一种特殊现象,临床可以出现显性或隐性的相应反应,也有作者称为“炎症反应”。这种反应有时很轻,不出现临床症状,患者可以耐受,认为这种膜生物相容性好;当血/膜接触发生明显反应,出现临床症状,甚至产生严重后果或长期接触影响患者生存率者,这种膜为生物相容性差。腹膜透析也存在生物相容性问题,在此不赘述。

血/膜接触后激活体内几种反应系统,包括补体活化、凝血系统启动及激活舒缓素-激肽系统等。除体液介导途径之外,透析过程中各种血细胞也被活化,是通过膜材料与细胞直接接触或体液活化途径中的副产物(表 19-6-1)。评估透析生物相容性主要从两个方面,一是实验室的异常,包含补体系统、凝血系统、舒缓素-激肽系统、细胞功能和形态的改变、细胞因子的产生等;二是临床方面的变化,主要器官系统的功能异常或实质损伤。

表 19-6-1 生物不相容性副产物及危害

副产物	危害
释放过敏毒素 C3a、C5a	平滑肌收缩、血管渗出性增加、肥大细胞释放组胺
生成膜攻击物(C5b-9)	破坏红细胞膜和加速残余肾功能的丧失
中性粒细胞活化	脱颗粒和释放颗粒细胞酶,如蛋白酶,产生氧自由基(ROS),增加黏附分子受体表达,促进 LTB_4 和 PAF 的产生
单核细胞活化	增加 IL-1 和 TNF 的转录

一、透析膜生物相容性标志物

(一)出凝血异常

膜表面一旦与血液接触,就会吸附血浆蛋白,并黏附血小板、白细胞,之后少许红细胞吸附在蛋白包裹的表面上。血浆蛋白吸附的数量和类型取决于膜表面的特性。带负电荷的膜表面容易结合凝血因子Ⅻ,启动内源性凝血途径,继而其他内凝血和外凝血途径的活化使凝血酶原(prothrombin)变成凝血酶(thrombin),反过来凝血酶活化血小板。临床研究没有明确证实在透析中Ⅻ因子被活化,然而体外研究表明,不同透析膜可以不同程度的活化Ⅻ。

凝血瀑布明显激活可导致体外循环内血栓形成,可以用纤维蛋白原(fibrinogen)半衰期下降或血纤维蛋白肽(fibrinopeptides)增加来检测早期血栓形成。纤维蛋白肽 A(FPA)和纤维蛋白肽 B(FPB)是由纤维蛋白原被凝血酶裂解的碎片。充分肝素化可以预防纤维蛋白原裂解,因此可以预防血浆 FPA 水平增高。FPA 通常可以通过肾脏排出,但肾衰竭时可以潴留。接受透析患者 FPA 血浆基础水平通常超过正常值,因此血浆 FPA 水平通常作为透析中凝血活化的标志。FPA 相对分子质量较低(1 500),能被大多数透析膜排出。在生理状态下,刺激溶解纤维蛋白(fibrinolytic)系统活化可以阻碍凝血瀑布启动。纤溶酶(plasmin)是血浆中主要的纤溶蛋白。纤溶酶的前体是纤溶酶原(plasminogen),可由组织纤溶酶原激活物活化。用纤维素膜透析第一个小时证明血浆组织纤溶酶原激活物浓度增加,并伴随血浆组织纤溶酶原激活物抑制物浓度下降。组织纤溶酶原激活物增高的原因尚不清楚,可能是活化的补体和粒细胞蛋白酶(proteases)损伤肺,由肺内皮细胞释放的组织纤溶酶原激活物。因此用纤维素膜透析活化纤溶系统可能有助于防止透析中血栓形成。

(二)血小板活化和黏附

作为生理凝血过程,血小板在血栓形成中起重要作用。血小板容易黏附在人工膜表面上,通常血小板下降 10% ~15%,这取决于膜吸附蛋白的性质,如表面包绕的白蛋白相对阻碍血小板黏附。相比之下,糖蛋白包绕的表面含有寡糖(oligosaccharide)链,如纤维蛋白原和 γ 球蛋白,促进血小板黏附。黏附的血小板形态变化，形成假足，胞质伸展超过外表面。对凝血酶、机械损伤和其他体液因子刺激后，血小板也发生释放反应，因此各种细胞产物释放入血循环，包括 TXA_2、ADP。这些物质通过血小板积聚和释放反应促进凝血。抗血小板药物（阿司匹林、双嘧达莫、PGI_2）对防止血栓形成起重作要作用。此外，由于血小板活化释放一种细胞内物质如血小板第 4 因子（PF4）和 β 血小板球蛋白（β-thromboglobulin），这些物质的血浆水平可作为血小板活化的特异性指标。人们感兴趣的是 PF4 可以结合或中和肝素，PF4 释放量不同可以部分解释透析过程中个体化肝素需要量的差异。正常时 PF4 结合到内皮细胞而被清除，透析时使用肝素可能增加这种蛋白血浆浓度，因血小板没有活化时它可从内皮细胞释放进入血循环。血小板球蛋白通常由肾脏排出，因此透析患者血浆血小板球蛋白基础水平常常高于正常。虽然如此，血浆血小板球蛋白水平突然增加超过基础水平预示血小板活化。当血栓形成时应用适当的抗凝药能有效地防止其发生，已知血浆抗凝蛋白如凝血酶为血小板的活化剂。此外，血小板也能因透析中机械因素破坏而激活，这种情况取决于膜表面特性和血流的剪切力作用。由于补体活化中性粒细胞释放血小板活化因子（PAF）和肺及其他组织释放的 TXA_2，也可以激活血小板。

透析膜似乎不同于上述的血小板活化剂，铜仿膜透析比 PMMA 膜伴有较大的血小板下降率，铜仿膜透析血浆血小板球蛋白水平增加，但用 PAN 膜透析则不增加。铜仿膜透析比用聚碳酸酯膜血小板的黏附和形态变化更显著。有几个临床研究报道，提醒注意这种发现不能在严格的试验条件控制下（如肝素剂量、透析器几何学形状和膜面积）进行。在一个严格对照试验中，将血液从体内泵入体外循环时不用肝素，发现血仿膜比铜仿膜血浆 PF4 水平增加很少。

血液透析中血小板活化的证据：

（1）血小板减少。①活化的血小板黏附在透析膜表面；②血小板积聚；③自然血栓形成引起末梢血小板减少。

（2）电子显微镜证实，血小板在透析膜表面形态学变化。

（3）血浆血小板球蛋白、PF4 水平急剧增加。

（4）血浆 TXA_2 急剧增加。

然而应该注意，血小板不仅是 TXA_2 的来源，用铜仿膜透析时补体活化产物过敏毒素（C3a、C5a）的生成，也可刺激肺产生大量的 TXA_2。

透析膜对临床凝血异常的影响还不完全明确，然而明显的血小板减少常导致出血，尽管少见但已经有报道。据报道用铜仿膜透析伴有急性血小板功能障碍，表现为细胞对胶原诱导的积聚受阻，出血时间延长，用 PAN 膜透析未发现这种现象。有趣的是，回顾分析长期用 PAN 膜透析的患者比用铜仿膜很少发生动静脉瘘血栓、下肢血栓和致命性的肺栓塞。尽管从这些材料还不能得出明确的结论，也说明不同透析膜对血小板的影响是有差异的。还可能有其他因素，包括：①透析相关因素，如所用抗凝剂剂量和种类；②血流量；③透析器血室的几何形状、血流出入口不畅；④超滤率。

此外，患者因素，如血细胞比容、血小板数量和功能状态、凝血因子、纤溶蛋白以及血液和内皮的其他因素均可影响体外循环的凝血状态。

（三）红细胞异常

透析中明显的溶血是少见的，轻度溶血常见有以下几种原因：①透析液中残留氯胺含量增加；②透析液温度过热；③透析液成分配比不合适产生低张力；④血泵机械损伤。理论上讲还有红细胞对透析膜的剪切力作用、血泵的挤压和破损的体外循环路管对红细胞的损伤。复用透析器使用的福尔马林产生的抗 N-抗原抗体直接针对红细胞膜上的 N-抗原。这种抗 N-抗原是冷凝集素，在低温下可以引起溶血。显然使用前冲洗透析器可以排出福尔马林或者不使用这种消毒剂可以减少抗 N-抗体的产生。补体活化的终末产物（C5b-9）是一种膜攻击物，在心肺旁路手术的患者红细胞碎片和透析患者的中性粒细胞表面可以检测到这种复合物。是否还有红细胞脆性增加，以及在透析中或是透析后引起溶血的原因还不是完全清楚。

（四）补体活化

血液透析过程中补体活化程度取决于膜材料，如纤维素膜比铜仿膜容易激活补体。研究表明，膜表面结构或组成成分影响补体活化，纤维素容易活化补体与其表面多糖结构有关，特别是多糖含有的-OH基团。有作者强调补体旁路活化中 H 因子的抑制作用，因此首先与 H 因子结合的膜妨碍与 B 因子结合，从而降低补体活化能力。补体活化的产物都是生物活性很强的物质，对机体有很多副作用。

透析中补体系统还有一种通过表面接触活化途经，主要是接触凝血因子Ⅻ和高相对分子质量的激肽原（HMWK）使前舒缓素转化为舒缓素，这一过程还受几种血浆抑制因子（β_2-MG）的调节。这种途径更容易通过膜表面负电荷所活化，因为活化第一步取决于电荷引起Ⅻ因子构形变化，这种构形变化使Ⅻ因子和舒缓素相互活化，一旦活化，舒缓素就促进激肽原转化为缓激肽。缓激肽是一种很强的血管活性物质，它能很快被激肽酶降解，但表面接触途径活化限制激肽酶降解作用（图 19-6-1）。AN69 膜上带有较多的负电荷，比带正电荷的膜容易激活补体产生过敏反应。伴有高血压的透析患者经常口服血管紧张素转换酶抑制剂（ACEI），可以阻断激肽酶的降解作用，使血浆缓激肽水平升高，产生严重过敏反应和心血管并发症。

1. 补体活化是评价透析膜生物相容性的指标　1980 年开始测定补体活化产物评价透析膜的生物相容性，此后透析膜根据激活补体的能力分为生物相容性好和生物相容性不好两类。补体系统包含两个层次的血浆蛋白，由蛋白分解酶连续活化。或是经典途径或是旁路活化后产生 C3，引发补体活化终末成分（C5、C6、C7、C8、C9）的产生，铜仿膜和醋酸纤维素膜主要通过旁路活化补体。图 19-6-2 为补体活化产物。

2. 补体活化产物的生物活性　补体是急性炎症的主要介质，可以在体内非特异性识别和排除外源性物质。C3 活化产生过敏毒素 C3a（相对分子质量 8 000）进入血清，也产生大的碎片如 C3b（相对分子质量 186 000）和它的降解产物 iC3b，这些大的碎片也很重要，因为他们与特异性细胞质受体结合能调节细胞功能。如 iC3b 能介导细胞黏附，又由于与中性粒细胞表面补体 C3 型受体结合（CR3，Mac-1，或 CD11b/CD18）而释放颗粒内蛋白分解酶。仅认识到检测透析中补体活化产物（C3a、C5a）不足以反映补体的全部作用，因为大的补体碎片（iC3b）仍然存在血浆里并发挥生物活性作用，而小的碎片（C3a、C5a）可能从血浆中进入透析液或吸附在透析膜表面。

过敏毒素（C3a、C5a）引起平滑肌痉挛，增加血管通透性，从肥大细胞分泌组胺，刺激平滑肌收缩，引起中性粒细胞脱颗粒，促进单核细胞分泌细胞因子的转录或释放或两者都有。动物实验由冠状动脉快速输入 C3a 引起心动过速、房室传导阻滞、左心力衰竭和冠状动脉收缩。C5a 可引起中性粒细胞趋化、积聚，附着肺血管内皮细胞释放白三烯 B4、氧自由基和颗粒内酶，以及改变细胞表面受体表达。还提示，C5a 促进末梢血单个核细胞释放 β_2-微球蛋白，刺激荷兰猪肺释放白三烯。

血液中 C3a、C5a 可被羧肽酶 N（carboxypeptidase N）分别降解为 C3adesArg 和 C5adesArg。C5b-9（膜攻击物）释放到血浆后，结合血浆蛋白 S 形成 SC5b-9 复合物后变为无活性。体外试验有限的材料表明，与透析膜接触后终末补体复合物活化才有活性。

3. 补体活化与膜的特性有关　透析中铜仿膜和未改良纤维素膜最有可能活化补体，通常在透析开始和 10～20 分钟后血浆 C3a desArg浓度达峰值，透析结束几乎恢复到基础水平。血浆 C5a desArg和 SC5b-9 水平通常低于 C3a desArg水平，C5a 与中性粒细胞表面上的受体结合后其血浆水平也轻度降低。改良的醋酸纤维素膜和血仿膜透析 C3a 水平比铜仿膜低，三醋酸纤维素膜和合成膜透析血浆 C3a 低于铜仿膜和醋酸纤维素膜，因此临床使用的所有透析膜都伴有补体活化，但有程度上的差异。铜仿膜引起的补体活化可被体外循环冷却血液和醋酸盐透析时血浆 Mg^{2+} 的螯合作用所减轻。复用后的铜仿膜比新膜减轻补体活化和白细胞下降。这种减轻推测是由于使用过的透析膜存在无活性的 C3a 碎片或其他蛋白，它可以抑制增强的补体旁路活化途径。用次氯酸钠液净化铜仿膜后恢复了补体活性和白细胞下降能力至新透析器的水平，推测是由于次氯酸钠能有效地清除膜表面的蛋白。

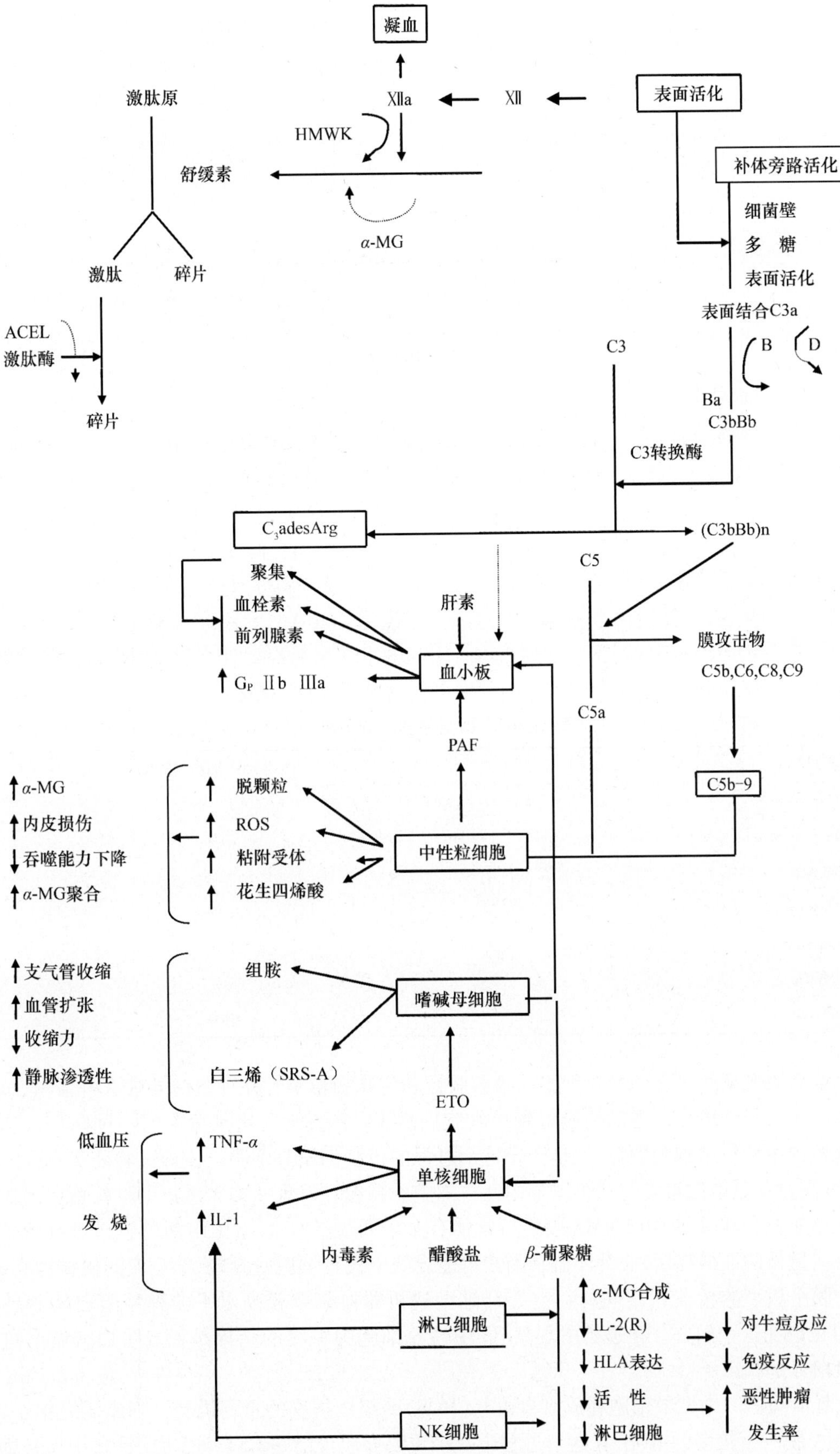

图 19-6-1 补体系统通过表面接触活化途经

注：HMWK—大分子量激肽原

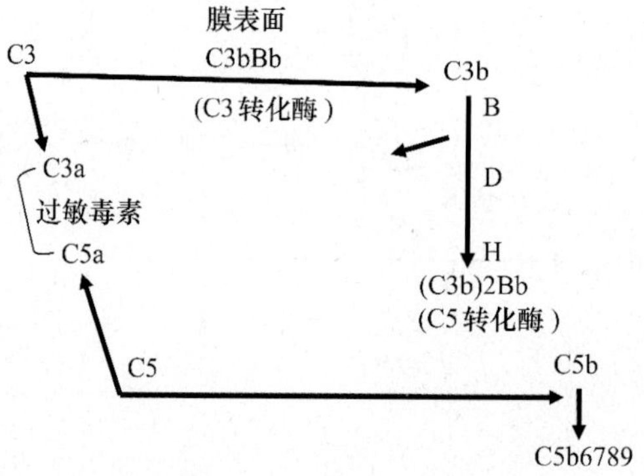

图 19-6-2 补体活化产物

(五)中性粒细胞异常

1. *血液透析诱导白细胞减少* 血液透析中白细胞减少是膜的生物相容性最早期的一个指标,一般在透析开始1~2分钟就发生,15分钟达最低值,最迟延续2~3小时,透析结束白细胞计数恢复到初始水平,但有时超过透析前。欧洲指南提示,白细胞下降率与膜材料有关,见表19-6-2。尽管用显微镜观察在透析膜表面可见颗粒细胞,但是这些细胞从循环中消失主要是因为它们在肺血管床堆积。临床上用核素标记细胞试验证实肺血管床有白细胞的积聚。认为C3a、C5a与特异性受体结合是透析引起白细胞减少的主要机制。一般来说,补体活化水平与白细胞减少程度密切相关。活化的中性粒细胞释放的PAF和白三烯B4可能进一步促进细胞积聚。由透析本身引起的中性粒细胞暂时减少和循环粒细胞功能变化没有重要的生物学意义,但是中性粒细胞减少的程度可作为某些事件的指标。

表 19-6-2 透析中白细胞下降率

膜材料	15 分钟白细胞下降率
Cuprophan	60% ~66%
Polycarbonate	41%
EVAL	52%
Hemophan	20%
Polysulfone	10%
PMMA	8%
AN 69	10%

2. *中性粒细胞脱颗粒* 在中性粒细胞内嗜苯胺蓝和特殊颗粒中有几种蛋白具有水解蛋白、抗菌和细胞调控特性。对特异性炎症刺激的反应可释放细胞内要素(如颗粒),这是宿主的一种防御反应。尽管已经证实透析中中性粒细胞脱颗粒,但是介导这个过程的机制仍没有阐明。体外试验证实C3a、C5a的脱颗粒作用,推测这些过敏毒素参与透析诱导中性粒细胞脱颗粒。发现在临床透析中颗粒蛋白的血浆浓度与血浆C5a水平密切相关,如用PMMA膜透析常伴有血浆低水平C3a,但比用铜仿膜透析有较高水平的弹性蛋白酶。另外的证据提示,非补体血浆因素也能导致中性粒细胞脱颗粒,如血流的机械剪切力作用。其实用铜仿膜平板型透析器比用同材料空心纤维型透析器血浆有较高水平的弹性蛋白酶和乳铁蛋白(lactoferrin)也说明这个问题。在透析中观察到,中性粒细胞脱颗粒的结果是释放蛋白分解酶进入血浆可能引起蛋白分解状态。

3. *释放氧自由基* 中性粒细胞释放氧自由基(ROS)是组织损伤的重要机制。临床研究提示,铜仿膜透析比PMMA膜产生较多的ROS,在这个过程中一个重要介质可能是C5a。透析中活化中性粒细胞释放ROS可以影响相关物质,如血浆蛋白和脂类。内皮接触堆积在肺和肾脏活化的中性粒细胞可能受到影响。

4. 中性粒细胞功能变化　当中性粒细胞被透析膜活化时,可暂时丧失其对刺激物的反应能力,表现为细胞表面受体改变,降低白细胞积聚和趋化性,氧化代谢和化学发光能力缺陷,这些异常往往比尿毒症本身所见更重要。Hendrson 等指出,尽管体外试验醋酸纤维素减低中性粒细胞的吞噬作用和自由移动,但聚砜膜则不能。Vanholder 等观察 15 例透析患者,用低通量铜仿膜或低通量聚砜膜透析,前者对中性粒细胞功能的影响大于后者。血液接触透析膜后中性粒细胞功能的变化表现为损伤宿主对微生物的防御机制,因此透析膜生物相容性可能损伤透析患者的免疫功能。

(六)淋巴细胞和自然杀伤细胞

很少资料提示透析膜对淋巴细胞的影响,是由于:①透析中淋巴细胞减少不常见;②补体对淋巴细胞的影响不明显;③研究淋巴细胞的方法较为复杂。

Simon 等[1]对铜仿膜透析 6 个月的患者检测血中 IgG、IgM 含量,结果比透析前明显减少,提示 B 淋巴细胞功能降低。通过透析中细胞表面标志物如 IL-2R 的变化可以检测 T 淋巴细胞活化。在 IL-1 存在下,抗原刺激 T 淋巴细胞引起释放 IL-2 和细胞表面 IL-2R 受体的表达。在 T 细胞增殖和发挥对效应物的作用中,IL-1 和 IL-2R 的结合是重要的。当 T 淋巴细胞活化后 IL-2R 表达增加。IL-2R 高亲和力是由于其中的 α 链和 β 链。在某些情况下,α 链释放进入血浆作为一种可溶性 IL-2R(sIL-2R)。血浆 sIL-2R 保持与 IL-2 的结合能力,因此引起细胞因子与细胞表面 IL-2 的有效相互反应。所以血浆 sIL-2R 水平升高,反映 T 淋巴细胞活化和 IL-2 作用下调。

不同透析膜对 T 细胞的影响是不同的。Zaoui 等[2]观察用铜仿膜透析比 PMMA 膜有较高的 T 淋巴细胞上 IL-2R 表达。体外用植物凝集素(phytohemagglutinin)刺激细胞时,再与铜仿膜接触反应很差。另一些研究评价了长期透析患者淋巴细胞体外增殖效应,提示用聚砜膜透析时正常,而用铜仿膜时受损。这些资料表明,用铜仿膜透析活化 T 淋巴细胞,之后功能发生变化,铜仿膜活化 T 细胞其机制还不清楚,但可能与铜仿膜活化补体和单核细胞的功能有关。T 细胞功能异常使透析患者容易感染。

自然杀伤细胞(NK)是一类异质性、多功能的细胞群体,对肿瘤细胞、微生物、感染细胞和移植组织具有细胞毒性作用,用铜仿膜长期透析患者 NK 细胞数增加,为细胞毒性损伤。体外研究提示,不同透析膜对 NK 细胞功能有不同影响,铜仿膜比醋酸纤维素膜、聚碳酸酯膜更差。是否终末期透析患者肿瘤的发生率高与 NK 细胞功能损伤有关还未确定。Zaoui 等[2]通过对表达 95% 以上 NK 细胞表面的 CD56 测量来观察 NK 细胞数目的变化,结果发现,用铜仿膜透析 2 周后患者 NK 细胞数明显增多,而溶解 K562 细胞的能力却降低,用 PAN 膜无此变化。Rasic 等[3]研究认为,纤维素膜透析中 NK 细胞表达有明显变化(透析 30 分钟时 NK 细胞明显下降,12.7% *vs.* 6%),但是纤维素膜和聚砜膜透析 CD4、CD8 活性没有变化,提示 NK 细胞可作为透析膜生物相容性的敏感指标。

(七)单核细胞活化

末梢血单个核细胞(PBMC)具有吞噬、趋化和杀菌功能,活化后 PBMC 吞噬功能减弱,表达黏附分子增加,细胞因子释放增多。研究发现,长期用铜仿膜透析的患者 PBMC 表面 C5a 受体数目减少,而且对 C5a 敏感性降低。用铜仿膜透析 15 分钟,PBMC 表达的 CD11b/CD18,CD11c/CD18 量增加,L-选择素减少。Griveas 等[4]认为,透析患者免疫功能缺陷,常伴有单核细胞功能异常,如促炎细胞因子增加。血膜接触导致细胞活化并积聚在肺毛细血管床,通过分析透析中单核细胞的寿命,研究积聚对成熟单核细胞数、特别是细胞亚群($CD14^+$、$CD16^+$)的影响。用细胞计数和流式细胞仪鉴别 30 例稳定透析患者透析前、透析开始、30 分钟和结束分析不同细胞群。使用血仿膜、PMMA、三醋酸纤维素、维生素 E 包裹铜仿膜、丙烯腈膜、AN69 膜。透析 30 分钟开始 $CD14^+$、$CD16^+$ 明显下降,持续整个透析过程。$CD14^+$、$CD16^+$ 代表对炎症或细胞活化的敏感性,这些细胞的耗损可能是鉴别生物相容性比补体活化更敏感的标志物。

细胞因子是相对分子质量 10 000 ~ 45 000 的多肽,是一种高效分子,感染、炎症和创伤等刺激后由细胞合成并分泌。目前细胞因子由 10 多种白细胞介素代表,此外还有 TNF、干扰素、TGF 和克隆刺激因子。1983 年提出白细胞介素-1 学说,认为透析中产生 IL-1 导致低血压、发热和其他急性时相反应(表 19-6-3)。

表 19-6-3　IL-1 生物学作用和临床表现

IL-1 生物学作用	临床表现
发热、嗜睡、食欲不振、肌痛、关节痛、头痛、胃肠紊乱、低血压	同左
血管平滑肌细胞增生	加速动脉粥样硬化
刺激血小板源生长因子	
上调黏附分子	
动脉粥样硬化斑块	缺血性心脏病
胶原合成	骨和关节疾病
成骨细胞活化	
磷脂酶 A_2 和环氧化酶活化	延迟急性肾衰竭恢复
抑制白蛋白基因表达	低白蛋白血症
蛋白水解	肌肉消瘦
负氮平衡	
肾小球系膜细胞活化	残余肾功能下降

动物模型透析实验和临床透析研究证明，透析中产生很多促炎症细胞因子，如 IL-1 和 TNF。根据这个学说，更好地了解促炎症细胞因子和相近类似物在透析患者相关患病率和细胞因子生物学效应之间的关系，进一步证实细胞因子可能与透析相关症状的关系有重要意义。

1. 血浆细胞因子水平　用纤维素膜长期透析患者在透析前血浆 IL-1 和 TNF 水平增加。有趣的是，未透析的终末期肾病患者血浆 IL-1 水平不高，说明是透析本身原因，而与肾衰竭无关。这个观点进一步支持下述观察，在使用生物相容性不好的透析膜引起血浆 TNF-α 水平增高，对比用 PNA 膜血浆 TNF-α 不升高。然而其他作者没有观察到透析中或透析后血浆 IL-1β 或 TNF-α 升高。1994 年用放射免疫方法研究，透析前患者血浆 IL-1β 或 TNF-α 高于健康对照者。但未透析的慢性肾衰竭患者和接受 CAPD 患者血浆 IL-1β 或 TNF-α 也升高。Herbelin 等[5]报道，终末期肾衰竭患者无论透析与否，血浆 IL-1β 或 TNF-α 均升高。肾衰竭患者血浆细胞因子增高是由于产生增加或是排出减少，或两者均有尚不清楚。其实有几个研究证实，血浆细胞因子和血浆肌酐呈强烈的线性正相关，这种相关性说明肾脏在代谢或者排泄这些分子时具有重要作用。因此慢性肾衰竭患者无论是否血液透析或接受 CAPD 血浆 IL-1β 或 TNF-α 水平没有明显差异，表明透析没有明显影响这些蛋白的清除。然而在脓毒症患者接受 CRRT 用 PAN 膜治疗时，提示 TNF-α 通过膜的吸附被排除，通过超滤可达到较低的程度。这个发现表明尽管这些蛋白用透析技术被某种程度清除，但清除率不能与自身肾脏清除相比。

Memoli 等[6]指出，IL-6 是促炎因子，与血浆白蛋白呈负相关。IL-6 的生物活性受两种可溶性循环受体（sIL-6R、sgp130）调控，sIL-6R 可增强 IL-6 炎症反应。用生物相容性差的膜，通过 sIL-6R 进一步增加 IL-6 的炎症效应。相反，sgp130 可以有效地结合为 IL-6/sIL-6R 复合物并具有拮抗效应。作者评估 18 例用血仿膜（HE）和 15 例用合成膜（BIO）透析患者的 sgp130 血浆水平，结果证明，HE 患者 sgp130 血浆水平为 33%，高于对照组和 BIO 组。循环 sgp130 水平与 CRP 呈正相关，与血浆白蛋白呈负相关，提示高血浆 sgp130 水平可能与高水平 IL-6 相关，结果表明如此高的 sgp130 不足以控制 IL-6 活性，仅可作为 PBMC 活性（生物相容性）的标志物。

2. 末梢血单个核细胞产生的细胞因子　接受长期血液透析患者末梢血单个细胞（PBMCs）显示活化，在 PBMCs 内存在 IL-1。对比之下，健康个体的 PBMCs 内没有 IL-1 或 IL-1 的 mRNA 表达，甚至细胞培养 24 小时后，健康个体 PBMCs 仍然没有 IL-1 合成的证据。然而培养长期透析患者的 PBMCs，在没有接受外源刺激的情况下自发产生 IL-1。当用 LPS 刺激 PBMCs 时，IL-1 的产生量为健康个体 PBMCs 的产生量 5 倍多，对于 TNF 和 IL-6 也有同样的结果。体外试验显示，血液通过铜仿膜透析器时 2 小时内出现 mRNA的转录，然而用没有内毒素的透析液确没有发现 IL-1 因子。同样，从长期透析患者透析器动脉端抽出血液中 PBMCs 含有小量的但是很明显的 IL-1β 和 TNF-α。然而用新铜仿膜透析 5 分钟,从静脉血得到的 PBMCs 证明有大量的 IL-1β 和 TNF-α 的 mRNA 转录,接受纤维素膜透析的患者,当透析液没有污染时也发生细胞因子基因表达。PBMCs 可能由于接受了第二个信号,引起 PBMCs 快速和足够地产生细胞因子,这第二信号的来源最可能是透析液的污染。

PBMCs 产生的细胞因子可作为内毒素跨膜污染的指标。高通量和高效透析膜增加反超的危险,因为在透析过程中接触污染的透析液机会增多,内毒素容易从透析液进入血循环,而且复用透析器会增加这种可能性。美国 CDC 报道,热原反应与应用高流量透析器和复用透析器有明显相关性。也有作者发现,用高流量透析器比常规透析器热原反应增加。内毒素相对分子质量 $1\times10^4\sim1\times10^6$,一般不能通过完整的透析膜,包括高流量透析膜,然而由细菌诱导的细胞因子可以通过。内毒素脂质 A 部分与其碎片(胞壁酰二肽)能刺激单核细胞活化,其实 PBMCs 诱导的细胞因子是内毒素存在的敏感指标。还有几个研究设计,用污染的透析液体外透析模型测试不同透析膜对细菌产物的通透性,用细胞因子作为透析膜反超的指标,结果证明高流量合成膜(如聚酰胺和聚砜膜)比低流量膜纤维素膜(如铜仿膜和血仿膜)很少能限制细菌产物的通过。此外,提示在没有反超时细菌产物也可跨膜通过,表明这些毒素物质也可以弥散方式通过透析膜。合成膜如聚砜膜、PAN 膜比铜仿膜结合大量的用核素^{125}I 标志的 LPS,因此推测,在合成膜上的疏水结构与内毒素结合,防止内毒素进入血液循环,认为这个特点是生物相容性另外一个指标。

3. *单核细胞活化*　细胞因子导致伴随透析出现的几种急性和慢性代谢异常和炎症(inflammation)状态的观点是基于如下事实:①给健康志愿者和试验模型投予细胞因子产生相应生理的异常;②透析患者常患类风湿关节炎、炎性肠道疾病、某些慢性感染和肿瘤、胶原血管疾病等,导致这些疾病的病理生理基础是大量细胞因子的产生。给予健康志愿者 IL-1 剂量 10~100 ng/kg 会引起发热、嗜睡、食欲不振、肌痛、关节痛、头痛、胃肠紊乱,剂量大于300 ng/kg 产生低血压。另外,注射人体低剂量(<1 μg/kg)TNF 产生低血压、白细胞减少和几种代谢功能异常。其实,在动物试验和体外研究 IL-1 和 TNF 是高度相互作用的,在产生血流动力性休克时也是相互影响的。IL-1 和 TNF 也能引起快速增加慢波睡眠相。上述征象和体征也能在试验性给予促炎症细胞因子的透析患者中观察到,这与细胞因子 IL-1 有关。应进一步了解这些细胞因子生物效应从而加深理解细胞因子在透析患者相关发病率中的作用。在试验模型中,发现细胞因子可以导致血管平滑肌细胞增生、刺激血小板源生长因子和形成动脉粥样硬化斑块。在透析患者观察到,细胞因子在加速动脉粥样硬化和心血管发病率中起重要作用。IL-1 和 TNF 可活化成骨细胞,增加磷脂酶 A_2 和环氧化酶基因表达。细胞因子也可引起各种骨、关节及关节周围病变。

此外,IL-1β 增加肝脏淀粉样蛋白 A 产生,发生淀粉样变。透析患者常有淀粉样蛋白沉积,常为 β_2-微球蛋白,淀粉样蛋白 AA 也常见。慢性肾衰竭伴严重 β_2-微球蛋白淀粉沉积患者骨组织巨噬细胞的 IL-1 和 TNF-α 染色阳性,表明细胞因子参与这些疾病的成因。IL-1 和 TNF 也能抑制食欲,认为其机制是由于对肝脏代谢的影响,而不是中枢系统原因。同样,IL-1、TNF 和 IL-6 刺激肝脏产生急性时相蛋白,抑制白蛋白合成,包括肌肉蛋白分解和负氮平衡。总之,这些作用可能引起透析患者营养不良。透析诱导产生的细胞因子和临床症状、体征和结果之间确切联系还没有完全明确。正如中性粒细胞、T 淋巴细胞,透析引起的单核细胞缓慢低度活化将导致这些细胞功能异常。从铜仿膜透析 2 周患者得到的单核细胞,用植物凝集素体外刺激后,比从低通量 PMMA 膜透析患者得到的细胞释放较少的 IL-1 和 TNF-α,推测这种异常反应提示宿主对外源物质如感染、微生物物反应能力降低。

4. *黏附分子*　黏附分子是来自不同基因的配体-受体分子,是介导细胞与细胞、细胞与细胞外基质相互作用的一类膜表面糖蛋白,目前认为其中整合素、选择素和黏附分子与生物相容性有关。发现整合素中主要 β_2 亚家族与生物相容性相关,Thylén 等[7]用铜仿膜和聚砜膜透析 15 分钟后,发现 MAC-1、P150、P95 均升高,但铜仿膜组高于聚砜膜组。选择素是一组单链的膜表面糖蛋白,表达在粒细胞、单核-巨噬细胞表面上,参与这些细胞与内皮细胞初始阶段的黏附反应。研究发现[8],生物相容性差的膜激活 L-选择素明显高于生物相容性好的膜。黏附分子包括 ICAM-1、VCAM-1,都是大分子糖蛋白,分布在白细胞表面上。研究发现，用铜仿膜和PMMA膜透析后，前者黏附分子减少，其机制可能是ICAM-1、VCAM-1与白细胞表面的MAC-1结合，使其减少，或者可溶性ICAM-1、VCAM-1吸附于透析膜表面或被透析清除，而PMMA膜未见上述变化。

(八)细胞凋亡

研究表明，长期血液透析患者的单核细胞与正常人的在相同条件下培养24小时，前者单核细胞发生凋亡数目明显高于后者($P<0.05$)[9]。目前细胞凋亡的机制尚未完全阐明[10]，一般认为，细胞周围微环境中的细胞因子量发生变化，继而引起膜表面的蛋白激酶C(PKC)的激活和钠-氢离子反向转运体(antiporter)功能变化是启动控制凋亡基因过度表达的主要诱发因素。大量研究证明[11]，使用生物相容性较差的膜透析时，单核细胞功能均有不同程度减低，其变化与机体免疫功能低下具有一致性，而后者又与单核细胞数量和功能密不可分。用纤维素膜透析，单核细胞活化并产生多种细胞因子，同时可对IL-1、IL-6、IL-8、TNF-α的mRNA介导增加，这些变化使原有单核细胞周围微环境中的细胞因子平衡被打破，为凋亡发生创造条件。Carracedo用铜仿膜(A组)、聚丙烯腈膜(B组)透析，以健康者做对照(C组)。同时取血分离单核细胞并培养48小时，结果发现，A组单核细胞凋亡数量为(35±4)%，B组、C组分别为(9.5±3)%、(10.5±4)%，A组单核细胞凋亡显著高于B、C组($P<0.05$)。如果用PMA(十四酸佛波乙酸酯，PKC途径激活剂)刺激三组患者的单核细胞，则A组凋亡数目高达(53±7)%，而B、C组无明显变化。作者认为，透析过程生物相容性差的膜与单核细胞接触是诱发凋亡的根本原因，而PKC的激活剂仅仅对这一过程起促进作用，单纯PKC激活剂不会引起细胞凋亡，故单核细胞凋亡可以作为透析膜生物相容性的指标。

Andreoli等[12]指出，观察纤维束膜和聚砜膜透析对多形核细胞(PMN)功能、凋亡、血清细胞因子水平以及末梢血单个核细胞(PBMC)的分泌功能。结果透析膜生物相容性对PMN凋亡和功能没有影响，对PBMC分泌细胞因子的血清水平以及补体C3a、TCC没有影响。然而透析后，血清补体水平与PMN吞噬和过氧化物产物呈负相关，与PMN凋亡和PBMC分泌的细胞因子正相关。尽管这个结果不能说明透析膜对免疫学参数的影响，但说明补体活化调控了透析后PMN的功能和凋亡。

(九)基因组

Wilflingseder[13]评价透析患者的末梢血单个核细胞(PBMCs)诱导的基因组标记物的差异。选择4例稳定透析患者用血仿膜(GFS-16)和合成膜(FX-80)两种透析器，比较两种不同透析膜基因组表达差异性以便阐明透析过程中影响PBMCs的分子机制。结果与合成膜对比，用血仿膜患者，透析后经鉴定172个基因上调，这些基因异常包括基因免疫性/防御性、信号转导和凋亡。而用合成膜透析可以导致72个基因激活，主要涉及细胞分裂周期和细胞周期控制。结论是用血仿膜发现基因免疫性/防御性、信号转导和凋亡异常，说明合成膜比血仿膜生物相容性更好。

二、血液透析生物相容性相关的临床表现

(一)血液透析引起的低氧血症和肺动脉高压

用铜仿膜或醋酸纤维素膜透析血氧分压(PaO_2)常下降10~15 mmHg。在透析中发生低氧血症原因很多，目前认为主要有两点，一是醋酸盐相关低氧血症。在醋酸盐透析中，CO_2进入透析液，使血中PCO_2降低，增加氧的消耗。近来认为，在透析中醋酸盐生成腺苷，由腺苷-血栓素介导支气管收缩，使肺动脉压升高，这是醋酸盐相关低氧血症重要机制。二是补体活化所致，补体活化释放前列腺素和血栓素，肺内白细胞聚集，通气-灌流失调，肺微循环水平的炎症等是透析膜介导的低氧血症主要原因。Hakim等[14]用生物相容性好的膜透析，发现10%~15%患者心肺功能改善。在透析前$PaO_2<10.7$ kPa(80 mmHg)，用生物相容性不好的膜和醋酸盐透析后，PaO_2下降25%。

下面的事实支持透析膜导致的低氧血症：①透析中用机械通气仍出现低氧血症；②透析中证实，肺弥

散能力、经胸阻抗（transthoracie impedance）异常；③肺泡-动脉氧张力梯度窗（widening）下降，闭合容量（closing volume）、死腔与潮气容量比值增加，这些肺气体交换损伤的异常参数不能单纯用低换气来解释；④末梢白细胞减少程度与低氧血症相关；⑤用铜仿膜比用 PAN 膜透析常伴有明显弥散功能降低；⑥用 PMMA 或 PAN 膜透析可以改善低氧血症；⑦用铜仿膜和碳酸氢盐透析不一定避免低氧血症，但是复用铜仿膜透析器和碳酸氢盐透析即可防止低氧血症；⑧输入人体或动物用铜仿膜活化的血浆可引起低氧血症；⑨对健康志愿者用无透析液的假透析可产生低氧血症。因此膜的生物相容性在导致透析患者低氧血症中似乎起重要作用，这种影响在透析开始不久补体活化时显得更重要。

侵入性方法监测肺动脉压，可证明用铜仿膜透析能发生肺动脉高压，但用聚碳酸酯膜则不能。有些情况下如血流动力学紊乱也能引起临床症状。体外和动物试验证实，透析膜生物相容性导致的肺动脉高压和低氧血症的机制与补体活化和其他一些体液因子有关。过敏毒素可以引起平滑肌收缩，动物试验表明，活化的 C3a、C5a 可造成低氧血症。过敏毒素刺激可产生血栓素和白三烯，它可能引起气道收缩。此外，过敏毒素增加血管渗透性，导致暂时性肺间质水肿。肺白细胞滞留可能是透析中补体活化的结果，也可能是肺高压和低氧血症的原因。

此外，肺微循环长期受到透析过程急性间歇性影响，对肺形态和功能变化有何意义尚不能肯定，但发现透析几年后的透析患者肺泡隔膜有钙化并伴有不同程度的纤维化，也是导致低氧血症和肺动脉高压的可能原因。

（二）透析器首次使用综合征

偶尔使用新透析器时出现严重类似过敏样反应，但不能用通常的因素解释。据认为，这种首次使用综合征（FUS）主要是与使用 ETO 消毒的透析器有关，故称为透析器反应（dialyzer reaction）更恰当。FUS 有两型，A 型主要是 ETO 引起的过敏反应，通常在透析开始后 5 ~ 20 分钟内发生，症状较重，必须停止透析，体外循环血液丢弃，否则就会有致死的危险。B 型与多种因素有关，尤其是补体活化产物。使用大面积透析器加重 B 型反应。此型一般较轻，对症处理可以维持透析终了。透析器反应主要与消毒剂环氧乙烷（ETO）有关。ETO 是透析器最常用的消毒剂，在透析器的残留量需要数日或数月才能消失，特别是空心纤维型透析器。残留的 ETO 在透析过程中可以通过膜进入血流，从严重反应的患者血浆已分离出 ETO 的衍生物 2-氯乙烷。据报道，用铜仿膜生成这种化合物可能更常见。人血清白蛋白（HSA）可以与 ETO 结合，形成具有半抗原特性的过敏原（ETO-HSA）引起过敏反应。当透析患者接触 ETO 时，抗原刺激致敏的淋巴细胞释放 IgE，它反过来刺激肥大细胞和嗜碱细胞释放组胺，造成过敏反应。大约 2/3 透析过敏患者有抗 ETO-HAS 抗体，即 IgE 抗体，无过敏者仅 5% 有 IgE 抗体。下面事实支持 ETO 导致过敏样反应：①空心纤维透析器容易残留 ETO，它比平板型透析器发生过敏反应多见。有些患者使用铜仿膜空心纤维型透析器比用铜仿膜平板型透析器反应多。②有些过敏反应的患者血清中发现抗 ETO 特异性 IgE 抗体。应该注意，有些患者没有过敏反应，但某些从事透析工作职员血清中也可检测到 ETO 特异性 IgE 抗体。令人信服的是，这些人也有保护性阻滞 IgG 抗体。另外，有些透析患者接受 ETO 剂量可能不足以产生临床症状。③一个统计分析显示，当不用 ETO 消毒的设备时患者血清 ETO 抗体水平和过敏反应发生率都减少。

（三）过敏反应

血液透析中过敏反应是一组复杂的综合征，包括皮肤（如血管性水肿、瘙痒、荨麻疹、红斑），呼吸系统（打喷嚏、流涕、吞咽困难、喉与舌肿胀、呼吸暂停和哮喘、支气管痉挛、上气道水肿），心血管（低血压、心跳加快、心律失常、心搏骤停），胃肠道（恶心、呕吐、肠绞痛、便血），神经系统（癫痫发作感）和免疫功能低下等。

研究证实，透析中患者处于过敏状态，发生机制与透析中产生一些介质（如 C3a、C5a 、组胺、白三烯等）有关。Chenoweth 等[15]指出，透析中生成的过敏毒素（C 3a、C 5a），在透析开始 2 分钟血中出现，15 分钟达到高峰，然后逐渐下降。复用透析器这种反应减轻，说明新透析膜激活了补体系统，而复用后可以改善生物相容性。Johson[16]提出，C 3a、C 5a都是小分子阳离子多肽，它们可以弥散到周围介质激活特殊细胞,刺激肥大细胞释放组胺,导致血管平滑肌收缩,增加血管通透性,严重者产生过敏性休克。还发现C5a可以结合在中性粒细胞、单核细胞和巨核细胞的特异性受体上,导致异常反应,如对炎症部位的趋化性降低,细胞活化释放降解酶和氧自由基,使细胞致死。当过敏毒素被血清 C3adesArg、C5adesArg 的羧肽酶修饰后可降低它的痉挛作用。可以想象,下列情况更容易由补体活化引起反应:①不寻常的 C3 活化转换;②由于羧肽酶缺乏,过敏毒素降解减慢;③终端器官敏感性增加。Schaefer 等[17]报道,在透析中补体活化终末产物(C5b-9)水平升高,其浓度取决于膜的生物相容性。据研究,在透析中 C5b-9 沉积在红细胞表面上启动多种病理生理过程,如红细胞溶解,刺激单核细胞或粒细胞释放蛋白酶和各种介质,如细胞因子和二十烷酸类(eicosanoics)。

接触蛋白(contact proteins)的活化似乎影响透析器内血栓形成。当接触蛋白活化时,大相对分子质量的激肽原转化为激肽。这种激肽降解产物缓激肽是一种能增加血管渗透性、降低动脉阻力、导致低血压、释放组胺与5-羟色胺和介导各种炎症反应的有效肽类。应用 AN69 透析器时常伴有过敏样反应和激肽生成。同时应用 AN69 透析器和 ACEI 药物时发生的过敏样反应似乎是由激肽介导的。因为带有阴离子结构的 AN69 膜容易结合和活化Ⅻ因子,它可以促进激肽原转化为激肽。ACE 的作用除了分解血管紧张素外,还可以作为激肽酶灭活缓激肽。如果存在 ACEI,就会使缓激肽堆积,这就是血液接触透析膜产生的后果。体外实验证实由于 AN69 膜将激肽原转化为缓激肽,提示用这种膜透析患者血浆激肽水平明显升高。

还有 1/3 患者透析中过敏反应原因不明,可能与福尔马林、透析器封装材料析出的异氰酸盐(isocynate)和醋酸盐有关。

(四)透析后疲乏综合征

血液透析后患者常有一种像洗澡后软弱和疲乏样感觉,认为是由膜介导的补体活化或释放细胞因子所致,而后者更重要。Gutierrez 等用纤维素膜对非尿毒症志愿者做假透析(不用透析液),发现透析后几小时肢体血流量显著增多和氨基酸释放增加。氨基酸平衡实验研究表明,透析后蛋白分解加强,而用 AN69 膜时不存在上述影响。然而作者指出,透析后什么症状与生物相容性有关,尚需进一步研究才能确定。

(五)感染率增加

透析人群死因 15% ~20% 是感染,有证据表明感染率增加与透析膜生物相容性有关。血/膜反复接触,特别是纤维素膜使补体活化,中性粒细胞脱颗粒和释放氧自由基,对组织和细胞产生有害的影响,降低宿主对刺激物反应性,容易导致感染。中性粒细胞趋化性、黏附性和吞噬作用存在严重缺陷,用纤维素膜比铜仿膜更严重。近来发现,透析中收集中性粒细胞,发现 L-选择素(L-selectins)表达下降。已知 L-选择素是一种受体,与内皮细胞黏附有关。

已证实,用纤维素膜透析时,内皮细胞黏附性明显下降,使用 PMMA 膜时内皮细胞黏附性不下降。这种缺陷可能影响中性粒细胞通过内皮细胞外渗到炎症部位,在感染发生中起重要作用。在透析中单核细胞也被活化,长期处于活化状态使单核细胞功能缺陷,如 Fc 受体功能障碍,被 T 细胞激活的单核细胞产生 IL-2 减少。通过检测高亲和力 IL-2 受体的表达能力,发现长期接触生物相容性不好的膜使高亲和力 IL-2 受体对单核细胞表达明显减弱,而用生物相容性好的 PMMA 膜,则可改善高亲和力 IL-2 受体的表达。

透析膜也可使自然杀伤(NK)细胞活性降低。用生物相容性不好的膜透析,NK 细胞对靶细胞 K_{562} 的溶解活性明显下降。透析患者用铜仿膜比用生物相容性好的膜透析,对丝裂原刺激反应迟钝,增殖反应低下,IL-2 生成下降和混合淋巴细胞反应率降低。有作者报道,用聚砜膜透析由于感染使住院率和死亡率比铜仿膜减少一半。

(六)营养不良

透析不充分患者常存在蛋白和热量不足,表现为皮下脂肪储存减少,上臂中点肌围变小,体内总氮、血浆白蛋白、转铁蛋白、其他内脏蛋白低下,血浆氨基酸和细胞内氨基酸水平异常。研究指出,透析患者体内伴有血浆尿素氮和蛋白水平低下时有很高的住院率和死亡率。NCDS 证明,蛋白质分解率(PCR) < 0.8g/(kg·d)常使治疗失败,提高 PCR 明显降低死亡率。透析患者蛋白质和热量需求增加,一般推荐蛋白质≥1.2g/(kg·d),热量≥146 kJ/(kg·d),高于正常人、未透析的尿毒症患者和 CAPD 治疗患者,究其原因很多,包括透析不充分、厌食、纠正酸中毒不完全、血液透析本身增加蛋白分解率等,其中膜的生物相容性是一个重要因素。血液透析本身使炎症反应增强,补体旁路活化,产生过敏毒素,释放细胞因子(IL-1)和 TNF。IL-1、TNF 和内毒素(从透析液进入血中)刺激支链酮酸脱氢酶,加强支链氨基酸氧化,使肌蛋白分解增加,所以膜生物相容性与血液透析患者蛋白营养不良是有关联的。Gutierrez 等在正常人做假透析试验,发现血与铜仿膜接触促进四肢组织氨基酸的释放(相当于 15~20g 蛋白质分解)。而在做假透析之前和透析中服用消炎痛,分解代谢反应可以减轻,说明这个分解代谢反应是由前列腺素(PG)介导的。如果用生物相容性好的膜(AN69)或聚砜膜做假透析,则氨基酸释放不增加。这个试验证明,用铜仿膜而不用生物相容性好的膜透析,使甲基组氨酸从四肢肌肉释放增加,使血浆甲基组氨酸水平升高。甲基组氨酸从四肢肌肉释出意味蛋白分解增加,在血/膜接触引起的分解代谢过程中起重要作用。

(七)淀粉样变

淀粉样变是由 β_2-MG 聚集而成,是长期血液透析的一种并发症。淀粉样变症候群包括腕管综合征、弥漫性关节病变、溶骨性损害、病理性骨折伴软组织水肿和腱鞘炎。近来发现,使用生物相容性不好的膜血液透析可促进淀粉样变的发生,特别是使用纤维素膜。一组 60 岁患者用铜仿膜透析,淀粉样变发生率比 PAN 膜高 10 倍,如果用骨活检诊断淀粉样骨病则发生率更高。

Miyata 等[18]认为非酶糖基化终末产物(AGE)修饰的 β_2-MG(AGE-β_2-MG)促进淀粉样变,发现长期血液透析患者的淀粉样沉积物中存在 AGE-β_2-MG,它能吸引并刺激单核/巨噬细胞产生 IL-1β 等促炎症细胞因子,从而在透析相关淀粉样变的组织损伤中起重要作用。

AGE 的生成不仅取决于糖基化,还决定体内氧化状态。AGE 是一种糖氧化终末产物,因此,防止体内过度氧化应激对 AGE 的产生有重要的影响。已知尿毒症患者伴有氧化应激作用增强,血液透析时氧化应激比正常人高 2 倍多,这种氧化应激反应与体内戊糖苷素(pentosidine)和抗坏血酸水平增高有关。AGE 首先攻击单核细胞,刺激和释放各种细胞因子,并伴随炎症反应,导致淀粉样的临床症状。研究认为,透析膜可以促进氧化应激,铜仿膜强于聚丙烯腈膜(AN69),此与补体活化程度有关。生物不相容性膜在 AGE 的作用下促进单核细胞合成和释放 β_2-MG 增多,促进蛋白酶(明胶酶、弹性硬蛋白酶)和氧自由基的释放,有助于 β_2-MG 聚集在淀粉样组织中。低通透性纤维素膜不能吸附和从血中清除 β_2-MG,而生物相容性好的膜有助于维持残余肾功能和清除内源性 β_2-MG。β_2-MG 存在于有核细胞表面,当血液透析补体被活化时可从颗粒细胞脱出来的颗粒内释放。研究表明,纤维素膜接触单个核细胞,补体被活化,产生 C5a、C5b-9,这些细胞促使 β_2-MG 转录、合成和释放增加。这个过程还受脂多糖、细胞因子(TNF、IL-2、IF-r 和 IL-1)的影响。有些观察还不能排除与生物相容性有关的因素活化巨噬细胞或其他单个核细胞,促进 β_2-MG 生成和促使 β_2-MG 纤维沉积在滑膜等特殊部位。

(八)残余肾功能下降

临床发现慢性肾功能不全开始透析后,残余肾功能很快下降,血液透析比腹膜透析肾功能下降速度至少快 2 倍。发现生物不相容性膜对残余肾功能有明显的影响,5/6 肾切除的动物反复接触生物不相容性膜会加速残余肾功能的恶化。一组动物反复接触铜仿膜而未透析,比同样一组动物反复接触 PAN 膜残余肾功能下降速度快得多。尽管残余肾功能下降机制尚未完全阐明,但认为与不同透析膜对补体活化程度有关。据研究,在几种动物肾炎模型的发生和发展中 C5b-9 起重要作用。因此用纤维素膜透析使补体长期活化,导致 C5b-9 生成可能是使透析患者残余肾功能很快下降的主要原因之一。

(九)影响急性肾衰竭的恢复

血液透析治疗急性肾衰竭(ARF)有时可导致患者无尿或肾功能进一步减损,此与血流动力学影响有关。近来 Linas 等指出，活化的中性粒细胞对缺血的肾脏有明显负性影响。在离体的肾脏轻度缺血，而接触活化的中性粒细胞时，GFR 明显下降，当接触非活化的中性粒细胞时，GFR 不下降。

有作者对可逆性鼠 ARF 模型用纤维素膜透析，则 ARF 恢复明显慢于 PAN 膜。临床观察也证实，用 PAN 膜透析比用铜仿膜肾功能恢复早，死亡率低。活化的中性粒细胞释放氧自由基和蛋白分解酶进而损伤细胞和各种器官，包括内皮细胞和肾脏。试验发现，缺血性急性肾衰竭鼠接触铜仿膜活化的血浆比接触 PAN 膜活化的血浆肾功能恢复的慢。在铜仿膜组发现肾小球有中性粒细胞浸润更证实上述观点。酵母聚糖活化的血浆有类似于铜仿膜活化的血浆效果，表明补体活化介导了铜仿膜的效应。几个前瞻性研究检验生物相容性对急性肾衰竭透析患者的临床效果，52 例急性肾衰竭患者用 PAN 膜或用铜仿膜透析，铜仿膜组死亡率(62%)高于 PAN 膜组(35%)。铜仿膜组补体活化产物增高，如 C3a、脂氧化酶途径产物(白三烯 B4)增多，引起中性粒细胞动力学和功能改变。一些研究提示，使用生物相容性好的透析膜能够改善透析治疗急性肾衰竭患者的临床预后还缺乏有力的证据，这种优点的机制还没有完全阐明。

(十)脂类代谢紊乱

Blunkestijn 等[19]证明，由低通透性纤维素膜转换到高渗透聚砜膜透析 6 周后，血清脂类代谢异常明显改善，总甘油三酯、低密度胆固醇和极低密度胆固醇明显下降，表明是由于降低了载脂蛋白 CⅢ(一种脂肪分解抑制剂)，而使脂肪分解增强。另一方面，用高流量聚砜膜透析使氧化应激减弱，也可能降低氧化的脂蛋白 A 水平。Vlasara 等[20]证实，高流量聚砜膜透析比低流量纤维素膜使 AGE 修饰的 apo B 水平降低 1/3。作者认为，一旦 AGE 被清除，脂蛋白代谢异常即恢复，使血浆脂蛋白浓度下降。以上事实表明，生物相容性好的透析膜可以改善脂类代谢紊乱。

Abdel-Naeem 等[21]研究 ESRD 患者用不同透析膜对脂质、脂蛋白、脂质过氧化物和总抗氧化状态(TAS)的影响。选择 100 例研究对象，其年龄、性别和原发病相匹配分为 20 例健康对照、20 例慢性肾衰竭药物治疗，20 例聚砜膜透析、20 例血仿膜透析、20 例铜仿膜透析。检测 Hb、总胆固醇、甘油三酯、HDL-C、LDL-C、apo A、apo B、丙二醛(MDA)、TAS。结果尿毒症和透析患者比对照组，MDA 明显升高，TAS 降低；透析患者 MDA 明显高于非透析常规治疗患者，程度依次为聚砜膜 < 血仿膜 < 铜仿膜；而铜仿膜 TAS 比非慢性肾衰竭患者低。HDL-C 和 apo A 聚砜膜和血仿膜高于铜仿膜患者，而甘油三酯是低的。聚砜膜 LDL-C 低于血仿膜和铜仿膜。Hb 与 TAS 有正相关性，而与 MDA 有明显负相关性。透析患者 TAS 与透析持续时间有负相关性，非透析患者病程与 TAS 有明显正相关性，与 MDA 有负相关性。

(十一)动脉硬化

Schleicher 等[22]用单克隆抗 CML(AGE 分子中的天然结构)抗体试验证实，在糖尿病患者各种组织中(皮肤结缔组织、动脉壁、椎间盘核浆)有 AGE 蓄积，主要是碳氧甲基赖氨酸(carboxymethellysine)，其水平与年龄相关，糖尿病肾衰竭患者比无肾衰竭患者高出几倍。可以推测，在血管壁上这种异性蛋白转化的 AGE 可能导致糖尿病患者的血管老化和一定程度的血管损伤。Niwa 等[23]证明，另一种 AGE 抗原决定基，咪唑啉酮(imidazolone)存在于尿毒症患者主动脉壁上。作者指出，透析膜相关的氧化应激增强可以导致糖基化，因此认为用生物相容性好的透析膜可以改善长期透析患者的加速性老化。

Deppisch 等[24]指出，血小板和单核细胞与内皮细胞的相互反应，单核细胞渗透到早期动脉硬化病损区是动脉硬化的重要起始步骤。根据这个认识，炎症早期在局部出现小斑块，通过黏附分子和趋化作用吸引过客细胞。尽管现在还不能肯定是否活化的单核细胞首先渗透到炎症早期部位，但推测被活化的单核细胞先进入动脉硬化区域，而铜仿膜可以激活血小板和单核细胞。有趣的是循环单核细胞有的活化，有的未活化，因此还不清楚扩展的斑块碰上的是活化还是未活化的单核细胞。有作者证明，在无补体情况下，铜仿膜也能通过 L-岩藻糖特异性受体活化单核细胞。在有补体存在时，单核细胞对铜仿膜的活化反应可增强。β_2-MG 的 mRNA 表达增加，说明循环单核细胞活化。单核细胞也能被外源物质(硅橡胶、橡胶)激活。另一方面，单核细胞某些特殊功能，如透析患者的循环细胞由 IgG 的 Fc 介导的吞噬作用减弱，这可以解释膜接触的延长反应。有作者报道，尿毒症患者血清有抑制单核细胞功能的小分子抑制物，通过透析可以排除这些抑制物。尿毒症患者在补体活化其他方面也值得考虑，补体系统中 D 是一种蛋白，肾衰竭时在血浆中蓄积。有趣的是,D 因子可以被血液滤过排除,但不能被血液透析清除。D 因子在体内蓄积,但缺乏天然抑制因子,导致补体系统持续活化,但不足以产生影响。动脉硬化损伤中的补体成分,斑块中 C5b-9 复合物也出现,是通过大量的非载脂蛋白直接活化的。D 因子高浓度时也可增加局部补体活化。

此外,由黏附分子如选择素(selectines)和黏附素(adhesines)介导的血细胞和内皮细胞之间反应在动脉硬化损伤早期起重要作用。透析膜可以刺激选择素的 β_2 亚族黏附分子的表达,这是否能使信号传达到覆盖在小斑块上活化的内皮细胞还值得进一步探讨。据报道,糖尿病尿毒症时 AGE 蓄积明显超过非尿毒症糖尿病,AGE 在动脉硬化中起重要作用,血液滤过可以清除 AGE 肽,但血液透析则不能。

内皮素和一氧化氮(NO)也能调节动脉硬化的形成,肾衰竭或透析患者循环内皮素水平升高。目前还不清楚循环中内皮素浓度能否影响在动脉硬化损伤中的细胞,或完全是一种反映血管损伤部位内皮细胞活化的溢出物。现公认,内皮素是一种内分泌物质,它的天然抑制物是 NO。NO 可使血管扩张,抑制血小板聚集和细胞增殖反应。有一种 NO 合成酶的低相对分子质量抑制剂,即不对称二甲基 L-精氨酸(ADMA),在肾衰竭时蓄积,因而 NO 生成减少,此与动脉硬化形成有关。NO 不仅是一种血管扩张剂,也可抑制系膜细胞和血管平滑肌细胞增殖。是否 NO 产生不足使其对血管平滑肌细胞抑制增殖作用减弱,尚需进一步研究。ADMA 也可由血液透析清除,这不仅与高血压有关,也与动脉硬化有关。

(十二)恶性肿瘤增加

Matas 等[25]报道,非透析尿毒症患者恶性肿瘤发病率比年龄和性别相匹配的正常人高 7 倍,在透析人群为对照组的 1.7 ~20 倍。肿瘤发生率增高的原因与原发病、尿毒症免疫功能缺陷、PTH 增高和活性维生素 D 缺乏有关。据报道,用铜仿膜透析产生氧自由基高于合成膜。血液透析患者比 CAPD 患者、非透析患者和健康对照组末梢血单细胞产生更多的 *c-myc* 原癌基因表达,这可能是血/膜反应产生致癌作用的机制之一。

参考文献

1. Simon P, Ang KS, Cavarle Y, et al. Does immunodeficiency in uremic patients promote dialysis-related amyloidosis? Int J Artif Organs, 1988, 11(2):102-106.
2. Zaoui P, Hakim RM. Natural killer-cell function in hemodialysis patients: effect of the dialysis membrane. Kidney Int, 1993, 43(6):1298-1305.
3. Rasic S, Dzemidzic J, Leto E, et al. Changes in lymphocyte receptors and their activation markers during hemodialysis using various membranes. Med Arh, 2001, 55(4):221-223.
4. Griveas I, Visvardis G, Sakellariou G, et al. Biocompatibility study based on differential sequestration kinetics of CD14+ CD16+ blood monocyte subsets with different dialyzers. Ren Fail, 2006, 28(6):493-499.
5. Herbelin A, Ureña P, Man NK, et al. In vitro studies of endotoxin transfer across cellulosic and noncellulosic dialysis membranes. Interleukin-1 production. Contrib Nephrol, 1989, 74:79-85.
6. Memoli B, Romano G, D'Arcangelo R, et al. The role of interleukin-6 and of its soluble receptors in the biocompatibility of dialysis treatment. Semin Nephrol, 2004, 24(5):492-494.
7. Thylén P, Fernvik E, Lundahl J, et al. Modulation of CD11b/CD18 on monocytes and granulocytes following hemodialysis membrane interaction in vitro. Int J Artif Organ, 1996, 19(3):156-163.
8. Dal Canton AD. Adhesion molecules in renal disease. Kidney Int, 1995, 48:1687-1696.
9. Stefen H, Ichael S, Juegen B, et al. Apotosis cultured from long tem henodialysis patients. Kidney Int, 1996, 49:792-799.
10. Carracedo J, Rafael R, Oscar P. Cell aggregation and apotosis induced by hemodialysis menbrance. J Am Soc Nephrol, 1995, 6:1586-1590.
11. Roccatellb D, Mazzucco G. Functional changes of monocyte due to dialysis menbrance. Kidney Int, 1989, 35:622-630.

12. Andreoli MC, Dalboni MA, Watanabe R, et al. Impact of dialyzer membrane on apoptosis and function of polymorphonuclear cells and cytokine synthesis by peripheral blood mononuclear cells in hemodialysis patients. Artif Organs, 2007,31(12):887-892.
13. Wilflingseder J, Perco P, Kainz A, et al. Biocompatibility of haemodialysis membranes determined by gene expression of human leucocytes: a crossover study. Eur J Clin Invest, 2008,38(12):918-924.
14. Hakim RM. Clinical implication of hemodialysis membrane biocompatibility. Kidney Int, 1993,44:484-487.
15. Chenoweth DE. Anapheylatox information during hemodialysis: effects of different dialyzer membranes. Kidney Int, 1983, 24(6): 764-767.
16. Johnson RJ. Complement activation during extracoporeal therapy: biochemistry, cell biology and clinical relevance. Nephrol Dial Transplant, 1994,9(Suppl 2):36-40.
17. Schaefer RM, Rauterberg EM, Deppisch R, et al. Assembly of terminal SC5b-9 complent complexes: A new index of blood membrance interaction. Mineral and wlectro Metabolism, 1990,16:73-77.
18. Miyata T, Oda O, Inagi R, et al. Beta 2-Microglobulin modified with advanced glycation end products is a major component of hemodialysis-associated amyloidosis. J Clin Invest, 1993,92(3):1243-1252.
19. Blankestijn PJ, Vos PF, Rabelink TJ, et al. High-flux dialysis membranes improve lipid profile in chronic hemodialysis patients. J Am Soc Nephrol, 1995,5(9):1703-1708.
20. Vlassara H, Fuh H, Donnelly T, Cybulsky M. Advanced glycation endproducts promote adhesion molecule (VCAM-1, ICAM-1) expression and atheroma formation in normal rabbits. Mol Med, 1995,1(4):447-456.
21. Abdel-Naeem NM, Kandell NF, El-Shamaa AA, et al. Biocompatible dialysis membranes and oxidative stress in patients wih end-stage renal disease on maintenance haemodialysis. J Egypt Soc Parasitol, 2005,35(3 Suppl):1173-1197.
22. Schleicher E, Nerlich A. The role of hyperglycemia in the development of diabetic complications. Horm Metab Res, 1996,28(8):367-373.
23. Niwa T, Katsuzaki T, Miyazaki S, et al. Amyloid beta 2-microglobulin is modified with imidazolone, a novel advanced glycation end product, in dialysis-related amyloidosis. Kidney Int, 1997,51(1):187-194.
24. Deppisch R, Ritz E, Hänsch GM, et al. Bioincompatibility—perspectives in 1993. Kidney Int Suppl, 1994,44:S77-S84.
25. Matas AJ, Almond PS, Moss A, et al. Effect of cyclosporine on renal function in kidney transplant recipients: a 12-year follow-up. Clin Transplant, 1995, 9(6):450-453.

第七节　慢性透析患者高同型半胱氨酸血症

孟建中　李丹丹

同型半胱氨酸(homocysteine, Hcy)是体内蛋氨酸循环的正常代谢产物,是能量代谢和许多需甲基化反应的重要中间产物,具有多种生物学效应。自 1969 年 Mccully[1] 报道第 1 例因高同型半胱氨酸血症导致严重动脉粥样硬化的先天性异常患儿以来,对于高同型半胱氨酸血症(hyperhomocysteinemia, Hhcy)与相关疾病关系的研究越来越多。1976 年 Wilcken 等[2] 通过流行病学调查指出 Hcy 是心血管疾病的独立危险因素，此后在不同地域、不同人群的临床及实验研究都相继证实了 Hcy 是引起动脉粥样硬化、急性心肌梗死、脑卒中、冠状动脉及外周血管病变等的独立危险因素。新近的研究发现[3]，慢性肾衰竭患者中存在 Hcy 的代谢紊乱，血浆中 Hcy 水平常常高于正常人的数倍，并与此类患者动脉粥样硬化、冠心病及脑血管等疾病的发生密切相关，因此，探讨慢性透析患者高同型半胱氨酸血症诱发疾病的机制对防治其心脑血管并发症甚为重要。

一、高同型半胱氨酸血症的发生机制

（一）高同型半胱氨酸血症的诊断标准

人体内 Hcy 作为蛋氨酸代谢的中间产物，在正常情况下其生成和代谢保持着动态平衡的状态。正常人体内 Hcy 含量很少，一般人群 Hcy 血浆浓度的正常范围为 5～15 μmol/L，其中 70%～80% 与血浆蛋白（主要是清蛋白）结合；约 1% 以游离硫醇的形式存在于循环血液中；20%～30% 自身结合成同型胱氨酸二聚体，或与其他的硫醇混合成二硫化物。高同型半胱氨酸血症是指空腹或蛋氨酸负荷后血浆 Hcy 浓度超过正常参考范围。1992 年 Kang 提出可以根据 Hcy 升高的水平将高同型半胱氨酸血症分为三度：轻度 16～30 μmol/L、中度 31～100 μmol/L、重度 >100 μmol/L[4]。任何导致其代谢所需酶或辅因子缺陷以及代谢底物的异常均可影响 Hcy 浓度。

（二）体内 Hcy 分解代谢途径

已知 Hcy 本身并不参与蛋白质的合成，其来源为蛋氨酸在腺苷三磷酸（ATP）的参与下形成 S-腺苷蛋氨酸，后者是一个活泼的甲基供体，在甲基转移酶作用下变成 S-腺苷同型半胱氨酸，后者脱去腺苷而生成 Hcy，如图 19-7-1 所示[5]。体内 Hcy 分解代谢途径有：①通过再甲基化途径生成蛋氨酸，这一反应过程中需要蛋氨酸合成酶的催化，这种酶广泛存在于哺乳动物细胞内，以维生素 B_{12} 作为辅因子，反应中能使 5-甲基 4-氢叶酸转变为 4-氢叶酸，供出的甲基由 Hcy 获得使之形成蛋氨酸。②甜菜碱也可作为甲基的供给来源，在甜菜碱同型半胱氨酸甲基转移酶催化下合成蛋氨酸和二甲基甘氨酸，一般认为这一过程仅限于在肝细胞内进行。③Hcy 与丝氨酸缩合为胱硫醚的反应，又称转硫化途径，反应由胱硫醚合成酶（cystathionine β-synthase，CBS）催化，维生素 B_6 为辅酶，缩合成胱硫醚及水。在生理条件下，此反应过程是不可逆的，有利于 Hcy 的转运。生成的胱硫醚在维生素 B_6 为辅酶的 γ-胱硫醚酶的催化下继续分解成胱氨酸和 α-酮丁酸。④直接释放到细胞外液，细胞外液的 Hcy 水平代表着细胞内 Hcy 的代谢状态，这部分与血浆浓度密切相关。释放到细胞外 Hcy 的增加反映了其生成和代谢的紊乱，有研究表明，蛋氨酸的浓度可以影响 Hcy 从细胞释放，在低浓度时，细胞释放受到蛋氨酸合成酶的影响；而高浓度时，细胞释放则受到胱硫醚合成酶的影响，因此任何原因的代谢酶缺陷（如维生素 B_6、维生素 B_{12} 和叶酸缺乏等）均可造成 Hcy 在体内蓄积，造成高 Hcy 血症和类似动脉粥样硬化的病变[6]。

（三）引起高 Hcy 血症的相关因素

从 Hcy 的代谢过程可以看出，Hcy 是蛋氨酸代谢状态的重要反应，它的代谢受到叶酸、维生素 B_6 和维生素 B_{12} 作为辅酶以及参加转硫或再甲基化中各种酶活性的影响。当体内叶酸、维生素 B_6 和维生素 B_{12} 缺乏时，可引起高 Hcy 血症，经流行病学调查证明血清叶酸和维生素 B_6 水平与血浆 Hcy 水平呈负相关性。叶酸和维生素 B_{12} 的水平越低，血浆 Hcy 水平越高，我国北方人群叶酸、维生素 B_{12} 的水平明显低于南方，先天性缺陷、神经管畸形和先天性心脏病的发病率明显高于南方，但与心脑血管病变无明显的相关性[7]。

另外，Hcy 的合成和代谢还与某些酶的活性有关，如 N_5N_{10} 亚甲基四氢叶酸还原酶（MTHFR）、甲硫氨酸合成酶（MS）、CBS、S-腺苷蛋氨酸还原酶（MAT）、S-腺苷同型半胱氨酸水解酶、甜菜碱同型半胱氨酸转移酶、甘氨酸 N 甲基转移酶等 10 余种酶参与 Hcy 的合成和代谢，某些酶的缺乏或酶的活性降低，均可引起血浆 Hcy 水平增高，导致高同型半胱氨酸血症。

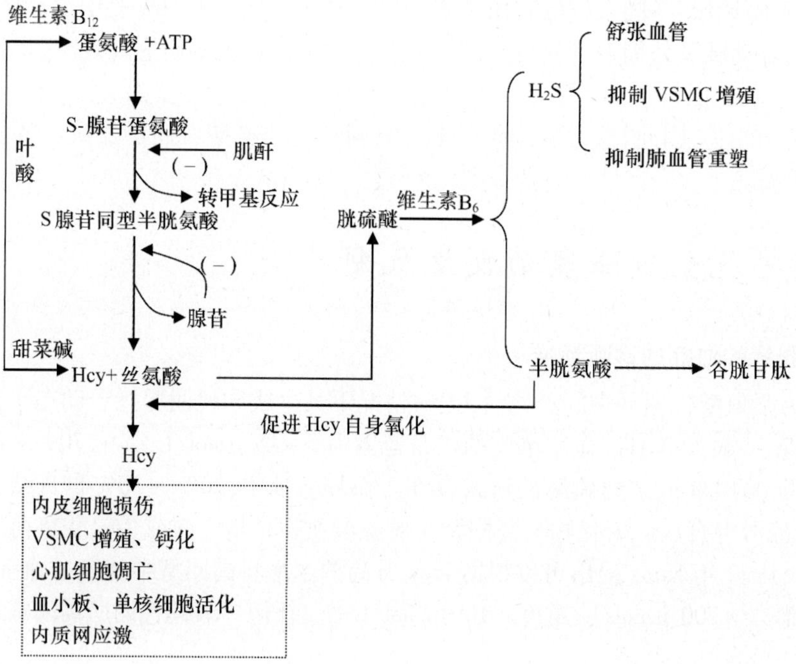

图 19-7-1 蛋氨酸代谢与高同型半胱氨酸血症的致病机制

新近研究表明，基因多态性与高同型半胱氨酸血症有关[8]，产生高同型半胱氨酸血症 *mthfr* 及 *cbs* 的基因缺失或突变，引起酶活动降低。*mthfr* 基因突变最常见为 C677T 点突变、*cbs* 基因突变，其中以位于 287 密码子的 844ins68bp 和位于 307 密码子的 C919A 最常见。经克隆人和大鼠 *mthfr* 基因制备的抗体，进行大量多态性和突变位点的分析，证明了 *mthfr* 的 C677T 是最常见的突变，由此可分为 TT、CT 和 CC 三型。在正常人都有这种意外突变，其中 CC 型（野生型）最高，CT 型（杂合子）其次，TT 型（纯合子）最少。并且初步发现了 TT 型突变对 *mthfr* 的酶活性影响最大。*mthfr* 的酶活性低，在体内叶酸缺乏的情况下，可以引起高同型半胱氨酸血症。在心脑血管和先天性缺陷患者 TT 型的比例较正常人为高，这或许与这些疾病伴发高同型半胱氨酸血症有关。由此可见 *mthfr* 的纯合子突变可能是产生高同型半胱氨酸血症诱发心、脑血管疾病的危险因子。

胱硫醚β-合成酶的突变也是家族性高同型半胱氨酸血症产生的一个重要遗传因素，基因研究发现[9]，CBS 常见的突变位点有 C233G、G306C、262CT 和 C1106G 等 10 余种，但是目前尚未发现 CBS 与高同型半胱氨酸血症及心脑血管疾病和出生性缺陷发病之间的相应关系。除营养、遗传因素外，某些药物如甲氨蝶呤、利尿剂、抗痉挛等药和环境中的毒性物质二硫化碳可导致血浆 Hcy 升高。此外，在性别上，血浆 Hcy 水平男性高于女性，并随年龄增长而增长，45 岁以后升高尤为明显。生活习惯如吸烟、咖啡因、高蛋白饮食等均可影响血浆 Hcy 水平[10]。

二、高同型半胱氨酸血症诱发疾病的机制

对高同型半胱氨酸血症诱发心血管疾病的机制虽已做了大量研究，但是其确切机制仍不十分清楚。高同型半胱氨酸与冠状动脉粥样硬化的发病机制，有学者认为[11]，高 Hcy 可通过兴奋氨基酸的受体（NMDA）或氧化还原受体（Redox），一方面激活磷脂酶/IP3 传导途径，激活蛋白激酶 C，促进促丝裂素激酶（MAPK）活化，另一方面亦可通过降低细胞内 cAMP 的水平，抑制蛋白激酶 A，促进 *mapk*、*fos*、*myc*、*myb* 等癌基因的表达，进而增加细胞周期调控基因 *cyclin A*、*cdk* 等的表达，引起血管平滑肌细胞的增殖和胶原的合成。动物实验通过饲养高蛋氨酸饮食造成高同型半胱氨酸血症或直接输入其衍生物的方法进行观察，结果表明，高 Hcy 水平可导致动脉血管内皮片状脱落，病变部位局部血栓形成并逐渐被纤维组织替

代,并伴有平滑肌增生等类似动脉粥样硬化的病理改变过程[12]。

(一)高同型半胱氨酸血症诱发内皮细胞损伤

血中 Hcy 水平的升高可直接或间接导致血管内皮细胞的损伤。高浓度 Hcy 对内皮细胞的毒性作用表现为氧化应激反应,产生大量的氧自由基,使巯基氧化,引起细胞死亡。在蛋氨酸的代谢过程中形成的 S-腺苷蛋氨酸在甲基转移酶作用下变成 S-腺苷同型半胱氨酸,后者是体内所有甲基转移反应的竞争性抑制剂,可以抑制甲基转移酶的活性,干扰甲基化反应。这不仅会影响 DNA 的合成,引起基因缺失和突变;而且还会抑制蛋白质的甲基化,产生错误和无功能的蛋白质。引起血管内皮细胞结构和功能改变[13]。高 Hcy 血症在金属离子(Fe^{3+}、Cu^{2+})的存在下,通过自身氧化产生氧自由基、过氧化氢、OH^- 作用于血管内皮细胞膜内的不饱和脂肪酸,启动膜脂质过氧化链式反应,影响内皮细胞功能的完整性。

(二)高 Hcy 导致血管平滑肌细胞发生微炎症状态

尿毒症透析患者微炎症状态的病因目前未完全清楚,可能与代谢产物蓄积、氧化应激、生物不相容性透析膜、透析液质量、营养不良、原发肾脏病等有关。新近研究表明 Hcy 是多功能损伤因子,可通过以下机制引起大血管细胞发生微炎症状态:①在过渡金属离子(Fe^{3+}或Cu^{2+})的存在下易发生自身氧化,生成多种强氧化产物(如超氧化物、过氧化氢、过氧化物和羟自由基等);②Hcy 能降低细胞质膜流动性,破坏细胞的完整性,导致细胞结构和功能的损伤;③Hcy 可诱导血管局部的炎症细胞释放多种炎症因子,使血管局部功能损伤;④Hcy 能导致内皮细胞和平滑肌细胞发生内质网应激,通过内质网内蛋白发生错误折叠而损害细胞功能;⑤Hcy 可通过促进低密度脂蛋白的氧化,刺激血管平滑肌细胞增殖,导致动脉粥样硬化的发生和发展;⑥减少血管内皮诱导松弛因子一氧化氮的产生。经体外细胞培养及在动物试验结果表明,将血管内皮细胞置于高浓度的 Hcy 的溶液中,发现 Hcy 能阻碍一氧化氮的产生,而血中 Hcy 的水平与血管舒张程度成反比[14]。孔炜等[15]通过高浓度 Hcy 体外孵育人单核细胞,发现氧化还原因子 1 (Ref-1)的表达上调,进而激活核因子 κB,并增强单核细胞趋化蛋白 1 的分泌,从而促使单核细胞向斑块的聚集,支持 Hcy 可增强免疫炎症反应的推论。

(三)高 Hcy 影响凝血与纤溶状态

研究表明[16],高浓度的 Hcy 可刺激血管内皮细胞增生,增加血凝状态,促使斑块形成,参与了血管性疾病的发生和进展过程。其可能机制为:①刺激血管平滑肌细胞过度增殖参与血管重塑;②通过干扰脂质代谢,促进内皮细胞表达凝血物质,抑制抗凝血物质的表达;③通过氧化产生同型半胱氨酸硫内酯,这种物质可引起血栓素(TXB_2)以及 PGE1a 形成,促进血小板的黏聚,导致血栓形成;④干扰细胞 L2 精氨酸/一氧化氮合酶/一氧化氮通路等多种途径损伤内皮细胞。高 Hcy 可以促进内皮素的产生,抑制 NOS/NO 的产生,诱导内皮细胞产生和激活促凝血因子,促进纤溶酶激活抑制剂(PAI)的表达,抑制合成血栓调节素(TM)及干扰蛋白 C(PC)的表达,抑制 tPA 的结合和作用[17]。

三、高同型半胱氨酸血症与大血管病变

(一)高 Hcy 与大血管病变

Hcy 与冠状动脉病变、脑血管病变、外周血管病变显著相关。有人发现[18],经血管造影证实的外周血管疾病患者及间歇性跛行患者血浆 Hcy 水平高于正常人;经 B 超证实颈动脉内膜及肌层增厚的患者血浆 Hcy 水平亦高于正常人;经血管造影证实具有冠状动脉病变的患者血浆 Hcy 亦高于正常人。因此提出高水平的 Hcy 可引起冠状动脉及外周血管疾病、脑血管疾病及静脉血栓形成等多部位血管病变。经对近 1 000 例经冠状动脉造影证实的心脑血管病患者和正常人血浆 Hcy 的水平比较,发现动脉粥样硬化、心肌梗死和脑卒中的患者 Hcy 的水平明显高于正常人,说明 Hcy 可能是致使血管病变的一种独立危险因素。国内有关资料表明,我国正常人血浆 Hcy 水平一般在 14 μmol/以下,而冠心病、脑卒中的患者平均为 17 ~ 20 μmol/L[19]。血浆 Hcy 水平与心血管病变程度和并发症呈正相关。Hcy 每增加5 μmol/L,发生冠状

动脉疾病的比值比(OR)男性是1.6,女性为1.8。总人群中冠状动脉粥样硬化的10%与Hcy作用有关。当其浓度≥18.6 μmol/L时,这种危险更为突出。

(二)Hcy对血液透析患者动静脉血管内瘘的影响

Shemin等[20]对84例行动静脉内瘘的MHD患者进行为期18个月的观察,发现血浆中Hcy每增加1 μmol/L,血管通路栓塞的危险即可增加4.0%,且血浆中Hcy水平越高,患者远期生存率就越低。这可能与Hcy能激活氧化应激促进血管硬化,以及促进凝血系统功能,改变血管壁糖蛋白分子纤维结构,增加平滑肌细胞增殖,参与了血管通路的栓塞有关。

(三)Hcy导致大血管病变的可能机制[21]

(1)高Hcy可使脂质磷酸化,激活蛋白激酶C,促进 *cfos* 和 *cmyb* 基因在血管内皮、平滑肌细胞表达,使血管内皮细胞平滑肌细胞增生。

(2)高Hcy毒性可损伤血管内皮细胞,诱导平滑肌细胞mRNA的表达,加速细胞增生。

(3)高浓度Hcy易形成Hcy巯基内酯,被小动脉平滑肌细胞吞噬形成泡沫细胞,加速动脉硬化。

(4)Hcy自发形成巯基内酯化合物可使血小板黏附、聚集增加,促进血栓素(TXB_2)和PGF1a形成,加速血凝。

(5)Hcy可自发氧化形成超氧化物和过氧化物,导致内皮细胞损伤和低密度脂蛋白氧化,造成血管平滑肌持续性收缩,引起缺氧性损伤。

四、高同型半胱氨酸血症与糖尿病微血管病变

研究发现糖尿病易伴发大血管和微血管病变,Hcy是此类患者死亡的重要的预测因子[22],但对糖尿病为什么会引起高同型半胱氨酸血症,以及高同型半胱氨酸血症对糖尿病微血管并发症(糖尿病肾病、糖尿病视网膜病变)有什么影响一直是研究的焦点问题。

(一)高同型半胱氨酸与胰岛素抵抗

胰岛素作为体内唯一降糖激素,可以调节糖、蛋白质及脂肪三大物质代谢。糖尿病患者由于胰岛素相对或绝对缺乏或胰岛素抵抗,可能会影响Hcy的分解代谢,导致高同型半胱氨酸血症。郭清华等[23]研究表明,2型糖尿病时血Hcy浓度与体重指数(BMI)、空腹和餐后血糖及糖化血红蛋白呈正相关。提示BMI增高是胰岛素抵抗的一种表现,而后两者是血糖控制好坏的指标,说明此类患者Hcy浓度增高的原因可能与糖尿病胰岛素抵抗的程度和代谢控制差有关。有人观察了[24]1型糖尿病空腹及蛋氨酸负荷后血Hcy的变化,高同型半胱氨酸血症发生率达35%。还有研究[25]应用葡萄糖钳夹技术探讨胰岛素对2型糖尿病及正常人血Hcy的影响,输入胰岛素后,正常人血浆Hcy水平明显下降,而伴有胰岛素作用不足的2型糖尿病患者血浆Hcy无变化,提示胰岛素对Hcy代谢有重要作用,糖尿病本身导致的高同型半胱氨酸血症可能是糖尿病微血管病变的一个危险因素。

(二)高同型半胱氨酸与微量蛋白尿

糖尿病肾病(DN)时尿微量白蛋白的增多是广泛血管内皮细胞损害和功能异常的标志。其机制是由于肾小球滤过膜通透性异常和(或)肾小球内压增加等综合因素作用,导致肾小球基底膜(GBM)电荷屏障受损及机械屏障异常,其中肾微血管内皮细胞和系膜细胞功能障碍是引起上述异常的主要病变基础。有学者[26]通过随访正常白蛋白尿的患者6年,发现基线时血浆Hcy高于19 μmol/L的患者发生微量白蛋白尿的危险性是血浆Hcy水平低于9 μmol/L患者的5.1倍,表明Hcy参与了微量白蛋白尿的发生。还有研究[27]对血清总同型半胱氨酸(tHcy)水平与糖尿病微血管并发症(糖尿病肾病、糖尿病视网膜病变)的关系进行分析,结果发现糖尿病合并微血管病变患者血清tHcy浓度明显高于单纯糖尿病及正常对照组,其差异有显著性意义($P<0.05$),认为此类患者存在的胰岛素缺乏或胰岛素抵抗,导致高血糖、高血脂、低白蛋白血症能影响Hcy的分解代谢,引起高同型半胱氨酸血症,尤其是糖尿病终末期肾病患者

的高同型半胱氨酸血症发生概率更高。

Bellamy[28]对24例健康者运用蛋氨酸负荷测定血浆蛋氨酸、Hcy水平以及血流介导与内皮功能有关的动脉扩张功能，发现在蛋氨酸负荷前后，Hcy水平明显升高($P<0.01$)，而血流介导的动脉扩张功能降低($P<0.05$)，舌下含服硝酸甘油所介导的动脉扩张功能在蛋氨酸负荷前后无明显变化($P=0.32$)，提示Hcy可能通过诱导内皮功能紊乱而促进血管病变。动物实验和人血管内皮细胞培养显示，直接给予Hcy即可引起循环内皮细胞增多，而后者是内皮细胞损伤的标志。因此，Hcy的升高不仅降低了内皮依赖的舒张功能，还抑制了内皮细胞的增生，是导致内皮细胞修复障碍以及血管舒缩障碍的重要诱因。

肾脏系膜细胞具有与血管平滑肌细胞类似的功能特性。Hcy致使系膜细胞增生、基底膜结构改变，加重白蛋白尿的可能机制为：①细胞毒性作用，Hcy通过自身氧化作用产生羟自由基、过氧化氢自由基等，破坏足突细胞形态及功能；②Hcy通过降解肾小球内皮细胞的硫酸乙酰肝素蛋白多糖，减少细胞外过氧化物歧化酶变位酶对血管内皮细胞表面的黏附，降低肾小球基底膜、系膜区和毛细血管壁内皮细胞表面的抗氧化能力；③抑制一氧化氮合成酶，引起内皮依赖的血管舒张因子产生减少，使其舒张功能受损；④影响细胞因子或受体介导的生物效应基因表达和分泌，诱导细胞凋亡，因此，高同型半胱氨酸血症与白蛋白排泄率及糖尿病肾病的进展有关[29]。Hcy是独立于高血压、糖尿病、蛋白摄入和肾功能之外的影响尿蛋白排泄率的因素之一。

(三)同型半胱氨酸与糖尿病视网膜病变

Hcy与视网膜病变之间的关系，各家报道不一。有学者[30]调查了625例研究对象，发现正常糖耐量者视网膜病变发生率为9.8%，糖耐量减退者为11.8%，新诊断的2型糖尿病患者为9.4%，以前诊断的2型糖尿病患者为32.3%。血清Hcy浓度≤16 μmol/L的患者视网膜病变发生率为12%；而>16 μmol/L者为16.5%，经过校正年龄、性别、血糖、高血压等因素后，无糖尿病者视网膜病变与Hcy水平无明显相关性，但在糖尿病患者中，视网膜病变与Hcy水平密切相关。

五、慢性肾衰竭与高同型半胱氨酸血症

慢性肾衰竭(CRF)高Hcy血症可见于CRF的各个阶段和接受各种方法治疗的患者。

(一)CRF终末期与高同型半胱氨酸血症

众多研究表明，血浆Hcy在CRF早期阶段就可升高，随着肾功能的进一步恶化，其升高亦越明显。目前，CRF及肾移植后患者的高同型半胱氨酸血症被认为是此类患者产生心脑血管病变的一个独立危险因素。这一看法得到众多临床研究的支持，其中有研究表明[31]，CRF终末期患者高同型半胱氨酸血症出现的机会是正常人的33倍，而常见的心脑血管疾病危险因素如高血压、糖尿病、高胆固醇血症等在此类患者中出现的概率为正常人的1.9~15倍，因此，Hcy是CRF患者心脑血管疾患最为常见的危险因素。

(二)慢性肾衰竭时血浆Hcy水平增高的可能原因

(1)营养成分缺乏，尤其是叶酸、维生素的缺乏。尿毒症毒素体内蓄积及代谢性酸中毒，可引起CRF患者食欲不振、恶心及呕吐，长期的维生素摄入不足。

(2)维生素的吸收和利用障碍，可能与尿毒症毒素刺激胃肠道引起腹泻，胃肠道黏膜水肿有关。

(3)各种营养要素及维生素消耗增加，反复慢性感染、大量应用抗生素以及其他药物均可影响体内维生素的吸收和利用；特别是长期接受血液透析和腹膜透析治疗，可引起各种营养要素和维生素丢失增加(尤其是维生素B_6、维生素B_{12}及叶酸)。研究发现[32]慢性肾衰竭及透析患者约10%存在叶酸的缺乏，一般来说，血液透析患者每透析一次可丢失叶酸约37.3 μg，慢性肾衰竭患者每日从尿中可丢失叶酸约10 μg。

(4)尿毒症毒素对某些酶有抑制作用，有资料证明[33]70%的慢性肾衰竭患者发生的维生素B_6缺乏可能与尿毒症毒素对某些酶有抑制作用有关，如磷酸吡哆醛为辅酶的酶(如天冬氨酸转移酶，谷草转移酶

等)活性皆下降,即使补充维生素 B_6 也不能得到矫正。

(5)某些药物的影响,如甲氨蝶呤可抑制二氢叶酸还原酶导致细胞内甲基四氢叶酸浓度下降。

(6)体内各种氨基酸比例失衡,CRF 时营养不良,必需氨基酸(EAA)水平下降,而其他非必需氨基酸(NEAA)水平则升高。有研究报告提示[34],CRF 患者的 EAA 水平越低,NEAA 水平越高,Hcy 水平就越高。

(7)治疗不当,尤其是对 CRF 患者补充氨基酸时,可出现血中蛋氨酸水平增高,而高浓度的蛋氨酸可抑制参与 Hcy 再甲基化酶的活性,因而可造成 Hcy 在血液中的堆积。

(8)存在某些 Hcy 相关酶突变易感基因,有研究[35]对 175 例 CRF 患者与正常对照进行 *mthfr* 基因多态性及血浆总 Hcy 的检测,发现 CRF 患者的 *mthfr* 基因纯合子和杂合子突变发生率均显著高于正常组。说明 *mthfr* 基因可能是 CRF 的易感基因之一。*mthfr* 基因突变可导致酶的活性大大下降,从而影响 Hcy 再甲基化,导致血浆 Hcy 水平的增高。

(9)与代谢和清除有关,一组正常大鼠肾脏代谢 Hcy 的研究时发现[36],血液每流经肾脏一次,其所含 Hcy 有 20% 被清除,而且同时在尿中检出的 Hcy 极少,据此结果,他们认为肾脏主要通过摄取并参与 Hcy 的代谢。CRF 时肾脏部分结构和功能丧失可能是产生高 Hcy 血症的主要原因。有研究表明,肾外组织处理 Hcy 的能力及途径改变也可能造成 CRF 时的高 Hcy 血症。尿毒症时肝脏蛋氨酸腺苷转化酶水平升高,可致使 S-腺苷蛋氨酸水平升高进而形成 Hcy, 与此同时,参与 Hcy 转化的 CBS 和胱硫醚活性未受影响,这些酶活性间的差异导致了 CRF 时血浆 Hcy 水平的升高。此外,丝氨酸是 Hcy 代谢途径的必需底物,其水平变化亦可影响 Hcy 水平。正常肾脏可以合成相当数量的丝氨酸,肾脏功能受损后,丝氨酸水平下降,从而可能使 Hcy 的代谢受到抑制,导致其水平升高。

六、高同型半胱氨酸血症的药物防治

高同型半胱氨酸血症的防治可以从抑制 Hcy 的生成,促进 Hcy 的代谢及对抗 Hcy 的作用三方面来进行。

(一)抑制 Hcy 的生成

其中增补叶酸、维生素 B_6 和维生素 B_{12} 是最常用、最经济和有效的方法,由于维生素 B_6、维生素 B_{12} 及叶酸是 Hcy 代谢中必需的辅助因子,特别是 *mthfr* 突变基因的 677 位核苷酸编码区可能处于 *mthfr* 与叶酸的结合区,叶酸与 *mthfr* 结合可增加酶的稳定性和活性。因此,血浆中 Hcy 浓度与血浆维生素 B_6、维生素 B_{12} 及叶酸浓度呈非线性负相关,证实维生素 B_6、维生素 B_{12} 及叶酸的缺乏是 CRF 诱发血浆 Hcy 浓度升高的一个重要因素。有学者[37]对 130 例首次心肌梗死的住院患者,和对照组 118 名正常人的空腹血浆 Hcy 和维生素水平与心肌梗死危险性关系研究,发现患病组平均血浆 Hcy 水平比对照组高 11%,且每增高 3 μmol/L的 Hcy,其比值比是 1.35($P=0.007$)。患者组饮食中和血浆中的维生素 B_6、叶酸低于对照组,这些维生素与心肌梗死危险因素呈负相关,且独立于其他潜在的危险因素。叶酸是血浆 Hcy 水平的最重要决定因子,在其后长达 7.5 年的随访中,叶酸治疗可有效降低血浆中的 Hcy 水平。对于 CRF 患者无论是透析患者还是非透析患者都是十分必要的。

国外一些研究[38]证明长期应用叶酸和维生素 B_{12} 可有效降低高同型半胱氨酸血症,使动脉粥样硬化患者的存活率提高 6% ~10%。而叶酸及维生素的剂量是否越高血浆 Hcy 水平下降就越大? 自 1996 年以来,有些人认为加大叶酸剂量临床可得到相加的效应,其实不然,有学者对 14 例血液透析患者分别给予叶酸每周 15 mg、35 mg、70 mg 连续给药 24 周,发现血浆 Hcy 明显下降,从用药前的 37.5 μmol/L 分别下降至 22.3 μmol/L、23.4 μmol/L 及 22.3 μmol/L,约下降 32.0%。因此,叶酸用于治疗高同型半胱氨酸血症的推荐剂量为 5mg/d,维生素 B_6 50 mg/d。

然而由于尿毒症患者可能存在叶酸的结合和转运的异常,或存在 *mthfr* 纯合子突变,*mthfr* 的酶活性下降或失活, 由于叶酸必须通过 *mthfr* 才能发挥其药物效应,补充叶酸后尽管细胞内 Hcy 水平很高但仍不能将 Hcy 再甲基化而形成蛋氨酸,因此,应用叶酸增补剂防治高同型半胱氨酸血症诱发的心脑血管病时，应用四氢叶酸可能更为有效。应当指出，由于动脉硬化、心脑血管病的发病机制十分复杂，应用叶酸、维生素 B_{12}和维生素 B_6 虽然可以降低 Hcy 水平，但对已发生的严重病理变化则难以逆转。从我国与美国疾病防治中心应用叶酸的大规模干预结果来看，应用叶酸、维生素 B_6 及维生素 B_{12}早期预防是有效的，有必要的，也有理由推行强化叶酸增补剂来预防心脑血管疾病。

(二)促进 Hcy 的代谢

甜菜碱可以通过甜菜碱同型半胱氨酸甲基转移酶使 Hcy 还原成蛋氨酸，雌激素可以促进这一反应。因此，应用甜菜碱和雌激素也可以有效地降低血浆 Hcy 的水平。低蛋氨酸的饮食或应用 S-腺苷同型半胱氨酸水解酶的抑制剂，可以抑制 Hcy 的生成，降低血浆 Hcy 的水平。

(三)对抗 Hcy 的致病作用

有实验报告[39]，应用 L-精氨酸，可促进 NO 合成，拮抗高 Hcy 的细胞毒性作用；应用金属硫蛋白或牛磺酸可以防止钙超载，抑制 Hcy 所引起的脂质过氧化。一些生物活性多肽如降钙素基因相关肽、C-型利钠激素(CNP)、肾上腺髓质激素等，可以抑制蛋白激酶 C 的活性，抑制高同型半胱氨酸血症所引起的细胞增殖。此外，一些抗氧化剂、兴奋性氨基酸受体(NMDA)竞争性拮抗剂、钙通道阻断剂等也可能有拮抗高同型半胱氨酸血症的致病作用。虽然补充叶酸、维生素 B_6 和维生素 B_{12}的治疗对临床降低和消除高 Hcy 血症是迅速有效的，但是这种治疗能否改变动脉粥样硬化的病理过程使其临床症状缓解和消失，以及补充维生素后的远期效果如何，停药后有无反复，尚需进一步研究。

Urquhart 等[40]近期进行了一项临床随机双盲、安慰剂对照试验，他们在血液透析患者(每周 3 次)透析前静脉注射美司钠 5 mg/kg，8 周后美司钠组血 Hcy 浓度为 24.3 μmol/L，安慰剂组为 24.9 μmol/L，与治疗前比较差异无统计学意义($P>0.05$)。补充叶酸(口服)和维生素 B_{12}(口服或肌内注射)一直是临床治疗高 Hcy 的常用方案，但其降低尿毒症患者血清 Hcy 水平仍有限，短期临床荟萃分析显示，服用叶酸能使 Hcy 水平下降约 25%，补充维生素 B_{12}仅可降低约 7%[17-18]。因此，单依赖药物不能有效改善维持性血液透析(maintenance hemodialysis, MHD)患者的高 Hcy 水平。

七、血液净化模式对高同型半胱氨酸血症的影响

Hcy 对 MHD 患者心血管疾病的影响显著，故如何有效降低循环 Hcy 水平显得尤其重要，但目前关于血液净化模式对高同型半胱氨酸血症影响的相关性研究不多，且结果亦不一致。早期的研究发现[41]无论采取何种透析方式，和选用何种透析膜的透析器透析，患者均存在高同型半胱氨酸血症，因此，近年来有学者试图通过改变血液净化模式来降低血浆 Hcy 水平。

研究表明血液透析对 Hcy 及其代谢酶抑制物具有一定的清除作用，经单次血液透析后血浆 Hcy 可降低近 40%，其降低的程度与选用血仿膜和聚砜膜透析器的患者之间无明显差异。造成这种现象的原因可能是，血循环中的 Hcy 可以通过二硫键与血浆蛋白结合，这种结合型的 Hcy 占全部 Hcy70% 左右，仅 30% 呈游离状态，故推测经血液透析清除的可能主要是游离的 Hcy。但在血液透析 20 小时后血浆 Hcy 便回到接近透析前水平，因此，血液透析不能有效改善维持慢性肾衰竭患者的 Hcy 水平，而与此相反，有报告提示 CAPD 患者的血浆 Hcy 可处于相对较低的水平[42]。

高通量血液透析(HFD)是近年来血液净化领域新兴的一种透析模式。目前国内外的研究认为，HFD 对清除中分子毒素的作用有一定优势，如可增加 β_2-MG 等中、大分子的清除率，减少心血管病变，改善营养状况、脂质代谢和贫血等。文献报道[43]高通量透析使血 Hcy 浓度下降，透析后 60 分钟，低通量透析组患者的血 tHcy 浓度与透析前无明显差异，但高通量透析仍明显降低。House 等[44]报道，单次透析后，高通量透析组血 Hcy 的下降幅度为 42%，明显低于低通量透析组(32%)患者 ($P<0.001$)，但透析 3 个月后，两组透析前的血 Hcy 水平并无差别。还有报告对患者分别进行 4 周的普通透析、高通量透析和超高通量透析，结果发现，单次透析后三种透析器的 Hcy 下降率并无区别，但经 4 周超高通量透析后，患者透析前的血 Hcy 水平明显下降(14.6 ± 2.8)%，说明短期超高通量透析通过降低某些可能对 Hcy 代谢酶产

生抑制作用的中相对分子质量尿毒素物质,而降低血 Hcy 水平。陈朝生等[45]对 20 例 MHD 患者进行 2 年 HFD 治疗后,发现 HFD 组患者透析前血浆 Hcy 水平虽然低于 HD 组,但并无统计学意义〔(24.60 ± 6.61) mmol/L *vs*. (28.44 ± 8.57) mmol/L,$P>0.05$〕,说明长期持续 HFD 对血浆 Hcy 的清除并不具有明显优势,然而该结论是否能成立,尚需扩大样本量或延长观察时间等进一步的研究。

刘玲[46]等观察不同的血液净化模式治疗对 MHD 患者体内 Hcy 水平的影响,将 72 例尿毒症患者按不同血液净化方式分为:①单纯血液透析组(HD 组, $n=25$);②血液透析合并血液滤过组(HD + HDF 组,$n=30$);③血液透析合并连续性肾脏替代治疗组(HD + CRRT 组,$n=17$);④健康对照组(C 组,$n=25$)。分别在为期 1 年的治疗前后测定 3 组 MHD 患者血清 Hcy 水平。结果发现:①在单次治疗后,3 组患者的血浆 Hcy 水平均有下降,其中 HD 组下降约 18%、HDF 降低约 56%、CRRT 降低约 43%;②HDF 组和 CRRT 组治疗前后相比较,差异有统计学意义($P<0.01$),其中 CRRT 组 Hcy 水平降低的幅度不如 HDF 组(可能与例数较少有关),而 CRRT 组与 HD 组相比,Hcy 水平降低的幅度在治疗前后无统计学意义($P>0.05$)。提示:①血液透析是基于弥散透析原理清除小相对分子质量尿毒物质的,Hcy 虽是小相对分子质量尿毒物质,但在体内有 70% ~80% 的 Hcy 能与白蛋白结合,从而可转变成为大中相对分子质量毒素,而该研究采用的血仿膜透析器,孔径较小,超滤系数亦较低,故对 Hcy 清除能力较差。②已知血液滤过中的溶质对流传质是溶质随着水的滤过而同时进行,膜两侧溶质的浓度基本相等,因此它对小分子物质的传质相对血流透析而言速率较低,而对中分子物质的传质速率相对较高。该研究采用血液透析合并血液滤过模式,可通过弥散与对流方式清除小及中分子尿毒物质,有利于降低 Hcy 水平。③CRRT 主要通过对流方式清除溶质,在清除大分子毒素和炎症介质方面占有优势。④HDF 和 CRRT 治疗组均采用高通量合成膜滤器,孔径较大,生物相容性良好,超滤系数高,具有较高的超滤率和吸附蛋白的作用,故对 Hcy 清除效果明显优于 HD。

近来文献报道,组合型人工肾即血液透析滤过加血液吸附均能增强清除 Hcy 的能力[47]。提示吸附技术对大分子物质,尤其是能与蛋白结合的溶质具有较好的清除效果,但目前尚缺乏大规模、长时间治疗的循证医学资料说明组合型人工肾特异性免疫吸附治疗高 Hcy 的安全性及有效性。

总之,CRF 时血浆中 Hcy 水平升高与动脉粥样硬化、冠心病、脑血管病等疾病密切相关,而现今临床上对高同型半胱氨酸血症的处理,通常是采用大剂量叶酸口服的方法,故疗效差。近年的研究表明,通过改变血液净化模式,可降低透析患者的高同型半胱氨酸血症,延缓动脉粥样硬化的病理进展,改善临床症状。虽然从理论上说,HDF 可以通过对流与弥散的方式清除小及中分子尿毒物质,有利于降低 Hcy 水平,但采用组合型人工肾等新的治疗模式,降低透析患者血浆大中分子尿毒物质水平,似乎具有更好的研究前景。那么到底应该采用什么样的治疗降低同型半胱氨酸水平?探索工作任重而道远!应该指出,CRF 并发严重的心脑血管病其发病机制是十分复杂的,而高同型半胱氨酸血症可能只是诸多致病因素中的一个危险因素,因此要想提高透析患者的生存质量,势必在纠正高同型半胱氨酸血症的同时,还应重视防治 CRF 的其他并发症。

参考文献

1. Mccully KS. Vascular pathology of homocysteinemia: implications for the pathogenesis of arteriosclerosis. Am J Pathol, 1969, 56 (1): 111-128.

2. Wilcken DE, Wilcken B. The pathogenesis of coronary artery disease. A possible role for methionine metabolism. J Clin Invest, 1976, 6(2): 1079-1082.

3. 余月明,侯凡凡,张训,等. 慢性肾衰竭患者同型半胱氨酸血症、氧化应激和微炎症反应间的关系及其在动脉粥样硬化中的作用. 中华内科杂志, 2004, 43(4): 292-295.

4. 耿彬,常林,杜军保,等. 防治高同型半胱氨酸血症的新策略. 北京大学学报(医学版),2005, 37(2): 215-219.

5. Nurk E, Tell GS, Vollset SE, et al. Changes in lifestyle and plasma total homocysteine: the hordaland homocysteine study. Am J Clin Nutr, 2004, 79 (5): 812-819.
6. 马聪敏,李亚娟. 高同型半胱氨酸血症研究进展. 中国实用神经疾病杂志,2008, 9(11): 132-134.
7. 陈宝炳,滕勇,康云平,等. 血浆同型半胱氨酸水平与慢性肾衰竭的相关性. 中国预防医学杂志,2007, 12:8(6): 752-753.
8. Clarke R, Daly L, Robinson K, Naughten E, et al: Hyperhomocysteinemia: an independent risk factor for vascular disease. N Engl J Med, 1991, 24:1149-1155.
9. Toole JF, Malinow MR, Chambless LE, et al. Lowing homocysteine in patients with ischemic stroke to prevent recurrent stroke, myocardial infarction, and death: the vitamin intervention for stroke prevention(V ISP) randomized controlled trial. JAMA, 2004, 291(4): 565 -575.
10. 崔秀玉,曹美芳,孙华,等. 同型半胱氨酸的代谢及其临床应用. 医学检验与临床,2008, 19(5): 71-72.
11. Biasioli S, Schiavon R, Petrosino L, et al. Dialysis kinetics of homocysteine and reactive oxygen species. ASAIO Jep-Oct, 1998, 44(5): 423-432.
12. Stampfer MJ, Malinow MR, Willett WC, et al. A prospective study of plasma homocysteine and risk of myocardial infarction in US physicians. JAMA, 1992, 68(2): 877-887.
13. Wilcken DEL, Gupta VJ, Reddy DG. Accumulation of sulfur-containing amino acids including cysteine-homocysteine in patients on maintenance hemodialysis. Clin Sci, 1980, 58(4): 427-430.
14. 余月明,张明,侯凡凡,等. 慢性肾衰竭患者高同型半胱氨酸血症及其影响因素. 西南国防医药,2004,14(5): 487-490.
15. 孔炜, 王宪. 免疫炎症反应与动脉粥样硬化-高同型半胱氨酸血症促进动脉粥样硬化早期发病的免疫炎症机制. 中国动脉硬化杂志, 2007, 15 (7): 525-526.
16. Guldener VC, Lamder J, Jaanssen MJ, et al. Endothelium-dependent vasodilatation and distensibility of large arteries in chronic hemodialysis patients. Nehprol Dial Transplant, 1997, 12(5): 14-18.
17. Fodinger M, Mannhalter C, Wolfl G, et al. Mutation (677ctoT) in the methylene- tetrahydrofolate reductase gene aggravates hyperhomocysteinemia in hemodialysis patients. Kidney Int Aug, 1997, 52(2): 517-523.
18. Takamitsu Y, Nakanishi T. Association of endothelial dysfunction with sulfur amino acid metabolism in chronic renal failure. Am J Kid Dis, 2001, 38(4): 95-99.
19. 陆菊明,谷伟军. 同型半胱氨酸——糖尿病血管病变的新型危险因素. 军医进修学院学报,2009,30(3),249-251.
20. Shemin D, Lapane KL, Bausserman L, et al. Plasma total homocysteine and hemodialysis access thrombosis: a prospective study. J Am Soc Nephrol, 1999, 10 (5): 1095-1099.
21. 杨国庆,陆菊明,柳红芳,等. 吡格列酮对胰岛素抵抗大鼠血浆同型半胱氨酸水平的影响. 中华内科杂志,2005,44(3):38-41.
22. 易扬,路建饶,田军,等. 血浆同型半胱氨酸水平、颈动脉内膜中层厚度与内瘘闭塞的关系. 中国血液净化, 2008, 7(5):263-265.
23. 郭清华,陆菊明,潘长玉,等. 2 型糖尿病微血管病变患者血浆同型半胱氨酸的变化及其机制的探讨. 中国糖尿病杂志, 2002,10(1):32-36.
24. Douglas S, Andrew GB, Jacob S. Treatment of hyperhomocysteinemia in end-stage renal disease. Am J Kid Dis, 2002, 38 (40): 91-94.
25. Perna A F, Ingrosso D, Lombardi C, et al. Possible mechanisms of homocysteine toxicity. Kidney Int, 2003,84(Supp l): 137-140.
26. Chauveau P, Chadefaux B, Coude M, et al. Increased plasma homocysteine concentration in patients with chronic renal failure. And Hyperhomocysteinemia, a risk factor for atherosclerosis in chronic uremic patients. Kidney Int, 1993, 43(41): 72-77.
27. Nakamura T, Saionji K, Hiejima Y, et al. Methylene-tetrahydrofolate reductase genotype, vitamin B_{12}, and folate influence plasma homocysteine in hemodialysis patients. Am J Kid Dis, 2002, 39(5): 1032-1039.
28. Bellamy MF. Hyper homocysteinemia after an oral meth ionineload acutely impair send othelial function in healthy adults. Circulation,1998,98(4):1848-1858.
29. Sunder-plassman G, Fodinger M, Buchmeyer H, et al. Effect of high dose folic acid therapy on hyperhomocysteienemia in hemodialysis patients: results of the vienna multicenter study. J Am Soc Nephrol, 2000, 11(2):1106-1116.

30. Moustapha A, Gupta A, Robinson K, et al. Prevalence and determinants of hyperhomocysteinemia in hemodialysis and peritoneal dialysis. Kidney Int, 1999, 55(3): 1470-1475.
31. Massy ZA, Ceballos I, Chadefaux, Vekemens B, et al. Homocysteine, oxidative stress, and endothelium function in uremic patients. Kidney Int Suppl, 2001, 78(5): 243-245.
32. 张明,张训,侯凡凡. 维生素 B_{12}和叶酸对血液透析患者血浆同型半胱氨酸的影响. 中华肾脏病杂志,2003, 2(19): 60-62.
33. Lindne A, Bankson DD, Breen CS, et al. Vitamin B_6 metabolism and homocysteine in end stage renal disease and chronic renal insufficiency. Am J Kidney, 1999, 39(9): 134-145.
34. Touam M, Zingraff J, Jungers P, et al. Effective correction of hyperhomocysteinemia in hemodialysis patients dy intravenous folinic acid and pyridoxine therapy. Kidney Int, 1999, 56(2): 2292-2296.
35. Herrmann W, Quast S, Ullrich M, et al. Hyperhomocysteinemia in high aged subjects: relation of B vitamins, folic acid, renal function and the methylene-tetrahydrofolate reductase mutation. Atherosclerosis, 1999, 144(3): 91-101.
36. Krasniak A, Drozdz M, Pasowicz M, et al. Influence of micro inflammation and oxidative stress on atherosclerosis progression and calcifications in cardiovascular system of hemodialyzed patients during two years follower up. Przegl Lek, 2007, 64 (3): 140-147.
37. 王莹,王广,张福春,等. 同型半胱氨酸诱导人单核细胞分泌趋化因子的氧化应激机制的实验研究. 中华心血管病杂志, 2007,35 (10): 956-959.
38. Beavers KM, Beavers DP, Bowden RG, et al. Omega-23 fatty acidsupp lementation and total homocysteine levels in end2stage renal disease patients. Nephrology (Carlton), 2008, 13 (4): 284-288.
39. Hotoleanu C, Porojan-Iuga M, Rusu ML, et al. Hyperhomocysteinemia: clinical and therapeutical in volvement in venous thrombosis. Rom J Intern Med, 2007, 45(2): 159-164.
40. Urquhart BL, Freeman DJ, Cutler MJ, et al. Mesna for treatment of hyperhomocysteinemia in hemodialysis patients: a placebo controlled, doubleblind, randomized trial. Clin J Am Soc Nephrol,2008, 3 (4): 1041-1047.
41. 陈朝生, 徐玉兰, 梅晓蓉, 等. 高通量血透对血浆同型半胱氨酸和超敏 C 反应蛋白的影响. 中华肾脏病杂志, 2006, 22(8):506-507.
42. Arnadottir M, Wingren K, Hultberg B, et al. The postdialytic rise in the plasma total homocysteine concentration is delayed. Blood Purif, 2002, 20 (4):334-337.
43. de Vriese AS, Langlois M, Bernard D, et al. Effects of dialyser membrane pore size on plasma homocysteine levels in haemodialysis patients. Nephrol Dial Tranplant, 2003, 18 (12):2569-2573.
44. House AA, Wells GA, Donnelly JG,et al. Randomized trial of high-flux vs low-flux hemodialysis:effects on homocysteine and lipids. Nephrol Dial Tranplant, 2000, 15 (7):1029-1034.
45. 陈朝生,徐玉兰,梅晓蓉,等. 维持性血透患者进行高通量血透的临床研究. 温州医学院学报,2007, 37(3):267-270.
46. 刘玲,钟玲,冯利平,等. 血液净化治疗对尿毒症患者同型半胱氨酸水平以及动脉粥样硬化程度的影响. 第三军医大学学报,2009,31(11):1102-1106.
47. 张淑艳,刘家宇,郭勇. 血液透析滤过对尿毒症患者血浆同型半胱氨酸及 C 反应蛋白的去除作用. 内科急危重症杂志, 2008, 14(5): 261-262.

第八节　慢性透析患者的微炎症状态

王质刚

机体在炎症反应过程中常出现系统反应、重要器官功能障碍和肝脏合成蛋白增加或减少，此过程称为急性时相反应(acute-phase response)。参与急性时相反应的血浆蛋白称为急性时相蛋白(acute-phase protein, APP),在此过程血浆中有些急性时相蛋白浓度增加,称为正性 APP(如 α1-酸性蛋白、α1-糜蛋白、铜蓝蛋白、C 反应蛋白等),而有些急性时相蛋白浓度下降,称为负性 APP(如白蛋白、前白蛋白、转铁蛋白、α2-HS 糖蛋白等)。C 反应蛋白(CRP)是炎症反应的重要标志蛋白,是正性时相反应蛋白的主要组成部分,血液透析患者血浆 CRP 水平增高除提示显性或隐性炎症的存在外,还与营养、贫血、高脂血症和心血管疾病等有关。

一、C 反应蛋白的生物学特性

CRP 由 5 个相同的未糖基化的多肽亚基以非共价键组成,每个亚基含 187 个氨基酸,电镜下呈环状对称的五聚体,相对分子质量为 10 500,沉降系数为 6.5 ~ 7.5 秒,等电点为 4.82。CRP 不耐热,不易溶于水,不易被酶降解和破坏,在钙离子存在下稳定性好,可以发生沉淀反应。CRP 在肝脏内合成,受 IL-1、IL-6、TNF-α 调节,正常人血浆浓度 <0.5 mg/dl。当机体处于感染、外伤、手术、肿瘤、栓塞、免疫损伤、生物不相容性影响以及理化因素刺激时,生成大量细胞因子,介导机体急性时相反应,产生 APP,调节和控制炎症反应。CRP 通常在损伤后迅速升高,24 小时内峰值可为正常值的 1 000 倍,半衰期 19 小时。

CRP 在炎症过程中有双重生物学效应,但主要作用是防御和修复炎症:①CRP 容易与其配体结合,激活补体系统,导致细胞溶解和破坏;②CRP 在炎症部位可与微生物或其产物结合,促进炎症消退和损伤的修复;③下调 L 选择素的表达,抑制中性粒细胞与内皮细胞黏附;④抑制中性粒细胞释放超氧阴离子;⑤刺激单核细胞合成 IL-1 受体拮抗剂;⑥CRP 可引起血小板积聚、淋巴细胞和单核细胞的活化,调节 TH1/TH2 亚群的平衡,抑制 T 淋巴细胞介导的免疫反应;⑦CRP 经酶降解后产生有活性的肽段,增加白细胞的吞噬作用,促进巨噬细胞和中性粒细胞吞噬。

透析患者微炎症原因是多方面的,包括尿毒症相关因素、原发病、伴随病、氧化应激、感染、肥胖和遗传或免疫因素等。透析相关因素,主要取决于透析膜生物相容性和透析液品质。30% ~50% 透析患者血浆炎症指标(CRP)升高,也是死亡的重要因素。炎症也与贫血、营养不良、血管疾病、左室肥厚有关[1]。

二、慢性透析患者的微炎症状态

CRP 作为透析患者慢性炎症状态的标志物,Kaysen[2] 指出肾衰竭本身可以导致炎症反应(inflammatory response),研究表明,肾衰竭时血清 IL-1、IL-6、TNF-α 等细胞因子水平明显升高,APP 也增加。导致炎症因子和 APP 增加的原因包括氧化应激反应增强,糖基化终末产物(AGEs)蓄积,作为 AGEs 前体的羰基化物由衰竭的肾脏排除也减少。大约 30% 血液透析患者血浆 CRP 和血清淀粉蛋白 A(SAA)增高。

Mc Intyre 等[3] 对 98 例血液透析(HD)患者和 68 例 CAPD 患者检测了血清 CRP,并探讨 CRP 在诊断炎症性疾病时的意义。结果 75% CAPD 患者无炎症表现,CRP 值正常(<10 mg/L),而 HD 患者仅 47% 没有炎症反应。在 24 例有明显感染的患者中 22 例 CRP >50 mg/L,治疗后 CRP 水平下降。作者指出 CRP >50 mg/L 强烈提示存在明显感染或炎症,如果 CRP <10 mg/L,则可以排除感染。HD 患者和少数 CAPD 患者的亚临床感染导致 CRP 轻度升高是很常见的,因此 CRP 是诊断炎症和评价治疗反应的可靠指标。作者指出,血液透析本身不会导致透析中或透析后即刻 CRP 浓度的变化,但不排除透析结束后几小时 CRP 升高,这可能是因为透析膜生物不相容性引起的,但还有其他原因。透析患者有很多慢性亚临床的刺激,如透析用水不纯与 CRP 升高有关。透析患者血管通路常有亚临床感染,反复穿刺瘘可引起亚临床菌血症,以及 CAPD 患者的腹膜炎等均可导致 CRP 升高。

Panichi 等[4] 检查 303 例稳定血液透析患者血清 IL-6 和 CRP,应用常规透析、低或高通量血液透析滤过和配对透析滤过观察 6 个月,结果 50% 患者 CRP >5 mg/L,其中 43% 患者 CRP 为 5 ~20 mg/L,7% 患者 CRP >20 mg/L。IL-6 也有类似的结果。对不同透析方法的分析表明 CRP 也存在差异。作者认为伴有透析液反超的血液透析滤过，污染的透析液反超入血，刺激单核细胞和巨噬细胞，导致血浆 IL-1、IL-1Ra、IL-6 和 CRP 水平明显增高，引起透析患者慢性炎症反应状态。为什么血液透析或腹膜透析和未透析患者 CRP 增高，Schomig 等[5]认为，透析时跨膜进入体内的内毒素及其产物，可以诱导 IL-1 产生，后者对 CRP 浓度有明显的影响。透析膜生物相容性差也可以解释 CRP 升高。但至今尚不能满意解释尿毒症未透析的患者 CRP 增高的原因，一种认为是终末氧化产物和糖基化产物（如戊糖苷素、IL-1 受体拮抗剂、TNF-α 受体蛋白）刺激单核细胞产生细胞因子。另外也有可能内毒素进入尿毒症患者内脏循环，类似于充血性心力衰竭所发生的情况。动脉粥样硬化也是一种炎症（inflammation）过程，甚至在肾衰竭的早期就有动脉粥样硬化病变，故在非透析的肾衰竭患者 CRP 增高也可能提示动脉粥样硬化的存在。

炎症时释放髓过氧化物酶（MPO），监测循环中 MPO 可以作为白细胞活化和氧化应激的指标。在通常伴有心绞痛人群，MPO 水平与冠状动脉粥样硬化影像学证据和心血管事件相关，Kalantar-Zadeh 等[6]观察透析患者 MPO 与预后的关系。作者对 356 例透析患者研究开始和结束的血中 MPO 水平。结果平均 MPO 水平（2 005 ± 1 877）pmol/L（中位数 1 444 pmol/L，范围 861 ~ 2 490 pmol/L），总体质高的透析患者 MPO 水平高。MPO 水平有显著性统计学意义，与 CRP、IL-6、TNF-α 和白细胞总数显著正相关。作者认为血浆 MPO 水平与炎症指标相关，可以预测透析患者死亡危险。

三、慢性透析患者某些并发症与 C 反应蛋白的相关性

（一）CRP 与营养不良关系

Owen 等[7]随机检查维持性血液透析患者的 CRP、血清白蛋白、前白蛋白、铁蛋白等参数，6 个月后统计患者存活率，用 Logistic 回归分析评价与死亡率的关系。结果 35% 患者 CRP 值超过正常值上限，血清白蛋白、前白蛋白与血肌酐呈正相关，与 CRP 呈负相关，CRP 与血红蛋白也呈负相关。以上资料表明，CRP 与营养不良、贫血有明显相关性。维持性透析患者营养状态与临床表现密切相关，但在病理生理上营养不良与患病率的联系仍未完全阐明。近来研究表明，营养指标可以反映炎症过程和蛋白-热量营养不良。Ikizler 等[8]前瞻性评价营养状态、炎症反应与住院率的相关性。作者连续测定 75 例维持性透析患者血清白蛋白、肌酐、转铁蛋白、前蛋白、CRP 和生物电阻率作为瘦体重（lean body weight）的指标。每 3 个月测一次，连续 15 个月。随访 3 个月后发现住院患者与非住院患者所有化验参数都有显著性差异，血清白蛋白〔（3.93 ± 0.39）g/dl *vs.*（3.74 ± 0.39）g/dl、血肌酐（11.0 ± 3.7）mg/dl *vs.*（9.1 ± 3.5）mg/dl、转铁蛋白（181 ± 35）mg/dl *vs.*（170 ± 34）mg/dl、血清前白蛋白（33.6 ± 9.2）mg/dl *vs.*（30.0 ± 10.1）mg/dl 和生物电阻（50.4 ± 15.6）ohms *vs.*（43.0 ± 13.0）ohms 均高于非住院组，而 CRP 降低（0.78 ± 0.89）mg/dl *vs.*（2.25 ± 2.72）mg/dl〕。多变量分析（multivariate analysis）显示，只有 CRP 和电阻率是决定住院率的主要标志物。如以 CRP 0.12 mg/dl 作为参考标准，住院率相对危险性 1.0；则 CRP 为 0.92 mg/dl，住院 7%（相对危险性为 1.07）；CRP 3.4 mg/dl 时，住院 30%（相对危险性为 1.30）；以电阻率 70 ohms 时作为参考标准，住院率相对危险性 1.0；当电阻率为 43 ohms 时，住院率相对危险性增加到 1.09，当电阻率为 31 ohms 时，住院率相对危险性增加到 1.14。最后作者认为营养状态和炎症反应标志物是维持性血液透析患者住院率增加的独立危险因素，而 CRP 和电阻率是反映营养状态和炎症反应的可靠指标。

Yeun 等[9]证实细胞因子和正性急性时相反应蛋白是导致透析患者低白蛋白血症重要因素。多变量分析证明，炎症反应和营养状态标志物可作为血液透析患者低白蛋白血症和腹膜透析患者腹膜炎时白蛋白从腹腔丢失的独立预测指标。

（二）CRP 与高脂血症

为研究维持性透析患者血浆 Lp(a) 增高的机制，Kario 等[10]检测 54 例透析患者血清 Lp(a)、CRP、唾液酸酶和 IL-6。透析患者血浆 Lp(a) 水平比对照组增高（30 mg/dl *vs.* 18 mg/dl，$P < 0.005$），其中 46% 透析患者血浆 Lp(a) > 30 mg/dl，而对照组 Lp(a) 仅 17% 增高。透析组 CRP、唾液酸酶和 IL-6 也高于对照组（分别为 200 mg/dl *vs.* 37 mg/dl，$P < 0.000\,1$、63 mg/dl *vs.* 54 mg/dl，$P < 0.002$ 和 9.2 pg/ml *vs.* 5.5

pg/ml, $P<0.0005$)。研究发现,透析患者血浆 Lp(a)与 CRP、唾液酸酶和 IL-6 水平呈正相关,但在对照组和非透析尿毒症患者未发现此相关性。透析患者血浆 Lp(a)与凝血活性标志物(凝血酶-ATⅢ复合物、纤溶酶原激活物-α_2-纤溶酶原激活抑制物复合物)也呈正相关,结果提示维持性透析患者血浆 Lp(a)与急性时相反应和高凝状态密切相关。

(三) CRP 与心血管疾病

Panichi 等[4]指出,加速慢性肾衰竭患者动脉粥样硬化的因素也是引起心血管并发症和导致死亡的主要原因之一。加速尿毒症患者发生动脉粥样硬化是由不同机制协同作用的结果,如营养不良、同型半胱氨酸增多、氧化应激反应增强和遗传因素等。近来研究表明,慢性炎症(inflammation)对心血管疾病发生起重要作用。研究证明[1],正常人群由某些微生物引起的感染(infection)也参与炎症(inflammation)的发生和血管损伤,所以在普通人群血浆 CRP 升高常预示有心肌梗死和心脏猝死危险性增加。近期文献也表明,CRP 与动脉粥样硬化的范围和程度密切相关。25% 肾衰竭患者透析前血浆 CRP 和 IL-6 水平同时升高,CRP 和 IL-6 水平与肾功能呈负相关。这些资料表明,在透析前这些已知的机制就加速了尿毒症患者心血管疾病的发生和发展。近年研究证实,尿毒症患者慢性炎症状态至少部分是源于透析方法本身。Panichi 研究提供的证据表明,病情稳定的透析患者 CRP 增高可能是透析液内污染的内毒素反超入血刺激单核细胞/巨噬细胞所致。

Yeun 等[11]测定了 91 例透析患者 CRP 和白蛋白水平,随访 34 个月,分析其与死亡率的关系。将患者按血清白蛋白水平(<3.5 g/dl、3.5~3.8 g/dl、3.9~4.0 g/dl 和 >4.0 g/dl)分为四组,结果四组患者存活率不同,白蛋白 >4.0 g/dl 组患者存活时间最长。同时各组 CRP 值分别为 <3.5 mg/ml、2.6~5.2 mg/ml、5.3~11.5 mg/ml 和 >11.5mg/ml,后者存活时间最短。用 Cox 比例风险模型(proportional hazards model)多变量分析显示仅 CRP 水平和年龄才是预测死亡的参数,白蛋白水平无预测意义,但当从统计分析中剔除 CRP 时,血清白蛋白才有预测意义。

动脉粥样硬化是影响维持性透析患者生存的主要问题,动脉粥样硬化本身是一种炎症过程。CRP 是预测普通人群心血管疾病死亡率的标志物。Zimmermann 等[12]设计了几种典型的、非传统的心血管危险因素与急性时相反应物之间的关系,表明 APP 可以反映或预测心血管疾病的危险性。作者测定 280 例病情稳定透析患者的血清载脂蛋白(apo A-I 和 apo B)、Lp(a)、纤维蛋白原、血清白蛋白及与急性时相反应相关的两种敏感指标物:CRP 和血清淀粉样物质(SAA),随访 2 年观察死亡率。结果发现 46% 患者血清 CRP(>8 mg/L)和 SAA(>10 mg/L)升高,但在增高的患者中,47% 临床缺乏明显的感染证据。CRP 和 SAA 同时升高较二者正常的患者,血清 Lp(a)和纤维蛋白原水平明显升高,而 HDL、apo A-I 和血清白蛋白浓度降低。随访期间,72 人死亡(25.7%),其中 58% 源于心血管疾病。CRP 和 SAA 升高组,总死亡率和心血管疾病死亡率均高于正常组;血清白蛋白 <4 g/dl 组死亡率高于血清白蛋白 >4 g/dl 组。Cox 回归分析表明,年龄、糖尿病、预先存在的心血管疾病、体重指数、CRP、SAA、白蛋白、纤维蛋白原、apo A-I 和 Lp(a) 均与全因死亡或心血管死亡危险性明显相关。多变量回归分析提示,SAA、纤维蛋白原、apo A-I 和 Lp(a) 对死因缺乏预测价值,但是年龄和 CRP 仍然是全部死因或心血管死因有力的独立预测指标。这些结果说明,大多数透析患者存在活动性急性时相反应,并与发生血管动脉粥样硬化的危险因素及死亡率密切相关。

透析患者左室肥厚常常伴有慢性炎症和氧化应激。近来研究证明[1],高 CRP 水平与左室质量正相关,与射血分数负相关,多元回归分析提示,透析患者慢性炎症状态是心脏肥大和心室功能障碍的独立危险因素,但是控制炎症状态是否心脏大小和功能会改善还不清楚。

Schomig 等[13]提出一个有趣但又原因不太清楚的问题,动脉粥样硬化起因部分是源于衣原体感染。其实,在冠状动脉粥样硬化患者,包括尿毒症患者常发现血清存在衣原体抗体,通过免疫组化和电镜技术常在动脉粥样硬化的斑块中发现衣原体。Kato 等[14]发现,CRP 增高的患者,因心血管疾病(包括心力衰竭和急性心梗)死亡的病例明显高于 CRP 正常的患者(66.7% *vs.* 28.6%)。近来发现,非透析和血液透析患者患衣原体肺炎(chlamydial pneumoniae)后,血液中存在抗衣原体抗体,其与血管内膜损伤面积和颈动脉蚀斑增加相关。由于衣原体感染可能导致内皮细胞损伤和继发动脉粥样斑块形成，若持续衣原体感染，则血清 CRP 水平增高，导致炎症相关心血管死亡率增加。

薛骏等[15]报道，选 21 例终末期肾病患者，排除临床感染，但根据血浆 CRP 水平大于或小于 10mg/L 分为 A 和 B 两组，在行动静脉内瘘时取部分桡动脉。结果 A 组标本血管，壁厚/外径(T/D)高于 B 组，且有 4 例动脉内有明显斑块。A 组血管壁免疫组化指标，巨噬细胞表面抗原 CD68、单核细胞趋化因子(MCP-1)、氧化修饰低密度脂蛋白(ox-LDL)、内皮素 I(ET_1)、增殖细胞抗原(PCNA)、纤连蛋白(FN)的表达均高于 B 组，有显著性差异($P<0.01$)；而血浆白蛋白(Alb)和内皮一氧化氮合成酶(eNOS)表达低于 B 组($P<0.01$)；血浆 CRP 与 CD68、MCP-1、ox-LDL、ET_1、PCNA、FN 的表达呈正相关，而与 Alb、eNOS 呈负相关。结果表明，动脉粥样硬化可能是一种炎症反应过程，CRP 作为炎症急性期反应蛋白，也可作为动脉粥样硬化的指标。

4~5 期 CKD 比正常人群心血管发病率和死亡率增加，微炎症是主要危险因素。研究证明，CKD 患者末梢血单核细胞 $CD14^+/CD16^+$ 百分率增加，患者可以没有临床表现，但是对内皮细胞的损伤有作用。Merino 等[16]发现微炎症对内皮细胞的损伤，研究显示当用细菌 DNA 刺激时，$CD14^+/CD16^+$ 释放促炎症细胞因子(在培养皿中检测到细胞因子)，内皮细胞显示活性氧活性增加和凋亡现象。作者认为，4~5 期 CKD 患者由 $CD14^+/CD16^+$ 介导的微炎症，引起内皮细胞损伤，因此增加动脉粥样硬化和心血管疾病的危险。

(四) CRP 与 EPO 抵抗

细胞因子(IL-1, IL-6, TNF-α, IFN-γ)可以抑制红细胞生成，尽管还有其他因素，近年提到铁调素(hepcidin)作为一个补充机制，这个抗菌肽在肝内合成，通过作用于细菌细胞膜而起作用，在膜上形成跨膜的离子通道，破坏了膜的完整性，造成细胞内容物泄漏，从而杀死细胞。通过与高铁转运体(FPN1)相互作用而调节铁由肠道吸收，或肝、脾及骨髓内的巨噬细胞铁释放。Hepcidin 在肝内的产生增加，当 Hepcidin 释放至血循环后，它可作为铁摄入的调节激素，调节体内铁的含量。由于铁超负荷刺激低氧和炎症。IL-6 诱导铁调素转录，由此看来铁调素可能是炎症和贫血之间重要环节，作为功能铁缺乏的指标[1]。

Gunnell 等[17]以每周应用 EPO 剂量与 Hct 之比(EPO/Hct)评价 EPO 抵抗。EPO 抵抗通常与铁或维生素不足、甲状旁腺功能亢进、铝中毒、炎症、CRP 和低蛋白血症相关。作者研究 92 例血液透析和 36 例腹膜透析患者 PTH、铁指标、铝水平、营养参数(nPCR)、透析剂量(Kt/V)和 CRP 与 EPO/Hct 的相关性。以白蛋白水平作为一个独立的变量评价营养和炎症状态。研究结果表明，白蛋白和年龄是预测血液透析患者EPO/Hct比值最好的标志物，而白蛋白和铁蛋白是预测腹膜透析患者 EPO/Hct 值最好的标志。如果分析时剔除白蛋白，则在血液透析患者预测 EPO/Hct 值最好标志是 CRP 和铁蛋白，在腹膜透析患者则为 CRP。在高铁蛋白和低转铁蛋白时 EPO/Hct 增加，可能与 CRP 升高有关，不是铁缺乏。在透析充分、铁充足的患者，CRP 是 EPO 抵抗最重要的标志。

炎症是 EPO 抵抗的主要原因之一，Barany 等[18]研究 30 例透析患者 Hb 维持在 12 g/dl 水平时所需 EPO 剂量与 CRP 的关系。结果显示，平均 CRP≥20 mg/L 的患者，80% 每周所用 EPO 剂量大于 CRP < 20 mg/L的患者。EPO 剂量和 CRP 水平与血清白蛋白、血清铁呈负相关，表明炎症细胞因子可以抑制红细胞生成，增加铁的代谢，导致功能铁缺乏。还表明，CRP 可作为预测 EPO 抵抗的有用指标。

(五) 肥胖

透析患者肥胖至少是部分逆流行病学现象，与通常人群对比，透析患者有低体重指数(MBI)，是死亡的危险因素，相反超体重改善存活率[1]。缺少脂肪组织可以引起炎症状态，释放促炎症因子可以导致厌食、易患营养不良和体重丢失。然而脂肪细胞是促细胞因子(IL-6、TNF-α)的重要来源(通常由单核细胞产生)，但也产生特异性蛋白，如瘦素、脂联素(adiponectin)，后者比瘦素产生多，与体重指数逆相关，对胰岛素抵抗。因此低脂联素水平常伴随炎症状态，可作为心血管事件和死亡的预测指标。

(六) CRP 与透析膜生物相容性

维持性透析患者患病率与透析膜和污染的透析液导致反复发生急性时相反应有关，Schouten 等[19]

测定了血液透析患者细胞因子(IL-6)、CRP 和磷脂酶 A_2[sPLA(2)],以明确血液透析诱发急性时相反应主要是源于透析膜种类亦或是透析液的污染。选择 11 例患者,在 HD 0 小时、3 小时和透析开始后 24 小时抽血,检测 IL-6、CRP、sPLA(2)水平。全部患者分别使用铜仿(CU)膜、聚砜(PS)膜透析器,其中 7 例 CU 膜透析患者使用超净水透析液。结果表明,用 CU 膜、超净水透析液患者,在 HD 3 小时 IL-6 水平比 HD 0 小时明显增加,在 HD 24 小时时 IL-6 又恢复到基础水平;而用 PS 膜,IL-6 没有明显的波动。在 HD 3 小时时用 CU 膜、超净水透析液患者 IL-6 水平明显高于用 PS 膜透析相同时间患者。还观察到用 CU、超净水透析液,在 HD 24 小时时 CRP 值比 HD 3 小时明显增加。此外,HD 24 小时时 sPLA(2)值显著高于 HD 3 小时,但仅见于 CU 膜透析升高明显。CU 膜 HD 3 小时时 IL-6 水平与 HD 24 小时时 CRP、sPLA(2)水平明显相关,但用 PS 膜透析时,未发现 IL-6 与 CRP 和 sPLA(2)有此相关性。作者认为,与 PS 相比,用 CU、超净水透析液透析导致透析结束时 IL-6 水平比透析开始时升高,与 HD 24 小时时 CRP 和 sPLA(2)的增加有明显相关性。因此可能是透析膜材料、而不是透析液污染引起碳酸氢盐透析时急性时相反应。

CRP 水平增高是全身炎症反应的标志,常与心肌梗死、中风和周围动脉病变密切相关。血液透析患者血浆 CRP 和细胞因子升高,提示存在炎症反应。Schindler 等[20]为研究透析膜对炎症反应的影响,随机研究 18 例透析患者,分别用聚酰胺(PA)膜、聚碳酸酯(PB)、CU 膜,每种透析器连续治疗 8 周,然后交叉。每种透析器治疗时,每周检测一次 CRP,共 6 次。测定非 LPS 诱导和 LPS 诱导的血浆 IL-1β、IL-6、IL-1Ra 水平。结果透析患者 CRP 水平明显高于对照组〔(1.63 ± 0.23) mg/dl *vs.* (0.14 ± 0.02) mg/dl, $P < 0.0001$)〕,然而 PA 膜组患者 CRP〔(1.19 ± 0.18) mg/dl〕低于 CU 组〔(1.77 ± 0.37) mg/dl, $P = 0.02$〕或 PB 组〔(1.34 ± 0.2) mg/dl, $P > 0.05$〕。透析组患者非 LPS 诱导的全血 IL-1Ra 水平〔(980 ± 80) pg/ml〕明显高于对照组〔(512 ± 60) pg/ml, $P < 0.01$〕。CU 组全血 IL-1Ra 水平〔(1 062 ± 119) pg/ml〕明显高于 PA 组〔(906 ± 78) pg/ml, $P < 0.05$〕或 PB 组〔(973 ± 80) pg/ml, $P > 0.05$〕。非 LPS 诱导和 LPS 诱导的 IL-1β、IL-6 水平在所有透析器均相似。结果作者认为,透析患者炎症反应是受透析膜的影响。

(七)CRP 作为判断肾移植术后急性排斥反应和鉴别环孢素中毒的指标

Harris 连续测定同种异体肾移植术后血浆 CRP 水平,以期了解 CRP 对移植排斥反应、环孢素中毒导致的肾功能损害以及作为指导调节免疫治疗方案的意义。作者对 187 例肾移植受者于术后 90 天内连续测定 CRP,并评价排异和环孢素中毒引起肾功能恶化对 CRP 的影响,但排除手术和感染对 CRP 的影响。结果发现,肾移植后 2 天 CRP 达高峰(平均 48.6 μg/ml),5 天后 CRP 值低于 15 μg/ml,平均7.3 μg/ml。无排异和感染时 CRP 平均值为 6 μg/ml。在 30 次排斥反应用甲基泼尼松龙冲击时,CRP 显著升高达 55.4 μg/ml,但治疗后很快下降至 17.6 μg/ml。而另外 19 例排异对冲击治疗无反应者,CRP 高达 114.3 μg/ml,在治疗终止 CRP 值仍为 86.1 μg/ml。24 例患者由于环孢素中毒肾病和急性肾小球坏死,CRP 值未见增加(平均 4.5 μg/ml)。观察发生急性排异时,移植肾未活检患者在治疗前、中、后,CRP 分别为 80 μg/ml、96.3 μg/ml 和 46.3 μg/ml,与排异后肾活检患者 CRP 分别为 76.2 μg/ml、62.9 和 36.0 μg/ml对比无显著性差异,提示临床根据 CRP 值诊断急性排异而无肾活检材料,与肾活检证明排异结果一致。

(八)CRP 对判断预后(死亡率)的影响

Kato 等[14]报道,CRP 值大于 1.0 mg/dl 的血液透析患者 7 年内的死亡率较 CRP 小于 0.75 mg/dl 的患者明显增加。作者选择稳定血液透析的 343 例患者,排除营养不良、肝病、活动性结缔组织疾病和感染性疾病,观察 13 个月结果,期间 30 人死亡(8.7%),死亡者 CRP 水平(>0.5 mg/dl)明显高于存活者(CRP <0.5 mg/dl, $P < 0.0001$)。回归分析显示,在多种因素(性别、年龄、血肌酐、白蛋白、转铁蛋白、CRP、体重指数、膜材料、EPO 剂量等)中,CRP 增高是死亡率的独立预测指标。本组资料还表明,在观察 13 个月后,是 CRP 增高而不是低蛋白血症为血液透析患者死亡率的最有力的预测指标。Zimmerman 等[12]指出,CRP 和白蛋白都是导致透析患者死亡的独立危险因素,而 CRP 更具相关性。Yeun 等[11]发现 80% CRP >11.5 μg/ml的透析患者多死于 28 个月之内。

参考文献

1. Rosa Jofré, Patrocinio Rodriguez-Benitez, Juan M, et al. Inflammatory syndrome in patients on hemodialysis. J Am Soc Nephrol,2006,17:274-280.
2. Kaysen GA. C-reactive protein: a story half told. Seminase in Dialysis,2000, 13(3): 143-147.
3. Mc Intyre C, Harper I, Macdougall IC, et al. Serum C-reactive protein as a marker for infection and inflammation in regular dialysis patients. Clin Nephrol, 1997,48(6):371-378.
4. Panichi V, Migliori M, De Pietro S, et al. C-reactive protein as a marker of chronic inflammation in uremic patients. Blood Purif, 2000, 18(3):183-188.
5. Schomig M, Eisenhardt A, Ritz E. The microinflammatory state of uremia. Blood Purif, 2000,18(4):327-332.
6. Kalantar-Zadeh K, Brennan ML, Hazen SL. Erum myeloperoxidase and mortality in maintenance hemodialysis patients. Am J Kidney Dis,2006,48(1):59-68.
7. Owen WF, Lowrie EG. C-reactive protein as an outcome predictor for maintenance hemodialysis patients. Kidney Int, 1998,54(2):627-636.
8. Ikizler TA, Wingard RL, Harvell J, et al. Association of morbidity with markers of nutrition and inflammation in chronic hemodialysis patients: a prospective study. Kidney Int, 1999, 55(5):1945-1953.
9. Yeun JY,Kaysen GA. Factors influencing serum albumin in dialysis patients. Am J Kidney Dis, 1998,32(6 Suppl 4): S118-S124.
10. Kario K, Matsuo T, Kobayashi H, et al. High lipoprotein (a) levels in chronic hemodialysis patients are closely related to the acute phase reaction. Thromb Haemost, 1995, 74(4):1020-1026.
11. Yeun JY, Levine RA, Mantadilok V,et al. C-Reactive protein predicts all-cause and cardiovascular mortality in hemodialysis patients. Am J Kidney Dis, 2000, 35(3):469-477.
12. Zimmermann J, Herrlinger S, Pruy A, et al. Inflammation enhances cardiovascular risk and mortality in hemodialysis patients. Kidney Int, 1999,55(2):648-653.
13. Schomig M, Eisenhardt A, Ritz E. The microinflammatory state of uremia. Blood Purif,2000,18:327-333.
14. Kato A,Odamaki M,Takita M,et al. C-Reactive protein is a predictor of short term mortality in hemodialysis patients. Am J Nephrol, 2001,21(2):176-183.
15. 薛骏,杨春海,李铭新,等.炎症在尿毒症血管病变中的作用及其机制.中华肾脏病杂志,2001,(6):404-407.
16. Merino A, Nogueras S, Buendía P,et al. Microinflammation and endothelial damage in hemodialysis. Contrib Nephrol, 2008, 161:83-88.
17. Gunnell J, Yeun JY, Depner TA, et al. Acute-phase response predicts erythropoietin resistance in hemodialysis and peritoneal dialysis patients. Am J Kidney Dis, 1999, 33(1):63-68.
18. Barany P, Divino Filho JC, Bergstrom J. High C-reactive protein is a strong predictor of resistance to erythropoietin in hemodialysis patients. Am J Kidney Dis, 1997, 29(4): 565-572.
19. Schouten WE, Grooteman MP, van Houte AJ,et al. Effects of dialyser and dialysate on the acute phase reaction in clinical bicarbonate dialysis. Nephrol Dial Transplant, 2000,15(3):379-385.
20. Schindler R, Boenisch O, Fischer C,et al. Effect of the hemodialysis membrane on the inflammatory reaction in vivo. Clin Nephrol, 2000,53(6):452-459.

第九节　透析患者氧化应激

王质刚

一、机体氧化与抗氧化平衡

氧化和抗氧化的平衡是维持人体内环境稳定的必要因素[1-2]。生理状态下，白细胞膜上的还原型辅酶Ⅱ（NADPH）氧化酶复合体处于静止状态，受到外来刺激时，NADPH 被激活，进一步活化细胞质膜上的氧化酶复合体，发生呼吸爆炸，同时释放出大量的氧自由基（ROS），如超氧阴离子（O_2^-）、过氧化氢（H_2O_2）、羟自由基（OH^-）、次氯酸等，这些物质协同作用清除外来抗原物质[3]。人体内不断产生一定量的氧自由基，保持适度过氧化物水平是机体防御系统的一个重要环节。然而，如果人体内产生过多的氧化物质，同样也会通过多种不同途径损伤组织与器官，特别是对心血管系统的损伤。抗氧化机制是个复杂过程，包括无酶途径（维生素 E、类胡萝卜素、维生素 C、硒等）和有酶途径〔过氧化氢酶、过氧化物歧化酶（SOD）、谷胱甘肽过氧化物酶（GSH-PX）〕作为氧自由基的清除剂（图 19-9-1）。

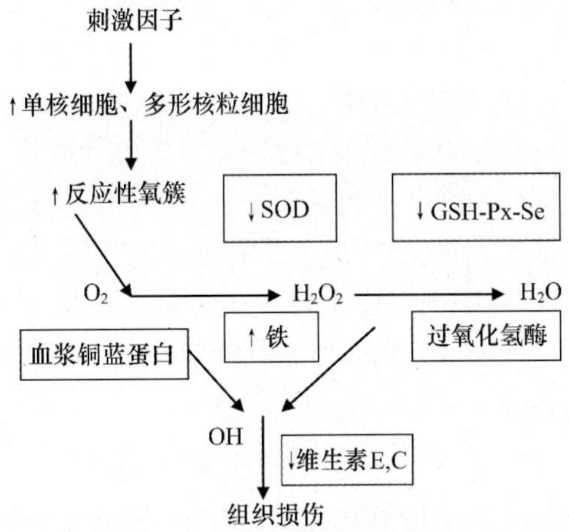

图 19-9-1　氧自由基的形成和清除途径

在正常状态下，人体内存在一定程度的氧化应激（oxidative stress，OS）状态，OS 有其双重性，一方面是人体防御机制的重要组成部分：通过水解微生物抵御感染，改变抗原性质起到对外源性抗原的保护，清除新生细胞起到对肿瘤的自我免疫；另一方面，OS 也可对细胞膜表面和血中脂质过氧化，直接损害蛋白质和核酸，与细胞因子和 NO 系统互相作用导致透析相关并发症。

氧化应激是慢性肾衰竭（CRF）和慢性血液透析（CHD）患者某些并发症的一个重要致病因素。近来

Canaud 等[3]提出透析相关病因的概念,作者对透析治疗 15 年的患者观察,发现透析相关病因是患者患病率和死亡率的常见原因。透析相关病因可以导致透析相关疾病(DRD),具体临床表现有:心血管疾病(CVD)、β_2-微球蛋白相关淀粉样变(β_2-MG-A)、感染和营养不良,其中 CVD 是引起 CRF 患者死亡的第一位病因,占 60%;β_2-MG-A 能引起骨关节疼痛和功能障碍,并导致严重的神经系统并发症;CRF 患者因免疫功能受损,40% 发生感染;约 30% 血液透析患者会发生中到重度的蛋白质营养不良。虽然 DRD 是多种致病因素协同作用的结果,但大量资料表明 OS 是 DRD 的主要因素之一。

二、血液透析患者的氧化应激状态

血液透析患者 OS 增强和氧自由基清除系统严重损伤使 ROS 升高,形成了氧化和抗氧化失衡,主要与尿毒症患者自身代谢紊乱及其并发症、透析过程本身的影响以及药物的应用有关[4]。

(一)尿毒症患者的初始氧化应激状态

由于 CRF 和血液透析患者年龄逐渐增大,常合并其他慢性并发症,患者 ROS 产生过量,损害了宿主对 ROS 防御和清除系统,导致初始 OS 状态。CRF 患者体内抗氧化物质比正常人显著降低,加之因透析相关因素的影响使血液透析患者 OS 进一步升高,表现 CRF 患者血浆和细胞膜中脂类、碳水化合物和蛋白氧化产物增多。碳水化合物和脂类氧化形成反应性羰基化合物,间接修饰蛋白质,产生有害的生物学效应。同时发现,脂质过氧化和红细胞中的抗氧化物(SOD、GSH-Px 和 GSH-R)减少。Ward 等对正常人群和 CRF 患者的多形核白细胞(PMN)吞噬作用和氧化爆炸进行研究,发现正常人和 CRF 患者于基础状态下,PMN 对金黄色葡萄球菌的吞噬作用和释放 H_2O_2、$O_2^{\cdot}$ 无不同,而 CRF 患者 PMN 对金黄色葡萄球菌诱导的氧化爆炸显著升高,表明 CRF 提高了受体介导的 OS 的表达。Dursun 等[5]检测未透析的尿毒症和透析患者透析前后的 2,4-二硝基苯肼反应性羰基衍生物(PCO)、蛋白质巯基(P-SH)和还原型谷胱甘肽(GSH)。结果透析前尿毒症患者 PCO 浓度高于对照组,而在透析患者增高更明显;透析患者比对照组 P-SH 浓度显著下降;GSH 在透析前后均增高;所有患者 PCO 和 P-SH 浓度高于对照组,表明蛋白质氧化增加。作者建议蛋白质羰基衍生物和巯基水平可以作为氧化蛋白的特异性指标。

(二)自由基清除系统损伤

尿毒症患者的多种代谢紊乱导致人体内环境的改变,进而损伤了氧自由基的清除机制。Canaud 等[3]报告在 CRF 和血液透析患者,有酶和无酶途径的氧自由基清除系统都显著受损,且丙二醛(MDA,一种脂质过氧化产物)血浆浓度显著提高。透析患者红细胞总谷胱甘肽水平与对照组相似,但氧化/还原型谷胱甘肽比值却明显增加,说明体内细胞水平的氧化应激水平增强,该比值成为反映体内氧化应激很敏感的指标之一。Koening 等[6]也证实,血液透析患者的氧自由基清除系统严重损伤和脂质过氧化产物显著提高,然而发现硒依赖的酶途径(GSH-Px)比无酶途径受影响更大。硒的浓度在血浆中下降但在红细胞内正常,给血液透析患者硒治疗可以持续提高血浆和红细胞内硒浓度,并恢复部分 GSH-Px 的活性。

(三)尿毒症患者体内 ROS 增多

最近发现尿毒症患者血浆和组织中有一些氧化剂的聚积,如同型半胱氨酸,在动脉粥样硬化发病机制上有重要作用,其代谢过程当中可产生过氧化氢(H_2O_2)和羰基化合物〔MDA、甲羧基赖氨酸(CML)、戊糖苷素(pentosidine)〕,这些复合物主要来源于碳水化合物、脂质的糖基化和自然氧化,可直接或间接加速底物的氧化,特别是 CML 和戊糖苷素,有重要的晚期糖基化终末产物(AGEs)表位,可促进 OS、激活单核-巨噬细胞。

(四)透析过程本身对氧化应激的影响

尿毒症患者大多存在 GSH-PX 活性和 GSH 浓度低下,在应用常规透析膜进行血液透析后,血浆中 GSH-Px 活性与 GSH 浓度进一步降低[7]。同时发现血浆中硒水平也呈平行性降低,并且认为这可能与 GSH-Px 活性低下有关,提示在尿毒症患者已经存在抗氧化能力减退,而血液透析将使其进一步的损害。

透析过程中患者 GSH 低下的原因一方面与消耗过多有关,另一方面也与透析丢失有关,所以长期血液透析的患者 GSH 必然不足。CuZn-SOD 酶活性水平与对照组相似,在应用常规膜进行透析后变化不明显。但也有文献报道,在血液透析患者存在 SOD、CAT、GSSG-R(谷胱甘肽还原酶)活性低下,并且因此而导致体内超氧阴离子的转化过程受抑,抗氧化系统对超氧阴离子的捕获能力低下,导致脂质的过氧化,血清 MDA 水平增加。透析过程本身有许多诱发 OS 的潜在因素,主要表现:① 透析膜生物不相容性是产生 ROS 主要原因;②透析液中微生物和内毒素污染;③血液透析中丢失水溶性小分子物质(如维生素 C)、微量元素(如硒)和酶调节复合物,损伤抗氧化系统。

1. 透析膜生物不相容性　透析膜生物相容性是慢性血液透析患者存在的一个重要问题,透析膜激活补体,或活化多形核白细胞,产生细胞因子(LL-1、TNF)、PDGF 和 ROS,从而形成脂质过氧化、蛋白质的变性、内皮细胞的损伤以及持续的氧化应激状态。Wu 等[8]研究不同透析膜对透析中氧化应激的影响。8 例患者交叉对照试验,用聚砜膜(PS)、再生纤维素膜(RC),每种膜透析为期一周。检测超氧阴离子、超氧化物歧化酶(SOD)、谷胱甘肽过氧化酶(GPx)、血浆髓过氧化物酶(MPO)、血浆硫巴比妥酸反应物(TBARS)、血浆晚期氧化蛋白产物(AOPP)和血清 8-羟-2-脱氧鸟苷(8-OHdG)。结果中性粒细胞、淋巴细胞、单核细胞在透析 15 分钟明显减少,RC 膜比 PS 膜更明显;两种膜透析 15 分钟后超氧阴离子暂时升高,然而透析结束下降,透析全过程 MPO 持续增加,RC 膜比 PS 膜增加显著;AOPP 和 8-OhdG 当用 RC 膜时渐进式增加;两种膜透析 SOD、GPs、TBARS、AOPP 和 8-OhdG 没有差异。作者认为,单次透析膜的生物相容性影响氧化应激,检测 MPO 可以作为透析膜引起氧化应激的可靠标志物。

2. 透析液的微生物污染　内毒素(LPS)进入透析液对透析过程中 ROS 的产生起重要作用。Deleo 等[9]把正常志愿者的中性粒细胞暴露于 LPS,可增加 NADPH 氧化酶复合体的积聚,说明 LPS 对中性粒细胞的呼吸爆炸有启动作用。LPS 可提高 $O_2^{\cdot}$ 对 N-甲酰甲硫醇亮氨酰基苯丙氨酸(N-formyl methionyl leucy phenylalanine, fMLP)的反应近 10 倍,因此内毒素污染的透析液可增强激活 PMN 和产生 ROS。LPS 可通过透析膜入血激活单核-巨噬细胞,有助于使 NADPH 氧化酶复合体上调的细胞因子产生。急性时相反应蛋白中 C-反应蛋白(CRP)和血浆中淀粉样蛋白 A(SSA),是某些因子刺激下由肝细胞产生的。CRP 可促进细胞内产生 ROS,从而有选择地提高炎症区域单核细胞和中性粒细胞活性,而不至于增加周围正常组织损伤。

3. 抗氧化物质从透析液中丢失　血液透析是非选择性的清除溶质,主要取决于溶质的相对分子质量、膜的孔径和与蛋白结合能力,因此透析可导致溶质丢失,既有代谢废物(尿毒症毒素),又有生命必需物质(维生素 C、硒、氨基酸等),透析效率越高,透析液中丢失的溶质越多。

维生素 C 是有效的自由基清除剂,Frei 等[10]指出,当接触液态自由基启动剂时,血浆抗氧化剂有暂时性消耗,其消耗顺序为维生素 C > 胆红素 > 尿酸盐 > 维生素 E。只有在维生素 C 完全缺乏时才可测到脂质过氧化,表明维生素 C 阻碍了脂质过氧化的启动和低浓度脂质氢过氧化物的形成。这些氢过氧化物(包括脂肪酸、过氧化氢、磷脂氢过氧化物、胆固醇氢过氧化物)是反映氧化进一步扩展或金属催化的自由基产生所必需的条件。血浆中其他抗氧化剂维生素 E、尿酸盐只是降低了氢过氧化物生成率。维生素 C 不仅保护脂质免受过氧化的损伤,而且节省了血浆中的抗氧化剂。维生素 C 是抗氧化剂也是氧化剂,它氧化的副作用主要取决于其浓度、其他抗氧化剂的存在和浓度、自由转换金属的存在。Frei 等[10]发现,维生素 C 浓度在 1 ~2.5 mmol/L 时组织中有相对高的氧化剂溢出,在浓度到了 5 mmol/L 时维生素 C 是血浆中有效的抗氧化剂而没有氧化的副作用。人类不能合成维生素 C,主要靠食物摄取。维生素 C 氧化作用是可逆的,正常人血浆中维生素 C/二氢维生素 C(氧化的维生素 C)的比率是非常高的。而血液透析患者氧化的维生素 C/非氧化的维生素 C 比率升高,但血浆中的总维生素 C 浓度降低。透析中的低浓度的维生素 C 主要由于摄入量的不足、通过透析膜的损失、尿毒症相关的代谢紊乱导致。Cristol 等[11]通过分别测定血液透析滤过治疗中对流和弥散所损失的维生素 C 量,得知每次透析大约损失体内储量维生素 C 50%,约 50 mg,2/3 是通过对流,1/3 是通过弥散。尿酸可与铁结合成稳定无催化作用的复合物,从而减少了铁依赖维生素 C 的氧化,因此可节省维生素 C 而作为有效的抗氧化剂。不幸的是尿酸也在透析中丢失,因此不能达到上述目的。Koenig 等[6]发现血液透析患者血浆硒的浓度是下降的,同时硒依赖的 GSH-Px 酶活性也是下降的,但在红细胞中硒是正常的。

(五)药物的影响

血液透析只是在某种程度上恢复代谢紊乱和纠正 CRF 临床症状,但已经损伤的肾脏内分泌功能需要辅助药物治疗,其中纠正贫血的红细胞生成素(EPO)和伴随的静脉注射铁剂均能影响患者的 OS 状态。

Chen 等[12]在血液透析患者体内、体外应用 EPO 的实验中,证实 EPO 可提高 PMN 过氧化物质的产生。Cristol 等[11]观察 12 例接受 EPO 治疗的 CRF 患者和 30 例未接受 EPO 治疗的 CRF 患者,发现两组血浆中 MDA 升高但维生素 E 无变化,前者比后者红细胞内维生素 E 下降更显著,表明 EPO 促进红细胞 OS。研究证实,作为转换金属铁能催化 ROS 的产生,是 OH^- 形成的主要来源。高价铁参与了脂质过氧化的不同阶段。最近证实透析中应用抗凝剂肝素,与蛋白质结合后加速氧化,增加消耗。与肝素结合的 LDL 容易被过氧化物酶氧化,特别是在水溶性抗氧化剂低水平的情况下。

三、氧化应激产物

关于尿毒症毒素的研究转向非酶生化(nonenzymatic biochemistry)产物,包括:①AGEs、来自 Maillard 反应;②晚期氧化蛋白产物(AOPP),源于蛋白质过氧化;③晚期脂蛋白氧化终末产物(ALEs),来自脂类过氧化,其表现 AGEs 和碳水化合物和脂类的反应性羰基化合物(RCOs)堆积。

(一)碳水化合物和脂类氧化应激-羰基应激

尿毒症有两个方面不可逆非酶蛋白修饰,一是 Maillard 反应,当蛋白质接触糖和其他碳水化合物时,Maillard 反应启动,经过一系列反应最后形成 AGEs。AGEs 产物包括戊糖苷素、羧甲基赖氨酸(CML)、乙二醛-赖氨酸二聚体(GOLD)、甲基乙二醛赖氨酸二聚体(MOLD)、咪唑酮(imidazolone);二是尿毒症不可逆的蛋白修饰产物来自脂类代谢,特别是脂质过氧化物。丙二醛(MDA)修饰的蛋白,在透析患者血浆中堆积。这些 MDA 和其他脂类修饰蛋白总称为晚期脂类氧化终末期产物(advenced lipoxidation end products, ALEs)。尿毒症患者同时蓄积碳水化合物和脂类修饰的不可逆、非酶蛋白产物,这就是 AGEs/ALEs。

AGEs/ALEs 源于碳水化合物和脂类之间的羰基中氨化学作用,人体存在大量的碳水化合物、氨基酸和脂类,均可作为 RCOs 的前体,因此,RCOs 包括乙二醛(glyoxal)、甲基乙二醛(methylglyoxal)、阿拉伯糖(arabinose)、乙醇醛(glycoaldehyde)、3-脱氧葡糖醛脒(3-deoxyglucozone)和脱氢抗坏血酸(dehydroascorbate)。它们的羰基团与蛋白氨基团经非酶反应形成 AGEs,包括 CML、pentosidine、二氢吡咯(pyrroline)、咪唑酮(imidazolone)、GOLD、MOLD。同样,多聚不饱和脂肪酸脂质过氧化时也能生成各种 RCOs,如乙二醛、丙二醛、丙烯醛(acrolein)。这些 RCOs 与蛋白质有很高的反应性,最后生成 AGEs 和 ALEs。因此,认为尿毒症 AGEs/ALEs 的堆积可能来自碳水化合物和脂类的反应性羰基化[13]。近来研究表明,尿毒症表现是与 RCOs 增多有关。

(二)晚期氧化蛋白产物

Sarsat 等[14]提出晚期氧化蛋白产物(AOPP)作为尿毒症患者氧化应激的标志物,血浆 AOPP 的水平随着肾衰竭的进展而升高,血液透析患者显著升高。作者还发现 AOPP 和 AGEs 能启动 CRF 和血液透析患者单核细胞呼吸爆炸,因此,AOPP 可作为氧化应激新的标志物。

诱导中性粒细胞氧化能改变蛋白质初级、二级或三级结构,导致蛋白变性,增加疏水性,引起蛋白破碎。AOPP 水平与二酪氨酸(dityrosine)呈正相关,进一步支持 AOPP 是体内氧化介导的蛋白损伤的标志物。脂类对 AOPP 影响的结果还不清楚,但有证据表明,脂类不一定生成 AOPP,但是可以加强 AOPP 生成。事实上,氧化修饰的 LDL 是形成动脉粥样硬化重要的因素,很有可能 AOPP 和氧化的脂蛋白在形成动脉粥样硬化过程中是密切相连的。

AOPP 在尿毒症相关免疫-炎症状态中,有重要的病理生理意义,但 AOPP 与 CRP 没有相关性,相反血浆 AOPP 水平与新蝶呤呈正相关,反映尿毒症患者单核细胞处于活化状态。有证据表明,AOPP 是可透析性的,它的相对分子质量大约 3 000,或用大量维生素 C 和谷胱甘肽可能消除。

自由基介导的蛋白质损伤是由于电子泄漏、金属离子依赖性反应、脂质和糖的自然氧化引起的,直接造成蛋白质化学分裂,形成大量蛋白质凝聚、AOPP 形成和部分蛋白质变性。蛋白质氢过氧化物在转换金属离子作用下可进一步产生自由基溢出。Pacifici 等证实蛋白质在中等程度 OS 状态下出现部分伸展或变性,暴露出与肽相连的疏水残基,使蛋白质降解率提高;蛋白质暴露在高水平的 OS 状态下,形成交叉和凝聚,蛋白质降解率下降。研究中把血红蛋白暴露在不同浓度的 OH^- 下,发现 OH^-/Hb 比率低,蛋白质降解率高。

白蛋白是一种保护性抗氧化剂,在 OS 状态下其巯基团有较高的血浆水平和转换率,使白蛋白成为有价值的抗氧化剂。白蛋白氧化和严重降解导致了氧化的蛋白质聚集,从而致蛋白质结合尿毒症毒素和其他物质能力降低。

四、氧化应激对机体的影响

(一)心血管系统

OS 提高了血液透析患者患动脉粥样硬化的危险因素。Maggi 等[15]指出 CRF 患者保守治疗时抗氧化修饰-LDL(ox-LDL)抗体比对照组升高,血液透析治疗后升高更显著,CRF 和血液透析患者抗 ox-LDL 抗体的出现是长期暴露在氧化应激状态下的有力标志物。氧化可以导致内皮细胞的损伤和 LDL 的氧化,ox-LDL 是内皮细胞早期损伤和粥样斑块形成的重要因素。平滑肌细胞增殖、单核-巨噬细胞活化(移向细胞内皮下形成泡沫细胞)也受到 OS 的影响,促进斑块形成。巨噬细胞和内皮细胞氧化状态可以干扰 NO 的产生或对其敏感性,加强血管张力,是心血管疾病的危险因素。

慢性透析患者大动脉内皮细胞损伤和透析过程引起的氧化应激原因很多,但不清楚是否透析膜影响内皮细胞的功能。Kosch 等[16]用随机双盲交叉对照试验观察铜仿膜和聚砜膜透析前和后即刻肱动脉流量介导的膨胀(FMD)以判断内皮依赖性,并测定透析前后氧化应激低密度脂蛋白(ox-LDL)和维生素 E 水平作为氧化应激的指标。结果聚砜膜透析前后 FMD 没有明显的变化〔$(9.3\pm2.0)\%$ *vs.* $(9.6\pm1.8)\%$, $P>0.05$〕,而用铜仿膜后显著下降〔$(9.4\pm2.1)\%$ *vs.* $(7.4\pm1.8)\%$, $P<0.05$〕。两种膜材料对 ox-LDL 没有明显的影响,然而铜仿膜透析后维生素 E 水平明显下降〔(18.0 ± 2.3) μg/ml *vs.* (16.6 ± 1.3) μg/ml, $P<0.05$〕,用聚砜膜无变化。作者认为透析膜类型在透析后快速影响动脉内皮功能,生物相容性和氧化应激可以解释这些变化。发现透析患者不管透析疗程长短,而糖尿病颈动脉内膜厚度(IMT)增加,年龄和 MDA 是 IMT 的预警信号。由于增强的氧化应激损伤了抗氧化机制,特别减少血浆巯基氧化还原电位(thiol redox potential)可以解释高危患者(CKD 或糖尿病)可以加速动脉粥样硬化[17]。

(二)透析相关淀粉样变

Miyata 等[18]证实在血液透析相关淀粉样变的纤维成分当中有以一种被 AGEs 修饰的 β_2-MG,称作 AGE-β_2MG。作者认为,透析相关淀粉样变关节炎发病机制中,单核巨噬细胞通过 AGE 受体与 AGE-β_2MG 结合。成纤维细胞是 AGE-β_2MG 发挥生物活性的靶细胞,单核细胞、成纤维细胞、内皮细胞通过 AGE 受体而引起了一系列炎性过程,最终导致了骨和关节的变形。

(三)透析患者瘦素水平与氧化应激

透析患者血清瘦素水平和氧化应激增加,为证实两者相关性,Horoz 等[19]选择 25 例透析患者和 25 例健康对照进入观察。检测血清瘦素、总过氧化物水平(TP)、总抗氧化能力(TAC)及氧化应激指标(OSI)。结果试验组比对照组瘦素、TP、OSI 明显增高($P<0.001$),而 TAC 降低($P<0.001$)。透析组瘦素明显与 TP、OSI 相关($P<0.001$),在矫正年龄、性别和体脂参数后仍有显著相关性。研究表明,高脂血

症似乎与透析患者氧化应激增强有关。

五、血液透析患者氧化应激的预防

(一)降低透析中氧化应激

降低透析中氧化应激,通常采取用血-膜生物相容低反应性透析器,使用超纯净的、无菌及无致敏原的透析液。此外,减少透析中炎性细胞活化,排除更多的炎症介质,可采用弥散和对流组合的透析方式,如血液滤过;应用膜的吸附特点吸附细胞因子,避免激活炎性细胞;用活性炭或树脂净化水,减少内毒素进入血行。

(二)应用维生素E

1. 口服维生素E 维生素E是重要的脂溶性抗氧化剂,对许多脂溶性自由基有高度的反应性,通过与自由基间氢离子转换形成维生素E˙,维生素E˙可很容易被维生素C还原回维生素E。维生素E通过和脂质竞争减少脂质过氧化。

Yawata等[20]发现血液透析患者红细胞中维生素E显著降低。在细胞膜上氧自由基可以激发多聚不饱和脂肪酸的降解,产生短链的醛,如MDA。红细胞内MDA提高了红细胞的僵硬度,降低了变形能力,使其对血液透析相关损伤因素更敏感。血液透析中应用抗氧化剂维生素E,可以看到红细胞中的MDA水平下降,减少了血液透析中的溶血,并且提高Hct水平。内源性抗氧化剂维生素E能改善应用铁剂患者可能出现的副作用,如用EPO治疗患者的红细胞中内源性维生素E耗竭,因此给予外源性维生素E,可缓解铁剂和EPO治疗引起的OS状态,并逐步恢复红细胞中维生素E水平。维生素E可延迟脂质过氧化,减少EPO的用量。Cristol等[11]观察12例接受EPO治疗患者,在容许的范围内停用EPO 4周,期间Hct降至23%以下。重新应用EPO并给予维生素E口服〔15 mg/(kg·d)〕,结果发现同组患者用同剂量EPO治疗,并用维生素E时Hb在2周时显著升高,单用EPO时Hb在8周时才显著升高,这一结果可解释维生素E可防止氧化应激溶血作用。

2. 应用维生素E修饰的透析膜 通过对维生素E包被的纤维素膜与常规纤维素膜进行对比研究,经过近2年的随访发现患者的主动脉钙化指数明显下降。用维生素E包被膜透析后血清中AGEs水平下降,表明AGEs对β_2-MG的蛋白修饰作用将有所下降,这有可能改善血液透析过程中淀粉样变性的发生与发展,但尚要大量而长期的临床观察才能确定。维生素E包被的透析膜进行透析后,血浆中维生素E水平上升的原因可能是在透析膜原位进行抗氧化,减少血浆中抗氧化物质的消耗,而不是膜上维生素E释放的结果。但也有人发现,长期采用维生素E包被膜后,血浆中维生素E水平与对照组相比并没有明显的区别,而且随着透析时间的延长,血浆维生素E上升的水平在逐渐下降。

Mune等[21]应用维生素E包被的透析膜(CL-E)进行2年的透析临床观察。50名稳定透析患者随机分为2组,一组用传统透析膜,一组用CL-E。检测透析前后血清LDL-MDA、ox-LDL、主动脉钙化指数(ACI)。结果发现,使用CL-E组透析后血中LDL-MDA和ox-LDL显著降低,对照组无变化,血脂和血浆维生素E浓度两组无显著差别。虽然两组基础的ACI水平基本相同,但经过2年透析治疗,用CL-E组可显著降低ACI上升百分率,说明CL-E可以通过降低OS预防血液透析患者动脉粥样硬化。CL-E还可以通过改变其等电点来影响透析清除β_2-MG,从而降低血浆中β_2-MG水平。

稳定的维持性透析患者用维生素E包裹的透析膜明显改善Hb水平,降低EPO剂量。结果提示维生素E的抗氧化特性对透析患者的贫血有好处。可能机制包括提高膜的生物相容性,降低氧化应激和炎症反应,延长红细胞存活期或增加对EPO的敏感性[22]。Cruz等指出[22],使用维生素E修饰的透析膜使稳定的维持性透析患者Hb明显改善,降低EPO需要量,表明维生素E修饰膜的抗氧化作用可以改善透析患者贫血,可能的机制为增加膜的生物相容性,降低氧化应激和炎症反应,导致红细胞寿命延长或增加对EPO的敏感性。

3. 血脂透析(haemolipodialysis, HLD) Wratten等[23]1999年提出HLD,主要通过:①清除可促进释

放 ROS 的疏水物质；②改变炎症细胞活化，排除炎症介质；③维持维生素 C 的生理水平；④使外源性抗氧化剂与膜表面释放的自由基反应，从而节省细胞和脂蛋白的内源性抗氧化剂。HLD 是利用具有亲水和亲脂双重特性的脂质体，清除脂溶性与蛋白结合的毒素，并通过抗氧化剂减少自由基的产生和维持抗氧化防御状态来减少 OS。脂质体主要是由一个不饱和的含有维生素 E 的大豆卵磷脂组成双层脂质体（亲脂区），中央是亲水的磷脂区。维生素 C 加在透析液中，这样可保持血浆中的维生素 C 接近生理水平（50 μmol/L）。继而作者对 8 名尿毒症患者进行 HLD 治疗，3 次/周，每次 4 小时，经过 3 ~6 月的治疗。观察期间患者没应用任何影响氧化和抗氧化的治疗，同时检测血浆 BUN 、Cr、UA、磷、Hb、Hct；血脂指标：包括胆固醇、LDL-胆固醇、HDL-胆固醇、甘油三酯、Lp（a）及 OS 有关的指标，MDA、AOPP、红细胞内谷胱甘肽。结果第一次 HLD 之后 AOPP 立刻降低，以后保持透析前低水平。在透析 90 分钟时，血浆中 AOPP 下降，但在透析终了时升高约 20%。用纤维素膜透析患者，在透析前 AOPP 水平就较高，在透析 90 分钟时没有下降，透析终了时 AOPP 更高。Marion 等证实血液透析可使患者血浆中有抗氧化作用的 HDL 下降，氧化底物 TG 升高。在 HLD 透析时 HDL-胆固醇升高 31%，TG 下降 10%。而换用纤维素膜透析时，HDL 升高 20%，TG 下降 7%，说明 HLD 一定程度上改善了患者的 OS。作者观察 HLD 6 个月时，在未增加 EPO 剂量的同时，Hb、Hct 显著升高，表明 HLD 可以降低患者 OS。

此外，透析患者经常补充肉毒碱能改善脂类代谢、蛋白质营养状态、红细胞计数和抗氧化状态。Herrera 等[24]报道，口服褪黑素（Melatonin）可以预防由于应用 EPO 和静脉铁剂引起的氧化应激。

总之，我们需要进一步研究血液透析患者的 OS 副作用，为此应在透析之前就应制定抗氧化或抗炎的治疗方案，否则不管我们怎样改进透析技术和护理质量，血液透析患者 CVD 及 DRP 的患病率和死亡率都将很难减少。

参 考 文 献

1. Morena M, Cristol JP, Canaud B. Why hemodialysis patients are in a prooxidadant state? What could be done to correct the pro/antioxidant imbalance. Blood Purif, 2000,18:191-199.
2. Schetter V, Wieland E, Methe H, et al. Oxidative stress during dialysis: effect on free radical scavenging enzyme (FRSE) activities and glutathione(GSH). Nephrol Dial Transplant,1998,13: 2588-2593.
3. Canaud B, Cristol JP, Morena M, et al. Imbalance of oxidants and antioxidants in hemodialysis patients. Blood Purif, 1999, 17: 99-106.
4. Galli F, Canestrari F, Buoncristiani. Biological effects of oxidant stress in hemodialysis: the possible roles of vitamin E. Blood Purif, 1999,17: 79-94.
5. Dursun B, Süleymanlar G,et al. Carbonyl stress in chronic renal failure: the effect of haemodialysis. Ann Clin Biochem, 2005, 42(Pt 1):64-66.
6. Koening JS, Fischer M, Bulant E, et al. Antioxidant status in patients on chronic hemodialysis therapy: impact of parenteral selenium supplementation. Wien Klin Wochenschr, 1997, 109: 13-19.
7. Biasioli S, Schiavon R, Petrosino L, et al. Oxidative stress during dialysis: effect on free radical scavenging enzyme(FRSE) activities and glutathione(GSH) concentration in granulocytess. ASAIO Journal, 1998, 44(5): 423-432.
8. Wu CC, Chen JS, Wu WM,et al. Myeloperoxidase serves as a marker of oxidative stress during single haemodialysis session using two different biocompatible dialysis membranes. Nephrol Dial Transplant,2005, 20(6):1134-1139.
9. Deleo FR,Renee J,Mc Cormick S,et al. Neutrophils exposed to bacterial lipopolysaccharide upregulate NADPH oxidase assembly. J Clin Invest, 1998, 101(2): 455-463.
10. Frei B, England L, Ames B. Ascorbate is an outstanding antioxidant in human blood plasma. Proc Natl Acad Sci USA, 1989, 86(16):6377-6381.
11. Cristol JP, Badiou JY, Leblanc M, et al. Erythropoietin and oxidative stress in hemodialysis: beneficial effects of vitamin E

supplementation. Nephrol Dial Transplant, 1997, 12: 2312-2317.
12. Chen HC, Tsai JC, Tsai JH, et al. Recombinant human erythropoietin enhances superoxide production by FMLP-stimulated polymorphonuclear leukocytes in hemodialysis patients. Kidney Int, 1997,52(5):1390-1394.
13. Miyata T, Sugiyama A, Saito A, et al. Reactive carbonyl compounds related uremic toxity("carbonyl stress"). Kidney Int, 2001,59(Suppl 78):S25-S31.
14. Sarsat VW, Friedlander M, Capeillere-Blandin C, et al. Advanced oxidation protein products as a novel marker of oxidative stress in uremia. Kidney Int,1996, 49:1304-1313.
15. Maggi E, Bellazzi R, Falaschi F, et al. Autoantibodies against oxidatively-modified LDL in uremic patients undergoing dialysis. Kidney Int,1994,46(3): 869-876.
16. Kosch M, Levers A, Fobker M, et al. Dialysis filter type determines the acute effect of haemodialysis on endothelial function and oxidative stress. Nephrol Dial Transplant,2003,18(7):1370-1375.
17. Dursun B, Dursun E, Capraz I, et al. Are uremia, diabetes, and atherosclerosis linked with impaired antioxidant mechanisms? J Investig Med,2008,56(2):545-552.
18. Miyata T, Wada Y, Cai Z, et al. Implication of an increased oxidative stress in the formation advanced glycation end products in patients with end-stage renal failure. Kidney Int, 1997, 51: 1170-1181.
19. Horoz M, Aslan M, Koylu AO, et al. The relationship between leptin level and oxidative status parameters in hemodialysis patients. Artif Organs,2009,33(1):81-85.
20. Yawata Y, Jacob H, Abnormal red cell metabolism in patients with chronic uremia: Nature of the defect and its persistence despite adequate hemodialysis. Blood Purif, 1975, 45: 231-239.
21. Mune M, Yukawa S, Kishino M, et al. Effect of vitamin E on lipid metabolism and atherosclerosis in ESRD patient. Kidney int, 1999, 56(71) Suppl: S126-S129.
22. Cruz DN, De Cal M, Garzotto F, et al. Effect of vitamin E-coated dialysis membranes on anemia in patients with chronic kidney disease: an Italian multicenter study. Int J Artif Organs, 2008,31(6):545-552.
23. Wratten ML, Navino C, Tetta C, et al. Haemolipdialysis. Blood Purif, 1999, 17: 127-133.
24. Herrera J, Nava M, Romero F, et al. Melatonin prevents oxidative stress resulting from iron and erythropoietin administration. Am J Kidney Dis, 2001,37(4):750-757.

第十节 透析患者血清酶学变化

王莉 何强

肾脏是降解和清除血清酶的重要场所,慢性肾衰竭患者中,研究证实其体内多种血清酶存在明显的改变,而有些血清酶的改变可能成为尿毒症毒素,参与尿毒症及其并发症的发生发展过程。

一、胰酶

血清淀粉酶和脂肪酶的显著升高常用以诊断急性胰腺炎,但研究表明无急性胰腺炎的血液透析患者的血清淀粉酶、脂肪酶浓度水平与活性水平均升高,而这一升高同样也发生在腹膜透析患者和未透析的慢性肾衰竭患者身上。一般透析患者血清淀粉酶、脂肪酶水平升高3~5倍的情况较常见,但绝对值不超过正常上限的3倍,升高的程度大体上与肾功能受损程度成正比关系[1-11]。

透析患者血清淀粉酶升高主要是由于肾小球滤过率的丧失所致。研究发现当肌酐清除率低于50 ml/min时血清淀粉酶水平开始上升[9]。透析过程本身不改变血清淀粉酶水平,有研究测定了透析前后血清淀粉酶水平,结果发现无明显差异。在该研究中还发现一名合并急性胰腺炎患者的P3异淀粉酶(P3异淀粉酶为一种淀粉酶的胰型同工酶)升高,而其他非胰腺炎患者P3异淀粉酶无改变[3]。近年来文献报道,在使用多聚葡萄糖透析液的腹膜透析患者中,其血清淀粉酶活性水平较正常人降低,认为这可能是由于竞争酶解的结果所致,Schoenicke研究发现使用多聚葡萄糖腹膜透析液的腹膜透析患者中,有90%的血清淀粉酶活性降低,但脂肪酶活性无改变[13],故对于合并急性胰腺炎的腹膜透析患者应根据其基础淀粉酶活性水平及脂肪酶水平而做出及时和正确的判断。

慢性肾衰竭患者血清中脂肪酶活性水平升高,血液透析患者血清中脂肪酶活性水平则呈现进一步升高,与血清淀粉酶不同的是,透析过程本身对血清脂肪酶水平有一定影响。研究发现透析后血清脂肪酶水平及活性升高,认为这除了与肾脏滤过率降低有关外,还与透析过程中使用肝素有关[3]。若以其他抗凝剂(如去纤苷)代替肝素,则不出现透析后血清脂肪酶升高。肝素影响血清脂肪酶活性的可能机制有:①分解脂肪作用;②与脂蛋白脂酶和甘油三酯脂酶之间的交叉反应;③降低内皮脂蛋白脂酶的活性[3,7,14-15]。

透析患者和慢性肾衰竭患者血清胰蛋白酶原水平升高,认为这可能与血液透析患者的血清胰蛋白酶抑制能力(sTIC)下降有关,Hashemi研究发现血液透析患者体内的血清胰蛋白酶抑制能力(sTIC)明显低于正常人,认为其可能机制是透析过程中产生过量的活性氧导致蛋白氧化。α_1-抗胰蛋白酶是体内主要的抗蛋白酶,其活性位点为蛋氨酸,具有抗氧化活性,透析患者体内过多的活性氧使α_1-抗胰蛋白酶活性位点的蛋氨酸氧化,透析患者表现出血清胰蛋白酶抑制能力下降,从而使血清胰蛋白酶原水平升高[6,16]。在对胰腺外分泌功能的研究中显示,在使用促胰岛素后,血液透析患者十二指肠液中淀粉酶活性和重碳酸盐含量均明显低下,提示尿毒症患者胰腺外分泌功能受损。

综上所述,慢性肾衰竭不论是血液透析还是腹膜透析患者,其血清胰酶水平均有不同程度的升高,其原因可能是多因素所致。这种改变可能影响尿毒症患者生化代谢及营养代谢,并给透析患者胰腺炎的诊断带来困难。对于透析患者疑诊胰腺炎时,除了淀粉酶、脂肪酶的升高外,还应结合腹部症状、体征以及血清淀粉酶和脂肪酶的升高幅度(升高超过正常值上限的3倍认为有诊断意义)。另外,P3异淀粉酶水平的测定可能有助于鉴别升高的淀粉酶是由于胰腺炎症所致还是由于慢性肾衰竭所致。对于使用多聚葡萄糖腹膜透析液的腹膜透析患者,脂肪酶的测定可能有助于胰腺炎的诊断。

二、心肌酶

心肌酶学水平是诊断急性心肌损伤的重要指标,它们也作为一种近期或远期预后的评价指标,尤其是对于那些存在急性冠脉综合征的患者。主要的心肌酶学指标有肌钙蛋白T、肌钙蛋白I和CK-MB。终末期肾衰竭患者大多合并冠状动脉疾病,但上述酶学在此类患者血清中均有不同程度的改变,故如何运用这些酶学的改变诊断慢性肾衰竭患者的心肌损伤则尤为重要。

(一)肌钙蛋白

肌钙蛋白T和I是一种调节蛋白,其作用是控制和调节由钙离子介导的肌动蛋白和肌球蛋白间的相互作用,因其升高有特异性,故是诊断心肌损伤的主要指标。多个研究均发现透析或慢性肾功能不全患者的血清肌钙蛋白水平是升高的[17-19]。Apple[20]研究发现,在733名无心血管疾病症状的ESRD患者中,大部分患者的肌钙蛋白水平升高。但目前肌钙蛋白升高机制尚不清楚[17],可能与左室肥大、内皮失功及肾脏分泌受损等原因有关[21]。Sutidze[19]等横向观察了150名无急性冠脉事件的透析患者,测定其血清TnT、TnI和CK-MB水平,其中28名(19.6%)患者的TnT >0.1 ng/ml,采用Logistic回归分析相关因素认为TnT升高与年龄、糖尿病、心肌缺血时间和左室肥大有关;多元分析提示年龄、糖尿病、心肌缺血时间与

TnT 升高是独立相关的。另外,研究还发现,cTnT 较 cTnI 升高明显,这可能与 cTnT 的胞质池边界受到破坏和 cTnT 的大相对分子质量有关[22]。有研究认为无心血管疾病症状的 ESRD 患者的血清肌钙蛋白水平与其心血管疾病预后有关。2005 年的一个对 28 项研究(包括 3 931 名无症状的透析患者)的 meta 分析表明 cTnT 水平上升与不良预后有关[23]。在随访 23 个月后,cTnT 升高的患者其死亡率明显升高。

Apple[20]研究还发现如果将 cTnT、cTnI 的阳性标准值分别设定为 0.01 μg/L 和 0.1 μg/L,则慢性肾衰竭患者 cTnT、cTnI 的升高率分别为 82% 和 6%,若阳性标准值分别设定为 0.03 μg/L 和 0.5 μg/L,其升高率分别为 53% 和 1%;若阳性标准值分别设定为 0.1 μg/L 和 0.6 μg/L,则升高率分别为 20% 和 0.4%。这意味着对可疑心肌梗死的透析患者使用 cTnT 水平诊断会存在较多的假阳性,但与之不同的是,在可疑心肌损害的 ESRD 患者中 cTnI 则较少出现这种假阳性[20,24-27],有研究发现 cTnI 诊断心肌损伤的敏感性和特异性分别为 94% 和 100%,而 CK-MB 的敏感性和特异性仅分别为 44% 和 56%[28]。

因此,对于透析患者,使用 cTnT 诊断心肌损伤可能会发生假阳性情况,但 cTnI 则有很高的敏感性和特异性,但可根据 cTnT 水平评价透析患者心血管疾病预后。应用 cTnT 诊断急性心肌梗死或急性冠脉综合征,应同时结合患者病史、症状、体征及心电图等做出正确的判断。

(二) CK、CK-MB

CK、CK-MB 也是常用于心脏损伤评价的指标。30% ~70% 透析患者的 CK 升高,但升高幅度通常不超过正常上限的 3 倍[29-30],升高的原因是多方面的,如清除降低、骨骼肌病、维生素 D 或肉碱的缺乏等[29-31]。另外,研究发现 30% ~50% 的无心肌损伤的透析患者血清 CK-MB 水平升高,其升高机制仍有待进一步研究[24-25,30,32]。故对于透析患者,若要根据 CK、CK-MB 的升高诊断急性心梗或急性冠脉综合征,应同时结合患者病史、症状、体征、心电图及其他心肌损伤指标等做出正确的判断。

三、肝酶

(一) 转氨酶

维持透析和慢性肾衰竭患者的血清转氨酶活性是降低的,其具体机制目前尚不清楚[33-35],可能原因与吡多醇缺乏有关(磷酸吡多醛是 ALT 和 AST 的重要辅酶)[36-38],也可能与尿毒症状态下一些抑制转氨酶活性的物质有关[33]。因此,使用标准的转氨酶正常值来评价透析患者的肝功能有可能不能正确反映其肝功能水平。Fabrizi[39]对 500 名丙肝抗体阳性的血液透析患者进行了肝活检,并测定其血清转氨酶水平,发现以标准的转氨酶阈值来评价此类患者肝功能情况是不理想的,故一些学者建议对于透析患者而言应降低转氨酶正常值范围,有人将 ALT 和 AST 的正常上限值分别降至 17 U/L 和 24 U/L,发现 ALT 的敏感性从 18% 升至 64%,而 AST 的敏感性从 27% 升至 72%[40-41]。Cohen 等[33]也报道无病毒肝炎的尿毒症患者血清谷-草转氨酶降低。作者临床也常遇到与上述情况相反的病例,特别是刚开始透析的重度尿毒症患者常有转氨酶升高,但是没有肝炎标志物阳性和临床肝炎表现,仅是转氨酶升高,但是经过一段透析后,肝酶可以恢复正常,这是偶然现象,还是未被证实的事实,有待今后进一步研究证实。

(二) 碱性磷酸酶和 γ-谷氨酰转肽酶

大部分透析患者的血清碱性磷酸酶水平是升高的,这与患者并发肾性骨病有关。大部分 ESRD 患者的血清 γ-谷氨酰转肽酶水平正常,但有 10% 的 ESRD 患者的血清 γ-谷氨酰转肽酶水平升高,目前其机制尚不清楚[42]。

故透析患者单纯血清碱性磷酸酶水平升高对诊断肝胆疾病意义不大,除非在排除甲状旁腺功能亢进的情况下该酶持续升高或同时伴有 γ-谷氨酰转肽酶升高则应考虑肝胆疾病的可能。

四、其他

(一) 内皮脂酶

近年来透析患者的内皮脂酶(EL)水平受到关注,内皮脂酶是一种新的高密度脂蛋白调节剂,与动脉粥样硬化进程相关。Fujii 等对 97 名透析患者进行研究，将其按照白蛋白水平、超敏反应蛋白水平分组，结果发现低血浆白蛋白、高超敏反应蛋白组的患者 EL 明显升高，对这组患者随访两年发现这些患者的心血管事件发生率明显升高。故认为透析患者 EL 水平与低白蛋白水平、炎症状态有明显相关，且与透析患者的动脉粥样硬化和心血管事件发生有关[43]。

（二）对氧磷酶

对氧磷酶（PON）是另一种 HDL 相关脂酶，与 HDL 结合使 HDL 具有降解脂质过氧化物和防止血液中 LDL 堆积的能力，从而抗动脉粥样硬化。对氧磷酶（PON）多基因家族至少有 3 个成员，包括 PON1、PON2 和 PON3。PON1 是 PON 多基因家族中发现最早、研究最多的成员，其基因产物血清对氧磷酶在有机磷神经毒剂解毒中起重要作用，其基因多态性与脑卒中、动脉粥样硬化、冠心病及 2 型糖尿病发病等有密切关系；PON2 基因多态性与家族性高胆固醇血症、糖尿病等有关；PON3 基因产物目前尚未有在人体组织中存在的报道，它们的生理作用仍在探索中。近年来研究发现血液透析患者血清中对氧磷酶活性水平低下，而接受肾移植的患者该酶活性水平可以恢复到正常水平。故对氧磷酶活性降低可能是透析患者动脉硬化和心血管损害的发生与发展的又一原因。

（三）基质金属蛋白酶

基质不仅是包绕细胞的结构支架，而且是血管重构的动力，基质金属蛋白（MMPs）是一类以一个锌依赖的蛋白酶家族，其对细胞外基质有降解作用，从而在基质重塑中起着重要作用。目前已发现二十多种 MMPs，其中 MMP-9、MMP-2 是降低细胞外基质的主要酶类，而 TIMP-1、TIMP-2 则是调节上述两个酶活性水平的主要组织抑制物质。研究发现血液透析患者外周血中单核细胞基质金属蛋白酶基因表达水平明显升高（MMP-9），高于非透析的慢性肾功能不全患者以及正常人群。而 MMP 参与了细胞基质合成和降解，在动脉粥样硬化的形成、斑块破裂、血管壁的重塑和再狭窄过程中起着重要的作用，而且斑块局部的 MMPs 表达增多是斑块不稳定的生化基础。这也可能是透析患者心血管并发症的又一可能因素[44]。

参考文献

1. Royse VL. Pancreatic enzymes in chronic renal failure. Arch Intern Med, 1987,147:537-545.
2. Bastani B. Serum amylases in chronic and end-stage renal failure: effects of mode of therapy, race, diabetes and peritonitis. Am J Nephrol, 1987,7:292-300.
3. Vaziri ND. Pancreatic enzymes in patients with end-stage renal disease maintained on hemodialysis. Am J Gastroenterol, 1988, 83:410-415.
4. Lin XZ. Pancreatic enzymes in uremic patients with or without dialysis. Clin Biochem, 1988, 21:189-196.
5. Caruana RJ. Correlates of amylase and lipase levels in chronic dialysis patients. Int J Artif Organs, 1988, 11:454-463.
6. Kimmel PL. Trypsinogen and other pancreatic enzymes in patients with renal disease: a comparison of high-efficiency hemodialysis and continuous ambulatory peritoneal dialysis. Pancreas, 1995, 10:325-333.
7. Shibasaki T. Significance of serum lipase in patients undergoing hemodialysis. Am J Nephrol, 1996, 16:309-315.
8. Masoero G. Increased serum pancreatic enzymes in uremia: relation with treatment modality and pancreatic involvement. Pancreas, 1996, 13:350-363.
9. Collen MJ. Serum amylase in patients with renal insufficiency and renal failure. Am J Gastroenterol, 1990, 85:1377-1385.
10. Jiang CF. Serum level of amylase and lipase in various stages of chronic renal insufficiency. Zhonghua Yi Xue Za Zhi (Taipei), 2002, 65:49-56.
11. Robitaille R. Altered laboratgory findings associated with end-stage renal disease. Semin Dial, 2006, 19:373-381.
12. Schoenicke G. Dialysis with icodextrin interferes with end-stage renal disease. Semin Dial, 2006, 19:382-385.
13. Anderstam B. Determination of alpha-amylase activity in serum and dialysate from patients using icodextrin-based peritoneal di-

alysis fluid. Perit Dial Int, 2003,23:146-153.
14. Montalto G. Influence of haemodialysis on lipase activity. Eur J Clin Chem Clin Biochem,1997,35:237.
15. Shibasaki T. Significance of serum lipase in patients undergoing hemodialysis. Am J Nephrol,1996,16:309-316.
16. Hashemi M. Serum trypsin inhibitory capacity in hemodialysis patients. Saudi J Kidney Dis Transpl, 2009,20(4):604-607.
17. Freda BJ. Cardiac troponins in renal insufficiency:review and clinical implications. J Am Coll Cardiol,2002,40:2065-2073.
18. Robitaille R. Altered laboratory findings associated with end-stage renal disease. Semin Dial,2006,19:373-386.
19. Sutidze M. Factors associated with increased serum levels of specific markers of myocardial injury—cardiac troponins T and I in chronic haemodialysis patients. Georgian Med News, 2009,(169):39-43.
20. Apple FS. Predictive value of cardiac troponin I and T for subsequent death in end-stage renal disease. Circulation,2002,106:2941-2951.
21. Diris JH. Impaired renal clearance explains elevated troponin T fragments in hemodialysis patients. Circulation,2004,109:23-29.
22. Hamm CW. Cardiac troponin elevations in patients without acute coronary syndrome. Circulation,2002,106:2871-2879.
23. Khan NA. Prognostic value of tropnin Tand I among asymptomatic patients with end-stage renal disease:a meta-analysis. Circulation,2005,112:3088-3096.
24. Mclaurin MD. Cardiac troponin I and troponin T,and creatine kinase MB in dialysis patients without ischemic heart disease:evidence of cardiac troponin T expression in skeletal muscle. Clin Chem, 997,43:976-983.
25. Adams JE. Cardiac troponin I:A marker with high specificity for cardiac injury. Circulation,1993,88:101-109.
26. McCullough PA. Performance of multiple cardiac biomarkers measured in the emergency department in patients with chronic kidney disease and chest pain. Acad Emerg Med,2002,9:1389-1396.
27. Haller C. Are cardiac teoponins reliable serodiagnostic markers of cardiac ischaemia in end stage renal disease? Nephrol Dial Transplant,1996,11:941-950.
28. Martin GS. Cardiac troponin-I accurately predicts myocardial injury in renal failure. Nephrol Dial Transplant, 1998, 13:1709-1717.
29. Soffer O. Creatine phosphokinase in long-term dialysis patients. Arch Intern Med,1981,141:181-189.
30. Green TR. Diagnostic value of creatine kinase MB isoenzyme in chronic hemodialysis patients:a longitudinal study. Clin Nephrol,1986,25:22-30.
31. Bohmer T. Carnitine deficiency induced during intermittent hemodialysis for renal failure. Lancet,1978,1:126-134.
32. Apple FS. Prognostic value of serum cardiac troponin I and T in chronic dialysis patients:a 1-year outcome analysis. Am J Kidney Dis,1997,29:399-408.
33. Cohen GA. Observations on decreased serum glutamic oxalacetic transaminase activity in azotemic patients. Ann Intern Med,1976,84:275-282.
34. Guh JY. Impact of decreased serum transaminase levels in the evaluation of viral hepatitis in hemodialysis patients. Nephron,1995,69:459-466.
35. Fabrizi F. Decreased serum aminotransferase activity in patients with chronic renal failure:impact on the detection of viral hepatitis. Am J Kidney Dis, 2001,38:1009-1016.
36. Wolf PL. Low aspartate transaminase activity in serum of patients undergoing chronic hemodialysis. Clin Chem,1972,18:567-576.
37. Hamfelt A. The effect of pyridoxal phosphate on the aminotransferase assay in blood. Scand J Clin Lab Invest Suppl,1966,18(Suppl 92):181-188.
38. Rej R. Increased aspartate aminoteansferase cativity of serum after in vitro supplementation with pyridoxal phosphate. Clin Chem,1973,19:92-99.
39. Fabrizi F. Influence of hepatitis C virus viraemia upon serum aminotransferase activity in chronic dialysis patients. Nephrol Dial Transplant,1997,12:1394-1404.
40. Hung KY. Revised cutoff values of serum aminotransferase in detecting viral hepatitis among CAPD patients:experience from Taiwan,an endemic area for hepatitis B. Nephrol Dial Transplant,1997,12:180-189.
41. Espinosa M. High ALT levels predict viremia in anti-HCV-positive HD patients if a modified normal range of ALT is applied. Clin Nephrol,2000,54:151-163.

42. Fine A. Elevation of serum gamma-glutamyl transpeptidase in end-stage chronic ranal failure. Scott Med J, 1975, 20: 113-121.
43. Fujii H. Putative role of endothelial lipase in dialysis patients with hypoalbuminemia and inflammation. Am J Nephrol, 2008, 28(6): 974-981.
44. Hirakawa S. Evaluation of genetic variation and association in the matrix metalloproteinase 9 (MMP9) gene in ESRD patients. Am J Kidney Dis, 2003, 42(1): 133-142.

第十一节 透析患者血浆瘦素水平

王质刚

一、瘦素及其受体

随着近年来对瘦素(leptin)的发现和对其不断深入探讨，人们开始认识到瘦素不仅由脂肪组织分泌，其他组织如乳腺上皮细胞、胎盘、胃黏膜上皮细胞中也可检测到，其受体不仅存在于丘脑、脂肪组织，还广泛存在于全身各个组织，表明瘦素与机体各系统的病理生理关系非常密切。

1994 年，Zhang 等[1]从肥胖小鼠中克隆到肥胖(obese, ob)基因，其编码产物命名为 Leptin。不久，小鼠、大鼠和人类的 *ob* 基因相继被克隆并定位。小鼠 *ob* 基因位于第 6 号染色体，人 *ob* 基因位于 7q31.3，二者均为单拷贝基因，在脊椎动物中具有高度保守性。在人和小鼠之间，其编码区核苷酸序列有 84% 同源性，人和小鼠的 *ob* 基因均包含 3 个外显子及 2 个内含子，基因跨度分别为 18 kb 和 650 kb，分别转录 3.5 kb和 4.5 kb 的 mRNA。

ob 基因编码脂肪组织特异性 mRNA，翻译成 167 个氨基酸的蛋白质，具有分泌蛋白的性质，其 N 端 21 个氨基酸为分泌信号肽，血液循环中的 Leptin 为 146 个氨基酸的多肽类激素，其活性部位为 106 ~ 140 个氨基酸残基。Leptin 相对分子质量约 16 000，通过特异性受体及多重神经肽通路作用于中枢神经系统，抑制食欲，增加能量消耗，具有降低脂肪沉积的作用，在人类肥胖的发展过程中起拮抗和抑制的作用[2]。*ob* 基因只在成熟的脂肪组织中表达，并且不同部位脂肪组织中的表达量各不相同。多数学者认为皮下脂肪较内脏脂肪的表达低，最高表达部位通常在附睾(男性)和肾周组织。而 Masuzaki 等[3]研究发现皮下脂肪组织 ob mRNA 水平较网膜、腹膜后和肠系膜脂肪组织高。其他组织如脑、心、肺、肝、肾、胃、肠等均未发现有 *ob* 基因的表达[1]。

ob 基因的表达受多种因素的影响。目前认为，*ob* 基因与神经内分泌之间组成一个闭合环路，研究发现，胰岛素、葡萄糖等均可刺激 *ob* 基因的表达。有人认为，葡萄糖对 *ob* 基因的上调是急性调节，而胰岛素对 *ob* 基因的上调是慢性调节。胰岛素对 Leptin 的上调作用也可能通过间接作用，因为单独使用胰岛素不能上调完全分化的 3T3-L1 脂肪细胞的 Leptin mRNA 的表达。体内外实验均证实糖皮质激素可使 *ob* 基因表达增加，可能与下丘脑-垂体-肾上腺轴的反馈调节有关。体外实验还发现，胞内 cAMP 水平升高可使 Leptin 表达降低。交感神经系统兴奋，注射去甲肾上腺素或特异性 β 肾上腺素受体激动剂异丙肾上腺素等均可使脂肪组织 ob mRNA 表达减少，血清 Leptin 水平快速下降。一些炎性因子如 TNF、IL-1 等以及大肠埃希菌胞壁脂多糖(LPS)也有促进 *ob* 基因表达的作用。动物实验证实，寒冷可抑制 *ob* 基因的表达，

下丘脑损伤时的小鼠、大鼠 Leptin 表达也增加，原因可能是其中枢靶组织破坏后对自身的反馈抑制解除所致。

人体内 Leptin 含量存在性别差异，在体重指数相同的情况下，女性 Leptin 水平高于男性，原因不明。年龄和种族则对 Leptin 影响不大。目前已建立 RIA 和 ELISA 等方法测定血 Leptin 浓度，正常人血浆水平为 0～100 μg/L。Considine 等[4]用 RIA 测定 136 例正常人（BMI < 23 kg/m^2），平均血清 Leptin 浓度为 7.5 μg/L。研究发现，血清中的 Leptin 稳定性较好，且不受标本收集方法、标本溶血、高血脂及反复冻融等温度变化的影响。甚至在 20℃ 全血中，Leptin 也能稳定保存 48 小时以上。动物和人血 Leptin 水平具有明显的昼夜节律。午夜至早晨较高，中午至下午较低。肥胖、消瘦及合并糖尿病时这种节律仍存在。但 Leptin 脉冲性释放的频率、幅度及昼夜节律与性别、肥胖程度、胰岛素水平有一定关系[5]。Leptin 作用于下丘脑、胰腺等处发挥功能，同时又受这些神经内分泌系统的负反馈调节。另外，Leptin 对其自身的表达也有调节作用，Leptin 的表达还与动物种系有关，最近发现人类血 Leptin 水平与遗传因素有关[6]。

Leptin 受体是一跨膜分子，包括细胞外结构域、跨膜结构域和细胞内结构域，其膜外部分具有 Ⅰ 型细胞因子受体的许多特性，尤其是与白细胞介素-6 受体，粒细胞刺激因子受体和白血病抑制因子受体的 gp130 信号传导成分相似，跨膜域为 23 个氨基酸。Leptin 受体存在于动物许多组织，根据细胞内片段的长度和氨基酸组成不同，瘦素受体已证实 6 种亚型，其中以 ob-Rb 为主的长型受体主要存在下丘脑神经元，可能与 Leptin 信号传导有关。以 ob-Ra 为主的短型受体多分布于脂肪、心肺等外周组织。瘦素受体的分布不同决定瘦素作用的多样性，但其主要作用是调节机体脂肪的稳定，ob-Rb 是主要的功能受体，而 ob-Ra 受体的生物作用尚不清楚[7]。

二、瘦素的生物学效应

Leptin 由脂肪细胞合成后以内分泌、自分泌或旁分泌的形式作用于分布在大脑脉络丛、下丘脑、肝、胰腺、肺及肾脏等部位的 Leptin 受体，从而发挥一系列效应。Leptin 的作用主要表现在对体脂及体重的调控，但其生物学功能是多方面的、复杂的，可分为下列几个方面[8-12]：①抑制食欲、减少能量摄取。动物实验证实，Leptin 可使小鼠进食明显减少，体重和体脂含量下降。进一步研究发现，Leptin 与下丘脑部位的受体发生结合后引起神经肽 Y（neuropeptide Y，NPY）合成分泌减少和黑色素细胞刺激激素（melanocyte-stimulating hormone，MSH）分泌增加，进而引起食欲降低，能量消耗增加，性生殖功能改变等。②增加能量消耗。Leptin 可作用于中枢，增加交感神经系统的活性，使大量贮存的能量转变成热能释放，产热增加。③抑制脂肪合成。Leptin 可直接抑制脂肪组织中脂类的合成。也有人认为 Leptin 的作用是促进脂肪细胞的成熟。④对胰岛素的作用。胰岛素可促进 Leptin 的分泌，同时 Leptin 可反过来对胰岛素的合成、分泌发挥负反馈调节。Leptin 尚可加重胰岛素抵抗，但也有相反意见。当胰岛素抵抗时，因血中胰岛素水平升高，可间接促使血 Leptin 水平升高。⑤对肾脏作用。肾脏中存在 Leptin 受体，提示 Leptin 可直接对肾脏发挥调控作用。Leptin 直接作用于肾小管，引起尿钠排泄增加及尿量增加。⑥对血压的作用。长期给予 Leptin，可使大鼠心率加快，血压升高。⑦对生殖功能的影响。Leptin 可能作用于下丘脑-垂体-性腺轴，促进性成熟，并为受孕做准备。在人类，进入青春期前的少年，亦可观察到血 Leptin 浓度有一突然上升的高峰。⑧对免疫功能的影响。Leptin 可逆转饥饿引起的免疫功能受限，给饥饿小鼠腹腔注射 Leptin，可刺激 $CD4^+$ T 细胞的增生，促进 Th1 而抑制 Th2 细胞因子的生成。提示 Leptin 可逆转营养不良所致的免疫抑制状态。⑨对内分泌的影响。Leptin 可影响血中甲状腺激素、皮质酮、生长激素水平。⑩对造血系统的影响。Leptin 可能与促红细胞生成素协同作用，并刺激造血干细胞的增生，主动参与造血。这意味着在贫血或红细胞生成素不足时（如尿毒症），其他一些造血因子（例如 Leptin）刺激造血的作用也许会代偿增强。

三、几种疾病的瘦素水平与作用

(一)糖尿病

糖尿病作为一种当今世界流行的疾病,不断有研究显示,瘦素功能的失调与糖尿病的发病有不可忽视的关系。以往观点认为瘦素与胰岛素的相互调控主要表现在两个方面:一是瘦素可作用于胰岛β细胞,通过激活ATP敏感的K通道(K-ATP),下调cAMP、PKA等分子抑制胰岛素的分泌;二是胰岛素作用于脂肪组织,通过转录水平的调控促进瘦素的合成,二者的协同作用形成体内瘦素与胰岛素互相制约的负反馈调节机制。而体内情况的复杂多变远远超出这两种机制所能解释的范畴,越来越多的研究发现,无论在细胞水平或是整体水平,瘦素和胰岛素之间都存在许多更为细致精确的调控方式。

1. 整体水平上瘦素对胰岛素的作用[13] 在对器官和离体细胞的研究中,人们的确得出了瘦素和胰岛素之间上述的两个关系。然而在整体水平上进行的生理学实验却屡屡得出与器官水平相悖的结论。有人发现对正常动物小剂量注射瘦素,可以在不影响体重的情况下降低动物的血糖,急性静脉注射瘦素可提高正常S. D.大鼠体内胰岛素的敏感性,并增加胰岛素刺激的摄糖作用。而且还说明通过中枢神经系统,瘦素可以在生理情况下促进胰岛素功能,并且推测该过程可能由交感神经介导。同时,在高脂饮食引发的肥胖和糖尿病大鼠身上,通过注射方法给予瘦素,观察到胰岛素功能的改善,如胰岛素敏感性增加,糖耐量恢复,以及高糖血症和高胰岛素血症的改善。说明在病理情况下,瘦素仍可在整体水平促进胰岛素的功能。

2. 瘦素对胰岛素信号通路的作用[14-21] 一些细胞实验研究发现,瘦素可以调控胰岛素信号通路当中的很多分子,包括胰岛素受体底物(IRS, insulin receptor substrate)、磷脂酰肌醇-3-激酶(PI3-K)、JAK-STATs等。这为瘦素影响胰岛素功能提供了另外一种潜在的可能。首先,通过对IRS的作用,瘦素可以在某些特定的组织抑制胰岛素的功能。例如在NIH3T3细胞中,瘦素可以减弱胰岛素引起的IRS-1自身磷酸化作用;在离体的脂肪细胞中,瘦素抑制胰岛素与受体的结合。在病理情况下瘦素分泌如果增加,这样的抑制作用也会加强,这可能是“肥胖相关的胰岛素抵抗”的潜在机制之一。PI3-K的激活可介导很多胰岛素引发的重要代谢反应,如葡萄糖转运、糖原合成、抑制糖异生等,而瘦素的许多生物学作用也是由PI3-K所介导的,包括对葡萄糖摄取的调节,对细胞钠钾泵、激素敏感脂肪酶(hormone-sensitive lipase, HSL)以及KATP活性的调控等。

SOCS蛋白是在细胞因子作用下被诱导产生的JAK-STATs通路的负反馈性抑制物,它能抑制细胞因子引起的JAK-STATs通路的激活。瘦素可通过诱导SOCS的表达对胰岛素的部分信号通路产生抑制作用。例如在表达SOCS-3的3T3-L1细胞中,SOCS-3能竞争结合STAT5B,阻止其与胰岛素受体结合;在COS-7细胞中,SOCS-3抑制IRS的磷酸化及其与下游分子的结合,从而阻止胰岛素作用的发挥。因而病理情况下,血液中持续升高的瘦素水平可能诱导靶细胞SOCS蛋白的高表达,使胰岛素对靶器官的作用被抑制,而这可能是引发机体胰岛素抵抗的机制之一。

3. 胰岛素对瘦素的调节作用[22] 在瘦素影响胰岛素信号传递的同时,胰岛素对瘦素的信号传递也同样有影响。有人检查了高于生理浓度的胰岛素水平对瘦素引发的胰岛素分泌的作用,发现在RINr1046-38, rat-1, HEK293等细胞系中,1 nmol/L胰岛素预孵育4小时后再用瘦素进行刺激,瘦素引发胰岛素分泌的作用被完全抑制。同时,瘦素的其他生物学效应也都减弱,在孵育后的HEK293细胞上,瘦素引起的JAK磷酸化呈现显著降低。提示胰岛素不仅作用在脂肪细胞增加瘦素的分泌,也可在靶细胞中负性调节瘦素的作用。而这一作用在病理情况的整体动物中显然更为普遍而重要,它可能是高胰岛素血症和“瘦素抵抗”相伴发的原因之一。

目前有学者认为,脂肪组织既是能量储存中心,又具有强大的内分泌功能,可分泌多种蛋白类激素,如瘦素、脂联素、抵抗素(resistin)以及众多细胞因子、血管活性分子〔如血管紧张素原、纤溶酶原激活物抑制剂(PAI-1)、NO〕、脂质成分〔游离脂肪酸(FFA)、前列环素〕等,这些脂肪因子通过内分泌、旁分泌和自分泌途径参与维持机体众多生理功能,包括调节胰岛素作用、糖脂代谢和能量平衡,调节血压、免疫、炎症反应及凝血机制,共同维护内环境的稳定。Cohen[23]等在一项对老年人的研究中发现,老龄过程中脂肪增加而肌肉减少,增加的脂肪组织会产生 PAI-1、瘦素等,引起胰岛素抵抗。另有研究表明体内游离脂肪酸以及肿瘤坏死因子-α 也参与了肥胖相关的胰岛素抵抗。前者通过葡萄糖-脂肪酸循环干扰肌肉对胰岛素的敏感性,同时通过其在肝脏的 β 氧化途径降低肝脏对胰岛素的灭活能力,从而导致高胰岛素血症。Stracz-kowski[24]等研究发现,肥胖个体血浆中 sICAM-1 水平增高,且与胰岛素的敏感性呈负相关,认为肥胖者血浆 sICAM-1 水平增高与胰岛素抵抗有关。抵抗素是最近发现的一种脂肪细胞因子在小鼠体内可以起到对抗胰岛素的作用,引起小鼠胰岛素抵抗,而对与人类胰岛素的作用则存在差异,因此抵抗素对于胰岛素的特殊作用机制还有待进一步研究。

(二)代谢综合征(metabolic syndrome,MS)

代谢综合征是一组复杂的代谢紊乱,其病理生理学机制尚不完全清楚,认为主要有三种可能:①肥胖和脂肪组织功能异常;②胰岛素抵抗(IR);③一些独立危险因素的共聚,遗传和环境因素都在其中发挥作用。

1. 肥胖、脂肪因子功能异常　瘦素是脂肪细胞分泌的饱感信号,最重要的作用是通过下丘脑抑制食欲、增加能量消耗而减轻体重,此外还有启动青春发育,调节免疫和炎症的作用。瘦素还可抑制胰岛素分泌,促进内脏脂肪分解,减少非脂肪细胞甘油三酯(TG)的堆积。大多数肥胖者表现为高瘦素血症,高瘦素血症与高血压、MS 以及冠心病相关。脂联素是脂肪细胞分泌最多的蛋白激素,脂联素可通过肝脏和骨骼肌细胞受体,促进糖吸收和抑制肝糖的输出,刺激脂肪氧化利用,从而直接改善糖脂代谢,因此脂联素具有抗 IR、抗动脉粥样硬化和抗炎症作用。抵抗素具有直接对抗胰岛素介导的葡萄糖摄取作用,其循环水平与炎症标志物相关,参与血管内皮功能的调节。脂肪细胞还具有完整的肾素-血管紧张素系统活性,对肥胖相关高血压的发生发展可能起重要作用。同时脂肪组织还是循环中 PAI-1 增加的主要来源,PAI-1可限制脂肪组织过度生长,同时也与肥胖者特有的凝血和纤溶异常有关。

总之,肥胖时,特别是腹部肥胖,脂肪组织表达的脂肪因子谱发生改变,表现为血 FFA 上升、PAI-1 增多、高瘦素血症,抗 IR 的脂联素分泌减少,而众多炎性细胞因子增加,启动炎症信号通路,诱导大量的炎症介质表达,使机体处于慢性炎症状态,共同导致 IR 和 MS 的发生。

2. IR 与 MS　MS 的核心是胰岛素抵抗(IR),IR 是 MS 的主要表现,提示胰岛素促进葡萄糖利用能力下降,IR 可带来一系列病理改变,最重要导致器官损害,胰腺 β 细胞凋亡速度加快;启动炎性反应,使炎症因子标记物,如 C 反应蛋白(CRP)、IL-6 等明显升高,造成内皮细胞功能障碍,导致黏附因子增多,平滑肌细胞增生以及血管扩张功能下降,促进动脉粥样硬化形成,引起纤维蛋白原及 PAI-1M 水平升高,机体出现高凝状态,极易形成血栓。

3. 饮食、营养过剩　饮食、营养过剩易导致肥胖,一般认为肥胖引起 IR 导致大多数 MS 的发生。肥胖通过脂肪组织分泌功能异常参与 IR 和 MS 发病机制。新观点认为,肥胖本身就是一种炎症前状态,肥胖者产生大量的炎症因子,这些炎性因子可直接干扰胰岛素的信号通路而导致 IR 和 MS 的各种表现。Dandona 等认为,营养过剩可诱导氧化应激和炎症反应,导致 IR 和 MS。

4. 代谢综合征患者血浆瘦素水平变化　血浆瘦素水平升高是 MS 的突出特点。叶建红等[25]观察 MS 血浆瘦素与 IR 的关系。作者选择 30 例 MS 患者,以年龄、性别相匹配的健康成年人 20 例为对照组。采用酶联免疫吸附法(ELISA)检测血浆瘦素水平,用 HOMA-IR 评估 IR 程度。结果与对照组比较,MS 组血浆瘦素水平显著升高[(189.37 ± 90.48) ng/ml *vs.* (126.55 ± 72.70) ng/ml,$P<0.01$],MS 组的 HOMA-IR 指数显著高于对照组(3.21 ± 1.14 *vs.* 1.79 ± 0.98,$P<0.01$)。多元回归分析显示,MS 组瘦素水平与 BMI、腰围(WC)、TG 及 HOMA-IR 等呈负相关,提示代谢综合征患者血浆瘦素水平显著升高,可能与 IR 有关。

李卉等[26]观察 MS 血浆瘦素水平与相关因素的分析。选择 77 例 MS 和 100 例非 MS 作为对照。测定血浆瘦素水平和血压、血糖、血脂、体重指数(BMI)及腰围(WC)并分析其相关性。结果代谢综合征组瘦素水平(12.8 ±4.0)ng/ml 明显高于非代谢综合征组(7.7 ±3.0)ng/ml,瘦素水平随代谢异常组各参数增多而增加,血清瘦素浓度与性别、BMI、WC、血糖、收缩压、舒张压、总胆固醇、甘油三酯呈显著正相关,经多元逐步回归分析,显示影响血清瘦素浓度的因素为性别、BMI、WC、血糖和甘油三酯。作者认为,代谢综合征患者血清瘦素水平明显增高,且与性别、体重指数、血脂、血糖相关,提示高瘦素血症可能是代谢综合征的一个重要组成成分,代谢综合征患者存在瘦素抵抗并可能在代谢综合征发病中扮演重要角色。

(三)高血压

瘦素引发高血压的机制,Aizawa-Abe[27]等研究发现,过量表达瘦素的转基因小鼠血压明显升高,且可被 α 及 β 受体阻滞剂逆转,提示瘦素在高血压发病机制中起重要作用。近年关于瘦素与高血压的研究成果包括:①交感神经系统(SNS)兴奋性增强,瘦素通过刺激下丘脑中的神经肽 Y(NPY)、α 黑色素细胞刺激素(αMSH)、促黑色素聚集激素(MCH)、刺鼠相关蛋白(AGRP)的生成而激活交感神经活性;②一氧化氮(NO)作用受限;③肾素-血管紧张素系统活化;④胰岛素敏感性降低;⑤促进血管内皮细胞增生;⑥增加下丘脑视上核血管升压素 mRNA 的表达,降低血中皮质醇水平,促进尿钠排泄。

瘦素抵抗在肥胖型高血压中有重要作用,瘦素抵抗是指机体对瘦素的反应减弱或无反应的现象。Leptin 的抗肥胖作用已经得到了证实,但是否具有抗高血压的作用及在肥胖和高血压中的作用机制还不明确。多项研究资料显示,肥胖型高血压患者存在瘦素抵抗。任颖等[28]在上海浦东社区调查 268 位非糖尿病肥胖型高血压居民,以标准法测量其血压以及身高、体重、腰围和臀围。用放射免疫法检测空腹瘦素浓度,经性别和年龄校正后显示,随着血压值的增高,体重指数、腰围以及瘦素水平也增高,高血压组与理想血压组之间有明显差异。朱伟[29]研究发现肥胖高血压患者血清瘦素水平高于正常血压者,同时认为瘦素抵抗在高血压的发生中可能起间接的作用。瘦素对血压急性作用的结果目前尚不完全一致,但瘦素对血压的慢性作用则表现升压。张政祥[30]等用放射免疫法检测了 20 例健康正常人和 48 例原发性高血压患者血清瘦素浓度,并根据体重指数将两组研究对象又分为肥胖者和非肥胖者,结果发现血清瘦素与原发性高血压及肥胖呈正相关。

郝瑩等[31]报道,通过探讨瘦素与肾素-血管紧张素-醛固酮系统(RAAS)、胰岛素的相关性研究,探讨瘦素在肥胖高血压患者发病中的作用。作者收集肥胖高血压患者 38 例,非肥胖高血压患者 32 例,肥胖者无高血压 33 例,健康对照者 33 例。测定瘦素、空腹胰岛素(FINS)、肾素(PRA)、血管紧张素Ⅱ(AngⅡ)、醛固酮(ALD)和空腹血糖(FPG),计算胰岛素敏感性指数(ISI)和体质指数(BMI)。结果肥胖高血压组、高血压组和肥胖无高血压组患者 ISI 均低于对照组($P<0.05$)。肥胖高血压组、肥胖无高血压组患者瘦素水平高于对照组($P<0.05$),肥胖高血压组患者瘦素水平高于肥胖无高血压组($P<0.05$)。以瘦素为变量进行多元逐步回归分析,发现影响血清瘦素水平的因素主要是性别、收缩压、BMI、ISI 和 PRA($P<0.05$)。各组患者瘦素水平均与 ISI 负相关($P<0.05$),肥胖高血压组患者瘦素水平与 PRA、ALD 正相关($P<0.05$),高血压组患者瘦素水平与 AngⅡ正相关($P<0.05$),肥胖无高血压组患者瘦素水平与 PRA 正相关($P<0.05$)。将肥胖高血压组和高血压组合并后,按 PRA 分为高肾素组(B 组)、低肾素和正常肾素组(A 组),B 组患者瘦素水平高于 A 组($P<0.05$)。结果提示,肥胖者、肥胖高血压者均存在瘦素抵抗和胰岛素抵抗,二者相互作用。瘦素通过影响 RAAS 活性导致肥胖者血压增高,主要表现为收缩压升高,并且这一效应独立于胰岛素抵抗。

(四)尿毒症

1. *尿毒症患者高血浆瘦素血症* 慢性肾衰竭(chronic renal failure,CRF)是全身各器官、系统受损的综合征,病理生理紊乱机制复杂,并发症多,预后差。营养不良、高血压、胰岛素抵抗等是慢性肾衰竭的常见并发症,严重影响患者生活质量和预后。其中营养不良还可进一步导致免疫功能低下和贫血,是影响尿毒症透析患者长期生存率的主要因素之一。而食欲差是导致营养摄入减少,引起慢性肾衰竭营养不良的主要原因。胰岛素抵抗也可加重营养不良,在尿毒症高血压发病中亦起重要作用。目前的透析治疗对尿毒症营养不良、高血压等尿毒症常见病理生理紊乱的纠正效果不佳,可能是由于患者血清中还存在相对分子质量较大、不能被常规透析疗法所清除的尿毒症毒素所致[32]。

CRF 时血 Leptin 水平升高，可能与 CRF 营养不良、胰岛素抵抗、高血压、免疫功能受限、贫血等病理生理紊乱有关。CRF 患者的高 Leptin 血症，其确切原因目前尚未完全阐明，一些资料显示，高 Leptin 血症与 CRF 时肾小球滤过率下降有关。进一步研究发现，正常人肾脏的摄取量占全身血循环 Leptin 总量的12%，而在 CRF 患者，其肾脏 Leptin 摄取量几乎为零，因此肾脏清除率下降可能是 CRF 患者高 Leptin 血症的主要原因[33-34]。另一方面尿毒症对 Leptin 生成的影响及对 Leptin 非肾脏途经代谢的影响，可能也是 CRF 患者高 Leptin 血症的重要因素。调查发现，CRF 患者接受肾移植术后，Leptin 水平明显降低。此外，高胰岛素血症可能也是 CRF 时影响 Leptin 血浓度的因素。肾衰竭可引起外周组织对胰岛素敏感性的改变及高胰岛素血症，两者均可影响血 Leptin 水平[35]。慢性炎症刺激可能也是 CRF 时血 Leptin 水平升高的因素之一。

有人发现，CRF 接受透析治疗的患者，在纠正了体脂含量、年龄、性别等影响因素的差异后，腹膜透析患者血 Leptin 水平要比血液透析患者血 Leptin 水平高得多。进一步研究发现，血液透析对患者血 Leptin 浓度无影响，而腹膜透析则可使其进一步升高。因为常规血液透析不能清除 Leptin，而腹膜透析使患者糖负荷加重，胰岛素分泌增多，从而促进 Leptin 的分泌，使其血浓度进一步升高。另外，有人发现 CRF 患者在接受人基因重组促红细胞生成素治疗后，血 Leptin 水平可明显下降，原因不明[34,35]。

Young[32] 等发现在 CRF 透析患者中，血 Leptin/体脂含量比值与患者蛋白质摄入量呈明显负相关。提示在 CRF 时，高 Leptin 血症引起食欲低下，可能是导致营养不良的重要因素。大量研究发现，CRF 时血 Leptin 水平与患者身体脂肪含量呈正相关，而与血浆白蛋白、蛋白质分解率（PCR）呈负相关[35]，但与瘦体质（lean mass）含量无关。提示 Leptin 可能促使尿毒症患者的脂肪沉积而增加肌肉消耗，在营养不良发病中起重要作用。Daschner[36] 等认为 CRF 患者的体脂组分是其血 Leptin 水平增高的主要决定因素。高 Leptin 血症，导致外周-中枢 Leptin 反馈通路的失调，在尿毒症时引起患者纳差、营养摄入不足，发生营养不良。研究证实，CRF 血液透析患者的能量消耗是增加的，Leptin 能通过激活交感神经系统来增加能量消耗，由此可推测，尿毒症时，血 Leptin 水平升高可能通过引起或加重负氮平衡，从而促进营养不良的发生、发展。此外胰岛素抵抗可加重营养不良，而 Leptin 有可能加重胰岛素抵抗，提示高 Leptin 血症时可通过多种途径促使营养不良。

胰岛素抵抗、高糖血症、高血压等也是尿毒症的重要并发症，而胰岛素抵抗不仅是原发性高血压的独立危险因素，其在尿毒症高血压发病中也起重要作用。研究发现，Leptin 与胰岛素之间具有双向调节作用。胰岛素可促进 Leptin 的分泌，Leptin 则反过来抑制胰岛素的分泌，并调节胰岛素的活性，拮抗肝脏中胰岛素的生物活性，加重胰岛素抵抗。而当胰岛素抵抗存在时，因血中胰岛素水平升高，可间接促使血 Leptin 水平升高[37]。故目前推测在尿毒症时，血清 Leptin 浓度异常升高，也与尿毒症时胰岛素抵抗关系密切，但有待进一步研究证实。尚有研究发现，长期给予 Leptin，可使大鼠心率、血压上升，提示高 Leptin 血症可能加重高血压，但也有待进一步研究证实。尚有研究发现，Leptin 还可影响免疫、生殖功能及造血系统，提示高 Leptin 血症可能还参与了尿毒症时其他一些病理生理紊乱，对此也需进一步深入研究。

刘惠兰等[38]研究了尿毒症血液透析患者血浆瘦素水平与营养状态的关系。选择维持性血液透析患者及健康者各 30 例，于空腹取血，应用放射免疫分析法测定血浆中瘦素水平；同时检测肾功能、血浆白蛋白、转铁蛋白、前白蛋白和胰岛素水平等。结果血液透析患者的血浆瘦素浓度明显高于正常对照组（$P<0.01$），血浆白蛋白、转铁蛋白及前白蛋白含量两组间差异均有显著性（$P<0.01$）。血液透析组患者血浆瘦素浓度与体重指数（BMI）、肱三头肌皮褶厚度（TSF）和胰岛素水平呈明显正相关（r 值分别为 0.53、0.66、0.57，$P<0.01$），而与血尿素氮（BUN）、肌酐（Scr）、甘油三酯（TG）、总胆固醇、高密度脂蛋白、低密度脂蛋白、白蛋白、转铁蛋白、前白蛋白、标准化蛋白分解率（PCR）等则无明显相关关系。作者认为尿毒症维持性血液透析患者血浆瘦素浓度明显升高，其浓度与 BMI、TSF 及胰岛素水平呈正相关，未发现瘦素浓度与尿素氮、血肌酐和血脂有相关关系。

黄雯等[39]为探讨尿毒症患者血清瘦素水平与胃肠动力的关系，应用 ELISA 法检测了 26 名尿毒症患者、20 名健康志愿者的空腹血清瘦素浓度，应用胃肠测压技术检测上述受试者的消化间期移行性复合运动(migrating motor complex, MMC),连续测定240分钟。结果显示尿毒症患者空腹血清瘦素浓度升高,与正常对照相比有显著性差异〔(18.21 ± 12.45)μg/L *vs*. (25.81 ± 20.04)μg/L,$P < 0.05$〕。结果提示尿毒症患者存在MMC异常,表现为MMC Ⅲ期发生率明显减少(19.2%),明显低于正常对照的70%($P < 0.01$),大多数缺乏MMC Ⅲ期的尿毒症患者(73.1%),胃及小肠运动表现为不规则的收缩活动,即"Ⅰ期-Ⅱ期-Ⅰ期"。提示尿毒症患者存在有高瘦素血症和MMC异常,瘦素浓度的升高对胃肠运动可能起一定的抑制作用。

庄文青等[40]观察血液净化技术对尿毒症患者血浆瘦素、神经肽Y(NPY)的影响。选择尿毒症患者69例,根据所采用的血液净化技术分为3组:低通量纤维素膜透析组(A组)32例,低通量血仿膜透析组(B组)21例,F60高通量血滤器透析滤过组(C组)16例,另选择18例健康对照组。利用放射免疫法测定患者透析前、后及对照组空腹静脉血的瘦素及NPY水平。结果三组瘦素与NPY水平透析前明显高于对照组($P < 0.01$),透析后A、B组瘦素、NPY水平未降低,C组瘦素水平明显降低($P < 0.05$),但NPY无显著变化。结论认为尿毒症患者存在高瘦素及NPY血症,二者无相关性,都不能通过单纯血液透析清除,利用高通量血滤器进行血液滤过有助于增加瘦素的清除率,改善患者营养状态。

2. *血液净化对瘦素的清除*　瘦素的相对分子质量16 000,属于中相对分子质量范畴,低通量透析膜难以清除。黄文坛等[41]报道,高通量血液透析对40例维持性血液透析患者血清瘦素的清除效果,随机分成高通量血液透析组($n = 20$)和常规血液透析组($n = 20$),于透析前、透析结束时检测血清瘦素、尿素氮(BUN)、肌酐(Cr),进行统计学分析,并与10例健康人的血清瘦素对照。结果透析前,两组间血清瘦素、BUN和Cr差异无统计学意义,但尿毒症患者的血清瘦素显著高于健康对照者($P < 0.001$)。透析患者与透析前比较,高通量透析组血清瘦素、BUN和Cr浓度显著降低($P < 0.001$);常规血液透析组只有血清BUN和Cr浓度显著降低($P < 0.001$),而血清瘦素差异无统计学意义($P > 0.05$)。提示高通量透析组血清瘦素浓度下降与常规血液透析组相比差异有统计学意义($P < 0.001$),但两组的血清BUN和Cr下降差异无统计学意义($P > 0.05$)。作者认为,尿毒症患者血清瘦素显著高于健康者,高通量血液透析能有效清除血清瘦素,同时对小分子物质的清除与常规血液透析具有同样的效果,常规血液透析对血清瘦素无清除作用。

谭华等[42]报道,研究血液透析滤过(HDF)及高通量血液透析(HHD)对尿毒症维持性血液透析患者血清瘦素的清除作用。将60例维持性血液透析患者(MHD)随机分为3组,分别行血液透析滤过(HDF)、高通量血液透析(HHD)、普通低通量血液透析(LHD),另15例为正常对照组。放射免疫法检测MHD组血液透析前后及对照组血清瘦素浓度。结果MHD组透析前血清瘦素水平较对照组显著升高($P < 0.01$),HDF组及HHD组透析后血清瘦素水平较透析前显著下降(均$P < 0.01$);LHD组透析后血清瘦素水平与透析前比较无显著性差异($P > 0.05$),结果血液透析滤过及高通量血液透析能清除部分血清瘦素,缓解MHD患者的高瘦素血症。刁秀竹等[43]报道,运用血液透析(HD),采用膜面积为1.3 m^2 F6聚砜膜透析器,进行常规碳酸氢盐血液透析,每周3次,每次4小时,血流量200～280 ml/min,透析液流量500 ml/min;血液透析灌流(HD + HP),血液灌流器采用丽珠HA130,每次HD + HP 4小时,血流量180～220 ml/min,透析液流量500 ml/min,观察两种净化方式对维持性血液透析患者血尿素氮、肌酐、瘦素水平的影响。维持性血液透析患者血瘦素升高者19例(排除近期感染、恶性肿瘤、病毒性肝炎),将其中6例进行常规碳酸氢盐血液透析,另13例常规碳酸氢盐血液透析 + 树脂灌流吸附,两种治疗前后分别取血检测患者透析前、后尿素氮、肌酐和瘦素浓度,计算溶质清除率。透析后瘦素经超滤量校正,前后配对t检验。结果显示,透析前HD组与HD + HP组患者肌酐、尿素氮、瘦素水平无差异。HD后肌酐、尿素氮水平显著降低而瘦素水平无下降。HD + HP后肌酐、尿素氮、瘦素水平都明显下降,其中瘦素清除率显著高于HD($P < 0.01$)。结果提示HD + HP能有效清除肌酐、尿素氮、瘦素。HD仅能清除肌酐、尿素氮,不能清除瘦素。

James等[44]报道了树脂吸附联合血液透析对瘦素的清除,他们发现单次治疗可以降低瘦素浓度的32%。国内有报道比较不同血液净化技术对慢性肾衰竭维持透析患者血清瘦素的清除,发现树脂吸附单次瘦素清除率为39.92%[45]。作者报道HD+HP单次治疗瘦素清除率为20%,明显高于单纯HD组。慢性肾衰竭患者血中升高的瘦素主要以游离的、原形存在,不与蛋白结合,相对分子质量与完整的瘦素分子相同。瘦素是中分子物质,即使游离瘦素的相对分子质量也大于普通透析的清除能力,因而普通透析不能清除瘦素,树脂吸附器对瘦素吸附力强是因为树脂对相对分子质量大的物质具有选择性的吸附力,而且吸附面积大,吸附速率快,所以血液透析灌流能够有效清除瘦素。孙亦兵[46]报道,对比HD+HP对Leptin、同型半胱氨酸(tHcy)、iPTH的清除率。结果表明,HD+HP治疗后明显降低血清Leptin、tHcy、iPTH水平,而HD组治疗后Leptin、tHcy、iPTH血清水平无变化。

参考文献

1. Zhang Y, Poenca R, Maffei M, et al. Positional cloning of the mouse obese gene and its human homologue. Nature, 1994, 372: 425-432.
2. Halaas JL, Gajiwala KS, Maffei M, et al. Weight-reducing effects of the plasma protein encoded by the obese gene. Science, 1995, 269: 543-546.
3. Masuzaki H, Ogava V, Isse N, et al. Human obese gene expression, adipocyte-specific expression and regional differences in the adipose tissue. Diabetes, 1995, 44(7): 855-858.
4. Considine RV, Sinha MK, Heiman ML , et al. Serum immunoreactive concentrations in normal weight and obese humans. N Engl J Med, 1996, 334(5): 292-295.
5. Saad MF, Rial-Gabriel MG, Khan A, et al. Diurnal and ultradian rhythmicity of plasma leptin: effects of gender and adiposity. J Clin Endocrinol Metab, 1998, 83(2): 453-459.
6. Narkiewicz K, Szczech R, Winnicki M, et al. Heritability of plasma leptin levels: a twin study. J Hypertension, 1999, 17(1): 27-31.
7. Caro JF, Sinha MK, Kolaczynski JW, et al. Leptin: the tale of an obesity gene. Diabetes, 1996, 45(11): 1455-1462.
8. Kolaczynski JW, Nyce MR, Considine RV, et al. Acute and chronic effect of insulin on leptin production in humans: studies in vivo and in vitro. Diabetes, 1996, 45: 699-709.
9. Caro JF, Sinha MK, Kolaczynski JW, et al. Leptin: the tale of an obesity gene. Diabetes, 1996, 45: 1463-1467.
10. Jackson EK, Li P. Human leptin may function as a diuretic/natriuretic hormone. Hypertension, 1996, 28: 517-525.
11. Shek EW, Brands MW, Hall JE. Chronic leptin infusion increases arterial pressure. Hypertension, 1998, 31: 409-418.
12. Lord GM, Matarese G, Howard JK, et al. Leptin modulates the T-cell immune response and reverses starvation induced immunosuppression. Nature, 1998, 349: 897-909.
13. Sivitz WI, Walsh SA, Morgan DA, et al. Effects of leptin on insulin sensitivity in normal rats. Endocrinology, 1997, 138(8): 3395-3401.
14. Carvalheira JB, Ribeiro EB, Folli F, et al. Interaction between leptin and insulin signaling pathways differentially affects JAK-STAT and PI 3-kinase-mediated signaling in rat liver. Biol Chem, 2003, 384(1): 151-159.
15. Kroder G, Kellerer M, Haring HU. Effect of Leptin on Insulin signaling in rat-1 fibroblasts overexpressing HIR. Diabetes, 1996, 104(Suppl 2): 66-71.
16. Walder K, Filippis A, Clark S, et al. Leptin inhibits insulin binding in isolated rat adipocytes. J Endocrinol, 1997, 155: R5-R7.
17. Taylor SI, Barr V, Reitman M. Does leptin contribute to diabetes caused by obesity? Science, 1996, 274: 1151-1152.
18. Singh MK, Krisan AD, Crain AM, et al. High-fat diet and leptin treatment alter skeletal muscle insulin-stimulated phosphatidylinositol 3-kinase activity and glucose transport. Metabolism, 2003, 52(9): 1196-1205.
19. Bjorbaek C, El-Haschimi K, Frantz JD. et al. The role of SOCS-3 in leptin signaling and leptin resistance. J Biol Chem, 1999, 274(42): 30059-30065.
20. Emanuelli B, Peraldi P, Filloux C, et al. SOCS-3 is an insulin-induced negative regulator of insulin signaling. J Biol Chem, 2000, 275(43): 15985-15991.

21. Emanuelli B, Peraldi P, Filloux C, et al. SOCS-3 inhibits insulin signaling and is up-regulated in response to tumor necrosis factor-alpha in the adipose tissue of obese mice. J Biol Chem, 2001, 276(44):47944-47949.

22. Kellerer M, Lammers R, Fritsche A, et al. Insulin inhibits leptin receptor signalling in HEK293 cells at the level of janus kinase-2: a potential mechanism for hyperinsulinaemia-associated leptin resistance. Diabetologia, 2001, 44(9):1125-1132.

23. Cohen PG. Aromatase, adiposity, aginganddisease. Thehypogonadalmetabolic-atherogenic-diseaseandagingconnection. MedHypotheses, 2001, 56(6):702-708.

24. Stracz-kowski WG. Elevated soluble intercellular adhesion molecule-1 levels in obesity: relationship to insulin resistance and tumor necrosis factor-alpha system activity. Metabolish, 2002, 51(1):75-78.

25. 叶建红，黎锋，李芳萍，等. 代谢综合征患者血浆瘦素水平变化. 广东医学，2007, 28(5): 716-717.

26. 李卉，姜一农. 代谢综合征患者的血清瘦素. 高血压杂志，2006, 14(1):28-32.

27. Aizawa-Abe M, Ogawa Y, Masuzaki H, et al. Pathophysiological role of leptinin obesity- related hypertension. J clininvest, 2000, 105(9):1243-1252.

28. 任颖，刘伟，黄钢，等. 社区肥胖型高血压和瘦素抵抗的关系. 上海第二医科大学学报，2003, 23(4):334-336.

29. 朱伟，杨国栋. 瘦素与肥胖性高血压研究的新观点. 中华内科杂志，2002, 41(5):353-355.

30. 张政祥，李红辉，李晟，等. 原发性高血压患者血清瘦素浓度的测定及意义. 中国循环杂志，2002, 17:96-98.

31. 郝瑩，臧彬. 肥胖高血压患者血清瘦素与肾素-血管紧张素-醛固酮系统及胰岛素相关性分析. 中国慢性病预防与控制，2008, (3): 275-278.

32. Young GA, Woodrow G, Kendall S, et al. Increased plasma leptin/fat ratio in patients with chronic renal failure: a cause of malnutrition? Nephrol Dial Transplant, 1997, 12(21):2318-2323.

33. Cumin F, Baum HP, Levens N. Leptin is cleared from the circulation primarily by the kidney. Int J Obesity, 1996, 20(12): 1120-1126.

34. Sharma K, Considine RV, Michael B, et al. Plasma leptin is partly cleared by the kidney and is elevated in hemodialysis patients. Kidney Int, 1997, 51(6):1980-1985.

35. Kolaczynski JW, Nyce MR, Considine RV, et al. Acute and chronic effect of insulin on leptin production in humans: studies in vivo and in vitro. Diabetes, 1996, 45(5):699-701.

36. Daschner M, Tonshoff B, Blum WF, et al. Inappropriate elevation of serum leptin leves in children with chronic renal failure. J Am Soc Nephrol, 9(6):1074-1079.

37. Kolaczynski JW, Nyce MR, Considine RV, et al. Acute and chronic effect of insulin on leptin production in humans: studies in vivo and in vitro. Diabetes, 1996, 45(5):699-701.

38. 刘惠兰，王英，姚英，等. 尿毒症血液透析患者血浆瘦素水平与营养状态的研究. 中华内科杂志，2001, 40(2): 109-112.

39. 黄雯，张稳，张建忠. 尿毒症患者血清瘦素质量浓度与胃肠动力关系的探讨. 首都医科大学学报，2003, 24(3): 285-289.

40. 庄文青，刘渤，孙云松，等. 血液净化技术对尿毒症患者血浆瘦素、神经肽 Y 的影响. 山东医药，2004, 44(28):13-16.

41. 黄文坛，丁国华，龚智峰. 高通量血液透析对尿毒症患者瘦素清除效果的临床研究. 内科，2007, 2(3):313-315.

42. 谭华，王汉民，李振江. 血液透析滤过和高通量血液透析对尿毒症患者血清瘦素的清除作用. 中国医学工程，2003, 11(06):91-93.

43. 刁秀竹，杨沐，陈薇，陈燕. 不同透析方案对透析患者血清瘦素水平的影响. 中国临床保健杂志，2008, 11(3):290-291.

44. James F, Winchester, Claudio Ronco, et al. The next step from highflux: applicat-ion of sorbent technology. Blood Purification, 2002, 20:81-86.

45. 娄探奇，王成，石成刚，等. 三种血液净化方法对慢性肾衰竭患者血清瘦素清除的对照研究. 中国血液净化，2004, 3(2): 78-81.

46. 孙亦兵. 组合型人工肾对慢性肾衰患者血清瘦素、同型半胱氨酸及甲状旁腺素水平的影响. 河北北方学院学报(医学版), 2007, 27(4):13-16.

第十二节 血液净化对血管内皮功能的影响

周亦伦

一、血管内皮细胞的功能

血管内皮细胞是覆盖在血管内腔表面的连续单层扁平细胞，面积40～50 m^2，重约1.5 kg，正常成人约有1×10^{12}个血管内皮细胞。1865年生理学家His首先提出内皮细胞的概念，内皮细胞不仅具有屏障作用，还是体内最大的内分泌器官，具有强大的内分泌、自分泌、旁分泌功能。

（一）屏障功能

由于血管内皮细胞是一层连续的扁平细胞，可以维持血液的正常流动，起到屏障的作用，并防止血小板和白细胞黏附及有害物质入侵血管壁。另外，血管内皮细胞还是血液和组织间质间的一层半通透性屏障，可调节血管内外的物质交换，维持心血管系统的稳定。

（二）分泌功能

血管内皮细胞具有一定的代谢活性，并能够分泌多种血管活性物质，调节血管壁的舒缩功能和平滑肌的增殖、迁移等。内皮细胞分泌的因子包括：

1. 内皮依赖性舒张因子（EDRF） 一氧化氮（NO）、前列环素（PGI_2）、内皮源性超极化舒张因子（EDHF）等。

2. 内皮依赖性收缩因子（EDCF） 内皮素（ET-1）、血栓素A_2（TXA_2）、血栓调解蛋白（thrombomodulin，TM）、血管紧张素Ⅱ（AngⅡ）、前列腺素H_2（PGH_2）、前列腺素E_2（PGE_2）和超氧阴离子等。

3. 其他具有血管活性的物质 硫酸乙酰肝素，组织型纤溶酶原激活物，纤溶酶原抑制剂，超氧阴离子，血管性假血友病因子（vWF），血小板源性生长因子，缓激肽，一氧化碳（CO），成纤维细胞生长因子等。

在正常情况下，机体局部血管内皮细胞生成的缩血管物质和舒血管物质处于动态平衡中，并在受到刺激后，表现为血管扩张效应。

（三）其他功能

1. 调节促凝和抗凝 血管内皮细胞分泌促凝物质和抗凝物质，促凝物质有vWF、血浆纤溶酶原激活物抑制物-1（PAI-1）和组织因子（TF）等，抗凝物质有组织型纤溶酶原激活物（t-PA）、组织因子途径抑制物（TFPI）和抗凝血酶Ⅲ（AT-Ⅲ），促凝物质和抗凝物质互相拮抗，调节促凝和抗凝过程。

2. 参与炎性反应 血管内皮细胞可以分泌抗炎因子有NO、PGI_2等，分泌的促炎因子主要是一些黏附因子和炎性介质，如：细胞间黏附分子-1（ICAM-1）、血管细胞黏附分子-1（VCAM-1）、单核细胞趋化因子-1（MCP-1）、白细胞介素-1（IL-1）、白细胞介素-6（IL-6）等。正常情况下，血管内皮细胞可以防止中性粒细胞、单核细胞向血管壁黏附聚集，发挥抗炎症的作用。

3. 参与血管生成　血管内皮细胞促进血管平滑肌增殖的因子有 ET-1、Ang Ⅱ、ICAM-1、VCAM-1 等，抑制血管平滑肌增殖的因子有 NO、PGI_2、硫酸乙酰肝素等。以上因子通过机体精细而复杂的调节维持血管生成功能的平衡。

正常血管内皮主要功能是抑制血管平滑肌收缩、血小板聚集、血管平滑肌细胞增生、白细胞黏附和血栓形成等，在内皮损伤或某些刺激因子的作用下，血管内皮功能失调或障碍，主要表现为：内皮依赖性血管舒张功能下降，血管通透性增加，白细胞黏附，炎症反应，内皮结构性损害，内皮细胞脱落、修复等。

二、血管内皮细胞损伤的异常表现

(一) 循环系统内皮细胞(CECs)

CECs 是指在生理或病理情况下，从循环血中获得的内皮细胞，是受损的血管内皮细胞脱落于外周血中形成的，其升高程度可反映血管内皮细胞损伤的程度。CECs 是目前活体内唯一可以直接反映血管内皮损伤的指示物，且主要反映血管内皮细胞的脱落性损伤。一些研究表明，血液透析患者的 CECs 明显增多，并且可作为预测心血管事件发生的独立危险因素[1-2]。Koc 等[2]通过对不同患者组循环系统内皮细胞数目的测定，发现血液透析组、高血压组及糖尿病组患者 CECs 均高于健康对照组，血液透析患者 CECs 水平较健康人群升高约 50%。进一步研究发现，患有活动性动脉粥样硬化性心血管疾病(ACVD)的血液透析患者透析前 CECs 数目较稳定性 ACVD 及无 ACVD 的血液透析患者透析前水平明显升高，提示 CECs 数目的升高和动脉粥样硬化关系较为密切。透析可使 CECs 数目下降，透析结束后 CECs 水平显著降低，但第二次透析前又恢复到原来水平，这可能和透析过程中 CECs 黏附到管路和透析器上有关。

(二) 循环系统内皮祖细胞(EPCs)

循环系统内皮祖细胞是起源于骨髓的一种前体细胞，能表达特异性抗原如 $CD34^+$、$CD133^+$。可直接分化为血管内皮细胞，促进新生血管的形成及内皮细胞的修复，对受损或缺血的内皮细胞起代偿性保护作用，EPCs 数目的改变和功能的降低可影响受损内皮细胞的修复，促进动脉粥样硬化的发生发展。有学者发现，血液透析患者 EPCs 数目较正常人明显降低[3]。Eizawa 等[4]研究了 50 例血液透析患者和 36 例健康对照者，发现血液透析患者 $CD34^+$ 单核细胞和 $CD133^+$ 单核细胞数目较健康对照组分别下降 56% 和 49%；EPCs 数目较健康对照组下降 41%。Sturiale 等[4]测定了血液透析患者透析前后不同时间点及不同成熟期的 EPCs 计数，和对照组相比，血液透析者基础 EPCs 数目明显降低。在透析过程中，EPCs 计数一度升高，而透析间期回降到较低水平。且 EPCs 计数和透析过程相关，这可能因为透析过程中内皮细胞因各种刺激而受损，骨髓代偿性释放 EPCs 进行修复，但由于尿毒症毒素的抑制作用使其功能缺陷，不能在局部正常修复受损的内皮组织所致。

(三) 与炎症相关的标记物

1. E-选择素　生理状态下，内皮细胞几乎不表达黏附分子，在 IL-1、TNF-α、内毒素等炎症因子诱导下，内皮细胞可表达多种黏附分子。其中选择素介导了白细胞与内皮细胞的最初黏附。E-选择素是选择素家族中唯一表达于内皮细胞的成员。研究显示，内皮细胞在受到炎症介质激活后 6 小时即可增加 E-选择素合成，后释放入血。E-选择素是观察内皮细胞早期活化的指标。在未透析、血液透析以及腹膜透析患者，E-选择素都有显著升高，可能与清除减少，合成、释放增加相关[5]。

2. 细胞间黏附分子-1(ICAM-1)和血管细胞黏附分子-1(VCAM-1)　ICAM-1 和 VCAM-1 属于黏附分子免疫球蛋白超家族成员，生理情况下主要以低水平表达于内皮细胞表面。在炎症细胞因子如 TNF-α、IL-1 和干扰素(IFN-1)作用下，内皮细胞被激活后表达 ICAM-1 和 VCAM-1 增加，并释放入血循环中，成为可溶性 ICAM-1(sICAM-1)和 VCAM-1(sVCAM-1)，从而促进炎症细胞与内皮细胞的黏附和炎症细胞在血管壁的浸润。sICAM-1 和 sVCAM-1 均可作为内皮细胞激活的标志。Jacobson 等[6]通过对肾功能不全、血液透析及腹膜透析三组患者进行比较，发现血液透析患者中 ICAM-1 和 VCAM-1 较健康对照组明显升高。

3. 与血栓形成相关的标记物

(1) 血管性假血友病因子(vWF)。vWF 是由血管内皮细胞和骨髓内的巨核细胞合成的一种高分子糖蛋白聚合物，贮存于内皮细胞的 Wiebel-Palade 小体、巨核细胞和血小板的 α 颗粒中。当内皮细胞受损时 vWF 大量释放入血，vWF 是反映内皮细胞损伤的敏感分子标志物。vWF 能够激活血小板，是血小板黏附于受损血管壁不可缺少的蛋白，因此，vWF 可促进血小板的黏附与聚集，进而激活凝血和纤溶系统，构成高凝状态，甚至血栓形成或栓塞。研究发现，血液透析患者 vWF 明显增高，其水平与维持性血液透析患者心血管死亡的危险因素如透析前低血压、活化的急性时相反应密切相关[7]。

(2) 纤溶酶原激活物抑制剂-1(PAI-1)。PAI-1 是主要由内皮细胞合成和分泌的单链糖蛋白，是纤溶过程的重要调节因子。PAI-1 与组织型纤溶酶原激活物(t-PA)形成 1∶1 比例的复合物，从而抑制 t-PA 活性，减少纤维蛋白的溶解，t-PA 与 PAI-1 的动态平衡维持止血与血栓两者之间的平衡。内皮细胞受损后，PAI-1 大量释放入血，血浆中 PAI-1 含量和活性增加，降低纤溶活性，促进血栓的形成。Molino 等[8]观察了三组患者：无血栓并发症的血液透析患者，有血栓并发症的血液透析患者和健康对照，结果发现，血液透析患者 PAI-1、Ⅷ因子明显升高，有血栓并发症者升高更为显著。

(3) 血栓调节蛋白(TM)。TM 是一种具有抗凝作用的大分子蛋白质，主要分布于内皮细胞膜表面，通过加速凝血酶活化蛋白 C 发挥抗凝和促纤溶作用，亦可通过抑制凝血酶活性发挥直接抗凝作用。内皮细胞发生损伤时，TM 被大量释放入血，成为可溶性 TM(sTM)，此时，内皮细胞上的 TM 减少，与凝血酶的结合减少，游离的凝血酶增多，不能激活蛋白 C 系统。因此，抗凝作用减弱，血液向促凝状态偏移，导致血栓形成。此外，TM 通过增加 PAI-1 活性而发挥纤溶抑制作用，增加血栓的形成。TM 水平反映血管、尤其是小血管和毛细血管内皮细胞受损的程度，是内皮细胞受损的特异分子标志之一，并且可以作为预测血栓形成的指标。

(4) 可溶性内皮细胞蛋白 C 受体(sEPCR)。内皮细胞蛋白 C 受体(endothelial protein C receptor, EPCR)是近年发现的一种新型跨膜糖蛋白受体，主要由内皮细胞分泌产生，是蛋白 C 系统重要组成成分之一，在内皮细胞抗血栓功能中发挥重要作用。血中可溶性 EPCR 增加常常提示血栓形成的危险性增加。同时，sEPCR 是反映内皮细胞功能的重要指标之一。

(5) 不对称二甲基精氨酸(ADMA)。ADMA 是一种细胞特异性内源性一氧化氮合酶(NOS)抑制剂，它可显著抑制 NO 的生成和活性。研究显示，内皮细胞源性的 NO 是一种强有力的内源性血管舒张物质，它能调节血管紧张度和结构，抑制单核细胞和白细胞对血管内皮细胞的黏附，减缓动脉粥样硬化的进程。ADMA 浓度达 1～10 μmol/L 就可抑制内皮依赖性血管舒张功能及血管 NOS 的活性。血液透析患者血浆 ADMA浓度明显升高[9]。

(6) 血流介导的内皮依赖型血管舒张(FMD)。研究表明 FMD 是判断内皮细胞功能障碍最可靠的方法，已成为临床研究判断血管内皮细胞功能障碍的金标准[10]。内皮细胞所处的解剖部位是一处易损伤的功能性界面，各种损伤刺激和心血管危险因素均首先作用于血管内皮细胞，导致内皮细胞功能障碍，主要表现是血管舒张功能受损。机体内的血管通过感受局部管腔内物理和化学刺激，然后自我调节血管紧张度，通过改变血流量和血液分布来适应局部微环境的变化。当血管内血流量突然增加时，血流对管壁的应切力增加，局部血管通过扩张来适应这种变化。这种现象就被定义为血流介导的血管扩张(FMD)。用肱动脉的高分辨血管超声评价 FMD 可以反映动脉的内皮功能。

三、尿毒症毒素对血管内皮细胞的影响

尿毒症状态是蛋白质、脂肪、碳水化合物代谢产物的逐渐蓄积，其中一部分已证明具有毒性作用。目前尿毒症毒素分三大类：小分子水溶性毒素，中分子毒素，能与蛋白质结合的毒素。各种毒素均可引起内

皮损伤,导致功能障碍。小分子水溶性毒素中精氨酸和尿素的代谢产物胍类,可抑制中性粒细胞过氧化物的生成,抑制自然杀伤细胞对 IL-6 的应答。草酸钠能抑制内皮细胞的增殖及迁移,与动脉粥样硬化发生发展密切相关。血管升压素加重水钠潴留,使得循环容量增加,循环压力增大,刺激内皮细胞分泌 ET 等增强血管收缩。黄嘌呤和次黄嘌呤可引起血管收缩,干扰内皮细胞的屏障功能。中分子物质中补体因子 D 水平增高可激活补体旁路替代途径;游离免疫球蛋白轻链和糖修饰蛋白能促进中性粒细胞凋亡,降低其趋化作用,而血液透析不能降低该轻链的水平;终末期氧化蛋白产物(AOPP)可触发氧化应激,刺激中性粒细胞与单核细胞合成炎症因子。能与蛋白质结合的毒素如糖基化终末产物(AGEs)可结合并灭活 NO,上调内皮细胞表达 VCAM-1、ICAM-1,诱导单核/巨噬细胞跨内皮趋化。高同型半胱氨酸(Hcy)可使过氧化物自由基产生增加,细胞内 Ca^{2+} 转运增加而致细胞损伤,促进血管平滑肌细胞增生,引起动脉粥样硬化,干扰与血管壁相关的抗凝血功能,增加血栓形成的机会。

尿毒症时一些小分子毒素,如胍基琥珀酸、酚酸等能抑制血小板第 3 因子的活化及血小板的聚集;而中分子物质可抑制血小板释放花生四烯酸、血清素,并且刺激内皮细胞合成前列环素,显著抑制血小板的黏附和聚集,引起出血。此外,血小板环氧化酶的异常、血小板内血栓素 A_2 生成减少、血小板受体障碍对出血也有影响。尿毒症患者血浆中抗凝血酶Ⅲ(AT-Ⅲ)和蛋白 C 的活性下降,两者均是体内最重要的生理性抗凝物质,AT-Ⅲ能抑制凝血酶及多种凝血因子,而蛋白 C 系统能抑制因子Ⅴ、Ⅶ,它们的降低必然会引起体内抗凝作用减弱,使患者有发生血栓的危险。血小板膜糖蛋白Ⅰb、Ⅱb/Ⅲa(GpⅠb、Ⅱb/Ⅲa)是血小板黏附聚集的分子基础。尿毒症时血浆中存在某些血小板抑制因子,加之毒性代谢产物积聚,可导致血小板膜结构的组成和功能发生改变。有研究表明尿毒症患者血小板膜糖蛋白Ⅰb、Ⅱb、Ⅲa 受体数目正常,但 GpⅠb、Ⅱb/Ⅲa 复合物的活性受损。血小板膜的糖蛋白异常是尿毒症患者血小板功能低下的原因和基础。尿毒症患者纤溶酶原激活物抑制物(PAI-1)以及抗纤溶酶的活性增加,且随着肾功能的恶化,组织型纤溶酶原激活物(tPA)水平下降,PAI-1/tPA 比值明显升高,提示尿毒症时纤溶功能明显受损[11]。

四、血液净化引起的内皮相关变化

(一)血液透析对 VEC 的影响

1. *血液透析过程对 VEC 的影响* 血液透析时血液暴露于透析膜可以导致许多变化:补体系统的活化;血小板黏附、聚集和释放反应;凝血系统的接触活化;纤溶系统的激活;中性粒细胞黏附、聚集,释放活性氧代谢产物等。血液透析过程中,可出现低氧血症、局部缺血、补体激活、白细胞蛋白酶释放、血小板活化刺激血管壁以及活化的中性粒细胞与内皮细胞黏附,均可引起血管内皮细胞受损。

Lilien 等[12]通过对 10 例血液透析儿童患者的研究发现,血液透析后内皮细胞依赖的血流介导的血管舒张反应(FMD)下降(1.8±2.7)%,说明血液透析对 VEC 功能有急性损伤。而 Cross 等[13]发现血液透析可以通过清除中小分子毒素,从而减少内皮功能抑制因子(如 ADMA、Hcy),使 FMD 得到提高,腹膜透析对此无影响。说明血液透析可以改善内皮功能,但是这种作用只持续 5 小时,透析结束 24 小时后抑制因子水平又恢复到透析前水平。研究结果的不同可能与所使用的透析器的生物相容性及观察对象的自身状况有关。

不同材料的透析膜由于理化性质的差别,对补体激活、血管内皮细胞损伤的程度也不同。血液透析中血液经过透析膜可激活凝血、缓激肽、补体等生物代谢途径,其总效应为生物相容性。透析中通过激活补体刺激中性粒细胞介导的超氧负离子可引起内皮细胞损伤。血液透析过程中纤溶系统的激活不仅与尿毒症小分子毒素、纤溶抑制因子的清除有关,而且透析时血液与透析膜接触激活Ⅻ因子,活化的Ⅻ因子可使前激肽释放酶转变为激肽释放酶,后者将纤溶酶原激活变成纤溶酶。此外,透析早期血小板及补体的活化、动脉血氧分压下降引起的低氧血症可直接引起内皮细胞损伤。

Ward 等[14]研究发现,用纤维素膜透析器进行透析,可激活患者单核细胞、中性粒细胞和补体,可产生大量的活性氧(ROS)。Kosch[15]等比较了纤维素膜和人工合成膜对内皮功能的影响,他们通过测定血液透析患者透析前后 FMD 和硝酸甘油介导血管扩张(NMD)的变化,观察纤维素铜仿膜和人工合成聚砜膜透析器对内皮功能的影响,同时测定透析前后 ox-LDL 和维生素 E 的变化。结果发现两种膜对 NMD 均无影响;人工合成聚砜膜对 NMD 没有影响,而纤维素铜仿膜透析后 NMD 明显下降;ox-LDL 在两种膜透析后均无变化,而维生素 E 浓度在纤维素铜仿膜透析后明显下降。说明人工合成聚砜膜对内皮功能的变化无影响;使用生物相容性好的人工合成膜可以改善血液透析对内皮功能的急性影响。

但是 Grooteman 等[16]比较了低通量铜仿膜(CU)透析器、低通量聚砜膜、高通量聚砜膜和超高通量聚砜膜,发现 vWF、sICAM-1 、sVCAM-1 在四种情况下均明显升高,但无显著差异。他们认为血液透析患者的内皮功能障碍与患者本身的特征有关,而与血液透析治疗模式无关。Liakopoulos[17]在研究血液透析对血管内皮黏附分子影响的研究中,同时观察 GFS 12 低通量透析器(Gambro, Lund, Sweden)和 F60S 高通量透析器(Fresenius, Oberursel, Germany)的影响,也未发现使用两种透析器透析前后 sICAM-1 和 sVCAM-1的明显变化。

2. 血液透析患者 VEC 受损的机制

(1)炎症的影响。尿毒症患者免疫功能降低,血液透析患者有开放性血管通路,反复细菌和病毒的感染,很容易引发感染性疾病。再加上血液透析患者血液和透析膜的接触、细菌污染透析液的反向渗透和反向弥散可以引发一系列复杂和相互关联的反应发生,促进补体激活和急、慢性炎症反应的发生。

血液透析过程可产生大量的氧自由基(ROS),能激活核因子-κB(NF-κB)或活化蛋白-1(AP-1),促进炎症细胞因子如 IL-1、IL-6 和 TNF-α 的释放,从而促进炎症反应;这些炎症细胞因子可激活中性粒细胞的 NADPH 氧化酶,产生大量的 ROS 与炎症相互作用加重氧化应激,从而加重 VEC 损伤。急慢性炎症均可引起 VEC 的激活,继而表达一些黏附分子。病理条件下激活的白细胞对 VEC 的黏附主要是由整合素 Mac-1(CD11b/CD18)介导的。VEC 产生的 ICAM-1 是 Mac-1 的重要配体,二者的结合导致中性粒细胞与 VEC 黏附,成为 VEC 损伤和功能障碍的基础。Bonomini 等[5]研究发现,CRF 患者未透析和行血液透析或 PD 治疗时,ICAM-1,VCAM-1,E-选择素和 P-选择素均是升高的。

(2)氧化应激的影响。血液透析时血液与透析膜接触后激活补体系统,产生 C3a、C5a 等。C5a 与患者血中性粒细胞表面受体结合,使粒细胞聚集,黏附于 VEC 上,使之释放氧自由基,导致 DNA、蛋白质和脂质的氧化增多。其中产生的氧化型低密度脂蛋白(ox-LDL)是内皮依赖性舒张功能强有力的抑制剂。Ujhelyi 等[18]报道,血液透析结束时,由于抗氧化物质的减少,LDL 的氧化导致细胞保护性因子 HO-1 和铁蛋白的活性下降,引起 VEC 损伤,从而增加动脉粥样硬化的危险。

Miyazaki 等[19]研究发现,单次使用无维生素 E 包被透析膜透析,ox-LDL 明显升高;可通过增加氧化应激而破坏 VEC 功能,当用维生素 E 包被的透析膜进行透析时,这种氧化效应增强现象明显减轻;说明血液透析通过氧化应激而损伤 VEC。在血液透析的同时给予抗氧化剂的情况下,由血液透析引起的氧化应激可以被中和,从而减少 VEC 的损伤。Bufano 等[20]通过研究 vWF、ox-LDL 抗体和 TM 的变化,发现维生素 E 包被的纤维素膜透析器可以减少 LDL 的氧化和 VEC 损伤。

(3)不对称二甲基精氨酸(ADMA)的影响。新近研究认为内源性的 eNOS 竞争性抑制剂 ADMA 可以通过降低 NO 浓度引起内皮细胞功能障碍。在部分慢性肾脏疾病患者,eNOS 活性与血浆 ADMA 水平相关;肾衰竭时,血浆 ADMA 水平增高 2 ~6 倍,增加了心血管病的发生率,如向心性左心室肥厚,左心室功能不全等[21]。此外,在血管应切力的作用下血浆 ADMA 也可以增多。ADMA 可竞争性抑制 NOS 活性,干扰 NO 的许多生物学活性,如内皮依赖的血管扩张、白细胞黏附等,使 NO 的抗动脉硬化作用减弱,导致动脉硬化的发生、发展。血浆 ADMA 水平被证实是慢性肾脏病患者心血管疾病的重要危险因子和死亡预测因子[22]。

Kielstein 等[23]报道,血液透析患者透析前 ADMA 水平明显升高,高于正常对照 6 倍左右,透析后 5 小时明显下降,大约下降 65%,透析后 18 小时开始缓慢上升;而腹膜透析治疗组无明显变化。Raj 等[24]研究发现,患者血液透析前后 ADMA 水平有很大程度的下降,分别为(4.0 ± 1.8) mmol/L 和(1.6 ± 0.7)

mmol/L。以上研究表明，血液透析可使 ESRD 患者血浆中 ADMA 水平显著下降，但这种下降是暂时性的。

(4)同型半胱氨酸(Hcy)的影响。Hcy 血症是 VEC 损伤的独立危险因素[25]。CKD 患者出现高 Hcy 血症的机会是正常人的 33 倍，血液透析患者高 Hcy 血症发生率达 86%[26]。同型半胱氨酸水平升高损伤内皮功能进而促进动脉粥样硬化，目前认为主要与以下几个方面有关：①损害内皮源性血管舒张反应以及内皮对血流的调节，不仅抑制乙酰胆碱刺激下的内皮源性 NO，还抑制由 NO 供体产生的外源性 NO；②Hcy在氧化过程中产生活性氧，如超氧阴离子和过氧化氢，氧化被血管巨噬细胞吞噬的 LDL，也可导致 NO 生成减少或丧失生物活性，引起内皮损伤；③在细胞模型上证实了同型半胱氨酸能显著抑制内皮细胞的增殖；④Hcy 是血小板活化剂，能促进血小板黏附、聚集以及血栓形成，诱导内皮细胞产生和激活凝血因子，并抑制抗凝物质的表达，损伤内皮组织的正常抗凝功能。

(5)晚期糖基化终末化产物(AGEs)的影响。AGEs 由动脉壁内和心肌蛋白与糖的非酶糖化反应(被称为梅拉德反应或棕色反应)而产生。正常时通过肾脏清除低分子 AGEs，肾衰竭时 AGEs 在血浆中积聚，在组织中沉积增加。目前的血液透析和腹膜透析不能消除可溶的晚期糖基化终产物肽。血液透析和腹膜透析患者血液中 AGEs 水平分别是正常人群的 40 倍和 18 倍。慢性肾衰竭患者体内 AGEs 潴留的机制目前尚不清楚。与糖尿病患者不同，这类患者的血糖水平多数正常。血液透析患者循环 AGEs 水平增高可能与氧化过程增加有关。AGEs 形成可能是糖基化和氧化过程共同作用的结果。

AGEs 是独立的内皮依赖性血管舒张的决定因素之一[27]。AGEs 能通过降低一氧化氮合酶丝氨酸位点磷酸化及增加其 mRNA 降解率，明显减少内皮细胞一氧化氮合酶的蛋白合成，减少前列腺素 I_2 的生成，并经 NF-κB 通路诱导内皮素-1 产生，AGEs 还增加选择素表达，促进单核细胞黏附及转移至动脉内皮层，并进一步发展成泡沫细胞。AGEs 增加内皮细胞诱导型一氧化氮合酶 mRNA 表达，诱导内皮细胞凋亡。AGEs 通过产生氧化应激，激活 NF-κB 调控促凝组织因子，促进内皮细胞表达细胞黏附分子、炎症因子，减弱内皮细胞的抗氧化防御机制[28]；并通过 NADH 氧化酶及髓过氧化物酶形成炎症病灶，使内皮细胞通透性增加。另外，AGEs 可改变血管内皮黏附特性，减弱一氧化氮生物活性及血管平滑肌细胞对一氧化氮的反应能力。

有研究表明[29]，在血液透析患者 ET-1 与碳水化合物和脂类氧化形成的反应性羰基化合物(戊糖苷)显著正相关，AGEs 可促进 OS，损伤血管内皮细胞导致透析患者心血管系统损害。

(二)长时间血液透析和夜间透析

McGregor 等[30]比较了常规血液透析(4 小时)和长时间血液透析(8 小时)各一周对 FMD 的影响，发现二者没有明显区别，常规血液透析和长时间血液透析均可短暂改善内皮功能，可能与血浆 ET-1 和 Hcy 降低有关；但是延长透析时间并不能在短时间内明显改善 ESRD 患者的内皮功能。Bronisz 等[31]也报道血液透析时间的长短与血浆 vWF 含量的变化无相关性。血浆 vWF 主要来源于血管内皮细胞，其水平增高能反映血管内皮细胞损伤的程度，与维持性血液透析患者心血管疾病发生密切相关。

然而有研究观察了夜间透析对内皮功能的影响却有不同的发现[32]，10 例夜间居家透析患者(这种模式透析一年以上)，每次 6～8 小时，每周 5～6 次，与 12 例常规血液透析患者相比，后者内皮祖细胞(EPC)的数量减少、功能降低，而夜间透析患者 EPC 数量和功能与正常对照者无明显差异。EPC 的数量与透析前尿素氮水平、左室重量指数、收缩压相关。因此夜间透析可能通过改善尿毒症毒素负荷，而恢复异常 EPC 的生物学效应。

(三)血液透析滤过

Malyszko 等[33]对血液透析和血液透析滤过两组患者透析效果进行了比较，发现尽管透析时间相同，但血液透析组血浆 vWF 水平远高于血液透析滤过组。提示血液透析患者内皮受损程度较血液透析滤过患者更为严重，血液透析滤过能更好地清除 vWF，较血液透析更好地保护内皮功能。这可能是因为和血液透析相比，血液透析滤过能通过对流清除相当数量的中大相对分子质量毒素，使血流动力学及心血管系统更加稳定，更接近肾脏正常生理功能。

(四)腹膜透析

van Guldener 等[34]的研究显示,腹膜透析患者内皮依赖的血管舒张功能显著受损,而非内皮依赖的舒张功能基本正常。但有或无糖尿病的腹膜透析患者 FMD 无差异[35]。营养不良-炎症综合征可导致腹膜透析患者内皮功能紊乱,促进血栓和动脉粥样硬化的过程[36]。血清晚期氧化蛋白产物(AOPP)与腹膜透析患者内皮功能也紧密相关[37]。

(五)连续性血液净化

内皮功能损伤在系统性炎症反应综合征(SIRS)的发展中起重要作用,在合并 SIRS 的急性肾衰竭患者,有作者观察了连续血液滤过(CVVH)和连续血液透析滤过(CVVHDF)对血管内皮功能的影响,结果显示,CVVH 和 CVVHDF 均可显著降低 PAI-1,而两种模式之间无明显差异[38]。

余辰等[39]报道,早期使用连续性血液净化能排除促炎性反应介质,后期能使单核细胞抗原递呈功能恢复到正常水平,抗炎性反应因子(IL-10)下降,恢复内皮细胞功能,起到调节机体免疫紊乱势态,重建机体免疫系统内稳状态。

五、透析患者血管内皮损伤的生物学效应

(一)介导动脉粥样硬化

内皮细胞功能障碍是早期动脉粥样硬化过程中重要的病理生理变化。当内皮细胞功能受损时,氧化型 LDL 增加,一方面可直接损伤内皮细胞表面层糖萼,导致内皮细胞黏附能力增强,血液中的单核细胞易黏附于内皮细胞表面,并可诱导血管内皮细胞及单核巨噬细胞表达黏附分子、趋化因子、促炎因子等,介导白细胞的滚动作用,将其锚定于内皮细胞上;另一方面,氧化型 LDL 可与植物血凝素样氧化型 LDL 受体 1(LOX-1)结合,后者在高血压、糖尿病及血脂紊乱时高度表达于血管壁。LOX-1 摄取氧化型 LDL 后,可以产生多种效应,趋化单核细胞进入血管壁内,促使其转化为巨噬细胞,后者在吞噬氧化型 LDL 后,可以进一步转化为泡沫细胞;氧化型 LDL 也能直接损伤内皮细胞及泡沫细胞,引发溶酶体释放多种酶,进一步加速局部粥样斑块的形成[40]。因此,内皮细胞功能障碍伴随 NO 生物活性降低,氧化产物的增加及多种黏附分子的表达,从而启动粥样斑块的形成及发展,最终导致心血管疾病的发生。

(二)参与炎症反应

内皮细胞功能障碍时,NO 生物活性下降,可诱导 NF-KB 而上调内皮细胞黏附分子的表达,使内皮细胞与单核细胞及 T 淋巴细胞结合,构成炎症细胞入侵血管的第一步[41];ROS、CRP 及 CD40 等也可上调内皮细胞黏附分子,这些黏附分子(包括 ICAM-1 及 E-选择素)也可启动炎症反应。此外,内皮细胞在应激状态下可合成分泌 IL-1、IL-6、IL-8 及 MCP-1 等趋化因子,改变了局部细胞因子的数量和构成,并影响免疫细胞的功能。有人发现 IL-8、MCP-1 等趋化因子可与内皮细胞表面分子结合并被呈递给滚动或黏附于内皮上的淋巴细胞,淋巴细胞表面整合素活性增加,迁移运动增强[42]。

(三)影响血管张力的调节

EDRF 与 EDCF 的平衡是调节血压的主要方面。尿毒症患者由于肾脏排泄障碍,血清中胍类复合物如非对称二甲基精氨酸(ADMA)、氨基胍、甲基胍等蓄积,抑制 NO 的血管舒张效应。其中 ADMA 为精氨酸的类似物,直接抑制 NO 的合成。血液透析过程中引起血压波动,改变了血流对血管壁的剪切力和应力;大量的血液流出体外,直接引起组织细胞缺血、缺氧。同时氧化应激增加与清除受损均可损害血管内皮功能,使 EDRF 与 EDCF 平衡打破。另外维持性血液透析过程中,使 NO^{2-}/NO^{3-} 滤出体外,NO 合成抑制因子升高,致使血清 NO 水平降低,血管舒张功能减弱。与非透析患者相比,低氧血症、压力条件的变化使透析患者内皮源性收缩因子明显增高,如血清 ET-1、AngⅡ。研究表明 NO-AngⅡ的失衡是导致高血压发生、发展的重要机制之一。

透析过程中亦常见低血压发生,尤其是常发生于长期透析的患者,考虑为生物不相容性透析膜激活

外周血单个核细胞(PBMC)释放细胞因子使 NO 产生增加所致。此外透析时肝素的使用也可增加内皮细胞中 NO 的产生。尿毒症患者由于肾脏排泄障碍,血清中胍类复合物如非对称二甲基精氨酸、氨基胍、甲基胍等蓄积,抑制 NO 的血管舒张效应,长期透析则可以使这种抑制作用解除。NO 除了可以直接扩张外周血管外,还可通过抑制自主神经功能,抑制血管紧张素的生物活性,协同增强前列腺素的作用,抑制交感神经末梢释放儿茶酚胺类物质并抑制其生物活性等多种途径导致透析患者血压下降。

(四)影响纤溶抗凝系统

体外研究显示,内皮细胞在内毒素、TNF、IL-1、AGEs 等作用下,其抗凝活性受到抑制,表现为血栓调节蛋白表达下降,而组织因子等反映凝血活性的物质则表达增加。在静息状态下,内皮细胞表面存在凝血因子Ⅸ及Ⅸa 的受体,故Ⅸa-Ⅷ-Ⅹ复合物可以在细胞表面形成并产生Ⅹa、前凝血酶复合物,因此,内皮细胞表面可以形成产生凝血酶的通路[43]。此外,当血管内皮细胞受损,造成内皮剥脱、内皮下胶原组织暴露时,会引起血小板的黏附、聚集,促进炎性细胞、单核细胞浸润,并引起血栓形成。在这种高凝状态下,易产生透析器内微血栓,从而减少了透析器的有效清除面积,使有效清除率下降,进一步影响了患者的透析充分性。微血栓的形成也使透析器内残留的血量增加,加重了维持性血液透析患者的贫血。高凝状态下血液黏稠,使心、脑、肾血管末梢血流减缓,易出现血栓栓塞性并发症。

六、改善透析患者内皮功能的措施

(一)肾移植

Oflaz 等[44]应用高分辨率超声检查对血液透析组、肾移植组及健康对照组三组患者肱动脉血流介导的血管舒张功能(FMD)进行测定,以评估三组患者的内皮功能。发现肾移植组 FMD $(14.39 \pm 0.6)\%$ 较对照组$(20.42 \pm 6.10)\%$低,但血液透析组的 FMD$(9.55 \pm 6.47)\%$较肾移植组更低($P = 0.007$)。提示肾移植较血液透析能更好地改善内皮细胞功能。这可能是因为肾移植后,肾脏清除毒素的能力得到提高,因而内皮功能随之改善。

(二)使用维生素 E 包被的透析器

Zaluska[45]利用流氏细胞仪研究发现,维生素 E 包被透析膜能减弱生物不相容性,减少 ROS 的产生,透析后单核细胞表面的 CD11b/CD18 (Mac-1) 明显下降,从而减弱对 VEC 的损伤。Miyazaki 等[19]发现维生素 E 包被透析膜可防止透析相关的 FMD 的降低和 ox-LDL 的升高。

(三)使用生物相容性好的透析器

人工合成聚砜膜对 FMD 没有影响,而纤维素铜仿膜透析后 FMD 明显下降,说明使用生物相容性好的人工合成膜可以避免血液透析对内皮功能的急性影响[15]。

(四)夜间透析

研究显示:夜间透析可恢复 ESRD 患者内皮祖细胞的生物学效应,修复心血管功能[32]。

(五)血液透析滤过(HDF)

血液透析滤过较血液透析能更好地清除 vWF,从而更好地保护内皮功能[33]。

(六)艾考糊精腹膜透析液

艾考糊精腹膜透析液替代传统的葡萄糖腹膜透析液,可减少白蛋白与糖的非酶糖化反应,有研究证实,既可减少早期糖基化产物 Amadori 白蛋白,又可减少晚期糖基化终末产物 AGEs 的生成[46]。

(七)他汀类药物

有作者分别观察了血液透析患者口服辛伐他汀 5 mg 和 10 mg 对血管内皮功能的影响,结果显示两组患者服用辛伐他汀 1 周,FMD 即有改善,且血浆 NO 浓度明显升高,观察 16 周,他汀组 ox-LDL、VCAM-1 较对照组明显降低,FMD、血浆 NO 浓度显著升高,因此他汀类药物可有效改善血液透析患者的内皮功能[47]。还有作者报道腹膜透析患者服用辛伐他汀10mg共6个月，可显著降低血中VCAM、ICAM、TM水平，因此他汀类药物可改善腹膜透析患者内皮功能[48]。

（八）叶酸

Buccianti[49]研究发现，静脉补充5-甲基四氢叶酸不仅可以降低血浆Hcy水平，而且可以改善内皮功能。但也有研究显示，口服叶酸虽可明显降低腹膜透析患者血浆Hcy水平，对内皮功能却无显著改善[50]。

（九）抗高血压药物

血管紧张素Ⅱ可导致内皮细胞功能障碍，而ACEI或ARB可阻断血管紧张素Ⅱ的作用，因此具有抗高血压以外的对血管内皮功能的保护作用[51]。

总之，透析患者普遍存在血管内皮细胞功能障碍，是导致其心血管疾病高发病率和高死亡率的重要因素，预防及治疗透析患者的内皮功能失调，将有助于降低透析患者的心血管并发症。

参考文献

1. Koc M, Richards HB, Bihorac A, et al. Circulating endothelial cells are associated with future vascular events in hemodialysis patients. Kidney Int, 2005,67(3):1078-1083.
2. Koc M, Bihorac A, Segal MS. Circulating endothelial cells as potential markers of the state of the endothelium in hemodialysis patients. Am J Kidney Dis, 2003,42(4):704-712.
3. Sturiale A, Coppolino G, Loddo S, et al. Effects of haemodialysis on circulating endothelial progenitor cell count. Blood Purif, 2007,25(3):242-251.
4. Eizawa T, Murakami Y, Matsui K, et al. Circulating endothelial progenitor cells are reduced in hemodialysis patients. Curr Med Res Opin, 2003,19(7):627-633.
5. Bonomini M, Reale M, Santarelli P, et al. Serum levels of soluble adhesion molecules in chronic renal failure and dialysis patients. Nephron, 1998,79(4):399-407.
6. Jacobson SH, Egberg N, Hylander B, et al. Correlation between soluble markers of endothelial dysfunction in patients with renal failure. Am J Nephrol, 2002,22(1):42-47.
7. Borawski J, Naumnik B, Pawlak K, et al. Endothelial dysfunction marker von Willebrand factor antigen in haemodialysis patients: associations with pre-dialysis blood pressure and the acute phase response. Nephrol Dial Transplant, 2001,16(7):1442-1447.
8. Molino D, De Santo NG, Marotta R, et al. Plasma levels of plasminogen activator inhibitor type 1, factor Ⅷ, prothrombin activation fragment 1+2, anticardiolipin, and antiprothrombin antibodies are risk factors for thrombosis in hemodialysis patients. Semin Nephrol, 2004,24(5):495-501.
9. Kumagai H, Sakurai M, Takita T, et al. Association of homocysteine and asymmetric dimethylarginine with atherosclerosis and cardiovascular events in maintenance hemodialysis patients. Am J Kidney Dis, 2006,48(5):797-805.
10. Celermajer DS, Sorensen KE, Gooch VM, et al. Non-invasive detection of endothelial dysfunction in children and adults at risk of atherosclerosis. Lancet, 1992,340(8828):1111-1115.
11. Lottermoser K, Petras S, Poge U, et al. The fibrinolytic system in chronic renal failure. Eur J Med Res, 2001,6(9):372-376.
12. Lilien MR, Koomans HA, Schroder CH. Hemodialysis acutely impairs endothelial function in children. Pediatr Nephrol, 2005,20(2):200-204.
13. Cross JM, Donald A, Vallance PJ, et al. Dialysis improves endothelial function in humans. Nephrol Dial Transplant, 2001,16(9):1823-1829.
14. Ward RA, Schmidt B, Blumenstein M, et al. Evaluation of phagocytic cell function in an exvivo model of hemodialysis. Kid-

ney Int, 1990,37(2):776-782.

15. Kosch M, Levers A, Fobker M, et al. Dialysis filter type determines the acute effect of haemodialysis on endothelial function and oxidative stress. Nephrol Dial Transplant, 2003,18(7):1370-1375.
16. Grooteman MP, Gritters M, Wauters IM, et al. Patient characteristics rather than the type of dialyser predict the variability of endothelial derived surface molecules in chronic haemodialysis patients. Nephrol Dial Transplant, 2005,20(12):2751-2758.
17. Liakopoulos V, Eleftheriadis T, Kyropoulos T, et al. Hemodialysis procedure does not affect the levels of sICAM-1 and sV-CAM-1 in patients with end stage renal disease. Ren Fail, 2005,27(3):315-321.
18. Ujhelyi L, Balla G, Jeney V, et al. Hemodialysis reduces inhibitory effect of plasma ultrafiltrate on LDL oxidation and subsequent endothelial reactions. Kidney Int, 2006,69(1):144-151.
19. Miyazaki H, Matsuoka H, Itabe H, et al. Hemodialysis impairs endothelial function via oxidative stress: effects of vitamin Ecoated dialyzer. Circulation, 2000,101(9):1002-1006.
20. Bufano G, Usberti M, Mandolfo S, et al. Von Willebrand factor and autoantibodies against oxidized LDL in hemodialysis patients treated with vitamin E-modified dialyzers. Int J Artif Organs, 2004,27(3):214-221.
21. Zoccali C, Mallamaci F, Maas R, et al. Left ventricular hypertrophy, cardiac remodeling and asymmetric dimethylarginine (ADMA) in hemodialysis patients. Kidney Int, 2002,62(1):339-345.
22. Zoccali C. Asymmetric dimethylarginine (ADMA): a cardiovascular and renal risk factor on the move. J Hypertens, 2006,24(4):611-619.
23. Kielstein JT, Boger RH, Bode-Boger SM, et al. Asymmetric dimethylarginine plasma concentrations differ in patients with end-stage renal disease: relationship to treatment method and atherosclerotic disease. J Am Soc Nephrol, 1999, 10(3): 594-600.
24. Raj DS, Vincent B, Simpson K, et al. Hemodynamic changes during hemodialysis: role of nitric oxide and endothelin. Kidney Int, 2002,61(2):697-704.
25. Wilson KM, Lentz SR. Mechanisms of the atherogenic effects of elevated homocysteine in experimental models. Semin Vasc Med, 2005,5(2):163-171.
26. Bostom AG, Culleton BF. Hyperhomocysteinemia in chronic renal disease. J Am Soc Nephrol, 1999,10(4):891-900.
27. Tan KC, Chow WS, Ai VH, et al. Advanced glycation end products and endothelial dysfunction in type 2 diabetes. Diabetes Care, 2002,25(6):1055-1059.
28. Basta G, Del Turco S, De Caterina R. Advanced glycation endproducts: implications for accelerated atherosclerosis in diabetes. Recenti Prog Med, 2004,95(2):67-80.
29. Odetti P, Monacelli F, Storace D, et al. Correlation between Pentosidine and Endothelin-1 in Subjects Undergoing Chronic Hemodialysis. Horm Metab Res, 2006,38(12):817-820.
30. McGregor DO, Buttimore AL, Lynn KL, et al. Effects of long and short hemodialysis on endothelial function: a short-term study. Kidney Int, 2003,63(2):709-715.
31. Bronisz M, Rosc D, Paczuski R, et al. Von Willebrand factor in hemodialysed patients with chronic renal failure. Pol Merkur Lekarski, 2001,11(61):40-43.
32. Chan CT, Li SH, Verma S. Nocturnal hemodialysis is associated with restoration of impaired endothelial progenitor cell biology in end-stage renal disease. Am J Physiol Renal Physiol, 2005,289(4):F679-F684.
33. Malyszko JS, Malyszko J, Hryszko T, et al. Markers of endothelial damage in patients on hemodialysis and hemodiafiltration. J Nephrol, 2006,19(2):150-154.
34. van Guldener C, Janssen MJ, Lambert J, et al. Endothelium-dependent vasodilatation is impaired in peritoneal dialysis patients. Nephrol Dial Transplant, 1998,13(7):1782-1786.
35. Prasad N, Kumar S, Singh A, et al. Carotid intimal thickness and flow-mediated dilatation in diabetic and nondiabetic continuous ambulatory peritoneal dialysis patients. Perit Dial Int, 2009,29 (Suppl 2):S96-S101.
36. Aguilera A, Sanchez-Tomero JA, Bajo MA, et al. Malnutrition-inflammation syndrome is associated with endothelial dysfunction in peritoneal dialysis patients. Adv Perit Dial, 2003,19:240-245.
37. Kocak H, Gumuslu S, Sahin E, et al. Advanced oxidative protein products are independently associated with endothelial function in peritoneal dialysis patients. Nephrology (Carlton), 2009,14(3):273-280.
38. Garcia-Fernandez N, Lavilla FJ, Rocha E, et al. Haemostatic changes in systemic inflammatory response syndrome during

continuous renal replacement therapy. J Nephrol, 2000,13(4):282-289.

39. 余辰,刘志红,郭啸华,等.连续性血液净化治疗全身炎症反应综合征及脓毒症对机体免疫功能的影响.肾脏病与透析肾移植杂志,2003,12:2-9.

40. Duvall WL. Endothelial dysfunction and antioxidants. Mt Sinai J Med, 2005,72(2):71-80.

41. Libby P, Ridker PM, Maseri A. Inflammation and atherosclerosis. Circulation, 2002,105(9):1135-1143.

42. del Pozo MA, Sanchez-Mateos P, Sanchez-Madrid F. Cellular polarization induced by chemokines: a mechanism for leukocyte recruitment? Immunol Today, 1996,17(3):127-131.

43. Wu KK, Thiagarajan P. Role of endothelium in thrombosis and hemostasis. Annu Rev Med, 1996,47:315-331.

44. Oflaz H, Pusuroglu H, Genchallac H, et al. Endothelial function is more impaired in hemodialysis patients than renal transplant recipients. Clin Transplant, 2003,17(6):528-533.

45. Zaluska WT, Ksiazek A, Roliski J. Effect of vitamin E modified cellulose membrane on human lymphocyte, monocyte, and granulocyte CD11b/CD18 adhesion molecule expression during hemodialysis. ASAIO J, 2001,47(6):619-622.

46. Posthuma N, ter Wee PM, Niessen H, et al. Amadori albumin and advanced glycation end-product formation in peritoneal dialysis using icodextrin. Perit Dial Int, 2001,21(1):43-51.

47. Kishimoto N, Hayashi T, Sakuma I, et al. A hydroxymethylglutaryl coenzyme a reductase inhibitor improves endothelial function within 7 days in patients with chronic hemodialysis. Int J Cardiol, 2009,27[Epub ahead of print].

48. Malyszko J, Malyszko JS, Hryszko T, et al. Simvastatin and markers of endothelial function in patients undergoing continuous ambulatory peritoneal dialysis. Int J Tissue React, 2002,24(3):111-115.

49. Baragetti I, Raselli S, Stucchi A, et al. Improvement of endothelial function in uraemic patients on peritoneal dialysis: a possible role for 5-MTHF administration. Nephrol Dial Transplant, 2007,22(11):3292-3297.

50. van Guldener C, Janssen MJ, Lambert J, et al. Folic acid treatment of hyperhomocysteinemia in peritoneal dialysis patients: no change in endothelial function after long-term therapy. Perit Dial Int, 1998,18(3):282-289.

51. Negro R. Endothelial effects of antihypertensive treatment: focus on irbesartan. Vasc Health Risk Manag, 2008,4(1):89-101.

第二十章 腹膜透析

刘伏友　彭佑铭

第一节　腹膜透析的发展历史

刘伏友　彭佑铭

腹膜透析（peritoneal dialysis，PD）是利用腹膜作为透析膜，向腹腔内注入透析液，膜一侧毛细血管内血浆和另一侧腹腔内透析液借助其溶质浓度梯度和渗透梯度，通过弥散对流和超滤的原理，清除机体内潴留的代谢废物和过多的水分，同时通过透析液补充所必需的物质。不断更换新鲜透析液反复透析，则可达到清除毒素、脱去多余水分、纠正酸中毒和电解质紊乱的治疗目的。腹膜透析运用于临床治疗急慢性肾衰竭及中毒患者已有 70 余年的历史。由于其操作简单、一般情况下不需特殊设备，可以在家中进行，对中分子物质清除效果好，对血流动力学影响小，在世界各地得到广泛应用。目前腹膜透析已成为肾脏替代疗法的一个重要组成部分。腹膜透析的这一现状是近 2 个世纪以来，勇于创新的先辈们不断探索，巧妙构思，敢于实践的结果。

一、腹膜透析起源于早期研究

（一）腹膜腔及腹膜透析早期研究

腹腔最早观察者可能是古埃及的早期殡仪业者。他们的工作是保存名门望族的古埃及人的遗体，以确保“不腐败”。据 1926 年 Cunningham 的描述，大约在公元前 3000 年，埃及人在纸莎草纸上就记载着腹腔是一种空腔，内脏在某种程度上悬浮于其中。在希腊时代，内科医生 Galan 详细地描述了斗剑时损伤的腹部，并对腹腔和腹膜的一些情况进行了描述。随着时间推移和医学发展，对腹膜腔结构得到了进一步了解，其生理功能也得到了初步认识。但直至今日，腹膜结构及生理功能仍有待进一步研究。

腹腔灌洗的概念最早可追溯到 250 年前。英国的外科医生 Warrick 在 1744 年发表了他一个新的治疗方法，即用一种新方法治疗复发性腹水。他对一位 50 多岁严重腹水的女患者进行治疗，在放出腹水后，通过一根皮管将水和红葡萄酒的混合物灌入到患者的腹腔，虽然患者因晕厥和疼痛等并发症而不得不中断治疗，但患者的腹水明显减轻。

腹腔灌洗的想法来自一位名叫 Hales 的牧师，当 Warrick 在皇家医学会上介绍他的新治疗方法时，碰巧这位牧师亦在场。牧师对那老妇人深感同情，因此写信给皇家医学会，建议对 Warrick 的方法进行改进，即在患者的腹部两边分别插入套管针以便“液体”流入或流出腹腔。关于腹腔灌洗的第一次描述与以后用于治疗尿毒症的持续性腹腔灌洗是基本相同的。

（二）腹膜的早期研究

1877 年，德国科学家 Wegner 发表了关于实验性腹腔灌洗的文章。他发现高张糖、盐或者甘油溶液注入犬的腹腔后其液体的容积会增加。Starling 和 Tubby 在 1884 年报道腹腔内注入高张的溶液后腹腔内液体的容积会增加，而注入低张溶液后腹腔内液体的容积会减少。他们研究了靛蓝、胭脂红和甲基蓝等物质从腹腔的吸收，推论溶质基本是在腹腔内溶液和腹腔血管内血液之间进行交换，与淋巴的交换可以忽略不计。1894 年 Starling 和 Tubby 报道腹腔内液体可被引流出体外。Cunninghan 在 1920 年报道 10% 的葡萄糖溶液在大约 12 个小时内可以完全从小鼠腹腔内吸收，并由此推论，绝大多数的吸收均可用已知的渗透和弥散的物理原理加以解释。Clark 的研究亦得到了相同的结果，但发现溶质吸收与溶液温度相关，腹腔内溶液的温度升高时，溶质的吸收将增加。

1894 年 Rosenberg 等发现腹腔内液体中尿素量与血液中尿素的含量相同，提示尿素可通过腹膜进行转运。Putnam 在 1923 年发表了他在犬身上所做的研究工作。他将活体腹膜定性为透析膜，对血管内血浆和腹腔内液体之间液体转移（超滤）、多种不同溶质的交换以及不同留腹时间对其影响等方面进行了广泛研究。研究显示，在一定情况下，腹腔内液体和血管内血浆能达到一种相当完全的渗透平衡；不同分子大小的溶质跨膜弥散速度不同；腹腔内液体容积的变化主要是由于其渗透压的作用。Engel 进一步扩展了这些研究，显示溶质的清除是与溶质分子大小、溶液 pH 成比例，而最大溶质转运量与腹膜表面积和血流量有关。Putnam 及其他学者的研究均提供了使人信服的证据，证明腹膜与猪膀胱膜或者像体外羊皮纸类的非生物膜一样具有双向通透性，可以作为透析膜。当时这些关于晶体和胶体跨腹膜双向转运的研究是建立溶质转运和超滤原则的基础，直至今日仍然认为是正确的。但这些已获得知识的进一步发展和实际应用于临床是相当缓慢的。

（三）腹膜透析早期临床应用

早在 1918 年，两位儿科学家 Blackfan 和 Maxey 就曾使用向腹腔内注入液体的方法治疗脱水的儿童。但传统上一直认为，是德国的 Ganter 医生最先尝试将腹膜透析应用于人类肾衰竭的治疗。最初他进行了一系列的动物实验，通过结扎兔和豚鼠的双侧输尿管制造尿毒症模型，然后向腹腔内注入液体，经 2 ~ 4 小时的透析交换，发现腹腔内的透析液和血液中的非蛋白氮几乎达到了完全平衡，动物的尿毒症症状亦有一定改善。Ganter 在 1923 年首次将此技术用于治疗一名因子宫癌所致梗阻性肾病的尿毒症患者，穿刺腹腔后灌入 1.5 L 盐溶液，在引流出腹腔内液体后，患者症状曾有一过性改善。Ganter 对他进行腹膜透析的经验进行了总结，并以此为基础提出了他所推荐的腹膜透析治疗方案，包括每次使用 1 ~ 1.5 L 的液体进行交换并密切监测平衡时间；使用高张溶液以脱出水分；使用麻醉剂以减轻疼痛；对中毒病例采用持续性灌洗而对尿毒症病例液体则需在腹腔内留置一段时间。当时他预言随着技术的改进，腹膜透析将成为一种独特而有效的治疗尿毒症的方法。

继 Ganter 之后，又有很多学者相继报道并肯定了腹膜透析在尿毒症治疗中的作用。1938 年美国 Wear，Sisk 和 Trinkle 首次尝试连续性腹膜透析。Rhodes 在 1938 年首次报道，通过一根导管将腹膜透析液灌入腹腔，腹膜透析液在患者腹腔内保留 15 分钟，采用间隙性腹膜透析方式治疗慢性肾衰竭患者。在第二次世界大战期间，成千上万的急性肾衰竭患者死于尿毒症。在战争结束后不久，波士顿的 Frank 和 Seligman 在 1946 年发表了其具有里程碑意义的文章，他们成功地运用腹膜透析方法来治疗急性肾衰竭患者。Odel 综述了 1923 ~ 1948 年间的有关文献，并报道在此期间有 101 例患者接受了腹膜透析治疗，其中 63 例具有可逆因素，32 例是不可逆的肾衰竭，另 2 例诊断不明。在 63 例有可逆因素的患者中，32 例经腹膜透析治疗后得到康复。Derot 在 1949 年亦报道了他成功的经验，10 例急性肾衰竭患者经透析治疗有9例成功。Grollman等人在50年代初用间歇性腹膜透析技术治疗已做双肾切除的犬。Legrain和Merrill将这种治疗方式用于3例患者,其中1例患者2周内进行了3次透析,他们强调了频繁的透析、饮食中盐和蛋白控制以及避免感染的重要性[20]。1954年国内长沙湘雅医学院(现为中南大学湘雅医学院)内科医师伍汉文等,将导尿管末端侧壁剪数个小孔作为腹膜透析导管,糖盐水作为腹膜透析液,采用间歇性腹膜透析方式成功救治了一名氯化汞中毒所致急性肾衰竭患者。

在早期腹膜透析的临床应用过程中,均伴随着一些方法和技术上的改进,所有这些早期改进都是非常重要的。但由于腹腔感染率高,透析液引流不畅,易发生肠粘连和水、电解质紊乱等并发症。早期的腹膜透析技术疗效欠佳且使用有限,多用来治疗急性肾衰竭和中毒,并没有成为长期治疗终末期肾衰竭患者的方法。腹膜透析的进一步发展是与导管的改良,消毒技术的进步,抗生素的广泛使用及插管技术的改进紧密联系,并使终末期肾衰竭患者进行长期腹膜透析治疗成为可能。

二、腹膜透析装置及腹膜透析液发展过程

(一)腹膜透析导管的发展历史

腹膜透析最早并没有专门的腹膜透析导管,而重在考虑其体外的连接装置及透析液对肾衰竭患者的透析效果。1923年Ganter使用的是一种金属套针。1925年Rosenak和Siwon则采用一种外科引流用的带有许多侧孔的玻璃导管。1927年葡萄牙的Engel使用的是一种末端像蘑菇样膨大有孔的玻璃导管,将膨大部分置于腹腔内,使进出腹膜透析液速度增快,防止玻璃导管的阻塞。1946年Penfold和Jones使用了一种Foley导管。在此期间导管的主要问题总是未能解决,如管周漏液、感染、血凝块和大网膜脂肪组织造成的导管阻塞。同年,Fine、Frank和Seligman发明了一种预防细菌进入腹腔的皮下隧道,采用不锈钢吸管用于腹膜透析液的引流,橡胶蕈型管用于腹膜透析液的灌注,尽管这些改进减少了感染的发生和有利于引流,但总的效果并不令人满意,如管周漏液,橡胶导管老化变硬,污染的空气进入腹腔,导管难于固定在腹壁上等。

Rosenak是一位匈牙利内科医师,20世纪20年代当他还是医学院校的学生时,他就对液体持续流动的腹膜透析感兴趣。1948年他和Oppenheimer在纽约的Mt. Sinai医院工作时,第一次设计了专门为做腹膜透析用的导管,腹膜透析管腹腔内末端由不锈钢管构成,上有多个小孔,不锈钢管与橡皮导管相连构成腹膜透析导管的外管,在外管内再放入一内管,通过外管灌注腹膜透析液,经过内管引流腹膜透析液,由于导管所引起的感染、管周漏液、堵管等主要问题尚未得到解决,这种导管并没有普及,但他开创了腹膜透析使用专门导管之先河。

法国的内科医师将塑料引入医学领域确实是一大进展,1949年Derot和Legrain等在纽约John Merril医院工作时,使用聚乙烯导管为患者做腹膜透析抢救急性肾衰竭。然而腹膜透析导管的主要进展是在20世纪50年代后期,1959年Maxwell,Rockney,Kleeman和Twiss引入了末端带有多个小孔的尼龙导管作为腹膜透析导管,使腹膜透析技术向前迈进了一大步。1959年Ruben首次采用永久性留置导管进行慢性腹膜透析治疗。在同一时间Doolan和他的同事们发明了一种多头的聚乙烯导管,可防止大网膜的包裹。这两种腹膜透析导管均可通过穿刺套管针送入腹腔,这种光滑的塑性材料与以前的玻璃、橡胶和不锈钢相比,引起腹膜炎和网膜导致导管阻塞的机会要少得多,使腹膜透析获得较大进步,但管周漏液和导管皮肤出口处感染现象依然存在。

1962年,西雅图Scribnen医师邀请荷兰的Boen医师一起从事腹膜透析研究,Boen将一个带帽的聚四氟乙烯短管植入腹壁,并通过这个短管将腹膜透析导管插入腹腔,每次腹膜透析结束后,将导管移出,并将短管外口盖上。从而开创了间歇性腹膜透析治疗慢性肾衰竭的技术。1964年又出现了重复穿刺的方法,即每次透析时采用穿刺套管针技术插入新的导管,其并发症主要是易引起内脏损伤及管周漏液。为克服管周腹膜透析液的渗漏问题,1965年Weston和Roberts发明了一种带有不锈钢管芯针的导管,这种导管的基本特点是细长或略弯曲,末端有大量的小孔,这种导管无须套管就可以直接插入腹腔,使腹壁

穿刺口与导管紧密吻合,从而避免了渗漏现象,这种导管现在还用于急性肾衰竭的治疗。

1964 年建立永久性腹膜透析导管装置的技术向前发展了一大步。Gutch 注意到采用硅橡胶导管比聚乙烯导管引起腹腔蛋白质丢失要少,提示用一种新的材料可以减少腹部炎症。同时加拿大的一位内科医师 Palmer 采用聚乙炔、聚丙炔和尼龙制成的导管,但质地较硬。他努力寻找更好、更软和更具生物相容性的材料,在 Quinton 的帮助下,制作了一种现在仍在使用的线型导管,导管由硅橡胶制成,腹腔段末端卷曲,从末端至 23 cm 处遍布许多小孔,有一段较长的皮下隧道,目的在于防止细菌感染,导管的腹膜外段有三个翼型结构,可防止导管的脱出。

1965 年华盛顿大学的 Tenckhoff 开始治疗慢性腹膜透析患者。患者在医院接受一定时间的腹膜透析治疗,并尝试回家做腹膜透析。周末 Tenckhoff 去患者家,给患者插上腹膜透析导管,随之进行腹膜透析,经过适当时间腹膜透析后,患者移去腹膜透析导管,并包扎腹壁伤口。尽管家庭腹膜透析在 Tenckhoff 的努力下,获得成功,但还是非常麻烦。Tenckhoff 已认识到这种家庭腹膜透析的局限性,又进一步思考更为实际的方式。

1968 年 Mc Donald 和他的同事设计了一种腹膜透析导管,这种导管安装了一个聚乙酯的袖套和聚四氟乙烯的裙边,有利于腹壁组织生长直接与袖套紧密连接,防止了管周渗漏和微生物感染。这种导管没有皮下隧道,可以直接插入腹腔。同年 Tenckhoff 和 Schechter 发表了关于一种新的腹膜透析导管研究的文章,他们研制的导管实际上是 Palmer 导管的改进型。第一个涤纶袖套取代了 Palmer 导管的三个翼型结构,增加第二个涤纶袖套,两个袖套之间距离较短,约为 5 cm,腹腔内段采用 Gutch 导管的直线型代替了 Palmer 导管的卷曲型,腹内导管末端有侧孔,孔径为 0.5 mm,这样避免对腹腔内组织的吸附。皮下隧道较短及直形的腹内段方便了导管的植入。为方便导管的植入,Tenckhoff 设计了一套套管针,并命名为 Tenckhoff 套管。为避免出血过多,选择腹中线穿刺插入导管,在间歇性腹膜透析患者中使用该种方法,很少有并发症的报道。时至今日,Tenckhoff 导管的初始型号仍是全世界最为广泛运用的腹膜透析导管。当时所推荐的皮肤隧道外口方向朝下,仍是目前腹膜透析导管植入的很重要组成部分。

为了防止皮肤隧道出口感染,许多学者曾做过多种尝试,但均未获得成功。为了减少腹膜透析导管漂移及阻塞,有学者设计了腹膜透析导管腹腔段末端呈气球型的硅胶管。又有学者设计了柱盘状导管,即直型导管腹腔段末端带有两个圆盘硅胶。上述导管设计的目的,旨在减少导管的移位及内脏和大网膜的阻塞。近些年来 Twardowski 等将腹膜透析导管的皮下隧道段弯曲成"天鹅颈"样,其目的是为了减少直形硅胶管弯曲的弹性而造成皮下袖套的外突,同时保持皮下隧道口方向朝下。无论腹膜透析导管怎样改良,现在世界上使用最多的仍是标准直形的 Tenckhoff 导管。

(二)腹膜透析连接装置发展历史

1948 年 Fine,Frank 和 Seligman 设计了一种长期腹腔灌洗装置。患者取平卧位,按腹部手术准备腹部皮肤,腰椎麻醉后,于肋缘下做一高位小的横切口,深达筋膜下,然后再在髂前上棘附近区域做另一低位切口,打开腹膜腔,在两切口之间做一皮下隧道,自高位切口往下插入一根特制的腹膜透析导管,通过皮下隧道插入腹膜腔,将导管置于盆腔局部。低位切口的皮肤,筋膜分层缝合,高位切口的皮肤则与导管周围缝合。特制导管的三个接头分别与透析液、吸引器及空气管相连接。

1951 年 Grollman,Turner 和 Mclean 设计了一种间歇灌注方法。置管以后,将橡胶皮管一端连接腹膜透析导管的皮肤外末端,另一端直接连接装有腹膜透析液的玻璃瓶,向腹腔内灌注腹膜透析液,在腹腔内保留 2 小时后,再将原来灌注用的玻璃瓶放置床旁地面上使腹腔内的液体在虹吸作用下引流入瓶内,引流过程需 20 ~25 分钟,腹膜透析导管不拔除以便进行重复透析,每天透析 1 ~10 次。

1953 年 Legrain 设计了一种短期灌洗法,患者取平卧位,腹部皮肤按腹部手术准备,用一根长 15 ~20 cm,直径为 2.5 mm 的穿刺套针,局麻后先在左下腹部穿刺进入腹膜腔。拔出针芯后经套管针插入一长约 30 cm、直径小于套管的塑胶管。该塑胶管末端有 8 ~10 个小孔以利引流,将塑胶管连接于装有透析液的玻璃瓶,向腹腔内灌入 2 L 腹膜透析液使腹部膨隆。然后再用另一根套管针穿刺右下腹部,用同样的方法插入另一根塑胶管进入右侧腹腔。每根导管在腹膜腔内的深度为 10 ~20 cm。拔除金属套管后将塑胶管固定于腹壁。透析时由一根导管灌入腹膜透析液,另一根导管则用来引流腹膜透析液。透析时间最长不超过 14 ~16 小时,透析结束时两根导管均可用来引流腹腔内液体。

上述方法腹膜透析腹膜炎的发生率非常高,使许多肾脏学家不断探索新的合理方便的腹膜透析连接装置,随着化学工业及医学工业的发展,腹膜透析连接装置得到不断改进,材料不断更新,20 世纪 70 年代出现了未分离的"Y"形连接装置,80 年代至 90 年代相继出现了重复使用分离式 Y 形连接装置,一次性使用的分离式"Y"形连接装置和双袋连接系统,使腹膜透析腹膜炎的发生率逐渐下降,腹膜炎感染率由初始的数小时,至现在的 50 ~60 个患者月感染 1 次。

(三)腹膜透析液的发展历史

腹膜透析早期,用作腹膜透析的液体成分变动相当大,从标准的生理盐水到5% 葡萄糖溶液等。以后回顾性研究证实,早期腹膜透析并发症和副作用都可以用不适宜的腹膜透析液组成成分来解释。Odel 在他的综述中,认识到高氯性代谢性酸中毒是使用 Lock-Ringer 和改良 Tyrode 溶液及生理盐水经常可以出现的副作用。在 20 世纪 50 年代,由于使用高钠浓度的透析液,外周水肿、肺水肿及高血压等并发症经常发生。此后不久为了避免这些并发症,一种低钠浓度的碳酸氢盐(或乙酸盐/乳酸盐)的透析液逐渐成为常规使用的液体。由于碳酸氢盐溶液不稳定,易生成碳酸钙沉淀,因此,乳酸盐基本替代了碳酸氢盐。自从使用葡萄糖溶液用来产生超滤,在灭菌过程中出现了新的问题,必须避免葡萄糖的焦化。到了 20 世纪 50 年代末期,由于 Doolan 等发展了商业化瓶装灌洗液,使得间歇性腹膜透析成为常规方法。随着塑料工业的发展,又将瓶装腹膜透析液改为袋装腹膜透析液,使腹膜透析操作更为方便。20 世纪 90 年代以来美国 Baxter 公司又推出了氨基酸腹膜透析液供应市场,有望改善腹膜透析患者蛋白质营养状态。为避免高糖透析液产生的终末糖基化产物对腹膜的损伤,采用其他物质作为渗透剂的腹膜透析液,如葡萄糖多聚体透析液(Extraneal)、多聚肽腹膜透析液和丙酮酸盐透析液等,近年来已开始应用于临床或正在研究中。

三、腹膜透析方法的临床应用过程

(一)间歇性腹膜透析

美国加利福尼亚奥克兰海军医院的 Rubin 和 Doolan 在 1960 年用此方法治疗了第 1 例终末期肾衰患者。此方法后来被称之为"间隙性腹膜透析",患者存活了 6 个月,在取得这唯一的病例经验之后,间隙性腹膜透析的主要问题便集中在腹膜透析通路的有效性和安全性上。

20 世纪 60 年代早期,多种装置被试用于反复进出腹腔的通道。在西雅图,Boen 等试用一种西雅图特氟隆和硅胶橡皮管。他们使用一种塑料套以便导管反复插入腹腔,对 4 个终末期肾衰患者尝试重复的腹腔灌洗,但由于存在大量的技术问题使得在 2 周至 4 个月的时间内必须修改或拔除套管,此后他们又采用重复穿刺技术并用自动循环机器进行透析。改进的循环装置能进行不间断的透析液循环,而不中断密闭的无菌液体输送途径。在探索安全有效的腹腔通路问题上,早期的尝试并不令人满意,主要问题来源于置管隧道及手工更换溶液瓶时导致的腹膜炎。反复发作的腹膜炎常随之发展成腹壁粘连或更广泛的腹腔闭塞,使透析效率降低,大部分患者在几个月内死亡。腹膜透析在当时只作为等待慢性血液透析治疗或等待血液透析血管内瘘成熟时的过渡手段。

直到 1968 年,Tenckhoff 设计的带有两个涤纶袖套装置的硅胶导管问世后,间歇性腹膜透析才被接受为终末期肾衰竭患者的长期治疗手段。间歇性腹膜透析在抢救重症药物和毒物中毒时,尤其是口服中毒者,亦体现了其独特优势。腹膜透析不但能清除体循环内的毒素,而且还不断清除门脉系统内有毒成分,阻断毒物的肝肠循环,更适用于严重中毒致心血管系统极不稳定的患者。

20 世纪 50 ~60 年代初期国内几家大医院陆续开展了间歇性腹膜透析,主要治疗急慢性肾衰竭患者。在 60 ~70 年代,国内多采用国产聚氯乙烯透析管或甲基乙烯硅橡胶管,自配瓶装透析液,使用直管或"Y"形连接管道。1981 年中山医科大学叶任高教授等报道,在 1964 ~1980 年用 IPD 治疗 41 例慢性肾衰竭(CRF)患者,最长者达 302 天,41 例中 14 例死亡,透析后,患者的尿毒症症状消除,精神、体力、食欲等显著改善,水肿消失,血压基本能恢复正常或用少量降压药就可维持血压正常。但至80年代初期,国内开展腹膜透析治疗CRF的医疗单位不多,其主要原因有:①当时腹膜透析中高的腹膜炎发生率;②透析液内丢失蛋白较多致患者营养不良;③因透析管引流不畅,腹膜炎等原因不易长期保留透析管。总之,60~70年代的初期尝试,使我国在腹膜透析方面积累了宝贵的经验,并一致认同腹膜透析是抢救急性肾衰竭及某些药物中毒的有效措施,且方法简便、安全,无须特殊设备,可适用于基层医院。而当时的主要问题仍是腹膜炎及导管有关的并发症。

(二)持续性非卧床腹膜透析(CAPD)

CAPD概念由Popovich和Moncrief在20世纪70年代中期提出,最初被称之为"便携式/可佩带的平衡透析技术"(portable/wearable equilibrium dialysis techniques)。在1976年的美国人工脏器协会会议的文章摘要上,他们第一次描述了CAPD的过程和特点:假如每天透析10 L透析液并允许与体液进行持续性平衡,血中代谢产物水平将保持在可接受的水平内,即通过一根Tenckhoff导管向腹腔内注入2 L高张透析液,使透析液与体液平衡5小时,在此期间患者可以下床走动甚至正常活动,然后透析液被引流出来,一天中重复上述过程5次。最初的临床研究显示,该过程能取得血液和透析液间的代谢产物如肌酐、尿素氮的平衡,但维生素B_{12}不能达到平衡,患者肌酐和尿素氮水平较为稳定,患者用此技术维持了5个月,临床效果良好,并随后进行了肾移植。1977年,由美国联邦卫生研究院(national institute of health,NIH)资助,得克萨斯粤斯丁门诊部的Moncrief博士和密苏里大学的Nolph博士进行了临床合作研究。1978年,他们报告了在9个患者进行的长达5~26周的联合研究,取得了满意的临床疗效,并将它更名为持续非卧床腹膜透析(continuous ambulatory peritoneal dialysis,CAPD)。1978年9月,美国食品和药品管理委员会(the food and drug administration,FDA)同意在美国销售袋装透析液。1979年10月,美国医疗费用管理委员会(the health care financing administration,HCFA)宣布CAPD可以给予补偿,而且可作为慢性血液透析患者的补充替代方法,于是CAPD人数呈指数增加。到1980年7月止,在190个透析中心有超过1 700人接受CAPD治疗。

国内1979年由广州中山医科大学率先应用CAPD治疗慢性肾衰竭患者。此后,此项工作进展迅速。在1982年5月中华医学会肾脏病专题学术会议上的资料表明,当时全国已有23个医疗单位256名尿毒症患者在接受CAPD治疗,其中广州有36例,最长时间已达637天。在专题会上,上海报告了27例接受CAPD治疗的患者,有11例进行血中中分子物质监测,证实CAPD比血液透析清除中分子物质效果好。

(三)自动腹膜透析

西雅图的Boen等首次报道使用一种自动循环机器进行间歇性腹膜透析。但此后间歇性腹膜透析发展与血液透析相比明显滞后,其主要原因是由于间歇性腹膜透析患者常常存在透析不充分。

随着持续循环性腹膜透析(continuous cycle peritoneal dialysis,CCPD)概念的引入,人们对自动化腹膜透析机的兴趣又得以复苏。Nakagawa等在1981年描述了这一过程及特征。CCPD是以Popovich和Moncrief最初提出的持续平衡式腹膜透析为理论基础,由一个循环机器提供透析液的自动化传输。它包括夜间借助于循环机器进行的多次交换,每次透析液在腹腔内留置2.5~3小时,而白天患者脱离透析机,透析液留置腹腔进行长时间透析。CCPD最主要的优点是提供了一种自动、持续性的腹膜透析,患者白天能脱离机器。第二个优点是减少了腹膜炎的发生。CCPD尤其适用于需他人协助才能进行腹膜透析的患者。在20世纪80年代中期,透析人群中约有10%的患者接受CCPD治疗。国内中山医科大学在1981年最先报告他们使用国产半自动化和自动化透析机进行腹膜透析的经验。

自动化腹膜透析机为进行个体化透析提供了相当便利的条件,这就使自动腹膜透析日益普及。目前自动腹膜透析是所有透析方式中百分增长率最快的一种。自动化腹膜透析的引入,使得患者腹膜透析能维持更长的时间;患者对透析治疗更易于接受;同时,能依据患者临床状况、腹膜特性变化及残余肾功能变化灵活调整透析治疗方案,更好地保证透析充分性并维持患者的营养状况。

第二节　腹膜的结构和功能

刘伏友　彭佑铭

一、腹部的大体解剖

（一）腹部的分区

腹部位于胸廓和骨盆之间，包括腹壁、腹膜腔、腹腔脏器和神经血管淋巴等。在人体表面，腹部的上界始于剑突，由此沿左、右肋缘斜向外下侧方，至肋缘最低点，经第11、12肋的游离端，连至第十二胸椎棘突。腹部的下界自耻骨联合上缘起，向外经耻骨嵴至耻骨结节，沿腹股沟襞斜向外上达髂前上棘，然后沿髂嵴转向背侧，连至第五腰椎棘突。

为了便于描述腹腔内脏所在位置，叙述临床症状、病变和损伤的部位，通常将腹部划分为若干区。腹部在两侧以腋后线的延长线为界，分为腹前外侧壁和腹后壁（脊柱区腰部）。腹前外侧壁常用"九分法"和"四分法"划分，即将腹部分成九个区和四个区。四分法分区简单，应用方便，临床上较为常用。四分法以前正中线和脐的平线将腹部分为左、右上腹部及左、右下腹部四个区域。

（二）腹部体表标志

在腹前外侧壁上方可触到剑突、肋弓，下方可触到髂前上棘、髂嵴、耻骨联合、耻骨嵴和耻骨结节等骨性标志，脐位于腹中线上，相当于第3、4腰椎之间。腹白线位于前正中线的深面。腹前正中线的两侧为腹直肌，肌的外侧缘为半月线。髂前上棘与耻骨结节之间为腹股沟，腹股沟深面有腹股沟韧带。

（三）腹前外侧壁

1. 皮肤　腹前外侧壁的皮肤薄而富于弹性和延展性，贴附于皮下浅筋膜，移动性大。

2. 浅筋膜　由脂肪和疏松结缔组织构成，一般较厚。浅筋膜约在脐平面以下明显分为浅、深两层。浅筋膜浅层（camper筋膜），富含脂肪，向下与腹部的浅筋膜相续；浅筋膜深层（scarpa筋膜），是一层富含弹性纤维的膜样层，在中线处附着于白线，两侧向下于腹股沟韧带下方约一横指处，附着于大腿阔筋膜；但在耻骨联合与耻骨结节之间继续向下连接阴囊肉膜，借此连接会阴浅筋膜（colles筋膜），故浅筋膜深层（scarpa筋膜）与腹前外侧壁肌层之间的间隙与会阴间隙相交通。

浅筋膜内有腹壁浅动、静脉，浅淋巴管和皮神经通行。腹前外侧壁上半部的浅动脉细小，是肋间后动脉的分支。腹前外侧壁下半部有两条较大的皮下动脉：腹壁浅动脉起自股动脉常在腹股沟韧带中点下方2.5 cm附近穿过筛筋膜或阔筋膜浅出，越过腹股沟韧带的中、内1/3交界处而走向脐部，末梢可达脐平面以上。旋髂浅动脉自腹股沟韧带中点下方1.5 cm处起自股动脉外侧壁，走向髂前上棘，分布于腹前外侧壁的下外侧份。

腹前外侧壁的浅静脉较为丰富，吻合成网，在脐区更多，行走于浅筋膜浅层内，行程方向与动脉相似。

脐以上的浅静脉汇成胸腹壁静脉，经胸外侧静脉向上注入腋静脉，或经深部的腹壁上静脉和胸廓内静脉注入头臂静脉；脐以下的浅静脉经腹壁浅静脉向下注入大隐静脉，或经深部的腹壁下静脉汇入髂外静脉，从而构成了上、下腔静脉系统之间的联系。位于脐周围的脐周静脉，还通过镰状韧带内的附脐静脉与门静脉左支连通，故门静脉高压时，门静脉血流能经由附脐静脉逆流向脐周静脉，再通过腹前外侧壁的其他浅静脉支，分别流向上、下腔静脉，归入心脏。

腹前外侧壁的浅淋巴管相互连结成网，并同胸部、阴囊(阴唇)的浅淋巴管交通。脐平面以上的浅淋巴管汇入腋淋巴结前群以及胸骨旁淋巴结，脐平面以下的浅淋巴管汇入腹股沟淋巴结，脐周的淋巴管网还经由镰状韧带两层腹膜之间的淋巴管，与肝的淋巴输出管相交通。

腹前外侧壁的皮神经分布有明显的节段性，第7肋间神经分布于剑突平面，第10肋间神经分布于脐平面，第1腰神经分布于腹股沟韧带的上方，其他肋间神经和肋下神经按序数分布于这3个平面之间。

3. *肌层* 腹前外侧壁的肌肉包括位于正中线两侧的腹直肌和锥状肌以及外侧的腹外斜肌、腹内斜肌和腹横肌。腹外斜肌起于下第8肋外面，借腱膜止于腹白线，髂嵴前部并形成腹股沟韧带；腹内斜肌起于腰背筋膜、髂嵴和腹股沟韧带外侧1/2，其腱膜在腹直肌外侧缘分为前后两叶包裹腹直肌后，止于腹白线和下3肋，下部肌束形成提睾肌；腹横肌起于腰背筋膜、髂嵴和腹股沟韧带外侧1/3，借腱膜止于腹白线。以上三层扁平肌均有增加腹压，前屈，侧屈并回旋脊柱的作用，它们都由第5～11肋间神经、肋下神经、髂腹下神经、髂腹股沟神经支配。

腹直肌起于第5～7肋软骨及剑突前面，止于耻骨联合及耻骨结节之间，该肌有前屈脊柱，降胸廓，增加腹压的作用，受第5～11肋间神经及肋下神经支配。腹直肌鞘包裹腹直肌，分前、后两层，前层由腹外斜肌腱膜和腹内斜肌腱膜前半组成，后层由腹内斜肌腱膜后半和腹横肌腱组成。腹直肌鞘后层在脐下4～5 cm处缺如，三扁平肌腱膜均移行于腹直肌鞘前层，形成一弓状游离缘，称半环线。半环线以下，腹直肌的后面仅为增厚了的腹横筋膜。

腹前外侧壁的深动脉十分恒定而重要，它们起源于三种动脉主干，分别从上方、下方和外侧方行抵腹前外侧壁。下6对肋间动脉及4对腰动脉源于主动脉，走行于腹内斜肌和腹横肌之间；腹壁上动脉和膈肌动脉是胸廓内动脉的终末支，位于腹直肌及腹直肌鞘后层之间；腹壁下动脉和旋髂深动脉二者在邻近腹股沟韧带处起自髂外动脉。腹壁下动脉走行于腹横筋膜与壁腹膜之间，经腹环内侧向上进入腹直肌鞘，于腹直肌深面向上走行，在脐附近与腹壁上动脉相吻合，并与肋间动脉的终末支在腹直肌外侧缘相吻合。由于腹壁下动脉的体表投影相当于腹股沟韧带中、内1/3交界点与脐的连线，在做腹腔穿刺时，宜在脐与髂前上棘连线的中、外1/3交界处刺入。旋髂深动脉自髂外动脉发出后，向外上方斜行，分布于髂前上棘的内上方。

腹前外侧壁的深静脉与动脉伴行，也十分恒定。腹壁上静脉伴腹壁上动脉走行，经胸廓内静脉汇入上腔静脉系。腹壁下静脉伴腹壁下动脉走行，取道髂外静脉归入下腔静脉系。诸肋间后静脉及肋下静脉的血液流入奇静脉。第1～2腰静脉终于腰升静脉或奇静脉、半奇静脉；第3、4腰静脉汇入下腔静脉；第5腰静脉常终于髂腰静脉。腰静脉间有纵行的腰升静脉相连。腹前外侧壁的深组淋巴管随深组血管走行。随腹壁上血管向上至胸骨旁淋巴结和后纵隔淋巴结。伴腹壁下血管及旋髂深血管向下至髂外淋巴结。向侧方，沿肋间血管和腰血管走向腰淋巴结。腹前外侧壁的深组神经包括第7～11肋间神经、肋下神经和髂腹下神经、髂腹股沟神经，它们支配自皮肤至前壁腹膜的全部腹前外侧壁层次。

4. *腹横筋膜* 为衬覆于腹横肌深面的一层纤维膜，是腹内筋膜的一部分，向上连接膈下筋膜；向下移行于髂筋膜和盆筋膜。腹横筋膜于上腹部较薄弱，在接近腹股沟韧带和腹直肌外缘处以及弓状线以下的部分较致密。

5. *腹膜外脂肪* 填充于腹横筋膜与壁腹膜之间，在下腹部特别是腹股沟处更为发达，将腹横筋膜与壁腹膜分隔，形成潜在性间隙，称腹膜外间隙，其后方与腹膜后间隙，下方与盆筋膜间隙相延续。

6. *壁腹膜* 为腹前外侧壁的最内层，向上移行为膈下腹膜，向下在腹股沟韧带下方移行于盆腔腹膜。由于上腹部的腹横筋膜和腹膜外脂肪均较薄弱，故膈下腹膜紧密附着，受膈运动的影响，张力较大。

(四)腹膜与腹膜形成物

腹膜被覆于腹壁和盆腔壁的内表面以及腹、盆腔脏器的表面,达22 000 cm^2,约与人体表面积相等,是人体面积最大、分布最广泛的浆膜腔。腹膜由单层扁平上皮细胞及其深面的疏松结缔组织构成。单层扁平上皮亦称间皮,是腹膜的游离面,有浆液湿润并使表面光滑。在大部分腹膜游离面,间皮形成连续的表面,相邻的间皮细胞由连接复合体相连接;间皮的基底面借基膜与深层的结缔组织相连,其深面的结缔组织含弹性纤维较多,此层成为腹膜的附着面,将腹膜附着于内脏器官的表面和腹壁的内面。

1. 壁腹膜　壁腹膜是指裱衬在腹壁内面的腹膜,按其所在部位不同,分别称为膈腹膜,前、后壁腹膜和盆腹膜等。壁腹膜通常与腹壁各部连接疏松,在某些部位为了适应内脏器官生理活动呈现不同的形体变化,它们的联系甚至比较松散,如腹前壁下部和盆腔前部的壁腹膜,当膀胱充盈时,可逐渐远离腹前壁下部,随同膀胱高升,使充盈膀胱的前面无腹膜覆盖,直接毗邻腹前壁下部。不过,在膈下和腹前外侧壁中线处,由于腹膜外组织极少,甚至缺如,致使膈筋膜同膈腹膜、前壁腹膜同腹白线紧密附着。前壁腹膜贴附在腹前外侧壁的内面,在脐以下,腹前壁的腹膜形成五条皱襞:中线者为脐中襞,其深面是脐尿管索,是胚胎时脐尿管的遗迹;外侧者为脐外侧襞,深面为脐动脉索,是胚胎时脐动脉的遗迹;最外侧者为腹壁动脉襞,其深面为腹壁下动脉。在腹股沟韧带上方,腹壁动脉襞两侧,分别为腹股沟内侧凹和外侧凹,是腹前壁的薄弱部位,腹腔内容物可由此突出形成疝。后壁腹膜位于腹后壁肌及筋膜的深方,它们之间是深广而又极为重要的腹膜后间隙,容纳着腹膜外脏器、大血管干及分支、神经干与神经丛、淋巴导管与淋巴结、腹膜外组织等,这些脏器结构是腹膜内位脏器的重要后方毗邻。

2. 脏腹膜　脏腹膜是指覆盖于腹腔脏器表面的腹膜,它同脏器的结缔组织基质直接相连,紧附脏器,难以分离,实质上就是许多内脏器官的浆膜层。脏腹膜覆盖内脏器官的程度和方式在各器官之间有所不同,根据腹膜覆盖腹腔脏器表面的不同情况,可将腹内脏器分为三类:①凡器官表面几乎均被腹膜包绕的,称腹膜内位器官,如胃、脾、空肠、回肠、盲肠、横结肠和乙状结肠等,这类器官主要借韧带或系膜连于腹后壁或其他脏器,活动性较大;②凡器官表面三面被腹膜覆盖,称腹膜间位器官,如肝、胆囊、升结肠、降结肠、子宫和膀胱等;③凡器官表面仅有一面被腹膜覆盖者,称腹膜外位器官,如胰、输尿管、肾及肾上腺、十二指肠降部和水平部等,这类器官皆位于腹膜后方,固定于腹后壁。

3. 腹膜形成物　腹膜形成物指存在于腹腔器官与器官之间或将器官连于腹壁的腹膜皱襞。它们有助于维持器官的位置和器官之间的相互关系,皱襞内包含有走向脏器的血管及神经。腹膜的形成物有网膜、系膜、韧带、皱襞及隐窝等。

(1)网膜。网膜是指腹膜形成的一种覆盖物,分为大网膜和小网膜,两者都主要附着于胃,均由双层腹膜形成,外观呈疏网状,包含着脂肪、血管、神经、淋巴管等。

大网膜是连于胃大弯和十二指肠起始部与横结肠之间的腹膜,薄而透明,含大量脂肪,它由胃大弯开始,呈裙状下垂,衬垫于肠曲和前壁腹膜之间。大网膜的长度、正常位置、脂肪含量有年龄、性别及个体差异,儿童大网膜往往较短。大网膜由四层腹膜折叠而成,前两层是由胃前、后壁的浆膜,自胃大弯和十二指肠起始部下延形成的,内含胃网膜左、右动脉,静脉及脂肪等,下垂一段距离后折转向上形成后两层,包绕横结肠并与横结肠系膜延续。在儿童,大网膜下面的四层往往已愈合,而上面的第2、3层之间仍有间隙,成为网膜囊的一部分,称网膜囊下隐窝。在成人,大网膜四层常已愈合,即网膜囊的下隐窝消失,这时,自胃大弯下延的两层腹膜与横结肠附着,构成胃结肠韧带。小网膜是连于肝门与胃小弯、十二指肠第一段的双层腹膜。可分为两部分,肝门与胃小弯之间的部分称肝胃韧带,从肝门到十二指肠第一段者称肝十二指肠韧带。小网膜右侧为游离缘,其后方为网膜孔,在肝十二指肠韧带的两层腹膜内包绕着胆总管、肝固有动脉、门静脉、肝神经丛及淋巴结等结构。

(2)系膜。系膜是双层腹膜构成的悬吊性襞,将器官连至壁腹膜或其他腹膜形成物上。系膜的两外面为间皮,中间为结缔组织,含脂肪量不等,并有进出脏器的血管、淋巴管和神经通行。有系膜的脏器,活动度较大,容易成为疝的内容物。系膜主要包括肠系膜(小肠系膜)、横结肠系膜、乙状结肠系膜和阑尾系膜。

(3)韧带。韧带为腹膜连于相邻脏器之间或脏器与腹壁之间所形成的结构,往往依其所连接的器官或形态而命名,它们覆盖着进出器官的血管神经蒂。

(4)腹膜隐窝。腹膜隐窝是以腹膜皱襞为主围成的腹膜盲袋(盲窝)或管状腔,有开口通向腹腔。腹膜隐窝常出现在消化管附近,多见于消化管的腹膜被覆关系发生改变的地方,如十二指肠空肠曲、回盲交界处、乙状结肠系膜附近。腹膜隐窝的临床意义在于可经此形成内疝。包括十二指肠区隐窝、肠系膜腹襞隐窝(waldeyer 隐窝)、十二指肠空肠隐窝、回盲区的隐窝、乙状结肠间隐窝。

(5)肠脂垂。肠脂垂是另一种腹膜形成物,由腹膜包裹脂肪结缔组织构成,沿结肠带分布,见于结肠独立带者为数最多,以横结肠和乙状结肠的肠脂垂最为显著,乙状结肠的肠脂垂通常较长,呈分叶状,盲肠和阑尾可有发育不全的扁小肠脂垂,直肠无肠脂垂。

(五)腹膜腔与腹膜腔的分区

腹腔是由腹壁围成的内腔,它的相当大一部分为胸廓下部所掩盖,其上界为膈穹隆,下方与小骨盆相通。腹腔的实际范围远较腹前壁的界限为大,应该说,由腹部各壁围成的腹腔,实际上是腹盆腔,它以小骨盆入口为界分成两部分,居上者为固有腹腔,在下者名盆腔,通常所说的"腹腔",指的是固有腹腔。腹腔容有腹膜囊以及众多的内脏器官、血管干及分支、神经干和神经丛、淋巴结和淋巴导管以及内分泌腺等,它们相互毗邻,共同占据着整个腹腔。

1. 腹膜腔　腹膜腔是指由壁腹膜和脏腹膜共同围成的腔隙,亦称腹膜囊。由于壁腹膜和脏腹膜是相互移行、互为连续的,它们都是腹膜囊的一部分。因此,男性腹膜腔是封闭的,不通外界;女性腹膜腔则经输卵管腹腔口,取道输卵管腔、子宫腔和阴道腔,与外界环境相通。凭借这一解剖特征,冲破卵巢表面排放至腹膜腔的卵子,得以进入生理管道的内腔受精着床;而病原微生物亦可循此天然通道上溯,进至腹膜腔导致炎症,这是女性患原发性腹膜炎、盆腔炎常见的原因之一。

正常腹膜腔的容量极小,其壁腹膜与脏层,以及脏层各部分之间,相互毗邻,只为一极薄层浆液所间隔,这说明,一般概念的"腔"在正常腹膜囊内是不存在的,它所呈现的乃是一个潜在性的间隙。腹膜腔在形态上曲折幽深,如迷宫般,表现为隐窝、沟、窦、囊等多种局部性间隙,而腹膜各局部的返折、移行,又形成网膜、韧带、系膜、皱襞等多种类型的腹膜形成物。因此,我们可以这样认为,腹膜腔中各种隐窝、沟、窦和囊等,都是腹腔这一大型潜在性间隙的一个部分,或一个局部;就总的腹膜腔来看,正常情形下它们之间是以不同形式互相连通的;腹膜的形成物名目虽然不少,但大多都由双层腹膜形成,两层腹膜间的结缔组织与腹膜外结缔组织相连续,相当一部分腹膜形成物的双层腹膜之间还夹着血管、神经和淋巴管等。

2. 腹膜腔的分区　完整的腹膜腔分两部分,一部分在前,称腹膜大囊,即通称的腹膜腔,它是完整腹膜腔的主要部分,由多个腹膜间隙共同组成。另一部分居后,为腹膜小囊,即网膜囊,位于胃和大网膜前两层腹膜及小网膜后方,借网膜孔与腹膜大囊相交通。

二、腹膜的生理功能

由于近代浆膜学说的发展,对腹膜的生理功能已有进一步的认识,目前认为腹膜(包括网膜、肠系膜)具有下列功能。

1. 抵抗能力　一般认为,腹膜的抵抗能力明显比胸膜要强,侵入腹膜腔的细菌如毒性弱、数量少,在腹膜腔内多能被消灭而不致引起感染。腹膜的抵抗能力也较皮下组织为强,因此,腹部手术后有时皮下组织有化脓现象而腹膜则无变化,腹部手术时有污染者,往往腹腔内无须引流而皮下组织或腹膜前、后脂肪组织需要引流,这是因为腹膜能自行清除细菌之故。一般认为,间皮下的结缔组织拥有通常见于疏松结缔组织的各种细胞,但是巨噬细胞和淋巴细胞的数量特别多,相邻间皮细胞之间的连接复合体很可能容许巨噬细胞进出结缔组织层,如同内皮细胞的连接可供白细胞进出血流一样,使结缔组织内的巨噬细胞进入腹膜腔,清除腹膜腔的细菌和微小颗粒。据称腹膜表面的间皮细胞分化程度低,具有作为吞噬细胞的能力,它们亦可离开腹膜的游离面,成为游离的巨噬细胞。腹膜的间皮细胞还可转化成为纤维细胞,腹膜不同层次中由间皮起源的成纤维细胞之间合并，这是腹膜再生能力强的基础，也是导致相邻结构腹膜面出现粘连的原因，此种粘连将影响肠管运动，甚至使肠管通畅被完全阻断。

通常认为，腹膜下部（盆腔腹膜）的腹膜抵抗力较上腹为强，故腹部术后常使患者取半卧位（fowler位），其理由之一即在限制感染于下腹部。手术中，操作粗暴，使腹膜长时间冷却或干燥，或用化学药品（消毒剂）冲洗腹膜腔使其受到刺激，均能降低腹膜的抵抗能力而使感染容易发生。

2. 吸收能力　腹膜在许多方面同血管的内皮相似，是一种具有双向通透性的半透膜，对液体和微小颗粒有强大的吸收功能，如将重水（氧化氘）放到腹膜腔内，很快在患者的组织间液和血浆中达到平衡；在实验动物中，用经腹腔途径输液，不仅水、电解质和尿素能很快透过腹膜，而且内源性和外源性的毒素物质均可自由地被吸收，很快吸收的细菌毒素是未经治疗的腹膜炎死亡率很高的原因之一。将右旋糖酐铁放进腹膜腔，可证明腹膜是一个有效的吸收面。

腹膜对液体的吸收每小时可多达体重的 8%，液体如为等渗液，吸收最快，如为非等渗液，则需先转化为等渗液后再大量吸收。腹膜各部分的吸收能力稍有不同，一般膈面的腹膜最富有吸收力，而盆腔腹膜则吸收较慢。腹膜吸收微小颗粒，包括细菌的能力也很强大，注入腹膜腔的大肠埃希菌，10～20 分钟后能在胸导管内发现，20～30 分钟后能血液中找到。由于大网膜有丰富的血管和淋巴管网，其多层结构形式又加大了它的表面积，因此，大网膜是腹腔内吸收淋巴液的主要器官，也是唯一能将完整的红细胞迅速转移入血循环的组织。腹膜对液体的吸收除了腹膜具有透析膜的作用外，可能还与间皮的胞饮作用有关，在接近间皮细胞的表面处，细胞质内有许多起胞饮作用的小泡，胞质的其余部分则比较缺乏细胞器，这表明它的代谢活动水平是低的。正常情况下，只有少量液体经腹膜表面被运转，然而在治疗应用中，可经腹膜途径授予相当大量的液体。另一方面，使用特定配制的液体注入腹膜腔，还能将血液中的某些物质如尿素等交换出来，这便是常用的腹膜透析治疗方法，是现代血液净化方法之一。腹膜除了和循环血液有密切关系外，腹膜腔和胸膜腔之间还有看来和血液无关的交通，在有 Meigs 综合征的患者，将放射性胶体金（^{198}Au）注入一个浆膜囊，很快会在另一个浆膜囊出现，这可能是由于经膈肌淋巴管转输所致。

3. 漏出和渗出　腹膜在正常情况下能分泌少量液体，润滑腹内脏器的表面，减少活动时的摩擦损伤。腹膜液含水、电解质和其他溶质，它们均来自邻近组织的组织间液和附近血管的血浆；腹膜液也含蛋白质和多种细胞，其细胞种类有自腹膜游离面脱落的间皮细胞，游走的巨噬细胞、肥大细胞、成纤维细胞、淋巴细胞和少量其他白细胞。这些细胞中的一部分，尤其是巨噬细胞，能在腹膜腔和周围结缔组织之间自由迁移，微粒物质注入腹膜腔后，可被这些细胞摄取并转运至身体其他部位；腹膜中的淋巴细胞还同人体的细胞性免疫和体液免疫的防御机制有关。

在病理状态下，腹膜的漏出能力相当大，如门静脉栓塞时，腹膜能在短时间内漏出大量液体，漏出液中的蛋白质含量在 2.5%（2.5 g/100 ml）以下。在炎症反应时，腹水为渗出性，即其中的蛋白质含量在 2.5%（2.5 g/100 ml）以上，渗出物可分为两种，液状的和纤维性的。液状渗出物开始时透明无菌，以后由于大量白细胞、脱落细胞、细菌进入，可于数小时内变成混浊，并成为有菌的甚至是脓性的，渗出物的性质随刺激的种类及细菌的毒力大小而异。纤维素是在形成液状渗出物的同时，于腹膜发炎部分的表面产生的，密集的纤维素形成粘连。粘连侵及病灶邻近器官，使病灶被包裹在粘连内，并与腹膜腔其余部分相分隔。这种纤维性渗出物，如同液状渗出物一样，可能被完全吸收，也可能留有坚韧的皮状或条索状的永久粘连。

4. 敏感性　腹膜具有丰富的感受器，对各种刺激极为敏感。支配壁腹膜的脊神经，也支配相应节段的皮肤和躯干；支配脏腹膜的神经来自支配脏器的自主神经和内脏传入神经，它们对不同刺激的敏感度不同。

施加触摸、温度或化学刺激于壁腹膜，在意识正常的患者中可诱发疼痛。壁腹膜受刺激时，有腹壁肌的反射性收缩，产生腹壁强直现象；膈中央部下面的腹膜由左、右膈神经支配，刺激膈腹膜中央区时，痛在前区即 3～5 颈神经皮支配区，这是一种牵涉痛；膈周围部下面壁腹膜的神经支配来自 6～12 胸神经，刺激膈腹膜周围部可引起疼痛，并有下位胸神经支配区的压痛和肌强直。同样的刺激作用于脏腹膜则不起作用，如切割、钳夹、捏持或烧灼肝、胃、小肠等，在意识清醒时不引起疼痛；脏腹膜对张力变化的刺激敏感，如空腔脏器过度扩张、痉挛以及牵拉肠系膜等压力刺激时，可牵伸器官壁内神经丛和肠系膜中的神经，其覆盖的腹膜有隐痛或锐痛；其他引起疼痛的有效刺激是内脏器官呈痉挛或缺血状态。

三、腹膜超微结构

自1863年Von Recklinghausen对腹膜内皮层进行组织学描述以来，由于长期使用光镜检查限制了对间皮单细胞层的进一步观察。1981年，Dobbie等第一次报道了腹膜间皮细胞的超微结构，随后对毛细血管床与透析液之间的屏障有了进一步的认识，同时进一步对腹膜透析液引起腹膜结构变化进行了观察。近10余年来，人们认识到腹膜单层间皮组织贴附在结缔组织表面，有着非常复杂的功能。

（一）正常腹膜超微结构

1. 间皮细胞

（1）外表特征。正常间皮细胞为扁平形，横切面呈盘状，银染色显示腹膜间皮细胞呈大小相似的多边嵌合形，每个间皮细胞有4～7条边，正常间皮细胞覆盖一层长2～3 μm，直径0.08 μm大小的微绒毛，这些微绒毛除在细胞中心部位和边缘外，其余部分分布均匀，大部分间皮细胞具有一根能动的纤毛。通过扫描电镜还可观察到缠绕在微绒毛上直径大小0.5～1 μm的球形板层小体，它们通过细胞排粒作用分泌磷脂样润滑剂，细胞膜内外存在大量微小吞饮小泡，扫描电镜下观察呈现凹凸不平外观。

（2）细胞连接。间皮细胞横切面细胞连接呈斜行瓦片样重叠排列，紧密连接位于细胞连接的外层，其深部为细胞桥粒。间皮细胞以细胞连接为基底部呈犬齿样交互排列。

（3）细胞核。间皮细胞细胞核位于细胞中央呈椭圆形靠近核内膜处有一中等密度电子致密带，称核纤维层，其他细胞形态和体积发生明显改变时（如肌细胞）也可出现这种特殊结构，染色质常分布于核周边，其中常染色质多于异染色质，另外，细胞核具有两个核仁。

（4）细胞器。间皮细胞具有丰富的粗面内质网，在面向腹膜靠近细胞核的位置有高度发达的高尔基小体。间皮细胞含有丰富的线粒体，切面图上线粒体呈环形或长条形，线粒体嵴呈层状排列，线粒体基质中含大量中等电子密度的颗粒。

（5）细胞骨架。运用免疫细胞化学染色观察细胞骨架，使我们能充分了解间皮细胞的来源、再生及判断培养细胞是否成熟。在体内间皮细胞的损伤或脱落能刺激多分化潜能的浆膜下层细胞增生，这些细胞具有肌纤维母细胞的超微结构特点，且可表达低相对分子质量的细胞分裂素及波形蛋白，当这些细胞向上移行并重新形成表面间皮时，它们获得高相对分子质量细胞发育素而失去波形蛋白，培养的间皮细胞通常表达低相对分子质量细胞分裂素及波形蛋白。

（6）板层小体。在体外培养体系中发现肺泡组织能分泌磷脂酰胆碱（PC），腹腔引流液中也同样可检测出PC，由此人们对间皮细胞和分泌表面活性物质的肺泡Ⅱ型细胞的超微结构进行了比较，结果表明腹膜间皮细胞与肺泡Ⅱ型细胞的超微结构极为相似，两种细胞在近浆膜腔面均具有微绒毛及结构十分相似的细胞连接，均具有丰富的内质网及线粒体，高尔基小体发达，有丰富的吞饮小泡排列在细胞表面。间皮细胞和肺泡Ⅱ型上皮细胞另一个显著的特点是胞质内均含有丰富的脂质包涵体，在一定病理条件下两种细胞均会出现柳叶刀型裂口，提示胞质内存在胆固醇结晶。

为了确定间皮细胞和肺泡Ⅱ型细胞是否具有同源性，人们用特殊电镜技术对此进行了观察，20世纪70年代使用鞣酸固定及极性脱水剂进行组织处理后发现了肺泡Ⅱ型细胞这种复杂的板层状亚细胞结构，并很快证明这些板层结构贮存和分泌表面活性物质。近年上述组织病理学技术被运用于腹膜组织，并证实人类、猴、兔及小鼠的脏层和壁层间皮组织均存在板层小体，这些板层小体的直径约1.5 μm，多层电子致密层与电子透明带呈圆形或平行排列。间皮细胞的内质网和高尔基小体与肺泡Ⅱ型细胞的内质网和高尔基小体一样也呈板层状结构。

2. 间皮下基质　间皮细胞位于一层薄而易见的基底膜上，壁腹膜及脏腹膜均有一层厚1～2 mm的蜂窝组织，蜂窝组织中部分电子致密物的基质中含有成束状排列的胶原纤维，脏腹及壁腹膜的网状弹力板距细胞表面的距离不定，不同部位的胶原蛋白及弹性组织结构不同。小肠脏腹膜为四层，而前壁脏腹膜结构简单，其间皮下基质仅有一层低密度的居留细胞，这些细胞主要为肥大细胞和成纤维细胞。正常腹膜基质中未见淋巴网状内皮组织。

腹膜的血管分布不很丰富，间皮细胞离毛细血管床的距离较远，大血管周围的外膜基质中有一些具有细长突起的细胞，这些细胞具有羊膜细胞典型形态学特点。

在炎症反应的刺激下，血管床的数量会迅速而显著地增加，这与其他组织一样是由于毛细血管床的开放，而在正常情况下这些毛细血管床关闭，组织学检查中不被发现。腹膜毛细血管最丰富的部分是肝脏的被膜，该处基质不如其他部位厚，但其毛细血管床却较其他部位丰富。

间皮细胞本身具有分泌功能，它能分泌润滑剂如磷脂等及黏附抑制物质如前列环素等。细胞连接在结构上主要与两个方面的功能有关：紧密连接与跨膜转运液体的质与量相关，而间桥小体的结构与数量决定间皮细胞层的机械运动强度，跨腹膜液体转运及间皮细胞的分泌功能与腹腔内存在的液体直接相关，这些液体是作为腹膜表面润滑剂。

(二)尿毒症时腹膜的超微结构

透射电子显微镜能清楚地显示，人类尿毒症时间皮细胞的特异性超微病理改变。Dobbie 等观察发现，在 CAPD 开始前置管时采取的尿毒症患者腹膜标本 1/3 以上有间皮细胞胞浆内类晶状包涵体(paracrystalline infracytoplasmic inclusion)，正常人或动物间皮细胞未能找到这种包涵体，所以 Dobbie 等认为该包涵体为尿毒症患者间皮细胞的特异性改变。

在这种包涵体形成的过程中，最早出现的是粗面内质网中单一、致密的嗜锇性线状物，随后许多线状物平行规律地排列。在这些线状物扩大的同时，其中出现颗粒样电子致密物，提示粗面内质网内物质合成，随后这些合成物形成结晶。在线状物极为丰富的地方，包涵体突破粗面内质网游离于细胞质中。这些丝状结构的体积有时会增大以致引起细胞形态改变，而且它们具有一定的硬度，大量堆积时可导致细胞内外膜的角样变形。这种细胞易于脱离基底膜，许多脱落间皮细胞含成束的包涵体，这些包涵体可串联着破出细胞外膜，散在分布于细胞表面，间皮细胞的脱落可能是由于这种包涵体异常所致。

(三)腹膜微循环

1. 间皮细胞

(1)表面改变。扫描电镜观察发现持续性透析会导致间皮对这一新环境产生反应性改变，表现为间皮细胞反应性增生，从而使单位面积上的细胞数量增加，这就像所有的上皮细胞一样，对持续性的刺激产生反应性增生，如果这种增生能够准确地进行检测可能会发现其与腹膜的通透性和物质转运相关，细胞密度增加使细胞连接的长度增加。细胞数量与细胞连接长度，间皮细胞通透性的平衡关系可能对腹膜通透性有重要影响。

当间皮细胞持续暴露于透析液时，微绒毛的密度减小，同样，腹膜透析患者间皮细胞的表层微吞饮小泡也减少。对其他组织进行观察也发现微绒毛的密度与吞饮小泡的数量呈平衡关系，正常情况下微绒毛有一定量的细胞膜，在某种特定情况下这些细胞膜可迅速转化为小泡，该现象可在活细胞，如培养的间皮细胞观察到，在腹膜透析患者微绒毛的减少可能是微吞饮小泡减少的原因。

间皮细胞的另一表面改变是局部异常隆起，这些大小各异的表面隆起是由于细胞膜局部的完整性受到损害使其下的细胞骨架如细胞质及细胞器从细胞膜的薄弱处隆起，但该现象在尿毒症非透析患者间皮细胞也可发现，目前尚不清楚是由于体内细胞膜的持续性损害所致还是标本处理过程所致。

(2)细胞核。腹膜透析患者并发腹膜炎时间皮细胞核的形态会发生改变，随着间皮细胞成方形改变，细胞核也逐渐变成圆形，常染色质与异染色质的比例增加。在新生的间皮细胞中可发现染色体周围颗粒状包涵体，这些包涵体由球形高电子致密颗粒(直径 30 ~ 35 nm)组成，其周围有明显的电子透明带，这些包涵体极有可能是核内核糖体。

(3)细胞器与细胞质。在腹膜功能正常的腹膜透析患者，其腹膜超微结构也存在各种各样变化，一种特异性改变是粗面内质网的增生。这种改变可能是由于组织对腹膜透析液不断带走腹膜表面分泌物的一种适应性反应,有些粗面内质网发生变性反应,这可能是细胞受损或中毒时的一般反应。

腹膜透析患者,尤其是并发腹膜炎时,可观察到线粒体的变性,最常见的变化是线粒体的固缩和中间嵴的肿胀。腹膜透析患者腹膜间皮细胞线粒体基质中致密颗粒的大小及数目也有改变,现已知道此颗粒是二价阳离子的聚集部位,在水和溶质的转运中起着重要作用。

(4)腹膜炎。观察腹膜炎病理改变的标本主要来源于难治性腹膜炎需要拔管时,此时感染的病原菌主要是金黄色葡萄球菌、铜绿假单胞菌或真菌等,这时的腹膜标本肉眼可见损伤或间皮完全脱落,间皮表面纤维蛋白分层排列,提示其反复沉积的过程。在腹腔内没有病原体存在的情况下,如果腹膜持续存在渗出反应,可能是由于导管内外的病原菌释放的内毒素或外毒素对腹膜的损伤,所以临床上有时患者虽然腹膜炎已治愈仍需拔除导管。

腹膜炎的另一个显著的组织学特点是再间皮化。腹膜表面为基质而无细胞称之为细胞沙漠,这些部位为苍白透明的纤维组织及排列紊乱的胶原蛋白带,表面为大块无任何细胞成分、毫无特征的束状结构,在深部基质中偶见血管周围有慢性炎性细胞聚集。在这些部位没有细胞补充转化为间皮干细胞,裸露的基质上没有任何间皮再生的迹象。对上述现象的解释有三种可能,最大可能的解释是由于此次腹膜炎的严重损伤使保存的基质无法恢复正常;另一种可能是由于导管中释放的细菌毒素对腹膜持续损害;第三种可能是不利环境的持续作用抑制或损害了基质内间质细胞促进腹膜炎恢复的功能。糖尿病损伤基质的发病机制可能类似于腹膜炎时及腹膜炎后高渗葡萄糖对腹膜损害的机制,使间皮不能再生而导致细胞沙漠,这是腹膜透析相关性损害中最严重的一种,其进一步发展可导致腹膜纤维化及硬化性腹膜炎。

2. 基底膜的复制　非糖尿病腹膜透析患者间皮及基质血管的基底膜均可发生明显的形态学改变,两者均表现为膜的增厚和糖尿病样复制。血管壁中出现外膜细胞碎片提示细胞死亡及再生的速度加快,这种与外膜细胞改变相关的基底膜变化,实际上是糖尿病血管病变的特异性改变。但某些糖尿病的尿毒症患者在成功地进行多年腹膜透析之后腹膜的基底膜形态学改变很轻微或无形态学改变。

Dobbie 通过对 14 例经腹膜透析 1 ~7 年的非糖尿病患者进行观察发现,这些患者腹膜基底膜改变非常轻微或没有基底膜变化,其中有些未患过腹膜炎(33%)或患过 1 ~2 次腹膜炎(67%)。另一组 26 名基底膜改变非常明显的患者都有多次腹膜炎发作史,其中有些腹膜炎非常严重。因此,通过比较基底膜与周膜细胞的病理改变可以认为腹膜的这些改变与腹膜炎的发生率及严重性有关;在糖尿病肾病腹膜透析患者也能发现腹膜炎的发生与基底膜形态学改变的这种关系。糖尿病肾病非透析患者虽然血管基底膜有病理改变,但间皮基底膜与糖尿病患者一样没有复制,值得注意的是光学显微镜下的一些严重血管病变如血管钙化、消失及外膜平滑肌增生在糖尿病腹膜透析患者多次发生严重腹膜炎者均可见到。

非糖尿病腹膜透析患者腹膜炎的发生率及严重性与基质的糖尿病样改变有明显关系。在腹膜透析液停留期间,葡萄糖经间皮细胞吸收至腹膜血管床使透析液葡萄糖浓度降低,腹膜炎期间及腹膜炎后的一段时间内腹膜对葡萄糖的通透性是增加的,这些患者腹膜间皮细胞的丢失降低了其在正常情况下阻碍葡萄糖快速吸收的作用,腹膜炎后间皮再生尚未完成的患者腹膜失超滤也是由葡萄糖快速吸收造成的。

腹膜间皮细胞失去基质后暴露于较正常血糖高 10 ~40 倍的高浓度葡萄糖透析液中。研究已经证明糖尿病高血糖会导致基底膜、基质及胶原蛋白非酶糖基化,形成糖基化终末产物(advanced glycosylation end-products, AGE)。AGE 大量形成进一步加重间质结构的糖尿病样损害,体外试验表明正常血糖至严重高血糖(5 ~25 mmol/L)范围内蛋白质的糖基化与葡萄糖浓度明显相关,去除反应中的游离葡萄糖后,糖基化蛋白质仍能继续形成多聚产物。

腹膜透析并发腹膜炎时,腹膜基质暴露于比糖尿病严重高血糖高 10 倍以上的葡萄糖透析液中,所以会引起基质的糖尿病样改变。因此,非糖尿病透析患者在未发生腹膜炎时基质不会受累,如果间皮细胞不能保护基质及血管,其中蛋白质均被糖基化,腹膜透析就不可能长期进行下去。

3. 腹膜纤维化

(1)腹膜纤维化的表现形式。腹膜经过进化具有很强的自我修复能力,在大多数情况下能消除任何炎性渗出物完全恢复至疾病前状态,即使是慢性炎症也可基本恢复仅留有微小的局部损伤。弥漫性腹膜炎导致的腹膜完全破坏很少见。随着 CAPD 的开展,认识到了一种弥漫性腹膜纤维化。

1)腹膜混浊:经 CAPD 治疗后的患者会发生腹膜弥漫性混浊,在腹膜透析管远端如盆腔、膀胱直肠窝相应的腹膜混浊更明显些。间皮下胶原纤维可出现排列混乱,基质增多,间皮基底膜增生及复制。

2)褐色腹膜综合征(“tanned” peritoneum syndrome):以 CAPD 治疗的患者腹膜(脏层及壁层)可呈现浅褐色及干燥起皱,使腹膜外观似增厚的皮革样,褐色腹膜综合征主要见于经数年 CAPD 治疗的患者,对此类腹膜进行光学显微镜检查发现腹膜的外表面完全由无细胞的透明胶原所取代,表面未见间皮细胞,较深层组织中可见有单核细胞浸润。可见基质中血管明显硬化,扫描电镜可见胶原纤维及纤维蛋白,偶可见到红细胞及细胞碎片,透射电镜偶可见表面纤维蛋白斑及退化的胶原纤维。

3)肠壁纤维化:腹膜纤维化可进一步发展累及浆膜下。由于腹膜表层由具有一定强度的变性胶原所覆盖,增生的纤维组织不易向表面生长而转向浆膜下累及肠壁的外层纵肌,使纵肌层肌纤维和血管、淋巴管及神经消失。此时肠壁明显变硬且增厚,虽然患者因肠梗阻需手术治疗,但患者并不存在肠粘连,也未发现腹膜包裹,组织学检查腹膜并没有真正变厚,硬化是由于肠壁外层纤维化所致。

4)硬化性包裹性腹膜炎(sclerosing encapsulating peritonitis,SEP):SEP 是腹膜透析相关性腹膜纤维化使用最多、最熟悉的名词。“硬化”提示进行性的致密胶原组织形成;“包裹”意味着小肠被新的纤维组织包围;“腹膜炎”在这里是指组织学上新形成的有单核炎性细胞浸润腹膜。SEP 是腹膜纤维化的终末阶段,纤维组织覆盖、束缚、挤压内脏,从而影响小肠的运动。在手术或尸体解剖时可见增厚呈皮革样纤维结缔组织鞘包裹着小肠,虽然这种纤维鞘主要位于小肠表面,但其可深入至肠袢间累及肠系膜,大小不等的纤维斑块还可累及胃、脾、肝、胆囊及盆腔器官,壁腹膜受累也很常见,且可引起内脏粘连。

硬化腹膜组织的病理学检查显示其总有不同程度的慢性炎性细胞浸润,特殊染色显示纤维蛋白渗出。电镜检查证实了这些基本组织改变,而且显示新形成的纤维组织表面间皮细胞缺失,即使存在间皮细胞,其形态也呈方形而不是内皮样。

(2)腹膜纤维化的产生机制。与腹膜透析相关性腹膜纤维化的关键因素主要有:大面积间皮脱落、细菌毒素的持续释放、高渗葡萄糖对腹膜基质代谢的干扰、长期的纤维蛋白渗出及间皮干细胞增生。

1)间皮再生障碍:腹膜透析并发严重腹膜炎时其愈合过程会发生障碍,间皮再生会延迟数周至数月,虽然对腹膜间皮再生的影响因素尚未完全了解,但组织病理学的特异性改变强烈提示其与下列两种机制相关:即高渗葡萄糖对裸露基质的影响及病原菌毒素的持续释放会干扰间皮再生。

2)细胞沙漠:细胞沙漠是不能进行腹膜再现间皮化的典型组织学表现,这时腹膜表层由透明纤维蛋白覆盖而无细胞。对这类腹膜进行活检会发现不仅有纤维组织形成,而且还表现为广泛的细胞缺失或损伤,如白细胞、成纤维细胞、间质干细胞、周膜细胞、树突状细胞和内皮细胞。研究表明上述损伤的产生机制可能是组织长期暴露于高渗葡萄糖所致。即使间皮能再生,葡萄糖对组织的持续影响仍存在,表现为基底膜的增厚与复制及基质与胶原纤维异常,有人认为上述过程与糖尿病的病理机制类似。

3)纤维蛋白渗出:纤维蛋白从腹膜持续缓慢地渗出,其速度与每日经腹膜透析液冲洗排除的速度相平衡,任何影响这一平衡的因素都可能导致纤维蛋白的堆积。

4)间皮干细胞的作用:在急性及慢性腹膜损伤的某个阶段会出现明显成纤维细胞反应。研究表明,间质干细胞的过度增生在纤维结缔组织增生过程中起着关键作用,间质干细胞对间皮再生也有作用。

Brunschwig 及 Robbins 已观察到腹膜表面的修复能同时迅速在整个间皮脱落的部位发生,他们认为间皮是由结缔组织中的细胞移行至表面且化生而产生,Raftery 的研究也支持该观点,否定了先前关于间皮再植和巨噬细胞转化成间皮细胞的观点。Bolen 等的研究更加清楚地显示了间皮再生组织来源,其研究结果提示腹膜表面间皮细胞脱落后会出现基质内多能干细胞的显著增生。虽然这些多能干细胞具有成肌纤维细胞的超微结构特点,但同时在早期就显示有上皮细胞的免疫细胞化学特点。活化的多能干细胞具有呈周边排列的肌丝、局部基底板、丰富的粗面内质网,偶尔可见 10 nm 粗细的波形丝状物。免疫细胞化学检查显示这类细胞还产生低分子细胞生长素,同时表达波形蛋白,但不表达结合蛋白。所以多能干细胞能与结缔组织中的成肌纤维细胞区别开来，后者仅表达波形蛋白。随着多能干细胞向上移动达到腹膜表面时，逐步产生高分子细胞生长素而失去波形蛋白。这些实验观察与人类活化再生间皮细胞的超微结构观察十分吻合。对1例自发SEP患者进行观察，Lee采用上述理论说明腹膜纤维化的发病机制，对这一患者的腹膜纤维结缔组织进行免疫细胞化学染色显示其具有细胞生长素及波形蛋白，这证明了结缔组织中增生的梭形细胞为多能干细胞（间皮干细胞）。

体外细胞培养显示间皮细胞与干细胞具有同样的免疫细胞化学特点，同时表达细胞生长素及波形蛋白。Dobbie对培养中的间皮细胞及人体干细胞的生长调节因子进行观察，发现间皮细胞对转化生长因子β-1（transforming growth factor β-1，TGFβ-1）的增生性反应最强。

四、腹膜微循环

腹膜微循环的生理功能包括溶质转运和交换、液体动力学调节和超滤、营养成分和激素的运输、白细胞向炎症区域的运输以及气体交换和药物分布。腹膜微循环的这些功能是腹膜透析的基础。对腹膜透析时腹膜微循环动力学了解，不仅是腹膜透析时合理用药的基础，也是采用多种透析方法的依据。

（一）腹膜微循环结构

1.腹膜结构与腹膜透析　腹膜腔内含少量起润滑作用的液体，所含液体量一般为70～80 ml，少于100 ml。腹膜腔具有相当大的容纳能力，容纳的液体可增加20倍，此为腹膜透析时大容量腹膜透析的解剖依据。在男性，腹膜腔为一封闭的腔隙；在女性，通过输卵管内口，经输卵管腔、子宫腔、阴道和阴道前庭与外界相通，因而腹膜透析时可能为细菌进入腹腔的途径之一。成人腹膜总表面积与皮肤表面积相当（1～2 m^2）。一个体表面积为1.73 m^2的成人，其腹膜的总面积约为2.2 m^2，比双侧肾脏的肾小球滤过面积（约1.5 m^2）还要大，但腹膜的有效面积不到1 m^2。解剖上，脏腹膜约占腹膜总面积的90%，而壁腹膜仅占10%。基于腹膜的这种解剖结构，有学者推测脏腹膜在溶质转运中起主要作用。然而动物实验发现，给予摘除腹腔脏器的大鼠进行腹膜透析，其尿素、肌酐、葡萄糖及胰岛素转运率仅轻度下降。其他采用类似脏器摘除动物模型进行研究，显示壁腹膜的超滤量占腹膜总超滤量的56%～59%，对葡萄糖的吸收率为75%～77%。这些结果表明脏壁两层腹膜对溶质的交换作用与解剖面积并不成比例。推测其原因有：①脏器摘除后，透析液与残余腹膜的接触得到了改善；②壁腹膜的血管比脏腹膜丰富。但是脏壁两层腹膜在溶质转运中作用大小尚未完全了解。

2.腹膜血液供应　腹膜和腹腔内脏器的血管和淋巴系统构成一个复杂系统，参与腹腔内液体和溶质转运。此系统由三个部分所组成：①脏腹膜的血液循环；②壁腹膜的血液循环；③脏壁腹膜的淋巴循环。此三个部分既相互独立又相互依赖，其生理、病理和药理特征改变可影响腹膜的透析效能。

腹膜上毛细血管丰富，血流量为70～100 ml/min。脏壁腹膜的血液供应及引流途径各不相同。脏腹膜和腹内脏器的动脉血液供应来自于腹腔干、肠系膜上动脉和肠系膜下动脉，而壁腹膜及其下肌肉系统的血液供应来于旋髂动脉、髂动脉、腰动脉、肋间动脉及腹外动脉。脏腹膜及腹内脏器静脉血回流至门静脉，而壁腹膜静脉血回流至体静脉。

由于脏腹膜和腹内脏器的血液大部分通过门静脉系统回流至肝脏，因而脏腹膜所吸收的药物和溶质须经过肝脏进行代谢。药代动力学研究表明，腹腔内使用一些药物，如阿托品、咖啡因、葡萄糖、甘氨酸、黄体酮，主要由脏腹膜吸收，通过门静脉回流至肝脏，在肝脏产生“首过”代谢。由于肝脏的“首过”代谢，可发生药效改变，致使腹腔使用某些血管活性药物时，其作用减弱。

3.腹膜微血管网　腹膜上含有丰富的血管，壁腹膜上的血管比脏腹膜更丰富。供应腹膜的大血管通过腹膜时，分支形成毛细血管床。早在50年前，Chambers和Zweifach就对肠系膜的血液循环进行了研究，认为典型的肠系膜微循环网组成包括：小动脉、终末小动脉、毛细血管前括约肌、动静脉短路、直捷通路、毛细血管和小静脉。在通常情况下，并不是所有的毛细血管均处于开放状态，仅约50%的毛细血管充盈，因而流经毛细血管网的血流量波动较大。小动脉和通过血管调节流入微循环血管网的血流，而单根毛细血管血流由毛细血管前括约肌进行调节,通过动静脉短路,血液可直接流入小静脉。

由于提睾肌由腹壁肌肉延伸而来,故供应提睾肌微血管结构与壁腹膜的微血管结构相似,可以提睾肌的微血管结构为代表来研究壁腹膜的微血管结构。通过对盲肠等器官表面直接观察可了解脏腹膜的微血管结构。提睾肌微血管的结构特征是没有短动脉与静脉吻合,小动脉与小静脉弓形相连,并由此发出分支,形成毛细血管。内脏系膜上小动脉大多与小静脉弓形相连,其生理功能是使血流均衡分布,以保证肠道受压时有充分的血液灌注。

毛细血管血压在近动脉端为 30 ~ 40 mmHg,在近静脉段为 10 ~ 15 mmHg,毛细血管中段血压为 25 mmHg。微血管内血压与微血管直径大小有关,直径越小,微血管内血压越高。同时,微血管的舒缩状态也影响微血管血压。正常情况下,微血管处于轻度收缩状态。小动脉直径在 8 ~ 40 μm 时,微血管内压力变化最为明显,推测肠系膜微血管的阻力主要是由这些小动脉所致。如果小动脉和小静脉均处于收缩状态时,小动脉内的压力降低的幅度在近动脉端和近静脉端尤为明显,而这些微血管均处于舒张状态时则没有这种特征。

4. 腹膜微血管的超微结构 腹膜透析时,清除的溶质和水分主要来自腹膜毛细血管。由于腹膜微血管具有特殊结构,因而参与溶质交换,但并不是腹膜微血管的每一部分均具有溶质交换的作用。终末小动脉的肌肉层不连续,且部分终末小动脉仅由一层内皮细胞相连,其下为基膜,由于终末小动脉有这样的结构特征,故可能参与溶质的交换。不过,这些终末小动脉的表面积和通透性比毛细血管和毛细血管后小静脉更低,因而对腹膜溶质转运的影响较小。腹膜溶质转运主要通过毛细血管及毛细血管后小静脉进行。腹膜上的毛细血管内皮细胞有三种类型:①连续性内皮细胞;②穿透性内皮细胞;③不连续性内皮细胞。

内皮细胞位于毛细血管内表面,以紧密连接方式相连。毛细血管内皮细胞内含胞质束泡,这些束泡实质也属于细胞膜,可与细胞膜相互融合,从而形成通过内皮细胞的开放性通道,其功能是转运溶质。在毛细血管内皮细胞表面覆盖一层细胞外被,其糖链既可与细胞膜蛋白结合,又可与细胞膜脂结合,故称为糖萼。其糖链中富含唾液酸,带负电荷,互相排斥伸展,形成一个带负电荷的网络状弥散屏障,对阴离子蛋白转运产生障碍作用。

肠系膜微循环结构的特征决定了其对部分溶质的可通透性。反映腹膜微循环通透性的指标为总蛋白渗透折射系数(σ),σ 反映了腹膜微循环对大分子溶质的选择通透性程度。如 σ 为 0,提示腹膜的通透性较高,大分子蛋白质可自由通过,如 σ 为 1,表明溶质不能自由通过,该溶质产生渗透性的能力为 100%。

对腹膜毛细血管 σ 的研究表明,其 σ 值与其他脏器连续性毛细血管床的 σ 值相当。一系列研究表明 σ 与溶质分子大小有密切关系。与其他连续性毛细血管床所具有的限制特性相似,不是所有溶质均可自由通过,对溶质转运具有高度选择性。如尿素这样一些分子较小的物质可自由通过,但限制白蛋白这样一些大分子物质的转运。毛细血管的不同部分溶质通透性也不相同。毛细血管的近端对小分子溶质的通透性较好,而远端部分对大分子溶质具有较高的通透性。采用活体荧光显微镜技术对肠系膜毛细血管进行观察,发现大部分毛细血管的全段都有相对分子质量为 389 ~ 3 400 的小分子溶质通过,而且通过的速度较快,但主要是通过毛细血管的静脉端和小静脉。除此之外,如葡聚糖(相对分子质量 1 900)这样的大分子主要通过小静脉漏出。Rippe 和 Stelin 提出了选择通透性三孔模型:①大量半径为 0.4 ~ 0.5 nm 的跨细胞孔;②大量半径为 0.4 ~ 0.5 nm 的小孔;③少量半径为 20 ~ 30 nm 的大孔。腹膜透析时超滤量的 40% 是通过跨细胞孔进行的。

毛细血管这些不同孔的确切解剖结构尚不清楚。小孔从解剖上而言可能就是细胞间连接,而大孔可能为束泡或束泡链。此外,大孔又有不同的亚群,一些亚群在正常生理状态下处于静态,与溶液质的流动有关;另外一组也处于静止状态,但对某些刺激,如产生炎症反应,通透性增加。Harper 研究表明,神经加压素(肠黏膜 N 细胞中的一种 30 肽)主要使毛细血管的大孔孔径扩大,而缺氧主要使小孔的半径增大。

毛细血管内皮细胞的基底层为基膜,包围内皮细胞,起着支撑和固定作用。基膜是由水合凝胶构成的网状结构，网孔大小决定滤过的溶质大小，尽管肠毛细血管内皮细胞有许多的窗孔结构，但发现与肠系膜、皮肤和骨骼肌毛细血管相似。肠道毛细血管对内源性大分子物质的通透性具有限制作用，提示除血浆蛋白这样的大分子物质外，其他大部分溶质都可以自由通过基膜。有研究表明，毛细血管内皮细胞在组胺作用下，胶体碳可通过内皮细胞的细胞间隙，但不能通过基膜。上面的结果提示基膜或间质凝胶基质是构成血液－淋巴转运屏障的一个重要因素。此外，基膜和间质凝胶基质中的蛋白聚糖有大量的负电荷，成为溶质转运的电荷屏障。根据上面的研究结果，显示内皮细胞结构和功能受损时，基膜是大分子溶质的主要转运屏障。

（二）腹膜微循环的生理调节

腹膜透析时，溶质跨腹膜转运，首先需经毛细血管进行转运，这些溶质的转运与微循环结构和生理功能有密切联系。腹膜微循环的生理改变可影响溶质的跨毛细血管转运，从而影响腹膜透析的效能。腹膜微循环生理变化包括下面几个方面：①腹膜毛细血管血流；②微血管通透性；③毛细血管的表面积；④毛细血管流体静压；⑤超滤。这些生理变量的改变受药物、腹膜透析液、激素、神经递质、离子、局部代谢产物、炎症及经腹膜治疗等因素的影响。

1. *溶质转运与微血管系统* Nolph 认为毛细血管腔和腹腔之间溶质和水的转运需经过许多屏障。这些屏障包括：R_1：腹膜毛细血管内不流动液体层；R_2：毛细血管内皮细胞；R_3：毛细血管基底膜；R_4：间质；R_5：间皮细胞；R_6：腹腔内不流动液体层，R_2 ~ R_5 与腹膜的解剖结构有关。由于血流动力学改变，毛细血管腔周边的血液处于相对不流动状态，可阻碍溶质的通过（R_1）。如果整个毛细血管腔内的血液流动比较缓慢，则对溶质转运的阻力较大，但血流在毛细血管内高速流动时，对溶质的影响较小。腹膜内的不流动液体层也可对溶质转运产生阻力作用（R_6）。根据（R_1）和（R_6）的这种特征，有理由推测破坏毛细血管和腹腔内的不流动液体膜，可相应降低（R_1）和（R_6），从而增加腹膜透析时的溶质转运。动物实验证实采用某种措施，破坏这种不流动液体膜，可使溶质转运增加。1998 年中南大学湘雅二医院肾病科采用震荡新西兰兔腹部和摇摆 CAPD 患者双下肢，达到增加腹部活动的方式，发现无论动物实验还是临床研究，实验组肌酐、尿素氮和葡萄糖跨腹膜转运均明显高于对照组，提示腹部活动增加，可能减少了腹腔不流动的液体层，使小分子溶质转运增加。

溶质转运时除了上面的阻力因素外，毛细血管与腹膜透析液之间的距离也可能影响溶质的转运。溶质跨毛细血管转运的方式不相同，可为组织弥散、对流、毛细血管膜转运和淋巴转运这四种方式。

2. *腹膜微循环血流* 正常静息状态下，心排血量的 25% 直接分布到内脏血管床，腹内脏器的总血流量常超过 1 200 ml/min。腹膜透析时参与腹膜溶质交换的毛细血管血流量尚不清楚。由于腹膜及其血管系统结构复杂，目前还没有一个精确的方法可直接测定腹膜毛细血管床的血流量。不过，采用惰性气体（H_2，He）洗脱技术可间接测定腹膜的有效血流量。兔腹膜有效血流量为 2.5 ~ 6.2 ml/（min・kg・wt），而体重为 100 g 的大鼠，其腹膜有效血流量可达 7.5 ml/min。采用二氧化碳弥散技术测得人腹膜的血流量为 68 ~ 82 ml/min，相当于 1 ~ 2 ml/（min・kg・wt）。

溶质的清除是否受毛细血管血流量的影响是一个十分令人关注的问题，以尿素为例，可以推测肠系膜的血流量受限时，尿素的清除率会降低。不过对循环休克犬进行研究，结果显示尽管平均动脉压降低了 38%，但尿素清除率仍维持在对照组的 74%。还有研究表明当兔的血流量降低到正常的 20% 时，其尿素清除才会受到影响。上面这些实验结果表明尽管肠系膜血流量显著降低，尿素清除率仅中度降低，提示尿素清除是非血流量限制性。

有学者进行研究表明尿素最大清除率为 30 ~ 40 ml/min，而采用弥散技术测定的毛细血管有效血流量为 68 ~ 82 ml/min，因而二氧化碳腹膜清除率为尿素最大清除率的 2 ~ 3 倍。Aune 根据尿素清除率与腹膜血流比值，预计腹膜血流增加 1 倍，尿素清除率增加也不会超过 10%。这些结果也表明血流量不会限制尿素在循环中的交换。但应注意腹膜气体清除率与毛细血管血流量不完全相等。有学者进行研究，腹腔内使用血管扩张剂仅使尿素的清除率增加 20%，这并不是通过改变血流量而是通过其他机制使尿素清除率轻度增加。只有当毛细血管内的血流量小于 50 ml/min 时，才会影响小分子溶质的转运。在腹膜透析血流速度一般会超过 50 ml/min,故腹膜透析时血流量不是限制小分子溶质转运的因素。

3. 血管活性物质对正常腹膜微循环的影响

(1)血管活性物质作用机制。许多血管活性物质,如血管活性药物、神经递质、激素及炎性介质可使肠系膜血管阻力发生改变,从而调节腹膜微循环的血流。腹膜透析液也具有血管活性。这些内源或外源性血管活性物质除了影响毛细血管的血流外,同样也可影响灌注毛细血管密度和微血管通透性。

某种血管活性物质对微血管交换的最终生理效应取决于该物质对毛细血管流量、灌注毛细血管密度及毛细血管通透性的共同作用,如缓激肽、胰高血糖素、组胺和神经升压素既可增加毛细血管血流量,又可增加毛细血管的通透性。注射肠促胰液素和缩胆囊素可增加毛细血管的血流量,但不会改变微血管对大分子溶质的通透性,表明毛细血管通透性与毛细血管血流量之间没有绝对关系。尽管肠促胰液素和缩胆囊素对大分子通透性没有影响,但可增加毛细血管滤过系数,提示促胰液素和缩胆囊素可引起灌注毛细血管密度发生改变,从而滤过系数增加,腹膜溶质的清除能力也相应增加。相反,虽然腺苷具有扩血管活性,但由于使血流重新分布到肠道肌层中通透性毛细血管,从而使肠毛细血管滤过系数降低。氨茶碱虽然可使肠血流增加,但不会影响腹膜清除率。由上可知,不同的药物和激素对腹膜清除率的影响也不相同。

(2)血管活性物质的作用特点。①剂量依赖性:胰高血糖素和5-羟色胺一般使毛细血管的滤过系数增加,不过这两种物质在某种剂量时降低毛细血管滤过系数。不同剂量的肾上腺素对 α 和 β 受体的作用也不相同,从而滤过系数的改变也不一致。由此可以得出结论,血管活性物质对微血管的作用呈剂量依赖性。②受体特异性和组织特异性:组胺可增加大鼠胃微血管的通透性,这种作用可被 H_1 受体阻滞剂所抑制。组胺也可增加大鼠肠系膜微血管的通透性,但这种作用可能由 H_2 受体所介导。在肠道组胺与 H_1 受体作用,产生的生理效应是血管扩张,但与 H_2 受体作用则可改变其毛细血管的通透性。因此,某些血管活性物质的作用具有受体和组织特异性。③使用途径特异性:某些血管活性药物使用途径也可影响其生理作用。胰高血糖素无论静脉还是腹腔使用都可增加腹膜清除率,但在腹腔使用时要求用量较大。

总之,血管活性药物对腹膜微循环的作用表现包括以下几个方面:①调节毛细血管的血流量;②调节毛细血管的密度;③影响毛细血管的通透性,其最终生理效应取决于上述三者的综合作用。

(三)腹膜透析时腹膜微循环

腹膜透析时腹膜微循环除了正常的生理调节外,还与腹膜透析治疗有关的一些因素影响,如腹腔内血管活性物质的使用、腹膜透析治疗、腹膜炎等,也可影响腹膜微循环,从而影响腹膜透析时溶质的清除和水分的超滤。

1. 腹膜透析液成分对腹膜微循环的影响　在大鼠盲肠和提睾肌的小动脉局部使用透析液,首先出现短暂血管收缩,继之血管扩张,持续 1 ~4 分钟,提示腹膜透析液对腹膜微循环产生一定程度的影响。标准腹膜透析液(peritoneal dialysis solusion, PDS)由于葡萄糖高浓度具有高渗透性,〔1.5%的 PDS 渗透压为 346 mOsm/(kg · H_2O),4.25% PDS 渗透压为 485 mOsm/(kg · H_2O)〕、低 pH(4 ~6.5)、含有醋酸盐或乳酸盐缓冲系统,具有一定程度的生物不相容性。推测正是由于这种生物不相容性而影响腹膜微循环。

在大鼠肠系膜上动脉局部注射高张葡萄糖或氯化钠溶液时,肠血管阻力明显降低。葡萄糖溶液的渗透性每增加 1%,血管阻力降低 2.7%;然而氯化钠溶液的渗透性每增加 1%,血管阻力降低 4.78%。在注射葡萄糖溶液时,血管阻力持续降低,而氯化钠的扩张血管作用逐渐减弱。肠系膜表面采用高张葡萄糖溶液灌注,小动脉明显扩张,采用等张醋酸盐或乳酸盐灌注也出现同样的结果。两者同时使用小动脉扩张更明显。虽然腹膜透析液扩张小动脉作用最强,但对小静脉则无此作用。腹膜透析液 pH 是否影响微循环,有学者也对此进行了研究。Miller 等 1979 年对大鼠进行了研究,将腹膜液 pH 调至 7.0 ~7.4,发现大鼠提睾肌的扩血管反应并无改变,提示腹膜透析液的 pH 并不具血管活性。此外,腹膜对尿素、肌酐、胰岛素及蛋白质的清除率并不随腹膜透析液 pH 改变而改变,也从另一个侧面支持上述结论。Granger 等发现透析液可使肠系膜、网膜、肠道表面浆膜及壁腹膜的血流量明显减少,但腹腔内一些主要脏器,如肝、肠、胃、胰腺及脾脏血流量并无明显改变。

腹膜透析的一个重要目标是超滤，腹膜毛细血管两侧的渗透压梯度是超滤的基本动力。腹膜透析时，1.5%透析液的超滤率为 3 ml/(min·m^2)，透析液葡萄糖浓度每增加 1%，超滤率增加 1.7 ml/(min·m^2)。由于腹膜对葡萄糖的转运，腹膜透析液内葡萄糖的浓度逐渐降低，渗透压也逐渐降低，超滤也随之减少。腹膜淋巴吸收可影响腹膜超滤率。实际上，腹膜的净超滤率(NUFR)明显低于跨毛细血管超滤率。因此腹腔内液量峰值与渗透平衡时间不一致，只有跨毛细血管超滤率等于淋巴吸收率时才会一致。

2. *腹膜透析时血管活性物质对腹膜微循环的影响* 临床上反映腹膜溶质转运的一个重要指标是腹膜清除率。腹膜透析时，多种血管活性药物可影响腹膜清除率，有些可使腹膜清除率增加，有些则降低腹膜清除率。大多数血管活性剂可使腹膜清除率出现改变，其改变范围为 15% ~65%。硝普钠和异丙肾上腺是腹膜透析时研究最广的两个药物，大多数研究表明，它们均可增加腹膜清除率。硝普钠增加尿素、菊粉、肌肝及蛋白质的腹膜清除率。其作用呈剂量依赖性，小剂量时增加小分子溶质的清除，而大剂量可显著增加大分子溶质的清除。采用含硝普钠的腹膜透析液连续交换 5 ~6 次后，其作用最强，除去腹膜透析液中硝普钠后，其作用消失。有学者认为硝普钠使腹膜通透性改变是由于硝普钠与腹膜直接接触所致。腹膜透析液既可使小动脉(70 μm)扩张，又可使小静脉(140 μm)扩张，在腹膜透析液中加入硝普钠后小动脉不会进一步扩张，但小静脉直径明显扩张，提示腹膜透析液中的硝普钠主要作用于小静脉，产生的生理效应包括血流改变及血管通透性增加。正是由于硝普钠的这些生理效应，因而某些情况下可腹腔内使用。

异丙肾上腺素对腹膜清除率的影响与其使用途径有关。异丙肾上腺素可使肠系膜小动脉血流量增加 88%，但肌酐、菊粉的腹膜清除率并无改变；相反，腹腔内使用时不但可增加肠系膜血流，同时还可增加溶质清除。虽然异丙肾上腺素可促进腹膜溶质转运，但由于可影响心脏，因而制约了其在临床上的应用。

在动物模型中，钙通道阻滞剂维拉帕米和硫氮䓬酮腹腔内使用可使尿素腹膜清除率增加。维拉帕米可使尿素 D/P 值增加 16% ~44%，硫氮䓬酮可使尿素 D/P 值增加 25%，但透析液内蛋白质浓度并不增加，提示腹膜与这两种药物接触后，通透性并无明显改变。

3. *炎症时腹膜微循环* 腹膜透析腹膜炎时，炎症发生发展与腹膜微循环的改变有密切关系，此时腹膜微循环发生一系列病理、生理改变，同时炎性介质又可影响腹膜微循环。

(1)炎症过程。白细胞渗出到腹腔是腹膜感染的最重要特征，表现为腹腔内多形核白细胞(PMN)和单核细胞升高。炎症时由于组织损伤，可出现微血管血流动力学改变。白细胞渗出时须经过白细胞附壁、黏附、游走及趋化。白细胞为了与内皮细胞黏附，必须从血流中央移位到血流周边，这种运动可能与微血管网局部解剖及离心分散力有关。毛细血管后小静脉直径比毛细血管大，白细胞黏附的主要部位是毛细血管后小静脉。白细胞又被血流推动沿血管内皮细胞滚动。随着炎症的进行，滚动的中性粒细胞数增加，速度降低，在一些低浓度趋化因子的作用下，紧密黏附于血管内皮细胞表面。黏附白细胞在实质细胞或内皮细胞释放趋化因子作用下，游走通过毛细管内皮屏障进入间质。此外，间皮细胞表面表达黏附分子对于白细胞进入腹腔起十分重要的作用。

(2)黏附分子和微循环。腹膜炎症过程中，白细胞与内皮细胞之间黏附是一个重要步骤，此与细胞表面黏附分子密切相关。白细胞和内皮细胞表面均有黏附分子，这些分子之间复杂而互相协调作用介导了白细胞和内皮细胞黏附。参与白细胞和内皮细胞之间黏附的黏附分子可分为三大类：整合素、免疫球蛋白超家族、选择素。整合素是一种异二聚体，由共同的 β 亚单位(CD18)和特异性 α 亚单位(CD11a, CD11b, CD11c)所组成。选择素家族包括：L-选择素(LAM-1)、E 选择素(ELAM-1)和 P-选择素(GMP-140)。整合素和 L-选择素存在于中性粒细胞表面。细胞间黏附分子-1(ICAM-1)存在于内皮细胞表面，内毒素及一些细胞因子，如 IL-I 和 TNF 可使 ICAM-1 细胞表面表达增加。一些细胞因子还可激活内皮细胞，使其表面表达 E-选择素。P-选择素存在于血小板和内皮细胞表面。

(3)炎症介质和微循环。腹膜透析腹膜炎时，可产生炎症介质，这些炎症介质一方面影响中性粒细胞和内皮细胞之间的生理作用,同时又影响腹膜微循环。活体显微镜摄影可显示血管内流体分散力、毛细血管内白细胞栓子、电稳态负荷及化学介质对白细胞-内皮细胞相互作用的影响。影响白细胞和内皮细胞之间黏附的化学介质包括血小板活化因子(PAF)、花生四烯酸代谢产物、补体成分、活性氧等。

1)血小板活化因子(PAF):血小板活化因子(PAF)可使微血管通透性增加。内皮细胞、中性粒细胞、巨噬细胞和血小板等许多细胞均可产生血小板活化因子。PAF 浓度不同,对血管张力的影响也不同。低浓度引起血管扩张,但高浓度引起血管收缩。除此之外,PAF 还可引起肠系膜缺血、间质水肿、血液浓缩、微血管通透性增加。在 PAF 的作用下,还可增加白细胞在毛细血管后小静脉内的黏附。预先用 CD11/CD18 共同 β 亚单位的单克隆抗体进行处理,在很大程度上可阻止动脉注射 PAF 所致的微血管蛋白质的漏出,提示黏附白细胞似乎介导 PAF 所致的微血管通透性增加。

2)白三烯 B_4(LTB_4)和补体:LTB_4 首先在白细胞内发现,花生四烯酸通过脂氧化酶途径在白细胞合成 LTB_4。Kubes 对大鼠肠系膜进行研究时发现动脉注射 LTB_4 或 PAF 均可促进白细胞黏附,但仅 PAF 可使血管通透性发生改变。上面的结果显示仅有白细胞黏附并不总是增加微血管通透性。同时注射 LTB_4 和 PAF 与仅注射 PAF 相比,可进一步增加微血管通透性。PAF 本身在白细胞黏附时可增加微血管通透性,然而 PAF 可作为一种"促发剂"使中性粒细胞对其他刺激敏感。

3)活性氧代谢产物:活性氧代谢产物,如过氧化物和氢过氧化物由中性粒细胞和内皮细胞产生。活性氧代谢产物可使中性粒细胞在毛细血管后小静脉黏附增加。PAF 介导 CD11/CD18 的上调或激活,介此氢过氧化物可促进白细胞黏附到血管内皮。过氧化物所致白细胞黏附可能与过氧化物使一氧化氮失活有关。此外肠系膜内皮细胞产生一氧化氮受抑制,通过依赖白细胞和不依赖白细胞的机制使微血管蛋白质流出增加。

4. *腹膜间皮细胞与腹膜微循环* 腹膜间皮细胞(HPMC)可分泌趋化因子、IL-8 等。此外,HPMC 细胞表面尚可表达 ICAM-1 和 VCAM-1。ICAM-1 是白细胞表达的 β_2 整合素 LFA-1(CD11a/CD)的作用受体,主要介导 PMN 的黏附和游走。HPMC 分泌单核细胞特异性趋化因子 IL-8、MCP-1 及 RANTES,介导单核细胞进入腹腔。此外,单核细胞的游走与 HPMC 表达 VCAM-1 也有密切关系,因此 HPMC 对腹膜微循环有一定影响。

五、腹腔淋巴系统

近期的研究证实腹腔淋巴回流也是腹膜透析时溶质和液体回流入血的重要途径,动物实验发现其占腹腔液体丢失量的20%左右。由此可见,腹腔淋巴回流可影响腹膜透析效能。如腹腔淋巴回流明显增加,可导致患者超滤能力丧失,液体潴留致心血管并发症发生增加,从而影响患者的生存率和生活质量。1987 年 Robert 首次报道了 1 例因淋巴回流量增加而致 CAPD 患者超滤丧失,因而对腹腔淋巴系统在腹膜透析中的作用引起重视。

(一)腹腔淋巴系统结构与功能

1. *腹腔淋巴系统组成* 腹腔淋巴引流主要通过膈下腹膜上的终末淋巴管开口(小孔)。在透析时,此横膈膜孔是腹膜透析液流入毛细淋巴管的门户。腹腔内的大部分液体经右侧肝脏上方的横膈膜孔进入淋巴管,少部分经左侧横膈孔、肠系膜、网膜及壁腹膜间质中毛细淋巴管所吸收。横膈膜孔汇合形成毛细淋巴管,后者在膈肌内形成集合淋巴丛(此淋巴丛与胸膜淋巴管相通)然后汇入膈淋巴结,自膈淋巴结及膈下淋巴结发出淋巴管,它与乳房内动脉伴行至胸腺周围的纵隔淋巴结,再经右淋巴管达颈内静脉与锁骨下静脉交汇处而进入静脉循环。70% ~80% 的腹腔淋巴引流液由此途径回到体循环。另外,肠系膜、网膜及壁腹膜内的末端淋巴管汇集成毛细淋巴管,经集合淋巴管、节前淋巴结等汇入乳糜池或直接经胸导管进入血液循环,左横膈孔也经此途径进入胸导管。20% ~30% 的腹腔淋巴液经此途径回流到血液循环中。

2. *膈膜孔* 1863 年,Von Recklinghause 首先发现腹腔中的碳微粒、红细胞、蛋白质和液体可通过横膈膜孔进入到膈淋巴管。横膈膜孔并不是真正的孔，许多学者应用光镜和电镜证实所谓的横膈膜孔只不过是一种特殊化的终末淋巴管，表面为陷凹状，这与其他部位的淋巴管不同。电镜显示横膈膜孔内有红细胞、胶体等存在，提示溶质和液体可经此陷凹进入终末淋巴管。

横膈腹膜上终末淋巴管的陷凹由三层结构组成，这三层结构包括：相互交错的小圆形间皮细胞、疏松的网状结缔组织及淋巴管内皮细胞。淋巴管陷凹表面的间皮细胞沿基质呈叠瓦状排列，小而完整，较陷凹周围的其他间皮细胞更易于相互分离，间皮细胞基底部有带状肌动蛋白纤维，这些肌动蛋白纤维受无鞘神经纤维支配。陷凹上相邻的间皮细胞形成横膈膜孔，可容纳直径为22.5 μm的球形微粒。间皮细胞之间、间皮细胞与周围的间质之间有纤维相连。间皮下的基底膜及其下面的疏松网状结缔组织也有小孔，毛细淋巴管内皮细胞之间也有一定程度的间隙。正因为上述三层结构的解剖特征，形成了腹腔内溶质和液体进入淋巴管的潜在通道，由此进入血液循环。

（二）腹腔淋巴吸收

1. 淋巴吸收机制　腹腔淋巴引流的速度取决于横膈膜孔开放状态，呼吸运动影响膈肌运动，从而影响横膈膜孔的大小。呼气时，膈肌松弛，淋巴陷凹顶部的间皮细胞和淋巴管上皮细胞相互分离，淋巴陷凹扩张，由此产生的吸引力使腹腔内液体回流至淋巴系统。吸气时，膈肌收缩，使淋巴陷凹上的间皮细胞与内皮细胞之间的裂隙关闭，淋巴陷凹内的内容物被排空进入输出淋巴管。不过，间皮细胞和内皮细胞的胞浆内均含有丰富的肌动蛋白纤维，提示除有上述被动机制外，还有主动机制维持着小孔的开放状态。而且，呼气时淋巴陷凹顶部的内皮细胞相互重叠，可阻止被吸收的液体返流入腹腔。由于输出淋巴管内单向活瓣的存在，在淋巴管收缩和腹腔内压改变时，淋巴引流液只能向前流动，不能倒流。在呼吸时位于腹腔右侧的肝脏挤压横膈膜孔，因而经右侧横膈的吸收率较高。

2. 腹腔淋巴引流的作用

（1）生理状态时的淋巴回流。在正常情况下，淋巴引流是腹腔内过多液体和蛋白质进入体循环的途径之一。腹腔内跨腹膜总净水压和渗透压梯度促使少量的液体进入腹腔。小分子溶质主要通过弥散和对流进行双向转运，但大分子溶质（相对分子质量>20 000）从腹膜微循环转运到腹腔后，很少被毛细血管所重吸收，大部分以对流方式进入淋巴管，然后再回到静脉循环。腹腔内的生物学惰性颗粒、胶体及细胞，重吸收的唯一途径是淋巴引流。

一般情况下，腹腔内液体回流到血液主要通过两条途径：跨膜毛细血管重吸收及淋巴回流。以前者为主，而淋巴回流仅占20%～30%。虽然由于腹膜两侧静水压和渗透压梯度的作用，有少量的液体流入腹腔，但然后又通过跨膜毛细血管重吸收及淋巴回流这两条途径回流入血，使腹腔内仅维持少量液体。

（2）腹水时淋巴回流。当跨腹膜流入腹腔的净液体量超过腹腔淋巴引流量时，就会出现腹水。跨腹膜液体流动速率（Jw）与腹膜水通透性（Lp）、腹膜有效面积（A）、跨膜渗透压梯度（$\Delta\pi$）及跨膜静水压梯度（ΔP）有关。上述几者的关系可用下列公式来表示。

$$Jw = Lp \times A(\Delta\pi + \Delta P)$$

因此，当肝窦和门静脉静水压升高、血清白蛋白浓度降低和（或）腹膜通透性升高时，流入腹腔的液体量超过从腹腔的吸收量。腹腔淋巴吸收可对抗腹腔内液体的积聚，而腹水量、腹腔内静水压、淋巴途径开放状态及中心静水压均影响腹腔淋巴吸收率。

腹水时，腹腔淋巴吸收率可根据标记胶体从腹腔转运至体循环的速度间接计算。但用此方法计算出的淋巴吸收率较低，其原因主要有两方面：首先，胶体示踪剂的大部分虽然被腹腔内淋巴所吸收，但由于转运延迟或长久滞留于横膈或纵隔淋巴，因而在研究时小部分示踪剂未进入血液循环；其次，示踪性胶体在血液中可重新分布。对10例肝腹水患者采用上述方法测出淋巴吸收率为24～233 ml/h，平均为80 ml/h。肝硬化腹水时腹腔内液体量较大，腹内压增加，与横膈接触面增大，因而通过对流的淋巴吸收量较大。相反，尽管腹腔肿瘤转移到横膈腹膜不常见，但可阻滞腹水淋巴引流，此时淋巴吸收率为1～61 ml/h，平均仅11 ml/h。此外，纤维组织阻塞横膈淋巴管时，淋巴引流减少，腹水量增加。由此可见，腹水的形成与横膈淋巴吸收有十分密切的关系。

3. 影响淋巴吸收的因素　动物实验证实,许多生理性因素可使腹腔淋巴吸收发生改变。吸入 CO_2 导致过度通气时,淋巴吸收增加,而麻醉和膈神经切除术则降低腹腔淋巴吸收率。腹腔内静水压升高时,液体淋巴吸收率和跨毛细血管吸收率均增加,穿刺放液后,两者均降低。在直立位时,虽然肠蠕动推动腹腔内液体向横膈移动,淋巴仍吸收腹腔内液体,但由于腹腔液体平面较低,与横膈接触面减少,淋巴吸收率降低。感染性腹膜炎后,由于纤维素或纤维化可堵塞横膈淋巴管,使淋巴吸收率降低,但有学者观察到化学性腹膜炎恢复期淋巴吸收率却增加,这可能与损伤后淋巴管再生有关。另外,淋巴管或中心静脉压升高导致外流压增加时,淋巴引流降低。

一些药物可以通过作用于支配神经影响腹膜孔的开放状态,从而干预淋巴回流。动物实验发现,腹腔内给予新斯的明可减少淋巴回流量,增加超滤。但在 CAPD 患者并未发现这种效应。一重症肌无力的 CAPD 患者口服新斯的明后,淋巴回流仅下降至临界水平,而跨毛细血管超滤却减少,故净超滤并无明显增加,推测新斯的明可能对短周期交换的腹膜透析(如 IPD)有益。口服氯贝胆碱、乙酰胆碱、氨基甲酰甲基胆碱亦有减少淋巴回流量、增加超滤的报道。拟胆碱能药物减少淋巴回流量的可能机制是收缩腹膜孔使其处于关闭状态。但其减慢心率、减少心排血量、收缩平滑肌所产生的一些副作用影响它降低淋巴回流的效应,亦限制它们的广泛应用。

(三)腹膜透析时淋巴吸收的作用

腹膜透析时腹腔内有大量液体,实际上为医源性腹水,因而对腹膜透析液体动力学研究时必须考虑腹腔淋巴吸收的作用。假定腹腔内残留液不变,可测得的净超滤量等于透析液引流量减去透析液灌入量。而实际上的超滤量应等于跨毛细血管累积超滤量与腹膜透析液停留腹腔过程中淋巴吸收量之差。

腹膜透析液在腹腔停留过程中,由于腹膜透析液和腹膜毛细血管内血浆间存在渗透压差,液体由腹膜微循环进入腹腔,此时流入腹腔的净液量称跨毛细血管累积超滤量。实际上,在液体跨腹膜毛细血管转运时,液体为双向运动,但以向腹腔内转运为主,且只能测出转运到腹腔的净液体量。假设在腹膜透析液停留于腹腔过程中没有淋巴回流,跨毛细血管净超滤量则等于测得的净超滤量。但实际上除非肿瘤或纤维化使横膈或纵隔淋巴管出现堵塞,否则腹水患者的淋巴引流量会超过 50 ml/h。在腹膜透析时,腹腔内液体量常超过 2 L,使横膈膜表面能与腹腔内液体充分接触,如果在腹膜透析时,横膈下的壁腹膜与作者曾看到的前腹壁的壁腹膜一样,仅有轻微的组织学改变的话,腹腔淋巴管应处于开放状态。因此,腹膜透析与慢性肝性腹水一样,胸导管与纵隔淋巴管会逐渐扩张,从而促进腹腔淋巴回流的作用。

应用高渗性腹膜透析液进行透析时,在腹腔内容量达到最高点之后,透析液与血浆达到渗透平衡之前,腹腔内液体逐渐减少,提示在跨毛细血管净超滤完成前,已有液体的净吸收。有学者对 29 例 CAPD 患者的引流量进行测定,发现腹腔内液体量每小时减少 8 ~ 89 ml,平均为 39 ml。注入 1.5%、2.5% 或 4.25% 的 2 L 透析液时,其净吸收率没有明显改变。由此可见,淋巴引流不受腹膜透析液渗透压影响,其速率不随腹膜透析液留腹时间而变化。

(四)腹膜透析时的反超滤

腹膜透析的目标是充分地清除溶质和水分,腹膜透析时的超滤量等于腹腔灌入液量与引流量之差,在超滤过程中,淋巴引流起着十分重要的作用。成年男性透析患者,腹腔液体丢失量为 1.0 ~ 1.5 ml/min,通过腹腔淋巴引流而丢失的腹腔液体量的多少取决于测定淋巴引流的方法。所谓反超滤(backfiltration),是指腹膜透析时因对流所致的液体从腹腔进入体内,而这种反超滤又能影响腹膜的超滤、溶质转运及大分子颗粒性物质和细菌等的吸收。

1. 影响腹膜透析反超滤的因素　Lindholm 等采用不同浓度(1.36%、2.27% 和 3.86%)的 2 L 透析液进行透析,以大分子示踪剂从腹腔消失率来评估液体从腹腔的吸收率,发现不同浓度透析液时,示踪剂从腹腔的消失率没有明显差异。而 De 和 Paepe 等使用不同渗透剂(葡萄糖、氨基酸和甘油)的 2 L 透析液进行透析,发现应用不同渗透剂时反超滤量相似。上述两个研究提示,腹膜透析时影响反超滤的因素既不是透析液的渗透压,也不是透析液的渗透剂。

Krediet 等发现当透析液的量由 2 L 增加到 3 L（葡萄糖浓度恒定为 1.36%）时反超滤率由（1.87 ± 0.32）ml/min 升高至（3.39 ± 0.31）ml/min；与没有腹膜炎时相比，腹膜炎时液体重吸收率明显增加；在成人和儿童分别用相应容积的透析液进行透析，儿童的反超滤率为（1.13 ± 0.20）ml/（min · m^2 BSA），而成人为（0.75 ± 0.15）ml/（min · m^2BSA）。对 34 例成年 CAPD 患者进行研究发现，反超滤率与患者年龄、性别、体表面积、腹膜透析时间的长短或既往是否有腹膜炎无关。上述资料提示，采用高容量透析液、腹膜炎发作时及儿童患者反超滤增加，因而推测淋巴回流也可能增加了。

2. *反超滤的临床意义*　正常情况下，腹腔淋巴引流在对腹腔内等张液体、大分子物质和颗粒性物质及细菌的吸收中起十分重要的作用。但在腹膜透析时，如腹膜透析液在腹腔内停留时间过长，这种吸收可产生一些不利影响。

（1）腹膜透析失超滤。CAPD 时，腹膜透析液长时间留腹，由于腹腔淋巴吸收的作用，引致流量减少，因而净超滤也降低。跨毛细血管净超滤主要发生于腹膜透析液留腹的头 1 个小时，而淋巴回流在腹膜透析液留腹过程中持续进行，因此，淋巴回流对于超滤的影响，在 CAPD 时比 IPD 时更明显。短停留交换时，跨毛细血管累积净超滤量远远超过淋巴引流量，此时淋巴引流对超滤的影响较小。有学者对高转运和平均转运两组 CAPD 患者的超滤进行了研究，结果表明两组患者腹腔内标记大分子物质的消失率和反超滤率相似。高转运组跨毛细血管超滤较多，净超滤量也较大。因此，尽管两组的反超滤量相等，但与低转运组相比，反超滤对高转运组超滤的影响较大。

CAPD 时腹膜失去超滤功能称为超滤衰竭。超滤衰竭可分为三种类型（但有部分患者不能确定其类型），最常见的为Ⅰ型膜衰竭，其原因为透析液内葡萄糖快速吸收，跨膜渗透压梯度早期即消失，从而导致跨毛细血管超滤减少，超滤能力丧失；部分患者由于腹膜通透性 × 面积乘积较低，跨毛细血管超滤减少，因而出现超滤衰竭，此为Ⅱ型膜衰竭，临床少见；部分患者跨毛细血管超滤能力处于平均水平，但从腹腔的反超滤率较高，由此所致的膜衰竭称为Ⅲ型膜衰竭，此型膜衰竭的发生率处于Ⅱ型和Ⅰ型的发生率之间。硬化性腹膜炎时可能既有Ⅰ型膜衰竭，又有Ⅱ型膜衰竭。

在单用乳酸盐透析液进行透析的 CAPD 患者中，超滤衰竭的发生率随透析时间延长而升高，CAPD1 年后超滤衰竭的发生率为 3%，3 年后则增加到 10%，6 年后则升高为 31%。间皮细胞的暂时性改变、腹膜结构蛋白质的糖基化或透析液内磷脂等因素是否影响腹膜的超滤能力尚不明了。

（2）溶质转运能力降低。CAPD 时，通过腹腔淋巴引流，透析液内溶质由于对流作用被持续吸收，因而溶质转运减少。腹膜溶质清除率为每日引流容量与引流液内溶质浓度的乘积除以血清内溶质的平均浓度，而逆向溶质清除率为每日反超滤量与透析液溶质平均浓度的乘积除以血清内溶质的平均浓度。根据此原理，如果 CAPD 患者每天采用 2.5% 葡萄糖透析液交换 4 次，反超滤可使透析引流量每天减少（13.3 ± 2）%，尿素清除率每天减少（14 ± 1.4）%，肌酐清除率每天减少（13.3 ± 1.5）%。上述结果提示，以往根据透析液引流量和溶质浓度所计算的腹膜溶质转运率结果偏低是因为没有考虑到腹膜透析液留腹时反超滤的影响。因此，腹膜作为透析膜，其效能比以前所认识的要大得多。目前，降低腹膜透析时反超滤的方法较少，有学者试用磷脂或新斯的明减少反超滤，增加超滤和溶质清除，但结果尚有争议。

（3）腹腔细菌的吸收。Steinberg 于 1984 年即报道，腹腔内细菌可通过腹腔淋巴引流而被吸收，但 CAPD 相关性腹膜炎患者血培养阳性者少见，且继发性肺部感染或右侧心内膜炎者罕见，可能是细菌被纵隔淋巴结滤过和捕获而未能进入血循中。

（4）腹腔内聚合体和颗粒性物质的吸收。在腹膜透析时，腹腔内的大分子溶质和颗粒性物质通过对流而被腹腔淋巴系统所吸收，这在腹膜透析时有多方面的意义，比葡萄糖难吸收的渗透剂能减少葡萄糖的吸收，持续维持跨毛细血管净超滤。不论多聚体渗透剂相对分子质量的大小，均可被腹腔淋巴系统吸收，因而妨碍它们作为葡萄糖的替代品。由于人白蛋白被吸收有利而无害，可能是一种理想的渗透剂。透析液内的颗粒性物质也可被腹腔淋巴系统所吸收，因此，应避免透析液被污染，防止这些物质在体内的蓄积和毒性以及可能对腹膜的不利影响。

第三节　腹膜透析的溶质转运

刘伏友　彭佑铭

腹膜透析时的溶质转运过程与腹膜的解剖结构和生理功能相适应。腹膜毛细血管丰富，具有相当高的血流量，对部分溶质具有双向转运能力。由于腹膜对溶质具有双向通透性，因而在透析时一方面可清除终末期肾衰竭患者体内潴留的尿毒症毒素和体内过多的水分，另一方面又可补充人体所必需的物质。

一、腹膜作为透析膜的基本特性

(一)腹膜毛细血管内皮层的功能特性

溶质从血液进入腹腔所必须经过的解剖结构中，连续性毛细血管内皮细胞和间质是最重要的溶质交换屏障。毛细血管膜对溶质的交换具有限制作用，腹膜透析时参与溶质交换的毛细血管表面积仅占毛细血管壁总表面积的0.1%以下。

参与溶质交换的微血管包括真毛细血管(直径5～6 μm)和毛细血管后小静脉(直径7～20 μm)。电镜发现存在有两种不同类型的毛细血管，即连续性毛细血管和"窗孔"性毛细血管。皮肤、肌肉、肺、结缔组织包括腹膜的毛细血管均为连续性毛细血管。连续性毛细血管内皮细胞为一连续性的层面，由基底膜所包绕。内皮细胞膜被一层薄的负电荷层所包绕，负电荷层实际上是一些多糖复合物。内皮细胞中含有大量的线粒体、粗面及滑面内质网、高尔基体及其他细胞器。胞质中含有大量的胞质内颗粒(质膜颗粒，plasmalemmal vesicles)。

内皮细胞膜允许 O_2 和 CO_2 通过，超小通道(直径0.2～0.4 nm)在某种程度上可允许水的通过。这些超小通道可能是一种特殊的水通道，为一种25 000的膜蛋白(水孔蛋白，aquaporin)。对水和小分子溶质而言，跨毛细血管交换的主要途径为内皮细胞间裂隙，即通常所指的"小通道"，其直径为4～5.5 nm。内皮细胞间裂隙最宽部分为15～20 nm。超薄连续切片电镜显示有三种直径大小不同的裂隙。内皮细胞表面连续处有不规则的分支带，这些分支带偶然中断，其断面的宽度为6～8 nm。水和白蛋白大小以下的溶质，能通过这些连接带及中断的连接带之间的间隙，而那些半径大于5 nm的溶质难于通过。

大分子又是怎样通过内皮细胞的呢？这是近几十年来一直有争议的问题。自从发现内皮细胞中质膜颗粒以来，就认为这些颗粒与大分子溶质跨内皮细胞转运有关。然而，近年来研究证实，"经细胞"方式对大分子物质转运没有显著作用。实际上，大量研究证实大分子溶质通过半径为25 nm大通道被动转运，这些大通道可能仍为内皮细胞间裂隙，在每30 000个小通道中占有一个大通道。尽管一般认为大分子溶质转运是通过"大通道系统"来完成的，但腹膜透析时大分子溶质转运的主要机制是对流还是弥散仍有争议。如果大分子溶质通过大通道进行转运，则蛋白质应直接从血液对流转运到腹腔，然而用含有蛋白质的透析液进行腹膜透析的研究提示，蛋白质跨膜转运的主要机制仍然是弥散。

(二)腹膜间质的功能特性

腹膜间质包括胶质和液体相两部分。胶质相为含胶体丰富而含水分较少的区域,而液体相含胶体较少,含水分较多。腹膜间质中含有基质分子和间质细胞,腹膜纤维结构排列高度有序,形成基质分子,通过黏附分子 β_1-整合素与周围的间质细胞结合。大分子(1×10^6 ~ 40×10^6)透明质酸含有大量的水分,与糖蛋白,如硫酸软骨素、硫酸角质蛋白及硫酸肝素结合。覆盖在胶原分子周围,呈不均匀性分布。由于间质细胞和胶质中充满大分子物质,溶质跨毛细血管壁到间质含水较多区域的转运受到限制,溶质必须经过较曲折途径进入腹腔。实际上这些曲折途径为胶质中的液体隧道,因而腹膜间质中胶质可以看成是"胶体色素谱柱",相对小的大分子与相对大的大分子比较,前者的跨柱时间更长,反映相对分子质量较小溶质的分布容积更大。Flessner 认为溶质在胶质相的弥散低于溶质在游离相中的有效弥散。此外,溶质在间质中的弥散距离较大时,溶质的弥散阻力较大。

(三)腹膜间皮细胞的功能特性

腹膜间皮细胞不断地分泌润滑剂,以减少腹腔内脏器官的摩擦。间皮细胞为一层连续扁平而狭长的细胞层,其厚度为 0.6 ~ 2 μm,细胞膜延伸构成微绒毛。间皮细胞膜的表面有带负电荷的多糖蛋白质复合物,胞质内含有大量细胞器及质膜颗粒。已有资料证明质膜颗粒是细胞膜的凹陷所构成,以增加细胞的表面积。在胞质内还存在大量的板层小体(Weibel-Palade),其上含有磷脂表面,并通过出胞作用释放,表面磷脂的分泌与Ⅱ型肺泡细胞相似。间皮层对大小分子跨腹膜转运阻力较小。从腹腔到腹膜组织的蛋白吸收研究中显示蛋白质的吸收率与之相同,跨间质层几乎没有浓度梯度。利用分离肠系膜微血管进行的毛细血管通透性生物学研究中,发现间皮细胞并不是间质与肠系膜毛细血管之间的主要屏障。

二、溶质从血液向腹腔转运

(一)溶质从血液向腹腔转运的参数

1. D/P 比值　腹膜平衡试验(peritoneal equilibration test, PET)是一项简单而实用的用于评估腹膜溶质转运特性的操作方法。它是半定量但并不直接测量腹膜的膜转运面积系数(MTAC),根据 PET 的数据可以计算出 MTAC。在测定 PET 时需计算透析液肌酐浓度与血浆肌酐浓度之比(D/P),透出液中葡萄糖浓度与初始腹膜透析液中葡萄糖浓度之比(D/D_0),同时测量透析 4 小时后的透析液引流量。

D/P 比值在同一患者具有良好重复性,而 MTAC 值在个体内的变异系数为 15%。这种差别可能是由于 4 小时后 D/P 比值的敏感性降低,因为在留腹的后期 D/P 比值常接近平衡。但 MTAC 和 D/P 比值密切相关。

已经证实基础腹膜平衡试验对于估计患者预后具有很高价值。腹膜高转运率(高转运)患者葡萄糖浓度梯度迅速地降低,在标准 CAPD 时超滤很少,在维持性腹膜透析时的溶质转运低于平均转运患者。高平均腹膜转运患者宜按标准 CAPD 方案进行腹膜透析。大多数低平均腹膜转运患者,如果仍有 Ccr 2 ~ 3 ml/min 的残余肾功能,亦能进行标准剂量的 CAPD〔8 ~ 9 L 透析液/(24 小时 · 成人)〕。

2. 腹膜溶质清除率　腹膜透析时溶质清除包括残肾溶质清除和腹膜清除两部分,随着残肾功能下降,必须相应增加腹膜溶质清除,以达到目标溶质清除率。因此,腹膜溶质清除率是衡量腹膜溶质清除能力的一个重要指标。如果要评估腹膜透析的效果,腹膜清除率是一个有价值的参数,即单位时间内溶质转运量除以血浆中该溶质的浓度。用一次引流时的 D/P 值乘以相应的引流量除以总的停留时间,则得到腹膜清除率。计算腹膜清除率时应包括弥散和对流转运。对大分子溶质而言,溶质的转运方式以对流为主,弥散所占的比例较小,而 MTAC 是弥散常数,因而对大于菊粉的溶质转运不适宜采用 MTAC 进行评估。只有当超滤率为零时,理论上才可能获得理想的单一孔道膜的大分子的 MTAC 值。然而,如果膜存在其他通道时,如果净对流为 0,此时也不会发生小和大孔道之间液体再循环,对大分子而言,估算其腹膜清除率比 MTAC 更为合适。

（二）溶质转运的影响因素

跨腹膜溶质转运的多少决定于腹膜特性和溶质成分，腹膜溶质转运能力受其表面积和内在通透性的影响，即腹膜对溶质弥散和对流具有一定程度的阻力。腹膜的功能性表面积或有效表面积小于其解剖表面积，可看作是溶质转运时可利用的孔道面积除以有效弥散路径长度。毛细血管壁可能是溶质转运最重要的限制屏障。经腹膜使用血管扩张剂如异丙肾上腺素和硝普钠的实验，推测灌注毛细血管数目是决定腹膜有效表面积的最重要的因素。在正常条件下，灌注毛细血管数仅占腹膜毛细血管的25%。有实验证实在猫的腹腔内灌注腹膜透析液可增加猫内脏的血流，这提示有效腹膜表面积并不是一成不变的，而是受内脏血流和内脏血容量的影响。由于腹膜的有效表面积并不是一成不变，可随充盈毛细血管数或间质及间皮细胞屏障的改变而发生变化。腹膜溶质转运取决于腹膜表面积而与其内在通透性无关。溶质MTAC的改变是由有效腹膜表面积的变化所致。

在间歇性腹膜透析和CAPD时，血浆蛋白质由血液向透析液转运，腹膜清除率与蛋白质相对分子质量有密切关系。腹膜对大分子溶质转运存在着转运屏障，即内在通透性。对蛋白质的腹膜转运研究证实腹膜存在内在通透性。在CAPD患者也发现对非蛋白质的大分子溶质，存在相同大小选择的限制性转运。但溶质分子大小不是决定转运速度的唯一因素，其他条件如溶质分子形状和溶质电荷也影响溶质分子的转运速度。

（三）毛细血管通透性

腹膜炎时，腹膜组织的血流和充盈的毛细血管数目增加，毛细血管静水压增加，毛细血管后静脉的大裂隙开放，从而使毛细血管有效面积增加，使小分子溶质和大分子溶质清除均成比例增加，使小分子溶质弥散容量与大分子溶质弥散能力比率下降，即限制性弥散的程度减少。限制性弥散的这种改变反映了大分子溶质和液体通过大通道从毛细血管流出缺乏，腹膜大通道的开放不会显著影响超滤率。

（四）电荷的作用

内皮细胞和间皮细胞表面都有大量的负电荷，毛细血管壁的电荷显著影响带有负电荷大分子蛋白质在血液与组织之间的转运。研究显示带有大量负电荷的急性期反应物如黏液可调节毛细血管壁的负电荷数。Parker等研究分子电荷对大分子在肺循环转运的影响，指出间质的电—化学成分与毛细血管中的成分具有同等的重要性。这与带负电荷的间质胶质相形成阳离子交换柱的理论是一致的，它使带有负离子电荷溶质通过组织的转运更为容易，而阻碍阳离子大分子物质的转运。Leypoldt和Henderson发现带正电荷的葡聚糖（DEAE，Dextran）与中性和负电荷的硫化葡聚糖的转运较低。

目前已肯定毛细血管壁带负电荷，因而腹膜溶质转运受到毛细血管壁和间质的共同影响。不同电荷对腹膜溶质转运的总体影响不相同。Krediet等发现电荷对葡聚糖从血液到腹腔的转运没有影响，腹膜对不同电荷的IgG清除率几乎是相同。既然IgG是通过“大通道”穿过毛细血管壁，通道的电荷对其影响小，这并不意味与腹膜具有电荷选择性屏障相矛盾。已有研究报道，腹腔内使用硫酸鱼精蛋白能增加对菊粉和其他蛋白质的通透性，但其中究竟是大通道开放所致，还是选择性电荷的影响尚不清楚。推测间皮的负电荷在腹膜炎时可能丧失，在此种情况下，腹膜通透性增加，提示毛细血管大通道的开放，而且大通道的电荷限制性较小。推测间皮的负电荷在腹膜炎时可能丧失，在此种情况下腹膜通透性增加，提示毛细血管通道的开放，而且大通道的电荷限制性较小。以上发现也与通过腹膜非选择性通道的溶质流动增加相吻合。

钠和钙均为细胞外离子，它们实际跨腹膜流动的速度比根据它们的弥散系数所预计的速度要低，其原因尚不清楚。细胞外阳离子跨腹膜组织的阻力，其原因之一是因为间质带有高负电荷。这些固定的负电荷被流动的阳离子中和，将影响这些阴离子跨间质转运，有必要对电解质跨腹膜毛细血管-间质屏障转运的机制进行进一步研究。

三、溶质从腹腔向血液转运

(一)小分子溶质

腹腔内使用小分子溶质时,溶质从透析液中消失的速率取决于其相对分子质量大小,提示这是以弥散为主的过程。腹膜透析液留腹4小时后,注入腹腔的乳糖平均约82%被吸收。无论在透析中使用的葡萄糖浓度是多少,有51%~80%的葡萄糖被吸收,平均为66%。当葡萄糖的吸收用留腹4小时后腹膜透析液中葡萄糖浓度与最初腹膜透析液中葡萄糖浓度的比值(D/D_0)来表达,发现D/D_0值的变动范围在0.12~0.60。其他作为渗透剂的小分子溶质,如甘油和氨基酸同样亦可被吸收。甘油(相对分子质量为92)留腹6小时后平均吸收为84%,而氨基酸(相对分子质量145)的吸收为73%~90%。这些溶质主要在门静脉系统通过弥散而被吸收。

Babb等首先对溶质双向转运进行研究,在同一患者经静脉和经腹腔使用放射标记的蔗糖和维生素B_{12}并计算其MTAC,发现经腹腔用药期MTAC值更高。对非蛋白结合的抗生素及菊粉清除率进行研究也有相似结论。内源性肌酐和白蛋白的转运率与那些经腹膜或经静脉给予几乎相同相对分子质量溶质转运率比较,经静脉和经腹腔给予相同大小溶质的MTAC值存在差异,同一溶质清除率总是低于MTAC。假设溶质向腹腔或向血液弥散转运的限制屏障对称,溶质呈双向等价弥散转运,即溶质的弥散转运与溶质相对分子质量大小无关,腹腔内溶质对流转运出腹腔的速率应为1~2 ml/min,这种弥散双向等价的概念尚未得到确切证明。Leypoldt等在兔身上比较了肌酐的双向转运,采用包括腹腔淋巴吸收的溶质对流转运的一种动力学模型,发现MTAC值是相同的。

对小分子溶质转运而言以弥散为主,对流所占的比重较少。如溶质相对分子质量越大,对流就显得更为重要。葡萄糖对流/弥散的比值约为0.1,而菊粉则为1.0,对经腹膜给予的自身血红蛋白其比值为10。由此可以得出结论:经腹腔对溶质的吸收,部分具有分子大小的选择性(弥散),部分呈非大小选择性(对流)。溶质的相对分子质量越大其对流所占比重越多,分子大小的选择性对相对分子质量<500的溶质最为显著。

(二)大分子溶质

已证实进入腹腔的颗粒如血细胞和细菌,可被吸收进入膈淋巴管。因此,经腹腔给予的部分大分子溶质在腹膜透析时从腹腔中消失就不足为奇了。Gjessing用60 g/L葡聚糖70作为腹膜透析液渗透剂,在腹膜透析患者留腹30分钟之后,回吸收葡聚糖仅70%,葡聚糖的血液浓度在留腹8小时后增至1 g/L,24小时后增至4 g/L。有学者报道采用放射碘标记的血浆白蛋白在患者腹腔内留腹4~7小时后,有70%~90%被重吸收。

腹腔内大分子溶质的重吸收率与溶质分子的相对分子质量大小无关,动物和人类均如此。大分子溶质重吸收率与腹膜透析液留腹时间呈线性关系。在注入大量透析液之后,大分子溶质的重吸收率增加。在腹膜炎时和(或)加入外力之后,部分大分子溶质可直接被摄取到膈下淋巴管。采用放射性标记的纤维蛋白原和白蛋白进行研究,跨间皮细胞的摄取,特别是在前腹壁的摄取,已在大鼠得到证实。腹膜组织放射性标记白蛋白的摄取也已在腹膜透析患者得到证实。转运到间质组织的大分子溶质可能通过淋巴系统缓慢吸收。综上所述,大分子溶质从腹腔的重吸收没有分子大小选择性。它们部分为膈下淋巴管直接吸收,部分被间质组织淋巴系统所摄取。

四、腹膜表面积与通透性的调节

腹膜有效表面积取决于腹膜直接与透析液均匀接触的腹膜面积和充盈的腹膜毛细血管数目。超声显示在仰卧位时,透析液分布于整个腹腔,但在坐位或站立位时,腹膜透析液主要积聚在脐下区域,这可以解释当坐位或站立位比斜卧位时的溶质清除要低的现象。腹部震荡时,由于腹膜透析液充分混合,破坏了腹腔内不流动液体层及腹膜有效血流量增加，可使尿素、肌酐和葡萄糖等小分子溶质的 MTAC 增加。如腹腔内残留液量较大，可降低溶质的弥散梯度及降低腹膜小分溶质的清除率。腹膜毛细血管充盈数取决于内脏血流和血容量以及它在不同间质组织中的分布。在正常成年人，内脏平均血流量为 120 ml/min，通过腹膜的血流量占其 10% 左右。通过计算腹膜透析患者二氧化碳的溶质转运面积系数，可推断出人类在腹膜透析时平均腹膜血流量为 70 ~ 100 ml/min，并受腹膜透析渗透压和 pH 的影响。内脏血流调节受到内源性和外源性因素的影响和制约，内源性机制包括压力-流量自身调节，即静脉压的影响及餐后内脏血流的增加。内源性调节受到肌源性因素、代谢性因素和局部产生的生物活性物质，如血管活性肽和前列腺素的影响。外源性调节机制主要受交感神经、去甲肾上腺素及循环的血管活性物质，如儿茶酚胺、加压素和血管紧张素Ⅱ的影响。α 肾上腺素可使小肠血管收缩，刺激 β_2 受体可使血管舒张。经动脉灌注去甲肾上腺素可导致小肠血管收缩和毛细血管密度减少。加压素和血管紧张素Ⅱ可导致内脏血管收缩及网膜血流不成比例的减少。加压素同样可使充盈毛细血管密度减少。胰高血糖素可导致内脏血管扩张，其机制尚不清楚。在失血性休克犬发现腹膜尿素清除减少与血压降低有密切关系，平均动脉压降至原来的 38% 时，尿素清除率仅降低至 74%，当血压恢复到对照组的 68% 时，尿素清除率超过对照组的 28%，不过 Plessner 等发现内脏血流不会限制溶质转运。CAPD 患者血浆儿茶酚胺、加压素、肾上腺素及肾素活性水平增加，这并不一定提示交感活性增加，而可能是清除降低的结果。在一项研究中测定了腹膜透析液儿茶酚胺水平，肾上腺素 D/P 值为 0.69，而去甲肾上腺素 D/P 值为 1.17，同时发现透析液中去甲肾上腺素水平与腹膜有效表面积之间有一定关系。

在腹膜透析时腹腔内局部可产生前列腺素和细胞因子，已有文献报道，在腹膜透析引流液中可以检测到 6-酮-$PGF_{1\alpha}$、PGE_2、TXB_2 和 13,14-双氢-15-酮-PGF_2。引起血管扩张的前列腺素超过了引起血管收缩的前列腺素浓度。在腹膜透析引流液中还检测到了 TNF-α、IL-1、IL-6 和 IL-8。在未感染的 CAPD 患者腹膜引流液中 TNF-α 的存在可能是循环 TNF-α 弥散到腹腔所致，而其他细胞因子则在腹腔内局部所产生。CAPD 患者腹膜引流液中水平高低与腹膜限制系数之间存在一定的关系，引流液中 IL-6 水平高时，腹膜限制性系数则降低，提示腹膜对大分子的内在通透性较高。在腹膜炎时，腹膜透析引流液中前列腺素和细胞因子显著性升高，在炎症的急性期，TNF-α 则由腹膜腔局部产生。腹膜炎时有效腹膜表面积的增加与透出液中 TNF-α 和 IL-6 的增加有关，而腹膜对大分子溶质的内在通透性增加与透析液 IL-6 和 PGE_2 浓度增加有关。腹腔使用吲哚美辛时，可在腹膜炎时抑制前列腺素的产生，减少腹膜透析液中蛋白质丢失。

在大鼠腹膜透析模型中，高渗和酸性腹膜透析液可使提睾肌动脉、回肠动脉出现收缩后扩张，这种现象在醋酸盐腹膜透析液比乳酸盐腹膜透析液更为明显，1.5% 葡萄糖腹膜透析液与 0.5% 葡萄糖腹膜透析液比较，这种现象也较为明显。在猫腹膜透析模型中，灌入腹膜透析液后，可以导致内脏血流重新分布，肠系膜、网膜、内脏浆膜和壁腹膜的血流增加。以碳酸氢钠作为缓冲剂的等渗腹膜透析液，对大鼠提睾肌动脉没有影响，对腹膜透析患者的腹膜有效表面积亦没有影响，但可引起腹膜透析引流液中蛋白浓度增加。进一步研究揭示，这种作用不能单纯依靠透析液的渗透压或 pH 来解释。当商品腹膜透析液的渗透压高而 pH 低时，其血管活性作用在留腹的早期最为明显，这可以解释低分子溶质的 MTAC 值和腹膜透析蛋白质的清除在留腹第 1 小时明显高于以后的时间。

氨基酸腹膜透析液对腹膜通透性影响尚无定论，Goodship 等 1987 年发现采用 1% 氨基酸透析液进行透析时，在交换早期尿素和肌酐 D/P 值较高。Lindholm 等对 9 例 CAPD 患者进行观察，采用 3.86% 葡萄糖透析液和 2.76% 氨基酸腹膜透析液比较，使用氨基酸腹膜透析液时尿素和肌酐 MTAC 较高。另有报道表明氨基酸腹膜透析液透析时蛋白质清除率增加。动物实验证明氨基酸具有扩张血管的作用，从而使腹膜有效表面积增加，同时也可能影响腹膜内在通透性。以甘油作缓冲剂的腹膜透析液对小分子溶质 MTAC 没有影响，但总蛋白质 MTAC 增加。多肽腹膜透析液可使尿素 MTAC 增加，但对其他小分子溶质和血浆蛋白质的转运没有影响，提示不会影响腹膜大分子的限制系数。含葡萄糖聚合物（Icodextrin，平均相对分子质量为16 800）透析液对白蛋白、IgG 和 α_2 巨球蛋白这样一些大分子蛋白质的跨大通道转运没有影响。腹膜透析液停留时间较长时，由于对流影响，小分子溶质的清除率可能增加。β_2-微球蛋白可能通过内皮细胞的小通道进行转运，因而清除率增加，但 Icodextrin 不会影响小分子溶质的 MTAC。Waniewski 等发现透析液葡萄糖浓度不会影响溶质的弥散转运系数和滤过系数，提示葡萄糖浓度不会影响腹膜的有效表面积及腹膜的内在通透性。将腹膜透析液中葡萄糖浓度从 1.36% 提高到 3.86%，对腹膜有效表面积没有影响。而以甘油作为缓冲剂的腹膜透析液可降低腹膜有效表面积，以氨基酸作为渗透剂的腹膜透析液的作用尚不明确。一些研究发现氨基酸腹膜透析液对腹膜溶质转运没有影响，而另一些报道则认为可以增加透出液中蛋白质丢失，可能氨基酸腹膜透析液对腹膜内在通透性的影响比对腹膜有效表面积的影响大。含有葡萄糖聚合物的透析液可以增加 β_2-微球蛋白的清除，可能由于增加了对流转运，但对其他溶质的通透性没有影响。在兔腹膜透析模型，经静脉给予去甲肾上腺素可导致腹膜有效表面积减少，从而降低尿素和肌酐清除率。胰高血糖素为一多肽类物质，其相对分子质量为 3 484，静脉使用时可增加尿素和肌酐清除率，但经腹腔给药则无此作用，这些发现提示胰高血糖素可直接作用于腹膜微血管。血管升压素无论经静脉还是经腹腔给药，均可导致溶质动力学发生改变和腹膜有效表面积减少。组胺可导致动脉血管扩张和蛋白质丢失，提示组胺可影响腹膜有效表面积及影响腹膜对大分子溶质的内在通透性。经腹腔给予组胺可导致鼠的腹膜尿素清除率增加 10% ~20%。但在兔腹膜透析模型没有得到肯定，而发现透出液中蛋白质丢失显著增加，无论是非炎症状态下还是在脱氧胆酸盐所致的化学性腹膜时，组胺导致透出液中蛋白质丢失不能被 H_1 或 H_2 受体拮抗剂所阻断。

NO 是一种血管活性物质，具有扩血管作用，可使腹膜有效表面积增加，以腹膜炎时为明显，从而使溶质跨腹膜转运增加，但 NO 对兔腹膜小分子溶质转运作用不明显。NO 对稳定 CAPD 患者腹膜通透性没有调节作用。L-精氨酸是 NO 合成的底物，既不会影响尿素酶抑制剂，对小分子溶质转运率、白蛋白清除率及液体动力学也没有影响。N(G)-氮-L-精氨酸甲酯(G)-氮-L-精氨酸甲酯是 NO 抑制剂，将 N(G)-氮-L-精氨酸甲酯加入到腹膜透析液中，可增加腹膜净超滤，与脂多糖一起加入腹膜透析液对大分子和小分子溶质的跨腹膜转运没有影响。硝普钠作为 NO 的供体，腹腔内使用可使小分子溶质 MTAC 增加，提示可使腹膜有效表面积增加；小分子溶质的限制系数降低，表明硝普钠还可影响腹膜对这些小分子溶质的大小选择性。此外，硝普钠腹腔内使用时 β_2-微球蛋白、白蛋白、IgG 及 α_2-巨球蛋白经腹膜的清除率增加，腹膜大分子限制系数降低，提示腹膜的内在通透性也增加。不过，硝普钠对兔腹膜小分子溶质转运的影响不明显。

甘二十烷和使血管扩张的前列腺素可导致有效腹膜表面积增加，而使血管收缩的 $PGE_{2\alpha}$ 则可减少尿素和肌酐的清除，口服环氧化酶抑制剂吲哚美辛在动物则对尿素和肌酐清除没有影响，经腹腔使用 mefanamic 可使肌酐的清除率稍降低，但对尿素的清除没有影响。在 CAPD 患者腹膜炎时，经腹腔使用吲哚美辛可导致引流液中蛋白质丢失减少，这提示前列腺素对腹膜内在通透性的调节作用比对腹膜有效表面积的调节作用大。

中南大学湘雅二医院肾病研究所采用丹参腹腔注射观察 CAPD 患者和新西兰兔腹膜透析模型，发现丹参组 D/P 和肌酐、尿素氮 MTAC 明显高于对照组，而蛋白质和透出液引流量无明显区别，提示丹参可能扩张腹膜毛细血管，而对腹膜的内在通透性影响较小。Grzegorzewska 等报道吡嗪酸腹腔内使用时可使尿酸转运率下降 50%，但对尿素和白蛋白转运没有明显影响，提示不会影响腹膜有效表面积和腹膜内在通透性。动物实验表明腹膜透析液内加入 N-乙酰氨基葡萄糖可使腹膜对肌酐和蛋白质的通透性降低，其原因是 N-乙酰氨基葡萄糖的代谢产物糖胺聚糖的腹膜间质蓄积，从而引起腹膜的通透性发生改变。

五、系统性疾病腹膜的通透性

(一)尿毒症

尿毒症患者与非尿毒症患者比较，其浆膜的通透性增加，因而尿毒症时可发生胸腔积液和心包积液。在慢性尿毒症患者，肺毛细血管的通透性也增加。尿毒症患者与牛皮癣患者比较，尿酸、磷酸盐和蛋白质的腹膜转运率更高，提示尿毒症时腹膜有效表面积增加。目前尚未有腹膜内在通透性方面的研究报道。另一研究报道，在严重甲状腺功能亢进而进行间歇性腹膜透析的患者尿素和肌酐的腹膜清除率降低，在热休克和剧烈运动所致横纹肌溶解症引起的急性肾衰竭时，其肌酐和尿酸腹膜清除率亦下降，但尿素的清除率并不降低。

（二）糖尿病

糖尿病患者存在微血管的异常，特别是毛细血管基底膜变厚及纤维网状增厚的改变常见，微血管蛋白漏出增加。对糖尿病腹膜透析大鼠模型进行观察，发现糖尿病大鼠腹膜对放射性标记白蛋白清除率明显高于庆大霉素所致肾衰竭鼠。临床上，大部分糖尿病肾病所致肾衰竭 CAPD 患者与原发性肾小球疾病所致肾衰竭的 CAPD 患者比较，其尿素、肌酐和葡萄糖 MTAC 相似，但也有学者认为小分子溶质的 MTAC 高于非糖尿病患者。糖尿病 CAPD 患者腹膜蛋白质的丢失与其他 CAPD 患者比较没有明显差别，这可能由于这种患者血浆白蛋白浓度经常处于较低水平，从而掩盖了对大分子溶质的通透性增加。在阿硫脲所致糖尿病大鼠模型中发现，糖尿病与非糖尿病腹膜透析时比较，前者白蛋白、转铁蛋白及 IgG 的腹膜清除率高于后者约 30%。然而大量临床研究发现这种差异并不显著，可能是原发性肾病所致肾衰竭患者其腹膜有效表面积和内在通透性存在有较大差异。

（三）系统性红斑狼疮（SLE）

据报道在一名暴发性 SLE 并发严重的高血压患者，采用间歇性腹膜透析治疗时，发现其尿素、肌酐和尿酸盐的腹膜清除率较低。但近来较多研究显示，SLE 患者肾替代治疗的预后与原发肾脏疾病患者预后相同。对 4 例 SLE 患者进行 CAPD 的研究表明，腹膜有效表面积正常，但腹膜对大分子的内在通透性降低，不过大样本研究不能证实此结论。

（四）系统性硬化症

尽管系统性硬化症患者的预期寿命较短，但仍可用腹膜透析进行治疗，且效果较好。1 例患者行间歇性腹膜透析时小分子溶质的腹膜清除率降低，但另 1 例患者其小分子溶质的腹膜清除率正常。系统性硬化症患者 CAPD 治疗时代谢控制较好，对小分子溶质的清除满意。

（五）淀粉样变性和副球蛋白血症

淀粉样变性和（或）副球蛋白血症患者采用腹膜透析治疗可获得满意的治疗效果。有研究表明淀粉样变性患者其腹膜有效表面积较大，而且腹膜可清除部分 β_2-微球蛋白。正因为如此，可采用腹膜透析清除体内的免疫球蛋白和轻链蛋白，预防淀粉样变性的进一步发展，防止高黏滞综合征的发生，促进肾毒性轻链所致可逆性肾功能不全的恢复。

六、腹膜炎及长期腹膜透析时溶质转运

（一）感染性腹膜炎时溶质转运

1. *小分子溶质*　对间歇性腹膜透析（IPD）时腹膜溶质转运的研究资料较少，有一组 35 例 IPD 并发腹膜炎患者，其中有 4 例存在“膜衰竭”，另有 4 例 IPD 患者其尿素腹膜清除率增加 26%，肌酐腹膜清除率增加 56%，而腹膜透析液引流量相同。其通透性增加与腹膜炎症有关。在 CAPD 患者腹膜炎的早期，可出现腹膜透析液引流量减少，从而出现体内液体潴留的表现，这种净超滤减少与小分子溶质转运增加及葡萄糖快速吸收增加有关。这些现象提示腹膜有效腹膜表面积增加，导致渗透压梯度快速消失，从而净超滤降低。用自身血红蛋白作为容量标记物，显示腹膜炎时腹膜透析第 1 小时腹腔内液量可达到最大，2.5 小时恢复，这也许可以解释为什么 IPD 患者腹膜炎时不能观察到净超滤的减少。此外，腹腔淋巴吸收率增高也可能对腹膜炎症时的净超滤减少有一定作用，这种溶质转运改变在腹膜炎治愈时是可逆的。

2. *大分子溶质*　腹膜炎时，IPD 和 CAPD 患者腹膜透析引流液中蛋白质丢失均显著增加。在 IPD 时，这种蛋白质丢失可高达 48 g/透析日，并常持续升高达数周，CAPD 患者腹膜炎引流液中每透析日平均蛋白质丢失量大于 15 g，而在用抗生素治疗后几天内恢复至基线水平。蛋白质可由腹腔局部产生或来源于循环中的血浆蛋白，腹膜透析引流液中血浆蛋白质显著升高趋向于后一种方式。腹膜炎时血浆蛋白的

腹膜清除率增高常常超过100%，提示不仅存在腹膜有效面积增加，而且腹膜的内在通透性也增加。导致有效腹膜表面积和内源性通透性增加的原因，可能是由于内毒素、补体活化、前列腺素、IL-6 和 TNF-α 等所致。

(二)硬化性、包裹性腹膜炎的溶质转运

在硬化性腹膜炎患者，净超滤丧失是腹膜转运特性丧失最明显的特征。已有报道描述 2 例 IPD 患者发生硬化性腹膜炎时尿素和肌酐腹膜清除率降低，1 例 CAPD 患者随着葡萄糖吸收增加而净超滤降低，在发生硬化性腹膜炎阶段时葡萄糖吸收正常。另一研究观察了 4 例 CAPD 患者发生硬化性腹膜炎时腹膜转运特征，发现净超滤丧失与葡萄糖吸收有关，其中 2 例跨腹膜溶质转运增加，另 1 例患者则所有溶质的跨腹膜转运均减少。这些数据显示硬化性腹膜炎与腹膜有效表面积相关。局部分泌的 IL-1 被认为可能引起硬化性腹膜炎的发生，腹腔内分泌的这种细胞因子能增加腹膜成纤维细胞产生胶原，同时血管内皮细胞释放前列环素，通过扩张血管作用增加充盈毛细血管数而增加腹膜的通透性。另外，结缔组织的形成可使血管较少的腹膜区域新生毛细血管数目增加。硬化性腹膜炎患者腹膜溶质转运的差异可用腹膜胶原形成的多少、前列环素和新血管化的影响存在个体差异来解释，前者可导致溶质跨腹膜转运降低，而后者则导致溶质跨腹膜转运率升高。

(三)长期腹膜透析时溶质转运

Graff 等对 20 例 CAPD 患者进行了为期 1 年的追踪观察，其中 10 例患者在研究期间至少发生过一次腹膜炎。发现水的转运及尿素、肌酐和葡萄糖的转运没有显著改变。Ho-doc-pannekeet 等对患者进行了为期 2 年的临床观察，发现小分子溶质的限制系数与腹膜透析时间长短无关，而大分子溶质的限制系数与腹膜透析时间呈正相关。提示随腹膜透析时间延长，腹膜对小分子溶质的通透性没有改变，但对大分子的通透性降低，即腹膜的内在通透性降低。腹膜透析的时间如不超过 3 年，大部分腹膜透析患者腹膜小分子溶质的转运特征及超滤能力相对恒定，但腹膜透析时间 4 年以上者，小分子溶质的弥散转运有增加的趋势，而腹膜大分子清除率降低或保持稳定。部分研究表明长期腹膜透析时，腹膜有效表面积增加，但由于腹膜对大分子溶质的内在通透性降低，因而并不会导致腹膜透析液内蛋白质的丢失增加。目前关于长期腹膜透析对腹膜溶质转运的影响尚有争论，有待进一步研究。

第四节　腹膜透析超滤

刘伏友　彭佑铭

在腹膜透析过程中，是通过在腹膜透析液中添加具有一定渗透性的物质，以形成腹膜透析液与血液之间的跨腹膜渗透压差而清除血液内多余的水分，这一过程称腹膜透析超滤。

一、液体的跨膜运动

(一)跨腹膜运动模式

液体和溶质跨腹膜转运途经非常复杂，在讨论液体和溶质的跨膜转运时，一般采用较简化的模式来代表腹膜的特征，而这些简化的腹膜模式常用来描述液体和溶质的跨腹膜运动的过程。

1. *膜模式* 膜模式为最简单而实用的腹膜模式之一。在膜模式中，通常将腹膜定义为一层简单的膜屏障，分隔腹腔内的血液和透析液，并对液体和溶质的跨膜运动构成屏障。运用这种简化的膜模式，可以忽略液体和溶质跨膜运动的途径，便于描述腹膜透析过程中液体和溶质跨膜运动方面的变化。

2. *毛细血管模式* 该模式比膜模式复杂，将腹膜理解为悬浮于腹膜透析液中的腹膜毛细血管支持物，结合毛细血管微循环的概念，能更详尽而深刻地阐述腹膜透析过程中液体和溶质的跨膜运动机制。

3. *分布模式* 分布模式将腹膜理解为均匀分布着腹膜毛细血管的腹膜间质，与毛细血管模式有点类似。

（二）腹膜的超滤特征

腹膜是一种生物膜，它限制大分子物质通过，但允许小分子溶质和水分自由通过，因而具有半透膜特征。虽然人类腹膜在结构上具有共同特征，但在临床实践中发现腹膜功能具有个体差异。当跨膜压力梯度不变时，跨毛细血管超滤量取决于腹膜毛细血管超滤系数，而腹膜毛细血管超滤系数受腹膜对水的通透性和腹膜表面积的影响。腹膜水的通透性反映了腹膜对水的内在通透性，由腹膜的内在生化特征所决定，与膜的厚度成反比，同时亦受生理和病理变化的影响。Maher 等研究发现在腹腔内使用某些激素类物质如促胰液素（secretin）或药物如两性霉素 B（Amphotericin B）均能改变腹膜对水的通透性，使腹膜超滤率增加。在正常生理状态下，毛细血管厚度相对恒定，但在某些病理情况下如糖尿病、硬化性腹膜炎时，腹膜毛细血管壁的厚度增加，使腹膜超滤能力降低。

腹膜表面积是决定腹膜超滤的一个重要因素。腹膜表面积有腹膜解剖表面积和腹膜的有效表面积的区别，由于腹膜毛细血管开放的程度与分布存在差异，因而腹膜的有效表面积小于腹膜的解剖表面积。Henderson 等通过生理学研究，预测腹膜实际有效滤过面积小于 1 m^2。一般认为腹膜实际有效透析面积取决于腹膜充盈的毛细血管数。在生理状态下，由于腹膜毛细血管微循环的特征，并不是所有腹膜毛细血管均处于开放状态。此外，由于腹膜的粘连，植管位置不当及腹膜透析时采用小剂量腹膜透析液进行透析时，实际有效滤过面积将进一步减少，而引起腹膜超滤量的减少。如果采用大剂量腹膜透析液透析或在腹腔内给予血管扩张剂等药物，可导致腹膜有效滤过面积增大从而提高腹膜对水的超滤。

（三）液体跨腹膜运动的动力

在腹膜透析过程中，腹膜的特性是影响超滤的重要因素，但影响腹膜超滤的主要因素是液体跨膜运动的动力，液体跨膜运动的动力包括两种主要力量，即毛细血管静水压梯度和渗透压梯度。

1. *腹膜毛细血管静水压梯度* 腹膜毛细血管静水压梯度是指腹膜毛细血管内血液所产生的静水压与腹腔内透析液产生的静水压之差。在正常情况下，腹膜毛细血管内静水压保持相对恒定，在腹膜透析时对其影响较小。但毛细血管静水压对药物的调节作用较敏感，已经证实在腹腔内使用毛细血管活性物质如多巴胺等，能明显促进腹膜的超滤作用。腹腔内透析液所产生的静水压与腹膜透析液腹腔灌注容量的大小呈直线正相关，随着腹膜透析液灌注量增加，腹内压也相应增加。患者体位变化并不影响这种直线相关性，但直线的斜率随体位而变化。在灌注相同容量腹膜透析液的情况下，坐位时产生的腹内压最大，站立位次之，卧位最小。在腹膜透析时，如果灌注透析液容量太少，就不可能达到充分透析效果，而灌注腹膜透析液容量太大时，会引起与腹内压增加的相关并发症，甚至可以减少腹膜透析超滤。腹膜透析时毛细血管静水压梯度对腹膜超滤的影响较小，因而在腹膜透析过程中促进腹膜超滤的主要动力是渗透压梯度，而不是静水压梯度。

2. *渗透压梯度及影响渗透的因素* 渗透压梯度是指腹膜毛细血管内血浆渗透压与腹腔内透析液渗透压之差。渗透压梯度是腹膜透析中超滤的主要动力，影响腹膜渗透的因素主要有：

（1）渗透克分子浓度。溶液中的渗透压大小只与溶液中的颗粒数目有关，与颗粒分子大小和重量无关。1 克分子的任何物质的分子数目均是 6.023×10^{23} 个，常把溶液中所含的溶质颗粒总数用渗透克分子表示。但在实际测量过程中，在大多数生理状态下，在相对较低溶质浓度的溶液中，溶液的渗透压与溶质克分子浓度呈线性关系。

（2）膜的通透性。溶液的跨膜渗透作用不仅受溶质分子间相互作用的影响，而且主要受到膜的通透性影响。根据膜通透性不同，将膜分两种类型：一种是“理想的”半透膜，允许水分子自由通过，但对溶质分子而言无论其大小或形状如何均不能通过，因而跨膜渗透流量与跨膜渗透压梯度成正比；另一种是“部分可通透”膜，既允许水分子自由通过，也允许部分溶质分子通过，大多数生物膜包括腹膜均属于这一类。通过这种膜的渗透流量与渗透压梯度之间的关系要复杂得多，一般在这种情况下，渗透流量主要取决于那些相对不能通透的溶质颗粒数。此外，溶质通过这种“部分可通透”膜的能力也由溶质的生化特征，如分子的大小、形状、变形能力和离子带电荷状态等所决定。

（3）逆渗透梯度的渗透流动。影响渗透力的因素除了与渗透克分子浓度有关外，尚与膜特性有关。对于“理想”半透膜水分子可自由通过，但不允许其他溶质通过，当此膜两侧溶质渗透克分子浓度梯度存在时，膜两侧渗透性梯度存在，因而液体可由低渗溶液一侧向高渗溶液侧转运。对于部分可通透性膜而言，部分小分子溶质可自由通过，但部分相对分子质量较大的溶质则不能通过，此种情况下液体转运与溶质渗透梯度不完全一致，甚至可逆渗透梯度进行转运。

（4）血浆渗透压。正常人的血浆渗透压约313 mOsm/（kg·H_2O），相当于7个大气压或5 330 mmHg，而尿毒症患者的血浆渗透压要稍高于正常人，是尿毒症毒素在血浆内积聚所致。血浆渗透压主要来自溶解于其中的晶体物质，特别是电解质，称晶体渗透压，由于血浆电解质浓度和透析液电解质浓度相近，而且电解质可以跨腹膜运动，所以血浆渗透压对腹膜超滤影响甚小。血浆中虽然含有较多蛋白质，由于蛋白质相对分子质量较大，因此产生的渗透压较小，一般不超过1.5 mOsm/（kg·H_2O），约相当于25 mmHg，称胶体渗透压。在血浆蛋白中，白蛋白相对分子质量远小于球蛋白，所以血浆胶体渗透压主要来自白蛋白，占血浆胶体渗透压的75%～80%。若血浆白蛋白减少明显，即使球蛋白增加保持血浆总蛋白含量不变，血浆胶体渗透压亦会降低。血浆白蛋白一般不能通过毛细血管壁，尽管血浆胶体渗透压小，但在长期腹膜透析时对超滤作用的影响不可忽视。

（5）透析液的渗透压。目前常用的腹膜透析液的基本成分主要包括多种电解质，不同浓度葡萄糖和作为缓冲剂的乳酸盐，其总的渗透压视葡萄糖浓度而定，一般在364～520 mOsm/（kg·H_2O），均高于血浆渗透压。透析液内的电解质成分及浓度与正常血浆相似（钾、磷除外），所以在腹膜透析时对超滤影响很小。葡萄糖是维持透析液渗透压的主要成分，也是腹膜透析中超滤的主要动力。透析液葡萄糖含量一般为1.5%、2.5%、4.25%，增加透析液中葡萄糖浓度，可以提高透析液的渗透压，因而可增加超滤能力。一般每升透析液浓度增加10 g葡萄糖，就可增加渗透压55.5 mOsm/（kg·H_2O）。此外透析液中亦可通过添加氨基酸、白蛋白、甘露醇、山梨醇和木糖醇等来提高透析液的渗透压以增加超滤。

（四）腹膜透析液的重吸收

由于腹膜不断吸收腹腔内透析液中的葡萄糖，以及超滤的水分不断稀释透析液，使透析液渗透性逐渐下降，水的超滤能力随之逐渐降低。透析中亦可能出现透析液内水分向血液内的转运，此过程称透析液重吸收。当透析液的超滤量少于透析液的重吸收量，导致在一个透析周期中最终引流的透析流量少于最初的灌注量时，净超滤量为负值，称之为负超滤。

腹膜透析中透析液的重吸收可能是多因素的，至少包括两条途径：经淋巴管和经毛细血管（微静脉）的液体吸收。它们各自途径的液体吸收量与总的液体吸收量的关系目前尚不清楚并有争议，其中以淋巴管途径，即腹腔淋巴回流对超滤及溶质转运的作用及影响最受重视。

与淋巴回流相反，经毛细血管（微静脉）的液体吸收就很少受到关注，其重要性大部分被忽略了。Starling的研究证实了跨毛细血管的液体运动取决于毛细血管内外的压力平衡。毛细血管内流动的静水压迫使液体流出血管，而血浆蛋白渗透压则使液体流入毛细血管。在健康的正常个体中，这种压力平衡可能有利于液体渗出到腹腔中，这些渗出的液体在正常情况下又不断经淋巴管吸收。如果在腹腔内灌入2 L等渗盐水，腹腔内的静水压会增高，但由于灌入的等渗盐水将腹水中蛋白稀释以致其胶体渗透压下降，其总的压力平衡存在一个净跨膜压力梯度（7～14 mmHg），但有利于毛细血管吸收液体。假设腹膜的液压传导性为0.1 ml/（min·mmHg），液体经毛细血管的吸收速度就为0.7～1.4 ml/min。在使用常规的含1.36%葡萄糖的透析液进行CAPD，由于渗透压折射系数远低于血浆蛋白，所以尽管当透析液中葡萄糖浓度高于血浆中浓度也能发生渗透平衡。达到此平衡点后，如果透析液中葡萄糖浓度由于腹膜的吸收继续下降时，则可能发生液体经毛细血管的重吸收，尽管此时透析液内葡萄糖浓度仍高于血浆中浓度。

二、超滤过程中溶质对流转运及超滤量评估

（一）超滤过程中溶质对流转运

1966年Henderson首次报道使用高渗腹膜透析液可增加溶质的清除，其可能机制为：①通过跨膜超滤作用形成超滤液时，水中的部分溶质可随着水一起通过腹膜，即溶质的对流转运作用；②由于对流的溶质多为小分子电解质，水的转运明显快于电解质的转运，所以超滤多为低渗液，而使用高渗透析液时产生的大量低渗超滤液又可进一步稀释腹腔内透析液，加大了溶质的跨膜浓度梯度，从而增加了溶质的弥散转运；③高渗透析液可能刺激腹膜组织和细胞，使腹膜的弥散通透性增高；④使用高渗葡萄糖透析液时，由于葡萄糖的大量吸收，可导致细胞外容量扩张，内脏血流增加，亦可能增加溶质的跨膜转运。在上述机制中，以溶质对流转运作用占主导地位。

溶质的跨膜转运方式一般分为弥散转运和对流转运，常用于描述腹膜溶质弥散转运特征的参数是渗透面积乘积（PA），又可称为溶质转运面积系数（MTAC），溶质跨膜弥散转运速率取决于血液和透析液之间的溶质浓度梯度。常用于描述溶质对流转运特征的参数为筛系数（sieving coefficient，SC）和溶质折射系数（solute reflexion coefficient，σ_f），筛系数范围为0～1。当溶质完全不能通过该膜时，超滤液中溶质浓度为0，筛系数为0；当溶质可像水分子一样自由通过该膜时，理论上超滤液中的溶质浓度应与滞留液中溶质浓度相同，此时筛系数为1。但筛系数并不反映膜的内在特征，其大小与跨膜超滤率有关。

（二）腹膜透析超滤量的评估

要研究腹膜透析超滤，必须要有正确的方法来评估腹腔内液体容积。用于评估超滤量的方法在很大程度上取决于研究的目的。在通常的临床应用中，一般是简单地以每次透析交换周期的腹腔引流量减去灌注量表示每一透析周期的超滤量。此方法简单、实用，亦足以满足临床指导调节机体水平衡的需要。但它的主要不足之处是不够精确，腹腔中由于引流不完全所造成的残余容量大小对超滤量结果影响很大；此方法也不便于在透析液留置腹腔的过程中连续监测腹腔内容量；此外，当净超滤中存在另一种竞争性旁路时，此方法对液体的运动方向亦不敏感。因此在生理研究中需要更精确的方法来连续评定腹腔内透析液容量。目前，大多数研究者均依据稀释原理，在透析液内加入一种几乎不能从腹膜吸收的大分子标记物，通过计算标记物分子浓度的改变来计算腹腔内透析液容量的改变。常使用的标记物包括放射性碘标记血清白蛋白（RISA，相对分子质量68 000），标记的右旋糖酐（相对分子质量70 000），"蓝色"右旋糖酐（相对分子质量2×10^6）和血红蛋白（相对分子质量68 000）。研究结果显示不论使用上述何种分子大小的标记物，在透析液留腹8小时后，至少有17%～20%的标记物被吸收到血液，主要是经淋巴回流。在校正腹膜吸收因素后，使用不同分子的标记，其方法的精确性是相同的。但在人体研究中，自体血红蛋白由于其价廉、安全、容易得到，因而较其他标记物更具优越性。

三、各种渗透剂的超滤特征

（一）晶体渗透剂超滤特征

人类的腹膜是一种选择性半透膜，它可以让一些小分子物质，如水、电解质、氨基酸、肌酐、尿素等通过，而不让另一些分子通过，如大分子的蛋白质。由于单位质量的小分子物质（如晶体）能产生更大的渗透压，所以这些小分子晶体物质通常被认为是最有效的渗透剂，早期动物实验试用了多种小分子物质作为渗透剂，但只有葡萄糖最为实用而安全。1959年后，美国Baxter公司首次推出葡萄糖的商品化瓶装腹

膜透析液,20 世纪 60 年代世界广泛使用间断性腹膜透析治疗肾衰竭进一步证实了长期使用葡萄糖作渗透剂安全、有效、价廉且容易代谢。葡萄糖的这些特征使得直至今天仍无其他的物质可与之匹敌或取代它的地位。

一组研究资料显示,5 个进行 CAPD 的患者分别接受 1.36% 和 3.86% 葡萄糖浓度透析液,使用自身血红蛋白作为容积标记物,测定不同留置时间其腹腔内透析液的容积。两种透析液在灌入腹腔后,腹腔内透析液容积立即迅速上升,1.36% 葡萄糖浓度透析液在 120 分钟时腹腔内透析液容积达到峰值,而 3.86% 葡萄糖浓度透析液在 180 分钟时,腹腔内透析液容积达到峰值,以后腹腔内透析液容积随透析液的净重吸收而逐渐下降。

两种透析液均在透析开始时产生的超滤率最大,分别为 9.27 ml/min 和 21.0 ml/min,以后随着留置时间延长,腹腔不断吸收透析液内葡萄糖使其浓度逐渐下降,透析液的渗透压逐渐下降,超滤率随之逐渐下降至零。由于两种透析液超滤率的平均衰减常数一致,而高浓度葡萄糖的透析液超滤率大,所以净正超滤持续时间更长。在超滤率已降至零后还继续增加留置时间,会导致透析液的净重吸收(净值负超滤)。另一学者监测了不同糖浓度透析液腹腔留置时间与超滤量的关系,分别使用含 4.25% 和 1.35% 葡萄糖的透析液。4.25% 葡萄糖浓度的透析液的最大超滤量大约出现在留置腹腔第 3 小时,而 1.35% 葡萄糖浓度的透析液的最大超滤量大约出现在留置腹腔第 2 小时,透析液继续留置腹腔,则由于透析液的净值负超滤使总的超滤量逐渐下降。在透析液长时间留置腹腔 10 小时以上时,4.25% 葡萄糖浓度的透析液仍保持正超滤,而 1.35% 的透析液出现负超滤。所以在临床需透析液长时间留置腹腔时,一般选用高浓度葡萄糖透析液以保证脱出多余的水分。

除透析液的葡萄糖浓度外透析液内葡萄糖经腹膜吸收的速率也是决定透析超滤量和正超滤持续时间的一个重要因素,而腹膜对葡萄糖的吸收又与腹膜的溶质转运功能有关。不同个体腹膜溶质转运功能可以有较大差异,部分患者由于腹膜的高溶质转运功能,使透析液内葡萄糖快速吸收,透析液内渗透压迅速下降,可能出现腹膜失超滤。所以具体到每个患者的透析处方,根据其使用的透析液糖浓度、最佳留置时间等,应注意个体化原则,以达临床最佳透析效果。

20 世纪 70 年代末以后,随着持续性不卧床腹膜透析(CAPD)方法的出现和广泛的临床应用,人们逐渐认识到葡萄糖作为渗透剂的不利方面,如葡萄糖能很快被腹膜吸收导致超滤作用持续时间短,长期使用可致高血糖、高胰岛素血症、高脂血症和肥胖,长期使用高渗透析液对腹膜可造成损害等,人们因此一直试图寻找一种更理想的渗透剂。早期的尝试主要集中在通过增加渗透克分子浓度梯度以期增加超滤,有人主张使用比葡萄糖相对分子质量更小的分子如甘油、氨基酸等。但实验发现,这些更小的分子会更快地被腹膜吸收,使得超滤峰值提前,净超滤持续时间更短。此外早期使用的氨基酸溶液含有大量的非必需氨基酸,不适应尿毒症患者的需要,以致患者尿毒症症状和酸中毒加重。但自 1985 年改良氨基酸溶液问世,氨基酸的比例更适合尿毒症患者。1989 年 Young 等及 1990 年 Bruno 等研究的氨基酸溶液已显示了对患者更有利的影响,但酸中毒仍存在。1991 年 Bruno 等使用改良氨基酸溶液明显改善了 CAPD 患者的氮平衡和营养状况。有关理想的氨基酸溶液的处方一直仍在探索中,如能找到理想的处方,那么氨基酸溶液将给某些患者带来明显的好处,但产品价格和贮存的稳定性却都不如葡萄糖。近年美国百特公司已推出含氨基酸腹膜透析液应用于临床,是否优于含葡萄糖的腹膜透析液尚有待观察。

(二)胶体渗透剂的超滤特征

腹膜是一种选择性的半透膜,腹膜透析时,小分子物质易通过腹腔,而大分子的物质则不易通过。所以大分子的胶体渗透剂亦适用于腹膜透析来产生超滤,但由于一直没找到一种合适的大分子物质,此领域的研究进展十分缓慢。

Jirka 和 Kotkova 最早尝试开发一种大分子物质作渗透剂,在犬的模型中,他们使用含 6% 的右旋糖酐等渗透液(相对分子质量 70 000),作为透析液并留置腹腔 90 分钟,结果发现该溶液能有效地阻止腹腔内液体的重吸收,但并没有产生明显的超滤作用。Twardow Oski 等试图仿效白蛋白的生理特性,使用带电荷的大分子物质,体外试验证明多聚阴离子及多聚阳离子均具有高的渗透作用,但在动物实验中,该类物质普遍对腹膜有毒性。以上这些研究均说明了应用非生理性大分子所牵涉到的问题,强调了理想的渗透剂的特点:①应该使透析液的 pH 和渗透压在生理范围内;②超滤性好并具有可预测的超滤率;③经腹膜吸收少,被吸收的部分应易于代谢并具有营养价值,而不引起代谢并发症;④无致敏性,对腹膜和腹膜细胞无毒性;⑤价格便宜;⑥性质稳定易于贮存。

在尝试的多种大分子物质中,最有发展前景的是葡萄糖聚合体(glucose polymer,GP)。葡萄糖聚合体为玉蜀黍淀粉水解片段,由不同长度的寡糖链组成,含有 4～300 多个葡萄糖单位,相对分子质量250～20 000。Mistry 等的研究显示,5 个尿毒症患者,使用含 5% 浓度葡萄糖聚合体的等渗溶液留置 12 小时,产生了持续的超滤作用。对它们的超滤动力学研究显示葡萄糖聚合体等渗溶液在整个留置腹腔期间产生低而持续的超滤作用,结果其净超滤量明显高于 1.36% 葡萄糖溶液。由于葡萄糖聚合体相对分子质量大,很少通过腹膜吸收,其渗透反射系数高,溶液的超滤率主要与葡萄糖多聚体的摩尔浓度而非溶液的总渗透性密切相关,显示胶体渗透作用的特征。使用更大的葡萄糖聚合体片段(相对分子质量22 000),则出现了液体逆渗透浓度梯度的运动。11 例尿毒症患者,使用含 5% 和 7.5% 葡萄糖聚合体的低渗溶液(溶液渗透压低于血浆渗透压)留置腹腔 12 小时,并与 1.36% 和 2.27% 脱水葡萄糖透析液进行比较,结果显示,大分子物质的低渗溶液能产生渗透超滤。葡萄糖聚合体作为渗透剂,唯一的问题是使用后其终末代谢分解产物麦芽糖的血浓度显著性上升,高于其他尿毒症患者 30 倍,但 Mistry 等用葡萄糖聚合体溶液对患者透析 3 个月未发现副作用。

低渗溶液的渗透压亦不在生理范围内,但如果将一种小分子物质(晶体)按一定比例添加到低渗的胶体溶液中,使其渗透压提高成为等渗溶液,并可能会产生最大的超滤,因为在透析开始时,小分子渗透剂产生快速的超滤,以后则由大分子胶体物质在整个留置腹腔期间维持低而持续的超滤,其总的超滤效果,可能较任一单一组分产生更佳的超滤效果。

(三)晶体与胶体渗透剂的组合及渗透剂的未来趋势

Mistry 在 7 个尿毒症患者分别使用了含 7.5% 葡萄糖聚合体的低渗溶液及 7.5% 葡萄糖聚合体加 0.35% 葡萄糖的等渗溶液,在留置腹腔 12 小时后,后一种溶液的超滤量比前一种溶液多 29%,证实了晶体与胶体渗透剂的组合应用在超滤上的优越性。如果我们以等渗溶液为限制条件,调整两种渗透剂组分的相对比例,就能获得对应于不同的留置时间能产生最佳超滤效果的溶液,如在短时间透析中,则选透析液中小分子物质与大分子物质比率相对更大一些;相反,在长时间透析中,则选透析中小分子物质与大分子物质比率相对要小些,均能产生最大超滤效果。以往腹膜透析一直依赖高浓度葡萄糖超滤作用来达到脱水的目的,所以透析液均为高渗溶液。临床实践证明高渗葡萄糖透析液在短时间透析超滤是最有效的脱水方法,但 CAPD 方法的广泛应用,葡萄糖作为渗透剂的弊端日渐显示出来。目前渗透剂的发展远落后于透析技术的发展,对持续使用非生理性溶液的弊端已有充分认识。在未来对渗透剂的探索中,需寻找一种符合生理性的溶液并适合不同透析时间的渗透剂。联合使用葡萄糖、葡萄糖聚合体或氨基酸组成的等渗溶液最具有发展前景。因为它可保持溶液的渗透压在生理范围内,避免重复使用高渗溶液对腹膜的损害,并可调整不同渗透剂组合比例,适合不同留置时间的超滤需要。此外,不同渗透剂的组合使用,发挥其各自的代谢优势,能更好地纠正尿毒症患者的某些代谢异常,加强透析液的营养作用。

四、影响腹膜透析超滤的因素

超滤是腹膜透析清除水分的主要方式,其机制包括:①渗透超滤:向腹膜透析液中加入一定渗透性物质以提高腹膜透析液的渗透压使之高于血液,形成透析液与血液之间的渗透压差,则水由血液移向透析液中,达到超滤脱水的目的。水的超滤过程中部分溶质亦随之清除,此乃对流清除作用;②静水压超滤:增加腹腔内的透析液灌注量或改变体位均可增加超滤,但腹膜透析与血液透析不同,主要依靠渗透超滤脱水,而静水压的超滤作用甚小;③淋巴回流对超滤量有影响,腹膜透析净超滤应为渗透超滤量减去淋巴回流量,淋巴回流量增多使渗透超滤减少。腹膜透析临床中主要影响超滤的因素归纳如下。

(一)腹膜透析液的渗透剂和透析液量

至今为止,研究者们尝试了多种渗透性物质,但临床上仍以葡萄糖使用最广。一般腹膜透析液葡萄糖含量有1.5%、2.5%、4.25%三种。高糖腹膜透析液脱水效果好,表现为高糖透析液的最大超滤率大,净值正超滤的持续时间更长。虽然葡萄糖作为渗透剂可起有效超滤作用,但可被腹膜吸收参与体内代谢及焦糖化,故一些其他渗透剂也开始试用于临床。1.1%氨基酸腹膜透析液(渗透压为365 mOsm/L)与2.5%葡萄糖透析液(渗透压为396 mOsm/L)的超滤作用相似。Douma等认为氨基酸腹膜透析液的跨毛细血管超滤率较高,但由于淋巴吸收稍增加,故对净超滤率没有明显影响。Wang等认为腹膜透析液灌注量增加时,可更好地保持腹膜两侧的葡萄糖浓度梯度,跨毛细血管超滤率增加,从而净超滤增加。不过,腹膜透析液灌注量增加时,由于腹腔内静水压升高及腹膜吸收率增加,两者共同作用,净超滤量降低,但如果同时采用高张葡萄糖透析液可避免超滤量的降低。Wang等发现腹腔内的残留液量较大时,腹内静水压升高,腹膜吸收率增加;同时透析液渗透性降低,导致跨毛细血管超滤减少,这两方因素共同作用,使腹膜的净超滤降低。

(二)透析液留置时间

腹膜透析在透析开始时产生的超滤率最大,以后随着透析液内葡萄糖不断经腹膜吸收,超滤率亦逐渐下降。腹膜透析中,如果不考虑所用的透析液总量,尽快地置换透析液(通常为0.5小时)则可得到最大的超滤率。短时交换时,每升透析液超滤量虽然没有留置2~3小时那么多,但在相同的2~3小时内,短留置时间多次交换透析获得的超滤总量多于每次长时间留置的透析。例如,用1.5%葡萄糖透析液,3小时换一次,每次获300 ml超滤;但0.5小时置换一次,每次获125 ml超滤,则3小时的总超滤共有750 ml(125 ml×6)。所以临床上对那些急需脱水的患者,除可选用高糖透析液外,亦可选用短时间留置、多次交换的透析方式以尽快除去多余水分。

(三)超滤的个体差异

不同的患者尽管采用相同的透析液浓度及相同的透析方式,其超滤量仍有差异。超滤存在个体差异的原因主要表现在:

1. 腹膜的水通透性　某些生理或病理状态下,可影响腹膜的水通透性。患者腹膜水通透性降低,超滤曲线下移,超滤量减少,甚至出现超滤失败。如糖尿病心血管并发症、硬化性腹膜炎,均可导致腹膜毛细血管壁厚度增加,腹膜的水通透性下降。水孔蛋白-1(aquaporin-1,AQP-1)是腹膜透析时水自由通过腹膜的跨细胞通路,Goffin等发现长期腹膜透析时AQP-1的表达正常,但AQP-1的结构可能异常,从而导致水的跨细胞转运异常。腹膜透析时,糖基化终产物沉积于腹膜,使间质纤维化及微血管硬化,从而影响腹膜的超滤能力。

2. 有效透析面积　由于腹部手术后腹膜广泛粘连,或由于插管位置不当,可致有效透析面积明显下降而影响超滤;而使用血管扩张剂等增加腹膜毛细血管开放面积,可增加有效滤过面积而提高超滤率。

3. 腹膜溶质转运功能　某溶质在腹膜透析液与血液中的浓度比值(D/P)可视为腹膜对流溶质转运清除能力的指标。一般而言,当腹膜对溶质转运功能高时,透析液中葡萄糖吸收快,其透析液中葡萄糖浓度下降快,则透析超滤率很快衰减,致使净正超滤持续时间短,超滤脱水量减少;如果腹膜溶质转运功能降低,透析液中葡萄糖浓度下降慢,则透析超滤率衰减慢,超滤脱水量增加。在反复发作腹膜炎后,腹膜功能严重受损,超滤量可大为减少。临床可根据腹膜透析液和血肌酐比值、透析液葡萄糖浓度的变化以及超滤量来评价腹膜对溶质的清除能力和超滤功能,作为制订透析方案的依据。

4. 血浆蛋白浓度　血浆蛋白浓度尤其是白蛋白浓度影响腹膜血液侧胶体渗透压,从而影响超滤。在低白蛋白血症的患者,血液侧胶体渗透压低,腹膜透析超滤率增加。

5. 腹腔静水压　透析液在腹内产生的静水压驱使透析液进入血液。如前所述,患者的腹腔透析液灌注量和体位可影响腹腔静水压,从而影响超滤,但腹腔静水压不是影响超滤率的重要因素。

6. 淋巴回流的影响

（四）药物对超滤率的影响

理论上，通过收缩腹膜静脉系统或扩张腹膜动脉系统，增加腹膜毛细血管静水压可提高超滤率。似乎很少有药物能增加毛细血管静水压，但多巴胺能明显增加毛细血管静水压而影响超滤。此外，目前有不少研究报道显示某些药物能改善腹膜超滤功能，如 Tsujjno 报道将磷脂酰胆碱 100 mg 加入每升腹膜透析液中，动物实验证明有改善超滤功能，且光镜及电镜显示高糖刺激腹膜不增厚。Balakas 报道，于每升腹膜透析液中加 5 mg 维拉帕米或 1 mg 硝苯地平等钙通道阻滞剂，能改善腹膜的超滤功能。Wang 等进行的动物研究显示腹腔内注入透明质酸可改善腹膜的有效性。腹腔内加入透明质酸可减少腹膜液体的吸收率，从而增加净超滤，这种作用以高灌注时尤为明显，说明腹腔内注入透明质酸可防止灌注量增加所致的净超滤减少。腹腔内注入透明质酸时，所致的腹膜液体吸收率下降与透明质酸的相对分子质量和浓度有关。透明质酸的大分子部分通过降低组织的水力学传导性而减少跨毛细血管超滤。透析液内透明质酸浓度较高时，可能使组织的水力学传导性降低而液体黏滞度增加，使腹膜液体的吸收率进一步降低。透析液内高浓度透明质酸使组织水传导性降低，其渗透作用可抵消跨毛细血管超滤率的降低，从而跨毛细血管超滤率不会明显降低。

第五节　腹膜透析和宿主防御

刘伏友　彭佑铭

随着透析技术的改进和护理方案的完善，腹膜炎的发生率明显下降，但部分长期透析患者仍反复发生腹膜炎，而另外一些患者腹膜炎发生率则较低，提示不同患者抗感染能力并不相同。

腹膜透析时腹膜炎的发生除了与全身免疫状态有关外，与腹膜局部防御机制改变的关系更为密切。参与腹膜防御的机制包括细胞免疫和体液免疫。腹膜透析液的低 pH、高葡萄糖浓度、醋酸盐或乳酸盐缓冲剂以及透析袋和管道中塑料成分均可影响体液免疫和腹腔内的细胞免疫，由于腹腔内防御机制的改变，致使腹膜炎的易感性升高。

一、CAPD 时腹腔细胞防御

（一）白细胞量和分类

正常人腹腔的研究结果主要来自对女性进行腹腔镜检查。正常情况时，腹腔内液体量少于 50 ml，一般为 3～15 ml，主要起润滑作用。腹腔内含有 70 万～120 万个细胞，其中 90% 为巨噬细胞，5%～10% 为淋巴细胞，多形核白细胞少于 5%。没有腹膜炎时，1～3 L 透析流出液内含有白细胞数少于 100 万～4 500万，与正常对照组比较，白细胞降低 100～1 000 倍。在腹膜炎时，白细胞总数明显升高。腹膜透析患者未感染时，不同患者白细胞分类百分比并不相同，如巨噬细胞占 20%～95%，淋巴细胞占 2%～84%，中性粒细胞占 0～27%。导致这种差异的原因尚不清楚，可能与年龄、性别、感染发作的次数或以前肾脏疾患无关。在腹膜炎时，不同病原使白细胞分类百分比发生改变，如过敏性腹膜炎时，嗜酸性粒细胞明显升高，非特异性细菌感染时，嗜中性粒细胞比例升高，而结核感染时单核细胞明显升高。腹膜炎时，根据透析流出液内白细胞分类百分比，可大致推测可能的病因。

（二）中性粒细胞

在正常情况下，腹腔内中性粒细胞数较少，而腹腔内炎症因子存在时，通过毛细血管内附壁、黏附，然后在趋化因子的作用下，渗出到炎症区域，起杀菌作用，与巨噬细胞一起组成防止微生物入侵的一线屏障。影响中性粒细胞渗出的因素包括腹膜微循环的改变、细胞表面黏附分子、活性氧、细胞因子及炎症介质。腹腔内没有感染时，腹腔内嗜中性粒细胞占细胞总数的 0 ~ 27%，但腹膜炎时腹膜透析液内嗜中性粒细胞明显增加。

（三）单核－巨噬细胞

1. *单核－巨噬细胞来源* 正常情况下，腹腔液体的主要细胞为巨噬细胞，占细胞总数的 90%，CAPD 患者腹腔没有感染时巨噬细胞数差异较大，占细胞总数的 20% ~ 95%。CAPD 时如果腹膜没有受到刺激，每天从透析液内丢失的巨噬细胞达 $3\times10^7 \sim 4\times10^7$ 个，这样就提出了一个问题，即单核－巨噬细胞的来源。腹膜透析液持续丢失巨噬细胞时，与正常巨噬细胞比较，此时腹腔内巨噬细胞的成熟程度降低，提示巨噬细胞持续丢失可刺激未成熟单核细胞释放进入血液循环。未成熟单核细胞从血流进入到腹腔，然后发育成熟成为巨噬细胞。

2. *腹腔内巨噬细胞分类、分布和表面标志* 腹腔内巨噬细胞有两种类型：腹腔内固有巨噬细胞和渗出性巨噬细胞。渗出性巨噬细胞为血液单核细胞受到刺激后转变而成。单核细胞和巨噬细胞一旦进入腹膜，不能再返回到血液循环。巨噬细胞分布在腹膜的不同部位，部分巨噬细胞分布在毛细血管、小静脉和小动脉周围，称血管周巨噬细胞。另有一部分位于腹膜间皮细胞下，距腹腔的距离较近，称间皮下巨噬细胞。间皮细胞外也有巨噬细胞，部分黏附于间皮细胞上，部分游离于腹腔中。不同部位巨噬细胞上的表面标志不相同，血管周围的大部分巨噬细胞表达 CD14、HLA-DR。同时，许多巨噬细胞表面表达 RFD7 抗原。这些血管周边细胞表达 CR1、CR3、TFR 及 ICAM-1，提示这些细胞定位与血管和 T 细胞有密切关系。

另外，间皮细胞下巨噬细胞也可表达 CD14、HLA-DR、CR3、TfR、ICAM-1、CRI 及 RFD7 抗原。这些间皮下巨噬细胞以紧密连接方式相连，形成具有吞噬活性的"一线细胞"。

正常情况下，腹腔未受刺激时，90% 的巨噬细胞为固有巨噬细胞，过氧化酶染色见胞质内质网及核周染色较深。在 CAPD 患者中，渗出性巨噬细胞仅溶酶体颗粒过氧化酶染色阳性，部分渗出性巨噬细胞过氧化酶阴性。渗出性巨噬细胞很快丢失过氧化酶溶酶体，转变成过氧化酶阴性巨噬细胞，这表明 CAPD 患者巨噬细胞受到刺激而被活化，而不是处于静止状态。活化的巨噬细胞实际是一种不成熟的巨噬细胞。

3. *外周单核细胞功能* 对 CAPD 患者外周单核细胞功能的研究较少。有报道发现与 HD 患者一样，CAPD 患者外周单核细胞与 C5a 结合的能力降低，提示单核细胞对感染或损伤的趋化性降低。

近来，许多研究表明 CAPD 患者存在慢性无菌性炎症。Libetta 等认为即使没有腹膜炎或其他明显炎症因素，规律性腹膜透析也可激活全身单核细胞。与 HD 患者一样，CAPD 患者也可释放大量 IL-6，提示 CAPD 和 HD 两种治疗时外周单核细胞受到同等程度激活。β_2-微球蛋白是全身炎症的一个标志，许多因素包括一些细胞因子，如 TNF、IFN-γ、IL-2 可调节单核细胞 β_2-微球蛋白的产生。单核细胞本身产生 IL-6 及 T 细胞、B 细胞抗原也可调节 β_2-微球蛋白的产生。

4. *腹膜巨噬细胞功能* 腹膜巨噬细胞是腹膜防御机制的重要组成部分，腹膜巨噬细胞通过吞噬和杀菌作用保护腹膜免受病原微生物的侵犯。正常情况下，腹膜巨噬细胞大多处于静止状态，在受到某些因素如细菌脂多糖（LPS）、腹膜透析液及细胞因子的刺激后，发挥吞噬和杀菌作用。长期 CAPD 时腹腔内巨噬细胞升高，提示腹腔内慢性炎症存在，由于慢性炎症刺激，腹膜巨噬细胞可产生一系列细胞因子。

（四）淋巴细胞

1. *腹膜淋巴细胞的分布* 许多学者通过观察发现 CAPD 患者腹膜透析液内有大量 T 淋巴细胞。这些 T 淋巴细胞来自于腹膜周围血管,依次通过内皮细胞层、血管周围和间皮下区及间皮层,最后进入腹腔。感染时网膜上发现有稀疏淋巴样结构,而正常人则无此结构,提示这也是腹腔内 T 细胞的一个来源。

腹膜上淋巴细胞的空间分布不一致,Jose 等发现腹膜间皮下间质 T 淋巴细胞少见,但在靠近腹腔的腹膜浅层可见有少量的 T 细胞。CAPD 患者腹膜炎时,间皮下 T 细胞也少见。但血管周围间质发现有 T 细胞浸润,少部分浸润 T 淋巴细胞表达 IL-2R。同时血管周围有 T 淋巴细胞浸润的部位有表达 CD14 分子的细胞存在,这提示 T 淋巴细胞与腹膜巨噬细胞之间有相互作用,参与抗原呈递和细胞活化。腹膜上 B 淋巴细胞(CD22)或 NK 细胞(CD56)分布较少。

2. *外周淋巴细胞功能*　与 HD 相似,许多 CAPD 患者具有外周淋巴细胞减少的特征。有些研究表明 CAPD 患者与对照组比较,外周 T 淋巴细胞和淋巴细胞百分比没有差异,经过长达 6 ~ 12 个月的 CAPD 后淋巴细胞亚群也无明显改变。1997 年 Näther 等对 12 例 CAPD 患者透析前、透析 6 个月后的淋巴细胞亚群进行了研究,结果显示与对照组比较,T 细胞和 NK 细胞减少,但 CD4/CD8 比值以及 CD25 细胞数升高。CAPD 患者 T_H(CD4)细胞可分为诱导-辅助性 T 细胞($CD4^+/CD29^+$)和诱导-抑制性 T 细胞($CD4^+/CD45RA^+$)明显增加,$CD4^+/CD45RA^+$明显减少,CD4/CD8 比值明显升高,提示患者处于激活的炎症前状态。

3. *腹膜淋巴细胞功能*　对 CAPD 患者腹膜淋巴细胞的研究较多。据报道 CAPD 患者腹膜淋巴细胞占白细胞总数 2% ~84%,平均为 20% ~30%。一般而言,CAPD 时透析液内淋巴细胞有增多的趋向,以透析开始后 1 个月为明显。腹膜炎时淋巴细胞升高,但腹膜炎治愈后逐渐回复到基础水平。与外周淋巴细胞比较,透析液内活化 T 细胞百分比升高,这些活化 T 细胞包括抑制性 T 细胞(T_S)和辅助性 T 细胞(T_H)。在 CAPD 时,特别是发生腹膜炎时,内皮细胞 HLA-DR 表达明显上调,而这种作用仅由 T 细胞产生的 IFN-γ 所诱导,直接证实腹腔内存在活化 T 细胞。淋巴细胞在腹膜上的分布显示 T 淋巴细胞与腹膜巨噬细胞之间可能有相互作用。腹腔内注入抗原,网膜、腹膜组织 T 细胞须与巨噬细胞接触才会增殖。巨噬细胞受到 LPS、IFN-γ 等刺激后,能表达 MHC-2 类抗原,分泌 IL-1,从而使 T 细胞活化。此外,内皮细胞、间皮细胞也与 T 细胞活化有关。虽然 T 细胞被激活,但腹腔内 T 淋巴细胞并不会增殖,提示这种活化是非特异性的。活化淋巴细胞可产生细胞因子调节免疫和炎症反应,因而腹腔内淋巴细胞在腹腔局部防御机制中起着十分重要的作用。

(五)腹膜间皮细胞

细菌性腹膜炎是 CAPD 时常见的并发症,是 CAPD 超滤衰竭和溶质转运能力下降,被迫退出 CAPD 的主要原因。以往认为腹腔内中性粒细胞和巨噬细胞是抵御细菌入侵的第一道防线。但通过对 CAPD 时腹膜间皮细胞形态、功能研究发现,腹膜间皮细胞通过黏附分子、细胞因子介导,参与炎症过程和抗感染,在腹膜局部防御机制中起着十分重要的作用。

1. *间皮细胞直接防御作用*　腹膜间皮细胞的连接与表面负电荷分别构成阻止微生物入侵的机械和电荷屏障,起着一线防御作用。腹膜间皮细胞是一类非常特异的细胞,在特定条件下可表现不同的细胞功能,除了参与腹膜硬化外,尚具有吞噬样细胞功能。Muijsren 等体外人体腹膜间皮细胞培养时研究发现,腹膜间皮细胞摄入大量金黄色葡萄球菌,进一步采用溶菌素溶解黏附于腹膜间皮细胞表面的细胞,但腹膜间皮细胞胞内仍有金黄色葡萄球菌存在,因而提示腹膜间皮细胞在腹膜透析时通过吞噬作用直接参与局部抗感染过程。

2. *抗原呈递功能*　抗原呈递细胞是一类能摄取和处理抗原,并能将处理后抗原呈递给特异淋巴细胞的细胞。抗原呈递细胞对外源性抗原和内源性抗原呈递方式不相同。腹膜间皮细胞具有与抗原呈递细胞类似的功能。Valle 等对腹膜间皮细胞的细胞表型和抗原呈递功能进行研究,结果显示腹膜间皮细胞可表达 HLA-DR,并可被 IFN-γ 上调。同时研究显示腹膜间皮细胞对可溶性抗原(破伤风毒素和纯化蛋白衍生物 PPD)和颗粒性抗原(白色念珠菌)均能很好处理,并进行抗原呈递。

3. *参与腹膜炎症过程*　CAPD 时腹膜间皮细胞不仅可分泌前炎症介质(PGE_2,6-keto-PGF_α 等),还可分泌 MCP-1、HA、细胞集落刺激因子,同时还可分泌一些细胞因子(IL-1α、IL-1β、IL-6、IL-8 及 TGF-β)。此外,细胞尚可表达黏附分子(VCAM-1、ICAM-1)及某些细胞因子受体($TNF-R_1$ 和 $TNF-R_2$)。由于其形态和结构特点,腹膜间皮细胞不仅具有直接吞噬病原体作用,尚通过黏附分子、细胞因子之间的网络作用,调节机体免疫反应,在腹膜宿主防御中起着十分重要的作用。

(六)其他细胞

1. *血管内皮细胞* 腹膜透析发生腹膜炎,白细胞在血管内附壁黏附穿过血管壁,通过腹膜间皮细胞层,聚集到腹膜炎症区域。其中血管内皮细胞起着十分重要的作用。白细胞穿过腹膜与血管内皮细胞表面标志有密切关系。靠近间皮细胞层的小静脉和毛细血管内皮细胞 HLA-DR、ICAM-1 中度表达,VCAM-1 中度表达,ELAM-1 表达较少,而静止内皮细胞不表达 HLA-DR。CAPD 时,由于活化 T 细胞分泌 IFN-γ,内皮细胞表达 HLA-DR 上调。

在炎症时,一些细胞因子诱导内皮细胞 ICAM-1 和 VCAM-1 的表达,介导吞噬细胞和淋巴细胞黏附于内皮细胞表面,与细胞吞饮有关。腹膜炎时这些分子表达上调,可能与腹膜免疫细胞补充有关。

2. *腹膜成纤维细胞(PFB)* 腹膜成纤维细胞是腹膜第二主要细胞群体,在腹膜炎症控制中也起十分重要的作用。Jorres 等用重组人 IL-1β/TNF-α 刺激体外培养的人腹膜成纤维细胞(HPEB),发现人腹膜成纤维细胞 IL-6 mRNA、IL-8 mRNA 表达增加,同时 IL-6 和 IL-8 的分泌也增加。IL-1β/TNF-α 对人成纤维细胞刺激作用具有时间、剂量依赖的特点。此外,在 IL-1β 或 TNF-α 的刺激下,HPFB 以时间和剂量依赖性方式分泌 PGE_2、PGI_2、MCP-1 和 RANTES 增加。腹膜透析液对 HPFB 的功能具有抑制作用,乳酸盐透析液对 HPFB 功能的抑制作用强于碳酸氢盐透析液,但不如对腹膜间皮细胞的作用明显。CAPD 时,巨噬细胞与人成纤维细胞相互作用后,人成纤维细胞产生 IL-6 和 IL-8,参与腹腔炎症过程,与宿主抗感染机制有关。与此同时,人成纤维细胞增殖,分泌细胞外基质(ECM),与腹膜间质纤维化有关。

(七)腹膜细胞之间的相互作用

微生物进入腹腔,腹腔局部屏障阻碍微生物的入侵,同时腹膜内皮细胞群可对入侵的微生物起着吞噬、杀灭作用。这些腹膜细胞群体之间相互作用,一方面与腹膜的解剖有关,另一方面这些细胞群体通过旁分泌或自分泌的形式产生细胞因子参与炎症过程。在此过程中,介导细胞之间作用的两类物质是细胞表面黏附分子及细胞因子。CAPD 时,与透析有关的因素,如感染、高渗透析液、透析液低 pH 等使巨噬细胞激活,在调理素的调理下,除了直接吞噬、杀灭细菌之外,同时可释放 TNF-α、IL-8、IL-1β 及 IL-2 等细胞因子,这些因子可作用于腹膜间皮细胞,使腹膜间皮细胞产生其他细胞因子,如 PGE_2、PGI_2、IL-1β 和 IL-8,表达 sTNFR′s 等,这些细胞因子又可作用于巨噬细胞及中性粒细胞、淋巴细胞等血管内皮细胞等。腹膜透析时,介导巨噬细胞与间皮细胞黏附的巨噬细胞表面 CD16、CD64、CD11b 受体表达减少,因而巨噬细胞与间皮细胞黏附减少。由此可见腹膜细胞之间的相互作用由细胞因子网络介导。

细菌、间皮细胞及巨噬细胞通过细胞间黏附而产生作用,体外研究发现微生物能通过各种方式黏附于间皮细胞。此外,白细胞渗出、游走与白细胞血管内皮细胞黏附有关。这些细胞群体之间作用与细胞表面黏附分子及其配体之间的相互作用有关。

二、CAPD 时腹腔体液防御

腹膜局部防御机制除与腹腔内细胞群有关外,腹腔内的一些具有调理性的物质对于腹膜局部防御机制也具有十分重要意义。腹腔内调理素主要成分是 IgG、C3b、C3bi 及纤连蛋白(Fn),其中研究比较多的是腹腔内 IgG 和 C3b。

(一)腹腔液内 IgG

IgG 是全身性体液免疫反应的主要效应分子,主要由脾脏和淋巴结中浆细胞所合成,与其他免疫球蛋白相比更易弥散,通过毛细血管壁到达组织间隙,故可分布于全身各处组织。它包括 IgG_1、IgG_2、IgG_3 和 IgG_4 四个亚类,由于 IgG 各个亚类 Fc 的氨基酸组成和二硫键数目不同,因而具有不同免疫原性和生物活性。正常腹腔液体含有来自血浆的蛋白质,其中 IgG 的浓度与血浆相似。CAPD 夜间留腹后腹膜透析液 IgG 平均浓度为 0.1 g/L 或稍降低,腹膜透析液留腹时间延长,腹膜透析流出液 IgG 缓慢升高。开始 CAPD 的前几个月腹膜透析流出液中 IgG 浓度有降低的倾向,但随透析时间延长,腹膜透析流出液中 IgG 稳定在一定水平。一般而言,尽管 CAPD 患者腹膜透析流出液持续丢失免疫球蛋白,但血浆免疫球蛋白的水平仍正常。不过,有报道表明成人 CAPD 患者血浆 IgG_3 升高,但儿童 CAPD 患者有血浆 IgG_2 降低。

腹膜内中性粒细胞、巨噬细胞、淋巴细胞及部分 T 细胞表面均表达 Fc 受体。细菌及其他颗粒样物质被 IgG 包被后,IgG 的 Fc 段能分别与腹膜吞噬细胞表面的 Fc 受体结合,促进腹膜吞噬细胞的吞噬作用。IgG 的 Fc 段与 B 细胞和 T 细胞表面 Fc 受体结合,调节细胞免疫和体液免疫。不过,IgG 在腹膜局部抗感染的确切作用尚不完全明了。许多研究表明腹膜炎发生率较高(HPI)患者透析液调理素活性或 IgG 水平较低,表皮葡萄球菌腹膜炎时尤为明显。表明调理素水平较低者患腹膜炎的危险增加。透析液内 IgG 高者发生表皮葡萄球菌腹膜炎的危险性较低,否则,腹膜炎的发生率较高。

(二)补体成分

腹腔液体中另一类具有调理活性的物质是补体。在腹膜透析时,研究比较多的是补体 C3b。C3b 可在补体激活经典途径中产生或自发产生。正常时,腹腔液体内 C3 水平与血浆相似。CAPD 时,腹膜透析液 C3 波动与 IgG 变化相似。虽然 C3 变化与腹膜炎发生无关,但对透析液分析显示体内 C3 被激活。补体片段 Ba 在体外可抑制 B 淋巴细胞的功能,研究表明尿毒症患者血浆 Ba 水平升高,不过 CAPD 时腹腔内 Ba 的变化和功能尚不清楚。

CRI(C3b/C4bR)是调理素受体。CRI 可表达在许多类型的细胞表面,包括红细胞、中性粒细胞、巨噬细胞、T 和 B 淋巴细胞。Suassuna 等对腹膜细胞进行免疫组化分析,结果表明 CAPD 时仅在巨噬细胞表面表达 CRI,而其他腹膜细胞无 CRI 表达。因巨噬细胞表面表达 CRI,微生物或颗粒状物质进入腹腔,经 C3b 或 C4b 作用后,巨噬细胞对这些物质的吞噬作用增强。腹膜透析时,针对革兰阳性菌的调理作用不如革兰阴性菌,原因是腹腔内 C3 较低的缘故,而 C3 是调理革兰阳性菌所必需的调理素,因为其他腹膜细胞群未表达 CRI,因而 CAPD 时 C3 对这些细胞的影响不清。

(三)纤连蛋白(Fn)

Fn 是 MPS 依赖的调节剂,约占血浆调理活性的 45%,Fn 以可溶形式存在于血浆和体液中。Beppn 发现正常小鼠巨噬细胞表达大量 Fn(smFn)。Fn 受体(FnR)存在于细胞表面和细胞内,在吞噬过程中,浆膜面 FnR 与胞内位点间形成循环。限量胰蛋白酶能清除巨噬细胞表面 Fn 而保持 FnR 活性。SmFn 与巨噬细胞吞噬活性呈正相关,提示 SmFn 可能是介质 Fn 调控巨噬细胞吞噬活性的桥梁。SmFn 是巨噬细胞 FnR 的活化剂,巨噬细胞吞噬功能与 FnR 在吞噬过程中运动有关。Fn 能增加巨噬细胞 cAMP 水平,增强其细胞膜的流动,诱导巨噬细胞释放 IL-1 及经 FnR 介导而诱导某些细胞的基因表达。Fn 能增加单核细胞对 C3b 免疫复合物的清除作用,并刺激白细胞对 C3b 标记 RBC 的消化,也能增加单核细胞对 IgG 标记颗粒的吞噬作用,提示 Fn 经 C3b(CR1)、C3bi(CR3)或 C1q 活化受体而促进单核细胞补体受体或 Fc 介导的吞噬作用。CAPD 透析液内 Fn 浓度较低,Groldstein 等发现 HPI 患者透析液内 Fn 明显降低,提示 HPI 组巨噬细胞体外分泌 Fn 较少。不过,Khan 和 Davis 发现透析液 Fn 浓度与腹膜炎的发生率没有明显关系,造成这些差异的原因可能是由于 Fn 不稳定,从而影响测定的结果。此外,腹膜透析液存在其他的调理素也影响结果的分析,CAPD 时 Fn 主要是革兰阳性菌调理素,同时调理纤维素的清除。

(四)非调理性物质

在腹膜透析液内存在纤维蛋白原,可聚合形成可见纤维素,因而腹膜炎时腹膜透析液内可见大量纤维素。在使用过的透析液内加入表皮葡萄球菌也可导致纤维素形成。这些纤维素网络可滞留这些细菌,免于被吞噬细胞吞噬。如加入尿激酶可提高腹膜透析流出液对表皮葡萄球菌的调理活性。上面结果提示纤维蛋白原形成纤维素对宿主防御机制有不利影响。

三、腹膜炎预防与宿主防御

终末期肾衰竭患者由于免疫系统缺陷,易感性增加。CAPD 患者可改善终末期肾衰竭患者的生活质量,而且 CAPD 与 HD 比较,能更好改善患者的免疫功能,因而被广泛采用作为终末期肾衰竭的有效治疗手段。但 CAPD 患者腹膜透析炎症的一个主要原因是感染性腹膜炎,而感染性腹膜炎是否发生取决于细菌是否侵入腹腔。细菌侵入腹腔后是否导致腹膜炎,一方面取决细菌数量及种类,另一方面取决于宿主防御机制。由于宿主防御机制在腹膜炎中起十分重要的作用,因而改善宿主防御机制对于腹膜炎预防意义十分重大。

(一)阻止细菌侵入腹腔

理论上,要想避免腹膜炎的发生,最好的办法是阻止细菌进入腹腔,一般而言,导管和肠道是细菌进入腹腔的两条最主要途径。由于操作不慎,细菌可通过开放管道进入腹腔,这是腹腔透析腹膜炎最常见的原因,因而强调在透析液交换时严格无菌操作。除此之外,在透析液灌注之前首先用含抗生素的透析液冲洗管道,可有效预防腹膜炎的发生。另外一个措施是使用管道滤过器防止细菌通过管道进入腹腔。不过,细菌可在滤过器上生长,释放内毒素,可使患者腹膜受到内毒素的作用,而且滤过器也不能完全阻止微生物进入腹腔,目前尚没有理想方法阻止细菌由肠道进入腹腔。

有证据表明鼻部金黄色葡萄球菌携带者导管出口处感染危险性明显增加,而且金黄色葡萄球菌腹膜炎仅发生于鼻部携带金黄色葡萄球菌患者。有学者发现 PD 患者鼻部使用抗生素可有效减少金黄色葡萄球菌腹膜炎的发生率。近来许多研究发现 CAPD 患者鼻部使用莫匹罗星杀灭鼻部金黄色葡萄球菌可有效减少金黄色葡萄球菌腹膜炎的发生。出口处感染和隧道感染时,细菌可沿腹膜透析管管周进入腹腔,导致腹膜透析患者发生腹膜炎,因而对于出口处感染和隧道感染要及时处理。

(二)改善腹膜透析液的生物相容性

目前腹膜透析时常用的腹膜透析液是乳酸盐缓冲剂透析液(Lac-PDF)。体外及体内实验显示乳酸盐腹膜透析液可调节白细胞和腹膜间皮细胞功能。由于乳酸盐腹膜透析液成分为非生理性组成,因而具有生物不相容性。乳酸盐腹膜透析液由于其低 pH、乳酸盐、高渗性对宿主防御有抑制作用。此外,乳酸盐腹膜透析液用葡萄糖作渗透剂,而高浓度葡萄糖本身及其分解产物(AGE_S)也可影响腹膜宿主防御功能,因而可用不同措施改善腹膜透析液的生物相容性。

1. 缓冲剂　乳酸盐作缓冲剂,由于其低 pH 及乳酸盐本身可影响腹腔细胞的形态和功能,因而目前尝试不同的方法来解决此问题。碳酸氢盐是一种较理想的缓冲剂,但单用碳酸氢盐可出现沉淀、葡萄糖焦化等问题,因而人们在制备碳酸氢盐透析液时加入醋酸盐、乳酸盐或双甘氨肽、采用双腔透析袋装碳酸氢盐透析液也不失为一种理想方法。目前国外有学者用丙酮盐作为缓冲剂,但尚处于实验阶段。

2. 渗透剂　腹膜透析对在腹膜透析液中加入渗透剂的目的是为了产生最大超滤,以加强脱水,葡萄糖是常用的渗透剂。高浓度葡萄糖虽然可加强超滤,但高浓度葡萄糖本身及其代谢产物可损害宿主防御能力,此外还可使患者出现高脂血症、蛋白质丢失、腹膜硬化等缺点,为此非葡萄糖渗透剂,如氨基酸、多聚葡萄糖、多肽等也开始试用于临床。

3. 钙离子　目前常用腹膜透析液钙浓度为 1.75 mmol/L,比正常人血液中钙离子浓度稍高。CAPD 时采用钙离子浓度为 1.75 mmol/L 的腹膜透析液,口服碳酸钙常并发高钙血症和转移性钙化。除此之外,生理性高钙透析液的剂量依赖方式使腹膜间皮细胞细胞内 Ca^{2+} 升高,导致核内酶激活及凋亡相关基因 c-fos、c-jun 和 c-myc 表达,从而引起腹膜间皮细胞损害和凋亡。

(三)调理素和细胞因子的使用

腹膜透析时,大量腹膜透析液可稀释调理性物质浓度,从而使腹腔内吞噬细胞吞噬能力降低。体外实验显示 IgG 可显著提高腹膜透析液调理活性。有学者建议透析袋定期使用 IgG 可降低腹膜炎发生,但目前尚无对照组实验证实其效果。最近有报道表明腹腔内连续小剂量免疫球蛋白,同时使用抗生素治疗腹膜炎,效果优于单用抗生素。腹膜透析时补体偏低,似乎增加腹膜透析液补体浓度有助于控制革兰阴性菌感染,但未试用于临床。

另一方法是用免疫疗法以增加腹腔内特异性抗体浓度。采用大剂量破伤风类毒素时腹膜透析液抗毒素浓度升高。Scatizze 等进行非对照研究显示可降低感染,但 1991 年 Warren 等研究发现使用葡萄球菌疫苗可使腹腔内特异性抗葡萄球菌抗体升高,但并不能预防 CAPD 相关葡萄球菌感染。目前为止尚没有证据表明腹腔内外源或内源性抗体可降低腹膜炎发生率。

Carrozi 等对 181 例 CAPD 腹膜炎患者腹膜外运用 IFN-γ 治疗对腹膜透析流出液中细胞因子影响进行了研究。发现腹腔内注射(100 万 U IFN-γ)48 小时后,腹膜透析流出液中 IL-6、IL-8 及 IFN-γ 升高,但 IL-1α、IL-1β 和 TNF-α 水平较低。IL-6、IL-8、IFN-γ 具有抗感染功能,腹腔内使用 IFN-γ 可改善宿主防御机制,虽然缺少大样本研究,但值得在临床上进行进一步观察。IL-6、IL-8 尚未应用于临床。

(四)其他措施

营养状态影响患者的免疫功能,因而应尽可能使患者保持良好的营养状态。不过,尚没有证据表明改善腹膜透析患者营养状态能降低腹膜透析相关腹膜炎的发生率。腹膜透析液持续腹腔冲洗可损伤腹膜间皮细胞,同时稀释腹腔内的调理素,使腹腔内调理素浓度降低,因而削弱宿主腹膜防御机制。目前不主张在腹膜炎持续腹腔冲洗,可先短期冲洗腹腔,使腹膜透析液转清,然后封管一段时间,待炎症控制后再恢复腹膜透析,这样有利于恢复宿主防御机制,促进感染的控制。

腹膜炎透析时常有生物膜形成,而生物膜可能与腹膜炎发生有关,灌注前先冲洗管道有助于减少生物膜的形成。多种抗生素体外运用可有效清除生物膜,但不宜常规应用于临床。体外尿激酶可增加腹膜透析液对金黄色葡萄球菌的调理活性,因而复发性腹膜炎可用纤溶治疗有助于感染的控制。有报道表明,川芎嗪、丹参等可改善宿主防御机制,但有待于进一步研究。

第六节 腹膜透析导管

刘伏友 彭佑铭

一、腹膜透析导管材料

(一)导管的材料

自 20 世纪 60 年代以来,慢性腹膜透析导管的材料一般为疏水硅酮构成,但这种导管仍存在着一些问题,如导管表面上生物膜生长可导致复发性腹膜炎;网膜可被吸入侧孔中而导致引流不畅;机械故障可导致导管断裂及连接器的脱落等。近年来,有学者研究采用亲水性的多聚尿烷(polyurethame)制成卷曲型腹膜透析导管,因其导管壁薄,它的内径比硅酮管大,外径比硅酮管小,而且比硅酮管更平滑,更坚固。由于其内径大,因而灌入和引流腹膜透析液的速度更快。目前尚未能证实多聚尿烷导管能降低复发性腹膜炎、引流不畅和机械性故障的发生率。

(二)导管的质量标准

(1)导管应由无毒的惰性材料制成,可弯曲,质量稳定,长期不变。目前市售导管一般都为硅胶材料。

(2)导管表面应具有高的光洁度,避免微生物在不光滑的导管表面聚集,导致复发性腹膜炎。

(3)导管应不透X射线,便于注入造影剂检查。不宜使用钡与硅胶的混合物,因为能增加导管的硬度和表面的孔隙。因此,目前的硅胶导管只带有一条不透X射线的钡条。

(4)导管应不受体温、透析液酸碱度、注入和引流的透析液成分,以及酒精和其他消毒剂(如碘剂)的影响而发生质量改变。这样可以防止长期使用过程中出现化学性腹膜炎或异物反应。

(5)导管应在皮下和腹膜上两个部分牢固地与组织相结合,以防止漏液和皮下隧道感染。目前一般为毛质涤纶袖套。但理想的材料应与天然的"经皮生长物"一样,例如毛发、羽毛、指甲、蹄、牙齿和角等等。但目前还没有一种人工经皮装置能达到这样完美。

(6)导管应有良好的组织相容性,不易被大网膜包裹。

二、腹膜透析导管的类型

(一)腹膜透析导管可分为急性和慢性腹膜透析导管

1. 急性腹膜透析导管　所有急性腹膜透析导管结构基本相同,一根直的或轻度弯曲、相对较硬的导管,导管的腹内段有许多侧孔。操作时,用金属针或可弯曲导线插入导管,然后一同插入腹腔,边退芯,边向腹腔后下方插管,直至膀胱直肠窝。急性腹膜透析导管可在床旁操作,节省手术时间,对抢救患者有利。但急性腹膜透析导管无防止细菌侵入的涤纶袖套,透析3天以后腹膜炎发生率明显增加,因导管较硬亦易引起肠穿孔。目前对急性肾衰竭或其他疾病需做急性腹膜透析的患者,倾向采用单涤纶袖套的腹膜透析导管,可避免定期更换急性腹膜透析导管之弊,减少腹膜炎的发生。置管的方法可采用穿刺法和解剖法置管,对一个熟练的专科医师而言,这两种方法在时间上没有差异,而后者更为可靠,且并发症少。

2. 慢性维持性腹膜透析导管　慢性腹膜透析导管由硅橡胶制成,全长32~42 cm,一般带有两个涤纶袖套,将导管分为三段,即:腹外段(长约10 cm)、皮下隧道段(长5~7 cm)及腹内段(长约15 cm)。导管的腹腔段前10 cm管壁上有60~110个直径为0.5 mm的小孔。硅橡胶的表面可刺激皮下隧道管周的上皮细胞增生,形成一层"白膜",可抵御细菌侵入皮肤出口和腹腔的屏障。位于腹膜外和皮下的两个涤纶袖套可刺激局部的炎症反应,大约在1个月内形成纤维和肉芽组织。这种纤维组织起着固定腹膜透析导管,防止微生物入侵的作用。该导管使用期限比急性腹膜透析导管长得多,即使发生腹膜炎,通过全身和腹腔局部使用抗生素,基本能控制感染,达到治愈效果而不需拔管。在没有特殊并发症的情况下,慢性腹膜透析导管平均至少使用1年以上,国内有标准使用10年以上的报道。

(二)按年龄大小可分为儿童和成人腹膜透析导管

1. 儿童腹膜透析导管　儿童的腹腔比成人小,因而儿童腹膜透析导管腹腔段比成人短,引流孔长度亦比成人导管短。

2. 成人腹膜透析导管　成人腹膜透析导管根据不同的设计要求有不同规格。

三、几种常用的腹膜透析导管及评价

(一)直形和卷曲形的Tenckhoff腹膜透析导管

导管由内径为2.6 mm,外径为5 mm的硅胶管构成,有1~2个1 cm长的毛质涤纶袖套。成人直形双袖套导管总长为40 cm,腹腔段和皮下隧道段的长度可根据不同的要求而改变。腹腔段有一开口的末端,前端长约10 cm导管上有直径为0.5 mm的侧孔60个。卷曲的Tenckhoff导管与直形的不同之处为在腹腔段末端有一个卷曲的长约 18.5 cm 长的导管上有 110 个直径为 0.5 mm 大小的侧孔。所有的 Tenckhoff 导管都有一个充钡的不透 X 射线的条带，以便在 X 线下观察导管的位置。通常将双袖套直形的 Tenckhoff 管称为标准 Tenckhoff 导管。Tenckhoff 腹膜透析导管有多种类型，以适应不同临床需要。尽管有许多改良的导管可供使用，但目前国内应用最多、最广泛的均为标准 Tenckhoff 透析导管。

Slingeneyer 等首先报道了 1973 年 9 月至 1980 年 9 月主要做 IPD 的 247 例患者，共用 315 根直形 Tenckhoff 导管的早期经验。治疗累计过程有 410 患者年，他们观察到有下列导管并发症：出血至皮下组织或腹膜为 1.9%；管周漏液为 3.5%；出口处皮肤感染为 10.5%，糖尿病患者更易出现出口处皮肤感染。因堵管而需修复或拔除导管的发生率为 5.3%，因皮下隧道炎而需拔除导管发生率为 2.2%。1 年导管总存活率为 79.9%，两年存活率为 69.6%。由此他们得出结论，虽然有皮肤出口处感染及单向阻滞堵管的发生，但 Tenckhoff 导管仍可为慢性腹膜透析提供良好的通路。

直形 Tenckhoff 腹膜透析导管有单涤纶袖套和双涤纶袖套两种。Rubin 和 Adair 对 1981 年 8 月至 1983 年 5 月间使用 Tenckhoff 导管做 CAPD 的患者进行了前瞻性研究。他们为 90 例患者植入单涤纶袖套导管 97 根，为 92 例患者植入 118 根双涤纶袖套导管。在长期随访的患者中，拔除导管的首要原因是腹膜炎治疗失败，无论是单袖套还是双袖套导管的寿命 38% 为 22 个月。芬兰 Eklund 对连续的 60 例需植导管进行 CAPD 的患者随机地植入单涤纶袖套或双涤纶袖套 Tenckhoff 导管，在长期随访中，其 1 年导管存在率分别为 95.5% 和 96.7%，2 年导管存在率分别为 82.7% 和 79.9%。两种导管在首次出现腹膜炎发作或隧道口感染上无明显差别。但 Lewis 等的观察结果却相反，他对 21 例植入单涤纶套 Tenckhoff 导管和 20 例植入双涤纶套 Tenckhoff 导管的患儿分别观察 106 个患者月和 145 个患者月，结果显示因腹膜炎而需拔除导管的发生率在单涤纶套导管组明显增加。因此，作者认为双涤纶袖套 Tenckhoff 导管在婴幼儿腹膜透析患者中能更有效地预防侵入性感染性并发症。

Rothembourg 等于 1978 年 8 月至 1980 年 1 月间，共植入 48 根 Tenckhoff 直形导管；1980 年 2 月至 1983 年 4 月，共植入 95 根卷曲形 Tenckhoff 导管，他们认为这两种导管明显区别在引流不畅方面，直形导管明显高于卷曲形导管。除卷曲形导管在围术期疼痛较明显外，其他并发症，如管周漏液、皮肤出口感染等，两组的发生率大致相同。直形导管的 1 年存活率为 65%，2 年存活率为 60%，卷曲形导管则分别为 83% 和 78%。

Swartz 等报道了他们在 1985 年 1 月至 1988 年 12 月间植入 213 根卷曲形导管的经验，其 134 根经皮穿刺植入，79 根为手术植管。第 1、2、3 年的导管存活率分别为 88%、71% 和 61%。早期管周漏液在经皮插入者有 29 例，而经手术植管者有 8 例。作者认为从引流不畅而言，卷曲形管优于直形管。

湖南医科大学附二院肾内科采用手术法植管，全部为标准 Tenckhoff 直形导管，共植管 600 余例，近 5 年未发生 1 例管周漏液，引流不畅发生率小于 3%。因此，作者认为手术法植管的位置及腹膜荷包缝扎的技巧非常重要，这是降低引流不畅发生率和管周漏液的关键。

（二）TWH（Toronto Western Hospital）腹膜透析导管

TWH 导管由 Oreopoulos 和 Zellerman 在 1976 年设计，该导管的主要特征是在直形 Tenckhoff 导管的基础上有所改进，即在导管 15 cm 的腹腔段分别有 2 个扁的硅胶盘，2 个硅胶盘相距 5 cm，盘的直径为 28 mm，盘厚度为 1 mm。这两个盘的作用旨在防止导管腹腔段的自由移动而使之保持在真骨盆内，并使导管与肠管和大网膜分开。该导管的缺点为植入和拔除的手术操作较为复杂，尤其是拔除时患者承受的痛苦较大。

1976 年以后，该型导管已有改进，在腹膜外毛质涤纶袖套的底部加上一个直径为 1 cm 的涤纶翼，翼与导管上的硅胶珠之间有一个 1 mm 宽的裂隙，便于外科打结将腹膜固定在导管上。TWH 导管亦有单袖套和双袖套之分，其作用机制与 Tenckhoff 导管相同。Hogg 等用 TWH 导管为儿童进行长期 CAPD 取得成功，他们共为 12 名儿童植入 TWH 导管，为 9 名儿童植入 23 根 Tenckhoff 导管，前者的导管梗阻发生率为 7%，远远小于后组的 45%。Flanigan 等对植入的单袖套和双袖套的 Tenckhoff 导管与 TWH 导管进行了回顾性分析，发现 TWH 导管引流不畅率为 9.4%，Tenckhoff 单袖套导管为 11.3%，而 Tenckhoff 双袖套为

20.6%。然而,与多数透析中心使用TWH导管的经验相反,Flanigan等观察到TWH导管的存活率较低。

瑞典Grefberg在1984年报道了关于Tenckhoff导管与TWH导管对比使用结果。导管的使用是随机的,而且均采用手术法植管。对59根Tenckhoff导管观察了592个治疗月,对24根TWH导管观察了220个治疗月,两种导管18个月的平均使用寿命为80%。59根Tenckhoff导管中有11根发生梗阻,而24根TWH导管中仅1根出现梗阻。瑞典学者认为这可能是由于缺乏植管经验,而植管并发症可因积累经验增多而减少。在皮肤出口处感染、隧道感染及管周漏液方面,两组没有区别。尽管TWH导管引起引流不畅的机会较少,他们依然否定了这种导管的应用,他们认为导管移位时常常需做剖腹术,且移位时可能导致大肠穿孔。

(三)鹅颈(swan neck)导管

鹅颈导管又称Missouri导管,是根据回顾分析Tenckhoff和TWH导管的并发症的发生率而设计。对导管引起的并发症分析表明,双袖套导管通过腹直肌鞘植入,隧道内及皮肤出口方向朝下的并发症发生率最低。导管的弯曲常常导致皮下袖套突出皮外,其原因是导管弯曲而出现弹性复位的结果。鹅颈导管的特点是在两涤纶袖套之间有一个永久性弯曲,这在导管制造过程中就已弯曲定型,由于其弯曲的形状而称之为鹅颈管。这种导管产生的效果是导管在无弹性回力的情况下,皮肤出口朝下,从而减少隧道口和隧道感染的机会,避免了皮下袖套的脱出,由于导管的弹性回力消失,亦有可能减少导管腹腔末端的移位。

1. *鹅颈导管的Ⅰ型、Ⅱ型和Ⅲ型* 鹅颈导管的原形设计于1985年,从1985年8月至1986年4月一直使用原形鹅颈导管,在两个涤纶袖套之间导管弯曲80°。采用这种导管仅做了327例患者,就发现皮下袖套仍有外突的趋势,以后的经验亦证明了这一点。1986年4月以后这种原形鹅颈导管即被淘汰,在原形鹅颈导管的基础进行了进一步的改进,取名为鹅颈导管Ⅱ型,即两袖套之间的距离由8.5 cm缩短至5 cm,用于肥胖患者。鹅颈Ⅲ型导管则缩短至3 cm,用于较瘦的患者,而弯曲角度由80°增至170°~180°,左右导管为镜影对称,导管的腹腔段为卷曲形状或直形。导管配有不同长度的腹腔段,可根据患者尺寸及导管插入部位来选择,以保证腹腔段末端留在真骨盆内。直形和卷曲形导管的寿命无明显差别。

2. *TWH型鹅颈导管* TWH型鹅颈导管,是TWH导管的改良,导管右内侧腹膜外涤纶袖套下方有一个涤纶翼及硅胶珠,与TWH导管不同的是翼与硅胶珠有一个与导管轴成45°角的倾斜,与TWH导管一样,导管的腹腔段均有两个硅胶盘。

3. *胸骨前鹅颈导管* 胸骨前鹅颈导管,实际上是鹅颈导管的皮肤上出口处在胸前壁,延长了腹膜透析导管的长度。胸腔是一个坚实稳固的结构,胸壁的运动度小,将皮肤出口位置定在胸壁的目的是由于胸廓运动度小因而可减少损伤和感染的机会。同样可能减少腹部造瘘患者及带尿布小儿的污染机会。外科临床经验显示,胸廓手术后伤口愈合比腹部手术好,这亦可能与胸廓运动度小有关。这些有利因素均可明显减少出口部位感染,而且对社会心理因素有好处。一根长的硅胶导管有三个涤纶袖套,可减少管周细菌穿透到腹腔,因此减少了腹膜炎的发生。胸骨前鹅颈腹膜透析导管保留了鹅颈导管的优点,即减少了导管的阻塞、皮下涤纶袖套的外突、管周漏液和腹膜透析液灌入时疼痛。与鹅颈导管的主要区别在于皮下隧道的长度加长了。导管由两根硅胶管组成,在植入时进行端端连接。上方导管两端均有一个钛接头,两个毛质涤纶袖套,在两个袖套之间有一个180°的永久弯曲,上下导管腔通过钛接头连接。

胸骨前鹅颈导管适用于儿童和婴儿,在儿童患者导管的直径小一些,也适用于有腹部瘘口及非常肥胖的患者。在用常规切口不能植入或植入困难的患者,使用该型导管均取得满意的治疗效果,这些患者皮肤出口愈合好,导管易固定,在一组观察了27个月的病例中,均无感染发生,根据Sieniawska等的报道在儿童患者中取得非常好的治疗效果。Warchol报道他们从1991年9月至1997年6月,对10例患儿进行了11例次植入胸骨前鹅颈腹膜透析导管的前瞻性观察,观察时间为1~60个月,其隧道口感染发生率为161个患者月感染一次。主要并发症是隧道口的创伤,另有2例患儿发生导管皮下段分离。他们认为胸骨前鹅颈腹膜透析导管能降低隧道口感染的危险性,但将导管出口定位于胸部并不能防止患儿隧道口的创伤。

4. *鹅颈导管的评价* 美国哥伦比亚密苏里大学在1985年8月至1991年9月间,在3所哥伦比亚医院共植入181根鹅颈导管,并进行了前瞻性研究,与Tenckhoff导管和TWH导管的回顾性研究进行了比较。共研究了148根Tenckhoff和TWH导管,27根鹅颈原形导管,105根直形鹅颈Ⅱ和Ⅲ型导管及49根卷曲形鹅颈Ⅱ和Ⅲ型导管。全部观察时间按以上顺序依次为1 895,427,1 487和305个导管月。Tenckhoff和TWH导管的存活率在6、12、18、24和36个月时分别为75%、61%、52%、48%和29%,与CAPD专项登记概况中报道相同;鹅颈原形导管分别为100%、83%、67%、51%和31%,直形鹅颈和卷曲鹅颈导管Ⅱ及Ⅲ型的导管存活率明显高于其他两组,Tenckhoff和TWH导管的阻塞率较高。

直形鹅颈导管Ⅱ和Ⅲ型的导管存活率平均为3年,是Tenckhoff导管和TWH导管的2倍。皮肤出口感染发生率较低,这与固定的鹅颈形状有关。卷曲形鹅颈导管和直形鹅颈导管的导管存活率、移位发生率基本相同,尽管如此,这类导管与其他卷曲形导管一样,与直形导管比较有其明显的优点,即发生腹膜透析液灌注痛的机会非常少。亦有学者对25例Tenckhoff双袖套导管与25例鹅颈双袖套导管进行了前瞻性研究,发现其导管存活率及导管所致并发症方面没有显著性统计学意义。

于1989年1月至6月,美国肾病界对CAPD植管情况进行了全国性调查,对2 807例患者随访近21个月,评估了导管相关因素与腹膜炎的关系。在所有患者中,44%使用直形Tenckhoff导管,13%为深部单袖套管,5%为浅部单袖套管,由外科医师植管占88%,肾科医师植管占10%;70%的患者为手术法植管,6%使用腹腔镜引导穿刺植管,8%使用引导钢丝穿刺植管;20%为腹中线切口,33%为旁正中切口,14%为经腹直肌切口;43%植管前预防性使用抗生素,29%植管前未使用抗生素。分析了初发腹膜炎的相关危险因素,发现Tenckhoff导管和鹅颈导管Ⅰ型的腹膜炎相关因素基本相同,单深袖套导管和单浅袖套导管腹膜炎发生率分别16%和13%,同样研究了鹅颈导管Ⅱ和Ⅲ型,发现其腹膜炎危险性明显降低。

(四)柱盘导管

与其他类型导管相反,此型导管腹腔内部分很短,而皮下部分较长,导管腹腔段末端有2个盘,直径5 cm,紧贴腹腔内的腹膜。两个盘之间由许多硅胶柱连接,靠近腹膜的盘起着导管末端的作用,远端的盘起着保护作用,防止大网膜和肠管堵塞导管。灌注及引流时,液体从两个圆盘的边缘进出,由于圆盘的面积较大,液体流动的速度较慢,从而使网膜被吸向透析管的引力较低。该导管的腹膜外及皮下均有毛质涤纶袖套,可防止漏液及微生物从外部侵入。这种导管虽然在Tenckhoff导管基础上做改进,但其引流障碍、管周漏液等导管并发症的发生率并不比Tenckhoff导管低,而且无论植入和拔除腹膜切口均较大,手术较为麻烦。

(五)Valli导管(囊状导管)

这种导管亦是在Tenckhoff导管的基础上进行改良,其导管的腹腔段末端有一个椭圆形的囊,囊壁上有400余个小孔,旨在防止大网膜等对导管的堵塞。已有学者研究发现该导管的引流不畅发生率并没有改善,而且手术难度大。

第七节　腹膜透析体外连接装置

刘伏友　彭佑铭

一、直管连接系统

直管基本上是一根简单光滑的塑料管，一端通过接头连接于腹膜透析导管或者腹膜透析导管的延伸管（短管），延伸管上有一个可调节进出液速度的滑轮；另一端通过接头或直接插入透析袋的出入液口。腹膜透析液通过直管进入腹腔，腹腔内透析液亦通过直管引流入透析液空袋，完成一个腹膜透析周期。

（一）简易直管系统

1. 组成和连接

（1）透析液为国产 1 000 ml 简易袋装透析液，袋上的输液管无接头装置。

（2）一根长 1 m，两根长 30 cm 的硅胶管，亦可用塑料输液器代替。

（3）三个直形塑料接头，一个“Y”形塑料接头。

（4）络合碘纱布及夹子若干。

2. 换液操作程序

（1）准备好各种更换物品如无菌纱布，胶布、止血钳、络合碘、消毒剪刀、棉签等。

（2）操作者洗手，戴好口罩、帽子，检查新的透析液是否漏液混浊。

（3）直管和引流袋输液管用夹子关闭，手捏住络合碘纱布拔出直管接头。

（4）用夹子关闭新的透析袋输液管，络合碘消毒透析袋上输液管和直管上的接头，用消毒剪刀剪去透析袋上输液管末端封闭部分，将输液管与直管上的接头连接。

（5）用浸有络合碘的纱布将连接处包裹，外用胶布固定。

（6）记录引流袋内引流液量，将其弃去。

3. 注意事项及评价

（1）必须严格无菌操作，稍有不慎即有可能导致腹膜炎。

（2）每 1 个月更换直管一次，应由专业人员操作，发现破损随时更换。

（3）该方法简单易行，费用不高，尤其适合没有血液透析条件的基层医疗单位，为抢救急性肾衰竭和急性药物中毒的有效简便方法。

（4）湖南医科大学附二院肾内科 1992 年资料统计，腹膜炎感染发生率约为 12 个患者月感染一次，作为维持性腹膜透析患者的治疗方法，因为其腹膜炎发生率较高，在维持性腹膜透析患者中应用日趋减少。

（二）德国贝朗直管系统

1. 组成和连接

（1）透析液袋输液管末端带有一个绿色特别接头。

（2）直管的一端为黄色接头与透析袋输液管上的绿色接头相连接，另一端为绿色接头可与腹膜透析导管腹外段末端的黄色接头相连接。

（3）其他器材有 250 ml 瓶装的 Braunoderm 喷雾型消毒液（100 g 消毒液含有 1 g 聚乙烯吡咯烷酮碘和 50 g 异丙基乙醇），夹子若干，腰袋 1 个。

2. 换液操作程序

（1）清洁工作台面，摆放好所需物品；戴上口罩，用肥皂洗手并剪去多余指甲；检查新鲜腹膜透析液，包括标签和有效期。

（2）将上次腹膜透析空袋和直管卷开，将空袋置于地面干净面盆内，打开直管上的管夹，引流腹腔内液体，排液需时 10 ~ 20 分钟。

（3）流完毕后，关上直管上的管夹并关闭引流袋输液管上的管夹，用消毒液喷射在引流袋输液管的绿色接头和与其连接的直管黄色接头上，1 分钟后分离接头。

（4）用消毒液喷射新的透析液袋输液管末端绿色接头和直管的黄色接头，1 分钟后连接两个接头。

（5）将新的透析液袋悬挂在输液架上，折断液袋内的红色封条，打开直管上的管夹，向患者腹腔内灌注新的透析液。

(6)灌注完毕后关上直管上的管夹,袋内应留下少许液体,使空袋两层塑料面有一定润滑作用,防止粘连。

(7)将空袋连同直管系统折叠起来放入腰袋内。

(8)检查引流袋的引流液,称重并记录后弃掉。

3.注意事项及评价

(1)直管每隔3个月应更换一次,最好由专业人员操作。

(2)每次操作时应注意直管有无破损,一经发现应予更换。

(3)该连接方式与简易连接方式相同,只是接头为直接连接,操作更为简便。

(4)腹膜炎的发生率比简易连接系统低。

二、"Y"形管连接系统

20世纪80年代意大利学者首先描述了"Y"形管道连接系统,"Y"形的两个支分别连接装有腹膜透析液袋和引流液袋(空袋),"Y"形管道的主支经接头与腹膜透析导管或其延伸管连接,在新的腹膜透析液灌入之前,先引流患者腹腔内透析液进入引流袋,将管道内可能存在的细菌冲走,然后从新的透析液袋中排出少许透析液冲洗"Y"形管后,最后才将新的透析液灌入腹腔。这种采用灌入腹腔前冲洗,避免了细菌随新的透析液进入腹腔而引起感染的机会。

具体操作步骤:引流腹腔内透析液至空袋后,夹紧"Y"形管的主干,用30~50 ml新的透析液冲洗导管的两个分支,冲洗液流入引流袋,然后夹住连接引流袋的"Y"形管分支,开放"Y"形管主干后灌入新的腹膜透析液进入腹腔。亦可先夹紧"Y"形管主干,用少量新的透析液冲洗"Y"形导管的两个分支,冲洗液流入引流袋,然后夹住连接新的透析液袋的"Y"形管分支,开放"Y"形管主干,引流腹腔内的液体进入引流袋,引流完毕后夹住连接引流袋的"Y"形管分支,开放连接新透析液袋的"Y"形分支,新的透析液灌入腹腔。

(一)重复使用可分离式"Y"形连接系统

1."O"形系统

(1)"O"形系统组成部分。

1)延伸短管:一端通过钛接头与腹膜透析导管的腹外段连接,另一端与"O"形管道装置连接。该短管可使用8周,8周后应予更换。短管的平头管状连接器与"O"形管道装置上的硅胶连接器连接。

2)连接处护罩:"O"形系统有三个接头处,均用此护罩加以保护,防止接头处滑脱及阻止灰尘的落入。

3)未连接的"Y"形管道装置:主支与延伸短管连接,另两支分别与透析液袋和引流液袋连接。"O"形管道装置打开则是"Y"形管道装置,连接起来便是"O"形管道装置。"O"形管道装置规定使用期限为8周,8周后通常需要更换。患者进行更换腹膜透析液时,硅胶连接器需与延伸性短管上的平头管状连接器连接。与腹膜透析导管分离时,硅胶连接器则与"Y"形管的一个分支接头连接组成一个"O"形状。

4)分离用的辅助设备:管道夹持台架其作用是夹持"O"形管道装置的硅胶连接器,以方便患者自己操作将该连接器与短管上的平头状接头相连接。酒杯状帽,是已经分离了的"O"形管道装置上延伸短管平头状接头的帽子,当透析液灌注腹腔完毕,在分离"O"形管道后,即把充满Amukin消毒液的硅胶酒杯帽套在短管平头状接头上,再加上塑料护罩。

5)Amukin消毒液:即为0.5%次氯酸钠溶液,装入尖嘴塑料瓶内(每尖嘴瓶装500ml消毒液),以方便注入"O"形管道装置内,达到管道内消毒的目的。

(2)"O"形装置的具体操作。

1)准备

a. 将透析桌面擦拭干净,桌面无需铺桌布。

b. 准备好透析用的各种用品,如各种夹子、“O”形管道装置、透析液、台架、消毒液等。

c. 关上“O”形管道上的两个夹子。

d. 用肥皂水和自来水冲洗干净双手后戴上口罩。

e. 用干净毛巾铺于患者衣服上,避免消毒液滴落在衣服上弄脏衣服。

f. 检查袋内透析液是否新鲜,浓度和剂量是否合适,是否超过有效日期以及有否漏液情况。

g. 如需加药,则消毒透析液袋上的注射药物短管,然后用注射器加药。

2)将新的透析液袋接上“O”形管道装置

a. 将新的透析液袋上的输液短管中间用蓝色夹子夹紧。

b. 将连接着的“O”形管道装置分离,即成为“Y”形管道装置。

c. 将硅胶连接器置于管道夹持台架上固定。

d. 将尖头管状连接器插入新透析液袋上的输液短管内,加上绿色护罩以防接头滑脱。

3)冲洗:冲洗的目的是冲走停留在管道内的消毒液和可能存在于管内的微生物。

a. 将新的透析液袋挂在输液架上。

b. 将引流液袋置于地面上干净的脸盆内。

c. 先打开连接引流袋上的“O”形管道上的夹子,再打开连接新透析袋管道上的夹子及袋上输液短管的蓝色夹子。

d. 新透析液袋内的液体流向管道中,约持续 5 秒钟,可见引流液袋中出现气泡,即表示“入液前冲洗”已完成。

e. 夹紧连接新透析液袋管道上的夹子。

4)将“O”形管道装置上的硅胶接头与延伸短管连接

a. 首先核实确认延伸性短管上的流量控制夹是关紧的。

b. 打开延伸短管接头处护罩,将短管接头的硅胶酒杯帽移去。

c. 将酒杯帽帽口垂直向上置入管道夹持台架上的小孔内。

d. 将管道夹持台架上的硅胶连接器与过渡性短管的平头管状连接器连接,并轻轻捏压硅胶连接器的狭窄部分,以便稳固地连接,在连接处加上护罩以防滑脱。

5)引流腹腔内液体

a. 打开延伸性短管上的流量控制夹,将腹腔内透析液引流至引流袋。

b. 观察引流出的透析液是否清澈明亮,如有混浊应怀疑有腹膜炎的可能,即按腹膜炎处理。

c. 引流完毕后关上引流管道上的夹子,正常情况下应在 15 分钟内引流完毕。

6)灌入新的腹膜透析液至腹腔,并将消毒液注入硅胶酒杯状帽内

a. 打开连接新透析液管道上的夹子,以便透析液灌入患者腹腔内,正常时灌注时间为 10 分钟。

b. 利用这段时间将放入管道夹持台架上的硅胶酒杯帽内残留的消毒液挤掉,重新注入 Amukin 消毒液于酒杯帽内,轻压帽子底部狭窄部位以确定帽内充满消毒液,如不足时可再注入。

c. 透析液灌入腹腔完毕后,关紧输液管道上的夹子,并将延伸性短管上的流量控制夹关紧。

d. 再次检查确认管道系统上的三个夹子是否关紧。

7)分离“O”形管道与延伸性短管,将装有消毒液酒杯状帽戴于延伸短管上

a. 将引流出透析液袋及灌完的新的透析液的空袋放置桌面上。

b. 将“O”形管道装置的硅胶连接器与延伸管的平头管状连接器分离,将硅胶连接器置于管道夹持台架上。

c. 拿起酒杯状帽子朝上轻捏其底部狭窄部分,再戴于延伸性短管的平头管状连接器上,予以确认后,在接头处加上绿色护罩。

8）将 Amukin 消毒液注入“O”形管装置内

a. 将 Amukin 尖嘴消毒瓶接上“O”形管装置的硅胶连接器上，再将消毒瓶倒置过来。

b. 首先打开连接引流袋管道上的夹子，慢慢灌注消毒液，可见袋中出现气泡，但管道不应有气泡，关上夹子。

c. 再打开连接于原来新透析液袋（空袋）管道上的夹子，慢慢灌注消毒液于管道内，再关上夹子。

d. 将“O”形管道上硅胶连接器与 Amukin 消毒液瓶子分开，并将硅胶连接器再次放入管道夹持台架上。

9）重新封闭连接成“O”形管道装置

a. 将蓝色夹子夹于引流袋的输液短管上并将之夹紧。随后拔出引流液袋上的尖头管连接器。

b. 将管道夹持台上的硅胶连接器拿起与刚拔出的尖头管状连接器互相连接，并轻轻地捏压硅胶连接器的狭窄部分，使之紧密相连后再夹上绿色护罩以防滑脱。

c. 打开“O”形管装置上的两个夹子。

10）分离的“O”形管道装置的存放：

a. 用干净毛巾包起“O”形管道装置，避免阳光直接照射，放入干净之处。

b. 将 Amukin 消毒瓶盖盖好，避免阳光直接照射。

c. 将延伸性短管适当固定，置于衣服内。

d. 将分离的引流液袋过秤后丢弃，并做好记录。

（3）注意事项及评价。

1）延伸短管和“O”形管道装置每隔 2 ~ 3 个月更换一次。

2）每次更换腹膜透析液时，应仔细检查延伸短管是否有裂缝，一旦发现立即停止透析并予以更换。

3）腹膜透析液注入腹腔前，必须将“O”形管道内的消毒液冲洗干净，否则即使微量消毒液进入腹腔也会引起腹部剧烈疼痛，如出现此种情况时应立即将腹腔内液体引流出来。

4）“O”形装置腹膜透析能显著降低腹膜透析腹膜炎的发生率。湖南医科大学附二医院肾病科报道，“O”形装置腹膜透析腹膜炎的发生率为 43.6 个患者月感染一次。

2. ReY 形管道系统

（1）ReY 形管道系统的组成

1）延伸性短管一端为黄色特殊接头与 ReY 形管主干的绿接头相连接，短管另一端通过钛接头与腹膜透析导管相连接。当两个接头断开时，接头自动封闭，短管与 ReY 形导管系统分离后，由一个红色小帽盖在黄色接头上。

2）ReY 形管道装置与“O”形管道装置基本相同，但 ReY 形的三个分支中，其中两个支链有黄色接头，与透析液袋的绿色接头相连，主干上有绿色接头可与延伸性短管上的黄接头相连。

3）消毒剂：为 Braunoderm 喷雾式消毒剂，250 ml 塑料瓶装。

（2）换液的操作程序：ReY 形导管系统与“O”形管道系统的连接基本相同。ReY 形管道系统与“O”形管道系统区别在于“Y”形的三个支上的接头不一样，ReY 形管道上的接头进行连接时，接头处均采用喷雾消毒。分离后的 ReY 形管道系统基本同于“O”形管道系统，只是管道内无须灌注任何消毒液。ReY 形管道系统要求使用 6 ~ 8 周后更换一次。具体换液操作程序如下。

1）清洁工作台面，准备好所需物品；戴上口罩，用肥皂水洗手，剪去多余指甲；检查新的透析液，注意检查新透析液袋上的说明和有效期。

2）关闭 ReY 形管道系统上的管夹，用消毒液喷射 ReY 主干上的绿色接头和与之连接的 ReY 分支上的黄色接头，1 分钟后将绿色接头与黄色接头分离；将黄色接头置于台架上。

3）移去延伸短管黄色接头上的红帽，用消毒液喷射 ReY 主干的绿色接头和延伸短管上的黄色接头后，黄色接头与绿色接头连接；将 ReY 分支上的黄色接头挪离台架，用消毒液喷射 ReY 分支上的黄色接头和新透析液袋输液管上的绿色接头后，两接头相连接。

4)将新透析液袋上的红色封条折断,打开 ReY 两个分支上的夹子,用 50 ml 新的透析液冲洗 ReY 复用部分管道,将液体引入引流袋中。

5)关上 ReY 分支与新透析液袋连接的管道,打开 ReY 主干与延伸短管连接管道上的管夹,将腹腔内液体引入引流袋内,当液体引流完毕后关上 ReY 分支与引流袋连接的管道。

6)打开 ReY 分支与新透析液袋连接的管道,将新的透析液灌注入患者腹腔。灌注引流完毕后关闭 ReY 系统上的所有管夹。

7)用消毒液喷射灌注完毕空袋上的绿接头和与之连接 ReY 分支上的黄接头,1 分钟后分离该接头,将 ReY 分支上的黄接头置于台架上,将红帽封在空袋绿接头上;用消毒液喷射延伸短管上的黄色接头和与之相连接的 ReY 主干的绿接头,1 分钟后分离该接头并用红帽封在 ReY 主干的绿接头上;用消毒液喷射延伸短管上的黄色接头和海绵红帽,1 分钟后将红帽盖在延伸管的黄接头上。

8)关闭装满引流液的引流袋上的输液管道,将 ReY 另一分支上的黄接头与灌注袋上的绿接头分离,用消毒液喷射黄接头和灌注完后空袋的绿接头(去红帽),1 分钟后两接头相连;拿起台架上 ReY 分支上的黄色接头与去红帽后 ReY 主干上的绿接头,消毒液喷射 1 分钟后,两接头相接形成 ReY 形。

9)检查引流液情况,称重后弃去。

(3)注意事项及评价:

1)ReY 形管道系统与“O”形管道系统的连接方式基本相同,但其接头为安全锁式接头,仅需在接头处喷洒消毒液。

2)每次腹膜透析前需仔细检查延伸短管和 ReY 形管道有无破损,一经发现应立即予以更换。

3)隔 2 ~3 个月应更换一次延伸短管和 ReY 形管道。

(二)可弃式“Y”形管道系统

1. 不连袋可弃式“Y”形管道系统

(1)组成及连接。不连袋可弃式“Y”形管系统包括延伸性短管、小帽、带有不同接头的“Y”形管夹子、装有透析液的透析袋和引流袋,其主要特征是“Y”形管与透析液袋和引流袋在使用前均未连接,患者透析时,“Y”形管道通过特制接头与透析液袋和引流袋相连,腹膜透析液灌注结束,“Y”形管道系统与短管分离后弃去,Baxter 公司的 Basic“Y” set 属于此类产品。

(2)换液操作程序。操作前准备及灌入前冲洗管道等过程基本同“O”形装置操作,整个操作过程比“O”形管道系统更为简便。

1)用夹子夹紧引流袋的输液管,“Y”形管的一分支与引流袋输液管连接。

2)用夹子夹紧新透析液袋上的输液管,“Y”形管的另一分支与新透析液袋上的输液管相连。

3)确认短管上的滑轮是否关紧,弃去延伸短管接头上的小帽,将“Y”形管主干接头与短管接头相连。

4)打开与引流袋相连管道上的夹子,再打开与新透析液袋相连管道上的夹子,透析液从新透析液袋流出进入引流袋,持续 5 秒钟,约流出透析液 30ml 左右,关闭与新透析液袋相连的管道。

5)打开短管上的滑轮,引流患者腹腔内液体进入引流袋直至引流完毕。

6)关闭与引流袋连接的管道,重新打开与新透析液袋相连管道,将透析液灌注入患者腹腔。

7)灌注完毕后,关紧延伸短管上的滑轮,分离“Y”形管道系统,将小帽盖住短管上的接头。

8)测量引流液的量,并记录,将用过的“Y”形管道系统弃去。

(3)注意事项及评价。

1)在进行接头连接时应注意无菌操作,避免接头污染。

2)其他注意事项基本同“O”形装置腹膜透析。

2. 连引流袋可弃式“Y”形管道系统

(1)组成与连接。连引流袋可弃式“Y”形管道系统的特征,主要为“Y”形管的一个分支与引流袋直接相连,而不是通过接头连接,其余部分基本与不连袋可弃式“Y”形管道系统相同。由于该系统比前述系统的接头连接由三个减为两个,使微生物感染的机会更为减少。Baxter 公司 ULTRA Set 属于此类产品。

(2)换液操作程序。

1)清洁台面,准备好所需物品,戴上口罩,用肥皂水洗手,剪去多余指甲。

2)用夹子夹紧新透析液袋输液管,关闭“Y”形管系统的所有管夹,确认延伸短管上的滑轮是否关紧。

3)用“Y”形管有接头的分支与新透析液袋输液管相连接,“Y”形管主干接头与延伸短管接头相连接。

4)打开“Y”形管与引流袋相连接的分支管道,打开新透析液输液管及与之相连接的“Y”形管分支,进行灌入前冲洗,新的透析液流经“Y”形管引流至引流袋,量为 30 ~ 50 ml。

5)关闭与新透析液袋相连的“Y”形管分支管道,打开延伸短管上的滑轮,引流患者腹腔中的腹膜透析液至引流袋中,引流完毕后关闭与引流袋相连的“Y”形管分支管道,打开与新透析液袋相连接的“Y”形管分支管道,将新透析液灌注入患者腹腔。

6)灌注完毕后,将延伸短管上滑轮关紧,将“Y”形装置与延伸短管分离,将消毒小帽盖住延伸短管上的接头。

7)测量引流袋中的液体重量,并记录后弃去。

(3)注意事项及评价。与不连袋可弃式“Y”形管道系统相同。

3. 连双袋可弃式“Y”形管道系统

(1)组成与连接。连双袋可弃式“Y”形管道系统的基本特征为“Y”形管道系统中的两个分支分别与新透析液袋和引流袋以无接头形式相连接,“Y”形管的主干以接头形式与延伸短管上的接头相连接,比上述三个接头和两个接头的“Y”形管道系统显然更为优越,因为接头连接越少,污染的机会越少,腹膜炎发生率就会越低。据有关资料统计,使用连双袋可弃式“Y”形管道系统进行腹膜透析,其腹膜炎的发生率可降至 60 多个患者月感染一次,国外已有多家公司生产该类型产品。Baxter 公司 ULTRA Bag 属于此类产品。目前以“双联系统”命名在中国市场上推广应用。

(2)换液操作程序。

1)清洁工作台面,准备好所需物品,如夹子、口罩,延伸管接头小帽,连双袋“Y”形系统等,并检查物品的原装有效期等。

2)将连腹膜透析导管的延伸短管从衣服内移出,确认延伸短管上的滑轮是否关紧。

3)戴好口罩,肥皂水洗手,剪去多余指甲。

4)折断“Y”形管主干末端管道内的易折阀门杆并移去主干接头上的防护罩,打开延伸短管接头上的小帽,将“Y”形管主干与延伸短管连接。

5)关闭与新透析液袋相连的“Y”形管分支,折断新透析液袋输液管内的易折阀门杆。

6)打开延伸短管上的滑轮,引流患者腹腔内的液体进入引流袋,引流完毕后关闭延伸短管上的滑轮,打开与新透析液相连的“Y”形管分支上的管夹,进行灌入前冲洗,冲洗时间为 5 秒钟,冲洗液 30 ~ 50 ml 被引入引流液袋。

7)关闭与引流袋相连的“Y”形管分支上的管夹,打开延伸短管上的滑轮,使新的透析液灌入患者腹腔,灌入完毕后关紧延伸短管上的滑轮同时夹紧与新透析袋连接的“Y”形管分支。

8)“Y”形管主干末端接头与延伸短管接头分离,将小帽拧在延伸管接头上。

9)观察引流袋内引流液情况,并称重记录后弃去。

(3)注意事项及评价。

1)分离“Y”形管主干后,小帽拧在延伸管接头之前,应注意小帽内有无络合碘棉球,如无则应补充。

2)由于该连接系统的接头只有一个,污染的机会少,因此腹膜炎发生率低。据有关文献报道采用该连接系统进行腹膜透析,其腹膜炎的发生率为 60 多个患者月感染一次。

三、腹膜透析连接接头装置

（一）插入式接头

插入式接头是腹膜透析连接系统中最简单的连接方式，操作时，只要将管道末端的接头插入另一管道式透析袋的出口即完成连接。在连接部位用络合碘海绵或纱布包裹，可减少细菌感染的机会。在国内CAPD 患者中使用这种简易性接头日益渐少，已逐渐废弃。

（二）钛接头

钛接头主要用于腹膜透析导管腹外段与延伸短管之间的连接。在最初开展 CAPD 时期，与腹膜透析导管腹外端的连接是采用塑料接头进行连接，塑料接头易发生破裂造成意外脱落而导致腹膜炎的发生。特殊钛制接头抗腐性强，耐磨，可防止导管的破裂及意外脱落，是一种功能良好的连接接头。

（三）护罩扣式接头

这是将管道接头插入另一管道式透析袋输液管，用护罩将两者锁扣起来的连接方式。这一护罩不单是起着锁扣防止管道的脱落，而且还可保护接头处不受灰尘的污染。

（四）安全锁式接头

该型接头分为两部分，分别连接在两根管道上，当进行连接时，可将一端接头的单向阀门推开，此时接头连接液体可以通过，当接头分离时，单向阀门自动关闭可防止污染物的侵入，如 Freesenius 公司的“5F”接头和贝朗的“黄绿”接头。

（五）螺旋式接头

在一根管道末端装有一个螺旋外套，在另一根管道末端装有与之配套的接头，在两者之间可充以消毒剂，操作较为简便，在 CAPD 双袋连接系统中一般均采用此类的接头。

（六）特殊的 CAPD 连接器

特殊的连接装置可以减少 CAPD 腹膜炎发生率，但大多数装置体积较大，而且较为复杂，未能普遍使用。

1. 机械辅助装置　利用杠杆原理或齿轮协助失明或关节炎患者将管道接头插入透析液袋输液管接头的一种机械辅助装置。

2. 紫外线灭菌器　这种装置是紫外灭菌装置与机械辅助装置相结合的产物。操作时，拉开紫外线灭菌器上的抽屉，把管道及透析液输液管置于抽屉中的槽内，患者转动扳手，使之连接或分开。更换新的透析液时，将管道接头及新装输液管接头置于相对应的槽中，关上抽屉，紫外线自动开启消毒，消毒完毕患者转动扳手，将接头连接，紫外线消毒器消毒并不十分可靠，应当采取综合措施，防止感染。

3. 无菌连接器　无菌连接器是不用接头，而是直接通过高温把管道与透析液袋上输液管焊接起来的一种装置。更换透析液时，患者把新的透析液输液管放在无菌连接器小槽内，已用完的透析液袋出口连接部置于平行的第二条槽内，连接器将刀片加热至 260℃，同时切断两个小槽内的管道，利用特殊转换装置将新透析液袋出口管（已切开）与连接部管道（已将用完的透析液袋管道切去）在高温状态下融合并起到消毒作用。然后小槽横向滑动，直到管道与新透析液袋出口管对齐，两管末端对接融合，形成坚固密封的连接。

第八节　腹膜透析液

刘伏友　彭佑铭

腹膜透析液(peritoneal dialysate)是腹膜透析治疗过程中必不可少的组成部分,除了要求与静脉制剂一样,具有无菌、无毒、无致热原符合人体的生理特点外,还应与人体有着非常好的生物相容性,这样才能维持腹膜较好的通透性,长期保持较好的腹膜透析效能,延长慢性肾衰竭腹膜透析患者的生存率。

一、腹膜透析液基本组成

(一)一般腹膜透析液要求

(1)电解质成分及浓度与正常人血浆相似。

(2)含一定量的缓冲剂,可纠正机体代谢性酸中毒。

(3)腹膜透析液渗透压等于或高于正常人血浆渗透压。

(4)配方易于调整,允许加入适当的药物以适用不同患者病情的需要。

(5)一般不含钾,用前根据患者血清钾离子水平可添加适量氯化钾。

(6)制作质量要求同静脉输液,应无致热原,无内毒素及细菌等。

(二)理想腹膜透析液要求

(1)具有可预测的溶质清除率和超滤率。

(2)可提供患者所缺乏的溶质并能清除尿毒素。

(3)可提供营养物质而不引起代谢性并发症。

(4)pH 在生理范围内,等渗和碳酸氢盐缓冲剂。

(5)渗透剂很少被吸收,且无毒。

(6)生物相容性好,对腹膜功能及宿主防御功能无影响。

(7)无致热原、内毒素,无致敏性,无细菌。

(三)腹膜透析液基本组成

含乳酸腹膜透析液对腹膜刺激小,但有肝功能损害者不宜用。含醋酸的腹膜透析液有扩张血管的作用,但对腹膜刺激较大。碳酸氢钠需临时加入,以防止发生碳酸钙结晶引起化学性腹膜炎或堵管,但适用于有肝脏损害者。见表 20-8-1。

表 20-8-1 腹膜透析液的基本成分

成分	浓度
葡萄糖	1.5 ~ 4.25 g/L
Na^+	132 ~ 141 mmol/L
Cl^-	95 ~ 102 mmol/L
Ca^{2+}	1.25 ~ 2.5 mmol/L
Mg^{2+}	0.25 ~ 0.75 mmol/L
醋酸根/乳酸根/碳酸氢根	35 ~ 40 mmol/L

注:渗透压为 346 ~ 485 mOsm/L;pH 为 5.0 ~ 7.0。

(四) Dianeal 和 Extraneal 腹膜透析液的基本组成

见表 20-8-2,20-8-3。

表 20-8-2 Dianeal 腹膜透析液(100 ml)

透析液	成分					离子浓度(mEq/L)					渗透压(mOsm/L)	pH
	葡萄糖(g)	氯化钠(mg)	乳酸钠(mg)	氯化钙(mg)	氯化镁(mg)	钠	钙	镁	氯化物	乳酸盐		
含 1.5% 葡萄糖	1.5	538	448	25.7	5.08	132	3.5	0.5	96	40	346	5.2
含 2.5% 葡萄糖	2.5	538	448	25.7	5.08	132	3.5	0.5	96	40	396	5.2
含 4.25% 葡萄糖	4.25	538	448	25.7	5.08	132	3.5	0.5	96	40	485	5.2

表 20-8-3 Extraneal 腹膜透析液(100 ml,pH 5.5)

成分	质量	离子成分	浓度(mmol/L)	渗透压(mOsm/L)
Icodextrin	7.5 g			284
氯化钠	540 mg	Na^+	133	
乳酸钠	450 mg	Cl^-	96	
氯化钙	25.7 mg	Ca^{2+}	1.75	
氯化镁	5.1 mg	Mg^{2+}	0.25	
		乳酸盐	40	

(五) 简易腹膜透析液配方

在无商品化的腹膜透析液,而又需紧急抢救患者时,可采用静脉制剂临时配制(表 20-8-4)。

表 20-8-4 采用静脉制剂临时配制腹膜透析液

静脉制剂	用量(ml)	离子成分	浓度(mmol/L)
5% 葡萄糖	250	Na^+	136
5% 葡萄糖生理盐水	500	K^+	3.7
生理盐水	250	Ca^{2+}	1.6
4.5% 碳酸氢钠	60	Cl^-	115
5% 氯化钙	5	HCO_3^-	26.7
10% 氯化钾	3	葡萄糖	35.1

(六) 腹膜透析液其他成分的加入

1. 肝素　主要用来防止腹膜透析液中蛋白凝固堵塞管路及肠粘连的发生。慢性维持性腹膜透析时,一般不加肝素,但在发生腹膜炎时,应加适量肝素,直至腹膜炎控制为止。

2. 抗生素　发生细菌性腹膜炎时应根据菌种及药敏试验选用适当的抗生素加入至腹膜透析液中，根据病情变化随时调整剂量。

3. 胰岛素　糖尿病患者于腹膜透液中加入适量的胰岛素可控制血糖。CAPD 患者腹膜透析液内加入胰岛素量为皮下注射量的 2 ~ 3 倍，应使空腹血糖控制在小于 7.8 mmol/L(140 mg/dl)或餐后 1 小时血糖 <11.1 mmol/L(200 mg/dl)。应严密监测血糖并随时调整剂量。注意腹膜透析袋及腹膜透析管道均可吸附胰岛素。

4. 其他　如合并腹痛时，在腹膜透析液内可加入适量利多卡因或普鲁卡因；如有蛋白凝块可加入适量尿激酶；加入氨基酸有利于改善患者营养不良；为提高溶质的清除可加入适量的血管扩张药物。

二、腹膜透析液的电解质成分

终末期肾衰竭患者易出现电解质平衡紊乱，超出生理范围的血液电解质浓度可导致严重的并发症，腹膜透析能纠正这种不平衡状态，恢复机体正常的血液电解质浓度，这取决于腹膜透析液中的电解质浓度。

1. 钠离子　肾衰竭时，残余肾单位排钠增加，其机制未明，可能与某些体液因子有关。有些患者为失盐性肾病，造成钠的缺失，血容量减少及低血压，其基础疾病常为肾小管间质疾病，主要是集合管受损，不能调节尿中氯化钠的排泄，许多肾衰竭患者对氯化钠的排泄不能随钠摄入的增加而增加。当体内钠过多时，细胞外液增加，引起体重增加，高血压、水肿、心力衰竭等。

不同厂商生产的腹膜透析液，其钠离子浓度范围在 132 ~ 137 mmol/L，已有临床试验证实，不同腹膜透析液钠离子浓度(132 ~ 141 mmol/L)对患者体内血清钠离子浓度无明显影响，这是由于在 CAPD 过程中电解质转移的特性所决定的。腹膜透析时，钠离子的平衡主要是通过弥散和对流机制，由弥散造成的钠离子移动可导致钠离子的吸收或排出，取决于细胞外液和透析液之间的钠离子浓度梯度，通过对流的方式，即腹膜超滤排钠，每升超滤液的净钠排出量约为 70 mmol/L，但通常低于细胞外液的钠离子浓度，超滤量在一较大范围内波动，可明显影响钠离子的排出量。

另一方面，如果患者为低钠血症，体液潴留，可通过以下两步骤来进行纠正。首先采用高渗腹膜透析液进行透析，使超滤量增加。由于水超滤后，患者体内钠离子浓度上升，将使透出液内钠的排出增加。标准状态下，每天摄入 150 mmol 的钠时，可通过每天交换 4 袋钠离子浓度为 132 mmol/L 的腹膜透析液，超滤约 1 200 ml，即可达到钠的平衡。此外残存肾功能排出部分钠，有报道认为如果没有激素紊乱的情况下，尿钠的含量相当恒定约为 70 mmol/L。临床研究显示，现在使用的 CAPD 溶液，其钠离子浓度在 132 ~ 134 mmol/L，Colombi 等对血清钠离子浓度为 138 mmol/L 的患者，使用 134 mmol/L 钠离子浓度的腹膜透析液，计算了在不同尿量和超滤量情况下的钠离子排出量，在这种情况下，如果每天超滤量为 1 100 ml，尿量为 500 ml，摄入钠 150 mmol 时，将能维持稳定的血钠浓度。因此，Colombi 建议对没有残余肾功能的患者可考虑使用钠离子浓度为 130 mmol/L 的腹膜透析液。De Vecchi 等为纠正 CAPD 患者常见的体位性低血压，随机选择了 38 例腹膜透析患者，使用 137 mmol/L 钠离子浓度的腹膜透析液，测定患者体位性收缩压，结果显示无统计学意义。所有患者均无口渴感或水肿增加。在 3 例低血压患者，将透析液钠离子浓度提高至 142 mmol/L 时，其中 1 例患者出现高血压，1 例患者血压恢复正常，而另 1 例患者血压没有变化，因此，该作者认为：137 mmol/L 钠离子浓度腹膜透析液能较好地控制低血压，而 142 mmol/L 钠离子浓度腹膜透析液对 CAPD 患者严重低血压并不经常有效。最近有人建议对超滤不足患者的容量负荷过重，可使用超低钠离子浓度腹膜透析液，使用这种液体可减轻体重，而不出现低血压和疲乏，但需更进一步研究来证实。

2. 钾离子　高钾血症是终末期肾衰竭严重并发症之一，透析治疗必须恢复钾离子平衡。腹膜透析时钾离子的排出量取决于血钾浓度和胰岛素的生物利用度，在目前商业性 CAPD 腹膜透析液中，钾离子浓度范围在 0 ~ 2 mmol/L，而最常见的钾离子浓度为 0，净钾平衡遵循有关钠平衡的原则，由于腹膜透析液中无钾离子,而细胞外液钾离子浓度低,故净钾排出主要依靠弥散机制。

钾离子一般比钠离子更快地达到平衡,因为钾有着较低的核电荷密度和更小的水合半径。但即使透析液长时间停留腹腔,透析液中钾离子浓度仍常常低于血清钾离子浓度,这是因为循环时间不足以达到完全的平衡。使用不含钾腹膜透析液进行透析4 次,每次 2 L,经透析液大约每天排出 30 mmol/L 钾,残余肾功能每升尿液能增加钾排出量约 20 mmol/L,总钾排出量明显低于每日钾的摄取量(70 ~ 80 mmol/L)。尽管如此,大多数患者血钾仍在正常范围内,这可能与大便中钾的排出增加及胰岛素促进细胞摄钾有关。

在较早的报道中,使用含钾浓度为 4 mmol/L 的透析液做 CAPD,约 50% 患者出现高钾血症,而需要应用离子交换树脂进行治疗。使用不含钾腹膜透析液做 CAPD,10% ~36% 的患者出现低钾血症,尤其在开始进行腹膜透析的 1 个月内,因此对刚刚开始做 CAPD 的患者,应定期检查血钾浓度,并在腹膜透析液中给予适当 10% 氯化钾。随着 CAPD 时间的延长,产生低血钾的现象逐渐减少,这可能与随着透析时间延长,患者尿毒症症状减轻或缓解,食物中钾离子摄入增加有一定联系。

3. 镁离子　镁离子是多种酶促反应中重要的阳离子。腹膜透析患者的血镁浓度,取决于饮食中镁的摄取和透析液中镁的浓度。腹膜透析患者常有高镁血症,但中度增高的血镁几乎不可能引起任何异常,而低血镁则与心律失常和心电图异常有关。商业用 CAPD 透析液含 0. 25 ~0. 75 mmol/L 镁,血镁正常值在 0. 65 ~0. 98 mmol/L,其中可弥散浓度为 55% ~60%。当使用镁浓度为0. 75 mmol/L,葡萄糖浓度为 1. 5% 的腹膜透析液时,由于弥散作用,通常有少量镁从透析液中重吸收入血。使用含 4. 25% 葡萄糖腹膜透析液增加超滤时,使血镁排出增加。镁的转运受腹膜透析液停留时间和渗透梯度的影响。

在大多数报道中,认为使用含镁浓度为 0. 75 mmol/L 的腹膜透析液,可导致血镁增加,血镁的增加可能抑制骨的重塑,而有部分报道认为高镁血症,似乎不引起任何临床并发症,并提示还可能对防止动脉钙化有一定的保护作用。饮食中镁的摄取主要取决于蛋白质的摄取,而使用标准腹膜透析液(镁浓度为 0. 75 mmol/L),其镁的排出可以忽略不计。CAPD 患者血镁浓度无持续性的上升,与大便中镁的排泄增加有一定联系。为了纠正高镁血症,Nolph 等建议使用低镁浓度(0. 25 mmol/L)腹膜透析液,使用这种腹膜透析液使大多数患者的血镁浓度降至正常范围,而不引起低镁血症。

4. 钙离子　标准 CAPD 腹膜透析液含钙离子为 1. 75 mmol/L,血清中可弥散的游离钙正常范围是 1. 15 ~1. 29 mmol/L。因此通过弥散,钙离子由腹膜透析液中吸收。Blumenkrantz 等已报道腹膜透析液净钙的吸收与总血钙呈负相关。

腹膜透析液中约有 30% 的钙不是以游离状态存在,而是与乳酸螯合在一起,游离钙比螯合钙能更快地通过腹膜。当使用 4. 25% 葡萄糖浓度腹膜透析液进行超滤时,使透析液中钙的吸收下降,甚至呈负平衡。临床上 CAPD 患者每天用 1. 5% 葡萄糖浓度透析液交换 3 次,用 4. 25% 葡萄糖浓度透析液交换一次,当腹膜透析液钙的浓度为 1. 75 mmol/L 时,可促进腹膜钙的吸收,并快速地使总血钙和游离钙达到正常水平,曾有学者认为,这有利于避免骨质钙的丢失,防止肾性骨病的进展,但其他的报道没有证实这个结果。

钙的平衡亦受胃肠道吸收的影响,对 CAPD 患者观察发现饮食钙的摄取与胃肠吸收之间有一定关系。如果每天饮食有 720 mg 钙被摄取,平均大约有 25 mg 钙被胃肠吸收,如采用口服补充碳酸钙来降低磷的吸收,则胃肠钙的吸收明显增加。CAPD 患者每天饮食中磷的摄取量为 1 000 mg,按此计算,每天需结合 700 mg 的磷,才能维持磷的平衡,这样每天需补充 6. 25 g 的碳酸钙(2 500 mg 钙元素),导致每天平均胃肠吸收约 700 mg 的钙。因此,每天从饮食和碳酸钙中,肠道总吸收钙为 725 mg,这意味着许多患者存在高钙血症和软组织钙化的危险。而采用含铝的磷酸盐结合剂,则易引起 CAPD 患者铝中毒的危险,这已得到广泛认同。有人建议使用低钙浓度腹膜透析液,以避免碳酸钙相关的高钙血症的危险性。Martis 等从理论上已计算出,使用 1. 25 mmol/L 钙浓度的透析液,血游离钙为 1. 3 mmol/L 时,将导致每天排出 160 mg 钙,如存在高钙血症,将会排出更多的钙。Hutchison 等在一个前瞻性的临床研究中显示,使用 1. 25 mmol/L 钙浓度的腹膜透析液,则允许补充更大剂量的碳酸钙,以便能很好地控制血磷,维持血游离钙接近于正常值的上限,抑制甲状旁腺激素分泌,改善骨组织结构。在另一个研究中发现,使用1 mmol/L

钙浓度的透析液,补充小剂量维生素 D,口服碳酸钙作为磷酸盐的结合剂,收到同样的结果。目前,倾向于对于那些口服补充碳酸钙作为磷酸盐结合的患者,使用低浓度钙腹膜透析液。

三、维持腹膜透析液渗透性物质

终末期肾衰竭患者,腹膜透析时必须清除患者体内过多的水分,因此必须在腹膜透析液中加入一定的渗透剂,体内水分的清除与腹膜透析液的渗透压梯度有着非常密切的关系。葡萄糖是目前腹膜透析最广泛、最常用的渗透剂之一,在 CAPD 患者由于腹膜透析液在腹腔内停留的时间长,葡萄糖被吸收,其渗透压梯度快速下降。曼彻斯特研究小组建议在 CAPD 时应用一种新的方法来进行超滤,假如在高相对分子质量物质组成的低渗透压腹膜透析液中加入少量低相对分子质量物质,能起到一种协同作用。晶状体物质先取得快速超滤,由于较低浓度的胶状体物质作用,超滤作用将持续下去,这种双模型超滤方法可通过调整两种物质的相对比例,在一定时间内达到一定净超滤的目的。已有报道显示:使用 7.5% 葡萄糖多聚体和 0.35% 葡萄糖溶液,在腹腔内停留 12 小时以上,其超滤量比单用 7.5% 葡萄糖多聚体透析液多超滤出 40%。

总之,小相对分子质量物质产生高渗透性作用,但能快速跨过腹膜,使其渗透压梯度迅速下降,而大相对分子质量物质在腹膜透析液中停留的时间较长,但其渗透压强度较低。

(一)低相对分子质量渗透剂

1. 葡萄糖　目前为止,所有商用腹膜透析液均以葡萄糖作为渗透剂。腹膜透析液停留在腹腔时,葡萄糖被重吸收,渗透压梯度进行性下降。在透析初始阶段,超滤率最大,停留 2 ~ 3 小时后腹腔内溶液量达到最大值,此时腹膜透析液渗透压与血浆渗透压达到平衡,此后葡萄糖被吸收更为明显,腹腔内液体逐渐被人体吸收,其吸收率主要取决于淋巴回流。

间隙性腹膜透析,由于腹膜透析液在腹腔停留的时间短,葡萄糖诱导的超滤贯穿于透析的全过程,但对 CAPD 患者而言,每次留腹时间一般为 4 ~ 8 小时,由于葡萄糖的吸收,可出现溶液的回吸收。某些患者由于葡萄糖吸收较快,即使使用高浓度葡萄糖溶液,亦不能达到充分超滤,所以葡萄糖的吸收取决于透析液中葡萄糖浓度、腹膜透析液停留的时间及患者腹膜通透特性。临床上 CAPD 患者,每天葡萄糖的吸收量和使用腹膜透析液中葡萄糖的平均浓度有明显相关性,每天葡萄糖的净吸收量可由一个经验公式来推测。

$$每天葡萄糖吸收量(g) = (11.3 \times 透析液平均葡萄糖浓度 - 10.9) \times 透析液量(L)$$

由于透析液在腹腔内停留 6 小时后,60% ~ 80% 葡萄糖被吸收,所以在使用 4.25%、2.5% 和 1.5% 葡萄糖透析液时,其葡萄糖吸收量分别为 45 ~ 60 g,24 ~ 40 g 和 15 ~ 20 g。CAPD 患者每天葡萄糖的吸收量在 100 ~ 300 g。吸收的葡萄糖占患者总能量摄取的 20% 左右。有学者认为从腹膜透析液中吸收的葡萄糖热量对 CAPD 患者是有利的,但亦有学者认为吸收的葡萄糖可能导致某些不利因素。研究发现 IPD 患者有明显的高甘油三酯血症,即使在使用 1.5% 葡萄糖浓度腹膜透析液的 CAPD 患者,其血糖和胰岛素水平呈正常高值,也有高甘油三酯和高胰岛素血症的趋势。在使用 4.25% 葡萄糖浓度腹膜透析液时,其血糖浓度和血浆胰岛素水平在 45 ~ 90 分钟内达到峰值,糖原水平稍有下降,这些改变类似于口服负荷量的葡萄糖。由于持续的高甘油三酯血症和持续的高胰岛素血症可能增加动脉粥样硬化的可能性。CAPD 患者在治疗的第 1 个月,就可以出现高甘油三酯血症和脂蛋白异常,这主要是由于腹膜持续地吸收葡萄糖,这种改变在部分 CAPD 患者可能是短暂的,这可能是通过减少碳水化合物摄入来适应经腹膜吸收的葡萄糖负荷。

近来,有学者在研究腹膜透析液的生物相容性时,提出了一个问题,长期使用含葡萄糖的腹膜透析液,对腹腔内固有细胞是否有毒性作用。腹膜透析液在进行热消毒时,为了防止葡萄糖焦糖化,腹膜透析液的 pH 常保持在 5 ~ 5.5 以下。有研究显示,商用腹膜透析液的高葡萄糖浓度和低 pH 可影响腹腔内细胞的防御功能和腹膜间皮细胞的活性。此外,腹膜透析液中的葡萄糖并不是完全稳定的,尤其当腹膜透析液储存较长时间后，在腹膜透析液内可测到一些葡萄糖的降解产物，如5-羟甲基糖醛(5-HMF)在腹膜透析液储存18个月以后就明显增高。使用储存18个月以上的腹膜透析液，其腹膜的超滤能力则明显下降。5-HMF对生物组织并无直接毒性作用，但很容易与阴离子包括乳酸盐结合，形成希-夫碱基，这种化合物可能会改变许多组织成分的特性。最近Jin等报道，用葡萄糖作为渗透剂，乳酸盐作为缓冲剂的透析液，在体外实验中能明显诱导外周血吞噬细胞凋亡，葡萄糖在诱发细胞凋亡中起重要作用。在严重腹膜炎时，腹腔内高糖浓度常使蛋白质非酶糖化。Dobbie等研究显示，反复和严重的腹膜炎发作，腹膜间皮细胞层脱落，使间皮细胞下基质直接暴露于高浓度葡萄糖液体中，导致间皮下基膜和基质的糖基化。

2. 甘油　在糖尿病患者进行腹膜透析时，有人建议使用甘油代替葡萄糖作为腹膜透析液渗透剂。含甘油的腹膜透析液其最初的pH比含葡萄糖的腹膜透析液高，因而具有更好的生物相容性。甘油是一种小相对分子质量的糖醇，其代谢过程不需要胰岛素参与，是中性脂肪的必需组成部分，能参与碳水化合物的代谢过程。由于甘油的相对分子质量比葡萄糖小，因此每单位溶质具有更高的渗透性，在腹膜透析液停留的早期时相，能产生比葡萄糖更大的超滤作用，由于甘油可快速地弥散至血液中，实际其总的超滤作用仍低于含葡萄糖的腹膜透析液。如果要取得与含葡萄糖腹膜透析液相同的超滤效果，则需使用更高的甘油浓度，甚至在CAPD患者中可能更加重热量负荷。使用含甘油的腹膜透析液使糖尿病腹膜透析患者对胰岛素的需要量下降，血糖更容易控制，生存率更高。但使用含甘油的腹膜透析液不可避免地导致甘油在血液中堆积(正常值为0.12 mmol/L)，使用含1.4%和2.5%甘油的腹膜透析液，其血中甘油的平均峰值分别为0.62 mmol/L和11.65 mmol/L。使用含甘油腹膜透析液患者的平均血液渗透压与使用标准含葡萄糖透析液的CAPD患者相同。经6个月含甘油腹膜透析液治疗中，患者血中空腹状态下甘油三酯明显增高，但当用游离甘油浓度校正后，其甘油三酯浓度并不增高。

到目前为止，在糖尿病CAPD患者中，适当使用甘油腹膜透析液，能较好地维持血糖状态，在非糖尿病CAPD患者，与含葡萄糖腹膜透析液比较，单独使用甘油腹膜透析液，似乎没有临床益处。有学者将甘油和氨基酸结合起来在动物身上使用收到较好效果。该混合液可以进行高压灭菌，而不出现葡萄糖焦糖化，能降低碳水化合物的吸收，并改善腹膜透析液的营养构成，甘油和氨基酸的代谢不依赖胰岛素，因而非常适合糖尿病(CAPD)患者。此外，此种腹膜透析液pH比含葡萄糖腹膜透析液高，具有良好的生物相容性。

3. 木糖醇　木糖醇的代谢不依赖胰岛素，因此有学者建议使用木糖醇作为渗透剂来替代葡萄糖，最初的临床实验研究显示4例糖尿病CAPD患者，治疗6个月，其胰岛素需要量明显下降，血糖水平控制更好，甘油三酯、胆固醇和高密度脂蛋白胆固醇水平恢复正常，但乳酸和尿酸水平有所增高。

当木糖醇吸收率超过150 g/d，尤其当患者容量负荷过重，需要经常使用高浓度木糖醇腹膜透析液进行超滤时，就会出现毒性作用。由木糖醇诱导的代谢异常可能具有危险性。

4. 山梨醇　在20世纪60年代后期，为了防止糖尿病患者进行IPD时出现的高渗状态，改善其高血糖状态，曾有学者试用山梨醇来替代葡萄糖作为渗透剂，但由于其跨膜吸收水平超过机体对其的代谢能力，使这种物质在体内蓄积导致血渗透压增高，易出现意识障碍、抽搐和昏迷。因此，自1973年以后许多专家不主张在腹膜透析液中使用山梨醇作为渗透剂。

5. 果糖　果糖与葡萄糖相对分子质量一样，因此具有相同的渗透特性。主要在肝脏进行代谢，不需要胰岛素的参与。由于其可能更容易产生高甘油三酯血症和血的高渗状态，因此果糖作为腹膜透析液的渗透剂并不比葡萄糖优越。

6. 氨基酸　为了纠正血浆氨基酸的异常，预防腹膜透析液中蛋白质的丢失，Gjessing在20世纪60年代末期提议腹膜透析液中补充氨基酸的混合制剂。10多年以后，Oreopoulos等报道了尿毒症兔模型进行腹膜透析，在腹膜透析液内加入不同浓度氨基酸，探讨其渗透特性，指出氨基酸替换腹膜透析液中葡萄糖可改善患者的营养状态。氨基酸的相对分子质量在75～214，但用于氨基酸的腹膜透析液中，通常含有较高比例的小分子化合物，使这种腹膜透析液的平均相对分子质量约为100。尽管其平均相对分子质量比葡萄糖小，但其吸收率仅轻度增高，因为在中性pH时，氨基酸带有电荷，所以与具有相同相对分子质量但不带电荷的物质比较而言其吸收率更低。

已有许多学者对氨基酸腹膜透析液的超滤能力进行了研究,在临床实验中,透析液停留腹腔6小时,2%氨基酸腹膜透析液与4.25%葡萄糖腹膜透析液比较,有着相同的超滤量和同样的尿素、肌酐和钾的清除率。含两种物质的腹膜透析液,最初的透析渗透性是相似的。在腹腔停留时,出现相同的渗透性变化,在交换周期末,约10%氨基酸被吸收。在另一个临床实验中报道,1%氨基酸腹膜透析液与1.5%葡萄糖腹膜透析液超滤量比较,两者之间无显著性差异。另一组研究比较了4.25%葡萄糖腹膜透析液(501 mmOsm/kg)和2.76%氨基酸腹膜透析液(501 mmOsm/kg)的超滤量及溶质转运,结果显示,透析液在腹腔内停留的前180分钟内,其超滤量无明显差异,但随着腹腔内停留时间的延长,氨基酸腹膜透析液的超滤量减少更为明显,但均无统计学意义。钠、钾、尿素和总蛋白量的透出液与血浆浓度比值(D/P),两者结果相同,但在腹腔停留6小时时,氨基酸腹膜透析液的D/P值更高,对于肌酐的转运两者略有差别。另外,氨基酸腹膜透析液的溶质弥散转运系数比葡萄糖腹膜透析液高,但无统计学意义。由此得出结论,使用氨基酸替代葡萄糖,腹膜通透特性没有明显改变。Youg等比较了1%氨基酸和1.5%葡萄糖腹膜透析液,在腹腔内停留8小时的超滤量和几种溶质的D/P值,在交换周期末,氨基酸腹膜透析液的超滤量明显少于葡萄糖腹膜透析液的超滤量。在腹膜透析12周末,氨基酸的吸收和蛋白质丢失与实验开始时比较有所增加。结果显示,在氨基酸腹膜透析液开始使用时蛋白质D/P平均上升18%,腹膜透析12周后平均上升至34%,肌酐的D/P值分别上升7%和10%,但尿素D/P没有差异。使用氨基酸腹膜透析液,使腹膜通透性上升,可能是由于氨基酸溶液激活补体,导致C5a和前列腺素E_2的生成,或者是由于它们的代谢产物所致,当恢复使用含葡萄糖腹膜透析液时,其腹膜通透性仍持续增高。氨基酸腹膜透析液与葡萄糖腹膜透析液均可达到超滤及清除小分子溶质的目的,但在不同的研究中,结果稍有差异,这主要是由于使用的氨基酸腹膜透析液的不同氨基酸组成和浓度,也取决于每种氨基酸的吸收率和代谢情况。

一些学者在CAPD患者使用含氨基酸腹膜透析液进行透析时,对氨基酸的营养价值、患者血氨基酸水平、血脂和糖代谢的变化进行了研究。表20-8-5列出几种最常见含氨基酸腹膜透析液中的氨基酸组成。在一组研究中,6例CAPD患者使用1%氨基酸腹膜透析液(如表20-8-5中A组)替代葡萄糖腹膜透析液,4周后患者的营养状态稍有改善,总体重和血清转铁蛋白增高,平均饮食蛋白摄取0.96~0.93 g/(kg·d),能量摄取22~21.2 kcal/(kg·d),人体测量指数、血钾、血清白蛋白、胰岛素和糖原水平没有变化。血浆甘油三酯略有下降,高密度脂蛋白胆固醇略有上升,但无统计学意义。血尿素氮水平明显上升(59%),血清碳酸氢盐浓度下降(尽管在透析液中含有33 mmol/L的乳酸盐、7 mmol/L的醋酸盐和4.5 mmol/L的碳酸氢盐),血浆中缬氨酸、异亮氨酸和亮氨酸等支链氨基酸浓度在透析治疗过程中没有变化,而甘氨酸有所升高,丙氨酸下降。在同一研究中,对3例CAPD患者,每天使用2%氨基酸溶液,持续透析5~6个月,结果不令人满意,其中1例患者出现营养不良,另2例患者食欲不振。在另一组随机研究中,使用1%氨基酸溶液来拮抗CAPD患者腹膜炎的分解代谢,亦得出同样的结论。

表20-8-5 几种不同氨基酸腹膜透析液中氨基酸组成(mg/dl)

种类	氨基酸	A组	B组	C组	D组
EBCAA	缬氨酸	46	67	126	139.3
EBCAA	亮氨酸	62	82.6	92	101.9
EBCAA	异亮氨酸	48	60.8	77	84.9
EAA	苏氨酸	42	46.8	59	64.5
EAA	酪氨酸	4	7.8	6	30
EAA	苯丙氨酸	62	—	75	57
EAA	赖氨酸	58	60.8	86	95.5
EAA	组氨酸	44	37.4	65	71.4
EAA	色氨酸	18	15.6	25	27
EAA	蛋氨酸	58	29.6	77	84.9
NEAA	精氨酸	104	51.4	97	107.1

续表

种类	氨基酸	A组	B组	C组	D组
NEAA	丝氨酸	—	116.9	46	50.9
NEAA	脯氨酸	42	126.3	54	59.5
NEAA	甘氨酸	213	32.7	46	50.9
NEAA	丙氨酸	213	46.8	86	95.1
NEAA	天冬氨酸	—	63.9	—	—
NEAA	谷氨酸	—	140.3	—	—

Dornbros 等采用表 20-8-5 中 A 组腹膜透析液，对 5 例具有低白蛋白血症（<35 g/L）的 CAPD 患者，在过夜留腹时，使用 1% 氨基酸腹膜透析液 6 个月，其中 3 例患者在研究开始时，因采用 2% 氨基酸腹膜透析液，而出现严重的尿毒症症状，如食欲不振、呕吐、乏力、皮肤瘙痒及尿素氮明显升高，将氨基酸浓度降至 1% 后，患者上述症状减轻。在研究结束时，仅有尿素氮轻度增高，总体氮趋于下降，经口摄入的总能量和蛋白质及血胆固醇、甘油三酯、白蛋白、转铁蛋白、钾离子和血浆氨基酸水平基本维持不变。作者因此得出结论，氨基酸腹膜透析液无明显效果的原因，可能是由于氨基酸的组成不同、给药时间不同或者患者无严重的营养不良。一些学者正致力于寻找更适合 CAPD 患者的氨基酸腹膜透析液，旨在增加必需氨基酸的数量，减少非必需氨基酸所占的比重。Pederse 等对 6 例 CAPD 患者采用 1% 氨基酸腹膜透析液（表 20-8-5 中 B 组）与 1.5% 葡萄糖腹膜透析液交替使用 3 个月。在治疗开始时，患者蛋白质摄入量为 1.2～1.5 g/(kg·d)，在整个研究过程中，患者糖、脂肪和蛋白代谢没有变化，尤其是血清甘油三酯、胆固醇、白蛋白和转铁蛋白与治疗前比较没有显著性差异，血肌酐保持稳定，而血清尿素氮在研究过程中明显上升，但患者低血清支链氨基酸恢复至正常范围。目前使用 1% 氨基酸腹膜透析液时间最长的研究是对 4 例糖尿病 CAPD 患者使用该腹膜透析液达 1 年以上，研究结果显示，其血清白蛋白和胆固醇比对照组高，胰岛素的需要量减少，血尿素氮上升 68%，碳酸氢盐下降。

为了进一步改进临床效果，有学者建议使用一种新的氨基酸配方（表 20-8-5 中 D 组）并进行了研究，增加乳酸盐浓度（从 35 mmol/L 升至 40 mmol/L）和必需氨基酸浓度，总氨基酸浓度提高至 1.1%，以达到 1.5% 葡萄糖腹膜透析液同样的渗透效果。对伴有蛋白质营养不良症的 CAPD 患者进行研究，结果初步显示，这种腹膜透析液在患者低蛋白饮食时能改善 CAPD 患者的营养状况，治疗期间患者平均氮平衡及血清转铁蛋白，总蛋白和臂中肌围明显增加。在伴有营养不良的 CAPD 患者，透析液中加合适的氨基酸组分，能改善 CAPD 患者蛋白质营养和代谢状况，但 BUN 上升、酸中毒倾向、成本费用的增加及溶液储存的稳定性仍为需要解决的问题。近年来美国百特公司已有氨基酸腹膜透析液上市，但对其的评价有待于临床深入验证。

（二）高相对分子质量渗透剂

1. 白蛋白　大约在 100 年以前，通过动物实验有学者认为白蛋白能延缓腹膜透析液的吸收，不引起生化和代谢方面的紊乱，可作为理想的渗透剂。但目前认为，将白蛋白替换葡萄糖作为渗透剂用于临床腹膜透析过于昂贵，限制其作为渗透剂在临床上应用。

2. 合成多聚体　聚丙烯酸、聚乙烯胺、硫酸葡聚糖是合成的多聚体。经研究发现，在腹腔内停留时，吸收很慢，且可形成较高渗透压，但聚丙烯酸可诱导腹腔内出血，损伤腹膜，使心血管不稳定。另外发现，尽管它们的相对分子质量大（90 000），但仍可跨过腹膜。硫酸钠葡聚糖相对分子质量为 50 000，通过其糖化硫酸盐残基吸引钠离子来发挥渗透效果。然而在小鼠和兔模型中应用，出现腹腔内出血，并导致动物死亡；聚乙烯胺毒性更大，在 1 个小时内可致动物死亡。显然，合成多聚体不适合临床应用。

3. 血浆替代品　在欧洲，明胶、中性葡聚糖和羟基淀粉被广泛用作血浆替代品，血液透析治疗过程中出现的严重低血压。20 世纪 40 年代后期，5% 明胶首次被当作渗透剂用于急性腹膜透析患者，最近，在小鼠动物模型中试用 9% 明胶溶液，腹腔内停留 7 小时，与 4.25% 葡萄糖腹膜透析液比较，明胶腹膜透析液产生更大更稳定的超滤，用光镜和扫描电镜检查，没有发现腹膜改变。在室温情况下，明胶腹膜透析液呈高黏滞状态，但其主要问题是不容易消毒。为了避免这些技术问题，有学者研究了交联明胶，即异氰酸盐明胶(henaccel)(相对分子质量为20 000 ~ 35 000)，在腹腔内停留6小时，证实5.5%异氰酸盐明胶腹膜透析液的超滤量与4.25%葡萄糖腹膜透析液相同。明胶容易分解，在血液透析患者残余肾功能很少时，异氰酸盐明胶的消除半衰期约为6小时，是否有慢性毒性作用尚不知道。另外，异氰酸盐明胶用作血浆替代品时，约有0.038%的患者出现过敏反应。

在20世纪60年代末期，已有实验证实，用6%中性葡聚糖作为腹膜透析渗透剂，只产生较低的渗透力，超滤很少。而采用10%葡聚糖则显示较强的超滤能力，但是尽管葡聚糖的相对分子质量高达40 000 ~ 70 000，在6个小时的交换期内，40% ~ 60%葡聚糖被吸收入血，积聚在血中的葡聚糖，可以封闭网状内皮系统，因此用葡聚糖作为葡萄糖的替代是不适合的。羟乙基淀粉(HES)是另一种合成物质，先在淀粉中导入羟乙基乙醚，然后再水解，形成一种平均相对分子质量约480 000的物质，即羟乙基淀粉。在小鼠模型上的研究报道，60%和10%浓度HES溶液的超滤量与相同浓度的葡聚糖溶质一样，在肾衰竭时，HES可能在肝脏堆积引起病变。

4. 葡萄糖聚合体　葡萄糖聚合体或多糖是一种多糖类混合物，与4.25%葡萄糖腹膜透析液比较，8%葡萄糖聚合体腹膜透析液在腹内停留8 ~ 10小时后产生同样的超滤作用，虽然8%葡萄糖聚合体最初的渗透压明显低于4.25%葡萄糖腹膜透析液〔前者渗透压为357 mmOsm/(kg · H_2O)，后者为485 mmOsm/(kg · H_2O)〕。但其尿素氮及肌酐清除(D/P)是相同的，留腹4小时和10小时，葡萄糖聚合体的吸收分别为57%和77%。虽然患者能较好地耐受葡萄糖聚合体溶液，但血浆多糖浓度明显升高，在肾功能不全时，吸收的多糖代谢和清除是非常缓慢的，其半衰期约为20小时。Mistry等研究了一种新的葡萄糖聚合体溶液，其组成的平均相对分子质量约为7 000(67%为低相对分子质量片段，30%为高相对分子质量片段，平均长度为5 ~ 6个单位多聚体)，5%葡萄糖聚合体溶液与1.5%葡萄糖腹膜透析液比较，10%葡萄糖聚合体溶液与4.25%葡萄糖溶液比较，在腹腔停留6小时后，均显示净超滤量明显增加。葡萄糖聚合体溶液的肌酐、尿酸和磷酸盐的D/P值明显上升，显示葡萄糖聚合体溶液可能改变了腹膜的渗透性。等渗(5%)和高渗(10%)葡萄糖聚合体溶液腹腔内停留6小时后，其吸收率分别为42.5%和59%，但热量负荷比标准葡萄糖腹膜透析液吸收的葡萄糖所提供的热量更多。

在另一项研究中，对另一种葡萄糖聚合体溶液(包含支链长度4 ~ 300葡萄糖单位的多聚体片段，平均相对分子质量为16 800)与商用1.5%葡萄糖溶液进行了比较，尽管标准葡萄糖腹膜透析液渗透压稍呈高张状态，但在腹腔内停留6小时后，葡萄糖聚合体溶液的净超滤量更多。对于葡萄糖腹膜透析液而言，腹腔内停留时间到12小时，导致腹腔内溶液吸收，致使引流量少于灌入量。而葡萄糖聚合体溶液的渗透性在12小时内没有明显变化，其超滤继续增加，这种葡萄糖聚合体溶液在腹腔内停留6小时和12小时后，其吸收率分别为14.4%和28.1%。就热量负荷而言，这种葡萄糖聚合体溶液与葡萄糖腹膜透析液没有明显区别，但就每单位体积超滤量而言，葡萄糖聚合体溶液的热量负荷只有葡萄糖溶液的一半。现已证实使用葡萄糖聚合体溶液血清麦芽糖浓度增加7 ~ 9倍。

在曼彻斯特，研究人员1987年就开始进行较高相对分子质量(22 000)葡萄糖聚合体溶液的临床慢性试验。在7天的短期研究中显示，连续使用5%葡萄糖聚合体溶液无不良效果，在5例非糖尿病患者，使用7.5%葡萄糖聚合体溶液达3个月之久。采用葡萄糖聚合体溶液替换葡萄糖溶液作过夜交换，夜间留腹12小时，可获500 ~ 1 000 ml净超滤，但血清麦芽糖和麦芽三糖比尿毒症患者高出30倍，但未发现患者有任何不适。对200多个患者进行长期随机多中心的研究(其中106例患者使用葡萄糖聚合体溶液)，研究组与对照组比较未发现特殊的变化，血清渗透压维持在正常范围，研究组中15例糖尿病患者完全能耐受葡萄糖聚合体溶液。

最近的研究结果显示，可以使用葡萄糖聚合体溶液替换高渗葡萄糖腹膜透析液作夜间交换，亦可使用于进行自动化腹膜透析患者的长时间留腹时。此外，由于超滤失败是CAPD患者退出CAPD的较常见原因之一，改用葡萄糖聚合体溶液增加超滤可延长CAPD患者的技术生存期，并通过增加超滤而提高肌酐的清除率。葡萄糖聚合体溶液对糖尿病患者更为有益，因为为达到每单位体积的超滤，葡萄糖聚合体溶液提供的热量负荷远小于葡萄糖腹膜透析液，且不产生胰岛素反应。最近的研究提示葡萄糖聚合体溶液的葡萄糖具有更好的生物相容性，可能是因为葡萄糖聚合体溶液的渗透压为等渗溶液，且较少形成高级糖基化终末产物。但Plum等观察到葡萄糖聚合体透析液与葡萄糖及氨基酸透析液相比，明显抑制单核细胞细胞因子的释放，是否对宿主防御机制有不利影响，还需进一步的临床观察。目前百特公司已上市的含7.5% Icodextrin（Extraneal）的溶液就是一种含葡萄糖聚合体的等渗溶液，在欧洲已成功用于临床5年以上。

吸收的多聚糖在体内代谢不完全，易被循环中淀粉酶水解为双糖，导致体内其代谢产物麦芽糖和麦芽三糖水平增高，由于人体循环中缺乏麦芽酶活性，所以从麦芽糖分解为葡萄糖的代谢是有限的，虽然许多肠外组织都存在有麦芽酶，但这种酶最主要还是存在于肾脏，当肾脏严重病变时，使麦芽糖在体内堆积。最近Wens报道使用Icodextrin腹膜透析液时，用不同的方法监测患者的血糖出现不一致现象，基于葡萄糖脱氢酶法的血糖监测仪监测的血糖结果比己糖激酶法的结果更高，所以当糖尿病患者使用含Icodextrin腹膜透析液时，不适合用葡萄糖脱氢酶法作为常规血糖监测方法。

5. 肽类　1986年Klein等在兔的腹膜透析模型中，首先使用肽类作为渗透剂。5%乳浆蛋白用胰蛋白酶和糜蛋白酶进行水解，得到长度为3～10个氨基酸的肽类混合物，其平均相对分子质量为857。氨基酸分析显示约含2%游离氨基酸，其中46%为必需氨基酸，3%的肽类溶液与2.5%葡萄糖腹膜透析液相比，腹腔停留1小时后，可产生两倍的净超滤，没有出现急性的肾毒性作用。

最近，有学者采用含1.5%葡萄糖和1%肽类的腹膜透析液〔渗透压为381 mmOsm/（kg·H_2O）〕与2.5%葡萄糖腹膜透析液〔渗透压为404 mmOsm/（kg·H_2O）〕进行比较，对CAPD患者进行研究，结果显示，所有CAPD患者均能很好地耐受含肽类的腹膜透析液，尿素、肌酐和葡萄糖的溶质转运面积系数（MTAC）和清除率在两种溶液之间均无显著性差异，在腹腔内停留4小时和8小时后，超滤量亦无明显差别，血浆氨基酸谱和浓度亦没有明显变化。这些基本资料提示，多肽溶液作为渗透剂在腹膜透析中的应用是可行的，但对患者营养状况的影响仍需进一步研究，而这种液体有引起过敏反应的可能，使用时亦应持谨慎的态度。

四、腹膜透析液的酸碱成分

与血液透析相比，CAPD能更好地纠正酸中毒并维持酸碱平衡。透析过程中的酸碱平衡依赖于不断地输入缓冲液，又不使碳酸氢盐从腹膜透析液中明显丢失。在IPD时，患者血中酸碱平衡状态时相变化，遵循与血液透析同样的规则。在一次治疗后，血碳酸氢盐和pH上升，而在治疗间期，这些数据又缓慢下降，直至又开始的下一次治疗。酸碱失衡的纠正依赖于患者获得的缓冲液的量、患者将吸收的缓冲液负荷进行分解的能力及腹膜透析液中丢失的碳酸氢盐和有机阴离子的量。

1964年，Boen最先在腹膜透析液中使用碳酸氢盐透析，但因易形成碳酸钙沉淀，其后被乳酸盐所取代。有几种钠盐如醋酸盐、乳酸盐、柠檬酸盐、苹果酸盐等均能消耗由碳酸释放的氢离子，使碳酸氢盐再生。目前醋酸盐和乳酸盐被推荐作为腹膜透析碱基。

（一）醋酸盐

1962年Boen第一次报告了在腹膜透析中使用醋酸盐作为缓冲物质。醋酸盐在醋酸盐硫激酶作用下，与辅酶A反应生成乙酰辅酶A，在此过程中结合了一个氢离子，使碳酸氢盐再生。乙酰辅酶A可以进入不同的代谢途径，如三羧循环的脱羧反应；酮体或脂肪酸和糖异生生成葡萄糖过程中的缩合反应，只有在乙酰辅酶A经脱羧后，氢离子才被传递至呼吸链，完成缓冲过程。

正常情况下只有微量的醋酸通过脂肪中间代谢过程中被降解，所以酶促反应生成乙酰辅酶A是有限的。采用含醋酸盐透析液进行血液透析过程中，血醋酸盐浓度上升可达正常浓度的4倍，在每次血液透析期间，这种高浓度血醋酸盐浓度是相对稳定的，透析结束后，血醋酸盐浓度又回到正常范围。使用含38.5 mmol/L醋酸盐浓度的腹膜透析液进行CAPD，醋酸盐溶质转运率是0.3

mmol/min,亦常出现血醋酸盐浓度升高。在 CAPD 和 IPD 时,醋酸盐比乳酸盐能更好地纠正尿毒症患者的代谢性酸中毒,但醋酸能引起硬化性腹膜炎,使腹膜的超滤能力下降,因此,最终含醋酸盐的腹膜透析液将被摒弃。

(二)乳酸盐

乳酸盐是腹膜透析中常用的缓冲剂。自然界乳酸盐存在两种立体构型,即右旋体 - 乳酸盐和左旋体 - 乳酸盐。商用腹膜透析液一般是含左旋体 - 乳酸盐或者右旋体和左旋体乳酸盐的混合物。在人类正常情况下,在甲基乙二醛代谢途径中生成少量右旋乳酸盐,而更多的形式是左旋乳酸盐。右旋型乳酸盐由不依赖 NAD 的非特异性酶缓慢分解。相反,左旋型乳酸盐能很快地由 NAD 依赖的乳酸脱氢酶分解为丙酮酸盐。乳酸盐通过三羧循环或经过糖异生过程完成分解达到缓冲效果。如果乳酸盐代谢不完全,则难以起到缓冲作用。Searle 等证实,正常代谢时生成的乳酸盐的 80% ~85% 在三羧循环中被氧化,15% ~20% 转变为葡萄糖。在正常情况下,左旋型乳酸盐代谢速率为 0.77 ~0.87 mmol/(kg·h),在肝病患者其代谢速率下降,导致血中乳酸盐水平升高。

在 CAPD 患者,乳酸盐的输入量约为 0.19 mmol/(kg·h),这种乳酸盐负荷对肝功能正常的患者不存在任何代谢问题。在 IPD 患者,乳酸盐的输入量约为 1 mmol/(kg·h),血清乳酸盐水平在治疗期间仅稍有增高。

腹膜透析时,乳酸盐在腹膜透析液中的消失率,在腹腔停留的第 1 小时吸收率最大,然后逐渐降低接近 0,右旋型乳酸盐和左旋型乳酸盐的转运速率不同,Rubin 等研究证实,腹膜在处理乳酸盐转运过程中具有立体构型的选择性,左旋型乳酸盐有着更高的溶质转运率和代谢率。右旋型乳酸盐代谢非常缓慢,在 IPD 和 CAPD 患者其转运率亦非常低。商用 CAPD 腹膜透析液含 35 mmol/L 或 40 mmol/L 乳酸盐,使用 35 mmol/L 乳酸盐浓度的腹膜透析液,大多数患者存在轻度的慢性代谢性酸中毒。Teehan 等研究显示,碳酸氢盐的丢失和酸性代谢产物的产生,常超过乳酸盐的摄取。报告了在 10 例 CAPD 患者中,只有 2 例患者保持正常的酸碱状况,这组患者平均动脉血碳酸氢盐浓度为 20.6 mmol/L,TCO_2 是 22 mmol/L。Nolph 等报道了 78 例患者,在 163 次检测中,平均动脉血 TCO_2 为 23.8 mmol/L,其中 38% 的测量值低于22 mmol/L。为了纠正负缓冲平衡,改善患者的酸碱状态,有人建议将 CAPD 腹膜透析液中乳酸盐浓度提高至 40 mmol/L,有报道采用这种乳酸盐浓度,使患者血液的酸碱平衡状态明显改善,治疗 4 个月后,静脉 TCO_2 上升至 27.4 mmol/L,而 pH 和 $PaCO_2$ 没有变化。在近年一个研究中,8 例病情稳定的 CAPD 患者,使用 40 mmol/L 乳酸盐腹膜透析液治疗,其平均动脉血碳酸氢盐浓度为 21.6 mmol/L,阴离子间隙增高至 21.4 mmol/L。

乳酸盐是一种强有力的外周血管扩张剂,有效的心肌收缩剂,能降低血压并在 CAPD 患者的血脂紊乱中起一定的治疗作用。给予大量左旋乳酸盐,而未补充相应的氧化还原反应对应物(丙酮酸),将导致细胞呈低的氧化还原化状态,降低磷酸化偶联,这种作用将损伤许多活细胞的功能,包括非有机离子在细胞内和细胞外液间的紊乱。左旋乳酸盐与丙酮酸的比例不平衡,可导致异化作用,使肌肉蛋白转变为葡萄糖。右旋乳酸盐的毒性作用与左旋乳酸盐不同,主要表现在脑功能的损伤。有报道 CAPD 患者使用 40 mmol/L 右旋和左旋乳酸盐混合的腹膜透析液,可导致脑功能失常的反复发作,临床表现以谵妄、抑郁和高通气为特征,高通气可导致致命的代谢性碱中毒。

(三)碳酸氢盐

腹膜透析理想缓冲物质应该是碳酸氢钠,因为它本身是体内生理性的缓冲剂。然而,当溶液中混有碳酸氢盐、钙、镁和葡萄糖时,其腹膜透析液的制备、消毒和储存就困难了,在进行高压灭菌时,由于溶液的 pH 较高,碳酸氢盐与钙、镁结合形成沉淀,葡萄糖焦糖化。在采用碳酸氢盐血液透析过程中,酸性溶液(A 液)与碳酸氢盐溶液(B 液),按一定比例不断与透析用水混合进行透析,避免了碳酸氢盐与钙结合生成不溶性碳酸钙的弊端。Ing 等将这一方法应用于 IPD 过程,即将酸性溶液与碳酸氢盐溶液,用一个滤珠泵按一例比例临时混合,在 IPD 治疗过程中,没有发现任何副作用。随后有学者报道,采用分离成 2 个部分的容器,一个部分装酸性溶液,另一个则内装碳酸氢盐溶液。在进行腹膜透析前,在外力作用下将隔板上的一个可破坏的瓣阀破坏,使同一容器中的两种溶液混合,最终形成的腹膜透析液 pH 约为 7.4。1 例患者使用这种溶液(含 35 mmol/L 碳酸氢盐)治疗 1 周,另 3 例患者使用这种溶液透析数次,发现这种临时混合的腹膜透析液能被患者耐受,没有出现不良反应。治疗 1 周的患者,其血中碳酸氢盐水平上升,数天后达到 29 mmol/L 的水平。

为了探索更好的碳酸氢盐浓度并评价其临床应用的安全性,许多学者进行了体内稳定性试验,结果显示,33 mmol/L 碳酸氢盐浓度的透析液不足以纠正尿毒症患者的代谢性酸中毒;高至 40 mmol/L 碳酸氢盐浓度与 2 mmol/L 钙浓度溶液,在临床使用的温度范围内,没有出现碳酸钙沉淀。在一个小鼠模型中,反复腹腔内注入 100 ml/kg 这种溶液,没有出现组织学损伤、碳酸钙结晶形成和组织纤维化。动力学研究显示,不同停留时间的透析液中碳酸氢盐浓度改变与血中碳酸氢盐浓度相关,而不依赖于新鲜溶液中的碳酸氢盐浓度,说明碳酸氢盐的吸收具有自限性。

最近一个研究中,6 个腹膜透析患者使用 34 mmol/L 碳酸氢盐浓度的腹膜透析液,持续透析 4 周,结果显示血碳酸氢盐浓度上升,超滤轻度上升,但均无统计学意义。肌酐 D/P 值轻度下降,主要生化参数和透析充分性没有明显变化。这些结果说明,至少短期使用这种腹膜透析液是安全的,患者完全能耐受,不影响腹膜透析的充分性,能有效纠正尿毒症的酸中毒。碳酸氢盐腹膜透析液不像乳酸盐腹膜透析液那样,引起外周血管扩张,前者对间皮细胞毒性较小,不影响间皮细胞的磷脂分泌及外周血和腹腔内巨噬细胞释放花生四烯酸代谢产物和细胞因子。在新近的一个兔模型研究中,对照组没有进行透析,实验组一组使用标准乳酸盐腹膜透析液,另一组使用碳酸氢盐腹膜透析液,均未发现腹膜有任何结构改变。

Yatzidis 等研究了一种可提供稳定的碳酸氢盐腹膜透析液的方法,即将双甘氨肽加入碳酸氢盐溶液,将溶液的 pH 稳定在 7.35 左右,这种溶液在储存 18 个月后仍处于稳定状态。在兔模型上连续使用 25 天,没有发现腹膜有任何病理改变,但约有 80% 双甘氨肽可被吸收。在人类双甘氨肽被酶降解为甘氨酸,然后又分解为其他非必需氨基酸。首次临床急性实验显示含双甘氨肽的碳酸氢盐腹膜透析液能被患者很好地耐受,与标准乳酸盐腹膜透析液相比能明显增加患者超滤量。此外,这种溶液必须通过滤过进行冷消毒,避免葡萄糖的焦糖化。

第九节 腹膜透析机

刘伏友 彭佑铭

腹膜透析机是一种自动控制透析液循环进出腹腔的机器,简称为循环机或腹膜透析机。目前最新的循环全自动式腹膜透析机可根据医生的处方,由电脑控制,自动持续地进行各种方式的腹膜透析,并由电脑操作,监测并记录每次的灌注量、停留时间、引流时间、流量及透析液温度。在过去的几年里,西方国家利用腹膜透析机进行自动腹膜透析已成为肾脏替代治疗中增长最快的一种形式。有资料显示,在美国新开始进行腹膜透析患者中有 33% 的选择自动腹膜透析。

一、腹膜透析机的产生

早在 20 世纪 60 年代初期,华盛顿大学的 Boe 第一个尝试在腹膜透析时用机器进行透析液的自动传输。他发明的装置包括一个 40 L 的大玻璃容器瓶用来盛已消毒的无菌透析液,一个自动螺旋管来传输透析液并由一个开关控制透析液进入腹腔。这种装置可用于肾衰竭患者的家庭透析治疗，能在晚上进行操作。Norman Laker 在 1966 年报道了他发明的另一种装置，该装置使用 2 L 已消毒的瓶装透析液和一个柔韧的塑料储存袋，其优点是能检测进入腹腔的透析液容量，在透析液灌入腹腔前对其进行加温。Laker 的循环机就是以后产生的各种循环机的前身，而最早商业化的循环机是由美国医疗设备（AMP）公司制造。

循环机最初设计是用来实施间隙性腹膜透析（IPD）。Popovich 和 Moncrief 在 1976 年介绍了平衡腹膜透析概念，随之形成了持续性不卧床腹膜透析（CAPD）方式，随后塑料袋装透析液问世，腹膜透析作为慢性终末期肾衰竭患者的维持治疗方式又引起人们的兴趣。在 20 世纪 70 年代末期，美国学者 Diaz-Buxo 和 Suki 等开始尝试改进循环机以适合用循环机进行持续平衡式腹膜透析。1981 年两位研究者同时报道了他们的实验结果，并将由循环机进行的持续性腹膜透析称为持续循环式腹膜透析（CCPD）。在过去的近 30 年里，循环机系列变化相当之大，装置由简单到非常复杂，透析液的传输系统从传统的重力传输，发展到部分泵输系统，再到全部泵输系统，监测和报警及安全装置亦日趋完备，使得在今日，利用循环机进行自动腹膜透析已成肾衰竭患者相当安全而有效的替代治疗方法之一。

二、腹膜透析机的设计

（一）对自动腹膜透析机的设计要求

（1）自动腹膜透析机应该配备有一套消毒可靠的传输透析液的密闭系统，以减少透析液的污染，防止感染性并发症。

（2）在腹膜透析时，自动腹膜透析机应能精确地计量透析液出入腹腔的量，以便能及时掌握患者体内水平衡状况，这就要求机器有一套精确的透析液进入及排出腹腔的计量装置。

（3）机器应配有透析液的加温及温度控制装置，能控制透析液温度在 37℃ 左右进入患者腹腔，使患者感觉舒适，透析效率亦可提高。

（4）应有透析液顺序流动控制系统及计时器，使机器能按腹膜透析特定的液体流动周期，即进液 - 留置腹腔 - 出液的顺序进行工作，并能按医生处方要求设置不同的注入量及留置时间。

（5）机器应配备有一整套完备的自动监测并报警装置，以保证透析治疗过程的安全。

（二）自动腹膜透析机的基本结构

自动腹膜透析机的基本结构包括透析液的供给系统和自动控制监测报警装置两大部分，两者相辅相成，构成完整的腹膜透析机。

1. *透析液供给系统*　透析液供给系统包括透析液贮存器、透析液传送管道、透析液加温装置、流进及流出的透析液计量装置及一套保证透析液顺序流动的阀门（或开关）。一个人一次透析约需要透析液 10 ~ 20 L。由于透析液直接进入腹腔，要求严格无菌，所以透析液供给系统都采用封闭式管道结构。

（1）透析液贮存器。腹膜透析机的透析液贮存装置分为两种，一种是应用腹膜透析机专门配备的透析液贮存槽，由不锈钢制成，但消毒不方便，目前多已淘汰；另一种是直接应用瓶装或塑料袋装或塑料筒装之无菌透析液，使用前只需与机器的无菌管路相连接即可，其结构简单，使用方便，目前常用。

（2）透析液传送管道。目前，多数腹膜透析机供应商处均有与机器配套使用的一次性无菌管路系统供应，可直接选用。透析液的加温器、计量装置及控制透析液顺序流动的阀门将在透析机的自动监测报警装置中详述。

（3）透析液的供给方式有以下几种。①利用重力原理：机器把透析液用泵从大的储存袋输送到有一定高度的高位容器内，然后利用液体自身的重力，流入腹腔。这种方法都需要一个有一定容量的高位容器。目前所有循环器均能在高位容器处对透析液进行加热，并能精确计量每次进入腹腔的透析液量，且此方法透析液进入腹腔时速度均匀，压力适宜；缺点是需多一个高位容器及液体泵。目前，美国百特公司及丹麦生产的透析器多采用这种方法。②利用空气压力使透析液进入腹腔：这种方法亦需要一个容器，在输液泵把透析液送入此容器时，容器内的空气被压缩产生压力，将透析液从容器中压入患者腹腔内。此方法优缺点与高位容器式相仿，但容器可装于机器内部，机器外形较小而美观。③用计量泵直接把透析液输入腹腔：此种方式用输液泵（可计量液体量）把透析液直接输入腹腔，机器结构简单。但因输液泵的流量不能恒定，输液泵在起动时及匀速运转中流量不一样，且管道内压力变化也影响流量，因此不能精确计量液体量；同时由于泵的压力较大，当透析管路梗阻或腹腔灌满后，仍可继续灌入，造成管道内压力增高，甚至管路破裂，或造成患者腹压过高不适。

(4)管道系统的消毒。20世纪70年代的腹膜透析机管道需自行消毒，常用的消毒方法有两种，一是使用消毒药液如福尔马林、复方次氯酸钠等。但消毒后需用蒸馏水冲洗，否则消毒药液会进入腹腔刺激腹膜，并和透析液中的物质发生化学反应，改变透析液的有效成分；另一种方法是用机器本身的加热系统，把水加热到100℃进行高温消毒。此种方法加热简便，消毒时间短，也不需要蒸馏水冲洗，但加热到100℃对于有些细菌、芽孢及病毒等不能完全消灭，而且装置中如有有机玻璃、塑料制品等不能采用此法。亦有机器将两种消毒方法结合应用的，但目前最新生产的腹膜透析机，供应商处均有与机器配套使用的一次性无菌管路，可直接使用，用后即废弃，使用方便但费用较高。

2. 自动控制、监测及报警装置　为了保证腹膜透析机使用的安全，腹膜透析机均装有自动控制、监测及报警装置，一般有以下几个部分。

(1)温度控制系统。这个系统由温度表、加热器及自动恒温装置等部分组成，主要目的是自动控制透析液在进入腹腔时温度在合适的范围内(37℃左右)，以避免低温透析液造成患者不适，心律失常或引起内脏血管收缩，影响透析效果。有些机器还可根据需要控制消毒温度。在透析过程中，透析液温度过高或过低，机器均能发生警报，并自动停止透析液的输入，调节透析液温度至合适范围又可继续透析过程。

(2)透析液计量系统。包括两个部分，一是进入腹腔的透析液计量，二是排出腹腔的液体的计量。液体计量方法有容量计算法和重量计算法两种，目前的机器多数还可根据进入和排出的透析液数量差计算单次循环的超滤量及透析过程中的累积循环超滤量。计量系统与控制系统相联系，在透析液流进或流出过量或不足时，机器会自动出现警示讯号告知操作者。警示讯号范围一般在透析开始前输入治疗参数值时，机器就可自动设定警示范围，亦可人工设定。

(3)透析液顺序流动控制系统。进行腹膜透析时，应先将腹腔内用过的透析液放出，再将一定量新鲜的透析液灌入腹腔，留置一段时间后再排出体外。机器必须按此顺序控制透析液的流动，并能周而复始，反复进行。此外，大多数机器还设有一套“手动”装置，即当上述顺序流动控制发生障碍时，可用手按动有关按钮，透析仍能照常进行，但需人工定时开关有关阀门(或按钮)。

(4)压力感受控制系统。在利用输液泵直接把透析液灌进腹腔的机器上，要求有此种装置，当腹腔内压或透析液输入管路中压力超过额定值时就会出现警示讯号，同时自动停止输液泵的工作，故障排除后才重新开始工作。

(5)透出液排液报警装置。由两部分装置组成，一部分同透析液顺序流动控制系统联系，当排液完成后又重新启动装置，使机器进入下一循环周期的运转状态；第二部分与计量系统联系，当在引流期的时间内排出量达不到一定要求(如低于灌入量的50%)，则会出现警示讯号，机器会自动停止，这往往是由于排出管路梗阻，排液不畅所造成，故障排除后机器就能继续运转，而在潮式腹膜透析时，当排出量达灌入的某一百分比时(如50%或25%)，则机器会自动停止排出，而转进入下一循环周期，灌入一定量的潮式容量。

以上介绍的只是多数透析机的一般结构组成，目前透析机的种类繁多，多数由电脑控制，具体到每一种透析机，还需仔细阅读机器说明书。

三、腹膜透析机的功能

腹膜透析机种类繁多，有些功能复杂，能满足临床各种自动腹膜透析方法治疗的需要；而有些功能相对简单,主要应用于家庭 CCPD 的治疗。腹膜透析机最基本的功能就是能自动控制透析液经无菌的管路系统进出腹腔,它能控制和监测以下治疗变量。

(1)透析液灌入、留置、引流时间和总治疗时间。

(2)透析液灌入、引流的液量。

(3)已完成的透析液交换次数和目前正在进行的交换次数。

(4)单次循环和累积循环超滤量。

(5)透析液温度。

此外腹膜透析机可通过指示灯、鸣警器、显示屏等,使操作者及时了解透析进程和某些异常情况。在腹膜透析过程中,一旦出现异常情况,机器配备的报警装置就能及时发现并以警示讯号形式报告操作者,同时能自动关闭所有阀门,停止透析过程,以保证患者透析过程的安全。

四、自动腹膜透析机的评价

选择利用自动腹膜透析机进行 APD 正呈上升趋势,进行 APD 需要一台性能优良的腹膜透析机。目前腹膜透析机种类繁多,评价一台自动腹膜透析机的优劣,可从以下几个方面加以考虑。

(一)操作简单

一台好的腹膜透机要求其操作简单、易学,非专业人员经短期培训就能熟练操作机器,并能处理常见警报和故障,这是推广 APD 作为家庭腹膜透析方法的前提条件。

(二)有利于家庭腹膜透析

利用腹膜透析机就可在患者家里由患者自己或助手进行床旁操作,然后可利用患者整晚的休息时间自动进行腹膜透析。在白天,患者及助手均可不受任何约束地安排日常活动或参加力所能及的工作。腹膜透析机操作简易性是其居家便利性的前提条件之一。

(三)治疗方案的弹性选择

好的腹膜透析机应能提供最具弹性的治疗空间,以满足不同患者均能达到充分透析。目前有关腹膜透析的基本理论研究及临床实践的结果均强调肾科医生要根据每一个患者的具体情况选择最合适的治疗方式,这就要求腹膜透析机能适应患者的不同需要,提供最具弹性的治疗方案选择空间。

(四)安全性

这是对腹膜透析机要求最重要的一个方面,腹膜透析机配备完整的控制监测报警系统能正常工作以及机器在出现报警后能自动中止运行是保证腹膜透析患者透析安全的重要条件,尤其当患者利用夜间休息进行 APD 时,机器出现的警示讯号要足够明显以提醒患者或助手。

(五)性能价格比

以尽可能小的代价用到尽可能好的腹膜透析机是一个选择 APD 治疗患者的共同愿望。腹膜透析机价格昂贵,配套使用的一次性透析管路亦价格不菲,这是限制了 APD 在我国广泛开展的原因之一。

所以评价一台腹膜透析机的优劣应综合考虑其操作简便性、居家便利性、弹性治疗空间和安全特性等几个方面。

第十节 腹膜透析适应证与禁忌证

刘伏友 彭佑铭

一、腹膜透析适应证

(一)慢性肾衰竭

腹膜透析作为常规治疗方法应用于临床20多年来,主要治疗对象是慢性肾衰竭。目前认为慢性肾衰竭患者仅20%适合于血液透析治疗,20%适合于腹膜透析治疗,60%既适合于腹膜透析又适合于血液透析治疗。

腹膜透析应用于慢性肾衰竭患者分为临时性治疗和维持性腹膜透析。慢性肾衰竭患者由于各种加重因素(如感染、药物中毒)导致肾功能恶化可行临时性腹膜透析。下列情况也是临时性腹膜透析的指征:①有出血倾向或有明显出血;②在动静脉瘘处有新近化脓性感染;③血管通路动静脉内瘘栓塞,需建立新的血管通路;④血液透析相关性心包炎急性期;⑤血液透析前内瘘尚不能使用;⑥肾移植术后并发急性肾衰竭。

对大多数慢性肾衰竭患者而言,以维持性腹膜透析为主,近年来腹膜透析的发展速度远较血液透析为快,为越来越多的患者接受,尤其是下列情况更适合于腹膜透析:①大于65岁的老年人;②原有心血管疾病或心血管功能不稳定的患者,如心绞痛、陈旧性心肌梗死、心肌病、心律失常、曾有脑血管意外者、各种原因导致的充血性心力衰竭、大量心包积液以及血压降低或顽固性高血压等;③糖尿病患者;④儿童;⑤反复血管造瘘失败;⑥有明显出血倾向者。

目前认为对糖尿病患者合并慢性肾衰竭的治疗,腹膜透析优于血液透析,因为腹膜透析对糖尿病患者而言是有如下优点:不需要血管通路,对外周动脉粥样硬化的患者可避免血管造瘘困难和内瘘并发症;容易控制血糖,可在腹膜透析液中加胰岛素而较好地控制血糖;稳定和改善部分患者的视网膜病变和神经病变,尽管糖尿病患者常有视力下降,仍有70%的患者不需要帮助可自行进行腹膜透析,甚至失明患者也可自行操作;糖尿病患者易合并心血管并发症,更适合于作腹膜透析治疗。

婴幼儿及青少年适合选用腹膜透析,与血液透析相比,腹膜透析有两个主要优点:一是不需建立体外循环,从而避免反复血管穿刺给儿童带来的恐惧心理。二是腹膜透析简便易行,可在家里进行,许多家庭乐意接受。值得注意的是儿童腹膜透析通道感染及腹疝的发生率较成人高。

老年人做腹膜透析治疗的优点:①腹膜透析对心血管功能影响少;②腹膜透析简便易行。

但老年人腹膜透析可出现如下情况值得注意:①有便秘的可能,并可出现肠嵌塞而发生憩室炎;②约10%老年人行腹膜透析可伴有厌食,出现蛋白质营养不良;③由于需要不断反复的腹膜透析液交换或社会对老年人的忽视,而造成应用腹膜透析的老年患者减少。

近年来随着透析方法的改进、腹膜炎等并发症的减少,临床观察还发现腹膜透析可改善患者性功能,改善患者生活质量尤其是主观生活质量,增加恢复工作的可能性,因此成年人也越来越愿意接受腹膜透析。

1. 腹膜透析时机的选择 慢性肾衰竭患者进行腹膜透析时机的选择一直是临床上的一个重要课题,

腹膜透析能部分代替患者的肾脏排泄功能，但不能代替肾脏内分泌及其他功能，而且腹膜透析也有许多并发症，故过早进行透析目前存在许多争议，并造成人力、财力的浪费。但是腹膜透析开始时间太晚则会导致高血压难以控制，严重肾性贫血，甲状旁腺功能亢进，同时可合并较为严重的心、脑、消化道病变，使患者生活质量下降，存活率降低。过去透析时机的选择主要根据患者血尿素氮、肌酐水平。近年研究表明，影响患者生存率的主要因素不是血尿素氮及肌酐水平，而是透析充分性、透析前患者的残存肾功能、心血管并发症和营养状态，所以，多数学者主张适当提早透析，因透析过度延迟，尿毒症造成机体的损害在很长时间内是难以逆转的。

糖尿病肾病患者开始腹膜透析可早于其他尿毒症患者，糖尿病肾病患者常合并有严重的心血管病变，较早出现水钠潴留，容量负荷增加较非糖尿病肾病患者出现更早、更明显。值得注意的是，患者的伴随症状、药物治疗、饮食控制及个体差异可干扰临床观察及判断。部分肾功能不全患者残存肾功能尚可，亦无严重的心血管并发症及严重的营养不良，而由于某些可逆性因素加重肾功能损害，如感染、劳累、水电解质代谢失衡、失水、失血、血压波动过大、精神应激、药物或过敏等，此时应在积极纠正上述因素的同时早期予以透析治疗，帮助患者渡过难关，患者肾功能可能部分恢复或完全恢复至上述可逆因素出现之前的肾功能水平。

2. 开始腹膜透析治疗的绝对指征

(1)尿毒症性心包炎。尿毒症性心包炎、心包积液为 ESRD 常见的并发症之一，不予透析治疗患者的死亡率较高。心包炎的发生与血尿素氮升高有关，多数患者透析后 2 ~4 周迅速好转。目前尿毒症性心包炎的发生率已显著下降，因许多患者在心包炎发生之前已接受透析治疗。尿毒症性心包炎的发生率由 20 世纪 50 年代的 50% 下降至 90 年代的 6% ~17%。目前认为，尿毒症性心包炎一旦出现，应给予透析治疗，如果在透析中出现心包炎，可能提示透析不充分，应考虑增加腹膜透析液量。

(2)严重代谢性酸中毒($pH \leqslant 7.1$，$CO_2 \leqslant 7.0$ mmol/L)。严重代谢性酸中毒是终末尿毒症常见并发症，常提示病情严重，不及时纠正可导致患者死亡，腹膜透析纠正酸中毒较血液透析平缓，在严重酸中毒威胁患者生命时可同时静脉补碱。

(3)高血钾(血 $K^+ \geqslant 6.5$ mmol/L)。高血钾是尿毒症患者常见的并发症之一，常发生于少尿、代谢性酸中毒和组织高分解状态患者。血钾过高可导致严重心律失常甚至心搏骤停，因此，严重高钾血症一经发现即应考虑透析治疗。因尿毒症患者合并高钾血症药物治疗难以奏效，低钾或无钾透析液可有效纠正高钾血症。

(4)难以控制的容量超负荷或充血性心力衰竭。慢性肾衰竭患者易合并水钠潴留和(或)充血性心力衰竭，此时，利尿治疗常难以取得满意效果，高渗透压腹膜透析液能有效超滤体内的高容量负荷，减轻心脏后负荷，同时纠正患者的酸中毒，清除体内的代谢产物，纠正电解质紊乱，并有效控制患者高血压，这些均有益于纠正心力衰竭。

(5)顽固性高血压。药物治疗及血液透析治疗难以控制的高血压行腹膜透析能取得满意疗效。腹膜透析控制血压效果的可能与下列因素有关：①对血流动力学影响小，心血管功能稳定；②持续性透析不易出现水钠潴留；③有益于保护残存肾功能，调节水钠代谢；④腹膜透析可能清除部分血管活性物质。因此，顽固性高血压尤其是合并心功能不全的患者宜行腹膜透析治疗。

(6)合并出血倾向。慢性肾衰竭时血小板计数通常正常，血小板功能异常是出血的主要原因，患者病情越严重，合并出血倾向的可能性越大。血液透析需全身肝素化，可加重患者的出血倾向，伴有明显出血倾向的患者宜采用腹膜透析。

(7)尿毒症脑病。慢性肾功能不全患者常合并有神经精神症状，其发病机制可能与中分子物质有关，小分子物质可抑制参与脑细胞正常代谢的酶系统，使其反应速度减慢，干扰脑组织功能；酸碱代谢紊乱及合并有脑血管病变也可能参与尿毒症脑病的发病。腹膜透析能更有效地清除中分子物质，对尿毒症脑病的治疗优于血液透析。

(8)血尿素氮≥28 mmol/L 和(或)血肌酐≥800 μmol/L。尽管慢性肾衰竭患者生存率主要不是与血尿素氮及血肌酐水平相关，而且血尿素氮及血肌酐水平的影响因素也较多，但临床上血尿素氮及血肌酐水平仍是透析治疗简单而有效的指标，但必须结合临床表现及其他肾功能指标才能制定出合理的治疗方案。

3. 开始透析治疗的参考指标

（1）少尿。慢性肾衰竭患者尿量个体差异很大，仅部分患者伴有少尿，多见于某些伴有肾功能损害加重因素时如感染、肾中毒等，此时可考虑透析治疗帮助患者渡过难关；有些患者少尿易伴有高血容量、高血压及充血性心力衰竭，对这类患者应考虑提早透析。

（2）肾性贫血。慢性肾衰竭患者贫血程度与肾功能损害的程度不成比例，但一般说来，血肌酐水平大于308 μmol/L者都可伴发贫血，而且每一个体的贫血程度相对稳定，随着肾功能损害的加重，贫血也可能越来越重，透析可一定程度地改善患者的贫血，腹膜透析纠正贫血的作用优于血液透析，这可能与腹膜透析清除中分子物质如红细胞生长抑制因子的作用明显优于血液透析有关，长期腹膜透析治疗的患者应注意补充维生素 B_{12}、叶酸及铁剂。

（3）恶心呕吐等消化道症状较重。尿毒症患者临床症状与肾功能损害程度不一定成比例，常最早出现的是消化道症状，如食欲不振、厌食、恶心、呕吐及口中有尿臭味等，如果患者肾功能损害不很严重，但临床症状明显，可考虑提早透析，改善患者症状。

（4）皮肤瘙痒。皮肤瘙痒是尿毒症的常见临床表现之一，可能与尿毒症毒素、血钙磷乘积增高，导致钙盐在皮肤及神经末梢沉积有关。尿毒症引起皮肤瘙痒药物治疗效果不佳，有些患者难以忍受，腹膜透析可明显减轻或完全缓解瘙痒症状。

（5）神经系统表现。研究表明，尿毒症引起神经系统表现与体内某些毒物蓄积有关，如小分子物质尿素、肌酐、肌酸、肌醇、吲哚、胍类、二甲胺、胆胺、硫酸盐、β-羟丁酸及中分子物质蓄积可引起脑及周围神经病变，临床可表现为嗜睡、注意力不集中、头痛、头昏、表情淡漠、周围神经病变及不宁腿综合征等，腹膜透析能有效清除中分子物质及小分子物质，减轻神经损害，缓解神经系统症状。

（6）血尿素氮≤25 mmol/L和血肌酐≤600 μmol/L。如果患者血尿素氮及血肌酐水平增高不显著，但患者尿毒症临床表现明显或其他透析参考指征较多，尤其是糖尿病肾病患者可考虑予以透析。

（7）内生肌酐清除率≤10 ml/min。内生肌酐清除率是判断肾小球功能的敏感指标，内生肌酐清除率≤10 ml/min提示为晚期肾衰竭，应给予透析治疗，但糖尿病肾病患者在内生肌酐清除率＞10 ml/min时结合临床也可考虑提早腹膜透析，可延缓患者心血管等并发症的进展。

（二）急性肾衰竭

急性肾衰竭采用腹膜透析治疗可清除体内过多的水分及排出毒素，维持酸碱及电解质平衡，为用药及营养治疗创造条件。一般认为一旦急性肾衰竭诊断成立，若无禁忌证应早期透析，避免多器官功能衰竭的发生。急性肾衰竭多伴有严重的分解代谢，因此透析量通常大于慢性肾衰竭患者，以充分清除小分子代谢产物及中分子物质，文献报道有24小时透析液量达48 L者，同时，大剂量透析液可提供患者充分的能量负荷以降低患者的分解状态。急性肾衰竭患者开始腹膜透析指征为：

1. 急性肺水肿　急性肾衰竭并发急性肺水肿是肾病科常见急症，由于利尿及血管扩张等治疗效果不佳，需紧急透析治疗，使用高渗腹膜透析液IPD治疗能迅速解除患者高血容量状态，减轻患者心脏负荷，使病情较快得到控制。

2. 血钾≥6.5 mmol/L或心电图提示高钾　急性肾衰竭导致患者死亡的最主要原因是高钾血症，因此，应严密监测患者血钾水平，一旦发现患者血钾显著升高，应立即给予腹膜透析治疗，利用无钾透析液能迅速降低患者血钾水平。

3. 高分解代谢状态　每日血尿素氮上升≥14.3 mmol/L，肌酐上升≥177 μmol/L，钾上升≥1～2 mmol/L，HCO_3^- 下降≥2 mmol/L提示高分解状态，体内代谢产物迅速潴留，应早期透析，且透析液需要量较大。

4. 非高分解状态　但伴有少尿或无尿≥2天，血肌酐≥442 μmmol/L，肌酐清除率≤710 ml/（min·

$1.73m^2$)，血尿素氮≥21 mmol/L，CO_2CP≤13 mmol/L。

5. 有尿毒症症状　如恶心、呕吐、意识障碍等。

6. 异型输血　游离血红蛋白≥800 mg/L。

腹膜透析不需要特殊仪器及设备，操作简单，经济方便，而且腹膜透析不需要肝素化，不需建立体外循环，对患者血流动力学影响小，所以腹膜透析为治疗急性肾衰竭的一项安全有效的手段，在基层医疗单位应用有着广泛的前景。但凡具备血液透析的单位，急性肾衰竭患者如无血液透析禁忌，应首选血液透析，因为血液透析脱水肯定，清除小分子溶质、纠正酸碱失衡等优于腹膜透析。

（三）中毒

急性药物中毒时，若药物或毒物进入体内的剂量过大，病情危重，而一般解毒治疗不能使患者脱离危险或毒物对肾脏损害致急性肾衰竭，腹膜透析是一有效的治疗方法。大部分摄入的毒物或药物为小分子物质，这些物质以不与血浆蛋白结合或结合率低者透析效果为好，而且，体内分布均匀者未固定于某一部位的透析效果较好。

1. 时机选择　腹膜透析治疗中毒应在服药或毒物后尽早进行透析，一般要求在 8 ~ 16 小时内进行，病情特别危重者要求一旦明确诊断即开始透析治疗。腹膜透析抢救农药叶蝉散中毒的实验研究证实，腹膜透析对农药中毒有较迅速的清除作用。腹膜透析对植物毒素、生物毒素，如水莽草、鱼胆中毒等有良好的清除作用。与血液透析相比，腹膜透析治疗中毒的优点是对中分子或是有环状结构的小分子物质及与蛋白质结合的物质也有较好的清除作用，对于有血液透析禁忌证或无条件进行血液透析的中毒患者，腹膜透析更具有独特的优越性。对于生物毒素所致的急性肾衰竭患者，腹膜透析既能清除毒物，又能解决代谢产物及水分的潴留。

2. 腹膜透析能清除的药物和毒物

(1)镇静安眠药类。巴比妥类、安定类及乙氯戊烯炔醇、甲丙氨酯、副醛、水合氯醛。

(2)兴奋剂。苯丙胺、甲基丙胺。

(3)抗生素类。对氨基水杨酸钠、乙胺丁醇、异烟肼、利福平、阿米卡星、庆大霉素、卡那霉素、链霉素、万古霉素、氨苄西林、多黏菌素、氯霉素、磺胺类。

(4)消炎止痛药类。阿司匹林、水杨酸钠、非那西丁、对乙酰氨基酚。

(5)抗心律失常药。奎尼丁、普鲁卡因胺。

(6)降压药。二氮嗪、甲基多巴、硝普钠。

(7)醇类。乙醇、甲醇、丙醇、乙二醇。

(8)内源性毒素。氨、尿酸、乳酸、胆红素。

(9)金属类。铜、钙、铁、铝、镁、汞、钾、锂。

(10)卤化物。溴化物、氯化物、碘化物、氟化物。

(11)毒物类。乐果、敌敌畏、敌百虫、美乐灵、敌鼠强、氨基甲酸酯等。

(12)生物毒类。毒菌、鱼胆。

(13)其他。硼酸、铬酸、枸橼酸钠、四氯氨、樟脑、砷、硫氰酸盐、苯胺、重铬酸钾、帕吉林、地高辛、麦角胺、四氯化碳、环磷酰胺、5-氟尿嘧啶、一氧化碳、奎宁、氯磺丙胺等。

（四）慢性肝脏疾病

慢性肝脏疾病可并发肾脏损害甚至慢性肾功能不全，门脉高压患者可伴有腹水，肝功能失代偿期产生内源性毒物如氨、胆红素等潴留。腹膜透析可清除或部分清除上述毒物，对肝性脑病、肝肾综合征、肝硬化伴顽固性腹水也有一定疗效。腹膜透析应用于慢性肝病患者具有如下优点：①不需抗凝，不会加重出血；②不需体外循环，不易发生低血压；③直接引流腹水有益于缓解患者腹胀症状。1977 年 Wilkinson 等报道一组患者合并肝硬化，经腹膜透析后死亡率达 100%，认为腹膜透析对慢性肝病患者不宜使用。但新近报道显示腹膜透析应用于慢性肝病患者能获得满意疗效。1992 年，Marcus 报道 9 例终末期肾衰竭患者合并有进展性肝硬化，且均有腹水，采用 CAPD 治疗存活有达 8 年者，这些患者透析过程中血浆白蛋白水平能保持恒定。Duramel 报道一组 4 例肝硬化腹水患者,成功地进行腹膜透析 2～11 年,能保持良好的腹膜清除率及营养状态。

(五)急性肝衰竭

急性肝衰竭患者合并有急性肾衰竭是临床棘手的难题,不伴有急性肾衰竭的患者也可出现严重的代谢失调,高氨血症及其他代谢产物的潴留可导致患者昏迷,腹膜透析可清除这些代谢产物,能有效地清除内源性毒素,对急性肝衰竭治疗有效。Mactier 报道采用 IPD 治疗 5 例暴发性肝衰竭患者,4 例患者合并急性肾衰竭,经 4 天腹膜透析后,4 例患者肝性脑病改善,3 例患者肝功能及肾功能均恢复正常。作者认为急性肝衰竭合并肾衰竭预后极差,临床又无特殊治疗方法,因此可以考虑腹膜透析。作者观察 5 例急性肝衰竭合并肾衰竭患者经 IPD 治疗,其中 3 例完全恢复正常,提示腹膜透析治疗急性肝衰竭有效,可解除患者细胞外液容量超负荷及低钠血症,清除尿毒素及肝毒素,治疗低胆固醇血症,帮助患者度过肝衰竭期。到目前为止,腹膜透析治疗肝衰竭尚缺乏有真正说服力的对照试验,所以其治疗效果有待临床进一步证实。

(六)充血性心力衰竭

严重充血性心力衰竭患者常伴有高度水钠潴留,而对各种利尿剂及其他内科治疗无反应,随着心脏功能衰竭时间延长,肾脏血流灌注显著减少,甚至可出现肾衰竭。肾小管血液供应减少及小管内液体流动速度降低限制了利尿剂到达靶部位。而且,即使利尿剂到达了肾内靶部位,其利尿、利钠作用也受到肾血液循环反应性调节的限制,所以严重充血性心力衰竭患者使用利尿剂常难以获得满意疗效。20 世纪 60 年代,有报道 IPD 治疗心脏病患者容量超负荷有效,腹膜透析能迅速清除体内的水钠潴留,大部分患者对利尿剂的反应性是有储备的,因为解除容量超负荷可使心肌的正性肌力增加,心排血量增加,肾脏血流灌注增加。慢性充血性心力衰竭患者可伴有稀释性低钠血症,腹膜透析可通过超滤体内过多的水分而纠正低钠血症。如果伴有心力衰竭患者需行外科手术,腹膜透析可纠正水钠潴留,改善心脏功能,提高患者对手术的耐受能力。腹膜透析还能应用于婴幼儿心脏病患者,尤其是先天性心脏病患儿,可以先做腹膜透析改善心脏功能及一般情况,使其能够耐受心脏手术。文献报道 IPD 治疗心肌梗死后心力衰竭伴有水钠潴留获满意疗效。

腹膜透析可暂时应用于充血性心力衰竭患者,待患者心功能改善,能自行排尿或对利尿剂反应良好可停止透析;对于病情难以改善的患者可考虑长期或反复腹膜透析。Shapira 报道了 IPD 治疗顽固性心力衰竭患者,患者经过 IPD 治疗后肺水肿及全身水肿减轻,住院次数减少或住院时间缩短,患者生活质量提高。同时,经腹膜透析治疗后患者尿量增加,但由于患者心脏病严重,其生存期仍较短。季龙振,刘伏友等报道,间断采用高渗腹膜透析液进行 IPD 抢救重症水中毒的患者,获得满意疗效。研究表明,CAPD 对慢性充血性心力衰竭的治疗效果比 IPD 更好,CAPD 为连续性更接近人体生理状态的透析,可避免 IPD 的快速超滤产生的低血压及大量电解质丢失。CAPD 能使严重的心脏病不伴肾损害的患者长期保持正常的容量负荷,长期 CAPD 治疗能改善患者的心脏功能。Shilo 等研究发现,CAPD 能改善心力衰竭患者的肾功能,肾血浆流量增加近 4 倍,肌酐及菊粉清除率增加 2 倍,这是由于心功能改善的结果,肾脏灌注的增加可引起血浆肾素及醛固酮水平的降低。Sacco 报道 20 例常规药物治疗无效的难治性心力衰竭患者采用 CAPD 治疗,其 6 个月和 1 年的生存率分别为 55% 和 35%,所有生存期超过 1 年的患者均显示有心功能的明显改善和生活质量明显提高。

总之,CAPD 可用于治疗对药物治疗效果不佳的充血性心力衰竭,解除患者的水钠潴留,患者心脏功能可得到改善,肾脏血液灌注增加,肾脏对利尿剂的反应改善,使患者生活质量提高,部分患者得以延长生命。

(七)先天性代谢疾病

先天性代谢疾病包括许多不可逆性的酶缺陷病,导致某些中间代谢产物蓄积而产生中毒症状,常在新生儿期发病,目前的治疗手段有限,其治疗方法包括清除蓄积的中间代谢产物、饮食调节及补充维生素等。在肝脏的尿素循环中需要多种酶参与,这些酶中的任何一种缺陷均可导致在血液中蓄积,表现为神经系统症状,甚至昏迷、死亡。腹膜透析能清除血液中高浓度的氨,但清除效果不如血液透析。降解酶缺陷可导致组织酶堆积,可产生许多不良结果,如代谢性酸中毒、血氨水平升高、患儿生长障碍、食欲差、呕吐、神志淡漠及昏迷。例如 propronyl-CoA-carboxylase 缺陷导致 proproonyl 性酸中毒,采用腹膜透析可降低其血浆浓度,能缓解患儿酸中毒及临床表现。甲基丙二酸酰基-辅酶 A 转移酶辅蛋白缺乏导致柠檬酸血症,使用腹膜透析可挽救该患儿的生命,但患儿仍往往并发脓毒血症,生存期较长的患儿出现发育障碍。枫叶糖浆尿病(MSUD)的发病机制尚未完全明了,患者有骨磷形成障碍,支链氨基酸的酮酸脱羟酶障碍,支链氨基酸(亮氨酸、异亮氨酸、缬氨酸)堆积,同时伴有酮酸堆积,临床表现如尿液具有特殊鉴别意义的气味,喂养困难及神经系统损害。Shallan 报道采用 IPD 及静脉或鼻饲给予高热量饮食治疗,结果患儿血液脑脊液中支链氨基酸水平明显下降,临床症状缓解,随诊发现腹膜透析治疗的 MSUD 患儿同时给予肠内及肠外营养,其体格及智力发育均正常。碳水化合物代谢障碍如 6-磷酸果糖缺乏症,这种糖原贮积病可伴有夜间低血糖症,可以使用 CAPD 治疗,并以高糖高渗透析液保留以防夜间低血糖症发生。

(八)急性胰腺炎

急性胰腺炎导致许多潜在的毒性物质从胰腺释放到腹腔,这些物质吸收到血液可产生严重并发症如低血压,甚至严重休克、出血、非心源性肺水肿等,这些潜在的毒性物质可能包括组氨、脂酶、胰蛋白酶、激肽释放酶、激肽及前列腺素等,急性胰腺炎采用腹膜透析治疗可以在这些内源性毒性物质吸收之前将其清出体外。1965 年 Wall 首先对 3 例急性胰腺炎合并肾衰竭的患者进行腹膜透析治疗,结果患者病情迅速得到缓解,后来更多的临床观察发现腹膜透析可使患者短期情况有所改善,但死亡率并没有因治疗而降低,主要死于脓毒血症,特别是胰腺脓肿。Rauson 建议延长腹膜透析治疗至 2 ~ 7 天,并在腹膜透析液中加入氨苄西林可降低患者死亡率,他们认为感染的胰腺分泌酶及其他有害物质的持续时间可达数天。动物实验也提示腹膜透析对急性胰腺炎治疗获满意效果。

急性胰腺炎易伴发多器官功能衰竭,死亡率高,因为有效的治疗措施有限,病情发展至严重阶段者任何措施多难以奏效,所以作者认为急性胰腺炎特别是急性坏死性胰腺炎在外科和内科治疗无效的情况下,应考虑早期进行腹膜透析,并持续透析 7 天左右。

(九)牛皮癣

Twardowski 等首先报道腹膜透析治疗牛皮癣这一严重皮肤病有效,3 例不伴尿毒症的牛皮癣患者经腹膜透析后其中 2 例患者迅速改善,皮肤表现几乎完全控制,但另 1 例患者无效。Wither 等报道了腹膜透析对严重而治疗困难的斑块型牛皮癣治疗有效,将患者随机分为两组治疗,但接受 4 周每周 48 小时腹膜透析,观察 2 个月,再透析 4 周,然后再观察 2 个月,结果显示治疗组有效,作者建议牛皮癣患者使用其他治疗方法无效时可采用腹膜透析治疗。

腹膜透析治疗牛皮癣的机制尚不清楚,可能的机制是导致牛皮癣的致病因子,其相对分子质量大或与血清蛋白结合,不能通过肾小球毛细血管滤过膜而能通过腹膜毛细血管进入腹腔,这些致病因子也可能在肾小球滤过膜被静电所排斥,或者这些物质可能被滤过后,又被肾小管完全重吸收,而腹膜透析能有效地清除这些物质。另有报道认为腹膜透析治疗牛皮癣比血液透析好,也支持此学说。而 Clinski 等认为腹膜透析治疗牛皮癣的机制是从腹腔清除多形核细胞(PMNL),这些细胞的蛋白酶含量比正常细胞高得多,可引起皮肤角质层的破坏性改变,他们发现 PMNL 透析清除数量与皮肤病变的改善有明显相关性。

尽管腹膜透析对牛皮癣治疗有效,但除 20 世纪 70 年代及 80 年代有些报道外并未广泛应用于临床,这是因为腹膜透析需要肾脏病专科医生及护士,而且早期的腹膜透析极易并发腹膜炎,价格昂贵,停止腹膜透析后病情可重新活动,所以到目前为止,腹膜透析仅限于个别特殊病例,如局部及全身治疗均难以奏效的斑块型牛皮癣。

(十)低温和高温

1967 年 Lash 报道腹膜透析可作为低温时体内加温治疗,低温时如果不用内加温而仅用体表加温是危险的，因体表加温使外周血管扩张，加温的血液难以回流至心脏，持续中心低温增加严重心律失常的危险性，而且外周血管扩张导致循环血容量减少，需要补充更多的液体及电解质，给治疗造成困难。腹膜透析作为体内加温可减轻上述副作用，有报道用腹膜透析抢救体内温度仅16℃的患者获得成功。如果是酒精中毒或其他药物引起的低温状态，腹膜透析既可提供体内的加温，又可排出这些物质。同样，腹膜透析作为降温措施也可用于治疗物理性高温及感染性高温，如使用较低温度腹膜透析液治疗脑膜炎双球菌脓毒血症所致的顽固性高热。

（十一）多发性骨髓瘤

多发性骨髓瘤肾损害的机制是多方面的，最主要的机制是肾小管免疫球蛋白的沉积以及肾小管周围炎症，随着肾小管损害的加重，最终发展为尿毒症，临床上称之为“骨髓瘤肾”。骨髓瘤细胞中高浓度的免疫球蛋白链具有肾小管毒性，其相对分子质量为22 000，可部分跨膜转运，腹膜透析可以清除这些物质，因此可以治疗多发性骨髓瘤肾脏损害。文献报道，多发性骨髓瘤患者经过腹膜透析治疗临床症状改善，肾功能好转，肾活检显示肾小管病理改变有所减轻，但这些患者多同时接受化疗，使用腹膜透析的治疗作用有待进一步探讨证实。也有报道仅使用CAPD，不使用化疗的患者病情也能得到好转。Cosio等研究发现腹膜透析比血液透析更能促进骨髓瘤患者肾功能的恢复，这可能是由于腹膜透析能更多地清除相对分子质量较大的免疫球蛋白轻链所致。

目前，多数学者认为腹膜透析能减轻免疫球蛋白轻链对肾脏的损害，但仍没有充足的证据推荐其在尿毒症患者的常规应用，而且血浆分离比腹膜透析能更效地清除免疫球蛋白轻链。对多发性骨髓瘤伴有尿毒症的患者使用腹膜透析治疗可代替肾脏排泄功能，并能减轻免疫球蛋白轻链对肾小管的损害，促进肾功能恢复。

（十二）精神分裂症

精神分裂症的发病机制目前尚未完全明了，除与遗传、社会环境、心理等因素有关外，学者们证实精神分裂症的发病与生化代谢异常及自体中毒有关。Giessing（1932）发现周期性紧张性精神病患者氮代谢有周期性失调，体内氮质潴留与精神症状出现相一致，伴有副交感张力亢进，当机体依靠代偿功能将毒物从体内清除后，精神症状也随之消失。此后，许多学者研究发现患者血液、脑脊液及尿液中含有毒性物质及神经递质浓度异常，如3，4-二甲基氧苯乙胺，多巴胺、6-羟多巴胺、异常分子结构的β-内啡肽等。

腹膜透析能有效清除上述体内的有毒物质，治疗精神分裂症。但是精神分裂症的治疗措施必须是综合性的，其中主要治疗措施是药物治疗，经过系统综合治疗，大部分精神分裂症患者均能有效控制，其治疗方法比腹膜透析简单而经济，而且精神分裂症患者进行腹膜透析难以取得患者的合作，操作困难使腹膜炎的发生率增高。所以，腹膜透析难以作为精神分裂症患者的常规治疗，仅在药物治疗等效果不满意时才考虑使用。

（十三）腹膜透析与妊娠

终末期肾衰竭患者妊娠十分罕见，1978年欧洲透析和移植联合会报道的13 000例育龄女性终末尿毒症患者有115例妊娠，其中未终止妊娠并生育活婴16例，1990年进行的调查显示活婴出生率明显提高，妊娠率为1.5%，其中活产成功率为52%，但易伴有早产，婴儿体重偏轻。早期终末期肾衰竭患者妊娠报道，仅限于血液透析治疗，随着腹膜透析的广泛应用，关于腹膜透析与妊娠的报道越来越多。腹膜透析与血液透析比较对妊娠有如下的优点：持续性治疗避免了体液的快速转移及血压波动，不需使用肝素，可减少出血等并发症的发生，尤其是可以减少胎盘早期剥离的发生。但是，CAPD的某些并发症对妊娠有不良影响，如腹膜炎可引起早产或死产，随着妊娠时间的延长，腹腔内可耐受的液体量逐渐减少，要求更加频繁的小量液体交换才能达到充分的透析。部分患者因置管困难而不能接受腹膜透析治疗。20世纪80年代中期以来，重组人促红细胞生成素的广泛应用减少了妊娠终末期肾病患者频繁输血的需要，但是促红细胞生成素可加重患者的高血压。Hou报道了一组5例使用促红细胞生成素的妊娠患者，认为血压升高不是难以处理的问题，并不需要特殊的抗高血压治疗。

在非妊娠的CAPD青年妇女中，自发性血性腹水无特殊临床意义，而妊娠CAPD患者出现自发性血性腹水时，可能提示子宫血管破裂，需行B超检查并紧急住院治疗。目前对妊娠终末期肾病患者是选择腹膜透析还是血液透析尚无定论，但腹膜透析和血液透析患者成功妊娠并生产的比例均有增高趋势。一般认为，终末期尿毒症妊娠患者能安全接受腹膜透析治疗，患者活产成功率高，而且应用方便。

（十四）艾滋病患者的腹膜透析

许多人类免疫缺陷病毒（human immunodeficiency virus，HIV）感染的患者合并肾病，包括终末期肾病。HIV阳性的终末期尿毒症患者，尤其是开始透析时携带HIV患者预后差，这些患者可以采用腹膜透析或血液透析治疗，因腹膜透析具有如下优点：益于改善患者的贫血；可提供足够的能量；可在患者的家里进行；减少健康监护人接触患者血液的风险。但是腹膜透析可引起患者蛋白质的丢失，加重伴有营养不良方面的问题，HIV阳性患者易感腹膜炎及出口部位感染。Crui报道一组HIV阳性患者腹膜炎的发生率高达1次/2.7患者月，最常见的病原菌是葡萄球菌，患者的平均生存期是（7.8±2.4）个月。Tebin等报道一组39例HIV感染患者，其腹膜炎发生率较HIV阴性患者高2倍以上。

HIV患者腹膜透析达1年者为28%～45%，退出腹膜透析的主要原因是死亡，另有部分患者改做血液透析，腹膜炎发生率高也是患者改变治疗方法的主要原因之一。艾滋病患者在进行腹膜透析治疗时，抗HIV药物应适当调整，这些药物如AZT、DDI、Gaucyclovir、Acyclovir、Pentamadine和Foscarnet均要求随肾衰竭的进展而减少剂量，这些药物的腹膜清除率很小，而任何治疗剂量的Amphotericin均会导致残肾功能损害。因为艾滋病患者常伴有反复发作的腹膜及食管炎，保持患者良好的营养状态更加困难，详细记录患者的饮食摄入及适当的营养素补充可改善患者的营养状态。含HIV抗原的透析液是一种潜在的感染源，必须进行特殊处理。一项研究显示，室温下HIV-1在PD废液袋中可存活7天，在干燥的交换管内可存活48小时。在三种不同葡萄糖浓度的透析液中病毒存活时间无差别。家用漂白粉中次氯酸钠含量太低不能作为消毒剂使用，而1∶512稀释的10%漂白剂及50% Amukin加入透析液中，在体外能有效防止HIV复制。空透析袋及用过的其他器具如注射器等应由医院统一处理，以减少病毒播散的风险。

（十五）经腹腔营养治疗

当胃肠道不能完成消化吸收功能时，需要给予胃肠外营养。但大量碳水化合物、脂肪和氨基酸等营养物质经静脉使用有许多缺点，如静脉途径感染、血栓及脓毒血症，这些问题在儿童尤其明显，例如，儿童很难建立长期的静脉途径。腹膜腔可作为提供营养物质的又一途径，糖、氨基酸及脂肪均能进行跨膜运转，当胃肠道及经静脉营养不能利用时，可考虑使用腹膜腔作为营养治疗途径。另外，静脉输入大量容量负荷困难的患者，如心功能不全的患者也可考虑经腹膜腔营养治疗。经腹膜腔营养治疗目前在临床上应用尚不多，有待进一步观察总结，长期大量营养物质对腹膜的影响及长期应用的可能性有待进一步临床证实。

（十六）经腹膜血液氧合及 CO_2 清除

在急性肺部疾病如急性非肺源性肺水肿，保持组织的氧分供应对生存十分必要，有许多体外旁路方法进行红细胞氧合并将其送回体内。腹腔有巨大的表面积及丰富的内脏血流，经腹腔进行血液氧合可避免体外循环及复杂的技术要求，目前该方法尚处于动物实验阶段，在不久的将来，这一方法有望成为一种急性呼吸衰竭患者提高红细胞氧合及 CO_2 清除的有效方法。

二、腹膜透析禁忌证

由于技术简单，腹膜透析在几乎所有的临床条件下均能应用，有腹膜透析适应证的患者很少有禁忌证，临床上，约有20%的患者腹膜透析受到限制，这种情况下如果有血液透析选择血液透析更为适宜。

（一）腹膜透析绝对禁忌证

1. *腹腔感染或肿瘤等所致腹膜广泛粘连或纤维化*　腹膜腔条件对腹膜溶质清除有很大的影响，慢性或反复发作的腹膜炎、腹腔内肿瘤广泛腹膜转移可导致患者腹膜广泛纤维化、粘连，减少透析面积、影响液体腹腔内的流动，使腹膜的超滤功能减弱或丧失，溶质的转运效能降低。腹膜透析液的生物相容性仍存在一些不足之处，长期维持性腹膜透析患者由于葡萄糖的高渗作用及乳酸盐等对腹膜的作用等可导致硬化性腹膜炎，腹膜的透析效能降低或丧失，这些患者可能退出腹膜透析。

2. 腹壁广泛感染或严重烧伤或其他皮肤病　手术或非手术插入置管均经过腹壁，若腹壁广泛感染、广泛严重的皮肤病或腹壁大面积烧伤，这时无法置入腹膜透析管，宜行血液透析。

（二）腹膜透析相对禁忌证

1. 腹部手术3天内，腹腔置有外科引流管　腹部手术后置有引流管，若进行腹膜透析透析液会引流出腹腔，腹膜的切口愈合需3天以上，所以腹部新近手术需在手术后3天以上才能行腹膜透析治疗。如果没有血液透析条件，需立即行腹膜透析治疗，则应在手术时，严密缝合各层组织及切口，不置引流管，并注意控制每次交换液体交换量，最好使用腹膜透析机行IPD治疗。

2. 腹腔有局限性炎性病灶　腹腔有局限性炎性病灶如阑尾周围脓肿，胃、肠穿孔所致炎性腹膜炎等不宜行腹膜透析治疗，因此时给予腹膜透析会导致炎症扩散，必须行腹膜透析者需先通过抗感染治疗，待炎症控制后再进行。

3. 肠梗阻、腹部疝未修补和椎间盘疾病　高度肠梗阻患者腹胀严重，腹腔容积缩小，腹膜透析置管困难，易出现腹膜透析液引流不畅，故不宜行腹膜透析。腹膜透析可增加腹内压，使腹部疝病情加重，故腹部疝患者需进行腹膜透析治疗时须行腹部疝修补术后方可进行。椎间盘疾病也可因腹内压增高而加重，故严重椎间盘疾病患者不宜行腹膜透析治疗。

4. 腹腔内血管病变　多发性血管炎、严重的动脉硬化、硬皮病等由于弥漫性的血管病变导致腹膜透析效能下降，但是这些患者在开始透析前腹腔血管病变程度难以检测，腹膜透析效果不满意者若疑有严重血管病变的可考虑做血液透析治疗。

5. 晚期妊娠、腹内巨大肿瘤及巨大多囊肾　晚期妊娠、腹内巨大肿瘤及巨大多囊肾患者腹腔容量明显缩小，透析效果不好，但多数多囊肾的患者仍可进行腹膜透析，在美国接受CAPD治疗的患者约有10%为多囊肾患者。

6. 严重肺功能不全　严重肺功能不全患者如慢性阻塞性肺气肿时，进行腹膜透析灌注透析液会使膈肌抬高影响肺通气，加重患者呼吸困难。而且膈肌抬高肺组织受压，易并发肺部感染，如必须做腹膜透析可以行少量透析液灌注。

7. 长期蛋白质及热量摄入不足者　腹膜透析每天从腹膜透析液中丢失蛋白质5～15 g，腹膜炎时可成倍增加，所以，腹膜透析患者易并发营养不良，影响患者的长期生存，到目前为止尚无有效预防腹膜透析蛋白质丢失的有效方法。长期低蛋白饮食或热量摄入不足或有慢性消化道疾病伴有明显营养不良者选择腹膜透析宜慎重。

8. 高分解代谢者　高分解代谢者小分子代谢产物的生成加速，对小分子物质的清除效能血液透析优于腹膜透析。

9. 硬化性腹膜炎　反复发作的腹膜炎、难治性的真菌性腹膜炎及长期使用高渗腹膜透析液均可导致硬化性腹膜炎，使腹膜透析的效能下降及失超滤。

10. 不合作或精神病患者　腹膜透析需放置腹膜透析管，如果患者不合作，给操作带来困难，并发腹膜炎甚至不能进行透析。湖南医科大学附二院肾内科曾有一老年男性患者患终末期尿毒症伴尿毒症脑病，经多种综合治疗，患者精神症状均未能有效控制，先后三次插入腹膜透析管均被患者拔除，改行血液透析也无法操作，患者短期内死于尿毒症。

11. 横膈有裂孔者　横膈有手术切口一般在手术后数日愈合，这时可进行腹膜透析，但每次进入的液体量要少，因各种原因引起的横膈裂孔者，腹膜透析时可突然发生大量胸水，导致严重的呼吸功能障碍，这种情况下不宜行腹膜透析。

12. 易发腹膜炎患者　肠道憩室病患者、结肠手术患者及主动脉修补术患者均易发生腹膜炎，不宜选择腹膜透析。

13. 过度肥胖　肥胖患者皮下脂肪组织过厚，使置管术难以进行，而且，此类患者进行腹膜透析发生漏液的现象较多,长期腹膜透析,葡萄糖吸收增加使肥胖加重,因而不宜做腹膜透析。

在我国,目前能接受长期透析治疗的患者占全部有透析指征患者的10%以下,经济条件限制成为阻碍透析广泛应用的重要原因,广泛使用进口装置及透析液体使腹膜透析价格与血液透析几乎无明显差别,所以研制优质的国产腹膜透析装置及腹膜透析液、降低成本是当务之急。

第十一节　腹膜透析导管的置入与拔除

刘伏友　彭佑铭

一、植管体表位置选择

腹膜透析导管的植管体表位置选择,是建立通畅腹膜透析通路非常重要的步骤,而建立通畅的腹膜透析通路是进行腹膜透析的首要条件。要保持腹膜透析引流通畅,减少植管并发症的发生,就必须熟悉腹部前侧壁的解剖结构,选择最适当的腹膜透析植管点,准确地将腹膜透析导管(Tenckhoff直管)末端置于膀胱直肠窝或子宫直肠窝。

(一)腹膜透析导管植入的原则

在放置腹膜透析导管应遵循如下原则:体表植管点应避开腹壁的大血管,以免引起出血;导管的第1袖套应植于腹壁肌肉内,确保组织迅速长入袖套内;应将腹膜透析导管末端置于其真骨盆内即膀胱直肠窝或子宫直肠窝;应避免隧道口的方向朝上;植管点首选左半腹部,因为右侧腹有阑尾,一旦阑尾有炎症,大网膜包裹的机会多,再者右半有升结肠,其蠕动方向朝上,易引起导管引流不畅。

(二)Tenkhoff腹膜透析导管体表定位

1. *脐下2~3 cm经左旁正中切口(经腹直肌)*　这一植管位置是国内许多有关腹膜透析书籍所描述的定位方法。导管的第1袖套埋植于腹直肌内,组织长入涤纶袖套后,对导管起着良好的固定作用。避免了腹壁的大血管走向,如腹壁下动脉。有文献报告,按照该方法体表定位,出现腹膜透析引流障碍发生率一般在10%左右,这可能与患者脐至耻骨联合上方距离存在个体差异有一定关系,当有些患者脐至耻骨联合上方距离较长时,使腹膜透析导管末端难于抵达膀胱直肠窝或子宫直肠窝。目前国内有关该定位方法的描述欠清楚,脐下2~3 cm处是作为植管点还是作为皮肤切口的起点未说明清楚。

2. *脐下2 cm经正中穿刺点*　该处没有大血管,亦没有肌肉组织,因此穿刺时引起出血的机会比较少。其缺点为,可能部分患者导管末端难于抵达膀胱直肠窝或子宫直肠窝,易出现漂管而导致腹膜透析液引流障碍,由于没有经过肌肉层容易并发腹疝。

3. *反麦氏点切口*　反麦氏点切口在左侧髂前上棘与脐连线中外1/3处。有学者认为经反麦氏点切口部位植管的患者,植管部位偏外、偏低,此部位大网膜分布少而稀疏,被大网膜包裹的机会较少。其缺点为手术操作难度较大,需分离三层肌肉(腹外斜肌、腹内斜肌和腹横肌),但因其导管是斜行置于膀胱直肠窝或子宫直肠窝内,易发生漂管,致腹膜透析液引流不畅。据有关文献报道,采用该体表定位,其腹膜透析液引流不畅发生率为10%左右。

4. 髂前上棘与正中线之间的中点 该点通过左侧腹直肌鞘的外侧缘,此处无腹壁大血管,亦无太多的肌肉组织,有学者认为可作穿刺法植管点,但此处肌肉组织不多,对第一涤纶袖套的固定作用较差。

5. 耻骨联合上缘 8 ~ 9 cm 经左旁正中点 该方法考虑到直形标准 Tenkhoff 腹膜透析导管的第 1 袖套至导管腹腔段末端距离为 14 ~ 15 cm,而成人耻骨联合上缘至脐之间距离存在个体差异,以及膀胱直肠窝或子宫直肠窝位于腹腔的后下部,因此以耻骨联合上缘作为基准位置,水平向上左旁正中 8 ~ 9 cm 处作为植管点。具体定位方法为:先确定耻骨联合上缘并用甲紫标记,再标记出腹白线(正中线),以水平向上 8 ~ 9 cm 确定为植管点,以该植管点为中点,腹正中线左旁开 2 cm 左右,标记出切口位置。中南大学湘雅二医院采用此体表定位方法植管(Tenchoff 直管)700 余例,其腹膜透析液引流不畅发生率小于3%。

二、植管方法

目前放置腹膜透析导管方法主要有:①解剖法植管:亦就是通常所说的手术法植管,该方法植管确切可靠,并发症少,慢性腹膜透析患者管植管时应首选此种方法,但要求操作者技术应娴熟,有一定的外科手术基本功。②盲插法植管:这就是通常所说的穿刺法植管。在进行这种操作时有一些特殊的要求,如必须先向患者腹膜腔灌一定量的液体或滤过气体,以免穿刺时误损伤腹腔内脏器。该种方法并发症较多,而且有时难以使腹膜透析导管末端到达膀胱直肠窝或子宫直肠窝。有学者认为该种方法适宜于急性腹膜透析患者。③腹腔镜法植管:该种方法在许多方面不同于盲插法和解剖法,能在明视下将腹膜透析导管末端置于膀胱直肠窝或子宫直肠窝。近年来有学者将膀胱镜引入腹腔,进行腹膜透析导管植管,这实际上与腹腔镜的使用作用相同。

(一)植管的术前准备

腹膜透析成功的首要条件是使腹膜透析导管保持通畅,正确的体表定位及熟练的腹膜透析植管技术,对保持腹膜透析导管通畅有十分重要的意义。无论在手术室或其他操作室进行腹膜透析植管时,均必须严格进行消毒和无菌处理。参与操作的每一位医师均必须戴手术帽和口罩,常规术前消毒洗手,穿戴无菌手术衣与手套。无论是进行解剖法植管,还是进行盲插法植管或腹腔镜法植管,都必须充分作好各种术前准备,对术中可能出现的情况估计充分,做到万无一失保证植管成功,尽可能减少患者的痛苦。

(1)必须仔细了解患者的病情,对曾做过腹部手术的患者,如胃肠及子宫手术患者,要高度重视,但这也不是植管的绝对禁忌。

(2)检查患者有无出血倾向及出凝血时间。

(3)应找患者及家属谈话,交代手术的过程及可能出现的情况,争取患者的配合和家属的理解。

(4)对于植管难度较大的患者,最好进行一次术前讨论,做到手术操作一次成功。

(5)腹部及阴部剃毛备皮,注意脐部的清洁卫生。

(6)术前嘱患者排空大小便。

(7)根据体表定位方法,用甲紫标记皮肤切口部位。

(二)解剖法植管

(1)按腹部手术常规进行消毒,铺无菌巾单,连接手术抽吸系统。

(2)1.0% 普鲁卡因或 1.0% 利多卡因在皮肤切口处,进行分层局部麻醉。

(3)在甲紫标记的皮肤切口处做一长 3 ~ 5 cm 的皮肤切口,采用钝性分离与锐性分离相结合方法,分离皮下脂肪,并钳夹出血点,分离直达腹直肌前鞘。

(4)在腹直肌前鞘上切一纵行小口,上下纵行剪开 2 ~ 4 cm。随后在前鞘切口周围再作一次局部麻醉,钝性分开腹直肌直达腹膜。

(5)术者和助手用钳轻轻提起腹膜,在确认未钳夹肠管后,在腹膜上切开 0.5 cm 左右小孔,用直钳夹住小孔边缘,用小圆针,4 号双线,在距腹膜切口 0.8 ~ 1 cm,做荷包缝合,但不结扎荷包。做荷包缝合时应注意,用小圆针仅钩缝腹膜 1 mm,应确认未缝住肠管,两针的距离相隔 0.5 cm,这样可使管周漏液的发生率大大下降。

(6)将已消毒的腹膜透析导管置肝素盐水中浸泡(肝素 12 500 U,生理盐水 500 ml 混合而成),将两个涤纶袖套轻轻捻压,让肝素盐水充分浸透。用已消毒的石蜡油涂抹在导引金属线上(通常用直径为 1.5 ~2 mm 末端磨圆光滑的铜丝)。将导引金属线穿入腹膜透析导管内,导管末端空出 2 ~3 cm 的距离,金属线的另一端用钳夹住,以免金属线末端损伤腹腔脏器。

(7)将内含有金属线的腹膜透析导管腹腔部,弯曲成135°的弧形,导管腹腔部前端进入腹膜荷包口,将翘起的导管腹腔部末端,沿着前腹壁向下达膀胱底部,此时患者常诉有尿意感,将导管再向后做180°转动,操作者感觉导管有落空感,说明导管腹腔部末端已达膀胱直肠窝或子宫直肠窝,拔出引导金属线。

(8)助手用手固定导管的第 1 个涤纶袖套,以免导管脱出。如果患者有腹水,则可见腹水沿导管呈线状流出,此时可将腹膜上的荷包扎紧打结。如果患者无腹水,可向导管内注入 200 ~ 300 ml 生理盐水后,观察从导管由内向外线状流出的液体量,流出的液体量大于注入液体量的 1/2 左右时,则可将荷包扎紧打结,再向导管内注入 10 ~ 20 ml 肝素盐水后,将导管引导针接在导管的外出口。

(9)确认导管周围无渗液后清洁伤口,用 7 号丝线间断缝合腹直肌前鞘,将第 1 个涤纶袖套埋入腹直肌内。

(10)测量第 2 个涤纶袖套在皮肤出口处的距离,在第 2 个涤纶袖套远端 1.5 ~2 cm 皮肤处,沿着导管皮下隧道作局部麻醉,将皮肤切开 3 ~3.5 mm 小口,导管引导针在皮下自上而下呈弧形从皮肤小口内引出,隧道口方向应朝下。清洗伤口后间断缝合皮下组织及皮肤,对合皮肤切口,包扎并连接腹膜透析外管系统。此时腹膜透析导管植管完毕。

(三)盲插法植管

1. *Tenckhoff 套管法*　Tenckhoff 套针由三部分组成:直径 6 mm 的内芯,外套,以及内芯与外套之间的两个半圆柱体。这种套针由 Tenckhoff 最早使用,目前仍用于放置 Tenckhoff 腹膜透析导管,其操作步骤如下:

(1)常规腹部消毒,铺无菌巾单,局麻后,做 2 ~3 cm 的皮肤切口,钝性分离直达腹部肌层,将一塑料套管针插入腹腔,灌入 2 L 腹膜透析液后,拔除塑料套管。

(2)嘱患者绷紧腹壁,与腹壁呈垂直方向将 Tenckhoff 套针插入腹腔,拔出内芯,腹膜透析液充满针套空腔。

(3)腹膜透析导管内插入引导金属线以增加导管的硬度,金属线终止在距导管末端 2 ~3 cm 处,以免在插入腹腔时损伤肠管。将套针朝向下腹,从套针内腔插入腹膜透析导管,直至第 1 个涤纶袖套抵达半圆柱体口,然后将涤纶袖套靠在腹壁上。

(4)小心移去套针外套及半圆柱体。

(5)做一皮下隧道和皮肤出口,引出腹膜透析导管,缝合皮肤切口。

2. *用引导钢丝放置腹膜透析导管*　这项技术是用引导钢丝放置急性腹膜透析导管的改良,可用来放置直形或卷曲形 Tenckhoff 腹膜透析导管,其操作步骤如下:

(1)做一 2 ~3 cm 的皮肤切口,钝性分离至筋膜(前鞘)。

(2)塑料套管针(16 G)插入腹腔,拔出金属针预充腹膜透析液 2 L,从塑料套管内插入引导钢丝。

(3)将包有外套(可纵行分开)的扩张器沿引导钢丝插入腹腔,扩张器及外套进入腹腔后,拔出引导钢丝及扩张器,外套留在原位。

(4)腹膜透析导管内插入一金属丝,金属丝终止在腹膜透析导管末端 2 ~3 cm 处,将插入金属丝的腹膜透析导管沿着外套管插入腹腔。当第 1 个涤纶袖套抵达外套时,外拉外套上的小杆,使外套纵行分开,腹膜透析导管继续向前推进至适当位置后拔除外套。

(5)做一皮下隧道和皮肤出口,引出腹膜透析导管,缝合皮肤切口。

（四）内窥镜直视下植管

1. 采用腹腔镜及微型套针植管　采用腹腔镜及微型套针放置腹膜透析导管是一项较新的技术。直径2.2 mm的微套针由内芯、套管及鹅毛包样外套（Quill引导管）三部组成。采用腹腔镜及微型套针植管操作步骤如下：

（1）常规消毒，铺无菌巾单，局麻下，做一2～3 cm的皮肤切口，钝性分离皮下组织达前鞘。

（2）采用微型直管针直接穿刺入腹腔，拔出内芯，插入腹腔镜（Y-TEC），观察套管的确切位置。

（3）拔出腹腔镜，从套管内注入经微孔滤器消毒空气600 ml。

（4）腹腔镜重新插入套管，腹腔镜及套管在直视下一同向下，边推进边观察，可以识别和避免网膜及粘连，一直到达膀胱直肠窝或子宫直肠窝。

（5）拔出腹腔镜及套管，外套（Quill引导管）仍保留在原位。

（6）腹膜透析导管内插入一金属导丝，导丝末端短于导管末端2～3 cm，然后将腹膜透析导管沿外套内插入腹腔，直至将涤纶袖套固定在腹直肌内。

（7）小心拔出外套，将导管和金属导丝留在原位。用止血钳扩张肌肉，将第1个涤纶袖套埋在肌肉内，拔出金属导丝。

（8）做一皮下隧道及皮肤小切口，引出腹膜透析导管，缝合皮肤切口。

2. 解剖法与内窥镜结合直视植管

（1）基本步骤同解剖法植管，常规消毒铺无菌单，局麻后，切开皮肤3～5 cm，钝性分离皮下组织，达腹直肌前鞘，纵行剪开前鞘2～4 cm，钝性分离肌肉达腹膜，腹膜上剪一0.5 cm左右小孔，做一荷包。

（2）利用消毒后的腹腔镜或膀胱镜或其他内窥镜，从腹膜孔进入腹腔，直视下抵达膀胱直肠窝或子宫直肠窝，此时，通过内窥镜放入一引导钢丝，将内窥镜退出腹腔，再将已准备好的腹膜透析导管（Tenckhoff直管）套入引导钢丝，直达膀胱直肠窝或子宫直肠窝，徐徐退出引导钢丝，结扎荷包。

（3）其后步骤同解剖法植管。

三、不同植管方法的评价

（一）解剖法植管

1. 解剖法植管的优点

（1）由于均在直视下手术操作，腹壁各层解剖结构清楚，未使用尖锐的套针或导针，肠穿孔和出血的危险性较小。

（2）腹膜透析导管放置时，能根据患者及操作者感觉和经验，较为准确地将导管末端置于膀胱直肠窝或子宫直肠窝，引流不畅的发生率较低。直视下正确的腹膜切口荷包结扎极少发生管周漏液现象。中南大学湘雅二医院所采取的体表定位，腹膜透析导管放置及腹膜切口荷包结扎方法，经近年700余例患者统计，引流不畅发生率低于3%，管周漏液为0。

（3）肾脏病专科医师经过适当培训，均能掌握解剖法植管技术。对于不能搬动的患者，亦可在床旁进行操作。操作者技术熟练，一般在30分钟至1小时之内可完成植管过程。

2. 解剖法植管的缺点　与盲插法植管相比，解剖法植管创口较大，手术的创伤较大，麻醉药使用较多，操作的时间相对较长。

（二）盲插法植管

1. 盲插法植管的优点

（1）大多数情况下可在床旁操作，患者无须去手术室，操作所需的时间较短。

（2）创口较小，手术操作创伤较小，患者因操作带来的痛苦较少。

2. 盲插法植管的缺点

(1)因为是盲插,如果操作稍不谨慎或技术不熟练,则易刺破血管和肠管引起大出血及肠穿孔。

(2)导管末端常难以到达膀胱直肠窝或子宫直肠窝,植管后引流不畅的发生率高。

(3)由于不可能将腹膜固定于导管上,致使早期管周漏液发生率高。

(三)内窥镜辅助下植管

1. 微型套管针与腹腔镜植管　该法的优点除盲插穿刺法的优点外,最主要的优点是在直视下将导管末端放置膀胱直肠窝或子宫直肠窝,其缺点基本同盲插法。

2. 内窥镜辅助下解剖法植管　该法除解剖法植管的优点外,最主要的优点亦能在直视下将导管放置膀胱直肠窝或子宫直肠窝,其缺点同解剖法植管。

综上所述,笔者认为腹膜透析植管应采用解剖法植管为宜,如有条件的医院可辅助内窥镜协助植管,但对于一个操作熟练者而言,可能亦没有必要借助内窥镜帮助植管。

四、腹膜透析导管的拔除

(一)拔除腹膜透析导管的指征

(1)难以控制的多发性腹膜炎,尤其是真菌性腹膜炎。

(2)难以控制的隧道口或隧道感染。

(3)肾移植成功或需转做血液透析者。

(4)腹膜透析液引流不畅,且经其他方法处理仍不能恢复正常引流者。

(5)其他原因,如肾功能恢复到可以脱离透析者。

(二)导管拔除的方法

所有慢性腹膜透析导管均附有1～2个涤纶袖套,这些袖套被植于腹壁肌肉或皮下组织中,数周后,肌肉或皮下组织长入涤纶袖套内,因此必须小心分离才能拔出导管。

(1)操作者先用手指确认第1个涤纶袖套和第2个涤纶袖套的位置。

(2)常规消毒,铺无菌巾单,局麻后在第1个涤纶袖套部位平行于原来切口做2 cm长的皮肤切口,钝性分离皮下组织,找出隧道中的硅胶导管,并用止血钳钩出导管,轻轻向上提起。

(3)操作者左手将隧道中硅胶导管轻轻提起后,右手用止血钳自上而下逐步钝性分离第1个涤纶袖套上的粘连带,直至完全分离,将导管腹腔部拔出,此处应特别小心,防止腹膜透析导管断在腹腔中。

(4)继续分离皮下的涤纶袖套:局麻后在腹膜透析管皮肤出口处做一1 cm的切口,将腹膜透析导管从皮肤出口处拖出。

(5)冲洗伤口后依次缝合筋膜、皮下及皮肤。

第十二节 腹膜透析方法与临床应用

刘伏友 彭佑铭

目前常规使用的腹膜透析方法有：间歇性腹膜透析（intermittent peritoneal dialysis，IPD）、持续性非卧床性腹膜透析（continuous ambulatory peritoneal dialysis，CAPD）、持续循环式腹膜透析（continuous cycling peritoneal dialysis，CCPD）、夜间间歇性腹膜透析（nocturnal intermittent peritoneal dialysis，NIPD）和潮式腹膜透析（tidal peritoneal dialysis，TPD）等。由自动循环式腹膜透析机操作时，又称为自动腹膜透析（automated peritoneal dialysis，APD）。经典的腹膜透析方案，由于其自身的缺陷，已不能满足临床实践的需要。随着腹膜透析基础理论认识的加深，高效腹膜透析方案已引起人们极大的兴趣。

腹膜透析过程是反复地将一定量腹膜透析液灌入腹腔内，停留一段时间后，又部分或全部引流出腹腔的过程，这一过程称之为一个腹膜透析周期。每个腹膜透析周期包括三期，即入液期、停留弥散期和引流期。入液期为腹膜透析液经过透析管道系统进入腹腔的时间，一般 1～2 L 透析液的入液时间仅需要 5～10 分钟；如入液时间延长，很可能是透析导管出现故障。停留弥散期是腹膜透析液在腹腔内停留时期，在此期内，透析液与腹膜毛细血管内血液通过弥散与渗透原理进行物质交换，以达到清除代谢废物和过多水分，并向机体补充必要物质的目的。不同的透析方式，透析液停留弥散的时间有区别，而目前已渐盛行的高效腹膜透析方案更是强调根据患者的腹膜物质转运功能确定最佳的停留弥散时间。引流期指透析液经过透析导管从腹腔内引流出来的时间，正常引流时，透析液应呈线状流出，至腹腔内液体快引流尽时才呈滴状，一般 1～2 L 透析液引流完毕需要 10～15 分钟。如果引流期延长，应检查引流管路是否通畅，透析导管是否移位或其他障碍。

一、间歇性腹膜透析

间歇性腹膜透析是最早的常规腹膜透析治疗方案，标准的 IPD 方式是指患者卧床休息，每次向患者腹腔内灌入 1 000～2 000 ml 透析液腹腔内停留弥散 30～45 分钟后引流出所有的透析液。一个 IPD 的透析周期（入液期、停留弥散期和引流期）约需 1 小时，每个透析日透析 8～10 小时；或每周约透析 40 小时，分 4～5 个透析日进行。在透析间歇期，患者腹腔内不留置腹膜透析液，由于 IPD 方式中进行物质交换的停留弥散期是间歇性进行的，故称之为间歇性腹膜透析。

（一）IPD 的溶质清除

间歇性腹膜透析是经典腹膜透析方式的最早形式，目前该方案已基本不用于慢性肾衰竭患者的长期维持治疗，而渐被其他透析方案所取代，其主要原因是长期 IPD 透析常导致透析不充分。间歇性腹膜透析，透析液与腹腔接触的时间少于持续性腹膜透析，透析液流量亦较其他透析方法低，因而其对小分子毒素及中分子物质的清除均劣于其他透析方式，一些学者认为这可能亦是 IPD 患者在透析 2 年后死亡率明显高于其他透析方案的原因。

腹膜透析模式显示，腹膜透析中尿素氮经腹膜的清除率主要由以下三个参数决定：即腹膜血流量（Q_B）、透析液流量（Q_D）和溶质转运面积系数（MTAC）。在间歇性腹膜透析时，当透析液流量在一定范围内，尿素氮清除率随透析液流量增加而增加（流量限制区域），如透析液流量在 15～20 ml/min 时，腹膜对尿素氮的清除率为 12 ml/min；当透析液流量在 30～40 ml/min 时，其尿素氮清除率为 20 ml/min；但当透析液流量明显增加时（70～80 ml/min），尿素氮清除率达到最大值约 35 ml/min，相当于其 MTAC 值（溶质转运限制区域）。在溶质转运限制区域，受 MTAC 值限制，即使增加透析液流量，也不能增加溶质的清除率。所以，腹膜透析时的溶质清除率由于腹膜低的溶质转运面积系数而限制在一定程度内。Nolph 等认为，假定腹膜毛细血管血流量足够大时，溶质转运面积系数是腹膜溶质转运的主要限制参数。而另一种间歇性透析技术——血液透析，由于透析液流量（500 ml/min）明显大于间歇性腹膜透析液流量（15～30 ml/min），所以血液透析尿素清除率可达 150～180 ml/min，因而 IPD 需要进行更长时间的透析（30～50 h/w）才能达到与每周 12 小时血液透析相同的尿素氮的清除效果。

不同患者的腹膜溶质转运面积系数差异较大，曾有文献报道，有的患者的 MTAC 值只有正常值的 20%。当患者腹膜 MTAC 明显低于正常时，即使在最好的环境条件下透析，亦只能得到很低的清除率，这些患者就不宜选腹膜透析作为长期维持治疗方法，否则就可能出现透析不充分症状，甚至出现严重的并发症。

即使患者 MTAC 在正常范围内，按常规 IPD 方式，透析液流量在 1～2 L/h，每周透析 40 小时，对应的尿素氮清除率约为 20 ml/min，每周的尿素氮清除率亦只有 48 L/w，远低于血液透析（HD，112 L/w），亦低于其后产生的另一经典腹膜透析方法——持续非卧床腹膜透析（CAPD，83.7 L/w）（表 20-12-1）。

表 20-12-1 不同透析方法物质清除率比较

溶质	相对分子质量	透析方法		
		CAPD	IPD	HD
BUN	60	8.3 ml/min	20 ml/min	124.4 ml/min
		83.7 L/w	48 L/w	112 L/w
维生素 B_{12}	1 355	50 L/w	16 L/w	30 L/w
菊粉	5 200	30 L/w	12 L/w	5 L/w

从腹膜透析物质清除率的研究中观察到，腹膜透析对小分子物质的清除（如尿素、肌酐等）依赖于透析液流量，而对中分物质的清除则依赖于透析液与腹膜的接触时间及有效的腹膜透析面积。而各种中分子物质的潴留是尿毒症患者产生各种临床症状的原因之一。由表 20-12-1 可以看出，IPD 方法不仅对小分子物质的周清除率明显低于其他透析方法，对中分子物质的清除率亦明显低于 CAPD 方案，这主要是由于 IPD 方法中，透析液与腹膜的接触时间明显少于 CAPD（40 h/w *vs*. 168 h/w）。

（二）价效比及临床效果

IPD 对小、中分子毒素的清除率均低，慢性肾衰竭患者长期进行 IPD 常导致患者透析不充分，致生存率低，是此方案基本已废用的主要原因；此外常规 IPD 方案对透析液的需求量亦远大于 CAPD 方案；常规 IPD 方法，每周透析 40 小时需要透析液的总量为 70～80 L〔（1～2 L/h）×（40 h/w）〕。而常规 CAPD 方案，每周只需透析液 56 L〔（2 L/次）×（4 袋/天）×（7 d/w）〕，对于长期维持治疗的患者，两种方法对透析液需求量的差异就显得尤为明显，CAPD 可为患者节省大量医疗费用，且透析效果较好；再者在整个 IPD 操作过程中，透析液频繁地进出患者腹腔，患者必须卧床休息，活动受限，且需占用医务人员大量时间进行频繁换液操作，以上种种亦是导致 IPD 最终让位于 CAPD 的重要原因。

（三）IPD 时超滤

当然与 CAPD 相比，IPD 亦并非一无是处，在 IPD 治疗中，由于透析液在腹腔内停留弥散时间短，IPD 脱水效果相对比 CAPD 要好。目前腹膜透析中常用的渗透剂仍是葡萄糖，利用葡萄糖造成透析液的高渗透压,形成腹膜透析液与血液之间的渗透压差是腹膜透析从血液中脱出多余水分的主要动力。腹膜透析液的超滤率在透析液刚注入腹腔时最大,以后随着透析液中葡萄糖的不断被腹膜吸收,透析液中渗透压逐渐下降,透析液的超滤率亦逐渐下降至0,甚至负值。IPD方式由于透析液在腹腔内停留弥散时间短,超滤率大,故单位透析液量脱水效果好于CAPD。对于某些腹膜为高溶质转运的患者,由于腹壁快速地吸收透析液中葡萄糖,透析液内渗透压迅速下降,行CAPD时透析液长时间留置腹腔往往造成超滤失败,此时缩短透析液留腹时间,甚至改做IPD亦不失为一种选择。但对于慢性低钠血症患者,做IPD时,由于透析液停留腹腔时间短,钠从血浆向透析液的弥散常不能代偿透析液中钠向血浆的滤过,常可能导致患者钠水潴留。

(四)IPD适用范围

IPD由于透析常不充分,且对透析液需求量大,患者又活动受限,所以目前已基本不用此种透析方案作为慢性肾衰竭的长期维持治疗,在临床上,IPD仍偶尔用于以下情况:

(1)患者仍有残余肾功能,仅需偶尔行腹膜透析治疗者。

(2)新开管的腹膜透析的患者,一般手术插透析管后开始7~12天进行小剂量IPD,有利于患者植管处伤口的愈合。

(3)腹膜溶质转运为高转运,行常规CAPD治疗不能达到超滤要求的患者。

(4)做CAPD患者,出现明显腰背痛不能耐受及有疝气或腹膜透析管周围漏液者,可暂时改做IPD或NIPD。

(5)没有条件进行其他透析方案者。

(6)对急性肾衰竭及某些药物急性中毒的患者,无条件做血液透析时,宜选做IPD。急性肾衰竭患者、急性药物中毒的患者及新开管的腹膜透析患者前7~12天,均可通过IPD达到快速清除体内毒素,尽快纠正代谢失衡的目的。对这些患者IPD方法一般为每天透析8~10小时,或根据病情决定透析时间。

(7)有严重水钠潴留:水中毒、充血性心功能不全的患者,如无条件作血液透析时可采用IPD治疗。

(8)慢性腹膜透析患者并发腹膜炎、腹腔出血等,可采用IPD,以达到腹腔灌洗,防止堵管的目的。

二、持续非卧床性腹膜透析

Popovich和Moncrief在1975年首先引入可配戴平衡式腹膜透析技术,此后,Moncrief和Nolph进行的临床合作研究初步证实了此治疗方法的优越性,并将它正式更名为持续非卧床性腹膜透析。目前大多数透析中心都使用双联系统,其操作简单,腹膜炎发生率最低。20世纪80年代,腹膜透析患者多实施标准CAPD方案,自90年代以来,CAPD患者的生活质量、发病率和生存率已有明显改善。现在全世界范围内绝大多数国家和地区均开展了腹膜透析技术来治疗慢性肾衰竭,而使用最多最广的仍是CAPD方法,目前的CAPD人数占全部腹膜透析人数的65%,CAPD人数自20世纪90年代初期以来一直呈快速上升势头。

(一)CAPD与IPD方法学上的差异

一般常规CAPD每天交换透析液4~5次,每次使用透析液1.5~2 L,透析液白天在腹腔内留置4~5小时,晚上留置10~12小时。白天,患者只在更换透析液的短暂时间内不能自由活动,而其他时间患者可自由活动或从事日常工作,这就是所谓非卧床透析;而在一天24小时内,患者腹腔内基本上都留置有透析液在与血液进行透析交换,这就是所谓持续性透析。在CAPD实施中,可调节透析液渗透压以满足患者对超滤的需要,一般夜间长时间留置腹腔均使用高渗透析液。

标准CAPD方案与经典IPD方案透析周期最主要的不同点在于CAPD的每个透析周期透析液停留弥散时间长,但每天的透析周期次数少;进行CAPD的患者每天只在更换透析液的短暂时间内活动受限,其他时间内患者不需卧床而可以从事日常活动,而IPD则需频繁进行换液操作,患者活动受限;CAPD患者除更换透析液的短暂时间外,一天中绝大多数时间腹腔内均留置有透析液,每周透析总时间可达24×

7 = 168 小时，而 IPD 方法每周一般只透析 30 ~ 50 小时，即使腹膜透析机出现后的 NIPD，每周一般亦只透析 70 小时。

（二）CAPD 溶质清除率

CAPD 最显著的特点是透析周期中停留弥散时间长，每周总透析时间累积可长达 168 小时，这在很大程度上克服了腹膜透析中由于低 MTAC 值导致的腹膜透析低效问题。CAPD 对各种相对分子质量大小的物质周清除率均优于传统 IPD。

腹膜透析模式显示尿素清除率主要由三个参数决定，即腹腔血流量、透析液流量和腹膜溶质转运系数（MTAC）。且尿素清除率不超过这些参数中的最小值。CAPD 时透析液流量一般在 7 ~ 9 ml/min，远低于腹膜平均 MTAC 值，在腹膜毛细血管血流量足够大时，透析液流量就成了决定尿素清除率的主要决定因素。在大多数情况下，通过增加每次灌注的透析液量或增加透析液交换次数，都能提高透析液流量而达到增加小分子物质清除的目的。Sarkar 等报道，分别使用 2、2.5、3 L 的灌入容量在患者腹腔内停留 4 小时，经透析液的肌酐清除率分别是 6.1、6.6、7.3 ml/（min · 1.73 m^2），尿素氮清除率分别是 7.3、8.6、9.5 ml/min，显示增加每次灌注的透析液容量可明显增加小分子物质清除。在 CAPD 时，能通过增加透析液流量的方法充分代偿腹膜溶质转运功能的轻度低下（低于平均转运）而达到充分透析的目的。Diaz-Buxo 等报道，按现行的充分性透析标准［*Kt/V* 目标量为 2.0/w，肌酐清除率目标量为 60 L/（w · 1.73m^2）］，CAPD 患者实施标准 CAPD 方案，即每天透析 4 ×2 L 透析液，只有不到 25% 的患者能达到充分透析，而增加透析液交换次数至 5 次（5 ×2 L 透析液），大约 55% 的患者能达到充分透析。只有在腹膜 MTAC 值明显低于正常（低转运），腹膜转运能力明显缺失或下降时才会出现低清除率的问题，此时患者必须改行血液透析或其他高效腹膜透析方法。

相对分子质量在 500 ~ 5 000 的中分子物质在血液中潴留是引起尿毒症症状，尤其是尿毒症神经损害、尿毒症性骨病的重要原因，尿毒症治疗效果是否满意，在很大程度上取决于血中中分子物质能否被有效清除。腹膜透析研究表明，中分子物质随着相对分子质量的变大，其清除率就很少受透析液流量的影响，而主要受有效透析面积和透析时间的影响，即所谓的“平方米小时学说”（sqare meter hours hypothesis）。一般有效透析面积越大，透析时间愈长，腹膜透析对中分子物质的清除效果愈好。在腹膜透析中，增大腹腔内容量可增加有效透析面积，但此亦可能导致患者腹胀不适，甚至出现腹高压相关并发症，CAPD 长时间持续透析却能极大地改善患者中分子物质的清除。

（三）CAPD 与 HD 清除率的比较

高清除率的间歇性透析技术——血液透析不可避免地会造成患者体内尿素氮浓度在波谷与波峰之间的波动，按峰值浓度学说，控制好血尿素氮峰值浓度才能有效地防治尿毒症症状。假定尿素氮生成率相同，间歇性血液透析技术往往需要更大的透析剂量才能保证患者体内血尿素氮峰值浓度与 CAPD 患者相对恒定的血尿素氮浓度相近。尽管直至今日，峰值浓度学说仍未被证实，但临床观察中发现采用间歇性腹膜透析技术往往需要更大的周清除率，才能得到与持续性腹膜透析技术相同或相近的临床结果。例如，大多数透析中心努力使慢性血液透析患者 *Kt/V* 值大于或等于 3.0，而经典 CAPD 方案 *Kt/V* 一般只在1.5 ~ 1.8。显然，以 *Kt/V* 作为清除率指标，在衡量 CAPD 与血液透析的清除效果上并不等效。

由以上分析可见，进行 4 天 CAPD，其 *Kt/V* 值达到 1.0，只与 4 小时血液透析的 *Kt/V* 值相同，而在 4 天 CAPD 中，清除的尿素氮总量可达 28 g，而每 4 小时血液透析清除的尿素氮只在 14.7 ~ 18.6 g，明显小于 4 天 CAPD 对尿素氮的清除量。进行血液透析，患者血尿素氮峰值浓度接近 70 mg/dl，而周平均血尿素氮浓度只有 43 mg/dl，而进行 CAPD，患者血尿素氮浓度基本恒定在 70 mg/dl。从临床角度观察，血液透析与 CAPD 的周 *Kt/V* 比率在 1.8 时似乎产生完全相似的临床效果。

（四）CAPD 超滤

许多因素影响腹膜透析超滤，包括血液和透析液间的渗透梯度、腹膜溶质转运功能、血管张力状态、腹膜水化程度、腹膜淋巴吸收速度、腹腔内透析液容量等，临床主要可调控的因素是透析液的渗透压，而目前腹膜透析液渗透压高低主要由葡萄糖浓度所决定。4.25%葡萄糖浓度每分钟可产生超滤液15～25 ml，随着透析液中葡萄糖逐渐被腹膜吸收，以及滤出的低渗超滤液对透析液的稀释作用，透析液的渗透压逐渐下降，最终超滤作用消失，一般在留置的前3～4小时内发生净值正超滤。1.5%的葡萄糖浓度透析液的超滤机制类似，但超滤效果稍差，一般2 L 1.5%透析液留置腹腔4小时产生约300 ml超滤液，而2 L 4.25%透析液可产生大约1L的超滤液。当血液和透析液之间最终达到等张平衡时，超滤率下降或消失，但淋巴吸收继续存在，腹腔内的等张透析液会以(1±0.5)ml/min的速度反流至血液，每小时减少净超滤约60 ml。还有2.5%和3.5%葡萄糖浓度透析液，超滤效果介于上述两种渗液之间。使用2.5%透析液的优越性是患者一般不会出现腹胀，而使用4.25%透析液由于大量超滤液的形成，部分患者偶尔出现腹胀不适。

（五）CAPD的操作方法

经典的CAPD方案，是每个透析周期灌入适宜渗透浓度的透析液2 L，留置一定时间（一般白天4～5小时，夜间10～12小时），然后将透析液尽可能引流出来，再开始下一腹膜透析周期。每天交换透析液4次，每周透析7天，白天短时间留置，一般选择1.5%～2.5%葡萄糖浓度透析液，而夜间长时间留置一般均采用4.25%葡萄糖浓度透析液，以免产生负超滤；亦可根据患者水钠平衡情况作适当调整，以满足患者对超滤的需要。每天更换透析液的时间一般可安排在早上7～8点，中午12～1点，下午4～5点，晚上8点或睡觉前，但具体时间也可以弹性调整以适应患者的生活方式。

近几年有关透析充分性的研究，使经典CAPD方案产生了一些变化，以保证患者充分透析，操作中主要变化包括增加每个腹膜透析周期的透析液量至2.5 L，甚至3 L；或者每天交换透析液5次。而对于部分有残余肾功能的患者，亦可每天只交换透析液3次。总之，CAPD方案亦不是一成不变的，同样亦可进行个体化透析，以保证患者充分透析。患者可在家里很方便地进行CAPD，每天更换透析液时，可在任何一个没有旁人来回走动的、清洁的和光线充足的地方进行，如在家中的房中、个人办公室、浴室，都是理想的场所，但要注意环境干净，没有苍蝇或其他飞虫，避免灰尘，交换透析液的场所要定期打扫卫生并定期空气消毒。

（六）CAPD与残余肾功能

在腹膜透析过程中，保证充分的透析效果是透析成功的关键，而保护好腹膜透析患者的残余肾功能（residual renal function，RRF）对保证透析充分性、延长CAPD患者生存率有重要意义。Churchill报告了一个多中心的实验观察结果显示，CAPD人群随着透析时间延长，残余肾功能逐渐减少。Shin报道随CAPD时间延长，残余肾功能呈指数下降而不是呈直线下降。

1.导致CAPD患者残余肾功能下降的常见原因

(1)原发病的进展。一般来说，肾小球疾病的进展速度明显较间质小管性疾病快，腹膜透析作为一种替代疗法，并不能阻止原发病的进展，所以伴随腹膜透析进程，原发病可继续进展导致残余肾功能进一步下降。

(2)透析超滤脱水不当。在腹膜透析过程中，若不恰当地使用高渗透析液，会导致机体有效循环血容量减少，加重肾缺血，结果引起患者尿量迅速下降，肌酐清除率降低。有学者观察到长期使用4.25%和2.5%高渗透析液，患者尿量减少速率明显快于使用1.5%浓度透析液患者。

(3)高血压或低血压。CAPD患者如果血压控制不佳，过高或过低的血压均可进一步损害肾功能，加速残余肾功能的减少。

(4)感染因素。腹膜炎始终是腹膜透析主要的并发症，CAPD腹膜炎发生率又高于其他腹膜透析方法。在腹膜透析合并腹膜炎时，可释放多种炎症介质，引起残余肾功能损害，Shin等的观察结果显示，腹膜炎发生率是影响残余肾功能的独立的危险因素。

(5)此外，在炎症治疗过程中，不适当地使用肾毒性抗生素如氨基糖苷类、两性霉素B等也能促使残余肾功能减少。

已有很多文献报道，尿毒症患者在实施透析治疗后大多数患者残余肾功能呈下降趋势，但以血液透析患者尤为突出。据 Canini 对照性研究显示，45 例血液透析患者在接受透析治疗后，其内生肌酐清除率下降速度明显快于 41 例腹膜透析患者。Dysaught 的观察进一步证实，血液透析患者残余肾功能下降速率是腹膜透析患者的 2 倍。

临床测定残余肾功能的方法仍以内生肌酐清除率运用最多，主要是因为它操作简单、实用。由于尿毒症患者肾小管可能分泌肌酐，故在实际计算中需做校正。由于腹膜透析患者的残余肾功能明显影响患者的透析充分性和生存率，而且残余肾功能在调节患者水盐平衡及营养状态方面也起着非常重要的作用，所以目前很强调对腹膜透析患者残余肾功能的保护。保护好透析患者的残余肾功能，延缓其毁坏速度，对透析治疗本身亦会带来良好的作用。

2. *腹膜透析患者保护残余肾功能的方法* 根据患者具体情况，制定合理的透析方案。合理的透析方案是保证透析充分性的关键，也是保护残余肾功能的重要手段。应根据患者腹膜转运特点，机体容量状况及残余肾功能多少，选择透析液浓度、透析时间和透析剂量。个体化的透析方案，要求既能达充分透析目的，又保证超滤适当。

(1)积极调整血压。腹膜透析患者合并高血压极为普遍，透析过程中出现低血压亦不少见，这些均可加速残余肾功能恶化。所以透析过程中，应及时纠正高血压，尽可能防治低血压，使血压维持在正常范围是保护残余肾功能的重要手段。

(2)慎用肾毒性药物。在透析治疗早期阶段，因终末期肾衰竭而进入透析治疗后，临床医师在选择药物时就很少考虑肾毒性因素，近年来的研究表明，显然这一观点是错误的。即便是对透析患者，残余肾功能的存留对维持患者体液平衡，清除机体代谢产物方面，尤其对一些中分子物质清除起重要辅助作用。Mariorca 的研究结果显示，CPAD 患者残余肾功能的存留，是独立影响患者存活率的因素。目前腹膜透析发展趋势认为对没有残余肾功能的患者，CAPD 不能提供充分的透析，最多只能说是一种边缘治疗。所以在治疗透析患者并发症选择药物时，要考虑到药物的肾毒性，尽可能保护残余肾功能。

(3)积极治疗原发疾病。积极治疗透析患者可能合并的水、电解质、酸碱失衡，心力衰竭和各种感染性疾病，尤其是尽快控制腹膜炎发作等均能有效地保护残余肾功能。

(七)CAPD 患者生存率、技术生存率及主要影响因素

1. *CAPD 患者生存率及主要影响因素* 就患者生存率和生活质量而言，目前公认肾移植是最好的肾脏替代治疗方法。但因肾源困难或者其他原因，目前世界上绝大多数 ESRD 患者仍靠腹膜透析或者血液透析长期维持，哪一种透析方法更有利于提高患者生存率，目前看法仍不一致。在 20 世纪 80 年代初，CAPD 刚刚应用于临床不久，早期的研究报道 CAPD 的生存率及技术生存率均明显低于血液透析；但随着 CAPD 技术的改进，最近的研究报道认为 PD 绝不逊于 HD，在某些方面甚至优于 HD。世界范围内报道，血液透析和腹膜透析的死因主要为心血管疾病，50% 的透析患者死亡是由于心血管疾病发作所致，其次死亡原因为感染性疾病。最近一些临床研究证明透析剂量（通过 Kt/V 值和周肌酐清除率来估算）、残余肾功能、患者的营养状况以及腹膜通透性等，是腹膜透析患者临床结果的重要预测指标。

(1)透析剂量和残余肾功能。Maiorca 等对 68 例 CAPD 患者和 34 例血液透析患者进行了为期 3 年的前瞻性研究，观察透析剂量和营养状态对患者存活率的影响。结果显示，CAPD 患者与 HD 患者存活率没有区别，经 Cox hazard 回归分析，CAPD 患者年龄、外周血管疾病、残余肾功能的存留，以及 $Kt/V<1.96/w$ 均为独立危险因素负性影响患者存活率。此项研究重要而且新的方面是强调了透析量作为患者存活的预示指标。他在研究中比较了 $Kt/V>1.96/w$ 与 $Kt/V<1.96/w$ 的患者 3 年后的存活率，结果显示 $Kt/V<1.96/w$ 患者 3 年存活率为 58%，而 $Kt/V>1.96/w$ 的患者 3 年存活率为 95%，这些结果表明用 Kt/V 来估算透析剂量是患者存活的重要影响因素。当然，此研究是小规模的，因此在统计方面有所局限。

1996 年 Churchill 等报道了加拿大和美国腹膜透析研究组（CANUSA）的一个前瞻性、多中心实验结果。患者来自加拿大和美国的 14 个透析中心，包括 689 例 CAPD 患者。此研究仍用 Kt/V 来评估透析剂量。在此项研究中，腹膜透析液的量是恒定的，但总的透析剂量（包括经腹膜及残余肾功能清除的尿素量的总和)随时间降低,这是因为患者残余肾功能随时间而减少。通过 Cox hazard 分析,结果表明患者年龄、糖尿病及心血管疾病存在、血清白蛋白浓度、总的 *Kt/V* 以及患者营养状态的主观评估值都是患者死亡的重要预测指标。*Kt/V* 每增加 0.1/w,则患者的死亡率就会下降 6%,此结果进一步证明了 Maiorca 等的研究结果,并强调了以 *Kt/V* 来评估的透析量是患者存活的重要决定因素。并建议把 CAPD 患者透析靶量 *Kt/V* 值设在 1.9 ~2.1/w,但达到此靶透析量将很大程度上依赖于残余肾功能的存留,所以最近有观点认为即使增加透析次数或增加透析液量对没有残余肾功能的患者来说,亦只可能是一种边缘治疗,不能提供充分透析。用来证明这一点的依据是目前正在进行从传统 CAPD 治疗到全自动腹膜透析的转换,因为 APD 能够获得更高的透析清除率。

(2)腹膜通透性与低白蛋白血症。20 世纪 80 年代中期 Twardowski 等介绍腹膜平衡试验(Peritoneal equilibration test, PET)来评估患者腹膜通透性。PET 对临床的重要性在于可根据患者腹膜溶质转运状态将腹膜透析患者进行分类,并以 PET 结果为依据个体化地调整腹膜透析患者的透析处方。90 年代初期的临床观察就显示高腹膜溶质转运的患者,腹膜透析效果差,死亡率高,并推测可能与合并低白蛋白血症有关,其后又有许多类似的结果报道,其中以 CANUSA 研究结果最有说服力。CANUSA 的研究结果显示患者的腹膜通透性高低亦为患者生存率的影响因素之一,透析液与血浆肌酐浓度比值(D/P)每增加 0.1,患者死亡的相对危险性为 1.12,即透析液与血浆肌酐浓度比值(D/P)每增加 0.1,则死亡率增加 12%,而技术生存率降低 20%。腹膜通透性为低转运、低平均转运、高平均转运、高转运的 CAPD 患者 2 年生存率分别为 91%、80%、72%、71%。高溶质转运患者的 2 年生存率比低溶质转运患者的 2 年生存率低 20%。

2. CAPD 技术生存率及退出腹膜透析的主要原因　通常的技术生存率是指由统计分析得出的维持原透析方法的患者百分率。在进行技术生存率的统计分析时,许多研究者忽略了腹膜透析方法的变换,且绝大多数人把转做肾移植或肾功能恢复或患者死亡一律视为“失访”。

在过去的 10 余年中,许多研究显示血液透析的技术生存率高于腹膜透析,但 Marichal 等的研究结果显示血液透析和腹膜透析在技术生存率上并无明显差异。Marishal 等的研究追踪时间最长,结果显示血液透析技术生存率高于 CAPD 患者,但是使用 Cox 模型进行校正后,两者的技术生存率并无统计学差异。需要指出的是,各 CAPD 透析中心的技术生存率差别很大,可能是与不同的患者选择标准有关。

据有关综合资料分析,终止 CAPD 的主要原因是腹膜炎和导管相关并发症,各占退出 CAPD 人数的 27% ~52% 和 10%,其他终止 CAPD 的原因包括腹膜功能丧失(8% ~14%)、心理因素(19%)、其他医技原因(21%)。而在我国,情况可能有所不同,因经济原因而退出透析治疗的患者占较大比重。腹膜炎发生率的下降,有助于改善 CAPD 技术生存率,CAPD 技术装置的改进同样亦改善了患者的生存率。

(八)长期 CAPD 的临床效果

与血液透析相比,CAPD 只在近 20 年才作为 ESRD 患者的长期维持治疗方法。随着 CAPD 装置的不断改进,腹膜透析液成分不断改良,感染性并发症发生率不断下降,我们现在有必要考虑 CAPD 的长期治疗效果及影响因素,以尽可能延长 CAPD 的技术生存率,降低 CAPD 患者的发病率和死亡率,并能对 CAPD 患者几年后的健康状况做个大致预测。

大多数临床研究显示透析患者发病率的主要决定因素是老年、糖尿病和动脉粥样硬化,其他影响因素还有男性、活动少、反复发作腹膜炎和淀粉样变。Ataman 等报道 34 例持续 CAPD 达 4 年之久的患者,他们最常见的死因是心肌梗死、败血症和心功能衰竭。另一个研究报道 10 例持续 CAPD 达 7 年之久,最后 4 例死于腹膜炎,1 例死于心肌梗死。

在过去的 10 余年中,血液透析和 CAPD 的技术生存率的比较通常显示血液透析技术生存率高于 CAPD。腹膜炎是 CAPD 患者住院及退出 CAPD 的主要原因,从 CAPD 转作 HD 患者中约 30% 是因为腹膜炎。严重或反复发作的腹膜炎会造成对腹膜永久性损害,并造成大量蛋白质丢失,这经常是患者中断 CAPD 的主要原因。目前在大多数透析中心,采用分离式双袋连接系统,大大降低了腹膜炎的发生率,延长了 CAPD 技术生存率。导致 CAPD 技术失败的其他原因还包括有导管相关的并发症,腹膜功能丧失和患者营养不良等。随着透析时间延长，许多患者需更多的高张透析液，才能满足体液平衡的需要。Dombros 观察 10 个持续 CAPD 达 7～11 年之久的患者，发现 5 例患者随着时间的推移需要更多的高张透析液，3 例患者需要维持原透析液浓度，而另 2 例患者需要更少高渗性透析液。Lameire 的观察结果则不然，他观察 16 例腹膜透析患者达 5 年之久，发现患者的腹膜超滤功能仍维持平稳。长期腹膜透析可致腹膜间皮细胞脱落，但这不至于发展为严重的腹膜硬化。近年来由于腹膜透析液中不含乙酸，不用氯己定作消毒剂，强调及早有效治疗控制腹膜炎，严重的硬化包裹性腹膜炎的发生率已明显下降。

关于长期 CAPD 患者的腹膜溶质转运功能变化，目前报道不一。Ataman 报道 34 例患者进行 CAPD4 年后，其血肌酐明显上升；而 Dombros 却报道患者在 7～10 年的 CAPD 中，血肌酐逐渐下降；Lameire 对 16 例 CAPD 患者观察 5 年之久，发现腹膜对尿素及肌酐的清除率仍维持平稳，在他的研究中，患者的总 Kt/V 在透析开始阶段是(1.96 ± 0.06)/w，5 年后降至(1.55 ± 0.05)/w，每周总 Kt/V 值下降主要是由于残余肾功能的下降以及患者体重的增加。通常在长期 CAPD 患者，其体重均有不同程度增加，这将影响尿素分布容积的计算，从而可导致 Kt/V 值下降。目前有人建议以周总 Kt/V 值作为透析充分与否的指标，而随着时间推移，CAPD 患者残余肾功能的下降及体重上升均可使患者总 Kt/V 值下降，医生就有必要对长期 CAPD 患者定期调整透析处方，以保证 Kt/V 在 1.9/w 以上或肌酐清除率在 50 L/(w·1.73 m^2BSA)以上。

对 CAPD 患者的长期追踪观察显示其血清总蛋白及白蛋白可维持在正常低值水平；血红蛋白在透析初期上升，后期可能稳定在 9 g/L 以上；而长期 CAPD 中，患者血清胆固醇及甘油三酯无明显变化；多数患者辅以少量降压药，甚至不用降压药，血压可维持在正常范围内；骨代谢的生化、激素及放射学检测指标均显示有持续轻度的甲状旁腺功能亢进及低转化骨病存在，β_2-微球蛋白相关的淀粉样变骨病也渐引起关注。虽然世界范围的临床实践已证实 CAPD 可成功治疗 ESRD 患者 5～10 年，但更长时间的 CAPD 临床效果有待进一步观察。尽管目前我们还未能证明，但部分患者的临床经验使人们有理由相信，大量 CAPD 患者应能够维持 CAPD 达10 年甚至更久。

（九）CAPD 未来发展趋势

世界范围的临床实践已证明 CAPD 可成功治疗 ESRD 患者达 5～10 年之久，少数患者维持 CAPD 已超过 10 年，这使人们有理由相信，超过 10 年的长期 CAPD 治疗亦应是可行的，患者退出 CAPD 的主要原因是腹膜炎、导管相关并发症、腹膜功能不良以及精神心理因素。CAPD 患者主要死亡原因是心血管并发症及感染性疾患。全世界范围内广泛使用各种各样连接装置已大大降低了腹膜炎的发生率，亦使 CAPD 的退出率明显下降，但管道流出口及隧道的感染仍是 CAPD 发展的一大难题。治疗鼻部金葡菌携带者能否预防出口感染仍是急需解答的问题。

心血管疾病仍是 CAPD 患者的第一大死因，纠正脂质代谢异常可降低冠心病的发病率和死亡率已取得广泛共识。但 CAPD 患者轻度的高甘油三酯血症和高胆固醇血症是否必须用药物来纠正或者是否能通过使用非葡萄糖渗透剂的透析液来预防 CAPD 患者的脂质代谢紊乱等等仍是待解决的课题。营养不良仍是 CAPD 的一个主要并发症。在过去的几年，人们的兴趣多集中在蛋白分解代谢率（PCR）、饮食蛋白/能量摄取和透析剂量之间的关系上。我们相信，当它们的相互关系完全明朗化并为肾内科医师了解后，通过提供充分的透析完全可预防大部分患者出现的营养不良。而对那些已达充分透析，却因各种各样其他原因不能摄取足够蛋白质的患者，亦可通过使用含氨基酸的透析液来预防营养不良的发生。

有关间质细胞和腹膜的损伤机制仍有待深入研究，以降低腹膜功能不良（超滤和溶质转运）的发生率，从而可降低 CAPD 的退出率。透析液的高渗及酸性 pH 对腹膜功能的长期影响仍需进一步研究，以便改良透析液的组成成分，使其具有更好的生物相容性，从而能在长时期内保持腹膜功能完整。昂贵的医疗费用，仍是我国 CAPD 患者退出的一个原因之一，如何降低透析成本，仍是一个需要全社会讨论的话题。

三、自动腹膜透析

自动腹膜透析（automated peritoneal dialysis，APD）是一广义概念，泛指所有利用腹膜透析机进行腹膜透析液交换的各种腹膜透析形式。自动腹膜透析治疗方案多种多样,主要包括持续循环式腹膜透析(continuous cyclic peritoneal dialysis, CCPD);间歇性腹膜透析(intermittent peritoneal dialysis, IPD);夜间间歇性腹膜透析(nightly intermittent peritoneal dialysis, NIPD)和潮式腹膜透析(tidal peritoneal dialysis, TPD)。临床上还可将各种透析方案组合使用,以提高透析效果。自动腹膜透析形式由于腹膜透析机的引入及不断发展的腹膜透析基础理论对其的指导作用,它与传统手工操作 IPD 技术比较已有了明显改进。

APD 最明显的优点就在于它是利用机械装置自动完成腹膜透析过程中透析液的交换过程。它将传统的腹膜透析技术中大量烦琐的、重复的手工操作简化为每天 2 次的操作,即打开并准备腹膜透析机,患者腹膜透析管与机器相连接开始一天的透析,到一天透析结束后关闭腹膜透析机,患者与腹膜透析机脱离,结束一天的腹膜透析操作;APD 除了其操作简单外,长期维持透析患者可利用腹膜透析机在家里进行自动腹膜透析,且对患者或其助手的负担不会太重;自动腹膜透析可以在晚上患者休息时进行,在白天,患者及助手可不受任何牵绊地从事日常活动甚至参加工作,使患者在某种程度上恢复到健康人的作息节律,对调整患者的社会角色,缓解患者的精神压力大有好处,上述这些均是自动腹膜透析带来的明显的好处。

自动腹膜透析的另一明显的好处是它能降低腹膜炎的发病率,腹膜炎始终是腹膜透析治疗最主要的并发症,严重影响腹膜透析效果和患者的生活质量,反复发作的腹膜炎亦是腹膜透析患者最终退出腹膜透析的主要原因。自动腹膜透析由于减少了大量交换透析液过程中的手工操作,减少了污染的机会,使得腹膜炎的发生率明显下降。正因为如此,资料显示在美国新开管进行腹膜透析患者中有 33% 选择自动腹膜透析也就不足为奇了。事实上,在美国自动腹膜透析已成为肾脏替代治疗各种方法中增长速度最快的一种。

(一)自动腹膜透析特点

1. 技术特点 自动腹膜透析首先需要一台性能优越、使用简单安全的腹膜透析机以及与机器配套使用的透析管路。为了满足自动腹膜透析需要,腹膜透析机应是有自动的容量监视和(或)时间管理程序,能在预先设置的时间传送已加温的预定容积的透析液通过相应的透析连接管路。自动腹膜透析适合使用各种腹膜透析管,无论直的或弯的 Tenchhoff 管或者其他类型腹膜透析管。一般在腹膜透析管与透析管路之间有一根短连接管,以免患者与透析连接管路连接时反复拆接对腹膜透析管造成损害,可以延长腹膜透析管的使用寿命。自动腹膜透析使用的透析液与 CAPD 是相同的,这些腹膜透析液均含固定的钠、镁、乳酸盐浓度,不含钾离子。而葡萄糖浓度和钙浓度是可变的,有三种葡萄糖浓度的透析液可供选择,以满足临床对超滤的需要,它们分别是 1.5%、2.5%、4.25%。一般在腹膜透析液长时间留置腹腔内透析时,均选择 4.25% 或者 2.5% 的高糖浓度透析液,以减少透析液的吸收。透析液的钙浓度也是可变的,在临床使用碳酸钙和醋酸钙作为磷结合剂时,使用 3.5 mEq/L 钙浓度的透析液时患者常出现某种程度高钙血症,所以目前趋向于使用2.5 mEq/L钙浓度的透析液。APD 与 CAPD 在选择透析液方面有一点不同,在 APD 中多使用透析液短时间留置腹腔及频繁交换透析液的透析方法,由于腹膜的滤过效应,APD 超滤液中钠浓度比 CAPD 患者更低,使患者易于出现高钠血症和血浆高渗,所以在 APD 中最好使用低钠浓度透析液,以免引起钠水潴留。

在透析液的包装规格上,APD 与 CAPD 稍有区别,CAPD 一般使用 1.5 ~2 L 袋装的透析液,部分 APD 可以选择 3 ~5 L 的大容量透析液包装袋,从而可减少透析管路与透析液袋出口管之间的连接次数,减少腹膜炎的发生。

2. 生理学特点 APD 与 CAPD 主要生理学差异是腹膜透析液留置腹腔的时间不同,大多数 CAPD 的透析周期透析液留置腹腔时间长,小分子物质在腹膜透析液和血浆中能达到基本平衡,而 APD 多采用相对较短的留置时间而更频繁地交换透析液的方法,所以其透析液的流量更高。APD 与 CAPD 的另一个不同点是 APD 多在夜间患者休息时进行,卧位状态下患者可能能够更好地耐受较大的腹腔内液体容积,而腹膜透析中使用更大的交换容积有利于可透析物质清除率和水超滤。结合更高的透析液流量和更大的腹腔内液体容积,APD 可更有效地提高腹膜透析效果。

(1)超滤。腹膜透析中主要是通过使用高渗透析液提高腹膜透析液与血浆间的渗透压差来获得水超滤的,腹膜透析超滤曲线显示透析液灌入腹腔后由于腹膜不断吸收透析液中的葡萄糖及超滤液对透析液的稀释,随着留置时间的延长,腹膜超滤率呈指数下降,因此,在腹膜透析液刚灌入腹腔一段时间内渗透梯度最大,适当缩短透析液在腹腔内留置时间可获得最大的净超滤。此外 APD 中使用较大的交换容积,亦可增加渗透梯度,所以需要超常规超滤的患者可从缩短透析液留置时间中获益。缩短透析液留置时间可使得腹膜吸收的单位葡萄糖产生更大的超滤效果,这些对于糖尿病、肥胖症和高脂血症患者也是有益的。

(2)溶质清除。小分子物质的清除率主要依赖于透析液流量,对大多数患者而言,透析液在腹腔内停留 4 小时,尿素可在透析液与血浆间达到完全的平衡。一个透析循环的前部分时间的溶质平衡速度较快,到留置的后部分时间溶质平衡速度渐渐变慢,以后曲线变得平坦。APD 方法可通过以下途径增加对小分子物质清除率:

1)APD 是在卧位状态下进行腹膜透析:腹腔内容量与腹内压之间呈直线正相关,随着腹腔内容量增加,腹内压相应增加,腹腔内容量与腹内压之间的直线正相关,但随体位改变,相关直线的斜率有变化。对于某一特定的腹腔内容量如 2 L 透析液,腹内压以坐位时最高,立位时次之,卧位时最小,如在此基础上再增加一定容量如 0.5 ~ 1 L,腹内压的增加值以坐位时最大,立位时次之,卧位时腹内压增加最小。所以患者一般以卧位时能耐受更大的腹腔内容量。

2)APD 是采用自动腹膜透析机在电脑控制下自动地完成腹膜透析液的更换过程,因此可以很方便地采用比 CPAD 更频繁地交换透析液的方法来提高透析液流量。透析液流量的增加,能使腹膜两侧的弥散浓度梯度最大化,从而增加小分子溶质清除。当然,过于频繁地换液操作,不仅无谓地消耗许多透析液,也使得透析中非溶质弥散时间(灌入相与引流相所占用的时间)占总透析时间比率上升,而实际有效透析弥散时间减少,反而可能降低小分子溶质的清除效果,当患者的透析液引流较慢时,情况就会变得更糟。一般认为,当透析液流量超过 2 L/h 时,非透析时间(灌入相与引流相所占用的时间)对透析液效果的影响就不易忽视了。所以撇开经济方面的原因不说,在间歇性腹膜透析形式,用提高透析液流量的方法来提高腹膜透析效果,也不是无限制的。

3)腹膜透析面积:腹膜透析中腹膜渗透面积乘积是决定腹膜溶质清除率的重要因素。现有的实验资料提示腹膜渗透面积乘积(peritoneal permeability-area product)大小亦依赖于腹腔内容积。Twardocvski 等报告腹膜渗透面积乘积与腹腔内容积差不多是比例关系,Brands 等报道腹腔内容积与腹膜转运面积系数(MTAC)有很强的相关性。当腹腔内容积在 0.5 ~ 2 L 时,腹腔内容积与 MTAC 之间呈直线正相关,而当腹腔内容积更大时,这种关系曲线变得平坦。另有学者观察到成年人腹膜渗透面积乘积高度依赖于腹腔内容积,当腹腔内容积从 1 L 增加到 3 L 时,其腹膜渗透面积增加 1 倍。APD 患者通常可耐受更大的腹腔内容积,从而可提高腹膜渗透面积乘积,增加溶质分子的清除。

4)潮式腹膜透析技术:潮式腹膜透析(tidal pertoneal dialysis, TPD)是在腹膜透析治疗开始时,首先向腹腔内注入一定的总灌入量,然后周期性地只引流腹腔内部分透析液(25% ~ 50%),并以新鲜透析液替换。所以 TPD 方式患者腹腔内始终保持着一定容量的透析液能与腹膜充分接触;此外适当的潮式容量不断混合着腹腔内液体层,因而可增加溶质转运。早期资料显示在同样的透析液总量条件下,TPD 对尿素的清除效果优于 NIPD20% 左右。

5)体位对腹膜溶质转运的影响:不同体位状态除了可影响腹内压外,还可能影响到腹膜溶质转运。Curatola 等观察到患者坐位时腹膜对尿素及肌酐的清除率低于卧位时。最近 Fukudome 等用彩色多普勒超声观察患者不同体位状态下的腹膜血流量(以 CAPD 患者门脉血流量作为腹膜血流量指标),发现患者卧位时门脉血流速度明显增加。而腹膜血流量是影响腹膜透析效果的重要因素,因此,此结果提示卧位时腹膜透析效果可能会更好。

(3)干腹与湿腹的区别。干腹是指 APD 在下机前,将患者腹腔内所有的透析液均引流出来,患者腹腔内不保留腹膜透析液，结束一天的透析治疗，即 NIPD 或 IPD 形式；湿腹是指 APD 在下机前，向患者腹腔内注入新鲜的透析液后结束一天的透析治疗，整个白天患者腹腔内均保留有透析液，持续地与腹膜毛细血管内血浆进行交换，即 CCPD 形式。随着腹膜透析临床实践的进展，肾科医生对腹腔内容量、腹内压、体位和 CCPD 常见的腹膜透析液相关并发症之间的因果关系有了更深的认识，它促进了临床 CCPD 方案的改良。最普通的改良是对不能耐受腹内持续高压状态或已经出现了腹内高压相关并发症的部分患者，减少患者白天循环的腹腔内容量，或者完全取消白天循环即选择干腹状态，而通过增加夜间循环的透析液流量来部分代偿对小分子溶质总清除率的损失。

取消 CCPD 的白天循环对腹膜转运功能正常患者的溶质清除会产生明显的影响，取消白天循环后会使溶质清除效果下降 10% ~20%，而增加夜间循环的透析液流量只能部分代偿对小分子物质总清除率的损失，长期如此就可能明显影响临床效果，尤其对很少或几乎没有残余肾功能的患者影响就更大。

取消 CCPD 的白天循环，理论上推测其对中分子物质的清除会明显下降，中分子物质在腹膜透析液与血浆之间的平衡过程非常缓慢，CCPD 时透析液长时间留置腹腔内达 14 ~16 小时，中分子物质如菊粉和维生素 B_{12} 仍不能在腹膜透析液与血浆之间达到完全平衡。中分子物质的清除主要取决于有效透析时间及有效腹膜透析面积。取消 CCPD 白天循环，实际上是减少了有效透析时间，增加夜间循环透析液流量可部分代偿对小分子物质清除的损失，但对中分子物质清除影响不大，所以持续性腹膜透析对中分子物质清除优于间歇性腹膜透析。

仅有部分患者由于不能耐受或已经出现了与腹内高压相关的并发症而必须减少白天循环的腹腔内容量，绝大多数 CCPD 患者在白天循环中能够耐受 50% ~75% 的夜间循环腹腔内容量。所以，CCPD 仍然是 APD 中最常用的方法。腹膜转运功能为高转运的患者最好完全取消白天循环改做 NIPD 或者 TPD。

(4)对残余肾功能的影响。我们已知 CAPD 对残余肾功能的保护优于血液透析，这主要是由于 CAPD 持续而恒定地脱水，对患者血流动力学影响小。近几年，世界范畴 APD 的使用日益增多。Hufnagel 报道进行 APD 的患者肾功能下降速度明显快于 CAPD 患者[(-0.28 ~ -0.26 ml/min) *vs*. (-0.13 ~ -0.1 ml/min)]。其可能的原因有：①NIPD 间歇性脱水造成患者体液不恒定状态；②为达满意的超滤效果，APD 患者需要更多的高渗透析液。

总之，性能优越的自动腹膜透析机除了操作简易性、居家便利性、使用安全性外，其弹性的治疗时间，使得医务人员可以很方便地根据患者的腹膜转运功能实行个体化透析方案。方法是首先测定患者的腹膜转运功能，根据其功能测定选择最佳 APD 方案，制定患者所需的透析液量及透析周期。对于高腹膜转运者缩短透析液留置时间，而对腹膜转运功能低者则延长透析液留腹时间，增加透析液量，患者常可获满意疗效。

(二)自动腹膜透析应用范围

对于慢性腹膜透析患者是选择 APD 还是 CAPD，要受多种因素的影响，包括患者的喜恶、主管医生的偏爱、是否有腹膜透析机及其配套设备等。对于有条件的患者，自动腹膜透析由于其操作简易、安全、腹膜炎发生率低、患者可夜间透析、白天可自由活动的便利性，以及弹性治疗空间使患者治疗能更趋个体、合理化，选择 APD 的优势是不言而喻的。

(1)对于幼儿及有神经性病变致动作不能协调者，如震颤或震颤性麻痹患者，中风偏瘫的老年人；糖尿病或其他原因致视力严重障碍的患者等，这些患者共同特点是必须在他人帮助下才能进行透析治疗，由于 APD 操作可晚间进行且对助手不至于负担太重，白天助手可正常活动，所以 APD 具有明显优势。对于白天需参加工作或进行其他活动的患者，APD 夜间透析，使患者白天能自由活动，亦以 APD 为首选。

(2)选择 APD 的另一个重要因素是患者的腹膜溶质转运功能。对于那些腹膜为高转运的患者，需要缩短透析液留置时间，更频繁地交换透析液以达到充分透析而又超滤合适的目的，在这种情况下选择腹膜透析机帮助下的高效腹膜透析方式，尤其取消白天循环的 NIPD 或 TPD 更合适。而对于腹膜为低平均转运的患者，宜选择高流量 APD，且最好采用持续性腹膜透析方式如 CCPD。如果在增加 CCPD 透析液用量或透析次数仍不能达充分透析时，选择夜间高流量 NIPD 或 TPD 加白天持续透析循环，一般都能达到充分透析的目的。

(3)对于体形高大和喜爱进食高蛋白饮食的患者或合并机体高分解代谢状况的患者,常需要更高的小分子物质清除率,宜选择高流量APD,且最好为持续性腹膜透析方式即CCPD,除非他的腹膜转运功能为高转运。对于需高流量持续性透析的患者可选择多种透析模式组合使用的方法,以提高透析效率。例如可采用CCPD方法,进行夜间高流量透析;或采用CCPD方法,增加一次白天的手工交换周期;或采用TPD方法,增加白天循环周期;或采用CAPD方法,增加夜间自动透析。几种透析方式组合应用可明显增加透析效果。

(4)对于腹膜炎发生率高的患者亦适合采用APD。在欧美国家过去12年的CCPD经验显示它的腹膜炎发生率明显低于CAPD,由CAPD转做CCPD或其他APD方法可明显降低腹膜炎的发生率。

(5)APD亦更适合出现腹内高压相关并发症的透析患者,限制CCPD白天循环的腹腔内容量在1.5 L或控制在30 ml/kg左右,可明显降低腹内高压相关的并发症的出现,甚至可完全取消白天循环,改做NIPD或TPD。但需注意的是对有腹高压相关并发病的患者,医生在调节透析处方以尽可能减少腹内压的同时,亦要在能保证足够清除率和充分透析的基础上调整处方。

四、持续循环式腹膜透析

(一)持续循环式腹膜透析的概念及特点

持续循环式腹膜透析(continuous cycling peritoneal dialysis, CCPD)是借助于腹膜透析机帮助注入和排出腹膜透析液的平衡式腹膜透析形式,是自动腹膜透析的主要形式。其方法是患者在夜间入睡前与腹膜透析机连接,先将腹腔内透析液引流干净,然后进行3~4次透析液交换,每次使用2~3 L透析液,夜间每个透析周期透析液糖浓度1.5%~2.5%,在腹腔内留置2.5~3小时,最末袋透析液糖浓度4.25%,灌入腹腔后关闭透析机,患者与机器脱离,白天最末袋透析液在腹腔内留置14~16小时,患者可自由活动,直到晚上患者又与腹膜透析机连接,先将腹腔内液体全部引流出来,再开始新一天的透析。因此,在某种程度上可以说CCPD就是借助自动腹膜透析机进行的颠倒的CAPD形式,故其临床适应证和临床疗效与CAPD有极大的相似性,但两者仍有细微区别。

(1)CCPD是APD形式的一种。CCPD是借助于自动腹膜透析机来完成透析液交换工作的,是APD的一种最常用的形式。

(2)CCPD的溶质清除率和超滤。由于CCPD自身方法的特点,使得其在溶质清除率、水超滤等方面有着不同于CAPD的特点。我们已知,在腹膜透析过程中,小分子溶质的清除率主要取决于透析液流率。与CAPD相比较,CCPD采用的是在夜间相对较短的留置时间,如CCPD夜间每个透析周期透析液留置2.5~3小时,而CAPD白天每个透析周期透析液留置腹腔为4小时,这种夜间更频繁地交换透析液的方法,使得其透析液流率增大,因而理论上,CCPD夜间对小分子溶质的清除率应大于CAPD白天对小分子溶质的清除率;此外CCPD在夜间患者卧位休息时进行透析液的交换,比CAPD白天立位时患者能耐受更大的腹腔内液体容量,而增加每个透析周期腹腔内透析液容量,就增加透析液流率,可提高小分子溶质的清除率,提高腹膜透析效能。因此,在某种程度上可以说,在改善小分子溶质的清除上,CCPD比CAPD更具潜能。至于腹膜透析中,中分子物质的清除率主要取决于透析时间和有效腹膜透析面积大小。对于同一患者而言,在其他条件一致时(如透析液温度、腹腔内透析液容量和患者血压等),其有效腹膜透析面积应该是相对衡定的,而CCPD和CAPD均为一天24小时的持续性透析,所以两种方法对中分子物质的清除效果是一致的。但如果CCPD夜间采用更大的腹腔内透析液容量,则可增加有效腹膜透析面积,中分子物质的清除应相应有所改善。

腹膜透析超滤率与时间曲线显示超滤率随时间延长呈指数衰减形态,主要是由于透析液中葡萄糖不断被腹膜吸收以及低渗超滤液不断稀释腹腔内透析液使得腹腔内透析液与血浆之间的渗透梯度不断下降所致。缩短腹膜透析液在腹腔内的留置时间可获得更大的净超滤效果,增加腹腔内透析液容量同样可减慢透析液与血浆之间的渗透梯度下降，从而增加净超滤。CCPD 采用夜间较短留置时间，甚至可采用更大的腹腔内透析液容量，因而其夜间超滤效果优于 CAPD 白天的超滤效果。在临床观察中，发现 CCPD 的净超滤绝大多数在夜间透析液短时间留置腹腔时产生，且其腹膜吸收的每克葡萄糖所产生的净超滤量亦大于 CAPD 方法，这一点对于糖尿病患者、肥胖者和高脂血症患者更为有利。CCPD 方法，透析液白天留置腹腔时间长达 14～16 小时，即使使用4.25%葡萄糖浓度透析液，绝大多数患者白天透析循环周期仍会吸收 12%～20%的注入容量。

（3）CCPD 的临床效果及有关并发症。已有许多文献报道了不同年龄阶段 CCPD 患者的血液分析及血生化结果，其结果均类似于 CAPD。CCPD 的并发症就定性而言，与 CAPD 是相同的，但在定量方面有一定区别。许多报道证实 CCPD 腹膜炎发生率要低于 CAPD。腹膜炎是慢性腹膜透析患者最常见的并发症，亦是患者住院和退出腹膜透析治疗的主要原用。早在 1981 年，CCPD 刚刚开始引入临床时，Price 就报道 CCPD 的腹膜炎在发生率低于 CAPD，其后又有许多报道证实了 CCPD 腹膜炎发生率低于 CAPD。De Fijter 等报告了他们前瞻性随机研究结果，他们将新插管的患者随机地分为 CCPD 和 CAPD（使用"Y"形管路）组，结果显示 CCPD 组患者比 CAPD 组患者出现腹膜炎更迟。多种原因可解释 CCPD 患者腹膜炎发生率为什么低于 CAPD 患者。

1）两种腹膜透析方法操作上最明显的区别是 CAPD 由人工进行换液操作，腹膜透析管与连接管路每天要拆开，再连接 4～5 次，而 CCPD 由腹膜透析机进行自动化换液，腹膜透析管与连接管路每天只拆接一次，连接头污染的机会自然就明显减少。

2）在近几年的 CCPD 中，由于广泛使用了 3～5 L 的大袋装透析液，使连接管路与透析液袋之间的插入连接次数相应减少，进一步减少了连接管路时的污染机会。

3）腹膜局部免疫功能如腹腔巨噬细胞活性和腹腔引流液的调理活性对降低腹腔炎的影响在 20 世纪 90 年代引起了广泛关注。De Fijter 及其同事在一系列的研究中显示增加腹膜透析液留置腹腔内的时间可增加腹腔内巨噬细胞的吞噬活性及引流液的调理活性。腹腔内巨噬细胞吞噬活性增加表现在腹腔内巨噬细胞化学发光反应峰值明显增强；引流液的调理活性增强与引流液中 IgG 水平增加有关。此外，延长透析液留置腹腔内的时间，引流液中巨噬细胞数量亦明显增加。另一影响巨噬细胞吞噬活性的因素是透析液糖浓度。De Fijter 及其同事的研究结果显示高糖浓度抑制巨噬细胞活性，表现为暴露于高糖浓度的巨噬细胞呼吸暴发（respiratory burst）能力下降。在 CCPD 中，由于白天腹膜透析液长时间留置腹腔达 14～16 小时，比 CAPD 的夜间长时间留置（一般 8～10 小时）持续更长时间，这有利保存腹腔内巨噬细胞的局部免疫功能，同时腹腔内透析液的糖浓度亦常降至比 CAPD 更低的水平。

有报道显示 CCPD 和 CAPD 的管路皮肤出口和隧道感染的发生率是相同的。美国 CAPD 登记处统计数据显示两种方法的皮肤出口和隧道感染的发生率均为每患者年约 0.6 次，两种方法的腹膜透析管更换率亦一致，每患者年为 0.2～0.3 次。对于新开管进行 CCPD 或者 CAPD 的患者，两种方法间无明显差别。

CCPD 与 CAPD 方法一样，一天 24 小时持续有透析液留置于腹腔，形成腹腔内持续高压状态，并可因此而产生一系列的并发症。但控制 CCPD 白天透析周期的腹腔内透析液容量在 2 L 以下或在 28 ml/kg 左右可明显减少疝和其他腹内高压相关并发症的发生。对那些易于出现腹内高压相关并发症的患者或在腹膜透析治疗初期就已表现有腹内高压相关并发症的患者推荐的白天留腹容量减少 25%～35%。有报道，CAPD 患者脐疝、腹股沟疝、腹壁疝和膈疝的发生明显高于自动化腹膜透析患者（主要是 CCPD 形式），其发生率为 9%～24%，这可能与 CAPD 患者白天立位时腹肌收缩进一步增加腹内压有关。IPD 和白天低容量留腹的 CCPD 患者上述疝的发生率仅 2%～3%，而 CCPD 中采用常规容量白天留腹的患者上述疝的发生率为 9%，已发生疝的患者在经过外科手术修补后，重做 CCPD，但采用白天低容量留腹，均未见有疝的复发。

透析液渗漏是另一个腹内高压相关的并发症，根据透析液渗漏的部位不同，患者可表现为生殖器水肿、腹壁水肿或导管周围假疝，CAPD 患者比 CCPD 患者更常发生透析液渗漏。

（二）CCPD 操作步骤

（1）准备腹膜透析机，进入 CCPD 程序，逐个检查所有治疗参数设置正确后备用。

(2)患者临睡前将腹膜透析管与腹膜透析机上管路的患者连接管相连,按开始键,即可开始 CCPD 治疗。

(3)透析液选择。夜间一般选用1.5%~2.5%葡萄糖浓度透析液,白天留腹常用4.25%葡萄糖浓度高渗透析液,亦可根据患者情况,夜间适当增加高渗透析液量以加强脱水。

(4)第二天清晨机器完成最末袋灌入容量后停止工作。患者与腹膜透析机脱离,正确关闭腹膜透析导管后,患者可自由活动或从事工作。

(三)CCPD 适应证

目前在美国进行 APD 的患者中绝大多数是进行 CCPD,CCPD 仍然是各种 APD 方法中用于慢性肾衰竭患者长期维持治疗的主要透析方法,在下列情况下,CCPD 相对于 CAPD 更显示其优越性。

(1)尚有一定工作能力的患者,需夜间透析,以保证白天能正常工作者。

(2)对于儿童,有视力障碍及行动不便或动作不协调的肾衰竭患者,其腹膜透析操作需借助于他人的帮助下进行时,CCPD 方法对助手操作负担不重,又不影响助手白天正常生活和工作。

(3)进行 CAPD 时,反复发生腹膜炎者,可试行改做 CCPD,对减少患者腹膜炎的发生率、改善患者生活质量会有益处,如仍不解决问题则需改行血液透析。

(4)CCPD 腹内高压相关并发症发生率少于 CAPD,如 CAPD 患者有形成腹内高压并发症趋势或已有腹内高压并发症表现者,可先尝试改做 CCPD 并采用白天低容量留腹,常能很好地解决患者的问题,如仍不解决问题则需改做高效 IPD 或 NIPD。

(5)对于腹膜溶质转运功能轻度低下,进行 CAPD 不能达充分透析的患者,可考虑改作 CCPD,因为 CCPD 可更方便地通过增加夜间透析周期,增加透析液流率,提高小分子物质清除率和增加超滤,常可达到充分透析的目的。

五、其他腹膜透析方式

(一)潮式腹膜透析

1. *潮式腹膜透析的概念及特点* 潮式腹膜透析(tidal peritoneal dialysis, TPD),是自动腹膜透析的一种形式,是指在透析开始时向患者腹腔内灌入一定容量的透析液后,每个透析周期只引流腹腔内部分透析液,并用新鲜透析液替换,这样使得腹腔内腹膜组织始终与大部分透析液接触,直到透析治疗结束后再将腹腔内所有的液体尽可能引流出来。在 TPD 治疗中,第一次灌入患者腹腔内的透析液容量称为总灌入量,一般取患者能耐受的最大量,常在2~3 L;这个参数亦代表在透析治疗任何时候,腹膜透析机灌入患者腹腔的最大透析液容量(即潮式灌入量小于总灌入量);在以后每个潮式透析周期(包括潮式灌入相、潮式留置相、潮式引流相)的潮式灌入相流入患者腹腔内的透析液容量称为潮式灌入量(tidal fill volume, TV),潮式灌入量亦代表每个潮式透析周期中需替换的透析液容量,一般小于等于50%总灌入量;而患者腹腔内始终保持一定的透析液容量称为残余容量(residual volune, RV)。在一个潮式透析周期中预计生成的超滤量称为潮式超滤量(tidal UF volume),此数值的计数方法为预计透析治疗总超滤量除以总透析循环次数。例如,某一患者预计做10个交换循环,预期透析总超滤为1 L,则潮式超滤容量应该是1 L/10次=100 ml/每次循环。在每个潮式引流相引流的透析液容量应该等于潮式灌入量加上该透析周期预期的潮式超滤量,以避免不断形成的超滤液在患者腹腔内堆积,患者腹膜内容量进行性增加使患者出现腹胀不适。TPD 的透析效果主要取决于下列三个因素:

(1)能与腹膜组织充分接触的透析液残余容量(其大小等于总灌入量减去潮式灌入量)。

(2)适当的潮汐量(即潮式灌入量的大小),以保证适量的新鲜透析液不断与残余透析液充分混合。

(3)透析液流量,以提供血浆和透析液间的高物质浓度梯度。

Fernandez-Rodriquez 等的观察结果显示,潮式灌入容量占总灌入容量50%的 TPD 尿素周清除率为(76.3±14.5) L/(w·1.73 m^2),肌酐的周清除率为(50.07±17.86) L/(w·1.73 m^2),而潮式灌入容量

占总灌入容量25%的TPD尿素周清除率为(64.4±11.40)L/(w·1.73 m^2),肌酐的周清除率为(40.18±6.65)L/(w·1.73 m^2),50% TPD对小分子物质的周清除率明显优于25% TPD。

2. 潮式腹膜透析与其他腹膜透析方法比较

(1)与IPD比较。最初的TPD方案,是为了增加NIPD透析效果而设计的,因而与NIPD一样也没有白天循环(即白天患者腹腔内不保留透析液)。理论上推导,从以下两方面考虑,TPD的透析效果应该优于IPD。其一:在TPD中,患者腹腔内始终保持一定的透析液残余容量持续充分与腹膜组织接触,实际上延长了有效透析时间。而IPD中,由于透析过程不断被灌入相和引流相打断,故其实际有效透析时间是减少的。其二:在TPD中,为了维持血浆和透析液间的溶质浓度梯度,需要频繁地交换潮式容量,频繁地灌入潮式容量不断在腹膜内造成新鲜透析液和旧透析液间的混合和搅动腹腔内液体,实际上亦是不断打破腹膜表面静水分子层的过程,而腹膜表面的静水分子层也是溶质跨膜转运的屏障之一。

关于TPD与IPD的透析效果比较,不同的临床实验观察结果不同,以往比较普遍认同的观点是TPD透析疗效优于IPD或NIPD。Twardowki等报道他们的观察结果显示TPD对尿素的清除率优于NIPD20%~30%,但在这个实验中,NIPD患者腹腔内容量(Vip)为2 L,而TPD患者第一次灌入腹腔内透析液容量为3 L,不同的Vip完全可解释尿素清除率的差异。Shan等利用同一患者在相同的透析液流量和相同的Vip条件下比较IPD和TPD的尿素和肌酐清除率,显示两种透析方法对尿素和肌酐的清除率没有明显差别。由此得出结论,认为在透析时间和Vip相同时,TPD在溶质清除方面并不比IPD优越。

(2)TPD与CAPD、CCPD比较。Fernandez-Rodriguez AM比较了TPD与CAPD及CCPD的透析效果。为了使TPD与持续性腹膜透析具有可比性,他设计的TPD中增加了白天循环,即与CCPD一样在白天患者腹腔内仍保留30~35 ml/kg的透析液。结果显示,在同样存在白天循环的条件下,50% TPD对尿素及肌酐的周清除率及Kt/V值明显优于CAPD和CCPD;25% TPD对尿素及肌酐的清除率及Kt/V值明显优于CAPD,近似于CCPD。临床生化检测结果显示在进行TPD期间,患者血浆尿素量、肌酐值明显低于进行CAPD期间的测定值,而碳酸氢根离子、钙离子及血甘油三酯浓度却明显高于进行CAPD的期间值,显示TPD对患者的某些代谢紊乱如酸中毒、低钙血症能更好地纠正,但更易于导致脂质代谢紊乱。

3. TPD的适应范围

(1)对于腹膜为高转运的患者,为达到充分透析而又超滤合适的目的,可选择取消长时间留置腹腔的高效APD形式,如NIPD或者TPD。

(2)对于易于出现腹内高压相关并发症的透析患者,如果改做低腹内容量白天循环仍不能解决问题时,可完全取消白天循环,改做NIPD或TPD。

(3)对于体形高大、喜爱进食高蛋白饮食、可能合并机体高分解代谢状态,以及腹膜为低平均转运的患者,如增加CCPD的透析流量或透析次数仍不能达充分透析时,选择夜间高流量TPD加白天持续透析循环的透析方案,一般都能达充分透析的目的。

(二)足量腹膜透析(Quantum PD™)

最新关于腹膜透析充分性的研究显示对于没有残余肾功能存留的患者,即使增加每天透析液交换次数或者增加每个透析周期透析液用量,进行CAPD仍很难达充分透析,只可能是一种边缘治疗。为更好地改善CAPD远期透析效果,百特公司提出了足量透析(Quantum PD™)概念,并提供了足量透析的夜间交换系统,为一种最简单化的腹膜透析机。足量腹膜透析是在CAPD方案基础上改进而来,其最明显的改变是在CAPD方案基础上,增加一次凌晨3点的透析液交换,此次夜间透析液交换由夜间交换系统自动完成,不影响患者及助手的夜间休息;另一改变是足量透析多采用比CAPD更大的腹腔内容量,一般足量透析夜间均采用2.5 L的腹膜内灌入量,甚至白天亦采用2.5 L的腹腔内灌入量。足量腹膜透析的最显著的特点是能明显提高透析清除率,足量腹膜透析的两个变化特点决定了其腹膜透析液流率,较CAPD有了明显提高,因此可明显提高透析清除率。通过比较CAPD与足量腹膜透析清除率的差异,可见足量腹膜透析的清除率明显高于CAPD方案,且对于任何腹膜类型,足量腹膜透析一般均能达到充分透析的目标量〔肌酐清除率≥50 L/(w·1.73 m^2)〕。足量腹膜透析增加一次夜间自动换液,可减少患者白天用于换液治疗的时间，使患者白天生活时间安排更具弹性，患者更易于接受。足量腹膜透析主要适合于常规 CAPD 不能达到充分透析目标量的患者，特别对那些已没有残余肾功能存留的患者、体形较大的患者以及喜爱高蛋白饮食的患者，不管患者腹膜溶质转运类型，一般均能选择足量腹膜透析方案中的一种达到充分透析的目标量，其医疗费用亦只略高于 CAPD 方案。

夜间自动交换系统操作简单，直观易掌握，临床观察显示使用足量透析方案及夜间自动交换系统后，患者的满意度明显提高，生活质量明显提高。

(三)加强腹膜透析(PD-Plus™)

考虑到目前自动腹膜透析患者呈明显增多趋势，为提高这些人的透析充分性，费森尤斯公司在 1992 年提出了加强腹膜透析(PD-Plus™)概念，其具体操作特点是由 CCPD 变化而来。考虑到患者在夜间卧位时可耐受更大的腹腔内容量，患者夜间进行 CCPD 时每个透析周期灌入 2.5 ~3 L 透析液，停留 3 ~4 小时，夜间交换透析液 3 次，由自动腹膜透析机完成，而白天患者腹腔内只留置透析液 1.5 L，并在中午休息时增加一次透析液交换(手工或机器操作)。

加强腹膜透析的特点是：①患者一天 24 小时需要透析液量 12 L，因此可明显提高透析液流率，从而提高透析清除率；②其换液时间安排更适合患者正常工作，休息安排，对患者正常生活节律干扰小；③采用夜间大容量透析液而白天小容量透析液留腹，可减少与腹内高压相关的并发症的发生，使患者感觉更舒适；④尽管腹膜透析液用量增加，但从腹膜透析效价比来看，进行加强腹膜透析比常规 CAPD 更经济、合算。加强腹膜透析适合于常规 CCPD 不能达到充分透析的 ESRD 患者，常包括以下几种情况：①很少或没有残余肾功能留存者；②体形较大患者；③腹膜溶质转运为低转运类型者；④由于其他原因使有效腹膜透析面积减少；⑤喜食高蛋白饮食者。

六、不同腹膜透析方式比较

(一)腹膜透析方式的分类及比较

腹膜透析发展至今日，已形成各具特色的多种腹膜透析方式。腹膜透析按其操作方式不同可分为手工操作腹膜透析和自动化腹膜透析，手工操作方式主要包括传统的 IPD 及 CAPD 方式，它们共同的特点是均由手工操作完成换液操作过程，故其操作费时，烦琐，且患者白天活动受限，患者依从性较差，腹膜炎的发生率亦相对较高，但其对设备、技术要求简单，医疗费用相对低廉，目前仍是我国慢性肾衰患者的主要治疗手段之一。但 10 余年来，随着对腹膜生理功能研究的不断深化，已认识到目前普及最广的 CAPD 并不完全适应于每位患者，其主要原因就是各个患者的腹膜转运能力、体形大小、机体代谢状况、个人生活习惯，以及残余肾功能状态互不相同。因而每一位腹膜透析患者对透析液及透析时间的要求也完全不同，即使是相同的透析方式和剂量，在不同的个体，由于腹膜转运能力及残余肾功能不同，也难以达到同样的治疗效果。故对于所有腹膜透析患者来说，关键问题就是要选择最适合于自己生理状态的透析方式，以达到最佳透析效果，然而在手工操作的 IPD 或 CAPD 很难满足以上要求。自动腹膜透析机及自动化腹膜透析方式的诞生，使腹膜透析再次出现革命性的变化，人们借助于腹膜透析机可很方便地选择最适合于自己腹膜转运特点及机体状况的透析模式，使腹膜透析的形式更个体化、生理化，对于提高患者的生活质量及透析的充分性，以求达到最佳治疗效果都有很现实的意义。自动化腹膜透析方式主要包括 CCPD、高效 IPD 或 NIPD 及 TPD，它们的共同特点是借助于自动腹膜透析机完成换液操作过程，其操作简单，不费时，且患者可在夜间休息时进行腹膜透析，白天活动不受限制，故患者依从性好，同时腹膜炎的发生率亦明显低于手工操作方式。但自动化腹膜透析对设备、技术有特殊要求，需配备一台昂贵的自动腹膜透析机并需进行专门的操作培训，且医疗费用亦相对高于手工方式，目前在我国未能广泛开展。

腹膜透析按照每周透析持续时间的不同分为持续性腹膜透析和间歇性腹膜透析。持续性腹膜透析主要包括 CAPD 和 CCPD 两种主要形式，其最大的特点是 1 周 168 小时患者腹腔内均留置有透析液进行持续性低流量透析；而间歇性腹膜透析主要包括传统 IPD、自动化 IPD 或 NIPD 及 TPD 等方式，患者在 1 周内是透析期和间歇期交替出现的，在透析间歇期内，患者腹腔内没有留置透析液而是保持干腹状态，故 1 周内透析是间歇性进行的。持续性腹膜透析最大的优越性之一是透析为持续进行且持续时间长，患者血生化指标能维持相对稳定状态，符合生理要求，且对中分子毒物清除效果好，故往往能达满意的临床效果，是慢性维持腹膜透析患者较好的选择。但持续性腹膜透析均有透析液长时间留置于腹腔内的透析周期，由于糖回吸收过多，血与透析液的渗透梯度降低及淋巴回流，易致部分患者出现超滤不充分，且大量的吸收透析液中糖易导致患者出现脂质代谢紊乱；此外透析液持续留置腹腔亦使患者易出现腹内高压相关的并发症如疝气、腹膜透析管周围渗漏等，部分患者亦可因严重腰、背疼痛而不能耐受。间歇性腹膜透析中的传统 IPD 方式，由于其常导致透析不充分，目前除用于急性肾衰竭短期透析及慢性肾衰竭 CAPD 治疗新置透析管的初始 3～10 天内，已基本不用。而间歇性高流量腹膜透析透析液流量大，对小分子毒物清除效果好，患者体内代谢废物常被快速清除，但在透析间歇期内，患者的代谢废物又很快在体内累积，常导致患者血生化指标波动较大。由于大多数慢性肾衰竭患者均能很好地耐受每周 2～3 次的血液透析而很少出现明显的失衡综合征表现，故间歇性腹膜透析患者血生化的波动对患者影响不会很大，但根据峰值浓度理论，使用尿素动力模型为尿毒症患者制定充分透析指标时，间歇性腹膜透析往往比持续性腹膜透析需要更大的 Kt/V 值。一般认为达透析充分的 CAPD 患者及 CCPD 患者 Kt/V 值应在 1.7 以上；而做 NIPD 的患者达到充分透析时，其 Kt/V 值应达 2.2 以上。此外，间歇性腹膜透析由于其透析时间短，对中、大分子毒物清除效果较持续性腹膜透析差。自动化 IPD 或 NIPD 方式，常需首先测定患者腹膜转运功能，根据其溶质转运功能测定制定患者所需的透析液量及透析周期，对于高腹膜转运功能者需缩短透析液留腹时间，而对低腹膜转运功能者则延长透析液留腹时间，增加透析液量。由于高腹膜转运率而致超滤不充分的 CAPD/CCPD 患者，改行自动化 IPD 或 NIPD 常能达充分超滤的目的，而有腹内压增高相关并发症而又不适于行血液透析的患者，亦可改行自动化 IPD 或 NIPD。

综上所述，传统 IPD 方式由于其自身缺陷，已经被其他腹膜透析方式所替代，经典的 CAPD 仍是当前最主要的腹膜透析方案，而 APD 方式的使用正呈上升趋势，对腹膜高转运功能及不能耐受 CAPD 的腹内高压者，自动化 IPD 或 NIPD 及 TPD 可获较好疗效。

（二）腹膜透析方式的选择

间歇性腹膜透析适用于急性肾衰竭的短期透析或慢性肾衰做 CAPD 前的初始 3～10 天；而 CAPD 适用于慢性肾衰竭的长期维持透析，是目前最广泛应用于临床的一种腹膜透析方式。CCPD 临床效果类似于 CAPD，但因其属自动化腹膜透析方式故主要适用于需人帮助的腹膜透析患者，如儿童、盲人、老人或需白天工作的患者。做 CAPD 后反复发作腹膜炎者亦可考虑改做 CCPD。

患者腹膜溶质转运能力是选择和制定透析方案的重要参考指标，一般以某溶质在腹膜透析液中与血液中的浓度比值（D/P）视为腹膜对某溶质清除能力的指标。腹膜平衡试验（peritoneal equlibration test，PET）是根据腹膜对肌酐及葡萄糖在 4 小时的 D/P 值来评价腹膜对各溶质的清除能力，可作为制定透析方案的重要参考指标。

第十三节 腹膜透析充分性评估

刘伏友 彭佑铭

近年来,由于连接系统的改进,插管技术的提高,及腹膜透析液的质量改善,患者的生存期延长,长期透析成为可能。在长期治疗时,由于部分患者残余肾功能丧失及透析不充分,仍可能有较高的患病率和死亡率。目前,腹膜透析不充分是退出腹膜透析的主要原因,因而腹膜透析充分性是影响腹膜透析治疗成败的一个关键因素。要想提高腹膜透析患者的透析充分性,必须了解腹膜透析充分性概念,同时必须采用综合性的方法对患者的腹膜透析充分性给予确切的评估。若要对透析充分性给予确切评估,有必要了解影响腹膜透析充分性的因素。总而言之,只有对患者透析充分性正确评估,才能针对患者的具体情况给予恰当处理,以提高腹膜透析的质量。

一、腹膜透析充分性评估的指标

(一)临床症状和体征

透析充分性,目前尚无确切的定义,综合各家文献报告,腹膜透析充分性包括如下含义。

(1)透析充分意指透析剂量足够或透析效果满意。

(2)Geary 等认为充分透析指一定透析量时患者的死亡率和发病率不会升高,如低于此透析量则死亡率和发病率均会升高。

(3)Keshaviah 及国内学者认为充分透析者透析后身心安泰,食欲良好,体重增加,体力恢复,慢性并发症减少或消失,尿毒症毒素清除充分。

近来有学者根据尿毒症患者临床常见症状,如恶心、呕吐、高血压、贫血等,将 CAPD 患者透析效果进行临床评分,根据评分高低分成较差、中等、良好三组。透析质量用每周尿素清除指数(Kt/V)、每周肌酐清除率(Ccr)、透析指数(DI)评价,代谢指标用 nPCR 分析,发现临床评分的高低与透析质量相关,临床症状较少且较轻者,透析质量好。另外有学者根据尿毒症患者的 13 个症状,如恶心、呕吐、骨痛等指标进行症状与透析质量的定量分析,发现症状评分较高者肌酐清除率较低,评分较低者肌酐清除率较高。

上述两个观察提示根据临床症状的定量和定性分析,发现临床症状与透析充分性有一定程度的相关性,因而根据临床症状和体征可评估患者透析充分性(表 20-13-1)。虽然患者的临床症状和体征可反映患者的透析充分性,但部分患者的临床症状与透析效果并不一致,且患者的临床症状和体征需仔细和周密观察,因而据此对透析充分性的评估带有一定程度的主观性和盲目性,精确度和准确度不高。

表 20-13-1 临床评估透析充分性的指标

无尿毒症临床症状(失眠、恶心、呕吐、乏力、纳差等)
血压控制良好,无明显水肿
未用 EPO 时血细胞比容(Hct) >25%
神经传导速度正常

(二)尿毒症毒素

作为判断透析充分性与否的标志物(毒素)应该具有以下条件:①肾衰竭时毒素滞留体内;②毒素透析可去除;③已证明对人体具有毒性;④它的产生和清除方式可以代表其他毒性物质;⑤浓度与预后相关;⑥容易测定。但目前的尿毒症标志物没有一种能满足上述条件,故目前尚不能测定尿毒症毒素来评估透析是否充分。慢性肾功能不全时,由于肾小球滤过率下降,代谢产物潴留,使尿毒症患者出现尿毒症的系列症状和体征;几乎所有的尿毒症毒素均是蛋白质的代谢产物,临床上不可能测定所有的尿毒症毒素;尿毒症毒素的毒性可能是多种毒物的共同作用的结果,但难以确定具体是哪种毒物的作用;透析清除毒物的同时也导致体内必需营养成分的丢失,也可使患者出现症状。如能直接测定尿毒症毒素,理论上讲应能准确反映透析的充分性,目前广泛采用测定透析前后血液中尿素氮和肌酐浓度改变的方法作为透析充分性的参考指标之一。

(三)生化指标

1. *尿素氮和肌酐* 尿毒症时尿素氮(BUN)及肌酐(Cr)明显升高,提示体内毒素的潴留。从理论上讲,血尿素氮和肌酐可以作为测定透析充分性的统计指标。血尿素氮和肌酐可反映透析量,较满意透析时血尿素氮和肌酐较低。但是,透析不充分造成的尿毒症症状如乏力、恶心、呕吐等会导致蛋白质长期摄入不足,导致尿素氮水平下降。此外,蛋白质摄入减少,在一段时间后造成体重及肌酐值下降,从而使肌酐水平下降。因而血尿素氮和肌酐的改变可能是透析充分的结果,也可能反映透析不充分。如果尿素氮和肌酐变化一致,反映透析充分性改变,若尿素氮升高而肌酐下降,可能反映近期蛋白质摄入改变。因此,临床上不能过度强调以尿素氮和肌酐来评价透析充分性的作用。应该根据患者的临床症状、体征、生活质量进行全面分析。一般长期 CAPD 患者没有任何尿毒症症状、精力充沛、基本能像正常人一样生活,尿素氮维持在 28.56 mmol/L 左右,肌酐在 800 μmol/L 左右,也提示透析充分。

2. *血清白蛋白* 血清白蛋白(Salb)是反映患者体内蛋白储蓄最重要、最常用的生化参数。Avram 等认为血清白蛋白是反映代谢的一个重要指标。腹膜透析时,血清白蛋白降低,患者技术失败和死亡的危险性增加。Canvsa 研究发现血清白蛋白改变时,腹膜透析患者技术失败的危险性和住院日、死亡的相对危险性均会发生改变。除非透析相关因素所致的低白蛋白血症外,应考虑有透析不充分所致的低白蛋白血症,因低白蛋白血症与患者的临床预后有关,因而可反映透析的充分性。

3. *血红蛋白* ESRD 患者绝大部分有贫血,主要原因是肾内促红细胞生成素减少,此外,潴留尿毒症毒素抑制骨髓造血、营养成分摄入不足、慢性失血、慢性感染等也是 ESRD 患者贫血的重要原因。贫血时患者有乏力、头昏,影响患者的生活质量。腹膜透析在一定程度上能纠正贫血,一般来说在使用促红细胞生成素的情况下,血红蛋白在 70 g/L 以上,Hct≥25%,提示透析充分。

(四)小分子溶质清除率

慢性肾功能不全时,由于代谢毒素的潴留,使患者的内环境出现一系列尿毒症症状和体征。虽然尿素氮、肌酐这两种小分子物质只有在高浓度时才具有一定程度的毒性,但可作为肾脏和透析对毒素清除的指标。测定腹膜透析对尿素氮、肌酐这两种溶质的清除率比直接测定这两种溶质的血液浓度来判断腹膜透析充分性,前者要可靠得多。尿素氮、肌酐的清除率与透析患者的发病率和死亡率相关,因而可用这两种溶质的清除率来反映腹膜透析的充分性。

1. *肌酐清除率* 肌酐是反映体内小分子的一个重要参数,肌酐相对分子质量大于尿素,腹膜对尿素的转运速率大于肌酐,故理论上肌酐清除率更能反映腹膜对小分子毒素的清除功能,是反映腹膜透析充分性的一个指标。腹膜透析患者总肌酐清除率包括残肾肌酐清除率(Crcr)和腹膜肌酐清除率(Cpcr)两部分。腹膜透析时,残肾对小分子溶质的清除起十分重要的作用。残肾 GFR 为 1 ml/min 时,约等于每周肌酐清除率 10 L,因而计算腹膜清除率不应忽视残肾肌酐清除率。ESRD 时,肾小管肌酐分泌增加,干扰了残肾肌酐清除率的准确性,故计算残肾肌酐清除率应取肾尿素清除率和肾肌酐清除率两者的算术平均值。

$$\text{总肌酐清除率(L/W)} = \frac{\text{尿肌酐清除率} + \text{尿尿素清除率}}{2} + \text{腹膜肌酐清除率} \qquad (20\text{-}13\text{-}1)$$

不同患者由于体表面积(BSA)和总体液水量(V)不同,在评价肌酐清除率时必须考虑 BSA 和 V 的影响,可用 BSA 和 V 对肌酐清除率进行校正。影响总体水量的因素甚多,临床常用 BSA 进行校正,BSA 可按 DOQI 所推荐的方法进行计算。

$$\text{标准化每周肌酐清除率(L/W/1.73 m}^2\text{BSA)} = \frac{\text{每周总肌酐清除率} \times 1.73}{\text{实际体表面积}} \qquad (20\text{-}13\text{-}2)$$

有学者研究发现,CAPD 患者的肌酐清除率与 Kt/V 呈正相关,相关系数 $\gamma = 0.71$。肌酐清除率反映了体内肌肉代谢产物的情况,由于肌酐清除率与患者的发病率与死亡相关,因而可反映腹膜透析的充分性。

2. *尿素清除指数和透析指数* 美国透析研究协作组(NCDS)首先尝试确定透析充分性的客观指标,认为尿素动力学模型(UKM)计算的尿素清除指数(Kt/V)和透析指数指标能较好地反映血液透析充分性。Gotch 和 Sargent 将溶质清除率(K)、治疗时间(T)及溶质分布容积(V)三者结合在一起考虑,提出了 Kt/V。尿素 Kt/V 首先被用来反映血液透析的充分性,随后 Teehan 将 UKM 应用于 CAPD,以反映 CAPD 的透析充分性。UKM 的定量指标包括尿素清除指数(Kt/V)及透析指数(DI)。

(1)Kt/V。到目前为止,全世界没有一个统一的 Kt/V 值作为透析充分的标准。一般认为周 $Kt/V \geqslant 2$ 为透析充分的参考指标。有研究表明当周 Kt/V 降至 2.0 以下时,患者出现营养不良及尿毒症症状的危险性增加。

Kt/V 中 K 为尿素清除率,t 为治疗时间。Kt 则为透析时间 t 以内的尿素清除量。不同患者体表面积(BSA)及总体水量(V)不同,要比较不同患者的尿素清除效能,必须用尿素分布容积进行标准化。在腹膜透析时,尿素的清除包括两部分:残肾清除和腹膜清除,因而:

$$\text{腹膜透析时总 } Kt/V(Kpr\ t/V) = Krt/V + Kpt/V \qquad (20\text{-}13\text{-}3)$$

$$Krpt/V = \frac{(D/P) \times Kpt + (V/P) \times Krt}{V} \qquad (20\text{-}13\text{-}4)$$

式中 Kpt——透析引流量;

Krt——尿量。

按照尿素动力学模型,尿素均匀分布在体液组的体积为 V(ml)的单位内,因而 V 为尿素的分布容积。反复测定 $Krpt/V$,其变异系数为8%。Krt/V 的变异度为35%,而 Kpt/V 的变异度为7%。造成这两种变异度差别的原因在于 V 的不同。临床上,一般认为 V 等于体内总水量,但实际上 V 比体内总水量小 12%~14%。体内总水量(V)在男性为体重的60%,女性则为体重的55%。也可采用 Waston 公式计算体内总水量;如果理想体重与实际体重相差不大,可根据实际体重计算体内总水量;在肥胖患者,应采用理想体重计算体内总水量。

(2)透析指数。透析指数(dialysis index, DI)由 Teehan 首先提出,其测定因素有患者体重、残余肾功能和每天透析液排出量(DV)。透析指数是以患者消耗蛋白 1.2 g/(kg · d),BUN 的靶目标为 24.9 mmol/L(70 mg/dl)为基础,但在稳定 CAPD 患者看起来似乎透析充分的几个研究中,几乎没有一个 CAPD 患者能获得这么高的蛋白摄入。CAPD 时蛋白质摄入量实际为 0.9~1.0 g/(kg · d),透析指数需在这个蛋白摄入水平上再次计算。由于 Kt/V 与 DI 高度相关,且 Kt/V 指数在血液透析中便易接受,所以 Kt/V 指数优于透析指数。

(五)中分子及大分子毒素清除

尿毒症时中分子物质潴留是导致某些尿毒症症状的重要原因之一,有效清除体内潴留的中分子有毒物质，能够缓解尿毒症症状，提高患者生活质量，因此腹膜透析清除中分子物质量可以作为判断透析充分的标准之一。但是何种物质能准确代表体内主要的中分子有毒物质？清除多少量为透析充分？目前仍无法统一标准，然而近年广大透析学者特别注重此方面的研究。Babb 和 Scriber 等把中分子描绘成理想上的毒素，相对分子质量为 1 000 ~ 2 000，不易被铜仿膜清除。他们猜测持续性血液透析患者所表现出来的尿毒症损害，如外周神经病变、贫血及脂质代谢异常是不能被铜仿膜清除的中分子尿毒症毒素潴留所致。基于这个原因，他们提出了“膜表面积(m^2) × 时间(h)”假设及中分子指数，“膜表面积 × 时间”理论是以获得合适的中分子物质清除的优化的膜表面积(m^2)和透析时间(h)的乘积为基础。为使中分子指数大于或等于小于 1，表面积 - 时间乘积需进行校正。中分子指数是以维生素 B_{12} 为基础，其相对分子质量为 1 355，维生素 B_{12} 为能经过各种不同透析器渗透及清除的标记物。Scribner 发现患者残余肾功能为 3 ml/min(30 L/w)或更大时没有外周神经病变，同时发现腹膜透析患者的外周神经病变并不常见，这说明腹膜透析类似于残余肾的肾功能。因为残余肾功能能清除中分子物质，应以每周清除 30 L 的中分子物质为目标，中分子指数是中分子物质的每周实际清除率与每周 30 L 的清除率期望值的比值(校正体表面积为 1.73 m^2)。

研究表明，对小分子来说，腹膜透析不如常规血液透析有效，但是对中分子或大分子来说，腹膜透析介于常规血液透析和高流量血液透析之间。很明显在清除蛋白质结合溶质方面，CAPD 优于血液透析，这不仅仅是因为 CAPD 交换缓慢，还因为 CAPD 透析液中蛋白质丢失，因而提高了中分子物质或中分子样物质清除率。

(六) 营养状态

营养不良是腹膜透析时的一个常见并发症，其发病原因可归纳于四个方面：

(1) APD 时透析不充分，毒性产物潴留，使蛋白质和热量摄入减少。

(2) 代谢障碍。

(3) 伴随疾病，如糖尿病、心力衰竭、慢性炎症、恶性肿瘤、肝脏疾病等，可使 CAPD 患者蛋白质和能量摄入减少。

(4) 透析液蛋白质丢失，CAPD 每天透析液中蛋白质丢失量为 5 ~ 15 g，腹膜炎时蛋白质更多，可使 CAPD 患者发生营养不良及低蛋白血症。

虽然 CAPD 患者营养不良取决于许多非透析相关性因素，但是应该特别注意透析是否充分，因为 CAPD 时如果透析不充分，可出现食少纳差、恶心及呕吐，也导致患者蛋白质 - 能量摄入不足，发生营养不良。因而除外非透析相关性因素，患者出现营养不良时，应考虑有透析不充分的可能性。因此，营养状态也是评价腹膜充分性的一个重要指标。评价透析患者营养状态的方法包括生化指标测定、蛋白氮呈现率(protein nitrogen appearance，PNA)和蛋白质分解代谢率(protein catabolic rate，PCR)、人体测量及主观综合性营养评估法(subjective global assessment，SGA)。

1. 蛋白氮呈现率和蛋白质分解代谢率

(1) 蛋白氮呈现率(PNA)。人体氮摄入几乎完全来自于饮食中蛋白质，而蛋白质代谢终产物为尿素。根据尿素动力学，如患者氮平衡处于稳态，由尿素的排泄量可计算每天蛋白质的摄入量。蛋白氮呈现率(PNA)反映患者每天蛋白质的摄入量，根据尿素动力学许多学者提出了不同的计算方法：

$$\text{Randerson 公式：PNA(g/d)} = 8 + 0.15\ \text{UA(mmol/d)} \tag{20-13-5}$$

$$\text{Bergstrom 公式：PNA(g/d)} = 19 + 0.2134\ \text{UA(mmol/d)} \tag{20-13-6}$$

$$\text{Kopple 公式：PNA(g/d)} = 6.8 + 0.97\ \text{UNA(g/d)} \tag{20-13-7}$$

式中 PNA——蛋白氮呈现率；

UA——透析量和尿液中尿素总量；

UNA——总尿素氮出现率。

Randerson 公式未考虑到透析液蛋白质的丢失量，计算结果偏小。Bergstrom 公式则考虑到透析液蛋白质的丢失，由此计算的 PNA 大于 Randerson 公式所得到的结果。Kopple 公式所计算的 PNA 在 Randerson 公式和 Bergstrom 公式计算的 PNA 之间，Mandrlfo 等认为 Bergstrom 公式为计算 PNA 的标准公式。

如每天透析液丢失蛋白质量大于 15 g/d，则：

$$PNA = 蛋白质分解代谢率(PCR) + 蛋白质丢失量 \quad (20\text{-}13\text{-}8)$$

如每天透析液丢失蛋白质量小于 15 g/d，则：

$$PNA(g/d) = 10.76 \times (0.69 \times UNA + 1.46) \quad (20\text{-}13\text{-}9)$$

由于不同身材透析患者蛋白质摄入量不同，为便于比较，PNA 应用患者的体重进行标准化，由此得到标准化 PNA（nPNA）。肥胖患者采用实际体重校正，nPNA 结果偏大；消瘦患者采用实际体重校正所得 nPNA 偏低，因此应采用下列两种方法进行校正：①标准体重（V/0.58），V 可采用 Waston 公式计算；②理想体重。此外，也可采用 LBM 进行校正。

慢性肾衰竭时，随着肾功能的进一步减退，患者有自发蛋白质摄入减少及营养不良。透析开始时营养状态欠佳，患者进行腹膜透析的效果亦较差。因此，DOQI 推荐 nPNA 为透析开始的一个指标。在腹膜透析时，虽然 nPNA 反映饮食蛋白质摄入变化，但随着腹膜透析剂量增加，*Kt/V* 及 Ccr 随之增加，nPNA 也趋于增加，说明 nPNA 和肌酐或尿素清除率呈正相关。nPNA 与腹膜透析患者的预后相关，nPNA >1 g/(kg·d) 患者与 nPNA <1 g/(kg·d) 患者比较，其住院率明显降低。当小分子溶质清除不充分时，其主要临床表现是食少、纳差、乏力，导致 DPI 减少，nPNA 降低。除外影响 nPNA 的非透析相关性因素，患者出现 nPNA 降低，应考虑有透析不充分的可能，因而 nPNA 除反映腹膜透析患者的营养状态外，尚可反映透析的充分性。

(2) 蛋白质分解代谢率。根据尿素动力学模型，由蛋白质分解代谢率（PCR）可估算出 DPI。PCR 的计算公式如下：

$$PCR(g/d) = 10.76 \times \left[\frac{D_{BUN} \times V_D + U_{BUN} \times V_U}{1440} \times 28 \times 10 + 1.46\right] \quad (20\text{-}13\text{-}10)$$

式中 D_{BUN}——引流液 BUN 浓度；
V_D——引流液量(L)；
U_{BUN}——尿 BUN 浓度(mmol/L)；
V_U——24 小时尿量(L)。

不同患者的身材不同。比较不同患者的 PCR 时必须采用与 PNA 类似的方法进行校正，而得到标准化的蛋白质分解代谢率（nPCR）。腹膜透析时，如要维持正氮平衡，DPI 至少应为 1.2 g/(kg·d)，但也有学者发现即使 DPI 在 0.9～1.0 时也可维持正氮平衡。交叉横断面研究显示 nPCR 与腹膜透析患者的溶质清除率密切相关，虽然 *Kt/V* 增加时，Alb 并不增加，但 nPCR 与 *Kt/V* 呈正相关，随 *Kt/V* 增加而增加。虽然通过饮食回顾可了解 DPI，但测定手续烦琐，精确度不高，但在稳定腹膜透析患者 DPI 与 nPCR 密切相关，相关系数达 0.6，因而通过 nPCR 可反映 DPI。虽然根据 PCR 可计算 DPI，但实际 PCR 为 DPI 的 5 至 6 倍。

2. 主观综合性营养评估法（SGA） SGA 即主观综合性营养评估法，通过对患者病史了解和化验结果综合分析，可判定患者的营养等级（表 20-13-2）。SGA 首先用于胃肠道手术前患者的营养评估，Enia 等于 1993 年开始采用 SGA 来评估 CAPD 患者的营养状态。此项工作主要由透析医护人员及营养学专家进行评估。SGA 评分高者，腹膜透析患者死亡的相对危险性增加。

表 20-13-2 综合性营养评估法的评分标准

指标	0 分	0.5 分	1 分	2 分
实验室指标				
Alb(g/L)	≥35		30～34	<30
Pre-A(mg/L)	≥450		300～450	<300
Chol(mmol/L)	≥6.2		5.1～6.2	<5.1
BUN(mmol/L)	≥23		<23	
Scr(μmol/L)	≥1 000		<1 000	
FN(mg/dl)	≥23		<23	
nPCR[g/(kg·d)]	≥1.2		1.0～1.2	<1.0

续表

指标	0分	0.5分	1分	2分
DPI〔g/(kg·d)〕	≥1.2		1.0～1.2	<1.0
SGA评分指标				
体重(与6个月前比)	上升/不变	下降<5%	下降5%～10%	下降≥10%
消化道症状	无	偶有	经常有	持续有
肌肉消耗程度	无	轻度	中度	重度
水肿	无	踝部	胫前	全身
皮下脂肪厚度(比正常降低%)	0～10	10～20	20～40	≥40

对于腹膜透析患者营养评估方法还包括一些生化指标,如血清蛋白质、血清前白蛋白(Pre-A)、转铁蛋白(transferrin, Tf)、血清胆固醇、胰岛素样生长因子-I(IGF-I)等的测定,以及人体成分分析,如体重、臂周径(MAMC)、三头肌皮肤皱褶厚度、肌酐动力学、双能量X线吸收法(dual-energy X-ray absorption, DEXA)、生物阻抗分析(bioimpedance analysis, BIA)等,同时结合nPNA、nPCR及SGA等方法,进行综合分析,可对腹膜透析患者的营养状态进行评估,了解患者的营养状态。除外非透析相关性原因所致的营养不良,如透析患者出现营养不良,应考虑透析不充分性,因而营养状态也是反映透析充分性的一个指标。

(七)生活质量

腹膜透析治疗目的除了延长患者的生命外,另一个重要目标是使患者在透析期间能维持良好的生活质量。透析不充分时,由于尿毒症症状持续存在,如纳差、恶心及呕吐、营养不良及其他并发症的存在,从某种程度上可影响患者透析期间的生活质量。影响生活质量的因素有许多,排除了影响生活质量的一些因素,如仍存在生活质量不高,应考虑透析不充分,因而生活质量评估也反映患者透析充分性,透析充分时生活质量较高。

(八)水的清除

近来,水的清除在充分透析中的重要作用日益受到重视,ESRD患者透析时除了应充分清除溶质外,尚应清除体内过多的水分。体液过多在CAPD患者中比HD患者更常见。有研究表明CAPD患者与HD患者比较,对透析前伴有肺动脉压较高、水潴留、高血压及心功能衰竭者,HD能获得更理想的溶质清除率和体液控制,因而心血管的死亡率下降而生存率增加。而CAPD对水的超滤明显低于HD,特别是腹膜为高转运患者,腹膜溶质清除充分,但容易出现水潴留,因而预后欠佳。很明显,充分透析标准与心血管死亡率之间的关系与体液平衡有关。*Kt/V*不但能反映尿素清除率,也可反映腹膜通透性和水清除程度。水潴留时,患者的体重增加,尿素的分布容积也增加,相应*Kt/V*将会降低。由此可知,水平衡状态与*Kt/V*相关,充分透析时,*Kt/V*及Ccr应达到靶目标外,也应没有水潴留,亦即"干体重"。

二、残余肾功能与腹膜透析充分性

(一)透析对残余肾功能的影响

很多文献报道表明,在腹膜透析治疗后,大多数患者的残余肾功能(residual renal function,RRF)均呈下降趋势,其下降速度为0.05～0.3 ml/min。Offerman等报道残肾*Kt/V*逐渐降低,经过5年的透析后,残肾*Kt/V*由透析初的0.51降到0,CANUSA研究显示透析6个月后就会发生实质性肾功能的丧失。腹膜透析时导致残余肾功能丧失的原因是多方面的,可能与透析方式不当、长期使用高渗透析及滥用肾毒性药物有关。自动化腹膜透析(APD)时由于容量负荷波动较大,影响肾脏血流动力学,加速残余肾功能的丧失。高渗透析液可影响体内容量负荷,影响残余肾功能。

无论是血液透析还是腹膜透析患者,其原发病的性质对残余肾功能的改变有一定的影响,肾小球疾病残余肾功能下降速度较间质性疾病明显要快,尤以透析初为明显。据 Iest 观察,在血液透析头 3 个月,Ccr 下降的速度最快,这些患者在残余肾功能下降的同时,并没有平均动脉压及理想体重的改变,提示残余肾功能下降并非透析所致,而可能与原发病有关。腹膜透析并发腹膜炎时,可释放一系列炎性介质,可引起残余肾功能的损害。此外,在炎症过程中,不恰当使用肾毒性药物,也可促使肾功能的损害。ESRD 患者腹膜透析时,如磷大于 1.75 mmol/L 时,即使用钙剂或维生素 D_3,也可致肾组织的异位钙化,引起残余肾功能丧失。腹膜透析和血液透析比较,残余肾功能下降的速度较慢,造成这种差异的原因是多方面的。CAPD 持续清除毒素,血尿素氮维持在恒定高水平,但血液透析时血尿素氮的波动较大;血液透析可影响血流动力学的稳定性,导致肾小球缺血,而腹膜透析的血流动力学相对稳定,不会导致肾小球损害;腹膜透析时蛋白质摄入减少,同时透析液中丢失蛋白质;血液透析时血液与透析膜接触,导致补体激活及细胞因子的释放,损害残存肾单位。因此,腹膜透析和血液透析比较,具有保护残肾功能的作用,使残肾功能下降的速度较慢。

(二)残余肾溶质清除率

血液透析时,残肾对小分子溶质清除占总溶质清除率的比例较小,但对中分子和大分子溶质清除起十分重要的作用。腹膜透析时,残肾对小分子溶质清除十分重要,残肾肾小球滤过率为 1 ml/min,约等于每周溶质清除率 10 L。在 Harty 等进行的交叉研究中,147 例患者采用标准 CAPD,其中 27% 的患者 Ccr 大于 60 L/w,而无残肾功能者仅 1 例达此水平,提示残余肾功能在溶质清除中起重要作用。透析初期,残余肾功能占总溶质清除率的 30%。俞雨生等发现残余肾功能大于 2 ml/min 时,经残肾清除的尿素及肌酐占总清除量的 32% 以上,部分患者可达 45% 以上;残余肾功能小于 2 ml/min 时,经残肾清除的尿素及肌酐不足 15%。

(三)残余肾功能的评估

要了解残余肾功能对腹膜透析充分性的影响,必须准确了解腹膜透析时的残余肾功能。腹膜透析时,虽然腹膜不能分泌溶质,但肾小管可分泌肌酐,而尿素则可在肾小管被重吸收,因而残肾肌酐清除率与残肾尿素清除率两者并不一致,前者是后者的 1.5 倍。残肾肾小球滤过率较低时,采用残肾肌酐清除率评估偏高,而采用残余尿素清除率评估则结果偏低,因而 Milutinovic 等建议用两者的算术平均值来评估残余肾功能,结果更为准确。由此计算出的肾小球滤过率再加上体表面积标准化的腹膜肌酐清除率,即为每周肌酐清除率。

评估残余肾功能的另一个方法是残肾尿素清除率(Krt/V)用体内总水量进行标化所得,腹膜尿素清除率(Kpt/V),也可用体内总水量标准化,两者直接相加即为体内总水量标准化得总尿素清除率 Kpr/tV(Kt/V)。

(四)残余肾功能与 *Kt/V* 及 PCR

在腹膜透析时,小分子溶质清除包括腹膜及残肾对小分子溶质清除两部分。Lameire 等发现 CAPD 开始时对小分子溶质清除在总溶质清除中占较大的比重,随着透析时间延长,逐渐降低。CAPD 开始时残余肾功能对小分子溶质的清除率占总溶质清除率的 28%,4 年后降为 8%,5 年后所占的比例为 0。1996 年,Churchill 等报道 PD 开始时残余肾功能占总 Kt/V 的 30%,2 年后则降至 15%。上述报道显示残余肾功能对 PD 时小分子溶质的清除起着十分重要的作用。

Keshaviah 等对 16 例 CAPD 患者残余肾功能对透析充分性的影响进行了研究,发现残余肾功能与 Delta Kt/V 呈正相关,相关系数为 0.62。随着残余肾功能下降,Delta Kt/V 亦相应下降。即使腹膜溶质清除率保持不变,随着残余肾功能降低,患者的发病率和死亡率也会增加。随着残余肾功能降低,小分子溶质潴留,DPI 减少,因而 PCR 降低。研究证实 Delta Kt/V 与 Delta nPCR 相关,残余肾功能降低时 Kt/V 降低,同时,PCR 也会下降。

三、腹膜转运特性与充分性

(一)腹膜转运特性的分类

腹膜透析的主要目的是清除体内潴留的溶质和水分,以达到充分透析。目前患者退出腹膜透析的主要原因之一是透析不充分。实践证明,适合于一个患者的透析方法不一定适合另一患者,而且某些患者开始采用某种方法透析,但经过一段时间的透析后采用原来的透析方案又会出现透析不充分。其主要原因是每个腹膜透析患者均有自己的腹膜特性,而且随着透析时间的推移,腹膜的转运特征也可发生改变。1987 年 Twardowski 根据特定条件下测得的腹膜透析液与血液肌酐浓度比(D/Pcr)和透析前后腹膜透析液中葡萄糖浓度比,将腹膜的转运特性分为四类:低转运、低平均转运、高平均转运和高转运。按照 Twardowski 所提出的原理,评估腹膜转运特征的方法有标准 PET 和快速 PET。另外一个评估腹膜转运特性的方法是在 PET 基础上发展改进而来的标准腹膜通透性分析(standard peritonenl permeability analysis, SPA),其方法是采用 1.36% 葡萄糖溶液,加入 dextrose70 g/L,计算液体动力学和残余容量(residual volume,RV),估计小分子溶质的面积转运系数(mass transfer area coefficient, MATC),大分子溶质的清除率和腹腔内容量变化(IPV)。应用这些数据可进一步计算腹膜限制系数(restricted coefficient, RC)及 D/Pcr 和 D/D_0。分析 SPA 的结果可以获得更多腹膜功能的有关资料并有助于发现腹膜失超滤及其原因。

(二)腹膜转运特性与透析充分性

血液透析时,透析器的溶质面积转运系数一定,在血流量及透析液流量一定条件下,血液透析充分性取决于透析时间的长短。腹膜透析时,腹膜溶质面积转运系数及血流速度一定,决定腹膜透析剂量的因素为透析交换次数、透析液量及透析时间。腹膜转运特性与透析充分性的关系不完全清楚,腹膜透析时,腹膜两侧的小分子溶质很快达到平衡,与残余肾功能对溶质清除率的影响相比,腹膜转运特性本身对 *Kt/V* 及 Ccr 的影响较小。但是,随着 CAPD 的进行,患者的残肾功能逐渐丧失,腹膜转运特性显著影响增加透析液容量时的总溶质清除率的增加。研究表明,为使腹膜透析充分,每周 *Kt/V* 及每周总肌酐清除率在 CAPD 时应分别达到 2.0 和 60 L/(w·1.73 m^2BSA)以上,NIPD 时最低目标值分别为 2.2 和 66 L/(w·1.73 m^2BSA),CCPD 时最低目标值分别为 2.1 和 63 L/(w·1.73 m^2BSA)。一旦患者出现功能性无尿,此时不论腹膜的转运特性如何,当 BSA 超过 1.73 m^2 时,采用标准 CAPD 不能达到充分透析目标值。但通过调整腹膜透析的一些变量,如交换容量、交换次数、留腹时间等,大部分患者可达到透析充分的目标剂量。Heimburger 认为,残余肾功能下降时,腹膜转运特性差者影响每周肌酐清除率,但 *Kt/V* 则不会受影响。APD 时,随着残余肾功能的丧失,腹膜转运特性也影响 APD 目标透析剂量。

不同腹膜转运特性患者其生存率不相同,CANUSA 研究显示:低转运(L)、低平均转运(LA)、高平均转运(HA)和高转运(H)者腹膜透析时 2 年生存率分别为 91%、80%、72% 和 68%。高转运患者溶质清除增加的同时,腹膜透析液蛋白质的丢失也同时增加,导致患者容易出现营养不良。此外,高转运患者溶质转运的速度较快,超滤能力降低,钠水潴留,导致心血管并发症的发生。

(三)PET 在腹膜透析中的应用

无论是标准 PET 还是快速的 PET,可以确定腹膜透析患者的转运特性。由于腹膜转运特性的不同,不同的透析患者所采用的方案不相同,因而作为透析个体化的重要依据。参照 DOQI 指南,透析开始后 2~4周应行 PET 试验,作为患者的基础值,据此确定长期透析患者的治疗方案。随着腹膜透析的进行,部分患者腹膜转运特性可发生改变。如情况稳定,可每 6 个月复查一次 PET,但患者出现超滤改变或透析不充分,疑为腹膜功能改变时,应及时复查 PET,并据此确定透析不充分或失超滤的原因,及时调整透析方案,以取得良好透析效果。此外,根据 PET 的数据,采用 PET 的指数,利用计算机软件 Simple model,可计算出患者每周肌酐清除率。

四、CAPD 的透析充分性

自 1976 年 Popovich 提出 CAPD 以来,CAPD 开始广泛应用于临床治疗 ESRD 患者。由于透析管道及植管技术的改进,腹膜炎的发生率明显降低,存活时间得以明显延长,此时透析不充分成为 CAPD 失败的主要原因,因而透析充分性成为人们关注的焦点。目前,对 CAPD 透析充分性的研究主要分为下面三类:①多中心大样本研究,分析 CAPD 的危险因素;②采用纵向研究的方法对少部分患者的临床结果进行研究,很少采用前瞻性设计,大部分都是回顾性分析;③单中心、交叉横断面或短期纵向研究。此类研究的重点是透析充分性的定量评价。

(一)多中心大样本危险因素分析

1987 年 Gokal 报道了 7 个中心 610 例 CAPD 和 329 例 HD 患者进行了前瞻性研究的结果,发现 HD 患者的 2 年生存率为 74%,CAPD 患者则为 62%;HD 的技术存活率为 91%,而 CAPD 为 61%。CAPD 存活的重要预测因素包括心脑血管疾病、年龄超过 60 岁及糖尿病,而 HD 的唯一预测因素是年龄超过 60 岁。约 51% CAPD 由于腹膜炎和隧道感染而改行 HD,16% 是由于透析不充分而改行 HD。CAPD 患者平均住院天数为 14.8 天/患者年,而 HD 为 12.4 天/患者年。Burton 和 Wall 于 1987 年也报道了他们对 389 例肾替代治疗(RRT)患者的研究结果。1974 ~ 1985 年,在 Leicester 医院进行 RRT 的 389 例患者,死亡人数中 CAPD 为 22 例,HD 为 60 例,而肾移植组为 14 例。发现高龄、淀粉样变、缺血型心脏病、惊厥及急性病是影响存活率的独立危险因素。Nissenson 等认为年龄和糖尿病是 CAPD 患者存活率的预测因素。年龄小于 20 岁者技术失败率高,大部分技术失败与感染有关。Nolph 等则认为年龄和糖尿病是腹膜炎、住院和死亡的预测因素。1991 年 Maiorca 等报道影响 CAPD 患者存活的重要危险因素为年龄、心血管病、糖尿病、肿瘤及多系统疾病。

上述这些研究结果显示,影响患者存活的因素是多方面的,但未涉及透析剂量对 CAPD 患者存活率的影响。

(二)透析处方与临床结果的纵向研究

Lameire 等对 CPAD 治疗长达 5 年的 16 例患者进行了回顾性分析,发现 *Kt/V* 与一些临床和生化指标密切相关。随着 CAPD 时间延长,残肾功能逐渐降低,而体重增加。同时他们发现 PCR 与 *Kt/V* 呈显著正相关,但 *Kt/V* 与一些血液学和生化指标,如血红蛋白压积、血清白蛋白无明显关系。透析 5 年后,*Kt/V* 与神经传导速度呈正相关。*Kt/V* 较低者,神经传导速度减慢,但 *Kt/V* 大于 2.4 时,神经传导速度正常,这种改变以透析 36 ~ 60 个月后尤为明显。CAPD 时 *Kt/V* 与住院天数及腹膜炎发生率呈负相关。

Teehan 等发现 CAPD 患者死亡的预测因素为低血清白蛋白、CAPD 治疗时间较长及 *Kt/V* 较低。低血清白蛋白是死亡的最好预测因素。而 *Kt/V* 较低、BUN 低及 CAPD 透析时间较短与血清白蛋白较低有关。发现血清白蛋白大于 35 g/L,*Kt/V* > 1.7 时,患者的生存率明显提高。Blake 等对 CAPD 时间在 3 年以上的 76 例患者进行为期 20 个月的观察,结果与 Lameire 和 Teehan 矛盾,发现 *Kt/V* 和 nPCR 与患者的死亡率和住院天数无关,但 *Kt/V* 与 nPCR 相关,相关系数为 0.6。Blake 等还发现 nPCR 与尿素直接相关,与肌酐则呈负相关;*Kt/V* 则与血肌酐、尿素、钾及磷酸盐呈负相关。比较 Blake 和 Teehan 的研究结果,发现有一定差异,Blake 研究时 *Kt/V* 是估计值而非计算所得的结果,D/P 及体内总水量(V)均未个体化,而且 Blake 研究的时间较短,因而出现上面的矛盾之处。后来 Blake 等进行的研究则发现,*Kt/V* 小于 1.5 或每周总肌酐清除率小于 48 L/1.73 m^2 BSA,死亡率增加,此结果则与 Teehan 的研究结果一致。

(三)透析剂量和临床的交叉横断面和短期研究

Keshaviah 等 1990 年首先采用尿素动力学指标对 CAPD 患者透析充分性进行定量研究。他们对 19 例稳定 CAPD 患者的 12 个监测指标进行定量,由此对 CAPD 患者腹膜透析充分性进行研究,发现血 BUN、*Kt/V* 和 PCR 之间的关系与 UKM 预测的结果一致。同时他们发现临床评估透析充分性结果与 *Kt/V* 相关,其相关系数为 0.33。Brandes 等对 18 例 CAPD 患者的临床结果与透析定量的三个指数,包括 *Kt/V*、每周肌酐清除率及肌酐效应指数之间的关系进行了研究。发现 *Kt/V* 及肌酐指标虽然都能预报透析的临床结果,但肌酐指数比 *Kt/V* 更敏感。

(四)*Kt/V* 与每周肌酐清除率

长期以来,临床上对腹膜透析疗效的评估仅局限于根据患者的主客观症状和体征及血生化指标的变化,但腹膜透析的充分性取决于机体的代谢状态、残余肾功能、腹膜通透性及透析方式是否合适,因而仅根据血生化指标等判断透析充分性有失客观、敏感和全面的原则。1990 年 Keshariah 等提出运用 UKM 的定量指标 Kt/V 判断腹膜透析充分性。由于 Kt/V 在计算过程中将透析液量及残余肾功能等作为重要因素加以考虑，故较单纯的测定血尿素氮和肌酐更可靠。每周肌酐清除率也需用相似的原理进行计算，所以 Kt/V 及每周肌酐清除率两者均作为评估透析充分性的重要指标。根据以前所进行的研究表明，Kt/V 及每周肌酐清除率与患者的透析目标剂量：为每周 Kt/V≥2.0、每周肌酐清除率≥60 L 或 CANUSA 研究显示 Kt/V≥2.1、每周肌酐清除率≥70 L，透析效果更理想。

Kt/V 及每周肌酐清除率均是腹膜透析充分性的有效定量指标，许多研究显示 Kt/V 与每周肌酐清除率有线性关系。一些患者获得充分的肌酐清除率而不能获得充分的 Kt/V，而另外一些患者恰好相反，发生率 20% ~30%。Antonios 等发现大部分尿毒症患者 Kt/V 为 2.0 时，每周肌酐清除率低于 60 L/1.73 m^2BSA，要使每周肌酐清除率达到 60 L/1.73 m^2BSA，Kt/V 必须在 2.0 以上。Blake 等报道，低转运和高转运 CAPD 患者其标准化肌酐清除率分别为 43 L/(w · 1.73 m^2BSA) 和 6.0 L/(w · 1.73 m^2BSA)，而 Kt/V 则分别为 1.87 和 1.63。造成这种差异的原因是不论患者肌酐转运特性如何，尿素的转运速度总快于肌酐，CAPD 停留的时间较长，因而对于尿素的转运两者均相似。其次，不同患者体内总水量(V)不同，V 较小差异即引起 Kt/V 较大的变化。此外，由于肌酐可由肾小管分泌，故残余肾功能存在时，采用肌酐清除率评估肾小球滤过率结果偏高，而尿素可被肾小球所重吸收，由此估计的肾小球滤过率结果偏低。残余肾功能对总 Kt/V 的作用比对总肌酐清除率的作用要小。患者的性别、肥胖程度也可导致腹膜透析患者的尿素和肌酐清除率两者之间出现差异，这可能与体内水量不同有关。由于上述几方面的原因，总肌酐清除率并不能很好地反映透析充分性，但 Kt/V 比较稳定，与 CAPD 患者的 DPI 也有一定的联系，故 Kt/V 比肌酐清除率能更好地反映透析的充分性。

五、自动化腹膜透析(APD)的透析充分性

自动化腹膜透析(APD)与 CAPD 不同，依靠机器在夜间自动进行交换，因而适用于儿童、老年、肢体和视力障碍或希望白天活动不受限制的 ESRD 患者。此外，APD 时腹内压较低，对于不适于 CAPD 者也可采用 APD。APD 另外一个优点是可减少腹膜炎和导管感染的危险。正是由于 APD 有如此多的好处，因而越来越多的 ESRD 患者采用 APD 进行透析。由于 APD 时腹膜炎和导管感染的危险性降低，因而技术失败率也相应降低，APD 的充分性成为此种治疗的一个重要问题。不过，即使采用 APD，部分患者透析仍不充分。据报道，只有 36% APD 患者能达到 NKF-DOQI 建议的 Kt/V 目标值，只有 33% APD 者能达到肌酐清除率目标值，24% 的患者既能达到 Kt/V 目标值，又能达到肌酐清除率目标值。采用 APD 透析仍不充分的两个重要危险因素是 BSA 较大及透析时间较长。

(一) APD 与小分子溶质清除率

典型 APD 时，采用 2 L 透析液进行交换，每次交换时注入、停留及引流的时间分别为 4 分钟、40 分钟和 6 分钟，因而每次交换的时间为约 1 小时，每天交换的总次数 12 ~14 次，每周治疗 3 次。对于腹膜为平均转运的 APD 患者，腹膜透析液停留 40 分钟时尿素和肌酐 D/P 值分别为 0.4 和 0.25。若此时尿素和肌酐清除率分别为 13.3 ml/min 和 8.3 ml/min，据此计算出的 Kt/V 和每周肌酐清除率则为 0.28 和 21 L，显然透析不充分。假定治疗更积极，如有些透析中心采用每小时交换 2 次，总交换量为 56 升，此时 Kt/V 为 0.34，每周肌酐清除率分别为 25.2 L，透析仍不充分。

目前广泛采用的 APD 为 CCPD 和 NIPD。NIPD 一般每周 7 个晚上均进行透析，每晚交换 5 次，每次交换的时间为 1 小时，每次进液及引流时间分别为 10 分钟和 16 ~20 分钟，则每天的总交换量为 10 L。2 小时交换时腹膜透析液在腹腔内停留时间为 90 分钟，此时尿素和肌酐 D/P 值分别为 0.6 和 0.4，由此计算出的每周 Kt/V 和每周肌酐清除率分别为 1.03 和 28 L。如果白天湿腹，此时每周 Kt/V 和每周肌酐清除率也只分别为 1.4 L 和 39.2 L，提示 NIPD 时腹膜透析不充分。CCPD 实际上就 NIPD 同时，只是白天采用 2 升腹膜透析液留腹。从上面的结果看出，按照 CAD 标准，CCPD 透析也不充分。

（二）APD 充分性的标准

NIPD 时 *Kt/V* 和每周肌酐清除率的关系与循环时间的长短有关。Nolph 等发现同一患者 NIPD 循环时间不同，每周总 *Kt/V* 与每周总肌酐清除率比值不同，循环时间较长时，每周肌酐清除率与每周总 *Kt/V* 的比值较大。NIPD 时，一旦循环时间不变，每周肌酐清除率与每周尿素清除率及 *Kt/V* 比值也就相应不会发生改变。目前，关于 APD 的充分性目标值研究较少。与 CAPD 不同，NIPD 和 HD 均属于不连续性治疗，按照尿素尖峰浓度假设及 Depner 假设，间断性治疗的目标值应较高。对于 CAPD 患者，CANUSA 推荐的每周 *Kt/V* 及每周肌酐清除率目标值分别为 2.1 和 70 L/（w · 1.73 m^2BSA）。不过对于残余肾功能完全丧失的 CAPD 患者，每周 *Kt/V* >2.0 或每周肌酐清除率 >60 L/（w · 1.73 m^2BSA）可能更合实际。DOQI 建议 NIPD 的*Kt/V*和肌酐清除率目标值分别为 2.2/w 和 66 L/（w · 1.73 m^2BSA），国内生活方式及饮食结构与国外不同，NIPD 和 CCPD 的目标值应较低，但目前尚缺少此方面的研究。

（三）APD 透析剂量与充分性

腹膜的转运特性一方面影响溶质的清除，另一方面影响腹膜的水超滤，因而腹膜转运特征是确定透析治疗量的重要依据。低转运患者由于溶质平衡的速度较慢，采用短停留多次交换的 NIPD 效果欠佳。而多次交换时，由于注入和引流的关系，溶质交换的时间也明显缩短。此时，如果白天用 2 L 腹膜透析液留腹则有助于溶质的交换。可对无尿而体重又超过标准体重 66 kg 的患者需采用大剂量 NIPD。因此，对于体表面积较大，无尿的低转运患者，要达到推荐的目标 *Kt/V* 比较困难。但高转运患者行 NIPD 时，影响 *Kt/V* 的因素除腹膜引流量外，另一个决定因素是尿素的 D/P 值。因此，即使残余肾功能完全丧失，缩短透析液注入和引流时间，白天湿腹，高转运患者的 *Kt/V* 可超过 CAPD 患者。不过，采用 NIPD 时，仅那些标准体重 66 kg 以下的无尿患者才能达到目标 *Kt/V*。如标准体重超过 66 kg，应采用大剂量透析。

如果不采用湿腹，仅那些残余肾功能尚存而且体表面积（BSA）较小的患者才能达到目标值。这些患者湿腹比增加夜间交换量更能达到目标值。每次灌注透析液量增加和（或）延长透析液在腹腔内停留时间，两者均可增加总溶质清除。Blake 等认为增加灌注容量比增加夜间交换次数对于促进溶质清除效果更佳。NIPD 时，采用 2.5% 腹膜透析液 15 L 交换 9 小时，白天干腹或湿腹，对于无尿患者，不能达到目标 *Kt/V*和肌酐清除率，即使增加透析剂量到 20 L，交换时间超过 10 小时，也不能达到目标 *Kt/V* 及肌酐清除率。对于平均体表面积为 1.7 ~2.0 m^2 的患者，只有腹膜为高转运患者采用 CCPD（12.5 L/d）才能充分透析。低转运或低平均转运患者采用类似的 CCPD 透析方法，不能达到充分透析。无尿的 CCPD 患者，增加透析液量可有效清除小分子溶质。潮式腹膜透析（TPD）和夜间潮式腹膜透析（NTPD）也属于 APD 的范畴，采用这两种透析方式透析时，新鲜透析液与腹膜持续接触，有助于小分子溶质的清除。

六、腹膜透析充分性与临床

（一）腹膜透析充分性和预后

很多透析中心通过大量前瞻性研究显示，*Kt/V* 可以准确反映患者的透析状况，并可判断其预后。CANUSA 进行了为期 2 年，共 698 例患者的大规模前瞻性多中心 CAPD 研究，认为 *Kt/V* 可准确地反映透析剂量和透析效能，与 CAPD 患者生存率、住院日、血清白蛋白水平等密切相关，因而可以作为反映 CAPD 预后的重要指标。有学者发现 *Kt/V* 每降低 0.1，患者的死亡相对危险性增加 5%，也提示 *Kt/V* 预测预后的重要性。但 Blake 等对 76 例患者进行为期 20 个月的随访研究，发现尿素动力学模型并不能预测住院日、临床预后及死亡率，不同 *Kt/V* 患者死亡率及住院日不存在统计学差异。造成这种差异的原因主要与下列两方面因素有关。一方面，不同患者营养情况、原发病和残肾功能不完全相同；另一方面，*Kt/V* 仅能反映小分子溶质的清除率，不能作为判断大中分子物质清除率的指标。因此，在测定*Kt/V*的基础上，还应结合肌酐清除率、PCR、血清白蛋白等指标判断 CAPD 患者透析充分性及预后。NCDS 研究显示 *Kt/V* 与肌酐清除率两者共同使用，能明显提高透析充分性和预后判断的准确性，因此，*Kt/V* 和肌酐清除率是反

映 *CAPD* 患者透析充分性和预后的主要指标。

CANUSA 研究表明小分子溶质清除率与患者的临床预后有关,*Kt/V* 每降低 0.1 时,死亡的相对危险性增加 5%。每周 *Kt/V*<1.5 与每周 *Kt/V*≥1.5 比较,死亡的相对危险性明显增加。Teehan 等发现每周 *Kt/V*>1.8 时死亡的危险性降低。1995 年 Maiorca 等报道 CAPD 患者生存时间在 5 年以上者,其每周 *Kt/V*>2.0。根据对 CAPD 患者 *Kt/V* 研究,国外目前推荐透析充分时每周 *Kt/V* 的目标值 >2.0,每周 *Kt/V*≥2.1更理想。我国在种族、身材、饮食习惯和生活方式等方面与国外存在差异,是否我国腹膜透析充分性标准与国外一样,目前尚缺乏系统的前瞻性研究。因此,1997 年 9 月杭州腹膜透析规范化会议上,结合我国国情并借鉴国外既往标准,确定每周 *Kt/V*≤1.6 为透析不充分。

腹膜透析时肌酐清除率的目标值多少表明透析充分,对此许多学者进行了不懈研究。早在 20 世纪 70 年代末期,Boen 等推荐 HD 患者每周的肌酐清除率为 100 L,PD 患者的每周肌酐清除率为 50 L。Twardowski 等根据经验认为肌酐清除率为 40～50 L/(w·1.73 m^2)时透析充分。不过,Arkouche 等发现肌酐清除率 40～50 L/(w·1.73 m^2)时透析并不充分,认为肌酐清除率在 60 L/(w·1.73 m^2BSA)以上时透析才充分。Maiorca 等认为 *Kt/V* 为 1.96 时,相应的肌酐清除率为 58 L。根据 CANUSA 研究,肌酐清除率越高,预后越好。当 Ccr>70 L/1.73^{2}BSA 时,*Kt/V*>2.1,患者的 2 年生存率达 78%。因此,DOQI 建议 CAPD 患者透析充分时的肌酐清除率目标值最小为 60 L/(w·1.73 m^2),大于 70 L/(w·1.73 m^2)时则更理想。与 *Kt/V* 目标相同的理由,我国 CAPD 时肌酐清除率的最低目标值应大于 49 L/(w·1.73 m^2BSA)。

(二)透析充分性与透析费用

Blake 等对腹膜透析充分性与透析费用的关系进行了研究,13 例患者为达到充分透析,对透析处方进行了调整,结果平均每年额外增加费用 2 323 美元,提示平均每个患者的费用增加 16%,费用最高的是大剂量 CAPD 和 CCPD,费用增加最小的是 NIPD。费用增加的原因如透析液用量增加、透析管道等。

七、提高透析充分性的策略

(一)透析充分性的评估

1. 透析充分性评估的标准　要提高患者的透析充分性,必须对患者透析充分性给予正确的评估。应从患者临床症状和体征、生化指标、溶质清除指数(*Kt/V* 和每周总肌酐清除率)、营养指数(nPCR、DPI、nPNA 和 SGA)和生活质量等方面进行综合评估。国人民族、身高、生活方式和饮食结构等方面均与国外有别,对国人透析充分性进行评估时不能完全照搬国外的透析指标充分性标准,因此,1997 年 9 月腹膜透析规范化会议上结合我国国情并借鉴国外既往标准,制定了适合国人的透析充分性评估标准(表 20-13-3)。

表 20-13-3　透析充分性的评估标准(1997 年 9 月腹膜透析规范化会议上制定)

症状:无明显尿毒症症状,如恶心、呕吐、乏力、味觉异常、失眠等		
体征:血压控制良好,无明显水肿		
生化指标:血白蛋白、血细胞比容、电解质、血肌酐、尿素氮		
清除率(无 RRF):		
	Kt/V	Ccr/(w·1.73 m^2BSA)
期望值	≥2.1	≥70
允许值	1.9～2.09	60～90
临界值	1.7～1.89	50～59
不充分	≤1.6	≤49
SGA	A～B 级	
生活质量	高～较高	

2. 透析充分性指标的重复检测　腹膜透析时，由于患者本身或透析相关性的因素，可使透析开始时充分的患者在透析过程中出现透析不充分，原因包括随着透析的进行，患者的消化系统症状改善，体重增加；残余肾功能逐渐消失；腹膜炎、透析液生物不相容性等使腹膜特性发生改变；透析过程中对溶质和（或）水清除不充分。因此，对患者透析充分性指标要进行不断观察。按照 DOQI 标准，透析开始后 2～4 个月（一般为 4 个月）应行腹膜平行试验（PET），此时，PET 值作为基础参考值，以后每 6 个月复查一次 PET。如临床怀疑腹膜功能改变时，应及时复查 PET，腹膜炎应在炎症控制 1 个月以后才行 PET 检查。CANUSA 研究显示透析 6 个月后残余肾功能完全丧失，故 DOQI 建议在开始透析后 6 个月内，每 2～3 个月测定总 Kt/V 及每周总肌酐清除率 1 次，6 个月后每 2 个月测定一次残肾 Kt/V，直至残肾 $Kt/V<0.1$。除非调整处方或临床状态明显出现改变，宜每 4 个月测定一次 Kt/V，总肌酐清除率、PNA。如在透析过程中出现透析充分性的改变，应寻找原因并调整透析方案。

3. 透析充分性结果的评估

（1）临床症状和体征。按照透析充分性评估标准，透析充分时应没有明显的尿毒症症状，如纳差、恶心、呕吐、全身皮肤瘙痒等。在对这些症状进行评估时应注意排除尿毒症本身所致，不能将其他疾病所致的这些症状误认为透析不充分所致。透析充分时血压控制良好，无明显水肿，注意有些水肿可能比较隐匿。应采用 DOQI 标准对体内总水量进行评估，有些患者在透析过程中即使没有水钠潴留，但仍可出现顽固性高血压，加强超滤效果欠佳甚至使血压更高，此时不能认为是透析不充分所致。

（2）生化指标。透析充分时电解质如钾、钠应维持在正常水平，但患者有时自发性饮食限制会影响血钾、钠水平。透析液、磷结合剂、钙制剂或维生素 D 的使用可导致钙磷不能维持在正常水平。透析充分时，一般尿素氮应小于 28.56 mmol/l，但尿素氮受饮食蛋白摄入、分解代谢状态及肠道吸收等多方面因素的影响，作为反映透析充分性的指标并不完全可靠。虽然血细胞比容也可反映透析充分性，但慢性失血、血液性疾病、全身营养等多方面因素可影响结果，只有仔细排除非透析相关因素所致贫血后，才具有较高的可信度。

（3）溶质清除率的评估。反映小分子溶质清除率的两个主要指标是 Kt/V 及肌酐清除率，均涉及腹膜透析液和尿液的收集。标本收集错误可使计算结果出现误差。透析液收集时的常见错误包括计量错误、腹膜透析液未混合均匀等。尿液收集时常见的错误是收集时间多于或少于 24 小时、标本未及时合理处置等。此外，实验室测定、计算或抄写过程出现错误，也使计算出的结果不准确。另一个值得注意的问题是水肿或肥胖患者采用实际体重计算总体水量，会过低估计 Kt/V。

（二）影响透析充分性的因素

1. 透析液量　Brandes 等对腹膜透析液量与腹膜溶质转运面积系数的关系进行了研究。发现随着透析液量增大，尿素、葡萄糖和肌酐这三种溶质的 MTAC 均明显增加，尤以尿素为明显。如果采用 2 L 透析液时的 MTAC 进行校正，则透析液量对这三种溶质的校正 MTAC 影响差异不明显。由此推论腹膜转运面积影响 MTAC，而腹膜转运面积与 BSA 有关，因而随着 BSA 增加，透析液量也应相应增加。

2. 透析液总剂量　透析液总剂量也是影响透析充分性的一个重要因素。在 Tattersall 的研究中，即使把平均交换量从 8.12 L 增加到 10.39 L 或进行个体化 CAPD，在治疗 1 年后也有 40% 的患者不能使 Kt/V 大于 1.75。Harty 的研究中发现即使腹膜透析液总剂量增加 22%（2.5 L），6 个月后随残余肾功能减少，Kt/V 增加 6% 而每周总肌酐清除率仅增加 1%。有学者发现至少 80% 的腹膜透析患者存在着对腹膜透析治疗量的非依从性，每天透析总剂量不够，从而影响腹膜透析充分性。

3. 残余肾功能　残余肾功能在腹膜透析中对于小分子溶质清除起着十分重要的作用。随着腹膜透析进行，不可避免最终丧失残余肾功能，因而可影响透析充分性。

4. 腹膜转运特性　腹膜是腹膜透析时溶质交换的场所，通过弥散和对流，腹膜两侧溶质的浓度趋于平衡。腹膜溶质转运特性决定了溶质的转运，因而可影响透析充分性。它不仅是透析方式选择的依据，而且是透析过程中调整处方的必备指标。

5. 透析方式　不同透析方式对透析充分性的影响不同，大部分 CAPD 患者透析充分。虽然 APD 溶质清除效果可能不如CAPD,但对于某些不适合于CAPD的患者可能取得较好的透析效果。

(三)透析处方

1. 调整处方的必备指标 由前面的讨论知道,影响腹膜透析充分性的因素包括腹膜的转运特性、患者的体表面积、残余肾功能及透析方式,因而调整处方的必备指标包括PET值、体表面积、残余肾功能及透析方式。

2. 调整处方的变量 HD时,溶质转运与人工膜的特性、透析液量及血流速度有关。采用大面积高通透性膜或增加血流量均可增加溶质的清除。与HD相似,腹膜透析时影响溶质转运因素包括腹膜转运特性、腹膜转运面积、腹膜血流量及透析液容量和每天的透析液总剂量。此外,腹膜透析液在腹腔内的停留时间也影响腹膜的溶质转运。腹膜透析液内的葡萄糖浓度是引起水超滤的主要动力。在腹膜透析时,腹膜转运特性及腹膜血流量是相对恒定,调整透析处方时的意义不大。其他因素则较易改变,应作为调整透析处方的依据。因此,调整透析处方的必备因素包括24小时透析液总量、每次交换量、腹膜透析液留腹时间、交换次数及透析液葡萄糖浓度。

3. 处方调整程序 在开始腹膜透析时,应首先对患者的表面积、临床状态、残余肾功能作出评估,据此制定第一个透析方案。透析2~4周后进行腹膜平行试验,同时进行透析充分性评估,如达到治疗目标,按原方案继续透析,如未达到治疗目标,可根据调整处方的变量调整透析方案,直至达到治疗目标。

4. 腹膜透析处方常见错误 虽然按照处方调整程序图进行了透析处方的调整,但部分患者仍有透析不充分,此时应注意透析处方是否错误。表20-13-4列示的腹膜透析常见的错误。

表20-13-4 PD处方常见错误

CAPD	APD
留腹时间与腹膜转运特征不匹配	白天“干腹”使用不当
白天留腹时间过短	引流时间过长
灌注量不足	间歇性腹膜透析未调整到最小目标量
夜间留腹膜透析析液葡萄糖浓度不适当	白天湿腹时透析液葡萄糖浓度不当
残余肾功能下降或腹膜特性变化时未相应调整透析处方	CCPD时忽视了白天湿腹的作用
	残余肾功能下降或腹膜特性变化时未相应调整透析处方

(四)提高腹膜透析的充分性方法

1. 早期透析 慢性肾衰竭患者随着残余肾功能下降,自发限制饮食蛋白质的摄入,且进行性肾功能降低,使机体蛋白质代谢异常,使患者出现蛋白质能量营养不良,血清白蛋白水平明显降低。血清白蛋白水平降低是影响透析患者临床后果的预测因素。因此,为改善透析患者的临床后果,DOQI建议当患者的残肾Kt/V降至2.0以下时,就应开始肾脏替代治疗,除非有下列三种情况存在:①患者体重稳定或增加但没有水肿;②没有尿毒症症状和体征;③nPNA >0.8 g/(kg·d)。糖尿病、老年人及女性患者宜早期开始进行透析。

2. 保护残余肾功能 在腹膜透析时,由于腹膜炎时炎症介质释放、高蛋白饮食、肾脏的异位钙化、肾毒性药物的使用、原发性肾脏疾病进展及伴发疾病的存在,使残余肾功能不可避免最终丧失。残余肾功能在腹膜透析时对小分子溶质清除起十分重要的作用,应注意尽可能保护残余肾功能,延缓残余肾功能的减退。

3. 增加小分子溶质的清除 小分子溶质清除率与腹膜透析患者的临床后果相关,反映指标是小分子溶质清除率(Kt/V和肌酐清除率)。要提高患者透析充分性,应增加小分子溶质的清除,可通过调整透析处方的一些变量以增加小分子溶质的清除。

(1)增加透析液容量。Schoenfeld等发现腹腔内透析液量增加时,小分子溶质的清除率增加,两者呈线性关系。Keshaviah等发现要使小分子溶质清除量最大,对于平均体表面积的患者,腹膜透析液灌注量需2.5 L,BSA大于或等于2 m^2时,腹膜透析液灌注量需3.0~3.5 L。腹膜透析液容量增加时,与腹膜透析的接触面积加大,有助于溶质交换。Gao等对14例稳定CAPD患者进行研究,发现腹膜透析液容量由2 L增加到2.5 L时,Kt/V及肌酐清除率均明显增加,同时血清白蛋白水平也明显增加,提示增加透析液容量为增加溶质清除的有效方法,有助于患者达到充分透析。增加透析液容量时,由于维持透析液和血液之间的葡萄糖浓度梯度,可增加透析时的净超滤量。应注意的是,当透析容量增加时,葡萄糖的吸收增加,糖尿病及冠心病患者应尽量避免使用。此外,透析液容量增加时,腹内压增加,腹疝发生的危险性增加。

(2)增加透析液总量。虽然大部分患者采用标准 CAPD 可达到充分透析,但体表面积较大或残余肾功能完全丧失的 ESRD 患者则可能会出现透析不充分。通过增加交换次数以增加透析液总量,患者的 *Kt/V* 及肌酐清除率可显著增加。Blake 等发现部分透析患者对透析不依从性,仅完成透析剂量的70% ~ 80% ,因此,患者不能达到目标 *Kt/V* 和肌酐清除率。对于透析不充分的患者,通过增加交换次数而增加透析液总剂量,有助于患者达到充分透析。

(3)调整透析方式。透析液容量和透析剂量是调整透析处方的两个重要变量。为达到理想透析,根据腹膜平衡试验,可选择不同透析方式。目前,腹膜透析采用自动化腹膜透析(APD)者越来越多。对于部分 CAPD 透析不充分者,可采用 APD,以达到透析充分。

4.增加水分的清除　CAPD 患者死亡的主要原因之一是心血管疾病,透析不充分可使心血管疾病的危险性增加。导致 CAPD 患者心血管疾病的发病率增加的另一个重要原因是容量负荷增加及高血压,此时可使心脏的前后负荷加重,血管壁受损,因而发生动脉硬化及左室肥厚。3% CAPD 患者腹膜超滤功能减退,导致液体的潴留,此种情况与腹膜转运特性改变有关。腹膜转运特性的改变与腹膜透析液生物不相容性及反复腹膜炎有关。为防止超滤功能丧失,一方面应尽量选择生物相容性较好的腹膜透析液,尽量少使用高渗腹膜透析液;另外一方面预防腹膜炎的发生。如果患者短时间内体重进行性增加,体表出现可见性水肿,血压进行性升高且以舒张压升高为主,发生心功能不全等,此时应考虑患者有钠水潴留。除外机械障碍,应考虑超滤不充分。如果患者腹膜平行试验示腹膜转运特性为高转运者,为增加超滤,宜缩短腹膜透析液在腹腔内的停留时间,可采用 APD,或者在 CAPD 夜间交换液中应用 icodextrin。如果患者伴高淋巴回吸收率,避免使用大容量腹膜透析液;由于 phosphatidylcholine 有胆碱能作用,腹腔内注射可降低淋巴回吸收率,可使用于临床。如果患者为低转运者,采用上述方法无效,宜改行血液透析。机械障碍所致者如处理无效,也宜改行血液透析。

第十四节　特殊情况下腹膜透析

刘伏友　彭佑铭

一、糖尿病慢性肾衰竭的腹膜透析治疗

糖尿病(DM)是终末期肾病的主要原因之一,在美国糖尿病所致的终末期肾衰竭已成为各种病因之首;欧洲及日本位于第二位。随着居民饮食结构的改变,我国糖尿病发生率已明显上升,因糖尿病所致的终末期肾病(ESRD)接受替代治疗也逐年增加。腹膜透析能有效地清除体内潴留的钠、水,使血压得到很好的控制,减少了降压药的使用剂量。由于血压控制良好,不存在动静脉瘘造成的分流现象,有利于改善心功能。腹膜透析时 24 小时内均匀超滤 1.5 ~2 L,克服了血液透析治疗时每 4 小时超滤 3 ~4 L 的缺

点，有利于残余肾功能的保护。腹膜对中分子物质的清除率高于血液透析，糖尿病性神经病变在一定程度上得到遏制。上述的诸多好处使得腹膜透析已成为糖尿病 ESRD 者，尤其是老年患者的首选的和主要的替代治疗手段。

（一）糖尿病肾病 ESRD 腹膜透析指征

在进入终末期肾病阶段的糖尿病患者往往合并严重的高血压，胰岛素的绝对或相对不足导致高血糖、酮症以及跨膜电位的变化使得水钠潴留，电解质、酸碱平衡紊乱较普通患者出现得更早，因此有人提出糖尿病肾衰患者应尽早开始透析治疗。糖尿病肾病患者，当血肌酐（Scr）>353.6 μmol/L（4 mg/dl）后，疾病常迅速进展，患者全身并发症更为普遍也更加严重，如严重而难以控制的高血压，顽固性心力衰竭，频发的心绞痛，迅速进展的视网膜病变等，上述并发症严重影响了糖尿病 ESRD 的预后。为此糖尿病肾病 ESRD 替代治疗应早于非糖尿病者，开始透析的指征如下。

1. Scr≥442~530 μmol/L（5~6 mg/dl） 如并发症严重，尿毒症症状明显时，且存在严重代谢性酸中毒、水钠潴留、胃肠道反应、心功能衰竭、高钾等，在 Scr 为 442 μmol/L（5 mg/dl）左右时即可开始透析治疗。如一般情况尚可，无严重并发症，可于 Scr 530 μmol/L（6 mg/dl）时开始透析。

2. Ccr<15 ml/min 对于老年及消瘦患者，应以内生肌酐清除率为准。有学者认为糖尿病肾病者，如为老年或存在严重营养不良或合并有肾病综合征，则在 Ccr 为 15~20 ml/min 时即可考虑透析。

（二）糖尿病肾病 ESRD 腹膜透析方案的选择

腹膜透析方案的选择，应根据腹膜转运特点而定，糖尿病与非糖尿 ESRD 腹膜转运功能无明显区别。Tamborlame，通过对 136 例 CAPD 者进行分析报道，糖尿病与非糖尿 ESRD 腹膜转运功能无明显区别，糖尿病 ESRD 腹膜透析者在 60 个月内，腹膜转运功能仍处于稳定水平。理论上讲，胰岛素在体外有刺激分化作用，因此腹腔内给胰岛素有可能造成腹膜硬化从而影响腹膜功能。Selgas 指出，腹膜透析 3 年约 7% 的患者腹膜超滤功能受到影响，在 7~8 年后，可升高 12%~33%。但是这种影响是可逆的，在停止透析 1 个月后，腹膜功能仍可恢复。依据腹膜平衡试验（PET）的测定结果，可更客观地评价腹膜转运功能，做出科学的透析处方。糖尿病肾病 ESRD 患者血糖控制在 300 mg% 以下时，PET 可以反映其腹膜转运功能。高转运适用 IPD 或 NIPD；高于平均、低于平均均适用 CAPD 或 CCPD；而低转运者，应建议其改变替代治疗方式。20 世纪 70 年代 IPD 为糖尿病肾病腹膜透析主要透析方式，由于这一方式透析剂量小，患者达不到充分透析，随着残余肾功能的逐渐丧失，并发症严重，存活率较低，因此，在 CAPD 进入临床使用后，IPD 不再是首选治疗方案。CCPD 时血糖的控制或胰岛素用量很难统一，一般不为首选。但如果患者存在腹腔内高压，或慢性渗漏液，或是老年或盲人患者，此方式仍不失为一理想的透析方式。此时胰岛素的剂量可根据热量的摄入量调整，并均分入每组透析中，以避免血糖忽高忽低的变化；白天进食三餐可用皮下方式相应调整。对大多数患者来讲，CAPD 应是糖尿病 ESRD 治疗的首选方案。CAPD 时，每次进餐、进透析液与使用胰岛素应同步进行。

有人认为发生两次以内的腹腔感染，短期内小分子物质转运的减少是可逆性的，超滤率（UF）无变化；长期而言小分子物质转运仍是稳定的；但随着腹膜炎发生次数的增加，腹膜超滤作用下降。因此，CAPD 者仍应定期测定 PET，以便及时调整治疗方案。糖尿病 CAPD 方案与一般 ESRD 者相同，只是应正确使用胰岛素以控制血糖。

（三）糖尿病肾病 ESRD 腹膜透析时透析液的选择

糖尿病患者糖代谢的障碍在进入终末期肾病阶段后变得更为复杂而严重，葡萄糖透析液无疑会加重糖尿病患者的糖负荷，使业已存在的糖代谢紊乱更趋严重。不少作者致力于寻找其他非葡萄糖透析液。甘油、氨基酸可作为糖尿病 ESRD 的腹膜透析液。前者耐受性好，无溶血及肝毒性作用，但可引起高渗综合征及高甘油三酯血症；后者的超滤作用与 4.25% 葡萄糖相同，同时能大大改善患者营养状况。其缺点为容易诱发酸中毒，增加氮负荷；价格也较昂贵，临床实际应用受到了很大限制。其他诸如木糖醇、明胶、多糖、多肽等均有一定的渗透超滤作用，并在一定程度上减少了糖代谢的一些副作用，但终因一些毒性或代谢物的存在而阻止了其广泛的使用。

目前糖尿病肾病 ESRD 腹膜透析时仍选用葡萄糖透析液，虽然有可能加重糖尿病者糖代谢、脂代谢紊乱，但如果降低透析液含糖量，4.25%葡萄糖透析液每日使用量不超过 2 L，增加胰岛素的用量，则可在一定程度上控制糖及脂代谢紊乱。

(四)腹膜透析时胰岛素的给药途径及方法

各种病因导致的慢性肾衰竭都会引起糖及胰岛素代谢的变化，一方面由于胰岛素在肾脏灭活受阻及尿毒症时血液中胰岛素样物质的增加，可导致自发性低血糖；而周围组织对胰岛素抵抗可导致血糖升高。进入 ESRD 阶段的糖尿病肾病患者，由于胰岛素分泌的绝对及相对不足，外周组织对胰岛素的抵抗，胰岛素排泄的延迟，酸中毒及尿毒症毒素作用下胃肠道不适，进食不规律，透析液中葡萄糖的吸收，外源性胰岛素对内源性胰岛素的作用等因素则更加重了糖及胰岛素代谢的复杂性；如何正确地使用胰岛素也就成为更为重要的问题。

1. *糖尿病腹膜透析患者血糖控制的方式* 糖尿病 ESRD 接受腹膜透析者，可用不同的方式控制血糖，包括使用胰岛素，口服降糖药，饮食控制或不用特殊治疗。糖尿病患者进入 ESRD 后，部分患者因肾功能损害后胰岛素灭活障碍，使胰岛素相对不足的状况得到不同程度的缓解，减少了对外源性胰岛素的需求，因而用少量胰岛素或单纯控制饮食既可维持血糖在正常或接近正常水平。部分患者在接受腹膜透析时一方面清除毒素后使周围组织对胰岛素的敏感性在某种程度上得到恢复，另一方面透析液中的葡萄糖被吸收后加重了患者的糖负荷；此时对外源性胰岛素或其他降糖药的需求增加。美国 NIH 腹膜透析注册资料显示，499 例糖尿病 ESRD 行 CAPD 者，86%单独使用胰岛素；2%联合使用胰岛素和口服降糖药；4%单纯使用口服降糖药；其余患者未使用任何降糖治疗。434 例使用胰岛素者，36%为皮下给药，54%为腹腔内给药，10%为皮下及腹腔内两种途径给药。迄今为止尚无确切资料说明哪种途径给药更好，但绝大多数学者认为应尽量选择腹腔内给胰岛素的方式。

2. *腹腔内用胰岛素时糖及胰岛素代谢的特点* 生理情况下胰岛细胞分泌的胰岛素进入门静脉，50%～60%被肝脏清除。基础状态时门静脉/周围静脉胰岛素浓度比为 3∶1，在葡萄糖或氨基酸刺激下引起胰岛素分泌增加，两者之比为 9∶1。经肝脏处理后可降低周围血葡萄糖及胰岛素水平。腹腔内注入的胰岛素主要通过门静脉进入肝脏，也有研究认为少数亦可经肝被膜而被直接吸收。腹腔内注入的胰岛素可持续而稳定的被吸收，克服了皮下用药时注射深度、周围循环状况及活动对其吸收的影响。

3. *腹膜透析时腹腔内给胰岛素的利与弊* 腹腔内途径(IP)给胰岛素，通过肝脏时的首过效应使肝静脉的葡萄糖浓度及胰岛素浓度显著下降。动物实验中也观察到从门静脉注入胰岛素对维持犬的正常激素及代谢水平是必需的。在人类研究中也发现，通过腹腔内给胰岛素类似于生理状况下胰岛素的分泌；周围血糖及胰岛素水平显著低于皮下给药者。相对低的周围血胰岛素水平可减少对内皮素分泌的刺激，降低周围血内皮素水平，有助于降低动脉硬化的危险性。生理状况下两餐之间可维持一较低的基础水平的胰岛素分泌。腹膜透析时从腹腔内给胰岛素，进餐、进腹膜透析液与胰岛素同步，开始胰岛素可被迅速吸收，而后是持续的稳定吸收，两餐之间的基础胰岛素水平也得以维持。腹腔内给药较皮下(Sb)能更好地控制血糖，并增加对胰岛素的敏感性。对 3 组病例 15 个月的观察发现，CAPD/IP 组血糖水平明显低于 CAPD/Sb 及 HD/Sb 组。也有报告 IP 给胰岛素有益于降低 1 天内高低血糖之差，可减少低血糖的发生率。腹腔内给胰岛素的方式可影响脂代谢，高密度脂蛋白含量低于皮下给药者，apoA-Ⅰ，apoA-Ⅱ无改变，VLDL 甘油三酯下降，VLDL apoB 下降，胆固醇酯转移酶无变化，在 IDDM 患者腹腔内给胰岛素有益于校正关键性的逆向胆固醇转运，其总的作用为有益于减少动脉硬化的危险性。也有作者提及此种方式给予胰岛素可获得较高的羟化维生素 D 水平。

少数报告 IP 方式给胰岛素可造成肝被膜下脂肪变性或坏死，IP 方式药可能会增加腹腔感染的机会，但不同作者得到的结论并不相同，迄今为止胰岛素使用途径与感染的关系尚未建立。

4. *腹腔内使用胰岛素剂量的调整* 开始行 CAPD 时，将透析前皮下胰岛素用量总量均分为 4 次，在交换腹膜透析液时，加入到每袋透析液中或直接加入到腹膜透析管中。有人推荐胰岛素加入连接管中不但能使胰岛素剂量减少，而且胰岛素在头 50 ml 灌入被冲入腹腔，能有较高浓度。从腹腔给药，每次给药需额外再加对抗腹膜透析液中葡萄糖的胰岛素量，如 1.5% GS 每升加 1 ~ 2 U；2.5% GS 每升 2 ~ 4 U；4.25% GS 每升加 4 ~ 6 U。为防止夜间低血糖，过夜的透析液中胰岛素的用量应减 20% ~ 50%。如糖尿病 CAPD 患者，透析前全天胰岛素用量为 40 U(Sb)，开始行腹膜透析后，每日更换 4 组液，需用透析液及所需胰岛素量(见表 20-14-1)。

表 20-14-1 开始腹膜透析时推荐胰岛素(正规 RI)用量表

组数	透析液	皮下 RI 均分量	透析液额外 RI 量	实际给入 RI 量
1	1.5% 2 L	10 U	2 ~ 4 U	12 ~ 14 U
2	2.5% 2 L	10 U	4 ~ 8 U	14 ~ 18 U
3	1.5% 2 L	10 U	2 ~ 4 U	12 ~ 14 U
4	25% 2 L	10 U	8 ~ 12 U	10 ~ 22 U

第一天使用 IP 方法给胰岛素后，要根据每餐后 1 小时的血糖及第 2 天空腹血糖浓度进行调整，其调整办法见表 20-14-2。

表 20-14-2 腹膜透析液中胰岛素调整方法表

血糖浓度(mg%)	血糖浓度(mg%)	胰岛素变化(RI)
空腹	餐后 1 小时	基础量 ±(U/L)
<40	<40	-6
<40	40 ~ 80	-4
40 ~ 80	80 ~ 120	-2
80 ~ 120	120 ~ 180	-
180 ~ 240	180 ~ 240	+2
240 ~ 400	240 ~ 300	+4
>400	>300	+6 或以上

一般经过 5 ~ 7 天的调整患者血糖即可达到满意水平，即空腹血糖在 7.77 mmol/L(140 mg/dl) 以下，餐后血糖在 11.1 mmol/L(200 mg/dl) 以下，HbAlc <9%。前两项指标可提供即刻血糖控制情况；而后者主要提示近期(2 ~ 3 个月)血糖控制情况。胰岛素的用量应以控制血糖满意为准，无使用量的限制。有些患者一天的总量可达 2 000 U 或以上。IP 方式给药可能会增加腹膜炎发生率，并且降低 RI 效果，此观点并未被多数学者认可，一般情况下我们仍主张首选 IP 给药的方式。皮下给药也是可选择的给药方式，同样可满意地控制血糖，其缺点为使外周血 RI 浓度升高，继而导致并诱发 RI 抵抗。Sb + IP 两者合用的方式，在如下情况时选用：①原皮下给药方式不变，加 IP 内给胰岛素以对抗透析液中葡萄糖；②白天用皮下，晚上用 IP(中长效)，以改善夜间血糖控制不良，或避免夜间 RI 量过大发生低血糖反应；③如每次交换液的 RI 需求量超过 100 U 而血糖控制不满意，此时可皮下给予长效胰岛素。

胰岛素是控制血糖的首选药物，一般不推荐使用口服降糖药控制血糖。多数口服降糖药物通过尿液排出，在 ESRD 时药物半衰期显著延长，易造成严重的或延迟的低血糖反应。

(五)腹膜透析时的并发症及治疗效果

1. 糖尿病肾病 ESRD 腹膜透析时的并发症　非糖尿病肾病腹膜透析时的各种并发症，均可在糖尿病肾病时发生。糖尿病患者发生 ESRD 时，多数已有十年或数十年的糖尿病病史。糖尿病的全身并发症广泛而严重；发生 ESRD 时仍有大量蛋白尿或肾病综合征，不少患者存在严重的低蛋白血症；糖尿病时的糖代谢紊乱易诱发感染。为此，感染、胃肠功能紊乱、营养不良是糖尿病 ESRD 接受腹膜透析者的倍受关注的问题。

(1)感染。早期研究认为，糖尿病行 CAPD 者，其非常见菌的感染率要高于非糖尿病者，但是近期研究未被证实糖尿病 CAPD 的腹腔内感染,40% 为表皮葡萄球菌,由于此菌并不能产生毒素,故其临床症状一般轻微,易于控制。已分离出的致病菌包括:金黄色葡萄球菌、草绿色链球菌、革兰阴性菌等;厌氧菌罕见,真菌感染也不常见。

(2)胃肠道反应。糖尿病 ESRD 水钠潴留可致肠壁水肿。CAPD 后腹膜透析液中糖被吸收使血糖持续升高,加之肠道长期处于大量腹水浸泡等因素,均可影响患者食欲。此类患者多有外周神经病变,甚至肠麻痹,尤其老年患者更为多见。有时 CAPD 会加重此类患者胃肠道症状,发生恶心呕吐,甚至肠运动逆转。少量多餐(6 次/天)的进食方式可改善部分症状。胃肠动力药亦可使用,有作者使用红霉素 250 mg,每日 3 次,认为可加速胃排空速度。

(3)营养不良。无论糖尿病肾病患者接受何种治疗,在 ESRD 阶段几乎所有患者均有低白蛋血症及营养不良。糖尿病的肠胃并发症如胃肠麻痹使患者恶心呕吐症状加重,进食差,摄入不足;反复发生的腹腔感染及各种其他并发症,导致代谢紊乱的进一步恶化。从腹膜透析液中丢失蛋白较多也是营养不良的原因之一。非感染情况下每日可从腹膜透析液中丢失氨基酸 2.25 g,约相当于 8 g 蛋白;感染情况下则可显著增加,每日丢失蛋白数十克。营养不良直接影响患者的存活率,降低患者的生活质量。充分透析是治疗营养不良的根本方式,此类患者需要早期的强化营养支持治疗,必要时用鼻饲,胃肠外高营养方式供给营养要素。

2. *糖尿病肾病 ESRD 腹膜透析的效果* CAPD 已成为治疗糖尿病 ESRD 的主要手段之一,而对于老年及并发症较广泛而严重者,CAPD 是首选的治疗方式。由于腹膜透析技术水平的提高,CAPD 可支持患者长期存活,一些文献报告,其 5 年存活率可达 44%,长期存活率的提高主要取决于糖尿病并发症的控制。

(1)血压的控制。高血压发病率在糖尿病 ESRD 中相当高,且多数为容量依赖性。高血压的高发率直接影响了糖尿病心血管并发症以及视力的丧失。CAPD 可持续而稳定地清除体内过多的水钠,使患者处于干体重状态。在 CAPD 时,每日可清除水分 1 ~ 1.5 L,其钠含量为 132 mEq/L,故每日清除钠为 132 ~ 198 mEq/L。相当一部分患者在开始 CAPD 后不久即可减少降压药的使用剂量和种类,甚至停用降压药。有些患者不使用任何降压药,在数年内其平均动脉压稳定在理想水平。IPD 者血压的控制效果不如 CAPD。对于需药物控制血压者,应首选血管扩张剂或钙通道阻滞剂,以小剂量开始,逐渐增加。慎用 β 受体阻滞剂和 ACEI,前者干扰患者对低血糖反应的感知,增加血糖控制的困难,加重高脂血症,后者却可增加机体对其他降糖药物的敏感性,诱发低血糖;而在肾衰竭时 ACEI 类药物可诱发严重的高钾血症。

另一个值得注意的倾向是腹膜透析诱发的低血压。糖尿病 ESRD 患者透析前已限水限钠,并可能会造成累加的钠缺失。透析后加之患者仍限水限钠,从腹膜透析液中的大量丢失水钠后又未及时补充,使累积的缺钠更为严重。糖尿病的自主神经病变及心功能下降,此时可诱发严重低血压。IPD 者较 CAPD 者更易在透析过程中发生低血压。

(2)心功能的改善。与血液透析相比,CAPD 避免了短时间内大量体液变化,腹膜透析缓慢的超滤作用有效地控制高血压,减轻了严重心脑血管症状的负担,继而改善其功能。

(3)残余肾功能的保护。残存肾功能的保护直接关系到患者透析充分性或生活质量。血液透析由于短时间内血流动力学的大幅度变化,使肾脏缺血灌注损伤加重;而血液透析时管路及透析膜与血液直接接触激活补体,也诱导产生 IL-1β,TNF-α 以及其他细胞因子和活性氧代谢产物等使肾功能进一步下降,残存肾功能迅速丧失。而 CAPD 有一稳定的血流动力学,易于控制血压,其生物不相容性较血液透析时要轻得多,故有益于残余肾功能保护。自 1983 年以来已有陆续报道,CAPD 能使残余肾功能在较长时间内保持稳定(18 至 60 个月不等),这一结果无论对患者的生活质量或是透析剂量,乃至治疗费用均有直接影响。

(4)外周神经病变。尿毒症外周神经损害及糖尿病外周神经损害有相似的病理表现,在糖尿病进入 ESRD 后神经病变进展更为迅速。在接受腹膜透析后糖尿病肾病 ESRD 患者外周神经病变能稳定相当时间,有人对 7 例 CAPD5 年的糖尿病患者每年做感觉与运动神经的检测,有 5 例保持在一稳定水平,2 例有轻度受损。在接受腹膜透析CAPD患者中,运动神经损伤较血液透析轻,这主要归因于腹膜透析对中分子神经毒素的清除较好。

(5)视力。CAPD者能较好地控制血压、血糖,CAPD者不使用肝素也减少了眼底出血的机会,因此CAPD有益于保护患者的视力。接受CAPD的糖尿病肾病患者其眼底病变的进展较接受血液透析者要缓慢,并可稳定在一定水平,甚至有报道CAPD能改善此类患者视神经功能。腹膜透析避免了短期内血容量减少造成的视网膜缺血,很好地控制了血压与血糖。

CAPD已成为一较成熟的治疗方法,由于技术上容易成功,有稳定的血流动力学,易于控制血压及维持心功能稳定,有益于糖尿病其他全身并发症的控制,已成为糖尿病ESRD不可缺少的替代治疗方法,其在临床治疗中的地位已越来越重要。然而,如何进一步克服感染,改善营养不良,纠正糖代谢及脂代谢紊乱,以及防治糖尿病其他全身并发症仍是广大肾脏病工作者所面临的重要课题。

二、老年人腹膜透析

随着老年人口的迅速增长,老年人慢性肾衰竭的诊治问题日益突出,据来自北美加利福尼亚地区的调查,不同年龄的终末期肾脏病ESRD发生率为44.9/100万人口年,而在60~69岁时其发生率增至99/100万人口,而至70岁以上时猛增为154.3/100万人口。目前中国大陆尚无有关统计资料,但老年人口迅速增长的严峻形势已使其成为我国肾脏病学家面临的问题。

(一)老年人肾衰竭特点

1.发病率及病因　由于老年人机体器官各系统的衰老及其功能减退,使其肾脏疾病发病率明显增加,据Kafetz报告,在老年病住院患者中20%患者有明显的肾功能不全。由于老年人慢性肾衰的病因受到老龄机体各器官系统的衰老及伴随疾病的干扰,与青年人有所不同,从临床分析资料中可见致老年人慢性肾衰的主要病因依次为原发性高血压、肾小动脉硬化、糖尿病肾病、慢性肾盂肾炎、慢性肾小球肾炎、梗阻性肾病等。继发性肾脏疾病引起老年慢性肾衰竭占50%~60%。

2.临床特点

(1)老年慢性肾衰的临床表现多不典型,常因隐袭发病而被忽视,常因其他系统疾病就医时而发现肾功能已进展至慢性肾衰竭尿毒症阶段,或由于某些诱因导致肾功能迅速恶化。

(2)老年慢性肾衰竭伴有多系统损害,尤以心脑血管系统损害为多,因此许多老年患者发生急性左心衰竭而就诊时发现肾衰竭。老年患者影响心血管因素诸多,除了与老年人几乎无一例外存在的冠状动脉粥样硬化、心肌钙化、心脏退行性改变有关外,首先与原发病有关,如长期高血压导致左心室肥厚,耗氧增加;糖尿病长期糖代谢紊乱对心肌影响,脂代谢紊乱;此外,还与肾衰竭时并发症相关,如水钠潴留、严重贫血、代谢性酸中毒,水、电解质紊乱等。

(3)老年慢性肾衰精神神经症状突出,除了具有尿毒症神经系统表现,如疲乏、失眠、乏力、注意力不集中外,突出表现为性格改变,幻视、幻觉,严重者可出现谵妄、昏迷、癫痫样发作。

(4)老年肾衰不同程度贫血导致冠脉供血不足而出现频繁心绞痛和心力衰竭,当贫血纠正后症状可获缓解。出血倾向在老年慢性肾衰患者中以胃肠道黏膜出血较突出。

(5)营养不良,增龄本身对胃肠有一定影响,经研究证明,80%患者味蕾数量减少,萎缩致使味觉下降,食道黏膜萎缩,蠕动功能下降,胰腺分泌减少,消化不良等。而伴随慢性肾衰尿毒症毒素对胃肠刺激,食欲不振、厌食、恶心、呕吐,营养热量摄入不足出现严重营养不良。

(二)老年慢性肾衰竭腹膜透析特点

伴随着老年慢性肾衰竭患者增加,老年透析的比例在全球呈快速进行性增长趋势,在美国,老年透析患者已占47%,有人统计至20世纪末可达60%,在我国目前透析临床资料分析老年透析患者约占40%。由此可得出老年慢性肾衰患者将是接受透析治疗的主要人群。而对于老年患者采用何种透析方式治疗,原则上各种透析治疗方式都可以考虑,据国内资料统计,目前仍以选择血液透析为主,约占83%,其次则是选择腹膜透析的占10% ~12%，因此，如何选择透析方式应结合老年患者的临床特点综合考虑。

老年慢性肾衰竭患者在血液透析方面资料统计其死亡率及存活率得出，开始接受透析治疗年龄越大，存活率越低，65 ~69岁第1年存活率70%，2年存活率54%，3年存活率22%；84岁以上1年存活率45%，5年存活率<5%。其死亡原因中心血管疾病占47%，包括透析中及透析间期发生心脏骤停、急性心肌梗死、脑血管意外，其次是营养不良、免疫力低下感染败血症、恶性肿瘤。

对于老年患者采用血液透析的临床问题：①血管通路，由于高血压、糖尿病引起的血管病变，动静脉内瘘成熟慢，结扎血管发生动脉缺血症的机会多，血管壁薄易形成动脉瘤，易发生血管通路栓塞，局部感染，透析中血流量不满意等；②血液透析中并发症多，因血液透析体外循环及短时间快速超滤脱水，老年患者在容量丧失后，血管内再灌注发生慢，以及老年人有自主神经功能不全和心脏顺应性低并对容量排除反应更敏感，而易出现低血压而导致心绞痛、心肌梗死、心律失常、心脏骤停。脑血管方面可出现脑溢血、脑梗死。

与血液透析比较，接受腹膜透析老年患者在死亡率及存活率、心脑血管发生事件、感染等方面并无明显差异，但腹膜透析方式适宜老年患者优势在以下几个方面。

(1)安全、方便、操作简单、易于培训。

(2)无体外循环及短时快速超滤脱水，透析中无急剧的血流动力学变化，因而造成危及生命的严重并发症少。

(3)连续性非卧床腹膜透析方法以24小时持续的溶质交换，腹膜超滤脱水相对平稳，患者内环境稳定，水电解质及酸碱平衡无大幅度波动，因而透析失衡少。

(4)由于对血流动力学影响小，内环境相对稳定，因而能较好地保持患者的残余肾功能，高血压易于控制。

(5)对中分子物质清除好，而且不像血液透析过程中透析器残血导致慢性失血，因而EPO使用量少，且贫血纠正快。

(6)不需建立血管通路，无须抗凝治疗，对于有出血倾向患者适宜选择腹膜透析。不需特殊设备，因地制宜开展此项治疗。

(7)腹膜透析以家庭为主，活动自由，生活能合理安排，心理负担少，生活质量改善快。

(8)糖尿病肾病患者通过腹腔内给药途径能理想控制血糖。

(三)老年慢性肾衰患者腹膜透析的指征

老年慢性肾衰患者在肾功能进展过程中因为：①常伴随有严重水钠潴留；②伴发全身多个器官衰老，并发症多；③常因某些诱因如急性左心衰、肺部感染等促使肾功能急剧恶化，尿毒症毒素在体内蓄积又加重身体重要器官病变，易发生多器官功能衰竭而危及生命。因此，对于老年慢性肾衰患者选择腹膜透析时机相对早些。及时有效清除尿毒症毒素及水分有利于降压，控制高血压，改善心功能，为提高腹膜透析后生活质量创造条件。一旦患者具有腹膜透析条件，血肌酐≥407.2 μmol/L，血尿素氮≥28.6 mmol/L，肌酐清除率10 ml/min时应及时进行腹膜透析管路的置入术。由于老年慢性肾衰患者长期严格限制蛋白质入量，或蛋白质－热量摄入严重不足，血尿素氮水平较低，故不应以尿素氮高低作为开始透析的指标；又由于老年患者肌肉体积减小且活动量少，可致使血肌酐值亦降低，故亦不应单以血肌酐高低作为开始透析的指标，而应以肌酐清除率为准，肌酐清除率可参考下列公式计算：

$$PCR = 10.76 \times \left(\frac{D_{BUN} \times V_U + U_{BUN} \times V_U}{1\,440} \times 28 \times 10 + 1.46\right)$$

女性患者计算值应减少15%，肌麻痹者减少20% ~40%。

(四)老年患者的腹膜透析置管术

老年患者的腹膜透析置管方法，位置与普通患者相同，可选择腹部脐下正中线或腹直肌旁切口将腹膜透析管置入膀胱直肠窝处。由于老年患者营养状态较年轻患者差、血浆蛋白低、严重水钠潴留、术中易出血、术后易感染、伤口愈合差，因此手术前应尽可能做好准备，如血红蛋白维持在80 g/L，血小板>100×

$10^9/L$，控制感染灶，如肺感染、胃肠感染、泌尿系感染，并在手术当日，及术后使用抗菌药物可明显减低透析管路感染发生率。置管术后加强支持疗法，并尽可能在置管术后3～4周开始使用，减少透析管牵拉，有利于组织愈合，避免出现腹膜透析液渗漏，皮下隧道血肿形成，腹壁切口疝发生。

（五）老年患者腹膜透析溶质转运特点

腹膜透析是利用腹膜作为半透膜，向腹腔内注入透析液，通过透析液与腹膜毛细血管或淋巴液相互渗透与交换而达到清除溶质的目的。老年腹膜经动物试验证明：随着年龄老化其本身可出现微循环改变，表现为毛细血管基底膜增厚，外膜原纤维胶原化、孔径缩小，从而导致毛细血管代谢率下降。而老年患者长期高血压，动脉粥样硬化，糖尿病的血管病变，腹壁血管弹性发生改变，尤其是毛细血管有明显的变化，主要表现为单位面积内有功能的毛细血管数量减少，脆性增加，它们之间距离增大，血流减慢，因此老年腹膜毛细血管的这些改变可影响腹膜透析时的溶质转运，导致透析效能下降。

（六）老年患者腹膜透析超滤脱水

腹膜透析时超滤脱水是利用葡萄糖作为渗透剂来提高腹腔内透析液的渗透压，以增加渗透压力差，使血管内水向腹腔内透析液转移而产生超滤。老年人腹膜毛细血管改变，以及老年慢性肾衰竭患者常常有低蛋白血症、胶体渗透压低、组织间隙水肿而血管内容量相对不足，与此同时常伴随有其他脏器病变，如并发心力衰竭，心搏出量下降均可导致老年腹膜透析时超滤脱水困难。

腹膜的淋巴液回流对腹膜透析的超滤量具有一定的影响，有试验证明腹腔的淋巴管每小时能吸收体内水分的3%～8%，每小时由淋巴管回吸入血液的淋巴液30～80 ml。在腹膜透析中当淋巴回吸收量超过了渗透超滤量就会产生超滤失败，故常认为淋巴回吸收增加导致超滤脱水不充分亦是腹膜透析失败的原因之一。因为老年患者腹腔膈肌松弛，腹膜透析灌入液体后腹腔压增加，导致腹膜孔开放数目增加，使得腹腔液体经腹膜淋巴孔重吸收增加。

（七）老年患者腹膜透析充分性

由于老年慢性肾衰竭患者本身为高龄，常伴随心、脑系统退行性病变和功能改变及周围血管粥样硬化等因素，因而选择腹膜透析作为替代疗法。然而对于老年腹膜透析患者的透析疗效分析，透析不充分、营养不良是影响老年透析患者预后的主要因素之一。因此，给予透析充分剂量是提高患者生存质量、延长存活时间、减少死亡率的关键。老年慢性肾衰患者经过充分透析，毒素清除及理想超滤脱水后临床症状应得到明显缓解，生化指标得到改善。其临床标准为患者自我感觉良好，无尿毒症症状如纳差、恶心、呕吐、乏力，无水钠潴留，保持干体重稳定，血压控制满意。实验室检查Hct＞25%（未用EPO及激素的情况下），神经传导速度正常，电解质正常，无酸中毒。

（八）老年患者腹膜透析并发症及处理

1. *透析液渗漏* 老年患者腹膜透析发生透析液渗漏明显高于青年人，这与老年患者腹壁肌肉减少，营养不良腹膜薄，手术中荷包缝合不紧，术后组织愈合慢等有关。透析液渗漏可以发生在透析时任何阶段，因此主张在透析置管术后3～4周开始透析。发生透析液渗漏时应停止透析2～3周，并采取血液透析临时过渡。

2. *透析管移位* 老年患者胃肠功能紊乱，表现腹泻肠蠕动过快或者便秘均可导致透析管移位。此外，老年患者腹壁松弛，腹腔内容量大，在置管术后易发生透析管漂移，患者常表现为透析液引流不畅，经腹部X线可以证明透析管位置。处理包括重新置管或者使用腹腔镜重新复位局部固定。

3. *疝气* 从解剖学特征，腹壁的薄弱部位在脐周、股环、腹股沟管及腹股沟三角区，在腹膜透析后最多见疝气并发症也多发生在这些部位，其发生率为10%～25%，而80%以上发生在老年腹膜透析患者，老年腹膜透析患者发生率高的原因为老年人腹壁肌肉薄弱，在手术中腱鞘愈合不佳，在接受腹膜透析由于透析液置留腹腔导致腹腔内压增加，而发生疝气。疝气的发生临床上一般无不适症状，仅表现为局部隆起，由于手术中腱鞘愈合不佳，部分患者可能发生交通性积液出现阴囊或外阴水肿，但有时可因小肠嵌顿而发生肠梗阻症状需紧急手术，避免肠坏死。疝气可经手术修补。如何做到预防疝气发生，建议在腹膜透析置管术中,避免经腹白线切口或脐周切口,关闭腹腔时应严格细致缝合浅筋膜或鞘膜。CAPD 最好在术后 10～14 天开始,有条件者可考虑采用 CCPD 夜间腹膜透析减少腹内压。

4. 腹膜炎及处理　在老年 CAPD 患者发生腹膜炎明显较青年组高(0.52/患者年∶0.37/患者年),这是因为老年患者增龄后免疫力低下,腹腔巨噬细胞吞噬功能减退,IgG 和补体 C3 水平降低,腹腔内局部防御能力下降,对致病源入侵的耐受性较青年人差。此外老年患者生活自理能力差,无菌操作掌握不准确,腹膜透析液渗漏等均使腹膜炎发生。

老年腹膜透析患者发生腹膜炎时临床症状不典型,由于老年患者敏感性降低,对疼痛阈值提高,在发生腹膜炎时腹痛并不突出,自觉症状轻微,直到发现透出液混浊才发现。老年人体温调节能力低,发热不如年轻人明显,甚至感染严重时也是如此,因此常常不被引起重视。对于老年腹膜透析患者应密切观察每次腹膜透析出液的超滤量,监测电解质、血糖。由于腹膜炎早期腹膜毛细血管通透性增加,对葡萄糖转运增快,体内钾经腹膜透出,临床表现低血钾、高血糖及超滤量下降。此时应注意腹膜透析液有无混浊,并及时进行腹水常规及细菌培养明确诊断。当透出液混浊,腹膜透析液常规发现白细胞明显增多,白细胞数 >100/mm^3,其中以中性粒细胞 >50%,透出液离心后沉渣涂片革兰染色阳性,细菌培养(+)可诊断。

老年腹膜透析患者的腹膜炎致病菌与其青年组的腹膜炎致病菌并没有明显不同,但真菌性腹膜炎发生率明显高于非老年组。腹膜炎治疗主张在出现腹膜炎疑似征象的 24 小时之内必须进行初始治疗,一般在3～5天能完全控制腹膜炎,若在 24 小时之后才开始接受治疗者,部分患者可能演变为慢性腹膜炎,导致腹膜纤维化。抗菌药物的使用应强调针对细菌培养药敏来选择,避免盲目采用导致耐药性产生及菌群失调而发生真菌感染。对于抗菌药物的选用种类及剂量应充分考虑老年患者对药物吸收、分布、代谢及排泄与年轻患者不同,因而使用药物作用增强,作用持久,甚至在血浓度较低的情况下而出现副作用,如头孢类抗菌药物易通过血脑屏障导致中毒性脑病而出现精神、神经症状,严重者可出现昏迷。由于老年人对腹腔感染的耐受性差,腹膜炎的治疗时间长,易复发,故对重症或反复发作和治疗无效者,主张尽早拔管,暂改血液透析 2 周后重新置管。

5. 营养不良　在 CAPD 患者中蛋白质及营养不良普遍存在,从临床特点发现,发生营养不良的年龄普遍大于营养较好者,尤其重度营养不良患者均发生在年龄大于 60 岁患者,造成老年腹膜透析患者营养不良原因如下。

(1)蛋白质摄入不足,其中厌食是主要原因。透析不充分时,尿毒症毒素蓄积影响食欲使蛋白质摄入减少。

(2)腹膜透析时透析液葡萄糖经腹膜吸收入血,占总热量 20%,导致食欲下降。

(3)腹腔中持续灌充透析液,使胃腹胀满。

(4)药物,如钙磷结合剂及铁剂均有恶心、呕吐等副作用。

(5)精神抑郁,经济拮据。

(6)蛋白质丢失增加,腹膜透析时大量蛋白质以及氨基酸从腹膜透析液丢失,当发生腹膜炎时更甚。

(7)合并其他疾患,尤其感染、高分解代谢、食欲低下、蛋白质和脂肪储存下降。

(8)代谢及激素分泌紊乱,尿毒症时伴随胰岛素抵抗,胰岛素样生长因子(IGF)作用降低,分解代谢性激素如肾上腺皮质激素、胰高血糖素、PTH 等水平上升,最终使蛋白质合成减少,分解增多。

近年来研究证明,CAPD 患者的营养状态直接影响并发症的发生率及患者存活时间。评估腹膜透析患者营养状态的生化参数包括血清白蛋白和前白蛋白,前者是反映患者体内蛋白质储存最主要、最常用的指标。Avram 发现,CAPD 患者的血清白蛋白每升高 10 g/L 死亡率下降近 60%,而低蛋白血症患者中,腹膜炎的发生和住院天数均增加。而前白蛋白由于半衰期短,被认为是另一个与生存率有关的估计内脏蛋白质状况的指标,当前白蛋白 <300 mg/L 时死亡率为 42.5%。

6. 心血管系统　心血管并发症是 ESRO 老年患者最常见的死亡原因。老龄患者心血管系统退行性病变,尿毒症性心包炎与心肌病伴有心力衰竭、高血压、心绞痛、心肌梗死也常发生于 CAPD 老年患者,有资料统计老年腹膜透析患者3年存活率为52%,但有心脏危险因素存活率为35%。因此,对于老年腹膜透析患者应给予充分透析,及充分超滤的同时,应积极控制高血压,纠正贫血以减少心血管事件发生率。

7. 水、电解质紊乱

(1)低血压。老年患者各脏器呈萎缩状态,口渴中枢敏感性降低,饮水量不多;透析中超滤脱水过多,均可导致血容量不足发生低血压,细胞内水分丢失引起脑细胞失水,发生中枢神经系统障碍。因对老年腹膜透析患者的超滤脱水量应根据患者每日尿量、摄入及体重增长而制定。

(2)低钠血症。与其摄入不足、恶心、呕吐、短时快速超滤脱水、钠从透析液丢失有关。老年人低钠血症在临床表现缺乏特异性,多数无任何症状,当血清钠<120 mmol/L时患者可出现肌肉痉挛、昏睡、谵妄甚至昏迷。

(3)低钾血症。腹膜透析液与无钾,在透析过程钾以离子形式从血液向腹膜透析液转运,当发生腹膜炎时腹膜通透性发生变化,钾转运更快。此外,摄入不足,恶心呕吐均可使血钾降低,其严重性可使心脏传导系统紊乱出现心律失常严重者心脏骤停。其治疗可鼓励患者通过摄入途径补充钾,必要时可配成3~4.5 mmol/L浓度钾通过腹膜转运入血。

8. 社会心理 随着社会进步,老年人对形势改变不适应,由于躯体病变,使得大多数患者存在心理障碍表现抑郁、焦虑,对战胜疾病缺乏信心,因此存在治疗上与医护人员配合不当影响其生活质量,严重者表现有自杀倾向。

三、儿童腹膜透析

(一)儿童肾衰竭特点

1. 病因 儿童肾衰竭发生在5岁以下多是由先天性肾畸形,如解剖异常、肾发育不全、肾发育异常、尿路梗阻以及其他先天畸形导致。大于5岁儿童的肾衰竭多是由肾小球疾病,据有关临床资料统计,局灶节段性肾小球硬化(17%),反流性肾病(11%),慢性肾小球肾炎(9.6%);其他见于药物、感染、溶血性尿毒症导致急性肾衰竭演变成终末期肾衰竭。

2. 临床表现 慢性肾衰竭的病变可累及人体各脏器系统和代谢而出现尿毒症症状,而儿童慢性肾衰竭患儿由于其年龄小,缺乏自制能力,以及生长发育等特点,其临床特点如下:

(1)起病隐袭。开始发病时部分患儿临床症状不明显,常于体检时偶尔出现蛋白尿,高血尿,或由于纳差,营养不良,贫血原因就诊检查发现肾衰竭。

(2)肾性骨营养不良。肾衰竭时,尿磷排泄减少,血磷增高,同时肾脏合成1,25-$(OH)_2D_3$的量减少,使肠道吸收钙的能力下降而产生低钙血症,慢性肾衰时出现的代谢性酸中毒也干扰1,25-$(OH)_2D_3$的合成。高磷血症,低钙血症,尤其1,25-$(OH)_2D_3$减少,使甲状旁腺增生,继发性甲状旁腺亢进,导致肾性骨营养不良,在慢性肾衰竭儿童则由于骨组织钙化障碍,骨矿化不足表现为佝偻病。

(3)生长受阻。晚期慢性肾衰竭儿童比正常儿童矮小,其原因为蛋白质及热量摄入不足,维生素D_3缺乏,慢性代谢酸中毒,肠道对钙的吸收障碍,骨质和血中生长激素水平低下等所致。

(4)水电解紊乱、低钠血症。在儿童慢性肾衰竭中因长期忌盐和肾脏不能保留钠,易发生低钠血症,当发生脱水时,如补液过多或葡萄糖溶液,细胞外液的张力下降,水分进入细胞内可致水中毒出现惊厥甚至死亡。

(二)儿童腹膜透析特点

腹膜透析于60年代首先用于治疗儿童急性肾衰竭,并很快在全世界得到推广应用。1978年,加拿大的一位3岁女孩成为世界上第一位接受连续性非卧床腹膜透析(CAPD)治疗的患儿,1981年Diaz-Buxd等首次发表使用循环腹膜透析机治疗成人ESRD,以后陆续用于患儿,由于CAPD或持续循环腹膜透析(CCPD)具有技术简单、便于操作的优点,已成为患儿肾脏替代治疗的重要方法。它能有效地清除尿毒症毒素及水分,纠正水电解质紊乱及代谢酸中毒,并为患儿创造了肾脏移植的机会。根据北美和许多欧洲国家报道,CAPD已经成为15岁以下肾衰竭患儿最常用的透析方式。

(三)儿童腹膜透析对溶质清除

腹膜透析影响溶质转运因素包括腹膜有效通透面积及血流量、腹膜的通透性等,儿童的腹膜生理特性据有关资料证明,儿童腹膜对于中小分子物质的通透性与成人相似,但儿童体重轻,腹膜表面积与单位体重之比(腹膜面积/单位体重)则明显高于成人,约是成人的2倍。由于儿童腹膜面积相对较大,又不具成年人血管硬化所致腹膜毛细血管改变,因此儿童腹膜透析对溶质清除充分。另外,儿童腹膜透析对水的超滤方面,虽然葡萄糖经腹膜吸收较成年人略高,然而由于有较大的腹膜面积而使超滤增加,即使在较低的渗透梯度时仍有较好的透析超滤效果。

(四)儿童腹膜透析的优点

腹膜透析对终末期肾脏病的婴幼儿和青少年特别适用,这是由于儿童本身四肢血管细,血液透析的血管通路难以建立,在血液透析中不能很好配合,尤其婴幼儿体重小,很难有相配套的血液透析装置,因此限制了血液透析作为儿童慢性肾衰的肾脏替代疗法。而腹膜透析则作为主要疗法,其优点为:

(1)腹膜透析不需体外循环,从而避免因反复血管穿刺,给儿童带来的恐惧心理及血液透析时发生急性并发症。

(2)与成年人比较,儿童腹膜表面积相对较大,能较好地清除溶质及超滤脱水。

(3)充分的腹膜透析可改善食欲,保证充分营养,患儿生长发育良好。

(4)腹膜透析技术简单,易操作及培训,可采用家庭透析方法,易被患儿及其父母接受。

(5)进行 CAPD 或 CCPD 治疗不影响患儿正常上学读书,过正常儿童的生活,有利于儿童的心理健康。

(6)减少和避免因与血液接触而感染的机会,如乙型和(或)丙型肝炎病毒等,为肾脏移植创造条件。

(五)儿童慢性肾衰竭腹膜透析

1. 腹膜透析置管　大多数的成人腹膜透析管种类均有与之相似的儿童和婴幼儿腹膜透析管,它们通常比成人腹膜透析管更短、更小。儿童和婴幼儿腹膜透析管应随其年龄、身高、体重而选择。体重 >30 kg儿童,可以应用成人的 Tenckhoff 透析管,体重 <30 kg 可使用儿童腹膜透析管(腹内段长 12 ~ 14 cm,内径为 1.8 mm),而体重低于 5 kg 的婴儿选用新生儿透析管(腹内段长 10 ~ 12 cm,管内径为 0.5 mm)。腹膜透析管置入以经腹直肌旁正中切口最为常用。由于儿童不能配合手术常于全麻下进行。婴幼儿盆腔较浅,插入腹腔内透析管长度约相当于脐至耻骨联合的距离,由于儿童不能表达有无便意感或尿意感,可通过试行灌注透析液 500 ~ 1 000 ml,如果液体出入通畅则表明透析管腹腔段位置良好。Sieniawskaet 尝试在婴幼儿使用鹅颈导管并使导管留出口定位在胸前,据观察可降低婴幼儿导管相关感染的发生率。

在手术中应注意:①因儿童腹膜薄、脆、嫩,为降低腹膜透析液外漏应特别注意采用腹膜荷包缝合使深部涤纶套固定腹膜中,但切勿过分牵拉腹膜造成腹膜撕裂;②儿童大网膜相对较长,常常造成大网膜包裹腹膜透析导管或使管路扭曲移位,为避免其发生,有人主张在术中对大网膜较长者行部分切除。腹膜透析管置入术后不主张立即进行透析,最好在术后 2 ~ 4 周开始。在此期间可用 500 ~ 1 000 ml 透析液冲洗腹腔后用肝素封闭透析管。如病情需紧急透析,患儿应取仰卧或半卧位,每次交换量 15 ml/kg 为宜,这样可防止腹内压增加,有利于伤口组织愈合,避免发生透析液渗漏。

2. 慢性腹膜透析处方

(1)CAPD。儿童标准的 CAPD,每日 4 次,每次透析液量为 50 ml/kg 或 2 000 ml/m^2,白天交换 3 次,间隔 4 ~ 6 小时交换一次,夜间交换一次,透析液存留在腹腔中过夜 8 ~ 10 小时。可根据病情及残余肾功能来增加或减少交换次数,当患儿常规透析仍出现高血钾或高分解状态或透析不充分时,可适当增加交换次数。CAPD 透析方式对于儿童患者需要其他人的帮助,同时影响学龄儿童正常上学,由于 CAPD 透析方式液体交换次数多,腹膜炎的发生率相对较高。

(2)持续循环腹膜透析(CCPD)。CCPD 是近年来随着自动腹膜透析机而发展起来的一种腹膜透析方法。对于儿童患者选用 CCPD 方式其优点是:①由于 CCPD 是由腹膜透析机换液,自动加温,控制液体出入量,减少了人工换液的次数,从而有效降低腹膜炎的发生率;②由于通过透析机可调整灌入量,适用于体表面积较小的儿童患者;③CCPD 每天仅操作一次,最大限度地减少患儿父母对透析的参与,而患儿白天不需透析,可充分地利用白天时间学习;④透析在夜间进行,白天可提高营养、热量的摄入;⑤儿童腹膜表面积与单位体重之比较成年人大,腹膜对葡萄糖再吸收快。因此对于儿童腹膜透析患者选择透析方式,CCPD 明显优于 CAPD。

(3)间歇性腹膜透析(IPD)。IPD 透析方式运用于急性肾衰竭腹膜透析或慢性腹膜透析治疗的最初阶段,一般推荐透析交换 8 ~ 10 次/天(8 ~ 10 个透析周期);每次透析液 30 ~ 50 ml/kg,最多不能超过 2 000 ml/(m^2·次),由于 IPD 透析方式腹膜透析液置留腹腔内 30 ~40 分钟,对中、大分子物质清除效果差,因此不作为慢性腹膜透析的常规。

(4)夜间间歇性腹膜透析(NIPD)。NIPD 与 IPD 的透析方式相似,但时间上,白天与黑夜是颠倒的。NIPD 是在夜间利用腹膜透析机进行的间歇性腹膜透析形式。NIPD 白天腹腔内没有透析液,夜间交换次数为 8 ~10 次。由于 NIPD 减少透析液在腹腔内停留时间,对溶质清除受到限制,特别中、大分子物质清除效果差,临床上使用少。

3. 各年龄段儿童的腹膜透析

(1)婴儿(0 ~2 岁)。对于肾衰竭的婴儿来说,如果其父母或看护者希望在家中治疗,腹膜透析是一种理想的选择。不需要严格限制饮食和入液量,并使父母可以很好地照顾孩子。腹膜透析的选用方式以 CCPD 优于 CAPD,最主要优点是 CCPD 可在夜间进行,因此,对于那些需要白天上班的父母及那些有其他孩子需要在白天照顾的父母来说,CCPD 是很适宜的。并且能采用合适的透液量,因为循环机提供的最小增减液量可达 100 ml。由于日夜留腹液量减少,腹内压降低,可改善患者的食欲。

(2)学龄前儿童(2 ~5 岁)。对于学龄前儿童,尽管可以选择血液透析方式,但仍比不上 CAPD 和 CCPD。因为血液透析需要建立血管通路及反复穿刺,并需要严格的饮食控制,对于儿童来说是非常困难的,而腹膜透析方式仍以 CCPD 优于 CAPD,不影响儿童白天的活动。

(3)学龄儿童(6 ~11 岁)。学龄儿童腹膜透析方法的选用仍然以 CCPD 为首选治疗方式,患者不需在白天进行交换,不影响白天的上课和正常的学习以及其他活动节律。

(4)青少年(12 岁以上)。由于家庭腹膜透析可由青少年独立完成而不需要帮助,因此,青少年腹膜透析可选择 CAPD 或 CCPD。

4. 儿童腹膜透析充分性 腹膜透析充分与否与腹膜透析患儿的营养状态,生长发育及生存率密切相关。如何评估儿童腹膜透析充分性包括:

(1)充分透析剂量。通常需要 50 ml/kg 或 1 100 ml/m^2,每日 4 ~5 次,此透析液量才能使人体每天代谢产物的产出达到平衡,同时由于儿童与成年人比较处于高代谢状态,给予充分透析剂量下监测尿素氮水平,BUN 应 <17.86 mmol/L(50 mg/dl)。

(2)透析充分指标 *Kt/V*。尽管迄今为止尚无针对儿童腹膜透析对溶质清除特点做出一个指导儿童腹膜透析充分性标准,仍推荐以成年腹膜透析充分标准(DOQI),即 *Kt/V* 又称尿素清除指数,CCPD 时 *Kt/V* 为 2.1/w,NIPD 时 *Kt/V* 为 2.2/w。

肌酐清除率(creatinine clearance rate, Ccr)与 *Kt/V* 相比,对肌酐清除率的计算更能反映腹膜的溶质清除,因此对于透析充分除有 *Kt/V* 值以外,临床上常用 Ccr 来作为判断透析效能的指标。如果将 *Kt/V* 与 Ccr 指标综合判断能提高其准确性,其标准为 CAPD 时肌酐为 60 L/w 或 9 L/d;CCPD 为 63 L/w,NIPD 为 66 L/w。

(3)透析充分的临床标准。患者自我感觉良好,血压稳定,无恶心、呕吐、乏力、厌食,生长发育正常,贫血改善,电解质正常,尿素氮 <17.86 mmol/L(50 mg/dl)。

(六)腹膜透析腹膜炎

导致儿童腹膜炎发生率高的原因与儿童年龄小、生活自理能力差、婴幼儿易尿液污染、操作人员不能做到严格无菌以及抵抗力低等有关。儿童腹膜炎最常见的细菌为革兰阳性球菌,达 60% ~70%,如金黄色葡萄球菌,其次是表皮葡萄球菌;革兰阴性杆菌占 20% ~30%,真菌感染占 3% ~5%。

儿童腹膜炎临床表现与成年人有所不同，通常在细菌入侵腹腔24～48小时后，由于儿童体温调节中枢不稳定，常可以体温升高作为最早表现，随之出现腹膜透析液混浊、腹痛，同时伴有消化道症状如恶心、呕吐。对于儿童腹膜炎诊断与成年人一样，腹膜透析液白细胞总数>100/μl，多形核大于50%，腹膜透析液革兰染色，细菌培养可协助诊断并提供抗生素治疗。特别指出小于2岁婴儿腹膜炎伴发烧需做周围血培养，除外有无败血症，并及时给予抗生素治疗。由于患儿的腹膜表面积大，通透性高，腹腔内给抗生素能快速经腹膜吸收，局部药物浓度高，但是并发严重感染抗生素效果不好，应考虑全身用药并及时拔除腹膜透析管。如何防止或减少腹膜炎的发生，可选用先进的CAPD连接系统，有条件者应考虑使用腹膜透析机进行CCPD以减少手工操作次数，应着重训练患儿或其父母掌握严格无菌操作，正确的透析交换方法，定期更换管路等。

新近有人研究证明，对儿童腹膜透析患者腹腔内注射免疫球蛋白可刺激中性粒细胞趋化功能，增加腹膜对细菌的抵抗力，减少腹膜炎的发生或缩短腹膜炎病程。腹膜透析管外口及腹膜透析管皮下隧道感染为儿童腹膜透析常见并发症之一，为避免其发生，主张在置管前常规预防性使用抗生素，防止术后皮下隧道感染及腹膜透析管外口化脓及腹膜炎的发生。置管术后由于儿童腹膜极脆，尽可能推迟开始腹膜透析时间，否则易发生腹膜透析液渗漏引起感染。

（七）儿童腹膜透析与发育

儿童ESRD患者生长停滞，青春期发育延迟是很常见的，与慢性肾衰时营养不良、蛋白质、热量摄入不足或缺乏、贫血组织缺氧，以及代谢性酸中毒、钙磷代谢紊乱等有关。由于这些原因，对于儿童ESRD患儿在接受腹膜透析目的不仅仅是延长生命，而是为其创造一个良好的生存质量。

1. *充分的透析*　对儿童ESRD患者的充分透析对生长发育起着重要作用，来自国内外研究证实，腹膜透析充分与腹膜透析患者生存质量及生存率有关，在给予充分透析剂量达到清除毒素，改善和解除尿毒症症状，纠正代谢性酸中毒，有利于儿童腹膜透析患者生长发育。因此在进行腹膜透析治疗中应定期监测透析充分与否的指标Kt/V及Ccr，用于了解透析的充分，调整透析液量，而不能等到患者出现透析不充分症状后才被动的调整透析量。

2. *营养状态与发育*　在腹膜透析过程中，儿童腹膜透析患者发生营养不良高达85%，这是由于：①儿童ESRD患者体内代谢发生了很大的改变，突出地表现在蛋白质合成减少，分解代谢增加；②腹膜透析液中蛋白质和氨基酸丢失较成年人多，这与儿童腹膜面积与体重之比值大，腹膜通透性高有关，有作者报道了腹膜表面积与腹膜透析液蛋白质丢失的相关性，且年龄越小，腹膜表面积与体重比值越大，蛋白质丢失越多，当体重增长至大于50 kg时每日经腹膜透析液蛋白漏出与成年人一样；③儿童生长发育，机体对能量－蛋白质营养物质需求量大，但同时机体对其利用成熟延迟，尽管接受透析患儿的血浆促性腺激素的睾酮浓度按身体发育水平是正常的，但其青春期到来是延迟的，表现为女孩的月经初潮较同一地区健康女孩平均晚12～18个月。而影响慢性肾衰竭患儿生长发育的因素包括蛋白质－热量摄入不足、代谢性酸中毒、电解质缺乏、高血压、微量元素缺乏等，还与慢性肾衰竭时某些激素紊乱有关。最初有人研究发现，慢性肾衰竭患儿生长激素夜间分泌是正常的，甚至较正常儿童要高些，提出了组织对生长激素抵抗而导致生长激素不能发挥其作用的理论。新近临床及实验研究发现，慢性肾衰竭患儿生长发育延迟原因与生长激素-胰岛素样生长因子（IGF）-轴紊乱致使对生长激素反应低下有关。

四、妊娠合并慢性肾衰竭与腹膜透析

对于妊娠合并慢性肾衰竭患者将面临生命危险，且仅少数患者成功，因此仍强调避孕，不宜妊娠。有关这方面研究日益受到产科、肾科及儿科专家的重视，近10年的临床报道表明，由于充分透析和营养状态改善，妊娠成功率提高达52%。

（一）妊娠对慢性肾衰竭患者的危害

1. *妊娠对肾功能的影响*　一般认为慢性肾脏病患者妊娠可显著加重肾功能的损害和肾脏的病理变

化，尤其是原有肾功能损害可迅速发展至终末期肾衰竭。Katz 等对 89 例育龄妇女妊娠进行产后追踪，孕前 10 例血肌酐水平大于 88 μmol/L(1.0 mg/dl)，最高 124 μmol/L(1.4 mg/dl)，该 10 例(10/89)患者肾功能持续性减退，其中 6 例发展至终末期肾功能不全。

2. 高血压　慢性肾衰患者妊娠时，妊娠高血压综合征的发生率增加高达 49%，其中有 16% 的患者舒张压 >110 mmHg，8% 的患者舒张压 >130 mmHg。由于高血压不易控制，肾功能急剧恶化而危及生命，因此正常或成功分娩的机会减少，并有 80% 患者发生子痫。

3. 妊娠失败原因　虽然慢性肾衰竭患者妊娠成功率可达 50%，但总结其妊娠失败原因，大多以自然流产和胎盘早剥而终止妊娠。

(二) 妊娠合并慢性肾衰对婴儿影响

1. 胎儿死亡　胎儿死亡可发生于妊娠期的任何时间，包括死胎、妊娠 3 个月中的自发流产及新生儿死亡。胎盘功能不全，如胎盘早剥、梗死和局灶硬化是死胎的主要原因，而充分透析并不能减少其发生率。有作者观察，慢性肾衰竭合并妊娠的患者，40% 的病例胎盘异常，表现为巨大胎盘，胎盘机化和边缘血窦破裂出血。新生儿死亡多为早产儿并发症和妊娠第三阶段的宫内窘迫所致。

2. 早产　慢性肾衰竭患者妊娠，早产儿发生率增加，早产的病因包括胎盘早剥、胎儿宫内窘迫、胎儿宫内发育迟缓和妊娠高血压等，早产可发生于未透析、血液透析和腹膜透析治疗的患者。

(三) 妊娠合并慢性肾衰竭与腹膜透析

目前对于妊娠合并慢性肾衰竭时的透析时机尚无统一标准，与非妊娠妇女相比，早期和充分透析是毫无疑问的。透析治疗有利于减轻宫腔内胎儿的氮质血症，改善胎盘功能不全，避免死亡和自然流产；透析治疗有助于控制孕妇的容量依赖性高血压；透析后不需限制饮食，改善母婴的营养状况。

1. 透析方式选择　尽管到目前为止，来自临床资料表明，大多数妊娠合并慢性肾衰患者多以接受血液透析方式为主，但由于妊娠子宫逐渐增大占据腹腔空间，对腹膜透析时灌入量耐受性受到限制，因此人们曾提出妊娠尤其是妊娠晚期是腹膜透析相对禁忌证之一。自 1983 年有人首次报道了妊娠合并慢性肾衰患者经 CAPD 使妊娠成功，因此认为妊娠的成功率与透析方式无关。将腹膜透析特点与血液透析相比，具有以下优点：①血流动力学稳定；②血液生化波动小，胎儿在宫腔内的环境稳定；③不需抗凝，可避免出血危险性，由于失血少，血细胞比容能保持较高水平；④腹膜透析超滤缓慢、持续进行，因而避免由于血液透析短时快速超滤而发生低血压。同时有满意的超滤脱水，血压控制好。

2. 透析充分　妊娠合并慢性肾衰患者充分腹膜透析可以提高母婴的生存率。Lew 报道认为妊娠妇女腹膜透析剂量较非妊娠妇女要大，这是由于妊娠本身处于高分解代谢状态，胎儿每日生成 540 mg 尿素氮。因此透析必须做到充分，一般主张每日透析 6 次，每次透析剂量为 2 L，血尿素氮控制在 50 ~ 70 mg/dl(17.85 ~25 mmol/L)或更低，肌酐小于 9 mg/dl(795.6 μmol/L)。随着妊娠，胎儿发育子宫增大，腹腔空间变小，腹腔对透析注入量的耐受减少，难以达到目标透析剂量，应考虑采用 CCPD 或 NIPD 的透析方式。同时应注意尽可能保存残余肾功能，因为已有人报道，妊娠的成功率与残余肾功能具有相关性。只有充足的透析剂量清除体内尿毒症毒素后，才能使尿毒症症状得到改善，提高妊娠成功率。对于妊娠合并慢性肾衰竭腹膜透析患者，充足的营养摄入是胎儿生长发育、妊娠成功非常重要的因素。一般蛋白质摄入量为 1.5 g/(kg · d)，热量摄入量应大于 35 kcal/(kg · d)。

3. 透析对妊娠的影响　尽管腹膜透析可使 52% 的慢性肾衰竭患者妊娠成功，但仍不可避免透析本身存在对胎儿生长发育不利的因素，如透析能使体内黄体酮下降 15%，而胎儿早产与黄体酮的减少有关，腹膜透析液中镁离子浓度增加，往往导致透析者的胎儿宫内发育迟缓。

五、腹膜透析治疗急性中毒

急性中毒属内科急诊，由于目前许多药物或毒物迄今尚无有效拮抗剂和特异解毒剂，药物和毒物中毒的死亡率很高。采用透析疗法(血液透析、腹膜透析、血液灌流或血液吸附)可清除已吸收入血的药物和毒物及其代谢产物，在抢救急性中毒中起到十分重要的作用。

由于某些急性药物或毒物中毒常伴随有：①低血压、休克：常见于镇静剂、催眠药、抗精神病及抗抑郁药中毒对中枢功能抑制及吩噻嗪类药物阻滞 α 肾上腺素能导致周围血管张力下降；②心律失常，心脏骤停：药物和毒物直接作用于心肌；③呼吸衰竭：毒物对中枢的抑制作用，导致肺通气不足及二氧化碳潴留。中毒后呼吸肌麻痹，肺毛细血管内皮细胞通透性增加出现肺水肿，导致肺顺应性降低；④急性肾衰竭：急性中毒时发生急性肾衰竭占 20%，常表现少尿、无尿、氮质血症，水钠潴留及代谢性酸中毒。

腹膜透析在抢救急性中毒，与血液透析、血液灌流和血液吸附相比，不需抗凝剂，不需建立血管通路，不需体外循环，可持续对药物和毒物清除，同时可纠正水、钠潴留和高钾血症，治疗效果好。腹膜透析不但能清除体循环的毒物，而且可清除门静脉系统的毒物，这是其他血液净化方法不可比拟的。尽管腹膜透析对小分子毒物较血液透析清除慢，而脂溶性、大相对分子质量、与蛋白结合率高的毒物清除效果又不如血液灌流及血液吸附，但由于不需特殊设备，操作简单，在无条件进行血液透析和血液灌流的基层医院，腹膜透析仍不失为抢救药物、毒物中毒的有效措施，同时也特别适合老年患者及糖尿病患者发生急性重症中毒的治疗。

急性中毒腹膜透析指征：①毒物应属可被透析出体外者；②估计中毒剂量大，预后严重者；③中毒后伴发肾衰竭者；④中毒后心血管系统不稳定而不能耐受体外循环者。可经腹膜透析清除的毒物主要有：

镇静、安眠、麻醉药：巴比妥类、格鲁米特、甲丙氨酯、甲喹酮、副醛、苯巴比妥、苯妥英钠。

醇类：甲醇、乙醇、异丙醇。

卤化物：溴化物、氯化物、碘化物、氟化物。

止痛药：阿司匹林、水杨酸类、非那西汀、对乙酰氨基酚。

抗生素：氨基糖苷类抗生素（链霉素、卡那霉素、庆大霉素）、四环素、利福平、异烟肼、乙胺丁醇。

金属类：铜、钙、铁、铝、镁、汞、钾、锂、铊。

内源性毒素：尿酸、氨及其他毒性代谢产物。

其他：氯酸盐、α-甲基多巴、四氯化碳、乙酰乙酸、醋酸、造影剂等。

近年来国内许多家报道应用腹膜透析抢救有机磷农药中毒、毒鼠强、鱼胆和蛇胆中毒及硫酸铜中毒均获成功。

六、急性胰腺炎并发急性肾衰竭

急性胰腺炎由于各种致病因素作用下使胰液外溢至腺体组织中，消化酶（胰蛋白酶、弹力蛋白酶、磷脂酶 A、脂肪酶、血管活性胰激肽等）被激活而致病。由于胰腺与全身脏器关系密切，特别是急性出血坏死型胰腺炎常伴发多器官功能衰竭，其死亡率高达 50% ~90%。

（一）急性胰腺炎伴发多器官功能衰竭的发病机制

（1）急性出血坏死型胰腺炎的胰腺呈弥漫性出血，大量酶活化和酶分解、释放致使胰腺周围腹膜后间隙和腹膜大量炎性物质渗出，体液量丢失达 30% 以上，出现低血压休克。

（2）胰蛋白酶激活后致血浆中缓激肽生成增加，胰钙血管素原释放等使周围血管扩张，同时毛细血管通透性增加，使血管内液体向组织间隙转移，血容量进一步减少。

（3）急性出血坏死型胰腺炎时胰酶经门静脉或淋巴管进入血液，以及胰腺坏死释放毒素，如磷脂酶 A、弹力纤维酶、脂肪酶及产生大量的儿茶酚胺等对身体多脏器损害，引起功能衰竭。

（二）急性肾衰竭

急性出血坏死性胰腺炎伴急性肾衰竭发生率高达 15% ~40%，是引起本病死亡最重要的并发症。

1. 发病机制

（1）重症胰腺炎时体液丢失，血管内容量不足，血压下降，肾小球灌注不足，肾小球滤过率及肾血流量下降，肾缺血缺氧导致急性肾小管坏死。

(2)晚近的研究资料证明,胰腺炎产生大量炎症介质和血管活性物质,TXA_2 释放,血管内皮生成 PGI_2 障碍,引起强烈血管收缩和血小板的聚集,肾脏微循环障碍,肾内血流淤滞形成血栓,使胃组织出现缺氧性损伤。

2. 临床表现

(1)常于起病后2~3天发生,迅速出现少尿(尿量<400 ml/d),或无尿(尿量<100 ml/d)。

(2)水、钠潴留。表现全身水肿、肺水肿、脑水肿、心力衰竭。

(3)电解质紊乱。以高钾血症多见。由于少尿使钾排出减少,严重感染,大量胰腺组织坏死使钾由细胞内释放到细胞外液,从而导致高血钾的发生,而高血钾是患者死亡的重要原因之一。

(4)代谢性酸中毒。酸性的代谢产物在体内蓄积,感染及组织坏死可使酸中毒加重。

(5)高分解状态。出血坏死性胰腺炎时处于高动力学、高代谢的消耗状态,组织代谢分解极度旺盛,尿素、肌酐及血钾迅速升高。

3. 透析治疗　透析治疗是治疗急性肾衰竭的最有效措施,通过透析,清除毒素,纠正氮质血症、高钾血症,水中毒所致的肺水肿、脑水肿,代谢性酸中毒,改善临床症状,使患者度过少尿期,降低死亡率。因此患者出现下列情况应进行透析:少尿或无尿2天,血肌酐升高达5 mg/dl(442 μmol/L),血尿素氮60 mg/dl(21 mmol/L),高钾血症≥6.5 mmol/L,代谢性酸中毒 CO_2CP≤13 mmol/L。

血液透析疗法能快速清除尿毒症毒素,纠正水、电解质紊乱及代谢性酸中毒。但由于血液透析需体外循环,短时快速透析,以及透析中易产生低氧血症,不适用于重症胰腺炎急性肾衰竭同时伴有心血管不稳定、有效循环血容量不足致低血压及肺功能衰竭的患者。腹膜透析在抢救重症胰腺炎伴急性肾衰竭,尤其伴有多脏器功能衰竭时是较好的选择。与血液透析比较,腹膜透析不需抗凝剂,不需建立血管通路,不需体外循环,能有效清除尿毒症毒素及纠正水电解质紊乱,代谢性酸中毒。此外,腹膜透析用于治疗重症胰腺炎,用含1.5%葡萄糖透析液,每小时2~4 L,连续透析48~96小时,经腹膜对脂肪酶及淀粉酶的清除率为5~13.5 ml/min,可使坏死的胰腺周围炎性组织中的脂肪酶及淀粉酶进入腹膜透析液。大量的临床资料证明,经腹膜透析清除毒素及炎症介质,血管活性物质,减少这些物质吸收入血,从而减轻坏死程度,终止病理过程。

由于腹膜透析用于治疗急性胰腺炎,防止严重并发症,改善患者的整体状态,为手术创造条件,改善预后,可使其死亡率与不用透析治疗的70%下降至20%。此外,腹膜透析还可防止胰液污染切口,造成伤口愈合障碍和腹腔脏器损伤的腹膜粘连。经腹膜透析后患者临床症状明显缓解,休克和呼吸衰竭好转。

4. 影响腹膜透析疗效的因素

(1)肠麻痹是严重出血坏死性胰腺炎的主要表现,与肠管对腹膜炎的反应及腹腔神经丛受累有关,患者表现肠管胀气,肠蠕动减弱,因而造成透析管置入膀胱直肠窝后透析管移位,引起透析液引流不畅。亦可因肠胀、腹腔内容量减少,难以保证充分透析剂量,影响溶质清除。

(2)超滤脱水差,重症胰腺炎,胰液外溢,炎性渗出,刺激其毗邻的腹膜渗出产生炎症,血管活性物质释放引起腹膜毛细血管通透性增加结果使透析液置留腹腔内,葡萄糖快速经腹膜吸收入血,腹膜透析析液渗透压下降,导致渗透超滤量减少,水钠潴留难以纠正。

(3)重症胰腺炎时,胰腺β细胞遭到破坏,胰岛素分泌减少,α细胞受到刺激,胰高血糖素分泌增加,由于这两方面因素,约1/3患者可出现高血糖,严重病例可发生糖尿病酮症酸中毒和糖尿病昏迷,因此腹膜透析时应密切监测血糖,并根据所测血糖腹腔内注入胰岛素,使高血糖控制在满意的水平。

第十五节 慢性腹膜透析患者处方调整

刘伏友 彭佑铭

随着对腹膜生理功能研究的不断深入,发现每个腹膜透析患者的腹膜转运功能、体表面积、机体代谢状况以及残余肾功能各不相同,因而每一个腹膜透析患者对透析液的需求量及透析时间的要求也不同,即使采用相同的透析方式及剂量,在不同的个体也难以达到同样的效果,因此对腹膜透析患者来说,选择符合自己生理的个体化透析方式及透析剂量,根据残余肾功能,腹膜的转运特性调整透析处方,对确保患者充分透析,降低腹膜透析患者的死亡率,提高生存率和生活质量有重要意义。

一、调整处方必备的指标

(一)腹膜平衡试验值

1. 腹膜平衡试验的测定　1987 年 Twardowski 提出腹膜平衡试验(peritoneal equilibration test,PET)以确定腹膜的溶质转运特性,其基本原理是在一定条件下测得的腹膜透析液中与血液中肌酐和葡萄糖浓度的比值,据此确定患者腹膜溶质转运的类型,此方法为标准腹膜平衡试验,其测定方法包括以下基本步骤:

(1)标本的采集。在进行 PET 的前夜应行标准 CAPD 治疗,夜间腹膜透析液在腹腔内停留 8~12 小时。患者在交换之前应取坐位,在 20 分钟内完全引流出前夜的留腹液,并测定其容量。然后患者取仰卧位,将加温至 37℃的 2.5%葡萄糖透析液 2 L 以每两分钟 400 ml 的速度准确地在 10 分钟内全部输入腹腔。在灌入过程中,为保证腹膜透析液完全混合,每灌入 400 ml 透析液时,患者需左右翻转,变换体位。在腹膜透析液留腹 0 小时、2 小时和 4 小时收集透析液标本,测定腹膜液肌酐和葡萄糖,且在腹膜透析液留腹 2 小时抽取血样本,送检血肌酐和血糖。腹膜透析液留腹 4 小时后,患者取坐位,用 20 分钟时间排空腹腔内的透析液,并测定腹膜透析引流液量。

(2)标本的处理。将血液及透析液标本置于 4℃冰箱内,直至标本送检,通常为 1~3 天。标本也可冷冻,进行检验前需在 37℃温度下经过 2 小时的融化,并完全混合。在测定腹膜透析液肌酐浓度时,由于受透析液内葡萄糖的干扰,应采用肌酐矫正因子进行矫正。每个试验室最好有自己的矫正因子。美国密苏里大学使用的矫正因子为 0.000 531 415。

$$\text{矫正肌酐}(mg/dl) = \text{肌酐}(mg/dl) - \text{葡萄糖} \times \text{矫正因子}(mg/dl) \tag{20-15-1}$$

(3)PET 的计算和结果评估。计算 0、2、4 小时透析液与血液中肌酐的浓度比值:

$$D/Pcr = \frac{\text{0、2、4 小时透析液矫正肌酐值}}{\text{血矫正肌酐值}} \tag{20-15-2}$$

测定点 A(0 小时)= Dcr1/Pcr

测定点 B(2 小时)= Dcr2/Pcr

测定点 C(4 小时)= Dcr3/Pcr

式中　Dcr——透析液中矫正肌酐值;

Pcr——血肌酐浓度。

计算2、4小时与0小时透析液中葡萄糖浓度的比值：

$$D/D_0=\frac{2、4\text{小时透析液葡萄糖含量}}{0\text{小时透析液葡萄糖含量}} \tag{20-15-3}$$

测定点D(0小时)$=PET_1/PET_1$

测定点E(2小时)$=PET_2/PET_1$

测定点F(4小时)$=PET_3/PET_1$

式中 PET——透析液中葡萄糖浓度。

腹膜的转运特性可分为下面四类：①高转运(high transport,H)；②高于平均转运(high average transport,HA)；③低于平均转运(low average transport,LA)；④低转运(low transport,L)。据报道，CAPD患者中高转运、高平均转运、低平均转运和低转运者分别占16%、31%、25%和29.1%。

标准PET时抽取的标本较多，且费时，但快速PET则无此缺点。在患者的基础腹膜转运特性确定后，如需再测定患者的腹膜转运特性有无改变时，可采用快速PET。其操作方法与标准PET相似，只需在透析液留腹4小时留取透析液和血标本，分别测定肌酐和葡萄糖的D/P值。此外，应精确测量透析排出液量。根据表20-15-1可确定患者的腹膜转运类型。

表20-15-1 快速PET结果

转运类型	Dcr/Pcr	透出液葡萄糖(mg/dl)	超滤量(ml)
低转运	0.34～0.49	945～1 214	2 651～3 226
低于平均转运	0.50～0.64	724～944	2 369～2 650
平均值	0.65	723	2 368
高于平均转运	0.66～0.81	502～722	2 085～2 367
高转运	0.82～1.03	230～504	1 580～2 084

2. *PET值与透析方式的选择* PET结果可评价患者腹膜对溶质和水的清除能力，据此可选择腹膜透析方法制定腹膜透析方案。对于高转运患者来说，由于腹膜对葡萄糖的平衡作用快及对肌酐清除能力强，但超滤能力差，故这类患者适合短时透析如NIPD、DADP、NTPD。高于平均转运的患者，因腹膜透析对肌酐的清除及脱水作用适中，故适合做CCPD或标准CAPD，其透析剂量可根据体表面积及残余肾功能情况做适当调整。低于平均转运的患者，腹膜平衡作用慢，此类患者初期可行CCPD或标准CAPD，当残余肾功能丧失时，宜行大剂量CAPD方式。低转运患者，腹膜透析超滤率良好，但腹膜对尿毒素的清除能力差，此类患者宜行大剂量CAPD或血液透析(表20-15-2)。

表20-15-2 根据腹膜平衡试验选择透析方式

腹膜转运特性	CAPD效果预测		推荐透析处方
	超滤率	清除率	
高转运	差	充分	APD、DADP、NIPD
高于平均转运	充分	充分	CAPD、CCPD
平均转运	好	充发	标准CAPD或CCPD
低于平均转运	好	不充分	大剂量CAPD
低转运	非常好	不充分	大剂量CAPD或血液透析

注：APD—自动化腹膜透析；DAPD—自动化腹膜透析，限白天；NIPD—夜间间歇性腹膜透析；CAPD—连续的不卧床腹膜透析；CCPD—持续循环腹膜透析。

3. *动态观察PET的临床意义* PET是用来辨别腹膜透析患者腹膜转运特性，选择最佳透析方式，或用来监测腹膜转运特性的变化，以了解长期腹膜透析中透析效果或超滤量出现变化的原因。对透析效果评价需依赖*Kt/V*或肌酐清除率。在腹膜透析初期，腹膜转运功能会有轻微的变化，然后趋向平衡。因此基础 PET 测定应在腹膜透析开始 2 ~ 3 周后进行。此后每 3 ~ 6 个月重复一次，动态观察 PET 的变化，有助于纠正透析过程中出现的各种问题。若出现透析不充分，营养不良，则需寻找下列原因：①伴发疾病；②是否有残余肾功能减退；③摄入评估。然后根据残余肾功能及腹膜转运特性调整处方。

4. PET 值与处方调整　长期腹膜透析患者透析方式的选择应以腹膜转运特性为依据，初始透析剂量应根据患者腹膜转运特性的体表面积、体重及残余肾功能来决定达到最后目标剂量所需的透析引流量。PET 最好在开始透析 2 ~ 3 周后进行，同时测定尿素或肌酐清除率，估计蛋白摄入量及肌酐生成量，以便在出现问题时用作比较。当患者残存肾功能下降时，必须及时调整透析处方，并通过不断地测量 PET 及尿素 *Kt/V* 和每周肌酐清除率来评估透析效果以保证达到目标剂量。如果患者体表面积为1.65 ~ 1.97 m^2，目标肌酐清除率≥60 L/(w · 1.73 m^2BSA)，*Kt/V*≥1.9，那么达到最低目标剂量与腹膜转运特性关系见表 20-15-3。

表 20-15-3　CPAD 患者腹膜转运特性与最低目标透析剂量(L)关系

腹膜转运特性	高转运	高平均转运	低平均转运	低转运
RRF = 0	8 ~ 11	10 ~ 13	14 ~ 17	17 ~ 20
RRF = 2 ml/min	7 ~ 9	7 ~ 9	9 ~ 11	11 ~ 13

注：RRF——残余肾功能。

5. 应用 PET 调整处方的注意事项

(1) 对培训期透析液排出量高或低的患者可考虑提前进行腹膜平衡试验，以确定其腹膜转运特性为高转运还是低转运。

(2) 高转运患者可通过增加透析液交换次数和缩短透析液存留时间，来达到最大的超滤量。

(3) 低转运和低平均转运患者可通过增加最大的灌入剂量来提高清除率。

(4) 低转运和低平均转运患者采用 APD 方式透析时要注意：①增加总的夜间治疗时间；②增加透析液的存留时间；③增加白天透析液存留和(或)次日交换；④增加灌注量。

(二) 体表面积

体表面积(BSA)与许多透析指标密切相关，如国内学者俞雨生等建议选择单位体表面积透析剂量(PV/BSA)作为制定透析剂量的具体指标，其中 $PV(L/d) = (5.6 - 0.24 \times RRF) \times BSA$。可以极大程度地避免透析盲目性，有效地防止透析过度或不足以及其他一些合并症发生。每周 *Kt/V* 和每周肌酐清除率是判断腹膜透析充分性的指标，其中每周肌酐清除率亦采用 BSA 校正。

1. BSA 计算公式

$$\text{中国成年男性}\quad BSA = 0.006\,07\,H + 0.012\,7\,W - 0.069\,8 \tag{20-15-4}$$

$$\text{中国成年女性}\quad BSA = 0.005\,86\,H + 0.012\,6\,W - 0.046\,1 \tag{20-15-5}$$

式中　*H*——身高(cm)；

W——体重(kg)。

2. BSA 查表法(表 20-15-4)

表 20-15-4　体表面积(m^2)

体重	身高(cm)															
(kg)	120	125	130	135	140	145	150	155	160	165	170	175	180	185	190	195	200
36	1.06	1.09	1.12	1.15	1.19	1.22	1.25	1.28	1.31	1.33	1.36	1.39	1.42	1.45	1.48	1.51	1.53
38	1.08	1.12	1.15	1.18	1.21	1.24	1.27	1.31	1.34	1.37	1.40	1.43	1.45	1.48	1.51	1.54	1.57
40	1.11	1.14	1.17	1.21	1.24	1.27	1.30	1.33	1.37	1.40	1.43	1.46	1.49	1,52	1.55	1.58	1.61
42	1.13	1.17	1.20	1.23	1.27	1.30	1.33	1.36	1.39	1.43	1.46	1.49	1.52	1.55	1.58	1.61	1.64
44	1.15	1.19	1.22	1.26	1.29	1.32	1.36	1.39	1.42	1.45	1.49	1.52	1.55	1.58	1.61	1.64	1.67
46	1.18	1.21	1.25	1.28	1.32	1.35	1.38	1.42	1.45	1.48	1.51	1.55	1.58	1.61	1.64	1.67	1.70
48	1.20	1.23	1.27	1.30	1.34	1.37	1.41	1.44	1.48	1.51	1.54	1.57	1.61	1.64	1.67	1.70	1.73
50	1.22	1.26	1.29	1.33	1.36	1.40	1.43	1.47	1.50	1.53	1.57	1.60	1.63	1.67	1.70	1.73	1.76

续表

体重(kg)	身高(cm)																
	120	125	130	135	140	145	150	155	160	165	170	175	180	185	190	195	200
52	1.24	1.28	1.31	1.35	1.39	1.42	1.46	1.49	1.53	1.56	1.59	1.63	1.66	1.70	1.73	1.76	1.79
54	1.26	1.30	1.33	1.37	1.41	1.44	1.48	1.52	1.55	1.59	1.62	1.66	1.69	1.72	1.76	1.79	1.82
56	1.28	1.32	1.36	1.39	1.43	1.47	1.50	1.54	1.58	1.61	1.65	1.68	1.72	1.75	1.78	1.82	1.85
58	1.30	1.34	1.38	1.41	1.45	1.49	1.53	1.56	1.60	1.63	1.67	1.71	1.74	1.78	1.80	1.85	1.88
60	1.32	1.36	1.40	1.43	1.47	1.51	1.55	1.59	1.62	1.66	1.69	1.73	1.77	1.80	1.84	1.87	1.91
62	1.34	1.38	1.41	1.45	1.49	1.53	1.57	1.61	1.64	1.68	1.72	1.76	1.79	1.83	1.86	1.90	1.93
64	1.35	1.39	1.43	1.47	1.51	1.55	1.59	1.63	1.67	1.70	1.74	1.78	1.82	1.85	1.89	1.92	1.96
66	1.37	1.41	1.45	1.49	1.53	1.57	1.61	1.65	1.69	1.73	1.77	1.80	1.84	1.88	1.91	1.95	1.99
68	1.39	1.43	1.47	1.51	1.55	1.59	1.63	1.67	1.71	1.75	1.79	1.83	1.86	1.90	1.94	1.97	2.01
70	1.41	1.45	1.49	1.53	1.57	1.51	1.65	1.69	1.73	1.77	1.81	1.85	1.89	1.92	1.96	2.00	2.04
72	1.42	1.47	1.51	1.55	1.59	1.63	1.67	1.71	1.75	1.79	1.83	1.87	1.91	1.95	1.99	2.02	2.06
74	1.44	1.48	1.53	1.57	1.61	1.65	1.69	1.73	1.77	1.81	1.85	1.89	1.93	1.97	2.01	2.05	2.08
76	1.46	1.50	1.54	1.59	1.63	1.67	1.71	1.75	1.79	1.81	1.87	1.91	1.95	1.99	2.03	2.07	2.11
	120	125	130	135	140	145	150	155	160	165	170	175	180	185	190	195	200
78	1.47	1.52	1.56	1.60	1.65	1.69	1.73	1.77	1.81	1.85	1.89	1.94	1.98	2.01	2.05	2.09	2.13
80	1.49	1.53	1.58	1.62	1.66	1.71	1.75	1.79	1.83	1.87	1.92	1.96	2.00	2.04	2.08	2.12	2.15
82	1.50	1.55	1.59	1.64	1.68	1.72	1.77	1.81	1.85	1.89	1.94	1.98	2.02	2.06	2.10	2.14	2.18
84	1.52	1.56	1.61	1.65	1.70	1.74	1.79	1.83	1.87	1.91	1.96	2.00	2.04	2.08	2.12	2.16	2.20
86	1.53	1.58	1.63	1.67	1.72	1.76	1.80	1.85	1.89	1.93	1.98	2.02	2.06	2.10	2.14	2.18	2.22
88	1.55	1.60	1.64	1.69	1.73	1.78	1.82	1.87	1.91	1.95	1.99	2.04	2.08	2.12	2.16	2.20	2.24
90	1.56	1.61	1.66	1.70	1.75	1.79	1.84	1.88	1.93	1.97	2.01	2.06	2.10	2.14	2.18	2.22	2.27
92	1.58	1.63	1.67	1.72	1.77	1.81	1.86	1.90	1.95	1.99	2.03	2.08	2.12	2.16	2.20	2.25	2.29
94	1.59	1.64	1.69	1.74	1.78	1.83	1.87	1.92	1.96	2.01	2.05	2.09	2.14	2.18	2.22	2.27	2.31
96	1.61	1.66	1.70	1.75	1.80	1.84	1.89	1.94	1.98	2.03	2.07	2.11	2.16	2.20	2.24	2.29	2.33
98	1.62	1.67	1.72	1.77	1.81	1.86	1.91	1.95	2.00	2.04	2.09	2.13	2.18	2.22	2.26	2.31	2.35
100	1.64	1.69	1.73	1.78	1.83	1.88	1.92	1.97	2.02	2.06	2.11	2.15	2.20	2.24	2.28	2.33	2.37
102	1.65	1.70	1.75	1.80	1.84	1.89	1.94	1.99	2.03	2.08	2.12	2.17	2.21	2.26	2.30	2.35	2.39
104	1.66	1.71	1.76	1.81	1.86	1.91	1.96	2.00	2.05	2.10	2.14	2.19	2.23	2.28	2.32	2.37	2.41
106	1.68	1.73	1.78	1.83	1.88	1.92	1.97	2.02	2.07	2.11	2.16	2.20	2.25	2.30	2.34	2.38	2.43
108	1.69	1.74	1.79	1.84	1.89	1.94	1.99	2.03	2.08	2.13	2.18	2.22	2.27	2.31	2.36	2.40	2.45
110	1.70	1.75	1.81	1.86	1.91	1.95	2.00	2.05	2.10	2.15	2.19	2.24	2.29	2.33	2.38	2.42	2.47
112	1.72	1.77	1.82	1.87	1.92	1.97	2.02	2.07	2.11	2.16	2.21	2.26	2.30	2.35	2.40	2.44	2.49
114	1.73	1.78	1.83	1.88	1.93	1.98	2.03	2.08	2.13	2.18	2.23	2.27	2.32	2.37	2.41	2.46	2.50

(三)残余肾功能(RRF)

终末期肾衰竭患者,残余肾功能的存在,不仅对维持患者体内体液平衡的稳定,而且对清除机体代谢产物方面起重要辅助作用。据 Lutes 统计,在透析的患者肌酐经残余肾的清除量占整个肌酐清除率的39%。研究表明,残余肾小球滤过率(GFR)为 1 ml/min,相当于总每周肌酐清除率的 20% ~25%。在腹膜透析过程中,维持其良好的透析效能是透析成功的关键,其中维护好腹膜透析患者的残余肾功能是其核心所在。因此,定期评估残余肾功能,根据残余肾功能调整透析处方,有益于提高腹膜透析患者的生活质量,延长生命,使患者达到充分透析。

1.残余肾功能下降的常见原因

(1)原发病因。肾小球疾病患者残余肾功能丧失速度明显快于间质小管性疾病,尤其是在透析初期。研究表明,残余肾功能下降并非是由透析引起机体病理生理功能紊乱所致,可能与原发病有密切联系。

(2)透析液渗透压负荷。腹膜透析患者不恰当地使用高渗透析液而增加透析剂量,则可导致透析液超滤率增加,机体有效血容量不足,加重肾缺血,结果引起患者尿量迅速减少,肌酐清除量显著下降。据我们临床观察,长期使用4.25%的高浓度透析液,其尿量减少的速度明显快于使用1.5%浓度的透析液。

(3)高血压。腹膜透析时,若血压不能控制,同时又因体内容量过度扩张,会产生肾小球内高压,进一步加重肾缺血,加速残余肾功能的恶化。

(4)炎症与肾毒性药物。腹膜透析并发腹膜炎时,会引起一些炎性介质的释放,加速残余肾功能的损害,同时在炎症过程中,不恰当地使用肾毒性抗生素(如庆大霉素、卡那霉素、万古霉素、去甲万古霉素等)也会加速肾功能的损害。近来研究表明,若同时使用万古霉素和庆大霉素会加重耳毒性,而单一使用对耳毒性的影响不明显。

2.保护残余肾功能的方法

(1)制订合理的腹膜透析方案。正确的透析方案既是透析成功的关键,亦是维持残余肾功能的重要手段,因此,确定透析方案前,需进行PET测定。根据腹膜的转运特性、体表面积和残余肾功能选择透析液浓度、透析时间和透析剂量。如果透析方式选择不对,盲目地使用高渗透析液,可引起透出液超滤增加,尿量减少,残余肾功能下降。

(2)积极控制血压。透析患者常合并高血压,而高血压又可进一步加速残存肾功能的下降,因此,在透析过程中应及时控制高血压,将其降至正常范围。

(3)积极治疗原发疾病。部分尿毒症患者,虽然已接受透析治疗,但肾脏病仍将继续发展,如系统性红斑狼疮有明显狼疮活动,如果放弃治疗,残余肾功能会很快丧失,如果采用激素加细胞毒药物积极治疗,部分患者的肾功能可逆转,甚至可脱离腹膜透析。

(4)慎用肾毒性药物。研究表明,残余肾对肌酐等抗体代谢产物的清除占整个透析排泄量的1/3以上,当残余肾功能丧失后,绝大多数患者会出现透析不充分和营养不良。所以当CAPD患者出现合并症选择药物时,尽量避免肾毒性药物。

3.残余肾功能下降与透析方案调整　研究表明,当RRF<2 ml/min时,经残余肾排出的尿素及肌酐量占整个透析清除量32%以上,部分患者达45%以上;当RRF<2 ml/min时,经肾脏排泄的尿素、肌酐不到15%,而RRF≥2 ml/min的患者,无论是透析效能还是营养状况均明显优于RRF<2 ml/min的患者。因此,当透析患者尿量减少或丧失时,应立即增加透析剂量及透析次数,以弥补经尿液中所排出的那部分清除量。其具体数量则可根据*Kt/V*、每周肌酐清除率及蛋白分解率来确定。标准体表面积正常的腹膜转运系数的患者,当每次透析剂量增加0.5~2.0 L,腹膜的清除量与透析剂量之间呈线性关系,若透析剂量增加2.0~3.0 L时,其腹膜效能骤然下降。

二、腹膜透析调整处方的变量

(一)透析剂量

透析剂量包括24小时总灌注量和每次交换的灌注量,目前临床上使用较多的透析剂量几乎都是6~8 L/d,这种透析方案存在一个明显弊端,就是透析剂量的多少没有与体表面积、腹膜转运状态及残余肾功能相联系。在临床实践中还观察到,如果透析剂量过大,并不一定增加透析效能,反而因透析剂量上升而引起残余肾功能的下降,最终导致透析效能的下降;同时亦会因超滤量过多,引起蛋白质及其他营养物质丢失量增加。如果透析剂量不足，难以将机体自身产生的代谢产物排出体外。因而同样的透析剂量在不同的患者会产生截然不同的效果，所以选择个体化的透析剂量在临床实践中有十分重要的意义。研究表明，以下列公式推算透析剂量，即透析剂量(L)=(5.6-0.24×RRF)×BSA，绝大多数患者可以达到理想的标准。但是，该公式忽略了影响透析效能的其他因素，如腹膜转运能力、机体的代谢状态，以及是否合并其他并发症等，因此在临床实践中，采用该公式估算透析剂量，而患者未达到充分透析时需考虑上述其他因素。

目前国内外评价腹膜透析的疗效是根据腹膜透析的充分性。众所周知，腹膜透析充分与否主要取决于机体代谢状态、残余肾功能水平、腹膜通透性的高低以及透析方式是否合适，因而仅从血生化指标的改变去判断就难以达到客观、敏感和全面。大部分学者认为，每周 *Kt/V*，每周肌酐清除率可作为判断腹膜透析效能的可靠指标。随着透析时间的延长，CAPD 患者一般 2 年后残余肾功能丧失，使每周 *Kt/V* 和每周肌酐清除率下降甚至难以达到最低充分指标，需增加透析剂量或改血液透析才达到充分指标。

综上所述，腹膜透析患者的透析剂量与透析方式、残余肾功能、体表面积、机体代谢状态及腹膜转运状态等密切相关。

（二）每个周期透析液存留时间

每个周期透析液存留时间根据透析方式(如 IPD 30 min~1 h，CAPD 4~8 h)、透析是否充分、超滤量等因素来决定。

（三）交换次数

根据透析方式(如 IPD10~20 次/天，CAPD 一般每日交换 3~5 次)、超滤效果、透析充分性等因素决定，但法国学者报道自动操作腹膜透析机做腹膜透析的结果则表明，腹膜透析清除率与腹膜通透性及每小时最大有效透析液流量有关。

（四）葡萄糖浓度

目前常用透析液中葡萄糖浓度为 1.5%、2.5%、4.25% 三种，其作用为调节透析液中的渗透压，透析液含葡萄糖浓度越高，保持超滤的时间越长，例如用 1.5% 葡萄糖透析液 2 L，2 小时便可达渗透平衡；如果用 4.25% 腹膜透析液，大约 4 小时会达到平衡。此外和入液量有关，入液量多时，腹腔内葡萄糖数量增加，达到渗透压平衡后的时间延长。超滤量的多少与透析液含糖量、透析周期时间的长短、透析液入量的多少及腹膜超滤效能等因素有关。

（五）提高腹膜清除率的方法

见表 20-15-5。

表 20-15-5 提高腹膜清除率的方法

CAPD	APD
1. 增加灌注量	1. 增加灌注量
2. 增加交换次数	2. 增加夜间交换次数
3. 提高葡萄糖浓度	3. 提高葡萄糖浓度
	4. 延长总的夜间治疗时间
	5. 延长透析液存留时间
	6. 增加白天腹膜透析液存留和(或)次日交换次数

（六）达到目标肌酐清除率的方法

见表 20-15-6。

表 20-15-6　处方目标——达到目标肌酐清除率的方法

透析方式	腹膜转运状态			
	低转运	低于平均转运	高于平均转运	高转运
CAPD				
	1. 每次灌入量增至 2.5 L	1. 增加灌入量	1. 增加灌入量	1. 夜间干腹
	2. 可增加换液次数	2. 可增加换液次数	2. 可能需增加换液次数	2. 短时透析存留 2.5 ~ 3 小时
	3. 将白天透析液存留时间从 4 小时延长至 5 小时	3. 延长透析液存留时间	3. 延长透析液存留时间	3. 增加换液次数
	4. 提高长时间存留周期腹膜透析液的葡萄糖浓度	4. 提高长时间存留周期腹膜透析液的葡萄糖浓度	4. 提高夜间留腹葡萄糖浓度	4. 每次灌入量增至 2.5 L 或试行 APD 治疗
APD				
	1. 必须有白天腹膜透析液存留	1. 必须有白天透析液存留	1. 白天应有腹膜透析液存留	1. 白天透析
	2. 增加白天换液	2. 增加灌入量	2. 可能需要增加一次夜间换液	2. 可能需要增加灌入量
	3. 增加灌入量	3. 增加白天换液次数	3. 提高夜间留腹葡萄糖浓度	3. 缩短透析液存留时间(降至 60 分钟)
	4. 延长透析液存留时间至少 90 分钟	4. 延长透析液存留时间至少超过 90 分钟	4. 增加灌入量	4. 增加换液次数
	5. 试行 CAPD 治疗		5. 透析液存留时间为 60 ~ 90 分钟	

三、慢性腹膜透析处方调整的策略

(一) 处方调整的程序

见图 20-15-1。

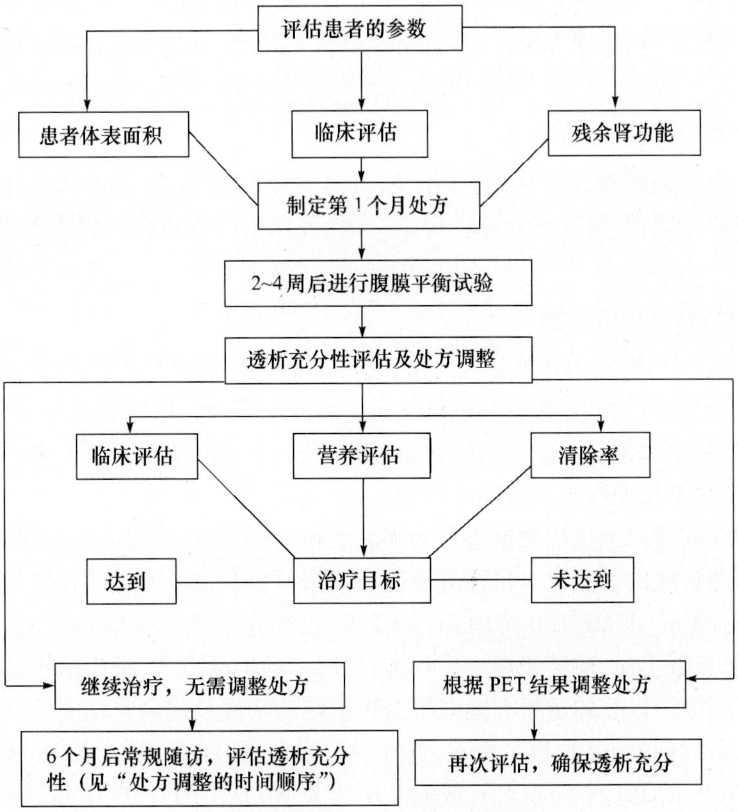

图 20-15-1　处方调整程序概图

(二)处方调整的时间顺序

处方调整的时间顺序分4个阶段,即培训期第1个月门诊、每月常规门诊及每6个月常规门诊,具体为:

1. 培训期　慢性腹膜透析患者术后2周后测量PET,根据基础PET结果制定第1个月处方,持续2~4周,在此透析期间,需进行常规临床评估和主观综合性营养评估法(subjective global assessment, SGA)评分。

(1)常规临床评估项目。

1)伴发疾病。

2)贫血的治疗。

3)体重及液体平衡。

4)患者腹膜对葡萄糖反应能力(超滤功能)。

5)每日常规查血常规、电解质、肾功能、血脂、血清总蛋白和白蛋白,必要时查透出液常规与生化。

6)有无下列情况:①味觉不良;②恶心、呕吐;③失眠;④肌肉乏力。

7)钙磷平衡情况。

8)血压控制情况。

9)残余肾功能。

(2)SGA评分。

2. 第1个月门诊(充分性评估与处方调整)　CAPD患者经培训期,正规透析4周后,需完成4小时PET测量和收集24小时透出液及尿液,计算:①每周肌酐和尿素清除率;②腹膜平衡试验,确定腹膜转运特性;③蛋白分解率(RCR)。

3. 每月常规门诊　每月常规门诊主要对CAPD患者进行常规临床评估和监测残余肾功能的变化及可能影响清除率的因素。根据残余肾功能的变化,及时调整透析处方。

4. 每6个月常规门诊　长期腹膜透析患者透析6个月后,须再次评估透析充分性及营养状况,若患者透析充分,营养状况良好,则按原方案治疗,若出现透析不充分,营养不良,则需要重新评估充分性指标及调整处方。

(三)应用PD ADEQUEST调整处方

如果CAPD患者有明显尿毒症症状,营养不良,并且每周尿素Kt/V和每周肌酐清除率下降,存在透析不充分的临床和实验室依据,可采用计算机程序(百特医疗用品有限公司提供的PD ADEQUEST)精确地调整处方。

(四)透析充分性评估与处方调整

实践证明,CAPD是一种有效的肾脏替代方法,它可以延长肾衰竭患者的生命,而长期腹膜透析所面临的挑战就是透析充分与否,它可直接影响患者预后。只有加强对长期腹膜透析充分性与营养状态重要性的认识,加强透析过程中残余肾功能及腹膜转运功能的监测,及时调整透析方案,才能防止透析不充分及相关并发症的发生,提高长期腹膜透析的生存率。

腹膜透析患者最初的透析剂量应根据患者的体表面积及体重、残余肾功能及腹膜转运特性来决定达到目标最小剂量所需透析液的引流量。目标最小透析剂量标准目前公认为CAPD每周$Kt/V>2.0$,肌酐清除率>60 L/(w·1.73 m^2 BSA),IPD每周$Kt/V>2.2$,肌酐清除率>70 L/(w·1.73 m^2 BSA)。只有达到目标剂量,才能延长患者生命,逆转尿毒症症状,恢复原来的生活方式,把生活质量提高到最大限度,把患者不适感降到最低限度。以后的透析方案应根据腹膜转运特性及残余肾功能的变化来决定,适当调整方案以保证达到最低目标剂量,根据PET资料,选择透析液保留时间和灌注量,或增加透析剂量,必要时改变腹膜透析方式,如从CAPD转为CCPD,或CCPD转为NIPD、DAPD,以增强透析效果。每月常规门诊,每半年进行透析充分性评估,评估内容归纳为三方面。

1. 临床评估　每月定期评估 1 次腹膜透析患者尿毒症的表现及健康状况，如果治疗目标达到，无尿毒症症状的体征，则继续按原方案治疗。如果出现尿毒症症状和营养不良，首先要考虑透析是否充分，并寻找原因如伴发疾病，残余肾功能是否减退，并在综合考虑干预治疗必要性和有益性后，决定调整透析方案。其次要考虑患者依从性，若患者不服从医嘱，需进行耐心教育和解释，说服患者后，再调整透析处方，以适应其新的生活方式。

2. 营养评估　腹膜透析患者营养评估包括：①临床评估、肌肉瘦弱、皮下脂肪变薄及 SGA 评分；②人体测量；③生化指标，如血清白蛋白、前白蛋白、转铁蛋白、血尿素氮、血肌酐、血胆固醇；④根据腹膜透析患者营养不良评估标准对腹膜透析患者进行综合评分，判断有无营养不良证据及程度，若营养良好，继续按原方案治疗。若有营养不良则考虑：伴发疾病；患者摄入量；残余肾功能减退；患者依从性，然后调整处方，达到目标。

3. 清除率的评估　临床上常用每周 *Kt/V* 或每周肌酐清除率作为腹膜透析剂量的指标，通过收集患者 24 小时的透出液、尿液和外周血，测定尿素氮和肌酐，就可计算出肾脏和腹膜对尿素和肌酐的清除率。对一个平稳的 CAPD 患者，每周 *Kt/V* 和每周肌酐清除率至少每半年测一次。如改变透析剂量，则在3～4周内重新测量、评估预期的效果，腹膜透析过程中出现超滤困难、营养状态恶化或尿毒症症状，也要重新测量每周 *Kt/V* 及每周肌酐清除率，以了解上述情况出现的原因。若每周 *Kt/V* 和每周肌酐清除率达到目标值，无尿毒症症状及营养不良的表现，继续按原方案治疗。如果每周 *Kt/V* 和每周肌酐清除率低于最小目标值，则应寻找不充分透析的原因，并根据透析不充分的原因制定治疗策略：①积极治疗伴发疾病；②保护残余肾功能，若残余肾功能下降，及时调整透析处方，增加透析剂量；③心理治疗，若患者服从医嘱，根据需要调整处方，若患者不服从医嘱，须对患者进行耐心解释，解除心理压力，然后调整处方适应新的生活方式；④腹腔内可使用扩血管药物，如硝普钠 2 mg/L 或丹参 1 ml/L，以提高小分子溶质转运；⑤采用物理方式如摇摆增加小分子溶质的转运，提高腹膜清除率。

第十六节　腹膜透析并发症及处理

刘伏友　彭佑铭

一、透析腹膜炎及处理

腹膜炎是腹膜透析最常见的并发症，也是导致腹膜透析失败的常见原因之一。虽然各腹膜透析中心 CAPD 患者腹膜炎发生率不尽相同，近年来，随着自动化腹膜透析的开展及导管连接系统的改进，腹膜炎的发生率已有明显下降。

腹膜炎的种类大致可分为细菌性腹膜炎、真菌性腹膜炎、化学性腹膜炎、硬化性腹膜炎等，尤以细菌性腹膜炎最常见，占总数的70% ~95%。下面主要介绍细菌性腹膜炎诊断及处理。

(一)病因及临床表现

细菌性腹膜炎的病原菌以革兰阳性菌最为常见，以表皮和金黄色葡萄球菌居多，革兰阴性菌有逐渐增多的趋势。真菌性腹膜炎和分枝杆菌腹膜炎临床相对少见。不同感染途径病原菌不同。导致腹膜透析腹膜炎主要原因有：①接触污染：包括透析液交换时污染、碘伏帽重复使用、透析液袋破损及透析导管或连接导管破损或脱落；②皮肤出口处和隧道感染；③腹泻或接受肠镜检查；④其他原因：如牙科手术、静脉留置针、腹膜透析内导管生物膜形成、子宫手术等。高龄、糖尿病、残余肾功能减退、低白蛋白血症及营养不良等均为腹膜透析相关感染性腹膜炎的危险因素。

腹膜炎最早临床表现为透析液混浊，有时也可以腹痛为最早的症状。通常细菌侵入腹腔，引起腹膜炎的潜伏期为24 ~48 小时；儿童可以体温升高为最早表现。持续性腹痛也是常见症状。一般表皮葡萄球菌性腹膜炎，腹痛较轻；而金黄色葡萄球菌、革兰阴性杆菌性腹膜炎，腹痛较剧；部分患者可伴有恶心、呕吐、腹痛多为逐渐加重，常表现为局限性或广泛性。多数患者有发热，低(中)度发热常见，少数患者高热，伴寒战、败血症者罕见。由于蛋白凝块堵塞腹膜透析管，可导致透析液引流不畅。据文献报道腹膜炎时透析液混浊99%，腹痛95%，腹部压痛80%，腹胀70%，发热40%，恶心和呕吐15%，畏寒6.4%，呃逆3%，无症状及体征1.6%。

(二)腹膜炎的诊断

腹膜炎的诊断主要根据临床表现、透出液常规和实验室病原学检查，具备下列三项中的两项可诊断为细菌性腹膜炎：①腹膜炎的症状和体征，如在透析中出现腹痛，或腹部压痛及反跳痛，透析液浑浊；②透出液混浊，白细胞数 $>0.1\times10^9$(100/mm^3)，其中中性粒细胞数 >50%；③透出液革兰染色或培养证明腹膜透析液中有细菌存在。

病原学检查对诊断具有重要的价值。但是在腹膜炎早期由于透析液的稀释，病原学检查不易得到阳性结果。透出液检验标本收集方法是早晨排空隔夜腹腔液，灌入2 L新鲜透析液，4小时后从透出液中收集10 ml送检。有人报道透出液经离心或微滤器滤过的细菌培养的阳性率达90%，透出液离心涂片的阳性率可达50%，后者方法简单、迅速、易行。

(三)腹膜炎的处理

(1)早期诊断，一旦出现腹膜透析液混浊，无论有无腹痛，应怀疑腹膜炎。及时留取第一袋浑浊透出液送检，包括细胞计数和分类、革兰染色和病原学培养。

(2)一旦考虑为腹膜透析相关性腹膜炎，留取标本后即采用一定量1.5%腹膜透析液持续冲洗腹腔直至透析液清亮为止。然后开始抗感染治疗，抗生素使用不得推延至12小时以后。

(3)初始治疗可经验用药，应选用覆盖革兰阴性菌和革兰阳性菌的抗菌药物，联合使用。局部用药和静脉用药同时进行，静脉用药应选择对残余肾功能影响较小的药物。一般病原菌抗菌药物疗程2周左右，金黄色葡萄球菌、铜绿假单胞菌及肠球菌等为3周。

(4)腹腔冲洗完毕后用生理盐水50 ~100 ml加入庆大霉素4万单位或阿米卡星0.5 ~0.1 g留腹。为避免纤维蛋白凝块形成，腹腔可注入适量肝素，同时使用生理盐水20 ml加入肝素20 mg封管，一般封管时间为3 ~5 天。待培养结果出来后改用敏感抗生素，重复2 ~3 次，期间必要时可行血液透析。

(5)一旦诊断为真菌性腹膜炎，则应拔除导管，使用抗真菌药物。可考虑在1 ~2 个月后重新置管。

(6)结核性腹膜炎一般采取四联疗法。局部和全身用药相结合。无效者拔除导管并继续抗结核治疗。

(四)预防

(1)持续质量改进，教育患者采用正确的无菌技术。洗手、戴口罩、不可触碰无菌部位等；监督患者的操作技术并进行再培训，集中注意力、保持换液桌面的清洁、换液时光线要充足等；建立标准的规程，寻找腹膜炎发生的原因并进行相应改进。

(2)预防出口处和隧道感染。

(3)加强腹膜透析患者教育和培训,内容包括腹膜透析的环境要求、透析管的护理、卫生常识、检查腹膜透析液的质量、无菌操作的训练、腹腔感染的观察与处理等。

(4)纠正营养不良,充分透析、加强营养、注意残余肾功能保护等。

二、导管相关并发症

(一)植管及早期导管相关并发症

1. 切口感染　切口感染这一并发症较少见,但一旦发生则有可能影响植管的质量。致病菌主要为金黄色葡萄球菌及假单胞菌属。预防性措施主要包括:预防性应用抗生素;术中止血彻底;缝合紧密不留死腔;术后及时换药更换敷料。

2. 腹腔脏器损伤及穿孔　该并发症极少见。植管操作过程中可能损伤大肠、小肠、肠系膜动脉、腹主动脉、膀胱及其他腹腔脏器。多见于穿刺植管(盲插),少见于解剖法植管。预防性措施包括:术中操作时动作应轻柔,避免任何粗暴的动作;术前应嘱患者排空膀胱并证实膀胱是否充盈;采用穿刺植管时,切记先向腹腔内灌注一定量的腹膜透析液,有条件的地方应尽量避免穿刺植管。

3. 血性引流液　此并发症少见,主要为术中止血不彻底所致。一般出血部位为腹前壁,如腹膜外或腹直肌内血管的损伤导致腹膜外仍持续出血,通过未缝扎紧的荷包口流向腹腔;如切除大网膜后,未予以充分肯定的缝扎或缝扎不紧,结扎线脱落亦可导致腹腔内出血。血性引流液的处理方法有:采用未加温的腹膜透析液反复冲洗腹腔,可达到使腹腔内血管收缩,同时可减少出血部位的出血;避免使用抗凝的药物;在向腹腔内灌注腹膜透析液后,用腹带加压包扎腹膜;经过上述处理后,仍为血性引流液,则应打开伤口找出出血部位加以止血。此外,女性患者在月经期内可出现血性引流液,当月经干净后引流液变清,其原因为月经血流经输卵管伞端排入腹腔所致。

4. 腹痛　腹痛可表现为局限性或弥漫性腹痛。植管后出现的切口周围疼痛,可用镇痛剂控制,其意义不大。有3% ~4%的患者可出现会阴部及肛周部位的疼痛,尤其在灌入腹膜透析液或引流腹膜透析液即将结束时更为明显,这主要是因为植管时导管腹内段末端刺激该部位的腹膜所致,一般于植管后1 ~2周自动消失。处理的方法:将灌入液体和引流液体的速度减慢,可减少这种疼痛;如果疼痛严重且持续的时间较长应将导管腹内段向外拔出1 cm左右,这种疼痛即可缓解或消失。

透析液温度过高或过低可引起弥漫性腹痛,因此,最好将透析液温度控制在37℃左右。个别患者可能因腹膜透析液偏酸性而导致透析液灌入时的疼痛,可加用碳酸氢盐(5 ~25 mEq/L)提高透析液的pH。

5. 肠梗阻　腹膜透析导管植入后可发生不完全性肠梗阻,一般在置管后24 ~36小时内发生。

6. 早期腹膜透析液渗漏　植管后的30天内发生的腹膜透析液渗漏称为早期腹膜透析液渗漏。据国外文献报道,在行正中切口植管的患者中,可有7% ~29%发生早期腹膜透析液渗漏,而经旁正中切口者中仅占6.5%。发生腹膜透析液渗漏的危险因素包括:肥胖、糖尿病、年龄>60岁、多产妇、长期应用类固醇类药物、多次植管等。表现为导管周围渗漏,前腹壁局限性水肿及引流量减少。出现早期渗漏增加隧道感染和腹膜炎的危险性,常需预防性使用抗生素,可暂停CAPD,改小剂量卧位IPD或NIPD,如渗漏较多,可停止腹膜透析2周,改作血液透析,大多数渗漏可得到解决。难治性渗漏少见,一旦发生这种情况,需进行CT扫描明确渗漏部位,并需进行必要的外科手术修复,必要时需重新植管。笔者认为腹膜透析液渗漏与植管的经验及腹膜荷包固定导管有密切关系。

7. 伤口血肿　在切口及皮下隧道形成血肿的原因有:患者有出血倾向,高血压或操作者技术不熟练,如术中未正确止血等。血肿可导致伤口愈合延迟,感染及早期腹膜透析液渗漏。

8. 腹膜透析液引流不畅　腹膜透析液引流不畅在慢性维持性腹膜透析中较为多见,尤以植管后2周内为常见,可表现为单向或双向阻塞。单向阻塞最为常见,主要表现为透析液灌入腹腔通畅,而引流困难。双向阻塞表现为腹膜透析液灌入或引流均不畅通。

(1)腹膜透析液引流不畅的原因。

1)大网膜阻塞导管:这种阻塞通常发生在手术植管后不久,可能与新的腹膜透析导管的生物相容性有一定的关系。当腹膜透析导管植入腹膜后,经过一段时间,导管外表的蛋白生物薄膜形成后,可减少大网膜对导管的包裹。当大网膜阻塞导管中部以下侧孔并将导管内腔阻塞,则出现单向阻塞。通常直型管比卷曲管更为多见。因此有的透析单位在采用直管植管时,常规将腹膜口部位膨出的大网膜切除。

2)蛋白凝块或纤维块阻塞导管:一部分患者腹膜透析液引流不畅是由于蛋白凝块或纤维块阻塞导管内腔所致。早期导管阻塞常可由于血块等阻塞所致,几天后可能缓解。纤维块阻塞可见于以后的腹膜透析过程中,尤以发生腹膜炎时常见,腹膜炎后或曾多次植管的患者可由于组织残缺或粘连物也可阻塞导管,但不是堵塞的常见原因。

3)输卵管伞包裹导管:在一些女性患者,其导管引流不畅可由活动度较大的输卵管伞阻塞导管侧孔或导管内腔所致,其表现与大网膜包裹相似[5]。

4)患者便秘或膀胱充盈:可使部分患者出现暂时性腹膜透析液引流障碍,这是由于充盈的膀胱或充盈的结肠压迫导管腹腔段末端所致。

5)导管移位:导管移位指导管的腹腔段漂移上真骨盆,所以俗称漂管。相当一部分导管移位是由于植管时,其导管末端并未置于膀胱直肠窝或子宫直肠窝,由于大网膜牵拉或升结肠的蠕动造成漂移。由于腹膜导管内有一条不透 X 线的含钡条纹,因此漂管移位可通过腹部 X 线检查证实。

6)其他原因:于植管技术不熟练,造成皮下隧道与腹膜导管出口处形成直角扭曲或荷包结扎在导管上过紧等原因均可造成导管引流不畅。有报道,在长期腹膜透析时导管内可形成结石而发生堵管。

(2)腹膜透析导管的再通与复位。透析液的引流不畅意味着腹膜透析必须中止。我们应仔细分析引流不畅的原因,必要时作腹部 X 线检查,观察导管的位置,找出解决问题办法。下面介绍导管再通与复位的几种常见方法。

1)嘱患者不断改变体位,观察引流情况。如果是由于患者膀胱充盈,便秘所致,则嘱患者排空膀胱或口服缓泻剂排出大便。通过上述处理,有相当部分患者腹膜透析液引流不畅可望得到解决。

2)如患者引流液内含有肉眼可见的纤维蛋白,而又出现透析液引流不畅时,应高度怀疑为纤维蛋白凝块阻塞所致。处理的方法:用 5 ~ 10 mg 肝素溶于 20 ml 生理盐水中加压注射(冲洗)有时可将导管内的凝块冲走;也可将肝素以 5 ~ 10 mg/L 的浓度加入透析液袋中,再加压透析袋,达到高压灌注冲洗效果。以上方法如无效果可采用尿激酶 1 万 U 用生理盐水 20 ml 稀释后,注入导管内并封管 5 ~ 10 小时,往往可收到意想不到的效果,使腹膜透析液引流通畅。亦可用内窥镜刷去除导管内凝块[7]。

3)如经腹部 X 线证实引流不畅是由漂管所致,且患者又只安装了一个深层涤纶袖套时,则可采用金属丝内拨法,即将一金属丝消毒,涂布石蜡油,缓缓插入导管内腔,插入的金属丝长度应短于导管长度 2 cm,且操作应轻柔,避免粗暴动作以免损伤内脏,有时可将漂移的导管拨回真骨盆。

4)应用腹腔镜分离吸附在导管内的大网膜[6]。具体操作如下:在另一腹部定位点,消毒局麻后切开皮肤 2 cm,插入包绕着 Quill 引导器的穿刺针,拔出针芯后,向腹腔内注入一定量的消毒空气,这样有利于腹腔镜的观察,将吸附于导管上的大网膜剥离。证实导管引流通畅后拔出腹腔镜并缝合创口。亦可采用这种方法植入第二根腹膜透析导管,同时拔出第一根腹膜透析导管。

5)手术法清除导管内阻塞物:在深部涤纶袖套上方皮肤做一切口,分离深部袖套后将导管的腹腔部分移出。用肝素盐水充分洗涤导管,去除导管内的大网膜脂肪及纤维蛋白。然后再将导管的腹腔段送回腹腔,证实导管引流通畅后,分层缝合肌肉、皮下及皮肤。这样可节省费用,但手术难度较大,要求操作者技术娴熟。

6)重新手术法植管:采用非手术重新植管方法,3 天内仍不能使腹膜透析导管恢复通畅者,应考虑拔除原导管,重新植管,尽早恢复腹膜透析。

(二)晚期导管相关并发症及处理

1.皮肤隧道口及隧道感染　隧道是指腹膜透析导管从腹膜外经肌肉,皮下组织至皮肤出口处的通道。对双袖套导管而言,隧道即指两袖套之间的距离。正常的皮肤隧道口应清洁、干燥、无痛及无炎症。皮肤隧道口感染一般表现为:皮肤硬结、红肿、皮肤出口处溢脓及高度增生的肉芽组织形成。皮肤隧道口结痂并不意味着感染,没有炎症但细菌培养阳性也不等于感染。皮肤隧道口及隧道感染通常被认为是腹膜透析的严重并发症。这种并发症在CAPD过程中任何时候都可以发生,有时呈慢性反复发作,可导致反复发作的腹膜炎,植管失败及住院时间延长。随着腹膜透析体外连接系统的不断改善,腹膜炎的发病率已有明显降低,皮肤隧道口及隧道感染已成为腹膜透析的主要并发症,是导致腹膜透析患者死亡的主要因素之一。亦是拔除导管的常见原因。在美国,CAPD的导管3年生存率为6%~36%,有8%~39%的导管因皮肤隧道口及隧道感染而拔除,每年由腹膜透析转为血液透析的比例与拔除导管率相近,其主要原因并不是腹膜炎而是皮肤隧道口及隧道感染。

(1)导致皮肤隧道口及隧道感染的危险因素。

1)导管周渗漏:腹膜透析液渗漏可导致皮肤隧道口及隧道愈合延迟,不利于组织的修复,为细菌的侵入提供了机会。

2)机械因素:机械的压力、导管的经常牵动可减慢皮肤隧道口和隧道的愈合过程。这要求植管后至皮肤隧道口及隧道愈合期间避免经常牵扯导管,应将导管的外段用胶布较为稳妥地固定在腹壁上。最好不用缝线将导管固定在皮肤上,这样可以避免缝线过紧而导致隧道张力高所引起的组织挤压坏死。要求操作者在进行更换腹膜透析液时动作必须轻柔,尽量减少对导管的摆动和牵挂,有利皮肤隧道口及隧道的愈合。

3)微生物的侵入:保持皮肤隧道口及隧道的无菌性在其早期愈合期尤为重要。皮肤隧道口微生物的存在是造成难以完全愈合的主要原因。几乎所有的皮肤隧道口甚至没有感染的迹象也寄居着细菌。进入隧道深部的细菌数目取决于皮肤隧道口处的细菌数和种类,皮肤隧道的出口方向及未受损的表皮和肉芽组织所具有的防御细菌侵袭的能力。由于抗生素很难渗入至凝块,因此在凝块形成前,就必须保持血和组织液有足够的抗生素浓度,这只有在植管前使用抗生素才能达到此要求。有学者研究发现,如果患者鼻部携带有金黄色葡萄球菌,皮肤隧道口的感染机会随之而增加。这一发现愈来愈受到重视。欧洲7所医院的多中心研究表明:70%的糖尿病,30%的非糖尿病患者为鼻部金葡菌携带者,这些患者的皮肤隧道口及隧道感染的机会为非金葡菌携带者的43倍。在34例皮肤隧道口及隧道感染的患者中,其中24例为金葡菌所致。这些感染者中85%的菌株与其鼻腔内金葡菌株相同。Boelaert等发现使用含Mupirocin的鼻油可减少血液透析患者金葡菌血症的发病率。

皮肤隧道口及隧道感染的主要致病菌为金葡菌,占该类患者总数的25%~85%,16%~35%的患者可分离出其他微生物,包括G^-大肠埃希菌(7%~14%),表皮葡萄球菌(5%~14%),假单胞菌(8%~12%),真菌(1%~3%)。7%~11%的皮肤隧道口及隧道感染病无菌生长。

4)皮肤隧道口方向:皮肤隧道口的方向朝上时,将会由于下流的汗液,水和脏物造成出口处的污染。因为引流不好,隧道口一旦感染则难以治疗,而且这些脓液由于重力的作用向隧道深部渗透。因此皮肤隧道口的方向显得非常重要。

5)全身性因素:皮肤隧道口的愈合过程中,部分肉芽组织可被逐渐吸收,由纤维组织取代。这部分纤维及肉芽组织均由表皮覆盖。当患者营养不良,糖尿病、尿毒症本身和长期使用泼尼松,可通过破坏组织的纤维化而减慢创口的愈合。

(2)皮肤隧道口及隧道感染的预防及护理。

1)定期清洗皮肤隧道口,可采用生理盐水和络合碘定期清洗消毒皮肤隧道口,并以无菌纱布覆盖,清洗消毒间隔一般不超过1周。

2)注意个人卫生,妥善固定导管,避免过多牵拉导管。

3)当皮肤隧道口处不洁或潮湿时,应及时更换敷料,保持导管出口处的清洁及干燥。

4)避免使用对皮肤隧道口处有刺激或可引起皮肤过敏的药品,不要强行去除隧道口的痂皮,防止创伤的发生。

5)如隧道口处有创伤应及时使用抗生素,金黄色葡萄球菌鼻腔携带者应使用抗生素。

6)隧道口愈合期及感染期避免盆浴及游泳。一般认为隧道口愈合期至少需要2~3周。

(3)皮肤隧道口及隧道感染的表现及诊断。

1)皮肤隧道口感染:急性感染患者诉说导管出口处疼痛,局部组织红肿,有分泌物排出,可伴有全身症状如畏寒、发热等。慢性感染时可见隧道口有肉芽组织增生且炎症持续时间>4周。

2)隧道感染:大多数隧道感染是由于皮肤隧道口感染处理不及时或处理不当,炎症向深部发展所致,极少数是由于植管过程中无菌操作不严格所引起。隧道感染早期症状较为隐蔽,可仅有低热,一般可表现为沿隧道走向有压痛,周围组织肿胀硬结,隧道周围皮肤有灼热感。一旦脓肿形成,患处触之有波动感,可伴高热和全身中毒症状,常合并腹膜炎的发生。

(4)皮肤隧道口及隧道感染的处理。一旦发现感染应及早给予处理,否则会造成腹膜炎及被迫拔除导管终止腹膜透析的可能。

1)局部处理:用络合碘、过氧化氢、生理盐水清洗伤口,每天换药1~2次。对隧道口周围肉芽组织可用硝酸银烧灼。可采用如下方法[1]:局部络合碘消毒后,感染部位用过氧化氢冲洗,再用生理盐水冲洗,庆大霉素8万U用生理盐水4 ml稀释后,在感染部位周围进行局部浸润注射,如疑隧道感染,可沿隧道作局部注射,采用庆大霉素稀释液浸湿的纱布条缠绕出口处的导管,给感染处进行湿敷,并予以包扎固定导管,每天按上述方法换药1次,并配合全身用药观察了32例皮肤隧道口及隧道感染的患者,所有患者均在7天内治愈。

2)全身用药:根据感染处分泌物作细菌培养,选用敏感药物,在培养结果未出来之前,首先选用抗革兰阳性菌的药物,同时应联合使用抗革兰阴性菌的抗生素,最好静脉用药,必要时加服利福平。

3)经局部处理及全身用药:2周左右临床表现无明显改善,应考虑导管的拔除或去除皮下袖套。去除皮下袖套的方法:局麻皮肤隧道口处的皮肤,用手术刀切开皮肤出口,用止血钳钝性分离出袖套,再用剪刀剪除导管上的涤纶袖套及结缔组织,这样使双袖套导管变为单袖套导管,但术后必须注意观察,如发现隧道感染,必须拔除导管。重新植管的时间,应根据患者的情况具体而定,一般应间隔2周再予以植管较为适宜。

2. 皮下袖套脱出

(1)袖套脱出的原因。

1)植管时,皮下袖套距离皮肤出口较近,如果小于1 cm,则脱出的机会较多。

2)采用非鹅颈导管时,由于导管隧道段为直形,由于硅胶的弹性作用使导管逐渐恢复原状而产生的一种向外弹性作用,将外袖套推出皮肤隧道口。

3)在更换腹膜透析液时,操作粗暴,过于向外牵拉导管。

4)皮肤隧道口感染。

(2)袖套脱出处理。一般袖套脱出后常常合并该处的感染,常需全身使用抗生素必要时去除袖套,由双袖套导管变成单袖套导管。

3. 晚期腹膜透析液渗漏　腹膜透析开始30天以后出现的腹膜透析液渗漏称为晚期透析液渗漏。腹膜透析液皮下渗漏可发生于任何时期。早期常因引流量减少而误诊为超滤失败。当渗漏部位不明时,可注入2 L含同位素的腹膜透析液,或注入2 L含造影剂(加入76%的泛影葡胺100 ml)的透析液,让患者站立、行走、收腹、咳嗽及弯腰等,至少30分钟,以增加腹压,然后行同位素扫描或CT检查,可探明渗漏的部位。晚期渗漏的处理同早期渗漏,但保守治疗通常无效,常需手术治疗。

4. 其他腹部意外　除了与导管、腹膜透析液相关的并发症外,CAPD患者也可像其他正常人一样出现腹部意外,如:典型的“急腹症”(局限性腹痛、压痛、肠管扩张,腹腔游离气体异常增多),腹膜透析液涂片或培养有混合性菌株;难治性腹膜炎、腹腔积血等。

三、透析液相关并发症及处理

与透析液相关的并发症也是导致部分患者退出腹膜透析或死亡的原因之一。据统计，腹膜透析患者与透析液相关的并发症的发生率为：疝 10% ~15%；胸水 3% ~5%；漏液、腹壁及外生殖器水肿 8% ~10%等。及时发现并处理这些并发症对改善透析患者的生存质量，提高腹膜透析患者的生存率有重要意义。

(一)疝

疝是腹膜透析中常见的并发症，以 CAPD 患者多见。文献报道的发病率为 10% ~15%不等。其中腹外疝约占 95%以上。多在腹膜透析后的半年内发生，少数可发生于透析后 1 年。老年及儿童的发病率明显高于青壮年，而多产妇发生率尤高。

1. 原因　腹膜透析患者疝的发生率高于普通人群。疝的发生与以下因素有关：

(1)腹壁强度减弱。常见于腹膜透析植管术后伤口愈合不良及手术中未能有效缝合腹膜及腹直肌前后鞘膜等。老年、肥胖及肌肉萎缩也是常见的腹壁强度下降的原因。

(2)腹内压力增高。除了常见的慢性咳嗽、便秘、排尿困难外，CAPD 患者随着腹膜透析液缓慢注入所引起的腹内压增加是引起疝的发生率增加的重要原因。

(3)手术方式及手术切口与疝发生的关系。选择旁中线切口植入腹膜透析管较正中线植入腹膜透析管脐疝的发生率明显降低。

2. 处理

(1)CAPD 患者发生的腹股沟疝一般不提倡非手术疗法，特别是股疝及发生于成人的脐疝，尤其是疝块小、病史短、估计腹壁缺损较小而疝环也较小及嵌顿时间在 3 ~4 小时以上而局部压痛明显有腹膜刺激症状，估计已发生绞窄的患者。可通过包括传统的疝成型术及聚丙烯纤维修复网加强的改良手术对其进行根本的治疗，术后停透 12 ~14 天后可继续腹膜透析并很少复发。术后改 CAPD 为夜间腹膜透析(NPD)可减少疝的复发。

(2)对原先有疝的患者应详细检查，并在腹膜透析之前进行修复。对有症状的疝应仔细诊断并及时治疗。

(二)腹壁及外生殖器水肿

腹壁及外生殖器水肿是腹膜透析的并发症之一。占腹膜透析并发症的1%左右。以 CAPD 患者最为常见。多发生于腹膜透析植管术后的第 1 周或透析后 1 个月。

1. 原因　腹膜透析患者腹壁和外生殖器水肿的最常见原因为腹膜透析液渗漏，渗漏的原因有：

(1)植管术中腹膜切口过大，腹膜荷包缝合、结扎不牢，或腹壁张力过大以及荷包缝针较粗致针眼过大，透析液渗漏。

(2)患者年纪过大(>60 岁)、肥胖、类固醇激素的应用，尤其糖尿病肾病患者伤口愈合缓慢。

(3)腹膜透析管对腹膜的刺激使腹膜产生破口，透析液渗漏。

(4)腹膜透析管腹壁段破损致透析液渗漏。

(5)腹膜透析液在腹腔内高压的情况下经潜在的睾丸鞘膜隙进入睾丸鞘膜腔内引起积液和阴囊壁水肿，女患者则表现为阴唇水肿。

2. 处理　CAPD 患者出现腹壁及外生殖器水肿时应首先明确是否为透析液渗漏，同时据渗漏的程度分别采用以下措施：

(1)卧床休息，加强营养，纠正糖、蛋白质代谢紊乱，促进腹膜破口愈合。尽量避免咳嗽等使腹压增加的情况，必要时可用止咳药。有便秘的患者应给以通便药。

(2)减少透析液量，每次 1 000 ml，也可停透 3 ~4 天或 1 ~2 周。

(3)改 CAPD 为 CCPD、NPD 或卧位透析。

(4)如以上措施无效,可行腹腔镜及手术修补术。

(5)如腹壁或外生殖器水肿明显时,可用芒硝细颗粒装入布袋后放于水肿处,可暂时使水肿减轻。

(6)如手术后透析液渗漏复发,改行血液透析。

(三)血性透析液

长期透析的患者,血性透析液的发生率约为30%,其中绝大多数不需进行特殊处理,仅约1%的患者需要输血或外科协助处理。

1. 原因　出现血性透出液的原因较多,常见的为:

(1)手术创伤。植管操作中对腹膜及网膜血管的损伤。

(2)女性患者由于外在性子宫内膜异位症、经血倒流及慢性盆腔炎时盆腔腹膜炎性充血而在月经期由于雌激素水平增高致充血的毛细血管破裂出血出现血性透析液。黄体破裂及卵巢肿瘤破裂也是血性透析液的原因。

(3)多囊肾及肝动脉瘤破裂出血。

(4)盆腔放射治疗引起的腹膜损伤。

(5)血小板减少等全身出血性疾病。

(6)伴有上呼吸道感染的IgA型肾小球肾炎。

(7)体外震波碎石术后。

(8)腹腔慢性炎症粘连后粘连带破裂出血。

2. 处理　加强透析,如透出的液体颜色变淡,不影响透析,可不做特殊处理。必要时可加用止血药如酚磺乙胺(止血敏)、巴曲酶(立止血)、维生素K等。有学者建议必要时可于透析液中加入去甲肾上腺素1 mg/L,但过多使用会使腹膜通透性下降,影响透析效果,故应慎重。上述处理无效或血性透出液持续或有加深迹象,伴血色素和血压下降时,应请外科协助剖腹探查止血。

(四)胸水

胸水是腹膜透析常见的并发症之一。据日本一组大宗报道,3 195例腹膜透析患者中约50例(1.6%)发生胸水,其中88%为右侧胸水,8%为左侧,仅4%为双侧。国内有报道发生率为3%~5%。女性患者多见。

1. 原因　腹膜透析患者出现胸水最常见的原因有:

(1)体内水分过多。尿毒症患者腹膜透析超滤下降,或饮食控制不良可致胸水增加。

(2)特发性尿毒症性胸水。病因不明,可为血性或纤维渗出性的,少数患者胸水为胶状。常合并有低蛋白血症、肝硬化、充血性心力衰竭等。

(3)合并结核性胸膜炎。尿毒症患者机体抵抗力较差,结核发生率明显高于常人。故有胸水时应认真寻找结核证据,及时处理。

(4)获得性或先天性胸腹交通。由于横膈先天性交通或腹膜透析液注入腹腔使腹内压增加横膈的薄弱处破裂所致。由于胚胎发育因素,胸腹交通常在右侧,多与左侧膈肌有心包覆盖有关。部分病例尸检时未发现膈肌有解剖学上的缺陷,估计是腹内液体在高压时经膈淋巴管进入胸腔所致。横膈缺损伴单向活瓣机制时,可出现张力性胸水。

2. 处理

(1)胸腹交通性胸水的治疗。

1)暂停腹膜透析或改CAPD为间歇性腹膜透析(IPD),并减少透析液用量。部分患者可继续腹膜透析。

2)胸穿或胸腔闭式引流改善呼吸功能。

3)外科手术:可行横膈膜折襞术,胸膜切开术,术后可重返腹膜透析,很少复发。

4)化学胸膜固定术:胸腔注入四环素、土霉素、50%葡萄糖液、纤维结合素或胸腔内撒滑石粉,促使横膈缺陷闭合。

5）如以上治疗无效或患者不愿继续腹膜透析，可改做血液透析。

（2）如为水分过多或尿毒症透析不充分所致的胸水，应加强透析，必要时改血液透析可使胸水缓解。

（3）结核性胸膜炎的治疗：抗结核治疗。

（五）呼吸功能不全

1. 原因

（1）腹膜透析时大量透析液进入腹腔使横膈活动受限，致呼吸功能降低。特别是慢性阻塞性肺部疾患的患者，肺功能明显减退。

（2）由于透析不充分大量代谢产物积聚，肺毛细血管通透性增加以及水分限制不严、低蛋白血症、感染、贫血及血压控制不良所致肺水肿。

（3）大量胸水压迫或尿毒症性胸水并发的纤维素性胸膜炎使肺扩张受限。

（4）肺部感染如肺炎或结核所致肺不张及肺换气功能下降。

（5）糖负荷过多：腹膜透析液中大量糖的吸收及静脉高营养等使患者摄入的碳水化合物过多，使 CO_2 产生大大增加。为清除过多产生的 CO_2，机体需进行过度通气，从而引起患者呼吸困难。

2. 处理

（1）给氧，无 CO_2 潴留的呼吸功能不全可适当增加氧流量或浓度，缓解患者的呼吸困难。

（2）拍背，多作深呼吸，稀释痰液，保持呼吸道通畅。

（3）对有慢阻肺的患者，选择腹膜透析应非常谨慎。对必须选择腹膜透析的慢阻肺患者，应减少透析液量，增加交换液体的次数。热量的补充除了从腹膜透析液中补充的葡萄糖的热量（占总热量的8% ~20%）外，胃肠道补充应为主要途径。对已出现呼吸功能不全的患者，也应采用少量多次透析法或停腹膜透析改用其他透析方式。

（4）加强抗感染治疗。

（5）纠正肺水肿，减轻心脏负荷，扩血管降压。

（6）充分透析，抽吸或引流胸水。

（7）对呼吸功能不全的患者，每日碳水化合物摄入量（包括腹膜透析液内吸收的）应限制在 2 kcal 以内，以免过多吸收引起糖负荷过重，影响患者呼吸功能。

（六）腰背痛

1. 病因　腹膜透析患者出现腰背痛主要见于以下原因：

（1）腹膜透析液注入引起腹腔内压力增加，站立时脊柱前突对下腰部肌肉是一种负荷，使背肌疲劳。

（2）用自动循环腹膜透析装置注入透析液时，可能会引起空气的注入，急性气腹可引起持续的肩背部疼痛。

（3）原有腰椎、脊柱退行性病变或代谢性骨病及椎间盘疾患在腹内压增加后复发。其他脊柱外疾病如肥胖、腹肌薄弱及髋部关节炎等，也可引起腰背部的疼痛。

2. 处理

（1）处理引起腰背部疼痛的原因，训练腰部肌肉，如卧立位骨盆倾斜运动。

（2）如为气腹引起的腰背痛，可让患者取垂头仰卧位或膝胸卧位，促进气体排出。

（3）对症治疗：局部按摩或理疗，必要时可加用非甾体抗炎药。

（七）其他

1. 阴道瘘及透析管自发穿入直肠　腹膜透析患者发生阴道瘘及透析管穿入直肠均有报道。患者于植管后出现会阴部及下腹部不适。每次向腹腔注入透析液时即有液体从阴道及肛门流出，漏出的液体与透析液成分相同。腹腔注入亚甲蓝后发现阴道及肛门漏出液呈蓝色。阴道瘘及透析管穿入直肠的成因多与透析管相对较长，长期反复刺激子宫膀胱陷窝处的腹壁及肠壁，造成局部破损所致。

发生上述情况时均应停止腹膜透析，加强抗感染及对症支持。植管时尽量避免透析管插入腹腔过深过低。

2. 乳糜性透出液 腹膜透析患者偶有乳糜性透出液出现。透出液呈乳白色，患者无明显腹痛及发热，透析液常规可有极少的白细胞，细菌培养阴性，而乙醚试验阳性。多数情况下与进食动物高蛋白或高脂肪饮食有关，调节食谱，透出液可望转清。也有部分患者无诱因出现乳糜透出液，未经特殊治疗数月后自行消失。确切机理不明，但未见因此影响腹膜透析进行的报道。

3. 听力损伤 听力损伤的判定以语言频率听阈值（500、1 000、2 000 Hz）的平均值或高频听阈值（4 000、6 000、8 000 Hz）的平均值（意大利 Amplaid 20 听力计）大于 30 dB 为听力损害。内耳与肾脏在抗原性、组织学结构和药物作用机理等方面非常相似，加之内耳有氧代谢消耗能量，ESRD 患者常有听力损害，PD 时低血压和快速超滤或动脉硬化均可使耳蜗缺血，加重听力损害。主要为感音神经性耳聋，尤以高频听力损害更常见。耳聋为不可逆性，肾移植也不能提高听力。

4. 白内障 腹膜透析患者血循环中与晶体内溶质 BUN 浓度差异太大或微量元素缺乏，加之血中葡萄糖增加，使晶体蛋白糖基化，晶体内产生大量山梨醇促使晶体纤维化导致白内障，视力丧失。充分透析，加强营养可减少白内障的发生，必要时可进行眼科治疗。

5. 获得性肾囊肿及肾恶性肿瘤 腹膜透析患者可发生获得性肾囊肿（ACKD），多见于腹膜透析年限长者。ACKD 是腹膜透析患者肾肿瘤的高危因素，伴发肾肿瘤的比例为 4% ~10%，肾癌一旦明确诊断，大多已属晚期，难以手术治疗。如无恶变，ACKD 患者仍可继续腹膜透析。

四、营养与代谢的并发症

（一）碳水化合物代谢

腹膜透析患者在腹膜透析过程中大量使用含糖透析液，使得腹膜透析患者中约 25% 的患者都存在糖代谢紊乱。

1. 腹膜透析患者糖代谢特点

（1）尿毒症患者胰岛素及胰高血糖素代谢紊乱。肾脏是胰岛素代谢的场所，尿毒症患者的血胰岛素基础水平升高反映胰岛素分解代谢延迟，导致胰岛素的三种成分 C 肽、前胰岛素和胰岛素水平升高，其升高的程度与残余肾功能相关，且胰岛素作用时间延长。由于肾功能不全时胰高血糖素及胰高血糖素原的降解减少，虽胰高血糖素分泌正常，但血中胰高血糖素水平较高。由于尿毒症患者一些中分子产物的潴留，外周靶器官胰岛素受体减少或受体对胰岛素的敏感性降低，部分患者可出现胰岛素拮抗，患者的糖耐量降低。但尿毒症患者体内由于多方面因素的影响，糖代谢出现紊乱，也可发生自发性低血糖。

（2）腹膜透析患者的糖耐量异常。为提高腹膜透析的超滤效果，常向透析液中加入一定浓度的葡萄糖，浓度从 1.5%、2.5%、4.25% 至 4.5% 不等。CAPD 时，约 70% 的葡萄糖经腹腔被吸收。所吸收的葡萄糖量因所用的透析液含糖量的不同及个体的差异而异。非糖尿病的尿毒症腹膜透析患者，由于长期自腹腔吸收葡萄糖更加重了尿毒症患者原有的糖耐量异常。除周围组织对胰岛素的敏感性减低外，长期葡萄糖负荷可使胰岛 β 细胞的分泌耗竭，并发胰岛素依赖性糖尿病。大量糖的吸收可使糖无氧代谢加强，乳酸产生增加且利用减少，加重代谢性酸中毒的症状。

2. 腹膜透析糖代谢紊乱的并发症及处理

（1）高血糖。腹膜透析患者的严重的高血糖常因症状不明显而被忽略。可仅表现为口渴或体重增加。部分患者可合并有严重的酮症酸中毒。此时的血糖增高和酮症酸中毒的处理与无肾衰竭的糖尿病不同。胰岛素治疗是必需的，但却不能也不需要大量补液。一般普通胰岛素的用量从 2 U/h 开始，每 2 ~ 3 小时测血糖和血钾。及时调整胰岛素用量。

（2）低血糖。由于进食少及胰岛素代谢减少，营养不良的患者伴糖原储备减少，更易发生低血糖。患者可表现为昏迷、昏睡及精神症状等。故腹膜透析患者使用胰岛素应从小剂量开始。口服降糖药由于在肾功能不全时半衰期延长，在体内蓄积而导致严重的低血糖，应尽量避免使用。

(3)动脉硬化。大量葡萄糖吸收可使血甘油三酯和胆固醇升高,胰岛素分泌增加,血C肽增加,C肽/胰岛素比值增加,导致动脉硬化。

(4)营养不良。大量糖的吸收及腹腔内液体引起的饱胀感,使患者食欲下降,蛋白质摄入不足,易致营养不良。氨基酸透析液的应用减少了糖的吸收且补偿了蛋白质和氨基酸的缺乏,消除了葡萄糖及其他代谢产物的副作用,改善了营养状态。

(5)肥胖。腹膜透析患者由于从透析液中吸收了大量的糖分,故易出现肥胖。适当的体育锻炼和必要的饮食节制有利于体重的控制。我国腹膜透析患者伴发肥胖较少,可能与透析的不充分及营养状态欠佳有关。

(二)脂质代谢

慢性肾功能不全的患者多有脂质代谢异常。且与动脉粥样硬化等心血管疾病的危险因素密切相关。腹膜透析患者的脂质代谢紊乱也是多种因素共同作用的结果。腹膜透析不但不能降低血脂水平,实际上,大多数腹膜透析患者的血脂水平甚至更高。

1. 腹膜透析患者血脂异常的原因

(1)尿毒症本身所致脂代谢异常。60%左右的慢性肾功能不全的患者合并高脂血症。可有Ⅲ型及Ⅳ型高脂血症的特点。即血甘油三酯增高而胆固醇正常。进一步的研究表明由于脂蛋白酯酶活性的异常,使载脂蛋白(APO)代谢异常,从而使VLDL和LDL中的甘油三酯含量增加。以aPOA-Ⅰ、aPOA-Ⅱ水平显著下降,aPOC-Ⅱ、aPOC-Ⅲ显著增加。有资料表明,aPOB水平增加,aPOA水平下降及aPO-Ⅰ/aPOC-Ⅱ比值降低易合并心血管并发症。尿毒症患者的高凝及继发的高纤溶状态也与脂代谢异常有明显的相关性。

(2)腹膜透析所致的脂代谢异常。长期腹膜透析的患者中60%~80%有高脂血症。腹膜透析患者的血脂水平总体上高于血液透析患者提示腹膜透析与高脂血症的关系。腹膜透析时大量糖的吸收使血糖负荷增高,血中胰岛素水平过高及周围组织对胰岛素敏感性下降,大量蛋白质如脂蛋白a等从透析液中丢失,肝脏代偿性蛋白合成增加,均可导致高脂血症。

2. 治疗

(1)一般治疗。

1)饮食:低脂、低糖、低胆固醇低热量高纤维素饮食。

2)适度锻炼,戒除烟、酒。

3)控制体重。

(2)药物治疗。

1)胆酸结合树脂:如考来烯胺(Cholestyramine)主要用于降胆固醇。12~24 g/d,分4~6次服用。

2)诺衡0.6 g,tid;菲洛倍特0.1~0.2 g,tid;氯贝丁酯0.25 g,tid。

3)他汀类降脂药Lovastatin 20~60 mg/d或Simvastatin10~20 mg/d或Provastatin 10~20 mg/d。

(3)尽量避免高糖浓度的透析液的应用。

(三)蛋白质代谢

在终末期肾衰竭的透析或非透析患者中,发生营养不良的比例很高。营养不良的CRF患者大多有免疫功能降低、贫血并易合并感染。且心、肺、脑的功能相对较差。蛋白质营养不良在维持性透析患者中非常常见,与腹膜透析的并发症的发生率及死亡率密切相关。营养状态是维持性透析患者发病率和死亡率的重要预报因子,因而影响腹膜透析的成败。

1. 腹膜透析患者营养不良的原因

(1)蛋白质摄入不足。

1)由于透析不充分,体内毒素特别是中分子物质堆积影响食欲,使蛋白质摄入减少。

2)腹膜透析中大量糖的吸收使食欲下降。

3)腹膜透析液使患者有饱腹感,影响进食。

4）尿毒症的一些药物对食欲的影响，如铁剂、钙磷结合剂等。

5）精神抑郁或社会经济负担致蛋白质摄入较少。

（2）蛋白质丢失过多。腹膜透析每天丢失蛋白质10 g/d左右，丢失氨基酸6 g/d，腹膜炎时增加50%～100%，在炎症控制后仍持续数周。

（3）合并其他感染或消耗性疾病。

（4）内分泌紊乱。促进分解代谢的激素水平增加，如肾上腺皮质激素等，促进合成的激素水平下降，如胰岛素样生长因子、生长激素、胰岛素抵抗等[6]。

2. 判断腹膜透析患者营养状况的指标

（1）生化指标。

1）血清白蛋白和前白蛋白：血清白蛋白（Salb）是反映患者体内蛋白质储存的最重要又最常用的指标。腹膜透析的死亡率与血清白蛋白水平明显相关，白蛋白水平升高10 g，CAPD的死亡率下降近60%，合并低蛋白血症的患者腹膜炎的发生率、每年平均住院天数均明显较高。但白蛋白的半衰期约20天，不能及时地反映体内蛋白质的变化。肝脏有较强的代偿合成能力，血浆白蛋白的降低常发生于营养不良发生2～3个月之后。前白蛋白（Pro-alb）被认为是与生存率相关的营养指标，低于300 mg/L的患者死亡率为42.5%，而高于此值的另一组患者的死亡率仅为15.8%。因此，半衰期为2天的血清前白蛋白（Pro-alb）极有可能成为透析患者营养状况判断的敏感指标。

2）肌酐及血尿素氮：腹膜透析患者血肌酐和尿素氮不仅表示透析量，而且反映患者肌肉蛋白和近期蛋白质摄入情况。充分透析时，血肌酐较高的患者生存率更高，故充分透析时，血肌酐反映肌肉蛋白质情况。血肌酐和尿素氮同步升降，代表透析充分性的变化。如血肌酐下降而尿素氮增加，提示蛋白质摄入增加。

3）铁蛋白（transferrin，TF）：TF也是用于反映患者营养状况的一个指标，较血清白蛋白更敏感。当其浓度低于200 mg/dl时，提示营养不良。但TF也有缺点，其血清学水平往往受到缺铁性贫血及铁剂治疗的影响。建议用放射免疫法或免疫扩散法直接测定。

（2）每日蛋白摄入量和蛋白分解率。

1）CAPD患者通常通过每日蛋白摄入量（DPI）来估计营养状态。由于饮食回忆误差较大，所以稳定状态的腹膜透析患者可以蛋白分解率（PCR）来估计患者的DPI，但应注意高分解代谢时，PCR可能较实际低，而高合成代谢时则可能较实际值高。PCR与反映人体营养状态测量指标的血清白蛋白、前白蛋白及转铁蛋白等有明显的正相关，在营养状态明显不同的两组间有明显差异。故对于代谢稳定、接近理想体重的患者，PCR能很好地反映DPI。

2）残余肾功能与透析的*Kt/V*值：每日蛋白质的摄入量与肾脏对尿素氮及肌酐的清除有关，而与透析的清除率无关。提示残余肾功能对患者蛋白质摄入的影响大于透析。随着残余肾功能的丧失，饮食中蛋白质摄入也明显减少。在完全丧失残余肾功能后，必须通过充分透析才能保证患者有足够的蛋白质摄入。*Kt/V*是透析充分性的指标，与PCR成线性相关。不增加透析的量而只想通过增加饮食中蛋白质来增加PCR是无效的。建议每周总的*Kt/V*值应大于1.9，目标Ccr≥50 L/（w·1.73 m^2BSA）。

（3）人体测量。通过测量人体的干体重、臂周径及三头肌皮褶厚度，可粗略了解患者的营养状态。但人体测量不够敏感，通常在营养不良发生数周后才出现变化，加上器械及人为误差等因素，应用尚不普遍。

（4）主观综合性评估（SGA）。临床医师通过患者的病史和临床表现，及体检的结果，判断患者的营养状态。评价的重点为体重的改变。在有水肿及腹水时，应参考其他检验指标。有学者建议每半年对患者进行一次综合性营养评估，以利及时纠正患者的营养不良状态。

3. 腹膜透析患者营养不良的对策

（1）营养补充。

1）腹膜透析患者每日从透析液中丢失8～10 g蛋白质及2～3 g氨基酸，合并腹膜炎时，蛋白质及氨基酸的丢失更多。蛋白质摄入不足易致低蛋白血症，而摄入过多容易使透析液中蛋白质含量过高，增加腹膜炎及蛋白质堵管的机会并加速残余肾功能的丧失。故腹膜透析的患者每日蛋白质摄入量建议为1.2～1.5 g/(kg·d)，因患者必须摄入1.2～1.5 g/(kg·d)的蛋白质才能保证正氮平衡。20世纪80年代起，有学者开始在透析液中加入氨基酸进行透析治疗，不仅能使渗透压增加，而且还能改善患者的营养状态。一般选用1%的浓度。饮食中蛋白质的补充尽量选择高生物效价的动物蛋白。即优质蛋白质应占60%～70%。合并营养不良的患者，蛋白质的需要量为1.4～1.5 g/(kg·d)。血清白蛋白浓度升高提示患者处于正氮平衡，降低则为负氮平衡，提示高分解代谢状态的可能。BUN低于10.7～14.3 mmol/L(30～40 mg/dl)，提示蛋白质摄入不足，而每日BUN超过21.4～35.7 mmol/L(60～100 mg/dl)，则是蛋白质摄入过多或透析不充分的表现。

2)腹膜透析患者的热量：充分的营养是以充足的热量为前提。普通的尿毒症患者热量摄入量为35 kcal/(kg·d)左右。体力劳动及体重低于理想体重的患者热量应稍高。总热量低于35 kcal/(kg·d)时将影响食物中蛋白质的利用。

(2)促进蛋白质合成的药物的使用。为达到正氮平衡及改善蛋白质营养不良的状态，须采取不同的措施促进蛋白的合成，抑制蛋白分解，目前采用的方法有：

1)充分透析，加强毒素排泄，纠正代谢性酸中毒，减少蛋白质的分解。

2)以往有人用丙酸睾酮、苯丙酸诺龙等纠正患者的营养不良有一定效果，但副作用较大，目前应用已较少。

3)胰岛素样生长因子-Ⅰ(IGF-Ⅰ)或重组生长因子(rHuGH)对纠正维持性透析患者的营养不良有较好疗效。重组人促红细胞生长素(EPO)在纠正患者贫血的同时也有促进蛋白质合成、改善营养状态的作用。但上述药物价格昂贵，使用受到一定限制。

(四)维生素及微量元素

维生素是维持机体生命活动的重要物质，大多数在体内不能合成而需从食物中补充。大多数维生素都参与辅酶的合成。人体内必需的微量元素约有20多种，由于肾功能丧失及从透析液中丢失及器官间转移等使某些微量元素的含量出现增减，可发生微量元素的缺乏或过多而导致急性或慢性中毒，从而影响重要脏器的功能。所以尿毒症及透析时维生素及微量元素的代谢紊乱会对机体的物质代谢产生重要的影响。

1.腹膜透析患者常见的维生素缺乏的原因

(1)慢性肾功不全时合并的代谢性酸中毒及大量的尿毒症毒素蓄积使患者食欲减退、恶心、呕吐致摄入不足。尿毒症时的食物限制也导致部分患者维生素缺乏。

(2)尿毒症毒素的刺激或低蛋白血症时肠道黏膜的水肿致维生素吸收不良，以及不规则使用抗菌药物使维生素的吸收受阻。

(3)尿毒症患者机体抵抗力低下，机体易发生感染使机体对维生素的需要增加，腹膜透析时大量的水溶性维生素从透析液丢失。

2.腹膜透析患者微量元素含量改变的原因　腹膜透析的尿毒症患者微量元素含量改变的原因仍未明，但可能与以下因素有关：

(1)肾功能丧失使依赖肾脏排泄的微量元素排泄减少，引起体内蓄积，如锶、锂、砷、锡等。

(2)口服药物或静脉输入营养物及血等可使血中铝及铁增加。

3.脂溶性维生素的代谢紊乱

(1)维生素A代谢紊乱。尿毒症患者由于肾脏对维生素A的排泄减少，使尿毒症患者体内的维生素A的含量不是减少而是增加。维生素A的主要生理功能为维持表皮完整及骨骼的正常发育。当大量的维生素A在体内蓄积后可引起患者的食欲下降、皮肤色素沉着及干燥，同时可因钙和骨代谢异常而产生肾性骨病。部分患者可有高钙血症、继发的甲状旁腺功能亢进。

(2)维生素D代谢。肾脏是合成维生素D活性代谢产物1,25-$(OH)_2D_3$的主要器官。维生素D通过调节小肠黏膜细胞内的肠钙蛋白，促进钙的吸收，同时也促进磷的吸收。维生素D促使骨髓造血干细胞向破骨细胞分化,促进骨的吸收,是最强的骨钙动员物质。它同时使肾小管的钙磷吸收增加,促进骨样组织和软骨钙化。肾功能减退早期,肾 1-α 羟化酶的活性减低,钙三醇的生物合成减少,使肠道钙吸收障碍,血钙浓度下降,甲状旁腺激素分泌增加,从而通过骨钙转移及肾小管对磷吸收的减少维持钙磷平衡。而当肾功能进一步下降后,磷的滤过减少,肾小管对磷的重吸收减少,发生高磷及低钙血症,肾性骨营养不良。临床上表现为下半身持重骨的疼痛、近端肌无力、骨折、身高缩短及皮肤钙化所引起的严重瘙痒等。部分患者还可表现为角膜病及红眼综合征,β_2-微球蛋白(β_2-MG)呈淀粉样物质沉着可引起腕管综合征(CTS),即腕管中正中神经受嵌压引起手痛、麻木等功能障碍综合征,是由淀粉样蛋白原纤维化引起,其主要成分为 β_2-MG,有大宗报告 CAPD 5 050 例中发生 CTS7 例,发病率0.14%。可采取局部注射类固醇止疼或作松解手术,肾移植是较理想的治疗方法。CAPD 的肾性骨病发病与血液透析患者无明显差异,CAPD 时大量与维生素 A 结合的 α_2-球蛋白及 PTH 和大量活性维生素 D 也随之丢失,所以充分的透析,降低血磷、适当的控制饮食中磷的含量及补充钙是必要的。目前采用磷结合剂减少磷的吸收,促进磷排泄,如碳酸钙、氢氧化铝等,1α-(OH)D_3 促进钙的吸收。在使用碳酸钙作磷结合剂时应降低透析液中的钙含量,新近研究透析液的钙离子浓度由3.5 mmol/L 降至2.5 mmol/L,使患者能更安全、大量地应用碳酸钙来控制磷浓度,减少铝制剂的使用,防止肾性骨病的发生。

(3)维生素 E 代谢。维生素 E 是人体内具有广泛生理功能的极为重要的营养物质。食物中有20% ~40%的维生素 E 被吸收。维生素 E 摄入与吸收的量成正比。它除了与人的生育功能有关外,还是一种天然的抗氧化剂,在清除活性氧及稳定细胞膜方面有重要作用。同时,维生素 E 还有增强免疫及改善尿毒症患者的贫血的作用。尿毒症患者由于维生素 E 的摄入不足、吸收不良及消耗过多可造成维生素 E 的缺乏,使红细胞的膜易被氧化,红细胞的寿命因此缩短。另外,骨髓中 δ-氨基 γ-酮戊二酸合成酶的活性因维生素 E 的缺乏而降低,使血红素合成障碍。维生素 E 的缺乏还可造成红细胞铁的利用障碍,加重贫血。尿毒症患者的机体免疫功能低下也与维生素 E 的缺乏有一定关系。腹膜透析的患者多有维生素 E 的缺乏,但是否需要补充尚有争议。

4. 水溶性维生素的代谢紊乱

(1)维生素 B_6。70%的尿毒症患者有维生素 B_6 的缺乏,慢性肾衰时的维生素 B_6 的缺乏可造成机体多系统功能障碍。因为维生素 B_6 是促进核酸及蛋白质代谢的重要物质。尤其重要的是维生素 B_6 的缺乏可使免疫系统的功能受到很大影响。由于维生素 B_6 缺乏所致的低色素小细胞性贫血及消化功能障碍和脂代谢紊乱并非少见。腹膜透析患者由于从透析液中丢失过多,故宜每日补充维生素 B_6 10 mg。

(2)维生素 C。食物中的维生素 C 能经胃肠道吸收。正常成人每日的维生素 C 需要量为60 mg/d。维生素 C 的生理功能广泛,参与体内的氧化还原反应,促进铁的吸收,并促进胆固醇的代谢。但大量的维生素 C 从尿中排出可使尿中的草酸增加,过多的草酸沉积于体内各脏器可引起炎症及纤维化和功能障碍,故尿毒症患者如无明显的维生素 C 缺乏的证据或合并高草酸血症时,不宜盲目补充维生素 C。腹膜透析患者由于每天从透析液中丢失维生素 C,可每日补充100 mg 左右的维生素 C。

(3)维生素 B_{12} 及叶酸。维生素 B_{12} 存在于肝、肉等食品中,但它的吸收需要一种糖蛋白即内因子的存在。而叶酸最初在动物的肝脏被发现,后来发现植物中含量很高。叶酸在小肠被吸收的过程中被转变为四氢叶酸。正常人全身的储量为5 ~10 mg。叶酸及维生素 B_{12} 均参与体内一碳基团的代谢,在嘌呤和嘧啶的代谢中起重要作用。对维持正常红细胞的形态有促进作用。约10%的尿毒症患者有叶酸的缺乏,临床上表现为骨髓中三系均增生活跃,红系以大晚幼红细胞增生,粒系以中晚幼粒细胞增生,巨核细胞以裸核及产板少的巨核细胞为主。而周围血则常有两系及三系的减少。CAPD 患者由于大量叶酸从透析液中丢失,常须补充一定量的叶酸。但过量补充可导致乏力、易怒、头痛、失眠等症状。维生素 B_{12} 由于相对分子质量较大不易被透出,除非使用促红素,否则,一般不需另行补充维生素 B_{12}。

5. 腹膜透析患者的微量元素代谢变化

(1)铝中毒。由于腹膜透析患者防止铝蓄积的屏障机制的丧失(肾脏分泌及胃肠道屏障)及为减少磷的吸收而服用的含铝的磷结合剂如氢氧化铝或碳酸铝等,另外某些营养制剂如白蛋白、高营养液及一些药物的经常使用会使患者体内的铝含量增加。继发甲状旁腺功能亢进时由于破骨细胞活性增加使铝的蓄积受抑制,而过多的铝蓄积会抑制 PTH 的分泌,产生铝中毒骨病和铝中毒性神经病变及贫血。铝中毒性神经系统损害可表现为早期的言语障碍、吞咽困难及晚期的震颤、踝阵挛甚至癫痫样发作。铝中毒性骨病的临床表现即肾性骨病的表现,此处不再赘述。铝中毒性贫血为小细胞性,但血清铁水平正常。进行透析的尿毒症患者如血铝超过 100 μg/L 则应考虑到有铝中毒的可能。透析液中含铝量不应超过 0.37 μmol/L(10 μg/L),防止铝转移。部分患者铝沉积在组织中而血清水平却相对偏低。一般透析液中含铝量不能超过 0.37 μmol/L(10 μg/L),当透析液含铝量超过 0.56 ~ 0.74 μmol/L(15 ~ 20 μg/L)时可引起铝中毒。去铁胺(DFO)是一种螯合剂,能把铝从身体内解放出来,使血铝增加,有助铝中毒的诊断。用法用量:0.5 ~ 1 g 肌注或腹腔内给药,每周 2 次。静脉滴注去铁胺对铝中毒性骨病无治疗作用。停用含铝药物及加用去铁胺可有利于降低血铝,缓解症状。

(2)铁负荷过重。尿毒症患者反复多次的输血可使铁负荷增加,出现肝、脾肿大,肝纤维化,心力衰竭及肌病、关节疾病等。血清铁常超过 500 mg/ml,此时应停用铁剂,避免输血,严重者可给去铁胺治疗,治疗中密切监测血铝的水平,避免 DFO 使血铝浓度升高致透析痴呆的发生。

五、心血管系统并发症

心血管系统并发症是维持性腹膜透析患者常见的死亡原因之一,占总死亡率的 45% 左右。研究表明腹膜透析并发心血管异常包括急性心肌梗死、慢性缺血性心脏病、充血性心衰、动脉粥样硬化性外周血管疾病、左室肥厚、扩张型心肌病、肥厚性高动力性心衰、既往心脏病发作史及全身性高血压等。腹膜透析患者常见的心血管并发症包括缺血性心脏病、充血性心衰、高血压、低血压及心律失常等。

(一)缺血性心脏病

缺血性心脏病为腹膜透析患者中常见的死亡原因。临床多表现为心绞痛、心肌梗死或反复发作性心衰,包括动脉粥样硬化性心脏病及非粥样硬化性或隐匿型冠状动脉性疾病。CAPD 时所致缺血性心脏病的主要危险因素包括:

(1)低蛋白血症。CAPD 患者中每天经腹膜透析液丢失的蛋白量 5 ~ 15 g,腹膜炎时丢失蛋白质的量可更多。有人研究表明,血清白蛋白(Salb)下降,心血管并发症发生率增加。其中血清白蛋白每下降 10 g/L,缺血性心脏病相对危险性明显增高。低蛋白血症与缺血性心脏病发病之间的关系尚不清楚。目前认为当 Salb < 25 g/L 时,即可能有明显高凝状态,同时低白蛋白血症时导致脂质代谢异常,有利于脂质在血管壁的沉积,从而出现血管壁粥样硬化。低蛋白血症易于引起高同型胱氨酸血症,而高同型胱氨酸血症与粥样硬化血栓所致的心血管疾病有关。

(2)血脂异常。尿毒症本身即可引起脂代谢紊乱。有人发现,严重肾功能不全时(Ccr < 15 ml/min),即可有 62% 患者甘油三酯增高,25% 患者胆固醇增高。其他如 IDL(中密度脂蛋白)增高,VLDL(极低密度脂蛋白)增高,HDL(高密度脂蛋白)下降,LP(a)增高亦常见;此外可见到载脂蛋白紊乱如 aPOC-Ⅲ增高,aPOB 增高,aPOA-Ⅰ,aPOA-Ⅱ降低等,以上均为致动脉粥样硬化危险因素。CAPD 则可在上述基础上通过连续吸收葡萄糖及胰岛素等加重脂代谢紊乱。长期 CAPD 患者中甘油三酯增高者占 60% ~80%,胆固醇增高者占 15% ~30%。

(3)凝血纤溶系统紊乱。有研究表明,CAPD 时,纤维蛋白原及 PAI-1(纤溶酶原激活剂抑制剂-1)在血浆中水平增高。Tomura 更进一步阐明:PAI、t-PA(组织型纤溶酶原激活剂)纤维蛋白原,凝血因子Ⅶ在 CAPD 组较 HD 组及正常对照组显著增加。这些因子如纤维蛋白原及 PAI-1 等通常引起血液高凝性及低纤溶状态可促进粥样斑块形成。

(4)糖尿病。糖尿病是腹膜透析患者的重要原发病之一。尿毒症患者由于内分泌系统异常,可出现高胰岛素血症及高胰高血糖素血症,但患者存在胰岛素受体或受体后缺陷,部分患者出现糖耐量降低,5% ~7.5% 的非糖尿病 CAPD 患者继发糖尿病。糖尿病时多种因素综合作用,导致动脉硬化的发生率升高。

(二)高血压

尿毒症患者一个常见的并发症是高血压,一般按其发病机制可分为两大类:容量依赖性高血压和肾素依赖性高血压。大部分患者的高血压属于容量依赖性,但部分患者的高血压并不能简单由这两种机制来解释。由于尿毒症患者的高血压大部分是水钠潴留所致,而腹膜透析可有效清除患者体内潴留的水分,因而可纠正部分尿毒症患者的高血压。即使如此,但大部分腹膜透析患者仍存在有高血压,发生率为50% ~60%。腹膜透析时,由于高血压的存在,影响血管内皮细胞的完整性,导致动脉粥样硬化形成,脑血管病和缺血性心脏病的发生率增加。此外,高血压存在使心脏的前后负荷均增加,而腹膜透析患者心脏可能原来即有病变,因而腹膜透析患者心力衰竭的危险性增加。因此,高血压是心脑血管疾病的危险因素之一。在腹膜透析时,应尽可能将腹膜透析患者的血压维持在正常水平。

(三)左室肥厚

左室肥厚与老年、糖尿病、冠心病一样被认为是透析患者心血管并发症的一个危险因子,在终末期肾衰患者中发生率为40% ~60%。原因主要有高血压、贫血、容量增加,甲状旁腺功能亢进,心肌纤维化、钙化、代谢性酸中毒、糖尿病、β_2-微球蛋白沉积,营养不良也可以加速或触发心肌病变。腹膜透析中发生左室肥厚程度较血液透析为轻。部分研究表明,CAPD 可逆转左室肥厚,被认为与加强血压控制有关。

(四)低血压

低血压的定义目前尚不统一,一般肾衰竭时收缩压(SBP)<100 mmHg 为低血压,但也有学者将 SBP<90 mmHg 作为低血压标准。与高血压比较,CAPD 患者低血压发生率较低,为 10% ~25%,但 38% 的患者有体位性低血压症状如头晕等。Shetty 等发现 CAPD 时低血压原因中低血容量者占 25%;心衰占 23%;抗高血压药物所致者占 18%;约 34% 的腹膜透析患者低血压的原因不清,可能与严重自主神经病变、淀粉样变性、恶病质、肾上腺功能不全、血管收缩性物质被透析清除等有关。

(五)CAPD 与心功能不全

透析过程中,发生充血性心衰的危险因素包括老年、贫血、低白蛋白血症、高血压及收缩功能失调。就 CAPD 而言,其本身对心肌收缩功能的负面影响较小,主要是通过促成缺血性心脏病及左室肥厚引起收缩功能不全。有报道,CAPD 能改善逆转左室肥厚,改善左室收缩功能。这主要归结于容量控制及血压控制。

在腹膜透析患者中,腹膜透析对舒张功能的不良影响较之对收缩功能不全的影响更为严重。主要表现为舒张末期左室直径增大,左室容积/体积比值下降,左室顺应性下降。舒张功能不全通常被认为是透析中的低血压、围术期肺水肿及死亡率增加的主要原因。

六、腹膜透析与肾性骨病

据报道肾性骨病在 CAPD 患者中发病率高达 56% ~61%,随着腹膜透析时间的延长,发病率也随之升高。由于肾性骨病可严重影响腹膜透析患者的生活质量,因而应引起临床重视。

(一)CAPD 时钙磷代谢

ESRD 患者 GFR 低于 20 ml/min 时,血磷升高,血钙浓度降低。此时口服碳酸钙可部分纠正钙磷失衡。CAPD 开始时,虽然血总钙浓度正常,但离子钙浓度仍低(0.9 ~1.1 mmol/L)。但 CAPD 开始后,由于透析液钙浓度为 1.75 mmol/L,可使离子钙浓度升高。腹膜透析时影响总钙平衡的两个重要因素是肠钙吸收及腹膜对钙的转运。

1. 胃肠道吸收　胃肠道钙吸收与尿毒症程度、血磷、PTH、1,25-$(OH)_2D_3$ 及饮食摄入钙的多少等多方面因素有关。尿毒症患者肠钙吸收率为 5% ~59%,但 CAPD 患者肠钙吸收率为 3.2% ~3.9%。Blumenkrants 发现 CAPD 每天饮食钙摄入量为 500 ~2 500 mg,肠吸收量可用经验公式 $Y=0.42X-277$ (Y——总吸收量 mg,X——每天摄入量 mg)表示。采用钙盐作为高磷血症一线治疗时,钙摄入量和肠钙吸收均会增加。CAPD 时采用高蛋白饮食〔1.2 g/(kg·d)〕可使磷每天摄入量达 1 200 mg,如不有效控制高血磷，可导致 PTH 分泌增加，同时钙磷乘积升高，引起血管和软组织的异位钙化。虽然腹膜透析磷清除效果优于血液透析，但也不能使血磷维持在正常水平。尿毒症患者饮食磷吸收率为 40% ~80%，而腹膜透析仅清除吸收的 1/3 左右，余下的大部分磷必须经过肠道清除，因而有必要使用磷结合剂，促使肠道排磷，以使血磷维持在正常水平。

临床上常使用的磷结合剂有铝盐、镁盐、钙盐、α-酮酸及藻酸盐等。氢氧化铝凝胶或碳酸铝凝胶也是有效的磷结合剂，但致血铝浓度升高。钙盐也可降低血磷。有报道表明使用钙盐时，肠吸收钙增加，血钙水平正常，也可发生高钙血症。这些患者即使血钙正常，也可能发生血管和软组织钙化。

2. 腹膜钙转运和低钙透析液　腹膜透析时腹膜钙离子转运是影响钙平衡的一个重要因素。1982 年报道采用 1.36% 腹膜透析液透析时，通过腹膜吸收的钙为 10 mg，采用 3.86% 腹膜透析液透析则通过腹膜丢失钙为 20 mg，因而 CAPD 时每天从腹膜吸收钙 10 mg，Kwong 等进行了类似观察，发现 1.36% 腹膜透析液透析时腹膜吸收钙为 29 mg，而 3.86% 腹膜透析液透析时腹膜丢失钙为 6 mg，因而 CAPD 时每天从腹膜吸收钙约 80 mg。由此可知，采用不同葡萄糖浓度的透析液透析时，通过腹膜吸收和丢失钙的量并不完全相同，主要是通过对流机制使腹膜对钙转运发生改变。

腹膜透析液钙浓度也影响腹膜对钙的转运。不同学者对此进行了观察。当腹膜透析液钙浓度为 1.05 mmol/L时，导致负钙平衡，每天透析液丢失钙大为(50 ± 36) mg。采用含钙 1.75 mmol/L 腹膜透析液时，可出现正钙平衡。Martis 等发现腹膜透析液钙浓度为 1.25 mmol/L 时，可减少因口服磷结合剂钙盐所致高钙血症的发生。不同钙浓度(0.06、1.00、1.45 mmol/L)比较，当腹膜透析液的钙浓度为 1.25 mmol/L 时，因与血钙浓度相似，能更好地维持钙平衡。如果血钙降低，腹膜钙吸收增加，使血钙升高，从而大部分患者 PTH 分泌受抑，骨组织学及骨密度改变将不会进一步恶化。而且钙磷乘积变化较小，血管和软组织钙化发生率也会降低。

(二) CAPD 时血镁

有观察表明 CAPD 患者采用镁浓度为 1.75 mmol/L 标准透析液进行透析可发生高镁血症。CAPD 患者高镁血症可抑制 PTH 分泌和阻止动脉钙化，有学者认为血镁正常可改善血液透析患者的骨组织学改变。但有人发现高镁血症可导致无力性骨病。如果将腹膜透析液中镁离子浓度降为 0.25 mmol/L，则可使 CAPD 患者血镁保持在正常水平。Parsons 等采用低钙无镁透析液透析，同时使用碳酸钙和碳酸镁作磷结合剂，可使血磷控制在 1.4 ~1.5 mmol/L 水平，但不会引起高镁血症。

(三) CAPD 时酸碱平衡

慢性肾功能不全时，由于肾泌酸功能障碍，骨矿物质代谢异常及肾碳酸盐丢失可使患者出现酸碱平衡紊乱。乙酰唑胺可抑制近端肾小管上皮细胞内的碳酸酐酶，碳酸盐丢失增加，从而引起严重的代谢酸中毒。无尿血液透析患者出现严重代谢性酸中毒可能与此有关。破骨细胞内也存在碳酸酐酶，PTH 可使之激活，介 H^+ 释放而促进骨的吸收。骨的缓冲作用与 PTH 的活性有关，而乙酰唑胺可抑制骨的缓冲作用。

如采用 35 mmol/L 乳酸盐透析液进行透析，患者可长期存在代谢性酸中毒，而 40 mmol/L 乳酸盐透析液则可纠正 CAPD 患者酸中毒。纠正酸中毒可延缓甲状旁腺功能亢进所致高转化型骨病的进展，同时刺激骨的生成及骨的矿化，缓解低转化型骨病的发展。

(四) CAPD 时 PTH

虽然近年来肾性骨病的发病率已明显降低，但长期透析患者仍有约 40% 需进行甲状旁腺切除术。Delmez 等发现腹膜透析时 PTH 清除率为 1.5 ml/min，占细胞外 iPTH 的(13.6 ± 3.2)%。不过，CAPD 对 PTH 的影响尚无一致结论，有学者认为随着 CAPD 时间延长，PTH 稳步下降，但也有报道 PTH 水平正常或升高。造成这些差异的原因可能与碳酸钙、氢氧化铝、维生素 D_3 的使用及测定方法不同所致。直到最近 CAPD 仍作为 ESRD 患者的标准治疗方案，因而大部分患者采用 2 L 透析液进行交换，同时使用磷结合剂、维生素和小剂量 1,25-$(OH)_2D_3$。很少测定 PTH 水平，钙化醇的剂量也只在有高钙血症或有纤维性骨炎时才进行调整。

CAPD 患者透析开始即维持血钙离子浓度在 1.2～1.3 mmol/L，严格控制血磷，即使不用维生素 D_3 治疗也可降低 PTH 水平。但 Herez 等发现这种对 PTH 的抑制能导致一种迄今尚不完全了解且发病较少的肾性骨病，即非铝相关性无力性骨病。因外，PTH 过度抑制也可引起骨病。

（五）CAPD 时维生素 D

尿毒症时维生素 D 代谢异常，1,25-$(OH)_2D_3$ 水平很低，CAPD 时，一些透析有关的因素也可影响维生素 D 的代谢。CAPD 开始时，1,25-$(OH)_2D_3$ 极低，但 25$(OH)D_3$ 水平在正常范围。在 CAPD 时，腹膜透析液丢失大量的维生素 D 结合蛋白，因而上述三种维生素 D 代谢产物明显降低。1,25-$(OH)_2D_3$ 及 24,25-$(OH)_2D_3$ 每天丢失的量占血液中维生素总量的 6%～8%。CAPD 患者与 HD 患者比较，维持 1,25-$(OH)_2D_3$ 在正常水平时所需补充 1,25-$(OH)_2D_3$ 的剂量为 HD 时的 2～3 倍，但使用这种剂量的 1,25-$(OH)_2D_3$ 可产生高钙血症。

Cassidy 等发现 CAPD 患者 25-$(OH)D_3$ 水平有季节性差异。阳光充足时可使患者 1,25-$(OH)_2D_3$ 维持在正常水平。24,25-$(OH)_2D_3$ 在骨矿化中的作用尚有待证实，但同时口服 1,25-$(OH)_2D_3$ 及 24,25-$(OH)_2D_3$ 与单独使用 1,25-$(OH)_2D_3$ 对骨矿化影响没有差异。但两者联用可抑制破骨细胞，不会引起高钙血症。

（六）CAPD 时氟离子变化

Wlkeel 等发现透析患者血浆氟离子浓度明显高于正常人群，尤以 20～70 岁男性常见。腹膜透析可清除氟离子，占血浆总量的 39%～90%，但 CAPD 患者血浆氟离子浓度超过血液透析患者，39% 腹膜透析患者血氟浓度超过 3.0 mmol/L。氟离子升高时，可与羟基磷灰石结晶紧密结合，沉积于骨生长活跃部分；可影响脯氨酸和赖氨酸的羟化反应，使胶原纤维交联不完全，加快骨胶原分解代谢；可使骨矿化过程延缓，严重时可致软骨病；还可使肾皮质中肾小管上皮细胞内线粒体发生改变。因而血氟升高也为 CAPD 患者肾性骨病的危险因素之一。

（七）CAPD 时钙化醇的使用

当 CAPD 患者 PTH 超过 400 pg/ml 时，口服钙化醇，每周 1～2 次，可减少高钙血症的发生率。此种方法可使 PTH 降低约 70%。相同剂量的钙化醇口服和静脉应用效果不同，静脉应用时血钙化醇浓度比口服要高 6～8 倍。因此分布在非肠道靶器官的钙化醇更多，对甲状旁腺的作用更强。即使这样，仍不能使 iPTH 恢复到满意水平。血液透析患者夜间使用钙化醇可以减少高钙血症发生率及减轻其严重程度。动物实验显示，尿毒症组与对照组比较，钙化醇受体数减少 2～4 倍。Korkor 发现慢性肾衰竭患者甲状旁腺受体数仅为甲状旁腺瘤时受体数的 1/3。由于尿毒症患者甲状旁腺受体密度降低，对钙化醇的作用不敏感，因而钙化醇在血高峰值时才会抑制甲状旁腺功能。

虽然静脉脉冲注射 1,25-$(OH)_2D_3$ 或 α-calcitriol 可有效降低 HD 患者血 PTH 水平，但不清楚是两者对甲状旁腺的直接作用或是血钙升高介导的间接作用。不过 1,25-$(OH)_2D_3$ 可影响甲状旁腺基因表达，从而对甲状旁腺产生直接的抑制作用。CAPD 患者腹腔内使用钙化醇也可使血浆钙离子浓度升高，而血 PTH 水平明显降低。腹腔给药与口服用药比较，1,25-$(OH)_2D_3$ 的药代动力学无差异，但口服比腹腔用药方便，因而更适合于 CAPD 患者。一般认为血 PTH 低于 400 pg/ml 时，不宜使用钙化醇。严重的、难治性继发性甲状旁腺功能亢进骨病时可增加钙化醇的用量，同时应限制饮食磷的摄入，以预防钙化醇治疗有关的高磷血症。高磷血症可影响钙化醇的疗效。血钙升高可使钙化醇效果增强。

目前应用于临床的维生素 D 制剂有许多，包括维生素 D_2、维生素 D_3、25-$(OH)D_3$、1α-$(OH)D_3$、24,25-$(OH)_2D_3$ 及 1,24,25-$(OH)_3D_3$ 和 AT_{10}。且半衰期较长，不宜控制高血钙。22-oxa-calcifriol 是一种新发明钙化醇制剂。肾功能正常大鼠使用 22-oxa-calcifriol，没有明显升血钙活性，然而与 1,25-$(OH)_2D_3$ 一样，可有效地抑制甲状旁腺 PTH mRNA 表达。肾切除 2/8 大鼠也可观察到类似的结果。虽然 22-oxa-calcifriol 没有升血钙活性，但也有研究表明与 1,25-$(OH)_2D_3$ 一样，也可发生高钙血症，因而对 22-oxa-calcifriol 的作用有待进一步研究。

尿毒症患者钙化醇治疗可以延缓继发性甲状旁腺功能亢进的发生和发展，减轻骨骼的病变，而且不会影响残余肾功能。对于纤维性骨炎患者，采用钙三醇治疗可使血清 iPTH 和碱性磷酸酶降低，骨痛、肌肉紧张、步态改变等症状减轻，儿童生长速度加快，骨组织学病变得到改善，但不会影响甲状旁腺的大小[30]。

（八）CAPD 与原发性无力性骨病

原发性无力性骨病常见于 50 岁以上透析患者，糖尿病及肾衰竭时间较长才开始透析患者也常见。腹膜透析患者的发病率高于血液透析。Sherrard 等对 2617 例患者进行了研究，腹膜透析患者的发病率为 61%，而血液透析患者的发病率仅 36%。随透析时间的延长，此病的发生率也逐渐升高，与此病发生有关的主要因素包括铝的蓄积、高龄、糖尿病、高钙、维生素 D 治疗，其中年龄增高及糖尿病是最常见的危险因素。CAPD 患者自发性无力性骨病与 PTH 过度受抑制有关。此时患者血 PTH 正常或低于正常。Herez 等将无力性骨病 CAPD 患者透析液钙浓度从 1.62 mmol/L 降至 1.0 mmol/L，9 个月后发现患者血 PTH 由（37 ± 8）pg/ml 增加到（106 ± 19）pg/ml，此时骨病得到改善，提示高钙可导致 PTH 过度受抑，从而引起无力性骨病。Goodman 等认为间歇性口服钙三醇可引起甲状旁腺功能亢进时出现无力性骨病，其发生与钙三醇使用的剂量有关。可能是钙三醇直接抑制继发性甲状旁腺功能亢进 CAPD 患者破骨细胞活性，从而影响骨代谢。Pie 等认为糖尿病也可导致 CAPD 患者发生自发性无力性骨病。此外，铁与铝类似，也可沉积于矿化骨-骨样组织交界面，引起无力性骨病。

无力性骨病患者早期一般无明显症状和体征。有学者认为无力性骨病可能为软骨病的早期病变。无力性骨病可能存在血管钙化。在正常情况下，骨骼对钙磷平衡具有很大缓冲能力。无力性骨病时，骨骼对钙磷的缓冲能力减弱，因此血中钙磷水平易受饮食中钙磷和透析液钙的影响，容易出现钙磷乘积升高，超过 75，致使血管钙化。血管钙化的严重后果是使肾移植难于成功，即使肾移植成功，使用大剂量激素时容易出现骨质疏松及股骨头血管坏死。

无力性骨病对 X 线检查无特殊性改变，可能发现骨质疏松及血管钙化的征象。骨密度检查一般正常。血生化检查也没有特异性。血 PTH 降低或处于正常水平。血浆钙离子浓度正常或升高。骨碱性磷酸酶正常或降低。

七、与腹膜透析有关的其他并发症

（一）消化系统并发症

1. *食道反流*　许多 CAPD 肾衰竭患者常有腹胀、反酸、呃逆等症状。腹膜透析时高容量腹膜透析液灌入腹腔，腹腔内压力升高，使食道下端贲门处压力升高，导致食道下段痉挛，从而发生食管反流，患者出现腹胀、反酸及呃逆。但 Hylander 等发现腹腔内灌入 1.5 ~ 2.5 L 腹膜透析液后，进行食道测压，患者食道内压和食管下段括约肌压力并无明显增加，提示其他原因也可导致患者出现上述症状。应注意膈下脓肿、淀粉样变、电解质紊乱等也可导致患者出现上述表现。患者出现上述症状时应行食道测压、腹部 B 超、电解质检查。可使用甲氧氯普胺、吗丁林及西沙必利等胃动力药物，必要时减少每次腹膜透析液交换量，待患者症状消失后酌情增加透析液交换量。

2. *小肠穿孔*　该并发症较罕见，常与腹膜透析导管有关。腹膜透析时，透析导管长时间压迫患者小肠壁，导致小肠出现压迫性坏死，从而发生小肠穿孔。患者常感腹痛，但不及急性腹膜炎剧烈，可能与溢出的部分肠液被大量腹膜透析液稀释有关。其腹痛多渐起性。在腹膜透析患者出现腹膜炎时，应排除本并发症的可能。一旦确诊需外科手术处理。

3. *肠道出血*　肠道出血是腹膜透析患者一个少见并发症。有报道腹膜透析患者肠道出血时改行血液透析，患者出血症状减轻，提示腹膜透析有关因素可导致患者发生肠道出血。腹膜透析有可能导致黏膜缺血，可能的原因是肠道血流低灌注所致的血管内压力降低。透析时加用葡萄糖可引起肠出血，可能与高渗腹膜透析导致肠黏膜血管扩张破裂有关。

4. *胰腺炎*　CAPD 患者常有并发急性胰腺炎的可能。腹膜透析时，腹膜透析液通过网膜孔进入与胰腺所在部位的小网膜囊中，透析液中的某些成分，如高渗糖、细菌产物及某些难以鉴别的毒性物质、透析液低 pH 等可刺激胰腺，可引起急性胰腺炎。此外，高甘油三酯血症、补钙或给予维生素 D_3 所致的高钙血症也是急性胰腺炎的危险因素。其临床表现主要为腹痛、体温升高伴恶心、呕吐等全身症状，并可有反复发作。部分患者可无症状，仅尸解发现胰腺纤维化，钙化和囊性变方确诊。有时急性胰腺炎的诊断比较困难，常误诊为腹膜透析相关性腹膜炎，临床上应引起高度重视。如患者拟诊为腹膜炎，但病原菌检查为阴性，且腹痛局限在上腹部时应考虑有急性胰腺炎的可能。可测定患者的血、尿淀粉酶。如血淀粉酶高达正常的 8 倍以上则有诊断价值，轻度增高则很难与慢性肾衰本身所致的血淀粉酶升高相鉴别。此外，影像诊断如 CT、超声可显示胰腺充血、水肿或假性囊肿形成。CAPD 患者急性胰腺炎治疗与非透析患者相同，但死亡率更高，宜及早发现，早期治疗。

5. 肝脓肿　长期腹膜透析患者全身机体抵抗力下降，特别是肠袢长期浸泡在透析液中，肠壁屏障功能降低，肠壁内的细菌经黏膜侵入血流，沿门静脉侵入肝脏，常形成多发性肝脓肿。此外，在透析合并腹膜炎时，腹膜透析液中的细菌可直接侵入肝实质形成脓肿，特别在时间较长，不易控制的腹膜炎中应警惕。患者出现右上腹痛、右上腹包块、厌食、恶心、呕吐、呃逆及腹膜炎反复不愈时，应考虑有肝脓肿。CT、B 超有助于诊断。确诊后可给予强有力的抗菌药物抗感染，如脓肿比较大，可在 B 超引导下穿刺抽脓。如治疗效果欠佳可进行手术治疗。

6. 肝包膜下脂肪沉积　见于糖尿病性肾病所致肾衰竭，多因腹腔内使用胰岛素所致，主要病变见于肝脏外表面，经常与腹腔内透析液接触的部分。肝包膜及脂肪沉积，其厚度与人体肥胖程度及使用胰岛素的剂量大小成正比。脂肪沉积处的胰岛素浓度高于外周组织，故引起该部位脂肪重新代谢酯化，有时可引起脂肪性坏死，但多不引起严重病变，肝功能大多正常。临床上常易误诊为肝脏转移癌。曾有腹痛的 CAPD 患者，CT 扫描考虑为肝脏转移癌，后经穿刺活检证实为脂肪沉积的报道。

（二）透析相关性淀粉样变

透析相关性淀粉样变（dialysis-related amyloidosis，DRA）是慢性肾衰竭和长期肾脏替代治疗的一个主要并发症，严重影响透析患者的生活质量。透析相关性淀粉样变与 β_2-微球蛋白在骨和关节沉积有关，表现为腕管综合征、破坏性关节病变、软骨下骨侵蚀和囊肿，血液透析患者最为常见，腹膜透析患者也可发生透析相关性淀粉样变，但不如血液透析患者常见。

（三）水电解质及酸碱平衡失调

1. 水钠代谢障碍　接受 CAPD 治疗的晚期肾衰患者，其血钠浓度常与水钠的摄入及透析对其清除的量有关，一般情况下，腹膜透析患者的水分经血液滤入腹腔，其量较盐多，造成相对的高钠血症，并使血渗透压升高，刺激分泌 ADH，产生渴感，患者通过饮水或腹膜透析液的转移使血液渗透压恢复正常。如水分摄入过多，饮水或静脉输液，以及用低钠透析液透析，可能造成水潴留或低钠血症。常见于接受腹膜透析的婴幼儿肾衰患者。胰岛素依赖性糖尿病伴高甘油三酯血症患者，血液透析时血渗透压多正常。但腹膜透析时水的丢失，水分进入腹膜透析液中，血液可能为高渗，但细胞内液的外渗，又可使渗透压恢复正常。长期腹膜透析患者，腹腔内水分向血液内移，其渗透压大部分时间内均低于正常。CAPD 患者发生水盐代谢障碍时，可通过调整饮食、补液及从透析液中增减某些成分，以维持正常血浆渗透压。此外，长期腹膜透析患者由于腹膜炎、透析液的使用及腹腔内用药等，可损害腹膜功能，导致患者腹膜转运特性发生改变，从而出现超滤衰竭。此时应调整透析方案或改行其他透析方式。

2. 钾代谢障碍

（1）低血钾。CAPD 患者血钾偏低较为常见，占接受 CAPD 治疗患者总数的 10% ~36%。引起低钾血症的因素是多方面的。例如用低钾或无钾透析液透析，钾从透析液中丢失；呕吐腹泻时使钾丢失；糖尿病肾衰患者采用 CAPD 并使用胰岛素治疗时，由于代谢作用，细胞外钾向细胞内转移；CAPD 患者透析不充分，出现厌食、恶心及呕吐等消化道反应，或中枢性厌食，饮食摄入减少，使钾摄入不足；采用碱性药物纠正 CAPD 患者存在的代谢性酸中毒时，钾向细胞内转移等。CAPD 患者的肌活检显示，肌肉内钾浓度增高，提示钾通过 Na^+-K^+-ATP 酶作用，可向组织细胞内转移，此也为部分 CAPD 患者发生低血钾的原因之一。

（2）高血钾。CAPD 患者偶尔出现高血钾，但急性透析更为常见，其原因是糖原的分解，细胞内钾的释放。此外胰岛素缺乏,某些药物,如转换酶抑制剂、β受体阻滞剂的使用,能影响肾脏排泄钾。对于钾代谢障碍的处理应就不同情况而定。首先应经常对血钾进行测定,无症状患者血钾浓度应维持在3~3.5 mmol/L。服用地高辛或有心律失常的患者血钾应在3.5 mmol/L以上,根据血钾浓度调整透析液中的含钾量,如透析液中加入20 mmol/L氯化钾,平均可在2~3小时内增加血钾0.44 mmol/L。

3. 酸碱平衡失调　肾功能健全时,肾脏通过酸排泄和重吸收碳酸氢盐以维持酸碱平衡。肾衰竭时,这些功能减退或丧失,常出现代谢性酸中毒,故透析液中加入碱性缓冲液已作为常规治疗。如用碳酸盐或乳酸盐透析液,均具有缓冲作用,但都有不同程度的副作用。腹膜透析患者可出现代谢性或呼吸性碱中毒,特别在高血糖时,或用高渗透析液透析,细胞外液减少时出现。呼吸性碱中毒时,衰竭的肾脏不能清除碳酸盐,导致碱血症的出现。如继续注入缓冲碱则会加重碱血症。呼碱的出现多在透析初期。患者开始处于酸中毒,经腹膜透析补充缓冲碱后,细胞外酸中毒已缓解,但碳酸盐通过血脑屏障相对缓慢,故脑脊液呈酸性,刺激呼吸中枢,维持高通气状态,过度通气而出现呼吸性碱中毒。

(四)免疫功能降低

腹膜透析对患者免疫功能的影响尚无一致结论。部分腹膜透析患者免疫功能正常,而部分患者免疫功能受损。接受腹膜透析的数月内,随着损害免疫功能的毒素,特别是中分子物质被逐渐清除,免疫功能可得到恢复,但长期接受CAPD治疗时,患者免疫功能又会受到损害。腹膜透析患者进行腹膜透析时,有相当多的免疫球蛋白和补体成分从腹膜透析液中清除,从而损害患者的免疫功能。免疫功能降低的另一原因是单核细胞从腹膜透析液中丢失。有研究证实腹膜透析患者每天可从腹膜透析液中丢失三千万到四千万个单核细胞。体外试验显示植物血凝素和刀豆素的T细胞增殖反应比非尿毒症对照组差,有时相近似。混合性淋巴细胞反应,CAPD患者低于正常,但均较血液透析患者好,T淋巴细胞功能显示出超敏反应。以上免疫功能的主要变化在临床中显示不同结果:①成人变化不大,婴幼儿常出现低丙种球蛋白血症,或易于患感染性疾病,如腹膜炎频发,并易于出现脓毒血症。②CAPD患者易于出现移植排斥反应,其作用在于T淋巴细胞与抑制T淋巴细胞比值明显增加。有研究证实CAPD患者与血液透析比较,其移植器官存活时间缩短。③免疫功能的改变导致对肿瘤免疫监视作用下降,故易发生肿瘤。慢性肾衰竭患者用CAPD治疗时,肿瘤发生率有所增高。有学者对328例CAPD患者进行观察,发现9例CAPD患者平均透析21个月后发生肿瘤,其中3例使用过免疫抑制剂,提示CAPD患者使用免疫抑制剂时,肿瘤的易感性较高。从总体讲,CAPD患者肿瘤发生率高于普通人群,但缺乏统计学意义,故不少作者建议对CAPD患者应进行密切追踪。

(五)腱鞘炎、肌腱断裂与钙化性关节周围炎

CAPD患者常出现特发性肌腱断裂,且多为负重部位的肌腱,如股四头肌、肱二头肌肌腱断裂,确切机理不清。有人认为与甲状旁腺功能亢进和骨萎缩有关。钙化性关节周围炎在血液透析和腹膜透析患者中均可见。主要是钙盐,如二羧焦磷酸钙、草酸钙在关节周围沉积,刺激关节周围组织及滑膜,导致这些受累部位出现炎症反应。导致钙盐沉积的原因似与甲状旁腺功能亢进以及由此出现钙磷比积变化有关,也有人认为与以上因素关系不大。钙化性关节周围炎在间歇性腹膜透析时易于出现,而改用持续性腹膜透析后可得到改善。

(六)尿路结石

有报道慢性肾衰患者接受CAPD治疗6~9个月后,有5.4%的患者发生肾脏排石。结石多为单羧草酸钙结石,其基质由蛋白和磷酸钙所组成。正常情况下,草酸盐经肾小球滤过,也可由近曲小管分泌。肾功能恶化后,草酸盐由尿排出减少而潴留于血中,形成高草酸盐血症,在血中溶解度较差,而沉积于肾、骨、血管及神经组织中。有研究证实CAPD每天可清除草酸盐300 μmol。CAPD患者尿钙浓度下降而草酸盐浓度增高,其活性乘积处于一种不稳定状态,依赖于草酸盐和钙的浓度。肾衰竭时尿中钙离子虽然浓度偏低,但足以改变与草酸盐的乘积,形成结晶。服用1,25-$(OH)_2D_3$可改变尿钙浓度,是形成尿路结石的危险因素之一。而口服维生素C100 mg,每日3次,可使血中草酸盐增加20%,故CAPD患者维生素

C的使用是增加血液草酸盐的主要因素，而口服维生素AD则可使草酸盐降低。

参考文献

1. Bright R. Tabular view of the morbid appearances in 100 cases connected with albuminous urine: with observations. Guys Hosp Rep, 1936, 1:380-400.
2. 刘伏友，彭佑铭. 腹膜透析. 北京：人民卫生出版社，2000.
3. 刘伏友. 腹膜透析. 刘伏友，彭佑铭，季龙振主编. 现代透析疗法. 长沙：湖南科学技术出版社，1993:185-188.
4. 彭佑铭，刘伏友，李军. 腹膜透析体表定位与引流障碍. 临床肾脏病杂志，1998, 2(2):110-115.
5. 彭佑铭，刘伏友，陈星. 309例腹膜透析置管经验. 湖南医科大学学报，1995, 20(6):447-450.
6. Gia nnatta sio M, DeMaio P, LaRosa R, et al. Video laparos copy: a new alternation of peritoneal catheters in ESRD patients with previous abdpminal surgeries. Peri Dial Int, 1996, 16(1):96-97.
7. 李焕德，阎小华，彭佑铭. 腹膜透析对邻异丙基苯基氨基甲酯毒物动力学的影响. 中国药学杂志，1996, 31(6):60-66.
8. 刘伏友，彭佑铭，段绍兵，等. 腹膜炎不同时期腹膜溶质转运变化. 中华肾脏病杂志，1998, 14(3):232-238.
9. 刘伏友，段绍兵，彭佑铭，等. 丹参和硝普钠对腹膜溶质转运对比研究. 中华内科杂志，1999, 38(4):308-314.
10. Dobbie JW, Pavlina T, Lloyd J, et al. Phosphatidylcholine synthesis by peritoneal mesothelium: it's implication for peritoneal dialysis. Am J kid Dis, 1988, 12:31-36.
11. 叶云，彭佑铭，刘伏友，等. 人参总皂苷对乳酸盐腹膜透析液致人腹膜间皮细胞损伤的保护作用. 湖南医科大学学报，2001, 26(1):67-72.
12. Dobbie JW, Lloyd JK. Meothelium secretes lamellar bodies in a similar manner to Type Ⅱ pneumocyte secretion of surfactant. Perit Dial Int, 1989, 9:215-219.
13. Linden T, Forsback G, Deppisch R. 3-Deoxyglucosone, A promoter of advanced glycation end products in fluids for peritoneal dialysis. Pen Dial Int, 1998, 18:290-293.
14. Schreiber MJ. Membrane viability in the long-term peritoneal dialysis patient. Peri Dial Int, 1997:S19-S24.
15. Gokal R. What is the evidence that peritoneal dialysis is underutilized as an ESRD therapy? Semin Dial, 2002, 15(3):149-161.
16. Pluskiewicz W, Adarmczyk P, Drozdzowska B, et al. Skeletal status in children, adolescents and young adults with end-stage renal failure treated with hemo- or peritoneal dialysis. Osteoporos Int, 2002, 13(5):353-357.
17. Twardowski ZJ. Presternal peritoneal catheter. Adv Ren Replace Ther, 2002, 9(2):125-132.
18. 李军，彭佑铭，刘伏友. 以耻骨联合上缘为腹膜透析置管体表标志探讨. 中国医师杂志，2005, 7(2):121-122.
19. Gallieni M, Martini A, Mezzina N. Dialysis access: an increasingly important clinical issue. Int J Artif Organs, 2009, 32(12):851-856.
20. Dimkovic N, Oreopoulos D. Management of elderly patients with end-stage kidney disease. Semin Nephrol, 2009, 29(6):643-649.
21. Elshafie SS, Asim M, Ashour A, Campylobacter peritonitis complicating continuous ambulatory peritoneal dialysis: report of three cases and review of the literature. Perit Dial Int, 2010, 30(1):99-104.
22. 刘虹，彭佑铭，刘伏友. Troglitazone对人腹膜间皮细胞TGF-B_1和纤维连接蛋白表达的影响. 中南大学学报医学版，2007, 32(3):4739.
23. Rodrigues AS. Peritoneal dialysis in anuric patients: old problems and new perspectives. Perit Dial Int, 2009, 29(Suppl 2):S233-S235.
24. Edefonti A, Mastrangelo A, Paglialonga F. Assessment and monitoring of nutrition status in pediatric peritoneal dialysis patients. Perit Dial Int, 2009, 29 (Suppl 2):S176-S179.
25. Park SH, Lindholm B. Definition of metabolic syndrome in peritoneal dialysis. Perit Dial Int, 2009, 29 (Suppl 2): S137-S144.
26. Kofteridis DP, Valachis A, Perakis K, Peritoneal dialysis-associated peritonitis: clinical features and predictors of outcome. Int J Infect Dis, 2009, 17:434-439.
27. Perl J, Bargman JM. Clinical advantages of peritoneal dialysis. Perit Dial Int, 2009, 29(Suppl 2):S59-S61.
28. Moran J. The importance of residual kidney function for patients on dialysis: a critical review. Am J Kidney Dis, 2009, 53(6):1068-1081.
29. Krediet RT, Smit W, Coester AM, Struijk DG. Dry body weight and ultrafiltration targets in peritoneal dialysis. Contrib Nephrol, 2009, 163:90-95.

第二十一章

急性肾衰竭

丁小强　王质刚

第一节　急性肾损伤术语的演变及临床意义

丁小强　王质刚

急性肾衰竭(acute renal failure, ARF),近年改称急性肾损伤(acute kidney injury, AKI),使其在诊断ARF之前确立,旨在早期认知和早期干预。Chertow[1]指出,血肌酐上升0.3 mg/dl(26.5 μmol/L)可使病死率上升4.1%;近来研究证明,肌酐有少许增加[0.2 mg/dl(17.7 μmol/L)]对ARF患者的存活也有影响。

AKI指凡是出现血、尿、组织学及影像学检查所见的肾脏结构和(或)功能异常,且病程在3个月之内。AKI也可以发生在慢性肾脏病(CKD)患者,此时称慢性肾脏病急性肾损伤(acute kidney injury on chlonic kidney disease),或慢加急(A on C)。AKI的诊断标准:肾功能突然减退(在48小时内),血肌酐升高0.3mg/dl;或较前升高>50%;或尿量减少[尿量<0.5 ml/(kg·h),时间超过6小时]。

2002年,急性透析质量倡议小组(ADQI)第二次会议制定了ARF的RIFLE分级诊断标准[2],见图21-1-1,并得到广泛认可。2004年,来自美国肾脏病协会(ASN)、国际肾脏病协会(ISN)、ADQI和欧洲重症医学协会(ESICM)的肾脏病和急救医学专家成立了AKIN,并在2005年9月在阿姆斯特丹举行了第一次会议,提出采用AKI替代ARF,并在RIFLE基础上对AKI的诊断及分级标准进行了修订[3],并将AKI分为3级,分别与RIFLE标准的危险(R)、损伤(I)和衰竭(F)等级相对应,见表21-1-1。

AKIN共识规定了诊断AKI的时间窗(48小时),强调了血肌酐的动态变化,为临床上AKI的早期干预提供了可能性。此外,与ADQI共识相比,AKI共识规定只要血肌酐轻微升高≥0.3 mg/dl,就可诊断AKI,提高了诊断的敏感性。需要注意的是,单独用尿量改变作为诊断与分期标准时,必须考虑到影响尿量的一些因素,如尿路梗阻、血容量状态、利尿剂使用等。由于AKI是临床综合征,AKI共识是否适用于不同病因和不同临床情况下的AKI,尚需大量的临床研究证实。

表21-1-1　AKI的分期标准

分期	血肌酐	尿量
1期	增加≥0.3 mg/dl(26.5 μmol/L)或增至基线值的150%~200%	<0.5 ml/(kg·h)超过6小时
2期	增至基线值的200%~300%	<0.5 ml/(kg·h)超过12小时
3期	增至基线值的300%以上或绝对值≥4 mg/dl(353.6 μmol/L)且急性增高≥0.4 mg/dl(35.4 μmol/L)	<0.3 ml/(kg·h)超过12小时或无尿12小时

RIFLE对这一新的分级标准仍存在一定的局限性,如对AKI的诊断敏感性和特异性不高,且未考虑年龄、性别、种族等因素对肌酐的影响。但临床证明,RIFLE分期与APCHEⅡ评分相一致,特别是在R、I、

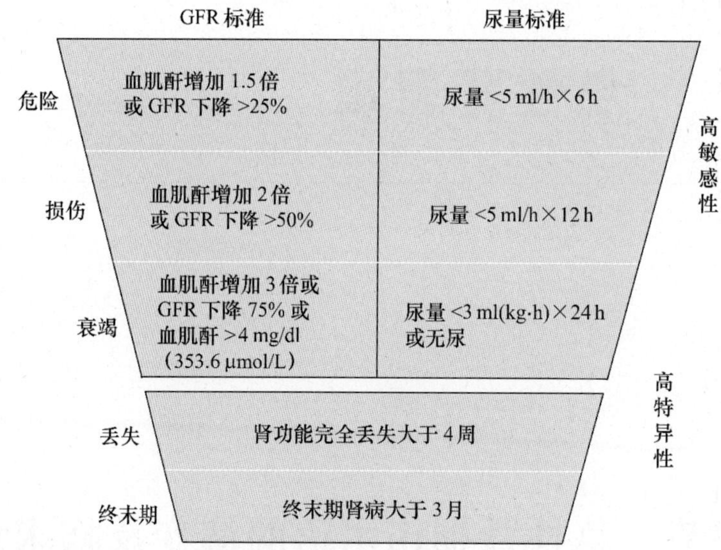

图 21-1-1 AKI 的 RIFLE 分期标准

F 期[4]。Bell 等[5]观察 223 例 AKI，85% 患者用呼吸机支持，78% 给予升压药，与 APACHE II 相比，RIFLE 对死亡率更有预测意义，而且"R"、"I"期死亡率低于"F""L"期。Abosaif 等[6]评价 188 例 ICU 患者，Cr > 1.7 mg/dl，应用 RIFLE 系统预测死亡率：整体死亡率 47.5%，而其中 R、I、F 期的死亡率分别为 38.3%、50%、74.5%，与 APACHE Ⅱ评分有良好的相关性（三期评分分别为 20.9、22.2、26.4）。Kuitunen 等[7]对 813 例心脏术后患者，Cr 升高开始用 RIFLE 评价，90 天死亡率分别为：R 期 8%、I 期 21.4%、F 期 32.5%。Marlies 等[8]报道 7 898 例 AKI 患者，R 期占 19.1%，I 期占 3.8%，F 期占 12.5%，死亡率分别为 20.1%、25.9% 和 49.6%，而无 AKI 者死亡率为 10.7%。多元分析表明，AKI（F）期与 ICU 死亡率独立相关（OR2.27），其他相关因素，年龄（OR 1.03）、入院时 SOFA 评分（OR 1.11）、CKD（OR 1.65）、急诊手术（OR 2.33）、机械通气（OR 2.83）、MODS（OR 2.80）、非外科原因住院（OR 3.57）。心脏外科 AKI（R）期和肾脏替代治疗减少死亡的风险，AKI（I）期对 ICU 死亡率没有独立的危险因素。姚志军等[9]探讨RIFLE 标准和 APACHE Ⅱ评分在多器官功能障碍综合征（MODS）合并急性肾衰竭（ARF）时选择连续性肾替代治疗（CRRT）时机中的价值。研究选取该院 ICU 住院的 105 例 MODS 合并 AKI 并行 CRRT 治疗的患者，分别用 RIFLE 标准分级和 APACHE Ⅱ评分进行分组。RIFLE 标准组分为 RIFLE（R）、PIFLE（I）和 RIFLE（F）三期；APACHE Ⅱ评分组分为小于 15、15 ~ 25 和大于 25 三个亚组。比较两组亚组间的 ICU 住院存活率，存活患者肾功能的转归、CRRT 置换液累积量、ICU 内平均住院时间和医疗费用的差异。结果 RIFLE（R）、RIFLE（I）组的存活率、肾功能的转归显著高于 APACHE Ⅱ 15 ~ 25 组（$P < 0.05$），CRRT 置换液累积量、ICU 内平均住院时间和医疗费用则显著降低（$P < 0.05$）；RIFLE（F）组与 APACHE-Ⅱ评分 > 25 组相比，ICU 住院存活率、肾功能的转归、CRRT 置换液累积量、ICU 内平均住院时间和医疗费用无显著差异（$P > 0.05$）。结论：对 MODS 合并 AKI 患者，采用 RIFLE 标准选择 CRRT 治疗，效价比要优于采用 APACHE Ⅱ评分标准。

参考文献

1. Chertow GM, Burdick E, Honour M, et al. Acute kidney injury, mortality, length of stay, and costs in hospitalized patients. J Am Soc Nephrol, 2005, 16(11):3365-3370.

2. Bellomo R, Ronco C, Kellum JA, et al. Acute renal failure-definition, outcome measures, animal models, fluid therapy and

information technology needs: the Second International Consensus Conference of the Acute Dialysis Quality Initiative (ADQI) Group. Crit Care, 2004, 8(4):R204-R212.
3. Mehta RL, Kellum JA, Shah SV, et al. Acute Kidney Injury Network: report of an initiative to improve outcomes in acute kidney injury. Crit Care, 2007,11(2):R31.
4. Hoste EA, Clermont G, Kersten A, et al. RIFLE criteria for acute kidney injury are associated with hospital mortality in critically ill patients: a cohort analysis. Crit Care, 2006, 10: R73.
5. Bell M, Liljestam E, Granath F, et al. Optimal follow-up time after continuous renal replacement therapy in actual renal failure patients stratified with the RIFLE criteria. Nephrol Dial Transplant, 2005,20(2):354-360.
6. Abosaif NY, Tolba YA, Heap M, et al. The outcome of acute renal failure in the intensive care unit according to RIFLE: model application, sensitivity, and predictability. Am J Kidney Dis, 2005,46(6):1038-1048.
7. Kuitunen A, Vento A, Suojaranta-Ylinen R, et al. Acute renal failure after cardiac surgery: evaluation of the RIFLE classification. Ann Thorac Surg, 2006,81(2):542-546.
8. Marlies Ostermann, Rene Chang. Correlation between the AKI classification and outcome. Critical Care, 2008, 12:R144.
9. 姚志军,王方剑. RIFLE 标准和 APACHE Ⅱ评分在 CRRT 治疗 MODS 合并 ARF 时机选择中的价值评价. 中国现代医学杂志,2009,19(17):2673-2677.

第二节　急性肾衰竭的流行病学

丁小强　王质刚

长期以来,关于急性肾衰竭的定义、分类以及严重程度的分级一直未能统一,文献中所报道的急性肾损伤/急性肾衰竭定义有 30 多种,不同的定义导致报道的 ARF 发病率(1% ~31%)和死亡率(28% ~82%)也随之相差甚远。

目前 ARF 的发病率居高不下,1988 ~2002 年,美国 ARF 的发病率从 61/10 万上升到 288/10 万,需要透析的 ARF 发生率从 4/10 万上升到 27/10 万。英国报道 2003 年 ARF 发生率高达 1811/100 万。欧洲的急性肾衰竭发病率为 49/100 万,但由于某些原因使非内科系统的急性肾衰竭未能包括于其中,因此实际发病率要高于此值。Uchino 等[1]报道日本综合性医院住院患者 ARF 发病率高达 18%。Hoste[2]报道美国重症监护病房(ICU)患者 ARF 发病率高达 67.2%。国内单中心回顾性调查资料显示,综合性医院住院患者 ARF 发病率为 3.38%,ARF 患者病死率为 18.57%。郭润民等[3]收集本院一年住院患者共 30 053例次,其中 ARF 患者 124 例,患病率占 0.41%。ARF 中男 64 例,女 60 例,男: 女为 1.06: 1,年龄 17 ~83 岁,平均 54.2 岁。ARF 的病因分析,肾前性 48 例,占 38.7%;肾实质性 60 例,占 48.4%,有 24 例(占 40%)是由明确的肾前性病因发展而来;肾后性 16 例,占 12.9%。内科组 63 例(50.8%),外科组 61(49.2)例。年龄分布,青年组 72 例,占总 ARF 的 58%;60 ~79 岁组 36 例,占 29%;高龄组 17 例,占 13.7%。随着年龄的增加,肾后性原因所占比例逐渐增加,而肾前性因素逐渐减少,且有显著性差异。

回顾分析北京大学第三医院 1994 年 1 月 ~2004 年 3 月近 10 年出院病例中诊断有 ARF 患者的临床资料, 分析其年龄、性别、获得性、发病科室以及病因或诱因等的变化情况。共搜集 ARF 病例 211 例,占同期住院患者的 0.12%,逐年比较呈增高趋势。男性占 59.7%,女性占 40.3%. 发病年龄呈现 35 ~45 岁和 60 ~80 岁两个高峰。178 例(84.4%)患者既往无肾脏病史,84 例(39.8%)为明确的医院获得性 ARF(HA-ARF)患者,HA-ARF 同期患者的构成比在 2000 年后显著增高($P<0.05$)。内、外科 ARF 患者比例约为 3:2, 2000 年后外科所占构成比显著增加($P<0.05$),尤其外科重症监护病房(SICU)患者发病率增加 1.89 倍,其中 61 例(占 28.9%)、46 例(占 21.8%)和 41 例(占 19.4%)患者 ARF 的发病分别与药物、感染和手术相关。肾前性 ARF 41 例(占 19.4%);肾实质性 ARF156 例(占 73.9%), 其中 72 例(占 46.2%)是由明确的肾前性 ARF 发展而来;急性肾小管间质病变占 85.9%;肾后性 ARF14 例(占 6.6%)。近 10 年来,ARF 在住院患者中所占构成比呈逐年增加趋势,HA-ARF 发生率增加是其主要原因,药物、感

染和手术是其主要病因[4]。

此外，ARF 还是影响 ICU 患者住院天数和预后的独立危险因素，危害巨大。Hoste 等[2]报道在 ICU 患者中，非 ARF 患者平均住院天数为 6 天，而 ARF 衰竭期患者平均住院天数长达 16 天。Uchino 等[1]发现 13.8% 的 ARF 患者因肾功能无法恢复而需要长期维持性透析。在我国，AKI 患者的平均住院天数也随肾损伤严重程度的增加而从 16 天延长到 24 天，而同期非 ARF 患者的平均住院天数仅 10 天。

ARF 的死亡率也随其病因、严重程度、并发症及患者年龄等的差异而不尽相同。Hoste[2]报道在普通 ICU 病房，因 ARF 需要肾脏替代治疗的患者其死亡率约为 60%。在国内，综合性医院住院患者 ARF 病死率为 18.57%，其中需要血液净化治疗的患者其死亡率更是高达 28.26%，而同期住院患者总死亡率为 1.52%，非 ARF 患者死亡率仅 0.92%。此外，Bagshaw 等[5]报道 ARF 还可影响患者的长期预后。

参 考 文 献

1. Uchino S, Bellomo R, Kellum JA, et al. Patient and kidney survival by dialysis modality in critically ill patients with acute kidney injury. Int J Artif Organs, 2007, 30(4): 281-292.
2. Hoste EA, Clermont G, Kersten A, et al. RIFLE criteria for acute kidney injury are associated with hospital mortality in critically ill patients: a cohort analysis. Crit Care, 2006, 10(3): R73.
3. 郭润民，卫月，罗远标. 住院患者急性损伤的流行病学分析. 世界中西医结合杂志，2009，4(9)：658-661.
4. 王悦，崔专，范敏华. 211 例急性肾衰竭的流行病学分析. 中华急症医学杂志，2005，14(8)：655-658.
5. Bagshaw SM. Acute kidney injury: diagnosis and classification of AKI: AKIN or RIFLE? Nat Rev Nephrol, 2010, 6(2): 71-73.

第三节 急性肾衰竭的病因及分类

丁小强 王质刚

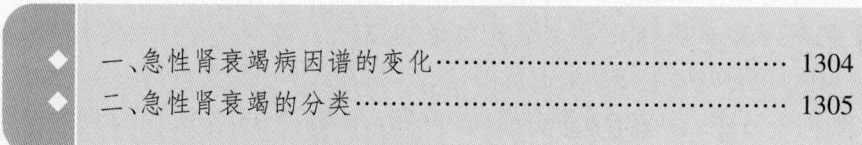

一、急性肾衰竭病因谱的变化

引发 ARF 的常见原因中，由于外科和创伤造成的急性肾衰竭已经明显地减少，而病理性产科造成的急性肾衰竭在欧洲几乎绝迹，但在发展中国家尚占一定比例。近年来，由于药物引发的急性肾衰竭发生率明显上升，受到人们的普遍重视。在急性肾衰竭的患者中，约有 2/3 的患者存在急性肾小管坏死，而间质性肾炎导致的急性肾衰竭约占 1/10，急性血管病变，特别是微血管病变导致的急性肾衰竭约占 1/20，梗阻性原因导致的急性肾衰竭者约占 1/20，近年发现急性肾小球疾病引起的急性肾损伤逐渐增多。

近年特别值得关注的是药物因素，特别是中药已经成为引发急性肾衰竭的重要原因，多项研究表明，其致病率已占总数的 15% ~20%，其中常见的药物依次是抗生素、血管紧张素转化酶抑制剂、非甾体抗炎药、造影剂、化疗药和利尿剂以及中药等。近年来由于木通或其制剂导致急性肾衰竭的报道增多，应该引起高度注意。在上述患者中,约2/3患者要经历一个非少尿的急性肾损伤过程,停药后,约有50%的患者肾功能恢复正常,6.4%死亡,其余均残留一定的肾损伤。对上述患者进行肾活检后发现,急性肾小管坏死占61%,间质性肾炎占17%,急性血管病变占5%,既往有肾损伤者占17%。研究表明,某些药物的联合使用、年龄因素以及既往有肾损伤史是导致预后较差的主要原因。

二、急性肾衰竭的分类

引起ARF的病因众多,见表21-3-1。ARF根据病理生理可分为肾前性、肾性和肾后性三类。肾前性ARF(又称肾前性氮质血症)常见病因包括各种原因的液体丢失、出血和肾内血流动力学改变(包括肾前小动脉收缩或肾后小动脉扩张)等,使有效动脉血容量减少,引起肾灌注减少,约占ARF的55%。肾性ARF伴有肾实质损伤,最常见的是肾缺血或肾毒性原因损伤肾小管上皮细胞,如急性肾小管坏死。在这一类中也包括各类血管病、肾小球炎症和肾小管间质炎症,约占ARF的40%。肾后性ARF的特征是急性尿路梗阻,梗阻可发生在从肾盂到尿道的尿路中任一个水平,约占ARF的5%。

表21-3-1 ARF的分类和主要病因

一、肾前性ARF

1. 低容量血症

(1)细胞外液丢失过多:出血

(2)胃肠液丢失过多:呕吐、腹泻、肠外瘘

(3)肾性体液丢失:利尿剂、渗透性利尿、肾上腺功能减退、肾性尿崩症

(4)血管外液体潴留:烧伤、胰腺炎、严重的低白蛋白血症

(5)摄入不足:脱水、精神状态改变

2. 肾血流动力学异常导致低灌注

(1)低心排血量状态:心肌病、瓣膜病、心包疾病(包括心脏压塞);肺动脉高压或肺栓塞引起的右心或左心衰竭;静脉回流受阻(如腹腔室隔综合征或正压通气)

(2)全身血管扩张:脓毒症、抗高血压药物、后负荷减轻药物、过敏反应

(3)肾血管收缩:高钙血症、儿茶酚胺类、钙调磷酸酶抑制剂、两性霉素B

(4)肾血流自我调节能力受损:环氧合酶抑制剂(如非甾体抗炎药)、ACEI或ARB类

(5)肝肾综合征

二、肾性ARF

1. 肾血管阻塞(双侧或单侧孤立肾)

(1)肾动脉阻塞:动脉粥样硬化斑块、血栓形成、栓塞、夹层动脉瘤、大血管炎

(2)肾静脉阻塞:血栓形成或受压

2. 肾小球或肾血管疾病

(1)肾小球肾炎或血管炎

(2)其他:血栓性微血管病变、恶性高血压、胶原血管疾病(系统性红斑狼疮、硬皮病)、弥漫性血管内凝血、先兆子痫

3. 急性肾小管坏死

(1)缺血:和肾前性ARF的病因基本相同,但通常其损伤更严重和(或)持久

(2)感染:有或无合并脓毒症

(3)毒素:a. 外源性,造影剂、钙调磷酸酶抑制剂、抗生素(如氨基糖苷类)、化疗药物(如顺铂)、抗真菌药物(如两性霉素B)、乙二醇

b. 内源性,横纹肌溶解症、溶血

4. 急性间质性肾炎

(1)过敏性:抗生素(β-内酰胺类、磺胺类、喹诺酮类、利福平)、非甾体抗炎药、利尿剂、其他药物

(2)感染:双侧肾盂肾炎

续表

(3)浸润性:淋巴瘤、白血病、结节病
(4)非血管性炎症:干燥综合征、肾小管间质性肾炎-葡萄膜炎综合征(TINU)
5. 急性肾小管内阻塞
(1)内源性:骨髓瘤蛋白、尿酸(肿瘤溶解综合征)、系统性草酸盐沉着症
(2)外源性:阿昔洛韦、更昔洛韦、甲氨蝶呤、茚地那韦
三、急性肾后性 ARF(梗阻)
1. 输尿管(双侧或单侧) 结石、血块、肿瘤、组织脱落、外部压迫(如腹膜后纤维化)
2. 膀胱颈 神经源性膀胱、前列腺肥大、结石、血块、肿瘤
3. 尿道 狭窄或先天性输尿管瓣膜症

第四节 急性肾衰竭的发病机制

丁小强 王质刚

一、缺血性急性肾小管坏死的病理生理变化

引起急性肾衰竭的原因很多,但是急性肾小管坏死(acute tubular necrosis, ATN)占 2/3 以上。肾实质性 ARF 可累及肾小球单位和肾间质的任何部位。按照损伤的起始部位,肾实质性 ARF 可分为肾小管性、间质性、微血管性、肾小球性以及肾脏大血管性,其中肾小管细胞损伤常由肾缺血、肾毒性引起。急性肾小管细胞损伤引起 ARF 通常称为急性肾小管坏死(ATN)。本题以 ATN 为例分析肾脏缺血、肾毒性导致的 ATN 病理生理过程。ATN 一般经历四个阶段:起始期、进展期、持续期及恢复期(图 21-4-1)[1]。

在缺血性 ATN 起始期(持续数小时至数周),由于肾血流量下降引起肾小球滤过压下降,上皮细胞坏死脱落形成管型导致小管内滤出液受阻,肾小球滤出液因上皮细胞损伤回漏进入间质等原因,GFR 开始下降。缺血性损伤在近端肾小管的 S3 段和亨利袢升支粗段髓质部分最为明显,因此处溶质主动转运功能(ATP 依赖)非常活跃但在外髓部位局部氧分压较低,肾皮质氧分压约为 50 mmHg,外髓部位氧分压仅为 10 ~ 20 mmHg,对缺血缺氧十分敏感。非常轻微的血流量或氧输送下降就可引起缺氧损害。缺氧损伤可引起局部细胞(小管上皮细胞、血管平滑肌细胞及内皮细胞等)能量储备(ATP)的耗竭、溶质主动转运受抑制,进而导致细胞骨架瓦解、细胞极性丧失、紧密连接完整性破坏、氧自由基形成。如果肾血流量及时恢复,则肾损伤局限在此阶段。如果肾血流量不能及时恢复,则细胞损伤进一步加重引起细胞凋亡、坏

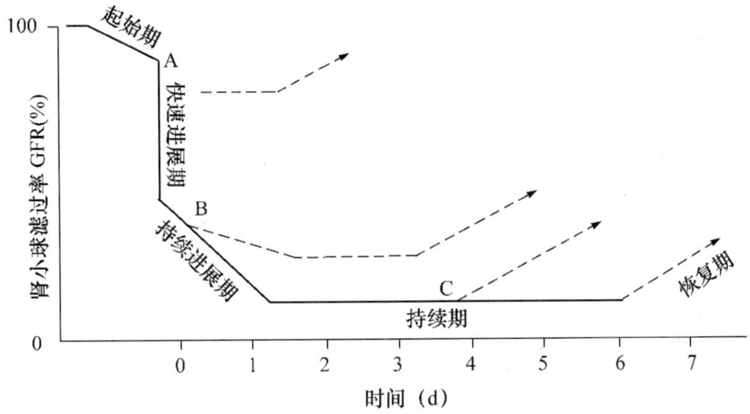

图 21-4-1 ATN 的病程演示图

死。在进展期，病变特征为肾内微血管充血引起内皮细胞损伤，缺血性损伤和炎症反应持续加重。病变尤以皮髓质交界处最为明显。低氧还促使红细胞发生类似于镰状细胞血管闭塞危象时的沉积。皮髓质交界处内皮细胞功能障碍及白细胞黏附可进一步影响局部再灌注。在持续期（常为 1～2 周），GFR 仍保持在低水平（常为 5～10 ml/min），尿量也最少，各种尿毒症并发症开始出现。但小管细胞不断修复、迁移、增殖，以重建细胞及小管的完整性。此期全身血流动力学改善但 GFR 持续低下，原因不明，可能与肾内血管的持续收缩、内皮细胞损伤后释放血管活性物质失调诱发髓质缺血、髓质血管充血、肾实质细胞或白细胞释放炎症介质和活性氧引起的再灌注损伤等有关。

肾脏缺血损伤后，肾小管 ATP 很快耗竭，引起 Na^+-K^+-ATP 酶抑制，近端小管细胞极性消失伴 Na^+-K^+-ATP 酶向顶端区域移位。Na^+-K^+-ATP 酶远离基底膜膜侧的移位，可减少跨细胞钠转运，使输送到远端肾小管的 Na^+ 增加，进而通过致密斑激活球-管反馈，引起肾小球前小动脉收缩，肾小球内压力升高，阻力增大，肾血流量（RBF）减少，进一步使肾小球滤过率（GFR）下降，由此可见，肾小管功能障碍直接影响肾小球滤过滤。动物实验也证实，肾小管损伤后，ATP 缺乏，导致微丝中肌动蛋白和细胞网架蛋白的组装、解聚失调，引起 Na^+-K^+-ATP 酶从正常的肾小管基膜侧移位到细胞中，使该酶具有将胞质内 Na^+ 泵出到周围组织血管中的功能丧失，细胞内液极性改变及小管腔内 Na^+ 梯度下降，则由此产生的高 Na^+ 浓度小管液流经致密斑时，引起肾素分泌系统亢进，肾小动脉收缩，肾血流量减少，GFR 下降导致少尿。

肾小管上皮细胞变性坏死、脱落，与小管中刷状缘纤毛形成囊泡状物，参与管腔液中蛋白形成管型，阻塞肾小管，造成小管内高压，使 GFR 下降，导致少尿。肾小管基底膜断裂，肾小管内液反渗入间质，引起间质水肿，促进 ATN。组织学和超微结构研究表明，ATN 时均有肾小管上皮细胞（TEC）缺失，并见部分修复区，尿中可见脱落的 TEC，用免疫组化检查证实 30%～100% TEC 来自近端肾小管，而且 TEC 形态完好，30%～50% 具有活性，并可进行体外培养，表明肾小管相邻上皮细胞之间以及细胞与基底膜之间连接受损。正常时肾小管上皮细胞之间和细胞与基底膜之间通过黏附分子与整合素（integrin）紧密相连。整合素是一组跨细胞膜蛋白，细胞内外各有一个结合位点，内位点与细胞微丝结合，细胞外位点可识别基质或细胞膜的精氨酸-甘氨酸-天冬氨酸（RGD）并与其受体相结合。ATN 时，肾小管上皮细胞内骨架蛋白溶解变短，从细胞周围移向核周并结合成束状，细胞失去骨架而皱缩。同时整合素向管腔面重新分布，在基底面分布相对少且失去细胞内结合位点，以致使上皮细胞脱落。实验表明，在急性肾小管损伤的动物中预防性输入 RGD，可以抑制整合素介导的细胞与细胞的黏附与连接，预防肾小管阻塞。

缺血、缺氧后，使肾组织中次黄嘌呤增加，当缺血再灌注后，有充分的 O_2 供应，在次黄嘌呤酶及黄嘌呤氧化酶存在时，即产生超氧阴离子、羟自由基、过氧化氢以及单线氧。超氧阴离子、羟自由基参与肾皮质损伤，使线粒体膜脂质过氧化，膜通透性增加，损伤氧化磷酸化过程，使线粒体功能丧失，能量供应下降，发生 ATN。

在缺血性 ATN 恢复期，小管上皮细胞逐渐修复、再生，正常的细胞及器官功能逐步恢复，GRF 开始改善。此期如果上皮细胞功能延迟恢复,溶质和水的重吸收功能相对肾小球的滤过功能也延迟恢复,可伴随明显的多尿期(表21-4-1)。由于肾脏细胞修复再生需要一定时间,故肾脏灌注恢复正常后通常还需要1~2周ATN才能痊愈。

表21-4-1 急性肾缺血时血管内皮细胞损伤和功能丧失

事件	部位	受累及的细胞		
缺血	整个肾脏	上皮细胞 尤其是近端小管细胞髓袢第一节段 至髓袢第三节段	血管平滑肌细胞	内皮细胞 大、小血管
血管充血伴缺氧	皮髓交界处	上皮细胞 近端小管细胞髓袢 第三节段 髓袢升支粗段		内皮细胞 小血管
炎症	皮髓交界处	上皮细胞 近端小管细胞髓袢第三节段 髓袢升支粗段		内皮细胞 小血管

缺血性ATN时,肾脏灌注不足最终引起GFR显著下降,且常发生于光镜下肾脏尚未出现显著病理改变的情况下。GFR下降的机制包括:①肾小球滤过压的下降,可引起GFR直接下降。滤过压下降原因是入球小动脉血管收缩和近端小管阻塞。入球小动脉血管收缩是由内皮细胞损伤,引起血管活性物质失衡、血管收缩活性相对增强所致。②小管回漏,引起有效GFR下降。进入小管/尿路的滤出液回漏至肾间质,进而重吸收回到体循环。滤出液的回漏见于上皮细胞损害脱落(基底膜裸露)以及细胞间紧密连接丧失的情况下。在正常情况下,小管细胞单层对部分滤出液成分不通透。ATP耗竭时可发生紧密连接断裂,使得钠及其他溶质回漏进入肾间质。③小管堵塞,坏死小管上皮细胞及T-H蛋白脱落形成管型造成堵塞,AKI发生机制见图21-4-2。

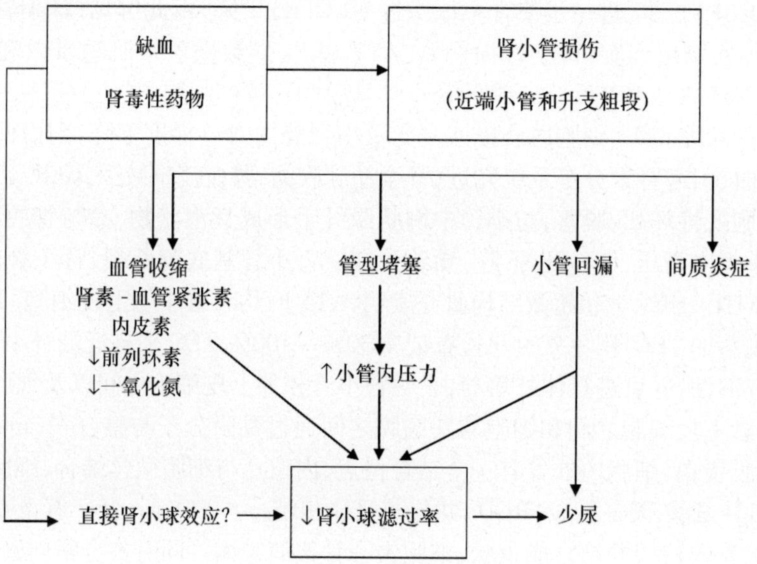

图21-4-2 ATN病理生理机制

二、肾素-血管紧张素系统

急性肾损伤时导致肾血管收缩和外层髓质低灌注的机制仍然不清楚,很多观察支持血管阻力增加的观点,但不能归因于血流的机械阻塞或组织的血管异常,但可能是由于一些活性很强的血管收缩物质,包括肾内局部血管运动机制。肾微血管功能正常取决于缩血管因子(血管紧张素Ⅱ、去甲肾上腺素、血栓素 A_2、维生素 B_2、白三烯 D_4、血小板活化因子和内皮素-1)和舒血管因子(前列腺素 E_1、前列腺素 E_2,前列环素、乙酰胆碱、缓激肽、一氧化氮和心房肽)的平衡。尽管这些物质在缺血性急性肾衰竭中对调节肾脏局部异常的血流起重要作用,但其机制仍然未完全阐明。多年来人们注意到肾素-血管紧张素系统(RAS)在 ATN 发病机制中的作用,直到 60 年代有了微穿刺和微灌流技术才得以进一步阐明 RAS 的作用。70 年代后出现 RAS 拮抗药物,促进了人们对 ATN 发生机制和疗效的认识。

很多学者先后通过动物实验证实[2],注射 AT-II 可以导致 ATN;在 ATN 中,RAS 有相应的变化;用药物抑制或阻断 RAS 可预防或逆转 ATN。Gavras 给家兔静脉连续注射 AT-Ⅱ 0.9～1.8 μg/(kg · min),两天后血中尿素升至 33.2 mmol/L,组织学检查表明近端和远端肾小管坏死。氯化汞所致 ATN 早期,血浆肾素活性(PRA)增高 3 倍,AT-Ⅱ也相应升高,ATN 后期 PRA 降至正常。有的学者[3]观察了缺血性肾损害时 RAS 的变化,切除大鼠一侧肾脏,另一侧肾动脉完全阻断,阻断前血中 PRA 为 19.2 ng/(ml · h),70 分钟后松解肾动脉,检查血中 RAS 活性增高。在甘油动物模型中,保持动脉压恒定情况下,给予 AT-Ⅱ拮抗剂,发现肾灌流明显改善。卡托普利可预防大剂量庆大霉素引起的 GFR 降低,对该药所致 ATN 有保护作用。上述研究表明 RAS 在 ATN 发病早期有明显作用。但关于 AT-Ⅱ如何导致 GFR 下降仍有争论,多数学者认为主要是由 AT-Ⅱ介导的球-管反馈调节障碍,引起肾血管收缩所致。

AT-Ⅱ是一种血管收缩物质,肾血管内有 AT-Ⅱ异性受体,肾素血管紧张素系统激活后,交感神经兴奋介导肾血管阻力增加,心排血量下降。血管紧张素诱导入球和出球小动脉的收缩,而局部释放的特异性舒血管物质前列腺素,顿挫了入球动脉的收缩作用,引起出球小动脉张力增高,尽管肾血流量(RBF)下降,也保护了 GFR。急性肾衰竭患者血浆肾素水平增高,据报道,急性肾衰竭动物模型当摄取高盐或应用 AT-Ⅱ特异性受体拮抗剂可以减轻肾衰竭程度。然而这个发现没有被公认,因在鼠暂时阻断肾动脉的急性肾衰竭模型和胸腹联合手术患者应用血管紧张素转换酶抑制剂(ACEI)未证明有任何益处。交感神经在急性肾衰竭中也起重要作用,犬的实验证明,在肾动脉内注射入肾上腺素或去甲肾上腺素,可产生与 ATN 相似的血流动力学变化,而用 α 受体阻滞剂可减轻或防止 ATN 的发生,其作用机制是抑制肾内肾素效应从而使肾小球前血管扩张。

三、细胞内钙离子增加

动物实验表明,缺血引起的小鼠肾小管损伤,细胞内游离 Ca^{2+} 浓度升高先于细胞膜的损伤。研究发现,肾血运阻断 50 分钟,肾小管水平细胞线粒体结构发生肿胀、嵴断裂、膜流动性降低,ATP 生成障碍;肾缺血细胞内外 H^+、Na^+、Ca^{2+} 交换增加;肾缺血细胞膜通透性增加。缺血性 ATN 时,血中去甲肾上腺素、血管升压素、AT-Ⅱ水平增高,这些缩血管物质通过增加胞质中 Ca^{2+} 促进血管平滑肌和肾小球系膜细胞收缩,使 GFR 下降,上述作用可被 Ca^{2+} 阻断剂所逆转。由于细胞内 Ca^{2+} 浓度增高,细胞内空泡形成,线粒体肿胀,细胞核固缩,细胞从基底膜脱离,导致肾小管阻塞。钙活化细胞膜磷脂酶 A_2,破坏细胞膜、线粒体膜和细胞骨架,最终导致细胞死亡。磷脂酶 A_2 使花生四烯酸在环氧化酶和脂氧化酶作用下分别生成白三烯和前列腺素(PG)与血栓素 A_2(TXA_2),加重肾小管的损伤[4]。

四、内皮素

内皮素(ET)有 4 种,其中 ET-1 血管收缩作用最强,对入球小动脉和出球小动脉均有收缩作用。在肾小球内皮细胞内和肾小管细胞内均有 ET,在肾小球系膜细胞和血管处有 ET 受体存在。研究发现[5],ATN 时血浆 ET 水平升高,ATN 恢复期 ET 水平下降;ATN 时肾组织内 ET 升高,当注射 ET 抗体时 GFR 改善;在缺氧、低灌注情况下,肾、心细胞膜 ET 受体对 ET 结合明显增加。

五、一氧化氮

L-精氨酸在一氧化氮合成酶作用下生成一氧化氮(NO),按其是否依赖钙离子激活分为钙依赖性结构(cNO)和非钙依赖性结构(iNO),前者主要参与生理调节作用,后者具有细胞毒性病理作用。离体试验表明,缺血鼠肾小管损伤时NO活性及其水平增加。NO可抑制血小板聚集及对胶原的黏附作用,正常情况下可保持血管畅通,在血管内皮损伤时,ATN早期NO使血管扩张,改善缺氧状态,对机体有利,在休克和ATN晚期,NO使血压顽固降低,休克加重,使ATN恶化。乙酰胆碱(ACh)、缓激肽、凝血酶、血清素、ADP、钙通道激动剂(A23187)及血流对血管壁刺激均可释放NO。但NO阻滞剂(L-NMMA)、超氧化合物使血管扩张作用消失[6]。

六、心钠素

心钠素(ANP)对ATN发病机制有两个方面的影响,当血浆ANP水平减少时,导致肾小球灌注下降及肾小管阻塞;当给ATN动物输入ANP时,则使入球小动脉扩张,RBF和GRF增加。动物实验提示,ANP可以预防缺血性肾损伤,有效地保护缺血后再灌注的肾功能。

七、生长因子

细胞因子是机体的免疫细胞和非免疫细胞,能合成和分泌小分子的多肽类因子,它们调节多种细胞生理功能[6]。生长因子(GF)是一类可调节、促进细胞生长的细胞因子,主要包括转化生长因子-β(TGF-β)、表皮生长因子(EGF)、血管内皮生长因子(VEGF)、成纤维细胞生长因子(FGF)、神经生长因子(NGF)、血小板衍生生长因子(PDGF)、肝细胞生长因子(HGF)。广义上讲,生长因子是细胞因子的一种。近年来大量的研究证明细胞因子参与ATN的发病与恢复过程,甘油制备的小鼠ATN模型12小时,检测IL-1、IL-6上升,2~3天后,IL-1、IL-6恢复正常。急性间质性肾炎引起的ARF,IL-1、IL-6、G-CSF、GM-CSF、TNF-α在肾组织中mRNA表达增加。移植肾急性排异引起的ATN,肾小管、系膜细胞及肾实质中浸润的单核巨噬细胞,释放IL-6增加,近、远端肾小管上皮细胞还发现IL-8。这些生长因子通过自分泌、旁分泌或内分泌途径作用于肾小管上皮细胞,产生相应的生理效应。同样,生长因子在损伤的肾小管上皮修复和生长起更重要的作用。

(一)表皮生长因子

急性缺血性肾小管损伤的动物模型,再灌注24小时可见肾脏EGF升高7~10倍,12~24小时肾脏DNA合成加速,24~48小时可见明显的肾小管上皮细胞再生,这种时相相关性强烈提示EGF与上皮细胞再生有关。急性肾缺血时,蛋白溶解,EGF释放,使得EGF可以依靠自分泌或旁分泌途径在肾小管修复中起作用。给急性缺血或中毒(庆大霉素、氯化汞)损伤肾小管的动物模型皮下注射EGF,接受EGF治疗的动物比对照组有明显的肾小管上皮细胞再生,血肌酐和尿素氮水平下降,肾功能恢复正常的时间也缩短。

(二)转化生长因子-α(TGF-α)

TGF-α可能是另一种促进生长因子,通过EGF受体使损伤的近端肾小管重构,它属于EGF家族成员,由于它是由肾小管分泌,在胚胎发育中起主要生理作用。尽管正常成人肾脏有少量TGF-α的mRNA表达,但表皮细胞不能产生。TGF-α主要由巨噬细胞合成和释放,在肾脏恢复过程中修复损伤区域。

(三)转化生长因子-β_1(TGF-β_1)

TGF-β_1在成鼠远端肾小管细胞和牛肾集合管内表达,缺血性ATN鼠肾小管再生时表达增加。由于这种生长因子导致细胞周期停止,所以这种介质的生理作用是控制细胞周期从G_1至G_2的增殖。体外研究表明,稍微改变培养基离子环境,使生长因子TGF-β_1从肾脏表皮细胞释放,能加快损伤肾脏修复过程。

刺激信号，如细胞外钾、钠浓度轻度降低，由于肾表皮细胞自分泌或旁分泌生长因子，诱导腺苷二磷酸盐和 IL-1β 产生增加。如降低 BSC-1，培养液中细胞外钾浓度会促进生长，减少培养基钠浓度会刺激细胞增殖，这种生长反应是细胞特异性。IL-1β 也能刺激 BSC-1 细胞培养中 DNA 合成，因此肾细胞对细胞外信号反应释放的生长因子可以介导 ARF 后肾小管的修复。

（四）胰岛素样生长因子-Ⅰ（IGF-Ⅰ）

IGF-Ⅰ在成人肾脏近端肾小管有轻度表达，而它的受体大量的存在于近端肾小管细胞膜的基侧和顶端，在鼠类主要在髓质集合管。肾小管损伤 2～3 天后，IGF-Ⅰ mRNA 表达增加，主要在皮质和外层髓质区域细胞再生。7 天后，IGF-Ⅰ mRNA 含量恢复到正常。修复的巨噬细胞也能表达 IGF-Ⅰ的 mRNA。已证明缺血性肾损伤后，近端小管细胞 IGF-Ⅰ受体暂时增加，第 2～3 天非常明显，7 天后 IGF-Ⅰ的 mRNA 在皮质区恢复到正常水平。IGF-Ⅰ还能诱导 EGF 受体表达，扩大 EGF 活性。此外，这种生长因子还可诱导 NO 合成，氮氧化物生成增加，促进损伤的肾脏恢复。

（五）肝细胞生长因子

HGF 主要在正常肾脏间质细胞、内皮细胞和巨噬细胞表达，而它的受体存在于近端小管上皮细胞表面。肾缺血性损伤 6 小时，HGF 基因和蛋白以及相应受体表达增加。24 小时 HGF 的 mRNA 水平恢复到正常，7 天后 HGF 蛋白活性恢复。因此，在缺血后或毒性期，HGF 似乎是小管上皮细胞增生旁分泌的生长因子。此外，肾小管损伤时释放损伤素（injurin）入血，损伤素经肝、肺、脾，促进这些脏器合成 HGF，合成的 HGF 再经血到肾脏发挥生物学效应。上述事实表明，HGF 能通过内分泌途径促进肾小管上皮细胞再生和修复。

八、黏附分子

在缺血的肾脏组织内可以发现中性粒细胞浸润，其通过趋化、黏附作用黏附在血管上皮并释放氧自由基、弹性蛋白酶等。实验表明，上皮细胞上的黏附分子（ICAM-1）可以促进中性粒细胞对上皮细胞的黏附，应用 ICAM-1 单克隆抗体对缺血性 ATN 有保护作用。

此外，肾毒性物质可引起肾小管的直接及间接损伤。肾毒性 ARF 的发病机制包括药物引起肾脏血流动力学改变、间质过敏性炎症反应、活性氧簇介导的肾小管毒性作用、血管病变、肾小管堵塞性病变、渗透性肾病等（表 21-4-2）。老年、糖尿病、低血压及有效血容量低下（如 CHF、肝硬化、低白蛋白血症）、原先存在 CKD、同时合用其他毒性药物的患者对肾毒性药物最为敏感。氨基糖苷类抗生素肾毒性的发生率普通人群为 3%～5%，上述高危人群则升高到 30%～50%。

表 21-4-2 常见的 ATN 相关性药物

病理生理学（机制）	药物
血流动力学异常	两性霉素 B、ACEI 类和 ARB 类、钙调磷酸酶抑制剂、非甾体抗炎药、造影剂
肾小管毒性作用	阿昔洛韦、氨基糖苷类、两性霉素 B、钙调磷酸酶抑制剂、卡马西平、卡铂、西多福韦、顺铂、膦甲酸、异环磷酰胺、造影剂、万古霉素
间质过敏性炎症反应	别嘌醇、头孢菌素类、甲腈咪胺、阿糖胞苷、呋塞米、NSAIDs 类、青霉素类、苯妥英、质子泵抑制剂、喹诺酮类、利福平、磺胺类药物、噻嗪类利尿剂
肾小管阻塞	阿昔洛韦、茚地那韦、甲氨蝶呤、氨苯蝶啶
血管病变	钙调磷酸酶抑制剂、氯吡格雷、吉西他滨、丝裂霉素 C、奎宁、西罗莫司、噻氯匹定
渗透性肾病	右旋糖酐、羟乙基淀粉、免疫球蛋白、甘露醇、造影剂、蔗糖

造影剂、环孢素、他克莫司、NSAIDs 等可引起肾内血管收缩导致肾损伤。表现为肾血流量及 GFR 快速下降、尿沉渣形成、钠排泄分数下降，严重者小管细胞坏死；造影剂还可刺激产生活性氧，直接损伤肾小管上皮细胞；抗生素和抗肿瘤药物一般通过直接的肾小管上皮细胞毒性作用和（或）小管内梗阻引起 ATN；氨基

糖苷类抗生素可蓄积在肾小管上皮细胞,引起局部氧化应激及细胞损伤,损伤位于近端及远端肾小管,最终引起ATN,潜伏期为数天,远端小管损伤还可引起尿液浓缩功能下降;两性霉素B可通过直接损伤近端肾小管上皮细胞及引起肾内血管收缩导致剂量依赖性ATN;顺铂、卡铂可蓄积在近端肾小管引起ATN,常伴有低钾、低镁血症,潜伏期为7~10天;异环磷酰胺可引起出血性膀胱炎、血尿及急慢性肾损伤,还常伴有Ⅱ型肾小管酸中毒(Fanconi综合征);阿昔洛韦、磺胺类药物可在小管内形成结晶引起ARF。

内源性肾毒性物质包括钙、肌红蛋白、血红蛋白、尿酸盐、草酸盐、骨髓瘤血浆中轻链等。高钙血症可通过引起肾内血管收缩、强制利尿致使容量衰竭等机制导致GFR下降;横纹肌溶解及溶血均可引起ATN,横纹肌溶解常见原因包括挤压伤、急性肌肉缺血、长时间癫痫发作、过度运动、体温过高及其他感染或代谢性疾病(如低磷血症、严重甲状腺功能减退等),某些药物,如可卡因、3-羟-3-甲基戊二酰辅酶A(HMG-CoA)还原酶抑制剂等也可引起骨骼肌损伤。发生溶血时肌红蛋白、血红蛋白可引起肾内氧化应激损伤小管上皮细胞,小管内管型形成。肌红蛋白、血红蛋白还可抑制一氧化氮,引起肾内血管收缩及缺血;低血容量或酸中毒可促进小管内管型的形成;某些化合物,如乙二醇(草酸钙代谢物)、甲氨蝶呤及多发性骨髓瘤轻链等,其原形或代谢产物可以凝结,造成小管内梗阻。肾间质损伤引起的ARF称为急性间质性肾炎(acute interstitial nephritis, AIN),通常由青霉素类、头孢菌素类、磺胺类及NSAIDs等药物引起,细菌或病毒感染也可诱发;AIN与肾内局限性或全身性自身免疫有关,系统性红斑狼疮、干燥综合征、冷球蛋白血症及原发性胆汁性肝硬化等均可导致AIN。AIN时间质出现T淋巴细胞、单核细胞及巨噬细胞等炎性细胞浸润,继发引起间质损伤,病变呈弥散或片状分布,有时可见肉芽肿,尤以药物所致超敏反应时明显。如出现间质纤维化、小管萎缩提示AIN转为慢性。

其他肾实质性ARF还包括肾脏微血管及大血管病变。传统的肾脏微血管疾病如血栓形成性血小板减少性紫癜(TTP)、溶血-尿毒综合征(HUS)、HELLP综合征(溶血、肝酶升高、血小板减少)、产后特发性ARF等均可引起肾小球毛细血管血栓形成和微血管闭塞,最终导致ARF;肾脏大血管病变如动脉粥样硬化可以形成胆固醇栓子脱落,广泛地弥散至肾脏小血管,继发引起ARF。也见于原先患有动脉粥样硬化疾病的患者接受侵袭性或介入血管操作后继发ARF。肾动脉或肾静脉栓塞也可以引起ARF;急进性肾小球肾炎、系统性红斑狼疮、Wegener's肉芽肿、系统性血管炎、Goodpasture综合征等引起ARF并非少见。

九、脓毒症引起急性肾损伤的机制

系统炎症反应综合征(systems inflammation reaction syndrome, SIRS)是多器官功能障碍综合征(multiple organ dysfunction syndrome, MODS)或多器官功能衰竭(multiple organ failure, MOF)的基本病理生理过程。SIRS-MODS-MOF是一个逐渐发展、动态变化的过程,MODS及MOF是一组独立的综合征,而MODS和MOF则是在动态变化过程中的两个阶段,其差别仅在于损害程度不同而已。脓毒症(sepsis)是SIRS加上感染证据,严重脓毒症(severe sepsis)是合并器官衰竭的脓毒症,脓毒型休克(sepsis shock)是其他原因不能解释的,以低血压为特征的急性循环衰竭状态。脓毒症的主要发病机制是全身性炎症反应(SIRS)失控,肠道屏障功能损伤及肠道细菌移位(细菌、内毒素移位),细胞代谢异常(高代谢、细胞因子、肝细胞刺激因子、应激性激素增多),器官微循环灌注障碍(产生氧自由基、炎症介质),免疫功能紊乱(亢进-低下-麻痹),血管内皮损伤等。此外,通常机体在神经体液的调节下,各器官系统是相互协调和互补的,但在某一个器官或系统损伤后,对其他器官和系统会产生不利的影响。

MODS中最易受损器官的顺序为:肺、肝、胃肠、肾和心,一旦出现AKI将增加死亡率。多器官功能衰竭,特别是脓毒症易发AKI主要机制如下。

(一)肾缺血/再灌注损伤

脓毒症引起脓毒性休克、血管内皮细胞损伤、ET释放增多以及微血栓形成等因素均可引起肾小动脉供血减少,引起肾脏缺血性损伤。随着病情稳定,脓毒性休克纠正、肾小动脉痉挛解除及微血栓的纤维蛋白溶解,肾脏血供、供氧可以得到恢复,继而出现再灌注性损伤。肾缺血/再灌注(ischemic/reperfusion,

I/R)损伤后，产生了大量的氧自由基和羟自由基，这些自由基可通过降解生物膜中的多不饱和脂肪酸导致脂质过氧化，损伤细胞膜和线粒体膜的结构及功能，造成细胞功能障碍。有多种因素参与了肾 I/R 损伤，实验研究显示 T 淋巴细胞是小鼠肾 I/R 损伤导致 AKI 的重要因素之一。在肾 I/R 损伤中，细胞因子也起到十分重要的作用。

(二)血流动力学与应激激素

脓毒症血流动力学特点是动脉血管舒张和全身血管床阻力下降。动脉血管舒张造成血管充盈不足，使神经体液轴兴奋，心脏后负荷下降导致心排血量增加。交感神经系统、肾素-血管紧张素-醛固酮系统兴奋，垂体后叶素非渗透压性释放和心排血量增加虽有助于维持脓毒症患者动脉循环的稳定，却会引发 ARF[7-8]。Boffa 等[9]发现脓毒症时肾脏微血管系统表现为对血管收缩物质的正常反应甚至反应增加，从而造成肾脏血流量和肾小球滤过率的下降。

(三)内毒素

内毒素脂多糖(LPS)是革兰阴性菌脓毒症过程中最重要的介质，其直接作用于肾小管上皮细胞(TEC)造成肾小管损害可能是脓毒症引起 ARF 的机制之一。闫振成等[10]研究发现，在 LPS 微环境中 TEC 增殖受到抑制，随着 LPS 浓度的增高这种抑制作用愈加明显($P < 0.01$)；LPS 促进 TEC 凋亡加剧，呈剂量依赖性。最近研究还发现，LPS 可介导鼠肾小管上皮细胞表达单核细胞趋化蛋白(MCP1)，呈剂量依赖性，MCP1 是重要的趋化介质，趋化单核细胞向炎症部位转移，并激活其溶酶体酶[11]。

(四)炎性介质

脓毒症时在内毒素作用下，机体中性粒细胞、单核巨噬细胞、血管内皮发生复杂的免疫网络反应释放出大量的内源性炎性介质(TNF、白细胞介素、PAF、白三烯等)，造成肾脏损害[12]。这些炎性介质导致微血管舒缩功能紊乱、内皮损伤而引起肾灌注不良、肾内血流异常分布、肾小球毛细血管微血栓形成以及肾组织炎性细胞浸润，从而直接或间接地损害肾组织细胞，引起肾小管和肾小球功能障碍和结构损伤最终导致 ARF[13]。

(五)核转录因子

LPS 与 LPS 结合蛋白复合物激活了细胞膜 CD14 和 Toll 样受体 24(TLR24)，从而上调了核转录因子(NF-κB)。NF-κB 的激活是炎症级联反应的关键因素，其为多种细胞因子、化学增效素、黏附分子的启动因子。有研究表明，内毒素血症时肾组织细胞核 NF-κB 增加，推测 NF-κB 参与了内毒素性肾损害的病理生理过程。

(六)内皮素

内皮素-1(ET-1)是目前已知作用最强的血管收缩活性物质。脓毒症时内毒素可直接或间接激活并损伤血管内皮细胞(VEC)，使 ET-1 分泌增加[14]。脓毒症时循环肾素-血管紧张素系统激活[15]，血管紧张素Ⅱ(AngⅡ)增加，AngⅡ能升高血清中 ET-1 的水平。ET-1 浓度升高可激活肾素-血管紧张素系统，提高血管紧张素转换酶的活性，促进血管紧张素Ⅰ(AngⅠ)向 AngⅡ转换。肾脏多种细胞均有产生 ET 的能力，同时肾脏内有广泛的内皮素受体(ETAR 和 ETBR)存在于肾动脉内皮细胞、血管平滑肌细胞(SMC)和肾小管上皮细胞。ET-1 与 ETAR 结合后引起肾血管平滑肌收缩，肾脏血流量减少。ET-1 还可促进血小板聚集，导致微血栓形成，促进血管平滑肌增殖[16]，促进系膜细胞收缩，减少肾小球滤过面积及超滤系数，促进系膜细胞增生，产生炎性因子和细胞外基质。ET-1 可引起液体从毛细血管中漏出而使血管容量减少。

(七)一氧化氮及一氧化氮合酶

一氧化氮(NO)是在一氧化氮合酶(NOS)作用下，以左旋精氨酸和氧为底物催化而产生的。NOS 有 3 种亚型：神经元型(nNOS)、内皮型(eNOS)和诱生型(iNOS)。前 2 种主要存在于血管内皮、平滑肌和神经元等细胞中，催化活性依赖于细胞内钙离子升高，产生持续时间短且少量的生理水平的 NO，控制血管紧张度、调节血小板聚集以及作为神经递质发挥正常的生理调节功能。iNOS 在正常生理状况下不表达,主要在巨噬细胞、中性粒细胞和免疫细胞等受到炎性介质、细胞因子和细菌内、外毒素等刺激时生成,其催化生成的NO量大且持续时间长,是机体病理过程中NO的重要来源,也是介导肾脏损伤的主要因素之一。脓毒症时,内毒素诱导多种细胞内iNOS表达,大量释放NO,介导组织损伤[18]。其肾损伤的可能机制是:高浓度的NO与超氧化物反应,形成细胞毒性物质,过氧化氮(NO_2^-)自由基;由iNOS诱导产生的NO可下调肾脏eNOS的表达,从而促使脓毒症时的肾血管收缩[19];肾脏内皮损害可减弱或消除eNOS对抗NE、AngⅡ和ET引起的肾血管收缩作用。马明等[18]发现,iNOS在LPS攻击猕猴后120分钟所出现的早期肾脏损伤中发挥了重要的作用。黄海华等[19]通过动物实验发现大鼠腹腔注射LPS后血与肾组织NO水平显著升高,血肌酐浓度上升。Western blot显示肾组织内有多量iNOS表达,病理上呈肾间质水肿伴灶性出血、小管上皮颗粒变性,同时发现非特异性NOS抑制剂虽能抑制体内NO水平增加,但致血肌酐升高和肾小管间质病理损害更显著,而高特异性iNOS抑制剂则减轻了肾脏损伤。

(八)活性氧簇

内毒素血症时ARF早期血管收缩可能与氧自由基有关,内源性活性氧簇清除剂可减轻活性氧簇引起的肾小管和肾血管的损伤。氧自由基与NO作用产生有害的过氧化亚硝酸盐,脓毒症氧化相关的内皮损害也是ARF的原因之一。

(九)血小板激活因子

作为一种特殊的细胞因子,血小板激活因子(PAF)可引起血小板聚集和释放,激活白细胞产生氧自由基、白细胞介素、前列腺素等炎症介质,炎症刺激还可使肾小球系膜细胞(GMC)分泌多种炎性细胞因子及其他炎症介质,造成组织损伤。同时PAF通过其受体影响GMC细胞膜钙通道开放,促进脂质过氧化,从而损伤GMC。

(十)其他因素

宿主的遗传易感性、肾毒性药物的应用也是脓毒症易并发急性肾衰竭的重要因素。其他器官损伤也对脓毒症并发肾损害产生一定的影响,如当肺损害时可造成缺氧及神经内分泌系统的变化,使肾血管收缩,肾血流减少,而致肾功能损害。在脓毒症采取机械通气时,则会进一步引起肺内和血浆中炎性介质的释放,加重肾脏损害[20]。

(十一)内皮细胞损伤

肾脏是SIRS和脓毒症休克的靶器官[21],内皮细胞损伤的结果多累及心、肺和肾脏,脓毒症休克常伴有ARF。发生MODS的共同病理生理基础是内皮细胞的功能障碍,即发生MODS的必经之路是内皮细胞的损伤,内皮细胞在MODS的发生与发展以及修复过程中起到关键作用。内皮细胞作为血管内皮基本的结构和功能单位,它的一个重要功能就是发挥其屏障功能,调节着血管内外的物质交换,维持内环境的稳定,使得邻近或远端的组织器官免受损害。血管内皮细胞在维持血液抗凝、抗血栓形成以及免疫学等方面均具有重要的功能。陈朝红等报道,CRRT可以改善内皮细胞功能,保护器官免受损害,有助于MODS的恢复。

1. *内皮细胞对血管通透性的调节* 血管内皮细胞可以合成与释放舒血管物质,包括前列环素、内皮依赖性舒张因子(NO)等。前列环素是强烈的血管平滑肌舒张剂,其主要的合成场所是血管内皮细胞,前列环素除了可以直接舒张平滑肌外,还可减少内皮素的合成与释放,以减弱内皮素在体内的缩血管效应。

2. *内皮细胞释放多种细胞因子、炎症介质* 血管内皮细胞在生理与病理状态下可分泌IL-1、IL-6、IL-8和粒细胞-巨噬细胞集落刺激因子(GM-CSF)等多种细胞因子,在机体的免疫应答中起重要作用。在正常情况下,血管内皮细胞分泌少量的IL-1和IL-6,当受到内毒素、TNF等细胞因子的刺激后,IL-1和IL-6的表达大幅度上调,参与炎症反应和炎性损伤。IL-8是中性粒细胞激活的趋化因子,对中性粒细胞有正向的趋化和激活作用。激活的血管内皮细胞可产生GM-CSF,GM-CSF是一种糖蛋白,可在免疫炎症反应的部位激活成熟的白细胞。此外还可促进血小板、红细胞等细胞的生长。损伤的内皮细胞又可以产生血小板活化因子(PAF),PAF作用于内皮细胞膜上受体,通过磷酸肌醇使细胞内钙水平升高,使内皮细胞收缩。

3. *内皮细胞对凝血-纤溶系统的影响* 内皮细胞能合成与释放IL-31、纤连蛋白、弹性蛋白、凝血酶敏感蛋白等多种血小板黏附蛋白,这些蛋白可使血管内皮细胞保持完整性,并促进血管内皮细胞的增殖,使血小板聚集黏附在内皮下;内皮细胞还释放组织因子,它是体内激活凝血过程和病理性血栓形成途径的启动子;血管内皮细胞能合成和释放多种纤溶酶原激活物抑制物,有利于局部的凝血与血栓的形成;血管内皮细胞可以合成、释放 Willebrand 因子,可促使血小板在内皮下黏附,促进因子Ⅷ的合成与释放,并使纤连接蛋白与血小板膜糖蛋白的Ⅱb/Ⅲa 结合,诱导血小板聚集。以上因子在生理状态下具有保护血管内皮功能、防止出血并发症的功能,但在病理状态下则促进血栓形成,导致微循环缺血,加重器官损伤。内皮细胞释放前列环素,对维持正常的凝血、止血过程具有重要的意义;内皮细胞释放血栓调节蛋白和蛋白聚糖,血栓调节蛋白能与血管内皮细胞表面的凝血酶结合,使蛋白 C 系统活化,继而灭活Ⅷa 和Ⅴa 因子,并抑制血小板受体,进而抑制血小板的聚集和纤维蛋白原凝结;蛋白聚糖能增强抗凝血酶的活性,可与抗凝血酶Ⅲ的赖氨酸残基相结合,从而增强抗凝血酶Ⅲ的灭活凝血酶及多种凝血因子的作用。在病理状态下多出现促凝血因子增多,抗凝血因子减少,加重凝血障碍,高凝状态诱发 DIC,引起消耗性凝血因子缺乏和纤溶系统亢进。

4. *血管内皮细胞在免疫应答中的作用* 血管内皮细胞通过多种途径参与调节机体的免疫应答。一方面,血管内皮细胞以主要组织相容性复合体Ⅱ(MHCⅡ)类分子限制性方式呈递抗原,并通过 B7/IL-28、IL-40/IL-40L 等途径向 T 细胞提供活化所必需的共刺激信号;另一方面,血管内皮细胞能表达多种细胞因子和炎性介质,在机体的免疫应答中发挥重要的作用。血管内皮上 B7-2(IL-86)与 T 细胞 IL-28 结合,能为杀伤性 T 细胞和 TH 细胞的成熟提供必要的共刺激信号;血管内皮细胞的 IL-40 与 T 细胞的 IL-40L 结合,可诱导或促进 T 细胞表达 IL-40L,进一步上调 T 细胞活性,放大 T 细胞的免疫效应。

5. *血管内皮细胞在炎症反应中的作用* 血管内皮细胞不仅是被动的靶细胞,同时也是一种效应细胞,通过其屏障和分泌功能,影响着炎症反应的发生、发展。白细胞黏附于毛细血管后静脉内皮细胞是炎症反应的关键步骤,也是炎性反应及炎性损伤的启动,从而达到致炎及调控炎性过程的作用。在炎症、休克等病理情况下,单核吞噬细胞分泌 TNF、IL-1 等细胞因子增多,作用于血管内皮细胞,细胞膜上的黏附蛋白(受体)和血管内皮细胞表面相对应的黏附蛋白(配体)相互作用形成黏着和嵌塞,其结果造成微循环障碍,导致局部组织的细胞缺血、缺氧、自由基氧化、炎症介质损伤等一系列变化。中性粒细胞是机体非特异性免疫的主要效应细胞,在急性炎症反应中,渗出到血管外炎症部位,一方面发挥其杀菌吞噬功能,另一方面又释放多种炎症介质,从而导致局部组织细胞的炎性损伤。

参考文献

1. Sutton TA, Fisher CJ, Molitoris BA. Microvascular endothelial injury and dysfunction during ischemic acute renal failure. Kidney Int,2002,62: 1532-1549.
2. Hollenberg NK, Solomon HS, Adams DF. Renal vascular response to angiotensin and epinephrine in normal man: effect of salt intake. Circ Res, 1972,31:750-759.
3. Langenberg C, Wan L, Egi M, et al. Renal blood flow and function during recovery from experimental septic acute kidney injury. Intensive Care Med, 2007,33(9):1614-1618.
4. Knotek M, Rogachev B, Wang W, et al. Endotoxemic renal failure in mice: Role of tumor necrosis factor independent of inducible nitric oxide synthase. Kidney Int, 2001, 59(6):2243-2249.
5. Snowdone KW, Freudenrich CC, Borle AB. The effect of anoxia on cytosolic free calcium, calcium fluxes, and cellular ATP levels in cultured kidney cells. J Biol Chem, 1985,260:11619-11626.
6. Rabelink TJ, et al. Endothelin in renal pathophysiology: From experimental to therapeutic application. Kidney Int, 1996, 50:1827-1835.
7. Agmon Y,et al. Nitric oxide and prostanoids protect the renal outer medulla from radiocontrast toxicity in the rat. J Clin Invest, 1994,94:1069-1075.

8. Schrier RW, AbrahamWT. Hormones and hemodynamics in heart failure. N Engl J Med, 1999, 341: 577-585.
9. Boffa JJ, Arendshorst WJ. Maintenance of renal vascular reactivity contributes to acute renal failure during endotoxemic shock. J Am Soc Nephrol, 2005, 16: 117-124.
10. 闫振成,贾昆霞,张建国,等. 内毒素脂多糖对培养肾小管上皮细胞凋亡和增殖的影响. 第三军医大学学报, 2002, 23: 1276-1278.
11. 崔莹,李勇,沈洪丽. 脓毒症急性肾衰竭的发病机制及干预措施. 河北医药,2009,31(12):1502-1595.
12. FlierlMA, Schreiber H, Huber, Lang MS. The role of comp lement, C5a and its recep tors in sep sis and multiorgan dysfunction syndrome. J Invest Surg, 2006, 19: 255-265.
13. De Vriese AS. Prevention and treatment of acute renal failure in sepsis. J Am Soc Nephrol, 2004, 14: 793-805.
14. 陈建,王翔,罗向东. 内皮毒素与血管内皮细胞结合特异性初探. 第三军医大学报, 2003, 11: 25-27.
15. Lemley KV. A basis for accelerated p rogression of diabetic nephropathy in pima indians. Kidney Int, 2003, 63: S38-S42.
16. Kirkeboen KA, Strand A. The role of nitric oxide in sepsisan overview. Acta Anaesthesiol Scand, 1999, 43: 275-288.
17. Knotek M, Rogachev B, Wang W, et al. Endotoxemic renal failure in mice: role of tumor necrosis factor independent of inducible nitric oxide synthase. Kidney Int, 2001, 59: 2243-2249.
18. 马明,朱晓云,王立蓉,等. 一氧化氮合酶对早期内毒素休克猕猴肾脏的影响. 中国危重病急救医学, 2006, 18: 421-424.
19. 黄海华,范亚平,蒋季杰. 诱导型一氧化氮合酶抑制剂在内毒素休克急性肾衰竭大鼠中的作用. 中华肾脏病杂志, 2002, 18: 299-300.
20. O'mahony DS, Liles WS, Altermeier WA, et al. Mechanical ventilation interactswith endotoxemia to induce extrapulmonary organ dysfunction. Crit Care, 2006, 19: 255-265.
21. Camussi G, Ronco C, Montrucchio G, et al. Role of solule mediators in sepsis and renal failure. Kidney Int, 1998,53(Suppl 53):S38-S42.

第五节 急性肾衰竭的临床表现

王质刚

一、急性肾衰竭临床分期

急性肾衰竭的临床表现不一,多与其所处病程的不同阶段有关,常出现于病程后期肾功能严重受损时,包括乏力、纳差、恶心、呕吐、瘙痒、尿量减少或尿色加深等,容量过负荷患者可出现气短、活动后呼吸困难。体检可见外周水肿、肺部湿啰音、颈静脉怒张等。需要指出,某些 ARF 早期并无明显的临床症状,或有轻微表现常被患者忽略。ARF 的首诊主诉往往是尿少、水肿或尿色变化。其次常靠实验室检查异常,血尿或蛋白尿,特别是血肌酐的绝对或相对异常升高来诊断。应仔细询问病史和详细体检,ARF 常有相关诱因可寻。ATN 是肾性 ARF 最常见类型,其典型临床病程可分为三期。

(一)起始期

患者常遭受一些已知 ATN 的病因,如低血压、缺血、脓毒症和肾毒性药物等,但肾实质尚未发生明显损伤。在此阶段 ARF 可预防。但随着肾小管上皮发生明显损伤,GFR 突然下降,临床表现变得明显,进入维持期。

（二）维持期

典型的ARF为7～14天，但也可短至几天，长至4～6周。GFR保持在低水平。大部分患者可出现少尿，但也有部分患者尿量在400～500 ml/d以上。非少尿型ARF的病理生理基础目前尚不清楚，但不论尿量是否减少，随着肾功能减退，临床上可出现一系列尿毒症表现。ARF的全身并发症包括消化系统症状，如食欲减退、恶心、呕吐、腹胀、腹泻等，严重者可发生消化道出血；呼吸系统除容量过多和感染的症状外，尚可出现呼吸困难、咳嗽、憋气、胸痛等尿毒症肺炎症状；循环系统多因尿少及体液过荷出现高血压及心力衰竭、肺水肿表现，因毒素滞留、电解质紊乱、贫血及酸中毒引起各种心律失常及心肌病变；神经系统受累出现意识障碍、躁动、谵妄、抽搐、昏迷等尿毒症脑病症状；血液系统受累可有出血倾向及轻度贫血现象。感染是急性肾衰竭另一常见而严重的并发症。在ARF同时或在疾病发展过程中还可合并多个脏器衰竭，死亡率高。此外，水、电解质和酸碱平衡紊乱表现为水过多、代谢性酸中毒、高钾血症、低钠血症、低钙和高磷血症等。

（三）恢复期

肾小球滤过率逐渐恢复正常或接近正常范围。少尿型患者开始出现利尿，有多尿表现，继而再恢复正常。与GFR相比肾小管上皮细胞功能（溶质和水的重吸收）的恢复相对延迟，常需数月后才能恢复。部分患者最终遗留不同程度的肾脏结构和功能损害。

二、ICU中急性肾损伤特点

（一）ICU中急性肾损伤流行病学

ICU中急性肾损伤（AKI）患病率，各家报告不一，一般在15.4%～78.3%，远远高于传统定义的急性肾衰竭（ARF）患病率。Uchino等报道两年内20 126例成年住院患者，有18%发生AKI，其中R期（肾损伤危险）9.1%、I期（肾损伤）5.2%和F期（肾衰竭）3.7%。另有报告显示，5 383例ICU患者，AKI的患病率高达67%，其中R期12%、I期27%和F期28%。Bagshaw等[1]报道，澳大利亚57个ICU中有120 123例AKI患者，根据RIFLE标准，AKI总患病率为36.1%，其中R期16.3%，I期13.6%，F期6.3%。

（二）ICU中急性肾损伤病因和病死率

彭炎强等[2]报道，ICU中患者并发AKI的病因主要是肾脏缺血和严重感染，分别为39.0%和24.4%，其他病因有心脏手术（12.2%）、中毒性肾病（9.8%）、急性胰腺炎、创伤和急性肝衰竭等。

据报道，ICU中AKI病死率33.13%，需要进行血液净化的患者病死率51.14%。住院总死亡率按RIFLE标准为：R期17.9%，I期27.7%，F期33.2%，与AKIN标准相比略有不同。另一报道，813例心脏术后的患者，19.3%发生AKI，R期的患者90天的病死率是8%，I期的病死率是21.4%，F期的患者90天的病死率是32.5%。刘宏宝等[3]报道，在ICU中收集240例AKI（按AKIN标准），死亡93例，住院死亡率为38.75%，其中F期者的医院死亡率（52.5%）高于R期（22.0%）和I期（31.6%）患者。而多中心研究显示需要肾脏替代治疗（RRT）的AKI的病死率则高达60%。此外，多数研究证实，AKI的分级越高，则病死率越高。有人报告，肌酐增长大于等于0.5 mg/dl（44.2 μmol/L），则病死率增高6.5倍。一项病例数超过1 000例的研究表明，需要透析的ARF的病死率为40%。最重要的预后因素是肾脏是否为唯一功能衰竭的脏器，当只有单纯肾衰竭时，病死率为5%～10%，但是当出现呼吸衰竭需要呼吸机辅助呼吸时，病死率则升高至50%～60%。

（三）ICU中急性肾损伤特点

ICU中AKI的病因、患病率、机制、临床特点、并发症、治疗和预后与通常的急性肾衰竭（ARF）截然不同，所以决定了ICU中AKI有独特的临床表现，故有学者建议应该分为ICU急性肾衰竭和非ICU急性肾衰竭。通常将非ICU急性肾衰竭称为“单纯急性肾衰竭”，大量的研究证明单纯急性肾衰竭往往病变程度较轻，可以不进ICU，预后良好，疾病相关死亡率＜10%；而ICU中急性肾衰竭常表现非常严重，或者与多器官功能衰竭共存，无论从诊断、治疗和预后考虑完全与单纯急性肾衰竭不同。ICU中急性肾衰竭常作为 MODS 的一部分,往往合并其他脏器衰竭,病情危重。大部分患者血流动力学不稳定,使用血管活性药物后 MAP 仍小于 70 mmHg,常危及生命。除心血管系统外,常有多个系统受损,因而治疗目的是需要支持多脏器功能,同时要平衡其他治疗的不利影响。ICU 中急性肾衰竭常合并重度酸中毒、高钾血症、凝血和纤溶障碍、容量负荷过重、心力衰竭、精神症状、消化道出血等严重症状。

Turney 等学者回顾分析了 1 347 名非 ICU 中 ARF 患者,其结果显示 ARF 的患者死亡率低于 15%;而 ICU 中急性肾衰竭患者总体死亡率和对透析需求要远高于非 ICU 患者。有研究发现 ICU 患者若合并急性肾衰竭,其死亡率增加 4 倍,即使应用血液透析治疗,急性肾衰竭仍然是死亡率增加的独立危险因素。

最后,对于急性肾衰竭分期,RIFLE 也好,AKIN 也罢,其临床意义无可置疑,但是笔者认为,关于 ARF 或 AKI 的分类、各期含义及临床标准之争尚待大量的询证医学来验证。我国著名肾脏病学专家钱桐荪教授早在 1982 年就提出〔新医学,5(13):267〕,在急性肾衰竭(ARF)的少尿期之前,增设一个急性肾衰竭前期或早期(incipient phase),在此期如积极抢救,可使部分患者治愈,不发生 ARF,否则部分患者并发 ARF。钱教授进一步指出:"我认为 AKIN 标准,1 ~2 级为 AKI,3 级为 ARF",笔者颇同意钱教授的观点。目前很多学者将 AKI 囊括了肾衰竭的全过程(如最初 RIFLE 还包括 loss of kidney function、end-stage kidney disease),这不是恰如其分的分类方法,特别是严重的脓毒症休克合并急性肾衰竭也称 AKI,这样的大跨度定义令人难以接受。即使按 AKIN 分类,R、I、F 期也是有一个发展过程,三者间无论在临床表现、病理所见以及生物学、生化学指标均有差异,将 R、I 期也称为肾衰竭(F)将是扩大"打击面",正如急性肺损伤(ALI)与急性肺功能衰竭(ALF)是由氧合指数 200 为界来区分。笔者很同意 AKIN 3 级(F)就是常说的急性肾衰竭(ARF),当然在这一级患者病情、病变程度也有差异,这也符合事物的发展规律。笔者建议对 AKI 的概念不要急于全面接受,深入实验和临床研究,以期今后关于急性肾衰竭的名词术语和含义逐渐达到准确和完善,最终达成国内专家共识。

参 考 文 献

1. Bagshaw SM, George C, Dinu I, et al. A muti-centre evaluation of the RIFLE critically ill patients. Nephrol Dial Transplant, 2008, 23(4):1203-1210.

2. 彭炎强,梁馨苓,史伟,等. 重症监护室患者并发急性肾衰竭的临床特点及预后评估. 中国实用内科杂志,2007,27(22):1753-1760.

3. 刘宏宝,陈威,王汉民,等. 不同急性肾损伤分期的 MODS 患者连续肾脏替代治疗预后分析. 中国血液净化,2007,6(11):587-590.

第六节 急性肾衰竭的诊断

王质刚

一、急性肾衰竭的早期生物学标志物

在过去15年中ARF的病死率仍然居高不下，因此ARF的早期诊断就成为早期治疗和避免肾脏替代治疗的关键环节。目前，ARF的生化诊断标准依然是建立在血肌酐的基础上，然而血肌酐并不是监测ARF患者肾功能的理想指标。一方面，很多ARF的发生是由于缺血或肾毒性物质造成的急性肾小管坏死(ATN)，血肌酐与肾小管损伤并非直接相关，而是肾小球滤过功能丧失的结果；另一方面，由于肾小球强大的代偿能力，血肌酐的升高往往在发生ARF后几天甚至几周内才出现。此外，血肌酐还受肾前性因素、患者肌肉量以及营养状况等多种因素的影响。因此，寻找ARF早期某种具有较高灵敏度和特异度生物学标志物成为医学界的研究热点。近年来，很多学者对ARF早期诊断的血尿中的生物学标志物做了大量研究，由于ATN是ARF的主要早期类型，而大部分ARF的研究也是以ATN以及动物的肾毒性或缺血再灌注模型为基础。故寻找新的ATN早期生物学指标对于ARF早期诊断与治疗非常重要。

1. 半胱氨酸蛋白酶抑制剂C(cystatin C, Cys-C)[1]　半胱氨酸蛋白酶抑制剂C或血清胱抑素C，为内源性半胱氨酸蛋白酶抑制剂，相对分子质量13 000，由有核细胞持续稳定地释放入血，不受年龄、性别、种族因素影响。Cys-C由肾小球滤过，肾小管不能分泌，AKI时比肌酐异常提前1~2天升高。据报道，Cys-C诊断ARF特异性96%，敏感性93%。根据RIFLE的ARF的诊断标准，Cys-C浓度达到RIFLE中的R(Risk)标准比使用血肌酐早(1.5±0.6)天，达到I(Injury)标准和F(Failure)标准分别比使用肌酐早(1.2±0.9)天和(1.0±0.6)天。

2. 尿N-乙酰-β-氨基葡萄糖苷酶(NAG)[2]　NAG是一种主要存在于近端小管的溶酶体酶，NAG活性升高表明肾小管上皮细胞损伤。最近，有学者前瞻性地测定了201例ARF的住院患者的尿NAG活性，并研究了其与不良临床后果(APACHE Ⅱ评分、多器官功能衰竭评分、是否需要透析、病死率)的关系，认为NAG可以作为肾脏损伤的标志预测ARF患者的不良预后。

3. 肾脏损伤分子-1(kidney injury molecule-1, KIM-1)[3]　KIM-1是1型跨膜糖蛋白，具有免疫球蛋白和黏蛋白结构域，在大鼠肾脏缺血再灌注模型中发现，缺血后的肾近端小管表达KIM-1上调。KIM-1可能是一种上皮细胞黏附分子，在缺血后近端小管表达KIM-1增加，从而促进上皮细胞再生。在顺铂引起的肾毒性损伤的大鼠模型和肾脏缺血再灌注的大鼠模型中都可以观察到尿KIM-1升高和肾脏KIM-1mRNA表达上调，尿KIM-1蛋白和肾脏KIM-1 mRNA的变化远远早于血肌酐、血尿素氮、尿NAG等的变化，而且有较高的敏感度和特异度，提示尿KIM-1的监测可能成为早期发现药物、毒物及缺血性肾损害的非侵入性的方法。最近，有学者前瞻性地测定了201例ARF的住院患者的尿KIM-1，并研究了其与不良临床后果(APACHEⅡ评分、多器官功能衰竭评分、是否需要透析、病死率)的关系，认为尿中KIM-1可以作为肾脏损伤的标志，预测ARF患者的不良预后。

4. 白细胞介素-18　IL-18与肾前性氮质血症、尿路感染、慢性肾功能不全、肾病综合征患者相比，ARF患者的尿IL-18显著升高。美国学者对基础肌酐正常的急性呼吸窘迫综合征(ARDS)患者的尿IL-18进行动态监测，结果发现，52例发生ARF的患者和86例未发生ARF的患者相比，在发生ARF之前的24小时和48小时的尿IL-18显著升高。因此认为，IL-18作为肾小管损伤后释放的一种促炎性细胞因子，可以作为ICU重症患者发生ARF的早期诊断指标。

5. 人中性粒细胞明胶酶相关脂蛋白(NGAL)[4]　NGAL相对分子质量为25 000，与明胶酶共价结合，在人的肾脏、气管、肺、胃和结肠都有微量表达。肾脏早期缺血损伤后，NGAL诱导合成增加，受损伤的肾小管上皮细胞可能通过分泌NGAL来诱导上皮细胞的修复和减少凋亡，从而在肾脏缺血时起到保护作用。在缺血再灌注的大鼠和小鼠模型中，可以观察到肾脏NGAL mRNA和蛋白的表达上调，在缺血早期尿NGAL的浓度增加，与缺血的时间相关。在顺铂造成肾毒性的小鼠模型中，注射顺铂3小时后也可以观察到肾脏和尿中NGAL蛋白的表达以时间依赖和剂量依赖的方式增加。最近，有学者[5]对71例接受心脏手术的儿童进行的研究中，有20例患者术后发生了ARF，术后以血肌酐为标准(肌酐值比基线肌酐升高 50% 以上）诊断 ARF，一般在心脏手术建立后的 1～3 天，而血、尿 NGAL 浓度术后 2 小时显著升高。

6. Na^+/H^+ 交换体（NHE-3）[6] NHE-3 是肾小管含量最丰富的钠离子转运体，位于近端小管上皮细胞顶膜、顶膜下的内体和髓袢升支粗段和细段细胞的顶膜，在近端小管 60%～70% 的钠和碳酸氢根重吸收是由 NHE-3 实现的，ATN 时小管损伤，尿钠排泄增加。有学者前瞻性地研究了 68 例 ARF 患者，结果发现，与对照组相比，ARF 患者尿 NHE-3 排泄量明显增加，虽然在肾前性氮质血症患者尿 NHE-3 量也增加，但是 ATN 患者尿 NHE-3 的排泄增加更为明显，说明 NHE-3 可以作为严重小管损伤的特异性标志，从而将 ATN 和肾前性氮质血症以及其他肾脏病鉴别开来。

7. Cyr61[7] Cyr61 是一种分泌型的、富含半胱氨酸的肝素结合蛋白，在大鼠和小鼠的肾脏缺血再灌注模型中，可以观察到 Cyr61 mRNA 的表达在肾脏缺血 2 小时后显著上调。原位杂交表明，Cyr61 在外髓质近端小管内合成。Cyr61 蛋白在肾脏缺血 1 小时内表达增加，4～8 小时达到高峰，持续升高 24 小时。尿中 Cyr61 蛋白在缺血后 3～6 小时增加，6～9 小时达到高峰。因此，Cyr61 可能成为急性肾脏缺血性损伤的早期标志物。

8. *尿液* netrin-1 2009 年，White 等[8]发现 ARF 患者尿液 netrin-1（一种层粘连蛋白相关分子）水平均显著高于健康对照者，其中脓毒症相关 ARF 患者与肾移植受者在移植后 2 小时时尿液中 netrin-1 水平最高，因此 netrin-1 可能是评价肾小管上皮细胞损伤的一种新生物标志物。

目前认为，几种反映肾小管损伤的生物学标志的结合可能是提高 ARF 诊断的灵敏度和特异度，从而成为早期预防和治疗 ARF 的有效途径。2009 年 Han 等通过酶联免疫吸附法评估联合检测患者血、尿多种生物标志物是否可提高 ARF 诊断敏感性，结果显示单独检测尿或血 KIM-1、肝细胞生长因子（HGF）、NGAL、IL-18 所得 *AUC* 值分别为 0.94、0.96、0.91、0.88 和 0.95、0.90、0.85、0.94；同时检测血及尿液中上述各指标所得 *AUC* 值较佳，分别为 0.98、0.97、0.94、0.99。作者认为联合检测所有 4 项尿或血生物标志物所得 *AUC* 可提高 ARF 诊断敏感性。

二、急性肾衰竭的常规实验室与辅助检查[9-15]

（一）血液检查

可有轻度贫血。血肌酐和尿素氮进行性上升，高分解代谢者上升速度较快，横纹肌溶解引起者血肌酐上升更快。血清钾浓度升高，常大于 5.5 mmol/L，血 pH 常低于 7.35，碳酸氢根离子浓度多低于 20 mmol/L。血清钠浓度正常或偏低，血钙降低，血磷升高。

（二）尿液检查

尿常规检查尿蛋白多为 ±～+，常以小分子蛋白为主，但由于肾小球肾炎引起的 ARF 可出现大量蛋白尿。尿沉渣检查可见肾小管上皮细胞、上皮细胞管型和颗粒管型及少许红、白细胞等；尿比重降低且较固定，多在 1.010～1.015，因肾小管重吸收功能损害，尿渗透浓度低于 350 mOsm/L，略高于血渗透浓度。尿钠含量增高，滤过钠排泄分数（FE_{Na}）常大于 1%。应注意尿液诊断指标的检查须在输液、使用利尿剂前进行，否则会影响结果。

（三）肾脏的影像学检查[9-15]

1. *超声检查* 肾脏由于它本身的解剖结构，形成很好的声学界面，它不仅能显示肾脏的位置、大小、形态和内部结构，还能观察肾脏及周围的各种病变，对于急性肾衰竭的诊断非常有意义。

（1）灰阶超声主要用于诊断肾后性急性肾衰竭，另外还可以显示肾脏大小，急性肾衰竭肾脏增大或正常，另外其回声强度也可以提示预后。

（2）彩色复式多普勒超声探测肾血流动力学变化，主要用肾阻力指数（RI）反应肾脏血流情况，对于诊断肾动脉狭窄和肾脏缺血性病变有意义，有报道其敏感性达 91%，并且有证明可以鉴别肾前性肾衰竭和急性肾小管坏死。当急性肾小管坏死时，RI 升高。另外当肾前性肾衰竭不缓解时，RI 进行性升高，约一半的急性肾小球肾炎、急性间质性肾炎、系统性红斑狼疮等患者的 RI 升高。

(3)B 型超声可引导肾穿刺活检、引导经皮肾盂穿刺造影。

2. *电子计算机体层摄影(CT)*　CT 对于软组织有很高的分辨率,对于肾功能不良病例可不用造影剂,有些病例需要静脉注射造影剂增强扫描,主要用于发现肾后性梗阻,能辨认肾血管,判断肾静脉血栓形成及肾动脉狭窄,判断肾脓肿和肾周脓肿等。

3. *磁共振影像学(MRI)*　MRI 比 CT 更易发现肾静脉血栓,对于肾盂积水显示好,有助于肾移植时急性排异的诊断,因其费用高,限制了应用。

另外,放射性核素检查、静脉肾盂造影、逆行肾盂造影、肾动脉造影、腹部 X 线平片等,从不同侧面提供有价值的诊断依据,有助于急性肾衰竭的诊断。

(四)急性肾衰竭病理诊断的意义

1. *ARF 时肾活检的必要性*　在肾脏疾病中,ARF 以起病急骤、病情严重、肾功能迅速恶化及预后恶劣为特征,但经及时正确的处理常可很快恢复或延缓进展,否则,相当数量的病例可在短期内死亡或演变成慢性肾功能损害而影响预后。肾组织病理检查在 ARF 的诊断和治疗中具有举足轻重的地位,其必要性表现在对判断病因、了解病变性质和程度以及指导制订治疗方案、预测转归具有重要意义。

(1)明确病因诊断。ARF 的正确治疗取决于正确的诊断,然而由于 ARF 病因诸多,从临床角度有时很难避免诊断错误,因此难以做到正确治疗。面对 ARF 病例仔细询问病史、进行全面体检和详尽的实验室检查仍不能明确病因时,肾活检技术为正确诊断 ARF 病因提供了保证。

北京友谊医院曾收治一例临床表现为急进性肾炎综合征的青年女性患者,由于无明确前趋感染史,表现为严重少尿性 ARF,临床考虑新月体肾炎的可能性极大,恐延误治疗时机,因而在血液透析的同时给予甲基泼尼松龙加环磷酰胺冲击治疗,待病情稳定行肾活检,组织学改变为毛细血管内增生性肾炎。此时根据病理诊断停用激素和环磷酰胺,继续血液透析至多尿期。后患者病情缓解出院。这个病例说明了 ARF 时肾活检的重要性和必要性。毛细血管内增生性肾炎和新月体肾炎的病变程度、治疗方案及预后截然不同;即使确诊为新月体性肾炎,也应根据新月体是细胞性还是纤维性制定不同的治疗方案。如果仅按照临床判断进行治疗,很可能引起不必要的副作用或失去治疗时机,影响预后。类似的病例在文献报道中屡见不鲜。赵明辉等[16]报道,对某些肾小球疾病合并的 ARF 由于临床高度疑诊急进性肾炎,肾活检病理诊断证实误诊率达 50%(12/24 例),误诊的 12 例中 4 例为毛细血管增生性肾炎,8 例为硬化性或增生性肾炎。后者因患者所诉病史短、临床呈肾炎综合征及肾衰竭、且 B 超显示肾脏大小正常而误诊。他们的 ARF 病例在肾穿刺前后诊断〔和(或)治疗〕被明确更改者占 77.3%;Cohen[17]也曾报告 ARF 肾活检后诊断更改率为 66.7%;北京友谊医院肾内科总结有肾活检资料的 60 例 ARF,其中 53.3% 需依靠病理检查做出病因诊断。如此高的诊断更改率或对肾活检的依赖性更进一步证明了肾活检病理诊断在 ARF 病因诊断中的必要性和重要性。

(2)指导治疗、判断预后。ARF 因基础疾病不同而具有不同的治疗方案,有些 ARF 的基础疾病无须特殊处理,有些则必须针对病因进行治疗。一般来说,需有特殊治疗的基础疾病包括肾小球肾炎、小血管炎和急性间质性肾炎等。而这些疾病在 ARF 中的发生率并不低。北京友谊医院肾内科 1992～1999 年 7 年间共行肾活检 652 例,ARF 发生率占 9.2%(60 例),其中肾小球肾炎(48 例)高达 80.0%,新月体肾炎(15/48)占 31.3%,肾小管间质病变占 16.7%,小血管炎占 3.3%。Schena[18]等也报道了相同的 ARF 发生率,其中 20.1%继发于坏死性血管炎,14%为新月体肾炎,急性肾小管坏死和急性间质性肾炎各占 11.3% 和 7.9%。

起因于急进性肾小球肾炎和小血管炎的 ARF 组织学表现为极相似的新月体肾炎,新月体形成是对肾小球毛细血管壁严重损伤的一种非特异性反应。这种毛细血管壁的损伤引起血浆成分外流入包曼囊壁,导致巨噬细胞和 T 淋巴细胞浸润以及白细胞介素等炎性介质释放,形成细胞性新月体。本病活动性炎症阶段常伴有成纤维细胞生长因子(FGF)和转移生长因子-β(TGF-β)诱导成纤维细胞增生,导致纤维性新月体形成。由于纤维性新月体的形成对免疫抑制剂治疗反应很差,因此从临床角度讲,肾小球急性损伤阶段的组织学检查至关重要。新月体形成常见于微血管炎、特发性急进性肾炎、抗肾小球基底膜抗体性肾炎、狼疮性肾炎等任何严重的肾小球疾病。非新月体肾炎也可合并 ARF,如链球菌感染后的毛细血管内增生性肾炎、IgA 肾病、急性冷球蛋白血症、紫癜性肾炎、血栓性血小板减少性紫癜等。尽管上述疾病中一部分可通过血清学检查建立诊断，但肾活检病理诊断有助于判断疾病的活动状态和严重程度，以指导治疗。

肾小球肾炎、血管炎和急性间质性肾炎的治疗措施差别很大，即使同为肾小球肾炎治疗方案也各不相同。如重症毛细血管内增生性肾炎因大部分有自愈倾向而无特殊治疗，但新月体肾炎则应根据病变情况制定不同的治疗方案。组织学检查证实为纤维性新月体、病变进入晚期者，已失去治疗时机，只能依靠透析疗法替代肾功能；细胞性新月体者则需依赖免疫病理分型进行及时充分的治疗[19-20]。

在北京友谊医院的 ARF 病例中有 1 例表现为高热、恶病质状态的中年男性患者，临床无明显的系统狼疮表现，免疫学检查无阳性发现，但肾活检组织形态学和免疫病理显示典型的Ⅳ型狼疮性肾炎改变，后给予甲基泼尼松龙和环磷酰胺冲击加口服泼尼松等治疗，患者脱离血液透析肾功能恢复、病情缓解出院。另 1 例老年男性患者因 ARF 行血液透析半年病情仍无改善由外院转入，此时持续肉眼血尿，B 超示肾脏体积较大，肾活检表现为新月体型 IgA 肾病，新月体占 81.8%，均为混合性新月体。上述改变提示虽然病程较长，但病变仍处在活动状态，因此按新月体肾炎进行积极治疗，患者于数月后肾功能明显改善停止透析。以上实例表明，基础疾病不清楚的 ARF 必须行肾活检明确病因诊断，使有可能逆转的疾病得到积极的治疗，否则将因误诊误治而严重影响预后。此外，作者还遇到 4 例临床倾向急进性肾炎的患者，经肾活检证实为增生硬化性肾炎，因而避免了不必要的大剂量长疗程免疫抑制剂治疗及其可能造成的副作用。

文献资料也证实了肾组织病理学诊断对指导治疗的重要性。Richarus[12]等报告了 31 例 ARF 肾活检后，22 例(71%)更改治疗方案；Cohen[17]的 ARF 病例治疗更改率也高达 50%。临床表现为 ARF 的患者，因基础病病因、发病机制、实际病程、病变程度不同，可有不同的转归和预后。急性肾小管坏死、急性间质性肾炎多数预后良好；纤维性新月体和肾小球肾炎病变严重伴慢性改变者则预后不良。

2. ARF 时肾活检适应证及注意事项

(1)适应证。ARF 病因不明或慢性肾脏疾病肾功能急剧恶化而原因不清时均应考虑肾脏穿刺病理检查。Liano[21]等认为 ARF 肾活检的适应证主要有四点：① 无明确病因可寻；②肾外表现提示 ARF 可能继发于系统性疾病；③临床表现显示了不同于急性肾小管坏死的病因。多数肾脏病学家认为以下情况应尽快考虑做肾活检：① 急进性肾炎；② ARF 病因不清；③怀疑急性间质性肾炎，但临床证据不足；④ARF经 3 ~6 周后肾功能仍未恢复；⑤在慢性肾脏病基础上肾功能急剧恶化。有争议的适应证包括两点：①怀疑急性肾小管坏死且有明显诱因时；②临床具有充分诊断证据的溶血性尿毒症综合征或血栓性血小板减少性紫癜。

(2)注意事项。ARF 患者肾穿刺后有明显出血倾向，因此肾穿刺前后的注意事项主要是为了减少或杜绝出血并发症，充分做好穿刺前的准备工作，包括检测凝血机制，有明显出血倾向者还应进行 DIC 指标的检查，如有异常应及时静脉输注血小板悬液和(或)新鲜血(浆)或凝血酶原复合物；纠正贫血，有作者[22-24]认为血红蛋白应维持 80g/L 以上，也有人主张血细胞比容不应低于 30%[25-28]；控制高血压，血压水平与术后出血的危险性直接相关；选择肾穿时机，如患者已接受血液透析治疗，则必须在肾穿刺前 1 日停透，肾穿刺后恢复透析的时间至少应在 24 小时以上，或间隔 3 天。如因病情需要间隔时间不能过长，可选择无肝素透析。

穿刺术后卧床休息至少 24 小时，如果发生肉眼血尿，或出现肾包膜下、腹膜后出血的征象，应延长休息时间，直至尿检恢复原状、活动性出血停止[29-30]。

(3)禁忌证。ARF 因病情需要作肾活检时，应考虑有无禁忌情况，目前已被广泛接受的肾穿刺禁忌证由 Kark 等[31]于 1954 年提出。①不合作的患者；②多囊肾或肾脏囊性病变；③肾动脉瘤；④出血性疾病未能纠正者；⑤孤立肾或对侧肾脏已被切除者；⑥肾脏感染性疾病，如肾结核、活动性肾盂肾炎、肾盂积脓(或积水)和肾周脓肿；⑦钙化性肾动脉硬化；⑧终末期肾脏疾病。

3. 肾穿刺并发症及其处理　国外文献报道因肾穿后出血导致的死亡率为 0.1%[32-33]，目前因侵入性检查和干预技术成熟，因肾穿刺死亡者罕见。并发症以镜下血尿发生率最高，肉眼血尿、肾周血肿及动静脉瘘形成最为重要。镜下血尿一般在数次排尿后或次日多能自行缓解。

典型的肾周围血肿可出现明显的腹胀、腹痛(以吸气末为甚)、腹部不适和向腰肋部或腹股沟放散性胀痛,伴恶心呕吐及尿潴留。大量出血可发生血压下降、脉搏增快以及血红蛋白含量降低;如仅表现为腹胀、吸气末腹痛或尿潴留的血肿一般无须特殊处理;虽然临床症状较明显,但血压、脉搏和血红蛋白无变化者也不需特殊处理,但要密切观察病情变化;这些病例经 CT 随访血肿多在 2 ~4 周内被吸收消失;如血压、脉搏和血红蛋白出现明显变化则应输新鲜血和凝血因子。北京友谊医院有 1 例产后 ARF,临床诊断为溶血性尿毒症综合征,肾穿刺后发生肾包膜下大血肿,位于肾下极平髂脊水平,同时患者出现明显腹胀、腹痛,血压轻度下降、脉搏增快、血红蛋白较前降低 11 g/L。给予输注血小板悬液、新鲜血、凝血酶原复合物等治疗,出血于 2 天后停止。5 个月时复查 B 超显示血肿仍有 4 cm×5 cm 大小,且部分已机化;8 个月后 B 超证实血肿已完全吸收消失。

肾动静脉瘘形成值得重视,肾活检引起动静脉瘘的发生率可达 10%,通常无症状,少数可以发生持续性肉眼血尿。肾穿刺后在肾区闻及低调的血管杂音提示有动静脉瘘形成,但检出率很低,确诊有赖于动脉造影。对难以控制的大出血〔重度血尿和(或)肾周大血肿〕有条件时应做选择性肾动脉造影,如能证实动静脉瘘形成或其他血管损伤出血,即可考虑肾动脉分支栓塞止血。肾动脉栓塞可分为非永久性和永久性栓塞,前者常用吸收性明胶海绵、自身血凝块及肌肉等。吸收性明胶海绵栓塞血管后,数天至十数天可能再通,自身血凝块可在 1 ~2 天内被吸收,既能帮助止血也不致严重肾梗死,因此常作为首选的栓塞剂。永久性栓塞剂通常采用不锈钢圈、硅橡胶和聚乙烯醇等。

马健飞等[34]对 1 例肾穿刺后严重血尿患者行选择性肾动脉造影,显示肾下极近皮质的髓质区动脉走行异常,有早期静脉显影,及时经导管将一枚直径 8 mm、长 50 mm 的钢圈送入肾下极病变动脉分支内,再次注入造影剂后,该动脉已无血液供应,术后第 5 天尿色转黄。作者经历的肾活检病例中有 2 例经肾动脉造影证实并发了动静脉瘘,1 例于肾穿刺术后 1 个月余出现持续肉眼血尿,采用吸收性明胶海绵栓塞止血后血尿消失;另 1 例为新月体肾炎患者,于术后第一次排尿即有肉眼血尿并持续数日,给予不锈钢圈栓塞处理后,出血停止。

文献报道经内科保守治疗仍出血不止,需手术缝合止血,甚或手术切除肾脏[35]。Tisher 报告一组 15 720肾活检病例,其中需手术切除肾脏止血者仅 10 例,占 0.06%,肾穿后死亡率为 0.1%,国内尚未见直接因肾穿而死亡的病例报告。

三、急性肾衰竭的诊断与鉴别诊断[36-42]

详细地询问病史及体格检查有助于寻找 ARF 可能的病因。应仔细甄别每一种 ARF 可能的诱因。先筛查肾前性、肾后性因素,然后评估可能的肾性 ARF 病因,在确定为肾性 ARF 后,尚应鉴别是肾小球、肾血管亦或肾间质病变引起。系统分析 ARF 肾前性、肾性、肾后性三类病因有助于做出准确的诊断并制定针对性的治疗方案。注意识别 CKD 基础上的 ARF,CKD 可从存在贫血、骨病、电解质代谢明显异常、神经病变、双侧肾缩小和既往 GFR 下降等资料得到提示。

血尿检查有助于判断肾功能不全的程度及原因。新鲜尿液镜检有助于发现一些有重要诊断意义的细胞成分,如各种管型、嗜酸性细胞等。ARF 时的尿检常见异常见表 21-6-1 所示。

表 21-6-1　ARF 时尿液检查常见异常

病因	尿液检查
肾前性	正常或透明管型
肾性	
小管细胞损伤	棕色颗粒管型、上皮细胞管型
间质性肾炎	脓尿、血尿、轻度蛋白尿、颗粒管型、上皮细胞管型、嗜酸性细胞
肾小球肾炎	血尿、显性蛋白尿、红细胞管型、颗粒管型
肾血管性疾病	正常或血尿、轻度蛋白尿
肾后性	正常或血尿、颗粒管型、脓尿

临床上70%～80%的ARF是由急性肾小管坏死引起，但不能主观、简单地做出诊断。面对急骤发生的少尿和迅速发生的氮质血症患者，必须尽可能明确引起急性肾衰竭的原因，做出正确诊断，才能采取相应治疗，延缓或逆转急性肾衰竭。在做出急性肾衰竭诊断前应排除慢性肾衰竭，以及在慢性肾衰竭基础上某些诱因使肾功能进行性恶化，及时采取干预措施，有助于ARF的逆转。

ARF分为肾前性、肾性和肾后性，做出诊断时多采取排除法，所以它们之间的鉴别诊断非常重要。

1. 肾前性ARF与肾实质性ARF的鉴别诊断　多数ARF从临床角度可以分清肾前性或肾后性。肾前性ARF可出现肾血流灌注不足，系肾小球滤过率减少所致，较常见于休克、失钠失水、失血、充血性心力衰竭和严重肝脏疾病等。当肾血流灌注不足持续时间长，大于2个小时以上，可发展至急性肾小管坏死。两者治疗上截然不同，肾前性氮质血症需要补液，而急性肾小管坏死应严格控制输入液量，以防止急性心力衰竭、肺水肿、水中毒。尿的检查指标可以帮助进一步鉴别，见表21-6-2。

表21-6-2　肾前性ARF和急性肾小管坏死尿指标的特点

尿指标	肾前性氮质血症	急性肾小管内坏死
尿比重	>1.020	<1.015
尿渗透压	>500 mmol/(H_2O·L)	<400 mmol/(H_2O·L)
尿钠	<20 mmol/L	>40 mmol/L
尿肌酐/血肌酐	>40	<20
血尿素氮/血肌酐	>10	<10
肾衰指数	<1	>2
钠排泄分数	<1	>2
尿常规	正常	蛋白尿、颗粒和细胞管型上皮细胞或红、白细胞

注：肾衰指数(PFI)＝尿钠×血肌酐/尿肌酐

钠排泄分数FENa(%)＝〔尿Na/血Na×100÷(尿Cr/血Cr)〕

应用尿诊断指标进行鉴别诊断时，应注意以下两点：①应用利尿剂(如呋塞米等)后可使尿钠排出增多，故此时不可依据尿钠排出量及钠排泄分数作为诊断依据；②有蛋白尿或尿糖者和应用甘露醇、右旋糖酐或造影剂后，均可使尿比重及尿渗透压值升高，故此时尿比重及尿渗透压值不应作为诊断依据。

有些休克患者收集不到尿标本，此时可做中心静脉压测定，肾前性氮质血症低于6 cmH_2O，如为急性肾小管坏死，中心静脉压正常或偏高。及早诊断肾前性氮质血症，肾功能可于24小时内恢复正常，当患者血压已恢复正常，而尿量仍少，氮质血症无改善，则更支持急性肾小管坏死的诊断。

2. 肾后性氮质血症与急性肾小管坏死的鉴别诊断　肾后性氮质血症如能及时解除梗阻，肾功能可迅速改善，如长期梗阻超过几个月，则可造成不可逆转的肾损害。当出现以下情况时应考虑有梗阻：①尿量突然变为少尿或无尿，梗阻部位以上尿潴留，氮质血症日益加重；②病史上有导致梗阻的原发病，如尿路结石、前列腺肥大、神经性膀胱、盆腔肿物、腹膜后纤维化、肾乳头坏死等；③B型超声检查或静脉肾盂造影见双肾增大，有肾盂、肾盏、输尿管扩张积液现象，诊断阳性率达98%；④同位素肾图见梗阻图形；⑤X线腹平片对诊断尿路结石有很大帮助，90%以上结石是不透过X线的；⑥CT、核磁共振检查对测量肾脏大小、结构、诊断肾盂积水和发现结石、肿瘤均有帮助。

3. 急性肾小管坏死的诊断依据

(1)既往无肾脏病史，此次发病有引起急性肾小管坏死的病因(如肾缺血或中毒等)。

(2)经补液扩容后尿量仍不增多。

(3)血尿素氮、肌酐迅速升高，肌酐清除率较正常值下降50%以上。

(4)指甲肌酐正常。

(5)B型超声检查示双肾增大或正常大小。

(6)多无严重贫血，血红蛋白大于80 g/L，但需除外失血或溶血性。

(7)排除肾前性及肾后性氮质血症和其他肾脏病所致急性肾衰竭。

4. 肾小球疾患、肾间质疾患及肾血管疾患等所致的急性肾衰竭

(1)肾小球疾患所致急性肾衰竭。大量尿蛋白，超过2g/d，多伴血尿、红细胞管型尿及其他管型，还

可伴有高血压及水肿。原发性肾小球疾患所致急性肾衰竭,常见于新月体肾炎,重症急性肾小球肾炎及IgA 肾病等;继发性肾小球疾患见于系统性红斑狼疮、过敏性紫癜肾炎等。

(2)急性间质性肾炎诊断依据。①有药物过敏史;②患者有全身过敏表现,如皮疹、发热、血嗜酸性粒细胞增多,血 IgE 升高;③尿中白细胞增多(为嗜酸性粒细胞,而非中性粒细胞),尿蛋白轻微,血尿及红细胞管型少见。

(3)肾血管性疾患。如急性双侧肾静脉血栓形成,双侧肾动脉闭塞等,经肾动脉或肾静脉造影可确诊,核素肾扫描或肾动态 γ 照相对肾动脉血栓栓塞能明确诊断。

(4)微小血管炎所致急性肾衰竭。临床呈急性肾炎综合征表现,尿蛋白呈(++~+++)不等,伴血尿及红细胞管型尿。原发性小血管炎 ANCA 阳性,继发性血管炎多见系统性疾病,故同时有其他多种脏器受累表现可帮助诊断。

其他,如肾小管内盐类结晶和梗阻、肝肾综合征、移植肾排异等,根据病史和其他相应实验室检查,诊断不难。

ARF 有时需要及时的判断病因,以便采取正确的治疗方案,有时也不容等待复杂的实验室检查结果,况且有些医院不具备某些检查条件。详细的询问病史、仔细的体格检查、借助简单的实验材料(如尿常规、血 BUN 等),绝大多数病例可以做出 ARF 的病因诊断,在此仅举几例。

典型病例 1

男性,76 岁,腹泻 3 天,无尿 1 天,转入我院。3 天前患者腹痛、腹泻,每天大便 5~6 次,稀水便,不发热,无恶心、呕吐,但进食少。入院前一天因尿少到某医院就诊,给予静输甘露醇和呋塞米仍然无尿。诊断 ARF 转入我院。体检神清,血压正常范围,脉搏有力,全身轻度脱水表现,心肺无特殊。血 BUN 19.9 mmol/L,尿比重 1 030。立刻静注 1 000 ml 糖盐开始利尿,经保守治疗 5 天后尿量正常,BUN 正常。

评注:此病例当初也想到血容量不足,但扩容不充分,对呋塞米和甘露醇没有反应,因而对 ARF 产生怀疑。但根据尿比重高还应考虑血容量不足。值得注意的是,老年人心血管功能不佳,一定注意输液速度和总量。其次,开始为肾前性 ARF,如贻误较久,或治疗不当,也可转为肾性 ARF,此时如不控制补液,也会带来严重后果。

典型病例 2

男,50 岁,5 年前因双肾错构瘤切除右肾,近 1 周因尿血住某医院,突然无尿 1 天。会诊时询问既往有尿血史,3~5 天可自然停止。此次延续血尿 1 周,有时尿痛可排出血块,但尿量正常,昨天突然无尿。体检无特殊。会诊意见可能为血块阻塞导致肾后性 ARF,最后膀胱镜检证实。

评注:该患者左肾也为错构瘤,经常出血,但尿量和肾功能正常。尿闭前已有排出血块史,突然无尿以梗阻可能性最大。后来随访,经膀胱镜取出血块,尿自然流出。后因反复出血,切除左肾行尸体肾移植,现存活。

参考文献

1. Roberto Pozzi Mucelli, et al. Imaging techniques in acute renal failure. Kidey Int, 1998, 53 66(Suppl): S102-S111.
2. Stevens PE. Doppler ultrasound in renal disease: Not quite "the answer to a Maiden's prayer". Renal Fail, 1995, 17: 89-97.
3. Yoon DY. Doppler sonography in experimentally induced acute renal failure in rabbits. Resistive index versus serum creatinine levels. Invest Radiol, 1995, 30: 168-175.
4. Bergamo RR. Fingernail creatinine as a predictor of prior renal function. Am J Kidney Dis, 1993, 22: 814-820.
5. Sud K. Can fingernail creatinine concentration be used to predict duration of azotemia? Ren Fail, 1998, 20: 621-629.
6. Li J. The measurement of fingernail creatininein the differentiation of acute from chronic renal failure. Clin Nephrol, 1996, 45: 241-249.

7. 尤家骋.急性肾衰竭//金惠铭.病理生理学.北京:人民卫生出版社,1997:213-221.
8. White JW, Wood AC, Leonard CL. The surgical treatment of nephritis. Am J Sci, 1899, 117:223-230.
9. Alwall N. Aspiration biopsy of the kidney, including interalia, a report of a case of amyloidosis diagnosed though aspiration biopsy of the kidney in 1944 and investigation at autopsy in 1950. Acta Med Scand, 1952, 143:430-439.
10. Iversen P, Brun C. Aspiration biopsy of the kidney. Am J Med,1951,11: 324.
11. Tisher CC. Clinical indications for kidney biopsy (chapt 3), in Renal Pathology (2), edited by Tisher CC, Brenner BM, Philadelphia, JB Lippincott Company,1989:75.
12. Richarus NT, Darby S, Howie AJ, et al. Knowledge of renal histology alters patients management in over 40% of cases. Nephrol Dial Transplant, 1994, 9:1255-1258.
13. Conlon PJ, Kovalik E, Schwab AJ. Percutaneous renal biopsy of ventilated intensive care unit patients. Cli Nephrol,1995, 43: 309-317.
14. Madaio Mp. Renal biopsy. Kidney Int, 1990,38:520-530.
15. Gault MH, Muehrcke RC. Renal biopsy: current views and controversies. Nephron, 1983,34:1-5.
16. 赵明辉,谌贻璞,俞燕平,等.急性肾衰竭时肾穿刺活检的体会.中华肾脏病杂志,1993,9:1-4.
17. Cohen AH. Clinical utility of kidney biopsy in the diagnosis and management of renal disease. Am J Nephrol, 1989, 9: 300-309.
18. Schena FP. The Italian Group of Renal Immunopathology: Suevey of the Italian Registry of Renal Biopsis. Frequency of the renal disease for 7 consecutive years. Nephrol Dial Transplant, 1997, 12: 418-425.
19. Atkins RC, Nikolic- Paterson DJ, Song Q, et al. Modulators of cresentic glomerulonephritis. J Am Soc Nephrol, 1996, 7: 2271-2279.
20. Pusey CD, Rees AJ. Acute renal failure due to glomerulonephritis and vasculitis. In: Oxford Textbood of Clinical Nephrology, edited by Cameron JS, Davison AM. Oxford: oxford University Press, 1992:1060-1068.
21. Liano F, Pascual J. The Madrid Acute Renal Failure Study Group: Epidemiology of renal failure: Aprospective, multicenter, community- based study. Kidney Int,1996, 50:811-818.
22. Eberst ME, Berkowitz. Hemostasis in renal disease: Pathophysiology and management. Am J Med, 1994, 96:168-174.
23. Rabelink TJ, Zwaginga JJ, Koomans HA, et al. Thrombosis and hemostasis in renal disease. Kidney Int, 1994, 46:287-294.
24. Remuzzi G, Vigano G. Current Therapy in Nephrology and Hypertesion, edited by Glassock RJ St. Louis:Mosby Press, 1992: 346-351.
25. Christensen J, Lindequist S, Ulrik Knudsen S. Utrasound- guided renal biopy with biopsy gun technique. Efficacy and complications. Acta Radiol,1995, 36:276-282.
26. Rainford DJ, Stevense PE. The investigative approach to the the patient with acute renal failure. In: Oxford Textbook of Clinical Nephrology, edited by Cameron JS, Davison AM. Oxford: oxford University Press. 1992:969-974.
27. 黎磊石,余雨生,王庆文,等. 3 600 例经皮肾穿刺操作体会.肾脏病与透析移植杂志, 1992,1: 60-65.
28. Wiseman DA, Hawkins R, Numerow LM, et al. Percutaneous native renal biopsy utilizing real time, ultrsonic guidance and a semiautomated biopsy device. Kidney Int, 1990, 38: 347-355.
29. Sateriale M, Cronan JJ, Savadler LD. A 5- year experience with 307 CT- guided renal biopsies. Results and complications. J Vasc Interv Radiol,1991,2:407-414.
30. Andreucci VE, Foiano G, Stanziale P, et al. Role of renal biosy in diagnosis and prognosis of acute renal failure. Kidney Int, 1998, 66(Suppl):S91-S97.
31. Kark RM, Muehrcke RC. Biopsy of kidney in prone position. Lancet,1954,1:1047- 1052.
32. 李幼姬.肾活检的临床应用现状.中华肾脏病杂志,1992,8:363-367.
33. Silber SJ, Collin E, Clark R. Treatment of hemorrhage from renal trauma by angiographic injection of clot. J Urol, 1976,116: 15-22.
34. 马健飞,冯江敏,周希静.超选择动脉栓塞治疗经皮肾穿刺所致动静脉瘘一例报告.中华肾脏病杂志, 1994,10: 38-43.
35. Conti M,Moutereau S, ZaterM, et al. Urinary cystatin C as a specific marker of tubular dysfunction. Clin Chem Lab Med, 2006, 44 (3): 288-291.
36. Rosenthal S, Poppen D, Hüsing J, et al. Prognostic value of tubular proteinuria and enzymuria in nonoliguric acute tubular

necrosis. Clin Chem, 2004, 50: 552-558.

37. Westhuyzen J, Endre ZH, Reece G, et al. Measurement of tubular enzymuria facilitates early detection of acute renal impairment in the intensive care unit. Nephrol Dial Transp lant, 2003, 18:543-551.
38. Parikh CR, Abraham E, Ancukiewicz M, et al. Urine IL-18 is an early diagnostic marker for acute kidney injury and p redictsmortality in the intensive care unit. J Am Soc Nephrol, 2005, 16:3046-3052.
39. Mishra J, Mori K, Ma Q, et al. Amelioration of ischemic acute renal injury by neutrophil gelatinase-associated lipocalin[J]. J Am Soc Nephrol, 2004, 15 (12): 3073-3082.
40. Cheyron D, Daubin C, Poggioli J, et al. Urinary measurement of Na^+/H^+ exchanger isoform $_3$(NHE_3) p rotein as new marker of tubule injury in critically ill patientswith ARF. Am J Kidney Dis, 2003, 42 (3): 497-506.
41. Molls RR, Savransky V, Liu M, et al. Keratinocyte-derived chemokine is an early biomarker of ischemic acute kidney injury. Am J Physiol Renal Physiol, 2006, 290: F1187-F1193.
42. Ramesh G, Krawczeski CD, Woo JG, et al. Urinary Netrin-1 Is an Early Predictive Biomarker of Acute Kidney Injury after Cardiac Surgery. Clin J Am Soc Nephrol. [Epub ahead of print]

第七节 急性肾衰竭的治疗

王质刚

一、急性肾衰竭的早期预防

研究发现,各种预防及干预措施只有在ARF起病前期、发病期及进展初期才有可能预防或避免或减轻肾脏损伤,有利于促进肾功能恢复,但迄今未能证明在ARF持续期的干预治疗有效。在未进入临床ARF之前,就应该认识到可能导致ARF的诱因并采取有效的控制措施,这是预防ARF发生的最有效的方法。如积极控制感染、及时纠正血容量不足(液体复苏等)、防治休克等。急性缺血性ARF在发病初期多数伴有血容量不足,根据作者的经验,首先适当补充血容量是至关重要的,这既是治疗措施,也是诊断手段。尚难以判断血容量是否充分时,应参考尿比重和尿渗透压指标,80%患者可明确肾前性ARF的诊断。还有部分患者可能正处于肾前性ARF向肾实质性损伤过渡阶段,此时还要防止另一个极端,扩容要适可而止,防止宁多勿少,矫枉过正也会产生严重后果。作者遇到1例年轻产妇,因大出血、休克、无尿,一夜中输血、补液12 000 ml,第二天因心衰要求急会诊。当时患者BUN 14.3 mmol/L,全身高度水肿和肺水肿,经急诊透析,患者得以挽救。

(一)扩容和利尿剂的应用

在扩容时要注意血压,脉搏、呼吸情况,观察尿量和监测尿比重。如果有中心静脉压监护,则更有客观标准。首先静脉滴入5%～10%葡萄糖500 ml(根据病情决定输入速度),如尿量有增加,还可以继续补入500 ml,如果中心静脉压达1.177 kPa (12 cmH_2O),要减慢补液速度或停止补液。若此时尿量仍少于30 ml/min,可用20%甘露醇250 ml静脉推注(15～20分钟)。甘露醇可降低入球小动脉阻力。由于渗透性作用,使血浆水增加,使肾小球毛细血管内胶体压降低,增加小球有效滤过压,减轻肾小管或肾间质水肿,临床上可产生渗透性利尿效果。值得注意,如果仍无尿,不主张重复使用甘露醇,因甘露醇可导致 ARF 和急性肺水肿。另外,已用过大剂量呋塞米仍无尿,如不是为提高血浆渗透压的目的,再使用甘露醇利尿是不应该的,也是没有效果的。

早期应用呋塞米对于非肾前性 ARF 有预防作用,呋塞米可使扩张的肾内血管前列腺素合成增加,使肾血流重新分配。通过排钠利尿,减轻肾小管肿胀,去除肾小管的阻塞。通常首剂 60 ~ 100 mg 静注,4 小时后可重复,如仍无尿,再重复应用或增加剂量通常也无效,还会导致使肾前性 ARF 转变为肾实质性 ARF,或者产生渗透性急性肾小管坏死。

(二)拮抗 RAS 的缩血管活性作用

已经证明,ARF 早期 RAS 活性增强,使肾小动脉收缩,加重肾脏缺血。用 β 受体阻滞剂或 α 受体阻滞剂(酚苄明)可减轻肾脏缺血程度,增加 GFR,有预防 ARF 的作用。

(三)钙通道阻滞剂(CCB)的应用

动物实验证明,硝苯地平阻断钙离子流缓慢进入细胞内,有预防 ARF 发生的作用。据认为,在 ARF 早期肾内血管是收缩的,这是由于传入小动脉壁的平滑肌细胞内 Ca^{2+} 增加的缘故。因此用钙通道阻滞剂可使细胞内 Ca^{2+} 减少,防止血管收缩。Schrier 等[1]认为,ARF 时,细胞内线粒体功能障碍起重要作用,由于 ATP 生成减少,依赖 ATP 转运的 Na^+、Ca^{2+} 不能从细胞内泵出,这将导致细胞水肿和钙调钙蛋白复合物活化。这种复合物可活化磷酸脂酶,导致细胞膜损伤和细胞水肿以致死亡。发现缺血性 ARF 早期,线粒体摄氧能力损伤和 Ca^{2+} 浓度升高,当用 CCB 预防时,对线粒体摄氧能力无损伤。

(四)前列环素的应用

Barne 等应用 PGI_2 静注使急性肾缺血改善,防止 ARF 发生。Morrison 等证明肾小管阻塞时,肾内血栓素 A_2 活性增加,当用血栓素 A_2 拮抗剂(imidazole 和 dazoxiben)于实验性 ARF 时,可使 ARF 减轻。

二、对可逆致病因素和并发症的控制

(一)纠正可逆致病的因素

部分 ARF 可以找到可逆的致病因素,但应首先要做到:

(1)纠正水、电解质、酸碱平衡失调。

(2)控制感染,选择敏感抗生素(防范对肾脏的损害)。

(3)纠正休克,补充血容量或应用血管活性药。

(4)消除病因或诱因,脱离或排除毒性损害。

(二)积极救治并发症

血钾超过 6.0 mmol/L,应密切监测心率和心电图,并控制增加血钾的因素。血钾超过 6.5 mmol/L,出现肢体麻木、血压降低、心律不齐或心电图表现为 QRS 波增宽等明显的高血钾变化时,应给予紧急处理,包括:①钙剂(10% 葡萄糖酸钙 10 ~ 20 ml)稀释后缓慢静脉注射(5 分钟);②碱剂(11.2% 乳酸钠或 5% 碳酸氢钠 100 ~ 200 ml)静滴,既可纠正酸中毒又可促进钾离子向细胞内流;③50% 葡萄糖 50 ~ 100 ml 加普通胰岛素 6 ~ 12 U 缓慢静脉注射,促进糖原合成,使钾离子向细胞内移动;④口服离子交换(降钾)树脂(15 ~ 30 g,每日 3 次,也可以灌肠)。以上措施无效或出现房室传导阻滞、血压降低时,疗效快于透析的方法是应用血管活性药物,如 100 ml 生理盐水加入 0.1 mg 异丙基肾上腺素,缓慢静脉点滴,可以起到提升血压、增加心率的作用,同时积极准备接受血液透析。

即使不是为降低血钾的目的,要存在酸中毒,在没有严重肺水肿时,也应及时纠正代谢性酸中毒,如 HCO_3^- 低于 15 mmol/L,可选用 5% 碳酸氢钠 100 ~ 250 ml 静滴。对于一般补碱难以纠正的严重酸中毒患者应立即开始透析,需注意,醋酸盐透析初期会使酸中毒加重,此时应该在透析的同时滴入碳酸氢钠。作

者还体会到,严重酸中毒伴有肺水肿时,透析同时快速纠正酸中毒有助于心衰的缓解。

ARF 时心力衰竭临床表现与一般心力衰竭相似,治疗措施亦基本相同。但 ARF 患者对利尿剂的反应很差;对洋地黄制剂疗效也差,加之合并电解质紊乱和在肾衰竭时洋地黄肾脏排泄减少,易发生洋地黄中毒。药物治疗以扩血管为主,使用减轻前负荷的药物。容量负荷过重心力衰竭最有效的治疗是尽早进行透析或者单纯超滤。需要提醒,高血钾和肾素依赖性为主的高血压(或高血压引起的心衰)同时存在不宜单纯超滤。

感染是 ARF 常见并发症,也是死亡的主要原因之一。应尽早使用抗生素,先期选用广谱抗生素,以后根据细菌培养和药物敏感试验选用对肾无毒性或毒性低的药物,并按肌酐清除率调整用药剂量。脓毒症合并 ARF 是一种特别危重的病征,近年重视对重症患者中一些干预治疗的临床试验,包括针对血管内皮损伤、肾小球内微血栓形成;早期维持平均血压≥65 mmHg,维持血细胞比容≥30%;严格控制血糖;加强营养管理;在脓毒症难治性休克患者适度应用糖皮质激素及尽可能缩短机械通气时间,均为降低脓毒症 ARF 的有效处理措施。

三、急性肾衰竭的营养疗法

急性肾衰竭多数存在有营养不良状态,而且发生 ARF 后,在多种因素的作用下而出现的高分解代谢状态也会加重营养不良,可以增加患者的死亡率,合并其他严重并发症的概率增高,所以营养支持在 ARF 患者治疗中显得尤为重要。

有人证明,在 ARF 中,营养支持可以对氮平衡产生有利的影响。例如,Koretz 等[2]证明,每天蛋白质摄入从 0.7 g/kg 增加到 1.5 g/kg,可以减少危重患者的蛋白质分解代谢,从 8 g/d 降到 3.4 g/d。更近期的研究证明,接受间断或持续肾脏替代治疗的患者更证明了这一点。然而,Abel 等[3]在 1976 年的研究和一些其他作者的非对照研究表明,对营养支持治疗是否可以减少总死亡率提出了疑问。虽然我们现在知道,肠内或肠外营养支持可以使 ARF 患者保持氮平衡,但仍需要更多的数据来支持。

(一)危重 ARF 患者营养代谢的变化

1942 年 Cuthbertson[4]曾描述过 ARF 时代谢特点为基础代谢率和肌肉分解率增加,在 ICU 患者中很常见,尤其是在受到严重打击后,如复杂的外科手术、脓毒血症、复合型创伤和大面积烧伤。在这些情况中出现的 ARF 都有高分解代谢的改变。一般来说,高蛋白质分解代谢的程度与原发病的严重程度相关,而与 ARF 本身关系不大。

1. ARF 中的内分泌激素变化　主要的内分泌激素紊乱在 ARF 中都可以看到,这种变化表现为血循环中激素水平的异常或靶器官反应性的减弱。血中多肽类激素〔如甲状旁腺激素(PTH)、生长激素(GH)、胃泌素和降钙素〕的升高继发于肾脏排泄能力降低和激素释放的增加,其中有些激素(如 PTH)在肌肉高分解状态中起到了重要作用。相反,性激素、甲状腺激素和肾激素(renal hormones)在 ARF 中减少。PTH 的增加和 1,25-$(OH)_2D_3$ 在 ARF 中的减少得到了很好的证实,尤其是当 ARF 源于横纹肌溶解症时。

在重大手术、严重疾病和休克等状态中交感神经兴奋,下丘脑-垂体轴的激活,固醇类激素、胰高血糖素和胰岛素的分泌增多,可以导致 ARF 中代谢紊乱。近来对细胞因子(TNF、IL-1)和脂类介质(lipid mediators),如血小板活化因子(PAF)、前列腺素和白三烯等的研究使我们对应激状态下的代谢特点有了更新的理解。

2. 葡萄糖代谢的异常　糖耐量降低和胰岛素抵抗在 ARF 中都可以见到,就像源于严重脓毒血症的情况时一样。肝糖原异生增加,对葡萄糖负荷的负反馈作用减弱,肌肉中糖原的合成也减少。虽然胰岛素的清除减少,但是分泌也减少,因此在 ARF 危重患者的胃肠营养治疗中,需要临时补充胰岛素以控制血糖水平。然而,在有些糖尿病出现 ARF 的患者中,可能由于肾脏对胰岛素的降解减少而对胰岛素的需要量下降。

另外在连续性肾脏替代治疗中，由于使用低糖透析液，会有一部分葡萄糖从血液中成比例地丢失。在透析中补充高张糖可以弥补从透析液中损失的糖，但更好的方法是在透析液中加入 100～125 mg/dl 的葡萄糖。在使用含糖腹膜透析液进行腹膜透析时，患者可以吸收大量的葡萄糖而导致高糖血症。在连续性肾脏替代治疗中，尤其同时利用弥散和对流原理进行治疗时，体内也可以吸收葡萄糖。从透析液中吸收葡萄糖的多少取决于透析液中糖浓度和透析液的流速（图 21-7-1）。当透析液流速大于 33 ml/min 时，葡萄糖的吸收与透析液中葡萄糖浓度下降呈线性正相关；当透析液糖浓度达到 30 g/L 以后，葡萄糖的吸收量会呈稳态（图 21-7-2，21-7-3）。Dellomo[5] 曾经测量过，在持续性血液透析滤过时，每天可以有 134 g 葡萄糖做跨膜运动。而且，他还发现，在超滤液中有胰岛素的丢失（胰岛素清除率为 6 ml/min），但是这与内源性胰岛素分泌量相比只是很少的一部分。

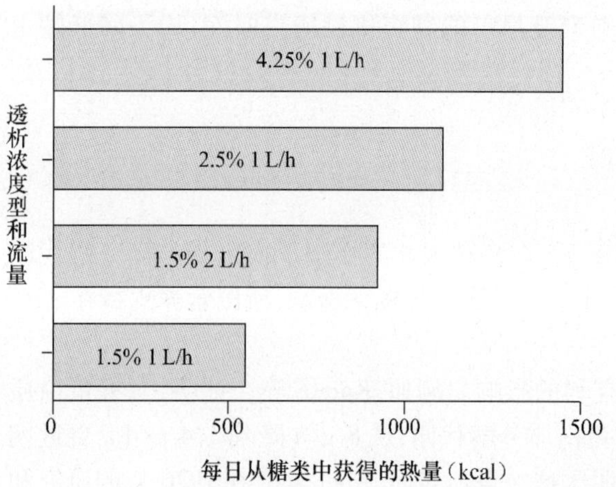

图 21-7-1 使用不同浓度腹膜透析液时热量吸收情况

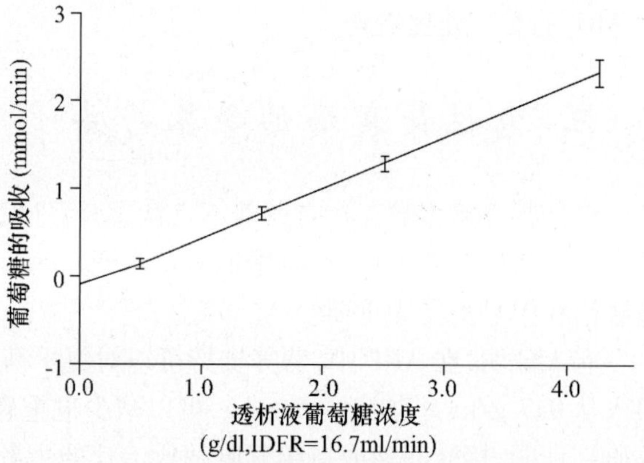

图 21-7-2 不同腹膜透析液糖浓度与葡萄糖吸收量的关系

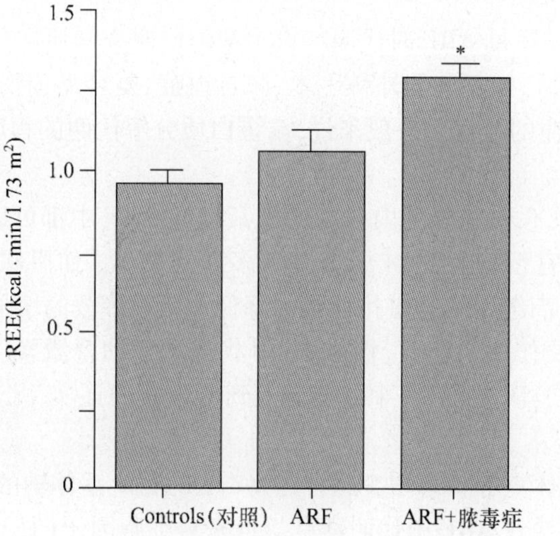

图 21-7-3 机体不同状态下热量消耗情况

3. 脂类代谢的改变　在 ARF 中存在着脂类和脂肪酸的代谢紊乱，其特点是由于脂肪分解障碍，产生高甘油三酯血症和 HDL 胆固醇水平降低。与慢性肾衰竭不同，ARF 时血中肉碱水平升高，因为肝脏合成增加。在 ARF 时，长链和中链甘油三酯的清除约减少 50%，在受到严重应激的 ARF 患者中，尤其是伴有明显 SIRS 的患者，脂肪的分解和脂肪酸的氧化过程继续加强，脂肪酸变成重要的能量来源。

4. 蛋白质代谢的改变　严重的蛋白质分解导致的负氮平衡是 ARF 的一个重要特征，其中尿毒症毒素作用、胰岛素抵抗、激素分泌紊乱、代谢性酸中毒、血液循环中的蛋白水解酶和透析治疗都会导致机体的高分解代谢状态。肌肉蛋白的分解导致了这种高分解状态,而从肌肉中分解出的氨基酸可以被再利用,尤其是在肝脏和心脏中。这是一种应激状态下的生理性反应,这种反应可以使肝脏利用氨基酸合成各种有用的因子。谷氨酰胺也从肌肉中释放出来,并被淋巴细胞和粒细胞利用。在长期的高分解代谢状态下,免疫反应和机体抗感染的机制将有所减弱。此时,血浆中大多数氨基酸水平有所下降,或出现代谢紊乱,比如酪氨酸的清除减少,但半胱氨酸和组氨酸的清除增加。而这些代谢改变可能会引起儿茶酚胺、胰高血糖素、生长因子、细胞因子和循环蛋白分解酶的增加。

连续性肾脏替代治疗也可以影响蛋白质的代谢。在血液透析时,每小时可以丢失 1 ~3 g 蛋白质,一次普通透析中丢失的量可达 10 g。蛋白质的丢失与血中氨基酸的水平有关,并且有可能由于透析中补充氨基酸而最终使丢失的蛋白质量增加到 12 g。这种丢失也与使用的透析膜有关,比如高通透性聚砜膜可以使蛋白质丢失达到 12 ~15 g/次透析。在已经有营养障碍的患者中,这种蛋白质的丢失是很明显的。血液透析本身以及透析膜生物不相容性也可以促进蛋白质的分解和氧的消耗增加,也有认为透析中前列腺素和其他细胞因子的释放可能与此有关,尤其是在使用生物相容性差的透析膜时加重,故在有高分解状态和营养障碍的患者中应使用生物相容性好的透析膜。透析中葡萄糖的丢失可以促进蛋白质的分解,透析液中加入葡萄糖并不能预防这种反应。

在连续性血液透析滤过中,每天约有 7 g 的蛋白质的丢失,可以占输入的氨基酸的 10% ~12%。色氨酸与谷氨酸一样与蛋白质结合,清除率较低,其他的氨基酸的清除率与肌酐类似。Frankenfield 等[6]认为,在摄入较多量蛋白质的患者中,蛋白质的丢失与血浆中的氨基酸浓度、透析液流速和血中尿素氮的清除比例有关。在连续性血液滤过中,蛋白质的丢失较少。Davenport 等[7]测量的氮的丢失为 0.6 ~1.2 g/d(相当于 3.6 ~7.2 g 的蛋白质),与超滤液流量和患者临床状态有关。例如,心源性休克患者由于肝脏和肌肉的缺血,蛋白质丢失就比较多。腹膜透析也是重要的蛋白质丢失原因,各种不同肾脏替代治疗的蛋白质丢失情况见图 21-7-4。

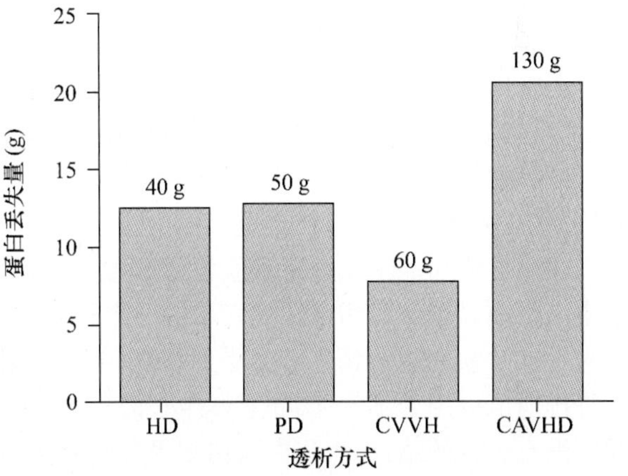

图 21-7-4　不同透析方式与蛋白丢失量的关系

总之,不论使用什么透析技术,在肾脏替代治疗中,都会出现蛋白质丢失的增加,但这种情况可以靠补充足量的氨基酸和选用生物相容性好的透析膜加以弥补。

5. 水、电解质平衡紊乱　在 ARF 患者中,肾脏对水和电解质清除减少可以导致潜在的、严重的、致死性后果。尤其是在继发于脓毒血症、创伤、高分解状态、横纹肌溶解症等情况下的少尿性 ARF 患者。在这些情况下,内源性钾从细胞内转移到细胞外的量超过了功能障碍的肾脏清除范围,从而出现了危及生命的高钾血症,尤其是在合并有酸中毒和低钠血症的患者。此外,ARF 患者常会出现稀释性低钠血症,低钙高磷血症,其中高磷的产生即与肾脏的清除降低有关,也与血中 PTH 的增加有关。

与慢性肾衰竭不同,ARF 时,机体没有足够的时间去适应这种电解质的变化。所以应密切监测其血清电解质水平、体重和液体平衡问题,尤其是患者有少尿或严重疾病时,有时需要间断的血液透析治疗。使用持续性肾脏替代治疗(如连续血液滤过或连续血液透析滤过)可以通过调整置换液中的钠浓度而容易地控制水和钠的平衡。然而,这种连续净化技术,尤其是连续性血液滤过有时在控制急性高血钾显得不够充分,而且会造成磷、镁甚至是硒和锌的丢失而需要额外补充。营养治疗可以通过增加钾、磷和镁向细胞内的转移而起到一些治疗作用。

6. 酸碱平衡紊乱　在 ARF 中经常会出现代谢性酸中毒,这与肾脏对氢离子的排泄障碍有关,同时也常与机体内源性有机酸的产生增加有关。严重的代谢性酸中毒本身就可以引起蛋白质的分解代谢。另外,在慢性尿毒症的患者中,纠正代谢性酸中毒可以改善氮平衡。

在输注的氨基酸溶液中,组氨酸、精氨酸和赖氨酸由于可以产生大量的难以清除的氢离子而导致代谢性酸中毒,尤其是在儿童患者。近来在 ARF 患者所用的氨基酸溶液中,酸性物质明显减少,也不会产生明显的酸中毒。使用碳酸氢盐透析液的间断性透析或输入碳酸氢盐,可以有效地控制酸中毒。如果使用碳酸氢盐透析液,在透析间期也可以得到稳定的血浆碳酸氢盐浓度。

在 ARF 时,代谢性碱中毒很少见,但可以在禁食一段时间后又补充碳水化合物时出现。代谢性碱中毒也可继发于肾小管对碳酸氢盐的重吸收增加和对从酮体代谢中得到的碳酸氢盐再利用的增加。

(二)能量消耗和机体对热量及营养的需求

有很多研究发现,在 ARF 时能量消耗的增加,比如,Bouffard 等[8]发现 ARF 患者需要热量约 1 700 kcal/d,是以 Hharris-Benedict 公式计算的基础能量消耗的 1.19 倍。Miller 等在近期接受过重大手术的患者中(不论有无 ARF)发现有相同的高能量消耗〔能量需求为 47 kcal(/kg · d)〕。在单纯由毒素引起的 ARF 中,能量的消耗没有改变或基本正常,而当 SIRS 与 ARF 或与脓毒症并存时,氧的消耗和静息状态下能量消耗(REE)增加 30% 或更多。但也有相反报道,认为在多脏器功能障碍的患者中,当合并有 ARF 时能量消耗会减少 15%〔30 kcal/(kg · d)〕。间断血液透析可以使氧耗量增加 15%,而与使用的透析液种类无关。总体来看,ARF 患者的能量消耗情况与原发疾病和出现的并发症有关。

(三)营养状态的评价

在临床上监测患者体重可以容易地了解患者体液平衡的情况,但是不能反映患者的营养状态。干体重、体重指数也是如此。人体体质参数测定,比如测定皮褶厚度、上臂中段周径可以粗略估计患者脂肪分布程度和瘦体重(lean body weight)。但在 ARF 患者中意义不大,因为没有标准值。另一种测定瘦体重的方法是生物电阻抗法,但在严重疾病中意义也不大。

在慢性肾功能不全患者和继发于横纹肌溶解症的 ARF 患者中,肌酐指数可以很好地反映肌肉量。血清白蛋白是预测患病率和死亡率的一个较客观的生化指标,其他生化参数还有待证实。比如,转铁蛋白水平在缺铁和脱水状态下会受到影响;甲状腺素结合前白蛋白和维生素 A 结合蛋白因为都可以部分从肾脏排泄所以用处不大;胰岛素样生长因子Ⅰ(IGF-Ⅰ)和纤溶酶(fibronectin)可能是较好的指标,但是目前还没有确定的结论;血清白蛋白水平和转铁蛋白可以作为这些患者中、长期营养状态的生物学评价指标。能量的消耗就是每天身体所要燃烧的量,用 kcal 表示。可以通过计算基础能量消耗(BEE),并由应激因子校正后获得。BEE 可以由 Harris-Benedict 公式计算,其中包括患者年龄、性别、体重和身高。应激因素从患者的身体状况和原发病的严重情况主观地判断(表 21-7-1)。用这种方法计算,大多数合并有 ARF 的危重患者的能量消耗为 30 ~ 40 kcal/(kg · d)。不幸的是,这种估算只能得到粗略的结果,所以长期用此标准指导人工营养治疗是有害的。

表 21-7-1 Harris-Benedict 公式(用以计算基础能量消耗,BEE)

男性 BEE = 66 - [13.7 × 体重(kg)] - [5 × 身高(cm)] - [6.8 × 年龄(岁)]	
女性 BEE = 655 - [9.6 × 体重(kg)] - [1.9 × 身高(cm)] - [4.7 × 年龄(岁)]	
附加的应激因素	
骨折	1.15 ~ 1.30
肿瘤	1.10 ~ 1.30
败血症	1.10 ~ 1.30
混合型创伤	1.20 ~ 1.40
多脏器功能衰竭	1.20 ~ 2.0
烧伤	
矫正的能量需要 = BEE × 应激因子	

事实上,我们可以依靠直接或间接地测量热量来测定能量的消耗,只有间接测热法可以在 ICU 患者

中快速简易地实现。进行机械通气的患者可以直接将测热器连接到通气回路中，也可以通过对肺的气体交换、氧的消耗(VO_2)和二氧化碳产生(VCO_2)的测量计算经时的能量消耗。于是，呼吸商($RQ = VO_2/VCO_2$)提出来。虽然这种方法费事而且昂贵，但在患者刚开始人工营养治疗时，很有必要以此方法精确地测定患者每日所需的热量，尤其是在病情不稳定的患者，应该长期使用间接测热法，为 2 周或更长期的人工营养治疗提供依据。

接受间断血液透析或血液透析滤过治疗的 ARF 患者每日的蛋白质平衡和蛋白质需求量可以通过尿素动力学模型估算。在尿素生成率和蛋白分解率之间有着直接的相关性(表 21-7-2)。

表 21-7-2 肾衰竭患者的尿素动力学模型

1. 营养状态(非透析患者)
   - a. $CLUN = (UUN/BUN) \times (Uv/t)$
   - b. $GUN = BUN \times CLUN$
   - c. $PCR = (GUN - 1.2) \times 9.35$
2. 代谢(非透析患者)
   - a. $CLUN = (UUN/BUN) \times (Uv/t)$
   - b. $GUN = [(BUN_2 - BUN_1)(Vu)]/\theta - (LUN \times BUN)$
   - c. $PCR = (GUN - 1.2) \times 9.35$
3. 接受透析治疗的氮质血症患者
   - a. $GUN = [(Vu_2 - BUN_2) - (Vu_1 \times BUN_2)]/\theta$
   - b. $PCR = (GUN - 1.2) \times 9.35$

注：*CLUN*—残余肾尿素清除率(ml/min)；*UUN*—尿尿素氮浓度(mg/ml)；*BUN*—血尿素氮浓度(mg/ml)；*GUN*—尿素生成率；*PCR*—蛋白分解率；*Uv*—尿量(ml)；*t*—留尿间隔时间(min)；*Vu*—计算的身体尿素容积(ml)；θ—取血的间隔时间(min)；BUN_1—透析后 *BUN*(mg/ml)；BUN_2—透前 *BUN*(mg/ml)；Vu_1—干体重的尿素容积(ml)；Vu_2，Vu_1—透析间期体重增长(ml)；平均 $BUN = (BUN_1\text{-}BUN_2)/2$(mg/ml)。

可以确切地指出，在大多数 ARF 患者中，需要有短期的营养治疗，较为恰当的处方是 30 ~ 40 kcal/(kg·d)和 1 ~ 1.5 g 蛋白质/(kg·d)。在超过 2 ~ 3 周的人工营养治疗中，更安全、精确的处方调整应根据间接热量测定和蛋白分解率来测定。

(四)营养需求

1. 营养和肾脏功能的恢复　早在 1970 年，Wilmore[9] 和 Dudrick[10] 等的研究就提示，营养支持可以在 ARF 患者中促进肾脏功能的恢复，并观察到在急性肾衰竭患者中，静脉注射氨基酸可以使患者的临床症状和代谢紊乱得到显著的改善。Abel 等[11] 也证实了这些发现，静脉给予高张糖和必需氨基酸可以减慢肾功能的恶化并减少对透析的需要。而且，人工营养可以导致患者血清钾和磷的下降，这被认为是蛋白质合成的征象。

研究显示单纯给予作为能量代谢基础的糖和脂类之后，不会给患者带来好处。然而，给予蛋白的治疗对肾脏功能的恢复所起的作用比较复杂和矛盾。Leonard 等在一组 20 名患者的研究中发现，接受混合必需氨基酸和糖治疗的患者，其尿素生成率比只接受葡萄糖治疗的患者低。Feinstein 等[12] 的随机研究提供了有趣的数字，4 组接受不同营养成分治疗的患者进行比较：①组只接受葡萄糖治疗；②组接受葡萄糖和 21 g/d 的必需氨基酸治疗；③组接受葡萄糖和 42 g/d 的必需及非必需氨基酸治疗；④组接受葡萄糖和 78 g/d 的必需及非必需氨基酸治疗。所有 4 组患者均为负氮平衡。然而，②组和④组患者的蛋白分解代谢较低，尿素生成率在②组中较低(图 21-7-5)。这些研究表明，在给予充足的能量的基础上，给予混合氨基酸比单纯给予必需氨基酸更好。

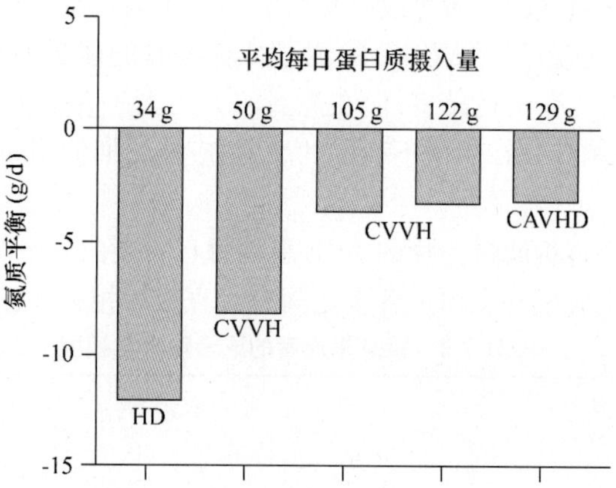

图 21-7-5 不同透析方式对氮平衡的影响

另外，Mitrallo 等[13]在一组 45 名 ARF 患者的研究中发现，使用必需氨基酸和非必需氨基酸在血尿素氮、肌酐水平、负氮平衡和尿素生成率之间没有差异。蛋白质摄入可以引起肾脏血流动力学戏剧化的改变。比如，在给予蛋白质后，肾脏血流量和肾小球滤过率增加 25% ~60%，这是肾脏对蛋白质负荷的生理性反应。然而，这些结果都是来自肾功能正常或慢性肾功能不全的患者，而非急性肾衰竭的患者，因此这些结果不能推广到急性肾衰竭患者，因为在这些患者中尿液氨基酸的排泄减少了 25%。在汞导致的实验性急性肾小管坏死中，氨基酸治疗可以加快肾脏功能的恢复。有人推测，这是因为氨基酸可以增加磷脂合成，刺激蛋白质生成，由此促进肾脏功能恢复。研究还显示，谷胱甘肽的抗氧化作用可以对肾脏起到保护性作用。谷胱甘肽是谷胱甘肽过氧化酶的原料（谷胱甘肽过氧化酶在代谢中可以清除氧自由基、过氧化氢和脂质过氧化物）。甘氨酸和丙氨酸是谷胱甘肽的前体，可能在肾小管缺血改变中起到保护作用。

2. 蛋白质和氨基酸

（1）蛋白质和氨基酸的摄入量。在应激状态下给予补充蛋白质的主要目的是抑制蛋白质的分解从而减少氨基酸的丢失。在急性期，人工营养不太可能促进蛋白质的合成，每天给予患者蛋白质的最佳剂量很难准确地确定，只能有一个粗略的估计。在近来的研究中，多数作者认为 1.2 ~1.7 g/(kg · d) 的蛋白质，也就是说每天要给予 10 ~12 g 的氨基酸以补偿透析中丢失的氨基酸。然而，在严重的高分解代谢的患者中，蛋白质的摄入量可以增加到 2 g/(kg · d)。在此时肾脏替代疗法应做适当的调整，比如每天透析应多于 4 小时。即使如此，在严重的高分解代谢的患者中，连续肾脏替代治疗（CRRT）将更适合病情，尤其是连续静脉-静脉血液透析滤过。研究发现肾脏替代治疗的方式确实可以极大的影响 ARF 患者代谢和营养状态（图 21-7-5）。

连续肾脏替代疗法，尤其是连续血液透析滤过，可以达到较好的营养状态，而没有液体入量的限制，而且可以持续、安全地控制尿毒症症状（可以容易地将 BUN 控制在 30 mmol/L 以下）。使用连续肾脏替代疗法，血 BUN 保持在 20 mmol/L，而使用间断疗法只能维持在 32 mmol/L 左右。Clark 发现，使用连续血液滤过技术可以使尿素清除率为 20 ml/min，Kt/V 为 0.59，血 BUN 为 18 mmol/L。如果患者改为间断血液透析治疗，要想维持同样的 BUN 水平和蛋白质摄入量，Kt/V 最少要达到 0.8，每周透析 5 ~6 次。

（2）氨基酸种类。成人需要 8 种必需氨基酸（缬氨酸、亮氨酸、异亮氨酸、甲硫氨酸、苏氨酸、赖氨酸、苯丙氨酸和色氨酸）。酪氨酸和胱氨酸并不是必需氨基酸，但是他们可以代替 75% 的苯丙氨酸和 30% 的甲硫氨酸的需求量。在 ARF 时，血中氨基酸和尿中氨基酸的排泄都发生了很大的变化，尤其值得注意的是血中组氨酸、精氨酸、色氨酸和支链氨基酸浓度较低，苯丙氨酸清除减少和苯丙氨转变为酪氨酸的代谢障碍。所以作者提议，应该调整 ARF 患者使用的混合氨基酸溶液的成分。目前，基本上使用必需和非必需氨基酸的混合溶液，而不是单独使用必需氨基酸，必需和非必需氨基酸的比例为 3∶1 或 4∶1。

支链氨基酸（亮氨酸、异亮氨酸、酮异戊酸和缬氨酸）在肌肉组织的蛋白质代谢中起重要的作用。因此有人在 ARF 患者使用的氨基酸溶液中增加了它们的比例，但是临床上在 ARF 患者或应激状态的患者使用这种溶液并没有发现有好处。值得注意的是，某些具有重要生物价值的氨基酸所用的剂量应该合适，比如谷氨酸对增殖迅速的细胞是必需的，如小肠细胞、淋巴细胞和巨噬细胞。谷氨酸可以刺激免疫防御系统，并保护小肠黏膜屏障，可以防止细菌的穿透及由此引起的感染。精氨酸也是一种可以增强机体免疫功能的氨基酸。而且，精氨酸缺乏可以引起 ARF 患者高氨基酸血症及昏迷。半胱氨酸是谷胱甘肽合成的限制性前体，在氧化-还原过程和清除氧自由基的过程中起重要的作用。另一方面，高浓度的组氨酸可以在儿童患者中引起高氨基酸血症和急性精神障碍，所以给 ARF 患者使用氨基酸溶液的成分组成极为重要。

3. 能量需求　能量的主要来源是脂类和碳水化合物，所需热量和氮的比值，也称为卡/氮比值，应该为 150 ~ 170 kcal/g 氮。每克碳水化合物氧化可以产生 4 kcal 热量，并消耗 0.81 L 氧气，当碳水化合物氧化时，RQ = 1；每克脂类氧化产生 9 kcal 热量，消耗 1.96 L 氧气；脂类单独氧化的 RQ = 0.7。多余的、未能氧化的碳水化合物可形成脂肪储藏，同时产生大量的 CO_2（RQ = 8）。碳水化合物和脂类可以相互转换而提供能量。

ARF 患者通常根据患者每天血中 BUN 升高程度，可分为三种类型，见表 21-7-3。Ⅰ型患者，每天需热量 1 800 ~ 2 000 kcal，蛋白质 0.5 g/(kg · d)；Ⅱ型患者，每天需热量 2 000 ~ 2 500 kcal，尽量提早透析，蛋白质提高到 1.0 g/(kg · d) 以上；Ⅲ型患者，每天需热量 2 500 ~ 3 000 kcal，几乎均需人工营养。

表 21-7-3　ARF 的蛋白质分解代谢率类型

类型	BUN 每日升高(mmol/L)（mg/dl）	每日蛋白分解量(g)
Ⅰ内科型疾病	8.6 ~ 17.1(24 ~ 48)	4.6 ~ 9.8
Ⅱ外科型疾病	17.1 ~ 25.7(48 ~ 72)	9.8 ~ 13.8
Ⅲ高分解代谢型	>25.7（72）	>13.8

已经接受透析特别是腹膜透析的患者，均需适当提高蛋白质摄入量，通常 0.8 ~ 1.5 g/(kg · d)。一般来说，ARF 和处于应激状态的患者能量主要来自于碳水化合物。众所周知，患者在应激状态下利用碳水化合物的能力有所下降，但是在创伤的患者中，即使给予糖类，仍有脂类的氧化存在。而且，在严重败血症患者，脂类能量来源占优势。现在仍不清楚应该采取什么样的碳水化合物 / 脂肪比例最好，有可能在各种临床情况中都不相同。尽管还需要进一步的研究来得到可靠的结果，目前一般认为 60% 的碳水化合物和 40% 的脂肪就可以。较新的研究认为，可以用 50% 的碳水化合物和 50% 的脂肪。一般来说，脂肪所提供的热量不应超过总热量的 60% 和 2.5 g/(kg · d)。总之，我们现在认为 ARF 患者每日的热量需要为 35 kcal/(kg · d)，其中碳水化合物应占 50% ~ 60%，其余的由脂类物质提供。在人工营养治疗中，碳水化合物只有葡萄糖。山梨糖醇、果糖和木糖醇没有特别的益处，还有可能带来潜在的不良反应。葡萄糖用量从不少于 100 g/d，最多 5 g/(kg · d)，过量可以引起脂肪合成增加和胆汁淤积导致脂肪肝，还可以引起 VCO_2 增加，最终可能难以脱离辅助通气。经常需要使用静脉胰岛素以维持血糖低于 10 mmol/L。使用静脉脂肪乳比使用碳水化合物具有高热量、低液体量、低渗透压和低 VCO_2 等优点。脂肪是一种很有价值的能量来源，尤其是在用于少尿和(或)采用机械通气的患者。然而，亚油酸过量可以引起免疫系统和网状内皮系统的功能障碍。推荐的剂量是 0.5 ~ 1 g/(kg · d) 和 3 ~ 20 g/d 的亚油酸。血清甘油三酯水平应定期检查。不推荐使用中链脂肪酸，有两个原因：①中、长链脂肪酸的清除在 ARF 患者中受到干扰；②补充中链脂肪酸并不能纠正 ARF 中的脂质分解异常。

4. 维生素和微量元素

(1) 维生素。足够的维生素可以使机体有效地利用营养。遗憾的是，ARF 患者所需的最佳的维生素剂量目前还没有确定。现用的剂量标准都来自慢性尿毒症患者。我们发现普通的维生素剂量一般可以满足大多数患者的需要。然而，除了维生素 C，常用剂量一般不超过 250 mg/d。在进行血液透析的患者中可能存在水溶性维生素的缺乏，而脂溶性维生素，近期的一项研究显示，在 ARF 时，维生素 D_3，维生素 A，维生素 E 都会减少，而维生素 K 增加。血中维生素 A 结合蛋白水平正常，所以应该在营养支持治疗中补充脂溶性维生素。表 21-7-4 列出了 ARF 患者中推荐使用的维生素的常用剂量。

表 21-7-4 急性肾衰中的维生素供应

维生素 K	4 mg/w
维生素 E	10 U/d
烟酸	20 mg/d
维生素 B_1	2 mg/d
维生素 B_2	2 mg/d
维生素 B_{12}	4 μg/d
维生素 C	70 ~ 100 mg/d
维生素 H	200 mg/d
叶酸	1 mg/d
泛酸	10 mg/d

(2)微量元素。AEF 时,由于肾脏清除率的降低,原则上应该出现金属元素或微量元素的蓄积而不需要补充。但是排泄物中还是会有金属元素或微量元素的丢失,如锌、锰、铜、硒和铬,所以确实需要补充。在尿毒症患者中,锌的代谢发生了改变,结果导致了血清锌水平不恰当地降低。血清锌浓度可以指导临床治疗,尤其是在长期的人工营养治疗中。

5. *水和电解质* 在少尿的患者中,人工营养中液体的补充量显然是应该受到限制的,然而它是可以根据机体液体分布和透析及超滤的应用而调整。电解质的补充首先应以血清电解质的测定结果为准。在人工营养治疗的合成代谢阶段应该注意是否出现低钾血症、低磷血症或低镁血症。

(五)人工营养的管理

人工营养可以通过肠内途径,也可以通过肠外途径。如果患者的胃肠功能正常,我们一般认为肠内营养较肠外营养好,因为便宜、不良反应少(尤其是感染),有很好的临床耐受性和简单易行。而且,研究表明肠道内营养可以保护小肠黏膜,这样可能可以显著地降低因为细菌易位而导致的血行感染。最近的研究提倡,尽量使用胃肠内营养,经胃肠外营养的患者一旦可以经胃肠内营养,应该尽快逐步恢复胃肠内营养直至完全取代胃肠外营养。

肠道内营养可以通过鼻胃管方便地实现,但是,空肠造口术(需要一个简单的外科手术)或胃造口术(可以通过纤维胃镜在床旁完成)更适合长期肠道内营养的治疗。进行肠道内营养治疗应作多方面的准备,并且针对每一名患者进行仔细的选择。值得注意的是,ARF 患者没有统一的模式,如果有可能,肠道内营养可以作为肠道外营养治疗的补充。其好处是,可以有更好的耐受性,因为可以使用较少量的肠道内营养液,并且可以保护肠道的滋养层和功能。

然而在某些 ICU 患者中,根据患者的病情,不得不采取完全肠道外营养,其技术方法已经确定。在大多数患者中,中心静脉插管是必需的,除非只进行极短期的肠道外营养治疗。人工营养的并发症很明确,尤其是医源性血行感染,应该严格遵守无菌操作,应尽力避免并发症。对合并有 ARF 并接受间断或连续性透析治疗的 ICU 患者应定时分组给予葡萄糖溶液、脂肪乳和氨基酸混合液。也可以在使用前将葡萄糖、脂肪乳和氨基酸制成混合液。

(六)辅助性药物的应用

在动物试验中发现,生长激素(GH)、雄性激素可以促进机体的合成代谢,所以很多人试图尝试在 ARF 中使用这些激素,以适应 ARF 时出现的高分解状态,这些研究都取得了满意的结果,表明在给予营养支持治疗的同时给予生长激素或雄性激素可以加快肾功能的恢复。

总之,AEF 中的营养疗法是一种适用的方法,ARF 患者中人工营养疗法的主要目的是尽可能地保持氮平衡和最终改善蛋白质分解代谢来维持患者的营养状态。应尽量维持患者的干体重,尤其是在呼吸衰竭的患者中维持呼吸肌的肌力可以有利于患者缩短机械通气的疗程。能量的消耗主要与患者的原发病和其他并发症有关,而与 ARF 本身关系不大。在开始人工营养治疗的时候,应该考虑到间断性血液透析治疗对代谢和营养状态产生的显著影响,值得强调如下几点。

(1)在热量摄入不足的患者中,一旦临床情况稳定且水、电解质平衡得以纠正后,就应该早期开始人工营养支持治疗。

(2)肠道内营养应作为首选，如果不可能，应作为肠道外营养的补充。

(3)对于需要长期营养支持治疗的患者应根据 Harris-Benedict 公式或用间接测热法估算患者的能量代谢情况。在大多数患者中，能量消耗平均为 30~40 kcal/(kg·d)。也可以使用尿素动力学模型估算蛋白质的需求量(尿素生成率和蛋白分解率)。

(4)氮可以通过输入必需氨基酸和非必需氨基酸的混合溶液(包括精氨酸和组氨酸)获得。一般氨基酸的剂量为 1.2~2 g/(kg·d)。但这一剂量应根据患者尿素生成率和蛋白分解率作适当的调整。由肾脏替代疗法导致的蛋白质的丢失可以补偿。热量与氮的比例应该为 150~170 kcal/g 氮。

(5)可以通过补充葡萄糖和脂类的混合溶液来提供热量，其中糖/脂的比值应为 60%/40% 或 50%/50%。经常需要静脉补充胰岛素以控制血糖小于 10 mmol/L。

在 ARF 患者中，肾脏替代治疗类型的选择很重要。一般应根据患者的临床情况选择，尤其是患者的细胞外容量，血尿素氮水平应小于 30 mmol/L。连续性肾脏替代治疗可以采用简单的营养支持疗法。事实上，使用这种技术，可以使血清尿素氮很容易地控制在允许的范围内，并且不用严格控制水的摄入。有必要选择生物相容性好的透析膜。

(6)每日补充适量的金属、微量元素和维生素。

(7)应该定期监测体重、电解质和营养状态评估以及人工营养的潜在不良反应。

四、急性肾衰竭的非透析疗法

如已经确诊为 ARF 但尚不够透析指标，或已达到透析指标但缺乏透析条件或设备，甚至已接受透析的患者，内科常规疗法还是相当重要的。ARF 原则上应提早透析，但是认为不透析不能治疗 ARF，持常规治疗无所作为的消极态度也是不对的。我们曾用常规内科常规疗法使无尿 10 天的 ARF 恢复。作者认为，在无并发症的 ARF，治疗成功的关键是水的控制和电解质及酸碱状态的调整。在目前医疗条件下，不主张将有替代治疗指征的患者单纯采用保守疗法，保守疗法仅是一种过渡或临时措施，为提高 ARF 患者的存活率，应该尽快开始或转至有透析条件的医院接受肾脏替代治疗。还需要记住，无论是否透析治疗，不必要地用药(如抗生素等)不但无益反而对肾脏有害。内科常规治疗应注意以下几点。

(1)严格控制水入量。通常每天允许水入量为出量(大小便、呕吐和引流量)加上 500 ml(恰好为每天不显性失水减去内生水)。

(2)处理和控制高血钾。除了控制钾的摄入和应用传统的降钾方法外，可以应用钾吸附树脂(Kalimate)10~20 g/d，可以口服，也可灌肠。

(3)纠正酸中毒。当 HCO_3^- <15 mmol/L 时应该补充 5% 碳酸氢钠溶液。纠酸有助于降低血钾。

(4)治疗并发症。抗感染，控制高血压，纠正心功能不全。

(5)外伤的处理。如烧伤、挤压伤等的及时正确处理。

五、急性肾衰竭的血液净化对策

近年来，危重 ARF 的血液净化治疗取得了长足的进步，对发生 ARF 的理论、动物实验及临床实践都有新的进展，并出现了很多间歇或持续血液净化的新模式。但关于 ARF 时的肾脏替代治疗的剂量、时机、模式等问题，仍存在较多争议，尚无定论。

(一)ARF 开始血液净化治疗的指征

以往 ARF 公认的开始透析的标准为：①利尿剂难以控制的水超负荷；②药物治疗难以控制的高血钾；③严重代谢性酸中毒；④出现尿毒症严重并发症。对于通常的 ARF，国内外学者一致认为在没有出现临床并发症之前即开始透析，或早期预防性透析是有益的。但是对于 ICU 中的 ARF 何时开始透析一直是一个很难决定的问题，因为患者的原发病不同，病情复杂性不一，年龄各异，生理机能紊乱程度差异较大，血液净化方法本身对患者会产生一些不利的影响，均要求实施者对其做出正确的判断和采取合适的方式，否则会导致患者有致命的危险或失去最佳救治机会。此时作为一医生应清醒地认识到：①在 ARF 发病头 24 小时生理功能紊乱程度最重，往往决定患者的预后；②当对于一种治疗方法缺乏足够的证据表明比其他方法好时，最重要的措施是保持机体内环境稳定；③防止并发症的产生与加重比等待或试用某种不肯定的方法是更聪明的举措。1998 年 Bellomo 等[14]提出 ICU 中 ARF 进行肾脏替代治疗的具体标准：①少尿，尿量 <200 ml/12 h；②无尿，尿量 <50 ml/12 h；③高血钾，K^+ >6.7 mmol/L；④严重酸中毒，pH <7.1；⑤氮质血症，BUN >30 mmol/L；⑥肺水肿；⑦尿毒症脑病；⑧尿毒症心包炎；⑨尿毒症神经病变或肌病；⑩严重的血钠异常，Na^+ <115 或 >160 mmol/L；⑪高热；⑫存在可透析性的药物过量。2007 年 ARFN 提出的 ARF 肾脏替代指征[15]（见本章第一节）；直至 2008 年提出，肾脏替代治疗不是治疗 ARF 而是预防 ARF 的观点[16]。

一旦决定进行开始血液净化治疗时，必须考虑以下四个问题。

（1）选择哪种净化方式？

（2）如何选择血管途径？

（3）选择何种抗凝方法？

（4）肾脏替代治疗的剂量？

（二）血液净化模式的选择

对 ARF 血液净化方法基本有两种，即连续性和间断性血液净化，两种血液净化的原理和方式见表 21-7-5，两种血液净化方法的特点见表 21-7-6。

表 21-7-5　连续性和间断性血液净化的原理和方式

原理	连续治疗	间断治疗
弥散	连续动/静脉血液透析	间断透析
对流	缓慢超滤	间断超滤
	连续动/静脉血液滤过	间断血液滤过
弥散 + 对流	连续动/静脉透析滤过	间断血液透析滤过
弥散 + 对流 + 吸附	CPFA、MARS	间断透析滤过与灌流组合

表 21-7-6　两种血液净化方法的特点比较

方法	优点	缺点
连续性肾脏替代	更具有生理过程	连续治疗时间长
	累计清除率高	出血危险性高
	血流动力学耐受性好	循环内凝血危险性高
	缓慢的超滤	留置导管的风险
	清除炎症介质效率高	设备复杂、操作难度大，费用昂贵
间断性肾脏替代	设备简单、技术单纯、应用普遍	血流动力学耐受性差
	单位时间内效率高	超滤受限
	活动受限少	内环境波动性大
	对小分子物质清除率高	对中、大分子毒素清除率低

对复杂和危重的 ARF 更多是选用连续性肾脏替代疗法（CRRT），Bellomo 等[17]指出，CRRT 比间断肾脏替代治疗（IHD）有以下优点：

1. *CRRT 血流动力学稳定*　IHD 和 CRRT 临床上的主要差别是对危重患者的血流动力学影响，由于 IHD 治疗中溶质和水分迅速变化，导致血浆渗透压骤然下降，加重或诱发急性肺水肿和左心衰竭。原有严重心功能不全、休克或严重低氧血症患者不能耐受 IHD，甚至加重病情，但可以进行 CRRT。在 CRRT 治疗中，由于应用未加温的置换液或透析液常使患者体温下降,有利于提高末梢血管阻力,稳定血压。低体温可减少细胞因子的产生,减弱全身炎症反应,有益于防止发生 MODS。行 CVVH 比 CAVH 更有利于保护心功能。

2. *CRRT 溶质清除率高* IHD 与 CRRT 两种方法对血浆尿素氮峰值和水平的影响也有差异,IHD 治疗的患者血浆尿素氮峰值波动较大,而 CRRT 血浆尿素氮水平平稳。回顾性对比研究表明,CRRT 能更好地控制氮质水平,结果提示每周 7 次 IHD 才能达到与超滤率 1L/h 的 CRRT 相同的溶质清除效果。若超滤率 2L/h 的 CRRT,则尿素清除率大约相当于每周每天 IHD 6 ~8 小时通常达到的 Kt/V。如果事先由医师制定好透析方案,则 CRRT 能更好地控制氮质血症。CRRT 主要通过对流传质清除溶质,对中相对分子质量物质清除明显高于弥散效率。对于 ARF 近年非常重视对细胞因子、炎症介质的清除、稳定内环境、调节免疫状态、保护内皮细胞,这些作用是 IHD 所不可比拟的。

3. *CRRT 加快 ARF 的恢复* IHD 常导致低血压,加重肾损伤,延迟肾功能恢复期,而 CRRT 治疗很少引起低血压。Mnns 等研究指出,对危重急性肾衰竭患者,IHD 治疗肌酐清除率下降 25%,用 CRRT 治疗仅下降 7%;尿量前者下降 50%,后者下降 10%;钠排泄分数前者下降 46%,后者下降 12%。作者指出,肾功能下降的原因主要是 IHD 中平均动脉压下降,导致肾脏低灌注,加重肾脏缺血性损伤,延迟急性肾衰竭的恢复。Linas 指出,由于生物不相容性导致的中性粒细胞活化并浸润到肾实质中,对缺血的肾脏有明显的负面影响,使 GFR 下降。有作者用纤维素膜对可逆性鼠急性肾衰竭模型进行透析,肾功能恢复明显慢于 PAN 膜透析,使死亡率增加。

4. *透析膜* CRRT 多采用高分子合成膜,具有较好的生物相容性。用生物不相容性膜透析首先激活补体,产生过敏毒素、膜攻击物、氧自由基、PAF 和花生四烯酸代谢产物以及各种炎症介质,不但加重已经缺血损伤的肾脏,还对机体产生多方面的影响,甚至促进全身炎症(inflammation)反应,引发导致 MODS。通过高流量膜行 CRRT 可以清除更多的 TNF、IL-1、胃抑制多肽、PAF 和几种补体成分,而酮仿膜刺激单核细胞释放的细胞因子和活化的补体对肾脏有害。

5. *清除炎症介质* CRRT 可以清除炎症介质,研究证实,CRRT 能排除某些炎症介质,因此它可作为一种免疫调节措施。作者发现 HF 可以从全身炎症反应综合征(SIRS)患者中排除 IL-1β、IL-8、C3 ades Arg 和 C5ades Arg,但是不能排除 IL-6 和 TNF-α。在 SIRS 患者超滤液中含有混合性介质,它刺激末梢血单个核细胞(PBMC)和单核细胞产生 TNF-α,还可抑制淋巴细胞合成 IL-2 和 IL-6。淋巴细胞抑制介质至今未完全阐明,可能是 PGE_2,相对分子质量 <600。近来的资料表明,花生四烯酸衍生物可能出现在超滤液中。临床研究发现,用纤维素膜透析炎症介质明显活化,使脓毒症患者死亡率增加,用合成膜 HF 可以从患者血浆中排除各种介质,有重要临床意义。近来用等容 HF 能改善脓毒症动物 MODS 预后和提高严重急性肾衰竭患者存活率,从而支持上述观点。

6. *CRRT 能改善组织氧代谢* 据报道,MODS 发生过程中氧代谢紊乱是一个重要的病理生理因素,假设过度氧供应(DO_2)可以改善危重患者损伤组织的氧代谢,则近来研究指出脓毒症患者暂时增加氧供应,其 VO_2 并不总是能改善,而用儿茶酚胺增加心排血量,很容易改善 VO_2。脓毒症患者 CRRT 后能有效地改善 VO_2,改善机制可能是减轻间质水肿,微循环改善使组织细胞吸收氧增加,也可能是由于排除抑制组织细胞摄取氧的体液介质。

7. *CRRT 能提供充分的营养支持* 肾脏的替代方法影响患者的营养状态,IHD 治疗氮质水平的控制和水潴留状态并非满意,故影响蛋白质的摄取。急性肾衰患者蛋白质入量要求至少大于等于 1.0 g/(kg·d),是 IHD 难以达到的,行 CRRT 时可以持续充分营养供给,也不必限制液体入量,可达正氮平衡。有作者报告,尽管蛋白质摄取量 >2 g/(kg·d),应用 CRRT 治疗也可使血浆氮质达到可接受的水平。研究表明,未进行 CRRT 而接收 TPN 治疗的 MODS 患者,能量摄取与消耗的比例为(73.3 ±14.7)%,而接收 CRRT 治疗时,其比例为(111.2 ±16.3)%(P<0.05),因此证明 MODS 患者用 CRRT 治疗,营养状态可以明显改善。

8. *CRRT 能保持水、电解质平衡* 危重患者把总体水、血浆电解质和酸碱平衡状态控制在正常的生理范围是非常重要的。IHD 治疗时间短,除水受到限制,而每天进行 CRRT 对排钠和除水有极好的效果,并伴有较好的血流动力学稳定性。CRRT 对 ICU 患者也能较好地控制电解质水平和维持可接受的酸碱状态。

值得深思的是,到目前为止对于 ARF 的血液净化治疗未能公认 CRRT 一定优于 IHD,但是有些作者还是接受对于重症 ARF 应用 CRRT 患者存活率高于 IHD 的事实。

接下来,面对 ARF 究竟选择哪种血液净化方式,在具体净化方法上提倡要个体化,对于单纯 ARF 而没有并发症的患者,可以进行间断的血液透析或血液滤过。最好应用生物相容性好的合成膜以及碳酸氢盐透析液和容量超滤控制透析机。如果是一位严重或伴有其他系统受累的 ARF 患者,或发生在一位高危患者身上(如糖尿病、慢性疾病、老年患者或术后和产后),应该慎重选择肾脏替代方法,包括使用合成膜、碳酸氢盐缓冲液、容量超滤控制透析机、缓慢超滤、对流传质的净化方法。对于血压偏低的患者,透析开始适当提高透析液钠浓度(145 ~ 150 mmol/L),以便提高毛细血管再充盈率,保持有效血容量,增加血流动力学的耐受性。如果采用间歇性透析,也要低血流量(100 ~ 200 ml/min)、低透析液流量(250 ml/min)和长时间(6 ~ 8 小时)透析,或者弥散和超滤分开进行(序贯)。如果是 ARF 合并至少两个以上脏器衰竭者,首先推荐 CVVH 系列替代疗法,有效地控制氮质血症、充分超滤、纠正酸碱和电解质失衡、最大限度地满足营养需要。

近年来,CRRT 发展较快,不但方法上有新的进展,临床效果也不断提高,多用在多器官功能衰竭患者的抢救上。高分解代谢率的 ARF,欲达到氮质平衡通常需要尿素清除率 20 ~ 30 L/d,在对流传质的基础上加上弥散作用,均能达到满意的小相对分子质量物质清除率,但中分子物质清除不充分。因为 ICU 患者、脓毒症、MODS 和高分解代谢时血浆中分子物质(包括炎症介质、血管活性物质、细胞因子等)水平增高,应该充分治疗,不仅要控制尿素氮,也要控制上述物质血浆水平,此时需用高分子合成膜(由于高筛选系数)来增加对流传质成分,同时附加吸附组件,增加对大分子毒素的清除。1998 年 Tetta 等[18]提出配对血浆滤过吸附(CPFA),使用血浆分离器持续血浆滤过,继而滤过的血浆进入一个未包裹的炭罐或特殊的树脂罐,净化的血浆再经静脉管路回到体内。如此可以从循环血液中排除炎症介质、细胞因子、内毒素和活化的补体。

1994 年 Grootendorst 等[19]提出高容量血液滤过(HVHF),平均超滤率 >6 L/h,或每天置换液量 >60 L,称为高容量血液滤过,已经显示出 HVHF 在临床治疗 MODS、脓毒症合并或不合并 ARF 有良好的应用前景。

新兴治疗 ARF 的技术,如人工肾小管辅助装置(renal tubule assist device, RAD)仅在美国进行了Ⅰ/Ⅱ期临床试验,初步结果令人鼓舞。干细胞技术目前尚处于实验室研究阶段,还未能在临床运用。脓毒症相关性 ARF(sepsis-induced ARF)的死亡率依然居高不下。原因之一可能与目前常规的肾脏替代疗法无法进一步替代正常肾小管细胞具有的其他重要功能有关,如吸收、代谢、内分泌及免疫调节功能等。近年来正在美国研制的生物人工肾可能拥有比常规肾脏替代疗法更为全面的替代肾脏功能。生物人工肾是指在连续性静脉-静脉血液滤过(CVVH)系统中串联一个肾小管辅助装置(renal tubule assist device, RAD),RAD 一般利用高流量中空纤维血滤器作为具有免疫保护性能的肾小管细胞附着支架,将人类近端肾小管细胞种植于多孔的中空纤维内表面,使其以单层细胞融合生长。生物人工肾治疗时,血液通过常规的血滤器后,继续流经 RAD 滤器中空纤维外表面,而常规血滤器产生的超滤液则流经 RAD 滤器中空纤维内含有单层人类近端肾小管细胞的内表面。美国 FDA 批准的Ⅰ/Ⅱ期临床试验结果表明,RAD 的小管细胞在 24 小时治疗期间保持良好的活性、耐久性和功能性,还能降解谷胱甘肽、将 25-(OH)D_3 转化为 1,25-$(OH)_2D_3$,具有一定的分化代谢及内分泌功能。RAD 还对合并多器官功能衰竭合并的 ARF 患者血浆细胞因子浓度产生动态的、个体化的影响,促炎反应过度的患者粒细胞集落刺激因子、IL-6、IL-10、IL-6/IL-10 治疗后明显下降。针对 ARF 需要接受 CRRT 患者的Ⅱ期多中心随机对照研究结果发现,CVVH 组患者 28 天全因死亡率为 61%,而 CVVH + RAD 组的 28 天全因死亡率为 33%($P = 0.082$),Kaplan-Meier 分析显示 CVVH + RAD 治疗组 180 天存活率明显改善($P = 0.034$)。CVVH + RAD 治疗组肾功能恢复也更快。上述初步研究表明,RAD 不仅能够替代肾脏许多重要的功能,还能改变脓毒症相关性 ARF 的自然病程,改善患者存活率,极具发展前景。

此外,ARF 时肾功能的恢复主要取决于受损后肾脏的再生修复能力,故利用干细胞技术设法提高肾损伤后肾脏小管细胞的修复能力也是 ARF 治疗的一种新途径。研究发现,在病理生理情况下,骨髓来源的干细胞虽然能够移行进入受损肾脏,但与肾脏本身固有的细胞相比,外源性干细胞在小管再生中发挥的作用很小。ARF 后许多残存的肾脏上皮细胞可先出现去分化现象,表现出间充质细胞的特征,然后增殖并修复裸露的基底膜，之后重新再分化成功能性上皮细胞。其原因推测可能是少数残存的小管内细胞具有干细胞的特性，在邻近细胞损伤后可以选择性增殖。近来研究发现在成年人肾脏存在固有祖细胞(resident progenitor)／干细胞群，具有可能在肾损伤的细胞修复中起关键性的作用。新近有研究证实，在不同的 ARF 模型中，给予经过体外展开(expanded)的骨髓来源干细胞均有助于小管细胞的再生，其原因推测可能是通过诱导损伤后残存小管细胞的去分化、增殖，改变了细胞微环境或者是允许肾脏固有干细胞的扩张(expansion)。因而今后利用干细胞的再生潜能治疗 ARF，可能存在两种策略，一是给予经过体外增殖的骨髓来源干细胞，二是设法刺激肾脏固有祖细胞／干细胞群的扩张(expansion)和去分化。

(三)肾脏替代的时机

近年来，越来越多的研究提示早期开始 CRRT 治疗可以改善重危患者的预后。但既往对早期肾脏替代治疗量化的标准还没有一致的观点。2002 年，急性透析质量倡议小组(ADQI)第二次会议制定了 ARF 的 RIFLE 分级诊断标准，2004 年美国肾脏病协会(ASN)、国际肾脏病协会(ISN)、ADQI 和欧洲重症医学协会(ESICM)的肾脏病和急救医学专家成立了 ARFN，并在 2005 年 9 月在阿姆斯特丹举行了第一次会议，提出采用 ARF 替代 ARF，并在 RIFLE 基础上对 ARF 的诊断及分级标准进行了修订，将 ARF 分为 3 级，分别与 RIFLE 标准的危险(R)、损伤(I)和衰竭(F)等级相对应，其中 I 级为早期干预标准。

(四)肾脏替代的剂量

许多研究表明高 CRRT 治疗剂量／强度的患者有着更好的预后。Ronco 等[20]认为，血液滤过在治疗脓毒症 ARF 时，“治疗脓毒血症的剂量”可能应高于不伴有全身炎症反应的危重患者 ARF 的剂量——“替代肾脏的剂量”。在 2001 年国际危重病肾脏学会墨尔本会议上建议将脓毒血症患者中的血液滤过根据置换液量分类。低于 35 ml/(kg·h)的置换剂量认为是不充分、很低容量的血液滤过(very low-volume hemofiltration, VLVHF)，35～50 ml/(kg·h)的剂量视为低容量的血液滤过(low-volume hemofiltration, LVHF)，即“替代肾脏的剂量”，50 ml/(kg·h)以上的剂量认为是高容量血液滤过(high-volume hemofiltration, HVHF)，也可以称之为“治疗脓毒血症的剂量”。还有一系列的临床证据表明 CRRT 治疗中对流机制(即血液滤过)对患者的预后有着有利的影响，并提出一些 RRT 新技术，如应用短时高容量血液滤过、脉冲式高容量血液滤过等。虽然初步研究表明高剂量的对流治疗以及早期治疗可能提高那些最危重的 ARF(例如脓毒休克等)患者的生存率；此外，在对流(滤过)基础上加上吸附，进一步提高对脓毒症的治疗效果。但一般认为，置换剂量或超滤率应该以体重为基础，至少在目前，ARF 患者接受血液净化治疗时，无论是采用 HF、CVVH，剂量均应大于等于 35 ml/(kg·h)。晚近，一些大规模 RRT 研究结果陆续发表，2008 年 ATN 研究发现，对于合并 ARF 的危重病患者，在进一步降低患者死亡率、改善肾功能恢复、减少肾外器官衰竭发生率等方面，与每周 3 次 IHD 或 SLED、CVVHDF 20 ml/(kg·h)的常规强度肾脏替代治疗相比，更高剂量〔35 ml/(kg·h)〕的强化肾脏支持疗法并无显著优势。2009 年 RENAL 研究也发现，对于合并 ARF 的危重病患者，与低剂量〔25 ml/(kg·h)〕CVVHDF 相比，高剂量〔40 ml/(kg·h)〕CVVHDF 并不能进一步降低患者的 90 天死亡率。目前正在进行的 IVOIRE 研究是比较 ICU 中伴有 ARF 脓毒症休克患者两种血液滤过治疗方案的另一项随机、前瞻性的临床研究。一组患者将接受早期高容量血液滤过〔70 ml/(kg·min)〕治疗，另一组患者分别接受标准容量血液滤过〔35ml/(kg·min)〕，结果值得期待。在新的多中心临床研究结果出来以前，至少在目前肾脏替代治疗的剂量问题仍未解决。但临床实践中多种原因可致 CRRT 在实施过程中被中断，造成剂量减少与疗效下降，因此，ICU 医师在设计处方剂量时应考虑上述因素，更重视临床实际完成剂量。今后，肾脏替代治疗除了时机外，新的关注重点可能将为增大透析膜孔径、提高置换液剂量同时附加吸附功能的杂合 RRT 模式。

(五)血管途径的选择

因为绝大多数 ARF 是可逆的，所以通常采用临时性血管途径，中心静脉留置导管是现行最常用的方法。常用 Seldinger 技术插入导管，经常选用三条静脉，股静脉、锁骨下静脉和颈内静脉。导管有单腔、双腔和三腔，但常用双腔或三腔导管。血流量通常可达到 200～250 ml/min，但它取决于管腔内径、导管长度、静脉端压力、血液黏稠度等。如果导管直径增加19%，血流量增加2倍。留置导管存在血液再循环问题，它取决于导管动静脉进出口之间距离和导管尖端的血管容积大小，通常股静脉再循环率为10%，锁骨下静脉为5%，颈内静脉为4%，右心房为0。对于卧床的患者股静脉留置导管一般可放置1～2周，而颈内静脉和锁骨下静脉导管可留置几个月时间，如果用带docron套的导管不但可以延长留置时间，还可减少感染的机会。留置导管常见的并发症有血栓形成，出口、隧道和全身感染，以及导管功能障碍等。锁骨下静脉插管引起静脉狭窄率为41%～50%，不宜长期留置。

（六）透析相关条件的选择

1. 透析膜的选择　Shiff等研究了一组心脏手术后患急性肾小管坏死的患者，随机用纤维素膜和PAN膜，测定透析前和透析后15分钟血浆C3a、脂酶、白三稀浓度。研究发现，透析15分钟后上述物质血浆峰值纤维素膜组明显高于PAN膜组，虽然两组患者生存率无差异，但是PAN膜组感染发生率明显低于纤维素膜组。Himmelfarb[21]和Kes[22]等报道，生物相容性不好的透析膜可以引起补体活化、中性粒细胞脱颗粒、蛋白酶释放，产生活性氧自由基和调节中性粒细胞黏附分子。近来动物实验表明，血液透析中补体激活和中性粒细胞活化可能导致急性肾衰竭的延迟恢复。前瞻性随机临床试验也证明，使用生物相容性好的透析膜透析，能使ARF患者的肾功能更快的恢复和降低死亡率。

重症ARF患者除了伴有心血管功能不稳定以外，通常还有低氧血症、存在炎症反应综合征（SIRS），使用生物不相容性膜不但使肾功能延缓恢复，还会使病情加重，应该选用生物相容性好的透析器膜材料，如聚砜（PS）、聚丙烯腈（PAN）、聚甲基丙烯酸甲酯（PMMA）、乙烯乙烯醇聚合物（EVAL）、聚酰胺（PA）。

2. 透析液的选择

（1）缓冲剂的选择。目前很少采用醋酸盐作为缓冲剂透析，在急性肾衰竭，特别是伴有肝功能异常的患者醋酸盐代谢非常缓慢，由于大量的醋酸盐进入血循环超出了肝脏处理能力，可见由此引起的不良反应，如血管扩张、低血压、低氧血症和酸中毒。此外醋酸盐对心肌收缩有直接的负性作用。很显然，醋酸盐的这些缺点不适于重症ARF，或伴有低氧血症、低血压、严重酸中毒和心血管功能不稳定的多器官功能衰竭患者，更不能使用大面积透析器和高流量透析方式。与醋酸盐对比，碳酸氢盐具有很多优点：①碳酸氢盐不需要在体内转化，不受肝脏功能的影响，直接纠正酸中毒，而且迅速和充分；②血液透析可引起低氧血症，应用醋酸盐更显著，而碳酸氢盐使氧分压降低轻微；③碳酸氢盐对血管和心脏负面作用小，如果把透析液钠浓度提高到140mmol/L时，对心血管的有益作用更明显；④长期应用碳酸氢盐透析还可以避免因醋酸盐对脂肪代谢所产生的副作用。

（2）渗透压。增加血浆渗透压是保持透析过程中有效血容量稳定的重要措施，通常方法是增加透析液中钠和葡萄糖浓度，后者现已少用。肾衰竭由于水潴留和毒素的作用，特别ARF患者都伴有心血管代偿功能差，容易在透析过程中发生低血压。血容量的维持是依靠毛细血管的再充盈作用，也就是说，毛细血管再充盈率必须大于等于超滤率，而增加再充盈率的办法就是提高血浆渗透压。在ARF的治疗中，增加透析液渗透压可以防止透析中患者产生低血压，增强心血管的耐受性。

（3）透析液电解质浓度。Palmer等[23]指出透析液成分可以影响血流动力学。Henrich等使用透析液钠浓度144 mmol/L与132 mmol/L对比，结果表明前者血压稳定。ARF如果没有明显的高血压，建议使用透析液钠浓度135～145 mmol/L为益。有些作者对慢性透析患者进行透析液高/低钠模型对比研究，未发现比常规高钠（如140 mmol/L）更有优点，但在ARF尚无经验。对高血钾ARF者应使用低钾（<2.5 mmol/L）透析液。对缺血性心脏病患者、接受洋地黄治疗者，低血钾容易引起心律失常。此外，低血钾可引起透析中骨骼肌、皮肤和冠状动脉血管床阻力增加，可能促进血管平滑肌对内源性或外源性儿茶酚胺的敏感性。研究指出，钙浓度在1.875～1.75 mmol/L比低于此浓度容易改善血流动力学不稳定性。研究发现，血清钙浓度与收缩压、舒张压和平均动脉压直接相关。非侵入性检查左心室功能显示，高钙改善血压状况与左室容积改善有关，而不是末梢血管阻力增加。有报道，低血钾可以促进高钙对心血管的益处，发现心肌收缩功能的改善与血钙增加和血钾降低有相关性。建议对ARF治疗应选择透析液钙浓度为1.75 mmol/L为益，而急性挤压综合征除外。

(七)抗凝方法的选择

抗凝剂的选择主要取决于临床病情以及伴随的高危因素,如果无明显的出血倾向则可以应用常规肝素以及常规剂量,通常首次静脉负荷剂量为40~70 U/kg,间断替代治疗肝素维持剂量为700~1 200 U/h,连续替代治疗肝素剂量为250~1 000 U/h。有明显出血倾向以及创伤、大手术后的患者,可以用体外抗凝法。通常用鱼精蛋白中和肝素或用局部枸橼酸钠抗凝法,前者必须事先做鱼精蛋白和肝素中和试验,以决定二者应用的比例,但临床往往二者中和比例不合适,临床效果差,已经不常用;后者必须调整枸橼酸盐与葡萄糖酸钙(或氯化钙)的输入速度以及与血流量的相关性。此法因为临床效果满意,常用于有活动出血的患者,但药源有困难。近年常把低分子量肝素用于临床有出血倾向的患者,有较好的效果。通常首剂为5 000 U至少可以维持体外循环4小时。低分子量肝素的维持剂量很难掌握,因为抗-FXa活性的检查很不方便,只能根据临床情况判断,决不可每4小时给一次相当于首次剂量的肝素。有明显活动性出血的患者,建议应使用无抗凝剂的体外循环方法。无肝素透析应该事先用含12 500 U/L的肝素盐水浸泡至少1小时,在体外循环时应该设定高血流量,并定期用盐水冲洗透析器,以防体外凝血。应当注意,无肝素透析对危重患者或心血管功能不稳定患者慎用。

在非透析日如何用肝素封存导管,根据作者的经验,选用一支普通肝素(12 500 U)加入0.6 ml盐水稀释至2.6 ml,分别注入导管两腔内(正好相当于两腔的容量),可以维持24~48小时腔内不凝血,不过在下次使用前应该各管抽出0.5 ml的血液(通常含有微量的凝血块)以防发生栓塞的危险。

(八)急性肾衰竭充分透析评价及指标

用任何一种肾脏替代疗法的目的是在肾衰竭期间纠正机体内环境的紊乱状态,尽可能清除毒性、炎症物质,使患者不出现并发症。Kjellstran等[24]认为血液净化应该达到以下目标,见表21-7-7。

表21-7-7 血液净化达到的目标

1.恢复水电平衡,纠正水肿、血钠异常
2.控制氮质血症 透析前尿素水平<20 mmol/L
3.恢复酸碱平衡 透析间期血清HCO_3>20 mmol/L
4.满意的控制血钾水平在3.5~5.5 mmol/L
5.保持钙磷平衡 血磷为1.0~2.0 mmol/L,血钙在2.25~2.50 mmol/L
6.适当的营养支持 热量为30~50 kcal/(kg·d),蛋白质摄取≥1.2 g/(kg·d)
7.纠正贫血,Hct≥80 g/L
8.防止并发症

透析充分性对ARF的预后有重要的影响。研究表明,透析剂量与存活率呈正相关,对于一般ARF通常可以用如下指标评估透析的充分性。间断性肾脏替代治疗,透析前BUN≤30 mmol/L,或连续性肾脏替代治疗,TAC_{urea}≤20 mmol/L,或每周Kt/V值接近6(相当于每天Kt/V接近1)。

目前治疗脓毒症、ARF上述指标很明显不能达到治疗目的,对于血液净化的作用和效率要有新的概念和技术要求。血液净化治疗,确切地说"体外循环疗法,ECT"的作用界定为:"清除":包含代谢毒素、细胞因子、炎症介质、氧自由基及无选择性清除不可知或不认识的有害物质(相对分子质量在20 000~50 000);"平衡":意指纠正酸碱、水、电解质、免疫(抑制免疫亢进、激活免除抑制)、内分泌、代谢、凝血与纤溶失衡;"保护":达到修复内皮细胞,改善内皮功能,保护心、肾、肝、肺、神经、胃肠、血液、骨髓、脑等器官系统。如此,"体外循环疗法"不单纯是肾脏替代或血液净化,而是可以支持衰竭的器官(心、肺、肾、肝)功能,维持生命直到发挥有效的治疗或器官功能的恢复。

因此判断ECT治疗效果的先于临床而又敏感的"先兆指标"不是毒性物质清除的多与少,而是关注脓毒症的生物学指标变化更为重要。常见的生物学标志物如下。

1. CRP CRP由肝实质细胞产生,IL-1、IL-6、TGFβ等细胞因子可诱发其mRNA的转录。正常人群CRP水平在10 mg/L以下,感染后4~6小时开始升高,并在36~50小时左右达到峰值。其他炎症性疾病如烧伤、创伤等也可导致CRP明显升高,而病毒感染性疾病CRP并不明显增加。

2. 降钙素原(PCT) PCT可以由多种组织和细胞如神经元细胞、白细胞、肝细胞等分泌。正常条件下血中 PCT < 0.5 ng/ml 或检测不到,感染后则迅速上升,2 小时左右可在血中检测到,12 ~ 24 小时达到峰值。与 CRP 一样,病毒感染并不引起 PCT 增高。

3. 活化蛋白 C(APC) 生理状态下蛋白 C 存在于血浆中,具有明显的抗凝和抗炎作用。脓毒症患者蛋白 C 及蛋白 S 大量消耗,其血浆含量显著降低,内皮细胞血栓调节素表达下调也致使 APC 生成减少。

4. 高迁移率族蛋白 B(HMGB1) HMGB1 是一种核结合蛋白,在炎症刺激下生成量显著增高。它可刺激单核细胞产生炎性因子如 IL-1、IL-6 等,以及巨噬细胞分泌炎症蛋白,诱导多种黏附分子(VCAM-1、IVAM-1)、MCP-1 和组织纤溶酶原激活剂的表达,参与凝血的调节。HMGB1 可视为一种作用广泛的晚期促炎因子,可能成为脓毒症治疗重要的靶向目标。

5. 细胞因子 循环和组织中细胞因子水平增高是机体炎症反应的表现,细胞因子反应迅速,测定简单,是理想的生物学标志物。但到目前为止尚没有一种细胞因子可单独作为脓毒症患者的预测指标。目前研究显示在所测定的 17 种细胞因子中,有 9 种(IL-1,IL-2,IL-4,IL-6,IL-8,IL-10,IFN-γ,G-CSF,MCP-1)与患者存活和死亡之间存在明显相关性,其中 IL-8 和 IL-1 对患者的预后意义高于公认的 APACHE Ⅱ评分系统。许多研究显示脓毒症患者血 IL-6 水平明显增高,且增高幅度与脓毒症的严重程度、脓毒性休克和不良预后相关,预示多脏器功能不全(MODS)和死亡率明显增加。

6. 巨噬细胞移动抑制因子(MIF) LPS 可刺激 MIF 的合成和释放入血,脓毒症及急性呼吸窘迫综合征患者血浆和肺泡内 MIF 增高,其增高程度与不良预后显著相关。研究认为 MIF 可作为在发病早期反映脓毒症严重程度的重要指标,能预测脓毒症和脓毒性休克患者的不良预后,存活患者发病早期 MIF 水平明显低于死亡患者。

为达到上述效果,相关设备也在不断的更新与升级,如 CPFA、MARS、Prometheus 等相续诞生,后两者虽然作为人工肝出现,但是近年也多见于成功的抢救 MOF 和脓毒症。

(九)预防 CRRT 的并发症

1. 在肾脏替代治疗中的并发症

(1)由于超滤过多或过快引起有效血容量不足导致低血压或休克。

(2)由于弥散透析清除溶质过快使血浆渗透压下降过多而引起脑、肺失衡综合征,连续肾脏替代治疗很少产生。

(3)治疗中出现低钾血症可诱发心律失常。

(4)应用乳酸盐透析液可引起高乳酸血症。

(5)清除某些药物可影响临床的有效治疗,必要时进行药物剂量调整。

体外循环过程中也可以发生一些致命性并发症,如空气栓塞、管道脱落、透析液成分异常导致的溶血或昏迷等,如果医护人员精心护理,这些并发症是可以避免的。

2. 血管通道相关并发症

(1)由于插管引起局部血肿、血胸、胸膜和神经损伤。

(2)感染,常见于插管出口部感染、隧道炎、败血症以及局部出血、静脉血栓、动脉缺血等。

(3)锁骨下静脉插管容易发生血管狭窄,常伴有同侧上肢水肿,或一侧远端血管血运障碍。

3. 抗凝剂相关并发症

由于原发病因素或抗凝剂应用过量,或因应用肝素引起血栓性血小板减少而发生内出血,也可因为抗凝剂应用剂量不足而发生循环内凝血。

(十)急性肾衰竭的腹膜透析治疗

以往报道,腹膜透析(PD)和血液透析(HD)对急性肾衰竭死亡率无明显区别,然而近年血液肾脏替代疗法进展较快,可以根据病情的轻重采取不同的血液净化方法。由于 PD 在单位时间内溶质清除的效率较低,对高分解代谢的患者,甚至在 CAPD 的情况下也不能充分地控制氮质血症状态。很明显 PD 不能用于腹部手术后、结肠造瘘术后、回肠切除术后的患者。虽然 PD 有一些缺点,但 PD 有血液透析不可比拟的优点,PD 血流动力学稳定,不会因为生物相容性不好而发生低氧血症、无失衡综合征之忧虑、不需要肝素等,因此,

PD对颅脑外伤、心血管功能不稳定和高危出血患者,特别在无高分解代谢状态情况下是非常可取的。PD也适用于老年和高氮质血症[BUN >53.55 mmol/L(150mg/dl)]患者作为过渡性诱导透析方式。

参考文献

1. Schrier RW, Gardenswartz MH, Burke TJ. Acute renal failure: pathogenesis, diagnosis and treatment. Adv Nephrol Necker Hosp,1981,10:213-240.
2. Koretz RL. Does nutritional intervention in protein-energy malnutritin improve morbidity or mortality? J Ren Nutr, 1999, 9:119-125.
3. Abel RM, Clyde H, Beck Jr, et al. Improved survival from acute renal failure after treatment with intravenous essential 2 L-amino acids and glucose: results of a prospective, double-blind study. N Engl J Med, 1973, 88:695-705.
4. Cuthbertson DP. Post shock metabolic respinse. Lacet. 1942,i:433-442.
5. Dellomo R, Cloman PG, Candwell J, et al. Acute continuous hemodiltration with dialysis: effect on insulin concentrtations and glycemic control in critically ill patients. Crit Care Med, 1992,20:1672-1679.
6. Frankenfield D, Badelion MM, Reynols HN, et al. Amino acid loss and plasma concentration during continuous hemodiafiltration. J Parenter Enteral Nutr, 1993,17:551-559.
7. Davenport A, Roberts NB. Amino acid losses during continuous high-flux hemofiltration in the critically ill patient. Crit Care Med, 1989,17:1010-1015.
8. Bouffard Y, Viole JP, Annat G, et al. Energy expenditrue in the acute renal failure patient mechanically ventialted Intensive Care Med, 1987,13:401-409.
9. Wilmore DW, Dudrick SJ. Treatment of acute renal failure with intravenous essential L-amino acids. Arch Surg, 1969,99(5):669-673.
10. Dudrick SJ. Intravenous feeding as an aid to nutrition in disease. CA Cancer J Clin, 1970,20(4):198-211.
11. Abel RM, Clyde H, Beck Jr, et al. Improved survival from acute renal failure after treatment with intravenous essential 2 L-amino acids and glucose: results of a prospective, double-blind study. N Engl J Med, 1973,88:695-704.
12. Feinstein EI, Blumenkuantz MJ, Healy M, et al. Clinical and metabolic response to parenteral nutrition in acute renal failure: a controlled double blind study. Medicine, 1981,60:124-129.
13. Mirtallo JM, Schneider PJ, Ruberg RL, et al. Monitoring protein requirements of the patient receiving hemodialysis and total parenteral nutrition. Am J Hosp Pharm, 1981,38(10):1483-1486.
14. Bellomo R, Ronco C. Indications and criteria for initiating renal replacement therapy in the intensive care unit. Kideney Int, 1998,53(Suppl 66):S106-S111.
15. Mehta RL, Kellum JA, Shah SV, et al. Acute Kidney Injury Network: report of an initiative to improve outcomes in acute kidney injury. Crit Care, 2007,11(2):R31.
16. Ronco C, Kellum, JA, Bellomo R. Potential Interventions in Sepsis-Related Acute. Kidney Injury. Clin J Am Soc Nephrol, 2008, 3: 531-544.
17. Bellomo R, Ronco C. Continuos versus intermittent rernal replacement therapy in the intensive care unit. Kideney Int, 1998, 53(Suppl 66):S125-S132.
18. Tetta C, Cavaillon JM, Camussi G, et al. Continuous plasma filtration coupled with sorbents. Kidney Int, 1998, 53(Suppl 66):S186-S189.
19. Grootendorst AF, van Bommel EFH, van Leengoed LAM, et al. High volume hemofiltration improves hemodynamics and survival of pigs exposed to gut ischemia and reperfusion. Shock,1994,2:72-78.
20. Ronco C, Bellomo R, Hommel P, et al. Effects of different doses in continuous veno-venous hemofiltration on outcomes in acute renal failure: a prospective, randomized trial. Lancet,2000,355:26-30.
21. Himmelfarb J, HARFm RM. The use biocompatible dialysis membranes in acute failure. Adv Ren Replace Ther, 1997,4(2 Suppl 1):S72-S80.
22. Kes P. Biocompatibility of dialysis membrane. Acta Med Croatica, 1999,53(1):29.
23. Palmer BF. The effect of dialysate composition on systemic hemodynamics. Semin Dial, 1992, 5:54-65.
24. Kjellstrand CM, Ing T. Daily hemodialysis: history and revival of a superior dialysis method. ASAIO J, 1998,44(3):117-122.

第八节 急性肾衰竭的特殊类型

王质刚

尽管急性肾衰竭分为肾前性、肾性和肾后性，但是具体在临床判断上还是比较复杂的，除了缺血与中毒引起的常见 ATN 外，近年发现由肾小球疾病本身导致的 ARF 日益多见；此外，一些系统性疾病(如小血管炎、狼疮肾炎)也很常见；各种原因的肌溶解以及少见的细菌、病毒、原虫感染引起的 ARF 也屡见。造影剂、药物等一些因素诱发的 ARF 也日益多见。大多数 ARF 一经发现，原发因素或诱因已经去除，不存在治疗原发病的问题，但有些 ARF 关键在于治疗原发病，所以临床上鉴别出某些特殊的 ARF，以便在血液净化治疗的同时，制定治疗原发疾病的对策，直接关系患者的预后，现叙述几种特殊类型 ARF 的临床表现和血液净化疗法的特点。

一、肾综合征出血热

肾综合征出血热(hemorrhagic fever with renal syndrome, HFRS)为病毒感染性疾病，最早由苏联描述，目前已在 30 多个国家流行。该病在我国发病率最高，流行范围最广、最严重，我国除青海、新疆外各省市都有流行。在 1982 年世界卫生组织统一命名之前，在我国该病命名为流行性出血热(epidemic hemorrhagic fever, EHF)。

HFRS 病毒于 1976 年在韩国分离成功,被命名为汉坦病毒(Hantaan virus),以后又分离出两种与其相关的 HFRS 病毒,即汉城病毒(Seou virus)和普乌马拉病毒(Puumalla virus),统属布尼亚病毒科汉坦病毒属,属于 RNA 病毒。

从流行病学看,HFRS 病毒传染源和贮存宿主为啮齿类动物,多为鼠类,当人通过呼吸道、消化道、皮肤黏膜破损处接触感染动物的尿液、粪便、唾液及血液,就可能被传染,人与人之间不传染。按流行类型可分为三型:①农村型:传染源为黑线姬野鼠,临床表现典型;②城市型:传染源为褐家鼠,临床表现轻;③实验室感染型:传染源为大白鼠,临床表现轻。

HFRS 临床主要表现有发热、出血和肾损害三大病征,潜伏期一般为 1 ~ 2 周,典型 HFRS 经历 5 个发病阶段:发热期、低血压期、少尿期、多尿期及恢复期,病程一般 4 ~ 6 周,但恢复期可以延长。另外,需要注意 HFRS 可呈非典型表现。

(一)发病机制

多年来,国内外学者应用免疫组化、免疫荧光、放射免疫、RT-PCR、ECT、动物实验等现代技术,对 HFRS 发病机制,特别是对肾脏损害机制进行广泛系统研究,发现由多种因素导致急性肾脏损伤,有些还有待进一步证实。

1. 直接损害　研究发现,HFRS 病毒(HFRSV)有直接致病作用,病毒的膜蛋白(MP)在发病中起关键作用。HFRSV 能侵犯外周血单个核细胞(PMNC),在其中复制,表达其结构蛋白,并随单核细胞散布至其他组织。HFRS 的 MP 可以引起肾小管上皮细胞融和,另外还可以直接损害血管内皮。PMBC 中病毒 MP 表达强度和血浆内皮素-1(ET-1)水平与肾损害轻重呈平行关系。

2. 免疫反应　10 余年前,我国就有学者发现 HFRS 患者血中循环免疫复合物增多,且对 HFRSV 具有特异性。另外,Settergren 等发现伴随着 HFRS 患者急性期尿 β_2-微球蛋白(β_2-MG)和尿 N-乙酰-β_2-D 氨基葡萄糖苷酶(NAG)增高,血浆抗 Tamm-Horsfall 蛋白抗体也增高。Billheden 等测定了 47 名 HFRS 患者急性期血清,发现 77% 患者抗肾小球基底膜(GBM)抗体阳性,而且是非 Goodpasture 基底膜抗体。观察了患者补体系统的激活情况,发现病程极期(低血压、少尿期)血清 C_3、C_4 下降,而循环免疫复合物(CIC)上升,说明由补体经典途径激活,部分患者 CH50 也可下降,补体旁路途径也被激活,故认为存在免疫反应,尤其Ⅲ型变态反应参与了致病过程。肾脏免疫病理检查也发现,HFRSV 抗原、抗体及补体同时存在于肾组织中,且免疫球蛋白 IgG、IgM 及补体呈颗粒样沉积,进一步证实免疫介导的Ⅲ型变态反应存在。

3. 体液因子变化　在 HFRS 患者中,同步检测肾小球滤过率(GFR)、有效肾血浆流量(ERPF)和一些体液因子,发现在 GFR 和 ERPF 下降同时,血浆缩血管物质,如内皮素、去甲肾上腺素、血管紧张素Ⅱ、血栓素 A_2 的代谢产物 TXB_2 等增加;而舒血管物质,如 P 物质、心钠素、前列环素代谢产物 6-keto-$PGF_{1\alpha}$减低或轻度增加;应用药物使血浆 AT-Ⅱ下降,或使 TXB_2/6-keto-$PGF_{1\alpha}$下降,肾脏损害也减轻。

4. 弥散性血管内凝血(DIC)　HFRS 患者有 35.5% ~ 55.6% 并发 DIC,是由于病毒感染及免疫反应引起 ,而 DIC 一旦形成,它可引起全身广泛出血、血压下降,肾血流灌注减少,并形成肾血管微循环障碍,加重肾缺血,导致肾小管坏死。

5. 肾脏超微结构改变　肾小管上皮细胞增生肥大,提示肾小球超微结构改变是 HFRS 进入肾衰竭少尿或无尿的主要原因之一,是 HFRS 形成肾衰竭的重要细胞学基础。肾小管的组织学改变使肾小管重吸收功能破坏,加剧了肾功能恶化。推测免疫复合物沉积介导初期病变,并启动 HFRS 一系列病理、生理改变。

(二)肾综合征出血热肾损害的临床表现

潜伏期 4 ~ 46 日,一般为 7 ~ 14 日,以 2 周多见。典型患者病程中有发热期、低血压休克期、少尿期、多尿期和恢复期的 5 期经过。非典型和轻型病例可以出现越期现象,而重型患者则可出现发热期、休克期和少尿期之间互相重叠。

1. 发热期　患者起病多急骤,发热常在 39℃以上,以稽留热和弛张热多见。热程多为 3 ~ 7 日,亦有达 10 日以上者。一般体温越高,热程越长,则病情越重。轻型患者热退后症状缓解,重症患者热退后病情反而加重。

全身中毒症状，表现为全身酸痛、头痛和腰痛。少数患者出现头痛、腰痛和眼眶痛，一般称为“三痛”。毛细血管损害，主要表现是充血、出血和渗出水肿征。皮肤充血主要见于颜面、颈、胸等部位潮红，重者呈醉酒貌。黏膜充血见于眼结膜、口腔软腭和咽部。皮肤出血多见于腋下和胸背部，常呈搔抓样或条索状。黏膜出血常见于软腭呈针尖样出血点。

尿蛋白多出现在起病3~5日，定性(++~++++)，可伴镜下血尿，肾功能有所损害，表现为肌酐清除率开始下降，血 β_2-MG 升高，尿比重下降，尿溶菌酶升高，尿 NAG 增高，肾小管功能损害。

2. 低血压期及少尿期　一般发生于病程4~6日，多数患者发热末期或热退同时出现血压下降，少数热退后发生。轻型患者可不发生低血压或休克。本期持续时间短者数小时，长者可达6日以上，一般为1~3日。与休克期同时出现少尿，一般以24小时尿量少于400 ml为少尿，少于50 ml为无尿。少尿期一般发生于病程5~8日。持续时间短者1日，长者可达10余日，一般为2~5日。少尿期的临床表现为酸中毒、水、电解质紊乱，严重患者可出现高血容量综合征和肺水肿。多数患者此期由于DIC、血小板功能障碍或肝素类物质增加而出血倾向加重，表现为皮肤瘀斑增加、鼻衄、便血、呕血、咯血、血尿或阴道出血。少数患者出现颅内出血及其他内脏出血。

重症患者出现大量蛋白尿，为高分子蛋白尿，定量超过3.5 g/d，尿沉渣镜检有红细胞、白细胞、肾小管上皮细胞及管型，重者出现肉眼血尿。肾功能进行性恶化，重症患者短期出现急性肾小管坏死、肾衰竭。

3. 多尿期与恢复期　多尿期一般出现在病程9~10日，持续时间短者1日，长者可达数月以上。根据尿量和氮质血症情况可分以下三期：①移行期：每日尿量由500 ml增加至2 000 ml，此期虽尿量增加但血尿素氮(BUN)和肌酐(Cr)等反而上升，症状加重，不少患者因并发症而死于此期，宜特别注意观察病情；②多尿早期：每日尿量超过2 000 ml，氮质血症未见改善，症状仍重；③多尿后期：尿量每日超过4 000~8 000 ml，少数可达15 000 ml以上。此期若水和电解质补充不足或继发感染，可发生继发性休克，亦可发生低钠、低钾症状。一般需1~3个月，体力才能完全恢复，但有的患者肾功能恢复需更长时间。

根据发热高低、中毒症状轻重和出血、肾功能损害的严重程度，本病可分为5型：①轻型；②中型；③重型；④危重型；⑤非典型。

(三)肾综合征出血热病理特点

大体解剖可见肾脏增大，肾脏重量超过正常1~2倍，皮质苍白，髓质充血、坏死。陈惠萍等报道21例HFRS接受经皮肾穿刺活检病理观察，重型病例8例，于病程1~2个月活检，中型9例3~4周活检，轻型4例2周内活检，结果绝大多数肾小球形态结构正常，个别出现轻度系膜细胞及基质增殖，主要病变在肾小管、肾血管、肾间质。但近来鲁猛厚等观察5例HFRS死亡病例肾组织超微结构改变，标本采集均为肾衰竭极期，发现5例危重患者肾小球超微形态结构均出现明显的改变，主要变化有肾脏层上皮细胞胞体及突起呈不同程度的肿胀，可见足突融合，间隙变窄或消失。毛细血管袢基底膜普遍增厚，部分基膜呈节段性扭曲，可见电子密度增高的足突，呈“钉突状”插入扭曲的基膜间隙，其中1例基膜的足突侧有明显的高电子致密物沉积。内皮细胞肿胀增厚，内皮小孔减少或消失，有些基膜侧内皮细胞膜融解或消失，相邻的内皮侧基膜疏松。部分肾小球囊腔水肿，充满絮状物和细胞碎片。

显微镜下肾小血管、间质及肾小管病变非常明显，小血管及毛细血管扩张，血管壁水肿、纤维素样坏死，血管周围单核细胞浸润。髓质间质水肿、出血，间质炎症细胞浸润，病程后期可有纤维化。肾小管上皮细胞发生各种退行性变，细胞肿胀、颗粒变性、空泡变性及滴状变性，后期出现上皮细胞萎缩扁平。严重者出现肾小管广泛坏死，肾小管近曲小管管腔被蛋白及细胞碎屑管型堵塞。

免疫荧光检查发现免疫球蛋白以IgG/IgM为主，有时伴IgA及补体(C_3为主，有时伴C2q)，呈颗粒样沉积于肾小球系膜及毛细血管壁、肾小球上皮细胞及基底膜、小血管壁及间质。电镜检查在肾小球基底膜内、内皮下及系膜区以及在肾小管基底膜内见到电子致密物。免疫球蛋白和补体的沉积与HFRS病程有明显关系，早期免疫复合物沉积机会较晚期多。

(四)肾综合征出血热诊断

目前HFRS诊断主要依靠实验室的血清学检查和临床表现。血清学检查方法需检测特异性血清抗体或抗原，有间接免疫荧光法(IFA)、酶联免疫法(ELISA)，反向被动血凝抑制法(RPHIA)、聚合酶联反应法(PCR)、酶标病毒葡萄球菌A蛋白试验及补体结合试验。早期查出IgM抗体，它在疾病的2~3天开始阳性，7~10天达最高峰，少数病例可以IgM抗体阴性；用RPHIA或ELISA双抗体夹心法检查血清中病毒抗原，以及用直、间接免疫荧光试验或双桥PAP检查人血白细胞中病毒抗原。临床表现根据发热、出血和肾损害三大病征和“三痛”“三红”以及五个疾病发展阶段基本可以诊断。

国内郭榕等对369例HFRS早期诊断指标进行探讨，认为在无条件进行免疫检查的乡村及基层医院为了进行早期诊断、早期治疗，可根据以下3项之一进行诊断：①发热、出现异型淋巴细胞、血小板下降；②发热、出现尿膜；③口腔出血点、血小板下降。按发病日计算其平均诊断时间为1.85天。

(五)肾综合征出血热的防治

肾损害始终贯穿HFRS整个疾病过程，其中有50%~60%伴有急性肾衰竭，死于少尿期者占各期死亡总数的58.18%~69.88%，居于首位，所以防止肾损害进一步恶化乃至发展至急性肾衰竭，是减少死亡率的关键环节。在HFRS早期应用抗病毒治疗，如目前常用的干扰素、利巴韦林等；免疫调节治疗，如免疫抑制剂、转移因子、细胞免疫强化剂等；以及防治出血、治疗DIC；抗休克治疗等一系列综合治疗对于减轻肾损害，减少ARF的发生非常重要。

1.防治ARF的药物　国内外学者对此进行了广泛研究，特别是国内学者，进行了大量临床验证，认为应用改善微循环药物，特别是对肾血管有明显扩张作用的药物，对肾功能恢复、安全度过少尿期、缩短ARF病程作用明显。目前应用的有酚妥拉明、山莨宕碱、多巴胺、硝苯地平、β受体阻滞剂等。酚妥拉明为α肾上腺素受体阻滞剂，可扩张血管，降低外周阻力，因而增加肾脏血液灌流量，改善肾功能；多巴胺在小剂量时能舒张肾血管，使肾血流量增多，肾小球滤过率增加。此外还有排钠、利尿作用；硝苯地平为钙离子通道拮抗剂，使细胞内钙离子浓度下降，松弛平滑剂，降低外周血管阻力，肾血流量增加；山莨宕碱为M胆碱能受体阻断剂，能扩张外周血管，改善肾脏微循环；β受体阻滞剂能抑制肾素释放，降低AT-Ⅱ水平，改善肾血流。以上药物均宜在疾病早期应用，并且可联合应用2~3种。

2.血液净化治疗　对肾综合征出血热引起的ARF处理也主张早期预防性治疗，包括利尿剂、甘露醇、血管扩张药、RAS抑制剂等，均能显示一定效果。国内王氏报道用炭肾灌流治疗12例流行性出血热，少尿3~10天，血液灌流1~2次，当天或次日尿量增加，11例存活，实验结果表明灌流后CIC下降。肾综合征出血热的透析指标和时机与通常ARF没有差别，根据本病临床有出血、高分代谢等特点，应采取适当的透析对策。

(1)肝素化方法。据报道，79%出血热患者血中游离肝素含量增加，且与出血倾向呈正相关。在低凝期，首次肝素量应为0.3~0.4 mg/kg，出血倾向明显者给予低分子量肝素、局部枸橼酸钠或无肝素透析。凝血时间正常，可用0.5mg/kg。维持肝素量6~8mg/h。没有严重消化道出血者不必用局部肝素化。实践证明，经透析后，凝血时间恢复正常，血小板计数增加，出血倾向没有加重。

(2)对高分解代谢的对策。早期透析，并补充必需氨基酸。充分透析非常重要，必要时每天透析。控制BUN峰值小于35.7 mmol/L，上升幅度小于14.3 mmol/L。也可应用腹膜透析，没有增加出血的风险，心血管功能也稳定，但溶质清除率低于血液透析。

当HFRS患者出现ARF、肺水肿、高血钾及电解质紊乱、出血等严重并发症，宜早日进行透析，可做血液透析(包括血液滤过、血液透析滤过、连续动脉-静脉血液滤过、腹膜透析)治疗。国内外学者特别是国内学者从多年实践经验总结报道，在HFRS患者中，尤其是危重型病例，血液透析明显减少了脑出血、ARDS的并发症，而并发消化道出血的患者，经血液透析，出血并未加重，相反凝血功能逐渐改善。认为除颅内及肺大出血外，出血倾向不应视为血液透析禁忌证，但应减少肝素用量或应用小分子肝素、体外肝素、无肝素透析。从透析时间来看，在少尿3天内透析的存活率高。1989年全国肾脏病急救会议曾报道

HFRS 伴 ARF 患者用血液透析治疗后病死率为 23.24%，较未透析组减少了一半，所以血液净化治疗 HFRS 伴 ARF 患者前景广阔。

二、横纹肌溶解综合征

横纹肌溶解综合征又称挤压综合征(crush syndrom, CS)，一般指四肢或躯干肌肉丰富的部位，受外部重物长时间的挤压作用，或长期固定自压身体某部位而造成横纹肌肌肉组织的缺血坏死，出现以肢体肿胀、肌红蛋白尿、高钾血症为特点的急性肾衰竭综合征。挤压伤有冲击性和埋压性两种类型，前者受压部位明确，受压时间短暂；后者除直接冲击伤外，还有持续性埋压损伤，所以病情常更严重、复杂。也可遇到昏迷后自体压迫或长期压迫固定体位而造成的肌肉挤压、溶解而致。根据 1976 年唐山大地震的资料统计，大地震中 3% ~5% 的受伤者会出现横纹肌溶解综合征。2008 年四川汶川大地震中据绵阳市医院统计，横纹肌溶解综合征发生为 10.9%。非战争、地震期间，横纹肌溶解综合征可见于矿井塌方、车祸等原因。此外，由于糖尿病高渗非酮性昏迷或酮症酸中毒昏迷，海洛因、乙醇、一氧化碳等中毒昏迷时，因长时间固定体位引起自身压迫(非外伤性自体挤压)也可出现横纹肌溶解综合征。

横纹肌溶解综合征早期常不被认识，而延误诊断和治疗，死亡率较高。死亡的主要原因是严重的低血容量休克、高钾血症、低钙血症、代谢性酸中毒、急性肌红蛋白尿性肾衰竭，以及筋膜间隔综合征、继发感染。横纹肌溶解综合征 24 小时内的死亡原因多为休克和高钾血症，而 7 ~12 天主要死于肌红蛋白性急性肾衰竭引起的并发症。

(一)发病机制

一般认为，挤压综合征的发生围绕创伤后肌肉缺血坏死和肾缺血两个中心环节。各种原因使肢体长时间受压，直接造成受压局部肌肉损伤。当外部压力解除后，损伤的肌肉组织缺血、水肿，筋膜间隔区内压力上升，使组织内的压力进一步增高，肌肉缺血坏死更加严重。由于血浆进入组织间隙，使血容量减少，同时肌肉坏死释放出大量钾离子，对心肌产生抑制和毒性作用，出现心源性休克。休克引起血管反射性收缩，肾脏血管收缩，使肾脏缺血，肾间质水肿、肾小球滤过率降低、肾小管上皮水肿坏死。组织缺氧，酸性代谢产物在体内堆积，体液 pH 下降，尿液酸化。肌肉坏死，大量肌红蛋白释出，肌红蛋白在酸性环境下，形成结晶堵塞肾小管，同时肌红蛋白本身对肾脏具有毒性，从而引起与加重肾脏损伤，最终出现以肌红蛋白尿为特征的急性肾衰竭。重大创伤时机体出现应激反应，垂体-交感神经-肾上腺髓质轴功能发应亢进，肾血管收缩，亦造成肾脏缺血损伤。以下从 6 个方面详述挤压综合征发病机制的研究进展。

1. 横纹肌溶解时骨骼肌的变化　肌肉是人体最大的组织，占人体重量的 40% ~50%，它与大脑和其他重要器官不同，不受骨骼的保护。同时，肌肉是人体内含水和钾离子最多的组织，其所含钾离子约占人体钾离子总量的 70%。在全身组织中，肌肉的 Na^+-K^+-ATP 酶依赖性离子泵的密度亦最高。所以，当肌肉受到损伤时，会引起机体严重的水、电解质和代谢紊乱，见表 21-8-1。机械损伤、过度牵拉、高热、身体过度用力以及代谢性损伤等，均可破坏肌细胞膜的完整性，细胞膜的通透性增加。

表 21-8-1　横纹肌溶解时肌细胞内、外液溶质的变化及后果

原　因	结　果
水、钠离子、钙离子由细胞外间隙进入细胞内	低血容量和血流动力学性休克，肾前性和肾后性急性肾衰竭；低钙血症进一步加重高钾血症的心脏毒性；细胞质内钙离子浓度增高，激活具有细胞毒性的蛋白酶，钙离子进入线粒体内，使线粒体功能受损，腺苷三磷酸合成减少
肌肉损伤，钾离子外流	低钙血症和低血压进一步加重高血钾对心脏的毒性；周围血管扩张
细胞核崩解，释放出大量嘌呤	高尿酸血症，肾中毒
血磷	高磷血症进一步加重低钙血症、转移性钙化(包括肾脏)、均可引起全身性的代谢性并发症。代谢性酸中毒和尿液酸化功能障碍
乳酸和其他有机酸	肾中毒，尤其同时存在少尿，酸性尿和高尿酸尿时

续表

原　因	结　果
肌红蛋白	肾小管阻塞
促凝血酶原激酶	弥漫性血管内凝血
肌酸激酶	血清肌酸激酶水平明显增高
肌酐	血清“肌酐/尿素氮”比值增高

在犬筋膜间隔综合征的实验模型中观察到，给肌肉加压3小时，肌细胞的腺苷三磷酸降至正常的15%以下，可能是由于肌肉在受压或牵拉时，肌细胞坏死，肌浆外漏，使需氧代谢增加。肌细胞在受到牵拉的过程中，钠离子、钙离子和水进入肌细胞内，使细胞膜的电化学梯度下降，并引起肌细胞肿胀，大量细胞外液进入肌细胞内。钙离子进入肌细胞后，激活细胞内的溶酶体，并使线粒体的完整性遭到破坏。值得注意的是，牵拉引起肌细胞线粒体功能下降的发生时间（牵拉后1～2小时）早于缺血损伤引起的线粒体功能下降的时间（损伤后3～4小时）。线粒体是细胞内能量合成的主要场所，线粒体损伤的最终后果是造成肌细胞缺氧和酸中毒。

以上变化可导致低血容量性休克、低钙血症、骨骼肌细胞结构和功能破坏。压力引起的肌细胞膜通透性改变，大量钾离子进入细胞外液，可以在压力解除后的2小时内出现血钾过高而导致的心跳骤停。此外，在横纹肌溶解时，肌红蛋白、磷、嘌呤（尿酸盐的前体）等具有肾毒性的代谢物质可能漏至细胞外液，加重肾脏损伤。最终结果是高血钾和低血钙的协同作用使心血管功能受到抑制，使休克加重；循环衰竭使肾脏对肾毒性代谢物质更敏感。

实验研究发现，挤压伤引起肌肉血管扩张和高灌注，伴随着肌肉中一氧化氮的合成增多，这种血管扩张使挤压综合征时的休克加重。此外，肌肉中一氧化氮合成增多，将会影响肌肉的结构和功能。

2. 横纹肌溶解综合征时电解质紊乱　挤压伤患者解除挤压因素2小时内就可能出现高钾血症、低钙血症和代谢性酸中毒。低钙血症加重高血钾对心血管系统的毒性和抑制作用。高磷酸盐血症加重低钙血症，进一步损害肾脏功能，并可引起全身性的代谢并发症。

3. 横纹肌溶解综合征时的循环衰竭　挤压综合征时常出现严重的血流动力学改变，主要造成低血容量性休克，参见表21-8-2。由于受压组织肿胀，大量细胞外液进入组织，在损伤后的数小时内便可有14 L左右的细胞外液进入肌肉组织。循环容量不足和高血钾、低血钙的协同作用使心脏产生负性变时、变力作用。横纹肌溶解综合征时血钾可高至10mmol/L。损伤肌肉的血管扩张，进一步使循环血量不足和动脉压下降。动物实验中发现，损伤引起的肌肉血管扩张是由于肌肉中诱导性一氧化氮合成酶（iNOS）增多，致使一氧化氮产生增多。

横纹肌溶解综合征时出现循环衰竭，通过压力感受器，使缩血管物质（去甲肾上腺素、血管紧张素Ⅱ和内皮素等）合成和释放增多，引起肾血管收缩，导致肾灌注不足和缺血。扩血管物质与肌红蛋白形成螯合物，可增强以上物质的缩血管作用。所以，造成肌红蛋白尿性急性肾衰竭是由于两方面原因造成的：①血管因素，肾血管收缩和肾脏缺血；②肾小管管型的肾毒性和肾小管堵塞，肌红蛋白、尿酸盐、磷酸盐在酸性环境下易形成结晶。

表21-8-2　创伤性横纹肌溶解相关性休克的原因

1. 大量水及电解质等进入细胞内，引起循环血容量下降（内源性丢失）
2. 脱水（外源性丢失）
3. 高血钾、低血钙和细胞因子对心血管系统的抑制
4. 受压局部一氧化氮合成增多，使血管扩张

4. 肾脏形态学改变及其机制　挤压综合征出现急性肾衰竭表现时，肾脏的形态学改变进行性加重，首先出现肾小管坏死，表现为肾小管上皮细胞的坏死、脱落，而肾小管基底膜完整；随后出现肾小球破裂，表现为肾小球基底膜断裂，最后出现肾皮质坏死。肌红蛋白和血红蛋白引起的人和实验动物的急性肾衰

竭,具有明显的形态学特点,近曲小管严重变性,肾小管内见棕褐色色素管型。管型的基质为脱落的上皮细胞,这些管型阻塞肾小管管腔,进而损伤肾脏功能。Zager 等认为色素蛋白管型的毒性在肌红蛋白致肾小管上皮细胞坏死的过程中起重要作用。管型的形成导致管腔阻塞,尿液淤滞。尿液淤滞使管型形成更多,也使管型与上皮细胞的接触更多。尿液浓缩以及横纹肌溶解综合征中代谢性酸中毒使尿液酸化,不仅加重了肌红蛋白和尿酸盐的肾脏毒性,也使远曲小管内肌红蛋白、Tamm-Horsfall 蛋白增多。

凝血机制紊乱,出现 DIC,可致肾皮质坏死,其特点是先有肾小管坏死、破裂,这与缺血等其他原因引起的急性肾衰竭综合征不同。

5. 色素蛋白诱导的肾毒性反应机制 目前认为,肾脏腺苷三磷酸(ATP)消耗和氧化损伤两方面因素在对肾脏损伤的开始阶段起重要作用。

肌红蛋白尿导致的急性肾衰竭实验动物模型,显示肾脏的血液灌注减少,这是由于肌红蛋白引起的肾脏血管收缩和低灌注。甘油诱导的肌红蛋白尿性急性肾衰竭的大鼠模型中发现,肾皮质 ATP 含量下降。肾脏 ATP 的消耗不仅仅是因为缺血,还由于肾小管上皮细胞损伤,使 ATP 的前体物质(腺嘌呤、肌苷、次黄嘌呤等)从损伤的细胞内释出,导致 ATP 的合成不足。实验发现,提供 ATP 或其前体物质,或腺苷酸转化酶抑制剂,可以促使此型急性肾衰竭的恢复。细胞内 ATP 的消耗,常常伴随着缺血,肌细胞膜离子泵功能和能量代谢的损害,最终使细胞内钙离子浓度增高。当肌红蛋白注射至使用过含铁螯合物的大鼠体内,ATP 的水平不下降,当把铁-低相对分子质量蛋白质(17 000)螯合物注入实验动物体内时,发现了类似的结果,提示铁在色素蛋白致 ATP 的消耗中起重要作用。

活性氧自由基与各种肾病的肾脏损伤病理过程相似。实验发现,当肌红蛋白或血红蛋白超过了近曲小管的吸收能力,它们便阻塞肾小管腔,随后有铁离子被释放入肾小管腔内。铁是一种促进氧自由基产生的中介物质,而且铁本身也可以成为自由基。许多实验均证明"铁诱导超氧化"这一论断,如去铁胺、活性氧清除剂谷胱甘肽,对肌红蛋白尿性急性肾衰竭具有保护作用。大鼠此类急性肾衰竭模型的肾脏组织中,过氧化氢产生增多,氢过氧化物是氧自由基的重要来源,其本身可以使细胞内产生并释放铁。羟自由基的产生(可能在线粒体中)在色素蛋白诱导的肾中毒反应中也起重要作用。

6. 肾脏血管收缩机制 肾脏血液灌注受内皮细胞代谢产物(血管活性物质)的调节,主要包括缩血管源因子(内皮素等)和舒血管源因子(前列环素、一氧化氮)等。

(1)内皮素(endothelin, ET)。内皮素在缺血性和肌红蛋白尿性急性肾衰竭的发病过程中起重要作用。肾内注射 ET 导致肾脏血流和肾小球滤过率极度下降。肾缺血性急性肾衰竭的大鼠模型中,ET-1 水平和其在肾脏中的结合部位明显增多。大鼠肌内注射甘油 4 小时后,血浆 ET-1 水平和尿 ET 排出均增加。ET-1 升高被认为是由于肾脏缺氧和自由基产生增多。大多数 ET 受体拮抗剂可以改善肌红蛋白尿性急性肾衰竭和缺血性急性肾衰竭大鼠模型肾脏的低灌注、低滤过状态和排泄功能。提前使用 Bosentan(一种新的、强效的 ETA/ETB 受体拮抗剂),可以使肌红蛋白尿性急性肾衰竭大鼠的肾脏血流完全维持正常。

(2)一氧化氮(NO)。一氧化氮是一种可扩散的气体分子,由肾脏的肾小管上皮和肾小球基底膜细胞产生,其前体物质为 L-精氨酸(L-arginine)。NO 可以产生血管扩张作用,改善肾脏微循环,主要作用于肾脏入球小动脉,介导乙酰胆碱、缓激肽在肾脏的扩血管作用。NO 还可以通过调节球-管反馈而影响肾脏功能、肾素释放和盐在肾小管的重吸收。此外,NO 可以抑制炎性细胞的迁移、浸润和血小板的聚集。肾脏缺血损伤或色素蛋白损伤,可以影响 NO 的合成,同时刺激缩血管活性物质的产生。缺血的肾脏几乎完全依赖 NO 的合成来保证肾脏血流量、肾小球滤过率和肾髓质的氧合作用。给机体提供 L-精氨酸,可以增强 NO 对肾脏的保护作用。来源于崩解肌肉细胞的色素蛋白是 NO 的强力清除剂。在肾脏组织中,色素蛋白消耗 NO 储存,使肾脏抵抗 ET 诱导的缩血管作用减弱。NO 和其代谢产物过氧化氮(ONOO)与肾中毒和缺血再灌注诱导的肾脏损伤的病理发展过程有关。NO 在肾小管的产生可能是由于 iNOS 的激活。在缺血或内毒素血症时,iNOS 表达增多,从而 NO 生成增多。肌红蛋白可以诱导 iNOS 产生,最近研究发现,iNOS 催化产生的 NO 可抑制内皮 NO 合成酶(eNOS),eNOS 是一种肾脏血管的扩张剂。许多细胞因子可以诱导 eNOS 的产生,如肿瘤坏死因子(TNF)。甘油诱导的大鼠急性肾衰竭模型血清 TNF 水平明显增高,可能与 iNOS 有关。总之,在未来急性肾衰竭的治疗过程中可通过调节 NO 活性,选择性地扩大 eNOS 的活性,同时抑制 iNOS 的作用来保护肾脏。严重挤压伤时出现急性肾衰竭的原因,参见表21-8-3。

表 21-8-3 创伤性横纹肌溶解致急性肾衰竭的原因

1. 高凝状态使肾小球毛细血管内微血栓形成
2. 低血压和肾内、肾外缩血管物质的激活,使肾血流量下降,肾小球滤过率下降
3. 尿酸盐和细胞内色素形成管型,阻塞肾小管
4. 铁的肾毒性和肾内一氧化氮的灭活(一氧化氮可使肾血管扩张)
5. 高血钙和高血磷使肾脏出现代谢性钙化
6. 肌红蛋白、尿酸盐等肌肉细胞崩解的产物对肾脏的损伤
7. 急性高磷酸盐血症

(二)横纹肌溶解综合征的实验室诊断

血尿肌红蛋白(Mb)升高,肌酸激酶(CK)>500U/L,LDH 升高,肝酶增高。其他如肌活检、肌电图、X 线密度测量、核素扫描、肌内压测定、超声波、CT、MRI 均有助于诊断肌溶解。

通常在肌肉损伤 30 分钟后 Mb 即可升高,半衰期 2~3 小时,肾功能正常者可以从肾脏排除,6~8 小时恢复正常。血 Mb 正常值<8 μg/L,超过 1.5 mg/dl 尿中可检出,尿中持续存在提示肾衰竭。肢体被挤压超过 24 小时后开始出现肌肉坏死,在伤肢减压后(不是挤压)3~12 小时 Mb 达高峰,以后逐渐下降,1~2天后可自行转阴。解压后 12 小时内出现褐色尿或自述血尿,应该考虑 Mb 尿,无尿或少尿并持续 48 小时以上,即可确诊为 CS。

联苯胺检测不能鉴别肌红蛋白尿、血红蛋白和红细胞尿,形态学除外红细胞尿,结合溶血表现可以除外血红蛋白尿。

当肌肉破坏时,肌酸激酶(CK)释放入血。CK 有三个亚型(肌肉-CKMM、心肌-CKMB、脑-CKBB),CK 不受溶血的影响。损伤后 12 小时 CK 开始升高,1~3 天达高峰,3~5 天下降。高于正常值 5 倍(45~260 U/L)有意义。肌溶解时 CK 峰值可达 10 000U/L 或更高。由于 CK 降解较慢,又不能由肾脏或透析排除(86 000),CK 血浆浓度持续升高很长时间,比血红蛋白存在时间长。因此 CK 是评价肌肉损伤程度更可靠的标志物。

(三)横纹肌溶解综合征的临床表现

1. *局部表现* 主要表现为外伤后肢体肿胀,皮肤有压痕,质地变硬,皮下淤血,皮肤张力增高,并可在受压皮肤周围出现水疱。患者早期常感肢体难以忍受的剧痛,手指和足趾活动力减弱或不能活动,被动伸指(趾)疼痛加重,皮肤感觉迟钝。当患者受压肢体解除压迫后出现难以忍受的疼痛(神经痛),注射哌替啶也不能缓解时,即使肢体肿胀不明显,也应考虑到挤压综合征的可能。在检查肢体血液循环状态时,值得注意的是,如果肢体远端脉搏不弱,肌肉仍有缺血坏死的危险。注意检查肢体肌肉和神经功能,以判断受累的筋膜间隔区肌群很重要。

2. *多器官损害*

(1)脑损伤。① Kevorkian 观察到挤压时 ATP 的剧减,导致谷氨酸摄取的剧减;②当解压后血中谷氨酸水平成倍上升,并在富含脯氨酸的多肽(PRP)的帮助下被脑组织的不同部位摄取并引起脑细胞的损伤,导致神经系统功能的障碍。

(2)循环衰竭。①体液外渗和丢失,导致低血容量、低血压;②一氧化氮合成酶(iNOS)增多,NO 产生增多,血管扩张;③扩血管物质与肌红蛋白形成螯合物,增加缩血管作用。

(3)肺损伤。意指 ALI/ARDS,由创伤、休克、感染中毒、肺栓塞等因素引起。

(4)神经、血管功能障碍。肌肉进行性坏死,可出现筋膜间隙综合征和横纹肌溶解,有强烈神经痛。

(5)肝损伤。伤后机体变化常见有血中谷草转氨酶、肌酸磷酸激酶等的升高。

（6）血液损伤。严重的组织损伤也有并发弥散性血管内凝血（DIC）。

3. 全身表现

（1）休克。多数患者均出现休克，少部分患者早期可无休克表现。

（2）肌红蛋白尿。是诊断挤压综合征的一个重要条件。伤肢在解除压力后，24 小时内出现褐色尿或自述血尿。肌红蛋白在血中或尿中的浓度，在伤肢减压后 12 小时达高峰，以后逐渐下降，1 ~ 2 天后尿液可自行转清。

（3）电解质紊乱。主要表现为高钾血症，严重者立即或延迟出现心搏骤停。高血钾同时伴高血磷、高血镁、低血钙，可以加重血钾对心肌的抑制和毒性作用。

（4）代谢紊乱。肌肉缺血坏死后，大量的磷酸根、硫酸根等酸性物质释出，使体液 pH 下降，出现代谢性酸中毒。严重创伤后组织代谢亢进，大量中间代谢产物积聚体内，尿素氮迅速增高，出现急性肾功能不全。临床表现为神志不清、深大呼吸、烦渴、恶心等酸中毒等尿毒症症状。

1976 年唐山大地震后，北京友谊医院抢救大批挤压综合征患者，治疗中发现，患者均伴有不同程度的水潴留，贫血和肝功能损害；多数患者表现血液高凝状态，并出现弥散性血管内凝血（DIC）；部分患者出现急性呼吸窘迫综合征（ARDS）。

4. 临床分级　目前国内一般仍按伤情的轻重，肌肉受累的容量和相应的化验结果的不同，将挤压综合征分为三级：

Ⅰ级：肌红蛋白尿试验（+），血肌酸磷酸激酶 >1 万 IU/L，无急性肾衰竭等全身反应者，若损伤处不做筋膜切开减张，则可发生全身中毒反应。

Ⅱ级：肌红蛋白尿试验（+），血肌酸磷酸激酶 >2 万 IU/L，血肌酐、尿素氮升高而无少尿，但有明显的血浆渗入组织间隙，有效血容量减少，出现低血压者。

Ⅲ级：肌红蛋白尿试验（+），血肌酸磷酸激酶明显增高，少尿或尿闭、休克，代谢性酸中毒以及高钾血症。

（四）横纹肌溶解综合征治疗

横纹肌溶解综合征的现场和早期处理决定其预后，汶川地震的经验更提醒我们要重视早期处理。

1. 现场急救　据 1980 意大利、1988 亚美尼亚地震统计，85% ~95% 受压存活者都是 24 小时内获救的，体现时间就是生命。现场紧急处理包括如下步骤。

（1）作为医生现场不急于拖拉伤员，等待专业人员施救。

（2）如患者清醒，可以经口吸入碱性饮料（每 1000ml 水中加 40g 碳酸氢钠、食盐 4g 和适量糖），既可以达到利尿，纠酸、补液作用。

（3）液体复苏。如有呼吸者，马上建立静脉通道，解压前持续补充等渗盐水（1L/h），解压后补低渗盐水（0.45% NS +5% 葡萄糖 +5% $NaHCO_3$）。如尿量超过 20 ml/h，加入 20% 甘露醇（1 ~2 g/kg，总量 120 g）。尿量 >300 ml/h，每天补液 12L，其中 4 ~6 L 含有碳酸氢盐，是防止休克、高血钾关键步骤。

（4）如伤员清醒或轻伤人员，经一般处理后马上转移。

（5）昏迷且有呼吸者，保持呼吸道通畅、处理外伤（固定或缝合、包扎）、止血，稳定后转移。

（6）观察尿量，有条件可以插入尿管。

（7）评估血容量（血压、脉搏、四肢温度和颜色），如有出血应输血、血浆或代用品。

（8）少尿的处理。

1）持续输液（1 L/h）。

2）0.45% NaCl +5% 葡萄糖，第 1 天总入量 8 ~12 L，少尿者酌减。

3）5% $NaHCO_3$，如有尿，第 1 天总量 200 ~300 mmol，使尿 pH >6.5。

4）如尿量 >20 ml/h，可输入 20% 甘露醇 250 ml，速度 5 g/h，总量 <120 g。

5）保持尿量 300 ml/h，一般入量/天 = 前 1 天液体丢失量 +4 ~6 L。

6）对无尿者补液 3～6 L/d，密切观察容量负荷情况，必要时测量 CVP。

2. 一般处理常规

（1）简要询问病史（一般资料、受伤经过、前处理）。

（2）评估生命体征（血压、脉搏、呼吸、体温）以决定复苏、缝合或修补伤口。

（3）伤口处理，清创及止血。

（4）体检：包括瞳孔、颈部、胸部、心脏、腹部、四肢活动，有条件用 B 超、CT、X 线等。

（5）做好完整的医学纪录。

（6）高血钾的判断及处理。生化检查、心电图、体检（心律/心率、血压、肢体麻木、低反射）。高血钾危及心生命的紧急处理：

1）5% 碳酸氢钠 5～100 ml 静推或静点。

2）10% 葡萄糖酸钙静推。

3）有心率减慢（<40 次/分）、血压降低者，宜用生理盐水 100 ml +0.1 mg 异丙基肾上腺素点滴，以维持心率和血压。

4）葡萄糖胰岛素静点。

5）苯乙烯磺酸钠 10～20 g 口服或灌肠。

6）准备紧急透析。

3. 多科室联合、综合治疗　汶川地震很重要一条经验是多科协作、综合治疗，发挥各自的长处，积极防治由挤压产生的并发症。

（1）提倡综合处理。汶川地震经验提供，多科合作、发挥专科优势，综合治理是抢救成功的关键。包括外科、骨科、肾内科、血液净化中心，甚至 ICU、麻醉科、营养科等。

（2）甘露醇的早期应用。在补液维持有效循环血量的基础上使用甘露醇，可以促进尿液的排出，阻止肌红蛋白尿性急性肾衰竭的出现，而且可以减轻组织水肿，减少因肌肉组织坏死而漏出的具有肾毒性的代谢产物对肾脏的损害。

压力或创伤造成横纹肌溶解，使筋膜间隙内压力明显增加，出现急性筋膜间隙综合征，是一种很危险的并发症。静脉注射高渗透性的甘露醇可以阻止筋膜间隙综合征的出现。注射甘露醇 40 分钟，可以明显减轻筋膜间隙综合征的症状和肢体的肿胀程度。实验证实甘露醇可以有效抑制犬挤压综合征模型出现筋膜间隙综合征。甘露醇对犬缺血再灌注损伤肢体的神经肌肉功能具有保护作用。在多数情况下，使用甘露醇便可以有效治疗筋膜间隙综合征，而减少采用筋膜切开减张术。甘露醇对急性肾损伤具有保护作用，已被证实。在出现横纹肌溶解时，甘露醇可以通过减少组织外液的丢失来帮助维持血液循环稳定，同时甘露醇可增加心肌的收缩力。因此，甘露醇可以保护循环和肾脏功能，减轻代谢产物对肾脏的毒性作用，利尿和促进肾毒性代谢产物的排出。甘露醇预防创伤后急性肾衰竭的作用机制如下：①肾外作用：使细胞外液进入循环系统使其扩容，增加心排血量，维持平均动脉压，增加心肌收缩力，刺激心房利钠因子的释放，减轻骨骼肌水肿和筋膜间隙内压力，恢复损伤肌肉内扩张血管的收缩性。②肾内作用：降低血液黏度，提高肾小球滤过率。使肾小球毛细血管扩张，刺激前列腺素 E（PGE）和前列腺素 I（PGI）释放。增加近端肾小管内压力和尿液流量，预防梗阻。可能减轻肾小管细胞的水肿和损伤，清除氧自由基。

但应该注意，甘露醇不可应用于无尿的患者，每日的用量不能超过 200 g，否则可能引起急性肾小管损伤，加重肾衰竭。甘露醇诱导的急性肾衰竭可以通过透析治疗而逆转。

4. 外科治疗　横纹肌溶解综合征的外科治疗主要包括筋膜切开减压和截肢手术，亦有行血管重建以保存受压肢体功能的报道，严格掌握外科治疗的适应证是治疗成败的关键。多数创伤治疗专家认为，早期筋膜切开减压是治疗挤压综合征的关键，属于病因治疗。1976 年唐山大地震后，北京友谊医院抢救大批挤压综合征患者发现，掌握切开时机非常重要，过早切开增加对患者不必要的打击，延误切开时机，不仅对抢救患者不利，而且使患者迅速出现中毒症状和加重休克，甚至危及患者生命。正确掌握切开时机，既可及时清除坏死的肌肉，又可使受压较轻的组织因血液循环的改善而得到恢复。Better 等在临床治疗中发现，由于时机很难掌握，由于延迟筋膜切开减压治疗下肢筋膜间隙综合征会使一些患者丧失了肢体，甚至生命。

筋膜间隙综合征是指局部肌肉挤压、肿胀所致，最早期的症状是剧烈疼痛，呈持续性加重，且压痛点明显局限。被动牵伸指趾时引起局部剧烈疼痛，是筋膜间隙内神经受压和缺血的重要表现。因神经组织对缺血最敏感，感觉神经障碍出现最早，至晚期神经功能丧失，感觉随之消失，表现为伤肢麻木及肢体无痛性坏死。重度肿胀导致筋膜间隙内压力持续增高，神经肌肉缺血进一步加重，局部严重压痛，可有张力性水泡形成，肌肉坚硬成束条状，形成条块状肌肉坏死。

(1)筋膜切开术的适应证。有明显挤压伤史，有1个以上筋膜间隔区受累，局部张力高(>35 mmHg)，明显肿胀，有水泡及相应的运动感觉障碍者。尿液肌红蛋白试验阳性(包括无血尿时潜血阳性)。切开、减压、清除坏死组织是患者第二道生死关，切记：①当清创、清除坏死组织时，产生大量毒素入血，要加强血液净化强度；②清除坏死组织，若Hb快速下降，需配合输血(注意血钾)；③增加伤口感染机会，及时应用抗生素；④突然血钾升高，严加预防和监测；⑤保持容量平衡，必要时监测CVP。

(2)截肢的手术适应证。①肢体受严重的长时间的挤压后，患肢无血运或严重血运障碍；②毒素吸收所致的全身中毒症状，经减张等治疗后不能缓解其症状，并有逐渐加重的趋势；③合并有特殊性感染，如气性坏疽等。

判断截肢的指征在临床上比较困难，必要时应在抗凝治疗的同时做血液循环障碍以下部位的截肢术，才能达到挽救伤员生命的目的。

5. 针对急性肾衰竭的预防与血液净化治疗　预防ARF早期处理原则如下。

(1)液体复苏。恢复循环容量。

(2)碱化尿液，疏通肾小管。输入碳酸氢盐、甘露醇、呋塞米。

(3)血液透析开始时机。确认重度挤压伤后，出现明显的酱油色性尿，可以不必等待肌红蛋白、CK和肾功能的化验结果，一旦循环复苏后即可进行血液透析治疗。

(4)血液透析目的。除了早期调节内环境紊乱、清除毒素外，还可以排除肌红蛋白(17 800)，防止ARF的发生。

(5)严重CS患者，肾功能不作为开始透析的指标，要综合评估临床血钾、酸中毒、水负荷等来决定是否开始透析。

(6)通常认为CS患者CK基础值(<75U/L)增高5倍或大于10 000 U/L，考虑开始透析，但不能拘泥于此标准，要将CK值与其他要素结合起来。根据现代理论和技术进展观念应该改变，目前对于CS的透析治疗时机和方式与Vanholder (2000)观点有所不同，因为高通量透析或血液滤过都可以清除肌红蛋白，有效地防止ARF的发生。

(7)透析模式选择。IPD、IHD、HFD、HF、CVVF、HVHF等，要根据具体病情选择。如果发生ARDS，建议选择CVVH；发生Sepsis/MODS，选择CVVH或HVHF；遇有特殊病例，根据条件可以选择杂合透析，汶川地震中，华西医院应用杂合透析成功抢救1例严重MODS。

腹膜透析简便易行，便于基层医疗单位使用。1976年唐山地震北京友谊医院收治15例横纹肌溶解综合征，全部采用腹膜透析，14例肾功能恢复。汶川地震也有用腹膜透析治疗成功的病例，在无血液透析条件的医院也不妨选用腹膜透析。无论使用何种透析方式，进入多尿期并不是停止透析的指征。相反，除不需要脱水外，应加强透析，这是因为多尿初期是致病因素(坏死组织毒素、感染的细菌毒素、肌红蛋白、血红蛋白等)回吸收的阶段，病情复杂多变，需要加强透析。多尿期要及时补钾和补液，使血钾维持于4 mmol/L左右为宜，适当控制补液量，无水肿患者则应保持出入平衡。

6. 兼顾并发症的处理　挤压导致的肌溶解综合征是多系统损害，除多科室联合处理本专业病症外，患者还常合并各种各样的内科并发症，也要给予重视，并且要积极、正确的处理。

(1) 判断有无凝血功能紊乱并积极治疗。一般受伤后第3天开始出现，简单的判断方法是测定凝血时间(CT)和血小板计数。凝血时间缩短，血小板计数小于100×10^9/L，就应立即给肝素抗凝治疗。如

CT 延长到 15 分钟以上，血小板小于 $50 \times 10^9/L$，临床有出血倾向时，应立即按 DIC 处理，全身肝素化的同时，加用抗纤溶药物。当 CT 延长到 30 分钟以上，血小板小于 $50 \times 10^9/L$，患者有全身性出血并伴有溶血性黄疸时，应按纤维蛋白溶解亢进治疗，立即给对羧基苄胺，然后给肝素和纤维蛋白原。

凝血功能紊乱时必须在肝素治疗的同时尽量清除坏死组织，处理感染部位和祛除体内积血。

(2)消化统损害及治疗。挤压伤患者多有肝功能异常，应积极使用保肝药物治疗。胃肠道由于酸中毒和黏膜肿胀，表现为严重的恶心、呕吐，组织坏死，甚至消化道出血。感染可加重胃肠道功能紊乱，预防性应用质子泵拮抗剂是必要的。

(3)呼吸衰竭。最严重的并发症为 ARDS，既可由于肺脏局部水钠潴留致肺间质水肿，也可由于休克、肾脏功能衰竭、DIC 等全身因素影响肺泡毛细血管的通透性，毛细血管内压和肺泡内压，加重肺水肿。治疗包括祛除病因，呼吸机正压给氧，输入血浆或其代用品以减轻肺间质水肿，使用肾上腺皮质激素提高应激能力和保护肺泡等。及早进入血液净化治疗对缓解呼吸困难有益处。

(4)末梢神经损伤。可持续很长时间，在祛除病因后，应加强肢体的功能锻炼。

(5)输血问题。失血性休克阶段必须立即止血和输血。血容量补足后，在肾衰竭阶段，应每周输血 200 ~ 400 ml，使血红蛋白保持在 8 g/dl 以上，过多地输血并不能使血红蛋白提高更多，而且，输血过多，可因溶血而加重肾脏和其他组织器官的损伤。

7. 预后　1995 年日本阪神大地震，2 718 例地震相关损伤，372 例(13.6%)诊断为挤压综合征，其中 60.8% 的肾病患者需要透析。挤压综合征患者死亡率为 13.4%；1999 年土耳其马尔马拉地震，5 302 例住院患者，639 例(12%)有肾脏损害，其中 477 例(77%)的肾病患者需要透析，死亡率为 15.2%，而不需要透析的患者死亡率分别是 9.3%；1999 年 9 月 21 日，台湾南投集大地震，有 95 人为严重挤压伤患者中，其中 44 例(占 46.3%)发生急性肾衰竭，其中 30 例(占 31.6%)需要血液透析来恢复肾功能；2008 年汶川地震绵阳中心医院，154 例横纹肌溶解综合征，其中 128 例非透析，26 例透析治疗，无一例死亡。死亡的高危因素是：低血容量休克、高钾血症、DIC、ARDS、严重感染、脓毒症、心衰等。多因素分析显示，高龄、受伤部位、面积、受压时间、院前处理、合并筋膜间隙综合征、DIC、ARDS、截肢术及感染是死亡的预警因素。

三、非创伤性横纹肌溶解

横纹肌溶解(rhabdomyolysis，RML) 是指任何原因引起的广泛横纹肌细胞坏死，直接后果是肌细胞内容物(酶类、电解质、毒素)外漏至细胞外液及血液循环中，可以导致急性肾衰竭、电解质紊乱等一系列并发症，有时病情凶险预后差。横纹肌溶解最常见的原因是挤压或创伤，但是一些非创伤性因素也可导致横纹肌溶解，其治疗和预后与经典的横纹肌溶解综合征(挤压综合征)有明显的不同。

1. 非创伤性横纹肌溶解综合征病因　常见因素有肌疲劳(过度训练、长途行军、剧烈运动)、癫痫持续状态、谵妄、精神病、破伤风、哮喘持续状态、长时间肌阵挛、肌张力障碍、键盘操作、舞蹈病、狂欢等；电损伤：雷电或高压电击伤、电休克治疗、心脏电复律；肌缺血缺氧、动脉阻塞、DIC、糖尿病血管并发症、肌隔室综合征、镰状细胞病、心房黏液瘤、空气栓塞、溺水；内分泌代谢异常(糖尿病酮症、糖尿病非酮症高渗状态)、肾小管性酸中毒、低钾血症、高/低钠血症、低磷血症、甲状腺功能低下、胰腺炎；超高温或低温、烧伤、麻醉诱发的恶性高热；药物(他汀类降脂药、贝特类降脂药、抗胆碱药等)；感染、免疫疾病(多发性肌炎、皮肌炎、血管炎)、肿瘤；先天性代谢病(糖酵解缺陷、脂肪酸氧化缺陷、三羧酸循环缺陷、线粒体呼吸链缺陷、磷酸戊糖旁路缺陷、周期性低钾性麻痹患者)、原因不明(特发性肌红蛋白尿)。

作者近年遇到两种因素引起的横纹肌溶解综合征日见增多，其一是他汀类用量过大，或者与贝特类药物合用，临床应用日益广泛，同时其横纹肌溶解也正引起广泛重视；其二是运动过度引发横纹肌溶解。

2. 非创伤性横纹肌溶解综合征的诊断　首先要有服降脂药病史(据研究，在服用该类药物的人群中，3% ~5% 患者血清 CK 大于 3 倍正常值上线限)或过度运动史，或有上述提到的原因。患者的第一主诉是尿红褐色或“血尿”,部分患者可出现剧烈肌痛、肌压痛、肌肿胀及肌无力(血 CK 大于 10 倍正常值高限,肌痛发生率为 0.1% ~0.5%)。主要靠实验室诊断,血清肌酸磷酸肌酶(CK)及其同工酶升高,CK > 1 000 U/L 提示肌肉损伤,CK >20 000 U/L 即出现肌红蛋白尿,血清 CK 高达正常值的 1 000 倍或更高可诊断横纹肌溶解。

CK 分别来自脑(CK-BB)、心肌(CK-MB)和骨骼肌(CK-MM)。骨骼肌几乎只含 CK-MM,半衰期4 ~6 小时后开始升高,18 ~36 小时后达高峰,3 ~6 日恢复正常。由于心肌、骨骼肌和脑中均存在 CK,为进一步鉴别 CK 的来源,常做其同工酶分析(MM、MB、BB),当 CK-MB/CK 介于 1% ~3% 提示为骨骼肌受损,正常人 <1%。也常见血清酶 AST/ALT(谷草/谷丙)升高(>3 倍)、CK/AST >20、LDH/HBDH =116 ~215(LDL 为乳酸脱氢酶,HBDH 为羟丁酸脱氢酶)。

尿肌红蛋白阳性(>1g/L 时尿呈红褐色),当血清肌红蛋白水平超过 5 ~15 mg/L 时,开始从肾脏排出,出现肌红蛋白尿症,黑“茶色”小便提示肌红蛋白尿。其他如肌酐、尿素、尿酸升高,高 K^+、低或高 Ca^{2+}、高 P^{3-}、代谢性(乳酸)酸中毒。

3. 非创伤性横纹肌溶解综合征的治疗　发生 RML 时,如果病因仍存在,应尽快去除病因,同时应重视防治 ARF。尽可能去除或脱离致病诱因,如停服可疑药物,如由于运动过度可休息,积极诊治原发病。防治 ARF 的措施包括以下措施。

(1)关键是及早进行水化。尽快恢复血容量及排尿量,有研究建议保证入量 200 ~700 ml/h,维持尿量 200 ml/h。

(2)碱化尿液。苏打能够促进肌红蛋白的排泄,有研究认为应该应用苏打首剂量 100 mmol,随之 50 mmol/h维持,但苏打的使用尚无统一标准,碱化尿液到 pH >7.0 为宜。

(3)利尿。甘露醇的使用应谨慎,在这个问题上有争议,有人认为它能减少组织肿胀,增加循环容量,但有试验发现加用甘露醇后,与仅用扩容治疗相比,并没有显示更大益处,甚至可能加重无尿患者的肾损害。袢利尿剂利尿作用迅速可靠兼有排钾作用,且使用不受尿量限制,但可加重低钙血症,抑制远端小管的钠-氢泵而使尿液酸化,应与碱化尿液一起进行。

(4)水、电解质紊乱。低钙血症,除非有严重的心脏及神经系统并发症,如心律失常、癫痫发作,对 RML 早期出现的低钙血症一般不提倡补钙治疗,以免出现肌组织异位钙化及恢复期高钙血症。

(5)肾上腺糖皮质激素。除非是针对病因(如多发性肌炎或皮肌炎、血管炎) 进行治疗。

(6)血液净化治疗,多数病例经过上述处理,尿色正常,血清 CK 值逐渐恢复正常,多数不需要血液净化。我们收治的药物和运动诱发的肌溶解物 1 例未用血液净化而肾功能恢复出院。

预后,如果病因(如药物) 被去除,受损肌肉会很快恢复,很少发生后遗症。如果出现大范围横纹肌坏死或病因不能彻底去除(如代谢性肌病),则可能遗留持久肌无力和肌萎缩,其中1/3 的 RML 患者会发生 ARF,有 5% ~30% 的患者死亡。

典型病例

刘宽芝等报道,一男性患者,因全身肌痛 3 天入院。该患者半月前体检发现血脂高口服非诺贝特 0.2 g,1 次/天,共 3 天,后改为洛伐他汀 20 mg,1 次/天,共 9 天。3 天前出现左小腿肌肉疼痛,逐渐累及腰背部、肩胛部、上肢肌肉,双侧对称,活动时加剧,休息可缓解。实验室检查:丙氨酸转氨酶 74 U/L,天冬氨酸转氨酶 171 U/L,γ-谷氨酸转肽酶 54 U/L,肌酸激酶(CK) 6 074 U/L (正常值 25 ~130 U/L),肌酸激酶同工酶 49 U/L。左侧肱二头肌开放式骨骼肌活检报告:可见部分变性和大量溶解肌纤维,不透光肌纤维散在;大量肌纤维内可见严重的管状聚集现象,在肌膜下融合成空泡样;肌周膜和小血管周围可见大量炎性细胞浸润;结缔组织中度增生。病理诊断为横纹肌溶解伴严重的管状聚集,炎性肌病伴小血管炎。临床诊断横纹肌溶解症。停用调脂药物,给予补液、利尿、促进药物代谢等治疗恢复出院,随访该患者肌痛逐渐缓解,CK 恢复正常。

张莉报道 3 例运动引起的急性肾衰竭,病例 1 为 17 岁学生,跑步 1 000 m 后出现恶心、呕吐,伴脐周痛。化验肌酐、BUN 升高,肌酸激酶(CK) 370 U/L,肌红蛋白 25 μg/L(正常值 0 ~46 μg/L) 。肾脏病理诊断：急性间质性肾炎、局灶增生性肾小球肾炎；病例 2：男，16 岁，学生。因参加运动会剧烈运动后出现恶心、呕吐，伴双侧腰部持续性隐痛。化验肌酐和 BUN 轻度升高，CK 89 U/L，肌红蛋白 10 μg/L。肾脏病理诊断 IgA 肾病；病例 3：男，22 岁，学生。因参加 800m 跑比赛，赛后即出现恶心、呕吐，伴脐周持续性疼痛。化验肌酐、BUN、尿酸升高，血肌红蛋白 190 μg/L，CK 1 217 U/L。临床诊断横纹肌溶解综合征。作者认为，本组 3 例患者平素体健，无肾脏基础病，均在剧烈运动后出现腰痛、胃肠道反应以及肾功能不全，经治疗后完全恢复，符合肌溶解综合征的诊断标准。

四、多发肌炎相关急性肾衰竭

多发性肌炎（polymyositis，PM）或皮肌炎（dermatomyositis，DM）为免疫性结缔组织疾病，特点是肌组织出现免疫损伤、炎症等改变。病因不明，可能是由自身免疫反应所致。已经发现在骨骼肌血管内有 IgM，IgG，C3 的沉积，细胞介导的免疫反应对肌肉起着重要作用。病毒也可能参与致病，恶性肿瘤可以引起肌炎。病理学所见，皮肤镜检为非特异性变化，诸如表皮萎缩、基底细胞液化、变性，血管扩张及淋巴细胞浸润。受累肌组织病变差异很大，常见肌肉坏死，吞噬现象，肌纤维再生等。

多肌炎可以呈急性或隐匿起病，早期症状通常累及近端肌无力或皮疹，远端肌也累及甚至比近端肌更重，肌肉触痛和疼痛明显少于肌无力。常见皮疹、多关节痛、雷诺现象、吞咽困难、肺部疾病及发热、乏力、体重下降等全身症状均可出现。皮疹一般发生于皮肌炎，多为微暗的红斑，伴淡紫色的眶周水肿为本病的特征性皮肤改变。约 30% 多肌炎和皮肌炎患者常发生多关节痛，伴有关节肿胀，关节渗液以及非致畸性关节炎等其他表现。多肌炎常与其他结缔组织病（如系统性红斑狼疮、进行性系统性硬化症）同时存在。系统损害多伴发心肌病、间质性肺炎、肾脏、胃肠道溃疡等。近 15% 的 50 岁以上男性和少数女性患者并发恶性肿瘤。

PM 引起急性肾衰竭少见，传统观点认为 PM 引发 ARF 的机制有：①PM 合并横纹肌溶解综合征（RM）；②交叉免疫反应：肾脏组织与横纹肌间有交叉免疫反应。PM 是一种自体免疫炎性疾病，体液免疫及细胞免疫均参与发病过程，患者体内的免疫细胞对横纹肌细胞有致敏性，可产生大量的自身抗体，有些患者体内含有抗肌球蛋白抗体，肾脏组织与横纹肌存在相似抗原结构，则会发生交叉免疫反应，引起肾脏组织免疫性破坏，从而发生急性肾衰竭；③病毒感染，一些 PM 患者的发病与病毒感染有密切关系，病毒产生某些毒素或病毒本身对肾脏都会造成损伤引起肾脏功能不全。

秦保东报道 1 例多发肌炎合并急性肾衰竭，患者男，46 岁，因“四肢酸痛 1 年余，肌无力伴咳痰 4 个月”入院。检查 LDH 693 IU/L，CK 4 800 IU/L，抗核抗体胞质型、抗 SAA、r-ANP 阳性，诊断为“多发性肌炎”，给予激素治疗未见好转。进一步检查 LDH 973 IU/L，CK 1 619 IU/L，CK-MM 1 440 IU/L，ALB 28 g/L，ALT 115 IU/L，AST 139 IU/L，肌酐 46 μmol/L，ESR 49 mm/h，RF 66 IU。胸片示毛玻璃样影、肺间质高度纤维化。肌电图示短棘波提示肌源性损害。复查尿素 47. 1 mmol/L，肌酐 388 μmol/L，尿蛋白阳性，考虑“急性肾衰竭”，给予血液透析治疗及相关对症治疗 2 天，患者突感胸闷、气急、呼吸困难，经抢救无效死亡。邹敏书等报道 2 例皮肌炎伴肾损害患儿，例 1 合并 ANCA 相关性肾炎，皮疹半月，眼睑下肢水肿 2 天，伴全身乏力、肌肉疼痛、尿少入院。化验 BUN 12. 8 mmol/L，Scr 566 μmol/L，ESR 76 mm/h，CPK 831 U/L，CPK-MB 967 U/L，LDH 257U/L，尿蛋白（＋＋），定量 0. 8g/24h，自身免疫抗体（－），MPO-ANCA（＋），Coombs 试验（＋）。肌肉活检示部分横纹肌纤维消失，呈玻璃样或空泡样变性，肌肉内血管内皮细胞增生，内膜增厚，周围有大量炎症细胞浸润。肾活检示 5 个肾小球可见 2 个节段性上皮细胞新月体形成，中度系膜及基质增生，肾间质炎性细胞浸润及灶性纤维化，免疫荧光均阴性。诊断为皮肌炎并 ANCA 相关性肾炎；例 2 并发抗磷脂抗体综合征。因发热、水肿、进行性肌无力 2 个月入院。体温波动于 38 ℃左右，眼睑水肿，肌无力，半月后行走困难，全身出现红色斑丘疹。近 3 天四肢无力加重，上肢上举困难，渐进展为不能进食及吞咽困难。化验：CRP 43 mg/L，ESR 81 mm/h，BUN 8. 6 mmol/L，Scr 357 μmol/L，CK 746U/L，CK-MB 147 U/L，LDH 608 U/L，尿蛋白（＋＋），尿红细胞（＋＋），定量 1. 2 g/d，自身免疫抗体(－),抗心磷脂抗体(＋),D-D 二聚体 1.0 mg/L,FDP ≥5 g/ L。肌肉活检示肌源性损害,彩超肢体血流示右下肢深静脉血栓。故诊断为皮肌炎并发抗磷脂抗体综合征。

作者认为本组患者合并肾脏损害机制:①免疫性肾损害;②DM 伴发 ANCA 阳性微血管炎;③抗磷脂抗体综合征(antiphospholipidsyndrome,APS),特点为血中抗磷脂抗体和狼疮抗凝物阳性、伴血栓形成、血小板减少的综合征。APS 引起肾损害多属 CIC 所致,肾脏病理示栓塞性微血管病变,肾小球毛细血管内微血栓形成及纤维蛋白沉积可促进病变发展。

五、妊娠相关急性肾衰竭

急性肾衰竭可发生在妊娠期任何时间和产后,但有两个发病高峰,一个是妊娠早期的第 12～18 周,一个是妊娠晚期的第 35～40 周。前者多由于感染性流产引起,后者多由于严重的先兆子痫或者子痫引起。目前由于妇幼保健事业的大力发展,第一个高峰已明显减少,第二个高峰亦有所下降,使妊娠相关的 ARF 发病率下降,发达国家可低至 0.01%～0.02%。据报道,ARF 患者中,与妊娠相关的 ARF 发病率为 13.5%～17%,病因包括感染性流产(30%)、先兆子痫或子痫(12%)、HELLP 综合征(14%)、分娩出血(15%)包括胎盘早剥、前置胎盘、胎死宫内等。妊娠并发 ARF,可危及母子生命,孕妇死亡率达 10%～25%,胎儿死亡率达 30%,如并发脂肪肝、溶血性尿毒症综合征(HUS)和弥散性血管内凝血(DIC),则死亡率会更高。

(一)妊娠期肾脏的生理变化

妊娠期肾脏会代偿性发生一些生理变化,以适应胎儿的生长发育和适应母体健康的需要。

1. 肾脏增大和尿路扩张　妊娠期肾脏增大,直径约增加 1 cm,产后 6 个月恢复。镜下见血管和间质容积增加,肾小球体积增大,但肾组织结构无变化。肾盏、肾盂和输尿管在骨盆入口以上部位于妊娠 3 个月开始出现扩张,以后逐渐明显,至临产前 90% 患者均能见到此种变化,产后 3 个月恢复,这也是容易发生尿路感染的原因之一。尿路扩张的原因是由于雌激素和孕酮水平升高引起尿路平滑肌松弛,子宫不断增大,压迫尿路可致梗阻。

2. 肾小球滤过率(GRF)增加　孕期血循环量增加 20%～30%,每分钟心排血量可增加 30%～40%,在妊娠早、中期肾血流量明显升高,可达 50%～80%,至临产前又下降近 25%。GRF 在妊娠四周就有明显升高,9～11 周达高峰,可增加 40%～50%,并维持至 36 周,后又下降约 20%,产后 3 个月恢复到妊娠前水平。

随着 GRF 增加,肌酐、尿素和尿酸的排出增加,妊娠期血肌酐和尿素氮水平降低。有观察报道,妊娠第 1、2、3 个月的血肌酐值分别为 64.5 μmol/l、51.3 μmol/L、49.9 μmol/L,尿素氮值分别为(3.50 ± 0.75) mmol/L、(3.29 ± 0.75) mmol/L、(3.29 ± 0.71) mmol/L。因此妊娠期血肌酐、尿素氮分别超过 70.7 μmol /L和 4.64 mmol/L,应考虑有肾功能减退。肾血流量和 GRF 的增加造成妊娠期肾小球处于高灌注和高滤过状态,其原因尚不完全清楚,可能与心排血量增加,血容量增加及内分泌因素有关。

(二)妊娠易发急性肾衰竭的因素

妊娠期间发生 ARF 的机会多于非妊娠期,原因如下。

1. 妊娠期的生理变化　如前所述,肾血流量和 GRF 增加,肾脏处于高灌注和高滤过状态,加重肾脏负担,使其易受到病理性损害。

妊娠期尿路扩张,子宫的压迫,使输尿管内压增高,可致尿液反流,不仅易感染,也可使肾小管对钠的重吸收增加,同时水的重吸收也增加,使肾脏负担加重,在病理情况下可导致 ARF 发生。有报道,1 例妊娠 28 周患者出现 ARF,超声检查证实右侧孤立肾,妊娠子宫压迫左肾造成尿路梗阻致 ARF,终止妊娠后肾功能自行恢复。

2. 妊娠期间出现一些病理情况　如流产或难产引起的并发症、先兆子痫、子痫、胎盘早剥、胎死宫内、羊水栓塞等都可引起 ARF。

3. 凝血异常　已证明妊娠期间血液呈高凝状态，血小板增加，功能增强。在妊娠中期，血浆纤维蛋白原，第Ⅶ、Ⅷ及Ⅹ因子增加，纤溶活性降低，使纤维蛋白易沉积在血管壁。在某些病理产科情况下，如先兆子痫、胎盘早剥和死胎的胎盘组织中的凝血酶和其他凝血物质可大量释放入血液循环，促进组织性血管内凝血（DIC）的发生，促发ARF。

4. 感染　妊娠期间除易患尿路感染外，还易患呼吸系统、消化系统或其他系统感染，使ARF的发生机会增加。

5. 基础病变　妊娠后可加重原有肾脏疾病病情，使肾脏更易受到损害，甚至发生肾功能恶化。

（三）妊娠相关的急性肾衰竭

妊娠并发ARF的发生率为1/2 000～5 000，占ARF中的22.4%（北京友谊医院材料）。妊娠时常有凝血机制异常、RAS活性增强、急性脂肪肝、内分泌异常以及产科本身问题均可导致ARF。通常根据发生时间分为妊娠早期、妊娠后期及产后ARF。

1. 妊娠早期发生的ARF

（1）病因和发病机制。主要病因为脓毒症性流产或感染性引产，多见于非医务人员施行堕胎，目前已较少见。水囊、雷风诺尔引产感染和天花粉过敏所致ARF，据统计北京友谊医院此型占妊娠ARF中17.6%。脓毒败血症引起ARF首先是严重感染引起低血压导致肾缺血，造成急性肾小管坏死（ATN）。另外妊娠易发生全身许旺氏（Shwartznan）反应，间隔8～48小时两次静脉注射内毒素可引起动物肾皮质坏死。第一次注射内毒素时激活Ⅻ因子引起凝血，凝血后产物与内毒素一起阻滞网状内皮系统功能，第二次内毒素进入体内后便可引起ARF。如果体内原已有血管内皮细胞损害，纤溶活性受抑制，或网状内皮系统已被封闭，则一次注射内毒素即可引起ARF。妊娠时已有凝血异常，因此，一次内毒素进入体内即可引起全身许旺氏反应。妊娠并发脓毒败血症易发生ARF可能与此有关。

（2）病理。可有急性肾小管坏死及急性肾皮质坏死的组织学特点。

（3）临床表现。ARF可发生在流（引）产后数小时至数天。急性起病，可有感染中毒症状、DIC症状、出血性休克等，可突然发生少尿，尿量＜100～400 ml/24小时，甚至是无尿，肾功能进行性恶化，伴严重酸碱失衡和电解质紊乱，死亡率＞50%。少或无尿期持续7～10天，进入多尿期，持续1～2周后逐渐恢复。但部分患者不能完全缓解或迁延至慢性肾衰竭。

2. 妊娠中、后期并发的ARF　多由妊娠高血压综合征、先兆子痫、子痫、前置胎盘、胎死宫内、羊水栓塞等引起。据北京友谊医院病例统计，此型占产科ARF 17.6%。

（1）妊娠高血压综合征。妊娠高血压综合征是致妊娠期和围产期母婴发病率和死亡率高的重要原因，发病率为10%～15%。先兆子痫致ARF约占产科ARF的21%，严重者可发生ATN，甚至有肾皮质坏死。有学者观察，30例先兆子痫和HELLP综合征患者并发ARF，25例为ATN，5例为双侧肾皮质坏死伴慢性肾功能不全。发病机理目前仍未阐明，可能机理有：①基于本病的特征性病理变化，肾小球毛细血管内皮细胞肿胀，可使毛细血管内腔完全闭塞；②对ATⅡ和儿茶酚胺反应敏感性增强，或缺血的子宫可分泌肾素，易引起血管收缩痉挛；③血管内凝血及消耗性凝血；④微血管内溶血可引起明显的血红蛋白尿；⑤子痫抽搐可引起肌红蛋白尿；⑥血容量减少或血液浓缩可造成肾前性氮质血症；⑦胎盘早剥的发生率增加。

典型病例

胡某某，女，34岁，1990年10月5日入院。妊娠足月行产前检查发现BP160/120 mmHg，双下肢水肿，入院前2天因心慌、气短入院。查尿蛋白（+），Hb 70 g/L，BUN 23.9 mmol/L（67 mg/dl），Ccr 503.9 μmol/L（5.7 mg/dl），血白细胞10×10^9/L，DIC（－）。查体：神清，无黄染、无发绀，双肺清，心率100次/分，左心界大，未闻杂音。腹膨隆，下肢肿。诊断：妊娠足月，妊娠高血压综合征，心功能Ⅱ级，ARF。处理：入院后经过降压治疗肾功能继续恶化，即给予剖宫取婴，并行血液透析3次，尿量逐渐增多，肾功能2周内恢复出院。

病例特点：①有妊娠高血压综合征；②急性肾衰竭；③剖宫后肾衰竭很快恢复。

(2)溶血转氨酶增高血小板减少综合征(HELLP 综合征)。1985 年 Weinstein 提出部分先兆子痫或子痫患者可伴有溶血(H),肝脏转氨酶增高(EL)和血小板减少(LP),称之为 HELLP 综合征。溶血是由于红细胞在异常的血管内碰撞所致;转氨酶升高与肝包膜下出血与邻近肝细胞退变有关;血小板减少是外周循环中破坏增多所致,但此时凝血酶原时间、部分凝血活酶时间和纤维蛋白原正常,无 DIC。HELLP 综合征的病因及发病机制并不很清楚,可能是在重度妊高征基本病理变化,全身小血管痉挛的基础上,并发血小板减少和微血管病性溶血。血管痉挛收缩,导致组织缺血、缺氧,使肝脏、心脏、胎盘血管床等多脏器受损,凝血系统激活。血管内皮细胞损伤,血小板激活,释放 TXA_2 和 5 羟色胺,同时前列腺环素(PGI_2)产生减少,TXA/PGI_2 比值上升,使血管进一步痉挛和血小板聚集,更加重血管内皮损伤;前列环素产生减少,又激活血小板,形成恶性循环。血小板聚集、减少,血液黏度增加,血流缓慢,红细胞的变形能力降低,红细胞不能适应狭窄的微血管管腔,而冲撞至血管壁,导致红细胞破碎、变形,发生创伤性溶血。

HELLP 综合征多发生在经产妇,且在既往妊娠过程中有先兆子痫或子痫的病史,发病率约为 0.4%,在严重先兆子痫患者的发病率为 4% ~12%,可发生肝脏被膜下血肿和肝破裂,若伴严重高血压,则发生 DIC、子痫及 ARF 的可能明显提高。HELLP 综合征可发生在产前或产后,多数发生于孕 37 周前,少数发生在产后,又多发生在产后 48 小时内。HELLP 综合征的发生和妊高征严重程度无固定相关性,尚有 21% 的患者无妊高征的表现。HELLP 综合征可视为妊娠高血压的严重并发症,具有妊娠高血压疾病的症状,如血压升高、水肿、蛋白尿等。90% HELLP 患者发病前数天不适,主诉上腹部或右上腹疼痛,50% 患者出现恶心、呕吐,甚至发生肺水肿、急性肾衰竭,患者血压增高、下肢水肿、右上腹压痛明显。严重时特别是并发 DIC 时,可出现黄疸、胃肠出血、血尿、齿龈出血,极少数患者出现低血糖、昏迷、低血钠、精神错乱等。由于上述特点,HELLP 综合征的诊断往往延迟。HELLP 综合征实验室诊断指标,显示血管内溶血,血红蛋白 60 ~90 g/L,周围血涂片出现异形红细胞,棘形、多刺形、三角形等。血清胆红素 >20.5 μmol/L,以间接胆红素为主,血细胞比容 <0.30,网织红细胞 >0.015。肝酶升高,血清丙氨酸移换酶、门冬氨酸基移换酶、乳酸脱氢酶均升高,其中乳酸脱氢酶升高出现最早。血小板减少($<100\times10^9$/L)。

对于 HELLP 综合征一般采取综合治疗,在积极治疗妊高征的基础上,及时终止妊娠,改善预后。糖皮质激素的使用,糖皮质激素不单可通过胎盘促进胎儿肺成熟,更可促进血小板生成,降低升高的肝酶,增加毛细血管抵抗力,降低血管通透性,减少出血及渗血,并有抵抗自身免疫抗体的作用,减少沉淀物及疏通微循环。纠正凝血功能障碍:当血小板 $<40\times10^9$/L 或有出血倾向时,可输注血小板等;当出现 DIC 时,可早期使用小剂量肝素。一方面可以阻止血小板继续凝集、减少血小板消耗,另一方面又可以阻止 DIC 的发生和发展。在肝素应用基础上输新鲜血和血小板,补充凝血因子和纤蛋白原。

血浆置换可移去细胞碎屑及损害的凝血因子、细胞因子、炎性介质等。血浆置换适应证为:①持续 HELLP 综合征;②产后 72 小时病情不见缓解,出现心肺肾功能障碍,使用新鲜冰冻血浆 3 L。

HELLP 综合征并发 ARF 为 20% ~28%,多数患者表现为非少尿性 ARF,而少尿或无尿的 ARF 患者死亡率明显增加,ARF 需肾脏替代治疗,有学者建议应用腹膜透析,可降低死亡率。死亡原因包括脑出血、DIC、ARDS、ARF 和肝破裂出血等。

(3)子宫出血。妊娠晚期 ARF 的首要原因是子宫出血引起的低血压,占 16% ~58%。原已有凝血机制障碍加之多伴有血容量相对不足,使肾脏对出血极为敏感,及时恢复血容量有利于防止 ARF。

(4)羊水栓塞。羊水栓塞是产科的危重病症,病死率极高,占产妇死亡率的 4% ~10%。常因呼衰、休克、DIC 而在短期内死亡,ARF 主要病理改变是 ATN。

(5)双侧肾皮质坏死(BRCA)。在整个 ARF 中,BRCA 不常见,占 2%。而在妊娠 ARF 中却占 10% ~20%,可发生在脓毒败血症性流产伴血管内凝血的病例,更多发生在妊娠晚期和产后,主要由于胎盘早剥,因其伴有严重的凝血异常。当出血量在一般患者还不至于引起肾皮质坏死时,此类患者就可引起 BRCN。其次,长时间的胎死宫内和严重的先兆子痫也可发生 BRCN。

临床表现为无尿或明显的少尿,可持续 15 天以上,需行肾穿刺活检确诊。或行血管造影,提示小叶间动脉或肾皮质供血明显减少,坏死后 6 周可见肾皮质钙化影。

(6)妊娠急性脂肪肝。是一种少见的且病死率极高的疾病。20世纪70年代末以前,母婴病死率可高达85%,近年来,由于对本病的认识提高,治疗及时,预后已大为改观,母婴存活率分别为79%和75%。妊娠期急性脂肪肝的病因不明,有以下几种可能的机制:①妊娠时孕妇肝脏负荷加重,血流减少,且孕妇机体处于应激状态,脂肪动员增加,肝脏细胞内易于沉积脂肪;②脂肪酸酶缺乏,近年研究表明,中链脂肪酸在线粒体内裂解为短链脂肪酸和辅酶A需要一系列特殊酶,而妊娠期急性脂肪肝患者中常缺乏中链酰辅酶A脱氢酶(MCAD)和长链三羟酰辅酶A脱氢酶(LCHAD),中链脂肪氧化酶缺乏导致肝细胞内线粒体的中链脂肪酸氧化不全,引起脂肪在细胞内沉积,同时导致胎儿、胎盘脂肪酸氧化障碍。胎盘是处理脂肪酸代谢产物的地方,在此聚集过多代谢产物引起孕妇肝脏损害;③遗传性代谢障碍(IMDs)与脂肪肝有关;④高凝状态可导致脂肪肝;⑤妊娠期高血压可引起微血管痉挛,肝脏血供不足,导致脂肪代谢障碍,从而导致肝脏脂肪沉积;⑥体重:据报道,脂肪肝患者体重较孕妇平均体重高,可能与脂肪肝有关;⑦营养:表明营养指标的前白蛋白、白蛋白和血红蛋白均有所下降,据报道营养不良可影响免疫系统功能的改变从而致病,可能影响肝脏的脂肪代谢,更容易发生急性妊娠脂肪肝。

急性脂肪肝主要发生在初产妇,绝大多数在妊娠35周后,30%~50%的病例合并先兆子痫。开始症状为恶心、呕吐、发热、腹痛,后出现黄疸、抽搐、昏迷,不少患者可有DIC的表现。实验室检查有高胆红素血症,GOT水平高于GPT,DIC的表现,包括血小板减少、部分凝血活性酶时间延长、血及尿中的纤维蛋白降解产物增加、血浆抗凝血酶Ⅲ水平降低。约60%的患者血肌酐、尿素氮升高。肝脏组织学特征性变化是严重的弥漫性脂肪变性,一般无炎症和坏死。

妊娠晚期如果出现皮肤巩膜黄染、肝功能异常,应想到急性妊娠脂肪肝的可能,但应与妊娠期高血压疾病和病毒性肝炎引起的肝功能异常相鉴别。肝炎标志物全套阴性能排除病毒性肝炎。肝脏B超有部分辅助诊断意义,因为不是所有的脂肪肝都有"亮肝"的表现,所以肝脏活检更为准确,但临床上很少采用。但不是显示有"亮肝"表现的都一定是妊娠期急性脂肪肝,可能是孕前就有的脂肪肝。妊娠期急性脂肪肝是妊娠晚期出现的,有严重消化道症状、黄疸等各项指标异常才能确诊。临床表现加上实验室的检查,如肝肾功能、凝血全套、B超、CT、持续血糖降低、与肾功能受损不成比例的尿酸持续性升高、尿胆红素阴性也有一定的鉴别诊断意义。肾脏组织可以正常,或仅有肾小管细胞的脂肪变性。

妊娠期急性脂肪肝一旦确诊,应予以护肝、补充凝血因子等治疗24~48小时后立即终止妊娠。因妊娠期急性脂肪肝发生DIC的可能性较大,因此增加死亡率,故应动态监测血小板计数,密切注意DIC的发生。早期治疗DIC,对于DIC大出血的患者,应在输血、补充血小板和凝血因子充足的情况下进行剖宫手术,严重者甚至应在术中甚至术后输血补充凝血因子和血红蛋白,而未输血或输血不足情况下手术的成功率不高。剖宫产术后或子宫全切术后疑有腹腔出血,仍应行剖腹探查。对于严重患者应尽早手术,越早手术的成功率越高。总之,综合治疗的同时尽快终止妊娠,注意DIC的发生,早期治疗,母儿预后良好。

妊娠急性脂肪肝合并急性肾衰患者,提早进行血液净化,适时进行血浆交换提高存活率,通常妊娠期急性脂肪肝在产后4周左右其肝功能恢复正常。

典型病例

金某某,女,29岁。剖宫术后3天,因无尿、黄疸、呼吸困难1天入院。患者妊娠36周时发现尿蛋白(+-~++),血压正常。入院前18天突然阴道流水,疑胎膜早破行剖宫术,分娩出两活婴。术前Hb 12.8 g/dl,BPC 126×10^9/L,WBC 13×10^9/L,BUN 8.4 mmol/L,Cr 163.5 μmol/L。术后第2天尿量锐减至400~500 ml/d,伴下肢水肿,皮肤黄染,肾功能恶化,BUN 23.8 mmol/L,Cr 478 μmol/L,BPC 28×10^9/L,GPT 127 U/L,总胆红素132.6 μmol/L,直接胆红素88.4 μmol/L。诊断妊娠脂肪肝、ARF。给予保肝、利尿、静点支链氨基酸、白蛋白等治疗,并进行3次透析,但患者有明显出现倾向,出现呼吸困难急转我院治疗。急诊检查血气:pH 7.43,$PaCO_2$ 39 mmHg,PaO_2 32 mmHg,Hb 11.2g/dl,PBC 72×10^9/L,WBC 3.2×10^9/L,尿蛋白(++),BLD(++),ALT 37 U/L,总胆红素9.5 mg/dl,BUN 48.6 mmol/L(136 mg/dl),胸部X光示右肺炎。查体:T 37.60C,P 100次/分,R 34次/分,BP 140/70 mmHg。神清,巩膜、皮肤黄染,皮肤有片

状瘀血斑和出血点，口唇轻度发绀，双肺可闻及罗音，心脏无异常。TTT 延长，FPD 升高，DIC(+)，胸片呈毛玻璃样改变。

诊断：妊娠急性脂肪肝，ARF，ARDS，DIC，肺炎。

处理：低分子量肝素抗凝、抗炎、高频吸氧－气管插管、激素、输白蛋白、床旁 CVVHF，最后死于呼吸衰竭。

病例特点：①妊娠晚期出现 ARF；②急性黄疸性肝炎；③初产妇、双胞胎；④病理特点为肝小叶有脂肪空泡，心肌也伴有脂肪组织沉积；⑤伴有 ARDS、DIC。

3. *产后急性肾衰竭* 产后发生的 ARF 包括病因明确的及原因不明的 ARF。北京友谊医院统计产后 ARF 占产科 ARF 的 64.7%。部分为感染、出血等所致的 ARF，病因不明确者多为特发性产后 ARF。产后特发性 ARF 可发生在正常分娩后即刻，但多在 2 周内，也有报道半年后发生的 ARF。临床表现为少尿或无尿，肾功能进行性恶化，常伴有微血管溶血性贫血或消耗性凝血性出血，有些病例可有心血管、中枢神经损害。因其表现与溶血性尿毒症综合征相似，故又称为产后溶血性尿毒症综合征。病因与发病机制不明，可能与病毒感染、宫内胎盘碎片滞留、产后应用麦角碱、催产素制剂或口服避孕药史等有关，发病可能有免疫机制的参与。

病理改变有两方面，一是与成人溶血性尿毒症综合征相似的微血栓形成，一是与急进性高血压相似的小动脉损害。本病无特殊治疗，仅一般对症治疗及对 ARF 的支持治疗。本病预后不佳，死亡率可达 50%～61%，尽管应用透析疗法，仍有半数患者死于心力衰竭、出血和脑损害，存活病例常遗留慢性肾衰竭(CRF)。有报道，重症患者需要行血浆置换治疗，这可能是唯一能使本病得到缓解的治疗措施。

典型病例

女性，25 岁，正常产后 1 个月，入院两天前突然晕倒和少尿入某医院。产前无妊娠高血压、也无大出血等生产中任何异常情况。入院 1 周前感乏力、头晕、纳差，但无出血史。入院检查：Hb 50 g/L，网织红细胞 8.6%，BPC 70×10^9/L，BUN 80 mg/dl(28.6 mmol/L)，心电图有 ST-T 改变，透析前胸部 X 线片正常。查体：体位自如，巩膜轻度黄染，心肺无异常，余无特殊。诊断产后特发性 ARF，进行血液透析治疗。透析一个后月后，患者仍贫血，出现活性困难，半卧位。体检：心脏向左侧扩大，心率 100 次/分，双肺满布湿啰音，下肢水肿。已经透析 8 次，体重减轻 8 kg，但两肺有片状模糊阴影(示肺水肿)，最后死于心衰。

诊断：产后特发性 ARF，围产期心肌病变，心力衰竭。

病例特点：①本例无妊娠期和围产期特殊相关情况；②有微血管内溶血性贫血，网织红细胞增高；③心肌病(心电图异常)、非水潴留性、难以纠正的心力衰竭；④本例特发性 ARF 对心衰重视不够，应该用 HF 或腹膜透析。

(四)妊娠相关急性肾衰竭治疗原则

根据不同时期的具体病原采取对策，包括控制感染、去除诱因、终止妊娠、对症处理以及血液净化治疗。

1. *控制感染* 感染性流产或病程中合并感染，积极控制感染，要选择敏感和对肾脏无副作用的抗生素。

2. *终止妊娠* 对妊娠高血压、羊水栓塞、胎死宫内、胎盘早剥、急性脂肪肝等导致的 ARF，均应当机立断的终止妊娠，原则是宁早勿晚，保证母亲生存，兼顾婴儿存活。

3. *对症处理* 监测血容量、纠正休克和贫血、控制 DIC 和出血、抢救 ARDS 等。

4. *药物治疗* 根据病因采用相关药物。

5 *血液净化* 临床根据患者病情和医疗条件和设备选择不同的净化方法，对有活动出血、心功能不稳定、无明显 ARF 并发症的病例，可以做腹膜透析，但腹膜透析易并发感染，透析液中含糖量高可导致非酮症性高血糖性昏迷；对处于高分解代谢状态、高血钾、重度肥胖者，适宜选择血液透析；而针对产科危重型 ARF，并发 MODS 者，传统的透析方法仍不能降低病死率，选择应用 CVVH，可能使患者更易耐受，有利于各脏器功能的恢复，改善预后。同时透析期间应尽可能避免液体的大幅度波动，以免影响子宫胎盘灌注，并努力使尿素氮维持在 10.7 mmol/L 左右，利于肾功能的恢复。

六、溶血性尿毒症综合征

（一）概述

微血管溶血性病变（TMA）可以引起 ARF，临床主要有四类，包括溶血性尿毒症综合征（HUS）、血栓性血小板减少性紫癜（TTP）、产后特发性 ARF，部分恶性高血压，它们的共同特点是微血管溶血性贫血、血小板减少以及因毛细血管微血栓引起的急性肾衰竭。本题以 HUS、TTP 为其代表进行讨论。HUS 主要发生在婴幼儿，成年人中也可发病，典型的首发症状为消化道（有时为出血性腹泻）或呼吸道症状，在非典型的患儿或成人患者中可表现为因血小板聚集和阻塞脑部微循环而造成的神经症状。在引发微血管病变的过程中，内皮细胞功能失调起到了十分重要的作用，细菌内毒素、Vero 细胞毒素（VTEC）、抗体及免疫复合物及某些药物等许多因素都可引起内皮细胞的损害。

（二）HUS 的流行病学

HUS 发病率为 1/100 000 人口，发病高峰年龄 1～2 岁，尤其在 4～10 月的婴儿高发，在小于 10 岁的婴儿中，男女比例为 1∶1.1，大于 10 岁的患儿中比例为 1∶2.4。腹泻伴出血者占 71.6%。Vero 细胞毒素或 VTEC 在粪中检出率 62%，62% 的患儿在急期死亡。对于少尿的患者，白细胞计数在初始阶段比较高，出现低钠血症者，临床 HUS 的发作危险性增加。对 HUS 患者 10 年追踪调查中发现，肾脏功能完成恢复只占 60%，有一半以上的患者的 GFR < 80 ml/(min · 1.73 m^2)，组织学病理损伤的证据比临床症状的严重程度更能说明本病的预后。

（三）HUS 的发病机制

1. Vero 细胞毒素相关性 HUS　在既往的 10 年中，HUS 产生消化道症状的原因被广泛地研究，70 年代末期，konowa 等发现，一些种系的大肠埃希菌所产生的一种外毒素与一种由志贺氏杆菌 DNA 编码的 70 000蛋白质相关，这种 Vero 细胞毒素与肾脏的 Vero 细胞系之间存在着重要相关关系。直到 1983 年，Riley 报道了大肠埃希菌（0157∶H7）感染与二次暴发性出血性肠炎的关系。实验证明，不同种类的大肠埃希菌均可以产生相同种类的 VTEC，从而进一步说明 VTEC 感染是造成 HUS 的原因。总之，在欧美所有 HUS 的患儿大约 90% 均存在 VTEC 感染的情况，其中 O157∶H7 感染占 70% 以上。致病大肠埃希菌及志贺氏杆菌引发的出血性肠炎是通过细菌对肠黏膜细胞的直接作用而实现的，只有毒素到达该系统的循环中时，靶器官的微血管损害是才能实现的。

2. 细胞因子与 HUS　脂多糖（LPS）可以与志贺菌样毒素结合从而使其毒性作用扩大，TNF-α 也与志贺菌样毒素具有协同使用。这种增强作用，无论是在脐静脉内皮细胞还是在肾小球动脉内皮细胞，均可以为原来的 100 倍。内毒素、Vero 细胞毒素、IL-1β 及 TNF-α 可以协同作用增加对内皮细胞造成的损害。

3. NO 介导的氧化损伤　NO 是一种由 L-精氨酸产生的多功能的物质，它具有扩张血管和细胞毒性作用，内皮细胞在血流增加时，可以使 NO 释放增加，在血流剪力作用下，NO 量亦增加。NO 也是一种血管损伤的介质，实验证实，一种精氨酸的类似物 N-甲基 L 精氨酸，可以阻碍 NO 合成，保护实验动物免受免疫介导的血管损伤。因此，当血流剪力使 NO 合成增加时，NO 可以对其产生的细胞以及邻近的细胞造成损害。同时，NO 还可能促进 TNF-α、IL-1β 分泌的增加，从而扩大炎性细胞对内皮细胞的损害。

（四）HUS 的临床表现

HUS 是一种以微血管内溶血性贫血、血小板减少以及因毛细血管微血栓引起的肾功能不全为特征的一种疾病，肾脏症状可表现为血尿、蛋白尿、少尿或无尿，少尿可能会导致水潴留发展为高血压。在原有的贫血及尿毒症基础上，偶尔可发生心肌梗死或渗出性心包炎，甚至发展为充血性心力衰竭。持续性少尿是疾病严重的一种征象，并且可以持续造成肾脏损伤。体液从胃肠道的丢失可能会造成低血容量，再加之高血红蛋白血症、高胆红素血症、高尿酸血症等，以上诸因素可导致急性肾衰竭。低钠血症和尿毒症可能会导致神经、精神症状，如孤僻、迷惑、烦恼、急躁、甚至昏迷。大多数患者出现血栓性微血管病，偶尔发生梗死或出血。神经、精神症状随着疾病恢复而减轻或消失。但反应迟钝，学习和行为能力受损可持续数年。肾脏病理可见毛细血管及小动脉血管壁增厚、内皮细胞水肿并与基底膜分离以及内皮细胞下绒毛状物质的积聚。

（五）HUS的诊断标准

HUS诊断依靠微血管性溶血性贫血、血小板减少、急性肾衰竭、乏力、苍白及紫癜等，血红蛋白可小于 < 50 g/L，但多波动于 80 ~ 100 g/L。溶血可能是红细胞从纤维蛋白和血小板在血管内形成的阻塞物中通过造成的，脂质过氧化酶活性增强和抗氧化活动减弱，都说明红细胞易受到氧化损伤而发生溶解。

无论红细胞破裂的机制如何，只要在血涂片中发现红细胞破裂，盔形细胞或细胞碎片，占20%以上都具有诊断价值，血LDH，结合珠蛋白，血胆红素水平也可增加。血小板减少反映血管内血小板聚集情况，通常在 $30 \times 10^9 \sim 100 \times 10^9$/L，有时会接近正常。但血小板的量以及减少的速度和时间都与预后无关。HUS血小板减少很少引起紫癜或出血，凝血时间多正常，纤维蛋白原只在起病初期有所增加。

（六）HUS的治疗

对HUS的血浆治疗始于1980年，主要方法见表21-8-4。据报道，使用VTEC受体抗体SYNS ORB-PK来对抗VTEC的作用，动物实验获得满意效果，但尚未有应用于人类的报道。总之，除了各种新治疗法以外，支持治疗仍显得最为重要。对伴有急性肾衰竭的患者可采用肾脏替代疗法。

表21-8-4　HUS的特殊治疗

血浆治疗	方法
注射血浆	首日30 mg/kg，然后10 ~ 20 mg/(kg·d)
	可能对改善肾脏功能和神经系统症状有作用
血浆置换	1 ~ 2个血浆量/d
	建议在D-HUS、成人HUS以及伴有神经症状的患者中使用
抗凝制剂	
肝素	10 000 U ~ 20 000 U/d
	对产后HUS患者中有一定作用，对儿童患者无效
抗血小板制剂	
阿司匹林	325 ~ 1500 mg/d
	在HUS中未证明有效
双嘧达莫	400 ~ 600 mg/d
	在HUS中未证明有效
前列环素	4 ~ 20 mg/(kg·d)
	偶尔有效，但会加重低血压和腹泻
其他治疗	
γ-球蛋白	400 mg/(kg·d)
	科改善患者的神经系统症状，长期HUS中未证明有效，可发生过敏反应和严重的感染
维生素E	1 mg/(d·m²)
	能改善儿童患者的症状，但需要对照试验的验证

典型病例1

郝某某，女，38岁，主因发热半月、无尿伴全身水肿5天，于2001年1月2日急诊入院。入院前半个月受凉后出现发热，体温波动于39℃ ~ 40℃之间，伴有畏寒与寒战，无尿急、尿频、尿痛与肉眼血尿，无腹痛、腹泻。4天后渐出现少尿，400 ml/d，浓茶色。血常规 WBC 17×10^9/L，尿蛋白（+++），潜血（+++）。肾功能 Cr 157 μmol/L，BUN 8.2 mmol/L，遂来我院急诊，经抗炎及对症处理，体温降至38℃左右，仍无尿并出现腹水、全身水肿，肾功能进行性恶化，双肾B超示左肾12.6 cm × 5.5 cm，右肾12.5 cm × 5.0 cm，双肾实质回声增强呈弥漫性病变，胸片示右上肺可见一3 cm × 4 cm的薄壁空洞，左上肺密度不均的斑片结节影,随以"急性肾功能不全原因待查、肺结核"收入我科。

查体:T 37.3℃,P 80 次/分,R 24 次/分,BP 140/80 mmHg,全身皮肤黏膜未见皮疹、黄染及出血点,两侧呼吸音清,未闻及干湿性啰音,心率 80 次/分,律齐,未闻及杂音,肝脾未触及,移动性浊音(+),双肾区无明显叩痛,双下肢指凹性水肿。

治疗经过:入院后经抗炎、抗结核、血液透析与对症处理,肺部空洞性病变吸收缩小,但 Hb 进行下降 84 g/L~70 g/L~51 g/L,血小板 50×10^3/L,自身抗体(-),抗核抗体(-),血清抗磷脂抗体(-),血清免疫球蛋白 IgG、IgA、IgM 均在正常范围,补体 C_3、C_4 降低,血清 LDH 996.7 IU/L,血沉 47 mm/h,网织红细胞 2.4%~3.1%,外周血红细胞形态为多形性畸形与破碎红细胞,计数达 15%~20%,3P 试验(-),Coomb 试验(-),PT、TT、APTT 延长,C 反应蛋白 52.8 mg/L,RF 23.9 IU/ml,尿蛋白(+++),红细胞满视野,流行性出血热免疫荧光抗体 IgM(-),胸片示"肺结核、肺水肿"。肾组织学检查示广泛微血管内血栓,纤维素样坏死,内皮、系膜细胞与基质弥漫性增生,小管上皮细胞变性萎缩,间质灶状炎性细胞浸润。免疫荧光示 IgA(±)、IgM(+)、C_3(+),沿毛细胞血管袢颗粒状沉积。

诊断:"成人溶血性尿毒综合征",在血液透析的基础上,予"复方丹参注射液、低分子右旋糖酐、654-2、噻氯匹定、血浆置换、静点新鲜血浆以及降压等对症处理",治疗 8 周。Ccr 60ml/min,血 Cr 1.3 mg/dl(114.9 μmol/L),BUN 9 mg/dl(3.2 mmol/L),尿量 2 500~3 500 ml/d,外周血红细胞轻度大小不等、中心区淡染,血清铁蛋白低下,尿蛋白(+-++),红细胞 8~10/HP,尿渗透压 286 mOsm,Hb 63 g/L,血小板 168×10^9/L,补体 C_3、C_4 恢复正常,出院诊断"成人溶血性尿毒综合征,肺结核、贫血(营养不良性和缺铁性)"。

病例特点:①无明显原因出现 ARF;②急行性贫血,与肾衰竭不平行,有血管内溶血和营养不良因素;③Coombs 试验(-),血清 LDH 996.7 IU/L,补体 C_3、C_4 降低,血小板 50×10^3/L,B 超示双肾增大;④除外其他原因肾衰竭(SLE、出血热、TTP 等);⑤治疗特点:活血通脉、抗凝扩脉、血浆置换和输入新鲜血浆、透析;⑥合并病的治疗。

典型病例 2

张某某,女 26 岁,1999 年 8 月 1 日入院,患者双下肢水肿伴高血压 10 个月,尿少 4 天入院。10 个月前(妊娠 4 月)双下肢水肿,血压 150/90 mmHg,尿蛋白(++),经治疗不好转,预产期前 7 天行剖宫术,术后血压 130/90 mmHg,水肿消失。术后 4 月又出现水肿,入院前 2 周水肿加重,尿量减少至 50 ml/d,尿蛋白(++),BUN 15.3~31.2 mmol/L,Cr 234~457.4 μmol/L,以急性肾衰竭转入我院。

查体:T 38℃,P 96 次/分,R 24 次/分,BP 160/100 mmHg。神清,半坐位,皮肤巩膜无黄染、无出血点,贫血貌。双肺呼吸音低,未闻及啰音,左心界大,律齐,杂音(-),腹水征,肝脾不清,下肢水肿。

化验:Hb 59 g/L,WBC 6.2×10^9/L,PLT 10.1×10^9/L,尿蛋白(+++),BLD(+++),尿 WBC 5~8/HP,RBC 6~8/HP。血气 pH 7.26,PaO_2 94.5 mmHg,$PaCO_2$ 19.2 mmHg,BE 17.4 mmol/L,Cr 610 μmol/L(6.9 mg/dl),BUN 86mg/dl(30.7 mmol/L),Ch 7.14 mmol/L,A/G=0.88,B 超双肾增大,回声增强,胸部 X 线呈"烧瓶心",双胸腔积液。

住院经过:先行血液透析治疗,后化验发现 WBC 4.6×10^9/L,PLT 8.2×10^9/L,Hb 66 g/L,Ret 5.2%,DIC 检查示 TTT 延长,FDP 增高,全血涂片,畸形红细胞>20%,补体 C_3、C_4 降低,LDH 增高,ANA1:160。肾脏病理:小球节段性坏死,GBM 增厚,小动脉壁增厚,内有血栓形成和坏死。

诊断:SLE,HUS,ARF。

处理:MP,CTX 冲击,降压,低分子量肝素(LMWH),口服激素,维持血液透析出院。

病例特点:

(1)SLE。①发热;②全血低;③ANA(+);④多发浆膜炎;⑤心、肾肌损害。

(2)HUS。溶血性贫血、全血涂片畸形红细胞>20%,Ret5.2%。DIC(+),FDP 增高,补体 C3、C4 降低,LDH 增高。

(3)血栓性血小板减少性紫癜(thrombotic thrombocytopenic purpura, TTP)。血栓性血小板减少性紫

癜是一种多系统疾病，临床特点有发烧、微血管内溶血性贫血、血小板减少、中枢神经系统异常和肾损害，成年女性多见。TTP病因多由于感染，其中病毒感染最常见。某些细菌感染也可引起本病。免疫功能异常，如系统性红斑狼疮、类风湿关节炎、干燥综合征等免疫功能异常也常引起血栓性血小板减少性紫癜。某些药物，如普卡霉素、丝裂霉素、长春新碱等也常出现TTP。TTP发病机制与HUS相似，在肾血管内微血栓形成，发生微血管内溶血和血小板减少。肾内毛细血管透明血栓形成，血管内皮细胞增生，血运障碍，导致肾功能损伤。

TTP临床最常见的症状是神经系统异常，表现为头痛、抽搐、麻痹、昏迷等。常伴有发烧，恶心、呕吐、腹痛，面色苍白或黄疸。有些病例常有皮肤、黏膜、消化道和泌尿道出血。化验室检查，常有蛋白尿、血尿和管型尿。轻度微血管内溶血性贫血，末梢血涂片可见多形性破碎的红细胞，Coombs试验阴性。血浆乳酸脱氢酶（LDH）升高，纤维蛋白裂解物（FDP）升高。血小板计数重于HUS，但是肾功能损伤轻于HUS。

TTP无特殊治疗方法，包括控制感染，控制血压等支持疗法。如果肾衰竭可用血液透析或腹膜透析。有报道，可用抗血小板集聚药物、激素，输注新鲜血浆或血浆置换治疗。也有报道施行脾切除、长春新碱或大剂量γ-球蛋白。通常预后优于HUS。

七、儿童急性肾衰竭

（一）概况

儿童急性肾衰竭，在不同国家或地区以及不同的年龄阶段，其发病率不同。据国外报道，儿童急性肾衰竭的发病率为0.8/100 000人口，其中新生儿及婴儿发病率相对较高。儿童急性肾衰竭死亡率为25%～30%，其中64%死于先天性心脏病术后并发急性肾衰竭，而且新生儿和婴儿患者死亡率也相对较高。死因多为脓毒症、出血以及与原发病有关的并发症或与肾衰竭有关的并发症。

（二）儿童肾脏结构及功能特点

由于儿童肾脏的结构及功能有其特点，在发生急性肾衰竭时，儿童的血液透析治疗与成人不同。因此，有必要了解儿童肾脏的发育及物质代谢特点。新生儿肾脏尚未发育成熟，体积仅为成人的17%。婴儿肾脏血管阻力大，导致肾血流量低。新生儿平均肾小球滤过率（GFR）仅为20 ml/（min·1.73 m^2），出生后肾血流量和肾小球滤过率迅速增加，生后1个月GFR达48 ml/（min·1.73 m^2）；6个月GFR达80 ml/（min·1.73 m^2）。

新生儿肾脏尚未发育成熟，肾脏血管阻力大，肾血流量和肾小球滤过率低以及肾小管功能亦不成熟，导致了新生儿的肾脏代偿功能低。因此，在肾血流量降低、缺血等因素影响下，容易导致急性肾衰竭。虽然婴儿肾脏尚未发育成熟，但由于新陈代谢快，能量需要比成人相对多，为成人的3～4倍，每千克体重不显性失水为成人的5倍，因此在急性肾衰竭时，代谢产物在体内迅速蓄积、酸中毒、高钾血症及水盐代谢紊乱在患儿迅速发展。

（三）病因

儿童急性肾衰竭与成人急性肾衰竭一样，也分为肾前性、肾性、肾后性，不同的年龄组儿童急性肾衰竭的发病率及病因不同。不同的年龄组儿童急性肾衰竭的病因分析，见图21-8-1。在新生儿患者，肾脏灌注不足是急性肾衰竭的常见原因，包括各种原因引起的脱水及休克。虽然经补充血浆及胶体后，低灌注是可逆的，但是当低灌注严重或未及时发现和处理，就会导致急性肾衰竭。随着年龄的增加，儿童急性肾衰竭的病因以肾性为主。

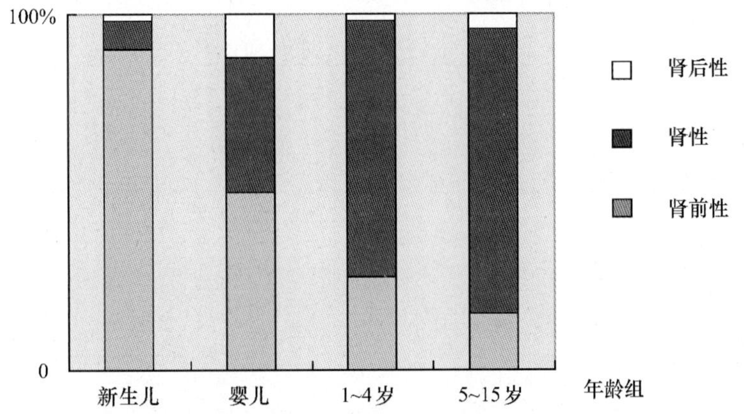

图 21-8-1　不同年龄组儿童急性肾衰竭的病因分析

一组227例儿童急性肾衰竭病因分析,见表21-8-5。溶血性尿毒症综合征是儿童急性肾衰竭的主要病因,占儿童急性肾衰竭的45%,先天性心脏病外科手术后合并急性肾衰竭占27%,原发性肾脏疾病仅占7%,其他包括脓毒症、早产儿、梗阻性肾病、肿瘤等。在治疗白血病及肿瘤时,还可导致急性尿酸肾病,损伤肾小管或形成管型,引起急性肾衰竭。血管造影及肾盂静脉造影中的造影剂引起的急性肾衰竭很少见。在原发性肾脏疾病中,以微小病变及慢性肾衰竭急性发作较多见。儿童原发性肾脏疾病致急性肾衰竭的病因,见表21-8-6。除上述病因外,疟疾、非甾体抗炎药等也可导致儿童急性肾衰竭。

表 21-8-5　儿童急性肾衰竭的病因分析

病因	例数	新生儿	婴儿	1～4岁	5～15岁	ICU	死亡
溶血性尿毒症综合征	102	1	11	60	30	30	3
心脏手术	61	29	10	19	3	38	36
原发性肾脏疾病	17	3		2	12	9	3
肿瘤	7			2	4	6	5
败血症	8	2	4		2	7	
早产儿	7	7				7	2
非心脏手术	4	2	2			2	
中毒	2		1		1	1	
肝衰竭	2			2		2	2
Reye's syndrome	2			2		1	2
梗阻性肾病	8	1	3	1	3		
外伤	1				1	1	
烧伤	1			1			
百日咳	1		1			1	1
缺血缺氧性脑病	1	1				1	
原因不明	1			1			
横纹肌溶解	1				1	1	
亚急性细菌性心内膜炎	1				1	1	
总计	227	46(20%)	32(14%)	91(40%)	58(26%)	108(48%)	56(25%)

表 21-8-6 原发于肾脏疾病的急性肾衰竭病因分析

病因	例数
急进性肾炎	1
肾盂肾炎	1
微小病变	4
先天性肾病综合征	1
Goodpasture's 综合征	1
慢性肾衰竭急性发作	8
肾静脉血栓	1
总计	17

(四)儿童急性肾衰竭的透析治疗

儿童出现急性肾衰竭时,首先要进行保守治疗,如补充血容量、利尿,纠正酸碱、电解质紊乱、降压和促进毒物排泄等治疗。经过保守治疗无效者,则需透析治疗。儿童急性肾衰竭进行腹膜透析占67%,血液透析占18%,腹膜透析失败后改血液透析占5%,10%的患者经保守治疗或手术解除梗阻后肾功能恢复。

1. 小儿急性肾衰竭的透析指证

(1)当急性肾衰竭伴有水潴留,24~48 小时尿量少于 240 ml/m^2 体表面积,经过适当补充血容量及利尿等保守治疗后肾功能仍不恢复者(若低灌注所致肾前性肾功能不全一般可以缓解)。保守治疗出现肺水肿、充血性心功能衰竭、高血压者。

(2)高钾血症,血清钾>6.5 mmol/L。

(3)严重低钙血症,静脉注射钙剂不能纠正,或出现手足搐搦,特别是婴幼儿。

(4)重度酸中毒,血 pH<7.0,或低钠血症。

(5)高尿酸血症,当合并有蛋白质分解代谢亢进的疾病,血中尿酸浓度明显增高,可进一步加重肾脏损害,应尽早透析。

(6)高分解代谢状态,血尿素氮每天升高大于 11.3 mmol/L。

(7)血尿素氮、肌酐明显增高,血 BUN>30 mmol/L,血肌酐>533 μmol/L。

(8)需要静脉补充营养、输血等输液治疗,必须清除大量液体时。

2. 血液透析

(1)血管通路。儿童的末梢动脉口径较细,特别是静脉发育不完全,因而制作动静脉外瘘很困难。急性肾衰竭患儿行急诊透析时,可行中心静脉插管,包括髂总静脉或下腔静脉。稍微大点的儿童可行锁骨下静脉、颈内静脉及股静脉(也可伸入到髂总静脉或下腔静脉)插管。在新生儿,出生1周内,可应用脐血管插管。

血管通路并发症与成人相似,以凝血、感染最为常见。小儿血管细,血流速度慢,易形成血栓,可预防性服抗凝剂。严格实行无菌操作,仔细护理,将有助于降低感染的发生。

(2)透析器。儿童急性肾衰竭患者血液透析时常用透析器的特点,见表 21-8-7。儿童透析中并发症与透析器有重要关系。使用大容量、高顺应性透析器,由于体外循环量与患者体重比例过大,极易造成低血压,超滤量受到限制,透析不充分。而高效透析又易发生失衡综合征,故小儿透析器应是小容量、低顺应性。通常体重<20 kg,使用面积为 0.1~0.4 m^2 的透析器;体重 20~30 kg,使用面积为 0.4~0.8 m^2 的透析器;体重 30~40 kg,使用面积为 0.6~1.0 m^2 的透析器。

表 21-8-7　儿童患者血液透析常用的 Fresenius 公司生产的聚砜膜透析器

表面积(m^2)	0.4	0.7	0.9	1.3
血容量(ml)	30	44	60	84
管路血容量(ml)	98	112	131	152
超滤系数[ml/(h·mmHg) TMP]	1.7	2.8	4.2	5.5
最大超滤量(ml/h)	800	1600	2450	3300
尿素清除率(血流量 25 ml/min)	25	25	25	25
尿素清除率(血流量 200 ml/min)	125	155	175	183

(3)体外循环容量:透析过程发生低血压的常见原因之一,是因为体外循环容量占患儿总血容量比例过高。儿童的血容量约为每公斤体重 80 ml,透析器及透析管路的容量不能超过体重的 0.8%,必要时用生理盐水预充体外循环系统。血流量为 3~5 ml/(kg·min),通常超滤量不超过体重的 0.3%,有低蛋白血症的患儿可静脉滴注血浆或白蛋白。

3. 连续性肾替代疗法(CRRT)　CRRT 已用于治疗重症儿童 ARF 患者,连续静脉-静脉血液滤过(CVVH),体外循环是由血泵作为动力驱使血液流动,使血流量恒定,提高了超滤率,延长了血滤器的使用寿命。

(1)适应证。急性肾衰竭伴有低心排血量、多器官功能衰竭、抗利尿性高血容量、严重高分解代谢等重症患儿,以及需要静脉补充营养、输血等输液治疗,必须清除大量液体时。

(2)血滤器。部分可用于儿童进行 CRRT 的血滤器,见表 21-8-8。透析管路应尽可能短,以减少体外循环容量及血流阻力。血滤器及透析管路用 1 L 含有 5 000 IU 肝素的 0.9% 盐水冲洗。当血滤器的超滤率下降到 60%~70% 时,要更换血滤器。

表 21-8-8　儿童血液滤过器的特性及操作数据($\bar{x} \pm SD$)

指标	Minifilter	Miniflow 10	Minifilter plus	FH-22
材料	聚砜膜	PAN	聚砜膜	聚氨基膜
滤器长度(cm)	12.7	21	12.7	11.5
滤器直径(μm)	1100	240	570	220
表面积(m^2)	0.021	0.042	0.08	0.2
预冲量(ml)	7.6	3.7	15	13
纤维数量	60	264	450	2400
Q_B(ml/min)	13.4±4.3	20.5±4.3	35.1±6.3	14.4±2.6
Q_f[ml/(min·m^2)]	1.8±0.14	7.2±1.5	6.2±1.2	8.9±2.4
更换血滤器时间(小时)	29.6±6.3	54.4±12.3	80.8±24.1	29.2±9.5
CRRT 持续时间(小时)	61.1±10	218±108	110±32.6	70.8±11
新生儿患者数	13	6	5	12
存活/死亡数	9/4	5/1	1/4	9/3

注:Q_B—血流量;Q_f—超滤率;Amicon Minifilter 及 Amicon Minifilter plus,美国 Amicon 公司生产;Miniflow 10,法国 Hospal Lyon 公司生产;Gambro FH-22,瑞典 Gambro 公司生产 。

(3)抗凝。通常使用普通肝素,起始量为 50~100 U/kg,此后持续从动脉端输注肝素 10~20 U/(kg·h),应用部分凝血活酶时间(APTT)监测肝素量。

Zobel 报道,接受 CRRT 治疗的 36 名重症新生儿 ARF 患者,平均年龄(9.8±1.5)天,平均体重(3.0±0.1)kg,其中 4 名患儿,存在抗利尿性血容量增多,在体外循环膜外充氧(extracorporeal membrane oxygenation,ECMO)过程中,给予持续超滤。所有患儿均需机械性通气给氧,88% 的患儿需要升压药治疗。34 名患儿伴有 2 个或 2 个以上器官系统的衰竭,多数患儿给予肠道外营养,蛋白和热量的摄入量分别为 1.5~2.0 g/(kg·d)和 75~100 kcal/(kg·d)。血液滤过器表面积 0.015~0.2 m^2,预冲量 3.7~

15 ml。CVVH 时，平均血流速度为(23.1 ±2.4) ml/min，超滤率为(9.5 ±1.9) ml/(min · m^2)，具体操作数据见表 21-8-9。总生存率为 66%。CRRT 相关性并发症包括插管局部出血、下腔静脉及上腔静脉血栓、股静脉插管所致一过性缺血。持续血液滤过不管是动脉-静脉血液滤过还是静脉-静脉血液滤过的方式，对于控制重症新生儿患者的液体平衡及代谢紊乱都是非常有效的肾脏替代疗法。

表 21-8-9 重症新生儿患者 CRRT 疗法的操作数据($\bar{x} \pm SD$)

指标	CAVH(n=17)	CVVH(n=15)	ECMO + CUF(n=4)
Q_B(ml/min)	7.0 ±1.2	23.1 ±2.4	45.1 ±2.8
Q_f[ml/(min · m^2)]	3.3 ±0.4	9.5 ±1.9	2.3 ±0.4
治疗时间(h)	103 ±39	103 ±20	49 ±13
更换血滤器时间(h)	26.8 ±6.0	54.4 ±11.1	48.4 ±13.5
生存率(%)	65	67	75

注：CAVH—持续动脉-静脉血液滤过；CVVH—持续静脉-静脉血液滤过；ECMO—体外循环膜外充氧；CUF—持续超滤。

4. 儿童急性肾衰竭血液透析并发症

(1)低血压。儿童透析发生低血压比较常见，与血容量不足、超滤过多或过快、血钠过低、醋酸盐透析有关。

(2)黑血症。体外循环血量明显不足，或使用单针透析，使血液在动脉导管和透析器内再循环血量增加，导致严重缺氧，使血液变为暗黑色，称为黑血症。

(3)其他。在血液透析诱导期，血浆渗透压下降过快，可引起脑水肿、失衡综合征、惊厥等。此外，惊厥还与低钠血症、低钙血症、高血压等有关。

5. 腹膜透析 腹膜透析具有简便、有效、心血管功能稳定性好等优点，不需建立血管通路、腹膜透析过程中血浆渗透压缓慢下降、心功能不全时也能耐受。因此，腹膜透析在儿童引起的急性肾衰竭时为首选，特别是新生儿和婴儿，因为血管较细，极难建立血管通路。而且，由于腹膜透析不需反复静脉穿刺，病情平稳后还可在家庭进行，儿童能较自由地活动，与血液透析相比，儿童较乐于接受腹膜透析。少数儿童当患有脐疝、腹裂等腹部疾患时，禁用腹膜透析。

(五)预后

急性肾衰竭伴有无尿及高血压时，提示预后差。各种急性肾炎引起急性肾衰竭，其预后与急性肾炎的病因有关。急性链球菌感染后肾炎合并急性肾衰竭患者，预后最好，90% ~95% 的患者肾功能可完全恢复正常。溶血性尿毒症综合征的死亡率为 3%，转为慢性透析的占 4%。儿童急性肾衰竭死亡率为 25% ~30%，明显低于成人急性肾衰竭死亡率，主要与儿童原发病不同、多器官功能衰竭少、无动脉粥样硬化性疾病等有关。

八、老年人急性肾衰竭

虽然有现代的重症监护和肾脏替代疗法(CRRT)的不断进展，目前急性肾衰竭的死亡率不但没有下降甚至有增高趋势，有的学者认为，主要原因是与急性肾衰竭患者的平均年龄增加和并发多器官功能衰竭(MODS)比例增高有关。

(一)概述

老年患者的年龄界限，目前国际上还未统一。世界卫生组织规定，在欧美国家 65 岁以上，在亚太地区 60 岁以上者确定为老年人群。随着社会老年化，老年人急性肾衰竭逐年增加。Turney 等报道，急性肾衰竭患者的平均年龄已从 50 年代的 41.3 岁上升到 80 年代的 60.5 岁。Feest 等报道，急性肾衰竭的发病率，随年龄的增长而增加，其中 70 岁以上患者占 72%，见图 21-8-2。

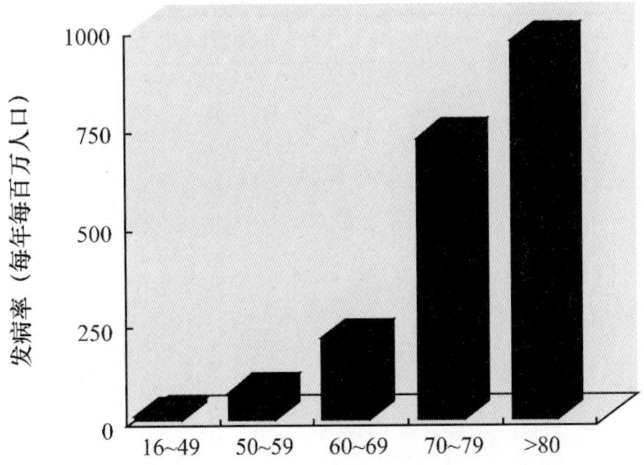

图 21-8-2　不同年龄组急性肾衰竭的发病率

（二）老年人急性肾衰竭的病因分类

老年人肾功能有其特点，肾小球滤过率随年龄增长而下降，但是由于老年人肌肉组织减少，肌酐产生相应减少，同时肾小管代偿性分泌肌酐增多，血肌酐水平并不上升。一些药物或其代谢产物在经肾脏排泄时，由于老年人肾小球滤过率下降，药物从肾脏排泄减慢，即使常规剂量给药亦可能产生药物蓄积，导致急性肾衰竭。此外随着年龄的增长，老年人肾小管功能亦减退，同时各器官储备功能下降，还常常并存多种疾病，如糖尿病、高血压病、动脉硬化等，对许多肾毒性药物更为敏感。在容量不足、休克、脓毒症及其他危险因素作用下，常导致老年人发生急性肾衰竭。医源性导致急性肾衰竭的比例随着年龄的增长在增加。在年轻患者，其比例低于1/3，而在老年人，其比例则高达2/3。Druml 等对65岁以上的急性肾衰竭老年患者进行分析，其中老年患者的原发病及病因分别见表21-8-10和表21-8-11。心血管疾病（心功能衰竭、心源性休克、心肺复苏后），感染（败血症、腹膜炎）以及容量不足是老年急性肾衰竭的主要原因。

表 21-8-10　老年人急性肾衰竭的原发病

原发病诊断	例数（n）	百分数（%）	死亡率（%）
心脏病	50	21	78
感染	29	12	48
胃肠道疾病	26	11	65
外科疾病	26	11	54
血液系统疾病	20	8	55
肾脏疾病	19	8	42
肝脏疾病	14	6	86
神经系统疾病	11	5	73
肿瘤	11	5	73
泌尿外科疾病	7	3	43
血管疾病	5	2	40
肺部疾病	3	1	0
皮肤病	3	1	66
中毒	3	1	100
总　计	242	100	61

表 21-8-11 老年人急性肾衰竭的原因

病因	例数(n)	死亡(%)
心功能衰竭/心源性休克	40	70
手术后(如低血容量)	31	61
脱水/高渗透	29	28
败血症/败血症休克	27	70
低血容量休克(出血等)	26	65
腹膜炎/胰腺炎	21	67
急性间质性肾炎	16	50
心肺复苏后	13	69
休克(其他原因)	9	100
肾血管病变	8	86
药物性/造影剂	6	0
溶血性/横纹肌溶解	4	75
感染(如肺炎等)	4	75
肾后性	4	25
肝衰竭	2	100
高钙血症	2	0
总　计	242	61

(三)老年人发生急性肾衰竭的危险因素

老年人成为发生急性肾衰竭的高危人群,与老年人肾脏解剖结构及生理功能的变化有关。随着年龄的增长,肾脏逐渐萎缩,肾小球滤过功能及肾小管浓缩功能逐渐减退。特别是当老年患者存在系统性疾病,如动脉粥样硬化、高血压、糖尿病、心功能衰竭等时使用肾毒性药物,急性肾衰竭的发生率明显增高。

老年人常伴有慢性病,易产生急性肾衰竭,以原有肾功能损害和高血压最常见。除慢性危险因素外,绝大多数患者还存在有影响肾功能的急性危险因素,见表 21-8-12。90% 的老年急性肾衰竭患者至少存在一种慢性或急性危险因素;66% 的患者存在两种危险因素;36% 的患者存在三种危险因素;16% 的患者存在四种或四种以上的危险因素。

表 21-8-12 242 例老年患者发生 ARF 的危险因素分析

危险因素	例数(n)	所占百分比(%)
慢性危险因素		
慢性肾损害	79	33
高血压	69	29
糖尿病	37	15
慢性心功能衰竭	33	14
慢性肝衰竭	19	8
慢性肾盂肾炎	9	4
急性危险因素		
低血容量	91	37
败血症	42	17
人工通气	38	16
低血压(非低血容量)	26	11
腹膜炎	25	10
弥散性血管内凝血	14	6
电解质紊乱	9	4
急性间质性肾炎	9	4
肾毒性药物/造影剂	8	3
溶血/横纹肌溶解	5	3

(四)老年人急性肾衰竭的诊断与治疗

1. 诊断　老年人急性肾衰竭有其特点,常常是在原发疾病的基础上,存在急性危险因素。应详细询问有关发生急性肾衰竭的急、慢性危险因素,注意有无血容量不足、使用肾毒性药物等诱因的存在。病因不明的患者,需行腹部平片、B 型超声波等检查,了解肾脏的大小、形态,注意有无尿路结石及梗阻。老年男性患者,需行直肠指诊和(或)前列腺 B 型超声波检查,除外前列腺疾病导致的肾后性急性肾衰竭。随着年龄的增长,肿瘤的发病率随之增加。盆腔肿瘤及肿大的淋巴结压迫尿道,亦可导致肾后性急性肾衰竭。老年人肾性急性肾衰竭,临床高度怀疑合并有系统性疾病,如小血管炎、急进性肾炎等,可行肾脏穿刺活检,明确诊断,有助于判断预后及制定治疗方案。

2. *预防* 容量不足是导致老年人急性肾衰竭的主要原因之一。常见于老年患者严重呕吐和(或)腹泻导致脱水;渴阈下降使液体入量不足;大手术后静脉补充液体及电解质不足;少尿时过度使用利尿剂等。此外,在容量不足时,使用非类固醇类消炎药、氨基糖苷类等肾毒性抗生素、血管紧张素转换酶抑制剂,特别是对于合并有糖尿病、高血压、动脉硬化的老年患者,更易导致急性肾衰竭。因此,补足液体入量及纠正电解质异常,是避免老年人发生急性肾衰竭的重要措施之一。同时,对老年患者应尽可能避免使用肾毒性药物或根据肌酐清除率减少药物的使用剂量,用药过程中应密切监测肾功能指标的变化。老年心功能衰竭患者少尿时,必须监测中心静脉压。当中心静脉压在正常范围或以上时,方可使用利尿剂,避免不当的利尿造成容量不足。

3. *治疗* 老年人急性肾衰竭的治疗包括内科常规治疗及透析疗法。一旦发生急性肾衰竭,应立即停用肾毒性药物,及早应用血管扩张剂,改善微循环,扩张肾血管。同时积极治疗原发病,维持水、电解质及酸碱平衡,加强营养支持,积极治疗各种并发症,尽早透析治疗。

(1)老年人急性肾衰竭透析指征。老年急性肾衰竭患者,常伴有高血压、糖尿病等原发病。早期透析能有效地清除体内过多的代谢废物,纠正水潴留及电解质、酸碱紊乱,减轻心脏负荷,维持内环境的稳定,有利于静脉给药及静脉高营养等治疗,从而减少急性肾衰竭导致的严重并发症,如心功能衰竭、肺水肿、消化道出血、感染等的发生。

在临床工作中,我们认为老年人急性肾衰竭患者,当少尿或无尿两天以上,伴有下列情况之一时,需急诊透析:①血清钾≥6.5 mmol/L;②血肌酐≥530 μmol/L 或血 BUN≥28 mmol/L;③水钠潴留明显,如水肿、高血压、心功能衰竭、肺水肿等;④代谢性酸中毒,$CO_2CP < 13.5$ mmol/L;⑤出现尿毒症其他症状。

(2)透析方法的选择。急性肾衰竭患者的透析治疗,可选择血液透析、血液滤过及腹膜透析;透析方式可以是间断或持续性。间断性血液透析具有心血管稳定性差、氧耗量增加、易导致失衡综合征等缺点。持续透析,可以床旁缓慢超滤,弥补了间断性透析的某些不足,已经广泛应用于重症及老年患者的急性肾衰竭的治疗。

由于老年患者心血管功能稳定性差,以腹膜透析和持续血液滤过为佳,若无腹膜透析的禁忌证,宜选择腹膜透析治疗。腹膜透析无须抗凝,更适用于出血或有出血倾向以及伴有心脑血管疾病的患者。持续肾替代疗法(CRRT)具有简便、血流动力学稳定、同时可予静脉高营养治疗等优点。此外,CRRT 在治疗急性肾衰竭伴有多器官功能衰竭时,还可清除肿瘤坏死因子及细胞因子,特别适用于老年、高危或伴有多器官功能衰竭的患者。

(3)老年人血液透析过程中的特殊问题。老年人随着年龄的增加,部分患者对疾病以及死亡的恐惧感亦随之增加。在开始进行血液透析时或透析过程中,有的加之经济费用问题,以及对疾病的过度恐惧,心理负担很重,并且对外界刺激反应敏感而强烈,个别患者可出现反应性精神异常,有的表现为抑郁和(或)焦虑,多伴有夜间睡眠不佳。因此,对老年透析患者,应耐心解释,提高患者对血液透析疗法以及疾病的认识,同时做好患者家属的思想工作,共同减少患者的心理负担。一旦出现反应性精神异常表现,应根据具体表现给予抗抑郁或抗焦虑的药物治疗。经治疗以及对疾病、透析治疗的认识了解后,绝大多数患者精神症状可恢复正常。

老年急性肾衰竭患者常伴有多种慢性疾病,心血管功能稳定性差,在透析开始及透析过程中,易出现低血压、心绞痛、心律失常。我们的临床经验是,对于血容量不足的老年患者,透析时应用生理盐水预充透析管路及透析器。此外,开始透析时给予预防性吸氧,可以减少透析过程中心绞痛的发生;老年患者的血流速度应逐渐增加到 250ml/min;超滤不得过多、过快;老年人超滤率要小于 500ml/h;患者应严格控制液体入量,两次透析间期的体重增加量以不超过2kg为宜。

(五)预后

李惠群等,回顾性分析了46例老年急性肾衰竭患者临床资料,死亡33例,总死亡率为71.4%。其中非透析治疗组37例,死亡30例,死亡率为81.1%;透析治疗组9例(其中腹膜透析7例,血液透析2例),死亡3例,死亡率为33.3%。两组对比分析表明,透析治疗组的死亡率明显低于非透析治疗组。Druml等对242例老年人急性肾衰竭的分析表明,58%的存活患者肾功能恢复正常,或恢复到急性肾衰竭前的肾功能水平;15%的存活患者转为慢性肾衰竭;仅1%的患者需要慢性透析治疗。总死亡率为61%,其中49%的老年患者死于急性肾衰竭,而12%的患者死于肾功能恢复后,见表21-8-13。

表21-8-13 老年急性肾衰竭患者的预后($n=242$)

预后	预后情况	例数(n)	占总数(%)	存活/死亡(%)
存活	总例数	95	39	
	肾功能恢复	55	23	58
	慢性肾衰竭	37	25	39
	慢性血液透析	3	1	3
死亡	总例数	147	61	
	死于急性肾衰竭	119	49	81
	肾功能已恢复	28	12	19

影响急性肾衰竭患者预后的因素,包括年龄、原发疾病、是否伴有其他脏器衰竭、透析方式等。

1.年龄对急性肾衰竭死亡率的影响 年龄与死亡率的关系,Brivet等研究发现,年龄是预示死亡的重要指标之一,随年龄增高急性肾衰竭患者死亡率明显增高,见表21-8-14。

表21-8-14 急性肾衰竭患者年龄与死亡率间的关系

年龄(岁)	死亡例数(n)	死亡率(%)
<30	6	11.8
30~59	17	33.3
>60	28	55.0

但是,一些学者认为,年龄并不是判断预后的独立指标。Druml等对65岁以上的急性肾衰竭老年患者进行分析研究,18岁以下患者死亡率为57%;19~64岁为59%;65岁以上患者总死亡率为61%。对老年患者,每3年为1个年龄段进一步分组比较,80岁以上患者的死亡率并没有高于65~67岁患者的死亡率,见图21-8-3。该研究未能证实急性肾衰竭老年患者的死亡率随年龄的增加而增高。

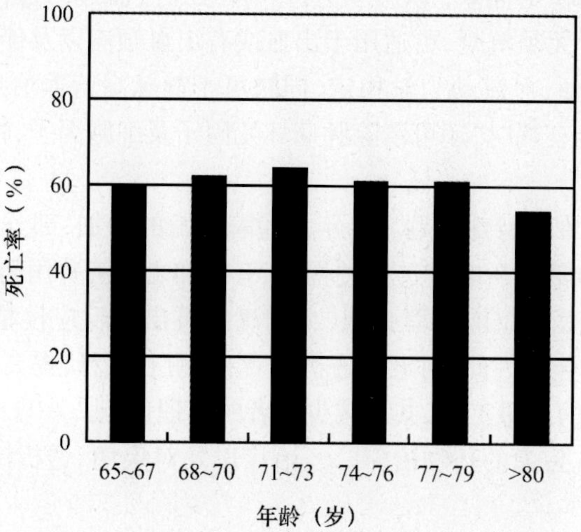

图21-8-3 老年急性肾衰竭年龄与死亡率间的关系

注:图中,对老年患者,每3年为1个年龄段进一步分组比较,80岁以上患者的死亡率并没有高于65~67岁患者的死亡率。

2. *脏器衰竭与死亡率* 肾病专家共识，随着衰竭脏器数目的增加，急性肾衰竭的死亡率明显增加，见表21-8-15。而且，同样数目的脏器衰竭，老年组的死亡率要高于青壮年组，见表21-8-16。单纯急性肾衰竭老年组的死亡率为16%，青壮年组为5%；3个脏器衰竭老年组的死亡率为70%，青壮年组为60%；当累及5个脏器衰竭时，两组患者均死亡。

表21-8-15 急性肾衰竭的死亡率与伴有其他器官衰竭的关系

衰竭脏器数目	患者数(n)	死亡数(n)	死亡率(%)
1	94	5	5.3
2	66	21	31.8
>2	37	25	67.6

表21-8-16 老年组与青壮年组患者脏器衰竭数目与死亡率的比较

衰竭脏器数目	老年组		青壮年组	
	死亡数(n)	死亡率(%)	死亡数(n)	死亡率(%)
单纯1个肾脏	1/7	14	2/37	5.4
2	7/13	54	5/12	41.7
3	16/23	70	6/10	60
4	12/16	75	2/3	67
5	7/7	100	1/1	100

3. *透析疗法对急性肾衰竭预后的影响* 透析疗法对急性肾衰竭预后的影响存在争议，尽管有的学者认为，增加透析剂量、进行每日透析或持续透析、应用生物相容性好的透析膜等透析技术，并不能改善急性肾衰竭的预后。但是，毫无疑问血液净化技术的发展使急性肾衰竭患者的治疗有了改观，透析有效地清除了体内过多的代谢废物，纠正水、钠潴留及电解质、酸碱紊乱，减轻心功能衰竭，维持内环境的稳定，有利于静脉给药及静脉高营养治疗。

九、肝肾综合征

肝肾综合征(HRS)是在肝脏疾病发展过程中的一种并发症，对于肝肾综合征的定义，目前通常采用国际腹水协作组(International Ascites Club, IAC)的定义，即"发生在患有慢性肝脏疾病、严重肝衰竭和门脉高压患者中的一种综合征，以肾脏功能受损、明显的全身循环容量不足和内源性血管活性物质活性增强为特征。此时，肾脏内显著的血管收缩导致肾小球率过滤(GFR)降低。在肾外循环中，小动脉舒张占优势，导致全身血管阻力降低和低动脉压。在急性肝衰竭中也可以见到类似的综合征。"

(一)肝脏与肾脏之间的关系

首先我们应该了解肝脏与肾脏之间的生理关系。1987年，Levy和Wexler在有肝硬化的实验动物(犬)中发现，手术去除肝脏的神经可以改变尿钠的排出，所以提出存在肝肾反射的假说，认为当肝窦内压力提高时，兴奋肝窦内的压力感受器，导致尿潴留。但这一结果在接受过肝脏去神经手术的人类肝硬化患者中没有得到证实。也有人假设在肝脏内可以合成一种有血管舒张活性的激素，但到目前为止这一假说还没有得到证实。尽管机制不是很清楚，我们还是观察到如下的事实：在实验动物中，无论是窦前性、窦后性还是窦性门脉高压，当门脉压力升高后都可以迅速引起尿钠减少；在接受经静脉肝内门脉系统分流术(TIPS)的患者中，当门脉压力小于10 mmHg时，尿钠排泄明显增加，这一现象并不继发于肾素-血管紧张素系统活性降低；然而当门脉压力高于12 mmHg时，钠潴留会再度出现。在肝硬化患者中是否都会出现尿钠排泄的减少呢？有人认为至少有三个因素影响尿钠的排泄：第一，也是最重要的，如果门脉压力小于8～10 mmHg，则很少出现尿钠的减少；第二，窦前性门脉高压患者中很少出现尿钠减少，只有在出现某些特殊情况时才会合并尿钠异常(如导致全身血管舒张的因素);第三,在窦性或窦后性门脉高压的患者中,肝脏功能受损越少,出现尿钠异常的概率越小。肾衰竭经常是快速进展的,与全身循环容量不足有关。无论肾衰竭的程度有多严重,都没有明显的组织学异常,这些肾脏本身功能没有受损,HRS 患者的肾脏移植到慢性肾衰竭患者身上,或 HRS 患者接受了肝脏移植以后,这些肾脏能够恢复正常的功能。60~70年代的研究表明,HRS 是由于肾脏循环系统显著血管收缩造成的,但是目前 HRS 的发生机制仍然不十分清楚。

(二)病理生理学改变

显著的肾脏血管收缩导致了肾脏的低灌注,使用很多方法都可以证实肾脏血管收缩的存在,比如肾脏动脉造影、^{133}氙洗脱技术、对氨基马尿酸清除率以及最近的多普勒超声技术。应用这些技术可以发现在合并腹水的肝硬化患者,存在着持续的肾灌注压的降低,最终导致了 HRS。与此相反,肾脏以外的血流动力学特点是末梢血管阻力较低和动脉压降低,所以近来的研究多集中于肾脏和肾外血流动力学改变的关系上。

1. 血管收缩因子　一些在肾脏血液循环中可以起到血管收缩效应的系统,如肾素-血管紧张素系统和交感神经系统,在 HRS 中都可能是潜在的肾脏血管收缩的介导者,因为在合并腹水的肝硬化患者,尤其是合并有 HRS 的患者中,这些导致血管收缩系统的活性增强,并与肾脏血流量(RBF)和 GFR 的降低有关,所以血管紧张素Ⅱ和交感神经在肾脏血管收缩的机制中得到重视。

(1)肾素-血管紧张素-醛固酮系统(RAAS)。在肝硬化和腹水患者中 RAAS 活性经常增高,表现出较高的血浆肾素活性(PRA)和醛固酮水平增加。血管紧张素Ⅱ(AT-Ⅱ)和醛固酮是这一系统中重要的两个因子,其生物效应是钠潴留和血管收缩。醛固酮可以通过与远端肾小管和集合管上皮的特异性受体结合而引起钠潴留。血管紧张素Ⅱ可以增加肾脏血管阻力,引起 RBF 和 GFR 的减少。实际上,它对肾小球血管的作用有一定的选择性,使出球小动脉的收缩更明显,导致肾小球毛细血管跨膜压增高,以对抗 AT-Ⅱ引起的 RBF 的减少,使 GFR 在疾病初期可以保持正常。如果合并有腹水的肝硬化患者中使用 ACEI 类药物,可以引起 GFR 和尿钠的减少。

(2)交感神经系统(SNS)。有研究发现在肝硬化患者中,交感神经系统活性增强,并进而导致肾脏血管的收缩。研究显示,SNS 活性指标为血浆去甲基肾上腺素(NE)浓度在没有液体潴留的情况下正常或轻度增加;在合并有腹水的肝硬化患者中显著增加。研究应用选择性导管技术和示踪原子动力学方法发现,单纯肝硬化患者许多脏器的 SNS 活性都明显增加,使血循环 NE 水平增加。肾脏中分布有丰富的交感神经纤维,支配着血管、肾小球和肾小管。通过测量肾静脉血中 NE 的含量来定量地确定交感神经的活性。结果发现,肝硬化患者肾静脉血 NE 含量与 RBF 呈负相关,合并有 HRS 的失代偿患者的 NE 最高,表明在这些患者中交感神经活性极度增强。

(3)精氨酸加压素(AVP,即抗利尿激素)。AVP 是一种九肽物质,包含了一对由二硫键相连的半胱氨酸。在血浆渗透压增加(渗透性分泌)或动脉压力感受器兴奋性降低时(非渗透性分泌)由垂体后叶分泌。AVP 可以通过两个不同的受体 V_1 和 V_2 起作用。激活集中在肾脏集合管上皮细胞上的 V_2 受体,可以增加细胞膜的通透性,使水沿渗透梯度转移到细胞外,兴奋血管平滑肌细胞上的 V_1 受体可以导致血管的收缩。骨骼肌和皮肤血管较为敏感,但在胃肠道和冠状动脉 AVP 也可以引起明显的血管收缩。许多动物试验和临床研究认为肝硬化患者水潴留的过程中,加压素起到了重要的作用。研究发现在这些合并有腹水和水清除能力受损的肝硬化患者中,血浆 AVP 水平经常增高,而给予去甲金环素(demeclocycline,一种可以抑制 AVP 水潴留活性的药物)可以改善这些患者对水负荷的清除。现在认为在肝硬化时,引起 AVP 分泌增加的因素是有效血容量的减少,以便维持全身血流动力学的稳定。事实上,是 RAAS 和 AVP 共同维持了心血管系统的稳定。在合并有腹水的肝硬化患者中,血浆 AVP 水平升高,并与 RBF 和 GFR 的改变有关,这提示在 HRS 的病理生理过程中这种激素可能起到了一定的作用。最近有人联合使用白蛋白和生理剂量的鸟氨加压素(鸟氨酸-8-加压素,一种 AVP 的衍生物,有着相似的血管收缩活性和较弱的抗利尿活性),可以使大多数 HRS 患者的肾功能得到改善。同时还有全身血流动力学的改善和 PRA、血浆醛固酮和 NE 浓度的降低,以及心房利钠肽水平的增加。

(4)其他血管收缩因子。另一种血管收缩物质——内皮素在肝硬化中也增多,这可能与肝脏或其他内脏合成增加有关,即使现在仍不能明确它与肾脏血管收缩的关系。最近一项在 3 名患者中的研究发现,在给予特异性内皮素-A 受体拮抗剂(BQ123)后,患者肾功能有所改善,这提示在 HRS 中内皮素可能作为一种血管收缩因子参与了病理生理过程。

其他血管收缩物质,如腺苷,可能也参与了肾脏血管收缩的发病机制。此外,也可能与内毒素有关,因为内毒素是一种潜在的肾脏血管收缩物质,而 HRS 经常在肝硬化患者合并细菌感染后出现。目前细菌内毒素在肝肾综合征中的作用仍是一个有待研究的问题。

2. 血管舒张因子　在肝硬化患者或实验动物中均发现,肾脏合成的局部血管舒张因子可以对抗血管收缩因子的毒性作用,保持肾脏血流灌注。

(1)Eicosanoids(廿烷类)。Eicosanoids 是一组局部激素,来自于饮食中的多聚不饱和脂肪酸。在人类,花生四烯酸(arachidonic acid, AA)是最丰富和最重要的前体物质,AA 的氧化产物具有生物活性,其氧化产物的类型与氧化过程中参与的酶有关,环氧化酶催化的 AA 氧化反应产生前列腺素(PG)和血栓素(TX)。

前列腺素是一组由身体产生的独特的环状脂肪酸,有着广泛的生物活性。肾脏是前列腺素合成、代谢和发挥生物活性的重要器官,这种内分泌激素在正常生理状态下和病理状态下都是肾脏功能重要的调节因子。它们可以直接影响肾脏功能并与其他激素相互影响,是肾脏内最重要的血管舒张机制。可以在肾脏中产生多种效应,影响肾脏血流动力学状态,调节肾脏对水钠的重吸收,并且可以调节肾脏激素的分泌。在肾功能受损、存在明显的血管收缩系统活性增强和钠潴留时,PG 在维持肾脏功能中都起到了重要的作用。它构成了一个独特的系统对抗血管收缩因子对肾脏的影响而不干扰这些收缩因子的全身效应。

在肾功能正常但合并有腹水的肝硬化患者中,尿中 PGE_2、$PGF_{2\alpha}$、6-keto-$PGF_{1\alpha}$ 和 TXB_2 比健康人明显增多,说明肾脏中这些 AA 的代谢产物的合成明显增强。这些患者 PRA、血浆醛固酮、NE 和 AVP 的浓度都会升高。这些血管活性物质的激活被认为是通过压力感受器介导的,是对有效血容量不足的反应。而 PG 合成的增加被认为是为了对抗 AT-II、NE 和 AVP 等血管收缩因子的作用,以维持肾脏的血流动力学稳定和保护肾脏功能。事实上,即使内源性血管收缩因子活性显著增强,一般合并有腹水的肝硬化患者的肾功能仍然可以维持正常。在合并有肝肾综合征时,显著的病理生理改变是肾脏血液灌注减少,并主要影响肾皮质。一般认为这是因为在血管收缩因子和钠潴留因子过度激活后,肾脏 PGs 等血管舒张物质合成减少造成的,而前者的过度激活是因为有效血容量的极度减少。这种血管收缩因子和肾脏内血管舒张因子的不平衡最终会导致 HRS 时的特征性的血流动力学紊乱。事实上,HRS 患者尿中排出的 PGE_2 减少,提示肾脏对这种保护性因子的合成减少。从死于 HRS 患者的肾脏免疫组织化学检查结果发现,肾脏髓质中没有 PG 内过氧化物 H 合成酶(PG endoperoxide H synthase, PGHS)着染,提示肾脏细胞这种合成酶活性的降低可能与 PGE_2 合成的减少有关。在临床和动物试验中发现,正常情况下,肾脏血流动力学稳定的维持和水钠的排泄并不依赖肾脏 PG 系统的完整,使用非甾体抗炎药(NSAIDs)无法对肾脏功能产生影响;但是在有效血容量不足、血管收缩因子活性增强时,肾脏内 PG 系统的完整性对维持肾脏正常的血液灌注和肾功能尤为重要,此时 NSAIDs 对肾脏的影响也比较明显。一个大样本的研究发现,在合并有腹水的肝硬化患者中,NSAIDs 可以引起肾功能受损。NSAIDs 不但可以引起 RBF 和 GFR 的下降,还可以导致钠滤出减少(实际是继发于 GFR 的下降)和近端肾小管对钠重吸收的增加。而且 PGE_2 可以对抗 AVP 引起的水潴留,而静脉使用赖氨酸阿司匹林,只要不影响 RBF 或 GFR,可以减少尿中 PGE_2 的排出和自由水的清除。另外,结合伴有腹水的肝硬化患者应用 NSAIDs,即使是很小的剂量都会引起 RBF 和 GFR 的降低,但是这一效果只出现在血管收缩系统活性明显增强的患者中,而在血管收缩物质活性没有增加的患者中没有或只能观察到很小的效果。

由此可以看出,在肝硬化患者中,肾脏 PG 合成增加以对抗高度活化的血管收缩因子,维持正常的肾脏血流动力学状态和肾功能,而在合并有 HRS 时,PGE_2 等保护性因子的合成反而会减少。

(2)一氧化氮(NO)。NO是一种具有高度活性和不稳定的气体,可以自由通过细胞膜弥散,有着多种生物活性,包括强烈的血管舒张活性。一氧化氮合成酶(NOS)可以催化左旋-精氨酸产生NO。目前发现有3种NOS的同工酶:NOS Ⅰ、NOS Ⅱ和NOS Ⅲ。其中NOS Ⅰ和NOS Ⅲ依赖于钙调素构成的合成酶,首先在神经系统和上皮细胞中发现。NOS Ⅱ是不依赖于钙离子可诱导的合成酶,在巨噬细胞、肝细胞和平滑肌细胞都有发现。适当的炎症刺激和细菌脂多糖可以诱导NOS Ⅲ的产生。NO在血压的调节和许多脏器的血流调节中都起到了重要的作用。最近许多研究提示,无论是临床还是动物试验中,肝硬化时,NO的合成增加,并直接与门脉高压引起的内脏血管舒张和高动力循环状态有关。在肝硬化的试验动物中发现,使用NOS抑制剂可以纠正全身和内脏器官血流动力学异常,并抑制主要内源性血管收缩物质的过度激活。

现在我们对于肝脏疾病如何影响各器官NO的代谢还不是很清楚。我们知道在肾脏内,结构型NOS存在于多种细胞内,包括内皮细胞和某些肾小管上皮细胞。在系膜细胞和上皮细胞中也存在着可诱导性NOS,在正常状态下,NO可以通过调节小动脉的张力和系膜细胞的紧张度来影响肾小球微循环,还可以通过对肾脏灌注压和肾素释放的调节使尿钠增多。

在肝硬化时,NO如何调节肾脏功能我们也所知甚少,但是目前有动物实验提供了一些证据,表明在肝硬化时肾脏NOS的表达增加。Criado等人在接受了胆管结扎术(BDL)实验鼠的肾小球中发现可诱导性NOS表达增加,使NO增加。Bosch-Marce等人在CCl_4诱发的肝硬化鼠中发现,结构性NOS在肾组织中表达增加,并主要集中在小动脉的内皮层。给CCl_4诱发的肝硬化鼠NOS抑制剂,如L-NAME,同时纠正全身血流动力学状态,降低PRA和血浆醛固酮水平,可以增加实验鼠的尿钠排泄。Criado也观察到了类似的结果,他们给BDL鼠使用可诱导性NOS的选择性抑制剂(氨基胍),可以使尿钠增加,这一效果可能与GFR的改变无关,因为在后者的研究中,氨基胍并没有改善实验鼠的GFR。Bosch-Marce还曾经在实验鼠中使用NO前体——左旋精氨酸,在其剂量不影响全身血压的情况下可以观察到PBF的明显改善和GFR的中等程度的改善,但是并不能增加尿钠的排泄。早些时候,Tajiri等曾经在肝硬化患者中使用左旋精氨酸,使患者收缩压和舒张压降低,尿量和尿钠增多,尿中cGMP、亚硝酸盐和硝酸盐含量增加(表明肾脏NOS活性增强)。

综上所述,我们认为在肝硬化时,肾脏NO活性增强,可以保护肾脏功能。NOS抑制剂对尿钠排泄的有利作用,可能与对全身血流动力学的影响及对神经、体液系统的抑制作用有关,而与直接对肾脏NO的作用无关。到目前为止有关NO的学说还需要进一步的研究证实。在合并有腹水的实验性肝硬化中,单独抑制PGs或NO可以导致中等程度的肾脏灌注降低,同时抑制两者的合成可以引起严重的肾脏血管收缩,这就提示在肝硬化中,NO和PGs协同维持肾脏的血液灌注。

(3)肾脏激肽释放酶-激肽(kallikrein-kinin)系统。激肽释放酶是一组糖蛋白酶,可以从血浆中的底物(如激肽原)分解出激肽。激肽迅速被两种水解酶(激肽酶Ⅰ和Ⅱ)分解。这一系统参与了水钠排泄和血压的调节,也可能是肾内调节系统的一部分。尿中排出的激肽释放酶多数在肾脏产生,所以测定尿中激肽释放酶的含量可以推测肾脏激肽释放酶-激肽系统的活性。遗憾的是,目前有关肾脏激肽释放酶-激肽系统在肝硬化患者中的作用研究不多,还没有明确的结论。

(4)利钠肽(ANP)。利钠肽家族中的第一位成员ANP 99-126,是一种含有28个氨基酸的多肽,在心房被扩张时,主要由心房合成并释放到血流中。ANP通过与受体A结合,活化鸟苷酸环化酶,增加靶细胞内的cGMP浓度而起作用。在肝硬化患者中,这种物质的浓度增加,目前有两种假说解释肝硬化患者血浆ANP水平升高,一种认为ANP的合成增加是为了对抗血管收缩因子系统活性的增加。另一种假说认为肝硬化患者中,ANP基因的表达增加,从而导致血浆ANP水平增加。有人使用选择性利钠肽受体A和B的拮抗剂HS-142-1,可以在合并有腹水的肝硬化鼠中引起强烈的肾脏血管收缩,而对全身血流动力学没有明显影响,这表明ANP参与了肝硬化中肾脏血流的调节。除了对肾脏血流的影响外,ANP还有显著的利尿和使尿钠增多的作用,它可以抑制肾髓质中集合管对钠的重吸收、增加肾小球率过滤、打乱球-管反馈平衡、抑制近端肾小管对钠的重吸收和精氨酸加压素介导的水重吸收。另外,ANP可以抑制肾素-

血管紧张素轴和精氨酸加压素,并可以拮抗血管紧张素Ⅱ和去甲基肾上腺素引起的钠潴留。但是,在合并有腹水的肝硬化患者中,ANP 虽然可以影响肾脏的血流动力学参数,可以增加 GFR,但是无法使尿钠增加。有人对此提出了可能的解释:①有分子结构异常但没有生物活性的 ANP;②肾脏灌注压过度降低;③利钠肽受体下调;④cGMP 水平信号传递系统异常;⑤抗利钠因子活性过高。由于这些因素,在疾病晚期,即使 ANP 水平明显增高,仍然无法出现利钠效果。

此外利钠肽家族中的其他成员,如脑利钠肽、尿利钠肽和利尿激素(一种内源性 Na^+-K^+-ATP 酶的抑制剂),在合并有腹水的肝硬化患者中增加,可能也参与了肾脏功能的改变,但是有关研究还很少。

(三)肝肾综合征的发病机制

目前,对合并有 HRS 的肝硬化患者中肾脏血流灌注的减低有两种假说解释。第一种假说可以描述为溢出假说(overflow theory),该假说认为肝硬化患者出现腹水的启动因素是门脉高压导致的原发性的钠潴留,与血流动力学因素无关。这种门脉高压导致的钠潴留可能通过神经源性肝肾反射途径,或通过肝脏源性血管舒张因子的合成/释放减少导致肾脏灌注减少。在这一假说中,原发的钠潴留导致血浆容量增加,从而导致肝硬化中出现的高动力学状态(高心排血量和降低的全身血管阻力),以适应由肾脏引起的水钠潴留。第二种假说可以描述为周围动脉舒张假说(peripheral arterial vasodilation),这一假说是对经典的低灌注假说的发展,认为肝硬化患者的钠水潴留继发于有效动脉血容量的降低。门脉高压是肝硬化患者肾功能不全的启动因素,首先出现的是内脏(不包括脑、肾、皮肤和肌肉)小动脉的舒张,这可能与血管舒张因子的增加有关,如一氧化氮、前列环素、胰高血糖素和具有血管活性的肠肽有关;并由此导致动脉血流量的不足,这将会导致动脉中的压力感受器介导的全身血管收缩系统(肾素血管紧张素系统、交感神经系统和 ADH)活性增强,引起包括肾脏在内的血管收缩。在肾脏中,血管舒张因子合成或激活的增加可以使肾脏血流灌注维持在正常或基本正常的水平(这种情况也存在于其他内脏器官中)。肾素血管紧张素系统的激活可以同时使近端和远端肾小管对水钠的重吸收增加,但是血容量并没有因此而增加,只会出现腹水。随着疾病的发展,内脏血管舒张进一步加重,此时显著增强的血管收缩因子活性已无法被舒张因子所拮抗,肾脏的灌注减少最终会导致 HRS,血管舒张因子活性减低和(或)肾脏内血管收缩物质产生过多,这些都会引起肾脏血液灌注的减低。综上所述,可以用图 21-8-4 来阐明肝硬化患者出现腹水和 HRS 的机制。

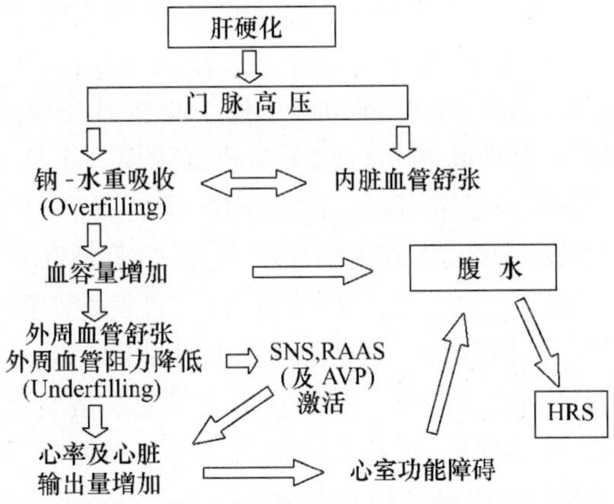

图 21-8-4 肝肾综合征的发生机制

(四)临床特征

最近一组大数量病例描述了合并有腹水的肝硬化患者出现 HRS 的自然病程,记录了 234 例有腹水但是没有肾功能不全(GFR > 50 ml/min)的患者出现 HRS 的情况。第一年大约有 18% 患者可能出现 HRS,5 年内可能有 39% 出现 HRS,这项研究试图找出 HRS 相关的预测性危险因素(表 21-8-17)。

表 21-8-17 合并有腹水的非氮质血症性肝硬化患者出现肝肾综合征的危险因素

以往腹水发生史
没有肝脏肿大
低营养状态
GFR 中等程度降低(<50 ml/min)
BUN 中等程度增高〔 >10.71 mmol/L(30 mg/dl)〕
血肌酐中等程度增高〔 >132.6 μmol/L(1.5 mg/dl)〕
低血钠
高血钾
尿钠降低
血浆渗透压降低
尿渗透压增高
血浆肾素活性增高
低动脉压
在给予水负荷后游离水的清除减少
血浆去甲肾上腺素水平增高
食管静脉曲张

注:所有监测应在进低钠饮食并且不使用利尿剂最少 5 天后进行。

在这些因素中只有 3 条是与肝肾综合征独立相关的,它们是低血钠(<133 mmol/L)、高 PRA(>3.5 ng/ml)和肝脏肿大(这一因素同时与患者生存率有关)。水钠潴留明显(可以表现为低尿钠排泄、水清除能力下降或低钠血症)的患者比没有明显水钠潴留的患者更易出现 HRS。另外,存在明显的全身血流动力学异常的患者(动脉压降低和全身血管收缩系统活性显著增强)也较容易发展为 HRS。有趣的是,肝衰竭的程度与 HRS 的出现没有关系,无论是使用经典的指标(胆红素、白蛋白和凝血酶原时间)判断还是使用 Child-Pugh 分级法。

1. Ⅰ型肝肾综合征　最近有人描述了 HRS 的两种表现类型,它们有可能是同一种病理生理机制的两种不同临床表现。Ⅰ型 HRS 表现为在短时间内(数天或数周内)迅速出现血尿素氮(BUN)和肌酐水平的进行性升高。肾功能不全多表现为进行性尿量减少、显著的水钠潴留和低钠血症,血钾水平经常升高,但是尽管有明显的肾功能的减退,代谢性酸中毒并不多见。此型 HRS 患者,临床表现多较严重,并伴有严重肝脏功能损伤的表现,如黄疸、肝性脑病和(或)凝血机制障碍。Ⅰ型 HRS 经常出现在酒精性肝硬化患者中,但在非酒精性肝硬化患者中也经常可见。此型 HRS 患者,临床症状几乎 50% 是自发出现的,而没有任何诱因。另一半患者常继发于并发症或干预性治疗后,如细菌感染、消化道出血、没有补足血容量的情况下大量放腹水和做重大外科手术等。在肝硬化患者中,自发性细菌性腹膜炎(SBP)经常可以导致 HRS,SBP 患者中几乎有 15% 并发Ⅰ型 HRS。这些患者肾脏功能的受损并不随细菌性腹膜炎的好转而减轻,而表现出极差的预后,死亡率几乎为 100%。如果在没有补足血容量的情况下大量放腹水,有10% ~ 15% 的患者出现Ⅰ型 HRS。在这种情况下,肾功能的损伤可能与血循环量不足有关,但可以靠补充血浆白蛋白而预防。Ⅰ型 HRS 是严重肝硬化患者的并发症,这些患者的中期生存时间一般不到两周,比其他原因引起的急性肾衰竭的生存时间都短。

2. Ⅱ型肝肾综合征　Ⅱ型 HRS 表现为中等程度和稳定的 GFR 降低,BUN 和肌酐一般分别小于 17.85 mmol/L(50 mg/dl)和 176.8 μmol/L(2 mg/dl)。与Ⅰ型 HRS 不同,这类 HRS 多发生于肝功能损害不明显的患者。在临床上主要表现有腹水而对利尿剂无效,这类患者的生存时间比合并有进行性肾功能受损的患者长,但比仅合并有腹水而没有肾功能不全的患者短。

(五)诊断

遗憾的是,目前没有特异性检查指标可以明确诊断 HRS。因此,对 HRS 的诊断仍基于患者是否出现了无其他原因可以解释的 GFR 的下降。IAC 在 1996 年提出了诊断 HRS 的新标准,见表 21-8-18。

诊断 HRS 的第一步是测定 GFR。一般情况下,血肌酐水平升高可以比较特异性地反映 GFR 的降低,但是在肝硬化患者中它的敏感性很低,因为在 GFR 明显降低时可能肌酐仍维持正常或只有轻度的升高。这可能是因为在这些患者中由于营养状态差经常存在着肌肉组织量明显下降。BUN 水平也不能准确地反映 GFR,因为患者肝脏合成尿素减少,而且蛋白质摄入量也不足。另一方面,BUN 也可以因为其他原因而出现增高,比如胃肠出血。IAC 确定的血肌酐和肌酐清除率分别是 132.6 μmol/L(1.5 mg/dl)和 40 ml/min。

表 21-8-18　IAC 认定的肝肾综合征的诊断标准

主要标准

1. GFR 降低〔血肌酐 >132.6 μmol/L(1.5 mg/dl)或 24 小时肌酐清除率 <40 ml/min〕
2. 没有休克、细菌感染、失水和没有使用肾毒性药物(如氨基糖苷类、NSAIDs、生长抑素、哌唑嗪等药物)
3. 在使用 1.5 L 生理盐水扩容后再使用利尿剂不能使肾脏功能得以改善〔血肌酐≤132.6 μmol/L(1.5 mg/dl)或肌酐清除率≥40 ml/min〕
4. 尿蛋白 <500 mg/d,并且影像学检查证实没有梗阻性肾病或实质性肾脏疾病

附加标准

1. 尿量 <500 ml/d
2. 尿钠 <10 mmol/L
3. 尿渗透压大于血浆渗透压
4. 尿红细胞 <50 个/高倍镜视野
5. 血钠 <130 mEq/L

注:只有主要标准在诊断 HRS 时是必需的。

实际上,肌酐清除率可能会过高估计 GFR,而且还需要精确地收集患者 24 小时的尿液。最近的一些研究显示,通过 ECO-多普勒超声测定肾脏阻力指数(renal resistive index)可以比血肌酐更准确地反映 GFR 的降低。

诊断 HRS 的第二步是除外其他引起肾功能不全的原因,尤其在肝硬化患者中发现有继发于容量不足的肾前性肾功能不全、肾小球肾炎、急性肾小管坏死和药物导致的肾脏毒性损害。与 HRS 一样,肾前性肾功能不全也表现为肾脏的低灌注和 GFR 的降低。不同的是,后者肾功能在补液使血管内容量充足后会迅速恢复,而前者肾功能却无法得以恢复。即使如此,在除外了所有可能的容量不足的因素,拟诊 HRS 之前,我们还应进行 1.5 L 等渗盐水扩容后使用利尿剂的试验,如果肾脏功能没有任何恢复就可以诊断 HRS。如果再出现肾功能受损以前有休克的病史,就不能诊断 HRS。在这些病例中,肾功能不全的原因大多是急性肾小管坏死。同样,对于正在或最近使用过肾毒性药物(主要指非甾体抗炎药和氨基糖苷类药物)的患者,也不能轻易下 HRS 的诊断。而且由于在合并细菌感染时,尤其是自发性细菌性腹膜炎时,会出现可逆性肾功能下降,所以应在控制感染后再做 HRS 诊断。最后,如果有明显的蛋白尿(>500 mg/d)或肾脏 B 超检查有异常,也不能诊断 HRS,因为可能有肾脏实质性疾病,这种患者应行肾脏活组织检查以明确肾脏的原发疾病。

由于 HRS 是一种功能性肾功能不全,所以会有合并少尿的肾前性氮质血症、尿钠浓度降低和尿渗透压及尿/血浆渗透压比值的增加,但是这些情况对于诊断 HRS 不是必需的,因为在其他类型的肾功能不全中也会出现相似的表现,尤其是急性肾小管坏死。

(六)预防及治疗

明确 HRS 的危险因素可以使我们预防一些合并有腹水的肝硬化患者出现 HRS,到目前为止,唯一有效的预防方法就是避免这些危险因素的出现。在大量穿刺放腹水后及时补充血容量(如使用白蛋白)已经证实可以减少 HRS 的发生。从理论上讲,使用抗生素预防肝硬化患者出现自发性细菌性腹膜炎,也可以减少 SBP 相关性 HRS 的发生。

已经有一些治疗措施应用于合并 HRS 的患者,但是只有很少的或根本没有治疗效果。由于缺少足够的对照研究,这些治疗方法的应用仍存在着争议。

1. 肾脏血管舒张因子　肾脏血管舒张活性药物，尤其是 PGs，已经应用于 HRS 患者试图降低肾脏内的血管阻力。但是，在 HRS 的肝硬化患者无论是在静脉内或肾内给予 PGs，还是口服米索前列醇(misoprostol，一种口服有活性的前列腺素衍生物)都没有使肾脏功能的改善。多巴胺在非升压剂量下也被用来增加 HRS 患者肾脏血管的舒张，但是使用 24 小时的多巴胺只能轻度增加 RBF，却不能改善 GFR。

最近有人研究使用内皮素 A 受体的特异性拮抗剂 BQ123，可以使 HRS 患者的肾脏功能得以改善，现在仍需更多的对照研究来证实这一结果。

2. 血管收缩因子　有人认为 HRS 时肾脏的低灌注与全身循环系统的灌注不足有关，所以使用血管收缩因子通过增加末梢血管阻力和抑制肾脏血管收缩因子的活性来增加肾脏的血液灌注。在合并有腹水和 HRS 的肝硬化患者中短期使用血管收缩因子(去甲基肾上腺素、间羟氨、血管紧张素Ⅱ和鸟氨加压素)增强动脉血管收缩，可以导致动脉压、末梢血管阻力和心脏指数的增加。遗憾的是，在这些研究中，血管收缩因子只是轻度或没有改变患者的 RBF 和 GFR。虽然看到了全身血流动力学的改变，但是药物对肾脏功能没有有利的影响，这可能与全身血管收缩系统的持续活化和相关药物引起肾脏内血管收缩有关。联合使用血管收缩因子(鸟氨加压素、去甲基肾上腺素)和肾脏血管舒张因子(多巴胺、前列环素)也没能改善这些患者的肾脏功能。

最近的一项研究提示，联合使用鸟氨酸加压素和白蛋白扩张血容量，改善了 HRS 患者的肾脏功能，并纠正了全身血流动力学紊乱。使用鸟氨酸加压素和白蛋白治疗 3 天，可以纠正过度激活的肾素-血管紧张素系统和交感神经系统，显著地提高心房利钠肽水平，但只是轻度改善了肾功能。而当治疗延长到 15 天时，出现了肾脏功能的明显的改善，但是使用这种治疗应注意，有些患者会出现缺血性并发症。另外，有人联合使用口服的 α-肾上腺素能药物米多君(midodrine)、白蛋白和善得定治疗Ⅰ型肝肾综合征患者，取得了满意的长期疗效。

我们知道，血管舒张很大程度上与内皮源性一氧化氮有关，所以有人在动物试验中使用一氧化氮抑制剂来改善内脏和全身的血管舒张状态，如 NG-单甲基-L-精氨酸和 NG-硝基-L-精氨酸甲基酯。但是将这些药物应用在人身上还需要进一步的研究。

3. 腹腔静脉分流(peritoneovenous shunt)　腹腔静脉短路技术因为偶然的机会被应用于合并有 HRS 的肝硬化患者的治疗。这项技术使腹水可以持续地从腹腔进入全身血液循环系统，增加心排血量，并提高血管内液体容量。这种血流动力学的改变可以显著地抑制血管收缩系统的活性，增加钠排泄，在有些病例中还可以增加 RBF 和 GFR，这就为它在 HRS 患者中的应用提供了依据。然而，尽管有些孤立研究显示这一技术可以使 HRS 好转，但是对照研究发现使用这一技术并不能改善患者的生存率。

4. 门脉和体循环系统分流(portosystemic shunts)　门腔静脉吻合术，不论是侧侧或端侧吻合，都没有成为 HRS 的常规治疗手段，因为在严重肝脏疾病中进行这种手术有着极高的罹患率和死亡率。最近出现了一项新的非手术性门脉减压技术，肝内门脉-肝静脉系统分流术[TIPS]。这项技术是在门静脉和肝静脉的肝内部分之间置入一个可以自行开闭的管道，其优点是可以减少门腔静脉吻合术的死亡率。TIPS 最常见的并发症是肝性脑病和导管堵塞。尽管如此，TIPS 还是成为对传统方法无效的食管静脉曲张出血患者的可选择治疗方法之一。TIPS 已经用于治疗顽固性腹水，但用于治疗 HRS 的研究还不够，虽然已有的研究表明 TIPS 可以改善肾脏功能，但疗效不如肝脏移植。

5. 透析　血液透析或腹膜透析已经用于治疗 HRS 患者，有报道在散在病例中见到了肾脏功能的恢复。尽管没有对照研究，但是已有的非对照研究显示，透析治疗很难奏效，因为很多患者在治疗中死亡，并且有极高的不良反应发生的可能。有时血液透析只是作为 HRS 患者等待肝脏移植过程中的支持治疗。

6. 肝脏移植　因为 HRS 从发病机制上来说，肾脏只是与严重肝脏疾病相关的功能性紊乱，所以肝脏移植理论上是治疗肝脏疾病和肾脏功能不全的最理想方法。Gonwa 等对肝移植患者的观察表明，在移植手术后有可能出现肾脏功能的进一步降低，有 1/3 患者需要透析治疗，这可能与使用环孢素有关。所以有人提议在肝移植后不要立即应用环孢素，直到 48 ~ 72 小时后出现肾脏功能的恢复以后再使用。在这以后，肾脏功能开始恢复，并在6周后GFR达到平均30～40 ml/min的水平，这种肾脏功能将维持下去，但比没有合并HRS的肝移植患者肾功能差。合并有HRS的患者接受肝移植后，与没有HRS的患者相比有更高的并发症发生率、较长的住院时间和较高的院内死亡率。即使如此，HRS患者接受肝移植后的长期生存率也较好，3年生存率可以达到60%，其生存率仅比没有合并HRS的患者略少（后者70%～80%），而比没有接受肝移植的患者（几乎为0）高很多。肝移植较大的问题是HRS复杂的临床表现，尤其是Ⅰ型HRS患者，使患者没有机会接受肝脏移植手术。所以使用一些其他治疗措施（如TIPS、血管收缩因子、透析等）可以短期内改善肾脏功能，作为等待肝脏移植期间的过渡。

十、造影剂肾病

（一）造影剂肾病流行病学

近年来由于影像学的发展，造影剂广泛应用于临床，造影剂所致肾病（radiocontrast-medium-induced nephropathy, RCIN）和急性肾衰竭的报道日益增多。每年在上百万接受放射性造影操作的患者中，约有15万人发生RCIN，且死亡率高达34%。2001年，Waybillll等的研究显示，RCIN已成为继手术和低血压之后，院内获得性急性肾衰竭之后的第3位病因，发生RCIN不仅使1年的死亡风险增加1.37倍，还可增加发生呼吸衰竭等其他并发症的危险性，故与患者病残率、死亡率、住院时间以及远期肾功能不全相关。造影剂相关的ARF在每一种造影过程中均有报道，但其发生率在整个人群中很难确定。许多研究表明，在肾功能正常人群与高危人群（如原有肾功能不全、糖尿病、低血容量或其他危险因素）有显著差异。原有糖尿病者，当血肌酐>398 μmol/L时，RCIN的发生率可高达90%，当肌酐>442 μmol/L时，50%以上病例呈不可逆的永久性肾病。常用的造影剂为2,4,6-三碘丙酸衍生物，有钠盐及葡胺盐两种，相对分子质量600～700，血pH 7.4时与血浆蛋白几乎不结合或结合不牢固，在体内以原形由肾小球滤过而不被肾小管重吸收。脱水时该药在肾小管内浓度增高，可导致肾病变和急性肾衰竭。预防和治疗RCIN这一医源性并发症，降低RCIN发生率，已成为相关专业医师越来越重视的问题。

（二）危险因素

RCIN的发生与一些危险因素密切相关，如原有肾功能不全、糖尿病、心功能不全、低血容量及造影剂过量等，均可增加RCIN的发生率。

1. *原有肾功能不全*　是最明显的危险因素，对肾功能正常和有不同程度肾功能不全患者的对比研究中，均表明肾功能不全增加RCIN的可能性。在最近大量前瞻性实验中提示，如原有肾功能不全，容易发生RCIN，且至少为10%。

2. *糖尿病*　也是RCIN一个危险因素，无肾功能不全糖尿病组RCIN危险性与非糖尿病组相似，然而一旦伴有肾功能不全，其危险性至少是肾功能不全非糖尿病组的2倍。不论造影剂使用途径如何，选用高渗或低渗造影剂均有上述协同效应。而且，伴肾功能不全的糖尿病患者RCIN经常为少尿性并且需要透析治疗。

3. *心力衰竭*　在一些研究中发现其不是一个独立的危险因素，这些患者在使用造影剂之前往往应用利尿剂或因怕出现肺水肿而未充分水化，因此是血容量不足和肾脏血管收缩机制在导致RCIN中起作用。在许多研究RCIN发病机制的动物实验中，使用低盐饮食和利尿剂造成低血容量，而容易制成RCIN动物模型。

4. *部分研究显示造影剂用量大也是一个显著的危险因素*　近来对有肾功能不全患者的血流动力学观察发现，只有在那些造影剂量大于135 ml的患者，肾脏对放射性核素清除力减弱，清除持续超过3小时。因此，在高危患者，如原有肾功能不全、糖尿病和（或）充血性心衰，低剂量造影剂的界限还需进一步确定。

5. *多发性骨髓瘤往往是增加发生RCIN危险的机制*　可能包括造影剂使本周蛋白和Tamm-Horsfall蛋白加速形成管型。

(三)发病机制

1. 缺血性肾损伤　肾髓质缺血性损伤是 RCIN 的主要发病机制,这一观点已被普遍接受。研究证实,造影剂对人类肾血流动力学的影响呈双相性,最先是血管扩张,只持续数秒钟,随后是长时间的收缩期,使总的肾血流量下降。发生 RCIN 患者肾血流量的下降幅度大于未发生者。出现 RCIN 是由于在最初的血管扩张期发生肾内血流分布异常,例如"窃血"现象。另外,由于肾髓质髓袢有活跃的离子交换,氧消耗量大,一些可以增加离子交换的因素可使髓质耗氧量进一步增加,导致髓质氧分压明显低于皮质而出现髓质缺血性损伤。造影剂作为高渗性物质,作用类似于渗透性利尿剂,可以自由地从肾小球滤过而几乎不被肾小管吸收,小管内高浓度的造影剂将减少水和钠的重吸收,产生渗透性利尿作用。由于渗透性效应,大量的钠到达髓袢升支粗段,在此段活跃的钠摄取,势必导致髓质氧分压的进一步下降,使髓质氧分压明显低于皮质。血流量和氧分压降低引起髓质升支粗段的坏死及以后数日血肌酐的升高。有学者比较了高渗性和低渗性造影剂对肾血流和菊粉清除的影响,发现高渗性造影剂使肾血流和菊粉清除下降出现时间早,并且下降幅度大,持续时间长。

髓质氧分压的下降,不仅仅是使髓质氧消耗增加,髓质血流量的降低势必也造成髓质氧释放的下降。球-管反射的激活,使血管收缩与舒张之间的力量平行改变,也是造成髓质缺血性损伤的机制之一。一些潜在的血管收缩因子,如血管紧张素、内皮素、腺苷、血栓素等都是 RCIN 的致病因素。有动物实验证实,注射血管紧张素Ⅱ可以加剧鼠模型的肾损伤,可惜在人类尚缺乏对比研究。一个小规模的前瞻性研究显示,在慢性肾衰竭患者用造影剂前 20 分钟给予单剂量卡托普利,可以在造影后的 120 分钟内减轻肾血流量和肾小球滤过率降低的程度,但此研究未报告 RCIN 的发生率。内皮素是含 21 个氨基酸的血管收缩肽,多种造影剂可使体外培养的内皮细胞释放内皮素增加,另外还可使内皮素 mRNA 的表达上调,其机制尚不明。在体内,接触造影剂数分钟内循环中内皮素量增加,并持续数小时,尿中内皮素含量也增加。腺苷是细胞 ATP 代谢所释放的物质,也被认为是 RCIN 的致病因素。针对一些血管床,腺苷是血管舒张剂;而对另外一些血管床,如冠状血管和肾血管则是血管收缩剂。茶碱(1,3 二甲基黄嘌呤)可以显著降低腺苷对肾血管的收缩作用。在肾脏内,因腺苷受体不同,腺苷对皮质和髓质血流有不同的影响。例如,在鼠模型,腺苷通过受体 A_1 产生皮质血管收缩作用,而通过受体 A_2 使髓质血管舒张,选择性阻断 A_1 受体可显著降低造影剂导致的肾血流和菊粉清除率的降低。另外腺苷可能介导了球-管反馈机制。渗透性利尿导致在致密斑处溶质浓度增加和腺苷释放,随后血管收缩,肾血流量和肾小球滤过率下降。注射茶碱,一种腺苷受体拮抗剂,可以防止造影剂引起的整个肾小球血流量的减少;而双嘧达莫,可以抑制腺苷的再摄取,加剧造影剂引起的肾血流量降低。在人类,使用造影剂后尿中腺苷量增加,对肾功能正常或减低的患者,造影前口服或静脉用茶碱可以减弱肾血流量和肾小球滤过率的下降。

动物实验提示,血管舒张系统的紊乱也是造影剂引发肾功能不全的机制。用药理性抑制剂阻断前列腺素和一氧化氮(NO)产生的血管扩张,可以使 RCIN 发生率增加。血管内皮损伤和内皮细胞功能不全时,如在糖尿病、高血压或动脉粥样硬化性血管疾病患者,释放血管舒张物质减少,这就是上述患者发生 RCIN 危险性高的原因。在动物实验发现,造影剂明显增加脂质过氧化,引起反应性氧簇释放。给予过氧化氢酶,或超氧化物歧化酶,或利用去铁胺对超氧离子的螯合作用,可以改善造影剂引起的肾脏血流动力学和功能的异常。从这些研究推测,在 RCIN 的病理生理过程中反应性氧簇起重要作用。

另外,造影剂是高黏度溶液,可致红细胞变形聚集并增加微循环血液黏滞度等因素,也加重了肾缺血。

2. 对肾小管的直接作用　有证据表明,造影剂对肾小管上皮细胞有直接毒性作用。在体外,与造影剂共同孵育的近端小管上皮细胞代谢发生改变,引起细胞内酶释放,并产生组织学改变。在人类研究发现,使用造影剂后,尿中多种近端小管酶及小分子蛋白排除量增加,如溶酶体酶、N-乙酰-β-氨基葡萄糖苷酶(N-acetyl-beta-D-glucosaminidase, NAG)、与刷状缘相关的丙氨酸氨基肽酶(alanine aminopeptidase, AAP)、α_1-微球蛋白以及 β_2-微球蛋白。在所有的观察对象,不论是否发生 RCIN,均可检出脲酶及微量蛋白尿,排出量通常在 24 小时内减少。

另外一些患者肾小管堵塞是 RCIN 发病机制之一。使用造影剂最初数小时内,尿酸盐排除增加,在脱水状态时,会导致尿酸盐结晶并堵塞肾小管。

3. 过敏反应　造影剂为过敏原,刺激机体产生相应抗体,引起全身过敏反应及肾脏的免疫应答。

(四)RCIN 的诊断标准

放射学造影后 24 ~ 72 小时内 Scr 绝对值比造影前升高大于 4 412 μmol/L 或大于基础值 25% 或肌酐清除率下降大于基础值 25%,除外其他急性肾脏损害因素的情况下就可以诊断 RCIN。

(五)临床表现

RCIN 最常见反应是血肌酐升高,60% 患者在 24 小时内发生肌酐升高,72 小时内则上升为 90% 以上,4 ~ 5 天血肌酐达到高峰。最近报道的 RCIN 多为非少尿型,尿沉渣检查显示无细胞成分的颗粒管型和少量蛋白尿,但尿沉渣检查也可以完全阴性。一些但不是所有的研究发现,尿钠的排泄率降低,特别是在少尿的患者。RCIN 轻者无明显症状,重者发生 ARF,临床表现可有以下特点。

(1)少尿型 ARF,造影后 22 ~ 48 小时内出现少尿、血肌酐升高,2 ~ 5 天后进入多尿期,通常 2 ~ 3 周后恢复。非少尿型急性肾衰竭者预后较好。

(2)在慢性肾功能不全的基础上血肌酐升高。

(3)由于过敏反应、低血压状态引起 ARF,同时合并支气管痉挛、皮疹及外周血和尿中嗜酸性粒细胞增加。

(4)可有蛋白尿、血尿,早期尿中有尿酸盐及草酸盐结晶,尿渗透压降低。

(5)逆行尿路造影时因造影剂刺激使膀胱、输尿管黏膜水肿而一过性无尿。

(六)防治措施

(1)严格掌握造影适应证,造影前确定患者肾功能情况及有无危险因素。对原有肾功能不全、脱水、糖尿病、多发性骨髓瘤及高尿酸血症或老年人应尽量避免做造影检查。如果已发生 ARF,需等待肾功能恢复到原有水平后,再进行下一次造影检查或外科手术。

(2)当需要造影检查时,尽量减少剂量。

(3)改换造影剂类型,选用低渗性造影剂,特别是对原有肾功能不全或糖尿病患者,可以减少 RCIN 的发生率。

(4)水化疗法应用,造影前充分水化已成为防止发生 RCIN 的常规方法,一般采用造影前后数小时静脉点滴盐水。以往造影前静脉给予甘露醇或呋塞米作为水化疗方法,来预防 RCIN,近来对这种做法提出异议。甘露醇可以增加肾皮质血流而引起髓质缺血。动物模型显示,甘露醇是通过增加髓袢升支粗段钠的交换而使髓质氧分压降低,因而造成髓质缺血性损伤。呋塞米可以在皮质产生血管扩张作用,而使髓质被“窃血”。另外造影后数小时,呋塞米可引起不易察觉的低血容量和髓质血管收缩机制的激活。

(5)有学者认为,血管扩张剂是一把双刃剑,在降低系统血压和(或)舒张皮质血管时却危及髓质血循环,对于糖尿病患者确实是这样。关于多巴胺及钙通道阻滞剂的预防作用,也有不同的实验结果,还需进一步证实。

(6)碱化尿液,以增加尿酸盐及蛋白的溶解。

(7)一旦发生 ARF,经常规内科疗法不能缓解者,应选择透析治疗,血液透析或腹膜透析均可清除造影物质,等待肾功能自行恢复。然而相关试验并没有发现预防性透析可以减少的发生。因而,除非存在容量负荷过重,并不推荐预防透析治疗。血液滤过试验却显示了令人鼓舞的结果,对 114 名进行冠状动脉造影术的严重肾功能不全患者(平均血肌酐清除率 26 ml/min)进行研究,治疗组给予血液滤过(置换速度 1 000 ml/min,不脱水),对照组给予 0.9% 氯化钠〔1 ml/(kg · h)〕静脉滴注水化疗法,发现血液滤过组 RCIN 发生率显著降低(治疗组 5%,对照组 50%,$P<0.01$),患者院内死亡率及 1 年累积死亡率也显著下降(前者治疗组 2%,对照组 14%,$P=0.015$;后者治疗组 10%,对照组 30%,$P=0.01$),此疗效可能与血液滤过起大容量水化作用、加速造影剂清除、稳定肾脏血流动力学及置换液中碳酸氢钠起碱化作

用相关。

(8)美国食品药品管理局(FDA)有一条警告,反对在使用造影剂前服用二甲双胍。二甲双胍完全经肾脏排出,当有肾功能不全时,血清中浓度升高,导致乳酸酸中毒,严重者导致死亡。应在造影前48小时停此类药,并且在获知肾功能恢复到基础水平时才可继续服用。

十一、肾移植后急性肾衰竭

急性肾衰竭是肾移植术后一种常见的并发症,可以发生在移植手术后的任何时间。当肾移植术后突然出现少尿、无尿或多尿伴血肌酐水平升高时,急性肾衰竭的诊断可以成立。对于肾移植术后早期的急性肾衰竭,目前文献中对于这一概念尚无统一的定义,一些学者亦常使用"移植肾功能延迟恢复"这一术语。肾移植手术后急性肾衰竭最常见的是急性肾小管坏死(acute tubluar necrosis, ATN),本章除重点讨论肾移植术后ATN的常见原因、临床特点及治疗等方面的进展外,亦涉及肾移植术后早期少尿或无尿的其他原因进行讨论。

(一)急性肾小管坏死

引起急性肾小管坏死的原因很多,主要为肾缺血和肾中毒。已经证明肾髓质损害在各种急性缺氧或中毒性损伤中起重要作用。外髓质位于肾脏的实质区域,在尿液浓缩时消耗大量的氧。在肾局部缺血和中毒性损伤中,肾髓质氧分压降低,血流动力学改变,外髓质肾小管持续严重缺氧导致肾功能减退,加重肾小管损伤。此外,各种原因造成血管内皮的损伤等也是造成ATN的常见原因。引起肾移植术后ATN的原因,主要有以下四个方面。

1. 供者因素 摘取尸体供肾时,供者心跳已停止,肾脏受到缺血性损伤;供者在提供肾脏同时常合并有血管内弥漫性凝血;取肾前供者曾使用收缩血管药物、肾毒性药物、羟乙基淀粉、甘露醇等药物,造成肾脏损害;供者在提供肾脏时伴有循环血容量不足、低血压、休克、器官供血不足等;供者供肾前已合并有少尿、蛋白尿、高血压等情况导致肾脏预有损害;供肾者的年龄过小或过大等。

2. 摘取肾脏过程的损伤 供者心跳停止距离肾低温灌注时间过长,使肾脏的热缺血时间延长;肾脏灌洗不充分,肾脏组织内降温不够,组织代谢消耗能量过多或灌洗压力过高致肾小球基底膜损伤等;取肾的手术操作不当,手法过重或修肾过度使肾脏组织受损或操作不熟练使肾脏热缺血时间延长等。

3. 供肾质量、肾脏保存及植肾手术 供肾常伴有脏、输尿管先天性畸形(如重复肾盂、重复输尿管、肾盂输尿管连接部狭窄、各种血管畸形等);供肾有隐匿性肾炎,在供肾前未被发现;器官保存不当,保存温度过高或过低,冷缺血时间过长等;植肾手术操作不熟练,血管吻合时间过长,血管吻合口过窄,首次吻合不成功,开放血循环后行血管二次吻合等;开放移植肾循环造成的缺血再灌注损伤等。

4. 受者及用药因素 手术前透析不充分,心脏、大脑、肝脏等重要器官的功能不全;手术前处于脱水状态,循环血容量不足,低血压,术后补液不够;术中麻醉用药导致血管扩张、血容量不足,或用某些升压药使肾血管收缩,引起肾脏缺血。髂血管畸形或伴有动脉粥样硬化等,致移植肾血液灌注不足;手术后用药,如氨基糖苷类、磺胺类、多肽类抗生素、利福平等抗结核药物,以及两性霉素B等抗真菌药物、膦甲酸钠等抗病毒药物、环孢素、他克莫司等免疫抑制药物,还有造影剂、解热镇痛药、氨氟醚等麻醉药、大剂量利尿药、甘露醇、羟乙基淀粉等。

肾移植后急性肾衰竭的诊断和处理。肾移植术后发生急性肾衰竭主要有三种原因,急性加速性排异、急性肾小管坏死和环孢素中毒。如除外急性加速性、急性排异、环孢素中毒和梗阻性因素,就应该考虑ATN,必要时需做移植肾活检证实。ATN一旦明确必须立即早期进行血液透析,血液透析可纠正水、电解质紊乱,减轻移植肾的负担,以期待移植肾功能的恢复。有统计,经过1~15次血液透析后,ATN的移植肾恢复正常功能达90%。发生ATN时及时应用利尿剂、扩张血管药物,以改善移植肾的微循环,以确保移植肾不至于丧失功能,有利于肾功能的恢复。如尿量不增加,呋塞米可停用。扩张血管的药物应用小剂量的多巴胺和酚妥拉明,持续静脉滴注,并加用复方丹参静脉滴注以改善移植肾的血供,促进肾功能的恢复。前列腺素 E_1 是近几年被应用到器官移植的药物。前列腺素 E_1 具有扩张血管、抑制血小板聚集与活化、改善微循环、稳定细胞膜及溶酶体膜，防止缺血-再灌注损伤等作用，对术后改善移植肾的供血，抑制免疫功能，减少排斥反应具有良好的作用。

宋明山等报道，自 1998 年 1 月至 2003 年 12 月共行同种异体肾移植术 1 393 例，术后发生急性肾小管坏死（ATN）78 例，发生率 5.5%。经正确治疗，经 3 个月 ~2 年随访，本组中有 69 例移植肾恢复功能（恢复率 87.2%），血肌酐、尿素氮渐降至正常，移植肾恢复功能最长时间为术后第 68 天。另外 9 例移植肾功能未恢复，继续行规律性血液透析治疗。作者指出，ATN 明确诊断后应及早行血液透析，减轻移植肾负担，注意水、电解质平衡，控制血压，补充能量合剂并预防感染。适量应用血管扩张剂及利尿剂，可有助于肾功能的恢复。

（二）其他原因所致的急性肾衰竭

除急性肾小管坏死以外，造成肾移植术后发生急性肾衰竭的原因还很多，如血管并发症（肾动脉狭窄、栓塞、肾静脉血栓等）；手术后尿路并发症（输尿管膀胱吻合口狭窄、尿漏、淋巴漏、淋巴囊肿、血肿等）；移植肾加速排斥反应；严重的细菌（如金黄色葡萄球菌脓毒症、军团菌感染）、真菌、病毒（如流行性出血热）、原虫（疟原虫）感染等；以及各种原因引起的急性溶血等。

1. *血管并发症*

（1）肾动脉血栓。血栓可能发生于单根肾动脉的主干，致使完全无尿；也可能发生于单根极动脉，导致肾脏节段性梗死；解剖上具有多根动脉时，则情况复杂。

1）单根肾动脉主干血栓较少发生，而且常常是由于手术操作失误造成的，如血管吻合时未能保证完全外翻，动脉插管灌注和手术操作粗糙使血管内膜严重损伤，二次阻断髂内动脉，肾动脉分支处理不当等。此外，受者髂内动脉粥样硬化，患者血液高凝状态等均可能造成动脉血栓。肾动脉血栓临床表现为完全无尿或有血尿，可伴有低烧，时间久之肾脏坏死，毒素被吸收导致患者出现精神萎靡等中毒症状。触诊移植肾不增大或变小，质地柔软无弹性，患者血压多无明显变化，移植肾区一般不能听到血管杂音；化验检查移植肾无功能，可发现血清乳酸脱氢酶（LDH）水平明显增高；彩色多普勒超声波检查显示肾脏内血运缺失；手术探查移植肾，可见肾脏血运差，颜色灰白或发暗无光泽，移植肾质软弹性差，严重者有梗死灶或自溶现象，肾脏体积变小，重量减轻；切开肾脏后可见动脉内有血栓，显微镜下可见肾内血管有广泛的血栓形成，有的表现为凝固性坏死或自溶，可伴有细菌或真菌生长。处理方法是尽快摘除肾脏，避免危及生命。

2）肾脏极动脉栓塞或多支动脉中的部分栓塞，导致肾脏一个或多个节段性坏死。临床表现为少尿或血尿，伴血清 LDH 水平升高；彩色多普勒超声波检查显示肾脏一个或多个区域无血运。动脉造影检查对于确定梗阻部位具有重要意义。常见原因为动脉内的粥样硬化斑块，可以通过手术干预治疗，以防止栓塞进一步蔓延至其他动脉。其他的原因包括血管内膜损伤，手术中过度牵拉动脉，高龄供者和（或）受者原有动脉粥样硬化性疾病或高脂血症等。发现在临床应用抗 CD_3 单克隆抗体和抗胸腺细胞球蛋白（ATG）时，肾脏小动脉栓塞的发生率较高，同时使用肝素可明显减少其发生。

3）肾动脉狭窄也是一个并不少见的并发症，既可由于取肾过程中动脉损伤，手术技术操作失误，使动脉吻合口径狭窄，动脉过长打结，扭转成角，或由于供者和（或）受者严重的动脉粥样硬化引起；也可因为急性血管性排斥，血流动力学障碍或局部感染所致。临床上表现为少尿或多尿，并伴有血压升高（超过手术前血压），药物治疗效果不佳，高血压可出现于手术后的任何时间；移植肾区多有明显的血管杂音，但多数患者在肾移植术后即可在移植肾区听到一个柔和的血管杂音，若无高血压、贫血及肾脏功能异常，常说明移植肾血运良好；当临床怀疑肾动脉狭窄时，杂音又是一个重要的诊断线索。移植肾动脉狭窄伴血压增高时，移植肾静脉肾素活性多增高，而血清 LDH 水平多不增高。诊断主要依靠肾动脉造影，可以确定狭窄部位和性质，根据狭窄部位可分为：受者髂内动脉狭窄；吻合口狭窄；供肾动脉狭窄（局限性和弥漫性）；肾动脉吻合后小于 90°角，扭转、屈曲。根据狭窄的形态和性质可分为以下三型：梭形节段性狭窄（排斥反应等引起）；吻合口环形狭窄（血管吻合技术错误等）；肾动脉弯曲成角狭窄。可以手术矫正狭窄,或动脉内放置金属支架。北京友谊医院在国内首先开展内置网状支架治疗移植肾动脉狭窄,效果很好。引起肾动脉狭窄的一些原因是可以预防的,取肾时解剖操作仔细,灌注和修整供肾时应避免损伤血管,血管吻合时避免过度牵拉或撕裂血管内膜;供、受者的血管口径相差悬殊时可剪成斜面或行端侧吻合;肾动脉长度取舍要适宜,避免打结、扭转和屈曲;尽量减少排斥反应或力求“彻底”治愈排斥反应等。

(2)肾静脉血栓。移植肾静脉血栓很少见,但进入环孢素治疗时代后,移植肾静脉血栓的报道有增加的趋势,其原因不详。临床上表现为突然少尿、血尿或出现大量蛋白尿。移植肾肿大,肾局部剧烈胀痛,有时可引起移植肾破裂伴出血,肾功能很快恶化。彩色多普勒超声波检查或血管造影可以发现血栓部位,早期溶栓治疗可能有效,但尚无成功治疗的确切报道,必要时行移植肾切除。

2. *尿路并发症* 肾移植术后尿管引流是术后早期保持排尿通畅的必要措施,手术后最初数小时引起尿路梗阻最常见的原因为麻醉中用药的后遗作用。血块堵塞尿管头部也是引起尿路梗阻的常见原因,此时冲洗尿管的感觉是通畅的,但冲洗后冲洗液不能经尿管引流出来或引流不完全,此时必须更换尿管。如膀胱内出血较多,则需经耻骨上膀胱穿刺造瘘置管引流尿液,必要时置三腔管行膀胱持续冲洗。如引流仍不通畅,则需手术探查膀胱,清除血块,重新止血。尿管引流不畅如不能被及时发现,则可能造成肾后性急性肾衰竭。

无论是输尿管-膀胱吻合还是输尿管-输尿管吻合,血尿的发生率均很低。一旦出现血尿并形成血块,则必须尽快做出诊断,以防止吻合口破裂和尿漏;有时在手术过程中形成的纤维蛋白凝块,它们造成的后果与血块相同。临床表现为尿量减少,肾盂积水等。手术解除梗阻是最常用的治疗方法,当肾盂明显扩张时,可先行经皮肾盂或肾脏造口术,使尿液引流通畅,在移植肾功能恢复后,择期手术解除输尿管梗阻。

早期很少发生输尿管狭窄,一旦早期发生输尿管狭窄可能是由于吻合口水肿所致,也可见于输尿管过长而扭转或打折时,手术中放置输尿管支架管,可以避免上述情况的发生。由于输尿管的连续性中断而使输尿管蠕动减弱或丧失,或由于输尿管缺血而坏死等引起的尿液引流不畅,临床上亦表现为少尿或无尿,伴或不伴肾盂积水,手术治疗非常必要。有时输尿管排异引起尿路梗阻或尿漏,临床表现为无尿。输尿管缺血伴坏死,可导致尿漏,当伤口出现大量引流液,并且引流液中的肌酐和钾离子的浓度较高时,可以帮助我们早期做出诊断。当伤口无大量液体流出时,依靠超声波检查可以发现肾盂积水或(及)肾脏周围积液而做出诊断,但应与淋巴漏相鉴别,可以通过细针穿刺吸液后进行常规、生化和细胞学检查而做出正确诊断。尿漏可能引起不明原因的发热,移植肾触痛,阴囊或阴唇水肿,肾移植侧大腿水肿等。尿漏最常见的原因是在处理供肾时损伤输尿管周围组织,造成术后输尿管血液供应障碍;感染是输尿管坏死的另一常见原因,多发生于糖尿病患者,而且预后不良。治疗应根据具体情况选择不同的手术方式,包括输尿管-膀胱再吻合,输尿管-输尿管吻合,经皮肾造口术,输尿管外置等。合并感染者,应根据病原菌选择敏感抗生素,并保证局部引流通畅。

由于手术技术的不断完善,手术操作更加熟练,淋巴囊肿、淋巴漏、血肿等引起的输尿管梗阻已很少见。手术中细致操作是避免其发生的关键。血肿应手术清除,即使未造成梗阻,也应手术清除,以防止血肿机化后致输尿管狭窄。淋巴漏所致淋巴囊肿应手术切开引流,直至淋巴液不再漏出为止。对于不能引流干净的淋巴漏,在造影确定淋巴囊肿与尿路不相通后,注入硬化剂(无水乙醇),治疗难治性淋巴漏,取得良好效果。

3. *移植免疫反应* 移植肾的超急排斥反应发生于移植肾开放循环后的数分钟至数小时之间,使移植肾结构及功能受到损害,这种损害是不可逆的,其机制是典型的体液免疫反应,但亦有细胞免疫参与。主要由于受者在移植前预存的抗体引发的免疫应答。预存抗体可来源于天然血型抗体,受者因多次妊娠、反复输血和应用血液制品;接受过异种或同种异体移植物;某些细菌、病毒感染后由类属抗原诱生的抗HLA抗体或针对组织细胞的其他抗体,尤其是与血管内皮细胞抗原结合的抗体在超急排斥反应中起重要作用。由这些抗体介导的补体细胞毒效应、抗体依赖性细胞介导的细胞毒(ADCC)效应,使肾脏结构和功能受损。近来有学者研究发现,超急排斥反应的真正祸根是记忆性T细胞,表面标记的特征为

$CD45^{+}RO^{+}$。现代交叉配型技术的发展和完善,已使超急排斥反应很少发生。在接受 ABO 血型不相配的供者肾脏时,尤应注意超急排斥反应的发生。有学者认为血液中存在的 IgG 型红细胞冷凝素抗体可引发超急排斥反应。术中出现超急排斥反应,应立即行移植肾切除术。如已关腹,如怀疑移植肾发生超急排斥反应,应进行彩色多普勒超声波检查,表现为移植肾无血运。此时应立即手术探查,以鉴别移植肾超急排斥反应和血管梗阻,确诊超急排斥反应后应行移植肾切除术。加速排斥反应是近年来提出的一种介于超急排斥反应和急性排斥反应之间的抗体介导的免疫排斥反应,一般发生于移植术后 3 ~5 天内。临床上表现为移植肾剧烈的排斥反应,移植肾短期内丧失功能。

加速排斥反应的免疫学机制研究较少,目前认为是一种较为典型的体液免疫反应。主要是受者在移植前多次输血或血制品,或受者已做过一次以上的器官移植,使受者体内产生针对同种异型的血管内皮细胞、主要组织相容性复合物和血管内膜抗原的 IgG 型抗体,由该抗体介导补体细胞毒作用,ADCC 作用,引起移植物血管内皮细胞损害,造成血管炎,但无血管内凝血和血栓形成。

手术后 2 ~5 天,移植肾功能已逐渐恢复,转而出现尿量迅速减少,血肌酐水平升高,应考虑移植肾加速排斥反应的可能,如伴有腹胀、移植肾区胀痛和压痛,基本可以明确诊断。应通过超声波和组织活检等技术与血管栓塞、尿路梗阻、淋巴囊肿、尿液外渗等相鉴别。加速排斥反应的治疗应尽早使用抗淋巴细胞球蛋白(ALG)或抗胸腺细胞球蛋白(ATG)或抗 CD_3 单克隆抗体(OKT_3)。若排斥反应不能逆转,可试做血浆置换,据报道 50% ~60% 可逆转。如经过以上处理,排斥反应仍不能逆转,应尽快切除移植肾,否则会危及生命。应用甲基泼尼松龙治疗加速排斥反应一般是无效的。药物治疗过程中常需同时进行血液透析治疗,透析过程中应注意使血压维持在正常水平。有报道,$HLA\text{-}DW_6$、$HLA\text{-}DW_{13}$ 的受者再次移植时易发生加速排斥反应,应引起注意,必要时应于手术后预防应用 ALG 或 ATG 或 OKT_3。

急性排斥反应的发生率在进入环孢素时代后,已由原来的 40% ~50% 下降至 10% 左右,但仍是临床上最常见的移植排斥反应,一般常发生于突然停用免疫抑制剂、更换免疫抑制剂、免疫抑制剂减量或微生物感染等因素诱导下。急性排斥反应的机制主要是细胞免疫,经过 $CD4^{+}$ 迟发性超敏性 T 细胞(T_{DTH})和 $CD8^{+}$ 细胞毒 T 细胞(CTL)介导的免疫应答等,最终导致移植肾功能损伤。临床特点为手术后 1 周至 6 个月内多发,尿量减少,移植肾肿大、胀痛,质地变硬,可有压痛,伴或不伴发热,关节痛,血尿等症状。血液生化检查,尿素氮、肌酐水平逐渐升高。确诊需肾组织活检,病理检查。治疗首选甲基泼尼松龙 500 ~1 000 mg,静脉推注,每日 1 次,使用 3 ~6 次无效,改为 ATG 或 ALG 或 OKT_3 7 ~14 天,仍无效可诊断为"难治性急性排斥反应",预后不良。药物治疗中亦常需同时进行血液透析治疗,同时应防止透析中低血压、休克的发生而加重肾脏损伤。

4. *低血容量* 肾移植手术后少尿或无尿,可能是由于补液量不足造成的。透析患者的干体重估计得过低或估计错误,是造成手术后循环血容量不足的主要原因。通过 Swan-Ganz 导管监测肺毛细血管楔压及肺动脉压,可以帮助诊断有效循环血量不足和心功能状态,指导补液。

5. *药物所致急性肾衰竭* 药物所致的移植肾衰竭并不少见,早期最常见的原因是由免疫抑制剂环孢素(CsA)的肾毒性所致。其次,抗生素、解热镇痛药、造影剂、利尿剂、抗高血压药物、止血药、免疫球蛋白等药物使用不当时,亦可引起移植肾急性肾衰竭。

(1)免疫抑制剂对肾脏的影响。CsA 对肾小管的损害主要在近曲小管,出现空泡,线粒体和整个细胞坏死。CsA 改变肾脏的血流动力学,使入球小动脉收缩,增加去神经的移植肾的血管阻力。目前一种假说认为 CsA 改变了前列环素与血栓素 A_2(TXA_2)的平衡,使血液中 TXA_2 的水平升高,引起肾脏血管收缩,血管平滑肌细胞、内膜细胞增生。所以,使用川芎嗪等 TXA_2 合成抑制剂可减轻 CsA 引起的肾脏损害。另一种假说认为 CsA 使血管内膜钙离子的跨膜内流增加,引起小动脉平滑肌和系膜细胞过度收缩,钙通道阻滞剂可减轻 CsA 引起的肾脏血管收缩。动物实验发现,CsA 使肾小球内皮素-1(ET-1)前体 mRNA的表达快速增加,而内皮素转化酶-1(ECE-1)的表达下降。提示 CsA 中毒时 ECE-1 表达下降致 ET-1 合成增加,ET-1 是已知最强的缩血管物质。动物实验发现维拉帕米可以抑制 CsA 引起的 ET-1 的分泌与释放,改善肾功能,提示维拉帕米对 CsA 肾脏毒性具有保护作用。硝苯地平使急性肾衰竭大鼠肾脏皮质钙离子浓度及血浆 ET 水平明显降低，肾小管 ET 免疫反应阳性颗粒明显减少，肾功能得到改善。

许多药物通过竞争抑制或诱导有关 CsA 代谢和排泄方面的酶，如细胞色素 P 450，从而提高或降低全血 CsA 的浓度。目前已知提高 CsA 浓度的药物有，酮康唑、氟康唑、红霉素、硫氮䓬酮、尼卡地平和维拉帕米等；使 CsA 浓度下降的药物有巴妥酸盐、苯妥英钠、利福平、甲氧苄啶等。

普乐可复（FK506）肾脏毒性反应一般发生于服药初期，在停药或减量后可逆转。表现为血肌酐水平增高，尿量减少。动物实验中观察到，FK506 毒性剂量下可引起肾脏近曲小管空泡变性，其机制尚不清，一般认为它不是一种可致肾细胞坏死和急性肾衰竭的典型的肾毒性药物。钙通道阻滞剂 Rerapancil 等可减轻 FK506 的肾毒性。

（2）抗生素引起的肾毒性反应。氨基糖苷类抗生素，如庆大霉素、妥布霉素、卡那霉素、阿米卡星、奈替米星等对肾脏具有明显的毒性，肾脏受损部位为近曲小管，肾移植术后应尽量避免使用此类药物。多数头孢类抗生素未发现明显的肾毒性，目前发现头孢噻啶（先锋Ⅱ）肾毒性明显，头孢噻吩（先锋Ⅰ）与其他肾毒性药物合用时可加重其毒性，肾移植术后应避免使用。磺胺类药物对肾脏的损伤，早期主要表现为尿路梗阻，这与其溶解度低有关，磺胺结晶可在肾小管、肾实质内沉积，引起梗阻性肾衰竭。新近出现的高溶解度的磺胺药引起肾实质内结晶沉淀的并发症已少见，而变态反应则成为肾毒性的主要继发因素，临床可表现全身反应和过敏性间质性肾炎，甚至出现肾病综合征，应慎用。

多肽类抗生素万古霉素可引起急性间质性肾炎，急性肾衰竭。肾脏活检提示为过敏性药物反应所致。利福平引起急性肾衰竭在临床上并不少见，常于间断用药或不规则间断用药时出现。一些曾经使用过该药的患者，当隔一段时间再重复给药时，往往第 1 次小剂量服药后便迅速出现全身不适，血浆尿素氮水平升高，严重者出现无尿。病理显示为间质性肾炎，肾小球无损伤。机制尚不清，可能与过敏反应有关，及时停药，轻者肾功能可逐渐恢复，严重者则需透析治疗。利福平可使全血 CsA 浓度明显降低，故应注意 CsA 浓度的监测，避免出现移植肾急性排斥反应。

青霉素类抗生素曾经被认为是安全的，但目前已证实青霉素、氨苄西林、羧苄西林等均可诱发急性间质性肾炎，一般发生于用药后 1 ~3 周。免疫组化染色可见部分肾小管基底膜周围有补体 C_3，抗体 IgG 等聚集，可能与免疫反应有关，应用皮质激素治疗有效。阿莫西林可形成肾小管内结晶，引起急性肾衰竭，使用时应碱化尿液。抗真菌药物两性霉素 B 可造成肾脏远曲小管和集合管损伤，现已很少使用。康唑类抗真菌药物酮康唑、氟康唑等，可使全血 CsA 浓度上升 30% ~80%，应用时应根据 CsA 浓度，及时调整 CsA 用量，防止 CsA 肾中毒。抗病毒药物主要用于防治肾移植术后巨细胞病毒感染。阿昔洛韦可形成肾小管内结晶，引起肾小管梗阻，致梗阻性急性肾衰竭，使用时应碱化尿液。膦甲酸钠肾中毒表现为镜下血尿和无尿性急性肾衰竭，肾组织活检可见肾小球、肾小管内大量结晶。

（3）解热镇痛抗炎药的肾脏毒性。此类药物的肾毒性主要表现为慢性间质性肾炎，严重者可表现为急性肾乳头坏死，多见于长期滥用该药者。主要表现为肾脏血流量和肾小球滤过率减少，血肌酐、尿素氮水平升高，引起急性肾衰竭。目前认为主要是因为非甾体抗炎药是抑制前列腺环素 E_2（PGE_2）等合成有力的抑制剂，而 PGE_2 对肾脏有很强的扩血管作用。

（4）造影剂的肾脏毒性。碘造影剂引起急性肾衰竭的发生率约为 1%，可能与药物的直接肾毒性有关，使用造影剂的患者应多饮水，加快药物排泄，并碱化尿液。

（5）利尿剂对肾脏的影响。肾移植手术后经常使用利尿剂，帮助肾功能恢复。但渗透性利尿剂可能引起急性肾衰竭。甘露醇对肾脏具有一定的毒性作用，它诱发急性肾衰竭与其使用的剂量、持续时间呈正相关。万运松等总结 1980 ~1996 年国内文献，甘露醇致急性肾衰竭的病死率为 40.4%，并指出，为防止急性肾衰竭发生，甘露醇的剂量宜控制在每日 200 g 以下。少数患者在应用低分子右旋糖酐后，出现急性少尿性肾衰竭。病理表现为肾小管上皮细胞肿胀，小管狭窄，及早停药，短期内可恢复。其毒性可能与其可使尿液的黏滞度和比重明显增加，右旋糖酐在肾小管内聚集，导致肾小管闭塞有关。

（6）抗高血压药物对肾脏的影响。据报道血管紧张素转化酶抑制剂可引起肾小管内轻链蛋白管型形成，引起急性肾衰竭。血管紧张素Ⅱ受体拮抗剂氯沙坦（Losartan）可减少敏感个体肾脏血流量，出现急性肾衰竭。理论上讲,肾动脉狭窄,严重充血性心功能衰竭,严重水钠潴留个体均属于敏感个体,对血管紧张素有依赖性,当用血管紧张素Ⅱ受体拮抗剂、血管紧张素转换酶抑制剂均可引起急性肾衰竭,使用时必须监测肾脏功能。

(7)止血药对肾脏的影响。供肾血管与自体血管吻合,吻合口处内膜粗糙,使用止血药时,吻合口处易形成血栓,引起急性肾衰竭。肾移植术后一般只有在出血威胁生命时才使用止血药。

(三)问题与展望

1.*供体器官的来源* 尸体器官和亲属捐献器官是目前移植肾的主要来源,建立科学的“脑死亡”概念,并通过法律予以肯定,同时建立器官移植协调网络,是使供体器官在数量和质量上得到保证的有力措施。

2.*供体器官的保存* 进一步探索器官保存原理,提高器官保存技术,延长器官保存时间等,仍是亟待解决的问题。机器灌注技术的应用及改进,同样提高了器官保存的质量。

3.*移植前的HLA配型* HLA配型明显影响着移植肾的长期存活。同时,理想的HLA配型可显著减少急性排斥反应的发生和激素冲击治疗的次数。

4.*移植后免疫抑制剂的应用及排斥反应的监测* 虽然FK506、西罗莫司、霉酚酸酯等多种新型免疫抑制剂的不断涌现,目前尚难动摇CsA的主导地位,合理应用CsA,减少其毒性反应,同时开发新的、更具特异性的免疫抑制剂,意义重大。

5.*防治肾移植术后内、外科并发症* 由于手术技术的不断成熟,外科并发症已明显减少。各种感染是目前使肾移植失败的主要原因。免疫耐受机理的研究进展,将使肾移植术后诱导对移植物特异性的免疫耐受成为可能,减少术后感染发生的概率。

6.*急性移植肾衰竭机理的研究进展及治疗进展* 虽然目前对肾移植手术后急性肾衰竭的发病机制尚未完全弄清,但目前的研究已深入至分子水平,多数学者认为急性肾衰竭是多种血管活性物质,包括生长因子、细胞因子、化学趋化蛋白、反应性氧代谢产物等综合作用的结果。

应用药物防治急性肾衰竭的发生和发展,对于提高肾移植患者生活质量、延长移植肾功能具有重要意义。目前许多新药和方法在动物实验研究中取得令人鼓舞的效果。如维生素E通过清除氧自由基,抑制前列环素的合成,抑制CsA诱导的急性移植肾衰竭。ET受体拮抗剂(PD156707和SB209670)可缓解大鼠缺血性急性肾衰竭肾组织的细胞浸润和基质增生。一氧化氮释放剂FK409可以使大鼠缺血性急性肾衰竭肾脏损害明显减轻。大鼠部分肝脏切除,使内源性生长因子的合成增加,可以加速甘油诱导的大鼠急性肾衰竭肾功能的恢复。一种多巴胺DA_1受体拮抗剂YM435有利于犬缺血性急性肾衰竭的肾小球滤过率、尿量和尿钠排泄功能的恢复。钙调素拮抗剂氯丙嗪对庆大霉素肾毒性肾衰竭大鼠肾组织的钙调素有明显抑制作用,并能促进损伤肾小管上皮细胞的再生与修复。

随着对急性肾衰竭发病机理研究的不断深入,我们将会掌握更多更有效的防治方法。

十二、心脏病与急性肾衰竭

心脏疾病是常见病和多发病,近年随着社会人群的老龄化及对缺血性心脏病诊断技术的提高,不但心脏疾病的发生率有增高趋势,并发ARF的机会也随之增多。本题介绍CCU中患者、心功能不全患者、亚急性细菌性心内膜炎患者发生急性肾衰竭情况。

(一)心脏监护室(CCU)患者发生的急性肾衰竭

1.*病因* 据统计,在心脏监护室(CCU)ARF的发病率为4%~9%,原因如下。

(1)血流流动力学因素。在心脏病的基础上,由于血流动力学变化导致的ARF最多见。由于心脏性肾前性(cardiac prerenal)因素引起的ARF,据1977~1979年统计,从15%增加到1991~1992年统计的30%,其中35%的病例是充血性心力衰竭,其他原因包括因入量不足、呕吐、腹泻或大量应用利尿剂引起血容量不足;严重心律失常导致的心源性休克;应用ACEI类药物引起的一过性血肌酐升高等。

(2)感染。在心脏病基础上并发感染,感染中毒性休克而导致 ARF 也是 CCU 并发 ARF 的一个重要原因。

(3)照影剂。CCU 患者常需心导管检查,静脉应用照影剂 48 小时之内出现血肌酐升高,可认为是照影剂所致 ARF。

(4)胆固醇结晶栓塞致 ARF。由于存在冠状动脉粥样硬化和缺血性心脏病,特别在行导管检查和治疗时,可促使胆固醇结晶像骤雨一样经肾动脉进入肾脏,产生 ARF。

2. *治疗及预后* CCU 患者并发 ARF,约 17% 的患者需透析治疗,可选择血液透析,腹膜透析或持续肾脏替代治疗(CRRT)。在严重心功能不全的情况下,透析会出现血流动力学不稳定,特别是间断血液透析,可能会加重心功能不全,现多建议应用 CRRT。ARF 经过急诊透析治疗后,仍有 17% ~33% 的患者需依赖透析治疗。

CCU 患者死亡率较高,若并发 ARF 死亡率明显增加。直接影响死亡率的因素有少尿或无尿,机械通气及心功能不全程度。有报道,在 CCU 中,不伴发 ARF 患者死亡率约 8%,若并发 ARF,则死亡率可高达 48% ~56%。

(二)心功能不全并发急性肾衰竭

当心力衰竭发生后,全身循环系统和肾脏会出现不同程度的生理应激反应,肾脏的反应结果是维持一定的肾小球滤过率(GRF),以保证肾脏的滤过功能。若心力衰竭持续不缓解或加重,则会出现肾功能异常,甚至发生急性肾衰竭,并进一步加重全身循环系统障碍,导致心力衰竭加重。

1. *心力衰竭时的肾脏变化*

(1)血流动力学变化。心力衰竭时肾脏的血流动力学改变主要表现为肾血流量下降和肾血管阻力增加。正常人肾脏血流量占心排血量的 20% ~30%,肾血流量减少与心功能下降的程度大致平行,心力衰竭患者肾血流量占心排血量的 10%。肾脏血流降低是由于心功能异常致肾脏灌注量减少及肾脏小动脉收缩,特别是出球小动脉收缩致肾内阻力增加所致。轻度心力衰竭患者在肾脏血流量降低的情况下,机体代偿机制能维持相对正常的肾小球滤过率(GRF),此时出球小动脉收缩,肾小球毛细血管内静水压增加,导致肾小球滤过分数(FF)增大。但出球小动脉收缩有一定限度,如果心力衰竭加重,肾脏灌注压进一步下降,机体失代偿,则 FF 下降,GRF 会明显下降。

(2)参与肾脏反应的神经体液因素。心力衰竭时一系列神经体液因素反应参与了肾脏的改变。

1)肾素-血管紧张素系统:心力衰竭时,有效循环血量减少,刺激肾小球旁器中的压力感受器,激活肾素-血管紧张素系统,肾素分泌增加,血管紧张素Ⅱ合成增多,使出球小动脉收缩,进入血循环中的血管紧张素Ⅱ可刺激肾上腺皮质球状带分泌醛固酮,同时由于肝血流量降低,醛固酮降解受影响,使血中醛固酮水平增高。醛固酮主要作用于远端肾小管和集合管,促进水钠重吸收。轻度心力衰竭时,机体代偿,水钠潴留致血容量增加,回心血量增多,心排血量亦增加,维持有效血容量,使肾素-血管紧张素-醛固酮恢复正常,停止水钠潴留。当心力衰竭进一步加重,机体失代偿,致肾素-血管紧张素-醛固酮水平持续增高,使水钠潴留持续存在,最终出现水肿。

2)交感神经系统:肾丛内主要是交感神经纤维。实验证明,肾交感神经兴奋性升高时,出入球小动脉收缩,使肾小球毛细血管血流量减少,通过球旁细胞压力感受器使肾素分泌增加。心力衰竭患者有效循环血量减少,血压下降刺激颈动脉窦和主动脉弓压力感受器,激活交感神经兴奋。肾血管收缩,促进水钠重吸收。有实验证明,交感神经可直接作用于肾小管细胞,交感神经兴奋时可增加肾小管对水钠的重吸收。心力衰竭患者,应用交感神经阻滞剂后可使肾血管扩张并出现轻度利尿利钠现象。

3)其他:心力衰竭时,加压素和内皮素释放增加,使血管收缩,以保证相应的 GRF 和利尿作用。正常的 GRF 保证了前列腺素的释放,扩张入球小动脉,同时使肾血流阻力处于低限。慢性心力衰竭患者,机体代偿性心房肽分泌增加,可降低入球小动脉阻力,增加出球小动脉阻力,从而提高肾小球内毛细血管压力,使 GRF 增加,还可抑制肾素和醛固酮的合成与释放,拮抗血管紧张素Ⅱ的作用,达到利钠排尿的作用。但是心力衰竭患者肾脏对心房肽的反应性下降,也可能同时被交感神经兴奋性增强所抵消,尽管心房肽浓度高于正常人数倍,并不能表现明显的排钠利尿作用。

2.心力衰竭时肾衰竭的临床表现　心力衰竭常波及肾脏,多取决于心排血量、有效循环血量及肾脏灌注压,一旦这些影响肾脏灌注的因素存在,必然会引发肾前性 ARF。

(1)尿量减少。慢性心力衰竭患者,肾血流量减少可致少尿,此时尿比重高,一般 1.025～1.030。

(2)蛋白尿。慢性心力衰竭患者 80%～90%有蛋白尿,一般 0.5～1.0 g/L,也有大于此值,通常与心力衰竭和水潴留严重程度呈正相关。蛋白尿的产生是由于肾脏血流动力学变化,或是因为组织淤血缺氧致肾小球基底膜通透性增加所至,但目前尚未明确。一般心力衰竭纠正后蛋白尿可消失。

(3)肾功能异常。轻度心力衰竭时,机体代偿可维持正常的 GRF,使肾功能正常。当心力衰竭加重,由于肾血流量减少,GRF 降低,会致血尿素氮水平升高,出现肾前性肾功能异常。短时间内会随心功能改善而恢复正常。若是严重顽固的心力衰竭,肾脏灌注不良持续存在,会导致肾组织广泛损伤,退行性变和坏死,甚至出现肾脏硬化,肾功能异常持续存在并加重,可致尿毒症,因此心功能恢复后肾功能亦不易缓解。

(4)肾梗死。心力衰竭患者可在左心房或左心室内形成附壁血栓,血栓脱落可发生肾梗死,小的梗死可无明显临床症状,大的梗死可表现腰痛和血尿等症状。

(5)胆固醇结晶栓塞。胆固醇结晶栓塞(cholesterol crystal embolism,CCE)可以累及多系统疾病，主要由于来自动脉粥样硬化斑块的胆固醇结晶脱落，阻塞下游的小动脉以及肢端、肾、肠系膜等微动脉，此病多在动脉造影、冠心病介入治疗、血管外科、溶栓及抗凝治疗后出现。由于肾脏是血供最丰富的器官，又邻近腹主动脉，而成为最常受累的器官。目前 CCE 尚无统一的诊断标准，Scolari 等提出有高龄、高血压、冠心病、高脂血症，同时合并糖尿病、吸烟等危险因素,这与动脉硬化危险因素是一致的。CCE 可累及多个脏器，最常见的是皮肤、肾脏。皮肤表现为蓝趾综合征，且为特异的临床表现，其发生率为 15%～90%。故有血管造影史，造影后出现急性肾衰竭，周围血管缺血性症状及小动脉栓塞的体征，此为典型的 CCE 综合征的三联征。CCE 患者缺乏特异的检验室指标,患者均出现血沉增快、外周血嗜酸性粒细胞增高,且很快出现不同程度的贫血，但全身炎症反应的临床表现不明显。

CCE 需要与造影剂肾病相鉴别，两者均可在心血管介入诊疗后发生。造影剂肾病表现为一过性肾功能损伤，预后良好。只要出现典型的胆固醇结晶三联征时，临床即可诊断，但最终诊断要依靠病理。CCE 的治疗主要是支持治疗，糖皮质激素的应用目前存在争议。治疗目的在于阻止组织缺血过程的进展和防止胆固醇栓子的反复脱落。CCE 患者预后差，既往 1 年死亡率高达 81%，24% 进展至终末期肾衰，死亡率 37.9%。

随着医学进步，大量开展介入技术、血管外科手术以及溶栓抗凝治疗，造影剂过敏、造影剂肾病以及胆固醇结晶栓塞的发病率会逐年增多，尤其是 CCE 预期将有较快的上升。来自西方的肾病中心报道急性肾衰患者当中 4%～10% 患者考虑为 CCE。肾活检病理中 CCE 占 1.1%～1.6%，这一比例高于我国肾病中心的报道，可能有相当多的患者被漏诊了。这主要由于本病的发病和介入治疗潜伏期较长(典型的病例，发病 1～4 周，部分可达数月)，往往造成病因诊断不清，更为重要的是临床医生重视不够。CCE 是可以治疗的疾病，通过及时诊断，积极支持治疗可以大大降低死亡率。因此临床医生对于有介入治疗史的患者，发生急性肾衰竭时应考虑到造影剂肾病及 CCE。

2008 年张淑霞等报道 6 例因冠心病做冠脉造影和(或) 心脏起搏器术后、冠脉支架术后，发生 CCE 而导致急性肾衰竭。6 例患者在作介入诊疗前肾功能均正常，进行介入诊疗后均发生急性肾衰竭。发病时间 32～52 天,平均 42 天。6 例患者均患有高血压、冠心病、高脂血症，其中 4 例患者合并糖尿病史，5 例有吸烟史。6 例患者均出现非少尿型肾功能急性损伤，其中 5 例合并蓝趾综合征，以脚趾最为明显。血肌酐值为 326～1 024 μmol/L,均伴有不同程度的贫血，外周血白细胞无变化，嗜酸性粒细胞均呈明显升高，血沉均升高 36～81 mm/h(平均为 48 mm/h),其中 3 例 C 反应蛋白均升高(另外 3 例患者未检查),24 小时尿蛋白定量均在 1.0 g 以下，尿液镜检均正常。6 例患者均给予他汀类降脂、扩冠、降压、降糖等对症治疗,其中 2 例肾功能严重损伤者血肌酐值分别为 938 μmol/L、1 024 μmol/L，实施血液透析治疗，其中1例在血液透析治疗1个月后，因出现起搏器脱落而发生猝死。另1例目前仍在做血液透析治疗，病情平稳。另外4例血肌酐在326~442 μmol/L,尿量无变化，已观察6~12个月肾功能未再进展，病情平稳,未作肾脏替代治疗。

3. 心脏病相关急性肾衰竭的防治原则

(1)心力衰竭的治疗原则。已经明确心力衰竭的患者,要了解影响心功能不全的各种因素,采取有效的治疗措施。治疗原则包括休息、限制钠盐的摄入、应用强心苷类药物、利尿剂以及扩张血管的药物。

(2)ARF的防治原则。心力衰竭并发ARF的发生率可高达30%,轻度心力衰竭时,机体启动一系列神经体液反应可维持正常的GRF,此时就应引起临床医生的足够重视,因为这只是一个易受损伤的病生理代偿阶段,任何小的变化都会导致严重的失代偿,而加速ARF的发生。一旦发生ARF,死亡率大大增加,可高达50%~70%。

1)监测血流动力学变化:心力衰竭时的血流动力学变化是影响肾脏的主要因素,重症患者,除药物治疗外,还需进行有创的检查和治疗,如临时插入导管,使用机械设备,如主动脉气囊反搏,或体外循环膜充氧，能够有效地控制心力衰竭。同时若行肺动脉导管插入术或经食道心脏超声(transesophageal echocardiography)检查,能准确掌握血流动力学变化，积极治疗以改善心排血量,维持有效循环血量,保障肾功能。

2)药物应用:心力衰竭时常应用利尿剂,以减轻水潴留,并能纠正电解质紊乱。但是大剂量利尿药可致血容量急剧下降,特别是与转换酶抑制剂(ACEI)联合应用,可加速ARF。应用ACEI治疗心力衰竭,大量的临床实验已肯定其疗效,能抑制血管紧张素Ⅱ产生,使醛固酮水平降低,减少血管收缩和水钠潴留,降低心脏前后负荷,并能选择性增加肾血流量,保护肾功能。但有些患者,特别是发生ARF的高危患者,如伴有重症急性心力衰竭,要逐渐增加ACEI的用量,需严密监测血肌酐水平变化。

3)肾脏替代治疗:并发ARF,临床会出现严重水肿、酸中毒、电解质紊乱、氮质血症、甚至尿毒症,同时需大量的药物治疗和营养支持治疗,而此时加之血流动力学不稳定不易耐受普通的血液透析,多选择持续肾脏替代治疗(CRRT),适宜的CRRT可提高疗效,改善预后。

(三)细菌性心内膜炎并发急性肾衰竭

细菌性心内膜炎是一种严重威胁生命的疾病,并且在疾病本身得以控制后还会遗留一系列并发症。目前由于超声心动图检查的介入,有效抗生素的治疗及早期瓣膜置换手术的应用,已使细菌性心内膜炎的临床过程明显改善,但并未明显改变生存率。

1. 病因及临床表现　细菌性心内膜炎与肾脏疾病之间关联性早在1860年就被Virchow认识并报道。在抗生素应用前,ARF的发生率高达20%~75%,有效的抗生素应用使发病率下降到近年的10%~33%。以往一直认为,细菌性心内膜炎并发ARF的原因是免疫复合物介导的肾小球肾炎,由于细菌性心内膜炎的诊断和治疗进展,并发ARF可有多种原因。

(1)免疫复合物介导的肾小球肾炎。是细菌性心内膜炎并发ARF的主要原因。常见的临床表现是蛋白尿和血尿,或同时伴有肾功能异常,也有报道肾脏有广泛新月体形成。临床呈急进性肾炎,肾病综合征少见。另外,在细菌性心内膜炎病程中,肾脏可有大小不等的栓塞,轻者仅表现镜下血尿和蛋白尿,重者可有剧烈腰痛。致病菌多是金黄色葡萄球菌,其次是草绿色链球菌,受累瓣膜主要是二尖瓣,其次是主动脉瓣。

(2)氨基糖苷类肾毒性。细菌性心内膜炎患者接受至少3天以上的氨基糖苷类抗生素治疗后常可出现肾功能异常。

(3)心脏术后。心脏手术后48小时之内出现血肌酐升高。

(4)感染。重症感染并发多器官功能衰竭导致ARF。

(5)其他。过敏性间质性肾炎、照影剂肾毒性、肾血管栓塞及原因不明。

2. 病理　光镜检查最典型的表现是局灶性节段增殖性肾小球肾炎,有时可见纤维素样坏死或毛细血管内栓塞。有时小管间质可见含铁血黄素沉积,红细胞管型和局灶的白细胞聚集。免疫荧光显示IgG,

IgM, C_3 在系膜区和毛细血管壁呈颗粒状沉积。电镜下可见毛细血管壁上皮、内皮下和系膜区电子致密物沉积伴不同程度的系膜增生。

3. *治疗及预后* 细菌性心内膜炎的病程受治疗是否及时、抗生素是否敏感等因素影响，一般随着感染控制，肾炎的表现可以缓解。细菌性心内膜炎伴发严重的ARF，药物治疗不能缓解者，需进行肾脏替代治疗，但这部分患者疗效差，死亡率高，存活患者仍有半数需维持性肾脏替代治疗。细菌性心内膜炎伴发ARF可使死亡率增加，多种因素可以影响ARF的预后，金黄色葡萄球菌性心内膜炎发生ARF的危险比其他微生物致病菌高。高龄患者，伴血小板计数减少会增加ARF的发生概率，并影响预后。修补的瓣膜发生心内膜炎较其他瓣膜感染更易发生ARF，且预后不良。据报道，细菌性心内膜炎不伴ARF，死亡率为10%，而并发ARF后可使死亡率增加到35%。

十三、心肺转流术后并发急性肾衰竭

众所周知肾脏与心脏有着紧密的联系，肾脏接受的循环血量约占心排血量的20%。随着心脏外科的发展和心肺体外转流术（CPB）应用的增加，急性肾衰竭作为心肺体外转流术常见的并发症，有较高的死亡率，越来越受到临床专家的重视。据文献报道CPB术后并发ARF的发病率为0.8%～5.6%，平均为2.7%，死亡率为50%～92%。

（一）病因及发病机制

1. *肾脏的血流动力学改变* 过去大多数专家认为体外循环长时间（>60分钟）的低流量、低灌注压（<40 mmHg）是CPB并发ARF的主要因素。由于CPB使患者处在循环血容量低下、平均动脉压降低的状态，必然造成肾脏的灌注不足以及缺氧，使肾血流量和肾小球滤过压下降，如果超过本身的代偿限度，则导致ARF。车嘉铭等证实，CPB时间在2.5小时以内，ARF的发生率为2.5%；而大于2.5小时，ARF的发生率为8.6%（$P<0.05$）。

2. *体液稀释* CPB时需要一个额外的循环装置可以暂时地使人体正常循环血容量增加。首先为了减少输血量，循环管路中充满了低血细胞比容血液，甚至在成人体内输入一定量的等渗液，即使血容量增多，但血红蛋白量未相应增加而导致血液稀释；另一个原因是CPB过程中低温的应用，这项技术是为了在手术中需要患者血循环暂停或减少血流量时保护大脑不受缺氧的损伤，但是低温能明显增加血液黏稠度，增加全身血管阻力和动脉压，导致组织的血流量进一步减少造成低灌注，这种不良作用能够被一定程度的血液稀释所代偿。

但同时血液稀释也存在不利影响，它能造成正常血管内流体静水压升高，导致血管外水分的增加，这种间质的过度水负荷减少了氧在组织间的转运，使组织器官缺氧缺血加重，而肾脏缺氧的结果使肾小球滤过率下降，严重时会发展到ARF。

3. *溶血* CPB时机械泵高速转动挤压体外循环管路中的血液不停地向前流动，这种非生理性的挤压，必然会造成患者红细胞的破坏和溶血。体外循环时间越长，细胞破坏越多，血液中游离血红蛋白也就越多。另外，心脏手术中的人工瓣膜，心内补片或心内吸引也会造成溶血。溶血产生大量游离的血红蛋白会堵塞肾小管，形成微血栓，导致ARF。

4. *系统炎症反应的启动* 在1976～1984年，Steinhausea等发现经过60分钟的CPB后，肾脏血流减少仅在CPB结束后头3小时存在，约下降60%，而且能通过增加容量负荷所改善，因此就很难解释单纯由血流动力学因素造成持续性ARF。现已证实CPB能够造成全身炎症反应（SIRS）的启动，这种反应与体外循环管路面积和患者体表面积的比值呈正相关。CPB中炎症反应最早的途径是通过体液因子，包括激肽、凝血因子Ⅶ和补体片段C3a，C5a等，这些因子的激活是自我放大的，通过内皮细胞和白细胞表达和释放不同的炎症介质来启动，最终导致肾小球系膜细胞损伤或毛细血管收缩，抑制肾小球的滤过功能和肾血流量，最终发展为ARF。

近来研究发现，在CPB时刺激肾小球系膜细胞产生并释放大量的肿瘤坏死因子（TNF），它可以引起肾小球单核细胞浸润和纤维蛋白沉积，毛细血管收缩及通透性增高，并且能引发一系列炎症因子的释放，如血小板活化因子（PAF）、内皮素1（ET-1）、前列腺素（PG）等，使肾血流量和肾小球滤过率（GFR）降低，导致 ARF。另外，IL-4 对肾小球前小动脉具有收缩作用，它的分泌增加可以造成肾小球血流灌注减少；CPB 时通过刺激花生四烯酸代谢终末产物血栓素 A_2，使肾功能进一步恶化；内皮素在肾小球毛细血管的收缩中起重要因素，最终造成毛细血管内微血栓形成，这种血栓无法被肝素或阿司匹林所溶解，但能被患者的高动脉压和低血细胞比容所阻止；CPB 时胰岛素样生长因子-Ⅰ（IGF-Ⅰ）水平降低，IGF-Ⅰ在动物试验中已经证实能促进肾小管细胞分裂、再生，加速 ARF 恢复，而且 Franklin 等在 CPB 后 72 小时之内给予基因重组 IGF-1，患者均未发生需要透析治疗的 ARF。Sistino 等报道，CPB 时由于机体发生缺血性损伤导致内脏屏障作用破坏，使肠道细菌内毒素进入血液循环产生 SIRS，当累及到肾脏时即发生 ARF。

5. 其他　平时机体通过自身调节可以保持肾血流量恒定，即如果机体血压下降，肾的血管阻力也下降以保持肾血流量稳定；而 CPB 时经测定肾血管阻力不降低，这种结果导致肾脏自身调节功能失调，在 CPB 低血流量、低灌注压时肾脏供血进一步减少，严重时可导致 ARF。

CPB 过程中患者的血流是连续不断地运行在体外循环管路中，不但比生理性的脉冲式搏动容易破坏血液的有形成分，而且使肾素-血管紧张素系统活性增加，肾血管阻力增加，造成肾组织缺血缺氧，易形成 ARF。研究发现 CPB 时存在肾小管的损伤，对氨基马脲酸的分泌能力是肾小管主动转运过程的标志，经测定在 CPB 时下降 55% ~80%，在机体重新升温后逐渐恢复正常。

患者 CPB 前的肝肾功能损害也是一个不容忽视的因素。有报道在行 CPB 前的患者中很多人存在肾功能不全，肾功能完全正常的只占 39%，因此当 CPB 时肾脏滤过能力进一步降低，而出现 ARF；CPB 消耗了凝血因子，从而容易引起广泛的肾血管和肾小球微血栓，即 DIC，使肾小球滤过率锐减导致 ARF。

（二）诊断依据

CPB 并发的 ARF 临床过程进展较快，患者在短期内（几小时至几天）可以出现少尿或无尿、高血钾、代谢性酸中毒等以及血尿素氮和肌酐水平进行性升高。如果 CPB 后每天肌酐上升 > 44 μmol/L 或短时间内肌酐迅速升高 >177 ~265 μmol/L 或肌酐水平上升程度超过基础水平的 1 倍以上，即可诊断 ARF。

（三）治疗

1. 药物治疗

（1）袢利尿剂。大量临床经验证明，袢利尿剂通过抑制肾小管对钠水的重吸收，产生强大的利尿作用，能防止长时间的 CPB 引起的肾组织水肿，防止大量游离血红蛋白及微血栓堵塞肾小管所导致的肾脏损害，逆转早期的 ARF。

（2）甘露醇。甘露醇被应用于增加肾小球有效滤过压已经有 30 多年历史，在 CPB 过程中或术后的临床应用甘露醇非常广泛，通过渗透性利尿脱水作用来增加肾脏血流灌注，提高肾小球滤过率，防止异物在肾小管中形成沉淀或血栓。另外，甘露醇还能通过清除氧自由基保护肾脏。

（3）多巴胺。低剂量或“肾脏剂量〔1 ~3 μg/(kg · min)〕”的多巴胺在 CPB 后正确应用能获得实验性肾小球前血管舒张作用以增加肾小球滤过率，保护肾功能；对于心脏病患者除了能增强心肌收缩力外，还有利尿作用。但是近来有报道认为多巴胺保护肾脏的观点是可疑的，使用多巴胺后患者肾小球滤过率增加更多地依赖于心脏指数的增加。

（4）钙通道阻滞剂。一些钙通道阻滞剂由于其保护肾功能及血管舒张作用而被应用于 CPB 术后并发的 ARF 患者。尽管它有降低肾血管阻力促进尿钠排泄作用，但是肾血流量、肾小球滤过率却保持不变；同时抑制内皮素分泌的作用被受到重视；另外 CPB 后已被证实细胞内钙离子内流刺激磷脂酶的产生，这种现象可被钙通道阻滞剂所阻止。

2. 肾脏替代疗法　由于 CPB 术后并发 ARF 进展迅速，应早期开始肾脏替代疗法，包括血液透析、腹膜透析、血液滤过及持续性动静脉血液滤过等，其中血液滤过对血容量过多，心血管功能差的患者尤为适宜。近来研究发现血液滤过可以通过清除某些炎性介质，使 CPB 过程中炎症反应减弱，从而达到预防和治疗 ARF 的目的。

总之,CPB 术后并发 ARF 需要综合性治疗,即使在发病早期及时地应用上述药物或血液净化疗法以纠正氮质血症,并积极维持水电酸碱平衡,给予必要的营养支持,预防并发症,患者的死亡率仍很高,因此 CPB 术后并发 ARF 应以预防为主,如对术前存在严重心、肝、肾功能不全的患者给予强心利尿及保肝保肾治疗;制定周密的手术方案,尽量缩短 CPB 时间和主动脉的阻断时间;CPB 过程中最好灌注压不低于 60 mmHg。

刘胜中等报道,6 例 CBP 后发生 ARF,男 1 例,女 5 例,年龄 24 ~63 岁,平均(54 ±12)岁,体重 45 ~61kg,平均(52 ±8)kg,病程 4 个月 ~37 年。疾病包括:风湿性心脏病行双瓣置换术 2 例,风湿性心脏病二尖瓣闭式分离术后行二尖瓣置换术 1 例,感染性心内膜炎行二尖瓣置换及三尖瓣穿孔修补术 1 例,冠状动脉粥样硬化性心脏病行冠状动脉旁路移植术 1 例,部分型心内膜垫缺损行纠治术 1 例。其中有 3 例合并心房纤颤,2 例合并三尖瓣中重度关闭不全,1 例合并高血压和糖尿病。心功能(NYHA)均为Ⅲ ~ Ⅳ级。术前尿常规检查均无异常,血清尿素氮(BUN)及肌酐(Cr)水平在正常范围者 3 例,轻度升高者 3 例(BUN 7.8 ~9.2 mmol/L, Cr 122 ~155 μmol/L)。术中 CPB 时间 56 ~182 分,平均(94 ±17)分;心肌血运阻断时间 33 ~114 分,平均(69 ±15)分。全组患者于术后 1 ~7 小时出现少尿〔 <0.5 ml/(kg · h)〕, 7 ~72 小时出现无尿(<100 ml/24 h),3 ~7 天 BUN(>29 mmol/L)和 Cr(>620 ~780 μmol/L)显著升高。

全组死亡 5 例, 2 例术后发生 ARF,未来得及透析治疗即死亡,3 例血液透析者均死亡,死于顽固性低心排血量综合征(LCOS)2 例,多器官功能衰竭(MOF)1 例。1 例经腹膜透析治疗,透析 9 天,共 38 次,肾功能恢复正常,治愈出院。究其死亡原因,关键在于术中预防,术后早期发现和及时处理并发症。早期血液净化,最好采取 CRRT,腹膜透析也是一种选择。

十四、免疫缺陷相关急性肾衰竭

(一)概述

艾滋病(acquired immunodeficiency syndrome, AIDS)是获得性免疫缺陷综合征,本病 1981 年被认识,1983 年首先发现并证实了艾滋病的病原体是病毒,1986 年国际病毒命名委员会统一了命名,将其命名为人类免疫缺陷病毒(human immunodeficiency virus,HIV)。艾滋病是人类感染了 HIV 导致人体免疫缺陷。AIDS 是一种系统性疾病,伴有多器官受累,其中包括肺、肝脏、肾脏等。在认识 AIDS 3 年之后的 1984 年,有作者报道了一种与 AIDS 相关的肾小球疾病,目前称之为 HIV 相关性肾病(HIV-associated nephropathy,HIVAN)。此后,陆续报道了 HIV 患者的各种肾脏病变,包括急性肾功衰竭,归纳为如下 5 大类,见表 21-8-19。

表 21-8-19 HIV 患者的肾脏病变

与 HIV 感染同时并存的肾脏病变
肾脏感染(各种细菌感染所致肾脏微小脓肿、肾脏巨细胞病毒感染)
肾结核(典型和非结核性杆菌)、真菌感染等
肾脏浸润性病变(肾脏淋巴瘤、Kaposi 肉瘤、肾淀粉样变等)
水、电解质、酸碱平衡紊乱(Ⅳ型肾小管酸中毒、代谢性酸中毒等)
HIV 相关性肾小球病变
局灶节段性肾小球硬化
IgA 肾病
免疫复合物肾炎
其他类型的肾炎
HIV 感染患者合并与 HIV 无关的肾病

续表

海洛因肾病
糖尿病肾病、多发性肾囊肿等
梗阻性肾病
接受肾替代疗法患者感染 HIV
腹膜透析和血液透析患者感染 HIV(经输血、静脉注射毒品、性交)
肾移植患者感染 HIV(经供体肾、输血、静脉注射毒品、性交)

艾滋病在世界范围内的传播越来越迅猛,据联合国艾滋病规划署与世界卫生组织统计,到 1998 年初,全球累计约有 3 000 万 HIV 感染者,已有 1 170 万人死于艾滋病。艾滋病的流行正在以每天约 16 000 个新感染者的速度增长。各国政府及世界卫生组织对艾滋病的防治给予了极大关注,但目前在本病的防治上并无突破性进展,患者不断增加,流行范围不断扩大。1985 年 6 月,我国发现第 1 例艾滋病病例,系境外传入,为一国外游客。1985 年 9～12 月,在浙江发现 4 例血友病患者接受进口血液制品而感染 HIV,这是我国大陆居民中第一批 HIV 感染者。近几年来我国的艾滋病流行呈加速上升趋势,全国 31 个省市自治区均发现 HIV/AIDS 携带者和患者。据专家估计,目前我国 HIV 感染实际人数已超过 40 万人,而在各地报告的 HIV 感染者中,已有 240 例死亡。

(二)艾滋病伴发急性肾衰竭的病因

HIV 感染可导致各种类型的肾脏损害,最典型的肾脏病变即所谓的 HIV 相关性肾病,它的特征是局灶节段性肾小球硬化以及严重的肾小管病变,导致快速进展性肾功能不全,并在数月内进入终末肾病。HIV 感染导致各种肾脏损害,与肾脏的直接感染(特别是巨细胞病毒)、脓毒症、低血压、肿瘤浸润、肾毒性药物、免疫功能异常以及晚期的低灌注等有关。在各种致病因素中,有时同时存在数种,从而对肾脏的损害可由多种病因共同作用引起。

HIV 并发急性肾衰竭的报道近年逐渐增加。临床研究表明,在 HIV 感染的患者,急性肾功能不全是最常见的肾脏表现之一。HIV 患者并发急性肾衰竭,其病因也分为肾前性、肾性、肾后性,见表 21-8-20。

表 21-8-20　艾滋病伴发急性肾衰竭的病因分类

肾前性
低血容量(腹泻、呕吐、中枢神经系统感染或肿瘤)
低血压(败血症、失血、液体丢失)
低白蛋白血症(大量蛋白尿、恶病质)
肾性
急性肾小管坏死(低血容量、休克、败血症、缺氧、肾毒性药物)
横纹肌溶解(戊双咪,zidovudine,HIV,可卡因等因素所致)
非甾体抗炎药(NSAIDs)
过敏性间质性肾炎(药物过敏所致)
浆细胞间质性肾炎(plasmacytic interstitial nephritis)
溶血性尿毒症综合征
血栓性血小板减少性紫癜
HIV 相关性肾病,感染后免疫复合物肾炎及各种肾炎
大量蛋白尿和严重低白蛋白血症引起的肾水肿
多发性骨髓瘤
肾后性
肾小管内梗阻(磺胺结晶、acyclovir、蛋白酶抑制剂、肿瘤溶解综合征)
后腹膜纤维化
输尿管外部受压梗阻(淋巴结、肿瘤)
输尿管内梗阻(真菌团块、血凝块)
膀胱输尿管梗阻

HIV 感染并发急性肾衰竭的发病率占住院患者的 8% ~20%。除了 HIV 相关性肾病,还有急性肾小管坏死等其他病因造成急性肾衰竭。肾前性肾功能不全主要是由于胃肠道出血、呕吐、腹泻、高烧、纳差(由继发中枢神经损伤的精神障碍所致)造成的血容量下降。当患者存在大量蛋白尿、低蛋白血症、恶病质,液体滞留于第三腔隙,有时也可导致急性肾衰竭。应用肾毒性制剂及药物,如抗生素、造影剂及一些药物在尿中形成结晶,均可导致急性肾衰竭。

肾小球及血管病变所致急性肾衰竭占 54%,其中包括溶血性尿毒症综合征(HUS)、HIVAN 以及各种肾炎。对于 HIV 患者,肾小球病变所致急性肾衰竭的临床特点是肾功能急剧下降,可伴有大量蛋白尿,但是多数患者血压正常。药物引起的肾小管内梗阻所致急性肾衰竭占 15%,见于使用磺胺嘧啶、膦甲酸钠(foscavir)、印地那韦(indinavir)等药物。Rao 等报道,75% 的 AIDS 并发急性肾衰竭的患者是由脓毒症直接或间接所致。

1. *HIV 相关性肾病(HIVAN)* HIV 相关性肾病是 HIV 感染患者,ARF 是最典型的肾脏损害,病理表现以硬化性肾小球病变及严重的肾小管改变为特征,导致急进性肾衰竭并在数月内进入终末肾衰竭(ESRF)。

2. *急性肾小管坏死* 急性肾小管坏死(ATN)是引起急性肾衰竭的最常见原因,其中包括横纹肌溶解和缺血、中毒两种病因。静脉注射毒品引起 HIV 感染的患者中,有横纹肌溶解导致急性肾衰竭的报道。

在无症状性 HIV 血清阳性患者,急性肾衰竭通常较轻,而且多为自限性。常常继发于抗病毒药物,或为预防机会性感染而使用的药物治疗。然而,AIDS 患者出现的急性肾衰竭,临床常伴有脓毒症休克、低血容量、严重的代谢性酸中毒和(或)呼吸性酸中毒、多器官功能衰竭等。加之,严重细胞外脱水、出血性休克,以及多种肾毒性药物的应用,如戊双脒(pentamidine)、氨基糖苷类抗生素、造影剂等缺血缺氧、中毒因素导致急性肾衰竭。

3. *溶血性尿毒症综合征* 溶血性尿毒症综合征(HUS)是 HIV 感染患者合并 ARF 的常见原因之一。HUS 发生于免疫低下的患者,可能与巨细胞病毒感染有关,肾穿刺活检的病理特点是严重的血管损伤。诊断标准为 ARF、微血管病变性溶血。从发现 HIV 感染到 HUS 的产生,平均间隔时间为 5 年。肾脏病理改变显示肾小球及血管损害,微血管血栓形成,部分患者存在肾皮质坏死。

4. *梗阻性 ARF* 从发病机制又分为三种情况,第一组外部梗阻:Burkitt 淋巴瘤压迫致外部梗阻;第二组药物小管内梗阻:药物如磺胺嘧啶(Adiazine)、膦甲酸钠(Foscavir)等药物致肾小管内梗阻;第三组小管内蛋白梗阻:蛋白沉积于肾小管所致。

5. *药物致急性间质性肾炎(AIN)* 见于合并卡氏肺囊虫的患者,应用甲氧苄啶-硫酸嘧唑、利福霉素药物时引起的急性间质性肾炎。肾脏病理可见大量单核细胞浸润,肾小管坏死。

6. *各种肾小球肾炎* 肾脏病理可表现为膜增生性肾小球肾炎,见于 HIV 患者合并乙型肝炎、丙型肝炎的患者。有的肾脏病理表现为免疫介导的肾小球肾炎。

(三)HIV 合并急性肾衰竭的临床特点

Rao 等对 HIV 合并急性肾衰竭与非 HIV 合并急性肾衰竭的临床特点进行了对比分析,见表 21-8-21。结果显示,两组患者男女性别无明显差异;AIDS 患者平均年龄为 38.4 岁,而非 HIV 组患者平均年龄为 55.2 岁,具有显著性差异。对急性肾衰竭的病因分析显示,AIDS 患者首位病因是缺血或中毒导致的急性肾小管坏死,多由脓毒症同时应用肾毒性药物共同导致的急性肾小管坏死,在 AIDS 患者占 52%,而非 HIV 组占 24%;此外,单纯应用肾毒性抗生素、抗病毒药物、造影剂,或混合使用以上药物导致的急性肾小管坏死,在 AIDS 患者占 23%,而非 HIV 组占 15%。

表 21-8-21 HIV 与非 HIV 患者急性肾衰竭的对比分析

指标	HIV 组	非 HIV 组	P 值
一般资料统计			
患者数	146	306	
性别			
男:女	113:33	197:109	NS
年龄	38.4±8.6	55.2±16.5	<0.0001
年龄 51~55 岁	5(3%)	41(13%)	<0.005
年龄 55 岁以下	9(6%)	165(54%)	<0.0001
病因			
败血症	75/146(52%)	73/306(24%)	<0.0006
肾毒性	33/146(23%)	45/306(15%)	NS
混合性	37/146(25%)	53/306(17%)	NS
尿路梗阻	0/146	54/306(17%)	<0.00001
治疗及预后			
未行透析的濒死患者	53(36%)	57(18%)	0.003
保守治疗	20(14%)	42(14%)	NS
透析治疗	73(50%)	207(68%)	NS
透析患者肾恢复率	41/73(56%)	98/207(47%)	NS
总的肾恢复率	58/93(62%)	133/249(53%)	NS
总死亡率	88/146(60%)	173/306(56%)	NS
除外恶病质未透析			
患者的总死亡率	35/93(38%)	116/249(46%)	NS

注:NS,无显著性差异。

(四)肾穿刺活检的意义

肾穿刺活检在 HIV 感染的患者,具有诊断及判断预后的作用。目前的肾穿刺活检资料表明,尚未发现严重的并发症。这些 HIV 相关肾病肾穿刺活检的患者,其血小板计数均大于 10 万。由于 HIV 感染时,多种病因可导致急性肾衰竭,肾穿刺活检可明确急性肾衰竭的原因,有助于指导治疗和判断预后。

(五)HIV 合并急性肾衰竭的治疗

对于 AIDS 的治疗迄今仍无特效药物,抗 HIV 治疗、免疫增强疗法及并发症的治疗,是治疗 AIDS 的重要措施。低血容量是 HIV 感染并发 ARF 的最常见病因,故应重视纠正脱水治疗。要尽量避免或慎用肾毒性药物。但是,用于治疗 HIV 的一些药物尚不能完全避免。在去除致病因素、纠正脱水后,肾功能不能逆转时,需进行透析治疗。透析疗法可使部分急性肾衰竭患者的肾功能逆转,使患者的生命得以延长。但是,ARF 发生于临终前时,透析治疗很少有帮助,此时是否透析取决于患者及家属的意愿。

(六)HIV 合并急性肾衰竭的预后

短期观察,HIV 合并急性肾衰竭的死亡率为 20%~73.6%,缺血所致急性肾小管坏死的预后较差,44% 的患者多在 4 周内死亡。已经合并肾衰竭者应该进行血液净化治疗。

冯晓蓓等在国内首次报道人类免疫缺陷病毒(HIV)感染合并肾脏病 2 例,1 例为 69 岁男性,临床表现为大量蛋白尿(肾病综合征),肾功能不全(Scr 142 μmol/L),血清 HIV-1 抗体阳性。肾活检光镜下可见轻度局灶节段性肾小球硬化(FSGS),肾小管空泡变性,肾间质淋巴细胞浸润,免疫荧光全部阴性。电镜下足突基本融合,轻度节段硬化,足细胞未见明显肿胀、增生,肾小管轻度空泡变性,肾间质中可见吞噬细胞。诊断为 HIV 感染合并肾病综合征，由于诊断初期 CD4 大于 200/μl，未行高效抗逆转录病毒治疗（HAART），只给予小剂量激素加免疫抑制剂治疗。经 1 年随访，CD4 明显下降伴反复感染，遂停用激素和免疫抑制剂，开始 HAART 治疗；病例 2 为 38 岁男性，血友病甲（Ⅷ因子缺乏）患者，因输血同时感染 HIV 及 HCV，临床以大量蛋白尿伴持续镜下血尿、难以控制的高血压和进展迅速的肾功能损害为主要表现。临床拟诊肾小球病变为主，考虑 HIV 感染合并肾脏损害。但由于该患者双肾已缩小，且合并血友病，无法行肾活检。HAART 治疗 3 年后已进展至终末期肾衰竭，接受维持性腹膜透析治疗。当前应提高 HIV 感染合并肾损害的认识，必要时行肾活检对确诊病变类型及决定治疗方案有指导意义。

十五、急进性肾小球疾病

急性肾小球肾炎综合征临床上狭义地包括感染后急性肾炎（AGN）和急进性肾炎（RPGN）；广义地可涉及所有急性发作性、病变呈活动进展性、且进行性加重的肾小球疾病，诸如狼疮性肾炎、紫癜性肾炎及系统性坏死性血管炎等。上述肾小球疾病的共同特征是呈现由肾小球非特异性炎症导致肾炎综合征，典型的临床表现为：①肾小球性蛋白尿：以白蛋白为主，可出现含有 IgG 的大分子蛋白质；②血尿：持续镜下血尿或无血凝块的发作性肉眼血尿，相位差显微镜下红细胞为多形型；③急性肾衰竭（ARF）：短期内肾功能急剧恶化、伴水肿和高血压，但 ARF 的发展速度较急性肾小管坏死慢，一般于起病数周后逐渐发生少尿及肾功能障碍。

肾炎综合征（AGN 或 RPGN）可在数日或数周内形成。RPGN 不应等同于毛细血管外增生性肾炎（即新月体肾炎），因为某些缓慢进展性的肾炎肾组织病理检查也可显示有新月体形成。此外，许多肾小球缺血性病变不伴有毛细血管外增生者临床上也可表现为 RPGN，例如溶血性尿毒症综合征、结节性多动脉炎、硬皮病和胆固醇栓塞等。

（一）原发性新月体肾炎

1. *病因及发病机制*　近年对原发性新月体肾炎的病因分类有新的认识，目前已有学者将其分为 5 型。

Ⅰ型：抗肾小球基底膜（GBM）抗体型（不伴肺出血），占原发性新月体肾炎的 10% ~20%。此型免疫荧光检查显示免疫球蛋白和（或）补体沿肾小球基底膜（GBM）呈均一的线状沉积，主要成分为 IgG，罕见 IgA 和 IgM，C3 常为阳性，多伴电镜下电子致密物沉积。这是抗 GBM 抗体直接与位于 GBM 中的主要成分胶原Ⅳ羧基端的非胶原区 1（NC1）上的抗原位点特异性结合的结果。

Ⅱ型：免疫复合物型，占原发性新月体肾炎的 50% ~70%。免疫荧光证实肾小球基底膜及系膜区可见 IgG、IgM 及 C3 呈弥漫性颗粒状沉积，偶有 IgA。血浆抗 GBM 抗体及中性粒细胞抗体（ANCA）阴性。血清免疫复合物可阳性。提示本型与抗原抗体形成的循环免疫复合物和（或）原位免疫复合物有关，这些抗原包括感染性或自身抗原，前者涉及细菌、病毒和寄生虫。致病微生物中以细菌多见，主要包括链球菌和葡萄球菌，乙型肝炎病毒也是常见的感染因素。

Ⅲ型：微量免疫球蛋白沉积型，本病患者肾组织经免疫荧光及电镜检查均未发现或仅有微量免疫沉积物，血浆 ANCA 阳性，多伴有发烧、关节痛、肌肉痛、血沉快等于微血管炎相关的症状，组织学主要为微血管炎引起的节段性、坏死性肾小球肾炎。循环中抗 GBM 抗体及免疫复合物阴性。

Ⅳ型：循环中抗 GBM 抗体及 ANCA 均为阳性，GBM 上可见线条状均一的 IgG 沉积，多发生在中年妇女，约占全部原发性急进性肾炎的 5%。典型的 ANCA 类型呈 P-ANCA（抗髓过氧化酶抗体）阳性，约占 74%。抗 GBM 抗体可先于 ANCA 出现，也可同步产生，但其滴度低于单纯抗 GBM 抗体阳性的患者。临床及病理特点与Ⅲ型近似。该型预后比Ⅲ型差，即使强化治疗，大多数病例也将进入终末期肾衰竭。

Ⅴ型：肾组织很少或无免疫球蛋白沉积，ANCA 抗体和抗-GBM 抗体阴性。

2. *病理改变*

（1）光镜。50% 以上的肾小球的肾小囊腔消失，被细胞充填。肾小囊中有大新月体形成，早期为细胞性新月体，后期为纤维性新月体。新鲜的新月体中有较多红细胞、多性核白细胞浸润和纤维蛋白沉积。Ⅰ型肾小球毛细血管基底膜断裂，但毛细血管细胞增生不明显；Ⅱ型常伴内皮细胞和系膜组织增生；Ⅲ型肾脏叶间动脉和弓状动脉血管壁呈坏死性炎症，导致局灶性肾缺血梗死；Ⅳ型改变近似Ⅰ型及Ⅲ型；Ⅴ型为肾小球节段性、坏死性血管袢纤维样坏死。新月体增大后可使血管袢受挤压塌陷。肾小囊壁可发生断裂，断裂时可见间质细胞通过囊壁进入肾小囊腔，形成栅栏状排列的成纤维细胞。

(2)免疫荧光。Ⅰ型及Ⅲ型，IgG、C_3 沿 GBM 呈线性、连续性沉积，弥漫分布，累及所有肾小球的毛细血管袢，偶见肾小管基底膜阳性，IgA、IgM 少见；Ⅱ型免疫球蛋白和补体（IgG、IgA、IgM 及 C3）在肾小球内呈颗粒状沉积，主要位于系膜区，也可见于血管壁。纤维蛋白/纤维蛋白原沉积多见于新月体或节段坏死的血管袢内；Ⅲ 型及Ⅴ型，肾组织内无免疫复合物沉积，在坏死性新月体区可有纤维蛋白/纤维蛋白原沉积。

(3)电镜。毛细血管袢塌陷，肾小球基膜的皱褶、断裂及裂隙形成，裂隙部位内皮或上皮细胞连接处的胞质成分向外突出。局灶性系膜组织溶解。早期的新月体有大量细胞增生。肾小囊壁发生断裂时，间质炎症细胞或成纤维细胞可大量出现于肾小囊尿极。Ⅱ型系膜区及周边部毛细血管袢可见沉积物，感染后新月体肾炎上皮下也可见电子致密物。

3. 临床表现及诊断 新月体肾炎好发于成年人，多见于30岁以上的中、老年，且以男性居多。我国新月体肾炎主要为Ⅱ型。部分病例起病隐匿，部分起病急骤，后者多有前驱呼吸道感染表现。临床上除急性肾炎综合征外，短期内（数周至半年）肾功能迅速恶化至尿毒症状态，出现少尿或无尿、水肿、高血压及中度肾性贫血。Ⅱ型患者常伴肾病综合征。免疫学检查显示Ⅰ型患者血清抗 GBM 抗体阳性；Ⅱ型循环免疫复合物阳性，常伴低补体血症（C3 下降）；Ⅲ型 ANCA 阳性；Ⅳ型抗 GBM 抗体及 ANCA 阳性，Ⅴ型 ANCA 阴性。

临床呈现急性肾炎综合征的患者，肾功能急剧恶化，B 超显示肾脏体积增大，无论是否已达到少尿性 ARF，均应疑及此病并及时进行肾活检，如病理证实为新月体肾炎或坏死行血管炎，则诊断成立。

4. 治疗

(1)强化血浆置换疗法。应用血浆置换或免疫吸附的方法，清除血中 GBM 抗体或免疫复合物。对Ⅰ型有较好疗效，特别是在疾病早期未形成少尿型急性肾衰竭时疗效更好。每日或隔日1次，一般需10次以上。同时积极配合糖皮质激素和细胞毒药物。

(2)甲基泼尼松龙冲击疗法。甲基泼尼松龙 0.5～1.0 g 溶于5%葡萄糖200 ml 中静脉点滴，每日或隔日1次，3次为1疗程，间隔3～5日可进行下一疗程，一般不超过3个疗程。同时口服泼尼松1 mg/kg · d。

(3)环磷酰胺冲击疗法。有两种疗法可供选择。①环磷酰胺 0.6 g 溶于5%葡萄糖250 ml 中，每日1次，连续静滴2日，以后每2周重复上述治疗1次，累积量150 mg/kg；②环磷酰胺 0.5～1.0 g/m^2，溶于5%葡萄糖250 ml 静滴，每月1次，连续6个月，以后每3个月重复1次。

(4)四联疗法。即用糖皮质激素、细胞毒药物、抗凝药（肝素或华法林）及抗血小板聚集药（双嘧达莫等）联合治疗。四联疗法持续时间尚无统一意见，有学者认为至少需用数月至1年，甚至3年。

(5)透析或肾移植。ARF 符合透析指征者均应及时进行透析，晚期病例肾功能不能逆转时应长期维持透析。肾移植应在病情静止 0.5～1年、血中抗体消失后进行。

(二)链球菌感染后肾炎

1. 病因及发病机制 引起链球菌感染后肾炎的病原菌是β-溶血性链球菌 A 族、12型中的致肾炎菌株。所有的致肾炎菌株均有共同的致肾炎抗原型。近年的研究揭示链球菌的致病抗原是存在于 A 族致肾炎菌株，并偶见于 C、G 族的胞质成分及质膜成分，称之为内链素（ESS）。

链球菌感染后肾炎的发病机制是由于抗原（链球菌的某种成分）刺激机体产生相应抗体，形成循环免疫复合物，后者沉积在肾小球内致病。因此本病属于免疫复合物性肾炎，其主要证据如下。

(1)免疫荧光检查显示 IgG 和补体成分（主要为 C3 及微量 C 1q和 C4）在肾小球毛细血管壁和基底膜上呈颗粒状沉积，电镜下可见电子致密物呈驼峰状沉积于基底膜上皮细胞侧。

(2)低补体血症。急性肾炎起病6~8周内血液中CH 50、C3明显下降,补体主要由旁路途径激活。

(3)本病急性期血中常可测到免疫复合物。

2. 病理改变

(1)光镜。肾小球毛细血管袢扩大,内皮细胞增生、肿胀,早期(渗出期,发病6周内)有较多中性粒细胞及单核细胞浸润。浸润细胞黏附于内皮细胞及肾小球基底膜,少数通过毛细血管壁进入系膜区或球囊腔。肾小球基地膜一般无病变,偶见节段增厚或分裂(双轨),重症病例可见新月体形成和(或)球囊粘连。

(2)免疫荧光。免疫球蛋白和补体颗粒状于肾小球系膜区及毛细血管袢沉积。其形态有呈弥漫不规则的"星空状",有沿肾小球系膜轴性分"系膜型",也有以肾小球周边分布的"花环型",后者远期预后较差。

(3)电镜。电镜除可证实光镜所见外,还可见袢内有死亡细胞、细胞碎片与增生的系膜细胞混在一起,上皮细胞下可见驼峰状大块电子致密物沉积。

3. 临床表现及诊断　链球菌感染后肾炎轻重不一,典型病例一般在链球菌前驱感染1~4周左右出现急性肾炎综合征表现,包括血尿、蛋白尿、水肿、高血压,甚或氮质血症,重者发生少尿或无尿性ARF。血清补体C3和总补体在起病6周内下降。多数患者有自愈倾向,1~4周内出现利尿、消肿、血压恢复正常,尿检随之好转。病程进入某一阶段(通常不超过12周),病情可趋向完全缓解。成人病例仅6%~18%迁延至慢性肾炎状态。符合上述临床表现者可成立诊断。非典型病例或病情于1~2个月未见好转者,肾活检有助于明确诊断。临床诊断急性肾炎者,发病6周内肾组织学改变多为毛细血管内增生性肾炎。

4. 治疗

(1)一般治疗。急性肾炎综合征缓解前应卧床休息。低盐饮食,每日钠盐摄取量不超过3 g。蛋白质摄入量视肾功能状况而定,氮质血症者应限制蛋白质入量。少尿性ARF还应限制液体入量。

(2)控制感染。应用青霉素或红霉素等抗生素控制呼吸道或其他部位的炎症,就诊时已无感染病灶者无须使用抗生素。

(3)对症。利尿、消肿、降压,常用噻嗪类利尿剂。

(4)透析。临床表现ARF者应予透析治疗。

(三)系统性红斑狼疮性肾炎

1. 发病机制　狼疮活动时,部分病例临床可表现为急进性肾炎综合征。由于本病患者血浆γ-球蛋白及IgG明显升高并伴低补体血症、血清中具有抗DNA抗体等多种对自身细胞成分有特异作用的抗体、循环免疫复合物阳性、免疫荧光检查证实皮肤及肾脏等多处有免疫复合物沉积、肾组织内有较多炎症细胞浸润,因此本病已被公认是一免疫复合物介导性炎症性疾病。

自身抗体的产生是系统性红斑狼疮(SLE)的特征性表现。在致病因素的作用下,机体丧失了正常的免疫耐受性,以至淋巴细胞不能正确地识别其自身组织,而出现自身免疫反应。突出的表现为B细胞高度活化而产生多种多样的抗自身组织成分的抗体。许多自身抗体有明确的致病作用,其中抗DNA抗体(尤其是抗双链DNA抗体)是起主要致病作用的抗体。抗双链DNA抗体与肾小球内的自身抗原结合后形成免疫复合物,激活补体,释放趋化因子吸引炎症细胞,后者可直接损伤肾组织,或释放炎症介质导致肾小球肾炎。

2. 病理改变与急性肾衰竭的关系　急性肾衰竭时常见于狼疮肾炎Ⅳ型及Ⅴ型病变,其病变特点如下。

(1)弥漫增殖型病变。受累的肾小球超过50%,肾小球由于明显增生而体积增大。内皮细胞、系膜细胞及基质大量增生,致使毛细血管腔严重狭窄,甚或闭锁。肾小球基膜断裂,广泛的周边袢系膜插入,基膜弥漫双轨。

(2)肾小球血管袢病变严重。肾小球毛细血管袢纤维素样坏死,坏死区可见多量破碎的细胞核,伴有大量的多形核白细胞浸润。

(3)新月体形成。上述肾小球毛细血管袢的坏死性病变常同时伴有大量炎性细胞浸润及上皮细胞增生,并常与肾小球囊粘连,形成新月体。

(4)内皮下巨大沉积物形成"白金耳"样改变,有的内皮下沉积物突向管腔,构成所谓的"透明栓子";上皮下及系膜区可见嗜复红蛋白沉积;苏木素小体是狼疮肾炎的特征性病变,但检出率仅2%。

(5)肾小球内可见纤维素血栓。

(6)电镜检查显示内皮细胞胞浆中有大量指纹状结构物。

(7)间质小管损害较严重。包括间质炎细胞浸润、水肿(片状或弥漫分布)直至慢性化病变的小管萎缩、间质纤维化等。

(8)小血管炎性病变严重:肾小球受累后出球及入球动脉的内皮细胞肿胀、管腔变窄,腔内出现多数蛋白性微血栓。部分病例肾小球毛细血管壁及血管腔内出现纤维蛋白沉积、微血栓形成。这些病变可导致肾血流量下降,有功能的肾小球数目减少,甚至造成肾皮质坏死,因而临床上发生急性肾衰竭。

(9)免疫荧光:IgG、IgA、IgM及C3、C 1q在肾小球系膜区和血管袢呈颗粒状弥漫沉积,且均呈强阳性,形成所谓的"满堂亮"。典型病例肾小球系膜区颗粒状的阳性荧光汇合成片,勾画出毛细血管丛的轴心区域,使肾小球呈分叶状改变;内皮下沉积物通常为逗点状、颗粒状,"白金耳"样及透明血栓常为大块的阳性荧光,有时呈戒指样;间质及小管常有免疫复合物沉积。

3. *临床表现及诊断* 本病90%以上见于生育期女性,近年来男性病例有增多趋势。狼疮肾炎患者在肾脏受累同时尚有肾外的系统性表现,包括发热、皮疹、脱发、口腔溃疡、雷诺现象、关节疼痛、外周血象改变、浆膜炎、神经系统病变及免疫学检查异常。经肾活检证实,几乎所有SLE患者都存在肾脏受损的组织学、免疫病理或超微结构的改变。临床呈现ARF的狼疮肾炎提示病变处在狼疮活动阶段,可表现肾病综合征,伴急进性肾炎综合征,肾小球滤过功能在短时间内急剧减退、进展为少尿性ARF。

免疫学检查显示,自身抗体(包括ANA、A-dsDNA、A-Sm、A-SSA、A-SSB等)可阳性,滴定度增高;血清补体明显消耗,CH 50、C_3、C4、C 1q下降;循环免疫复合物常增多。

本病的诊断标准多参照美国风湿病学会1982年提出的诊断标准,11项中符合4项以上者即可确诊。但临床上也有个别病例除肾脏损害,仅有某些免疫学检查异常,缺乏其他系统性症状,而肾活检证实有典型的狼疮性肾炎表现,此时病理学检查在诊断中有举足轻重的作用。

4. *治疗* 临床表现为ARF的狼疮肾炎患者,治疗上也应采用甲基泼尼松龙、环磷酰胺冲击疗法、血浆置换疗法及四联疗法(具体方法同新月体肾炎),同时长期口服泼尼松。近年来环胞素A和新型免疫抑制剂骁悉的使用,使重度Ⅳ型狼疮肾炎的缓解率大大提高。中药雷公藤的应用明显提高了上述治疗的效果。狼疮肾炎伴ARF的患者应透析治疗。

(四)系统性血管炎

1. *发病机制* 系统性血管炎是由各种病因所致的以血管坏死性炎症为主要病理特征的一组疾病。肾脏是系统性血管炎常见的靶器官,由微型动脉炎或过敏性血管炎引起的肾脏损害,通常临床表现为急进性肾炎综合征。传统观点认为系统性血管炎为免疫复合物性疾病,但在人类由此发生的肾损害中,肾小球病变的血管处极少能检测到免疫复合物的存在。近年来,随着抗中性粒细胞胞质抗体(ANCA)检测在临床上的普及,大量研究发现ANCA在一些血管炎发生中具有一定直接或间接的致病作用。

ANCA的间接免疫荧光法测定可显示两种荧光形态:胞质型(c-ANCA)及环核型(p-ANCA),前者主要靶抗原为蛋白酶3(PR3),PR3与Wegerner肉芽肿(WG)密切相关;后者主要靶抗原为髓过氧化物酶(MPO),MPO与微型多血管炎(MPA)和Chure-Strauss综合征(CSS)密切相关。

2. *病理改变*

(1)肾小球。典型病变为局灶节段坏死性肾炎伴新月体形成。肾小球周边血管袢可见节段性纤维素样坏死,局部常与球囊壁粘连;壁层上皮细胞增生形成节段性新月体肾小囊内纤维蛋白渗出;多伴非特异性系膜细胞和基质增生或肾小球毛细血管皱缩、呈缺血样改变;原发性小血管炎时,非坏死区肾小球增生不明显,可见细胞浸润;病变严重者出现大环状新月体,形成新月体肾炎。

免疫荧光检查可有两类特征:① 无或少量免疫复合沉积,见于原发性小管炎,如 MPA、WG、CCS 等 ANCA 相关性小血管炎;②免疫复合物型,见于继发性小血管炎,涉及 SLE、类风湿血管炎、冷球蛋白血症等疾病。

(2)肾血管。病理损害特征为血管内皮细胞损伤、大量白细胞浸润、聚集和局灶纤维素样坏死。病变呈节段性分布,可累及叶间动脉、弓形动脉、小叶间动脉及入球动脉,甚或毛细血管和小静脉。急性期内膜水肿、内皮细胞脱落,中层肌细胞肿胀、内弹力膜断裂伴腔内非特异性纤维素样渗出。浸润的炎症细胞见于内膜、中层及整个血管壁或血管周围。随着细胞浸润和坏死病变的消退,代之以肌内膜细胞、胶原组织增生,内膜向心性纤维增生,导致管腔狭窄,甚至闭锁。

(3)肾间质。肾间质病变取决于肾小球和肾血管的损伤程度。炎症细胞浸润分布于肾小球及肾小管周围,主要为淋巴细胞、单核细胞、浆细胞及中性粒细胞。可见小管上皮细胞变性坏死、间质水肿、小片状出血。病变后期,小管萎缩和间质纤维化成片状分布。

3. 临床表现及诊断

系统性血管炎根据血管受累的范围可将血管炎分为局限性和系统性两大类,后者又分成原发性和继发性。除过敏性紫癜性肾炎(继发性)外,原发性小血管炎中以 WG、MPA 及 CSS 引起肾脏病变最常见。由于这些小血管炎血清 ANCA 均为阳性,因此又称为 ANCA 相关性肾炎,ANCA 阳性小血管炎除伴有系统症状外,肾脏受累进展迅速,预后相对严重。

所有患者均有血尿,大多数为镜下血尿,88.9%有蛋白尿,部分表现为肾病综合征;血肌酐升高者占 75.9%,其中半数进展为 ARF。肾活检病理资料显示,组织学改变主要包括局灶节段纤维素坏死性肾炎和(或)新月体肾炎,少数表现间质肉芽肿小血管炎形成。肾外脏器中肺脏最易受累,肺病变发病率占 75%。表现形式多样,可有咯血、痰中带血,甚至肺大出血。X 线表现为肺部阴影、肺间质纤维化、肺内多发结节和多发薄壁空洞。其他较常见的肾外表现为发热、皮疹、肌肉关节疼痛。多为 ANCA 相关性小血管炎的早期表现,如眼、耳、消化道症状易被忽视。多数病例存在与肾功能或出血不平行的贫血,同时伴 WBC 升高及血沉增快,CRP 阳性,γ-蛋白增高。

对具有上述临床表现的患者,血清 ANCA 的检测及肾活检有助于建立诊断,早期诊断、及时治疗对改善预后至关重要。

4. 系统性血管炎诱导治疗

(1)诱导治疗。早期治疗对预后影响极大,根据病变程度及时期不同,治疗方法可分为诱导期和维持期治疗。前者用于病程短、病情重的病例,后者则是病情稳定后的巩固治疗。诱导期治疗以甲基泼尼松龙和环磷酰胺冲击治疗为主,辅以血浆置换(具体方法同新月体肾炎),每日口服泼尼松 1 mg/kg,第 2 个月减为隔日疗法并维持至 3~4 个月。

(2)强化血浆置换疗法。应用血浆置换或免疫吸附的方法,清除血中抗 GBM 抗体或免疫复合物。对Ⅰ型有较好疗效,特别是在疾病早期未形成少尿型急性肾衰时疗效更好。每日或隔日 1 次,一般需 10 次以上。同时积极配合糖皮质激素和细胞毒药物。

(3)甲基泼尼松龙冲击疗法。甲基泼尼松龙 0.5~1.0 g 溶于 5% 葡萄糖 200ml 中静脉点滴,每日或隔日 1 次,3 次为 1 疗程,间隔 3~5 日可进行下一疗程,一般不超过 3 个疗程。同时口服泼尼松 1 mg/(kg·d)。

(4)环磷酰胺冲击疗法。有两种疗法可供选择:①环磷酰胺 0.6 g 溶于 5% 葡萄糖 250 ml 中,每日 1 次,连续静滴 2 日,以后每 2 周重复上述治疗 1 次,累积量 150 mg/kg;②环磷酰胺 0.5~1.0 g/m^2,溶于 5% 葡萄糖 250 ml 静滴,每月 1 次,连续 6 个月,以后每 3 个月重复 1 次。

(5)四联疗法。即用糖皮质激素、细胞毒药物、抗凝药(肝素或华法林)及血小板解聚药(双嘧达莫等)联合治疗。四联疗法持续时间尚无统一意见,有学者认为至少需用数月至 1 年,甚至 3 年。

(6)透析治疗及肾移植。ARF 符合透析指针者均应及时进行透析,晚期病例肾功能不能逆转时应长期维持透析。肾移植应在病情静止0.5~1年后进行。

(五)多发性骨髓瘤

多发性骨髓瘤(MM)是一种恶性单克隆浆细胞异常增生性疾病,肾功能损害是MM的严重并发症,出现在半数以上的病例。MM伴肾衰竭者预后恶劣,是患者死亡的常见原因。

1. 发生机制

(1)轻链蛋白的毒性作用及管腔阻塞。MM的特征之一是肾小管内存在大量轻链蛋白管型,其主要成分为轻链蛋白和TH糖蛋白。轻链蛋白的肾毒性作用包括对近端小管上皮细胞的直接损害以及在肾小管腔内沉淀形成管型。轻链蛋白可被近端小管上皮细胞吞入,聚集在溶酶体内,使细胞器最终遭到破坏、细胞坏死,小管腔内可见细胞碎片。上述两种机制均可在远端小管沉淀形成管型,堵塞管腔,使小管腔内液体流动受阻,小管基膜断裂,小管液流入间质引起一系列组织受损。如此恶性循环,终将导致不可逆的肾损害。因此,MM肾损害也称为管型肾病。

(2)高钙血症。MM患者因骨髓瘤细胞分泌大量破骨细胞活化因子导致骨吸收增加,随之出现高钙血症。高钙血症引起的肾损害表现为肾小管或集合管及间质钙盐沉积。临床上出现尿浓缩功能障碍、肾小管酸中毒及尿路结石。

(3)高尿酸血症。由于大量瘤细胞破坏、核酸分解代谢增强,尤其是化疗后血中尿酸含量明显升高。尿酸结晶性结石多沉积在远端小管及集合管,使肾小管间质受到损害,引起肾衰竭。

(4)高黏滞血症。MM时异常增加的血清M蛋白浓度可使血液黏滞度增高,血管内血流缓慢、毛细血管扩张及凝血障碍,导致肾脏血流动力学和微循环改变。临床上出现氮质血症、肾小管浓缩功能减退、血尿甚或肾静脉血栓形成。

(5)肾淀粉样变。10%的MM可合并肾淀粉样变。淀粉样纤维在肾组织内沉积造成肾损害,产生蛋白尿并进展为肾衰竭。MM并发肾淀粉样变者预后不佳,生存期多不超过1年。

(6)脱水及造影剂肾病。高钙血症可降低GFR、影响尿浓缩功能,是脱水的主要原因。在脱水状态下使用大剂量造影剂可促进肾功能的损害,增加轻链蛋白的毒性作用。

2. 病理改变　光镜下肾小管腔中巨大管型形成是急性MM肾病典型的组织学改变。管型大小不一,多见于远端小管和集合管。管型周围常有炎症细胞浸润、包绕管型。肾小管上皮细胞扁平,存在不同程度的变性、坏死,胞质与基膜分离。间质常见水肿,有散在或灶性分布的炎细胞浸润。后期间质纤维化时伴小管萎缩。肾小球一般无明显病变,但也有系膜组织增生的报告[40,41]。

3. 临床表现　约50%的病例起病时就存在肾脏病变,80%肾功能隐匿受损、缓慢进展,在数周或数年内血肌酐(Scr)逐渐升高。以ARF起病者较少见(<10%),脱水、感染、高钙血症及服用非甾体抗炎药(NSAIDs)可诱发ARF。部分病例初诊时即已为终末期肾衰。肾病综合征发生率高达90.9%,镜下血尿少见。所有病例尿NAG酶升高,绝大多数表现低渗尿,提示近端、远端肾小管功能均受损。此外MM患者还同时伴有明显骨骼破坏、严重贫血等表现[41-43]。

4. 治疗

(1)阻止管型进一步形成。包括纠正脱水,加强碱性利尿剂,使尿量>3000ml/d,尿pH达到7.0。

(2)实施化疗。控制或降低血中副蛋白浓度。

(3)血浆置换。可以迅速排除大量单克隆免疫球蛋白和轻链蛋白,使黏滞度降低,改善肾功能及全身症状。

(4)血液透析。MM伴肾衰竭患者应在病程早期进行透析治疗,以避免加重因化疗或大剂量激素所致的氮质血症。

十六、颅脑损伤相关急性肾衰竭

(一)脑出血发生急性肾衰竭的机制

(1)脑神经及脊髓相应部位损伤后,均可引起肾血管收缩,通过皮层-丘脑-中脑-延髓的触突,与脊髓血管运动神经中枢联系。出血引起神经-体液调节功能紊乱,直接或间接影响肾功能。

(2)脑出血引起多器官功能障碍,发生序惯性肾衰竭。严重的病例可出现中枢性循环和呼吸功能衰竭,肾缺血/缺氧产生氧自由基,损伤肾组织。

(3)大量应用甘露醇,引起肾小管损伤。

(4)水、电解质、酸碱紊乱也可导致 ARF。

Sitprija 报道 2 例脑损伤后发生急性肾小管坏死,尸检证实肾皮质外带肾小管坏死,而肾髓质旁肾单位则损伤轻微。作者复习 16 例颅脑损伤导致的 ARF,其中 10 例在惊厥大发作后产生 ARF。16 例中 10 例病理诊断为急性肾小坏死(ATN),余 6 例临床符合 ATN。因此 Sitprija 认为发生 ARF 的机制为:①大脑皮层作用:动物试验刺激大脑皮层,引起肾血管收缩,但髓质旁区仍有良好的血液灌注。②肾神经作用:肾受交感受神经支配,刺激肾脏神经、内脏大神经、颈部迷走神经以及脊髓相应部位后,引起肾血管收缩。大脑皮层通过丘脑下部、中脑和延髓的触突,与脊髓血管运动中枢相联系。③惊厥作用:部分患者在惊厥后出现 ARF,与肾缺血有关。

(二)颅脑损伤导致急性肾衰竭的处理原则

血液透析增加血脑屏障两侧渗透压梯度,使颅压升高,加重病情。透析中使用肝素抗凝,增加脑出血的危险性,所以对脑损伤合并肾衰的肾脏替代治疗必须避免以上两个加重因素。Bertrand 和 Thicoipe 等报道,颅脑外伤合并 ARF 在血液透析过程中颅压增加 4.6 ~7.6 mmHg,常规血液透析比 CAVH 颅压升高更明显。作者认为,由于尿毒症患者在透析状态下血脑屏障两侧存在压力差,导致脑脊液容量增加,脑组织水肿。但是 Caruso 等成功地应用 CVVHD 治疗了 1 例脑出血后继发 ARF 的患者,发现在治疗中颅内压没有升高,最后肾功能恢复。

为了防止失衡症状的发生,除了充分诱导透析以外,还应该在循环内输入晶体或胶体物质,维持渗透压相对稳定。临床常用甘露醇降低颅内压,假如透析前患者血浆 BUN 浓度 71.4 mmol/L(200 mg/dl),每次透析将其降低 50%,则每次透析后血浆渗透压分别下降 35.7、28.6、21.4 和 14.3 mOsm/(kg · H_2O)。甘露醇相对分子质量为 182,主要分布于细胞外液,不进入细胞内,如果每次输入 300 ml,可产生 330 mOsm/(kg · H_2O)的渗透压,即 10 L 细胞外液可提高渗透压 30 mOsm/(kg · H_2O),但是由于输入甘露醇使渗透压仅下降 10 mOsm/(kg · H_2O),从而防止了由于失衡导致的颅压升高。

在急性肾衰竭时应用甘露醇应注意两个问题,首先特别警惕甘露醇导致对肾小管的进一步损伤,使肾衰难以恢复。其次由于应用甘露醇使血容量增加,肾脏本身又不能排水,故不能认为用了甘露醇就减轻了脑水肿,必须加强超滤,才能使甘露醇拉出的脑水排出体外,也不至于因为血容量增多造成肺水肿。如不能应用甘露醇,或患者伴有低钠血症,可用高钠序惯透析(具体详见第十章)。

在出血急性期进行血液净化时应避免应用任何种类的抗凝剂,即使应用局部肝素化也有增加出血的可能性。当然无肝素透析可以考虑,但增加超滤量对危重患者不适宜。体外循环枸橼酸钠抗凝是可以选择的。

对于颅脑出血或颅脑外伤合并 ARF 时,安全的血液净化方法是腹膜透析。腹膜透析可以不用肝素,无出血加重之虑。腹膜透析溶质清除较慢,血浆渗透压下降缓慢,不会因失衡作用使脑水增加和颅压增高。此外,可以随意改变腹膜透析液中葡萄糖浓度,增加脑水排除量,有较佳的降颅压作用。麦慈光报道 3 例由 CT 和开颅手术证实的急性脑出血,2 例基底节出血,1 例颞叶出血,出血量分别为 26、35 和 40 ml。术前均呈昏迷状态,术后使用大剂量激素和甘露醇,分别在术后当日和第 2 天出现 ARF。确诊后行急性腹膜透析,使用腹膜透析液糖浓度 1.5% : 4.25% = 1 : 1,颅压迅速降低,神志清楚。经过 1 ~2 周后,血压平稳,肾功能逐渐恢复正常。

万明光等收治24例重型颅脑损伤并发急性肾衰竭,ARF的诊断标准,血尿素氮8.1~29.7 mmol/ L,平均(16.6±7.23)mmol/L,血肌酐(132~798 μmol/L),平均(367.3±221.5)μmol/L,均符合急性肾衰竭诊断标准。其中24例重型颅脑损伤并急性肾衰竭患者,16例给予间断血液透析治疗的患者,仅有4例肾功能好转,4例肾功能恢复;而8例给予连续静脉-静脉血液滤过治疗的患者,7例肾功能恢复。结果提示,对于重型颅脑损伤并急性肾衰竭的患者应用连续静脉-静脉血液滤过治疗效果明显优于间断血液透析治疗,早期诊断、早期透析效果更为明显。

李国前等报道,102例中、青年脑出血均经脑扫描确诊,其中合并肾功能异常33例,男21例,女12例,年龄18~45岁,平均35岁。以BUN>7.0 mmol/l, Cr>135 μmol/L为肾功能异常指标。肾功能异常的33例中,既往有高血压病史者5例(15.15%)。本组中青年脑出血合并肾功能异常达34.38%。脑出血后肾功能异常可能与下列因素有关:①脑卒中易引起神经—体液调节功能紊乱,可直接或间接地影响肾功能;②脑卒中同样可以引起其他系统器官功能障碍,发生序贯性器官功能衰竭;③严重病例出现中枢性循环和呼吸功能障碍,肾脏缺血缺氧可产生大量自由基,损伤肾组织;④大量应用甘露,以及水、电解质紊乱和酸碱失衡等均可影响肾功能。

十七、肿瘤溶解综合征

肿瘤溶解综合征(tumor lysis syndrome, TLS)是指由抗癌治疗引起的代谢紊乱所致的一组综合征,TLS通常发生于巨型、增生迅速和对治疗有良好应答的肿瘤患者。易发生TLS的典型疾病为急性白血病和恶性程度高的非霍奇金淋巴瘤,TLS还可发生于其他恶性血液病和实体瘤。TLS是大量肿瘤细胞被化疗药物迅速杀死,导致细胞内离子和代谢产物进入血液循环的结果。临床上该综合征的特点为急性高尿酸血症、高钾血症、高磷血症、低钙血症和急性肾衰竭。

(一)TLS流行病学

TLS的发病率依恶性肿瘤种类的不同而有很大的差异,巨型、侵袭性强和对化疗敏感的肿瘤TLS的发病率高。有研究显示,恶性程度中等到较高的非霍奇金淋巴瘤患者,具有实验室证据的TLS的发病率比只有临床症状性TLS明显升高(42% *vs.* 6%);接受诱导化疗的急性白血病儿童具有实验室证据但无临床症状的TLS占70%,而仅具有明显临床症状而无实验室证据者占3%。但是,随着接受抗癌治疗者日益增加和大剂量抗癌药物的应用越来越普遍,TLS的发病率可能会增加,发生TLS的肿瘤谱也可能会增宽。

(二)病理生理学

肿瘤细胞的迅速破坏导致细胞内物质进入血液循环,这些进入血液循环的细胞内物质超出了肾的清除能力和破坏了细胞缓冲机制,因而导致严重的代谢紊乱。尽管症状性TLS可自行发生,但其最常见于开始抗癌治疗的48~72小时。高钾和高磷血症是细胞迅速溶解的直接结果,高钾血症常是最早的实验室所见。细胞破坏所释放的核酸嘌呤最终由黄嘌呤氧化酶代谢为尿酸,其结果是高尿酸血症。低钙血症是急性高磷血症及随后发生的磷酸钙在软组织沉淀的结果。急性肾衰竭患者的骨化三醇水平的降低也可引起低钙血症。尿酸是嘌呤代谢的最终产物,pH为5.4,属弱酸性物质,可以溶于血浆,因此可自由经肾小球滤过。但是尿酸在肾小管和集合管中的溶解性差,因而在高尿酸血症的情况下,可形成尿酸晶体。肾脏是清除尿酸、钾和磷的主要器官,先期存在的血容量不足或肾功能不全可能加重患者的代谢障碍和肾衰竭。尽管引起肾衰竭的原因多种多样,但是,尿酸性肾病是TLS患者ARF的主要原因。尿酸性肾病导致ARF的机制是当肾小管pH<5.6时,酸溶解性下降,再加上肾小管液的浓缩,导致尿酸在肾小管内结晶沉淀而造成肾小管的机械性梗阻,最终引起ARF。另外,肾髓质血液浓缩和肾小管血流减少也可引起尿酸结晶。TLS患者ARF的致病因素有:磷酸钙晶体沉淀引起的肾钙质沉着,高磷酸血症还可导致磷酸钙在其他组织的沉淀,并可因医源性过度碱化治疗而加重。别嘌呤醇所致的尿黄嘌呤或其他嘌呤代谢

产物的增多是 ARF 的其他原因。

(三)临床表现

TLS 的临床症状包括恶心、呕吐、嗜睡、水肿、充血性心力衰竭、心律失常、抽搐、肌痉挛、手足抽搐、晕厥和猝死等。TLS 的临床表现依代谢异常的严重程度而定,高钾血症可引起感觉异常和肌无力,严重的低钙血症可致感觉异常和佛斯特(Chvoster)征与陶瑟(Trousseau)征阳性之手足抽搐、焦虑、腕和足痉挛以及支气管痉挛等。肾衰竭表现为疲劳、虚弱、不适、恶心、呕吐、纳差、金属味道、呃逆、易激惹、注意力不集中、瘙痒、不宁腿和瘀斑等。随着病情进展,可发生感觉异常和心包炎。还可由容量超负荷而导致呼吸困难、水肿、高血压等,肺部听诊可有湿啰音。尿酸水平迅速升高可致关节痛和肾绞痛。

(四)病因学

TLS 最常发生于对化疗有良好应答的白细胞增多性急性白血病和恶性血液病及各种实体瘤,甚至可发生于未行治疗的肿瘤患者。TLS 的高危因素为巨型和对化疗敏感的增生迅速的肿瘤。治疗前乳酸脱氢酶水平升高(与肿瘤体积大小有关)是发生 TLS 的重要预测因子。治疗前肾功能不全的存在也增加发生 TLS 的危险。据报道,放射治疗、皮质类固醇、激素制剂、单克隆抗体等也可引起 TLS。包括紫杉醇、氟达拉滨、足叶乙苷、沙利度胺、硼替佐米、唑来磷酸和羟基脲等药物不限于系统治疗给药,鞘内化疗和化疗药物栓塞治疗也可引起 TLS。罕见情况下,妊娠和发热等也可引起 TLS,尚有全身麻醉引起 TLS 的报道。

(五)鉴别诊断

TLS 的主要鉴别诊断为 ARF,这是由于除 TLS 外,尚有许多其他原因引起肿瘤患者的肾衰竭,其中包括血容量耗竭(如由腹泻、呕吐和出血引起等)、盆腔或腹膜后肿瘤引起的肾后性尿路梗阻所致的肾衰竭。引起 ARF 的肾实质疾病包括肾肿瘤、骨髓瘤等。另外,化疗药物或抗生素的肾毒性、造影剂性肾病、血管炎以及冷球蛋白血症性肾小球肾炎等也可引起 ARF。但结合血容量耗竭、高尿酸血症、高钾血症、高磷血症和低钙血症等的存在支持 TLS 的诊断,可以排除其他原因造成的肾衰竭。

(六)实验室检查

1. *血液生化检查* 大多数 TLS 患者的钾、磷、钙和尿酸的异常发生于开始化疗的最初 2 ~ 3 天,高钾血症是最常见的危及生命的异常,在开始化疗的最初 48 ~ 72 小时,应对高危患者进行有关血尿氮、肌酐、磷、尿酸、乳酸脱氢酶和钙等的实验室监测,如发现 TLS 的证据,则应对上述参数进行至少每日 2 次的复查。

2. *其他检查* 尿常规检查,注意尿 pH,尿蛋白。必要时进行心电图和动态心电图检查,如此可能发现由钾、钙异常所致的致命性心律失常。

(七)预防和治疗

1. *预防* 鉴定 TLS 的高危因素并对其进行处理是最重要的措施,应在开始化疗之前实施。TLS 的处理包括在进行抗癌治疗之前对高危患者进行预防性处理和对在治疗过程中发生的急性 TLS 立即进行支持治疗。对在治疗开始前具有急性 TLS 证据的患者,应立即进行 TLS 的治疗,并尽可能延迟抗癌治疗,直到所有参数得到纠正。在抗癌治疗之前,应通过评估肿瘤大小、组织学特点和肾功能情况等对高危患者进行鉴别。严重 TLS 有时仅仅通过仔细的实验室监测和临床观察即可预防。在抗癌治疗过程中,需要进行基础心电图及持续心电监测。有关肾功能和体液状况可通过每天测体质量、检查生命体征、记录液体摄入量和尿量等进行监测评估。对 TLS 高危或急性 TLS 患者应至少每天监测血尿氮、肌酐、尿酸、血钾、血磷、血钙和乳酸脱氢酶等 2 次,这种监测应从开始化疗起持续 48 ~ 72 小时。

2. *高尿酸血症的控制* 别嘌呤醇是一种黄嘌呤氧化酶抑制剂,它可以减少核酸代谢的副产物向尿酸的转化,从而预防尿酸盐肾病及随之发生的少性肾衰竭。别嘌呤醇的用法为预防量 600 mg/d,口服,治疗量 600 ~ 900 mg/d,最大剂量 500 mg/(d · m^2)口服,不能口服者可静脉注射。主要不良反应包括轻至重度皮疹,黄嘌呤引起的尿路结石、急性间质性肾炎、间质性肺炎、发热和嗜酸粒细胞增多等,肾功能不全者应减量使用。如别嘌呤醇与诸如巯基嘌呤、6-巯鸟嘌呤或硫唑嘌呤等药物联合应用,则别嘌呤醇也应减量使用,这是由于别嘌呤醇可干扰这些药物的代谢。Rasburicase (一种基因重组尿酸氧化酶)是一种新型治疗药物。当一些标准治疗药物不能有效地降低尿酸水平时，可试用该药。Asburicase 可有效治疗高尿酸血症。尿酸氧化酶可以促进难溶性尿酸向可溶性尿囊素转化，通过将尿酸转化为水溶性代谢产物，Rasburicase 可有效地降低血浆和尿路尿酸水平，与别嘌呤醇不同，尿酸氧化酶不增加黄嘌呤和其他代谢产物的分泌，因此，它不会增加这些代谢产物在肾小管内的结晶。Asburicase 可肌内注射，也可静脉滴注，剂量为 50～100 U/(kg·d)，孕妇和葡萄糖-6-磷酸脱氢酶缺乏症患者禁用。

3. *补液疗法* 血容量不足是 TLS 的主要危险因素之一，因此必须纠正。静脉补液使肾血流量、肾小球滤过率和尿量增加，因而使远端肾单位和肾髓质微循环浓度下降，从而减少尿酸盐的沉淀。理想情况下，对 TLS 高危患者应于开始抗癌治疗前 24～48 小时即行静脉补液，而且应持续至完成化疗后 48～72 小时，除非存在心脏负荷过重的证据，静脉补液量应高达 4～5 L/d 或 3 L/($d \cdot m^2$)，尿量至少 3 L/d。

4. *碱化尿液* 静脉应用等渗碳酸氢钠碱化尿液可增加尿酸溶解度，因而可最大限度地减少尿酸在肾小管内沉淀，尿液的 pH 达 7.0 的治疗目标时可实现上述目的。碱化尿液治疗的副作用包括，由于钙从离子形式(Ca^{2+})向非离子形式(Ca)转化，因而可能加重低钙血症的临床症状，另一缺点为可增加磷酸钙在肾小管内的沉淀。鉴于此，关于是否应进行常规尿液碱化治疗一直存在争议。谨慎的做法为，如果实行该治疗方法，则应密切监测尿液的 pH、血清碳酸氢钠和尿酸水平，以期指导治疗和避免过度碱化治疗。一旦血清碳酸氢钠水平恢复正常，应立即停止应用碳酸氢钠。对血清碳酸氢钠水平已升高而仍未能使尿液碱化者，则可加用乙酰唑胺 250～500 mg/d 或 5 mg/(kg·d)，静脉注射确认以减少肾近端曲小管对碳酸氢钠的重吸收。

5. *利尿剂* 呋塞米或甘露醇不应作为 TLS 的一线治疗药物。事实上，对血容量不足的患者而言，这些药物可能导致尿酸或磷酸钙在肾小管的沉淀。但对血容量正常而尿量较少的患者而言，则可考虑应用利尿剂。对具有容量超负荷证据或血容量正常的高钾血症患者，可单用呋塞米治疗。

6. *纠正电解质紊乱* 积极治疗和严密监测高钾血症，应立即限制食物中钾的含量和停止静脉补钾。紧急治疗措施包括静脉输注葡萄糖加胰岛素以促进钾的重新分布，即完成钾从细胞外向细胞内的转移。当血钾水平 >6.5 mmol/L 或心电图发生高钾改变时，应静脉输注葡萄糖酸钙以保护心脏。静脉补充碱溶液也可增加细胞对钾的吸收。排钾利尿药也可用于治疗高钾血症，但由于这类药物可使血液浓缩而造成尿酸等物质在肾的沉积，因此应慎用。由于紧急处理措施的作用短暂，因此应长期给予口服钾交换树脂，如果上述措施均告失败，应立即进行血液透析。高磷血症患者可口服磷酸盐结合剂进行治疗，也可如控制高钾血症那样应用葡萄糖加胰岛素进行治疗。高磷血症可导致低钙血症，但这种情况可随高磷血症的纠正而随之好转。某些患者的血清 1,25-二羟胆钙化醇水平下降也可引起低钙血症，因此应用骨化三醇可以纠正这种原因引起的血钙水平降低，但是作为一种治疗原则，除非存在神经肌肉易激的证据，否则无须纠正低钙血症。

7. *透析治疗* 如果上述治疗方法均未能奏效，则应尽早开始透析治疗。透析可避免不可逆性肾衰竭和其他危及生命的并发症的发生，透析治疗的适应证包括虽经积极治疗，但仍持续存在高钾或高磷血症和高尿酸血症等。在清除磷酸盐和尿酸方面，血液透析优于腹膜透析。持续性血液滤过也可有效地纠正电解质紊乱和液体超负荷。由于首次透析后高钾血症可能复发及某些 TLS 患者的高磷血症可能加重，因此，如有必要，应反复进行透析。

纪国超等报道 12 例 TLS，表现高钾血症 9 例、高尿酸血症 8 例、急性肾衰竭 8 例。所有病例除 2 例放弃治疗外，经积极的补液、碱化、口服别嘌呤醇，严密观察监测电解质、肾功能、出入水量等指标，并做好对症处理。对于少尿、无尿，严重高钾者即时进行血液透析治疗，均于 3～8 天内临床表现、电解质及肾功能恢复。从本组资料看，ATLS 虽然凶险，但只要有充分的认识，做到早期诊断、早期治疗，多数患者可平稳度过危险期。

十八、三聚氰胺致梗阻性急性肾衰竭

(一)三聚氰胺概述

三聚氰胺由德国化学家 Justus von Liebig 于 1834 年首次合成，分子式为 $C_3N_3(NH_2)_3$，相对分子质量

126.12，又称2,4,6-三氨基-1,3,5-三嗪，俗称密胺，为白色单斜棱晶，熔点354℃，相对密度1.57 g/cm^3，微溶于水和热乙醇。三聚氰胺呈弱碱性（pKa = 8），可与多种酸反应生成三聚氰胺盐，遇强酸或强碱水溶液水解，氨基逐步被羟基取代，最终生成三聚氰酸。三聚氰胺属于低毒急性毒类化合物，有3种同系物，分别为三聚氰酸（cyanuric acid）、三聚氰酸一酰胺（ammelide）和三聚氰酸二酰胺（ammeline）。三聚氰胺是一种重要且常见的有机化工中间体，可与醛缩合来制作三聚氰胺树脂，进而用于建材、灭火剂、纺织、皮革、造纸等行业。同时，它也可以作为合成药物的中间体或药物载体的原料。但由于其含氮量高达66%，换算成粗蛋白含量为416.27%，在“凯氏定氮法”中可以表现出“高蛋白质含量”的假象，但三聚氰胺本身既不是药品也不是食品添加剂，仅仅是一种化工原料。

目前的研究认为，三聚氰胺在机体内的代谢属于不活泼代谢或惰性代谢，即它在机体内不会迅速发生任何类型的代谢变化。单胃动物以原体形式或同系物形式排出三聚氰胺，而不是代谢产物。三聚氰胺对不同动物的毒性具有选择性，这种毒性的选择性可能是由于不同动物种属间毒物代谢的动力学差异引起的。三聚氰胺以原形形式从尿中排出，血浆消除半衰期约2.7小时，尿中清除半衰期约3小时，二者接近。肾清除率2.5 ml/min。

（二）三聚氰胺的毒性

目前关于三聚氰胺对人体的毒性报道较少，大部分是动物研究的结果，其在大鼠体内中不经代谢，直接以原形由尿中排出。有报道，三聚氰胺为低毒性，而三聚氰胺接树状高分子作为药物载体的体内外研究显示其此时相对安全。利用羊、兔以及鼠作为实验对象，没有发现其有肾脏毒性。并且，有证据显示三聚氰胺在哺乳动物体内并不能被内脏进行生物转化和代谢。一般成年动物机体能排出大部分的三聚氰胺，不过如果与三聚氰酸并用，会形成无法溶解的氰尿酸三聚氰胺，造成严重的肾结石。国外有最新研究资料表明，如果三聚氰胺与三聚氰酸同时摄入体内，就会产生很严重的后果。据研究，三聚氰胺可以产生急性和慢性毒性作用。

1. *急性毒性* 据报道，三聚氰胺的半数致死量（LD50）小鼠为4 550 mg/kg（口服），大鼠为3 000 mg/kg（口服），为轻微毒性。但由于三聚氰胺在高温下可能分解产生氰化物（较强毒性），故三聚氰胺及其制成的产品应避免高温。给高剂量三聚氰胺喂小鼠，9小时后小鼠开始出现不安、呼吸急促，随后在几十分钟内死亡。低剂量组小鼠仅见精神不振、反应迟钝、闭眼伏卧、不食等症状，随后在24~48小时出现个别死亡。解剖后发现灌胃死亡的小鼠输尿管中均有大量晶体蓄积，部分小鼠肾脏被膜有一层晶体。其他脏器未见有明显的变化。

2. *慢性毒性* Okumura等（1992年）给F344雄性大鼠饲喂不同浓度三聚氰胺饲料36周，饲喂1%三聚氰胺组中，膀胱癌的发生率为1/20（5%），饲喂3%的三聚氰胺组中，为15/19（79%）；两组的结石发生率分别为100%和70%，结果证明饲喂含3%三聚氰胺饲料能导致F344鼠的膀胱结石形成，并且诱发膀胱肿瘤和输尿管肿瘤。Ogasawara等（1995年）给F344/DuCrj鼠饲喂含3%三聚氰胺饲料36周，发现膀胱过渡型细胞癌和乳头状癌的发病率分别是90%和55%；而在饲喂1%三聚氰胺组中，分别为21%和13.42%。给予三聚氰胺可引起结石生成，结石的主要成分是三聚氰胺和尿酸（总含量为61.1%~81.2%），两者的摩尔比值相同。试验结果提示三聚氰胺诱导的小鼠泌尿道增生性病变，直接归因于结石的刺激，而不是三聚氰胺本身或它的代谢产物和膀胱上皮细胞之间的相互作用引起的。

（三）三聚氰胺的毒性表现

经口给予三聚氰胺的动物实验中常见的临床症状主要包括饲料消耗量减少，体重减轻，膀胱结石，结晶尿症，膀胱上皮细胞增生以及存活率降低。宠物食品三聚氰胺中毒事件中，受害宠物组织病理学、毒理学和临床病理学发生变化。对这些动物进行的临床症状分析和实验室诊断均可确诊为尿毒症，具体症状包括食欲减退、呕吐、昏睡、多尿症，氮质血症以及高磷（酸盐）血症。动物的肝血清酶浓度均正常。受害动物均出现远曲小管损伤并在肾远曲小管或者集合管出现呈条纹状的特异性结晶，近曲小管大多未受影响。在部分发生慢性病变的受害动物中可观察到以间质纤维化和炎症为特征的组织学变化。受害动物的肾组织中均出现三聚氰胺和三聚氰酸。虽然在肾脏和膀胱中都发现了结晶，但现在仍不清楚在三聚氰胺摄入之后肾衰竭的发生和肾脏的结晶作用之间是否有直接的联系。

目前国内外关于三聚氰胺及三聚氰酸的毒性研究结果显示，三聚氰胺及三聚氰酸对动物机体的毒性主要是造成泌尿系统的损伤，会引起肾结石、尿道结石、膀胱结石及肿瘤等。而暂未有关于三聚氰胺对其他脏器毒性损伤的报告，那么三聚氰胺及三聚氰酸对肾脏的毒性损伤具体机理如何？三聚氰胺对动物机体其他脏器有无毒性损伤及其损伤机制等？有关这方面的问题还有待进一步研究解决。

轰动全国的2008年的“毒奶”事件，国内知名品牌三鹿奶粉受三聚氰胺污染，并造成很多婴幼儿肾脏结石、肾积水最终导致肾衰竭甚至有死亡的病例。为吸取教训，提高认识，现摘录几篇当时受害婴幼儿的临床报道。

廖承琳等报道1例食用含三聚氰胺奶粉导致出生50天的婴儿急性肾衰竭临床救治过程。入院检查，血 K^+ 6.7 mmol/L，CO_2CP 12 mmol/L，BUN 25.3 mmol/L，Cr 359 μmol/L。双肾彩超提示：①双肾肿大、双肾弥散性病变、双肾积水；②双肾肾盏、肾盂、双侧输尿管移行部及输尿管上段积水并伴絮状回声沉积及尿盐结晶，双肾肾周少量积液；③膀胱内尿量2.4 ml。CT结果显示双肾积水。诊断：“急性肾衰竭，肾后性梗阻，与食用含三聚氰胺奶粉有关”。

治疗给予降钾、纠酸、碱化尿液等内科保守治疗2天。患儿情况仍无改善，病情危重，为解除梗阻和肾衰竭所致的内环境紊乱先行腹膜透析。膜透析2小时后血 K^+ 5.5 mmol/L，CO_2CP 11 mmol/L，BUN 20.9 mmol/L，Cr 454 μmol/L，并加用头孢唑肟、甲硝唑预防腹膜透析管置入造成的感染。腹膜透析3天后，虽然电解质紊乱得到部分纠正，患儿仍无尿，氮质血症改善不明显。遂在静脉-骶管麻醉下行双侧经膀胱肾盂输尿管置管术，以解除梗阻。术中见双侧输尿管开口轻度水肿，有沉渣样物质，顺利置入4号输尿管约8cm，透视下见均达到肾盂，置入4号导丝并沿导丝放入5号双J管，管头达到肾盂，手术过程顺利，术后生命体征平稳。术后患儿多尿且处于急性肾衰竭多尿期，术后尿量达1 500 ml，在预防感染的同时通过中心静脉导管加强补液，提高补液速度，间隔使用1/3张液体和1/5张液体，以纠正患儿脱水状态，患儿脱水得到纠正后，减慢补液速度，使用1/5张液体维持补液，同时补充生理需要的钾。监测患儿24小时出入量。维持出入液体量平衡和内环境稳定。经插管引流后，患儿肾功能好转，但术后次日患儿出现体温上升，血象、CRP增高，尿常规提示尿白细胞增多，考虑为尿路感染，革兰阴性杆菌可能性大，改用泰能加强抗感染，3天后体温稳定。B超显示左肾盂积水伴絮状回声沉积及尿盐结晶，考虑双J管阻塞，感染与导管有关。再次在膀胱镜下拔出双J管，发现左侧双J管输尿管入口处被絮状物堵塞。拔管后2天，体温逐渐恢复正常，尿量正常，吃奶好，肾功能正常。

文建国等收治50例三聚氰胺污染奶粉喂养致双肾结石婴幼儿。患儿年龄50天~7岁，双肾结石患儿的男女比例为3.1∶1。发病高峰年龄为6~18个月，占所有患儿的58%。超声结果显示42例(84%)为单纯双肾结石，4例双肾结石合并双输尿管结石，2例双肾结石合并膀胱结石，2例双肾结石合并单侧输尿管结石。66%的患儿双肾结石直径大于4 mm。其中左、右侧肾脏同时出现单发结石9例，同时出现多发结石18例，结石呈松散块状。7例患儿尿常规显示白细胞+~+++，10例患儿红细胞+~+++。入院时尿液pH 5.0~7.5。肾功能检测显示11例患儿有肾衰竭，其左右侧肾脏结石直径明显大于非肾衰竭患者($P<0.05$)。并发肾积水17例，其中11例为双肾积水，左侧肾脏集合系统分离范围为(18.4±6.4) mm，右侧肾脏为(15.0±5.8) mm。未出现肾衰竭的双肾结石患儿均接受内科保守治疗，碱化尿液。出现肾衰竭的双肾结石患儿则采用血液透析治疗配合内科保守治疗。50名患儿经治疗，符合卫生部规定的出院标准后允许出院，住院时间为(8±1)天。出院时完全排出结石的患儿21例。本组提示，6~18个月婴儿为三聚氰胺污染奶粉引起双肾结石的主要发患者群。B超为诊断婴儿泌尿系双肾结石的主要手段。三聚氰胺致双肾结石有较高的肾功能损害发生率，应给予高度关注。

十九、中暑致急性肾衰竭

中暑是在高温环境下，机体由于产热与散热失衡、体温中枢调节功能障碍、汗腺功能丧失、电解质紊乱、内皮功能异常等引起的一系列综合征。依据症状轻重分为先兆中暑、轻症中暑及重症中暑。重症中暑按发病机制分热射病、热痉挛和热衰竭。其中热射病(heat shock,HS)具有发病急骤、病残率及病死率高等特点,可引起全身炎症反应综合征(SIRS)及多器官功能障碍综合征(MODS)。高温作业、部队官兵在野外训练、抗洪救灾及战争中易出现劳累型热射病,甚至并发 MODS,主要累及神经、循环、呼吸、消化、血液及心脏等重要器官。近年发现并发急性肾、肝衰竭并不少见。

(一)重症中暑急性肾损害的机制

重症中暑引起急性肾损害在临床上并非少见,但确切的发生率尚不清楚,其发病率高低与中暑的严重程度有关,有些基础疾病也会影响中暑的发病率。据研究,重症中暑引起急性肾损害的机制为多因素介导,如中暑时内皮细胞损伤、有效血液循环容量不足、休克、横纹肌溶解、肌红蛋白释放等,造成肾小管梗阻及对肾小管上皮细胞损害。DIC、肝衰竭、甚至 MODS,常引起肝肾综合征等。此外,热射病并发 ARF 急性期循环中缩血管激素(儿茶酚胺、肾素、醛固酮及内皮素-1)显著升高,扩血管激素(PGE_2)显著下降。

(二)重症中暑急性肾损害的表现

重症中暑出现肾损害表现,占 40.5%,可出现不同程度蛋白尿,有时伴有镜下血尿,中度中暑可并发急性肾衰竭(ARF)。研究显示,休克、DIC、肝衰竭及横纹肌溶解均为重症中暑并发 ARF 的影响因素,而病程长短及血 WBC 计数升高并不影响其 ARF 的发生率。重症中暑肾外临床表现主要为发热、晕厥、四肢抽搐、意识障碍、呕吐、乏力、头痛等。

(三)重症中暑急性肾损害的预防与治疗

重症中暑急性肾损害的防治包括一级预防、二级预防及三级预防。中暑的发生多与气温高、湿度、训练强度、战士的体质、热适应能力、心理因素等有关。忧虑和失眠是战士两个主要心理因素。部队官兵劳累型热射病多发生在野战训练时。完善中暑的预防措施是最根本的预防,其次,提高中暑院前急救水平是避免重症中暑发生急性肾衰竭的重要策略。

采取降温、醒脑、保肝、纠正电解质及酸碱平衡紊乱、抗休克及保护内皮细胞及重要器官功能等,以防治重症中暑各种并发症,包括 ARF、DIC 及 MODS 等。重症中暑已并发急性肾衰竭时予以前列地尔改善微循环、保护内皮细胞,还原型谷胱苷肽保肝与抗氧化,短程糖皮质激素应用降低毛细血管通透性和防治继发感染等措施均助于其急性肾衰竭的恢复。适时施用连续血液净化(CRRT 及人工肝等)具有控制体温、减轻中枢损伤、及时清除炎症介质(IL-1、IL-6 及 TNF-α 等)、维持内环境稳定、改善肝肾功能、纠正 DIC、阻止 MODS 进一步发展的作用。

庄永泽等报道军队重症中暑患者 42 例,年龄 17 ~ 27 岁,平均(20.5 ± 2.6)岁,其中热射病 32 例,热休克 8 例,热痉挛 1 例,混合型(热休克并热痉挛)1 例。入院前均无心脏、脑、肾脏及肝脏等脏器的器质性基础疾病,2 例入院前 1 周内有轻度的上呼吸道感染史。临床表现,17 例出现肾损害表现,占 40.5%,其中 16 例出现不同程度蛋白尿,即尿蛋白定量为 0.60 ~ 2.60 g/d,平均(1.43 ± 0.68) g/d,伴镜下血尿者 9 例(5 例为畸形型,4 例为均一型)。9 例发生 ARF,Scr 135 ~ 602 mol/L,平均(264.1 ± 141.2) mol/L,其中均伴 MODS,伴休克 6 例,高尿酸血症 5 例。3 例为少尿型 ARF,6 例为非少尿型 ARF。体温≥40℃者 12 例,伴有意识短暂丧失或神志不清者 38 例(占 90.5%)。不同程度休克 8 例,出现四肢抽搐 27 例。中性粒细胞比例增高者 5 例;2 例血红蛋白偏低,其余均正常;血小板下降者 8 例(40×10^9 ~ 80×10^9/L),其中 6 例合并 DIC 者血小板进行性下降。电解质 1 例低钾血症、7 例低钙血症及 2 例高钠血症;GPT、GOT 升高者 14 例,LDH 升高者 11 例。磷酸肌酸激酶(CK)升高者 20 例,其中大于 1 000 U/L 者 9 例,12 例并发 MODS。心电图显示 24 例异常,其中窦性心动过速 5 例,窦性心律不齐 5 例,窦性心动过缓 9 例,低电压 2 例,部分导联 ST-T 改变、T 波低平 2 例,完全性右束支传导阻滞 1 例。首先采取综合救治方法,包括:

(1)降温与解痉。物理降温包括乙醇擦浴、冰水擦浴、冰帽或冰毯、冰水灌肠等。药物降温,39℃以上肌内注射氯丙嗪,8 例予以人工冬眠(氯丙嗪及异丙嗪各 50 mg 静脉滴注)。四肢抽搐者予以安定、苯巴比妥肌内注射或硫酸镁静脉滴注。

(2)抗休克及防治脑水肿。补充平衡盐或林格氏液,纠正电解质紊乱。6 例甘露醇静脉滴注,9 例甲基泼尼松龙 40 ~80 mg/d 或地塞米松 10 ~20 mg/ d(4 ~6 天)以降轻脑水肿,昏迷者予以胞磷胆碱、醒脑静、麝香注射液、清开灵或纳洛酮等以醒脑。

(3)防治急性肾衰竭。予以抗休克、保护内皮细胞及治疗横纹肌溶解等以防治急性肾衰竭(ARF)。13 例予以还原型谷胱甘肽(1.2 g/d,静脉滴注),连续 3 ~24 天,11 例予以前列地尔(10 μg/d,静脉注射),连续 3 ~17 天,以保护内皮细胞,治疗横纹肌溶解及防治 ARF。4 例肾功能进行性恶化者行连续肾脏替代治疗(CRRT) 或血浆置换。

(4)防治 DIC。在上述措施的基础上及时预防感染,29 例使用不同种类的抗生素,包括青霉素、林可霉素、左氧氟沙星、小诺米星或头孢霉素类抗生素。6 例 DIC 者均血小板进行性下降,予以输新鲜血浆、血小板悬液或冷沉淀。1 例输纤维蛋白原。

结果,患者平均住院(12.1 ±10.9)天,小于 7 天者 19 例,完全治愈康复者 37 例,好转 1 例,死亡 4 例,治愈率 88.1%(37/42),有效率 90.5%(38/42)。12 例热射病并发 MODS 者抢救成功率 66.7%(8/12),4 例死亡原因均为 MODS(肝、肾、呼吸、中枢衰竭及 DIC)。9 例 ARF 患者 4 例因 MODS 死亡,5 例经 2 ~18 天治疗肾功能恢复正常。除 4 例死亡外,出院时尿蛋白及镜下血尿均恢复正常。

二十、少见细菌、病毒、原虫相关急性肾衰竭

感染引起急性肾衰竭比较常见,但是报道的本类感染本来就少见,引起急性肾衰竭更为罕见。下文介绍军团菌、布氏菌、流感病毒和 EB 病毒以及疟原虫引起的急性肾衰竭的临床和实验室特点,供读者参考。

(一)军团菌病相关急性肾衰竭

军团菌病(legionnaire's disease)是由革兰染色阴性的嗜肺军团杆菌引起的一种以肺炎为主的全身疾病。该菌存在于水和土壤中,经常从供水系统、空调和雾化吸入进入体内,引起呼吸道感染。中老年人及有慢性心、肺、肾疾病和糖尿病、血液病、恶性肿瘤、艾滋病或免疫损伤宿主易患本病。肺部呈化脓性支气管炎,常伴有大肠埃希菌、肺炎杆菌、铜绿假单胞菌、念珠菌、卡氏肺孢子虫、新型隐球菌等合并感染,成为难治性肺炎。本病临床表现有发烧和呼吸道症状,肺部 X 线显示有炎症浸润阴影。实验室检查,痰、炎性分泌物或肺组织印片,用直接免疫荧光抗体染色可显示病原菌。用直接荧光抗体试验、抗体特殊染色或用间接免疫荧光抗体法检测患者血清抗体升高有诊断价值。军团菌病治疗首选红霉素或利福平。

Frase 等(1977 年)首先报道军团菌病的临床表现,包括蛋白尿、血尿、脓尿、氮质血症以及急性肾衰竭。Tsai 等报道 123 例军团菌病,14 例并发急性肾衰竭,其中 3 例接受透析治疗。12 例肾脏病理结果,6 例显示急性肾小管坏死、3 例急性小管间质肾炎、2 例肾盂肾炎、1 例急进性肾炎。

军团菌病并发急性肾衰竭机制可能是血循环中存在内毒素。另外,横纹肌溶解也可能是急性肾衰竭的原因,Johnson 等报道一例血清学诊断为军团菌病,伴横纹肌溶解、肌红蛋白尿和可逆性急性肾衰竭。但是横纹肌溶解仅在少数病例这发生,而且军团菌如何引起横纹肌溶解还不清楚。Shah 等报道,横纹肌发生溶解可能继发于嗜肺军团杆菌(legionella pneumophila)毒素直接作用,也可能由于循环因子导致肌肉坏死。Fenves 报道军团菌病并发急性肾衰竭,首次从患者分离出嗜肺军团杆菌血清型。该患者肾活检显示急性肾小管坏死,未见间质及小管病变。作者认为,军团菌病发生急性肾衰竭与血流动力学因素无关,肾毒性抗体可能是一种致病因素。因仅有少数病例证实,在肾组织中发现军团菌存在,提示细菌直接侵入,但是大多数患者没有相似的发现。军团菌病除可以用红霉素或利福平治疗外,伴急性肾衰竭可以透析治疗。Lin 报道军团菌病病死亡率为 10% ~20%,并发急性肾衰竭时死亡率可高到 51%。

(二)布氏菌相关急性肾衰竭

布氏菌(brucellosis)病,也称布氏杆菌病、波浪热等,此病广泛流行于世界各地。新中国成立前流行严重,但新中国成立后明显减少。布氏菌在自然环境中生活能力较强,存在病畜的分泌物、排泄物及死畜

的脏器中，对化学消毒剂较为敏感。传播途径为含病原菌的物质经过受损的皮肤、黏膜以及呼吸道、消化道进入体内。人群普遍易感。布氏菌病潜伏期通常 7～60 天，平均两周，个别可达数月。临床分为两期。

1. 急性期　主要症状为发热、多汗、关节痛、睾丸痛等。热型多为低热或高热，5%～20% 患者呈典型的波浪热，持续 2～3 周，间歇数日至两周，发热再起，反复多次。

2. 慢性期　可由急性期发展而来，也可直接表现为慢性。临床表现多种多样，如全身非特异性症状，类似神经官能症；也可表现器质性损害，如骨骼-肌肉系统常见大关节损害、肌腱挛缩；也有神经系统损害，如周围神经炎、脑膜炎等；泌尿系统可见睾丸炎、附睾炎以及肾功能受损。

实验室诊断，送检血液、骨髓、尿、脑脊液、脓液做细菌培养，布氏菌阳性即可诊断。布氏菌血清凝集试验常用而有特异性，急性期阳性高，慢性期 30%～60% 阳性。酶联免疫吸附试验更敏感，特异性高。治疗可用四环素、利福平、氧氟沙星等治疗。对脓毒症严重、全血减少、有心脑重要脏器并发症者可用皮质激素。

据报道，一男性，16 岁，蒙古族，半年前出现低热，T 37～38℃，伴双膝关节肿痛，当地化验布鲁杆菌凝集试验 1∶200，诊为“布鲁菌病”，予链霉素治疗。2 个月前眼睑轻度水肿，化验尿蛋白（＋＋），RBC 满视野/HP，颗粒管型 1～3/LP。2 周前查血肌酐（Scr）247.5 μmol/L，血尿素氮（BUN）13.3 mmol/L 而转来我院。既往体健。入院查体：T 37.3℃，BP 135/90 mmHg，双侧膝关节肿胀，浮髌试验（＋），余无异常。化验 Hb 75 g/L，WBC 及分类正常；尿比重 1 010，蛋白（＋），糖（－），红细胞满视野/HP，WBC 20～30/HP，未见管型，尿蛋白定量 0.21～1.29 g/d，尿培养（－），Scr 406.6 μmol/L，BUN 18.9 mmol/L，尿 β_2-微球蛋白 0.945 mg/L（正常值 0.023～0.159 mg/L），禁水 12 小时尿渗透压 471 mOsm/L。布鲁菌凝集试验（＋），布氏菌血培养及骨髓培养（－），B 超双肾增大。患者于入院第 7 天行肾穿刺，肾脏病理检查：免疫荧光阴性，光镜可见肾间质弥漫水肿及散在淋巴、单核细胞浸润，肾小管弥漫变性，节段再生，肾小球局灶节段性内皮及系膜细胞轻度增生，肾小动脉正常。明确诊断布氏菌病后即予盐酸米诺四环素（米诺环素）0.1 g，每日 2 次，泼尼松 30 mg，每日 1 次口服，治疗两个半月病情明显好转，关节肿痛消失，Scr 降至 123.8 μmol/L，带药出院。

（三）病毒相关急性肾衰竭

流感病毒有三类，甲型流感病毒容易发生变异而产生变异性菌株或新亚型，人群对原有流行株的免疫力对变异株仅有部分保护能力，但对新亚型确没有保护力。乙型流感一般散发或小范围流行，丙型流感仅散发。

甲型流感病毒 H1N1 是甲型流感病毒的一种亚型，也是人类最常感染的流感病毒之一。甲型流感病毒根据其表面（H 和 N）结构及其基因特性的不同，又可分成许多亚型，其中甲型 H1N1 流感病毒可引起人畜共患的呼吸系统疾病。甲型 H1N1 流感病毒携带有 H1N1 亚型猪流感病毒毒株，包含有禽流感、猪流感和人流感三种流感病毒的核糖核酸基因片断。甲型 H1N1 潜伏期一般 1～7 天，较猪流感、禽流感潜伏期长。甲型 H1N1 流感的早期症状与普通人流感相似，包括发热、咳嗽、喉痛、身体疼痛、头痛、发冷和疲劳等，有些还会出现腹泻或呕吐、肌肉痛或疲倦、眼睛发红等。部分患者病情可迅速进展，来势凶猛、突然高热、体温超过 39℃，甚至继发严重肺炎、急性呼吸窘迫综合征、肺出血、胸腔积液、全血细胞减少、肾衰竭、脓毒症、休克及 Reye 综合征、呼吸衰竭及多器官损伤，导致死亡。实验室诊断，从患者呼吸道标本或血清中分离到特定病毒，用 RT-PCR 对上述标本检测，有猪流感病毒 RNA 存在，经过测序证实，或两次血清抗体滴度 4 倍升高，可确诊为人感染猪流感。目前用咽拭子甲型 H_1N_1 病毒核酸检测阳性就可以诊断。

1998 年陈名道报道，1974～1975 年冬在美国东南部的田纳西州一次 A 型流感流行中发生 4 例 A 型甲流相关的急性肾衰竭的病例。所有患者呼吸道感染后病情均危急，并出现严重呼吸衰竭，需用换气辅助措施来控制低氧血症。患者过去均无肾病史，但患流感后不久都发生急性肾衰竭，表现为少尿或无尿及氮质血症。患者的细菌学检查均为阴性。除 1 例于急性期已死亡外，其余 3 例恢复期和急性期血清抗 A 型流感病毒抗体滴度的比较表明有明显增加。4 例中 2 例死亡，说明急性肾衰竭是流感的严重并发症。

4 例引起急性肾衰竭的机制各不相同,1 例在发病初全身肌无力,其后排出深棕色的肌球蛋白,其余 3 例机制不清。

陈威等报道,1 例甲型 H1N1 流感合并急性肾衰竭、血栓性微血管病。患者,男,37 岁,因“发热伴乏力、茶色尿、尿量减少 12 天”入院。患者于 2009 年 10 月 28 日无明显原因出现发热,最高体温 39.3℃,伴尿量减少,深茶色尿,明显乏力,在西安市多家医院化验尿蛋白(+),尿胆原(+),尿胆红素(+),尿白细胞(+),肝肾功能轻度异常。胸部 CT 示右肺中、下叶及左肺上叶舌段、下叶炎症,纵隔淋巴结肿大。初步诊断为“肺部感染,急性肾衰竭(ARF)”,给予抗感染、保肝、利尿等治疗,体温基本正常,肺部病变和肾功能无明显好转,于 2009 年 11 月 9 日收入我院肾内科。既往有脂肪肝、结石性胆囊炎病史。发热之前有腹泻病史。入院查体:体温 36.8℃,脉搏 80 次/分,呼吸 19 次/分,血压 110/60 mmHg。神志清楚、精神差、唇干结痂。全身皮肤无黄染,浅表淋巴结未扪及肿大。双下肺叩诊浊音,呼吸音低,双肺未闻及啰音。心腹肾未发现明显异常,肝脾触诊不满意,双下肢轻度凹陷性水肿。入院辅助检查:尿常规基本正常,血常规无明显异常。尿素 35.6 mmol/L,肌酐 347 mo/L,尿酸 874 μmo/L。肝功能检查,总蛋白 48.4 g/L,白蛋白 27.7 g/L,球蛋白 20.7 g/L,谷丙转氨酶 7 U/L,谷草转氨酶 18 U/L,γ-谷氨酰转移酶71 U/L,总胆红素 55.7 μmol/L,直接胆红素 49.1 mol/L,间接胆红素 6.6 μmol/L,碱性磷酸酶 154 U/L,乳酸脱氢酶(LDH) 246 U/L,血清胆碱酯酶 1 924 U/L,肌酸激酶 24 U/L,血肌红蛋白 695.7 ng/ml。血气分析:pH 7.31,$PaCO_2$ 21 mmHg,PaO_2 85 mmHg,HCO_3^- 10.6 mmol/L,碱剩余-15.7 mmol/L。红细胞沉降率 79 mm/h,hs-CRP 151 mg/L,铁蛋白 929 μg/L。抗人球蛋白试验、抗血小板抗体、抗中性粒细胞胞质抗体、HIV、巨细胞病毒、单纯疱疹病毒、EB 病毒、出血热抗体、痰培养和血培养等检测均未发现明显异常。心电图、超声心动图和骨髓检查无明显异常。入院后患者无尿、下肢肌痛、神志恍惚。肾功能恶化,尿素 44.0 mmol/ L,肌酐 420 μmo/L、血小板和血红蛋白进行性下降,伴皮肤黄疸和紫癜。并出现感染性休克、I 型呼吸衰竭、肝功能异常、肝脾大和胸腹水,肺部感染抗生素治疗无效。临床高度怀疑血栓性微血管病,积极给予面罩高流量给氧、抗感染、抗休克、连续性血液净化、血浆置换、输注新鲜冰冻血浆、静脉注射人丙种球蛋白、营养支持及对症治疗,患者生命体征基本平稳。2009 年 11 月 13 日咽拭子甲型 H1N1 流感病毒核酸检测阳性,确诊为甲型 H1N1 流感,加用达菲(磷酸奥司他韦, 150 mg,2 次/天)治疗。3 天后尿量逐渐恢复(400~900 ml/d),持续 5 天后进入多尿期(2 900~3 200 ml/d),肾功能、血小板恢复正常,甲型 H1N1 流感病毒核酸检测转为阴性,肺部炎症吸收。于 2009 年 12 月 1 日行肾活检穿刺术,镜下肾小球和小动脉内皮细胞不规则增生,肾小球缺血性皱缩。电镜下可见内皮下间隙增宽及无细胞纤维样物质沉积,肾小球和肾间质毛细血管内较多微血栓形成,管腔闭塞。确诊为血栓性微血管病(thromboticmicroangiopathy,TMA)。

据国外文献报道,甲型 H1N1 流感患者常有 LDH、肌酸激酶和白细胞增高(50%),肌酐升高(25%)及血小板减少(20%);危重症甲型 H1N1 流感并发 ARF 达 25%,病死率接近 50%。本例患者起病时即有肾损害,咽拭子甲型 H1N1 流感病毒核酸检测阳性,结合肾脏病理结果,甲型 H1N1 流感并发 ARF、TMA 诊断确立。TMA 是一组以微血管性溶血性贫血、血小板减少、微循环中血栓形成以及由此形成的脏器缺血为主要表现的急性临床综合征,常引起肝肾功能和中枢神经系统损害,严重者可导致多器官功能衰竭。TMA 起病凶险,表现多样,进展急骤,不典型病例极容易误诊,病死率极高。本例缺乏外周血红细胞碎片、血清 LDH 明显增高等典型 TMA 的临床表现,但是临床高度怀疑 TMA 并及时给予了连续性血液净化、血浆置换和输注新鲜冰冻血浆等治疗,有效控制了病情恶化。确诊为甲型 H1N1 流感后加用抗病毒治疗,使患者肺部炎症吸收,肝肾功能、血小板等指标恢复正常。本例患者诊治过程中主要体会如下:①甲型 H1N1 流感合并 TMA 临床表现不典型,肾活检可确立 TMA 的诊断;②甲型 H1N1 流感合并急性肾衰竭者,应尽早行血液净化,伴血小板减少、肝脏或神经系统损害者,及时联合血浆置换或输注血浆;③甲型 H1N1 流感相关性 TMA 有可能是一种与典型 TMA 不同的综合征,常与免疫功能低下有关,其确切机制有待进一步探讨。目前全球甲型 H1N1 流感重症、危重症和死亡病例数显著增加,本例甲型 H1N1 流感合并 ARF、TMA 治疗成功的经验,对指导当前甲型 H1N1 流感的治疗有一定意义。

EB 病毒(Epstein-Baee vinus)是 Epstein 和 Baee 两位学者在 1963 年从患淋巴瘤的患儿淋巴细胞中发现的一种新的人类疱疹报病毒,并命名为 Epstein-Baee 病毒(EBV)。EBV 可以引起人体多种疾病,如传染性单核细胞增多症等。EBV 感染后,可以长期潜伏在人体内,当人免疫功能低下时,病毒重新活动,引起活动性感染。EBV 主要引起人类传染性单核细胞增多症、Burkiti 淋巴瘤、咽癌等、慢性疲劳综合征和类风湿关节炎等。诊断主要靠实验室分离病毒,其次是血清学检查、核酸检查和组织学检查。阿昔洛韦和丙氧鸟苷对活动性 EBV 感染有效,对潜伏期感染无效。

据报道,1 例女患者,50 岁,半年前开始间断低热,T 37 ~38℃,曾用多种抗生素治疗无效。近 1 个月化验尿蛋白(+ +),尿糖(+),WBC 10 ~15/HP,RBC 3 ~4/HP,Scr 265.2 μmol/L,出现恶心、呕吐而转入我院。既往体健。入院查体无异常。化验血红蛋白 75 g/L,白细胞及分类正常,尿比重 1.012,蛋白(+),糖(+ +), WBC 1 ~5/ HP,RBC(-),未见管型,尿蛋白定量 0.48 ~1.86 g/d,Scr 566.6 μmol/L,BUN 11.9 mmol/L,禁水 12 小时尿渗透压 281 mOsm/L,血糖正常,抗巨细胞病毒抗体 IgM(-),抗汉坦病毒抗体(-),抗 EB 病毒抗体 IgM(+),IgG 1∶128。B 超双肾大小正常。患者于入院第 19 天行肾穿刺,肾脏病理检查:免疫荧光阴性,电镜可见肾间质水肿,弥漫淋巴及单核细胞浸润,肾小管上皮细胞弥漫性重度变性、崩解,并有再生,部分基底膜断裂,肾小球无明显病变,肾小动脉内皮肿胀。最后诊断:“EB 病毒感染相关性急性间质性肾炎”。入院后 Scr 升至 707.2 μmol/L,出现代谢性酸中毒及电解质紊乱,予以血液透析。明确诊断后即予泼尼松 30 mg,每日顿服,环磷酰胺 0.4 g,每周 2 次,静脉点滴治疗,患者 Scr 及 BUN 逐渐恢复正常,尿化验转阴。1 年后复查, 全部化验除尿渗透压 446 mOsm/L 及肌酐清除率(Ccr) 425 ml/min 外均正常。

(四)疟疾相关急性肾衰竭

疟疾是一种原虫感染,当疟原虫在肝细胞和红细胞内增殖,细胞破裂后大量裂殖体和代谢产物、变性血红蛋白及红细胞碎片,激活巨噬细胞,释放 TNF、白细胞介素-1 等,导致病变。恶性疟疾可引发急性肾小球肾炎,三日疟常发生肾病综合征。

据报道,1 例女患者,43 岁,患者居住乌干达疟疾高发区,18 天前寒战、高热,血涂片发现疟原虫(是否恶性疟不详),用青蒿素治疗体温渐正常。12 天前出现少尿, Scr 928.2 μmol/L,BUN 27.9 mmol/L 而入院。病后无酱油色尿。入院查体: 肝肋下 2 cm,余无异常。化验 Hb73 g/L,WBC 及分类正常,尿比重 1.010,蛋白(+),糖(+),RBC 5 ~10/HP,WBC 4 ~6/HP,未见管型,尿沉渣涂片染色未见嗜酸性粒细胞,尿蛋白定量 0.42 g/d。Scr 1 387.9 μmol/L,BUN 46.5 mmol/L,禁水 12 小时尿渗透压 411 mOsm/L,血糖正常,B 超双肾偏大。入院后即行血液透析,尿量增多。入院第 16 天 Scr 已降至 212.2 μmol/L,BUN 至 6.0 mmol/L。行肾穿刺,肾脏病理检查免疫荧光阴性。电镜可见肾间质水肿,弥漫性淋巴细胞、单核细胞及少数嗜酸性粒细胞浸润,肾小管上皮细胞变性及节段再生,肾小球及肾小动脉正常。最后诊断:“疟疾感染相关性急性间质性肾炎”。住院后第 23 天开始服用泼尼松 30 mg,每日 1 次。共住院 40 天,出院时尿常规正常,Scr 及 BUN 正常。

胡宗慧报道,患者陈某, 男, 45 岁, 因“发热 6 天, 频繁抽搐半天”入院。入院时查体,体温 37.3℃,脉搏 112 次/分,心率 130 次/分,血压 16/10 kPa,浅昏迷状,呼吸深促,皮肤及淋巴结未见异常,巩膜稍显黄染,双肺闻及大量湿鸣,全腹软,无肌紧张,肝脾不大,移浊(-), 肠鸣音存在, 四肢肌张力正常, 病理征未引出, 脑膜刺激征阴性。Hb 99g/L, WBC 25.4 $\times 10^9$/L, 血电解质无异常。肾功能检查, BUN 19.5 mmol/L, Cr 235.3 Lmol/L, 尿蛋白(+),胆红素(±)。以重症肺炎、化脓性脑膜炎收住院。

入院后予抗感染、纠酸、利尿、控制抽搐等治疗, 病情无明显好转,出现呼吸困难, 呈抽泣样,面色蜡黄, 球结膜水肿,脉搏不能扪及,血压 6/4 kPa,予呼吸兴奋剂、脱水、升压等治疗仍不见好转。追问病史,患者有高热史,曾用“蒿甲醚”治疗后缓解。立即检查可见恶性疟原虫,用蒿甲醚 160 mg 肌内注射, 同时予其他对症处理。2 天后病情进行性恶化, 出现尿闭、肾功 BUN 41.1 mmol/L,Cr 413.0 mmol/L。呼吸不规则, 呼吸衰竭、心衰, 经积极抢救无效死亡。最后诊断: ①重症恶性疟;②急性肾衰竭;③间日疟;④肺水肿。

该例为重症恶性疟，同时合并间日疟感染，虽经反复多次的抗疟治疗，终因急性肾衰竭、肺水肿而死亡，提示：①认识恶性疟复杂而多样的临床症状：早期多侵犯内脏，热型不规则，恶性疟原虫迅速大量繁殖，易发生脑型疟凶险发作，因此早期诊断和治疗非常重要；②重视流行病学资料：对近期去过恶性疟区，而又发生不明原因的寒战、高热等，应考虑恶性疟，要反复多次查找恶性疟原虫，及时给予抗疟治疗；③据报道，恶性疟不仅对一线药(如氯喹、氨吩喹等)出现不同程度的抗性，而且对甲氟喹、青蒿制剂等二线药也出现敏感性下降和抗药性，这对控制恶性疟症状和避免再燃带来一定的困难；④积极处理高热、惊厥，纠正水电解质紊乱及急性肾衰竭，预防肺水肿；⑤对于反复感染和使用奎宁的患者，要警惕黑尿热的出现。

对于少见的急性肾衰竭，首先要注意流行病学的调查，如既往史、是否来自疫区、判断患者主诉是否符合某些传染病等，据此进一步检查。这些少见病，由于临床症状不典型或不熟悉，实验室检查非常重要，往往可以做出病原学诊断，本文的诊断都借助于实验室最后明确诊断就是证明。另外，这些疾病多引起肾间质损伤，故多注意肾小管的功能障碍，如患者常仅有轻度蛋白尿、无菌性白细胞尿、血尿(镜下或肉眼)。肾小管功能异常明显，呈现肾性糖尿及尿β_2-微球蛋白升高，并出现低渗透压及低比重尿。重症病例还可出现少尿性或非少尿性急性肾衰竭，伴肾脏体积增大，此点可以与慢性肾病鉴别。病理诊断并无特异性。

诊断及鉴别诊断，感染相关急性肾衰竭诊断尚无统一标准。归纳本组病例特点并结合文献复习，作者提出如下标准供参考：①发病前数日至数月有前驱感染，如发烧、全身症状等；②临床出现轻度蛋白尿，无菌性白细胞尿、血尿及肾小管功能损害为主，表现急性肾衰竭；③肾脏病理可见肾间质弥漫或多灶状单个核细胞浸润及水肿，肾小管上皮细胞退行性变；④除外药物过敏性 AIN。

治疗此类感染相关急性肾衰竭，应首先积极控制感染，感染控制后多数病例能逐渐缓解。至于是否该用类固醇激素及细胞毒药物治疗，目前仍有争议。如能很好控制感染，本病预后多数良好，肾功能可完全恢复。出现急性肾衰竭时，及时进行血液净化治疗。但是，少数老年、重症患者仍可遗留不同程度的肾功能(尤其肾小管功能)损害。

二十一、抗磷脂综合征并发急性肾衰竭

抗磷脂综合征(APS)是指临床表现为反复的血栓形成、自发性流产和血小板减少症，并伴有狼疮抗凝物(LA)或抗磷脂抗体(APL)的综合征。APS 分为原发性(PAPS)与继发性(SAPS)。致肾损害主要包括肾动脉血栓形成、肾动脉狭窄、肾静脉血栓形成、APS 肾病。肾脏病理多继发于系统性红斑狼疮，伴 APS 特点，表现肾小血管、肾小球毛细血管血栓形成以及肾小叶间动脉内膜增生、洋葱皮样改变。治疗主要是激素和免疫抑制剂、抗血小板聚集药、抗凝溶栓和丙种球蛋白治疗等。重症 APS 可采用血浆置换。

2005 年高瑞通等报道 91 例 APS 伴有肾损害，男性 24 例(26.4%)，女性 67 例(73.6%)，平均年龄(33±13)岁。包括 PAPS 13 例(14.3%)，SAPS 78 例(85.7%)，其中 SLE 55 例。PAPS 肾损害发生 76.9%，SAPS 肾损害发生率 92.3%。肾损害临床表现主要为蛋白尿(92.7%)、肉眼血尿(2.4%)、镜下血尿(76.8%)、高血压(33.0%)、肾病综合征(12.2%)、肾功能不全(18.3%)，15.4% 发生急性肾衰竭。治疗与预后，91 例的随诊时间为(7.1 士 7.3)年，其 1 年生存率为 96.7%，5 年生存率为 95.6%，随诊期限内死亡 5 例(5.5%)。

2010 年高瑞通等又收集协和医院 200 例 APS，其中发生 ARF 22 例(11%)，男性 9 例(40.9%)，女性 13 例(59.1%)，平均年龄(43±11)岁。分析发生 ARF 的病因，发现与 APS 相关 ARF 6 例(27.3%)，分别为血栓性微血管病 4 例、肾动脉血栓形成 1 例、肾静脉血栓形成 1 例。基础病 2 例为慢性丙型肝炎和未分化结缔组织病，4 例为 SLE；非 APS 所致 ARF 15 例(68.2%)，分别为肾前性 5 例、肝肾综合征 1 例、狼疮肾炎 4 例、肾后性梗阻 1 例、急性肾小管坏死 2 例、急性间质性肾炎 1 例、恶性高血压 1 例，1 例伴有新月体形成。与 APS 相关或非相关的 ARF，对于治疗反应没有差异。分析表明，在治疗后，APS 相关的

ARF 患者预后与 ARF 病因无明显相关性。作者指出,APS 相关 ARF 特点为肾功能损伤较重,血肌酐较高,少尿或无尿比例多,表现为灾难性 APS 不少见。另一个提示,原发性(PAPS)引起的 ARF 临床表现并不很严重。

二十二、其他原因并发的急性肾衰竭

(一)急性胰腺炎并发急性肾衰竭

Frost 等报道,1977～1988 年期间 419 例患者因急性肾衰竭住院,其中 14 例(3%)急性肾衰竭由于急性胰腺炎引起。全部病例有 4 个或多于 4 个器官衰竭,包括 10 例发生呼吸衰竭,8 例循环衰竭,4 例肝衰竭,1 例发生弥散性血管内出血,3 例合并上消化道出血,10 例死亡(71%)。Ljutic 等回顾分析 1989～1993 年 554 例住院的急性胰腺炎,其中 24 例(4.4%)发生急性肾衰竭,死亡 14 例,死亡率 58%,与多器官功能衰竭、Ranson 计分有明显相关性。Tran 等回顾性分析 267 例急性胰腺炎患者,其中 16% 合并急性肾衰竭,33% 患者有多器官系统衰竭,死亡率为 81%。用多重逻辑回归分析发现,事先存在慢性疾病、心血管疾病、血液病是危险因素,并且与急性肾衰竭呈正相关,而与系统感染无关。急性胰腺炎 68.4% 合并多器官功能衰竭,其中心衰占 56.6%,肺衰竭占 51.3%,血液占 47.4%,胃肠占 28.9%,神经占 26.3%,肝衰竭占 11.8%。

急性胰腺炎的发病机制是胰蛋白酶的活化,消化自身胰腺组织,以及胰蛋白酶进入血管床,作用于各种不同的细胞,释放出一些血管活性物质,如 5-羟色胺、组胺、激肽酶,导致胰腺坏死、炎症反应、血管弥漫损伤、血管张力改变,引起心血管、肝和肾脏功能不全。急性胰腺炎早期的特点是胰腺实质内的间质水肿及胰周脂肪坏死,可发展为腺体组织和周围脂肪的凝固性坏死,称之为坏死性胰腺炎。

急性胰腺炎如何并发急性肾衰竭,首先由于胰酶的过早激活,胰蛋白酶一经激活,能使其他多种胰酶活化,包括血管舒缓素、磷脂酶 A_2 及弹性蛋白酶,从而导致胰腺组织的自身消化,以及酶进入血循环后的全身作用,后者造成血管扩张,毛细血管通透性增加,随之体液漏入第三间隙和播散性血管内凝血。在大多数严重病例,可致循环衰竭、肾功能不全及呼吸衰竭。尽管做了大量的研究,仍未能完全明确胰酶活化的始发机制,但启动此过程的因素包括胰管急性梗阻、毒素作用和缺血等。长期以来认为急性胰腺炎是由于低血容量或低血压导致急性肾衰竭,但未能被证实,Narrdi 指出,血中胰蛋白酶浓度明显升高,启动血管收缩,是促成急性肾衰的主要原因。而后,Meister 进一步指出,胰蛋白酶降解血浆蛋白的过程中释放出多肽,激活激肽释放酶-激肽系统,导致肾小球渗出增加,出现继发性肾小管和肾间质损伤。动物试验发现,高浓度胰蛋白酶可引发高凝状态,导致体内凝血与纤溶过程失去平衡。病理组织学证实,肾组织可存在一过性凝血性栓子。Danker 研究发现,急性胰腺炎发病 48 小时内,在无循环衰竭的情况下,GFR 明显下降,当补足血容量后,下降的 GFR 并未逆转,可能是肾脏血管床对循环中血管加压物质的高敏性,造成区域性、局限性肾血管阻力增高所致。晚近研究表明,胰蛋白酶可激活肾素-血管紧张素系统,造成肾内血管强烈收缩。

急性胰腺炎常并发多器官功能衰竭,其原因有多种因素,包括年龄大、低血容量使肾脏低灌流、弥散性血管内凝血、系统感染、预先存在的慢性疾病、多器官功能衰竭、高 Ranson 计分等。合并多脏衰患者死亡率增加,伴 2 个或 2 个以上器官衰竭的急性肾衰竭的患者几乎没有存活的。

对有可能发生重症胰腺炎的患者,最好放在监护室治疗,目前已有很多标准化的方法用于患者危险性的评估,Ranson 的标准仍是目前最广泛使用者的。入院时用 5 项指标评估急性炎性过程的严重程度,48 小时后测定的 6 项指标可确定进入血循环的胰酶及毒素的全身作用。存在 3 项或 3 项以上 Ranson 指标,通常提示为重症胰腺炎,死亡率随 Ranson 指标数目的增多而升高。Kes 等列举了有或无急性肾衰竭的急性胰腺炎患者的特点与预后,见表 21-8-22。

急性胰腺炎最常见的全身性并发症是休克、肾衰竭和呼吸功能不全,局部并发症包括合并或不合并感染的胰腺坏死以及发展为假性囊肿。

表 21-8-22 有或无急性肾衰竭的急性胰腺炎患者的特点与预后

特点及预后	有 ARF(n=79)	无 ARF(n=484)
男性	49(62%)	312(64.5%)
女性	30(38%)	172(35.5%)
年龄	54.0±15.2*	46.2±11.6
原有慢性疾病	63(79.7%)	51(10.5%)
慢性疾病种类/患者	1.6±1.2**	0.7±0.9
CRF	16(20.3%)	12(2.5%)
Ranson 计分	3.8±1.4**	1.1±0.7
局部并发症	41(51.9%)**	59(12.2%)
系统感染	12(15.2%)	48(9.9%)
MOF	76(96.2%)	48(9.9%)
MOF 器官数/患者	2.2±1.1**	0.3±0.6
住 ICU 人数	74(96.7%)**	126(26.0%)
ICU 天数	11.9±5.5**	4.7±3.3
住院天数	20.3±10.8	18.7±7.4
死亡率	59(74.7%)**	36(7.4%)

注:CRF—慢性衰竭;MOF—多器官功能衰竭;ICU—监护单位;* $P<0.05$;** $P<0.001$。

急性胰腺炎的治疗进展,包括应用单克隆和多克隆抗体、抗 TFL 抗体中和各种炎症介质和毒素。Purcaru 等提出,在胰腺炎毒性物质未进入血循环之前应采用清除疗法,包括胸腔引流和腹腔灌洗,以及血液净化疗法,如血液滤过或血液透析滤过。无论急性胰腺炎是否合并急性肾衰竭,特别是重症、坏死性胰腺炎,腹膜透析显示特殊效果,近年来国内有诸篇报道。余长江报道一例出血坏死性胰腺炎合并急性肾衰竭,血淀粉酶 550 U/ml,尿淀粉酶 1 184 U/ml,BUN 21 mmol/L,经内科抑酶疗法、抗感染、纠正水电和酸碱失衡的同时进行腹膜透析,3 天后一般情况好转,血、尿淀粉酶分别降至 260 U/L 和560 U/L,BUN 降至 11 mmol/L,9 天后各项实验室指标可能提高存活率。

(二)梗阻性黄疸并发的急性肾衰竭

Clairmontd 等 1911 年首次报道 5 例梗阻性黄疸术后发生急性肾衰竭以来,之后有陆续类似报道。Wait 等报道,9% 梗阻性黄疸术后发生急性肾衰竭,死亡率 76%。高胆红素水平是术后发生急性肾衰竭的危险因素和致死的重要原因。成功的胆道手术,术后随着胆红素水平的下降,肾功能也随之好转。临床已经证明梗阻性黄疸对急性肾衰竭的发生明显相关,然而需用动物实验进一步明确发生急性肾衰竭的病理生理机制。

1. 梗阻性黄疸并发急性肾衰竭的机制

(1)低血压。Williams 报道 350 例经外科手术缓解的黄疸患者,其中 69 例术中或术后发生低血压,死亡的 37 例患者中有一半发生急性肾衰竭。慢性结扎犬胆总管显示,若黄疸伴出血则死亡率增高,而假手数对照组(无黄疸出现)无 1 例死亡,提示黄疸患者由于出血容易发生急性肾衰竭。结扎胆管的动物心排血量通常是正常或偏高,而动脉血压的下降是由于末梢血管阻力下降,提示末梢血管扩张或损伤了血管收缩反应,循环阻力降低,而不是因心排血量减少或血容量下降,这种低血压对升压作用的血管活性药物也不敏感。慢性结扎动物胆道发现,肾血流量减少,血流从外皮质到内皮质的重新分布,可以解释动物对 ARF 的敏感性。

(2)胆红素。由多种因素导致 ARF,包括胆红素、胆酸、胆固醇、肝损伤、内毒素、弥散性血管内凝血和心功能损伤等。试验表明,胆红素对肾脏有直接作用,胆酸可以引起肾缺血。大剂量胆酸输入鼠体内,引起神经、肌肉高敏性和心肌毒性作用,导致低血压和心律失常。动物实验证明,胆酸能抑制鼠空肠腺苷三磷酸酶活性、氧的摄取和蛋白合成,溶解溶酶体酶、裂解细胞膜产生溶血和增加兔大动脉对 Evans 蓝的渗透性。临床观察表明,ARF 的预后与血清胆红素水平相关,如果胆红素 >30 mg/dl,则死亡率 85%,如胆红素 <10 mg/dl,死亡率仅为 33%,死亡者无论结合或非结合胆红素水平明显高于存活者。作者认为结合胆红素是致敏肾脏的一个危险因子,导致缺血肾性损害。一个正常的 Sprague-Dawley 鼠夹住肾动脉

60 分钟而不发生 ARF,而慢性结扎胆道的鼠则发生 ARF,然而慢性结扎胆道的 Gunn 鼠不能生成结合胆红素,再夹住肾动脉 60 分钟后不发生 ARF,表明胆红素是导致 ARF 的重要因素。

(3)血管活性物质的变化。Bloom 等证实,结扎狒狒胆管引起肾血流量下降, 用 α 受体阻滞剂(芬妥拉明)可以逆转上述变化,但尽管用沙拉新(saralasin) 抑制血管紧张素Ⅱ也不能缓解,结果提示,肾血流量下降和外皮层血流再分布是由儿茶酚胺而不是肾素-血管紧张素系统介导的,也说明结扎胆管后,切除肾脏神经也不能预防肾血流量减少。尽管交感神经张力和血浆儿茶酚胺水平不高,但血管反应性的变化会增加血管张力,降低肾血流量。Bloom 等证明,用黄疸的狒狒血清灌注正常兔肾脏,可抑制血管对去甲肾上腺素的敏感性,然而在离体灌注的肾脏和一段肾动脉如果用吲哚美辛处理,可以减弱这种加压反射,表明黄疸影响肾血管对去甲肾上腺素的反应可以被前列腺素调节。Kramer 等报道,结扎小鼠胆总管后增加肾髓质集合系统内皮素(ET)的合成,GFR 下降,减少远端肾小管重吸收。增加循环和肾乳突 ET 合成,损伤肾功能,易患急性肾衰竭。

Zipser 等报道,12 例肝硬化但没有肝肾综合征的患者,尿中 PGE 分泌增多。胆道梗阻可以造成循环中血管收缩物质活性增强,它可以平衡前列腺素的增加,但黄疸患者处于麻醉、手术或低血压时,可能削弱这种不稳定的体液平衡,导致肾或肾内血管血流量下降。因此认为黄疸会引起肾脏和全身血管反应性的改变,说明黄疸患者低血压和易患急性肾衰竭的关系,但是对血容量减少的血流动力学的改变为什么容易导致急性肾衰竭的原因还不太清楚。

(4)内毒素。Dawson 等指出,胆道结扎的鼠比非黄疸对照组对肾缺血更敏感,可能肾缺血是黄疸患者术后急性肾衰竭的重要原因。近来一篇报道提示,黄疸患者比非黄疸患者有明显的内毒素血症,血清内毒素浓度与黄疸程度呈正相关,黄疸伴随术后肌酐下降而减轻。已证明内毒素血症能降低肾血流量,可能刺激儿茶酚胺释放,降低动脉对去甲肾上腺素和酪胺的反应性,可能导致黄疸相关的急性肾衰竭和低血压。Inan 等指出,梗阻性黄疸的内毒素血症可以使一氧化氮产生增多,后者导致 cGMP 相关的血管扩张和中断肾血管床自身调节,以致导致急性肾衰。

(5)氧自由基。Yuceyar 等认为,在梗阻性黄疸所见的细胞内、细胞间液减少和内毒素血症,可以使氧自由基产生增加和损伤抗氧自由基的防御机能。作者试验研究指出,缺血后组织再氧化继而由氧自由基诱导损伤在梗阻性黄疸发生 ARF 的机制中起重要作用。

2. *预防与治疗* Parks 等前瞻性研究梗阻性黄疸术中应用多巴胺预防术后急性肾衰竭,对 23 例梗阻性黄疸需手术的患者随机分为两组,第一组(10 例)为对照组,术前 24 小时静脉输入 5% 葡萄糖 3 000 ml 和在诱导麻醉时注入 1 mg/kg 的呋塞米。第二组(13 例)为治疗组,接受相同量的液体和呋塞米。此外,在诱导麻醉时输入多巴胺,剂量为 3 μg/(kg·min),持续到术后 48 小时。对照组 2/10 例术后少尿,治疗组 3/13 例术后少尿($P=0.07$),两组无一例发生 ARF,其血清胆红素、肌酐、尿素水平和术后 24 小时尿量无差异。本组病例表明,如果很好地维持水电解质平衡,梗阻性黄疸患者术后 ARF 发生率不像以前报道那样高,也说明术中使用低剂量多巴胺与对照无差异。Pain 等观察了术前用乳果糖和胆盐预防梗阻性黄疸患者术后 ARF 的发生率。随机选择 102 例手术的黄患者分为三组,1 组(35 例)术后接受口服乳果糖;2 组(32 例)口服去氧胆酸钠;3 组为对照组(35 例),接受非特异性治疗,全部患者术前晚上静脉输液。结果对照组发生 1 例 ARF,治疗组无 1 例发生 ARF。术前肾功能正常患者术后肾功能恶化率,在对照组比治疗组明显多见,可能是由于术前充分补液有关。此外,术前使用乳酸果糖或去氧胆酸钠也起重要作用。

参 考 文 献

1. World Health Organization. Hemorrhagic fever with renal syndrome: memorandum from a WHO meeting Bull WHO, 1983, 61: 269-276.

2. Bruno P, Hassell LH. The protean manifestations of Hemorrhagic fever with renal syndrome: a retro-spective review of 26 cases from korea. Ann Intern Med, 1990, 113: 385-392.
3. Schmaljohn CS, Hasty SE. Antigenic and genetic properties of viruses linked to hemorrhagic fever with renal syndrome. Science, 1985, 227: 1041-1049.
4. 鲁猛厚,曾庆善. 肾综合征出血热肾脏超微结构改变的研究. 中国现代医学杂志,1998,3(8):3-4.
5. Billheden J, Boman J. Glomerular basement membrane antibodies in hantavirus disease (hemorrhagic fever with renal syndrome). Clinical Nephology, 1997, 48: 137-144.
6. Collan Y, Mihatsch MJ. Nephropathia epidemica: mild variant of hemorrhagic fever with renal syndrome. Kidney Int, 1991 (Suppl), 35: S67-S75.
7. Cosgriff T, Lewis RM. Machanisms of Disease in hemorrhagic fever with renal syndrome. Kidney Int, 1991 (suppl), 35: S72-S80.
8. Jokinen EJ, Lahdevirta J, Collan Y. Nephropathia epidemica: immunohis- tochemical study of pathogenesis. Clin Nephrol, 1978, 9: 1-10.
9. Mustonen J, Helin H. Renal biopsy fidings and clinicopathologic correlations in nephropathia epidemica. Clin Nephrol, 1994, 41: 121-130.
10. 陈惠萍,张景红,黎磊石,等. 流行性出血热肾组织学特点及临床的联系,1993,9(6):329-332.
11. Settergren B, Trollfors B, Fasth A, et al. Glomerular filtration rate and tubular involvement during acute disea-se and convalescence in patients with nephropathia epidemica. J Infect Dis, 1990, 161: 716-725.
12. 彭华彬,李瑞昌. 巯甲丙脯酸、酚妥拉明、多巴胺、硝苯地平和山莨菪碱对肾综合征出血热患者肾功能的影响. 中国危重病急救医学,1998,10(5):289-293.
13. 郭榕,叶顺英. 肾综合征出血热早期诊断指标探讨. 中国媒介生物学及控制杂志,1998,9:144-149.
14. Lee HW, Lee Pw. Korean hemorrhage fever. I, Demonstration of causative antigen and antibodies. Korean J Intern Med, 1976, 19: 371-378.
15. 于惠元. 挤压性肾衰竭综合征. 中华器官杂志,1977,15:80-85.
16. Sheng ZY. Medical support in the Tangshan earthquake: a review of the management of mass casualities and certain major injuries. J Trauma, 1987, 27: 1130-1138.
17. Bywaters EGL, Beal D. Crush injuries and renal function. Br Med J, 1941, 1: 427-432.
18. Better OS, Rubinstein I, Winaver JM, et al. Mannitol therapy revisited (1940- 1997). Kidney Int, 1997, 51: 886-893.
19. Better OS, Stein JH. Early management of shock and prophylaxis of acute renal failure in traumatic rhabdomyolysis. N Engl J Med, 1990, 322: 825-832.
20. Rubinstein I, Abassi Z, Milman F, et al. Involvement of nitric oxide system in experimental muscle crush injury. J Clin Invest, 1998, 101: 1325-1332.
21. Zager RA. Rhabdomyolysis and myhemoglobinuric renal failure. Kidney Int, 1996, 49: 314-320.
22. Simon E. New aspects of acute renal failure. Am J Med Sci, 1995, 310-217.
23. Fischereder M, Trick W, Nath KA. Therapeutic strategies in the prevention of acute renal failure. Semin Nephrol, 1994, 14: 41-48.
24. Zager RA. Myoglobin depletes renal adenine nucleotide poois in the presence and absence of shock. Kidney Int, 1991, 39: 111-118.
25. Abul-Ezz SR, Walker PD, Shan SV. Role of glutathione in an animal model of myoglubinuric acute renal failure. Proc Natl Acad Sci USA, 1991, 88: 9833-9840.
26. Firth JD, Ratcliffe PJ. Organ distribution of the three rat endothelin messenger RNAs and the effects of ischemia on renal gene expression. J Clin Invest, 1992, 90: 1023-1030.
27. Karam H, Bruneval P, Clozel JP, et al. Role of endothelin in acute renal failure due to rhabdomyolysis in rats. J Pharmacol Exp Ther, 1995, 274: 481.
28. Moncada SR, Palmer RM, Higgs EA. Nitric oxide: physiology, pathophysiology and pharmacology. Pharmacol Rev, 1991, 43: 109-115.
29. Luscher TF, Bock HA, Yang Z, et al. Endothelium derived relaxing and contracting factors. Perpectives in nephrology. Kidney Int, 1991, 39: 575-582.

30. Bachmann S, Mundel P. Nitric oxide in the kidney: synthesis, localization and function. Am J Kidney Dis, 1994, 24: 112-120.
31. Peters H, Noble NA. Dietary L-arginine in renal disease. Semin Nephrol, 1996,16:567-575.
32. Agmon Y, Peleg H, Greenfeld Z, et al. Nitric oxide and prostanoid protect the renal outer medulla from radiocontrast toxicity in the rat. J Clin Invest, 1994,94:1069-1077.
33. Noiri E, Peresleni T, Miller F, et al. In vivo targeting of inducible NO synthase with oligodeoxynucleotides protects rat kidney against ischemia. J Clin Invest, 1996,97:2377-2385.
34. Lieberthal W. Biology of acute renal failure: therapeutic implications. Kidney Int, 1997,52:1102-1110.
35. Svhwartz D, Mendonca M, Schwartz I, et al. Inhibition of constitutive nitric oxide synthase(NOS) by nitric oxide generated by inducible NOS after liposaccaride administration provokes renal dysfunction. J Clin Invest, 1997,100:439-447.
36. Kone BC. Nitric oxide in renal health and disease. Am J Kidney Dis,1997,30:311-319.
37. Ben-Haim SA, Edoute Y, Hayam G, et al. Sodium modulates inotropic response to hyperosmolarity in isolated working rat heart. Am J Physiol, 1992,263:H1154-H1161.
38. Ben-Haim SA, Hayam G, Edoute Y, et al. Effect of hypertonicity on contractility of isolated working rat left ventricle. Cardiovasc Res, 1992,26:379-387.
39. Garcia-Dorado D, Theroux P, Munoz R, et al. Favorable effects of hyperosmotic reperfusion on myocardial edema and infarct size. Am J Physiol, 1992,262:H17-H23.
40. Bonventre JV, Weinberg JM. Kidney preservation exvivo for transplantation. Annu Rev Med,1992,43:523-530.
41. Gaddallah MF, Lynn M, Work J. Mannitol nephrotoxicity syndrome: role of hemodialysis and postulate of mechanism. Am J Med Sci, 1995,309:219-227.
42. 辛宇鹏,袁光亚,邵红刚,等.地震伤后154例挤压综合征的诊治体会.西部医学,2009,21(2):326-328.
43. Wei Q, Baihai S, Ping F,et al. Successful Treatment of Crush Syndrome Complicated with Multiple Organ Dysfunction Syndrome Using Hybrid Continuous Renal Replacement Therapy. Blood Purif, 2009,28(3):175-180.
44. 刘宽芝,马萍,支忠继,等.调脂药致横纹肌溶解症1例报道及文献复习.临床荟萃,2009,24(21):1880.
45. 张莉,刘佳,孙彬,等.运动致急性肾衰竭3例临床病理分析.东南大学学报(医学版),2008, 27 (4):289-193.
46. 任红旗,赵勇,李艳,等. 短距离剧烈运动相关的急性肾衰竭的病理及转归. 现代临床医学,2009,35(6):425-427.
47. 秦保东,李伟,赵学智.多发性肌炎合并急性肾衰竭死亡1例.实用医学杂,2009,25(17): 2975.
48. 邹敏书,余健,何威逊.皮肌炎肾脏损害2例报告.西南国防医药,2005,15(5):579.
49. Nzerue CM, Hewan-Lowe K, Nwawka C. Acute renal failure in pregnancy: a review of clinical outcomes at an inner-city hospital from 1986-1996. J Natl Med Assoc,1998,90:486-492.
50. Selcuk NY, Tonbul HZ. Changes in frequency and etiology of acute renal railure in pregnancy(1980-1997). Ren Fail,1998, 20:513-520.
51. Starzewski J, Sojda M. Acute renal railure during pregnancy, labor and puerperium in women. Wiad Lek,1998,51:337-343.
52. Lindheimer MD, Katy AI. Kidney and Hepertionsion in Pregnancy. In: Brenner BM, Rector FC. The Kidney Vol Ⅱ,4th ed. Philadelphia:Saunders WB,1991:1551-1595.
53. 许贤文.妊娠与肾脏病//王海燕. 肾脏病学.2版. 北京:人民卫生出版社,1996:1595-1625.
54. Nochy D. De novo focal glomerular sclerosisi in preeclampsia. Clin Nephrol,1986,25:116-123.
55. Kida H, Takeda S. Focal glomerular sclerosis in preeclampsia. Clin Nephrol,1985,24:221-228.
56. Harrar R, Guartite A. Acute obstructive renal insufficiency and pregnancy. Apropos of a case. Ann Urol (Paris),1998,32: 10-18.
57. Shinichi Abe. An overview of pregnancy in woman with underlying renal disease. Am J Kidney Dis, 1991,17:112-120.
58. 王质刚.急性肾衰竭//王质刚. 血液净化学. 北京科学技术出版社, 1992:398-414.
59. Buga GA, Lumu SB. Hypertensive disorders of pregnancy at Umtata General Hospital: perinatal and maternal outcomes. East Afr Med J, 1999, 76:217-226.
60. Mounier-vehier C, Equine O. Hypertensive syndromes in pregnancy. Physiopathology, definition and fetomaternal complications. Presse Med, 1999,28:880-889.
61. Rodriguez GD, Godina GM. Severe pre-eclampsia, HELLP syndrome and renal failure. Ginecol Obstet Mex,1998,66:48-56.
62. Sheikh RA, Yasmeen S. Spontaneous intrahepatic hemorrhage and hepatic rupture in the HELLP syndrome: four cases and a

review. J Clin Gastroenterol,1999,28:323-330.

63. Zuberi NF, Arif K. A comparison of severe pre-eclampsia/eclampsia in patients with and without HELLP syndrome. JPMA J Pak Med Assoc, 1998,48:29-32.
64. Martinrz AL, Garcia CE. Acute renal insufficiency in HELLP syndrome. Ginecol Obstet Mex,1998,66:462-472.
65. Isler CM, Rinehart BK. Maternal mortality associated with HELLP(hemolysis, elevated, liver enzymes, and platelets) syndrome. Am J Obstet Gynecol,1999,181:954-962.
66. Brend J, Jesperson J. Postpartum heamolytic uraermic syndrome successfully treated with antithrombin Ⅲ. Br Med J,1980,1: 499-505.
67. 季大玺,刘芸.血液净化技术在产科畸形肾衰竭中的作用.中华肾脏杂志,1994,10(2):94-97.
68. 王缨,程静,陈钦开.产科急性肾衰竭35例临床分析.实用临床医学,2008,9(11):113.
69. 樊永红.妊娠期急性脂肪肝21例临床分析.中国妇幼保健,2008,23:2676-2678.
70. 金阳,陈继明,杨淑兰,等.HELLP综合征.现代医药卫生,2009,25(6):883-886.
71. 潘卉萱,程骏章,莫继安,等.产后急性肾衰竭23例临床分析.长江大学学报(自然科学版),2008,5(4):39-42.
72. 陈孟华,周晓玲.妊娠相关性急性肾损伤.中国血液净化,2009,8(3):123-127.
73. Kaplan BS,Drummord KN. The hemolytic uremic syndrome is a syndrome. N Engl J Med,1998,298:964-972.
74. Guy N. Hemolytic uremic syndrome. Oxford Textbook of clinical nephrology, 1992:1041-1048.
75. Kaplan BS,Katz J. An analysis of the result of therapy in 67 cases of hemolytic uremic syndrome. J Pediatr,1998,78:420-428.
76. Moghal NE, Brocklebank-JT, Meadow-SR. A review of acute renal failure in children: incidence, etiology and outcome. Clin-Nephrol, 1998, 49(2): 91-99.
77. Bunchman TE. Pediatric hemodialysis: Lessons from the past, ideas for the future. Kidney Int, 1996, 49(Suppl 53): S64-S70.
78. Zobel G, Rodl S, Urlesberger B et al. Continuous renal replacement therapy in critically ill neonates. Kidney Int, 1998, 53 (Suppl 66): S169-S176.
79. Feest TG, Round A, Hamad S. Incidence of severe acute renal failure in adults: results of a community study. Br Med J, 1993, 306: 481-489.
80. 王质刚. 血液净化学.北京. 北京科学出版社, 1992:230-233.
81. Jeschke-MG,Barrow-RE,Wolf-SE et al. Mortality in burned children with acute renal failure. Arch-Surg, 1998, 133(7): 752-758.
82. Sheiban-AK. Prognosis of malaria associated severe acute renal failure in children. Ren-Fail, 1999, 21(1): 63-69.
83. Schaller-S, Kaplan-BS. Acute nonoliguric renal failure in children associated with nonsteroidal antiinflammatory agents. Pediatr-Emerg-Care, 1998, 14(6): 416-423.
84. Bhowmik-D. Ibuprofen causing acute renal failure in children: reply to Moghal et al. Clin-Nephrol, 1998, 50(5): 336-343.
85. Saborio-P, Hahn-S, Scheinman-JI, et al. Hemofiltration in children. Int-J-Artif-Organs. 1998, 21(7): 371-378.
86. Flynn-JT. Causes, management approaches, and outcome of acute renal failure in children. Curr-Opin-Pediatr, 1998, 10 (2): 184-193.
87. 何长民,张训. 肾脏替代治疗学. 上海: 上海科学技术出版社, 1999:527-535.
88. Nissenson AR, Fine RN, Gentile DG. Clinical Dialysis. Norwalk, Appleton- Century-Crofts, 1984:647-655.
89. Grupe WE, Harmon WE, Spinozzi NS. Protein and energy requirements in children receiving chronic hemodialysis. Kidney Int, 1983, 24(Suppl 15): S6-S12.
90. Broyer M, Niauder P, Chzmpion G, et al. Nutritional and m3tabolic studies in children on continuous ambulatory peritoneal dialysis. Kidney Int. 1983, 24(Suppl 15): S106-S125.
91. Kleinknecht C, Broyer D, Huot D, et al. Growth and development of nondialyzed children with chronic renal failure. Kidney Int. 1983, 24(Suppl 15): S40-S48.
92. Turney JH. Acute Renal Failure. A dangerous condition. JAMA, 1996, 275:1516-1526.
93. breo K, Moortby V, Osborne M. Changing patterns and outcome of acute renal failure requiring hemodialysis. Arch Int Med, 1986, 146: 1338-1346.
94. obr JW, McFarlane MJ, Grantbam JJ. A clinical index to predict survival in acute renal failure requiring dialysis. Am J Kidney Dis, 1988, 11: 254-263.

95. Sieberth HG. Acute renal failure- prognosis, early and late complications. Nieren Hochdruckkrankh, 1991, 20:127-135.
96. Stott RB,Cameron JS,Ogg CA,Bewick M. Why the persistently high mortality in acute renal failure? Lancet, 1972, 2: 75-61.
97. Cioffi WG, Asbikaga T, Gamelli RL. Probability if surviving postoperative acute renal failure. Ann Surg, 1984, 200: 205-214.
98. McMurray SD, Luft FC, Maxwell DR et al. Prevailing patterns and predictor variables in patients with acute tubular necrosis. Areh int Med, 1978,138:950-959.
99. Turney JH. Why is mortality persistently high in acute renal failure? Lancet, 1990, 335:971-978.
100. 李晓玫,王海燕.老年肾与老年肾脏疾病//王海燕.肾脏病学.2版.北京:人民卫生出版社,1996:161-172.
101. Turney JH, Marshall DH. The evolution of acute renal failure. Q J Med, 1990,74:83-89.
102. Feest TG, Round A, Hamad S. Incidence of severe acute renal failure in adults: results of a community based study. Br Med J, 1993,306: 481-489.
103. Pascual J, Orofino L,Liano F, et al. Incidence and prognosis of acute renal failure in older patients. J Am Geriatr Soc, 1990, 38:25-30.
104. Druml W, Lax F, Grimm G, et al. Acute renal failure in the elderly 1975-1990. Clin Nephrol, 1994,41: 342-349.
105. Mehta RL. Therapeutic alternatives to renal replacement for critically ill patients in acute renal failure. Semin Nephrol, 1994,14:64-73.
106. Hoffmann JN, Hartl WH, Deppisch R, et al. Hemofiltration in human sepsis: evidence for elimination of immunomodulatory substances. Kidney Int, 1995, 48: 1563-1575.
107. Schiffl H, Lang SM, Konig J, et al. Biocompatible membranes in acute renal failure: prospective case-controlled study. Lancet, 1994, 344: 570-572.
108. Hakim RM, Wingard RL, Parker RA. Effect of the dialysis membrane in the treatment of patients with acute renal failure. N Engl J Med, 1994, 344:1338-1345.
109. Conger JD. Does hemodialysis delay recover from acute renal failure? Seminars in Dialysis, 1990,3:146-152.
110. Solez K, Morel-Marofer L,Sraer J. The morphology of acute tubular necrosis in man: analysis of 57 renal biopsies and comparison with the glycerol model. Medicine(Baltimore), 1979,58:362-370.
111. Jacobs C. Membrane biocompatibility in the treatment of acute renal failure: what is the evidence in 1996? Nephrol Dial Teansplant, 1997, 12: 38-45.
112. Hakim RM, Tolkoff-Rubin N, Himmelfarb J, et al. A multicenter comparison of bioincompatible and biocompatible membranes in the treatment of acute renal failure. J Am Soc Nephrol, 1994, 5: 394-345.
113. Brivet FG, Kleinknechya dj, Loirat P, et al. Acute renal failure in intensive care units. Causes, outcome, and prognostic factors of hospital mortality: a prospective, multicenter study. Crit Care Med, 1996, 24: 192-204.
114. Papadimitriou M, Papagianni A, Diamantopoulou D, et al. Acute renal failure-which treatment modality is the best? Renal Failure, 1998,20(5): 651.
115. 张晓英,朱剑,姜丽娜,等.老年急性肾衰竭与多器官功能衰竭.肾脏病与透析肾移植杂志, 1998, 7(2): 247-254.
116. Kranzlin B,Reuss A,Gretz N, et al. Recovery from ischemic acute renal failure: independence from dialysis membrane type. Nephron, 1996, 73: 644-649.
117. Bonomini V, Coli L, Feliciangeli G, et al. Long-term comparative evaluation of synthetic and cellulosic membranes in dialysis. Int J Artif Organs, 1994,17:391-405.
118. Caramelo C, Alcazar R, Gallar P, et al. Choice of dialysis membrane does not influence the outcome of residual renal function in haemodialysis patients. Nephrol Dial Transpplant, 1994, 9: 675-683.
119. Raul L, Lidia Z, Isabel R, et al. Prognosis in acute renal failure of septic origin: A multivariate analysis. Renal Failure, 1998,20(5): 725.
120. 李惠群,许乃贵,张远藩.老年急性肾衰竭的治疗.中华肾脏病杂志.1988,4:209-212.
121. Arroyo V, Gines P, Gerbes AL, et al. Definition and diagnostic criteria of refractory ascites and hepatorenal syndrome in cirrhosis. Hepatology,1996,23:167-174.
122. Levy M, Wexler MJ. Sodium excretion in dogs with low grade caval constriction: role of hepatic nerve. Am J Physiol,1987, 253:F672-F680.
123. Levy M, Wexler MJ. Hepatic denervation alters first-phase urinary sodium excretion in dogs with cirrhosis. Am J Physiol,

1987,253:F664-F669.

124. Laug F, Tschenko E, Schoulze E, et al. Hepatorenal reflex regulating kidney function. Hepatology, 1991,14:590-598.

125. Bernardi M, Blendis L, Burroughs AK, et al. Hepatorenal syndrome and sdcites-questions and answers. Liver, 1999, 19 (Suppl 1):S14-S19.

126. Koppel MH, Coburn JN, Mims MM, et al. Transplantation of cadaveric kidneys from patients with hepatorenal syndrome. Evidence for the functional nature of renal failure in advanced liver disease. N Engl J Med, 1969, 289:1155-1162.

127. Sacerdoti D, Bolognesi M, Merkel C, et al. Renal vasoconstrictino in cirrhosis evaluated by Duplex Doppler ultrasonography. Hepatology, 1993,17:219-226.

128. Maroto A, Gines A, Salo J, et al. Diagnosis of functional kidney failure of cirrhosis with Doppler sonography: Prognostic value of resisitive index. Hepatology, 1994,20:839-846.

129. Henriksen JH, Moller S, Ring-Larsen H, et al. The sympathetic nervous system in liver disease. J Hepatol, 1998,29:328-335.

130. Arroyo V, Planas R, Gaya J, et al. Sympathetic nervous activity, renin-angiotensin system and renal excretion of prostaglandin E_2 in cirrhosis. Relationship to functional renal failure and sodium and water excretion. Eur J Clin Invest, 1983,13:271-278.

131. Gines P, Berl T, Bernardi M, et al. Hyponatremia in cirrhosis: from pathogensis to treatment. Hepatology, 1998,28:851-858.

132. Arroyo V, Gines P, Jimenez W, et al. Ascites, renal failure and electrolyte disorders in cirrhosis. Pathogenesis, diagnosis and treatment, in Oxford Texbook of Clinical Hepatology, edited by McIntyre N, Benhamou JP, Bircher J, Oxford, Oxford Medical Publications, 1991,429-470.

133. Guevara M, Gines P, Fernandez-Esparrach G, et al. Reversibility of hepatorenal syndrome by prolonged administration of ornipressin and plasma volume expansion. Hepatolgy, 1998,27:35-42.

134. Moore K, Wendon J, Frazer M, et al. Plasma endothelin immunoreactivity in liver disease and the hepatorenal syndrome. N Engl J Med, 1992,327:1774-1783.

135. Soper PR, Latif AB, Bending MR. Amelioration of hepatorenal syndrome with selective endothelin-A anatagonist. Lancet, 1996,347:1842-1850.

136. Bourgoignie J, Balle GA. Endotoxin and renal failure in liver disease// Epstein M. The Kidney in Liver Disease. 3 rd ed. Williams & Wilkins, 1988:486-507.

137. Laffi G, La Villa G, Pinzani M, et al. Arachidomic acid derivatives and renal function in liver cirrhosis. Semin nephrol, 1997,17:530-537.

138. Martin PY, Gines P, Schrier RW. Nitric oxide as a mediator of hemodynamic abnormalities and sodium and water retention in cirrhosis. New Engl J Med, 1998,339:533-541.

139. Criado M, Flores O, Ortiz MC, et al. Elevated glomerular and blood mononuclear lymphocyte nitric oxide production in rats with chronic bile duct ligation: role of inducible nitric oxide synthase activation. Hepatology, 1997,26:268-271.

140. Bosch-Marce M, Morales-Ruiz M, Jimenez W, et al. Increased renal expression of nitric oxide synthase type III in cirrhotic rats with ascites. Hepatology, 1998,27:1191-1198.

141. Martin P Y, Ohara M, Gines P, et al. Nitric oxide synthase (NOS) inhibition for one week improves renal sodium and water excretion in cirrhotic rats with ascites. J Clin Invest, 1998,101:235-242.

142. Tajiri K, Miyakawa H, Izumi N, et al. Systemic hypotension and diuresis by L-Arginine in cirrhotic patients with ascites: role of nitric oxide. Hepatology, 1995,22:1430-1437.

143. Quintero E, Gines P, Arroyo V, et al. Sulindac reduces the urinary excretion of prostaglandins and impairs renal function in cirrhosis with ascites. Nephron, 1986,42:298-304.

144. Ros J, Claria J, Jimenez W, et al. Role of nitric oxide and prostacyclin in the control of renal perfusion in experimental cirrhosis. Hepatology, 1995,21:915-921.

145. Angeli P, Jimenez W, Arroyo V, et al. Renal effects of natriuretic peptide receptor blockade in cirrhotic rats with ascites. Hepatology, 1994,20:948-955.

146. Laffi G, Pinzani M, Meacci E, et al. Renal hemodynamic and natriuretic effects of human atrial natriuretic factor infusion in cirrhosis with ascites. Gastroenterology, 1989,96:167-173.

147. Warner L, Skorecki K, Blendis LM, et al. Atrial natriuretic factor and liver disease. Hepatology, 1993, 17:500-507.

148. Levy M, Wexler MJ. Hepatic denervation alters first-phase urinary sodium excretion in dogs with cirrhosis. Am J Physiol, 1987, 253:F664-F670.

149. Schrier RW, Arroyo Vm Bernardi M, et al. Peripheral vasodilation hypothesis: A proposal for the initiation ofrenal sodium and water retention in cirrhosis. Hepatiology, 1988, 8:1151-1159.

150. Gines A, Escorsell A, Gines P, et al. Incidence, predictive factors, and prognosis of the hepatorenal syndrome in cirrhosis with ascites. Gastroenterology, 1993, 105: 229-235.

151. Follo A, Llovet JM, Navasa M, et al. Renal impairment following spontaneous bacterial peritonitis in cirrhosis. Incidence, clinical course, predictive factors and prognosis. Hepatology, 1994, 20:1495-1503.

152. Gines P, Tito L, Arroyo V, et al. Randomized comparative study of therapeutic paracentesis with and without intravenous albumin in cirrhosis. Gastroenterology, 1988, 94:1493-1520.

153. Cabrera J, Arroyo V, Ballesta AM, et al. Aminoglycoside nephrotoxicity in cirrhosis. Value of urinary beta-2 microglobulin to discriminate functional renal failure from acute tubular damage. Gastroenterology, 1982, 82:97-103.

154. Clewell JD, Walker-Renard P. Prostaglandins for the tratment of hepatorenal syndrome. Ann Pharmacother, 1994, 28:54-62.

155. Barnardo DE, Baldus WP, Maher FT. Effects of dopamine on renal function in patients with cirrhosis. Gastroenterology, 1970, 58:524-532.

156. Ganne-Carrie N, Hadengue A, Mathurin P, et al. Hepatorenal syndrome. Long-term treatment with terlipressin as a bridge to liver transplantation. Dig Dis Sci, 1996, 41:1054-1062.

157. Salo J, Gines A, Quer JC, et al. Renal and neurohumoral changes following simultaneous administration of systemic vasoconstrictors and renal vasodilators in cirrhotic patients with hepatorenal syndrome. J Hepatol, 1996, 25:916-922.

158. Guevara M, Gines P, Fernandez-Esparrach G, et al. Reversibility of hepatirenal syndrome by prolonged administration of ornipressin and plasma volume expansion. Hepatology, 1998, 27:35-42.

159. Angeli P, Volpin RM, Gerunda G, et al. Reversal of type hepatorenal syndrome with the combined administration of midodrine an octreotide(Abstract). Hepatology, 1997, 26:287-296.

160. Fullen WD. Hepatorenal syndromw: Reversal by peritoneovenous shunt. Surgery, 1977, 82:337-342.

161. Ariyan S, Sweeney T, Kerstein MD. The hepatorenal syndrome: Recovery after portacaval shunt. Ann Surg, 1975, 181:847-853.

162. Rossle M, Haag K, Ochs A, et al. The Transjugular intrahepatic portosystemic stent-shunt procedure ofr variceal bleeding. N Engl J Med, 1994, 330:165-171.

163. Brensing KA, Textor J, Strunk H, et al. Transjugular intrahepatic portosystemic stent-shunt for hepatorenal sysndrome. Lancet, 1997, 349:697-702.

164. Perez GO, Golper TA, Epstein M. Dialysis, hemofiltration, and other extracorporeal techniques in the treatment of renal complications of liver disease, in, The Kidney in Liver Disease (4th ed), edited by Epstein M Philadelphia, Hanley & Belfus Inc, 1996, 517-528.

165. Strand V, Mauor G, Ristow G, et al. Concomitant renal and hepatic failure treated by polyacry lonitrile membrance hemodialysis. Int J Artif Organs, 1981, 4:136-143.

166. Gonwa TA, Morris CA, Goldstein RM, et al. Long-term survival and reanl function following liver transplantation in patients with and without hepatorenal syndrome-experience in 300 patients. Transplantation, 1991, 428-435.

167. Rimola A, Gavaler JS, Schade RR, et al. Effect of renal impairment on liver transplantation. Gastroenterology, 1987, 93: 148-156.

168. Gentilini P, Laffi G, La Villa G, et al. Ascites and hepatorenal syndrome during cirrhosis: two entities or the contiuatin of the same complication? J Hepatol, 1999, 31:1088-1093.

169. JP Fillastre, J Leroy. Toxic Acute Renal Failure// Cantarovich F, Rangoonwala B, Verho M. Progress In Acute Renal Failure. New Jersey: Euromed Communications Ltd, 1998:101-103.

170. 刘平. 几种特殊类型的急性肾衰竭//王海燕. 肾脏病学. 2 版. 北京:人民卫生出版社, 1996:1372-1373.

171. Solomon R. Contrast-medium-induced acute renal failure. Kidney Int, 1998, 53:230-237.

172. Per Liss, Anders Nygren, et al. Injection of low and iso-osmolar contrast medium decreases oxygen tension in the renal medulla. Kidney Int, 1998, 53:698-705.

173. 陈海平,王质刚. 药物致肾脏的不良反应// 高东宸,张丽雅. 药物不良反应监察指南. 北京:中国医药科技出版社,1996:108-109.

174. 王家琛,张家伟,姜春晓. 肾移植术后急性肾小管坏死的诊断与治疗. 实用医药杂志,2005,22(10):894-896.

175. 宋明山,管德林,邢念增. 尸体肾移植术后急性肾小管坏死 78 例治疗分析. 山东医药, 2005,45(3):54-55.

176. 于惠元,王质刚. 肾移植术后并发肾动脉血栓(附近 8 例报告). 中华泌尿外科杂志, 1983,4:25-30.

177. 于惠元,王质刚. 尸体肾移植术后并发肾动脉狭窄(附 8 例报告). 中华医学杂志, 1982,62:73-77.

178. 唐雅望,张玉海. 用 Strecker 网装支架治疗移植肾动脉狭窄. 中华器官移植杂志, 1999,20:183-188.

179. 郭宏波,张玉海. 移植肾周围包裹性积液. 现代泌尿外科杂志, 1997,2:153-158.

180. Nakayama Y, Nonoguchi H, Kiyama S, et al. Intranephron distribution and regulation of endothelin-converting enzyme-1 in cyclosporin A-induced acute renal failure in rats. J Am Soc Nephrol, 1999,10:562-569.

181. Ivic MA, Stefanovic V. Endothelins in hypertension and kidney diseases. Pathol Biol Paris, 1998,46:723-729.

182. 文斌,王道仁,彭轼平,等. 维拉帕米对环孢素肾毒性的保护作用. 江西医学院学报, 1998,38:13-16.

183. 夏晓红,申玉学,胡晓东,等. 硝苯吡啶对大鼠急性肾衰时肾功能及内源性内皮素释放的影响. 中国病理生理杂志, 1998,14:191-195.

184. Wai AO, Lo AM, Abdo A, et al. Vancomycin-inducde acute interstitial nephritis. Ann Pharmacother, 1998,32:1160-1169.

185. Boursas M, Benhassine L, Kempf J, et al. Obstructive renal insufficiency caused by amoxicillin crystalluria. Ann Fr Anesth Reanim, 1997,16:908-915.

186. Perazella MA. Crystal-induced acute renal failure. Am J Med, 1999,106:159-166.

187. Zanetta G, Maurice EL, Mousson C, et al. Foscarnet-induced crystalline glomerulonephritis with nephrotic syndrome and acute renal failure after kidney transplantation. Transplantation, 1999,67:1376-1382.

188. 谭志明,刘冠贤,钟伟强,等. 甘露醇致急性肾衰竭 12 例临床分析. 广东医学, 1998,19:936-940.

189. 万运松,周志雄. 甘露醇致急性肾衰竭的汉语文献综述. 药物流行病学杂志, 1998,7:23-26.

190. 张永兰,梁钦廷. 低分子葡聚糖致急性肾衰 5 例. 潍坊医学院学报, 1998,20:237-240.

191. Rabb H, Gunasekaran H, Gunasekaran S, et al. Acute renal failure from multiple myeloma precipinated by ACE inhibitors. Am J Kidney Dis, 1999,33:E5-E8.

192. Albareda MM, Corcoy R. Reversible impairment of renal function associated with enalapril in a diabetic patient. CMAJ, 1998,159:1279-1286.

193. Esmail ZN, Loewen PS. Losartan as an alternative to ACE inhibitors in patients with renal dysfunction. Ann Pharmacother, 1998,32:1096-1102.

194. Fryer MJ. Treatment of acute renal failure with antioxidant vitamine E. Ren Fail, 1999,21:231-238.

195. Forbes JM, Leaker B, Hewitson TD, et al. Macrophage and myofibroblast involvement in ischemic acute renal failure is attenuated by endothelin receptor antagonists. Kidney Int, 1999,55:198-205.

196. Matsumura Y, Nishiura M, Deguchi S, et al. Protective effect of FK409, A spontaneous nitric oxide releaser, on ischemic acute renal failure in rats. J Pharmacol Exp Ther, 1998,287:1084-1093.

197. Homsi E, Pires de ODE, Figueiredo JF, et al. Accwlerated recovery of glycerol-induced renal failure in rats with previous partial hepatectomy. Exp Nephrol, 1998,6:551-559.

198. Yatsu T, Arai Y, Takizawa K, et al. Effect of YM435, a dopamine DA1 receptor agonist, in canine model of ischemic acute renal failure. Gen Pharmacol, 1998,31:803-809.

199. 黄文彦,蔡毅,蒋新猷,等. 钙调素拮抗剂对急性肾毒性肾衰竭保护作用的研究. 肾脏病与透析肾移植杂志, 1998,7:331-336.

200. Arroyo V, Gines P, Gerbes AL, et al. Definition and diagnostic criteria of refractory ascites and hepatorenal syndrome in cirrhosis. Hepatology, 1996,23:167-174.

201. Levy M, Wexler MJ. Sodium excretion in dogs with low grade caval constriction: role of hepatic nerve. Am J Physiol, 1987, 253:F672-F680.

202. Levy M, Wexler MJ. Hepatic denervation alters first-phase urinary sodium excretion in dogs with cirrhosis. Am J Physiol, 1987,253:F664-F669.

203. Laug F, Tschenko E, Schoulze E, et al. Hepatorenal reflex regulating kidney function. Hepatology, 1991,14:590-598.

204. Bernardi M, Blendis L, Burroughs AK, et al. Hepatorenal syndrome and sdcites-questions and answers. Liver, 1999,19

(Suppl 1):S14-S19.
205. Koppel MH, Coburn JN, Mims MM, et al Transplantation of cadaveric kidneys from patients with hepatorenal syndrome. Evidence for the functional nature of renal failure in advanced liver disease. N Engl J Med, 1969, 289:1155-1162.
206. Sacerdoti D, Bolognesi M, Merkel C, et al. Renal vasoconstrictino in cirrhosis evaluated by Duplex Doppler ultrasonography. Hepatology, 1993, 17:219-226.
207. Maroto A, Gines A, Salo J, et al. Diagnosis of functional kidney failure of cirrhosis with Doppler sonography: Prognostic value of resisitive index. Hepatology, 1994, 20:839-846.
208. Henriksen JH, Moller S, Ring-Larsen H, Christensen NJ. The sympathetic nervous system in liver disease. J Hepatol, 1998, 29:328-335.
209. Arroyo V, Planas R, Gaya J, et al. Sympathetic nervous activity, renin-angiotensin system and renal excretion of prostaglandin E_2 in cirrhosis. Relationship to functional renal failure and sodium and water excretion. Eur J Clin Invest, 1983, 13:271-278.
210. Gines P, Berl T, Bernardi M, et al. Hyponatremia in cirrhosis: from pathogensis to treatment. Hepatology, 1998, 28: 851-858.
211. Arroyo V, Gines P, Jimenez W, et al. Ascites, renal failure and electrolyte disorders in cirrhosis. Pathogenesis, diagnosis and treatment // McIntyre N, Benhamou JP, Bircher J. Oxford Texbook of Clinical Hepatology. Oxford: Oxford Medical Publications, 1991:429-470.
212. Guevara M, Gines P, Fernandez-Esparrach G, et al. Reversibility of hepatorenal syndrome by prolonged administration of ornipressin and plasma volume expansion. Hepatolgy, 1998, 27:35-42.
213. Moore K, Wendon J, Frazer M, et al. Plasma endothelin immunoreactivity in liver disease and the hepatorenal syndrome. N Engl J Med, 1992, 327:1774-1783.
214. Soper PR, Latif AB, Bending MR. Amelioration of hepatorenal syndrome with selective endothelin-A anatagonist. Lancet, 1996, 347:1842-1850.
215. Laffi G, La Villa G, Pinzani M, et al. Arachidomic acid derivatives and renal function in liver cirrhosis. Semin nephrol, 1997, 17:530-537.
216. Martin PY, Gines P, Schrier RW. Nitric oxide as a mediator of hemodynamic abnormalities and sodium and water retention in cirrhosis. New Engl J Med, 1998, 339:533-541.
217. Criado M, Flores O, Ortiz M C, et al. Elevated glomerular and blood mononuclear lymphocyte nitric oxide production in rats with chronic bile duct ligation: role of inducible nitric oxide synthase activation. Hepatology, 1997, 26:268-271.
218. Bosch-Marce M, Morales-Ruiz M, Jimenez W, et al. Increased renal expression of nitric oxide synthase type III in cirrhotic rats with ascites. Hepatology, 1998, 27:1191-1198.
219. Martin P Y, Ohara M, Gines P, et al. Nitric oxide synthase (NOS) inhibition for one week improves renal sodium and water excretion in cirrhotic rats with ascites. J Clin Invest, 1998, 101:235-242.
220. Tajiri K, Miyakawa H, Izumi N, et al. Systemic hypotension and diuresis by L-Arginine in cirrhotic patients with ascites: role of nitric oxide. Hepatology, 1995, 22:1430-1437.
221. Quintero E, Gines P, Arroyo V, et al. Sulindac reduces the urinary excretion of prostaglandins and impairs renal function in cirrhosis with ascites. Nephron, 1986, 42:298-304.
222. Ros J, Claria J, Jimenez W, et al. Role of nitric oxide and prostacyclin in the control of renal perfusion in experimental cirrhosis. Hepatology, 1995, 21:915-921.
223. Angeli P, Jimenez W, Arroyo V, et al. Renal effects of natriuretic peptide receptor blockade in cirrhotic rats with ascites. Hepatology, 1994, 20:948-955.
224. Laffi G, Pinzani M, Meacci E, et al. Renal hemodynamic and natriuretic effects of human atrial natriuretic factor infusion in cirrhosis with ascites. Gastroenterology, 1989, 96:167-173.
225. Warner L, Skorecki K, Blendis LM, et al. Atrial natriuretic factor and liver disease. Hepatology, 1993, 17:500-507.
226. Levy M, Wexler MJ. Hepatic denervation alters first-phase urinary sodium excretion in dogs with cirrhosis. Am J Physiol, 1987, 253:F664-F670.
227. Schrier RW, Arroyo VM, Bernardi M, et al. Peripheral vasodilation hypothesis: A proposal for the initiation ofrenal sodium and water retention in cirrhosis. Hepatiology, 1988, 8:1151-1159.

228. Gines A, Escorsell A, Gines P, et al. Incidence, predictive factors, and prognosis of the hepatorenal syndrome in cirrhosis with ascites. Gastroenterology,1993,105: 229-235.
229. Follo A, Llovet JM, Navasa M, et al. Renal impairment following spontaneous bacterial peritonitis in cirrhosis. Incidence, clinical course, predictive factors and prognosis. Hepatology, 1994,20:1495-1503.
230. Cabrera J, Arroyo V, Ballesta AM, et al. Aminoglycoside nephrotoxicity in cirrhosis. Value of urinary beta-2 microglobulin to discriminate functional renal failure from acute tubular damage. Gastroenterology, 1982,82:97-103.
231. Clewell JD, Walker-Renard P. Prostaglandins for the tratment of hepatorenal syndrome. Ann Pharmacother,1994,28:54-62.
232. Barnardo DE, Baldus WP, Maher FT. Effects of dopamine on renal function in patients with cirrhosis. Gastroenterology, 1970,58:524-532.
233. Ganne-Carrie N, Hadengue A, Mathurin P, et al. Hepatorenal syndrome. Long-term treatment with terlipressin as a bridge to liver transplantation. Dig Dis Sci, 1996,41:1054-1062.
234. Salo J, Gines A, Quer JC, et al. Renal and neurohumoral changes following simultaneous administration of systemic vasoconstrictors and renal vasodilators in cirrhotic patients with hepatorenal syndrome. J Hepatol, 1996,25:916-922.
235. Guevara M, Gines P, Fernandez-Esparrach G, et al. Reversibility of hepatirenal syndrome by prolonged administration of ornipressin and plasma volume expansion. Hepatology, 1998,27:35-42.
236. Angeli P, Volpin Rm Gerunda G, et al. Reversal of type hepatorenal syndrome with the combined administration of midodrine an octreotide(Abstract). Hepatology, 1997,26:287-296.
237. Fullen WD. Hepatorenal syndromw: Reversal by peritoneovenous shunt. Surgery, 1977,82:337-342.
238. Ariyan S, Sweeney T, Kerstein MD. The hepatorenal syndrome: Recovery after portacaval shunt. Ann Surg,1975,181:847-853.
239. Rossle M, Haag K, Ochs A, et al. The Transjugular intrahepatic portosystemic stent-shunt procedure for variceal bleeding. N Engl J Med,1994,330:165-171.
240. Brensing KA, Textor J, Strunk H, et al. Transjugular intrahepatic portosystemic stent-shunt for hepatorenal sysndrome. Lancet,1997,349:697-702.
241. Perez GO, Golper TA, Epstein M. Dialysis, hemofiltration, and other extracorporeal techniques in the treatment of renal complications of liver disease// Epstein M. The Kidney in Liver Disease (4th ed). Philadelphia: Hanley & Belfus Inc, 1996.517-528.
242. Strand V, Mauor G, Ristow G, et al. Concomitant renal and hepatic failure treated by polyacry lonitrile membrance hemodialysis. Int J Artif Organs, 1981,4:136-143.
243. Gonwa TA, Morris CA, Goldstein RM, et al. Long-term survival and reanl function following liver transplantation in patients with and without hepatorenal syndrome-experience in 300 patients. Transplantation,1991,428-435.
244. Rimola A, Gavaler JS, Schade RR, et al. Effect of renal impairment on liver transplantation. Gastroenterology, 1987,93: 148-156.
245. Gentilini P, Laffi G, La Villa G, et al. Ascites and hepatorenal syndrome during cirrhosis:two entities or the contiuatin of the same complication? J Hepatol, 1999,31:1088-1093.
246. 张淑霞,邓红霞,苏如松.胆固醇结晶栓塞致急性肾衰竭临床分析.天津医科大学学报,2008,14(3):397-399.
247. Schmitt H, Riehl J, Boseila A,et al. Acute renal failure following cardiac surgery. Contrib Nephrol,1991,93:98-105.
248. Bastien O, Saroul C, Hercule C, et al. Continuous venovenous hemodialysis after cardiac surgery. Contrib Nephrol,1991, 93:76-72.
249. Koning HM,Koning AJ,Leusink JA. Serious acute renal failure following open heart surgery. J Thorac Cardiovasc Surg, 1985,33:283-289.
250. Gailiunas P, Chawla R, Lazarus JM, et al. Acute renal failure following cardiac operations. J Thorac Cardiovasc Surg,1980, 79:241-248.
251. Lange HW,Aeppli DM,Brown DC. Survival of patients with acute renal failure requiring dialysis after open heart surgery. Am Heart J, 1987, 113:1138-1145.
252. 车嘉铭,陈中元,邱维诚,等.心脏直视手术和急性肾衰竭.国外医学.心血管疾病分册,1997,24:42-44.
253. 徐鹤云,查育新,陈军,等.心脏直视手术后急性肾衰竭.浙江医科大学学报,1995,24:217-221.
254. Journois D. Hemofiltration during cardiopulmonary bypass. Kidney Int,1998,53:174-181.

255. Journois D, Pouard P, Greeley WJ, et al. Hemofiltration during cardiopulmonary bypass in pediatric cardiac surgery. Anesthesiology, 1994,81:1181-1188.

256. Andreasson S, Gothberg S, Bengtsson H, et al. Hemofiltration modifies complement action after extracorporeal circulation in infant. Ann Thorac Surg,1993,54:1515-1521.

257. Daniel R, Meldrum MD, Kirstan K, et al. Role of TNF in mediating renal insufficiency following cardiac surgery: evidence of a postbypass cardiorenal syndrome. J Surg Res,1999,85:185-193.

258. Kirkpatrick CJ, Klein CL, Bittinger F. Pathology of the endothelium in multiple organ dysfunction syndrome. Contrib Nephrol,1995,116:1-8.

259. Hirschberg R, Adler S. Insulin-like Growth factor System and kidney: Physiology, Pathophysiology and Therapeutic Implications. Am J Kidney Dise,1998,31:901-908.

260. Sistino JJ,Acsell JR. Systemic inflammatory response syndrome(SIRS) following emergency cardiopulmonary bypass: a case report and literature review. J Extra Corpor Technol,1999,31(1):37-43.

261. Aandersson LG, Bratteby LE, Ekroth R, et al. Renal function during cardiopulmonary bypass: influence of pump flow and systemic blood pressure. Eur J Cardiothorac Surg,1994,8:597-606.

262. 于建华,李守先,卢静,等. 体外循环术后急性肾衰竭. 实用医学杂志, 1997,13:166-171.

263. Corwin HL,Sprague SM,Delaria GA,et al. Acute renal failure associated with cardiac operations. J Thorac Cardiovasc Surg, 1989, 98:1107-1114.

264. Cottee D. Dopamine does not preserve renal function. J Cardiothorac Vasc Anesth,1995,9:335-342.

265. Silverman M,Rose H,Puschett JB. Modifications in proximal tubular function induced by nitrendipine in rat model of acute ischemic renal failure. Cardiovasc Pharmacl,1989,14:799-805.

266. 刘胜中,丛伟,曾富春,等. 体外循环心脏术后急性肾衰竭的高危因素分析及救治体会. 四川医学,2009,30(9): 1403-1406.

267. Rao TKS,Friedman EA, Nicastri AD. The types of renal disease in the acquired immunodeficiency syndrome. N Engl J Med, 1987, 316: 1062-1072.

268. Bourgoignie JJ, Meneses R, Ortiz C, et al. The clinical spectrum of renal disease associated with human immunodeficiency virus. Am J Kidney Dis, 1988, 12:131-138.

269. Glassock RJ, Cohen AH, Danovitch G, et al. Human immunodeficiency virus (HIV) infection and the kidney. Ann Intern Med, 1990, 12: 35-41.

270. Seney FD Jr, Burns DK, Silva FG, et al. Acquired immunodeficiency syndrome and the kidney. Am J Kidney Dis, 1990, 16: 1-7.

271. Humphreys MH, Schoenfeld PY. Renal complications in patients with the acquired immunodeficiency syndrome (AIDS). Am J Nephrol, 1987, 7:1-8.

272. Soni A, Agarwal A, Chander P, et al. Evidence for an HIV-related nephropathy: A clinico-pathologic study. Clin Nephrol, 1989, 31: 12-19.

273. Langs C, Gallo GR, Schacht RG, et al. Rapid renal failure in AIDS-Associated focal glomerulosclerosis. Asarch Intern Med, 1990, 150: 287-293.

274. Carbone L, D'Agati V, Suh JI, et al. Course and prognosis of human immunodeficiency virus associated nephropathy. Am J Med, 1989, 87: 389-396.

275. Valeri A, Neusy AJ. Acute and chronic renal disease in hospitalized AIDS patients. Clin Nephrol, 1991, 35: 110-118.

276. Frasseto L, Schoenfeld PY, Humphreys MH. Increasing incidence of human immunodeficiency virus-associated nephropathy at San Francisco General hospital, Am J Kidney Dis, 1991, 18; 655-662.

277. Provenzano R, Kupin W, Santiago GC. Renal involvement in the acquired immunodeficiency syndrome. Henry Ford Hosp Med J, 1987, 35: 38-43.

278. Lopes GS, Marques LPJ, Rioja LS, et al. Glomerular disease and human immunodeficiency virus infection in Brazil. Am J Nephrol, 1992, 12: 281-288.

279. Genderini A, Bertani T, Bertoli S, et al. HIV-associateed nephropathy: A new entity. A study of 12 cases. Nephrol Dial Transplant, 1990, 5(Suppl 1): S85-S92.

280. Di Beliojoso GB, Genderini A, Vago L, Parravicini C, et al. Absence of HIV antigens in renal tissue from patients with

HIV-Associated nephropathy. Nephrol Dial Transplant, 1990, 5: 489-495.

281. Marques LPJ, Rioja LS, Basilio-de-Oliveira CA, et al. Kidney and HIV-infection. Clin Nephrol, 1992, 37: 269-277.
282. Lopes GS, Marques PJ, Rioja LS, et al. Glomerular disease and human immunodeficiency virus infection in Brazil. Am J Nephrol, 1992, 12: 281-288.
283. Gnionsahe DA, Kadio A, Boka BM. Renal lesions observed in 240 Black African patients infected by the human immunodeficiency virus (HIV). Kidney Int, 1993, 44: 466-473.
284. Humphreys MH. Human immunodeficiency virus-associated glomerulosclerosis. Kidney Int,1995, 48: 311-317.
285. D'Agati V, Appel GB. HIV infection and the kidney. J Am Soc Nephrol, 1997, 8: 138-143.
286. Winston JA. The human immunodeficiency virus (HIV) epidemic and HIV-associated nephropathy. Semin Nephrol, 1998, 18: 373-381.
287. Valeri A,Neusy AJ. Acute and chronic renal disease in hospitalized AIDS patients. Clin Nephrol, 1991, 35: 110-118.
288. Rao TKS, Friedman EA. Outcome of severe acute renal failure in patients with the acquired immunodeficiency syndrome. Am J Kidney Dis, 1995, 25: 390-398.
289. Rao TKS. Acute renal failure syndromes in human immunodeficiency virus infection. Semin Nephrol, 1998, 18:387-394.
290. Peraldi MN, Masli C, Kodzo Akposso K, et al. Acute renal failure in the course of HIV infection: a single-institution retrospective study of ninety-two patients and sixty renal biopsies. Nephrology Dialysis Transplantation, 1999,14: 1578-1586.
291. Hertig A, Couprie R, Haymann JP, et al. Acute cortical necrosis in acquired immunoinsufficiency syndrome(AIDS). Nephrol Dial Translant,1997, 12: 585-592.
292. Liano F, Gallego A, Pascual J, et al. Prognosis of acute tubular necrosis: an extended prospectively contrasted study. Nephron, 1993, 63: 21-28.
293. Brivet FG, Kleinknecht DJ, Loirat P, et al. Acute renal failure in intensive care units: causes, outcome, and prognostic factors of hospital mortality: a prospective multicenter study. Crit Care Med, 1996, 24: 192-199.
294. Farinas MC, Echevarria S, Sampedro I, et al. Renal failure due to sulfadiazine in AIDS patients with cerebral toxoplasmosis. J Intern Med, 1993, 233: 365-372.
295. Navarro JF, Mora C, Gallego E, et al. Acute renal failure associated with foscarnet therapy. Nephrol Dial Trasplant, 1996, 11: 221-227.
296. Berns JS, Cohen RM, Silverman M, et al. Acute renal failure due to indinavir crystalluria and nephrolithiasis: report of two cases. Am J Kidney Dis, 1997, 30: 558-564.
297. Vincent LM, Esnanlt. Renal Failure in Acute Glomerulonephritis, Vasculitis and Neoplastic Discases. In:Progression in Acute Rcnal Failure. First edition, ed by Canlarovich F, Rangoonwala B,Verho M New Jersey:Euromed Communications. Ltd, 1998,79.
298. 王海燕.原发性肾小球肾炎// 王海燕.肾脏病学.2 版.北京:人民卫生出版社,1996:595.
299. Classock RJ, Cohen AH, Adler SG. Rapid progressive glomerulonephritis// Brenner BM. The kidney. philadephia: W.B. Saunder Company, 1996:1403.
300. Takeda T, Naikiy, Yonekawa S, et al. An experience of treatment of double positive mychoperoxidase antineutrophil cytoplasmic antibodies(MPO-ANCA) and antiglomerular basement membrane antibodies in Goodpasture's syndrome onsent of cresentic glomerulonephritis. Nippon-Jinzo-Gakkai shi,1998,40:591-599.
301. Meyers KE, Kinniry PA, Kalluri R, et al. Human Goodpasture anti-alpha3 (Ⅳ) NCl autoantibodies share structural determinants. Kidney Int, 1998, 53(2):402-407.
302. Weber M. Strueture and antigenicity of the glomerular basement membrane. Verb Dtsch Ges pathol,1989,73:6-12.
303. kaiiuri R, Meyers K, Mogyorosi A, et al. Goodpasture syndrome involving overlap with Wegener's granulomalosis and anti-glomerular basement membrane disease. J Am Soc Nephrol,1997,8:1795-1785.
304. Hellmark T, Niles JL, Collins AB, et al. Comparison of anti- GBM antibodies in sera with or without ANCA. J Am Soc Nephrol,1997, 8:376-383.
305. Jayne DR, Marshall PD, Jones SJ, et al. Autoantibodies to GBM and neutrophil cytoplasm in rapidly glomerulonephritis. Kidney Int, 1990,37:965-972.
306. Alkins RC, Nikoloc-Paterson DJ,Song Q, et al. Modultors of crescentic glomerulonephritis. Am J Soc Nephrol, 1996,7: 2771-2779.

307. 曾彩红,陈惠萍. 72 例新月体肾炎的临床分析. 肾脏病透析与移植杂志,1996,2:6-9.
308. 谌贻璞. 急性肾小球肾炎// 陈灏珠. 内科学. 4 版. 北京:人民卫生出版社,1996:470.
309. Pettersson EE, Sundelien B, Heigl Z. Incidence and outcome of pauce-immune necrotizing and crescentic glomerulonephritis in adult. Clin Nephrol, 1995,43:141-148.
310. Andrassy K, Kuster S, Waldberr R, et al. Antineutrophil cytoplasmic autoantibodies and assoiated disease: A Review. Am J Kidney Dis,1990,15:517-524.
311. Zent R, Smit Van Zyl R, Duffield M, et al. Crescentic nephritis at Goote Schuur Hospital, South Africa-not a benign discase. Clin Nephrol,1994,42:22-30.
312. Herody M, Borbric G, Gouarin C, et al. Anti-GMB disease: predictive value of Clinical, histological and serological data. Clin Nephrol, 1993,40:249-257.
313. Couser WG. Rapidly Progressive glomevulopephritis: Classification, pathogenetic mechanisms and therapy. Am J Kidney Dis, 1988,11:449-458.
314. Edekstein CL, Bates WD. Subtypes of acute postinfectious glomerulonephritis: A Clinicopathological correlation. Clin Nephrol, 1992,38:311-319.
315. Tojani A, Inguli E. Poststrepcoccal glomerulonephritis-current clinical and pathologic concepts. Nephron. 1990,55:1-10.
316. Foster MH, Cizman B, Madaio MP. Nephritogenic autoantibodies in systemic Lupus erythematosus, immunochmical properties, mechanisims of immune deposition and genetic origins. Lab Invest, 1993, 69:494-503.
317. Desai Metha, Mao C, Rajagpalans, et al. Structure and specificity of T cell reccptors expressed by potentially pathogenic anti-DNA autoantibody-inducing Tcell in human lupus. J Exp Eed, 1995,95:531-538.
318. Winfield JB, Mimura T. Pathogenetic Significance of antilymphocyte autoantibodies in systemic lupus erythematosus. Clin Immunol Immunopathol, 1992,63:13-22.
319. Austin HA, Boumpas DT, Vaughan EM, et al. Predicting renal outcomes in severe lupus nephritis contributions of clinical and histological date. Kidney Int, 1994,45:544-553.
320. Schwatz MM, Lan SP, Bernatein J, et al. Role of pathology indices in the management of severe lupus glomerulonephritis. Kidney Int, 1992,42:743-753.
321. Falk RJ. ANCA-associated disease. kidney Int, 1990,38:998-2000.
322. Jennette JC, Falk RJ. The pathology of vasculitis involving the kidney. Am J Kidney Dis, 1994,24:130-138.
323. Robinson AJ. ANCA and the systemic necrotiging vasculitides. Nepthrol Dialy Transplant, 1994,9:119-125.
324. Falk RJ, Jennette JC. ANCA small-vessel vasculitis. J Am Soc Nephrol, 1997,8:314-322.
325. Amico GD, Sinico RA, Ferraio F. Renal vasculitis. Nephrol Dial Transplant, 1996,11(Suppl):S69-S76.
326. 刘娜,赵明辉,章友康. 急进性肾炎中抗肾小球 GBM 抗体及 ANCA 的检测及其临床意义. 中华内科杂志, 1999,38:184-192.
327. Kallenbery DGM. ANCA: Current diagnosis and pathophysiological potential. Kidney Int, 1994,46:1-8.
328. 赵明辉, 章友康,刘玉春,等. 抗中性粒细胞胞浆抗体相关性小血管炎的临床表现. 肾脏病与透析移植杂志, 1999,8:210-217.
329. Esnault VLM, Testa A, Audrain M, et al. Alpha 1-antitrypsin genetic polymorphism in ANCA positive systemic vasculitis. Kidney Int, 1993,43:193-198.
330. 刘志红,俞雨生. 抗中性粒细胞抗体相关性小血管炎. 肾脏病与透析移值杂志, 1998,2:17-22.
331. Maclennau ICM, Drayson M, Dunn J. Multiple myeloma. Br Med J, 1994:308:1033.
332. Sanders DW. Pathogenesis and treatment of myeloma kidney. J Lab Clin Med, 1994,124:484-488.
333. 关天俊. 骨髓瘤肾病的发病机制与治疗进展. 肾脏病与透析移植杂志, 1996,5:50.
334. 陈惠萍,曾彩虹. 多发性骨髓瘤肾损害——管型肾病. 肾脏病与透析移植杂志, 1997,6:582.
335. 章友康. 多发性骨髓瘤肾损害. 肾脏病与透析移植杂志, 1993,2:290-298.
336. 胡伟新,陈惠萍,唐政,等. 多发性骨髓瘤肾脏受累的临床及病理分析. 肾脏病与透析移植杂志, 1996,5:28-33.
337. 陈惠萍. 骨髓瘤造成的急性肾损伤. 肾脏病与透析移植杂志, 1994,5:88-95.
338. Lunovidov IM. Functional state of the kidney of patients with severe craniocerebral injuries. Zh Nevropatol Psikhiatr, 1977,77(11):1655-1663.
339. Sitprija V. Tangchai P. Renal failure in intracranial lesions of function of juxtamedullary nephrons. Am J Med, 1973, 54

(2):241-248.

340. Bertrand YM, Hermant A, Mahieu P, et al. Intracranial pressure changes in patients with head trauma during haemodialysis. Intensive Care Med, 1983, 9(6):321-328.
341. Thicoipe M, Stoiber HP, Maurette P, et al. Changes in intracranial pressure in sever head injured patients in hemodialysis. Arm Fr Anesth Reanim, 1988, 7(4):336-338.
342. Caruso DM, Vishteh AG, Greene KA, et al. Continuous hemodialysis for the management of acute renal failure in the presence of cerebellar hemorrhage. Case report. J Neurosurg, 1998, 89(4):649-656.
343. 麦慈光. 颅脑术后急性肾衰竭的腹膜透析治疗. 中华肾脏病杂志, 1998, 14(4): 263-267.
344. 万明光,史炜. 重型颅脑损伤并急性肾衰竭24例分析. 中国民间疗法, 2009, 17(11):42.
345. 李国前,吴建平,何伟民. 中青年脑出血并发肾功能异常. 中华肾脏病杂志, 1995, 4:56.
346. 孙明光,刘伟,任莹,等. 肿瘤溶解综合征的诊断和治疗进展. 医学综述, 2009, 15(23): 3551-355.
347. 纪国超,李志春,杨晓哲. 急性肿瘤溶解综合征12例临床分析. 中国实用医药, 2009, 4(9): 166-168.
348. 廖承琳,潘家骅,吕勇,等. 成功救治出生50天婴儿食用含三聚氰胺奶粉导致急性肾衰竭报告. 安徽医学, 2008, 29(6):674-677.
349. 文建国,李真珍,张红,等. 三聚氰胺污染奶粉喂养婴幼儿致双肾结石50例分析. 郑州大学学报(医学版), 2009, 44(1):4-8.
350. 庄永泽,魏丽芳,赖国祥,等. 重症中暑患者急性肾损害的临床分析. 中国中西医结合肾病杂志, 2009, 10(2):134-137.
351. Fraser DW, Tsai TR. WO, et al. Legionnaires' Disease: description of an epidemic of pneumonia. N Engl J Med, 1977, 297:1189.
352. Tsai TR, Finn DR, Plikaytis BD, et al. Legionnaires' Disease: clinical features of the epidemic in Philadelphia. Ann Intern Med, 1979, 90:509.
353. Johnson DA, Etter HS. Legionnaires' Disease with rhabdomyolysis and acute reversible myoglobinuric renal failure. South Med J, 1984, 77(6):777.
354. Shah A, Check F, Baskin S, et al. Legionnaires' Disease and acute failure: case report and review. Clin Infect Dis, 1992, 14(1):204.
355. Fenves AZ. Legionnaires' Disease associated with acute renal failure: a report of cases and review of the literature. Clin Nephrol 1985, 23(2):96.
356. Verhaeverbeke I, Van der Niepen P, Sennesael J, et al. Legionnaires' Disease and acuete renal insufficiency: report of a case and review of the literature. Acta Clin Belg, 1995, 50(6):363.
357. Lin SL, Chan HS, Yu CJ, et al. Legionnaires' Disease with acute renal failure: report of two cases, 1995, 94(3):123.
358. 芮宏亮,谌贻璞,李安,等. 四种不同感染所致急性间质性肾炎. 医师进修杂志, 2003, 26(5): 23-26.
359. 陈威,刘莹莹,赵丽娟. 甲型H1N1流感合并急性肾衰竭、血栓性微血管病1例. 解放军医学杂志, 2010, 35(1):116.
360. 胡宗慧. 恶性疟合并急性肾衰竭和肺水肿致死1例报告. 实用寄生虫病杂志, 2002, 10(2): 69.
361. Bruno P, Hassell LH, et al. The protean manifestations of Hemorrhagic fever with renal syndrome: a retro-spective review of 26 cases from korea. Ann Intern Med, 1990, 113: 385-92.
362. Schmaljohn CS, Hasty SE, et al. Antigenic and genetic properties of viruses linked to hemorrhagic fever with renal syndrome. Science, 1985, 227:1041-1049.
363. 鲁猛厚,曾庆善. 肾综合征出血热肾脏超微结构改变的研究. 中国现代医学杂志, 1998, 3(8):3-4.
364. Billheden J, Boman J. Glomerular basement membrane antibodies in hantavirus disease (hemorrhagic fever with renal syndrome). Clinical Nephology, 1997, 48:137-144.
365. Jokinen EJ, Lahdevirta J, Collan Y. Nephropathia epidemica: immunohis- tochemical study of pathogenesis. Clin Nephrol, 1978, 9:1-10.
366. Mustonen J, Helin H. Renal biopsy fidings and clinicopathologic correlations in nephropathia epidemica. Clin Nephrol, 1994, 41:121-130.
367. 陈惠萍,张景红,黎磊石,等. 流行性出血热肾组织学特点及临床的联系, 1993, 9(6):329-332.
368. Settergren B, Trollfors B, Fasth A, et al. Glomerular filtration rate and tubular involvement during acute disea-se and convalescence in patients with nephropathia epidemica. J Infect Dis, 1990, 161:716-725.
369. 彭华彬,李瑞昌,等. 巯甲丙脯酸、酚妥拉明、多巴胺、硝苯地平和山莨菪碱对肾综合征出血热患者肾功能的影响. 中国危重病急救医学,1998,10(5):289-293.
370. 郭榕,叶顺英. 肾综合征出血热早期诊断指标探讨. 中国媒介生物学及控制杂志,1998,9:144-149.
371. Lee HW, Lee Pw. Korean hemorrhage fever. I, Demonstration of causative antigen and antibodies. Korean J Intern Med, 1976, 19:371-378.

第九节　影响急性肾衰竭预后的因素及死因分析

王质刚

一、影响急性肾衰竭预后的因素

因目前的调查多为回顾性研究,因此给预后的评价带来了一定的难度。研究表明,性别及种族差异不能对急性肾衰竭的预后产生影响,而年龄、既往有肾功能异常、肝硬化,以及其他全身疾病则是影响预后的重要因素。若同时伴有其他疾病,如呼吸衰竭、心功能衰竭、急性心梗、肿瘤等,则预后更差。由于近年来血液净化技术的发展,人们认识到透析膜的生物相容性也是影响急性肾衰竭预后的重要因素,其中使用生物相容性好的透析膜患者死亡率较低。

目前对于急性肾衰竭的长期预后尚缺乏足够的研究,大部分随访调查都不足1年,结果显示,急性肾小管坏死的患者只有30%~40%肾功能完全恢复,5%~10%的患者发展成慢性肾炎。老年患者恢复更差,而且恢复时间较长。

(一)年龄因素

年龄通常影响ARF预后和存活率,从20世纪50年代后,ARF发病年龄逐渐增大。Bullock等(1982)报道,年龄每增加10岁,死亡的风险就增加1.65倍,30岁前ARF死亡率39.1%,30~60岁ARF死亡率明显增高,平均年龄61岁,死亡率66.6%。很显然,随着血液净化方法的增加和综合治疗水平的提高,无论年轻或年老的ARF患者存活率都在增加,年老因素的影响在缩小。

(二)基础疾病和诱发因素

导致ARF的基础疾病是决定患者预后的重要影响因素,特别是MODS、脓毒症、心血管和胃肠道疾病,死亡率可达80%。某些严重疾病死亡率也很高,继发于梗阻性疾病和泌尿外科手术的疾病死亡率较低。

诱发ARF因素对预后也有较大的影响,但取决于处理是否及时和正确。通常肾前性ARF,经过纠正血容量不足,肾功能恢复较快;肾后性ARF,早期解除梗阻,多数肾功能也可恢复;由于引发肾实质性ARF基础疾病不同,故ARF预后与基础疾病有重要的相关性。药物(如庆大霉素)、毒素(如蛇毒)和过敏(如造影剂)所致的ATN,因为这些药物或毒物往往是一过性损害,或早期采取预防措施,大多数ARF也容易恢复;严重感染、某些肿瘤本身或化疗药物或由系统疾病引发的ARF,因为有不可去除的致病因素,所以ARF预后差,特别合并多脏衰、脓毒症后死亡率非常高。严重创伤(包括挤压伤)、烧伤等,死亡率为50%~60%。与产科相关的ARF如果早期结束妊娠,多数ARF可以恢复。

Coca等[1]对35 302例首次行心脏手术的糖尿病患者进行回顾性队列研究,发现手术后ARF严重程度及病程长短与患者长期预后呈显著的相关性,病程较长的患者死亡率显著升高。

(三)ARF 的损伤程度

中毒和缺血导致的 ARF 有相似的死亡率,非少尿型 ARF 存活率高(74%),而少尿型 ARF 为 50%,还有一个报道分别为 62% 和 18%。一组非透析的 ARF 资料表明,血肌酐值和死亡率呈线性正相关。

(四)并发症

严格地讲,因为有了肾脏替代治疗,ARF 不应该直接导致死亡,所以说 ARF 主要死于并发症。脓毒症、休克、MODS 及出血是最常见的死亡原因,无感染 ARF 存活率 80%,而有感染者为 30%。伴脓毒症休克、心衰,特别是 MOF 死亡率高。一组对比资料表明,无并发症的 ARF 死亡率为 10%,而合并 MOF 者为 70%,特别是合并肺和中枢神经系统疾病者死亡率最高。出血并发症给肾脏替代治疗带来困难,但是现在应用局部枸橼酸盐抗凝和无肝素透析有了很大的方便。

二、急性肾衰竭死亡原因分析

Kjellstrand 等[2]报道,总结 2 000 例透析治疗的 ARF 死亡原因,感染居首位,其次是心脏病变(如急性心肌梗死、心衰)、肺功能障碍、胃肠病史(出血或穿孔)和中枢神经系统病变(脑出血、脑水肿、不明原因的昏迷)。还有高血钾、洋地黄中毒和透析技术故障。北京友谊医院资料表明,ARF 死于感染的 48%、心衰的 28%、ARDS 的 24%。张磊[3]观察 41 例急性肾衰竭,病因包括中毒 8 例、急进性肾炎 2 例、肾病综合征合并严重感染 2 例、免疫性疾病 3 例、感染性休克 3 例、梗阻性肾病 2 例、肿瘤 5 例、外科手术 4 例、急性心肌梗死 3 例、外伤 5 例、流行性出血热 2 例、脑血管意外 2 例。分为肾性因素 27 例,占 65.8%,肾前性因素 11 例,占 26.8%,肾后性因素 3 例,占 7.3%。全部患者入院时病情均较重,26 例接受了血液透析治疗,其中 3 例行连续性肾脏替代(CRRT)治疗,12 例因各种原因未接受肾脏替代治疗,仅予以药物治疗。死因分析,直接死亡原因有多器官功能衰竭 22 例,占 53.66%;重度感染 8 例,占 19.51%;两者占总死亡数 73.2%。王妍春[4]在 1990 年 3 月至 2001 年 3 月收治 142 例急性肾衰竭(ARF)患者,死亡 42 例,病死率 29.6%。42 例中有 13 例未接受血液净化治疗,其余 29 例均接受常规血液透析、血液滤过或腹膜透析治疗。死亡原因除 1 例于多尿期死于低钾血症外,均为多脏器功能衰竭(MOF),合并感染者 25 例(包括肺部感染、泌尿系感染)。近年来因对 ARF 发病机制的认识和血液透析的支持,使病死率已降至 20% ~30%。孙川等[5]选择 84 例 ARF 死亡病例,患者按年龄分为老年组和成人组,其中老年组≥60 岁 54 例,成年组 <60 岁 30 例。经统计检验分析,感染占第一位死因(30.95%),其中老年组和成年组分别为 40.74% 和 13.33%;第二位死因为心衰,占总数 23.81%,两组分别为 18.52% 和 36.67%;第三位死因是脑血管意外,两组分别为 22.22% 和 26.67%。Avasthi[6]等研究显示,ICU 病房 ARF 的死亡率达 62%,死亡率与 MOF 发生器官数量、AKI 和脓毒症具有显著相关性。

三、预防急性肾衰竭的策略

ARF 的发病率及死亡率居高不下,治疗效果不甚满意,故预防极为重要。积极治疗原发病,及时发现导致急性肾小管坏死的危险因素并早期加以去除,是防止 ARF 发生的关键。既往有 CKD 病史、老年人、糖尿病、高血压、肾病综合征、冠心病、周围血管疾病等等是发生 ARF 的高危因素。对于 ARF 高危患者,事先应仔细评估其暴露于肾毒性药物或肾毒性诊断、治疗性操作的必要性,评估是否能够采用无肾毒性或肾毒性较小的药物或操作。例如两性霉素 B 的微脂球剂型较传统剂型肾毒性更小,离子型等渗造影剂的肾毒性较离子型高渗造影剂小。无法采用其他替代药物或操作的患者,事先应采取一些肾脏保护措施,如操作前尽量停用具有潜在肾毒性的药物如 NSAIDs 及肾血管收缩药物,调整患者的容量及血流动力学参数至最佳状态,避免肾缺血及容量缺失等。

对于缺血性 ATN 的预防,首先应做到尽早识别并纠正各种导致急性或慢性肾血流量不足的因素。

此外，急性肾小管坏死对于再次缺血性损伤高度敏感，故各种原因引起的血压下降，不论下降程度如何，都可能进一步降低肾脏血流灌注，造成再缺血损伤。由于肾脏灌注依赖充足的血管内容量，因此确保容量充分是任何治疗策略的基础。国外多项研究显示，大量补液、正性肌力药物的应用以及大量输血造成的心排血量增加和氧供增加也可能使死亡率升高。目前临床上对于患者容量状态的精确评估往往十分困难，如何确定最佳补液量是目前预防 ARF 的难点之一。此外，临床上使用的大多数 ARF 预防药物，均未获得前瞻性随机对照研究证实。多巴胺能够选择性扩张肾血管，导致尿钠排泄增加和尿量增多。剂量为0.5 μg/(kg·min)~2.0 μg/(kg·min)的多巴胺能激活多巴胺受体-1，扩张肾血管和增加肾血流量。目前国内在各种类型 ARF 的治疗中仍广泛应用多巴胺，但国外观察发现，ARF 患者接受这种所谓的"肾脏剂量"多巴胺治疗临床意义不大。前瞻性随机对照研究发现，对于早期 ARF 患者，小剂量多巴胺对血肌酐峰值、接受透析治疗的比例、住院时间、死亡率等指标并无改善作用。荟萃分析结果也提示多巴胺并不降低 ARF 患者的死亡率及对透析的需求。对危重病患者使用多巴胺治疗，可能会对脏器血供、内分泌系统以及免疫系统产生不良影响。因此，ARF 时使用多巴胺必须谨慎。此外，虽然非少尿型 ARF 的预后好于少尿型 ARF，但若干随机对照研究提示，ARF 时使用利尿剂并不有助于恢复肾功能及降低死亡率。Gubern 等[7]发现与安慰剂相比，术前给予甘露醇对术后肾功能无改善作用。两项前瞻性双盲随机对照研究也发现，与安慰剂相比，托塞米、呋塞米等利尿剂虽能增加 ARF 患者尿量，但对肾功能恢复、死亡率、对透析需求等无改善作用。Mehta 等[8]认为对于合并 ARF 的危重病患者，使用利尿剂甚至可能会增加患者死亡率。其他药物的早期使用，可能对 ATN 产生一定的预防作用，如选择性多巴胺受体 1 激动剂非诺多泮、自由基清除剂和抗氧化剂、己酮可可碱等，但未获得前瞻性随机对照研究证实。

造影剂肾病是医院获得性急性肾衰竭第二或第三位病因，且发病率上升趋势明显，尤其是对于 CKD 患者，造影剂肾病发生率更高。因此，如何有效预防并减少 CKD 人群血管造影后造影剂肾病的发生，近年来备受关注。在造影剂的肾毒性方面，2007 年以前，有循证证据显示，等渗造影剂的造影剂肾病风险低于低渗造影剂，但随后陆续发表的相关随机对照临床研究和荟萃分析显示，某些低渗造影剂用于 CKD 患者血管造影的造影剂肾病风险并不比等渗对比剂高。不同低渗造影剂相关的造影剂肾病风险并不相同。除与碘沙葡胺、碘海醇相比，碘克沙醇的造影剂肾病风险较低外，碘克沙醇与其他低渗造影剂(如碘普罗胺、碘佛醇等)相比，其造影剂肾病风险无显著差异。故目前认为造影剂肾病风险不能单纯归因于造影剂的渗透压，还与造影剂的其他理化性质如离子特性、黏度等有关，临床选择造影剂时需要综合分析造影剂的特性，非高渗(等渗或低渗)、非离子性及低黏度造影剂是较好的选择。其他目前较为肯定有益的造影剂肾病预防方案仅为充分水化，但作用有限，其余方案争议较多。造影剂肾病的药物预防方面，部分荟萃分析和小规模随机对照研究显示 N-乙酰半胱氨酸对造影剂肾病有预防作用，且较为安全。Merten 等认为静脉补充碳酸氢盐也较生理盐水预防造影剂肾病更为优越。此外，Marenzi 等[9]认为预防性血液滤过可能有助于降低造影剂肾病的发生率，提高患者存活率。但均需进一步深入研究证实。

参考文献

1. Coca SG, Parikh CR. Long-term mortality associated with aprotinin following coronary artery bypass graft surgery. JAMA, 2007, 297(22):2475-2476.

2. Kjellstrand CM, Teenan B. Acute renal failure// Jacobs C, Kjellstrand CM. Replacement of renal function by dialysis. 4th ed. Dordrecht/boston/London: kluwer academic publisrs, 1996:828-831.

3. 张磊. 急性肾衰竭的死亡病例分析. 重庆医学 2009,38(1):13-15.

4. 王妍春. 急性肾衰竭死因分析. 广东医学杂志,2002,23(2):146.

5. 孙川,樊均明,陈辉珍,等. 84 例急性肾衰竭死因分析. 职业卫生与病伤,2003,18(3):221-223.

6. Avasthi G, Sandhu JS, Mohindra K. Acute renal failure in medical and surgical intensive care units-a one year prospective

study. Ren Fail, 2003, 25 (1): 105-113.

7. Gubern JM, Martínez-Ródenas F, Sitges-Serra A, et al. Use of mannitol as a measure to prevent postoperative renal failure in patients with obstructive jaundice. Am J Surg, 1990, 159(4): 444-445.
8. Mehta RH, Sheng S, O'Brien SM, et al. Reoperation for bleeding in patients undergoing coronary artery bypass surgery: incidence, risk factors, time trends, and outcomes. Circ Cardiovasc Qual Outcomes, 2009, 2(6): 583-590.
9. Marenzi G, Lauri G, Campodonico J, et al. Comparison of two hemofiltration protocols for prevention of contrast-induced nephropathy in high-risk patients. Am J Med, 2006, 119(2): 155-162.

第二十二章

肾衰竭与透析治疗的临床药理学

于　阳　郑法雷　郭维方

第一节　肾脏与临床药理

于　阳　郑法雷　郭维方

肾脏是重要的排泄器官同时也是一个内分泌器官，参与一些激素的生成、代谢。肾血运丰富，血流量大，排泄外、内源性化学物质（包括药物及其代谢产物）是肾脏的重要功能。临床所用药物中约有2/3完全或部分经肾排泄。有些药物首先经肝代谢酶的作用发生化学变化，成为极性代谢产物从尿中排除。大多数药物以无活性的代谢产物排出，也有许多药物以活性代谢产物排出。因此，肾功能的变化必然会引起药代动力学和药效动力学的变化，对于以原形经肾排泄的药物，肾功能减低对其药代动力学和药效动力学的影响更大。药物排泄减少可能使药物的有效浓度和中毒浓度间的差距缩小，易出现药物的毒性反应。而慢性肾衰竭患者往往应用多种药物，药物的相互作用也经常发生；在进行透析治疗的患者中，由于药物排出途径的改变，药物的作用和副作用也会发生改变。因此，慢性肾衰竭患者的用药与肾功能正常者不同，需兼顾保证疗效和防止副作用两个方面，多数药物需调整治疗方案，包括用药剂量和（或）用药时间间隔。

一、肾脏在药物代谢、清除中的作用

许多药物经肾排泄，有些药物的活性代谢产物经肾排泄，肾是药物排泄的主要器官，通过肾小球滤过、肾小管分泌、再吸收等过程转运，药物以不同方式自肾排出。

（一）主要以原形自肾排出

直接由肾脏排泄的药物，如阿昔洛韦（Acyclovir）、氨基糖苷类（Aminoglycosides）、氨苄西林（Ampicillin）、阿替洛尔（Atenolol）、青霉素G、地高辛（Digoxin）、万古霉素（Vancomycin）、维生素B_{12}等。

（二）主要经肾排出活性代谢产物

药物活性代谢产物经肾脏排出，如醋丁洛尔（Acebutolol）、硫唑嘌呤（Azathioprine）、卜托普利（Captopri）、依那普利（Enalapril）、甲基多巴（Methyldopa）、普鲁卡因苄胺（Procainamide）等。

如果药物的30%或以上以原形经肾排出，在肾功能不全时就易造成蓄积。有些药物即使不以原形经肾排出，在肾功能不全时也可能蓄积如非甾体抗炎药的葡萄糖醛酸结合物。酮洛芬（Ketoprofen）以原形物排出只有10%左右，大多数是以其代谢产物葡萄糖醛酸结合物形式自尿排出，肾功能不全时，酮洛芬及其葡萄糖醛酸结合物在血中聚积，血药浓度升高。

（三）肾是一些药物灭活的主要场所

由肾脏灭活的药物，主要是一些肽类，如胰岛素、胰高血糖素、甲状旁腺激素（PTH）、注射用亚胺培南/西司他丁钠（泰能），在肾功不全时灭活减少，体内浓度将增高。

（四）肾小球滤过

未与蛋白结合的药物可通过肾小球滤过，与蛋白高度结合的药物，如非甾体抗炎药、青霉素类和利尿剂等难以通过滤过方式清除，特别是携带阴电荷的药物，如肝素不能自由通过肾小球滤过屏障。当药物与血浆蛋白结合显著下降时（如与蛋白结合率由99%下降到95%），活性药物浓度将上升4倍。

（五）主动分泌

药物由肾小管周围毛细血管进入肾小管腔，对于与蛋白高度结合的药物这是一个更为有效的清除机制。因为约80%的肾血浆流量（RPF）进入肾小管，而仅约20%的肾血浆流量通过肾小球，与蛋白结合的药物容易经肾小管分泌。于近端小管有两套独立的分泌系统，有机阴离子系统分泌酸性物质，如阿司匹林、青霉素、呋塞米；另一个系统分泌碱性物质，如麻黄碱、西咪替丁、吗啡等。当肾小管尿液偏碱性时弱酸性药物排泄较快，偏酸性时弱酸性药物排泄减少。反之，效果相反。

二、肾衰对药代动力学和药效动力学的影响

（一）药物的吸收和分布

影响口服药物的吸收和生物利用度的因素有：药物的物理化学特性、组成、剂型、吸收表面的完整性、胃肠道的其他物质以及药物在肠黏膜和肝脏的系统前生物转化等。慢性肾衰竭（CRF）时，由于胃肠道水肿、恶心、呕吐、自主神经病变，以及应用磷结合剂等因素均可能使药物的吸收下降；尿毒症毒素和胃肠道水肿也使胃pH、胃排空时间和药物的生物利用度改变，影响药物的吸收量、程度和速率。例如，肾衰竭可减低β受体阻滞剂的系统前转化，增加血循环中活性分子的血浆浓度。腹膜透析患者并发腹膜炎时肠蠕动减弱，药物的吸收也可有所下降。

药物的分布与药物的理化特性和患者个体的代谢差异有关。所谓表观分布容积（V_d），是指体内药物总量平衡后，按测得的血浆药物浓度计算时该药应占有的体液容积，V_d可以反映药物分布的广泛程度或与组织中大分子的结合程度。例如，当某药物V_d为4 L时，约等于正常成人的血浆容积，说明该药物全部集中在血浆中；V_d为14 L时，分布在细胞外液；V_d为41 L时，分布在细胞内但不被组织结合；据此，可以此类推药物在体内的分布情况。慢性肾衰竭时，甲氨蝶呤（Methotrexate）、地高辛等药物与组织结合减少，分布容积下降。一般来说，地高辛和心肌及其他组织高度结合，其300～500 L分布容积的药物由Na^+-K^+-ATP转运，血浆浓度很低。在肾衰竭时，转运抑制物质积聚，可从组织结合部位置换出地高辛，减少其分布容积。这些抑制物质还与检测地高辛所用的地高辛抗体结合，使得未用过地高辛的患者也出现治疗水平的地高辛浓度，造成一种假象，临床医师对此应有所了解。由于细胞内外pH不同（为7.0和7.4），弱碱性药物易在细胞内积聚，弱酸性药物易在细胞外积聚。肾功能不全时，血气和血pH发生改变，影响药物的结合、分布和生物转化。

血浆蛋白结合率是影响药物分布的重要因素。在尿毒症患者体内既存在蛋白结合减少的因素，也有一些增加蛋白结合的因素。营养不良时常有血清蛋白水平降低，因而低蛋白血症使药物与蛋白结合减少；某些尿毒症毒素可降低白蛋白与多种药物的亲和力，因而也可使药物-蛋白结合减少。由于CRF时常伴有慢性酸中毒，而有机酸可与酸性药物竞争蛋白结合位点，所以酸性药物与蛋白的结合可能减少。如

头孢菌素(Cephalosporins)、依米配能(Imipenein)、万古霉素(Vancomycin)、环丙沙星(Ciprofloxacin)在慢性肾衰竭时与蛋白的结合率下降,因而其血浆游离药物水平升高。而碱性药物如妥布霉素(Tobramycin)与血清非白蛋白的结合增加,因而其游离水平升高。而碱性药物由于尿毒症时急性反应性 λ-酸性糖蛋白水平降低,碱性药物的蛋白结合增加。一般地说,由于 CRF 时常存在低蛋白血症、酸中毒及尿毒症毒素蓄积等情况,因此 CRF 时在药物总浓度相对降低或不变的情况下,常可使药物的血浆游离浓度升高。但是一些与蛋白高度结合的药物,如苯妥英(Phenytoin)、Valproate 和华法林与蛋白结合减少,其游离药物浓度却不一定升高,其作用也未增强。这是由于到达代谢器官肝脏的游离药物也增加,从而使肾功能不全患者的血药浓度和非肾衰患者相同。

(二)药物的代谢

肾衰时由于药物的相互作用和肝酶抑制剂及诱导剂的影响,肝的氧化、降解、水解作用常发生变化。药物的相互作用还可竞争性抑制代谢过程或增强生物转化过程,而有些药物的代谢产物有药理学作用,并在 CRF 时蓄积。肾小管上皮细胞存在细胞色素 P_{450}(cytochrome,P_{450}),因此肾可参加某些药物的代谢,如内源性维生素 D 的代谢和外源性胰岛素的分解,在 CRF 时此种作用均有明显下降。

(三)药物的清除

药物的血浆清除率常用下述公式表示:

$$Cp = Cr + Cnr \qquad (22\text{-}1\text{-}1)$$

式中 Cp——血浆清除率;

Cr——肾清除率;

Cnr——非肾清除率。

肾衰竭患者,药物的肾脏清除率明显下降,如其他清除途径能充分代偿,则 Cp 保持不变。药物的肾清除取决于肾小球滤过率和肾小管的转运,多数药物是部分以原形、部分以代谢物形式经肾小球滤过,其滤过率取决于肾小球滤过率和药物与血浆蛋白的结合程度。与血浆蛋白结合的药物不经肾小球滤过,脂溶性药物经肾小球滤过后大部分被肾小管重吸收,水溶性药物重吸收则相对较少。游离和极性小的药物较易通过肾小球滤过屏障。若肾小球滤过率下降,则肾对药物的清除减少。肾小管细胞有两种转运系统,即有机酸转运系统和有机碱转运系统,前者转运酸性药物,如双氢克尿噻、丙磺舒、青霉素 G、水杨酸类药物,后者转运碱性药物,如普鲁卡因苄胺、链霉素等。肾近曲小管对有机酸类(如美卡拉明)及有机碱类(如青霉素 G、丙磺舒、水杨酸类)有主动分泌功能。分泌机制相同的药物联合应用时可产生竞争性抑制作用,如丙磺舒和青霉素 G 都经酸性转运系统分泌,临床上丙磺舒和青霉素 G 合用能减少青霉素 G 的排泄,提高其血药浓度,增强疗效。由于肾脏既可排泄酸性物质也可排泄碱性物质,所以尿液的酸碱度可在很大范围内变化;若肾脏排泄酸性物质较多,则尿液偏酸性,若肾脏排泄碱性物质较多,则尿液偏碱性。同时,由于球-管反馈的存在,当肾小球滤过酸性物质较多时,肾小管则对酸性物质的重吸收增多;当肾小球排泄碱性物质较多时,肾小管则对碱性物质的重吸收增多。由于这一原因在临床上使尿液酸化可增加弱酸性药物的重吸收而减少其尿中排出量,同时可减少弱碱性药物的重吸收而增加其尿中排出量,反之亦然。肾衰竭时,内源性配基积聚和酸性药物的竞争使肾小管的转运和有机酸的分泌受到影响。由于肾衰竭时的竞争性分泌,甲氨蝶呤、磺脲类(Sulfonylureas)、青霉素和环孢素的毒性增加。利尿剂需要有机阴离子分泌活动将其运送到器官有关部位,从而抑制 Na^+ 和 Cl^- 的运输;若有机阴离子分泌活动下降,则出现“利尿剂抵抗综合征”,利尿作用显著减弱。一些有机碱如西咪替丁(Cimetidine)、普鲁卡因胺(Procainamide)和乙烷(Ethambutol)也经肾小管分泌,其他一些有机碱可竞争性干扰其分泌,这在近端小管 S_2 段和 S_3 段较显著。

血浆半衰期($t_{1/2}$)是药物血浆浓度降低一半所需的时间,许多医生认为药物的半衰期($t_{1/2}$)即代表药物的清除,$t_{1/2}$变化等于药物清除的变化,两者相关,即清除下降一半,$t_{1/2}$增加一倍。进而得出 $t_{1/2}$ 延长则清除减少,应减少药物的维持量。这种对药物清除率(Cl)和 $t_{1/2}$ 数学关系的误解在肾功能不全的患者可造成错误的维持量。一级动力学过程,$t_{1/2}$、V_d、Cl 之间的关系可用下述公式表示:$t_{1/2} = 0.693 \cdot V_d / Cl$。

$t_{1/2}$变化可能是 V_d 变化，也可能是 Cl 变化，或两者均变化。若 V_d 变化使得 $t_{1/2}$变化，则应增加负荷量，而维持量不变。如果错误地认为 $t_{1/2}$增加是由于 Cl 减少，而负荷量不变，减少维持量，可导致负荷量太小，维持量过低不能达到有效浓度。因此，$t_{1/2}$应用于预测达到稳态浓度的时间，一般 3.3 个 $t_{1/2}$可达到 90% 的稳态浓度。$t_{1/2}$受 V_d 和 Cl 影响，不能直接预测负荷量和维持量。

（四）活性代谢产物

有些药物本身不经肾排出，但其转换为活性代谢产物经肾排出。如麦佩里定（Meperiding）转化为盐酸麦佩里定，即哌替啶，虽不像其母体是麻醉药，但也有中枢神经刺激作用，在肾功能不全的患者可能蓄积，特别在老年患者，即使肾功能不全很轻，也可能达到中毒浓度，导致癫痫发作。因此，在肾功能不全的患者要减量或不用。

（五）肾衰竭对药效动力学的影响

靶器官的敏感性增高时，某些药物如麻醉药、镇静剂等药物透过血脑屏障增多，中枢神经系统中毒的机会增多。胃肠黏膜对阿司匹林等药物的敏感性增加。由于 K^+ 和 Ca^{2+} 等电解质变化，心肌细胞对洋地黄类药物的敏感性增高。

药物分布的变化引起药效动力学变化，药物的蛋白结合率下降使药物的有效血浓度升高，药物的药理作用和某些副作用可能增加。酸中毒时，肾小管对某些药物如苯巴比妥的降解减少，重吸收增多，药物的药效学可能增强。

三、临床药理与合理用药

临床药理是近几十年随着高科技发展起来的一门新兴学科，它是研究药物在人体内作用规律和人体与药物之间相互作用的学科。该学科的主要内容包括临床药物代谢动力学、血药浓度测定、治疗药物监测、药物相互作用、药物不良反应监测等，目的是为了安全、合理用药。尤其关注一些特殊人群的合理用药；如老人、儿童、孕妇以及肝肾功能障碍、免疫功能低下的患者。肾功能不全和进行血液净化治疗的患者属于临床药理关注的特殊人群，我们将按照临床药理的要求介绍如何做到安全、合理用药，以下简单介绍临床药理的有关内容。

（一）临床药物动力学

药物进入机体后要经过吸收、分布、生物转化、排泄等动态过程。临床药代动力学是研究临床用药过程中人体对于药物处置的动力学过程以及各种临床条件对于上述过程的影响，用以预测血药水平、了解药物的“治疗窗”（therapeutic window），据此制定最佳给药方案。这对于安全范围窄、个体差异大、特殊患者群的合理用药尤为重要。研究药物动力学的主要手段：①通过某种途径给予人体一定剂量的药物；②测定给药后不同时间的血药浓度及排泄物（如尿）浓度，由此可以得出血药浓度的峰值、达峰时间、谷值、计算半衰期、曲线下面积、分布容积、生物利用度等临床所需的参数。为深入了解、模拟药物在体内的分布运转的复杂过程，进而用数学方法推导出房室模型，通常将机体看作多房室组成的系统，如果药物进入机体后迅速分布，血浆与组织达到平衡，属一室模型，但大多数药物；进入机体后需要经过一段时间才达到平衡则属二室或多室模型。此外，药物运转的速率也有线性与非线性之别，这些都需要复杂的运算。故对于临床医生来说，限于专业范围，只能先一般了解房室模型的概念，显然更为重要的是理解各参数的临床意义和用法。随着临床药理学的发展，为了合理用药，药政部门已要求药品的说明书必须有临床药理的内容和参数，如果不知道各参数的意义就看不懂说明书，安全合理用药岂不成了空话？

1. 血药浓度测定　了解药物进入体内的动态变化，需能在血中或组织中测得到该药，但药物在血中的浓度往往只有微量，为 μg/ml 或 ng/ml 水平，用临床常用的检测手段难以直接查出，必须用灵敏、准确、专一、可靠的测定方法。近年，随着高科技的发展，采用各种精密仪器，血药浓度测定才成为可能。目前常用的方法有：光谱法、色谱法、免疫法和生物法等。大多数情况下，药物在作用部位的浓度与药效呈正相关，而血中药物浓度能粗略反映体内浓度和药量。目前每种新药都要测定血药浓度，做动力学分析，制定给药方案。测前要明确目的，了解所测的成分是原药还是代谢产物？该代谢产物有无药效？该药的治疗范围、峰值、谷值、中毒浓度等。由于给药后药物浓度在体内呈动态变化，在给药后不同时间采血，结果肯定不同，因此取血时间就非常重要，如环孢素一般要求取谷值（下次服药前），大家都取谷值才可以进行分析、比较。

血药浓度测定的结果，需要结合临床进行分析。应注意，血药浓度不存在正常值，只有作为参考的有效或安全范围，由于影响测定结果的因素很多，不可根据一次结果就下结论。

2. 常用药物动力学参数

（1）血药浓度峰值（C_{max}）。指给药后血药浓度的最高值，以 mg/L 或 μg/ml、ng/ml 表示。

（2）血药浓度谷值（C_{tough}）。指下次给药前的血药浓度。

（3）血药浓度最低值（C_{min}）。给药后血药浓度的最小值。

（4）稳态血药浓度（C_{ss}）。按半衰期间隔给药，经 5 ~7 个半衰期后血药浓度达到稳态，此时，药物浓度周期性在一定范围波动，称稳态。

（5）给药间隔（τ）。间隔小时。

（6）达峰时间（h）t_{max}。血药浓度达到峰值的时间（图 22-1-1）。

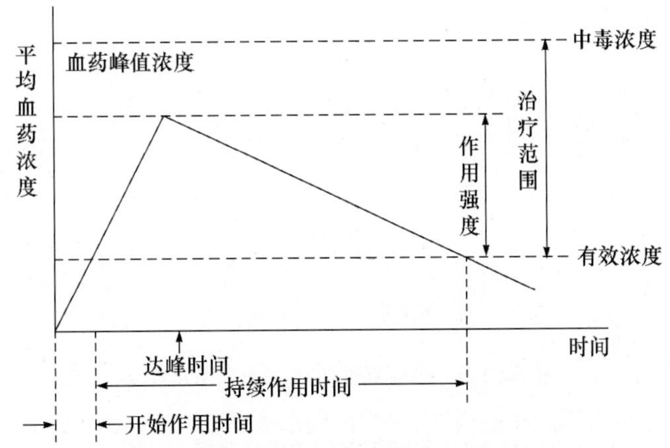

图 22-1-1 药-时曲线及药物浓度作用关系

（7）曲线下面积 *AUC*（area under curve）。药物进入血循环至完全排出体外的药-时曲线下形成的面积，以 mg/（h · L）表示，代表体内药量，用于评价药物吸收的程度（图 22-1-2）。

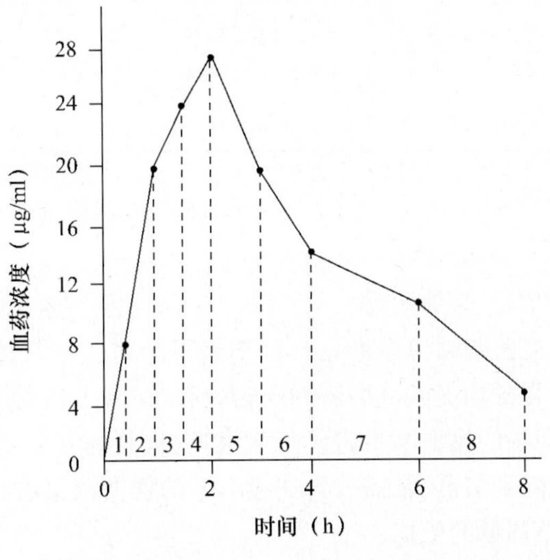

图 22-1-2 曲线下面积（*AUC*）为不同时间曲线下梯形面积相加

(8)生物利用度 F(Bioavailability)。指药物吸收进入体循环的药量与速度，是评价药剂质量、生物等效性的重要指标。生物利用度计算有以下两种情况：

$$绝对生物利用度\ F\% = 检品非静注的\ AUC/相同剂量静注\ AUC \quad (22\text{-}1\text{-}2)$$

$$相对生物利用度\ F\% = 检品口服的\ AUC/相同剂量参比标准品口服的\ AUC \quad (22\text{-}1\text{-}3)$$

生物利用度用于判断药物吸收程度，评价药物质量等，但同一药物的不同剂型、批号，其生物利用度可有很大差异。

(9)表观分布容积(apparent volume distribution, V_d)。指体内药物总量平衡后，按测得的血浆药物浓度计算时该药应占有的体液容积，Vd 以 L/kg 表示，不代表具体的生理空间，V_d 值反映药物分布的广泛程度或与组织中大分子的结合程度，值越大表明分布越广。

$$V_d(L) = D_0/C_0 \quad (22\text{-}1\text{-}4)$$

式中 D_0——初始给药剂量(mg)；

C_0——初始血药浓度(mg/L)。

(10)消除半衰期 $t_{1/2}$(h)。通常指体内药量消除一半所需时间或血浆药物浓度下降一半所需时间，以分钟、小时或天表示，是制定给药间隔参考的重要参数，见图 22-1-3，表 22-1-1。

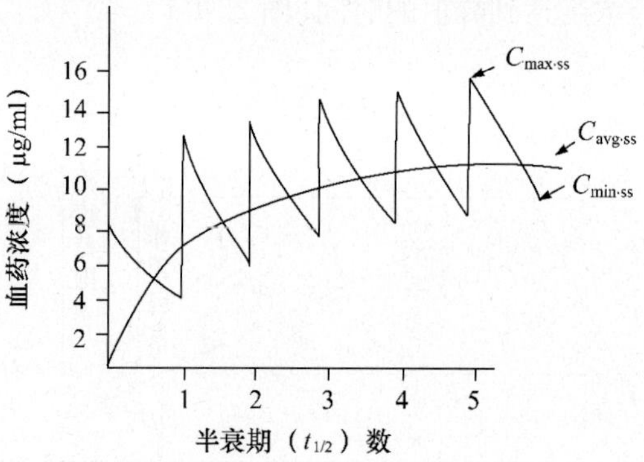

图 22-1-3 半衰期数与稳态血药浓度关系

表 22-1-1 半衰期与体内残余药量的关系

半衰期数	药量失去部分	药量残余部分
1	0.500	0.500
2	0.750	0.250
3	0.875	0.125
4	0.938	0.062
5	0.969	0.031
6	0.984	0.016

(11)清除率(Cl)。表示单位时间有多大容积血浆所含有的药物被清除，以 ml/min 表示，与内生肌酐清除率同理。

(12)药物与蛋白结合率(PB)。以%表示。

3. 肾功能不全时将显著改变药物动力学参数　肾功能不全时代谢产物蓄积，水、电解质及酸碱失衡均影响药物代谢和清除。由于胃肠功能紊乱会影响药物吸收、口服生物利用度、体液平衡紊乱，改变药物分布容积，影响药物的清除。药物的排泄减少将延长半衰期，同样也延长达到稳态所需时间。因此为了达到最大的治疗效果和将毒性降到最低，常需按肾功能不全的程度调整给药剂量。最常用的代表肾功能的指标是肌酐清除率，也是调整剂量的依据。

4. 肾功能不全时调整药量方法　肌酐清除率是代表肾功能的主要指标，也是调整药量的主要依据，有各种调整药量的计算方法，尚没有统一公式，归纳起来如下。

(1)延长给药间隔。

(2)减少维持量。

(3)给予负荷量。

(4)监测血药浓度水平。

(5)参考诺模算图(图 22-1-4)。

首先要了解患者的肌酐清除率，下面介绍两种推算调整药量的方法：

给药量(患者)=正常给药量×肌酐清除率(患者)/肌酐清除率(正常)　　(22-1-5)

给药间隔(患者)=正常间隔(h)×肌酐清除率(正常)/肌酐清除率(患者)　　(22-1-6)

为方便临床，有作者将肌酐清除率分成几个阶段，如 Ccr>50 ml/min、Ccr30~50 ml/min、Ccr10~29 ml/min和 Ccr<10 ml/min 等，如氨苄西林 IV1.0~2.0 g，q6 h，当 Ccr>50 ml/min 时用量不变，而当 Ccr 30~50 ml/min，q6~8 h；Ccr 10~29 ml/min，q8~12 h；Ccr<10 ml/min，q12~24 h，HD 后追加一次剂量。

负荷量和维持量，氨基糖苷类，如当临床需要尽快达到理想的治疗水平时应给予负荷量。同时为避免药物蓄积和毒性，参照血药浓度，减少维持量和给药次数。故应了解治疗浓度和中毒浓度，故有条件时需监测血药浓度。万古霉素情况较特殊，因半衰期长，可参考用 Ccr 或诺模算图(图 22-1-4)。

用法 1：初始 IV，500 mg，q8 h 或 1.0 g，q12 h，后按 Ccr 给药：

Ccr>50 ml/min，770~1 400 mg/24 h；Ccr 30~50 ml/min，465~770 mg/24 h；Ccr10~29 ml/min，155~465 mg/24 h；Ccr<10 ml/min，155 mg/24 h。应达到血药浓度峰值 30 mg/L，谷值 5~10 mg/L。

肾功不全透析者负荷量=1.0 g，维持量=500 mg，q7~10 d。以上只做参考，必须强调个体化和因人而异。

用法 2：对于不同损伤肾功能的患者可以使用诺模算图(图 22-1-4)，但是此图不适用于腹膜透析患者，参见万古霉素的诺模算图(图 22-1-4)。

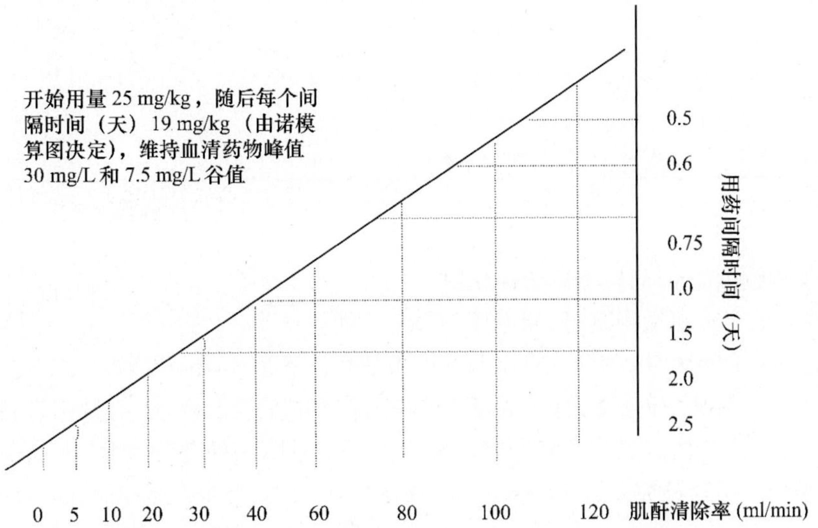

图 22-1-4　在不同肾功能损伤的患者，万古霉素的诺模算图

5. *治疗药物监测*(therapeutic drug monitoring，TDM)　治疗药物监测是测定某种药物在血中的浓度，是用来确定有效剂量并防止中毒的一个重要手段。当然许多药物的药效从临床就可判断(降压、影响心率或心律、镇痛等)并不需要这种手段。TDM 主要用于治疗窗窄、毒性大、个体差异大的药物，剂量小则无效，剂量稍大就会中毒。此外药物之间还会出现相互作用。常进行监测的药物有以下种类。

(1)心血管药物。地高辛(Digoxin)、奎尼丁(Quinidine)、普鲁卡因胺(Procainamide)。

(2)抗生素。氨基糖苷类(Aminoglycosides)的庆大霉素(Gentamicin)和妥布霉素(Tobramycin)，万古霉素(Vancomycin)，氯霉素(Chloramphenicol)。

(3)抗癫痫药。苯巴比妥(Phenobarbital)、苯妥英钠(Phenytoin)、卡马西平(Carbamazepine)、乙琥胺(Ethosuximide)。

(4)支气管扩张药。茶碱(Theophylline)。

(5)免疫抑制剂。环孢素(Cyclosporine)、FK506。

(6)抗癌药。甲氨蝶呤(Methotrexate)。

(7)精神病药物。锂(Lithium)、地昔帕明(Desipramine)、丙米嗪(Imipramine)等。

部分监测药品的有效浓度范围、潜在中毒浓度见表22-1-2。

由于监测所用设备昂贵,在实际工作中TDM尚未普及,目前最常用的是抗排异的免疫抑制剂,如环孢素、FK506等,茶碱和地高辛应用也较多。环孢素的TDM在下面有简单介绍。对抗生素用的药敏试验也是一种粗略的有效性的测验。

表21-1-2 部分监测药品的有效浓度范围、潜在中毒浓度

药名	有效血药浓度范围	潜在中毒浓度
卡马西平	单一用药4~12 mg/L	
	合并用药4~10 mg/L	均>12 mg/L
地高辛	0.8~2.2 μg/L	>2.4 μg/L
碳酸锂	0.8~1.4 mmol/L	>2.0 mmol/L
奎尼丁	2~5 mg/L	>5 mg/L
苯妥英钠	10~20 mg/L	>25 mg/L
苯巴比妥	15~40 mg/L	>50 mg/L
茶碱	儿童,成人10~20 mg/L	>20 mg/L
	新生儿5~10 mg/L	>15 mg/L
丙戊酸	50~100 mg/L	未定
普鲁卡因胺	4~10 mg/L	>16 mg/L
利多卡因	1.5~5.0 mg/L	>5.0 mg/L
丙米嗪	200~300 μg/L	>500 μg/L

以下情况可以不需要做TDM。

(1)有效血药浓度范围大,剂量不需个体化时。

(2)药效在临床上能被定量测定时,如血压、心率、心律。

(3)血药浓度与效应间无量效关系,或血药浓度不能预测药理作用强度时。

6.药物相互作用 指某一种药物的作用因其他种药物存在而受到干扰,表现出各自的作用发生了变化(增强或减弱),并因之产生有利或不利影响。临床上很少只用一种药物治疗,尤其是肾病和肾功不全患者,常合并多种病变,用药种类多达10种以上的情况并不少见,更需注意相互作用的影响。药物相互作用可从以下几方面考虑。

(1)药代动力学方面。药物在体内的过程不外吸收、分布、代谢和排泄四个环节,四个环节都可发生相互作用。

1)吸收:口服药物经过胃肠道时如果同时存在钙、镁、铁、铝等金属离子,胃液酸碱度、胃肠运动功能、食物等能影响吸收。

2)分布:药物吸收入血后,部分与血浆蛋白可逆结合成结合型,只有未结合的游离型具药理活性,结合率各有不同。当同时应用两种以上药物时,可在蛋白结合部位发生竞争,结果使某药的游离型增加,以至出现毒性反应。如阿司匹林加大甲氨蝶呤的肝毒性等。

3)代谢:肝是药物代谢的重要器官。细胞色素P_{450}是重要的肝药酶,在药物的生物转化过程中起重要作用。一些药物能增加药酶的合成,称“酶诱导”。这一方式会加速另一个药物代谢而干扰其作用。

许多药物有“酶诱导”作用，如苯巴比妥、苯妥英、利福平、卡马西平等，例如服用泼尼松已控制哮喘的患者加用苯巴比妥后，泼尼松代谢加速、浓度降低致哮喘加重。肝药酶活性又可被某些药抑制称“酶抑制”，药物被酶抑制的结果将使另一药代谢减少，作用加强或延长。具“酶抑制”作用的药物很多，如西咪替丁、异烟肼、甲硝唑等，西咪替丁抑制药酶，可提高华法林血浓度，延长凝血时间。

4）排泄：药物在肾脏排泄方面产生的相互作用有以下方式，改变尿的酸碱度，当酸性药在酸性环境或碱性药在碱性环境时，药物从肾小管再吸收增加，反之，则分别促进排泄（表 22-1-3）。

表 22-1-3　尿液 pH 对药物排泄的影响

药物	酸性尿尿中排泄量	碱性尿尿中排泄量
酸性药	↓	↑
碱性药	↑	↓

两种酸性药或两种碱性药同用，将分别竞争酸性转运系统或碱性转运系统，妨碍其中一种药向肾小管管腔分泌，如丙磺舒与青霉素均为酸性药，同时应用时丙磺舒占据酸性转运系统，延缓青霉素排泄，使其发挥更大疗效。

（2）药效学方面的相互作用及体外相互作用。如配伍禁忌等不详述。

7. *药物不良反应监测*　随着药品生产的飞速发展，药品不良反应也日益成为威胁人类健康的严重问题，因为每种药物的作用都不是单一的，在达到预期治疗作用的同时往往也不可避免产生不利于机体的作用，安全合理用药是患者对临床医生的最基本的要求，也是临床医生的最重要的职责之一。据粗略估计约 10% 的住院患者发生药物不良反应，有近 3% 的住院患者死于药物不良反应。根据临床用药的实际情况，将药物不良反应分以下类型：

（1）剂量关系密切型（又称甲型）。不良反应与药量有关但由于存在个体差异、药物制剂的差别、特殊人群（老人、患有肝肾疾病等）、药物的治疗指数低等，相同剂量可能对某人造成过量甚至中毒。

（2）剂量关系不密切型（又称乙型）。与药量无关的变态反应，可表现为各种类型如速发型青霉素过敏反应、药源性皮疹、药物热、血液系统抑制等。

（3）长期用药致病型。与用药时间及机体反应有关，如长期用某药机体已适应，突然停用可出现反跳现象。降压药、类固醇激素、抗凝剂等均可出现。表现为严重高血压、急性肾上腺皮质功能不全危象等，应采取逐渐停药法防止发生。

（4）药后效应型。某些药物可能有致癌性，如免疫抑制剂；一些药物有抗生育、致畸性等属药后效应。药物不良反应可表现为各系统症状和体征，特别是肝肾功能及血象。有可疑时及时停药或减药，采取相应措施并向有关部门报告，避免发生严重后果。

（二）引起肾损害的常见药物

1. *抗生素类*　抗生素对肾脏损害的机制与直接损害和过敏反应有关。

（1）氨基糖苷类。是肾毒性最大的一类抗生素，直接损害肾，如新霉素、庆大霉素、妥布霉素等。肾毒性与用药时间、剂量有关，常于用药 5～7 天起病，表现为非少尿型急性肾衰竭。

（2）β-内酰胺类（青霉素类和头孢菌素类）。本身可能并无明显肾毒性，主要引起过敏性间质性肾炎或由其所致急性肾衰竭，与用药剂量无关。

（3）其他。磺胺类及利福平、万古霉素、两性霉素 B 等。损害的性质可能多种多样。

2. *非甾体抗炎药*（NSAIDs）　布洛芬、舒林酸、萘普生、吲哚美辛及止痛药，如非那西丁、氨基比林、对乙酰氨基酚、安乃近等。可致肾乳头坏死或慢性间质性肾炎，在此基础上可能诱发肾实质萎缩和肾皮质纤维化，乃至急、慢性肾衰竭。

3. *血管紧张素转换酶抑制剂*（ACEI）　卡托普利、依那普利等，可表现为过敏性间质性肾炎、肾病综合征。

4. *免疫抑制剂*　环磷酰胺、环孢素、FK-506 等，其他尚有多种药物如抗肿瘤剂、利尿剂、抗癫痫药等均可致成肾损害。

5. 中草药 主要为含马兜铃酸的中草药或中成药,马兜铃酸导致的肾损害称之为马兜铃酸肾病。据健康报报道美国食品与药品管理局(FDA)于2001年要求消费者停止服用以下含马兜铃酸的中草药制剂:关木通、马兜铃、八赤散、当归四逆汤、导赤散、复方地虎汤、甘露消毒汤、口咽宁、龙胆泻肝汤、排石汤、小蓟引子、心怡散、养阴消炎汤等。已证明马兜铃酸肾病有其特有的病理变化,表现为广泛寡细胞性肾间质纤维化,肾小管萎缩或消失,肾小球病变相对较轻。

第二节 透析对药物的清除

于 阳 郑法雷 郭维方

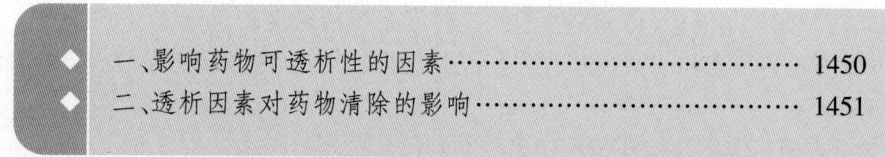

进行透析治疗的患者,药物的清除规律更为复杂,目前对大多数药物及其代谢产物的可透析性还所知不多。因此对正在进行急性或慢性透析的患者用药时,首先应了解透析是如何清除该药物的,以此来确定为了维持治疗效果是否需要在透析后补充药物。当然也要结合患者病情、个体差异等,严密监测仍是非常必要的。

一、影响药物可透析性的因素

最重要的药物相关因素是药物的物理化学特性,如相对分子质量、蛋白结合程度、分布容积、水溶性和血浆清除率。血液透析、血液滤过、血液透析滤过时,透析膜的类型、血流率、透析液流率、超滤率、治疗时间也是重要的。对腹膜透析患者来说,交换容量、频度、是否合并腹膜炎等也需考虑在内。

(一)药物的转运

在透析治疗中,药物是通过弥散、对流或附着于透析膜上从血中移出。弥散指在单纯透析过程中药物从高浓度向低浓度移动,对流指单纯血液滤过时药物随血流通过透析膜,药物也可附着在滤器表面从循环中移除。

(二)药物特性的影响

药物的相对分子质量是决定能否经透析移出的重要因素。溶质相对分子质量(MW)的大小,通常按相对分子质量小于300为小分子,300~12 000为中分子,大于12 000为大分子。小分子以弥散方式更容易通过透析膜孔,如果透析膜孔容许药物通过,则更便于大分子以对流方式通过。通常,相对分子质量小于1 000的药物分子,在常规血液透析时更容易弥散。用高通透性透析膜,增加超滤并且延长透析时间会改善相对分子质量大于1 000药物的移出能力。

(三)药物的结合型或游离型

许多药物在血流中结合到组织或蛋白质(白蛋白、α_1-酸性糖蛋白),只有游离型药物分子能通过膜孔,因此,与蛋白高度结合(如华法林)或组织高度结合(如地高辛)的药物不能被有效地透析清除。腹膜透析尤其在发生腹膜炎时,某些蛋白可通过腹膜丢失,致使一些与蛋白结合的药物有可能从腹膜透析出去,但其临床价值并不大。相对分子质量小于1 000的药物大部分可通过透析清除,小部分通过弥散清除,分子的理化特性如重量、形状、电荷种类也影响其转运。蛋白结合率高者很少通过透析清除。透析时所用肝素可刺激蛋白脂酶,使游离脂肪酸水平升高,游离的脂肪酸可与色氨酸、Sulfenamides、水杨酸类、保太松、苯妥英(Phenytoin)、硫喷妥钠(Thiopentone)和 Valporic 竞争蛋白结合位点,使这些药物的游离水平升高,但是,虽然游离脂肪酸可置换出头孢孟多(Cefamanodole),却促进其他头孢菌素和蛋白的结合,如头孢噻吩(Cephalothin)或头孢西丁(Cefoxitin)。某些药物〔苯妥英(Phenytoin)、甲氨蝶呤(Methotrexate)〕当肾衰竭时其蛋白结合率有改变,如与蛋白结合减少,经透析移出将增强。

(四)药物分布和可溶性

如前所述,分布容积(V_d)是以数字代表药物向身体组织内分布的广泛程度。V_d 大的药物(如地高辛)在血流中可被透析移出的量较小。反之,V_d 低的药物(如氨基糖苷类)可被移出的量较大。决定 V_d 的因素包括水溶性或脂溶性的程度(脂溶性越高 V_d 越大),及与组织或蛋白结合的程度。分布容积大的药物通过透析清除相对较慢、较少,半衰期延长。Cefonicid 分布容积很小(0.1 L/kg),但与血浆蛋白高度结合(98%),所以不能通过血液透析或腹膜透析清除。而头孢羟氨苄(Cefadroxil)则相反,分布容积很大(0.3 L/kg),仅16%和蛋白结合。环孢素可经透析大量清除,需补充剂量。吩噻嗪等三环类抗抑郁药,V_d 非常大(>10 L/kg),即使不和血浆蛋白结合,也不能通过透析清除。某些药物可进入红细胞,透析超滤可增加血细胞比容,使透析时药物的清除更复杂,如普鲁卡因胺(Procainamide)、格鲁米特(Glutethimide)、对乙酰氨基酚(Acetaminophen)等药在透析快结束时清除减少。总之,相对分子质量小、分布容积小和水溶性的药物易经透析清除,其血浆清除可能增加30%。

由于透析液是水溶性的,高度水溶性的药物很容易透出,高度脂溶性的药物分布到全身组织,故从临床意义上可认为不被透析清除。

(五)30%法则

总体清除是肾和非肾清除之和。从临床角度考虑,透析将增加总体清除至少30%,因此,高度非肾清除的药物(如 Benzodiazepines)很少受透析影响,但因肾衰竭也会影响药物的非肾清除,有时难以决定用量,用药时要注意到这一点。

二、透析因素对药物清除的影响

(一)透析器的选择

透析器的特性如透析膜的性质、面积、药物-透析膜的电荷作用和膜结合也影响药物的清除。各种膜对药物的清除不同,其中聚砜膜仅丢失微量蛋白。透析膜面积大者清除多。带阴电荷的膜对带阴电荷的药物有相斥作用,药物被膜吸收后其清除下降。孔径的大小支配着可能通过的药物的大小,某些药(如万古霉素)一般的透析方式难以透析,然而用较新的有较大孔径的透析膜,就能移出较多。KUF 是指单位时间和单位跨膜压产生的超滤量〔ml/(mmHg·h)〕。具较高 KUF 的膜,可通过对流方式移出较多未结合的药物。此外,具较高 KUF 的膜有较大的膜孔,容许移出大分子药物。透析器的表面积越大,药物接触膜的机会越多,药物移除也多。透析膜是由各种类型不同的材质制造,如二醋酸纤维素(cellulose diacetate)、三醋酸纤维素(cellulose triacetate)、聚砜(polysulpone)、聚丙烯腈(polyacrylonitrile)等。用相同材质制成的膜也有不同性质,如对水和溶质的移出特点不同,构成各种透析器之间的清除率也相异。如此多样化的透析膜,在使用时要仔细了解其对药物的可透析性。腹膜是固有的,对药物的转运很少改变。

(二)液体流速的影响

药物的清除还受透析液的流量、血流量、溶质浓度、pH、温度以及透析对流等因素的影响。透析液和血液通过透析膜时往往呈相反方向移动。透析液流速(Q_D)取决于透析类型,Q_D 可以达到800 ml/min,血液流速(Q_B)可达500 ml/min。Q_B 越快,药物越容易接触透析膜而移出,一旦药物通过滤器,将蓄积到透析液中,使浓度梯度减少。Q_D 越快,药物从透析液中移出越快,维持了弥散所需的浓度梯度。因此,当解释药物的可透析性时,流速是必须考虑的因素。

(三)各种血液净化方式的影响

1. 慢性血液净化治疗　晚期肾病患者要接受间歇血液透析或腹膜透析。血液透析可分为常规血液透析、高效和高流量血液透析。如上所述,血液净化时与药物清除的相关因素包括透析器体外超滤系数(KUF)、透析时间、血液和透析液流速、膜的物理结构以及滤器对水和溶质的移出特征等。如果用膜孔较大、KUF 大于 12 ml/(mmHg · h)通透性较高的膜,用较快的血液和透析液流速及较高的超滤率等则会使药物的移出大于常规血液透析。

2. 急诊血液净化治疗　急性肾衰竭患者可能接受间歇血液透析、间歇血滤、腹膜透析或各种连续肾代替治疗(CRRTs),CRRT 对血浆水及未结合溶质具有强超滤作用,根据所用治疗方式不同,超滤率从 10 ml/min 至 50 ml/min,用高通透膜 CRRT 治疗时,相对分子质量达 5 000 的药物可以通过。血滤时药物的清除与药物的筛系数(sieving coefficient,SC)有关。筛系数指超滤前后血浆药物浓度的比例,用于评价血浆中未结合药物的百分数,如筛系数越接近 1,表明药物可通过膜几乎全部移出。如果已知血浆中药物浓度,就可用超滤率和筛系数估价药物被移出的量。

$$\text{血滤时药物的清除} = A \times \text{游离片段} \times UF$$

式中　A——动脉端药物血浆浓度;

　　　UF——超滤率。

持续静脉-静脉血滤(CVVH)时,血流量一般在 125 ~ 250 ml/min,相当于 Ccr 为 20 ~ 40 ml/min,则据 GFR 为 20 ~ 30 ml/min 时用药即可。

3. 腹膜透析　腹膜透析分为连续不卧床腹膜透析(CAPD),连续周期腹膜透析(CCPD)以及各种间歇腹膜透析,对药物清除稍有不同。腹膜透析对药物的清除有以下特点:①大多数口服或静脉所用药物经腹膜透析清除较少,主要是因为持续性腹膜透析时腹膜透析液的流速较低;②影响血液透析清除的药物特性同样也影响腹膜透析清除;③腹腔给药吸收入血循环很显著,这是因为腹腔分布容积较小,结合药物的蛋白也较少的缘故。腹膜透析时只能靠改变透析液流速、流量,药物被弥散到腹膜透析液中直到产生平衡,然后转运移出,需待注入新鲜透析液再重新建立浓度梯度,因此,增加交换频度或容量将移出更多药量。根据药物的理化特性不同,可能或不能影响治疗效果。

4. 血浆置换　血浆置换是将患者血浆从体内移出代之以晶体或胶体液的过程。它用于治疗某些免疫疾病、感染或代谢性疾病或药物逾量、中毒等。血浆置换能移出与蛋白结合的、亲脂类、不能用透析移出的药物,但这只是在交换过程中存在于血流中的药物被移出,而组织结合的药物与血浆的平衡还需要一个时间过程。

药物在透析中的变化是一个复杂过程,还有许多未知数,医生应熟悉所用透析膜种类,了解各种相关因素及药物的临床药理、药物动力学资料,参考已发表文献,做出正确判断。重要且必须强调的是严密监测患者的反应。

第三节　肾衰竭的用药原则

于　阳　郑法雷　郭维方

一、用药原则

由于肾功能的改变会引起药代动力学和药效动力学的变化,因此,当肾功能下降时应用药物应掌握以下原则:①了解常用药物的药代动力学和药效动力学特点,必要时仔细阅读药品说明书或有关临床药理学专著;②仔细了解患者的肾功能情况及其他病理生理状况(如肝功能、血清蛋白水平、酸碱平衡状况、电解质代谢状况等);③熟悉肾功能不全及其他病理生理状况时用药方法,首先选用肾毒作用相对较小的药物;④如确需应用某些有肾毒性的药物,则应根据相应方法减少药物剂量,或延长用药间隔;⑤对某些治疗窗(指低于中毒浓度的有效浓度范围)相对较窄的药物,如有条件,可测定药物血清或血浆浓度(如地高辛、氨茶碱、氨基糖苷类抗生素等);⑥应按肾功能减退的程度调整某些药物特别是以原形经肾排泄的药物的剂量,个体化用药。注意药物的相互作用。⑦认真进行临床观察,及时发现某些不良反应,及时进行恰当处理。

二、透析患者的用药方法

(一)首先应准确评价肾功能

当未收集尿标本时,可根据 Cockcroft 和 Granlt 公式计算:

$$Ccr = \frac{[140 - 年龄(y)] \times 干体重(kg)}{72 \times Scr(mg/dl)} \qquad (22\text{-}3\text{-}1)$$

如患者为女性,则上述公式计算结果 ×0.85。

严重急性肾衰竭时 Ccr 或 GFR 较难测定,可按 Ccr <10 ml/min 计算,以避免药物过量。

(二)正确确定给药的负荷量和维持量

1. 负荷量

$$负荷量 = (C_p \times V_d) \qquad (22\text{-}3\text{-}2)$$

式中 C_p——要达到的峰浓度;

V_d——分布容积。

在肾功能不全的患者,V_d 可能发生变化,负荷量则可能随之改变。如果患者的分布容积减少一半,而医生仍按正常负荷量给药,则血药浓度可达到原来的两倍,因此应注意 V_d 的变化。

$$正常负荷量/修正的负荷量 = 正常\ V_d/患者\ V_d \qquad (22\text{-}3\text{-}3)$$

$$修正的负荷量 = (患者\ V_d/正常\ V_d) \times 正常负荷量 \qquad (22\text{-}3\text{-}4)$$

2. 维持量　一是调整给药剂量,二是调整给药间期,或两者都进行调整。

(1)减少每日或每次给药剂量而给药间期不变。①肾功能轻度、中度和重度减退时各给正常量的 1/2 ~2/3,1/5 ~1/2,1/10 ~1/5;②如某些药物基本上全部经肾排泄,则可以每日或每次量除以患者的血肌酐值(mg),即为患者每日或每次应用的剂量。

(2)延长给药间歇而每次给药量不变。①据肾功能减退程度延长给药间期;②如某些药物基本上全部经肾排泄,则以正常人给药间期乘以患者血肌酐值(mg)为患者给药间隔时间。对于治疗指数低的药物,或需要稳定的血浆药物浓度的疾病如严重感染,建议采用减少剂量的方法;而对于半衰期长,或在峰值或谷值出现毒性的药物,最好延长给药间隔。

(三)根据公式计算出应调整的给药剂量或时间间隔

$$D_{RF}/D_{NL} = 1 - F_K(1 - K_f) 即:D_{RF} = D_{NL} \cdot [1 - F_K(1 - K_f)] \qquad (22\text{-}3\text{-}5)$$

或:

$$I_{NL}/I_{RF} = 1 - F_K(1 - K_f),即:I_{RF} = I_{NL} \cdot [1 - F_K(1 - K_f)]^{-1} \qquad (22\text{-}3\text{-}6)$$

式中 I_{NL}——正常人药物时间间隔;

D_{NL}——正常人药物剂量;

I_{RF}——肾衰竭患者药物时间间隔;

D_{RF}——肾衰竭患者药物剂量;

F_K——原形药物经肾脏排泄的百分比；

K_f——肾衰竭患者肾功能为正常肾功能的百分比。

一般按肾衰竭患者肌酐清除率/100计算：

$$K_f = Cl_{RF}/Cl_{NL} = \text{肾衰竭患者肌酐清除率}/\text{正常人肌酐清除率} = Cl_{RF}/100 \quad (22\text{-}3\text{-}7)$$

举例：以地高辛为例，该药经肾脏排泄约占70%（0.7），如果患者 Cl_{CR} 为20 ml/min，则此患者给药剂量应为：

$$\begin{aligned} D_{RF} &= D_{NL} \cdot [1 - F_K(1 - K_f)] \quad (22\text{-}3\text{-}8) \\ &= 0.25\ \text{mg}[1 - 0.7(1 - 20/100)] \\ &= 0.25\ \text{mg} \times [1 - 0.7 \times 0.8] \\ &= 0.25\ \text{mg} \times 0.44 \\ &= 0.11\ \text{mg} \end{aligned}$$

即每天给予的剂量为0.11 mg，或每周剂量为0.11 mg×7＝0.77 mg，可按每周给药3次，每次0.25 mg。

（四）透析清除后补充

对血液透析或腹膜透析清除显著的药物，则在透析后需补充剂量。可根据透析清除的多少确定每天或每次透析后应补充的剂量。

$$\text{药物补充剂量} = (\text{药物理想血浆水平} - \text{目前血浆水平}) \times \text{分布容积} \times \text{体重(kg)} \quad (22\text{-}3\text{-}9)$$

第四节 肾衰竭时常用药物剂量及时间的调整

于 阳 郑法雷 郭维方

一、抗感染药物

维持性透析患者存在免疫缺陷，表现对感染敏感性提高，肿瘤发生率增加，对流感和乙肝疫苗抗体产生力下降。研究发现，透析患者中性粒细胞功能异常，如趋化性、黏附性、吞噬作用缺陷；细胞因子增加及异常抗体产生（如针对消毒剂的抗体和内毒素抗体等）。免疫功能损伤与透析膜生物相容性有明显相关性。抗感染药物为临床最常应用的一类药物，根据致病病原分为抗细菌、抗病毒、抗真菌药物等。

（一）抗细菌的药物

按化学结构分为β-内酰胺类、氨基糖苷类、大环内酯类、糖肽类、喹诺酮类及其他类。

1. β-内酰胺类　因结构中均含β-内酰胺环而命名，又分青霉素类和头孢菌素类，本类抗生素应用历史长，效果好，毒性小，20 世纪 40 年代以来在临床广为应用。但常常由于使用不当甚至滥用，产生耐药和过敏，尤其耐药发生率已相当高，造成疗效下降、治疗困难。为解决和克服这些问题正不断研制新品种，向高效、广谱和抗耐药性发展，临床医生也要不断学习、掌握新的理论和用法。

(1)青霉素类。本类抗生素均含有 6-氨基青霉烷酸(6-APA)母核，具有共同的抗菌机制，影响细菌细胞壁合成，为繁殖期杀菌药。对人体毒性小，但有过敏反应，青霉素类品种间有交叉过敏，用前需做过敏试验。其抗菌谱、作用强弱、稳定性等各有特色。

1)天然青霉素：以青霉素 G(Penicillin G)为代表，特点为窄谱、主要抗革兰阳性球菌、革兰阳性杆菌、革兰阴性球菌及螺旋体。由于对青霉素耐药越来越多，每次用量在逐年增加，已增加到 100 万 ~400 万单位/次，但对敏感菌仍有效。主要由静脉给药，每日用药应至少 2 次，要注意过敏反应和电解质失常，强调用前做皮试。以往一直认为影响细菌细胞壁合成的机制在于青霉素与细胞壁黏肽合成过程中所必需的转肽酶结合，使黏肽不能合成，导致溶菌死亡。近年进一步发展了该学说，认为青霉素结合蛋白(PBPs)是细菌细胞壁合成过程中不可缺少的蛋白质，PBPs 有不同种类和功能。青霉素的杀菌作用主要是与细胞内膜上的 PBP 相结合，使细菌不能维持正常形态和正常分裂繁殖，最终死亡。

2)口服青霉素：以青霉素 V 钾(PenicillinV)为代表，抗菌谱同青霉素 G。每片含青霉素 V 钾 645 mg(100 万单位)，整吞 1 片，每日 3 次。

3)半合成青霉素不耐酶、广谱：以氨苄西林(Ampicillin)、羟氨苄西林(Amoxicillin)为代表。

4)耐青霉素酶青霉素：常用苯唑西林(Oxacillin)、邻氯西林(Cloxacillin)、双氯西林(Dicloxacillin)等，主要针对金葡菌产生的青霉素酶。

5)抗铜绿假单胞菌青霉素：替卡西林(Ticacillin)、哌拉西林(Piperacillin)。

部分青霉素类抗生素药代动力学参数见表 22-4-1。

表 22-4-1　部分青霉素类抗生素药代动力学参数

药名	途径	剂量(g)	C_{max}(mg/L)	t_{max}(h)	PB(%)	$t_{1/2}$(h)	$t_{1/2}$肾衰竭
青霉素 G	IM	60	6 ~ 8	0.5	55 ~ 60	0.5 ~ 0.7	6 ~ 10
青霉素 V	PO	1.0	15.0	0.6	75 ~ 80	—	—
氨苄西林	IM	0.5	5 ~ 8	1.0	18 ~ 20	1.5	—
阿莫西林	PO	0.5	7.6	1.2	17	1.0	10 ~ 15
替卡西林	IM	1.0	22	1.0	45 ~ 60	1.25	13 ~ 16
哌拉西林	PO	1.0	70.7	—	20	0.6	—

注：C_{max}(mg/L)—血药浓度峰值；t_{max}(h)—达峰时间；PB(%)—蛋白结合率。

(2)头孢菌素类。与青霉素同属β-内酰胺类，其耐酶性、抗菌谱、抗菌作用均优于青霉素类，品种较多。根据发现年代分一、二、三、四代。

1)一代：口服的头孢氨苄(Cefalexin)、头孢羟氨苄(Cefadroxil)、头孢拉定(Cefradine)。注射头孢唑啉(Cefazolin)、头孢拉定(Cefradine, Velocef)，其中头孢拉定抗菌谱相对较广、副作用轻，具多种剂型、使用方便、价格适中。主要用于链球菌、敏感金葡菌(MSSA)、表皮葡萄球菌(MSSA)、流感嗜血杆菌、大肠埃希菌、肺炎克雷伯杆菌、变形杆菌等。据近年报告在同类抗菌药物中耐药率最低，用于中、轻度呼吸道感染。用法，口服，250 ~ 500 mg，q8 h；IV，2 ~ 4 g/d，肾功不良者按肌酐清除率调整。

2)二代：口服的头孢呋辛酯(Cefuroxime, Axetil)、头孢克洛(Cefaclor)、头孢丙烯(Cefprozil)。头孢丙烯为一新型口服二代头孢菌素，对链球菌、卡他莫拉菌、金葡菌、流感杆菌及许多厌氧菌有良好抗菌作用，其半衰期较长，为 1.3 小时，只需日服一次，不良反应少。适用于上呼吸道感染、咽喉炎、扁桃体炎等。用法，20 mg/(kg·d)混悬液或 500 mg 胶囊，每日 1 次。

注射的头孢呋辛(Cefroxime, Zinacef)、头孢西丁(Cefoxitin)、头孢美唑(Cefmetazole)。

3)三代：口服的头孢克肟(Cefixime)，注射的头孢噻肟(Cefotaxime)、头孢他啶(Ceftazidime)、头孢曲松(Ceftriaxone)、头孢哌酮(Cefoperazone)、头孢唑肟(Ceftizoxime)、头孢地嗪(Cefodizime,Modivid)。

4)四代:注射的马斯平(头孢吡肟 Cefpirome,又名 Maxipime、Cefepime),用药标准剂量,IV,4 g/d(一日 2 次,一次 2 g)。部分口服和注射头孢菌素药代动力学参数表见表 22-4-2 和 22-4-3。

表 22-4-2 部分口服头孢菌素药代动力学参数表

代	药名	剂量(g)	F(%)	C_{max}(mg/L)	t_{max}(h)	$t_{1/2}$(h)	PB(%)
第一代	头孢氨苄	1.0	90	31.0	1.0	0.9	15
第一代	头孢羟氨苄	0.3	94	10.0	1.0	1.4	20
第一代	头孢拉定	0.5	90	15.0	1.0	0.7	15
第二代	头孢呋辛酯	0.5	51	6~7	2~3	1.3	33
第二代	头孢克洛	0.5	90	12.4	1.0	1.0	25
第二代	头孢丙烯	1.0	95	18.3	1.5	1.3	36
第三代	头孢克肟	0.4	60	3~4	4.0	3.1	70

表 22-4-3 部分注射用(IV)头孢菌素药代动力学参数表

代	药名	剂量(g)	C_{max}(mg/L)	PB(%)	$t_{1/2}$(h)	$t_{1/2}$(h)
第一代	头孢唑林	0.5	118	70~85	1.8	20~42
第二代	头孢呋辛	0.5	82.7	33	1.16~1.5	—
第二代	头孢西丁	2.0	222.6	20	0.8	—
第二代	头孢美唑	30 mg/kg	354.5	—	1.3~1.6	—
第三代	头孢噻肟	1.0	120.04	35~45	1.3	2.6~5.5
第三代	头孢他啶	1.0	108~140	22.8	1.93	14~30
第三代	头孢曲松	1.0	212.0	84~95	7~8	—
第三代	头孢哌酮	1.0	131.5	87	1.7	—
第三代	头孢唑肟	1.0	107~136	30	1.3~1.5	19~30
第四代	头孢吡肟	2.0	193	20	2.0	—

各代头孢菌素抗菌谱比较见表 22-4-4。

表 22-4-4 各代头孢菌素抗菌活性比较

代	抗革兰阳性菌	抗革兰阴性菌
第一代	+ + + +	+
第二代	+ + +	+ +
第三代	+	+ + + +
第四代	+ +	+ + + +

(3)新型β-内酰胺类抗生素。本类抗生素结构中虽有β-内酰胺环但无青霉素与头孢菌素类的基本结构,有如下品种。

1)碳青霉烯类:泰能(Tienam),又名亚胺培南(Imipenem)/西司他丁钠(Cilastatin)、依米配能/西司他丁钠,是迄今开发的最强有力、最广谱、对酶高度稳定、本身有抑酶作用的强效耐酶抗生素。对军团菌、支原体和衣原体无效,对含锌金属酶不稳定,嗜麦芽黄杆菌耐药。作用机制与其他β-内酰胺类抗生素相同,亚胺培南对肾脱氢肽酶不稳定需与脱氢肽酶抑制剂西司他丁按 1∶1 联合应用。用法,静脉注射,1~2 g/d,q8~12 h。肾功能不全或血液透析应调整剂量。药物相互作用,有报告本药与丙氧鸟苷合用引起癫痫发作。

2)单环类:氨曲南(Aztreonam),又名君刻单,用于产酶耐药阴性菌包括铜绿假单胞菌,疗效与三代头孢相似。对质粒传导的β-内酰胺酶更稳定，对革兰阳性菌无作用。用法与用量：静脉注射，1～2 g/d，q8～12 h。药物相互作用：与头孢拉定、甲硝唑有配伍禁忌。

3）氧头孢烯类：拉氧头孢（Latamoxef），又名羟羧氧酰胺菌素，与三代头孢相似，特点为对厌氧菌感染疗效明显超过1～3代头孢。用法用量：静脉注射，2 g/d，不宜与口服抗凝药合用。

（4）β-内酰胺类抗生素和β-内酰胺酶抑制剂的合剂。现知细菌对β-内酰胺类抗生素耐药主要是通过产生β-内酰胺酶，通过该酶将β-内酰胺环水解破坏这一机制来实现。临床分离的细菌70%以上产生β-内酰胺酶。研究发现有些物质能与β-内酰胺酶结合，抑制其作用，称β-内酰胺酶抑制剂，将β-内酰胺酶抑制剂与β-内酰胺类抗生素组成合剂就可抑制β-内酰胺酶，保护了原来的药物不受破坏继续发挥抗菌作用，这是当前解决耐药的途径之一。

目前有3种β-内酰胺酶抑制剂，克拉维酸（Clavulinic acid）、舒巴坦（Sulbactam）和他唑巴坦（Tazobactam），根据各自药代动力学特征，已组成多种新抗生素合剂。

1）力百汀、安美汀（Augmentin）：片剂（阿莫西林250 mg/克拉维酸125 mg），注射剂（阿莫西林500 mg/克拉维酸100 mg）。克拉维酸对多种β-内酰胺酶有不可逆的抑制作用，增强阿莫西林对产酶耐药菌的抗菌能力，并且拓宽了抗菌谱（某些拟杆菌及厌氧菌）。该药易从胃肠道吸收，生物利用度70%，组织穿透性好，但脑脊液中浓度较低，蛋白结合率约22.3%，药物经肾排泄。近年为提高疗效和改进患者的依从性，增加了新剂型（药物的比例从以往4:1增加到7:1）后，使之对产酶耐药菌的抑制作用延长4～16小时。给药间隔可达12小时，将原每日服药3次改为2次，改善了患者的用药依从性。经临床观察证明新剂型每日2次与传统的3次效果相同。用法用量：口服，375～750 mg，tid。静脉注射，1.2 g，q8 h。

2）复方替卡西林，复方制剂：克拉维酸钾（Clavulanate K）/替卡西林（Ticarcillin）。替卡西林抗菌谱广，对革兰阴性菌包括铜绿假单胞菌有良好抗菌作用，对革兰阳性菌作用良好且对厌氧菌也有一定作用。而克拉维酸为强β-内酰胺酶抑制剂，对ESBL有一定抑制作用。复方替卡西林体内分布广，不增加肾脏负担，较安全。用于院内获得性感染、外科、重症病房、化疗后感染，复方替卡西林的CDAD发生率低，不良反应少。用法用量：静脉注射，3.2 g/d，q6 h。

3）舒他西林（Sultamicillin）：为舒巴坦250 mg与氨苄西林500 mg制成复方制剂，即为舒他西林，还可制成口服片剂，为舒巴坦147 mg/氨苄西林220 mg。用法用量：口服，375～750 mg，q12 h。静脉注射，1.5～12 g/d，q6～8 h。

4）舒普深（Sulperazone）：由舒巴坦（Sulbactam）500 mg/头孢哌酮（Cefoperazone）500 mg组成。用法用量：静脉注射，2 g/d，q12 h。

5）特治星（Tazocin）：由他唑巴坦（500 mg）/哌拉西林（4 g）组合。用法用量：静脉注射4.5 g/d，q8 h。

（5）β-内酰胺类抗生素的合理使用：抗生素应用越广，细菌耐药也日趋严重，其中80%对β-内酰胺类抗生素耐药，由于三代头孢对β-内酰胺酶稳定性较高而被广泛应用，但临床上过多使用三代头孢菌素引起更严重的细菌耐药，增加了产超广谱β-内酰胺酶（extended-spectrum β-lactamases，ESBL）耐药菌的威胁；ESBL由革兰阴性菌克雷伯杆菌、大肠埃希菌属等通过质粒传递，获得了产ESBL的基因，常呈多重耐药，可水解一、二、三代头孢菌素，甚至水解超广谱抗生素亚胺培南。且ESBL菌与其他细菌接触时，可将含耐药基因的质粒转移给其他细菌传播耐药性，致使ESBL菌易于蔓延。其中最受关注的是革兰阴性肠杆菌、枸橼酸杆菌及沙雷菌的耐药问题。耐药菌产生2种酶，除上述超广谱β-内酰胺酶ESBL外，另一种为Amp C酶，也称Bush Ⅰ型酶，多见于院内感染的重症患者。高产Amp C酶的耐药菌可水解包括三代头孢菌素、头霉素、酶抑制剂等多种抗生素，使治疗失败。

近年提出的解决办法是用第四代头孢菌素马斯平（头孢吡肟）替换第三代头孢菌素，恢复革兰阴性菌对某些三代β-内酰胺类抗生素的敏感性，马斯平的优点为：①抗菌谱广，同三代头孢菌素且对一些革兰阳性球菌的抗菌活性明显优于三代头孢菌素；②对某些β-内酰胺酶的亲和力较低，因此对许多产超广谱β-内酰胺酶的革兰阴性杆菌，特别是产Bush Ⅰ型β-内酰胺酶的革兰阴性杆菌及铜绿假单胞杆菌仍有很好抗菌活性,成为对 ESBL 有效的一线药物。马斯平抗菌谱较亚胺培南窄,二重感染不多见,如患者病原菌为产 Amp C 酶耐药菌,应以马斯平为首选,对亚胺培南无效的铜绿假单胞菌,马斯平也为理想的选择,对阴沟肠杆菌及沙雷氏菌疗效也好。

经验性策略性换药或循环用药能减少和延缓新的耐药机制的产生,马斯平是策略性替换三代头孢菌素的首选药物。

2. 氨基糖苷类　为广谱抗生素,主要用于抗革兰阴性杆菌,包括铜绿假单胞菌及甲氧西林敏感金黄色葡萄球菌感染。作用机制为抑制细菌蛋白质合成的多个环节,从始动到合成终结的各阶段,故为杀菌药。给药途径为肌注或静注,根据近年药代动力学研究及临床观察认为可以每日用药 1 次,用法方便,效果不受影响,而且减少了毒性。药物动力学特点,给药后 0.5 ~1 小时达峰,蛋白结合率低,主要分布在细胞外,半衰期 2 ~3 小时,经肾小球滤过,尿中排出 40% ~90%,肾功不全时半衰期明显延长,该类药最重要的缺点是耳及肾毒性,且易产生耐药。近年又开发一些新品种,毒性有所减低,需要根据不同肾功能进行血药浓度的治疗药物监测。

(1)链霉素(Streptomycin)。第一个用于临床的氨基糖苷类抗生素,目前主要用于治疗结核病。

(2)庆大霉素(Gentamicin)、妥布霉素(Tobramycin)。两种氨基糖苷类抗生素,可认为是第二代产品抗革兰阴性菌及铜绿假单胞、金葡菌等,经常与 β-内酰胺类抗生素联合应用,价廉、用量小、方便,主张每日用一次,但已出现明显耐药。

(3)阿米卡星(Amikacin)。主要针对耐药菌。

(4)奈替米星(Netilmicin)。抗菌作用增强,毒副作用较二代明显减轻。

常用氨基糖苷类抗生素药代动力学参数及毒性、血药浓度,见表 22-4-5,22-4-6。

表 22-4-5　常用氨基糖苷类抗生素药代动力学参数及毒性

药名	剂量(g)	$t_{1/2}$	耳毒性	肾毒性	神经毒	中毒浓度(mg/L)
链霉素	0.5 ~1.0	4	+ +/+ + +	+	+ +	>20
庆大霉素	80 mg	2	+ +	+ +	+ +	10 ~15
妥布霉素	80 mg	1.9 ~2.2	+/+ +	+/+ +	+ +	10 ~12
阿米卡星	0.5	2.3	+ +	+ +	+ +	>30
奈替米星	1 mg/kg	2.0 ~2.5	+	+	+	>16

表 22-4-6　常用氨基糖苷类抗生素治疗血药浓度(mg/L)

药名	重症感染		致命感染	
	峰值(mg/L)	谷值(mg/L)	峰值(mg/L)	谷值(mg/L)
链霉素	20 ~25	1 ~3	25 ~30	3 ~5
庆大霉素	6 ~8	0.5 ~1.5	8 ~10	1 ~2
妥布霉素	6 ~8	0.5 ~1.5	8 ~10	1 ~2
阿米卡星	20 ~25	1 ~4	25 ~30	4 ~8
奈替米星	6 ~8	0.5 ~1.5	8 ~10	1 ~2

(5)氨基糖苷类抗生素在肾功能不全患者中的应用。已确认肾功能不全时氨基糖苷类抗生素排除率降低、半衰期延长,其变化程度与肾功能不全程度基本一致。大多首次给负荷量,根据肌酐清除率延长给药间隔(参考前章)。

腹水患者的细胞外液显著增加,由于药物分布到腹腔,患者呈现出大的氨基糖苷(庆大霉素、妥布霉素)分布容积和半衰期延长,此时为保证达到理想的峰浓度需加大给药剂量,但为防止谷浓度过高又应延长给药间隔。透析患者,氨基糖苷类抗生素可被透析清除,透析量取决于血液和透析液流速、透析时间和透析器的类型,不同透析器之间透析量有很大差别。此外,据报道血药浓度在透析后有反跳现象,透析后

1 小时取血的药物浓度比透析后即刻取血约高 25.7%(庆大霉素),可能由于药物从组织中向血中释放所致,此点应引起临床医生注意。每次透析后补充药量时需加以考虑。腹膜透析清除药物不如血液透析有效,只清除全身药量的 15% ~20%。透析次数、腹膜透析时间、透析液量均影响氨基糖苷的清除量。氨基糖苷类抗生素经腹膜透析患者腹腔很快吸收入血,因而影响血药浓度。有报告,一次注入庆大霉素 7.5 mg/L 24 小时后,腹腔药物浓度达 4 ~5 μg/ml,与血药浓度相等。

由于因革兰阴性败血症致死的患者,半数发生在发病头 24 小时内,所以应尽快达到最佳血药浓度,峰值和谷值维持在推荐的稳态浓度。但在实际工作中,采血时间往往不恰当,影响对结果的判断。第一次采血应在给药后 1 小时。

3. 大环内酯类

(1)红霉素。是本类中最早发现的品种,作用机制为抑制细菌蛋白质合成,由于该药毒性虽小但抗菌谱窄、抗菌力不强、已发生耐药等,近年开发出许多新品种,发现本类药有很强的细胞内穿透作用,在菌体内形成高浓度发挥抗菌作用,并且当与人颗粒白细胞接触后增强对金黄色葡萄球菌的吞噬作用,加速细菌溶菌死亡。目前认为本类药属于杀菌药,用于治疗葡萄球菌、链球菌感染及支原体、衣原体、军团菌感染。红霉素仍被认为是治疗弯曲菌感染最佳药物,推荐剂量为 500 mg,bid。

(2)克拉霉素。为一新型十四元环大环内酯类抗生素,口服较红霉素易吸收,在血清和细胞内能达到更高有效水平,而且给药次数少,胃肠道不良反应轻,可提高患者对治疗的依从性。克拉霉素的药动学特点特别有利于治疗慢性支气管炎等呼吸道感染,对非典型肺炎病原体(肺炎支原体、军团菌、衣原体)感染病例疗效更占优势。用法用量:口服,0.5 g,bid,疗程 10 ~14 天。

(3)阿奇霉素(Azithromycin)。阿奇霉素为十五元环大环内酯类,抗菌特点为对需氧革兰阴性菌的抗菌作用增强,对流感杆菌、卡他莫拉菌、淋球菌的抗菌作用是红霉素的 2 ~4 倍,对空肠弯曲菌、肠杆菌、厌氧菌也有一定抗菌作用。对胞内微生物(如嗜肺军团菌、肺炎支原体、溶脲脲原体等)较红霉素疗效强或相仿。阿奇霉素对呼吸道感染病原菌具明显的抗生素后效应(postantibiotic effect,PAE),口服吸收好,生物利用度为 37%,组织及细胞内药物浓度高,维持时间久。有报告在多核细胞、肺泡巨噬细胞内的浓度约为细胞外的 300 倍,且药物从巨噬细胞内释放缓慢。

阿奇霉素主要以原形从粪排出,少部从尿排,半衰期长达 35 ~40 小时。该药不良反应少而轻,与其他药相互作用少。对肾功能不全的老人,轻、中度肝功不全,不需调整剂量。由于优良的药动学特点,可方便患者服药,每日一次即可。用法用量:每次 250 mg,首次加倍,呼吸道感染有效率达 98% ~100%,细菌清除率 90% 以上。常用氨基糖苷类抗生素药代动力学参数及毒性见表 22-4-7。

表 22-4-7 部分大环内酯类抗生素的药代动力学参数

药名	剂量(mg)	C_{max}	$t_{1/2}$	AUC[mg/(L·h)]	尿排出(%)
红霉素	500	3.1	1.6	7.3	4.4
利君沙	125				
罗红霉素	150	6.6 ~7.9	8.4 ~15.5	72.6 ~81	17.2
克拉霉素	400	2.24	4.36	20.3	46.3
阿奇霉素	500	0.45	3.39	10 ~40	6

4. 克林霉素(clindamycin) 又名氯洁霉素、林大霉素。用于治疗敏感厌氧菌、革兰阳性需氧菌(链球菌、葡萄球菌及肺炎球菌)、沙眼衣原体引起的呼吸道、皮肤软组织、妇科及腹腔内感染,可用于青霉素过敏患者。用法用量:注射液 2.4 ~2.7 g/d,分 2 ~4 次,稀释浓度 <18 mg/ml,每小时静脉注射 <1.2 g,静滴时间应在 10 ~60 分钟。胶囊 150 ~450 mg,q6 h。肝肾疾患不需调整用量。

注意:曾有胃肠道疾病、结肠炎的患者慎用,因有报告发生伪膜性肠炎的病例。本品不能通过血脑屏障,不可用于脑膜炎。药物相互作用:与红霉素有拮抗作用,与林可霉素交叉耐药。

5. 糖肽类(Glycopeptide)

(1)万古霉素(Vancomycin)、去甲万古霉素(Norvancomycin)。万古霉素是糖肽类抗生素,作用机制为抑制细菌细胞壁黏肽合成。以往因其耳及肾毒性,长期未被重视。随着耐药菌的出现和日益增多,尤其发现在耐药金黄色葡萄球菌中出现了更为严重的甲氧西林耐药金黄色葡萄球菌(methicillin-resistant-staphylococcus-aureus,MRSA),不仅耐甲氧西林且呈高度多重耐药,成为院内感染甚至暴发流行的致病原。万古霉素是唯一对 MRSA 仍敏感的抗生素,曾对呼吸道常见菌肺炎球菌对抗菌药物的敏感性进行比较:从强到弱依次为万古霉素(100%)>克林霉素(88.7%)>头孢丙烯(96.2%)>克拉霉素=阿奇霉素=红霉素=头孢克洛>青霉素。青霉素敏感率 78.5%、苯唑西林敏感率 63.7%。为此对于以往报告过的毒性重新进行评价,结果认为毒性主要是药物的纯度不够和用法不当所致。提高纯度并改进用法用量以后并没有明显耳毒性和肾毒性,万古霉素的重要作用得到确认。万古霉素还对厌氧菌有效,是抗脆性拟杆菌作用最强的抗厌氧菌抗生素。正常肾功能患者万古霉素半衰期为 4~6 小时,肾功能衰竭半衰期可长达 7.5 天,故必须调整用量。

具体用法是每次 0.5 g,将药物稀释到 100 ml 以上,静脉滴注时间至少 30 分钟,q8 h 或 1.0 g,q12 h。有条件者应做血药浓度监测,根据肌酐清除率调整药量等(参考前节)。国产去甲万古霉素疗效与进口药一致。

(2)替考拉宁(Teicoplanin),他格适(Targocid)。为新型糖肽类非肠道给药抗生素,具强杀菌活性。作用机制同万古霉素,特点为很少产生耐药菌株,用于耐药革兰阳性厌氧和需氧菌(包括 MRSA),蛋白结合率 90% 以上,本品不能被血液透析清除,可用于不卧床腹膜透析患者,不进入脑脊液。几全部以原形从尿排出,药物清除缓慢,半衰期达 70 小时以上。

用法用量:每支 200 mg,负荷量 400 mg,1~3 次后改维持量,200 mg/d。对肾功能不全及老人,前 3 天仍常规用量,第 4 天按肌酐清除率及血药浓度调整为隔日或每 3 日给药一次。腹膜透析者可在腹膜透析液中按 20 mg/L 浓度加入药物。不良反应少,可有短暂肝酶、血肌酐升高,过敏及胃肠道症状。与其他类药合用未见交叉不良反应,与万古霉素可有交叉过敏。

6.喹诺酮类 本类药物属人工合成抗菌药,抑制 DNA 旋转酶和拓扑异构酶,影响细菌 DNA 的复制和转录等过程,使其不能完成正常形态和功能而达抗菌目的。药物抗菌谱广、抗菌作用强,尤其对肠道杆菌包括铜绿假单胞菌作用强。作用方式属浓度依赖性,其耐药机制为染色体介导。为达最佳效果,血药浓度应 2~4 倍于细菌的最低抑菌浓度,该药有抗菌后效应,血药浓度下降低于最低抑菌浓度仍持续作用 2~3 小时。

第一、二代产品抗菌谱主要针对革兰阴性菌,现本药开发已到第四代,抗菌谱由革兰阴性菌扩展到阳性菌,甚至耐药葡萄球菌和肠球菌(MRSA、粪肠球菌),临床应用日益广泛。

(1)第一代。萘啶酸(Nalidixic acid)。

(2)第二代。①诺氟沙星(Norfloxacin),又名氟哌酸;②环丙沙星(Ciprofloxacin),又名悉复欢(Cifran)、西普乐(Cipro Bay);③氧氟沙星(Ofloxacin),又名奥氟星(Ofloxacin)、泰利必妥(Tarivid);④依诺沙星(Enoxacin),又名氟啶酸;⑤洛美沙星(Lomefloxacin),又名美西肯(Maxaquin)。

(3)第三代。①左氧氟沙星(Levofloxacin),又名利复星、可乐必妥、来弗斯;②司帕沙星(Sparfloxacin),又名司巴乐(Spara)、海正立特(Sparca)。

(4)第四代。曲伐沙星(Trovafloxacin),莫西沙星(Moxifloxacin)。

部分氟喹诺酮类药物抗菌谱和药物动力学参数及用法用量见表 22-4-8,22-4-9。

表 22-4-8 部分氟喹诺酮类药物抗菌谱

药名	革兰阳性菌	革兰阴性菌	厌氧菌	铜绿假单胞菌	非典型病原
氧氟沙星	+	+++	0	++	+++
环丙沙星	+	++++	0	++++	++
左氧氟沙星	++	+++	+	+++	+++
司帕沙星	++	+++	+	0	+++

注:非典型病原指衣原体、支原体、奈瑟氏菌等感染。

表 22-4-9　部分氟喹诺酮药物动力学参数及用法用量

药名	给药途径	剂量	F(%)	排出(%)	$t_{1/2}$(h)
环丙沙星	PO	250 mg,bid	70	肾 66	6
	IV	500 mg,bid		肝 33	
左氧氟沙星	PO	100,mg bid	95	肾 85	7
	IV	200,mg qd			
诺氟沙星	PO	200,mg bid	35	肾 30	4
氧氟沙星	PO	200,mg bid	98	肾 70	6
	IV	200 mg,bid			

药物动力学:大多数氟喹诺酮类可口服,1～2 次/天,吸收后分布到组织和血管外、胸腹腔,较少到骨、脑脊液、唾液。排泄主从肾小球滤过和肾小管排泌,当肾受损时如肌酐清除率<30 ml/min 应减少剂量。左氧氟沙星是第一个对肺炎链球菌提高活性的氟喹诺酮类药物,对 99% 以上的肺炎链球菌菌株有效,包括耐青霉素菌株,对其他重要呼吸道致病菌(流感嗜血杆菌、卡他莫拉菌、耐甲氧西林金葡菌和肠杆菌、肺炎支原体、衣原体和军团菌)也有效。具优异的组织穿透性和分布容积,在巨噬细胞中有高浓度,优于β-内酰胺类。有口服和静注剂型,口服生物利用度>99%,两种给药途径 24 小时后血药浓度 0.5～0.6 μg/ml,故可一日给药一次,两种途径效果相当。通常耐受性好,用于治疗社区获得性肺炎,成功率达 96%,减少了综合疗法,与茶碱、地高辛或华发林无明显相互作用。但含镁、铝、铁、锌等金属离子药物可能影响左氧氟沙星吸收,应在左氧氟沙星服用前或后 2 小时用。

不良反应:大多耐受性好,2%～13% 的患者有胃肠道副作用,如恶心、呕吐和腹泻。1%～8% 有中枢神经系统副作用,如头痛、头晕、焦虑和失眠等。不建议用于孕妇及哺乳期妇女。药物相互作用,氟喹诺酮类与许多药物有相互作用,胃肠道金属离子铝、镁、铁、锌等影响吸收,环丙沙星减少茶碱代谢,注意避免同时应用。

氟喹诺酮类曾用于治疗弯曲菌感染,尤其适合旅行者腹泻,近年耐氟喹诺酮类弯曲菌渐多。

7. *硝基咪唑类*　本类属人工合成抗菌药。

(1)甲硝唑(Metronidazole)。又名灭滴灵,原用于抗滴虫、阿米巴原虫,近年广泛用于抗厌氧菌感染,本品的硝基在无氧环境中还原成氨基而显示抗厌氧菌作用。口服吸收好,也可静滴。体内分布广,可进入唾液、乳汁、脑脊液、肝脓肿脓液中。半衰期约 8 小时,经肝代谢 80% 从尿排泄。用于治疗和预防拟杆菌、梭形杆菌、梭状芽孢杆菌、消化球菌和消化链球菌等厌氧菌感染;口腔感染、妇科、幽门螺杆菌、腹部手术等。

用法用量:口服,0.2～0.4 g,tid。静脉注射,250 ml,含甲硝唑 0.5 g,q8 h。药物相互作用:减慢华法林代谢,使凝血酶原时间延长。西咪替丁等肝酶诱导剂可使本品消除加快而降效。

(2)替硝唑(Tinidazol)。抗大多数厌氧菌及滴虫、阿米巴原虫、梨形鞭毛虫,其抗菌作用比甲硝唑强、副作用少、半衰期长,可每日用药一次。用法用量:口服,每片 0.5 g,2 g,qd。静脉注射,每瓶 400 mg/200 ml,1.6 g,qd。注意:用药期间禁酒,禁用于孕妇、有血液病史、中枢器质疾病患者。

总之,抗菌有效性取决于抗菌谱、药代动力学特性、感染部位、病原体类型、给药剂量与途径及机体免疫功能状态等。每类抗菌药各有特点,β-内酰胺类在体内分布广(除中枢神经系统)、不进入宿主细胞。给药后测得的血药浓度可代表灌注器官或组织的细胞外浓度;氨基糖苷类特性相似,药物主要分布在细胞间隙,由于是非脂溶性,透过细胞的能力很弱,但持续给药可被宿主吸收,使毒性增加。氟喹诺酮类和大环内酯类则不同,血药浓度可能低但感染部位浓度比血药浓度高,相当血药浓度一个对数,且均可被吞噬细胞吸收,细胞内药物浓度高于组织,比血药浓度高 2 个对数。常见的呼吸道感染菌如肺炎链球菌、流感嗜血杆菌生长在细胞外和细胞间液中,军团菌和肺炎支原体生长在细胞内。

从药效学考虑,抗生素效果分为时间依赖性和浓度依赖性。β-内酰胺类、大环内酯类、万古霉素和林可霉素为时间依赖性,其作用由时间决定。用药关键是使感染部位的药物浓度高于 MIC 值的时间,动物实验及临床均证明当血药浓度 T > MIC,不超过给药间隔 20% 时,死亡率为 100%,当 T > MIC > 40% ~ 50% 时,细菌学有效率可达 90% ~100%。在用药间歇期血药浓度尽可能高于 MIC 值,因此在给药方法上或增加剂量或增加次数,至少每日 2 次。而氨基糖苷类、氟喹诺酮类、两性霉素和甲硝唑为浓度依赖性,其有效性在于药物峰浓度与 MIC 比率,氨基糖苷类比率为 10: 1,氟喹诺酮类为 12: 1 较为理想。所有抗生素均应考虑药时曲线下面积(AUC 0 ~24)与 MIC 比率,建议对革兰阴性菌至少应达 125 血清抑制浓度($SIT^{-1}h$),革兰阳性菌可低到 30 $SIT^{-1}h$,所以对氨基糖苷类抗生素将一日量一次给予,达到既有效又减少毒性。当然还要结合临床,如庆大霉素对铜绿假单胞的 MIC 为 4 mg,按上比率,需达 40 mg,显然不可能。

(二)抗真菌药物

1. *两性霉素 B(Amphotericin B)* 属大环内酯多烯类抗真菌抗生素,它有亲脂性和亲水性两部分故称两性霉素。由于药物与真菌细胞膜麦角固醇结合,导致膜渗透性改变,致胞质内容物漏出因而真菌细胞死亡,因同时对动物细胞膜胆固醇也有作用而产生毒性,然而对麦角固醇结合力更强,仍可用于治疗深部真菌感染。本药广谱抗真菌,对念珠菌、隐球菌、皮炎芽生菌、荚膜组织胞质菌等感染临床效果确切。本药用法复杂、全身反应大,可有发热、寒战、头痛等,且可能发生低钾血症。有肾毒性,用量需从小量(1 ~2 mg 溶于 5% 葡萄糖液 100 ml 缓慢静滴 4 ~6 小时)开始,渐增至治疗量。注意不可用氯化钠溶解,需先用蒸馏水再加 5% 葡萄糖,监测不良反应。用量为 0.5 ~0.6 mg/(kg · d)维持,可静滴、鞘内、局部应用,也合并用药,如 5-FC 100 mg/(kg · d)。

2. *制霉菌素(Nystatin)* 用于治疗口腔、消化道、阴道和体表的白色念珠菌,50 万 U/片,一次服用 50 万 ~100 万 U。

3. *氟胞嘧啶(Flucytosine,5-FC)* 5-FC 进入真菌细胞,在真菌细胞内去氨酶作用下脱去氨基变成 5-FU,干扰 RNA(近年认为是 DNA),合成不正常蛋白致真菌细胞死亡。药物毒性低,用于治疗念珠菌、球拟酵母、隐球菌、地霉、着色真菌等。口服吸收快而完全,各组织分布均匀,能穿透血脑屏障,穿入腹膜、关节、支气管等处,不与血浆蛋白结合,不代谢,90% 以上从肾排出。本药最大缺点是极易耐药,为避免耐药应给予大量,或合并用药。用法用量:口服,150 mg/(kg · d)或 5 ~8 g/d。静脉注射规格 2.5 g/250 ml,100 mg/(kg · d)。

4. *氟康唑(Fluconazole,又名大扶康)* 作用机制为抑制真菌细胞的主要成分—麦角固醇的合成,并抑制真菌的过氧化酶,使真菌细胞内过氧化物堆积,导致真菌细胞死亡。药物口服与静注效价相同,生物利用度达 90%,半衰期 24 ~36 小时。药物吸收后体内分布广泛,可穿透血脑屏障,体内代谢少,毒性小,大部以原形从尿排出。用于深、浅部真菌感染,抗念珠菌、球孢子菌、组织胞质菌等治疗,也用于器官移植、白血病、白细胞减少、艾滋病等易患真菌感染患者的预防应用。因效果好且毒性相对小,近年在临床上应用最广。

用法用量:为 200 ~400 mg/d、50 mg/d、150 mg/w,口服或静脉注射均可,疗程需根据不同感染菌调整。如念珠菌感染,第一天 400 mg,以后每天 200 mg,连续 10 ~14 天或更长。长期用药或肾功不全者,可根据肌酐清除率调整用量。

5. *伊曲康唑(Itraconazole)* 是一种合成的广谱新型口服抗真菌药,作用机制亦为干扰麦角甾醇的生物合成,伊曲康唑具很强亲脂性,与真菌微粒体中的细胞色素 P_{450} 结合力更强,作用时间也更长。胃酸存在时的低 pH 环境可离子化,故于就餐时或就餐后即刻服吸收好。吸收后分布广泛,在富含角蛋白的组织(如皮肤、指趾甲)中浓度高,存留时间长达数月,半衰期 20 ~30 小时。使伊曲康唑具高效性、小剂量、短疗程、安全性好。因与组织亲和力强,故当治疗结束后,储存于组织中的药物缓慢释放,达到药效的延续性。本品主要在肝代谢。根据不同真菌,疗程不同,200 mg/次,每日 1 ~2 次,有效治疗白念珠菌阴道炎,维持 6 个月。

不良反应:最常见为头痛、胃肠道不适等,发生率 27%。且大部是可逆的。对合并哮喘、糖尿病、老人及肝功损害者也不存在特殊安全问题。

6. 特比萘芬(terbinafine) 口服丙烯胺类抗真菌药,亲脂性。干扰细胞膜功能和细胞壁合成,同时因缺乏麦角固醇,细胞膜受损而死亡。药物吸收好,快速进入皮肤角质层,并存留一段时间。用法用量:250 ~400 mg/d,连续服用4周,治疗甲真菌和孢子丝菌病需8 ~12周。药物相互作用:同时用西咪替丁可使清除率下降,利福平使排出增加,半衰期由22小时降到8小时。

(三)抗病毒药物

病毒感染是常见传染病,种类繁多,传播快,发病率高。由于病毒在细胞内复制、繁殖、利用细胞酶系统,与细胞关系密切,病毒核酸整合于细胞,不易清除。加之肾功能不全及透析患者免疫功能较低易患病毒感染。近年研制出一些新抗病毒药物,应了解及掌握用法。根据化学类型分为核苷类、非核苷类、抗病毒生物制剂。

1. 核苷类

(1)阿昔洛韦(Acyclovir, ACV、zovirax,又名无环鸟苷)。为核苷类化合物,在细胞培养内对5种疱疹类DNA病毒有选择性抑制作用,对细胞毒性小。是治疗单纯疱疹1,2型病毒感染和带状疱疹病毒感染的特效药,对皮肤生殖器疱疹、眼角膜炎、病毒脑炎、EB病毒等也有一定效果,也常用于肾移植术后预防病毒感染。药物大部分以原形自尿中排出,口服吸收不好,多次服用可于1 ~2天内达稳定血浆浓度。用法用量:口服,每日5次,每次0.2 g,静脉注射,按5 ~10 mg/kg,缓慢持续60 ~120分钟,q8 h,肾功能不良者需调整用量。

(2)更昔洛韦(Gancyclovir, GCV)。为阿昔洛韦类似物,抗单纯疱疹病毒、带状疱疹病毒、EB病毒、巨细胞病毒等。抑制DNA合成,终止DNA链延长,体内试验对单纯疱疹2型病毒比阿昔洛韦更有效。主要用于巨细胞病毒感染;巨细胞病毒视网膜炎、肺炎、食道炎等。毒性较大,主要表现为类放射性骨髓抑制,白细胞或血小板降低等。用法用量:静脉注射5 mg/kg,q8 ~12 h,2 ~3/w,q24 h。

(3)利巴韦林(Ribavirin, Virazol)。又名病毒唑,为嘌呤三氮唑化合物,有广谱抗病毒作用。对多种RNA病毒、DNA病毒有抑制作用,作用机制尚未完全阐明。用于治疗流感、呼吸道合胞病毒肺炎、腺病毒肺炎、流行性结膜角膜炎、肾综合征出血热等。口服吸收快,1 ~15小时血浆浓度达峰,半衰期9小时,主要以原形经尿排泄。雾化吸入的利巴韦林,很快沉着于呼吸道上皮细胞达到抑制流感甲、乙型和呼吸道合胞病毒的有效浓度。临床可口服、静滴、滴鼻、喷雾吸入等。用法用量:口服或静注首次2 g,以后q8 h,共10天,不良反应主要为可逆性贫血。

(4)拉米夫定(Lamuvidine)。又名贺普丁,核苷类左旋对映体,为艾滋病1,2型逆转录酶和乙肝病毒多聚酶抑制剂,能迅速抑制HBV复制,抑制作用持续于整个治疗过程。近年,已成为慢性乙肝抗病毒治疗的主要用药,研究显示拉米夫定改善已存在的肝纤维化和肝硬化,组织学炎症活动度明显改善,患者HBV DNA转阴,ALT由治疗前(60 ±20)U/L降到(20 ±7)U/L,病毒复制活动趋向静止。对慢性乙肝患者的生存质量有明显改善。口服生物利用度高为80% ~85%,半衰期5 ~7小时,主要以原形经肾排泄,肾功能不全时影响排泄,对肌酐清除率 <30 ml/min的患者不建议用本药。药物的安全性好,全球临床应用4年未见严重不良反应。用法用量:口服,100 mg/d,连服2年,最长5年。

2. 非核苷类

(1)金刚烷胺(Amantadine)。已知可干扰病毒穿透、脱壳和早期转录阶段。口服吸收好,肺、肾、肝中浓度高,95%经肾以原形自尿排出,用于流感防治。用法用量:成人200 mg/d,肾功能不良者需调整用量,当Ccr <50 ml/min时,剂量为200 mg/w;Ccr <20 ml/min时,200 mg与100 mg/w交替。预防流感用药宜早,直至暴发流行结束,需6周。不良反应:200 mg/d反应轻微,用量400 mg/d可出现中枢神经系统毒性,如谵妄、焦虑、失眠、思想集中困难等,反应较轻,停药后迅速逆转。

(2)膦甲酸钠(Forscarnet),可耐注射液CARNET(PFA)。为焦磷酸化合物,广谱抗病毒药,抑制流感病毒RNA多聚酶、疱疹病毒、巨细胞病毒、肝炎病毒DNA多聚酶和逆转录酶。有报道治疗乙型肝炎,获一定疗效。用法用量:2.4 g/250 ml,静脉注射2小时,28天为1个疗程。毒副作用:磷沉着于骨,血钙降低，需补钙。

3. 抗病毒生物制剂

(1)干扰素(Interferon, INF)。一组由病毒或其他诱生剂使生物细胞产生的分泌性糖蛋白，是一种有多样生物学功能的细胞因子，病毒感染后细胞很快诱生干扰素，有广谱生物活性，促进吞噬细胞、淋巴细胞免疫作用。干扰素具有抗病毒(可抑制细胞内病毒的繁殖)、抗肿瘤及免疫调节活性，临床用于抗病毒肝炎、巨细胞病毒感染等。根据诱生物质和细胞种类，可产生三种抗原性不同的天然干扰素，人白细胞产生的为 α 干扰素(又分三个亚型 α-2a、α-1b、α-2b)、β 干扰素及 γ 干扰素。天然干扰素制备困难，纯度低。近年通过生物工程重组技术生产出基因工程干扰素。干扰素 α-2a(罗扰素)、干扰素 α-2b(干扰能)为进口或仿制品，干扰素 α-1b 为国产。

(2)基因工程干扰素 α-2a(大肠埃希菌)。干扰素 α-2a、干扰素 α-2b 主要用于治疗慢性乙肝、丙肝。用法用量：干扰素 α-2a 450 万 U 皮下注射，3 次/周，连续 4～6 个月；干扰素 α-2b 100～300 万 U 肌内注射，每日 1 次，两周后隔日 1 次，连续用药 3 个月。

二、治疗心血管系统疾病药物

(一)强心苷类

一类具有选择性加强心肌收缩性能和影响电生理特性作用的药物。我国临床常用的有地高辛(Digoxin)、洋地黄毒苷(Digitoxin)、毛花苷 C(西地兰，Cedilanid)和毒毛花苷 K(Strophantin K)，其中地高辛最常用于口服，毛花苷 C 最常用于静脉注射。

1. 地高辛　口服主要经小肠上部吸收，吸收不完全也不规则，吸收率 50%～70%。血浆浓度达峰时间为 2～3 小时，最大效应时间为 4～6 小时。药物向组织分布缓慢、广泛。血浆蛋白结合率 20%～30%，表观分布容积为 6～7 L/kg，80% 经肾小球滤过和肾小管分泌而排泄，每日排泄量约为体内量的 1/3。消除半衰期为 36 小时，受肾功能影响大，其清除率与肌酐清除率呈线性正相关，当肾功能受损时，其清除率随肌酐清除率下降而下降，半衰期延长。达稳态时间为 6～10 天。负荷量为 0.5 mg×2，维持量，当 Ccr＞20 ml/min 为 0.2 mg/d；Ccr＜20 ml/min 时，为 0.125 mg/d。

2. 毛花苷 C　作用快，静注开始作用为 5～30 分钟，作用维持 2～4 天。用葡萄糖注射液稀释后缓慢注射。

强心苷血药浓度与药效学的相关性，研究证实，当平均血浆浓度为 0.95 ng/ml 时，地高辛既无效应亦无毒性反应，有效而无毒性的地高辛浓度为 1.49 ng/ml，可疑中毒的平均血浆浓度为 2.53 ng/ml。明显中毒的血浆浓度为 3.32 ng/ml，各组浓度差异有统计意义。近年研究表明，地高辛稳态血浆浓度为 1～1.5 ng/ml 时可产生接近最大的临床效应，而发生毒性的可能性甚小。进行治疗药物监测时，可以此为参考。

(二)抗高血压药物

肾功能不全及透析患者很多合并高血压，大多属肾性高血压，需长期服用降压药物。有些患者在透析过程中血压升高也需临时采取降压治疗，所以经常要用降压药物。降压药物种类和选择如下，利尿剂、β 受体阻滞剂、钙通道阻滞剂、血管紧张素转换酶抑制剂、血管紧张素转换酶受体抑制剂、周围血管扩张剂、α 受体阻滞剂及其他。如上述，抗高血压药物大约八大类，每类又有很多种，的确使人眼花缭乱。近年在循证医学理论的指导下已做了长期、大量、双盲对比观察，积累了可靠的资料，取得了不少共识，诸如降压目标、选药的原则、方法等。

1. 利尿剂　对于一般高血压患者而言，利尿剂仍是最常用的抗高血压药物，通过利尿排钠、排水、降低血容量和心排血量而发挥降压作用，继续服药，有扩血管作用，降压也与外周阻力下降有关。当肾功能不全特别是晚期尿毒症靠长期维持性透析的患者，他们用超滤清除水分也可以控制血压，但随透析时间延长，尿量逐渐减少，利尿剂是否还有使用的价值？有报道认为，一些晚期肾衰竭患者在开始透析前，仍然可用利尿剂作为抗高血压治疗和控制液体平衡的一部分,对于已开始血液透析的患者无疑应停止用利尿剂,而对开始腹膜透析的患者,利尿治疗可继续发挥调整血容量的作用,但须增加利尿剂剂量。例如有人用呋塞米500~2 000 mg/d,证明在增加尿量同时也增加钠、钾的排除。当然,对每日尿量不到100 ml的患者短期治疗是无效的。一项研究观察两组开始腹膜透析的患者,一组用呋塞米250 mg/d,另一组不用呋塞米,作为对照,到6~12个月时,用药组尿量和尿钠排泄比对照组明显增加,但肾小球滤过率并未增加。肾功能不全患者最常用的利尿剂如下。

(1)高效利尿剂。呋塞米(Furosemide),又称速尿,临床应用最广,主要抑制髓袢升支髓质部和皮质部对 Cl^- 和 Na^+ 的再吸收,利尿作用强大。该药能扩张肾皮质血管,增加肾血流量,故肾衰竭时也能用。可用于急性肾衰竭,对无血容量不足的少尿或无尿患者,可试用呋塞米,早期有预防发生急性肾衰竭的作用,且可用于区别肾前性(功能性)或肾性(器质性)急性肾衰竭。此时用呋塞米200~400 mg甚至1 000 mg静注,1小时后尿量明显增加则可能为功能性。对慢性肾衰竭伴水肿、急性左心功能不全肺水肿、高血压危象等时也适用。

口服自胃肠道吸收,生物利用度约50%,一小时达峰,作用持续4~6小时。蛋白结合率95%~99%,半衰期30~70分。药物大部以原形经肾排出,因排泄快可重复给药不易蓄积。药物相互作用:呋塞米抑制肾排泄庆大霉素、头孢菌素和地高辛,由于肾远曲小管钠钾交换增多,排钾增多易致低钾,增加洋地黄中毒危险,大剂量有耳毒性。

用法用量:通常口服20 mg/d,静脉注射个体反应不一,最大可用到2 000 mg,一般不超过1 000 mg。

(2)中效利尿剂。氢氯噻嗪(Hydrochlorothiazide),双氢克尿噻为代表,抑制髓袢升支及远曲小管对 Cl^- 和 Na^+ 的再吸收,有降压作用。与其他药联合用于辅助降压,兼能减少肾源性尿崩症尿量,机制不明。不良反应:大量利尿可致电解质紊乱,低血钾、低镁、低氯等。也可降低糖耐量增高血糖,偶诱发痛风。用法用量:口服,12.5 mg/d或25 mg/d。

(3)低效利尿剂。螺内酯(Spironolectone),为合成的醛固酮竞争性拮抗剂。药物作用不强,起效慢。作用结果为保钾、排钠而利尿。服药同时补钾可致高血钾,肾功能不全血钾偏高者忌用。用法用量:口服,20 mg/d。

(4)其他。吲哒帕胺(Indapamide),又称寿比山、钠催离缓释片,通过抑制肾小管再吸收发挥作用,作用部位类似氯噻嗪。在利尿的同时有明显抗高血压作用。不影响血脂和碳水化合物代谢。本药生物利用度高,约90%,蛋白结合率大于75%,肾功能不全者药动学参数无变化,半衰期平均18小时,故每日服药1次,主用于治疗高血压。药物相互作用:与阿斯咪唑、特非那定合用可引起心律失常,与血管紧张素转换酶抑制剂合用可出现突然低血压,偶致皮疹及乳腺分泌增多。寿比山口服,2.5 mg,qd,钠催离缓释片,口服1.5 mg,qd。

2. 肾上腺受体阻滞剂

(1)α受体阻滞剂。

1)哌唑嗪:选择性阻断突触后膜的 α_1 受体,降低外周血管阻力,降压但是不引起心动过速,不影响肾功能。口服吸收良好,1~3小时达峰,生物利用度60%,血浆蛋白结合率90%,主要在肝代谢,有肝"首过效应",半衰期约3小时,但作用可持续8小时。用法用量:首剂0.5~1 mg,首次给药2 mg以上者可能出现"首剂效应",表现为立位低血压、心悸、昏厥等。逐渐增至1.5~4 mg/d,分次服用。

2)特拉唑嗪(Terazosin):又名高特灵(Hytrin),新型 α_1 受体阻滞剂,具高度选择性,降舒张压更显著,血脂也有改善。口服吸收完全,1小时达峰,与血浆蛋白高度结合,半衰期长,约12小时。药动学与肾无关,不需调整剂量。用法用量:用于高血压及良性前列腺肥大,口服,1 mg每晚服用,最大剂量不超过20 mg。不良反应有乏力、头痛、低血压等。

(2)β受体阻滞剂。是治疗高血压的主要药物,依作用部位分 β_1 和 β_2 亚型。

1)无选择性β受体阻滞剂:以普萘洛尔(propranolol),又名心得安为代表,能阻断 β_1 和 β_2 受体,无选择性。给药后使心率减慢、心收缩力减弱、心排血量减少、缓慢降压。作用特点为温和、缓慢、持久,能抑制肾素分泌,无体位性低血压。

其他品种有索他洛尔(Sotalol),商品名施太可(Sotacor),口服,80 mg,bid。卡维地洛(Carvedilol),兼阻滞 α 受体,商品名达利全(Dilatrend)、络德,口服,10 mg,bid。

2)选择性 β_1 受体阻滞剂:阿替洛尔(Atenolol),又名氨酰心安,口服,25 mg ~ 50 mg,qd,bid。美托洛尔(Metoprolol),商品名倍他乐克(Betaloc),口服,12.5 ~ 25 mg,bid。比索洛尔(Bisoprolol),商品名康可(Concor),口服,2.5 ~ 5 mg,qd。

部分 β 受体阻滞剂的药代动力学参数见表22-4-10。

表22-4-10 部分 β 受体阻滞剂的药代动力学参数

药名	剂量(mg)	F(%)	t_{max}	Cp(ng/ml)	$t_{1/2}$(h)	PB(%)	V_d(L/kg)	首过效应
普萘洛尔	10	30	1 ~ 3	50 ~ 100	3 ~ 6	62 ~ 93	5.6	有
索他洛尔	80	90	2 ~ 4	0.5 ~ 4	10 ~ 20	54	0.8 ~ 1.2	
阿替洛尔	25	40	2 ~ 4	2 ~ 5	6 ~ 9	5	0.8	
美托洛尔	25	50	5 ~ 15	50 ~ 100	3 ~ 4	12	5.6	
比索洛尔	5	90	1 ~ 3		10 ~ 12	30 ~ 36	3.5	甚微
卡维地洛	10	35			7 ~ 10	98	2	有

注:F—生物利用度;t_{max}—达峰时间;Cp—血药浓度;PB—蛋白结合率;V_d(L/kg)—分布容积。

β 受体阻滞剂属于最常用的降血压药物之一,近年证明 β 受体阻滞剂除降压外还能改善心衰时心肌代谢,明显降低心衰病死率。脂溶性 β 受体阻滞剂不但使心率减慢,心电活动稳定,而且作用于中枢,切断交感神经作用,使迷走神经作用于心脏,减少猝死发生。何时是应用 β 受体阻滞剂的最好时机?现认为,早期用 β 受体阻滞剂干预,在短期内可使心功能有所恢复,达到接近正常水平。应用越晚所需时间长,且恢复不到正常水平。治疗心衰的3个目标,即①延长寿命,降低病死率;②减少住院时间;③改善生活质量,均可在 β 受体阻滞剂治疗中得到体现。临床常用于治疗心衰的3种 β 受体阻滞剂美托洛尔、卡维地洛、比索洛尔均曾进行有大规模临床试验证明有效。在使用过程中应注意从小剂量开始,逐渐加量直至目标值。对患有支气管疾病或严重心动过缓者不要使用,对急性失代偿心衰需待症状缓解、稳定后再用。几种 β 受体阻滞剂对比资料还显示卡维地洛由于其独特药理作用和生物学效应,效果更显著。

用 β 受体阻滞剂时应注意与其他心血管药物的相互作用,如地高辛及其他影响心脏传导药物,能使心率进一步减慢,能影响降糖药作用,需监测血糖,对患支气管哮喘者应注意,减药需缓慢。本类药物大都经肝代谢,从尿中排泄,肾功不全者应调整剂量。

3.钙通道阻滞剂 钙通道阻滞剂是应用最广的一类降压药,降压效果确实,副作用小。曾有报告短效作用类对防心血管突发事件有不利作用。本类药物主要通过阻断心肌和血管平滑肌细胞膜上的钙通道功能,抑制细胞外 Ca^{2+} 内流,使细胞内 Ca^{2+} 水平降低,影响钙离子和钙调蛋白结合,抑制肌凝蛋白轻链激酶活性,而使血管平滑肌松弛,动脉平滑肌扩张,外周血管阻力下降,降低血压。

(1)按化学性质分类。

1)二氢吡啶类。其第一代产品为硝苯地平(Nifedipine),5 mg/片,5 ~ 10 mg,每日3次。尼卡地平(Nicardiping)和佩尔地平(Perdipine),40 mg,每日2次。

第二代为硝苯地平缓释型,商品名弥心平(Nifedipine),20 mg/片,5 ~ 15 mg,每日2次。硝苯地平控释型,商品名拜新同(Adalat gits),30 mg/片,每日1次。非洛地平缓释片2.5 mg,每日1次。尼莫地平(Nimodipine),30 mg,每日3次。

第三代为苯磺酸氨氯地平(Amlodipine),商品名络活喜(Norvasc),5 mg/片,每日1次。拉西地平(Lacidipine),4 mg,每日1次。部分钙通道阻滞剂剂量用法见表22-4-11。

表 22-4-11　部分钙通道阻滞剂剂量用法

代数	药名	商品名	剂量	用法
第一代	硝苯地平		5 mg/片	5-10 mg,tid
	尼卡地平	佩尔地平	40 mg	40 mg,bid
第二代	弥心平	硝苯地平缓释	20 mg/片	1 粒,bid
	拜新同	硝苯地平控释	30 mg/片	30 mg,qd
	非洛地平	波依定	2.5~5 mg	5~10,mg/d
	尼莫地平(主要治疗老年脑病变)	尼膜同	30 mg 10 mg	PO 30 mg,注射 10 mg
第三代	氨氯地平	络活喜	5 mg/片	5~10 mg,qd
	拉西地平	乐息平	4 mg	4 mg,qd

2)苯二氮草类。

第一代为地尔硫草:硫氮草酮,静脉注射,10 mg 或 50 mg。

第二代为地尔硫草缓释型:合心爽胶囊(herbesser),口服,90 mg,qd 或 bid。恬尔心(Diltiazem),口服,30 mg, tid;90 mg,qd。

3)苯基烷氮类。

第一代为维拉帕米(Verapamil)。

第二代为维拉帕米缓释型:异搏停(Lsoptin),口服,240mg,qd。

(2)常用钙通道阻滞剂的药代动力学。三类钙通道阻滞剂的药代动力学参数见表 22-4-12。以三种代表性药物硝苯地平、异搏停、硫氮草酮为例,口服吸收均良好(均>90%),但因肝首次效应不同致生物利用度差异较大(20%~70%)。开始作用时间在 30 分钟内,舌下含服硝苯地平较口服作用迅速,主要经肝代谢灭活,血浆有效药物浓度范围极宽,故不必监测血药浓度。药物半衰期 3~6 小时,故作用时间短,近年开发缓释作用剂型,每日用药 1 次即可。

本类药物降低外周阻力,降压效果迅速、确切、稳定、易耐受,对老年、肾或透析患者及肾移植患者均有效,对呼吸功能无不良影响,异搏停部分经肾排出应适当减量。

表 22-4-12　三类钙通道阻滞剂的药代动力学参数

参数	地尔硫草	硝苯地平	维拉帕米
口服吸收率(%)	>90	>90	>90
口服生物利用度(%)	40	65~70	10~20
峰时(h)	2~5	0.6~2	2~2.5
蛋白结合率(%)	80	90	90
$t_{1/2}$(h)	4	5	3~7
Vd(L)	380	40	350~400
Cl(ml/min)	1000~2000	550~760	4300~6400
AUC(ng/h.ml)	500~2200	125	35~40

(3)钙通道阻滞剂(CCB)临床应用。钙通道阻滞剂扩张入球小动脉强于出球小动脉,近年认为用双氢吡啶类 CCB 治疗肾实质性高血压时,只要把系统高血压降到目标值,此时降低血压的效益已能克服扩张入球小动脉的弊端,使肾小球内"三高"改善而起到保护肾脏作用。该类药也有保护肾的其他作用,由于把系统高血压降到目标值,其他降血压药均能延缓肾损害进展故也有保护肾作用。近年已观察证明有关钙通道阻滞剂对心血管保护作用的新证据,如钙通道阻滞剂与动脉粥样硬化的预防,通过 INTACT 研究认为,硝苯地平控释片(拜新同)能明显阻止颈动脉粥样硬化病变的发展。又如斯坦福大学研究表明,冠脉搭桥术后服用钙通道阻滞剂,与安慰剂比,能较长时间不出现明显的冠心病表现。尼卡地平与安慰

剂比，能明显阻止早期病变进展。氨氯地平对严重狭窄（>60%）的病变有消退作用，M-超声检查证实，氨氯地平能明显遏制严重颈动脉粥样硬化病变的进展。钙通道阻滞剂对较显著病变的内膜增厚有阻抑作用。研究表明，与安慰剂相比，拜新同组患者的IMT（内膜、中膜厚度是衡量动脉硬化的指标）完全停止了增长，其作用机制并非由于对血压的控制。

在高危的高血压患者中拜新同与复合利尿剂相比，能减慢冠状动脉钙化的进展。ELSA从临床上比较进行多中心、前瞻、随机、双盲、平行对照试验，拉西地平组1 177例4 mg/d，阿替洛尔组1 157例50 mg/d，如降压不满意再加氢氯噻嗪12.5 mg/d，观察两侧颈总动脉远端4处及分支处的最大内膜中层厚度变化。

结论：拉西地平减轻动脉粥样硬化优于阿替洛尔，拉西地平降血压不明显，提示抗粥样硬化作用与降压作用无关。

4. *血管紧张素转换酶抑制剂（ACEI）* 近年大量临床实践证明ACEI已成功地用于治疗心血管疾病，显著降低高危患者发生心血管事件的危险，具有对心、脑、肾的保护作用。ACEI抑制血管紧张素Ⅰ转变为血管紧张素Ⅱ，抑制心、脑、肾、血管壁等组织中血管紧张素Ⅱ合成，降低交感神经兴奋性，内皮素合成减少，血管舒张因子生成增多等减轻高血压和糖尿病的肾损害。药物治疗中ACEI为一线抗心衰药物，不论有无心衰症状，所有左心室收缩功能失调的患者均能从长期ACEI治疗中获益。目前认为，心衰治疗不仅是改善症状，更重要的是：①预防和（或）控制导致心衰的疾病；②维持和改善生活质量，降低病残率；③降低病死率。在各种治疗中，药物治疗对改善心衰预后至关重要，药物剂量应逐步递增至靶剂量，见表22-4-13。

表22-4-13 常用血管紧张素转换酶抑制剂用量

药物名称	商品名	起始剂量	靶（维持）剂量
卡托普利（Captopril）	开博通	6.25 mg，tid	50～100 mg，bid
依那普利（Enalapril）	悦宁定	2.5 mg，bid	10～20 mg，bid
赖诺普利（Lisinopril）	捷赐瑞	2.5～5 mg，qd	30～35 mg，qd
雷米普利（Ramipril）	瑞泰	1.25～2.5，qd	5 mg，bid或10 mg，qd
群多普利（Trandolapril）		1 mg，qd	4 mg，qd
福辛普利（Fosinopril）	蒙诺	10 mg，qd	10～40 mg，qd
贝那普利（Benazepril）	洛汀新	5 mg，qd	5～10 mg，qd

（1）肾实质性高血压应首选ACEI类。其机制为①血流动力学效应：指改善肾小球内“三高”（高压力、高灌注、高滤过），“三高”加速残存肾单位的肾小球硬化。ACEI阻断血管紧张素Ⅱ（AT-Ⅱ）生成进而减少醛固酮合成，从血管阻力及容量两方面降低系统高血压，此为间接降“三高”又称血压依赖性效应。ACEI能扩张肾小球出、入球小动脉，且出大于入，直接使球内“三高”降低。②非血流动力学效应：减少肾小球内细胞外基质（ECM）堆积引起的效应，AngⅡ能刺激肾小球细胞合成细胞外基质（ECM），ACEI阻断A-Ⅱ产生，故减少ECM。ACEI还能刺激纤溶酶原激活剂抑制物（PAI）生成，故使纤溶酶原转换成纤溶酶减少，进而使金属基质蛋白酶（MMP）产生减少，纤溶酶及MMP都具降解ECM作用，故AngⅡ能减少ECM降解。ACEI阻断了AngⅡ生成，亦即促进ECM降解。所以ACEI减少ECM蓄积，减慢残存肾小球硬化的进展，保护了肾脏（非血压依赖性效应）。

（2）用ACEI类药物的注意事项。

1）从小量开始，控制不满意逐渐加量，对老人尤其如此（因肾相对缺血、对药物敏感等）。

2）根据不同肾功调整，当血肌酐<354 μmol/L时可用，但需监测血钾和血肌酐，因ACEI使醛固酮减少，而血钾增高，因扩张出球小动脉大于入球小动脉，滤过率可降低，如出现肌酐高还应密切观察，如血肌酐增幅不超50%，可不停药，一般于2周恢复，可为正常药物反应；如增幅>50%，肌酐绝对值超过133 μmol/L，且2周未下降时为异常药物反应，应停用ACEI。异常反应往往在肾缺血、肾灌注少（肾病综合征高度水肿或并发冠心病左心衰等）时，为维持足够肾小球滤过率必须使出球小动脉收缩，这要依靠 AngⅡ作用完成，而用 ACEI 后 AngⅡ生成减少，出球小动脉扩张，代偿机制被破坏致肾小球滤过率显著下降，血肌酐升高应及时停药肾功能可望恢复。当肾功能不全肌酐 >354 μmol/L 时应禁用 ACEI，因此时残存肾单位很少，必须靠高滤过代偿，ACEI 能破坏此代偿。血肌酐迅速上升且易诱发高血钾，但若已开始透析者则可用 ACEI 控制肾素依赖高血压。

对血压降到什么程度才有效保护肾的问题，90 年代 MDRD（modification of diet in renal disease）（美国国立卫生研究院）研究结果认定，对于尿蛋白 >1 g/d 的患者平均动脉压（MAP）必须控制在 92 mmHg 以下才能有效延缓肾损害进展。在相同 MAP 水平降低收缩压及脉压比降舒张压更重要。因此 MDRD 推荐将血压控制达 125/75 mmHg，此值对并存冠心病的肾病也适用。对尿蛋白 <1 g/d 的患者，血压控制目标为 130/80 mmHg

（3）选药原则。选对肾组织渗透力高的药物，研究发现肾脏存在以自分泌或旁分泌途径在局部起效的肾素-血管紧张素系统（RAS）。对肾组织渗透力高的 ACEI，可对肾局部起更强抑制作用。贝那普利（Benazepril）渗透力强，可抑制活性达 60% 以上，部分经胆排除，仅在肌酐清除率 < 30 ml/min 时才需减量。

（4）选经肾及肾以外双通道排泄的药物（如肾及肝胆）以免蓄积。福辛普利（fosinopril）为 ACEI 类药物中从胆汁排除比例最大者，肾功减退时不需减量。

ACEI 使用时注意，高钠摄入、同时服用非甾体抗炎药会影响疗效，对老年效果较差，还应了解基因多态性，要考虑不同人种有区别。

（5）血管紧张素Ⅱ受体拮抗剂（ATI）。1989 年发现血管紧张素Ⅱ有两种受体，名为 AT_1、AT_2，两种均受体与 AngⅡ结合。AT_1 的功能主要是介导血管收缩，醛固酮分泌和促进细胞增殖等，AT_2 功能与之相反，但所有血管紧张素Ⅱ的临床效应都是 AT_1 介导的，故在受体水平上 AT_1 阻滞剂能完全阻断 AngⅡ，不提高缓激肽水平，因而较少 ACEI 诱发的常见咳嗽副作用，并且保留和加强 AT_2 受体的作用，发挥了双重效应，疗效也不受 ACE 基因多态性影响。

已经对血管紧张素Ⅱ受体拮抗剂进行抗高血压、慢性心衰、糖尿病的治疗效果的观察，认为与 ACEI 同样有效，能减轻高血压患者的左室肥厚，患者耐受良好，依贝沙坦还能有效防止肾病进展，目前正在做进一步长期观察。常用品种见表 22-4-14。

表 22-4-14　部分血管紧张素Ⅱ受体拮抗剂

药名	商品名	用法用量
氯沙坦（Losartan）	科素亚（Cozaar）	口服，50 mg，qd
缬沙坦（Valsartan）	代文（Diovan）	口服，80 mg，qd
依贝沙坦（Irbesartan）	安博维（Aprovel）	口服，150 mg，qd

老人、肾功能损害、透析患者不必调节起始剂量，但肝硬化者应减少用量。肝肾功能不全者无需减量。据最近完成的大型临床试验（多中心、随机双盲、随访 2 年）结果表明，在标准治疗心衰基础上加用缬沙坦较安慰剂明显降低心衰患者死亡率和病残率，而该药控制高血压的效果已经证实，临床上也表现缬沙坦起效更迅速，利用更完全，更少依赖肝功能，其半衰期较长，每日 1 次用药即可，选药时可参考。IDNT 观察依贝沙坦、氨氯地平、安慰剂三组血压均有下降，依贝沙坦可有效防止肾病进展。

（三）抗心律失常药

近年已有较多手段治疗心律失常，但药物治疗仍是治疗心律失常的主要方法。药物治疗快速心律失常的适应证：①心律失常的症状影响生活质量和工作能力；②存在直接或潜在导致或增加猝死的危险因素。

1. 抗心律失常药物分类　根据电生理作用，通常分为 4 类：

（1）第Ⅰ类——膜抑制剂。主要降低心肌细胞对 Na^+ 的通透性，使 0 相除极上升速度及幅度减低，而减慢传导，同时延长快反应纤维有效不应期，降低4相除极坡度因而减低自律性，其中又分3个亚类：Ia、Ib、Ic。

Ia：①奎尼丁（Quinidine）；②普鲁卡因胺（Procainamide）；③丙吡胺（Disopyramide）；④丙米嗪（Imipramine）。

Ib：①利多卡因（Lidocain）；②妥卡因（Tocainide）；③美西律（Mexiletine）；④苯妥英钠（Phenytoin）。

Ic：①氟卡尼（Flecainide）；②恩卡尼（Encainide）；③普罗帕酮（Propafenone）。

（2）第Ⅱ类——β受体阻滞剂（Beta-Blocker）。减低或阻断交感神经对心脏的作用，抑制4相自动除极速率，延长房室节传导时间，不影响心肌复极。主要代表药物有：①艾司洛尔（Esmolol）；②索他洛尔（Sotalol）。

（3）第Ⅲ类——延长动作电位和有效不应期药物。①溴苄铵（Bretylium）；②索他洛尔（Sotalol）；③胺碘酮（Amiodarone）。

（4）第Ⅳ类——钙通道阻滞剂（Calcium Channel Blocker）。①维拉帕米（Verapamil）；②硫氮䓬酮（Diltiazem）。

2. 用法和选择　心功能不全是维持性血液透析患者的常见并发症，约90%心功能不全患者伴心律失常，而严重心律失常是发生猝死的重要原因。过去几十年做了大量临床观察，曾用过较新的第Ⅲ类药物胺碘酮、索他洛尔和IC类普罗帕酮等，观察结果建议少用IA类药，而只有胺碘酮具有较多优点，应用最广。原因之一是老药如奎尼丁和普鲁卡因胺等在抗心律失常的长期治疗中有致心律失常作用和负性肌力作用，易发生猝死，死亡率高于胺碘酮，氟卡尼和恩卡尼也相似。胺碘酮和其他IA类药同样能将房颤转为窦性心律，在长期维持窦性心律方面证明胺碘酮很少有潜在致心律失常作用，不抑制左室功能，病死率低，故比较安全。对心梗后发生的复杂室性心律失常，胺碘酮在减少死亡方面也是有效的。且有一项6 500例的资料表明胺碘酮减少死亡达20%，故在选药时推荐用胺碘酮。

胺碘酮可口服或静脉输注，静脉注射可用负荷量或维持量。口服治疗室性心律失常时需先给负荷量，成人用量为1 200～1 600 mg/d，1～3周，直到症状控制。此后应减量为600～800 mg/d，为期约1个月，然后再减到最低有效量200～400 mg/d长期维持。对室上性心律失常，用量稍低。成人最初负荷量为600～800 mg/d，1～4周直到控制，维持量通常为100～400 mg/d，通常一日用药一次。胺碘酮口服生物利用度22%～86%表明个体差较大，口服后4～7小时达血药浓度峰值，药物在肝代谢，与蛋白高度结合且与脂肪组织亲和力强，因此分布容积很高（约50 L），一旦达到稳态，其排泄半衰期为16～180天。

胺碘酮经常用于急症，患者往往同时用多种药物，为此需了解与其他药物的相互作用。地高辛、华法林明显受影响，增加经肝代谢的β受体阻滞剂和钙通道阻滞剂、奎尼丁、普鲁卡因胺的血药浓度。胺碘酮减少地高辛的肾和非肾清除，增加生物利用度，使血药浓度增加，发生心动过缓或其他毒性，此时必须减少地高辛用量，由于两种药的长半衰期，观察要持续数周以上。其他有相互作用的药物剂量均应调整。不要忘记还有与肝代谢有关的中草药也应注意。胺碘酮制剂，口服片剂或胶囊，每片0.2 g，静脉注射剂，每支150 mg（3 ml）。

三、调节血脂药物

脂质代谢紊乱与动脉粥样硬化密切相关，研究显示低密度脂蛋白-胆固醇增高促进动脉粥样硬化，高密度脂蛋白-胆固醇增高则防止动脉粥样硬化，为此产生降低或调整血脂以防治动脉粥样硬化的治疗方法。在循证医学理论的指引下，90年代以来完成大量临床试验，确立了调脂的基本措施。中国调脂治疗的目标值为甘油三酯低于180 mg/dl但高于140 mg/dl，低密度脂蛋白-胆固醇低于100 mg/dl。研究提示，高脂血症会对肾脏造成损害，影响肾小球血流动力学，加速肾脏疾病进展。可表现多种病理变化。当前应用的调脂药物主要包括他汀类、贝特类、树脂类和烟酸类。

（一）分类

1. 他汀类（vastatins）　即HMG-CoA还原酶抑制剂，通过竞争性抑制HMG-CoA还原酶抑制体内胆固醇合成,干扰脂蛋白生成以降低血脂水平。其降低低密度脂蛋白-胆固醇为18% ~55%,降低高甘油三酯为7% ~30%,升高高密度脂蛋白-胆固醇5% ~15%,主要不良反应:肝酶升高、肌病。常用品种如表22-4-15。

表22-4-15 他汀类常用品种及用法

常用药名	商品名	剂量
洛伐他汀(Lovastatin)	乐福欣(Livzon)	20 mg,qd
辛伐他汀(Simvstatin)	舒降之(Zocor)	10 ~20 mg,qd
普伐他汀(Pravastatin)	普拉固(Pravachol)	10 ~20 mg,qd
氟伐他汀(Fluvastatin)	来适可(Lescol)	20 mg,qd
阿托伐他汀(Atorvastatin)	立普妥(Lipitor)	10 mg,qd

2. 贝特类(fibrates) 抑制腺苷酸环化酶,使脂肪细胞内cAMP含量减少,肝合成及分泌VLDL减少,增强脂蛋白脂酶活性,加速VLDL,TG分解代谢。有报告降低低密度脂蛋白-胆固醇5% ~20%,降甘油三酯20% ~50%,升高高密度脂蛋白-胆固醇3% ~5%,不良反应为消化不良、胆石、肌病,肝肾功能不良时慎用。贝特类常用品种及用法见表22-4-16。

表22-4-16 贝特类常用品种及用法

药名	商品名	用法用量
非诺贝特(Fenofibrate)	力平之(Lipanthyl)	100 ~200 mg,qn
吉非贝齐(Gemfibrozil)	诺衡(Lopid)	0.3 g,bid
苯扎贝特(Bezafibrate)	必降脂(Bezalip)	0.4 g,qn

注:微粒型者1次/天。

3. ω-3脂肪酸(omega-3 fatty acid) 在鱼油中含量丰富,临床应用多为鱼油制剂。可能通过抑制肝内脂质及脂蛋白合成,并促进肠道胆固醇来降血脂。常用有多烯康胶丸、脉乐康等。

4. 烟酸类(nicotinic acid) 属B族维生素,用量大时明显降低血脂。降脂机制可能是抑制cAMP形成,降低甘油三酯酶活性,脂肪组织分解减慢,非酯化的脂肪酸浓度下降,肝合成VLDL减少。其降低低密度脂蛋白-胆固醇5% ~25%,降甘油三酯20% ~50%,升高高密度脂蛋白-胆固醇15% ~35%,不良反应为颜面潮红、肝损害、升高血糖和尿酸。剂量:烟酸0.1 g,tid至1 ~2 g,tid,阿昔莫司0.25 g,tid。

(二)选用原则

研究及观察结果认为,对低密度脂蛋白-胆固醇增高患者、急性冠脉综合征及接受介入治疗的冠心病患者均应尽早服用他汀类药物,对高甘油三酯血症患者或伴有高密度脂蛋白-胆固醇低值者则首选贝特类。了解药物的相互作用在使用调脂药时非常重要,尤其曾发生西立伐他汀致死性不良反应,更要在用药前认真阅读说明书。

(三)药物相互作用

他汀类与免疫抑制剂(环孢素)、抗真菌药(酮康唑、伊曲康唑)、大环内酯类抗生素(红霉素、克拉霉素)、贝特类或烟酸类调脂药合用可使肌病发生机会增多。贝特类与抗凝药同用时,应减低抗凝药剂量,使凝血酶原时间保持在合适水平。烟酸类与降压药合用会增强降压药作用,与阿司匹林同用使烟酸清除减低。在长期用药过程中,应定期做必要的检查,及早发现问题以保证安全用药。

四、抗炎免疫药

由于炎症过程与免疫系统在组织、细胞和分子水平上有不可分割的紧密联系,抗炎药物能不同程度地影响免疫功能,免疫抑制及免疫调节药物也影响炎症反应,故将这些药物归为抗炎免疫药。按化学结构分为甾体抗炎药(SAIDs)和非甾体抗炎药(NSAIDs)。

(一)甾体抗炎药(SAIDs)

糖皮质激素,包括天然和合成的糖皮质激素,有强大抗炎及免疫抑制作用,该类药物通过阻断几种细胞因子基因的表达,并使循环淋巴细胞向淋巴组织中重分配,造成淋巴细胞减少,阻断白细胞趋化因子等多种机制实现免疫抑制和抗炎作用,因无特异性故被广泛应用,已知有很多副作用在此不做详述。作为移植免疫辅助药,用于抗排异三联疗法组成之一,长期小剂量维持或用大剂量甲基泼尼松龙冲击治疗急性排异,也用于多种自身免疫疾病的治疗等。常用品种如表22-4-17。

表22-4-17 常用糖皮质激素药代动力学参数

药物	半衰期(min)	半效期(h)	与泼尼松(5 mg)等效剂量(mg)
短效			
氢化可的松(hydrocortisone)	90	8~12	20
可的松(cortisone)	90	8~12	25
中效			
泼尼松(prednisone)	>200	12~36	5
泼尼松龙(prednisolone)	>200	12~36	5
甲基泼尼松龙(ethylprednisolone)		12~36	4
长效			
地塞米松(dexamethasone)	>300	36~54	0.75
倍他米松(betamethasone)	>300	36~54	0.6

该类药可口服或注射,吸收迅速,约80%与蛋白结合,主要在肝中代谢失效,与葡萄糖醛酸或硫酸结合后由肾排出。可的松和泼尼松需在体内分别转化成氢化可的松和泼尼松龙方生效,故严重肝功能不全者只宜应用氢化可的松和泼尼松龙。

(二)非甾体抗炎药(NSAIDs)

人们对消炎镇痛类药物的需求量非常大,是处方药和非处方药处方量最大的一类药物。但自1953年第一篇报道了服用镇痛药与间质性肾炎有关以来,已引起广泛关注。此后研制出多种药物,试图减少不良反应。目前认为花生四烯酸经环氧化酶作用生成前列腺素。环氧化酶存在两种异构体,COX-1和COX-2,COX-1产生的前列腺素主要作用在胃肠道、肾和血小板,起保护作用。而COX-2产生的前列腺素主要作用在炎症部位,引起炎症和疼痛,若无选择地阻断COX-1和COX-2,会出现在缓解炎症、疼痛的同时引起出血等副作用。近年研制出特异性抑制COX-2的药品,在治疗剂量下只抑制COX-2,完全不抑制COX-1,即在抗炎镇痛同时无胃肠副作用。但对肾和心血管的影响尚无结论。

为减少不良反应,应避免各种危险因素对用药的影响,包括对既往有溃疡病、脱水、心功能不全、应用利尿剂、肾上腺皮质激素、老年患者等。非甾体抗炎药分为以下四类。

(1)COX非特异性抑制剂。传统的NSAIDs,如双氯芬酸、萘普生等。

(2)COX-1特异性抑制剂。阿司匹林、吲哚美辛等。

(3)COX-2倾向性抑制剂。尼美舒利、美罗昔康。

(4)COX-2特异性抑制剂。赛来昔布(西乐葆Celecoxib)、罗非昔布(Rofecoxib)。COX-2特异性抑制剂的药代动力学参数见表22-4-18。

表22-4-18 COX-2特异性抑制剂的药代动力学参数

药名	对COX-2选择强度	t_{max}(h)	$t_{1/2}$(h)	用量(mg)	溃疡发生率(%)
赛来昔布	对COX-1的375倍	3	11.2	100	4
罗非昔布	对COX-1的800倍	2~3	17	25	4.7

药物相互作用:可能产生拮抗利尿剂、ACEI的抗高血压效果。使用时注意个体化用药,选择副作用

少的药物。

（三）免疫抑制药

一类非特异性抑制机体免疫功能药，主要用于器官移植抗排斥反应和治疗自身免疫性疾病等。

（1）硫唑嘌呤（Azathioprine，AZA）。嘌呤类抗代谢物，干扰嘌呤代谢阻碍 DNA 合成，从而抑制 T 淋巴细胞活化增殖，耗竭 T 细胞，并能直接作用于 B 细胞抑制其功能，结果使淋巴细胞绝对数降低，也具有一定抗炎活性。主要用于器官移植预防排异和治疗自身免疫病。口服吸收约 50%，药物作用不呈剂量依赖性，故一般不做血药浓度测定。与环孢素合用作为抗排异三联疗法之一，用量为1～2.5 mg/（kg·d）不良反应为广谱骨髓抑制，用药头 1 个月应每周查血常规，以后定期复查。药物还可引起肝损害，有明显肝功障碍时应减量或停药，无肾损害。药物相互作用：硫唑嘌呤在黄嘌呤氧化酶作用下转化为 6-巯基嘌呤，别嘌呤醇抑制这一酶的活性，故应避免合用，必须用时，减少硫唑嘌呤量为原来的 1/2 甚至 1/4。

（2）环孢素（Ciclosporin）。又名山地明（Sandimmune），为第二代免疫抑制剂，主要阻断免疫活性细胞的白细胞介素-2（IL-2）的效应环节，选择性作用于 T 淋巴细胞，对 B 细胞抑制不明显，具有相对特异性。20 世纪 80 年代起因环孢素明显提高了移植器官的存活率，称之为环孢素时代。环孢素经胃肠道吸收，生物利用度平均 50%，进入循环与脂蛋白结合，主要在肝代谢，大部分经胆道自粪便排出。

环孢素抗排异作用强但安全范围小，量不足可造成排异，稍过量出现肝肾毒性，还可发生多毛、齿龈增生、手颤抖等，而且价格昂贵又需长期服用，所以需要定期调整药量，调整药量的依据之一便是监测血药浓度，进行治疗药物监测（TDM），是目前临床做得最多的 TDM。但各医院所用测定的方法有所不同：有放免法（RIA），又分 PC（多克隆）和 MC（单克隆）；荧光偏振免疫法（FPIA），也分 PC、MC 和高压液相（HPLC）方法，检测结果以 ng/ml 表示，不同方法各有特色。在器官移植的不同时期，不同医院，环孢素用量不同，通常按体重计算，国内用量，在移植早期为 6～8 mg/（kg·d），维持量可能 2～4 mg/（kg·d）左右，影响血药浓度的因素很多，临床医生要结合不同个体综合分析、判断。通常国外移植前按 15 mg/（kg·d），以后渐减，国内为 6～8 mg/（kg·d）；国外维持量 3～10 mg/（kg·d），国内 2～4 mg/（kg·d）。环孢素的 TDM 参数见表 22-4-19。

表 22-4-19　环孢素的 TDM 参数

临床药理参数	测定值		
排泄半衰期“$t_{1/2}$”	(5.6 ± 2) h		
总体清除“*TBC*”	(5.3 ± 1.5) ml/(kg·min)		
分布容积“*V*”	1.3 L/kg		
血浆蛋白结合率（脂蛋白）（%）	10%～15%		
游离部分（%）	4.3%～20%		
血药浓度（ng/ml）	血清/血浆（ng/ml）	全血（ng/ml）	测定方法
治疗范围（右侧列出不同方法数值）	100～250	200～800	PC-RIA
	50～125	150～400	MC-RIA
	150～400	200～800	PC-FPIA
	50～125	150～400	MC-FPIA
	50～125	150～400	HPLC

注：PC—多克隆（polyclonal）；MC—单克隆（monoclonal）；RIA—放射免疫（radioimmunoassay）；FPIA—荧光偏振免疫分析（fluorescence polarization immunoassy）；HPLC—高效液相色谱（high-perfomance liquid chromatography）。

采血要求：为便于对比，要求在下次服药前（一般每日服药 2 次，间隔 12 小时）取血，此为血药浓度谷值。但近年有报告发现服药后 2 小时（C-2）采血，得到血药浓度峰值与急性排异最相关，故推荐用 C-2 监测新山地明的血药浓度，可用以下公式调整：

$$调整药量(mg/kg) = 目标\ C\text{-}2\ 值/实测\ C\text{-}2\ 值 \times 现用药量(mg/kg)$$

C-2 的目标水平为：0～6 个月为 1.7 mg/ml，6～12 个月为 1.2 mg/ml。药物相互作用：环孢素与多种药物有相互作用，如唑类抗真菌药、钙通道阻滞剂、大环内酯类抗生素等。

（3）他克莫司（Tacrolimus），即普乐可复（Prograf FK 506）。属第二代免疫抑制产品，抑制 T 细胞的活化和B细胞增殖,现已广泛用于肝、肾移植,效果优于环孢素。药物经胃肠道吸收,生物利用度约20%,分布广泛,半衰期不固定,成人肾移植患者半衰期15.6小时,经肝代谢,胆汁为主要排泄途径。由于几乎完全被代谢,且具脂溶性,相对分子质量882,但因与蛋白结合,故透析不能清除,但肾功能不全时不需调整剂量。用法用量:口服,每粒1 mg,0.15~0.3 mg/(kg·d),q12 h。注射5 mg/ml,静脉注射0.05~0.1 mg/kg。定期采血检测血药浓度,了解测定方法,参考上述治疗范围,结合临床对药量进行调整。

(4)麦考酚酸酯(Mycophenolate moftil, MMF),又名骁悉(Cellcept)。为第三代免疫抑制剂。进入体内迅速转化为麦考酚酸(Mycophenolic acid, MPA)抑制鸟嘌呤核苷酸合成,选择性阻断B和T淋巴细胞增殖。抗排异效果好,广泛用于器官移植和自身免疫性疾病。MMF吸收好,生物利用度90%以上,与环孢素无相互作用,可合并使用。用法用量1~2 g/d,分2次。长期服用。其最大优点为无肝肾毒性,副作用为胃肠道症状和血液系统损伤。

五、降血糖药

近年,糖尿病成为仅次于心脑血管病、肿瘤的致死性疾病,其最严重的并发症之一即为糖尿病肾病,是导致终末期肾衰竭的重要原因。认真控制饮食、运动,药物控制血糖、血压、调脂等有可能控制疾病进展。常用以下几类降血糖药物,见表22-4-20。

(一)促胰岛素分泌药

刺激胰岛β细胞分泌胰岛素,分为两类。

1.磺脲类 分第一代、第二代,见表22-4-20。

表22-4-20 以磺脲类为代表的降糖药

药名(商品名)	剂量(mg)	$t_{1/2}$	作用	用法	剂量范围(mg)
甲苯磺丁脲(D860)	500	3~8	弱作用	tid	500~3 000
格列本脲(优降糖)	25	10~16	长效、强作用	qd	25~15
氯磺丙脲	250~500	3~6	超长效、强力	qd	125~500
格列齐特(达美康)	80	10~12	强力短效	bid	40~320
格列吡嗪(美吡哒)	5	2~4	强力短效	qd	25~40
格列喹酮(糖适平)	15	1~2		qd	15~120
格列美脲(亚莫利)	1、2、3	5~8	?	qd	1~6

注:格列美脲1 mg,qd与6 mg,qd患者耐受性好,发生低血糖的危险较少,对心血管系统的不良影响较少,每日服药一次,6 mg/d,疗效相当于格列本脲。

2.非磺脲类 促胰岛分泌作用快、短,为速效餐后血糖调节剂,与进食时同服。

(1)瑞格列奈(诺和龙,Repaglinide novonorm)。0.5~1 mg大部经胆汁排,轻度肾功能障碍者可用。

(2)那格列奈(Nateglinide)。作用更快,持续更短,120 mg,tid。

(二)胰岛素增敏药(双胍类)

二甲双胍(Metformin):又名格华止(Glucophage),250~500 mg,bid或1 500 mg/d。

(三)噻唑烷二酮类(药物作用需有胰岛素存在)

1.罗格列酮(Rosiglitazone) 能降低胰岛素抵抗,对胰岛β细胞有保护作用,口服吸收迅速,半衰期3~4小时,能使微量蛋白尿减少,总胆固醇下降,单独应用对肾损伤患者及老人不需调节剂量,2~4 mg/d,bid。

2.吡格列酮(Pioglitazone) 30~45 mg,qd。

(四)α-糖苷酶抑制剂

抑制食物多糖的分解,使糖吸收减慢,降低餐后血糖,用于配合饮食治疗糖尿病,可与磺脲类、双胍类或胰岛素合用治疗1,2型糖尿病。

1. 阿卡波糖(Acarbose) 50～100 mg,tid,随第一口饭服下。不良反应可有胀气、胃肠不适等。

2. 伏格列波糖(Voglibose) 200 mg,tid,用法同上。

(五)胰岛素(Insulin)

胰岛素是治疗1型糖尿病最重要的药物,2型糖尿病经饮食、降糖药未能很好控制或合并感染、肾脏、心脑血管病、妊娠分娩、外科手术等情况下也应及时应用。当肾功能出现异常时,由于肾是除肝以外胰岛素分解代谢的主要器官,也是清除胰岛素的主要场所,故胰岛素分解及清除均减慢,易造成外源性胰岛素在体内蓄积,用量需适当减少。常用种类,根据来源可大致分动物(猪或牛胰腺)和基因重组人胰岛素。

1. 动物来源胰岛素 根据作用时间分为速效、中效、长效,见表22-4-21。

表22-4-21 常用胰岛素品种

类型	药名	途径	起效即刻(h)	最强(h)	持续(h)
速效	普通胰岛素	IV IH	0.5	2～4	6～8
	锌结晶胰岛素	IV IH	0.5	2～4	6～8
	半慢胰岛素锌	IH	1～2	4～6	12～16
中效	慢胰岛素锌	IH	2～3	8～12	18～24
	低鱼精蛋白锌胰岛素	IH	3～4	8～12	18～24
长效	特慢胰岛素锌	IH	5～7	16～18	30～36
	鱼精蛋白锌胰岛素	IH	3～4	14～20	24～36

2. 基因重组人胰岛素 诺和灵(Novolin),丹麦诺和诺德公司出品;优泌林(Humulin),美国礼来公司出品。目前有以下品种:

(1)诺和灵30R。其中含中性可溶性人胰岛素30%,低精蛋白锌人胰岛素70%。

(2)优泌林70/30。常规胰岛素30%,中效胰岛素70%。包装均为40 U/ml×10 ml。

六、呼吸系统用药

呼吸系统用药包括镇咳、祛痰、抗炎、解除支气管痉挛等方面,以下重点介绍解除支气管痉挛药物。

呼吸道肾上腺素能β受体有β_1和β_2两个亚型,在人类主要是β_2受体,广泛分布于不同效应细胞上,调节呼吸道多方面功能。喘息发作时β_2受体功能低下,支气管痉挛,激动时产生的主要效应为舒张气道平滑肌,增加黏液纤毛清除功能,降低血管通透性,调节肥大细胞和嗜碱性粒细胞的介质释放等,均有利于缓解或消除喘息。根据作用特点分为5类。

(一)肾上腺糖皮质激素(前已介绍)

(二)β_2肾上腺素受体激动剂

1. 短效

(1)硫酸沙丁胺醇(Sbutamol sulphate)、全乐宁(Ventolin)。为选择性较强的β_2肾上腺素受体激动剂。用于雾化吸入,对心脏的兴奋作用比异丙肾上腺素小,吸入后约3小时达峰浓度,半衰期4.6小时,采用呼吸器或喷雾器给药,不可口服或注射。5 mg/ml,每支20 ml,0.5～1 ml,用注射用生理盐水稀释至2～2.5 ml,用于急性哮喘。全特宁(Volmax),口服,4～8 mg,bid。爱纳灵(Etinoline)(硫酸沙丁胺醇缓释胶囊),口服,4～8 mg,bid。

(2)硫酸特布他林(Terbutaline sulphate)。博利康尼(Bricanyl),口服,1.25～2.5 mg,bid。博利康尼都保(干粉吸入剂),500 μg/200喷吸入。喘康速(Bricasol),气雾剂250 μg/200喷,每次1～2喷,每日3～4次。高选择性激动肾上腺素能β_2受体,舒张支气管平滑肌,提高支气管黏膜纤毛上皮廓清能力。用药后1～4小时血药浓度达峰，扩张支气管作用可达8小时。

应注意本类药有增高血糖、致心律失常作用，偶见震颤。并且非选择性β肾上腺素受体阻滞剂可以部分或全部抑制β肾上腺素受体激动剂作用。

2. 长效

(1)盐酸班布特罗（帮备，Bambec）。是特布他林的前体药物，主要激动肾上腺素能β_2受体，松弛支气管平滑肌等。口服吸收后缓慢代谢成活性物质特布他林，有效作用持续达24小时。半衰期12小时，代谢产物主要经肾排泄，10 mg，口服，睡前一次。肾功能不全者应减少用量，注意事项同上。

(2)盐酸丙卡特罗（美普清，Meptin）。对肾上腺素能β_2受体选择性高，有明显支气管扩张作用，作用时间长，有明显抗过敏作用和促进支气管黏膜纤毛运动。用法用量：25～50 μg，qn。

(3)富马酸福莫特罗（Formoterol fumarate）、安通克（Atock）。支气管扩张作用强而持久，同时具有抗过敏和抑制肺水肿作用，可改善肺功能，半衰期4.8小时，作用持续8～10小时以上，40 μg，bid。

（三）磷酸二酯酶抑制剂

主要为茶碱类（theophylline）。茶碱具抑制磷酸二酯酶作用，减慢环磷酸腺苷水解速度，促使平滑肌松弛。兼有增加心肌收缩力和轻微利尿作用。口服易吸收，生物利用度近乎100%，1～3小时达峰，有效血浓度为10～20 mg/L，血浆蛋白结合率60%，半衰期成人5～6小时，90%在肝内代谢，10%以原形由尿排出。给以相同剂量，茶碱的生物利用度和消除速率个体差很大，且受多种因素影响。其不良反应发生率与血药浓度密切相关，血药浓度超过20 mg/L时可出现恶心、呕吐、不安等反应，超过35 mg/L可出现心律失常、心动过速、精神失常、发热、惊厥甚至昏迷，呼吸心跳停止致死。故应定时监测血药浓度，及时调整药量。常用制剂如下。

(1)氨茶碱。口服常用量0.1 g，tid，此剂量血药浓度为4～7 mg/L，故有增加药量的空间。肌注或静注0.25～0.5 g。近年多用缓释剂型，优点为血药浓度波动小，峰谷值差异不大，能维持有效血药浓度，适于慢性病例。

(2)葆乐辉（Protheo，优喘平）。主要成分是茶碱，具有直接松弛支气管和肺血管平滑肌作用。用量400 mg，qd，剂量应个体化，可每3日增加200 mg，最大不超过900 mg，服药3日后应于服药8～12小时测血药浓度峰值，24小时测谷值。根据测定结果调整药量。

(3)舒弗美（茶碱缓释片）。100 mg，q12 h。

（四）M-胆碱受体拮抗剂

非诺特罗氢溴化物（Fenoterol HBr）、备劳特（Berotec）：雾化吸入液0.5%/20 ml/瓶，扩支气管作用较慢（30～60分钟），强度也差，但与β_2肾上腺素受体激动剂有协同作用，当不能耐受短效β_2肾上腺素受体激动剂的不良反应时可作为替代药。可预防支气管痉挛，促进气道廓清机制。吸入后数分钟起效，维持疗效约8小时，0.1 ml用生理盐水稀释成3～4 ml雾化吸入6～7分钟，qid。

七、消化系统用药

（一）组胺H_2受体拮抗剂

组胺H_2受体拮抗剂竞争性结合H_2受体，明显抑制基础和夜间胃酸分泌达80%以上，达到治疗溃疡目的。对胃黏膜出血有止血作用。口服吸收良好、迅速，主要用于消化性溃疡、上消化道出血（除外食管静脉曲张出血）、反流性食道炎等，疗效确切。药物经肾排泄，肾功能轻、中度受损即应减少用量。还应注意药物的相互作用：如抗酸剂可影响西咪替丁吸收，该药影响肝药酶活力，抑制抗凝剂、茶碱、苯妥英钠等代谢，使药物作用延长，尤其与抗凝剂合用时使凝血酶原时间延长，剂量需减少。部分组胺H_2受体拮抗剂药物动力学参数见表22-4-22。

表 22-4-22 部分组胺 H_2 受体拮抗剂药物动力学参数

药名	F(%)	$t_{1/2}$(h)	相对抗酸活力	常用量(mg)	排泄
西咪替丁(Cimetidine)	70	2	1	400	肾
雷尼替丁(Ranitidine)	约 60	2～3	50	150	肝、肾
法莫替丁(Famotidine)	43	2.5～4	40	20	肾
尼扎替丁(Nizatidine)	90	1～3	50	150	肾

(二)质子泵抑制剂

质子泵是位于胃黏膜壁细胞微囊膜上的一种特殊酶,受刺激时活化产生胃酸。在胃酸分泌过程中是最重要和最终环节。质子泵抑制剂与质子泵特异性结合,使之失活,而达到明显抑酸作用。常用有 3 种质子泵抑制剂,见表 22-4-23。

表 22-4-23 常用质子泵抑制剂

药名	F(%)	$t_{1/2}$(h)	有效抑酸时间(h)	常用量(mg)
奥美拉唑(Omeprazol)	30～40	1	12～24	20～40
兰索拉唑(Lansoprazol)	85	1.3～1.7	24	30
泮托拉唑(Pantoprazol)	70～80	1.3	24	20～40

八、抗变态反应药

变态反应也称过敏反应,是当机体受抗原刺激后产生的病理生理紊乱,与组胺释放有关。防治的药物有抗组胺药,主要是组胺 H_1 受体拮抗剂,能与组胺竞争效应细胞上 H_1 受体,使组胺不能与 H_1 受体结合,从而抑制过敏反应。本类药品种繁多,按化学结构分为烃胺类、乙醇胺类、乙二胺类、吩噻嗪类、哌嗪类和其他类。

(一)传统抗组胺药

传统抗组胺药见表 22-4-24。

表 22-4-24 传统抗组胺药

类别	药名	常用量	用法	副作用
烃胺	氯苯那敏(扑尔敏)(Chlorphenamine)	4 mg,tid	PO、IM	困倦、小儿可用
乙醇胺	苯海拉明(Diphenhydramine)	25～50 mg,tid	PO、IM	头晕、嗜睡等
乙二胺	曲吡那敏(去敏灵)(Tripelennamine)	25～50 mg,tid	PO	偶见粒细胞减少
	赛庚啶(Pizotifen)	2～4 mg,bid	PO	嗜睡,忌用于青光眼患者
吩噻嗪	异丙嗪(非那根)(Promethazine)	125～25 mg,tid	PO、IV	困倦、口干等
	美喹他嗪(玻丽玛朗)(Mequitazine)	5 mg,bid	PO	偶见困倦,青光眼患者慎用

(二)新型抗组胺药

新型抗组胺药,见表 22-4-25。

表 22-4-25 部分新型抗组胺药

药名	用法	用量	副作用	致心律失常
阿司咪唑(息斯敏)(Astemizole)	PO	10 mg,qd	偶思睡,儿童可用	有报告
氯雷他定(克敏能)(Loratadine)	PO	10 mg,qd	偶口干	
特非那定(敏迪)(Terfenadine)	PO	60 mg,qd	偶头痛	有报告
西替利嗪(仙特敏)(Cetirizine)	PO	10 mg,qd	少,肾功能不全者宜减量	
咪唑斯汀 (皿治林)(Mizolastine)	PO	10 mg,qd	少	

本类药物主要用于过敏、瘙痒性疾患,应用颇广。用于治疗各种急慢性荨麻疹、皮炎、药疹等,传统药物如苯海拉明、氯苯那敏等半衰期短,服用次数多,且易通过血脑屏障产生嗜睡、困倦等副作用。新型抗

组胺药特点为半衰期长，作用持续24小时，故一日只需服药1次。因不易穿透血脑屏障，故嗜睡作用轻。对受体结合力强，拮抗作用强，其中阿司咪唑、特非那定，有报告引起心律失常。近年认为咪唑斯汀具长效、速效、安全、相互作用少等特点，较为理想。

九、中草药

中草药来自于天然植物，且已应用数千年之久，至少曾用过有7 000种植物作为药用，其中常用者约150余种，有毒者约10种。在中国，中西医结合治疗肾病是一大特点，取得了很多成果，许多疗效值得进一步研究和探讨。但若认为中草药是无害的，根据近年的许多临床报告和实验研究证明，这种看法不够科学也不够全面甚至是有害的，此观点对那些患有肾病的人群尤为重要。首先应指出，肾功能不良的患者，全身各系统均有不同程度的损害，可能出现各种症状，往往采用中草药治疗，如果不了解有关知识，将使自己陷入险境。例如，处于透析前的患者，为了延缓病情发展，排除水分采用利尿剂，服用具利尿作用的中草药等可能导致液体平衡紊乱以致病情恶化，而且有些草药有刺激肾脏上皮组织的作用，从而引起直接损害肾脏。

透析前的患者如果服用大量含钾中草药会发生高钾的问题，如苜蓿（alfalfa）、荨麻（nettle）、蒲公英（dandelion）。此外，某些草药可能影响血压，例如麻黄，是一味流行的减肥产品，可以增加血压和心率，事实上FDA已报告过上千次麻黄有害作用（包括30例死亡）。所有患高血压、心脏病、糖尿病者均应避免用该种草药。血液透析或腹膜透析患者也应注意慎用含钾高和利尿、影响血压的草药。血液透析患者用肝素时注意有抗凝作用的草药等可能延长出血时间或干扰其他抗凝药物。许多透析患者便秘，如经常用芦荟、番泻叶（senna）、波希鼠李皮等具缓泻作用的草药其害大于利，其中的蒽醌（anthraquinone）成分可蓄积在肾，造成电解质和液体紊乱。

对所有肾病患者都需要考虑草药与正在服用的处方药物间的相互作用。如甘草（licorice）、山楂（hawthorn）、人参（ginseng）与digoxin间的相互作用，而含有鞣酸的草药可抑制铁吸收使贫血难以纠正。有些草药服用量大时造成消化道症状如腹泻、呕吐等，这对已限制蛋白和热量饮食的肾病患者十分不利。

最近，《新英格兰》杂志发表一项研究证明在比利时105例有严重肾损害患者，服用过含中草药的减肥药。原来是厂家错误地将粉防己（stephania tetrandra）换成防己马兜铃（aristolochia fangchi），动物实验表明后者会造成肾损害并有致癌作用。

对肾病患者的建议，近年已有较多文献报道中草药导致的肾损害，包括雷公藤、关木通、益母草、胖大海、马兜铃、广防己等。其中由关木通引起的肾损害，主要由所含马兜铃酸（aristolochic acid，AA）成分引起，暂称马兜铃酸肾病。我国马兜铃属植物除马兜铃外还有大仙藤、青木香、朱砂莲、寻骨风及广防己。由马兜铃酸引起的肾损害可达到需要透析或移植的程度。还应指出，动物实验结果表明马兜铃酸具有潜在的致癌作用，已有报告发现在患马兜铃酸肾病患者中发生泌尿系肿瘤。大多数是几味中药混合在一起水煎服，但有些做成成药，如龙胆泻肝丸、耳聋丸等均含关木通或与西药混合，如某种减肥药、感冒清热药。预防需加强宣传力度，政府部门出面，采取有效干预手段。

对于发生中毒的患者，除了采用传统的内科疗法外，还应不失时机地应用血液净化疗法，为此先了解药物的可透析性是非常重要的，请参见表22-4-26。

表22-4-26 透析患者药量调整参考表

英文药名	中文药名	常规血液透析	腹膜透析	$t_{1/2}$（正常）	$t_{1/2}$（肾衰竭）
Acebutolol	醋丁洛尔	透后补充	无资料	3～4	
Acetaminophen	对乙酰氨基酚	透后补充	透后不补	2	
Acetazolamide	乙酰唑胺	不确定	透后不补		

续表

英文药名	中文药名	常规血液透析	腹膜透析	$t_{1/2}$（正常）	$t_{1/2}$（肾衰竭）
Acyclovir	阿昔洛韦	透后补充	透后不补	2～3	延长
Albendazole	阿苯达唑	透后不补	不确定		
Albuterol	沙丁胺醇	透后不补	不确定	4.6	
Allopurinol	别嘌醇	透后补充	无资料	0.7	
Alprazolam	阿普唑仑	透后不补	不确定		
Amantadine	金刚烷胺	透后不补	透后不补	12～36	>24
Amdinocillin	美西林	透后不补	透后不补		
Amikacin	阿米卡星	透后补充	透后补充	2	86
Aminocaproic acid	6-氨基己酸	透后补充	透后补充		
Aminoglutethimide	氨鲁米特	透后补充	无资料		
Amiodarone	胺碘酮	透后不补	透后不补		
Amitriptyline	阿米替林	透后不补	透后不补	12～56	
Amlodipine	氨氯地平	透后不补	透后不补	35～50	
Amoxicillin	阿莫西林	透后补充	透后不补	1	10～15
Amphotericin B	两性霉素 B	透后不补	透后不补	24	
Ampicillin	氨苄西林	透后补充	透后不补	0.8～1.5	6～20
Aspirin	阿司匹林	透后补充	透后补充	2～19	
Atenolol	阿替洛尔	透后补充	透后不补	6～9	
Atropine	阿托品	透后不补	无资料		
Auranofin	金诺芬	透后不补	无资料		
Azathioprine	硫唑嘌呤	透后补充	无资料		
Aztreonam	氨曲南	透后补充	透后不补	1.5～2	
Benazepril	洛汀新	透后不补	无资料	10～11	
Bepridil	苄普地尔	透后不补	不确定		
Betaxolol	倍他洛尔	透后不补	透后不补		
Bezafibrate	苯扎贝特	透后不补	透后不补		
Bisoprolol	比索洛尔	透后不补	无资料	10～12	
Bleomycin	平阳霉素	透后不补	透后不补		
Bretylium	溴苄铵	透后补充	无资料	4～17	31.5
Buflomedil	丁咯地尔	透后不补	不确定		
Bumetanide	布美地尼	透后不补	无资料		
Buspirone	丁螺环酮	透后不补	无资料		
Calcitriol	骨化三醇	透后不补	不确定		
Capreomycin	卷曲霉素	透后补充	无资料		
Captopril	卡托普利	透后补充	透后不补	3	
Carbamazepine	卡马西平	透后不补	透后不补	19～55	
Carbenicillin	羧苄西林	透后补充	透后不补	1	10～20
Carboplatin	卡铂	透后补充	无资料		
Carisoprodol	卡立普多	透后补充	透后补充		
Carmustine	卡莫司汀	透后不补	无资料		

续表

英文药名	中文药名	常规血液透析	腹膜透析	$t_{1/2}$(正常)	$t_{1/2}$(肾衰竭)
Carnitine	卡尼汀	透后补充	无资料		
Carvedilol	卡维地洛	透后不补	无资料		
Cefaclor	头孢克洛	透后补充	透后补充	0.6~1	1.5~3.5
Cefadroxil	头孢羟氨苄	透后补充	透后不补	1~1.4	10~25
Cefamandole	头孢孟多	透后补充	透后不补	0.5~1.8	15~24
Cefazolin	头孢唑林	透后补充	透后不补	1.8	20~42
Cefixime	头孢克肟	透后不补	透后不补	3.1	
Cefmenoxime	头孢甲肟	透后补充	无资料	1~1.4	10~25
Cefmetazole	头孢美唑	透后补充	透后不补	0.5~1.8	15~24
Cefoperazone	头孢哌酮	透后不补	透后不补	1.8	
Cefotaxime	头孢噻肟钠	透后补充	透后不补	1.3	2.6~5.5
Cefotetan	头孢替坦	透后补充	透后补充		
Cefoxitin	头孢西丁	透后补充	透后不补	0.8	
Cefpirome	头孢匹罗	透后补充	透后不补		
Cefprozil	头孢丙烯	透后补充	无资料	1.3	
Ceftazidime	头孢他啶	透后补充	透后补充	2	14~30
Ceftizoxime	头孢唑肟	透后补充	透后不补	1.3	19~30
Ceftriaxone	头孢曲松	透后不补	透后不补	7~8	
Cefuroxime	头孢呋辛	透后补充	透后不补	70 min	
Cephradine	头孢拉啶	透后补充	透后补充	0.5	2.5
Cetirizine	西替利嗪	透后不补	不确定	8~11	
Chloral hydrate	水合氯醛	透后补充	无资料	7~14	
Chlorambucil	苯丁酸氮芥	透后不补	透后不补		
Chloramphenicol	氯霉素	透后补充	透后不补	2~4	3.5~7
Chlordiazepoxide	氯氮䓬	透后不补	不确定		
Chloroquine	氯喹	透后不补	透后不补		
Chlorpheniramine	氯苯那敏	透后补充	透后不补		
Chlorpromazine	氯丙嗪	透后不补	透后不补	11~42	
Chlorpropamide	氯磺丙脲	透后不补	透后不补		
Cilazapril	西拉普利	透后补充	无资料	5.4	
Cimetidine	西咪替丁	透后不补	透后不补	1.4~2.4	3~10
Ciprofloxacin	环丙沙星	透后不补	透后不补	4~6	
Cisplatin	西沙必利	透后不补	无资料		
Clavulanic acid	克拉维酸	透后补充	透后补充		
Clindamycin	克林霉素	透后不补	透后不补		
Clofazimine	氯法齐明	透后不补	透后不补		
Clofibrate	氯贝丁酯	透后不补	透后不补		
Clonazepam	氯硝西泮	透后不补	不确定		
Clonidine	可乐定	透后不补	透后不补	7~12	24
Clorazepate dipotassium	二甲氯氮䓬	透后不补	不确定		

续表

英文药名	中文药名	常规血液透析	腹膜透析	$t_{1/2}$(正常)	$t_{1/2}$(肾衰竭)
Cloxacillin	氯唑西林	透后不补	透后不补	0.6	
Codeine	可待因	透后不补	不确定	3.4	
Cortisone	可的松	透后不补	透后不补	1.5	
Cyclophosphamide	环磷酰胺	透后补充	无资料	3~10	
Cycloserine	环丝氨酸	透后补充	无资料		
Cyclosporine	环孢素	透后不补	透后不补	5.6	
Cytarabine	阿糖胞苷	透后不补	透后不补	0.1	
Dapsone	氨苯砜	透后补充	无资料		
Deferoxamine mesylate	去铁胺	透后补充	无资料		
Deflazacort	地夫可特	透后不补	不确定		
Desipramine	地昔帕明	透后不补	透后不补		
Dexamethasone	地塞米松	透后不补	透后不补	5	
Diazepam	地西泮	透后不补	不确定	29~90	
Diazoxide	二氮嗪	透后补充	透后补充		
Dibekacin	地贝卡星	透后补充	无资料		
Dicloxacillin	双氯西林	透后不补	透后不补		
Didanosine	去羟肌苷	透后不补	透后不补		
Diflunisal	二氟尼柳	透后不补	不确定	0.7	1
Digitoxin	洋地黄毒苷	透后不补	透后不补	168~191	200
Digoxin	地高辛	透后不补	透后不补	30~40	87~100
Diltiazem	地尔硫䓬	透后不补	透后不补	4	
Disopyramide	丙吡胺	透后补充	无资料		
Dobutamine	多巴酚丁胺	透后不补	透后不补	4.8~8.2	43
Doxazosin	多沙唑嗪	透后不补	透后不补		
Doxepin	多塞平	透后不补	透后不补		
Doxorubicin	阿霉素	透后不补	无资料		
Doxycyclin	多西环素	透后不补	透后不补	15~24	25
Edetate calcium(EDTA)	依地酸钙	透后补充	透后补充		
Enalapril	依那普利	透后补充	透后补充		
Encainide	恩卡尼	透后不补	无资料		
Enoxacin	依诺沙星	透后不补	透后不补		
Epoetin alfa	红细胞生成素	透后不补	透后不补		
Erythromycin	红霉素	透后不补	透后不补	1.5~3	4~6
Esmolol	艾司洛尔	透后补充	透后补充		
Ethacrynic acid	依他尼酸	透后不补	不确定		
Ethosuximide	乙琥胺	透后补充	无资料	53~66	
Etodolac	依托度酸	透后不补	不确定		
Etoposide	依托泊苷	透后不补	透后不补		
Famciclovir(penciclovir)	泛昔洛韦	透后补充	无资料	20	
Famotidine	法莫替丁	透后不补	透后不补	2.5~4	

续表

英文药名	中文药名	常规血液透析	腹膜透析	$t_{1/2}$(正常)	$t_{1/2}$(肾衰竭)
Felodipine	非洛地平	透后不补	不确定		
Fenofibrate	非诺贝特	透后不补	不确定		
Fenoprofen	非诺洛芬	透后不补	不确定		
Ferrous gluconate	葡萄糖酸亚铁	透后不补	不确定		
Flecainide	氟卡尼	透后不补	不确定		
Fluconazol	氟康唑	透后补充	透后补充	24~36	
Flucytosin	氟胞嘧啶	透后补充	透后补充	0.1	
Fluoxetin	氟西汀	透后不补	透后不补		
Fluorouracil	氟尿嘧啶	透后补充	无资料	1	
Flurazepam	氟西泮	透后不补	不确定	47~100	
Flutamide	氟利坦	透后不补	不确定		
Foscarnet	膦甲酸钠	透后补充	无资料		
Fosfomycinr	磷霉素	透后补充	无资料	1.5~2	
Fosinopril	福辛普利	透后不补	透后不补		
Furosemide	呋塞米	透后不补	不确定	0.5~1	
Gabapentin	加巴喷丁	透后补充	无资料		
Ganciclovir	加洛帕米	透后补充	无资料		
Gemfibrozil	吉非贝齐	透后不补	透后不补		
Gentamicin	庆大霉素	透后补充	透后补充	3	60
Glutethimide	格鲁米特	透后不补	透后不补	5~22	
Glyburide	格列本脲	透后不补	不确定	10	
Guanfacin	胍法辛	透后不补	透后不补		
Haloperidol	氟胍啶醇	透后不补	透后不补	10~36	
Hydralazine	肼苯达嗪	透后不补	透后不补		
Hydrochlorothiazide	氢氯噻嗪	透后不补	不确定	2.5	24
Hydroxyurea	羟基脲	透后不补	不确定		
Hydroxyzine	羟嗪	透后不补	透后不补		
Ibuprofen	布洛芬	透后不补	不确定	2	
Ifosfamide	异环磷酰胺	透后补充	无资料	4~7	
Imipenem	依米配能	透后补充	透后补充		
Indapamide	吲哒帕胺	透后不补	不确定	18	
Indomethacin	吲哚美辛	透后不补	不确定	2~11	2
Insulin	胰岛素	透后不补	透后不补		
Interferons	干扰素	透后不补	透后不补		
Iopromide	碘普罗胺	透后补充	无资料		
Isoniazid	异烟肼	透后不补	不确定	1.4~2.3	
Isosorbide dinitrate	硝酸异山梨醇	透后不补	透后不补		
Isosorbide mononitrate	单硝酸异山梨醇	透后补充	透后不补		
Isradipine	伊拉地平	透后不补	透后不补		
Itraconazole	伊曲康唑	透后不补	不确定	20~30	

续表

英文药名	中文药名	常规血液透析	腹膜透析	$t_{1/2}$（正常）	$t_{1/2}$（肾衰竭）
Kanamycin	卡那霉素	透后补充	透后补充	3	84
Ketoconazole	酮康唑	透后不补	透后不补		
Labetalol	拉贝洛尔	透后不补	透后不补		
Lamivudine	拉米夫定	透后不补	不确定	5~7	
Lamotrigine	拉莫三嗪	透后不补	不确定		
Lansoprazole	兰索拉唑	透后不补	不确定	1.3~1.7	
Lidocaine	利多卡因	透后不补	不确定	1.3~2.3	1.3~2.5
Lincomycin	林可霉素	透后不补	透后不补	4~6.4	10
Lisinopril	赖诺普利	透后补充	无资料		
Lomefloxacin	洛美沙星	透后不补	透后不补		
Lomustine	洛莫司汀	透后不补	不确定		
Loratadine	氯雷他定	透后不补	透后不补		
Lorazepam	劳拉西泮	透后不补	不确定		
Losartan	氯沙坦	透后不补	透后不补		
Mannitol	甘露醇	透后补充	透后补充		
Maprotiline	马普替林	透后不补	不确定		
Mechlorethamine	氧氮芥	透后不补	透后不补		
Mefenamic acid	甲芬那酸	透后不补	不确定		
Melphalan	美法仑	透后不补	无资料	2	
Meperidine	哌替啶	透后不补	不确定	3	
Meprobamate	甲丙氨酯	透后补充	透后补充		
Mercaptopurine	巯嘌呤	透后补充	无资料		
Meropenem	美罗培南	透后补充	无资料		
Metformin	二甲双胍（甲福明）	透后补充	无资料		
Methadone	美沙酮	透后不补	透后不补	13~55	
Methaqualone	甲喹酮	透后不补	透后不补	10~43	
Methimazole	他巴唑	透后不补	透后不补		
Methotrexate	甲氨蝶呤	透后补充	透后不补	2.3	
Methyldopa	甲基多巴	透后补充	透后补充	2~3	
Methylprednisolone	甲基泼尼松龙	透后补充	无资料	12~36	
Metolazone	美托拉宗	透后不补	不确定		
Metoprolol	美托洛尔	透后补充	无资料	3~4	
Metronidazole	甲硝唑	透后补充	透后不补	6~14	8~15
Mexiletine	美西律	透后补充	透后不补		
Mezlocillin	美洛西林	透后补充	透后不补		
Minocycline	米诺环素	透后不补	透后不补	12~15	14~30
Mitoxantrone	米托恩醌	透后不补	透后不补		
Morphine	吗啡	透后补充	透后不补	2.3	
Mycophenolate	霉酚酸	透后不补	透后不补		
Nabumetone	萘丁美酮	透后不补	无资料	2	

续表

英文药名	中文药名	常规血液透析	腹膜透析	$t_{1/2}$(正常)	$t_{1/2}$(肾衰竭)
Nadolol	纳多洛尔	透后补充	无资料	3	
Nafcillin	萘夫西林	透后不补	透后不补	0.6	1.2
Naproxen	萘普生	透后不补	不确定	1	
Netilmicin	奈替米星	透后补充	透后补充	2.0~2.5	
Nicadipine	尼卡地平	透后不补	不确定		
Nifedipine	硝苯地平	透后不补	透后不补	13~55	
Nimodipine	尼莫地平	透后不补	透后不补	10~43	
Nisoldipine	尼索地平	透后不补	透后不补		
Nitrendipine	尼群地平	透后不补	不确定	2.3	
Nitrofurantoin	呋喃妥因	透后补充	无资料	2~3	6
Nitroglycerin	硝酸甘油	透后不补	透后不补		
Nizatidine	尼扎替丁	透后不补	透后不补		
Norfloxacin	诺氟沙星	透后不补	不确定	4	
Nortriptyline	去甲替林	透后不补	透后不补	6~14	8~15
Octreotide	奥曲肽	透后补充	无资料		
Ofloxacin	奥氟星	透后补充	透后不补	6	
Olanzapine	奥氮平	透后不补	透后不补	12~15	14~30
Oxacillin	苯唑西林	透后不补	透后不补	0.4	1
Oxaprozin	噁内嗪	透后不补	不确定		
Oxazepam	奥沙西泮	透后不补	不确定		
Pantoprazole	泮托拉唑	透后不补	透后不补	1.3	
Paroxetine	帕罗西汀	透后不补	不确定		
Pemoline	匹莫林	透后补充	透后不补	0.6~1.2	
Penbutolol	喷布洛尔	透后不补	透后不补		
Penicillamine	青霉胺	透后补充	无资料		
Penicillin G	青霉素	透后补充	透后不补	0.5	
Pentamidine	喷他脒	透后不补	透后不补		
Pentazocine	喷他佐辛	透后补充	无资料	2	
Pentobarbital	戊巴比妥	透后不补	不确定	18~48	
Perindopril	培垛普利	透后补充	无资料		
Phenobarbital	苯巴比妥	透后补充	透后补充	60~150	
Phenylbutazone	保泰松	透后不补	不确定	40~140	27~96
Phenitoin	苯妥英钠	透后不补	透后不补	10~30	
Piperacillin	哌拉西林	透后补充	透后不补	0.6	
Polythiazide	泊利噻嗪	透后不补	不确定		
Pravastatin	普伐他汀	透后不补	无资料		
Prazosin	哌唑嗪	透后不补	透后不补	3	
Prednisolone	泼尼松龙	透后不补	透后不补	3~4	
Prednisone	泼尼松	透后不补	透后不补	3~4	
Primidone	扑米酮	透后补充	无资料		

续表

英文药名	中文药名	常规血液透析	腹膜透析	$t_{1/2}$（正常）	$t_{1/2}$（肾衰竭）
Procainamide	普鲁卡因胺	透后补充	透后不补	2.2～4	9～16
Promethazine	异丙嗪	透后不补	无资料		
Propafenone	普罗帕酮	透后不补	透后不补		
Propranolol	普萘洛尔	透后不补	透后不补	4	2～3.2
Protriptyline	普罗替林	透后不补	透后不补		
Pseudoephedrine	伪麻黄碱	透后不补	不确定		
Pyrazinamide	吡嗪酰胺	透后补充	透后不补		
Quinapril	喹那普利	透后不补	透后不补		
Quinidine	奎尼丁	透后不补	透后不补	3～16	3～16
Quinine	奎宁	透后不补	透后不补		
Ramipril	雷米普利	透后不补	无资料		
Ranitidine	雷尼替丁	透后不补	透后不补	2～3	
Recainam	瑞卡南	透后不补	不确定		
Reserpine	利血平	透后不补	透后不补	46～165	
Rifampine	利福平	透后不补	透后不补	2.3	3.1～5
Rilmenidine	利美尼定	透后不补	透后不补		
Ritodrine	利托君	透后补充	透后补充		
Rofecoxib	罗非西布	透后不补	不确定	17	
Rosiglitazone	罗格列酮	透后不补	不确定	3～4	
Salsalate	双水杨酯	透后补充	透后不补		
Secobarbital	司可巴比妥	透后不补	透后不补		
Sertraline	舍曲林	透后不补	不确定		
Sisomicin	西梭米星	透后补充	无资料		
Sotalol	索他洛尔	透后补充	无资料	10～20	
Spectinomycin	大观霉素	透后补充	透后补充	1.03	
Streptomycin	链霉素	透后补充	透后补充	2.4	110
Sucralfate	硫糖铝	透后不补	透后不补		
Sulbactam	舒巴坦	透后补充	透后不补		
Sulfamethoxazole	磺胺甲恶唑	透后补充	透后不补	9～11	10～50
Sulindac	舒林酸	透后不补	不确定	1.5～3.0	
Tacrolimus	他克莫司	透后不补	不确定	15.6	
Tazobactam	他唑巴坦	透后补充	透后不补		
Teicoplanin	替考拉宁	透后不补	透后不补	70	
Temazepam	替马西泮	透后不补	不确定		
Terazosin	特拉唑嗪	透后不补	透后不补	12	
Tetracycline	四环素	透后不补	透后不补	6～15	7～75
Theophylline	茶碱	透后补充	透后不补	3～12	
Ticarcillin	替卡西林	透后补充	透后不补		
Tinidazole	替硝唑	透后补充	无资料		
Tobramycin	妥布霉素	透后补充	透后补充	2.5	70

续表

英文药名	中文药名	常规血液透析	腹膜透析	$t_{1/2}$（正常）	$t_{1/2}$（肾衰竭）
Tocainide	妥卡尼	透后补充	无资料		
Tolbutamide	甲苯磺丁脲	透后不补	不确定	3 ~ 8	
Topiramate	托吡酯	透后补充	无资料		
Tramadol	曲马朵	透后不补	不确定		
Trandolapril	群多普利	透后补充	无资料		
Triazolam	三唑仑	透后不补	不确定		
Trifluoperazine	丙氯拉嗪	透后不补	透后不补		
Trimethoprim	甲氧苄啶	透后补充	透后不补	8 ~ 16	24 ~ 46
Valacyclovir	万乃洛韦	透后补充	无资料		
Vancomycin	万古霉素	透后不补	透后不补	4 ~ 8	200 ~ 240
Venlafaxine	文拉法辛	透后不补	不确定		
Verapamil	维拉帕米	透后不补	透后不补	3 ~ 7	
Vigabatrin	氨己烯酸	透后补充	无资料		
Warfarin	华法林	透后不补	透后不补	15 ~ 87	21 ~ 43
Zolpidem	唑吡坦	透后不补	不确定		

参考文献

1. Math JF. Principles of dialysis and dialysis of drugs. Am J Med,1992,62:475.
2. Gulyassy PF, Depner TA. Impaired binding of drugs and endogenous ligands in renal disease. Am J Kidney Dis,1983,98:730.
3. McNamara PJ, Lalka D, Gibaldi M. Endogenous accumulation products and serum protein binding in uremia. J Lab Clin Med, 1981,98:730.
4. Lee CC, Marbury TC. Drug therapy in patient undergoing haemodialysis. Cin Pharmacokinet,1984, 9:42.
5. Piafsky KM. Disease-induced changes in the plasma binding of basic drugs. Cin Pharmacokinet,1980,5:246.
6. Drayer D. Active drug metabolites and renal failure. Am J Med,1977,62:486.
7. Keller F, Wilms H, Schultze G, et al. Effect of plasma protein binding, volume of distribution, and molecular weight on the fraction of drugs eliminated by hemodialysis. Clin Neprol,1983,19:201.
8. Rustein DD, Catelli WP, Nickerson RJ. Hepain and human lipid metabolism. Lancet, 1969, 2:1003.
9. Suh B, Craig WA, England AC, et al. Effect of free fatty acid on protein binding of antimicrobial agents. J Infect Dis,1981, 143:609.
10. Golper TA, Saad AMA. Gentamicin and phenytoin sieving through hollow-fiber polysufone hemofilters Kidney Int,1986, 30:937.
11. Levy G. Pharmacokinetics in renal disease. Am J Med,1977, 62:461.
12. Gibson TP. Problems in designing hemodialysis drug studies. Pharmacotherapy, 1985, 5:23.
13. Halstenson CE, Wong MO, Johhnson CA, et al. Pharmacokinetics of tazobactam M_1. metabolite after administration of piperacillin/tazobactam in subjects with renal impairment. J Cli Pharmacol,1994,34:1208.
14. Vance-Bryan K, Guay DRP, Rotschafer JC. Clinical pharmacokinetics of ciprofloxacin. Clin pharmacokinet,1990, 19:434.
15. Manian FA, Stone WJ, Alford RH. Adverse antibiotic effects associated with renal insufficiency. Rev Infect Dis,1990, 12:236.
16. Gilbert DN. Once-daily aminoglycoside therapy. Antimicrob Agents Chemother, 1991,35:399.

17. Wood CA, Norton DR, Kohlhepp SJ, et al. The influence of tobramycin dosage regumens on nephrotoxicity, ototoxicity, and antibacterial efficacy in a rat model of subcutaneous abscess. J Infect Dis,1988,158:13.
18. Keller E, Reetze P, Schollmeyer P. Drug therapy in patients undergoing continuous ambulatory peritoneal dialysis. Cli Pharmacokinet,1990,18:104.
19. Szeto HH, Inturrisi CE, Houde R, et al. Accumulation of normeperidine, an active metabolite of meperdine, in patients with renal failure or cancer. Ann Intern med,1997, 86:738.
20. Agoston S, Vandenbronm RHG, Wierda JMKH. Clinical pharmacokinetcs of neuromuscular blocking drugs. Cli pharmacokinet,1992, 22:94.
21. Fromm MF, Botsch S, Heinkele G, et al. Influence of renal function on the steady-state pharmacokinetics of the antiarrhythmic propafenone and its phase I and phase II metabolites. Eur J Clin Pharmacol,48:279, 1995.
22. Anderson S, Rennke HG, Brenner BM. Therapeutic advaantage of converting enzyme with systemic hypertension in the rat. J Cli Invest,1986, 77:1993.
23. Lewis EJ, Hunscker LG, Bain RP. The effect of angiotensin-coverting-enzyme inhibition on diabetic nephropath. N Engl J Med,1993,329:1456.
24. Khuenl-Brady KS, Sparr H. Clinical pharmacokinetics of rocuronium bromide. Clin Pharmacokinet,1996, 31:174.
25. Hoke JF, Shlugman D, Dershwwitz M, et al. Pharmacokinetics and pharmacodynamics of remifentanil in persons with renal failure compared with heaalthy volunteers. Anesthesiology,1997, 87:533.
26. Bauer TM, Ritz R, Haberthur C, et al. Prolonged sedation due to accumulation of conjugated metabolites of midazolam. Laancet,1995,15:346.
27. Adrogue HJ. Glucose homeostasis and the kidney. Kidney Int,1992,42:1266.
28. Alvestrand A, Mujagic M, Wajngot A, et al. Glucose intolerance in uremic patients: The relative contributions of impaired cell function and insulin resistance. Cli Nephrol,1989, 31:175.
29. Hager SR. Insulin resistance of uremia. Am J Kidney Dis,1989, 4:272.
30. Harrower AD. Pharmacokinetics of oral antihyperglycaemic agents in patients with renal insufficiency. Clin Pharmacokinet, 1996, 31:111.
31. Orwoll ES. The milk-alkli syndrome: Current concepts. Ann Inter Med,1982,97:242.
32. Fillastre JP, Godin M, Legallicier B, et al. Pharmacokinetics of netivudine, a potent anti-varicella zoster virus drug, in patients with renal impairment. J Antimicrob Chemother,1996, 37:965.
33. Brater DC. Drug Dosing in Patients With Impaired Renal Function. Clin Pharmacology &Therapeutics,2009, 86(5):43489.
34. 李家泰. 临床药理学与药物治疗学// 李家泰. 临床药理学. 2 版. 北京:人民卫生出版社,1998:3-17.
35. 肖序仁. 免疫抑制药物治疗// 李炎唐,张玉海. 新世纪肾脏移植学. 北京:军事医学科学出版社. 2001:121-160.
36. 陈新谦,金有豫. 抗组胺药// 陈新谦,金有豫. 新编药物学. 14 版. 北京:人民卫生出版社,1998:409-417.
37. 崔若兰. 肾脏病与药物治疗学. 见:袁伟杰主编. 现代肾脏病药物治疗学. 北京:人民军医出版社,2001. 37-46.
38. 张为忠,纪霞. 平喘药// 宋文宣,等. 实用内科药物治疗学. 北京:人民卫生出版社,2000:289-296.
39. Vanherweghem JL, Depierreux M, Tielemans C, et al. Rapidly progressive interstitial renal fibrosis in young women: association with slimming regimen including Chinese herbs. Lancet,1993,341: 387-391.
40. Cosyns JP, Jaduol M, Squifflet JP, et al. Urothelial lesions in Chinese-herb nephropathy. Am J Kidney Dis,1999, 33: 1011-1017.
41. Vanhaelen M, Vanhaelen-Fastre R, But P, et al. Identification of aristolochic acid in Chinese herbs. The Lancet,1994,343: 174-176.
42. 尹广, 胡伟新,黎磊石. 木通中毒的肾脏损害. 肾脏病与透析肾移植杂志, 1999,8: 10-14.
43. 李连达, 靖雨珍. 积极开展中药毒理学研究. 中药新药与临床药理,1997,8 (4): 199-200.
44. Fahr A. Cyclosporine clinical pharmacokinetics. Clin phrmacokinet, 1993, 24: 472-475.
45. B ressolle F, kinowski JM, et al. Clinical pharmacokinetics during continuous hemofiltration. Clin pharmacokinet, 1994, 26: 457-471.
46. Golper TA, Morx MA. Drug dosing adjustments during continuous renal replacement therapies. Kidney Int,1998, 66(Suppl): S165-S168.
47. Taylor CA, Abdel-Rahman E, Zimmerman SW, Johnson CA. Clinical phrmacokinetics during continuous ambulatory perito-

neal dialysis. Clin pharmacokinet, 1996, 31: 293-308.
48. Pickerill KE, Paladino JA, Schentaz JJ. Comparison of the fluoroquinolones based on pharmacokinetic and pharmacodynamic parameters. Pharmacother, 2000, 20: 417-428.
49. Blondean JM. Expanded activity of the new fluoroquinolones: a review. Clin ther, 1999, 21:3-7.
50. Robert P, Frantz MD. β阻滞剂治疗充血性心衰. 中国医学论坛报, 2001, 27:15 1 4-19 13 版专刊.
51. 刘又宁. β-内酰胺抗生素与β-内酰胺酶抑制剂合剂的临床应用价值. 中国医学论坛报, 2001, 27:9 10 版专刊.
52. 邓国华, 王爱霞. 安美汀的药理特点与应用现状. 中国医学论坛报, 2000,20:5 12 版专刊.
53. 樵贻璞, 董葆. 肾实质性高血压治疗新进展. 中华肾脏病杂志, 1999,15:384-385.
54. 尹良红, Fassbinder W, Molzahn M. 血管紧张素转换酶抑制剂和β受体阻滞剂对血液透析患者左心功能及心肌重量的影响. 中华肾脏病杂志, 1999,15: 188-189.
55. 徐达, 刘永, 周佩军,等. 第18届美国器官移植学会年会概况. 肾脏病与透析肾移植杂志, 1999,8: 498-502.
56. 陈忠华. 第17届国际器官移植会会议纪要. 中华器官移植杂志, 1999,1:4.
57. 叶志斌, 陆国才,凌昌元,等. 中草药肾脏毒性研究现状及展望. 中国新药杂志, 2000,9:526-528.
58. 唐政,等. 轻度肾小球病变伴严重小管间质损害——中草药导致的肾损害. 肾脏病与透析肾移植杂志, 1998,7: 494-499.
59. 祝宏, 张彤. 抗变态反应药研究进展. 中国新药杂志, 2000,10: 670-673.
60. Lewis EJ, Hunsicker LG, Bain RP, Rohde RD. The effect of angiotensin converting enzyme inhibition on diabetic nephropathy. N Engl J Med,1993, 329:1456-1459.
61. Gansevoort RT, Sluiter WJ, Hemmeder MH, et al. Antiproteinuric effect of blood-pressure-lowering agents: A meta-analysis of comparative trials. Nephrol Dail Transplant,1995, 10:1963-1966.
62. Ter Wee PM, De Micheli AG, Epstein M. Effects of calcium antagonists on renal hemodynamics and progression of nondiabetic chronic renal disease. Arch Intern Med, 1994, 154:1185-1187.
63. Ichikawa I. Will angiotensin II receptor antagonists be renoprotective in humans. Kidney Int,1996, 50: 684-688.
64. Keilani T, Schleuter WA, Levin ML, Batlle DC. Improvement of lipid abnormalities associated with proteinuria using fosinopril, an angiotensin -converting enzyme inhibitor. Ann Inter Med,1993,118: 246-249.
65. Ruggenenti P, Perna A, Gherardi G, et al. Cronic proteinuric nephropathies: Outcomes and response to treatment in a prospective cohort of 352 patients with different patterns of renal injury. Am J Kidney Dis, 2000,35: 1155-1158.
66. Brunner HR. ACE inhibitors in renal disease. Kidney Int, 1992, 42:463-465.
67. Ruggenenti P, Perna A, Gherardi G, et al. Renal function and requirement for dialysis in chronic nephropathies patients on long-term ramipril: REIN follow-up trial. Lancet,1998,352: 1252-1254.
68. Ruggenenti P, Perna A, Gherardi G, et al. Renoprotective properties of ACE-inhibition in non-diabetic nephropathies with non-nephrotic proteinuria. Lancet,1999, 354: 359-363.
69. 马兰. 药效学——预测抗生素疗效的方法. 中国医学论坛报,2000:6-8.
70. Kang PM, Landau AJ, Eberhardt RT, et al. Angiotensin II receptor antagonists: a new approach to blockade of the rennin-angiotensin system. Am Heart J, 1994, 127:1388-1401.
71. Mahalatik K, Belitsky P, Sketris I, et al. Neoral monitoring by simplified sparse sampling area under the concentration time curve. Transplantation,1999,68: 55-62.
72. Keown P, Landsberg D, Halloran P, et al. A randomized, prospective multicenter pharmacoepidemiologic study of cyclosporine microemulsionin stable renal graft recipients. Report of the Canadian Neoral Renal Transplantation Study Group. Transplantation,1996,62: 1744-1752.
73. 郭蓓宁,张菁, 王磊,等. 国产头孢克洛药代动力学研究和相对生物利用度测定. 中国新药杂志, 2000, 9:466-467.

第二十三章

透析患者营养管理

刘惠兰　李国刚

第一节　透析患者营养不良及其影响

刘惠兰　李国刚

近30年来，随着透析技术不断发展，透析单位和透析设备日渐增多，透析疗法适应证范围也明显扩大，接受透析治疗的患者数目日益增长，透析疗法已成为终末期肾脏替代治疗的主要方法。2000年，美国行肾脏替代治疗的患者达到30万，年增长率为10.2%，其中约62%的患者行血液透析。我国每年终末期肾脏病的发病率达到10人/10万人口，年增长率达18.7%。但是因为种种原因，透析患者的并发症和营养不良的高患病率致患者频繁住院，患者全身状况差和生活质量不高等问题仍然需要进一步研究。营养不良的指标和患者死亡率、发病率紧密相关[1]。这就提示我们应该对这些患者进行细微的营养监测和治疗。

一、透析患者营养不良的发病率及特点

透析患者营养不良的发病率各家报道虽有不同，但都显示其高发性，应引起医护工作者的足够重视。大量研究表明，营养不良是提示患者预后差的强烈指标。Scbulman报道，慢性血液透析患者营养不良的发生率至少12%～40%；Kopple报道一组维持性血液透析患者轻度至中度营养不良占33%，重度营养不良达6%～8%。Blumen Krantz报道，54%的透析患者存在不同程度的蛋白质-能量营养不良。Cianciaruso等研究表明65岁以上老年透析患者营养不良发生率高达51%，明显高于18～40岁和40～64岁年龄组的27%和31%。国内一项前瞻性研究结果表明，56例患者在平均透析14.5个月营养不良的发生率高达53.6%，其中轻～中度者占39.3%，重度达14.3%，明显地高于西方文献报道。作者于1997年应用食谱调查、人体测量、生化检查，并检测尿素氮生成率、氮平衡等情况，参照Schoenfeld等提出的综合评价方法，评估复兴医院透析中心透析患者营养状态。结果表明，血液透析组及腹膜透析组患者58%存在不同程度营养不良，并且血液透析组、腹膜透析组、尿毒症非透析组患者每天摄入的蛋白质及热量均明显低于推荐摄入量[2]。

多数学者报道认为，大部分血液透析患者存在不同程度的营养不良，并且与患者膳食摄入、EPO的使

用、透析是否充分及透析膜的生物相容性密切相关。

Young 等报道，欧洲和北美6个透析中心共224例CAPD患者随访观察中显示，在平均透析30个月后，采用主观综合评价（SGA）法对患者的营养状况做评估。结果显示，33%患者发生轻至中度的营养不良，重度营养不良者达8%。营养不良发生的程度与残余肾功能的丧失、年龄、糖尿病和CAPD的时间呈显著相关性。说明腹膜透析也存在普遍营养不良的问题。

当膳食不能满足人体对蛋白质和能量的需要时，则产生蛋白质－能量营养不良（protein-energy malnutrition，PEM），其临床表现不一，主要取决于蛋白质及能量缺乏的严重程度、持续时间、年龄、诱因和伴随疾病。

透析患者的蛋白质和能量缺乏常常同时存在，但有时仅以其中之一为主，这就导致临床类型多样化、复杂化，构成了营养不良综合征，如糖、蛋白质、脂类、钙磷代谢紊乱，出现高血糖或低血糖、低蛋白血症、高脂血症、低钙、高磷血症及骨营养不良等。因此我们往往不能用一种或两种方法来判断透析患者的营养状况，必须运用各种方法，综合分析评价，才能充分认识透析患者的营养状态[3]。

从临床特点看，透析时间长者营养不良发生率显著长于透析时间短者。透析时间在12个月以内者，大多营养状况良好。大于12个月者，营养不良发生率随时间延长而增高。年龄大者，发生营养不良较年龄小者更突出，年龄60岁以上的老年透析患者，营养不良的程度较重，且出现时间也普遍早于年轻患者。因此对于老年透析患者应及早注意预防营养不良的发生。

营养状况低下不仅使透析患者有疲乏、萎靡不振等症状，而且可以导致患者淋巴细胞数量及功能降低，淋巴细胞转化及皮肤延迟超敏反应降低，免疫功能障碍，易于合并感染。感染是透析患者常见并发症，又可加重营养不良。人们已经认识到，营养不良是透析患者的主要死亡原因。而且尽管有80%以上的患者能存活5年以上，但是这些患者仍有较高的并发症，很多患者的生活质量还不高，活动能力低下。因此，分析判断透析患者的营养状况，尽早发现营养不良，并及时予以纠正透析患者营养不良，对进一步改善患者的生活质量，有着十分重要的意义[4]。

二、营养不良对透析患者的影响及预后

（一）对预后的影响

许多研究表明，透析患者营养不良与患者的其他并发症和死亡率增高有关。美国透析研究协作组（NCDS）研究表明，透析患者蛋白分解率减低，表明蛋白摄入不足。Bilbrey 等在为期14个月的研究中，发现中、重度营养不良组患者死亡率分别为14.3%和23.8%，轻度和无营养不良组死亡率分别为14.3%和10.9%。Acchiardo 等也指出，血液透析患者发病率和死亡率与PCR显著相关，PCR小于0.65 g/(kg·d)患者的住院时间是PCR大于1.2 g/(kg·d)患者的3.5倍，而且死亡率明显高于后者。Lowrie 等研究了12 000例血液透析患者的1年病死率与常规营养检测指标的关系，在去除了年龄、种族、原发肾脏疾病及糖尿病因素后，指出血清白蛋白降低不仅是预测死亡率的最有效的指标，也是独立的死亡危险因素。血清白蛋白（ALB）浓度为35～40 g/L患者的死亡危险是40～45 g/L患者的2倍；而ALB浓度为30～35 g/L患者的死亡危险是后者的5倍；若ALB为25～30 g/L，其危险系数急剧增高达15～18倍。因此，很多学者提出，血液透析患者血清白蛋白降低是重要而可靠的预测患者死亡的危险因素。

Churchill 等研究了496例血液透析患者的预后及并发症等与住院率的关系。结果表明血清白蛋白降低的程度与感染、肺水肿、瘘堵塞的危险系数呈明显相关。血清白蛋白浓度低于30 g/L的患者住院率明显增高，住院原因多为肺炎、败血症、肺水肿、瘘栓塞及心血管并发症，死亡率也显著增高。

（二）营养不良对细胞因子的影响

几乎所有透析患者血IL-6及TNF-α都有所升高，据报血IL-6水平每升高1 ppm/ml，死亡率危险因素增加4.4%。血液透析过程中血-膜接触及尿毒症毒素的蓄积及贫血等因素均可激活患者末梢血单核细胞，引起急性期蛋白反应的细胞因子变化，包括IL-6、IL-1β、TNF-α、LPS结合蛋白、可溶性LPS结合蛋白

受体、可溶性 TNF 受体、IL-1 受体拮抗剂、干扰素、巨噬细胞克隆刺激因子等的变化，增加了肌蛋白的分解及脂蛋白的合成障碍。IL-6 被认为是预测营养不良较敏感的指标。IL-6 低者（<6.0 pg/ml）营养状况好，血清白蛋白高且存活率高。IL-2、IL-4、IL-5 及 IL-12 升高者营养状态好、T 淋巴细胞及 CH50 高，存活率高。

透析患者中，有些营养不良的发生和发展可能与炎症互为因果。一方面，营养不良可引起机体防御功能下降，致使患者频发感染，死亡率增高。另一方面，炎症通过细胞因子，肿瘤坏死因子-α（TNF-α）、白细胞介素-6（IL-6）等会引起肌肉蛋白质代谢增强，肌肉和脂肪体积下降，从而出现机体消瘦，同时血清白蛋白合成减低，出现低蛋白血症。

细胞因子可抑制食欲，降低蛋白和能量的摄入，加重营养不良的发生。多种因素可以引起透析患者炎症的发生，如腹膜透析中发生腹膜炎、生物相容性差的腹膜透析液机及腹膜透析管相关感染等均可引起局部或全身性炎症。血液透析中生物相容性差的透析膜可激活血白细胞，产生炎症因子。近年有研究发现，即使应用生物相容性好的透析膜，透析过程中也可存在血中白细胞的激活，从而释放炎症因子。

（三）营养不良与动脉粥样硬化的关系

营养不良可诱发和加重感染，促进动脉粥样硬化的发生和发展。同时，动物实验和临床观察均表明严重的营养不良本身可显著降低心肌细胞的体积以及心肌细胞纤维的含量，可引起心脏萎缩或扩大。营养不良也可通过引起一氧化氮（NO）前体精氨酸的缺乏，从而导致 NO 合成减少。NO 具有血管扩张功能，其减少使血管扩张功能障碍，进而引起高血压和动脉硬化性心血管疾病的发生和发展。另外低蛋白血症以及低氨基酸血症可导致载脂蛋白的产生异常，血纤维蛋白原增多，血黏滞度增高，从而促进动脉硬化的发生。Bergstrom 认为，营养不良时血清组氨酸可降低，组氨酸是肌肽的前体物质，而激肽是细胞内氧自由基清除剂，细胞内激肽水平下降可导致细胞内氧自由基积蓄从而使氧化低密度脂蛋白（LDL）增高，促进动脉粥样硬化的形成。

心血管病变时，由于组织缺血、肠道水肿，可导致肠道营养成分吸收下降。组织缺氧可激活血白细胞产生和释放炎症因子，参与营养不良的发生。一些证据表明，尿毒症患者的营养不良在相当程度上是由于心血管疾病或感染、炎症所引起。

参考文献

1. Sharma RK, Sahu KM. Nutrition in dialysis patients. J Indian Med Assoc，2001，99（4）：206-8，210-211.
2. 刘惠兰，段晓峰，李国刚. 慢性肾衰竭及透析患者营养状况的评价. 中华内科杂志，1997. 12：727-730.
3. Bergstrom J. Nutrition in chronic renal failure. Nefrologia，2000，20（Suppl 3）：S52-S58.
4. Laville M，Fouque D. Nutritional aspects in hemodialysis. Kidney Int，2000，76（Suppl）：S133-S139.

第二节　尿毒症及透析患者发生营养不良的原因

刘惠兰　李国刚

慢性肾衰竭(CRF)及维持性透析患者营养不良的发生率很高,其原因甚多。尿毒症毒素的蓄积引起厌食和消化功能障碍,蛋白质及热量摄入不足、体内多种代谢过程失调、透析不充分、营养素从透析液的丢失,以及透析不良反应均会进一步加重营养不良。常见的原因有以下几方面。

一、尿毒症本身因素

(一)透析前已经存在营养不良

尿毒症非透析患者往往在透析前已有营养不良,这是由于:①体内毒素作用,致长期食欲减退、恶心、呕吐及腹泻等胃肠道症状;②许多肾脏病学家强调,CRF 非透析治疗阶段给予低蛋白饮食及必需氨基酸治疗,对延缓肾脏疾病的进展有重要作用。但是长期不适当的低蛋白饮食与患者渐进性营养不良的关系需要予以重视。如长期蛋白摄入不能满足需要量,热量又未及时补充,易导致患者营养不良的发生和恶化。

(二)营养物质摄入减少

尿毒症患者普遍存在食欲减退,消化功能障碍,造成食物摄入减少,这是导致尿毒症透析患者营养不良的主要原因之一。食欲减退导致热量、蛋白质、维生素及微量元素的摄入减少,出现消瘦、体重下降、肌肉消耗等营养不良的现象。食欲减退可由以下因素引起。

(1)尿毒症本身及透析不充分。由于尿毒症患者对代谢毒物和水的排泄能力降低,导致胃肠道功能紊乱,因而出现厌食、恶心、呕吐及腹泻等症状。

(2)尿毒症胃肠功能紊乱。可以造成腹胀,血液透析患者胃排空时间延迟,腹膜透析患者腹腔内注入透析液后可感到腹胀,影响营养物质的摄入。

(3)透析并发症。如恶心、呕吐、高血压、低血压、抽筋等会影响患者透析日的食欲,造成营养物质摄入不足。

(4)食欲降低。腹膜透析过程从腹膜透析液中吸收大量葡萄糖,使患者的血糖升高,降低食欲,从而减少食物摄入量。

(5)药物的副作用。尿毒症和透析患者由于存在多种并发症,常需要服用多种药物,其中许多药物可导致相应的胃肠道反应,如继发性甲状旁腺功能亢进及肾性贫血十分常见,用于治疗这些并发症的药物如含铝或钙的磷结合剂、铁剂,均可产生消化不良和食欲减退等副作用。

(三)代谢及内分泌紊乱

透析患者蛋白质和能量代谢异常可能与一系列激素功能紊乱有关,如甲状旁腺激素分泌增加、胰岛素抵抗、胰岛素样生长因子-Ⅰ的作用降低等,这些因素均可阻碍体内蛋白质的合成,引起碳水化合物、蛋白质及脂肪的代谢紊乱,最终导致体内蛋白质合成减少而分解增加的负平衡,从而引起营养不良。这些紊乱表现在以下几方面。

(1)代谢性酸中毒。由于代谢产物蓄积,尿毒症患者常发生酸中毒,代谢性酸中毒是导致蛋白质分解代谢的重要原因。Nitch 等证实酸中毒可促进蛋白质分解代谢增加,尤其是合并高磷血症者。随着肾功能损害进行性加重,代谢性酸中毒成为肌肉组织分解增加的重要原因。用碳酸氢钠纠正酸中毒后,肌肉蛋白分解的程度降低。

(2)生长激素(GH)-胰岛素样生长因子(IGF)轴的紊乱。研究表明,透析患者 GH 激素出现抵抗状态,患者体内 IGF-Ⅰ数量及功能下降,其结合蛋白(IGFBP1 ~ IGFBP7)出现紊乱,如 IGFBP1 增高、IGFBP3 降低。现已表明生长激素能促进 IGF-Ⅰ合成,从而进一步促进肝脏白蛋白的合成,减少尿素生成并且改善氮平衡。尿毒症患者 GH 激素出现抵抗状态,用 rhGH 化学药物可以纠正。应用重组人生长激素,血浆 IGF 水平显著增高,同时血尿素氮显著下降,尿素生成率及蛋白分解率显著下降[1]。

(3)胰岛素代谢异常。正常情况下,胰岛素降解率大约是总胰岛素分泌量的 1/4。肾功能不全时,胰岛素经肾脏清除、降解障碍，导致其半衰期延长，血中胰岛素浓度升高；另一方面尿毒症毒素能干扰胰岛素的作用，使外周组织产生胰岛素的抵抗。因而，患者常有空腹血糖升高，糖耐量降低，组织利用葡萄糖的效率下降，导致机体能量不足，产生高胰岛素血症。高胰岛素血症能促进脂质合成，引起高脂血症。

(4)矿物质代谢异常。肾脏病时，由于肾小管对钙的重吸收能力下降，活性维生素 D 合成减少，导致钙、磷代谢紊乱，出现低钙、高磷血症，致继发性甲状旁腺功能亢进，甲状旁腺激素(PTH)分泌增加。血清 PTH 及其 N-末端片段水平升高可能影响蛋白质的合成、氨基酸转运及糖代谢等，从而成为营养不良的原因之一。

(5)氨基酸代谢异常。尿毒症及透析患者血浆及肌肉氨基酸谱表现多种不同程度的异常，其原因与多种因素有关：①食欲减退、呕吐、腹泻、长期低蛋白饮食，使必需氨基酸减少；②肾排泄非必需氨基酸能力下降，致使非必需氨基酸升高；③尿毒症患者体内积蓄多种毒性物质，这些物质可以抑制或增强体内代谢中的酶活性，如患者体内酪氨酸氨基转移酶活性增强，使酪氨酸转化为谷氨酸过程加速，同时尿毒症毒性物质可抑制苯丙氨酸羟化酶的活性，使苯丙氨酸转化为酪氨酸发生障碍，造成苯丙氨酸的升高，酪氨酸减少；④肾衰竭时丝氨酸羟甲基转化酶受到抑制，而使血浆甘氨酸浓度增加，丝氨酸浓度降低，两者比值下降。

维生素 B_6 是支链氨基酸转化酶的一种辅酶，支链氨基酸不仅是体内合成蛋白质的必需氨基酸，而且是一种中间生理活性物质，并可作为能量的辅助来源。肾衰竭及血液透析患者常合并维生素 B_6 的缺乏，致使支链氨基酸如赖氨酸、异亮氨酸、谷氨酸的浓度降低。由于氨基酸相对分子质量小，极易被血液透析清除，而造成尿毒症患者更明显的氨基酸代谢紊乱。

(四)血清瘦素水平增高

近年来研究发现，瘦素(Leptin，LP)与营养有着密切关系。慢性肾衰竭及透析患者血清 LP 水平常常明显高于正常人。LP 水平增高可能是导致透析患者营养不良的发病机制之一。LP 是肥胖(obesity)基因的蛋白产物，由 167 个氨基酸组成，相对分子质量为 16 000，主要存在于啮齿动物及人体内，完全由脂肪细胞特别是皮下脂肪细胞分泌并释放入血。在生理功能上与食欲及能量代谢密切相关。LP 的主要功能在于通过调节食物摄入和能量代谢来调节体重和体内脂肪含量。下丘脑、脉络丛、肝、肺、肾等部位都有 LP 的受体。LP 通过脉络丛受体转运至脑脊液中。在下丘脑，LP 与其受体结合，减少了能促进食欲的神经肽 Y 的生物合成，使食欲下降，食物摄入减少。LP 还能增加交感神经系统的活性，使外周去甲肾上腺素的释放增加，机体能量消耗增加，导致机体体重和体内脂肪含量减少。研究表明，血液透析及腹膜透析患者血浆 LP 水平明显高于正常对照组，且 LP 水平与机体脂肪含量呈明显负相关。Kirsten 等发现，血清 LP 水平与蛋白分解率有相关性，说明透析患者血浆 LP 水平与营养有密切联系，LP 可能是导致透析患者营养不良的原因之一。

关于瘦素与血清白蛋白、转铁蛋白的关系目前存在两种不同的结论。一些学者的研究结果显示血浆瘦素水平与血清白蛋白和转铁蛋白无明显相关关系。而 Johansen 等的研究得出相反的结论。他们将 28 位慢性肾衰竭透析患者(包括 19 位血液透析患者和 9 位腹膜透析患者)和 41 位健康人进行比较，结果显示透析患者组瘦素水平明显升高，且与血清白蛋白、转铁蛋白呈负相关。同时他们还发现透析患者的瘦素水平与蛋白分解率(PCR)呈负相关。PCR 可以间接判断透析患者蛋白摄入情况，PCR 减低提示营养不良，透析充分性差。上述结果提示慢性肾衰竭透析患者较高的瘦素水平与较差的营养状况密切相关。作者于 2000～2001 年研究了北京复兴医院血液透析及腹膜透析患者血浆瘦素水平与营养的关系。选择维持性血液透析患者、腹膜透析患者及健康人分别 30 例、24 例及 30 例。结果表明，血液透析患者及腹膜透析患者的血清瘦素水平明显高于正常对照组($P<0.01$)；血液透析组及腹膜透析组患者血浆瘦素水平与肱三头肌皮褶厚度(TSF)和胰岛素明显呈正相关($P<0.01$)，血液透析组血浆瘦素水平与体重指数(BMI，体重/身高^2)呈正相关，而与血尿素氮(BUN)、肌酐(Scr)、甘油三酯(TG)、总胆固醇(TC)、高密度脂蛋白(HDL)、低密度脂蛋白(LDL)、白蛋白、转铁蛋白、前白蛋白、标准化蛋白分解率(nPCR)等无明显相关关系[2]。因此目前的研究还不能明确瘦素水平增高与摄入减少以及营养不良的因果关系，需要更进一步研究。

(五)感染

尿毒症及透析患者免疫功能降低,经常发生各种感染。感染使食物摄入量减少,同时可增加机体分解代谢,体内蛋白质、脂肪储存量减少,引起负氮平衡,进一步使营养状况恶化。

(六)其他

尿毒症和透析患者精神抑郁、厌世、家庭关系以及社会、经济等问题均可促进食欲不振,营养物质摄入不足,加重营养不良。

二、与透析相关因素

(一)透析不充分

透析不充分是维持性血液透析患者发生营养不良的另一可能原因。美国透析研究协作组(NCDS)研究指出,血液透析患者的营养状况与透析充分性明显相关。透析不充分可以降低蛋白质摄入,导致营养不良,营养不良又可影响透析的充分性。有资料表明血液透析患者 $Kt/V<1.0$,$PCR<1.0$ g/(kg·d),$TAC_{urea}>50$ mg/dl 营养不良发生率显著提高,患者并发症和死亡率增高。反之,若 $Kt/V\geqslant1.2$,$PCR>1.0$ g/(kg·d),则患者食欲好转,营养状况好,并发症少,死亡率低。充分透析可以彻底清除毒素,减轻消化道症状,改善食欲;纠正代谢性酸中毒及电解质紊乱,减少蛋白质的分解[3]。

(二)透析中营养成分的丢失

血液透析及腹膜透析过程均有营养成分的丢失,是造成营养不良的原因之一。每次血液透析丢失氨基酸和肽类 10~30 g,且有多种维生素和微量元素丢失,但蛋白质并不能通过透析膜。而腹膜透析患者每天从腹膜透析液中丢失蛋白质 8~16 g,氨基酸和肽类 4~6 g,发生腹膜炎时丢失量可增加 2~3 倍,如果不及时补充就会导致营养不良。作者调查发现,血液透析组透析前及透析后总氨基酸水平分别为(43.65±7.23) mg%及(32.22±8.02) mg%;必需氨基酸分别(22.04±3.30) mg%及(16.85±4.09) mg%;非必需氨基酸分别为(21.62±4.70) mg%及(15.37±4.43) mg%,均有显著性差异。血液透析后 8 种必需氨基酸(EAA)中除异亮氨酸、亮氨酸、色氨酸与透析前无显著性差异,其余均有减低;9 种非必需氨基酸(NEAA)较透析前均有不同程度的减少,有显著性差异。在透出液中 EAA 及 NEAA 均可测出,说明每次血液透析均有氨基酸丢失。腹膜透析透出液 5 小时平均丢失氨基酸总量(5.89±1.37) g,其中必需氨基酸(3.44±1.13) g,非必需氨基酸(2.45±0.90) g。每个小时氨基酸丢失总量无显著性差异[4]。

(三)炎症反应

透析膜的生物不相容性可导致机体的炎症反应。有研究表明,尿毒症未透析患者外周血单个核细胞(PBMC)中已有 IL-1β、TNF-α、IL-6 的基因表达,血浆细胞因子水平升高。血液透析时,刺激 PBMC 对细胞因子的基因表达增强。不同透析膜透析时细胞因子基因表达程度不同,例如用铜仿膜透析时,细胞因子表达显著高于应用合成膜透析时。血液透析过程中,通过以下途径激活 PBMC:①血-膜直接接触;②血液透析过程中激活补体而产生 C3a、C5a、C5b-9 作用于 PBMC 表面受体;③透析液中内毒素或其片段通过透析膜进入血液循环。研究表明,细胞因子的增加抑制了肝脏对白蛋白 mRNA 的表达,减少白蛋白的合成,同时增加蛋白分解[5]。

透析液内毒素的污染也能增加细胞因子的异常增高,产生炎性反应,促进营养不良的发生。

参考文献

1. Blake PG. Growth hormone and malnutrition in dialysis patients. Peritoneal dialysis international, 2009,15,(6):210-216.
2. 刘惠兰,王英,姚英,等. 尿毒症血液透析患者血浆瘦素水平与营养状态的研究. 中华内科杂志, 2001.40(2): 109-112.

3. Schulman G. The dose of dialysis in hemodialysis patients: impact on nutrition. Seminars in dialysis, 2004(17)6, 479-488.
4. 刘惠兰,段晓峰,李国刚,等. 血透患者血浆游离氨基酸谱的分析. 北京医学, 1999, 21(6): 348-355.
5. 刘惠兰,王英,张晓洁. 不同透析膜对单个核细胞凋亡的影响. 首都医科大学学报, 2001, 22(3): 232-235.

第三节　肾衰竭患者营养状态的评价

刘惠兰　李国刚

营养不良是透析患者的重要并发症和主要死亡原因,早期发现及时制定治疗方案,对减少并发症至关重要,医生应对患者营养情况经常进行评估,动态监测。目前评价营养状况的方法很多,如营养物质的摄取(饮食记录、蛋白分解率、尿素生成率等)、人体测量(体重、体重指数、皮褶厚度、上臂围、上臂肌围、总体水、钾、钠等)、各种生化指标(血清总蛋白、白蛋白、前白蛋白、转铁蛋白、血红蛋白、尿素、肌酐、脂类、氨基酸、肌蛋白以及胰岛素样生长因子等)。但这些指标往往有其局限性,因而,同时应用几个指标进行连续监测,可以提高对尿毒症患者营养状况评价的敏感性和准确性[1]。

一、饮食调查

对尿毒症患者进行饮食调查是临床上常用的一种评价营养状况的方法。饮食调查,就是使用询问和(或)调查表的方式,调查患者近期内连续的饮食情况,计算出患者每日摄入蛋白质及热量以及其他营养物质的含量,为评价患者的营养状况提供资料。饮食调查应该在病情稳定的时期进行,因为有急性并发症时患者的饮食情况会有所改变,此时的饮食不具有代表性,不能正确反映患者日常的饮食状况。

临床上常采用 3 日或 7 日日记式记录表法,由患者自己或医师详细记录每天进食的食物量,用计算机程序或食物成分表分析其中各种营养成分。透析患者的饮食调查应该包括透析日和非透析日,再取平均值,该方法简便、经济,在临床上不失为一种实用的初步的营养评价方法。饮食调查应有统一的标准,而且应由同一位有经验的营养师或医师进行。

二、蛋白质代谢指标

(一)血清尿素氮与肌酐的比值(BUN/Scr)

在透析患者中 BUN 及 Scr 不仅表示透析量,还分别反映肌肉蛋白的分解量和近期蛋白的摄入量。BUN 主要由以下因素决定,蛋白分解的速度及肾脏的尿素清除率,蛋白分解的速度在代谢稳定的患者与蛋白质的摄入量相同。而 Scr 的水平主要与肌肉产生肌酐的量和肾脏的肌酐清除率有关。影响 BUN/Scr 的因素较多,年老体弱、妇女儿童肌酐的产生量较少,BUN/Scr 有所升高;尿量低于 1 500 ml/d 时尿素清除率与肌酐清除率的下降不成比例,BUN 升高较为明显,BUN/Scr 比值升高;发生并发症或激素治疗会加强分解代谢而使 BUN/Scr 比值升高;饮食蛋白含量改变后 2~3 周,血 BUN 才会稳定;由于透析器对尿素的清除率大于对肌酐的清除率,所以血液透析会改变这种比率。

(二)蛋白质分解率

蛋白质分解率(protein catabolic rate, PCR)可以通过尿素清除量、透析前及透析后的血浆 BUN 计算得出。标准化的蛋白分解率(normalized protein catabolic rate, nPCR)即单位体重的 PCR,已被广泛用于评价患者的饮食蛋白摄入。计算公式如下:

$$PCR = 9.35G + 0.29Vt \quad (23\text{-}3\text{-}1)$$

$$nPCR = PCR/(Vt \div 0.58) \quad (23\text{-}3\text{-}2)$$

$$G = \{[(CO_2 - Ct) \times Vt] \div \theta\} + (Vu \times Cu) \div \theta \quad (23\text{-}3\text{-}3)$$

式中 Vt——干体重 ×0.58;

Vu——透析间期的总尿量;

G——尿素净生成率(以 mg/min 表示);

CO_2——第二次透析前 BUN(以 mg/dl 表示);

Ct——第一次透析后 BUN;

θ——透析间期时数(以 min 表示);

Cu——θ 期间全部尿中平均 BUN 浓度。

病情稳定的维持性血液透析患者,蛋白质的摄入量与体内蛋白质的分解代谢量保持平衡,因此蛋白摄入量可由蛋白分解率反映出来。如果蛋白质摄入量不足则 nPCR 降低,反之则升高,nPCR 低于 0.8 g/(kg·d),提示营养不良,一般要求血液透析患者的蛋白摄入量应大于 1.1 g/(kg·d)。即 nPCR 应大于 1.1 g/(kg·d)。

(三)氮平衡与尿素氮表现率

氮平衡(nitrogen balance, NB)是评价机体蛋白质营养状况的可靠与常用指标,一般食物蛋白质的氮平均含量为 16%。NB 即氮摄入量与氮排出量之差。若氮的摄入量大于排出量为正氮平衡,若氮的摄入量小于排出量为负氮平衡,摄入量等于排出量,则维持氮平衡状态,表示摄入的蛋白质量可满足基本要求。氮平衡的计算要求氮的摄入量与排出量都要准确地收集和分析。氮的摄入包括经口摄入、经肠道进入及经静脉输入。凯氏定氮法是经典而可靠的方法,但这种方法在临床应用实有困难。尿素氮是蛋白质的主要代谢产物,它的产生与蛋白质入量及蛋白质分解量有关,故有人提出用尿素氮表现率(urea nitrogen appearance, UNA)计算总氮排出量,通过细致的食谱调查得到氮入量,即可测定氮平衡。

目前认为,UNA 是用来评估总氮平衡的良好指标。UNA 等于尿尿素氮(g/d)加上体内尿素氮的变化(g/d)。尿素氮是蛋白质和氨基酸代谢的终末产物,在体内存在肠肝循环,一些尿素在肠道内降解成氨和二氧化碳,氨被吸收并在肝脏内转化为尿素氮,尿毒症患者由于肾脏排泄功能减低,这一过程明显增强。因此,UNA 代表的是尿素氮的净生成量,而不是尿素氮的实际生成量。在 UNA 和氮排出总量之间存在一种直接和密切的关系。对于病情稳定状态下的患者,UNA 能够反映氮或蛋白质的摄入量及排出量[2]。接受透析治疗的慢性肾衰竭患者其 UNA 可用以下公式计算得出:

$$\text{UNA}(g/d) = \text{尿尿素氮}(g/d) + \text{体内尿素氮的变化}(g/d) \quad (23\text{-}3\text{-}4)$$

$$\text{体内尿素氮的变化} = (BUN_f \times BW_f - BUN_i \times BW_i) \times 0.6 \quad (23\text{-}3\text{-}5)$$

式中 i——第一天测定结果;

f——第二天测定结果;

BUN——血尿素氮(g/L);

BW——体重(kg);

0.6——人体水分占体重的比例。

UNA 增高表明氮摄入增加或净分解增加或两者同时存在。同样,UNA 减少表明蛋白质合成增加或摄入减少。但这仅适应于代谢稳定的患者和处于或接近氮平衡的患者。因为,如果患者的分解代谢非常明显，UNA 会升高。

$$氮平衡 = 氮入量 - (UNA + 粪氮) \quad (23\text{-}3\text{-}6)$$

粪氮一般按 2 g 计算，头发、皮肤、指甲等丢失的氮很少，忽略不计，其值 < -1 为负氮平衡；> +1 为正氮平衡；-1 ~ +1 氮平衡[3]。

三、人体组成成分的检测

检测人体脂肪、肌肉及水分等成分在人体内所占的比例，也是评价营养状况的方法。

(一) 人体测量

1. *皮褶厚度测量法* 随着体重的不同，不同部位的皮下脂肪厚度成比例地变化，一般与总体脂肪之间存在着良好的相关性。常用的测量部位是肱三头肌皮褶厚度(triceps skinfold, TSF)。其方法，被测者上肢自然下垂，测量者立于被测者后方，在左上臂背侧中点即肩峰至尺骨鹰嘴处的中点约 2 cm 处，以左手拇指将皮肤连同皮下组织拈起，然后测量拇指下 1 cm 左右处皮褶厚度，皮褶厚度计与上臂垂直。血液透析患者由于内瘘侧肢体常存在组织肿胀，则会影响皮褶厚度的测量结果，因此，血液透析患者应测量无内瘘侧的肢体，且以透析后达到干体重时测量为准确。

我国目前尚无群体调查的正常值。日本正常参考值为男性 8.3 mm，女性为 15.3 mm。测量值 > 正常值的 90%，为营养正常；80% ~ 90% 为轻度体脂消耗；60% ~ 80% 为中度体脂消耗；小于 60% 为重度体脂消耗。另外，人体测量存在一定的误差，所以应由经过培训的同一位医师、使用同一件工具、在患者相同的体位进行检测，测量多次，取平均值，以减小误差。

2. *上臂肌围的测定*(mid-arm muscle circumference, MAMC) MAMC 可间接反映体内蛋白质储存水平，其值可通过测量上臂围(mid-arm circumference, MAC)及肱三头肌皮褶厚度(triceps skinfold, TSF)，利用公式计算得出。

上臂围的测量法，被测者上臂自然下垂，在上臂中点处用软尺测其周长。通过公式可以计算出 MAMC，可估计体内肌肉蛋白的贮藏量。MAMC 与血清白蛋白密切相关，故可以用此指标作为判断营养状况好转或恶化的指标。MAMC 公式是：

$$MAMC(cm) = MAC(cm) - 3.14 \times TSF(cm) \quad (23\text{-}3\text{-}7)$$

目前我国 HD 患者的人体测量尚无统一的标准，MAMC 正常参考值平均为男性 25.3 cm，女性为 23.2 cm。实测值 > 正常值的 90%，为正常；占正常值 80% ~ 90% 为轻度肌蛋白消耗；60% ~ 80% 为中度肌蛋白消耗；小于 60% 为重度肌蛋白消耗。如能将结果与患者以前的测量结果进行自身比较，可更准确敏感地反映其营养状况。

人体测量方法简便，可重复进行，皮褶厚度和 MAC 测定的敏感性为 90%，对维持性血液透析患者长期观察，可以作为临床上追踪营养状况的有效方法之一[4]。

3. *体重* 体重是营养评价中最简单、最直接、最可靠的指标，在历史上沿用已久，目前为主要的营养评定指标之一。体重是脂肪组织、瘦组织和矿物质之和。体重的改变是与机体能量与蛋白质的平衡改变相平行的，故体重可以总体上反映人体营养状况。测定患者随时间变化的体重是最为简单而有效的人体测量。对于维持性血液透析患者体重的测量具有特殊性。这里引入“干体重”的概念，即身体内既无多余的水分潴留也无缺水的体重。干体重应定期测定并力求准确，除外衣服的增减，记录干体重的变化。干体重下降标志着营养状况下降。标准体重也称理想体重，我国常用 Broca 改良公式计算标准体重。

$$标准体重(kg) = 身高(cm) - 105 \quad (23\text{-}3\text{-}8)$$

评价标准，实际体重在标准体重 ±10% 范围为正常；在标准体重的 80% ~ 90% 为偏瘦；60% ~ 80% 为消瘦。

4. *体重指数*(body mass index, BMI) BMI 被认为是反映蛋白质-热量营养不良以及肥胖症的可靠指标。它是用身高和体重计算而来：$BMI = 体重/身高^2 (kg/m^2)$。James 等提出 BMI 评价标准，正常值为

18.5~24.9,低于正常值提示不同程度营养不良;17~18.4 为轻度消瘦;16~16.9 为中度消瘦,小于 16 为重度消瘦。

(二)生物电阻抗

生物电阻抗(bioelectric impedance,BEI)测定是用于评价人体成分的一种非介入性、比较精确的方法。该方法是通过测量脂肪组织和脂肪组织间的导电性差异评价营养状况。其检查方法是将电极放置在 HD 患者无内瘘侧的腕部和踝部,在两电极间通过低频电流,即可测出电阻抗,所观察的电阻抗值与总体水含量成反比。使用这种方法,可以测定患者的无脂肪机体质量〔所谓瘦组织(lean body mass, LBM)〕、脂肪含量以及总体水的含量。HD 患者在透析后达到干体重时测量,其准确性和可重复性最佳,其结果与其他评价方法所得结果相关性很好。生物电阻抗对人体成分分析法是一种发展中的测量方法,由单频电阻抗法发展至多频电阻抗法,功能信息更丰富,精确性更高,且有广泛的应用情景[5]。

四、生化指标

(一)血清蛋白

血浆蛋白水平可反映机体蛋白质营养状况,最常用的生化指标包括血清白蛋白(albumin,ALB)、转铁蛋白(transferrin,TFN)、前白蛋白(pre-albumin,PA)等。

1. 血清白蛋白(ALB) 血清 ALB 是反映患者体内蛋白质储藏最主要、最常用的生化参数,是临床上常用的评价营养状况的指标。透析患者血清白蛋白水平与死亡率相关。Lowrie 等研究表明,血清 ALB 水平在 30~35 g/L 者,死亡危险性比 40~45 g/L 者高数倍。DOQI(dialysis outcomes quality initiative)认为,透析患者 ALB 浓度应不低于 40 g/L。ALB 的生物半衰期相对较长,为 20 天,而且肝脏有巨大的合成能力,血清 ALB 浓度的下降可能发生在营养不良几个月之后,因此它不是评价营养不良的一个早期指标。

2. 血清前白蛋白(prealbumin, PAB) PAB 的生物储存量小,半衰期是 2 天,是反映营养不良的一个早期指标。PAB 小于 0.3 g/L 提示存在营养不良。创伤、急性感染等,血清 PAB 会迅速分解,所以,以 PAB 判断营养不良需排除以上情况[6]。

3. 血清转铁蛋白(transferrin,TFN) TFN 在肝脏合成,体库较小,约为 5.29 g。TFN 也是评价营养状态的指标,它的半衰期为 8~9 天,其浓度低于 0.2 g/L 标志营养不良。但 TFN 的浓度会受到重组人促红细胞生成素及铁剂的影响。

(二)胰岛素样生长因子-Ⅰ(IGF-Ⅰ)

人们已发现 IGF-Ⅰ是一个能反映慢性肾衰竭和透析患者营养状况的良好指标,且较 PAB、TFN 更加敏感。当 HD 患者血清 IGF-Ⅰ小于 300 μg/L 提示营养不良,小于 200 μg/L 提示重度营养不良。IGF-Ⅰ可由许多组织合成,但以肝脏为其主要来源,IGF-Ⅰ产生速率较为恒定,为 3~40 μg/(kg·d)。IGF-Ⅰ的合成受多种因素的调节,如生长激素(growth hormone,GH)、饮食、胰岛素及类固醇激素等。IGF-Ⅰ通过其受体产生短期胰岛素样降血糖作用和长期的介导 GH 促进细胞生长、分化。除典型内分泌系统作用外,IGF-Ⅰ还通过自分泌和旁分泌机制调节细胞代谢。人体内的 IGF-Ⅰ 95% 以上与胰岛素样生长因子结合蛋白(IGF banding protein,IGFBP)结合在一起,以复合物的形式存在于血浆内,游离的 IGF-Ⅰ只占 5% 以下。IGF-Ⅰ能减少蛋白质的分解代谢并增强肝脏、肌肉摄取外源性氨基酸和葡萄糖,从而促进蛋白质的合成;促进脂肪动员和加速脂肪酸转化成乙酰辅酶 A;增强葡萄糖氧化而降低血糖。研究表明,IGF-Ⅰ是反映营养状况的可靠指标。

(三)血清胆固醇

血清胆固醇与 ALB 一样能反映体内蛋白质状况,其值下降到小于 3.9 mmol/L(150 mg/dl)提示蛋白质及能量摄入不足。低胆固醇的透析患者并发症发病率及死亡率均高。但高胆固醇血症是引起心血管意外的危险因素,出现高脂血症时,应对患者进行饮食指导。

五、血浆氨基酸谱

在重度蛋白质-热量营养不良时，血浆总氨基酸的浓度明显下降。不同种类氨基酸浓度下降并不一致。一般来说，必需氨基酸（essential amino acid，EAA）下降较非必需氨基酸（nonessential amino acid，NEAA）更为明显，在EAA中，缬氨酸、亮氨酸、异亮氨酸及甲硫氨酸下降最多，而赖氨酸与苯丙氨酸下降相对较少。在NEAA中，大多数患者氨基酸浓度不变，而络氨酸和精氨酸出现明显下降。个别氨基酸如胱氨酸浓度还会升高。这些氨基酸比例失调随肾功能下降而加重，严重肾衰竭时愈发明显，且和饮食摄入降低一致，说明肾衰竭患者的营养状况可能对氨基酸比例失调起一定的作用。通过对尿毒症及血液透析患者血浆氨基酸谱可了解患者营养状况。

六、主观综合性营养评估

主观综合性营养评价（subjective global nutritional assessment，SGA）是Detsky等于1987年提出的临床营养评价方法，它是根据病史回顾及有关体检来评估患者营养状况的。SGA实际上包括了主观及客观对营养状况的评价。2000年，NKF-K/DOQI指南推荐用于维持性透析患者的营养评估。医生根据病史及体征判断患者的营养状况。Ciamciaruso等将SGA归纳为五项病史特点和两项体征，病史特点为：①体重改变，尤其是近1月内的变化；②饮食摄入；③胃肠道症状，如厌食、呕吐和腹泻等；④活动能力；⑤潜在疾病，特别是影响营养需求的疾病。体征是：①皮下脂肪总体，特别是肱三头肌及胸部；②肌肉消耗，尤其是四头肌和肩胛带区。每个项目有7个分数。每一项按1～2分为重度异常；3～4分为中度异常；5～6分为轻度异常；7分为正常，累计各项得到总分，以此来评估患者的营养状态。研究表明，SGA分数越低，死亡率越高，平均住院天数越多[7]。

七、双能X线吸收测定法

双能X线吸收测定法（body dual energy X-ray absorptionery，DXA）是利用身体不同组织对X线的减弱程度不同，计算身体组成，可评估机体三种主要成分，即脂肪量、去脂体重和骨矿质量。DXA是一种非创伤性测量方法，精密度和准确度高，且受水负荷等异常因素的影响小，是临床上有效的反映蛋白质能量营养状态的指标[8]。但是，DXA测量的花费较大，并且不能很好的区分细胞内液和细胞外液是其缺点。因而NKF-K/DOQI指南并不推荐常规应用DXA法。

综上所述，目前尚缺乏评估慢性肾衰竭患者营养状况的“金指标”，应采用多种方法进行评估，并进行综合分析。

参考文献

1. Busuioc M, Covic A, Covic M, et al. Nutritional status evaluation in maintenance hemodialysis patients. Revista medico-chirurgical，2008，112(2)：343-350.
2. Rao M, Sharma M, Juneja R, et al. Calculated nitrogen balance in hemodialysis patients：influence of protein intake. Kidney Int，2000，58(1)：336-345.
3. 李国刚，刘惠兰. 用尿素氮出现率评价透析患者营养状况. 医学综述杂志，1997，3：142-143.
4. Chumlea WC. Anthropometric and body composition assessment in dialysis patients. 2004，6(17)：466-470.
5. Guida B, De Nicola L, Pecoraro P, et al. Abnormalities of bioimpedance measures in overweight and obese hemodialyzed pa-

tients. Int J Obes Relat Metab Disord,2001, 25(2):265-272.

6. Bross R, Kalantar-Zadeh K, Kopple JD, et al. Association of serum prealbumin and its changes over time with clinical outcomes and survival in patients receiving hemodialysis. The American journal of clinical nutrition, 2008,88(6):1485-1494.
7. Kalantar-Zadeh K, Leon JB, McCann L, et al. Multicenter study of the validity and reliability of subjective global assessment in the hemodialysis population. Journal of Renal Nutrition,2007,17(5):336-342.
8. Busuioc M, Covic A, Covic M, et al. Nutritional status evaluation in maintenance hemodialysis patients. Revista medico-chirurgical,2008,112(2):343-350.

第四节　透析患者营养不良的防治

刘惠兰　李国刚

一、加强宣教,重视对透析患者的营养管理

尿毒症和透析患者几乎都存在程度不等的营养不良,一些患者的营养不良处于早期不易被察觉或不被患者所重视,没有给予及时的治疗,这就要求每一位医生对此予以高度的重视,经常对每位透析患者的营养状况进行评估,仔细监督营养摄入并指导治疗,改善患者对饮食的顺应性,帮助患者合理安排饮食,制定个体化的治疗方案,了解患者的营养状况、饮食习惯、消化吸收能力、经济条件,协助患者建立有规律的生活制度、饮食分餐及热量分布,并掌握与透析、用药如何配合。向患者推荐营养充足、各种营养素搭配合理、口味好的具体食谱,调动患者对进餐的兴趣、增强食欲。同时加强宣传教育,普及营养治疗的常识,使透析患者及家属对此有所了解,在日常饮食中学会进行自我调节,配合医生进行各种营养治疗,改善营养状态。

二、增加营养物质补充

(一)热量

充足的热量是提高营养状态的前提,透析患者热量摄入必须充足,以满足机体活动及治疗本身的需要,达到维持体重,亦可避免蛋白质作为热源物质分解而产生更多的代谢产物,引起病情加剧。透析患者轻度活动状态下,能量供给为35~40 kcal/(kg·d)。在合并严重感染、创伤、烧伤时患者处于分解代谢亢进状态,能量供应应达到45 kcal/(kg·d)。热量主要来自碳水化合物和脂肪。组成上,碳水化合物占60%~65%,为5~6 g/kg;脂肪占35%~40%,为1.3~1.7 g/kg。碳水化合物应以多糖为主,限制单糖

及双糖的摄入,以避免产生或加重高甘油三酯血症。胆固醇的每日摄入量应小于300 mg。多不饱和脂肪酸与饱和脂肪酸应保持1.5∶1.0左右,鼓励患者多用植物油及人造黄油。

(二)蛋白质

血液透析开始后,蛋白质需要量大大增加。血液透析患者每日蛋白质摄入量应达到1.2 g/kg为宜,腹膜透析患者每日蛋白质摄入量应达到1.5 g/kg。同时应以优质蛋白为主,食物中应富含必需氨基酸,如各种瘦肉、鱼、蛋等。少吃或不吃植物蛋白如豆制品,保证优质蛋白占总蛋白的2/3以上。

(三)水、钠和钾

这三种物质摄入量取决于残余肾功能及透析方式。饮食中钠盐摄入过多,可致饮水量增多,增加钠水潴留、血压升高、心衰的危险。进水量一般为每日尿量加500ml,以透析间期体重增加不超过4%~5%为宜。无尿患者若采用血液透析方式,钠摄入应限于1~2 g/d;水摄入应小于1 000 ml/d,钾摄入应小于2 000 mg/d为宜。若仍有残余肾功能,排尿较多,如大于1 500 ml/d时,可不必严格限制。

(四)钙与磷

尿毒症患者常合并低血钙、高血磷。透析患者每日钙摄入量应达到1 000~1 200 mg,除膳食中的钙摄入外,一般要补充钙制剂(碳酸钙或醋酸钙)和维生素D化合物。如血磷过多应先降低血磷,以避免因为血磷过多导致钙磷乘积过大,从而增加转移性钙化的危险性。此外血磷升高还可抑制25-(OH)D_3向1,25-$(OH)_2D_3$转化作用,使维生素D缺乏加重。建议磷摄入量控制在800~1 000 mg/d。

(五)维生素及矿物质

透析患者可发生多种维生素及矿物质的缺乏,特别是水溶性维生素,故应注意补充。维生素C及叶酸还可从透析中丢失。对大多数患者每天补充维生素C150~200 mg,叶酸1 mg能达到正常水平。脂溶性维生素A、D及K不经透析而丢失,一般不用额外补充,补充维生素A易导致中毒。虽然透析不丢失锌,但蛋白摄入不足往往导致锌的缺乏,故补充一定的锌很有必要。各种营养物质包括各种元素、维生素的需要量及食物营养成分见表23-4-1,表23-4-2。

(六)补充必需氨基酸制剂

早在20世纪60年代末,Richards根据肠道内尿素降解的氨氮等在肝脏中转化为氨基酸的原理,提出将α-酮酸用于营养治疗。Welser等在70年代报道用5种α-酮酸代替相应的必需氨基酸治疗慢性肾衰竭患者取得一定疗效,此举是为慢性肾衰竭患者营养治疗的重大进步。在80年代后期开始了深入的研究,并逐步得到普及。

α-酮酸是支链氨基酸代谢的中间产物,是氨基酸的前体,本身不含氮,不会造成氮潴留。α-酮酸进入体内后,可以利用尿素氮合成必需氨基酸,增加尿素氮的再利用,为合成组织蛋白提供原料,从而改善氮平衡。当今透析患者的营养问题日渐受到重视,α-酮酸对改善透析患者的营养状况在理论上应该是有益的,但还缺乏大样本的临床对比观察。

表23-4-1 维持性透析患者每日营养物质需要量

营养物质	血液透析	腹膜透析
蛋白	1.2 g/kg	1.2~1.5 g/kg
热量	>35 kcal/kg	>35 kcal/kg
碳水化合物	12%	15%
脂肪	55%~60%	55%~60%
胆固醇	300~400 mg	300~400 mg
多稀不饱和脂肪酸/饱和脂肪酸	1.5∶1	1.5∶1
粗纤维	25 g	25 g
钠	1 g+2 g/L(尿量)	1~4 g+2 g/L(尿量)

续表

营养物质	血液透析	腹膜透析
钾	2 g+1 g/L(尿量)	3 g+1 g/L(尿量)
钙	饮食+1.2 g	饮食+1.2 g
磷	0.6~1.2 g	0.6~1.2 g
镁	0.2~0.3 g	0.2~0.3 g
铁	100~150 mg	10~18 mg
锌	20 mg	20 mg
维生素 C	150 mg	150 mg
维生素 B_6	20 mg	20 mg
维生素 B_1	30 mg	30 mg
叶酸	1 mg	1 mg

表 23-4-2 常见食物成分表(按食物 100 g 计)

食物	蛋白质(g)	脂肪(g)	碳水化合物(g)	热量(kcal)	钙(mg)	磷(mg)	钾(mg)	钠(mg)
硬果类								
花生	26.7	41.2	23	573	71	399	1004	
油类								
猪油		99		891				
植物油		100		900				
鱼肉类								
猪肉	9.5	50.8	0.9	580	6	101	330	11.0
牛肉	20.1	10.2		172	7	170	378	
羊肉	11.1	28.8	0.8	307			249	
大黄鱼	17.6	0.8		78	33	135	227	59.0
海带	8.2	0.1	56.2	258	1177	216	1503	
紫菜	28.2	0.2	48.5	399	343	457	1640	670.0
乳制品								
牛乳粉	20.2	30.6	35.5	522	1030	883		
禽蛋类								
鸡	21.5	2.5	0.7	111	11	190	340	12.0
鸡蛋	14.7	11.6	1.6	170	55	210	60	73
松花蛋	13.1	10.7	22	158	58	200	70	740
糕点类								
蛋糕	7.9	4.7	65	319	41	173		
水果类								
西瓜	1.2		4.2	22	6	10	124	2.0
柑橘	0.9	0.1	12.8	56	56	15	199	1.4
苹果	0.4	0.5	18	56	11	9	110	1.4
杏	1.2		11.1	49	26	24	370	21.0
李子	0.5	0.2	8.8	39	17	20	176	0.7
草莓	1.0	0.6	5.7	32	32	41	135	1.0

续表

食物	蛋白质(g)	脂肪(g)	碳水化合物(g)	热量(kcal)	钙(mg)	磷(mg)	钾(mg)	钠(mg)
樱桃	1.2	0.3	7.9	39			258	0.7
葡萄	0.4	0.6	8.2	40	4	7	124	2.4
枣	1.2	0.2	23.2	99	14	23	245	6.4
鸭梨	0.1	0.1	9.0	37	5	6	115	0.7
桃	0.8	0.1	10.7	47	8	20	252	0.7
香蕉	1.2	0.6	19.5	88	9	31	472	0.6

三、重组人促红细胞生成素(rhEPO)的应用

rhEPO 纠正贫血,改善营养状况。较多研究认为,rhEPO 能纠正氨基酸代谢的异常,提高必需氨基酸与非必需氨基酸的比例,改善肌肉氧的利用,调节整体健康状况,提高生活质量,降低发病率及死亡率。

四、透析中胃肠道外营养(IDPN)

透析患者通过饮食摄入不能改善营养状况时,可给予肠道或胃肠道外营养。正因为较多原因引起患者能量蛋白摄入不足,营养不良发生率高,因此透析中肠外营养(intradialytic parenteral nutrition,IDPN)的营养支持疗法越来越引起临床工作者的重视。IDPN 是在透析时通过透析管路输入体内各种营养物质,如血浆白蛋白、氨基酸、葡萄糖及脂肪乳等,优点是不用深静脉置管即能够提供热量和蛋白质。Pupim 等研究显示,IDPN 可显著提高体内蛋白质的合成,减少分解,改善患者蛋白分解状态为正氮平衡,前臂肌肉量增加,配合体能锻炼,效果更明显。

有研究表明 MHD 患者存在明显的血清氨基酸谱改变,以必需氨基酸改变为主,不同膜对血清氨基酸谱的影响是不同的,但最终都导致血清氨基酸的丢失或激发蛋白质分解,因此是诱发营养不良的重要因素,而在透析过程补充氨基酸可能是一条有益途径。2002 年 Lara 等在一个随机对照研究中观察患者透析前 2 小时、透析中及透析后 2 小时的蛋白质代谢情况,发现给予 IDPN 治疗组蛋白质代谢为正氮平衡,蛋白质的合成代谢明显增加,分解代谢降低,与对照组有明显差异。同年 Cherry 等对他们中心所有透析患者进行为期 3 ~6 个月的 IDPN,发现患者体重指数、血浆白蛋白明显增高,副作用主要见于体液负荷增加以及高甘油三酯血症。也有研究表明 IPDN 在小儿以及老年的血液透析患者中能明显改善营养不良状态及降低死亡率。但目前这些研究例数太少,缺乏随机对照研究,饮食未加控制。也有研究认为长期肠外营养可使肠黏膜萎缩,肠屏障功能损害,使菌群失调及毒素入血,导致肠源性感染。IDPN 还可抑制肝脏合成蛋白的能力。2007 年 Joannidis 等对 6 例营养不良-炎症综合征(MICS)及 6 例对照组同时给予 IDPN,发现有 MICS 组蛋白能量营养不良明显改善,但是炎症反应指标没有明显变化,说明 IPDN 没有改善动脉硬化的风险。同时 Foulks 对 24 个临床试验的荟萃分析(其中只有一个随机对照,2 个 B 级证据)表明 IPDN 降低透析患者死亡率的证据不充分。2007 年 Cano 等[1]也在一个多中心维持两年的前瞻性的随机研究中指出,与透析中口服营养干预措施比较,IDPN 虽然可以明显改善营养状态,但对患者的长期预后没有明显统计学意义。

但 IDPN 仍是临床对透析患者施行营养干预方便快捷的一种方法。维持性血液透析患者的营养状况受多种因素影响,目前更多的严谨的科研设计、大样本多中心、前瞻性的随机对照研究尤为必要,对于 IDPN 安全性、有效性尚无定论,在结论出来以前我们也许只能期待更好的办法如促进蛋白质合成以及减少蛋白质分解。肠道外营养仅能作为改善营养状况的辅助治疗措施。

五、胃肠动力药及碱性药物的应用

胃肠动力药能促进胃排空及胃肠蠕动，对一些有胃轻瘫、胃排空迟缓的患者有一定疗效。透析间期口服碳酸氢钠，能纠正酸中毒，减少高分解代谢，有利于营养不良的防治。代谢性酸中毒是慢性肾衰竭患者蛋白质-能量营养不良的重要原因之一，因此，纠正酸中毒，理论上应能改善营养状态。但有研究发现，口服碳酸氢钠纠正酸中毒，能否改善营养状态尚存争议。

六、调整透析剂量、保证充分透析

透析患者达到透析充分是改善尿毒症症状的前提，对营养不良的治疗至关重要。充分透析有助于改善胃肠道症状，纠正酸中毒及减轻胰岛素抵抗，因而减少蛋白分解代谢。目前认为，血液透析剂量应达到 $Kt/V > 1.2$，最好达到1.3以上，$PCR > 1.1$ g/(kg·d)。Lindsay等前瞻性分析了PCR < 1.0 g/(kg·d)组的患者提高透析剂量的效果。结果表明在一定范围内 Kt/V 增加，PCR明显升高，营养指标改善，死亡率降低。Acchiardo等研究表明，提高透析患者的透析剂量，血清白蛋白水平明显提高。

七、使用生物相容性好的透析膜

生物不相容的透析膜能激活补体系统，导致细胞因子如IL-1β、TNF-α及IL-6等产生增加，使肌肉分解、氨基酸大量释放以及脂蛋白的合成障碍。使用生物相容性好的透析膜能降低蛋白分解，改善食欲不振症状[2]。

八、应用重组人生长激素（rhGH）

rhGH是一种合成代谢类激素，它能促进肝脏白蛋白mRNA的表达，促进蛋白质的合成，减少蛋白分解，增加脂肪的分解，提高食物的转化率，改善氮平衡，体力活动增加。国外临床研究证实，rhGH能促进体内蛋白质的合成。Schulmaln等研究比较了7例营养不良HD患者应用肠道外营养及合用rhGH的疗效，结果提示单用肠道外营养对提高营养指标无效，而合用rhGH后，IGF-Ⅰ升高，血清前白蛋白、转铁蛋白及白蛋白水平明显提高，说明rhGH能增强肠道外营养的合成代谢效果。复兴医院于2001年，对12例营养不良血液透析患者应用rhGH治疗8周，结果表明，治疗后，IGF-Ⅰ及激活IGF-Ⅰ的结合蛋白3显著增高，抑制IGF-Ⅰ活性的结合蛋白-1显著下降，同时患者血清前白蛋白、转铁蛋白显著提高，氮平衡增加。rhGH一般剂量为0.15～0.4 U/(kg·d)。对于IGF-Ⅰ水平较低者，可同时合用重组IGF-Ⅰ，效果可能更佳。应用rhGH无严重副作用，在改善透析患者营养状态方面有着良好的发展前景[3]。

九、肉碱的补充

肉碱主要来自肉类食物，也可在肝脏由赖氨酸合成。肌肉中存在大量肉碱，是线粒体长链脂肪酸氧化的必须物质。慢性肾衰竭和透析患者有许多因素影响肉碱的代谢和功能[4]。由于肉碱代谢的异常，临床上可以产生骨骼肌病、心肌病、心律失常以及透析过程中的肌阵挛、低血压等。目前临床上常用左旋肉碱（L-canitine）治疗慢性肾衰竭的代谢障碍，如高甘油三酯血症、高胆固醇血症和EPO抵抗的贫血等。也用于治疗透析患者的多种并发症，如透析中的低血压、心律失常、心排血量下降及骨骼肌痉挛等。大量临床及试验研究证实，经肉碱治疗后，患者体力好转、食欲增加，透析中肌阵挛、低血压发生率明显降低。左旋肉碱可以改善脂质代谢紊乱、胰岛素抵抗；改善钙、磷、骨骼肌及骨骼代谢；纠正肾性贫血；降低氧化应激和炎症状态等，减少心血管并发症。因目前尚无大规模临床试验支持维持性血液透析患者常规使用肉碱，其临床应用价值需进一步探讨。

总之，营养不良是透析患者的主要并发症和死亡原因。纠正血液透析患者的营养不良是尿毒症替代整体化治疗不可缺少的组成部分，是提高血液透析患者长期生存的有效保证，是改善血液透析患者生活质量的必要措施。对于营养不良的血液透析患者，应全面分析、找出病因，因病施治，采取个体化治疗方案才能取得满意疗效[5]。

参考文献

1. Cano NJ. Intradialytic parenteral nutrition does not improve survival in malnourished hemodialysis patients: a 2-year multicenter, prospective, randomized study. J Am Soc Nephrol,2007,18,(9):2583-2591.
2. Benner D, Bross R, Colman S, et al. Association of Malnutrition-Inflammation Score with quality of life and mortality in hemodialysis patients: a 5-year prospective cohort study. American journal of kidney diseases, 2009,53(2):298-309.
3. 李国刚，刘惠兰. 重组人生长激素改善血液透析患者营养状态的研究. 中华肾脏病，2003,5:63-64.
4. 刘惠兰，张晓洁，曹丰. 血液透析患者静脉应用左旋肉碱的药代动力学研究. 中国血液净化，2002,2,(6):298-300.
5. Mehrotra R, Kopple JD. Nutritional management of maintenance dialysis patients: why aren't we doing better? Annu Rev Nutr, 2001,21:343-379.

第二十四章 透析患者运动疗法

贾 强

第一节 概 述

贾 强

运动疗法(kinesiotherapy)又称为运动治疗(therapeutic exercise),是根据疾病的特点和患者自身的功能状况,借助于器械和(或)医生的徒手技术(手法操作)及患者自身的力量,利用力学原理,通过主动和被动运动使身体局部或整体功能得到改善,身体素质得以提高的一种治疗方法。运动治疗作为康复医学中最基本、最积极的治疗方法,已成为临床上治疗慢性疾病不可缺少的一部分[1]。那么,这是否意味着对于同样存在慢性疾病状况的透析患者来说也可以接受运动治疗呢?近年来不少学者研究发现运动治疗对于透析患者的身体功能和心理状况都会产生有益的影响,可以明显改善透析患者的生活质量,显示出很好的应用前景,主张将其纳入透析患者常规治疗的一部分[2-5]。运动治疗主要是通过运动训练(exercise training)的方式,按照科学性、针对性、循序渐进和个体化的原则,最大限度的恢复透析患者已经丧失或减弱了的运动功能,提高其自身机体素质,改善疲乏无力状态,并预防和治疗肌肉萎缩、关节僵硬等影响透析患者生活质量的局部或全身并发症,恢复生活自信,最终达到改善其工作能力的目的。运动疗法的作用主要包括如下内容。

一、提高神经系统的调节能力

尿毒症及其替代疗法均可导致患者出现多种神经肌肉系统并发症和精神异常,包括各种脑病、多发性神经病、尿毒症性肌病、尿毒症性周围神经病变和脑血管疾病等。Fraser 等[6]发现 65% 的血液透析

(hemodialysis,HD)患者存在精神抑制,表现为抑郁、自杀倾向或精神症候群。实践证明,运动锻炼作为一系列生理性条件反射的综合形式,可以改善透析患者中枢神经系统的兴奋和抑制过程,加快神经冲动传导,提高神经系统的反应性和灵活性,强化其对全身各个脏器的调节和协调能力,从而使透析患者的体能状态得到很大的改善,同时也减轻了其抑制或抑郁状态,提高了其兴奋性和快乐感,而这种精神状态的改变,又可通过神经系统反射性地作用于各个器官,促其功能活跃,其结果机体的内外协调及平衡关系均得到了一定的恢复或代偿[2,6]。

二、增强心肺功能

心力衰竭是透析患者死亡的最常见原因,高血压是引起心力衰竭的最重要因素。此外,并发的贫血、心肌病、冠心病等也都严重影响着透析患者的心脏功能;近年来有学者发现,在部分透析患者中,即使无明确心脏损害的病理基础,也可由于尿毒症毒素、容量负荷过重、电解质酸碱平衡紊乱及 HD 对血流动力学状态的影响等而发生心力衰竭;并有 40% ~62% 的患者并发尿毒症肺,通气换气功能严重受损,且极易引发肺部感染,临床处理相当棘手。现有研究证据表明[7-8],运动可以改善透析患者的心肺功能,其主要机制为运动通过刺激骨骼肌收缩,挤压内部的毛细血管及各种感受器,使毛细血管的管径增粗、开放的数量可比安静时增加 20 ~50 倍,从而使机体的末梢循环得到改善,并反射性地使心肺的功能也活跃起来,以适应机体的需要;此外,运动时引起的呼吸加深加快,使胸廓和膈肌的活动幅度增大,加强了气体的交换;同时也给予肝、脾等腹腔脏器以节律性的按摩,改变胸、腹腔的压力,促使回心血量增多,心肌的收缩与舒张功能得到增强,心跳加快,心排血量增加,从而使整个体液循环都得到了一定的改善,促进了器官的新陈代谢; Deligiannis 等[8]通过用超声心动图测定 HD 患者射血分数(EF)和心搏指数(SI)时,发现其分值在自行车运动中较休息时分别提高了 5% 和 14%,运动锻炼 6 个月后其 EF、SI 和心排血量(CO)分别较运动前提高了 14%、17% 和 73%;同时指出,运动锻炼有助于血压的控制。Hagberg 等[9]在观察了运动锻炼 3 个月的 HD 患者血压情况后也证实,运动可以降低血压,且血压下降多发生在最初 2 个月,但其降压机制并不十分清楚,可能与血浆容量减少及运动对交感神经、肾素-血管紧张素系统和周围阻力血管的直接作用有关。Brent[10](2002 年)以自愿进行运动锻炼的 40 例 HD 患者为研究对象,分析了在每次 HD 时进行固定式脚踏车运动对血压控制的作用及其服降压药剂量的变化,并且与 35 例拒绝进行运动的患者进行了比较。共有 24 例患者和 32 例对照组患者完成了为期 6 个月的试验并接受了最后分析,结果显示,两组患者在第 1 个月和第 6 个月的透析前后血压没有统计学差异,但是运动组中有 13 例(54%)减少了抗高血压药物的使用,而对照组中只有 4 例(12.5%),有显著性差异($P<0.01$)。

三、提高活动耐受能力

运动可以提高透析患者的活动耐受能力,通常用最大摄氧量(VO_{2max})给予评价,它表示每分钟运输到活动肌肉能被利用的最大氧量,反映人体极限运动时的心肺功能和代谢水平,一般以 ml/(kg · min)表示;VO_{2max}越大,则做功越多,表明活动耐受能力越强。Zabetakis 等[11]研究发现,HD 患者的 VO_{2max} 仅为正常人的 50%,认为贫血是造成患者 VO_{2max} 下降、活动耐受能力减退的主要因素;透析患者运动后体能的改善,主要是运动后血红蛋白(Hb)、血细胞比容(Hct)和红细胞(RBC)数量明显增加的结果,并注意到正常人运动后 Hct 变化并不明显,推测可能是血浆容量同时增加的结果。Goldberg 等[12]的研究结果证实了上述观点,25 例 HD 患者运动训练 9 个月后 Hb 和 Hct 分别由运动前的(8.0 +2.0) g/dl 和(23.5 ±3.6)%提高到(10.0 ±1.5) g/dl 和(30.7 ±5)%,活动耐受能力明显增强,而血浆容量变化不大;运动引起 Hb 和 Hct 增加的确切机制目前仍有争议,多数学者认为是 RBC 产生增加和(或)寿命延长的结果。不过 Shalom 等[13]在对 174 例 HD 患者进行了为期 3 个月的运动训练后发现 Hct 并无明显升高,他解释为可能与训练的时间较短有关。Kouidi 等[14]曾将 31 名 HD 患者随机分为两组,其中 20 人接受持续 8 ~12 周的运动训练(每周3次,每次30分钟),11人作为对照组;结果显示,运动组其 VO_{2max} 由(16.8±6.2)ml/(kg·min)提高到(23.2±7.6)ml/(kg·min),有显著性差异($P<0.05$),活动耐受能力增强,而Hb和Hct也变化不大,对照组无上述改变。目前比较一致的观点是,运动后活动耐受能力的增强是 VO_{2max} 的提高及贫血改善的结果,而 VO_{2max} 的提高并不完全依赖于Hb和Hct的变化;短期(少于3个月)的运动训练通常不会引起Hct的变化,对Hb的影响也与运动时间的长短有关。

四、维持和恢复运动器官的形态和功能

人体器官的形态和功能是相互依存的,对运动器官而言,这种关系更为密切。功能活动是维护运动器官正常形态所必需的条件,功能活动缺乏或不足,必然发生神经营养过程的变化,逐渐引起运动器官形态结构上的退行性改变,包括肌肉失用性萎缩和关节挛缩僵硬等。尿毒症患者并发的神经肌肉病变以及活动减少等因素不仅使运动器官的形态结构遭到破坏、功能受到限制,而且由于功能的减退或丧失,又会促使形态进一步恶化,形成恶性循环。充分有效的透析治疗虽能使上述情况得到一定改善,但肌肉萎缩等仍持续存在,所以运动能力并没有得到明显提高;要真正改变这种状况,就应当恢复必需的和可能的功能活动,以促使其形态和功能向好的方向发展。实践证明,运动训练对运动器官有良好影响,主要表现在运动能加快血液循环,增加关节滑液分泌,改善软骨营养,从而保证软骨代谢的需要;运动通过牵伸各种软组织,促使挛缩组织延伸,使肌肉逐渐肥大,肌力和耐力得到增强和恢复,从而改善了主动运动能力[15-16]。Washington大学对6名维持性血液透析(MHD)患者用等级踏车试验后发现,透析患者的运动能力明显减退,踏车运动时间(ET)平均仅能达到322秒,只相当于健康人的一半左右(平均为650秒),但经过8个月的有规律的步行运动训练后,其踏车运动试验时间增加了40%(平均为468秒);Konstantinidou等[2]对48例HD患者分别采用3种运动方式进行为期6个月的运动训练后发现,ET分别较运动训练前延长了33%、24%和18%,其中在非透析日接受医生指导下的运动训练效果最好,而在透析过程中进行运动训练(如踏车运动)也是有效和适宜的。上述表明合理的和系统的运动训练对于改善和恢复运动功能、促进形态恢复是至关重要的,近期Segura-Orti等[17]的研究也证明了这一点。

五、对糖代谢的影响

尿毒症患者多有糖代谢障碍早已为人们所熟知,主要表现在外周组织,特别是肌肉组织对葡萄糖的利用障碍,可能与胰岛素受体缺陷或受体后信号转导障碍等因素有关,其引发的高血糖和高胰岛素血症不仅会加重尿毒症患者水、电解质及酸碱平衡紊乱,而且能引起蛋白质和脂肪代谢异常,从而促进动脉粥样硬化和蛋白质营养不良的进展,而HD并不能使上述异常得到根本改善。Moinuddin等[18]的研究表明,运动能增进胰岛素的功能,增加肌细胞膜上胰岛素受体的数量,促进胰岛素与肌细胞上的受体结合,而这种受体的变化可能有助于改善肌细胞对胰岛素的敏感性,使其在收缩反应中增加葡萄糖的摄取与消散,从而有利于保持血糖的稳定。这种作用不但表现在运动中,而且在运动后的一段时间内仍起作用。Boone[19]发现亚极量运动8个月后,空腹血糖水平下降了5.4%,葡萄糖的消散率增加了20.4%,血浆胰岛素水平也有所降低。

六、对脂质代谢的影响

尿毒症患者常常存在脂质代谢障碍,高甘油三酯血症和极低密度脂蛋白(VLDL)、中间密度脂蛋白(IDL)增高是其重要特征,近年来高甘油三酯血症和高IDL均被认为是尿毒症及HD患者的高危因子之一[20]。Moinuddin等[18]认为HD治疗不能使上述情况得到纠正,有时甚至可以使脂质、载脂蛋白指标比透析前更恶化,其原因可能与长期使用肝素,造成与内皮结合的脂蛋白脂酶(lipoprotein lipase)处于耗竭

状态,活性脂蛋白脂酶减少有关;同时发现部分持续性非卧床腹膜透析(CAPD)患者血脂指标也比非CAPD患者差,认为主要是CAPD时葡萄糖从腹膜摄取明显增加致机体甘油三酯合成增加,而高密度脂蛋白(HDL)又从腹膜丢失增多的缘故。而长期坚持一定量的运动训练可使肌肉、脂肪组织中脂蛋白脂酶的活性增加,加速了富含甘油三酯的乳糜微粒和VLDL的分解,其结果是甘油三酯降低,HDL胆固醇量升高,而HDL胆固醇有限制动脉平滑肌细胞对胆固醇的摄取和蓄积的作用,并促使已沉积在细胞内的胆固醇运出动脉壁。由此可见,运动不但有助于降低血脂的量,而且可以改变血脂的质,显示出具有抗动脉粥样硬化的能力。Boone[19]研究后也证实,运动训练前HDL平均为26 mg/dl,运动训练8个月后增至31 mg/dl,HDL含量增长了近20%;而总胆固醇则从5.39 mmol/L(208 mg/dl)降至5.02 mmol/L(194 mg/dl)。不过Painter等在观察了运动训练6个月的血脂情况后发现血清胆固醇和HDL并没有明显变化,认为运动对脂质代谢的影响也同样存在着运动训练时间长短问题。

七、对钙磷代谢的影响

运动与钙磷代谢的关系还不十分清楚。Boone发现运动训练10周后血清钙磷乘积水平有所下降。运动能否对肾性骨病的治疗产生积极影响目前尚未见相关报道,不过多数学者认为运动有利于维持骨代谢的平衡,减轻骨组织脱钙,使骨皮质增厚,对增强骨的支撑和承重能力还是有益的。

八、对周围组织代谢的影响

Parrish[21]认为周围组织的代谢异常是限制运动能力的因素之一,而适当的运动有可能使这种状况得到一定的改善。由于各种强度的运动都会有乳酸产生,其中肌肉组织每分钟约提供35%的乳酸量进入血液,而未进行过运动训练的HD患者只需运动10分钟后,其乳酸盐/丙酮酸盐的比例即比未运动的对照组高出2倍,但持久适当的运动训练所造成的乳酸酸中毒是最小的,这是因为乳酸清除率会随着乳酸浓度的升高而加快。运动也可加速乳酸的清除,并有大约52%的乳酸可同时被肌肉氧化利用,故一般不会因运动而出现进一步的酸碱平衡紊乱;相反,这个过程的不断重复,将有利于周围组织特别是肌肉组织的新陈代谢,使透析患者的运动能力得到一定的恢复。Kettner等[22]也证实,HD患者在亚极量运动和接近极量运动水平的运动训练时其血乳酸水平与正常人无明显差异。

参考文献

1. 范维铭. 运动疗法// 乔志恒. 物理治疗学全书. 北京:科学技术文献出版社,2001:256-324.
2. Konstantinidou E, Koukouvou G, Kouidi E, et al. Exercise training in patients with end-stage renal disease on hemodialysis: comparison of three rehabilitation programs. J Rehabil Med, 2002, 34(1):40-45.
3. Kouidi E, Iacovides A, Iordanidis P, et al. Exercise Renal Rehabilitation Program: Psychosocial Effects. Nephron, 1997, 77(2): 152-158.
4. Painter P, Carlson L, Carey S, et al. Physical functioning and health-related quality-of-life changes with exercise training in hemodialysis patients. Am J Kidney Dis, 2000, 35(3):482-492.
5. Patricia P, Carlson L, Carey S, et al. Low-function hemodialysis patients improve with exercise training. Am J Kidney Dis, 2000, l36(3):600-608.
6. Fraser CL, Arieff AL. Nervous system manifestations of renal failure. In: Schrier RW, ed. Diseases of the Kidney. Nolume 35th edition. 1993. 1789-1816.
7. Moore GE, Painter PL, Brinker KR, et al. Cardiovascular response to submaximal stationary cycling during hemodialysis. Am J Kidney Dis, 1998, 31(4):631-637.

8. Deligiannis A, Kouidi E, Tassoulas E, et al. Cardiac effects of exercise rehabilitation in hemodialysis patients. Int J Cardiol, 1999, 70(3): 253-266.
9. Hagberg JM, Goldberg AP, Ehsoni AA, et al. Exercise training improves hypertension in hemodialysis. Am J Nephrol, 1983, 3(4): 209-212.
10. Brent W. Exercixe training during hemodialysis is helpful to antihypertension treatment. Am J Kidney Dis, 2002, 39: 828-833.
11. Zadetakis PM, Gleim GW, Pasternack FL, et al. Long-duration submaximal exercise conditioning in hemodialysis patients. Clin Nephrol, 1982, 18(1): 17-22.
12. Goldberg AP, Geltman EM, Hagberg JM, et al. Therapeutic benefits of exercise training for hemodialysis patients. Kidney Int, 1983, 16(Suppl): S303-S309.
13. Shalom R, Blumenthal JA, Williams RS, et al. Feasibility and benefits of exercise training in patients on maintenance dialysis. Kidney Int, 1984, 25(6): 958-963.
14. Kouidi E, Iacovides A, Iordanidis P, et al. Exercise Renal Rehabilitation Program: Psychosocial Effects. Nephron, 1997, 77(2): 152-158.
15. Kouidi E, Albani M, Natsis K, et al. The effects of exercise training on muscle atrophy in hemodialysis patients. Nephrol Dial Transplant, 1998, 13(3): 685-699.
16. Pianta TF. The role of physical therapy in improving physical functioning of renal patients. Adv Ren Replace Ther, 1999, 6(2): 149-158.
17. Segura-Ortí E, kouidi E, Lisón JF. Effect of resistance exercise during hemodialysis on physical function and quality of life: randomized controlled trial. Clin Nephrol, 2009, 71(5): 527-537.
18. Moinuddin I, Leehey DJ. A comparison of aerobic exercise and resistance training in patients with and without chronic kidney disease. Adv Chronic Kidney Dis, 2008, 15(1): 83-96.
19. Boone JL. Exercise and the hemodialysis patients. Dialysis&Transplan, 1987, 16: 243-247.
20. 马骥. 慢性肾功能不全时的高脂血症// 林善锬. 当代肾脏病学. 上海:上海科技教育出版社, 2001: 240-244.
21. Parrish AE. The effect of minimal exercise on blood lactate in azotemic subjects. Clin Nephrol, 1981, 16(1): 35-39.
22. Kettner A, Goldberg A, Hagberg J, et al. Cardiovascular and metabolic respones to submaximal exercise in hemodialysis patients. Kidney Int, 1984, 26(1): 66-71.

第二节 运动疗法的适应证与禁忌证

贾 强

一、运动疗法的适应证

(1)接受 MHD 治疗至少 3 个月以上(原则上无年龄限制)。

(2)血压相对稳定[原则上收缩压 <140 mmHg(18.7 kPa),舒张压 <90 mmHg(12.0 kPa)]。

(3)无心力衰竭表现。

(4)血红蛋白 <80 g/L。

(5)心功能(NYHA)1 ~3 级。

(6)运动能力 <4 Mets。

(7)安静时或运动试验负荷 <4 Mets 时无心肌缺血加重或心绞痛发生。

(8) VO_{2max} >16 ml/(kg·min)。

(9)患者知情同意。

(10)身体状况综合评估符合运动训练要求。

二、运动疗法的禁忌证

(1)未控制的高血压,收缩压>180 mmHg(23.9 kPa),舒张压>100 mmHg(13.3 kPa)或肺动脉高压。

(2)体位性低血压(卧、坐位转立位)≥20 mmHg(2.67 kpa)。

(3)未得到控制的充血性心力衰竭。

(4)严重的或影响血流动力学的心律失常,如室性期间收缩成对出现、多源性室性期间收缩、RonT(室性期间收缩在T波易损期上)、未控制的心房纤颤、室性心动过速、未安装起搏器的Ⅲ度房室传导阻滞、安静心电图ST段水平下移>0.3 mm。

(5)不稳定性心绞痛。

(6)重度瓣膜狭窄(中-重度主动脉瓣狭窄、二尖瓣病变)。

(7)肥厚性心肌病。

(8)严重的心包积液。

(9)严重的肾性骨病。

(10)血栓性静脉炎。

(11)急性全身性疾病,如急性炎症、传染病及其他发热性疾病。

(12)脑血管疾病急性期。

(13)高度水肿。

(14)严重的糖尿病视网膜病变。

(15)未被控制的重症尿毒症,如透析前BUN>21.4 mmol/L(60 mg/dl),血钾>6.0 mmol/L,HCO_3^-<20 mmol/L、血磷>1.93 mmol/L。

(16)患者不配合或拒绝运动者。

第三节 运动处方

贾 强

运动处方是世界卫生组织(WHO)在1969年正式采用的术语,即用处方的形式规定适当的运动种类、时间、频率并指出运动中的注意事项,以便有计划地经常性锻炼,达到健身或治疗的目的。由于运动本身是一种生理性应激,因此有可能对人体构成潜在性的危险。要使运动训练既能改善透析患者的机体功能又具有相当的安全性,应严格遵循运动准则,按照专业人员制定的运动处方训练,必要时还要进行医学监护[1-3]。

运动处方应因人、因病情及身体状态而异,指导运动训练的医生首先应对准备接受或参加运动训练的透析患者进行一次问卷调查，详细了解病情、阅读病历、熟悉患者目前及既往的身体状态和透析经历，并由运动治疗医生再度进行心肺功能及关节功能等方面的检查，切实做到对患者有全面的了解，并结合患者的年龄、性别、平时对运动的爱好等，全面评估患者的运动能力，然后制定运动处方。通常一个完整的运动处方应包括运动疗法原则、运动项目选择、运动量确定、运动处方的实施及运动治疗注意事项5个方面。

一、运动疗法原则

透析患者的运动治疗目前尚未形成规范的运动准则，作者认为，由于各种运动训练对心脏都是一种负荷，而透析患者又多有心血管系统并发症存在，所以，在对愿意接受运动治疗的透析患者进行全面的医学检查后，应着重对患者的心功能进行评估，并以此为主要依据可将透析患者分为A、B、C三类（表24-3-1），其参加运动治疗的危险性依次增加。但是，无论参加哪一类运动，在运动治疗时都应严格按照运动处方进行训练，同时必须遵守下列准则。

表24-3-1 透析患者运动锻炼危险性分类

类别	锻炼者特征	临床特征	运动准则	ECG和血压监护	医学指导
A类					
透析治疗（HD或CAPD）3个月以上，心功能及血压稳定，参加中等强度运动的危险性较低	1. 病情稳定，并符合右侧临床特征者 2. 冠心病 3. 高血压性心脏病 4. 尿毒症性心肌病 5. 运动试验异常但不符合以下B和C类的标准	1. 心功能（NYHA）1~2级 2. VO_{2max} >20 ml/（min·kg） 3. 运动能力>6 Mets 4. Hb>10g/dl 5. 血压<140/90 mmHg 6. 无心衰表现 7. 安静时或运动试验负荷<6 Mets时无心肌缺血或心绞痛 8. 运动血压上升正常 9. 无运动诱发室性期间收缩 10. 不可以自我监控	根据专职医生制定的运动处方运动，无运动处时，只做步行运动	只在运动处方性运动时采用	如患者可自我监控运动强度，则在运动处方性运动时需医生指导，其他运动时由非医生指导
B类					
透析治疗（HD或CAPD）3个月以上，心功能及血压相对稳定，参加低等强度运动的危险性较低，但不能自我调节运动或不能理解医生所建议的运动水平	病情相对稳定符合右侧临床特征者，但不能自我调节运动水平，其余与A类相同	1. 心功能（NYHA）2~3级 2. VO_{2max} 16~20 ml/（min·kg） 3. 运动能力4~6Mets 4. Hb8~10 g/dl 5. 血压<150/100 mmHg 6. 无心力衰竭表现 7. 安静时或运动试验负荷4~6 Mets时无心肌缺血或心绞痛 8. 运动后血压略有波动 9. 运动后偶发室早 10. 不可自我监控运动强度	根据专职医生制定的运动处方运动，无运动处方时，只做步行运动	只在运动处方性运动时采用	在运动处性运动时需医生指导，日常活动也要听从医生建议
C类					
运动受限的病情不稳定的透析患者	1. 血压未得到有效控制 2. Hb<8 g/dl 3. 不稳定性心肌缺血 4. 失代偿性心衰 5. 未控制的心律失常 6. 有症状的主动脉狭窄 7. 严重的心包积液 8. 严重的肾性骨病		不做任何健身性活动，应积极治疗患者使其尽快恢复到B类以上，日常活动水平应由主管医生决定		

注：1 mmHg=0.133 kPa。

（一）一般原则

（1）要在自我感觉良好时运动，发热或感冒后，注意在临床痊愈2天以上才可恢复运动。

(2)空腹时不要运动,运动宜在饭后 2 小时进行。

(3)根据季节和环境调整运动,在过热和严寒的气候下应适当减少运动强度和运动时间。

(4)穿着与环境温度相应的宽松、舒适、透气的衣服,在阳光直射下应穿浅色衣服并戴遮阳帽,训练时应着运动鞋(步行鞋、跑鞋等),以减少运动损伤。

(5)上坡时要放慢节奏,主观劳累程度应与平时相似。

(6)运动前后测脉搏、血压,并做好记录。

(二)运动方式选择

透析患者应以有氧运动(aerobic exercise)作为运动训练的主体,但在完善的运动处方中亦应考虑柔韧性和力量性训练。

(三)运动自我感觉

注重运动自我感觉,不可勉强,若有不适,立即中止。

(1)运动中出现胸、臂、颈或下颌等部位的烧灼痛、酸痛、缩窄感或充实感时,应停止运动。

(2)运动中出现明显气喘时,应停止运动(运动时肯定会有呼吸深度和频率的增加,但不应有交谈困难,不应气喘,运动后恢复时间通常不超过 5 分钟)。

(3)运动中出现明显头晕、眼前发黑、周身无力时,应立即停止运动。

(4)运动中自感有说不出的难受时,应停止运动。

(四)量力而行,谨防过度

(1)运动量应能完成并留有余地。

(2)运动时如因呼吸急促而不能交谈,提示运动量过大。

(3)运动后出现无力或恶心,应降低运动强度,延长运动后放松活动的时间。

(4)运动后应感到兴奋而不是疲劳,若持续疲劳不缓解,应调整运动量。

(5)运动后若出现昼夜难眠,应减少运动量,直到症状缓解。

(6)运动后若出现明显关节疼痛或僵硬,提示运动量过大。

(五)缓慢开始,循环渐进,逐步适应

总之,运动量适当的主观感觉为运动时微有汗出,稍感疲劳,有轻度气短但不影响交谈。一般运动停止 6 分钟后,脉率应低于 100 ~ 110 次/分,次日清晨恢复平时水平或略有减慢趋势。

二、运动项目的选择

(一)耐力性项目

为了改善透析患者的心脏及代谢功能,可选择耐力性项目运动,如行走、骑自行车、游泳,也可以跳舞、划船、上下楼梯等。这些都属于有氧运动,常采用持续训练和间断训练,持续训练有变速训练和匀速训练,间断训练有间歇训练和重复训练。此外,乒乓球、羽毛球、台球等运动对改善透析患者的心血管的功能也有良好作用。

(二)放松性项目

为了放松精神和躯体以消除疲乏无力和稳定血压,可进行放松性训练,如散步、打太极拳、放松体操、保健体操、健身气功等。

(三)力量性项目

为了恢复肌肉力量、关节功能、保持骨骼密度和肌肉群体积,消除局部脂肪积聚并控制平衡,可进行被动、主动、抗阻的肢体运动和能增强局部肌力的专门训练,如腹肌、背肌训练等;可借助于一些专门器械,如沙袋或哑铃,各种肌力练习器等。

应根据危险性分类选择恰当的运动方式,特别要考虑到接受运动治疗患者的病情、体力、爱好、运动习惯、康复目标、监护条件及训练场地的环境和条件等。对透析患者的 C 类因体能差、病情多不稳定,不宜进行任何有氧运动训练,而应选择放松性活动和低水平日常生活活动。对透析患者的 B 类,可采取控制运动强度、能量消耗个体变异小的运动形式,如平板步行、功率自行车等下肢运动为主的训练方式。对于透析患者的 A 类则可选择平地步行、慢跑或游泳、划船等上、下肢同时参与的运动方式,并可酌情选择适当的力量性项目进行训练。

三、运动量的确定

运动量是指人在运动训练中所能完成的生理负荷量,即个体主观对运动可能的耐受量,其大小直接影响对疾病的治疗效果和安全,是运动训练的核心。运动量包括运动强度,运动频度(密度)和运动时间,并可视运动量完成情况作进一步调整[1-3]。

(一)运动强度

运动强度是指单位时间内患者运动所做的功,功率大小以瓦(W)或千克·米/分(kg·m/min)表示。1W 相当于 6 kg·m/min。运动强度按人体所做的功可分为高强度运动(功率相当于 150~200 W),中强度运动(100~150 W),低强度运动(50~100 W)。运动强度直接影响运动训练效果和运动训练中的安全,是确定运动量大小的关键,若患者病情允许,首先应通过运动试验来确定靶心率,并以此作为确定运动强度的主要依据[3]。临床常用的运动试验列举如下。

1. 平板运动试验(treadmill test) 目前多采用改进的 Bruce 方案,见表 24-3-2,用于确定靶心率,判断患者的心功能状态。

表 24-3-2 Bruce 修改方案

级别	A	B	C	Ⅰ	Ⅱ	Ⅲ	Ⅳ	Ⅴ
时间(min)	2	2	2	3	3	3	3	3
速度(km/h)	2.4	2.4	2.74	2.74	4.02	5.56	6.76	8.05
坡度(%)	0	3	6	10	12	14	16	18
代谢当量(METs)	1.5	2.1	3.2	4.9	7.0	10.1	13.1	16.1
摄氧量〔ml/(kg·min)〕	3.5	7.0	11.2	17.5	24.5	35.0	46.0	66.5

(1)试验方法。分级依次递增运动量,由 1 级开始每 3 分钟增加 1 级并相应增加坡度,直到达到次最大心率后(各级之间不休息),立即停止运动并测量血压(卧位或立位),每分钟 1 次,直至达到试验前水平。同时记录即刻、2、4、6 分钟的心电图,必要时增加记录 8 和 10 分钟的心电图,直至恢复正常。

(2)终止运动试验指标。

1)达到了次最大心率(亚极量心率),次最大心率=最大心率×85%或按公式:

$$次最大心率=195-年龄(岁) \quad (24\text{-}3\text{-}1)$$

2)出现典型的心绞痛发作。

3)心电图出现阳性结果。

4)严重心律失常,如室性期间收缩二联律、多源性室性期间收缩、RonT 现象、室性心动过速等。

5)收缩压较运动前下降 10 mmHg(1.33 kPa),或运动中收缩压超过 210 mmHg(27.93 kPa)。

6)出现头晕、面色苍白、步态不稳。

7)下肢无力。

(3)运动试验阳性结果判定标准。

1)运动中或运动后出现心绞痛发作。

2)运动中血压下降。

3)出现严重心律失常,如频发室性期间收缩、室性心动过速等。

4)运动中、后 ST 段水平下移或下垂下移≥1 mm;原有 ST 段下移,运动中或运动后出现缺血性 ST 段下移,较原来增加 1 mm 者。

2. 踏车运动试验(bicycle ergometer test) 这种试验是让患者在一个装有功率计的自行车上作踏车运动,故又称为功率自行车运动试验。它以速度和阻力调节负荷量大小,同样是分级依次递增负荷量。踏车测能仪的运动负荷用机械能的单位表示,即瓦(W)、千克·米/分(kg·m/min)。然后换成代谢当量。另外踏车功率与体重大小有关,体重大者完成功率也大,因此踏车应根据体重矫正其代谢当量值。功率自行车运动试验方案,见表 24-3-3。

表 24-3-3 功率自行车运动试验方案

阶段		1	2	3	4	5	6	7
功率	W	25	37.5	50	62.5	75	87.5	100
	kg·m/min	150	225	300	375	450	525	600
O_2(ml/min)Mets		600	750	900	1050	1200	1350	1500
体重(kg)	50	3.4	4.3	5.1	6.0	6.9	7.7	8.6
	60	2.9	3.6	4.3	5.0	5.7	6.4	7.1
	70	2.5	3.1	3.7	4.3	5.0	5.5	6.1
	80	2.1	2.7	3.2	3.8	4.3	4.8	5.4

用于确定靶心率,并判断患者的心功能状态。对心功能相对稳定的患者,测验前可先进行 100W 抵抗力的自行车运动,3~6 分钟后测量心率和血压的变化,如出现以下任何一种情况时,其心率即为最高心率。

(1)运动中出现不适症状。

(2)心电图出现 ST 段缺血性下移。

(3)随着运动负荷增大,血压不上升反而下降 10 mmHg(1.33 kPa)。

(4)虽未出现上述情况,但达到了按年龄(见后)允许达到的最高心率。

3. 坐-立体位试验(sit-to-stand-to-sit test) 用于评估下肢肌力,具体步骤为让接受测试的患者由一标准高度的椅子上反复站起、坐下 10 次,记录所用时间,结果与 Csuka 和 McCarty 提出的标准(年龄预测值的百分数)进行比较,超过此标准为试验阳性,提示下肢肌力减退:

$$\text{女性时间(秒)} = 7.6 + 0.17 \times \text{年龄} \quad (24\text{-}3\text{-}2)$$

$$\text{男性时间(秒)} = 4.9 + 0.19 \times \text{年龄} \quad (24\text{-}3\text{-}3)$$

对于前两项运动试验阳性的透析患者应按 C 类情况对待;对于达到次最大心率时而无上述症状出现的透析患者可按 A 类确定运动强度;对于其表现介于两者之间的透析患者应视为 B 类。坐-立体位试验只用于了解下肢肌力情况,原则上不作为确定运动强度的依据,但对于下肢肌力明显减退的患者暂按 C 类对待,逐步过渡到进行 B 类或 A 类要求的运动训练。

有学者主张,在运动训练中允许达到的平均心率,一般以最高心率的 60%~70% 为宜,如按此值进行运动训练,通常较为安全,而且效果也好。根据实际经验,在运动训练中要求能基本达到靶心率所定的强度,此强度一般为平均强度,可有小幅度的上下波动,但不要超过最高强度[3]。对于大多数不适合做运动试验的透析患者来说,也可以采用以下几种衡量指标作为确定运动强度的参考。

(1)主观劳累记分法(PRE)。是由 Borg 提出的根据运动者自我感觉劳累程度衡量相对运动水平的半定量指标见表 24-3-4,分为 15 分记分法和 10 分记分法,目前通常采用 15 分记分法。

表 24-3-4 Borg 主观劳累记分法

15 分记分法		10 分记分法	
6		0	不用力
7	非常轻	0.5	极轻(刚有感觉)
8		1	很轻
9	很轻	2	轻
10		3	中
11	较轻	4	较强
12		5	强
13	稍累	6	
14		7	很强
15	累	8	
16		9	
17	很累	10	极强(接近极量)
18			
19	非常累		极量
20			

在透析患者运动训练时用主观劳累记分衡量运动强度简单易行,尤其适用于不适合做运动试验或无条件做心电运动试验的患者,其结果也不受药物影响,目前已越来越多地运用于临床工作。通常的有氧运动训练其 PRE 应在 11 ~ 15 分较为适宜。

(2)靶心率(THR)。指运动处方所规定的运动中应达到而不宜超过的心率,是确定运动训练强度的可靠指标,主要参照极量心电运动试验所得最大心率(HR_{max}),取其 60% ~90% 作为靶心率,即靶心率 = (60% ~90%) × 最大心率。靶心率的另一种计算方法则以心率储备的概念出发,计算公式如下:

$$靶心率 = 心率储备 + 安静心率 \tag{24-3-4}$$

$$心率储备 = (50\% \sim 85\%) \times (最大心率 - 安静心率) \tag{24-3-5}$$

安静心率以坐位或卧位休息 10 分钟以上,或清晨卧位时的基础心率为准。在没有条件做运动试验或不能做运动试验的情况下,可用比安静心率高 20 次/分的心率作为靶心率,也可使用 PRE,一般限制在 11 ~13 分。另一通用的简单计算方法可以得到运动训练中的心率参数,此公式为:

$$极量心率 = 210 - 年龄 \tag{24-3-6}$$

$$亚极量心率 = 195 - 年龄 \tag{24-3-7}$$

$$最高心率 = 静息时心率 + (年龄组预计的最高心率 - 静息时心率) \times 60\% \tag{24-3-8}$$

测得患者允许达到的最高心率(或亚极量心率)后,再根据患者心肺功能情况,酌情决定运动训练中允许达到的心率和最高心率的百分比(% HR_{max})。情况良好者即以最高量为限,稍差者按 50% HR_{max},较差者按 40% 为宜。由于某些药物如 β 受体阻滞剂及钙通道阻滞剂等可影响心率,使其不能准确反映患者的心脏功能状态,所以,运用靶心率衡量运动强度时应特别注意接受运动训练者的用药情况并予适当调整。

(3)运动时% VO_{2max}。它是反映运动强度的准确指标,也是评价运动能力的重要指标。对 VO_{2max} 的测定,可在运动达极限时,用气体分析仪测定最大摄氧量,但不同的运动方式所获 VO_{2max} 不同,而且所需设备操作复杂,不易控制,危险性较大,为此有学者主张用亚极量负荷下的生理指标进行推测,通常取 50% ~80% VO_{2max} 作为靶运动强度。

1)Fox 法:即在自行车功率计上,以 150 W 功率活动 5 分钟,测定心率,从亚极量运动推测 VO_{2max},其公式如下:

$$VO_{2max}(L/min) = 6\,300 - 19.26 \times 亚极量心率(次/分) \tag{24-3-9}$$

2)Bruce 方法:采用 Bruce 方案运动平板法,运动达亚极量心率时,记录其运动时间,预测 VO_{2max} 公式如下:

$$正常人 = 6.70 - 2.82 \times (1 或 2) + 0.056 \times 运动时间(秒) \tag{24-3-10}$$

心脏患者 = 6.70 - 2.82 × (1 或 2) + 10.5 + 0.035 × 运动时间(秒)　　(24-3-11)

由于运动时的摄氧量与心率呈正相关,故可以心率来预测 VO_{2max}。

(4)代谢当量(metabolic equivalent)。简称梅脱(Mets),是以安静时的能量消耗为基础来表达各种活动时的能量代谢水平指标,1 Mets 代表机体静息状态下的代谢率,约为每千克体重每分钟摄氧 3.5 ml。测定代谢当量需要一定的设备和技术,而且受许多因素影响,实际工作中不易广泛应用。临床上可采用下列公式进行推测:

代谢当量/Mets = 摄氧量〔ml/(kg · min)〕÷ 3.5〔ml/(kg · min)〕　　(24-3-12)

热量 = 代谢当量/Mets × 3.5 × 体重(kg/200)　　(24-3-13)

WHO 已分别测得各种职业活动、家务、娱乐和运动所对应的能量消耗近似值:见表 24-3-5(1)~(4),供制定运动处方时应用。应用相应的表格测定的 Mets 值比较方面,但存在一定缺点:①Mets 值表的数据来自于健康人,因此有可能会高估了有心肺疾患的患者的 Mets 值;②Mets 值表中没有考虑情绪、精神压力对代谢量的影响。因此,Mets 值表应谨慎应用,透析患者一般以求得的 Mets 值的 70% 予以应用较为安全。

表 24-3-5(1)　各种自理活动的能量消耗

活动	kJ/min	Mets 值
卧床休息	4.2	1
坐位	5.04	1
立位	5.88	1
进餐	5.88	1
说话	5.89	1
穿衣、脱衣	9.66	2
洗手、洗脸	10.5	2
床边坐马桶	15.12	3
走路(4 km/h)	15.12	3
淋浴	17.64	3.5
床上用便盆	19.74	4
下楼	21.84	4.5
走路(6 km/h)	23.52	5.5
用矫形器和拐走路	33.6	6.5
用轮椅前行	10.08	2

表 24-3-5(2)　各种家务活动的能量消耗

活动	kJ/min	Mets 值
用手缝纫	5.88	1
扫地	7.14	1.5
机器缝纫	7.56	1.5
擦拭家具	10.08	2
削土豆皮	12.18	2.5
立位擦洗	12.18	2.5
洗衣服	12.6	2.5
揉面团	13.86	2.5
擦玻璃	15.54	3
铺床	16.83	3
立位熨衣服	17.64	3.5
拖地板	17.64	3.5
用手拧干衣服	18.48	3.5
悬挂衣服	18.90	3.5
敲打地毯	20.54	4

表 24-3-5(3) 各种娱乐活动的能量消耗

活动	kJ/min	Mets 值
绘画(坐位)	8.4	1.5
弹钢琴	10.5	2
驾驶汽车	11.76	2
划船	12.6	2.5
骑马慢行	12.6	2.5
滚木球戏	18.48	3.5
游泳	21.0	4
跳舞	23.52	4.5
园艺	23.52	4.5
网球	29.52	6
骑马小跑	33.6	6.5
滑雪	41.58	8.5
自行车(8.8 km/h)	18.9	3.5
自行车(20.8 km/h)	46.2	9

表 24-3-5(4) 各种职业活动的能量消耗

活动	kJ/min	Mets 值
修表	6.72	1.5
绕线圈	9.24	2
装配收音机	11.34	2.5
机器缝纫	12.18	2.5
砌砖	12.18	3.5
泥瓦工	12.6	3.5
拖拉机耕地	17.64	3.5
用马耕地	24.78	5
手推车(52 kg · km/h)	21.0	4
木工	28.56	5.5
用手修剪草坪	32.34	6.5
伐木	33.6	6.5
刨工	38.22	7.5
炉前工	42.84	8.5
携物上楼(8 kg · 82 m/min)	37.8	7.5
携物上楼(10 kg · 168 m/min)	68.04	13.5

制定运动处方时还可根据年龄、心率、代谢量和 VO_2max 综合判定运动强度，见表 24-3-6。

表 24-3-6 常用运动强度指标及其相互关系

运动强度	VO_{2max}	Mets	心率				
			20~29 岁	30~39 岁	40~49 岁	50~59 岁	59 岁
高强度	80	18	165	160	150	145	135
	70	8	150	145	140	135	125
中等强度	60	6.5	135	135	130	125	120
	50	5.5	125	125	115	110	110
低强度	40	<4.5	110	110	105	100	100

总之，可采用上述各种方法来确定运动强度，但对于透析患者来说，必须同时考虑危险性分类、运动的监护、运动训练的目的等情况，在无运动监护的条件下通常只考虑作中等强度以下的训练，有运动监护或有安全保证的情况下，A 类锻炼者可酌情选择中-高强度的锻炼（60% ~80% VO_{2max} 或 80% ~85% HR_{max}）；B 类锻炼者则应以低-中强度的锻炼为主（40% ~60% VO_{2max} 或 60% ~80% HR_{max}）；而 C 类患者

只能作低水平活动。

（二）运动频度

即每周运动训练的次数。研究表明每周2次的运动训练可以保持透析患者心脏的功能储量，要想增加心脏的功能储量就必须每周运动锻炼3次以上，但每周运动训练超过5次并不能增加益处，反而可能会造成相应的机体损伤，若间隔超过3～4日，运动训练效果的蓄积作用就会消失，疗效就减低。因此，美国运动医学会（ASMA）认为每周3～5次的运动训练频度最为合适。

（三）运动时间

运动时间通常是指达到靶运动强度的时间，即能够保持和改善透析患者心血管功能的训练时间，通常为15～30分钟，原则上不应低于15分钟，但不包括在以靶运动强度进行训练前后所安排的准备和整理活动的时间（至少各5～10钟的低强度运动）。在运动量一定的情况下，运动强度与运动时间呈负相关，但一般运动时间短而强度大的运动量，较运动时间长而运动强度小者效果好。关于运动时间和运动强度的关系，可参照表24-3-7。

表24-3-7　运动强度与持续时间所需 VO_{2max}（%）

运动时间（min）	运动强度（VO_{2max}）		
	小	中	大
5	70	80	90
10	65	75	85
15	60	70	80
30	50	60	70
60	40	50	60

采用同样运动量时，年轻体质略好者，宜采用强度稍大、持续时间略长的方案。总之，选择运动量大小要因人而异，要根据患者反应和训练效果来确定。对耐力性或力量性运动训练项目，一次运动训练时间应分为准备、训练、结束3个阶段。

（1）准备阶段。是使身体逐渐适应运动强度较大的训练，以免在突然强度增大的运动后，发生内脏器官不适应和关节损伤等，尤其在冬天气温较低的情况下，最容易引起肌肉拉伤。准备活动常采用强度小的活动如散步、保健操或简化太极拳，使身体逐渐“暖和”起来，使心、肺等脏器功能逐步提高，骨关节周围的韧带、肌肉的弹性和血液循环逐步与训练阶段的要求相适应。

（2）训练阶段。是一次运动训练的主要部分，其内容要求完成一次运动训练欲达到的目标，从生理角度讲，至少要维持15分钟以上。

（3）结束阶段。也就是运动训练中的整理放松阶段。其目的是防止在血流集中于四肢后，若突然停止运动会使回心血量锐减，容易发生“重力性休克”。最好是在进行几节放松体操后再散步数分钟。

（四）运动进度

运动的进展取决于患者年龄、身体状态、运动目的、对运动的适应及运动量完成情况等因素，一般分为3个阶段。

（1）适应阶段。根据透析患者对运动的适应情况，短则3～5天，长则2～8周。开始的运动强度原则上要低于50%～80% VO_{2max}（或60%～90% HR_{max}）相对的Mets减去一个Mets的水平；注意增量时首先增加运动持续时间或频率，待心率的运动反应下降后可逐渐增加运动强度。

（2）进展阶段。不同的透析患者该阶段持续的时间不大相同，一般健康人为12周，老年人为18周，透析患者则要持续8～12个月。此期间运动强度每2周可增加一次，由40% VO_{2max}可增加至80% VO_{2max}（心率由60% HR_{max}增加至90% HR_{max}）。运动持续时间每2～3周就增加1次。有条件且病情允许每隔4～6周应复查运动试验，以修改运动处方。

(3)维持阶段。当达到希望的运动强度或运动强度不能再增加时即进入维持阶段,此期透析患者至少每年应复查一次运动试验或进行一次身体状况的全面评估。

四、运动处方的实施

由于尿毒症患者长年疾病缠身,肢体肌肉萎缩,运动功能低下,所以体能恢复要有一个过程,一般应从较轻的运动训练开始,逐渐增加运动量[1-3]。

(一)全身状态不良,恢复体力的运动

1. 生活中的运动训练

(1)步行。在家中或附近道路、公园进行,每次步行 2 ~ 3 分钟,休息 2 ~ 3 分钟,平均每分钟 60 ~ 80 步,这样交替进行,共步行 20 ~ 30 分钟,以不出现心悸、喘息和下肢无力为宜。然后可视自身可能逐渐延长步行时间,缩短休息时间,逐步过渡到每日晨练;同时注意要把迈步同呼吸结合起来,根据自身情况,每迈三步或四步一吸、再三步或四步一呼,一直坚持到走完全程为止。

(2)上下台阶训练。利用楼梯、蹬踏台阶进行训练,开始时可用手扶着楼梯把手或在他人搀扶下,上下一级台阶、上下两级台阶,并适当延长运动时间(可以同时增加台阶高度),由每次 5 分钟、10 分钟延长至 15 分钟,逐步过渡到自己独立完成上述运动。

(3)体操。向前弯腰,侧身运动、旋转运动、身体前屈,每一动作反复 5 ~ 10 次。

2. 利用运动器械锻炼　可选择在庭院、公园或运动场所进行,从简单易行、低强度的运动训练开始,可用下列器械。

(1)步行机。利用步行机进行训练,步行速度为 1 ~ 2 km/h,每次训练 2 ~ 3 分钟。

(2)锻炼用自行车。利用锻炼用自行车进行训练,骑行速度 10 ~ 15 km/h,每次 2 ~ 3 分钟。

(3)各种健力器。每个动作做 5 ~ 10 次,休息 3 ~ 5 分钟,再重复一遍上述动作。

(二)增强机体某部位的运动

在全身体能状况明显改善以后,可以就机体某个部位进行强化运动,可采取下列方式进行。

1. 步行训练　在道路上步行,速度 4 km/h,每次训练 30 分钟,若在不平坦的道路或丘陵道路,步行速度 3 km/h,每次训练 15 分钟。

2. 足力训练　利用建筑物的台阶进行训练,一阶梯、二阶梯、三阶梯等,每次训练 5 ~ 10 分钟。高台阶训练,如台阶 35 cm 高,上、下一次 25 秒,连续训练 2 ~ 3 分钟。

3. 握力训练　该训练疗法主要针对部分 HD 患者,由于瘘侧肢体血管较细,血流量不足,透析不充分等,通过握力及前臂力的训练,使患者在握力和前臂力增强的同时,瘘侧肢体血管充盈,血流量充足,以提高透析效率。

(1)握力器。握力器强度分为 5 kg 级,10 kg 级,15 kg 级,由强度最轻开始逐渐增加强度,一天锻炼 5 遍,每遍 30 ~ 50 次。

(2)健身圈(弹力器)。强度分为 5 kg 级,10 kg 级,15 kg 级,每天锻炼 3 ~ 5 遍,每遍 50 次,有助于改善血液循环,恢复局部肌力。

4. 臂力训练　利用哑铃、滑车重锤牵引器的器械,加强臂力锻炼,以增强前臂肌肉力量,有助于血液循环,使瘘侧肢体血管充盈。

(1)铁哑铃。利用铁哑铃自行前臂训练,从 2 kg 级开始做前臂屈伸训练,每天训练 2 ~ 3 遍,每遍 6 ~ 10 次。

(2)滑车重锤牵引器。利用滑车重锤牵引器进行前臂训练,从 3 kg 级开始,做正面牵引,每天 2 ~ 3 遍,每遍 6 ~ 10 次。

5. 腰肌、背阔肌训练(CAPD 患者不宜进行)　主要针对腹部肌肉进行训练,仰卧起坐,每天 5 ~ 10 次;俯卧撑,每天 5 ~ 10 次。

6. 锻炼用自行车 利用健身自行车进行训练，骑车速度为10 km/h，抵抗值0.5～1.0，连续训练5分钟。

（三）强化运动训练

指在前两项训练的基础上开始的运动训练，主要通过增加运动量来实现。一般应在前两项训练短则6个月，长则1～2年训练的基础上并在医生指导下进行，切忌自行其是。

1. 强化运动训练的目的 进一步增强患者的握力、臂力、足力及背阔肌、腰肌的耐力、爆发力。

2. 强化运动训练的方法 根据自身特点及运动训练条件，可选择健身自行车训练法、步行机训练法、台阶升降法、滑车重锤牵引器法、铁哑铃法、跳绳法、乒乓球、台球及羽毛球训练法等。注意应先增加运动时间，再增加运动强度。

五、运动疗法的注意事项

（一）严格掌握适应证

运动训练的效果与适应证的准确掌握直接相关，对接受运动训练的所有透析患者在运动前应进行全面的医学检查及心脏危险因素调查，排除运动禁忌证并做危险性分类，同时要严格遵循运动原则，按照运动处方的内容进行锻炼，应以有氧运动作为透析患者运动训练的主要实施方法，包括步行、慢跑、踏车、上下楼梯及游泳、划船等，以选择中等强度以下运动量为宜，对个别能进行较高运动强度训练的患者应在作限制性心电运动试验及严格的身体状况评估后方能进行；并注意运动训练必须着眼于整体，局部运动与全身运动及各类运动之间应交替或穿插进行，使力量、耐力、速度、灵巧、柔韧等方面均能得到一定的改善。

（二）循环渐进

运动训练的目的是改善患者的躯体功能，提高适应能力。因此，在实施运动方案时，训练的内容要由少到多，程度要由易到难，运动量要由小到大，注意紧张用力的运动要与放松、呼吸等休息运动相交替，动与静（如气功）相结合，使患者逐渐适应，切忌过度疲劳。

（三）持之以恒

与其他治疗方法（HD、药物等）不同，大部分运动训练项目需要经过一定的时间后才能显示出疗效，尤其是对年老患者或伴有神经系统损伤的患者。因此，在确定了运动训练方案后，要持之以恒才能积累治疗效果，切忌操之过急或中途停止。

（四）个别对待

虽然运动训练的适应范围很广，但在具体应用时，仍需要根据不同的原发疾病，不同的对象（性别、年龄、文化水平、生活习惯、个人爱好及过去的运动情况等）区别对待，制定出个体化的运动训练方案，即因人而异，因病而异，不强求一致，才能取得良好的治疗效果。

（五）适时调整

运动训练处方确定后，要根据患者实施情况、病情变化，尤应注重透析患者的主观感觉和反应，及时评定，了解运动处方是否合适，根据评定结果，及时调整训练方案（如内容、时间、难易程度等），然后再实施，经过一段时间后（一般数天或1～2周），再次评定、调整、实施，如此循环，直至训练方案终结。一项良好的运动训练方案，应将功能评定贯穿于治疗方案之始终，即以功能评定开始，以功能评定结束。

（六）户外运动

运动训练中应注意更多地利用自然因素的作用，如运动中视天气和气温变化适当裸露身体，尽量选择空气新鲜、植物茂盛、阳光充足的环境，以吸收更多的氧气和阴离子，接受气温、气流、气湿、紫外线等诸因素的刺激；若条件允许，可考虑于运动后进行热、冷水浴（先热水浴，后冷水浴），以提高机体对外界环境变化的适应能力。

(七)补充营养

除了合理补充必要的糖、盐、水、维生素 B_1 和维生素 C 外,铁对体力运动非常重要,它不仅参与气体的运载,也参与能量代谢。三羧酸循环中,50%以上的酶含铁,或需要铁才能发挥作用。每消耗千卡热量需铁 6 mg,汗液中也含有大量铁。饭后或饥饿时,应暂缓进行运动训练。

参考文献

1. 吴明方. 慢性肾功能不全患者的运动处方. 中国临床康复,2002,6(15):2200-2203.
2. 陈文华,吴克芬,金先桥. 肾脏透析患者的运动疗法. 现代康复,2001,5(3):18-19.
3. 田泪. 心脏功能的评定// 朱镛连. 神经康复学. 北京:人民军医出版社,2001:99-102.

第四节 运动疗法的效果评价

贯 强

一、评定的目的

(1)了解透析患者运动后的体质与功能状态,判断功能恢复的可能性与恢复的程度。
(2)有根据有目的调整运动训练方法与运动量。
(3)有明确的客观指标,利于对比观察总结疗效,积累经验。

二、评定原则

(1)要有系统性。运动训练前、训练中和训练结束后,根据不同患者的特点,进行临床表现、机能状态和生活能力的全面检查记录。

(2)要有可比性。检测的方法、程序、要求、仪器和再次检测的时间、人员等条件,都要统一不变,准确可靠。

(3)保留记录。检测的结果应及时整理、核实,进行分析总结并存档。

三、运动训练的目标

一般长期透析患者经过系统运动治疗 3~6 个月后,可以达到下述目标。

(1)体力有所恢复。
(2)握力、足力、臂力、腰力增强。
(3)肢体肌肉逐渐健壮。
(4)瘘侧肢体血管充盈、血流量充足。
(5)贫血改善。
(6)食欲增加。
(7)睡眠良好。
(8)可以排汗。
(9)运动时无明显心悸、气短。
(10)呼吸平稳,肺功能改善。
(11)血糖和血脂改善。

四、评价运动治疗效果的方法

(一)体力检测

(1)握力。用于检测前臂和手部的屈肌力量。可用握力计检测,男女患者均可接近正常人(男子握力一般相当于自身体重的47% ~58%,女子为40% ~48%)。

(2)背肌力。反映腰背肌力量,可用背力计检测,女性患者可接近正常人,男性患者低于正常人。

(3)纵向蹦跳。用于检测机体敏捷性,男女患者均可接近正常人。

(4)横向蹦跳。用于检测机体爆发力,男女患者可低于正常人。

(5)仰卧起坐。用于检测腹肌力,男女患者均可接近正常人。

(6)身体前屈。用于检测机体的柔软性,女性患者可接近正常人,男性患者低于正常人。

(7)踏台升降。用于检测全身耐力,女性患者可接近正常人,男性患者明显低于正常人。

(二)心肺功能检测(观测运动训练前后的心率变化)

多数透析患者运动训练前动则即喘,心悸明显,经过一段时间的运动训练后,有相当一部分透析患者心肺功能增强,上述症状得到改善。运动训练后透析患者平均心率应基本达到运动处方的要求(表24-4-1),否则应调整运动处方。

表24-4-1 三种运动项目心率变化对比表

运动项目	运动训练开始时平均心率	运动训练3个月后平均心率
步行	120次/分	90次/分
健身自行车	145次/分	90次/分
打球	140次/分	110次/分

(三)生命质量评定

可采用36条目简明量表(MOS,SF-36)进行自我生命质量评价,该量表是美国医学结局研究(Medical Outcomes Study, MOS)组开发的一个普适性测定量表。该工作开始于20世纪80年代初期,形成了不同条目不同语言背景的多种版本。1990～1992年,含有36个条目的健康调查问卷简化版SF-36的不同语种版本相继问世,其中用得较多的是英国发展版和美国标准版[1],均包含躯体功能(PF)、躯体功能对角色功能的影响(RP)、疼痛(BP)、健康总体自评(GH)、生命力(VT)、社会功能(SF)、情绪对角色功能的影响(RE)、心理功能(MH)8个领域,每个领域含2～10个问题共36题,其各领域的计分方法见表24-4-2。

表 24-4-2 MOS,SF-36(英国发展版)各领域及计分(粗分)方法*

领域	条目数	得分范围	计分方法
躯体功能(physical function,PF)	10	10~30	3a+3b+3c+3d+3e+3f+3g+3h+3I+3j
躯体角色(role physical,RP)	4	4~8	4a+4b+4c+4d
肌体疼痛(bodily pain,BP)	2	2~12	7+8
健康总体自评(general health,GH)	5	5~25	1+11a+11b+11c+11d
生命力(vitality,VT)	4	4~24	9a+9e+9g+9I
社会功能(social function,SF)	2	2~10	6+10
情感角色(role emotional,RE)	3	3~6	5a+5b+5c
心理健康(mental health,MH)	5	5~30	9b+9c+9d+9f+9h

注:*条目2为自我报告的健康变化,不参与量表得分的计算。

评定方法:在经过培训的医护人员的协助下,由患者自评36个问题(因疾病或文化程度等原因无法自评者,由医护人员逐条询问记录),医护人员应逐条检查,确认资料合格。其中躯体角色功能和情绪角色功能的问题仅回答是或否,其余问题的回答分4~5个等级,每个问题根据其代表的功能损害的严重程度,赋予相应的权重,并将各领域得分转换成百分制。每一领域最大可能评分为100,最小可能评分为0,8个领域评分之和为综合评分,得分越高,所代表的功能损害越轻,生命质量越好。

第五节 运动疗法对透析充分性的影响

贾 强

透析充分与否直接关系到透析患者生存质量和远期预后[1]。近年来,国内外学者为此做了大量的研究,可以说评价透析充分与否的指标及制定合理透析处方的方法已日趋完善,但在提高透析充分性的问题上基本还停留在延长透析时间、增加透析频率或选用高效透析器等方面,虽然可行,但由于诸多因素(增加透析费用、患者感到不方便等)的影响使其应用受到限制。寻求更好的方法一直是透析工作者关注和研究的课题。国内孙延兵等[2]研究发现在HD过程中进行运动可以提高透析的充分性。作者将20例病情基本稳定的MHD患者随机分为运动组和对照组。运动组在HD时进行固定式脚踏车运动,对照组不运动。观察透析前、后及透析后1小时的尿素氮(BUN)、肌酐(Scr)和尿酸(UA)的下降率及反弹率,并采用Biotrack HM3000型on-line HD监测仪分别测定两组患者的尿素清除指数(Kt/V)、溶质清除指数(solute remove index, SRI)、尿素氮清除量(amount of urea-N removed, AUR)和标准化蛋白分解率(nPCR)。结果显示,运动组患者BUN、Scr的下降率较对照组明显增加($P<0.05$),而BUN、Scr及UA的反弹率明显降于对照组($P<0.05\sim0.01$);Kt/V值(一室及二室模式)、SRI及AUR明显高于对照组($P<0.05\sim0.01$),两组的nPCR差异无显著性。他们认为,运动使透析充分性增加的原因可能在于运动可以使全身组织血流量加速(尤其是尿素、肌酐、尿酸等溶质含量最多的肌肉组织),通过运动的挤压和血液循环的加速,组织细胞内各种溶质的转运速度加快,进入血液循环的量增加,使大量的代谢产物通过血管瘘口,转移到透析液当中而被带出体外,增加了透析时溶质的清除量,提高了透析的效果。此外,运动促使组织细胞内的尿素、肌酐及尿酸等溶质不断提前进入血液循环,造成各室间溶质的浓度梯度差降低,改善了各室间溶质的分布不均状态,从而减少了透析后溶质的反弹,进一步增强了透析效果。该项研究证明,在透析时间及费用不增加的情况下,透析时让患者进行固定式脚踏车运动可显著提高透析的充分性,是一个安全、有效、实用、可行的新方法,与国外的一些研究结果相似[3-5]。不过远期效果如何尚有待大样本长期观察后再下结论。至于在透析间期进行运动训练能否提高透析的充分性,迄今这方面的资料非常有限,也有待进一步深入研究与探索。

总之，运动疗法对于长期透析患者来说非常重要，应积极鼓励透析患者加入到运动训练的行列中来，指导他们按照科学性、针对性、循序渐进和个体化的原则进行运动训练，少则3个月，长则1～2年，大部分透析患者的机体状态都会得到一定改善，周身疲乏无力减轻，心情舒畅，睡眠良好，可以排汗，食欲增加，大便通顺和完全有可能重返社会，从事轻体力的正常工作。

参考文献

1. Ware JE, Shebourne CD. The MOS 36-item short-form health survey (SF-36): 1. Conceptual framework and item selection. Med Care, 1992, 30(6): 473-483.
2. 孙延兵，陈秉良，贾强，等. 运动对血液透析充分性的影响. 中华内科杂志，2002，41:79-81.
3. Painter P, Nelson-Worel JN, Hill MM, et al. Effects of exercise training during hemodialysis. Nephron, 1986, 43(2): 87-92.
4. Carney RM, Templeton B, Hong BA, et al. Exercise training reduces depression and increases the performance of pleasant activities in hemodialysis patients. Nephron, 1987, 47(3): 194-198.
5. Patricia P, Carlson L, Carey S, et al. Low-function hemodialysis patients improve with exercise training. Am J Kidney Dis, 2000, l36(3): 600-608.

第二十五章 维持性透析患者的康复

王质刚

第一节　透析患者康复内容

王质刚

众所周知,终末期肾病是一种不可逆的疾病,60 多年前,一个无功能肾的患者长期存活是不可以想象的。幸运的是,人体重要器官的替代疗法中唯有肾脏替代历史最长,技术最成熟。国外依靠透析存活 30 年者不乏其人,国内透析存活 10 年以上的也大有人在,北京友谊医院一位患者依靠透析生存 26 年仍能坚持半日工作。肾脏替代疗法目前有两种:一种是肾移植,成功的肾移植患者可谓名副其实的恢复康复,可以复归社会和参加工作;二是透析疗法,对一个好的透析患者的康复标准仍有不同认识,此处的"康复"与通常病愈后的康复有不同的含义和理解。那么何谓透析患者"康复"呢?有学者认为,透析患者"康复"应该包括医学、心理学和社会方面的内容。

1. 身体"康复"　患者不存在尿毒症状态,也无尿毒症及透析并发症,生活不需别人照顾和帮助,具有从事工作和一些运动的体力。

2. 心理和社会"康复"　患者由于具有生活和活动能力,认为自己不是一个残疾人,具有与正常人相同的工作权利和参与能力,心理上不存在疾病的压力,可以参加一些社会和社交活动,甚至可以恢复正常的工作。

3. 职业"康复"　具有参加工作的体力,从而感到工作的乐趣,为自己的劳动创造价值而感到高兴,也能消除依赖的悲观情绪。职业"康复"不但能改善心理状态,对疾病也有益处。

4. "康复"的其他条件　最重要的条件是医疗保证,患者享受到及时、合理和充分的治疗,使患者得到一个满意的生存质量;医护人员积极、热情地支持和鼓励;家庭和社会也要理解和支持,才能使患者达到各方面的"康复"。

据报道,国外早年透析患者职业康复率较高,但多数是家庭透析患者。Blagg 报道 105 例透析患者,76% 参加工作或胜任家务劳动。美国学者 Remmers 等报道家庭透析患者 88%"康复"满意,65% 全日工作。

第二节　我国慢性透析患者现状

王质刚

我国从 60 年代开始血液透析,据中华医学会 1991 年 1 月 ~2000 年 12 月对 6 个大行政区统计,共有透析机 4 967 台,维持性血液透析患者人数 41 755 例,其中 89.5% 接受血液透析,10.5% 为腹膜透析。原发病第一位是肾小球肾炎(50%),其次为糖尿病(13.5%)。透析充分性分析显示,尿素下降率(URR)>65% 占 48.6%,*Kt/V*>1.2 占 78.2%。血液透析存活 >5 年为 6.3%,>10 年为 1.7%。腹膜透析存活 >5 年为 3.6%,>10 年为 1.4%。据 1990 年统计,腹膜透析患者 5 年实际存活率为 50% ~60%,然而 5 年技术存活率为 55% ~70%。由于头 3 ~5 年内,腹膜透析患者死亡率低于血液透析,所以越来越多的肾病工作对终末期肾病的第一选择是腹膜透析,然而还应根据病情的变化随时调整肾脏替代方法,包括肾移植[1]。

1999 年北京地区血液透析登记情况,透析医院由 1988 年 46 家增加到 66 家(增加率 20%),透析机总数 665 台。1999 年共登记慢性透析患者 3 676 例,其中血液透析 3 362 例(91%),腹膜透析 314 例(9%)。1999 年新进入透析 1 966 例,占总透析人数 53%。40% 医院进行透析充分性评估,平均 URR 64%,平均 *Kt/V* 1.32。ESRD 病因,肾小球肾炎 40%,糖尿病 11%,而腹膜透析糖尿病占 33%。透析患者第一位死因是 CVD,占 32%,脑血管病 16%,其他 27%[2]。

1999 年上海市向 63 家医院发出透析登记表,回收率 96.8%。61 家医院共有透析机 629 台,开展血液透析 24 家,腹膜透析 37 家,两者都有 35 家。1999 年共有透析人数 4 645 例,其中血液透析 3 975 例,腹膜透析 670 例。ESRD 病因,慢性肾炎血液透析占 61%,腹膜透析占 55.49%,糖尿病为第二位原因。慢性肾衰竭死亡原因,心衰 13.27%,脑血管病 23.47%,晚期肿瘤 8.84%。1 285 例血液透析患者进行充分性评估,URR 0.63,*Kt/V* 1.34[3]。

近年行业管理规范化,卫生行政部门和学术组织重视和开始透析登记工作。2003 年成立了中国医院管理学(协)会血液净化管理中心,在该协会的直接领导下,先后展开全国及地区性透析登记工作。据中国医院管理协会血液净化管理中心统计资料,包括 2007 年底有 31 省和地区反馈资料,应答率 87%。截至 2008 年底,总数涵盖 2007 年底患者总数加上 2008 年新增患者数。2007 年底,共计慢性透析患者(包括 HD 和腹膜透析)65 074 例,患病率为 51.7/100 万人口。到 2008 年底透析患者增加到 102 863 例,年患病率增加到 79.1/100 万人口,患病率增长 52.9%,但各省有差异。2008 年底新患者数 45 423 例,年发病率 36.1/100 万人口。ESRD 主要病因:肾小球肾炎 45%,糖尿病 19%,高血压 13%,多囊肾 2%,其他 20%。主要死因心血管 31%,中风 20.3%,感染 19.9%,其他 28.8%。

之后各省市也开始透析登记工作,湖南省收集 1997 年 1 月至 2002 年 12 月 4 家医院 1 622 透析病例,分析其原发疾病构成、年龄、死亡原因。结果血液透析患者平均年龄(46.91 ±15.41)岁,最主要的原发疾病为慢性肾小球肾炎,占 56.43%,高血压肾病 12.58%,梗阻性肾病 9.13%,糖尿病肾病 8.85,但近年来糖尿病肾病呈上升趋势。主要死亡原因为心血管事件占 53.6%,脑血管意外 21%[4]。云南省血液净化登记情况,ESRD 病因,慢性肾炎 43%,糖尿病肾病 18%,高血压肾损害 7%,红斑狼疮 5%,痛风性肾病 3%,多囊肾 3.5%,慢性间质性肾炎 14%,梗阻性肾病 2.4%,其他病因 4.1%。各种致死病因分别为:心脏疾患 47%,脑血管意外 20%,全身衰竭 15%,多脏器功能衰竭 11%,恶性肿瘤 2%,不明原因 5%。结论 CRF 病因构成以慢性肾炎、糖尿病、高血压、红斑狼疮为四大主要原因。死因则主要为心脑疾患,同时由于经济原因退出透析而死亡的病例也占相当大的比率,高于心脑疾患。

广东省医学会肾脏病分会统计,截至 2005 年 12 月 31 日广东地区共有透析人数 5 769 例,其中血液透析患者 4 684 人,腹膜透析患者 1 115 人,维持性血液透析患者病因构成比,原发性肾小球肾炎 49.9%,糖尿病肾病 16.7%,高血压性肾病 13.8%,多囊肾 4.5%,小管间质性肾病 5.7%,其他原因 6.8%,原因未明 2.6%。2006 年的回顾统计长期血液透析患者的主要死亡原因为心血管并发症,而长期腹膜透析患者的死亡原因主要为脑血管并发症。透析充分性评估,尿素动力学指数 *Kt/V* 值 1.2 占 21.1%,1.2 ~1.5 占 61.0%,>1.5 占 18.9%。URR 值达标率≤70 占 26.5%,>70 占 73.5%[5]。

从以上各组透析登记材料分析得知,ESRD 病因目前仍以肾小球肾炎为主,但是糖尿病呈强烈增长态势,可以预计几年之后糖尿病可能要独占鳌头。死亡原因以 CVD 为主,我国学者侯凡凡回答了为什么透析患者 CVD 患病率如此之高。我国 ESRD 的发病率和患病率日益增高,其预后很差。据统计,1999 年患 ESRD 而行透析治疗的登记人数为 41 755,预计 2009 年将超过 140 000。值得注意的是,我国透析患者的登记人数不到ESRD总人数的10%。心血管疾病(CVD)是我国透析患者最重要的死亡原因,占总死亡率的44.2%~51.0%。为什么我国透析人群的CVD死亡率显著增加?作者最近调查了1 239例2002~2003年期间住院的CKD患者,资料来自我国5个省、市、自治区的7个三级甲等医院。结果显示,透析患者缺血性心脏病(IHD)、左心室肥厚(LVH)、充血性心力衰竭(CRF)及脑血管意外(CVA)的患病率较一般人群显著增高。需重点强调,CKD各期CVD患病率均增高。以肾小球滤过率(GFR)为指标,轻度肾功能减退者对CVD危险性也有显著影响。来自美国肾脏数据系统的资料显示,透析患者患急性心肌梗死者2年存活率低于30%。

除了传统的心血管危险因素,新近发现的促进动脉粥样硬化发展的危险因素近期在我国CKD人群中得到证实。作者横断面研究已证实几种非传统因素如高同型半胱氨酸血症、氧化应激和炎症标志(CRP)增高与动脉粥样硬化有关。其次还有贫血、钙磷乘积等因素也增加CVD的患病率。因此,已有充分证据表明即使有轻度肾功能不全,心血管危险性亦显著增加,肾功能减退又会使已患CVD的患者死亡率增高[6]。

参考文献

1. 中华医学会肾脏病分会透析移植登记工作组. 中华肾脏病杂志,2001,17(2):77-79.
2. 北京市透析移植工作组. 1999年度北京市透析移植登记报告. 中华肾脏病杂志,2001,17(2):79-83.
3. 上海市透析移植小组. 1999年度上海市透析移植登记报告. 中华肾脏病杂志,2001,17(2):83-86.
4. 彭佑铭,刘虹,刘伏友,等. 湖南省1 266例血液透析患者原发疾病构成及相关因素分析. 中南大学学报(医学版),2006,31(3):400-403.
5. 杜艺,李宓,李杰,等. 中山大学附属第五医院血液净化调查结果与广东省的结果分析比较. 中山大学学报(医学科学版),2008,29(412):123-126.
6. 侯凡凡. 中国慢性肾脏疾病患者的心血管危险:目前的现状和对策. 中国血液净化,2005,4(2):641-642.

第三节 影响透析患者生存质量和康复的因素

王质刚

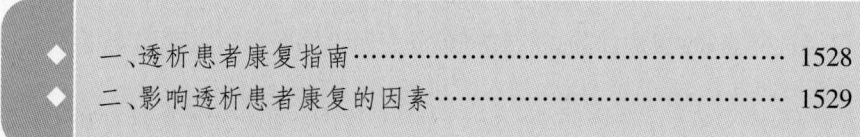

一、透析患者康复指南

血液透析是ESRD患者维持生命的重要治疗手段,因此,透析期间正确的健康指导是非常重要的。

(一)正确及时的心理疏导

由于透析治疗具有周期长、费用高、依赖性强的特点,患者易产生悲观失望的心理,医护人员应给予及时的心理护理,教育患者科学地认识疾病,指出尿毒症在现今医疗水平下是可以康复的,存活率和生活质量都是很高的,并做好家属的工作,以乐观饱满的情绪配合医护人员战胜疾病。

（二）改善贫血，防止感染

由于肾脏疾病本身的因素，以及长期透析对血液的损耗均可导致贫血的发生，严重贫血又可影响透析患者的生存，因此，应指导患者平时加强营养，充分透析，应用红细胞生成素可改善贫血。适当锻炼，注意保暖，防止感染。

（三）控制血压和体重

高血压一直是透析患者死亡的主要原因之一，也是引起并发症（脑血栓和脑溢血）的主要因素；体重的超负荷可引起高血压、心力衰竭，因此，在透析间期对血压的自我监护和干体重的控制是非常关键的，平时应常备降压药，遵医嘱合理服用，切忌易激动、暴饮暴食。

（四）透析间期的服药

对于透析患者来说，合理用药也是重要的，慎用肾脏毒性药物，尽量不用或少用，注意保护残余肾功能。

（五）动静脉内瘘的保护

动静脉内瘘是透析患者的生命线，保护好它是非常重要的，医护人员应告诫患者平时注意对内瘘侧上肢的保护，多做些握拳、抬高肢体等运动，促进血液循环，并要注意吻合口的杂音和震颤音的强弱。总之，对于维持性血液透析患者来说，要做到充分透析、合理饮食、适当运动、养成良好的生活习惯、保持乐观的情绪、充足的睡眠、节制烟酒、杜绝暴饮暴食、提高生存质量。

二、影响透析患者康复的因素

在生物—心理—社会医学模式理论的指导下，我们对终末期肾病患者进行透析治疗以延长其生命的同时，通过心理护理来改变患者对疾病的看法，帮助患者解决心理障碍，增强他们战胜疾病的信心和能力，提高他们的生活质量，使其身心得到全面“康复”，最终实现社会的回归。这里的“康复”指身心具有良好的状态，能积极地适应社会生活，无尿毒症症状，无严重的透析并发症，对自己的生存质量认可满意，在心理上对疾病有正确的自我认识，情绪上比较平和，行为有一定的自控力，能适应家庭和社会。

（一）影响透析患者康复的大环境

由于种种原因，患者可能受到医源、社会、经济等很难克服的因素影响，如患者就医较晚、开始透析较迟、医疗条件差、并发症也较多，甚而有的患者死于透析诱导期。

1. 医源性因素　主要问题是就医太晚，透析不充分，往往透析头 1 ~ 2 个月患者各方面情况好转，2 ~ 3 个月后病情逐渐加重，出现高血压、心衰、心包炎和严重贫血等并发症。此外，还有未重视并发症的防治（特别是高血压、心脏并发症）及对透析患者饮食管理不当等。

2. 患者因素　多数患者对尿毒症危害性和透析的作用缺乏正确的认识，所以治疗不配合，缺乏依从性，饮食无规律。如有的患者透析情况一改善就要求减少透析次数或透析时间。还有少数患者确实因经济原因被迫减少透析次数，只能勉强维持生存。

3. 社会因素　因为经济和社会因素，我国透析患者康复、回归社会，乃至就业比例远远低于国外发达国家。即使身体条件达到就业的水平，也会因家庭不支持，或是来自单位的阻力不能真正的“上班”。

作者认为，只要病情允许，患者回归社会，参加一些社会活动或做一些力所能及的工作，可以消除寂寞和孤独感，对患者心理、精神和身体均有益处。在我国透析患者参加工作不仅是为了生计，而是实现患者乐求的社会回归和社会的参与，所以医务人员应热情鼓励，家庭、单位和社会应积极支持。

（二）影响透析患者康复的个体因素

1. 年龄　研究显示年龄与透析者的生存质量的各个因子的得分无相关性。但一项 1 254 例的血液透析患者调查显示：开始血液透析治疗时，年龄 <50 岁组患者的生存率明显高于年龄 >50 岁组，因此年龄与透析者生存质量的相关性有待进一步大样本的调查进行证实。

2. *在职情况* 在职患者在生理功能、生理职能、躯体疼痛、情感职能维度得分高于不在职的患者。说明疾病和每周2～3次的透析使大多数患者的正常工作和活动受到限制，不能正常地行使其社会角色功能。由于社会交往少，缺乏生活来源，看不到自身价值，导致焦虑、抑郁等症。

3. *经济负担* 经济状况与精力、社会功能、精神健康、总体健康、躯体疼痛维度得分呈正相关，这是由于经济状况差的患者往往不能充分透析和药物治疗，给该类患者的生活质量（QOL）带来负面影响；经济条件优越者可能得到较好的营养补给和休息，其精神状态也较健康。

4. *原发病病程与并发症* 原发病病程与总体健康、精神健康维度得分呈负相关，这可能是由于原发病病程越长，造成的病理性的损伤越大，可造成各种并发症，如感染、心力衰竭，毒素侵犯神经系统等，从而对该类患者的QOL产生负面影响。有研究显示，早期明确诊断，及早透析治疗，可提高该类患者的生存质量。有并发症、糖尿病史、高血压史的患者，其QOL较低。并发症的严重程度与躯体疼痛、总体健康、生理机能、社会功能得分呈负相关。并发症症状越严重其QOL得分越低，尤其在总体健康维度，不充分的透析会造成毒素蓄积而引起躯体疼痛，如神经痛、骨痛等。

5. *透析治疗方案与剂量* 这是达到透析患者较好生活质量的最重要条件。Merkus研究发现血液透析患者在生理功能、生理职能、躯体疼痛和精神健康等4个领域的得分均低于腹膜透析患者，但Korevaar发现腹膜透析患者接受治疗前的生活质量显著高于血液透析患者，提出在评价不同治疗方法时应该充分考虑患者在接受治疗前的各种状态与条件，只有在相同基线值的基础上才能进行有效的对比研究。长期规律血液透析基础上采用HDF和（或）HD＋HP的血液净化方式后，其SF-36总分及生理健康总分明显高于单纯进行血液透析，说明此两种净化方式主要通过增加中分子毒素有效的清除，从而改善尿毒症患者总体生存质量，在临床工作中可以观察到患者在应用HDF和（或）HD＋HP后皮肤瘙痒减轻、骨痛减轻、顽固性高血压得到控制、低血压发生率减少、心血管功能在应用过程中稳定，患者对超滤脱水的耐受性增强。

透析剂量能增加毒素的清除，高通量血液透析〔HFHD，超滤系数30 ml/(h·mmHg)〕对甲状旁腺素、β_2-MG清除明显高于低通量血液透析〔超滤系数5.5 ml/(h·mmHg)〕；HFHD治疗对贫血、营养状态的改善及降压、降低心血管事件的发生率及死亡率与低通量透析相比有显著性差异，显然HFHD提高了维持血液透析者的生存质量，延长了生存期。

6. *透析者的心理状况* 患者虽然通过透析体内毒素被清除，症状减轻，但给患者的心理和经济带来沉重的压力。患者抑郁自评量表（SDS）抑郁指数显著高于常人，表现为情绪低落，对生活丧失信心。通过艾森克人格问卷（EPQ）分析，透析者的得分明显高于常人，说明透析患者情绪不稳定，有强烈情绪反应，这与长期透析、缺乏社会支持、内分泌紊乱等所致心理压力有关。

7. *营养状况* Laws等使用SGA评估了69例维持性血液透析患者发现，传统SGA评估营养越差，生存质量越低。Kamyar等对83例维持性血液透析患者进行了营养评估，其营养评分与住院次数、住院时间以及病死率呈现显著相关。作者在另一研究中发现，SGA评估不仅与患者的住院率、病死率相关，而且与生存质量相关。血清白蛋白水平与血液透析患者生存质量多个领域存在显著相关关系。血清白蛋白减少表明患者营养状况下降，从而影响了生存质量。

8. *运动因素* 运动疗法是根据患者临床及功能状况，依靠患者自身参与，通过主动或被动的方式来改善人体局部或整体功能的一种治疗方法。有氧规律性运动有助于提高MHD患者最大耗氧量和运动耐力，可以控制血压，改善心理状态，缓解抑郁，进而提高生活质量。这与正常人的运动锻炼是相似的，但由于透析患者的体质和耐受力低于正常人，应注意有氧运动的量和时机，一旦出现不适要及时调整。呼吸调整训练是一项传统的中国式运动，由缓慢深呼吸、吸气末暂停和Kegeys练习组合。我国台湾省的一项研究中，30例患者经过3个月的呼吸调整训练，主观感觉食欲、力量、规律性肠蠕动及性功能均有所加强，影像学检查显示外周微循环改善，该研究提示此项运动尤其适用于虚弱的MHD患者。

9. *护理干预* 一项对88例维持性选用透析患者进行护理干预（认知干预、社会心理支持、饮食指导、功能锻炼)的研究显示,干预后患者应对方式、健康行为、营养状态、透析充分性、贫血等生存质量比较有显著性差异;自我管理、控制能力都有显著提高;SF-36 维度较前增加,有显著性差异。

第四节　对我国透析事业的展望

王质刚

20 世纪 80 年代以来,我国血液净化设备和技术迅速发展,接受透析人数迅速增多,但实行肾脏替代治疗的患者占患病人数不足 20%,由于受到设备和财力的限制,直到 2007 年才显示持续而稳步地发展;另一个特点是,透析人群比例发生变化,60 岁以上老年患者逐年增多,糖尿病肾病增多,儿童透析也刚刚起步;2008 年开始,由于经济发展、医改深入进行,国家支配比例的提高,透析市场显示异常活跃,各医疗单位透析患者突飞猛进的发展,透析班次增加每日两班、三班,还有四班的医院,大有招架不住之势。与此同时,专业护士和医生奇缺,特别是有经验的护士。对于这种发展态势真有准备不足之感,这将给我国从事肾病专业人员提出新的任务和要求,我想今后将从下述几个方面做出更大的努力。

一、硬件的建设

现代透析机基本型国产与进口无明显差别,只差在工艺精度和附件功能的软件配置。不管如何说,进口透析机价格约贵于国产 1/3,对于一般透析中心主要配置国产机器完全能满足常规透析需要,另外根据需要配置几台附有特殊功能的透析机就足矣。新建透析中心也要考虑场地的设计,透析机、水处理、护士站或治疗区面积都有适当比例要求。机器台数少,可以单机供液,如果大透析中心可以采取中心供液,只要水质管理的好,中心供液并无群发感染之危险。

二、专业队伍的培养

据中华提学会 1991 年 1 月 ~2000 年 12 月统计,我国从事肾病专业医师 5 039 人,护士 8 207 人,工程技术人员 656 人,但仍不能满足客观发展的需要,更重要的是尚需提高整体血液净化技术和水平。按现在的发展需要,急需增加专业人员,人员不够,特别是缺乏有经验的主力,宁可暂时不扩大透析中心,不增加透析患者。

加强专业队伍培训是关键,首先是本单位培训,或到上级医院进修;本地学术团体组织学习班、培训班;有条件的地方建立考核后持证上岗制度;争取参加本地、外省市、全国或者国际会议,吸收别人的先进经验。1988 年在谢桐教授及一些老一辈专家倡导和支持下,成立了中国透析和移植协会(Chinese dialysis transplantation association,CDTA),中国生物医学工程学会人工器官分会主任委员马腾骧教授牵头的生物医学工程学会血液净化专业委员会,都多次成功地举办全国性学术会议,带动了专业学术的发展。此后,有些省、市也相继成立了同样组织。1986 年中华肾脏病学会由廖履坦教授组建了血液透析专业组,举行了多次大型有较高水平血液净化专业会议,之目前每年两次全国会议,人数达 1500 人以上,而且学术水平年年提高,与会者受益匪浅。2003年成立中国医院管理学(协)会血液净化管理分会,2008年成立中国医师学会肾脏病分会,也组织了全国性学术会议。与此同时全国性和地区性专业学术会议比以往有明显增多。专业刊物也不断出现,1990年发行《透析与人工器官杂志》,1992年创刊《肾脏病透析与肾移植杂志》,2000年发行《中国血液净化杂志》。2001年由中华医学会组织成立“中华医学会肾脏病学会全国讲学团”,其成员到全国各地区,特别边远地区进行讲学和学术交流。以上种种足以证明我国血液净化事业的发展,对促进专业进步和技术水平的提高起到重要作用。今后国内有关组织应该不断举行高水平的专业会议,使更多的专业人员得到教育。加紧培养青年人才,提高专业医师、护士和工程人员的素质和水平,才能保证我国血液净化事业平稳、安全的发展。

三、加强管理、建立规章制度

坚强透析中心的管理(见25章),按卫生部和卫生行政部门的相关规定,制定本地区、本透析中心的规章制度、操作规范;经常强化和检查,不断完善和提高。

四、提高透析患者生活质量,延长生存时间

努力提高透析效率,改善生活质量,延长存活期。关于评价充分透析标准及提高透析效率的问题,参见本书有关章节,在此强调以下几条。

(1)尽量提早透析。既要根据肾功能指标,也要结合患者整体病情综合评价,在未出现并发症之前开始透析可以改善预后。

(2)充分透析。可以依据常用充分性透析指标评估。通常残余肾功能 GFR < 5 ml/min 的患者每周透析(低通量)不少于15小时,高通量透析不少于12小时。

(3)透析方式的选择。目前绝大多数医院都应用碳酸氢盐常规低通量透析,应积极提倡高通量透析,好处是多方面的(参见十一章)。作者建议,如果使用高通量透析器成本提高,可以选用可以复用高通量透析器;应推广 HDF(特别是联机在线),这种模式近年在欧洲得到大力提升,日本也有发展。据调查,我国大医院 HDF 可占透析模式10%;有条件的医院可以选择性应用透析+灌流;HF 仅应用于特殊病例,特殊病情,不宜成为常规治疗模式。

(4)加强患者的饮食管理和指导,鼓励适当运动。如身体条件允许,应积极动员患者参加适当的运动、社会活动,乃至恢复一定程度的工作。

(5)培养患者的依从性,也是提高生活质量的重要手段。加强对患者的宣传和指导,要想提高透析效率,改善存活质量,患者的配合是相当重要的。应该让所有的患者都知道,充分透析、合理的膳食是可以保证长期存活的。为此医护人员要广泛宣传和进行有关知识普及教育,提高患者知识水平,以便更好地配合治疗。

与10年前相比,我国血液净化事业有明显的发展和进步,随着科学技术进展,血液净化设备不断更新,技术水平不断提高,可以肯定,未来10年将会有更进一步的发展,不但有技术水平较高的专业队伍,而且还会有相当数量、存活20年以上的“健康”透析患者,他们将走出家庭—医院的循环圈,在生产、科研和服务行业中形成一支引人注目的新型队伍,这就是我们广大肾病专业工作者的追求和希望。

第二十六章

血液净化中心(室)质量管理

刘必成　刘　宏

经过50多年的发展和完善,血液透析已经成为目前终末期肾衰竭(ESRD)患者最主要的肾脏替代疗法之一。据估计,全世界依靠透析维持生命的人口已超过140万人,预计2010年将达到200余万人。目前我国终末期肾衰竭的年发病率仍不十分清楚,但随着人口老龄化,ESRD发病率和患病率有逐年增加趋势[1]。据报道,上海市2005年血液透析患者发病率和点治疗率分别较1999年增加42.0%和46.0%[1-2];北京市接受血液透析的患者数量也呈现持续增加趋势,1999年有3 362例患者接受血液透析治疗,而2004年则增至7 545例,5年中增加了一倍[1,3]。2007~2009年江苏省血液透析患者年增长率均超过20%,目前透析患者总数超过13 000例。

随着血液透析患者不断增加,我国各地血液透析中心规模和数量不断增多,如北京市血液透析机由1999年的629台增加到2005年的1 092台[2],上海市血液透析机由1998年567台增加至2007年的1 345台[3],江苏省血液透析机已经装备超过3 000台。因此,随着血液透析患者不断增加,从业人员队伍不断壮大,对血液透析进行规范化管理已迫在眉睫,这对于确保血液透析安全、不断提高血液透析质量具有十分重要的意义。

医疗质量管理是医院管理的核心内容,血液透析治疗的规范化管理是医疗质量管理的一个重要部分,是需要不断完善和持续改进的过程。为了规范我国医疗机构开展血液透析治疗行为,保证血液透析质量,为终末期肾衰竭患者提供安全、有效的血液透析治疗,近年来国内部分地区先后成立了血液透析质量控制和改进机构,中国医院协会血液净化中心管理分会于2009年颁布了《血液透析质量控制管理规范(草案)》。最近,卫生部也颁发了《血液透析室建设与管理指南(征求意见稿)》,相信随着相关管理文件的陆续出台,必将促进我国血液净化技术不断健康有序的发展。本篇着重介绍有关透析中心的管理知识,并简要介绍有关血液透析的质量控制等。

参 考 文 献

1. 中华医学会肾脏病分会透析移植登记工作组. 1999年度全国透析移植登记报告. 中华肾脏病杂志, 2001, 17(2): 77-78.
2. 左力, 王梅. 北京市血液透析的现状和存在问题. 中国血液净化, 2006, 6(9): 465-467.
3. 张伟明, 钱家麒. 上海市血液透析质量管理的措施和效果. 中国医院管理, 2007,27: 45-46.

第一节 血液净化中心(室)建立条件[1-6]

刘必成 刘 宏

一、医院资质

原则上应在有肾病内科的二级以上医院设置血液透析室,应有符合规格的透析机、水处理装置及抢救的基本设备;必须建立并执行消毒隔离制度、透析液及透析用水的质量检测制度、技术操作规范、设备检查及维修制度等;医疗机构必须设有相关的医技辅助科室,能开展超声心动图、床旁心电图、生化检验、B超、X线、细菌学和血气分析等相关检查,具有麻醉科、重症监护室及内科(心血管、呼吸、血液、内分泌、消化)等的医疗、技术支持。

二、设置区域

透析室应具备透析治疗区、水处理区、候诊区、接诊区、库房和医护办公室和更衣区、患者更衣室等基本功能区域。有条件的医院或大型透析中心,还应具备化验室、治疗室、维修室、资料室(计算机室)、急重患者透析室或抢救室等。

三、内部布局

各功能区域应当合理布局,区分清洁区与污染区,清洁区、半污染区、污染区之间要有明显分界线。清洁区包括透析区、治疗区、水处理区和库房等。在透析区,应包括水处理间、冲洗间、透析准备间和透析室,透析室应设有乙肝、丙肝患者的隔离透析室和专用通道。患者(男、女)更衣室、家属候诊区、医生、护士更衣室及办公室等应在透析区外,与透析区之间有明确分界线。

血液透析科(室)按实际需要合理布局,必须具备基本功能区,区分清洁区与污染区。

(一)透析区

(1)透析区应当达到《医院消毒卫生标准》(GB 15982 - 1995)中规定的对Ⅲ类环境,并保持安静,光线充足。具备空气消毒装置、空调等。保持空气清新,必要时应当使用换气扇。透析治疗间地面应使用防酸材料并设置地漏。

(2)一台透析机与一张床(或椅)称为一个透析单元,透析单元间距按床间距计算不能小于0.8 m,实际占用面积不小于3.2 m^2。每一个透析单元应当有电源插座组、反渗水供给接口和废透析液排水接口,透析中心应配备供氧装置、中心负压接口或可移动负压抽吸装置。根据环境条件,可配备网络接口、耳机或呼叫系统等。

(3)透析区应当具备双路电力供应。如果没有双路电力供应,在停电时,血液透析机应具备相应的安全装置,保证将体外循环的血液回输至患者体内。

(4)护士站设在便于观察和处理病情的地方。备有治疗车(内含血液透析操作必备物品及药品)、抢救车(抢救物品及药品)及抢救设备(如心电监护、吸氧、吸痰)。

(二)治疗区

治疗区应达到《医院消毒卫生标准》(GB 15982-1995)中规定的对Ⅲ类环境的要求。透析中需要使用的药品如促红细胞生成素、肝素、盐水、鱼精蛋白、抗生素等应当在治疗室配制。备用的消毒物品应当在治疗室储存备用;存量较多的透析器、管路、穿刺针等耗材可以在符合《医院消毒卫生标准》(GB 15982-1995)中规定的其他Ⅲ类环境中存放。

(三)水处理间

水处理间面积应为水处理机占地面积的1.5倍以上,地面承重应符合设备要求,地面应进行防水处理并设置地漏。水处理间应维持合适的室温,并有良好的隔音和通风条件。水处理设备应避免日光直射,放置处应有水槽,防止水外漏。水处理机的自来水供给量应满足要求,入口处安装压力表,入口压力应符合设备要求。透析机供水管路应选用无毒材料制备,保证管路通畅不逆流,避免死区滋生细菌。

(四)工作人员和患者更衣区

工作人员和患者更衣区要分开,患者更衣区的大小应根据透析科(室)的实际患者数量决定,以不拥挤、舒适为度。工作人员在更衣区更换工作服、工作帽和工作鞋后方可进入透析治疗区和治疗室。患者更衣区设置椅子(沙发)和更衣柜,患者更换透析科(室)为其准备的病号服和拖鞋后方能进入透析治疗区。病号服和拖鞋专人专用。

四、水电供应

(一)供水系统

主要供透析机、消毒和生活用水。水处理机进水口应当单独从主自来水管接入,根据用水量选择口径。入水口安装1 Mpa压力表,进水口压力>0.2 Mpa。水处理机安装要求做到布局合理、美观、便于操作和维修。保留消毒口、采样口。安装时避免水流死区,选用UPVC或ABS无毒工程塑料管件,耐压0.4 Mpa以上,管径根据透析机台数与用水量确定。

(二)排水系统

为防腐应选用PVC塑料排水管件,主要管径75 mm或110 mm,以保证排水通畅。

(三)供电系统

为保证系统可靠性和安全性,每个透析单元安装220 V、15 A插座一个,另有一个10 A插座供其他电器设备用电,并安装15 A过流保护及漏电保护器。在电压波动较大地区,可在供透析机一路电压上加装稳压器。供给透析中心总电容量应大于计算容量50%。透析治疗间应当具备双路电力供应。如果没有双路电力供应,在停电时,血液透析机应具备相应的安全装置,保证将体外循环的血液回输至患者体内。

五、人员条件

持有医师资格证书和医师执业证书的医生、有效的执业证书的护士和技师。上述人员应接受过不少于3个月的血液透析专业培训,并接受当地血液透析质量控制和改进中心的考核,合格后方可上岗。

(一)医生

血液透析室须由副主任以上专业技术职务任职资格的医师专管负责,透析医师应由接受过透析专业培训并取得相应资格的主治医师以上人员担任。

（二）护士

血液透析室（中心）应当配备护士长（或组长）和护士。三级医院血液透析室护士长（或组长）应由具备一定透析护理工作经验的具有主管护师职称以上人员担任，二级医院血液透析室护士长（或组长）应由具备一定透析护理工作经验的护师担任。护士的配备应根据透析机和患者的数量及透析环境等合理安排，以保证血液透析的正常进行和患者的治疗安全。

（三）工程师

设置10台以上透析机的血液透析室应当配备1名具备机械和电子学知识及一定的医疗知识、熟悉透析机和水处理设备的性能结构、工作原理和维修技术，具有技师或工程师资质的专职技师。

（四）护辅人员

血液透析室根据工作需要，可配置其他工作人员。

六、设备条件

（一）透析机

血液透析室使用的透析机应具有国家食品药品监督管理局颁发的注册证，透析机应当在设备规定的环境下（温度、湿度、电压、供水压力等）使用，按照设备使用手册要求进行操作。此外，透析机还应具备如下基本功能：

（1）能作碳酸氢盐透析。

（2）采用容量控制超滤系统，能平稳准确的除水。

（3）机器设有电导率、透析液流量压力、温度、静脉压、漏血、气泡等监测和报警装置。

（4）血泵能缓慢地启动。

（5）肝素泵能自动精确地连续定量注射。

（6）具有消毒功能。

（7）能自动累计工作时间，对工作大于5 000小时的机器必须定期检查、校对有关指标，并记录在案。

（8）适用于国际通用标准型号的透析消耗品。

（二）水处理机

（1）血液透析室使用的水处理设备生产厂商应具有国家食品药品监督管理局颁发的注册证书。

（2）水处理设备应当在设备规定的环境下（温度、湿度、电压、供水压力、供水量等）使用，以保证机器正常运行、供应充足的反渗水。

（3）血液透析室水处理系统应包括下列主要设备：前处理：沉淀物过滤器、活性炭吸附、软化等；主处理：单级或多级反渗透、去离子等；后处理：微滤器、超滤器等。

（三）复用机

血液透析单位根据自身条件可选用自动复用或半自动复用设备，复用设备必须确保以下功能：使血液透析器处于反超状态能反复冲洗血室和透析液室；能完成血液透析器性能及膜的完整性试验；用至少3倍血室容积的消毒液冲洗血液透析器血室及透析液室后，可用标准消毒液将其充满，以确保血液透析器内的消毒液达到有效浓度。

（四）其他辅助设备

血液透析室（中心）必须配备必要的医疗监护与抢救设备，如电子秤、吸氧及负压吸引设备、简易呼吸器、空气消毒装置、通风设备系统、抢救车、输液泵、心电监护仪、呼叫系统、冰箱等。

参 考 文 献

1. 中国医院协会血液净化中心管理分会. 血液透析质量控制管理规范(草案). 中国血液净化, 2009, 8(2): 59-62.
2. 血液透析室建设与管理指南(征求意见稿). http://www.moh.gov.cn
3. 北京市血液透析质量管理规范. http://www.nimc.org.cn.
4. 四川省血液透析质量控制规范(试行). http://www.pzhs.gov.cn.
5. 南京市医疗机构血液透析室质量控制管理规范(试行). http://njhinet.nj.gov.cn.
6. 王质刚. 血液净化学.2 版. 北京:北京科学技术出版社, 2003.

第二节 血液净化中心(室)管理制度[1-5]

刘必成 刘 宏

一、工作人员管理制度

(一)主任职责及管理

(1)负责全面管理和质量控制工作,对透析质量和安全负责。

(2)依据血液透析规范化要求制定并实施透析中心的管理规程。

(3)负责透析中心(室)人员安排和责任划分。

(4)负责透析中心(室)的培训、教学和科研工作,组织业务学习、技术考核等。

(5)定期查房,解决临床疑难问题。

(6)监督及评估患者的透析质量,做好持续性质量改进工作。

(7)负责新技术的引进和开展。

(8)负责统计汇总透析登记相关资料并提供报告。

(二)护士长职责及管理

(1)负责各项规章制度的执行、组织实施。

(2)协助透析中心(室)主任开展日常管理工作。

(3)负责各项透析护理操作规程的制订和技术培训。

(4)负责透析医疗用品的登记和管理。

(5)负责透析中心的感染控制和管理。

(6)负责各种报表如患者账单、工作量、各种护理记录的汇总。

(7)负责定期组织护理人员进行业务学习。

(8)定期对护辅人员进行培训,并做好培训记录。

(9)负责护理人员(含护工)工作安排。

(10)负责定期组织对患者及家属的科普宣教工作。

(三)各级医生职责

(1)在透析中心(室)主任的领导下,全面负责血液净化中心的日常医疗、教学和科研工作。

(2)负责患者透析方案的制定和调整,遵循个体化透析方案。

(3)经常巡视患者,及时处理各种并发症。

(4)积极开展各种血液净化新技术、新疗法。

(5)负责透析技术操作前患者及家属的沟通工作,填写知情同意书。

(6)严格执行医院感染管理等有关制度。

(7)认真记录并保管好病历资料。

(8)贯彻持续质量改进,定期分析评估患者透析质量,不断提高透析效果。

(9)负责进修及新进入医师的培训和带教工作。

(10)加强国内外透析指南和规范学习,重视和积极参与科研工作。

(四)各级护理人员职责

(1)在透析中心(室)主任及护士长的指导下进行工作。

(2)认真学习血液透析技术原理和操作规程,加强操作技能训练。

(3) 严格执行透析中心(室)各项规章制度和操作规程。

(4)认真执行透析医嘱,严格执行查对制度,防止差错发生。

(5)熟练掌握各种透析并发症的护理和处理。

(6)透析过程中定期巡视患者,了解病员透析反应,发现问题要及时处理或向医生汇报。

(7)认真观察机器运转情况,及时做好透析记录。

(8)加强对患者透析知识的宣教及病员心理护理工作。

(9)积极参加各种学术活动,做好透析质量持续改进。

(10)认真做好有关资料的登记工作。

(五)工程师职责

(1)在透析中心(室)主任和护士长领导下开展工作。

(2)负责透析机的日常维护,每日巡视透析机的工作情况。

(3)协助实施和监督机器的消毒及除钙。

(4)定期对机器进行保养,发现问题及时处理并做好记录,保证透析机正常运转。

(5)负责水处理系统的维护,根据设备的要求定期对水处理系统进行冲洗,消毒并登记,发现问题应及时处理。

(6)负责定期进行透析用水及透析液的检测,每日检查透析用水的电导度、氯含量,每月进行水处理系统各部位的细菌培养,每 3 个月进行 1 次内毒素检测并记录,保留原始资料和记录,确保其符合质量要求。

(7)负责对护理人员进行有关透析机、透析用水工作原理的培训。

(8)加强业务学习,及时了解和掌握透析技术和设备新进展。

(六)护辅人员职责

(1)在护士长的指导下,负责本中心的清洁卫生工作。

(2)定时打扫卫生,保持透析中心(室)环境(门窗、地面、桌椅、走廊及厕所及浴室)整洁,定期消毒。

(3)负责开水供应,做好给病员热饭、买饭、喂饭、倒水等工作。

(4)及时外送各种检查申请单、检验标本及领送物品,并根据需要接送患者。

(5)做好生活垃圾及医疗垃圾的规范处理工作。

(6)复用人员负责透析器的复用,应严格执行复用程序,并对复用水池每天进行清洁消毒。

(7)积极参加各种规定的专业培训,保证考试合格。

(8)认真完成护士(长)交办的其他工作。

二、环境及空气消毒隔离制度

(一)透析用水及透析液消毒制度

按照设备要求定期对反渗机和供水管路进行消毒和冲洗,消毒和冲洗方法及频率参考设备使用说明书。每次消毒和冲洗后测定管路中消毒液残留量,确定在安全范围内。每月进行透析用水细菌培养,在水进入血液透析机的位置收集标本,细菌数不能超出 200 cfu/ml,登记并保留检验结果。每月进行透析液的细菌培养,应当在透析液进入透析器的位置收集标本,细菌数不能高于 200 cfu/ml。登记并保留检验结果。每 3 个月至少对透析用水和透析液进行内毒素检测一次,留取标本方法同细菌培养,内毒素不能超过 2 EU/ml,登记并保留检验结果。

(二)机器设备的消毒隔离措施

透析机使用后进行有效的水路消毒(具体消毒方法参见透析机的有关说明书),透析机水路中消毒液残留量必须小于允许值。透析管路预冲后必须 4 小时内使用,否则要重新预冲,隔日使用需要重新消毒。

(三)患者消毒隔离制度

患者入室须更鞋方可进入,非患者用品不能带入室内。普通患者与经血源感染患者应分区进行透析治疗,艾滋病患者必须转专科医院透析。常规进行血液透析的患者应该每半年进行一次有关乙肝、丙肝病毒及艾滋病等感染的检查。对于隔离透析的患者必须由专门的医生护士负责,各种治疗车、血压计等专门使用,不可与阴性患者的混用。

(四)医护人员消毒隔离制度

医务人员进入清洁区应当穿工作服、换工作鞋,医生和护士对患者进行有创性诊断或治疗操作时,应当戴工作帽、口罩、还应当戴一次性无菌手套。对不同患者进行操作,必须更换手套。

(五)透析器复用消毒隔离制度

(1)经批准的一次性血液透析器不得重复使用。经国家食品药品监督管理局批准的可以重复使用的血液透析器应当遵照卫生部委托中华医学会制定的"血液透析器复用操作规范"进行操作。

(2)由具有复用透析器及相关医学知识的主管血液透析的医师决定复用透析器,医疗单位应对规范复用血液透析器负责。

(3)由专人负责处理透析器,严格按照操作规程进行复用处理。

(4)乙肝病毒感染阳性或其他传染性疾病者原则上透析器不予复用;丙肝病毒感染阳性者可以复用患者自己的透析器,但使用的复用机与阴性者复用机应严格分开。

(5)复用室必须保持卫生,每日用紫外线照射 30 分钟,地面每日用消毒液拖洗两遍。复用室工作人员必须穿工作服、戴口罩、帽子、戴手套,进复用室前换鞋。

(6)复用室要有空气消毒措施,每月做空气细菌培养1次,并记录。

(六)污染物处理消毒隔离制度

透析废水应排入医疗污水系统。严格执行一次性使用物品(包括穿刺针、透析管路、透析器等)的规章制度。废弃的一次性物品应进行登记、毁形及焚烧处理,具体处理方法参见2002年版《消毒技术规范》。

三、患者知情同意制度

透析单位对所有拟将透析的患者及其家属均应由主管医师负责在透析开展前履行告知义务,并做好签字记录。告知内容应当包括患者的病情、开展透析的必要性、透析的方式、可能的并发症及应对措施、透析前准备以及透析后患者注意事项等。各透析单位应有专门统一印制的各种知情同意书文本,这些文本主要包括以下几个方面(见附件1-4)。

(1)血液透析知情同意书。

(2)连续性肾替代治疗知情同意书。

(3) 特殊血液净化治疗知情同意书。

(4) 选择一次性或复用透析器知情同意书。

(5) 血管通路知情同意书。

四、耗材使用管理制度

(一)血液透析器

经批准的一次性血液透析器不得重复使用。经国家食品药品监督管理局批准的可以重复使用的血液透析器应当遵照卫生部委托中华医学会制定的《血液透析器复用操作规范》进行操作。由具有复用透析器及相关医学知识的主管血液透析的医师决定复用透析器,医疗单位应对规范复用血液透析器负责。

(二)透析管路

各种透析管路应具有国家有关部门颁发的注册证、生产许可证或经营许可证、卫生许可证。应该在符合条件的库房内存放,使用前应该认真检查使用期限,有无包装破损等。记录可能与其相关的不良反应,并采取应对措施。透析管路为一次性耗材,不得重复使用。透析管路预冲后必须2小时内使用,超过2小时没有使用应作报废处理。废弃的透析管路应进行登记、毁形及焚烧处理,具体处理方法参见中华人民共和国卫生部2002年11月颁布的新版《消毒技术规范》。

(三)透析液或透析粉(含透析液配制)

透析液和透析粉按照国家药品监督管理局、卫生部公布的Ⅲ类医疗器械(透析液和透析粉,编号6845-07)管理。透析液必须由浓缩液加反渗水配制。购买的浓缩透析液和透析粉剂必须有国家药品监督管理局颁发的注册证。浓缩液可以从厂家直接购买,从厂家购买透析粉剂由透析中心自行溶解配置,必须有专人负责,并且有人员进行核查,并签字登记。透析液的溶质浓度和细菌培养每月至少测定一次。

(四)穿刺针

穿刺针应具有国家有关部门颁发的注册证、生产许可证或经营许可证、卫生许可证。应该在符合条件的库房内存放,使用前应该认真检查使用期限,有无包装破损等,有无破损,能否满足透析血流量要求。记录可能与其相关的不良反应,并采取应对措施。穿刺针为一次性耗材,不得重复使用。废弃的穿刺针应进行登记、毁形及焚烧处理,具体处理方法参见中华人民共和国卫生部2002年11月颁布的新版《消毒技术规范》。

(五)消毒

血液透析室(中心)应严格区分清洁区和污染区。清洁区包括透析治疗间、治疗室和水处理室等,应符合国家技术监督局1995年颁布的《医院消毒卫生标准》(GB15982-1995)中规定的对Ⅲ类环境的要求,见表26-2-1。清洁区应当保持空气清新,每日进行有效的空气消毒(消毒方法参见2002年11月由中华人民共和国卫生部下发的《消毒技术规范》);清洁区的地面、台面和物体表面应当每日下班后湿式打扫一遍;每月进行空气、物体表面和医务人员手培养,发现问题及时解决。污染区也需要每日湿式打扫。

表26-2-1 GB15982-1995对Ⅲ类环境的要求

项目	合格标准(cfu/cm^2)
物品表面消毒效果	<10
空气消毒要求	<500
医务人员手册	<10

五、排班制度

(一)工作人员排班制度

(1)护士长按人力资源(老、中、青)搭配合理护理排班。

(2)备班人员应具备丰富血液透析护理经验,能独立进行急诊血液透析护理操作和技术指导的资深护理人员。备班人员按月轮转,负责夜间及节假日的急诊。

(3)所有工作人员应自觉服从主任和护士长的安排,需要加班时随叫随到,备班人员保持24小时通信畅通。

(4)主任、护士长负责二备工作,如遇紧急情况或患者病情危重时,二备人员负责指导抢救治疗。

(5)医护人员严格按照排班表中的班次上班,严禁擅自换班、迟到早退、旷工,特殊情况需经主任、护士长同意方可换班。

(二)早班、下午班、值班、加班工作制度

1. 早班护士工作制度

(1)提前15分钟到岗,做好上机前的准备工作。

(2)严格按操作流程负责早班患者上机的一切工作,核对医嘱并正确做好记录。

(3)透析中定期巡视患者,了解病员的透析反应,发现问题及时处理或向医生汇报。

(4)负责本班患者的下机及机器的消毒和清洁,并做好下午班患者的上机工作。

(5)写好透析记录单的护理小结并与二班护士交班,将透析记录单夹入病历。

2. 下午班护士工作制度

(1)提前半小时到岗。

(2)和早班护士合作,一同给早班患者下机及下午班患者上机。

(3)透析中定期巡视患者,了解病员的透析反应,发现问题及时处理或向医生汇报。

(4)负责本班患者的下机,做好本班透析护理小结。

(5)机器消毒、关机,整理床单位和机器。

(6)关水电、门窗。

3. 备班加班工作制度

(1)每月安排专人备班。

(2)所有医生、护士服从主任、护士长安排,需要加班时随叫随到。

(3)夜间及节假日的急诊由备班人员负责完成。

(4)备班人员保持24小时通信畅通,备班期间不要离开本地。

(5)主任、护士长负责二备班工作,如遇紧急情况或患者病情危重时,二备班人员负责指导抢救治疗。

(三)患者排班制度

(1)血液透析患者的透析时间由一位资深护理人员根据病情遵医嘱排班。

(2)根据透析中心(室)规模,每班至少留1~3台透析机备用。

(3)所有患者均按照患者排班表中的班次进行透析,要求病员提前15分钟到达候诊室。

(4)患者病情变化时可根据医嘱随时安排透析。

(5)患者需要换班时,应至少提前半天与排班人员说明,并通知患者。如无特殊原因应尽量避免临时换班,以减少由此带来的工作秩序混乱和医疗安全隐患。

六、收费管理制度

(1)严格执行国家和当地政府物价政策,按规定收费,不准巧立名目乱收费。

(2)收入的所有费用应当纳入医院财务部门统一管理,并向患者出具医院统一发票。

(3)医保及自费患者每次透析时收费,公费患者每月月初收当月费用,防拖欠费或漏收费。

(4)护士长每月核查患者收费情况。

七、安全管理制度

(1)各级各类医护人员实施岗前教育和继续教育。

(2)健全制度,保障医疗安全。

(3)建立质量安全管理委员会,加强环节质量和终末质量控制,定期分析质量问题,及时提出整改意见,实施反馈控制有效地预防医疗事故的发生。

(4)加强患者的安全管理,建立质量控制网络系统,定期进行安全巡视,定期召开安全会议,评价、修正预防差错、事故的对策。

(5)病历质量严格把关,加强病历等医疗护理文书的书写和保管制度,不得伪造、隐匿、销毁。

(6)强化医护人员的伦理道德观念,保护患者的隐私权,不便告知患者病情需由患者家属签字时,必须有患者的指定授权委托书和签字。

(7)分两班(或三班)透析时,各班护士须做好交接班制度。

(8)工作时须严格执行无菌制度,避免交叉感染;上、下机要严格按操作规程进行。

(9)不得擅自脱岗,串岗,如果有事要离开,须向有关人员请假并告知去向。

(10)下班前仔细检查机器及水电,确保安全。

八、设备维修保养制度

(1)每日巡视透析机的工作情况,实施机器的消毒及除钙。

(2)根据具体使用设备的环境和条件的情况,制定切实可行的维护和保养计划,保证正常运转。

(3)每次对设备进行维护和保养后,在维护保养日记上记录下进行这项操作的日期和类型。

(4)根据设备的要求定期对水处理系统进行冲洗,消毒并登记,发现问题应及时处理。

(5)定期进行透析用水及透析液的检测,保留原始资料和记录,确保其符合质量要求。

九、应急预案

(一)火警

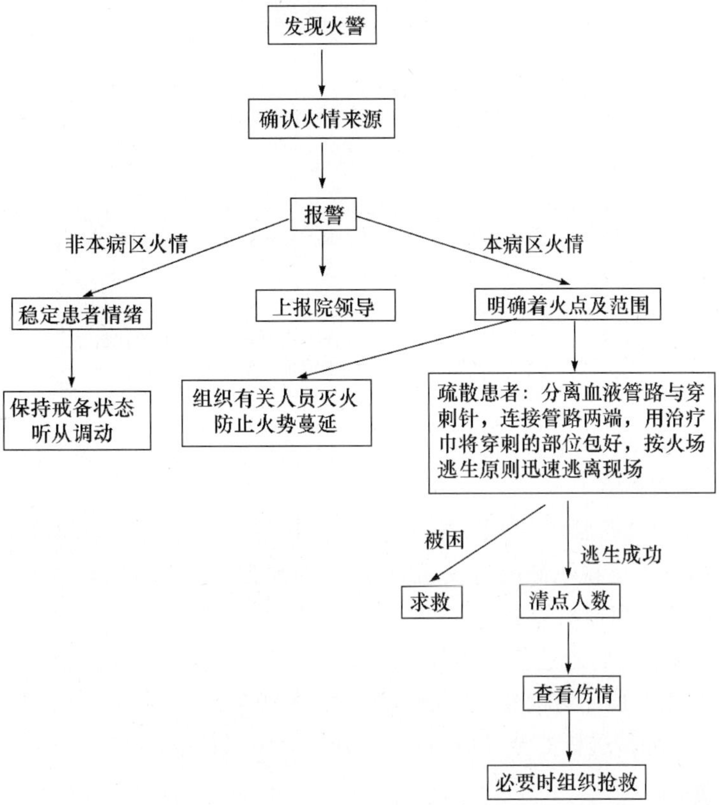

(二)停电

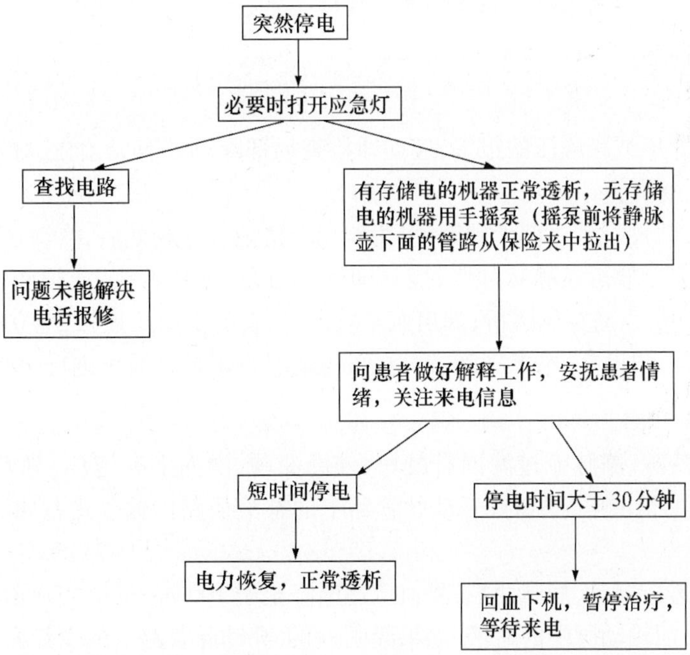

（三）停水

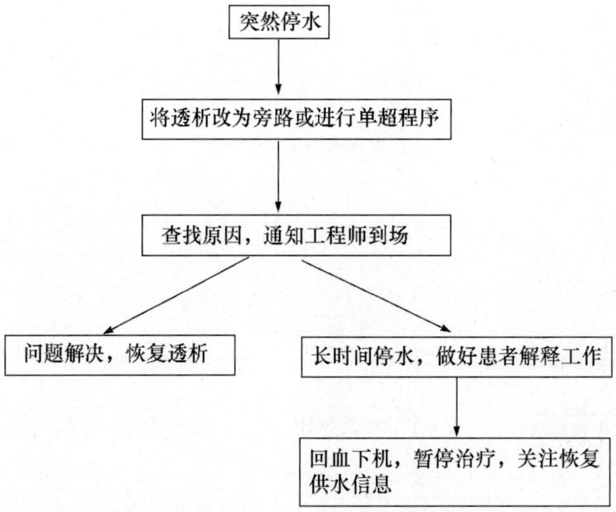

（四）透析器破膜

（1）破膜时立即更换透析器。

（2）是否回输血液应根据跨膜压（TMP）的变化，如TMP在0以上说明破膜较小，膜内为正压，可回输血液。如果TMP在0或0以下说明破膜有反超的危险，则废弃血液不可回输血液。

（3）单人更换透析器法：当透析器破膜时，夹住动脉管路，打开补液口回输生理盐水，待静脉管路颜色变浅时，停血泵卸下透析器，将新透析器膜外与透析液连接，动脉端与动脉管路连接，静脉端游离向上，开血泵以100 ml/min的速度预充透析器，待气泡驱净后，关闭补液口，打开动脉管路，使血液引至透析器静脉端时，连接静脉管路，翻转透析器至动脉端向上，开始正常透析。

（五）透析管道脱落

（1）一旦发现透析管路脱落，立即关闭血泵，夹住动静脉管路，保证透析器脱落端口朝上。

（2）将脱落的管路端口严密消毒后与透析器连接。

（3）打开动静脉管路夹子，打开血泵，恢复透析。

（六）穿刺针脱落

（1）一旦发现动静脉压或跨膜压的报警，应立即检查局部穿刺处有无出血、肿胀，穿刺针有无脱落及整个血液管路有无渗血或折叠。

（2）如发现穿刺针部分脱落，局部无肿胀，可用碘伏严格消毒穿刺处后，换针在原部位重新刺入。

（3）如发现穿刺针完全脱落及静脉肿胀，应立即停止血泵，夹住针头，压迫止血。如出血量较少，患者无不适，可更换穿刺针后重新穿刺透析；如出血量较多，患者有低血压症状，应立即回血（静脉针脱落可从动脉针处回血），同时汇报医生，给予补液、输血等，视情况决定是否继续进行透析。

（七）管道凝血

（1）当透析器颜色变深、静脉壶过滤网有凝块、外壳变硬、液面上有泡沫，静脉压逐渐升高达300～400 mmHg，在不停血泵的情况下，立刻打开动脉管路上的补液通路回输生理盐水，同时将动脉管路夹住停止引血。

（2）用止血钳敲打透析器动、静脉两端，将血流逐渐降至于100 ml/min，当血液回输成功后停血泵。

（3）打开动脉管路，回输动脉端的血液，如果凝固，可丢弃动脉管路上的少量血液。

（4）如透析器与管路凝血严重，无法回血则将管路、透析器连同血液一起丢弃，禁止强行回血以防血凝块进入体内。

参 考 文 献

1. Ekonyan G. Effect of dialysis dose and membrane flux in maintenance hemodialysis. N Engl J Med, 2002, 347: 2010-2019.
2. Locatelli F, Gauly A, Czekalski S, et al. The MPO Study: just a European HEMO Study or something very different? Blood Purif, 2008, 26(1): 100-104.
3. 刘必成. 慢性肾脏病新理论与实践. 福建:东南大学出版社, 2008.
4. 刘必成, 王艳丽, 杨金芳, 等. 血液透析质量管理和持续性质量改进浅论. 中国血液净化, 2003, 2(9): 508-511.
5. KDOQI, National Kidney Foundation. NKF KDOQI Guidelines. http://www.kidney-international.org.

第三节　血液净化中心(室)质量管理

刘必成　刘　宏

一、质量管理概念

质量(quaility)一词来自拉丁文 qualis,即本性的意思。有关质量的定义有广义和狭义之分。广义的质量按照国际标准 ISO 8402-1994 定义为:“反映实体满足明确和隐含需要的能力的特性总和。”这里实体可以是活动或者过程,可以是产品,包括硬件、软件、流程性材料和服务;可以是一个组织、一个体系、一个人或一些人;或者是上述内容的任何组合。隐含需要是指顾客和社会对实体的期望,是人们公认的、不言而喻的、不明确的需要。狭义的质量是指产品的质量。多数质量专家所给出的质量定义指的就是狭义的质量。美国著名经济学家和统计学家戴明 1982 年对质量作如下解释:“质量是通过过程的改善来实现的。生产过程的改善提高了产品产出的一致性,减少返工和错误,减少劳动力的浪费、机器的运作时间和原材料,从而以较少的努力增加产出。这个过程包括产品设计、产品制造、产品销售、在使用中检验产品和根据消费者反映的情况对产品进行再设计。

透析质量是透析效果和透析服务优劣的一个综合反映。一个完整的血液透析过程包括患者的透前准备(比如病情了解、诊断确定、透析机和透析液准备、透析器准备、血管通路的准备)、透析建立(包括血管穿刺、循环建立、参数选择、症状监测、并发症处理等)、透析结束(患者撤离透析、效果评价、信息反馈等)等,可见该过程环节多而复杂,而每一环节均可能影响透析效果及患者对透析服务的反映。医护人员通过对透析过程的控制,不断改进透析方式、方法,提高透析效果,降低透析并发症,提高透析患者的治疗安全性、舒适度、生活质量和长期生存率,这是透析质量控制的具体体现,也是透析中心质量管理所要达到的目标。透析疗法作为终末期肾衰的有效治疗手段,经过过去几十年的发展,目前已经成为一项较为成熟的治疗技术。这项技术的特征是技术复杂、影响效果的环节多;技术本身的开放性和不完善性;它是持续性、甚至终身性的医疗服务;专业性强,设备依赖性高;受经济条件的强烈影响;需要患者及家属的长期密切配合等。上述特征决定了透析质量控制的复杂性和必要性。随着透析人群的不断增加、透析中心规模的不断扩大、患者对透析服务要求的不断提高和患者自我保护意识的增强、医疗保障制度的健全和对医疗服务的考核更加规范和严格,透析中心积极引进和借鉴现代管理理念和质量管理方法已显得十分重要。总结制定出透析质量标准,推行持续性质量改进的策略,将有助于提高透析中心的运营效率,提高透析质量和患者满意度。

二、影响透析质量的因素

要控制和改进透析质量,了解影响透析质量的因素是十分必要的。血液透析和腹膜透析方法不同,因此其影响因素不同。可能影响血液透析质量的因素如下。

(一)透析器

透析器是血液透析过程中可能对透析效果构成影响的关键因素。包括透析器的有效面积、通透性能、膜的生物相容性等。透析器面积越大,在单位时间内清除毒素的能力越强,透析效率越高。但透析面积过大,需要预充血量也越多,可能对患者血流动力学构成不良影响。透析膜对不同相对分子质量物质的通透性能和清除方式也影响毒素的清除能力,透析膜孔径大,清除大分子毒素的能力强,但与此同时,体内营养物质的丢失也可能增加。另一方面,透析膜的生物相容性也影响患者的透析效果。透析膜生物相容性差者,患者透析过程中容易发生生物不相容性反应,主要表现为因补体系统激活而引起肌体的非特异性炎症反应[1-2]。透析器复用是当今透析治疗中国内外大多数中心较为通行的临床实践,由于复用具有降低透析成本,减轻透析器首次使用综合征等优点,在经济不发达国家甚至一些非常发达的国家(如美国)仍然得到提倡,但复用过程中如果不遵循一定的标准,严格质量把关,可能造成透析器有效面积下降,透析器破膜、透析器污染和患者血源性交叉感染等情况的发生,对患者健康构成威胁。

(二)透析液

透析液也是透析过程中的关键要素。透析液流量大小可影响透析的效率,流量越大,透析效率越高,但流量越大,透析成本越高。透析液中离子成分的浓度可影响透析患者的临床表现,如钠离子浓度过高可引起高血压、口渴;钾离子浓度过高,可引起致命性高钾血症;钙离子浓度过高,可导致患者血压增高、口干等;钠离子浓度过低导致透析过程中易发生低血压等。因此,经常仔细、严格地检测透析液浓度就显得十分重要。另外反渗水中内毒素水平,透析液配置和运输、放置过程中是否有污染等会直接影响透析患者是否会发生热源反应等。此外透析液的温度调节失控,可导致透析过程中患者发生发热或寒战等不适反应[3]。

(三)血管通路

是指为了实施血液透析而人为建立的非正常生理性血管通路,包括外瘘(现大多已不做)、内瘘(最为常用)、移植血管通路和深静脉置管等。血管通路的功能就是为血液透析提供充足的血流量。血管通路成功与否主要看其能否既满足透析血流量需要而又不过分影响血流动力学。现在随着透析人群的老龄化,糖尿病、动脉硬化等患者增加,血管通路问题(如狭窄、闭塞)也成为影响透析效果的重要因素,并成为增加透析成本不可忽视的方面。内瘘管腔狭窄,血流量低,导致透析效率下降;另一方面,内瘘分流量过大,导致回心血量增加,心脏负担加大,患者容易发生心衰。此外由于内瘘要被反复穿刺,穿刺过程中,如不严格执行无菌操作规程,可能招致患者局部甚至全身感染。

(四)透析机

透析机各项技术参数的稳定性、超滤精确性、参数监测能力也间接影响患者透析质量。现在市场上透析机绝大部分是容量控制的超滤系统,正常情况下能满足准确脱水的要求,但如果机器故障,脱水不准确,可能造成患者脱水过多引起低血压,或脱水过少,水钠潴留。现在有些性能优良的透析机随机配置了容量测定、血压测定等辅助设施,还有血液滤过透析机配置了 on-line 透析液(置换液)配制系统,使透析更加方便、安全。

(五)空间布局和流程

透析中心由于有不同功能分区,合理空间布局对于规范流程,减少交叉感染具有非常重要的影响。

(六)影响透析质量和效果的软件

影响透析质量和透析效果的因素除上述硬件相关的因素外,还有软件。要做好透析工作,必需调动人的主观能动性,这是改善透析质量不可忽视的方面。

1. *透析医护人员素质*　从事透析工作的医护人员对透析知识的掌握以及他们对提高透析质量重要性的认识会直接影响透析中心的服务水平。为了切实保证透析中心的透析质量,应不断加强对从业人员专业知识的培训,使其及时了解本专业国内外研究动态。新成立的透析室或新从事透析工作的医护人员应经过严格的上岗前培训,取得上岗资格。要熟悉各种透析方式的原理、操作方法、常见透析急性并发症的预防和处置,了解透析慢性并发症产生的机制和干预。透析中心应建立严格的学习、培训制度,经常参加国内外学术交流,组织疑难病例讨论,开展持续性质量改进活动,并通过这些活动切实提高透析质量。

2. *患者对透析知识的了解和依从性*　终末期肾衰竭患者的透析治疗往往是终身性的(除非患者改做肾移植),良好透析效果的取得需要患者和医护人员的共同努力,医疗方案的实施需要得到患者的理解和配合。要做到这一点,应强调患者教育的重要性。通过定期的、丰富多彩的、生动有趣的患者教育活动,让患者了解各种透析方式的优劣,了解影响透析效果的因素,了解控制体重、合理营养、纠正贫血、治疗血压异常、治疗继发性甲状旁腺功能亢进等问题的重要性。我国近年来在许多地方或中心自发成立的肾友会经常举行各种患者健康教育讲座,事实表明,定期的患者教育活动有利于提高患者的依从性和透析效果,提高患者对透析的满意度。

3. *经济因素*　患者透析费用支付方式和患者的经济支付能力也直接影响透析效果。在世界范围内,经济因素仍然是影响患者透析充分性和透析质量的最为主要的因素。由于我国是发展中国家,目前医保仍然处于低水平和广覆盖阶段,报销比例低,使得绝大部分患者需要依靠自己的经济收入来支付长期透析费用,因此严重限制了众多透析患者接受长期规律透析的可能性。但是可喜的是,在我国部分中心城市以及苏南一些经济发达地区,目前透析费用报销比例已经达到 80% 以上,大大提高了充分透析患者的比例。例如江苏省苏州地区的农民透析人数在过去 3 年中以每年 40% 以上的速度增长,县级医疗机构中已经涌现多个超过 50 台透析机的大型血液透析中心。

三、质量管理方法

透析质量管理是一个系统工程,需要行业主管部门、医保部门和透析医护人员的紧密配合。由于血液透析是一个技术复杂、专业性很强的工作,为了切实保护患者的利益,促进透析事业的健康有序发展,应强调加强行业管理的重要性。目前国内部分地区在卫生主管部门指导下先后成立了血液透析质量控制和改进机构,制定了透析质量管理规范。

透析质量管理实施的重点在透析中心,透析中心应提高对质量管理重要性的认识,把提高质量管理看成是促进中心发展的必经之路。透析中心从成立起就应组建质控领导小组,并进行有效地分工和合作。透析中心质控小组的一般架构如图 26-3-1。

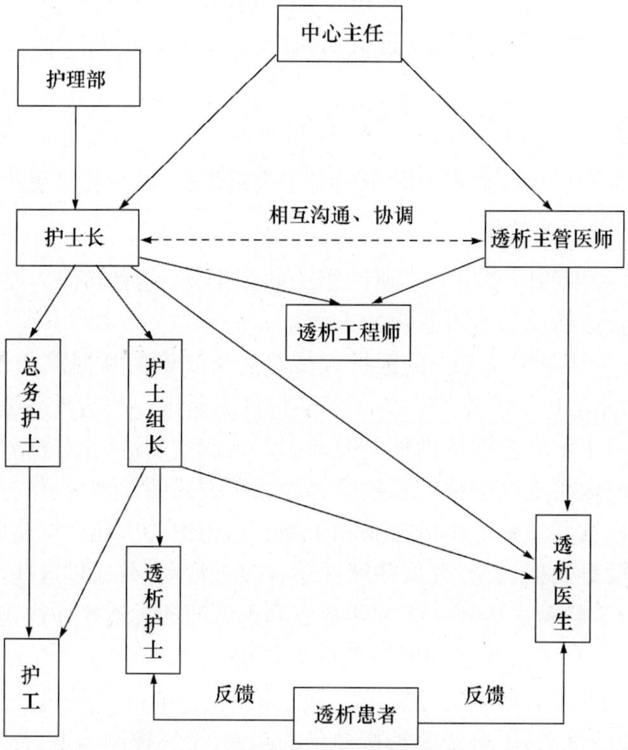

图 26-3-1 透析中心助理管理框架

在上述架构中,透析主管医师和护士长起关键作用,负责透析质量控制的各个环节把关、督促。透析中心要坚持主管医生和护士长查房制度,及时发现各种危急重症患者。中心主任主要负责中心发展目标的确定和各质控小组之间的工作协调。透析中心可拟订各种质控表格,包括患者移动情况、透析不适反应登记、透析慢性并发症登记、患者定期透析疗效指标记录、患者满意度调查等,分别由医师和护士负责填写。中心负责人要定期召开质控小组成员会议,总结成绩,分析存在问题,提出解决办法。透析中心在质量管理中,要体现以人为本的精神,不断改进服务,为患者创造安全、舒适、高效、个体化的透析服务。对医务人员应制订激励政策,鼓励工作中严格遵守规章制度、开拓创新、不断进取、成绩显著的医务人员。在质量管理中,还应调动患者参与质量管理的积极性,定期召开患者及家属座谈会,经常走访患者,了解他们对透析中心进一步改进工作的建议[4]。

四、质量管理的标准

虽然血液透析技术经过 40 多年的临床应用,技术日趋完善,并成为终末期肾衰竭患者的标准治疗手段,但目前全世界尚无公认的评价透析质量的标准问世。直至 20 世纪 90 年代初,随着美国肾脏数据系统的建立和循证医学在血液透析领域里的应用,人们开始越来越注意对透析质量标准的研究。1995 年,美国国家肾脏基金会(national kidney foundation, NKF)发起了透析效果质量动议(dialysis outcome quality initiative, DOQI),该动议的主要目的是为临床改进患者透析效果,提高患者生存质量而提出指导性建议。这些建议的产生主要基于既往大量的循证医学证据和透析专家组个人的经验。比如在第一次 DOQI 发表前,负责制定 DOQI 的工作小组详细阅读了既往已经发表的有关文章 11 000 多篇,并对这些文章逐一归类,最后形成了充分血液透析、充分腹膜透析、贫血处理以及血管通路处理等有关指导性建议。近年来这些建议在临床实践中又不断得到完善和更新,成为指导血液透析临床工作开展的重要指南。目前这些建议的内容也已引起我国专业工作者的广泛关注,我国透析工作者及时交流这些指南中的新观点,对促进我国血液透析质量的改进发挥了积极作用。本文限于篇幅,简要介绍 DOQI 中有关透析质量的建议[14]。

(一)关于血液透析剂量

目前认为,血液透析剂量是反映透析充分性和透析效果的重要指标,与透析患者的预后有密切关系。2007 年发表的 K/DOQI 建议,血液透析中心应常规监测透析剂量,对透析剂量的评估方法主要使用单室容积变量尿素动力学模型(UKM),在同一透析单位,所有患者均应用同一种方法测定透析剂量。无论成人还是儿童,最小透析剂量(minimally adequate dose)为 Kt/V 达到 1.2,如果用尿素下降率(urea reduction rate, URR)来估计,则 URR 应不小于 65%。为了防止透析剂量低于此标准,故建议处方剂量为 Kt/V 1.4,此相当于 URR 70% [5]。

(二)关于透析充分性测定方法和频率

建议无论成人还是儿童,应至少每月测定一次透析剂量,而对一些可能存在透析不充分的患者可随时增加测定次数。BUN 的测定应分别是同一次透析前后的血标本[6]。

(三)关于透析器复用问题

K/DOQI 指南中认为透析器复用应遵循美国医疗器械发展委员会标准和推荐的方法。透析器复用的负面影响尚无前瞻性、随机对照研究,故难做评价,但复用可导致透析器性能和效率降低。对中空纤维透析器复用时,应在第一次使用前测定其管腔总容积(TCV),并在每次复用处理时均进行此项测定,当 TCV 小于基础值的 80%,则应停止复用[5]。

(四)关于透析低血压的预防

建议通过下列措施预防透析低血压:①避免过量超滤;②降低超滤速度;③使用序贯超滤;④提高透析液钠浓度;⑤改做碳酸盐透析;⑥降低透析液温度;⑦纠正贫血;⑧改善患者的生活饮食习惯等[5]。

(五)关于血管通路

指南建议,在建立血管通路之前对患者进行病史询问和体格检查,了解患者静脉、动脉和心肺系统功能。下列情况下需在建立血管通路前行静脉造影:①相应肢体水肿;②存在并行静脉;③两侧肢体不对称;④有锁骨下静脉置管史;⑤有肢体、颈、胸部手术史或同一侧肢体有血管通路建立史[7]。

关于永久性血管通路(动静脉内瘘)位置选择顺序,建议首选腕部(桡动脉-头静脉),次选肘部(肱动脉-头静脉),如果上述通路无法建立,可选择动静脉人工血管移植,肱动脉-贵要静脉内瘘。永久性血管通路未建立前,可选择静脉置管建立临时性血管通道,最佳置管位置是右侧颈内静脉,其次为右侧颈外静脉,左侧颈内和颈外静脉、股静脉等。隧道袖套导管可使用 3 周以上,如患者仅需临时紧急透析几次,则可选择无袖套导管。对于适合建立内瘘的静脉血管,尤其是非优势手上肢的头静脉应加以保护,尽量避免穿刺。

对于 Ccr < 25 ml/min, Scr > 1.4 mmol/L(4mg/dl)或预期 3 个月内需要进入透析的患者建议提前安排做动静脉内瘘手术。新建内瘘至少需要 1 个月才成熟,比较理想的是等待 3 ~ 4 个月后再使用,移植血管需要 3 ~ 6 周再使用。做手臂锻炼或去除静脉侧支会有助于内瘘成熟。

对新建内瘘应经常观察血管的搏动和震颤,测定血流量、静脉压和尿素再循环等来了解是否有内瘘狭窄。当双针尿素法测定尿素再循环超过 10%,或非尿素稀释法超过 5% 时应积极查找原因,如再循环量超过 20% 时,要首先确定穿刺位置是否正确,然后考虑行血管造影。对于糖尿病、高龄、多次在肢体建立血管通路者应在手术后 24 小时严密监测肢体缺血情况。

下列情况下应对内瘘进行处理,狭窄已引起显著的血流动力学改变、移植物感染、假性动脉瘤形成。处理方法主要有,经皮血管扩张成形术(PTA)、外科手术修复、溶栓术等,有感染者使用抗生素。移植物感染者在使用抗菌药物同时去除移植物。隧道袖套导管感染者,如表现为局部红、肿、分泌物,没有全身症状,血培养阴性,则局部应用抗菌药物加局部护理,不需拔管,如隧道有流出物,除了局部处理,还应全身使用抗菌药物。除非抗菌治疗无效,否则不应拔管。抗菌药物选择在培养结果出来之前,首先选择对葡萄球菌和链球菌有效的抗菌药物。如果全身用药 36 小时后症状未好转,应考虑拔管。

关于血液透析中心血管通路的并发症发生情况，指南中要求移植物血栓形成发生率不超过0.5例次/患者年，自体动静脉瘘血栓形成率不应超过0.25例次/患者年，动静脉移植物感染发生率不超过10%，自体动静脉瘘感染发生率不超过1%。隧道袖套导管感染发生率3个月内小于10%，1年内小于50%。首次透析时隧道袖套导管失功能（血流量<300 ml/min）发生率不超过5%。动静脉移植物总体开放率1年70%，2年60%，3年50%。

（六）关于肾性贫血的治疗

指南中建议，当Hb<135 g/L（成年男性）或Hb<120 g/L（成年女性）时，应诊断贫血并进行进一步的评估。对贫血的检查包括Hct和/或Hb、红细胞数、网织红细胞数、血清铁、总铁结合力、转铁蛋白饱和度、血清铁蛋白、大便潜血试验。CRF患者Scr>0.7 mmol/L（2 mg/dl）时，最常见的原因是促红细胞生成素（EPO）缺乏。使用EPO治疗Hb的目标范围为11～12 g/dl，但不应高于13 g/dl。工作组考虑了死亡率、心血管事件和生活质量，认为Hb高于13 g/dl可能带来的害处较可能的生活质量改善和避免输血更严重。为了达到靶目标，应补充铁剂，使血液透析患者的转铁蛋白饱和度≥20%、血清铁蛋白≥200 ng/ml。未血液透析的慢性肾衰竭患者和腹膜透析患者的血清铁蛋白>100 ng/ml、转铁蛋白饱和度>20%。如果铁含量已经达标，而Hct/Hb<（33%）/（11 g/dl），或需要很大剂量EPO才能将Hct/Hb维持在（33%）/（11 g/dl）水平者，建议静脉给予铁剂50～100 mg，持续10周。当转铁蛋白饱和度≥50%，血清铁≥800 ng/ml时，再补铁剂也无助于Hct/Hb的改善。关于体内储存铁状况的监测，指南中建议未接受静脉铁剂治疗者每月检测一次，正在接受铁剂治疗者至少应每3月检查一次，在Hct/Hb达标后，仍需每3月检查一次。未接受EPO治疗者，当转铁蛋白饱和度≥20%，血清铁≥100 ng/ml时，应至少每3～6个月检测一次铁状态[8]。

1. *关于补铁方法* 指南中建议，在血液透析患者，铁剂最佳给药途径为静脉（强烈建议），在ND-CKD和PD-CKD患者，铁剂可静脉或口服。在血液透析患者的证据表明，口服铁并不比安慰剂或不治疗更有效，静脉铁优于口服补铁。铁剂的使用可防止发生铁缺乏并可以降低达到目标Hb水平的促红素剂量。

2. *关于EPO的应用* EPO的给药途径应根据CKD分期、治疗有效性、安全性和EPO种类决定。在非血液透析患者，皮下（SC）注射更方便，血液透析患者静脉（IV）给药更方便。血液透析患者给药途径上SC或IV均可，但鉴于皮下注射有导致纯红再障（PRCA）的危险，目前FDA推荐血液透析患者采用静脉给药途径。短效EPO，皮下给药的效果优于静脉给药途径，可减少30%的用药量。而长效药物，皮下与静脉给药效果相当。血液透析患者静脉注射EPO剂量为120～180 U/（kg·w），分3次给药。应用EPO后，要每1～2周测定Hct/Hb，直至达标后改为每2～4周测一次。如果开始EPO治疗或EPO加量2～4周内，Hct升高幅度小于2%，应将剂量增加50%，如果加量后1个月内Hct升高8个百分点，或者Hct达到了靶目标，应把EPO剂量降低25%。对EPO治疗反应不良者排除铁缺乏后，应考虑体内是否存在下列情况：①感染或炎症；②慢性失血；③纤维性骨炎；④铝中毒；⑤血红蛋白病；⑥叶酸或维生素B_{12}缺乏；⑦多发性肌瘤；⑧营养不良；⑨溶血等。EPO治疗的副作用主要有高血压（发生率约23%）、癫痫发作、透析器凝血和血管通路血栓形成、血钾增高等。

（七）关于慢性透析患者的营养治疗

DOQI指南指出，透析患者的营养状态与患者的患病率（morbidity）和死亡率（mortality）有密切关系，所有维持性血液透析（MHD）患者在透析前均应采用综合性指标来进行营养状态的评估，检查指标包括患者透析前或稳定状态下血白蛋白、通常体重百分比（percent of usual body weight）、标准体重百分比（percent of standard body weight）。血清白蛋白、血肌酐和肌酐指数、胆固醇水平等是反映患者营养状态的有效指标，其他测定方法还有人体测量学指标（包括三头肌或肩胛下皮肤皱折和上臂中部周径）、双能X线吸收计量法（DXA）、干体重等。测定PNA（protien equivalent of total netrogen appearance）或PCR是了解患者体内蛋白质平衡状态的有效方法。

透析患者的营养治疗时，应注意定期检测体内酸碱平衡状态（1次/月），维持血碳酸盐在22 mmol/L以上。充分规律的透析患者蛋白质每日摄取量为1.2 g/（kg·d），腹膜透析者要达到1.2～1.3 g/（kg·d），患者总热量要求达到35 cal/(kg·d),60 岁以上者热量在30~35 cal/(kg·d)。尽管有报道认为 L-carnitine 可以改善患者的乏力、痉挛、低血压等不适症状,但目前尚无足够证据表明要常规应用 L-carnitine 治疗,该药可能最适合在有 EPO 抵抗性贫血患者中应用。

指南中还建议,对透析前期(GFR<20ml/min)患者也应进行全面的营养状态评估,并给予这些患者低蛋白饮食〔0.6 g/(kg·d),其中至少一半为动物蛋白〕,并保持热量供应30~35 cal/(kg·d)。如果患者 GFR 小于 20 ml/min,应积极建议患者做维持性透析治疗,以避免过度限制蛋白质饮食导致的营养不良。对儿童透析患者,除应满足其对热量和蛋白质的需求外,应补充维生素 A、C、E、K 和 B_1、B_2、B_6、B_{12}、叶酸及微量元素铜和锌。儿童患者还建议使用重组人生长激素(使用指征:患儿身高低于其标准升高的2 倍标准差,或身高增长速度低于标准值的2 倍标准差,患者应尚有增高潜力且无药物使用的禁忌证)。在使用该激素治疗时,应纠正可能同时存在的营养物质摄取不足、酸中毒、高磷血症、继发性甲状旁腺功能亢进等情况[9]。

(八)关于肾性骨病的治疗

慢性肾脏病患者患肾性骨病相当常见,包含了从低转运、低动力型骨病到高转运纤维性骨炎病变这两种极端和其中间的所有一系列的异常病变类型。指南指出,慢性肾脏病骨病的治疗方法与骨病的类型有关[10]。

1. *甲状旁腺功能亢进性(高转运)骨病和混合性(高转运伴矿化缺陷)骨病* 对于慢性肾脏病患者(3期和4 期),如果连续两次测定其血浆 iPTH 水平 >70 pg/ml(CKD3 期)或 iPTH >110 pg/ml(CKD 4 期)的话,应限制其饮食中磷的摄入。如果这样对降低血浆 iPTH 无效的话,需给予活性维生素 D 或其一种类似药物(alfacalcidol or doxercalcifero)来预防或缓解骨病。慢性肾脏病第5 期患者如其血浆 iPTH 水平高于300 pg/ml,应给予活性维生素 D 或其类似药物(doxercalciferol, alfacalcidol, 或 paricalcitol)来逆转PTH 的过度反应引发的骨病变(即高转运性骨病),并治疗钙化缺陷。对于伴有高钙和(或)高磷血症,药物治疗无效的严重的甲状旁腺功能亢进症(血清 iPTH 水平持续 >800 pg/ml),建议进行甲状旁腺切除术。甲状旁腺次全切或全切后甲状旁腺组织自体移植,可使严重甲状旁腺功能亢进症获得有效的治疗。

2. *骨软化症* 为防止由于铝中毒导致的骨软化症,应使透析液中的铝浓度维持在低于10 μg/L 的水平,并避免使用含铝的复合物(包括硫糖铝)。应使用去铁胺(DFO)治疗铝负荷过度导致的骨病。由于维生素 D_2 或 D_3 缺乏或磷缺失导致的骨软化症比较少见,可以相应补充维生素 D_2 或 D_3 或磷。

3. *动力缺失性骨病* 对 CKD 患者第5 期的动力缺失性骨病(由骨活检证实或 iPTH 水平 <100 pg/ml)应给予治疗使其血浆 iPTH 水平升高以增加骨转运,可以通过减少含钙的磷结合剂和维生素 D 的剂量或停用达到目的。

(九)关于心血管并发症的防治

根据 K/DOQI 指南,将透析患者心血管疾病定义为包括冠状动脉疾病、心肌病、瓣膜性心肌病、心律失常、脑血管疾病以及周围血管疾病。对于透析患者 CVD 的防治应该从两个层面入手,一是对心血管的危险因素进行干预,二是对业已发生的 CVD 进行治疗[11],危险因素的干预。

1. *糖尿病* 对于透析患者的糖尿病的干预可参照美国糖尿病协会的建议。但需要指出的是,关于透析患者理想的血糖控制水平,目前仍有争议。对透析患者而言,血糖控制越接近理想水平,低血糖发作风险越大,而后者也被认为可能增加 CVD 风险。此外,透析患者由于贫血、红细胞寿命的缩短,糖化血红蛋白可能会低估血糖控制情况。

2. *高血压* 透析患者血压控制目标为透析前血压 <140/90 mmHg,透析后血压 <130/80 mmHg。

控制血压的步骤:①纠正水负荷过多,维持理想的干体重;营养师的指导、低盐饮食(每日摄入盐2~3 g)、增加超滤量、延长透析时间、每周3 次以上的透析治疗以及应用药物减少对盐的食欲来处理;②初始药物选择:首选抑制肾素-血管紧张素系统的药物,如 ACEI 或者 ARB,此类药物可以减轻左心室肥厚、降低交感神经兴奋性、降低脉搏速度、改善内皮细胞功能、减少氧需求的压力;③抗高血压药物应当首选夜间给药,因为这样可以防止夜间血压上升和透析期间低血压的发生;④抗高血压药物的选择还要考虑到透析对药物的清除。

3. 血脂 关于透析患者血脂紊乱的具体处理可借鉴指南中“CKD 患者血脂紊乱处理指南”部分[12]，减少饮食中饱和脂肪酸的摄入、增加运动、减轻体重、戒烟、忌酒，经过这些干预血脂水平仍未达到目标值，可给予他汀类、贝特类或烟酸类药物治疗。

4. 吸烟、体力活动、心理因素 建议所有透析患者戒烟，并且应鼓励其进行适当的体力活动，定期评估精神状态（最多间隔6个月），如存在抑郁、焦虑、敌意等心理状况，应该进行专科治疗。

5. 贫血 所有有贫血的透析患者均应按照指南（见上文）来进行治疗。

6. 动脉硬化、血管及瓣膜钙化、钙磷代谢紊乱 纠正钙磷代谢紊乱也被证实是减少心血管钙化的重要措施。透析患者应每3个月监测一次钙、磷和 iPTH 水平，血磷水平应维持在 3.5～5.5 mg/dl（1.13～1.78 mmol/L），血清总钙维持在 8.4～9.5 mg/dl（2.10～2.37 mmol/L），iPTH 水平应该在 150～300 pg/ml。

（十）已发生的 CVD 进行治疗

由于 CVD 在透析患者中普遍存在，并影响其长期预后，因此，对透析患者 CVD 各方面情况进行评估是重要的，并且评估需要个体化。治疗上应当遵循一般患者的治疗原则，包括经皮冠状动脉介入治疗、冠状动脉旁路移植术、抗血小板制剂、β 受体阻滞剂、血栓溶解疗法和调脂药物，服药剂量需要根据经由肾脏排泄或者透析来调整。

（十一）关于丙型肝炎病毒感染的防治

指南指出，维持行血液透析患者应常规测定 HCV。HCV 急性感染患者，应该立即开始抗病毒治疗，单用标准化干扰素治疗（剂量根据肌酐清除率调整）。彻底抗病毒治疗 6 个月血清病毒 RNA 检测阴性后，每半年行病毒核酸检测（NAT）。此外，血液透析单位应该确保实行持续严格的感染控制措施以防止 HCV 的血源性传播，感染控制措施应该包括各种卫生相关措施以求有效防止患者之间血液的传播（经污染的仪器或表面）。需要注意的是，隔离措施不能代替严格的感染控制措施，不推荐透析机专人专用，只有在透析单位严格履行感染控制措施情况下，才可以采用透析器复用[13]。

最后应该强调，K/DOQI 中有关建议的提出，有的是基于循证医学的证据，也有许多是专家的观点，因此这些建议内容有些应是我们工作中必须遵循的，但有一些内容可能供我们临床实践中参考，并可能值得我们进一步研究。我国透析界应结合国情，在学习和介绍国外透析质量标准的同时，努力探索适合我国情况的自己的透析质量标准和质量控制方法，以促进我国透析事业的发展。

五、持续质量改进

持续性质量改进（CQI）起源于工业标准化管理的发展，是一种使员工们参与计划设计并实现持续改进流程的具有一定结构的组织过程，用以提供符合或超过人们期望的高质量健康服务。有时它可以与全面质量管理（TQM）替换使用，在健康领域人们常常用 CQI 来体现 TQM 的管理理念[14]。

早在20世纪50年代，美国著名质量管理先驱 Deming 创建和发展了全面质量管理（TQM）的企业管理理念和方法。他把质量管理的重心放在生产过程（而不是结果）上，通过对客观数据进行严格的统计学分析，完成不断的持续性改进的循环。由于健康服务的生产更加复杂，产品与服务的类型更加多样化，在执行通行标准的同时必须注重个体化，才能取得最佳治疗效果。健康服务机构的变革不仅仅受经济制约，还受特定工作环境中人员知识类型的影响。健康服务业的输出具有非标准性、多变性，工作人员具有高度的自主权。患者需求的高度可变性更要求质量保证应处在一个持续的过程之中。而制造业过程是周而复始的线性流动、标准化的步骤与输出，工人的自主权较低，消费市场的可预测性强。因此，在 TQM/CQI 的理念应用于健康服务行业后，更强调其过程改进的持续性[15]。

CQI 既是一种管理的哲学理念，又是一套系统的管理方法。CQI 强调避免对个人的责备，工作的重点放在与某一特定结果相关的管理和专业技术过程上。CQI 强调对组织外部环境的理解和适应，采用科学的方法去评价现存状态、分析和改进过程、长期追踪过程的进步。它采用理性的、以数据为基础的、合作性的方式进行过程分析和变化调整,力图建立一种通过有计划、有组织的学习保证完成最好实践的机制。

20 世纪七八十年代,随着美国肾脏数据系统(United States Renal Data System, USRDS)系统的建立,大量透析数据的统计处理成为可能,美国健康服务支付当局(health care financing administration, HCFA)于 1992 年发展了健康服务质量改进计划(the health care quality improvement program, HCQIP),1994 年该项计划在终末期肾衰竭患者中实施。血液透析持续质量改进是医院医疗质量管理的重要组成部分,是一个不断完善、持续改进的过程[16]。

(一)CQI 的主要内容与方法

CQI 是一个不断循环的连续过程,没有一个特定的起点和终点,但人们也对 CQI 的基本步骤作出不同的划分。根据 Shewart 描述,CQI 就是通过计划(plan, P)、实施(do, D)、学习(study, S)和执行(act, A)的 PDSA 循环,不断促进产品质量的改进。PDSA 循环是 CQI 的基础,

CQI 的努力目标是减少过程中的变异性。存在的变异越少,管理的确定性越强,对过程的控制能力越强,成本消耗越低。CQI 寻找整个过程中的变异,从最初问题的分析到监测正在发生的变化,以利于从事实中寻找导致变异的原因。

(二)血液透析中心对 CQI 的应用

1. *建立有效的 CQI 工作团队* 建立一支有效的 CQI 工作团队,是完成持续性质量改进任务的关键。对于团队的建设没有固定的模式,但团队建立的原则必须是使管理者和员工都能够把自身价值的实现和整个组织的使命连接在一起,对工作质量持续改进的过程有积极参与的愿望和能力。团队的组成上除了中心的医务人员之外,还要包括患者及家属、其他科室专业技术人员和社会人士等。目前,越来越多的研究显示,在慢性疾病的治疗和康复过程中患者及其家属的参与和理解起到关键作用。为了提高患者对治疗计划的依从性,对患者进行有效的管理是关键。因此在团队人员的组建上吸收患者及家属参与其中。

2. *PDSA 循环周期的应用* PDSA 循环始于计划,而计划是建立在对需要改进问题的确定基础上。问题的确定需要通过严格的调查和研究,问题确定后,要通过学习新知识和新标准,确定通过改进和完善需要达到的目标,然后再制订具体的能够实施达标的步骤。目标实现后,不应就此大功告成,而应始终保持清醒的头脑,不断根据技术本身的进步,检查和发现本中心与国内外先进单位相比尚存在的薄弱环节,并进一步研究出切实可行的解决方案,如此循环往复,推动透析质量的持续改进。比如一个透析中心通过一个阶段对透析中心所有透析资料的登记、分析,发现该中心患者的 URR、*Kt/V*、血红蛋白等可能低于标准(根据 DOQI 指南),就应该组织透析医护人员认真学习有关指南的内容,找出未达标的原因(如患者透析时间过短、透析器面积过小、内瘘流量不足、透析低血压、营养不良等),从而制定相应的改进措施,并认真贯彻执行。可见 CQI 是不断改善透析质量的有效措施,也是医护人员不断提高业务水平的自律性行为。美国自实施 CQI 后,尿素下降率(URR)达 65% 以上的比例由 1995 年的 59% 上升到 1998 年的 68%,这意味着全国可能有 15 000 患者透析充分性得到了改善,而血红蛋白在 30 g/L 以上的患者比例由 1995 年的 63% 上升到 1996 年的 72%,说明实施 CQI 可显著提高透析疗法的临床效果[17]。

总之,实施 CQI,需要针对工作目标制定一个工作流程,此流程图大致如图 26-3-2。

比如某透析中心通过调查发现,在某一段时间内该中心有 32.5% 的患者血磷≥1.94 mmol/L,27.5% 的患者血钙≥2.62 mmol/L,有 22.2% 患者 iPTH 在 200 pg/ml 以上,针对这个问题,该中心确立了尿毒症患者继发性甲状旁腺功能亢进预防和处理的改善主题,他们首先确定改善的目标是将血磷维持在 1.13 ~ 1.94 mmol/L 的患者比例控制在 25% 以下,血钙控制在 2.12 ~ 2.62 mmol/L,通过分析,认为导致患者出现上述问题的主要原因有三个,即饮食控制不好导致了高磷、药物治疗及透析量不足导致了低钙以及患者并发了继发性甲状旁腺功能亢进症。因此提出解决方案如下:①对患者进行饮食和药物知识的健康教育;②监测 Ca、P、iPTH,给予 1,25-$(OH)_2D_3$ 治疗和使用磷结合剂(碳酸钙和醋酸钙);③增加透析剂量;④透析液 A 液配置要根据 Ca 值及 iPTH 水平来调整。然后制定 CQI 执行计划表(表 26-3-1)。

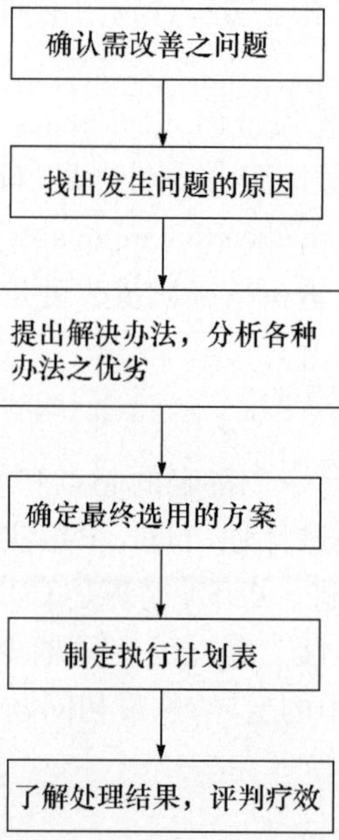

图 26-3-2 CQI 工作流程图

表 26-3-1 CQI 执行计划表(CQI Action Plan)

执行措施	负责人员职责	开始日期
1. 磷≥1.94 mmol/L		2008 年 2 月
a. 透析清除率>60%	1. 检查透析前后血磷值	
	2. 延长透析时间	
	3. 选择高清除率透析器	
b. 饮食卫教	1. 详细询问饮食内容	
	2. 给予患者指导何种食品含磷较高	
c. 磷结合剂	1. 碳酸钙或醋酸钙	
	2. 指导患者正确服药方式	
2. iPTH>200 pg/ml		2008 年 2 月
a. 调整透析 A 液	1. Ca>2.62 mmol/L 用 1.5 A 液	
	2. Ca<2.62 mmol/L 用 1.75A 液	
b. 口服钙片	若 Ca<2.62 mmol/L	
	iPTH>1 000 pg/ml,服 4 片	
c. 1,25-$(OH)_2D_3$ 口服	iPTH 600~1 000,服 3 片	
	iPTH 300~600,服 2 片	
	钙磷乘积>55 可视情况暂停	
3. Ca≥2.62 mmol/L		2008 年 2 月
a. 给予钙片	碳酸钙 200 mg,一日 3 次	
b. 给予维生素 D_3	骨化三醇 1 片,一日 3 次,除非 iPTH<100 pg/ml	
c. 调整透析 A 液	若 iPTH<100 pg/ml, 用 Ca1.5 mmol/L A 液	
	若 iPTH>100 pg/ml,用 Ca1.75 mmol/L A 液	

最后一个阶段就是检查执行情况和结果,通过几个月的执行,该中心患者钙、磷代谢异常的比例明显降低[13]。

从上例可以看出,尽管 CQI 执行比较烦琐,但它使得血液透析的临床医学实践更加规范和科学。据了解,我国台湾地区有不少透析中心年透析人次在 2 万以上,这些中心的医生/患者比低达 1∶50,医疗任务十分繁重，但通过 CQI 活动，提高了透析中心的运行效率和透析效果，这些经验是值得我们借鉴的。

目前在中华肾病专科分会的艰苦努力下，我国正在建立计算机联网的透析资料登记、统计、分析系统，全国透析工作者已经为透析登记做了大量准备工作[18]。相信，随着我国经济的快速发展，医院信息管理水平的提高，广大透析工作者会更加积极地认识到透析资料登记对透析质量管理的基础性作用，认识到 CQI 对提高透析质量的促进作用，从而自觉地为不断提高我国的透析水平贡献力量。

参考文献

1. Ekonyan G. Effect of dialysis dose and membrane flux in maintenance hemodialysis. N Engl J Med, 2002, 347: 2010-2019.
2. Locatelli F, Gauly A, Czekalski S, et al. The MPO Study: just a European HEMO Study or something very different? Blood Purif, 2008, 26(1): 100-104.
3. 刘必成. 慢性肾脏病新理论与实践. 福建:东南大学出版社, 2008.
4. 刘必成, 王艳丽, 杨金芳, 等. 血液透析质量管理和持续性质量改进浅论. 中国血液净化, 2003, 2(9): 508-511.
5. KDOQI, National Kidney Foundation. NKF KDOQI Guidelines. http://www.kidney-international.org.
6. K/DOQI Workgroup. NKF-K/DOQI Clinical Practice Guidelines for Hemodialysis Adequacy: update 2000. Am J Kidney Dis, 2001, 37(1 Suppl 1): S7-S64.
7. K/DOQI. NKF-K/DOQI Clinical Practice Guidelines for Vascular Access: update 2000. Am J Kidney Dis, 2001, 37(1 Suppl 1): S137-S181.
8. NKF-K/DOQI. Clinical Practice Guidelines for Anemia of Chronic Kidney Disease: update 2000. Am J Kidney Dis, 2001, 37 (1 Suppl 1): S182-238.
9. Kopple JD. National kidney foundation K/DOQI clinical practice guidelines for nutrition in chronic renal failure. Am J Kidney Dis. 2001, 37(Suppl 2): S66-S70.
10. National Kidney Foundation. K/DOQI clinical practice guidelines for bone metabolism and disease in chronic kidney disease. Am J Kidney Dis. 2003, 42(4 Suppl 3): S1-S201.
11. K/DOQI. K/DOQI clinical practice guidelines for cardiovascular disease in dialysis patients. Am J Kidney Dis, 2005, 45(4 Suppl 3): S1-S153.
12. Kidney Disease Outcomes Quality Initiative (K/DOQI) Group. K/DOQI clinical practice guidelines for management of dyslipidemias in patients with kidney disease. Am J Kidney Dis. 2003, 41(4 Suppl 3): I-Ⅳ, S1-S91.
13. Kidney Disease: Improving Global Outcomes (KDIGO). KDIGO clinical practice guidelines for the prevention, diagnosis, evaluation, and treatment of hepatitis C in chronic kidney disease. Kidney Int, 2008, 109(Suppl): S1-S99.
14. Shortell SM, O'Brien JL, Carman JM, et al. Assessing the impact of continuous quality improvement/total quality management: concept versus implementation. Health Serv Res, 1995; 30(2): 377-401.
15. 李岩, 汪涛. 持续性质量改进(CQI)在临床工作中的应用. 中国血液净化, 2004, 3(5): 279-284.
16. Richards N, Ayala JA, Cesare S, et al. Assessment of quality guidelines implementation using a continuous quality improvement program. Blood Purif, 2007; 25(3): 221-228.
17. Chen M, Deng JH, Zhou FD, et al. Improving the management of anemia in hemodialysis patients by implementing the continuous quality improvement program. Blood Purif, 2006, 24(3): 282-286.
18. 张伟明, 钱家麒. 国内外透析登记现状. 中国血液净化, 2007, 6(9): 468-470.

第二十七章

生物人工肾

急性肾损伤和慢性肾脏病患病率高,治疗手段有限,已成为威胁人类健康的主要疾病。由于透析仅能提供周期性的滤过功能,替代不了肾脏自身稳定的调节功能、代谢功能及内分泌功能,长期肾脏替代疗法可有效地改变肾衰竭的预后,但不能从根本上改变肾实质损伤的病理损害,也不能阻止各种急、慢性并发症的发生。同种肾移植虽能从根本上改善肾实质损伤,但移植后免疫排斥问题的治疗难以取得实质性突破,而且供体肾源匮乏。近年来,发育生物学、干细胞和再生医学、组织工程及异种肾移植等技术的发展为治疗肾脏疾病提供了新的手段。

干细胞移植是一项基于细胞培养技术发展起来的细胞工程技术,其利用干细胞的生物学特性,通过体外增殖,诱导定向分化,以及应用基因修饰技术改变干细胞特性,构建各种细胞、组织和器官。在肾脏病研究领域,随着干细胞生物技术研究的不断深入和应用水平的不断提高,提取和纯化肾脏干细胞建立细胞库,拓宽肾脏干细胞的来源,应用干细胞分化技术产生新的肾细胞、肾单位和肾器官,通过干细胞移植技术促进肾细胞再生和修复,或启动器官再次发育,为肾脏疾病治疗学的研究带来了新的契机。克隆技术在现代生物学中被称为"生物放大技术",它已经历了三个发展时期:第一个时期是微生物克隆,第二个时期是基因克隆,第三个时期是动物克隆。其在器官克隆及移植上的巨大潜力引起了广泛的关注,但同时存在伦理道德问题及一定的技术风险。异种肾移植成为解决肾源不足难题的有效途径,但超急性排斥反应是亟待解决的主要问题。

体内、体外组织工程是近年来发展起来的一项技术。其以少量种子细胞经体外扩增后与生物材料结合,在体外应用生物反应器模拟体内环境,培养形成有生命的组织与器官,然后回植体内构建新型组织,或构建一个有生命的体外装置,暂时替代病损器官的部分或全部功能,或将生物活性因子等某些生物活性物质植入体内,诱导自身组织再生,达到修复组织结构、恢复组织器官功能的目的。该技术克服了供体来源不足以及"以创伤修复创伤"等缺陷,将从根本上修复缺损的组织或器官,实现结构和(或)功能重建。肾脏是第一个成功移植的器官,也是第一个用人工装置替代其功能的实质器官,随着组织工程的发展,肾脏或许会成为第一个应用组织工程实现完全替代的器官。

第一节　干细胞移植及其在肾脏疾病中的应用

罗丽花　曾淑菲　闫　冰　尹良红

血液透析、腹膜透析、肾移植是替代终末期肾病患者肾功能的有效方法,但是透析只能间歇性的替代肾脏的部分滤过功能,不能完全替代肾脏的全部功能(代谢、内分泌功能等),长期依赖,急、慢性并发症较多,严重影响患者的生存质量及社会回归率。肾移植存在供体器官来源匮乏、免疫排斥等诸多问题,故人们把研究转向了干细胞生物工程,以期提高患者的生存质量及社会回归率。干细胞是一类特殊的未分化细胞,主要存在于胚胎和成体中,具有长期自我更新、多向分化的潜能,在特定的条件下,可分化形成多种终末细胞。近年来干细胞治疗在血液病、肿瘤、肝病等各个领域逐步发展和应用,同时也为肾脏疾病治疗学的研究带来新的契机,可用于减少毒素、组织修复及治疗缺血导致的肾损害等。干细胞移植是如今生物医学研究中最热门的话题,它将为急、慢性肾脏疾病的治疗开辟新的道路。

一、干细胞概述

(一)干细胞的定义及分类

干细胞是一类长期具有自我复制、增殖、自我更新能力的未分化细胞,具有多向分化潜能,属人体的起源细胞,不同来源的干细胞分化潜能各异,被医学界称为"万用细胞"。干细胞移植技术是一项再造组织器官的新医疗技术,能够替代病变或衰老的组织器官,实现组织器官的无排斥移植及无损伤修复,现已广泛涉及传统医学方法难以医治的多种难治症的治疗,应用前景十分广阔。

干细胞界定标准:①可长期进行反复的、连续的、自我更新式的细胞分裂;②起源于单一干细胞的子细胞可分化为多种终末细胞类型;③可通过对称分裂及非对称分裂两种方式生长;④干细胞植入损伤的受者体内时,它有重建原来组织的功能;⑤不易确定的标准是即使无组织损伤,干细胞也能在体内分化扩增。将胚胎干细胞注入胚泡中,其能以一种不确定的未分化状态扩增,可分化为所有类型的细胞。

根据分化潜能的不同,干细胞可分为全能干细胞、专能干细胞、多能干细胞三种类型。全能干细胞即受精卵,可分化形成机体内所有类型的细胞,如胚胎干细胞(embryonic stem cell,ESC)。专能干细胞由多能干细胞分化形成,只能向一种类型或密切相关的两种类型的细胞分化,如肌肉中的成肌细胞、肝脏中的卵圆细胞等。多能干细胞具有分化成多种细胞的潜能,但尚不能发育成完整的个体,如骨髓间充质干细胞和造血干细胞等。根据细胞发生学的来源的不同,干细胞又可分为ESC和成体干细胞(adult stem cell,ASC)。ESC是胚囊期内细胞群或原始生殖细胞分离出来的一类全能干细胞,在适宜条件下可以分化为所有三个胚层及胚外组织,特定条件下还可独立分化出完整的器官。ASC是一种具有专能性和多能性的未分化细胞,主要存在于发育成熟的个体体内某些分化组织中。多能性是指不能分化为胚外组织,但可以分化为所有三个胚层的组织。专能性细胞是指由多能性干细胞进一步分化而来,只能分化为本系统各谱系细胞[1]。ASC可通过取代失去生理活性的细胞或修复损伤的方式来维持组织器官结构和(或)功能的完整性。从应用角度讲,ASC源于自身,用于自身,用于再生医疗可以避免免疫排斥反应的发生。在特定的环境和条件下可分化为特定类型的细胞,直接用于体内组织的原位修复,致癌风险较小。某些ASC可远离"发源地",向体内损伤部位迁移,并向成熟体细胞定向分化,在特定条件下,还可以横向分化及跨系甚至跨胚层分化,解决了长久以来人们对ASC的研究与应用的生命伦理学之间的争论,因此,可将它作为基因治疗的理想载体。但ASC大多处于休眠状态,细胞分裂很慢或很少分裂,细胞周期比较长,被认为是以休眠状态存在的胎儿组织干细胞。

干细胞的增殖、更新、分化等功能受到体内多种调控信号及微环境的共同调控和干预。在生理和病理状态下,机体为了维持细胞更新以及内环境的稳定,干细胞群可以转分化为多种细胞类型的组织细胞。例如,在大多数高等脊椎动物中,来源于脑室管膜的神经干细胞可分化为多种神经细胞,如星形胶质细胞和神经元等;骨髓中的造血干细胞可以补充血细胞;肝脏干细胞可参与坏死后肝脏再生,特定条件下能横向分化为胰腺内分泌细胞等,在肾脏中同样也存在肾干细胞群[2]。

(二)肾脏疾病研究领域的干细胞来源

肾脏是由上皮细胞(足细胞)、肾小管上皮细胞、内皮细胞、系膜细胞、间质成纤维细胞等几种不同类型的细胞组成的实质性器官,是一个精密复杂的三维结构。肾脏起源于肾索尾部的间叶细胞,诱导周围中肾管生成输尿管芽蕾(ureteric bud,UB),后肾间叶细胞(metanephric mesenchyme,MM)在UB的顶部浓集并转分化为上皮细胞,最后形成肾单位。由于干细胞自身的优势和特点(具有可塑性、无限扩增性、多向分化潜能以及便于遗传操作等),干细胞移植在各种急、慢性肾脏疾病治疗中备受关注,为现代肾脏疾病的研究提供了一个新的治疗途径。目前,应用于肾脏疾病研究领域的干细胞来源有成体骨髓、后肾间充质、中肾以及胚胎组织等[3]。

1. *胚胎干细胞(ESC)* 哺乳类动物随着发育能从单个全能细胞特化出200多种特异的细胞类型。ESC是一类来自早期胚胎内囊胚结构一端的内细胞群或原始生殖细胞经体外分化抑制培养的多潜能干细胞,在体外培养中能以未分化的状态无限增殖而依然保留了生成成体任意一种细胞类型的能力。哺乳类动物肾脏的发育是由中胚层的UB和后肾间充质两种细胞群之间交互作用的结果。ESC具有以下生物学特性。①全能性:细胞表面有胚胎抗原Oct4、Sox2、c-Myc等基因,ESC体外培养条件下可以诱导分化为机体的任何组织细胞。②无限增殖性:在特定条件下,ESC能在未分化状态下无限增殖。③具有种系传递的功能。但ESC来源渠道有限,体外保持其全能性所需条件复杂,技术难度大,体外培养过程中存在被动物携带病毒感染的风险,而且ESC本身具有致瘤性,安全性难以保证,存在免疫排斥和伦理争议等问题。

早在1964年,Kleinsmith等[4]从畸胎瘤中分离出一类多能性干细胞,该类细胞可分化成多种成体组织,称为胚胎癌细胞(embryonal carcinorma cells)。随后,小鼠胚胎癌细胞被广泛用于小鼠早期发育的研究,但因胚胎癌细胞具有肿瘤细胞的特点,异常核型居多,且多向分化潜能有限,在1981年研究者成功分离培养出小鼠ESC后,其研究价值逐渐被取代。1998年,有研究者分别从人类体外受精得到的多余胚胎和流产胎儿的原始生殖细胞中获得了人类ESC系和人种干细胞系,并保持了ESC分化成各种体细胞的全能性。此后,ESC的研究便迅猛发展起来。

与骨髓干细胞相比,人ESC具有相对原始、发育早、倍增时间短、自我更新能力强等特性,此外,人ESC具有端粒长、端粒酶活性高、免疫原性和免疫活性低、对逆转录病毒介导的基因转染更敏感等优点,故人ESC可以为研究人类发育的潜在机制提供分化培养系统。研究人员在体外培养小鼠ESC,可以使其分化成心房、心室、窦房结及蒲肯野纤维等各种类型的心肌细胞。通过控制体外培养的环境,小鼠ESC还可分化为软骨细胞、肝细胞、脂肪细胞和胰腺内分泌激素细胞,并形成胰岛样结构。在肾脏疾病领域,Durcova-Hills等[5]发现嵌合型胎儿的胚胎生殖细胞(EGC)可形成肾脏组织。Dai等用某种信号复合物体外处理人和小鼠的ESC,使其分化成为分泌肾素的上皮细胞,最终形成小管样结构。有研究显示体外培养胎鼠肾脏12~13天后直接注入小鼠ESC,然后把它放在Transwell小器官培养基中,发现小鼠ESC能很快获得肾小管上皮细胞的部分特性。美国科学家Thomson等[6]从人胚胎组织中培养出了第一株ESC,将其在体外培养4个月后注入免疫缺陷小鼠体内,注射7~8周后在小鼠体内发现由高度分化的三个胚层组织组成的良性畸胎瘤,畸胎瘤内含有类似肾小球、肾小管结构的胎肾组织。

2000年,Schuldiner等[7]开始对ESC诱导发育成肾前体细胞和肾系细胞进行研究。向培养ESC的细胞培养液中加入细胞因子,发现不同的细胞因子所产生的诱导效果不同,其中激活素A和转化生子因子β_1可诱导中胚层细胞分化;维A酸、上皮生长因子、重组人骨形态发生蛋白4以及人基因工程碱性纤维细胞生长因子可刺激中胚层和外胚层细胞分化;肝细胞生长因子及神经生长因子对诱导内、中、外三胚层细胞分化均有作用。Schuldiner等在经诱导后的拟胚体中检测到激肽释放酶、血管紧张肽原酶、Wilms瘤抑癌因子1三种肾脏相关基因的表达,前两者为肾小球球旁结构分泌的因子,参与心血管系统调节,后者主要在肾脏发育过程中发挥作用,说明ESC在肝细胞生子因子或神经生长因子诱导下,有分化为肾系细胞的倾向。近几年来,有研究者采用不同的方法运用后肾间充质在原位长出新的肾脏,光镜或电镜下观察到形成类似正常肾脏的成熟肾单位和集合管,提示胚胎后肾间充质含有胚胎肾干细胞。Woolf等将小鼠胚胎13~16天的肾始基以隧道方式移植入远交杂种小鼠的肾皮质中。结果发现受者移植肾始基中出现肾血管、近端肾小管,其后肾小管出现在肾髓质中,但未发现新的肾单位与受者的集合管系统相连接。

2005年,Kim[8]联合应用维A酸、激活素A和重组人骨形态发生蛋白7等生肾因子作用于拟胚体,诱导5天后发现拟胚体中出现了转录共调节因子Six-2、Eya-1、配对盒基因-2(Pax-2)、钙黏蛋白6、Wilms瘤抑癌因子1、Wilms瘤抑癌因子4等肾脏发育相关基因。将经过刺激诱导后的ESC移植入胚肾组织,发现移植ESC具有分化为肾小管上皮细胞的潜能。Kobayashi等通过病毒转染ESC,使ESC中Wilms瘤抑癌因子4表达增强。将肝细胞生长因子及激活素A加入ESC培养液中,发现诱导4天后ESC中出现了紧密连接蛋白ZO-1和水通道蛋白2等肾小管标志物的表达。将上述培养的ESC移植入肾后,这些细胞可形成肾小管样的结构,故推测激活素A、Wilms瘤抑癌因子4、维A酸等多因子联合作用,可诱导ESC分化为肾脏的球旁细胞和肾小管细胞等。

研究者还发现,ESC在无细胞因子诱导刺激的情况下,体内、外表达一些肾脏细胞相关的基因,可发生自然分化,在体内形成近端肾小管样结构。2005年,Steenhard等[9]将ESC去滋养层后进行培养,将培养后的去滋养层ESC植入体外培养12.5天的小鼠后肾,免疫切片染色观察到ESC在胚肾发育的过程中逐渐形成肾小管样结构,并获得肾小管上皮细胞的部分特性,进一步分析表明ESC发育来的小管样细胞表达Wilms瘤抑癌因子1蛋白和Na^+-k^+-ATP酶。Wilms瘤抑癌因子1蛋白主要在肾足细胞中高表达,而Na^+-k^+-ATP酶则广泛存在于肾小管细胞胞膜上。Kramer等[10]研究证实ESC可在体外自然分化,在分化后的细胞中可见足细胞标志物的表达,如Nephrin、Podocin和Wilms瘤抑癌因子1蛋白等,以及远端肾小管标志蛋白Tamm-Harsefall蛋白的表达。Vigneau等用含有10 ng/ml激活素A的条件培养基培养绿色荧光蛋白(GFP)标记LacZ转基因的小鼠ESC(LacZ/brachyury/GFP),诱导培养4天后形成肾脏前祖细胞,利用流式细胞仪筛选出LacZ/brachyury/GFP细胞,并将其注射到胚胎肾进行培养,5天后发现胚肾芽区有β-半乳糖苷酶阳性的细胞。即使注射到活体新生鼠肾脏中培养,LacZ/brachyury/GFP细胞仍能稳定融入近端肾小管,具有正常肾小管上皮细胞形态和极性,同时表达水通道蛋白1,半年后并没有发现畸胎瘤形成。

2. 肾脏本身干细胞　肾脏分前肾、中肾和后肾,起源于中胚层。至妊娠1个月时前肾开始退化,中肾是干细胞的主要场所,可发育成缺乏袢结构的中肾肾小球和肾小管。Wolffan管两侧与中肾小管相连,形成管腔与泄殖腔相通,尾部发出输尿管芽向后肾间充质生长,一旦两者接触就启动了一系列相互诱导作用,使输尿管芽分支形成集合系统,而间充质增殖并分化成肾单位。中肾虽只是胚胎肾脏发育中的过渡器官,但后肾的发育和诱导均依赖中肾,如后肾中雄性腺体细胞、造血干细胞和血管内皮细胞等多种组织干细胞均来源于中肾。但也有学者认为肾脏本身的干细胞来源于后肾间充质,在成体肾脏中26种未分化细胞均由后肾间充质生成。Oliver等已通过实验证明后肾间充质具有分化为肾脏各类细胞系的潜能。Kim 等切除实验鼠 5/6 肾脏制成急性肾衰竭模型,将荧光标记的胚胎骨髓间充质干细胞(MSC)注入小鼠体内,6 周后发现肾脏出现组织修复,并且在修复肾脏中观察到荧光标记的胚胎肾 MSC,该研究表明胚胎后肾 MSC 能够参与了肾脏的再生修复。

20 世纪 90 年代,有学者利用复制缺陷的反转录病毒转染后肾间充质细胞,在肾单位和集合系统上皮区观察到子代转染细胞。有研究者将体外培养的胚肾植入正常动物的眼前腔隙,观察到肾小球毛细血管的内皮细胞生长。此后研究者将小鼠后肾间充质与输尿管芽在体外共同培养,最终分化形成肾单位和集合系统,其中后肾间充质分化为近端肾小管和多种类型肾脏细胞(远端小管上皮细胞、部分集合管细胞、内皮细胞、平滑肌细胞和成纤维细胞),输尿管芽分化为集合系统上皮细胞,而且发现后肾间充质细胞可以进行自我更新,提示胚肾中的后肾间充质细胞可能是上皮性的干细胞。但上述实验都以胚肾或后肾间充质为研究对象,并没有直接证明干细胞分化为肾脏细胞[11]。

2004 年,Oliver 等利用 BrdU 标记在分裂缓慢或很少分裂的 ASC 中追踪观察成体肾脏干细胞,发现肾脏干细胞主要集中在肾乳头,当肾脏发生缺血性损伤时,这些细胞即进入增殖周期,参与肾脏损伤修复。将这些细胞体外培养后注入肾皮质,发现注入的细胞可整合入肾实质,同样具有增殖性和多样性,故认为这些细胞就是肾脏干细胞。Gupta 等[12]根据干细胞自我更新增殖能力,从成年大鼠的 S3 区段的单个肾单位中分离出表达后肾间充质细胞、肾小管上皮细胞、造血细胞的标志物的肾祖细胞,将这些细胞体外培养扩增后,注射到小鼠皮下,发现肾祖细胞可迁移到肾脏缺血损伤区,黏附、分化为近端肾小管上皮细胞和肾小球的细胞,参与受损肾脏的修复。Bussolati 等[13]从正常成人肾脏组织中分离出一种向上皮细胞和内皮细胞等方向分化的多能性干细胞,而且发现在肾脏胚胎发生中,一个单独的后肾间充质细胞在特定的条件下可生成除集合管外的所有肾上皮细胞,说明胚胎肾脏中存在上皮性干细胞。Lin 等[14]将骨髓干细胞经外周注入肾后性缺血损伤小鼠体内,用来研究肾脏干细胞的分化来源,结果发现只有 11% 骨髓干细胞分化为再生小管上皮细胞,而 89% 的再生上皮细胞的增殖则是由肾脏自身的成体干细胞分化而来。同时发现 80% 以上的骨髓干细胞主要集中于肾间质中,这似乎促进了纤维化和炎症化发生,同时也促使急性肾衰竭进一步恶化。Challen 等认为成体肾脏中的旁群细胞(SPC)是一类祖细胞,以表达 Nolch 信号作为确认该细胞的标志,采用原位杂交技术发现近端小管区域存在较多的 SP,在肾脏发育过程中,SPC 比非 SPC 的分化功能强大 3.5 ~ 13 倍。Humphreys 等[15]报道急性肾损伤后,许多残存的肾脏上皮细胞表现出间充质细胞的特征,向邻近受损细胞类型转分化,增生修复裸露的基底膜,再分化成有功能的上皮组织,提示小部分残存的肾小管内细胞拥有干细胞的特性,可以选择性地发生去分化,并且再生小管细胞大多是通过肾内的成体干细胞分化而来的。Gupta 等[12]在成熟老鼠因缺血再灌注损伤而致急性肾衰竭模型中,发现体内表达 Octa-4、Pax-2 等标记物因子的一些固有肾细胞能促进肾小管的再生。提示成熟老鼠的肾脏中存在一些能表达 MSC 的标记物因子的固有肾脏成体干细胞,这些细胞具有自我更新和多向分化的潜能。

3. *骨髓干细胞*(bone marrow stem cell,BMSC) 传统认为骨髓干细胞仅参与血细胞、脂肪组织及结缔组织的生成。但现有的研究提示,骨髓干细胞在适宜的条件下可以超越“谱系界限”,向多种类型细胞转分化。骨髓中含有丰富的干细胞,包括骨髓造血干细胞(hematopoietic stem cells,HSC)、骨髓间充质干细胞(mesenchymal stem cells,MSC),诱导多能性干细胞(induced pluripotent stem cells,iPS)、旁群细胞(side population cells,SPC)以及多能性成体干细胞或多能成年祖细胞(multipotential adult progenitor cells,MAPC)等,其中研究最多的是 MSC、HSC 及 iPS。骨髓干细胞已被证实能够分化全身多个组织的细胞,骨髓干细胞治疗疾病具有极好的应用前景,主要因为:①骨髓干细胞的体外培养、扩增相对容易,便于临床工作的开展;②细胞经体外基因修饰后再自体回输,理论上避免了免疫排斥反应的发生;③骨髓干细胞取自成体,避免了使用 ESC 和胚肾所引起的伦理纷争。

(1)骨髓造血干细胞(HSC)。HSC 是指造血系统中尚未发育成熟的原始细胞,来自胚胎期卵黄囊的中胚层,具有向各髓系细胞和淋巴细胞发育的能力,移植后可长期(永久)重建造血,故又称淋巴 - 髓系细胞。人类 HSC 最早出现于胚龄为 2 ~ 3 周的卵黄囊,在胚胎 2 ~ 3 个月时迁至肝、脾,第 5 个月又从肝、脾迁至骨髓，在胚胎末期一直到出生后，骨髓成为 HSC 的主要来源，而循环的外周血中也含有微量的 HSC。由于 HSC 可在体内终身存在，可发生自我更新、分化、迁移和程序性细胞凋亡，HSC 广泛的迁移和特异性的归巢特性，能优先定位于相应的造血微环境中，并以非增殖状态和缺乏系相关抗原的方式存在。骨髓基质和基质细胞组成 ESC 生存微环境，为 ESC 保持其生物活性提供干细胞因子(SCF)、基质衍生因子-1(SDF-1)等具有可溶性和黏附性的正负调控因子。骨髓干细胞取自成体，不涉及伦理纷争，将细胞经体外修饰后再回输自体内，理论上大大降低了免疫源性及免疫活性。骨髓源性的 HSC 不表达 CD4、CD8、CD11b 及 CD45R 等骨髓系特异表面标志物，人 HSC 表达 CD34、CD133、CD150 及 CXCR4 等表面标志物，小鼠 HSC 表达 CD90、Sca-1 和 c-Kit 等。CD34 为细胞表面唾液酸黏蛋白样黏附分子，一般认为 CD34 是 HSC 的特异性标志物。人骨髓、脐带血和动员外周血中具有集落形成能力及造血潜能的细胞均包含于 $CD34^+$ 细胞群中。因此，实验研究和临床应用中广泛利用 CD34 抗原阳性选择的方法来鉴定和富集 HSC，将其作为筛选 HSC 的一个标志物。

Lin 等从雄性大鼠中提取表达 β-半乳糖苷酶的 HSC，并将其移植到单侧肾脏缺血再灌注损伤雌性非转基因的大鼠体内，移植 4 周后，通过 5-溴-4-氯-3-吲哚-β-D-半乳糖苷(x-Gal)染色，在肾小管上皮细胞中检测到 β-半乳糖苷酶阳性细胞，提示大鼠 HSC 移植能够促进肾缺血再灌注损伤后肾小管上皮细胞的再生。临床上，将女性供者肾脏移植到男性患者体内，如果移植后患者发生急性肾小管坏死，在损伤肾小管恢复期，观察到大约有 1% 的新生肾小管含有 Y 染色体阳性细胞，根据细胞形态、CD45 阴性、角蛋白阳性等特征证实为肾小管上皮细胞。认为在急性肾小管坏死时，肾外干细胞参与肾脏的再生过程，自体 HSC 移植可能促进损伤的肾脏恢复。

(2) 骨髓间充质干细胞(MSC)。MSC 来源于发育早期的中胚层和外胚层，具有自我复制、多向分化潜能、造血支持以及免疫调控等特点。MSC 呈梭形，体积小，表现为成纤维细胞形态，细胞周期研究发现，大部分处于 G_0、G_1 期，只有 10% 的细胞处于增殖期(S 期 + G_2 期 + M 期)，主要表达 SH2、SH3、CD29、CD44、CD71、CD90 及 CD105 等表面抗原，兼有间质、内皮、上皮以及肌肉细胞等的特征，可以产生多种造血、非造血的生长因子、化学增活素、白细胞介素等，还可产生血小板源性生长因子(PDGF)β 受体和内皮生长因子(EGF)受体等多种细胞因子的受体。MSC 具有免疫抑制性，如抑制树突状细胞成熟，抑制细胞免疫的 T 细胞、体液免疫的 B 细胞和自然杀伤细胞的功能等。MSC 具有以下生物学特性：①自我更新及多向分化能力；②很强的黏附性；③高度可塑性。在体内或体外特定的诱导条件下，MSC 可跨越胚层界限，向中胚层、内胚层和神经外胚层来源的组织细胞分化，分化为肾小管上皮细胞等多种细胞和骨、软骨、肌肉、肌腱、韧带等多种组织成分，连续传代培养和冷冻保存后仍具有多向分化潜能；④快速增殖形成克隆的能力。

MSC 具有向多器官"归巢"能力，可能与 MSC 表达不同的黏附分子及趋化因子，使 MSC 容易迁移并存留在不同的组织中有关。有研究者对 MSC 体外进行基因修饰后，将其移植到同基因和异基因的宿主体内，观察 9~21 个月后，在肾脏、肝脏、肺脏、胃肠道、胸腺及皮肤等多个组织器官中发现有 MSC 分布。在没有经过基因修饰的受者体内，虽然细胞数量少，但在多个组织中同样观察到 MSC 的存在。

MSC 具有横向分化，增强肾小管上皮细胞的修复能力，加快肾损伤后的再生和修复。MSC 还有助于肾小管上皮细胞的正常更新和具有内分泌功能。有研究指出，MSC 旁分泌因子和(或)内分泌因子是其在肾脏损伤时发挥保护效应的核心机制，有研究表明，MSC 可分泌血管内皮生长因子(VEGF)、肝细胞生长因子(HGF)、胰岛素样生长因子、骨形态发生蛋白 7 等，参与肾脏的损伤修复。VEGF 是刺激管周毛细血管增生相关的重要因子，能保护肾脏上皮细胞免受损伤，Togel 等发现剔除 VEGF 基因片段的 MSC 的肾脏保护作用明显下降。

Florian 等将骨髓 MSC 注入缺血再灌注诱导的急性肾衰竭大鼠体内，24 小时后检测到大鼠肾内抗炎症因子 IL-10、TGF-α、bFGF、Bcl-2 水平的升高，同时促炎症因子 TNF-α、IL-1β、IFN-γ 水平较前降低，故认为 MSC 具有内分泌功能，影响受损肾脏的体内微环境，促进损伤肾脏的进一步修复。郭琦等用缺血再灌注损伤的肾脏组织匀浆的上清液培养 MSC，上清液中含有氧化应激的产物等肾毒性物质，发现 MSC 在肾损伤的微环境中能够上调保护性细胞因子，为 MSC 分化成肾小管上皮细胞及促进上皮细胞的修复创造一个有利的微环境。但也有研究[16]显示干细胞培养基无法减轻顺铂诱导的急性肾损伤，对 MSC 的旁分泌效应和(或)内分泌效应提出了质疑。

有研究发现发生急性肾衰竭后，骨髓中的 MSC“归巢”至受损的肾小管处，MSC 抑制肾小管细胞凋亡及炎症细胞聚集的程度决定于 MSC 对受损肾脏的有益影响程度。一些 MSC 可以直接转分化为成熟的小管上皮细胞，也可以通过旁分泌作用，刺激残存的小管细胞发生去分化、增殖、迁移，最终再分化为成熟的上皮细胞。最近的研究证实，人 MSC 释放的微泡可以刺激肾小管上皮细胞的体外增殖和抗凋亡作用。另外，MSC 还可以通过改变所处微环境来促使其扩增和分化，进而帮助恢复受损小管功能。

MSC 表面表达透明质酸(hyaluronic acid, HA)和 CD44 受体，Herrera 等认为损伤肾脏中 HA 合成增加可能是 MSC 迁移的原因。从缺乏 CD44 的小鼠中分离出 MSC，将其定植于损伤的肾脏，发现 MSC 不发挥损伤保护作用，因此，众多研究将 MSC 作为靶向性转运与肾脏修复相关的已知基因的良好工具。Huang 等发现，胶质细胞源性神经营养因子修饰的 MSC 对肾小球肾炎有明显的改善作用。然而，亦有相关研究质疑上述结论。Gheisari 等[17]研究发现肾脏损伤后高表达基质细胞源性因子-1(stromal cell derived factor-1, SDF-1)，经基因修饰的 MSC 可高表达 SDF-1 配体 CXCR4 和 CXCR7，急性肾损伤中既不能增加 MSC 在肾脏的定植，亦未能增强其减轻肾脏损伤的功能。Ninichuk 等植入分离的 MSC，结果发现 MSC 虽然可减少间质纤维化，但却无法阻止肾脏纤维化的进展。

(3)旁群细胞(SPC)。Googell 等应用流式细胞分选技术从成年小鼠体内分离出一类新型干细胞，即 SPC，此类细胞数量较少，约占小鼠骨髓细胞的 0.1%，细胞膜表面高表达一种可排出荧光 DNA 结合染料 Hoechst33342 的转运蛋白。SPC 可能是一种类似于原始母细胞样细胞的干细胞，可沿着 MSC 或 HSC 方向分化。SPC 也具有极强的可塑性，可分化为多种终末细胞(肾脏细胞、心肌细胞及内皮细胞等)。

Hishikawa[18]等基于细胞流出物染色技术，从患有 IgA 肾病和肾病综合征的成年小鼠肾脏中，分离到肾脏 SPC，这些细胞主要定位在近端肾小管。从成年小鼠肾脏分离到的 SPC 很可能代表了骨髓来源的造血祖细胞，从接受绿色荧光蛋白(GFP)标记的骨髓移植的大鼠分离到的 SPC，有 1/10 显示 GFP 阳性，这进一步表明 HSC 可迁移到肾脏并移入肾脏 SPC 中，因此 SPC 来源于骨髓细胞，在一定程度上，骨髓细胞的肾外细胞可能移入肾脏，并分化为 SPC。有研究者运用细胞分析技术发现原始的 HSC 为 SP^{+} Sca-1$CD34^{-}$，能完全重建被致死剂量射线照射小鼠的造血功能，小鼠骨髓中的大部分 SPC 为 Sca-1^{+} $CD34^{-}$ Lin^{-}，同时还表达 CD43、CD45 及 CD117 抗原。而人骨髓中的大部分 SPC 则为 $CD34^{low/-}$ Lin^{-}，可表达 CD45 抗原，不表达或低表达 CD90 和 CD117。

(4)骨髓干细胞的肾脏分化潜能。骨髓干细胞具有跨越谱系界限分化为其他组织细胞的功能，同时还有表达这些组织特异性蛋白的功能，干细胞这种跨谱系分化的能力称为可塑性(横向分化)。在肾脏疾病领域，研究人员陆续发现骨髓干细胞可以向肾脏上皮细胞、肾小球系膜细胞、足细胞以及血管内皮细胞等细胞转分化，可以选择性地修复外髓质部的部分坏死肾小管，恢复肾小管的结构和功能。干细胞的肾脏分化潜能进一步深化了我们对肾脏疾病发病机制的认识，也为肾脏疾病的治疗提供了新思路。

1)骨髓干细胞分化为肾脏上皮细胞通过动物模型探讨。MSC 对肾脏修复作用的机制为：①MSC 分化为肾脏的上皮细胞，肾损伤小鼠接受 MSC 移植治疗后，在肾皮质切片中，观察到 MSC 有朝肾小管上皮细胞方向分化的趋势，参与肾脏损伤后上皮细胞的重建；②MSC 可加速肾小管上皮细胞的再生，注射 MSC 后第 4 天肾小管细胞增生呈现 4 倍的增加，暂认为 MSC 可能通过产生一些营养因子、生长因子以及骨形态蛋白等发挥作用，加速肾小管上皮细胞的有丝分裂，促进小管上皮细胞的增生，同时具有抗凋亡功能。

Poulsom 等分离出 C57/black 雄性小鼠的骨髓后，经尾静脉注入 γ 射线预处理后的同系雌性小鼠体内，13 周后采用原位杂交和免疫组化的方法鉴定 Y 染色体和肾小管上皮细胞的表面抗原，发现受体雌性鼠的肾组织切片中近 8% 的 Y 染色体阳性细胞为肾小管上皮细胞，提示骨髓来源的干细胞具有分化为肾小管上皮细胞的潜能。Morigi 等[19]利用顺铂诱导雌性小鼠严重肾功能缺陷和肾小管损伤，将雄性小鼠来源的 MSC 注射到肾损伤模型的小鼠体内，分别于移植后第 4、11、29 天检查肾脏病理改变，发现肾小管上皮层中含有 Y 染色体的阳性细胞，同时能表达 Lens culinaris 凝血素结合位点，提示在急性肾小管坏死的病理条件下，移植的 MSC 可以参与肾小管上皮细胞的更新，加快小管上皮细胞的增殖，推动顺铂诱发的急性肾损伤小鼠肾脏功能的恢复。同年，Herrem 等经静脉注入甘油导致小鼠急性肾衰竭，将表达 GFP 的转基因小鼠 MSC[(MSC－GFP(+)]分别注入肾衰竭小鼠和正常小鼠体内，结果发现[MSC－GFP(+)]能够较好地定植到肾衰竭小鼠受损的肾小管上皮源性组织中，并且表达细胞角蛋白(cytokeratin)，但在正常小鼠体内并未观察到此现象，提示移植的 MSC 能够迁移到肾脏受损区域，进一步分化为小管上皮细胞，加快急性肾衰竭小鼠肾脏结构和功能的恢复。Qian 等将 MSC 与肾小管上皮细胞在体外共培养后发现，MSC 在体外可表达高水平的水通道蛋白 1 和细胞角蛋白 18 等肾小管细胞标志物，并能转分化为肾小管上皮细胞。建立大鼠急性肾损伤模型，将 MSC 植入肾损伤大鼠模型，证实 MSC 可分化为表达甲状旁腺激素受体 1 和水通道蛋白 1 的肾小管上皮细胞。Peter 等将 MSC 经小鼠尾静脉注射后发现肾皮质部位分化出大量肾小管，运用 Na^+-K^+-ATP 酶和闭合素抗体荧光标记观察到分化出的肾小管具备上皮细胞的特性，具有典型的基膜管腔膜极性并发育出胞间连丝。李保春等将 MSC 植入急性肾小管坏死的小鼠体内，观察 MSC 对小鼠急性肾小管坏死修复的作用，在骨髓移植后第 56、84 天的受体鼠肾脏中观察到有少量 GFP 阳性细胞存在，激光共聚焦显微镜证实这些细胞位于肾小管，能表达肾小管上皮细胞特异性的功能蛋白 megalin。该实验证实了在生理或病理状态下，MSC 均可以向肾小管上皮细胞转分化，参与肾小管上皮细胞的更新、增殖。在病理条件下，MSC 的肾向转化率与肾脏受损程度相关。

张婷等应用缺血再灌注肾脏匀浆与 MSC 非接触嵌合培养，通过体外模拟肾小管上皮分化微环境诱导 MSC 向肾小管上皮分化。将大鼠断颈取出骨髓，体外培养至 10～14 天，待细胞生长到 80%～90% 融合时以胰蛋白酶－乙二胺四乙酸消化传代，二苯基四氮唑溴盐法测得的细胞生长曲线呈倒"S"形，免疫荧光法鉴定得到第 3 代细胞表面表达 CD44 和 Vimentin。制成缺血再灌注损伤大鼠肾脏匀浆，将肾脏匀浆置于插入式嵌合培养皿中对第 3 代骨髓 MSC 进行诱导，并加入全反式维 A 酸，经诱导后 MSC 大体形态变圆，细胞形态逐渐由梭形转变为鹅卵石样，碱性磷酸酶染色呈强阳性。诱导后第 7 天观察到细胞出现微绒毛和紧密连接结构，MSC 经诱导后第 18 天角蛋白表达阳性率升至 79.5%。

最近的研究发现 HSC 不仅能分化为髓系、淋巴系细胞，还可通过横向分化形成其他细胞和组织。Lin 等在缺血再灌注的雌性小鼠中植入雄性小鼠来源的 HSC，对雄性小鼠的特异性 Sty 基因进行 PCR 分析和 Y 染色体荧光原位杂交，观察到雄性鼠特异性 Sty 基因和 Y 染色体分布在雌性鼠肾脏近曲小管，经抗体染色进一步证实植入的 HSC 在肾缺血再灌注损伤后能分化为肾小管上皮细胞，有助于重建肾小管结构，恢复受损肾脏的功能。

2003 年有研究者将雄性鼠的 HSC 移植给急性肾小管坏死的雌性鼠后，在受者坏死的近曲肾小管壁内发现供者的干细胞，并且表达了正常近曲小管上皮细胞的标志物。Kale 等发现骨髓来源 Lin^- $sca\text{-}1^+$ 细胞在成年鼠发生短暂性肾缺血后，能很快迁移至外周血，最终特异性的定位在肾小管坏死受损区，向肾系细胞转分化并参与坏死肾小管的重构。另外，对于缺血性肾脏疾病患者，会因为骨髓去除造成的干细胞缺乏而导致血尿素氮的升高，将干细胞再次回输时上述情况则可逆转。该研究提示骨髓来源的干细胞具有分化为肾小管上皮细胞的潜能及参与修复受损小管上皮细胞的能力。

有研究者用动脉夹夹闭雌性小鼠双侧肾蒂 30 分钟后再恢复肾脏灌注 24 小时，建成 BALB/C 肾脏缺血再灌注损伤小鼠模型，用亚致死剂量 ^{60}Co 照射后，将同系雄性小鼠骨髓单个核细胞植入肾脏缺血再灌注损伤模型中，移植后 7、15、30、60 天处死小鼠并取出肾脏，PCR 检测受体雌鼠骨髓中 Y 染色体性别决定区 Sry 基因片段，移植 15 天后受体雌鼠骨髓中有 Sry 基因表达。30 天后，损伤肾脏的皮髓质交界部及皮质部的肾小管内检测到 $Y^+/CK18^+$ 及 Y^+/RCA^+ 细胞，假手术组小鼠肾脏内未观察到上述细胞。提示接受骨髓移植的缺血再灌注损伤肾脏在局部微环境的作用下，骨髓来源的干细胞具有向肾小管上皮细胞转分化的潜能，同时表达小管上皮细胞的特异性蛋白。

2)骨髓干细胞分化为系膜细胞。日本学者 Imasawa 等利用 GFP 标记转基因 C57BL/6j(B6)小鼠，并将携带 GFP 的小鼠骨髓移植入接受致死剂量照射的同源小鼠体内,构建嵌合体骨髓,在 2 ~24 周观察期内,激光共聚焦显微镜显示受体鼠肾小球、肾小球周围及肾间质部位定值有 GFP 阳性细胞,并呈时间依赖性增加,同时能表达系膜细胞标志物——结蛋白。免疫组织化学分析法检测发现绝大多数 GFP 阳性细胞为 F4/80 和 Thy-l 抗原阴性细胞。将受体小鼠的肾小球细胞培养后发现 60% 结合素阳性细胞表达 GFP,在血管紧张素Ⅱ的刺激下,这些 GFP 阳性细胞能出现系膜细胞特有的收缩特性,提示小鼠骨髓来源的干细胞有向肾小球系膜细胞转分化的潜能。该分化过程考虑干细胞首先定位于肾小球旁器,后迁至系膜区,最后在肾小球旁器的辅助作用下增殖分化为系膜细胞。2002 年该作者将正常小鼠的 HSC 移植入高 IgA 模型小鼠体内,与未接受移植的模型鼠相比,观察到高 IgA 小鼠系膜区 IgA 和 C3 沉积及肾小球硬化程度均较轻,血清 IgA 水平较前明显降低,提示植入的 HSC 可能转分化为肾小球细胞,也可能是替代了受体小鼠的免疫细胞。Gupta 等在功能正常的移植肾中观察到来源于受体干细胞的肾小管上皮细胞,在丧失功能的移植肾内观察到受体来源的肾小管上皮细胞及系膜细胞,由此推测受体骨髓干细胞在受损肾脏局部微环境的作用下,能够迁移到移植肾内,同时分化为肾小管上皮细胞及系膜细胞。Ito 等将 GFP 标记的转基因雄鼠的骨髓提取后,加入含有庆大霉素(2 μg/ml)的 2% 胎牛血清中培养,经尾静脉注入放射线预处理后的 SD 雌鼠体内构建嵌合体鼠。移植 21 天后,向嵌合体鼠尾静脉注入抗-Thy1 单克隆抗体,制成嵌合体鼠 Thy1 肾炎模型,注射抗-Thy1 单克隆抗体 7 天后,观察到小鼠的肾小球上 GFP 阳性细胞数量明显增加,其中一半为 $ED1^+$ 和 $CD45^+$,观察 8 周后大部分 GFP 阳性细胞表达 Thy1 抗原,且 GFP 阳性细胞的数量是成膜前的 4 倍,结果提示骨髓细胞在体内可分化成系膜细胞。Rookmaaker 等[20]将 MSC 移植到大鼠 Thy1 肾小球肾炎模型,证实再生的系膜细胞和肾小球内皮细胞由移植的 MSC 分化而来,受者大鼠肾脏由 MSC 分化而来的内皮细胞数目较对照大鼠增高 4 倍,系膜细胞增高 7 倍。Prodromidi 通过实验观察到骨髓移植可改善 Alport 综合征动物模型肾组织学损伤,转分化为足细胞和肾小球系膜细胞,加速受损肾脏恢复肾功能。

3)骨髓干细胞分化为内皮细胞。Hayakawa 等将 GFP 标记的小鼠的 MSC 植入实验鼠,移植 5 周后向实验鼠体内注射蛇毒血清构建肾小球肾炎模型,诱导成功后饲养 1 ~3 天后,利用免疫电子显微镜检查及免疫组织化学分析法,发现肾小球内发现大量 GFP 阳性细胞,并随时间呈递减趋势,第 7 天大部分阳性细胞消失,小部分存留的 GFP 阳性细胞表达扩增信号,同时表达一种血管内皮特殊性标志物即血栓调节素,它们在第 7 ~42 天占所有肾小球细胞核总数的比率从 1.31% 上升至 2.24%,第 42 天逐渐平缓的肾小球结构已接近于正常,提示 MSC 能够扩增内皮细胞,并参与肾小球修复和重建。目前,对于 MSC 增殖、归巢、分化成肾脏各种细胞的机制尚不清楚,不同的 MSC 可能有不同的分化能力,哪种类型的干细胞最适合植入肾脏,如何将 MSC 靶向作用于肾脏损伤区,修复损伤肾脏等问题有待进一步解决。

4. *脐血干细胞* 脐血是胎儿出生时脐带内及胎盘近胎儿一侧血管内的血液,其内含有丰富的干细胞和祖细胞,主要包括 HSC 和 MSC。脐血干细胞是一种具有分化潜能的原始细胞,在特定因素的影响或诱导下,向各种细胞或组织分化。与骨髓及外周血相比,脐血干细胞体外扩增形成集落的能力,对生长因子刺激的敏感性及刺激后进入细胞周期的速度均强于上述两者,此外,脐血还具有自分泌造血因子的能力。个体发育的不同时期,均表达 $CD34^+$、$CD38^+$、$CD45^+$、$CD133^+$、$HLA\text{-}DR^-$、$ABCG2^+$ 等特异的细胞表面标志。与骨髓相比,脐血来源的干细胞具备来源丰富、无创性、易收集、可冻存等优点,由于受胎盘屏障的保护,被病原体侵袭及细菌污染的概率较低,同时也不涉及社会、伦理及法律方面的诸多争论。另外,脐血免疫系统的原始性使脐带血中的免疫细胞较为幼稚,功能活性低,免疫源性相对较弱,处于一种缄默状态,不会触发免疫反应及引起移植物抗宿主病。国外研究显示,妊娠 75 天后,胎羊的免疫系统已经发育,此时将人 MSC 植入胎羊体内,发现植入的人 MSC 仍能在胎羊体内长期存活。由于脐血淋巴细胞相对不成熟,可用于人类白细胞抗原(HLA)配型不符者之间的输注,还可作为组织工程的最佳种子来源,临床应用具有广阔的前景。

脐血干细胞移植后,促使多种免疫调节因子、免疫细胞、抗体及补体等发生变化,打破原先的免疫网络,重建机体新的免疫网络,可促进胰岛内源性细胞的再生,同时,脐血干细胞可分化为肾脏系膜细胞、内皮细胞等多种肾脏细胞。Yokoo 等将人脐血干细胞衍生的 $CD34^+$ 细胞注入肾小球肾炎联合免疫缺陷的实验鼠体内，在实验鼠肾脏中发现 $CD34^+$ 细胞，提示人脐血干细胞衍生的 $CD34^+$ 细胞能归巢受损肾脏，参与肾脏损伤的修复。

5. 诱导多能性干细胞（iPS） iPS 是指借助基因导入技术将某些特定因子导入动物或人的体细胞，同时在培养液中加入特定的小分子物质，将体细胞重编程为 iPS。2006 年 Takahashi 等[21]利用慢病毒载体通过反转录病毒将 Sox2、Oct3/4、Klf4、c-Myc 4 种转录因子的基因导入成年小鼠尾部皮肤成纤维细胞，使其重新编程得到一种类似 ESC 的细胞类型，将体细胞成功诱导为多能性干细胞。2007 年该小组将上述 4 种转录因子基因分别转入胎儿、成人和老年人体细胞，成功将成纤维细胞逆向分化为类 ESC。人类 iPS 核型正常，其端粒酶活性细胞、表面标记、基因表达模式以及特异性基因的表观遗传学特征均类似于人 ESC，可以分化为所有细胞类型并有无限自我更新的能力。

有关 iPS 细胞向肾脏细胞分化的研究刚刚起步，2009 年 Morizane 等将 c-Myc、Sox2、Oct3/4 和 Klf4 导入小鼠成纤维细胞体外重编程为 iPS，再用含有 GDNF、LIF、Activin A、BMP7、Gremlin、Wnt4 和 Gdf11 的培养液诱导培养 iPS 来源的拟胚体，利用 Realtime PCR 检测结果发现拟胚体能表达肾脏标志物，如 WT1、Six2、Pax2 和 Nephrin 等。2012 年 Song 等[22]将人肾脏系膜细胞重编程为 iPS，再用含有 RA、activinA 及 BMP-7 的培养液体外诱导培养 iPS 10 天，结果发现诱导培养后的细胞具有摄取白蛋白、对血管紧张素Ⅱ的刺激能产生收缩反应能力，能表达 Synaptopodin、WT1 和 Nephrin 3 种足细胞标志物。上述两项研究表明 iPS 经体外诱导后具有向肾脏细胞分化的潜能，但未进一步验证诱导后的肾脏细胞是否参与肾脏再生。同年 Lee 等[23]将 iPS 未经体外诱导分化成肾脏细胞或肾脏前体细胞，就经肾动脉直接注射到肾缺血再灌注大鼠体内，直接观察 iPS 在体内的分化情况。他们将缺乏 c-myc 参与重编程得到的 iPS 经肾内动脉注射到肾缺血再灌注大鼠体内，移植 iPS 48 小时后，发现缺血再灌注大鼠肾组织中巨噬细胞浸润，氧化物、凋亡因子以及炎性细胞因子表达降低，肾小管细胞增殖显著增强，以注射 iPS 剂量 5×10^5 的治疗效果最佳，并最终提高大鼠的生存率。

田寿福等将胎鼠中获得的小鼠胚胎成纤维细胞传代培养，利用去除白血病抑制因子的培养液悬浮培养拟配体，加入维 A 酸、激活素 A、骨形态发生蛋白 7（BMP7）3 种生长因子后诱导 iPS 向肾脏前体细胞分化，细胞免疫荧光显示生长因子诱导组和生长因子 + REGM 诱导组 Pax2、WT1、E-cadherin 蛋白的表达较对照组高。与对照组相比，PCR 检测显示生长因子诱导组、生长因子 + REGM 诱导组 CD24、AQP1、PDG-FR、E-cadherin 的基因表达水平，中胚层标志物 Osr1、Pax2、Bry，后肾间充质标志物 Six2、Sall1、WT1 均有不同程度升高，差异有统计学意义。而生长因子 + REGM 诱导组 AQP1、E-cadherin 的基因表达水平较生长因子诱导组明显升高。将诱导后的 iPS 注射到再灌注损伤模型大鼠肾脏实质内，结果显示 iPS 诱导来的肾脏前体细胞能在大鼠动物模型体内成功存活，并嵌合到肾小管结构中，具有修复肾缺血再灌注损伤的功能。可能的机制是肾脏前体细胞能抑制肾小管上皮细胞凋亡，促进肾小管上皮细胞更新、增殖，修复损伤肾小管。同时，可能与肾脏前体细胞能促进表达促肾小管修复因子和抗炎症因子有关。

目前研究显示，iPS 可通过以下几种方法重编程得到：①某些早期胚胎提取物、特殊因子等可以诱导成熟细胞逆向分化为干细胞；②克隆技术，将成体细胞核转移到去核的卵母细胞中培育获得 ESC；③利用特异转录因子转入体细胞使成体细胞直接转化为干细胞。iPS 可分化成遗传特征与患者完全吻合的细胞、组织或器官，解决了器官移植的排斥反应问题。此外，iPS 通过诱导成体体细胞而得，不涉及伦理问题，人类 iPS 有望真正替代 ESC，为再生医学提供种子细胞，取代传统体细胞核移植。但 iPS 还存在很多不确定性，利用 iPS 治疗临床疾病仍然是困难重重，需要克服许多障碍，如利用病毒载体导入体细胞的 Sox2、Oct3/4、Klf4 和 c-Myc 4 个转录因子都可能导致细胞突变，有大约 20% iPS 后代会发生肿瘤，基因不稳定带来的潜在风险。在肾脏病研究领域，在 iPS 移植到肾脏受损动物体内前，先将其在体外诱导分化成肾脏前体细胞，将会在很大程度上降低畸胎瘤的形成风险，同时还保留了 iPS 进一步分化为成熟肾脏细胞的能力。

（三）干细胞发育的基因调控

干细胞自我更新、增殖及分化为功能细胞的能力取决于干细胞本身的状态和细胞所处的微环境。干细胞本身的因素包括调节细胞周期的各种周期素、周期素依赖激酶、基因转录因子、细胞器以及影响细胞不对称分裂的细胞质因子等。微环境因素包括干细胞与周围细胞、细胞外基质以及干细胞与各种可溶性因子的相互作用，属于特殊的三维空间结构，即“壁盒”，由“壁盒”细胞和基膜组成，“壁盒”细胞联合相关分子共同调控着干细胞的自我更新及分化。干细胞发育的基因调控包括内源性调控、外源性调控及反馈调节。

1. *内源性调控* 内源性调控包括干细胞内的一些结构蛋白和多肽因子调控的不对称分裂、端粒的长度、基因转录因子、基因。

（1）不对称分裂。干细胞的不对称分裂是通过细胞质内活性物质的不对称分布实现的，其中一个子代细胞保留了作为干细胞的必要成分，具有自我更新、增殖及分化等功能，另外一个子代细胞因不包含作为干细胞的必需信息，从而走向分化。干细胞根据内外环境协同作用的结果，出现全部分化、半数分化或全部自我复制，故在大多数哺乳类动物细胞中，细胞分裂并不是每次都遵循不对称分裂的规律，自我复制和细胞分化的平衡是在群体意义上实现的。干细胞的不对称分裂主要受细胞结构蛋白对纺锤体位置的影响进行调控，包含了各种膜骨架蛋白、A型周期素（Cyclin A）和血影蛋白的血影小体等，血影小体与纺锤体的一极相连，通过固定纺锤体的位置来决定干细胞分裂的方向，从而把维持干细胞性状所必需的成分保留在其中一个子代干细胞中，实现干细胞的自我复制和多向分化功能，另一个子细胞则走向分化。Wu等[24]研究发现，HSC既能发生对称分裂也能发生不对称分裂，并观察到高度保守蛋白Numb在HSC中形成新月形不对称分布，参与HSC的不对称分裂。有研究者还发现CD53、CD62L、CD63和CD71 4个新的蛋白在HSC中也呈不对称分布。脂肪代谢相关的信号通路PML-PPAR-δ-FAO也参与调节HSC的不对称分裂。PML-PPAR-δ-FAO信号转导不受抑制时，HSC的对称分裂会明显减少，故该通路可能通过为HSC提供ATP来维持不对称分裂的合理比例。

（2）端粒的长度。端粒是染色体末端特殊的DNA或蛋白结构，随体细胞每次有丝分裂而缩短，端粒长度主要依赖于端粒酶通过增加染色体末端的重复碱基序列来维持，保护DNA免受损伤，促进细胞更新增殖，抵制细胞衰老和凋亡。小鼠端粒酶反转录酶mTert是端粒酶的活性部分，通常只在胚胎和成体干细胞中表达，终末分化的成体细胞无表达。复旦大学顾勇团队发现在生理状态下，端粒酶基因主要在成年小鼠肾脏乳头和内髓部表达，定位于肾脏集合管和髓袢上皮细胞，并且保持较高的酶活性。在急性肾缺血再灌注损伤后，肾乳头端粒酶活性和基因表达均上调，可能对肾脏有保护作用，但在肾损伤修复过程中，表达端粒酶的细胞几乎没有增殖，也未从肾乳头迁移至损伤重的皮髓质交界处，而是依靠损伤部位近端小管上皮细胞的有丝分裂替代脱落的小管上皮细胞，参与肾脏损伤后修复。

与子代细胞相比，HSC具有很长的端粒，在单核细胞和粒细胞等髓系细胞分化过程中，前体细胞的端粒长度决定了同系子代细胞分化潜能，设立了分化潜能的上限。淋巴系细胞具有复杂的端粒酶及端粒长度动力学，端粒酶缺陷可以导致造血细胞增殖失败。研究表明，敲除小鼠端粒基因后，小鼠HSC的自我复制能力明显下降，雄性鼠的精细胞发育不良，考虑端粒的长度和染色体的功能状态有关，因此干细胞的增殖和分化功能可能取决于染色体的功能状态。

（3）基因转录因子。研究发现多种转录因子共同参与调控干细胞的自我增殖和分化过程。Oct4是一种哺乳动物胚胎细胞表达的基因转录因子，其转录功能主要依赖于DNA结合结构域侧翼的两个反向激活结构夹来启动，通过结合靶基因调控区，发挥促进多能性基因表达的作用，同时选择性地抑制分化基因表达。在ESC的发育中，Oct4通过与下游靶基因的启动子或增强子序列中八聚体序列AGTCAAAT结合来调控下游基因的表达，Oct4缺失突变的胚胎不能形成内细胞团。Oct4还可通过调节成纤维细胞生长因子4（FGF4）的表达和分泌，影响干细胞周围滋养层细胞的成熟，从而调节干细胞的行为。此外，GATA4是一个锌指蛋白，能结合α肌球蛋白重链、肌钙蛋白C和肌钙蛋白I基因控制区域的一个重要部位，交叉激活这些基因。在造血系统中Hemeobox转录因子Hoxb4、Hoxa9、Hoxa10过量表达，可以增强小鼠 HSC 在体外扩增的能力。当过量表达 Stat5 则可以增加 HSC 的自我更新能力。当 Stat5 基因被敲除后，骨髓中 HSC 的自我更新能力减弱。

(4)基因。Nicola 等研究发现即使无外源信号刺激，体外培养的 MSC 也表达分化间充质细胞系的特征。作者应用 microSAGE 法明确了未分化的人 MSC 形成的单细胞源性克隆能表达 2353 个独立基因，显示 MSC 克隆同时表达多种间充质代表性转录因子。Sato 等发现未分化的人 ESC 较分化细胞多表达 918 个基因，如 Wnt 通路、配体/受体及 FGF/TGF-β/BMP 抑制子，提示这些通路影响和调控人 ESC 增殖、分化过程。

2. 外源性调控　干细胞的分化除受内源性调控外，同时还受到周围组织及细胞外基质等外源性因素的影响。外源性调控主要包括膜蛋白介导的细胞间相互作用，细胞膜表面分子在干细胞和周围细胞间传递信号，转化生长因子调节干细胞的增殖、分化，整合素家族介导干细胞与细胞外基质黏附。

(1)膜蛋白介导的细胞间相互作用。干细胞的调控可通过膜蛋白介导的细胞间相互作用实现，如表达于干细胞表面的跨膜分子 Notch，膜内序列包含一个 RAM23 结构域，一个 PEST 序列，一个 OPA 序列以及 8 个锚蛋白，这些内源序列与多种转录因子结合后，调节多种基因的表达。当干细胞表面的 Notch 和周围细胞表面配体 Delta 或 Serrate 结合后，Notch 分子被激活，致使膜内序列随之断裂，并从细胞质进入到细胞核内，通过和特定转录因子结合，调节特定基因的表达从而影响干细胞的发育。Notch 信号对于动物的胚胎及成年动物各种组织的发育分化影响重大，当 Notch 与其配体结合时，干细胞进行增殖；当 Notch 活性被抑制时，干细胞则进入分化程序，进一步发育为功能细胞。

(2)分泌因子。目前发现转化生长因子(TGF)与 Wnts 家族均能调控干细胞的增殖、分化。例如，在角膜干细胞的分化过程中，TGF 通过作用于角膜缘干细胞周围的间质细胞，诱导间质细胞分泌成纤维细胞生长因子(FGF)和血小板衍生生长因子(PDGF)等各种细胞因子，调节角膜缘干细胞的增殖与分化。胶质细胞衍生的神经营养因子(GDNF)对精原细胞的再生和分化起决定作用，还能促进多种神经元的存活和分化。Wnts 家族是调节胚胎发育的分泌蛋白质，通过阻止细胞黏附分子 β-catenin 的分解，激活转录因子 Tcf Lef 的表达，从而调节干细胞的发育。

(3)细胞外基质。整合素家族可通过直接激活多种生长因子受体，为干细胞的增殖提供适当的微环境，是介导干细胞与细胞外基质黏附最主要的分子。在表皮细胞分化中，β_1-整合蛋白在表皮干细胞中高表达，在已经进入分化程序的细胞中低表达，分化完成后的角质细胞不再表达 β_1-整合蛋白。β_1-整合蛋白主要通过与细胞外基质的配体结合，激活有丝分裂原活化蛋白激酶(MAPK)，促进细胞进入增殖周期，进而影响表皮干细胞的分化。当干细胞所处的微环境发生改变时，干细胞外某些信息可通过 $\alpha_v\beta_5$、$\alpha_5\beta_1$ 以及 $\alpha_v\beta_6$ 传递给干细胞，触发跨膜信号转导，调控细胞的基因表达，改变干细胞的分裂方式，同时激活干细胞的多潜能性，以适应组织修复的需要。

3. 反馈调节　大量的实验表明干细胞发育除内外源性基因调控外，正、负反馈调节对干细胞和其分化的前体细胞也起调控作用，反馈调节在进化中是相对保守的。反馈机制涉及由外部信号或不同的外部信号拮抗效应诱导产生的转录因子。

二、干细胞移植

(一)干细胞移植定义

干细胞移植是指将自体、同种异体或异种干细胞分离纯化后转输给患者以治疗相关疾病的一种技术。

(二)干细胞移植的分类

干细胞移植的分类在临床上有多种方法，大体上分为以下三类：①根据干细胞来源的不同，可分为骨髓移植(bone marrow transplantation，BMT)、脐带血干细胞移植(umbilical cord blood transplantation，UCBT)及外周血干细胞移植(perpheral-blood stem cell transplation，PBSCT)；②根据供体来源的不同，分为自体干细胞移植和异体干细胞移植，后者又分为同基因异体干细胞移植和异基因异体干细胞移植；③根据预处理方案的不同,分为清髓性干细胞移植和非清髓性干细胞移植。

1. 骨髓移植

(1)骨髓移植概述。20 世纪 50 年代,美国 Lorenz 等首次提出骨髓移植的概念,他们将骨髓细胞移植到因为辐射而导致骨髓严重破坏的动物体内,可以使骨髓再生,重建造血系统。BMT 包括同基因移植和异基因移植。同基因移植仅仅指同卵双生的双胞胎之间进行移植,异基因移植则是指同种不同个体之间进行的移植。

骨髓中包括至少含有两种类型的干细胞,即 HSC 和 MSC,其中 MSC 为 HSC 提供间质支持。Imasawa 等研究发现,接受未患病小鼠骨髓移植后使得患有 IgA 肾病的小鼠的症状明显改善。这一发现充分说明了骨髓细胞与肾组织损伤修复有着密切联系。另外,Held 等研究发现,20% ~50% 的细胞融合可见于慢性肾损伤条件下,骨髓来源的细胞和肾小管细胞之间的相互作用。此外,更有大量研究表明通过骨髓移植可起到增强肾功能的作用。也有报道称整体骨髓移植不仅能够提高肾功能,并能使 Alport 综合征动物模型出现的肾组织学损伤减少。以上研究提示,骨髓来源的细胞可分化为肾组织细胞,如足细胞和肾小球系膜细胞,替代损伤的肾组织,改善组织学损伤程度,并能增强肾功能。但是,仍有许多研究不支持上述观点[25]。

人类白细胞抗原(HLA)等位基因的不匹配容易诱发移植排斥反应,这种排斥作用会引发诸多问题,主要包括宿主抗移植物病(host versus graft disease,HVGD)和移植物抗宿主病(graft versus host disease,GVHD)等。目前,移植排斥问题是异基因移植治疗疾病所面临的最大问题。

HVGD 主要是由于在移植前预处理中,受者体内的 T 细胞未被清除干净。这种并发症在心脏、肾脏等实质器官移植的发生率较高。

GVHD 主要是由于供体移植物中的 T 细胞能够识别受体宿主中的异型组织抗原,继而引发免疫排斥反应,严重影响患者的预后。人们曾经设想,是否去除供体移植物中的 T 细胞可以避免 GVHD 的出现。有学者尝试采用去除 T 细胞骨髓移植(T cell depleted BMT,TCD-BMT),临床结果却显示 TCD-BMT 明显降低了受体的造血重建效率。为了解 T 细胞在造血重建及其他未知方面的作用机理,研究者们经过长时间的研究探索后发现,T 细胞有多种亚群,并且每个亚群存在功能上的差异。T 细胞亚群中存在一类亚群细胞能够诱导产生 GVHD,也有另外一类亚细胞群对提高植入效率有必不可少的作用。后来又有研究发现,移植物中的 T 细胞亚群及 NK 细胞在长时间监视、抑制受体宿主体内残存的少量恶性细胞复苏上有协同作用,在减少骨髓移植术后受体残存的恶性细胞的复发上起着关键的作用,这种效应被称作移植物抗白血病效应(graft versus leukemia,GVL)。所以,如何实现在降低 GVHD 的同时提高 GVL 是我们目前所面临的最大问题,这一研究的突破也必将是骨髓移植治疗的重大进步。

引发 HVGD 和 GVHD 的原因主要是由于供体和受体之间 HLA 不合,继而导致免疫排斥发应。因此,骨髓移植供体与受体之间的 HLA 匹配程度高是提高移植成功率的首要条件,因此寻找 HLA 匹配高的供者是关键所在。与骨髓移植相关的 HLA 配型主要包括 HLA Ⅰ类分子和 HLA Ⅱ类分子,前者主要是 HLA-A、HLA-B、HLA-C,后者主要是 HLA-DR、HLA-DP、HLA-DQ,一共 6 个等位基因点。仅满足其中的 HLA-DR4、HLA-A、HLA-B 和 HLA-C 配型也能在临床开展移植手术。然而,一般情况下找到 HLA 配型相合的供者的概率和机会很低,在亲缘供者中找到的概率仅有 25% ~30%,而在无关人群中只有 1/5 万 ~1/10 万的概率,甚至还要更低。因此,现阶段我们为治疗血液系统以及其他可通过骨髓移植治疗的疾病所能做的就是建立庞大的骨髓库,这也是最实际、最可行的办法之一。

另外,除了由于 HLA 配型不符所引起的免疫排斥和寻找合适供体困难的问题外,骨髓移植还面临受体在骨髓移植治疗中所需要的细胞数量问题。临床上,每千克体重需要移植$(1 \sim 2) \times 10^6$ 个 $CD34^+$ 细胞,对于一个约 50kg 的成年人来说,一次移植需要供体提供的移植细胞的数量一般是$(5 \sim 10) \times 10^7$ 个 $CD34^+$ 细胞,骨髓移植对于造血干细胞的量需求是相当大的,对于供者来说是一个巨大的挑战。研究表明,供体提供的造血干细胞的数量越多,受体骨髓重建效率以及移植的成功率也就越高。某种程度上,成功的骨髓移植与供体提供大量的造血干细胞有着密切的关系[26]。

(2)骨髓移植在肾脏疾病中的应用。在肾脏疾病治疗的研究中,多种来源的干细胞存在潜在的临床效果,包括ESC、成体肾干细胞、胚胎肾干细胞和非肾脏来源的成体干细胞。ESC具有最佳分化潜能,但是生成畸胎瘤的风险很大。胎儿肾脏中的干细胞再生能力强,而且不存在移植物产生肿瘤的潜在风险,缺点是只能由供体直接提供,因此,无论是ESC还是胎儿肾干细胞,应用都受到伦理道德的制约。然而,我们可以通过肾活检从患者体内得到成人肾干细胞,采用体外扩增技术得到足够用于治疗的细胞数量,因此,自体干细胞移植无须应用免疫抑制剂,同时也没有致瘤和分化异常的风险,成人肾干细胞移植有用于治疗肾脏疾病的前景。

成体干细胞中与肾脏修复有关的非肾脏来源的细胞,主要包括MSC、非骨髓源间充质干细胞和iPS。2004年,Morigi等[27]指出MSC对肾脏有保护作用,他们用顺铂所致的急性化学性肾损伤的小鼠模型,然后从大鼠的骨髓中分离出MSC并移植到肾损伤的小鼠体内,在移植后的第4天和第11天,观察到肾小管细胞增生明显增加以及肾脏结构改善。

有实验证明,移植骨髓MSC可以分化为肾小管上皮细胞,参与修复肾脏组织结构和恢复肾功能的作用。骨髓MSC在抗Thy1肾小球肾炎模型鼠的肾小球修复中起作用,并可使血尿素氮水平显著降低,促进了肾功能的恢复。同时还发现移植骨髓MSC可定居在肾小管,但在肾小球中并未发现移植的骨髓MSC。研究认为,骨髓MSC能使肾脏疾病大鼠肾组织中NephrinmRNA的表达明显增加,并在一定程度上对受损的肾脏组织起到保护作用[26]。

骨髓MSC在医学领域主要应用于骨组织工程、神经系统疾病、心血管疾病、肝脏、肺脏以及皮肤等组织器官,在肾脏疾病领域的应用,起步相对较晚,研究对象主要是各种动物模型,并且多为基础研究,临床研究开展较少,主要涉及IgA肾病以及部分继发性肾脏疾病,而且大多都还处于探索阶段,并且骨髓MSC在体内的分子生物学和细胞生物学作用机制目前尚不明确,仍有很多难题需要攻克和解决。至今为止,间充质细胞表面的特异标志物尚未找到,无法给分离纯化MSC制定统一标准,不同组织来源、不同实验室分离纯化的MSC的同质性问题仍需进一步探讨。另外,MSC是通过什么途径和机制进入受损肾脏的?在此微环境下,MSC又是如何进一步分化为各类肾脏细胞,从而达到修复肾损伤的目的?目前,这些问题都尚未得到解答,值得进一步研究。总之,MSC移植治疗肾脏疾病的相关机制尚未明确,机制的阐明对于MSC移植治疗疾病会有很好的指导作用[28]。

然而,MSC具有以下优势:①易于分离、培养、扩增,其多组织来源性使研究者可得到数量充分的干细胞,不涉及伦理问题,不像ESC受到伦理学和实际取材等方面因素的限制;②具有多向分化潜能;③采用特定基因对MSC进行修饰,利用MSC作为载体携带其进入体内并发挥生物学作用,有利于外源基因的导入和表达;④免疫源性和调节免疫能力低,可避免移植排斥反应和使用免疫抑制疗法,在移植时不发生免疫排斥反应,或即使发生排斥反应,其程度也较低,为治疗免疫性肾脏疾病进行细胞移植提供了可能;⑤遗传背景稳定,理论上致瘤风险十分低。这些优势及体内外相关研究结果提示,MSC为治疗肾脏疾病提供了一种充满希望的种子细胞,它的应用为肾脏疾病治疗带来了一个新的契机,成为肾脏疾病研究的理想靶细胞。因此,MSC被认为是最适合用于细胞治疗的一种原始细胞[29]。

2. *脐带血干细胞移植* 1988年由Broxmeyer等通过实验首次证实脐带血中含有丰富的HSC。1989年,法国Gluckman等在巴黎圣路易斯医院实施了世界上首例脐带血移植术,对象是一位患有先天性再生障碍性贫血的儿童,并取得成功。在此之前,脐带和脐带血一直被当成废物丢弃,脐带血的成功移植让人们对其有了全新的认识和评价。至今,各国学者对脐带血的基础研究以及临床应用研究表明,脐带血中富含的HSC,已经成为一种良好资源,在多种疾病的治疗上可替代骨髓移植。国内外大量研究证实,脐带血干细胞可支持造血功能,在体外培养条件下可以扩增,并且在一定的条件下诱导分化为多种组织细胞,如肝、内皮、骨、软骨等。与外周血和MSC移植比较,脐带血干细胞移植具有以下优点:①来源丰富,其造血干细胞祖细胞含量及质量高;②再生能力强;③HLA相容性要求低、GVHD的发生率低且程度轻;④即时性、纯净(病原体感染可能性小);⑤成本低廉等,并且发展至今,分离以及培养脐带血干细胞的方法多种多样,日趋成熟,这使得脐带血干细胞已然成为干细胞研究领域的热点。在多种血液系统恶性和非恶性疾病的治疗中,外周血和异基因骨髓 HSC 移植已广泛应用,然而 HSC 的供体来源日益缺乏,供求之间形成了显著的矛盾。如果能使脐带血干细胞移植替代外周血干细胞移植和异基因骨髓 HSC 移植治疗某些疾病,将会成为解决这一矛盾的一种治疗策略。但脐带血干细胞移植仍存在许多弊端,有许多难题有待攻克。例如,脐带血干细胞移植的 GVHD 的发生率低,对 HLA 匹配程度的要求也很低,但一旦发生 GVHD,引起的后果十分严重,甚至会导致移植失败。并且就目前来说,对于脐带血干细胞移植治疗疾病的研究多处于动物实验阶段,临床疗效不确切,是否存在严重的近、远期并发症也无法确定,有待研究进一步解决。

(1)脐带血干细胞生物学特性。脐带血中含有丰富的 HSC、MSC、内皮前体细胞和非限制性成体干细胞等多种干细胞[30]。这是它能够应用于临床治疗多种疾病的细胞基础,目前研究最多的是 HSC 和 MSC。

HSC 的两个基本生物学特征:①能够不断自我更新、自我复制,保持干细胞数量恒定,增殖分化及形成集落;②在特定因素的影响或诱导下可进一步分化为祖细胞及各种成熟血细胞的能力[30]。

脐带血中 $CD34^+$ 细胞占有核细胞的比例约为 1%,与骨髓中 $CD34^+$ 细胞占有核细胞的比例大致相当,但显著高于外周血,其中,人类白细胞抗原 DR(HLA-DR)、系相关性膜标记(Lin^-)、$CD33^-$、$CD38^-$、$CD45RA^-$ 等膜标志的早期 HSC 所占的比例高于骨髓和外周血。脐带血单核细胞含有大量集落形成单位(CFC),包括红系爆式形成单位(BFU-E)、粒细胞 - 巨噬细胞集落形成单位(CFU-GM)以及粒细胞 - 红细胞 - 巨噬细胞 - 巨核细胞集落形成单位(CFU-GEMM)等,其中 BFU-E 的比例略低于骨髓,为 $(5.2 \pm 5.6) \times 10^{-4}$ 单核细胞;CFU-GM 和 CFU-GEMM 的比例均明显高于骨髓,分别为 $(20 \pm 15.7) \times 10^{-4}$ 单核细胞以及 $(2.8 \pm 3.5) \times 10^{-4}$ 单核细胞。脐带血中还存在高增殖潜能集落形成细胞(HPP-CFC),其所占比例是骨髓的 8 倍,是一种更为原始的集落形成细胞。有研究证明,对比骨髓及外周血 HSC,脐带血干细胞对生长因子刺激较敏感,刺激后进入细胞周期的速度以及体外扩增时形成集落的能力均较强。脐带血还能分泌造血因子,增强脐带血干细胞增殖和扩增能力。此外,脐带血干细胞移植发生 GVHD 的风险较小,这是由于脐带血的免疫系统发育相对不成熟、脐带血中 T 淋巴细胞较原始、免疫原性和细胞毒性较低之故。

骨髓 MSC 具备干细胞的基本特性。但是,学术界对于 MSC 的定义尚无明确定论,不同物种之间乃至不同实验室来源的 MSC 的生物学特性不尽相同,从形态学、功能特点、表面标记等方面还没有可鉴定 MSC 的特异性标记。目前 MSC 已经可以在很多组织中分离得到,其中包括脐带血[31]。但是,可能是分离技术、脐带血标本保存或者其他原因,并不是所有的脐带血标本都能分离出 MSC。

1)MSC 来源及表面标志。MSC 在骨髓和脂肪组织中最为丰富,MSC 的来源主要是结缔组织和器官间质,但脐带血、外周血、肌肉、羊水等组织中也能分离出 MSC。国际干细胞治疗学会指出,人的 MSC 至少有以下 3 个特点[32]:①不表达 CD14、CD31、CD34、CD45 和 CD11b 等造血细胞表面标志,表达 CD29、CD44、CD71、CD73、CD90、CD105、CD106、CX-CR-6 等表面分子;②在一般的培养条件下具有贴壁性;③在某些特定条件下可以在体外进一步诱导分化为脂肪细胞、软骨细胞及骨细胞。

2)MSC 的低免疫原性及免疫调节功能。免疫原性是指抗原刺激机体后,特定的免疫细胞通过活化、增殖、分化,形成特异抗体和致敏淋巴细胞,从而产生特异性免疫反应。MSC 的免疫原性低,主要由于人类 MSC 表达的 MHC-Ⅰ类分子水平低,并且不表达 MHC-Ⅱ类分子和 CD86、CD80、CD40 以及 CD40L 等共刺激分子,这些特性使 MSC 可以避免 NK 细胞介导的细胞溶解作用。临床上预防和治疗急性 GVHD 的基础就是 MSC 的低免疫原性[33]。

此外,MSC 可以通过作用于 T 细胞、B 细胞以及 DCs 等免疫细胞来调控免疫应答。体外研究表明,在 CD28 或 CD3 抗体刺激的淋巴细胞反应、丝裂原刺激的淋巴母细胞转化实验以及混合淋巴细胞反应中,MSC 均能抑制 T 细胞的增殖[33];MSC 也可以抑制 B 细胞的增殖,是通过将细胞滞留在 G_0、G_1 期而并不会诱导细胞凋亡,同时抑制 B 细胞分泌 IgM、IgA 和 IgG。另外,人类 MSC 能够抑制单核细胞来源树突状细胞(MDDCs)的功能和分化,通过其分泌的趋化因子(growth-regulated oncoene,GRO),尤其是 GRO-γ 来实现，这些趋化因子还能促使 *MDDCs* 向髓系抑制细胞（*MDSC*）性状分化。*MSC* 除了抑制 *T* 细胞、*B* 细胞以及 DCs 的增殖外，还能对巨噬细胞的功能造成影响。

3）MSC 的可移植性。MSC 是否可进行移植在学术界仍存在争议。Dominici 等采用成骨不全症的小鼠模型，将转染了 GFP 的 MSC 移植入小鼠体内，移植后小鼠恢复良好，疗效显著。另外，Reinhardt 等采用原位荧光杂交技术（FISH）检测受体骨髓中的 MSC 性染色体，检测出的结果与供体的造血细胞完全吻合，但是在移植后受者体内 MSC 的主要来源仍然是受体，猜测可能的原因是供体提供的 MSC 数量较少或 MSC 自身可移植性差。

4）MSC 的归巢能力。当组织发生损伤，MSC 能迅速动员并靶向移动，穿过血管内皮细胞到达损伤部位，并自然代偿性修复受损组织的过程称为 MSC 的归巢能力。MSC 的一个重要特性是在多种因素综合作用下，向缺血或损伤组织归巢并发挥生物学效应。

内皮祖细胞（EPC）能够从脐带血中分离得到，可以表达 CD34、CD133 以及 VEGFR2，EPC 约占 $CD34^+$ 细胞的 2%。在缺血组织中，表达 $CD34^+$ 和 $CD133^+$ 细胞可以分化成血管内皮细胞并诱导新生血管的形成[34]。Pesce 等[35]研究表明，脐带血中 $CD34^+$ 和 $CD133^+$ 共表达的 EPC 含量丰富，$CD34^+$ 细胞可在缺血组织中分化成血管内皮细胞。研究组将从人脐带血中新鲜提取的 $CD34^+$ 细胞注入老鼠缺血的肌肉中并证实产生了内皮细胞。

（2）脐带血的储存及脐带血库。①脐带血的储存：脐带血采用深低温保存，按 Kogler 等[36]方法，浓缩分离后的有核细胞（NC）与低分子葡聚糖液以及二甲基亚砜（DMSO）混合后贮存。脐带血 NC 与 50% DMSO 以及等量低分子葡聚糖混合，使用注射器泵向含有 NC 细胞的脐带血袋内缓慢（20 分钟）注入，体积为 30 ~ 50 ml，使 MSO 的最终浓度为 10%。将与 DMSO 混合后的脐带血放入深低温贮存袋及储存铝盒中，迅速在程控降温仪内以 1℃ 的速率降温，在 1 小时后降至 -90℃，然后放至液氮罐内保存。②脐带血库：目前，全国仅有七家合法的脐带血库，包括北京、上海、广州、山东、四川、天津、浙江。北京脐带血库是国家卫生计生委批准的国内首家并且是公共库储量最大的脐带血库，始建立于 1996 年，分为公共库和自体库。公共库为公益性脐带血库，接受公众脐血捐赠，免费保存；自体库则有一定的商业性，收费保存，仅供自用。北京市脐带血库公共库储存公民捐赠的脐血 2 万余份，接受申请配型 700 余次/年，已有数百份脐带血应用于临床，并用于包括多种血液系统疾病等 30 余种疾病的治疗以及临床的研究。

（3）脐带血干细胞移植的应用及利弊。脐带血中富含 HSC 和 MSC，且随着体外培养扩增技术的发展，单份脐带血扩增后单个核细胞的数量已能够满足成人移植的需要。大量实验及临床研究证明，脐带血作为一种 HSC 资源非常有潜力，特别是飞速发展的体外细胞培养技术，使得移植干细胞的数量问题已基本得到解决，有可能实现单份脐带血经扩增后用于成人或高质量的儿童移植，拓宽脐带血干细胞移植的适应证。研究表明，UCBT 作为一种新兴治疗手段是切实可行的。

脐带血干细胞移植是一种新兴治疗技术，脐带血作为一种 HSC 资源，在某些方面存在一定的优势，同时也存在各种不足和弊端。

优点：①不存在社会、道德、伦理及法律等方面的问题；②脐血获取方便快捷，来源丰富，对产妇及胎儿无任何伤害及副作用；③脐血中抑制性 T 细胞含量丰富，NK 细胞活性较弱，脐血免疫系统相对不成熟，这使得移植后发生免疫排斥的概率和严重程度相对骨髓低，配型中 HLA1-3 个位点不合的亲属或无关供者间也可进行移植；④相对于寻找 HLA 配型合适的供体相比，从查到 HLA 相合脐带血到对受体实施移植的时间大大缩短，脐带血在液氮中保存，采集方便，对于病情进展迅速、情况不稳定的患者尤其适用；⑤脐带血富含 HSC 和 MSC，比成人外周血和骨髓中的更为原始，并且具有更强的分化能力；⑥收集的脐带血可长久保存，用于移植治疗自体的相关疾病，也可为异基因移植提供干细胞来源；⑦受胎盘屏障的保护，病毒、细菌污染的概率较低。

缺点：脐血中 HSC 的数量偏低，使其在成年患者以及高质量儿童中的使用受到限制，并且移植失败和植入延迟的发生率较高，存在发生潜在遗传性疾病的可能性。必须一次移植成功，不能追加采集输注供者 HSC，一旦移植失败或者原病复发将使患者失去补救机会，风险较大。

目前,已经部分了解了脐带血干细胞的生物学以及免疫学方面的特性,并逐渐掌握了多种脐带血干细胞分离纯化以及体外培养扩增的方法,在多系统疾病的临床治疗中取得疗效。虽然目前许多疑难问题还未得到解决,但从目前的研究来看,今后脐带血在细胞和组织工程的应用前景将十分广阔[25]。

3. *干细胞抵达治疗靶位的机制* 通过相关动物实验发现,当肾脏受到损伤时,成体肾干细胞出现迁移或进入循环的 MSC 会归巢于受损的肾脏。有学者认为,肾脏损伤部位一般存在血管损伤和炎症反应,导致血管通透性增加,有利于干细胞从血管内皮细胞间隙漏出进入损伤部位。此外,损伤部位的内皮细胞可以表达和释放趋化因子,趋化干细胞向受损部位移动。因此,干细胞这种选择性的体内分布分子机制复杂,目前关于细胞迁移或归巢的相关机制尚不清楚,有待进一步研究发现和阐明。

细胞迁移是指细胞在接收到迁移信号或者感受到某些物质的浓度差后而产生的移动。靶部位释放趋化因子的信号分子,与细胞膜表面上的受体相结合,引起细胞内信号转导,从而引起肌动蛋白结合蛋白的活性受到激活或抑制,导致细胞骨架状态改变而引起细胞迁移。其中,属于 CXC 趋化因子家族的基质细胞衍生因子-1(SDF-1)是一种重要的趋化因子,广泛表达于各种组织和细胞中,通过 SDF-1 的受体 CXCR4 来调节其对细胞的趋化作用。Mazzinghi 等[37]认为,缺血性损伤的肾组织可对趋化因子 SDF-1 起正向调节的作用,使得表达 CXCR4 的干细胞活化。在目前所知的趋化因子受体中,SDF-1 受体CXCR4及CXCR7 在成人壁层上皮多能祖细胞(APEMPs)中高度表达。实验研究显示,将 APEMPs 通过静脉注射入小鼠受损肾组织内可以降低小鼠急性肾衰竭严重程度并能阻止肾组织的纤维化,但 APEMPs 向内皮迁移的前提是 CXCR7 和 CXCR4 均存在活性,如果阻断了 CXCR4 则无此疗效。从上述研究至少说明部分干细胞亚群的迁移是通过 SDF-1 及其受体部分途径实现的。

MSC 进入循环后主要分布在心脏、肝脏、肾脏、骨髓、脑、肺、皮肤等重要脏器,由于 MSC 本身特点和器官组织结构,使得 MSC 有向损伤部位靶向迁移和分布的特点。CD44 是细胞表面的 HA 受体,是一种跨膜糖蛋白并且分布广泛,可以介导细胞黏附基质,HA 作为细胞外基质的主要成分之一,可与某些细胞表面受体结合进一步引发生物学效应,启动细胞内信号转导,进而调节细胞运动,并且 HA 与 CD44 相结合可促使多种细胞伸出伪足,增强细胞的运动能力。Herrera 等[38]向丙三醇所致急性肾衰竭模型小鼠体内静脉移植 MSC,分析细胞是如何归巢到肾脏,归巢能力与 CD44 以及 HA 之间的关系。结果发现:①将干细胞通过外周静脉注射的方式移植到急性肾衰竭模型小鼠体内,干细胞可以迁移到小鼠受损的肾脏,并且肾内 HA 增加,肾脏在形态和功能上有一定程度的恢复;②在体外,HA 的剂量越大,其对干细胞的趋化作用越强,但抗 CD44 的单克隆抗体可以阻断这种趋化作用。如果 MSC 在移植到体内之前经过可溶性 HA 或是抗 CD44 抗体等处理,移植后细胞的这种归巢能力消失。另外,敲除了 CD44 基因小鼠的 MSC 丧失了靶向迁移到受损肾组织的能力,但如果往携有 MSC 的小鼠体内导入能够表达 CD44 的基因片段,重新构建的 MSC 又能迁移归巢到损伤肾组织中,并发挥它的生物学效应。因此,Herrera 等[38]认为外源性的 MSC 能够归巢到受损的肾组织与 CD44 和 HA 的相互作用密不可分。总之,当前研究部分揭示了干细胞定位到受损肾组织的机制,但全面阐明其机理还有待进一步的研究[39]。

三、干细胞移植在肾脏疾病中的应用

(一)急性肾损伤

急性肾损伤(acute kidney injury,AKI),是指由多种病因引起的肾功能快速下降而出现的临床综合征。2005 年,AKI 网络将 AKI 定义为:出现肾功能或者结构异常,包括血、尿、组织学、影像学以及肾损伤标志物等的异常,病程小于 3 个月。

AKI 是临床上常见的急症、危症,相关研究报道其发病率为 0.9% ~20%,死亡率达 25% ~80%,并且大部分 ARI 患者需要透析治疗,透析的 AKI 患者死亡率为 50% ~60%。引起急性肾损伤的病因很多,肾脏进一步缺血、缺氧使肾小管上皮细胞发生变性、坏死、脱落、凋亡和丢失。目前尚无有效的方法治疗 AKI,临床上仍以支持治疗为主。干细胞移植技术为 AKI 的治疗研究提供了一种潜在的可能的新思路、新方法。

骨髓 HSC 可分化为各种类型的细胞、组织和器官,包括肾小管和肾小球细胞,这是目前认为骨髓移植能治疗急性肾小管坏死(ATN)的可能机制。但目前,ATN 后小管细胞的修复是否源于骨髓干细胞尚有争议,骨髓移植在 ATN 中的治疗作用也仅在少数动物实验中得以证实,且小鼠实验发现 HSC 动员相关的粒细胞增加甚至能加重急性肾衰竭。因此,目前骨髓移植在 ATN 中的作用尚需更多研究[40]。

目前,用于实验性治疗 AKI 的移植干细胞种类众多,其中关于成体干细胞和 ESC 的研究较多。成体干细胞是单能性干细胞或是多能性干细胞,存在于骨骼、肌肉、肝脏、肾脏、脂肪、羊水以及神经系统等脏器组织中,是目前干细胞研究领域中最重要的干细胞来源。ESC 的发育等级较高,几乎可以诱导分化为所有组织细胞类型,但由于涉及社会、伦理、道德及政治等方面的问题,ESC 的应用受到了限制。

(二)骨髓间充质干细胞

近年来,MSC 在治疗 AKI 方面越来越受到人们的关注。首先建立双肾缺血的大鼠模型,往实验组大鼠体内输注 MSC,与对照组相比,输注了 MSC 的大鼠肾脏修复较快,注入的细胞在 2 周后部分分化为平滑肌细胞或血管内皮细胞,促进了新生血管的形成以及内皮的修复[26,33]。有临床报道证实了 MSC 在临床应用上的可行性,采用免疫抑制疗法对双肾肾移植患者移植前进行预处理,在肾移植 7 天后向患者输注自体骨髓 MSC,第一年随访期间,两位患者的肌酐值分别稳定在 203.32 μmol/L 和 159.12 μmol/L,1 年后肾活检未提示有急性免疫排异以及慢性移植肾损伤的发生[30]。目前,AKI 治疗方面,研究较多的 MSC 主要来源于骨髓、脂肪和胚胎。

多项动物和人体研究表明,肾小管上皮细胞、足细胞、系膜细胞等肾细胞可起源于骨髓,因此,肾细胞的更新和再生与骨髓干细胞有关。2008 年,Qian 等将大鼠分离出的骨髓干细胞和损伤的肾组织一起培养,结果显示骨髓 MSC 不仅能分化为肾小管上皮细胞,而且能够高度表达磷酸化水通道蛋白 1 和 CK18 等肾脏标志物。2008 年,Morigi 等将骨髓 MSC 注入用顺铂诱导的 NOD-SCID 大鼠模型中,发现骨髓 MSC 可在肾脏局部发挥作用,使肾细胞增殖增加,凋亡减少,保留了肾小管上皮细胞的完整性,延长了小鼠的生存时间。Nicoletta 等则将人骨髓 MSC 植入这种大鼠模型的腹腔中,肾脏免疫组化显示细胞增殖增加而凋亡明显减少,PCR 检测发现大鼠肾组织中有人骨髓 MSC 的存在,大鼠的血尿素氮水平和血磷水平明显降低,血淀粉酶和炎症因子表达降低,证明人骨髓 MSC 对损伤肾脏有修复作用。

Zuk 等从人吸脂术的脂肪悬液中首次分离获得 MSC,在特定的条件下脂肪 MSC 可被诱导分化成骨细胞、软骨细胞、肝细胞、心肌样细胞、血管内皮细胞等各类细胞。Chen 等建立了缺血再灌注损伤的大鼠模型,实验组为自体脂肪 MSC 移植组,与对照组相比,实验组的肾组织损伤程度、血肌酐及尿素氮水平显著降低;氧化应激、炎症因子和凋亡标志物表达明显降低;抗氧化、抗炎以及抗细胞凋亡的生物标志物表达增高。由于脂肪 MSC 的免疫源性较低,向存在免疫活性的 mdx 鼠模型中植入人脂肪 MSC,结果显示植入的 MSC 能够分化成肌卫星细胞并且能够诱导新生血管生成,由此推断出人脂肪 MSC 在肾血管损伤中起到修复作用。Li 等则向缺血再灌注损伤的 C57BL/6 的小鼠模型中植入人脂肪 MSC,移植后 3 天,使用实时荧光 PCR(RT-PCR)检测在肾组织中检测到人特有 CK18 和 β-肌动蛋白,小鼠肾组织切片显示抗人细胞核抗体阳性,研究表明了人脂肪 MSC 有迁移到缺血再灌注损伤肾脏的归巢作用以及早期分化为肾小管上皮细胞的能力。

相比骨髓来源的 MSC,从胚胎中分离出的 MSC 的增殖分化能力更强。与成体干细胞相比,妊娠早期的胚胎来源 MSC 几乎没有免疫原性,并且组织相容性较好。Li 等建立顺铂诱导的 AKI 大鼠模型,将通过血管内皮生长因子修饰的人胚胎来源 MSC 移植入 AKI 大鼠模型中,评估其肌酐、尿素氮以及相关分子生物学检测,结果证明通过血管内皮生长因子修饰的人胚胎来源 MSC,可改善肾脏微环境,使肾脏细胞增殖增加、凋亡减少,对顺铂诱导损伤的肾小管细胞起到修复作用,说明了人胚胎来源的 MSC 与血管内皮生长因子对于肾脏具有协同保护作用。

(三)肾源性干细胞

肾源性干细胞主要存在于肾间质中,当肾脏缺血损伤后,该类干细胞具有分化为几乎所有类型的肾脏细胞的能力。Gupta 等的实验研究证明大鼠肾小管中的肾干细胞，能够表达 ESC 标记（Oct4、Pax2 等）和间充质标记（CD90）。胚胎期的肾脏可表达 CD133、CD24，在肾脏的发育过程中这些表达 $CD133^+$、$CD24^+$ 的细胞会逐渐消失，直至它们选择性发展为鲍曼氏囊的尿极肾单位。Elena 等利用甘油所致的横纹肌溶解引起的 AKI 的 SCID 鼠模型，将表达 $CD133^+$、$CD24^+$ 的细胞分离出来并植入 SCID 模型鼠体内，发现这些肾源性细胞能分化为肾单位，并分布在不同部位，减少了肾组织的凋亡、坏死，减轻了肾脏的纤维化程度，使肾功能明显改善。以上说明在肾早期存在的 $CD24^+$、$CD133^+$ 细胞，不仅无致癌性，而且有治疗 AKI 的潜能。

（四）骨髓造血干细胞

HSC 主要来源骨髓、外周血和脐带血。Poulsom 等从雄鼠体内分离出表达 β-半乳糖苷的 HSC，并将分离出来的 HSC 注入缺血再灌注损伤的非转基因雌鼠体内，移植 4 周后，PCR 检测在雌鼠体内发现雄性的 Y 染色体和 sry 基因，通过 X-Gal 染色发现 β-半乳糖苷酶阳性的 HSC 存在于雌鼠的肾小管，从而证实了 HSC 有助于 AKI 的替代治疗。另外，Stokman 等证明 HSC 并不是通过动员和增加 HSC 的水平而对 AKI 有治疗作用，而是通过使粒细胞向损伤肾组织的流动降低而实现的[41]。

（五）神经干细胞

它存在于各个发育阶段的哺乳动物的室下区、海马、纹状体、脊髓、皮质下白质、管膜、嗅球、脉络丛、大脑皮质等。成体大脑的内源性神经干细胞主要存在于脑室下区（SVZ）和海马齿状回颗粒下层（SGZ）。2009 年，Zakaria 等[42]在胎鼠的肾脏缺血 1 小时后，分别向其的端脑源性神经球脑皮质注射、静脉注射以及腹腔注射神经前体细胞。观察 24 小时后发现神经前体细胞在降低肾功能和结构损伤上效果显著。另外，对神经前体细胞进行标记，观察其在 AKI 大鼠中的作用，发现 IL-4、IL-10 等抗炎因子表达增多，干扰素和 IL-1 在肾脏的表达明显减少，巨噬细胞的浸润也明显减少。

（六）羊水干细胞

人羊水干细胞具有无体细胞突变、无须异位诱导、高分化潜能等特点，近年来越来越受到人们的关注。有相关研究证实了羊水干细胞能表达间充质标记物 CD44 和 CD29，并可诱导分化为表达 CD2AP、NPHS2 的肾小管上皮细胞和足细胞，从而进一步推测羊水干细胞具有治疗肾脏疾病的潜能[35]。Hauser 等向甘油诱导的 AKI 非免疫大鼠模型静脉注入 3.5×10^5 个羊水干细胞，对比 MSC 移植，结果显示两者均可抑制肾小管细胞凋亡，促进细胞增殖。

（七）诱导多功能干细胞

iPS 是将几个特定的转录因子转入到体细胞中，重新对体细胞核进行编程，从而获得可自我不断更新和具有多向分化潜能的类 ESC 样细胞。与干细胞多能性维持相关的候选因子有 24 个。2006 年，Takahashi 等[43]从这些因子中筛选出 4 个转录因子即 c-Myc、Sox2、KlF4 和 Oct3/4，将它们组合后通过反转录病毒转染小鼠鼠尾成纤维细胞和胚胎成纤维细胞，最后成功诱导出小鼠 iPS。由于不需要摧毁早期胚胎即可获得，避免了引发道德伦理方面的争论，并且与 ESC 相比 iPS 具有相同的发育潜能，所以未来 iPS 有替代 ESC 用于临床研究的可能性。Morizane 等对 iPS 和 ESC 向肾脏分化的能力进行比较，结果表明两者均有分化为成熟肾脏细胞的能力，但与 ESC 相比，iPS 向肾脏分化的敏感性较差，有保持未分化的倾向。目前，iPS 对损伤肾脏是否存在修复作用仍需进一步研究与验证[44]。

（八）IgA 肾病

IgA 肾病是临床上最常见的一种肾小球肾炎，病理特征是 IgA 在系膜区沉积，近来有研究认为 IgA 肾病可能是一种干细胞疾病。

IgA 包括 IgA1 和 IgA2，其中 IgA1 比例为 90%。研究表明 35% ~50% 的 IgA 肾病患者存在血清 IgA 升高，增多的 IgA 是抗原非依赖性抗体，无论是血清中增多的 IgA 还是系膜区沉积的 IgA 大多是骨髓产生的 IgA1 多聚体[45]。Susie 等研究发现在同胞间进行 HSC 移植后，IgA 肾病的进展与急、慢性 GVHD 无关，而与体内产生过多的半乳糖基化缺陷的 IgA1 有关，说明 IgA 肾病的病因可能源于骨髓[46]。有研究者将正常B6鼠的骨髓移植给高IgA鼠,可减轻高IgA鼠的补体C3和系膜IgA沉积,减少尿蛋白排泄,减轻系膜基质增生和严重肾小球硬化,降低血清IgA水平。相反,正常B6鼠接收有IgA肾病倾向的ddY鼠的骨髓后,肾小球IgA的沉积和血清大分子IgA明显增加,证明了骨髓细胞是IgA肾病的致病动因[47]。有学者将系膜有IgA沉积的肾脏移植到无IgA肾病的终末期肾病患者体内,观察到移植肾内沉积的IgA消失;将健康人的肾脏移植到终末期肾衰竭合并IgA肾病患者体内,结果发现移植肾中出现IgA沉积,提示IgA肾病是因为内在的循环因素导致系膜IgA沉积并不是肾脏自身缺陷导致。另有报道称,IgA肾病与IgA特异的T抑制细胞活性降低以及辅助性T细胞活性增强导致的B细胞合成IgA增多有关,新的观点认为IgA的发病与IgA1分子结构以及功能异常有关,相关研究结果增加了IgA肾病可得益于免疫重建的可行性,实际上,通过BMT免疫重建已经减轻了一些严重自身免疫性疾病患者的症状及体征[48]。

总之,HSC异常是IgA肾病等许多肾小球肾炎的致病因素,而HSC又可重建系膜细胞等肾小球固有细胞。因此,在此基础上进一步研究肾小球重建的机制,为采用BMT治疗IgA肾病等肾小球肾炎做好理论准备十分必要[40]。

(九)局灶节段性肾小球硬化

大量蛋白尿和肾病综合征是局灶节段性肾小球硬化(FSGS)主要的临床表现,该病早期起病隐匿,难以发现并诊断。1994年,有学者研究发现将正常BALB/C小鼠的骨髓移植到FSGS小鼠体内6周后,FSGS小鼠的尿蛋白含量明显下降,至第11周完全消失,同时肾活检提示移植后的FSGS小鼠肾组织在光镜下未见异常,免疫荧光检查发现lgM和IgG沉积明显减少。

马华林等[49]研究发现,用SD大鼠注射阿霉素制备FSGS模型,移植人脐带间充质干细胞(HuMSC)后,病理改变显著减轻,尿蛋白定量下降明显,低白蛋白血症得到改善。研究者将大鼠分为几组,并且各组大鼠肾功能均无明显差异,观察12周后,发现模型组的CysC水平明显高于其他各组。以上说明了人脐带MSC移植可以治疗FSGS或者能延缓病程的进展。马华林等推测HuMSC是通过抑制炎性细胞的浸润并调节炎性介质的合成与释放,从而抑制和延缓肾小球硬化和肾脏纤维化的进展。

(十)急进性肾小球肾炎

急进性肾小球肾炎(RPGN)的WHO定义是急性或者隐性发病,表现为贫血、蛋白尿、肉眼血尿、急速进展至肾衰竭。Wang等采用自身免疫病及RPGN易感鼠BXSB经过全身致死量放射线照射后,接受了自身免疫病易感鼠BXSB去除了T细胞的骨髓和自身免疫病抵抗鼠BALB/c骨髓细胞的混合物的移植,移植后的BXSB鼠的自身免疫病的临床表现消失以及体内自身抗体减少,并能预防RPGN的发生。Cherry等让新月体性肾小球肾炎的动物模型SCG/Kj小鼠接受AUTO-HSCT治疗,移植后SCG/Kj小鼠的中位生存时间延长,显著提高了生存率,减少了血尿、蛋白尿和淋巴结肿大的发生,减少了ANCA、ds-DNA、ss-DNA等自身抗体的产生,最终使纤维蛋白的沉积以及新月体的形成受到抑制。相反CH3/He小鼠在接受SCG/Kj小鼠的骨髓移植后很快出现GVHD,甚至死亡,因此,研究者认为异基因BMT在治疗RPGN方面有潜在的可能性。

(十一)狼疮性肾炎

系统性红斑狼疮(SLE)是一种自身免疫性疾病,以免疫性炎症为突出表现,可累及多个系统和器官,患者10年生存率已超过75%。SLE病程中有50%~70%出现临床肾脏受累,肾活检显示几乎所有SLE患者均合并病理学改变。SLE的发病机制尚不明确,目前研究认为不仅与遗传、性激素等内在因素有关,而且还与环境、药物等因素有关。其免疫病理的改变,目前认为主要是T细胞功能异常、免疫复合物的异常沉积以及B细胞产生过多的自身抗体,也有观点认为可能是由于HSC异常引起。目前常规的治疗方案是以糖皮质类固醇激素治疗为主,联合使用免疫抑制剂来抑制机体的异常免疫反应,大多数SLE患者预后良好,但顽固耐药及重症的SLE患者疗效仍然很差。大量动物模型及人体中的研究显示,使用足够数量的HSC移植联合大剂量免疫抑制剂治疗顽固耐药及重症的SLE患者可获得一定的疗效[28]。

国外文献报道,至今已有数百例采用自体外周血HSC移植(ASCT)治疗难治复发性SLE的病例。

ASCT治疗是采用大剂量化疗或者联合放化疗的方法清除患者体内的异常免疫细胞，然后将自体外周血HSC回输体内，重建造血功能及免疫功能。有研究报道称，ASCT具有成功清除自身免疫、重建干细胞的免疫耐受系统的功能，可以治疗SLE并长期缓解SLE[26]。相关文献显示，采用ASCT治疗SLE，其血液学缓解率较高，在一定程度上逆转受累器官的功能，并且5年生存率可达60%，故ASCT治疗难治性自身免疫性疾病十分有效。但是，用于研究的病例中仅部分合并狼疮性肾炎（LN），并且ASCT治疗重型LN的疗效和安全性尚无研究报道。

治疗LN的理想目标是，纠正患者异常的免疫状态，从而获得肾脏损伤的长期乃至完全缓解，维持和稳定肾功能，并且尽量避免治疗所带来不良反应的发生。ASCT治疗SLE的机制尚不明确，可能有以下几个方面：①通过清除受体自身异常的免疫细胞，供体提供的HSC可激活胸腺的活性，从而使自身免疫耐受得以修复并重建免疫系统；②诱导机体免疫耐受自身抗原，使SLE患者获得长期缓解；③通过大剂量化疗药物或者化疗联合放疗来抑制或杀伤体内的免疫细胞。SLE患者采用ASCT治疗的5年无病生存率为50%～70%，在改善免疫学指标方面有明显的优势[50]，与传统疗法相比，目前尚无随机对照研究可以证实ASCT疗法更好，在临床应用上ASCT的最大障碍仍是治疗所带来的一系列并发症。由于各研究患者的入组标准及预处理方案等方面均差异较大，移植死亡率在各研究之间差别较大，文献报道为4%～25%[50]。降低移植相关死亡率的关键在于寻找合适的患者及选择治疗时机，但目前患者的入选标准尚未形成统一的意见。有学者认为疾病早期患者的脏器储备功能较好，及早治疗可使移植相关死亡率降低。但也有人认为只有在传统方案治疗效果欠佳，病情反复复发或疾病进展的患者才采用ASCT。目前多数研究的移植入选标准都有重型LN，尤其是临床复发或治疗3～6月无效的患者。

移植时机可选择在患者重新诱导治疗后1～3个月，患者无感染存在，心肺功能正常时进行。移植后患者的免疫功能尚未恢复，因此近期感染风险比较高，临床上可预防性应用抗病毒、抗真菌的药物，同时重视药物本身的不良反应。但目前关于移植后是否需要使用免疫抑制疗法、选择何种药物尚无统一的结论[51]。

（十二）肾细胞癌

转移性肾细胞癌（RCC）的预后极差，仅有12～15个月的中位生存期，5年生存率小于5%，基于细胞因子的传统化疗反应率不到15%，且不能延长生存期。RCC不同于其他实体肿瘤，它对免疫细胞的杀伤力非常敏感。目前对Allo-PBSCT有反应的仅有透明细胞癌，且作用机制尚不明确。有学者猜测可能的机制是大剂量化疗药物或者放疗杀伤受者体内的免疫细胞，抑制了免疫系统，使移植物植入的同时可杀伤肿瘤细胞。另外，移植物体内NK细胞、T细胞以及免疫细胞对受者体内的恶性细胞可能有抗肿瘤作用，即移植物抗肿瘤（graft versus tumor，GVT）作用。GVT作用常发生在有GVHD的患者，提示在正常组织和RCC细胞上广泛表达的次要组织相容性抗原是GVT作用的靶目标。在接受非清髓Allo-PBSCT的转移性RCC患者中已分离出次要组织相容性抗原特异的T细胞，这种细胞能在体内溶解癌细胞，其主要作用细胞可能是$CD8^+$T细胞，但NK细胞、B细胞及$CD4^+$T细胞也有可能，动物实验已证实异基因NK细胞比自体NK细胞的抗肿瘤作用更强[52]。

采用非清髓Allo-PBSCT治疗RCC已取得初步成效。环磷酰胺和氟达拉滨已被广泛用于非清髓预处理中，它们的骨髓抑制作用中等但是免疫抑制作用强，因此能使移植物顺利植入。但由于不同的研究在患者的选择、预处理方案以及移植后治疗上的差异较大，结果报道不一。

目前Allo-PBSCT治疗RCC仍存在局限，完全缓解率低，毒性大，治疗相关死亡率为10%～15%，一般认为与3～4级急性GVHD有关，尤其是老年人十分敏感。这些局限使Allo-PBSCT在恶性实体肿瘤患者中应用受限。虽然新的免疫抑制剂可以降低GVHD产生的危险性，但同时付出的代价可能是牺牲了GVT，达不到治疗目的。因此，如果能从GVHD中单独控制GVT将是最理想的做法，既可以避免GVHD的发生，又能保留足够的GVT治疗疾病。Masahiko等[53]以用改良CTX诱导耐受鼠肾细胞癌模型REN-CA，用CTX、淋巴结细胞、骨髓细胞和脾脏细胞进行预处理，诱导出低水平混合性嵌合状态，因为混合性嵌合的撤出，成功地控GVT，不仅使GVHD的风险减少，并且能够产生足够的GVT[40]。

（十三）其他（糖尿病肾病等）

糖尿病肾病（diabeticne-phropathy，DN）患者一旦出现临床蛋白尿，肾小球功能将不可逆转地呈进行性下降，病情也会不断进展。DN 是糖尿病患者主要死因之一，也是导致 ESRD 的主要原因。近年来国内外学者通过研究证实，干细胞具有分化为肾脏细胞的潜能，有助于肾小球细胞的更新和修复。

Ezquer 等[54-55]将骨髓 MSC 经尾静脉注射到小鼠 DN 模型中，结果发现骨髓 MSC 可以定植到胰腺和肾脏，使胰岛 β 细胞和肾脏再生，证实了骨髓 MSC 能有效地缓解 1 型糖尿病鼠高血糖症状，改善小鼠糖尿病肾病，延缓糖尿病肾脏损害。如果将骨髓 MSC 经左肾动脉注入 DN 大鼠体内，大鼠尿白蛋白、肌酐比、肌酐清除率改善，足细胞丢失、足突融合、肾小球基底膜增厚等损伤减轻。Lee 等[56]采用人骨髓 MSC 修护 NOD 糖尿病鼠受损伤肾脏，并发现人骨髓 MSC 能够定位于受损伤小鼠肾脏，在肾脏中分化为肾小球上皮细胞，修复受损肾脏，改善肾功能。也有研究报道，将人脐带血 MSC 经静脉注射入 DN 大鼠体内，可以在大鼠肾脏内检测到人的 DNA 序列，证明 HuMSC 可以定植于大鼠肾脏，明显减少大鼠蛋白尿，减轻肾脏损伤。将脂肪源 MSC 移植到 DN 大鼠体内，可以显著改善大鼠糖尿病相关的代谢紊乱，并减少氧化应激所致的肾脏损伤，使肾脏组织中 MAPK 通路相关因子与促炎因子的表达受到抑制，降低了肾脏的组织损害，在一定程度上延缓了 DN 的疾病进展[57]。

因此，随着人们对干细胞的进一步研究，随着对干细胞与肾脏疾病之间关系的进一步探索与认识，干细胞治疗糖尿病肾病的可能性也在不断地增加，肾脏的再生有望成为可能[58]。

四、干细胞移植的临床应用安全性评估

现阶段干细胞的研究已逐渐转向临床应用方面，因此对干细胞移植的临床应用的安全性评估提上日程，一些早期探索研究以及Ⅰ、Ⅱ期临床应用为我们提供了诸多干细胞临床应用方面的安全数据。

（一）造血干细胞

HSC 移植最常用于血液系统恶性肿瘤的治疗，临床上常联合放化疗和移植前预处理，但不良反应相对较多。急、慢性 GVHD 是异体 HSC 移植患者最严重的常见不良反应，关系到移植成功与否及影响预后。其他一些不良反应如感染、恶心、呕吐等，考虑与移植前的预处理方案有关，但尚未发现肿瘤形成。自体 HSC 移植还常常用于自身免疫性疾病或肿瘤放化疗后的支持，在自体 HSC 移植中不会出现 GVHD，但仍会有一些放化疗不良反应。自体 HSC 移植也尝试用于治疗一些肝脏和缺血性疾病等，不良反应报道相对较少。

异基因 HSC 移植后感染风险较高，若出现免疫重建延迟将会增加病毒感染的概率，最常致病性病毒是腺病毒、CMV 和 EB 病毒，HSC 移植患者经过使用这些病毒特异性的细胞毒 T 淋巴细胞的治疗，有可能在移植早期使机体恢复对病毒的免疫力，从而提高移植效果。但是，需要花费较长的时间来制备这些特异性产品，因此难以广泛应用。2011 年，Leen 研究小组通过向耐药的病毒感染患者输注 HLA 部分相合的异基因细胞毒 T 淋巴细胞，探讨其治疗的有效性、可行性和安全性。Leen 研究小组使用的是美国心肺血液研究所细胞治疗援助计划产品，对 30 多个多病毒特异性的多克隆 T 细胞系进行了生产和检测，抗病毒特异性针对 EB 病毒、CMV 和腺病毒。现已完成对 53 例患者的筛查，鉴定出可能合适的多克隆细胞系有 49 例，向其中的 29 例输注 1～3 个 HLA 位点相合的 1～3 种细胞系，这些患者中 CMV 和腺病毒共感染 1 例、难治性 EB 病毒相关的移植后淋巴细胞增生性疾病 6 例、持续腺病毒感染 9 例、持续 CMV 感染 13 例。治疗后 2 例出现短暂皮疹，2 例患者之前有皮肤急性 GVHD 和慢性 GVHD，治疗后出现病情活动，2 例有西罗莫司治疗史等危险因素，治疗后发生血栓性微血管病。治疗后 42 天，29 例患者的完全缓解＋部分缓解率为 84.6%，其中腺病毒感染的缓解率为 75%、CMV 为 92.3%、EB 为 80%。包括接受 1 个 HLA 位点相合的细胞系治疗的患者在内，有 16 例患者获得了完全病毒免疫力。以上研究显示对异基因 HSC 移植受者采用库存细胞毒 T 淋巴细胞系进行抗病毒治疗是可行的。

CMV和EB病毒的特异性T细胞具有异源HLA反应性,HLA部分相合的受体被输注这些病毒特异性的T细胞后,可能会导致GVHD的发生。然而,2011年,Melenhors小组研究证实异基因病毒特异性T细胞确实具有异源HLA反应性,但不会导致GVHD的发生。他们选取了153对进行异基因HSC移植供、受体,其中73对HLA部分相合,给受者输注供者来源的病毒特异性T细胞。输注后,受体原有GVHD的复发率为6.5%,未出现新发GVHD,提示HLA是否相合与其关系并不密切。随后,他们选取已知不表达EB病毒和CMV抗原的活化T细胞作为抗原呈递细胞,分析4个供者来源的双病毒特异性T细胞系的HLA异源反应性。体外研究发现,病毒特异性细胞毒T淋巴细胞与GVHD的发生无关,而与受者抗原呈递细胞具有异源HLA反应性有关,因此,向患者输注经典的HLA Ⅰ类和(或)HLA Ⅱ类基因不相合的供体病毒特异性细胞毒T淋巴细胞的安全性可以得到保障[59]。

(二)间充质干细胞

MSC是当前研究的热点,无论是自体还是异体来源的MSC移植,又或者是骨髓、脐带血来源的MSC,动物实验与临床试验均未发生严重不良反应,无致瘤性报道和GVHD报告,也未发生与移植MSC有关的死亡。临床上常见的不良反应多较轻微,偶有报道注射部位局部疼痛和短暂发热等不良反应。不良反应只出现在特定的移植部位,并与注射方式有关。

(三)神经干细胞

据目前相关报道,神经干细胞多从MSC诱导分化而来,或从胎儿脑组织中获取应用的神经干细胞,后者因为存在伦理方面的问题,已逐渐被弃用。从文献报道看,神经干细胞移植多用于治疗神经系统方面疾病,无严重不良反应报道,也未出现与移植有关的致瘤性报道。

(四)脂肪干细胞

存在于脂肪组织中的MSC称为脂肪干细胞,脂肪干细胞移植可用于治疗肛周瘘,无致瘤性报道,也未出现与移植有关的严重不良反应。

无论什么类型的干细胞移植,均有研究报道出现一些轻微的不良反应,如出现轻微发热、注射部位疼痛、瘙痒和皮疹等,均不需要特殊处理。多数干细胞移植治疗尚处于基础研究或者临床试验阶段,少见具有良好设计的大数据、大样本、随机对照、多中心临床研究,目前国内外相关临床研究文献报道的病例数不多,并且以个案报道为主,没有严谨的设计,属于探索性临床研究。另外,由于干细胞跟普通生物制品及药品不同,其采集、制备方法以及质量控制情况在各个中心及各项研究中不尽相同,在一项研究的众多数据中不可能全面地反映所有同类干细胞的安全性问题,故干细胞移植的安全性及疗效如何,仍需要研究者们进一步探索、研究和验证,在研究干细胞的过程中不断地评估、总结和完善[60]。

五、干细胞移植的伦理思考

干细胞在生命科学、新药试验和疾病研究三大研究领域均发挥着举足轻重的作用。干细胞制备技术与克隆技术相结合,运用SCNT技术制备ESC,解决了细胞替代治疗、组织和器官移植中出现的免疫排斥问题。干细胞移植技术突飞猛进的发展使得现代医学科技研究又迈入了新的层面,对于曾经让医学界不知所措的疾病也有了新的治疗方法。但是自器官及干细胞移植诞生以来就受到了各界人士的争议,除了其本身研究发展中的技术攻坚,如离体器官的缺血保存、同种或异种移植的免疫排斥等问题,更主要的是其在社会属性下的道德伦理评判。世界各国对其研究也表现出了各种态度及争议。美国、英国、法国及日本等各国纷纷起草法律法案,在有限的范围内立法严格约束科学家的行为。而各种行为及草案背后都体现了一个目的,解除世界上千千万万个患有慢性肾脏病、糖尿病、恶性肿瘤等让人束手无策的疾病的患者及其他需要器官移植者的病痛,挽救他们的宝贵生命,体现对人类生命价值最高的尊重。

暂且抛开干细胞移植领域,在各个方面进行治疗医学和医学领域研究的人员都要遵循医学“基本伦理道德”,它是医学道德规范组成部分中最根本的道德依据,同时也是医学道德的一般性指导原则,因其可以作为伦理学规定，同时可以评估人类行为，而贯穿于医学道德体系的始终。从1946年最早的《纽伦堡法典》对人体受试者研究进行规范，到1964年世界医学协会宣布《赫尔辛基宣言》对临床医生进行人体实验研究进行指南，再到《贝尔蒙报告》的发布，指出了治疗医学与研究医学的区别与不同，建立了三个以保护人体受试者为中心的基本道德原则。在过去几十年的临床研究中，主要依靠上述三种伦理方针来约束并指导我们的研究工作，并对人体受试者进行道德方面的保护，而这些都是建立在特定的历史与社会背景下。

医学伦理学包括三大原则，即尊重原则、善行原则、公正原则。尊重原则，即尊重自主原则，其尊重个人主要包括两个主要内容：第一，个人享有自治权；第二，保护丧失自制力的人。当患方的自主选择权利与他人的相关权益发生冲突时，医生不仅要对他人和社会负责任，也要尽可能使患者的损失降到最低。对于缺乏或丧失选择能力的患者，如婴幼儿和儿童患者、严重精神病和智力低下患者等，可以由家属或监护人代理其自主选择权。善行原则主要指超出义务、仁慈博爱的行为：不伤害，尽量增加可能的好处，减少潜在的危害。要求医务人员在从事医疗行为中遵守下面的道德准则：努力行善，扬善抑恶，做好事，不做坏事，制止坏事，做一个善良的人、有道德的人。公正原则是在以下几条公认要点合理分配双方责任、利益下进行的，这些要点是指：①平分；②根据个人需要；③根据各人的努力；④根据每人对社会的贡献；⑤根据每人的功绩。

在基本医学伦理学的大框架内，各界人士对干细胞克隆的伦理学讨论则主要聚焦于以下几点：①干细胞来源的伦理学问题；②干细胞与生命的伦理学问题；③干细干细胞“克隆”的伦理学问题；④干细胞研究中伦理学规范问题。

1. 干细胞来源的伦理学问题　2003年12月24日由中国科技部和卫生部联合发布的《人ESC研究伦理指导原则》第五条规定：用于研究的人ESC只能通过以下4种方式获得：体外受精时多余的配子或囊胚；自然或自愿选择流产的胎儿细胞；体细胞核移植技术所获得的囊胚和单性分裂囊胚；自愿捐献的生殖细胞。一些宗教团体、反堕胎人士及卫道主义团体已发表严正声明：通过任何形式、目的而损害人类胚胎的研究均无法取得他们的认同。相反，患者本人及医疗团队则强烈支持干细胞研究，他们认为这一研究的成功将给万千癌症、肾脏病、心脏病及各器官损伤患者带来新希望。

首先，利用体外受精时多余的配子或囊胚获取人ESC。由于此阶段不具有意识和自我意识，它们属于生物学上的人种，但不属于人格意义上的人[61]。尽管如此，有些人还是对这种获取ESC方式持有中间立场，认为虽然早期胚胎还不是现实生活中我们所理解的人，它们还不具有成人或者孩子那样的伦理学地位，但它们毕竟是人生命周期中的一个环节、一个必经阶段，因此我们还是应该对它们给予某种程度上的尊重，但何种研究可能符合这种尊重，这仍处于探索之中。另外，对于那些来自临床人工授精之后剩余的胚胎，显然只能在得到胚胎捐献者知情同意之后用于干细胞的研究。但捐献胚胎用于干细胞研究也有着某种特殊伦理学问题：对于捐献者，其胚胎可能会用于制造永久存活细胞株，可能出现捐献胚胎的商业化，以及包含捐献者相关隐私内容的事实，捐献者本人是否或是否足够知情？

其次，通过自然或自愿选择流产获得胎儿细胞提取人ESC。不管人类文明和科学技术发展到何种程度，自然流产或人工流产或多或少都会面对这些流产的胚胎离开母体后的最终死亡的结局，所以，在研究过程中不存在摧毁活体胚胎的问题。用于ESC的研究或临床应用，这些胚胎的胎龄都不超过3个月，同时胚胎的捐献必须在胚胎所有者知情同意的前提下进行，类似于器官移植中的器官捐献，是合乎伦理道德的。这一行为对于一部分人来说，这是可以接受并支持的，但是有些人却认为这是不可逾越的雷池。

再次是利用体细胞核移植技术而获得的囊胚和单性分裂囊胚获取ESC。研究者将人体细胞核植入到动物卵泡中，从而获得嵌合体，体细胞核移植技术的产生解决了人体卵子数量有限和获取方法困难的难题。这种技术的可能性和不确定性所产生的伦理学问题也引起了科学家们的深思，克隆技术制造胚胎同样提出了胚胎地位的问题，同时更担心生殖性克隆问题[62]，在科学和伦理学方面限制了这项技术的应用。

最后，通过自愿捐献生殖细胞获得人ESC。人们可以通过体外受精产生胚胎，主动地获得干细胞，这种途径必须在相关部门监管及严格控制的条件下进行，人们可以通过体外受精产生胚胎，主动地获得干细胞。而且伦理学还要求必须获得捐赠者和受试者的知情同意，进行知情选择，签署知情同意书，同时研究人员必须维护捐赠者和受试者的隐私权。

2. 干细胞“克隆”的伦理学问题　目前，科学家们将克隆分为治疗性克隆和生殖性克隆。治疗性克隆是指利用ESC为医学研究和临床治疗使用而克隆出人体器官和组织，其主要原理是利用核转移技术，将成熟细胞的二倍体核转移至一个去核卵子中，然后让这一组合胚胎在体外生长。胚泡期的胚胎内含有大量的内细胞群，这些细胞可以发育成为人类胎儿的各种组织。克隆羊“多利”就是建立在这一基本技术之上的诞生物，同时该技术也应用于各种肾脏疾病的治疗。治疗性克隆在临床上推广的优点有以下几个方面：首先，治疗性克隆使用的细胞和组织的基因与患者的完全相同，所以通常不会产生一般器官移植中常见的免疫排斥反应；其次，克隆人胚胎可以使人ESC的来源更加广泛，还有可能使人组织器官的培养更加工业化，可以使器官供应专一化。因此，这一技术将给患者带来更多的获益。

生殖性克隆从应用目的方面与前者截然不同，这一技术需要将克隆的人类早期胚胎植入子宫内继续发育，以培养存活的个体，也就是大家经常在科幻影视剧中所见到的克隆人，不以治疗为目的。首先，克隆人违背了上述尊重和公正的基本医学伦理原则，严重地损害了克隆人自身及其相关人的利益。为了保证人类基因的多样化和人类种群的生存，繁衍和种族的延续必须依靠两性结合。克隆人是无性繁殖的低级产物，虽然其基因组与本体完全相同，但他却不能像人类一样具有特殊心理、行为和社会特征，长此以往会造成人种退化、基因突变、产生新的疾病等严重问题。同时对克隆人本身而言，也会对其造成其严重伤害，如基因缺失、程序差错、严重的残疾等。其次，这一技术也违背了基本的尊重原则。既然克隆出来的是产物人，那么我们就必须给予他们足够的尊重，如果他们仅仅作为被研究对象或者器官移植的供体，那就违背了尊重原则，社会道德也不允许产生这种破坏正常人的权利和尊严的行为。克隆人与其本体同时存在，为日常生活和司法实施提出了无数难题，科学手段无法从法律的角度确定行为主体，DNA识别技术也将无能为力，可能引起社会的极大混乱。另一个更具争议性和更值得探讨的问题是，除了使用人工授精后的剩余胚胎进行干细胞研究外，科学家可不可以为了研究而制造出新的胚胎？如果这是可以容许的话，那么除了运用体外授精技术制造胚胎外，是否还可以利用无性生殖技术复制出胚胎以供研究？如此，是否将使克隆人的时代提前到来？结合上述问题，多数科学家、国际人类基因组伦理委员会和各国政府均认为生殖性克隆在总体上违背了生命伦理原则，对这一技术都明确表示反对[63]。我国卫生部发布的《人ESC研究伦理指导原则》第四条明确指出，禁止进行生殖性克隆人的任何研究。

治疗性克隆与生殖性克隆的技术路线完全相同，前者有向着后者发展的可能性，只要阻断早期胚胎重新植入子宫，才能阻止这种趋势的发展。对于某些肾脏损伤严重且尚缺乏有效治疗方法的疾病，如果出于患者生命和健康的目的，当事人同意的前提下，按照功利主义效果最大化的原则，治疗性克隆及其研究在伦理学上可以得到辩护。疾病伦理学的不伤害原则与尊重原则决定了ESC研究必须要进行伦理法律规范。近年来，一些学者认为，治疗性克隆具有重要的医学意义，我们不能因为伦理及立法争议而阻碍干细胞的研究，从而影响治疗疾病的进程[64]。

3. 干细胞与生命的伦理学问题　胚胎是不是人？是否具有生命？从什么阶段开始具有生命？胚胎是不是具有人类生物学生命以及人格生命？不同的文化、宗教、民间习俗对这些问题也持有不同的看法，而且对人这一定义本身也是一个在不断探索、进步的问题[65]。

就上述几个问题，分出两派学说，赞同者观点如下。①早期胚胎只是一团细胞，距离成为有生命的个体还有较长一段距离，我们只是改变了细胞的命运，把胚泡内细胞培养成人的ESC，并没有杀死细胞。②培养ESC的主要目的是治疗现在还无法治愈、临床上常规治疗方法仍然束手无策的疾病，让患者重获健康，这一理由完全是合乎人类伦理道德。但是，如果将胚胎分化形成人的各个器官原基时再用于试验，就违背了人类伦理道德。③胚胎是否有“人格”。对于那些有意识，特别是能感受痛苦、推理、自发能动、沟通、自我感觉与自我意识的存在等的生命体我们称之具有人格特性，而在干细胞研究中的胚胎却不符合上述任何标准，也就是说，在道德地位上并不符合人格意义上的人，只能称之为生物学意义上的人。而此时反对声也逐渐高涨起来，他们认为从人胚胎中收集 ESC 是不道德的行为，因为人的生命在这一过程中没有得到尊重。人的胚胎也是生命的一种形式，无论研究目的如何高尚，不管其成就是多么令人振奋，破坏人胚胎都是不可想象的。再良好的愿望也不能成为邪恶手段的正当理由。反堕胎和宗教团体认为胚胎从受精的那一刻起便算是一个人，所以摧毁胚胎就等于杀人，是绝对不被容许的。罗马天主教信理部的《生命祭》文告明确指出："人类必须得到尊严，即得到作为人的尊严，这种尊严从其存在的第一刻便开始"，"胚胎必须被当作真正的人一样受到尊重，他作为一个整体的完整性需要得到保护。"

英国新法案规定，所有使用过的胚胎必须在 14 天内销毁，也就意味着他们理解此阶段的胚胎还不具有人的生命。两派学者分别从生理学和社会学角度对于这一问题给出了两种言论，结合各家言论，只有具备生物学、心理学及社会学三个层面才可称之"人"或人的人格生命。①生物学：一个具有生物学意义的人是拥有独特的遗传物质的个体，即拥有 23 对染色体及其携带的相关基因，拥有发展、意识、经验的脑，可以发展与社会互动的潜能。②心理学：即拥有自我意识或具有意识经验的能力。同时这也是一个必要充分命题，即"人"才有自我意识，才有意识经验的能力。③社会学：一个人之所有成为"人"的本质特征是，不论在什么时间、何种地点均处于一定的社会关系中，具有形成意识经验能力，在与社会的互动中形成一个具有社会学意义上的"人"。在欧洲，人们认为生命始于受精卵的形成，任何破坏或杀死胚胎的行为都是违反道德的。但是包括我国在内的一些国家，许多学者认为一个人要有形成意识，尤其是要有自我意识，处理人际关系的能力，不仅要考虑其生理属性，也要考虑其社会属性。但子宫里的胚胎及胎儿尚不具备这种能力。所以，作为胚胎来说，尤其是 14 天内的胚胎，由于没有神经和大脑，它们处于无知觉、无感觉的阶段[66]。

4. 干细胞研究中伦理学规范问题 在世界范围内掀起了一场关于 ESC 研究的伦理争论，展现了高科技时代人们面临的道德难题及伦理困惑。一些人支持这项研究，他们认为干细胞研究是一种挽救生命的慈善行为，是科学进步的表现，这项研究有望帮助根治很多疑难杂症。而对立方则认为即使胚胎尚未成形，它也是作为一种生命形式存在，破坏这些胚胎就是怂恿他人"扼杀生命"，这种行为是不道德的，是违反伦理的[67]。因此，科学与伦理再次狭路相逢，关于道德层面上的伦理之争已经成为 ESC 研究的瓶颈。

一些国家已注意到干细胞研究对器官移植和治疗疾病的潜在价值，于是纷纷做出具有法律意义的决定。目前，国内的一些科学家、伦理学家以及社会公众在下列问题上已经达成初步共识：第一，应该尊重干细胞研究的地位，充分尊重胚胎和人的权利、尊严，只有 14 天内的体外人类胚胎才能用于干细胞研究，人类胚胎不属于商品，不能像商品一样被进行买卖，相关研究人员应采取专门的措施处理研究用胚胎；第二，对于那些从胎儿组织获取的干细胞，我们必须遵守所有涉及人类胎儿组织研究、胎儿组织移植研究的法律法规。对于那些来源于成人的细胞和组织，或者剩余胚胎和胎儿组织，必须在捐赠者知情同意下获得；第三，对于获取母体提供的卵子要非常谨慎，严格遵守有关的伦理学原则和法律法规下，获得当事人的知情同意才能获取卵子，并严禁将其作为商品和有价物品进行买卖；第四，坚决反对"克隆"人，并对生殖技术进行监督和控制。

我国在颁布实施的《人 ESC 研究伦理指导原则》中指出，遵守伦理规范和国际国内的伦理准则与科学研究顺利发展的一致性，并强调贯彻知情同意和知情选择原则，保护隐私以及要求成立伦理委员会等。2009 年 5 月，中国卫生部发布《医疗技术临床应用管理办法》并正式实施，明确国家建立医疗技术临床应用准入和管理制度，对医疗技术实行分类、分级管理。第一次把干细胞治疗技术归为第三类医疗技术范围。第三类医疗技术指具有高风险，其安全性及有效性尚需规范，同时涉及重大伦理问题的医疗技术，其中克隆最具代表性。第三类医疗技术包括：①安全性、有效性尚不明确，需经规范的临床试验研究进一步验证，涉及重大伦理问题的医疗技术，如克隆治疗技术、异基因干细胞移植技术、自体干细胞和免疫细胞治疗技术、基因治疗技术、中枢神经系统手术戒毒、立体定向手术治疗精神病技术、疫苗治疗技术等；②安全性、有效性确切，同时涉及重大伦理问题的医疗技术，如同种器官移植技术、变性手术等；③风险性高，安全性、有效性确切的医疗技术，如利用粒子发生装置等大型仪器设备实施毁损式治疗技术、放射性粒子植入治疗技术、肿瘤热疗或冷冻治疗技术、组织和细胞移植技术、人工心脏植入技术、人工智能辅助诊断治疗技术等;④其他需要特殊管理的医疗技术,如异种器官移植技术、断骨增高技术、基因芯片诊断技术等。2009 年 3 月,卫生部颁发了《医学技术临床应用管理办法》,该办法规定目前大部分干细胞技术暂不得应用于临床,造血干细胞等干细胞用于临床前必须获得知情同意,进行伦理审查,通过临床试验明确其安全性和有效性。这不仅有利于保护患者的权利和利益,而且还可以保证干细胞治疗的科学性,虽然至今没有机构正式审理临床试验的申请,但各地也并没有停止干细胞应用的步伐。2010 年,国家成立几个部委联合的干细胞研究协调领导小组,组织专家进行干细胞研究与应用管治条例和法规的制定,要求在加快发展干细胞技术及应用的同时,切实保护患者、受试者、科技人员和公众的权利和利益。希望一个科学严谨、公平公正、国际接轨、分类管治、可操作性强的干细胞研究与临床应用的法规能早日问世。

为了干细胞移植研究的安全性及伦理学规范化进行,人类 ESC 的研究需要严格的管理,建立人类 ESC 研究的准入制度,在人、设备、技术、管理及伦理方面具有一定条件的情况下,经卫生部门申请许可获批后方可进行干细胞移植研究;应建立规范的获取人类 ESC 来源程序制度;进行临床试验必须有充分的科学依据,必须周密设计临床方案后,再进行人体试验,同时权衡对受试者和公众健康预期的受益及风险,预期的受益应超过可能出现的损害,选择的临床试验方法必须符合科学和伦理要求;人类 ESC 研究必须贯彻知情同意及保密原则,告知捐献者相关干细胞研究概括、安全性、个人信息受到研究保护等;建立确定的禁止性规范,如禁止将用于干细胞研究的胚胎植入母体内、禁止利用人的配子与动物配子制造嵌合体、禁止一切目的和手段的 ESC 交易等;建立审查和监管制度,人类 ESC 研究项目必须经过本单位伦理委员会审查,经报请科技部门和卫生部门的联合机构审查。同时必须随时接受这一联合机构的监督和检查;成立专门管理、审查、监督机构;制定人类 ESC 研究的法律规范体系;进行实验的研究者必须经过适当的训练,具备专业领域的知识与技能;当受试者医疗和基因信息需要被揭盲时,应注意保密。

纵观医学发展史,人类的智慧总可以对科学发展和伦理问题之间的矛盾进行平衡,在科学与道德之间,总会找到有利于人类自身生存和发展的平衡点。有研究表明,干细胞研究是一个全新、有效的疾病治疗方法和强有力的科研工具,必须对救死扶伤的道德紧迫性和早期胚胎的传统道德价值进行权衡和选择,用人类的科学理性和道德智慧维护人类的尊严,促进人类自身生存和发展,因此,干细胞研究不但必要,而且紧迫。

六、干细胞移植前景

各国各界人士高度重视干细胞产业研究,认为干细胞研究及其产业具有巨大的社会效益,广阔的市场前景。各国政府纷纷放宽关于干细胞研究的政策,投入大量资金支持相关研究开发项目,同时制订一系列相应的配套政策和法规,保证这一产业稳步发展。我国作为世界人口大国,对这一新的再生医学治疗方法,存在着巨大的需求,借鉴国际上干细胞研究的先进技术,快速提升我国干细胞研究水平,加快产业化进程,有利于我国未来经济社会的发展。

在 2015 年 1 月颁发的国家科技奖中,“成体干细胞救治放射损伤新技术的建立与应用”荣获国家科技进步一等奖,“哺乳动物多能性干细胞的建立与调控机制研究”荣获自然科学二等奖,这是我国国家科技奖中首次出现干细胞基础研究与临床应用研究的身影,人们对干细胞治疗研究的热情再度被点燃。同时中国科学研究院广州生物医药与健康研究院利用猪 iPS 制作克隆猪,诞生世界首个 iPS 猪,这一成果为动物人源化器官的培育和器官移植提供了新途径。外国科学家在基础研究领域利用干细胞培养人体组织器官,取得了长足进展。2014 年,美国科学家用人类的 ESC、iPS,培养出微小的“类胃”器官;日本研究人员首次在试管内用小鼠成体干细胞,培养出立体管状的肾脏组织;英国剑桥大学研究人员用皮肤细胞制造出原始人工精卵,不孕症的治疗有了新的前景。在临床试验方面,科学家在心肌梗死、阿尔茨海默病等方面开展了众多临床试验。据不完全统计,仅去年一年国外批准了 4000 多项干细胞临床试验研究,其中采用 MSC 的有 400 多项。

肾脏病、糖尿病、心血管疾病、阿尔茨海默病和癌症等重大疾病发病率逐年上升，而治愈率却不容乐观，传统医学以化学药物和手术治疗为主，但其只能在某些方面控制疾病进展，而并不可使其痊愈。由于干细胞具有超强分化、更新和修复能力，以干细胞技术为核心的再生医学被寄予厚望。

从理论上讲，临床上可利用干细胞移植技术，通过重构人工组织或器官，治疗各种疾病，如帕金森综合征等退行性病变，风湿性关节炎、糖尿病、骨关节疾病等自体免疫性疾病，缺血引起的心肌坏死等组织坏死性疾病。但是，除了应用于治疗血液系统疾病的造血干细胞移植以外，目前大部分研究尚处于临床试验阶段，还没有制作成为标准药品，真正用于临床尚有一段距离。所以，在研究干细胞移植治疗肾脏病的过程中仍有很多路要走。

1. *治疗肾脏疾病的干细胞的种类研究现状及展望*。近年来，干细胞的生物学特性及潜在的生物医学应用价值使之成为生命科学领域最热点、最前沿课题之一，而随着对干细胞不断深入研究，人们还发现了成体干细胞除了具有较强的自我更新、高度增殖和多向分化潜能外，还具有分化方向的可塑性。通过体外培养的细胞、组织和器官进行移植治疗或构建组织器官，将为临床医学带来革命性变化。

成体干细胞有许多优点，与 ESC 的研究及应用不同，其不涉及生命伦理学问题，在基础研究及临床探索中，我们应该更充分利用成体干细胞源于个体自身、用于自身，在再生医疗过程中不会担心产生免疫排斥反应等优势。再生医学治疗过程中利用成体干细胞的优点有以下几点。首先，成体干细胞的应用不存在伦理道德的问题；其次，在适宜的条件下，成体干细胞可以分化为特定类型的细胞，用于体内组织的原位修复；最后，成体干细胞来源方便，可以向体内损伤的以及远离其发源地的部位迁移，分化为终末成熟细胞，因此可将它作为基因治疗的理想载体。对于人体内某些组织中找不到相应干细胞或很难分离干细胞的情况，诱导其他系的成体干细胞向特定组织细胞分化就显得尤为重要。

目前，不断涌现出关于成体干细胞研究的新发现和新突破，但在研究领域与应用领域还有一些问题有待解决。在成人体内发现的成体干细胞种类有限，其含量较低，且与年龄的增长成反比，成人较儿童的成体干细胞含量明显减少。同时，在成体干细胞分离和钝化的过程极为困难。对于成体干细胞多向分化潜能的机制有如下 3 种公认的假说：①在成体组织中找到多潜能干细胞，其主要是胚胎发育早期残留下来，可以定向分化为 2 种以上的组织特异性干细胞；②通过细胞融合，成体干细胞将获得新的细胞表型、功能；③直接或间接跨系分化，成体干细胞可以直接改变其基因表达模式，而不发生细胞融合，跨系分化形成另一类型的细胞；或者通过去分化进入原始状态，然后再分化形成另一类型的细胞。所以，我们现在可以在探索不同细胞定向诱导分化的条件和方法方面大做文章，探索不同干细胞的特异性表面标志和分选技术，从而得到所需要的细胞或组织。干细胞的应用前景广阔，通过对成体干细胞生物学特性的进一步认识，在广大科研人员的共同努力及政府的大力支持下，成体干细胞在组织工程和细胞治疗中会发挥巨大的作用，为更多的患者带来福音。

然而，肾脏是由多种类型细胞构成且构造较为复杂的实质器官，对于干细胞治疗的细胞类型选择上十分困难，对于各种病理类型的疾病种类不同而大相径庭。我们是否需要将干细胞诱导为肾脏前体细胞？是否需要将上述细胞的前体细胞植入体内，诱导其与特定组织融合，并在该区域发育成熟？是否需要在体外培养出肾小管细胞、肾小球上皮细胞、足突细胞或是系膜细胞？是否需要提供营养支持细胞，使现有的肾脏实质细胞在损伤后尽可能存活，增殖后参与损伤修复？这些上述问题还有待我们的进一步探索研究。

2. *干细胞移植治疗肾脏疾病的现状及展望*。用于肾脏疾病治疗的干细胞种类确定后，科学家们又面临一难题，如何在肾脏这一复杂的实质脏器中植入细胞。常用的植入方法是将干细胞直接注射至肾脏实质，但注入的细胞所达到的区域有限，不能发生广泛融合。通过脉管系统注射，干细胞在到达肾脏组织前不可避免地被其他器官截留，细胞归巢的问题尚未解决。有研究虽已证实一部分细胞可从脉管系统进入并定位于肾脏，但这些细胞能否发挥功能尚不明确。近期的一些研究发现，在损伤的心脏中植入 ESC 来源的心肌细胞，由于原位细胞不能与植入细胞融合，或者不能与现有的心肌细胞建立电生理联系，不能产生生物学效应。由此可得，不论何种来源的干细胞以何种途径植入肾脏，只有与原位细胞融合，才能发挥生物学效应或可完全产生一个替代器官,达到治疗疾病的目的。

目前大量的研究中,仍以动物模型实验为主,而采用哪种动物进行研究,才能最大程度上符合人体要求、达到治疗人类肾脏疾病的初衷?大多数采用研究缺血再灌注损伤模型来进行AKI或移植相关缺血损伤研究。肾小球硬化或肾小球肾炎的鼠类遗传模型现已成熟,在基础研究和临床研究中得到了广泛应用,由于慢性肾脏病病理变化多样性,没有一种类型的细胞可以模拟出多样性,用于慢性肾脏疾病研究的动物模型较少。迄今为止,细胞治疗要求植入的细胞必须较原位的突变细胞具有更强的增殖能力才能发挥疗效。因此,像多囊肾病这类疾病接受细胞治疗的疗效如何尚不可知,或许只能利用新产生的替代器官或生物工程技术将干细胞制成有功能的生物装置。进一步研究必然着眼于对正常肾脏发育的深入理解、肾脏细胞更新以及机体对损伤和病变的应激反应,以期寻找干细胞治疗肾脏疾病的新方向。

治疗肾脏疾病选择的外源性干细胞首先面临的是如何选择合适的移植途径。肾脏是腹膜后器官,拥有丰富的血供,干细胞移植治疗肾脏疾病的途径主要有直接注射和通过脉管系统注射。局部直接注射又包括肾内注射和肾包膜下注射。从理论上讲,局部注射可以达到更好的治疗浓度,但是局部炎症反应发生率高。通过脉管系统注射包括外周静脉注射和动脉注射,外周静脉注射操作相对简便,但是容易遭到心脏、脑、肝脏等器官截拦,最终获得归巢的肾脏干细胞数目将受到限制。

近年来,许多研究者尝试通过肾脏直接注射干细胞治疗肾脏疾病,Quimby等[68]在B超引导下,将自体来源的骨髓或脂肪来源的MSC注射到患者慢性肾脏病猫的肾脏内,有两只猫在细胞移植60天后血肌酐水平明显下降,但另外两只慢性肾脏病4期的猫,则分别在细胞移植后42天和100天死亡,肾脏病理均显示存在广泛的间质纤维化、大量的淋巴细胞和浆细胞浸润。就本试验而言,通过肾内注射细胞途径治疗慢性肾脏病的疗效及安全性还有待进一步研究。Rogers等将孕15天SD大鼠的胚胎注射到成年杂交SD鼠肾包膜下,发现后肾能够继续发育、生长。陈丹等[69]在庆大霉素诱导的急性肾小管坏死模型的SD大鼠体内将胚胎后肾MSC移植到肾包膜下,观察到胚胎后肾MSC移植后能够在肾包膜下的微环境中存活,并逐渐迁移至损伤的肾小管上皮。肾包膜下注射定位精确,不失为一条切实可行的利用干细胞治疗肾脏病的新途径。

除了器官局部注射途径,还可通过脉管系统注射干细胞治疗肾脏疾病。Asanuma等[70]通过肾动脉给梗阻性肾纤维化模型大鼠注射荧光标记的人MSC,第4周后在肾间质检测到荧光标记的外源MSC。国内一些研究[71]也表示,通过肾动脉注射增强型GFP标记的MSC,于受体鼠肾小管中发现GFP阳性细胞明显增多,说明肾动脉注射途径移植的MSC能定位于肾小管。除了动物实验,徐璐等经移植肾动脉以输血器加压快速输注骨髓MSC到3例终末期肾病患者体内,进行亲属活体供肾移植,3例患者在移植过程中、移植后均未发生栓塞、感染、移植物抗宿主病等并发症,移植肾功能恢复顺利,提示经移植肾动脉输注骨髓MSC具有临床可操作性。除了肾动脉途径,陆续有学者研究其他动脉途径移植干细胞的可能性。但是,不断有研究发现动脉移植干细胞可能导致肾脏局部的副作用。Yoo等[72]将异体MSC用超顺磁性氧化铁标记,通过肾动脉导管插入术移植到两只健康的犬体内,细胞移植后1周内,发现犬的血清肝酶明显升高,肾脏组织病理发现肾实质内有含有超顺磁性氧化铁的干细胞,细胞移植后35天肾脏包膜下的肾皮质出现一系列病理改变,如肾小球萎缩、肾小管坏死和间质纤维化等,提示通过肾动脉注入MSC,可能会导致局部炎症反应。但是Kunter等[73]向系膜增生性肾小球肾炎模型大鼠体内经左肾动脉注射骨髓MSC,结果却没有发现临床的或组织病理学的栓塞改变。以上研究结果提示在器官局部经动脉注入干细胞,是否出现局部的栓塞或炎症反应,可能与细胞输注的剂量、速度及动物模型的选择等多方面有关。既然动脉注射相对麻烦,又有可能导致局部的副作用,那简单易行的静脉注射途径是否同样有效呢?Kunter等将PKH26标记的骨髓MSC分别经左肾动脉和尾静脉注射到抗THY1系膜增生性肾小球肾炎模型大鼠体内,在移植后的6天内,免疫荧光显微镜下两种干细胞输注途径的实验动物肾脏内均可发现荧光阳性的细胞。仍有大量研究显示,肾脏疾病的外源性干细胞治疗,静脉输注可能是一简便有效的途径,移植的干细胞可以随着血循环迁移定位到受损的肾脏组织。

3. 干细胞移植治疗慢性肾脏病研究前景

（1）细胞治疗。肾衰竭后具有结构功能重建的潜力，而现有这些方法却均未充分利用这一特点。在此基础上，我们大可放开步伐去探索更多新的策略。近年来由瑞士医生 Niehans 创立的细胞治疗越来越受人瞩目，这种治疗方法可以有效地利用患者自身衰竭的肾脏。科学家们通过不断努力研究改进，从而形成了活细胞治疗学科。其实质是将具有正常功能的原代或体外培养的细胞植入人体内，代替功能丧失的细胞参与组织修复，从而达到治疗疾病的目的，或将细胞在体外经过遗传修饰后直接用于治疗疾病。随着干细胞技术的快速发展，干细胞治疗的应用给细胞治疗学带来了新的希望。

（2）去细胞外基质技术在慢性肾脏病早期的应用。利用在体灌注脱细胞剂的组织工程技术处理慢性肾脏病患者肾脏，选择性脱除沉积于肾小球内皮细胞、基底膜、系膜细胞的抗原抗体复合物及细胞外基质的大分子物质，保留下有功能的肾脏细胞，在细胞基质支架上依靠肾脏母体再生潜能及原始肾脏干细胞修复重建肾脏，恢复其原有结构与功能，这将是一种全新的治疗慢性肾衰竭的途径。

生理状态下肾脏内存在一种动态平衡，即细胞及其周围的细胞外基质成分（ECM）的合成和降解之间的平衡，病理状态下这种动态平衡状态会遭到破坏，大量集聚的 ECM 会导致肾小球硬化和间质纤维化。现研究已发现，至少有丝氨酸蛋白酶类、基质金属蛋白酶、天冬氨酸蛋白酶、脯肽酶、半胱氨酸蛋白酶、糖苷酶等六种蛋白酶降解酶类参与降解 ECM，其中丝氨酸蛋白酶类包含胰蛋白酶、凝血酶、纤溶酶、纤溶酶原激活物等，糖苷酶包括透明质酸、肝素酶等能降解 ECM 中的蛋白聚糖，基质金属蛋白酶对 ECM 有广泛降解作用，在参与调节 ECM 动态平衡中起至关重要的作用。

基质金属蛋白酶系统中，锌依赖蛋白酶家族的基质金属蛋白酶对 ECM 的降解作用较强。胶原酶的主要因子有基质金属蛋白酶-1、基质金属蛋白酶-8、基质金属蛋白酶-13 和基质金属蛋白酶-18，主要降解Ⅰ、Ⅱ、Ⅲ、Ⅶ、Ⅹ型纤维性胶原，不能降解明胶和 IV 型胶原。在中性环境中，可将Ⅰ/Ⅲ型胶原的原胶原分子距离氨基端的 3/4 处断裂成两部分，使其断裂后的片段在正常体温下发生自动变性，丧失其螺旋构型，有利于被明胶酶和特异性的中性蛋白酶进一步分解。细菌胶原酶能直接降解瘢痕组织内的胶原纤维，治疗增生性瘢痕和瘢痕疙瘩。另外，胶原酶降解法还可广泛应用于肝、肺纤维化的治疗，但有关肾衰竭的治疗目前尚无相关文献报道。明胶酶，又称Ⅳ型胶原酶，主要有明胶酶 A、明胶酶 B，主要降解明胶、基底膜Ⅳ型胶原及Ⅴ、Ⅶ、Ⅹ型胶原，但对基质胶原无活性。明胶酶 A 是目前发现的水解活性最强的基质金属蛋白酶，可降解 FN、LN。明胶酶 B 则作用很弱，在明胶酶和其他中性蛋白酶的作用下，可将已断裂和变性的胶原再分解成多肽甚至三肽，在氨基肽酶、二肽酶的作用下最终分解为氨基酸。各种组织蛋白酶还均有降解明胶和变性胶原片段的作用，除此之外也可被吞噬细胞吞噬，降解于溶酶体中。间质溶解素可将 FN、LN、弹性蛋白和蛋白糖苷的蛋白核进行降解，也可活化基质金属蛋白酶-4。

（3）自身干细胞。近年来的研究发现中枢神经系统、肝脏、骨骼肌、视网膜等在内的许多系统和器官中，均可分离其自身干细胞，且近期相关研究也证实了肾脏中也存在自身的干细胞。骨髓源基质细胞研究在肾脏损伤领域起步较晚，但已有研究证明外源性骨髓源基质细胞能够定居于肾脏并向肾脏细胞分化。Kale 等的实验证实骨髓源基质细胞移植后可定居在肾小管，能显著降低血尿素氮水平，促进肾功能恢复，但在肾小球中并未发现植入的干细胞。Hauger 等[74]利用 MR 技术追踪骨髓源基质细胞在大鼠模型归巢情况，发现静脉注射骨髓源基质细胞能归巢到肾小管损伤部位并进行修复。在国内，董兴刚等通过肾动脉注射途径将骨髓 MSC 移植到急性肾小管坏死（ATN）裸鼠体内，在肾小管上皮中观察到移植的骨髓源基质细胞，参与 ATN 中损伤的肾小管上皮细胞的修复。王公先等通过对缺血再灌注模型的大鼠移植骨髓源基质细胞，证实移植的外源性骨髓 MSC 能够迁移、定居于缺血再灌注损伤后的肾组织中，并分化为肾小管上皮细胞，促进损伤肾脏本身的细胞增殖再生。

综上所述，利用骨髓源基质细胞治疗肾功能损伤是值得肯定的。但是，为了能达到更理想的治疗效果该采用什么治疗模式仍旧没有答案。研究人员仍在探索利用骨髓源基质细胞治疗肾衰竭而达到最佳效果的方法，对于其具体通过直接分化修复还是非分化修复的治疗机理模式尚不明确。现有研究表明应与具体肾衰竭的病因及肾脏组织的破坏程度相关，不同肾衰竭模型的造模方法和造模原理也不尽一致，由于体内环境的差异，同种干细胞进行治疗也会表现出不同的生物学特性和不同的修复反应，这可能是不同课题组在研究中得到不同结论的原因，当然，这一理论还需要进一步的研究进行证实。

在肾脏组织工程的研究中，细胞治疗及干细胞技术为工程化肾组织的构建提供了新的思路和方法。但是，脱细胞外基质方法及肾脏干细胞再生技术尚不成熟，仍需进一步深入研究，有望推进肾脏组织工程的飞速发展，使肾衰竭的治疗取得新突破。

目前干细胞移植研究仍停留在基础或动物实验阶段，距离临床研究或人体试验阶段仍有一段距离。而在基础研究阶段，我们也只停留在对少数病种进行干细胞移植的基础研究，对干细胞移植后引起的病理生理变化及治疗机制还缺乏清晰的了解，仍有大量研究尚未完成。在干细胞生物工程的进一步发展之前，目前的干细胞技术还显得有些苍白。此外，对于全新的治疗手段，社会各个阶层、各界人士均会提出各种关于伦理和法律方面的问题，从而造成其发展的制约和限制。所以，我们在进行研究的同时尽早呼吁政府建立相应的法规，从而对干细胞生物工程的具体实施进行严格规范及指导。同时，另一干细胞移植研究的重点是加强基础研究。相信，干细胞移植的临床研究阶段即将到来，随着干细胞培育及移植基础研究等系列难题的逐一解决，为人类疾病，尤其是难治性疾病的治疗带来希望。

4. 我国干细胞移植未来工作重点及发展 目前，我国干细胞与再生医学研究基本形成了从基础研究到产品研发，从干细胞研究到组织工程研究，从科学研究到规范标准构建的完整的科研体系。但我们还需要加强研究机构和基础设施建设，进一步推进干细胞产业化进程，加强干细胞移植治疗疾病的疗法，探索 iPS 技术的临床应用，重视知识产权保护，提升干细胞与再生医学技术自主研发能力，进一步完善干细胞临床监管体系，为干细胞产业发展提供良好的政策环境。

（1）重视研究机构和基础设施的建设。通过建设国家级干细胞与再生医学研究机构或支撑平台、国家级干细胞库，为未来干细胞产业发展提供服务和支撑，与美、英、日等国家相比，我国在干细胞研究机构和细胞库建设方面还有待加强。

（2）推动 iPS 技术研究向应用领域的发展。尽管目前 iPS 技术尚未完全成熟，但基于 iPS 的疾病疗法开发已经成为重要研究领域，尤其是日本在该领域已经走在了国际前列。我国在 iPS 领域具有优势，未来还应进一步加大该领域的支持力度，使我国在该领域的临床应用也保持国际领先地位。

（3）加快干细胞临床应用技术研发。临床应用研究已经成为干细胞领域的热点，其产业化进程不断加速，我国还应进一步扩大干细胞临床研究的布局，提升干细胞与再生医学技术自主研发能力，把握干细胞产业发展主动权。

（4）重视并加强干细胞研究的伦理审查工作。干细胞研究涉及伦理问题，在将相关研究成果转化为临床应用的过程中，患者将面临一系列的潜在风险。为进一步规范干细胞研究和应用，我国应加强伦理审查规范和监管法规，对相关行为进行严格的控制，从而在利用干细胞研究和应用造福民众健康的前提下，最大限度地保护各方权益。

（5）重视知识产权。保护干细胞发展对维护人类的健康具有重要意义，必将形成一个巨大的产业，世界制药巨头公司已经介入干细胞领域。因此，在干细胞领域研究中应加强知识产权保护意识，并采取行动加以保护。

（6）进一步完善干细胞临床监管体系。针对干细胞的临床监管，我国在2013 年已经推出了一系列监管政策征求意见稿，将来还应对这一体系进行进一步的规范和细化，并建立起干细胞临床试验登记和管理体系，为我国干细胞产业的更好发展提供良好的政策环境。

参考文献

1. 周剑锋，袁发焕. 干细胞治疗与肾脏病研究. 国际泌尿系统杂志，2006，26(6)：813-815.
2. Al-Awqati Q，Oliver JA. Stem cells in the kidney. Kidney Int，2002，61(2)：387-395.

3. Oliver JA. Adult renal stem cells and renal repair. Curr opin Nephrol Hypertens, 2004, 13(1): 17-22.

4. Kleinsmith LJ, Pierce GB. Multipotentiality of single embryonal carcinoma cells. Cancer Res,1964,24(9):1544-1551.

5. Durcova-Hills G, Ainscough J, McLaren A. Pluripotential stem cells derived from migrating primordial germ cells. Differentiation, 2001, 68(4-5): 220-226.

6. Thomson JA, Itskovitz-Eldor J, Shapiro SS, et al. Embryonic stem cell lines derived from human blastocysts. Science, 1998, 282(5391): 1145-1147.

7. Schuldiner M, Yanuka O, Itskovitz-Eldor J, et al. Effects of eight growth factors on the differentiation of cells derived from human embryonic stem cells. Proceedings of the National Academy of Sciences, 2000, 97(21): 11307-11312.

8. Kim D, Dressler GR. Nephrogenic factors promote differentiation of mouse embryonic stem cells into renal epithelia[J]. J Am Soc Nephrol, 2005, 16(12): 3527-3534.

9. Steenhard BM, Isom KS, Cazcarro P, et al. Integration of embryonic stem cells in metanephric kidney organ culture. J Am Soc Nephrol, 2005, 16(6): 1623-1631.

10. Kramer J, Steinhoff J, Klinger M, et al. Cells differentiated from mouse embryonic stem cells via embryoid bodies express renal marker molecules. Differentiation, 2006, 74(2-3): 91-104.

11. 李静, 樊均明. 干细胞及其在肾脏病研究的应用. 国外医学(内科学分册), 2005, 32(5): 203-206.

12. Gupta S, Verfaillie C, Chmielewski D, et al. Isolation and characterization of kidney-derived stem cells. J Am Soc Nephrol, 2006, 17(11): 3028-3040.

13. Bussolati B, Bruno S, Grange C, et al. Isolation of renal progenitor cells from adult human kidney. Am J Pathol, 2005, 166(2): 545-555.

14. Lin F, Moran A, Igarashi P. Intrarenal cells, not bone marrow - derived cells, are the major source for regeneration in postischemic kidney. J Cli Invest, 2005, 115(7): 1756.

15. Humphreys BD, Duffield JD, Bonventre JV. Renal stem cells in recovery from acute kidney injury. Minerva urolo nefrol, 2006, 58(4): 329-337.

16. Gheisari Y, Ahmadbeigi N, Naderi M, et al. Stem cell-conditioned medium does not protect against kidney failure. Cell Biol Int, 2011, 35(3): 209-213.

17. Gheisari Y, Azadmanesh K, Ahmadbeigi N, et al. Genetic modification of mesenchymal stem cells to overexpress CXCR4 and CXCR7 does not improve the homing and therapeutic potentials of these cells in experimental acute kidney injury. Stem Cells Dev, 2012, 21(16): 2969-2980.

18. Hishikawa K, Marumo T, Miura S, et al. Musculin/MyoR is expressed in kidney side population cells and can regulate their function. J Cell Biol, 2005, 169(6): 921-928.

19. Morigi M, Imberti B, Zoja C, et al. Mesenchymal stem cells are renotropic, helping to repair the kidney and improve function in acute renal failure. J Am Soc Nephrol, 2004, 15(7): 1794-1804.

20. Rookmaaker MB, Smits AM, Tolboom H, et al. Bone-marrow-derived cells contribute to glomerular endothelial repair in experimental glomerulonephritis. Am J Pathol, 2003, 163(2): 553-562.

21. Takahashi K, Yamanaka S. Induction of pluripotent stem cells from mouse embryonic and adult fibroblast cultures by defined factors. Cell, 2006, 126(4): 663-676.

22. Song B, Smink AM, Jones CV, et al. The directed differentiation of human iPS cells into kidney podocytes. PLoS One, 2012, 7(9): e46453.

23. Lee PY, Chien Y, Chiou GY, et al. Induced pluripotent stem cells without c-myc attenuate acute kidney injury via downregulating the signaling of oxidative stress and inflammation in ischemia-reperfusion rats. Cell Transplant, 2012, 21(12): 2569-2585.

24. Wu M, Kwon HY, Rattis F, et al. Imaging hematopoietic precursor division in real time. Cell Stem Cell, 2007, 1(5): 541-554.

25. 胡婕, 陈香美. 干细胞治疗肾脏病的研究进展. 中华肾病研究电子杂志, 2012, 1(02): 116-118.

26. 文亚男, 郭明广, 邓锦波. 骨髓间充质干细胞研究进展. 河南大学学报(自然科学版), 2015(01): 63-67.

27. Morigi M, Imberti B, Zoja C, et al. Mesenchymal stem cells are renotropic, helping to repair the kidney and improve function in acute renal failure. J Am Soc Nephrol, 2004, 15(7): 1794-1804.

28. 赵红梅, 胡祥, 李芳, 等. 骨髓间充质干细胞在肾脏疾病中的应用. 中国组织工程研究与临床康复, 2010, 14(23):

4329-4332.
29. 曹慧玲，许文荣，张春兵. 间质干细胞在肾脏疾病治疗中的应用. 医学综述，2011，17(15)：2266-2268.
30. 李芳兰. 脐带血干细胞的基础与临床应用进展. 中国组织工程研究与临床康复，2008，12(43)：8553-8556.
31. Lee OK, Kuo TK, Chen WM, et al. Isolation of multipotent mesenchymal stem cells from umbilical cord blood. Blood, 2004, 103(5): 1669-1675.
32. Salem HK, Thiemermann C. Mesenchymal stromal cells: Current understanding and clinical status. Stem Cells, 2010, 28(3): 585-596.
33. 王承艳，丁明孝. 骨髓移植与造血干细胞研究. 生物学通报，2009，44(1)：6-9.
34. Peichev M, Naiyer A J, Pereira D, et al. Expression of VEGFR-2 and AC133 by circulating human CD34(+) cells identifies a population of functional endothelial precursors. Blood, 2000, 95(3): 952-958.
35. Pesce M, Orlandi A, Iachininoto MG, et al. Myoendothelial differentiation of human umbilical cord blood-derived stem cells in ischemic limb tissues. Circ Res, 2003, 93(5): e51-62.
36. Kogler G, Sarnowski A, Wernet P. Volume reduction of cord blood by hetastarch for long-term stem cell banking. Bone Marrow Transplant, 1998, 22 (Suppl 1): S14-15.
37. Mazzinghi B, Ronconi E, Lazzeri E, et al. Essential but differential role for cxcr4 and cxcr7 in the therapeutic homing of human renal progenitor cells. J Exp Med, 2008, 205(2): 479-490.
38. Herrera MB, Bussolati B, Bruno S, et al. Exogenous mesenchymal stem cells localize to the kidney by means of CD44 following acute tubular injury. Kidney Int, 2007, 72(4): 430-441.
39. 黄丹琳，易著文. 干细胞移植在肾脏疾病中的应用. 中国当代儿科杂志，2012，14(2)：154-161.
40. 俞小芳，丁小强. 造血干细胞移植与肾脏病治疗新进展. 复旦学报(医学版)，2008，35(2)：314-316.
41. 陈学敏，张献清，文凡，等. 间充质干细胞的临床研究. 临床输血与检验，2015，17(4)：381-384.
42. Zakaria A, Huang Y, Womer K, et al. Diverse sources of stem cells to treat acute kidney injury. Nephron Exp Nephrol, 2009, 112(1): e29-30.
43. Takahashi K, Yamanaka S. Induction of pluripotent stem cells from mouse embryonic and adult fibroblast cultures by defined factors. Cell, 2006, 126(4): 663-676.
44. 王葳，王巍巍，张金元. 干细胞移植在急性肾损伤中的应用及研究进展. 中国组织工程研究，2012 (36)：6805-6809.
45. Xu LX, Zhao MH. Aberrantly glycosylated serum IgA1 are closely associated with pathologic phenotypes of IgA nephropathy. Kidney Int, 2005, 68(1): 167-172.
46. Hu SL, Colvin GA, Rifai A, et al. Glomerulonephritis after hematopoietic cell transplantation: IgA nephropathy with increased excretion of galactose-deficient IgA. Nephrol Dial Transplant, 2010, 25(5): 1708-1713.
47. 李维，姜红. IgA 肾病与干细胞异常相关性研究进展. 陕西医学杂志，2012，41(5)：623-626.
48. Van Laar JM, Tyndall A. Intense immunosuppression and stem-cell transplantation for patients with severe rheumatic autoimmune disease: A review. Cancer Control, 2003, 10(1): 57-65.
49. 马华林，张万帆，戴勇，等. 人脐带间充质干细胞移植减缓大鼠局灶性节段性肾小球硬化的进展. 细胞与分子免疫学杂志，2013，29(2)：150-153.
50. Illei GG, Cervera R, Burt R K, et al. Current state and future directions of autologous hematopoietic stem cell transplantation in systemic lupus erythematosus. Ann Rheum Dis, 2011, 70(12): 2071-2074.
51. 黄湘华，王庆文，胡伟新，等. 自体外周血造血干细胞移植治疗重型狼疮性肾炎的临床观察. 肾脏病与透析肾移植杂志，2014，23(6)：501-506.
52. Igarashi T, Wynberg J, Srinivasan R, et al. Enhanced cytotoxicity of allogeneic nk cells with killer immunoglobulin-like receptor ligand incompatibility against melanoma and renal cell carcinoma cells. Blood, 2004, 104(1): 170-177.
53. Harano M, Eto M, Iwai T, et al. Renal cancer treatment with low levels of mixed chimerism induced by nonmyeloablative regimen using cyclophosphamide in mice. Cancer Res, 2005, 65(21): 10032-10040.
54. Ezquer F, Ezquer M, Simon V, et al. Endovenous administration of bone-marrow-derived multipotent mesenchymal stromal cells prevents renal failure in diabetic mice. Biol Blood Marrow Transplant, 2009, 15(11): 1354-1365.
55. Ezquer FE, Ezquer ME, Parrau DB, et al. Systemic administration of multipotent mesenchymal stromal cells reverts hyperglycemia and prevents nephropathy in type 1 diabetic mice. Biology of Blood and Marrow Transplantation, 2008, 14(6): 631-640.

56. Lee RH, Seo MJ, Reger RL, et al. Multipotent stromal cells from human marrow home to and promote repair of pancreatic islets and renal glomeruli in diabetic NOD/scid mice. Pro Nati Acad of Sci USA, 2006, 103(46): 17438-17443.
57. 汪年松, 姜珍珍. 干细胞在肾脏疾病中的研究进展. 中国中西医结合肾病杂志, 2014, 15(3): 189-192.
58. 杨晓燕, 潘兴华, 阮光萍, 等. 干细胞移植治疗糖尿病肾病. 中国组织工程研究, 2013 (1): 150-155.
59. 盛立霞, 肖浩文, 黄河. 2011 年美国骨髓移植会议临床热点荟萃. 中华移植杂志(电子版), 2011, 5(1): 67-71.
60. 胡泽斌, 王立生, 崔春萍, 等. 干细胞临床应用安全性评估报告. 中国医药生物技术, 2013, 8(5): 349-361.
61. 王延光. 论干细胞研究中胚胎的道德地位. 中国医学伦理学, 2006, 19(2): 6-10.
62. 张德全, 张岸梅, 徐海伟. 胚胎干细胞源性配子细胞的诞生对伦理学的冲击. 医学与哲学, 2005, 26(3): 35-36.
63. 朱淼. 有关胚胎干细胞的伦理学讨论. 中国医学伦理学, 2003, 16(2): 6-6.
64. Solomon L M, Brockman-Lee S A. Embryonic stem cells in science and medicine, part II: law, ethics, and the continuing need for dialogue. Gender medicine, 2008, 5(1): 3-9.
65. 冯显威. 论干细胞研究的医学价值和社会影响. 医学与社会, 2003, 16(2): 21-23.
66. 胡蓉, 谢祁阳. 干细胞和新技术革命 医学与社会, 2004, 17(3): 36-37.
67. 李嵩, 刘水兵, 姚冬芳. 人体干细胞研究与医学伦理学. 中国医学伦理学, 2002(1):36-37.
68. Quimby JM, Webb TL, Gibbons DS, et al. Evaluation of intrarenal mesenchymal stem cell injection for treatment of chronic kidney disease in cats: A pilot study. J Feline Med Surg, 2011, 13(6): 418-426.
69. 陈丹, 易著文, 刘喜红, 等. 胚胎后肾间充质细胞肾包膜下移植对急性肾小管坏死大鼠的保护作用. 中华肾脏病杂志, 2009, 25(3): 191-197.
70. Asanuma H, Vanderbrink BA, Campbell MT, et al. Arterially delivered mesenchymal stem cells prevent obstruction-induced renal fibrosis[J]. J Surg Res, 2011, 168(1): e51-e59.
71. 董兴刚, 冯健, 俞志满, 等. 骨髓间充质干细胞肾动脉注射移植修复裸鼠急性肾小管坏死. 第二军医大学学报, 2009, 30(6): 668-671.
72. Yoo JH, Park C, Jung DI, et al. In vivo cell tracking of canine allogenic mesenchymal stem cells administration via renal arterial catheterization and physiopathological effects on the kidney in two healthy dogs. J Vet Med Sci, 2011, 73(2): 269-274.
73. Kunter U, Rong S, Djuric Z, et al. Transplanted mesenchymal stem cells accelerate glomerular healing in experimental glomerulonephritis. J Am Soc Nephrol, 2006, 17(8): 2202-2212.
74. Hauger O, Frost E E, van Heeswijk R, et al. Mr evaluation of the glomerular homing of magnetically labeled mesenchymal stem cells in a rat model of nephropathy 1. Radiology, 2006, 238(1): 200-210.

第二节 器官克隆

李云逸 陈德臻 黄盛玲 管保章

克隆就是通过无性生殖技术产生出与原个体基因型完全一样后代的过程,即生物体通过体细胞进行无性繁殖,产生出一群相同基因型后代的种群。克隆技术主要分为三类,分别在三个不同的大小层次,外加一个特殊的器官克隆。分子克隆,主要是指 DNA 的重组技术,即 DNA 克隆;细胞克隆,即细胞体外培养;个体克隆,如克隆羊,目前可以用体细胞的细胞核与去核的卵细胞融合后实现;器官克隆,包括组织工程和干细胞体外培养技术。克隆技术作为人类在生命科学领域取得的一项重大技术突破,具有广阔的前景与价值。尤其在医学上,其在器官克隆及移植上的巨大潜力引起了广泛的关注。但同时存在一定的伦理道德问题及技术风险问题,克隆技术亦引起强烈的争议。正确认识克隆技术,才能合理利用克隆技术这把双刃剑造福于人类。

一、器官克隆现状

(一)克隆

克隆翻译于英文的“clone”,含义是无性繁殖,即由一个体细胞无性繁殖而成的纯细胞系,该系中各个细胞的基因型完全相同。20 世纪 90 年代,世界卫生组织将克隆定义为具有特殊意义的无性繁殖过程,其最终目的是产生遗传和形态上相同的机体或细胞系(株)。具体表现在以下三个方面。

1. 基因水平　即通过基因重组操作技术,把特定基因和载体的结合体导入宿主(如细菌)体内进行繁殖,就有可能得到均匀的基因种群。目前,克隆基因已被用于基础研究(如研究基因功能和精细结构的关系)和市场生产等领域。

2. 细胞水平　一个细胞经过有丝分裂产生一个细胞群的过程。如果原代培养细胞发生稍有转变,染色体则承担更大变异的风险。

3. 个体水平　同一植物个体可以通过无性繁殖产生一个特定的个体群,其产出可以有多种表现形式,如植物的发芽、插条等。采用组织培养方法得到具有相同基因型的个体群,如使植物细胞培养发育成完全的个体(愈伤组织);在动物的无性增殖中,已经成功利用核移植技术获得了克隆蛙,核移植技术就是将一个已分化的蛙核植入去核的蛙卵中,发育成功后即为克隆蛙。克隆动物的研制成功,不但能为细胞分化所必需的环境条件的相关研究提供素材,也能为药物检测的研究提供重要的实验材料。由于细胞分化和核异质化过程中存在高度复杂性,人类和其他哺乳动物迄今仍无成功的核移植案例。

在以上三种水平中,克隆化指生物体增殖、分离产生单一、相同的克隆体。重组 DNA 技术的核心部分是克隆。各种类型生物的克隆技术在生物工程中均有其重要作用,目前,人们已经将克隆技术应用于微生物和植物等纯种繁殖的领域,以确保这些生物基因组的准确性,如可以通过营养方式繁殖病毒等微生物的纯种。克隆还包括单个自主遗传因子的分离与保存。克隆细胞生物仅需要营养培养基,而基因克隆的过程则相对复杂,除了营养培养基外,还需要某种载体复制子、特定的寄主细胞。

(二)克隆技术

克隆技术在现代生物学中被称为“生物放大技术”,它已经历了微生物克隆时期、基因克隆时期及动物克隆时期三个发展时期。

1. 植物克隆技术　植物克隆又称为无融合生殖,是指植物无须精、卵结合就可以产生后代,无须有性杂交,没有基因重组现象,完全是单个体无性繁殖。目前,克隆技术已普遍应用于植物界,基因克隆已被认为是植物基因工程的核心,植物的克隆技术就是在植物细胞或组织中导入带有基因外源核苷酸片段,并由此再生出完整的转基因植物[1]。20 世纪 70 年代紧随 DNA 重组技术发展起来的基因克隆技术,已成为现代生命科学技术中最核心的部分,以获取基因完整序列为目的,根据其在染色体上的具体位置以明确生化功能,并通过生物工程技术将其运用于生产实践中。基因克隆一般有两种途径,即正向遗传学途径和反向遗传学途径。正向遗传学途径把克隆基因所表现的功能作为基础,然后根据基因的表达产物或表型性状进行功能克隆和表型克隆。反向遗传学途径则是依据基因本身属性不同而定,如根据基因自身特定序列进行克隆的同源序列法克隆,或者根据基因在基因组中特定位置进行克隆的定位克隆法等。除了上述两种已经被大家公认的克隆技术,多种新兴克隆技术也如同雨后春笋般应运而生,如电子克隆技术,就是产生于 DNA 测序技术与生物信息学的蓬勃发展的时代背景下。

(1)功能克隆。功能克隆(functional cloning)是人类掌握的首个基因克隆策略,即以蛋白质的功能为基础进行基因克隆的一种方法。根据已知的生化特征或缺陷找出与该功能有关的蛋白质，再把该蛋白分离提纯，利用部分氨基酸序列的遗传密码推测出其可能的编码序列，通过不同的方法构建 cDNA 文库（如利用对应的核苷酸探针筛选 cDNA 文库或基因组文库，或者使用该蛋白质特异的抗体，筛选对应的表达载体构建 cDNA 文库）。该克隆策略关键之处在于能否分离出一个纯蛋白，然后利用技术检测出其中一部分氨基酸序列或获得相应抗体，以此基础构建 cDNA 文库或基因组文库，最后杂交筛选获得的文库。随着克隆技术的不断深入，如蛋白质双向电泳技术与蛋白质测序技术，即使原本很难分离提纯的蛋白质都能够得到很好的分离纯化，为进一步研究功能克隆奠定坚实的基础。功能克隆在基因克隆中的地位极其重要，其应用前景也较广阔。

（2）定位克隆。定位克隆技术（positional cloning）即图位克隆（map-based cloning），指通过确定目标基因在染色体上的位置，以此来实现基因克隆的方法，主要应用于克隆编码产物未知的基因。定位克隆技术的基本原理是利用基因组中的功能基因存在相对稳定的基因座，运用分子标记技术对目标基因进行精确定位，筛选出 BAC 和 YAC 等基因组文库，这些基因文库具有大的插入片段，用筛选到的阳性克隆建立目的基因区域的跨叠群，再把包含目标基因的大片段克隆进行亚克隆，或者以大片段克隆作探针筛选 cDNA 文库。利用染色体步行（chromosome walking）逐步逼近含目标基因的候选区域或通过染色体登陆（chromosome landing）的途径获得包含目的基因的大片段克隆，再将目标基因框定在一个较小的 DNA 片段上并进行序列分析，经过遗传转化和功能互补试验分析，从而鉴定获得目的基因。

（3）转座子标签法。转座子（transposon）是一特殊的 DNA 片段，它能够从染色体的某一个位置转移到另一位置，生物界中普遍存在并发挥着重要作用，其最显著的作用主要表现在生物的遗传进化方面。转座子标签法的理论基础是通过转座子插入到基因内部或邻近位点，能够引起一系列的变化，如引起相关基因表型突变、部分基因功能失活等，随后将转座子的已知序列作为标签，最后克隆出功能失活的相关基因。如果我们观察到转座子插入后导致某个基因的突变，那么，将该转座子序列作为探针，从变异株的基因组中挑选出带有此转座子的部分基因。再将突变基因的部分序列作探针，便可从野生型文库中克隆出完整的基因。在植物中利用转座子最广的是玉米的 Ac/Ds 双因子系统，其余还有金鱼草的 Tn3。

目前，通过农杆菌等载体介导转座子导入目标植物系统的不断建立和完善，使得转座子标签技术在模拟南芥、番茄、水稻中的应用也越来越广泛，陆续完成了模拟南芥、水稻等模式植物的基因组测序，研究焦点开始转向功能基因组方向。转座子标签技术获得越来越多人的认可，跃身成为研究基因功能的核心技术和构建植物突变体库的关键环节。

（4）抑制性消减杂交。抑制性消减杂交技术（SSH）是 20 世纪 90 年代末科学家 DiatchenkoL 依据消减杂交和抑制 PCR 技术建立的一种抑制性 PCR 的 DNA 消减杂交方法[2]。该技术应用抑制消减杂交技术处理 cDNA 群体，富集了差异表达基因即目的基因，通过等化作用将目的基因间丰度的差异进行减消，使消减后的 cDNA 群体成为丰度一致的目的基因群体。

（5）同源序列法。同源序列法指利用待克隆基因同源的已知序列，实现基因克隆的方法，该技术是在 PCR 技术基础上发展起来的一种快速、便捷克隆植物基因的方法。目前 Genbank 库中存储了大量已知的植物基因序列，当需要克隆类似基因时，在 Genbank 库中找到与待克隆基因相似的有关基因序列，进而设计出特异引物；以植物基因组 DNA 或 cDNA 为模板，采用 PCR 或 RT-PCR 的手段来扩增目的基因；分离提纯扩增基因片段，将其接连到适合的载体上，随后进行序列分析、比较验证得到目的基因的克隆。

（6）基因芯片技术。基因芯片又叫 DNA 芯片或者 DNA 微阵列，该技术将特定的寡核苷酸片段或基因片段规律地排列并固定于支持物上，按照碱基互补配对原则与待测样品标记的基因进行杂交，通过激光共聚焦荧光检测系统等多种检测手段分析基因芯片，同时使用计算机系统对每一个探针上的荧光信号进行比较和检测，获取研究所需信息。基因芯片具有高信息量和高通量、检测快速、所需样品量少、操作技术简单、用途广泛等优点，基因芯片技术已被广泛运用于众多领域，如突变检测、基因表达检测、基因组多态性分析、杂交测序以及基因文库作图等方面。

（7）电子克隆。电子克隆，又称为计算机杂交（computer hybridization），是一种新兴的克隆方法，主要借助计算机与互联网的强大力量，将数学算法作为手段，以现有的基因序列、蛋白序列、表达序列标签（EST）和生物信息数据库为平台，探索并发现新的基因，最后通过生物学实验手段对新发现基因从多方面进行验证，如编码序列、表达功能等方面，这也是与传统克隆方法的不同之处。电子克隆依据绝大部分功能基因的编码区相对保守，同源性高的特点，充分运用现有的生物信息资源，从 ESTs 序列入手、经过同源筛选，从而获得基因潜在部分乃至全长 cDNA 序列，提高了重组与筛选 cDNA 文库等工作效率，加快了基因克隆的进程。电子克隆作为一种互联网时代的产物，拥有传统实验室克隆基因不可比拟的优势，该技术具有简便、高效，成本低廉等诸多优点。随着多种生物模式的基因组测序工作的逐步完成，以及各种生物的 EST 数据库的创建和完善，电子克隆将引领器官克隆新潮流，带动器官克隆领域的快速发展，加快克隆技术的进程。

在植物克隆领域，植物基因克隆法在植物的基因工程和分子生物学中都有着巨大的潜力，随着目前新基因资源被不断发掘，作物很多性状如品质、产量、抗性，植株的成熟期、形态、花期发育调节，和某些复杂的生化生理性状等都渴望获得更进一步的优化。利用组织培养大量快速繁殖植物的克隆方法（简称快繁）在农作物繁育、品种改良和森林重建等方面的使用，悄然地改变着我们的生活。目前快繁技术更多地被运用于快速培育珍稀濒危植物和优质生态防护林苗木，也将被更多地运用于培养能生产聚合物的树种和人工合成的药品。

2. 动物克隆技术

（1）胚胎分割法。采用较为简单的酶处理和机械分离法将未着床的早期胚胎用显微手术的方法一分为二，一分为四或更多次地分割后，分别移植给受体体内让其妊娠产仔，产生同卵孪生胚以及后代。这种方法能够有效地获得大量同卵孪生实验动物。目前已被广泛应用于优良种畜的繁殖与扩增。

（2）核移植法。核移植法主要运用细胞重组或者细胞拆合技术把供体核植入去除细胞核的卵母细胞中，构造重组胚，重组胚再次编程，启动卵裂，开启胚胎发育进程。其中，核受体来源广泛，目前已采用的核供体细胞通常有 3 类，即不同来源阶段的早期体细胞，或者胚胎干细胞（embryonic stem cell，ESC）和含少量细胞质的细胞核（即核质体）。在核移植法实践初期，科学家通常采取从合子核到 64 细胞期的卵裂球或胚胎细胞核质体。20 世纪 80 年代，随着多种 ESC 陆续建系成功，胚胎干细胞已经取代上述细胞，成为核供体的主要来源之一。Dolly 的诞生，向世界强有力地展示了核移植技术的强大生命力。核供体的主要来源于体细胞（如输卵管上皮细胞、乳腺上皮细胞、耳部皮肤细胞、胎儿成纤维细胞、卵丘细胞等），因其具有取材简单易获得，培养简捷易操作的优点，核移植法已经出现在大量克隆羊、牛、猪等家畜和兔、小鼠等克隆个体上。

3. 克隆中的关键技术及新进展

（1）血清饥饿法。血清饥饿指根据控制血清培养液浓度，使细胞进入 G_0 期并被重新编程。具体做法是使供体细胞处于血清“饥饿”的状态，需要在 5 天内将培养液中血清的浓度从 15% 或 10% 缓慢降为 0.5%，从而迫使细胞从细胞周期中退出进入 G_0 期，并被重新编排，这一点也是 Dolly 能够成功克隆的关键环节。虽然目前仍有许多实验观点与该理论相悖，而该理论本身也尚缺乏足够的直接证据做理论支撑，克隆中的关键环节被认为是核受体细胞周期与供体细胞周期的同步化处理和协调，否则重组胚的染色体倍数极有可能错误，导致胚胎难以正常生长。

（2）檀香山技术[3]。20 世纪 90 年代，美国专家 Wakayama 已经成功运用檀香山技术克隆出三代小鼠，将未经血清饥饿处理的卵丘细胞作为核供体细胞，将其细胞核注入去核卵母细胞的细胞胞质中，并提纯出尽可能少带供体的细胞胞浆，克隆了三代小鼠。据推测表明在脱离原胞质环境中供体细胞核的重新编程，比其完全处于卵母细胞的胞质中更容易进行。檀香山技术与 Dolly 技术相比，成功率较高，前者成功率是后者的 10 倍左右，前者是在卵丘细胞核、胞质注射后，采用 Sr^{2+} 进行化学激活，而后者则是将全部乳腺细胞带下注射，采用电融合并且激活。

动物克隆技术是目前被公认的一项非常重要的生物技术，若将其用于生物制药、克隆濒危珍稀动物、保持优良品种、异种器官移植以及生命科学相关基础性研究领域，必将产生广泛而巨大的应用价值，如人们可运用该技术成功保存像华南虎一类的濒危动物和某些具有特殊性状的优良物种。

克隆技术可以大幅度加快畜牧业品种改良的不断推进，并按照人类需求保持优良品种的稳定遗传性能，并且可在一定程度上，人为控制性别，减少生产成本。如通过克隆牛可以使具有优良性状的荷兰高产奶牛稳定延续下来。在性别管理方面，当需要繁育奶牛时，就克隆母牛，需要繁育肉牛时，就克隆公牛，单单这一筛选，就能够让经济效益翻倍。克隆技术能够通过培养细胞的方法克隆后代，这样就使得人类能够更为简便高效地生产转基因动物，大大推动了对富含医疗生物价值的人源蛋白质的研究和进步。目前，一些国家的实验室正在用这种方法生产凝血因子Ⅸ，而其来源正是带有人类凝血因子Ⅸ基因的克隆绵羊。同理，如乙肝疫苗、干扰素、白细胞介素、造血生长因子等临床上用于治疗血友病和其他多种有用的蛋白质，也可来源于某些转基因动物上。

动物克隆技术另一个引人注目的功能就是其在人类器官移植领域的应用，它能够用来生产基因修饰的器官和组织。目前，在世界范围内，每年都有成千上万的患者死于缺乏合适器官供体移植，因此，在很多实验中，动物器官已被广泛用于人类器官的替代。由于猪的内脏与人的内脏具有较高的相似性，被认为是较好的移植器官的来源。最近，美国哈佛大学和生物技术公司 eGenesis 研究人员利用一种新的基因编辑技术，敲除了猪基因组中内源性反转录病毒基因等可能有害的病毒基因，扫除猪器官用于人体移植的重大障碍，为全世界亟待器官移植的上百万患者带来希望。基本解决了猪器官用于人体器官移植排斥反应的这一长久存在的难题，为早日实现猪器官植入人体替代病变器官功能迈出了坚实的一步。

（三）组织器官克隆

组织器官克隆是具有生命活动的组织器官的重现再生。当器官中的细胞出现疾病或缺损或凋亡时，拥有生命活动的原位细胞可按照已缺损或凋亡的组织器官再产生出一个和原来相同的原位细胞，在结构和功能上完全一致。在生物学方面，通过克隆产生的新组织器官与所在器官和身体整体完全融合，这一组织器官再现被称为组织器官克隆。生殖克隆，则是将两个细胞的物质融合或混合复制出与原来生命相同的个体。因此，器官克隆与生殖克隆不尽相同。

目前，慢性肾脏病和急性肾损伤发病率呈逐年上升趋势，病死率高。进展至终末期肾病的患者亦需要长期维持性透析治疗，间歇性替代肾脏的部分生理功能，给患者心理、生理、经济上造成沉重负担，不利于社会的稳定发展。肾移植存在免疫排斥反应、供体器官短缺等问题，因而迫切需要寻求更好的治疗方法。

聚焦到移植医学，由于同种供体器官组织的短缺，人们把目光逐步投向动物，常以猪或者基因工程猪为代表。然而，千百年来进化形成的种族差异在免疫系统及生理生化上均存在极大差异，单纯依靠技术难以突破这种差异。但如果我们将组织工程技术和逐步成熟的核移植技术相结合，体外模拟人各种组织器官分化发育形态形成的环境条件，把我们所需要的组织器官精准地设计、制造和复制，不但能解决器官克隆中存在的生理学、免疫学困难，还能避免跨物种传播动物源性疫病的风险。但要将这个设想成为现实，需要掌握全能或多能干细胞的来源和对细胞分化发育方向的精确控制。

传统观点认为肾脏是不可再生的器官，胚胎 36 周后则不能形成新的肾单位。但目前的研究表明在肾脏包囊壁层上皮细胞中，已经证明存在 $CD133^+$、$CD24^+$ 肾脏祖细胞。当肾脏出现损伤时，骨髓间充质干细胞（MSC）和造血干细胞（HSC）自骨髓归巢至肾脏，与少量停留在 G_1 期的肾小管上皮细胞及肾脏祖细胞一起参与重建损伤肾脏结构和功能。相应的作用机制包括这些细胞能够直接分化为肾小管上皮细胞、足细胞等参与损伤修复；此外，机体分泌调节炎症因子，肿瘤坏死因子 α-（TNF-α）、白细胞介素-1β（IL-1β）干扰素、γ（IFN-γ）和成纤维细胞生长因子（FGF）、和 B 淋巴细胞瘤 2 蛋白（Bcl-2）等来减弱局部炎症反应，促进肾脏受损部位结构和功能的修复和再生。在肾脏损伤动物模型中，将外源性干细胞多种方式（经颈动脉、肾动脉、尾静脉及肾皮质局部注射等）移植入体内也可使肾脏修复加速，但治疗效果尚不明确。总体来说，通过肾皮质和肾动脉直接注射技术，干细胞肾脏归巢率高，但局部损伤大，操作复杂。反之，通过尾静脉、颈动脉等途径将干细胞植入体内，干细胞归巢率低，但实际操作简单。

1. 胚胎干细胞（ESC） ESC 是发育生物学和细胞生物学研究热点。目前，人类已能较熟练地操纵低等模式生物鼠的 ESC,实现体外无限繁殖。但限于技术和伦理因素的制约,对灵长类尤其是人类 ESC 研究依然是一个禁区。Wisconsin 大学区域灵长类研究中心 Thomson 研究小组,已经成功地培育灵长类动物的 ESC,并建立了人 ESC 系,该 ESC 系拥有分化为 3 个胚层细胞(骨、横纹肌、平滑肌、胃肠上皮、神经上皮等)的潜能,为人类发育生物学研究、移植医学、药物筛选展开了美好的蓝图。

目前认为建立 ESC 系至少有三种方式[4],第一种是运用"治疗克隆"的思想,在去核的人卵母细胞中移植入受体的细胞核,体外培养至囊胚阶段,ESC 系就会从内细胞团建立;第二种将核移植受体细胞选定为哺乳动物去核卵母细胞,如牛卵母细胞。但这种方式涉及核移植中的跨种问题,存在技术障碍及伦理争议;第三种方法是重新编程核基因组表达方式,从而改变已分化的命运。这项成果的发现,使人们对器官移植的前景燃起了无限的憧憬。渴望对糖尿病、神经退行性变、造血功能障碍、脊髓损伤、肾衰竭、慢性肝炎等患者进行 ESC 的自体移植,到达治愈疾病的目的,甚至肿瘤、艾滋病也有治愈的可能性。ESC 系的自体移植不仅器官来源丰富,而且不涉及移植器官免疫排斥反应,临床上可以大胆地进行器官移植,替代受损或无功能的脏器发挥功能。可行的方法如下:①建立数据充足的 ESC 系库,其中应含有代表所有 MHC 等位基因谱,方便查找匹配;②将供体 ESC 系统一收集管理,在移植前先行遗传操作,使供体适应受者免疫系统;③针对第一个受者的特殊情况用基因打靶、转基因方法将 MHC 基因转导入受者 ESC;④针对未来受者制备特殊 ESC 系,其中应含有其可能基因组。我们可应用现已逐步成熟的核移植技术获得 ES 来源的囊胚内细胞团,这样便可在核供体需要时进行自体移植。目前,针对 ES/EG 细胞分化,我们只能富集和被动选择培养细胞中的特殊分化系;寻找彻底的、无须滋养细胞系的细胞分离、增减方法迫在眉睫。ESC 具有向成体任何一种细胞类型转分化的潜能,但不能发育为胎盘组织,不具备像受精卵那样的全能分化的能力。

为了避免生物学技术可能的危害,又能有效利用该技术,使其造福于人类,有人提出治疗性克隆和生殖性克隆两个概念。治疗性克隆在器官移植的研究领域中有很大裨益。整个科学界和全社会应以理性为基础,而不应持有漠视、惶恐或者偏见等非理性的态度,共同决定克隆技术的走向。着眼于人类的未来和这项顶尖技术的发展与进步,美国 33 位诺贝尔奖获得者向美国政府和国会提出强烈要求支持人 ESC 研究[5]。

除 ESC 外,来自意大利米兰的神经生物学研究所 Vescovi 小组,报道他们已经能够通过诱导脑干细胞,使其转分化为造血细胞。他们将神经干细胞注入被辐射破坏了骨髓细胞的小鼠骨髓腔内,根据供体脑细胞携带的遗传信息,证实新生造血细胞来源于脑细胞。脑是思维的载体,既往人们认为其是最顽固的终末分化类群,然而该实验证明,脑干细胞经过诱导后,能转分化为另一种类型的组织细胞,改写自身的命运。其实,在研究肿瘤和发育的过程中,在中枢神经系统中发现肌细胞类型等其他细胞类型。本次研究提示在特定的条件下,细胞可以被诱导分化,改变自身的生理过程[6]。目前人们已经从动物和人身上成功分离提取到多种组织干细胞(骨髓、脑和中胚层干细胞等),只是其普遍具有较窄的分化谱系而已[7]。

其实,从 ESC 到各个分化程序的干细胞,像树一样组成了井然有序的枝杈和阶梯。我们对其中每一个环节的了解,都有助于我们对组织细胞演化的准确理解,可以针对性地模拟调控信号,制造出符合任意需求的组织器官。据报道,ESC 可通过直接诱导分化和基因重组诱导为具有三维结构的组织器官。直接诱导分化是指在 ESC 的培养过程中,加入胚胎发育中具有特异性促进特定方向分化的小分子或者生长因子,诱导 ESC 进行体内胚胎的模拟发育过程。纤维母细胞生长因子家族、转化生长因子 β 家族、Hedgehog 家族、WNT 家族[8]等信号分子家族,数目并不是十分庞大,但在胚胎发育为三个胚层的过程中,发挥着举足轻重的作用。提示在胚胎发育过程中,在诱导出各种类型的分化细胞时只需要少数几种类型的因子参与。

ESC 诱导分化过程中,在恰当的培养时间向培养基中加入合适浓度的生长因子,就可能成功地诱导 ESC 向特定的细胞类型分化。此外,我们也可以将 ESC 与其他细胞进行共培养,达到 ESC 向其他细胞类型转分化的目的,但是共培养方法需要细胞间的接触,以及共培养细胞分泌的复杂因子,限制了该方法的应用及推广。最后，使用基因重组技术，去除阻碍分化的转录因子，也可以促进 ESC 分化。所以，目前最佳诱导方案尚未确定，还需要不断地摸索。

ESC 克隆过程中，具有自主性，无须借助外力作用，只要给予特定因子的诱导，或去除其分化抑制因素，ESC 就具有发育为各种复杂器官的潜能。但仅依靠其自主性，仍不能完全达到在形态及功能上的发育要求，还要依赖于微环境中的信号调节及多细胞间的相互作用。虽然我们已经掌握一些重要的信号通路，但对于微环境的调节机制，独立部分怎样协调发育为整体器官等领域尚不清楚，有待我们进一步研究探索。临床应用 ESC 诱导得到的器官不安全因素较多，比如细胞分布异常、成瘤性以及免疫原性等，但这些器官也有其得天独厚的优点，某些功能的获得是需要微环境中的相互作用和通过复杂结构的互相配合。查阅大量文献不难发现，在很多有关 ESC 克隆的报道中，都强调在体内胚胎和器官两者发育过程中具有高度相似性，但两者之间也存在不同程度的区别。在形态学上，通过 ESC 诱导得到的视杯没有内界膜和晶体等结构；通过 mESC 诱导得到的甲状腺组织中则没有 C 细胞；通过 mESC 诱导得到的腺垂体组织，尽管可诱导产生各种类型的细胞系，但是细胞系的排列顺序及比例是否与体内完全一致尚不清楚。在功能学检测方面，通过 ESC 诱导得到的小肠“类器官”及视杯尚未经功能学检测；通过 mESC 诱导得到的腺垂体及甲状腺组织，虽然理论上经过了体内及体外功能学检测，但检测只涉及了部分重要生理功能，不能代表通过诱导得到的组织具有全部生理功能。并且这两个研究中的体内功能学检测方法并未突出器官克隆的独特优势，而是通过传统的细胞替代治疗的途径，所以我们仍需要进行大量的后续研究来验证通过干细胞诱导得到的器官是否可以完全替代体内病变组织。

人们现将 ESC 应用于多个研究领域，除传统的器官移植领域外，也将其广泛应用在毒理学分析、药物筛选、疾病模型研究等多个方面，这主要是依据 ESC 具有模拟胚胎发育过程的能力。在药物筛选方面，一是加入待检药物，利用 HuESC 体外培养，检测药物对胎儿致畸性的作用大小；二是利用 HuESC 分化所得的肝细胞，检测药物代谢；三是检测药物对于神经细胞或心肌细胞等特定组织细胞的毒性。由于 ESC 器官克隆技术更加接近体内环境，可能比单纯使用细胞检测更加精准。一方面能够检测对 ESC 诱导来源细胞的影响，另一方面还可检测对微环境的影响。然而，ESC 模型仍具有一定的局限性，只在药物直接作用于细胞的条件下适用，若药物间接作用于细胞，如经体内代谢后产物作用于靶组织，则无法利用该模型。ESC 在三维环境下培养得到的器官或组织，因与体内自身发育来源的器官具有较大的相似性，有可能作为一种优良载体广泛应用在更多的领域中。

2. 诱导性多能干细胞(iPS)　最新研究发现 iPS 具有定向分化为肾系细胞的潜能，可参与修复受损的肾脏。可从体细胞直接获得，避免了免疫排斥反应和伦理学争议，成为肾脏再生领域一颗冉冉升起的新星。

2008 年，Kim 等[9-10]使用 Oct4 联合 c-Myc 或者 Oct4 联合 Klf4 的方法，将神经干细胞诱导产生 iPS。2009 年，研究者用 Sox2，Oct4 两种转录因子，转染人类近端肾小管上皮细胞，13 天后可得到 iPS。观察发现，其上皮细胞标志抗原 CD13 表达下调，始终持续表达肾脏祖细胞标志抗原 CD133、CD10、CD24，其他干细胞基因的表达与 ESC 基本相同[11]。2009 年我国科学家利用 iPS 方法，通过四倍体囊胚注射技术，得到存活并具有生殖能力的小鼠，证明 ESC 与 iPS 一样具有相同的分化潜能[12]。

目前认为 c-Myc 是体细胞重编程的启动因子，与重编程效率相关。Oct4 则是体细胞向干细胞转变过程中唯一必需的诱导因子。实验数据表明最初体细胞重编程效率仅为 0.001% ~0.01%，诱导效率较低，严重制约其临床应用。通过改变诱导环境，抑制或增强某些信号通路等方法可提高其诱导效率，目前公认效果较好的方法有以下几种：添加组蛋白去乙酰化酶抑制剂、Wnt 信号通路激活剂[13]、转化生长因子 β (TGF-β)信号通路抑制剂[14]、维生素 C 及骨形态发生蛋白[15]等。此外，也可以通过调节氧浓度来提高诱导效率，将 iPS 培养环境中的氧浓度从 21% 降到 5%，诱导效率可提升 2.5 ~4.2 倍，进一步降低到 1%，则会观察到部分细胞死亡。最后还可以在诱导过程中调节 miRNA-302 的水平，增强细胞整体去甲基化水平，在一定程度上提高诱导效率。

虽然异体肾移植在技术上已经基本成熟，但碍于供体匮乏的客观事实，仍未能广泛应用于临床。目前临床上最常见的病例多是肾功能部分受损,仍残存有功能的肾单位。对于这部分患者,研究主要集中在先将我们所需要的特定的肾系细胞,通过体外扩增的方式获得定向分化的目标细胞,然后再移植入体内,使其在原有肾脏结构中进行细胞和功能修复。

肾脏损伤涉及系膜细胞、肾小管上皮细胞和足细胞等多种细胞,为达到直接参与修复肾脏损伤的目的,我们可将 iPS 定向分化为特定类型的肾系细胞,再将其植入体内,参与受损肾脏的损伤修复。在肾脏发育过程中,Adrenalmarker、WT-1、Kallikrein 和 Rennin 等 4 个基因发挥着关键作用。其中 WT-1 在肾脏生成早期起核心作用,它能介导间充质细胞向上皮细胞转化。肾脏发育还涉及活性氧类(ROS)、MYC、PAX、同源盒基因(HOX)等基因及 TGF-α、表皮生长因子(EGF)、肝细胞生长因子(HGF)、骨形态发生蛋白 7(BMP-7)等表达。将这些调节因子加入 iPS 的分化过程中,可以将 iPS 向特殊肾系细胞定向诱导分化。然而,目前对于 iPS 治疗肾脏疾病的研究,仅仅局限于小样本观察性研究,修复再生机制尚待进一步验证。

目前体细胞重编程及再分化体系尚无统一稳定的说法,iPS 在诱导分化过程中,其人类组织相容性抗原(HLA)是否会发生变化,从而引发免疫排斥反应尚无定论。2011 年,*Nature* 有论文显示将 C57BL/6 鼠成纤维细胞来源的 iPS 与 C57BL /6 鼠的 ESC 移植至 C57BL/6 鼠体内,iPS 引发了免疫排斥反应,最终无法形成正常的畸胎瘤组织。而同等条件下 ESC 则未引起免疫排斥,形成了正常的畸胎瘤。通过全基因组表达谱分析,iPS 形成的不正常的畸胎瘤组织,其免疫相关基因 Zg16 和 Hormad1 过度表达,导致 iPS 免疫原性的改变[16]。2013 年,*Nature* 再次发表论文,将 iPS 定向诱导为皮肤和骨髓组织后再移植至 C57BL/6 鼠体内,结果显示分化后的 iPS 中 Zg16 和 Hormad1 并无过度表达现象,且未引起免疫排斥反应[17]。

随着人口老龄化的加剧及生活方式的转变,慢性肾脏病发病率呈逐步上升的趋势,迄今为止尚未发现有效的方法逆转这类疾病进展,iPS 有望作为肾脏再生的理想资源。然而,我们对 iPS 诱导及再分化机制了解仍不深入,缺乏统一的分离、纯化、培养等技术,此外,iPS 诱导过程中涉及病毒基因随机插入和转录因子激活,无法保证染色质处于稳定状态,致瘤风险大,安全性尚不可知。此外,目前动物实验中 iPS 移植时机及方式,世界范围内尚无高质量的随机对照试验。只有小样本观察性研究数据,要想将其真正应用于临床,还有大量工作需要做。

(四)克隆人

自 1997 年克隆羊"多莉"问世以来,一系列关于克隆的伦理问题经久不衰。虽然之前也有克隆成功的案例(如青蛙),但是,多莉羊是利用体细胞核移植到去核卵细胞后植入"代孕羊"子宫生长而得,不仅有力地证明了动物体细胞的全能性,推翻过去公认的动物体细胞丧失全能性的理论,哺乳动物的克隆成功更是预示着克隆人类成为可能。然而,随之而来的则是相应的克隆人的伦理问题。

1. *克隆人对传统的社会、家庭构筑产生冲击* 克隆人的身份难以界定,它打破了人类对于传统家庭的界定。使家庭不再以婚姻或血缘关系为纽带,无须通过男女之间的有性生殖,家庭中亦可能不再有传统意义上的母子、父女、兄弟姐妹等关系,不再是以血缘关系为基础的传统伦理关系。然而,克隆人由于是通过体细胞核移植到去核卵细胞中,在代孕女性中生长至分娩。因此,难以区分是提供体细胞的供体是母亲还是提供卵细胞的供体是母亲,又或者代孕者是母亲。这可能会对克隆人从小造成心理缺陷、受到他人歧视等新的一类社会问题,社会将投入更大的资源去解决这一系列产生的新问题。

2. *克隆人违背自然规律* 部分人认为克隆人是对自然规律的不尊重或者是完全违背了自然规律,尤其是对于有宗教信仰的人来说,这将是对其信仰的亵渎,甚至推翻他们根深蒂固的神创论,威胁了部分人的根本利益。

更重要的是,有人认为克隆人作为生物进化的一大进步,无性生殖到有性生殖是基因与生物多样性的重要保障,有性生殖提供的 DNA 之间的自由组合更是增加了人类的多样性与变异的可能性,是人类不断进化的先决条件。克隆人的出现将会使人类基因库的多样性产生破坏,对人类的发展与进化产生不可磨灭的影响。

3. *克隆人存在各种安全隐患* 克隆羊“多莉”的出现并不是一帆风顺的，其产生的成功率仅有2%～5%，如果用于克隆人这种比羊复杂很多倍的哺乳动物，其成功率可能更低。另外，克隆羊尽管从低概率中脱颖而出，但身上还是存在各种缺陷，如多莉羊的端粒比普通正常出生的羊短20%，跟提供体细胞的克隆羊一样，说明其寿命跟其提供体细胞的克隆羊一样，也是6岁。

由此可见，仅仅是克隆羊就存在各种安全隐患，克隆人的形成更是波折重重。

即便如此，相对于缺点来说，其优点也是相当巨大的。

4. *克隆人有利于优化人类* 研究表明，每个人的体内都携带有致病隐性基因，更有部分人由于致病基因产生相应的疾病，这些致病基因也存在高概率遗传风险，使下一代表现为显性疾病。由此可知，对于一些夫妇来说，通过正常途径生出不健康的孩子难以避免。然而，克隆人技术为此带来了曙光，克隆人技术可以通过对合子进行基因改良优化，淘汰致病基因，保留优良基因，从合子时期保证下一代的身体健康。

5. *克隆人具有巨大的医学价值* 尽管人类的科技已经在飞速发展，并发展出异体器官移植，但是器官移植所产生的排斥反应仍然存在。不仅如此，由于供体器官的缺少，每年死于等待器官的患者数以万计。然而，克隆人技术为这两方面提供完美的解决方案。

当然，人类不会制造克隆人之后夺取其器官，而是利用其ESC的发育全能性产生新的器官，来弥补人类所需要的器官。由于ESC具有发育的全能性，因此发育成单个器官成为可能。然而ESC存在伦理问题，人类只好采用从体细胞诱导而成的iPS做ESC的替代品。例如，利用嵌合体的技术，在猪的体内长出完整的人类器官。在国内，中国科学院的科学家赖良学正在进行这方面的实验。

6. *克隆人保障了不孕妇女和同性恋的基本权利* 每个妇女都有自主决定生殖的权利，即她们拥有选择生育和不生育的权利和自由。尽管如此，部分不孕夫妇即使想生育也是异想天开，尤其是在中国，生小孩是大部分夫妇的愿望，同性恋者亦是如此。克隆人技术为此提供了可能，利用克隆人技术将会使不孕夫妇获得生育的权利，实现拥有属于自己亲生孩子的梦想。其次，对于同性恋或者单身男女来说，克隆人技术也给他们留下自己后代的希望插上了翅膀。

克隆人有利有弊，但是笔者相信任何伦理的问题都将阻挡不住科技的发展。iPS技术就是一个很好的证明，为了避免胚胎干细胞的伦理问题，日本科学家山中伸弥发明了利用人体细胞重编程技术形成诱导的多功能干细胞，并由此产生人的iPS，这种细胞具有高分化潜能，而且是从供体体细胞中分化而成，移植入供体不具有排斥反应。这为人类的器官来源提供了又一可能的途径，更是避免了相应的伦理问题。

二、克隆技术的分类

（一）治疗性克隆

1. *治疗性克隆概况* 利用ESC克隆人体组织器官或是从实验室克隆出的人类胚胎中提取ESC用以研究人类疾病的治疗，这类以医疗科研为目的，使用克隆技术制造人类胚胎的行为，即为治疗性克隆。治疗性克隆的最终目的并非得到克隆个体，而是用于干细胞治疗。运用克隆技术获得人体早期胚胎，并不是为了将胚胎培育成人，而是为了从中提取出全能型的ESC，采用合适的方法，使其发育成为我们所需要的肌肉、大脑、神经等器官组织，再将这些器官组织用于医学治疗。

干细胞是一种原始的未分化细胞。通常成熟细胞分化程度高，将失去分裂和再分化的能力，无法再增加其自身的数量。而干细胞则作为储备被保存下来，可以根据需要在特定的条件下分裂分化为机体所需的细胞，保证机体细胞的更新换代。按照分化程度的高低，将干细胞分为三类：一类叫全能干细胞，它能通过分化形成完整个体，最具代表性的细胞是ESC，可增殖分化为全身200多种细胞类型，进一步构成机体的任何组织或器官；第二类是多能干细胞，它能够分化出多种细胞组织，但无法发育形成完整个体；第三类称为专能干细胞，只能分化形成一种类型或密切相关的两种类型的细胞。

在临床上有许多疾病会导致机体生理功能受损甚至完全丧失，如阿尔茨海默病、帕金森病、肾衰竭、血液疾病及皮肤大面积破损等，这些疾病很容易威胁到人的生命安全。对于该类疾病，当前最有效的治疗方式是进行组织或器官的移植，以代替原破损的组织或器官起到维持正常生理功能的作用。而同一种属不同个体间很难找到主要 MHC 完全相同的个体，因其 MHC 存在很大差异。这一特性使移植物与受体之间免疫排斥无法完全避免，免疫抑制剂的应用只能减轻移植引起的排斥反应，但副作用较多，最终移植物在受者体内存活概率仍然很小。

如果利用核移植技术在去核的卵母细胞中植入患者的体细胞核，这样就可以启动重编程并发育成囊胚，然后使用 ESC 分离技术，就可以从克隆囊胚的 ICM 分离出 ESC。这种干细胞在遗传学上和患者完全一致，再定向诱导其分化成患者所需要的体细胞，将这些分化好的体细胞进行移植，便可以修复甚至取代患者已丧失功能的细胞、组织或器官，进而达到完全治愈的目的。如今很多研究者投身于利用专能或多能干细胞培育人体细胞和组织的研究中，并且已经取得了一定成果。但毫无疑问，必然是分化能力最强的全能干细胞利用前景更广阔。因为全能的 ESC 和早期胚胎细胞具有相似的形态特征和很强的分化能力，可以形成机体的任何组织或器官。这种克隆技术能够为再生医学提供极大的帮助，给患白血病、帕金森病、心脏病和癌症等疾病的患者带来福音。目前我们只能通过胚胎获取全能干细胞。受精卵在尚未植入子宫之前，即分裂期的早期，会形成一个大约 140 个左右的细胞组成的结构，称之为囊胚。在囊胚内部的一端，存在一个“内细胞群”，这个细胞群便是 ESC 集合，它具有全部分化能力。如果能将该细胞群分离取出，制作成细胞悬液，在体外进行培养，就可以探索 ESC 向不同组织细胞分化的规律，通过改变体外培养条件的方式，这对揭示人体的生长发育之谜具有极其重要的理论指导意义。除此以外，如果能够依据此方法，源源不断地获得 ESC，就能够实现在体外诱导产生组织细胞甚至器官的设想，具有极大的临床意义。

2. *治疗性克隆技术发展现状* 在针对哺乳动物的核移植胚胎干细胞(ntESC)研究方面，20 世纪 90 年代，首次建成了牛 ntESC 系。Munsie 等[18]在 2000 年建立了小鼠 ntESC 系，主要是利用显微注射法将小鼠的颗粒细胞核注射到去核卵母细胞内，培养后获得 l0 个囊胚，即 ntESC 系。ntESC 系在体内、外均具有分化潜能，并且通过囊胚注入 ntESC，可以培育出嵌合体小鼠。Wakayama 等将小鼠尾尖细胞核和颗粒细胞作为供核，从 398 枚囊胚中得到 35 株小鼠 ntESC 系，成功建立了小鼠 ntESC 系，在特定条件下，这些细胞能分化诱导为多巴胺能神经元。Li 等和 Hochedlinger 等分别选定小鼠外周淋巴结的 B 细胞、T 细胞和特化的嗅细胞作为供核细胞，制成小鼠 ntESC 系，发现终末分化的细胞核仍然具有重编程的能力。而关于人的 ntESC 研究方面报道则相对较少。2004 年 4 月，*Science* 发表了一篇文章，称韩国科学家通过核移植技术，获得了人的种内核移植 ntESC[19]，但该文章后来被证实是假的。上海第二医科大学的盛惠珍研究小组，在国际上首次提出了人与兔的异种核移植重构胚的模型，他们分别从 5、42、52、60 岁 4 个年龄组的人体内分离到皮肤成纤维细胞，提取出细胞核作为供体核，并将这些供体核移植到去核兔卵母细胞内，从而获得 ntESC，通过免疫组化、原位杂交、同源基因和核型分析等多种方法最终证实 ntESC 具有人源性。ntESC 还表现出干细胞的特性，在特定条件的诱导下可以分化形成肌肉、神经等 3 个胚层的细胞群，但这种 ntESC 系可能由于核 - 线粒体不相容而容易出现呼吸缺陷。2005 年 5 月 19 日，纽卡斯尔国家生殖医学中心默多克和纽卡斯尔大学的斯托伊科维奇领导的研究小组，他们克隆的 3 例人类胚胎存活 3 天，1 例存活 5 天。他们从 11 位妇女志愿者体内采集了 36 个卵细胞并去核，将 1 型糖尿病患者体内分离得到的细胞核植入去核后的卵母细胞中，几天后重组细胞分裂增殖。他们从中提取了带有糖尿病基因缺陷的干细胞，并将这些干细胞用于研究基因缺陷引起病变的机理。并且通过 DNA 酶解图谱分析证明病变基因得以修复，核移植成功。

自 1981 年小鼠 ESC 系成功建成后，先后成功建立了多种哺乳动物类 ESC 系。1998 年 Thomson 等利用临床上自愿捐献的人囊胚建立人 ESC 系，他们利用免疫外科的方法除去滋养层细胞，随后置于胎鼠成纤维细胞饲养层继续培养，最终得到 5 株人 ESC 系。2 年后，Reubinoff 等采用和 Thomson 研究小组相似的方法也得到 2 株人 ESC 系。自 2000 年起，国内已有十余个相关单位开展了人 ESC 建系的工作，目前国内大约有 40 株人 ESC 系。2005 年 1 月，威斯康星麦迪逊大学的学者把 hES 细胞诱导分化为脊髓神经细胞，并证明神经外胚层分化为特异性运动神经元的过程需要视黄酸，从 hES 细胞诱导而来的早期神经外胚层细胞表达 Pax6，后期神经外胚层细胞形成神经管样结构时表达 Pax6 和 Sox1，在体外形成的运动神经元表达 HB9、HoxC8、乙酰胆碱转移酶以及诱导肌管内乙酰胆碱受体聚集。2005 年 2 月，伊利诺易斯大学专家将 ESC 作为隆胸植入物，用于美容研究。他们使用聚乙二醇二丙烯酸酯（PEGDA）水凝胶预先制成目标乳房的形状和大小，将成体干细胞核移植衍生的脂肪生成细胞注入生物配伍的水凝胶系统中，生脂细胞聚合体结构在体外生成脂肪的媒介中孵育，植入免疫缺陷型鼠的背部。结果表明，这种生脂细胞在体内和体外都能合成脂肪，在体内表达脂肪生成基因 PPAR-γ2。4 周后，脂肪结构仍维持预定的形状和大小。此研究为预定形状和大小的软组织扩增及重建开辟了新的途径。同年 5 月份，加利福尼亚大学研究发现，将 HuESC 植入瘫痪鼠的脊髓中，瘫痪鼠接受了细胞治疗后可恢复爬行。小鼠脊髓受损 7～10 个月后，植入 HuESC 来源的少突神经胶质祖细胞（OPC）移植存活，分化为少突神经胶质细胞，7 天后增强了髓鞘重建能力并充分改善运动能力。这些研究证明了 HuESC 分化为功能性 OPC 的可行性，并在脊髓损伤后的移植早期有治疗功能。但 ESC 通过细胞或组织移植等治疗疾病的一个最主要的障碍是免疫排斥反应。如何克服这一障碍，实现临床个性化治疗方案对于将干细胞应用于临床具有重要的意义。核移植技术的应用是一种新颖的手段，为了使 ESC 能用于临床，必须建立由患者自身染色体编码的 ESC 系，这可以通过核移植途径来实现，再将核移植的 ESC 应用于临床。

3. *治疗性克隆技术发展前景* 在临床上有许多疾病（如帕金森病、老年痴呆症、糖尿病、肝硬化、肾衰竭、各种血液病等）是由于细胞受到病损而引发正常生理功能障碍或丧失，它严重威胁着人类的生命和健康。目前，治疗这些疾病主要采用同种异体细胞、器官和组织移植，但由于供体细胞、器官和组织来源匮乏和移植后面临免疫排斥反应问题，限制了其临床应用。ntESC 与普通的细胞移植治疗相比，具有革命性的进步。ntESC 以患者的体细胞作为核供体，具有与患者遗传背景完全一致的特点，治疗过程中，nt-ESC 诱导分化为特定类型的细胞用于组织器官结构和功能修复和重建时，不会引起移植排斥反应，达到治疗疾病的目的。通过细胞核移植技术与胚胎干细胞技术的结合，建立个体化的 ntESC 库，还将大大解决供体 ESC 来源不足的问题。Barberi 等 ntESC 用于帕金森病的治疗研究，发现 ntESC 诱导后具有向中枢神经系统细胞特定分化的潜能，能产生高效率的神经胶质细胞、寡突细胞、神经元细胞，将分化的多巴胺能神经元移植到帕金森病模型后，能改善相应的临床症状。随着细胞工程技术的发展，可以在核移植前对供核细胞在体外进行基因修饰，将外源基因导入体细胞中，再将该细胞进行培养，选择其中带有外源基因的细胞进行扩增，将这种细胞作为供核细胞进行核移植，所得 ntESC 均带有目的性外源基因，将此细胞诱导分化后进行移植，可以将基因治疗技术与核移植胚胎干细胞技术结合，用于某些遗传性疾病的治疗。

治疗性克隆的研究与干细胞研究紧密相连。治疗性克隆的优势是利用具有患者自身基因的干细胞，可以最大限度地减少副作用的产生，并让个性化医疗变得可行。人类胚胎时期的肾由两种前体（祖）细胞群发展而来，一种形成肾当中的各种收集管道，另一种则形成功能性的肾单位。澳大利亚昆士兰大学分子生物科学研究所的高里实和墨尔本皇家儿童医院的梅丽莎利特与他们的研究团队过去曾证实，可发展成为任意一种细胞类型的人类多功能干细胞（hPCSs），能够通过引导同时形成这两种祖细胞群。

近日出版在英国 *Nature* 期刊上的一篇干细胞最新研究论文显示，实验室培养的人类干细胞可以用来形成类似于胚胎时期肾脏的结构。这种肾状结构可用于药物毒性筛选、遗传疾病的建模，可作为特定肾脏细胞治疗的来源。这项研究工作代表了用干细胞合成全功能肾脏道路上的重要一步。此外，该研究团队鉴别出了人类多功能干细胞成为收集管还是肾单位祖细胞的信号传导因素及条件。他们在接下来的实验中，用这些新发现培育出了类似肾的结构（类器官），这个结构中肾单位通过收集管的网络相连接，而且还有连接组织和血管祖细胞，后两者在人类胚胎中会包裹着肾单位。在这些肾脏类器官中，表达基因与人类胚胎前 3 个月肾脏表达的基因极其相似，而且这些类器官在接触到已知的肾毒素时，也会表现出损伤。

（二）生殖性克隆

1. *生殖性克隆概要* 随着克隆技术的不断发展，“克隆”在理论上和实践上都取得了实质性的进展，由单纯的生殖性用途延伸为治疗性用途。治疗性克隆与生殖性克隆最大区别是两者的目的不同。治疗性克隆,实际上是在囊胚形成以后将其破坏掉,只保留其中的ESC,将ESC分化成人类所需要的各种功能细胞,进而重构人体组织,达到治疗疾病的目的。而生殖性克隆,是指以生殖为目的,使用克隆技术制造出人类胚胎,置入人类子宫后发育成胎儿的过程,最终是得到一个完整的人,即"克隆人"。

目前,限于伦理问题以及实际操作因素,许多国家都限制人类ESC研究。在美国,动用联邦资金进行人类ESC研究是被明令禁止的,但对私人资金并不限制,因此美国在这方面的研究位居世界前列。1998年11月,美国威斯康星大学等机构的科学家,在美国*science*,发表文章称,他们已经掌握了利用人类胚胎组织分离培育出ESC的技术,并且应用该技术培养获得的干细胞已被证实能在体外不断生长、增殖,具有很强的分化能力。这一突破性发现立即引起了各国科学家的关注,也引发了道德、伦理、法律、宗教等多方面的激烈争议。1999年,美国*science*评选人类干细胞研究进展为当年世界十大科学成就之首。2005年,第59届联合国大会法律委员会,以决议的形式通过一项政治宣言,要求各国禁止有违人类尊严的任何形式的克隆人(其中71票赞成、35票反对、43票弃权的表决结果)。在这次宣言中,我国对此项决议投了反对票。我国与会代表贾桂德称:"人的生殖性克隆违反人类繁衍的自然法则,损害人类作为自然人的尊严,面临严重的道德、伦理、社会和法律问题。"多年来,我国政府关于克隆的立场从未变过,那就是支持治疗性克隆,采用法律手段明令禁止人的生殖性克隆。治疗性克隆与生殖性克隆有着本质的不同,前者所涉及的伦理、道德、法律或社会问题不如后者那样严重。如果能够严格规范监督治疗性克隆,非但不会损害人类健康和尊严,反之,对增进人类健康和挽救人类生命有着巨大潜力和广阔应用前景。

2. 生殖性克隆技术发展现状 克隆技术是生命科学领域中的一项重大技术突破,随着克隆技术水平的不断提高,人的生殖性克隆也日渐成为可能,其对社会、伦理道德观的巨大冲击正日益突显,引起了人们理论思维和情感上复杂的反应。人的生殖性克隆是福音还是灾难,怎样冷静思考和审慎应对发展人的生殖性克隆技术,已成为科学家和全社会共同面临的重大课题。支持者认为人的生殖性克隆技术作为高新生命科学技术,对人类发展具有巨大的推动作用,我们不应该阻止其进步与发展;反对者则认为生殖性克隆磨灭了人的个体独特性,侵犯到人格尊严。关于人的生殖性克隆技术发展价值的争议,使人们无法明朗地判断其发展是否符合人类的利益,也导致其发展陷入进退两难的困境。

首先,人的生殖性克隆技术的发展困境,是其发展过程中不可规避的。生命科学技术作为一种知识体系,它本身反映的就是客观事物的规律和本质,因而其本质在于求真,这种求真本身就是一种科学价值。然而生命科技不能脱离社会,社会包含一切人的关系的总和,要调节人与人的关系不可能脱离伦理道德而独立存在,生命科技要想长足地在社会中发展完善也不可能没有伦理的调节和约束,

因而也必须同时符合伦理价值,求善是伦理价值的本质。科学技术必须尽可能同时满足科学和伦理价值才能得以发展。可是作为两种代表不同性质的价值范畴,求真和求善理论,在发展过程中本身就存在着明显的不一致性。尤其当生命科技直接以人的生命为研究对象时,研究结果对人类社会的发展有着举足轻重的影响,在无法排除人类不可预知的结果时,这一结果与现时伦理学产生矛盾冲突也是人类社会发展中不可避免的。科学的本质在于创新,而任何社会伦理理念一经形成,就不可避免地具有相对传统性和滞后性。科学创新的本质,使其发展到一定阶段,自然不可避免地与现时伦理发生冲突,就如同今天人类生殖性克隆技术所遇到的发展困境。

其次,相关理论本身之间的矛盾,使得人的生殖性克隆技术发展的价值判断和善恶之争都具有模糊性,在伦理学上找不到明晰的理论支撑,使其发展陷入了一种令人困惑的纠结状态。传统道德价值判断中,对善恶的判断标准是动机论和效果论。从不同的判断标准出发,可能得出不同的结论。

3. 生殖性克隆技术发展前景 生殖性克隆争议的焦点之一是如何界定生命的起始标准。人类从早期胚胎中提取ESC后,该胚胎无法存活,是否属于谋杀行为。从时间上划分,早期说学者认为生命从受精卵开始,也有学者认为生命开始于受精卵着床(妊娠第4周),甚至还有学者把生命的开始定为胎儿大脑皮层形成的时候(妊娠第8周)。主张晚期说的学者认为,生命始于胎儿可以独立存活的时候(妊娠28周后)。不同国家对生命也有着不同的界定。英国法律规定生命始于受精卵着床之日,即怀孕14天后

起。在我国,认为胎儿不是严格意义上的生命,只有出生后的活体才能称之为生命,拥有人的生命权和人的尊严。治疗性克隆所使用的胚胎只是一个球状的胚泡,并没有着床,也没有神经系统发育,这种没有知觉的胚胎,也就不应该认为是“人”的个体。我国2003年出台的《人胚胎干细胞研究伦理指导原则》第六条明确规定:利用体细胞核移植、体外授精、遗传修饰单性复制技术获得的囊胚,其体外培养期限自受精或核移植开始不得超过14天。

此外,不少赞成者认为堕胎在各国法律中都已普遍合法化,那么关于人类胚胎的尊严、胎儿的生命权无须赘述。堕胎合法,那么ESC的研究也就应该是合法的。提高立法层次,完善法律法规,使人工辅助生殖有法可依。目前,有关人工辅助生殖方面的法律法规还不完善,死刑犯的生育权如何保障,人工生殖子女的遗产继承、法律地位、代孕等问题一直存在争论。立法机构应该对现行《继承法》《婚姻法》《收养法》等法律的相关内容做出司法解释,对相应条款规范的范围进行扩展。最高人民法院在1991年的司法解释中,明确规定,在夫妻关系存续期间,双方一致同意进行人工授精,所生子女应视为夫妻双方的婚生子女,父母子女之间权利和义务关系适用《婚姻法》的有关规定。在《继承法》中,应明确人工生殖子女的继承关系等。适时制定法律管理变性、人工生殖克隆技术,把研究工作纳入法制轨道,及时对其引起的一些新型社会关系用法律加以调整。

开展人类辅助生殖的医疗单位,一旦违反行政法规,行政部门要给予严厉的行政处罚,给予有关责任人相应的警告、罚款,吊销营业执照和医师执业资格证,行政拘留等处罚,做到执法必严。仅在《人类辅助生殖技术管理办法》《人类精子库管理办法》中规定,违反相关办法,构成犯罪的,依法追究刑事责任,建议在刑法中设立配套的刑法罪名予以规制。如非法代孕罪、非法经营生殖细胞罪等。

人工生殖技术并不可怕,只要人类对其发展进行有效的法律调控,趋利避害,人类辅助生殖技术一定可以更好地为人类服务。

三、克隆技术的发展阶段

在生命科学中,克隆技术的产生始于对生物遗传物质的不断研究与深入探讨,其发展由简至繁,经历了4个发展阶段,即植物克隆、微生物克隆、生物大分子克隆与动物克隆。每个发展阶段均代表着克隆技术的不断进步。

(一)植物克隆

1908年,Winkler培养长叶蝴蝶草叶切段时,观察到叶切段可直接长出花芽。1973年,Tran Thanh Van成功诱导花芽的直接再生,从此,花芽的直接再生被广泛应用在生殖生理方面的实验与研究。到了20世纪40年代,生物学家在许多植物中成功诱导了根和营养芽的直接再生。1943年,White做植物培养研究时,由1个番茄根尖得到了35000个根尖是诱导根直接再生方面的最早报道。1948年,Tsui和Skoog第一次成功诱导了营养芽的直接再生。从20世纪70年代起,植物克隆的相关研究已经进入克隆花器官的时代。1974年,McHughen和Hicks通过烟草胎座组织的培养,成功克隆出柱头和心皮状结构。1992年,陆文樑在小麦稃片和颖片的培养研究中,第一次成功克隆了小穗。此后,花序与果实也陆续被克隆出来。1994年梁斌和陆文樑在番茄幼子房与幼果的培养中,获得一批番茄无籽果实,这些果实在培养基上可发育成熟,成熟后的味道与自然条件下发育成熟的完全一样。

植物器官克隆现已有100多年成功的实践经验,动物与人的器官克隆研究在此基础上发展起来,通过引进它的经验和思路,再依照人和动物的特点对操作方法进行相应调整,很可能是一种明智的抉择。细胞离体培养能否形成器官由细胞全能性的部分表达特性决定。无论在功能与结构上,动物细胞和植物细胞都极为相似。在细胞全能性上,早已证实植物细胞具有全能性。动物细胞是否也具备全能性,在克隆羊“多莉”等克隆动物被成功克隆出来后,离理论证实似乎只有一步之遥。在植物器官克隆研究中,利用愈伤组织克隆出相应的器官已成为一种常规的实验手段。愈伤组织又被称为植物癌,它的细胞学特性与形态构造与动物的癌组织极为相似。植物的癌组织可诱导分化为器官,那么动物与人的癌组织为什么就不具备这一特性呢？Li 等从老鼠神经管细胞瘤的癌细胞中成功提取出细胞核，将其植入老鼠的卵细胞，最终获得有正常组织结构的克隆胚胎。DNA 的后生变异是动物细胞癌变中的一个重要原因，此实验证实了这种变异是能够人为逆转的。既然动物癌细胞的细胞核移植入卵细胞后可以形成正常的胚胎，那么诱导动物与人的癌细胞转变为正常的组织器官也许只是时间问题了[20]。

(二)微生物克隆

微生物克隆是克隆技术的第二个发展阶段，它是由一个细菌经过复制后，克隆出一个细菌群，在自然界中这种现象非常普遍。微生物克隆的典型应用就是抗生素生产，在 20 世纪 40 年代初，随着青霉素的发现，抗生素发酵工业亦逐渐兴起。抗生素作为医用、农用以及饲料添加剂等，已经发展到 200 多个品种，其中具有临床价值并已利用发酵法投入生产和广泛应用的多达百余种。

如今器官移植已经成为现代医学中器官替代治疗的手段之一，但是移植产生的排斥反应给患者的生存带来了极大的风险。免疫抑制剂的使用有效地抑制了免疫排斥的发生，并使器官移植的成功率获得大幅度提高。其中，由微生物生产的免疫抑制剂占据了绝大部分市场份额。另外，随着生物技术的不断深入研究，微生物来源的新品种免疫抑制剂的不断涌现给进行器官移植的患者带来了福音，而这些免疫抑制剂的制作就需要微生物克隆以提取大量的有效成分。此类免疫抑制剂主要分为：大环内酯类、杂环类以及芳香族类。其中大环内酯类主要包括环孢素、他克莫司以及西罗莫司；杂环类主要包括咪唑立宾与霉酚酸酯；芳香族类主要是康乐霉素 C[21]。

(三)生物大分子克隆

生物大分子克隆是克隆技术的第三个发展时期，它包括抗体克隆和基因克隆。通过杂交瘤克隆技术可获得克隆抗体，例如，抗 CD3 亚群的单克隆抗体 OKT3 等。基因的克隆则内容繁多。近年来，PCR 技术的深入研究大大促进了生物大分子克隆技术的不断进步。PCR 技术在基因工程应用中取得的新进展包括 cDNA 末端随机和快速扩增、不需要连接的克隆新技术、随机引导或定位 PCR、重组 PCR 以及大引物 PCR。基因克隆技术包括基因组错配筛选、代表性差异分析、外显子扩增与 mRNA 差异显示，此外还有微切割和微克隆技术。1981 年始，科学家就开始了显微切割染色体片段和微克隆技术的研究。显微切割技术的研究重点是通过切割特定染色体片段来控制获得 DNA 的数量和载体重组外源性 DNA 片段的速率，PCR 技术的推广很大程度上推动了微切割以及微克隆技术的不断探讨与深入研究。微切割和微克隆技术的主要步骤是：① 采用微束激光法以及玻璃针法进行染色体的微切割处理，并收集处理过的染色体片段；②通过酶解法直接克隆以及 PCR 技术对染色体进行微克隆；③采用 Southern 杂交分析、PCR 扩增与原位杂交技术来辨认染色体。微切割和微克隆技术能够建立起染色体的基因文库，并可以行基因图谱的化学分析，从而发现新基因，使得癌基因和遗传病的基因定位研究更加简化[22]。

(四)动物克隆

动物克隆是克隆技术发展的最新阶段。动物克隆是十余年来生命科学领域最引人注目的技术。自英国生物学家独创性地应用胚胎成纤维细胞与成年动物乳腺上皮细胞顺利克隆出克隆羊“多莉”，就宣告了体细胞克隆时代的来临。由于各国科学家的深入研究，动物体细胞克隆技术获得了长足的进步，猪、山羊和牛等哺乳动物陆续被科学家成功克隆出来，并且克隆技术亦逐步向更深的层次发展。

1. *动物克隆技术*　动物克隆的核心步骤是细胞核移植。核移植是指通过显微外科手术的技术，获得体细胞或者胚胎细胞的细胞核并植入到去核的卵母细胞中，然后经过体内或体外培养阶段，培养出与供体细胞基因型完全一致的后代的实验过程。动物克隆技术包括胚胎细胞核移植、胚胎干细胞核移植、胎儿成纤维细胞核移植和体细胞核移植。依据供体细胞核的来源区分，可分为胚胎细胞克隆技术以及体细胞克隆技术。胞质内全细胞直接注射是核移植的另一种高新技术，它可以在普通显微操作系统辅助下直接注核，亦可通过 Piezo 驱动装置进行直接注核。由于胎儿成纤维细胞能够在克隆前行基因修饰，故如今大多数动物克隆均以其作为供核细胞。有科学家把全细胞直接注射入没有预先行破膜处理的供体细胞进行核移植操作，该方法巧妙地避开了核的分离与电融合，并成功克隆出基因型完全一致的后代。

动物细胞核移植技术较复杂，实验步骤繁多，它是显微操作以及常规操作相互结合的技术过程：先把卵母细胞行去核处理，然后是获得和处理供核细胞，接下来把供核细胞移入受体细胞，之后到细胞融合与激活，最后到重组胚的体内外培养阶段，再把发育成熟的胚胎植入雌性受体的过程。

(1)受体卵母细胞去核。受精卵和去核成熟卵母细胞是细胞核移植中作为核受体的主要细胞。Willadsen 开创性地使用去核成熟卵母细胞作为核受体细胞，并通过一系列克隆步骤，成功克隆出克隆羊“多莉”。之后有科学家也通过去核成熟卵母细胞作为核受体，不断成功地克隆出哺乳动物。众多研究证实，M 期的卵母细胞之所以有较高的核移植成功率，是因为其有助于供体核在重组胚中进行再程序化的过程。并且，重组胚发育成个体的概率随着去核率的增大而升高。目前卵母细胞的去核方法主要包括以下几种方法。

1)示核法：Hoechst 33342 示核法的机制是应用短波激发荧光，从而清晰显示出极体和卵母细胞中期板的相对位置，作为判断去核成功与否的标志。该方法需要采用紫外线进行照射，但是紫外线会对卵母细胞造成一定的损害，很可能影响克隆胚胎后续的发育。

2)盲吸法：盲吸法的优点是去核率比较高，标准的操作可使得去核率大于 90%。并且这种去核法不需要利用荧光，从而避免了 Hoechst 33342 示核法对卵母细胞造成的伤害。目前卵母细胞去核一般采用盲吸法。

3)化学法：以上两种去核法是目前最常用的，但一般情况下，每次操作只能对一个卵母细胞行去核处理，并且对操作者的技术要求比较高，去核处理过程中去除的胞质体积比较大，从而对卵母细胞产生不可逆的损伤。化学去核法是在卵母细胞的成熟阶段，通过添加化学试剂到细胞的成熟液里面，从而使得卵母细胞进行分裂，并使分离的动力系统发生变化，让中期板以及极体一起从细胞内排出，从而成功分离出细胞核，并能够成批处理。目前用于化学去核的方案主要有 DC + CHX、Etoposide + CHX 和 Democolcine + sucrose 等。

4)离心法：卵母细胞的胞核、胞质以及极体之间的质量相差较大，故应用梯度离心法处理，便能够使得胞核和极体一同排出。但至今尚无通过该法成功获得克隆后代的相关报道。

5)功能法：通过化学或物理方法对卵母细胞核进行处理，并使其变性和失去功能，从而把细胞核分离出来。利用这种方法得到的克隆囊胚率、胚胎细胞遗传学、微管组成和细胞核型与常规机械法处理相比，区别不明显。但是，目前这种方法很少采用。

6)半卵法：利用显微分割刀将卵母细胞一分为二，选择没有细胞核的一半，将其与供核体细胞进行重组。此法是成功克隆出绵羊“多莉”所采用的方法。缺点是对卵母细胞造成比较大的机械损伤和胞质去除体积较大。若将两个无核物质的半卵与一个有核的体细胞进行重构，就造成很大浪费。故目前此方法亦较少应用。

7)末期去核法：在卵母细胞第二次减数分裂的终末期，把第二极体作为标志，通过一系列操作去除和其相邻的大部分胞质，该法去除的胞质较少，去核率比较高。

8)极化显微镜法：在普通光路下，不需要染料就可比较清楚地看到极体和中期板的相对位置，但目前尚无克隆成功的相关报道。

9)挤压法：在卵母细胞发育的特定阶段，如牛的卵母细胞在体外培养 16 ~ 17 小时，在绝大多数卵母细胞即将排出第一极体之际，使用特定器械在其周围挑破透明带，挤压第一极体并使其排出。在这一阶段，第一极体还没有完全和中期板分离出来，故可连着相邻的细胞核一同排出。此去核法在猪、牛上已进行过大量尝试，并且成果显著。

(2)体细胞的制备。在动物细胞核移植的进程中，供体细胞核主要包括 ESC、胚胎分裂球和体细胞。克隆羊“多莉”的成功克隆使得体细胞也应用到核移植的相关研究中。与核供体中的胚胎细胞相比，应用体细胞具有显著的优势，应用前景广阔。目前，使用体细胞作为核供体时，其准备方案主要分为 4 种：①罗斯林方案，即血清饥饿法，此方案使细胞处于 G_0 期；②北京方案，将供核体细胞冷藏于 4℃ 环境中一段时间后，再用于细胞克隆；③檀香山方案，使用处于活跃分裂期或者新鲜分离的细胞；④ACT 方案，此方案的原理是接触抑制。还有一种方案就是把冷冻于零下70℃环境中或经过液氮冷冻处理的体细胞复苏后作为核供体。其中,罗斯林方案是最为广泛采用的方案。

1996年,Campbell等首先应用罗斯林方案对细胞周期进行严格控制,使其滞留在G_0期,从而使得体细胞克隆的成功率大大提高了。Kubota等证明罗斯林方案有利于重组胚的后期发育,对进行核移植的胚胎融合率、卵裂率和囊胚率尚无明显影响,但显著影响了重组胚胎的妊娠率。Wilmut等认同此方案对克隆羊“多莉”的成功诞生起到至关重要的作用。但是,Cibelli在实验中观察到正常细胞与经过罗斯林方案处理的细胞相比,克隆动物的出生率几乎一致,故核与质的相容性尚需进一步的研究去证实。

(3)重组胚的构建方法。

1)融合法:最初的融合法是使用经过灭活预处理的仙台病毒来诱导细胞膜融合,之后的研究逐渐采用毒性较低的聚乙烯乙二醇来介导融合。与化学介导细胞膜融合技术相比,电融合技术更加流行,因为其容易操作且稳定可靠。

2)胞质内注射:胞质内注射法效果较佳,获得科学界一致认可。该技术对细胞卵的损害较轻,因为在胞质内注射前,先把供核体细胞的胞膜挑破,再行注射。有研究人员改良了传统技术,他们先把体细胞注射至卵细胞的胞质中,之后在撤针时把胞核一同吸出来。科学家已通过这种技术成功获得了牛的体细胞克隆后代。

3)去透明带,即显微操作仪辅助去核法:在克隆研究与生产中,绝大多数克隆都是通过显微操作仪而获得成功的。但是显微操作器械不仅价格贵,操作技术要求高,不能批量进行。现在已有科学家采用去透明带——显微操作辅助的重组胚方案,成功地获得了牛的克隆后代。

4)去透明带手工克隆方案:这种方案完全是在手工下进行,不仅不需要复杂的显微操作,大幅度降低了研究成本,而且由于透明带已被去除,卵母细胞与供体细胞非常容易融合,从而很大程度上提高了核移植的成功率。有科学家试图采用无透明带方案在猪身上获得囊胚,结果成功率很低。随着克隆技术的不断发展,有研究人员采用WOW培养法成功培养出无透明带胚胎,就是把每个无透明带胚胎置于特定的小凹中,让胚胎处于相对稳定的发育环境中,并且由于各个小凹都处于一个大微滴中,大大有助于群卵培养,以及有利于胚胎细胞之间传递信息、输送营养物质和排出有毒代谢废物等。而且,该技术中的“U”形小凹可使胚胎细胞之间的连接更加紧密。基于这些优点,去透明带手工克隆方案被广泛采用于手工核移植中,并得到了很高的囊胚率。

5)连续核移植:目前连续核移植技术主要有两种,第一种是预先重组初级克隆胚胎,接下来使用这个胚胎作为供核来源,并植入在原核期已行去核处理的受精卵中,然后重组二级胚胎;另一种技术则先重组好克隆胚,然后在体内外进行培养,当培养至囊胚期以前的相应阶段,就可以分离出卵裂球作为供核来源,再移入去核的卵母细胞进行胚胎重组。连续核移植技术优势显著,它可使供体核多次接触卵细胞的胞质,有助于供体核的重新编码,从而大大提高了重构胚的成功率和发育率。不过,水牛等动物不能进行连续核移植。

6)四倍体胎盘补偿法:把ESC和四倍体胚胎融合在一起,两者的发育潜能可以互补,便能够获得从ESC发育而来的个体,其胚外组织由四倍体胚胎发育而来,这种技术被称为四倍体胚胎补偿法。ESC与二倍体胚胎嵌合在一起后,ESC便能分化成胚体所有组织;与此不同的是,四倍体胚胎和二倍体胚胎嵌合重组后,四倍体胚胎只能够分化为胚外组织。很多科学家利用四倍体细胞与二倍体细胞嵌合体中的规律现象,来挽救胚外组织的发育缺陷、快速获得基因突变小鼠等。该技术的优势是能够耐受免疫排斥。

(4)融合和激活。应用于克隆的融合—激活方案主要有三种:①融合前激活,即先激活卵母细胞,然后再让卵母细胞与供核体细胞进行融合,该技术成功克隆出第一只克隆羊“多莉”;②融合时激活,就是融合供体与受体的同时激活卵母细胞;③融合后激活,就是在供体与受体融合数小时后再激活卵母细胞,这种方案的优势在于延长供核停留在受体胞质内的时间,让重新编码进行得更加彻底。目前大多数克隆研究都是采用后两种技术,融合后激活法由于能够使供核与卵母细胞胞质充分作用,有助于供核的重新编码,备受研究者喜爱。

一般应用两次连续的直流电脉冲对哺乳动物进行融合，然后应用化学试剂来激活。小鼠以及家兔等哺乳动物的融合实验证实，合适的脉冲强度为 2.0 ~ 3.6 K/cm，合适的融合时间为 60 ~ 200 μs。有研究发现，经过链球菌溶血毒素处理的猪胚胎成纤维细胞可以显著改善细胞之间的融合率，从而有助于体外重构胚胎的发育。Wakayama 等研究人员应用化学融合以及激活技术在小鼠克隆研究方面取得了丰硕的成果。他们采用琼脂包埋处理后植入输卵管中培育 4 ~7 天，便逐渐发育至桑葚胚与囊胚阶段。此外，在单峰骆驼的相关克隆研究中，发现不管来自成年骆驼成纤维细胞或颗粒细胞的核转移胚胎，均能够在体外发育。这些胚胎植入相应受体后，可使受体怀孕。

理论上只要受体细胞去核完全，胞质核移植效果会完全一致。但实际上，众多因素共同影响体细胞在受体胞质中重新编码重组的过程，并不是所有的胞质环境均能支持分化细胞向某一特定方向进行分化。通常情况下，部分受体胞质构建重组胚胎的生长不能超过两细胞阶段，所以在特定去核率的条件下，必须正确评估不同受体所处环境对核移植效果所造成的相关影响。

在牛体细胞核移植的研究中发现，重组胚胎发育成熟需要卵母细胞促成熟因子（MPF）。卵母细胞含有较高的 MPF，是供体核融合之后诱发核膜破裂（NEBD）与染色体超前凝集（PCC）必需的物质，而 NEBD 与 PCC 两个步骤正是牛核移植胚重组必经阶段。M_2 期卵母细胞中高水平的 MPF，有助于构建重组牛核移植胚胎。

2. 克隆技术中亟待解决的难题

（1）体细胞克隆成功率低。虽然有报道称部分体细胞克隆的成功率相对较高，但是现在普遍公认的体细胞克隆成功率为 1% ~3%。研究人员把克隆胚胎移入受体后的出生率一般不会超过 10%。供体细胞核在胞质中分化效率低的关键原因是表观遗传的修饰异常。并且在体细胞克隆中，胎儿异常、流产以及围产期死亡率比较高，生后 1 周的胎儿死亡率可高达 100%。有科学家发现，睾丸抽提物（TE）能够促进成纤维细胞表达雄性生殖细胞的功能，可显著提高猪的核移植胚胎生长发育的成功率。

（2）供体核和受体胞质细胞周期是否同步的问题。影响克隆胚胎生长发育的另一个重要因素是供体核和受体胞质细胞周期是否同步。科学家普遍采用 M_2 期的卵母细胞作为受体胞质。有研究应用猪的 M_2 期的卵母细胞来构建重组鼠的体细胞核移植胚胎，发现该胚胎在体外培养时拥有发育至胚泡阶段的巨大潜力。有研究证明，供体细胞以及移植胚胎的组蛋白乙酰化水平可作为一种重要的表观遗传标记，能够用来预测兔体细胞核移植的成功率。

（3）线粒体来源问题。科学家一直致力于研究克隆后代的线粒体来源于供核细胞还是受体胞质，因为不管是通过直接注射法还是细胞融合法，供体核都会不可避免地携带少许细胞质。研究表明，克隆羊“多莉”与另外 9 只通过细胞融合法克隆成功的绵羊的线粒体 DNA（mtDNA）完全来自受体胞质。Meirelles 等通过实验证明瘤牛（bos indicus）克隆后代的 mtDNA 全部来自黄牛的卵母细胞质。但也有研究报道，克隆牛的 mtDNA 为杂合型，遗传物质同时来源于供核细胞和受体胞质。故核移植克隆后代本质上是一种遗传嵌合体，nDNA 来自核供体细胞，mtDNA 则至少部分来源于受体细胞质。

（4）端粒的问题。端粒位于染色体的端部，由高度重复的核苷酸构成，具备高度保守性以及有效防止染色体黏着的特性。通常情况下细胞复制一次，端粒的短序列核苷酸就会减少 50 ~ 100 bp。端粒的正常复制离不开端粒酶的辅助作用。生殖细胞以及癌细胞因含有端粒酶，不会衰老凋亡，正常的细胞一般没有端粒酶，所以端粒随着细胞的不断分裂而逐渐变短，从而出现细胞慢慢衰老的现象。Shiels 等研究人员通过研究发现，克隆羊“多莉”及其他 2 只克隆羊的端粒限制性片段平均长度（mean terminal restriction fragment，TRF）比对照组中自然状态下生长发育的同龄羊短。而且，还发现 TRF 会随着供核细胞培养发育时间的延长而逐渐变短。但是，Betts 等科学家发现，克隆牛没有发生端粒缩短的情况。有研究人员在牛克隆各阶段的早期胚胎中，均发现端粒酶处于较活跃的状态，各阶段中囊胚的端粒酶活性最高。Betts 等还证明，牛克隆胚胎在最初发育阶段发生了基因组修饰重组，导致端粒相应变短，但此类修饰在接下来的生长发育过程中又被剔除，端粒再次恢复至原有长度。故目前全部与克隆动物端粒酶活性有关的研究都趋于一个答案，那就是端粒的长度是可以恢复的。

(5)X染色体灭活问题。雌、雄哺乳动物通常灭活胚胎中的其中一条X染色体，来满足基因数量的合理补偿。自然状态下，胚胎的两条X染色体在着床前均具备明显活性。接下来，上胚层中的X染色体出现了随机灭活的现象，滋养层细胞则特定灭活来自父系的X染色体。Eggan通过研究证实，小鼠克隆胚胎胚体中的X染色体的灭活是随机的，即体细胞内有活性的X染色体Xa和已被灭活的X染色体Xi之间的差异在移植后已被去除，导致随机灭活现象的发生。然而，克隆胚胎的细胞滋养层继续保留着原有体细胞的X染色体灭活状态。不过，Xue研究发现，死亡克隆牛X-连锁基因在同一器官中的部分细胞表达，在另一部分细胞中则不表达，这项研究结果证实X染色体灭活并不是完全的。死亡克隆胚胎X染色体出现随机灭活的现象，但是成功克隆胚胎则为父系X染色体发生灭活。

(6)克隆胚胎某些基因的再程序化异常。科学界已证实，自然状态下受精后的父系与母系基因组都会发生全面的去甲基化修饰。Dean通过研究发现，正常的牛胚胎在8细胞之前，甲基化呈逐渐下降趋势，直到16细胞时再重新进行甲基化修饰。1细胞克隆胚胎的甲基化修饰较少，但之后不再进行去甲基化，而是提前进行再甲基化修饰。克隆桑葚胚所有卵裂球的细胞核都进行了高度甲基化修饰，这种情况与供核胎儿的成纤维细胞极为相似。研究发现，接触过咖啡因或者钒酸盐的细胞核会改变核移植的成功率和进行甲基化修饰的程度。另外，牛核移植胚胎着床前部分序列发生甲基化修饰异常，导致部分胚胎基因未能再次被激活。这些研究结果表明，大部分克隆胚胎克隆成功率低的一个重要原因就是胚胎的不彻底再程序化所致。

3. 动物核移植技术的应用前景 动物核移植技术，特别是当中最具代表性的体细胞核移植技术是生物界一场崭新的革命，它为动物克隆提供了许多宝贵经验和新思路，具有巨大的应用价值。

(1)体细胞克隆技术在医药生产方面的价值。将体细胞克隆技术和生物技术完美结合，并对体细胞的遗传物质进行基因重组或者基因修饰后，制造出生物反应器，从而可以利用动物的乳腺、膀胱、肝脏等器官，生产治病、保健所需的生物大分子。目前，众多全球有名的生物技术公司都很看好体细胞克隆技术的应用价值，纷纷大力投资科研机构进行动物克隆的研究。事实上第1个体细胞克隆羊“多莉”正是在这种动机的驱动下才成功出生的。

(2)在畜牧方面的作用。应用核移植技术能够大量生产性状优越、目标性别的克隆动物。应用体细胞克隆技术和胚胎移植等日趋完善的克隆技术，不仅能够节约大量生产奶牛的时间以及巨额培育费用，还能培育出一批高产和优良奶牛。大量研究证实，克隆牛的牛奶和肉质与自然情况下的完全相同，绝对可以放心食用。这对动物育种而言，无疑是一个绝佳的信息。

(3)复制濒危动物扩大其种群。研究人员发现去核的牛的卵母细胞，与鼠、猪等其他种属的细胞核结合，能够在体外成功发育成相应的胚胎。如2001年在*Nature Biotechnology*有文章报道，欧洲科学家应用异种体细胞成功克隆出濒危哺乳动物，这对挽救濒危动物而言，无疑是一种振奋人心的新方法。中国科学家最近提出，要用异种核移植技术来克隆国宝大熊猫，具体方案是把大熊猫体细胞核移入兔的去核卵细胞质中，再将其培育至囊胚阶段。

(4)提高转基因动物的生产效率。供体核一旦成功植入受体胞质，就表明成功获得了转基因后代，核移植技术克隆转基因动物尚可提前明确动物性别和高效整合动物基因。由于生物反应器能够大大降低人类所需治疗用蛋白的生产成本，故克隆动物的无性繁殖技术对人类疾病的治疗意义深刻。有研究人员把人溶菌酶基因整合到转基因山羊的基因组中，使其乳腺的溶菌酶表达量增加至270 μg/mL。邹贤刚等对转基因克隆奶山羊的基因进行修饰重组，使得乳腺大量生产重组人抗凝血酶Ⅲ(rhATⅢ)蛋白，其中1头转基因克隆山羊后代的奶中含有3 g/L的rhATⅢ。

(5)在临床方面的作用。深入研究细胞核与细胞质之间的相互作用，可以控制胚胎的具体分化方向，有利于得到可以移植给人体的具有遗传改变的动物器官，最重要的是利用细胞核移植技术，能够避免致命的免疫排斥作用。目前，研究者已通过体细胞克隆技术成功得到了小鼠—小鼠、人—兔、人—人的ES细胞系，并已开始在小鼠身上尝试治疗如帕金森病等神经退行性疾病的研究。

(6)体细胞克隆对帮助阐明一些生物学基础问题的价值。体细胞克隆技术不仅在以上的克隆实践中具备极其重要的价值,还为一些生物学基础问题的深入研究和探讨提供了一个广阔的平台。体细胞克隆技术本身包括细胞生物学、胚胎生物学、发育生物学、遗传学、生物化学和分子生物学等多个学科的理论知识。体细胞克隆技术对研究人员深入认识发育、生长、分化、衰老、肿瘤发生等生物学难题提供了实践模型。如 Li 等科学家通过小鼠嗅觉神经元成功克隆出小鼠后代,证实了细胞分化过程中基因的自身表达是不可逆转的[23]。

四、器官克隆的研究现状

ESC 由于具备多能分化以及体外无限繁殖的特性而备受瞩目,科学家一直在研究如何应用 ESC 来替代病变细胞和组织,从而治疗退行性疾病。目前采用 ESC 诱导分化为各种终末分化细胞的研究已获得了丰硕的成果。在眼科,来自 ESC 的视网膜色素上皮(retinal pigment epithelial, RPE) 细胞在干性老年黄斑变性和 Stargardt 黄斑营养不良的研究中取得了可喜的成果并已经进入了临床研究阶段。目前,科学家采用三维培养技术把 ESC 体外克隆成复杂器官的相关研究已取得初步成果,得到的组织器官不仅形态结构与体内自然发育而来的极其类似,并具备一定的生理功能,在克隆器官移植的相关研究中具有重大意义。

在哺乳动物中,干细胞分为 ESC 和成体干细胞。成体干细胞是一种未分化细胞,它存在于已经分化成熟的组织中。生理状态下,人体内的成体干细胞多处于休眠状态,不过在病理因素的诱导下,可表现出一定的增生和分化能力。目前,研究人员根据成体干细胞表面的特征性标记物,已在骨髓、血液以及神经系统等中发现它们的存在。ESC 则有多能分化以及无限增殖的能力而备受瞩目,它是从囊胚的内细胞团中提取出来,能够分化为三个胚层来源的各种类型的细胞。成体干细胞存在于成熟的组织中而 ESC 存在于未成熟的胚胎组织中。成体干细胞可根据存在于不同组织中而分为多种类型,但 ESC 只有一种类型。在研究人员设定的培养模式下,ESC 能够无限制地增殖并一直保持着未分化状态。另外,ESC 可通过遗传学操作来进行临床产业化生产。

研究人员现已从人、鼠、猪、牛、羊、兔等身上成功提取出 ESC,目前较常用的是 mESC。与 mESC 不同,hESC 培养技术尚未成熟,细胞生长迟缓,分离培养时比较容易凋亡以及克隆效率不高等问题,故一般应用转基因或者采用生长因子诱导的方式对 hESC 进行体外培养。mESC 具有培养周期短以及成活率比较高等优点,而被广泛应用于 hESC 培养前的预实验中。利用分离的 hESC 体外成功诱导分化成所需的组织器官则是进入临床试验阶段的前提条件[24]。

(一)器官克隆研究在域外的发展情况

1. *ESC 在肾脏中的发展*　由于肾脏的组织结构以及生理功能极其复杂,肾脏克隆一直是组织工程中较难攻克的难关。结合组织工程和治疗性克隆技术,克隆有生理功能的免疫耐受肾脏组织的相关研究正在进行中。2003 年,以色列魏茨曼科学研究所的研究人员通过干细胞技术,让小鼠体内成功发育出微型人类肾脏,为广大等待肾脏移植的患者带来了新的希望。他们在此研究中应用的是可以定向分化为肾脏细胞的人类肾脏前体细胞。研究人员把这种 ESC 植入老鼠体内后发现,肾脏前体细胞可以发育为与老鼠本身肾脏大小相似的肾脏,同时还具有一定的生理功能。进一步研究发现,这种肾脏初期在老鼠体内生长发育,但若严格控制其在老鼠体内的发育时间,在生长 7 ~ 8 个星期后便植入人体,那么这个肾脏遭到人体免疫系统排斥的可能性将降至最低。此外,肾脏前体细胞适应性很强,能够从其移植入的宿主循环系统中得到血供,这有利于移植肾脏的继续发育以及降低器官排斥风险。参照这个实验方案,赖斯纳等研究人员采用猪的肾脏前体细胞进行实验亦得出类似的结果,他们同样在老鼠体内成功获得了微型猪肾脏。魏茨曼科学研究所的研究人员在《自然医学》上提到,目前这种方法有待进一步研究,但比移植完整的猪肾脏到人体的方法好得多。因为干细胞与整个肾脏相比,人体免疫系统更容易接受前者。

英国科学家报道,他们已经通过骨髓干细胞成功克隆出肾脏组织,这无疑是器官移植中的重大成就。它首次证实了成人骨髓干细胞能够诱导分化为成熟的肾脏细胞,这一突破,让需要进行器官移植的患者不必再苦等器官捐献，医生可利用这一新技术来达到治疗的目的。

澳大利亚的科学家通过利用人的鼻子作为载体，成功培养出成熟的干细胞，从而避免通过人类胚胎分离干细胞导致的众多伦理和法律问题。澳大利亚法律规定，禁止利用人类胚胎来分离干细胞，但利用鼻子等其他途径得到干细胞则完全合法。科学家从鼻子内部分离出来的成熟干细胞，可分化为肾脏、神经、心脏、肝脏及肌肉等组织器官的细胞。

德国研究人员从人以及老鼠的腺组织中提取出一种细胞，它可分化成多种类型的细胞并基本表现出成体干细胞的特性。各国研究人员都高度评价和充分肯定这一成就，认为这是干细胞研究中的“开创性突破”。德国吕贝克大学研究人员在实验中发现，培养皿中的腺组织细胞经过数月的培养后，可以培养出几毫米大小的组织团块，其中的细胞可分为内胚层、中胚层和外胚层特性的细胞，这一特征与 ESC 相似。不过在目前的研究中，这些细胞尚未能够像 ESC 那样诱导分化成肾脏、心脏等器官。研究人员发现，这种干细胞可以完好保存在零下 196℃的液氮中，而对干细胞增殖和分化的能力损伤不大。这样，它们保存几个月甚至几年后仍可以保持活性，只要经过恰当的培养程序，就可以诱导这种类型的干细胞定向分化。

日本慈惠医科大学的科学家从人体的骨髓中分离出干细胞，再植入实验鼠的胚胎中，最终生成了与人具有相同遗传特征的“克隆肾”。通过该方法培育出来的“克隆肾”已被证实具备泌尿功能。研究人员将促进肾脏生成的神经营养因子基因移入骨髓的干细胞内，之后在实验鼠胚胎肾脏生成前，把干细胞注入胚胎中生成肾脏的位置。然后，他们取出胚胎中即将发育为肾脏那部分，再经过 6 天的培育，该组织生成了具有生理功能的肾单位及肾间质。基因检测证实，这个“克隆肾”的确是由人的骨髓干细胞生成。研究人员继续把这一“克隆肾”再植入其他实验老鼠的腹部，2 周之后，“克隆肾”逐渐长到了 150 mg。再生医疗是目前研究的重点，应用骨髓干细胞生成皮肤、软骨、胰腺及肝脏等组织已进入实验阶段，但至今仍无通过动物克隆人类器官的先例。研究人员认为，采用该方法克隆的器官不会发生排斥反应。

有研究人员使用成年阉牛的皮肤成纤维细胞作核供体细胞，将成熟卵母细胞进行去核处理，把核供体细胞以及去核的卵母细胞进行细胞融合后移入受体内，经过 12 周后，从胚胎分离提取出克隆肾细胞，经过体外培养扩增阶段，再种植至肾单位样支架上，最后植入核供体牛的皮下。结果证实，此移植物不会发生排斥反应，移植物还长出了肾小球、肾小管样结构以及产生了尿样的液体，取该液体进行化学分析，证实该肾单位可以单向分泌尿素氮与肌酐。进一步研究发现，这种克隆肾细胞虽然是经过核移植所获得，但它具有分泌 1,25-二羟基维生素 D_3 以及促红细胞生成素的生理功能。通过免疫组化分析证实克隆肾单位中存在肾小球、肾小管和集合管结构[25]。

2. ESC 的器官克隆机制　直接诱导分化与基因重组是目前将 ESC 诱导分化为具有三维结构器官的常用方法。直接诱导分化是模拟体内胚胎的自然发育过程，加入能够诱导 ESC 向特定方向分化的生长因子或小分子，如转化生长因子 β 家族、纤维母细胞生长因子家族以及 WNT 家族等，最终成功诱导分化出各种细胞。在合适的时间向 ESC 的培养基中加入合适浓度的相应生长因子，便可能成功诱导 ESC 分化为特定的细胞，当然最恰当的诱导方案还要继续摸索。另外，还可与其他细胞进行共培养来促进 ESC 分化，采用共培养方案的有利因素是共培养细胞可分泌多种复杂的细胞因子。研究人员发现，通过基因重组的方法，使得 ESC 过表达促进分化或去除抑制分化的转录因子，从而促进其朝着特定方向进行分化。

3. 基于 ESC 的器官克隆的主要局限　移植 ESC 来源的细胞具有成瘤性、细胞异常分布和排斥反应等风险。ESC 来源的细胞植入体内后，可能产生肿瘤的原因有：一是来自于 ESC 的细胞往往可以多向分化，故移植后可能分化成畸胎瘤；二是如果移植细胞中含有尚未分化的原始细胞，则很可能分化为恶性畸胎瘤；三是移植细胞可能发生基因变异，从而导致继发性癌症的发生。因此，敲除肿瘤相关基因，以及对移植细胞进行表型监控等处理措施对于避免 ESC 来源的细胞形成肿瘤是十分必要的。现阶段，关于移植后是否会形成肿瘤的研究结果相差甚远，且各研究的观察时间亦不太一致，故 ESC 来源的细胞移植后的长期安全性有待进一步观察。监测来自于 ESC 的细胞在体内的生物分布是另外一大难题，目前的监测方法主要是荧光标记法，当发现细胞异常分布后尚需特异的清除机制来定向清除，但这一技术尚未成熟。由于来自于ESC的细胞和器官与宿主的免疫源性不一样，故很可能存在免疫排斥。研究人员发现，CD4 + FoxP3 + 调节性T细胞在来源于ESC的细胞移植中的免疫赦免过程中起到重要作用，这对器官克隆无疑是一个好消息。

其他类型干细胞的诱导分化研究也正同步进行中。成体干细胞以及骨髓间充质干细胞的优势就是能够自身取材，避免了免疫排斥反应的发生，也可以规避伦理学方面的问题，但是其诱导率和移植效果的研究结果相差较远。iPS是由患者自身体细胞诱导分化而成的细胞，它一样避免了免疫排斥反应的发生以及伦理学方面的问题，并且应用前景明朗。目前已经从iPS诱导分化出的细胞有运动与多巴胺能神经元、心肌细胞、胰腺细胞、血管内皮细胞、血细胞、视网膜前体细胞和肝细胞等。不过，如果患者细胞本身具有某方面的基因缺陷，则诱导分化出来的iPS同样具有一样的问题。故在现研究阶段，不管是ESC，还是成体干细胞、骨髓间充质干细胞或是iPS，离进入临床应用仍有一大段距离，但应用前景却是十分光明的[24]。

(二)器官克隆研究在国内的发展情况

中国科学家进行ESC的相关研究几乎与国际同步。20世纪90年代初，中山医科大学、北京大学以及中国科学研究院等机构就已经开始涉足干细胞领域。在人ESC的相关研究方面，中山医科大学黄绍良教授和李树浓教授的研究团队几乎与美国同步开始干细胞的建系研究。1998年1月，他们在《中山医科大学学报》上第一次报道了“人胚胎干细胞体外分离培养的成功”，此研究成果比美国的报道足足早了10个月；他们还在国际上首次采用人成纤维细胞当作饲养层，成功获得人ESC，为人ESC的相关研究打下了坚实的基础。不过可惜的是，由于受到当时的技术、资金以及研究材料等方面的限制，此ESC在体外只传了6代，尚未成功建系，故国际上并不公认这一成果。之后，在国家自然科学基金的大力支持下，他们最终在国内成功地培育出首个中国人ESC系(体外传代超过30代的3株干细胞)。这一研究成果标志着我国ESC的相关研究已处于国际先进行列。

另外，中国军事医学科学院的研究人员发现了“人胚胎干细胞分泌素”，这是世界上胚胎研究领域的重大发现。经过内地以及台湾地区2万多例患者的临床使用后，这项开创性的成果在中、美两国科学院联合举办的“中美前沿科学研讨会”上郑重向各国的研究人员发布。目前人ESC分泌的细胞因子已被证实具有刺激骨髓造血、刺激红细胞增生、刺激白细胞再生等功能，并可用于再生障碍性贫血、艾滋病、脑血管意外后遗症等疾病的治疗。

目前，中国的研究人员已经可以从ESC中诱导分化出造血干细胞、表皮干细胞等，还可以采用成体干细胞成功诱导分化出人工角膜、软骨、肌腱以及其他组织器官。我国科学家还研究出如何利用中药成功诱导成体干细胞多向分化的技术，还熟练掌握脐血干细胞分离、纯化、冷冻保存以及复苏的整套程序，并在上海筹建了中国首个脐血库。该脐血库大约可以保存1万份脐血标本，可以大大缓解脐血干细胞数量不足的严重缺陷。北京医科大学人民医院的细胞治疗中心正在筹建一座全世界最大的异基因脐带血干细胞库，该干细胞库到2002年已经完成存放5万份异基因脐带血干细胞。北京大学医学部等组建的北京大学干细胞研究中心也在干细胞研究领域取得突破性进展。北京大学医学部已经把干细胞研究作为“十五”期间的三大重点建设项目之一，并且还投入500万元来支持相关措施建设。该中心正在培育非病毒转化的角膜干细胞体外培养体系，并计划构建ESC系和包括人体各种组织在内的成体干细胞库，目前利用干细胞技术治疗肝病、糖尿病等方面已取得了初步成果[26]。

干细胞研究是当今生命科学领域中的一个重要组成部分，其在器官克隆中的地位不言而喻。将干细胞作为种子细胞，辅以先进的克隆技术，并应用于肾脏、肝脏、胰腺等器官克隆的研究中，这具有极其巨大的优越性以及广阔的应用前景，是一个极具潜质的科技产业，值得广大科研人员和政府相关机构深入研究以及推广应用，来造福众多等待器官移植的患者，从而不断提高人民的生活质量。

任何一项科学技术在逐渐发展和完善的过程中，均表现出两面性，一方面能造福人类，给人类带来许多切身利益；另一方面也能给人类带来灾难，伤害人类的利益。克隆技术作为高新技术领域之一，是人类医学发展史上的里程碑，打开了再生医学的大门，有着极其广泛的医学应用前景，为医疗和人类的健康发展提供新的思路和方法，如该技术可以从细胞核分子水平上研究人类疾病，通过不断检验新药的药理和药效，研究开发出新的诊疗技术。通过修复或者代替原本丧失功能的人类器官或组织，甚至研发出不被机体排斥的移植器官，给生命科学技术和医学技术带来了革命性的变化。许多科学家、国家政府和患者因器官克隆研究的巨大医疗价值而大力支持及推广。但器官克隆技术刚刚兴起，还存在许多不足，自从器官克隆研究的提出便面临科学技术与伦理之间的冲突，各国政府、宗教及部分科学家强烈反对以复制人为目的的研究。因此，应用体细胞核移植技术产生人类干细胞的治疗性克隆正经历着一场社会、法律伦理的争论，若从伦理层面讨论器官克隆，人们常会提出以下问题：生命是否有价值等级，人类胚胎能不能算"人"？如果不算"人"，那么胚胎发育到哪一阶段才算是"人"？治疗性克隆是否会刺激生殖性克隆的发展？上述问题主要是人类ESC研究涉及人类胚胎在伦理及法律上的定位问题，共同构成了生命伦理研究与争议的基本课题。

五、器官克隆研究与应用中的伦理困境

（一）各国政府对器官克隆的态度

从伦理学角度上看克隆人明显违背了自然生殖法则，从技术角度上看克隆人存在极大的安全风险，不可能解决安全问题，因此，生殖性克隆的伦理问题比器官克隆研究的争议更为激烈，禁止克隆人已经成为一种世界范围内的普遍共识，但就器官克隆研究而言，各国均都没有明确提出任何禁止使用人类胚胎的决议，主要是考虑到国际地位、科学技术话语权、医疗前景和潜在巨大商机等政治经济问题，各国政府对该技术的态度各有不同。

1991年，德国《胚胎保护法》中指出，严禁进行与人胚胎有关的试验，但尚未有规定不可使用进口胚胎进行试验。国际人类基因组织（HUGO）伦理委员会于1999年3月发表了一份关于克隆技术的声明，其中指出应该大力支持利用克隆技术生产出的特定细胞核组织（如皮肤、神经或肌肉）的治疗性移植。2000年7月，澳大利亚领导人提出澳大利亚政府仍将继续禁止克隆人的研究，并指出将开始支持治疗性克隆的研究。2000年4月，美国有60余名诺贝尔奖获得者要求政府解除禁止ESC的研究并提出需要大力支持该研究的发展，于是总统克林顿于同年8月宣布允许利用政府经费进行人ESC相关研究。2000年8月英国上院宣布将批准以治疗性研究为最终目的的人体胚胎克隆实验，同时强调禁止生殖性克隆的研究，通过法律来约束科学家们的研究行为。2001年联合国开始讨论关于禁止克隆人研究的国际公约，但各方意见不一，无法达成一致意见，关键问题还是器官克隆。2003年召开的联合国会议上，英国、丹麦等13个国家坚持认为应该区别对待生殖性克隆研究与器官克隆研究，每个国家可各自制定允许器官克隆研究的政策。2009年，美国政府解除禁止器官克隆这一禁令，美国实验生物学会联盟、美国细胞生物学会和美国发育生物学会等几个颇具影响的学术团体也都支持通过联邦资金资助人类ESC研究的决定。我国对器官克隆研究的立场和态度是明确的，2003年《人胚胎干细胞研究伦理指导原则》中明确规定，禁止生殖性克隆的研究，但在遵守相关的伦理原则和道德规范的情况下允许开展胚胎干细胞和器官克隆的研究。器官克隆研究正处于初级阶段，一旦被滥用，将带来生态灾难，引发一系列理论上、技术上、应用上严重的伦理道德问题。

（二）不同社会阶层对器官克隆的态度不同

社会阶层接受的知识、所处的环境不同，看待问题及思考问题的出发点和方法都有所区别，得出来的结论各不相同。因此，针对器官克隆，普通民众、科学家、盈利机构和宗教人士的态度截然不同。

1. 普通民众　普通民众很少能够感受到新兴技术与日常生活所产生的直接联系，他们对于科学技术进步的渴求度是相对较低的，他们更关心与生老病死息息相关、改善生活质量的手段和方法，而器官克隆恰好符合这一点。《中国不孕不育现状调查报告》宣称：2010年以来，我国育龄夫妇的不孕不育率为10%～15%，而在发达国家该比率更是高达15%～20%。如果仅靠精子捐赠或卵子捐赠显然无法满足这

种巨大需求。当前世界上对人类健康威胁最大的疾病是心血管疾病、癌症和糖尿病，现有医疗技术无法治愈这些疾病，患者的生活质量也无法得到有效改善。因此，对于患者本人及其家人来说，必然希望能够找到更好的治疗方式，获得更安全有效的治疗效果。器官克隆可以根据患者本人的基因型“定制”满足患者需要的组织和器官，将病变部分替换为新生的健康部分，使饱受病痛折磨的患者摆脱痛苦，普通民众希望这项技术尽快投入临床应用。

2. *科学家* 器官克隆研究在生命个体发育中的调控具有重要意义，极大限度地激发和满足了科学家们的求知欲和探索欲。在器官克隆研究的过程中，科学家应对其自身的科研行为负责，一旦发现所研究的内容可能破坏人类生存现状或对人类生活环境造成不可逆转的破坏时，就应该及时自觉地约束自己的行为，甚至终止此类研究。2007 年 1.6 万名科学家联合呼吁联合国采取措施禁止克隆人的研究，他们指出克隆人有悖伦理法则，身份难以认定，破坏人类基因组的多样性，可能会引发新的疾病；人类退化为无性生殖，社会结构将遭受巨大冲击；在技术上有诸多不确定性，一旦被滥用，将带来无尽的灾难。尽管克隆人对于科学家来说是极大的挑战，可能会激发他们新一轮埋头苦干的激情，但是支持治疗性克隆，反对任何形式生殖性克隆的理念已深深扎根于大多数科研人员的脑海中。于是，除个别极端人士动辄宣称自己要进行克隆人的研究之外，利用 ESC 进行治疗性克隆已成为现阶段科研人员的首要研究目的。

3. *营利机构* 当器官克隆研究成功后，一切医学难题都将解决，人类将不再害怕疾病，于是器官克隆所带来的巨大商机冲击着道德底线，刺激着以营利为最终目的的生物和医药企业以及生物医学研究机构的野心。霍普金斯大学投资 5800 万美元推动人 ESC 技术进入临床；2002 年，在人 ESC 技术问世仅 3 年之时，美国已有超过 40 家风险投资公司投资于该技术的研究和应用；一些较大规模的医药公司如强生、惠氏、礼来、雅培等意识到这个领域的无限商机，都在大举进行投资，惠氏公司甚至花费 1.7 亿美元，令 Curls 公司刺激可提供修复功能的蛋白质。人 ESC 技术 10 年后每年将带来 500 亿欧元的赢利，投资前景不容小觑。

4. *宗教人士* 宗教人士是西方国家对器官克隆研究反对最激烈的人群，宗教将现实的力量内化为心灵的力量，从而激励人们去从事某科学行为或实现某种目标，获得极大的心灵慰藉和精神满足。不管是宗教教义还是社会团体的所谓“纲领”，都有着博大精深的理论部分和感化人心的情感部分。信仰昭示了人们从事一切社会活动的初衷和最终的价值归宿，在一定的社会历史条件下，通过“神”的威信来确立道德。不同于依赖人与人关系而存在的世俗道德，宗教道德中人与神关系显得更加重要，在信徒心中，教义是神圣且应当尊崇的。于是，当人 ESC 技术蕴含的某些知识和定义与作为道德判断依据的教义相左时，他们就会毫不犹豫地反对。由于器官克隆技术人能自造、自救，并且摒弃了人的“独一无二”，使得上帝的神性和权职愈发空洞，这引起忠于上帝的基督教徒和罗马天主教徒的极大不满，器官克隆使得他们宣扬的教义遭受巨大冲击。当然并不是所有宗教人士都认为胚 ESC 对“神”不敬，对于佛教、犹太教和天主教来说，情况却恰恰相反：佛教重死亡而非出生，认为人性和神性平等地居于佛性之下；ESC 技术符合犹太教和天主教治疗疾病和造福人类的教义，非但没有遭受责难，反而被大加推崇，作为教导人们更好地为他人服务的现实材料。

（三）人类胚胎是否有生命尊严

器官克隆是通过克隆人类胚胎，提取 ESC 或分化出某些器官达到治疗某些严重疾病的目的，是有利的；但同时培育人类 ESC 必定要破坏 5 天左右的人类胚胎，严重违背了不伤害原则，在伦理上陷入了矛盾境地，这与堕胎的道理类似，那么就涉及“克隆胚胎是否为人”的问题。

宗教神学、环保组织、妇女权利组织、反堕胎组织和物种主义等人群均赞成人类胚胎是具有生命尊严，认为器官克隆研究是对人类伦理道德的挑战，并要求禁止任何形式的人类克隆研究，包括生殖性克隆和治疗性克隆。宗教人士认为上帝是以自己为模板复制并创造出人类的，上帝是具有无与伦比的地位和尊严，因此，作为上帝复制品的人类也具有独一无二的地位和尊严，无论是有自主意识的成人还是无自主意识的胚胎都是人。同时，他们认为在精卵融合时，这个生命就有了一个身份，这个身份将伴随着他经历胚胎时期、婴儿时期、儿童时期、青年时期和成人时期，而在胚胎时期便将受精卵杀死以获取 ESC，是在生命的早期过程中终结了生命，终结了未来的婴儿生命、儿童生命、青年生命和成人生命，是赤裸裸的谋杀。物种主义认为若一种物质属于某一物种，那么它就该享有某一物种所拥有的权利，他们一致认为人类胚胎是属于人体的，是人类生命的一种形式，若不出现意外可顺利变成一个婴儿，这是自然规律，应该享有人所拥有的生命尊严。因此，胚胎虽然是很小的细胞团，但人的灵魂在受精的一刹那就已产生。1987年，罗马天主教信理部的文件《生命祭》中指出："人类必须享有尊严的权利，这种尊严是自人一出生即开始的……胚胎必须与人一样享有尊严的权利，他作为一个整体的完整性必须受到保护[27]。"因此，人的生命始于受精，胚胎作为位格的权利就必须得到承认，必须尊重其作为人类不可侵犯的权力。为了器官克隆研究所需要的ESC而制造有生命的胚胎，而在成功获得ESC后又摧毁或丢弃人类胚胎，这就等于扼杀人的生命，严重地侵犯人权和对人类尊严的亵渎。因此，不管人类器官克隆研究的最终目的是多么高尚，这样毁坏胚胎的损人利己行为都是绝对不能接受的。

而支持器官克隆的人认为人类生命分为生物学意义上的人和人格意义上的人。他们认为胚胎是人类生物学意义上的人，并非人类人格生命，虽然胚胎还不是"社会的人"，尚不具有人格生命，但它具有发展为"社会的人"的潜力。如果可以仅仅根据胚胎具有发育成人的潜力来判断破坏胚胎就是杀人，那么试想，一个具有开枪能力的人拿着枪，我们可以说他具有枪杀别人的潜能，如果他被杀了，可以算是为民除害、消灭了一个潜在的杀人犯吗？女性主义学者玛丽·安·华伦认为具备人格的标准包括有意识、推理能力、自发能力、沟通能力、自我概念与自我意识的存在。人的本质属性是社会属性，人的心智性只有在人融入社会关系之中才能得到良好地发展，而胚胎没有处于社会关系之中，也没有扮演任何社会角色，人的心智性不能得到良好地发展，因此，认为胚胎还不能算人。器官克隆技术使用的克隆胚胎在体外发育到约100个细胞数目的胚囊就停止，这些胚胎没有着床，神经组织还没有发育出来，处于无知觉、感觉的阶段，这种胚胎只是受精卵的简单分裂，是人类生物学意义上的人，并非人类人格生命。因此，不具有"人"的道德地位。如果大脑功能的丧失是脑死亡的标准，那么14天内的胚胎尚无大脑和神经的发育，那么便可认为此胚胎还不能算是人类人格生命。因此，对早期克隆胚胎进行相关的研究并不代表对生命的不尊敬，且若大力发展这样的研究将带来巨大的医学和市场价值。而从核心价值观上看，人格生命是生物学生命的高级形式，当人格生命与生物学生命发生冲突时，应当优先尊重人格生命，其次是尊重生物学生命，生物学生命可以做出必要的牺牲。正如孕妇在分娩时，当胎儿和母亲的生命同时受到威胁时，而只能保全其中一个生命，那么保全母亲的生命是符合优先尊重人格生命的伦理原则。因此，器官克隆研究在伦理上是可以得到生命伦理学的辩护。目前，科学界对实验胚胎的发育程度做出统一限定：禁止使用超过14天的人胚胎进行研究，这个"胚胎"指的是受精卵发育到100～200个细胞时期的胚胎，也称胚泡期的胚胎，而此时的胚胎尚未分化出组织和器官，由于尚未分化，故可对这个时期的胚胎进行研究。美国总统生命伦理委员会也提出建议："对克隆胚胎的研究应严格限制在原条（primitive streak）形成而器官尚未分化的14天内"。同时他们认为："超过这个发育的时间点，不管潜在的医学价值有多巨大，对克隆胚胎的研究就是在道德上无法容忍的，在14天设立一个永久的栅栏，人类生命的尊严将得到充分的保护[28]"。但即使如此，很多西方国家的宗教界和反堕胎组织仍视克隆胚胎为传统意义上的"人"，造成这些国家对此技术持保守态度。德国禁止器官克隆的研究，在美国器官克隆也不能得到联邦政府的资助。而科学界认为该技术所使用的胚胎达不到"人"的标准，过分的保守只能延滞新技术的发展，损害能够应用这项技术的潜在患者的利益，因而，美国80位诺贝尔奖获得者联名上书表示支持人类ESC及器官克隆的研究[29]。尽管克隆胚胎不能与人相提并论，但也绝不等同于人体的其他组织或器官，它与人具有相同的遗传物质和相同的延续性，相信在一定条件下克隆胚胎有发展为人的生物实体的潜在可能，虽然不能使它拥有绝对的价值和权利，但科学家们应有义务尊重和保护人类胚胎，积极呼吁禁止以经济等其他目的的克隆胚胎研究的行为。如果器官克隆研究是为了攻克目前人类面临的各种疑难杂症，从而挽救无数病患的宝贵生命，那么这一崇高的道德目的应凌驾于我们保护胚胎的道德义务之上。为了在一定程度上体现了人类对生命的一种最高尊重，体现人类最基本的普世价值，我们应用一定的程序来表现胚胎对实验做出的杰出贡献，其中包括：①利用人类胚胎进行研究必须是在体外进行的；②器官克隆的研究只能使用14天内的胚胎;③只能用于必须使用人类胚胎的合法目的研究;④胚胎不能像商品一样进行任何形式的买卖;⑤科学家应采取必要的行动来纪念胚胎为器官克隆研究所做出的贡献;⑥对胚胎的埋葬或火化应有一定方式,应有简单庄严的仪式等[30]。

(四)器官克隆是否会刺激生殖性克隆的发展

中国卫生部前任部长陈敏章曾代表中国政府明确发表言论:“我们坚决反对克隆人技术的发展,但对于将克隆技术应用于生命科学技术领域,则应给予大力支持”。中国科学院院长路甬祥称:“中国政府反对任何以复制人类个体为目的克隆研究,但如果器官克隆研究定位在以医疗、解除人类病痛为最终目的,就有理由鼓励其发展。”中国政府对克隆技术的立场,使器官克隆技术在制药、科研和医疗方面均有极其广泛的应用前景,而目前器官克隆研究相关的伦理规范尚未完善,还处于非常初级的阶段。器官克隆和生殖性克隆技术研究密切相关,两者原理相同,在前期具有相同的技术路线,都是要利用细胞核移植技术将另一细胞的遗传物质注入卵细胞,让其生长并分裂,两者只是后期技术路线不同。正因两者相差只有一步之遥,故人类ESC研究正处于造福人类和给人类带来不测之祸的岔路口,一旦科学家没有遵循对克隆技术研究的基本规则,稍有不慎,就可能会有不法之徒利用发展起来的器官克隆技术来发展生殖性克隆技术,那么将可能会出现大量基因组相同的克隆人,从而破坏人类基因组成的多样性。这样,一方面由于剥夺了个体间的差异性,严重威胁到人类的尊严;另一方面,有可能造成对某一特定基因型易感的疾病广为传播,对人类生存造成危机,阻碍生物科学的发展,故有学者坚决反对克隆出人类胚胎后再从中获取ESC。不管如何限制但不能因此就判断器官克隆是违背伦理道德的,就如人出生有可能犯罪,而我们不能得出结论:不让人出生。因此,在确保人类的尊严和生命伦理原则不受损害的前提下,在加强管理和控制器官克隆的情况下是允许进行器官克隆研究。克隆技术就像一把“双刃剑”,必须通过法律进行规范,使其为人类服务,包括克隆技术和克隆人在内,必须对所有以往法律中未涉及的问题进行立法,认真及时解决相应问题。目前,国际上已加强对器官克隆研究的管理,其中包括:禁止将克隆胚胎植入人、动物或人造的子宫内;禁止克隆的胚胎发育超过14天;任何人或团体进行器官克隆研究必须在合适的管理机构注册;对所克隆胚胎的所有科学计划进行科学审查,以评价它们的医学或科学价值的高低;严格控制所有生产出来的克隆胚胎数量,以便阻止把它们从生产的实验室带走或试图用于生殖性克隆[28]。

(五)ESC的来源

ESC是全能干细胞,可分化成全身200多种细胞类型而构建机体的任何组织和器官,即可修复机体所有的组织和器官。ESC的主要来源:①选择性流产后死亡胎儿的胚胎组织;②进行体外受精(in vitro fertilization,IVF)辅助生殖技术剩余的胚胎。但目前的器官克隆技术仍不成熟,体细胞核移植效率不高,科学家们计算过要得到一个ntESC系平均需要12个囊胚,而所需要的卵母细胞数就更多了,一个ntESC系平均需要666个卵母细胞。如果ntESC系用于人类疾病的治疗,这样的代价是非常大的,且从某种程度上增加了女性捐献卵子的压力,从女性体内中获取卵子是一个非常痛苦且复杂的过程,不仅涉及一系列社会伦理和传统观念,还会对女性的身体造成损伤。因此,ESC的来源问题很自然地成为争论的焦点,不管ESC的来源是哪一个途径,提取ESC必定会毁损胚胎,甚至可能出现用金钱买卖人类卵细胞的行为,是为伦理所不容。因此,应严格规范器官克隆的研究过程,如要严格禁止参与研究的工作人员进行不恰当的经济买卖行为及严格限制器官克隆过程中胚胎的使用范围。同时,近年来有科学家通过利用非灵长类异种哺乳动物的卵母细胞,例如兔、山羊等来替代人类卵母细胞,虽然仍是以人的体细胞核染色体为指导形成的,但动物卵泡中的线粒体DNA对胚胎发育可能产生巨大的影响,目前这一研究无论在技术上还是伦理上都是非常复杂及难以实现的。不管是人的配子与动物配子混合后所形成的杂交类,还是将动物体内分离出的干细胞嵌入人的卵泡中的行为,都是违背常理的。研究嵌合体胚胎与研究人胚胎干细胞一样,同样面临着道德伦理问题,与人胚胎研究干细胞的伦理问题不同的是:首先这个嵌合体胚胎的性质是什么?嵌合体胚胎是完整的人胚胎吗?嵌合体胚胎产生的是人胚胎的干细胞吗?如果不是人胚胎的干细胞,通过这种嵌合体培育人类治疗疾病所需的干细胞,是否会将动物的某些遗传特征或疾病带给人类呢?特别是某些病毒对动物本身无害却对人类产生致命的伤害,如HIV病毒,极其容易通过这种细胞核移植技术传播给人类，严重威胁人类身体健康。嵌合体胚胎研究尚处于初始阶段，目前许多权威科学杂志上这类文章尚未广泛报道，且缺乏多数同行的认证，利用物种间基因水平的嵌合技术的可行性和安全性还没有得到解决。更让人担心的是，嵌合体干细胞的研究会对长远的群体遗传和进化产生影响。医生或科学家认为物种分离对物种的进化具有独特的意义，他们主要是以治疗疾病为出发点考虑问题，热衷于解决患者的病痛，而没有从群体角度看问题。但从长远看，现在因利益因素对胚胎进行工程化改造，对人类物种的多样性和进化弊大于利。尽管用嵌合体胚胎研究干细胞拥有美好的发展前景，但我们还应该给予其认真的伦理、政策性的思考并制定出相应的解决措施。因此，为解决上述问题首先要增加人的卵母细胞来源，尽量应用死者捐赠的卵子或卵母细胞，并发展和完善促进死者未成熟卵成熟的技术。但就算增加人的卵母细胞来源，其仍不够使用的情况下必须应用嵌合体胚胎研究干细胞时，而该技术的可能性又不确定时，则必须有科学和伦理学作支撑来实现。

(六)我国对器官克隆技术的伦理监管机制的构想

2006年，中欧一个合作项目BIONET启动，该项目的一个关键词就是“governance”，而对于这个词的理解，中方和欧方产生了不同的想法。我国专家认为该词义为“管治”，好的管治应包括较好的管理条例、条例的执行贯彻、上级监管部门、奖惩机制以及专项资金预算；而欧盟专家则认为该词义为包括相互合作、协商在内的非等级化分层管理，合作、协商的双方既包括政府、法院等国家机构，更应该包括患者组织、宗教团体、医疗机构和学术期刊等非政府组织。可见，我国对于克隆技术伦理监管的理解与西方国家大环境有着巨大的区别，作为一个发展中的大国，我国急需建立伦理监管机制保证器官克隆研究能在正确的环境下发展，主要包括两方面：①动员政府、科研人员、企业、民间组织、公众等各个社会角色，从而建立和谐的监管机制；②有机结合伦理监管体系之下的道德、伦理和法律，在各个环节严格把关，确保伦理监管机制能得到良好地落实。现主要分以下几点进行阐述。

(1)在开展人ESC技术研究方面需综合各种有效资源。目前，我国干细胞研究虽取得了巨大地进步，但与国际差距逐年加大，分析其主要原因是国内研究机构各自为政、凝聚力差，研究合作机制不顺畅导致研究效率低。因此，促进国内各研究机构积极合作，发挥各自的优势，促进人ESC技术研究的迅猛发展是非常有必要的。

(2)在器官克隆研究的政策和法律法规制定过程中不断改进和完善工作方式。包括以下两个方面。①建立各级伦理监管机构，如各省部级、地市级等研究机构的伦理委员会，遵循公正、公开、透明的原则，同过网站、听证会、电视等各种媒体渠道向人民群众公开通过审核的伦理案例。至于各个伦理委员会的成员，也需要制定严格的准入标准，包含对各个学科的带头人进行考核，上级伦理委员会定期安排培训和组织伦理研讨会，不断增强各成员的业务素养和实践能力。②各级伦理监管机构在制定政策时，应当充分调查社会各阶层的意愿，合理采纳其他社会成员的意见，杜绝变“协商”为“管治”。

(3)加强公众和科学之间的联系。为使人民群众在伦理案例的探讨中充分发挥主人公作用，需对群众的科学素养进行全面提高，这可通过多种途径来实现如通过义务教育中加强对科学、伦理等知识的培养，也可通过广告宣传、报纸、网络、政府公示等途径强化科学伦理等观念。民众在拥有了一定的科学素养积淀后，参与科学、决策、监管的热情必将大大提高。

(4)明确监管机构的法律地位。这就需要国家确认各级监管机构的行政地位，改事业单位为行政单位，赋予其行使法律职能的权利。

(5)将科学家们撰写的书籍，如《人胚胎干细胞研究伦理指导原则》中的“原则”“程序”“要求”升级为“条例”“规定”“规范”等，并规定违反“条例”“规定”“规范”者应受到的相应的惩罚，从而保证器官克隆研究的相关技术健康发展，切实保障和维护受试者或研究对象的利益。

(6)由于中西方文化背景存在巨大差异，我们不能完全效仿西方国家的生命伦理学原则和生命伦理监管条例或规范，而应制定符合我国国情的、符合中国特色社会主义的器官克隆研究和应用的伦理准则，促进我国生命伦理研究事业的发展。

器官克隆技术在内的任何一项高新科技都是一把“双刃剑”，必然会伴随着伦理之争。器官克隆研究带给我们正效应的同时也可能给我们带来预料之外的负效应,难以预料器官克隆研究带来的后果,且克隆技术本身只是治疗疾病或研究的一种工具和手段,不同的人可利用它来达到各自的目的,心无邪念的人利用它来造福人类,居心不良者利用它来破坏。因此,当克隆技术与生命伦理学发生矛盾时,人们不仅要尊重技术,还需要尊重人,同时应该不断提高预见能力,采取适当的预防措施来预防负效应的出现,若负效应出现后应采取积极有效措施来减弱或消除其所造成的伤害。在对待器官克隆研究时,我们应始终保持清醒警惕的科学头脑,密切关注研究过程中可能出现的新情况。在器官克隆研究中人类胚胎的伦理之争中,相信通过科学家、法学家、伦理学家之间的协作或通过公众参与、国际交流和对话,使器官克隆可以在科学利益和人道利益之间、科学与人文之间寻求一种平衡。使它既能给科学家广阔的空间,让他们发展科学、泽惠于人;又充分尊重胚胎、尊重人的权利和尊严,为治病救人的人道主义事业开拓新领域。

六、器官克隆前景

器官克隆以体细胞核移植方式制造胚胎技术的兴起和发展,打开了一个新的研究领域,为人类的健康和医疗做出了毋庸置疑的贡献。器官克隆从体细胞核转移技术形成的重构胚中分离出 ESC,并诱导其定向分化为多种细胞类型从而治疗疾病,如分化为心肌细胞修复受损的心脏、分化为胰岛细胞治疗糖尿病、分化为多巴胺神经元治疗帕金森病等,上述所用的细胞均来自患者自身,与患者有相同的遗传构成,不涉及免疫排斥问题。另外,ESC 的无限增殖潜能,可以解决移植细胞匮乏的问题。全球每年都有数以百万的患者正在受病痛的折磨,他们迫切需要细胞组织的修复或器官移植,而器官克隆的产生和发展将可能解决这些问题,为人类健康发展提供新的希望,但由于该技术的研究尚处于初级阶段,受到很多问题的制约,如体细胞核移植总体效率低下、卵母细胞来源及质量不稳定、供体细胞种类的选择、操作水平、体外培养条件等。因此,在真正实现和广泛应用之前,还必须克服许多伦理、技术、理论上的障碍。

(一)器官克隆的应用

ESC 由于具有无限增殖及向所有细胞类型转分化的潜能,可以用于修复或替代丧失功能的组织和器官。丧失正常功能或发生细胞坏死的任何疾病都可以通过移植 ESC 转分化后的细胞来进行细胞治疗,达到治疗疾病的目的,如移植 ESC 分化成的神经细胞治疗帕金森氏综合病、亨廷顿舞蹈症、阿尔茨海默病等神经变性疾病,还可以治疗糖尿病、冠心病等单纯依靠自身是无法得到修复的疾病。而 ESC 分化而来的肾脏细胞是肾内科领域中最为棘手的问题,目前通过组织工程技术和器官克隆技术已经成功开展构建有功能的肾脏组织,为许多尿毒症患者带来了福音。由于干细胞可以自我复制更新,常常作为基因治疗较为理想的靶细胞,将治疗基因带入人体并保持持久发挥作用的能力。通过 ESC 和基因治疗技术,可以通过替代干细胞中缺陷基因进行某些先天性基因缺陷性疾病,如囊性纤维化是一种可以在 30 岁以前便导致人死亡的疾病,在胚胎早期发育过程中,可以通过基因工程技术将正常的基因替代干细胞中的缺陷基因,再将修复后的 ESC 嵌入胚胎中,将会出生一个健康的婴儿。由于伦理和一些技术问题尚不能解决,现在还未开展此类实验。改变 ESC 某些基因的目的是为了获得"万能供者细胞",即对细胞中表达组织相容性复合物的基因进行破坏,从而逃避受者免疫防御机制的监视,达到避免免疫排斥效应。但这种方法需要破坏和改变 ESC 中许多基因,技术要求高,操作过程复杂,且这种细胞发育而成的组织和器官具有生理缺陷的可能性。另一种避免移植免疫排斥反应的方法是上述的结合克隆技术创建患者特异性的 ESC,用这种特异性 ESC 培养出基因和细胞膜表面的主要组织相容性复合体与提供体细胞的患者完全一致的细胞、组织或器官,从而避免了移植免疫排斥反应。若这一设想能够成为现实,将是人类医学史中一项划时代的贡献,它将使器官培养工业化和器官供应专一化,解决供体器官来源严重不足的问题和提供患者特异性器官。故一旦人体中的任何器官和组织出现问题,将像更换损坏的汽车零件一样可随意更换和修理。

(二)细胞核重编程造成的影响

器官克隆的理论基础是体细胞核移植后的重编程,即以去核卵母细胞为核受体,以对体细胞的遗传物质进行重编。这一过程如下:首先,体细胞及时中止自身特有基因表达程序;其次,供体核必须按照卵母细胞的胞质信息来格式化一系列和发育有关的基因表达;最后,必须从染色体中清除由供体细胞继承而来的遗传信息。重编程内容涉及染色质重塑、组蛋白修饰、DNA 甲基化、印记基因表达、X 染色体的失活、端粒长度的恢复等,虽然理论上可行,但经过多年的研究发现器官克隆还存在诸多问题:克隆的许多胚胎并不能顺利存活下来,即使存活下来也出现各种各样的缺陷,难以成长至成年,目前器官克隆尚无成功事例。大量研究表明,由于重编程出现表观遗传修饰的种种异常及胚胎发育中所需要的和谐基因表达组合缺失,器官克隆的应用前景受到不少科学家的质疑,他们均提出了不同观点。一种观点认为体细胞核移植后重编程出现表观遗传修饰的异常必然会导致 ntESC 系存在不同程度的异常。尽管这些 ESC 仍具有多向性和向不同类型细胞转分化的能力,且分化后的细胞也具有各自特有的形态和相应的免疫标志,但是其可能不能完全发挥正常的功能。研究发现在部分克隆胚胎中检测到一些与胚胎时期有关的关键基因未被激活或者在有些克隆胚胎中检测到异常的 DNA 甲基化状态。虽然将 ntESC 系分化而来的细胞、组织、器官移植到人体,但不一定会完成正常的基因表达程序。因此,有科学家认为目前谈论器官克隆的美好前景可能还为时过早,必须寻找新的研究途径,如正确分析正常胚胎和克隆胚胎的细胞核重编程规律及区别,使体细胞核移植后的细胞核重编程正常,设计出一套表观遗传修饰干预的方法,希望能发展一种"表观遗传修饰工程"(epigenetic engineering),提高器官克隆成功概率[31]。或者可以不直接通过体细胞核移植诱导体细胞重编程获得多能干细胞,即诱导 iPS,此途径不受到技术、细胞来源、免疫排斥、伦理等限制,制备简单易实现,在再生医学的替代治疗方法有广泛的应用前景。第二条途径比用体细胞核移植技术获得 ntESC 系的方法简单且容易实现,而且又避开了使用人类胚胎的伦理问题,为临床医学和再生医学研究开创了新的篇章。但是,这种诱导多能干细胞技术还存在许多问题,首先,反转录病毒可能会使基因产生突变,有造成癌变的潜在危险;其次,其诱导效率仍然很低,诱导细胞的种类有限,整个过程费用昂贵,且还需要大量动物实验来验证,因此,到真正实用还有相当长的路要走。另一种观点认为体细胞核移植后的细胞核重编程异常主要发生在滋养层细胞,而与 ntESC 系直接相关的内细胞团细胞的核重编程相对正常,因此,克隆胚胎细胞核重编程异常主要影响生殖性克隆。有学者对鼠的一些研究发现 ntESC 系和 ESC 系具有相似的生物学功能,都可以在活体内分化成有功能的各种胚胎组织。因此他们认为器官克隆的前景还是美好的,应继续沿着这条路线走下去,进一步研究灵长动物和人的 ntESC 系。

(三)卵母细胞来源

制约器官克隆技术发展的一个问题是卵母细胞的来源,由于核移植建系效率低下,导致大量宝贵的卵母细胞过度浪费,而这些卵母细胞目前来源非常少且数量极其有限,主要是志愿者捐献和切除的卵巢,利用这样的 ESC 进行广泛而大量的研究及临床应用存在着诸多困难[32]。为解决卵母细胞来源匮乏问题,目前已有科学家将非灵长类异种哺乳动物的卵细胞取代人卵细胞进行异种混合胚胎实验[33]。异种混合胚胎可分为 3 种:①将某种动物的卵子与异种动物的精子融合成受精卵,但目前这样的研究在医学伦理学上尚不被允许,且由于多种技术障碍的存在而难以实现;②嵌合体,即将某种动物的 ESC 注入另一种正在发育的动物胚胎中,令其发育为两种动物细胞混杂的胚胎,目前国际上对此类研究基本上也是不允许的;③将某种动物或人的体细胞核通过体细胞核转移技术注入去核的异种成熟卵母细胞,从而培养出早期胚胎(囊胚),并从中提取出 ESC 用于器官克隆研究。至今,嵌合体胚胎如人-牛嵌合体、人-羊嵌合体、人-兔嵌合体和人-猪嵌合体等实验已获得初步成功[33]。2008 年,英国胚胎学管理局(HFEA)与人类受精批准了这类人-动物混合胚胎的实验(www. Hfea. gov. uk)。2009 年,美国明尼苏达大学 Schulze 糖尿病研究所的研究人员在美国科学杂志上撰文声称:将使用世界上最干净的猪来进行人-猪混合胚胎的研究,以探讨利用人-猪嵌合体 ESC 移植来治疗糖尿病的可能性[34],之后新西兰和俄罗斯等国家也在开展类似的研究。

尽管 DNA 主要存在于细胞核中,但细胞质中也有少量的遗传物质即线粒体 DNA(mtDNA)的存在,这些 mtDNA 主要负责编码与线粒体功能相关的 13 个基因,为机体活动提供 ATP。目前已证实,在异种核移植胚线粒体的来源存在 3 种变化模式。①随着胚胎发育受体卵母细胞线粒体逐渐增殖,最后受体卵母细胞在数量上大于供体细胞,而供体细胞线粒体则逐渐消失,多见于同种克隆和亲缘很近的异种核移植中[35]。②随着胚胎发育受体卵母细胞线粒体逐渐消失,而供体细胞线粒体随着胚胎发育不断增殖,最后受体卵母细胞线粒体完全被供体所取代。Chen 等[36]将大熊猫体细胞移植到兔卵母细胞后,大熊猫和兔的线粒体共存于这种重构胚中,并存在于囊胚期前的各个阶段,若把分离出囊胚内细胞团细胞移入大熊猫子宫后,那么只能检测到大熊猫线粒体而兔的线粒体已经消失。③随着胚胎发育,供体细胞核和受体卵母细胞的线粒体共存。Hiendleder[37]等研究发现在克隆牛的各组织中,供体 mtDNA 与受体 mtDNA 是共存的。上述变化模式对卵母细胞的来源提出了巨大的挑战。另外,有研究指出组织相容性复合物可能通过线粒体进行转移,已观察到在核移植重编程中,体细胞中失活的 X 染色体能够被再度激活,但这种重编程并不能有效调节 X 染色体在之后发育进程中进行有序的失活而造成发育的各种异常。另外,动物卵母细胞携带病原体,尤其是有些病原体对动物无害却对人造成致命伤害。因此,利用动物去核卵母细胞与人体细胞核融合而产生的混合胚胎的相关研究难度很大,由于混合胚胎同样触及生命伦理学原则,目前社会各界对于此研究仍存在不少争议。近年来,有学者发现在死亡人脑组织中获得的神经细胞经复苏后能恢复功能[38],故有学者提出问题:能否从死亡人的卵巢中取出原始和初级卵母细胞,通过体外培养来获得成熟的人卵细胞呢?目前相关研究尚处于初级阶段,由此可见,人 ESC 的器官克隆研究仍面临着许多困难,离临床应用还有相当长的路要走。

(四)器官克隆的效率低

2000 年 Munsie 等[39]首次报道以颗粒细胞为核供体来建立小鼠 ntESC 系,结论得到 10 个核移植囊胚并建立 1 株 ntESC 系(10%),Munsie 认为器官克隆技术要达到临床应用的目的,就必须解决以下两个问题:①选择合适的供体细胞,提高核重编程效率;②建立完善的 ntESC 分离培养方案,构建完整的定向分化的技术体系使其分化为具有正常生理功能的细胞。Wakayama[40]等选择以颗粒细胞与小鼠尾尖细胞为核供体来建立 ntES 细胞系,结果得到了 398 个核移植囊胚并建立了 35 株 ntESC 系(8.8%)。Hwang 等科学家[41]以颗粒细胞为核供体结果得到 30 个核移植囊胚,建立 1 株 ntESC 系(3.3%),经过 70 多代的传代,其核型仍然正常(XX)。可见建立 ntESC 系的效率还很低,从而限制了器官克隆技术的发展,其影响因素诸多,如核供体细胞分化程度、卵母细胞质量、供核细胞的种类、核质互作关系、供核重新编程操作水平、培养条件及外界环境等,而这些技术至今仍然不够成熟,离实际应用仍有很大的差距。

核移植效率直接受到供核细胞的分化程度的影响。胚胎细胞的成功率是体细胞核移植的 30~60 倍,ESC 核移植的成功率是体细胞核移植的 10~30 倍,说明体细胞的分化程度较 ESC 高,更可能失去发育的全能性,导致胚胎发育成功率降低,主要原因是分化程度越低的细胞越容易在胚胎发育程序中发生重编,其构建的重构胚发育潜能也就越高。因此,有学者怀疑体细胞核移植所产生为数不多的个体,有可能来自动物体内稀少的成体干细胞。目前尚未有关于体细胞的克隆效率比成体干细胞低的研究报道。若上述推理成立的话,那么可通过选择成体干细胞作为供核细胞来提高器官克隆的效率,可减少许多卵母细胞来源问题的压力。

卵母细胞成熟直接影响受精及受精后的胚胎是否能正常发育,建立 ntESC 系的效率低可能与卵细胞的不完全成熟有关,但可能很难准确估计体内成熟卵母细胞排卵的具体时间,因此不同学者的研究结果不同,有研究表明体内成熟的卵母细胞较体外成熟的卵母细胞能提高核移植成功率[42]。而 Lee 等认为体内成熟和体外成熟的卵母细胞在提高核移植成功率没有差别,其研究在进行孤雌激活时,猪体内成熟卵母细胞的囊胚发育率高于体外成熟的卵母细胞,而分别进行核移植时二者囊胚成功率无显著差异[43]。卵母细胞的来源对 ESC 的发育起着重要作用,有研究提出成熟的卵母细胞囊胚率高于不成熟的卵母细胞,可能是不成熟卵母细胞中减数分裂促进因子(MPF)和有丝分裂原激活蛋白激酶(MAPK)活性较低。若上述理论成立,那么可以通过应用成熟的卵母细胞来提高建立 ntESC 系的效率。

(五)ESC 的体外培养与诱导分化

1. ESC 的体外培养　若对人 ESC 进行诱导分化以获得成熟细胞,首要的条件就是在培养体系中扩增 ESC 并保持其未分化的状态,而 ESC 体外培养需满足在促进细胞分裂增殖的同时还需抑制细胞的分化。

早期的人 ESC 建系和传代培养，是采用小鼠胚胎成纤维细胞（MEF）作为为饲养层，经过丝裂霉素或者 γ 射线照射处理后同时添加 20% 胎牛血清。之后发展到用血清替代物（knockout serum replacement，KSR）取代胎牛血清，常常将 MEF 作为饲养层来维持人 ESC 的自我更新状态，MEF 促增殖作用主要是能分泌成纤维细胞生长因子（FGF）等促有丝分裂因子，同时营造类似于体内移植时的培养环境，使细胞的贴壁过程与胚胎在体内的附着过程相似，促进内细胞团的快速增殖，MEF 的抑制细胞分化作用则是能分泌白血病抑制因子（LIF）等细胞分化抑制因子。但此方法依赖源于小鼠胚胎 MEF 细胞成分，MEF 有以下几个缺点：①可能通过克隆培养系统将动物蛋白以及病原体传播给人 ES 细胞；②MEF 生存期有限，随着传代时间的增加，其促增生因子和抑制分化因子的能力会逐渐减弱；③MEF 的来源、批次、代数、密度等的不同，会导致克隆生长会出现差异或生长不稳定等现象。为了解决使用 MEF 培养 ESC 的缺点，多位学者建立了以人来源的胚胎或成体细胞作为饲养层的培养系统。寻找完全人源化的培养条件是为人 ESC 走向临床应用所必需的，分别用人胚胎成纤维细胞或成体输卵管上皮细胞、人的骨髓基质细胞、人包皮细胞、人胎盘上皮细胞代替 MEF，同样都可以使人 ESC 长期保持在未分化的增殖状态，人胚胎细胞系 SNU-hES3 培养在 hESC-MSCs，维持了良好的 hESC 的形态和相关因子表达，传代到 30 代时未见异常核型[44]。2001 年，美国 Geron Corporation 公司使用无须滋养层细胞的人 ESC 培养方法[45]，他们将人 ESC 接种于经胞外基质包被的培养皿中，并用 MEF 细胞的条件培养基进行培养，使人 ESC 在扩增中保持未分化的状态，然而还是使用了 MEF 条件培养基。2003 年，Amit 等用新生儿包皮制备饲养层，hESC 在此饲养层上连续传 70 代，仍保持多向分化潜能、无限增殖能力和正常核型。新生儿包皮成纤维细胞在体外传 42 代仍可以支持 hESC 的未分化增殖，故易于遗传修饰并可以分析饲养细胞参与反应的具体物质成分[46]。Cheng[47] 等用人骨髓间充质细胞（hMSCs）为饲养层细胞培养 hESCs，可在体外增值传代，并与在 MEF 上生长的 hESCs 有相同的形态特征及表面标志物。hESCs 在再生医学中起重要的作用，其在体外增殖最终是要应用到临床，但由于人源细胞受到来源和制备技术的限制，且人饲养层为基础的培养系统仍然需要饲养层细胞和 hESCs 的同时生长，目前并未实现完全意义上的无动物来源成分的培养系统。

2. ESC 的诱导分化　ESC 来源于囊胚期胚胎的内细胞团的一类细胞，具有无限增值、自我更新和多向分化等特性，能分化成为构成人体的 210 多种不同类型细胞，其最终目的是作为种子细胞，即在体外将人 ESC 高效率地定向诱导分化为某一特定的功能细胞，然后移植到患者的病变区，以供治疗慢性病和疑难病所需要的替代细胞、组织或器官。目前 ESC 诱导分化的方法主要有：细胞因子诱导法、选择性标记法和特异转录因子异位表达法，其中最常用的是细胞因子诱导法，即先形成拟胚体（embryonic body，EB），再将 EB 诱导培养一段时间使其分化为目的细胞。2000 年，Schuldiner 等将胚胎干细胞发育形成 EB 并置于添加不同生长因子的培养基中，观察不同生长因子对胚胎干细胞生长和分化的作用，结果发现每一种生长因子对 ESC 的生长和分化均有特定的作用，其中激活素 A、TGF-β_1、维 A 酸、EGF、BMP-4 和 bFGF 主要诱导中胚层细胞（肾脏发育的起源）。2005 年，Kim 等将胚胎干细胞发育形成 EB 并置于添加激活素 A、维 A 酸、BMP-1 等因子的培养基中，结果发现拟胚体中出现了肾发育相关基因和肾上皮基因的转录。另一学者 Kobayashi 等向 ESCs 培养基中添加激活素 A 和 HGF，并通过转染提高 ESCs 中 Wnt4 的表达水平，结果发现 Wnt4-ESCs 在注入肾从后形成了肾小管样的结果。上述两实验提示：一方面，EB 诱导培养后能够分化为肾细胞；另一方面，激活素 A、维 A 酸、BMP-7、Wnt4 等因子相互组合，联合诱导后可促进 ESC 分化为肾系细胞。2003 年以色列魏茨曼科学研究所成功借助克隆技术，在老鼠体内长出了微型人类肾脏，他们在研究中采用的是肾脏前体细胞，结果证明 ESC 能够定向形成肾脏细胞。2005 年 Brooke 等将 ROSA26-ESC 直接注入小鼠后肾中，观察发现其在胚肾中逐渐发育成肾小管样结果，且少量 ESCs 可以分化成类似血管从的结构。近年来，人类已建立了多个小鼠和 hESCS 体外诱导分化体系，有些文章有承认 ESC 发育成肾系细胞的成功率较低，因此，如何在体外将 ESC 高效率地诱导分化为成熟肾系细胞，同时又维持着不分化状态是器官克隆成功应用于临床的重要前提，必须解决安全性和有效性两个基本问题。目前的技术还十分难从 ESC 高效分化出具有生理功能的成熟肾脏细胞，主要表现在以下几个方面。①难以保证定向分化的效率，移植物的纯度直接受到低效率定向分化的影响，进而降低移植的安全性。

②目前难以评价分化产物的功能。③每次人 ESC 传代培养的离散及传代均有大量细胞死亡，目前尚未找到一种理想的消化液或离散方法，且只有接种的人 ESC 在 50～100 个之间，才能存活。在条件要求极为苛刻的单细胞克隆过程中，其中 384 个单细胞中仅 2 个存活并形成克隆。④人 ESC 极易分化且依赖饲养层，而不依赖于 LIF。因此，为了制备饲养层，使 ESC 的培养难度提高。⑤有关于动物研究发现 ESC 在体内有发育形成畸胎瘤的趋势，因此，应全面、客观的评价 ESC 的移植安全性，如对有遗传性疾病、传染性疾病的供者进行筛选。由于各个 ESC 系之间存在差异，一套分化方案可能不适用于所有 ESC 系，目前检测分化的程度和方向往往通过某些“分子标记”的存在来实现，而这种“分子标记”常常带来歧义，如也能在胚外、内胚层中检测到肝细胞的“分子标记”，就算是更加严格的“分子标记”也不能作为判断细胞类型的充分条件。目前还不是很清楚人 ESC 在体外定向诱导分化的分子机制，同一种诱导剂而不同的诱导剂的浓度、诱导作用模式和微环境的位置因素，可以诱导出不同类型细胞或千奇百怪的构造，而且也可能与被诱导细胞本身的发育潜能、细胞接种密度以及细胞对诱导剂的反应性等差别有关。目前的措施主要有分阶段采用特定的条件培养诱导，导入发育相关基因，与分化因子或组织共培养等，但上述方法多数上处于初级探索阶段。随着人类对细胞分化的分子机制的更多了解，必将进一步发现在基因表达调控方面，如细胞专一的转录因子、细胞专一蛋白或细胞因子在细胞决定、定型及分化中的作用，通过 ESC 定向分化得到目的细胞进行细胞、组织的修复和移植治疗并不是遥不可及的。

参考文献

1. 徐承水. 分子细胞生物学手册. 北京：北京农业大学出版社，1992.

2. Campbell KHS, McWhir J, Ritchie WA, et al. Sheep cloned by nuclear transfer from a cultured cell line. Nature, 1996, 380 (6569): 64-66.

3. Wakayama T, Perry ACF, Zuccotti M, et al. Full-term development of mice from enucleated oocytes injected with cumulus cell nuclei. Nature, 1998, 394(6691): 369-374.

4. Wadman M. US Nobel winners back stem-cell research. Nature, 1999, 398(6723): 94-94.

5. Solter D, Gearhart J. Putting stem cells to work. Science, 1999, 2835407: 1468-1470.

6. Strauss E. Brain stem cells shows their potential. Science, 1999, 283(5401): 471.

7. Vogel G. Harnessing the power of stem cells. Science, 1999, 283(5407): 1432-1434.

8. Cohen DE, Melton D. Turning straw into gold: directing cell fate for regenerative medicine.. Nat Rev Genet, 2011, 12(4): 243-52.

9. Kim JB, Zaehres H, Wu G, et al. Pluripotent stem cells induced from adult neural stem cells by reprogramming with two factors. Nature, 2008, 454(7204):646-650.

10. Kim JB, Sebastiano V, Wu G, et al. Oct4-Induced Pluripotency in Adult Neural Stem Cells. Cell, 2009, 136(3): 411 -419.

11. Montserrat N, Ramírez-Bajo MJ, Xia Y, et al. Generation of induced pluripotent stem cells from human renal proximal tubular cells with only two transcription factors, OCT4 and SOX2. J Bio Chem, 2012, 287(29):24131-24138.

12. Zhao XY, Li W, Lv Z, et al. iPS cells produce viable mice through tetraploid complementation. Nature, 2009, 461(7260): 86-90.

13. Marson A, Foreman R, Chevalier B, et al. Wnt signaling promotes reprogramming of somatic cells to pluripotency. Cell stem cell, 2008, 3(2): 132.

14. Ichida JK, Blanchard J, Lam K, et al. A small-molecule inhibitor of Tgf-Beta signaling replaces sox2 in reprogramming by inducing Nanog. Cell stem cell, 2009, 5(5): 491-503.

15. Chen J, Liu J, Yang J, et al. BMPs functionally replace Klf4 and support efficient reprogramming of mouse fibroblasts by Oct4 alone. Cell Res, 2011, 21(1): 205-212.

16. Zhao T, Zhang ZN, Rong Z, et al. Immunogenicity of induced pluripotent stem cells. Nature, 2011, 474(7350): 212-215.

17. Araki R, Uda M, Hoki Y, et al. Negligible immunogenicity of terminally differentiated cells derived from induced pluripotent or embryonic stem cells. Nature, 2013, 494(7435): 100-104.
18. Munsie MJ, Michalska AE, O'Brien CM, et al. Isolation of pluripotent embryonic stem cells from reprogrammed adult mouse somatic cell nuclei. Current Biology Cb, 2000, 10(16):989-992.
19. Woo Suk H, Young June R, Jong Hyuk P, et al. Evidence of a pluripotent human embryonic stem cell line derived from a clonedblastocyst. Science,2004, 303(5664):1669-1674.
20. 陆文樑. 植物器官的克隆－实践、理论和在人与动物器官克隆中应用的可能性. 农业生物技术学报, 2005, 13(1): 1-9.
21. 顾觉奋, 王玮. 微生物来源的免疫抑制剂国内外生产研发状况及市场分析. 中国新药杂志, 2011(2):129-136.
22. 郭义峰, 闵志廉. 克隆技术与组织器官移植. 中华泌尿外科杂志, 2001, 22(3):190-192.
23. 盛鹏程, 苗向阳, 朱瑞良. 哺乳动物克隆的现状和研究进展. 科技导报, 2010, 28(13):105-110.
24. 陈曦, 徐海伟, 阴正勤. 胚胎干细胞器官克隆进展. 生命科学, 2013(6): 601-608.
25. 申复进, 杨嗣星. 组织工程技术在泌尿外科的应用. 临床泌尿外科杂志, 2005, 20(10):642-644.
26. 钱芳. 干细胞理论及研究进展. 生物学杂志, 2003, 20(6): 8-10.
27. 许志伟. 生命伦理对当代生命科技的道德评估. 北京:中国社会科学出版社, 2006: 113.
28. [No authors listed]. The President's Council on Bioethics: Human Cloning and Human Dignity: An Ethical Inquiry—Executive Summary. Issues in Law Med, 2002, 18(2):167-182.
29. Vogel G. Nobel laureates lobby for stem cells. Science, 2001, 291(5509):1683-1684.
30. 邱仁宗. 人的克隆: 支持和反对的论证. 华中科技大学学报(社会科学版), 2005, 19(3): 108-118.
31. Armstrong L, Lako M, Dean W, et al. Epigenetic modification is central to genome reprogramming in somatic cell nuclear transfer. Stem Cells, 2006, 24(4): 805-814.
32. Chang CC, Sung LY, Amano T, et al. Nuclear transfer and oocyte cryopreservation. Reproduction Fertility & Development, 2009, 21(1): 37-44.
33. Beyhan Z, Iager A E, Cibelli J B. Interspecies Nuclear Transfer: Implications for Embryonic Stem Cell Biology. Cell Stem Cell, 2007, 1(1):502-12.
34. Constance H. Cell therapies. Clean pigs offer alternative to stem cell transplants. Science, 2009, 326(5956):1049-1049.
35. Evans MJ, Gurer C, Loike JD, et al. Mitochondrial DNA genotypes in nuclear transfer-derived cloned sheep. Nat Genet, 1999, 23(1): 90-93.
36. Chen DY, Wen DC, Zhang YP, et al. Interspecies implantation and mitochondria fate of panda-rabbit cloned embryos. Biol Reprod, 2002, 67(2):637-642.
37. Hiendleder S, Zakhartchenko V, Wenigerkind H, et al. Heteroplasmy in bovine fetuses produced by intra-and inter-subspecific somatic cell nuclear transfer: neutral segregation of nuclear donor mitochondrial DNA in various tissues and evidence for recipient cow mitochondria in fetal blood. Biol Reprod, 2003, 68(1): 159-166.
38. Dai J, Buijs R, Swaab D. Glucocorticoid hormone (cortisol) affects axonal transport in human cortex neurons but shows resistance in Alzheimer's disease. Br J Pharmacol, 2004, 143(5): 606-610.
39. Munsie MJ, Michalska AE, O'Brien CM, et al. Isolation of pluripotent embryonic stem cells from reprogrammed adult mouse somatic cell nuclei. Curr Biol, 2000, 10(16): 989-992.
40. Wakayama T, Tabar V, Rodriguez I, et al. Differentiation of embryonic stem cell lines generated from adult somatic cells by nuclear transfer. Science, 2001, 292(5517): 740-743.
41. Hwang WS, Ryu YJ, Park JH, et al. Evidence of a pluripotent human embryonic stem cell line derived from a cloned blastocyst. Science, 2004, 303(5664): 1669-1674.
42. Polejaeva IA, Chen SH, Vaught TD, et al. Cloned pigs produced by nuclear transfer from adult somatic cells. Nature, 2000, 407(6800): 86-90.
43. Betthauser J, Forsberg E, Augenstein M, et al. Production of cloned pigs from in vitro systems. Nat Biotechnol, 2000, 18(10): 1055-1059.
44. Wang Q, Mou X, Cao H, et al. A novel xeno-free and feeder-cell-free system for human pluripotent stem cell culture. Protein Cell, 2012, 3(1): 51-59.
45. Xu C, Inokuma MS, Denham J, et al. Feeder-free growth of undifferentiated human embryonic stem cells. Nat Biotechnol,

2001, 19(10): 971-974.
46. Amit M, Margulets V, Segev H, et al. Human feeder layers for human embryonic stem cells. Biol Reprod, 2003, 68(6): 2150-2156.
47. Cheng L, Hammond H, Ye Z, et al. Human adult marrow cells support prolonged expansion of human embryonic stem cells in culture. Stem Cells, 2003, 21(2): 131-142.

第三节 肾脏组织工程

罗丽花 胡 波 董向楠 刘播娜

肾脏是第一个用人工装置替代其功能的实质器官,尽管透析能够明显改善急慢性肾衰竭患者的预后,增加社会回归率,但它不是一种完全的肾脏替代治疗方式。近年来发现终末期肾病透析患者平均寿命仍明显缩短,急性肾衰竭患者病死率仍然超过50%。这主要是由于血液净化治疗只能间歇性的替代肾脏的滤过功能,而肾脏自我平衡、调节、代谢和内分泌等功能仍然不能被有效替代,因此终末期肾病透析患者慢性并发症较多,如贫血、钙磷代谢紊乱、肾性骨病、心血管并发症等,使透析患者社会回归率较低,持续存在严重的医疗、社会和经济问题。除透析替代治疗外,肾移植是20世纪50年代发展起来的另一种肾脏替代治疗方式,发展至今肾移植技术已比较成熟,且抗排异药物的发展也明显提高了移植肾和受者的存活率,使肾脏成为第一个成功移植的器官。但由于肾衰竭患者基数庞大,并呈逐年上升的趋势,缺乏合适的肾源一直是制约其发展的因素。

近年来,随着分子生物学、细胞生物学、生物材料学、移植免疫学以及临床医学等相关学科的发展,在各自领域技术及所取得成果的不断交叉、融合和相互渗透的基础上,诞生了组织工程学并逐渐发展起来。组织工程即应用培养的细胞和相应材料组合成具有生物活性的种植体,植入体内修复组织缺损,重建组织或器官结构或功能,或作为一个体外装置,暂时替代器官功能,达到提高患者生存质量的目的。它不仅是一种解除患者痛苦、治愈疾病的新方法,而且也是一种复制"组织"或"器官"的新思路,组织器官的发展标志着我们已经步入了"生物科技人体时代"和"再生医学的新时代"。这一技术已在生物人工胰脏得到有效的发展;生物人工肝可以应用于终末期肝病患者进行移植前的替代治疗。在肾脏病领域,人们设想运用特定的种子细胞和生物合成膜形成细胞材料复合体,构建一个既具有肾小球滤过功能又有肾小管重吸收功能的装置即生物人工肾(bioartificial kidney,BAK)。BAK能完成肾脏滤过、重吸收、内分泌、代谢和自身调节等功能,使肾脏替代已逐步成为可能。同时设想将BAK植入患者体内,成为全能肾脏供体器官,替代病损肾脏全部功能。BAK由生物人工血滤器和生物人工肾小管辅助装置(bioartificial renal tubule assistance device,RAD)组成。生物人工血滤器是将具有活性的内皮细胞包裹在生物合成膜上,以使移植的细胞逃避宿主的排异。在转基因技术的支持下,生物人工血滤器合成、分泌多种肾源性物质。RAD则具有再生、分裂、分化、分泌等多种功能。

目前RAD已试用于临床,结果令人鼓舞,生物人工肾小球的研究虽尚不成熟,但已有初步设想。

一、组织工程概述

20世纪60年代,美国麻省理工学院化学工程师Robert Langer发明了高分子化合物控制释放系统,随后又发现了一类新型可降解聚合物材料。20世纪80年代初，Langer和Joseph P Vacanti医生首次描述了组织工程的简单含义并开展了初步的研究工作，即将人体活细胞种植在一种可生物降解的支架材料上，在生长因子的作用下使其再生成为组织。1987年“组织工程（tissue engineering）”一词首次在美国国家科学基金会（NSF）的一次会议上提出[1]，1988年美国国家科学基金会的一个专门工作小组对组织工程的内涵做了如下界定：组织工程是应用细胞生物学和工程学的原理，研究开发用于修复或改善人体病损组织或器官的结构、功能的生物活性替代物的一门科学。美国国家科学基金会同时资助建立了一系列实验室，正式展开了组织工程学研究。日本、加拿大、欧洲、澳大利亚等国家和地区先后开展了组织工程研究。2001年美国成立了组织工程学会，并逐渐形成全球性的学术组织。2007年6月，美国国家科技委员会推出“推动组织科学与工程，多机构参与的战略计划”，对“组织工程”概念进行了更广泛的扩展，在此基础上提出了“组织科学与工程”概念，并将其定义为利用物理、化学、生物和工程学方法控制和调控细胞的聚集行为，同时还涉及组织工程非医疗方面的应用，例如生物传感器。

中国的组织工程学研究起步稍晚，但受到我国政府的高度重视，先后由国家自然科学基金委、国家教委、国家卫生计生委以及“863”国家高技术研究发展计划项目、“973”国家重点基础研究发展计划项目资金资助，开展了组织工程相关的基础和应用研究。到目前为止，我国组织工程经历了从无到有，逐步发展壮大，从最初的仅有个别、分散的低水平研究单位，发展到目前已经覆盖全国几乎全部的大专院校与科研院所。我国的组织工程已取得了一些重要的研究成果，并初步形成了以组织构建和临床应用为特色的中国组织工程学研究道路，确立了我国在国际组织工程研究领域的学术地位。

组织工程的核心是通过建立细胞与生物材料的三维空间复合体，用其重建病损组织的形态结构和功能，最终达到结构和（或）功能的永久性替代。此三维空间结构是细胞获取营养、气体交换、排泄废物和生长代谢的场所，是形成新的具有形态和功能的活体组织的物质基础。组织工程是在细胞和组织水平上操作的生物工程，标志着传统医学将走出器官移植的范畴，步入制造组织和器官的新时代。组织工程是继细胞生物学和分子生物学之后，生命科学领域又一新的发展里程碑。它作为一门细胞生物学、分子生物学、生物工程材料等多学科交叉的边缘学科，将带动和促进多个高技术领域的交叉、渗透和发展。

组织工程修复过程本质上是医学治疗原则在细胞水平的体现，以实现机体健康组织的替代。组织工程与传统组织移植或生物材料替代相比，优点在于：首先，组织工程主要是通过构建结构完整、功能完全、具有生命力的健康活体组织，全面重建病损组织的形态、结构和功能；其次，所形成的组织在体内能较好地与机体正常组织整合，可对体内各种生物学刺激产生应答反应；最后，以最少量的组织细胞（甚至可用组织穿刺的方法获得种子细胞）经体外培养扩增后，修复体积较大的组织缺损，达到无损伤修复创伤，实现真正意义上的功能重建。

（一）组织工程的基本原理

组织工程技术是通过获得自体或异体的极少量组织，在实验室中经过灭菌、消化、分离、培养等一系列处理，获得足够的细胞数量后将其重组具有一定形态和功能的组织器官，替换病变或受损的人体器官。由于这种技术可以有效地解决免疫排斥、病毒感染等诸多问题，并且可以工厂化生长，因此有着重要的临床价值和社会经济效益。

组织工程的基本原理是将种子细胞经体外培养扩增后，吸附于生物相容性好并可以被机体降解吸收的生物材料表面，形成细胞复合材料。生物材料作为细胞生长的支架，能为组织工程的种子细胞提供一个生存的三维空间，有利于细胞获得足够的营养物质和进行营养物交换，排除废物，使细胞能够按照预先设计好的支架生长。然后将细胞－生物材料复合物植入人体内，种植的细胞在生物支架逐步降解吸收过程中不断增殖、分化，形成形态、功能等方面与相应病损组织、器官一致的组织，从而达到修复创伤和重建功能的目的。故组织工程的科学内涵有三个紧密结合的部分：①对正常和病理的组织、器官结构、功能关系有定性和定量的认识；②在可控或可重复的条件下，通过特定种子细胞的体外培养扩增，形成具有生物活性的替代物，如具有特定功能的组织－细胞－骨架聚集体、生物人工器官、细胞悬浮液、细胞及其产物的包囊等；③具有生物活性的替代物植入病损部位后与机体组织的相互作用和整合。

（二）组织工程的基本要素

组织工程是综合应用生命科学和工程学的基本原理、基本理论、基本技术和基本方法，在体外预先构建一个有生物活性的种植体。然后将种植体植入体内，修复缺损的组织或器官，同时替代组织器官的一部分或全部功能。或者将其作为一种体外装置，暂时替代器官部分功能，达到提高生存质量，延长患者生命及增加社会回归率。

组织工程的三大基本要素包括种子细胞、可降解的支架材料以及细胞生长调节因子。

1. *种子细胞* 组织由细胞及胞外基质构成，与此类似，组织工程组织由功能细胞复合可降解材料组成，支架材料在降解过程中被细胞自行产生的细胞外基质逐渐代替，从而形成有生命的活组织。由此可认为无论是在组织工程的研究中还是在组织工程组织的构建过程中，种子细胞始终是备受关注的焦点。组织工程的种子细胞均具备几个主要特征：①高增殖能力，低分化程度；②能建立稳定的标准细胞系；③尽可能低的抗原性。

近年来，用于组织工程研究的种子细胞主要来源渠道包括：与缺损组织细胞同源的自体细胞，如应用自体软骨、皮肤、干细胞等修复相应的组织缺损；组织特异干细胞，如具有多向分化潜能的多能干细胞（骨髓基质干细胞）以及具有定向分化潜能的专能干细胞（肌肉前体细胞）；胚胎干细胞（embryonic stemcells，ESC）[2]。目前种子细胞的研究主要集中于干细胞领域，自体干细胞移植由于没有免疫排斥反应，避免了免疫抑制剂的毒副作用，因而成为种子细胞的主要来源。组织干细胞主要存在于成年动物或人体内某些组织中，分化程度相对较低，具有类似胚胎干细胞诱导分化能力以及高增殖能力，如脊髓基质干细胞。此外，该细胞可以通过髂骨穿刺方法抽取，比较容易获取，因而在作为组织工程种子细胞研究应用方面颇受重视。胚胎干细胞要从人类或动物胚胎发育早期所形成的内细胞团中分离培养获得，在适当的条件下可以在体外培养增殖而不改变进一步形成全身各种器官的能力，即具有独特的高度未分化特性和发育全能性。由于人类胚胎干细胞受限于一些伦理、道德问题，相关研究曾一度被禁止，1999 年美国国立卫生研究所（NIH）官员在 *Nature* 上公开宣布解除对人胚胎干细胞研究的禁令。

组织细胞由于是终末分化细胞，在体外培养过程中，经过一段时间后，细胞极易老化，从而散失正常的分泌基质功能，因而难以从少量的组织经体外分离培养获得大量的具有正常功能的组织细胞，所以在研究和应用领域都受到了限制。

2. *支架材料* 组织工程支架材料是为组织工程化组织的构建提供细胞载体与组织结构的三维支架，为细胞生长提供合适的外环境，有利于细胞的黏附、增殖及分化。理想的支架材料应具备以下特点。①具备良好的生物相容性和细胞亲和性，不会因邻近组织的排斥反应而影响新组织的功能。②有与细胞、组织生长速率相适应的降解吸收速率，即有可降解性及适宜的降解速率。③同时具有较好的生物催化活性、免疫识别能力、抗凝性、润滑性以及抗感染性。④良好的可塑性、柔韧性，结构强度与植入部位组织的力学性能相匹配，能为植入的细胞提供合适的微应力环境，使其在体内生物力学微环境中保持结构稳定性和完整性。⑤支架材料移植到体内后能保持原有二维或三维结构的形状。⑥有利于细胞增殖、分化以及负载生物信号分子的表面理化性质，以及高比表面积、孔隙率、相连的孔形态。⑦有能特异促进或抑制细胞 - 材料相互作用特性的基本单元，且便于设计和修饰。⑧材料易得，便于生产、纯化和处理。

目前可作为组织工程支架的材料主要有以下几大类型。

（1）天然细胞外基质。细胞外基质是种子细胞附着的基本框架和代谢场所，负责大量有效地向机体特定部位输送细胞。细胞外基质能为细胞黏附、增殖、生长等提供适宜的微环境，为细胞生长提供营养支持，排泄代谢产物，使细胞按预制形态的三维支架生长。细胞外基质主要成分为藻酸盐、胶原、透明质酸、蛋白多糖、糖蛋白、网状纤维等。其中，胶原是体内分布最广的结构蛋白，天然的表面性质有利于细胞黏附和产生趋化作用，通过自身包含的细胞黏附区域，与细胞之间相互识别与作用，保持成纤维细胞与树突状细胞等多种细胞的表型与生物学活性。在组织工程构建过程中，主要通过调节移植物中胶原的浓度及其分子间的交联程度来控制胶原在体内的降解速率。胶原可单独作为支架材料或用于构建复合支架材料，广泛应用于多个组织工程领域，如软组织修复、毛细管工程、血管化脂肪组织以及真皮工程等。藻酸盐主要从海草中获得，具有较好的生物相容性，在钙离子的作用下，具有轻微的黏性，可作为细胞注射治疗领域的一种载体工具，目前作为创伤修复材料已得到国家食品药品监督管理总局（FDA）的认证。透明质酸是一种蛋白多糖，广泛分布于动物和人体组织中，在胚胎发生过程中，对细胞的迁移、分化以及细胞外基质的构成均具有调节功能。透明质酸是一种自由基清除剂，能够抑制创伤部位的炎性反应，识别多种细胞受体，促进组织修复。由于透明质酸具有非免疫原性，在组织修复过程中，通过促进间质细胞和上皮细胞的迁移和分化，来促进胶原沉积和血管发生；透明质酸具有水溶性，易于构造成不同类型的孔隙和三维结构，因此透明质酸是组织工程和药物缓释的理想材料。

（2）无细胞基质。无细胞基质是一类富含胶原的基质，主要通过机械或化学方法将组织中的细胞成分移去而获得，如小肠黏膜下组织。由于其在损伤局部能够为上皮细胞原位爬行提供生长支持基质，常被应用于膀胱组织的修复工程。

（3）人工合成支架。目前研究最多的有聚乳酸（poly lactic acid，PLA）、聚羟基乙酸（poly hydroxy acid，PHA）、聚乳酸聚乙醇酸共聚物（poly lactic acid copolymer，PLGA）、聚乳酸－己内酯共聚物（Copolymer of poly lactic acid）、聚原酸醋（Polyvinyl acetate）、聚 ρ 羟基丁酯等。这些材料的生物相容性及可塑性较好，在体外可对其强度、结构及降解率进行精细调控。通过非酶水解的方式降解某些物质分子间的酯键，降解产物最终以水和二氧化碳的形式排除，绿色环保。也可通过改变聚合单体的分子量及单体间的比例，有效控制降解速率，使降解持续几周或几年不等。部分具有温塑性的聚酯，在电脑辅助设计下，利用浇铸、铸形等方法将合成材料制成预设组织或器官的形状与超微结构，作为理想的植入支架。此外，人工合成支架材料可与天然的细胞外基质及无细胞基质联合使用，以适应不同器官再生替代的需要。

PLA 是由乳酸单体合成的聚合物，分子链中的酯基对水解敏感，水解后会使它的链端羧基数量增加，促使酯键的自催化水解，此时，只有低聚物从基质中溶出。随着降解的进行，接近于表面的可溶性低聚物从基材溶出，而基材内部的低聚物仍被截留，使它们继续自催化降解，造成内部酸性物质的积累，其结果在基质表面形成皮层，皮层由降解程度低的聚合物组成。PLA 降解速度和吸收时间主要取决于分子量、结晶度以及链的取向等因素，能够保持长达 5 年的降解时间。

PLGA 由 PLA 和聚乙二醇酸组成，是组织工程中广泛使用的一种支架材料。PLA 赋予刚性，聚乙二醇酸赋予生物可降解性，75% 和 25% 聚乙二醇酸组成的支架既有刚性又具有生物可降解性。PLGA 具有很好的生物兼容性，可降解为无害的单体，最后分解为二氧化碳和水。PLGA 可使外加的生物因子活性延长，其孔的大小适于细胞和血管的穿透。

由于支架材料影响种子细胞的黏附、更新和分化，同时具有从微环境中获取相关信号并做出响应、维持组织形状等功能，因此有必要了解细胞在构建并维持组织过程中的作用机制。解决组织工程种子细胞和支架材料体外三维构建的关键在于开展新支架材料的研究与设计，改进现有的支架材料、促进细胞外基质化，致力于具有仿生、智能、组织诱导功能等的生物复合型支架材料的制备。

3. 细胞生长调节因子 组织工程是将种子细胞与材料复合，制成具有生命力并可植入人体的细胞－生物材料复合物。近年来研究发现，细胞生长因子对种子细胞的黏附、生长以及组织工程化人体组织的构建均有重要的调控作用。

生长因子是一类在细胞之间传递信息，对细胞生长具有调节作用的一些低分子量的多肽或蛋白，相对分子质量为 5 000～50 000 不等。它能促进或抑制细胞分裂、增殖、迁移和基因表达，改变合成的细胞产物。生长因子通常以无活性或有部分活性的前体形式存在，这些前体需要蛋白质水解来激活，可能还需要与细胞外基质分子结合起来维持其活性和稳定性，生长因子可分为内分泌型、旁分泌型和自分泌型等。目前了解较为全面、使用较为广泛的细胞生长调节因子主要有骨形态发生蛋白（bone morphogenetic protein，BMP）、转移生长因子-β（transfer growth factor-β，TGF-β），成纤维细胞生长因子（fibroblast growth factor，FGF）、血小板衍生生长因子（platelet derived growth factor，PDGF）、类胰岛素样生长因子（insulin like growth factor，IGF）、表皮生长因子（epidermal growth factor，EGF）和神经生长因子（nerve growth factor，NGF）等。但大部分生长因子的结构、功能和机制尚不清楚，还需要进一步的探索。

在组织工程构建过程中，生长因子功能主要通过以下形式实现。①直接将生长因子复合到支架材料上，或在三维空间建成后再与其复合。②将能分泌生长因子的细胞移植到支架上，这些细胞可以是自然状态下原本就能分泌生长因子的细胞，也可以是通过基因修饰后能分泌生长因子的工程化细胞。在组织再生领域中，生长因子在修复区域局部可诱导细胞增殖、趋化、分化和基质形成，具有广阔的应用前景[3]。

(三)组织工程的研究目标

组织工程的科学目标是组织和器官的形成和再生，即在细胞水平和分子水平构建具有生命力的生物体，是再生医学的重要组成部分；应用目标是从形态、结构和功能上对组织器官缺损或功能障碍进行永久性地修复，从而提高患者的寿命以及生活质量。

二、肾脏组织工程的研究进展

目前全世界罹患终末期肾病的人群已超过200万人口，据不完全统计，我国2013年血液透析患者283 581例，腹膜透析患者46 633例。近年来血液净化技术在原理方面无重大突破，而只是与现代电子信息技术结合，增加了治疗过程反馈功能及调控，提高了血液净化治疗的安全性和个体化程度。由于血液透析的非生理方式及透析本身还会带来一些新的问题，如血液透析加速心血管病变，透析相关骨病发生率增加，免疫功能低下，长期透析易导致营养不良、淀粉样变、动脉粥样硬化以及肿瘤发生率增加。因此，要从根本上治疗急慢性肾衰竭，应采用尽可能全面代替肾功能、模拟肾单位结构的生物型人工肾。

迄今为止，科研人员已试用组织工程方法研究了皮肤、血管、软骨、骨、角膜、心脏瓣膜、气管、肌腱和神经等组织，甚至人造肝脏、人造膀胱也取得了不同程度的进展。由于皮肤、软骨等组织的细胞成分和组织结构相对简单，因此此类研究开展的时间较早，研究成果也较显著，并已获得FDA批准应用于临床[4]。由于肾脏属于实质性器官，结构复杂、功能多样，肾脏组织工程的研制方法不同于皮肤、血管等组织工程的研制，其涉及肾脏的滤过、物质转运、内分泌等多种生理功能。肾脏组织工程需构建不同的辅助替代装置模拟、替代各方面功能，具有重要的科学研究价值和临床应用前景。BAK是组织工程化肾脏研究的重点，主要包括生物人工肾小球和RAD的研究。目前国外生物人工肾系统已经完成由美国食品药品管理局(FDA)批准的Ⅰ/Ⅱ期临床实验，并取得了较为理想的效果。

(一)生物人工肾小球(生物人工滤器)

在临床治疗中，肾脏是最早实现功能替代治疗的器官。当各种原因导致肾脏结构和功能障碍时，代谢产物排泄障碍，使其在体内过多聚集，导致机体内环境遭到破坏，严重威胁患者的生活质量和预后。因此，人们利用具有类似肾小球滤过功能的聚砜膜、聚醚砜膜等生物膜制成中空纤维透析器，并广泛应用于临床，以清除体肾衰竭患者体内的代谢废物，纠正水和电解质紊乱，维持机体内环境相对稳定，这就是肾小球的组织工程。由于透析只能间歇性的替代肾小球的滤过功能，不具有重吸收、内分泌等肾小管功能，故最初的肾脏组织工程并不是完善的人工肾脏。目前商业用的中空纤维透析器纤维管内径约为200 μm、膜厚度为40 μm，长时间透析体外凝血致使纤维管堵塞，纤维管内外压力差也会导致纤维管破裂。其次目前的透析系统设备要求高、操作复杂、功能维持时间短，须反复治疗，给患者的日常生活带来很大的不便和沉重的经济压力；还易引起皮肤瘙痒、肾性贫血、钙磷代谢紊乱、继发性甲状旁腺功能亢进、透析相关淀粉样变及各种心血管疾病等一系列并发症等。因此，研究多功能、体积小、操作简单的生物透析器迫在眉睫。近年来，科学家将为使移植的细胞逃避宿主的排斥反应，在聚砜、聚醚砜等空心纤维膜上种植上具有活性的内皮细胞，利用转基因技术合成分泌多种肾源性物质，血液流过时不产生凝血，同时可在负压调控下进行血液滤过，这种滤过器有利于长期的血液滤过。

将内皮细胞在体外分离、传代、扩增后种植于聚砜膜、聚醚砜膜等中空纤维生物材料上[5]，制成生物人工血滤器(图27-3-1)。内皮细胞的分型和基因表达受多种细胞外基质成分(胶原蛋白Ⅰ、胶原蛋白Ⅳ、层黏蛋白和纤连蛋白等)的调节，细胞外基质成分影响内皮细胞黏附生长，决定分化内皮细胞的形态和功能。例如马－达氏犬肾细胞系(MDCK)产生的细胞外基质能够促进内皮细胞膜形成物质对流转运通道或转运微孔的多孔结构，对水具有高通透性，对肾小球毛细血管溶质的滤筛特性具有重要的作用。

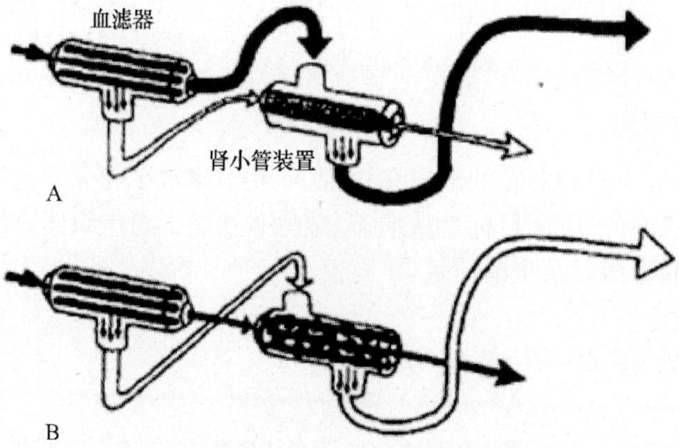

图 27-3-1 生物人工肾血滤器模式图

A. 融合细胞生长在支架内的中空纤维内；B. 磁珠包裹的细胞密集置放于中空纤维管外空间（其中黑色代表血液，白色代表超滤液）

传统的血液净化技术都是基于弥散或对流原理来清除体内多余水分及有害溶质，间歇性地实现肾小球滤过的替代功能，尚不具有调节、代谢、内分泌以及维持内环境稳定的肾脏功能。其潜在的受限因素包括：随着替代治疗时间的延长，体外循环易发生凝血；蛋白质沉积于中空纤维膜上，可造成超滤率及溶质清除率下降，影响替代治疗效果；大量超滤的同时需要补充大量的置换液；使用抗凝剂后体内出血风险增高。植入式人工肾小球则是基于对流的原理来模拟肾小球滤过功能，可避免传统治疗模式的弊端，发挥长时、持续的替代作用。生物人工肾小球模仿了肾小球的毒素去除过程，能较好地清除高分子溶质；能以相同的速率去除一定分子量范围内所有的溶质；借助大量的水转运携带更多的溶质排出体外。由此可见，在去除尿毒症毒素方面，生物人工肾小球相对于目前所应用的血液透析有着明显的优势。

将不同组织来源的内皮细胞经体外传代培养后，种植于血液滤过器的内表面，使种子细胞与血液直接接触，可改善生物人工肾小球的生物相容性，降低血小板聚集，延长使用寿命。

1. 细胞的来源及特性

（1）自身细胞行瘘管手术时取血管内皮细胞体外培养后覆盖于滤过膜表面，由于血管内皮细胞具有感知血管内血流、压力、炎症信号和激素水平变化的能力，其直接与血液接触后，能与远近细胞相互联系，并对各种刺激做出相应的反应。通过各种电化学、自分泌、旁分泌和内分泌信号过程参与保持机体内环境稳定，在病理生理过程中均发挥重要的作用。

（2）同种异体细胞可将具有活性的内皮细胞包裹在人工生物膜内表面，使移植的细胞不受宿主细胞的排斥。同时借助转基因技术，使移植的内皮细胞能合成并分泌多种肾源性物质。

（3）胚胎干细胞是一种高度未分化细胞，具有发育的全能性，因此其是构建组织功能产品的重要细胞。

2. 支撑材料　支架材料为种子细胞提供合适其生长、基质合成及发挥其他功能的空间，为保障生物人工肾小球装置具有预期的功能。支架材料必须具有良好的生物性能及三维空间结构，能够支撑嵌入或携带细胞的存活。实验中一般使用生物相信性较好的聚砜纤维或聚磷酸纤维。

3. 生物人工肾小球的构建及体外实验　肾小球滤过膜主要包括内皮细胞层、上皮细胞层和基底膜层三层结构，决定肾小球滤过功能，当细胞层受损时（尤以足细胞明显），则会导致肾小球滤过功能受损。刘少军[6]利用生物微电子机械系统工艺，对以硅为基础的材料进行一系列加工（图形化、刻蚀、溅射、电镀等），研制成多聚硅裂孔薄膜。该膜主要由含有多个孔隙结构的金属薄膜和硅基底构成，滤过膜孔隙完全规整，薄膜厚度 2～3 μm，也可根据实际需求自由设计和改变膜孔的大小及形态分布。在多聚硅裂孔薄膜上培养时，死细胞的比例为 5%～13%，与普通玻璃上培养相似，提示其对细胞无明显的毒副作用。

MTT 实验中的吸光度随培养时间延长而逐渐增加，与普通培养条件相比，多聚硅裂孔薄膜培养下，相同时间内吸光度差异无显著性，提示该膜不刺激细胞释放炎性因子。在培养 4 天后，电镜扫描可见 MDCK 细胞呈扁平融合的单层细胞，继续培养后发现，单层细胞逐渐变成立方状，细胞与细胞之间结合紧密，顶端有大量微绒毛形成，在此过程中 MDCK 细胞数量并没有增加。同时多聚硅裂孔膜培养足细胞后对细胞培养液的滤过分数为 26%，对小分子溶质完全滤过，对滤过液中维生素 B_{12} 的表观清除率为 1，白蛋白和 IgG 的表观清除率分别为 0.136 和 0.019。

徐秀红等[7]将体外分离犬骨髓间充质干细胞经诱导分化后形成内皮细胞，经传代增殖后在中空纤维滤器内生长，建立生物人工血滤器。对急性肾衰竭犬进行体外滤过实验，治疗 4 小时后，治疗组对钾离子和钙离子的清除与对照组相比，差异无统计学意义。但对尿素氮清除率较高，治疗组与对照组血清尿素氮(μmol/L)分别是(88.4 ±6.1)、(141.5 ±6.2)，考虑生物人工血滤器模仿肾小球的清除毒素的过程，对小分子溶质清除率高。白蛋白等大分子蛋白受滤过膜的孔径限制，清除率较低，小分子蛋白如 β_2-微球蛋白有一定的清除作用。由于生物人工血滤器具有对流清除功能，在其滤过膜及膜上的细胞间隙范围内，大量含有小分子溶质的等张液能被清除出来。

Mous[8]综合考虑了对滤过产生影响的各种因素，如液体静压、渗透压、管内轴流和膜两侧液体对流等，构建了一种中空对流的滤过装置。实验结果提示，该滤器装置滤过率的实际测得值与理论计算值完全吻合，被认为是最佳的人工血滤器。植入式生物肾小球的滤过率受机体容量因素和排尿频率耐受性等因素的影响，一般将滤过率设置为 2 ~4 ml/min 比较合适，这既能满足清除尿毒素的作用，同时从膀胱容量 500 ~750 ml 来讲，受体也能耐受排尿的频率。如血容量持续降低不仅可以减少透析时间，而且能控制透析间期的细胞外容量过度负荷。

4. *抗凝*　人们将与血液组织相容性较好的内皮细胞分离、传代培养后，种植到中空纤维滤膜内表面，制成具有内皮细胞衬附的血液滤过器，治疗过程中抵抗血小板聚集，使透析器不易发生凝血，避免超滤率下降。此外，一些学者进一步利用转基因技术，在种植的内皮细胞上转染抗凝因子，使它能分泌基因产物和表达抗凝血蛋白，以减少中空纤维透析器内的血栓形成，这种设想已在水蛭素进行了研究。水蛭素能特异抑制血栓的形成，有学者利用含水蛭素基因的腺病毒载体感染与血液组织相容性较好的内皮细胞，将转染的细胞种植在聚砜膜上，可分泌高浓度抑制活性的水蛭素。通过蛋白酶水解法测定，具有高度抑制血栓形成的活性，使透析过程中纤维内凝血问题得到解决，同时能保持较好的滤过率，控制转染细胞表达，使其分泌适宜的浓度，可以防止体内出血。利用包含水蛭素载体的内皮细胞构建的商业意义的生物人工肾小球早期模型已经制成，内皮细胞种植和生长后滤过率为 2.2 ml。尽管滤过率很低，一系列的实验表明，从灌流液到超滤液，白蛋白漏出率从 83% 下降到 3%，明显增强了对白蛋白的通透选择性，有很好的应用情景。

Vu 等[9-10]将脐带血 $CD133^+$ 内皮祖细胞经细胞松弛素 B(CyB)(浓度为 50 mg/ml)处理后，涂抹在中空纤维的表面上。与没有被处理的内皮细胞组相比，扫描电镜观测显示，经 CyB 处理的内皮细胞孔径相对较大，空窗数量也较多，细胞通透性能增加，并且这种现象至少持续 7 天。血小板吸附测试显示，内皮祖细胞依旧能保持抗凝血性能，不受 CyB 的影响。研究结果提示，经 CyB 处理后的 $CD133^+$ 内皮祖细胞制成的生物人工血滤器具有一定的超滤性能和抗凝性。

生物人工肾小球和后面介绍的 RAD 可以通过串联的方式组合成完整的生物人工肾，并将其应用于体外或植入体内行使替代功能。生物肾小球与生物肾小管的最终组合形式决定人工肾装置植入体内的方式。衬有内皮细胞的中空纤维可以像肾移植一样接入髂动、静脉环路中，肾小球滤过的液体直接进入包被近端肾小管细胞的 RAD 内腔，与内腔表面相接触，RAD 发挥溶质转运、代谢、内分泌的功能，而经肾小球滤过又经肾小管内腔出口流出的废液则与受体自身的尿液一起收集，经相连的排泄系统排出体外[11]。

(二)生物人工肾小管

肾小管具有维持水钠平衡和对葡萄糖及氨基酸的重吸收功能，还可通过分泌肾素、血管紧张素Ⅱ、前列腺素和激肽等参加机体血压调节；分泌促红细胞生成素刺激骨髓造血，调节红细胞生成；分泌 1,25-$(OH)_2D_3$调节骨代谢。由于肾小管上皮细胞与骨髓前体细胞相近，具有免疫细胞的多种特性，如抗原递呈和产生 IL-6、IL-12 等活性细胞因子，对肾脏生物学反应有重要的调节作用。肾小管还具有表达共刺激分子和合成炎症介质的作用，参与机体免疫调节，也可通过分泌谷氨酰胺发挥抗氧化作用。基于弥散、对流或者吸附机制的传统肾脏替代治疗，实质上只替代了肾小球的滤过功能，发挥清除机体多余水分和中小分子代谢产物，纠正水电解质平衡，改善内环境。但是传统的肾脏替代治疗无法发挥肾衰竭时所丧失的内分泌、代谢和调节炎症等重要的肾小管生理功能。生物肾小管辅助装置的出现，为弥补血液透析或血液滤过的缺陷提供了有效的手段。

RAD 是基于细胞疗法在肾脏病领域提出的概念，其构思特点是将组织细胞在体外传代、扩增到一定数量后，种植在具有水和溶质通透性的生物反应器（空心纤维膜）上，在细胞培养介质和细胞外基质等的支持下，组织细胞沿着空心纤维内生长分化，成为融合的单层细胞，连接于体外血液循环，使肾小管的相应功能得以实现。对纤维内腔的组织细胞进行免疫防护，使其长期保持生存能力，实现稳定、协调的肾小管功能。目前这种在空心纤维腔内种植种子细胞，并使其生长分化成为融合单层细胞的技术已经在多个实验室制备成功。

自 1997 年 Humes 等在管状纤维生物反应膜内种植猪肾脏近曲小管细胞，将使其分化成为融合的单层上皮细胞，获得总表面积 1.6m^2 的人工肾小管，首次于体外成功构建了 RAD 模型。继之，他们对小管细胞采用流动式培养，获得具有重吸收水、转运多种溶质（CO_2、葡萄糖、对氨马尿酸等）、活化维生素 D、分泌促红细胞生成素刺激骨髓造血等功能的近曲小管，成为有功能的 RAD[12]。随后经历了体外功能测定、整体动物实验过程，并于 2003 年完成了 9 例临床实验，成功应用于急性肾损伤的重症患者的救治，显示出 RAD 巨大的应用前景，为肾衰竭治疗开创了一种崭新的治疗手段，成为真正生物意义上的全肾替代治疗，弥补了传统的肾脏替代治疗的缺陷。

1. RAD 的构建

（1）组织细胞源。哺乳动物肾小球滤过后的超滤液重吸收的过程取决于肾小管细胞对溶质的传递，任何有效的 RAD 必须有足够替代肾功能的细胞数量，并具有较好的黏附、增殖功能，在限定条件下分化为有特定结构和功能的专门细胞能力，同时能够自我修复，以履行相应的生理功能。不同研究者对细胞取材于不同的动物，如犬、猪、鼠、兔等，但目前认为猪是人异种移植和免疫细胞疗法中最佳器官来源，故将其作为 RAD 种子细胞较为理想，也有研究者采用兔和 MDCK 作为组织细胞源。由于猪的解剖结构和生理特点与人类相似，并且容易大批量饲养，在实验研究中，一般使用年龄为 4～6 周约克夏猪（Yorkshire pig）或汉普郡猪（Hampshire pig）的肾脏作为培养和种植肾小管细胞的来源[13]。来源于动物肾脏的种子细胞应用于临床时，为确保供体组织的安全性和无传染性，需要对动物做细菌学检查及血液和组织的病理检查。

当以动物细胞作为构建 RAD 种子细胞应用于人体治疗时，将不可避免的产生生物相容性问题。因此，选择人近曲小管上皮细胞（HK2）作为 RAD 的种子细胞，尽可能地提高生物相容性，是将 RAD 应用于临床治疗的必然选择。但正常情况下，肾小管上皮细胞自我更新速度缓慢，成年哺乳动物的每个肾脏每天只有一个肾小管上皮细胞被更新。因此，人肾小管细胞来源较少，无法在短时间内大量制备以满足 RAD 构建的需要。Humes 等经体外实验证明了肾脏近曲小管存在祖细胞，当肾脏遭到严重的缺血或中毒损伤后，近曲肾小管上皮细胞便会表现出迅速自我更新增殖能力，并再生为正常的形态结构，修复受损肾脏。随后 Humes 等提出分离肾脏干细胞，利用转化扩增的方法进行体外研究实验。近几年研究发现，可经外周血及静脉血中获得干细胞，利用干细胞的分子特点以及成熟度不同等特点，将不同种类的干细胞应用于不同组织的再生和修复。Kim 等胚胎干细胞的培养液中加入视黄酸、激活素-A 和 Bmp7 等，发现共培养的胚胎干细胞可表达中胚层标记，继续培养后可形成肾小管上皮样结构。

CD34 是一种细胞膜糖化磷蛋白，在正常骨髓中，一些定向祖细胞或能使造血重建的干/祖细胞表达 CD34 抗原。国内李清刚等利用免疫磁珠法分离犬骨髓 $CD34^+$ 细胞，建立诱导分化内皮细胞的方法及条件。在体外经血管内皮细胞生长因子(VEGF)、内皮细胞生长因子(EGF)、碱性成纤维细胞生长因子(bFGF)诱导后,观察细胞生长状况,以光镜、电镜进行形态学鉴定,应用免疫组化方法检测 vWF 表达。结果显示 $CD34^+$ 细胞在 Matrigel 包被培养瓶贴壁较快,24 小时后将培养瓶中未吸附细胞移走,培养 4 天后观察到淋巴细胞样小圆细胞,并呈集落状生长,约 7 天后分化融合为单层细胞。细胞胞质内含有较多空泡,有拉网状现象,生长快速,具有多形性、纺锤形或边缘呈棘刺状,最后呈铺路石样。光镜下细胞单层融合生长,呈铺路石样形态,单个核位于中央,细胞群体倍增时间为 35 小时。电镜下犬骨髓内皮细胞核/质比例小,有较多线粒体及粗面内质网等细胞器,胞质内还可见到 0.5 ~5 μm 的椭圆形棒状结构(Weibel-Palade 小体),细胞边缘可见较多指状突起或呈绒毛状突起。总之,$CD34^+$ 细胞是一种血管内皮前体细胞,作为一种原始祖细胞,既可形成毛细血管网,为组织工程化器官提供血供,又可直接分化为大血管内皮细胞,促进人工血管内皮化,将其包被在中空纤维膜内,进行增殖分化,进一步制成生物人工肾辅助装置,为肾衰竭治疗提供一种崭新的治疗手段。

应旭旻等在人肾近曲小管上皮细胞原代培养的基础上,采用基因工程技术转染人类腺病毒 5 早期基因 *EIA*,构建出永生化人近曲小管上皮细胞株。经鉴定细胞符合永生化细胞特征,与 HK2 细胞株相比,永生化人近曲小管上皮细胞株 AKP、LDH、NAG、Na^+-K^+-ATP 酶等细胞活性较好,为解决 RAD 细胞来源问题提供了一条新的途径。

(2)细胞培养。Humes 等在体外实验中,将动物肾脏中分离得到肾小管祖细胞置于培养皿中培养,使培养液的电解质浓度、葡萄糖浓度以及 pH 接近于生理状态下的人体内环境。设置适当的培养温度,使细胞持续生长。当细胞培养至融合的单层细胞时,处理成 0.4×10^6 cells /ml 的浓度进行传代。初步实验结果显示不同代细胞具有相同的转运和代谢功能,连续培养 2 周后细胞仍保持增殖分化的能力。由此,可获得人工肾小管细胞长期稳定的来源。

毛慧娟等采用原代技术培养人 PCT,在机械破坏的基础上,利用胶原酶消化法和系列筛网分离去除肾小球,根据 Percoll 形成连续密度梯度的特性,收集特定密度的细胞,经鉴定证实为纯化的 PCT。原代技术培养法不涉及流式细胞仪等特殊设备,不需要上皮生长因子等特殊营养基,重复性强,细胞数量大,每克肾皮质可分离培养出 $(6\sim12)\times10^6$ 个 PCT,有利于解决种子细胞来源不足的缺陷。

使用原代培养法培养种子细胞的缺陷在于容易混杂成纤维细胞,目前主要使用酶消化法、机械刮除法、反复贴壁法和使用抑制成纤维细胞生长的物质去除成纤维细胞。Gilbert 等利用上皮细胞能将 D-缬氨酸和鸟氨酸转化为 L-缬氨酸和精氨酸,而成纤维细胞不具备这种转化功能,故在进行 PCT 培养时,用 D-缬氨酸和鸟氨酸取代培养液中的 L-缬氨酸和精氨酸,以去除成纤维细胞。毛慧娟等在原代培养 PCT 实验中,利用成纤维细胞和上皮细胞贴壁时间差的原理,将种植 6 小时后的细胞转移至另一培养瓶中,有效地去除少量混杂的成纤维细胞。反复贴壁法简单实用,可使细胞纯度达到 95% 以上。

(3)细胞外基质。细胞外基质是由细胞合成并分泌到胞外的成分,如明胶、层粘连蛋白、I 型及Ⅳ型胶原质、纤连接蛋白、弹性蛋白、蛋白聚合物 L 等,主要分布在内皮、结缔组织周围,对组织、器官乃至整个机体的完整性具有支撑作用,并通过信号传导系统全面影响细胞的形状、代谢、功能、迁移、增殖和分化。细胞外基质能以一种复杂方式促进动物细胞更好地贴壁,改善细胞在表面的黏附、增殖及存活性。预先在中空纤维内表面包埋一层细胞外基质,将肾小管细胞植入纤维内腔,细胞能较好地黏附于纤维多聚体表面。研究表明,不同种类的细胞所需要的细胞外基质不同,所需浓度和培育时间也不尽相同。持续评估证实,融合后的单层细胞在纤维腔内可持续存活长达 6 个月,并保持相应的生物学活性,不会发生成堆或过度生长现象。

Bissell 等通过建立细胞外基质、细胞骨架和核基质之间的"动力学相关性"模型认为,细胞外基质与细胞表面受体相互作用,并将信号跨膜传递到胞质内分子,这些信号触发自细胞骨架到细胞核的一系列级联反应,导致特异基因的表达,产生特异性的产物,这些产物反过来又通过不同方式作用于细胞外基质。细胞 - 细胞外基质间的这种"动力学相关性",直接参与细胞黏附、移行、生长、分化和死亡,调节细胞因子、生长因子的活性,同时还能间接激活细胞间信号的传递。

Tasnim 等通过观察为期 4 周细胞外基质中细胞数量的变化情况，研究了不同细胞外基质对单层上皮细胞的作用，在基底膜基质包被的材料上，细胞数量随时间延长呈持续增多趋势，2 周后数量达到一个峰值，并在随后的 2 周稳定生长。但在Ⅳ型胶原质蛋白和层粘连蛋白混合的基质上，第 3 周细胞数量达到峰值($5\times10^5/cm^2$)，随后的 1 周又开始降低。最终结果显示在明胶、Ⅰ型胶原蛋白以及Ⅳ型胶原蛋白包被的材料上，细胞数量最多，最利于细胞的黏附和增殖[14]。Kanai 等也比较了Ⅰ型胶原蛋白、Ⅳ型胶原蛋白、层粘连蛋白、纤连蛋白等细胞外基质对滤器内细胞生长的促进作用，结果发现层粘连蛋白最有利于细胞在滤器内贴壁生长。Sato 等[15]预先使用Ⅰ型胶原蛋白、Ⅳ型胶原蛋白、Pronetin F 3 种细胞外基质蛋白包被滤器内腔表面，将种子细胞植入其内，结果显示 Pronetin F 包被的聚砜膜表现出更好地细胞贴壁和增殖。

(4)支撑材料。支架材料是指能够支撑嵌入或携带种子细胞，为种子细胞提供合适其生长、基质合成及发挥其他功能的空间，引导细胞沿三维支架结构生长，按预先设计的形状和结构形成组织或器官。合适的生物反应器支撑材料在构建 RAD 过程中，发挥着不可替代的作用。随着新技术的不断问世，出现了各种不同表面积且具有高水通透性的纤维膜，设计和制作多纤维 RAD 变得更加简单。实验研究中一般选用生物相容性较好的聚砜纤维或聚磷酸纤维等生物反应支撑材料，分子量一般控制在 45 000 ~ 55 000 Da范围内，膜表面积从 97 cm^2 ~ 1. 6 m^2 不等，这些膜材料的孔径具有免疫绝缘性。Humes 等在研究中使用不同膜面积的高流量聚磷酸中空纤维血滤器作为 RAD 的支撑装置，膜面积为 97 cm^2 血滤器中包含有 128 根聚磷酸中空纤维，其内径 200 μm、厚度 40 μm、纤维长 17 cm，其上有 5 000 个上皮细胞。膜面积为 0. 4 m^2 血滤器中包含有 407 根内径 250 μm、厚度 70 μm、纤维长 12. 5 cm 的聚磷酸纤维，有 1.4×10^9 个上皮细胞生长。当表面积从 0. 4 m^2 扩增到 0. 7 m^2 时，滤膜表面生长的细胞数量相应地从 1.4×10^9 增加到 2.5×10^9 个。一个成年肾有 10^6 肾单位，近端小管上皮细胞为 5×10^9，细胞种植密度为 3×10^7/ml，黏附的细胞在支架内扩展作为一个生物反应系统以产生融合细胞，有报道显示 1.5×10^9 个细胞($3.5\times10^5/cm^2$)可在整个膜表面近乎完全融合。

Unger 等[16]研究发现，预先用纤维结合素包被聚醚砜中空纤维，将来源皮肤、肺、脐带的人血管内皮细胞植入处理后的滤器中，植入细胞能呈单层生长，在促血管形成条件下培养时，细胞可迁移形成血管样结构。Ozgen 等[17]将猪近曲小管上皮细胞 LLC-PK1 分离、培养后，种植在聚砜膜中空纤维上，构建了 RAD。国内应旭旻等[18]也成功进行了这类研究。根据目前研究，聚砜中空纤维膜由于生物相容性较好，具有良好的水、溶质通透能力，因此，可作为生物人工肾小球或肾小管的支架。

组织工程支架材料表面特性对细胞的黏附、增殖、分化和凋亡起重要作用。董兴刚[19]选用内置 1 000根中空纤维，有效膜面积为 0. 1 m^2 的聚砜膜中空纤维管，呈同心圆排列后，将纳米金组装到聚砜膜表面，制成肾脏生物反应器。该反应器具有以下优点。在聚砜膜材料和纳米金组合呈同心圆状的中空纤维聚砜膜/纳米金仿生支架进行细胞培养，在处理后的生物反应器上，细胞在单位体积内贴壁生长的表面积大，生长面积/体积的比率大，细胞密集，细胞生存空间充足，能明显增加肾脏细胞的数量。呈同心圆状的聚醚砜纳米材料的支撑层，保证了中空纤维管之间的空间距离，为肾脏细胞提供合适的空间距离，具有立体支撑作用，利于肾脏细胞维持良好的形态特征，保持肾脏细胞的相关功能。将纳米金溶液分别浸泡纤维 0、2、5、14 小时，得到 4 种中空纤维聚砜膜/纳米金仿生支架，植入非洲恒河绿猴肾细胞细胞株(CV1 细胞)，继续培养 2 周，构建 RAD。期间观察到细胞黏附、铺展过程：细胞黏附于中空纤维聚砜膜/纳米金仿生支架表面时为球状，随后自黏附点附近发出丝状伪足，丝状伪足相互融合形成片状伪足，再不断向外延伸，细胞形态逐渐由球状变扁平，最后呈板层状。细胞生长 14 天后，表现出不同的形貌特点，未纳米金处理组膜的表面生长未见细胞，故纳米化材料能显著提高种子细胞的贴壁与增殖。纳米处理 2、5 和 14 小时细胞完全铺展成片。当比较纳米金处理 2、5 和 14 小时细胞增殖情况，发现纳米金处理 5 小时的细胞数目最多，2 小时和 14 小时细胞数量差异无显著性，提示 5 小时纳米化时间最佳，延长或者缩短浸泡时间均不利于材料纳米化。

去细胞生物支架是一种天然的组织工程支架材料，利用不同方法将组织或器官内的绝大多数细胞成分和可溶性蛋白去除，仅保留组织结构中细胞外基质等不溶性基质成分，且保持其天然三维空间结构，无免疫原性或免疫原性极低，不易引起感染或排斥反应，以独特的组织特异性、三维的超微结构进行组合，为新组织的生成提供网状结构性支架，包含多种生长因子，能为种子细胞的生长营造接近体内的培养生长环境，诱导种子细胞黏附、迁移和增殖。Ross 等[20]发明了应用灌注法制备大鼠全肾脏脱细胞基质作为细胞支架。通过肾动脉向离体大鼠肾脏内灌注洗脱液将肾脏细胞洗脱掉，保留网络样的基底膜结构，得到无细胞成分的肾脏骨架。扫描电镜检查显示，去细胞肾脏骨架结构中有连续完整的肾小球、肾小管和血管结构。免疫组化染色显示，骨架中保留了肾脏基底膜中的主要成分，即Ⅳ型胶原和层粘连蛋白网络，使其在细胞的存活、迁移和分化过程中继续发挥功能。

去细胞化的整体器官还保持了原有的天然的完整的血管网，可以用来直接与受体的循环系统相连接，促进黏附于支架的种植细胞迅速存活、生长、增殖并发挥其功能。Baptista 等[21]利用 Triton-X 100 溶液和脱氧胆酸溶液灌注肾脏，去除肾脏细胞成分，得到去细胞肾脏生物骨架。HE 染色显示，骨架内无残留的细胞成分。免疫组化染色显示，去细胞肾脏骨架中保留了胶原、层粘连蛋白、纤黏连蛋白等细胞外基质，向肾脏骨架内灌注荧光染料，结果发现骨架内的血管网络基本完整。

Chen 等[22]应用灌注法制备 Wistar 大鼠全肾脏脱细胞基质支架，并进行以下实验。①急性毒性实验：在小鼠腹腔分别注射全肾脏脱细胞基质支架浸提液、生理盐水及苯酚。②热源实验：向新西兰兔耳缘静脉注射全肾脏脱细胞基质支架浸提液。③溶血实验：将抗凝新西兰兔血分别与全肾脏脱细胞基质支架浸提液、生理盐水及蒸馏水混合。④内皮刺激实验：在新西兰兔皮下注射全肾脏脱细胞基质支架浸提液，观察有无皮肤刺激反应。⑤皮下植入实验：将全肾脏脱细胞基质支架埋入新西兰兔背部皮下。结果显示全灌注法制备的 Wistar 大鼠全肾脏脱细胞基质支架无细胞残留，未引起全身毒性反应、热源反应、急性溶血反应及皮肤刺激反应。将脱细胞基质支架植入兔皮下 2 周后见少量炎性细胞浸润，4 周时脱细胞基质已基本降解，较难辨认，周围组织结构正常，皮肤愈合良好。由于脱细胞支架含有丰富的生长因子、纤维连接蛋白和胶原等细胞外基质，支架降解过程中可释放多种可溶性生物活性多肽，进一步促进细胞的生长、分化、迁移及血管形成，影响支架和细胞的生物活性。可见应用该法制备的大鼠全肾脏脱细胞基质作为细胞支架具有良好的生物相容性。此外，也有研究证实，支架的降解产物具有抗菌和趋化作用，同时具有促进支架重塑的作用。

作为支撑材料的纤维具有多孔通道，允许水和膜孔径范围内的溶质通过，免疫球蛋白和免疫细胞成分通过受限，实现生长细胞的免疫防护，避免生长细胞发生排斥反应。当中空纤维囊状膜孔径足够大时，就可以除去相对分子质量大于 15 000 的分子溶质。这种结构截留了免疫原性物质，允许滤过液进入到中空纤维网络间隙内，使生长融合的单层肾小管细胞实现转运和代谢功能。

(5) RAD 设计和装配。选择生物相容性较好的、不同膜面积的高通量血液滤过器，作为肾小管细胞黏附生长的支撑结构，以便细胞附着。预先用合成的细胞外基质蛋白或细胞黏附剂处理中空纤维内表面，将分离或培养的近曲小管细胞种植在生物反应器中并使之生长。种植过程中，将密度为 3×10^7 cells/ml 的细胞植入毛细管内表面，连续灌注 4 次，每次间隔 30 分钟，为使灌注的细胞覆盖整个支撑结构内表面，将 RAD 支架旋转 90°，再将支架连接在生物反应灌流系统上。向中空纤维内外以 4 ~ 5 ml/h 的速度灌注培养液，每 2 ~ 3 天更换一次，模拟体内情况，保持膜内腔的静水压略高于生物反应器外，利于细胞黏附于内表面，初步试验证实细胞在纤维腔中达到融合至少需 7 ~ 10 天生长。以 ^{14}C 标记的菊粉溶液通过内腔后浓度的保持率为标准，评判小管细胞是否铺满滤过器内腔。当细胞生长融合，贴附于整个滤器的内腔面时，菊粉浓度保持在 95% 以上，否则可下降至 60% 以下。对中空纤维断面进行苏木精 - 伊红染色，观察到肾小管细胞已融合成单层细胞沿着中空纤维内表面成功地生长。动态电子显微术显示，这些单层细胞具有分化上皮的特点，如有尖长的微绒毛、紧密联结的复合体内吞囊泡等。实验中，可用乳酸产量反应 RAD 中细胞数量。在孵化条件下对 RAD 进行持续评估，证实纤维腔内的融合单层细胞能存活长达 6 个月，期间未观察到上皮细胞成堆和过度生长。

另一种构建方法是借助有孔的微型串珠样载体，将祖细胞种植在圆柱形空心纤维毛细管外间隙中。

Nikolovski 等对比了两种植入方法构建的 RAD,选择细胞的呼吸耗氧量作为细胞功能的判定指标。结果发现,两种方法构建的 RAD 其细胞耗氧量均在每分钟(2.29 ± 0.53) nmol $O_2/10^6$ 细胞,差异无统计学意义。目前,尚缺乏对比两者间功能的资料。

当 RAD 中细胞生长 14 天后,将 RAD 与普通血液滤过装置相连后,置于常规血液滤过的体外循环中。这种组合装置较好地模拟了肾单位的解剖结构,RAD 中的肾小管细胞能重吸收超滤液或血液中有用的代谢物质,再将这些物质输送回患者体内。RAD 与血滤装置组合装置的基本工作流程是动物体内的血液经体外循环血液进入普通血滤器中形成超滤液,超滤液进入 RAD 的纤维小管腔内,而滤过的血液则经过另一通道进入 RAD 纤维小管外空间(ECS)的纤维间隙。超滤液流经 RAD 纤维管腔时,管腔内肾小管细胞对超滤液成分进行转运、重吸收,同时发挥内分泌功能。最后,经过 RAD 内肾小管细胞处理后的超滤液像"尿"一样被收集起来并被丢弃,转运、重吸收及分泌物质则进入血液继续流动,回输到动物体内。

需要注意的是,RAD 需水平放置,工作环境温度可自由调控,使 RAD 内细胞的温度维持在 37 ℃,以便细胞能持续发挥最佳功能。实验中给予肝素抗凝,防止血栓堵塞 RAD,连续动态监测血液压力和进入 RAD 前的超滤液压力。

(6)RAD 内细胞活性监测。RAD 的构建过程实际上是小管上皮细胞在滤器内培养生长的过程,培养时间持续近半个月,由于受 RAD 自身结构的影响,培养期间无法通过传统的显微镜下形态学观察的方法了解 RAD 内小管细胞的生长状况。MTS 是一种新合成的四唑类化合物,利用活细胞线粒体中的多种脱氢酶能将其还原成各自有色的甲瓒产物,颜色深浅与某些敏感细胞株的活细胞数在一定范围内呈高度相关的原理,用于 RAD 内小管细胞活性检测。而且 MTS 具有以下优点:①MTS 经细胞内脱氢酶还原后,生成的甲瓒产物颜色较深,吸光度值变异范围大,使测定敏感准确,阴/阳性的判断也比较容易;②MTS 的还原产物甲瓒是水溶性物质,可直接测定;③MTS 还原产物稳定,室温下能放置 18 小时以上,适合于大批量样品的分析。

应旭旻等[23]应用 MTS 在 RAD 构建过程中监测血液滤器中肾小管上皮细胞活性。他们采用 HK2 体外培养,然后按不同浓度植入 6 孔板,应用 MTS 方法测定 490 nm 吸光度(OD)值,判断其测定值与细胞数量之间的关系。然后将培养的 HK2 细胞植入 FH66 血液滤过器内腔继续培养构建 RAD,在培养过程中每隔 3 天用 MTS 方法测定一次 OD 值,并与无细胞植入的空白滤器做对照。结果显示 HK2 细胞数在 10^5 ~ 10^6 范围内,与 OD 值呈正相关,相关系数(r)为 0.985,$P < 0.01$。RAD 组 MTS 各时间点测定均值均与对照组相比,差异有显著性($P < 0.01$)。随培养时间的延长,RAD 组 MTS 测定值持续增加,提示 RAD 在培养过程中细胞增殖,而第 12 天与第 15 天的 OD 均值差异无显著性($P > 0.05$),提示 RAD 在培养至 12 天 ~15 天时细胞数量基本饱和。MTS 法能较好地反映 RAD 内的细胞活性,能在 RAD 培养过程中作为一种简便有效的手段监测滤器内的细胞活性。

2. RAD 体外功能检测　肾脏不仅是一个排泄器官,同时还具有物质转运、自我平衡、代谢以及内分泌等重要功能。肾脏的转运功能包括水钠调节,保持必需氨基酸、葡萄糖等代谢物质的代谢平衡;肾脏也是一个重要的代谢器官,不仅能合成自由基清除酶和谷胱甘肽等物质,还具有糖原异生和氨基化的作用。肾小管上皮细胞表面表达的巨蛋白(Megalin),可与多种配体结合,参与调节机体的生理功能,如防止蛋白从尿中漏出,维持机体维生素代谢平衡。肾小管还参与大量肽类激素、生长因子等的合成、分泌和分解。肾脏还具有重要的内分泌功能,分泌促红细胞生成素(EPO),促进骨髓造血;分泌 1,25-$(OH)_2$-维生素 D_3,调节机体钙磷代谢,产生针对炎症反应和免疫调节的多种细胞因子。一些研究已经证实,1,25-$(OH)_2D_3$ 也参与机体免疫反应的调节,同时谷胱甘肽丢失可至 1,25-$(OH)_2$-维生素 D_3 缺乏,导致免疫反应降低,对感染缺乏反应,易致感染。实验证实构建的 RAD 已具备正常肾小管的上述功能。

一般在细胞植入支撑结构内 14 天后,对 RAD 内的细胞进行活性检测,检测前需保证 RAD 构建成功,即菊粉浓度保持在 95% 以上。有研究将构建成功的不同时间段的 RAD 剖开,经苏木精 - 伊红染色后,在光镜或透射电镜下观察均发现生物膜上有近曲小管细胞生长,并持续 6 个月之久。根据测定培养液中乳酸产生量,间接推测 RAD 中的活细胞数量。在 RAD 实验过程中应保持细胞活性,24 小时细胞丢失数应少于 1×10^5。

(1)RAD 的转运功能正常情况下,近曲小管可重吸收 66% ~75% 的肾小球滤过液,具有强大的重吸收功能。近曲小管上皮细胞的液体转运主要依赖钠的主动转运完成,如糖、氨基酸、碳酸氢钠的转运。在 RAD 单纤维中,在肾小球滤过后的 50% ~60% 水和溶质被近曲小管重吸收,肾小管对水的重吸收依赖于晶体和胶体渗透压,实验中在 RAD 的滤器外腔加入血清白蛋白可提高胶体渗透压,使水的重吸收明显增加。对碳酸氢盐和钠的优先重吸收而导致沿着近曲小管氯的滤器内腔出口的收集液与内腔入口灌注液(TF/P)浓度比增加大于 1[13]。在近曲小管钠离子为等渗重吸收,TF/P 钠浓度不变,当加入 0.5 mmol/L 的 Na^+-K^+-ATP 酶抑制剂毒毛花苷后,钠的主动转运受抑制,使钠的重吸收明显减少。HCO_3^- 和葡萄糖在近曲小管能被重吸收入血,在 RAD 灌流液中保持一定浓度的 HCO_3^- 和葡萄糖浓度,可测得 TF/P(HCO_3^- 和葡萄糖)小于 1。当肾小管上皮细胞内 H^+ 通过管腔膜上的 Na^+-H^+ 交换机制分泌至管腔,与肾小球滤过的 HCO_3^- 结合成碳酸,后者在碳酸苷酶的催化下分解成 CO_2 和水,CO_2 具有高度脂溶性能迅速通过细胞膜向细胞内扩散而吸收。膜顶端的碳酸脱水酶对碳酸氢盐的转运过程具有非常重要的作用,实验中加入 100 μmol/L 乙酰唑胺能抑制碳酸脱水酶的活性,使碳酸氢盐的主动重吸收减少。在 RAD 中加入 2.5 ~7.5 mmol/L 根皮苷,根皮苷属葡萄糖转运抑制剂,葡萄糖的重吸收较基础值明显下降,去除根皮苷抑制剂后,重吸收功能恢复正常水平。对氨基马尿酸(PAH)是由肾近曲小管主动排泌的一种典型的有机阴离子,实验中常被用来检查肾转运特性。在原来没有 PAH 的 RAD 的外腔中灌入 10 mg/ml PAH,PAH 能从外腔分泌到内腔,并在内腔出口收集液中检测 PAH,持续观察 2 小时,发现 RAD 小管液中 PAH 浓度升至(0.66 ±0.02)mg/dl,加入 5 mmol/L 丙磺后,PAH 排泌受抑制,使 RAD 小管液 PAH 浓度明显减少[25]。

应旭旻等[18]采用 LLC-PK1 体外培养后,植入 FH66 血液滤过器内腔继续培养 2 周构建 RAD,将含有添加成分(肌酐、天冬氨酸、苏氨酸、丝氨酸、谷氨酸)的接近正常血浆生理状态的静脉用电解质溶液(羧甲淀粉)水浴至 37 ℃,以 12 ml/min 的流速从滤器内腔入口灌入,以 2 ml/min 的速度流出内腔出口,模拟生理尿量,以 10 ml/min 的速度流出外腔出口,实验持续进行 5 小时。每隔 30 分钟分别测定 RAD 对钠离子、肌酐、葡萄糖、天冬氨酸、苏氨酸、丝氨酸、谷氨酸的转运功能。其中 1、2、4 小时 3 个时间点采样后加入 0.25mmol/L 毒毛花苷和 1.0 mmol /L 根皮苷,抑制 Na^+-K^+-ATP 酶和葡萄糖转运,30 分钟后分别进行采样,采样完成后立即去除毒毛花苷及根皮苷两种抑制剂,恢复原配方。并与未植入 LLC-PK1 的滤过系统做对照,并观察毒毛花苷、根皮苷对转运的特异性移植作用。结果显示,与对照组相比,RAD 组各时间点的肌酐滤过率明显降低,差异有统计学意义($P<0.01$)。肌酐为小分子物质,在无细胞生长的对照组滤器中基本能完全滤过,各时间点入口浓度较出口浓度明显降低($P<0.05$),而在有细胞植入并存活生长的 RAD 组滤器中则滤过率明显降低,在各对应时间点入口与出口的肌酐浓度差异无显著性($P>0.05$),证明 RAD 组滤器内植入的细胞具备肾小管上皮细胞选择性转运功能,而且这种效应自 30 分钟取样时就开始显现,持续至 5 小时后实验结束。对照组出口肌酐浓度明显降低,说明 RAD 组的肌酐转运率变化不依赖于滤过膜通透性,而是由细胞的选择性转运功能所致。实验中葡萄糖与钠的滤过率在 RAD 组与对照组中差异不明显,在实验开始半小时后加入毒毛花苷和根皮苷,1 小时后发现 RAD 组葡萄糖及钠的滤过率较前明显下降,对照组加入毒毛花苷和根皮苷后,葡萄糖及钠的滤过率则无明显变化。去除毒毛花苷和根皮苷半小时后,RAD 组葡萄糖及钠的滤过率又基本恢复到原有水平,对照组滤过率则无明显变化。此后分别在 2 小时和 4 小时重复上述过程,得到完全一致的实验结果。氨基酸的转运主要依赖肾小管上皮细胞钠的转运,Na^+-K^+-ATP 酶的活性受毒毛花苷的抑制,导致钠的重吸收减少,进而使钠与氨基酸的协同转运减少,间接地减少氨基酸的重吸。

Uludag 等在实验中选择标准的组织培养液和尿毒症患者血滤液作为培养介质,比较两种培养介质对 LLC-PK1 细胞转运葡萄糖、四乙胺(TEA)的影响。研究结果显示,在标准的组织培养液和尿毒症患者血滤液中,菊粉通过 LLC-PK1 单层细胞时弥散受阻,葡萄糖以相同的速率被优先重吸收,TEA 均被优先排泄，但标准培养液组 TEA 排泄显著多于尿毒症滤液组。实验还发现，培养介质的 pH 影响葡萄糖和 TEA 在两种介质中转运，随着培养介质 pH 的增高，TEA 的排泌也显著增高。相同 pH 条件下，两组 TEA 的排泄物差异有显著性。因此，在尿毒症情况下，LLC-PK1 细胞能较好地保持其重吸收和排泌转运功能，就像是一个生物人工肾脏对尿毒症状况下对细胞外液体进行处理。

对支架材料表面进行纳米化修饰，能提高种子细胞的贴壁和增殖。董兴刚[19]对中空纤维聚砜膜表面进行纳米化处理，制成同心圆排列的肾脏生物反应器，将鼠肾小管上皮细胞株(NRK-52E)培养后植入生物反应器内腔，制成 RAD。与无细胞培养液的非 RAD 组相比，扫描电镜下显示 RAD 组聚砜膜中空纤维外腔表面有微孔分布，孔径不等，分布均匀，其上有形态完整的细胞贴壁生长，非 RAD 组无细胞生长。实验证明，体外构建的 RAD 对多种物质具有选择性转运功能，如钠离子、葡萄糖等，为肾脏组织工程的临床研究和应用提供了一定的实验证据。

关于 pH 变化对转运的影响，不同学者在观察中的结论有所不同。Tarloff 和 Brand 报道在完整的兔肾近曲小管中，使用 HCO_3^- 提高培养介质中 pH，可增加洗涤液中 TEA 的排泄量。Dantzler 等将洗涤介质 pH 从 7.4 降至 5.8 时，尚未观察到兔近曲小管中的 TEA 排泄量发生变化。相反，Fouda 等报道当洗涤介质 pH 从 7.4 降至 5.8 时，通过 LLC-PK1 细胞进行的 TEA 排泄量增高。

(2) RAD 的代谢功能。肾脏近曲小管对体内谷胱甘肽代谢起了结合作用。谷胱甘肽(GSH)是细胞内主要的非蛋白巯基，作为氧化剂参与宿主防卫、组织损伤和细胞存活等多项生命活动。谷胱甘肽从细胞释放入血，经肠肝或肾肝循环到达肾脏，在近曲小管中被刷状缘的降解酶水解为氨基酸。进入上皮细胞后，降解的谷胱甘肽在谷氨酰半胱氨酸合成酶(GCS)和谷胱甘肽合成酶的作用下又被重新合成返回循环系统，以维持其血浆水平在正常范围内。在 RAD 中这种过程被清楚地证实，在一个单通道中，进入 RAD 的谷胱甘肽近一半的量被降解移除，在孤立灌注肾中，被降解移除的谷胱甘肽可高达 80%。γ-谷胱酰胺转肽酶对谷胱甘肽的降解起催化作用。阿西维辛是一种 γ-谷胺酰胺转肽酶抑制剂，几乎可完全抑制谷胱甘肽在小管腔的代谢。

肾脏还具有产氨功能，近曲小管是肾产氨的主要场所，减轻体内酸负荷和维持机体酸碱平衡。肾对酸碱平衡的调节：一是分泌 H^+，将酸排出体外，也包括排泄其他有机和无机酸根，合成 HCO_3^-；二是通过尿 NH_4^+ 的产生重新生成 HCO_3^-，相当于缓冲不能从肺中排出的酸所消化的 HCO_3^-。在生理范围内，近曲小管产氨随机体 pH 的降低而增加，当 RAD 灌注液的 pH 从 7.5 逐步降至 6.9 后，RAD 中产氨逐步增多，帮助排泄酸负荷。

(3) RAD 的内分泌功能。肾脏产生的激素和生物活性物质不仅与其自身的外分泌功能相互关联，而且也涉及全身许多生理功能的调节。肾脏分泌的内分泌激素主要有两类：①血管活性激素，参与肾内外血管舒缩的调节，如肾素、前列腺素、激肽、内皮素等；②非血管活性激素，如 EPO、羟化的维生素 D_3。肾素是肾小管球旁器中近球细胞合成和分泌的一种糖蛋白，作为使血管紧张素原降解为血管紧张素Ⅰ(ATⅠ)，再经血管紧张素转换酶和氨基肽酶的作用转变成血管紧张素Ⅱ(ATⅡ)，ATⅡ有较强的缩血管作用，有利于刺激醛固酮分泌。肾脏皮质、髓质能分泌 EPO，促使骨髓干细胞增殖和成熟。肾小管上皮细胞内含有 1α-羟化酶，促使形成具有活性的 1, 25-$(OH)_2D_3$，促进肠道吸收钙磷，在 PTH 协助下促使软骨钙化和骨髓生长，使肾小管加强对钙的重吸收和促进尿磷的排除。

1, 25-$(OH)_2D_3$ 是维生素 D_3 最主要的活性形式。有研究证实，近曲小管细胞在培养状态和在 RAD 中都能产生 1,25-$(OH)_2D_3$，且速率分别大于每小时 $10pg/10^6$ 细胞和 $3.5pg/10^6$ 细胞。肾近曲小管线粒体内膜内 1α-羟化酶催化 1,25-$(OH)_2D_3$ 的转化。进一步的研究提示，甲状旁腺激素和无机磷的水平影响 RAD 中肾小管细胞调节维生素 D_3 的能力，甲状旁腺激素水平与维生素 D_3 分泌转化功能呈正相关，而无机磷水平增高时分泌转化功能则下降。

3. RAD 整体动物实验　Humes 等 1999 年将猪肾小管上皮细胞植入中空纤维内制成 RAD，与人工血滤器集合起来，给急性尿毒症犬行血液净化治疗。此实验中，通过监控和调整好血压和超滤液的压力，使液体进入 RAD 后维持液体分次排泄在 60% 左右，RAD 水平放置且与动物的中心静脉相平行，实验中以动物排出的尿量为依据，补充适当置换液维持内环境稳定。使用肝素抗凝，维持活化凝血时间在正常的2倍范围内，持续对犬进行治疗3天，每日7~9小时，结果发现RAD成功取代实验动物肾小管的生理功能，如滤过、转运、新陈代谢及内分泌等。超滤液和中空纤维外腔内滤过的血液能为RAD内种植的细胞提供充足的营养和氧气，可保证细胞贴壁的持久性。对经RAD(其内表面积为0.7 m^2)的超滤液中的细胞进行计数，发现细胞剥离数量随观察时间的延长逐渐减少，第1小时细胞剥离最多，但平均不到4×10^4个，24小时后剥离细胞数已接近0，在7~24小时内细胞剥离总数不超过6×10^6个，占RAD中细胞总数的0.005%以下。

2000年Humes等切除犬的双侧肾脏制成尿毒症模型，随机分为实验组和对照组，实验组行血液滤过联合RAD治疗，对照组行血液滤过但无RAD治疗。两组血流量均维持在80 ml/min，控制超滤率为5~7 ml/min。实验组连续治疗24小时后结果显示，尿毒症急性期犬的BUN水平下降较明显，由(68±6.6)mg/d降为(15.7±8)mg/dl，血浆电解质(HCO_3^-、Pi、K^+)水平更容易接近正常范围，RAD可重吸收近一半的超滤液。在代谢方面，氨的排泄高达100 μmol/h，50%以上的谷胱甘肽从超滤液中移出到RAD并重新合成。在内分泌功能方面，机体1,25-$(OH)_2D_3$水平可达到(19.5±0.5)pg/ml，与肾切除前相比，差异无统计学意义。对照组治疗24小时后，血浆中1,25-$(OH)_2D_3$水平进一步下降至(4.0±2.4)pg/ml，没有检测到氨的排泄，也几乎没有谷胱甘肽重新合成。因此，实验结果显示，将RAD与体外循环的血滤器结合起来，对尿毒症犬进行血液净化治疗，可成功替代急性期尿毒症犬肾脏的滤过、转运、代谢和内分泌功能[6]。目前，RAD用于动物实验研究中，细胞可持续存活长达2个月。

由于近端小管上皮细胞具有免疫细胞的多种特性，可产生多种细胞因子参与炎症反应和免疫调节，如吸收和分解TNF-α，分泌IL-6、IL-12等活性细胞因子，调节肾脏生物学反应。对犬实施双肾切除术诱发急性肾衰竭后，使用RAD(表面积为0.7 m^2)对犬进行连续静脉－静脉血液滤过(CVVH)治疗。实验结果显示，经过RAD治疗后，血浆中IL-10水平显著升高，TNF-α水平则降低。此外，该研究还发现RAD治疗不仅影响对物质转运，还可显著改善LPS诱导的低血压和急性肾衰竭的全身血管阻力(SVR)情况。RAD对急性肾衰竭实验动物代谢的影响，提示肾小管功能的丧失可致急性肾衰竭动物多器官功能衰竭(MOF)，增加死亡率[6]。

2002年Humes等以双肾切除的犬作为尿毒症模型进行传统连续性静脉－静脉血液滤过(CVVH)，1小时后连接植入含有人工肾PTC的RAD，血流量控制在80 ml/min，经过RAD外腔后流回体内。另一个滤器的滤液以14 ml/min的速度进入RAD内腔，使其与PTC接触，以7 ml/min的速率弃去。24小时后发现RAD的PTC在尿毒症环境中能持续贴壁生长，丢失率小于1%，同时保持生物活性，能完成氨的分泌、谷氨酰胺的代谢及1,25$(OH)_2D_3$的产生等功能。治疗1小时后尿毒症犬的平均动脉压和外周血管阻力下降，连接RAD后继续下降，但治疗2小时后平均动脉压、外周血管阻力均持续回升至基础水平，心排血量无明显变化[24]。

2003年Fissell等将磷酸酯多糖注射到切除双肾后犬的腹腔内，构建犬急性肾衰竭并感染性休克模型，采用猪PCT作为种子细胞植入支架内，制成RAD，然后对急性肾衰竭并感染性休克犬进行CVVH联合RAD治疗。在整个48小时的治疗期间，CVVH+RAD治疗组IL-10水平高于不含PTC的假RAD对照组，血流动力学指标、生存时间也明显优于对照组。有研究者对双肾切除的尿毒症模型犬进行血液滤过和RAD治疗，治疗开始前测得血浆平均尿素氮(BUN)及肌酐(Cr)水平分别为24.27 mmol/L和583 μmol/L。实验过程中，设置血滤器的血流速度为80 ml/min，超滤率为5~7 ml/min，持续治疗3天，每天7~9小时，或连续24小时进行治疗1天，发现血浆BUN水平较治疗前明显下降，差异有统计学意义，同时RAD内的细胞一直保持生物活性。以上动物实验表明，RAD能发挥多种生物学功能，治疗尿毒症或合并脓毒血症效果显著。

革兰阴性菌败血症临床死亡率接近50%，常继发于全身炎症反应综合征引起的多器官系统衰竭。Humes等[25]选用30~35 kg的猪作为实验对象，向肾功能正常的猪腹腔内注射30×10^{10}大肠埃希菌/千克体重，1小时内进行CVVH+RAD或CVVH治疗，结果显示RAD组有更高的心排血量及肾血流量，与对照组相比,能显著降低血中 IL-6 和干扰素 γ 的浓度,脓毒症猪的平均生存时间较对照组长,这些结果表明,RAD 可改善心脏和血管功能,改变全身细胞因子的异常,提高革兰阴性菌所致的感染性休克动物模型的生存时间。可以为当前的未满足的医疗需求的一种新的治疗方式。

局部失控的炎症反应和微循环的损伤可导致机体发生败血症,继发多器官功能衰竭,控制炎症反应可以有效地遏止多器官功能衰竭的进展。2007 年有研究者利用 RAD 治疗脓毒症休克合并急性肾损伤猪模型[26],通过测定支气管肺泡灌洗液中蛋白含量及细胞因子水平,评价 RAD 对组织器官的影响,特别是对肺局部炎症的影响。结果显示,与假 RAD 组相比,RAD 组支气管肺泡灌洗液中蛋白含量较低,促炎细胞因子(IL-6、IL-8 等)水平也明显降低,提示种植有肾小管上皮细胞的 RAD 具有重要的转运功能,替代肾脏代谢和内分泌功能,明显改善败血症时多器官损伤,降低病死率和死亡率。

4. RAD 的临床应用研究

(1)临床应用。依据肾脏不仅具有物质转运、排泄及自我平衡,还具有维持代谢底物氨基酸和糖的代谢平衡,合成谷胱甘肽合成酶,产生活性细胞因子参与炎症反应及免疫调节,这些功能主要有肾小管上皮细胞完成。回顾性研究发现,脓毒症、多器官功能障碍综合征等疾病均可导致肾小管发生急性坏死。尽管传统的肾脏替代治疗(血液透析或血液滤过)能纠正水、电解质平衡,清除炎症因子,改善尿毒症症状,但急性肾小管坏死(ATN)的死亡率仍大于 50%,其主要原因是传统人工肾脏替代装置没有代谢、合成、内分泌等功能。

肾功能恶化会导致一系列并发症,如钙磷代谢紊乱、肾性骨病、尿毒症性心包炎等。目前尚无实验证据直接判定 RAD 治疗终末期肾病的临床效果,但有研究报道,应用 RAD 产生活性维生素 D_3 可以最大限度地减缓肾性骨营养不良的发生,RAD 还能分解代谢 β_2-微球蛋白(β_2-MG),防治 β_2-MG 相关性淀粉样改变。研究发现,氧自由基诱导的脂蛋白氧化能够促进粥样硬化的形成,加速终末期肾病病死率和死亡率,肾小管上皮细胞具有抗氧化应激作用,应用植入肾小管上皮细胞的 RAD 进行肾脏替代治疗,能有效改善终末期肾病患者的动脉粥样硬化,减少致死率和致残率。

(2)临床应用试验。2002 年 Humes 等经美国 FDA 批准,使用 RAD 治疗重症监护病房的 9 例急性肾衰竭合并多器官功能衰竭的危重患者,首次完成了临床研究[27]。他们将人肾近曲小管细胞种植在滤器内腔,制成 RAD,与传统血液滤过器串联,观察治疗后的急性生理参数和血清 IL-6、IL-8 以及 IL-10 等炎症因子水平的变化。治疗前预期病死率为 80% ~95%,最终 8 例患者完成 RAD 治疗,其中 6 例患者人、肾存活,存活率较高。24 小时治疗期间,RAD 内的肾小管细胞能保持细胞活性,发挥多种代谢、内分泌功能。研究发现,细胞因子水平受患者病因、病程、生理和免疫状况等多因素影响,随着病情的发展,细胞因子呈现不同的变化趋势。这种变化的不一致性又反映出肾小管细胞具有适应机体病理改变,发挥强大的免疫调节功能。

2004 年 Saito[28]也尝试对 8 例长期维持性血液透析的患者进行持续血液滤过和 RAD 治疗,发现当超滤量维持在 7 ml/min(10 L/d)时,与普通血液透析患者相比,患者的血肌酐、尿素氮、尿酸、β_2-MG 维持在显著低水平,同时还测出 RAD 中 LLC-PK1 细胞功能可维持在 10 天左右。

2008 年 Ding 等[29]经 FDA 批准,开展了多中心(10 个临床中心)、随机、对照、非盲的Ⅱ期临床实验,验证 RAD 替代肾脏治疗能否降低患者的死亡率,改善疾病预后。该研究共有 58 例急性肾衰竭患者纳入,其中 40 例患者被随机分入 RAD 组(CVVH 联合 RAD),接受常规连续透析的同时还接受 72 小时的 RAD 治疗。实验中由于受细胞培养基中胰岛素的释放以及体外循环血液增加的影响,出现低血糖和低血压等并发症,经对症处理后继续行 RAD 治疗。18 例患者被分入对照组,只接受常规 CVVH。RAD 组共有 21 例患者完成临床试验,接受 RAD 治疗的时间不等(1. 8 ~72. 1 小时),平均 35. 9 小时,对照组共有 4 例患者完成临床试验。实验进行 28 天后,接受 RAD 治疗的患者有 21 例获得肾功能恢复,死亡率为 33%,对照组死亡率为 61%。对于发生 5 个及以上器官衰竭的患者,RAD 组死亡率为 60%,而对照组无一例存活。以上结果显示,CVVH 联合 RAD 疗法可以明显改善患者预后,具有较好的应用前景,完善了真正生物意义上的全肾替代治疗,可望改善危重患者的预后,提高慢性透析患者的透析质量,减少慢性并发症。

RAD 治疗已清楚地显示出细胞治疗技术和组织工程技术在临床治疗中的美好前景，RAD 所具有的转运、代谢、内分泌等肾小管的关键功能将会填补传统人工替代治疗所缺的重要部分，这些功能提供了完整的肾脏替代治疗，随时调整患者疾病状态下的各种生理变化，为治疗肾衰竭开创一种崭新的方法，重新评价肾衰竭的治疗效果。

（三）生物人工肾（BAK）

生物人工肾小球由于中空纤维滤器内种植有血管内皮细胞，可减少滤器内血栓形成的机会，使透析管路在使用过程中保持持续通畅，防止血栓堵塞纤维影响溶质清除效果。而 RAD 在临床应用过程中，可以替代病损肾脏发挥物质转运、重吸收、内分泌、代谢等生理功能，改善终末期肾病患者的预后。将生物人工肾小球与 RAD 结合起来，可组装成完整的 BAK，应用于体外治疗或植入体内发挥肾脏替代功能。衬有内皮细胞的中空纤维装置可以像肾移植那样接入患者动－静脉环路中，BAK 植入体内的移植位点取决于生物人工肾小球和 RAD 的外形结构、体积。液体经生物人工肾小球滤过后进入肾小管的内腔，与小管内腔表面种植的近曲小管上皮细胞接触，肾小管细胞发挥转运、代谢、内分泌等功能，重吸收或分泌的物质进入血液循环，从肾小管内腔出口流出的废液则与受体自身的尿液一起经排泄系统而排出体外。

有研究发现依靠 RAD 维持人体水、电解质平衡时，超滤率至少需要达到 10 ml/min。在正常人体内，亨利袢等肾小管的其他结构，参与尿液浓缩和重吸收功能，具有协助肾小管执行更精细的肾脏自我平衡，但在生物人工肾中，并不需要这些结构的功能。中度肾功能不全患者即使失去钠水的精确调节功能，不能浓缩和重吸收原尿，但可通过其他的调节机制进行补偿，仍能保持水、电解质平衡[6]。当患者进入终末期肾病时，RAD 可等张吸收大部分滤过液，利用 RAD 替代肾小管功能治疗，仍然能保持水、电解质平衡。为了弥补 BAK 的不足，可利用重组基因工程，通过细胞治疗使种子细胞表达适宜剂量的激素。将这些包裹细胞种植于体内，表达胰岛素、促红细胞生成素等选择性生物分子。有研究显示，与单纯应用促红细胞生成素注射治疗肾性贫血效果比较，通过特异性细胞在体内合成分泌促红细胞生成素更能改善贫血。但也有学者指出尽管这种策略是成功的，由于很多疾病并非只存在单一蛋白的缺失，而是由于一系列细胞产物的复合作用的改变，使临床应用受限，对此方面仍需进一步研究。

Humes 等[30]利用 BAK 装置治疗 1 例溶血性链球菌感染所致的中毒性休克合并急性肾衰竭的患者，治疗 12 小时后，患者肌酐清除率由（4.9 ± 0.9）ml/min 增至（6.2 ± 0.9）ml/min，细胞因子 TNF-α、IL-1β、IL-8、MCP-1、INF-γ、IL-1ra、IL-10、G-CSF 等均恢复到正常水平，血浆 1,25-(OH)$_2$D$_3$ 水平也由治疗前的 15 pg/ml 恢复至 22 pg/ml。治疗后患者尿量明显增多，一般情况改善。

另一项由 FDA 批准的 BAK Ⅰ/Ⅱ期临床实验在密执根大学和克利夫兰临床医疗中心已经完成，共有 10 例患者参与该实验。结果显示，BAK 治疗能调节患者的血流动力学状态，保持较持久的生物学活性，可降解谷胱甘肽并将 25-OH-D$_3$ 转换成 1,25-(OH)$_2$D$_3$，治疗后患者体内的 G-CSF、IL-6、IL-10 的水平及 IL-6/ IL-10 的比值明显降低[31]。

（四）中国研究现状

南京医科大学第一附属医院王笑云等[32]成功研究构建 RAD，用肾近曲小管细胞构建 RAD 并做生物学活性测定、功能测定。结果表明：①PCT 原代培养成功，细胞形态（透射电镜见浆细胞中细胞器丰富，顶端有微绒毛）、酶化学染色（PCT 细胞刷状缘上碱性磷酸酶阳性）、免疫组化（细胞角蛋白 18 阳性）均证实具有近曲小管特征；②RAD 体外构建成功后用含有一定附加成分的透析液以一定的速度通过滤器内腔，分别测定 RAD 组和假 RAD 组的重吸收率或清除率。RAD 组肌酐重吸收率较对照组明显降低，且 30、60、90 分钟均减少，均值为 6.85%∶88.5%；毒毛花苷是 Na^+-K^+-ATP 酶抑制剂，能特异性地抑制肾小管上皮细胞对钠离子的转运，根皮苷是葡萄糖转运的特异性抑制剂，能抑制肾小管上皮细胞转运葡萄糖，未加入上述两种抑制剂时两组钠离子及葡萄糖的重吸收率差异无显著性（$P > 0.05$），在 30 分钟加入毒毛花苷和根皮苷后，60 分钟采样结果 RAD 组钠离子和葡萄糖重吸收率明显降低，而对照组无明显变化，药物撤除后 90 分钟采样测定结果显示又恢复到原有水平，对照组无明显变化。实验结果表明 RAD 具有特异性重吸收功能，对葡萄糖、钠有选择性重吸收、代谢、内分泌等活性，是具有生物活性的装置。

王笑云等2003年采用LLC-PK1体外培养并传代至6×10^6/ml以上时，以10^5/ml浓度植入血液滤过器FH66内腔继续培养1周，在体外模拟液体滤过。以固定速度向滤器内腔灌入一定成分的透析液，持续进行5小时，在不同时间点测定电解质浓度（钠离子、钾离子、钙离子）、肌酐、葡萄糖及天冬氨酸、苏氨酸等氨基酸重吸收功能。结果表明RAD具有肾小管上皮细胞选择性重吸收的基本功能，如能重吸收氨基酸等人体必需营养物质，且这种功能在整个体外实验中稳定维持。随后，将上述培养传代后的LLC-PK1以同样的方法植入血液滤过器F40构建RAD。使用盲肠结扎加穿孔造成严重的腹腔感染致明显的多器官功能障碍，加输尿管结扎术造成梗阻少尿型ARF，制成ARF合并MODS模型。随机分为RAD组（$n=5$）、假RAD组（$n=5$）、常规CVVH治疗组（$n=5$）、非治疗对照组（$n=6$）。RAD组、假RAD组、常规CVVH治疗组动物一旦确诊ARF合并MODS，经右股静脉插管留置的单针双腔导管建立体外循环行血液净化治疗，设置血流量为120 ml/min，动脉端引出的血液流经F40滤器，形成的超滤液流入RAD内腔，再以14 ml/min流出。RAD的滤出液和F40滤器内腔的流出液一起经静脉端流入动物体内，RAD内腔流出液作为废弃液排出体外，根据全天治疗量和生理需要量设定超滤量。非治疗组动物不行血液净化治疗。观察到接受RAD治疗的实验组动物治疗后血肌酐水平明显下降，与传统CVVH组相仿，而假RAD组血肌酐水平与非治疗组一样不降反升，主要是由于第1个滤器的滤过液流经第2个滤器时，滤器内无肾小管上皮细胞生长，滤过液又重回动物体内，结果提示RAD对体内的毒素有较好的清除作用。同时与假RAD组和未治疗组相比，接受RAD治疗的动物平均动脉压显著升高，与传统CVVH组相仿，症状亦有明显改善。考虑RAD在治疗过程中，通过滤器内存活的肾小管上皮细胞发挥选择性重吸收以及内分泌、免疫等功能，参与调节内环境稳定。接受RAD治疗的实验动物TNF-α水平呈进行性下降，治疗前后差异有显著性，CVVH组治疗过程中TNF-α水平也有下降，治疗开始后8、16小时时RAD组与CVVH组相比，TNF-α水平差异，无统计学意义，继续治疗至24小时，RAD组TNF-α水平则显著低于CVVH组，差异有统计学意义，而假RAD组和非治疗对照组对TNF-α无明显的清除作用。

王恒进等[33]观察了RAD治疗ARF合并MODS/MOF的疗效，用盲肠结扎和穿孔加双侧输尿管结扎术成功构建RAD合并MODS/MOF猪模型，随机分为RAD+CVVH组（$n=5$）、假RAD+CVVH组（$n=5$）、无治疗对照组（$n=6$），观察到三组动物的平均心率、体温、呼吸频率等无明显差异，在透析4~20小时后RAD治疗组动物精神状态明显好转，无治疗对照组动物进行性萎靡，甚至昏迷。RAD治疗ARF合并MODS/MOF能够明显延长生存期。RAD组平均生存时间为（110.25±18.69）小时，明显长于CVVH组（92.49±17.52）小时，未治疗组（74.96±23.00）小时，假RAD组（81.20±11.76）小时，RAD组的平均生存期比后三组分别延长16.2%、47.1%、35.8%。RAD治疗组能降低血清TNF-α水平，虽然在开始治疗后8小时血清IL-10水平升高不明显，但16小时后IL-10水平达峰值（241.4±86.64）ng/L，此时假RAD组IL-10水平为（106.30±9.69）ng/L，无治疗对照组IL-10水平为（102.59±10.21）ng/L，RAD治疗组与后两组比较，差异有统计学意义。持续治疗24小时RAD治疗组血清IL-10水平虽有所下降，但仍高于假RAD组和无治疗对照组。

1997年Humes首次用犬肾近曲小管上皮细胞株（MDCK）成功构建RAD，国内有学者于2000年用LLC-PK1已成功构建RAD，但因MDCK、LLC-PK1均为异种细胞，涉及免疫排斥反应，构建的RAD均不适用于临床治疗。2005年毛慧娟等应用原代培养的人肾近端小管细胞构建成功RAD，并将其用于MODS猪模型，为开展RAD临床实验提供必备的技术平台和理论基础。取新鲜正常肾组织分离纯化后进行近端肾小管细胞的原代培养及传代，持续培养5~6天，观察到培养瓶底铺满多边形鹅卵石样融合单层细胞，椎虫蓝拒染试验测定细胞成活率较高（>90%），电镜下可见细胞胞质中丰富细胞器，顶端有较长的微绒毛，符合近端肾小管细胞特征。细胞角蛋白18免疫组化观察到细胞核中空而胞质染色，强度不一的棕褐色颗粒不均匀散在分布在胞核周围和胞质内，证实为肾小管上皮细胞。PCT刷状缘上碱性磷酸酶阳性。随后将原代培养的人肾近曲小管细胞构建成RAD，对急性尿毒症并重症腹腔感染致多器官障碍MODS猪进行治疗，ARF并MODS猪模型分为三组：RAD组、假RAD组及未行血液净化治疗组，发现血肌酐、尿素氮、血钾、碳酸氢根等指标均有明显改善，与未治疗组相比差异有显著性。RAD 治疗组在治疗过程中血清 TNF-α 水平呈进行性下降，在 8、16、24 小时均比同时间点的假 RAD 组和未治疗组明显降低，差异均有统计学意义。与治疗前相比，假 RAD 组和未治疗组血清 TNF-α 水平无明显变化。RAD 治疗可使血清 IL-10 的整体水平明显提高，RAD 组较假 RAD 组和未治疗组生存期延长 46.2%、58.39%。

Xia 等[34]测试了 RAD 对内毒素休克猪心血管功能和细胞因子的改变。选取雌性圈养猪 25～30 kg，按每千克体重注入 3×10^{11} 大肠埃希菌于腹膜腔中制成内毒素休克猪模型，随机分为实验组（$n=7$）和对照组（$n=7$），随后用无细胞或含有近曲小管细胞的 RAD 对其进行处理，分别测定不同时间点的血压、心排血量、肾血流参数及检测血清炎症反应标识物 IL-6 的水平。结果表明从注入大肠埃希菌后 1 小时起，实验组心排血量、肾血流量明显高于对照组（$P<0.05$），血清 IL-6 浓度则低于对照组（$P<0.05$）。两组生存时间相比，差异有显著性（$P<0.01$），治疗组〔（9.07 ± 0.88）小时〕比对照组〔（5.10 ± 0.46）小时〕长，含有肾近曲小管细胞的 RAD 影响内毒素休克猪心血管功能，降低促炎因子水平，有效地延长生存期。

2007 年有学者将经人类腺病毒 5 早期基因 *E1A*（*ad5E1A*）转染构建的人肾近曲小管上皮细胞培养后种植于血滤器中构建 RAD，随后将 RAD 联合 CVVH 技术治疗 ARF 合并 MODS 猪模型，比较 RAD 与常规 CVVH 治疗对动物模型细胞因子水平、生存时间的影响。结果显示，RAD 组与 CVVH 组透析前的血钾、血肌酐、TNF-α 均值比较，差异无统计学意义；治疗后 RDA 组与 CVVH 组的血钾与血肌酐比较，差异无统计学意义，而 RAD 组与 CVVH 联合组 TNF-α 均值分别为（0.395 ± 0.047）ng/ml、（0.694 ± 0.026）ng/ml，差异有显著性（$P<0.05$）。RAD 组 IL-10 的峰值为（372.16 ± 43.29）pg/ml，显著高于 CVVH 组〔（192.33 ± 17.52 pg/ml，$P<0.01$）〕。RAD 组的平均生存时间为（128.04 ± 13.43）小时，CVVH 治疗组平均生存时间为（90.21 ± 8.38）小时，两组相比差异有统计学意义。与单纯 CVVH 治疗相比，转染 *ad5E1A* 的人肾近曲小管上皮细胞构建的 RDA 装置联合 CVVH 治疗，能更有效地降低急性肾衰竭并多器官功能障碍综合征（ARF-MODS）动物的 TNF-α 水平，同时提高 IL-10 水平，延长实验动物的存活时间。

刘伦志等[35]采用 LLC-PK1 经 1640 培养液常规培养后，以滤器 AV-400S 作为支撑材料构建 RAD，观察 RAD 对 ARF-MODS 猪炎症过程的影响。用双肾肾动脉钳闭法加盲肠结扎法制作 ARF-MODS 猪模型，随机分为 CVVH 治疗组（$n=6$）和 CVVH + RAD 治疗组（$n=6$），观察其生存时间，并分别于治疗开始前、治疗 12 小时和治疗 24 小时等时间点取血标本检测血清 IL-6、IL-10、TNF-α 浓度。实验结果显示：①抽样检测 RAD，其菊粉复原率（0.965 ± 0.027），显微镜下显示肾小管上皮细胞基本覆盖了空心纤维内壁，向 RAD 腔内灌注置换液，1 小时后腔内与腔外液电解质离子浓度存在明显差异；②CVVH + RAD 组与 CVVH 组生存时间分别为（36.82 ± 10.78）小时、（28.46 ± 9.82）小时，前者明显长于后者（$P<0.05$）；③CVVH + RAD 组与 CVVH 组治疗 24 小时时血清 IL-10 浓度较同组治疗前升高（$P<0.05$），其上升幅度前者显著高于后者（$P<0.05$）。与治疗前相比，两组治疗 24 小时时 IL-6、TNF-α 浓度均显著下降（$P<0.05$），但两组间比较差异无统计学意义。研究结果提示，RAD 联合 CVVH 治疗 ARF-MODS 疗效优于单纯 CVVH 治疗，可能与 CVVH + RAD 治疗可提升抗炎因子 IL-10 水平，改善致炎－抗炎因子间的平衡，减弱炎症过程有关。

徐秀红等[7]外分离犬骨髓间充质干细胞，经诱导分化形成内皮细胞，传代后以 1.2×10^7/ml 个血管内皮细胞种植在 F40 中空纤维滤器，建立生物人工血滤器。结扎犬双侧输尿管制备急性肾衰竭犬模型，随机分为实验组和对照组，每组 4 只，进行体外滤过实验。实验组用中空纤维腔的纤维外间隙中有内皮细胞生长的血滤器，对照组使用纤维外间隙中无内皮细胞生长的血滤器。体外实验过程中，设置血流速 80 ml/min，超滤率 5～7 ml/min，持续治疗 4 小时，收集标本检测电解质（K^+、Ca^{2+}）、肾功能（BUN、Scr）、白蛋白以及总蛋白的变化。结果犬骨髓间充质干细胞经分化诱导后，培养形成单层融合内皮细胞，种植在中空纤维内继续培养 10 天，发现细胞平铺在中空纤维滤器内表面，在生物人工血滤器开始 1 小时时细胞脱落较多，但少于总数的 1%，内皮细胞的活性为 95%，经体外透析 4 小时后，治疗组、对照组血清 BUN 分别为（88.4 ± 6.1）μmol/L、（141.5 ± 6.2）μmol/L，差异有统计学意义。实验组平均滤过液/血清总蛋白、平均滤过液/血清白蛋白分别是（0.040 ± 0.008）、（0.0034 ± 0.0007），有选择性滤过功能。初步证实生物人工滤器可以体外构建，并有一定的选择滤过功能。

终末期肾脏病透析患者血β_2-MG升高，其水平可以达到正常人的500～600倍，长期的β_2-MG积聚可导致骨和关节周围淀粉样沉积，引发骨和关节的致残性病变，心肝等重要脏器的β_2-MG沉积则可因其淀粉样变导致脏器功能衰竭。而目前的血液净化方式不能有效地清除β_2-MG，因此，β_2-MG沉积引起的透析相关性淀粉样变已成为终末期肾脏病透析患者常见而严重的慢性并发症之一，严重影响患者的生存质量[36]。研究表明，透析龄超过5年者，90%以上的患者出现透析相关性淀粉样变的病理证据，透析龄超过10年者，近65%的患者出现透析相关性淀粉样变的临床表现，而透析龄超过15年的患者，透析相关性淀粉样变的发病率为100%[37]。应旭旻等[38]利用HK2经体外诱导分化后植入F60血液滤过器内腔构建RAD，在体外采取液体滤过的方法观察其对β_2-MG的清除作用，初步探讨其可能的作用机制。实验分为3组，A组RAD用含β_2-MG的置换液体外模拟液体滤过，B组RAD用不含β_2-MG的置换液体外模拟液体滤过，C组用含β_2-MG的置换液对无细胞植入的F60滤器模拟液体滤过，对各组测定不同时间点的β_2-MG滤过率，并应用免疫荧光法观察滤过后A、B组HK2细胞Megalin与β_2-MG的蛋白表达。结果显示，A组β_2-MG滤过率在各时间点均明显高于C组（$P<0.05$），C组β_2-MG滤过率在第4小时较同组前期各时间点明显降低（$P<0.05$）。免疫荧光显示，A组在小管细胞周边均匀分布着Megalin，而被内吞的β_2-MG则分布于HK2细胞内，并且两者同步表达于同一细胞上，即有Megalin表达的细胞才有β_2-MG的表达，无Megalin表达的细胞则无β_2-MG的表达；B组则仅见Megalin表达而未观察到β_2-MG的表达。因此，以HK2细胞构建的RAD可显著提高β_2-MG的滤过率，其功能在4小时内可稳定维持，作用机制可能与Megalin的内吞作用相关。

现用的空心纤维和一些高分子聚合物透析膜材料，薄膜的孔密度较低，一般低于$10^9/cm^2$，孔径分布不均匀，导致流通量低，均不利于透析装置的微型化和体内移植。新型TiO_2纳米管阵列膜具有良好的生物相容性，孔密度较高，孔径均匀，与体内毛细血管微环境相似，能满足毛细血管压下的超率系数，有望克服一些现今透析膜材料的限制。Liu等[39]采用阳极氧化法制备新型高强度的TiO_2纳米管阵列，用挥发的氢氟酸气体对剥落的TiO_2纳米膜封闭的底部进行刻蚀，得到两端通透的TiO_2纳米管阵列薄膜。利用荧光显微镜观察TiO_2纳米管阵列光照特性、晶型结构及几何形貌参数对LLC-PK1细胞黏附的影响；采用MTT方法检测黏附细胞的活性；同时使用扫描电子显微镜观察4种不同管径上细胞生长的形态，并与纯钛片上细胞的生长形态进行对照。结果表明，管径为70 nm的TiO_2纳米管阵列膜最有利于LLC-PK1细胞的黏附及增殖，且细胞的活性最高；锐钛矿型的TiO_2未经紫外光照射时，细胞黏附性较好，紫外光照射后会可导致细胞凋亡。扫描电子显微镜观察显示，细胞在纳米管上延伸为长条状，而在钛片上则呈堆积平板状。结果证实TiO_2纳米管阵列膜具有良好的生物相容性，有助于改善细胞与材料的黏附。随后课题组[40]研究了不同管径TiO_2纳米薄膜对苯酚红、牛血清白蛋白（BSA）的通透性能，观察BSA在TiO_2纳米薄膜上的静态吸附和动态吸附过程。结果发现随着TiO_2纳米薄膜管径增大，物质通透性高，相同条件下，BSA的通透性能较苯酚红低。采用荧光标记法、红外光谱法（FTIR）、X线光电子能谱分析（XPS）等多种方法，对比研究BSA在不同管径TiO_2纳米透析膜和几种高分子透析膜上的静态吸附和动态吸附规律。结果显示蛋白质的吸附量受TiO_2纳米管管径、膜的种类、吸附时间以及蛋白质溶液流速的影响。实验中各种膜对蛋白质的静态吸附的最终吸附量较为一致，不受膜种类的影响，一般在8～9 $\mu g/mm^2$左右。而蛋白质动态吸附的最终吸附量则受膜种类的影响，在动态条件下蛋白质在TiO_2纳米膜上的吸附为6～7 $\mu g/mm^2$，在高分子膜上的最终吸附量为7～8 $\mu g/mm^2$。在动态吸附条件下，蛋白质吸附量的最佳蛋白质溶液流量为5.5 ml/min，吸附量均高于流量为2.5 ml/min和8 ml/min的蛋白质吸附量。

（五）工程化肾脏组织的构建

科研人员现已尝试采用各种方法，对组织工程化肾脏的体外构建及体内移植进行了有意义的探索，如肾脏的发生、发育涉及管腔发生的过程，经体外培养的上皮细胞能够形成与其来源脏器发育过程出现的发芽及分支相似的结构。MDCK细胞是一种肾脏小管上皮的建系细胞，研究人员常将其用于研究肾脏上皮细胞重新获得极性、分支发生和管腔形成的相关机制。1998年Anne等研究结果表明，MDCK细胞在细胞外基质(胶原、Matrigel 等)凝胶中,可以生长、聚集并逐渐分化出具有囊腔或管腔的结构。在肾脏发育过程中,胚胎期后肾组织中 UB 的生长、延伸、分支发生和管腔形成均扮演着重要的角色。刘喜等[40]证明,UB 细胞能够在体外细胞外基质中生长、增殖,输尿管芽在含有多种生长因子(HGF、碱性生长因子、表皮生长因子、转化生长因子和胰岛素样生长因子等)的条件培养基中,能够发生分支、形成管腔结构。Steer 等分离出大鼠后肾间充质,替换体外培养的大鼠输尿管芽周围的细胞外基质,发现输尿管芽在大鼠后肾间充质中能够继续生长,进入后肾间充质,输尿管芽来源的小管可最终与后肾间充质来源的小管相连接,同时还能诱导间质细胞向上皮细胞类型的转换。结果表明可以将输尿管芽与后肾间充质在体外有机结合起来,模拟正常肾脏的发育过程,用于体外构建工程化肾脏。

Lanza 等将肾脏发育的一部分转移到了体外,使用胶原包被圆柱形多聚碳酸膜支架材料,将重构胚来源的牛胚胎肾细胞在体外传代扩增后,接种在支架材料多聚基质表面,继续培养一段时间后将它移植到体内。结果发现牛胚胎肾细胞植入后未引发免疫排斥反应,能自发聚集形成肾小球和肾小管在内的肾单位,可以分泌尿样的液体。2003 年 Dekel[41]在裸鼠体内植入从早期胚胎中分离出肾脏前体细胞,这些细胞分化形成功能性的肾单位,并可以产生稀释的尿液。同年 Kim 等将肾段组织接种于 PGA 支架上,连同支架植入裸鼠皮下,移植 4 周后仍可观察到移植物中的肾小管和肾小球结构保持生命活力。Wang 等[42]将分离出来的肾小球上皮细胞和系膜细胞传代扩增后,分别接种于胶原-Vtrigel 膜两侧共培养,在体外重建肾小球的上皮－系膜细胞模型。这些研究成果为进一步构建结构完整、功能完全的肾脏组织奠定了基础。

2007 年有研究者将孕 14.5 天和 20.5 天的 SD 大鼠胎肾在显微镜下分离出来,经过切片、消化等处理后,获得单个肾脏细胞,接种在聚乙二醇构成的多聚基质中培养 30 分钟,待细胞黏附到基质上后,再将含细胞的基质移植到免疫缺陷小鼠大网膜内,或取密度为 6×10^7/ml 含细胞的基质 0.05 ml,直接注射到小鼠包膜下,移植 3 周后发现移植的细胞团发育成了肾小管和肾小球结构,孕 14.5 天和孕 17.5 天的肾脏细胞形成了一个带血管组织的三维肾脏,均含有 50～200 μl 的囊样液体。组织学分析提示孕 14.5 天移植物形成了肾小管和肾小球及发育较好的丝球体,而孕 20.5 天的移植组织所形成的肾小管及肾小球较少。囊腔中液体的尿素氮和肌酐浓度介于尿液与血液中的尿素氮和肌酐浓度。实验结果表明,这些移植的胎肾细胞能够存活,并形成具有浓缩功能的肾小球和肾小管结构,虽然结构和功能尚不完善,但对构建工程化组织肾脏奠定了基础[43]。

Rosines 等[44]利用胚胎干细胞在体外分别诱导输尿管芽和后肾间充质,然后将两种细胞混合培养,形成肾脏样组织,将其植入大鼠体内,诱导血管化和肾小球的形成。结果发现植入 14 天后肾脏样组织形成了多个肾小球结构,同时检测到内皮细胞标志物 PECAM-1。组织切片观察到形成的肾小球内有红细胞,提示有血流存在,肾小管和肾小球接近正常的肾脏发育状态。该研究显示未来可以利用干细胞在体外直接培养出一个完整的肾脏,然后再植入患者体内,替代病变失功的肾脏,发挥正常的生理功能。

MDCK 细胞来源于正常犬肾脏的上皮细胞,体外培养扩增后,融合生长为具有极性的单层细胞,细胞之间存在多种连接装置(紧密连接、黏附连接、桥粒连接等),并显示出顶端－基底膜极性,还具有重建上皮细胞极性的能力,可作为上皮细胞特性和肾脏组织工程研究的细胞模型。高群[45]将 MDCK 细胞种植在含有不同浓度 Matrigel 的 I 型液态胶原的支架材料上,在体外构建组织化肾小管片层,培养过程中通过自制模型具施加静态拉伸力。2 周后相差显微镜下可见 MDCK 细胞体积增大,形态变为铺路石样,细胞之间紧密衔接,融合成片,具有较强的透明度及折光性。组织学检查发现施加静态拉伸力作用的片层细胞保持较高的细胞活性,形成的肾小管结构数量较多,提示细胞培养过程中,施加静态拉伸力作用,有助于维持细胞活性,促进肾小管管腔结构的形成,从而提高再造组织的质量。

(六)肾脏组织工程研究中存在的问题与发展趋势

虽然生物人工肾脏的研制具有较好的开发和应用情景,但肾脏自身的结构和功能较为复杂,实现肾功能的全面替代,目前尚存在以下几方面的问题。①肾脏细胞成分复杂,目前技术尚不支持同时分离和扩增几种不同的细胞。②在构建生物人工肾脏过程中,按照正常的解剖结构,将不同的种子细胞在支架材料上进行三维空间排列，在组织形成过程中维持这种严格的三维空间结构是现有技术手段无法解决的难题。③如何将生长因子均匀地分布于支架上或准确定位于支架特定部位是支架构建的难点。④现有的研究局限在近曲小管的构建，还没有开展远曲小管、集合管的功能研究，如抗利尿激素、心房利尿肽等体液因素对人工肾脏尿液生成的影响尚不清楚，因此首先需进一步研究构建功能全面的全段肾小管。⑤肾小管髓袢与直小血管共同参与肾小管的浓缩与稀释功能，生物人工肾脏模拟这一方面的功能首先需要建立一个逆流倍增体系，目前这方面的研究尚未开展。⑥体外构建的肾小管植入机体内后，如何维持其结构和功能稳定。⑦从临床应用角度看，种子细胞的来源、数量、质量仍然是阻碍生物人工肾脏发展的瓶颈。目前，用于构建生物人工肾装置的种子细胞主要来源于猪、犬、人的肾小管细胞，异种动物来源的种子细胞植入体内会诱发免疫排斥反应，人肾小管上皮细胞来源有限，同样面临排斥反应的难题。随着干细胞技术的发展，利用受体自身骨髓间充质干细胞定向诱导分化为肾小管上皮细胞，具有来源方便、植入体内无免疫排斥反应的优势，应用前景广阔。

三、肾脏组织工程的展望

在所有的组织工程目标中，肾脏由于结构与功能的复杂性，重构最具有挑战性。经过科学家20多年的不懈努力，已清楚地显示出肾脏组织工程特别是综合技术在临床治疗的美好前景。目前的研究证实，作为一种成功的组织装置应具备有效替代肾脏的重吸收、代谢和内分泌的功能。不过目前研制的传递功能与近曲小管自然传递力相比效率要低许多，而采用更小直径的空心纤维和改善毛细血管内外流量可能改善其传递功能。今后，要设计出一套可用于临床并可商业化生产的高通量空心纤维透析器作为急性肾小管坏死治疗的辅助装置，可用于急性肾衰竭患者，也可用于终末期肾脏病患者。此外，有学者正设计一种可供随身携带或植入体内使用，并同时具备肾小管和肾小球功能的新式生物人工肾治疗装置。肾脏是第一个被人工装置所替代治疗的器官，是第一个被成功移植的器官，我们可以完全相信，肾脏也会是第一个构建的组织工程肾脏，实现完全替代的器官。

(一)构建生物人工肾细胞来源新途径

生物人工肾有望成为治疗急慢性肾脏疾病的有效方法，国外生物人工肾系统经FDA批准后，目前已经完成Ⅰ期及Ⅱ期临床试验。但无论是血管内皮细胞构建的生物人工肾小球，还是利用肾小管上皮细胞构建的RAD，均面临着种子细胞的来源、数量和质量问题，这是阻碍肾脏组织工程发展的原因之一。有可能应用的种子细胞包括自体细胞、成体干细胞、胚胎干细胞等。自体细胞可来自自体组织，具有无抗原性，可作为个体治疗，可通过穿刺方法获得少量组织，不增加患者创伤，没有医学伦理障碍，是较理想的细胞来源。但从自体获得的组织细胞需要经过细胞分离、培养、扩增、鉴定等复杂工序，与人工细胞外基质联合培养一段时间后，才能植入中空纤维，继续培养后构建成生物人工肾，因此对急性肾损伤患者不适用。另外，老年人自体细胞的增殖能力较差，形成新组织的能力较差，其应用受到很大限制。想要在较短时间内获得数量足够的功能旺盛的种子细胞，只能通过研究细胞简易培养、扩增技术，降低成本费用，提高自体细胞的临床应用价值。采用基因敲除技术或RNA清除技术去除抗原，可能解决群体化治疗中异基因细胞移植的免疫反应，但同时也面临着被敲除基因功能丧失的风险。胚胎干细胞在体外具有自我更新、增殖、分化为其他细胞的能力，能维持正常核型和发育的全能性或多能性，即在适当的条件下可以在体外培养增殖而不改变进一步形成全身各种组织器官的能力。有研究发现，来源于嵌合型胎儿的胚胎生殖细胞具有形成肾脏组织的潜能。还有研究者在体外利用某种信号处理人和鼠的胚胎癌细胞，使其分化为分泌肾素的上皮细胞，并形成小管样结构，但同样也存在免疫原性问题及伦理学问题，其应用受到很大限制，这一问题的解决将使胚胎干细胞成为未来生物人工肾重要的种子细胞来源。

如何进一步扩展种子细胞来源进行组织构建，已成为国际肾脏组织工程发展的焦点问题。近年来成体干细胞的研究越来越受到关注，是现阶段组织工程种子细胞的主要方向。Fuente等[46]在肾乳头中发现具有祖细胞性质的Pax2阳性的细胞，在合适的培养条件下，Pax2阳性的细胞能增殖、分化为足细胞、小管上皮细胞等各种肾脏细胞，同时也能分化为非肾脏细胞，由此认为成体肾小管上皮细胞在特定的条件下具有“干细胞”的潜质。随后从自体肾分离出一定数量的肾小管上皮细胞，在体外激活其干细胞的潜能后植入失功肾脏的患者体内，或者经体外扩增培养，形成组织化肾脏后再植入体内，均有可能起到修复肾脏结构和功能的作用。体内外实验证实，在合适的条件下，肾小管上皮细胞可保持上皮细胞的特性，表达 cytokeratin 18 和 E-cadherin，形成的小管样结构中 Na^+-K^+-ATP 酶染色阳性，提示其维持了肾小管上皮细胞的功能，因此有望成为组织工程领域的理想种子细胞。

骨髓干细胞具有组织再生修复功能，作为种子细胞在肾脏组织工程中颇受重视，主要是由于骨髓干细胞具有以下优点。①骨髓干细胞具有多向分化的潜能。②供体来源相对容易，便于基础研究和临床应用。③与胚胎干细胞不同，骨髓干细胞不涉及伦理学问题。④细胞在体外加工修饰后，可被重新引入自体，理论上避免了免疫原性问题。骨髓干细胞包括骨髓间充质干细胞和骨髓造血干细胞，研究发现，在一定的条件下，骨髓干细胞可以向系膜细胞、内皮细胞、上皮细胞等各型肾脏细胞分化。在接受骨髓间充质干细胞治疗小鼠的肾皮质切片中，发现骨髓间充质干细胞向肾小管上皮细胞方向分化，积极参与损伤后上皮细胞的重建，修复受损部位。利用增强型绿色荧光蛋白标记骨髓间充质干细胞，然后注射到抗 Thy21 肾炎小鼠体内，发现在重建的肾小球中，11% ~12% 系膜细胞来自植入的骨髓间充质干细胞。

随着异种器官移植的研究提出了异种细胞用于构建肾脏组织工程的可能性，目前猪和犬的肾小管上皮细胞研究较多，异种移植存在免疫原性问题，需长期使用免疫抑制剂，而长期使用免疫抑制剂的并发症有时是致命的。因此在肾脏组织工程研究中，采用异种细胞作为种子细胞的应用受限，如果能克服排斥反应，其应用于肾脏组织组织工程的前景也是十分乐观的。

肾脏组织工程技术不能仅局限于个体化治疗模式，应用诱导分化治疗是其未来发展的方向。探索同种异体干细胞或通用型种子细胞应用的可行性，将能较好地解决生物人工肾种子细胞匮乏问题。同种异体细胞来源于胚胎、新生儿和成年人人体组织，来源广泛，可预先库存备用。利用基因改造技术，对同种异体细胞进行体外修饰，建立无瘤倾向的标准细胞系，有利于种子细胞的产业化生产。早期胚胎免疫原性较低、细胞生命周期长、分裂能力强，过去的研究与临床应用中已证明胚胎来源的多种生物制品及细胞具有很好的治疗作用，但仍需进一步降低免疫原性。应用免疫隔离技术，通过体细胞核移植技术建立自体胚胎干细胞系，或通过孤雌生殖的方法建立通用型同源双倍体干细胞库等解决胚胎干细胞免疫排斥问题。

解决种子细胞不足的另一条有效途径是利用促细胞增殖基因修饰有限的供体细胞，使所修饰的细胞“转化”为干细胞，提高种子细胞的增殖能力，增加种子细胞的产量。2003 年 5 月英国科学家发现一种新基因即 *Nanog* 基因，具有控制小鼠和人类胚胎干细胞多向分化潜能和自我更新的能力，它能阻止胚胎干细胞向原始内胚层转化。通过阻断 oct4 的促分化功能，促进细胞增殖的机制来维持胚胎干细胞表型[47,48]。重组病毒载体是利用治疗基因取代病毒基因组的一部分，由病毒基因组本身提供病毒编码序列，控制病毒的复制与包装。AAV 病毒属于微小病毒家族，免疫原性较低，能避免机体针对转染细胞的淋巴毒反应，AAV 病毒介导的外源性蛋白能长期表达，故重组腺相关病毒载体血清 2 型（rAAV2）常被作为基因治疗载体。黄大伟等[49]用含有人 *Nanog* 基因的复制缺陷型重组腺相关病毒 2 型病毒颗粒 rAAV2-hNanog，rAAV2-sfhNanog 转染血管内皮细胞 ECV304 与肾小管上皮细胞 HKC，RT-PCR 检测显示 ECV304-hNanog 细胞及 HKC-hNanog 细胞中 hNanog 基因稳定表达，与细胞转染前相比，ECV304 与 HKC 细胞在转染后增殖能力较前明显增强，差异有统计学意义。光镜下两种细胞转染前后的细胞形态无明显改变，5-溴脱氧尿核苷（BrdU）间接免疫荧光显示细胞处于 DNA 合成期、S 期的细胞数量显著增多，研究结果提示在 *hNanog* 基因的干预下，血管内皮细胞 ECV304 与肾小管上皮细胞 HKC 的增殖能力显著提高，使单位时间内的细胞产量增加，为克服肾脏组织工程种子细胞的不足提供了一条有效的途径。

也有研究者利用生物反应器和微载体技术，通过改良细胞培养的微环境，规模性地提高种子细胞的产量，解决种子细胞供给不足的困境。王常勇等应用生物反应器和微载体技术，在体外进行了规模扩增人骨髓间充质干细胞的探索，发现扩增后的骨髓间充质干细胞保持特征性表型不变，可作为种子细胞用于组织工程的构建。微载体细胞培养不同于通常的培养瓶或培养皿的细胞培养，具有以下几方面明显的优势。①微载体细胞培养的比表面积大。②营养物质和代谢产物分布均匀，利用率高。③兼具单层培养和悬浮培养优势的均相培养，细胞所处环境条件容易测量与监控。④电荷密度使种子细胞贴壁牢固。⑤利于维持载体上细胞因子的合成及利用。⑥培养操作可实现系统化、自动化，降低污染机会等，使种子细胞的生产工程化。细胞增殖较快，短期内可获得大量的种子细胞。但应用载体技术进行种子细胞大规模培养，其效率易受微载体系统的沉降率、氧的传递、细胞对剪切力的敏感性、传代和扩大培养等诸多因素影响。

旋转生物反应器是一种采用膜扩散式气体交换方式的组织细胞培养的装置，既可用于微载体大规模细胞培养，也能在其内培育细胞与支架形成的三维空间复合体。旋转生物反应器具有模拟微重力、剪切力小、模式增氧方式等特性，能够高密度培养组织细胞。旋转生物反应器主要通过模拟一种微重力环境，使细胞微载体颗粒在水平轴内建立均质的液体悬浮轨道，使培养物始终处于悬浮状态。通过转速和剪切力控制细胞的凋亡程度，低转速和低剪切力可以减少细胞凋亡。在旋转培养过程中，变动的层流力场作用使细胞表面黏附因子的量和分布均发生改变，更有利于适应周围环境变化。生物反应器能为种子细胞培养和扩增提供易于细胞增殖、传代的外部环境（高悬浮性、低剪切力、高氧传递率等），决定着细胞的质量和产量，有利于解决组织工程所面临的种子细胞来源受限、数量不足及质量不高等难题。Zhou 等利用微载体悬浮培养体系在搅拌式生物反应器内扩增骨髓间充质干细胞，并与静态培养的培养瓶培养方式相比较，结果发现反应器内的骨髓间充质干细胞能够在 cytodex-3 表面更好地黏附、贴壁，生长旺盛。反应器内的骨髓间充质干细胞于第 5 天增殖达到高峰，平均扩增 10.55 倍，而对照组只扩增 6.10 倍，两组相比，差异有统计学意义[50]。

细胞不断生长形成最终组织属于细胞本身的扩增，可以通过改变细胞内在机制或者利用生物反应器等方法对组织样品中获得的初始种子进行扩增。在细胞数量增加的同时，细胞质量控制成为关键。目前，控制细胞向预期表型方向发展，不引起癌变，不导致其他非预期结果，既是种子细胞研究的热点之一，也是难点之一。此外，由于各实验室所采用的细胞培养条件不同，因此要将细胞培养条件标准化，以便数据和结果具有可比性。

细胞表型和功能主要受细胞对各种化学信号、细胞与基质黏附产生的物理应力应答能力的影响，同时还依赖细胞对内外环境空间和时间改变的综合应答决定，因此，在肾脏组织工程构建的过程中，在分子水平层面上研究物理、化学和生物学环境对细胞组装成有功能的三维组织的影响。确定能对种子细胞进行定性评价的生物标志物，评价细胞分化状态等细胞生理状态、干细胞定性，研究细胞发展成功能组织的细胞内指导机制。开发先进的分析方法收集多参数数据，并使这些数据结果与生物学显著结果具有相关性，例如，利用基因组、蛋白组、代谢组等方法对细胞功能状态和组织功能状态进行同步快速信息定量，这对理解分子标签和组织功能之间的相关性起重要作用。细胞对分子信号的应答和细胞在生理环境下将多输入信号整合后产生的特定应答也能为新材料开发提供指导原则。

（二）肾脏组织工程支架材料的研发

支架材料是种子细胞的载体，是细胞与组织结构的三维支架。随着肾脏组织工程研究的深入，可供选择的支架材料来源更加广泛，可根据特定应用所需要的性能来选择。目前肾脏组织工程支架材料已向第 3 代生物材料方向发展，这类材料基于细胞和分子水平的细胞和基因活化，能在分子水平上刺激细胞产生特殊应答反应，为病损肾脏组织再生修复提供物质基础。利用可降解高分子材料制备的支架植入人体后，在人体特定的病理过程中完成它的治疗使命后，按照预先设计在体内降解消失。这类材料生物相容性较好，避免了生物人工肾脏置入人体后对人体的长期异物影响，目前被广泛应用于医学领域[51]。对可降解材料进行分子修饰，可引起细胞整合素的相互作用，诱导细胞增殖、分化，合成与组装细胞外基质，启动机体的再生系统，为种子细胞提供生物学空间，有利于其增殖生长、合成基质以及发挥生物学功能，修复受损组织或替代病变脏器功能，解决了以往单一的细胞移植中细胞不易成活、基质合成能力低下、功能不全等缺陷。

1. 支架与细胞的相互作用　目前肾脏组织工程材料是生物人工肾的研究热点,生物人工肾能否成功构建,主要取决于植入纤维支架上的细胞能黏附其上并刺激新生血管形成。生物人工肾的制备过程中引入细胞生长因子,细胞生长因子参与引发或调节新组织的构建,使生物人工肾具有生物诱导性。细胞-细胞以及细胞-基质的相互作用受植入种子细胞的密度及代谢产物的影响,可将细胞可识别配体包被在支架表面,调整细胞之间、细胞与支架间的相互作用。用于构建肾脏组织工程的合成生物可降解高分子材料也有不足之处,原因是材料表面缺乏生物识别物质,细胞植入后,两者相互作用的效果欠佳,大多数正常细胞呈锚定依赖性,它们与底物的相互作用,影响细胞的生长状态。另外,支架的表面化学性质、表面可湿性和极性均影响细胞伸展、增殖和分化。因此,采用生物活性分子对支架材料进行修饰,能有效调节支架的生物活性。

目前,主要通过控制支架结构和表面化学性质来精确调节细胞行为,这种技术是构建组织工程支架的一大难点和热点。它要求将细胞或组织定位于合适的3D架构中,并在适当的时间和空间排布分子信号,使种子细胞增殖、分化,最终在体内或体外形成理想的组织或器官。因此,了解细胞与周围支架材料的相互作用机制,是控制支架-细胞相互作用的有效途径。

2. 支架材料的仿生化　肾脏组织工程构建过程中,外源性的细胞外基质应具有模拟天然组织的细胞外基质分子功能,包括材料的结构成分、降解性能、机械性能,实现组织工程支架材料的仿生化过程,即是模拟胶原和其他天然细胞外基质成分的酶解过程。细胞外基质含有黏附蛋白和糖蛋白结构中的肽序列(如RGD序列),固定在生物降解材料表面可介导细胞黏附。支架材料降解性能的仿生化是构建肾脏组织工程的主要要求,且降解速率应与组织生成率相匹配,即支架材料在人体特定的病理过程中完成它的治疗使命后,便在体内降解消失。临床应用过程中,由于线性脂肪族聚酯如聚乳酸(PLA)、聚乙醇酸(PGA)及其共聚物聚乳酸-聚乙醇酸(PLGA)的生物降解速率变化范围宽、生物相容性好,常被用作支架材料。对于降解性能不佳的材料可通过改性合成共聚物,或引入合成基质的特异性酶(金属蛋白酶等)来实现材料的仿生化。

3. 支架材料的表面修饰　支架材料的表面性质直接影响细胞应答,最终影响组织再生,对聚合物支架进行整体或表面修饰则可改善支架-细胞相互作用。在支架构建前,将功能基团连接在聚合物链上,可实现支架材料的整体修饰。然而,整体化学修饰往往会改变聚合物的机械强度。与整体修饰不同,表面修饰可在支架构建之后进行,对支架结构和机械性能的影响较小。

在组织工程研究过程中,既往表面修饰工作主要集中在支架表面或薄膜方面的修饰,随着科学技术的不断发展,出现了纳米修饰技术,即可修饰3D多孔聚合物支架的内部孔隙表面。3D纳米纤维支架还可采用静电层层自组装方法进行修饰,首先构建大孔纳米纤维支架,经聚二丙烯二甲基氯化铵(PDAC)水溶液活化后,获得带正电荷的孔隙表面,然后将支架浸入明胶等带负电荷的溶液中,使支架在PDAC等正电荷分子溶液和负电荷分子溶液中交替浸泡,对支架材料进行表面修饰,同时可根据实际需要,对表面电荷类型和表面修饰层的厚度进行相应的调节。这种修饰方法有利于提高细胞亲水性、细胞黏附和增殖的能力。

近期基因工程的发展为支架的表面修饰提供了良好的肽分子。Tamerler等[52]研究了多种材料的特异性短肽,对选择的短肽进行处理,使其进一步功能化为多个序列或进行结构调整,以适用于支架表面修饰。同样,对细胞表面受体和细胞外基质配基的相互作用进行相关探索,也是研究支架材料的表面修饰的一种可取方法。总之,组织工程用生物材料作为生命科学与生物技术的物质基础与载体,其研究的深化必将为组织工程技术以及生物材料高新技术的发展创造条件。

(三)调控影响肾脏组织工程构建的因素

生物人工肾系统组织工程构建过程中,组织或器官的再生不仅受种子细胞、支架材料以及细胞调节因子等因素的影响,也受细胞培养所处的环境影响,如细胞培养温度、培养液pH、种植的压力及应力情况等多种因素。有关细胞治疗的研究表明,由于移植的多数细胞死亡和(或)移植细胞与宿主组织整合不完全,限制了受损组织的再生能力。

RAD 的转运、重吸收以及代谢等多种功能受滤器内腔种子细胞所处的生长状态影响,因此长期维持 RAD 内小管上皮细胞的单层状态是保证 RAD 发挥正常功能的必要条件。长期种植在中空纤维上的种子细胞如果缺乏生长抑制因子的调节易形成复层,影响生物人工肾的物质吸收,导致转运效率降低。Inagaki 等[53]利用 MEK 信号通路的抑制剂(U0126)处理种植在聚苯乙烯板以及乙烯-乙烯醇共聚纤维的 LLC-PK1 细胞,结果发现 U0126 处理组的 LLC-PK1 细胞生长旺盛,UN 的露出率低,可有效调节电解质平衡。扫描电镜显示,U0126 组滤器内腔中的小管上皮细胞呈单层状态生长,有利于提高 RAD 的效能。

种植在中空纤维内的血管内皮细胞易受血流剪切力的影响。单独培养的内皮细胞种植在人工血管后,抗应力弱,黏附率低。在体的血管内皮细胞,在血流的流体作用下形成与流体方向一致的大量应力纤维,对内皮细胞的黏附发挥着重要的作用。Ⅳ型胶原或纤维结合素等基质衬附在人工血管表面,移植内皮细胞后,内皮细胞对人工血管表面的黏附力显著增强,有利于人工血管的构建。

细胞因子是一类具有调节细胞生长、增殖、分化、迁移和基因表达等生物效应的多肽类物质,对细胞增殖、组织或器官的修复、再生均有重要的促进作用。在醛固酮及生长因子的作用下,种植在聚酯纤维网上的胚肾干细胞能诱导分化成肾小管组织,而缺少醛固酮则不能形成正常的小管结构。生物活性因子来源于以下几方面:①由所接种的细胞分泌;②通过添加外源性因子;③添加具有类生物活性因子作用的药物分泌。对外源性生长因子或类生长因子作用的药物大多采用缓释技术,使其在细胞生长、增殖、分化以及组织、器官再生作用中持续一段时间。目前很多缓释材料处于研究阶段,但尚未解决缓释体的有效释药浓度与组织器官再生所需药物浓度的相适应性。释放的细胞因子浓度过低或过高均不利于种子细胞的生长。如果释药浓度过低,达不到促进细胞扩增的作用;如果释药浓度过高,则有可能使细胞过度再生,同时也造成资源的浪费。应用生物活性因子面临的另一个问题是多因子的协同作用及有序作用仍不清楚[54]。

组织工程植入物在体内早期只能从组织液中获得营养。有学者曾提出一个公式:$S = RL^2/DCo$,R 为细胞代谢率,Co 为营养物质的浓度,营养液扩散的速率为 D,营养物质经过扩散一定的距离 L 到达细胞。如果渗出液中 Co、R、D 均保持不变,则 L 就成为细胞的生命线(S)。为使细胞获得更好的营养,必须使植入体与受体部位保持紧密接触,理论上其距离应在 100 μm 之内。任何促血管生长的方法都需要 5~7 天才能使植入细胞获得血液供应,在这段时间内,如果细胞能从组织液或添加外源性营养物质中获得足够营养,再加上支架材料的适时降解,依靠细胞的增殖、分化,仍能获得良好的组织修复与再生。为解决这一问题,出现了一些三维立体培养细胞的新技术[55],或在体外培养时降低细胞的营养条件,如降低细胞氧耗量,使其植入后能够耐受相对长时间的低营养状态,保持其增殖、分化能力。

(四)生物人工肾的微型化

目前市场上销售的连续性血液净化机不便于患者使用,如体积过大,操作复杂,机器本身对平稳性要求较高,不能在火车、轮船等复杂而不稳定的环境中使用,给患者的生活带来诸多不便。因此,研究人员希望通过肾脏组织功能的发展,缩小透析器体积和构建具有肾小管生理功能的生物人工肾来克服当前血液透析的缺点。近年来,随着新材料与新技术的发展,组织工程研究取得了突飞猛进的发展,如快速成型技术(RP)、微机电系统(MEMS)技术、生物器官打印技术、纳米制造技术等,制备小型化、可移植化的生物人工肾已经成为可能。

MEMS 是 21 世纪的前沿技术,主要在微米/纳米技术基础上发展起来,可对微米/纳米材料进行设计、加工、制造和控制。而 RP 是将计算机辅助设计(CAD)、计算机辅助制造(CAM)、激光和新材料等先进技术集于一体,依据计算机上构成的工件三维设计模型,对其进行分层切片,得到各层截面的二维轮廓,按照这些轮廓,选择性地固化一层层的液态树脂,或切割一层层的膜材料,烧结一层层的粉末材料、喷涂一层层的热熔材料或黏结剂等,形成各个截面轮廓并逐步按顺序叠加成三维工件。因此,可利用 RP、MEMS 等技术,在生物相容性较好的支架材料(聚砜膜、聚醚砜膜等)上构造"微血管网路",在血管网周围构建"肾小管路",在相应管路中种植血管内皮细胞和肾小管上皮种子细胞,有可能建成微型化的生物人工肾系统。微血管网能够模拟肾小球的滤过功能,同时为肾小管上皮细胞提供营养支持,而肾小管路中的肾小管上皮细胞则发挥重吸收、物质转运、代谢以及内分泌等多种功能。但是，目前仍然有很多问题尚未解决，模拟肾小球与肾小管结构的“双管路”加工难度较大，缺乏相关技术支持，种植在微血管网路中的血管内皮细胞和肾小管路中的小管上皮细胞有形成复层的可能，影响物质吸收、转运及代谢功能。另外，生物人工肾由于缺少神经调节，不能及时有效地调节肾脏灌流压，对生物人工肾的滤过效率可能会造成一定的影响。Atala 等[56]通过核转移技术获得肾脏细胞，将细胞在体外克隆扩增后种植在含有三种胶原包被的筒状聚碳酸酯膜上（图 27-3-2A），每种支架膜的末端与一导管连接，导管通向收集腔，这样就创造了一个“人工肾器官”（图 27-3-2B），将这些带有收集装置的支架移植到同一只小牛的皮下，移植 3 个月后将该装置取出。利用免疫组化法对移植物组织进行检测，发现组织内很多细胞排列成肾小球及肾小管样结构，并有广泛的血管形成，肾小球、肾小管样结构和聚碳纤维膜之间有明显的连续性，表明在该移植组织中已经形成一个流出尿液的完整通道（图 27-3-2C）。免疫组化显示有特异性的肾脏蛋白存在。对移植腔内收集到的尿液样液体进行分析，结果发现这些移植细胞具有滤过、重吸收以及内分泌的功能，这为实现肾脏的全面替代奠定了基础。

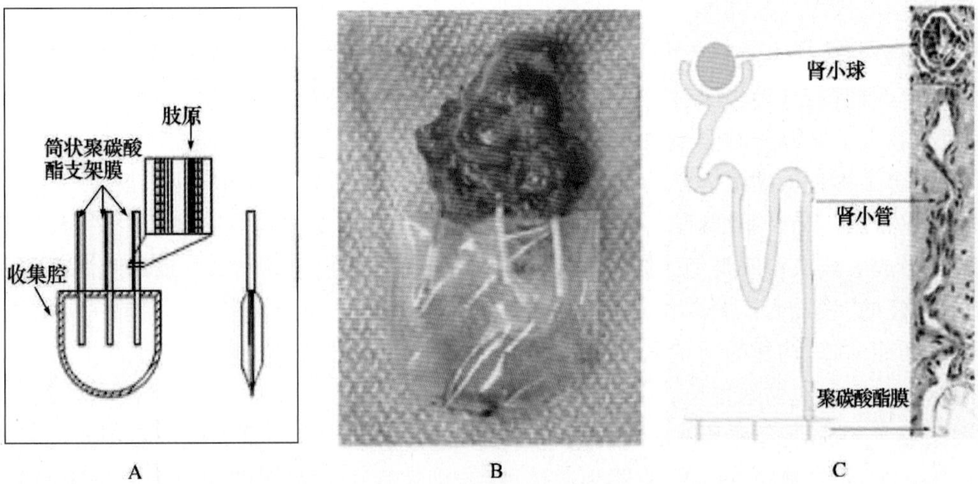

图 27-3-2 利用治疗性克隆与组织工程构建肾脏组织

A. 组织工程肾单位说明；B. 种植种子细胞的肾单位，移植 3 个月后可见收集腔中有尿液样液体积聚；C. 成熟的肾小球、肾小管和聚碳酸酯膜有清晰的单向管道

摘自：Anthony Atala. Journal of Tissue Engineering & Regenerative Medicine, 2007, 1(2):83-96.

Fissell 等利用 MEMS 技术，将人皮质小管上皮细胞种植在缩微化的硅片及纳米硅微孔膜上，为 RAD 的微型化提供了一条新途径。Weinberg 等[57]利用 MEMS 技术作为微型化人工肾脏的理论指导，构建一个人工生物混合设备来复制单个肾单位的功能，分别模拟肾单位中肾小球、近端肾小管和髓袢的功能。利用孔径的大小来模拟正常肾小球的被动转运，完成滤过功能。在人工生物混合设备中，植入不同的小管上皮细胞，利用这些细胞来发挥主动转运功能，实现肾小管功能，但这一研究尚处于理论阶段。

纳米技术能够在分子水平构造组织结构，影响支架材料表面与受体间的相互作用，可以利用纳米技术生产新的器官来替代病损的脏器。细胞外基质具有纳米大小的形态特点，细胞在体内发育后与胞外基质连接，细胞与细胞外基质的相互作用影响细胞的生长、迁移及细胞的总体行为。另外，纳米技术能制造一种“接触面”，模仿自然状态下细胞生长所需的环境，促进细胞的黏附、迁移和分化等功能。意大利的 Nissenson 等[58]希望能利用纳米技术构建一种“smart”膜，该膜具有良好的孔径，对物质转运具有选择性。在同一设备内分别存在两种膜：其中一种膜为 G 膜，用来模拟肾小球的滤过功能；另一种为 T 膜，用来模拟肾小管的重吸收、内分泌等功能。计算机模拟显示如果该设备持续每天工作 12 小时，则可以提供约 30ml/min 的肾小球滤过率。该设备最大优点是不需要透析液，为植入性人工肾的研究奠定了基础。但该研究目前尚处于计算机辅助设计和理论构想阶段，目前尚未见初步模型的报道。

Mironov[59]则提出 Bioprinting 的构想，利用生物打印机直接打印一个肾脏。他们借鉴了普通打印机的工作原理，利用几种固定颜色的墨盒打印出各种颜色的图案。实验中过程中，将不同功能的细胞加入不同的水凝胶中，按照体内肾脏的生理结构模式，在计算机辅助设计的帮助下，将不同的细胞放置在相对应的不同部位。使这些细胞能够在恰当的位置生长、增殖、分化，建立正常的相互之间的联系，最终形成一个结构完整、功能正常的脏器件。实际上，活体组织生长发育过程中，受到遗传特性的严格控制，细胞的自组装是非常复杂的。细胞的生长环境影响着细胞的生长状况，在体外构建细胞之间的相互联系，需要提供特定的细胞周围微环境。目前研究表明通过控制水凝胶的形态，完全可以调节细胞与细胞之间的相互作用。结果提示在体外通常呈球形集聚的细胞团在 Bioprinting 中完全可以作为生物墨水来使用，形成预先设计的组织或器官。Schumacher 等[60]将 MDCK 细胞植入一深 250 μm、宽 150 μm 沟槽的细胞外基质凝胶中，待细胞完全黏附在基质上后，再加入第 2 层细胞外基质凝胶，将冻结后的凝胶转入 12 孔板中，培养 3 ~ 5 天后，发现基质中有管腔形成，MDCK 细胞可自行装配成肾小管样结构，最长达 1 cm。花生凝聚素染色显示小管上皮细胞顶端着色，提示这些细胞与正常肾小管上皮细胞类似的极化现象。但目前这一类研究刚刚起步，很多技术尚不成熟，还停留在基础研究的层面，如适合细胞生长的水凝胶的成分、打印机的设计、细胞的培养与保存等。

未来的纳米材料制造技术能制造出一种特别的材料，能使分子按照一定方式排列在其表面上，或制造一种纳米级的合成材料，这种合成材料功能特异，能模仿细胞外基质的微环境，用特异的信号来精确定位分子，有利于生物人工肾体积的微小化、智能化。但上述技术尚处于理论层面，在实际应用存在诸多难点。因此，利用混合工程种子细胞构建具有复合功能的新型 RAD 具有潜在的应用价值。

有学者将内皮细胞与平滑肌细胞混合种植在人工血管腔面，置于体内血流环境中，一段时间后发现植入的混合细胞形成了与血管壁类似的结构。同理，将血管内皮细胞和肾小管上皮细胞混合种植在聚砜膜中空纤维上，构建的“生物人工肾单位”兼备血管内皮细胞抗凝功能，小管上皮细胞重吸收、物质转运、代谢及内分泌等功能，同时构建的新型 RAD 更符合生理结构。混合种植的种子细胞间还可发生相互作用，使种子细胞持久、良好地黏附生长。

国内黄大伟等[61]利用混合种子种植法构建了一种兼备肾小球和肾小管功能的新型生物人工肾。以层粘连蛋白 0. 74 mg/ml 包被的 AV400 滤器为载体，将转染人 *Nanog* 基因的血管内皮细胞（ECV304）悬液与转染人 *Nanog* 基因的 HKC 悬液等体积混匀，分次注入实验组滤器内腔，构建 RAD。对照组只在层粘连蛋白包被的 AV400 滤器内腔注入不含细胞的培养基。采用 PKH26、PKH67 标记法观察到 ECV304、HKC 呈点片状分布在滤器内聚砜膜上。荧光显微镜下，ECV304 和 HKC 分别呈现红色和黄绿色。而对照组则未观察到红色或黄绿色的细胞。种植 7 天后，扫描电镜检测可见混合细胞在聚砜膜中空纤维上呈点片状生长，细胞表面有微绒毛。研究发现，两种种子细胞混合种植后，细胞能在聚砜膜材料上持久、良好地黏附生长，有可能使构建的新型生物人工肾小管更符合生理结构，结果证明利用混合种子细胞构建兼备血管内皮细胞抗凝功能、小管上皮细胞内分泌及重吸收功能的新型生物人工肾小管是可行的。混合种子种植法是克服既往生物人工肾小球/肾小管不足的一个可行的方法。

微流道技术具有调控营养物质的流动，减轻施加在细胞和支架上的剪切应力；在降解过程中，保持支架的原始形态；在支架降解时提供机械支撑等优点。Zhu 等[62]利用微流道技术加工出高度平行的微流道阵列芯片，将 HK2 和人脐静脉血管内皮细胞（HUVEC）分别种植在透析膜材料上，并与微流道阵列芯片组装成具有肾小球滤过和肾小管生理功能的多层生物芯片人工肾微透析装置，分别对组装的两层生物芯片微透析装置和六层生物芯片微透析装置进行了功能评估，均有很好的清除功能，且六层芯片微透析器较两层芯片微透析器清除效果较好，达到了人体正常生理条件下的清除率水平。其中种植了细胞的聚醚砜作为透析膜具有最好的滤过性能；种植了细胞的生物透析器具有很好的抗凝功能，能够达到无肝素透析；同时也证实构建的多层生物芯片人工肾微透析装置具有很好的重吸收、新陈代谢和内分泌功能，很好地替代了肾小管的功能，弥补了目前血液透析的缺点。在长达 2 周的连续透析运转过程中细胞未出现死亡和凋亡的现象，初步的连续透析运转实验证实了该性能稳定，为未来发展便携式或可植入式多功能复合的人工肾透析系统奠定了基础。

3D 打印技术属快速成型技术的一种，在计算机软件分层离散和数控成型系统辅助下，通过热熔喷嘴、激光束等方式将特殊材料（金属粉末、陶瓷粉末、塑料、生物组织等）进行逐层堆积，构造出三维物体。利用 3D 人体器官打印机将生物材料打出器官“支架”，将细胞喷涂到支架上并放入营养液中生长，诱导形成所需器官，例如美国维克森林大学再生医学研究所的研究人员已利用 3D 打印技术成功地打印出人体组织器官（肾脏、耳、鼻等）。他们从成年患者的骨髓和脂肪中提取出干细胞，在细胞生长因子的作用下，增殖、分化为不同类型的其他细胞，将这些细胞转化成液滴，制成“生物墨水”，利用注射器将“生物墨水”一层一层地喷涂到凝胶支架上，直到建成预先设计器官的三维结构。利用碳水化合物玻璃体作为可消耗模板，使所打印的组织或器官中血管网形成。此外，来自早期胚胎的干细胞具有分化成人体各种细胞的能力，基于这一理论基础，人们可以利用患者自身的胚胎干细胞直接打印所需的人体器官，例如苏格兰的研究人员利用气阀打印技术，通过改变开关气阀的喷嘴直径、进口气压和阀门打开时间来精确地控制细胞放置数量，首次完成了对人类胚胎干细胞进行 3D 打印。这种气动打印技术非常的柔和，对种子细胞几乎不具有杀伤力，对打印出来的细胞团检测结果显示，打印完成 24 小时后，死亡细胞小于 5%，3 天后存活细胞接近 90%。打印出的胚胎干细胞与正常干细胞一样，保持多功能性特性，具有分化成其他各种细胞的潜能。但目前尚未实现打印后的器官细胞长时间存活并具有一定的功能性，打印器官与其他组织的融合性以及自身的功能性还没实现。

随着组织工程学及材料学的发展，近年来出现了细胞层组织工程技术和磁力组织工程技术。与传统组织工程相比，上述两种新技术都无须使用支架材料。细胞层组织工程技术将聚 N-异丙基丙烯酰胺材料按一定要求涂在温度敏感型培养皿的表面，然后通过降低温度，无创地收集完整的细胞层。这种方法保存了细胞表面的离子通道、连接蛋白和生长因子受体的完整性，使细胞免受蛋白水解酶的损伤。利用细胞层组织工程技术，按照生理结构层次，将不同种类细胞的细胞层“夹心样”层叠起来，具有形成肾脏、肝脏等组织的潜能[63]。磁力组织工程技术可构建“无支架”材料组织工程，是将磁力辅助与种子细胞相结合，构建组织工程化组织或器官的技术。Ito 等[64]应用磁力组织工程技术将单一的输尿管上皮细胞构成输尿管，含有内皮细胞、平滑肌细胞和纤维细胞血管组织。这种“无支架”材料组织工程植入机体后，不涉及免疫排斥反应，未来可利用此技术来构建生物人工肾系统。

21 世纪最有可能给医疗事业带来革命性的变革的三项新技术分别是细胞治疗、组织工程以及基因治疗。细胞治疗是利用移植细胞合成的生物活性物质治疗疾病，这种合成的生物活性物质均为各种疾病致缺乏或破坏的内源性生物物质，例如利用促红细胞生成素治疗肾衰竭患者的肾性贫血。组织工程是将体外培养扩增的正常组织细胞吸附于一种具有良好生物相容性并可以被机体降解吸收的生物材料上面，形成细胞 - 材料复合物。再将细胞 - 材料复合物植入人体的病损部位，从而达到修复或替代病损组织或器官的目的，例如利用生物人工肾模拟肾小球和肾小管的功能替代病肾的重吸收、内分泌、代谢以及自身调节功能。基因治疗是在活细胞上转染特异基因，表达缺失或新的基因产物，从而发挥生物学功能。例如利用基因工程技术，将转染抗凝因子的内皮细胞植入滤器内表面，使它能分泌基因产物和表达抗凝血蛋白，以保持循环内不发生凝血。注重三项技术的综合开发，有望实现真正意义上的肾脏替代治疗。

组织工程在短短的 20 年内已取得了突飞猛进的发展，已成为生命科学领域最具挑战性的前沿科技，标志着再生组织与器官时代的来临。组织工程学为再生医学的崛起开辟了崭新道路，克服了供体来源技术不足，“以创伤修复创伤”的缺陷。从器官移植到制造组织器官，组织工程化理论与传统的治疗观念相比，以由量变演变为质变。但是由于肾脏结构的复杂性和功能的多样性，构筑完善的、与人体肾脏功能相对应的结构、功能器官尚存在困难，相信随着相关学科的发展，组织工程方法替代肾脏功能的研究必将会给肾脏病患者带来希望。

参 考 文 献

1. Lavik E, Langer R. Tissue engineering: current state and perspectives. Appl Microbiol Biotechnol, 2004, 65(1): 1-8.
2. 曹谊林. 组织工程学的研究进展. 中国美容医学, 2005, 14(2): 134-135.
3. 刘昌胜. 生物医学工程. 上海:华东理工大学出版社, 2012.
4. Clark RA, Ghosh K, Tonnesen MG. Tissue engineering for cutaneous wounds. J Invest Dermatol, 2007, 127(5): 1018-1029.
5. Kadletz M, Magometschnigg H, Minar E, et al. Implantation of in vitro endothelialized polytetrafluoroethylene grafts in human beings. A preliminary report. J Thorac Cardiovasc Surg, 1992, 104(3): 736-742.
6. 刘少军. 人工肾小球滤过膜的初步研究. 复旦大学, 2010.
7. 徐秀红, 李清刚, 刘文虎, 等. 生物人工血滤器的研制及体外实验. 临床输血与检验, 2009, 11(1): 9-12.
8. Moussy Y. Bioartificial kidney. II. A convective flow model of a hollow fiber bioartificial renal tubule. Biotechnol Bioengin, 2000, 68(2): 153-159.
9. Vu DM, Masuda H, Yokoyama TA, et al. $CD133^+$ endothelial progenitor cells as a potential cell source for a bioartificial glomerulus. Tissue Engineering Part A, 2009, 15(10): 3173-3182.
10. Vu DM, Yokoyama TA, Kaichiro S, et al. Enhancement of permeability in endothelial cells for the development of an antithrombogenic bioartificial hemofilter. Biotechnol and Bioengin, 2008, 101(3):634-641.
11. 王质刚. 未来的肾脏替代治疗——生物人工肾. 中国血液净化, 2002, (1): 8-11.
12. Humes HD, Mackay SM, Funke AJ, et al. Tissue engineering of a bioartificial renal tubule assist device: in vitro transport and metabolic characteristics. Kidney Internat, 1999, 55(6):2502-2514.
13. Nikolovski J, Gulari E, Humes H D. Design engineering of a bioartificial renal tubule cell therapy device. Cell Transplant, 1998, 8(4): 351-364.
14. Zhang H, Tasnim F, Ying JY, et al. The impact of extracellular matrix coatings on the performance of human renal cells applied in bioartificial kidneys. Biomaterials, 2009, 30(15): 2899-2911.
15. Sato Y, Terashima M, Kagiwada N, et al. Evaluation of proliferation and functional differentiation of llc-pk1 cells on porous polymer membranes for the development of a bioartificial renal tubule device. Tissue Engineering, 2005, 11(9-10): 1506-1515.
16. Unger RE, Peters K, Huang Q, et al. Vascularization and gene regulation of human endothelial cells growing on porous polyethersulfone (pes) hollow fiber membranes. Biomaterials, 2005, 26(17): 3461-3469.
17. Ozgen N, Terashima M, Aung T, et al. Evaluation of long-term transport ability of a bioartificial renal tubule device using llc-pk1 cells. Nephrol Dial Transplant, 2004, 19(9): 2198-2207.
18. 应旭旻, 王笑云, 沈霞. 生物人工肾小管体外构建及对氨基酸、钠离子、肌酐转运功能的研究. 中华肾脏病杂志, 2004, 20(2):118-121.
19. 董兴刚. 生物人工肾小管体外构建的初步研究. 浙江大学, 2009.
20. Ross EA, Williams MJ, Hamazaki T, et al. Embryonic stem cells proliferate and differentiate when seeded into kidney scaffolds. J Am Soc Nephrol, 2009, 20(11): 2338-2347.
21. Baptista PM, Orlando G, Mirmalek-Sani SH, et al. Whole organ decellularization-a tool for bioscaffold fabrication and organ bioengineering//Engineering in Medicine and Biology Society, 2009. EMBC 2009. Annual International Conference of the IEEE. IEEE, 2009: 6526-6529.
22. Chen J, Yang JQ, Liu CX, et al. In vivo biocompatibility of whole-kidney acellular matrix scaffolds prepared by perfusion method. Chinese Journal of Tissue Engineering Research, 2015,19(16): 2529-2533.
23. 应旭旻, 王笑云, 沈霞. 应用MTS方法检测生物人工肾小管的细胞活性. 中国中西医结合肾病杂志, 2006, 7(2): 72-74.
24. Humes HD, Fissell WH, Weitzel WF, et al. Metabolic replacement of kidney function in uremic animals with a bioartificial kidney containing human cells. American Journal of Kidney Diseases, 2002, 39(5): 1078-1087.

25. Humes HD, Buffington DA, Lou L, et al. Cell therapy with a tissue-engineered kidney reduces the multiple-organ consequences of septic shock. Crit Care Med, 2003, 31(10): 2421-2428.

26. Humes HD, Buffington DA, Lou L, et al. Renal cell therapy ameliorates pulmonary abnormalities in a large animal model of septic shock and acute renal injury. J Am Soc Nephrol, 2007, 18: A382.

27. Humes HD, Weitzel WF, Bartlett R H, et al. Renal cell therapy is associated with dynamic and individualized responses in patients with acute renal failure. Blood Purification, 2003, 21(1): 64-71.

28. Saito A. Research into the development of a wearable bioartificial kidney with a continuous hemofilter and a bioartificial tubule device using tubular epithelial cells. Artif Organs, 2004, 28(1): 58-63.

29. Ding F, Humes HD. The bioartificial kidney and bioengineered membranes in acute kidney injury. Nephron Experimental Nephrology, 2008, 109(4): e118-e122.

30. Humes HD, Weitzel WF, Fissell WH. Renal cell therapy in the treatment of patients with acute and chronic renal failure. Blood Purification, 2004, 22(1): 60-72.

31. Humes HD, Weitzel WF, Bartlett RH, et al. Initial clinical results of the bioartificial kidney containing human cells in ICU patients with acute renal failure. Kidney International, 2004, 66(4): 1578-1588.

32. 王笑云,应旭旻,沈霞. 生物人工肾小管体外构建的研究. 南京医科大学学报:自然科学版, 2001, 21(2): 263-265.

33. 王恒进, 王笑云, 应旭旻, 等. 肾脏组织工程研究:生物人工肾小管对多器官功能障碍猪白细胞介素 10 水平及生存时间的影响. 中国临床康复, 2005, 9(7): 82-84.

34. Xia J, Cheng B. Effects of bioartificial kidney on cardiovascular function and cytokine responsein endotoxic shock pigs. Journal of Emergency Medicine, 2005.

35. 刘伦志, 宁建平, 卜凡, 等. 生物人工肾小管构建及其对 ARF-MODS 猪血清 IL-6、TNF-α、IL-10 的影响. 中国血液净化, 2009 (1):46-48.

36. Argilés à, García-García M, Derancourt J, et al. Beta 2 microglobulin isoforms in healthy individuals and in amyloid deposits. Kidney International, 1995, 48(5): 1397-1405.

37. Cheung AK, Rocco MV, Yan G, et al. Serum β_2 microglobulin levels predict mortality in dialysis patients: Results of the hemo study. Journal of the American Society of Nephrology, 2006, 17(2): 546-555.

38. 应旭旻, 蔡龙, 马季林, 等. 生物人工肾小管对 β_2-微球蛋白重吸收功能的研究. 中国中西医结合肾病杂志, 2011, 12(3): 205-207.

39. Liu HQ, Zhu W, Liu JF. Effect of surface characteristics of TiO_2 nanotube arrays on porcine renal tubular epithelial cell growth. Scientia Sinica, 2011, 41(3): 249-257.

40. 刘喜. 二氧化钛纳米管生物透析膜的通透性和蛋白质吸附性能研究. 华中科技大学, 2012.

41. Dekel B, Burakova T, Arditti FD, et al. Human and porcine early kidney precursors as a new source for transplantation. Nat Med, 2003, 9(1): 53-60.

42. Wang PC, Takezawa T. Reconstruction of renal glomerular tissue using collagen vitrigel scaffold. Journal of Bioscience and Bioengineering, 2005, 99(6): 529-540.

43. Kim SS, Gwak SJ, Han J, et al. Kidney tissue reconstruction by fetal kidney cell transplantation: Effect of gestation stage of fetal kidney cells. Stem Cells, 2007, 25(6): 1393-1401.

44. Rosines E, Sampogna R, Johkura K, et al. Staged in vitro reconstitution and implantation of engineered rat kidney tissue. Proceedings of the National Academy of Sciences, 2007, 104(52): 20938-20943.

45. 高群. 基于液态胶原的组织工程化肾脏片层体外再造的实验研究. 中国人民解放军军事医学科学院, 2008.

46. Fuente MC, Ranghini E, Bruno S, et al. Differentiation of podocyte and proximal tubule-like cells from a mouse kidney-derived stem cell line. Stem Cells Dev, 2011, 21(2): 296-307.

47. Constantinescu S. Stemness, fusion and renewal of hematopoietic and embryonic stem cells. J Cell Mol Med, 2003, 7(2): 103-112.

48. Zhang J, Wang X, Chen B, et al. Expression of Nanog gene promotes NIH3T3 cell proliferation. Biochemical and Biophysical Research Communications, 2005, 338(2): 1098-1102.

49. 黄大伟. 生物人工肾单位的构建与体外功能评估. 中国人民解放军军医进修学院,2008.

50. Zhou L, Kong J, Zhuang Y, et al. Ex vivo expansion of bone marrow mesenchymal stem cells using microcarrier beads in a stirred bioreactor. Biotechnology and Bioprocess Engineering, 2013, 18(1): 173-184.

51. 胡帼颖，张志雄，温叶飞，等. 组织工程技术的发展现状及趋势（三）——组织工程用生物材料的研究. 透析与人工器官，2009（3）：9-27.
52. Tamerler C, Sarikaya M. Molecular biomimetics: utilizing nature's molecular ways in practical engineering. Acta Biomaterialia, 2007, 3(3): 289-299.
53. Inagaki M, Yokoyama TA, Sawada K, et al. Prevention of LLC-PK 1 cell overgrowth in a bioartificial renal tubule device using a MEK inhibitor, U0126. Journal of Biotechnology, 2007, 132(1): 57-64.
54. 杨志明. 组织工程的发展与未来. 中国修复重建外科杂志，2008，22(2)：228-229.
55. Napolitano AP, Dean DM, Man AJ, et al. Scaffold-free three-dimensional cell culture utilizing micromolded nonadhesive hydrogels. Biotechniques, 2007, 43(4): 494.
56. Atala A. Engineering tissues, organs and cells. J Tissue Eng Regen Med, 2007, 1(2): 83-96.
57. Weinberg E, Kaazempur-Mofrad M, Borenstein J. Concept and computational design for a bioartificial nephron-on-a-chip. International Journal of Artificial Organs, 2008, 31(6): 508-514.
58. Nissenson AR. Bottom-up nanotechnology: The human nephron filter. Semin Dial, 2009, 22(6): 661-664.
59. Mironov V. Toward human organ printing: Charleston Bioprinting Symposium. ASAIO J, 2006, 52(6): e27-e30.
60. Schumacher K, Phua S, Schumacher A, et al. Controlled formation of biological tubule systems in extracellular matrix gels in vitro. Kidney Int, 2008, 73(10): 1187-1192.
61. 黄大伟，傅博，陈香美，等. 细胞混合种植法构建生物人工肾小管的初步研究. 中国药物与临床，2008，8(3)：165-167.
62. Zhu W, Li JW, Chong B H, et al. Preparation and functional assessment of a multifunctional composite artificial kidney microchip (in Chinese). Chin Sci Bull (Chin Ver), 2014, 59(18): 1723-1731.
63. Yang J, Yamato M, Kohno C, et al. Cell sheet engineering: Recreating tissues without biodegradable scaffolds. Biomaterials, 2005, 26(33): 6415-6422.
64. Ito A, Ino K, Hayashida M, et al. Novel methodology for fabrication of tissue-engineered tubular constructs using magnetite nanoparticles and magnetic force. Tissue Engineering, 2005, 11(9-10): 1553-1561.

第四节 异种肾移植

张洋洋 吴 琼 邱创业 孟 宇

自从20世纪50年代初同种异体肾移植取得巨大成功以来，肾移植已成为治疗终末期肾病的首选治疗方法。透析不仅给患者带来巨大的经济压力和生活压力，而且常年透析所带来的并发症也给患者带来巨大的痛苦。然而，有限的移植肾来源，严重限制了肾移植的发展。西班牙国家器官移植组织和世界卫生组织合作组织的全球捐献和移植观测站在2010年发布的最新数字显示，当年肾脏在内的移植器官数量尚不足世界上实际需求的10%。同种肾移植的供需矛盾，使异种肾移植进入了人们的视野。

异种肾移植是指将其他物种的肾移植给患者，替代人体衰竭的肾脏工作。实现异种肾移植就是克服异种肾移植中免疫排斥反应的发生。异种肾移植排斥反应主要包括超急性排斥反应、急性血管性排斥反应、急性细胞性排斥反应及慢性排斥反应。

一、异种肾移植的发展历史

随着同种异体肾移植的技术逐渐成熟，肾脏的来源成为人们亟待解决的问题。人们再一次把目光投向其他异种供体，使异种肾移植开始再一次以更加理性的姿态进入历史舞台。

异种移植的历史渊源流长。早在远古就出现了关于异种移植的美好想象，无论是中国经典小说《济公传》里借用犬腿以恢复人腿站立行走功能，还是《希腊神话》命运女神克罗托用象牙修补肩胛骨的故事，都强烈地表达了人类希望借助其他物种帮助人们更好生活的强烈愿望。

20 世纪初人们开始进入真正的异种移植的研究，异种肾移植经历了尝试—高潮—低潮—高潮—理性的过程。

(一)尝试

1905 年法国医师 Princeteau 将兔肾组织切成薄片置入尿毒症患者的肾包膜下，虽然发现置入的肾组织无任何效用，但这是人类进行异种肾移植的第一次尝试，开创了临床肾移植的先例。同年，Princeteau 又再一次进行试验，虽然在 1 例尿毒症患者体内移植的肾组织发挥了功能，并收集到尿液，但该患者 16 天后因心力衰竭和肺部感染而死亡。1906 年，法国医师 Zaboulay 尝试将猪和羊的肾移植给尿毒症患者，但移植物最长仅存活 3 天，患者仍死于尿毒症，这是历史上真正意义的异种移植，因为这是首次使用血管吻合技术。1910 年德国医师 Linger 将黑猩猩的肾植入尿毒症患者体内，患者术后 32 小时死于移植物血栓形成，1923 年美国医师 Neuhof 将羊肾移植给汞中毒患者，9 天后移植物坏死，受体死亡。异种肾移植试验的普遍失败，导致异种肾移植进入低迷时期。

此期的异种肾移植研究普遍具有盲目性，供体广泛，包括猪、羊、猩猩等。由于此期没有相应的外科技术，缺乏对免疫排斥的认识及免疫抑制疗法的应用，失败是必然。

(二)第一次高潮

1964 年美国医师 Reemtsma 把黑猩猩的肾移植到濒临死亡的肾衰竭患者体内，同时使用硫唑嘌呤、泼尼松、全身照射等免疫抑制治疗，该患者存活了 9 个月。虽然患者最终死亡，但显著延长了异种移植肾的存活时间，这极大地鼓舞了当时研究移植的医师，使他们相信异种肾移植的可能，同时肝、心脏等器官的异种移植也开始兴起。但随即进行的一系列各个器官的异种移植均遭遇失败，随后异种移植再次进入低潮期。

这一时期，人们渐渐认识并开始重视免疫排斥的相关研究。首先是 Kisseyer-Nielson 等报道，1 例同种移植因发生超急性排斥反应而失败，研究者认为免疫排斥反应与受者血液内存在的抗供体抗体有关。其次是 Perper 与 Najarian 发现异种移植存在两种根本不同的后果，种系关系较近的移植如羊与山羊、黑猩猩与人，移植物发生排斥前可发挥一段时间的功能，类似于同种移植排斥反应；而种系关系较远的异种移植如犬与猪、猪与人，其结果则完全不一样，这种异种移植因发生超急性排斥反应而失败。

(三)低潮

19 世纪 70 年代，随着环孢素的问世并进入临床，同种移植取得突飞猛进的发展；与此同时"脑死亡"概念的提出及运用，使器官有一定的来源；再则血液透析技术逐渐成熟；以上都减弱了患者及研究者对异种移植迫切需求，这些都使异种移植的研究进入低潮。

(四)第二次高潮

19 世纪 80 年代，随着移植免疫疗法的突破，同种移植的研究已逐渐趋于成熟，且取得较大的成就，但有限的供体器官很快使同种移植进入饱和状态，面临移植器官的短缺，异种移植再一次进入研究者的视线。同时了解了移植免疫排斥的相关认识，人们对异种移植的研究也逐渐趋于理性。

除了异种移植的临床研究之外，人们开始致力于基础研究。具有重大意义的研究首推 Galili 于 1984 年发现抗 α-1,3-半乳糖(α-1,3-Gal)的异种反应性天然抗体(XNA)，并用蜜二糖 - 琼脂糖免疫亲和层析柱分离出该抗体。该抗体为人体内含量最多的一种天然抗体，约占循环免疫球蛋白总量的1%，能与哺乳动物的糖类表位即α-1,3-Gal发生特异性反应。anti-Gal是异种超急性排斥反应的主要抗体，它的发现使人们对免疫排斥的研究有了更深刻的认识，进一步推进了异种移植的基础研究。人们开始理性对待异种移植研究，即除了基础研究，不再鲁莽地进行临床试验。与此同时，人们开始尝试异种组织细胞移植的临床试验，但均未获得突破性的发展。

在这一时期，人们对免疫排斥有了一定的认识，较多的免疫抑制剂进入临床试验，同时外科技术逐渐成熟，同种移植获得较大成功。人们更加理性地对待异种移植，自此，异种移植的研究进入划时代的基础研究。

（五）理性

经过了对异种移植研究的一波三折的探索，人们真正进入对异种移植研究的理性阶段。伦理学的要求使人们不再直接进行临床试验，与此同时分子生物学、基因工程的发展更加激发了人们对异种移植的基础研究的热情。

二、异种器官的来源

从20世纪初人们开始研究异种移植，被人类纳入异种移植器官来源的供体多种多样，但主要是来源于羊、猪等哺乳动物，后来发展为灵长类动物如猩猩、狒狒。初期，人们并没有对供体的来源形成相对统一的观点。对于异种移植来说，供体必须具有与人类相似的结构和生理功能，就此来说，灵长类动物作为与人类遗传关系最为密切的动物，无疑是最好的选择。然而在不断的探索中，灵长类动物繁殖缓慢，费用昂贵，并且受到伦理学的限制，最重要的是非人类灵长类动物由于具有与人类相似的结构和生理功能，其所携带的病原微生物感染人类的可能性很大[1]。因此，非人类灵长类动物已被公认为不适于成为临床异种移植供体器官的来源。同时，与人类较相似的猪被认为是最适合的异种移植的供体，与其他可选择的供体相比，猪具有许多明显的优势[2]：①易于饲养、繁殖，生长周期短，数量多，价格低廉；②部分生理、生化及结构与人相似，且适于进行基因改造和修饰；遗传性较稳定，极少发生变异；③人猪共患病相对有限且较易控制；④人们屠宰猪的历史由来已久，受动物保护法及伦理学的限制相对较少；⑤有研究表明猪与人类有相似的ABO血型系统[3]。

三、异种肾移植的排斥反应

异种肾移植经历了尝试—高潮—低潮—高潮—理性这一波三折的发展历程后，终于形成了对肾移植相对理性的认识，尤其是关于免疫排斥方面。在1998年Pllat正式将异种移植根据移植排斥发生的时间、免疫反应类型等大致分为超急性排斥反应（hyperacute rejection，HAR）、急性排斥反应（acute rejection，AR）、慢性排斥反应（chronic rejection，CR）。急性排斥反应包括急性血管性排斥反应（acute vascular rejection，AVR）或称延迟性排斥反应（delayed xenograft rejection，DXR）、急性细胞性排斥反应（acute cellular rejection，ACR）[4]。

根据移植物之间的亲缘关系、排斥反应的轻重，可分为协调性与非协调性反应。协调性反应是指受体血清中没有明显的抗供体抗原的抗体，排斥反应相对较轻，存活可以按日计算，供-受体之间血缘关系较亲，例如犬与狼、大鼠与小鼠、猩猩与人。而协调性反应可根据免疫排斥反应类型的不同又可分为困难型与容易型，困难型主要由抗体和补体介导，容易型由T细胞介导。非协调性反应是指受体血清中有天然抗供体抗原的抗体，一旦移植物恢复血流，可迅速发生超急性排斥反应，反应不可逆，极难控制，存活以小时计算，供-受体之间的血缘关系较远。各种排斥反应是限制异种肾移植临床应用的主要障碍，随着分子生物学、移植免疫学以及基因工程的发展，异种肾移植所面临的难题正逐步被攻克。

(一)超急性排斥反应

超急性排斥反应是指将受者血管与移植器官连接后24小时内发生的排斥反应,多见于异种器官移植,尤其是非协调性异种器官移植。超急性排斥反应来势迅猛、反应强烈,可引起移植肾急速的丧失功能。由此可见要实现异种移植,超急性排斥反应是首要难题,只有克服这个障碍,异种移植物才有存活的可能。

1. 超急性排斥反应机制

(1)体液免疫。抗体介导对于异种肾移植来说,由于物种的不同,移植物猪体内的大部分氨基酸序列与人体的同源蛋白都有或多或少的差异。异种蛋白即成为免疫原,可引起机体的免疫反应。现在普遍公认的引起超急性排斥反应的抗体主要是XNA,该抗体天然存在于人体内,约占人免疫球蛋白总量的1%。

自1984年Galili发现抗α-1,3-Gal抗体后,人们对免疫的了解逐渐深入并重视,对α-1,3-Gal的研究也比较详细。随着进一步研究,人们认识到对于异种移植来说,该抗原是超急性排斥反应时XNA识别的主要靶抗原,即引起超急性排斥反应的首要及重要的抗原。要实现异种移植,首先要克服此抗原引起的排斥反应障碍。当然,除了在超急性排斥反应中扮演着重要角色外,该抗原也参与急性血管性排斥反应、慢性排斥反应等排斥反应。

α-1,3-Gal抗原只存在于哺乳动物体内,脊椎动物体内并无此抗原的存在,该抗原分布广泛,山羊、马、牛、猪、犬、猫、蝙蝠、海豚、鼠类等非灵长类动物的每个细胞均广泛表达,最高可达35×10^6,狨猴、新世界猴等灵长类动物也表达该抗原。但旧世界猴、猿类如狒狒、黑猩猩及大猩猩和人类体内不仅不存在此类抗原反而天然存在大量的抗α-1,3-Gal抗原。在人体内,anti-Gal从一出生就存在,开始通过脐带血从母体中获得,3~6个月后随着抗体的衰减而逐渐降低,最低可降至出生时的20%。随着婴儿免疫力的成熟,该抗体又开始上升,2~4岁时达到成人水平;遵循人体免疫系统的规律,相应的到老年时anti-Gal活性也显著低于免疫力最强时的年轻人。

α-Gal抗原表位的本质是由α-半乳糖、β-半乳糖(β-Gal)、N-乙酰氨基葡萄糖(GlcNAc)和糖脂/糖蛋白(R)4部分组成的一组糖蛋白或糖脂类物质。α-Gal糖脂分布广泛,研究发现其在羊、兔、猪、牛及大鼠的肾脏组织中表达,在羊、猪以及兔胸腺中也同样发现它的存在,但在羊、猪和兔的大脑中并没有发现,说明α-Gal分布虽然广泛,但是具有一定的特异性。进一步免疫组化结果显示,猪肾近曲小管、呼吸上皮、胰腺、表皮、血管内皮、血小板表面等均表达该抗原。在α-Gal抗原表位中均含有α-1,3-Gal双糖末端,才使其具有免疫原性,其形成依赖于α-1,3-半乳糖基转移酶的催化,但如果α-半乳糖基换成岩藻糖(Fuc),则形成的是另一种抗原,即血液系统H抗原。在H抗原的基础上再加上α-半乳糖基或乙酰氨基半乳糖(GalNAc)就形成了血型B抗原和A抗原。参与这两种反应的催化酶并不相同,前者是由α-l,3-半乳糖苷转移酶催化完成的,而后者是由α-l,2-岩藻糖基转移酶催化完成的。所以,α-Gal抗原类似于人体血液系统的B抗原,两者的差别主要是B抗原不仅有一个α-1,3-Gal末端,还有一个岩藻糖支链末端,但是它只存在含有“B”的血型中。而A型和O型血的个体血清中含有天然的抗α-Gal抗原的抗体,但是其没有抗B抗原的活性,而85%抗B抗原的抗体都有抗α-Gal抗原表位的特性,提示在异种移植手术中也需要考虑供体动物的血型[5]。

人、猿和旧世界猴由于体内缺乏α-1,3-半乳糖转移酶,所以不表达α-Gal抗原。研究表明在这些物种体内,编码该转移酶的同源基因组发生了两个碱基的移码突变,人和猿类的基因还包括读码框等变异情况。总之其编码基因以假基因的形式存在于基因组中,不能表达α-1,3-半乳糖基转移酶mRNA,这些物种利用相同的底物在α-1,2-岩藻糖转移酶(α-1,2-FT)的作用下形成H抗原。进一步研究表明,人类基因组包含两个假基因区域,主要由读码框移位以及无意义的突变所造成的,分别定位于染色体9q33-34和2q14-15。同时9号染色体上的这些假基因紧邻A、B血型的转移酶基因,这似乎意味着所有的糖基转移酶之间具有某种进化关系,有研究表明编码A、B血型系统的转移酶与其他物种的α-1,3-GT编码基因具有较高的同质性。现已经检测明确了数个表达α-Gal抗原物种的α-1,3-半乳糖基转移酶的cDNA编码序列，包括鼠、牛、猪和新世界猴，并且对比发现这几个物种的 α-1,3-半乳糖基转移酶 cDNA 整体同质性高达 69.9%。如果考虑到相似氨基酸残基之间的保守性替换，其同质性可达 87.5%，尤其是包含有催化结构域的区域的同质性更高，这也提示表达 α-Gal 抗原的不同物种的 α-1,3-半乳糖基转移酶具有相似生物功能。对于是否表达 α-Gal 抗原的不同物种间，这些转移酶的不同之处在于催化底物不同，不表达 α-Gal 抗原的物种如人、旧世界猴的转移酶所催化的半乳糖末端必须是果糖，而表达 α-Gal 抗原的物种如鼠、牛和猪等的转移酶并无此条件限制。由此联想到，可利用不同的转移酶来竞争底物，以期达到消除 α-Gal 抗原的目的。

学者们用植物凝集素(griffonia simplicifolia IB4，GSIB4)与细胞上的 α-Gal 抗原结合，可利用放射显影进一步了解该抗原在各个细胞、组织、器官上的分布。以可作为移植器官来源的猪来说，显影后发现除了主动脉内皮细胞有少量表达以外，毛细血管、小动脉、小静脉等各级中小血管的内皮细胞都有大量而稳定的该抗原表达。对于异种肾移植来说，肾皮质近曲小管上皮细胞刷状缘处表达高，肾远曲小管有中等程度的表达，而肾小球和集合管中则无表达。

α-Gal 抗原作为一种正常的糖基化成分，包括 0-聚糖、N-聚糖和糖脂等，存在于多种分子结构内部。α-Gal 抗原分布十分广泛，如在血小板表面，该抗原可参与纤维蛋白原、α_2-整合素、β_3-整合素的表达；在内皮细胞表面，有超过 20 种糖蛋白携带该抗原。此外，多种分泌型蛋白也表达该抗原，如甲状腺球蛋白、免疫球蛋白、层粘连蛋白及纤维蛋白原。由此可见用免疫柱吸附、抗体中和等方式完全彻底清除 α-Gal 抗原是不可能的。最彻底的方法是从基因层面上杜绝该抗原的产生，在此想法上有了敲除 α-1,3-GT 基因的猪即 GT-KO 猪。

随着 GT-KO 猪的问世，异种移植跨越超急性排斥反应这个关键性的免疫屏障成为可能，非 Gal 抗原及抗体所引发排斥反应开始凸显，非 Gal 抗原主要有以下两种。①Hanganutziu-Deicher (HD)抗原。HD 抗原又称为 N-羟乙酰神经氨酸抗原(N-glycolylneuraminic acid，NeuGc)，是罗马尼亚病理学家 Hanganutziu 1924 年首次发现并在 2 年后得到 Deicher 证实的，因而由此命名。该抗原是一种唾液酸，广泛存在于除人类之外的哺乳动物血管内皮细胞，被认为是非 Gal 抗原中最为主要的成分，具有较高的研究价值。②Forssman抗原。Forssman 抗原是由 Forssman 于 1911 年发现的，该抗原与 ABO 血型抗原及 Gal 抗原相似，是一种复杂的膜糖分子，广泛分布于哺乳动物、微生物以及植物中。现有的证据表明该抗原存在于几内亚猪、仓鼠、鸡、马、羊等动物体内，而猪和人体内 Forssman 抗原均为阴性，故在猪－人的异种移植模式中并不重要。

Anti-α-Gal 是一种天然抗体，约占人免疫球蛋白总量的 1%。anti-Gal 是因其可诱导兔红细胞凝集反应而发现的，同时发现该凝集反应可被某些糖类物质所抑制。anti-Gal 的结构是由薄层色谱鉴定，可利用它与抗 α-1,3-Gal 抗原特异性结合的特性来提纯。anti-Gal 由 B 细胞产生，并且可通过 EB 病毒淋巴细胞转化实验检测产生该抗体的 B 细胞比例。实验证明约有 1% 转化 B 细胞可产生并分泌 anti-Gal。相比较，在缺乏相应抗原的人体内，只有 0.2% ~0.25% 转化 B 细胞产生并分泌 A 型或 B 型血型抗体。

人血清中的 anti-Gal 包括 IgM、IgG、IgA 3 种类型，主要为 IgM。通过分析 anti-α-Gal 的重链基因，发现绝大部分抗体属 VH3 基因家族。其中，IgG 又分为 2 型，IgG1 和 IgG2。一部分学者认为血清中以 IgG1 为主，另一部分学者则认为以后者为主，现在并没有明确的定论。分析造成这种差别的原因有可能是两种检测体系所使用的实验材料不同，但也有可能是不同个体间确实存在着差异。anti-Gal 还包括 IgM 型和 IgA 型，在唾液、牛奶、初乳和胆汁中，anti-Gal 主要以 IgA 的形式存在，在 Henoch-Schonlein 紫癜和 IgA 肾病患者的体内也有 IgA。在大多数正常个体中，anti-α-Gal 抗体的同种型和亚型是 IgM 和 IgG2，与其他结合糖类抗原的天然抗体相同。然而，在检测的普通人群中，有约 5% 的人体内发现有高水平的 anti-α-Gal IgG1。拥有该种独特亚型的个体血清比其他个体的血清对猪类细胞的毒性更大，研究发现这是因为异种反应性 IgG1 的补体激活活性要强于异种反应性的 IgG1 或者异种反应性的 IgM。

α-1,3-Gal 抗原在新旧世界猴存在与否提示在新旧世界猴分开进化后，旧世界猴体内的该抗原被抑制。表达 α-1,3-Gal 抗原非灵长类动物猪的肾移植于表达抗 α-1,3-Gal 抗原的人体后，随着移植物血流建立，抗原抗体即发生特异性反应，继而激活补体系统，导致细胞的破坏、溶解，该反应迅速强烈。用免疫吸附柱预先吸附受体血清中的抗体或者用特异型受体封闭受体血清中的天然反应性抗体，均能减少超急性反应发生的时间。我国陈知水等用猪或犬等供体或同种的肝脏体外灌注受体的血液特异性吸收受体血清中天然抗体，也能明显延长超急性排斥反应发生的时间。

天然反应性抗体 IgM、IgG 与 α-Gal 抗原表位结合，继而激活补体系统，引发超急性排斥反应，但 IgG 类型的抗体在超急性排斥反应中的作用并不明确。Platt、Calmus 等分别在猪－猴、大鼠－豚鼠的研究模型中，发现移植物中只有大量的 IgM 沉积，而无 IgG；Roos 等则在离体大鼠心脏异种血浆灌注实验中观察到 IgM、IgG 的大量沉积；还有一些甚至认为 IgG 对 IgM 与 α-Gal 抗原表位的结合起抑制性作用，主要是依据向人体注入 IgG 型的免疫球蛋白，可阻止激活的补体与移植物内皮细胞的结合，阻止超急性排斥反应的发生。

伴随 GT-KO 猪的出生，克服 α-Gal 抗原引起的超急性排斥反应已经基本实现[6]。然而天然反应性抗体中包含的非 anti-α-Gal 抗体凸显出来成为另一道障碍。人体血清中此类抗体占猪－人移植模型中总抗体的 10%，主要由免疫球蛋白重链基因 IGHV3－21 编码。研究发现，非 anti-α-Gal 抗体在 1 岁内的新生儿体内仅有微量的表达或者难以检测到，该现象提示在出生不久即进行 GT-KO 组织或器官的移植有可能避开天然抗体导致的超急性免疫排斥反应。

超急性排斥反应是受者血液循环中预先存在的抗体直接识别供者移植物内的特异性抗原而提早发生的排斥反应，不需经过抗原提呈细胞提呈刺激机体产生特异型抗体。继而激活补体系统，进一步加强免疫排斥反应，发生迅速猛烈，免疫抑制剂效果差。超急性反应机制与同种异体移植 ABO 系统引起的排斥反应机制类似，受体体内存在的天然反应性抗体 XNA 与异种移植的移植物上的抗原特异性结合，既可以激活补体机制损伤靶细胞，也可通过激活补体后产生活性片段激活血管内皮细胞，使血管内皮细胞物理屏障消失、通透性增强、中性粒细胞趋化聚集，导致血管内皮细胞损伤、纤维蛋白沉积，并诱导其表达黏附分子和主要组织相容性复合体类分子，进一步激活血小板，促使血栓形成，引起一系列不可逆的免疫排斥反应。

(2)体液免疫补体系统约由 35 个可溶性膜结合蛋白组成，包括调控蛋白和细胞膜受体识别的补体蛋白片段，广泛存在于血清、组织液和细胞膜表面。补体系统是一个高度复杂精密调控的蛋白质反应系统，它不但是机体固有免疫防御系统的重要组成部分，而且是固有免疫与适应性免疫两个系统之间的桥梁。补体固有成分以非活化形式存在于体液中，其通过级联酶促反应形成瀑布式的激活，产生具有生物活性的产物。众所周知，补体系统激活包括三种途径：经典激活途径、旁路激活途径和凝集素激活途径，三种途径既相互独立又有交叉反应。①经典激活途径：激活物与 C1q 结合，顺序活化 Clr、Cls、C2、C4、C3，形成 C3 转化酶（C4b2a）和 C5 转化酶（C4b2a3b）的级联酶促反应，激活物主要是与抗原结合的 IgM、IgG，此外还包括 C 反应蛋白、细菌脂多糖及某些病毒蛋白。②旁路激活途径（也称替代激活途径）：其不像经典激活途径依赖抗原与抗体，而是直接由微生物或外源异物激活 C3，同时有 B 因子、D 因子和备解素参与，形成 C3 转化酶（C3bBb）和 C5 转化酶（C3bBb3b）的级联酶促反应。③凝集素途径（MBL 激活途径）：由血浆中的甘露醇结合的凝集素直接识别多种病原微生物表面的 N-氨基半乳糖或甘露醇，进而依次活化 MBL 相关的丝氨酸蛋白酶（MASP）、C4、C2、C3，形成与经典激活途径一样的 C3 转化酶和 C5 转化酶。三种补体激活终末途径相同，即 C5 转化酶将 C5 裂解 C5b 依次与 C6、C7、C8、C9 结合，最后形成攻膜复合物（MBA），插入细胞膜的 MBA 通过破坏局部磷脂双层而形成“渗漏斑”或穿膜的亲水性通道，最终导致细胞崩解。

为避免机体产生过度的补体激活，对于每个补体反应的阶段均有相对性的调控机制。①调节经典激活途径的 C3 转化酶和 C5 转化酶，包括 C1 抑制物、补体受体 1（CD35）、C4 结合蛋白（C4bp）、衰变加速因子（DAF）、膜辅蛋白（MCP）、Ⅰ因子等。②调控旁路激活途径的 C3 转化酶和 C5 转化酶。③针对攻膜复合物的调节作用，包括 CD59、C8 结合蛋白、S 蛋白等。

补体激活是机体发挥免疫效应的主要机制之一，也是 HAR 发生的关键环节。但是在异种移植中补体激活的途径目前尚不明确，目前普遍认为受者的补体系统可被供体的内皮细胞抗原通过替代激活途径直接激活，并不需要天然抗体的参与。生理条件下，补体激活各个阶段均受补体调节蛋白(CRP)的调控。但CRP发挥调控作用具有同源限制性，只能调控来自同一种属的补体蛋白活性。在异种移植的情况下，本来调控补体激活途径的CRP的各种因子并不能正常发挥作用，使得补体系统过度激活，移植物更易被损伤[7]。这种现象被称之为受体补体与供体补体抑制蛋白的不匹配。而这种现象的发生既可能是受者补体系统是由供体器官的内皮细胞抗原直接激活，不需要天然抗体的参与；更有可能是受体体内预存的天然抗体与供体器官内皮细胞表面移植物抗原特异性反应后致使补体系统激活。

(3)血管内皮细胞沿血管方向通过侧面的整合素异二聚体形成连续的管道即血管，是血液与组织的天然屏障，即可防止血液中细胞、蛋白质等成分进入组织，又可避免组织中的某种成分或物质激活血液中的凝血系统或者免疫反应系统。正常的内皮细胞即不会激活凝血系统亦不会激活炎症反应等，但当内皮细胞被激活后，不仅会刺激凝血酶形成，促进凝血进而消耗凝血因子等，还会合成血小板激活因子诱导血小板聚集，并产生纤维蛋白等物质趋化中性粒细胞，同时进一步损害内皮细胞，导致血管通透性增加、组织水肿及出血[8]。

血管内皮细胞激活包括Ⅰ型内皮细胞活化和Ⅱ型内皮细胞活化，两者的发生机制、病理改变等截然不同。Ⅰ型内皮细胞活化指异种移植后，受体体内的天然抗体与供者的α-Gal表位结合后，继而激活补体，通过一系列反应可引起血管内皮细胞活化损伤发生超急性排斥反应。Ⅱ型内皮细胞活化指异种抗原与特异型抗体结合，以及NK细胞和单核细胞与内皮细胞的相互作用，导致血管内皮细胞分泌各种因子，这些因子可反过来与这些细胞相互作用，进一步激活内皮细胞，引起一系列反应。其主要特征是内皮细胞出现新的功能，表现为多种基因表达上调和蛋白质的合成增加或者合成新的蛋白质。

2. *病理变化*　结合现有的相关研究，异种移植后超急性排斥反应的病理改变是以移植物间质充血、水肿，毛细血管内中性粒细胞浸润、血小板及纤维蛋白血栓形成，血管壁纤维素样坏死为标志。最主要的中心环节是血管内皮细胞损伤。在不同的供体-受体的模式中，超急性排斥反应引起的组织器官的病理改变相似，但又不完全一致，存在着或多或少的差异。

3. *肾脏大体及超微机构*　当异种移植物的血流建立后，恢复供血的肾脏随即变得充盈饱满，为深红色，并可见其有节律的搏动。数分钟后，移植肾开始慢慢变为花斑色，体积逐渐增大，最终成为均质的青紫色。镜下改变：早期，肾间质小血管及肾小球毛细血管等血管内可见大量红细胞淤积，形成红细胞性血栓而阻塞管腔，肾小球肿胀明显，甚至挤满整个球囊腔内，但是中性粒细胞趋化不明显。随着时间的延长，中性粒细胞等在各种因子的趋化下聚集于肾小球毛细血管管腔内，毛细血管内微血栓形成，入球小动脉处最明显，小动脉处的血流减少，进一步引起内皮细胞的坏死、脱落等，严重时可造成肾小球缺血性梗死。免疫组化检测：可见IgG、IgM、C3、C4大量沿小动脉内膜、肾小球和管周毛细血管分布，进而形成大量的纤维蛋白栓子分布在各级血管丛。超微结构改变：电镜可见血管内皮细胞包括肾小管上皮细胞的坏死、脱落等，也能观察到其中的纤维及血小板性血栓等。

(二)急性血管性排斥反应

自从GT-KO猪问世后，异种移植第一个障碍——超急性排斥反应有望近期得以克服[9]。但当人们对异种移植满怀希望时，又出现了急性血管性排斥反应(acute vascular rejection,AVR)。急性血管性排斥反应类型不同于超急性排斥反应，也不类似于同种异体移植，而且机制更为复杂，参与因素更多。

1. *急性血管性排斥反应发生机制*　急性血管性排斥反应又称延迟性排斥反应(delayed xenograft rejection,DXR)，指在异种移植恢复血流后24小时以内开始并在数天至数周内逐渐出现的移植物损害。随着对此反应类型的进一步研究，人们逐渐发现用延迟性排斥反应描述这一病理变化并不太符合。首先，研究表明该排斥反应是在移植物血流建立的24小时之内已经开始出现，并非“延迟”；其次，其发生的病理生理过程与超急性排斥反应截然不同，并且临床表现也完全不同，并不是超急性排斥反应的“延迟性”；最后，延迟性排斥反应难以适用于并不发生超急性排斥反应的协调性异种移植中。种种原因表明，“急性血管性排斥反应”更适用于描述该反应类型。

人们对急性血管性排斥反应的研究起步较晚,对其发病机制尚存在许多争议。但越来越多的研究表明,当移植物植入受体后,异种抗原会诱发受体产生抗体,这些抗体与移植物的抗原结合后,沉积于移植物血管内壁,继而激活补体,并活化血管内皮细胞。活化的血管内皮细胞表达组织因子等物质增加,进而引起一系列的炎症反应,最终导致移植物局部缺血坏死。此外,NK 细胞、巨噬细胞、淋巴细胞等免疫细胞及补体等各种分子均参与了这一复杂过程。急性血管性排斥反应的发生机制异常复杂,只有充分地了解其发生机制,才能更进一步预防和治疗异种移植后该反应的发生,提高异种移植的成功率。

(1)抗体的作用。有研究表明,将仓鼠或者小鼠的心脏移植到 T 细胞缺陷的大鼠体内,与 T 细胞免疫功能正常的大鼠一样,该大鼠同样会出现急性血管性排斥反应,提示移植物的急性血管性排斥反应不依赖于 T 细胞。进一步研究表明,将仓鼠或者小鼠的心脏移植到 T 细胞缺陷的大鼠体内可以诱发特异性 IgM 抗体反应,急性血管性排斥反应可由抗移植物 IgM 抗体引起。为进一步证实,采用抗 IgM 单克隆抗体消耗尽大鼠血液循环中的 IgM 抗体,并且几周内在该大鼠血清中检测不到 IgM 抗体,然后再将仓鼠或者小鼠的心脏移植到 T 细胞缺陷的大鼠体内,结果发现明显抑制了大鼠急性血管性排斥反应。其他不同异种移植动物的模型也同样证明了,这些抗体的暂时性消失或者减少延迟或者减轻急性血管性排斥反应的发生,使移植物存活的时间延长。总之,不可否认的是,异种移植物抗原诱导产生的抗体在诱导急性血管性排斥反应中起重要作用。

综合相关研究来说,以下几点有力地证明了抗体在异种移植中诱导急性血管性排斥反应扮演的重要角色。①发生急性血管性排斥反应的移植物血管表面均发现有特异性抗体 IgM 或者 IgG 黏附。②当移植物移植于受体后,抗移植物抗体合成逐渐增加,抗体的升高恰好与急性血管性排斥反应的病理表现程度及时间密切相关。③用抑制性单克隆抗体或者免疫抑制药可预防或者减轻急性血管性排斥反应的发生。④在同种或者异种移植受体内应用抗供体受体能够引起急性血管性排斥反应。

目前关于抗体在急性血管性排斥反应中的作用机制并不清楚,抗体可能通过直接激活异种移植物内的血管内皮细胞引起一系列炎症反应;或者抗体通过调节 NK 细胞或者巨噬细胞的结合间接介导该反应的发生;或者可能通过损伤异种移植物内皮细胞产生的具有生物学活性的补体片段。

(2)NK 细胞及巨噬细胞的作用。研究发现,在急性血管性排斥反应中 NK 细胞及巨噬细胞也发挥了重要作用。NK 细胞表面存在一些受体样分子,这些分子能直接识别移植物内皮细胞表面的糖残基部分,当两者识别后可相互作用并引发血管内皮Ⅱ型反应。NK 细胞引起急性血管性排斥反应剧烈而持久。实验表明 NK 细胞及巨噬细胞在不依赖于抗体及补体的情况下均能独自引起异种移植的急性血管性排斥反应,而且在移植前,先将受体体内的 NK 细胞消耗尽,移植物发生适应性反应的概率明显升高。有研究发现,单核细胞表达的组织因子作为激活外源性凝血途径的成分会引起纤维蛋白的沉积,继而引起急性血管性排斥反应相应的组织学改变。这已经在相关实验中被发现的大量表达组织因子的单核细胞的浸润得到证明。虽然并没有发现明显的巨噬细胞浸润,且使用相关的抑制剂并不能有效地抑制急性血管性排斥反应,仍不能否认巨噬细胞在急性血管性排斥反应中的作用,因为巨噬细胞可能并不作为始动因素,而是伴随发生。

(3)T 细胞的作用。随着研究的深入,越来越多的证据表明 T 细胞在急性血管性排斥反应中起着举足轻重的作用。仓鼠的心脏移植给 T 细胞缺陷的裸鼠可获得长期存活,病理检查未发现排斥反应;但若重建 T 细胞免疫,结果发现移植心脏于术后第 5 日出现排斥反应,病理检查提示发生急性血管性排斥反应,但并不能排除其他相关因素的共同作用,且与同种异体相比,T 细胞发生反应强度及广度均明显增强,这些均提示 T 细胞参与了急性血管性排斥反应。进一步研究发现,$CD4^+$、$CD8^+$ T 细胞虽然均能介导异种移植急性血管性排斥反应,但不少研究表明 $CD4^+$ T 细胞介导的可能更为重要,因为 $CD8^+$ T 细胞介导的急性血管性排斥反应所需细胞数量及时间明显比 $CD4^+$ T 细胞多且长。该现象的原因可能为:①$CD4^+$T细胞可直接介导;②可辅助 B 细胞产生相关抗体,通过抗体激活补体或者介导其他免疫反应引起排斥反应;③$CD4^+$ T 细胞可能还可通过辅助 $CD8^+$ T 细胞产生细胞毒性作用进一步介导排斥反应;④还有可能 T 细胞分泌的细胞因子也参与其中,而 $CD8^+$ T 细胞更多的是通过非辅助性 T 细胞依赖的细胞毒性作用引起排斥反应。

(4)内皮细胞的作用。在异种移植急性血管性排斥反应的研究中,组织病理提示移植物的中性粒细胞浸润、内皮细胞增厚及血栓的形成。这一现象提示在急性血管性排斥反应中内皮细胞的激活可能发挥着某种作用。前面已经叙述,在超急性排斥反应中,受体体内的天然反应性抗体迅速与血管内皮上的α-Gal抗原结合,继而通过经典或者替代途径激活补体,引起血管内皮细胞的损伤介导超急性血管性排斥反应。这是血管内皮细胞的Ⅰ型活化反应机制。急性血管性排斥反应则是通过Ⅱ型活化反应机制介导的。血管内皮细胞活化后上调一系列的基因表达,导致蛋白质的合成增加或者合成新的蛋白质是急性血管性排斥反应的主要特征。这些上调的基因表达的因子包括:E-选择素、VCAM-1/CD106、ICAM-1/CD54、细胞因子(趋化因子)、白细胞介素(IL-1β、IL-6、IL-8)和膜辅蛋白等。血管内皮细胞在调节凝血机制、白细胞趋化以及血管舒缩等方面具有重要的生理意义。当血管内皮损伤后,相关的平衡就会被打破,引起与生理功能相反方向的生理现象。

2. 急性血管排斥反应的病理 在异种肾移植中,当克服了超急性排斥反应后,移植物发生急性血管性排斥反应就变得更为突出,其主要表现为炎症反应,即异种移植物血管内皮细胞系统的增生和激活、单核巨噬细胞浸润、自然杀伤细胞的聚集,以及血小板聚集血栓形成造成血管闭塞和组织坏死。

(1)大体病理变化及临床表现。研究发现异种肾移植的移植肾能维持肾功能大约为1周以上,用肌酐这个对肾功能来说并不太敏感的指标不能准确地评价移植肾是否损伤,因为即使移植肾早已经出现损坏,其仍能维持肌酐在正常值范围。血小板的变化可能敏感性更好,当血小板显著减少时,多提示移植肾正在发生病理损坏。当临床发现大量蛋白尿时,也说明肾功能已开始出现损坏,随着肾功能的恶化,继而会出现尿量减少,肌酐上升。大体观察可见移植肾明显增大,为大紫色,重量增加3~5倍,输尿管有水肿,内有胶冻样物质。

(2)组织学病理变化。急性血管性排斥反应的主要组织学特点为广泛出血性改变及组织水肿、局部缺血、弥漫性血管内纤维素血栓形成、纤维素样坏死,伴有NK细胞及巨噬细胞浸润、内皮细胞水肿、激活。电子显微镜在证实光镜和免疫荧光的同时,可更进一步了解血管详细的结构。在移植后1小时的活检时,内皮细胞有轻微的水肿,不伴有炎性细胞的浸润。24小时后内皮细胞开始出现不同程度的损伤。开始内皮细胞逐渐出现许多胞饮小泡,它含有较少的细胞器,且内皮细胞内含有较多核糖体,内皮细胞逐渐增厚,随后在出泡的过程中,内皮细胞的成分发生丢失,胞质体积逐渐增加,突入管腔,由于严重的水肿,内皮细胞逐渐阻塞毛细血管管腔。同时内皮细胞表面出现许多突出部分,有利于血小板和白细胞黏附在内皮上。在晚期,内皮细胞出现中、重度损伤甚至坏死,毛细血管管腔内充满纤维蛋白丝,甚至被阻塞。

(3)免疫病理变化。急性血管性排斥反应的免疫病理学包括一系列特征性改变。病灶内自始至终可发现抗体。在急性血管性排斥反应的早期即可见到移植物血管内皮表面有弥漫性的受者IgM或IgG沉积。急性血管性排斥反应免疫病理研究显示,移植后1小时即可在血管壁上发现IgM,有些发现IgM在24小时衰减并维持在较低水平约3天,而有些发现IgM保持原有水平而不衰减,24小时以后逐渐出现IgG,3天以后更明显。移植后早期活检没有发现细胞浸润,偶尔见到$CD16^+$细胞浸润,血管周围$CD2^+$细胞浸润出现在第7天,稍后出现在间质。大量的巨噬细胞和PMN缺血相伴出现。

(三)急性细胞性排斥反应

异种肾移植的主要障碍是超急性排斥反应和急性血管性排斥反应。前面已经介绍利用生物基因工程技术可有效剔除猪的抗体相关基因,使克服超急性排斥反应和急性血管性排斥反应即将成为可能。当克服抗体、补体等相关体液方面的排斥反应后,细胞免疫将成为下一个实现异种移植需要克服的障碍。研究发现,细胞学排斥反应与$CD4^+$T细胞的关系更为重要,当然除了$CD4^+$T细胞外,还不应忽视嗜酸性细胞、巨噬细胞、T细胞。

1. T淋巴细胞 T淋巴细胞即T细胞,来源于骨髓中的淋巴样细胞,后在胸腺中发育成熟。T细胞具有高度异质性,根据其表面标志和功能特征,T细胞可分为不同亚群。T细胞发挥免疫功能时亚群之间相互作用和制约,它们互相调节,协同发挥作用。成熟T细胞随血流分布至外周免疫器官,并可经淋巴管、血液等再循环分布全身。T细胞不仅介导适应性免疫应答,而且在胸腺依赖的抗原诱导的体液免疫应答中也发挥重要的作用。根据T细胞的功能可分为Th细胞、CTL细胞和调节性细胞。①Th细胞可分为Th1、Th2和Th17三类效应细胞,它们通过分泌不同的细胞因子,发挥不同的免疫效应。Th1通过活化巨噬细胞和释放各种活性因子清除体内的胞内寄生病原体。②CTL细胞即细胞毒性T细胞,通常指表达TCαβCD8$^+$TCTL细胞,主要通过两种机制发挥细胞毒性作用。一是直接杀伤,即通过分泌穿孔素、颗粒溶解素、颗粒酶等具有杀伤细胞的物质作用于靶细胞;二是间接诱导,通过Fas/FasL途径诱导靶细胞凋亡介导细胞死亡。CTL主要杀伤胞内寄生病原体的宿主细胞及肿瘤细胞。③调节T细胞包括自然调节性T细胞、适应性T细胞和其他调节性T细胞。其中自然调节性T细胞主要的功能是通过抑制CD4$^+$T和CD8$^+$T细胞的活化和增殖,达到免疫的负调节作用。

2. *T淋巴细胞发挥免疫效应* 未与特异型抗原接触的成熟T细胞为初始T细胞,初始T细胞经过活化等一系列过程后才能发挥免疫效应。主要包括三个阶段。①T细胞特异性识别抗原的阶段:外源性抗原和内源性抗原被局部的抗原提呈细胞(APC)摄取、加工、处理后以抗原肽-MHCⅡ类(外源性抗原提呈方式)和抗原肽-MHCⅠ类(内源性抗原提呈方式)分子复合物的形式表达于APC细胞表面,再将抗原提呈给CD4$^+$T细胞和CD8$^+$T细胞识别,这提供了T细胞活化的第一信号。②T细胞活化、增殖及分化的阶段:T细胞和APC表面表达多种协同刺激分子,有助于加强细胞间直接接触的同时,为T细胞激活进一步提供协同刺激信号,这是T细胞活化的第二信号,活化的T细胞通过PLC-γ活化途径和MAP激酶活化途径转导信号,T细胞迅速进入细胞周期,通过有丝分裂克隆增殖并分化成效应细胞。③效应T细胞发挥效应阶段:T通过直接或间接的作用杀伤病原菌或宿主细胞。

3. *T细胞介导的细胞免疫* 研究发现T细胞不仅识别供体的APC提呈的抗原,还识别自身APC提呈的供体抗原。异种抗原比同种抗原有更强的抗原性,因此与体液免疫一样,受者对异种移植物的排斥反应比同种移植物的反应强烈得多。但是事实却不一定是这样,在异种移植中,种属的不同导致辅助因子等不能有效地发挥作用,不能有效地激活T细胞,因此,异种抗原介导的细胞免疫就弱于同种移植中同种抗原介导的细胞免疫。

(1)T细胞介导的细胞免疫机制。有了对同种移植中T细胞介导的免疫排斥较深入的研究,对异种移植中T细胞介导免疫排斥反应的研究就有了较高的起点。

在移植中,T细胞活化有直接识别和间接识别两种途径。①直接识别,即供体自身的细胞作为APC提呈抗原激活T细胞,这一机制在离体试验中已经得到证实。研究表明,在纯化的人T细胞与放射线至弱的猪主动脉内皮细胞的异种混合淋巴细胞中,数天后T淋巴细胞有明显的增殖。而在用单抗封闭猪白细胞抗原后,能阻止T细胞的增殖说明异种抗原来自猪的白细胞抗原。考虑到异种移植中辅助因子因种属的不相容性,猪-人异种移植模型中直接识别的排斥不会很强烈。然而在以后的研究中逐渐发现,猪-人异种移植的模型中,猪主动脉内皮细胞(PEAC)也适合作为人T细胞活化的APC。主要有两方面的原因:一是猪内皮细胞稳定的表达激活T细胞的协同刺激分子B7-2,且该分子与人的同源性高达82%,用转染猪B7-2CDNA的CHO细胞和人脐静脉内皮细胞能显著刺激T细胞增殖,这说明猪细胞表面的协同刺激分子与人细胞表面的CD28有较好的匹配性;二是人和猪MHC的基因序列高度同源,其中,在蛋白质水平上,MHCⅠ类分子在初级和高级结构都很相似,进一步研究分析发现MHCⅡDRβ超变区NIH小型猪SLAC DRβ和人DRβ的基因序列的同源性甚至超过人其他DRB1基因序列,这更好地解释了猪MHC分子能与同种异体移植的类似方式直接激活T细胞。然而,在异种移植中,普遍认为间接识别可能占主导地位。②间接识别,即供体的异种抗原以外源性蛋白的方式为人APC摄取并提呈,进而激活T细胞。研究发现,纯化的人T细胞与辐射处理的猪主动脉内皮细胞供体培养数天,T细胞明显增殖,再加入人抗原提呈细胞,T细胞增殖更加明显,但是若用单克隆抗体封闭APC后,T细胞增殖反应被抑制,即间接识别被抑制所引起的。大量的研究进一步表明,供体细胞MHCⅡ类抗原表达的缺乏可能与间接识别作用的发挥有关[10]。Armstrong研究发现缺乏MHCⅡ类分子表达的神经前体细胞能提高猪细胞在大鼠体内的存活，这一发现更加支持上诉观点。Olack 的团队用人的 PBL 重建 SCID 小鼠模型对猪－人异种移植 T 细胞介导的间接识别进行了更进一步的体内研究，该实验将仅表达猪白细胞Ⅰ类抗原（SLA Ⅰ）的猪胰岛细胞移植到该小鼠模型上，发现在自身 APC 存在时，能对移植的猪胰岛细胞产生 T 细胞增殖，并且增殖的都是 $CD4^+$T 细胞，由此建立的 T 细胞群对经自身 APC 处理的 SLA Ⅰ类纯化抗原特异性增殖，更进一步证明了在猪－人这个异种移植的模型中 SLA Ⅰ类分子是能为人 T 细胞间接识别的异种排斥抗原。

总之，在异种移植中，尤其是猪－人的模型中，无论是直接识别还是间接识别途径均已经在离体试验得到证明。在 T 细胞激活的过程中，协同刺激分子介导的第二信号是必不可少且非常重要的，在直接识别中，由于不同种属间组织的不相容性，供体细胞的 APC 提供的协同刺激分子与受体的相容性或多或少存在差异，T 细胞的激活也会随着在猪－人这个模型中移植的不同的器官细胞特性有所不同。而间接识别，是由受体自身 T 细胞识别移植物的不同 MHC 分子的一级序列而产生，这种识别方式是异种稳定而持续的存在。而且研究发现，在人的 T 细胞对抗原反应的诱导期，$CD4^+$辅助性 T 细胞是主要细胞，显著不同于 $CD4^+$ 和 $CD8^+$ 辅助性 T 细胞同时参与的同种移植排斥反应。辅助性 T 细胞识别的主要是异种 MHC Ⅱ类抗原，但并不是在所有情况下，MHCⅡ类分子能被首先直接识别。当然，某些情况下，T 细胞也会识别非 MHC 异种抗原。

（2）协同刺激分子及其受体的作用。在 T 细胞活化过程中，协同刺激分子主要有两个家族，CD28-B7 家族和 TNF-TNFR 家族，其中 CD28 和 TNF 表达于 T 细胞，而 B7 和 TNFR 表达于 APC 细胞。CD28-B7 家族按功能的不同可以分为正向刺激和负向刺激。CTLA-4 是与 CD28 高度同源的分子，但是与 CD28 不同，该受体分子胞内段带有不同的关键性结构，酪氨酸抑制基序（ITIM），而 CD28 分子受体胞内段为激活受体 ITAM。胞内段的不同决定了两个受体截然不同的功能。由此可发现，抑制 T 细胞的活化可有两种途径，即封闭协同刺激信号和激活协同抑制信号。CTLA-4 是 T 细胞活化后诱导表达的，CTLA-4与 B7 结合的亲和力是 CD28 与 B7 结合的 20 倍，可竞争性的与 APC 细胞表面的 B7 分子结合，从而启动抑制性信号有效地调节适度的免疫应答。带有 ITIM 结构的除了 CTLA-4 外，还有近年来备受关注的 PD-1（程序性死亡受体）和 BTLA（B、T 淋巴细胞衰减因子）。

虽然 PD-1 也被认为属于 CD28 家族，但是在结构上却与 CD28、CTLA-4 有很大的不同。PD-1 最初是从凋亡的小鼠 T 细胞杂交瘤 2B4. 11 克隆，人的 PD-1 基因位于染色体的 2q37. 35，为 M55000 的跨膜糖蛋白。PD-1 虽然属于 CD28 家族，但其与其他家族成员 CD28、CTLA-4 及 ICOS 有显著不同：①PD-1与配体的结合具有特异性，既不像 CD28/CTLA-4 与 B7. 1/B7. 2 通过 MYPPY 序列相结合，也不像 ICOS 与 ICOS-1 通过 FDPPPF 相结合，不会与其他家族分子发生交叉反应；②PD-1 保外区缺乏半胱氨酸残基，以单体的形式存在，而不是以二聚体的形式存在；③在一些免疫细胞的表面如 T 淋巴细胞、B 淋巴细胞和部分骨髓细胞 PD-1 都可持续表达，多项研究发现在活化的 T 细胞表面其表达是上调的。PD-1 有两个配体分别为 B7-H1 和 B7-DC，属于 B7 家族成员，为Ⅰ型跨膜蛋白，它首先由免疫球蛋白的 V 样及 V 样结构并存，由 30 个氨基酸组成的跨膜区及几个氨基酸的细胞质尾共同形成膜外区。PD-1 的配体（PD-L）表达于多种细胞及器官，其中 PD-L1 即 B7-H1 可上调表达于活化免疫细胞，如 T 淋巴细胞、B 淋巴细胞、巨噬细胞以及单核细胞，或者部分非免疫细胞如经 INF-γ 刺激的内皮细胞、角质细胞及成肌纤维细胞表面，还可低水平表达于非淋巴器官如心、肺、肝、脾、骨骼肌及胎盘等器官。一些造血系统来源的细胞，如树突状细胞、巨噬细胞、单核细胞等。PD-1 胞内有两个酪氨酸残基，靠近 N 端和 C 端的酪氨酸和邻近的氨基酸形成 ITIM 样基序及 ITSM 基序，当 PD-1 与 BCR 或者 TCR 相互连接时，ITIM 序列活化后可招募胞内的 SHP-2 并磷酸化其下游的蛋白，抑制 BCR 或者 TCR 受体信号，最终抑制淋巴细胞的增殖及相应细胞因子的产生并诱导细胞分裂周期停滞[11]。研究发现，PD-1/PD-L1 共刺激信号途径在移植免疫耐受、肿瘤逃逸、自身免疫性疾病等中起重要的调控作用。其可能主要通过削弱、限制或者终止 T 淋巴细胞、B 淋巴细胞和骨髓细胞的活化或外周炎症的效应，从而抑制自身反应性 T 淋巴细胞的免疫效应和维持外中免疫耐受。PD-1 在免疫耐受中的独特作用成为研究的热点，然而 PD-1 信号通路与其他负性调控通路的相互作用在维持免疫耐受中的机制还需进一步探索[12]。

BTLA 是最新发现的 B7 与 CD28 家族的第三个免疫抑制性受体，是一种跨膜蛋白，属于免疫球蛋白超家族，胞质区包含免疫受体酪氨酸转换基序（ITSM）和免疫受体酪氨酸抑制基序（ITIM），胞外区包含 Ig 结构域。其基因定位了 3q13.2，包含 6 个外显子，在 $CD4^+$ T 细胞、$CD8^+$ T 细胞、B 细胞、树突状细胞、巨噬细胞中均表达。研究发现，BTLA 可能参与调控 T 细胞免疫耐受。BTLA 具有抑制 T 细胞免疫应答反应的功能，BTLA可正向调控 Foxp3 的表达，增强 Treg 的抑制活性。这为移植中抑制免疫排斥提供了新的思路[13]。

（3）固有免疫在细胞性排斥反应中的作用。在异种肾移植中，细胞性排斥反应作为除了超急性排斥反应和急性细胞性排斥反应后需要克服的第三座大山，其主要参与细胞除了 T 淋巴细胞外还包括固有免疫细胞 NK 细胞、巨噬细胞等。

固有免疫系统主要有皮肤组织屏障、固有免疫细胞和固有免疫分子组成。固有免疫该系统从个体出生即具备，一旦病原微生物侵入，立刻发挥非特异性抗感染效应，是特异性免疫的基础。其中免疫细胞包括 NK 细胞、吞噬细胞、树突状细胞、NK T 细胞、肥大细胞、B1 细胞、嗜碱性粒细胞及嗜酸性粒细胞等。

（4）NK 细胞与免疫排斥。NK 细胞即自然杀伤细胞，来源于骨髓淋巴样细胞，其分化、发育依赖于骨髓或胸腺微环境，是不同于 T、B 淋巴细胞的第三类淋巴细胞，占外周血淋巴数的 10% ~15%，主要分布于外周血和脾脏，在淋巴结及其他组织少量存在。NK 细胞在机体中有以下作用：①无须抗原刺激诱导，可直接杀伤某些肿瘤细胞和病毒感染细胞；②NK 细胞表面表达 IgG Fc 受体，可借助 ADCC 杀伤靶细胞；③NK 细胞可被 IFN-α/β、IL-2、IL-12、IL-15、IL-18 等细胞因子激活，活化后的 NK 细胞可以分泌 TNF 和干扰素等细胞因子，进而增强机体抗感染效应，同时参与免疫调节。

NK 细胞活性受其表面的多种调节性受体调控，主要分为识别 HLA Ⅰ类分子和非 HLA Ⅰ类分子的调节性受体。NK 细胞表达多种以 HLA Ⅰ类分子为配体的受体，分为抑制性受体和活化性受体。生理条件下，抑制性受体占主导，这主要是 NK 细胞表面的抑制性受体与 HLA Ⅰ类分子的亲和力远远大于激活性受体。当抑制性受体激活时，活化性受体的功能即被抑制，NK 细胞不能杀伤自身正常组织细胞。然而病理情况下，某些病毒感染的细胞或者肿瘤细胞表面 HLA Ⅰ类分子表达下降或缺失，抑制性受体未被激活，活化性受体即发挥作用，NK 细胞活化即对病毒感染的细胞或者肿瘤细胞产生杀伤作用。除此之外，NK 细胞还能识别靶细胞表面某些非 HLA Ⅰ类分子的活化性受体。NK 细胞杀伤靶细胞主要通过穿孔素/颗粒酶途径、Fas/FasL 途径、TNF-α/TNFR-1 途径这三种途径。

在异种移植中，NK 细胞具有以下作用。①由于异种移植时种属间的差异，移植物血管内皮细胞表面的 MHCⅠ类分子不能被 NK 细胞识别，活化性受体被激活，发挥杀伤作用。在猪 - 人异种移植的模型中，研究发现激活 NK 细胞抑制性受体的关键基因并不能在猪MHC Ⅰ类分子相关基因中找到。②异种移植物细胞表面的糖类抗原可直接激活 NK 细胞表面的凝集素样活性受体，激活的 NK 细胞可通过哪种途径杀伤靶细胞，并不明确。有研究发现，体外实验的 NK 细胞杀伤异种细胞是通过颗粒酶途径。③激活的 NK 细胞还可分泌多种细胞因子和趋化因子，进一步介导免疫排斥反应。NK 细胞激活后可分泌大量的 IFN-γ。IFN-γ 不仅可直接损坏靶细胞，并且可进一步激活和趋化更多的 NK 细胞，进一步加强免疫排斥反应[14]。

（5）巨噬细胞与免疫排斥。单核吞噬细胞包括血液中的单核细胞和组织器官中的巨噬细胞。单核细胞由骨髓粒 - 单系祖细胞发育而成，占血液中白细胞总数的 3% ~8%。巨噬细胞分为定居和游走巨噬细胞两大类。定居巨噬细胞广泛分布于全身各处，分为肝脏的库普弗细胞、脑部的小胶质细胞、骨组织的破骨细胞、肺泡巨噬细胞等。巨噬细胞表面表达多种模式识别受体、调理素受体及与其趋化和活化相关的细胞因子受体。模式识别受体（PRR）主要包括甘露醇受体、清道夫受体和 Toll 样受体；调理素受体主要包括 IgG Fc 受体和补体受体。

巨噬细胞的主要生物学功能如下。①清除、杀伤病原体，其主要通过氧依赖性途径和氧非依赖途径。氧依赖性途径的效应分子主要包括超氧阴离子、游离羟基、过氧化氢和单态氧等反应性氧中间物、胍氨酸以及一氧化氮等反应性氮中间物。氧非依赖途径，主要通过酸性环境、溶菌酶、防御素等杀伤病原微生物。病原体被杀伤后，被巨噬细胞内的吞噬溶酶体的多种水解酶进一步降解，或者被胞吐或被加工、处理为免疫原性肽段而被提呈 T 细胞，启动适应性免疫应答。②活化的巨噬细胞可分泌多种趋化因子和细胞因子，聚集、活化更多的巨噬细胞、中性粒细胞和淋巴因子，促进炎症反应。③巨噬细胞可通过特异性抗原抗体介导的 ADCC 作用，在各种效应分子的作用下杀伤靶细胞。④活化的巨噬细胞可分泌多种细胞因子促进 T 细胞、B 细胞、CTL 细胞、NK 细胞等活化，进一步促进免疫反应。

（6）树突状细胞与免疫排斥。1868 年 Langerhans 首先发现皮肤表皮层的树突状细胞，并以此命名为 Langerhans 细胞。后来 1973 年 Steinman 在其他组织中也发现了类似的细胞，因其表面有许多树突状样的突起，故命名树突状细胞（DC）。树突状细胞主要分为髓样树突状细胞和浆细胞样树突状细胞这两个亚群。髓样树突状细胞，可表达 TLR2、TLR4、TLR5，在抗原性物质的刺激下，分泌 IL-2 和 IL-12 等细胞因子，继而诱导 Th0 细胞分化为 Th1 细胞，诱发和增强细胞免疫应答；浆细胞样树突状细胞则可表达 TLR7、TLR78、TLR79，在病毒或细菌相关抗原的作用刺激下，产生细胞因子主要为 IFN-α 等，从而发挥抗病毒作用；在IL-3 和 CD40L 联合刺激下，可分泌 IL-4 和 IL-5 等细胞因子，诱导或促进 Th0 细胞分化为 Th2 细胞，辅助性 B 细胞产生体液免疫应答。树突状细胞作为专职抗原提呈细胞，其主要功能是摄取、加工处理和提呈抗原，从而启动适应性免疫应答。未成熟的树突状细胞提呈抗原的能力强，而激发免疫应答的能力弱；成熟的树突状细胞提呈抗原的能力弱，而激发免疫应答的能力强。除此之外，胸腺树突状细胞参与阴性选择，诱导中枢免疫耐受；非成熟树突状细胞介导负性免疫应答，可诱导 T 细胞形成外周免疫耐受。

在异种移植细胞性免疫排斥过程中，T 细胞活化主要有间接识别和直接识别两种方式，树突状细胞作为抗原提呈细胞在其中扮演者着不可或缺的角色，用单克隆抗体可阻断识别过程，诱导免疫耐受。在异种移植中，可通过多种途径阻断树突状细胞与 T 细胞的识别、抑制树突状成熟等调节树突状细胞相应的功能，从而诱导免疫耐受。

总之，固有免疫系统中的免疫细胞在异种移植中起重要作用，各种细胞之间相互作用、影响介导了排斥反应，要清楚而完全的明确所有机制是任重而道远的。

（四）慢性排斥反应

到目前为止，异种肾移植还没有存活足够长时间的病例可供研究，因此对于慢性排斥反应的研究极少，但同样的我们依然可从同种移植中获取适当经验。随着异种移植研究的逐渐深入，当前面的障碍逐渐得到克服，慢性移植排斥反应最终会成为研究的主要方向。

四、异种肾移植排斥反应的处理对策

随着器官移植手术日益成熟，器官供体也越来越供不应求，异种器官移植是解决该问题的有效措施之一。目前，猪是异种器官移植的主要来源，其在生理、解剖方面与人相近，成本较低，可大规模饲养。但由于种属间关系较远，人对猪的器官会产生多种排斥反应（超急性免疫排斥反应、急性免疫排斥反应和慢性免疫排斥反应）。为克服这一系列障碍，人们进行不懈努力，使用多种基因技术和生命科学技术，使异种肾移植取得了颇多成果。

（一）针对移植肾受体策略

异种器官移植的最大障碍是超急性排斥反应，主要由于受体内存在天然抗猪抗体。不需抗原刺激而在体内预存的抗体称为天然抗体，机体的特异性天然抗体主要通过天然免疫获取，不同种属生物相互存在预存抗体。Cascalho 等[15]认为受体补体对异种超急性排斥反应的发生起关键作用。针对移植肾受体的策略主要包括以下几个方面：去除/封闭受体内的天然抗体、应用补体抑制剂、应用免疫抑制剂、减少活性因子的损伤、诱导免疫耐受。

1. 去除/封闭受体内的天然抗体　大部分异种器官移植的受体体内的补体激活主要靠旁路途径，但猪到人的异种移植中的补体激活途径则是经典途径，即要与内皮细胞表面的抗体结合以后才会被激活。所以，控制超急性排斥反应发生的有效途径是去除或减少抗 Gal 抗体。减少体内免疫球蛋白和血浆置换可减少抗 Gal 抗体，但是，这容易导致机体免疫力低下、引起感染等并发症。Brandl 等[16]通过研究证明，应用一种多聚 L-赖氨酸即 GAS914 能够将受体体内的大量抗 Gal 抗体较好地吸附。

2. *应用补体抑制剂* 发生超急性排斥反应时，补体激活破坏内皮细胞结构和功能的完整性。目前，针对保护内皮细胞抵抗补体介导损伤的研究很多，抑制补体激活的方法主要有 2 种。

(1) 药物抑制受体体内补体激活。给受体使用补体激活抑制剂，如 C1 抑制剂、眼镜蛇毒因子(CVF)、可溶性补体受体 1(ScR1)及针对膜攻击复合物形成的抗-C5 单克隆抗体等药物，抑制补体激活，延长移植物存活时间。同时补体抑制药物存在诸多不良反应，如 CVF 有产生过敏毒素 C3a、C5a 的风险，且其具有类似 Gal 结构，使抗 Gal 抗体滴度升高，容易导致组织损伤，因此应用受限[8]。

(2) 遗传修饰异种移植物抑制补体活化。异种移植物血管内皮细胞通过遗传修饰后，表面能表达人源化的补体调节蛋白，从而抑制补体活化。人的补体调节蛋白主要包括膜辅助调节蛋白(membrane cofactor protein，MCP/CD46)、衰变加速因子(decay accelerating factor，DAF/CD55)及膜反应性溶解抑制物(membrane inhibitor of reaction lysis，MIRL/CD59)等。其中 MCP/CD46 可抑制 C3 转化酶形成，抑制补体激活；DAF/CD55 能抑制 C3b 和 MAC 在猪内皮细胞沉积；MIRL/CD59 主要通过阻断 MAC 形成，避免其损伤移植物。这些补体调节蛋白能在一定程度上抑制天然抗体介导的补体活化，降低超急性排斥反应的发生率[17]。不同研究对同时转染一种或两种以上补体调节蛋白的效果不尽相同。Shiraishi 等认为联合转染效果明显优于单一基因转染，他们应用腺病毒载体介导 CD55、CD46 和 CD59，联合转染猪血管内皮细胞，可明显抑制补体激活。ARbar 等[18]则认为联合转染效果并不一定优于单一转染，他们联合转染 hCD46 和 hCD55 两种补体调节蛋白，结果发现联合转染效果并不比单一转染 hCD55 好。Fisicaro 等和 Morgan 等[19]研究表明 DAF(结构和功能不完全与人的相同)与猪补体调节蛋白(MCP、MIRL)的同源类似物，均可以抑制人的补体激活。在同时进行的分别表达猪 hCD59 和 CD59 实验表明，两者抑制人的补体激活程度相同。所以，提高移植物器官内皮细胞的补体调节蛋白表达量是抑制补体激活的关键。

3. *应用免疫抑制剂* 最近 30 年以来，对环孢霉素等新一代高效免疫抑制剂的广泛应用以及排斥反应的免疫抑制原理研究的进程，对肾移植的发展起到了极大的促进作用，尤其是移植肾长期存活时间得到明显的延长。免疫抑制剂主要是通过抑制受者的免疫系统，减轻移植排斥反应，延长异种移植肾的存活时间。虽然免疫抑制剂对排斥反应有一定抑制作用，但并不能完全避免排斥反应的发生，且长期应用任何一种免疫抑制剂都会产生不良反应。但目前异种移植后的主要治疗方式仍然是使用免疫抑制剂。

(1)免疫抑制药物的种类。20 世纪 60 年代时，硫唑嘌呤开始被用来控制肾移植后的排斥反应，随后联合皮质类固醇激素一起成为当时肾移植后抗排斥的常规用药。但接受肾移植手术的人，人、肾存活率都很低。20 世纪 80 年代后，环孢霉素的问世和广泛应用后，使肾移植后的人、肾存活率得到明显提高。环孢霉素、硫唑嘌呤和皮质类固醇激素的联合应用，提高了全世界很多移植中心的肾移植成功率，可达 90%。而霉酚酸酯(骁悉)和 FK-506(普乐可复)的诞生是肾移植免疫抑制剂的又一大进步。

FK-506 与环孢霉功效相当，但是，前者有更强的抗排斥功能。有研究认为，在作为辅助用药的功能上，霉酚酸酯更合适，其减少排斥反应的作用比硫唑嘌呤更显著。

免疫抑制剂通过抑制抗原引起的免疫反应和损伤，从而起到抑制移植排斥反应，它们的免疫抑制作用缺乏特异性，因而决定了它们同时具有相应的毒副作用，表 27-4-1 是对临床常用药物的归类。

表 27-4-1 免疫抑制药物的种类

种类	常用药物
烷化剂	环磷酰胺
中药制剂	百令胶囊、雷公藤多甙
真菌产物	环孢霉素、FK-506、西罗莫司、霉酚酸酯
生物制剂	抗单克隆抗体(CD3、CD4)、抗淋巴细胞球蛋白(ALG)、抗人胸腺细胞免疫球蛋白(ATG)
皮质激素	泼尼松、甲基泼尼松龙、地塞米松等

(2)钙神经蛋白抑制剂。钙神经蛋白抑制剂的代表药物包括 FK-506 和环孢霉素，两者在结构上有

较大的差别，却有着类似的疗效、作用机制及副作用。它可以选择性抑制免疫应答，使机体获得免疫抑制的同时继续保持一定的免疫力，确保机体能够维持一定的自我防御功能。该类药物既不能抑制中性粒细胞的吞噬功能，也不能抑制骨髓作用。推测这种相对性免疫抑制作用的机制如下。体内只有50%的钙神经蛋白活性可以被钙神经蛋白抑制剂的治疗浓度所抑制，未被抑制的部分仍具有产生一定强度信号的能力，从而启动细胞因子的表达，产生免疫效应。钙神经蛋白抑制剂的免疫抑制作用主要是通过与T细胞胞质受体结合，破坏T细胞活化过程中细胞因子的基因表达，使细胞因子产生和淋巴细胞增生受到抑制。FK-506和环孢素均在小肠吸收，但是存在个体差异，消化道疾病对药物的吸收有明显影响。两者的半衰期和代谢途径相同，常用剂量为胶囊每粒25 mg和100 mg，半衰期8小时，4小时后达到药物峰浓度的时间。肾移植后，患者的尿毒症症状及体征均得到缓解，促进消化道吸收，增加血中的药物浓度。另外，食物也有增加其血药浓度的功能，钙神经蛋白抑制剂血药浓度需4～8周才能达到有效的水平。FK-506可以静脉注射和口服，该药在胃肠道的吸收不依赖胆汁酸盐，多采用口服给药，口服后具有稳定的良好的生物利用度和吸收率。通过肾脏排泄的只有极少部分，不能通过血液透析清除，肾功能未恢复的患者以及透析的患者均不用调整剂量。肾移植术后，检测FK-506和环孢霉素血药浓度是很重要的，血药浓度的高低在一定程度上决定药物的毒副作用和排斥反应的发生（表27-4-2）。很多药物容易与钙神经蛋白抑制剂产生作用，临床上，联合用药时须谨慎（表27-4-3）。钙神经蛋白抑制剂最主要的副作用是肾脏毒性，环孢霉素表现得尤其明显。它具有肾血管收缩作用，对肾脏入球小动脉影响较出球小动脉明显，表现为肾小球滤过率降低和功能性肾血流减少、慢性间质纤维化、急性微血管病变、高血压以及电解质紊乱等，但这种毒副作用具有可逆性。临床上，需要鉴别环孢霉素肾中毒与急性排斥反应（表27-4-4）。钙神经蛋白抑制剂的其他副作用包括肝功能损害、神经系统损害（头痛、感觉迟钝和失眠）、心脏毒性（心律失常）等。其他少见的副作用还包括多毛症、糖耐量异常、高血脂、恶性肿瘤、感染、血栓栓塞、痛风和高尿酸血症等。

表27-4-2 环孢霉素和FK-506的血药浓度

药物	开始剂量	血药浓度范围（ng/ml）		
		初始浓度（前90天）	维持浓度	中毒浓度
FK-506	0.3mg/（d·kg）	10～20	5～15	>250
环孢霉素	8～12mg/（d·kg）	250～350	150～250	>400

表27-4-3 与钙神经蛋白抑制剂有相互作用的药物

对血药浓度的影响		增加肾脏毒性作用
降低	升高	
利福平	钙通道拮抗剂	氨基糖苷类抗生素
巴比妥酸盐	抗真菌药	两性霉素
苯妥英钠	红霉素	血管紧张素转换酶抑制剂
甲氧苄啶（静脉用）	克拉霉素	血管紧张素受体拮抗剂
	交沙霉素洛伐他汀	
头孢素	皮质类固醇吉非倍齐	
新青霉素	口服避孕药	
	睾酮	
	炔诺酮	
	达那唑	

表 27-4-4　环孢霉素肾中毒与急性排斥反应的鉴别

表现	肾中毒	急性排斥反应
发热	无	有
移植肾大小	无明显变化	体积增大
环孢霉素浓度	高	正常或较低
移植肾活检	可正常	细胞浸润、血管炎、肾小管炎
尿量变化	不明显	明星减少
血肌酐升高速度	缓慢	快
移植肾区疼痛	无	有

(3)多种青霉素的发酵产物。霉酚酸酯(骁悉)是肌苷环磷酸腺苷脱氢酶的可逆抑制物,肌苷环磷酸腺苷脱氢酶是嘌呤合成和鸟嘌呤核苷酸形成过程中重要的限速酶。霉酚酸酯与钙神经蛋白抑制剂的不同之处在于它既不影响细胞因子的生成,也不影响抗原识别及递呈过程。与硫唑嘌呤相比,霉酚酸酯具有以下优点:①对淋巴细胞具有选择性作用,抑制 T 细胞和 B 细胞的增殖和抗体形成;②抑制血管内皮细胞与淋巴细胞的结合,这主要是通过下调淋巴细胞表面黏附因子的表达来实现的。霉酚酸酯标准剂量为 1 g,每日 2 次,每粒 250 mg 或 500 mg。国内使用的全天总量为 1.5 g,一般是每次 0.75 g ,每日 2 次。口服后吸收迅速,半衰期为 1 小时,在肝脏内霉酚酸酯被水解为霉酚酸。对于肝肾功能障碍的患者,霉酚酸不会产生异常蓄积,血液透析也不能清除。环孢霉素和泼尼松联合用药能够明显降低副作用及移植后急性排斥反应的发生。霉酚酸酯最常见的副作用是消化道反应,约 1/3 的患者可出现腹泻、恶心、呕吐等症状,明显的腹泻是导致停药的最主要原因。虽然,霉酚酸酯对淋巴细胞的抑制作用具有相对特异性,但是也会引起血液系统三系(白细胞、红细胞和血小板)减少。霉酚酸酯不能与制酸剂和考来烯胺合用,它们都会造成血液系统的毒副作用。霉酚酸酯与 FK-506 合用剂量和疗程均需减少,常规剂量每天不应超过 2g。主要由于联合用药时其血药浓度会增高,而与西罗莫司合用时对剂量也要进行严格限制。

(4)西罗莫司。西罗莫司与 FK-506 有着相似的结构,属于大环内酯类抗生素。西罗莫司可与细胞质中的 FK-506 结合,形成复合物后作用于靶蛋白(TOR)。TOR 是一个关键性调节激酶,当 TOR 受到抑制后,细胞分裂周期中 S 和 G1 期细胞因子依赖性的细胞增殖会降低,影响造血和非造血细胞系统。从理论上讲,联合应用会影响 FK-506 的药效,因为 FK-506 与雷帕霉素有共同的结合蛋白。但在实际应用中,西罗莫司与 FK-506 等钙调蛋白阻滞剂联合应用时不会发生竞争性抑制,并且发现小剂量联合用药可能会有协调效果,具体机制尚不明确。西罗莫司在口服后吸收迅速,2 小时内血药浓度达峰值,血药浓度半衰期平均为 62 小时。该药主要在经肝脏进行排泄,因此肝脏功能不全的患者则需要减少剂量。少量经肾脏排泄,所以对于肾脏功能不全患者,无须调整剂量。常规治疗剂量为每天 2 mg。与环孢霉素合用时,建议在晨起时服用环孢霉素,4 小时后再服用西罗莫司,这样可以提高药物疗效。此外,西罗莫司与钙神经蛋白抑制剂具有相似的多种药物之间的相互作用(表 27-4-3)。西罗莫司的主要毒副作用是肾小管的毒性作用,表现为低血钾、低血钠、高胆固醇、高三酰甘油血症等。此外与 FK-506 相比,西罗莫司还可引起三系减少(红细胞、白细胞和血小板)。

(5)硫唑嘌呤。硫唑嘌呤是一种抗代谢药物,能抑制嘌呤核苷酸的合成和代谢作用。该药物可抑制骨髓中前髓细胞的增殖,能减少血液循环中的单核细胞数量,是广谱的骨髓细胞抑制剂。硫唑嘌呤可以减少急性排斥反应的发生,非选择性地抑制原发免疫反应,但对急性排斥反应效果不明显。硫唑嘌呤疗效与血药浓度没有明显的相关性,故血药浓度的检测不具有临床意义。对于肾功能不全患者,需要适当减少用药剂量。作为钙神经蛋白抑制剂的辅助用药,目前硫唑嘌呤常规剂量为 1 ~ 2 mg/(kg · d)。硫唑嘌呤最明显的副作用是骨髓抑制,用药期间要严密监测血白细胞数量,根据白细胞数量及时调整药物剂量。硫唑嘌呤还有引起胆囊炎、急性肝炎的风险,需定期复查肝功能,如出现肝脏功能受损的实验室指标、症状和体征时,应立即减量或停药。

(6)皮质类固醇。控制移植排斥反应的一个重要药物是皮质类固醇。皮质类固醇的副作用与该药使用的时间及剂量呈正相关,迄今为止,尚未找到一种可取代它的新药。皮质类固醇能引起血液中的淋巴细胞减少,导致淋巴细胞减少症,免疫抑制作用缺乏特异性。与此同时,皮质类固醇能抑制抗原呈递细胞-树突状细胞的功效,抑制IL-1、IL-2、IL-3、IL-6、TNF-α、γ-干扰素等的基因表达作用,对T细胞活化的每个阶段进行负性调节。皮质类固醇的免疫抑制作用的实现还有以下方式:抑制趋化因子与促渗透因子、降低毛细血管通透性、减少炎性细胞浸润等抗炎作用。甲基泼尼松龙、泼尼松是常规使用的两种剂型。在术中,甲基泼尼松龙可以使用的最大剂量是1 g,手术后第一天是200 mg,然后依次递减,在术后第5天将针剂改为口服泼尼松每天30 mg。在手术术后的90天时,泼尼松的剂量是每天15 mg,此后再递减,手术后1年时,剂量为每天5 mg,这是最低的维持剂量。皮质类固醇的减量,务必视患者的病情还有其他用药的具体剂量进行增减,有些时候,剂量过小有可能会发生排斥反应。

皮质类固醇副作用很多,主要有糖耐量异常、骨坏死、血脂异常、伤口不易愈合、容易感染、精神症状、皮肤痤疮等。对于儿童,常表现为生长迟缓。值得重视的是,肾移植很多并发症的发生与皮质类固醇的过量应用密切相关。随着新免疫抑制药物的研发,皮质类固醇的少量使用与快速减量有望实现,有研究者指出在肾移植术后1年可不再使用该类药物。皮质类固醇的停用是大家都希望实现的,但这一选择需要慎之又慎。

(7)生物免疫抑制剂。生物免疫抑制剂主要包括多克隆抗体的抗淋巴细胞球蛋白(ALG)与抗胸腺细胞球蛋白(ATG)。单克隆抗体则包括OKT3人源化抗Tac(HAT)单克隆抗体的Basilixmab和Daclizumab。生物免疫抑制剂不参与免疫抑制作用的维持。OKT3是IgG免疫球蛋白,与CD3复合物中的一个20kDa亚单位结合后,CD3会失去活性,发挥免疫抑制的作用。OKT3静脉制剂是5 mg,使用微过滤器向静脉中注射,标准疗程是10天,根据患者的病情变化可适当缩短或延长治疗时间。由于OKT3是一种来自老鼠的蛋白,机体会产生对抗OKT3的抗体,导致药物失效,故在用药过程中,需要检测患者血液中CD3水平。如果CD3阳性T细胞的百分率在1天内从60%左右降至5%以下,那么,我们就认为这是一个有效的疗程。第二个有效疗程中,CD3阳性百分率的下降速度会比第一疗程有所降低。疗程中,如果出现CD3阳性T细胞比率不下降或者下降以后又马上回升,说明机体内出现了OKT3的阻滞抗体。OKT3用药后14天才会有抗体产生,在最开始使用OKT3时,可以不对CD3的水平进行检测,停药后,每7天最少要对CD3水平进行2次检测,如果CD3水平有上升,OKT3的使用量倍增是我们需要考虑的。在OKT3疗程中,可以同时加用小量的霉酚酸酯、钙神经蛋白抑制剂、硫唑嘌呤等药物,适当抑制抗体的出现。在第一次使用OKT3时,几乎每例患者都会发生发热、寒战等症状,随后上述症状就会慢慢减少。有时会发生肺水肿、肾损伤、感染和头痛等无菌性脑膜炎的症状,有诱发淋巴瘤的风险,较少发生凝血功能障碍。IL-2受体的α链作为Basilixmab和Daclizumab的目标分子,与该受体结合后,可以阻止IL-2介导的免疫反应的发生。钙神经蛋白抑制剂能够降低IL-2的浓度,同时来源于人类的抗Tac(HAT)单克隆抗体可弱化IL-2的功能,这两者具有相互补充的作用。

Basilixmab和Daclizumab可以用来预防急性排斥反应,但是对已经发生的急性排斥反应没有治疗作用。Basilixmab的用法是2次静脉给药(20 mg):第一次术前给药,第二次术后第4天给药。Daclizumab用法是1 mg/kg,需要给药5次,从手术之前开始,手术以后每14天给药一次。ALG和ATG均属于多克隆抗体,其确切作用机制尚不清楚。它们能够对多种T细胞发生直接作用,外周血中的淋巴细胞被溶解,然后它们将会被网状内皮组织清理,此时,抗体会覆盖其细胞表面的抗原。ALG和ATG对肾移植前的免疫诱导和治疗急性排斥反应均有作用。但会发生发热、寒战、关节痛等表现(可能与外源性蛋白质有关),偶尔也会出现过敏反应。除此之外,还会导致血小板、白细胞减少。多克隆抗体也可以和OKT3一样,导致CMV感染。

(8)免疫抑制剂的联合用药。在肾移植免疫抑制治疗中常采用联合用药。用药原则是:以钙神经蛋白抑制剂为主的基础用药(环孢霉素和FK-506二选一);霉酚酸酯与硫唑嘌呤同时具有骨髓抑制作用,用药时选择其中一种;皮质类固醇也作为基本用药。目前,常用方案是环孢霉素(或FK-506)+霉酚酸酯

(或硫唑嘌呤)+皮质类固醇的三联用药。这样可以减少每种药物的用量,降低毒副作用。不提倡将生物免疫抑制剂作为基础免疫抑制用药,OKT3、ALG 和 ATG 既可以作为治疗移植后急性排斥反应用药,也可以作为诱导用药,即在移植手术前使用;而 Daclizumab 与 Basilixmab 只在移植术前应用。不提倡将中草药(百令胶囊和雷公藤多甙)作为免疫抑制基础用药的一线药,只是辅助用药。在选择用药方案时,首先要考虑到药物药理作用以及联合用药时的副作用(表 27-4-5)。此外,还应涉及医生的临床经验和用药习惯、患者的经济情况等。在联合用药时,要根据患者的的治疗效果及不良反应,调整治疗方案,以达到最佳的治疗效果。

表 27-4-5 免疫抑制剂的毒副作用

毒副作用	环孢霉素	FK-506	霉酚酸酯	硫唑嘌呤	泼尼松
肾脏损害	有	有	无	无	无
肝脏损害	有	较小	无	有	无
骨髓抑制	无	无	较小	有	无
影响糖代谢	有	有	无	无	有
心血管系统	有	有	无	无	有
胃肠道反应	有	有	有	有	有
中枢神经系统	有	有	无	无	有
创伤愈合	无	无	无	无	有

4. *减少活性因子的损伤* Cruzado 等研究发现,在对猪肾或人血液体外灌注时,血小板活化因子(PAF)升高显著,这对超急性排斥反应的急性炎症反应的发生和微血栓形成可能有重要作用。BM52021(一种 PAF 受体拮抗剂)的应用可以弱化超急性排斥反应的病理现象。

5. *诱导免疫耐受* 使用传统的免疫抑制剂对患者进行治疗时,对异种移植的急性血管性排斥反应及细胞排斥反应均不能起到抑制作用。因此为了让异种移植器官得以长期存活,寻找其他方法是必经之路,而对供者特异性免疫耐受进行诱导,虽然不能避免急性血管性排斥反应,但是对于急性血管性排斥反应、细胞排斥反应和慢性排斥反应具有一定治疗作用的效果。由于抑制慢性排斥反应治疗的可行方案尚未出现,所以对免疫耐受的诱导这一任务迫在眉睫。若可以让部分抗原或者说所有抗原发生特异性的免疫耐受,那么,不仅可以解决异种移植的诸多免疫学方面的问题,还可以减少免疫抑制剂的使用剂量,大大降低感染、癌症以及药物中毒等不良事件的发生。诱导免疫耐受是独立于免疫抑制剂之外的另一种让受体对供体的免疫反应大大减低的途径,当缺乏可行的免疫抑制方法时,免疫耐受的诱导地位非常要紧,主要包括:①胸腺移植;②分子嵌合;③混合造血细胞嵌合,即让大剂量的供体和受体的骨髓细胞相互混合。GalT +/+大鼠至 GalT -/-小鼠移植模型让 T、B 及 NK 细胞介导的排斥反应不发生。通过对受者的免疫系统进行改变,诱导受者对移植物产生免疫耐受,从而降低排斥反应的发生率。目前,主要通过阻断共刺激通路使 T 细胞失去功能,耗竭淋巴细胞调节 T 细胞的功能或者制成嵌合体删除 T 细胞等途径来得以实现。在器官移植中,T 淋巴细胞(特别是 $CD4^+$ T 淋巴细胞)作为排斥反应的关键性细胞,只有在第一信号和共刺激信号的共同作用下才能发生活化。阻断第一信号或者共刺激信号均可导致移植耐受发生。细胞毒 T 细胞抗原 4 融合蛋白(cytotoxic T cell antigen 4 fusion protein,CTLA4Ig)作为一种特异性融合蛋白,能够与 B7 分子紧密结合,然后通过竞争性抑制途径,使 CD28 与 B7 相互融合的共刺激信号的传递途径中断,阻断 T 细胞活化,减少免疫排斥的发生率,延长移植肾的寿命。嵌合体现象,即一些供体的细胞在受体体内长时间生存,与受体细胞和睦相处,同时保留它们各自本来的作用并且不受受体免疫系统的影响。输入供体骨髓造血干细胞可以促使手术后嵌合体提前形成,减少急性排斥反应,同时还可以减少远期排斥反应的发生,具体发生机制尚不清楚。

(1)免疫耐受定义。免疫耐受,即机体免疫系统对特定抗原表现出免疫不反应状态,这种不反应状态具有特异性。从临床角度来讲,在不使用免疫抑制剂的前提下,同种、异种外来组织在正常受者体内能长时间存活。从免疫学角度来讲，在不使用免疫抑制剂的前提下，受体对外来移植物不表现出使用现有条件可以查出的免疫反应。通常，免疫耐受现象特异性地发生于遇到外来的某一种、数种特定的抗原时，对其他抗原的正常免疫反应能够继续保持。这与免疫抑制剂对外来抗原的非特异性免疫反应有本质区别。

免疫耐受有天然免疫耐受和人工免疫耐受（获得性免疫耐受）两类。天然免疫耐受现象最开始由Oven在1945年发现。他在异卵双生的小牛个体内看到，红细胞血型不同但是可以共存而不发生免疫排斥现象，称为血型嵌合体，也即血型细胞镶嵌现象。对这类小牛进行相互间皮肤移植，不会发生排斥反应。他们认为这一现象可能与特异性的免疫细胞克隆得以清除有关。在1953年，Medawar和Billingham等进行了人工诱导耐受实验并且取得成功。他们使用异基因供者脾细胞对小鼠进行胚胎注射，发现对相同供者的皮肤移植物不发生特异性免疫反应，而对异源的皮肤移植物仍然会发生明显排斥反应。该研究激起了人们对于如何诱导出针对供者组织特异性的免疫耐受的兴趣。现有研究认为，在胚胎期、新生期、成年期各个时期都可以进行免疫耐受的诱导。但随着免疫系统的发育，成年动物的免疫耐受的诱导更为困难重重。

目前，在移植免疫中免疫耐受诱导方面的实验动物尚停留在啮齿目动物等小动物，而且已经可以实现通过对供者淋巴细胞进行胸腺注射等同种移植免疫耐受的诱导。但是，此类免疫耐受性有供者特异性和组织特异性两种性质，也就是说只是在特定的器官移植（心脏、皮肤等）中发挥效应，其机制尚不明确。在异种移植中，完全实现免疫耐受诱导需要对异种移植免疫反应中的多种免疫因素进行调节，这些免疫因素主要是指抗体、补体、T细胞、巨噬细胞、NK细胞、B细胞。在异种小动物身上，相关人员进行了大量的研究，这些研究主要是针对免疫反应中的多种成分，如清除抗体、补体，表达补体调节蛋白、激活NK细胞抑制性受体，分别阻断T细胞激活两种信号通路等，而在大动物身上关于这方面的研究很少，仍处于初级阶段。

免疫耐受尚无确切的定义，目前比较认可的是，组织学特征和功能可以正常表达的移植物，能够在非免疫抑制受体内长时间存活，受体对第三方移植物产生排斥，但是，可以接受同一供体再次移植。从临床角度来说，免疫耐受指不应用免疫抑制剂的前提下，机体可以维持稳定的移植物功能，包括：①真正耐受，即所有的检测指标均提示患者不存在免疫功能低下，而没有发生对机体不利作用的免疫应答；②操纵耐受，指受体在总体上为耐受的状态，即在总体上表现为免疫缺陷或者出现免疫应答不表现出显著临床意义，临床上，多年的观察都表现为移植肾存活同时发挥正常功效，不出现CAN[20]，并且受体免疫功能不被抑制，能够抵抗外来病原体，借助体液或细胞免疫，发生感染和（或）肿瘤等疾病的风险没有增加。接近耐受的概念，是由Calne等最先提出来的，指肾移植后如果要维持正常或近似正常的移植物功能，仍要给予最小剂量免疫抑制剂，因此，它还有一个别名叫最小剂量免疫抑制剂耐受。迄今为止，第一例同种抗原耐受患者已经活了50多年了。

（2）免疫耐受基本原理。很多研究表明完成器官移植时特异性免疫耐受能够借助不同的方法实现，因而达到延长移植物的生存时间或者终身存活的目的。迄今为止，它的作用机制仍然不十分清楚，还没有一个机制可以完全地对免疫耐受形成做出很好的解释，只能不同的假设从不同的角度对移植免疫耐受这一共同现象进行解释。胚胎时期体细胞可发生高度突变，导致出现大量不同的特异性细胞克隆，这些细胞表达特异性受体，只对一种抗原决定簇进行识别，如果胚胎期的某一个细胞克隆和特异性抗原发生接触，不会产生克隆应答，反而被清除或者抑制。出生以后，当机体再次接触到这种抗原时，即可表现为免疫耐受，这一理论称为经典免疫识别－耐受理论。胸腺内自反应性细胞克隆排除（阴性选择）也是自身耐受的一个方面，称为中枢耐受[21]。这一理论，对新生期免疫耐受的机制做了很好的诠释，但是无法全面的诠释成年期免疫耐受。所以，这个理论并不完美。中枢耐受方面的研究从更深层次指出，自身反应性T细胞的胸腺内清除是不彻底的，外周成熟T细胞中发现了自身反应性T细胞，机体还是处于免疫自稳状态，也就是说这些自身反应性T细胞没有功能，即免疫无能。这种在成熟淋巴细胞上出现的免疫耐受，称为外周耐受[22]。

（3）免疫耐受的形成。天然免疫耐受形成过程，即长期反复大量的抗原将特异性免疫力耗尽的过程。器官移植排斥反应强弱不等，或许受以下因素的影响。①宿主对抗原的反应受抗原的理化、生物学特性及剂量影响。供体、受体 DNA 基因库编码不匹配的多肽、蛋白，尤其是 MHC 分子的差异起关键性作用。②供体、受体免疫系统的功能，即宿主机体和供体器官拥有参与特异免疫排斥反应的 APC、T 淋巴细胞、B 淋巴细胞的数量和它们产生的细胞因子、抗体等的能力。有研究认为，受体和供体 MHC 分子差异大小、差异抗原含量多少与宿主产生的免疫排斥反应强弱呈正相关。此外，即使是相同基因型，不同细胞表达的 MHC 类型不同，其表现出来的强弱也不同，因此，同一个生物机体的免疫细胞对另外一生物机体的细胞表现出不同强度的免疫排斥。发生免疫排斥反应时，免疫系统通过细胞免疫和体液免疫方式对外来抗原进行识别，免疫细胞激活后，释放大量细胞因子、补体、抗体等免疫活性物质，通过产生细胞毒作用或形成特异性抗体对外来抗原进行清除。但是，这些免疫活性物质在排除异己抗原时，自身也在被不断消耗。抗原激活淋巴细胞增殖过程中，抗原被激活的同时，淋巴细胞的凋亡反应也就开始了，淋巴细胞进入激活增殖或是走向凋亡，是由抗原的剂量、性质决定的。这样“免疫消耗现象”就可以得到很好地诠释了，也就是说，A 抗原刺激机体后产生免疫应答，而 B 抗原刺激则不产生应答，主要是因为免疫资源被 A 抗原消耗完了。因此，排斥反应是抗原被免疫系统清除的过程，是机体生成特异性免疫细胞增殖和免疫物质的过程，是特异性免疫细胞凋亡和不断耗散免疫活性物质的过程。免疫排斥反应是一个免疫细胞激活、凋亡，抗体及补体生成、释放细胞因子和清除抗原等多种活动保持动态平衡的过程。当一定剂量的抗原刺激宿主免疫系统后，将会发生特异免疫细胞的增殖、激活，然后释放一定量的免疫活性物质，这些免疫细胞和免疫活性物可以清除外来少量抗原即表现为免疫排斥；当大剂量抗原刺激宿主免疫系统时会引起特异免疫细胞增殖、激活并释放一定量的免疫活性物质，但是，这些免疫细胞和免疫活性物不能清除外来的大量抗原，即宿主新生成的特异性免疫细胞以及释放的细胞因子、补体、抗体等免疫物质具有一定的限度。宿主免疫系统清除抗原时会造成大量特异性免疫细胞凋亡和消耗大量免疫物质。随着宿主免疫细胞衰亡、免疫物质的耗尽，机体免疫系统对抗原的清除能力会不断降低，此时对该抗原只能存在低水平的排斥反应，甚至是缺乏免疫反应即形成所谓的免疫耐受。

（4）免疫耐受建立的机制。形成免疫耐受的机制主要包括克隆无能、免疫调节和克隆清除。

1）克隆无能（clonal anergy）。双重信号的刺激才能使 T 细胞活化，TCR 和抗原肽：MHC 分子复合物的结合是第一个信号来源。APC 上面的协同刺激分子和 T 细胞表面相对应的受体结合，这是第二个信号来源，B7/CD28、CD40/CD 154（CD40L）等均是关键的协同刺激分子。这两个信号中，如果缺少第二信号，T 细胞就不能被充分活化，即所谓的克隆无能状态，大部分无能的细胞容易发生凋亡从而被清除，所以通过阻断第二信号能够诱导免疫耐受的发生。

2）免疫调节（immunoregulation）。免疫调节的过程具有活动性，树突状细胞、调节性 T 细胞等多种细胞对同种异体抗原刺激免疫反应有调控作用，这种作用主要表现在固有性免疫应答、适应性免疫应答中。调节性 T 细胞作用在分子学上的机制尚不清楚，可能机制是调节性 T 细胞抑制 T 细胞-T 细胞之间的直接相互作用，还有可能是 APC 的非直接作用来调节其他 T 细胞，降低效应 T 细胞的作用，主要指 $CD4^+$、$CD25^+$ T 细胞。虽然，细胞间作用真正的分子学方面的机制还不清楚，但现有的研究已证明，细胞毒性 T 淋巴细胞抗原 4（CTLA4）和糖皮质激素诱导的肿瘤坏死因子受体（GITR）家族相关基因在调节性 T 细胞中发挥作用。对 TCR 和 CTLA4 进行刺激可以加强调节性 T 细胞的抑制活性。对 CD28、TCR、GITR 或 IL-2受体同时进行刺激则可以减弱调节性 T 细胞活性。调节性 T 细胞使 APC 的 CD80、CD86 等分子的表达减弱，使 T 细胞不容易被活化，对其他 T 细胞的作用造成影响。在人体内，针对 IL-10、TGF-p 等因子对调节性 T 细胞的影响已经进行。未活化 CD3 特异性抗体、维生素 D_3 的激活型、霉酚酸酯、IL-10 等药物对调节性 T 细胞的诱导有积极作用，这些均体现其潜在的临床实用价值。

3）克隆清除（deletion）。包括中央型清除和周围型清除两类。混合嵌合体的产生与中央型清除或者胸腺清除关系最为密切。免疫抑制或去髓性预处理后灌注供者特异性造血干细胞，通过胸腺的阴性选择清除同种异体反应性 T 细胞，由于胸腺的功能是终生存在的，有望通过这种机制实现持续性耐受。周围型清除是指在移植期间运用全T细胞免疫毒素或者其他清除抗CD3、抗CD4、抗CD8单克隆抗体等抗体阻止免疫反应,清除循环中的T细胞。周围型清除要求在移植物植入和再灌注时,淋巴细胞活化与增殖最强烈时进行,使移植物和免疫系统在移植后更为静止的时期“遇见”,可引起免疫应答的转化,联合其他周围克隆的无能机制,从而维持免疫耐受[23]。

(5)免疫耐受的维持。目前,正常情况下,在中枢耐受和外周耐受的作用机制下,机体能避免自身免疫性疾病的发生,达到免疫平衡状态。中枢耐受过程是一个骨髓内、胸腺的阴性及阳性选择过程。阴性选择是指在骨髓内、胸腺中,T、B淋巴细胞发育的过程中,清除掉与自身抗原具有良好亲和力结合的克隆,而阳性选择是指不能很好识别自身抗原并且能与自身MHC相结合的细胞克隆。可是,中枢耐受过程不能对所有与自身抗原高亲和力结合的克隆进行消灭,这些自身反应性的T细胞在胸腺外通过外周耐受被抑制活化。现在,对于介导外周耐受的原理有以下几种说法:①克隆缺失(delete);②克隆失活(anergy);③免疫平衡(Th1/Th2平衡);④细胞因子介导的抑制。调节细胞、APC及免疫网络的参与等多种因素实现共同维持外周耐受。

APC可以选择性呈递显性、优势表位及隐性表位等不同的抗原表位,去除与抗原高亲和力结合的T细胞,决定T细胞库的组成。因此,有人认为抗原呈递过程决定了谁是“自我”。通过这方面内容的研究,人们期望通过认识抗原加工的具体过程,阻止自身重要抗原表位呈递给自身T细胞,进而防止自身免疫性疾病的发生。在众多抗原呈递细胞中,树突状细胞最受重视。以往认为树突状细胞是一种强大的耐受性APC细胞,可以在外周摄取自身抗原,并保持未成熟的状态,表达低水平的共刺激分子,诱导天然的自身反应性$CD4^+$、$CD8^+$T细胞耐受。这一机制在维持外周耐受的过程中发挥重要作用,同时也弥补了中枢耐受的不足。最近的研究发现,树突状细胞诱导耐受的机制较为复杂,不仅仅是非未成熟或缺乏第二信号这样简单。处于静息状态的成熟树突状细胞也可以诱导耐受,树突状细胞可以通过第三种信号(具体尚不清楚)影响天然Th细胞的极化,导致免疫偏离。此外,有研究者在小鼠脾细胞中鉴定出一种具有树突状细胞,能高表达$CD8a^+$和CD95L,诱导T细胞凋亡。用拮抗剂阻断树突状细胞与T细胞间的CD40-CD40L通路可以延长心脏移植物的存活。细胞因子TGF-β、IL-4及CD95L转染后的树突状细胞也显示了较好的免疫抑制效果。

在免疫平衡的维持中,独特型－抗独特型网络起重要作用,对于这一现象,有人建议使用Id-抗Id网络失调来分析,如在一些实验动物模型中发现一些病理性的独特型与疾病进展或缓解呈相关关系。同时也有人用抗独特型抗体进行干预,并在一些自身免疫性疾病动物模型中取得了一定的效果。但事实上,在器官特异性免疫反应中鉴定针对自身抗原反应的T细胞的克隆特异性较为困难,同时在自身免疫性疾病发病过程中,自身抗原反应性T细胞存在表位扩散的现象,阻碍了该领域的研究进展。

(6)临床诱导免疫耐受研究。

1)中枢耐受诱导。在自身抗原耐受的维持中起重要作用的器官是胸腺,研究结果提示,在同种抗原耐受的诱导与维持中,胸腺也发挥作用。虽然,随着年龄的增大,胸腺会逐渐退化,但有证据显示胸腺的功能在成年后仍存在。中枢耐受的诱导有两种途径。第一种途径是将供体来源的抗原肽直接输入胸腺内。在免疫系统中,胸腺是一个重要的中枢性的免疫器官,对T细胞的发育、成熟和其对来自自身抗原的免疫耐受中起重要作用。胸腺作为一个免疫“豁免区”,由于胸腺皮质毛细血管存在血－胸屏障,蛋白质分子抗原等遭到拦截不能流向胸腺外面,使进入胸腺内的抗原免受免疫攻击。此外,因为胸腺内不存在淋巴管,外周成熟的淋巴细胞无法第二次进入胸腺内,避免了“二次循环”,促使胸腺诱导的中枢性的免疫耐受的形成。在胸腺这一微环境中,反应性T细胞可以发育成表达的自身抗原肽,MHC分子与自身抗原呈高度亲和力的方式相结合时,导致阴性选择的发生,从而导致克隆清除。功能性抗原识别受体阶段,胸腺是诱导并维持宿主对同种异体抗原免疫耐受的特定器官,它的机制可能是胸腺内未成熟的T细胞直接与抗原接触,随后发生阴性选择作用、克隆清除或者克隆无功能。向胸腺内注射的供体细胞必须富含APCs,如骨髓、脾脏、胰岛、淋巴结悬液等。

在移植手术开始前的1~2个月,Barth等首先将猪自身的胸腺组织移植到猪的肾脏包膜下,然后将猪的胸腺肾移植给经免疫吸附抗 Gal 抗体、清除 T 淋巴细胞等免疫抑制治疗的胸腺切除或胸腺照射的狒狒体内，通过监测抗 Gal 抗体水平、混合淋巴细胞反应（MLR）观察排斥反应等情况，结果发现猪的胸腺肾存活达到 1 个月。同时在胸腺肾组织中发现了具有生命力的胸腺上皮细胞和 Hassal 小体。但是，在异种胸腺成熟的 T 细胞中，存在与正常 T 细胞相同的表现型和基因型，具有正常的免疫功能，在体内和体外均会发生同种异体排斥反应。Wu 等将这种方案应用于猪－狒狒异种移植模型中，他们将胎猪胸腺组织植入接受胸腺切除、抗 CD3 抗体应用（FN18-CRM9）、低剂量全身放射治疗等狒狒体内，术后 2 周使用大剂量环孢霉素，结果发现，受者 99% 的外周血 T 淋巴细胞被清除，但是术后 3 个月活检时，肾包膜囊内并没有找到胸腺移植物。对狒狒进行混合淋巴细胞反应检查，观察到狒狒的淋巴细胞对猪淋巴细胞的反应性低，但是并不能发生耐受，而且胸腺移植对猪皮肤移植物的存活时间的延长没有太大帮助，并且狒狒体内还存在天然抗体。此外，Yamamoto 等首先将猪的胸腺放入自身的肾包膜下，使其从周围组织获得血供，同时对狒狒进行环磷酰胺、FN18-CRM9、胸腺切除或胸腺放射治疗，然后将猪胸腺/肾混合物一起放入狒狒体内。术后 1 个月，发生了针对胸腺/肾移植物的体液排斥反应，术后 2 个月，混合淋巴细胞反应分析结果提示，长期存活的狒狒淋巴细胞对猪淋巴细胞没有反应，所有狒狒体内天然抗体都回到了当初的正常水平。以上研究结果表明，胸腺移植能够对供者特异性的 T 细胞无反应性进行诱导，但对 B 细胞无反应没有作用。

另外一种途径是对供体与受体造血干细胞的混合嵌合体形成的诱导。在受者的胸腺内，供者移植的淋巴细胞能够对其进行选择，并且带有受者 APC 所呈递的抗原，这种骨髓含有供者与受者两个个体的骨髓细胞，称为混合嵌合。供体 APC 迁移至受体胸腺的过程中，可以参与 T 细胞的阴性选择，对同种异体反应性 T 细胞进行清除。向受体输注供体骨髓细胞能够诱导混合嵌合体的形成，但是，在输注前需要清除受体内可能排斥供体骨髓的交叉反应性 T 细胞，主要通过对受体进行胸腺照射和共刺激阻断等预处理实现。给小鼠骨髓移植受体抗 CD4、CD40L 抗体后，可以不经过全身照射或药物等途径破坏受体骨髓细胞也可诱导混合嵌合体的形成，实现中枢耐受。目前，通过造血干细胞移植诱导混合嵌合体形成，是第一种同时也是临床应用中唯一能实现成功诱导耐受的方法。Scandling 等报道 1 例手术后长期存在混合嵌合体的亲体肾、造血干细胞移植、停用免疫药物后受者仍能长期接受移植肾。迄今为止，在啮齿动物、猪与非人灵长类动物模型中已经成功实现通过对同种骨髓细胞移植诱导供者特异性免疫耐受[24]。在这些模型中，主要通过全身或胸腺放射治疗、联合注射针对 T 细胞的多克隆或单克隆抗体等方法克隆清除胸腺内的自体反应性 T 细胞诱导耐受。Ping 等[25]通过混合嵌合成功在啮齿动物模型中诱导出人 T 细胞对猪移植物的免疫耐受。之前，Bhler 等已经将造血细胞混合嵌合这一方案用于人类诱导同种供者特异性免疫耐受上。环磷酰胺的使用使首例接受诱导免疫耐受的患者不用接受全身放射治疗。经过造血细胞混合嵌合既可以诱导 T 细胞耐受，也可以诱导 B 细胞耐受。Ohdan 等已经证明将野生型小鼠的骨髓细胞植入经过放射治疗的 GT-KO 鼠体内可以诱导 Gal 反应性的 B 细胞耐受。Masahiro 等[26]首次证明了通过造血细胞混合嵌合可以避免异种移植排斥反应的发生，在猪－鼠皮肤异种移植实验中通过混合淋巴细胞反应分析发现已经建立混合嵌合的小鼠获得了供者特异性免疫耐受，猪的皮肤移植物得以长期存活。Kozlowski 等发现，使用这种方法可以使猪的肾脏和心脏在猕猴或狒狒体内存活半个月以上，但由于脏器在抗体恢复后的 AVR 中被破坏，没有成功诱导 B 细胞耐受。最近，Bühler 等[27]在实验中将猪的外周血干细胞植入抗 CD154 单克隆抗体治疗和经胸腺抑制的狒狒体内，经过 5 天后，FCM 检测发现猪细胞嵌合，其中的一头猪体内在 1 个月时仍未检测到抗 Gal 抗体，PCR 连续检测发现，微嵌合可以持续 33 天。混合淋巴细胞反应检测显示，供者所具有的特异性的免疫耐受可以持续 60～90 天，最后猪造血细胞混合嵌合状态消失的同时，所有狒狒体内抗 Gal 抗体也随之恢复正常。而没有应用抗 CD154 单克隆抗体的接受相似治疗的狒狒体内，微嵌合仅仅持续不到 5 天。Abe 等[28]证实造成细胞嵌合状态消失的主要原因是受者体内的巨噬细胞。已有实验表明抗 CD154 单克隆抗体可以让接受猪造血干细胞移植的狒狒的混合嵌合时间显著延长。抗 Gal-IgG、抗 Gal-IgM 在狒狒体内是缺乏的，这一特点也有利于猪细胞存活。在临床上，通过使用造血干细胞移植诱导混合嵌合体实现耐受这一研究虽然有一些成效，但仍然需要增加安全性和扩大适用范围。

2)外周耐受。诱导外周耐受是指机体中成熟的T、B细胞,遇内源性或外源性抗原所表现出的特异免疫无应答或低应答,不产生正常免疫应答。

外周耐受形成机制包括如下。①克隆清除和免疫忽视。对外周组织特异性自身抗原产生免疫应答的T细胞和B细胞克隆,无法在胸腺、骨髓全部消除,离开胸腺,存在于外周淋巴器官和组织中,有机会接触到抗原,如组织特异性抗原的浓度高,T细胞克隆的TCR与其具有很高的亲和力,可通过APC提呈,但活化的辅助刺激分子APC表达很少,无法提供第二信号,引起被抗原激活T细胞凋亡,克隆清除。免疫忽视是指在正常情况下,自身应答的T细胞克隆虽然与相应组织特异抗原并存,但不会引起自身免疫疾病的发生。这是因为T细胞克隆的TCR对组织特异自身抗原的亲和力低,或抗原浓度很低,虽由活化的APC提呈,但缺乏第二信号,不足以激活相应的初始T细胞。②克隆无能及不活化。在外周免疫耐受中,自身应答细胞通常以克隆无能或不活化状态存在。克隆无能和不活化由多种原因所致,最常见的原因是不成熟树突状细胞(iDC)提呈的自身抗原,虽经过TCR-CD3活化,产生第一信号,但iDC不充分表达B7和MHCⅡ类分子,且不能产生IL-12及第二信号。有一部分无能细胞发生凋亡,被克隆清除;也有部分克隆无能淋巴细胞可以长期存活,在IL-2提供下,可进行克隆增殖,进行免疫应答,导致自身疾病。自身应答B细胞也以类似原因,呈免疫耐受状态。无能B细胞寿命较短,易由FasL+Th细胞诱导表达Fas,而导致细胞凋亡,克隆清除,故B细胞耐受持续较短。

3)免疫调节细胞。作用主要为$CD4^+CD25^+Foxp3^+$的Treg细胞,其具有负调节作用,经细胞间的直接接触,抑制$CD4^+$和$CD8^+$T细胞的免疫应答。

目前的一个研究热点是淋巴细胞清除,如何去除外周血中的T淋巴细胞,使移植的器官避免受到宿主的攻击。在大鼠的心脏移植中,多采用抗淋巴细胞血清(ALS)、抗T细胞免疫球蛋白(ATG)以及一些白细胞分化抗原的单克隆抗体等[29],均取得了较好的效果。但此方法不适用于大动物的研究,主要是由于在大动物的研究中药物用量较大,增加研究经费,如自行制作又存在周期长、效价不稳定等问题。因此,有研究[30]采用全身X线照射来清除外周血中的T细胞,但是过大剂量的射线会造成动物造血干细胞、脑组织、消化器官等不可逆性的永久损害。外周血中淋巴细胞对电离辐射最敏感,接受足量的射线后会使淋巴细胞的DNA发生损伤,激活体内Fas等凋亡信号传递系统,激活体内的多种磷酸激酶,导致DNA双链降解断裂,继而发生凋亡,导致所谓的“间歇死亡”和“有丝分裂期死亡”。

胸腺修饰与免疫耐受的诱导。胸腺是机体重要的中枢免疫器官,不仅是T细胞发育和成熟的场所,也是“免疫特惠”区。T细胞前体在胸腺内经过阳性和阴性选择后,才能发育为成熟的CD4、CDS单阳性细胞。正是T淋巴细胞在胸腺内进行过阴性选择,才使诱导中枢性耐受成为可能。克隆清除或克隆失活是指胸腺内植入异体抗原后,在皮质和髓质的交界处,被树突状细胞和巨噬细胞获取,与MHC分子结合成复合物,该复合物如被经过此部位的T细胞识别,即可发生活化,诱导细胞死亡(AICD)。迁移出胸腺的成熟T细胞,不能正确识别异体抗原,不能产生免疫应答。该方法已在大鼠的肾移植、心脏移植和胰腺移植研究中取得成功,但在大动物的移植耐受方面研究甚少,仅能诱导短期耐受。Mayumi等[31]研究发现,受体中仍存在很少增殖迅速成熟的T细胞,能够抵抗射线照射或环磷酰胺的杀伤作用,成为记忆细胞。这种细胞数目的多少和供受体间组织相容性抗原差异性相关,差异越大数目就越多。诱导移植耐受的关键是如何成功地清除该部分的T细胞、B调节或阻断刺激信号受体对移植器官的排斥反应是决定器官移植成败的关键性问题之一,T淋巴细胞的激活和增殖导致受体对移植器官的排斥反应。急性排斥反应主要是细胞免疫应答,以移植物内单核细胞浸润为特征,$CD4^+$T细胞辅助识别异型抗原,免疫应答由$CD8^+$细胞毒T淋巴细胞(CTL)完成。研究表明,APC提呈的双重信号使得T细胞激活,第一信号由抗原本身所介导,第二信号由共刺激分子介导。第一信号是APC所呈递的抗原肽——主要MHC,它结合特殊的TCR并将信号传递给T细胞,从而激活第一信号;第二信号是指共刺激信号,是APC上的B7家族分子与其在T细胞上的配体CD28家族分子相结合,从而产生的协同刺激信号。共刺激分子决定了细胞是活化、增殖、抑制还是转化为无反应状态,甚至是凋亡,它具有启动、维持和调节活化级连反应的作用[32]。T

淋巴细胞的分化、增殖,免疫应答需要两种信号共存,任一种信号的缺乏都不能达到引起移植器官排斥反应。T淋巴细胞所介导的排斥反应,需要识别特异的抗原和细胞黏附分子介导的共刺激信号。共刺激信号主要依赖于共刺激分子在抗原呈递细胞表面的表达,影响对供体器官免疫排斥反应。器官移植中,控制和调节供体器官中的抗原、阻断共刺激信号,是有效抑制排斥反应的方法。

B7样分子及其受体均是Ⅰ型跨膜糖蛋白,属于免疫球蛋白超家族。B7家族各成员之间氨基酸序列有20%~35%是相同的。B7-1(CD80)和B7-2(CD86)是研究最广泛的T细胞协同刺激分子,二者分别结合的受体包括CD28、CTLA-4、ICOS、PD-1和BTLA。这些协同信号分子不仅提供CD28和ICOS正向信号,促进T细胞生长、分化和产生细胞因子,还能通过提供CTLA-4、PD-1和BTLA等负向信号来限制、终止和(或)减弱T细胞应答。改变这些协同分子的表达,可实现调控免疫的强度和方向。

同种抗原激活的T细胞不能产生IL-2和其他细胞因子,无法增殖和发挥作用,当仅有第一信号时,T细胞只能处于一种特异性的无能状态。CTLA-4和CD28具有70%的共同氨基酸序列,同属免疫球蛋白超基因家族,两者都是识别B7家族成员的抑制性受体,均为表达于T细胞表面的跨膜受体,其天然配体均为存在于APC表面的B7分子家族(B7-1、B7-2和B7-3等),但二者介导不同的免疫效应。CTLA-4与B7具有高度的亲和力,可通过阻断CD28与其结合,实现阻断共刺激信号的传递,抑制T细胞活化、增殖[33],CTLA-4在T细胞活化负调控中发挥关键作用。在体内或体外运用CTLA4-Ig阻断CD28与B7-1(CD80)和(或)B7-2(CD86)结合,可以抑制T细胞激活,在同种异体器官移植模型的实验中发现,可以抑制急性和慢性排斥反应的发生[34]。

共刺激分子B7-1、B7-2均为B7-CD28家族成员,CD28是B7-1受体,具有激活T细胞功能,B7-2受体是抑制T细胞功能的细胞毒T淋巴细胞相关抗原。B7-CD28家族对T细胞可提供正性信号和负性信号,正性信号可激活T细胞,促进T细胞分化、刺激T细胞分泌细胞因子,负性信号可减弱、限制和终止T细胞反应,在T细胞的激活、形成免疫耐受有重要作用。B7h与ICOS途径,B7-H1、B7-DC与PD-1途径,B7-H3途径[35]及B7-H4-BTLA途径等,均已被证实为新的共刺激通路。随着不断发现激发性和抑制性共刺激通路,越来越多的B7和CD28超家族成员被逐渐认识到,通过调控共刺激通路,使增强或终止免疫应答成为可能。因此,研究人员不断地进行实验探索,希望通过调控共刺激信号建立移植耐受,从而治疗相关疾病。

目前研究已证实B7/cD28/CTLA-4共刺激途径在器官移植排斥的发病机制中起重要作用,通过利用这一通路,可为预防和治疗排斥反应开辟新道路。通过充分认识共刺激分子的组成、结构、表达及功能,选择性地抑制某个甚至某些共刺激分子,从而抑制T细胞的活化、增殖,达到抑制免疫病理反应。CTLA4-Ig是一种具有高效、无毒并兼有免疫抑制和诱导免疫耐受作用的生物免疫抑制剂,抑制B7分子表达作用明显,是目前已知的共刺激分子中研究最为透彻的B7家族成员的抑制性受体。在人类移植抗排斥中,应用于移植临床以前,CTLA4-Ig用药的剂量、时机、治疗持续的时间、联合用药等问题需要解决。

将细胞表面分子用单抗封闭的方法证明,在异种识别中起主要作用的是$CD4^+$T细胞,可能机制是在TCR识别APCs表面异种抗原的过程中起辅助作用而使$CD4^+$T细胞活化,而$CD8^+$T细胞分子的作用主要是辅助TCR识别MHC-Ⅰ类分子。机体免疫状态的中心环节是以$CD4^+/CD8^+$比值为中心的免疫调节细胞。在应用单抗阻断T细胞活化共刺激通路诱导异种免疫耐受的同时,单抗对$CD4^+/CD8^+$比例却无影响。有实验表明[36]两者单抗组移植心脏存活时间差异无统计学意义,而联合应用阻断通路后移植心脏存活却得到了显著延长。移植心脏病理提示有大量的淋巴细胞浸润,但在应用单抗后,淋巴细胞的浸润明显减轻。阻断共刺激信号对接触特异性抗原的T淋巴细胞具有较高的选择性,单抗组及联合处理组产生了针对供者的免疫耐受,抑制了T细胞的活化,表现为移植心脏的存活时间延长、病理中淋巴细胞浸润明显减轻。应用B7及CD40L单克隆抗体能延长供体的存活,但未获长期免疫耐受。由此推断,异种移植排斥除T细胞免疫外,可能有其他机制如巨噬细胞的参与。单抗明显抑制了T细胞的激活与活化,且能部分抑制$CD4^+$、$CD8^+$细胞数目的上升,但对异种排斥时$CD4^+/CD8^+$的比例无影响。但近年来,使用抗体同时阻断B7/CD28及CD40/CD40L激活通路,已经能有效地诱导出灵长类动物的免疫耐受。C

干扰效应T细胞功能,T细胞接受抗原刺激后,经过增殖、分化,形成具有释放淋巴因子功能的效应T细胞,在此演变过程中,部分T细胞成为记忆细胞,称之为感应阶段。

靶细胞与效应T细胞接触,激发T细胞吐颗粒,释放穿孔素,通过聚集、黏附于靶细胞表面,形成小孔,介导杀伤作用,类似于细胞凋亡过程导致靶细胞死亡。另外,效应T细胞还能释放出白细胞介素、干扰素等免疫活性物质,这些免疫活性物质大多通过加强各种有关细胞的作用来发挥免疫效应。例如IL-2不仅可以诱导产生更多的效应T细胞,而且具有增强效应T细胞的杀伤力。效应T细胞可以识别正常的细胞和被抗原入侵的宿主细胞。

病毒未进入人体细胞前,主要存在于人的体液里,免疫反应由B淋巴细胞起作用。抗原直接或间接刺激B细胞,B细胞分化成效应B细胞(即浆细胞)和记忆B细胞,浆细胞产生的抗体与病毒、病菌进行特异性结合,但是不能完全消灭病原菌,逃逸的部分病原菌可能进入人体细胞,此时,即使体液免疫中的浆细胞产生了抗体,也不能抵御进入人体细胞的病毒。接着,免疫反应由T细胞主导。病毒在侵染细胞时,其蛋白质外壳不能进入人体细胞中,病毒的蛋白质外壳留在被病毒侵染的人体细胞外面,导致被侵染的人体细胞与未被侵染的人体细胞不同。T细胞在受到抗原刺激时,分化成效应T细胞和记忆T细胞,效应T细胞通过蛋白质外壳识别被病毒侵染的细胞后,与被侵染的细胞进行特异性结合,使其分解并暴露病毒,或使病毒无法繁殖。

一旦抗原侵入宿主细胞内部,就必须通过细胞免疫来消灭和清除这些抗原。细胞免疫大体上可以分为感应阶段、反应阶段和效应阶段。感应阶段类似于体液免疫的感应阶段。反应阶段是指外源抗原刺激T细胞后,T细胞进行一系列的增殖、分化,形成大量的效应T细胞,有一小部分T细胞在这个过程中分化为记忆细胞。当同一种抗原再次入侵机体时,体内的记忆细胞就会迅速大量增殖、分化,形成大量有杀伤力的效应T细胞,介导更强的特异性免疫应答。效应阶段是效应T细胞与被抗原入侵的宿主细胞(靶细胞)密切接触,通过激活靶细胞内的溶酶体酶,导致靶细胞的通透性改变,渗透压发生变化,最终靶细胞裂解、死亡。另外,细胞内的抗原,也因失去藏身之所,而被抗体黏附,被吞噬系统的细胞所吞噬。

在移植排斥反应(特别是急性排斥反应)过程中,细胞免疫发挥主要作用,外周血致敏淋巴细胞分泌IFN-γ的水平可作为T淋巴细胞反应性的指标,可以提示急性排斥反应的发生,还可作为重要的预后因子。Hricik等[37]利用酶联免疫斑点试验(enzyme linked-immunospot assay,ELISPOT)监测55例肾移植术后患者外周血中IFN-γ分泌性淋巴细胞,结果发现移植术后1年内,淋巴细胞比例与血肌酐浓度存在相关关系。移植术后早期,IFN-γ分泌性淋巴细胞比例较低的患者,发生急性排斥反应的概率较小,随访1年内肾功能恢复良好。患者移植术后早期,淋巴细胞的同种反应性增强提示慢性移植物功能不全[38]。

Asderakis等[39]回顾性分析了100余例肾移植患者的临床资料,根据患者血清IFN-γ水平,分为IFN-γ高浓度组和IFN-γ低浓度组,结果发现IFN-γ高浓度组急性排斥反应发生率为54.3%,IFN-γ低浓度组急性排斥反应发生率为44.4%,与IFN-γ低浓度组相比,高浓度组更需要抗胸腺细胞球蛋白(ATG)治疗。在供体和受体HLA-DR不符的患者中,血清IFN-γ水平的升高与排斥反应的发生强度呈正相关。在环孢素(CsA)单药治疗的患者中,IFN-γ低浓度组仅为20%,而IFN-γ高浓度组排斥反应的发生率为61%,追踪发现两组的移植存活率相似。移植术后5年内,存在肾功能延迟恢复患者,IFN-γ高浓度患者中,血肌酐水平超过200 μmol/L占40.5%,而在IFN-γ低浓度组,血肌酐水平超过200 μmol/L仅占14.3%($P=0.05$)。Woloszczuk等利用放射免疫法,测定25例肾移植术后发生感染患者和73例肾移植术后急性排斥反应的外周血中IFN-γ的含量,结果显示,在患者发生感染和排斥反应前的1~2天,IFN-γ水平开始升高,其在感染期间(120~1 220 U/L)高于发生排斥反应期间水平(20~330 U/L)。当患者肾功能受到环孢素毒性损伤时,其IFN-γ水平未见升高。术后早期动态检测IFN-γ ELISPOT值,评估冲击治疗的强度,以及是否足够清除患者体内致敏T淋巴细胞。如果冲击治疗的强度不足,或效果不佳时,IFN-γ ELISPOT值在术后2~4天处于高水平状态,此时需要适当加强冲击或延长治疗疗程。对于病理损害较轻微的急性排斥反应的患者,冲击治疗3天后,IFN-γ ELISPOT值可明显下降,而病理损害严重的急性排斥反应患者,虽经冲击治疗,但IFN-γ ELISPOT值下降缓慢,可能的机制是针对这些患者的冲击治疗并未有效抑制致敏T淋巴细胞的活性。

此外,Augustine等[40]报道移植后细胞性急性排斥反应的发生率与移植前血液透析时间相关,长时间的血液透析可引起患者体内T淋巴细胞致敏。移植前利用ELISPOT检测IFN-γ,阳性患者给予抗胸腺细胞球蛋白诱导治疗能降低排斥反应发生率。有研究[41,42]报道,移植前具有高水平供者特异性记忆T淋巴细胞者,在移植术后早期,出现严重排斥反应的风险较高,术后1年存活率较低。这种T淋巴细胞高水平与群体反应性抗体等其他的免疫危险因素并没有明显相关性。也有学者得出不同研究结果,Reinsmoen等[43]研究发现移植术前采用ELISPOT检测IFN-γ水平,提示与移植物功能受损、急性排斥反应的发生之间并没有确切的联系,但该研究中,受者曾接受抗胸腺细胞球蛋白诱导治疗,治疗后可能杀死了供者特异性记忆T淋巴细胞,不产生IFN-γ,干扰了研究结果。关于非裔美国人的一项研究表明,对37例肾移植患者术前检测IFN-γ ELISPOT值,有14例(38%)呈阳性(>25spots/5×10^5PBLs),其中有7例(50%)术后病理证实发生了急性排斥反应,而23例阴性患者术后病理证实有4例(17%)发生急性排斥反应,差异有统计学意义($P=0.036$)。术后移植肾功能与移植前供者的IFN-γ ELISPOT呈相关性[44]。临床上,为了使得移植后细胞免疫状态的监测阈值升高和灵敏度降低,广泛应用各种生物制剂,保证移植效果。

阻止活化T细胞归巢。多种黏附分子与淋巴细胞的归巢有关,淋巴细胞的黏附分子称为淋巴细胞归巢受体,与之相对应,血管内皮细胞的黏附分子被称为地址素。淋巴细胞表面的归巢受体与血管内皮细胞表面的地址素的相互作用是淋巴细胞归巢的分子基础。淋巴细胞的定向游动称为归巢,包括淋巴干细胞向中枢淋巴器官归巢、成熟淋巴细胞向外周淋巴器官归巢、淋巴细胞再循环以及淋巴细胞向皮肤、肠道黏膜、关节滑膜等炎症部位迁移。

淋巴细胞在全身和器官、组织以及炎症部位均能发挥多种生物学功能。在中枢淋巴器官发育成熟后,经血循环至外周淋巴器官并定居。淋巴细胞归巢的分子基础靠淋巴细胞与各组织、器官血管内皮细胞黏附分子的相互作用,归巢只是淋巴细胞移动的一种特殊形式。淋巴细胞的归巢有相对选择性,表现为不同群或亚群淋巴细胞归巢过程的黏附分子是不同的,特定的淋巴细胞或亚群定向归巢到不同的特异相应的组织或器官。T细胞前体向胸腺的归巢,CD44与L-Selectin分子主要由T细胞祖细胞表达,它们可能参与T细胞祖细胞的归巢。另外,胸腺血管内皮细胞表达EA1的分子,可能起到地址素的作用,参与T细胞的归巢过程。最近认为integrin中$\alpha_6\beta_1$、$\alpha_6\beta_4$对T细胞前体的黏附起重要作用。骨髓产生的T细胞前体向胸腺归位的机制尚缺乏深入的研究。

淋巴细胞向外周淋巴器官的归巢,主要有几种不同的途径,淋巴细胞向外周淋巴结、派伊尔小结(Peyre Patch)及脾脏的选择性归巢等。L-Selectin是决定淋巴细胞向外周淋巴结选择性归巢的归巢受体,其相应配体为特异性表达于外周淋巴结血管地址素(perpheral lymphonode vascular addressin,PNAd)。L-Selectin分子与PNAd相结合,介导淋巴细胞与外周淋巴结血管内皮细胞的初期黏附,随后LFA-1/ICAM-1、ICAM-2及CD44/Mad等黏附分子也参与黏附与穿越过程。黏膜血管地址素(mucosal vascular addressin,MAd)是一种相对分子质量为60 000的糖蛋白,由派伊尔小结的静脉高内皮细胞专一、高水平表达,integrin $\alpha_4\beta_7$是其对应的淋巴细胞归巢受体,两者的相互作用构成了特定淋巴细胞群向派伊尔小结定向归巢的基础。向派伊尔小结的归巢,淋巴细胞向派伊尔小结定向归巢的特异归巢受体是integrin $\alpha_4\beta_7$分子,抗$\alpha_4\beta_7$的抗体对淋巴细胞向外周淋巴结的归巢过程无明显影响,但可特异性地阻断淋巴细胞向派伊尔小结的归巢过程。integrin α_4亚单位可与β_1、β_2、β_p等β亚单位结合,分别组成$\alpha_4\beta_1$、$\alpha_4\beta_7$和$\alpha_4\beta_p$,并表达在不同的淋巴细胞表面,可能与特定淋巴细胞群或亚群的定向归巢有关。CD44及LFA-1分子作为淋巴细胞归巢受体,其配体是MAd和ICAM-1、ICAM-2,配体与受体相互作用后,参与淋巴细胞向派伊尔小结归巢外,还可以向其他外周淋巴器官归巢。

向非淋巴组织的归巢。正常情况下,非淋巴组织中没有或只有少量的淋巴细胞,但机体组织在炎症状态时,有大量淋巴细胞浸润。淋巴细胞向非淋巴组织的归巢,大概分为以下两种情况。首先,有特定表达$\gamma\delta$型T细胞受体的淋巴细胞群存在于正常的皮肤及消化道、生殖道黏膜组织中,它们可能直接来自中枢淋巴器官。目前关于淋巴细胞的归巢过程所涉及的黏附分子尚不清楚。正常皮肤或黏膜等组织中存在少量记忆淋巴细胞，可能是持续有少量抗原刺激的结果。其次，在炎症状态下，淋巴细胞向非淋巴组织的归巢过程中，炎症组织中浸润的淋巴细胞多为表达较高水平 CD45RO 的记忆性 T 细胞，CD45RO 表达水平明显高于天然 T 淋巴细胞，ICAM-1、LFA-1、LFA-3、CD44，α_4-integrin 等黏附分子的表达增多。相对高表达的黏附分子可能与记忆 T 细胞向炎症部位的选择性渗出有关。

前已述及淋巴细胞归巢过程中激活黏附作用的分子，淋巴细胞的归巢具有与中性粒细胞渗出相似的过程。同样，淋巴细胞归巢过程中，类似于中性粒细胞的渗出过程的最初黏附作用的激活机制，即具有趋化作用的多肽、巨噬细胞炎症蛋白-1（MIP-1）可以膜结合的形式存在于淋巴结，或炎症组织血管内皮细胞表面，由 T 细胞 VLA-4 与血管内皮细胞 VCAM-1 分子相互作用介导，通过作用于 $CD8^+$T 细胞，使其与血管内皮细胞黏附作用增强。趋化因子家族的 RANTES 对记忆 T 细胞也具有选择趋化作用，淋巴细胞的选择性归巢可能影响不同趋化多肽对特定淋巴细胞群黏附作用的激活。此外，RANTES 还具有黏附分子介导的黏附激活作用。抗 CD2 和抗 CD3 单克隆抗体作用于 T 淋巴细胞后，使淋巴细胞表面 integrin 分子构型改变，增加其与配体结合的亲和力。此外，淋巴细胞其他表面分子在与配体结合后，可能通过相同或不同的机制，影响 CD15、CD31 和 VLA-4 等可能的黏附分子间相互结合的亲和力。抗 CD15 单克隆抗体与 LFA-1 分子的 CD15 结合后，通过改变 LFA-1 分子构型，增强其与 ICAM-1 黏附作用。E-Selectin 分子由血管内皮细胞表达，可能具有模拟抗 CD15 单克隆抗体的作用，与 CD15 结合后能激活淋巴细胞 LEA-1 与其配体 ICAM-1 黏附作用，抗 CD31 的单克隆抗体作用于 $CD8^+$T 细胞，可激活 VLA-4/VCAM-1 介导的黏附作用，淋巴细胞 CD31 分子与其血管内皮细胞配体的作用可能导致相同结果。VLA-4与其配体 VCAM-1 结合对其自身的黏附具有正反馈调节作用。由于天然 T 细胞多为表达 CD31 的细胞，部分 T 细胞局限表达 VLA-4，因此，不同的淋巴细胞群的定向归巢可能与 CD31 和 VLA-4 对黏附作用的激活有关。

淋巴细胞由血液进入淋巴组织，再经淋巴管回流至血液，在血液与淋巴两个循环中，长期周而复始的循环，这个生理过程我们称为淋巴细胞再循环，或者淋巴细胞归巢。淋巴细胞通过这种循环巡视机体，识别外来异物、癌细胞等变异细胞及各种抗原等，并对各种刺激做出相应的反应。此过程中初始淋巴细胞分化成熟为效应或记忆淋巴细胞，再从血液选择性的归巢至炎症组织、肠管黏膜、肿瘤组织、皮肤等抗原高存区，产生相应的效应反应。通过淋巴管道系统，这些组织回流血液或停留于局部组织，引起全身或局部的免疫应答反应。因此，淋巴细胞归巢具有免疫监视功能，是机体产生免疫应答的中心和关键。英国病理学家 Gowans 是最早研究淋巴细胞归巢，他利用放射性同位素标记示踪技术，将标记好胸导管内的淋巴细胞注入静脉，进行追踪观察，结果发现血液中流动的淋巴细胞通过特殊的细静脉在小肠集合淋巴小结、淋巴结部位进入淋巴实质，经输出淋巴管进入胸导管，最后再回到血液，形成循环。此后形态学的研究发现，淋巴组织内毛细血管后高内皮静脉是淋巴细胞归巢的门户。分子水平的研究发现，淋巴细胞归巢现象不仅发生于生理状态和淋巴组织内，也发生在病理状态和非淋巴组织。

淋巴细胞归巢包括 2 种类型[45]。第一种是长期滞在型：扁桃体、小肠集合淋巴小结、淋巴结等淋巴组织和淋巴器官具有毛细血管后高内皮静脉，生理状态下，血液中的淋巴细胞依次经过毛细血管后高内皮静脉、淋巴组织、输出淋巴管、胸导管或右淋巴导管、静脉角而回到血液；第二种是短期滞在型：也称窦样毛细血管型，主要发生于脾脏等不存在毛细血管后高内皮静脉的淋巴组织。此外，还可发生于皮肤、黏膜、肺、肝脏等器官的非淋巴组织和器官的淋巴细胞归巢，但这种情况在生理状态下极少发生，目前机制尚不明确。

内皮细胞上的黏附分子是淋巴细胞迁移的分子基础[46]。第一类：选择素家族，对淋巴细胞游出血管起决定性作用，其主要功能是介导毛细血管后高内皮静脉内皮细胞和活化的内皮细胞反应，包括 L-Selectin，P-Selectin，E-Selectin。第二类：免疫球蛋白超家族，包括 ICAM、VCAM-1（CD106）和 CD31（PECAM-1），ICAM 又分为 ICAM-1（CD54）、ICAM-2（CD102）、ICAM-3（CD50），主要功能是加强淋巴细胞和内皮细胞的黏附，介导淋巴细胞穿过内皮细胞，进入组织间隙。还有一类表达于特定组织中血管黏附素，如黏膜黏附素细胞黏附分子 Mad CAM-1 和肠道相关淋巴组织的淋巴细胞与毛细血管后高内皮静脉结合有关，调节淋巴细胞在某些特定的组织间隙进行特定的再循环。

在淋巴细胞的归巢中，黏附分子起介导作用，其分子模式分为四个阶段：滚动、诱发、牢固黏附及游出，其中初期的滚动是最重要的。不同的黏附分子和配体介导不同脏器的淋巴细胞归巢。

20 世纪 90 年代开始研究病理状态下的淋巴细胞归巢机制。Shimizu 和 Tanaka 等 1992 年发现炎性状态下毛细血管后微静脉出现高内皮化，呈类毛细血管后高内皮静脉样改变。与生理性归巢相似，淋巴细胞与内皮细胞黏附并向组织内游出经历短暂接触或滚动、诱导、黏附、游出四个步骤。1996 年田中良哉研究指出，炎性状态下，在特定的黏附分子的作用下，淋巴细胞归巢完成上述过程。1997 年，田中良哉进一步研究了肿瘤状态下的淋巴细胞归巢，研究表明由于黏附分子表达的差异，肿瘤状态下的淋巴细胞更易与内皮细胞相黏附。

淋巴细胞、粒细胞、巨噬细胞、树突状细胞等细胞对机体免疫反应均起重要的防御作用。其中淋巴细胞起主要作用，通过血液循环防御外来病原体，清除异常成分，通过毛细血管后高内皮静脉或血管末端进入淋巴组织，最终返回血液。淋巴经脾循环一次要 2 ~ 8 小时。经淋巴结循环一次要 10 ~ 24 小时。生理状态下，粒细胞在血管内循环，并不游出血管外，而淋巴细胞则进入再循环，提示淋巴细胞在机体防御过程中起重要作用。淋巴细胞不断地反复周身循环，增加了与非自身成分和抗原相遇的机会，保证淋巴组织的免疫应答及时有效发生。病理状态下，内皮细胞高内皮化，表达大量的黏附分子，增加淋巴细胞归巢，淋巴细胞选择性地向病变处聚集，发挥其免疫效应。

NK1. 1T 细胞是一种新发现的免疫调节细胞，属 T 淋巴细胞群中的一个独特的细胞亚群，参与先天性免疫反应的发生、发展、维持和终止，也参与获得性免疫，其在细胞免疫学领域的地位已开始受到人们的重视，它在机体免疫调控中的作用研究已成为学者研究的热点。

NK1. 1T 细胞及其功能。NK1. 1T 细胞被认为是体内最重要的免疫调节细胞，可以表达 T 淋巴细胞标记和 NK 细胞，具有独特的 CD1 限制性。目前研究表明，其组成具有典型活化 T 细胞表型，由 $CD4^+$ $CD8^-$ 和 $CD4^-$ $CD8^-$ 细胞组成，NK1. 1T 细胞不仅表达 TCR、CD3 和 LFA-1 分子等 T 淋巴细胞标记物，还能表达 NK 细胞系所独有的抗原受体 NK1. 1T 细胞和抑制性受体 Ly49。NK1. 1T 细胞与其它 T 淋巴细胞亚群相比，NK1. 1T 细胞能独特的限制性表达 TCR 库，其中 TCR 具有恒定的 α 链和多克隆 β 链。CD1 能区别 T 淋巴细胞 MHC 限制性，在缺乏外来抗原的情况下，可特异性识别并活化 CD1 分子，短时间内分泌大量 Th1 和 Th2 类细胞因子。在免疫反应中，为某些效应细胞的活化提供重要的细胞信号，参与 Th1 和 Th2 淋巴细胞的分化调节，参与自身免疫、抗肿瘤免疫、移植免疫和感染免疫等多种免疫反应。

NK1. 1T 细胞影响 Th1/Th2 细胞的分化。Th 是 T 细胞的另一个重要的细胞亚群，可以分泌多种细胞因子，参与机体免疫应答的调节及移植免疫等活动。依据不同的分泌细胞因子种类分为三个主要亚群：Th1、Th2 和 Th3。其中 Th1 细胞主要介导细胞免疫应答，分泌 TNF-α 和 IFN-γ 等；Th2 主要诱导机体产生免疫耐受，产生 IL-4、IL-10 等；Th3 细胞主要抑制免疫系统功能，分泌高水平的 IL-1RA 和 TGF-β。可通过细胞因子活化作用和 TCR 激活两条途径活化 NK1. 1T 细胞，其中，IL-12 是一种强有力的 NK1. 1T 细胞扩增剂，可以显著促进 NK1. 1T 合成和分泌 Th1 类细胞因子。而 IL-18 是一种强有力的 NK1. 1T 细胞活化剂，可以提高活化 NK1. 1T 细胞，释放 Th2 类细胞因子，使 Th1 向 Th2 细胞发生免疫偏移，动态平衡着机体的免疫反应。

免疫耐受诱导中，NK1. 1T 细胞是移植免疫中重要的免疫调节细胞，其作用已引起人们重视。在研究小鼠口服抗原免疫耐受诱导中，肝脏中大量 NK1. 1T 细胞归巢，使促炎性细胞 Th1 向抑制炎性细胞 Th2 偏移，结肠炎肠管壁提取蛋白（CEP）能诱导肝脏产生免疫耐受。Koh-Hei 等[47]证实角膜和睾丸等器官即使 MHC 错配也不会发生移植排斥，考虑与 NK1. 1T 细胞作用相关，缺失 NK1. 1T 细胞的小鼠则无法形成耐受。在小鼠心脏移植模型中，Seino 等[48]利用抗 LFA-1/ICAM-1 单抗，诱导出同种异体移植耐受，并发现 NK1. 1T 细胞起关键作用。以上研究都提示，同种异体间的移植耐受现象和 NK1. 1T 细胞之间存在一定关系，尚不清楚 NK1. 1T 细胞在器官移植免疫耐受中的具体作用机制。

Treg 细胞诱导耐受。20 世纪 90 年代，Sakaguchi 等在一系列小鼠实验中，发现活化的 $CD4^+$ $CD25^+$ T 淋巴细胞，可抑制非特异性抗原引起的免疫反应，维持自身免疫耐受。随后，有研究人员在人体内验证了这群细胞为 CD4⁺CD25⁺调节性 T 细胞(Treg)[49]。调节性 T 细胞具有抑制自身反应性 T 细胞活化及增殖的功能,在肿瘤免疫、移植耐受、预防自身免疫性疾病等多方面发挥关键作用[50]。随着研究开展,对 Treg 不断深入的研究,逐步明确了其在诱导机体免疫耐受方面的作用。

调节性 T 细胞的生物学标志,$CD4^+$ Treg 的特异表面标志为 CD25,在活化的 T 淋巴细胞上呈诱导性表达 CD25,不易区分 $CD4^+CD25^+$ Treg 和 $CD4^+CD25^+$ 效应性 T 细胞。Foxp3 是叉头/翼状螺旋家族中的转录抑制因子,发生 Foxp3 突变的 Scurfy 小鼠可发生致死性自身免疫性疾病综合征。同样,假如人类的 Foxp3 发生突变,也会引起类似的机体免疫失调、肠道疾病、X 性连锁综合征、多发内分泌疾病等[51]。后来的研究结果偏向认为 Foxp3 是 $CD4^+CD25^+$ Treg 的特异性标志[52],在遗传机制中主导耐受的介质[53]。但是 Foxp3 仅存在于细胞内,不存在细胞表面,检测困难,技术要求高,需要对细胞固定和破膜后才可以检测 Foxp3 标记的 Treg。因此,后续实验研究中分选 Treg 时,Foxp3 不宜视为 Treg 的分选标志。综上所述,探索 Treg 表面是否存在特异的生物学标志是研究的热点。Liu 等[54]报道了人类 $CD4^+CD25^+Foxp3^+$ Treg 低表达或不表达 CD127,且与 Foxp3 表达呈负相关。Seddiki 等[55]研究也指出,Treg 与传统的 $CD4^+$ T 淋巴细胞不同,只能持续低表达 CD127,利用 $CD4^+CD25^+CD127^-$ 标记 Treg 来区分与活化的效应性 T 细胞。也有不同的研究,如 Kleinewietfeld 等[56]则提出利用促炎的外周血单个核细胞上存在 CD49d,而免疫抑制的 Treg 上缺失 CD49d,CD49d 抗体沾染能分泌 IFN-γ 及 IL-17 的效应性 T 细胞,将其从制备的 $CD4^+CD25^+$ Treg 中去除。同时,此研究结果表明联合 CD127,可不受 $CD25^+$ 效应性 T 细胞的沾染,分选出 $CD49d^-CD127^-CD4^+$ Treg 群,且在体内外均证实了其抑制性。因此,可由此提供新的方法高纯度分选 $Foxp3^+$ Treg 可应用于临床。另外,尚有一些标志非特异性表达于 Treg 上,如细胞毒 T 淋巴细胞相关抗原(CTLA)4、CD137 等,可作为 Treg 亚群的生物学标志[57-59]。

依据抗原特异性、诱导场所及效应机制的不同,可将 $CD4^+CD25^+$ Treg 分为自然 Treg(nTreg)和适应性 Treg(aTreg),适应性 Treg 也称诱导性 Treg(iTreg)。自然 Treg 在胸腺发育成熟后,迁移至外周,具有免疫无能及抑制性。在体外实验中,自然 Treg 受到抗原刺激后,不发生活化、增殖,主要通过细胞间接触的方式发挥作用,抑制效应性 T 细胞的活化;在小剂量抗原或免疫抑制性细胞因子诱导下,外周幼稚 T 淋巴细胞可发育为 iTreg。iTreg 包括 Th1 和 Th3 两个亚群,Th1 能分泌 IL-10,Th3 能分泌 TGF-β。iTreg 和 nTreg 的功能各有侧重,iTreg 对于非自身抗原所致的免疫反应起到控制作用,如同种异体抗原及变应原等,而 nTreg 可有效稳定维持自身免疫耐受,以及预防自身免疫性疾病。除此之外,自然杀伤样 T(NKT)细胞、Th1、Th2、$CD8^+CD28^-$ Treg、γδT 细胞、NK 细胞等亚群也具有免疫调节活性。

调节性 T 细胞在临床上的应用。移植术后免疫排斥反应与调节性 T 细胞密切相关,即使采取了多种手段预防移植后急性排斥反应的发生,但仍不能完全避免。临床上,诊断急性排斥反应的方法多采取活组织检查。小鼠肝移植活检标本中,定量检测 Foxp3 的转录表达,结果发现发生急性排斥反应时,$CD4^+CD25^+Foxp3^+$ Treg 数量增多[60]。Veronese 等[61]在人体内发现了同样的现象,肾移植后,移植肾组织中发生细胞急性排斥反应时,$Foxp3^+$ Treg 数量同样增多。Aquino-Dias 等[62]致力于寻找诊断肾移植急性排斥反应的非侵入性方法,其研究证实,与颗粒酶、穿孔素、Fas 配体等细胞溶解分子相比,检测肾移植受者尿液及外周血中 Foxp3 基因的表达,能准确诊断急性排斥反应。因此,判断移植术后是否发生免疫排斥反应,监测移植术后机体内 Treg 的变化可能为有效手段之一。

人体器官移植领域。关于免疫抑制剂对 $CD4^+CD25^+$ Treg 功能及稳态产生效应的研究较少。器官移植后,环孢素及他克莫司等 CNI 是常规用药,通过阻断 IL-2 的产生,抑制 T 淋巴细胞的活化,IL-2 对 Treg 的存活功能同样发挥了实质性作用,CNI 通过此途径影响 Treg 的体内稳态。Demirkiran 等[63]使用 $CD4^+CD25^+CD45RO^+CTLA4^+$ 染色指标发现,肝移植术前受者外周血中 Treg 数量较健康对照组高,移植后应用 CNI,Treg 数量暂时性下降。如果机体未发生排斥反应,接受肝移植 1 年后,Treg 数量有恢复术前水平的可能;但对于已经发生排斥反应,并接受肾上腺皮质激素等免疫抑制巩固治疗的受者,Treg 数量则在较长时间内维持在较低水平,随着时间的推移,Treg 数量可相对增高。与 CNI 不同,肾移植患者使用西罗莫司(雷帕霉素)免疫抑制剂,受者外周血中 $CD4^+CD25^+Foxp3^+$ Treg 数量却不会显著降低,与对照组相比,差异无显著性[64];Akimova 等[65]也分别观察应用西罗莫司或 CNI 在接受肝或肾移植后儿童外周血中 Treg 的情况,结果发现,Treg 数量与西罗莫司血药浓度及 CTLA4 呈正相关,与 CNI 血药浓度及 $CD127^-$ 呈负相关,得出的结论是西罗莫司有益于 Treg 表达,高剂量长期使用 CNI 则会减少 Treg 数量,由此阻碍诱导产生机体免疫耐受。

20 世纪 80 年代中期,Hall 等利用大鼠移植模型论证了特异性抑制性 T 细胞对供者产生免疫耐受的重要作用。随后又进行了系列小鼠移植模型研究,进一步证实清除 $CD4^+CD25^+$Treg 后,移植物将很快被排斥,给予同系 $CD4^+CD25^+$Treg 后,则可以明显延长移植物的存活时间[66]。目前输注 Treg 的方法仅用于干细胞移植的临床试验研究。在 Treg 制品的临床应用上,波兰一研究组进行了首次过继输注人类 Treg 的临床研究,2 例患者接受了体外扩增的 $CD4^+$ $CD25^+$ CD127lowTreg 的治疗后,骨髓移植后发生 GVHD 的症状明显缓解,并且减少了免疫抑制剂的用量[67]。随后,Brunstein 等[68]观察了 23 例输注 Treg 的脐带血干细胞移植患者,发现能降低其 2 ~ 3 级 aGVHD 的发生率。Di Ianni 等[69]研究,在血液恶性肿瘤患者,接受人类白细胞抗原(HLA)相合造血干细胞移植输注 nTreg,结果均显示在移植术后,过继输注 Treg 可以有效防止 GVHD 的发生。

Treg 作为一类具有免疫抑制效应的 T 淋巴细胞亚群,由于 Treg 诱导移植免疫耐受的优势越来越受到人们的重视。近年来随着对 Treg 生物学标志研究的深入,逐步改善了分选出 Treg 纯度欠缺的局面,使得后续相关研究得以开展。对于 Treg 诱导移植免疫耐受,目前主要的治疗方法集中于将新鲜分选的或是体外多克隆扩增的 Treg 输注给移植受者,以期在其体内提供一种效应性 T 细胞与 Treg 的平衡关系。临床过继输注 Treg 已经应用于治疗干细胞移植后的 GVHD。此方法是否能推广至其他的移植领域,用于避免移植术后排斥反应发生,诱导免疫耐受等可行性和实用性还有待进一步研究。

(二)针对移植肾供体策略

1. *消除或抑制异种抗原* 用酶处理法可暂时消除供体细胞表面的异种抗原。沈文律等研究表明α-半乳糖酶可有效地消除猪血管内皮细胞表面的α-Gal,同时不破坏血管结构的完整性,但还需进一步研究如何用该酶处理猪的肾脏以及效果如何。α-Gal 的表达需要 α-GT 的正常表达,采用反义技术干扰 α-GT 的表达,达到干扰 α-Gal 的表达。Strahan 等[70]用 α-GT mRNA 的反义寡核苷酸抑制体外培养的猪血管内皮细胞 α-Gal 的合成,但 α-Gal 仅减少 40%;Keams-Jonker 等[71]采用反义技术来干扰猪血管内皮 α-Gal 的表达,其中被 XNAIgM 识别的 GpⅢa(一种整合素)下降 20% ~35%,被 IgG 识别的下降 32%。Tearle 等[72]通过基因工程的方法,敲除编码小鼠 α-GT 的基因,获得不表达 α-Gal 的小鼠。现已明确编码猪 α-GT 的基因,编码 371 个氨基酸组成的蛋白,位于猪一号染色体长臂 10 ~ 11 带,但目前还未能成功地敲除猪 α-GT 基因。Vahove 等用构建抗猪 α-GT 的单链 Fv 抗体 cDNA 体外转染猪的细胞得到 sFv 抗体,用免疫荧光法测得 α-GT 活性减小 70%,进而使 α-Gal 的表达降低至同样程度,异种抗原与天然抗体的结合程度则降低 90%,开辟了抑制 α-Gal 的新天地。然而,即便 α-Gal 被完全消除,仍可能有其他非 α-Gal 抗原在异种移植排斥反应中起作用,在 α-Gal 被去除后,它们由隐匿抗原转变成为主要靶抗原。除 α-Gal 以外的异种抗原外,可能还包括猪组织表达的人血型抗原 A,TNF 诱导猪动脉血管内皮细胞(PAEC)表达的 gp65 和 gp100,涎酰化的 Tn 和 Fossman 抗原。

2. *改造供体免疫系统* 异种器官移植前使用基因工程技术修饰供体基因,让异种细胞表达人细胞膜上的补体调节蛋白,如膜辅因子蛋白(MCP、CD46)、衰变加速因子(DAF、CD55)、C8 结合蛋白(C8bp)、CD59、H 因子、I 因子等,使之具备人类免疫系统,移植后可以阻断补体激活途径,使受体的免疫系统不再将异种器官视为"非己"。剑桥大学学者首次将人体 CD55 基因转入猪细胞以来,陆续有转 hDAF 及 hCD59 基因猪培育成功的报道[73]。多项研究表明几种调节因子协同作用产生的效果更佳[74]。虽然很多研究者采用显微注射受精卵的方法进行基因转导,但转导效率较低,不适合推广。有统计结果显示,在培育过程中,转基因猪的转入基因的整合率为 0.91%。Laritrano 等[75]用精细胞作为载体进行基因转移,从 93 头猪中成功培育出 53 头转 hDAF 基因猪,成功率高达 57%,同时还证明了转移基因的拷贝数与表达情况相关性较差,研究者将猪的精子与含 hDAF 基因的质粒共同孵育,再用人工授精的办法将基因转移至受精卵中，为转基因猪的培育提供了新途径。最近 Zaidi 等观察了一组转 hDAF 基因的猪肾移植给 Cynomolgus 猴（猕猴属）的效果，结果发现 7 只转基因猪肾在猴子身上平均存活 13 天（6～15 天），其中无超急性排斥反应发生，有 2 只无任何排斥反应，5 只发生了不同程度的排斥反应；对照组 6 只非转基因猪肾平均存活时间较实验组短，平均为 6.5 天（0.3～30 天），其中仅 1 只为超急性排斥反应，说明在非基因修饰猪异种肾移植时，超急性排斥反应并非不可避免，但均发生了排斥反应。此研究表明，转 hDAF 基因猪肾在灵长类动物身上存活可达 35 天，并能有效维持内环境的稳定；此外转 hDAF 基因猪对预防急性血管排斥反应上也有重要意义。由于基因修饰异种肾移植目前仅为动物实验，这种移植在人类是否会引起超急性排斥反应尚不确定。研究还提示是否可以用这种猴子作为临床前期实验模型。

3. 异种肾的冷处理　在取出猪的肾脏到吻合在人体之间的一段时间内，需要进行冷处理，这不仅可以减轻热缺血损伤，还可以将猪肾血管中的血液洗去。很多研究试图探索出最佳的保存温度，Savioz 等[76]从冷却速率出发，认为异种肾移植过程中，冷却速率不宜低于 1 ℃/min。冷却速率 <1 ℃/min 时，细胞生存率（CVR）为 75%，冷却速率 >1 ℃/min 时，CVR 为 91%，但尚无证据表明 CVR 与移植肾功能之间的关系，该研究为异种肾移植中限定冷却的最佳办法提供了帮助。

五、异种肾移植的展望与未来

异种肾移植是一个复杂的课题，目前存在的最大困难是免疫排斥。随着生物科学和生物技术的快速发展，相关研究进展的不断突破，免疫排斥障碍可能被克服，例如可以通过基因改造或杂交猪成功解决异种移植间的排斥反应难题。异种肾移植在将来具有成为现实的可能性。当然实现异种肾移植面临重重困难，既要解决免疫学问题，还要解决生理学和传染病等问题。只要能有足够多的基础研究和临床试验证据，可以证明异种移植物能安全的解救生命，为人类造福，人们必然能坦诚接受。即使异种肾移植在动物实验已获得很大进展，但想要成功地应用异种肾移植于临床的道路还很长。必须进行谨慎的前期临床，严格筛查，制定一套合理的伦理制度，摸索由此研究和移植后可能带来的各种风险，这是不可脱卸的，必定是非常重要的、长期而艰巨的任务。我们始终相信，凭借人类的智慧，通过不断的努力研究，异种肾移植可解决器官短缺问题，解救患者，为之带来福音，人类终会能够长期并安全的应用异种移植物。

异种器官移植发展的过程，这一人类还知之甚少的领域中，存在许多难点，也有急需解答的问题。一方面说明它的艰难，同时也说明它的生命力。现代高技术的应用，使得异种器官移植的研究和以前有着本质上的不同，如以改造供者的转基因技术为代表，研究得以大大加快步伐，因此，有科学家预言，在 21 世纪中后期，异种供器官将成为器官移植的主要来源。

随着异种移植免疫机制的阐明，对避免产生及抑制超急性排斥反应的研究不断有新的进展，对于受者可以采用以下方法避免产生及抑制超急性排斥反应，如异种抗原决定簇的抗体灌注法、免疫抑制剂、天然抗体清除法、天然抗体中和法、投用抗补体物质等。但是在异种移植中，如果存在供者的抗原性极强，仅靠受者方面的处理，作用是有限的。对此，在供者方面处理的研究，也非常活跃，如敲除异种抗原决定簇转换酶基因，应用基因工程的方法等研究，开辟了控制异种移植中超急性排斥反应的新途径。异种器官移植是一个重大的研究领域，有巨大的应用价值，应大力进行，直到克服各种障碍。

参考文献

1. 张立. 猪内源性逆转录病毒分子特性的研究及抗病毒位点的选择. 四川大学, 2007.

2. Platt JL. Current status of xenotransplantation: research and technology. Transplant Proc, 1998, 30(5):1630-1633.

3. 张璘, 蒋红梅, 李幼平, 等. 猪同种异体肾移植术前组织配型方法探讨. 生物医学工程学杂志, 2005, (4): 787-790.

4. Auchincloss Jr H, Sachs DH. Xenogeneic transplantation. Ann Rev Immunol, 1998, 16(1): 433-470.

5. 刘佳，盖潇潇，刘成虎，等. 异种移植材料中 α-(-gal)抗原的研究进展. 生物医学工程研究，2013(1)：60-64.
6. Lai L, Kolber-Simonds D, Park KW, et al. Production of alpha-1,3-galactosyltransferase knockout pigs by nuclear transfer cloning. Science, 2002, 295(5557): 1089-1092.
7. Li S Z, Qu YC, Liu BQ, et al. Synergistic effects of α-1, 2-fucosyltransferase, DAF, and CD59 in suppression of xenogenic immunological responses. Xenotransplantation, 2009, 16(1): 27-33.
8. Banz Y, Rieben R. Endothelial cell protection in xenotransplantation: Looking after a key player in rejection. Xenotransplantation, 2006, 13(1): 19-30.
9. Komoda H, Miyagawa S, Omori T, et al. Survival of adult islet grafts from transgenic pigs with n-acetylglucosaminyltransferase-iii (gnt-iii) in cynomolgus monkeys. Xenotransplantation, 2005, 12(3): 209-216.
10. 唐军，谢晋. 异种移植中急性细胞性排斥的研究进展. 国外医学(免疫学分册)，2001，24(6)：281-283.
11. 郭国宁，谢谆怡，陈永文. 共抑制分子 pd-1 的研究进展. 免疫学杂志，2010(7)：639-642.
12. 刘紫麟，肖江卫. Pd-1 在移植免疫耐受中的作用及应用研究进展. 中华临床医师杂志(电子版)，2013,7 (12)：5530-5532.
13. 王帅威，罗雪瑞，李扬扬，等. T 细胞抑制性受体及其免疫调节作用. 科技导报，2015，33(18)：84-90.
14. 高威，沈振亚. NK 细胞与异种移植. 免疫学杂志，2010(8)：727-729.
15. Cascalho M, Platt J L. The immunological barrier to xenotransplantation. Immunity, 2001, 14(4): 437-446.
16. Brandl U, Erhardt M, Michel S, et al. Soluble galalpha(1,3)gal conjugate combined with hdaf preserves morphology and improves function of cardiac xenografts. Xenotransplantation, 2007, 14(4): 323-332.
17. Carrington CA, dos Santos Cruz G. Effect of cell surface concentration of human daf on transgenic pig aortic endothelial cells on the degree of protection afforded against human complement deposition. Xenotransplantation, 2001, 8(2): 100-105.
18. Akbar AN, Taams LS, Salmon M, et al. The peripheral generation of $CD4^+$ $CD25^+$ regulatory T cells. Immunology, 2003, 109(3):319-325.
19. Morgan BP, Berg CW, Harris CL. "Homologous restriction" in complement lysis: Roles of membrane complement regulators. Xenotransplantation, 2005, 12(4): 258-265.
20. Roussey-Kesler G, Giral M, Moreau A, et al. Clinical operational tolerance after kidney transplantation. Am J Transplant, 2006, 6(4): 736-746.
21. Wells AD, Li XC, Strom TB, et al. The role of peripheral T-cell deletion in transplantation tolerance. Philos Trans R Soc Lond B Biol Sci, 2001, 356(1409):617-623.
22. Sykes M, Sachs DH. Mixed chimerism. Philos Trans R Soc Lond B Biol Sci, 2001, 356(1409): 707-726.
23. Arnold B. Levels of peripheral T cell tolerance. Transplant Immunol, 2002, 10(2-3):109-114.
24. Fudaba Y, Spitzer TR, Shaffer J, et al. Myeloma responses and tolerance following combined kidney and nonmyeloablative marrow transplantation: In vivo and in vitro analyses. Am J Transplant, 2006, 6(9): 2121-2133.
25. Ping L, Lan W, Bintou D, et al. Induction of human T-cell tolerance to porcine xenoantigens through mixed hematopoietic chimerism. Blood, 2004, 103(10):3964-3969.
26. Masahiro A, Jin Q, Megan S, et al. Mixed chimerism induces donor-specific T-cell tolerance across a highly disparate xenogeneic barrier. Blood, 2002, 99(10):3823-3829.
27. Bühler L, Awwad M, Treter S, et al. Pig hematopoietic cell chimerism in baboons conditioned with a nonmyeloablative regimen and CD154 blockade. Transplantation, 2002, 73(1):12-22.
28. Abe M, Cheng J, Qi J, et al. Elimination of porcine hemopoietic cells by macrophages in mice. J Immunol, 2002, 168(2): 621-628.
29. Reemtsen BL, Kato H, Wang TS, et al. Intrathymic immunomodulation and the "infectious" tolerance pathway in allograft recipients. J Surg Res, 1999, 84(1): 1-7.
30. 王昊飞. 胸腺修饰诱导猪同种心脏移植免疫耐受及期间细胞流变学特性变化的实验研究. 第一军医大学，2007.
31. Mayumi H, Umesue M, Nomoto K. Cyclophosphamide-induced immunological tolerance: an overview. Immunobiology, 1996, 195(2):129-139.
32. Reiser H, Stadecker MJ. Costimulatory B7 molecules in the pathogenesis of infectious and autoimmune diseases. New England Journal of Medicine, 1996, 335(18):1369-1377.
33. Kita Y, Li XK, Nogimura H, et al. Prolonged graft survival induced by CTLA4IG gene transfection in rat lung allografting.

Transplant Proc, 2003, 35(1):456-457.

34. Reynolds J, Tam FW, Chandraker A, et al. CD28-B7 blockade prevents the development of experimental autoimmune glomerulonephritis. J Clin Invest, 2000, 105(5): 643-651.
35. Prasad DV, Nguyen T, Li Z, et al. Murine B7-H3 is a negative regulator of T cells. J Immunol, 2004, 173(4): 2500-2506.
36. 李红卫，沈振亚，邱玉华，等. 阻断共刺激信号在异种小动物心脏移植中诱导免疫耐受的研究. 医药论坛杂志，2010，21(31): 23-25.
37. Hricik DE, Rodriquez V, Riley J, et al. Enzyme linked immunosorbent spot (ELISPOT) assay for interferon-gamma independently predicts renal function in kidney transplant recipients. Am J Transplant, 2003, 3(7):878-884.
38. Augustine JJ, Poggio ED, Heeger PS, et al. Preferential benefit of antibody induction therapy in kidney recipients with high pretransplant frequencies of donor-reactive interferon-gamma enzyme-linked immunosorbent spots. Transplantation, 2008, 86(4): 529-534.
39. Asderakis A, Sankaran D, Dyer P, et al. Association of polymorphisms in the human interferon-and interleukin-10 gene with acute and chronic kidney transplant outcome. Transplantation, 2001, 71(5): 674-677.
40. Augustine JJ, Poggio ED, Michael C, et al. Hemodialysis vintage, black ethnicity, and pretransplantation antidonor cellular immunity in kidney transplant recipients. J Am Soc Nephrol, 2007, 18(5): 1602-1606.
41. Nickel P, Presber F, Bold G, et al. Enzyme-linked immunosorbent spot assay for donor-reactive interferon-gamma-producing cells identifies T-cell presensitization and correlates with graft function at 6 and 12 months in renal-transplant recipients. Transplantation, 2004, 78(11): 1640-1646.
42. Kim S, Oh EJ, Kim MJ, et al. Pretransplant donor-specific interferon-gamma ELISPOT assay predicts acute rejection episodes in renal transplant recipients. Transplantat Proc, 2007, 39(10): 3057-3060.
43. Reinsmoen NL, Cornett KM, Kloehn R, et al. Pretransplant donor-specific and non-specific immune parameters associated with early acute rejection. Transplantation, 2008, 85(3): 462-470.
44. Augustine JJ, Siu DS, Clemente MJ, et al. Pre-transplant ifn-gamma elispots are associated with post-transplant renal function in African American renal transplant recipients. Am J Transplant, 2005, 5(8): 1971-1975.
45. Strell C, Entschladen F. Extravasation of leukocytes in comparison to tumor cells. Cell Commun Signal, 2008, 6(1): 1.
46. Lasky LA. Selectins: Interpreters of cell-specific carbohydrate information during inflammation. Science, 1992, 258(5084): 964-969.
47. Koh-Hei S, Masaru T, Joan S S. Long-term survival of corneal allografts is dependent on intact cd1d-reactive nkt cells. J Immunol, 2002, 168(4): 2028-2034.
48. Seino K, Fukao K, Muramoto K, et al. Requirement for natural killer T (NKT) cells in the induction of allograft tolerance. Proc Nat I Acad Sci USA, 2001, 98(5): 2577-2581.
49. Baecher-Allan C, Brown JA, Freeman GJ, et al. $CD4^+$ CD25high regulatory cells in human peripheral blood. J Immunol, 2001, 167(3): 1245-1253.
50. Khan MA, Moeez S, Akhtar S. T-regulatory cell-mediated immune tolerance as a potential immunotherapeutic strategy to facilitate graft survival. Blood Transfu, 2013, 11(3): 357-363.
51. Lehtimä ki S, Lahesmaa R. Regulatory T cells control immune responses through their non-redundant tissue specific features. Front Immunol, 2013, 4(294.10):3389.
52. Roncador G, Brown PJ, Maestre L, et al. Analysis of FOXP3 protein expression in human $CD4^+$ $CD25^+$ regulatory T cells at the single-cell level. Eur J Immunol, 2005, 35(6): 1681-1691.
53. Fontenot JD, Gavin MA, Rudensky AY. Foxp3 programs the development and function of $CD4^+$ $CD25^+$ regulatory T cells. Nat Immunol, 2003, 4(4): 330-336.
54. Liu W, Putnam AL, Xu-Yu Z, et al. CD127 expression inversely correlates with Foxp3 and suppressive function of human $CD4^+$ Treg cells. J Exp Med, 2006, 203(7): 1701-1711.
55. Seddiki N, Santner-Nanan B, Martinson J, et al. Expression of interleukin (IL)-2 and IL-7 receptors discriminates between human regulatory and activated T cells. J Exp Med, 2006, 203(7): 1693-1700.
56. Kleinewietfeld M, Starke M, Di Mitri D, et al. CD49d provides access to "untouched" human $Foxp3^+$ Treg free of contaminating effector cells. Blood, 2009, 113(4): 827-836.
57. Kachapati K, Adams DE, Wu Y, et al. The B10 Idd9.3 locus mediates accumulation of functionally superior $CD137^+$ regula-

tory T cells in the nonobese diabetic type 1 diabetes model. J Immunol, 2012, 189(10): 5001-5015.

58. Kataoka H, Takahashi S, Takase K, et al. CD25$^+$ CD4$^+$ regulatory T cells exert in vitro suppressive activity independent of CTLA-4. Int Immunol, 2005, 17(4): 421-427.

59. Miyara M, Yoshioka Y, Kitoh A, et al. Functional delineation and differentiation dynamics of human CD4$^+$ T cells expressing the FoxP3 transcription factor. Immunity, 2009, 30(6): 899-911.

60. Steger U, Kingsley CI, Karim M, et al. CD25$^+$ CD4$^+$ regulatory T cells develop in mice not only during spontaneous acceptance of liver allografts but also after acute allograft rejection. Transplantation, 2006, 82(9): 1202-1209.

61. Veronese F, Rotman S, Smith RN, et al. Pathological and clinical correlates of FOXP3$^+$ cells in renal allografts during acute rejection. Am J Transplant, 2007, 7(4): 914-922.

62. Aquino-Dias EC, Joelsons G, Da Silva DM, et al. Non-invasive diagnosis of acute rejection in kidney transplants with delayed graft function. Kidney Int, 2008, 73(7): 877-884.

63. Demirkiran A, Kok A, Kwekkeboom J, et al. Low circulating regulatory T-cell levels after acute rejection in liver transplantation. Liver transpl, 2006, 12(2): 277-284.

64. San Segundo D, Ruiz JC, Izquierdo M, et al. Calcineurin inhibitors, but not rapamycin, reduce percentages of CD4$^+$ CD25$^+$ FOXP3$^+$ regulatory T cells in renal transplant recipients. Transplantation, 2006, 82(4): 550-557.

65. Akimova T, Kamath BM, Goebel JW, et al. Differing Effects of Rapamycin or Calcineurin Inhibitor on T-Regulatory Cells in Pediatric Liver and Kidney Transplant Recipients. Am J Transplant, 2012, 12(12): 3449-3461.

66. Joffre O, Santolaria T, Calise D, et al. Prevention of acute and chronic allograft rejection with CD4$^+$ CD25$^+$ Foxp3$^+$ regulatory T lymphocytes. Nature Med, 2008, 14(1): 88-92.

67. Trzonkowski P, Bieniaszewska M, Juścińska J, et al. First-in-man clinical results of the treatment of patients with graft versus host disease with human ex vivo expanded CD4$^+$ CD25$^+$ CD127-T regulatory cells. Clin immunol, 2009, 133(1): 22-26.

68. Brunstein CG, Miller JS, Cao Q, et al. Infusion of ex vivo expanded T regulatory cells in adults transplanted with umbilical cord blood: safety profile and detection kinetics. Blood, 2011, 117(3): 1061-1070.

69. Di Ianni M, Falzetti F, Carotti A, et al. Tregs prevent GVHD and promote immune reconstitution in HLA-haploidentical transplantation. Blood, 2011, 117(14): 3921-3928.

70. Strahan KM, Gu F, Andersson L, et al. Pig alpha 1, 3galactosyltransferase: sequence of a full-length cDNA clone, chromosomal localisation of the corresponding gene, and inhibition of expression in cultured pig endothelial cells. Transplant Proc, 1995, 27(1): 245-246.

71. Kearns-Jonker MK, Cramer DV, Dane LA, et al. Human serum reactivity to porcine endothelial cells after antisense-mediated down-regulation of GpIIIa expression. Transplantation, 1997, 63(4):588-593.

72. Tearle RG, Tange MJ, Zannettino ZL, et al. The alpha-1,3-galactosyltransferase knockout mouse. Implications for xenotransplantation. Transplantation, 1996, 61(1):13-19.

73. Kroshus TJ, Bolman RM, Dalmasso AP, et al. Expression of human CD59 in transgenic pig organs enhances organ survival in an ex vivo xenogeneic perfusion model. Transplantation, 1996, 61(10):1513-1521.

74. Somerville C, Denderen BV, Adam B, et al. Expression and function of human CD59 and human CD55 in transgenic mice. Transplant Proc, 1995, 27(6):3565-3566.

75. Lavitrano M, Stoppacciaro A, Bacci ML, et al. Human decay accelerating factor transgenic pigs for xenotransplantation obtained by sperm-mediated gene transfer. Transplant Proc, 1997, 31(1-2):972-974.

76. Savioz D, Jeanjacquot A, Savioz M, et al. Optimization of the Kinetics of Cooling of Kidneys: A Pig Model. Eur Surg Res, 1999, 31(1):3-8.

附件一

患者透析方式选择知情同意书

患者姓名： 性别： 年龄： 医保卡号：
参保类别：职工□ 居民□ 临床诊断：
家庭住址： 联系电话：
确诊医疗机构： 谈话地点：
审核医疗机构： 谈话时间：
病友您好：

肾衰竭，即肾脏不能满足人体代谢废物排泄时，需要接受透析治疗，以帮助您排出身体内蓄积的毒素和多余的水分。透析治疗有两种方法：血液透析和腹膜透析。您了解这些治疗方式后，可以选择适合您的治疗方式。在您选择某种透析治疗后，很可能由于病情的变化转而使用另一种透析方式。

血液透析

优点	缺点
1. 短时间快速有效清除废物和多余的水分	1. 需扎针，建立血管通路并可能需要重复进行
2. 由专业医护人员执行透析治疗	2. 需要使用抗凝剂，可能有出血风险，每次透析治疗均有少量血液丢失
3. 家中不必准备透析用品	3. 需要一周多次往返医院
4. 每星期到医院2～3次，与其他病患或医护人员间互动较为频繁	4. 增加了血源性疾病传染的可能性

腹膜透析

优点	缺点
1. 每日24小时持续地进行透析，内环境稳定，患者自觉症状良好，不会发生透析失衡综合征	1. 每天必须自行做3～4次的换液
2. 大部分患者可以自我治疗，自由活动，具有安全和简便的优点，医院内感染机会小	2. 有腹膜炎的可能性
3. 较适用于糖尿病、严重高血压及心血管疾病以及老年人	3. 有蛋白质的部分流失
4. 不需要扎针，腹膜透析的通路是腹膜透析导管	4. 需要插腹膜透析管，除非停止透析
5. 不需要使用抗凝剂，没有出血风险，不会丢失血液	5. 由于葡萄糖吸收增多，导致体重可能增加
6. 没有血管通路的问题	6. 需要在家储备透析用品和腹膜透析液
7. 更好地保护残余肾功能	7. 需要家中有相对洁净的换液空间

如果您了解了以上两种透析方式的优缺点，可以根据您自己的实际情况，在专家指导下自愿选择一种最适合您的透析方式并签字。此外院方保留因患者病情需要更换透析方式的权利。

您决定选择的透析方式：□血液透析 □腹膜透析

患者或授权人： 授权人与患者的关系：

审核专家： 审核医疗机构盖章

年 月 日

附件二

血液净化治疗知情同意书

姓名________ 性别________ 年龄________ 病区________ 床号________ 住院号________

患者__________因__________，须行____________________治疗。该治疗需进行体外血液循环，技术难度大、操作复杂，因此向患者及家属告知以下情况。

（一）有可能发生下列并发症和意外

1. 患者对透析器（血滤器）膜材料可能生物不相容，导致过敏反应：轻者头晕、口麻、眼花、咽痒、恶心、呕吐等，重者胸闷、发绀、低血压、休克等。

2. 抗凝剂可能导致出血倾向，如皮肤、新鲜创口，严重者颅内、消化道等大出血。

3. 失衡综合征：轻者头痛、呕吐、血压升高，严重者抽搐、昏迷。

4. 透析器、管路中凝血，纤维素形成、失血、偶有血栓脱落，导致肺梗死等意外。

5. 血液净化中可能发生低血压、呕吐、寒战、穿刺血肿等较常见的并发症。

6. 中心静脉留置导管并发症：局部血肿、出血（甚至内腔大出血）、感染、管子滑脱、导管血流量不足、血气胸、心律失常、血管狭窄、深静脉血栓形成等。

7. 心律失常、休克，偶有心跳、呼吸骤停等。

8. 感染、低温、营养物质丢失，血小板减少。

9. 由于当前科技水平的限制，可能感染经血传播疾病，如：肝炎（乙肝、丙肝等）、艾滋病、梅毒、疟疾、巨细胞病毒或EB病毒感染等。

10. 其他不可预见的意外。

血液净化中心医护人员会尽力采取积极的防治措施，尽量减少和避免并发症，但由于全世界医疗水平有限，仍不能完全解决上述问题，仍可能发生严重的甚至危及生命的情况，尤其在高龄、体弱、重危的患者，甚至发生与血液净化无关的意外，一旦出现上述情况，患者或家属及单位不得以任何经济或责任等理由与院方纠缠，如不同意治疗，医院绝不勉强。

（二）因消耗品成本较高，长期透析治疗费用昂贵，复用血液净化所需的消耗品可提高透析器膜的生物相容性，避免或减少膜导致的过敏反应；降低血液透析治疗成本。但复用透析器可能导致透析效率下降、对消毒剂过敏反应，偶有引起致热原反应及感染等副作用。

（三）如病员需要接受特种新技术、新设备，比如连续性肾替代治疗、HDF、BVM、血浆置换、血液灌流等，进口消耗品更昂贵，常规医保及一些公费医疗单位不予全额报销，患者及家属需自行设法解决医疗费。

（四）患者必须服从医生制定的透析方案、日程及限制透析间隙体重增长，做好全身综合治疗，遵医嘱定期进行有关检查。

以上情况已经详细向患者及家属说明，如完全理解以上四条，愿意遵守医院及血液净化中心各项管理制度，请签字为证。

患者签字____________________ 年 月 日

家属签字____________________ 与患者关系__________

医生签字____________________ 年 月 日

附件三

血液透析患者透析器选择知情同意书

患者姓名：　　　　　性别：　　　　　年龄：　　　　　医保卡号：
参保类别：职工□　居民□　　　　　　临床诊断：
谈话时间：　　年　　月　　日
病友您好：

欢迎您在我院血液净化中心进行血液透析治疗。为了保证您透析治疗安全、有效，我们将严格使用符合国家规定的透析用耗材，其中透析器种类繁多，均有自身的优缺点和收费规定。在您施行血液透析方案前，为依法维护您的合法权益，建立相互、信任理解的医患关系，特告知如下事项，以便您了解并做出选择：

透析器类别	优点	缺点	本院使用的型号	本院收费
一次性使用透析器	1. 减少细菌内毒素污染 2. 减少交叉感染机会 3. 毒素清除效率稳定 4. 减少消毒剂残留危险	1. 首次使用综合征增加 2. 价格昂贵，无法使用高效透析器 3. 其他未知的不良反应 4. 生物相容性较差		
可复用高通量透析器	1. 材料生物相容性好 2. 减少首次使用综合征 3. 减少透析器价格，可使用高效透析器 4. 增加中、大分子毒素的清除	1. 细菌、内毒素污染增加 2. 溶质清除、超滤系数可能下降 3. 交叉感染(如丙肝)概率增加 4. 有时有消毒剂残留对人体有害 5. 其他未知的不良反应		
可复用低通量透析器	1. 减少首次使用综合征 2. 生物相容性尚好，减少补体的激活 3. 降低血液透析费用	1. 细菌、内毒素污染增加 2. 交叉感染概率增加 3. 消毒剂残留对人体有害 4. 透析器性能降低 5. 中分子毒素清除能力低 6. 较高通量透析面积小，效率低 7. 其他未知的不良反应		

如果您了解上述透析器的优缺点，可以根据您自己的实际情况，在医师指导下自愿选择一种最适合您的透析器并签字。此外院方保留因患者病情需要更换透析器的权利。

您决定选择透析器类别：□一次性透析器　□可复用高通量透析器　□可复用低通量透析器
患者或授权人签字：　　　　　　　　　　型号：
授权人与患者关系：
经治医生签字：　　　　　　　　　　　　　　　　　年　　月　　日

附件四

血液透析深静脉置管同意书

患________ 性别________ 年龄________岁
病区________床号________住院号___________
术前诊断:____________________________________

根据您的病情,需要行血液透析治疗,故您需要实施深静脉置管术(_____________),建立(临时、长期)血液透析通路,该操作是一种有效的治疗手段,一般来说是安全的,但由于该操作具有创伤性和风险性,因此医师不能向您保证操作效果。

因个体差异及其某些不可预料的因素,置管及使用过程中可能会发生意外和并发症,严重者甚至会导致死亡,现告知如下,包括但不限于:

1. 误伤大动脉,导致出血、血肿、出血性休克;
2. 血气胸;
3. 穿刺部位局部血肿、皮下气肿;
4. 淋巴瘘;
5. 周围组织、神经损伤;
6. 心律失常;
7. 穿刺不成功;
8. 导管遗留、堵塞、滑脱;
9. 血栓形成及栓塞;
10. 局部感染或败血症;
11. 上述问题一旦发生,有可能需要拔除导管再次置管;
12. 其他。

我已详细阅读以上12条内容,对医师护士的告知表示完全理解,经慎重考虑,我决定同意进行深静脉置管术。

我明白在该操作中,在不可预见的情况下,可能需要其他附加操作或变更治疗方案,我授权医师在遇有紧急情况时,为保障我的生命安全实施必要救治措施,并保证承担全部所需费用。

我知道在穿刺开始之前,我可以随时签署《拒绝医疗同意书》,以取消本同意书的决定。

患者或近亲属或法定代理人签字: 年 月 日

医院经治疗医师签字: 年 月 日

动静脉内瘘手术同意书

患者姓名________ 性别________ 年龄________ 病区________ 床号________ 住院号________

患者因病于________年________月________日入住我院________科。根据患者所述的病情、存在的症状及有关检查,术前拟诊断为____________________________。由于病情需要,经治医师建议于________年________月________日,拟于______________行动静脉内瘘手术。手术是一种高风险、高难度的治疗方法。鉴于当今医学科技水平的限制和患者个体特异性、病情的差异及年龄等因素,绝对安全又没有任何风险的手术是不存在的。又由于已知和无法预见的原因,本手术有可能会发生失败、并发症、损伤邻近器官或某些难以防范和处理的意外情况。即使在医务人员已认真尽到工作职责和合理的注意义务的情况下,手术仍有可能发生如下医疗风险。

1. 麻醉意外,可能发生严重心律失常,呼吸、心搏骤停等意外危险。
2. 血管条件差,造瘘失败。
3. 术中、术后血栓形成,导致血管栓塞,失功能,需再次手术或取血栓。
4. 术中、术后回心血量增加,增加心脏负担,诱发心力衰竭。
5. 术后因自身静脉血流量不足,透析血流量不足。
6. 切口出血,血肿形成。
7. 切口感染,愈合不良。
8. 吻合口狭窄、血栓形成、内瘘形成不良或闭合,假性血管瘤。
9. 术后肢体疼痛、肿胀、盗血综合征,人工血管走行的皮下隧道易出现血清肿。
10. 其他意外。

医务人员将采取必要的预防和救治措施以合理地控制医疗风险,但由于现有医疗水平所限,仍有可能出现不能预见、不能避免并不能克服的其他情况。一旦发生上述情况则有可能导致患者不同程度的人身损害的不良后果。

医患双方的共识:

1. 医疗机构及其医务人员在医疗活动中,必须严格遵守医疗卫生管理法律,行政法规,部门规章和诊疗护理规范、常规,恪守医疗服务职业道德。

2. 患者已充分了解了该手术方法的性质、合理的预期目的、危险性、必要性和出现医疗风险情况的后果及可供选择的其他治疗方法及其利弊;对其中的疑问,已得到了经治医师的解答。经自主选择同意已拟定的手术方案。

3. 本同意书及以上所有条款经医患双方慎重考虑并签字后生效。其内容为双方真实意思的表示,并确认医方已履行了告知义务,患方已享有知情、选择及同意权的权利,将受我国有关法律的保护。本同意书一式贰份,医患双方各执一份。

患者或近亲属或法定代理人签字: 年 月 日

医院经治疗医师签字: 年 月 日

附 录

附录一　血液净化有关名词术语英中文对照

Ac-HD	醋酸盐透析
Acute renal failure	急性肾衰竭
Adequate dialysis	充分透析
Vascular access	血管通道
Artificial kidney	人工肾
Backfiltration	反超
Batch	槽式(透析液装置)
Bi-HP	碳酸氢盐透析
Biofiltration (BHF)	生物滤过
Blood purification	血液净化
Bypass	旁路
Cascade filtration	二级滤过
Cellophane	赛璐玢
Cellulose	纤维素
Clearance	清除率
Clearance fraction	清除分数
Coil	蟠管型(透析器)
Celloidin	火棉胶
Compliance	顺应性
Convective transport	对流传质
Continuous ambulatory peritoneal dialysis (CAPD)	连续非卧床腹膜透析
Continuous arteriovenous hemodiafiltration (CAVHD)	连续动静脉血液透析滤过
Continuous arteriovenous hemodialtysis (CAVD)	连续动静脉血液透析
Continuous arteriovenous hemofiltration (CAVH)	连续动静脉血液滤过
Continuous arteriovenous ultrafiltration (CAVU)	连续动静脉超滤
Continuous syclie peritoneal dialysis (CCPD)	连续循环腹膜透析
Capillary reengorge rate(CRR)	毛细血管再充盈率
Cryofiltration	冷滤过
CTR	心胸比例
Cuprommonium	铜氨
Cuprophane	铜仿
Coupled plasma filtration adsorption (CPFA)	配对血浆滤过吸附
Dialysance	透析清除率
Dialysis	透析
Dialysis index(DI)	透析指数
Diffusion	弥散
Diffusive-convective	弥散-对流
DImm	中分子透析指数
Direct arteriovenous fistula (DAVF)	直接动静脉内瘘
Disequilibrium syndrome (DS)	失衡综合征
Donnan	道南氏(定律)
Double filtration	双重膜滤过
Double pump of single needle dialysis	单针双泵血液透析
Dry body weight	干体重
ECW	细胞外液
EFP	有效滤过压

续表

End stage renal disease	终末期肾病
EOG	环氧乙烷
Erythropoietin (EPO)	红细胞生成素
Ethylene-vinylalcohol copolymer (EVAL)	乙烯醇共聚物
External arteriovenous shunts	动静脉外分流
Extracorporeal ultrafiltration (ECUF)	体外循环超滤(限外滤过)
Extraction rate	排除率
Extracorporeal membrane oxygenation (ECMO)	体外循环氧合疗法
Extracorporeal treatment (ECT)	体外循环疗法
FICK	弥散及斐克定律
Filtration fraction (FF)	滤过分散
Filtration pressure (FP)	滤过压
First-use syndrome (FUS)	首次使用综合征
Fixed minimum reject flou	固定最小排斥流
Fluid balance	液体平衡
Fouling index (FI)	污染指标
Graft arteriovenous fistula (GAVF)	移植动静脉内瘘
Hemodiafiltration (HDF)	血液透析滤过
Hemodialysis (HD)	血液透析
Hemofiltration (HF)	血液滤过
Hemoperfusion	血液灌流
Hemophane	血仿膜
High efficiency hemodialysis (HEH)	高效血液透析
High efficiency hemofiltration (HEHF)	高效血液滤过
High flux dialyzer (HFD)	高流量透析器
High flux hemodiafiltration (HFHDF)	高流量血液透析滤过
Hollow fiber	空心纤维(透析器)
Hypertonic hemodiafiltratiop (HHDF)	高张血液透析滤过
HWSF	不用置换液的血液滤过
Hydroslatic pressure	静水压
Hyperfiltration	高滤过
Hybrid renal replacement therapy (HRRT)	杂和肾脏替代疗法
ICW	细胞内液
Idiogenicosmdes	自生渗量物质
Immunoadsorption	免疫吸附
Intermittent peritoneal dialysis (IPD)	间歇性腹膜透析
Intermittent continuous peritoneal dialysis (ICPD)	间歇性连续腹膜透析
Internal arteriovenous fistula (IAVF)	动静脉内瘘
Intradialytic paranteral nutrition (IDPN)	透析中肠外营养
Isolated ultrafiltration (IUF)	单纯超滤
Kiil	标准平板型(透析器)
LMWH	低分子量肝素
Leukocytapheresis(LCAP)	白细胞去除
Molecular adsorbent recirculating system (MARS)	分子吸附再循环系统
Nightly intermittent peritoneal dialysis(NIPS)	夜间间歇性持续腹膜透析
on-line HF	在线血液滤过
Oncotic pressure	胶体压
Parallel plate	平板型(透析器)
PCR	蛋白分解率
Perioneal dialysis (PD)	腹膜透析

续表

Plasma exchange	血浆置换
Plasmapheresis	血浆分离
Plasma removal	血浆排除
Polyacrylonitrile (PAN)	聚丙烯腈
Polycorbonate	聚碳酸酯
Polyelectrolytes	聚合电解质
Polyether-sulfone	聚醚砜
Polymethylmethaerylete (PMMA)	聚甲基丙烯酸甲酯
Polymide	聚酰胺
Polysulfone	聚砜
Post-dilutinal (post-D)	后稀释
P-P SND	压力-压力单泵单针透析
Pre-dilutinal (pre-D)	前稀释
Protein catabolismre rate(PCR)	蛋白分解率
P-T SND	压力-时间单泵单针透析
Plasma Filtration Adsorption Dialysis(PFAD)	血浆滤过吸附透析
Prometheus	人工肝
Q_B	血流量
Q_D	透析液流量
Recirculation	再循环
Regenevated cellulose	再生纤维素
Renal replacement therapy	肾替代疗法
Redy-2000	吸附式(透析装置)
Replacement-solution	置换液
Residual kidney	残余肾功能
RSP	部分再循环式(透析装置)
Reverse osmosis (RO)	逆渗透
Seqeatial dialysis (SD)	序贯透析
Sieving coefficient (SC)	筛选系数
Single needle dialysis	单针透析
Single pass (SP)	单通道(透析装置)
Short hemodialysis (SHD)	短时血液透析
Steal syndrome	盗血综合征
Substitution fluid	置换液
Swollen hand syndrome	肿胀手综合征
TBV	总体容量
TBW	总体水
TDS	总溶解的固定颗粒数
Teflon	聚四氟乙烯
Tidal peritoneal dialysis (TP)	潮式腹膜透析
TPVR	末梢血管总阻力
Transmembrane pressure (TMP)	跨膜压
Transport	传质
TVR	总血管阻力
Ultrafiltration (UF)	超滤
Ultrashort dialysis	超短时间透析
Ultrafiltration during dialysis	透析中超滤
Ultrafiltration rate (UFR)	超滤率
Urea time average concentration (UTAC)	时间平均尿素浓度

附录二 ICS

中华人民共和国国家标准

GB/T 13074-××××
代替 GB/T 13074-91

血液净化术语

Terms of blood purification

（征求意见稿）

××××-××-××发布

××××-××-××实施

国家质量监督检验检疫总局 发布

GB/T 13074—××××

目　　次

GB/T 13074—××××

前　　言

本标准定名为“血液净化术语”。本标准的内容为推荐性。

本标准以原国家标准 GB 13074-91“血液净化术语　血液透析和血液滤过”为基础,内容扩展到血液透析滤过、腹膜透析、血浆置换等方面,适应实际需要。

在修订原标准术语及吸收新术语时,主要参考下列标准和材料:

IEC 60601-2-16:1998“医用电气设备　第2~16部分:血液透析、血液透析滤过和血液滤过设备的安全专用要求”;

EN 1283:1996“血液透析器、血液透析滤过器、血液滤过器、血液浓缩器和它们的体外管道”;

IEC 60601-2-39:1999“医用电气设备　第2~39部分:腹膜透析设备的安全专用要求”;

《腹膜透析》(专著)主编:刘伏友、彭佑铭,人民卫生出版社出版,2000年5月;

ISO 8637:1989“血液透析器、血液滤过器和血液浓缩器”;

ISO 8638:1989“血液透析器、血液滤过器和血液浓缩器的体外血液通道”;

本标准自实施之日起,代替 GB 13074-91“血液净化术语　血液透析和血液滤过”。

本标准由国家食品药品监督管理局提出。

本标准由全国医用体外循环设备标准化技术委员会归口。

本标准起草单位:国家食品药品监督管理局广州医疗器械质量监督检验中心。

本标准主要起草人:王培连、黄志新、莫富诚。

本标准于1991年4月首次发布。

血液净化术语

1 范围

本标准规定了血液透析、血液滤过、血液透析滤过和腹膜透析等有关的术语。

本标准供与血液透析、血液滤过、血液透析滤过、腹膜透析和血浆置换有关的科研、设计、生产、维修、管理、教学等方面使用。

2 名词术语

2.1

血液透析 hemodialysis, HD

一种主要通过跨越半透膜的扩散作用,纠正患者血液中溶质失衡的方法。

2.1.1

弥散 diffusion

溶质从高浓度处向低浓度处运动。

2.1.2

渗透 osmosis

溶剂或稀溶液通过半透膜,从低浓度向高浓度溶液侧移动的过程。

2.1.3

反渗透 reverse osmosis

当在浓溶液侧加压并超过渗透压差时,溶剂或稀溶液通过半透膜,从浓溶液侧向稀溶液侧移动,与渗透作用的方向相反。

2.1.4

透析 dialysis

溶质通过半透膜,从高浓度溶液向低浓度溶液运动。

2.1.5

透析率 dialysance

血液与透析液之间的溶质在单位时间内,血液和透析液浓度梯度的变化率。

2.1.6

清除率 clearance

在单位时间内透析器从溶液中彻底清除溶质的体积。

2.1.7

超滤 ultrafiltration, UF

经过透析液除去患者血液中液体(脱水)的方法。

2.1.8

超滤率 ultrafiltration rate, UFR

也称超滤系数(UF coefficient)或超滤指数(UF index),即水分清除率,单位是 ml/Pa · h(ml/mmHg · h)。

2.1.9

透析液 dialysing fluid

进行血液透析/血液透析滤过时,拟与血液交换溶质和(或)水的溶液。

2.1.9.1

透析液流率　dialysing fluid flow rate

透析液进入透析器的速率,用毫升/分(ml/min)表示。

2.1.9.2

透析液浓度　dialysing fluid concentration

透析液所含电解质的浓度。

2.1.10

浓缩透析液　dialysing fluid concentrate

经适当稀释后可制成透析液的含各种化学物质的溶液。

2.1.11

透析液室容量　dialysate fluid concentrate

在一定的跨膜压下,注入透析器内透析液室的透析液体积。

2.1.12

透析液入口　dialysate inlet

透析液进入透析器的入口。

2.1.13

透析液出口　dialysate outlet

透析液离开透析器的出口。

2.1.14

血液入口　blood inlet

血液进入透析器的入口。

2.1.15

血液出口　blood outlet

血液离开透析器的出口。

2.1.16

动脉压　arterial pressure

在连接动脉的血泵与患者间的体外管道测得的压力。

2.1.17

静脉压　venous pressure

从透析器出口引出,返回患者体内的体外管道中测得的压力。

2.1.18

透析液供给装置　dialysate delivery device

有浓度、流量、温度等参数控制的供给透析液的装置。

2.1.19

血液透析装置　hemodialysis equipment

由血液和透析液监视、透析液供给、水处理和透析器等系统组成的装置。

2.1.20

血液透析器　hemodialyzer

由多层板状半渗透膜及支撑结构组成的透析器。

2.1.21

肝素泵　heparin pump

定时定量注射肝素到血液管道的泵。

2.1.22

漏血　blood leak

由于透析器的半透膜破裂,血液从血液室到透析液室的泄漏。

2.1.23

漏血检测器　blood leak detector

利用光电原理等检测血液漏入透析液中的装置。

2.1.24

残留血量　residual blood vloum

透析结束时残留在透析器内的血液量。

2.1.25

电导率　conductivity

透析液因所含电解质产生离子而具有的导电性能,用以反映透析液电解质的浓度。

2.1.26

单针透析　single neeedle dialysis,SND

经一根穿刺针分别引出与回入血液的透析方法。

2.1.27

双针透析　double needle dialysis,DND

经二根穿刺针分别引出与回入血液的透析方法。

2.2

血液滤过　hemofiltration,HF

一种主要通过跨越半透膜的滤过作用纠正患者血液中溶质失衡的方法。

2.2.1

对流　convection

在跨膜压作用下,通过滤过膜等渗排出溶剂和溶质的过程。

2.2.2

滤过液　filtrate

在跨膜压的作用下,通过透析膜从血液中滤过的溶质。

2.2.3

置换液(补充液)　substitution fluid

进行血液滤过或血液透析滤过时,通过体外管道输给患者的液体。

2.2.4

血液滤过装置　hemofiltration equipment

由血液监护、体液平衡、滤过器等系统组成的装置。

2.2.5

血液滤过器(滤过器)　hemofilter

用高分子聚合物膜制成的滤器,通过超滤清除体内的水分与溶质。

2.2.6

超滤泵　ultrafiltration pump

提供超滤压力的泵。

2.2.7

补液泵　substitution pump

自动控制补液速度的泵。

2.2.8

筛选系数　sieving coefficient

超滤液中溶质浓度与血液中溶质浓度的比值。

2.2.9

截留分子量　catch molecular weight

可以通过高分子聚合物膜的溶质的最大分子量,用以判断滤器的滤过性能。

2.2.10

连续性动脉压血液滤过　continuous arterio-venous hemofiltration,CAVH

利用动静脉血压差,使血液通过高透性的小型滤过器,连续进行血液滤过的方法。

2.3

腹膜透析　peritoneal dialysis,PD

利用腹膜作为透析膜,向腹腔注入透析液,膜一侧毛细血管内血浆和另一侧腹腔内透析液借助其溶质浓度梯度和渗透梯度,通过弥散对流和超滤的原理,清除体内潴留的代谢废物和过多的水分,同时通过透析液补充所必需的物质。

或简称为:把透析液引入患者的腹腔和随之再把它排除的过程。

2.3.1

自动腹膜透析　automated peritoneal dialysis,APD

自动腹膜透析是一广义概念,泛指所有利用腹膜透析机进行腹膜透析液交换的各种腹膜透析形式。主要包括:持续循环式腹膜透析,间歇性腹膜透析,夜间间歇性腹膜透析和潮式腹膜透析。

2.3.2

持续循环式腹膜透析　continuous cycling peritoneal dialysis,CCPD

持续循环式腹膜透析是借助于腹膜透析机帮助注入和排除腹膜透析液的平衡式腹膜透析形式,是自动腹膜透析的主要形式。其方法是患者在夜间入睡前与腹膜透析机连接,先将腹膜内透析液引流干净,然后进行3~4次透析液交换,每次使用2~3 L透析液,夜间每个透析周期透析液糖浓度1.5%~2.5%,在腹腔内留置2.5~3小时,最末袋透析液糖浓度4.25%,灌入腹腔后关闭透析机,患者与机器脱离,白天最末袋透析液在腹腔内留置14~16小时,患者可自由活动,直到晚上患者又与腹膜透析机连接先将腹腔内液体全部引流出来,再开始新一天的透析。

2.3.3

间歇性腹膜透析析　intermittent peritoneal dialysis,IPD

在透析间歇期,患者腹腔内不留置腹膜透析液,由于IPD方式中进行物质交换的停留弥散期是间歇进行的,故称之为间歇性腹膜透析。

2.3.4

夜间(间歇性)腹膜透析　nightly(intermittent)peritoneal dialysis,NIPD

夜间腹膜透析是间歇性腹膜透析的另一种变异形式。腹膜透析在夜间由自动腹膜透析机自动进行,亦可以把它看成是CCPD形式去除白天透析液长时间留置腹腔的交换。

用透析液间歇式流动技术进行夜间腹膜透析,即所谓的夜间间歇性腹膜透析。

2.3.5

潮式腹膜透析　tidal peritoneal dialysis,TPD

潮式腹膜透析指透析开始时向患者腹腔内灌入一定容量的透析液后,每个透析周期只引流腹腔内部分透析液,并用新鲜透析液替换,这样使得腹腔内腹膜组织始终与大部分透析液接触,直到透析治疗结束后再将腹腔内所有的液体尽可能引流出来。

2.3.6

持续性非卧床腹膜透析　continuous ambulatory peritonea dialysis,CAPD

一般常规 CAPD 每天交换透析液 4 ~5 次,每次使用透析液 1.5 ~2 L,透析液白天在腹腔内留置 4 ~5 小时。白天,患者只在更换透析液的短暂时间内不能自由活动,而其他时间患者可以自由活动或从事日常工作,这就是所谓非卧床透析,而在一天 24 小时内,患者腹腔内基本上都留置有透析液在与血液进行透析交换,这就是所谓持续性透析。

2.3.7

灌入　inflow

腹腔加注透析液的阶段(期)。

2.3.8

引流　outflow

腹腔排空透析液的阶段(期)。

2.3.9

入液期　inflow phase

腹膜透析液经过透析管道系统进入患者腹腔的时间。

2.3.10

停留弥散期　diffusion and osmosis phase

腹膜透析液在腹腔内停留时期。在此期间,透析液与腹膜毛细管内血液通过弥散与渗透原理进行物质交换,以达到清除代谢废物和过多水分,并向机体补充必要物质的目的。

2.3.11

引流期　outflow phase

透析液经过透析导管从患者腹腔内流出的间期。

2.3.12

腹膜透析设备(机)　peritoneal dialysis equipment

用于进行腹膜透析的设备(机)。

2.3.13

体外管路　extracoporeal circuit

血液管路和某些有关的组合辅助件。

2.4　共性术语

2.4.1

半透膜　semi-permeable membrane

能通过小、中分子量物质的膜,用于血液透析和血液滤过等。

2.4.2

流体阻力　flow resistance

在设定流速条件下,透析器或滤过器入口和出口之间的压力差。

2.4.3

跨膜压　transmembrane pressure,TMP

跨越透析器或滤过器的半透膜所施加的液体静水压力。

2.4.4

膜面积　membrane surface area

透析器或滤过器的半透膜与血液接触的面积,以平方米为单位计算。

2.4.5

膜厚　membrane thickness

单张半透膜的厚度,以 μm(微米)为计算单位。

2.4.6

预充量 priming volume

开始血液透析或血液滤过之前,预先灌注到透析器,滤过器和血液通道内的液体量。

2.4.7

血室 blood compartment

血液通过血液透析器、血液透析滤过器和血液滤过器的部分。

2.4.8

血室容量 blood compartment volume

在设定跨膜压下,充满血液透析器或血液滤过器中血液的血室容积。

2.4.9

透析液室 dialysing fluid compartment

透析液通过血液透析器或血液滤过器的部分。

2.4.10

透析液室容量 dialysing fluid compartment volume

在设定跨膜压下,充满血液透析器和血液透析滤过器透析液室的透析液容积。

2.4.11

血液流率 blood flow rate

单位时间内流经透析器或滤过器的血液量,以 ml/min 表示。

2.4.12

血液通道 blood access

把血液引流出,进入体外循环,再回到体内的出入途径,通常包括外分流、内瘘或临时穿刺的血管。

2.4.13

动脉管路 arterial circuit

从患者瘘管到血液透析器或滤过器的血液入口的体外血液通道。

2.4.14

静脉管路 venous circuit

从血液透析器或滤过器的出口到患者瘘管的体外血液通道。

2.4.15

序贯超滤和透析 sequential ultrafiltration and dialysis

超滤和透析按顺序分开进行的一种血液净化方法。

2.4.16

血液透析滤过 hemodiafiltration, HDF

一种通过跨越半渗透膜同时进行滤过和弥散、纠正患者血液中溶质失衡的方法。

2.4.17

无缓冲剂血液透析滤过 buffer-free hemodiafiltration

血液透析滤过的一种特别形式,向患者输送透析液时无缓冲剂,而提供补充液。

2.4.18

连续性动静脉血液透析滤过 continuous arterio-venous hemodiafiltration, CAVHD

在进行连续性动静脉血液滤过的同时,从血液透析液室滴入透析液,借以提高溶质清除率。

2.4.19

血液净化 blood purification

把血液引出体外,通过一个净化装置清除体内有害物质,达到治疗某些疾病目的的一门技术。包括血液透析、血液滤过、血液透析滤过、连续性动脉血液滤过、血液灌流和血浆置换等。

2.4.20

血液灌流　blood hemo perfasion

把血液引出体外,通过一个吸附罐清除体内有害物质,达到治疗某些疾病的一门技术。

2.4.21

人工肾　artificial kidney

把血液引出体外进行血液净化的一种装置,可部分地替代人体肾脏功能。该早期术语现在较常见直接以“血液透析装置”或“血液滤过装置”等术语代替。

2.4.22

泵管　pump tube

体外血液管道上受血泵作用的一段。

2.4.23

血泵　blood pump

一种蠕动式滚柱泵,带有两个或多个可转动的滚柱。在血液透析时提供血液体外循环的动力,调节血泵转速可以控制血流量。

2.4.24

负压泵　negative pressure pump

透析或滤过时,用以在透析液侧产生负压的泵。

2.4.25

水处理装置　water treatment unit

通常采用机械滤过、软化、活性炭吸附及反渗透法处理天然水,使之成为符合用水标准要求的装置。

2.4.26

气泡捕集器　bubble trapper

设置在静脉血液管道中收集血液中气泡的器件。

2.4.27

监护报警装置　alarm lamp and buzzer

在净化治疗中,参数超过设定值时即自动报警,产生视觉和听觉信号的装置。

2.4.28

防护系统　protective system

为保护患者免遭可能出现安全方面的危险,专门设计能检出单个(或多个)特定参数或结构特征的自动装置。

2.4.29

血液透析、血液透析滤过和(或)血液滤过装置　hemodialysis、hemodiafiltration and (or) hemofiltrationequipment

用于进行血液透析、血液滤过和(或)血液滤过的系统或数个装置的组合。

附录 A

中文索引

（补充件）

附录 B

英文索引

（补充件）

A

B

C

D

附录三

血液净化标准操作规程(2010 版)

Blood Purification Standard Operating Procedure(SOP)

中华人民共和国卫生部

二〇一〇年一月

前 言

慢性肾脏病发病率逐年上升,慢性肾脏病导致的尿毒症而接受血液净化治疗,给社会、家庭带来沉重负担。提高血液净化治疗水平,保障患者医疗安全,降低血液净化治疗过程中的感染等重大事件的发生,已经成为亟待解决的问题。为适应我国血液净化的快速发展,满足日益增加的血液净化中心和患者的需求,受卫生部医管司的委托,中华医学会肾脏病学分会组织专家编写了血液净化标准操作规程。

在卫生部领导下,中华医学会肾脏病学分会在编写血液净化标准操作规程(Standard Operating Procedure,SOP)过程中,始终强调适合中国国情,便于临床操作,力求简明扼要、具体操作步骤详细,使临床医护人员参照该规程就能正确操作;并针对目前我国血液透析患者丙型肝炎的群发事件,特别规范了合并丙型肝炎患者的血液透析操作。为编写好血液净化标准操作规程,中华医学会肾脏病学分会广泛征求从事血液净化一线工作的医护人员意见,先后组织召开了4次修稿、定稿会议,最终完成了血液净化标准操作规程(2010版)。由于我国地域广阔,各地区从事血液净化的医疗单位条件不同,血液净化操作的具体方法存在差异;因此血液净化标准操作规程(2010版)需要在临床使用过程中,不断修改和完善。

中华医学会肾脏病学分会

主任委员　陈香美院士

2010年1月

血液净化标准操作规程(2010 版)编写专家名单

(以姓氏笔画为序)

丁小强　马志芳　王力宁　王　莉　付　平　史　伟　向　晶
邢昌赢　刘文虎　刘伏友　孙雪峰　李　英　陈江华　陈孟华
陈香美　林洪丽　季大玺　赵久阳　姜埃利　袁伟杰　贾　强
倪兆慧　梅长林　章友康　解汝娟

目 录

第一篇 血液净化室(中心)管理标准操作规程

第一章 血液透析(滤过等)管理标准操作规程

一、血液净化室(中心)建立及资格认定

1. 开展血液透析治疗的单位必须是经过县级或县级以上卫生行政部门批准的医疗机构,并通过该级卫生行政部门定期校验。

2. 新建的血液净化室(中心)应向县级或县级以上卫生行政部门提出申请,并经该级卫生行政部门认可的专家委员会审核合格后,由县级或县级以上卫生行政部门审批后准入。

二、血液净化室(中心)结构布局

血液净化室(中心)应该合理布局,清洁区、污染区及其通道必须分开。必须具备的功能区包括:

清洁区:医护人员办公室和生活区、水处理间、配液间、清洁库房;

半清洁区:透析准备室(治疗室);

污染区:透析治疗室、候诊室、污物处理室等。

有条件应设置专用手术室、更衣室、接诊室、独立卫生间等。

(一)候诊室

患者候诊室大小可根据透析室(中心)的实际患者数量决定,以不拥挤、舒适为度。患者更换拖鞋后方能进入接诊区和透析治疗室。

(二)更衣室

工作人员更换工作服和工作鞋后方可进入透析治疗室和治疗室。

(三)接诊区

患者称体重等,由医务人员分配透析单元、测血压和脉搏,确定患者本次透析的治疗方案及开具药品处方、化验单等。

(四)透析治疗室

1. 应当达到《医院消毒卫生标准》(GB15982 - 1995)中规定的Ⅲ类环境(附件1),并保持安静,光线充足。具备空气消毒装置、空调等。保持空气清新,必要时应当使用通风设施。地面应使用防酸材料并设置地漏。

2. 应配备供氧装置、中心负压接口或配备可移动负压抽吸装置。一台透析机与一张床(或椅)称为一个透析单元。每一个透析单元应当有电源插座组、反渗水供给接口、废透析液排水接口。

3. 应当具备双路电力供应。如果没有双路电力供应,则停电时血液透析机应具备相应的安全装置,使体外循环的血液回输至患者体内。

4. 配备操作用的治疗车(内含血液透析操作必备物品)、抢救车(内含必备抢救物品及药品)及基本抢救设备(如心电监护仪、除颤仪、简易呼吸器)。

(五)透析准备室(治疗室)

1. 应达到《医院消毒卫生标准》(GB15982 - 1995)中规定的对Ⅲ类环境的要求。

2. 用于配制透析中需要使用的药品如肝素盐水、鱼精蛋白等。

3. 用于储存备用的消毒物品(缝合包、静脉切开包、置管及透析相关物品等)。

(六)专用手术室

是否设置专用手术室可根据医院实际情况决定。

1. 手术室管理同医院常规手术室。

2. 达到医院常规手术室要求,可进行自体动静脉内瘘成形术和移植血管搭桥造瘘术。

3. 达不到医院常规手术室要求,仅能进行中心静脉导管置管、拔管、换药和拆线等操作。

(七)水处理间

1. 水处理间面积应为水处理装置占地面积的 1.5 倍以上;地面承重应符合设备要求;地面应进行防水处理并设置地漏。

2. 水处理间应维持合适的室温,并有良好的隔音和通风条件。水处理设备应避免日光直射,放置处应有水槽。

3. 水处理机的自来水供给量应满足要求,入口处安装压力表,压力应符合设备要求。

(八)库房

透析器、管路、穿刺针等耗材应该在库房存放,库房应符合《医院消毒卫生标准》(GB15982 - 1995)中规定的Ⅲ类环境。

(九)污物处理室

污物处理室用来暂时存放生活垃圾和医疗废弃品,需分开存放,按相关部门要求分别处理。

(十)医务人员办公及生活用房

可根据实际情况设置(如办公室,用餐室,卫生间,值班室等)。

三、血液净化室(中心)管理规程

为了加强透析室的管理,各透析室(中心)应遵循本管理规程,也可在此基础上结合本单位具体情况,制定更详细的各项规章制度,包括医疗制度、护理制度、病历管理制度、消毒隔离制度、人员培训制度、水处理间制度、库房制度、透析液配制室制度、复用室制度、设备维护制度及各种应急预案制度等。

(一)透析病历登记及管理

透析病历管理必须符合卫生部批准的中华医学会肾脏病学分会制定的透析登记管理要求。必须配备电脑及上网条件。透析病历由医疗机构按相关要求统一保存。

(二)透析器复用的管理

经国家食品药品监督管理局批准的可复用透析器才可重复使用,复用必须遵照卫生部委托中华医学会制定的《血液透析器复用操作规范》进行操作。乙肝和丙肝病毒、HIV 和梅毒感染患者不得复用透析器。

(三)血液净化中心感染控制的管理要求

1. 从事血液透析工作人员应严格贯彻执行卫生部《医院感染管理办法》、《消毒管理办法》和《消毒技术规范》等有关规范。

2. 清洁区应当保持空气清新,每日进行有效的空气消毒,空气培养细菌应 <500 cfu/m^3。

3. 为防止交叉感染,每次透析结束应更换床单,对透析单元内所有的物品表面(如透析机外部、小桌板等)及地面进行擦洗消毒。

4. 物品表面细菌数 <10 cfu/cm^2。明显被污染的表面应使用含有至少 500 mg/L 的含氯消毒剂(如 5% 的家庭漂白剂按 1∶100 稀释)消毒。

5. 乙型和丙型肝炎患者必须分区分机进行隔离透析,并配备专门的透析操作用品车。护理人员相对固定。

6. 新入血液透析患者要进行乙型肝炎病毒、丙型肝炎病毒、梅毒及艾滋病感染的相关检查。对于

HBsAg、HBsAb 及 HBcAb 均阴性的患者建议给予乙肝疫苗的接种。对于 HBV 抗原阳性患者应进一步行 HBV-DNA 及肝功能指标的检测；对于 HCV 抗体阳性的患者，应进一步行 HCV-RNA 及肝功能指标的检测。每 6 个月复查乙肝和丙肝病毒标志，每年复查梅毒和 HIV 感染指标。

7. 透析管路预冲后必须 4 小时内使用，否则要重新预冲。

8. 重复使用的消毒物品应标明消毒有效期限，超出期限的应当根据物品特性重新消毒或作为废品处理。

9. 严格执行一次性使用物品（包括穿刺针、透析管路、透析器等）的规章制度。

10. 透析废水应排入医疗污水系统。

11. 废弃的一次性物品具体处理方法参见中华人民共和国卫生部 2002 年 11 月颁布的新版《消毒技术规范》。

四、血液净化治疗专业人员资格

血液净化室（中心）必须配备具有资质的医生、护士。透析室工作人员应通过专业培训达到从事血液透析的相关条件方可上岗。

（一）医生

1. 血液净化室（中心）应由肾脏病专业的主治医生及以上的人员负责，具有血液净化从业资质的医师从事血液净化室（中心）的日常医疗工作。

2. 长期血管通路的建立手术必须由二级及以上医院、具有相应资质的医生进行。

（二）护士

1. 血液净化室（中心）应当配备具有血液净化从业资质的护士长（或护士组长）和护士。护士配备应根据透析机和患者的数量及透析布局等合理安排，每个护士最多同时负责 5～6 台透析机的操作及观察。

2. 护士应严格执行操作规程，执行透析医嘱，熟练掌握血液透析机及各种血液透析通路的护理、操作；透析中定期巡视患者，观察机器运转情况，做好透析记录。

（三）工程技术人员

1. 20 台以上透析机的血液净化室（中心）应至少配备专职工程技术人员 1 名。20 台以下透析机的中心，可由所在单位工程技术人员兼任。

2. 工程技术人员需要具有中专以上学历。

3. 工程技术人员应具备机械和电子学知识及一定的医疗知识，熟悉血液净化室（中心）主要设备的性能、结构、工作原理和维修技术，并负责其日常维护，保证正常运转；负责执行透析用水和透析液的质量监测，确保其符合相关质量的要求；负责所有设备运行情况的登记。

第二章 腹膜透析管理标准操作规程

一、腹膜透析室(中心)建立及资格认定

1. 开展腹膜透析治疗的单位必须是经过县级或县级以上卫生行政部门批准的医疗机构,并通过该级卫生行政部门定期校验。

2. 新建的腹膜透析室(中心)应向县或县级以上卫生行政部门提出申请,并经该级卫生行政部门认可的专家委员会审核合格后经县级或县级以上卫生行政部门审批后开业。

二、腹膜透析室(中心)结构布局

(一)腹膜透析室(中心)的功能分区及设施要求

腹膜透析室(中心)一般应包括以下基本功能分区,但其规模及设施可因患者量、医院设备条件而定。

1. 医生/护士办公区 必须配备电脑和网络设备,安装有腹膜透析管理数据库,能满足定期向卫生部批准的中华医学会肾脏病学分会透析登记系统上报数据的要求。

2. 培训区 必须配备电视机、电脑或录像机、白板、教学挂图、教具等培训设施。

3. 手术区 手术在医院手术室或中心专用手术室进行(急诊抢救手术除外),用于患者植管、拔管及特殊操作等。

4. 治疗区 用于患者换液、出口处护理。必须配备:恒温箱、弹簧秤/婴儿秤(称量透析液用)、体重秤、输液架(悬挂腹膜透析液)、治疗车、洗手池、紫外线灯、挂钟、有盖式污物桶、血压计、诊疗床。

5. 污物处理区 用于处理废弃透析液。必须配备:有盖式污物桶、洗手池,废弃液必须统一排放到医院的污水处理系统。

6. 储藏区 用于存放腹膜透析病历资料、腹膜透析液及消耗品等。

(二)腹膜透析室(中心)专用手术室要求

是否设置专用手术室可根据医院实际情况决定。

1. 手术室为限制区,管理同医院常规手术室。

2. 腹膜透析置管手术包必须包括腹膜透析置管专用器械,如:隧道针、导丝等。手术器械消毒应按医院相关消毒要求进行。

3. 配备相应抢救设备。

4. 腹膜透析置管医生手术必须严格执行手术消毒灭菌规范,更换标准手术衣。

(三)检验与检查要求

开展腹膜透析的单位必须具备:血常规、血生化、体液细胞计数、细菌培养、X 线摄片等基本检验与检查条件。

三、腹膜透析中心的人员资质标准

(一)腹膜透析中心医生

1. 取得《医师执业证书》,执业范围为内科专业或中医内科专业。

2. 具有三年以上肾脏专业临床工作经验的医生。

3. 受过腹膜透析知识的系统培训并经考核合格。

(二)腹膜透析植管或拔管医生

必须在二级以上医院开展,由二级及以上医院的具有相应培训资格认证的医师进行。

（三）腹膜透析中心护士

1. 取得《护士执业证书》。

2. 有 1 年以上肾脏专业相关护理经验。

3. 受过腹膜透析知识的系统培训并经考核合格。

第三章 血液净化感染控制操作规程

建立防治交叉感染,特别是病毒性乙型肝炎和丙型肝炎等感染性疾病在血液透析患者中传播的标准化操作规程,达到预防和控制血液净化室(中心)感染性疾病传播目的。

一、血液净化室(中心)感染控制基本设施要求

(一)血液净化室(中心)的结构和布局 参见血液净化室(中心)结构布局章节。

(二)应在血液透析治疗区域内设置供医务人员手卫生设备:水池、非接触式水龙头、消毒洗手液、速干手消毒剂、干手物品或设备。

(三)应配备足够的工作人员个人防护设备:如手套、口罩、工作服等。

(四)乙型肝炎和丙型肝炎患者必须分区分机进行隔离透析,感染病区的机器不能用于非感染病患者的治疗,应配备感染患者专门的透析操作用品车。

(五)护理人员应相对固定,照顾乙肝和丙肝患者的护理人员不能同时照顾乙肝和丙肝阴性的患者。

(六)感染患者使用的设备和物品如病历、血压计、听诊器、治疗车、机器等应有标识。

(七)HIV阳性患者建议到指定的医院透析或转腹膜透析。

二、治疗前准备

(一)对于第一次开始透析的患者或由其他中心转入的患者必须在治疗前进行乙肝、丙肝、梅毒及艾滋病感染的相关检查。对于HBV抗原阳性患者应进一步行HBV-DNA及肝功能指标的检测;对于HCV抗体阳性的患者,应进一步行HCV-RNA及肝功能指标的检测,保留原始记录,登记患者检查结果。

(二)告知患者血液透析可能带来血源性传染性疾病,要求患者遵守血液净化室(中心)有关传染病控制的相关规定如消毒隔离、定期监测等,并签署透析治疗知情同意书,透析器复用患者应同时签署透析器复用知情同意书。

(三)建立患者档案,在排班表、病历及相关文件对乙肝和丙肝患者作明确标识。

三、工作人员着装及个人保护装置穿戴

(一)工作人员从专门的工作人员通道进入血液净化室(中心)。于更衣室更换干净整洁工作服。

(二)进入工作区,应先洗手,按工作要求穿戴个人防护设备,如手套、口罩、工作服等。

(三)医务人员操作中应严格遵循手卫生的要求穿戴个人防护装置。

(四)处理医疗污物或医疗废物时要戴手套,处理以后要洗手。

(五)复用透析器的工作人员应戴好手套、围裙、面罩、护目镜。

四、工作人员手卫生

医务人员在操作中应严格遵守中华人民共和国卫生部2009年颁发的有关医务人员手卫生规范,见附录。在透析操作中做到以下几点:

(一)医务人员在接触患者前后应洗手或用快速手消毒剂擦手。

(二)医务人员在接触患者或透析单元内可能被污染的物体表面时应戴手套,离开透析单元时,应脱下手套。

(三)医务人员在进行以下操作前后应洗手或用快速手消毒剂擦手,操作时应戴口罩和手套:深静脉插管、静脉穿刺、注射药物、抽血、处理血标本、处理插管及通路部位、处理伤口、处理或清洗透析机时。

(四)在接触不同患者、进入不同治疗单元、清洗不同机器时应洗手或用快速手消毒剂擦手并更换手套。

(五)以下情况应强调洗手或用快速手消毒剂擦手:脱去个人保护装备后;开始操作前或结束操作后;从同一患者污染部位移动到清洁部位时;接触患者黏膜,破损皮肤及伤口前后;接触患者血液、体液、分泌物、排泄物、伤口敷料后;触摸被污染的物品后。

五、治疗物品转运

(一)护士按治疗需要在治疗室(透析准备间)准备治疗物品,并将所需物品放入治疗车,带入治疗单元的物品应为治疗必须且符合清洁或消毒要求。

(二)治疗车不能在传染病区和非传染病区交叉使用。

(三)不能将传染病区患者的物品带入非传染病区。

(四)不能用同一注射器向不同的患者注射肝素或对深静脉置管进行肝素封管。

六、透析机消毒

(一)透析机器外部消毒

1. 每次透析结束后,如没有肉眼可见的污染时应对透析机外部进行初步的消毒,采用500 mg/L的含氯消毒剂擦拭消毒。

2. 如果血液污染到透析机,应立即用1 500 mg/L浓度的含氯消毒剂的一次性布擦拭去掉血迹后,再用500 mg/L浓度的含氯消毒剂擦拭消毒机器外部。

(二)机器内部消毒

1. 每日透析结束时应对机器内部管路进行消毒。消毒方法按不同透析机厂家出厂说明进行消毒。

2. 透析时如发生破膜、传感器渗漏,在透析结束时应机器立即消毒,消毒后的机器方可再次使用。

七、透析消耗品使用消毒处理

(一)严格执行国家食品药品监督管理局(SFDA)关于一次性使用物品的相关制度。经国家食品药品监督管理局批准的可复用透析器才可重复使用,复用必须遵照卫生部制定的《血液透析器复用操作规范》进行操作。

(二)透析器管路不能复用。

(三)乙肝病毒、丙肝患者、HIV及梅毒感染患者不得复用透析器。

(四)透析器复用的具体操作规程参照《透析器复用及质量控制》章节。

(五)一次性物品用于一个患者后应按医疗废物处理要求处理。

八、空气和物体表面消毒

参照血液透析中心感染控制的管理要求章节。

九、医疗污物及废物处理

参照血液透析中心感染控制的管理要求章节。

十、感染控制监测

(一)透析室物体表面和空气监测

每月对透析室空气、物体、机器表面及部分医务人员手进行病原微生物的培养监测,保留原始记录,建立登记表。

(二)透析患者传染病病原微生物监测

1. 对于第一次开始透析的新入患者或由其他中心转入的患者必须在治疗前进行乙肝、丙肝、梅毒及艾滋病感染的相关检查。对于HBV抗原阳性患者应进一步行HBV-DNA及肝功能指标的检测,对于

HCV 抗体阳性的患者,应进一步行 HCV-RNA 及肝功能指标的检测。保留原始记录,登记患者检查结果。

2. 对长期透析的患者应该每 6 个月检查乙肝、丙肝病毒标志物 1 次;保留原始记录并登记。

3. 对于血液透析患者存在不能解释肝脏转氨酶异常升高时应进行 HBV-DNA 和 HCV-RNA 定量检查。

4. 如有患者在透析过程中出现乙肝、丙肝阳性,应立即对密切接触者进行乙肝、丙肝标志物检测。

5. 对于暴露于乙肝或丙肝怀疑可能感染的患者,如病毒检测阴性,在 1 ~3 个月后重复检测病毒标志物。

(三)建议对乙肝阴性患者进行乙肝疫苗接种。

十一、医务人员感染监测及防范

(一)工作人员应掌握和遵循血液净化室(中心)感染控制制度和规范。

(二)对血液净化中心工作人员应定期进行乙肝和丙肝标志物监测。对于乙肝阴性的工作人员建议注射乙肝疫苗。

(三)工作人员遇针刺伤后

1. 紧急处理办法　轻轻挤压伤口,尽可能挤出损伤处的血液,再用流动水冲洗(黏膜用生理盐水反复冲洗),然后用消毒液(如 75% 的酒精)进行消毒并包扎伤口。

2. 填写《医务人员职业暴露登记表》,交医院感染管理办公室备案。

3. 被 HBV 或 HCV 阳性患者血液、体液污染的锐器刺伤,推荐在 24 小时内注射乙肝免疫高价球蛋白,同时进行血液乙肝标志物检查,阴性者于 1 ~3 个月后再检查,仍为阴性可予以皮下注射乙肝疫苗。

十二、传染病报告

血液透析室(中心)发现新发的乙型肝炎、丙型肝炎或其他传染病应按照国家有关传染病报告制度报告相关部门。

第二篇 血液净化透析液和设备维修、管理标准操作规范

第一章 水处理系统及水质量控制

目前透析水处理系统分为二类，一类为单极反渗透析水处理系统，另一类为双极反渗透析水处理系统。透析水处理系统的寿命、消毒方法、消毒程序、产水量/小时等与生产厂家及型号有关。

一、水处理系统的运行与保养

（一）水处理间应该保持干燥，水、电分开。每半年应对水处理系统进行技术参数校对。此项工作由生产厂家或本单位科室专业技师完成。

（二）水处理设备应该有国家食品药品监督管理局颁发的注册证、生产许可证等。每一台水处理设备应建立独立的工作档案，记录水处理设备的运行状态，包括设备使用的工作电压、水质电导度和各工作点的压力范围等。

（三）水处理设备的滤砂、活性炭、阴阳离子树脂、反渗膜等需按照生产厂家要求或根据水质情况进行更换。

1. 石英砂过滤器　根据用水量每周反洗 1～2 次。一般每年更换 1 次。
2. 活性炭过滤器　反洗的周期为 1～2 次/周，建议每年更换 1 次。
3. 树脂软化器　阳离子交换树脂一般每 1～2 年更换 1 次。
4. 再生装置　其再生周期为每 2 天再生 1 次。
5. 精密过滤器　过滤精度为 5～10 μm，一般 2 个月更换 1 次。
6. 反渗透膜　每 2～3 年更换 1 次。

（四）每天应对水处理设备进行维护与保养，包括冲洗、还原和消毒，每次消毒后应该测定消毒剂的残余浓度，确保安全范围，保证透析供水。

（五）做好维护保养记录。

二、透析用水的水质监控

（一）电导率正常值约 10 μs/cm。

（二）纯水的 pH 应维持在 5～7 的正常范围。

（三）细菌培养应每月 1 次，要求细菌数 <200 cfu/ml；采样部位为反渗水输水管路的末端。透析机每台透析机每年至少检测 1 次。

（四）内毒素检测至少每 3 个月 1 次，要求细菌数 <200 cfu/ml，内毒素 <2 EU/ml；采样部位同上。每台透析机每年至少检测 1 次。

（五）化学污染物情况至少每年测定 1 次，软水硬度及游离氯检测至少每周进行 1 次，参考 2008 年美国 AAMI 标准（见表 1.1）。

表 1.1　血液透析用水允许的化学污染物的最大浓度

污染物	允许最大的化学污染物的浓度(mg/L)
钙	2 (0.1 mEq/L)
镁	4 (0.3 mEq/L)
钠	70 (3.0 mEq/L)
钾	8 (0.2 mEq/L)
氟	0.2
氯(自由态)	0.5
氯胺	0.1
硝酸盐	2.0
硫酸盐	100.0
铜	0.1
钡	0.1
锌	0.1
铝	0.01
砷	0.005
铅	0.005
银	0.005
镉	0.001
铬	0.014
硒	0.09
汞	0.000 2
锑	0.006
铍	0.000 4
铊	0.002

第二章 透析器和滤器复用

透析器和滤器的重复使用涉及医务人员的培训、复用设备和复用消毒程序、复用用水要求、复用室环境安全要求、复用质量检测、复用使用程序等条件。

一、透析器和滤器复用原则

（一）复用的透析器和滤器必须有国家食品药品监督管理局颁发的注册证、生产许可证等，并明确标明为可复用的血液透析器和滤器。

（二）需复用透析器或滤器下机后必须及时处理。

（三）透析器（滤器）是否复用由主管医师决定，医疗单位应对规范复用透析器和滤器行为负责。

（四）主管医师要告知患者复用可能产生的风险，患者签署《透析器（滤器）复用知情同意书》。

（五）乙型肝炎病毒抗原、丙型肝炎病毒抗体标志物阳性的患者，以及艾滋病毒携带者或艾滋病患者禁止复用。对可能通过血液传播的传染病患者不能复用。

（六）对复用过程中使用的消毒剂过敏的患者不能复用。

二、复用透析器和滤器人员培训

从事透析器、滤器复用的人员必须是护士、护士助理或技术人员。复用人员经过培训，能正确掌握有关操作程序。血液透析治疗单位负责人对复用人员的技术资格负责。

三、复用消毒程序

（一）复用条件

应具备专用复用室，内设反渗水接口、全自动或半自动复用机、复用透析器及滤器贮存柜。

（二）复用室环境与安全要求

1. 环境要求　应保持清洁卫生，通风良好，并具备排气、排水设施。

2. 贮存区　复用与贮存应分区。

3. 复用操作人员防护　在复用过程中操作者应穿戴防护手套和防护衣，应遵守感染控制规范，须配戴眼罩及口罩。

（三）全自动复用机操作程序

操作程序应按照厂家产品说明书进行。具体要求包括：

1. 血液透析单位须设立透析器和滤器复用手册，内容包括复用的相关规定、复用程序、复用记录等。

2. 透析器或滤器首次复用前贴上透析器复用标签，内容包括：姓名、性别、年龄、住院号或门诊号、透析器型号、复用日期、复用次数、操作人员姓名或编号。

（四）半自动复用程序

1. 透析器或滤器首次复用前贴上透析器复用标签。内容包括：姓名、性别、时间、复用次数等。

2. 检测　同全自动复用机操作程序。

（五）复用后检测

1. 外观检查　标签字迹清楚，牢固贴附于透析器上；透析器外观正常，无结构损坏和堵塞，端口封闭良好、无泄漏；存储时间在规定期限内。

2. 性能检测

（1）容量检测　透析器容量至少应是原有初始容量的80%。

（2）压力检测　维持透析器血室250 mmHg正压30秒，压力下降应<0.83 mmHg/秒；对高通量膜，压力下降应<1.25 mmHg/秒。

3. 消毒剂残余量检测　可根据消毒剂产品的要求，采用相应的方法检测透析器消毒剂残余量，确保符合标准。残余消毒剂浓度要求如下：福尔马林 <5 mg/L、过氧乙酸 <1 mg/L、Renalin <3 mg/L、戊二醛 <1 ~3 mg/L。

(六) 消毒剂的使用和贮存

1. 使用　将常用消毒剂灌入透析器血室和透析液室，保证至少应有 3 个血室容量的消毒剂经过透析器，使消毒剂不被水稀释，并能维持原有浓度的 90% 以上。常用消毒剂及贮存条件见表 2. 1。

表 2. 1　常用消毒剂及贮存条件

消毒剂	浓度	需要最短消毒时间及温度	消毒有效期
福尔马林	4%	24 小时(20°C)	7 天
过氧乙酸	0. 3% ~0. 5%	6 小时(20°C)	3 天
Renalin	3. 5%	11 小时(20°C)	14 ~30 天
戊二醛	0. 75%	1 小时(20°C)	

2. 贮存　复用处理后的透析器应贮存于专用贮存柜，分开放置，标识清楚。

四、透析器或滤器复用用水要求

参照透析用水章节。

五、复用所致不良事件的相关临床表现

使用复用透析器后出现的不明原因的发热和(或)寒战，以及血管通路侧上肢疼痛等，应注意是否与复用相关，并检测复用冲洗的反渗水内毒素含量及复用透析器消毒剂残余量。

六、透析器和滤器复用的注意事宜

(一) 透析器或滤器只能同一患者使用，不得他人使用。

(二) 复用次数应依据透析器或滤器 TCV、膜的完整性实验和外观检查来确定，三项中任何一项不符合要求即应废弃。使用半自动复用程序，低通量透析器复用次数不得超过 5 次，高通量透析器复用次数不得超过 10 次。使用全自动复用程序，低通量透析器推荐复用次数不得超过 10 次，高通量透析器复用次数不得超过 20 次。

第三章　血液净化设备的维护及保养

一、血液透析机维护与保养

(一)血液透析机要有国家食品药品监督管理局颁发的注册证、生产许可证等。

(二)血液透析机应该处于良好运行的工作状态,每一台血液透析机应当建立独立的运行档案记录,每半年应该对血液透析机进行技术参数的校对。此项工作由机器的生产厂家或本单位专业技师完成。

(三)每次透析后应该校准血液透析机的工作参数,按照生产厂家的要求进行消毒,化学消毒或热消毒。

(四)每个月应该对设备消毒剂进行检测,包括消毒剂的浓度和设备消毒剂的参与浓度等。

二、连续性肾脏替代治疗机及血浆置换机的维护与保养

(一)连续性肾脏替代治疗机及血浆置换机要有国家食品药品监督管理局颁发的注册证、生产许可证等。

(二)为保障治疗正常进行,每隔12个月必须对机器进行技术安全性检查,其维护和维修须由厂家指定的专业工程师来完成,维护内容参见厂家说明书。

(三)本单位专业技师可参与完成日常维护操作,建立独立的运行档案记录。但在对机器进行维护操作之前,必须先切断机器的电源供应。

三、机器的清洗和消毒操作

(一)清洗操作

1. 操作人员应在每次治疗完成后,拆除所有的管路系统,仔细检查每个压力传感器是否干净,确认无任何异物沾附在表面,并使用柔软、湿润的擦布,擦拭机箱的外部表面和带有底轮的机座。

2. 禁止使用化学清洗剂或者是化学消毒剂来清洗或者擦拭机器的显示屏幕。

(二)消毒操作

1. 操作人员在对机器的外部表面进行消毒时,所使用消毒剂种类及浓度需按厂家机器说明书进行,了解有关消毒剂产品用途、操作浓度、应用领域以及使用安全性方面等内容。

2. 由于机器控制单元系统中的每个器件都不能够直接接触患者的血液,所以操作人员不需要对机器内部器件进行消毒操作。

第四章　透析液配置

一、配置室

(一)浓缩液配制室应位于透析室清洁区内相对独立区域,周围无污染源,保持环境清洁,每班用紫外线消毒 1 次。

(二) 浓缩液配制桶须标明容量刻度,应保持配制桶和容器清洁,定期消毒。

(三)浓缩液配制桶及容器的清洁与消毒

1. 浓缩液配制桶　每日用透析用水清洗 1 次;每周至少用消毒剂进行消毒 1 次,并用测试纸确认无残留消毒液。配制桶消毒时,须在桶外悬挂"消毒中"警示牌。

2. 浓缩液配制桶滤芯　每周至少更换 1 次。

3. 容器　应符合中华人民共和国药典,国家/行业标准中对药用塑料容器的规定。用透析用水将容器内外冲洗干净,并在容器上标明更换日期,每周至少更换 1 次或消毒 1 次。

二、成分及浓度

透析液成分与人体内环境成分相似,主要有钠、钾、钙和镁四种阳离子,氯和碱基两种阴离子,部分透析液含有葡萄糖,具体成分及浓度见表 4. 1。

表 4. 1　碳酸氢盐透析液成分及浓度

成　份	浓度(mmol/L)
钠	135 ~ 145
钾	0 ~ 4
钙	1. 25 ~ 1. 75
镁	0. 5 ~ 0. 75
氯	100 ~ 115
醋酸根	2 ~ 4
碳酸氢根	30 ~ 40
葡萄糖	0 ~ 5. 5
二氧化碳分压(mmHg)	40 ~ 110
pH	7. 1 ~ 7. 3

(一)钠

常用透析液钠离子浓度为 135 ~ 145 mmol/L,少数特殊病情(如低钠血症、高钠血症等)患者用低钠(钠离子浓度低于 130 mmol/L)或高钠(钠离子浓度高于 145 mmol/L)透析液。

(二)钾

透析液钾离子浓度为 0 ~ 4 mmol/L,常用钾浓度为 2 mmol/L,临床应依据患者血钾浓度适当调整。

(三)钙

终末期肾衰竭患者有低钙血症倾向。常用透析液钙离子浓度一般为 1. 5 mmol/L ;当患者患高钙血症时,透析液钙离子浓度调至 1. 25 mmol/L;当患者患低钙血症时,透析液钙离子浓度调至 1. 75 mmol/L。

(四)镁

透析液镁浓度一般为 0. 5 ~ 0. 75 mmol/L。

(五)氯

透析液浓度与细胞外液氯离子浓度相似,一般为 100 ~ 115 mmol/L。

(六)葡萄糖

分含糖透析液(5.5~11 mmol/L)和无糖透析液2种。

(七)透析液碱基

目前醋酸盐透析液使用得越来越少,代之以碳酸氢盐透析液。透析液碳酸氢盐浓度为30~40 mmol/L。碱性浓缩液以固体形式保存,使用时现配。

(八)醋酸根

酸性浓缩液中常加入2~4 mmol/L醋酸,以防止钙、镁沉积。

三、配置

(一)制剂要求

1. 透析液应由浓缩液(或干粉)加符合质控要求的透析用水配制。

2. 购买的浓缩液和干粉,应具有国家相关部门颁发的注册证、生产许可证或经营许可证、卫生许可证。

3. 医疗机构制剂室生产血液透析浓缩液应取得《医疗器械生产企业许可证》后按国家相关部门制定的标准生产。

(二)人员要求

透析室用干粉配制浓缩液(A液、B液),应由经过培训的血液透析室护士或技术员实施,应做好配制记录,并有专人核查登记。

(三)配制流程

1. 浓缩B液配制　为避免碳酸氢盐浓缩液细菌生长,降低运输和贮存价格,常以塑料袋装固体碳酸氢钠,密封,使用前用纯水溶解。碳酸氢盐也可装入特制罐内,透析时直接装在血液透析机上,由机器自动边溶解,边稀释,边透析。

(1)单人份　取量杯一只,用透析用水将容器内外及量杯冲洗干净,按所购买的干粉(B粉)产品说明要求,将所需量的干粉(B粉)倒入量杯内,加入所需量的透析用水,混匀后倒入容器内,使容器内干粉(B粉)完全融化即可。

(2)多人份　根据患者人数准备所需量的干粉(B粉)。将B液配制桶用透析用水冲洗干净后,将透析用水加入B液配制桶,同时将所需量的干粉(B粉)倒入配制桶内。按所购买的干粉(B粉)产品说明中规定的干粉(B粉)与透析用水比例,加入相应的干粉(B粉)和透析用水,开启搅拌开关,至干粉(B粉)完全融化即可。将已配制的浓缩B液分装在清洁容器内。

(3)浓缩B液　应在配制后24小时内使用。

2. 浓缩A液配制　浓缩A液的配制流程与浓缩B液配制流程相同。根据透析单位使用透析机型号,决定配制透析液的倍数。按照倍数,计算出氯化钾、氯化钙、氯化镁,醋酸和葡萄糖需要量,加适量纯水配制而成。酸性透析液制成固体、袋装,也已有市售。

四、质量控制

取浓缩液样品1份,按配比稀释倍数加透析用水34份,稀释成透析液,检测下列各项指标:①电导度:0.13~0.14 s/m;②pH:7.1~7.3;③渗透压:280~300 mmol/L;④血气分析:PCO_2 5.3~8.0 kPa(40~60 mmHg),HCO_3^- 30~35 mmol/L。

第三篇　血液净化临床操作和标准操作规程

第一章　血管通路的建立

一、中心静脉临时导管置管术

中心静脉导管是各种血液净化疗法的血管通路之一。主要有单腔、双腔和三腔导管,目前双腔导管最常用。导管置入的部位有颈内静脉、股静脉和锁骨下静脉。

(一)适应证

1. 有透析指征的急性肾损伤(急性肾衰竭)。
2. 急性药物或毒物中毒需要急诊进行血液净化治疗的患者。
3. 有可逆因素的慢性肾衰竭基础上的急性加重。
4. 内瘘成熟前需要透析的患者。
5. 内瘘栓塞或感染需临时通路过渡。
6. 腹膜透析、肾移植患者因病情需要的临时血液透析。
7. 其他原因需临时血液净化治疗。

(二)禁忌证

无绝对禁忌证,相对禁忌证为:

1. 广泛腔静脉系统血栓形成。
2. 穿刺局部有感染。
3. 凝血功能障碍。
4. 患者不合作。

(三)术前评估

1. 患者能否配合。
2. 是否有可以供置管用的中心静脉:颈内静脉、股静脉及锁骨下静脉。
3. 根据条件选择患者的体位和穿刺部位。
4. 必要时可采用超声定位或超声引导穿刺。
5. 操作可在手术室或治疗室内进行。
6. 操作应由经过培训的专业医生完成。

(四)器材及药物

1. 穿刺针。
2. 导丝。
3. 扩张器。
4. 导管　分单腔、双腔、三腔导管三种,各种不同类型导管各有其优缺点。

(1)单腔导管:血流从单一管腔出入可行单针透析,目前已很少用;也可以将单腔导管作为引出血液通路,另外找周围静脉做回路。

(2)双(三)腔导管:“死腔”减少,再循环减少,导管相对较粗,穿刺难度增加。目前主要使用的是双腔导管。因为三腔导管感染机会增加,不推荐常规使用。

5. 肝素帽。

6. 注射器、缝皮针、缝线、小尖刀片、无菌纱布、透气敷料等。

7. 2% 利多卡因 5 ml、肝素 100 mg 和生理盐水 200 ml。

(五)操作方法

以常用的钢丝导引置入法(Seldinger 技术)为例。

1. 根据穿刺部位采取不同体位,如颈内静脉采用头低仰卧位(Trendelenburg 体位)。

2. 穿刺部位皮肤消毒,铺无菌巾。

3. 戴无菌手套。

4. 0.5% ~1% 利多卡因局部浸润麻醉。

5. 采用穿刺针或套管针静脉穿刺,穿入静脉后有静脉血液抽出。

6. 固定穿刺针并插入导引钢丝;如用套管针者,先将套管针拔出,将套管留置在中心静脉内,沿套管插入导引钢丝,并拔出套管针。注意插入引导钢丝困难时,不可强行插入。

7. 应用扩张器沿导引钢丝扩张组织,包括皮肤、皮下组织及中心静脉。

8. 插入导管:取相应的导管,导管各腔内充满肝素生理盐水,沿导引钢丝插入中心静脉。

9. 抽出导引钢丝。

10. 分别检查导管各腔血流是否通畅。

11. 用 0.2 ~0.4 mg/ml 肝素生理盐水充满导管各腔,并盖好肝素帽。

12. 将导管缝合固定到皮肤上。

13. 局部行无菌包扎。

(六)拔管指征和方法

1. 导管拔除指征

(1)导管有严重感染,不能控制。

(2)导管失去功能,如血流量低。

(3)导管内有血栓形成并不能抽出。

(4)导管周围出血不止,压迫也不能止血。

2. 导管拔出方法

(1)导管局部消毒。

(2)术者戴无菌手套。

(3)取无菌剪刀,将固定导管的缝合线剪开。

(4)颈内静脉或锁骨下静脉置管拔管时,患者应取卧位。

(5)拔除导管。

(6)局部压迫止血。

(7)局部包扎。

(七)经皮颈内静脉置管术

1. 适用范围 见中心静脉临时导管置管术,但有明显充血性心力衰竭、呼吸困难、颈部较大肿瘤者不选用经皮颈内静脉置管术。

2. 优缺点

(1)优点

1)颈部易于保护,不易感染,使用时间相对较长。

2)颈内静脉压力较低,容易压迫止血。

3)血栓形成和血管狭窄发生的机会少。

(2)缺点

1)穿刺时对体位要求较高。

2)不够美观、影响头部活动。

3. 穿刺部位　因右颈内静脉与无名静脉和上腔静脉几乎成一直线且右侧胸膜顶低于左侧,右侧无胸导管,故首选右颈内静脉插管。根据穿刺点的不同分前、中、后三种路径,以中路最为常用。

(1)前路法

1)定位:胸锁乳突肌前缘向内推开颈总动脉,胸锁乳突肌前缘中点(即喉结/甲状软骨上缘水平)。触及颈总动脉,旁开0.5 ~1.0 cm。

2)进针:针干与皮肤冠状面呈30°~45°角,针尖指向同侧乳头,胸锁乳突肌中段后面进入颈内静脉。此路径位置高,颈内静脉深,合并气胸机会少,但易误入颈总动脉。

(2)中路法

1)定位:胸锁乳突肌三角(以胸锁乳突肌的锁骨头、胸骨头和锁骨形成的三角区)的顶端作为穿刺点,距锁骨上缘3 ~5 cm。颈总动脉前外侧。

2)进针:锁骨内侧端上缘切迹作为骨性标志,颈内静脉正好经此而下行与锁骨下静脉汇合。穿刺时左拇指按压此切迹。在其上方1 ~1.5 cm 进针。针干与皮肤呈30°~45°,针尖略偏外。

此路径颈内静脉较浅,穿刺成功机会大。

(3)后路法

1)定位:胸锁乳突肌外侧缘中、下1/3 交点作为进针点(锁骨上缘3 ~5 cm)。

2)进针:针干呈水平位,在胸锁乳突肌的深部,指向胸骨柄上窝。

4. 操作方法

(1)器材准备,20 ~40 mg/dl 肝素生理盐水冲洗穿刺针、扩皮器及双腔管。

(2)体位:以右颈内静脉穿刺为例,患者去枕平卧,头转向左侧,肩背部垫一薄枕,取头低位10°~15°。

(3)穿刺点选择:选择中路法进针部位。

(4)常规消毒,戴无菌手套,铺无菌洞巾,用0.5% ~1% 利多卡因作穿刺点局麻。

(5)用含一定量生理盐水注射器连接穿刺针,穿刺针与皮肤冠状面呈30°~45°,针尖指向同侧乳头,进针过程中边进边回抽。有突破感后如见暗红色回血,说明针尖已进入静脉内。

(6)进针深度一般1.5 ~3 cm,肥胖者2 ~4 cm,置管长度男性13 ~15 cm,女性12 ~14 cm,小儿5 ~8 cm。

(7)保持穿刺针固定,由导丝口送入导丝。

(8)导丝进入15 ~20 cm 后拔出穿刺针,将导丝留在血管内。

(9)沿导丝将扩皮器送入皮下扩皮,如皮肤或皮下组织较紧,可以小尖刀侧切小口。

(10)拔出扩皮器,将已预冲肝素生理盐水的导管沿导丝插入颈内静脉,导管进入后即拔出导丝,关闭静脉夹。

(11)分别回抽导管动静脉两端观察回血是否顺畅,再于两端分别注入肝素生理盐水3 ~5 ml,冲净残血,肝素帽封管。

(12)用皮针与缝线将导管颈部的硅胶翼与皮肤缝合,固定导管,再以敷料覆盖包扎。

(13)建议置管后行胸部X 摄片,了解导管位置。

5. 注意事项

(1)颈内静脉穿刺较股静脉穿刺并发症相对要多,术前应向患者及家属充分说明并签知情同意书。

(2)如患者曾行同侧静脉插管,可能会存在颈内静脉狭窄或移位,可行血管超声定位。

(3)颈内静脉穿刺对体位要求较高,正确的体位是穿刺成功的前提;但心衰较重难以平卧的患者建议做股静脉置管。

(4)穿刺针穿入血管后如见暗红色血液,说明进入静脉的可能大,如推注压力小,则静脉的可能性更大;但心衰患者静脉压较高,而低氧血症患者动脉血颜色较暗需要注意鉴别。

(5)当需要穿刺左侧颈内静脉时,因该侧颈内静脉与锁骨下静脉汇合成左头臂静脉后形成一定角度,注意扩皮器进入不要太深,以免损伤血管。

(6)避免同一部位反复穿刺,可变换不同部位,以减少组织和血管的损伤。

(7)如穿刺针误入动脉或难以确定是否静脉,则应拔出穿刺针充分压迫,一般穿入动脉需压迫20分钟左右,确认无出血后再继续穿刺,但建议改换其他部位。

6. 并发症及处理

(1)穿刺部位出血或血肿,局部压迫即可。

(2)误穿动脉:常见于颈动脉及锁骨下动脉。

处理:立即拔出穿刺针,指压20分钟,否则易发生血肿。

(3)气胸及血气胸:较锁骨下静脉穿刺少见,大多发生经锁骨下或锁骨下凹切迹穿刺患者。

1)原因:①患者不配合。②胸廓畸形,胸膜有粘连。③穿刺点过低。

2)临床表现:①一般发生局限气胸,患者可无症状,自行闭合。②呼吸困难,同侧呼吸音减低,胸片确诊。

3)预防及处理:防止穿刺点过低,避免扩皮器进入太深,发生后可按一般气胸处理。

(4)空气栓塞:少见,但可致命。

1)临床表现:突发呼吸困难,缺氧。

2)诊断:①心尖部可闻及水轮样杂音。②超声波检查有助于诊断。③应与心律失常、大面积肺栓塞、急性心梗和心包填塞鉴别。

3)处理:①左侧头低位。②经皮行右心房或右心室穿刺抽气。③呼吸循环支持,高浓度吸氧。

(5)感染:远较股静脉导管感染率低,但长期留置可增加感染的机会。

1)临床表现:①出现不能解释的寒战、发热,尤其是透析过程中。②局部压痛和炎症反应。③白细胞数增高,血培养确诊。

2)处理:严格无菌操作;确诊后即应拔除导管,并作细菌培养,应用抗生素治疗。

(6)心律失常

1)原因:导丝插入过深或导管过长。

2)临床表现:多为窦性心动过速或房颤,且为一过性;存在严重心脏疾病的患者,有时可引起致命的室性心律失常。

3)预防:对于有严重心脏疾病的患者,应避免颈内静脉或锁骨下静脉插管;操作可在心电监护下进行。

(7)窒息

1)原因:穿刺过程中损伤颈内静脉后压迫不准确,或者误刺动脉后继续操作造成大出血压迫气管。

2)临床表现:皮下血肿进行性或急骤增大,短时间内压迫气管,造成窒息甚至死亡。

3)处理:对持续性增大的血肿切开皮肤减压并压迫或缝合出血点,如患者已出现严重的窒息症状,应及时做气管插管,必要时立即行气管切开。避免当日透析,如确实需要,应采用无肝素透析。

(8)导丝断裂或导丝留在血管内

1)原因:操作不当,或患者配合不当。

2)处理:请血管介入科或血管外科协助解决。

(八)经皮股静脉置管术

1. 适用范围

(1)操作较容易,所以适合新开展经皮中心静脉置管技术的单位或术者。

(2)卧床及全身情况较差者。

(3)锁骨下静脉、上腔静脉血栓形成或颈内、锁骨下静脉插管有困难者。

(4)无需长期留置导管或即插即用者。

(5)插管后需紧急透析者。

2. 优缺点

(1)优点

1)操作简单、安全。

2)适用于需紧急抢救、神志不清、不能主动配合及不能搬动的患者。

(2)缺点

1)邻近外阴、肛门,易污染,感染率较高,保留时间短。

2)易误穿入股动脉。

3)导管易折,且不易固定。

4)下肢体活动相对受限。

3. 操作方法

(1)双腔管,导管长度 19 ~20 cm。

(2)腹股沟穿刺处常规备皮。

(3)体位:患者仰卧位,屈膝、大腿外旋外展 45°,特殊患者如心衰,不能平卧可采用半坐位。完全坐位或前倾位则不宜行股静脉置管。

(4)穿刺点选择腹股沟韧带下 2 ~3 cm,股动脉内侧 0.5 ~1 cm 处。

(5)其余操作步骤同颈内静脉穿刺操作方法。

4. 注意事项

(1)股静脉穿刺为有创性的治疗措施,术前应向患者及家属说明手术的必要性及可能出现的并发症等,征得同意并签字后方可进行。

(2)如患者血管条件差,术前触摸不到股动脉,应做血管超声检查。如有条件可在超声引导下操作。

(3)预冲导管时应注意避免混入气泡。

(4)如定位欠清晰或术者不熟练,穿刺前可予 5 ml 注射器探查血管。

(5)穿刺针穿入血管后如见暗红色血液,说明进入静脉的可能性大,如再推注压力小,则静脉的可能性更大。

(6)如穿刺针误入动脉或难以确定是否静脉,则应拔出穿刺针充分压迫。

(7)导丝进入过程中如遇阻力切勿强行推进,转动方向后再进。如仍有阻力,则需退出穿刺针和导丝,重新选择穿刺部位。

(8)扩皮器扩皮时动作应轻柔,避免将导丝压折。

(9)插导管前注意留在体外的导丝长度应长于导管,沿导丝插管时应及时打开静脉夹使导丝露出。

(10)需要较长的导管,一般股静脉临时导管的长度至少应在 19 cm。

(11)由于股静脉影响患者活动,易感染,不宜长时间使用。

5. 并发症　穿刺部位出血或血肿(包括腹膜后),局部血肿压迫处理即可,腹膜后大血肿需要外科处理。其余同颈内静脉置管术。

(九)经皮锁骨下静脉置管术

由于该方法合并症严重,一般不推荐应用。

1. 优缺点

(1)优点:①不易感染,可保持较长时间。②活动不受限,易于固定,不外露,患者耐受性好。③血流量较高。

(2)缺点:①穿刺技术难度较高。②并发症严重。

2. 操作方法

(1)锁骨下径路

1)体位:上肢垂于体侧并略外展,头低足高 15°,肩后垫小枕(背曲),使锁肋间隙张开,头转向对侧。

2)穿刺点定位:锁骨中、外 1/3 交界处,锁骨下 1.0 cm。

3）皮肤消毒：按胸部手术要求消毒皮肤上至发际，下及全胸与上臂，铺洞巾。

4）穿刺：先用0.5% ~1%利多卡因作穿刺点局麻；右手持连接注射器之穿刺针，保持针尖向内偏向头端直指锁骨胸骨端的后上缘进针；针干与皮肤表面呈25°~30°，进针3~5 cm。余步骤同前所述。

（2）锁骨上径路

1）体位：肩部垫小枕、头转向对侧、暴露锁骨上窝。

2）穿刺点定位：胸锁乳头肌锁骨头外侧缘，锁骨上约1.0 cm。

3）穿刺：针干与锁骨或矢状切面呈45°角，在冠状面针干呈水平或略前偏15°，朝向胸锁关节进针1.5~2.0 cm。余同前。

3. 注意事项

（1）尽量保持穿刺针与胸壁呈水平位，贴近锁骨后缘。

（2）锁骨下静脉走行弯曲，扩张器扩皮时进入血管不宜过深，一般以2~3 cm为宜，以免损伤血管。

（3）锁骨下静脉与颈内静脉成角较大，甚至接近直线，因而导丝容易进入头部颈内静脉。此时患者可能感觉到同侧颈部或耳部不适，此种情况下应退出导丝5~10 cm，再轻柔地重新插入。

（4）如有条件，可用超声引导插管，以增加成功率，减少并发症。

4. 并发症及处理

（1）血气胸：是锁骨下静脉穿刺较常见的并发症，发生率与术者的技术熟练程度有关。

预防及处理：穿刺时尽量避免刺破胸膜，一旦出现该并发症应立即拔出导管，对严重病例应行胸腔引流。

（2）上腔静脉或右心房穿孔、纵隔出血、心包填塞：主要与解剖变异，导管质地较硬，不光滑，扩张器进入过深有关。

（3）心律失常：见颈内静脉插管。

（4）胸导管损伤：胸导管汇入左锁骨下静脉与颈内静脉连接处，在左锁骨下静脉插管时偶可引起乳糜胸或淋巴瘘，有时可见乳状液体从穿刺部位漏出。

（5）锁骨下静脉狭窄：属于远期并发症，发生率高且临床意义大。

1）原因：锁骨下静脉内膜增生肥厚和（或）血栓形成所致。

2）表现：轻度狭窄者一般不引起症状，但如在该侧上肢建立动静脉内瘘后，由于静脉回流量增加，可出现上肢不同程度的水肿。而程度较重的锁骨下静脉狭窄患者中，可直接引起上肢水肿。

3）处理：可将内瘘结扎或在狭窄的静脉处应用球囊扩张或放入支架治疗。

二、中心静脉长期导管置管术

（一）适应证

1. 肢体血管条件差，无法建立自体动静脉内瘘患者。

2. 心功能较差不能耐受动静脉内瘘分流的患者。

3. 部分腹膜透析患者，因各种原因需暂停腹膜透析，或短期可以行肾移植，用血液透析过渡，可选择长期导管作为血管通路。

4. 病情较重，或合并有其他系统的严重疾患，预期生命有限的患者。

（二）禁忌证

无绝对禁忌证

1. 手术置管部位的皮肤或软组织存在破损、感染、血肿、肿瘤。

2. 患者不能配合，不能平卧。

3. 患者有严重出血倾向。

4. 患者存在颈内静脉解剖变异或严重狭窄甚至缺如。

5. 既往在预定插管血管有血栓形成史、外伤史或血管外科手术史。

(三)置管部位

1. 首选右侧颈内静脉。

2. 其他部位　左侧颈内静脉、颈外静脉。

(四)器材及药物

1. 静脉穿刺包　包括穿刺针、注射器、导丝、隧道针、留置导管、扩张器、撕脱鞘、手术刀。

2. 静脉切开包。

其他同中心静脉临时导管置管术。

(五)操作步骤

1. 操作一般在手术室进行,有条件时可在超声引导下穿刺,或在放射介入科进行,在 X 线下调整导管位置。

2. 以右侧颈内静脉插管为例,患者仰卧位,头略偏向左,充分暴露右侧颈部三角区(胸锁乳突肌胸骨头、锁骨头及锁骨上缘组成的三角区)。

3. 术者戴帽子、口罩、穿刺区局部消毒,戴无菌手套,铺无菌巾单。

4. 用 0.5% ~1% 利多卡因局麻后,以此麻醉注射器试穿。针尖指向同侧乳头方向,与皮肤成 30° ~45°角进针,注意进针过程中保持注射器内轻度负压,如成功进入静脉,记住方向、角度及进针深度后拔出试穿针。

5. 以穿刺针沿麻醉针穿刺方向进针,保持注射器适当负压,当有突破感后,回抽血流通畅,推注压力不大,血液颜色暗红,可判定穿刺针进入静脉中。

6. 由穿刺针导丝孔送入导丝后,拔出穿刺针。

7. 于体表标记好长期导管的出口位置,使导管的涤纶套在出口内 1 ~2 cm 处,并使导管尖端位于右侧胸骨旁的第 3、4 肋间。

8. 用 0.5% ~1% 利多卡因局麻后,于做好标记的长期导管出口处皮肤切 2 cm 左右的小口,沿切口向上、分离皮下组织,形成皮下隧道至导丝出口处,并于导丝出口处做一 2 cm 切口。

9. 用隧道针将长期导管的末端从皮肤出口处沿皮下隧道引出至导丝处,调整长期管 cuff 的位置于离出口 1 ~2 cm 处的皮下。

10. 沿导丝送入扩张器扩张皮肤及皮下组织后,沿导丝置入带芯的撕脱鞘。

11. 拔出导丝及撕脱鞘芯,同时立即以指腹堵住撕脱鞘口以避免血液流出或空气进入血管。

12. 沿撕脱鞘腔置入长期导管,向两侧撕开撕脱鞘至长期导管全部进入,注意避免导管打折。

13. 注射器分别于留置导管的动静脉端反复抽吸、推注,确定两端血流通畅。

14. X 线下检查留置导管的末端位置,正常应位于上腔静脉接近右心房的开口处。

15. 肝素生理盐水封管,关闭夹子,拧上肝素帽。

16. 缝合切口,缝合固定留置导管于皮肤上,无菌敷料包扎。

(六)注意事项

中心静脉长期置管基本注意事项与临时性静脉置管相同,需要特殊注意的是:

1. 如有条件应在超声引导下穿刺置管或在放射介入科进行操作。

2. 选择左侧颈内静脉置管时应注意该侧头臂静脉角度大,撕脱鞘不要全部进入体内以免损伤静脉壁。

3. 皮肤切口应足够大,包括皮肤全层和皮下组织,以减少鞘管针通过皮肤及皮下组织的阻力,避免鞘管针通过坚韧的皮肤时引起鞘管口开裂。

4. 沿撕脱鞘放置导管时注意动作要快,以免空气进入血管内造成空气栓塞。

5. 应注意避免导管在皮下打折、扭转,确保管腔通畅。

(七)并发症及处理

见临时中心静脉插管。

三、自体动静脉内瘘成形术

(一)定义及概述

自体动静脉内瘘成形术是通过外科手术,吻合患者的外周动脉和浅表静脉,使得动脉血液流至浅表静脉,达到血液透析所需的血流量要求,并便于血管穿刺,从而建立血液透析体外循环。

(二)适应证和禁忌证

1. 适应证 自体动静脉内瘘成形术适用于慢性肾衰竭需要长时间血液透析治疗的患者。

(1)慢性肾衰竭患者肾小球滤过率<25 ml/min或血肌酐>4 mg/dl(352 μmol/L),应考虑实施自体动静脉内瘘成形术。

(2)老年患者、糖尿病、系统性红斑狼疮以及合并其他脏器功能不全的患者,更应尽早实施自体动静脉内瘘成形术。

2. 绝对禁忌证

(1)四肢近端大静脉或中心静脉存在严重狭窄、明显血栓或因邻近病变影响静脉回流。

(2)患者前臂ALLEN试验阳性,禁止行前臂动静脉内瘘端端吻合。

3. 禁忌证

(1)预期患者存活时间短于3个月。

(2)心血管状态不稳,心力衰竭未控制或低血压患者。

(3)手术部位存在感染。

(4)同侧锁骨下静脉安装心脏起搏器导管。

(三)术者资质和手术环境

1. 术者资质 经过相关专科培训、达到熟练操作的医生才可独立实施手术。

2. 手术环境 手术需在符合卫生管理部门要求的手术室中进行。

(四)术前评估

1. 血管条件 预期选择的静脉直径≥2.5 mm,且该侧肢体近心端深静脉和(或)中心静脉无明显狭窄、明显血栓或邻近组织病变;预期选择的动脉直径≥2.0 mm,选择上肢部位时,应避免同侧存在心脏起搏器,选择前臂端端吻合术式,患者同侧肢体的掌动脉弓应完整。

2. 手术部位

(1)原则:先上肢,后下肢;先非惯用侧,后惯用侧;先远心端后近心端。

(2)可选用的血管:前臂腕部桡动脉-头静脉内瘘最常用;其次为腕部尺动脉-贵要静脉内瘘、前臂静脉转位内瘘(主要是贵要静脉-桡动脉)、肘部内瘘(头静脉、贵要静脉或肘正中静脉-肱动脉或其分支的桡动脉或尺动脉)、下肢内瘘(大隐静脉-足背动脉、大隐静脉-胫前或胫后动脉)、鼻咽窝内瘘等。

3. 血管吻合方式 主要包括三种:动、静脉端端吻合、端侧吻合和侧侧吻合,首选动、静脉端侧吻合。

4. 全身状态和凝血功能 术前应对患者心脏、肺脏、肝脏等重要脏器功能和循环血流动力学状态进行充分评估,检测血常规、凝血指标评估患者的凝血功能。

(五)操作步骤(以头静脉-桡动脉端侧吻合为例)

1. 患者取仰卧位或坐位,手术侧上肢外旋外展,平放于手术操作台上。用手术画线笔或甲紫棉签标记动静脉血管走行。

2. 常规碘伏消毒、铺巾。

3. 1%利多卡因局部浸润麻醉,也可以采取臂丛麻醉。

4. 在桡动脉和头静脉之间纵行切开皮肤 3 ~4 cm,有时根据血管走行也可采用横切口或其他形状切口,切口选择应尽量能充分暴露桡动脉及头静脉,便于分离血管。若动脉与静脉相距较远,也可在动脉和静脉侧分别做两个纵向切口。

5. 血管钳分离皮下组织,寻找并游离头静脉,结扎并切断近心端分支,分支血管靠近头静脉主干的残端留取不易过短,以免结扎时引起头静脉狭窄。

6. 头静脉游离长度为 2 ~3 cm,以能搭到桡动脉处为宜,远端穿 1 号或 0 号丝线备用。

7. 术者食指触及桡动脉搏动,游离皮下组织,血管钳分离腕掌侧韧带,用弯血管钳前端挑出动脉鞘,穿一根专用皮筋牵拉,打开动脉鞘,小心分离与之伴行的静脉,游离桡动脉 1.0 ~1.5 cm 并结扎分支,再穿一根专用皮筋备用。

8. 用血管钳挑起已游离好的头静脉并确保头静脉无扭曲,近心端夹血管夹,远心端结扎。在远心端斜行剪断头静脉,斜面应与动脉走行平行。5 ml 注射器接无创针头(可用 18 号或 20 号无翼套管针外芯),1: 1 肝素生理盐水(肝素 100 mg: 生理盐水 100 ml)注入头静脉管腔冲洗残余血液,如头静脉细小,可作液性扩张。

9. 血管吻合

(1)端侧吻合:将桡动脉控制皮筋提起,两端夹血管夹,将两侧皮筋用血管钳固定,注意张力不易过大,以免引起血管痉挛。用眼科剪尖刺入桡动脉,或用手术刀尖(11 号尖刀)刺破桡动脉,眼科剪沿该破口剪开桡动脉 6 ~8 mm 的纵向切口,肝素生理盐水冲洗血管腔。先在 2 个交叉点端缝合 2 个标记线,用 7-0 无创伤血管缝合线穿过桡动脉切口近心端(从外侧壁进针内侧壁穿出),再从头静脉断端钝角处(近心端)穿出(从静脉内侧壁进外侧壁穿出),打结固定近心端,注意至少打 4 个结。锐角处(远心端)穿过另一根缝合线作为静脉牵引线。助手提拉牵引线,充分暴露桡动脉侧切口下侧壁。用刚打完结的一根缝合线做连续外翻缝合,注意从动脉外膜穿入,内膜穿出,再从静脉内膜穿入,外膜穿出。缝合至吻合口远心端后,用原来的牵引线从动脉切口远心端穿出并打结固定,至少 4 个结。然后用其中一端与助手的牵引线打结固定,另一端继续向近心端继续连续缝合动静脉,缝至近心端后与原来的缝合线残端打结固定,至少打 6 个结。若静脉管腔较细,为避免吻合口狭窄,上壁可采用间断缝合。间断所有缝线残端,缝合完毕。缝合过程中应间断用无创针头注入肝素生理盐水冲洗,湿润血管腔。在缝合最后一针前,再次用低浓度的肝素生理盐水冲洗血管腔,血管腔充盈后缝合最后一针,然后与标记线打结。助手将桡动脉控制皮筋提起,阻断桡动脉血流。缝合完毕后,摆正血管吻合口的位置,先松开静脉夹,然后松开动脉夹。此时观察血管吻合口有无漏血以及血流通畅情况。如有少量漏血,用湿纱布块轻轻压迫后即可止血。如漏血较多,要找准漏血点,用单针缝合。开放血流后,一般情况下,在静脉段均能摸到较为明显的血管震颤。

(2)端端吻合:动脉近心端夹血管夹,远心端结扎,于远心端切断动脉,若动脉管径较细,可剪一斜面。肝素生理盐水冲洗管腔,采用 7-0 尼龙线先作两定点吻合,并作牵引用,然后作动静脉前壁和后壁连续或间断吻合,针距间隔大约 1 mm,吻合口大小 6 ~8 mm 为宜。吻合完毕后,打开动脉血管夹。

10. 用手触摸到吻合口血管震颤,说明内瘘通畅。若吻合口漏血速度快,可以补针,如轻度漏血,可以轻压吻合口数分钟,一般都能止血,必要时也可局部敷用凝血酶或生物蛋白胶。检查无渗血后,可给予庆大霉素 5 ml 冲洗切口,缝合皮肤(注意缝合皮肤不易过紧,以免压迫瘘口影响瘘的血流量)。

(六)术后处置

1. 抗凝药使用　如患者存在高凝状态或血压较低,且术后无渗血,可给予全身抗凝,如口服肠溶阿司匹林片、氯吡格雷等,也可皮下注射低分子量肝素,但要注意个体化。

2. 术后渗血　如渗血较少可轻压止血,压迫时注意保持血管震颤的存在;如有较多渗血需要打开伤口,寻找出血点并结扎止血。

3. 功能检查　术后静脉能触及震颤,听到血管杂音。术后早期应多次检查,以便早期发现血栓形成,及时处理。

4. 适当抬高内瘘手术侧肢体,可减轻肢体水肿。

5. 每3日换药1次,10~14天拆线,注意包扎敷料时不加压力。

6. 注意身体姿势及袖口松紧,避免内瘘侧肢体受压。

7. 术后避免在内瘘侧肢体输液、输血及抽血化验。

8. 手术侧禁止测量血压,术后2周内手术侧上肢禁止缠止血带。

9. 术后24小时术侧手部可适当做握拳及腕关节运动,以促进血液循环,防止血栓形成。

(七)内瘘的成熟与使用

1. 促使内瘘尽快"成熟" 在术后1周且伤口无感染、无渗血、愈合良好的情况下,每天用术侧手捏握皮球或橡皮圈数次,每次3~5分钟;术后2周可在上臂捆扎止血带或血压表袖套,术侧手做握拳或握球锻炼,每次1~2分钟,每天可重复10~20次。

2. 内瘘成熟至少需要4周,最好等待8~12周后再开始穿刺。若术后8周静脉还没有充分扩张,血流量<600 ml/min,透析血流量不足(除外穿刺技术因素),则为内瘘成熟不良或发育不全。术后3个月尚未成熟,则认为内瘘手术失败,需考虑制作新的内瘘。

3. 穿刺血管的选择 动静脉内瘘初次穿刺时,首先要观察内瘘血管走向,以触摸来感受所穿刺血管管壁的厚薄、弹性、深浅及瘘管是否通畅。通畅的内瘘触诊时有较明显的震颤及搏动,听诊时能听到动脉分流产生的粗糙吹风样血管杂音。

4. 穿刺顺序与方法 内瘘的使用要有计划,一般从内瘘远心端到近心端进行阶梯式或纽扣式穿刺,然后再回到远心端,如此反复。不要轻易在吻合口附近穿刺和定点穿刺。

5. 穿刺针选择 在动静脉内瘘使用的最初阶段,建议使用小号(17 G或16 G)穿刺针,并采用较低的血流量(200~250 ml/min),以降低对内瘘的刺激与损伤。使用3~5次后,再选用较粗的穿刺针(16 G或15 G),并在患者耐受的情况下,尽量提高血流量(250~350 ml/min)。

(八)并发症与处理

1. 血栓

(1)病因:常与内瘘使用不当有关,多发生在血管狭窄处。高凝状态、低血压、压迫时间过长、低温等是常见诱因。

(2)预防与处理:血栓形成24小时内,可采用局部血管内注射尿激酶等进行药物溶栓,也可在X线下将导管插入血栓部位灌注溶栓剂。此外,瘘管血栓形成后也可采用取栓术治疗,成功率可达90%以上;虽然血栓形成1周后瘘管血流仍可以重建,但还是提倡尽可能在血栓尚未机化前行取栓术。目前常用的取栓术方法包括Fogarty导管取栓术及手术切开取栓术。

2. 感染

(1)病因:瘘管附近部位皮肤等感染,以及长期透析患者伴有的免疫功能缺陷。

(2)预防及处理:①感染部位应禁止穿刺,手臂制动。②在病原微生物监测的基础上使用抗生素,初始经验治疗推荐采用广谱的万古霉素联合应用一种头孢类或青霉素类药物,并根据药敏结果调整抗生素的应用;初次自体内瘘感染治疗时间至少6周。③极少数情况下瘘管感染需要立即进行外科手术,切除瘘管可以用自体静脉移植吻合,也可以在缺损部位的近端进行再次吻合。

3. 血管狭窄

(1)病因:血管狭窄易发生在瘘口,与手术操作不当或局部增生有关。

(2)预防及处理:有条件可行经皮血管内成形术和(或)放置支架,也可再次手术重建内瘘。

4. 血管瘤、静脉瘤样扩张或假性动脉瘤

(1)病因:血管比较表浅、穿刺方法不当或内瘘血流量较大。

(2)预防及处理

1)禁止在任何类型的动脉瘤上穿刺,其表面较薄弱易于发生破溃及感染。

2)静脉流出道的动脉瘤可采取血管成形术。

3)切除血管瘤,重新吻合血管,重建内瘘。

4)用 PTFE 血管做旁路搭桥手术;避免在瘘管穿刺部位放支架。

5. 心力衰竭　吻合口径大或近心部位的内瘘,在合并贫血、高血压及其他器质性心脏病或慢性心功能不全等基础疾病时,容易发生心力衰竭。一般上臂动静脉内瘘吻合口直径应限制在 7 mm 以下,同时应积极治疗基础疾病。前臂内瘘发生心衰比较少见,一旦发生,可采用内瘘包扎压迫,必要时采取外科手术缩小瘘口。反复心衰者必须闭合内瘘,改用长期留置导管或腹膜透析的方式治疗。

6. 肿胀手综合征　由于回流静脉被阻断或者动脉血流压力的影响,造成肢体远端静脉回流障碍所致。如果血管吻合后静脉流出道梗阻,动脉血流通过侧支循环流经手部静脉或尺侧静脉(贵要静脉)或深静脉,严重影响手部静脉的回流,可出现较严重的肿胀手。早期可以通过抬高术侧肢体、握拳增加回流,减轻水肿,较长时间或严重的肿胀必须结扎内瘘,更换部位重新制作内瘘。

7. 盗血综合征　侧侧吻合或端侧吻合特别是伴糖尿病或其他疾病引起的血管结构异常或动脉粥样硬化的患者,易于发生血管通路相关性的盗血综合征,导致肢体末端缺血在手术后数小时到数月出现。轻度缺血时患者感觉肢体发凉,测量相应部位皮肤温度下降,可随时间推移逐渐好转,一般对症治疗即可。如果上述治疗不见好转,患者感到手部疼痛及麻木,检查时发现手背水肿或发绀,部分出现手指末端的坏死等病变加重表现,则应当进行外科处理。治疗方式与盗血综合征发生的原因有关,动脉吻合口近心端的狭窄应给予血管成形术,但进展性全身动脉钙化的患者除外。高流量引起的盗血综合征需要减少瘘管的流量,传统的吻合口后静脉段结扎并不理想,减小吻合口直径或在远端重新吻合对减少血流量可能更为有效。

四、移植血管搭桥造瘘术

(一)适应证和禁忌证

1. 适应证

(1)上肢血管纤细不能制作自体内瘘。

(2)由于反复制作内瘘使上肢动静脉血管耗竭。

(3)由于糖尿病、周围血管病、银屑病等使上肢自身血管严重破坏。

(4)原有内瘘血管瘤或狭窄切除后需用移植血管搭桥。

2. 绝对禁忌证　四肢近端大静脉或中心静脉存在严重狭窄、明显血栓或因邻近病变影响。

3. 相对禁忌证　同自体动静脉内瘘成形术。

(二)术者资质和手术环境

同自体动静脉内瘘成形术。

(三)移植血管材料

1. 自体血管　主要是大隐静脉。由于取材较方便,无抗原性,口径较合适,目前临床仍较常用。

2. 同种异体血管　尸体大隐静脉、股动脉、脾动脉、肱动脉以及胎盘脐静脉等,由于取材较困难等,应用越来越少。

3. 异种血管　主要是牛颈动脉。取材较易,但抗原性强,处理工序复杂,价格昂贵,因此,目前较少应用。

4. 人工血管　主要是聚四氟乙烯(PTFE)人工血管。取材容易,形状及口径容易控制,生物相容性好、容易穿刺,是目前应用最广泛的人工血管。

(四)手术方法

1. 术前检查

(1)患者准备:通过物理检查及血管彩超检查上肢血管(必要时进行血管造影),选择拟做吻合的动静脉,动静脉内径应不小于 3 mm,决定手术方式。做胸片、心电图及超声心动图了解患者心功能,存在心功能不全应予以改善;抽血检查患者凝血状态;手术前 1 小时预防性使用抗生素。

（2）移植血管选择：自体血管移植多选择大隐静脉，取材前应做血管的相关检查，如血管超声等了解拟取大隐静脉的情况，明确没有曲张、硬化、闭塞等病变。人工血管一般选用直径6 mm的人工血管，根据患者年龄与自身血管条件做适当调整。目前市场上常用的人工血管有：美国戈尔公司Core-Tex人工血管、美国巴德（BARD）公司Impra人工血管、德国贝朗（BRAUN）及美国百特（BAXTER）人工血管等。

（3）吻合的配对动静脉　多采用上肢血管。肱动脉与头静脉或贵要静脉、正中静脉、肱静脉（前臂袢式）最为常用，成功率高，并发症少，使用方便。其次为桡动脉根部与贵要静脉或正中静脉、头静脉（前臂袢式），其他术式临床应用较少。

2. 手术步骤

（1）移植血管处理

1）自体血管处理：①患者取仰卧位，下肢外展，常规备皮后用甲紫或画线笔标记出大隐静脉走行，消毒、铺巾。②1%利多卡因局部麻醉后，在卵圆窝部做一小切口，游离大隐静脉。根据需用血管长短，于大隐静脉走行方向做纵向切口或若干小切口，将大隐静脉进一步游离，结扎并切断附近的小分支，完全游离所需大隐静脉后，结扎并切断大隐静脉近心端和远心端，取出大隐静脉，用40 mg/dl肝素盐水反复冲洗，记清大隐静脉近心端及远心端，然后放入生理盐水中备用。③仔细止血后，缝合皮下组织及皮肤。

2）人工血管处理：人工血管从包装袋中取出即可直接使用，可不用肝素盐水灌洗，以便减少血流贯通后的血清渗出。

（2）移植步骤

1）麻醉选择：根据手术部位可选用臂丛阻滞麻醉、局部浸润麻醉、腰麻（下肢手术）和全麻等。前臂和上臂移植血管内瘘可以采用局部麻醉。

2）切口设计：根据血管移植术式和拟做吻合的动静脉位置选择皮肤切口，通常可做一个或多个，切口形状和长度则应根据静脉的走行、皮下隧道的位置及形状来选择。跨肘窝部位的移植血管搭桥内瘘必须考虑弯曲肘部对血管的影响。

3）游离血管：钝性分离皮下组织，分别暴露和游离一段长2～3 cm拟吻合的动静脉。

4）皮下隧道：用皮下隧道器做袢式（U形）或直桥式（J形）皮下隧道，深浅要适中，过深不易穿刺，过浅可发生局部感染和局部皮肤坏死，移植血管穿过隧道时应避免扭曲、成角和受压。

5）冲洗血管腔：将游离好的动静脉用血管夹分别阻断其血流，如为端侧吻合在血管壁上做一纵向切口，长度与移植血管直径相当，端端吻合（仅限于桡动脉远心端）则拟吻合血管远端结扎切断，以0.1%～0.2%肝素盐水反复冲洗动静脉管腔。

6）吻合血管：修建移植血管两端，采用6-0无损伤缝合线与自体动静脉连续或间断吻合，注意先吻合静脉端后吻合动脉端。吻合结束前用肝素盐水冲洗并填充管腔。

7）开放血流：一般先开放动脉端血管夹，待移植血管内空气由静脉端吻合口针眼排除后再开放静脉血流，若有局部渗血，轻压止血。有活动性喷血点应补针。若针眼或局部组织渗血难以压迫止血时，可使用医用生物蛋白胶止血。用手触摸吻合口，可触及血管震颤。

8）皮肤轻压包扎，一般不需要放置引流条。

3. 术后医嘱　术后常规使用抗生素3～10天（自体移植血管3～7天，人工血管7～10天），术后常规口服双嘧达莫或肠溶阿司匹林抗凝治疗，对于高凝状态患者，也可每12～24小时皮下注射低分子量肝素。抬高术侧肢体，避免压迫，人工血管一般4～6周血清性水肿消退后开始穿刺使用，自体移植血管成熟时间6～8周，建议2～3个月后使用。

（五）常见并发症及处理

1. 血栓形成　同自体动静脉内瘘成形术。

2. 感染　化脓性感染的伤口应行清创，尽量引流脓液，用生理盐水及抗生素冲洗伤口。

3. 血清性水肿　主要发生于人工血管移植，袢式（U形）移植的发生率可高达90%以上，表现为移植血管周围弥漫性肿胀，血清性水肿多在术后1～3天开始出现，持续3～6周可自行消退，随着人工血管制造技术的改进和质量的不断提高,血清性水肿持续时间可逐渐缩短。一般无须特殊处理,在术后尽量抬高术侧肢体,对消肿较慢者,可采用红外线灯照射,每天 2 ~ 3 次,每次 20 ~ 30 分钟。术后 1 周内血液透析肝素化可加重血清性水肿,此时透析应尽量采用无肝素或低分子量肝素透析。

4. 心力衰竭

5. 盗血综合征

6. 肿胀手综合征　处理均同自体血管内瘘。

第二章 血液净化的抗凝治疗

血液净化的抗凝治疗是指在评估患者凝血状态的基础上,个体化选择合适的抗凝剂和剂量,定期监测、评估和调整,以维持血液在透析管路和透析器中的流动状态,保证血液净化的顺利实施;避免体外循环凝血而引起的血液丢失;预防因体外循环引起血液凝血活化所诱发的血栓栓塞性疾病;防止体外循环过程中血液活化所诱发的炎症反应,提高血液净化的生物相容性,保障血液净化的有效性和安全性。

血液净化抗凝治疗的工作流程如下图。

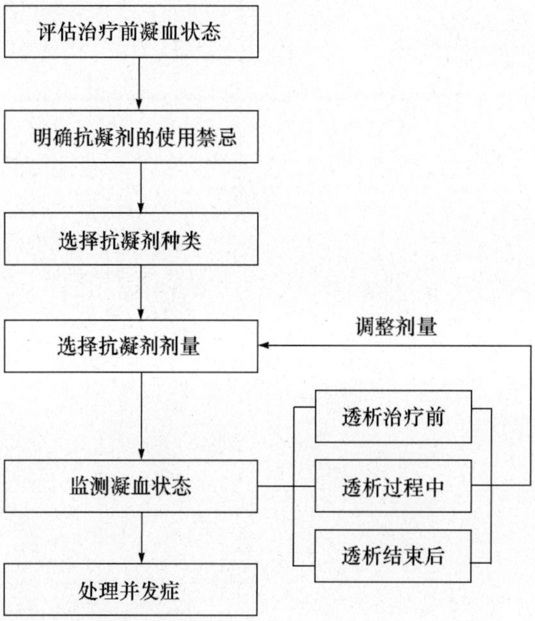

一、评估血液净化治疗前患者的凝血状态

(一)评估患者出血性疾病发生的风险

1. 有无血友病等遗传性出血性疾病。
2. 是否长期使用华法林等抗凝血药物或抗血小板药物。
3. 既往存在消化道溃疡、肝硬化、痔疮等潜在出血风险的疾病。
4. 严重创伤或外科手术后24小时内。

(二)评估患者临床上血栓栓塞性疾病发生的风险

1. 患有糖尿病、系统性红斑狼疮、系统性血管炎等伴有血管内皮细胞损伤的基础疾病。
2. 既往存在静脉血栓、脑血栓、动脉栓塞、心肌梗死等血栓栓塞性疾病。
3. 有效循环血容量不足,低血压。
4. 长期卧床。
5. 先天性抗凝血酶Ⅲ缺乏或合并大量蛋白尿导致抗凝血酶Ⅲ从尿中丢失过多。
6. 合并严重的创伤、外科手术、急性感染。

(三)凝血指标的检测与评估

1. 外源性凝血系统状态的评估　选择性检测凝血酶原时间(PT)、凝血酶原活动度或国际标准化比值(INR)。PT、凝血酶原活动度和INR延长提示外源性凝血系统的凝血因子存在数量或质量的异常,或血中存在抗凝物质;PT、凝血酶原活动度和INR缩短提示外源性凝血系统活化,易于凝血、发生血栓栓塞性疾病。

2. 内源性凝血系统状态的评估　选择性检测部分凝血活酶时间(APTT)、凝血时间(CT)或活化凝血时间(ACT)。APTT、CT 和 ACT 延长提示内源性凝血系统的凝血因子存在数量或质量的异常,或血中存在抗凝物质;APTT、CT 和 ACT 缩短提示内源性凝血系统活化,血液高凝状态。

3. 凝血共同途径状态的评估　如果患者上述各项指标均延长,则提示患者的凝血共同途径异常或血中存在抗凝物质。此时应检测纤维蛋白原(FIB)和凝血酶时间(TT),如果 FIB 水平正常,则提示血中存在抗凝物质或 FIB 功能异常。

4. 血液高凝状态　外源性凝血系统、内源性凝血系统和共同途径的各项凝血指标均缩短,则提示患者存在血液高凝状态,易于发生血栓栓塞性疾病。

5. 血小板活性状态的评估　检测全血血小板计数和出血时间(BT)初步评估血小板功能状态:如果血小板数量减少伴出血时间延长提示患者止血功能异常,易于出血;如果血小板数量增多伴出血时间缩短提示血小板易于发生黏附、集聚和释放反应,易于产生血小板性血栓。对于单位时间内血小板数量进行性降低的患者,推荐检测血浆血小板膜糖蛋白-140 或血中 GMP-140 阳性血小板数量,以便明确是否存在血小板活化。不能检测上述 2 项指标时,如果患者伴有血浆 D-二聚体水平升高,也提示血小板活化。

二、抗凝剂的使用禁忌

1. 肝素或低分子量肝素

(1)患者既往存在肝素或低分子量肝素过敏史。

(2)患者既往曾诊断过肝素诱发的血小板减少症(HIT)。

(3)合并明显出血性疾病。

(4)有条件的单位推荐检测患者血浆抗凝血酶Ⅲ活性,对于血浆抗凝血酶Ⅲ活性 $<50\%$ 的患者,不宜直接选择肝素或低分子量肝素;应适当补充抗凝血酶Ⅲ制剂或新鲜血浆,使患者血浆抗凝血酶Ⅲ活性 $\geqslant 50\%$ 后,再使用肝素或低分子量肝素。

2. 枸橼酸钠

(1)严重肝功能障碍。

(2)低氧血症(动脉氧分压 <60 mmHg)和(或)组织灌注不足。

(3)代谢性碱中毒、高钠血症。

3. 阿加曲班　合并明显肝功能障碍不宜选择阿加曲班。

4. 抗血小板药物　存在血小板生成障碍或功能障碍的患者,不宜使用抗血小板药物;而血小板进行性减少、伴血小板活化或凝血功能亢进的患者,则应加强抗血小板治疗。

三、抗凝剂的合理选择

(一)对于临床上没有出血性疾病的发生和风险;没有显著的脂代谢和骨代谢的异常;血浆抗凝血酶Ⅲ活性在 50% 以上;血小板计数、血浆部分凝血活酶时间、凝血酶原时间、国际标准化比值、D-二聚体正常或升高的患者,推荐选择普通肝素作为抗凝药物。

(二)对于临床上没有活动性出血性疾病,血浆抗凝血酶Ⅲ活性在 50% 以上,血小板数量基本正常;但脂代谢和骨代谢的异常程度较重,或血浆部分凝血活酶时间、凝血酶原时间和国际标准化比值轻度延长具有潜在出血风险的患者,推荐选择低分子量肝素作为抗凝药物。

(三)对于临床上存在明确的活动性出血性疾病或明显的出血倾向,或血浆部分凝血活酶时间、凝血酶原时间和国际标准化比值明显延长的患者,推荐选择阿加曲班、枸橼酸钠作为抗凝药物,或采用无抗凝剂的方式实施血液净化治疗。

(四)对于以糖尿病肾病、高血压性肾损害等疾病为原发疾病,临床上心血管事件发生风险较大,而血小板数量正常或升高、血小板功能正常或亢进的患者,推荐每天给予抗血小板药物作为基础抗凝治疗。

(五)对于长期卧床具有血栓栓塞性疾病发生的风险,国际标准化比值较低、血浆 D-二聚体水平升高，血浆抗凝血酶Ⅲ活性在50%以上，推荐每天给予低分子量肝素作为基础抗凝治疗。

（六）合并肝素诱发的血小板减少症，或先天性、后天性抗凝血酶Ⅲ活性在50%以下的患者，推荐选择阿加曲班或枸橼酸钠作为抗凝药物。此时不宜选择普通肝素或低分子量肝素作为抗凝剂。

四、抗凝剂剂量的选择

1. 普通肝素

（1）血液透析、血液滤过或血液透析滤过：一般首剂量0.3～0.5 mg/kg，追加剂量5～10 mg/h，间歇性静脉注射或持续性静脉输注（常用）；血液透析结束前30～60分钟停止追加。应依据患者的凝血状态个体化调整剂量。

（2）血液灌流、血浆吸附或血浆置换：一般首剂量0.5～1.0 mg/kg，追加剂量10～20 mg/h，间歇性静脉注射或持续性静脉输注（常用）；预期结束前30分钟停止追加。实施前给予40 mg/L的肝素生理盐水预冲、保留20分钟后，再给予生理盐水500 ml冲洗，有助于增强抗凝效果。肝素剂量应依据患者的凝血状态个体化调整。

（3）持续性肾脏替代治疗（CRRT）：采用前稀释的患者，一般首剂量15～20 mg，追加剂量5～10 mg/h，静脉注射或持续性静脉输注（常用）；采用后稀释的患者，一般首剂量20～30 mg，追加剂量8～15 mg/h，静脉注射或持续性静脉输注（常用）；治疗结束前30～60分钟停止追加。抗凝药物的剂量依据患者的凝血状态个体化调整；治疗时间越长，给予的追加剂量应逐渐减少。

2. 低分子量肝素　一般给予60～80 IU/kg静脉注射。血液透析、血液灌流、血浆吸附或血浆置换的患者无须追加剂量；CRRT患者可每4～6小时给予30～40 IU/kg静脉注射，治疗时间越长，给予的追加剂量应逐渐减少。有条件的单位应监测血浆抗凝血因子Xa活性，根据测定结果调整剂量。

3. 枸橼酸钠　用于血液透析、血液滤过、血液透析滤过或CRRT患者。枸橼酸浓度为4%～46.7%，以临床常用的一般给予4%枸橼酸钠为例，4%枸橼酸钠180 ml/h滤器前持续注入，控制滤器后的游离钙离子浓度0.25～0.35 mmol/L；在静脉端给予0.056 mmol/L氯化钙生理盐水（10%氯化钙80 ml加入到1 000 ml生理盐水中）40 ml/h，控制患者体内游离钙离子浓度1.0～1.35 mmol/L；直至血液净化治疗结束。也可采用枸橼酸置换液实施。重要的是，临床应用局部枸橼酸抗凝时，需要考虑患者实际血流量、并应依据游离钙离子的检测相应调整枸橼酸钠（或枸橼酸置换液）和氯化钙生理盐水的输入速度。

4. 阿加曲班　血液透析、血液滤过、血液透析滤过或CRRT患者，一般首剂量250 μg/kg、追加剂量2 μg/(kg·min)，或2 μg/(kg·min)持续滤器前输注；CRRT患者给予1～2 μg/(kg·min)持续滤器前输注；血液净化治疗结束前20～30分钟停止追加。应依据患者血浆部分活化凝血酶原时间的监测来调整剂量。

5. 无抗凝剂　血液透析、血液滤过、血液透析滤过或CRRT患者，血液净化实施前给予4 mg/dl的肝素生理盐水预冲、保留20分钟后，再给予生理盐水500 ml冲洗；血液净化治疗过程每30～60分钟，给予100～200 ml生理盐水冲洗管路和滤器。

五、抗凝治疗的监测

由于血液净化患者的年龄、性别、生活方式、原发疾病以及合并症的不同，患者间血液凝血状态差异较大；因此为确定个体化的抗凝治疗方案，应实施凝血状态监测。

（一）血液净化前和结束后凝血状态的监测

血液净化前凝血状态的监测主要是为了评估患者基础凝血状态，指导血液净化过程中抗凝剂的种类和剂量选择；血液净化结束后凝血状态的监测主要是了解患者血液净化结束后体内凝血状态是否恢复正常以及是否具有出血倾向。因此，血液净化前和结束后凝血状态的评估是全身凝血状态的监测。从血液净化管路动脉端采集的样本，由于血液刚刚从体内流出，因此各项凝血指标的检测可反映患者的全身凝血状态。

(二)血液净化过程中凝血状态的监测

血液净化过程中凝血状态的监测主要是为了评估患者血液净化过程中体外循环是否达到充分抗凝、患者体内凝血状态受到抗凝剂影响的程度以及是否易于出血,因此,不仅要监测体外循环管路中的凝血状态,而且还要监测患者全身的凝血状态。从血液净化管路静脉端采集的样本,由于血液刚刚流过体外循环管路,因此各项凝血指标的检测可反映体外循环的凝血状态。血液净化过程中凝血状态的监测,需要同时采集血液净化管路动、静脉端血样进行凝血指标的检测,两者结合才能全面地判断血液透析过程中的凝血状态。

(三)不同抗凝剂的检测指标

1. 以肝素作为抗凝剂时,推荐采用活化凝血时间(ACT)进行监测;也可采用部分凝血活酶时间(APTT)进行监测。理想的状态应为血液净化过程中,从血液净化管路静脉端采集的样本的 ACT/APTT 维持于治疗前的 1.5～2.5 倍,治疗结束后从血液净化管路动脉端采集的样本 ACT/APTT 基本恢复治疗前水平。

2. 以低分子量肝素作为抗凝剂时,可采用抗凝血因子Ⅹa 活性进行监测。建议无出血倾向的患者抗凝血因子Ⅹa 活性维持在 500～1 000 U/L,伴有出血倾向的血液透析患者维持在 200～400 U/L。但抗凝血因子Ⅹa 活性不能即时检测,临床指导作用有限。

3. 以枸橼酸钠作为抗凝剂时,应监测滤器后和患者体内游离钙离子浓度;也可监测活化凝血时间(ACT)或部分凝血活酶时间(APTT),从血液净化管路静脉端采集的样本的 ACT 或 APTT 维持于治疗前的 1.5～2.5 倍,而治疗过程中和结束后从血液净化管路动脉端采集的样本的 ACT 或 APTT 应与治疗前无明显变化。

4. 以阿加曲班作为抗凝剂时,可采用部分凝血活酶时间(APTT)进行监测。从血液净化管路静脉端采集的样本的 APTT 维持于治疗前的 1.5～2.5 倍,而治疗过程中和结束后从血液净化管路动脉端采集的样本的 APTT 应与治疗前无明显变化。

(四)监测时机

1. 对于第一次进行血液净化的患者,推荐进行血液净化治疗前、治疗过程中和结束后的全面凝血状态监测,以确立合适的抗凝剂种类和剂量。

2. 对于某个患者来说,每次血液净化过程的凝血状态差别不大;因此一旦确定患者的抗凝药物种类和剂量,则无须每次血液净化过程都监测凝血状态,仅需要定期(1～3 个月)评估。

六、抗凝治疗的并发症与处理

(一)抗凝不足引起的并发症

主要包括:①透析器和管路凝血;②透析过程中或结束后发生血栓栓塞性疾病。

1. 常见原因

(1)因患者存在出血倾向而没有应用抗凝剂。

(2)透析过程中抗凝剂剂量不足。

(3)患者先天性或因大量蛋白尿引起的抗凝血酶Ⅲ不足或缺乏,而选择普通肝素或低分子量肝素作为抗凝药物。

2. 预防与处理

(1)对于合并出血或出血高危风险的患者,有条件的单位应尽可能选择枸橼酸钠或阿加曲班作为抗凝药物;采用无抗凝剂时应加强滤器和管路的监测,加强生理盐水的冲洗。

(2)应在血液净化实施前对患者的凝血状态充分评估、并监测血液净化治疗过程中的凝血状态变化的基础上,确立个体化的抗凝治疗方案。

(3)有条件的单位应在血液净化治疗前检测患者血浆抗凝血酶Ⅲ的活性,以明确是否适用肝素或低分子量肝素。

（4）发生滤器凝血后应及时更换滤器；出现血栓栓塞性并发症的患者应给予适当的抗凝、促纤溶治疗。

（二）出血

1. 常见原因

（1）抗凝剂剂量使用过大。

（2）合并出血性疾病。

2. 预防与处理

（1）血液净化实施前应评估患者的出血风险。

（2）在对患者血液透析前和过程中凝血状态检测和评估基础上，确立个体化抗凝治疗方案。

（3）对于发生出血的患者，应重新评估患者的凝血状态，停止或减少抗凝药物剂量，重新选择抗凝药物及其剂量。

（4）针对不同出血的病因给予相应处理，并针对不同的抗凝剂给予相应的拮抗剂治疗。肝素或低分子量肝素过量可给予适量的鱼精蛋白；枸橼酸钠过量补充钙制剂；阿加曲班过量可短暂观察，严重过量可给予凝血酶原制剂或血浆。

（三）抗凝剂本身的药物不良反应

1. 肝素诱发的血小板减少症（HIT）

（1）病因：机体产生抗肝素-血小板4因子复合物抗体所致。

（2）诊断：应用肝素类制剂治疗后5～10日内血小板下降50%以上或降至10万/μl以下，合并血栓、栓塞性疾病（深静脉最常见）以及HIT抗体阳性可以临床诊断HIT；停用肝素5～7日后，血小板数可恢复至正常则更支持诊断。

（3）治疗：停用肝素类制剂，并给予抗血小板、抗凝或促纤溶治疗，预防血栓形成；发生HIT后，一般禁止再使用肝素类制剂。在HIT发生后100天内，再次应用肝素或低分子量肝素可诱发伴有全身过敏反应的急发性HIT。

2. 高脂血症、骨质脱钙

（1）病因：长期使用肝素或低分子量肝素所致。与肝素相比，低分子量肝素较少发生。

（2）预防与处理：在保障充分抗凝的基础上，尽可能减少肝素或低分子量肝素剂量；对存在明显高脂血症和骨代谢异常的患者，优先选择低分子量肝素；给予调脂药物、活性维生素D和钙剂治疗。

3. 低钙血症、高钠血症和代谢性碱中毒

（1）病因：枸橼酸钠使用剂量过大或使用时间过长，或患者存在电解质和酸碱失衡。

（2）预防与处理：采用无钙、无碱、无钠的置换液；治疗过程中密切监测游离钙离子浓度、调整枸橼酸钠输入速度和剂量；发生后应改变抗凝方式，并调整透析液和置换液的成分，给予积极纠正。

第三章　血液透析

一、定义及概述

血液透析采用弥散、超滤和对流原理清除血液中有害物质和过多水分，是最常用的肾脏替代治疗方法之一，也可用于治疗药物或毒物中毒等。

二、患者血液透析治疗前准备

(一)加强专科随访

1. CKD4 期〔估算肾小球滤过率 eGFR < 30 ml/(min · 1.73 m^2)〕患者均应转至肾脏专科随访。

2. 建议每 3 个月评估一次 eGFR。

3. 积极处理并发症和合并症。

(1)贫血：建议外周血 Hb < 100 g/L 开始促红细胞生成素治疗。

(2)骨病和矿物质代谢障碍：应用钙剂和(或)活性维生素 D 等治疗，建议维持血钙 2.1 ~ 2.4 mmol/L、血磷 0.9 ~ 1.5 mmol/L、血 iPTH70 ~ 110 pg/ml。

(3)血压：应用降压药治疗，建议控制血压于 130/80 mmHg 以下。

(4)其他：纠正脂代谢异常、糖代谢异常和高尿酸血症等。

(二)加强患者教育，为透析治疗做好思想准备。

1. 教育患者纠正不良习惯，包括戒烟、戒酒及饮食调控。

2. 当 eGFR < 20 ml/(min · 1.73 m^2)或预计 6 个月内需接受透析治疗时，对患者进行透析知识宣教，增强其对透析的了解，消除顾虑，为透析治疗做好思想准备。

(三)对患者进行系统检查及评估，决定透析模式及血管通路方式

1. 系统病史询问及体格检查。

2. 进行心脏、肢体血管、肺、肝、腹腔等器官组织检查，了解其结构及功能。

3. 在全面评估基础上，制定患者病历档案。

(四)择期建立血管通路

1. 对于 eGFR < 30 ml/(min · 1.73 m^2)患者进行上肢血管保护教育，以避免损伤血管，为以后建立血管通路创造好的血管条件。

2. 血管通路应于透析前合适的时机建立(具体见血管通路章)。

3. 对患者加强血管通路的维护、保养、锻炼教育。

4. 建立血管通路。

5. 定期随访、评估及维护保养血管通路。

(五)患者 eGFR < 15 ml/(min · 1.73 m^2)时，应更密切随访。

1. 建议每 2 ~ 4 周进行一次全面评估。

2. 评估指标　包括症状、体征、肾功能、血电解质(血钾、血钙、血磷等)及酸碱平衡(血 HCO_3^- 或 CO_2CP、动脉血气等)、Hb 等指标，以决定透析时机。

3. 开始透析前应检测患者肝炎病毒指标、HIV 和梅毒血清学指标。

4. 开始透析治疗前应对患者凝血功能进行评估，为透析抗凝方案的决定作准备。

5. 透析治疗前患者应签署知情同意书。

三、适应证及禁忌证

(一)患者是否需要血液透析治疗应由有资质的肾脏专科医师决定

肾脏专科医师负责患者的筛选、治疗方案的确定等。

(二)适应证

1. 终末期肾病 透析指征:非糖尿病肾病 eGFR < 10 ml/(min · 1.73 m^2);糖尿病肾病 eGFR < 15 ml/(min · 1.73 m^2)。当有下列情况时,可酌情提前开始透析治疗:严重并发症,经药物治疗等不能有效控制者,如容量过多包括急性心力衰竭、顽固性高血压;高钾血症;代谢性酸中毒;高磷血症;贫血;体重明显下降和营养状态恶化,尤其是伴有恶心、呕吐等。

2. 急性肾损伤。

3. 药物或毒物中毒。

4. 严重水、电解质和酸碱平衡紊乱。

5. 其他:如严重高热、低体温等。

(三)禁忌证

无绝对禁忌证,但下列情况应慎用:

1. 颅内出血或颅内压增高。

2. 药物难以纠正的严重休克。

3. 严重心肌病变并有难治性心力衰竭。

4. 活动性出血。

5. 精神障碍不能配合血液透析治疗。

四、血管通路的建立

临时或短期血液透析患者可以选用临时中心静脉置管血管通路,需较长期血液透析患者应选用长期血管通路。具体见血管通路章节。

五、透析处方确定及调整

(一)首次透析患者(诱导透析期)

1. 透析前应有肝炎病毒、HIV 和梅毒血清学指标,以决定透析治疗分区及血液透析机安排。

2. 确立抗凝方案

(1)治疗前患者凝血状态评估和抗凝药物的选择:参照血液净化的抗凝治疗章节。

(2)抗凝方案

1)普通肝素:一般首剂量 0.3 ~ 0.5 mg/kg,追加剂量 5 ~ 10 mg/h,间歇性静脉注射或持续性静脉输注(常用);血液透析结束前 30 ~ 60 分钟停止追加。应依据患者的凝血状态个体化调整剂量。

2)低分子量肝素:一般选择 60 ~ 80 IU/kg,推荐在治疗前 20 ~ 30 分钟脉注射,无需追加剂量。

3)局部枸橼酸抗凝:枸橼酸浓度为 4% ~ 46.7%,以临床常用的一般给予 4% 枸橼酸钠为例,4% 枸橼酸钠 180 ml/h 滤器前持续注入,控制滤器后的游离钙离子浓度 0.25 ~ 0.35 mmol/L;在静脉端给予 0.056 mmol/L氯化钙生理盐水(10% 氯化钙 80 ml 加入到 1 000 ml 生理盐水中)40 ml/h,控制患者体内游离钙离子浓度 1.0 ~ 1.35 mmol/L;直至血液净化治疗结束。也可采用枸橼酸置换液实施。重要的是,临床应用局部枸橼酸抗凝时,需要考虑患者实际血流量、并应依据游离钙离子的检测相应调整枸橼酸钠(或枸橼酸置换液)和氯化钙生理盐水的输入速度。

4)阿加曲班:一般首剂量 250 μg/kg、追加剂量 2 μg/(kg · min),或 2 μg/(kg · min)持续滤器前给药,应依据患者血浆部分活化凝血酶原时间的监测,调整剂量。

5)无抗凝剂:治疗前给予 4 mg/dl 的肝素生理盐水预冲、保留灌注 20 分钟后,再给予生理盐水500 ml

冲洗;血液净化治疗过程每 30 ~ 60 分钟,给予 100 ~ 200 ml 生理盐水冲洗管路和滤器。

(3)抗凝治疗的监测和并发症处理:参照血液净化的抗凝治疗章节。

3. 确定每次透析治疗时间　建议首次透析时间不超过 2 ~ 3 小时,以后每次逐渐延长透析时间,直至达到设定的透析时间(每周 2 次透析者 5.0 ~ 5.5 小时/次,每周 3 次者 4.0 ~ 4.5 小时/次;每周总治疗时间不低于 10 小时)。

4. 确定血流量　首次透析血流速度宜适当减慢,可设定为 150 ~ 200 ml/min。以后根据患者情况逐渐调高血流速度。

5. 选择合适膜面积透析器(首次透析应选择相对小面积透析器),以减少透析失衡综合征发生。

6. 透析液流速　可设定为 500 ml/min。通常不需调整,如首次透析中发生严重透析失衡表现,可调低透析液流速。

7. 透析液成分　常不作特别要求,可参照透析室常规应用。但如果患者严重低钙,则可适当选择高浓度钙的透析液。

8. 透析液温度　常设定为 36.5℃左右。

9. 确定透析超滤总量和速度　根据患者容量状态及心肺功能、残肾功能等情况设定透析超滤量和超滤速度。建议每次透析超滤总量不超过体重的 5%。存在严重水肿、急性肺水肿等情况时,超滤速度和总量可适当提高。在 1 ~ 3 个月内逐步使患者透后体重达到理想的“干体重”。

10. 透析频率　诱导透析期内为避免透析失衡综合征,建议适当调高患者每周透析频率。根据患者透前残肾功能,可采取开始透析的第一周透析 3 ~ 5 次,以后根据治疗反应及残肾功能、机体容量状态等,逐步过渡到每周 2 ~ 3 次透析。

(二)维持透析期

维持透析患者每次透析前均应进行症状和体征评估,观察有无出血,测量体重,评估血管通路,并定期进行血生化检查及透析充分性评估,以调整透析处方。

1. 确立抗凝方案　同上。

2. 超滤量及超滤速度设定

(1)干体重的设定:干体重是指透析后患者体内过多的液体全部或绝大部分被清除时的体重。由于患者营养状态等的变化会影响体重,故建议每 2 周评估一次干体重。

(2)每次透析前根据患者既往透析过程中血压和透析前血压情况、机体容量状况以及透前实际体重,计算需要超滤量。建议每次透析超滤总量不超过体重的 5%。存在严重水肿、急性肺水肿等情况时,超滤速度和总量可适当提高。

(3)根据透析总超滤量及预计治疗时间,设定超滤速度。同时在治疗中应密切监测血压变化,避免透析中低血压等并发症发生。

3. 透析治疗时间　依据透析治疗频率,设定透析治疗时间。建议每周 2 次透析者为 5.0 ~ 5.5 小时/次,每周 3 次者为 4.0 ~ 4.5 小时/次,每周透析时间至少 10 小时以上。

4. 透析治疗频率　一般建议每周 3 次透析;对于残肾功能较好〔Kru 2 ml/(min · 1.73 m^2)以上〕、尿量 200 ml/d 以上且透析间期体重增长不超过 3% ~ 5%、心功能较好者,可予每周 2 次透析,但不作为常规透析方案。

5. 血流速度　每次透析时,先予 150 ml/min 血流速度治疗 15 分钟左右,如无不适反应,调高血流速度至 200 ~ 400 ml/min。要求每次透析时血流速度最低 200 ~ 250 ml/min。但存在严重心律失常患者,可酌情减慢血流速度,并密切监测患者治疗中心律变化。

6. 透析液设定

(1)每次透析时要对透析液流速、透析液溶质浓度及温度进行设定。

(2)透析液流速:一般设定为 500 ml/min。如采用高通量透析,可适当提高透析液流速至 800 ml/min。

(3)透析液溶质浓度

1)钠浓度:常为135~140 mmol/L,应根据血压情况选择。顽固高血压时可选用低钠透析液,但应注意肌肉抽搐、透析失衡综合征及透析中低血压或高血压发生危险;反复透析中低血压可选用较高钠浓度透析液,或透析液钠浓度由高到低的序贯钠浓度透析,但易并发口渴、透析间期体重增长过多、顽固性高血压等。

2)钾浓度:为0~4.0 mmol/L,常设定为2.0 mmol/L。对慢性透析患者,根据患者血钾水平、存在心律失常等合并症或并发症、输血治疗、透析模式(如每日透析者可适当选择较高钾浓度透析液)情况,选择合适钾浓度透析液。过低钾浓度透析液可引起血钾下降过快,并导致心律失常甚至心脏骤停。

3)钙浓度:常用透析液钙浓度为1.25~1.75 mmol/L。透析液钙浓度过高易引起高钙血症,并导致机体发生严重异位钙化等并发症,因此当前应用最多的是钙浓度1.25 mmol/L透析液。当存在高钙血症、难以控制的继发性甲状旁腺功能亢进时,选用低钙透析液,但建议联合应用活性维生素D和磷结合剂治疗;血iPTH水平过低时也应选用相对低浓度钙的透析液;当透析中反复出现低钙抽搐、血钙较低、血管反应性差导致反复透析低血压时,可短期选用高钙透析液,但此时应密切监测血钙、血磷、血iPTH水平,并定期评估组织器官的钙化情况,防止出现严重骨盐代谢异常。

(4)透析液温度:为35.5~36.5℃,常设定为36.5℃。透析中常不对透析液温度进行调整。但如反复发作透析低血压且与血管反应性有关,可适当调低透析液温度。对于高热患者,也可适当调低透析液温度,以达到降低体温作用。

六、血液透析操作

(一)血液透析操作的流程

如图。

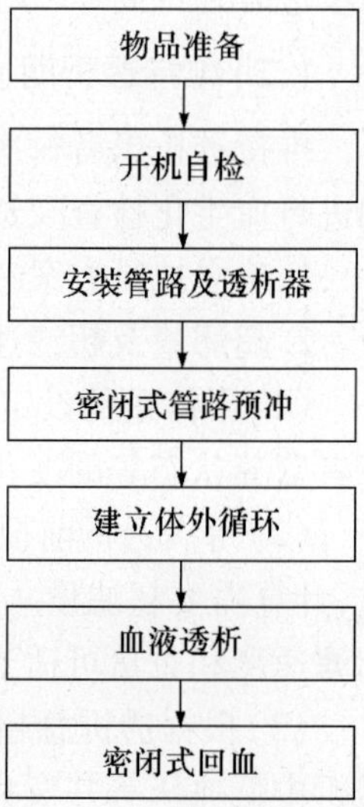

(二)操作步骤

1.物品准备　血液透析器、血液透析管路、穿刺针、无菌治疗巾、生理盐水、碘伏和棉签等消毒物品、止血带、一次性手套、透析液等。

护士治疗前核对A、B浓缩透析液浓度、有效期;检查A、B透析液连接。

2.开机自检

(1)检查透析机电源线连接是否正常。

(2)打开机器电源总开关。

(3)按照要求进行机器自检。

3.血液透析器和管路的安装

(1)检查血液透析器及透析管路有无破损,外包装是否完好。

(2)查看有效日期、型号。

(3)按照无菌原则进行操作。

(4)安装管路顺序按照体外循环的血流方向依次安装。

4.密闭式预冲

(1)启动透析机血泵80~100 ml/min,用生理盐水先排净透析管路和透析器血室(膜内)气体。生理盐水流向为动脉端→透析器→静脉端,不得逆向预冲。

(2)将泵速调至200~300 ml/min,连接透析液接头与透析器旁路,排净透析器透析液室(膜外)气体。

(3)生理盐水预冲量应严格按照透析器说明书中的要求;若需要进行闭式循环或肝素生理盐水预冲,应在生理盐水预冲量达到后再进行。

(4)推荐预冲生理盐水直接流入废液收集袋中,并且废液收集袋放于机器液体架上,不得低于操作者腰部以下;不建议预冲生理盐水直接流入开放式废液桶中。

(5)冲洗完毕后根据医嘱设置治疗参数。

5. 建立体外循环(上机)

(1)操作流程,如图

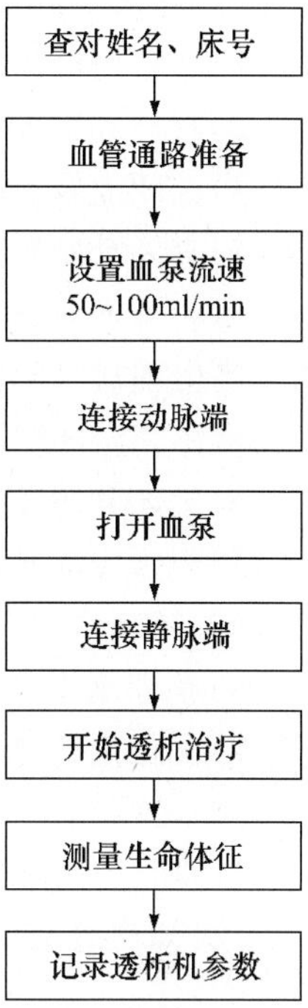

(2)血管通路准备

1)动静脉内瘘穿刺:①检查血管通路:有无红肿,渗血,硬结;并摸清血管走向和搏动。②选择穿刺点后,用碘伏消毒穿刺部位。③根据血管的粗细和血流量要求等选择穿刺针。④采用阶梯式、钮扣式等方法,以合适的角度穿刺血管。先穿刺静脉,再穿刺动脉,动脉端穿刺点距动静脉内瘘口 3 cm 以上、动静脉穿刺点的距离 10 cm 以上为宜,固定穿刺针。根据医嘱推注首剂量肝素(使用低分子量肝素作为抗凝剂,应根据医嘱上机前静脉一次性注射)。

2)中心静脉留置导管连接:①准备碘伏消毒棉签和医用垃圾袋。②打开静脉导管外层敷料。③患者头偏向对侧,将无菌治疗巾垫于静脉导管下。④取下静脉导管内层敷料,将导管放于无菌治疗巾上。⑤分别消毒导管和导管夹子,放于无菌治疗巾内。⑥先检查导管夹子处于夹闭状态,再取下导管肝素帽。⑦分别消毒导管接头。⑧用注射器回抽导管内封管肝素,推注在纱布上检查是否有凝血块,回抽量为动、静脉管各 2 ml 左右。如果导管回血流不畅时,认真查找原因,严禁使用注射器用力推注导管腔。⑨根据医嘱从导管静脉端推注首剂量肝素(使用低分子量肝素作为抗凝剂,应根据医嘱上机前静脉一次性注射),连接体外循环。⑩医疗污物放于医疗垃圾桶中。

(3)血液透析中的监测

1)体外循环建立后,立即测量血压、脉搏,询问患者的自我感觉,详细记录在血液透析记录单上。

2)自我查对:①按照体外循环管路走向的顺序,依次查对体外循环管路系统各连接处和管路开口处,未使用的管路开口应处于加帽密封和夹闭管夹的双保险状态。②根据医嘱查对机器治疗参数。

3)双人查对:自我查对后,与另一名护士同时再次查对上述内容,并在治疗记录单上签字。

4)血液透析治疗过程中,每小时 1 次仔细询问患者自我感觉,测量血压、脉搏,观察穿刺部位有无渗血、穿刺针有无脱出移位,并准确记录。

5)如果患者血压、脉搏等生命体征出现明显变化,应随时监测,必要时给予心电监护。

6. 回血下机

(1)基本方法

1)消毒用于回血的生理盐水瓶塞和瓶口。

2)插入无菌大针头,放置在机器顶部。

3)调整血液流量至 50 ~ 100 ml/min。

4)关闭血泵。

5)夹闭动脉穿刺针夹子,拔出动脉针,按压穿刺部位。

6)拧下穿刺针,将动脉管路与生理盐水上的无菌大针头连接。

7)打开血泵,用生理盐水全程回血。回血过程中,可使用双手揉搓透析器,但不得用手挤压静脉端管路;当生理盐水回输至静脉壶、安全夹自动关闭后,停止继续回血;不宜将管路从安全夹中强制取出,将管路液体完全回输至患者体内(否则易发生凝血块入血或空气栓塞)。

8)夹闭静脉管路夹子和静脉穿刺针处夹子,拔出静脉针,压迫穿刺部位 2 ~ 3 分钟。

9)用弹力绷带或胶布加压包扎动、静脉穿刺部位 10 ~ 20 分钟后,检查动、静脉穿刺针部位无出血或渗血后松开包扎带。

10)整理用物。

11)测量生命体征,记录治疗单,签名。

12)治疗结束嘱患者平卧 10 ~ 20 分钟,生命体征平稳,穿刺部位无出血,听诊内瘘杂音良好。

13）向患者交代注意事项，送患者离开血净中心。

（2）推荐密闭式回血下机

1）调整血液流量至50～100 ml/min。

2）打开动脉端预冲侧管，用生理盐水将残留在动脉侧管内的血液回输到动脉壶。

3）关闭血泵，靠重力将动脉侧管近心侧的血液回输入患者体内。

4）夹闭动脉管路夹子和动脉穿刺针处夹子。

5）打开血泵，用生理盐水全程回血。回血过程中，可使用双手揉搓滤器，但不得用手挤压静脉端管路。当生理盐水回输至静脉壶、安全夹自动关闭后，停止继续回血。不宜将管路从安全夹中强制取出，将管路液体完全回输至患者体内（否则易发生凝血块入血或空气栓塞）。

6）夹闭静脉管路夹子和静脉穿刺针处夹子。

7）先拔出动脉内瘘针，再拔出静脉内瘘针，压迫穿刺部位2～3分钟。用弹力绷带或胶布加压包扎动、静脉穿刺部位10～20分钟后，检查动、静脉穿刺针部位无出血或渗血后松开包扎带。

8）整理用物。

9）测量生命体征，记录治疗单，签名。

10）治疗结束嘱患者平卧10～20分钟，生命体征平稳，穿刺点无出血。

11）听诊内瘘杂音良好。

12）向患者交代注意事项，送患者离开血净中心。

七、透析患者的管理及监测

加强维持性血液透析患者的管理及监测是保证透析效果、提高患者生活质量、改善患者预后的重要手段，包括建立系统而完整的病历档案和透析间期患者的教育管理，定期监测、评估各种并发症和合并症情况，并作出相应处理。

（一）建立系统完整的病历档案

应建立透析病史，记录患者原发病、并发症和合并症情况，并对每次透析中出现的不良反应、平时的药物及其他器械等治疗情况、患者的实验室和影像学检查结果进行记录。有利于医护人员全面了解患者病情，调整治疗方案，最终提高患者生活质量和长期生存率。

（二）透析间期的患者管理

1. 加强教育，纠正不良生活习惯。包括戒烟、戒酒、生活规律等。

2. 饮食控制。包括控制水和钠盐摄入，使透析间期体重增长不超过5%或每日体重增长不超过1 kg；控制饮食中磷的摄入，少食高磷食物；控制饮食中钾摄入，以避免发生高钾血症。保证患者每日蛋白质摄入量达到1.0～1.2 g/kg，并保证足够的碳水化合物摄入，以避免出现营养不良。

3. 指导患者记录每日尿量及每日体重情况，并保证大便通畅；教育患者有条件时每日测量血压情况并记录。

4. 指导患者维护和监测血管通路。对采用动静脉内瘘者每日应对内瘘进行检查，包括触诊检查有无震颤，也可听诊检查有无杂音；对中心静脉置管患者每日应注意置管部位出血、局部分泌物和局部出现不适表现等，一旦发现异常应及时就诊。

（三）并发症和合并症定期评估与处理

常规监测指标及其检测频率见表3.1。

1. 血常规、肾功能、血电解质（包括血钾、血钙、血磷、HCO_3^-或CO_2CP等）。建议每月检查1次。一旦发现异常应及时调整透析处方和药物治疗。血糖和血脂等代谢指标，建议有条件者每1～3个月检测1次。

2. 铁指标　建议每3个月检查1次。一旦发现血清铁蛋白低于200 ng/ml或转铁蛋白饱和度低于

20%,需补铁治疗;如血红蛋白(Hb)低于 110 g/L,则应调整促红细胞生成素用量,以维持 Hb 于 110 ~ 120 g/L。

3. iPTH 监测　建议血 iPTH 水平每 3 个月检查 1 次。要求血清校正钙水平维持在正常低限,为 2.10 ~ 2.37 mmol/L(8.4 ~ 9.5 mg/dl);血磷水平维持在 1.13 ~ 1.78 mmol/L(3.5 ~ 5.5 mg/dl);血钙磷乘积维持在 55 mg^2/dl^2 及以下;血 iPTH 维持在 150 ~ 300 pg/ml。

4. 整体营养评估及炎症状态评估　建议每 3 个月评估 1 次。包括血清营养学指标、血 hsCRP 水平、nPCR 及营养相关的体格检查指标等。

5. *Kt/V* 和 URR 评估　建议每 3 个月评估 1 次。要求 sp*Kt/V* 至少 1.2,目标为 1.4;URR 至少 65%,目标为 70%。

6. 传染病学指标　必须检查。包括肝炎病毒标记、HIV 和梅毒血清学指标。要求开始透析不满 6 个月患者,应每 1 ~ 3 个月检测 1 次;维持性透析 6 个月以上患者,应每 6 个月检测 1 次。

7. 心血管结构和功能测定　包括心电图、心脏超声波、外周血管彩色超声波等检查。建议每 6 ~ 12 个月 1 次。

8. 内瘘血管检查评估　每次内瘘穿刺前均应检查内瘘皮肤、血管震颤、有无肿块等改变。并定期进行内瘘血管流量、血管壁彩色超声等检查,具体见血管通路章节。

表 3.1　血液透析患者常规监测指标及评估频率

指标	推荐频率
血常规,肝、肾功能,血电解质(包括血钾、血钙、血磷、HCO_3^- 或 CO_2CP 等)	每月 1 次
血糖、血脂等代谢指标	每 1 ~ 3 个月(有条件者)
铁状态评估	3 个月 1 次
血 iPTH 水平	3 个月 1 次
营养及炎症状态评估	3 个月 1 次
Kt/V 和 URR 评估	3 个月 1 次
传染病学指标	开始透析 6 个月内,应每
(包括乙肝、丙肝、HIV 和梅毒血清学指标)	1 ~ 3 个月 1 次;
必须检查	维持透析 >6 个月,应 6 个月 1 次
心血管结构和功能	6 ~ 12 个月 1 次
内瘘血管检查评估	参照血管通路章节

八、血液透析并发症及处理

(一)透析中低血压

是指透析中收缩压下降 >20 mmHg 或平均动脉压降低 10 mmHg 以上,并有低血压症状。其处理程序如下。

1. 紧急处理　对有症状的透析中低血压应立即采取措施处理。

(1)采取头低位。

(2)停止超滤。

(3)补充生理盐水 100 ml,或 20% 甘露醇或白蛋白溶液等。

(4)上述处理后,如血压好转,则逐步恢复超滤,期间仍应密切监测血压变化;如血压无好转,应再次予以补充生理盐水等扩容治疗,减慢血流速度,并立即寻找原因,对可纠正诱因进行干预。如上述处理后血压仍快速降低,则需应用升压药物治疗,并停止血液透析,必要时可以转换治疗模式,如单纯超滤、血液滤过或腹膜透析。其中最常采用的技术是单纯超滤与透析治疗结合的序贯治疗。如临床治疗中开始先进行单纯超滤,然后再透析,称为序贯超滤透析;如先行透析,然后再行单纯超滤,称为序贯透析超滤。

2. 积极寻找透析中低血压原因,为紧急处理及以后预防提供依据 常见原因有:

(1)容量相关性因素:包括超滤速度过快〔0.35 ml/(kg·min)〕、设定的干体重过低、透析机超滤故障或透析液钠浓度偏低等。

(2)血管收缩功能障碍:包括透析液温度较高、透前应用降压药物、透析中进食、中重度贫血、自主神经功能障碍(如糖尿病神经病变患者)及采用醋酸盐透析者。

(3)心脏因素:如心脏舒张功能障碍、心律失常(如房颤)、心脏缺血、心包填塞、心肌梗死等。

(4)其他少见原因:如出血、溶血、空气栓塞、透析器反应、脓毒血症等。

3. 预防

(1)建议应用带超滤控制系统的血液透析机。

(2)对于容量相关因素导致的透析低血压患者,应限制透析间期钠盐和水的摄入量,控制透析间期体重增长不超过 5%;重新评估干体重;适当延长每次透析时间(如每次透析延长 3 分钟)等。

(3)与血管功能障碍有关的透析低血压患者,应调整降压药物的剂量和给药时间,如改为透析后用药;避免透析中进食;采用低温透析或梯度钠浓度透析液进行透析;避免应用醋酸盐透析,采用碳酸氢盐透析液进行透析。

(4)心脏因素导致的应积极治疗原发病及可能的诱因。

(5)有条件时可应用容量监测装置对患者进行透析中血容量监测,避免超滤速度过快。

(6)如透析中低血压反复出现,而上述方法无效,可考虑改变透析方式,如采用单纯超滤、序贯透析和血液滤过,或改为腹膜透析。

(二)肌肉痉挛

多出现在每次透析的中后期。一旦出现应首先寻找诱因,然后根据原因采取处理措施,并在以后的透析中采取措施,预防再次发作。

1. 寻找诱因 是处理的关键。透析中低血压、低血容量、超滤速度过快及应用低钠透析液治疗等导致肌肉血流灌注降低是引起透析中肌肉痉挛最常见的原因;血电解质紊乱和酸碱失衡也可引起肌肉痉挛,如低镁血症、低钙血症、低钾血症等。

2. 治疗 根据诱发原因酌情采取措施,可快速输注生理盐水(0.9% 氯化钠溶液 100 ml,可酌情重复)、高渗葡萄糖溶液或甘露醇溶液,对痉挛肌肉进行外力挤压按摩也有一定疗效。

3. 预防 针对可能的诱发因素,采取措施。

(1)防止透析低血压发生及透析间期体重增长过多,每次透析间期体重增长不超过干体重的 5%。

(2)适当提高透析液钠浓度,采用高钠透析或序贯钠浓度透析。但应注意患者血压及透析间期体重增长。

(3)积极纠正低镁血症、低钙血症和低钾血症等电解质紊乱。

(4)鼓励患者加强肌肉锻炼。

(三)恶心和呕吐

1. 积极寻找原因 常见原因有透析低血压、透析失衡综合征、透析器反应、糖尿病导致的胃轻瘫、透析液受污染或电解质成分异常(如高钠、高钙)等。

2. 处理

(1)对低血压导致者采取紧急处理措施(见透析低血压节)。

(2)在针对病因处理基础上采取对症处理,如应用止吐剂。

(3)加强对患者的观察及护理,避免发生误吸事件,尤其是神智欠清者。

3. 预防　针对诱因采取相应预防措施是避免出现恶心呕吐的关键,如采取措施避免透析中低血压发生。

(四)头痛

1. 积极寻找原因　常见原因有透析失衡综合征、严重高血压和脑血管意外等。对于长期饮用咖啡者,由于透析中咖啡血浓度降低,也可出现头痛表现。

2. 治疗　明确病因,针对病因进行干预。如无脑血管意外等颅内器质性病变,可应用对乙酰氨基酚等止痛对症治疗。

3. 预防　针对诱因采取适当措施是预防关键。包括应用低钠透析,避免透析中高血压发生,规律透析等。

(五)胸痛和背痛

1. 积极寻找原因　常见原因是心绞痛(心肌缺血),其他原因还有透析中溶血、低血压、空气栓塞、透析失衡综合征、心包炎、胸膜炎等。

2. 治疗　在明确病因的基础上采取相应治疗。

3. 预防　应针对胸背疼痛的原因采取相应预防措施。

(六)皮肤瘙痒

是透析患者常见不适症状,有时严重影响患者生活质量。透析治疗会促发或加重症状。

1. 寻找可能原因　尿毒症患者皮肤瘙痒发病机制尚不完全清楚,与尿毒症本身、透析治疗及钙磷代谢紊乱等有关。其中透析过程中发生的皮肤瘙痒需要考虑与透析器反应等变态反应有关。一些药物或肝病也可诱发皮肤瘙痒。

2. 治疗　可采取适当的对症处理措施,包括应用抗组胺药物、外用含镇痛剂的皮肤润滑油等。

3. 预防　针对可能的原因采取相应的预防手段。包括控制患者血清钙、磷和iPTH于适当水平,避免应用一些可能会引起瘙痒的药物,使用生物相容性好的透析器和管路,避免应用对皮肤刺激大的清洁剂,应用一些保湿护肤品以保持皮肤湿度,衣服尽量选用全棉制品等。

(七)失衡综合征

是指发生于透析中或透析后早期,以脑电图异常及全身和神经系统症状为特征的一组病症,轻者可表现为头痛、恶心、呕吐及躁动,重者出现抽搐、意识障碍甚至昏迷。

1. 病因　发病机制是由于血液透析快速清除溶质,导致患者血液溶质浓度快速下降,血浆渗透压下降,血液和脑组织液渗透压差增大,水向脑组织转移,从而引起颅内压增高、颅内pH改变。失衡综合征可以发生在任何一次透析过程中,但多见于首次透析、透前血肌酐和血尿素很高、快速清除毒素(如高效透析)等情况。

2. 治疗

(1)轻者仅需减慢血流速度,以减少溶质清除,减轻血浆渗透压和pH过度变化。对伴肌肉痉挛者可同时输注高张盐水或高渗葡萄糖,并予相应对症处理。如经上述处理仍无缓解,则提前终止透析。

(2)重者(出现抽搐、意识障碍和昏迷)建议立即终止透析,并做出鉴别诊断,排除脑血管意外,同时予输注甘露醇。之后根据治疗反应予其他相应处理。透析失衡综合征引起的昏迷一般于24小时内好转。

3. 预防　针对高危人群采取预防措施,是避免发生透析失衡综合征的关键。

(1)首次透析患者:避免短时间内快速清除大量溶质。首次透析血清尿素氮下降控制在30%～40%以内。建议采用低效透析方法,包括减慢血流速度、缩短每次透析时间(每次透析时间控制在2～3小时内)、应用面积小的透析器等。

(2)维持性透析患者:采用钠浓度曲线透析液序贯透析可降低失衡综合征的发生率。另外,规律和充分透析,增加透析频率、缩短每次透析时间等对预防有益。

(八)透析器反应(表 3.2)

既往又名"首次使用综合征",但也见于透析器复用患者。临床分为两类:A 型反应(过敏反应型)和 B 型反应。其防治程序分别如下。

1. A 型透析器反应 主要发病机制为快速的变态反应,常于透析开始后 5 min 内发生,少数迟至透析开始后 30 分钟。发病率不到 5 次/10 000 透析例次。依据反应轻重可表现为皮肤瘙痒、荨麻疹、咳嗽、喷嚏、流清涕、腹痛、腹泻,甚至呼吸困难、休克、死亡等。一旦考虑 A 型透析器反应,应立即采取处理措施,并寻找原因,采取预防措施,避免以后再次发生。

(1)紧急处理

1)立即停止透析,夹闭血路管,丢弃管路和透析器中血液。

2)予抗组胺药、激素或肾上腺素药物治疗。

3)如出现呼吸循环障碍,立即予心脏呼吸支持治疗。

(2)明确病因:主要是患者对与血液接触的体外循环管路、透析膜等物质发生变态反应所致,可能的致病因素包括透析膜材料、管路和透析器的消毒剂(如环氧乙烷)、透析器复用的消毒液、透析液受污染、肝素过敏等。另外,有过敏病史及高嗜酸细胞血症、血管紧张素转换酶抑制剂(ACEI)应用者,也易出现 A 型反应。

(3)预防措施:依据可能的诱因,采取相应措施。

1)透析前充分冲洗透析器和管路。

2)选用蒸汽或 γ 射线消毒透析器和管路。

3)进行透析器复用。

4)对于高危人群可于透前应用抗组胺药物,并停用 ACEI。

2. B 型反应 常于透析开始后 20 ~ 60 分钟出现,发病率为 3 ~ 5 次/100 透析例次。其发作程度常较轻,多表现为胸痛和背痛。其诊疗过程如下。

(1)明确病因:透析中出现胸痛和背痛,首先应排除心脏等器质性疾病,如心绞痛、心包炎等。如排除后考虑 B 型透析器反应,则应寻找可能的诱因。B 型反应多认为是补体激活所致,与应用新的透析器及生物相容性差的透析器有关。

(2)处理:B 型透析器反应多较轻,予鼻导管吸氧及对症处理即可,常不需终止透析。

(3)预防:采用透析器复用及选择生物相容性好的透析器可预防部分 B 型透析器反应。

表 3.2 透析器反应

项目	A 型透析器反应	B 型透析器反应
发生率	较低,<5 次/10 000 透析例次	3 ~ 5 次/100 透析例次
发生时间	多于透析开始后 5 分钟内,部分迟至 30 分钟	透析开始 30 ~ 60 分钟
症状	程度较重,表现为皮肤瘙痒、荨麻疹、咳嗽、喷嚏、流清涕、腹痛腹泻、呼吸困难、休克、甚至死亡	轻微,表现胸痛和背痛
原因	环氧乙烷、透析膜材料、透析器复用、透析液受污染、肝素过敏、高敏人群及应用 ACEI 等	原因不清,可能与补体激活有关
处理	• 立即终止透析 • 夹闭血路管,丢弃管路和透析器中血液 • 严重者予抗组胺药、激素或肾上腺素药物治疗 • 需要时予心肺支持治疗	• 排除其他引起胸痛原因 • 予对症及支持治疗 • 吸氧 • 如情况好转则继续透析
预后	与原因有关,重者死亡	常于 30 ~ 60 分钟后缓解

续表

项目	A 型透析器反应	B 型透析器反应
预防	• 避免应用环氧乙烷消毒透析器和管路 • 透析前充分冲洗透析器和管路 • 停用 ACEI 药物 • 换用其他类型透析器 • 采用无肝素透析等	• 换用合成膜透析器(生物相容性好的透析器) • 复用透析器可能有一定预防作用

(九)心律失常

多数无症状。其诊疗程序如下。

1. 明确心律失常类型。

2. 找到并纠正诱发因素　常见的诱发因素有血电解质紊乱如高钾血症或低钾血症、低钙血症等,酸碱失衡如酸中毒,心脏器质性疾病等。

3. 合理应用抗心律失常药物及电复律　对于有症状或一些特殊类型心律失常如频发室性心律失常,需要应用抗心律失常药物,但应用时需考虑肾衰竭导致的药物蓄积。建议在有经验的心脏科医生指导下应用。

4. 严重者需安装起搏器　对于重度心动过缓及潜在致命性心律失常者可安装起搏器。

(十)溶血

表现为胸痛、胸部压迫感、呼吸急促、腹痛、发热、畏寒等。一旦发生应立即寻找原因,并采取措施予以处置。

1. 明确病因

(1)血路管相关因素:如狭窄或梗阻等引起对红细胞的机械性损伤。

(2)透析液相关因素:如透析液钠过低,透析液温度过高,透析液受消毒剂、氯胺、漂白粉、铜、锌、甲醛、氟化物、过氧化氢、硝酸盐等污染。

(3)透析中错误输血。

2. 处理　一旦发现溶血,应立即予以处理。

(1)重者应终止透析,夹闭血路管,丢弃管路中血液。

(2)及时纠正贫血,必要时可输新鲜全血,将 Hb 提高至许可范围。

(3)严密监测血钾,避免发生高钾血症。

3. 预防

(1)透析中严密监测血路管压力,一旦压力出现异常,应仔细寻找原因,并及时处理。

(2)避免采用过低钠浓度透析及高温透析。

(3)严格监测透析用水和透析液,严格消毒操作,避免透析液污染。

(十一)空气栓塞

一旦发现应紧急处理,立即抢救。其处理程序如下。

1. 紧急抢救

(1)立即夹闭静脉血路管,停止血泵。

(2)采取左侧卧位,并头和胸部低、脚高位。

(3)心肺支持,包括吸纯氧,采用面罩或气管插管。

(4)如空气量较多,有条件者可予右心房或右心室穿刺抽气。

2. 明确病因　与任何可能导致空气进入管腔部位的连接松开、脱落有关,如动脉穿刺针脱落、管路接口松开或脱落等，另有部分与管路或透析器破损开裂等有关。

3. 预防 空气栓塞一旦发生，死亡率极高。严格遵守血液透析操作规章操作，避免发生空气栓塞。

(1)上机前严格检查管路和透析器有无破损。

(2)做好内瘘针或深静脉插管的固定，透析管路之间、管路与透析器之间的连接。

(3)透析过程中密切观察内瘘针或插管、透析管路连接等有无松动或脱落。

(4)透析结束时不用空气回血。

(5)注意透析机空气报警装置的维护。

(十二)发热

透析相关发热可出现在透析中，表现为透析开始后1~2小时内出现；也可出现在透析结束后。一旦血液透析患者出现发热，应首先分析与血液透析有无关系。如由血液透析引起，则应分析原因，并采取相应的防治措施。

1. 原因

(1)多由致热原进入血液引起，如透析管路和透析器等复用不规范、透析液受污染等。

(2)透析时无菌操作不严，可引起病原体进入血液或原有感染因透析而扩散，而引起发热。

(3)其他少见原因如急性溶血、高温透析等也可出现发热。

2. 处理

(1)对于出现高热患者，首先予对症处理，包括物理降温、口服退热药等，并适当调低透析液温度。

(2)考虑细菌感染时作血培养，并予抗生素治疗。通常由致热原引起者24小时内好转，如无好转应考虑是感染引起，应继续寻找病原体证据和抗生素治疗。

(3)考虑非感染引起者，可以应用小剂量糖皮质激素治疗。

3. 预防

(1)在透析操作、透析管路和透析器复用中应严格规范操作，避免因操作引起致热原污染。

(2)有条件可使用一次性透析器和透析管路。

(3)透析前应充分冲洗透析管路和透析器。

(4)加强透析用水及透析液监测，避免使用受污染的透析液进行透析。

(十三)透析器破膜

1. 紧急处理

(1)一旦发现应立即夹闭透析管路的动脉端和静脉端，丢弃体外循环中血液。

(2)更换新的透析器和透析管路进行透析。

(3)严密监测患者生命体征、症状和体征情况，一旦出现发热、溶血等表现，应采取相应处理措施。

2. 寻找原因

(1)透析器质量问题。

(2)透析器储存不当，如冬天储存在温度过低的环境中。

(3)透析中因凝血或大量超滤等而导致跨膜压过高有关。

(4)对于复用透析器，如复用处理和储存不当、复用次数过多也易发生破膜。

3. 预防

(1)透析前应仔细检查透析器。

(2)透析中严密监测跨膜压，避免出现过高跨膜压。

(3)透析机漏血报警等装置应定期检测，避免发生故障。

(4)透析器复用时应严格进行破膜试验。

(十四)体外循环凝血

1. 原因 寻找体外循环发生凝血的原因是预防以后再次发生及调整抗凝剂用量的重要依据。凝血发生常与不用抗凝剂或抗凝剂用量不足等有关。另外如下因素易促发凝血。

(1)血流速度过慢。

(2)外周血 Hb 过高。

(3)超滤率过高。

(4)透析中输血、血制品或脂肪乳剂。

(5)透析通路再循环过大。

(6)使用了管路中补液壶(引起血液暴露于空气、壶内产生血液泡沫或血液发生湍流)。

2. 处理

(1)轻度凝血:常可通过追加抗凝剂用量,调高血流速度来解决。在治疗中仍应严密检测患者体外循环凝血变化情况,一旦凝血程度加重,应立即回血,更换透析器和管路。

(2)重度凝血:常需立即回血。如凝血重而不能回血,则建议直接丢弃体外循环管路和透析器,不主张强行回血,以免凝血块进入体内发生栓塞事件。

3. 预防

(1)透析治疗前全面评估患者凝血状态、合理选择和应用抗凝剂是预防关键。

(2)加强透析中凝血状况的监测,并早期采取措施进行防治。包括:压力参数改变(动脉压力和静脉压力快速升高、静脉压力快速降低)、管路和透析器血液颜色变暗、透析器见小黑线、管路(动脉壶或静脉壶内)小凝血块出现等。

(3)避免透析中输注血液、血制品和脂肪乳等,特别是输注凝血因子。

(4)定期监测血管通路血流量,避免透析中再循环过大。

(5)避免透析时血流速度过低。如需调低血流速度,且时间较长,应加大抗凝剂用量。

九、血液透析充分性评估

对终末期肾病患者进行充分的血液透析治疗,是提高患者生活质量,减少并发症,改善预后的重要保证。对血液透析进行充分性评估是改进透析,保证透析质量的重要方法。

(一)血液透析充分性评价指标及其标准

广义的透析充分性指患者通过透析治疗达到并维持较好的临床状态,包括血压和容量状态、营养、心功能、贫血、食欲、体力、电解质和酸碱平衡、生活质量等。狭义的透析充分性指标主要是指透析对小分子溶质的清除,常以尿素为代表,即尿素清除指数 Kt/V[包括单室 Kt/V(spKt/V)、平衡 Kt/V(eKt/V)和每周标准 Kt/V(std-Kt/V)]和尿素下降率(URR)。

1. 评价指标

(1)临床综合指标:临床症状如食欲、体力等;体征如水肿、血压等;干体重的准确评价;血液生化指标如血肌酐、尿素氮、电解质、酸碱指标、营养指标包括血清白蛋白等;影像学检查如心脏超声波检查等。

(2)尿素清除指标:URR、spKt/V、eKt/V 和 std-Kt/V。

2. 充分性评估及其标准　达到如下要求即可认为患者得到了充分透析。

(1)患者自我感觉良好。

(2)透析并发症较少,程度较轻。

(3)患者血压和容量状态控制较好。透析间期体重增长不超过干体重 5%,透前血压 $<140/90$ mmHg,透后血压 $<130/80$ mmHg。

(4)血电解质和酸碱平衡指标基本维持于正常范围。

(5)营养状况良好。

(6)血液透析溶质清除较好。具体标准见后。小分子溶质清除指标单次血液透析 URR 达到 65%,spKt/V 达到 1.2;目标值 URR70%,spKt/V1.4。

(二)采取措施达到充分透析

1. 加强患者教育,提高治疗依从性,以保证完成每次设定透析时间及每周透析计划。

2. 控制患者透析间期容量增长。要求透析间期控制钠盐和水分摄入,透析间期体重增长不超过干体重的5%,一般每日体重增长不超过1 kg。

3. 定期评估和调整干体重。

4. 加强饮食指导,定期进行营养状况评估和干预。

5. 通过调整透析时间和透析频率、采用生物相容性和溶质清除性能好的透析器、调整透析参数等方式保证血液透析对毒素的有效充分清除。

6. 通过改变透析模式(如进行透析滤过治疗)及应用高通量透析膜等方法,努力提高血液透析对中大分子毒素的清除能力。

7. 定期对心血管、贫血、钙磷和骨代谢等尿毒症合并症或并发症进行评估,并及时调整治疗方案。

(三)*Kt/V* 测定及评估

Kt/V 是评价小分子溶质清除量的重要指标。主要是根据尿素动力学模型,通过测定透析前后血尿素水平并计算得来。目前常用的是 sp*Kt/V*、e*Kt/V* 和 std-*Kt/V*,其中 sp*Kt/V* 因计算相对简单而应用较广。

1. sp*Kt/V* 计算

sp*Kt/V* = -ln[透后血尿素/透前血尿素 -0.008×治疗时间]+[4-3.5×透后血尿素/透前血尿素]×(透后体重-透前体重)/透后体重

治疗时间单位:小时。

2. e*Kt/V* 计算

是基于 sp*Kt/V* 计算得来。根据血管通路不同,计算公式也不同。

(1)动静脉内瘘者

$$eKt/V = spKt/V-(0.6 \times spKt/V)+0.03$$

(2)中心静脉置管者

$$eKt/V = spKt/V-(0.47 \times spKt/V)+0.02$$

3. *Kt/V* 评价标准:当 Kru<2 ml/(min·1.73 m^2)时,每周3次透析患者达到最低要求 sp*Kt/V*1.2(或 e*Kt/V*1.0,不包括 Kru),相当于 std*Kt/V*2.0;如每次透析时间短于5小时,达到 URR65%。目标值是 sp*Kt/V*1.4(或 e*Kt/V*1.2,不包括 Kru),URR 70%。当 Kru 2 ml/(min·1.73 m^2)时,sp*Kt/V* 的最低要求可略有降低(具体见下),目标值应该比最低要求高15%。

(1)残肾尿素清除率(Kru)2 ml/(min·1.73 m^2)时〔相当于 GFR4.0 ml/(min·1.73 m^2)〕,sp*Kt/V* 的最低要求:

1)每周3次透析:sp*Kt/V* 需达到1.2。

2)每周4次透析:sp*Kt/V* 需达到0.8。

(2)Kru≥2 ml/(min·1.73 m^2)时,sp*Kt/V* 的最低要求:

1)当 Kru 3 ml/(min·1.73 m^2)时,可考虑每周2次透析 sp*Kt/V* 需达到2.0。

2)每周3次透析,sp*Kt/V* 需达到0.9。

3)每周4次透析,sp*Kt/V* 需达到0.6。

表3.3 不同残肾功能和透析频率时 spt/V 最低要求

透析次数(次/周)	Kru<2 ml/(min·1.73 m^2)	Kru 2 ml/(min·1.73 m^2)
2	不推荐	2.0*
3	1.2	0.9
4	0.8	0.6
6	0.5	0.4

注:*一般不推荐每周2次透析,除非 Kru>3 ml/(min·1.73 m^2)。

为保证透析充分,要求无残肾功能、每周 3 次透析患者每次透析时间最少不能小于 3 小时,每周透析时间需 10 小时以上。

4. 血标本的留取　采取准确的抽血方法是保证精确评价患者 *Kt/V* 的前提。根据患者血管通路及抽血时间等的不同,操作规程如下。

(1)透前抽血

1)动静脉内瘘者:于透析开始前从静脉端内瘘穿刺针处直接抽血。

2)深静脉置管者:于透前先抽取 10 ml 血液并丢弃后,再抽血样送检。避免血液标本被肝素封管溶液等稀释。

(2)透后抽血:为排除透析及透后尿素反弹等因素影响血尿素水平,要求在透析将结束时,采取如下抽血方法:

1)方法 1:首先设定超滤速度为 0,然后减慢血流速度至 50 ml/min 维持 10 秒钟,停止血泵,于 20 秒钟内从动脉端抽取血标本。或首先设定超滤速度为 0,然后减慢血流速度至 100 ml/min,15 ~ 30 秒钟后从动脉端抽取血标本。

2)方法 2:首先设定超滤速度为 0,然后将透析液设置为旁路,血流仍以正常速度运转 3 ~ 5 分钟后,从血路管任何部位抽取血标本。

5. *Kt/V* 监测　对于透析稳定患者,建议至少每 3 个月评估 1 次;对于不稳定患者,建议每月评估 1 次。

6. *Kt/V* 不达标者,首先应寻找原因,并根据原因予以纠正。

(1)原因分析

1)治疗时间:治疗时间没有达到透析处方要求。①透析中出现并发症而提前停止或中间暂停透析;②患者晚到或因穿刺困难而影响治疗时间;③透析机是否因报警等原因而使实际透析时间短于处方透析时间;④提前终止透析。

2)血流速度:分析绝对血流速度是否达到透析处方要求。①因血管通路或透析并发症原因,透析中减慢了血流速度;②血流速度相对降低:如血管通路因素导致血流速度难以达到透析处方要求,此时虽然设定血流速度较高,但很大部分为再循环血流,为无效血流。

3)血标本采集:血标本采集不规范可影响 *Kt/V* 的估算。①检查透前血标本采集是否规范,如是否在开始前采血、中心静脉导管患者抽取送检的血标本前是否把封管液全部抽出并弃除;②检查透后抽血是否规范,如是否停止了超滤、血流速度是否调低或停止血泵、是否把透析液设置为旁路、血流调低后是否有一定的稳定时间再抽血;③抽血部位是否正确。

4)透析器:应对透析器进行分析及检测。①透析器内是否有凝血;②透析器选择是否合适(如选择了小面积或 KoA 小的透析器);③是否高估了透析器性能,如透析器说明书上的清除率数据高于实际清除性能。

5)血液检测:①如怀疑血液检测有问题,应该再次抽血重新检测,或送检其他单位;②抽取的血样应尽快送检,否则会影响检测结果。

6)其他:①透析液流速设置错误;②错误关闭了透析液(使透析液旁路了);③患者机体内尿素分布异常,如心功能异常患者外周组织中尿素蓄积量增大。

(2)透析方案调整流程

1)保证每次透析时间,必要时需要适当延长透析时间。

2)保证透析中血流速度达到处方要求。

3)严格规范采血,以准确评估 *Kt/V*。

4)定期评估血管通路,检测血流量及再循环情况。要求至少 3 个月检测 1 次。

5)合理选用透析器。

6)治疗中严密监测,包括管路和透析器凝血、各种压力监测结果、各种透析参数设置是否正确等。

第四章 血液滤过

一、定义及概述

血液滤过(HF)模仿正常人肾小球滤过和肾小管重吸收原理,以对流方式清除体内过多的水分和尿毒症毒素。与血液透析相比,血液滤过具有对血流动力学影响小,中分子物质清除率高等优点。

二、适应证和禁忌证

(一)适应证

HF适合急、慢性肾衰竭患者,特别是伴以下情况者:

1. 常规透析易发生低血压。
2. 顽固性高血压。
3. 常规透析不能控制的体液过多和心力衰竭。
4. 严重继发性甲状旁腺功能亢进。
5. 尿毒症神经病变。
6. 心血管功能不稳定、多器官功能衰竭及病情危重患者。

(二)禁忌证

HF无绝对禁忌证,但出现如下情况时应慎用:

1. 药物难以纠正的严重休克或低血压。
2. 严重心肌病变导致的心力衰竭。
3. 严重心律失常。
4. 精神障碍不能配合血液净化治疗。

三、治疗前患者评估

参照血液透析章。

四、治疗方式和处方

(一)方式

前稀释置换法(置换液在血滤器之前输入)、后稀释置换法(置换液在血滤器之后输入)或混合稀释法(置换液在血滤器前及后输入)。

(二)处方

通常每次HF治疗4小时,建议血流量>250 ml/min。

1. 前稀释置换法　优点是血流阻力小,滤过率稳定,残余血量少和不易形成滤过膜上的蛋白覆盖层。缺点是清除率低,所需置换液量较大。建议前稀释法置换量不低于40~50 L。患者需做无肝素血滤时,建议选择本方式。

2. 后稀释置换法　置换液用量较前稀释法少,清除效率较前稀释置换法高;但高凝状态的患者容易导致滤器凝血。后稀释法置换量为20~30 L。一般患者均可选择本置换法,但有高凝倾向的患者不宜选择本方式。

3. 混合稀释法　清除效率较高,滤器不易堵塞,对于红细胞压积高者较实用。置换量可参考前稀释法。

五、血管通路(见血管通路章节)

包括以下几种通路:

1. 临时性血管通路　中心静脉导管。

2. 永久性血管通路　动-静脉内瘘、移植血管、中心静脉长期留置导管等。

六、抗凝

(一)治疗前患者凝血状态评估和抗凝药物的选择

参照血液净化的抗凝治疗章节。

(二)抗凝方案

1. 普通肝素　一般首剂量 0.3～0.5 mg/kg,追加剂量 5～10 mg/h,间歇性静脉注射或持续性静脉输注(常用);血液透析结束前 30～60 分钟停止追加。应依据患者的凝血状态个体化调整剂量。

2. 低分子量肝素　一般选择 60～80 IU/kg,推荐在治疗前 20～30 分钟静脉注射,无须追加剂量。

3. 局部枸橼酸抗凝　枸橼酸浓度为 4%～46.7%,以临床常用的一般给予 4% 枸橼酸钠为例,4% 枸橼酸钠 180 ml/h 滤器前持续注入,控制滤器后的游离钙离子浓度 0.25～0.35 mmol/L;在静脉端给予 0.056 mmol/L 氯化钙生理盐水(10% 氯化钙 80 ml 加入到 1 000 ml 生理盐水中)40 ml/h,控制患者体内游离钙离子浓度 1.0～1.35 mmol/L;直至血液净化治疗结束。也可采用枸橼酸置换液实施。重要的是,临床应用局部枸橼酸抗凝时,需要考虑患者实际血流量、并应依据游离钙离子的检测相应调整枸橼酸钠(或枸橼酸置换液)和氯化钙生理盐水的输入速度。

4. 阿加曲班　一般首剂量 250 μg/kg、追加剂量 2 μg/(kg · min),或 2 μg/(kg · min)持续滤器前给药,应依据患者血浆部分活化凝血酶原时间的监测,调整剂量。

5. 无抗凝剂　治疗前给予 40 mg/L 的肝素生理盐水预冲、保留灌注 20 分钟后,再给予生理盐水 500 ml冲洗;血液净化治疗过程中每 30～60 分钟,给予 100～200 ml 生理盐水冲洗管路和滤器。

(三)抗凝治疗的监测和并发症处理

参照血液净化的抗凝治疗章节。

七、血滤器选择

要求使用高通量透析器或滤器。

(一)具有高水分通透性和高溶质滤过率,有足够的超滤系数〔通常≥50 ml/(h · mmHg)〕,以保证中小分子毒素被有效清除。

(二)根据患者体表面积选择滤器的膜面积。

八、置换液

(一)置换液的组成

1. 无菌、无致热原　置换液内毒素 <0.03 EU/ml、细菌数 $<1\times10^{-6}$ cfu/ml。

2. 置换液的成分　应与细胞外液一致。尽量做到个体化治疗,做到可调钠、钙。常用置换液配方(mmol/L):钠 135～145、钾 2.0～3.0、钙 1.25～1.75、镁 0.5～0.75、氯 103～110、碳酸氢盐 30～34。

(二)置换液的制备

血液滤过的置换液必须为无菌、无病毒和无致热原,制备方式有以下两种:

1. 联机法(on-line)　为目前主要方式,反渗水与浓缩液按比例稀释制备成置换液,再经过滤后输入体内。

2. 用静脉输液制剂制作　按前述置换液成分配制,并根据患者具体情况进行调整,价格昂贵,临床基本不使用。

九、操作程序及监测

(一)操作流程如图

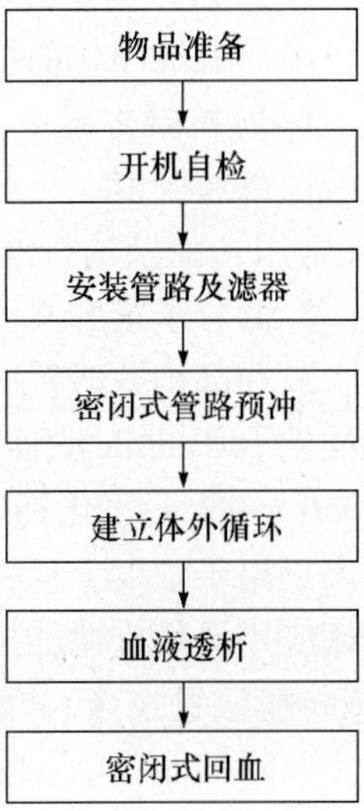

(二)操作步骤

1. 物品准备　血液滤过器、血液滤过管路、安全导管(补液装置)、穿刺针、无菌治疗巾、生理盐水、一次性冲洗管、消毒物品、止血带、一次性手套、透析液等。

2. 开机自检

(1)检查透析机电路连接是否正常。

(2)打开机器电源总开关。

(3)按照要求进行机器自检。

3. 血液滤过器和管路的安装

(1)检查血液滤过器及管路有无破损,外包装是否完好。

(2)查看有效日期、型号。

(3)按照无菌原则进行操作。

(4)安装管路顺序按照体外循环的血流方向依次安装。

(5)置换液连接管安装按照置换液流向顺序安装。

4. 密闭式预冲

(1)静脉端向上安装血液滤过器,滤出液口放置在滤器上方。

(2)启动透析机血泵 80~100 ml/min,用生理盐水先排净管路和血液滤过器血室气体。生理盐水流向为动脉端→透析器→静脉端,不得逆向预冲。

(3)机器在线预冲通过置换液连接管使用机器在线产生的置换液按照体外循环血流方向密闭冲洗。

(4)生理盐水预冲量应严格按照血液滤过器说明书中的要求;若需要进行闭式循环或肝素生理盐水预冲,应在生理盐水预冲量达到后再进行。

(5)推荐预冲生理盐水直接流入废液收集袋中,并且废液收集袋放于机器液体架上,不得低于操作者腰部以下;不建议预冲生理盐水直接流入开放式废液桶中。

(6)冲洗完毕后根据医嘱设置治疗参数。

5. 建立体外循环(上机)

(1)血管通路准备

1)动静脉内瘘穿刺:①检查血管通路:有无红肿,渗血,硬结;并摸清血管走向和搏动。②选择穿刺点后,用碘伏消毒穿刺部位。③根据血管的粗细和血流量要求等选择穿刺针。④采用阶梯式、钮扣式等方法,以合适的角度穿刺血管。先穿刺静脉,再穿刺动脉,动脉端穿刺点距动静脉内瘘口 3 cm 以上、动静脉穿刺点的距离 10 cm 以上为宜,固定穿刺针。⑤根据医嘱推注首剂量肝素(使用低分子量肝素作为抗凝剂,应根据医嘱上机前静脉一次性注射)。

2)中心静脉留置导管连接:①准备碘伏消毒棉签和医用垃圾袋。②打开静脉导管外层敷料。③患者头偏向对侧,将无菌治疗巾垫于静脉导管下。④取下静脉导管内层敷料,将导管放于无菌治疗巾上。⑤分别消毒导管和导管夹子,放于无菌治疗巾内。⑥先检查导管夹子处于夹闭状态,再取下导管肝素帽。⑦分别消毒导管接头。⑧用注射器回抽导管内封管肝素,推注在纱布上检查是否有凝血块,回抽量为动、静脉管各 2 ml 左右。如果导管回血流不畅时,认真查找原因,严禁使用注射器用力推注导管腔。⑨根据医嘱从导管静脉端推注首剂量肝素(使用低分子量肝素作为抗凝剂,应根据医嘱上机前静脉一次性注射),连接体外循环。⑩医疗污物放于医疗垃圾桶中。

(2)血液滤过中的监测

1)体外循环建立后,立即测量血压、脉搏,询问患者的自我感觉,详细记录在血液滤过记录单上。

2)自我查对:①按照体外循环管路走向的顺序,依次查对体外循环管路系统各连接处和管路开口处,未使用的管路开口应处于加帽密封和夹闭管夹的双保险状态;②根据医嘱查对机器治疗参数。

3)双人查对:自我查对后,与另一名护士同时再次查对上述内容,并在治疗记录单上签字。

4)血液滤过治疗过程中,每小时 1 次仔细询问患者自我感觉,测量血压、脉搏,观察穿刺部位有无渗血、穿刺针有无脱出移位,并准确记录。

5)如果患者血压、脉搏等生命体征出现明显变化,应随时监测,必要时给予心电监护。

6. 回血下机

(1)基本方法

1)消毒用于回血的生理盐水瓶塞和瓶口。

2)插入无菌大针头,放置在机器顶部。

3)调整血液流量至 50 ~ 100 ml/min。

4)关闭血泵。夹闭动脉穿刺针夹子,拔出动脉针,按压穿刺部位。

5)拧下穿刺针,将动脉管路与生理盐水上的无菌大针头连接。

6)打开血泵,用生理盐水全程回血。回血过程中,可使用双手揉搓血液滤过器,但不得用手挤压静脉端管路;当生理盐水回输至静脉壶、安全夹自动关闭后,停止继续回血;不宜将管路从安全夹中强制取出,将管路液体完全回输至患者体内(否则易发生凝血块入血或空气栓塞)。

7)夹闭静脉管路夹子和静脉穿刺针处夹子,拔出静脉针,压迫穿刺部位 2 ~ 3 分钟。用弹力绷带或胶布加压包扎动、静脉穿刺部位 10 ~ 20 分钟后,检查动、静脉穿刺针部位无出血或渗血后松开包扎带。

8)整理用物。测量生命体征,记录治疗单,签名。

9)治疗结束嘱患者平卧 10 ~ 20 分钟,生命体征平稳,穿刺部位无出血,听诊内瘘杂音良好。

10)向患者交代注意事项,送患者离开血净中心。

(2)推荐密闭式回血下机

1)调整血液流量至 50 ~ 100 ml/min。

2)打开动脉端预冲侧管,用生理盐水将残留在动脉侧管内的血液回输到动脉壶。

3)关闭血泵,靠重力将动脉侧管近心侧的血液回输入患者体内。

4)夹闭动脉管路夹子和动脉穿刺针处夹子。

5)打开血泵,用生理盐水全程回血。回血过程中,可使用双手揉搓滤器,但不得用手挤压静脉端管路。当生理盐水回输至静脉壶、安全夹自动关闭后,停止继续回血。不宜将管路从安全夹中强制取出,将管路液体完全回输至患者体内(否则易发生凝血块入血或空气栓塞)。

6)夹闭静脉管路夹子和静脉穿刺针处夹子。

7)先拔出动脉内瘘针,再拔出静脉内瘘针,压迫穿刺部位 2 ~ 3 分钟。用弹力绷带或胶布加压包扎动、静脉穿刺部位 10 ~ 20 分钟后,检查动、静脉穿刺针部位无出血或渗血后松开包扎带。

8)整理用物。测量生命体征,记录治疗单,签名。

9)治疗结束嘱患者平卧 10 ~ 20 分钟,生命体征平稳,穿刺点无出血,听诊内瘘杂音良好。

10)向患者交代注意事项,送患者离开血净中心。

十、并发症及处理

血液滤过可能出现与血液透析相同的并发症,详见血液透析章节,除此之外还可出现以下并发症:

(一)致热原反应和败血症

1. 原因　HF 时需输入大量置换液,如置换液被污染可发生发热和败血症。

2. 防治措施

(1)定期检测反渗水、透析液及置换液的细菌和内毒素。

(2)定期更换内毒素过滤器。

(3)置换液配制过程无菌操作。

(4)使用前必须严格检查置换液、血滤器及管道的包装与有效使用日期,检查置换液的颜色与透明度。

(5)出现发热者,应同时做血液和置换液细菌培养及置换液内毒素检测。

(6)抗生素治疗。

(二)氨基酸与蛋白质丢失

1. 原因　随大量置换液滤出。

2. 治疗　建议增加饮食中的蛋白质摄入量。

第五章　血液透析滤过

一、定义及概述

血液透析滤过(HDF)是血液透析和血液滤过的结合,具有两种治疗模式的优点,可通过弥散和对流两种机制清除溶质,在单位时间内比单独的血液透析或血液滤过清除更多的中小分子物质。

二、适应证和禁忌证

(一)血液透析滤过适应证与血液滤过相似。

(二)血液透析滤过禁忌证同血液透析。

三、治疗前患者评估

同血液透析及血液滤过。

四、治疗方式和处方

(一)治疗方式

前稀释置换法、后稀释置换法及混合稀释法。

(二)处方

1. 常需较快的血流速度(建议大于 250 ml/min)和透析液流速(500 ~ 800 ml/min),以清除适量的溶质。

2. 置换液补充量　后稀释置换法为 15 ~ 25 L,前稀释置换法为 30 ~ 50 L。为防止跨膜压报警,置换量的设定需根据血流速度进行调整。

五、血管通路

见血管通路章节。同血液透析及血液滤过。

六、抗凝

(一)治疗前患者凝血状态评估和抗凝药物的选择

参照血液净化的抗凝治疗章节。

(二)抗凝方案

1. 普通肝素　一般首剂量 0.3 ~ 0.5 mg/kg,追加剂量 5 ~ 10 mg/h,间歇性静脉注射或持续性静脉输注(常用);血液透析结束前 30 ~ 60 分钟停止追加。应依据患者的凝血状态个体化调整剂量。

2. 低分子量肝素　一般选择 60 ~ 80 IU/kg,推荐在治疗前 20 ~ 30 分钟静脉注射,无须追加剂量。

3. 局部枸橼酸抗凝　枸橼酸浓度为 4% ~ 46.7%,以临床常用的一般给予 4% 枸橼酸钠为例,4% 枸橼酸钠 180 ml/h 滤器前持续注入,控制滤器后的游离钙离子浓度 0.25 ~ 0.35 mmol/L;在静脉端给予 0.056 mmol/L 氯化钙生理盐水(10% 氯化钙 80 ml 加入到 1 000 ml 生理盐水中)40 ml/h,控制患者体内游离钙离子浓度 1.0 ~ 1.35 mmol/L;直至血液净化治疗结束。也可采用枸橼酸置换液实施。重要的是,临床应用局部枸橼酸抗凝时,需要考虑患者实际血流量、并应依据游离钙离子的检测相应调整枸橼酸钠(或枸橼酸置换液)和氯化钙生理盐水的输入速度。

4. 阿加曲班　一般首剂量 250 μg/kg、追加剂量 2 μg/(kg · min),或 2 μg/(kg · min)持续滤器前给药,应依据患者血浆部分活化凝血酶原时间的监测,调整剂量。

5. 无抗凝剂　治疗前给予 4 mg/dl 的肝素生理盐水预冲、保留灌注 20 分钟后,再给予生理盐水

500 ml冲洗;血液净化治疗过程每30～60分钟,给予100～200 ml生理盐水冲洗管路和滤器。

(三)抗凝治疗的监测和并发症处理

参照血液净化的抗凝治疗章节

七、血滤器选择

HDF使用的透析器与HF使用的透析器类似,为高通量透析器或滤器。

八、置换液

见血液滤过章节。

九、操作程序及监测

(一)物品准备

血液透析滤过器、血液透析滤过管路、安全导管(补液装置)、穿刺针、无菌治疗巾、生理盐水、一次性冲洗管、消毒物品、止血带、一次性手套、透析液等。

(二)开机自检

1. 检查透析机电源线连接是否正常。
2. 打开机器电源总开关。
3. 按照要求进行机器自检。

(三)血液透析滤过器和管路的安装

1. 检查血液透析滤过器及管路有无破损,外包装是否完好。
2. 查看有效日期、型号。
3. 按照无菌原则进行操作。
4. 安装管路顺序按照体外循环的血流方向依次安装。
5. 置换液连接管安装按照置换液流向顺序安装。

(四)密闭式预冲

1. 启动透析机血泵80～100 ml/min,用生理盐水先排净管路和血液透析滤过器血室(膜内)气体。生理盐水流向为动脉端→透析器→静脉端,不得逆向预冲。
2. 将泵速调至200～300 ml/min,连接透析液接头与血液透析滤过器旁路,排净透析器透析液室(膜外)气体。
3. 机器在线预冲通过置换液连接管,使用机器在线产生的置换液,按照体外循环血流方向密闭冲洗。
4. 生理盐水预冲量应严格按照血液透析滤过器说明书中的要求;若需要进行闭式循环或肝素生理盐水预冲,应在生理盐水预冲量达到后再进行。
5. 推荐预冲生理盐水直接流入废液收集袋中,并且废液收集袋放于机器液体架上,不得低于操作者腰部以下;不建议预冲生理盐水直接流入开放式废液桶中。
6. 冲洗完毕后根据医嘱设置治疗参数。

(五)建立体外循环(上机)

1. 血管通路准备

(1)动静脉内瘘穿刺

1)检查血管通路:有无红肿,渗血,硬结;并摸清血管走向和搏动。

2)选择穿刺点后,用碘伏消毒穿刺部位。

3)根据血管的粗细和血流量要求等选择穿刺针。

4)采用阶梯式、钮扣式等方法,以合适的角度穿刺血管。先穿刺静脉,再穿刺动脉,动脉端穿刺点距动静脉内瘘口 3 cm 以上、动静脉穿刺点的距离 10 cm 以上为宜,固定穿刺针。根据医嘱推注首剂量肝素(使用低分子量肝素作为抗凝剂,应根据医嘱上机前静脉一次性注射)。

(2)中心静脉留置导管连接

1)准备碘伏消毒棉签和医用垃圾袋。

2)打开静脉导管外层敷料。

3)患者头偏向对侧,将无菌治疗巾垫于静脉导管下。

4)取下静脉导管内层敷料,将导管放于无菌治疗巾上。

5)分别消毒导管和导管夹子,放于无菌治疗巾内。

6)先检查导管夹子处于夹闭状态,再取下导管肝素帽。

7)分别消毒导管接头。

8)用注射器回抽导管内封管肝素,推注在纱布上检查是否有凝血块,回抽量为动、静脉管各 2 ml 左右。如果导管回抽血流不畅时,认真查找原因,严禁使用注射器用力推注导管腔。

9)根据医嘱从导管静脉端推注首剂量肝素(使用低分子量肝素作为抗凝剂时,应根据医嘱在上机前静脉一次性注射),连接体外循环。

10)医疗污物放于医疗垃圾桶中。

2. 血液透析滤过中的监测

(1)体外循环建立后,立即测量血压、脉搏,询问患者的自我感觉,详细记录在血液滤过记录单上。

(2)自我查对

1)按照体外循环管路走向的顺序,依次查对体外循环管路系统各连接处和管路开口处,未使用的管路开口应处于加帽密封和夹闭管夹的双保险状态。

2)根据医嘱查对机器治疗参数。

(3)双人查对:自我查对后,与另一名护士同时再次查对上述内容,并在治疗记录单上签字。

(4)血液滤过治疗过程中,每一小时仔细询问患者自我感觉,测量血压、脉搏,观察穿刺部位有无渗血、穿刺针有无脱出移位,并准确记录。

(5)如果患者血压、脉搏等生命体征出现明显变化,应随时监测,必要时给予心电监护。

(六)回血(下机)

1. 基本方法

(1)消毒用于回血的生理盐水瓶塞和瓶口。

(2)插入无菌大针头,放置在机器顶部。

(3)调整血液流量至 50 ~ 100 ml/min。

(4)关闭血泵。夹闭动脉穿刺针夹子,拔出动脉针,按压穿刺部位。

(5)拧下穿刺针,将动脉管路与生理盐水上的无菌大针头连接。

(6)打开血泵,用生理盐水全程回血。回血过程中,可使用双手揉搓血液滤过器,但不得用手挤压静脉端管路;当生理盐水回输至静脉壶、安全夹自动关闭后,停止继续回血;不宜将管路从安全夹中强制取出,将管路液体完全回输至患者体内(否则易发生凝血块入血或空气栓塞)。

(7)夹闭静脉管路夹子和静脉穿刺针处夹子,拔出静脉针,压迫穿刺部位 2 ~ 3 分钟。用弹力绷带或胶布加压包扎动、静脉穿刺部位 10 ~ 20 分钟后,检查动、静脉穿刺针部位无出血或渗血后松开包扎带。

(8)整理用物。测量生命体征,记录治疗单,签名。

(9)治疗结束嘱患者平卧 10 ~ 20 分钟,生命体征平稳,穿刺部位无出血,听诊内瘘杂音良好。

(10)向患者交代注意事项,送患者离开血液净化中心。

2. 推荐密闭式回血(下机)

(1)调整血液流量至 50 ~ 100 ml/min。

(2)打开动脉端预冲侧管,用生理盐水将残留在动脉侧管内的血液回输到动脉壶。

(3)关闭血泵,靠重力将动脉侧管近心侧的血液回输入患者体内。

(4)夹闭动脉管路夹子和动脉穿刺针处夹子。

(5)打开血泵,用生理盐水全程回血。回血过程中,可使用双手揉搓滤器,但不得用手挤压静脉端管路。当生理盐水回输至静脉壶、安全夹自动关闭后,停止继续回血。不宜将管路从安全夹中强制取出,将管路液体完全回输至患者体内(否则易发生凝血块入血或空气栓塞)。

(6)夹闭静脉管路夹子和静脉穿刺针处夹子。

(7)先拔出动脉内瘘针,再拔出静脉内瘘针,压迫穿刺部位2~3分钟。用弹力绷带或胶布加压包扎动、静脉穿刺部位10~20分钟后,检查动、静脉穿刺针部位无出血或渗血后松开包扎带。

(8)整理用物。测量生命体征,记录治疗单,签名。

(9)治疗结束嘱患者平卧10~20分钟,生命体征平稳,穿刺点无出血,听诊内瘘杂音良好。

(10)向患者交代注意事项,送患者离开血净中心。

十、并发症及处理

(一)反超滤

1. 原因　低静脉压、低超滤率或采用高超滤系数的透析器时,在透析器出口,血液侧的压力可能低于透析液侧,从而出现反超滤,严重时可致患者肺水肿。临床不常见。

2. 预防　调整适当TMP(100~400 mmHg)及血流量(常大于250 ml/min)。

(二)蛋白丢失

高通量透析膜的应用,使得白蛋白很容易丢失,在行HDF治疗时,白蛋白丢失增多,尤其是后稀释置换法。

(三)缺失综合征

高通量血液透析能增加可溶性维生素、蛋白、微量元素和小分子多肽等物质的丢失。因此,在行血液透析滤过治疗时,应及时补充营养。

第六章　连续性肾脏替代疗法

一、定义及概述

连续性肾脏替代治疗(continuous renalreplacement therapy,CRRT)是指一组体外血液净化的治疗技术,是所有连续、缓慢清除水分和溶质治疗方式的总称。传统 CRRT 技术每天持续治疗 24 小时,目前临床上常根据患者病情治疗时间做适当调整。CRRT 的治疗目的已不仅仅局限于替代功能受损的肾脏,近来更扩展到常见危重疾病的急救,成为各种危重病救治中最重要的支持措施之一,与机械通气和全胃肠外营养地位同样重要。目前主要包括以下技术。

1. 缓慢连续超滤(slow continuous ultrafiltration,SCUF)
2. 连续性静－静脉血液滤过(continuous venovenous hemofiltration,CVVH)
3. 连续性静－静脉血液透析滤过(continuous venovenous hemodiafiltration,CVVHDF)
4. 连续性静－静脉血液透析(continuous venovenous hemodialysis,CVVHD)
5. 连续性高通量透析(continuous high fluxdialysis,CHFD)
6. 连续性高容量血液滤过(high volume hemofiltration,HVHF)
7. 连续性血浆滤过吸附(continuous plasmafiltration adsorption,CPFA)

二、适应证和禁忌证

(一)适应证

1. 肾脏疾病

(1)重症急性肾损伤(AKI):伴血流动力学不稳定和需要持续清除过多水或毒性物质,如 AKI 合并严重电解质紊乱、酸碱代谢失衡、心力衰竭、肺水肿、脑水肿、急性呼吸窘迫综合征(ARDS)、外科术后、严重感染等。

(2)慢性肾衰竭(CRF):合并急性肺水肿、尿毒症脑病、心力衰竭、血流动力学不稳定等。

2. 非肾脏疾病　包括多器官功能衰竭障碍综合征(MODS)、脓毒血症或败血症性休克、急性呼吸窘迫综合征(ARDS)、挤压综合征、乳酸酸中毒、急性重症胰腺炎、心肺体外循环手术、慢性心力衰竭、肝性脑病、药物或毒物中毒、严重液体潴留、需要大量补液、电解质和酸碱代谢紊乱、肿瘤溶解综合征、过高热等。

(二)禁忌证

CRRT 无绝对禁忌证,但存在以下情况时应慎用。

1. 无法建立合适的血管通路。
2. 严重的凝血功能障碍。
3. 严重的活动性出血,特别是颅内出血。

三、治疗前患者评估

选择合适的治疗对象,以保证 CRRT 的有效性及安全性。患者是否需要 CRRT 治疗应由有资质的肾脏专科或 ICU 医师决定。肾脏专科或 ICU 医师负责患者的筛选、治疗方案的确定等。

四、治疗时机

急性单纯性肾损伤患者血肌酐 $>354\ \mu mol/L$,或尿量 $<0.3\ ml/(kg \cdot h)$,持续 24 小时以上,或无尿达 12 小时;急性重症肾损伤患者血肌酐增至基线水平 2 ~ 3 倍,或尿量 $<0.5\ ml/(kg \cdot h)$,时间达 12 小时,即可行 CRRT。对于脓毒血症、急性重症胰腺炎、MODS、ARDS 等危重病患者应及早开始 CRRT 治疗。

当有下列情况时,立即给予治疗:严重并发症经药物治疗等不能有效控制者,如容量过多包括急性心力衰竭,电解质紊乱,代谢性酸中毒等。

五、治疗方式和处方

(一)治疗模式选择

临床上应根据病情严重程度以及不同病因采取相应的 CRRT 模式及设定参数。常用 CRRT 模式比较见表 6.1。SCUF 和 CVVH 用于清除过多液体为主的治疗;CVVHD 用于高分解代谢需要清除大量小分子溶质的患者;CHFD 适用于 ARF 伴高分解代谢者;CVVHDF 有利于清除炎症介质,适用于脓毒症患者;CPFA 主要用于去除内毒素及炎症介质。

表 6.1 CRRT 常用治疗模式比较

	SCUF	CVVH	CVVHD	CVVHDF
血流量(ml/min)	50 ~ 100	50 ~ 200	50 ~ 200	50 ~ 200
透析液流量(ml/min)	–	–	10 ~ 20	10 ~ 20
清除率(L/24h)		12 ~ 36	14 ~ 36	20 ~ 40
超滤率(ml/min)	2 ~ 5	8 ~ 25	2 ~ 4	8 ~ 12
中分子清除力	+	+ + +	–	+ + +
血滤器/透析器	高通量	高通量	低通量	高通量
置换液	无	需要	无	需要
溶质转运方式	无	对流	弥散	对流 + 弥散
有效性	用于清除液体	清除较大分子物质	清除小分子物质	清除中小分子物质

(二)透析剂量

推荐采用体重标化的超滤率作为剂量单位〔ml/(kg · h)〕。CVVH 后置换模式超滤率至少达到35 ~ 45 ml/(h · kg)才能获得理想的疗效,尤其是在脓毒症、SIRS、MODS 等以清除炎症介质为主的情况下,更提倡采用高容量模式。

六、血管通路

1. 临时导管　常用的有颈内、锁骨下及股静脉双腔留置导管,右侧颈内静脉插管为首选,置管时应严格无菌操作。提倡在 B 超引导下置管,可提高成功率和安全性。

2. 带涤纶环长期导管　若预计治疗时间超过 3 周,使用带涤纶环的长期导管,首选右颈内静脉。

七、抗凝

(一)治疗前患者凝血状态评估和抗凝药物的选择

参照血液净化的抗凝治疗章节。

(二)抗凝方案

1. 普通肝素　采用前稀释的患者,一般首剂量 15 ~ 20 mg,追加剂量 5 ~ 10 mg/h,静脉注射;采用后稀释的患者,一般首剂量 20 ~ 30 mg,追加剂量 8 ~ 15 mg/h,静脉注射;治疗结束前 30 ~ 60 分钟停止追加。抗凝药物的剂量依据患者的凝血状态个体化调整;治疗时间越长,给予的追加剂量应逐渐减少。

2. 低分子量肝素　首剂量 60 ~ 80 IU/kg,推荐在治疗前 20 ~ 30 分钟静脉注射;追加剂量 30 ~ 40 IU/kg,每 4 ~ 6 小时静脉注射,治疗时间越长,给予的追加剂量应逐渐减少。有条件的单位应监测血浆抗凝血因子 Xa 活性,根据测定结果调整剂量。

3. 局部枸橼酸抗凝　枸橼酸浓度为 4% ~ 46.7%,以临床常用的一般给予 4% 枸橼酸钠为例,4% 枸橼酸钠 180 ml/h 滤器前持续注入,控制滤器后的游离钙离子浓度 0.25 ~ 0.35 mmol/L;在静脉端给予

0.056 mmol/L 氯化钙生理盐水(10% 氯化钙 80 ml 加入到 1 000 ml 生理盐水中)40 ml/h,控制患者体内游离钙离子浓度 1.0～1.35 mmol/L;直至血液净化治疗结束。也可采用枸橼酸置换液实施。重要的是,临床应用局部枸橼酸抗凝时,需要考虑患者实际血流量、并应依据游离钙离子的检测相应调整枸橼酸钠(或枸橼酸置换液)和氯化钙生理盐水的输入速度。

4. 阿加曲班　一般 1～2 μg/(kg · min)持续滤器前给药,也可给予一定的首剂量(250 μg/kg 左右),应依据患者凝血状态和血浆部分活化凝血酶原时间的监测,调整剂量。

5. 无抗凝剂　治疗前给予 4 mg/dl 的肝素生理盐水预冲、保留灌注 20 分钟后,再给予生理盐水 500 ml 冲洗;血液净化治疗过程每 30～60 分钟,给予 100～200 ml 生理盐水冲洗管路和滤器。

(三)抗凝治疗的监测和并发症处理

参照血液净化的抗凝治疗章节。

八、血滤器或血液透析器选择

根据治疗方式选择血滤器或血液透析器,通常采用高生物相容性透析器或滤器。

九、置换液

1. 电解质　原则上应接近人体细胞外液成分,根据需要调节钠、钾和碱基浓度(表 6.2)。碱基常用碳酸氢盐或乳酸盐,但 MODS 及脓毒症伴乳酸酸中毒、合并肝功能障碍者不宜用乳酸盐。采用枸橼酸抗凝时,可配制低钠、无钙、无碱基置换液。

2. 糖　浓度通常为 100～200 mg/dl,无糖置换液可引起低血糖反应,高糖溶液可能引起高血糖症,不建议使用。

3. 温度　在温度较低的环境中补充大量未经加温的置换液可能导致不良反应。应注意患者的保暖和置换液/透析液加温。

4. 细菌学检查　必须使用无菌置换液。高通量透析可能存在反向滤过,应使用无菌透析液。

表 6.2　碳酸氢盐置换液成分及浓度

溶质	浓度范围
钠	135～145 mmol/L
钾	0～4 mmol/L
氯	85～120 mmol/L
碳酸氢盐	30～40 mmol/L
钙	1.25～1.75 mmol/L
镁	0.25～0.75 mmol/L(可加 MgSO4)
糖	100～200 mg/dl(5.5～11.1 mmol/L)

5. 前稀释与后稀释模式　对于 CVVH 和 CVVHDF 模式,置换液既可以从血滤器前的动脉管路输入(前稀释法),也可从血滤器后的静脉管路输入(后稀释法)。

后稀释法节省置换液用量、清除效率高,但容易凝血,因此超滤速度不能超过血流速度的 30%。前稀释法具有使用肝素量小、不易凝血、滤器使用时间长等优点;不足之处是进入血滤器的血液已被置换液稀释,清除效率降低,适用于高凝状态或血细胞比容 >35% 者。

十、操作程序及监测

操作规范以 CVVHDF 模式,肝素抗凝为例。

(一)治疗前准备

1. 准备置换液、生理盐水、肝素溶液、注射器、消毒液、无菌纱布及棉签等物品。

2. 操作者按卫生学要求着装，然后洗手、戴帽子、口罩、手套。

3. 检查并连接电源，打开机器电源开关。

4. 根据机器显示屏提示步骤，逐步安装 CRRT 血滤器及管路，安放置换液袋，连接置换液、生理盐水预冲液、抗凝用肝素溶液及废液袋，打开各管路夹。

5. 进行管路预冲及机器自检。如未通过自检，应通知技术人员对 CRRT 机进行检修。

6. CRRT 机自检通过后，检查显示是否正常，发现问题及时对其进行调整。关闭动脉夹和静脉夹。

（二）治疗开始

1. 设置血流量、置换液流速、透析液流速、超滤液流速及肝素输注速度等参数，此时血流量设置在 100 ml/min 以下为宜。

2. 打开患者留置导管封帽，用消毒液消毒导管口，抽出导管内封管溶液并注入生理盐水冲洗管内血液，确认导管通畅后从静脉端给予负荷剂量肝素。

3. 将管路动脉端与导管动脉端连接，打开管路动脉夹及静脉夹，按治疗键，CRRT 机开始运转，放出适量管路预冲液后停止血泵，关闭管路静脉夹，将管路静脉端与导管静脉端连接后，打开夹子，开启血泵继续治疗。如无须放出管路预冲液，则在连接管路与导管时，将动脉端及静脉端一同接好，打开夹子进行治疗即可。用止血钳固定好管路，治疗巾遮盖好留置导管连接处。

4. 逐步调整血流量等参数至目标治疗量，查看机器各监测系统处于监测状态，整理用物。

（三）治疗过程中的监护

1. 检查管路是否紧密、牢固连接，管路上各夹子松开，回路各开口关/开到位。

2. 机器是否处于正常状态：绿灯亮，显示屏开始显示治疗量。

3. 核对患者治疗参数设定是否正确。准确执行医嘱。

4. 专人床旁监测，观察患者状态及管路凝血情况，心电监护，每小时记录一次治疗参数及治疗量，核实是否与医嘱一致。

5. 根据机器提示，及时补充肝素溶液、倒空废液袋、更换管路及透析器。

6. 发生报警时，迅速根据机器提示进行操作，解除报警。如报警无法解除且血泵停止运转，则立即停止治疗，手动回血，并速请维修人员到场处理。

（四）治疗结束

1. 需要结束治疗时，准备生理盐水、消毒液、无菌纱布、棉签等物品。

2. 按结束治疗键，停血泵，关闭管路及留置导管动脉夹，分离管路动脉端与留置导管动脉端，将管路动脉端与生理盐水连接，将血流速减至 100 ml/min 以下，开启血泵回血。

3. 回血完毕停止血泵，关闭管路及留置导管静脉夹，分离管路静脉端与留置导管静脉端。

4. 消毒留置导管管口，生理盐水冲洗留置导管管腔，根据管腔容量封管，包扎固定。

5. 根据机器提示步骤，卸下透析器、管路及各液体袋。关闭电源，擦净机器，推至保管室内待用。

十一、并发症及处理

CRRT 并发症种类同血液透析和血液滤过等技术，但由于 CRRT 治疗对象为危重患者，血流动力学常不稳定，且治疗时间长，故一些并发症的发病率较高，且程度较重，处理更为困难。如低血压、低钾或高钾血症、低钙血症、酸碱失衡、感染以及机械因素相关并发症。另外，由于治疗时间长，肝素等抗凝剂应用总量较大，故容易出血；但如血流量较低、红细胞压积较高或抗凝剂剂量不足，则容易出现凝血。如治疗时间较长，则可导致维生素、微量元素和氨基酸等丢失，应适当补充。

第七章　单纯超滤

一、定义和概述

单纯超滤是通过对流转运机制,采用容量控制或压力控制,经过透析器或血滤器的半透膜等渗地从全血中除去水分的一种治疗方法。在单纯超滤治疗过程中,不需要使用透析液和置换液。

二、适应证和禁忌证

(一)适应证

1. 药物治疗效果不佳的各种原因所致的严重水肿。
2. 难治性心力衰竭。
3. 急、慢性肺水肿。

(二)禁忌证

无绝对禁忌证,但下列情况应慎用。

1. 严重低血压。
2. 致命性心律失常。
3. 存在血栓栓塞疾病高度风险的患者。

三、治疗前患者病情评估

(一)生命体征评估

患者的意识状态、血压、心率、呼吸、血氧饱和度等。

(二)血容量状态评估

全面了解患者容量负荷状态,如水肿程度、体位(能否平卧)、心脏舒张期奔马律、双肺底部湿性啰音及胸、腹腔积液情况等。如条件允许,应测定中心静脉压(CVP)和(或)肺毛细血管楔嵌压(PCWP),以客观评估患者的血容量状态。

(三)出、凝血功能评估

了解并观察患者脏器出血及各种引流液和伤口的渗血情况,检测出凝血相关参数。

(四)血液生化指标评估

应全面了解患者的肾功能、血清白蛋白水平、血清电解质浓度(血清钾、钠离子等)及酸碱平衡状态(CO_2CP 或做血气分析)等,为确定治疗处方提供依据。

四、设备选择

可依据各医院实际情况,选择普通血液透析机、单纯超滤机或连续性床旁血滤机等。在单纯超滤过程中,血液透析机处于旁路状态,连续性床旁血滤机置换液、透析液处于停止状态,通过跨膜压完成超滤过程。

五、血管通路

临时(中心静脉导管)或长期血管通路(内瘘),参照血管通路建立章节。

六、透析器或血滤器选择

推荐选择中、高通量的透析器或血滤器,可根据患者的体表面积、水肿程度选择适宜的滤器面积。

七、治疗方式和处方

(1)选择单纯超滤,还是缓慢连续性超滤(slow continuous ultrafiltration,SCUF)应从患者病情及设备条件等方面权衡利弊后确定。SCUF是利用对流原理清除溶质和水分的一种特殊治疗方式,特点是不补充置换液,也不用透析液,与单纯超滤比较,SCUF的超滤率较低,持续时间可视病情需要延长,对血流动力学影响较小,患者更容易耐受,适用于心血管功能状态不稳定而又需要超滤脱水的患者。

(2)单纯超滤原则上每次超滤量(脱水量)以不超过体重的4%~5%为宜。

(3)SCUF的超滤率一般设定为2~5 ml/min,可根据临床实际情况适时调整,原则上一次SCUF的超滤液总量不宜超过4 L。

八、抗凝

(一)治疗前患者凝血状态评估和抗凝药物的选择

参照血液净化的抗凝治疗章节。

(二)抗凝方案

1. 普通肝素　首剂量0.3~1.0 mg/kg,追加剂量0.1~0.5 mg/kg·h,间歇性静脉注射或持续性静脉输注(常用),治疗结束前30~60分钟停止追加。应依据患者的凝血状态个体化调整。

2. 低分子量肝素　一般选择60~80 IU/kg(4 000~5 000 IU),推荐在治疗前20~30分钟静脉注射,无须追加剂量。

3. 阿加曲班　一般首剂量250 μg/kg、追加剂量2 μg/(kg·min),或2 μg/(kg·min)持续滤器前给药,应依据患者血浆部分活化凝血酶原时间的监测,调整剂量。

(三)抗凝治疗的监测和并发症处理

参照血液净化的抗凝治疗章节。

九、操作程序及监测

(一)操作程序

1. 打开设备开关,按照操作程序进行机器自检。

2. 正确无菌操作,按顺序依次安装管路,连接透析器或血滤器,注意应将透析器或血滤器的滤出液出口在上端,以避免滤器膜外室中产生气体。

3. 连接预冲液袋,预冲液推荐选择可用于静脉输入的袋装生理盐水1 000 ml,进行密闭式预冲,尽量避免使用瓶装生理盐水做预冲液,以减少开口。对于临床上有高凝倾向的患者,推荐使用肝素生理盐水浸泡管路和滤器30分钟,肝素生理盐水浓度一般为4%(配制方法为:生理盐水500 ml加入普通肝素20 mg),可根据临床实际情况做相应调整;肝素生理盐水浸泡过的管路和滤器,在上机前应给予不少于500 ml的生理盐水冲洗。

4. 打开血泵开关,进行预冲,要求血泵速度小于180 ml/min,依次将动脉壶、肝素管、滤器和静脉壶等部位的气体排净,确保整个管路系统充满液体,调节动静脉壶液面在2/3处。预冲液体量按照不同透析器或滤器说明书的要求去做,如无特殊要求,不应少于800 ml生理盐水。

5. 根据患者的病情特点和治疗要求设置超滤量、超滤时间;通常超滤率设定为1~2 L/h,但可依据实际临床情况进行调整。首次超滤量原则上不超过3 L。

6. 严格无菌操作,建立患者的血管通路,并给予抗凝药物。

7. 调整血流量,血流量由50 ml/min开始,根据患者病情变化,缓慢提升血流量至150~200 ml/min,并依据临床实际情况适时调整。血流量与超滤率一般为4∶1,当血流量过低不能满足超滤率要求时,机器将会报警。

8. 完成目标超滤量后,将血流量调整至80~100 ml/min,用生理盐水回血后下机,结束单纯超滤治疗。

(二)监测

1. 单纯超滤过程中注意监测患者的心率、血压等循环状态指标,有条件的医院推荐监测患者的有效循环血量情况,依据患者的各项指标变化,调整超滤率。

2. 单纯超滤过程中注意监测动脉压、静脉压、跨膜压以及滤器的凝血情况,有条件的医院推荐监测凝血参数,动态调整抗凝药物用量,必要时可用生理盐水 100 ml 冲洗滤器。

十、并发症及其处理

(一)滤器破膜漏血

由于滤器质量或运输及存放损坏,或跨膜压过高可导致滤器破膜,血液进入超滤液内,此时必须立即更换滤器。

(二)滤器和管路凝血

由于患者存在高凝状态,或使用的抗凝药物剂量不足,或因静脉回血不畅,血流缓慢或血压降低等原因均可导致滤器和管路发生凝血,此时应立即增加抗凝药物(肝素或低分子量肝素)剂量;有条件的医院应急检抗凝血酶Ⅲ活性,如果患者抗凝血酶Ⅲ活性低于 50%,应改用阿加曲班作为抗凝药物;若静脉压、跨膜压在短时间内突然升高,管路、滤器颜色加深,应立即回血,避免凝血;若在下机时回血阻力突然升高,怀疑滤器管路有凝血时,应立即停止回血,以免血栓进入体内。

(三)出血

使用抗凝药物剂量过大,可引起单纯超滤中患者发生出血情况,此时对于使用普通肝素或低分子量肝素的患者,应暂时停用,并给予适量的鱼精蛋白拮抗,对于选用阿加曲班作为抗凝药物的患者,应暂时停用阿加曲班 20~30 分钟,然后减量应用。

(四)低血压

超滤率过大可导致低血压发生,通常发生在单纯超滤后程或结束前,在血清白蛋白或血红蛋白(Hb)水平明显降低的患者身上更易发生。患者早期表现为打哈欠、背后发酸、肌肉痉挛,或出现便意等,进而可有恶心、呕吐、出汗、面色苍白、呼吸困难和血压下降。此时应降低超滤率,必要时补充生理盐水或血清白蛋白制剂,对于经过上述处理后血压仍不能恢复正常的患者,应停止单纯超滤,并给予积极救治。

(五)心律失常、猝死

对于心血管状态不稳定的患者,单纯超滤过程中有出现致命性心律失常,甚至猝死的可能,如出现上述情况,应立即停止单纯超滤,并给予积极抢救。对于这样的患者原则上推荐采用缓慢连续性超滤(SCUF)模式治疗。

十一、注意事项

(一)患者血细胞比容(Hct)水平越高,越容易在单纯超滤过程中因血液浓缩、血液黏度上升而使血流阻力增加。因此对于 Hct 较高的患者,应适当增加抗凝药物的剂量。

(二)患者血清白蛋白水平越高,单纯超滤过程中血清蛋白成分越容易黏附于滤器膜上,而影响超滤效果;若血清白蛋白水平过低,血浆胶体渗透压下降,可以导致单纯超滤过程中患者组织间隙中的水分回流入血减少,血管再充盈不足,容易发生低血压而难以完成超滤目标,此类患者在单纯超滤过程中是否补充血清白蛋白制剂,应依据临床实际情况做出判断。

(三)温度过低将增加血液黏度,影响超滤效果。因此,单纯超滤过程中应注意给患者保温。

(四)单纯超滤过程中,血液中电解质成分将随水分等比例清除,因此超滤结束后患者体内各种电解质的总量,尤其是钠离子总量将降低;而超滤引起的有效循环血容量的下降,将刺激交感神经兴奋,促使钾离子从细胞内移向细胞外,因此,超滤结束后患者血清钾水平可能升高。

(五)选择高通量滤器,有助于完成目标超滤量;但超滤过程中氨基酸等营养物质的丢失也会因此而增多。

第八章　血浆置换

一、定义及概述

血浆置换(plasma exchange,PE)是一种用来清除血液中大分子物质的血液净化疗法。其基本过程是将患者血液经血泵引出,经过血浆分离器,分离血浆和细胞成分,去除致病血浆或选择性地去除血浆中的某些致病因子,然后将细胞成分、净化后血浆及所需补充的置换液输回体内。

血浆置换包括单重血浆置换和双重血浆置换(double filtration plasmapheresis,DFPP)。单重血浆置换是利用离心或膜分离技术分离并丢弃体内含有高浓度致病因子的血浆,同时补充同等体积的新鲜冰冻血浆或新鲜冰冻血浆加少量白蛋白溶液。双重血浆置换是使血浆分离器分离出来的血浆再通过膜孔径更小的血浆成分分离器,将患者血浆中相对分子质量远远大于白蛋白的致病因子,如免疫球蛋白、免疫复合物、脂蛋白等丢弃,将含有大量白蛋白的血浆成分回输至体内,它可以利用不同孔径的血浆成分分离器来控制血浆蛋白的去除范围。DFPP 能迅速清除患者血浆中的免疫复合物、抗体、抗原等致病因子,调节免疫系统,清除封闭性抗体,恢复细胞免疫功能及网状内皮细胞吞噬功能,使病情得到缓解。

二、适应证和禁忌证

(一)适应证

1. 风湿免疫性疾病　系统性红斑狼疮(尤其是狼疮性脑病)、难治性类风湿关节炎、系统性硬化症、抗磷脂抗体综合征等。

2. 免疫性神经系统疾病　重症肌无力、急性炎症性脱髓鞘性多发性神经病(Guillain-Barrè syndrome)、Lambert-Eaton 肌无力综合征、多发性硬化病、慢性炎症性脱髓鞘性多发性神经病等。

3. 消化系统疾病　重症肝炎、严重肝衰竭、肝性脑病、胆汁淤积性肝病、高胆红素血症等。

4. 血液系统疾病　多发性骨髓瘤、高 γ-球蛋白血症、冷球蛋白血症、高黏滞综合征(巨球蛋白血症)、血栓性微血管病〔血栓性血小板减少性紫癜/溶血性尿毒性综合征(TTP/HUS)〕、新生儿溶血性疾病、白血病、淋巴瘤、重度血型不合的妊娠、自身免疫性血友病甲等。

5. 肾脏疾病　抗肾小球基底膜病、急进性肾小球肾炎、难治性局灶节段性肾小球硬化症、系统性小血管炎、重症狼疮性肾炎等。

6. 器官移植　器官移植前去除抗体(ABO 血型不兼容移植、免疫高致敏受者移植等)、器官移植后排斥反应。

7. 自身免疫性皮肤疾病　大疱性皮肤病、天疱疮、类天疱疮、中毒性表皮坏死松解症、坏疽性脓皮病等。

8. 代谢性疾病　纯合子型家族性高胆固醇血症等。

9. 药物中毒　药物过量(如洋地黄中毒等)、与蛋白结合的毒物中毒。

10. 其他　浸润性突眼等自身免疫性甲状腺疾病、多器官功能衰竭等。

(二)禁忌证

无绝对禁忌证,相对禁忌证包括:

1. 对血浆、人血白蛋白、肝素等有严重过敏史。

2. 药物难以纠正的全身循环衰竭。

3. 非稳定期的心、脑梗死。

4. 颅内出血或重度脑水肿伴有脑疝。

5. 存在精神障碍而不能很好配合治疗者。

三、操作流程

由于血浆置换存在不同的治疗模式,并且不同的设备其操作程序也有所不同,应根据不同的治疗方法,按照机器及其所用的管路、血浆分离器或血浆成分分离器等耗材的相关说明书进行,主要程序如下:

(一)总体流程

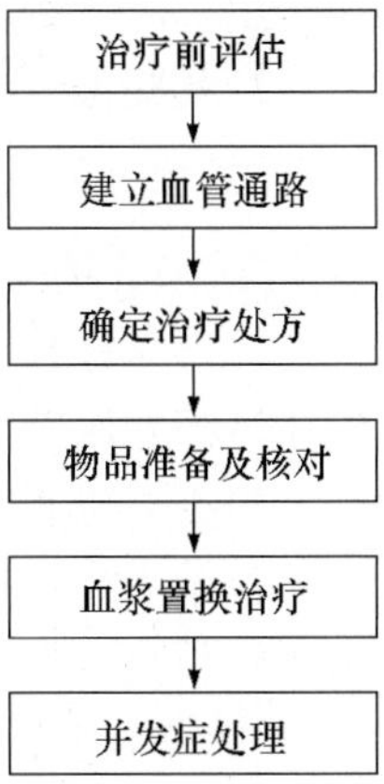

1. 治疗前评估

(1)医院资质:建议双重血浆置换在三级甲等医院的血液净化中心进行。

(2)常规检查血常规、出凝血指标、血清白蛋白、血清球蛋白、血电解质(钠、钾、氯、钙、磷)、肝功能、肾功能及与原发病相关的指标等。

(3)由有资质的肾脏专科医师负责综合评估患者适应证和禁忌证,确定是否应进行血浆置换及其治疗模式,制定血浆置换治疗方案。

(4)向家属及(或)患者交代病情,签署知情同意书。

2. 建立血管通路　参照血管通路章节,多为临时血管通路。

3. 确定治疗处方

(1)血浆置换频度:取决于原发病、病情的严重程度、治疗效果及所清除致病因子的分子量和血浆中的浓度,应个体化制定治疗方案,一般血浆置换疗法的频度是间隔 1 ~ 2 天,一般 5 ~ 7次为 1 个疗程。

(2)血浆置换剂量:单次置换剂量以患者血浆容量的 1 ~ 1.5 倍为宜,不建议超过 2 倍。患者的血浆容量可以按照下述公式进行计算和估计:

1)根据患者的性别、血细胞比容和体重可用以下公式计算

$$血浆容量 = (1 - 血细胞比容) \times [b + (c \times 体重)]$$

其中:血浆容量的单位为 ml;体重的单位为 kg。b 值:男性为 1530,女性为 864。c 值:男性为 41,女性为 47.2。

2)血浆容量的估计可根据下述公式来计算

$$血浆容量 = 0.065 \times 体重 \times (1 - 血细胞比容)$$

体重的单位为 kg。

(3)抗凝

1)治疗前患者凝血状态评估和抗凝药物的选择:参照血液净化的抗凝治疗章节。

2)抗凝方案:①普通肝素:一般首剂量 0.5 ~ 1.0 mg/kg,追加剂量 10 ~ 20 mg/h,间歇性静脉注射或持续性静脉输注(常用);预期结束前 30 分钟停止追加。实施前给予 4 mg/dl 的肝素生理盐水预冲、保留灌注 20 分钟后,再给予生理盐水 500 ml 冲洗,有助于增强抗凝效果。肝素剂量应依据患者的凝血状态个体化调整。②低分子量肝素:一般选择 60 ~ 80 IU/kg,推荐在治疗前 20 ~ 30 分钟静脉注射,无须追加剂量。同样肝素生理盐水预冲有助于增强抗凝效果(方法同上)。③出血风险高的患者,也可在监测 APTT 下,给予阿加曲班。

3)抗凝治疗的监测和并发症处理:参照血液净化的抗凝治疗章节。

(4)置换液的种类

1)晶体液:生理盐水、葡萄糖生理盐水、林格液,用于补充血浆中各种电解质的丢失。晶体液的补充一般为丢失血浆的 1/3 ~ 1/2,为 500 ~ 1 000 ml。

2)血浆制品:新鲜血浆、新鲜冰冻血浆、纯化的血浆蛋白,这些血浆制品含有大部分的凝血因子、白蛋白和免疫球蛋白,对于存在有凝血因子缺乏或其他因子缺乏的患者,可考虑使用。新鲜冰冻血浆含枸橼酸盐,治疗过程中需补充钙剂。

3)人白蛋白溶液:常用浓度为 4% ~ 5%。白蛋白中钾、钙、镁浓度均较低,应注意调整,以免引起低钾和(或)低钙血症;尤其是应用枸橼酸钠抗凝者,更应注意避免低钙血症的发生。

4)其他:低分子右旋糖酐、凝胶和羟乙基淀粉等合成的胶体替代物,可减少治疗的费用;但在体内的半衰期只有数小时,故总量不能超过总置换量的20%,并应在治疗起始阶段使用。适用于高黏滞血症。

4.物品准备及核对

(1)按医嘱准备血浆分离器、血浆成分吸附器、专用血液吸附管路并核对其型号;准备生理盐水、葡萄糖溶液、抗凝剂、配置含有抗凝剂的生理盐水;准备体外循环用的必须物品:如止血钳、注射器、手套等。

(2)常规准备地塞米松、肾上腺素等急救药品和器材。

(二)操作程序

1.血浆置换前准备

(1)准备并检查设备运转情况:按照设备出厂说明书进行。

(2)按照医嘱配置置换液。

(3)查对患者姓名,检查患者的生命体征并记录。

(4)给予患者抗凝剂。

(5)根据病情需要确定单重或双重血浆置换。

2.单重血浆置换流程

(1)开机,机器自检,按照机器要求进行管路连接,预冲管路及血浆分离器。

(2)根据病情设置血浆置换参数;设置各种报警参数。

(3)置换液的加温:血浆置换术中患者因输入大量液体,如液体未经加温输入后易致畏寒、寒战,故所备的血浆等置换液需经加温后输入,应干式加温。

(4)血浆置换治疗开始时,全血液速度宜慢,观察2~5分钟,无反应后再以正常速度运行。通常血浆分离器的血流速度为80~150 ml/min。

(5)密切观察患者生命体征,包括每30分钟测血压、心率等。

(6)密切观察机器运行情况,包括全血流速、血浆流速、动脉压、静脉压、跨膜压变化等。

(7)置换达到目标量后回血,观察患者的生命体征,记录病情变化及血浆置换治疗参数和结果。

3.双重血浆置换流程

(1)开机,机器自检、按照机器要求进行血浆分离器、血浆成分分离器、管路、监控装置安装连接,预冲。

(2)根据病情设置血浆置换参数、各种报警参数:如血浆置换目标量、各个泵的流速或血浆分离流量与血流量比率、弃浆量和分离血浆比率等。

(3)血浆置换开始时,全血液速度宜慢,观察2~5分钟,无反应后再以正常速度运行。通常血浆分离器的血流速度为80~100 ml/min,血浆成分分离器的速度为25~30 ml/min。

(4)密切观察患者生命体征,包括每30分钟测血压、心率等。

(5)密切观察机器运行情况,包括全血流速、血浆流速、动脉压、静脉压、跨膜压和膜内压变化等。

(6)血浆置换达到目标量之后,进入回收程序,按照机器指令进行回收,观察并记录患者的病情变化、治疗参数、治疗过程及结果。

四、并发症及处理

(一)置换相关的并发症

1.过敏和变态反应　系大量输入异体血浆所致,表现为皮疹、皮肤瘙痒、畏寒、高热,严重者出现过敏性休克。可在血浆输入前适量应用糖皮质激素预防;出现上述症状时减慢或停止血泵,停止输入可疑血浆或血浆成分,予以糖皮质激素、抗组胺类药物治疗,出现过敏性休克的按休克处理。

2.低血压　与置换液补充量不足、血管活性药物清除或过敏反应有关,根据不同的原因进行相应处理,考虑置换液补充量不足者,应正确计算需要补充的血浆量,治疗开始时,减慢放血速度,阶梯式增加,逐渐至目标流量,对于治疗前已经有严重低蛋白血症患者,根据患者情况可酌情使用人血白蛋白、血浆,以提高血浆胶体渗透压,增加有效血容量,管路用生理盐水预充。考虑血管活性药物清除所致者,必要时适量使用血管活性药物。考虑过敏者按过敏处理。

3. 溶血　查明原因,予以纠正,特别注意所输注血浆的血型,停止输注可疑血浆;应严密监测血钾,避免发生高血钾等。

4. 重症感染　在大量使用白蛋白置换液进行血浆置换时,导致体内免疫球蛋白和补体成分缺乏。高危患者可适量补充新鲜血浆或静脉注射大剂量免疫球蛋白。

5. 血行传播病毒感染　主要与输入血浆有关,患者有感染肝炎病毒和人免疫缺陷病毒的潜在危险。

6. 出血倾向　血浆置换过程中血小板破坏、抗凝药物过量,或大量使用白蛋白置换液置换血浆导致凝血因子缺乏。对于高危患者及短期内多次、大量置换者,必须补充适量新鲜血浆。

(二)抗凝剂相关的并发症

参照血液净化的抗凝治疗章节。

(三)血管通路相关的并发症

参照血管通路的建立章节。

第九章 血浆吸附

一、定义及概述

血浆吸附是血液引出后首先进入血浆分离器将血液的有形成分(血细胞、血小板)和血浆分开,有形成分输回患者体内,血浆再进入吸附器进行吸附清除其中某些特定的物质,吸附后血浆回输至患者体内。血浆吸附根据吸附剂的特性主要分为两大类,一类是分子筛吸附,即利用分子筛原理通过吸附剂携带的电荷和孔隙,非特异性地吸附在电荷和分子大小与之相对应的物质,如活性炭、树脂、碳化树脂和阳离子型吸附剂等;另一类是免疫吸附,即利用高度特异性的抗原 - 抗体反应或有特定物理化学亲和力的物质(配基)结合在吸附材料(载体)上,用于清除血浆或全血中特定物质(配体)的治疗方法,如蛋白 A 吸附、胆红素吸附等。

二、适应证和禁忌证

(一)适应证

1. 肾脏和风湿免疫系统疾病 系统性红斑狼疮和狼疮性肾炎、抗肾小球基底膜病、Wegener 肉芽肿、新月体肾炎、局灶节段性肾小球硬化、溶血性尿毒症综合征、免疫性肝病、脂蛋白肾病、冷球蛋白血症、类风湿关节炎、单克隆丙种球蛋白血症、抗磷脂抗体综合征等。

2. 神经系统疾病 重症肌无力、Guillain-Barrè 综合征等。

3. 血液系统疾病 特发性血小板减少性紫癜、血栓性血小板减少性紫癜、血友病等。

4. 血脂代谢紊乱 严重的家族性高胆固醇血症、高三酰甘油血症等。

5. 肝衰竭 重症肝炎、严重肝衰竭尤其是合并高胆红素血症患者等。

6. 器官移植排斥 肾移植和肝移植排斥反应、群体反应抗体(PRA)升高、移植后超敏反应等。

7. 重症药物或毒物的中毒 化学药物或毒物、生物毒素,对于高脂溶性而且易与蛋白结合的药物或毒物,可选择血浆灌注吸附,或与血液透析联合治疗效果更佳。

8. 其他疾病 扩张型心肌病、β_2-微球蛋白相关淀粉样变、银屑病、甲状腺功能亢进等。

(二)禁忌证

无绝对禁忌证,相对禁忌证包括:

1. 对血浆分离器、吸附器的膜或管道有过敏史。

2. 严重活动性出血或 DIC,药物难以纠正的全身循环衰竭。

3. 非稳定期的心、脑梗死,颅内出血或重度脑水肿伴有脑疝。

4. 存在精神障碍而不能很好配合治疗者。

三、操作流程

由于血浆吸附疗法存在不同的吸附剂类型和不同的治疗模式,其操作程序也有不同,应参照不同治疗方法、不同吸附柱及不同的机器设备的相关说明书进行。主要程序如下:

1. 治疗前评估

(1)医院资质:建议在三级甲等医院的血液净化中心进行。

(2)术前常规检查血常规、出凝血指标、血清白蛋白、血清球蛋白、血电解质(钠、钾、氯、钙、磷);肝功能、肾功能及与原发病相关的特异性指标等。

(3)由有资质的肾脏专科医师综合评估患者适应证和禁忌证,确定患者是否应进行血浆吸附及选用何种吸附器。

(4)向家属及或患者交代病情,签署知情同意书。

2. 建立血管通路　参照血管通路章节,多采用临时血管通路。

3. 物品准备及核对　按医嘱准备血浆分离器、血浆成分吸附器、专用血液吸附管路并核对其型号;准备生理盐水、葡萄糖溶液、抗凝剂、配置含有抗凝剂的生理盐水;准备体外循环用的必须物品:如止血钳、注射器、手套等。常规准备地塞米松、肾上腺素等急救药品和器材。

4. 确定治疗处方

(1)治疗剂量:一般单次吸附治疗的剂量为 2 ~ 3 倍血浆容量,治疗持续时间为 2 ~ 3 小时为宜。若有必要可更换一只吸附器继续吸附,或定时、定期再进行吸附,吸附器的选择根据治疗目的决定(参照附录),具体疗程可根据患者致病的抗体、免疫球蛋白 G 等致病因子水平来评定。

患者的血浆容量根据患者的性别、血球压积和体重可用以下公式计算

$$血浆容量 = (1 - 血细胞比容) \times [b + (c \times 体重)]$$

其中:血浆容量的单位为 ml,体重的单位为 kg。b 值:男性为 1 530,女性为 864;c 值:男性为 41,女性为 47. 2。

(2)抗凝

1)治疗前患者凝血状态评估和抗凝药物的选择　参照血液净化的抗凝治疗章节。

2)抗凝方案:①普通肝素:一般首剂量 0. 5 ~ 1. 0 mg/kg,追加剂量 10 ~ 20 mg/h,间歇性静脉注射或持续性静脉输注(常用);预期结束前 30 分钟停止追加。实施前给予 4 mg/dl 的肝素生理盐水预冲、保留灌注 20 分钟后,再给予生理盐水 500 ml 冲洗,有助于增强抗凝效果。肝素剂量应依据患者的凝血状态个体化调整。②低分子量肝素:一般选择 60 ~ 80 IU/kg,推荐在治疗前 20 ~ 30 分钟静脉注射,无须追加剂量。同样肝素生理盐水预冲有助于增强抗凝效果(方法同上)。③出血风险高的患者,也可在监测 APTT 下,给予阿加曲班。

3)抗凝治疗的监测和并发症处理:参照血液净化的抗凝治疗章节。

5. 操作流程

(1)按照设备出厂说明书准备并检查设备运转情况。

(2)开机自检,核对血浆分离器、血浆成分吸附器、管路等型号,按治疗方式、机器、治疗方式及各种耗材的产品说明书进行安装连接、预冲。

(3)查对患者姓名,检查生命体征并记录。

(4)给予患者抗凝剂。

(5)设定血浆吸附治疗参数包括血液泵、血浆泵、废液泵和肝素泵流量、血浆处理目标量、温度,设定各种报警参数。

(6)开始连接患者,进入临床程序。引血至管路开始治疗,密切观察机器运行,包括全血流速、血浆流速、动脉压、静脉压、跨膜压变化。特别是开始治疗半小时以内的抗凝充分非常重要。

(7)治疗开始时血流量一般从 50 ~ 80 ml/min 逐渐增加至 100 ~ 150 ml/min,分离的血浆以 25 ~ 50 ml/min的流速流经吸附器吸附后回输血体内。

(8)密切观察各种滤器情况,血浆颜色,注意有无溶血的发生,如有破膜应及时更换相应滤器。

(9)密切观察患者生命体征,包括每 30 分钟测血压、心率等。

(10)达到治疗量后,进入回收程序,观察并记录患者生命体征、病情变化、治疗参数及治疗经过。

四、并发症及处理

1. 低血压　多由体外循环引起,对本身存在低血容量的患者,在上机前酌情补充必要的胶体和晶体溶液。

2. 过敏反应　治疗前各种滤器要充分预冲,并且预冲时注意检查吸附器。治疗过程中出现上述症状时给予糖皮质激素和抗组胺类药物、吸氧等对症治疗,必要时终止血浆吸附治疗,严重者出现休克时按过敏性休克处理。

3. 溶血　查明原因，并予以纠正，如为滤器破膜，及时更换。

4. 出血　多为抗凝剂过量所致。

5. 凝血　包括血浆分离器、血浆吸附器、透析器内凝血和留置管凝血，多与术前肝素使用剂量不足，或患者处于高凝状态，或伴有高脂血症有关。术中密切观察跨膜压变化，调整肝素追加量。如跨膜压短时间内迅速升高，可临时追加肝素量。若出现滤器破膜，应立即更换。

6. 穿刺局部血肿、气胸、腹膜后出血　肝衰竭患者凝血功能差，可酌情于治疗前输血浆、凝血酶原复合物等补充凝血因子。治疗中注意肝素用量。术中、术后要卧床休息，减少穿刺部位的活动，或局部止血。

附：血浆吸附器及治疗方式的选择

一、原则

根据目的清除物质的不同，选择不同的血浆吸附模式和不同的血浆吸附器。

二、治疗方式

1. 免疫吸附　免疫吸附疗法是通过体外循环，将分离出的含致病因子的血浆通过以抗原-抗体或某些具有特定物理化学亲和力的物质作为配基与载体结合而制成吸附柱，利用其特异吸附性能，选择性或特异性地清除血液中致病物质。

(1)免疫吸附类型　包括：①抗原抗体结合型；②补体结合型；③Fc 结合型；④静电结合型；⑤疏水结合型。

(2)免疫吸附剂配体　包括蛋白 A、特定的抗原(DNA)、特定的抗体(抗人 LDL 抗体、抗人 IgG 抗体)、Clq、聚赖氨酸、色氨酸、苯丙氨酸等。

(3)免疫吸附剂载体　包括琼脂糖凝胶、葡聚糖、二氧化硅凝胶、聚乙烯醇珠、树脂等。

2. 血浆灌流吸附(分子筛吸附)　血浆灌流是应用血浆膜式分离技术，将血浆从血液中直接分离出来，送入血液灌流器中，将血浆中的各种毒素吸附后再返回体内。临床常用的吸附剂有活性炭和树脂两种。主要用于清除尿毒症中分子毒素(如 β_2-MG 等)、药物中毒和毒物等。

3. 血浆滤过吸附　配对血浆滤过吸附(couple plasma filtration adsorption，CPFA)也称连续性血浆滤过吸附(continuous plasma filtration adsorption，CPFA)，是指全血先由血浆分离器分离出血浆，血浆经吸附器吸附后与血细胞混合后，再经血液滤过或血液透析后回输到体内。CPFA 具有溶质筛选系数高、生物兼容性好、兼有清除细胞因子和调整内环境功能等特点，能广谱地清除促炎及抗炎物质而且具有自我调节功能，可用于急性肾衰竭、败血症和多器官功能衰竭等危重患者的抢救。

第十章 血液灌流

一、定义与概述

血液灌流技术是将患者血液从体内引到体外循环系统内，通过灌流器中吸附剂吸附毒物、药物、代谢产物，达到清除这些物质的一种血液净化治疗方法或手段。与其他血液净化方式结合可形成不同的杂合式血液净化疗法。

二、适应证与禁忌证

(一)适应证

1. 急性药物或毒物中毒。
2. 尿毒症，尤其是顽固性瘙痒、难治性高血压。
3. 重症肝炎，特别是暴发性肝衰竭导致的肝性脑病、高胆红素血症。
4. 脓毒症或系统性炎症综合征。
5. 银屑病或其他自身免疫性疾病。
6. 其他疾病，如精神分裂症、甲状腺危象、肿瘤化疗等。

(二)禁忌证

对灌流器及相关材料过敏者。

三、血管通路的建立

药物中毒等短时性血液灌流者以临时性血管通路为宜，长期维持性血液灌流者宜采用永久性血通路。具体参照血管通路建立章节。

四、操作流程

(一)治疗前准备

1. 灌流器的准备　一次性应用的灌流器出厂前已经消毒，所以在使用前注意检查包装是否完整、是否在有效期内。

2. 血管通路的建立与选择　详见血液净化血管通路制备章节。

3. 体外循环的动力模式

(1)非外源性动力模式　依靠患者良好的心功能与血压，推动体外血路中血液的循环。仅限于医院无专用设备的急诊抢救时，而且患者无循环衰竭时的治疗。

(2)外源性辅助动力模式　利用专业血液灌流机或常规血液透析机或 CRRT 设备，驱动并调控体外循环。

(二)操作程序及监测

1. 灌流器与血路的冲洗

(1)开始治疗前将灌流器以动脉端向上、静脉端向下的方向固定于固定支架上。

(2)动脉端血路与生理盐水相连接并充满生理盐水，然后正确连接于灌流器的动脉端口上，同时静脉端血路连接于灌流器的静脉端口上。

(3)启动血泵，速度以 200 ~300 ml/min，预冲盐水总量 2 000 ~5 000 ml 为宜。如果在预冲过程中可以看到游离的炭粒冲出，提示已经破膜，必须进行更换。

(4)预冲即将结束前，采用肝素生理盐水充满灌流器与整个体外血路，最后将灌流器反转至动脉端向上、静脉端向下的固定方式，准备开始治疗。

如果患者处于休克或低血容量状态时，可于灌流治疗开始前进行体外预冲，预冲液可采用生理盐水、代血浆、新鲜血浆或5%白蛋白，从而降低体外循环对患者血压的影响。

2. 体外循环体系的建立　冲洗结束后，将动脉端血路与已经建立的灌流用血管通路正确牢固连接（如深静脉插管或动静脉内瘘），然后开动血泵（以50～100 ml/min为宜），逐渐增加血泵速度。当血液经过灌流器即将达到静脉端血路的末端出口时，与已经建立的灌流用血液通路正确牢固地连接。

3. 抗凝

（1）治疗前患者凝血状态评估和抗凝药物的选择　参照血液净化的抗凝治疗章节。

（2）抗凝方案

1）普通肝素　一般首剂量0.5～1.0 mg/kg，追加剂量10～20 mg/h，间歇性静脉注射或持续性静脉输注（常用）；预期结束前30分钟停止追加。实施前给予4 mg/dl的肝素生理盐水预冲、保留灌注20分钟后，再给予生理盐水500 ml冲洗，有助于增强抗凝效果。肝素剂量应依据患者的凝血状态个体化调整。

2）低分子量肝素　一般选择60～80 IU/kg，推荐在治疗前20～30分钟静脉注射，无须追加剂量。同样肝素生理盐水预冲有助于增强抗凝效果（方法同上）。

（3）抗凝治疗的监测和并发症处理　参照血液净化的抗凝治疗章节。

4. 体外循环血流量的调整　一般以100～200 ml/min为宜。研究表明，体外循环中血液流速与治疗效果显著相关，速度过快所需治疗时间相对较长，而速度较慢则需要治疗的时间相对较短，但速度过慢易于出现凝血。

5. 治疗的时间与次数　灌流器中吸附材料的吸附能力与饱和速度决定了每次灌流治疗的时间。常用活性炭吸附剂对大多数溶质的吸附在2～3小时内达到饱和。因此，如果临床需要，可每间隔2小时更换一个灌流器，但一次灌流治疗的时间一般不超过6小时。

对于部分脂溶性较高的药物或毒物而言，在一次治疗结束后很可能会有脂肪组织中相关物质的释放入血的情况，可根据不同物质的特性间隔一定时间后再次进行灌流治疗。

6. 结束治疗与回血　急性药物中毒抢救结束后可采用空气回血。

7. 监测

（1）系统监测

1）采用专用设备进行灌流治疗时，要密切观察动脉压、静脉压的变化。动脉压端出现低压报警时，常见于留置导管出现血栓或贴壁现象；动脉压端出现高压报警则常见于灌流器内血液阻力增加，多见于高凝现象，应追加肝素剂量；静脉压端出现低压报警，多见于灌流器内凝血；静脉压端出现高压报警时多见于除泡器内凝血、滤网堵塞。

2）在依靠自身血压驱动的非外源动力灌流体系中，没有完善的压力监测系统。应定期测定患者血压，一旦患者出现低血压休克，则有可能导致血液灌流不足而影响疗效；动脉或静脉端除泡器内出现纤维蛋白沉积时，提示抗凝剂量不足，患者处于凝血倾向，追加肝素剂量；如果动脉端除泡器内血液平面逐渐升高，提示灌流器内阻力升高，多见于灌流器内凝血，此时静脉端除泡器血液平面会逐渐下降，必要时需要更换灌流器。

（2）生命体征的监测：

当患者进行灌流过程中应密切观察生命体征的变化。如果患者出现血压下降，则要相应地减慢血泵速度，适当扩充血容量，必要时可加用升压药物；如果血压下降是由于药物中毒所致而非血容量减少所致，则应当一边静脉滴注升压药物一边进行灌注治疗，以免失去抢救治疗的时机。

（3）反跳现象的监测

1）部分脂溶性较高的药物（如安眠药或有机磷类）中毒经过灌流后，可以很快降低外周循环内的药物或毒物水平，患者临床症状与体征得到暂时性地缓解，治疗结束后数小时或次日外周组织中的药物或毒物再次释放入血，导致患者二次症状或体征的加重。

2）另一常见原因是没有进行彻底洗胃而在治疗结束后药物再次经胃肠道吸收入血。

3)密切观察上述药物或毒物灌流治疗结束后患者状况,一旦出现反跳迹象可以再次进行灌流治疗。

五、影响疗效的因素

(一)毒物毒性的强弱

(二)两种或两种以上毒物同时中毒

(三)治疗时机

灌流治疗过早则药物尚未形成血药浓度高峰,过晚则药物过多地与外周组织结合。有下列情况者应尽早进行灌流治疗。

1. 毒物中毒剂量过大或已达致死剂量(浓度)者,经内科常规治疗病情仍恶化者。

2. 病情严重伴脑功能障碍或昏迷者;伴有肝、肾功能障碍者;年老或药物有延迟毒性者。

(四)治疗时间

一次灌流治疗时间不宜超过 3 小时。

(五)特异性解毒药物的使用

应与血液灌流同时使用,但要注意吸附剂对解毒药的吸附作用,必要时可加大相应剂量。

(六)减少毒物吸收

1. 灌流结束回血时可应用空气回血法,因为生理盐水回血有可能增加毒物与吸附剂解离而再次进入血液的风险。

2. 最大限度地降低药物的后续吸收是十分重要的手段,如胃肠道中毒者应积极进行洗胃和(或)导泻,皮肤中毒者积极清洗皮肤等。

六、并发症及处理

(一)生物不相容性及其处理

吸附剂生物不相容的主要临床表现为灌流治疗开始后 0.5 ~ 1.0 小时患者出现寒战、发热、胸闷、呼吸困难、白细胞或血小板一过性下降(可低至灌流前的 30% ~40%)。一般不需要中止灌流治疗,可适量静脉推注地塞米松、吸氧等处理;如果经过上述处理症状不缓解并严重影响生命体征而确系生物不相容导致者应及时中止灌流治疗。

(二)吸附颗粒栓塞

治疗开始后患者出现进行性呼吸困难、胸闷、血压下降等,应考虑是否存在吸附颗粒栓塞。在进行灌流治疗过程中一旦出现吸附颗粒栓塞现象,必须停止治疗,给予吸氧或高压氧治疗,同时配合相应的对症处理。

(三)出凝血功能紊乱

活性炭进行灌流吸附治疗时很可能会吸附较多的凝血因子如纤维蛋白原等,特别是在进行肝性脑病灌流治疗时易于导致血小板的聚集而发生严重的凝血现象;而血小板大量聚集并活化后可以释放出大量的活性物质,进而诱发血压下降。治疗中注意观察与处理。

(四)贫血

通常每次灌流治疗均会导致少量血液丢失。因此,长期进行血液灌流的患者,特别是尿毒症患者,有可能诱发或加重贫血现象。

(五)体温下降

与灌流过程中体外循环没有加温设备、设备工作不正常或灌流过程中注入了过多的冷盐水有关。

(六)空气栓塞

主要源于灌流治疗前体外循环体系中气体未完全排除干净、治疗过程中血路连接处不牢固或出现破损而导致气体进入到体内。患者可表现为突发呼吸困难、胸闷气短、咳嗽,严重者表现为发绀、血压下降甚至昏迷。一旦空气栓塞诊断成立,必须立即停止灌流治疗,吸入高浓度氧气、必要时可静脉应用地塞米松,严重者及时进行高压氧治疗。

第十一章　腹膜透析

一、定义及概述

腹膜透析、血液透析和肾脏移植是目前治疗肾功能不全的主要有效方法。腹膜透析与血液透析相比各具优势。持续不卧床腹膜透析(continuous ambulatory peritoneal dialysis, CAPD)具有设备简单、操作易行;对中分子物质清除更为有效及对残余肾功能保护较好等特点。腹膜透析特别适合儿童、老年人和血液透析禁忌等人群,是特别符合我国国情需要的一种有效肾脏替代治疗手段,具有良好发展前景。

二、适应证和禁忌证

(一)适应证

1. 急性肾衰竭或急性肾损伤(ARF 或 AKI)　如何选择腹膜透析的时机、方式及透析剂量,应根据患者的临床状态与生化指标综合考虑。

2. 终末期肾脏病(ESRD)

(1)各种病因所致的 ESRD。

(2)肌酐清除率(Ccr)或估算的肾小球滤过率(eGFR)小于 10 ~ 15 ml/min;糖尿病患者 Ccr 或 eGFR≤15 ml/min。

(3)尿毒症症状明显者,即使没有达到上述数值,也可考虑开始进行腹膜透析治疗。

(4)如出现药物难以纠正的急性左心衰、代谢性酸中毒或严重电解质紊乱,应提早开始透析。

3. 急性药物与毒物中毒　适应于腹膜能够清除的药物和毒物,或尽管毒理作用不明,而临床需要的各种中毒患者均可选择腹膜透析。尤其对口服中毒、消化道药物或毒物浓度高,或存在肝肠循环的药物或毒物;或不能耐受体外循环的重症中毒患者,腹膜透析有其独特的治疗优势。

4. 水电解质和酸碱平衡失调　对内科无法纠正的水电解质和酸碱平衡失调时,可选择腹膜透析。

5. 其他　内科或药物治疗难以纠正的下列情况:

(1)充血性心力衰竭。

(2)急性重症胰腺炎。

(3)严重高胆红素血症。

(4)高尿酸血症等。

(二)禁忌证

1. 绝对禁忌证

(1)腹膜广泛粘连或纤维化。

(2)腹部或腹膜后手术导致严重腹膜缺损。

(3)外科无法修补的疝。

2. 相对禁忌证

(1)腹部手术三天内,腹腔置有外科引流管。

(2)腹腔有局限性炎性病灶。

(3)肠梗阻。

(4)腹部疝未修补。

(5)严重炎症性或缺血性肠病。

(6)晚期妊娠、腹内巨大肿瘤及巨大多囊肾。

(7)严重肺功能不全。

(8)严重腹部皮肤感染。

(9)长期蛋白质及热量摄入不足所致严重营养不良者。

(10)严重高分解代谢者。

(11)硬化性腹膜炎。

(12)不合作或精神病患者。

(13)过度肥胖。

三、腹膜透析导管选择、植入及维护

(一)腹膜透析导管主要类型及选择

1. 慢性腹膜透析导管　以导管外固定两个或以上涤纶套为标志。标准 Tenckhoff 导管含有两个涤纶套,将导管分为腹腔段和皮下隧道段和皮外段三部分。根据导管腹腔段末端的形状不同,可分为直管和卷曲管两种类型。

鹅颈管特征是两个涤纶套之间有一定型的弯曲,使导管出口处向下。部分学者认为可降低隧道口感染及漂管。也有研究提示鹅颈管与 Tenckhoff 管的 2 年保存率、腹膜炎和出口感染率无差异。腹膜透析导管的选择主要取决于患者的实际情况与植管医师的技术及经验。

2. 急性腹膜透析导管　主要指单涤纶套腹膜透析导管。

(二)腹膜透析导管的植入

常用腹膜透析导管植入方式分为三种:即手术法、穿刺法和腹腔镜法。其中最常用手术法植管。

1. 术前准备

(1)患者评估:了解患者有无腹膜透析禁忌证。

(2)凝血功能检查:检查血常规、凝血全套。如患者接受常规血液透析治疗,应在血液透析第二天后进行手术。

(3)常规备皮。

(4)肠道准备:患者应自行大便或灌肠,排空膀胱。

(5)术前用药:一般无须常规预防性使用抗生素。如有必要,可在术前当天和术后 12 小时各使用一次抗生素。如临床患者情况需要,可术前 30 分钟肌内注射苯巴比妥 0.1 g。

(6)定位:在腹膜透析导管植入前应先行正确定位。其目的是将腹膜透析导管末端置于腹腔最低处,建立通畅的腹膜透析通路。

大多数学者认为,腹膜透析导管植入点应以耻骨联合上缘为起点,根据不同的导管类型垂直向上 9 ~ 13 cm 比较适宜;标准直管为 9 ~ 10 cm,卷曲管为 11 ~ 13 cm(见右图)。

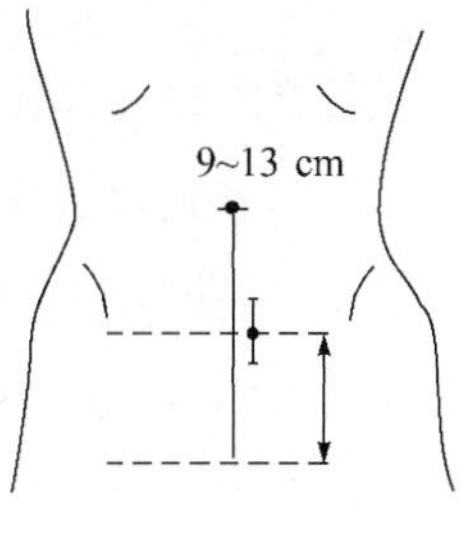

确定导管植入点位置时应综合考虑患者身高、肥胖、腹水量及手术者的习惯,以保证腹膜透析通路顺畅为目的。

2. 手术法植管操作步骤

(1)切开皮肤:仰卧位,常规消毒铺巾,1% 利多卡因局麻。以已标记好的植管点为手术切口中点,选择旁正中切口,纵行切开皮肤 2 ~ 4 cm。

(2)切开腹直肌前鞘:分离皮下暴露腹直肌前鞘。切开腹直肌前鞘,钝性分离腹直肌,暴露腹直肌后鞘或腹膜。

(3)切开腹膜:提起并切开腹直肌后鞘,暴露腹膜后提起腹膜,其上做一约 0.5 cm 小切口,提起腹膜,用小圆针、4 号线做荷包缝合不结扎,注意不损伤肠管。

(4)植管:生理盐水冲洗腹膜透析导管,在导丝引导下将导管缓慢送入膀胱直肠窝或子宫直肠窝,切忌硬性插入导管。在导管送入过程中应询问患者有无便意或肛门坠胀感。经导管灌入 1 L 腹膜透析液或注入生理盐水 100 ~ 200 ml,如果引流量超过注入量的 1/2 或引流呈线状,则可在涤纶套下方收紧腹膜荷包并结扎。证实无液体渗出,可用 7 号线间断缝合腹直肌前鞘。

(5)皮下隧道:确定导管出口点位置。不同类型导管出口处位置不完全相同,直管出口处应位于腹膜切口的上外侧方(45°),鹅颈管出口处则位于腹膜切口下外侧方。导管浅层涤纶套应距皮肤隧道口2~3 cm处,防止涤纶套脱出皮肤。将导管与隧道针相连,将推隧道针从出口处穿出引出导管。

(6)缝合皮肤:缝合皮肤之前应首先再次检查导管通畅情况,间断缝合皮下及皮肤,无菌敷料覆盖伤口。

3. 植管后开始腹膜透析时机

(1)植管后应适量腹膜透析液进行冲洗腹腔,每次灌入腹膜透析液500 ml 直至引流液清亮后肝素封管。

(2)建议在植管2周后进行腹膜透析。

(3)若需立即进行透析,建议在卧位或半卧位下或用腹膜透析机进行,每次灌入量500~1 000 ml,根据患者耐受情况逐步加至2 000 ml。

(三)皮下隧道和出口处护理

1. 进行出口处护理时应戴帽子和口罩,操作前常规洗手。

2. 定期清洗隧道口,可采用生理盐水清洗隧道口,再用含碘消毒液消毒隧道口皮肤后无菌纱布覆盖。如无感染情况下,每周至少应清洗消毒1次。

3. 保持导管出口处干燥。

4. 无论在伤口感染期或愈合期均不应行盆浴和游泳。淋浴时应用肛袋保护出口处,淋浴完毕后出口处应及时清洗消毒。

(四)连接管道及其维护

1. 术后两周内应特别注意导管固定,否则可导致出口处损伤和愈合不良。应使用敷料或胶布固定导管,在进行各项操作时注意不要牵扯导管。

2. 外露导管及连接管道之间应紧密连接,避免脱落。

3. 在进行外露导管及连接管道维护时不可接触剪刀等锐利物品。

4. 连接短管使用超过6个月必须更换,如有破损或开关失灵时应立即更换。如果患者在家庭透析时发现连接短管或外露短管导管损伤或渗液,应中止灌入透析液,立即到腹膜透析中心就诊处理。

5. 碘伏帽一次性使用,无须使用消毒剂,不可用碘伏直接消毒短管。

四、操作程序

以双连袋可弃式“Y”形管道系统为例。

(一)组成与连接

双连袋可弃式“Y”形管道系统的基本特征为:“Y”形管道系统中的两个分支分别与新透析液袋和引流袋以无接头形式相连接,“Y”型管的主干以接头形式与延伸短管上的接头相连接。目前以“双联系统”名称在中国市场上推广应用。

(二)换液操作

1. 清洁工作台面,准备所需物品,如夹子、口罩,延伸管接头小帽等,从恒温箱中取出加温37℃腹膜透析液,并检查物品的原装有效期、透析液袋浓度、容量、清澈、有无渗漏等。

2. 将连腹膜透析导管的延伸短管从衣服内移出,确认延伸短管上的滑轮是否关紧。

3. 剪去多余指甲,戴好口罩,常规六步法洗手。

4. 折断“Y”形管主干末端管道内的易折阀门杆,并移去主干接头上的防护罩,打开延伸短管接头上的小帽,将“Y”形管主干与延伸短管连接。

5. 关闭与新透析液袋相连的“Y”形管分支,折断新透析液袋输液管内的易折阀门杆。

6. 打开延伸短管上的滑轮,引流患者腹腔内的液体进入引流袋,引流完毕后关闭延伸短管上的滑轮,打开与新透析液相连的“Y”形管分支上的管夹,进行灌入前冲洗,冲洗时间为 5 秒钟,冲洗液 30 ~ 50 ml 被引入引流液袋。

7. 关闭与引流袋相连的“Y”形管分支上的管夹,打开延伸短管上的滑轮,使新的透析液灌入患者腹腔,灌入完毕后关紧延伸短管上的滑轮同时夹紧与新透析袋连接的“Y”形管分支。

8. “Y”形管主干末端接头与延伸短管接头分离,将小帽拧在延伸管接头上。

9. 观察引流袋内引流液情况,并称重记录后弃去。

五、腹膜透析液

腹膜透析液(peritoneal dialysate)是腹膜透析治疗过程中必不可少的组成部分。除了要求与静脉制剂一样,具有无菌、无毒、无致热原符合人体的生理特点外,而且应与人体有着非常好的生物相容性,长期保持较好的腹膜透析效能,延长慢性肾衰竭腹膜透析患者的生存率。

(一)一般腹膜透析液要求

1. 电解质成分及浓度与正常人血浆相似。
2. 含一定量的缓冲剂,可纠正机体代谢性酸中毒。
3. 腹膜透析液渗透压等于或高于正常人血浆渗透压。
4. 配方易于调整,允许加入适当药物以适用不同患者病情需要。
5. 一般不含钾,用前根据患者血清钾离子水平可添加适量氯化钾。
6. 制作质量要求同静脉输液,无致热原,无内毒素及细菌等。

(二)理想腹膜透析液要求

1. 具有可预测的溶质清除率和超滤率。
2. 可提供患者所缺乏的溶质并能清除毒素。
3. 可提供部分营养物质而不引起代谢性并发症。
4. pH 在生理范围内、等渗、碳酸盐缓冲剂。
5. 渗透剂很少被吸收、无毒。
6. 生物相容性好,对腹膜功能及宿主防御功能无影响。
7. 无致热原、无内毒素、无致敏性、无细菌。

(三)腹膜透析液基本组成

含乳酸腹膜透析液对腹膜刺激小,但有肝功能损害者不宜用。含醋酸腹膜透析液有扩张血管的作用,对腹膜刺激较大。碳酸氢钠需临时加入,以防止发生碳酸钙结晶引起化学性腹膜炎或堵管,但适用于有肝脏损害者。目前我国市场上销售的透析液是以乳酸盐作为缓冲剂。

钙浓度为 1.25 mmol/L 的腹膜透析液为生理钙腹膜透析液,有助于降低高钙血症和转移性钙化的发生。适用于高钙血症、血管钙化及高血磷需用含钙的磷结合剂患者等。目前常用腹膜透析液配方见表 11.1 ~ 11.3。

表 11.1 腹膜透析液的基本成分

成分	浓度
葡萄糖	1.5 ~ 4.25 g/L
钠离子	132 ~ 141 mmol/L
氯离子	95 ~ 102 mmol/L
钙离子	1.25 ~ 1.75 mmol/L
镁离子	0.25 ~ 0.75 mmol/L
醋酸/乳酸根/碳酸氢根	35 ~ 40 mmol/L

注:渗透压为 346 ~ 485 mOsm/L;pH 为 5.0 ~ 7.0。

表 11.2 Dianeal 腹膜透析液(100 ml)

	成分					离子浓度(mEq/L)					渗透压 (mOsm/L)	pH
	葡萄糖 (g)	氯化钠 (mg)	乳酸钠 (mg)	氯化钙 (mg)	氯化镁 (mg)	钠	钙	镁	氯化物	乳酸盐		
含 1.5% 葡萄糖	1.5	538	448	25.7	5.08	132	1.75	0.5	96	40	346	5.2
含 2.5% 葡萄糖	2.5	538	448	25.7	5.08	132	1.75	0.5	96	40	396	5.2
含 4.25% 葡萄糖	4.25	538	448	25.7	5.08	132	1.75	0.5	96	40	485	5.2

表 11.3 Extraneal 腹膜透析液(100 ml,pH = 5.5)

成分	质量	离子/渗透压	(mmol/L)/(mOsm/L)
Icodextrin	7.5 g	渗透压	284
氯化钠	540 mg	钠离子	133
乳酸钠	450 mg	氯离子	96
氯化钙	25.7 mg	钙离子	1.75
氯化镁	5.1 mg	镁离子	0.25
		乳酸盐	40

(四)腹膜透析液其他成分的加入

商品腹膜透析液内一般不需、同时也不主张加入药物或其他成分,只有在病情需要且严格无菌操作下慎重加入其他成分。

1. 肝素　主要用来防止腹膜透析液中蛋白凝固堵塞管路及肠粘连的发生。慢性维持性腹膜透析时一般不加肝素。但在发生腹膜炎时,可加适量肝素,直至腹膜炎控制为止。

2. 抗生素　发生细菌性腹膜炎时应根据细菌种类及药敏试验选用适当的抗生素加入至腹膜透析液中,根据病情变化随时调整剂量。

3. 胰岛素　糖尿病患者于腹膜透液中可加入适量胰岛素可控制血糖。CAPD 患者腹膜透析液内加入胰岛素量为皮下注射量的 2~3 倍,应使空腹血糖控制 $<$140 mg/dl(7.8 mmol/L)或餐后 1 小时血糖 $<$ 200 mg/dl(11.1 mmol/L)。应严密监测血糖并随时调整剂量。注意腹膜透析袋及腹膜透析管道均可吸附胰岛素。

4. 其他　如合并腹痛时,在腹膜透析液内可加入适量利多卡因。如有蛋白凝块可加入适量尿激酶。为提高溶质的清除可加入适量血管扩张药物。

(五)常用维持腹膜透析液渗透性的物质

1. 葡萄糖　是目前腹膜透析液最常用的渗透剂之一,也是腹膜透析超滤的主要动力。透析液葡萄糖含量一般为 1.5%、2.5%、4.25%。增加透析液中葡萄糖浓度,可提高透析液的渗透压,增加超滤能力。

2. 葡聚糖　葡萄糖聚合体溶液可增加腹膜超滤及肌酐清除率,延长 CAPD 患者的技术生存期。可用葡聚糖腹膜透析液替换高渗葡萄糖腹膜透析液作夜间交换,亦可用于进行自动化腹膜透析患者的长时间留腹时。葡聚糖腹膜透析液对糖尿病患者更为有益。

3. 氨基酸　在伴有营养不良的 CAPD 患者,透析液中加合适的氨基酸成分,可能改善 CAPD 患者蛋白质营养状态,但可引起血 BUN 上升及酸中毒倾向。

六、处方及调整

腹膜透析的透析方式及透析剂量应强调个体化。根据患者残余肾功能及腹膜转运特性调整透析处方,确保充分透析,提高患者生存率和生活质量。

(一)调整腹膜透析处方的必备指标

影响腹膜透析充分性的因素包括腹膜转运特性、体表面积、残余肾功能及透析方式。调整处方必备指标包括 PET 值、体表面积、残余肾功能及透析方式。

1. 腹膜平衡试验(peritoneal equilibration test, PET)

(1)标准 PET 的操作:标准 PET 的基本原理:在一定条件下,检测腹膜透析液和血液中肌酐和葡萄糖浓度的比值,确定患者腹膜溶质转运类型。其测定方法如下:

1)标本采集:在进行 PET 的前夜应行标准 CAPD 治疗,夜间腹膜透析液在腹腔内停留 8 ~ 12 小时。患者在交换之前应取坐位,在 20 分钟内完全引流出前夜的留腹液,并测定其容量。然后患者取仰卧位,将加温至 37℃的 2.5% 葡萄糖透析液 2 L 以每两分钟 400 ml 的速度准确地在 10 分钟内全部输入腹腔。在灌入过程中,为保证腹膜透析液完全混合,每灌入 400 ml 透析液时,患者需左右翻转、变换体位。在腹膜透析液留腹 0、2 和 4 小时收集透析液标本,在腹膜透析液留腹 2 小时抽取血标本。腹膜透析液留腹 4 小时后,患者取坐位,20 分钟内排空腹腔内的透析液,并测定引流液量。

2)标本检测:测定透析液及血液中肌酐和葡萄糖浓度。在测定腹膜透析液肌酐浓度时,由于受透析液内葡萄糖的干扰,最好采用肌酐矫正因子进行矫正。

矫正肌酐(mg/dl) = 肌酐(mg/dl) - 葡萄糖 × 矫正因子(mg/dl)

3)PET 的计算和结果评估　计算 0、2、4 小时透析液与血液中肌酐的浓度比值;计算 2、4 小时与 0 小时透析液中葡萄糖浓度的比值。根据 PET 结果,将腹膜转运特性分为以下四类:高转运;高平均转运;低平均转运和低转运。

在患者基础腹膜转运特性确定后,如需再测定患者腹膜转运特性有无改变时,可采用快速 PET。其操作方法与标准 PET 相似,只需在透析液留腹 4 小时留取透析液和血标本,分别测定腹膜透析液和血液中肌酐和葡萄糖的比值(D/P 值)。此外,应精确测量透析液的排出量。

(2)PET 值与透析方式的选择

高转运患者适合短时透析如 NIPD、DAPD、NTPD。高平均转运患者,适合 CCPD 或标准 CAPD。低平均转运患者初期可行 CCPD 或标准 CAPD,当残余肾功能丧失时,宜行大剂量 CAPD。低转运患者宜行大剂量 CAPD 或血液透析。

(3)动态观察 PET 的临床意义

在腹膜透析初期,腹膜转运功能会有轻微变化,然后趋向平衡。因此基础 PET 测定应在腹膜透析开始 2 ~4 周后进行。此后每 6 个月重复一次,动态观察 PET 的变化,有助于纠正透析过程中出现的各种问题。建议 PET 检测应在患者处于平稳状态或腹膜炎痊愈 1 个月后做。若出现透析不充分,营养不良,则需寻找下列原因:①伴发疾病;②是否有残余肾功能减退;③摄入评估。然后根据残余肾功能及腹膜转运特性调整处方。

(4)PET 值与处方调整:长期腹膜透析患者透析方式选择应以腹膜转运特性为依据,初始透析剂量应根据患者腹膜转运特性、体表面积、体重及残余肾功能来决定达到最后目标剂量所需的透析引流量。

(5)应用 PET 调整处方的注意事项

1)对培训期透析液排出量高或低的患者可考虑提前进行腹膜平衡试验,以确定其腹膜转运特性为高转运还是低转运。

2)高转运患者可通过增加透析液交换次数和缩短透析液存留时间,来达到最大的超滤量。

3)低转运和低平均转运患者可通过增加最大的灌入剂量来提高清除率。

4)低转运和低平均转运患者采用 APD 方式透析时,应增加总的夜间治疗时间;增加透析液的存留时间;增加白天透析液存留和(或)次日交换;增加灌注量。

2. 残余肾功能(RRF)　定期评估残余肾功能,根据残余肾功能调整透析处方,使患者达到充分透析。

(1)残余肾功能下降常见于原发病因、透析液渗透压负荷、高血压、炎症和肾毒性药物等。

(2)残余肾功能下降与透析方案调整:当透析患者尿量减少或丧失时,应增加透析剂量及透析次数,以弥补经尿液中所排出的清除量。

(二)调整处方

调整透析处方的必备因素包括 24 小时透析液总量、每次交换量、腹膜透析液留腹时间、交换次数及透析液葡萄糖浓度。

1.透析剂量 透析剂量包括24小时总灌注量和每次交换的灌注量。目前临床上使用较多的透析剂量为6～8 L/d,但腹膜透析患者的透析剂量与透析方式、残余肾功能、体表面积、机体代谢状态及腹膜转运状态等密切相关。所以选择个体化的透析剂量在临床实践中有十分重要意义。

2.每周期透析液留腹时间 每个周期透析液留腹时间根据透析方式(如IPD30分钟～1小时,CAPD4～8小时)、透析是否充分、超滤量等因素来决定。

3.交换次数 根据透析方式(如IPD10～20次/日,CAPD一般每日交换3～5次)、超滤效果和透析充分性等因素决定。

4.葡萄糖浓度 目前常用透析液中葡萄糖浓度为1.5%、2.5%和4.25%,超滤量的多少与透析液含糖量,透析周期时间的长短,透析液入量的多少及腹膜超滤效能等因素有关。

(三)处方调整步骤

在开始腹膜透析时,应首先对患者的临床状态、体表面积及残余肾功能进行评估,制定初步的透析方案。透析2～4周后进行腹膜平衡试验,同时进行透析充分性评估,如达到治疗目标,按原方案继续透析,如未达到治疗目标,可根据调整处方的变量更改透析方案,直至达到治疗目标。处方调整步骤见图11-1。

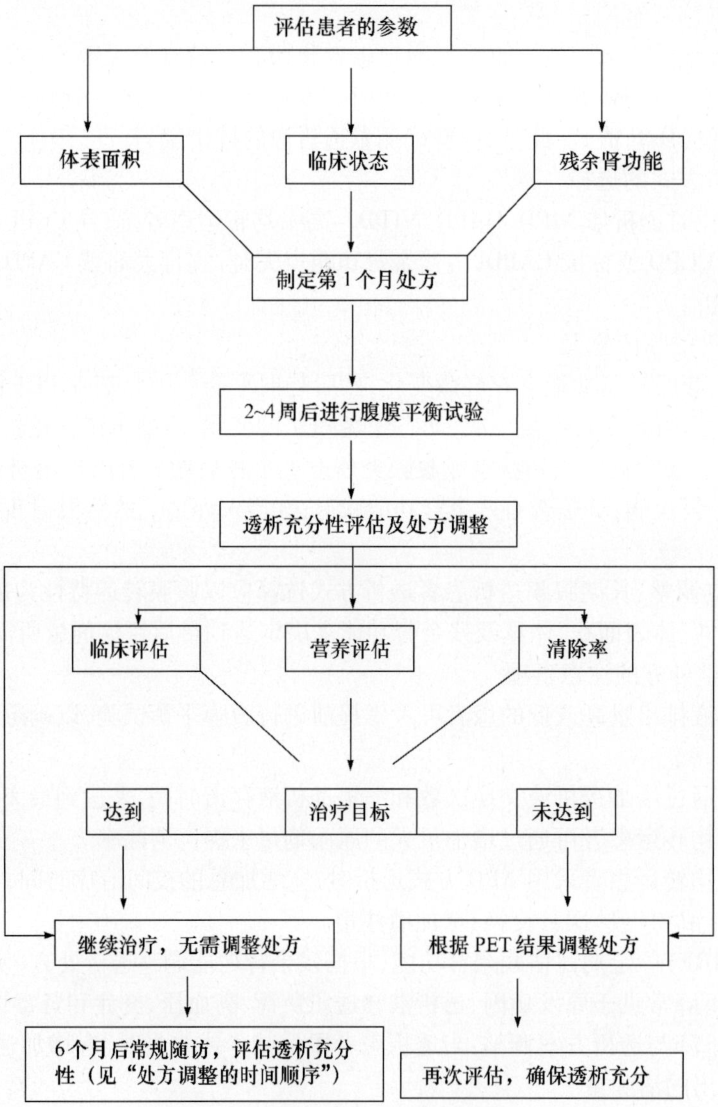

图11-1 腹膜透析处方调整程序

七、充分性评估及保障

(一)腹膜透析充分性定义

腹膜透析充分性一般指:①透析后患者身心安泰、食欲良好、体重增加、体力恢复、慢性并发症减少或消失,尿毒症毒素清除充分;②透析剂量足够或透析剂量满意,目前公认目标最小透析剂量标准为CAPD每周 Kt/Vurea >1.7,肌酐清除率 >50 L/(W·1.73 m^2BSA);③一定透析剂量时患者死亡率和发病率不会增高,再增加剂量死亡率和发病率也不会下降,低于此剂量则死亡率和发病率均会增高。临床上不能采用单一指标评估透析充分性,应根据临床表现、溶质清除和水钠清除状况综合评估。

(二)评估指标

1. 临床状态　有无尿毒症毒素和水钠潴留所导致相关临床表现或生化异常,包括血压和容量控制、酸碱平衡状态、脂质代谢和心血管危险因素、营养状态、钙磷代谢和骨稳态、炎症状态等。

2. 溶质清除　包括小分子和中分子溶质清除情况,其中尿素清除分数(Kt/V)是评估透析充分性的重要定量指标。

3. 水钠清除　容量控制是腹膜透析重要目标,应对患者容量状态进行监测:包括临床有无高血压、水肿、心功能不全等钠水潴留表现。多频生物电阻抗分析(MF-BIA)可就患者容量状态、营养状态等提供更多信息。原则上超滤量应根据患者的尿量和液体摄入量。在无尿患者,一般每天超滤量应大于1 000 ml。

(三)透析充分标准

1. 临床状态

(1)食欲尚可,无恶心、呕吐、失眠及明显乏力等毒素潴留症状。

(2)处于正常容量状态,无容量依赖性高血压、心力衰竭、肺水肿及外周水肿表现。

(3)营养状况良好,血清白蛋白≥35 g/L,SGA正常,无明显贫血。

(4)无明显代谢性酸中毒和电解质紊乱的表现。

2. 溶质清除　小分子溶质清除应达到最低目标值:CAPD患者要求每周总尿素清除分数应在1.7以上。应注意即使小分子溶质清除达到最低目标值,如有症状或体征,也应考虑透析不充分。

3. 透析充分性标准计算参见附录。

(四)保证透析充分性的措施

1. 定期评估透析充分性　出现透析不充分时应仔细寻找导致透析不充分的可能原因:如患者透析依从性差、透析处方不当或透析处方未个体化、对体内水评估不当或出现有机械性并发症(如透析引流不充分或透析液渗漏)。

2. 定期监测残余肾功能　在腹膜透析时,残余肾功能不仅提供小溶质清除,而且在保持液体平衡、磷的控制及清除中分子毒素中也发挥了重要作用。此外,残余肾功能与透析患者血管钙化以及心肌肥厚有关。残余肾功能是影响腹膜透析患者透析充分性的重要因素,应特别注意透析时残余肾功能保护。一旦出现残余肾功能改变,应相应调整透析处方。透析开始后6个月内,建议每月测定一次残肾尿素清除分数和肌酐清除率;6个月后每两个月测定一次,直到残肾 $Kt/V<0.1$。

3. 腹膜转运特性评估和腹膜保护　腹膜转运特性存在个体差异,且透析过程中腹膜转运特性呈动态变化,因此应根据患者腹膜转运特性,确定个体化透析处方或调整透析剂量,以达到最佳透析效果。透析开始后2~4周应行PET试验,作为患者的基础值,以后每6个月复查一次PET;如临床怀疑腹膜功能改变时,应及时复查PET;腹膜炎应在炎症控制1个月以后才行PET检查。通常临床使用标准PET或快速PET,如出现超滤功能异常,可使用4.25%腹膜透析液代替2.5%腹膜透析液进行腹膜平衡试验,以评估腹膜超滤能力(Modified PET)。

4. 个体化透析处方　应根据患者残余肾功能、腹膜转运特性、体重及饮食等情况,制定个体化透析方案,并根据患者残余肾功能和腹膜转运特性调整透析剂量。在确定或调整透析方案时,应选用适当葡萄糖浓度的透析液,增加钠水清除以保证患者处于正常容量状态。

八、并发症及处理

(一)导管出口处及隧道感染(ESI/TI)

导管出口处感染是指导管出口处脓性分泌物和(或)红肿,病原微生物培养可阳性或阴性。皮下隧道感染是指皮下导管隧道出现红肿和疼痛,病原微生物培养可阳性或阴性。

1. 常见原因

(1)导管出口方向未向下。

(2)皮下隧道太短、涤纶套外露。

(3)导管周围渗漏或血肿。

(4)导管经常牵拉可减慢皮肤隧道口及隧道愈合过程。

(5)污染或未注意局部卫生。

(6)全身性因素,如营养不良、糖尿病、长期使用肾上腺糖皮质激素等。

2. 处理

(1)局部处理:首先最好行局部涂片和病原菌培养,培养结果出来前应先行经验性治疗,给予口服抗生素治疗。待培养有结果后再根据培养的致病菌选用敏感的抗生素。

(2)全身用药:感染严重时应静脉给予敏感抗生素。

(3)经局部处理及全身用药2周,感染难以控制者,应考虑拔除导管或去除皮下袖套。

3. 预防

(1)外涤纶套距皮肤出口处距离应在2 cm,出口处方向最好向下。

(2)术后妥善固定导管,避免过多牵拉,加强导管维护。

(3)定期清洗出口处皮肤,保持其清洁干燥。

(4)隧道口愈合期及感染期避免盆浴及游泳。

(5)如果患者鼻部携带有金葡菌,鼻腔涂用抗生素软膏。

(二)腹膜透析相关感染性腹膜炎

1. 常见原因

(1)接触污染:包括透析液交换时污染、碘伏帽重复使用、透析液袋破损及透析导管或连接导管破损或脱落。

(2)皮肤出口处和隧道感染。

(3)腹泻或接受肠镜检查。

(4)其他原因:如牙科手术、静脉留置针、腹膜透析内导管生物膜形成、子宫手术等。

2. 危险因素　高龄、糖尿病、残余肾功能减退、低白蛋白血症及营养不良长期使用肾上腺糖皮质激素以及使用生物不相容性透析液等均为腹膜透析相关感染性腹膜炎的危险因素。

3. 病原菌　最常见病原微生物为凝固酶阴性葡萄糖球菌、金黄色葡萄球菌、链球菌,革兰阴性菌有逐渐增多的趋势。真菌性腹膜炎和分枝杆菌腹膜炎临床相对少见。不同感染途径病原菌不同。

4. 临床表现及诊断　腹膜透析患者如出现:①透出液浑浊伴或不伴腹痛;②透出液常规WBC $>100/\mu l$;多核细胞$>50\%$;③病原微生物阳性。其中两条或两条以上则可诊断。

5. 处理

(1)早期诊断:一旦出现腹膜透析液混浊,无论有无腹痛,应怀疑腹膜炎。及时留取第一袋浑浊透出液送检,包括细胞计数和分类、革兰染色和病原学培养。

(2)一旦考虑为腹膜透析相关性腹膜炎,留取标本后即应开始经验性抗感染治疗。如腹水浑浊明显或疼痛剧烈,可采用数袋1.5%腹膜透析液冲洗腹腔。

(3)初始治疗可经验用药。应联合使用抗生素,选用覆盖革兰阴性菌和革兰阳性菌的抗生素。如有发热等全身症状,应局部用药和静脉用药同时进行,静脉用药应选择对残余肾功能影响较小的药物。一般病原菌抗生素疗程 2 周左右,金黄色葡萄球菌、铜绿假单胞菌及肠球菌等为 3 周。

(4)腹水感染时为避免纤维蛋白凝块形成,可在腹膜透析液中加入适量肝素。

(5)一旦诊断为真菌性腹膜炎,则应拔除导管,使用抗真菌药物。

(6)结核性腹膜炎一般采取四联疗法,局部和全身用药相结合,无效者拔除导管并继续抗结核治疗。

6. 预防

(1)持续质量改进:教育患者采用正确的无菌技术:洗手、戴口罩、不可触碰无菌部位等;监督患者的操作技术并进行再培训:集中注意力、保持换液桌面的清洁、换液时光线要充足等;建立标准的规程,寻找腹膜炎发生的原因并进行相应改进。

(2)预防出口处和隧道感染。

(3)加强腹膜透析患者教育和培训:内容包括腹膜透析的环境要求、透析管的护理、卫生常识、检查腹膜透析液的质量、无菌操作的训练、腹腔感染的观察与处理等。

(4)纠正营养不良:充分透析、加强营养、注意残余肾功能保护等。

(三)腹膜透析导管功能障碍

1. 常见原因

(1)血块、纤维蛋白凝块、脂肪球阻塞,大网膜包裹,腹膜粘连形成小套袋包裹腹膜透析管。

(2)导管受压扭曲。

(3)导管尖端移位。

(4)功能性引流障碍(患者便秘或膀胱充盈等)。

2. 临床表现　导管功能障碍主要表现为透析注入或引流单向障碍,也可表现注入和引流双向障碍。根据导管功能障碍出现时间可分为导管立即功能障碍和导管迟发功能障碍两种类型,前者为手术过程中出现的引流障碍,后者为磨合期后开始 CAPD 或在治疗任何时候出现注入或引流障碍。

3. 预防与处理

(1)导管立即功能障碍多与透析导管置入位置不当有关,开放小切口手术、经皮穿刺或套管针技术难确定原因,腹腔镜和床旁 X 线检查有助于确定原因。变换透析导管置入位置并再次评估导管功能。

(2)当透出液含血性物、纤维块时,应预防性使用肝素(500 ~ 1 000 单位/升)。出现功能障碍可使用尿激酶封管。

(3)若无效,属不可逆性阻塞,或可能为大网膜缠绕,均需重新置管。

(4)如为功能性引流障碍,应适当活动,予轻泻剂,生理盐水灌肠刺激肠道运动后,引流即通畅。

(四)透析液渗漏

1. 常见原因

(1)植管手术腹膜荷包结扎不严密。

(2)腹膜存在先天性或后天性缺陷。

(3)腹膜透析注入腹腔后导致腹内压升高。

2. 临床表现　由于腹膜结构完整破坏后透析液漏出到腹腔以外的部位(胸腔、腹壁或会阴部)。根据发生时间可分为早期渗漏(术后 30 天内)和晚期渗漏(术后 30 天后)。临床表现与透析液渗漏部位有关。

(1)胸腔积液:双侧,右侧多见。少量积液可无症状,量大者可出现呼吸困难。平卧位或使用高渗透析液症状加重。

(2)管周渗漏:出口处潮湿、肿胀。

(3)会阴部和腹壁渗漏:腹壁肿胀。男性患者阴囊肿大,女性患者阴唇肿胀。

3. 检查方法

(1)体格检查　胸腔积液有胸腔积液体征;管周渗漏时出口处潮湿、肿胀;会阴部和腹壁渗漏站立位明显。

(2)管周渗漏者可行局部B超检查。

(3)CT造影扫描。

(4)腹腔内注入锝标记宏聚白蛋白后肺闪烁现象以及胸水葡萄糖浓度升高有助于胸腹膜裂隙诊断。

4. 预防与处理

(1)术前评估:多次手术、慢性腹水、多次妊娠、肥胖、皮质类固醇使用史、甲减、多囊肾、慢性肺病等,腹壁薄弱等患者容易出现。

(2)插管方法:直视手术发生率低。

(3)PD技术相关:旁正中切口、荷包缝合妥帖、仔细缝合腹直肌前鞘。术后10~14天开始透析,如期间需要紧急透析,则采用仰卧位、小剂量,减少腹腔压力。

(4)透析液渗漏后感染率升高,应使用抗生素。

(5)胸腔积液有明显症状者可胸腔穿刺放液。

(6)手术修复、临时性血液透析、低透析液量CAPD及APD,无效者改行血液透析。

(7)早期渗漏可停透2周,如不能控制,CT确定渗漏部位,手术修复。

(五)疝

1. 常见原因

(1)多次手术、慢性腹水、多次妊娠、肥胖、皮质类固醇使用史、甲减、多囊肾、慢性肺病、营养不良等导致腹壁薄弱。

(2)腹膜透析时腹内压升高,站立位、大容量透析液以及高渗透析液使用更为明显。

(3)腹正中切口。

2. 临床表现

(1)轻者仅见腹壁局部肿块。

(2)重者可出现肠梗阻或肠坏死。

(3)少数患者可并发腹膜炎。

3. 处理与预防

(1)术前仔细评估有无导致腹壁薄弱危险因素,有无疝病史。

(2)如出现疝,特别注意观察有无肠梗阻或肠坏死表现。

(3)如透析前有疝,在腹膜透析置管前手术修复疝。

(4)术后仰卧位、容量递增至少2周,或使用APD。

(5)尽可能手术修复。

(六)出血性并发症

1. 常见原因

(1)凝血功能障碍、使用抗凝药。

(2)术中不慎损伤腹壁动脉及其分支。

(3)女性月经期血液反流至腹腔。

2. 临床表现　与出血部位有关,可出现腹壁血肿、出口处出血及血性透析液。

3. 预防与处理

(1)术前评估凝血状态和预防凝血。

(2)手术时避免损伤腹壁血管。

(3)小切口、仔细止血、切口不宜靠外。

(4)血性腹水用0.5~1 L冷生理盐水或腹膜透析液冲洗。

(5)伤口或出口处出血压迫止血。

(6)大出血需外科手术处理。

(七)腹膜衰竭

1. 常见原因　与多次腹膜炎或长期使用生物不相容性透析液导致腹膜结构和功能异常有关。

2. 临床表现

(1)Ⅰ型腹膜衰竭:腹膜对小分子溶质转运障碍。

(2)Ⅱ型腹膜衰竭:腹膜对水及溶质转运均有障碍。

(3)Ⅲ型腹膜衰竭:因腹腔淋巴吸收增多所致。

3. 预防与处理

(1)防治腹膜炎,使用生物相性透析液。尽量少用高糖透析液,为增加超滤可加用艾考糊精透析液。

(2)改腹膜透析方式为短存留,夜间不保留透析液,但需兼顾溶质清除。

(3)腹膜休息四周,暂予血液透析。

(4)无效者改行血液透析。

(八)蛋白质能量营养不良

1. 常见原因

(1)透析不充分,毒性产物潴留,使蛋白质和热量摄入减少。

(2)代谢性酸中毒、感染(包括腹膜炎)等导致高分解代谢状态。

(3)伴随疾病,如糖尿病、心力衰竭、慢性炎症、恶性肿瘤、肝脏疾病等,可使 CAPD 患者蛋白质和能量摄入减少。

(4)透析液蛋白质、氨基酸和微量元素丢失。

(5)残余肾功能减退。

2. 营养状态评估方法

(1)血清白蛋白(Alb)和前白蛋白(Pre-A)(Alb <35 g/L 或 Pre-A <30 mg/dl,应注意存在营养不良)。

(2)每日蛋白摄入(DPI),一般建议 DPI 达 1.2 g/kg/d。

(3)主观综合性营养评估法(SGA)(四项七分模式,四项:体重、厌食、皮下脂肪、肌肉重量;七分:1 ~ 2 分严重营养不良、3 ~ 5 分轻重度营养不良、6 ~ 7 分营养正常)。

(4)人体测量。

3. 预防与处理

(1)加强透析,注意小分子溶质清除特别是水钠平衡。应根据患者残余肾功能及腹膜转运特性个体化透析处方。

(2)注意残余肾功能保护,避免使用肾损害药物。

(3)防治可能导致营养不良的并发症,如感染、代谢性酸中毒等。

(4)心理干预,增强患者成功透析的信心。

(5)每 6 个月进行营养评估一次,接受个体化营养指导。

九、患者管理与培训

(一)植管前宣教与培训

主要内容包括:透析目的、开始透析时机、透析方式的选择(血液透析、腹膜透析、肾移植的方法介绍,血液透析、腹膜透析、肾移植的优缺点)等。

(二)植管后宣教与培训

主要内容包括正常肾脏的结构与功能、尿毒症临床表现及其后果、腹膜透析的治疗原理、腹膜透析的具体操作步骤及要点、无菌操作概念、腹膜透析导管护理、液体平衡的监测和保持、腹膜透析患者的饮食指导、居家透析的条件、意外事件的处理等。

(三)患者随访期宣教与培训

主要内容包括:简单介绍透析相关的并发症及预防、定期操作的再培训、针对随访中出现问题的再培训、组织活动,交流腹膜透析经验,提高生活质量等。

附录

一、肾功能计算公式

（一）MDRD简化公式

$$eGFR = 186 \times 血肌酐^{-1.154} \times 年龄^{-0.203} \times 0.742(女性) \times 1.21(黑人)$$

注：血肌酐单位为mg/dl（1 mg/dl = 88.4 μmol/L）；年龄单位为岁；血尿素氮单位为mg/dl（1 mg/dl = 0.0357 0 mmol/L）；血白蛋白单位为mg/dl。eGFR单位为ml/(min·1.73 m^2)。

（二）慢性肾脏病流行病学合作研究（CKD-EPI）公式

种族和性别	血肌酐水平 μmol/L(mg/dl)	公式
黑人		
女性	≤62(≤0.7)	$GFR = 166 \times (Scr/0.7)^{-0.329} \times (0.993)^{年龄}$
	>62(>0.7)	$GFR = 166 \times (Scr/0.7)^{-1.209} \times (0.993)^{年龄}$
男性	≤80(≤0.9)	$GFR = 163 \times (Scr/0.9)^{-0.411} \times (0.993)^{年龄}$
	>80(>0.9)	$GFR = 163 \times (Scr/0.9)^{-1.209} \times (0.993)^{年龄}$
白人或其他人种		
女性	≤62(≤0.7)	$GFR = 144 \times (Scr/0.7)^{-0.329} \times (0.993)^{年龄}$
	>62(>0.7)	$GFR = 144 \times (Scr/0.7)^{-1.209} \times (0.993)^{年龄}$
男性	≤80(≤0.9)	$GFR = 141 \times (Scr/0.9)^{-0.411} \times (0.993)^{年龄}$
	>80(>0.9)	$GFR = 141 \times (Scr/0.9)^{-1.209} \times (0.993)^{年龄}$

二、残肾功能计算公式

（一）血液透析 常以残肾尿素清除率（Kru）表示。计算公式如下：

$$Kru(ml/min) = (尿尿素 \times 尿量)/(尿液收集起始时血尿素 \times 0.25 + 尿液收集结束时血尿素 \times 0.75 \times 时间)$$

注：尿量单位为ml；时间单位为分钟；血和尿尿素的单位为μmol/L或mg/dl。尿液收集从透析前24小时开始，共收集24小时的尿液。

（二）腹膜透析 以残肾尿素清除率（Kt）表示。计算公式如下：

$$残肾\ Kt(ml/min) = (尿尿素氮/血尿素氮) \times 24\ 小时尿量$$

注：尿量单位为ml；血和尿尿素的单位为μmol/L或mg/dl。

三、透析充分性公式

（一）血液透析

1. sp*Kt/V* 计算公式 指单室模型 *Kt/V*。计算基本公式如下：

$$spKt/V = -\ln(R - 0.008t) + (4 - 3.5R) \times (\Delta BW/BW)$$

注：R透后血尿素/透前血尿素；时间单位为小时；ΔBW为透后体重变化值，即超滤量，单位为L；BW为体重，单位为kg。

2. e*Kt/V* 计算公式

（1）动静脉内瘘者

$$eKt/V = spKt/V(1 - 0.6/t) + 0.03$$

(2)中心静脉置管者

$$eKt/V = spKt/V(1 - 0.47/t) + 0.02$$

注:时间 t 的单位为小时。

3. URR 计算公式

$$URR(\%) = (C_0 - C)/C_0 \times 100$$

注:C_0 为透前血尿素浓度,C 为透后血尿素浓度,单位为 μmol/L 或 mg/dl。

(二)腹膜透析

常以残肾 Kt 与腹膜 Kt 之和表示。

腹膜 Kt(ml/min) = (透析液尿素氮/血尿素氮) × 24 小时透析液排出量

注:透析液排出量单位为 ml;血和透析液尿素的单位 μmol/L 或 mg/dl 均可以。

总 Kt/V = (残肾 Kt + 腹膜 Kt) × 7/V

计算结果以实际体表面积除以 1.73 来矫正。

$$V = 2.447 - 0.09516A + 0.1704H + 0.3362W(男性)$$

$$V = -2.097 + 0.1069H + 0.2466W(女性)$$

注:为年龄,单位岁;H 为身高,单位 cm;W 为体重,单位 kg,指理想体重。

(三)蛋白分解率(PCR)计算公式

nPCR = (前血尿素氮 - 后血尿素氮) × (0.045/两个血标本间隔天数)

四、血液净化治疗相关知情同意书

血液透析（滤过）治疗知情同意书

姓名＿＿＿＿＿ 性别＿＿＿＿＿ 年龄＿＿＿＿＿岁 门诊（住院）号＿＿＿＿＿

诊断＿＿＿＿＿＿＿＿＿＿ 血管通路情况＿＿＿＿＿＿＿＿＿＿

一、血液透析（滤过）能有效清除身体内过多的水分和毒素，是治疗急性和慢性肾衰竭等疾病的有效方法。

二、血液透析（滤过）治疗时，首先需要将患者血液引到体外，然后通过透析或滤过等方法清除水分和毒素，经处理后的血液再回到患者体内。

三、为了有效引出血液，治疗前需要建立血管通路（动静脉内瘘或深静脉插管）。

四、为防止血液在体外管路和透析器发生凝固，一般需要在透析前和透析过程中注射肝素等抗凝药物。

五、血液透析过程中和治疗间期存在下列医疗风险，可能造成严重后果，甚至危及生命：

1. 低血压，心力衰竭，心肌梗死，心律失常，脑血管意外；
2. 空气栓塞；
3. 过敏反应；
4. 透析失衡和电解质酸碱平衡紊乱；
5. 溶血、出血；
6. 发热和感染等；
7. 肝功能异常等；
8. 病毒性肝炎等传染病；
9. 其他。

患者或其家属已接受医疗风险的告知，并要求接受血液透析（滤过）治疗。

患者签名＿＿＿＿＿

患者家属签名＿＿＿＿＿

家属与患者关系＿＿＿＿＿ 告知医师签名＿＿＿＿＿

日期＿＿＿＿＿年＿＿月＿＿日 日期＿＿＿＿＿年＿＿月＿＿日

此件一式三联，一联存病历，二联存血液透析室，三联交由患者保存

透析器(滤器)重复使用知情同意书

姓名＿＿＿＿＿　性别＿＿＿＿＿　年龄＿＿＿＿＿岁　门诊(住院)号＿＿＿＿＿

诊断＿＿＿＿＿＿＿＿＿＿＿＿＿＿＿

经医生告知,本人因病情需要,将接受血液透析(滤过)治疗。本人自愿申请重复使用透析器(滤器)。

本人已理解在透析器(滤器)重复使用过程中,虽经医院严格地冲洗、消毒,并对透析器进行相关复用质量检验合格,但由于目前医学科学技术水平的限制,尚难完全杜绝透析器(滤器)重复使用后发生透析反应和传播血源性疾病(包括病毒性肝炎等)等事件。

医生已经告知上述透析器(滤器)重复使用可能发生的不良事件,本人及家属业已完全了解。本人愿意承担由此造成的一切后果。

患者签名＿＿＿＿＿

患者家属签名＿＿＿＿＿

家属与患者关系＿＿＿＿＿＿＿＿＿＿　告知医师签名＿＿＿＿＿＿＿

日期＿＿＿＿＿年＿＿月＿＿日　日期＿＿＿＿＿年＿＿月＿＿日

此件一式三联,一联存病历,二联存血液透析室,三联交由患者保存

五、血液透析病历及治疗记录单

门诊血液净化治疗病历首页

首次治疗日期________ 医保卡号________ 住院号________ 透析号________

诊断______________________________

合并症或并发症______________________________

姓名________ 性别 □男 □女

身份证号□□□□□□□□□□□□□□□□□□□□

现住址(详填)_____省_____市_____县(区)_____乡(镇、街道)_____村

(门牌号)邮编__________

户口地址(详填)_____省_____市_____县(区)_____乡(镇、街道)_____村

(门牌号)邮编__________

电话________ 手机________ E-mail _____@ __________

工作单位______________地址________省(市)________路________号

干体重		血管通路		抗凝剂	
日期	体重(kg)	日期	名称	日期	种类

传染病登记	日期	名称	肿瘤登记	日期	名称	过敏反应	日期	药物名称

血液透析治疗方案调整

治疗频率	调整日期	治疗方式	调整日期	透析液钙浓度	调整日期
每周 1 次		单纯 HD			
每周 2 次		HD + HDF			
每周 3 次		HD + HF			
其他(　　)					

血液透析(滤过)治疗记录单

透析前情况

治疗日期____年____月____日 病情评估:______________________________

T ______℃ P ______次/分 R ______次/分 BP ____/____mmHg

治疗时间__________小时 血流量__________ml/min

干体重______kg 透前体重______kg 体重增加______kg 超滤总量______ml 置换量______ml

治疗模式:HD□HDF□HF□UF□其他______ 透析(滤)器________ 透析机______________

透析液 成分:钠______mmol/L 钙______mmol/L 碳酸氢根______mmol/L 流量______ml/min

肝素/低分子量肝素(类型______) 首剂__________ 追加__________ 总量__________

治 疗 记 录

时间	血流量(ml/min)	静脉压(mmHg)	置换液速度(ml/h)	超滤率(ml/h)	超滤量(ml)	心率(次/分)	呼吸(次/分)	血压(mmHg)	症状及体征	处理及医嘱

透 析 后 情 况

实际治疗时间______小时 实际超滤总量______ml 透后体重______kg 体重下降______kg

T ______℃ P ______次/分 HR ______次/分 BP ____/____mmHg

治疗小结____

____

穿刺护士__________ 治疗护士__________ 医生__________

六、血液净化治疗患者传染病报告表

血液净化治疗血源性传染病报告卡

患者姓名______________身份证号□□□□□□□□□□□□□□□□□□□□□□
性别　□男　□女
出生日期______年______月______日联系电话__________手机______________________
透析开始日期__________透析器复用(是□/否□)　既往输血(是□/否□)
现住址(详填)______省______市______县(区)______乡(镇、街道)______村(门牌号)
户口地址(详填)______省______市______县(区)______乡(镇、街道)______村(门牌号)
传染病类型:乙型病毒性肝炎□(HBsAg +□/ -□□　HBsAb +□/ -□
HBcAb +□/□□　HBeAg +□/ -□
HBeAb +□/□□　HBV DNA ______拷贝/ml)
丙型病毒性肝炎□(HCV Ab +□/ -□　HCV RNA ______拷贝/ml)
HIV□
梅毒□
其他□____
感染日期______年______月______日
诊断日期______年______月______日

报告单位________________________________　联系电话________________________
报告医生________________________________　填卡日期______年____月____日
备注:

七、中心静脉临时置管标准操作流程图

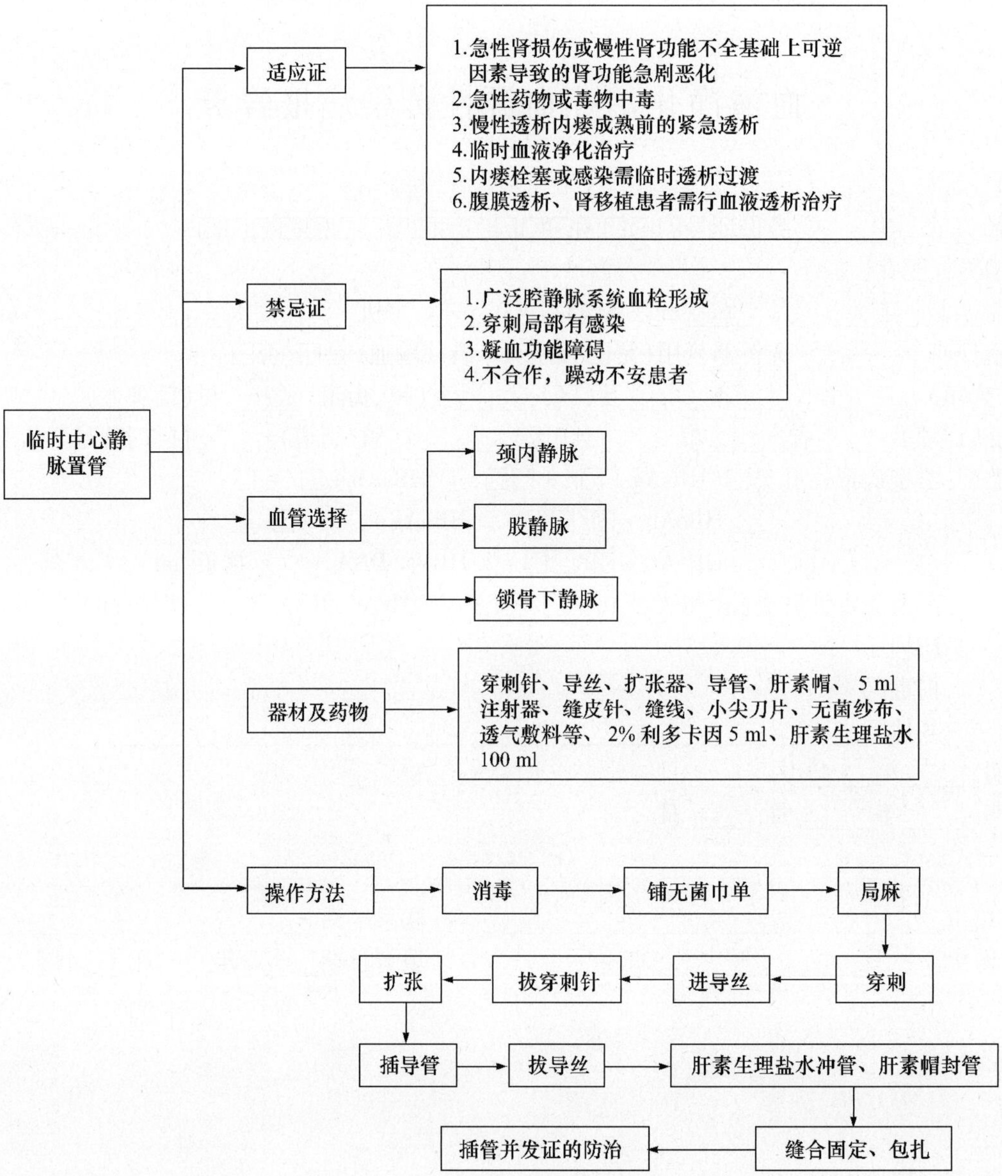

八、中心静脉长期置管标准操作流程图

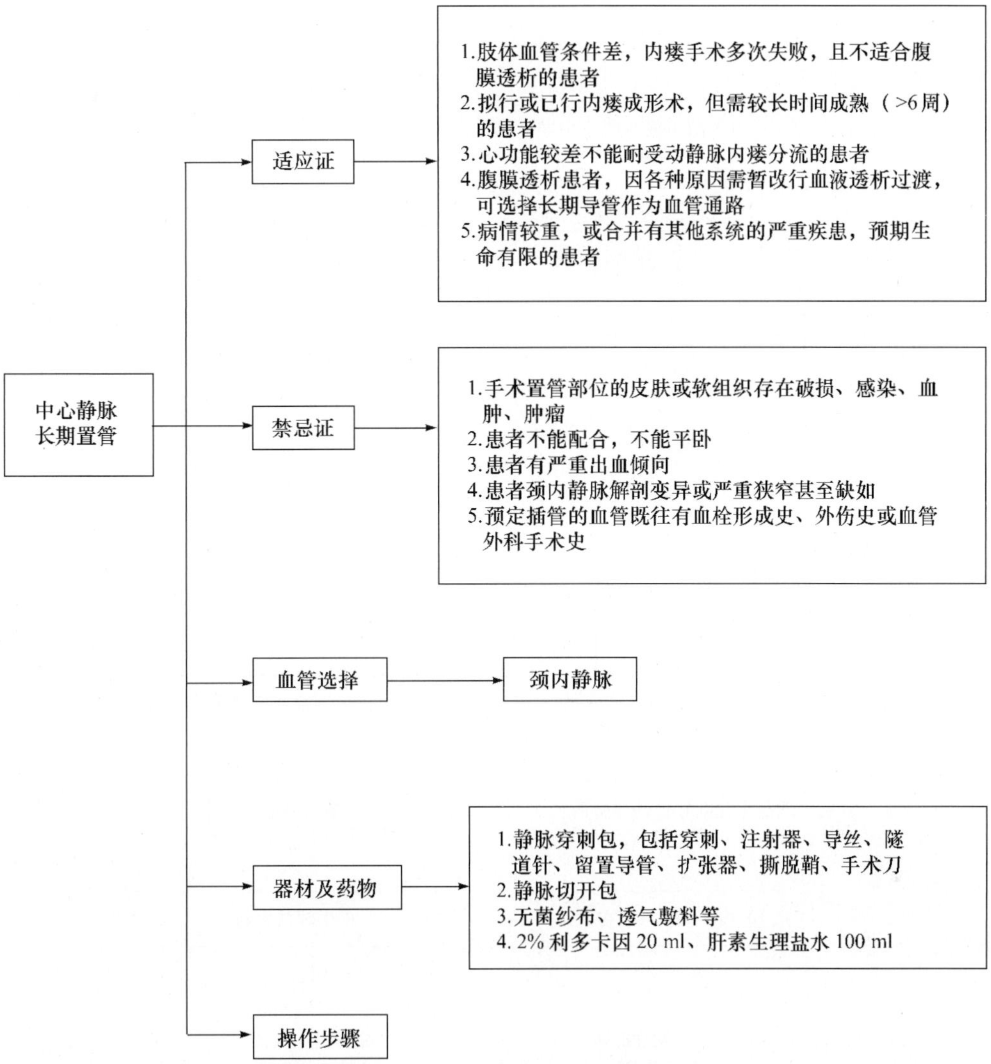

九、中心静脉长期置管标准操作步骤流程图

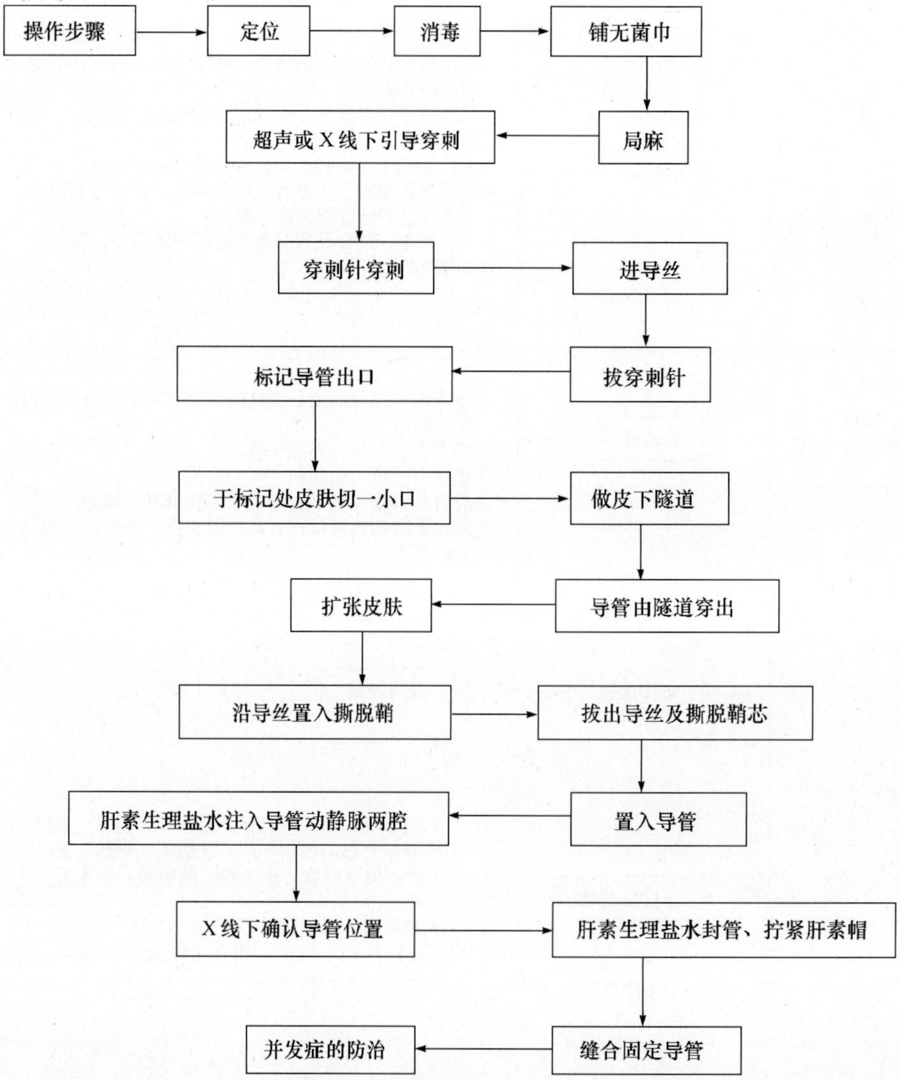

十、血液透析流程图

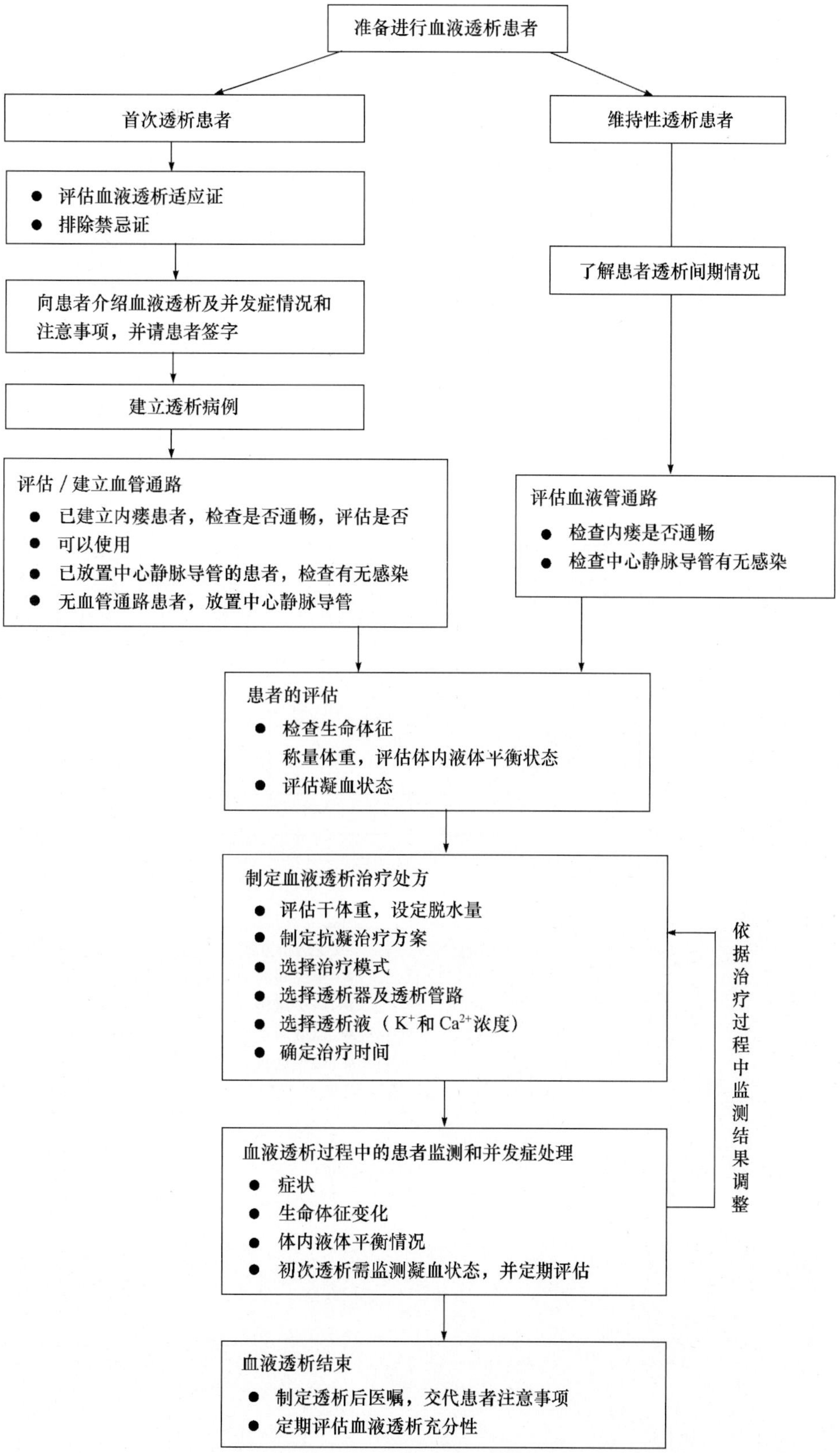
准备进行血液透析患者
首次透析患者
维持性透析患者
● 评估血液透析适应证
● 排除禁忌证
了解患者透析间期情况
向患者介绍血液透析及并发症情况和注意事项，并请患者签字
建立透析病例
评估 / 建立血管通路
● 已建立内瘘患者，检查是否通畅，评估是否
● 可以使用
● 已放置中心静脉导管的患者，检查有无感染
● 无血管通路患者，放置中心静脉导管
评估血液管通路
● 检查内瘘是否通畅
● 检查中心静脉导管有无感染
患者的评估
● 检查生命体征
称量体重，评估体内液体平衡状态
● 评估凝血状态
制定血液透析治疗处方
● 评估干体重，设定脱水量
● 制定抗凝治疗方案
● 选择治疗模式
● 选择透析器及透析管路
● 选择透析液（K^+和Ca^{2+}浓度）
● 确定治疗时间
依据治疗过程中监测结果调整
血液透析过程中的患者监测和并发症处理
● 症状
● 生命体征变化
● 体内液体平衡情况
● 初次透析需监测凝血状态，并定期评估
血液透析结束
● 制定透析后医嘱，交代患者注意事项
● 定期评估血液透析充分性

十一、血液透析中低血压防治标准操作规程流程图

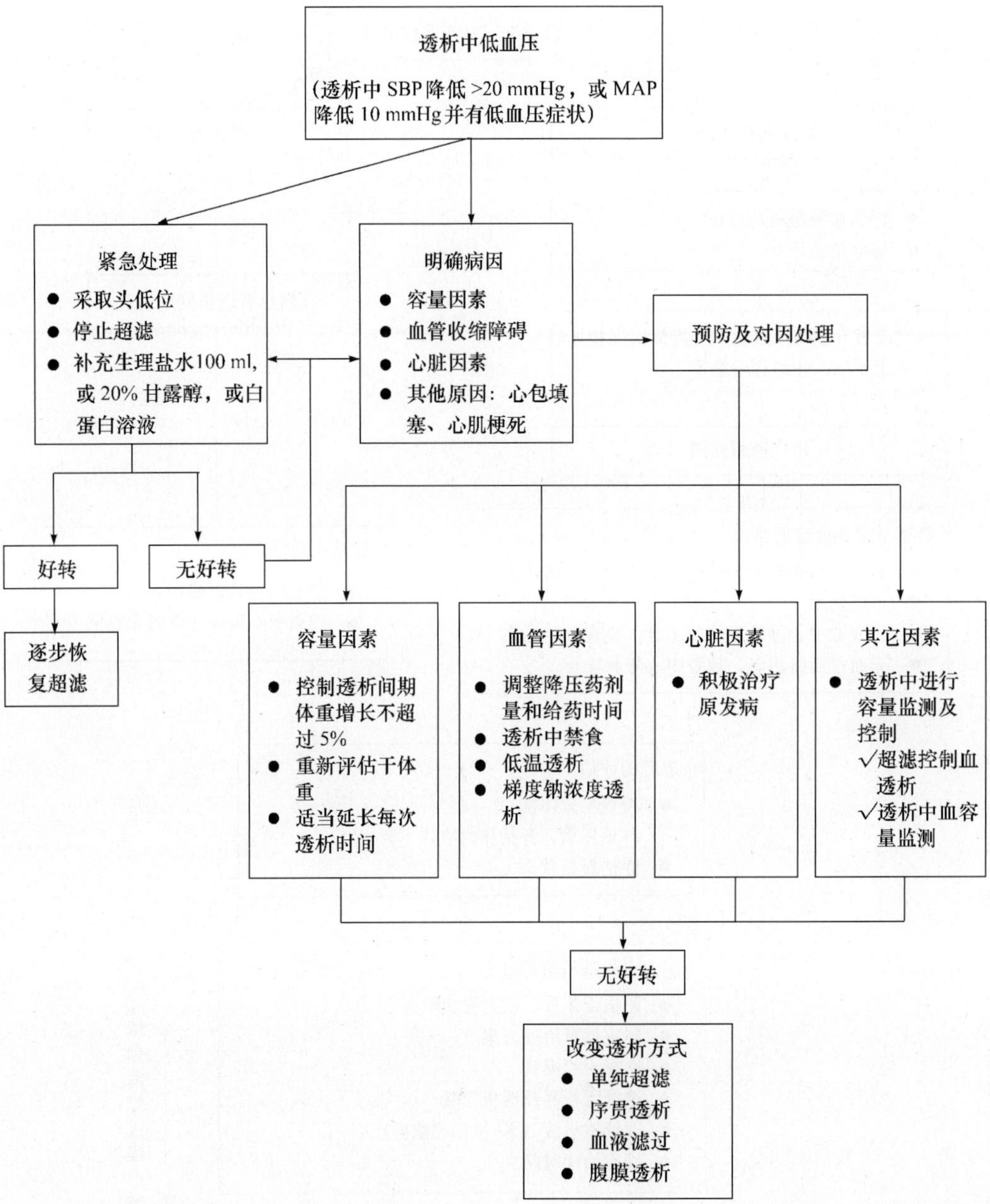

十二、血液透析 *Kt/V* 不达标处理流程图

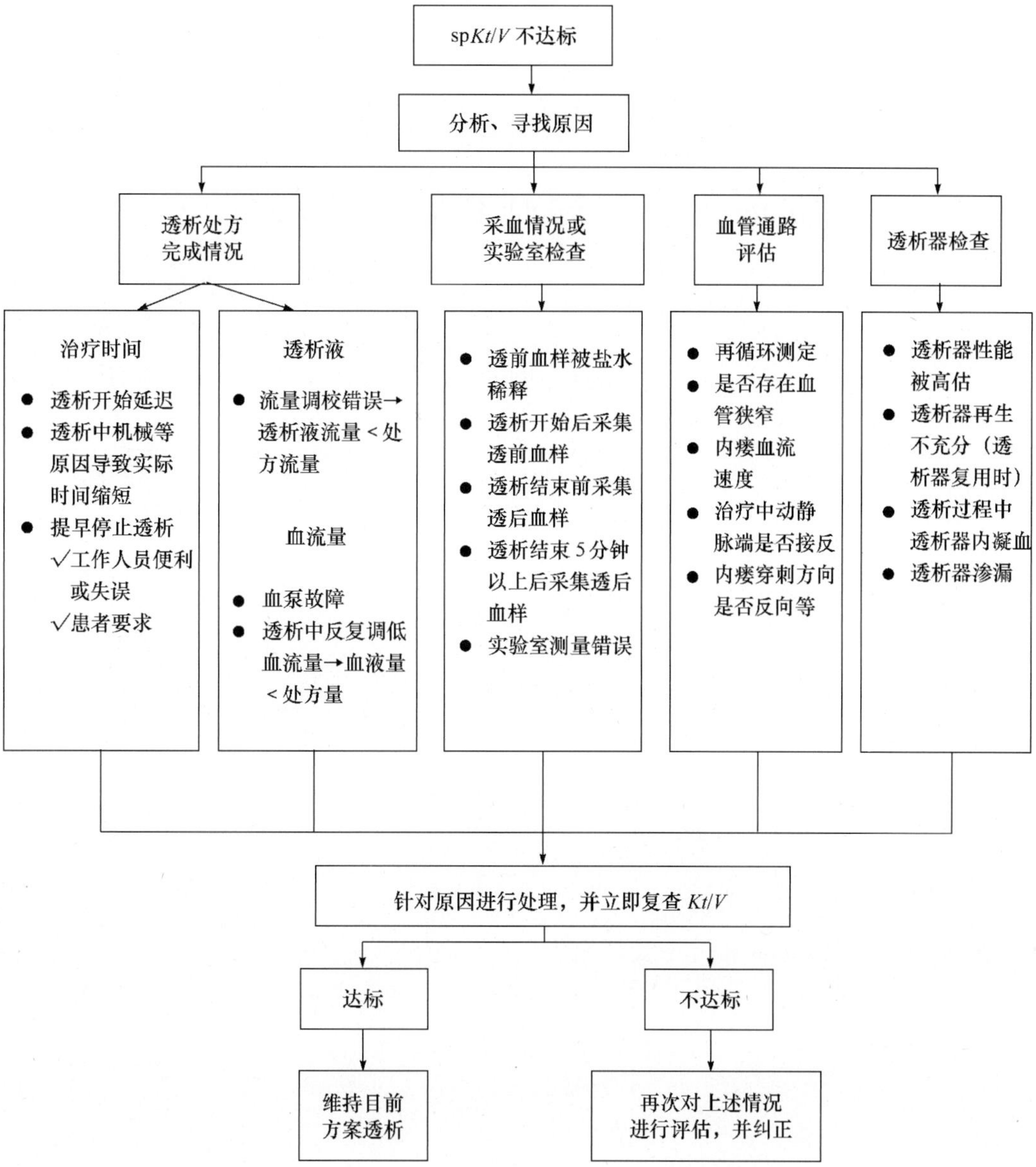

附录四

血液透析质量控制和管理指导原则

2009年11月修订

中国医院协会血液净化中心管理分会

目　　录

血液透析是慢性肾衰竭患者赖以生存的肾脏替代治疗手段之一，也为急性肾衰竭患者完全或部分恢复肾功能创造了条件。血液透析时需要将患者血液引出体外，血液在透析器中与透析液进行物质交换，达到清除体内代谢废物、排出体内多余的水分和纠正电解质、酸碱平衡的目的。

为了规范血液透析治疗的管理，保证治疗的质量和患者安全，2007 年 11 月中国医院协会血液净化中心管理分会制定了“血液透析质量控制管理规范（草案）”。本次发布的“血液透析质量控制和管理指导原则”是在上一版内容的基础上进行了部分修订。

一、医院资质

（一）二级以上医院（含二级）

能够独立完成血液透析治疗，具有处理血液透析患者急、慢性并发症和合并症的能力。

（二）血液透析室（中心）

透析室（中心）应具备透析区、水处理区、治疗室、候诊室等基本功能区域；应有符合规格的透析机、水处理装置及抢救的基本设备；建立并执行感染控制措施、透析液及透析用水的质量检测制度、技术操作规范、设备检查及维修制度；有完备的病历档案管理制度。

二、人员资质

透析室（中心）应当有：持有执业证书的医生、护士和技师。新上岗人员应在管理规范的三级医院或卫生行政部门指定的血液透析室（中心）接受至少6 个月的透析专业培训，由培训单位进行理论及技术考核，合格后方可上岗。

（一）医生

血液透析室（中心）应由副主任医师及以上职称、有透析专业知识及工作经验的医师担任负责人，由经过透析专业培训的主治医师负责管理透析室（中心）的日常工作。

透析单位负责人负责安排医疗、教学和科研工作；组织业务学习、技术考核等；定期查房，解决临床疑难问题；监督及评估患者的透析质量，做好持续性质量改进工作；依据血液透析规范化要求制定并实施透析室（中心）的管理规程；负责新技术的开展。

主治医师负责管理透析室（中心）的日常工作，包括患者透析方案的制定、调整，急、慢性并发症的处理等；应定期查房，及时调整透析方案和药物治疗，若有疑难问题应向上级医师汇报，不断改善患者的生活质量；记录并保管好病历资料，认真做好透析登记工作。

（二）护士

血液透析室（中心）应当配备护士长（或护士组长）和护士。护士的配备应根据透析机和患者的数量及透析环境等合理安排，每个护士最多负责 5 台透析机的操作及观察，以保证血液透析的正常进行和患者的治疗安全。

护士长（或护士组长）负责各项规章制度的执行；技术操作培训及感染控制流程的组织实施与监督；医疗用品的管理；协助做好日常管理工作及新技术的开展。负责组织对患者及家属的宣教工作。

护士应严格执行操作规程及感染控制措施；执行透析医嘱；熟练掌握血液透析机的操作；掌握各种血液透析通路的操作及护理；透析中定期巡视患者，观察机器运转情况，认真做好透析记录；认真实施查对，防止差错。

（三）技师

有10台以上透析机的血液透析单位应配专职技师一名；不足10台血液透析机的单位可配备兼职技师。技师应具备机械和电子学知识及一定的医疗知识，熟悉透析机和水处理设备的性能、结构、工作原理和维修技术，并负责其日常维护，保证正常运转；负责定期进行透析用水及透析液相关指标的检测，确保其符合质量要求。

1. 透析机的维护和保养　每日巡视透析机的工作情况，核对各种参数包括电导度、血泵速、透析液温度及流量、超滤量、动脉压、静脉压、跨膜压等；实施、监督机器的消毒及除钙；按设备要求定期更换在线血滤机的过滤器。定期对机器进行保养，发现问题及时处理并做好记录，保证透析机正常运转。

2. 水处理系统的维护　每日巡视水处理系统。应根据设备的要求定期对水处理系统进行冲洗、消毒并登记。发现问题应当及时处理并做好记录，保证水处理系统正常运转。定期进行透析用水及透析液质量检测（包括生物学指标），并保存原始记录，确保符合要求。

三、分区

血液透析室（中心）按实际需要合理布局，必须具备基本功能区，区分清洁区与污染区。

（一）透析治疗间

1. 透析治疗间应当达到《医院消毒卫生标准》（GB15982－1995）中规定的Ⅲ类环境（见附件1）。具备空气消毒装置、空调等，必要时使用换气扇。保持安静，光线充足及空气清新。地面应使用防酸材料并设置地漏。

2. 一台透析机与一张床（或椅）称为一个透析单元，透析单元间距按床间距计算不能小于0.8米，透析单元占用面积不小于3.2平方米。每一个透析单元应当有电源插座组、反渗水供给接口、废透析液排水接口，中心供液系统要有透析液接口。应配备供氧装置、中心负压接口或配备可移动负压抽吸装置。根据环境条件，可配备网络接口、耳机或呼叫系统等。

3. 透析治疗间应当具备双路电力供应。如果没有双路电力供应，在停电时，血液透析机应具备相应的安全装置，确保在30分钟内将体外循环的血液回输至患者体内。

4. 护士站设在便于观察患者和进行设备操作的地方。备有治疗车（内含血液透析操作物品及药品）、抢救车（内含抢救物品及药品）及抢救设备（如心电监护仪、除颤仪、简易呼吸器等）。

（二）治疗室

治疗室应达到《医院消毒卫生标准》（GB15982－1995）中规定的对Ⅲ类环境的要求（见附件1）。

透析中需要使用的药品如促红细胞生成素、肝素盐水、鱼精蛋白、抗生素等应当在治疗室配制，现用现配。备用的消毒物品（缝合包、静脉切开包、无菌纱布等）应当在治疗室储存备用。

（三）库房

透析器、管路、穿刺针等耗材应该在库房存放，库房应符合《医院消毒卫生标准》（GB15982－1995）中规定的Ⅲ类环境（见附件1）。

（四）水处理间

水处理间面积应为水处理装置占地面积的1.5倍以上；地面承重应符合设备要求；地面应进行防水处理并设置地漏。水处理间应维持合适的室温，并有良好的隔音和通风条件。水处理设备应避免日光直射。水处理机的自来水供给量应满足要求，入口处安装压力表，入口压力应符合设备要求。

（五）工作人员和患者更衣区

工作人员和患者更衣区要分开。患者更衣区的大小应根据透析室（中心）的实际患者数量决定，以不拥挤、舒适为度。

(六)接诊区

患者在接诊区称量体重、测血压和脉搏等,由医务人员确定患者本次透析的治疗方案及开具药品处方、化验单等。

(七)医务人员办公及生活用房

可根据实际情况配置(比如办公室,用餐室,卫生间,病案资料室,值班室等)。

(八)污染区

污染区用来暂时存放生活垃圾和医疗废弃品,需分开存放,单独处理。医疗废弃品包括使用过的透析器、管路、穿刺针、纱布、注射器、医用手套等。

四、器材设备

透析室(中心)使用的水处理装置、血液透析机应当按照国家食品药品监督管理局公布的Ⅲ类医疗器械(血液净化设备和血液净化器具,编号6845-04)的要求进行管理(见附件2)。透析器、血液灌流器、血浆分离器应当按照中华人民共和国医药行业标准《心血管植入物和人工器官、血液透析器、血液透析滤过器、血液滤过器和血液浓缩器》(YY 0053-2008)的要求进行管理(见附件3)。

(一)透析机

透析机应当在设备规定的环境下(包括温度、湿度、电压、供水压力等)使用,按照要求进行操作。正在使用的透析机应当运转正常、超滤准确、监测系统和报警系统工作正常。透析机使用后应进行有效的水路消毒(具体消毒方法参见透析机的有关说明书),透析机水路中消毒液残留量必须小于允许值(见表1)。

血液透析室(中心)应当为每一台透析机建立档案,档案内容包括透析机的出厂信息(技术信息和操作信息)、运转情况和维修记录等。

(二)水处理设备

水处理设备应当在设备规定的环境下(包括温度、湿度、电压、供水压力、供水量等)使用,供应充足的反渗水。

水处理装置应根据水质情况进行相应的配置。反渗水供应线路上不应当有开放式储水装置,防止二次污染。透析机供水管路应选用无毒材料制备,并设置回路,尽量避免盲端和死腔,以避免滋生细菌和生物膜形成。

按照设备要求定期对反渗机和供水管路进行消毒和冲洗,消毒和冲洗方法及频率参考设备使用说明书。每次消毒和冲洗后测定管路中消毒液残留量,确定在安全范围内(见表1,表中未涉及的消毒剂请参照生产厂商的说明书)。

血液透析室(中心)应当为水处理设备建立档案,档案内容包括水处理设备的出厂信息(技术信息和操作信息)、巡视记录、消毒和冲洗记录、出现的问题和维修记录。每日巡视并记录设备的运行情况。

(三) 透析器材

各种透析器材应该在符合条件的库房内存放,使用前应该认真检查使用期限,有无包装破损等。记录可能与其相关的不良反应,并采取应对措施。

表1 水路中消毒剂的最大允许残留浓度

消毒剂	合格标准
甲醛	<5 ppm(5 mg/L)
过氧乙酸	<3 ppm(3 mg/L)
次氯酸钠	<0.5 ppm (0.5 mg/L)

五、透析用水和透析液

透析室(中心)使用的透析用水可允许的化学污染物最大浓度要求参照美国医疗器械协会(AAMI)2008年的标准管理,见表2。透析液和透析粉按照《中华人民共和国医药行业标准-血液透析浓缩液\干粉》的要求管理,见附件4。

(一)透析用水

透析用水的化学污染物至少每年检测一次,需符合AAMI 2008年的标准,见表2;每日应进行软水硬度及游离氯检测。以上检查结果和化验单应登记并保留。新安装的水处理系统或怀疑水处理系统有问题时应提高检测频率;如果确定水处理设备存在问题而不能及时纠正,应停止使用。

表2　血液透析用水可允许的化学污染物最大浓度(AAMI标准,2008年)

污染物	允许的最大化学污染物的浓度(mg/L)
钙	2(0.1 mEq/L)
镁	4(0.3 mEq/L)
钠	70(3.0 mEq/L)
钾	8(0.2 mEq/L)
氟	0.2
氯(自由态)	0.5
氯胺	0.1
硝酸盐	2.0
硫酸盐	100.0
铜、钡、锌	每种0.1
铝	0.01
砷、铅、银	每种0.005
镉	0.001
铬	0.014
硒	0.09
汞	0.000 2
锑	0.006
铍	0.000 4
铊	0.002

透析用水细菌培养每月检测一次,细菌数不能高于200 cfu/ml,内毒素每3个月检测一次,不能超过2 EU/ml,登记并保留检验结果。

(二)透析液

透析液必须由浓缩液加反渗水配制。购买的浓缩透析液和透析粉剂必须有国家食品药品监督管理局颁发的注册证。浓缩液可以从厂家直接购买、或由具备浓缩液制备资格的医院制剂室配制(获得食品药品监督管理局颁发的“制剂许可证”以及制备透析液批准文号,所配制的浓缩透析液只限本医院内部使用)。浓缩透析液应在规定的有效期内使用。如果从厂家购买透析粉剂由透析中心自行溶解配制,必须有专人负责,并且有人员进行核查,并签字登记。

每月进行透析液的细菌培养,在透析液流入或流出透析器的位置收集标本,细菌数不能高于200 cfu/ml。登记并保留检验结果。

每3个月对透析液进行内毒素检测一次,留取标本方法同细菌培养,内毒素不能超过2 EU/ml,登记并保留检验结果。

自行配置透析液的单位应定期进行透析液溶质浓度的检测，留取标本方法同细菌培养，登记并保留检验结果。碳酸盐透析液的溶质浓度参照表3。

表3 碳酸盐透析液中的溶质浓度

钠(mmol/L)	135~145
钾(mmol/L)	0~4.0
钙(mmol/L)	0~1.75
镁(mmol/L)	0.25~0.5
氯(mmol/L)	102~106
醋酸根(mmol/L)	2~4
碳酸氢根(mmol/L)	30~39
葡萄糖(mmol/L)	0~11
pH	7.1~7.3

六、感染控制措施

血液透析室(中心)应严格区分清洁区和污染区。清洁区包括透析治疗间、治疗室和水处理室等，应符合国家技术监督局1995年颁布的《医院消毒卫生标准》(GB15982-1995)中规定的对Ⅲ类环境的要求。清洁区应当保持空气清新，每日进行有效的空气消毒(消毒方法参见2002年11月由中华人民共和国卫生部下发的《消毒技术规范》，见附件5)。为有效防止被污染的血液或被血液污染的液体在患者之间直接传播，或经污染的设备或物体表面间接传播，每次透析结束，应用低浓度消毒剂将透析站内所有潜在污染的物品表面(透析机表面、小桌面等)及地面擦拭干净。明显被血液或液体污染的表面应用含有至少500 ppm的次氯酸盐溶液(5%的家庭漂白剂按1: 100稀释)消毒。每月进行空气培养，定期进行物体表面和医务人员手培养，发现问题及时解决。

医务人员进入清洁区应当穿工作服、换工作鞋，进行治疗操作时，应当戴工作帽、口罩。在接触患者或透析站任何设备之前、之后用肥皂或杀菌洗手液及清水洗手。除了洗手，医务人员在对患者进行操作或接触透析站内可能被污染的任何表面时都应该戴一次性清洁手套。对不同患者进行操作，必须更换手套。换手套前应洗手，当手部没有明显污染时可用杀菌酒精凝胶搓手。离开透析站时应该摘下手套。

透析过程中一次性器械应该在一名患者使用之后处理掉。非一次性器械应该在每一名患者使用后消毒。不易消毒的器械(如止血带)应该为一名患者专用。

药物及其他辅助材料不应在患者之间移动。如果药物在多次使用的安瓿内或药物需多次在一稀释瓶中稀释，应在专用区域准备并单独分配给每个患者。

废弃的针头应放置在密闭、不易破碎的容器内，且不要过度充满。因为针头表面可能已被污染，把针头扔进容器时应采用“不碰触”的技术。如果因为容器的设计无法这样做，则应在完成患者的治疗操作之后再处理针头。

使用过的体外循环装置由透析站运出之前应尽可能将其有效的密封在一不漏水的废物袋或防漏容器中。因重复使用需将循环装置内的液体排出时，应该在远离治疗及准备区的专用区域进行。

对乙型肝炎患者应当分区、分机器进行隔离透析，配备专门的透析操作用品车，护理人员相对固定。

重复使用的消毒物品应标明消毒有效期限，超出期限的应当根据物品特性重新消毒或作为废品处理。

透析废水应排入医疗污水系统。严格执行一次性使用物品(包括穿刺针、透析管路、透析器等)的规章制度。废弃的一次性物品应进行登记、毁形及焚烧处理，具体处理方法参见中华人民共和国卫生部2002年11月颁布的《消毒技术规范》(见附件6)。

七、病历档案管理

血液透析室(中心)必须建立血液透析患者登记及病历管理制度。血液透析患者应实行实名制管理,建立完整的登记记录,包括姓名、年龄、有效证件号码、联系电话、住址、工作单位等。透析病历包括首次病历、透析记录、化验记录、用药记录、知情同意书等。对于与血液透析相关的有创性操作,例如动脉-静脉内瘘成型术、中心静脉置管术及患者进行血液透析治疗之前,血液透析室(中心)应当向患者及家属讲明该操作或治疗的目的、可能出现的并发症及其措施,并签署知情同意书。

血液透析室(中心)应认真做好透析资料的登记及年度上报工作。

八、血液透析器的复用

经批准的一次性血液透析器不得重复使用。乙肝病毒感染患者不得复用透析器。建议不复用丙肝病毒感染患者的透析器,在不得不复用的情况下,需与非丙肝患者分开复用,并且严格执行感染控制程序。经国家食品药品监督管理局批准的可以重复使用的血液透析器应当遵照卫生部委托中华医学会制定的"血液透析器复用操作规范"进行操作(见附件7)。

九、其他规章制度

制定严格的接诊制度。新血液透析患者或转入的患者要认真询问病史,进行乙肝、丙肝、梅毒及艾滋病感染的相关检查。对于 HbsAg、HbsAb 及 HbeAg、HbeAb、HBcAb 均阴性的患者建议给予乙肝疫苗的接种。对于 HCV 抗体阳性的患者,应进一步行 HCV RNA 及肝功能指标的检测,有活动性感染的患者应予以积极的治疗。透析中心应每 6~12 个月对患者的上述感染指标进行复查。对于确定的慢性病毒携带者可每 12 个月复查一次。

血液透析室(中心)应对每一台透析机进行编号,对患者使用的透析机做好记录。

血液透析室(中心)应根据设备要求制定并执行相应的操作常规。

十、继续教育

医师、护士及技师每年应参加血液透析相关的继续教育,不断提高医疗及管理水平。

十一、接受评估、考核

血液透析室(中心)每年要接受卫生行政部门组织的检查和考核。对不合格或不足之处应认真进行整改。

十二、收费管理

严格执行国家物价政策,按规定收费。收入的所有费用应当纳入医院财务部门统一管理,并向患者出具发票。

附件1.中华人民共和国国家标准《医院消毒卫生标准》(GB 15982－1995)

1 主题内容与适用范围

本标准规定了各类从事医疗活动的环境空气、物体表面、医护人员手、医疗用品、消毒剂、污水、污物处理卫生标准。

本标准适用于各级各类医疗、保健、卫生防疫机构。

2 引用标准

GB 4789.4 食品卫生微生物学检验沙门菌检验

GB 4789.11 食品卫生微生物学检验溶血性链球菌检验

GB 4789.28 食品卫生微生物学检验染色法、培养基和试剂

GB 7918.2 化妆品微生物标准检验方法细菌总数测定

GB 7918.4 化妆品微生物标准检验方法绿脓杆菌

GB 7918.5 化妆品微生物标准检验方法和试剂金黄色葡萄球菌

GB J 48 医院污水排放标准(试行)

3 术语

3.1 消毒卫生标准

不同对象经消毒与灭菌处理后,允许残留微生物的最高数量。

3.2 层流洁净手术室及层流洁净病房

采用层流空气净化方式的手术室及病房。即空气通过高效过滤器,呈流线状流入室内,以等速流过房间后流出。室内产生的尘粒或微生物不会向四周扩散,随气流方向被排出房间。

3.3 重症监护病房

采用现代化仪器、设备,对各种危重患者进行持续监护与治疗的病房。

3.4 保护性隔离房间

为避免医院内高度易感患者受到来自其他患者、医护人员、探视者以及病区环境中各种致病性微生物和条件致病微生物的感染而进行隔离的房间。

3.5 供应室清洁区

灭菌前,供应室人员对清洁物品进行检查、包装及存放等处理的区域。

3.6 供应室无菌区

灭菌后,供应室内无菌物品存放的区域。

3.7 消毒剂

能杀灭细菌繁殖体、部分真菌和病毒,不能杀灭细菌芽孢的药物。

4 卫生标准

4.1 各类环境空气、物体表面、医护人员手卫生标准

4.1.1 细菌菌落总数

允许检出值见表1。

表 1　各类环境空气、物体表面、医护人员手细菌菌落总数卫生标准

环境		标准		
类别	范围	空气 cfu/m^3	物体表面 cfu/cm^2	医护人员手 cfu/cm^2
Ⅰ类	层流洁净手术室、层流洁净病房	≤10	≤5	≤5
Ⅱ类	普通手术室、产房、婴儿室、早产儿室、普通保护性隔离室、供应室无菌区、烧伤病房、重症监护病房	≤200	≤5	≤5
Ⅲ类	儿科病房、妇产科检查室、注射室换药室、治疗室、供应室清洁区、急诊室、化验室、各类普通病房和房间	≤500	≤10	≤10
Ⅳ类	传染病科及病房	-	≤15	≤15

4.1.2　致病性微生物

不得检出乙型溶血性链球菌、金黄色葡萄球菌及其他致病性微生物。在可疑污染情况下进行相应指标的检测。

母婴同室、早产儿室、婴儿室、新生儿及儿科病房的物体表面和医护人员手上，不得检出沙门菌。

4.2　医疗用品卫生标准

4.2.1　进入人体无菌组织、器官或接触破损皮肤、黏膜的医疗用品必须无菌。

4.2.2　接触黏膜的医疗用品细菌菌落总数应≤20 cfu/g 或 100 cm^2；致病性微生物不得检出。

4.2.3　接触皮肤的医疗用品细菌菌落总数应≤200 cfu/g 或 100 cm^2；致病性微生物不得检出。

4.3　使用中消毒剂与无曲器械保存液卫生标准

4.3.1　使用中消毒剂细菌菌落总数应≤100 cfu/ml；致病性微生物不得检出。

4.3.2　无菌器械保存液必须无菌。

4.4　污物处理卫生标准

污染物品无论是回收再使用的物品，或是废弃的物品，必须进行无害化处理。不得检出致病性微生物。在可疑污染情况下，进行相应指标的检测。

4.5　污水排放标准按 GHJ48（试行）执行。

5　检查方法

5.1　采样及检查方法按附录 A 执行。

6　有关规定

6.1　各级、各类医疗、保健、卫生防疫机构必须执行本标准，并应指定专门科室（部门）负责具体贯彻落实。

6.2　各级卫生监督、卫生防疫部门按《中华人民共和国传染病防治法实施办法》和《消毒管理办法》有关规定负责监督、监测工作。

附录 A

采样及检查方法

（补充件）

A1 采样及检查原则

采样后必须尽快对样品进行相应指标的检测，送检时间不得超过6小时，若样品保存于0～4℃条件时，送检时间不得超过24小时。

A2 空气采样及检查方法

A2.1 采样时间

选择消毒处理后与进行医疗活动之前期间采样。

A2.2 采样高度

与地面垂直高度80～150 cm。

A2.3 布点方法

室内面积≤30 m^2，设一条对角线上取3点，即中心一点、两端各距墙1 m处各取一点；室内面积>30 m^2，设东、西、南、北、中5点，其中东、西、南、北点均距墙1 m。

A2.4 采样方法

用9 cm直径普通营养琼脂平板在采样点暴露5分钟后送检培养。

A2.5 细菌菌落总数检查

A2.5.1 普通营养琼脂培养基。

按GB4789.28中3.7条配制。

A2.5.2 检查方法

参照GB7918.2规定执行。

A2.5.3 结果计算

空气细菌菌落总数（cfu/m^3）=50 000 N/AT

式中 A——平板面积 cm^2；

T——平板暴露时间 min；

N——平均菌落数 cfu/平皿。

A3 物体表面采样及检查方法

A3.1 采样时间

选择消毒处理后4小时内进行采样。

A3.2 采样面积

被采表面<100 cm^2，取全部表面；被采表面≥100 cm^2，取100 cm^2。

A3.3 采样方法

用5 cm×5 cm的标准灭菌规格板，放在被检物体表面，用浸有无菌生理盐水采样液的棉拭子1支，在规格板内横竖往返各涂抹5次，并随之转动棉拭子，连续采样1～4个规格板面积，剪去手接触部分，将棉拭子放入装10 ml采样液的试管中送检。门把手等小型物体则采用棉拭子直接涂抹物体的方法采样。

A3.4 细菌菌落总数检查

按A2.5规定执行。

A3.4.1 结果计算

$$物体表面细菌菌落总数(cfu/cm^2)=\frac{平皿上菌落的平均数\times采样液稀释倍数}{采样面积(cm^2)}$$

A4 医护人员手采样及检查方法

A4.1 采样时间

在接触患者、从事医疗活动前进行采样。

A4.2 采样面积及方法

被检人五指并拢,将浸有无菌生理盐水采样液的棉拭子一支在双手指曲面从指根到指端来回涂擦各两次(一只手涂擦面积 30 cm^2),并随之转动采样棉拭子,剪去手接触部位。

将棉拭子放入装有 10ml 采样液的试管内送检。采样面积按平方厘米(cm^2)计算。

A4.3 细菌菌落总数检查

按 A2.5 规定执行。

A4.3.1 结果计算

$$手细菌菌落总数(cfu/cm^2)=\frac{平皿上菌落的平均数\times采样液稀释倍数}{30\times2}$$

A5 医疗用品采样及检查方法

A5.1 采样时间

在消毒或灭菌处理后,存放有效期内采样。

A5.2 采样量及采样方法

可用破坏性方法取样的医疗用品,如输液(血)器、注射器和注射针等均参照《中华人民共和国药典》1990 年版一部附录中《无菌检查法》规定执行。对不能用破坏性方法取样的特殊医疗用品,可用浸有无菌生理盐水采样液的棉拭子在被检物体表面涂抹采样,被采表面 <100 cm^2,取全部表面;被采表面 ≥100 cm^2,取 100 cm^2。

A5.3 无菌检查

按《中华人民共和国药典》1990 年版一部附录中《无菌检查法》规定执行。

A5.4 细菌菌落总数检查

按 A2.5 规定执行。

A6 使用中消毒剂与无菌器械保存液

A6.1 采样时间

采取更换前使用中的消毒剂与无菌器械保存液。

A6.2 采样量及方法

在无菌条件下,用无菌吸管吸取 1 ml 被检样液,加入 9 ml 稀释液中混匀,对于醇类与酚类消毒剂,稀释液用普通营养肉汤即可;对于含氯消毒剂、含碘消毒剂、过氧化物消毒剂,需在肉汤中加入 0.1% 硫代硫酸钠;对于氯已定、季铵盐类消毒剂,需在肉汤中加入 3%(W/V)吐温 80 和 0.3% 卵磷脂;对于醛类消毒剂,需在肉汤中加入 0.3% 甘氨酸;对于含有表面活性剂的各种复方消毒剂,需在肉汤中加入 3%(W/V)吐温 80,以中和被检药液的残效作用。

A6.3 细菌菌落总数检查

按 A2.5 规定执行。

A6.3.1 结果分析

平板上有菌生长,证明被检样液有残存活菌,若每个平板的菌落数在 10 个以下,仍可用于消毒处理(但不能用于灭菌),若每个平板菌落数超过 10 个,说明每毫升被检样液含菌量已超过 100 个,即不宜再用。

A7 溶血性链球菌检查

参照 GB4789.11 执行。

A8 沙门氏菌检查

参照 GB4789.4 执行。

A9 绿脓杆菌检查

参照 GB7918.4 执行。

A10 金黄色葡萄球菌检查

参照 GB7918.5 执行。

A11 污物采样及检查方法

A11.1 采样时间
在消毒或灭菌处理后进行采样。
A11.2 采样量及采样方法
按 A5.2 执行。
A11.3 检查方法
可参照 A7 ~ A10 章进行相应指标的检测。

A12 污水、污泥采样及检查方法

按 GBJ48(试行)规定执行。

A13 结果判断

检查结果符合相应的本标准值者,判定为该项检查合格;反之,不符合相应本标准值者,则判定为检查不合格。

附录 B

本标准用词说明

(参考件)

B1 对本标准条文执行严格程度用词

B1.1 表示很严格,非这样做不可的用词"必须"。
B1.2 表示严格,在正常情况下均应这样正面词"应";反面词"不得",即无细菌可被检出。
B1.3 表示允许有选择,在特殊条件下,可以这样做的用词"可"。

附件 2. 国家食品药品监督管理局《医疗器械管理方法》“血液净化设备和血液净化器具”部分

注:第一类是指,通过常规管理足以保证其安全性、有效性的医疗器械。

第二类是指,对其安全性、有效性应当加以控制的医疗器械。

第三类是指,植入人体;用于支持、维持生命;对人体具有潜在危险,对其安全性、有效性必须严格控制的医疗器械。

6845 体外循环及血液处理设备			
1	人工心肺设备	人工心肺机	Ⅲ
2	氧合器	鼓泡式氧合器、膜式氧合器	Ⅲ
3	人工心肺设备辅助装置	血泵、贮血滤血器、微栓过滤器、滤血器、滤水器(超滤)、气泡去除器、泵管、血路	Ⅲ
		热交换器、水箱	Ⅱ
4	血液净化设备和血液净化器具	血液透析装置、血液透析滤过装置、血液滤过装置、血液净化管路、透析血路、血路塑料泵管、动静脉穿刺器、多层平板型透析器、中空纤维透析器、中空纤维滤过器、吸附器、血浆分离器、血液解毒(灌流灌注)器、血液净化体外循环血路(管道)、术中自体血液回输机	Ⅲ
5	血液净化设备辅助装置	滚柱式离心式输血泵、微量灌注泵	Ⅲ
6	体液处理设备	单采血浆机、人体血液处理机、腹水浓缩机、血液成分输血装置、血液成分分离机	Ⅲ
		腹膜透析机、腹膜透析管	Ⅱ
7	透析粉、透析液		Ⅲ

附件3. 中华人民共和国医药行业标准《心血管植入物和人工器官、血液透析器、血液透析滤过器、血液滤过器和血液浓缩器》(YY 0053－2008)

前　言

本标准的全部技术内容为强制性。

本标准修改采用ISO8637:2004《心血管植入物和人工器官、血液透析器、血液透析滤过器、血液滤过器和血液浓缩器》。

本标准代替YY0053—1991《空心纤维透析器》。

本标准与YY0053—1991的差异:

——根据国际标准的适用范围,增加了血液透析滤过器、血液滤过器、血液浓缩器等产品,使本标准应用范围更广了;

——根据国际标准的相关内容,增加了对多次使用血液透析器的项目指标,使本标准不局限于一次性使用的范围;

——根据国际标准的内容及国家相关法规规定,增加了生物学评价的内容,按国内通行的方法与项目进行检验,适合我国国情;

——使用性能方面将原来肌酐、尿素的下降率改为肌酐、尿素、维生素B_{12}、磷酸盐等四种成分的清除率,增加了针对血液透析滤过器、血液滤过器、血液浓缩器的筛选系数的检测项目,针对白蛋白、肌红蛋白、菊粉等物质的筛选系数进行了规定;

——试验方法中提供了多种检测方案供使用方选择。

本标准的附录A、附录B为资料性附录。

本标准由国家食品药品监督管理局提出。

本标准由全国医用体外循设备标准化技术委员会归口。

本标准起草单位:国家食品药品监督管理局广州医疗器械质量监督检验中心。

本标准主要起草人:何晓帆、吴静标、周英。

1　范围

本标准规定了在人体上使用的血液透析器,血液透析滤过器,血液滤过器和血液浓缩器的技术要求,在本文中涉及的“器件”特指上述产品。

本标准不适用于:

——体外循环血液管路;

——血浆分离器;

——血液灌注装置;

——血管通路装置;

——血泵;

——体外循环血液管路的压力监测器;

——空气监测器;

——制备、供给和监控透析液的系统;

——用于进行血液透析、血液滤过或血液透析滤过治疗的系统;

——再处理步骤和设备。

注:血液透析器,血液透析滤过器和血液滤过器的体外循环血液管路的要求按照 YY0267 的规定。

2 规范性引用文件

下列文件中的条款通过本标准的引用而成为本标准的条款。凡是注日期的引用文件,其随后所有的修改单(不包括勘误的内容)或修订版均不适用于本标准,然而,鼓励根据本标准达成协议的各方研究是否可使用这些文件的最新版本。凡是不注日期的引用文件,其最新版本适用于本标准。

GB/T1962.2 - 2001 注射器、注射针及其他医疗器械 6%(鲁尔)圆锥接头 第 2 部分:锁定接头(GB/T1962.2 - 2001. ISO594-2:1998,IDT)

GB/T2828.1 计数抽样检验程序 第 1 部分:按接收质量限(AQL)检索的逐批检验抽样计划(GB/T2828.1 - 2003,ISO2859-1:1999,IDT)

GB/T14233.1 医用输液、输血、注射器具检验方法 第 1 部分:化学分析方法

GB/T14437 - 1997 产品质量计数一次监督抽样检验程序(适用于总体量较大的情形)

GB/T16886.1 - 2001 医疗器械生物学评价 第 1 部分:评价与试验(idt ISO10993-1:1997)

GB/T16886.4 - 2003 医疗器械生物学评价 第 4 部分:与血液相互作用试验选择(ISO 10993-4:2002,IDT)

GB/T16886.5 - 2003 医疗器械生物学评价 第 5 部分:体外细胞毒性试验(ISO10993-5:1999,IDT)

GB/T16886.7 - 2001 医疗器械生物学评价 第 7 部分:环氧乙烷灭菌残留量(idt ISO 10993-5:1995)

GB/T16886.10 - 2005 医疗器械生物学评价 第 10 部分:刺激与迟发型超敏反应试验(ISO10993-10:2002,IDT)

GB/T16886.11 - 1997 医疗器械生物学评价 第 11 部分:全身毒性试验((idt ISO 10993-11:1993)

YY0267 - 2008 心血管植入物和人工器官、血液净化装置的体外循环血路

YY0466 - 2003 医疗器械 用于医疗器械标签、标记和提供信息的符号(YY0466 - 2003,ISO15223:2000,IDT)

中华人民共和国药典

3 要求

3.1 生物学评价

对于产品中与血液直接或间接接触的部分应进行生物学危害的评价。

3.2 无菌

产品应经过一确认过的灭菌过程使之无菌。

3.3 无热原

产品应无热原。

3.4 机械性能

3.4.1 结构密合性

血液透析器、血液透析滤过器、血液滤过器和血液浓缩器应无渗漏。产品的密合性应按下列条件进行确认。

a)按规定的最大正压的 15 倍和

b)按生产厂规定的最大负压的 15 倍,如超过 93.3kPa(700 mm Hg),则应施加 93.3 kPa(700 mm Hg)。

注:本要求针对的是器件的外部完整性。

3.4.2 血室密合性

按生产厂规定的最大跨膜压的 15 倍对产品血室进行压力试验室,血室应无渗漏。

3.4.3 血液透析器、血液透析滤过器和血液滤过器血室接口

血室接口尺寸应符合图1的规定血液透析器,血液透析滤过器或血液滤过器与体外循环血液管路呈整体化设计的情况除外。

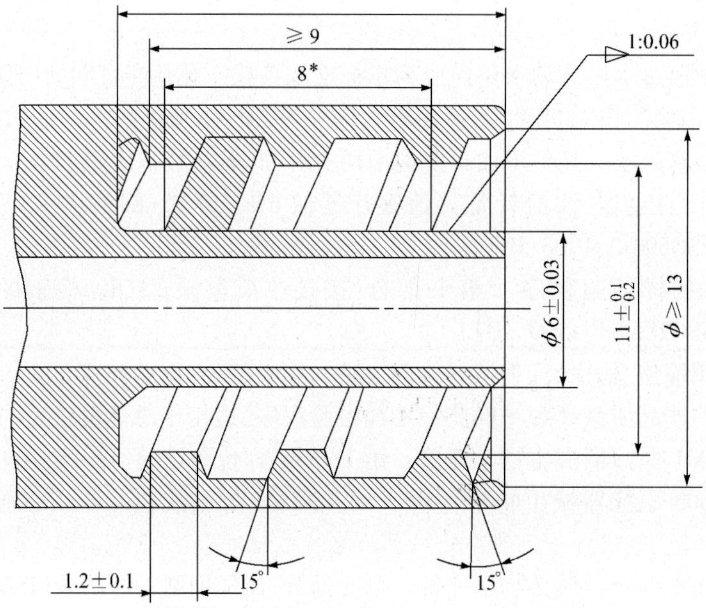

图1　血液入口和出口接头的主要装配尺寸(a=双螺纹,单位 mm)

3.4.4　血液透析器和血液透析滤过器透析液室接口

透析液室接口尺寸应符合图2的规定。

单位：毫米

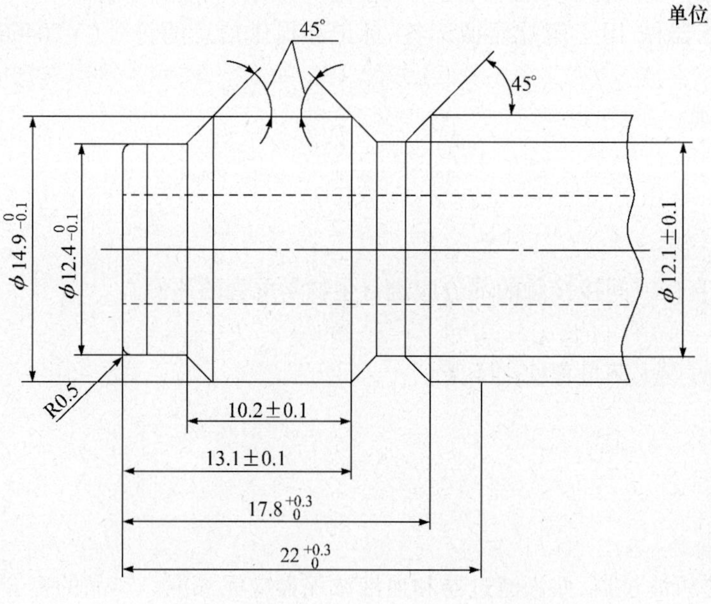

图2　透析液入口和出口的主要装配尺寸

3.4.5　血液滤过器滤过液接口

血液滤过器的滤过液接口应符合图2的规定或GB 1962.2中鲁尔锥度锁定接头的要求。

3.4.6　血液浓缩器血液和滤过液接口

血液浓缩器和滤过液的接口应能提供一个与配套使用产品可靠的连接。

3.5 使用性能

3.5.1 血液透析器和血液透析滤过器的清除率

对尿素、肌酐、磷酸盐和维生素 B_{12} 的清除率应符合生产厂的规定。血液及透析液的流速应覆盖生产厂规定的范围。

注:作为一个补充,可以包括 K_0A 结果。

3.5.2 血液透析滤过器、血液滤过器和血液浓缩器的筛选系数

白蛋白、菊粉和肌红蛋白的筛选系数应符合生产厂的规定。试验条件应按照生产厂给定的信息。

3.5.3 超滤率

超滤率应符合生产厂的规定。试验应覆盖生产厂规定的跨膜压和血液流速的范围。

3.5.4 血室容量

血室容量应符合生产厂的规定,试验条件应覆盖生产厂规定的跨膜压范围。

如果血室没有顺应性,确定在任一个特定的跨膜压下的容量都是可以接受的。

3.5.5 压力降

3.5.5.1 血室压力降

血室压力降应符合生产厂的规定。

3.5.5.2 透析液室压力降

透析液室压力降应符合生产厂的规定。

3.6 有效期

按照有效期的规定,产品的性能应在有效期内得到保证。

3.7 多次使用器件的要求

如果产品标明是多次使用的,则应按规定进行复用处理后,进行3.4、3.5的检测,结果应符合生产厂的规定。

注:生产厂的使用说明书中应对复用程序进行描述,其内容应符合卫生部发布的相关标准中的规定。

4 试验方法

4.1 总则

在新产品投入市场之前和改型产品需要进行重新评价时,4.5中规定的使用性能的项目应预先确认。实验所需的样品应在生产厂的合格品(经过所有的质量控制程序,并灭菌可使用的)中随机抽取。产品应按生产厂推荐的临床使用的要求准备好。

试验应在37℃ ±1℃进行。当各变量关系是非线性时,应进行充分测量以便在各数据间做插值法。本章给出的检测方法是仲裁试验方法。如可以证明其他的试验方法在精度和重现性方面具有可比性,则也可使用。

图示的各个测试装置并未标明所有切实可行的测试仪器的必要细节。实测装置的形式、结构以及安放情况也会带来许多引起检测误差的因素,包括(但不局限于)因静态压差效应和动态压力下降而引起的压力误差,参数稳定时间,在非恒定流率下的不可控制的温度变化,pH,热、光和时间引起的测试物质的降解,试验液的除气,收集的空气,以及因杂质、藻类和细菌引起对装置的污染等。

4.2 生物学评价

血液透析器、血液透析滤过器、血液滤过器和血液浓缩器直接或间接与患者的血液接触的部分应按GB/T16886.1、GB/T16886.4、GB/T16886.5、GB/T16886.10、GB/T16886.11等标准的规定进行生物学评价。

4.2.1 环氧乙烷残留量

按GB/T1423.1中环氧乙烷残留量分析方法进行检验应 <10 mg/kg。

4.3 无菌

4.3.1 按《中华人民共和国药典》的规定进行(应符合3.2的规定)。

注:该方法不宜用于出厂检验。

4.3.2 适宜的灭菌方法见附录B。

4.4 无热原

应选择适当的试验方法来评价血液透析器、血液透析滤过器、血液滤过器和血液浓缩器的致热原性。按中华人民共和国药典的规定进行检验,应符合3.3的规定。

4.5 机械性能

4.5.1 结构密合性

4.5.1.1 总则

按下列试验方法进行,应符合3.4.1的要求。

4.5.1.2 正压试验

将器件装满脱气蒸馏水,放置于37℃ ±1℃,与压力测试装置连接的接口外,所有接口均应封闭。对产品施加一个生产厂规定压力1.5倍的正压,并封闭测试装置。10分钟后,记录压力值并目视检查产品是否有泄漏。

4.5.1.3 负压试验

将器件装满脱气蒸馏水,放置于37℃ ±1℃,除与压力测试装置连接的接口外,所有接口均应封闭。对产品施加一个生产厂规定压力1.5倍的负压;除非负压超过93.3 kPa(700 mmHg)或不作规定,此时应施加93.3 kPa(700 mmHg)负压并封闭测试装置。10分钟后,记录压力值并目视检查产品是否泄漏。

4.5.2 血室密合性

按生产厂规定的最大跨膜压的1.5倍对器件血室进行压力试验时,血室应无渗漏。

4.5.3 血液透析器、血液透析滤过器和血液滤过器血室接口

用通用量具或专用量具进行检验,应符合3.4.3的要求。见图1和图3。

单位:毫米

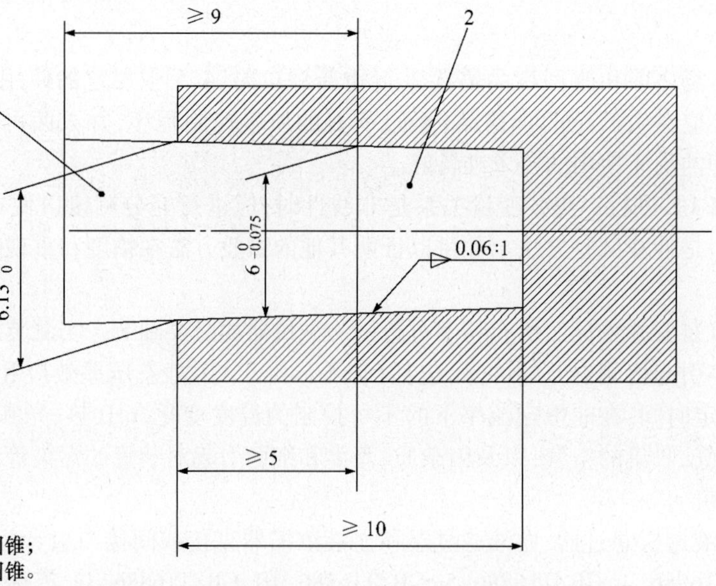

1—外圆锥;
2—内圆锥。

图3 血液入口和出口接头内锥和外锥的啮合长度

4.5.4 血液透析器或血液透析滤过器透析液室接口

目力检查,应符合3.4.4的要求,见图2。

4.5.5　血液滤过器滤过液接口

目力检查并按图 2 的要求或(GB1962.2)的要求,应符合 3.4.5 的要求。

4.5.6　血液浓缩器血液和滤过液接口

对器件施加 15 N 静态轴向拉力持续 15 s,不应发生分离,应符合 3.4.6 的要求。

4.6　使用性能

4.6.1　清除率

4.6.1.1　总则

按下述方法进行检测,应符合 3.5.1 的要求。

4.6.1.2　试验液

使用包含一种或几种试验物质(按下列表 1 中列出的物质)的模拟液(常规透析液)灌注血室。

使用透析液灌注血液透析器和血液透析滤过器透析液室。

注:根据试验步骤的条件变化,按表 1 列出的溶液的摩尔浓度。列出的溶液只给出一个初始浓度。

表 1　试验液的标准摩尔浓度

溶质	摩尔浓度
尿素(mmol/L)	15 ~ 35
肌酐(μmol/L)	500 ~ 1 000
磷酸盐/(mmol/L)	1 ~ 5,调节 pH 7.4 ±0.1
维生素 B_{12}/(μmol/L)	15 ~ 40

4.6.1.3　清除率试验步骤

按图 4 装配试验回路。调节血液及透析液流率至稳定。确定温度、压力和超滤率平稳。在达到指定血液和透析液流率范围后,平稳运行一段时间后,收集样品。在每一个条件下均应进行超滤率的检测。进行样品分析,并按 4.6.1.4 中的公式进行清除率的计算。

注:确定测试可靠性的可能方法是监测质量平衡误差。

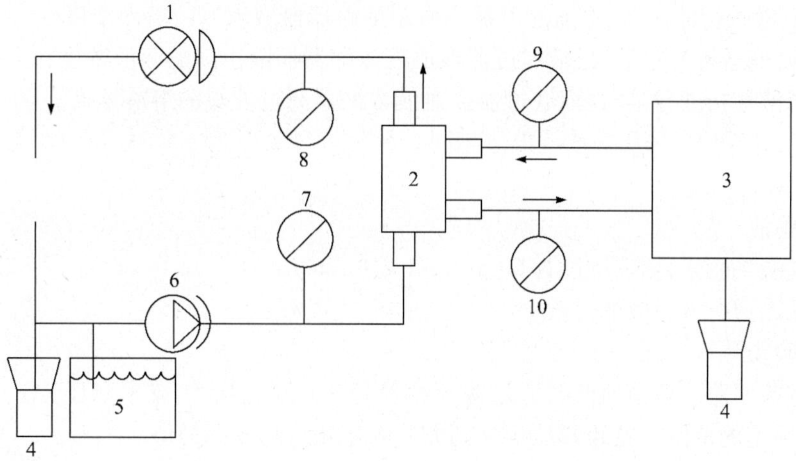

1——压力控制;
2——血液透析器;
3——带超滤控制的透析液供给装置;
4——废液;
5——试验液;
6——血泵;
7——测量血液进口侧压力值 P_{BI};
8——测量血液出口侧压力值 P_{BO};
9——测量透析液进口侧压力值 p_{DI};
10——测量透析液出口侧压力值 p_{DO}。

图 4　测定血液透析器或血液透析滤过器清除率的开环式装置示意图

4.6.1.4 清除率计算公式

对于血液透析和血液透析滤过,清除率K的计算应用式(1):

$$K = (\frac{C_{BI} - C_{BO}}{C_{BI}}) q_{BI} + \frac{C_{BO}}{C_{BI}} q_F \tag{1}$$

式中 C_{BI}——指血液透析器或血液透析滤过器血液入口的溶液浓度;

C_{BO}——指血液透析器或血液透析滤过器血液出口的溶液浓度;

q_{BI}——指产品入口端的血液流率;

q_F——指滤过液流率(超滤率);

C_{BI}和C_{BO}采用的浓度单位相同。

4.6.2 血液滤过器、血液透析滤过器和血液浓缩器的筛选系数

4.6.2.1 总则

按下列试验方法规定进行检测,应符合3.5.2的要求。

4.6.2.2 试验液

首选的试验液为含蛋白浓度为60 g/L ±5 g/L的抗凝牛血浆。

使用4.6.1.2中列出的含一种或几种溶质的试验液灌注血室。

4.6.2.3 试验步骤

按图5装配试验回路。调节血液及滤过液流率至稳定(包括温度、流率和压力)。调解超滤率的大小,以覆盖生产厂给定的范围,成对收集血液样品和滤过液样品,并按4.6.2.4中的公式进行筛选系数的计算。

4.6.2.4 筛选系数计算公式

$$S = \frac{2C_F}{C_{BI} + C_{BO}} \tag{2}$$

式中 S——指筛选系数;

C_{BI}——指血液透析滤过器、血液滤过器或血液浓缩器血液入口的溶液浓度;

C_{BO}——指血液透析滤过器、血液滤过器或血液浓缩器血液出口的溶液浓度;

C_F——指血液透析滤过器、血液滤过器或血液浓缩器滤过液端的溶液浓度。

在公式中,C_{BI}、C_{BO}和C_F采用的浓度单位相同。

4.6.3 超滤率

4.6.3.1 试验液

试验液应为抗凝牛血浆,蛋白浓度为60 g/L ±5 g/L。

不应用溶液灌注透析液室或滤过液室。

4.6.3.2 试验步骤

按图5装配试验回路。调节血液及滤过液流率至稳定(包括温度、流率和压力)。测量超滤率的大小,已覆盖生产厂给定的范围。按跨膜压从小到大的顺序测量超滤率的值。

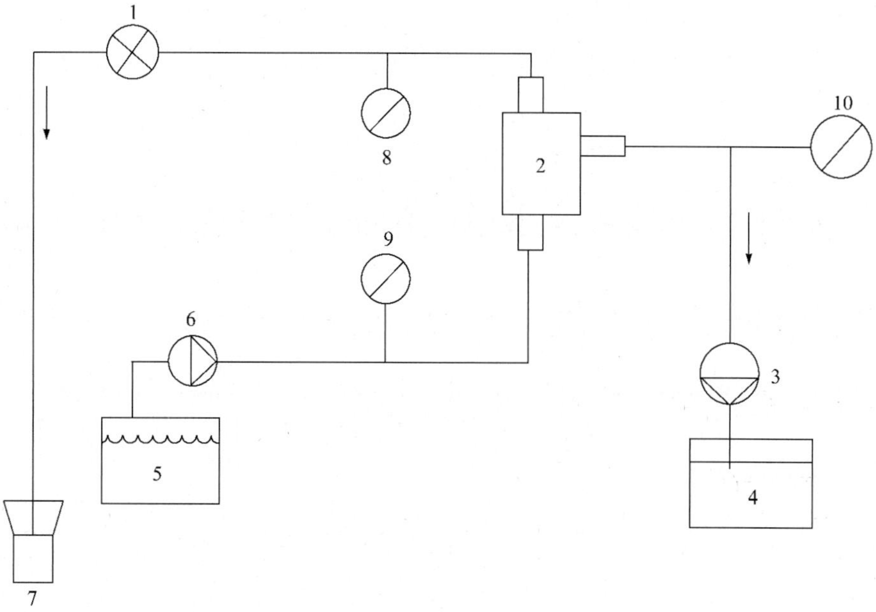

1——压力控制；
2——血液透析器，血液透析滤过器，血液滤过器或血液浓缩器；
3——滤过液泵；
4——滤过液；
5——试验液回收器；
6——血泵；
7——废液；
8——测量血液出口侧压力值 P_{BO}；
9——测量血液进口侧压力值 P_{BI}；
10——测量滤过液侧压力值 P_{FI}。

图 5　测定盘管型或中空纤维型血液透析器，血液透析滤过器，血液滤过器或血液浓缩器的超滤率或筛选系数的装置示意图

4.6.4　血室容量

对于空心纤维透析器，腔室的容积按透析器尺寸和成束纤维的根数计算。如果已知膜的尺寸在接触过溶液之后发生显著变化，则应选择使用下列试验方法。

作为另一种选择，用一种易于抽取但又不透过膜的溶液充满血室，测量充满血室的溶液的体积。按给定的跨膜压范围进行测量。如血室容量没有变化，则在单独一个压力下进行检测也是可以接受的。

4.6.5　压力降

4.6.5.1　血室压力降

4.6.5.1.1　总则

按下列试验方法进行检测，应符合 3.5.5.1 的要求。

4.6.5.1.2　试验液

用蛋白浓度为 60 g/L ± 5 g/L 的抗凝牛血浆的试验液或相近黏度的溶液充满血室。

用一般透析液填充透析液室或滤过液室。

4.6.5.1.3　试验步骤

调整血液流率，读取血室出入口压力值，计算压力降。按生产厂提供的血液流率范围重复上述检测。

对于平板型透析器，调整透析液流率，检测压力及血液流率也是必要的。

4.6.5.2　透析液室压力降

4.6.5.2.1　试验液

用一般透析液作试验液充满透析液室。

用牛血浆充满血室并密封。

4.6.5.2.2 试验步骤

调整透析液流率,读取透析液室出入口压力值,计算压力降。按生产厂提供的透析液流率范围重复上述检测。

对于顺应性膜的透析器,调整血液流率,按生产厂提供的血液流率范围检测压力值是必要的。

4.7 有效期

经过一段加速或实时的保存期(相当于有效期)后,对产品的无菌和机械密合性能进行检测,应符合3.6的要求。

注:加速过程可参考ASTMF1980《standard Guide for Accelerated Aging of sterile Medical Device Packages》的规定。

4.8 多次使用器件的试验方法

按规定对器件进行复用处理,按对应的试验方法进行检测,结果应符合3.7的要求。

5 标志

5.1 产品上的标志

产品上的标志至少应有下列信息:

a)生产厂名称;

b)产品名称;

c)产品规格型号或生产厂器件识别代码;

d)生产批号;

e)如适用,血液及透析液流向的标识;

f)最大跨膜压;

g)有效期;

h)灭菌方式;

i) 如适用,一次性使用的说明。

注:综上所述,YY0466中的符号也可以采用。

5.2 单包装上的标志

可在单包装上或透过单包装看到至少应有下列信息:

a)生产厂名称及地址;

b)产品名称;

c)产品规格型号或生产厂器件识别代码;

d)生产批号;

e)无菌和无热原的声明。可有三种可能性:

1)整个产品包装为无菌和无热原;

2)液体通道(血液和透析液)为无菌和无热原;

3)只是血液通道无菌或无热原;

f)灭菌方式;

g)有效期;

h)一次性使用或多次使用的说明;

i)应有"使用前请阅读使用说明书"的文字说明;

j)如适用,应有针对超滤控制装置的要求的说明。

注:综上所述,YY0466中的符号也可以采用。

5.3　外包装上的标志

外包装上应至少有下列信息：

a)生产厂名称及地址；

b)产品名称，外包装中有产品目录及数量的描述；

c)产品规格型号或生产厂器件识别代码；

d)生产批号；

e)无菌及无热原的声明；

f)关于处理及贮存的警示及说明；

g)有效期；

h) 如适用，应有针对超滤控制装置的要求的说明。

注：综上所述，YY0466 中的符号也可以采用。

5.4　随机文件

每个外包装至少应提供下列信息：

a)生产厂名称及地址；

b)产品名称；

c)使用说明书：

1)随生产厂提供的使用指南(如适用)中关于配套设备的说明；

2)体外循环血液管路的连接位置(如适用)，及透析管道连接的位置；

3)血液透析、血液透析滤过、血液滤过或血液浓缩操作步骤中推荐性关于预充、冲洗和终止的说明；

4)关于血液流向的说明(如适用)；

5)典型的连接示意图；

6)关于抗凝措施和按医嘱的说明；

7)一些配套设备的细节要求；

d)注意事项与警告：

1)压力限制；

2)企业推荐的透析液流速限制(只针对血液透析器和血液透析滤过器)；

3)企业推荐的血液流速限制；

4)推荐使用前冲洗产品的介绍；

5)需要专门设备的说明；

6)已知不良反应一览表；

7)一般或特殊禁忌一览表，诸如“建议不用于儿科”，“无除气的透析液供应系统不得使用”；

8)关于器件在低于某些流率或低于某种压力下，及在特定方向(水平、垂直等)使用时，性能会削弱的警告和禁忌；

e)产品规格型号或生产厂器件识别代码；

f)无菌及无热原的声明，灭菌方式；

g)一次性使用或多次使用的声明；如标示为多次使用，产品能承受多次使用的次数应注明。如果国家或地方性法规要求，重复使用的次数可包含在内包装物中；

h)应包含及指示产品的性能参数。对于新产品，透析器的性能参数应包括有效膜面积，清除率，筛选系数、超滤率、透析液和血液侧压力降和血室容量；

性能参数应包括或提及：

1)如适用，说明体外测定的结果很可能不同于体内测定的结果，应估计至数值的差异；

2)如适用，说明性能会随观察时间的长短而变化；

3)用于确定性能特性的各种试验方法。

i)如果有多次使用的标示，应有相应的透析器复用程序的介绍。介绍应包括(但不局限于)：

1)关于拆卸接头和O形圈，清洗及装配的介绍(如适用)；

2)推荐的复用过程所用的试剂和程序(如适用)；

3)使用前测定化学残留物的方法；

4)透析器复用前性能试验的介绍；

5)对透析器已知有害的试剂或操作应用的警示；

6)如标示为复用，透析器应有只针对同一患者使用的说明；

7)应有复用对透析器性能的影响的说明(如适用)。

j)膜的通用名(如适用)和商品名；

膜的通用名应包括膜材料的完整的化学名称。

k)产品的通用描述。这类信息应包括产品特有的特征，如滤过液流率需要特殊专门的控制器或透析液中泡沫的副作用；

l)推荐的，与透析液接口或滤过液接口的连接器；

m)如果血室接头不是按图1和图3的要求，对血液管道接头如何与产品连接在一起应规定型号；

n)产品中直接或间接与血液接触的结构材料的通用名称。

注：综上所述，YY0466中的符号也可以采用。

附录A

(资料性附录)

本标准与ISO 8637:2004的技术差异及其原因

表A.1给出了本标准与ISO 8637:2004的技术性差异及其原因的一览表。

表A.1

本标准的章条编号	技术性差异	原 因
2	引用了采用国际标准的我国标准，而非国际标准。删除了ISO8637:1989中的部分标准。增加了GB/T2828、GB/T14233.1两份标准	以适合我国国情 根据GB/T1.1的规定格式，标准采用均使用国内现行有效标准
3	将原有第3章删除	因为我国有GB13074，对术语方面专门进行了规定，为了不产生相应的冲突，将此章删除
3.7	将复用试验方法专门列为一个项目要求	由于国内有相应的复用程序规定，可参考采用。这样可与一次性使用产品进行区分
6	对应要求中的修改，对相应的检测方法进行了修改或增删	以适合我国国情，便于操作
附录B	增加了检验规则	以适合我国国情，便于操作

附录 B

（资料性附录）

文献目录

【1】GB/T16886.1—2001 医疗器械生物学评价　第 1 部分：评价与试验（idt ISO 10993-1：1997）
【2】GB/T16886.7—2001 医疗器械生物学评价　第 7 部分：环氧乙烷灭菌残留量（idt ISO 10993-5：1995）
【3】GB/T16886.11—1997 医疗器械生物学评价　第 11 部分：全身毒性试验（idt ISO 10993-11：1993）
【4】GB18278 医疗保健产品灭菌　确认和常规控制要求　工业湿热灭菌（GB 18278-2000，idt ISO 11134：1994）
【5】GB18279 医疗器械　环氧乙烷灭菌　确认和常规控制（GB 18279-2000，idt ISO 11135：1994）
【6】GB18280 医疗保健产品灭菌　确认和常规控制要求　辐射灭菌（GB 18280-2000，idt ISO 11137：1995）

附件4. 中华人民共和国医药行业标准《血液透析及相关治疗用浓缩物》(YY 0598－2006)

前言

本标准修改采用ISO 13958-2002《血液透析及相关治疗浓缩物》,并根据我国血液透析及相关治疗用浓缩物产品的特点,结合临床使用要求编制。

本标准被采用的国际标准的主要技术性差异见附录NA。

本标准为全文强制性标准。

本标准由国家食品药品监督管理局提出。

本标准由中国药品生物制品检定所归口。

本标准由百特(中国)投资有限公司、中国药品生物制品检定所医疗器械检验中心起草。

本标准主要起草人:冯小明、潘志成、王健、母瑞红、柯林楠、黄清泉、奚廷斐。

引言

透析液含有的电解质与细胞外体液浓度相似。也可能含有非电解质,如葡萄糖。由于透析液用量较大,透析液通常由特定质量的透析用水将浓缩物稀释配制而成。浓缩物提供的形式可以是液体或者干粉。

醋酸盐浓缩物是单一产品并且不利于细菌的生长。碳酸氢盐浓缩物常与酸性浓缩物配套混合使用。碳酸氢盐浓缩物易于长菌,碳酸氢盐浓缩物的原料和制备技术应该使微生物和化学污染减低到最小限度,容器和储存状况也应该保持原有水平。

这些浓缩物在使用和配制期间,应能够有效预防和避免微生物污染。

由制造商按本标准生产、包装并标识的浓缩物,配制成为最终透析液,配制透析液所使用的大量透析用水应符合YY0572标准要求。水处理设备的操作、浓缩物的处理是整个血液透析系统中不可分割的部分。

因为最终透析液的配制不为制造商所控制,本标准不包括临床操作的技术要求,血液透析专业人员应选定适用的透析技术(血液透析、血液透析滤过、血液过滤和后处理设备),并且必须知道使用这些透析液进行每一种治疗的安全要求和风险。

本标准是针对透析浓缩物制造商的基本要求,也利于透析过程的控制,最终的目的是透析液的安全和正确的使用。

血液透析及相关治疗用浓缩物

1 范围

本标准适用于血液透析或血液透析滤过用透析液的浓缩物。规定了浓缩物的化学成分组成及其纯度,微生物污染,浓缩物的处理、度量和标识,容器的要求和浓缩物质量检验所需要的各项测试。

本标准不适用治疗中浓缩物与透析用水配成最终使用浓度的混合过程。

本标准不适用透析液的再生系统。

2 规范性引用文件

下列文件中的条款通过本标准的引用而成为本标准的条款。凡是注日期的引用文件,其随后所有的修改单(不包括勘误的内容)或修订版均不适用于本标准,然而,鼓励根据本标准达成协议的各方研究是否可使用这些文件的最新版本。凡是不注日期的引用文件,其最新版本适用于本标准。

中华人民共和国药典(2005 版二部)

GB/T 11904 - 1989 水质钾和钠的测定原子吸收分光光度法

GB/T 11905 - 1989 水质钙和镁的测定原子吸收分光光度法

GB/T 14641 - 1993 工业循环冷却水中钠、铵、钾、镁和钙离子的测定离子色谱法

GB/T 15452 - 1995 工业循环冷却水中钙、镁离子的测定 EDTA 滴定法

DZ/T0064.27 - 1993 地下水质检验方法火焰发射光谱法测定钾和钠

WS-10001-(HD-0476) - 2002 氯化镁

WS-10001-(HD-0584) - 2002 醋酸钠

YY0572-2005 血液透析和相关治疗用水(ISO 13959 MOD)

3 术语和定义

下列术语和定义适用于本标准:

3.1 血液透析及相关治疗用浓缩物(简称浓缩物)Concentrates for haemodialysis and related therapies 指血液透析、血液透析滤过等相关治疗用浓缩液或干粉。

浓缩液是指一种含有高浓度电解质的液体,可含葡萄糖。使用时按指定比例用透析用水稀释成透析液后使用,其溶质成分取决于临床需要。

干粉是由一种或者多种固态化学物质按一定比例组成。使用时需用透析用水溶解成浓缩液。

3.2 醋酸盐透析液 Acetate dialysing fluid

一种不含碳酸氢盐,使用醋酸盐作为缓冲剂的透析液。

注:醋酸盐透析液通常由一种浓缩物配制而成。

3.3 碳酸氢盐透析液 Bicarbonate dialysing fluid

一种含有生理水平或较高浓度的碳酸氢盐的透析液。

注:碳酸氢盐透析液通常由两种浓缩物,酸性浓缩液(简称 A 液)和碳酸氢盐浓缩液(简称 B 液)与透析用水配制而成。

3.4 阴离子 Anion

带负电荷的原子或原子团。

3.5 最终浓度(最终使用时透析液的溶质浓度)Final concentration

血液透析或血液透析滤过浓缩物与透析用水(或检验用水)按使用说明配合成透析液时的溶质浓度。

3.6 阳离子 Cation

带正电荷的原子或原子团。

3.7 透析液 Dialysing fluid, dialysis fluid, dialysate

在血液透析或血液透析滤过时,用于交换血液中溶质的液体。

注:不包括用于血液透析滤过中的置换液。

3.8 电解质 Electrolyte

任何可以导电的离子、离子溶液。

3.9 微生物 Microbial

是指用显微镜可以观察到的生物体,如细菌、真菌等。

3.10 比例混合及比例混合系统 Proportioner, Proportioning sysetm

可持续用透析用水将浓缩物按一定比例混合成透析液的设备。

3.11 致热原 Pyrogen

致热物质，一般指革兰阴性菌的脂多糖。

3.12 无致热原 Non-pyrogenic

用中华人民共和国药典(2005 版二部)细菌内毒素检查法检测，细菌内毒素不大于 0.5 EU/ml 可以认为无热原。并通过适当的措施维持此状态。

3.13 无菌 Sterile

在无菌测试实验或在有效范围内不得检出微生物(通常减少到 10^{-6})。并通过适当的措施维持此状态。

4 物料

4.1 容器

容器(包括封盖)中所含物在处理、储存、运输中不得对 5.5 中规定的浓度限度和其他技术要求造成影响。每个容器的容积不得低于所装浓缩物的体积或质量的标示装量。容器和封盖应可以维持对微生物状况的要求。

4.2 化学原料

应符合以下标准中的规定要求。原料进厂时，应逐批检验。

4.2.1 氯化钠($NaCl$)

应符合《中华人民共和国药典》(2005 版二部)氯化钠项下的有关规定。

4.2.2 氯化钙($CaCl_2.2H_2O$)

应符合《中华人民共和国药典》(2005 版二部)氯化钙项下的有关规定。

4.2.3 氯化钾(KCl)

应符合《中华人民共和国药典》(2005 版二部)氯化钾项下的有关规定。

4.2.4 氯化镁($MgCl_2.6H_2O$)

应符合 WS-10001-(HD-0476)-2002 氯化镁项下有关规定。

4.2.5 无水醋酸钠和醋酸钠($CH_3COONa.3H_2O$)

应符合 WS-10001-(HD-0584)-2002 醋酸钠项下有关规定。

4.2.6 葡萄糖($C_6H_{12}O_6.H_2O$)

应符合《中华人民共和国药典》(2005 版二部)葡萄糖项下的有关规定。

4.2.7 碳酸氢钠 ($NaHCO_3$)

应符合《中华人民共和国药典》(2005 版二部)碳酸氢钠项下(供注射用)的有关规定。

4.2.8 冰醋酸($C_2H_4O_2$)

应符合《中华人民共和国药典》(2005 版二部)冰醋酸项下的有关规定。

4.2.9 醋酸($C_2H_4O_2$)

应符合《中华人民共和国药典》(2005 版二部)醋酸项下的有关规定。

4.2.10 其他原料

应符合《中华人民共和国药典》(2005 版二部)、国家药品标准的现行技术要求，包括所有可适用条款，以及《中华人民共和国药典》(2005 版二部)附录、国家药品标准中可适用的检验方法。

5 技术要求

5.1 性状

浓缩液或干粉配成浓缩液应无可见异物，颜色应不深于 1 号黄色(或黄绿色)比色液。

5.2 浓缩物装量

浓缩物的装量应不小于标示装量。干粉应为标示装量的97.5% ~102.5%。

5.3 pH

醋酸盐透析液pH应在6.0~8.0之间。碳酸氢盐透析液pH应在标示范围之内。

5.4 生产用水

配制浓缩液所用水质应符合YY0572-2005的规定。

5.5 溶质浓度

在保质期限内,钠离子应为标示量的97.5% ~102.5%,醋酸(或醋酸根)应为标示量的90% ~110%,其他溶质应为标示量的95% ~105%。

5.6 过滤和微粒状况

5.6.1 过滤

生产中,酸性或醋酸盐浓缩液应当经过1.2 μm(或更精细的)的过滤器过滤,碳酸氢盐浓缩液应当经过0.45 μm(或更精细的)的过滤器过滤。

5.6.2 微粒

透析液的不溶性微粒含量应在标识范围内。

5.7 微生物限度

血液透析用浓缩液(或干粉按使用比例配成浓缩液后)的细菌总数应不大于100 CFU/ml,真菌总数应不大于10 CFU/ml,大肠埃希菌应不得检出。

5.8 无菌

任何对浓缩物的无菌状况的陈述,应通过生产者的文件来验证是否符合规定,或者通过无菌检查的测试。

5.9 无致热原

浓缩物以细菌内毒素检查用水配成透析液后,透析液细菌内毒素含量应不大于0.5 EU/ml。

6 检验方法

6.1 性状

6.1.1 浓缩液

浓缩液性状按6.1.1.1和6.1.1.2方法检查,观察结果均应符合5.1的规定。

6.1.1.1 可见异物

取样品分作5份于10 ml纳氏比色管中,按《中华人民共和国药典》(2005版二部)附录ⅨH可见异物检查法进行(灯检法),不得检出金属屑、玻璃屑、长度或最大粒径超过2 mm纤毛和块状物等明显外来的可见异物,并在旋转时不得检出烟雾状微粒柱。

6.1.1.2 溶液颜色

按《中华人民共和国药典》(2005版二部)附录ⅨA溶液颜色检查法(第一法)规定的方法进行。

6.1.2 干粉

按使用说明与透析用水配成浓缩液后,按6.1.1的方法检查,应符合5.1的规定。

6.2 装量

采用体积测定或重量测定仪器进行,平行测定2份,结果均应符合5.2的规定。

6.3 pH测定

以6.5法取样制成最终浓度,按《中华人民共和国药典》(2005版二部)附录VIH的方法进行,应符合5.3的要求。

6.4 生产用水

在水进入到浓缩液生产系统的入口处收集样品,按YY0572-2005规定的方法进行。

6.5 溶质浓度

检验液的制备和测定：精密量取浓缩液（如为干粉，按使用说明制成浓缩液）。任何一种浓缩液的取样量不低于10 ml，平行取样两份，按使用说明要求的混合比例用透析用水配制成。7.7所标示浓度（标示量）的透析液为检验液（如需要，配成检验方法所要求的浓度范围为供试液），以透析用水为空白试液，立即测定，结果应为两份样品测定值的算术平均值。

注1：6.5所涉及的检验方法适用于醋酸盐透析液和碳酸氢盐透析液溶质浓度的检验，对其他类型透析液的检验仅为参考。

注2：其他溶质浓度的检验，应首先选用中华人民共和国药典的方法，如果药典无检验方法或检验方法不适用，所使用的方法应在报告中说明。

注3：检验时，应扣除试验用水（透析用水）中所含被测物（如钠离子）对检测结果造成的影响。

6.5.1 氯离子

精密量取供试液，按《中华人民共和国药典》（2005版二部）"生理氯化钠溶液"项下规定的方法测试。每1 ml硝酸银滴定液（0.1 mol/L）相当于0.1 mmol的氯离子，计算检验液浓度，结果应符合5.5的规定。

注：仲裁检验时应按《中华人民共和国药典》（2005版二部）附录VIIA"电位滴定法"判断滴定终点。

6.5.2 碳酸氢钠（碳酸氢根）

精密量取供试液，按《中华人民共和国药典》（2005版二部）"碳酸氢钠注射液"项下含量测定方法测试，每1 ml盐酸滴定液（0.5 mol/L）相当于0.5 mmol的碳酸氢钠（或碳酸氢根），计算检验液浓度，结果应符合5.5的规定。

6.5.3 醋酸钠（醋酸根）

检验方法见附录A，结果应符合5.5的规定。

6.5.4 阳离子

选用表1中所示方法测试，计算检验液浓度，扣除空白后的结果应符合5.5的规定。

表1 阳离子测试方法

编号	阳离子	分析方法	适用标准
1	钙	原子吸收分光光度法，*EDTA滴定法，	GB11905
		离子色谱法	GB/T15452，GB/T15454
2	镁	原子吸收分光光度法，*EDTA滴定法，	GB11905
		离子色谱法	GB/T15452，GB/T15454
3	钾	*火焰发射光谱法，离子色谱法	DZ/T0064.27，GB/T15454
4	钠	*火焰发射光谱法，离子色谱法	DZ/T0064.27，GB/T15454

注：*表示为仲裁法；如采用非仲裁方法测定钠、钾、氯、钙、镁离子含量，需与仲裁法进行比较试验，根据试验结果掌握使用。

6.5.5 含水葡萄糖

取6.5法制备的检验液，按《中华人民共和国药典》（2005版二部）"葡萄糖氯化钠注射液"项下方法测试，以样品旋光度三次测定结果的算术平均值与2.085 2相乘，即得供试液量中含水葡萄糖（$C_6H_{12}O_6 \cdot H_2O$）的重量(g)，计算结果应符合5.5的规定。

注：应排除其他旋光性物质的干扰。

6.6 过滤和微粒状况

6.6.1 过滤

生产企业提供完整的记录文件，证明浓缩液的过滤工序符合5.6.1的要求。

6.6.2 不溶性微粒

供试液的制备：按6.5法以一种浓缩液取样（如为干粉按使用说明与注射用水混合成浓缩液）用注射用水稀释至最终浓度，成浓缩物的供试液，立即测定。

去供试液按《中华人民共和国药典》(2005 版二部)附录ⅨC“注射液中不溶性微粒检查法(光阻法)”进行,扣除注射用水的本底液微粒数,计算透析液单位体积内微粒的含量(如为碳酸氢盐透析液,应分别测定 A、B 液的微粒含量,合并计算透析液的微粒含量),应符合 5.6.2 的要求。

6.7 微生物限度检查

6.7.1 供试液的制备

浓缩液,直接取样成为供试液;对干粉,各称取样品 20 克,按使用说明用无菌生理盐水配成浓缩液后取样(如不合格,复试时采用实际用量配液),成为供试液。

6.7.2 细菌数和真菌数检查

供试液经薄膜过滤后,按《中华人民共和国药典》(2005 版二部)附录ⅨJ 微生物限度检查法规定的方法进行,应符合 5.7 的规定。

6.7.3 大肠埃希菌检查

按《中华人民共和国药典》(2005 版二部)附录ⅨJ 微生物限度检查法规定的方法进行,应符合 5.7 的规定。

6.8 无菌检查

若浓缩物标识为无菌,取 6.7.1 方法制备的供试液,按《中华人民共和国药典》(2005 版二部)附录ⅨH 无菌检查法检查,应符合 5.8 无菌检查的规定。

注:若生产过程采用了湿热、环氧乙烷或辐照灭菌,其灭菌的确认和常规控制按 GB18278,GB18279 或 GB18280 进行。

6.9 致热原

供试液的制备:浓缩液,直接取样成功试液;

对干粉,称取样品 5 克,用细菌内毒素检查用水按使用说明配成浓缩液成供试液;

取供试液按使用说明的比例混合,以细菌内毒素检查用水稀释后按《中华人民共和国药典》(2005 版二部)附录ⅨE 方法检查,计算结果应符合 5.9 的要求。

7 标签、标志和说明书

浓缩物应具备以下标示或说明:

7.1 生产者或经销商的名称及地址;

7.2 在适当的存放状况下的产品有效日期;

7.3 在产品包装上标示能够追踪生产过程的批号;

7.4 组成成分,包括添加剂,以及每一个制定溶质的浓度或质量;

7.5 干粉溶解成浓缩液与水的配合比例;

7.6 透析时浓缩液和水的混合比例,例如:在标签上标出(A: B: 水);

7.7 浓缩物各组分按使用说明配成透析液后,透析液中电解质的浓度(mmol/L)和非电解质的浓度(g/L);

注:此标示浓度不能包括临床使用透析用水中的电解质和非电解质的成分。

7.8 标明无致热原;

例如:本品以内毒素检查用水稀释为透析液后,细菌内毒素不大于 0.5 EU/ml。

7.9 标明浓缩物稀释为透析液的不溶性微粒状况(一种或两种浓缩物分别按稀释比例配成透析液浓度时的微粒状况)。

例如:本品稀释为透析液后,扣除本底后微粒含量:

≥10 μm 的微粒不大于 12 个/ml;

≥25 μm 的微粒不大于 2 个/ml。

7.10 浓缩物的微生物状况。如果是无菌包装,应标明浓缩物无菌以及灭菌方法;

7.11 装量；

7.12 产品商品名（如适用）；

7.13 对于碳酸氢盐浓缩物，制造商应标明开封后一次用完，不得储存再用；

7.14 明确标示浓缩物和其他浓缩物的配套关系，以及相关设备的对应关系，用以监控浓缩物被正确的用于透析治疗。

注：通常，透析设备不能纠正因用错浓缩物而配出错误的透析液用于患者的失误。故应密切注意当班的专业人员的标记，交接工作和工作过程，以确保安全。此监控原则的建立和各步操作的确认是为了对患者（或使用者）负责。

7.15 对于浓缩液，标签上应标明储存条件。说明容器破损、有明显颗粒的溶液不得使用。

7.16 对于干粉，标签上应标明储存条件。开封后立即使用。

7.17 色标：应用白色的封盖和标签表示醋酸盐浓缩物，红色表示酸性浓缩物（A液/粉），蓝色表示碳酸氢盐浓缩物（B液/粉）。

7.18 应标示配成透析液后（最终浓度）的pH范围。

8 包装

浓缩物/干粉应置于内容物不产生物理和化学变化的容器中。

9 运输要求

按订货合同规定。

10 贮存

密封储存，避免阳光直晒，通风良好，并避免冻结，不应与有毒、有污染和有不良气味的物品混存。

附录A

（规范性附录）

醋酸钠（醋酸根）含量的测定

按高效液相色谱法测定。使用阴离子排阻（phenomenex，50 mm×4.6 mm或与之相当的色谱柱），0.015 mol/L硫酸水溶液作为流动相，流速0.6 ml/min（不得超过1.0 ml/min），检测波长为220 nm。

A.1 色谱条件与系统适用性试验应符合《中华人民共和国药典》（2005版二部）附录VD高效液相色谱法项下的要求。R>1.5，n>3 000，T应为0.7～1.3。

A.2 对照品峰面积：精密称取无水醋酸钠对照品105 mg于100 ml容量瓶中，以透析用水稀释，取此溶液10 ml于25 ml容量瓶中，用透析用水稀释成含醋酸钠0.42 mg/ml的对照品溶液。取20 μl对照品溶液注入液相色谱仪，平行进样5次，RSD<2%，计算峰面积的平均值。

A.3 供试液的制备与测定：精密量取6.5法制备的检验液，并按适当的稀释倍数用透析用水稀释至约含醋酸钠0.4 mg/ml作为供试液。以0.45 μm膜过滤，取20 μl对照品溶液注入液相色谱仪测定，按下式计算：

$$醋酸钠（醋酸根）含量（Cx）= Cr\frac{Ax}{Ar}12.19\ M \quad (mmol/L)$$

式中 Cr——无水乙酸钠对照品中醋酸钠的实际浓度（mg/ml）；

Ar——无水乙酸钠对照品中醋酸根峰面积的平均值；

Ax——样品中醋酸根的峰面积；

M——样品稀释倍数。

注:首次检验应建立方法学考察,对碳酸氢盐透析液样品,加标回收率应在98.0% ~104.0%之间。

附录 NA

(资料性附录)

本标准与 ISO 13958 -2002 的主要技术性差异及其原因

表 N.1 给出了本标准与 ISO 13958 -2002 的主要技术差异及其原因一览表

表 N.1　本标准与 ISO 13958 -2002 的主要技术性差异及其原因

本标准的章条编号	技术性差异	原因
3.1	增加条款	明确“浓缩物 ”的定义
3.5	译作“最终浓度”	直译为“批系统”不便于理解
4	对化学原料和容器作了编排调整,明确了现行药典中对主要化学原料的要求	便于执行
5.1	增加的条款	增加了浓缩物的感官要求
5.2	增加的条款	明示浓缩物的装量和检验要求
5.5	对醋酸(或醋酸根)浓度的允许差由 ±5% 放宽到 ±10%	检验方法学尚不能满足要求,在可满足临床要求的基础上作了改动
5.5.2	增加的条款	便于临床医生掌握透析液的微粒状况并符合微粒控制的要求
5.7	增加的条款	如果制造商未标明浓缩物无菌,则应该使得透析液微生物控制在一定限度内,并和4.1 相对应
5.9	国际标准规定“浓缩物应标识为无致热原”,本标准规定“浓缩物以细菌内毒素检查用水配成透析液后,细菌内毒素含量应不大于 0.5 EU/ml”	结合“无致热原”的定义和“配成”透析液后细菌内毒素含量的限定,表明了此间的内毒素含量仅与浓缩物相关
6.8	增加了附注	文件验证的注释
附录 A	给出了透析液检验的操作方法,明确了检验的仲裁法	对方法的唯一性和可操作性进行了规定

附件5.中华人民共和国卫生部《消毒技术规范》（2002年版）中有关物体和环境表面消毒方法

3.10 物体和环境表面消毒

3.10.1 适用范围

本节规范适用于GB 15982－1995中规定的Ⅰ、Ⅱ、Ⅲ、Ⅳ类环境室内物体表面的消毒及医院各环境表面消毒。

3.10.2 Ⅰ、Ⅱ类物体表面的消毒

Ⅰ类环境包括层流洁净手术室、层流洁净病房；Ⅱ类环境包括普通手术室、产房、婴儿室、早产儿室、普通保护性隔离室、供应室洁净区、烧伤病房、重症监护病房。Ⅰ、Ⅱ类环境要求物体表面的细菌总数≤5 cfu/cm^2。

3.10.2.1 地面消毒

医院地面经常受到患者排泄物、呕吐物、分泌物的污染，由于人员的流动量大，如果不能及时清除地面污染，极易造成病原菌的扩散。

（1）当地面无明显污染情况下，通常采用湿拭清扫，用清水或清洁剂拖地每日1～2次，清除地面的污秽和部分病原微生物。

（2）当地面受到病原菌污染时，通常采用二溴海因消毒剂200～500 mg/L消毒，作用30分钟，致病性芽孢菌污染用1 000～2 000 mg/L作用30分钟或用有效氯或有效溴500 mg/L的消毒液拖地或喷洒地面。

（3）对结核患者污染的表面，可用0.2%过氧乙酸或含氯消毒剂或二溴海因消毒液擦洗。对烈性传染病病原体污染的表面，如霍乱、炭疽等可用有效溴或有效氯1 000～2 000 mg/L作用30分钟消毒。

3.10.2.2 墙面消毒

医院墙面在一般情况下污染情况轻于地面，通常不需要进行常规消毒。当受到病原菌污染时，可采用化学消毒剂喷雾或擦洗，墙面消毒一般为2.0～2.5 m高即可。

对细菌繁殖体、肝炎病毒、芽孢污染者，分别用含有效氯或有效溴250～500 mg/L、2 000 mg/L与2 000～3 000 mg/L的消毒剂溶液喷雾和擦洗处理，有较好的杀灭效果。喷雾量根据墙面结构不同，以湿润不向下流水为度，一般50～200 ml/m^2。

3.10.2.3 病房各类用品表面的消毒

病房内用品有桌子、椅子、凳子、床头柜等。一般情况下室内用品表面只进行日常的清洁卫生工作，用清洁的湿抹布或季铵盐类消毒液，每日2次擦拭各种用品的表面，可去除大部分微生物。当室内各种用品的表面受到病原菌的污染时必须采取严格的消毒处理。

（1）用100～200 mg/L二溴海因或含有效氯200～500 mg/L的消毒剂溶液、含有效碘250～500 mg/L的碘伏，可擦拭或喷洒室内各种物品表面。

（2）紫外线灯照射

1）悬吊式或移动式紫外线灯消毒时，离污染表面不宜超过1 m，消毒有效区为灯管周围1.5～2 m。

2）紫外线灯管表面必须保持清洁，每1～2周用酒精纱布或棉球擦拭一次，照射时间根据灯管强度及所杀灭病原微生物而定，时间不得少于30分钟。

3）高强度、低臭氧紫外线杀菌灯，照射30～60秒，对物品表面消毒效果可靠。

3.10.2.4 其他表面的消毒

包括病历夹、门把手、水龙头、门窗、洗手池、卫生间、便池等物表，这些地方容易受到污染。通常情况下，每天用洁净水擦抹刷洗处理，保持清洁。当受到病原微生物污染时参照3.10.2.1与3.10.2.3的方法进行。

3.10.2.5 床单位的消毒

床单位包括病床、床垫、枕芯、毛毯、棉被、床单等。臭氧消毒，可采用床单位臭氧消毒器进行消毒，按说明书操作。

3.10.3 Ⅲ类环境物体表面的消毒

Ⅲ类环境包括儿科病房、妇产科检查室、注射室、换药室、治疗室、供应室清洁区、急诊室、化验室、各类普通病房和房间。Ⅲ类环境要求物体表面的细菌总数≤10 cfu/cm^2。可以采用以下消毒方法。

3.10.3.1 消毒方法：上述3.10.2介绍方法均可采用。

3.10.3.2 喷洒或擦洗 配制1 000 mg/L氯己定溶液，对各种污染的表面进行喷洒或擦洗。

3.10.3.3 各种物表及台面消毒 治疗室、注射室、换药室、化验室的各种物表及台面等每日用300～500 mg/L含氯或含溴消毒剂擦拭，湿拖把拖地。

3.10.4 Ⅳ类环境物体表面的消毒

Ⅳ类环境包括传染病科及病房，Ⅳ类环境要求物体表面细菌总数≤15 cfu/cm^2。消毒方法方法参照3.10.2方法执行。

3.10.5 化验室污染区的消毒

化验室污染区的各种表面消毒包括：

(1)桌椅等表面的消毒：每天开始工作前用湿布抹擦1次，地面用湿拖把擦1次，禁用干抹干扫，抹布和拖把等清洁工具各室专用，不得混用，用后洗净晾干。下班前用250～500 mg/L有效溴消毒液或0.1%～0.2%过氧乙酸抹擦1次。地面的消毒：用2倍浓度上述消毒液拖擦。

(2)各种表面也可用便携式高强度紫外线消毒器近距离表面照射消毒。

(3)若被明显污染，如具传染性的标本或培养物外溢、溅泼或器皿打破、洒落于表面，应立即用消毒液消毒，用1 000～2 000 mg/L有效溴或有效氯溶液，或0.2%～0.5%过氧乙酸溶液洒于污染表面，并使消毒液浸过污染物表面，保持30～60分钟，再擦，拖把用后浸于上述消毒液内1小时。

(4)若已知被肝炎病毒或结核杆菌污染，应用2 000 mg/L有效氯或有效溴溶液或0.5%过氧乙酸溶液擦拭，消毒30分钟。

3.11 检验相关物品的消毒（略）

3.12 口腔诊疗器具及环境的消毒与灭菌（略）

3.13 织物的消毒

3.13.1 适用范围

适用于医疗机构织物的消毒。包括全院患者衣服、被单和医护人员的一般工作服清洗消毒工作，但不负责手术衣和隔离衣的灭菌。

洗衣房划分为污染区（收集、分拣、清点、处理及清洗衣服、被单）及清洁区（供晾或烘干、缝补、熨烫、折叠、储存及发送洗净衣被和办公）。污染衣被未经洗涤不得进入清洁通道及清洁区，各区受污染程度不同，消毒方法也有所不同。

3.13.2 衣被的收集袋和接送车的清洁消毒

3.13.2.1 衣被收集袋

每个病区应有3个衣被收集袋，分别收放有明显污染的患者衣被、一般患者衣被及医护工作人员的工作衣服、帽子和口罩。衣被收集袋应保持密闭直至清洗。也可定时、限时收集工作人员衣物，及时发送至洗衣房。

3.13.2.2 污染推车与清洁推车

接送衣被均用推车，洗衣房有污染推车与清洁推车，分别用于接衣与送衣，接衣后及送衣前的推车均应用清水或1%洗涤剂溶液擦拭一次；接运传染病房、结核病房、烧伤病房及有明显污染衣被后的推车应用0.5%过氧乙酸或1 000 mg/L有效氯或有效溴消毒液擦拭消毒；也可用500 mg/L二氧化氯溶液擦拭。

3.13.2.3 一次性使用衣被收集袋

一次性使用衣被收集袋用后焚烧。非一次性者用1%洗涤液，90℃以上热水在洗衣机中消毒25分钟。

3.13.2.4 注意事项

严禁在病房内清点或处理传染患者，特别是肝炎、结核患者及传染性物质所污染的衣被，烈性传染患者的衣服应先消毒或灭菌后，再送洗衣房洗涤，或焚烧。清点传染患者衣被的工作人员应戴手套和口罩，穿工作衣。一次性使用的手套用后焚烧；可重复使用者，在洗衣机中用90℃以上热水消毒25分钟。

3.13.3 衣被的洗涤消毒

患者衣被和医护工作人员的工作服必须分机或分批洗涤。婴儿衣被应单独洗涤，不可与其他衣被混洗。根据衣被受污染程度可分别用专机洗涤，特别是传染患者（肝炎、结核等）、烧伤患者的衣服应专机洗涤，无条件时也应先洗工作人员的工作服，帽子和口罩；再洗一般患者衣被、污染衣被，最后洗传染性患者、烧伤患者的衣被。

3.13.3.1 一般衣被的洗涤消毒

一般衣被指无明显污染及无传染性的衣被，将衣被收集袋打开，棉质衣被用1%消毒洗涤剂70℃以上温度（化纤衣被只宜40～45℃）在洗衣机内洗25分钟，再用清水漂洗。

3.13.3.2 传染病房和烧伤病房的衣被

必须用含二氧化氯或有效氯500 mg/L的消毒洗衣粉溶液洗涤30 min～60 min，然后用清水漂净。

3.13.3.3 有传染性的衣被

有明显血、脓、便污染的衣被，视为传染性的衣被。在用热水洗涤前，先用冷洗涤液或1%～2%冷碱水将血、脓、便等有机物洗净，将该洗液煮沸消毒，再按3.13.3.2洗涤消毒。

3.13.3.4 衣被储存

应晾（烘）干、熨烫、折叠、储存衣被。对工作人员和患者衣被，一般污染和有传染性的衣被洗涤消毒后应分区或分批晾（烘）干、熨烫、折叠和储存，不宜混杂。熨烫时要特别注意曾受或易受污染之处。新生儿、婴儿衣被应有专用烘干、熨烫、折叠、储存衣被处，不可与其他衣被混淆。

3.13.4 洗衣池（机）的消毒

洗衣池（机）洗衣后，特别是洗可能有传染性的衣被后，应用90℃以上的热水或消毒剂消毒。

3.13.5 洗衣房的环境清洁消毒

3.13.5.1 洗衣房污染区的清洁消毒

上班时打开窗户、保持良好通风，下班时污染区地面用0.2%过氧乙酸溶液或含有效氯或有效溴500 g/L的消毒剂溶液拖地一次。

3.13.5.2 洗衣房清洁区的保洁

上班时开窗通风一次，清水擦拭桌、椅、工作台面、地面，保持清洁。下班时关闭门窗，减少灰尘和风沙，地面用清水拖擦一次。

3.13.6 洗衣房人员的卫生

洗衣房工作人员工作前后，特别是处理了污染衣被或具有传染性的衣被后，必须用肥皂流水洗手，即使戴手套，工作完后也应用流水洗手，污染区的工作人员工作时应穿工作服，工作完后脱下工作服，工作服每天换洗一次。离去时应进行淋浴。熨烫、折叠衣被的工作人员不能患有化脓性皮肤病。

附件6. 中华人民共和国卫生部《消毒技术规范》(2002年版)中有关污水和污物的处理方法

3.14 污水的消毒处理

3.14.1 适用范围

适用于医院污水和污泥的消毒处理。

3.14.2 污水治理的原则

3.14.2.1 防止污染

要防止传染病病原菌的排放和对环境的污染。对可能排出大量传染病病原菌的传染病院、结核病医院和传染病房及受到传染病病原菌污染的污水进行严格的消毒处理,达到相应的医院污水排放标准方可排放。

3.14.2.2 分类处理

对含有某些化学毒物的废水废液要尽量单独收集,分别处理,防止大量有毒有害物质进入综合排水系统。

3.14.2.3 严格排放

对含有放射性物质的废水必须单独收集处理,达到排放标准后再排入综合污水系统。

3.14.2.4 执行标准

对医院综合污水应视其排污去向,按不同的要求进行处理,达到相应的排放标准后方可排放。直接或间接排入不同水体的医院污水应按其受纳水域的功能要求,执行一级或二级排放标准,通常需要进行二级(生物)处理;对排入末端有城市污水处理厂的城市下水道的医院污水,除含有致病菌和某些特殊污染物的医院污水外,一般同生活污水相近,可不作单独处理,达到排入下水道的标准即可排放。

3.14.2.5 保证安全

医院污水消毒选用的消毒剂尽量安全可靠,操作简单,费用低,效率高。

3.14.2.6 加强管理

加强医院用水管理,节约用水,减少污水排放量,在水源紧张和有条件的地方可采用水的再生利用。

3.14.3 污水处理站

医院污水处理一般应建造污水处理站(小型医院污水处理不需要,建消毒池即可)。污水处理站通常由设备间、控制室、泵房、贮药间、休息室、化验室和厕所、浴室等组成;处理构筑物根据处理工艺不同有格栅池、集水井、调节池、定量池、消毒池、沉淀池、生化池、污泥池等组成。

3.14.4 污水处理工艺流程

3.14.4.1 《医院污水处理设计规范》对污水处理的规定

(1)凡现有、新建、改建的各类医院以及其他医疗卫生机构被病原菌、病毒所污染的污水都必须进行消毒处理。

(2)含放射性物质、重金属及其他有毒、有害物质的污水,不符合排放标准时,须进行单独处理后,方可排入医院污水处理站和城市下水道。

(3)医院的综合排水量、小时变化系数,与医院性质、规模、设备完善程度等有关,应综合考虑。

(4)在无实测资料时,医院每张病床每日污染物的排出量可按下列数值选用:BOD_5:60 g/(床·d),COD:100~105 g/(床·d),悬浮物:50~100 g/(床·d)。

(5)设计处理流程应根据医院类型、污水排向、排放标准等因素确定。

当医院污水排放到有集中污水处理厂的城市下水道时,以解决生物性污染为主,采用一级处理。

当医院污水排放到地面水域时,应根据水体的用途和环境保护部门的法规与规定,对污水的生物性污染、理化性污染及有毒有害物质进行全面处理,应采用二级处理。

3.14.4.2 一级处理工艺流程

污水通过排水管汇集到污水处理站,对于粪便污水应先通过化粪池沉淀消化处理,然后进入污水处理站。处理站设有隔栅、调节池、计量池、提升泵和接触池。消毒剂通过与水泵联动或与虹吸定量池同步定量投加至待处理污水中,通过管道或专用设备充分与污水混合后,进入接触池,在接触池内污水与消毒剂经过一定时间的接触后达到水质净化和消毒要求之后,排放入城市下水道。化粪池和沉淀池产生的污泥定期进行清除和消毒处理。

3.14.4.3 二级处理工艺流程

污水的二级处理即生物处理,是利用微生物的代谢过程将污水中的有机物转化为无机物。典型的二级处理工艺流程为:污水—隔栅—调节池—初次沉淀池—生化处理—二次沉淀池—加消毒剂—接触池。常用的方法有生物转盘法、生物接触氧化法、射流曝气法、塔式生物滤池、氧化沟法等。

3.14.4.4 特殊污水的处理

来自牙科治疗和化验室的重金属废水,含汞、铬等有害污染物,可用化学沉淀法或离子交换法处理。来自同位素诊疗的放射性污水,低浓度的采用衰变池处理。来自厨房食堂的含油废水,一般采用隔油池处理。照片洗印产生的废水中含有银、显影剂、定影剂等有害物质,含银废水可采用电解法回收银,显影剂可用化学氧化法处理。

3.14.5 污水的消毒

医院污水消毒是医院污水处理的重要工艺过程,医院污水消毒的主要目的是杀灭污水的各种致病菌,同时也可改善水质、达到国家规定的排放标准。

3.14.5.1 污水预处理前的加氯消毒

对于传染病院和结核病院的各病区,以及综合性医院的传染病区的厕所,应按每10床位每日投放含有效氯25%的漂白粉1 kg,分3~4次投入。最佳投放时间可定在使用厕所高峰期末,投放的漂白粉随流水冲入化粪池内,并在化粪池出口处进行余氯测定。

3.14.5.2 氯化消毒

(1)氯化消毒工艺:当医院污水院内集水管道高于院外公共污水管或水体水位时(通常需要有600 mm的高度差),可采用虹吸式定比投氯消毒系统;当污水需要提升才能排出时,需在消毒混合接触池前设置污水泵提升污水,消毒投加设备与提升泵可同步运行,由集水池的水位控制污水泵自动启动,同时控制投药系统同步运行;氯片消毒法是把氯片消毒器置于出水管渠上,利用过流污水的冲力不断溶解消毒片,水流大时药剂溶解多,水流小时药剂溶解少,可基本达到比例投氯的目的。

液氯消毒一般采用真空式虹吸定比投氯系统;次氯酸钠、二氧化氯等消毒液的投加应采用双虹吸自动定比投氯系统。

(2)加氯量的设计:经一级处理的污水,加氯量一般设计为30~50 mg/L;经二级处理的污水,加氯量设计为15~25 mg/L。实际加氯量可按出口污水中余氯量进行调整。

(3)小型污水池的消毒处理:可采用漂白粉、次氯酸钠定容定量加氯投放消毒法,按有效氯50 mg/L用量加入污水中,并搅拌均匀,作用2小时后排放。

(4)注意事项

1)当用液氯消毒时,必须采用真空加氯机,并应将投氯管出口淹没在污水中,严禁无加氯机直接向污水中投加氯气。

2)输送氯气的管道应使用紫铜管,严禁使用聚氯乙烯等不耐氯气腐蚀的管道;输送含氯消毒液的管道宜采用硬聚氯乙烯管,严禁使用铜、铁等不耐含氯溶液腐蚀的金属管。

3.14.5.3 二氧化氯消毒法

二氧化氯用于污水消毒处理的投加系统和次氯酸钠消毒法一致。由于二氧化氯的氧化能力(消毒能力)是氯气的2.63倍,一般推荐二氧化氯处理医院污水的使用量为有效氯投加量的1/2.5。

3.14.5.4 臭氧消毒法

按3.1.7.3方法进行。

3.14.5.5 二溴海因消毒

用量和用法参照“氯化消毒法”。

3.14.6 污水排放标准

3.14.6.1 医疗卫生机构污水的排放质量应符合GB8978－1996《污水综合排放标准》和GB18466－2001《医疗机构污水排放要求》

(1)排入GB3838Ⅲ类水域(划定的保护区和游泳区除外)和排入GB3097中二类海域的污水,执行一级标准。

(2)排入GB3838中Ⅳ、Ⅴ类水域和排入GB3097中三类海域的污水,执行二级标准。

(3)排入设置二级污水处理厂的城镇排水系统的污水,执行三级标准。

(4)排入未设置二级污水处理厂的城镇排水系统的污水,必须根据排水系统出水受纳水域的功能要求,分别执行3.14.6.1.(1)和3.14.6.1(2)的规定。

(5)医疗机构污水必须进行处理和消毒。医疗机构污水处理构筑物中的污泥必须经过无害化处理。未经消毒或无害化处理的污水、污泥,不准任意排放或用做农肥。

(6)严禁各级各类医疗机构将污水、污泥排入生活饮用水水源卫生防护地带内。

(7)严禁各级各类医疗机构采用渗井、渗坑排放污水、污泥。

(8)与污水消毒处理有关指标的要求见表3-3和表3-4。

表3-3 医疗卫生机构污水排放的消毒指标

医疗机构类别	粪大肠菌群 MPN/L	肠道致病菌	结核杆菌	消毒接触时间(h)		总余氯(mg/L)	
				氯化法	二氧化氯法	氯化法	二氧化氯法
综合性医疗机构	≤900	不得检出	—	≥1.0	≥0.5	≥3.5	≥2.5
传染病医疗机构	≤900	—	—	≥1.5	≥0.5	≥6.5	≥4.0
结核病医疗机构	≤900	不得检出	不得检出	≥1.5	≥0.5	≥6.5	≥4.0
其他医疗机构	≤900	不得检出	—	≥1.0	≥0.5	≥3.5	≥2.5

表3-4 医疗卫生机构污水排放的理化指标(mg/L)

指标名称	1997年12月31日前建设的单位			1998年1月1日后建设的单位		
	一级标准	二级标准	三级标准	一级标准	二级标准	三级标准
pH	6~9	6~9	6~9	6~9	6~9	6~9
BOD_5	30	60	300	20	30	300
COD	100	150	500	100	150	500
SS	70	200	400	70	150	400
氨氮	15	25	—	15	25	—

3.14.6.2 监测要求

(1)医疗机构污水中总余氯:经过连续处理装置的污水,每日至少检测2次;经过间歇式处理装置的污水,每次排放前均应检测。

(2)医疗机构污水中粪大肠菌群:每月检测不得少于1次。

(3)医疗机构污水中致病菌:每年检测不得少于2次。主要检测沙门菌和志贺菌,结核病医疗机构检测结核杆菌。

(4)采用二级处理的污水处理站还应定时监测BOD_5、COD、溶解氧、悬浮物、氨氮等项目。

3.14.6.3 监测方法

(1)粪大肠菌群数:按 GB8978 - 1996 规定采用多管发酵法。

(2)余氯量

1)按 GB8978 - 1996 规定采用 GB11898 - 89“N,N-二乙基-1,4-苯二胺分光光度法”或 GB11897 - 89“N,N-二乙基-1,4-苯二胺滴定法”监测。日常监测一般采用比色计(邻联甲苯胺比色法):在含 5 ml 样品的比色管内滴加邻联甲苯胺溶液 2 ~ 3 滴,混匀,置暗处 15 分钟,与永久性余氯标准比色溶液比色测定。检测温度应控制在 15 ~ 20℃;余氯过高会产生橘黄色,碱度过高或余氯很低时可能会产生淡蓝绿色或淡蓝色,应多加 1 ml 1: 2 的盐酸或 1 ml 邻联甲苯胺溶液,即可产生正常的淡黄色进行比色测定。

2)对剩余二氧化氯的现场测定,目前没有合适、统一的方法,可用余氯比色计法(邻联甲苯胺比色法)测得的读数 ×1.9 推测剩余二氧化氯的量。

3)pH:按 GB8978 - 1996 规定采用 GB6920 - 86“玻璃电极法”;日常监测中可用 pH 计或精密 pH 试纸进行监测。

4)BOD_5(五日生化需氧量):按 GB8978 - 1996 规定采用 GB7488 - 87“稀释与接种法”进行监测。

5)COD(化学需氧量):按 GB8978 - 1996 规定采用 GB11914 - 89“重铬酸钾法”进行监测。

6)SS(悬浮物):按 GB8978 - 1996 规定采用 GB11901 - 89“重量法”进行监测。

7)氨氮:按 GB8978 - 1996 规定采用 GB7478 - 87“钠氏试剂比色法”进行监测。

3.14.6.4 脱氯处理

通常采用化学脱氯,利用还原剂与氯的反应将氯除去,如 SO_2、$NaHSO_3$、Na_2SO_3、NaS_2O_3、活性炭等。

3.14.7 污泥的处理

3.14.7.1 污泥的脱水与干化

污泥脱水与干化的目的是减少污泥体积,便于污泥的最后处置。污泥干化池通常有两种形式,一种是无人工滤水层的自然滤层干化池,另一种是设置人工滤水层的干化池。

3.14.7.2 堆肥

医院污泥可以和垃圾及其他有机物混合,通过堆肥处理达到消毒目的和产出肥料。

(1)当采用高温堆肥法处理污泥时,应符合下列要求:合理配料,就地取材;堆肥保持在 60℃以上不少于 1 天;保证堆肥的各部分都能达到有效消毒;采取防止污染人群的措施。

(2)采用高温堆肥应达到表 3-5 卫生标准要求。

表 3-5 高温堆肥卫生标准

项目	卫生标准
堆肥温度	最高堆温达 50 ~ 55℃以上,持续 5 ~ 7 天
蛔虫卵死亡率	59% ~ 100%
粪大肠菌值	0.1 ~ 0.01
苍蝇	有效控制苍蝇滋生,堆肥周围没有活的蛆、蛹或新羽化的成蝇

3.14.7.3 石灰消毒法

石灰投加量 15 g/L〔以 $Ca(OH)_2$〕,pH 达到 12 以上,并存放 7 天以上。

3.14.7.4 氯化消毒法

加氯量应通过试验确定,当无资料时,可按有效氯 2.5 g/L 投加;消毒时应充分混合。

3.14.7.5 利用废热进行加热消毒,应防止臭气扩散污染环境。

3.14.7.6 对集中消毒处理的医院污泥,可利用核废料作辐射源,进行辐照消毒。

3.14.7.7 医疗机构污泥排放标准应符合 GB18466 - 2001《医疗机构污水排放要求》。

表 3-6 医疗卫生机构污泥排放标准值

医疗机构类别	粪大肠菌群	肠道致病菌	结核杆菌	蛔虫卵死亡率(%)
综合性医疗机构	$\geqslant 10^{-2}$	不得检出	—	>95
传染病医疗机构	$\geqslant 10^{-2}$	不得检出	—	>95
结核病医疗机构	$\geqslant 10^{-2}$	—	不得检出	>95
其他医疗机构	$\geqslant 10^{-2}$	—	—	>95

3.15 污物的消毒处理

3.15.1 适用范围

本节所称“污物”是指医疗卫生机构在诊断、治疗、卫生处理过程中产生的废弃物和患者生活过程中产生的排泄物及垃圾，这些废弃物均有病原微生物污染的可能，也可能对公众健康造成危害，本节规范主要提供了对污物消毒的方法和要求，也对医疗卫生机构产生的其他有害废弃物的处理提供了方法。

对医疗卫生机构污物的处理必须符合国家有关法律法规的规定。

3.15.2 污物的分类

医院的大部分废物是没有危害的普通垃圾，不需特别处理；但一旦这些没有危害性的垃圾与其他具有危害性的或传染性的污物混合在一起，就需特殊的搬运和处理。因此对医院污物进行分类是医院污物有效处理的前提。

3.15.2.1 生活垃圾

在医疗卫生机构的管理、建筑物的维修中产生，按城市垃圾处理原则进行处理。

3.15.2.2 感染性废弃物

指可能含有病原菌（细菌、病毒、寄生虫或真菌）的废弃物，其浓度和数量足以对人致病。主要包括以下几类：

(1)实验室所用的菌落及病原株培养基和保菌液；

(2)传染患者手术或尸解后的废弃物（如组织、污染的材料和仪器等）；

(3)来自传染病房的废弃物（如排泄物、手术或感染伤口的敷料、严重污染的衣服）；

(4)传染患者血液透析析中产生的废弃物（如透析设备、试管、过滤器、围裙、手套等）；

(5)实验室感染的动物；

(6)传染患者或动物接触过的任何其他设备和材料；

(7)使用过的一次性注射器、输液器、输血器等废弃物。

3.15.2.3 病理性废弃物

包括组织、器官、部分躯体、死胎和动物尸体、血液、体液。

3.15.2.4 锋利物（锐器）

指能对人扎伤或割伤的物体，包括针头、皮下注射针、解剖刀、手术刀、输液器、手术锯、碎玻璃及钉子。

3.15.2.5 药物性废弃物

包括过期、被淘汰、压碎或污染的药品、疫苗、血清。

3.15.2.6 遗传毒性废弃物

包括已明确的抑制细胞的药物，化学或放射治疗患者的呕吐物、尿或粪便。如苯、环孢霉素、环磷酰胺等。细胞毒性药物是这类废弃物中的主要物质，能杀死或阻碍特定细胞的生长，用于肿瘤的化疗及在器官移植、免疫性疾病的治疗中作为免疫抑制剂。

3.15.2.7 化学性废弃物

在诊断、试验、清洁、管理、消毒过程中产生的，具有毒性、腐蚀性、易燃性、反应性或遗传毒性的固体、液体、气体。如甲醛、摄影用剂、有机化合物等。

3.15.2.8 放射性废弃物

包括被放射性核素污染了的固体、液体和气体。如低活度的固体废弃物(吸收纸、拖把、玻璃器皿、注射器、小药皿)、放置放射性物质容器内的残余物、诊断剂。

3.15.3 污物的处理原则

3.15.3.1 分类收集原则

减少有害有毒废物和带传染性废物的数量,有利废物的回收利用和处理。

3.15.3.2 回收利用原则

避免浪费。

3.15.3.3 减量化原则

通过重复利用、破碎、压缩、焚烧等手段减少固体废物的体积和数量。

3.15.3.4 无公害原则

废物处理必须遵守环保及卫生法规标准要求。

3.15.3.5 分散与集中处理相结合的原则

分类收集的废物分别进行处理。

3.15.4 污物的收集

3.15.4.1 分类收集

(1)设置三种以上颜色的污物袋,黑色袋装生活垃圾,黄色袋装医用垃圾(感染性废弃物),直接焚烧的污物、放射性废弃物和其他特殊的废弃物使用有特殊标志的污物袋进行收集。使用的污物袋应坚韧耐用、不漏水,并首选可降解塑料制成的污物袋。

(2)医院应建立严格的污物分类收集制度,所有废弃物都应放入标有相应颜色的污物袋(桶)中,应及时清运或在装满3/4时有人负责封袋运送。

(3)锐器不应与其他废弃物混放,用后必须稳妥安全地置入锐器容器中。高危区的医院污物建议使用双层污物袋,并及时密封。放射性废物应存放在适当的容器中防止扩散。

(4)分散的污物袋要定期收集集中。污物袋应每日运出病房或科室,也可根据需要决定搬运时间,并运往指定的收集地点。不能移动未标明废弃物产生地及废弃物种类的污物袋(箱),应立即补充上新的同类的污物袋(箱),以供使用。应防止污物袋(箱)的泄漏。

3.15.4.2 医院中心废物存放地

(1)污物袋(箱)在就地处理或异地处理之前,要集中存放在医院中心废物存放地,有害废物和普通垃圾要分开存放,并有明显标识。

(2)存放地应有遮盖设施,防止污染周围环境;设有冲洗及消毒设施,清洗过程的废水应排入医院污水系统。

3.15.5 感染性废弃物的消毒处理

3.15.5.1 液体污物

主要指患者吃过的剩饭剩菜、排泄物、呕吐物等。

(1)可作动物饲料的剩饭剩菜,须煮沸30分钟后才能运出;

(2)没有利用价值的剩饭剩菜和排泄物、呕吐物,加1/5量的漂白粉,搅匀后作用2小时,倒入专用化粪池或运出;

(3)特殊传染病患者的排泄物、呕吐物参照3.15.5.3~3.15.5.8执行。

3.15.5.2 固体污物

(1)无利用价值的可燃性污物,在条件允许的情况下可采用焚烧处理。

(2)非可燃性固体污物应先消毒,然后根据物品的再利用价值,送废旧物品收购站或城市垃圾处理站。消毒方法可选用含有效氯或有效溴500~1 000 mg/L的消毒液、含1 000~2 000 mg/L二氧化氯的消毒液或0.5%过氧乙酸消毒液浸泡60分钟。

3.15.5.3 感染症患者污物的消毒处理：

(1)患者的粪便加2倍量10% ~20%漂白粉乳液；呕吐物加1/5量干漂白粉，搅匀后加盖作用2小时，再倒入厕所。

(2)伤寒患者的尿液每100 ml加漂白粉3 g，搅匀后加盖，作用2小时。

(3)患者使用过的便器用1%漂白粉上清液、含有效氯2 000 mg/L的消毒液、0.5%过氧乙酸浸泡30分钟。

(4)病毒性肝炎患者衣物可用具有消毒杀菌作用的洗涤剂进行浸泡清洗；也可采用甲醛、环氧乙烷进行熏蒸消毒。

(5)结核患者的痰盒收集后焚烧；也可加等量10% ~20%漂白粉乳液(或1/5量的干粉)，作用2 ~4小时或加等量1%过氧乙酸作用30 ~60分钟。

(6)真菌感染患者使用过的毛巾、衣物等可用含0.2%过氧乙酸溶液浸泡30分钟后清洗；也可采用上述(4)的方法熏蒸。

(7)无经济价值的可燃性污物采用焚烧处理。

3.15.5.4 炭疽患者污物的消毒处理

(1)尽可能都采用焚烧处理。不能焚烧的，用含有效氯或有效溴2 000 mg/L的消毒液或2%戊二醛浸泡、擦拭30 ~60分钟。

(2)肠炭疽患者排泄物按3.15.5.3(1)处理，但作用时间需延长至6小时；患者所用便器按3.15.5.3(3)处理，但使用药物浓度应加倍。

3.15.5.5 艾滋病患者污物的消毒处理

(1)无经济价值的可燃性污物采用焚烧处理。

(2)病毒携带者和患者分泌物、排泄物用20%漂白粉乳液1∶2混合后作用2小时。

(3)液体污物可煮沸30分钟；也可加入含氯消毒剂(使混合液中有效氯达到1 000 mg/L)或过氧乙酸(使混合液中达到5 000 mg/L)作用30分钟。

(4) 患者使用过的衣物、床单等可装入防水口袋内，外加一布袋后采用压力蒸汽消毒；也可直接煮沸30分钟。对被血液或排泄物明显污染的衣物，采用含有效氯1 000 mg/L的消毒液浸泡30分钟处理。

3.15.5.6 朊毒污染物的处理

朊毒类感染因子对理化消毒及灭菌因子的抵抗力很强，消毒及灭菌处理困难。对该病患者或疑似患者污染的手术器械、物品及分泌物、排泄物等可参照表3-7方法进行。

表3-7 朊毒灭活方法

灭活方法	说明
1. 132℃,30 min	处理污染物品；121℃120 min仅部分效果
2. 134 ~138℃,18 min	处理高危物品与中危物品
3. 浸泡于1 mol/L氢氧化钠溶液内作用1 h，再121℃,60 min	处理高危物品与中危物品(注意腐蚀性)
4. 浸泡于1 mol/L氢氧化钠溶液作用15 min，或8.25%有效氯的次氯酸钠	处理低危性表面(如病理解剖台表面和地面)

3.15.6 一次性使用注射器、输液器、输血器等使用后的处理

3.15.6.1 使用过的一次性使用注射器、输液器和输血器等物品必须就地进行消毒毁形，并由当地卫生行政部门指定的单位定点回收，集中处理，严禁出售给其他非指定单位或随意丢弃。

3.15.6.2 一次性使用输血器(袋)、采血后的一次性使用注射器可放入专用收集袋直接焚烧；不能采用焚烧方法的，必须先用含有效氯2 000 mg/L的消毒液浸泡60分钟(针筒要打开)后，方可毁形处理。

3.15.6.3 一次性使用输液器使用后先剪下针头部分，用含有效氯或有效溴1 000 mg/L的消毒液浸泡60分钟以上，放入专用的收集袋即可。

3.15.6.4 使用后的一次性注射器建议使用毁形器进行毁形，然后用含有效氯 1 000 mg/L 的消毒液浸泡60分钟以上，即可回收；没有接触人体的一次性使用注射器毁形后即可回收。

3.15.6.5 明确没有污染的一次性使用医疗用品，如输液袋（瓶）、配制药物的针筒等，使用后不需浸泡消毒，只要毁形后即可回收。

3.15.6.6 医院必须建立定点回收制度，设专人负责定点回收工作。每个科室使用后加强管理，严防人为流失。凡参与一次性医疗用品处理的人员必须经培训合格并加强个人防护。

3.15.7 放射性废弃物的处理

3.15.7.1 存放要求

盛放固体废弃物的容器应在里面衬以耐用的透明塑料袋，可以用胶带或加热密封。液态废弃物应根据废弃物的化学和放射性质、体积、处理和贮存方法来选择合适的容器。衰竭的放射源应保存在防护层下。

3.15.7.2 放射性废液

（1）使用放射性核素量比较大、产生污水比较多的核医学单位，必须有废水专用处理装置或分隔污水池，以存放和排放废水。

（2）产生放射性核素废液而无废水池的单位，应将废液注入容器存放10个半衰期后，排入下水道系统。如废液含长半衰期核素，可先固化，然后按固体放射性废物进行处理。

（3）放射性浓度不超过 1×10^4 Bq/L 的废闪烁液，或仅含有浓度不超过 1×10^5 Bq/L 的 ^{3}H 或 ^{14}C 的废闪烁液，可按一般废弃物进行处理。

（4）对使用放射性药物进行治疗患者的排泄物应实施统一收集和处理。对专用化粪池内的排泄物应贮存10个半衰期后排入下水道系统；对无专用化粪池的单位，应为患者提供具有辐射防护性能的尿液、粪便收集器，最初几天的收集物存放10个半衰期后作一般废弃物处理；对收集含有 ^{131}I 患者排泄物时，必须同时加入 NaOH 或 10% KI 溶液后密封存放待处理。

（5）对同时含有病原微生物的患者排泄物，应备有专用容器单独收集，经存放衰变、消毒处理后，排入下水道系统。

3.15.7.3 固体废物的处理

（1）废物袋、废物包、废物桶及其他存放废物的容器必须在显著位置标有废物类型、核素种类、比活度范围和存放日期的说明。

（2）内装注射器及碎玻璃等物品的废物袋应附加外套。

（3）焚化可燃性固体废物必须在具备焚烧放射性条件的焚化炉内进行。

（4）同时污染有病原微生物的固体废物，必须先消毒，然后按固体放射性废物进行处理。

（5）Bq 量级以下且失去使用价值的废弃密封放射源，必须在具备足够外照射屏蔽能力的设施里存放、待处理。

（6）比活度小于或等于 7.4×10^4 Bq/kg 的医用废物，或废物经衰变比活度小于 7.4×10^4 Bq/kg 以下后，即可按一般废弃物进行处理。

（7）如果可能的话，将废弃的密封放射源退换给供应商，或向当地环境保护部门提出申请，要求处置放射源。

3.15.8 锋利物的处理

锋利物品应尽量焚化，并且可以和其他感染性废弃物一起焚化处理。

3.15.9 遗传毒性废弃物的处理

3.15.9.1 返还给供应商

3.15.9.2 高温焚化

应采用双室热解焚化炉，最高温度应达到 1 200℃以上。

3.15.9.3 对环磷酰胺、异环磷酰胺、硫酸长春新碱等可采用化学降解法。

3.15.9.4 也可选择封存或使之自动失效的方法处理。

3.15.10 药物性废弃物的处理

3.15.10.1 对少量药物性废弃物可选择填埋、封存处理,也可和感染性垃圾一起焚化处理。

3.15.10.2 对大量药物性废弃物首选焚化;也可封存后在卫生填埋点处置。静脉注射液可采用排入下水道或填埋方式处置;玻璃安瓿不能焚化处理,可以先压碎,然后与锋利物品一起处理。

3.15.11 化学性废弃物的处理

3.15.11.1 一般的化学性废弃物,如糖、氨基酸和特定的盐类,可以与市政垃圾一起处置,或者排入下水道。

3.15.11.2 少量的危险化学性废弃物,如包装内的残留化学物,可采用热解焚化炉、封存或填埋处理。

3.15.11.3 大量的危险化学性废弃物,可返还给供应商;某些可燃性的可采用焚化处理(含大量卤代有机溶剂的不能焚化处理);也可采用化学法处理;但不能排入下水道系统,也不能采取封存或填埋方法处理。

附件7. 中华人民共和国卫生部关于印发《血液透析器复用操作规范》的通知(卫医发[2005]330号)及委托中华医学会制定的《血液透析器复用操作规范》

各省、自治区、直辖市卫生厅局,新疆生产建设兵团卫生局:

为规范血液透析治疗,保证医疗质量和医疗安全,我部委托中华医学会制定了《血液透析器复用操作规范》(以下简称《规范》),现印发给你们,请遵照执行。

医疗机构及其医务人员使用经国家食品药品监督管理局批准的可以重复使用的血液透析器应当遵照本《规范》执行。经批准的一次性血液透析器不得重复使用。各级卫生行政部门要加强对医疗机构和医务人员执行《规范》情况的指导和监督检查,对不按《规范》要求复用的,要依照有关卫生管理法律、法规予以处罚。对《规范》执行过程中发现的问题,各地要及时反馈我部医政司。

附件:血液透析器复用操作规范

二〇〇五年八月十一日

血液透析器复用操作规范

目录

1. 范围

本规范描述了合理复用血液透析器的基本要素,其目的是保证复用血液透析器的安全性和有效性。

1.1 本规范只适用于依法批准的有明确标识的可重复使用的血液透析器。

1.2 由具有复用及相关医学知识的主管血液透析的医师决定复用血液透析器,医疗单位应对规范复用血液透析器负责。

1.3 本规范可能未涵盖复用过程中所有可能遇到的不能预知的危险因素。

1.4 本规范不涉及血液透析器首次使用的情况。

2. 需说明的医疗问题

2.1 复用前应向患者或其委托人说明复用的意义及可能遇到的不可预知的危害,可选择是否复用并签署知情同意书。

2.2 乙型肝炎病毒标志物阳性患者使用过的血液透析器不能复用;丙型肝炎病毒标志物阳性患者使用过的血液透析器在复用时应与其他患者的血液透析器隔离。

2.3 人类免疫缺陷病毒(HIV)携带者或艾滋病患者使用过的血液透析器不能复用。

2.4 其他可能通过血液传播传染病的患者使用过的血液透析器不能复用。

2.5 对复用过程所使用的消毒剂过敏的患者使用过的血液透析器不能复用。

3. 复用记录

所有复用记录都应符合医学记录的标准,需注明记录日期及时间并签名。

3.1 血液透析器复用手册:每个血液透析医疗单位须根据本规范设立血液透析器复用手册,血液透析器复用手册应包括有关规定、复用程序和复用设备说明等。

3.2 复用记录:包括患者姓名、性别、病案号、血液透析器型号、每次复用的日期和时间、复用次数、复用工作人员的签名或编号以及血液透析器功能和安全性测试结果。

3.3 事件记录:记录有关复用的事件,包括血液透析器失效的原因及不良反应。

4. 复用人员资格与培训

4.1 资格:从事血液透析器复用的人员必须是护士、技术员或经过培训的专门人员。复用人员经过充分的培训及继续教育,能理解复用的每个环节及意义,能够按照每个程序进行操作,并符合复用技术资格要求。

4.2 培训内容:透析基本原理,血液透析器性能及评价,消毒剂的理化特性及贮存、使用方法、残存消毒剂导致的副作用,透析用水标准及监测,透析充分性,复用对血液透析器的影响,以及评价血液透析器能否复用的标准。

4.3 培训资料档案:记录有关培训内容,包括题目,参加者姓名,培训的日期和时间以及考核结果。

4.4 血液透析治疗单位负责人对复用人员的技术资格负责。

5. 复用设备及用水要求

复用设备必须合理设计,并经测试能够完成预定的任务。

5.1 水处理系统

复用应使用反渗水。供复用的反渗水必须符合水质的生物学标准,有一定的压力和流速,必须满足高峰运行状态下的设备用水要求。

5.1.1 消毒:水处理系统的设计应易于整个系统的清洁和消毒,消毒程序应包括冲洗系统的所有部分,以确保消毒剂残余量控制在安全标准允许的范围内。

5.1.2 水质要求:应定期检测复用用水细菌和内毒素的污染程度。应在血液透析器与复用系统连接处或尽可能接近此处进行水质检测。细菌水平不得超过 200 CFU/ml,干预限度为 50 CFU/ml;内毒素含量不得超过 2 EU/ml,干预限度为 1 EU/ml。当达到干预限度时,继续使用水处理系统是可以接受的,但应采取措施(如消毒水处理系统),防止系统污染进一步加重。

5.1.3 水质细菌学、内毒素检测时间:最初应每周检测 1 次,连续 2 次检测结果符合要求后,细菌学检测应每月 1 次,内毒素检测应每 3 个月至少 1 次。

5.2 复用系统

5.2.1 复用设备:复用设备必须确保以下功能:使血液透析器处于反超状态能反复冲洗血室和透析液室;能完成血液透析器性能及膜的完整性试验;用至少 3 倍血室容积的消毒液冲洗血液透析器血室及透析液室后,可用标准消毒液将其充满,以确保血液透析器内的消毒液达到有效浓度。

5.2.2 维护:血液透析器复用设备的维护应遵循复用设备厂家和销售商的建议,并与之制定书面维修程序及保养计划。厂家和销售商有责任承诺设备在安装正确的条件下运行正常。

5.2.3 血液透析单位根据自身条件可选用自动复用或半自动复用设备。

6. 复用间环境的安全要求

6.1 复用间环境:复用间应保持清洁卫生,有通风排气设施,通风良好,排水能力充足。

6.2 贮存区:已处理的血液透析器应在指定区域内存放,应与待处理的血液透析器分开放置,以防混淆导致污染甚至误用。

6.3 个人防护:每一位可能接触患者血液的工作人员均应采取预防感染措施。在复用过程中操作者应穿戴防护手套和防护衣,应遵守感染控制预防标准,从事已知或可疑毒性或污染物溅洒的操作步骤时,应戴面罩及口罩。

6.4 复用间应设有紧急眼部冲洗水龙头,确保复用工作人员一旦被化学物质飞溅损伤时能即刻有效地冲洗。

7. 血液透析器标识

7.1 要求:血液透析器复用只能用于同一患者,标签必须能够确认使用该血液透析器的患者,复用及透析后字迹应不受影响,血液透析器标签不应遮盖产品型号、批号、血液及透析液流向等相关信息。

7.2 内容:标签应标有患者的姓名、病历号、使用次数、每次复用日期及时间。

8. 血液透析器复用

血液透析器复用前必须先给血液透析器贴标签,然后按复用程序操作,参见附件 1《血液透析器半自动复用程序》和附件 2《血液透析器自动复用程序》。

8.1 运送和处置:透析结束后血液透析器应在清洁卫生的环境中运送,并立即处置。如有特殊情况,2 小时内不准备处置的血液透析器可在冲洗后冷藏,但 24 小时之内必须完成血液透析器的消毒和灭菌程序。

8.2 冲洗和清洁:使用符合第5.1.2条标准的水冲洗和清洁血液透析器的血室和透析液室,包括反超滤冲洗。稀释后的过氧化氢、次氯酸钠、过氧乙酸和其他化学试剂均可作为血液透析器的清洁剂。

注意:加入一种化学品前必须清除前一种化学物质。在加入福尔马林之前,必须清除次氯酸钠。次氯酸钠不能与过氧乙酸混合。

8.3 血液透析器整体纤维容积(Total Cell Volume,TCV)检测:检测血液透析器的TCV,复用后TCV应大于或等于原有TCV的80%。

8.4 透析膜完整性试验:血液透析器复用时应进行破膜试验,如空气压力试验。

8.5 消毒和灭菌:清洗后的血液透析器必须消毒,以防止微生物污染。血液透析器的血室和透析液室必须无菌或达到高水平的消毒状态,血液透析器应注满消毒液,消毒液的浓度至少应达到规定浓度的90%。血液透析器的血液出入口和透析液出入口均应消毒,然后盖上新的或已消毒的盖。

注意:消毒程序不能影响血液透析器的完整性。为防止膜损伤,不要在血液透析器内混合次氯酸钠和福尔马林等互相发生反应的物质。

8.6 血液透析器外壳处理:应使用与血液透析器外部材料相适应的低浓度消毒液(如0.05%次氯酸钠)浸泡或清洗血液透析器外部的血迹及污物。

注意:采用某些低浓度消毒液反复消毒,有可能导致血液透析器的塑料外壳破损。

8.7 废弃血液透析器处理:废弃的血液透析器应毁形,并按医用废弃物处理规定处理。

8.8 复用血液透析器贮存:复用血液透析器经性能检验、符合多次使用的检验标准后,应在指定区域内存放,防止与待复用血液透析器或废弃血液透析器混淆。

8.9 复用后外观检查:

8.9.1 外部无血迹和其他污物。

8.9.2 外壳、血液和透析液端口无裂隙。

8.9.3 中空纤维表面未见发黑、凝血的纤维。

8.9.4 血液透析器纤维两端无血凝块。

8.9.5 血液和透析液的出入口加盖,无渗漏。

8.9.6 标签正确,字迹清晰。

8.10 复用次数:应根据血液透析器TCV、膜的完整性试验和外观检查来决定血液透析器可否复用,三项中有任一项不符合要求,则废弃该血液透析器。采用半自动复用程序,低通量血液透析器复用次数应不超过5次,高通量血液透析器复用次数不超过10次。采用自动复用程序,低通量血液透析器推荐复用次数不超过10次,高通量血液透析器推荐复用次数不超过20次。

9. 血液透析器使用前检测

参见附件1《血液透析器半自动复用程序》和附件2《血液透析器自动复用程序》。

9.1 外观检查:

9.1.1 标签字迹清楚。

9.1.2 血液透析器无结构损坏和堵塞。

9.1.3 血液透析器端口封闭良好、充满消毒液(由血液透析器颜色、用试纸或化学试剂确认该血液透析器已经过有效浓度消毒液的消毒和处理)、无泄漏。

9.1.4 存储时间在规定期限内。

9.1.5 血液透析器外观正常。

9.2 核对患者资料:确保血液透析器上的姓名和患者记录中身份信息一致,血液透析器上的标签和患者的治疗记录也应确保无误。

9.3 冲洗消毒液:冲洗程序应经验证能确保将血室和透析液室填充的消毒液浓度降至安全水平。

9.4　消毒剂残余量检测：可根据消毒剂厂商的说明，采用敏感的方法（如试纸法等），检测消毒剂残余量，确保消毒剂残余量低于允许的最高限度。

注意：消毒剂残余量检测后15分钟内应开始透析，防止可能的消毒液浓度反跳。如果等待透析时间过长，应重新清洁、冲洗、测定消毒剂残余量，使之低于允许的最高限度。

10. 血液透析器使用中监测

10.1　透析中监测：应观察并记录患者每次透析时的临床情况，以确定由复用血液透析器引起的可能的并发症。

10.2　与复用有关的综合征：

10.2.1　发热和寒战：体温高于37.5℃或出现寒战，应报告医师。不明原因的发热和（或）寒战常发生在透析开始时，应检测透析用水或复用水的内毒素含量及消毒液残余量。

10.2.2　其他综合征：若透析开始时出现血管通路侧上肢疼痛，医师应分析是否由于已复用血液透析器中残余的消毒液引起。若怀疑是残余消毒剂引起的反应，应重新评估冲洗程序并检测消毒剂残余量。

10.3　血液透析器失效处理原则：如血液透析器破膜或透析中超滤量与设定值偏离过多，应评估并调整复用程序；如患者出现临床状况恶化，包括进行性或难以解释的血肌酐水平升高，尿素下降率（URR）或 Kt/V（K：血液透析器尿素清除率，t：透析时间，V：体内尿素分布容积）降低，应检查透析操作程序，包括复用程序。

10.4　临床监测：定期检测URR或 Kt/V，如果结果不能满足透析处方的要求，应加以分析并评估。

11. 透析结束后处理

回冲程序：回冲生理盐水，使血液透析器中的残留血液返回患者体内，不应使用空气回冲血液。患者脱离透析管路后，用剩余的生理盐水反复循环冲洗血液透析器数分钟。

12. 质量控制

12.1　质量控制标准：工作人员应监控所有复用物品、复用材料、复用程序、复用操作和结果。

12.2　记录：记录有关研究分析、意见和质量控制检查方面的结果，从而为客观的分析提供资料。临床资料是提示复用程序质量的最重要指标，根据记录进一步改进复用操作规范。

12.3　血液透析治疗单位应接受有关机构对血液透析器复用过程及质量控制的监督和检查。

附件1　血液透析器半自动复用程序

（参见《血液透析器复用操作规范》第8条）

1. 结束血液透析，首次复用前贴上血液透析器复用标签。

2. 使用反渗水冲洗血液透析器血室8～10分钟，冲洗中可间断夹闭透析液出口。

3. 肉眼观察血液透析器有无严重凝血纤维，若凝血纤维超过15个或血液透析器头部存在凝血块，或血液透析器外壳、血液出入口和透析液出入口有裂隙，则该血液透析器应废弃。

4. 标记血液透析器使用次数及复用日期及时间，尽快开始下一步程序。

5. 冲洗

按如下步骤进行：

5.1 血液透析器动脉端朝下。

5.2 由动脉至静脉方向，以1.5～2.0 kg/m^2(或3～4 L/min)压力冲洗血室。

5.3 透析液侧注满水，不要有气泡，夹闭透析液出路15分钟。

5.4 放开透析液出口，同时以2.0 kg/m^2 压力冲洗血室2分钟，此期间短时夹闭血室出路3次。

5.5 重复过程5.3及5.4共4次，每次变换透析液侧注水方向。

6. 清洁(血液透析器如无凝血，可省略此步骤)

根据透析膜性质选用不同的清洁剂。可选用1%次氯酸钠(清洁时间应<2分钟)、3%过氧化氢或2.5% Renalin。清洁液充满血液透析器血室，用反渗水冲洗。

7. 检测

7.1 TCV检测：血液透析器TCV应大于或等于初始TCV的80%；

7.2 压力检测：血室250 mmHg正压，等待30秒，压力下降应<0.83 mmHg/s；对高通量膜，压力下降应<1.25 mmHg/s。

8. 消毒

8.1 常用消毒剂有过氧乙酸、福尔马林等。

8.2 将消毒液灌入血液透析器血室和透析液室，至少应有3个血室容量的消毒液经过血液透析器，以保证消毒液不被水稀释，并能维持原有浓度的90%以上，血液透析器血液出入口和血液透析器出入口均应消毒，然后盖上新的或已消毒的盖。

8.3 供参考的常用消毒剂的使用要求见表1，其使用方法建议按血液透析器产品说明书上推荐的方式进行。

表1 常用消毒剂的使用要求

消毒剂	浓度(%)	最短消毒时间及温度*	消毒有效期(天)**
福尔马林	4	24小时，20℃	7
过氧乙酸	0.25～0.5	6小时，20℃	3
Renalin	3.5	11小时，20℃	14～30

注：* 复用血液透析器使用前必须经过最短消毒时间消毒后方可使用；** 超过表中所列时间，血液透析器必须重新消毒方可使用。

9. 准备下一次透析

9.1 检查血液透析器。

9.2 核对患者资料。

9.3 冲洗消毒液：血液透析器使用前须用生理盐水冲洗所有出口。

9.4 消毒剂残余量检测：血液透析器中残余消毒剂水平要求：福尔马林<5 ppm(5 μg/L)、过氧乙酸<1 ppm(1 μg/L)、Renalin <3 ppm(3 μg/L)。

附件2 血液透析器自动复用程序

血液透析器自动复用程序与半自动复用程序相似，包括反超滤冲洗、清洁、血液透析器容量及压力检测、消毒等。每种机器使用特定的清洁剂及消毒剂，具体操作程序应遵循厂家及销售商建议，以下复用程序仅供参考。

1. 结束血液透析，首次复用前贴上血液透析器复用标签。

2. 用生理盐水500 ml冲洗血液透析器血室，夹闭血液透析器动脉及静脉端，关闭透析液出口，开始自动复用程序(如复用程序不能立即进行，应将血液透析器进行冷藏)。

3. 自动清洗

3.1 将血液透析器血室及透析液室出口分别连接于机器上。

3.2 使用清洗液冲洗血室一侧(从动脉到静脉)。

3.3　反超滤冲洗透析膜。

3.4　冲洗透析液室部分。

3.5　再次冲洗血室部分(分别从动脉到静脉及从静脉到动脉,共2次)。

4. 自动检测:

包括TCV检测及压力检测,参见附件1《血液透析器半自动复用程序》第7.1及7.2条。

5. 自动消毒

5.1　用消毒液冲洗透析液室部分;

5.2　用消毒液冲洗血室部分(从静脉到动脉);

5.3　将消毒液充满透析液室;

5.4　将消毒液充满血室。

6. 准备下一次透析

参见附件1《血液透析器半自动复用程序》第9.1、9.2、9.3及9.4条。

附件3　名词解释

1. 血液透析:使用血液透析机及其相应配件,利用血液透析器的弥散、对流、吸附和超滤原理给患者进行血液净化治疗的措施。

2. 血液透析器:由透析膜及其支撑结构组成的血液透析器件,为血液透析的重要组成部分。

3. 血液透析器功能:指血液透析器的溶质转运、吸附和超滤脱水功能。

4. 血液透析器血液出入口:在透析过程中将患者血液引出体外进入血液透析器一端(动脉端)为血液透析器血液入口;血液从血液透析器另一端(静脉端)进入体内为血液透析器血液出口。

5. 血液透析器透析液出入口:透析液从血液透析器一端侧孔(通常在静脉端)进入透析液室为透析液入口;透析液从血液透析器另一端侧孔出来为透析液出口。

6. 血液透析器复用:对使用过的血液透析器经过冲洗、清洁、消毒等一系列处理程序并达到规范要求后再次应用于同一患者进行透析治疗的过程。

7. 致热原:引起透析患者发热的物质,主要包括革兰阴性杆菌内毒素及其碎片、肽聚糖和外毒素等。内毒素不能通过透析膜,但是它的碎片可以通过透析膜,引起患者发热、寒战等症状。

8. 内毒素:指革兰阴性杆菌产生的一类生物活性物质,主要为脂多糖(LPS),其相对分子量10 000～1 000 000 D,可以引起机体发热等反应。通常用LAL(Limulus Amebocyte Lysate)方法检测其含量。

9. 冲洗:用反渗水冲洗血液透析器血室和透析液室,旨在冲洗掉两室内的血迹及其他杂质。

10. 反超:在透析过程中,水及溶质从透析液室转移到血室的过程称为反超。

11. 消毒:通过化学或物理的方法使各种生长的微生物失活的过程。

12. 消毒剂:杀灭微生物的制剂。血液透析器复用时常用的消毒剂为过氧乙酸、福尔马林及其他专用制剂。

13. 消毒剂的清除:用生理盐水通过血液透析器的血室和透析液室冲掉室内的消毒液,并达到允许的标准浓度。

14. 消毒液浓度反跳:消毒液容易渗透到血液透析器的固体成分上,当用溶液清洗消毒液时,溶液中消毒液的浓度可以很低,如果停止冲洗,由于血液透析器内的消毒液从固体成分向溶液弥散,残留消毒液的浓度会反跳升高,并因此进入人体引起消毒液相关反应。

15. 整体纤维容积(Total Cell Volume,TCV):指溶液完全灌满血液透析器中空纤维及血室两个端头的容量,其容量即表示血液透析器整体纤维容积。

附录五

ICS 11.040.99

C 45

YY

中华人民共和国医药行业标准

YY 0572－2005

血液透析和相关治疗用水

Water for haemodialysis and related therapies

(ISO 13959:2002, MOD)

2005-07-18 发布　　2006-06-01 实施

国家食品药品监督管理局发布

YY 0572-2005

前　言

本标准的全部技术内容为强制性。

本标准修改采用国际标准 ISO 13959:2002《血液透析和相关治疗用水》。

本标准与国际标准的修改在于:

——国际标准中 3.1 条验证和监测经处理的水,因无具体的测试方法,只是一个原则上的规定,故将此条单列出来,作为总则。

——国际标准中 3.2 条微生物要求是包含了细菌总数和细菌内毒素两个指标,故本标准将之分成了两个条款。且将其不明确的地方(或不得低于国家法规和同类法规的要求)删除。

——国际标准中 4.1 中对细菌总数提出了多种确定方法和不建议使用的方法,本标准明确采用了国内常用的倾注平板法为仲裁方法,也可采用膜过滤法。

——国际标准中 4.2 所列举的各元素的检验方法有很多,本标准对此明确了仲裁方法。并对一些明显精确度较低的,但比较经济的测试方法,增加了精确度较高的测试方法,如砷、硫酸盐等。

本标准由国家食品药品监督管理局提出。

本标准由全国医用体外循环设备标准化技术委员会归口。

本标准起草单位:广东省医疗器械质量监督检验所。

本标准主要起草人:颜林、李伟松、张扬、莫富诚。

YY 0572-2005

引　言

要想保证血液透析或血液透析滤过既安全又有效,极其重要的一个方面,就是要保证水质优良。

血液透析和血液透析滤过,患者通过血液透析器或血液透析滤过器的半透膜,每周可能要接触超过300 L的水。而一个健康的人,每周摄入的水很少超过12 L。与水接触的量增加近30倍,因此,应控制和监测水质,以避免已知的或估计有害的物质过量。制备透析液的用水通常都要经过一定的处理,使水质达到规定的要求。这类水处理系统可包括各种设备:水质软化器、沉淀物过滤器、反渗透装置、去离子装置、高效过滤器、微型过滤器、活性炭过滤器、紫外线消毒器和水箱。水处理系统的这些设备性能如何,取决于原水的水质和整个系统的功能,看它能否制备出并持续生产出合格的处理水。

微量元素和微生物源污染长期存在着潜在的危害,现在对此了解正越来越多,处理饮用水的技术已获得持续发展,为此,本标准亦将相应地向前发展,并日臻完善。

本标准包含了对制备透析液用水在化学方面和微生物学方面的最低要求,及为保证符合要求而应实行的各项步骤。其中,包括了对原水的基本判定准则。

处理水中因存在有机污染物而产生生理效应,这是一个值得研究的重要领域。考虑本标准发布时若规定低于各管理机构公布的数值,并不恰当。但本标准的用户应当意识到,若存在有机物污染,就可能出现问题。监测有机物污染的总浓度,可通过测量有机炭总量(TOC)进行。TOC并不表征某种特定污染物的浓度。对于原水,已知有机物污染浓度高的地方,可考虑进行特定的水处理。

用浓缩物配制最终的透析液,应按ISO 13958的规定进行生产、包装和贴标签。用于混合的大量用水,要符合本标准。血液透析机构负责管理水处理设备、血液透析系统和浓缩物。

由于最终混合制成的透析液不受生产者控制,故本标准不对其临床技术上必要的处理作出规定。血液透析职业人员负责选择各种不同的应用(血液透析、血液透析滤过、血液滤过),并要了解各种处理的风险及在每种治疗中采用透析液的安全要求。

若处理水用于血液透析器再处理(清洁、测试及与消毒剂混合),用户应保证处理水符合本标准要求。应在重复使用设备的进水口测定处理水。

本标准对水处理系统生产者、血液透析机构具有指导作用。

YY 0572-2005

1. 范围

本标准规定了血液透析和血液透析滤过中制备浓缩透析液和透析液所用水的最低要求。

本标准不涉及水处理设备的操作，亦不涉及由处理水与浓缩物混合最后制成供治疗用的透析液。负责操作的只能是专业透析人员。

2. 术语和定义

下列术语和定义适用于本标准：

2.1

透析液 dialyzing fluid, dialysis fluid, dialysate

血液透析或血液透析滤过时，拟与血液交换溶质的液体。

注：这不包括血液透析滤过中所用预包装的母液。

2.2

原水 feed water

供给水处理系统的水。

2.3

处理水 Product water

完全通过了水处理系统处理、进入血液透析设备的水。

3. 验证和监测处理水

为了设计出一种合适的水处理系统，以便符合进行体外循环治疗患者的需要，应测定原水的水质及其变化。应定期监测原水的水质，并保证持续进行恰当的水处理。按下面规定，处理水的水质应在安装水处理装置时验证，应定期监测处理水的水质。生产者应在原水和处理水的监测方式和频度两方面向用户提供说明书，并对方法选择、监测频度及偏离要求的纠正措施进行指导。

4. 要求

4.1 微生物学要求

4.1.1 处理水所含细菌总数，应不得超过 100 CFU/ml。

4.1.2 在水处理装置的输出端的细菌内毒素，应不得超过 I EU/ml；在血液透析装置入口的输送点上的细菌内毒素，应不得超过 5 EU/ml。

4.2 化学污染物

处理水所含化学污染物，应不得超过表 1 的规定。

表 1 处理水所含化学污染物最大容允量

污染物	最大允许量/(mg/L)	污染物	最大允许量/(mg/L)
铝	0.01	镁	4(0.16 mmol/L)
砷	0.005	汞	0.000 2
钡	0.1	硝酸盐(氮)	2
镉	0.001	钾	8(0.2 mmol/L)
钙	2(0.05 mmol/L)	硒	0.09
氯胺	0.1	银	0.005
氯	0.5	钠	70(2.8 mmol/L)
铬	0.014	硫酸盐	100
铜	0.1	锡	0.1
氟化物	0.2	锌	0.1
铅	0.005	—	—

5. 试验方法

5.1 微生物试验

应在按比例配制透析液装置的入口处或在混合罐的入口处，收集处理水的试样。

5.1.1 试样应在收集后30分钟内进行化验，或立即放在1～5℃下储存，并按常规程序在收集后24小时内化验。应采用常规的微生物检验方法（倾注平板法）获得细菌总数计数（标准培养皿计数）。培养基应为胰蛋白酶大豆琼脂或等价物。计算菌落数目应在35～37℃下培养48小时后进行。48小时后若呈阴性，可于72小时后再检查。这是标准的操作方法。

也可用另一种方法测定水生微生物，即采用膜过滤技术滤除500～1 000 ml水，并在像R2A这样的低营养琼脂培养基上，可在28～32℃下培养5天或更长时间。

5.1.2 应用鲎试剂法检查内毒素，测定是否有致热原。

5.2 化学污染物试验

对处理水进行化学分析，检查其所含表1列举的污染物量，应采用基准化学分析方法，要保证测定精确，应采用合适的容器，并调节pH。表2列出检验每种污染物的方法。其他检验方法若被证明具有同样的精确性及再现性，亦可以采用。

注：为了检验化学污染物，可能需要在取样点收集足够的样本。取样点的选择，要根据水处理系统及其整个管道的状况决定。

表2 污染物检验

污染物	检验名称	污染物	检验名称
铝	LeGendre and Alfrey法（1976）或ICP-MS法	镁	原子吸收（直接吸入）
砷	原子吸收（气态氢化物）	汞	冷原子吸收法（原子吸收）
钡	原子吸收（石墨炉）	硝酸盐（氮）	番木鳖碱比色法或镉还原法或离子色谱法
镉	原子吸收（石墨炉）	钾	原子吸收（直接吸入）或火焰光谱法或离子选择电极法
钙	（乙二胺四醋酸）滴定法或原子吸收（直接吸入）及特定离子电极法接吸入	硒	原子吸收（气态氢化物）或原子吸收（石墨炉）
氯和氯胺	DPD铁滴定法或DPD量热法或离子色谱法	银	原子吸收（石墨炉）
铬	原子吸收（石墨炉）	钠	原子吸收（直接吸入）或火焰光谱法或离子选择电极法
铜	原子吸收（直接吸入）或新试铜灵法	硫酸盐	浊度测定法或离子色谱法
氟化物	电极滴定法或SPANDS比色法	锡	原子吸收（石墨炉）
铅	原子吸收（石墨炉）	锌	原子吸收（直接吸入）或二硫腙法

参考文献

[1] ISO 13958 血液透析和相关治疗用浓缩物

[2] GB 9706.2－2003/IEC 60601-1-16;1998 医用电气设备第2～16部分：血液透析、血液透析滤过和血液滤过设备的安全专用要求